Haug

Bönninghausens Physiognomik der homöopathischen Arzneimittel

und die Arzneiverwandtschaften

Raimund Friedrich Kastner

2., unveränderte Auflage

Karl F. Haug Verlag · Stuttgart

Bibliografische Information der Deutschen Bibliothek

Die Deutsche Bibliothek verzeichnet diese Publikation
in der Deutschen Nationalbibliografie; detaillierte bibliografische
Daten sind im Internet über http://dnb.ddb.de abrufbar

Anschrift des Autors:

Raimund Friedrich Kastner
Ludwigstr. 38
64646 Heppenheim

Wichtiger Hinweis: Wie jede Wissenschaft ist die Medizin ständigen Entwicklungen unterworfen. Forschung und klinische Erfahrung erweitern unsere Erkenntnisse, insbesondere was Behandlung und medikamentöse Therapie anbelangt. Soweit in diesem Werk eine Dosierung oder eine Applikation erwähnt wird, darf der Leser zwar darauf vertrauen, dass Autoren, Herausgeber und Verlag große Sorgfalt darauf verwandt haben, dass diese Angabe **dem Wissensstand bei Fertigstellung des Werkes** entspricht.
Für Angaben über Dosierungsanweisungen und Applikationsformen kann vom Verlag jedoch keine Gewähr übernommen werden. **Jeder Benutzer ist angehalten**, durch sorgfältige Prüfung der Beipackzettel der verwendeten Präparate und gegebenenfalls nach Konsultation eines Spezialisten festzustellen, ob die dort gegebene Empfehlung für Dosierungen oder die Beachtung von Kontraindikationen gegenüber der Angabe in diesem Buch abweicht. Eine solche Prüfung ist besonders wichtig bei selten verwendeten Präparaten oder solchen, die neu auf den Markt gebracht worden sind. **Jede Dosierung oder Applikation erfolgt auf eigene Gefahr des Benutzers.** Autoren und Verlag appellieren an jeden Benutzer, ihm etwa auffallende Ungenauigkeiten dem Verlag mitzuteilen.

1. Auflage 1995

Unsere Homepage: www.haug-verlag.de

Printed in Germany 2005

Umschlaggestaltung: Thieme Verlagsgruppe
Umschlagfoto: Institut für Geschichte der Medizin
der Robert Bosch Stiftung, Stuttgart
Druck: Offsetdruckerei Karl Grammlich GmbH, Pliezhausen

ISBN 3-8304-7236-6 1 2 3 4 5 6

Dieses Buch ist den Homöopathen gewidmet, die um der Barmherzigkeit willen kranke Menschen behandeln.

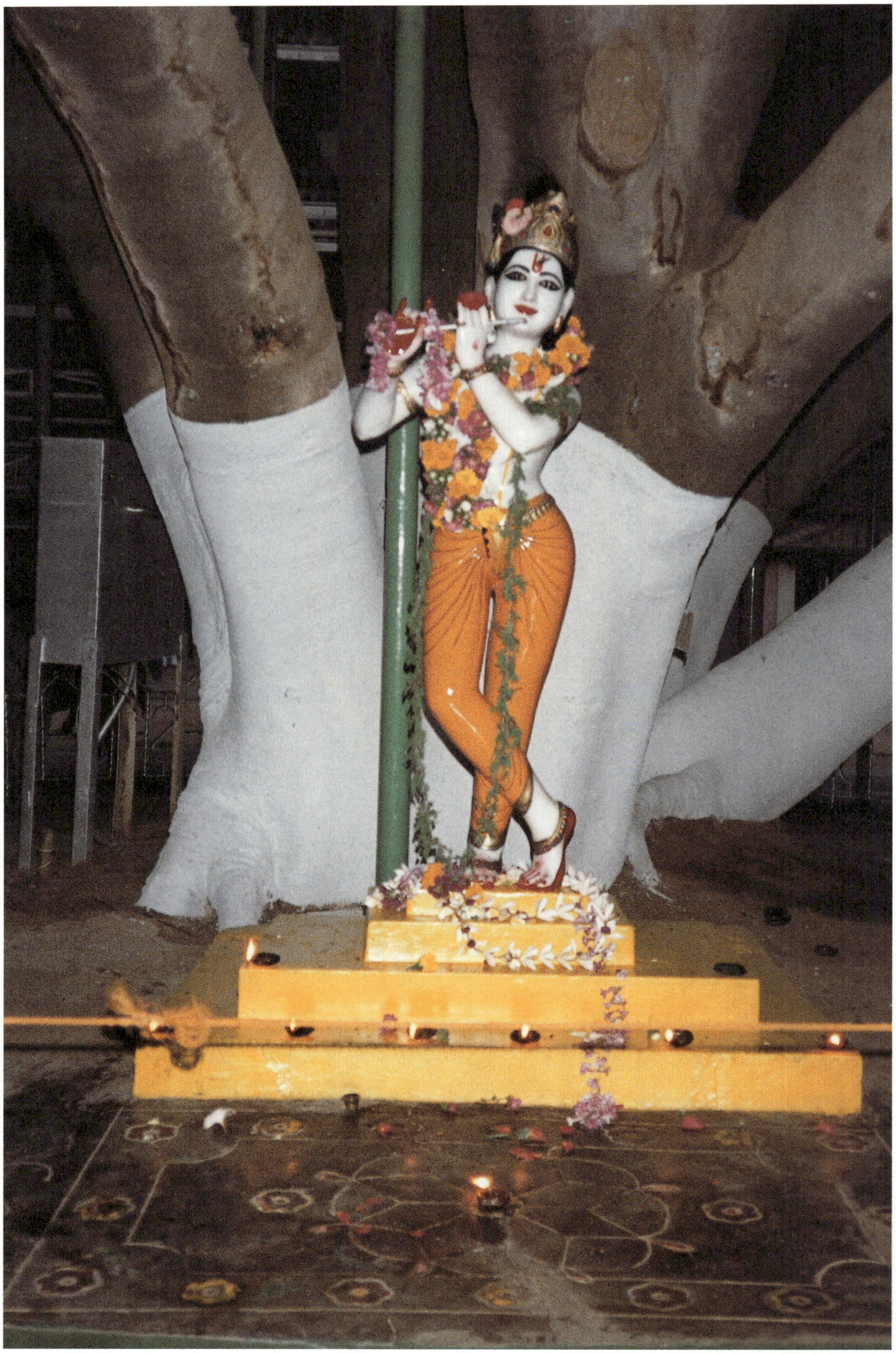

Mūrti von Śrī Kṛṣṇa in Brindavan

Praktiziere, bevor du predigst

Die Heiligen lehren uns, was sie selbst praktiziert haben. Deshalb hat ihr Rat eine Kraft, die uns gut tut.

Der große Guru Rāmakṛṣṇa Paramahansa hatte unter seinen Jüngern eine arme Frau. Eines Tages kam sie zu ihm mit ihrem Sohn und sagte: „Gurudev, mein Sohn möchte jeden Tag Süßigkeiten essen. Diese Angewohnheit verdirbt seine Zähne. Da Süßigkeiten teuer sind, finde ich es auch schwierig, sie jeden Tag zu kaufen. All mein Rat, meine Warnungen und sogar Schläge sind vergeblich gewesen. Bitte gib ihm einen Rat, diese Angewohnheit zu beenden und segne ihn auch."

Rāmakṛṣṇa sah den Jungen an; aber anstatt mit ihm zu sprechen, bat er die Frau, in 14 Tagen mit ihrem Sohn wiederzukommen.

Die Frau brachte nach zwei Wochen den Jungen wieder zu ihm. Als beide sich niedergesetzt hatten, sah Śri Rāmakṛṣṇa den Jungen zärtlich an und sagte: „Mein lieber Sohn, ist es wahr, daß du deiner Mutter Schwierigkeiten bereitest, weil du jeden Tag Süßigkeiten bekommen möchtest?" Der Junge ließ seinen Kopf hängen und sagte: „Ja, Herr", und wurde still. „Du bist ein intelligenter Junge. Du weißt, daß diese Süßigkeiten deine Zähne verderben. Außerdem sorgt sich deine Mutter um dich. Wenn sie jeden Tag Geld für Süßigkeiten ausgibt, wie kann sie dann neue Bücher und gute Kleidung für dich kaufen? Meinst du nicht, daß du einen Fehler machst?"

Rāmakṛṣṇas Worte berührten das Herz des Jungen. Er sah Rāmakṛṣṇa an und sagte: „Ja, Herr", und wurde wieder still. „Dann wirst du von heute an aufhören, nach Süßigkeiten zu verlangen?" fragte Rāmakṛṣṇa in einem auffordernden Ton. Diesmal lächelte der Junge und sagte: „Ja, Herr, ich werde von heute an aufhören, meiner Mutter mit Süßigkeiten Schwierigkeiten zu bereiten und aufhören, sie zu essen."

Rāmakṛṣṇa war erfreut über die Antwort des Jungen. Liebevoll zog er den Jungen nahe zu sich und sagte: „Mein Sohn, du bist ein lieber Junge. Du verstehst, was gut und was schlecht für dich ist. Du wirst bestimmt zu einem glücklichen Mann heranwachsen." Während der Junge sich niederbeugte, segnete Rāmakṛṣṇa ihn und wandte sich dann den anderen Anhängern zu.

Der Junge ging nach draußen in den Garten. Seine dankbare Mutter fragte Rāmakṛṣṇa: „Gurudev, warum ließest du uns zwei Wochen warten, um uns diese wenigen Worte als Rat zu geben?" Rāmakṛṣṇa lächelte und sagte: "Sehen Sie, als Sie vor zwei Wochen kamen, hatte ich auch die Angewohnheit, hin und wieder Süßigkeiten zu essen, die mir meine Anhänger gebracht hatten. Wie konnte ich Ihren Sohn bitten, etwas zu tun, was ich fast jeden Tag selbst tat? Daher hörte ich von dem Tag an auf, Süßigkeiten zu essen. Das gab mir genug Stärke und Kraft, Ihrem Sohn zu raten das zu tun, was ich selbst getan hatte. Nur wenn wir predigen, was wir praktizieren, erlangen unsere Worte einen Klang der Aufrichtigkeit und finden Anklang beim Zuhörer."

Alle die Anhänger im Raum fühlten, daß sie auch eine große Lektion von dem Paramahansa gelernt hatten.

Übersetzung der Geschichte Nr. 27 „Practise before you preach" aus: Sathya Sai Baba & Publications Trust (Hrsg.), Stories for Children Part I, Prashanthi Nilayam [India], o. J., S. 65-67.

Inhalt

Abhandlungen

Arzneimittel

Anhang

Einleitung

Es gibt viele Möglichkeiten, Homöopathie zu erlernen und zu praktizieren. – Das Erlernen der „Kriegskunst" allerdings erfreut sich bei einem Großteil der Menschen weit größerer Beliebtheit – als sich mit der Heilkunst zu beschäftigen. Dieser eingefleischten Gedankenwelt sind „Dinge" wie die Homöopathie äußerst fremd, ja geradezu unwirklich, und viele Menschen bekämpfen in diesem Stadium des Bewußtseins die Homöopathie und ähnliches Gedankengut.

Unverständlich bleibt mir jedoch die Haltung einiger Homöopathen, auch wenn ich die homöopathische Literatur seit *Hahnemann* Revue passieren lasse, daß diese Homöopathen gerade von denjenigen Menschen ihre Bestätigung suchen, welche sie nicht verstehen und sogar ablehnen, und sich dann, häufig beleidigt, mit Weltschmerz zurückziehen, still vor sich hin grollen, sich in bissigen Leserbriefen und Kommentaren ergehen[1] – und sich dadurch der Möglichkeit zu heilen selbst entziehen[1a]. Wesentlich harmonischer wäre die Situation, wenn nur die Menschen, die aufgrund ihrer Begabung, fachlichen Qualifikation und Liebe zum Menschen ein Recht hätten, über solche Dinge zu sprechen und miteinander in Verbindung träten.

In der Tat, es gibt keine Regel, die besagt, daß in der kurzen Lebensspanne, die dem Menschen bestimmt ist, jeder mit der Homöopathie, wie sie von *Hahnemann* als Arzneitherapie [ORG 1 - ORG 6] erarbeitet wurde, in Berührung kommen muß. Trotzdem gibt es nicht wenige, die sich zeitlebens, meist aus Dankbarkeit für ihre eigene Heilung durch einen Homöopathen, dieser heiligen Wissenschaft widmen und ihr einen Teil ihrer Lebenskraft zur Verfügung stellen, um diese Heilmethode zu vervollkommnen. Es ist nun keineswegs so, daß die Überlieferung der Homöopathie nur durch Veröffentlichungen erfahrener Kollegen geschieht; eine große Anzahl im Stillen arbeitender Heilkünstler hütet ebenfalls dieses Wissen, wendet es in der Heilpraxis an und gibt es an geeignete Schüler weiter. Gerade das Similisieren ist eine jahrtausend alte Methode, die zur Überlieferung von heiligem Wissen benutzt wurde und als Logomonismen weiterlebt.

Eines meiner ersten Bücher über Homöopathie vor über 20 Jahren war das „Therapeutische Taschenbuch 1846" von *Bönninghausen*, das ich mir damals in der Hamburger homöopathischen Bibliothek kopierte, jedoch erst viele Jahre später verstehen und auch in der Praxis schätzen lernte. Mein inneres Verständnis für die Arbeiten *Bönninghausens* und ihre Bedeutung für die Homöopathie überhaupt, wurde aber immer häufiger in meiner Heilpraxis bestätigt. Wie mit dem „roten" Faden der Königstochter *Ariadne*[2] – *Theseus* aus den verwirrenden Irrgängen des Labyrinths entkommen konnte, so erscheint die Homöopathie *Bönninghausens* mit seiner Erarbeitung des Genius demjenigen Suchenden eine rettende Hilfe, der, wie es heute üblich geworden ist, durch viele Tausende Prüfungssymptome, die inzwischen auch am Computer abrufbar sind, den Überblick verloren hat und trotz bekannter Nennung der Symptome die Wertung derjenigen, die als eigentümlich und charakteristisch zu bezeichnen sind, nicht erreicht. *Bönninghausen* hat diese Problematik bereits zu Anfang seiner Tätigkeit erkannt und schon sehr früh mit „seiner Ordnung" begonnen. 1829 erschienen von ihm die „Alphabetische Tafeln zur leichteren Auffindung homöopathischer Arzneien"[3], in den Jahren 1831 - 64 viele weitere Werke und wissenschaftlichen Arbeiten, die uns heute, neben seinen Krankenjournalen und Manuskripten, als nahezu unersetzlicher Schatz zur Verfügung stehen. – Allein die Neuordnung der Manuskripte von *Bönninghausens* durch den Archivar Dr. habil. *Martin Dinges*, die im Homöopathie-Archiv des Instituts für Geschichte der Medizin der Robert Bosch Stiftung in Stuttgart mit der Signatur P verzeichnet vorliegen, umfassen 149 Krankenjournale[4], 8 Bände Aufzeichnungen seiner Praxis, ca. 30 Nummern Werkmanuskripte und Korrespondenz. – Trotz seiner umfassenden Arbeit, die zu jedem Zeitpunkt die Lehre *Hahnemanns* getreu bestätigt hat und auch von *Hahnemann* immer mit Dank und Respekt gewürdigt wurde[5], kam *Bönninghausen* 1861 zu folgender Einschätzung: „Unsere reine Arzneimittellehre liegt in der That zum grössten Theile noch als bunter Haufen von ungeordnetem und unbearbeitetem Materiale da, und es fehlte bisher an einem tüchtigen Baumeister, um daraus ein, in allen Theilen vollendetes und jedem Bedürfnisse entsprechendes Gebäude aufzuführen."[6]

Die Ausarbeitung einer geplanten Materia medica[7], mit dem Namen „Physiognomik der homöopathischen Arzneimittel"[8] und seines „Systematisch-alphabetisches Repertoriums" wurde von ihm jedoch immer wieder verschoben, da die Umstände und fehlende Zeit diese Arbeit verhinderten.

In das vorliegende Buch „Bönninghausens Physiognomik der homöopathischen Arzneimittel" wurden nahezu alle Bücher und Zeitschriftenartikel von *Bönninghausen* aufgenommen, die über die Verwendung der Arzneien berichten; zusätzlich die von ihm veröffentlichten Heilungsberichte von Menschen, aber auch von Tieren, um das umfassende Spektrum homöopathischer Heilungen aufzuzeigen. – Bei Tierheilungen, dies gilt in einem gewissen Sinne auch für die Behandlung von Schwerverletzten und Kindern, die sich bekanntlich auch nicht immer sprachlich äußern können, ist es notwendig, die charakteristischen Eigentümlichkeiten der Arzneien an den entsprechenden Beschwerden zu erkennen. – Erst in jüngerer Zeit machte der Schweizer Homöopath *Pierre Schmidt* in Erinnerung seiner Erfahrungen in Indien ebenfalls auf die Notwendigkeit einer Diagnose aufmerksam, die der Veterinärmedizin ähnelt.[9] *Aegidi* z. B. berichtet über die hervorragende Beobachtungsgabe *Bönninghausens,* wo sie sich an der „Table d'hôte" des Breitenbacher Hofes mit der Musterung der Physiognomien, Gebärden und dem Verhalten der anderen Tischgenossen beschäftigten, um aus solchen Beobachtungen die Indikationen der homöopathischen Arznei zu finden und den Rückschluß auf ein mutmaßliches Leiden zu ziehen versuchten, was *Aegidi* viele Jahre später durch eine merkwürdige Heilung bestätigt fand.[9a] *Chargé* berichtete nach einem Besuch bei *Bönninghausen* ebenfalls über dessen außergewöhnliche Arbeitsweise.[9b] – Gerade die Bereiche der P h y s i o g n o m i e, die durch nachstehende Volksweisheit beschrieben wird und der P h r e n o l o g i e, auf die *Hahnemann* besonderen Wert legte[9c], sind aus der heutigen homöopathischen Literatur und Lehrmethode nahezu verschwunden[9d], obwohl auch die europäische Medizin seit *Paracelsus* über ernstzunehmende Beschreibungen verfügt.

In jedes Menschen Gesichte
steht seine Geschichte
sein Hoffen und Lieben deutlich geschrieben.
Sein innerstes Wesen
es tritt hier ans Licht
doch nicht jeder kann's lesen.

Diese Sammlung der Arbeiten des Lebenswerkes von *Bönninghausen* für die Homöopathie wurde von mir als Ganzes so zusammengefügt, daß die historische Dimension an den jeweiligen hochgestellten Quellenangaben erkennbar bleibt, – was eines Tages bei der Erarbeitung der Krankenjournale von großem Nutzen sein wird –, so daß *Bönninghausens* letzte Wertung immer ersichtlich ist. Die wissenschaftlichen Arbeiten in der Homöopathie müssen zeitbezogen bewertet werden, vor allem bei *Bönninghausen*, da er durch seine lange Praxistätigkeit immer die Überprüfung und Erfahrung bei der Beurteilung der ursprünglichen Arzneisymptome verfeinerte![9e] Besonders bei den „Arzneiverwandtschaften" und im 2. Band „Bönninghausens Repertorium der homöopathischen Arzneimittel und Geniushinweise", wird immer bei gleichlautenden Rubriken der Ausgabe letzten Datums der Vorzug gegeben.

Dies darf jedoch nicht verwechselt werden mit dem üblich gewordenen Modernisieren in der Medizin! Die Originalsymptome der Arzneiprüfungen dürfen und brauchen nicht verändert werden (außer durch Herausarbeitung des Genius nach der Methode *Bönninghausens*), – schon gar nicht das z w e i t r a n g i g e k o s m i s c h e G e s e t z d e r Ä h n l i c h k e i t, das *Hahnemann* für die Behandlung kranker Menschen erkannte und als S i m i l i a s i m i l i b u s c u r e n t u r definierte. Erst durch die Befolgung dieses Simile-Gesetzes kann der Anspruch auf Heilungsgewißheit bei richtiger Wahl der Arznei erwartet werden, – so G O T T w i l l.

S p r a c h e und S c h r e i b w e i s e wurden aus dem jeweiligen Werk so weit wie möglich authentisch übernommen und nicht, wie dies üblich geworden ist, dem heutigen (Computer-) Standard angepaßt. Allein z. B. das Weglassen des H bei Atem, verursacht beim Sprecher eine andere Aussprache-Empfindung und dementsprechend eine weitere Entfremdung vom Verstehen, auch vom Verstehen der Beschreibung des jeweiligen Symptoms. – Die vom Bleisetzer verursachten offensichtlichen orthographischen Fehler wurden verbessert.

D i e ü b l i c h e n A n f ü h r u n g s z e i c h e n w u r d e n s o w o h l b e i d e n S y m p t o m e n a l s a u c h b e i d e n K o m m e n t a r e n w e g g e l a s s e n, u m d i e Ü b e r s i c h t b e i m T e x t z u w a h r e n; ein jeweilige hochgestellte Quellenangabe am Ende des Symptoms, Satzes bzw. des Abschnittes läßt die Herkunft erkennen.

E i g e n n a m e n erscheinen im Kursivdruck.

M o n a t s n a m e n werden abgekürzt wiedergegeben, ebenfalls die N a m e n a l l e r g e n a n n t e n H o m ö o p a t h i k a, nach der im Vorspann angegebenen Liste. Diese gilt für beide „Bönninghausen-Bände" als Standard, was unbedingt notwendig ist, weil *Bönninghausen*, ähnlich wie *Hahnemann* und *Hering*, im Laufe der Zeit verschiedene Bezeichnungen und Abkürzungen benutzte. – Creosotum erscheint in der Liste unter Kreosotum, Marum unter Teucrium marum, Mesmerismus unter Magnetismus, da *Mesmer* den Magnetismus nicht „erfunden" oder „gefunden" hat, Nitrum unter Kali nitricum, und Vitex unter Agnus castus.

H e i l u n g s b e r i c h t e erscheinen am Ende des jeweiligen zugehörigen Abschnittes; beziehen sie sich jedoch auf ein charakeristisches Symptom, so stehen sie in der nächsten Zeile eingerückt nach diesem Symptom, in etwas kleinerer Schrift. Wenige Berichte, die über viele Mittelgaben innerhalb mehrerer Wochen berichten, und dadurch unübersichtlich erscheinen, wurden nicht mit aufgenommen oder für eine spätere Veröffentlichung zurückgestellt.

Die im laufenden Text genannten

(1.) H o m ö o p a t h i k a, aber auch andere

(2.) A r z n e i e n, die

(3.) L e b e n s m i t t e l, die

(4.) 6 G e s c h m a c k s q u a l i t ä t e n [SÜSS, SAUER, SALZIG, BITTER, SCHARF, HERB][10] und ihre Kombinationsverbindungen, auf die an dieser Stelle nur hingewiesen wird,

(5.) zwei der 7 D h a t u s [Rakta (BLUT) und Shukra u. Artav (SAMEN, Fortpflanzungsgewebe)],

(6.) vier der 5 U r e l e m e n t e (nachfolgend ab Akasha!) [Akasha (RAUM) → Vayu (LUFT) (im Text als LUFT, WIND) → Agni (FEUER) (im Text als FEUER, LICHT, SONNE) → Jala (WASSER) (im Text auch als BEFEUCHTUNG, FEUCHTIGKEIT, NÄSSE) → Prithvi (ERDE)][11] und die

(7.) M O N D P H A S E N

wurden im Text in KAPITÄLCHEN gedruckt, die 28 MONDPHASEN zusätzlich in Symbolen,[12] – da sie in der ayurvedischen, tibetischen, chinesischen Heilkunst, aber auch in der Heilkunst bei *Hildegard von Bingen*[13] und *Theophrast von Hohenheim*[14], eine wichtige Rolle spielen und auch in der B h a g a v a d g i t a auf deren Bedeutung hingewiesen wird. – Diese „Markierungen" werden das Verständnis für spätere Arbeiten erleichtern; ein kluger Arzt wird schwerlich darauf verzichten wollen.

Unterstreichungen im Text sind von mir nur versuchsweise vorgenommen worden als Markierungen für Bemerkenswertes; die Arbeit mit diesem Buch wird zeigen, ob diese besondere Kennzeichnung „augenfreundlich" ist und sich dementsprechend für weitere Arbeitsbücher eignet – oder nicht; ähnliches gilt für die im vorliegenden Buch benutzte Schrift H e l v e t i c a.

Besonders an den MONDPHASEN ist deutlich zu erkennen, welche Bedeutung die „Gestaltastronomie"[15] für die Heilkunst hat, – heute jedoch nahezu unbeachtet brachliegt. So kann man mit den im Text aufgeführten Symbolen der MONDPHASEN direkt einen Vergleich am Himmel durchführen und sich orientieren lernen. *Bönninghausens* Buch „Denksprüche über die Witterung"[16], das zum Verstehen vieler Lebensabläufe hilft, habe ich bei diesem Werk nicht berücksichtigt, da keine Arzneien erwähnt werden.

Viele Hinweise anderer homöopathischen Ärzte, wie z. B. *Adolph Graf zur Lippe* [aus Philadelphia], *Arthur Lutze, Friedrich Gauwerky* u. a., die bei den „Versammlungen der homöopathischen Aerzte Rheinlands und Westphalens" (1848 - 1863) anwesend[17] waren, und die von *Bönninghausen* (als Verf.) in den Vereinsmitteilungen (AHZ) kommentiert wurden, sind im Text miterwähnt, – ihre eigenen Vorträge und Kommentare jedoch nicht. Hinweisen möchte ich jedoch auf den lehrreichen Vortrag von *Adolph Graf zur Lippe* über KALI-BI.,[18] der nicht mit aufgenommen wurde, in einem anderen Werk jedoch erscheinen wird;[19] – jeweils aber ein wichtiges Symptom von VIRUS REGINA APIUM und von LACHESIS fanden ihren Platz.

Gerade die H e i l u n g s b e r i c h t e zeigen den großen Horizont der Heilungsmöglichkeiten durch die Homöopathie und zeugen von der außergewöhnlichen Heilerpersönlichkeit *Bönninghausens*.[20] Sie geben somit vielen kranken Menschen wieder Hoffnung auf Heilung, auch in schweren Erkrankungen, wenn der gesetzmäßige Weg der Homöopathie erkannt und beschritten wird. Zwischen den charakteristischen Arzneisymptomen, die von großem Leid berichten und aus bewußter Arbeit durch absichtliches Leiden der A r z n e i - H e r s t e l l e r und der A r z n e i - P r ü f e r entstanden, kann der Leser bei den Heilungsberichten ein inneres Gefühl der Dankbarkeit diesen Menschen gegenüber – und gleichzeitig berechtigte Hoffnung auf Heilung für die Kranken – empfinden, die ähnliche Symptome haben, und kann dieses bewußte Gefühl auch verantwortungsvoll weitergeben. Dies ist für die gesetzmäßige Heilung von großem Nutzen. Bei seinen veröffentlichten Berichten sind auch die Tierheilungen[21] im Text mitberücksichtigt, ebenso einige Heilungen von zwei Homöopathen namens *R. S.* und Frhr. *v. Heeremann-Zuydwyk*,[22] da auch sie die Arbeitsweise *Bönninghausens* bestätigen. *Bönninghausens* Erkenntnisse über den Begriff H e i l u n g finden wir zusammengestellt im „Generalregister zu den Werken Bönninghausens" von *K.-H.-Gypser*: Heilbare Krankheiten [WF XI]; Heilung, Definition [AHP 361-362];

Heilung, echte, kürzt Erkrankungsdauer ab [HDI 5]; Heilung, gründliche, kein anderes Siechtum [KMS 274]; Heilung schließt Wiederkehr aus [AHP 530]; Heilungsgeschwindigkeit mittelabhängig [KMS 88]; Heilungsgesetzmäßigkeit [AHP 408-409]; Heilungsgewißheit [KMS 336; VHA IX; BKE 9]; Heilungsgewißheit, apriorische [→ Apriorische Heilungsgewißheit].

Bei den Mitteln Aluminium metallicum, Borax veneta und Mercurius corrosivus, wo *Bönninghausen* nur fragmentarische Stücke der Arzneiwirkung mitgeteilt hat, wurde das Mittelbild durch Originalprüfungssymptome[23] ergänzt. Die Arzneiprüfungen von Electricitas, Galvanismus, Magnetismus (Mesmerismus),[24] und Salpetergeist (Spiritus nitri dulcis) habe ich ebenfalls mit in dieses Werk aufgenommen, da diese Mittel häufig von *Bönninghausen* und von *Hahnemann* bei den Arzneiverwandtschaften angegeben werden, viele Kollegen auch darum gebeten haben und über ihre homöopathische Verwendung wenig bekannt ist.[25]

Bei Mur-ac. und einigen anderen Mitteln wurde durch Aufnahme von *Hahnemann*-Symptomen unter „Hinweis" gezeigt, wie *Bönninghausen* seine Symptome von *Hahnemann*[26] teilweise abgeleitet hat.

Thuja occidentalis (Abendländischer Lebensbaum) wurde durch eine Farbfotografie bereichert, die ich vor einigen Jahren bei der Erforschung der Signaturenlehre im südlichen Schwarzwald gemacht habe. An und für sich wollte ich in diesem Buch jede Arznei durch eine Farbaufnahme ergänzen, auch deshalb, damit der Homöopath „seine Mittel" in der Natur wiedererkennt; aus Kostengründen bei der Herstellung des Buches wurde dieses Vorhaben verschoben. Gerade in den letzten Jahren habe ich selbst erlebt, wie jüngere „gebildete" Kollegen in der Kenntnis der Mineralogie, Flora und Fauna große Lücken aufweisen. Sollten diese „Gelehrten neuen Formats" möglicherweise einmal ihre Präparate selbst herstellen müssen, so hätte dies wahrscheinlich letale Folgen.

Auf die Meinung vereinzelter Ärzte, die weder die Homöopathie von *Hahnemann* noch die Arbeitsweise *Bönninghausens* begriffen haben, – und sich trotzdem Kommentare zumuten –, kann in dieser kurzen Einleitung nicht eingegangen werden.[27] Erstaunlich ist jedoch, daß ein Großteil der bis heute veröffentlichten homöopathischen Literatur über „Charakteristika" ihren Ursprung in *Bönninghausens* Werken hat. Daß *Bönninghausens* Gedankengut in diesen Veröffentlichungen relativ unverfälscht erscheint, weist uns auf die Qualität der Symptome hin, die er ausgesucht und ausformuliert hat und die deshalb immer wieder Bestätigung fanden. Leider fehlen jedoch die Quellenabgaben; diese Untugend im Zitieren, den Verfasser der wahren Quelle auszulassen, findet sich in den Werken bekannter und weniger bekannter Homöopathen. Der unkritische Leser hat es dementsprechend gerade bei der Vielzahl der neuerdings veröffentlichten Bücher über Homöopathie unendlich schwer, zu unterscheiden, welchem „Wissen " „man" sich anvertrauen kann und welchem nicht. Gerade deshalb habe ich mir erlaubt, an die entsprechenden Stellen der vorgegebenen Symptomreihen von *Bönninghausen*, jedoch nur vereinzelt, ausgesuchte Symptome und Hinweise von *Jahr, Bradford/Lippe, E. W. Hubbard, P. Schmidt, Dalal, und E. Schlüren*[27a] u. a. einzufügen, um aufzuzeigen, wie ein Arzneibild ergänzt werden kann, ohne daß der rote Faden verloren wird. (Für weitere eigene Ergänzungen ist u. a. auch die rechte Spalte neben dem Arzneibild vorgesehen.)

Viele der von *Bradford* gesammelten Symptome in „ Dr. Lippe's charakteristische Symptome" sind nachweislich von *Bönninghausen*, wie Textvergleiche aufzeigen. Trotzdem habe ich sie mit aufgenommen, da an ihnen nachvollzogen werden kann, wie *Adolph Graf zur Lippe* gearbeitet, verglichen und ergänzt hat und dementsprechend diese „Physiognomik der Arzneien" durch diese wertvollen Hinweise weiter vervollständigt werden konnte.

Im 2. Band, „Bönninghausens Repertorium der homöopathischen Arzneimittel und Geniushinweise", werden die Veröffentlichungen *Bönninghausens* mit ihren zeitgenössischen Kritiken und die Veröffentlichungen über *Bönninghausens* Methode chronologisch aufgeführt.

Vier Werke Bönninghausens

Die vier Bücher, aus denen hauptsächlich zitiert wurde und die anschließend kurz besprochen werden, erscheinen in den Texten unter folgenden Abkürzungen in dieser Reihenfolge: 1.[VHA], 2.[HA], 3.[KEU], 4.[WF]. Dadurch ist die zeitliche Entstehungsreihenfolge von ca. 40 Jahren Praxistätigkeit durch die Hochzahlen [[VHA], [HA], [KEU], [WF]] nachvollziehbar, ebenso die Anzahl in der Erwähnung, wie dies bei den Modalitäten deutlich wird, so daß auch hier immer erkennbar ist, ob ein Symptom weiter bestätigt wurde oder sogar an Wertigkeit im Sinne des Genius erhöht wurde. In Zweifelsfällen sind die entsprechenden Stellen vollständig bzw. kommentiert wiedergegeben. Somit wird dem Benutzer die Möglichkeit offengelassen, analog der Kürzungsregel in der Mathematik, nach dem Prinzip des Genius, die älteren Symptome zu streichen und durch die zeitlich neueren umformulierten zu ersetzen. – Trotzdem ist die Richtigkeit aller benannten Symptome gewährleistet, dies belegen *Bönninghausens* Krankenjournale, Kasuistiken von Kollegen, und auch ich kann dies durch meine Praxiserfahrung bestätigen. Über die sieben Möglichkeiten, klassische Homöopathie zu praktizieren, von denen *Bönninghausen* im Laufe seiner Praxistätigkeit vier benutzte, wird von mir an anderer Stelle berichtet werden.

1.[VHA] – Das Buch „Versuch über die Verwandtschaften der homöopathischen Arzneien nebst einer abgekürzten Uebersicht ihrer Eigenthümlichkeiten und Hauptwirkungen" in Münster 1836 erschienen, umfaßt 124 Arzneimittel, durch die Zusammenlegung von FERRUM METALLICUM und FERRUM MURIATICUM offiziell 123 Arzneimittel.

Bereits 1832 verfaßte *Bönninghausen* das Büchlein „Uebersicht der Haupt-Wirkungs-Sphäre der Antipsorischen Arzneien und ihrer charakteristischen Eigenthümlichkeiten", das 1833 in Münster erschienen ist, als Anhang zu seinem „Repertorium der Antipsorischen Arzneien" [Münster 1832] gedacht war und Vorläufer obigen Werkes ist. Wie Textvergleiche aufgezeigt haben, kombinierte *Bönninghausen* Prüfungssymptome der Antipsorischen Arzneien mit den angegebenen Nutzanzeigen *Hahnemanns* [CK 2 - 4, 1828-1830]. Er machte genau das, was *C. Hering* 1851 forderte: „Die charakteristischen Eigenthümlichkeiten der Arzneien sind nun allerdings nicht allein durch Prüfungen an Gesunden zu erlangen, sie müssen die Bestätigungen haben durch Heilungen, und insofern haben diese einen unersetzlichen Werth."[28]

Er erwähnt die Symptome, auf die es zu achten gilt. Dies sind die eigentümlichen Wirkungen der Arzneien und die daraus geschöpfte Charakteristik, auf die ich an anderer Stelle noch eingehen werde.

Bei vielen Mitteln sind Symptome mit „Sternchen" [*] versehen; diese Symptome verdankt *Bönninghausen* einem „ganz ausgezeichneten Beobachter"[29], dessen Namen aber nicht genannt wird.

2.[HA] – Das Buch „Der homöopathische Hausarzt in kurzen therapeutischen Diagnosen", in Münster 1853 erschienen, umfaßt 98 homöopathische Arzneien. Es ist ein hauptsächlich für den Laien bestimmtes

Buch[30] und zeigt die Geisteshaltung *Bönninghausens* gegenüber den Homöopathie-Ausübenden, auch gebildete Nicht-Ärzte zu seinen Fortbildungen[31] von 1849 - 1863 einzuladen bzw. auch ihnen homöopathisches Wissen zuteil werden lassen, – eine Haltung, die in der Homöopathie von Anfang an auch üblich war.[32] Bereits 1831 schrieb ihm *Hahnemann*, daß er chronisch Kranke nicht eher „in die Cur nahm", bis sie sich das Organon angeschafft und sorgfältig durchgelesen hatten[33] und 1833: „Ich finde ein Belehrungsbuch für Laien über Homöopathik und zwar von Ihnen sehr zeitgemäß, und freue mich auf dessen Erscheinung."[34]

Bemerkenswert in dem Buch [HA] erscheint, daß *Bönninghausen* den mit gesperrter Schrift gedruckten charakteristischen Symptomen, „um die Wahl zu sichern, mit kleiner Schrift noch einige, dem Heilmittel eigenthümliche und dasselbe näher charakterisirende Zeichen" angehängt hat, die wir als Genius erkennen. In den Texten sind diese Geniussymptome mit hochgestelltem Quellenhinweis erkennbar. Die z. B. in VHA noch in Klammern stehende Symptome wurden häufig bestätigt und ohne Klammer angegeben, nun auch mit näherer Bezeichnung.

Metallformen der Arzneien sind wirksamer

3.[KEU] – Das Buch „Die homöopathische Behandlung des Keuchhustens", in Münster 1860 erschienen, zeigt die konsequente Weiterentwicklung der Systematisierung der Homöopathie durch *Bönninghausen* für die tägliche Praxis in Bezug auf Keuchhusten. Es untergliedert sich in zwei Teile, wobei der erste Teil [KEU 1 - 70] die 64 homöopathischen Arzneien enthält, die *Bönninghausen* zur Behandlung des Keuchhustens charakterisiert hat, – der zweite Teil [KEU 71 - 125], gilt der Zeichenanzeige und gleicht einem spezifischen Repertorium für die Keuchhustenbehandlung und wird im 2. Band, „Bönninghausens Repertorium der homöopathischen Arzneimittel und Geniushinweise", an entsprechender Stelle berücksichtigt werden, ebenso wie die Einleitung. Jede der 64 Arzneien im ersten Teil wurde von *Bönninghausen* in Bezug auf die Keuchhustensymptomatik genau charakterisiert und durch die mit gesperrter Schrift gegebenen Wörter hervorgehoben.

Danach folgen die Modalitäten „Verschlimmerung", vereinzelt auch „Besserung".

Bei den Symptomen, die unter „Begleitung" aufgeführt sind, handelt es sich eindeutig um charakteristische Symptome aus vorherigen Arbeiten [z. B. VHA, HA], wie dies Textvergleiche bezeugen; an den hochgestellten Quellenhinweisen kann dies nachvollzogen werden. LEDUM [KEU 36] wurde z. B. von *Bönninghausen* bei Keuchhusten nie angewendet.

Die in diesen Abschnitten eingestreuten Anzeigen „vorher", „dabei" und „nach dem Anfalle" zeigen aber auch Symptome, die *Bönninghausen* speziell bei Keuchhusten verifiziert hat.

Der letzte Abschnitt wird für wichtige Hinweise benutzt, wie z. B. bei BAR-C. [KEU 8], daß diese Arznei nicht nur für Greise, sondern auch für atrophische Kinder paßt; – für Arzneiverwandtschaften [26, 29, 39, 42, 49, 52], Folgemittel [KEU 5, 12, 14, 19, 28, 37, 41, 68], Zwischenmittel [KEU 24, 64, 66] und Wechselmittel [KEU 24].

Bönninghausen bedient sich der Metall-Formen folgender Arzneien: MAG-C. [KEU 38: Magnesium metallicum], SIL. [KEU 58: Silicium metallicum] und ALUMIN. [Aluminium metallicum][35], auf das er schon 1857 hingewiesen hatte.[36] Wir erfahren von ihm auch von der „entschiedene[n] Vorliebe *Hahnemann's* für diejenigen Präparate, die aus den Metallen selbst angefertigt werden"[37], ein Hinweis, der an dem Rosenkreuzersymbol der Pentade ablesbar ist und an das Sarmān-Wissen der Energieumwandlung erinnert. – Was jedoch unter SILICIUM METALLICUM zu verstehen ist, muß die Forschung auf dem Gebiet der Homöopathie klären.[38] Besonders für die Behandlung von chronischen Krankheiten wäre es angeraten, wenn auch Meteoreisen und pancaloha (Legierung, die aus den fünf Metallen Kupfer, Zink, Zinn, Blei und Eisen besteht) als weitere homöopathische Arzneien geprüft würden!

4.[WF] – Das Buch „Versuch einer Homöopathischen Therapie der Wechsel- und anderer Fieber" in Leipzig 1864 ([1]1831)[39] erschienen, gliedert sich in zwei Abteilungen, wobei die I. Abteilung „Allgemeine Fieber-Symptome" [WF 1 - 60] 126 homöopathische Arzneien enthält, die im vorliegenden Buch an entsprechender Stelle eingegliedert wurden. *Bönninghausen* klärt in seinem Vorwort [V-VI] den Leser über die Wichtigkeit dieser Abteilung auf.

„Diese I. Abtheilung ist mithin vorzugsweise dazu geeignet und bestimmt, den wahren Genius jeder Arznei in Bezug auf seine besondere fiebererregende Kraft zu studiren, und über die Angemessenheit derselben in konkreten Fällen, wo die folgenden Abtheilungen noch Zweifel übrig gelassen, den Ausschlag zu geben."

Bei jeder Arznei wird dieser Genius an vier Positionen dargestellt: 1. Puls; 2. Frost; 3. Hitze; 4. Schweiß.

Es fällt auf, daß *Bönninghausen* seinen hier in Frage kommenden Arzneischatz auf 126 Arzneimittel erweitert hat.

Seine an verschiedener Stelle benutzte Abkürzung Fluor. für FLUORICUM ACIDUM wird auf S. 24 unter Nr. 55 eindeutig geklärt.

Die II. Abteilung in diesem Buch, die mit „Fieber-Stadien" betitelt ist, wird auch im 2. Band, „Bönninghausens Repertorium der homöopathischen Arzneimittel und Geniushinweise", an entsprechender Stelle berücksichtigt werden. Sie birgt wahre Schätze der Beobachtung und ist auch deshalb von enormer Wichtigkeit für die homöopathische Behandlung, weil in diesem zeitlich letzten von *Bönninghausen* veröffentlichten Buch die Genius-Symptome auf den neuesten Stand der Korrekturen *Bönninghausens* gebracht sind, wenn wir sie z. B. mit Rubriken aus dem „Therapeutischen Taschenbuch 1846" [PB] vergleichen.

Methoden zur Simile-Findung: Pulsdiagnose – Riechen an der Arznei – Polaritätssymptome – Weihesche Druckpunkte

Besonders auf die sich eröffnenden Möglichkeiten der Pulsdiagnose [WF 67 - 71], wie sie auch von indischen Gelehrten zur Bestimmung des Simillimum benutzt wird – und die auch ich in meiner Praxis durchführe –, sei ganz besonders hingewiesen. Diese Methode ist auch angezeigt bei Mangel an Symptomen und fördert die Intuition. In den āyurvedischen Büchern wird gesagt, daß der Puls an der Wurzel des Daumens der Zeuge des wahren Selbst (ātman) sei und daß ein guter Arzt an der Art seines Pochens erkennen kann, ob der Patient glücklich sei oder sich in einem miserablen Zustand befinde.[40]

Auch *Bönninghausen* weist verschiedentlich auf praktische Möglichkeiten hin, die für die Mittelwahl in Frage kommen, so z. B. das Riechenlassen an Arzneien.[41] – Eine weitere Möglichkeit von *Bönninghausen*, die Mittelwahl zu sichern und Gegenanzeigen auszuschließen, wurde jüngstens von *Gypser* erarbeitet.[42] Auch diese Methode hat sich in meiner Praxis seit nunmehr zwei Jahren bestätigt. – Der homöopathische Arzt *August Weihe*[43] fand heraus, daß es berührungsempfindliche Hautpunkte gibt, die auf spezifische Arzneien reagieren, die somit für die Mittelwahl feststehen. Diese Hautpunkte sind seither als die Weiheschen Druckpunkte bekannt. Vor allem bei den in der chinesischen Heilkunst [Meridianlehre] ausgebildeten Kollegen sind sie ein Begriff, für diejenigen Menschen aber, die sich durch das Erlernung der Pulsqualitäten bereits sensibilisiert haben, eine benutzbare Größe.[44]

Verifikationen und klinische Symptome

Die Spalte „Verifikationen und klinische Symptome"[45] gilt für den Benutzer dieses Buches. Hier können die von *Bönninghausen* angegebenen Symptome, die durch die Praxis bestätigt wurden, „Verifikationen", sowie auch die „klinischen Symptome" eingetragen werden. Dies müssen jedoch nicht immer diejenigen Symptome sein, die für die Mittelwahl ausschlaggebend waren.[46]

Nachstehende Überschriften werden weitgehendst mit Originalbeiträgen *Bönninghausens* belegt, so daß seine Begründungen nachvollzogen werden können.

Antipsorische, antisykotische, antisyphilitische Arzneien

Bönninghausen und *Hahnemann* unterscheiden in ihren Werken immer deutlich die drei Kategorien „psorische", „sykotische" und „syphilitische" Erkrankung, auch wenn *Bönninghausen* die anfangs getrennt aufgeführten Arzneien [SRA – SRN] ab dem „Therapeutischen Taschenbuch 1846" [PB] zusammenlegt. – Wie die Praxistätigkeit jedoch beweist, war diese „anfängliche" Einteilung nicht falsch, denn allein aus dem in Frage kommenden Mittel kann häufig abgelesen werden, ob es sich um eine psorische, d. h. chronische Erkrankung handelt, oder um eine akute. – Für *Bönninghausen* gilt eine Person erst dann als geheilt, wenn dies durch vier Jahre Nachbeobachtung bestätigt wurde.[47]

Antipsorische Arzneien

„AGAR.*, ALUM.*°, AMBR.*, AM-C.*°, AM-M.*, ANAC.*, ANG.*, ANT-C.*°, ANT-T.*, ARG.*, ARS.*°, ASAF.*, AUR.*°, BAR-C.*°, BELL.*, BISM.*°, BOR.*, BOV.*, BRY.*, CALAD.*, CALC.*°, CANTH.*, CARB-AN.*°, CARB-V.*°, CAUST.*°, CIC.*, CLEM.*, COLCH.*, COLOC.*, CON.*, CUPR*, DIG.*, DULC.*, EUPH.*, FERR.*°, FL-AC.°, GRAPH.*°, GUAJ.*, HEP.*°, JOD *, KALI-C.*°, KALI-N.*°, LACH.*, LED.*, LYC.*°, MAG-C.*°, MAG-M.*, MANG.*°, MEZ.*, MUR-AC.*, NAT-C.*°, NAT-M.*, NIT-AC.*, OLND.*PETR.*°, PLB.*, PHOS.*°, PH-AC.*, PLAT.*°, PULS.*, RAN-B.*, RAN-S.*, RHOD.*, RHUS-T.*, SABAD.*, SARS.*, SABIN.*, SEL.*°, SENEG.*, SEP.*°, SIL.*°, SPIG.*, SPONG.*, STANN.*°, STAPH.*, STRONT.*°, SULPH.*°, SULPH-AC.*, ZINC.* – Diese Mittel [mit ° bezeichnet] gehören sämmtlich zu den sogenannten antipsorischen Mitteln, eine Benennung, welche man vielfältig zwar nicht mehr gelten lassen will, wofür mir aber kein anderes passenderes Wort bekannt ist." [AHZ 49 (1855) 82-83]

Die mit * bezeichneten Mittel sind folgenden Quellen entnommen: SRA und SRN

Nicht-antipsorische Arzneien

ACON., AGN., ARN., ASAR., CAMPH., CANN-S., CAPS., CHAM., CHEL., CHIN., CINA, COCC., COFF., CROC., CYCL., DROS., EUPHR., HELL., HYOS., IGN., IP., LAUR., MGS., M-ARCT., M-AUST., MENY., MOSCH., NUX-M., NUX-V., OP., PAR., RHEUM, RUTA, SAMB., SEC., SQUIL., STRAM., TARAX., TEUCR., VALER., VERAT., VERB., VIOL-O., VIOL-T.

Diese Mittel sind folgenden Quellen entnommen: SRA und SRN

Antisykotische Arzneien

„Seit mehreren Jahren befestigt sich bei uns immermehr die Ueberzeugung, dass die grösste Zahl der Harnbeschwerden, nebst denen der uropoëtischen Organe, in dem Boden der Sycosis, oder, was wir für dasselbe ansehen, der Pocken (Variola) wurzelt, und nur durch solche Mittel dauerhaft geheilt werden kann, welche diesem Grundübel entsprechen. Die Zahl dieser Mittel ist aber bei Weitem grösser, als man gewöhnlich annimmt, und viele der sogenannten antipsorischen Arzneien, insbesondere: ANT-T., ARG., ARS., AUR., BAR-C., BELL., CALC., CARB-AN., CARB-V., CAUST., DULC., EUPHR., JOD, LACH., LYC., MERC., MUR-AC., NIT-AC., NUX-V., PH-AC., PULS., RHUS-T., SABIN., SEC., SEL., SEP., SIL., STAPH., SULPH., THUJ.*, ZINC. und Andere haben in diesen verschiedenen Krankheitsformen ihre Heilkraft dargethan." [AHP 262]

Die mit * bezeichneten Mittel sind folgenden Quellen entnommen: SRA und SRN

Antipsorische und Antisykotische Arzneien

ANT-T., ARS., AUR., BAR-C., BELL., CALC., CARB-AN., CARB-V., CAUST., DULC., JOD, LACH., LYC., MUR-AC., NIT-AC., PH-AC., PULS., RHUS-T., SEL., SEP., SIL., STAPH., SULPH., ZINC.

Antisyphilitische Arzneien

MERC.*

Das mit * bezeichnete Mittel entstammt folgenden Quellen: SRA und SRN

Antipsorische und Antisyphilitische Arzneien

MERC.

Arzneiwirkungsdauer

In dieser Rubrik finden wir die Beobachtungen der Arzneiwirkungsdauer bei der Behandlung kranker Menschen von *Hahnemann* und von *Bönninghausen.*

5 Rangstufen der Wirkungsdauer der Arzneien

„Anfangend mit den kurzwirkenden und allmälig fortschreitend zu den länger wirkenden Arzneien, würde die

1. Klasse folgende, am allerkürzesten wirkende Mittel enthalten: ACON., CAMPH., COFF., IP., LAUR., MOSCH., OP., PAR., RHEUM, SAMB., STRAM., TARAX.. – Von diesen, den acutesten Krankheiten und einer nothwendigen schnellen Hilfe am Meisten entsprechenden Arzneien kann daher bei chronischen Uebeln höchstens nur als seltene Zwischenmittel Anwendung gemacht werden. – Die
2. Klasse begreift folgende von kurzer Wirkungsdauer: AGN., ARN., ASAR., BRY., CALAD., CANN-S., CANTH., CAPS., CHAM., CHEL., CHIN., CINA, COCC., CROC., CYCL., DROS., EUPHR., HYOS., IGN., KREOS., MGS., M-ARCT., M-AUSTR., MENY., NUX-M., NUX-V., PULS., RAN-B., RUTA, SABAD., SEC., SQUIL., TEUCR., VALER., VERAT., VERB., VIOL-O., VIOL-T.. – Auch von diesen Mitteln wird man bei eigentlich chronischen (psorischen) Krankheiten wenig Erfolge haben. Nur als Zwischenmittel, oder wo das langwierige Siechthum in Arzneimittelmissbrauch seinen Grund hat, kann man, in Ermangelung besser passender Mittel, von diesen eine theilweise Besserung erwarten, wie z. B. von BRY. bei Lungenleiden, von CANTH. bei Morbus Brighthii, von DROS. bei Kehlkopfaffectionen, von NUX-V. und PULS. bei mancherlei Beschwerden, die im gemeinen Leben nicht selten vorkommen und sich oft längere Zeit hindurch fortschleppen [...] – Zu der
3. Klasse würden dann die Arzneien von mittlerer Wirkungsdauer gehören, zu welchen ich folgende zähle: AGAR., AMBR., AM-M., ANAC., ANG., ANT-T., ARG., ASAF., BELL., BOR., BOV., BROM., CIC., CLEM., COLCH., COLOC., CON., CUPR., DIG., DULC., EUPH., GUAJ., HELL., JOD, LACH., LED., MAG-M., MERC., MEZ., MUR-AC., NAT-M., NIT-AC., OLND., PH-AC., PLB., RAN-S., RHOD., RHUS-T., SABIN., SARS., SENEG., SPIG., SPONG., STAPH., SULPH-AC., THUJ., ZINC. – Die hier aufgeführten Mittel können so ziemlich alle sowohl bei acuten als chronischen Krankheiten mit entschiedenem Nutzen gegeben werden, wenn nur nicht bei jenen der Verlauf allzu

rapid ist, oder bei diesen das Leiden gar zu alt und dadurch allzu sehr festgewurzelt ist. In meiner langjährigen Praxis ist es mir eben so auffallend, als merkwürdig gewesen, dass mit einer Säure verbundene Stoffe, wie z. B. AM-M., ANT-T., MAG-M., NAT-M., NIT-AC., PH-AC., und SULPH-AC. eine, wie mir beständig geschienen hat, bedeutend kürzere Wirkungsdauer hatten, als die einfache Basis (AM-C., ANT-C., MAG-C., NAT-C., PHOS. und SULPH.). Nach so vielen sorgfältigen Beobachtungen kann ich dies zwar nicht für eine Täuschung halten; aber es wäre doch wünschenswerth, wenn andere sorgfältige Beobachter sich auch darüber (in diesen Blättern) aussprächen. – Die

4. Klasse würde dann von den langwirkenden Mitteln folgende aufnehmen: ALUM., AM-C., ARS., AUR., BISM., CARB-AN., CARB-V., FERR., FL-AC., KALI-N., LYC., MAG-C., MANG., NAT-C., PETR., PLAT., SEL., STANN. und STRONT. – Diese Mittel gehören sämmtlich zu den sogenannten antipsorischen Mitteln, eine Benennung, welche man vielfältig zwar nicht mehr gelten lassen will, wofür mir aber kein anderes passenderes Wort bekannt ist. Bei gehöriger Diät und einmal zur Wirkung gebracht, erstreckt sich diese über mehre Wochen, und ich habe stets Nachtheil davon beobachtet, wenn während derselben voreilige Störungen durch Darreichung derselben oder einer andern Arznei vorkamen. Am Meisten scheint man sich hüten zu müssen bei diesen langwirkenden Mitteln die Wirkung erloschen anzusehen, wenn eine zweite (oder seltener eine dritte) Erstwirkung sich bemerklich machen sollte. So lange die auftretende neue Verschlimmerung der alten Beschwerden, ohne Hinzutritt wesentlich neuer Zeichen, welche ausserhalb des Wirkungskreises des Mittels liegen, sich in dem Gesammtbilde der letzten Arznei abspiegelt, so lange darf man ja nichts Anderes oder dasselbe Mittel noch einmal geben, wenn man nicht bald diese Voreiligkeit bitter bereuen will. Am Nachtheiligsten fand ich dieses Verfahren bei denjenigen Heilmitteln, welche, wie die grössere Zahl der Antipsorischen, viele Wechselwirkungen haben, welche sich durch höhere Potenzirungen noch obendrein zu vermehren scheinen. – Endlich enthält die

5. Klasse diejenigen Mittel, welche die allerlängste Wirkungsdauer besitzen, nämlich: ANT-C., BAR-C., CALC., CAUST., GRAPH., HEP., KALI-C., PHOS., SEP., SIL. und SULPH.. – Wo diese Arzneien, die wahren Heroën unseres Arzneischatzes für die chronischen Krankheiten, genau passen und angewendet werden, da thun sie in der That Wunder, wenn man ihnen nur die erforderliche Zeit vergönnt, ihre vollen Kräfte zu entfalten. Glücklicher Weise gehören sie sämmtlich auch zu den antipsorischen Polychresten und finden deshalb durchschnittlich die häufigste Anwendung. Aber noch weit mehr, wie bei allen vorhergenannten wird man sich bei diesen hüten müssen, vorzeitige Störungen zu veranlassen, indem der dadurch entstandene Nachtheil nicht leicht wieder gut zu machen ist. Es gilt daher in verrdoppeltem Maasse, was oben bei der 4. Klasse gesagt ist, und mein Journal enthält viele Fälle, wo eine einzige Gabe mehre mehre Monate lang deutlich wohlthätig zu wirken fortfuhr und am Ende von dem langjährigen chronischen Siechthume jede Spur so vollständig verschwunden war, dass weiter nichts zu thun übrig blieb." [AHZ 49 (1855) 82-83]

Hinweise

Unter dieser Rubrik werden wichtige Hinweise und Kommentare erwähnt, die bei der Behandlung mit dieser Arznei von Wichtigkeit sein können. Man benutzt diese Hinweise am besten dann, wenn die Wahl auf zwei oder mehrere Arzneien fällt und die Entscheidung nicht eindeutig gegeben ist.

Übersicht der Reihenfolge, in welcher jede Arznei aufgeführt ist:

Eigenthümlichkeiten und Hauptwirkungen – Arzneiprüfung
Gemüth
Beachte
Heilungsberichte
Geist
Schwindel
Kopf
Innerer Kopf
Aeusserer Kopf
Augen
Sehkraft
Nase
Antlitz
Zähne
Mund
Genüsse
Geschmack
Übelkeit
Magen
Hypochonder
Bauch
Stuhl
Nieren
Harn
Schwangerschaft – Beschwerden der Mütter
Beschwerden der Kinder
Regel – Weißfluß
Schnupfen
Athem
Husten
Keuchhusten
Luftröhre – Kehlkopf
Innerer Hals
Brust
Rücken
Oberglieder
Unterglieder
Knochen
Drüsen
Haut
Schlaf
Fieber
Fieberstadien
Gemeinsames
Besserung der Beschwerden
Verschlimmerung der Beschwerden
Polaritätssymptome
Arzneisymptome und Heilungsberichte von Thieren

Modalitäten: Besserung – Verschlimmerung der Beschwerden

Bereits 1832 gliedert *Bönninghausen* die Modalitäten und Begleitumstände in seinem ersten Repertorium [SRA]. Er war der erste, der – in enger Abstimmung mit *Hahnemann* – die Modalitäten der Mittel herausarbeitete und beschrieb. *Rückert* folgt ihm in einer Veröffentlichung 1833[48]; später erscheinen konsequentere Ausarbeitungen von *Hering, Lippe* u. a.

Beispielhaft ist die Klugheit, mit der *Bönninghausen* bei der Verwendung der Modalitäten vorgeht, wie z. B. bei der „praktischen" Unterscheidung von CALC. zu CAUST. durch einfaches Trinken von WASSER, was sogar bei Krankenbesuchen leicht möglich ist:

„Wenn in oben erwähnter Weise durch Trinken von kaltem WASSER noch mehrere andere Beschwerden, die hier alle nicht aufgezählt werden können, sich bei der CALC. verschlimmern und beim CAUST. bessern...."

Schädliche Substanzen und Arzneimittel (Nocentia)

Wieder in enger Anlehnung an die Beobachtungen von *Hahnemann* werden hier die Arzneien und Lebensmittel genannt, die bei einer Heilung mit vorliegendem Mittel hinderlich sind. Am Beispiel von Belladonna und Zincum metallicum sei dies gezeigt, wobei jedoch zu beachten ist, daß Nocentia die Heilwirkungen von Hochpotenzen weniger beeinträchtigen als die von tiefen Potenzen, wie die Praxis zeigt. Ich möchte an dieser Stelle darauf hinweisen, daß *Hahnemann* bei den Städtern seiner Pariser Praxistätigkeit, die durch ihre Lebensgewohnheiten bestimmt keine „homöopathische Diät" einhielten, zur konsequenten Entwicklung seiner Q-Potenzen[50] fand.

„Meine öftere Erfahrung lehrt, daß ESSIG die widrigen Wirkungen großer Gaben BELLADONNE nur noch mehr verschlimmert." [RA 1, 14]

ESSIG erhöht die Beschwerden [von BELL.] ungemein [SRA]; Acetum, Dulc. [PB].

Die 3. Ausgabe der R. A.-M.-L. enthält in ihrem Vorworte zur BELL. ansehnlich erweiterte Angaben über die erfahrungsmässig bewährtesten Antidote dieser Arznei, denen ich (eingeklammert) meine eigenen Erfahrungen beifügen werde. – An der Spitze steht abermals der Nachtheil des ESSIGS, nebst der Bestätigung von *Stapf* (welchen auch ich einige Male bei Leidenden erfahren habe, die auf fremdes Anrathen zur Linderung gegen Kopfschmerzen, Bellrose und rothe Armgeschwulst ESSIG-Tücher aufgelegt hatten).[AHZ 68 (1864) 73]

WEIN und KRÄHENAUGEN verschlimmern die Beschwerden [von ZINC.] sehr [SRA]; WEIN, KRÄHENAUGEN und CHAMILLE erhöhen sehr fast alle Beschwerden [von ZINC.], (besonders die Nachtunruhe und Leibesverstopfung) [VHA]; Cham., Nux-v., Vinum [PB].

Wenn die Wirkung des ZINK durch WEIN, oder die des SELEN durch THEE gestört ist, so zeigt sich die (unmittelbare) Wiederholung dieser Mittel niemals vortheilhaft. – Ref. hat dasselbe von mehreren anderen Mitteln ebenfalls beobachtet, aber zugleich befunden, dass eine solche Störung dann einen weniger nachtheiligen Einfluss übt, wenn eine Hochpotenz in WASSER aufgelöst und davon, nach jedesmal vorgängigem Schütteln, mehre Tage nacheinander eingenommen wird. Bei Behandlung von Patienten aus den höheren Ständen, wo solche Störungen oft ganz unvermeidlich sind, ist daher diese letzterwähnte Methode von grossem Werth.[AHZ 61 (1860) 62]

Arzneiverwandtschaften

Die erste Erwähnung einer Verwandtschaft homöopathischer Arzneimittel findet sich bei *Hahnemann* für Lycopodium: „Wenn Lycopodium, nach verflossener Wirkung der Kalkerde, homöopathisch angezeigt ist, dann wirkt es vorzüglich heilbringend."[51] *Hering*[52] greift diese Bezeichnung auf, dies wiederum inspiriert *Bönninghausen*, die Arzneiverwandtschaften zu definieren:

„Wenn eine Arznei das Vermögen besitzt, die von einer Andern hervorgerufenen Arznei-Symptome, nach der Aehnlichkeit ihrer eigenen Wirkungen, heilkräftig (also in der Nachwirkung) auszulöschen, so bezeichne ich das gegenseitige Verhältniß, welches zwischen diesen beiden Arzneien besteht, mit dem Worte Verwandtschaft."[53]

Antidote

Merke: „Dem wohl unterrichteten und gewissenhaft behutsamen Arzt, kann nie der Fall vorkommen, daß er nöthig hätte, ein Antidot in seiner Praxis zu geben, wenn er, wie er soll, in der kleinst möglichen Gabe seine wohl gewählte Arznei zu brauchen anfängt; eine eben so kleine Gabe der besser ausgewählten bringt alles wieder in Ordnung." [ORG 6, § 249, Anm.] – „Ein behutsamer Arzt hat aber fast nie der Antidote nöthig." [CK 3, 231] – Wie meine Einsicht in verschiedene Krankenjournale von *Hahnemann* jedoch aufgezeigt hat, konnte *Hahnemann* diesem Ideal seiner Forderung häufig selbst nicht nachkommen; dies kann man jedoch für die Homöopathie als „glücklichen Umstand" werten. Denn dadurch wurde die Wissenschaft der Arzneiverwandtschaften genährt und bereichert.

Bönninghausen setzt sich aufgrund seiner vorzüglichen Beobachtungsgabe umfassend mit der Antidotierung auseinander [z. B. VHA 1,2,3; SRA XVIII; HDI 7; HOM 233, 240, 267]. Wir können deshalb folgende Differenzierung geben:

1. Antidot bei Vergiftungen. [ORG 6, § 67]
2. Antidot bei Arzneiverschlimmerung. [ORG 6, § 249]
3. Antidotierung durch ähnlich wirkende Diätbestandteile. [HDI 7] „Sollte es nicht an der laxen Diät liegen, wenn hom. Arzneien in neuerer Zeit weit öftere Wiederholungen nöthig machen, als früher? – Ich für meinen Theil gestehe gern, in dieser Beziehung zu den Rigoristen zu gehören und den Patienten in der Regel nichts zu erlauben, wovon ich arzneiliche Kräfte auch nur vermute, und letztere befinden sich sehr wohl dabei. Wenn wir einmal die Kräfte und Wirkungen aller derjenigen Dinge genau kennen, welche zu den gewöhnlichen Bedürfnissen gezählt werden, so können wir die Diät für jeden individuellen Fall festsetzen und Manches erlauben, was zwar arzneilich, hier aber nicht antidotarisch oder störend wirken kann. Solange wir jene aber nicht kennen, halte ich es für Pflicht des Arztes, lieber etwas zu strenge zu sein, und lieber den Patienten, der sich nicht an die Vorschrift binden lassen will, abzuweisen, als zu dessen eigenen Schaden und zum Nachtheile der Homöopathie allzu nachsichtig zu sein." [ACS 17 (1839) 3, 8]
4. Antidotierung substantieller Dosen durch dasselbe Mittel in Hochpotenz. „Wenn irgend eine Erfahrung im Stande ist, nicht so sehr die eindringlichere, als vielmehr die ausgedehntere Wirksamkeit der hochpotenzirten Arzneien nachzuweisen: so ist Dies insbesondere die antidotarische Kraft, welche Solche gegen die Nachtheile eines früheren Missbrauchs derselben Arznei erlangt haben. In solchen Fällen verursacht die wiederholte Anwendung desselben Mittels in den tiefsten Verdünnungen jedesmal eine deutliche Verschlimmerung, ohne nachfolgende Besserung; wogegen Solches in Hochpotenz, wenn auch nicht immer, (vielleicht weil niemals eine Arznei allein gegeben wird), doch meistentheils eine erfreulichere und umfangreichere Besserung bringt, als die meisten sonstigen Antidote, welche nur die in ihrem Bereiche liegenden Beschwerden zu treffen und zu tilgen vermögen, darüber hinaus aber ohne Wirkung bleiben." [AHP 416]
5. Antidotierung des Zink durch Wein bzw. Selenium durch Tee sind vermeidbar, wenn wiederholte Dosen in Auflösung (wie z. B. als Q-Potenzen) gegeben werden. „Wenn die Wirkung des Zink durch Wein, oder die des Sel. durch Thee gestört ist, so zeigt sich die (unmittelbare) Wiederholung dieser Mittel niemals vortheilhaft. – Ref. hat dasselbe gefunden von mehreren anderen Mitteln ebenfalls beobachtet, aber zugleich gefunden, dass eine solche Störung dann einen weniger nachtheiligen Einfluss übt, wenn eine Hochpotenz in Wasser aufgelöst und davon, nach jedesmal vorgängigem Schütteln, mehre Tage nacheinander ein-

genommen wird." [AHZ 61 (1860) 62]

Folgemittel

„In den unvenerischen, folglich am gewöhnlichsten, aus Psora entstandenen, chronischen Krankheiten, bedarf man zur Heilung oft mehrer, nach einander anzuwendender, antipsorischer Heilmittel, doch so, daß jedes folgende dem Befunde der, nach vollendeter Wirkung des vorgängigen Mittels übrig gebliebenen Symptomen-Gruppe gemäß, homöopathisch gewählt werde." [ORG 6, § 171]

Die Folgemittelwahl wird von *Bönninghausen* ein Jahr vor seinem Tod beschrieben:

„Wenn nämlich, wie der Fall oft vorkommt, in den, das vollständige Krankheitsbild darstellenden S y m p t o m e n E i n i g e sich bessern oder verschwinden, während Andere stärker und deutlicher auftreten: so ist das allerdings eine Veränderung in dem ursprünglichen Zeichen-Komplexe, und würde mithin leicht V e r a n l a s s u n g geben können, zu andern Mitteln überzugehen. Dies darf aber nur dann ausnahmsweise geschehen, wenn diese Veränderungen nicht i n n e r h a l b , sondern a u s s e r h a l b der W i r k u n g s a r t des gereichten Mittels liegen, und deshalb deutlich und bestimmt auf irgend ein anderes Mittel hingewiesen wird." [AHP 161]

„Aber eben so wenig ist die j e t z i g e Krankheit eine N e u e oder neu H i n z u g e t r e t e n e , und eben aus diesem Grunde muss bei der neuen Mittelwahl das alte U e b e l n i c h t minder i n n e r h a l b des W i r k u n g s k r e i s e s eines Solchen liegen, als in dem des Früheren, nur mit dem Unterschiede, dass die veränderte C h a r a k t e r i s t i k der Z e i c h e n nun ebenfalls Demselben genau angepasst werden muss." [AHP 550]

Konkordanzen der homöopathischen Arzneien

Die Konkordanzen entstanden aus den 6 Abteilungen des „Therapeutischen Taschenbuchs 1846", – das PB abgekürzt wird – das wiederum aus den beiden Repertorien SRA und SRN unter Benutzung seiner Genius-Idee und Praxisbestätigung entstanden ist. Zwei Abteilungen, die III. und VI., sind in weitere Untergliederungen aufgeteilt. – *Bönninghausen* hat unter der 7. Abteilung „Konkordanzen" durch Vergleich der Wirkungssphäre die einzelnen Symptomenfragmente der vorkommenden Arzneien in mühseliger Arbeit immer weiter untereinander verglichen und bestimmt, so daß es ihm möglich war, die im „Therapeutischen Taschenbuch 1846" ausgewiesene Rangordnung zu addieren und somit ihre höchste Gemeinsamkeit zu ermitteln.[54] Damit die Arbeitsweise mit diesen Konkordanzen weiter erleichtert wird – und ich möchte auch dies nicht in meiner Praxistätigkeit missen –, wurden zusätzlich die Abteilungen I, III. 2, III. 3, III. 4, IV. V., VI. 1. und VI. 2 im Text bei den jeweiligen Symptomabteilungen angegliedert. Dabei fiel – nebenbeibemerkt – z. B. auf, daß die Arzneien CALAD., CLEM., KALI-C., KREOS., LED., MAG-M., MENY., NIT-AC., RHEUM, SABIN., STRONT., TEUCR., ZINC. u. a. m. d u r c h g ä n g i g keine Geistessymptome im Sinne eines Charakteristikums aufweisen und es demzufolge, zumindest für mich, schwer verständlich ist, wie verschiedene heutige „Homöopathische Schulen", die ihr Lehrsystem vorwiegend auf der „Basis von Geistessymptomen" ableiten, zu Ergebnissen kommen, die demzufolge nicht den Intentionen von *Bönninghausen, Hahnemann* bzw. der nach ihnen benannten „Klassischen Homöopathie" entsprechen können.

Die 7. Abteilung, Konkordanzen der homöopathischen Arzneien, entstand dementsprechend aus dem Werk „Versuch über die Verwandtschaften der homöopathischen Arzneien" [VHA] und den vorherigen 6 Abteilungen. Sie erfährt ihren zeitlich letzten Standard aus dem Buch „Die Körperseiten und Verwandtschaften" [KV], der jedoch unter der Überschrift „Arzneiverwandtschaften" aufgelistet ist, da diese Veröffentlichung erst 1853 erschien. Eine Ausnahme finden wir in dem Aufsatz „Zur Anamnese der Sykosis" [KMS 719-731], wo *Bönninghausen* 1862 seinen „neuesten Stand" der Arzneiverwandtschaften zum Lebensbaum Thuja occidentalis aufführt [KMS 730].

In diesen Konkordanzen, die im „Therapeutischen Taschenbuch 1846" S. 376 - 506 aufgeführt sind, verwendet *Bönninghausen* (auf den Seiten IX - X) vier durch die Schrift kennbar gemachte Rangordnungen, die am Schreibbeispiel von Pulsatilla folgendermaßen gedruckt sind; die fünfte Rangordnung finden wir im Buch selbst:

1. *P u l s .* – gesperrte Kursiv-Lettern. – „Puls. nimmt die oberste, ausgezeichnetste, am öftersten zutreffende Stelle ein." Darauf folgen in absteigender Rangordnung die mit einfachen Kursivlettern gedruckten Abkürzungen:
2. *Puls.* – einfache Kursiv-Lettern. – „Weniger ausgezeichnet, aber noch sowohl durch die Charakteristik der Mittel, als durch die Praxis bewährt."
3. P u l s . – Lettern mit gesperrter Schrift – , die in ihrem Rang weiter untergeordnet sind, und
4. Puls. – Lettern mit nicht gesperrter Schrift – , die unterste Wertstufe.
5. (Puls.) – „Die fünfte, allerniedrigste Stelle nehmen die zweifelhaften, näherer Bestätigung bedürfenden, am seltesten vorkommenden Mittel ein, welche in Klammern eingeschlosen sind ..."

Die ersten zwei Rangordnungen, die den Genius bezeichnen, erscheinen im Druck in roter Farbe, damit der Benutzer sogleich den „roten Faden" sehen und benutzen lernt. In Band 2, „Bönninghausens Repertorium der homöopathischen Arzneimittel und Geniushinweise" ist diese optische Hilfe durchgängig verwendet.

Folgende Gliederung finden wir bei den Konkordanzen:

I. Gemüth und Geist
II. Körpertheile und Organe
III. Empfindungen und Beschwerden
  1. Aeussere und innere Körpertheile im Allgemeinen
  2. Drüsen
  3. Knochen
  4. Haut und Aeusseres
IV. Schlaf und Träume
V. Fieber
VI. Änderung des Befindens
  1. Verschlimmerung nach der Zeit
  2. Verschlimmerung nach Lage und Umständen
VII. Konkordanz der homöopathischen Arzneien

In der Heil-Praxis überprüfbar

Die Arzneimittellehre *Bönninghausens* ist in der täglichen Praxis überprüfbar. – Wurde die Arznei z. B. im Beisein des Patienten richtig bestimmt und ihm sogleich gegeben, dem Patienten aber, was durchaus öfters vorkommt, noch Symptome einfallen, die er vergaß mitzuteilen, so ist es für mich und beiwohnende Kollegen immer ein besonderes Erlebnis gewesen, auch diese Symptome für die bereits gegebene Arznei nahezu wörtlich beschrieben bei *Bönninghausen* zu finden. – Ein altes Gesetz besagt, daß die Qualität des Verständnisses abhängig ist von der Qualität des Sprechenden. Dies wird dem Benutzer durch die Authentizität dieses Werkes gewährleistet.

Die drei Großen Homöopathen

Wenn wir **Samuel Hahnemann** als den **Begründer** der Homöopathie bezeichnen, so gilt **Clemens Maria Franz von Bönninghausen** als ihr **Wegbereiter**, der die Strukturen durchdachte und für die homöopathische Praxis ordnete, – und **Constantin Hering** mit seinem großen Pioniergeist als ihr **fleißiger Arzt, Forscher und Sammler**.

Ihnen gilt unsere aufrichtige Anerkennung, unser herzlicher Dank und unser Gedenken.

Gedankenerwachen

Die geniale Idee *Bönninghausens*, die Arzneisymptome der zeitgenössischen Materia medica auf ihre seltenen Eigentümlichkeiten hin zu untersuchen und diese dann zu charakterisieren,[55] erhöht die Homöopathie auf ein neues Niveau ihrer Praktizierbarkeit. Der erfahrene Therapeut kann somit, wie dies konsequent im „Therapeutischen Taschenbuch 1846" geschehen ist, die „Allgemeinen Symptome" mit den „Örtlichen Symptomen" und den „Modalitäten" so kombinieren, wie es die individuelle Heilpraxis verlangt; d i e s g i l t a u c h f ü r d i e V e r b i n d u n g e n , d i e i n d e n e h e m a l i g e n A r z n e i p r ü f u n g e n n o c h n i c h t b e o b a c h t e t w o r d e n s i n d . Wir können somit den Genius als Eigenart der Arznei definieren, die sich in allen Symptomen wiederfinden kann.

Zusätzlich sammelte *Bönninghausen* die „Goldkörner"[56] aus der Materia medica als wichtige und brauchbare Symptome, die am besten auswendig zu lernen sind, und die im vorliegenden Buch miterscheinen.

Wie kein anderer benutzte er die „Klaviatur" von „nur" ca. 150 Arzneimittel, von denen 136 in diesem Buch aufgeführt sind, die restlichen Arzneifragmente wurden in das „Repertorium" mit eingegliedert.

Wünschenswert wäre für die Homöopathie – als praktizierbare Heilkunst zum Nutzen für kranke Menschen, die sich dem Homöopathen anvertrauen –, daß ein Gedankenerwachen wahrgenommen wird, das auf ähnlich hohem Niveau, wie das uns von *Bönninghausen* hinterlassene, beginnt und durch verantwortungsvolle Arbeit und Austausch würdiger Menschen untereinander weitergeführt wird.

Beim konzentrierten Lesen der homöopathischen Literatur fällt auf, daß gerade die Homöopathie, was ihre inneren Gesetzmäßigkeiten betrifft, seit den Gedanken von *Hahnemann, Bönninghausen, Hering, Lippe* und wenigen anderen Homöopathen[57] bis heute unbearbeitet brachliegt, kosmische Gesetzmäßigkeiten schon gar nicht in Betracht gezogen werden, und in Gesprächen statt dessen immer wieder das Phantom des Placebos, meistens aus „unwissender Ecke" auftaucht, das übrigens, das wissen schon die geheilten „Laien", Kinder und (die dankbaren) Tiere, mehr mit dem „Experimentator" als mit Homöopathie zu tun hat. Erkennen ereignet sich immer unmittelbar.[58] Für den Homöopathen heißt dies, in der Anwendung der Heilkunst beim erkrankten Menschen, – und nicht bei einer Diskussion beim 5 o'clock-tea. Der ehrwürdige Tanzlehrer *G.* pflegte für derartige „Situationen" folgenden Rat zu geben: „Der Nutzen, den man aus einer Anstrengung ziehen kann, ist proportional zu dem Verständnis das man für sie aufbringt. Solange man nicht versteht, was man tut, ist es besser, gar nichts zu tun."

In aller Bescheidenheit möchte ich an dieser Stelle auch auf unsere Arbeit hinweisen,[59] die vielleicht eines Tages als unser Schärflein zu dem geäußerten Wunsch „Gedankenerwachen" gelten darf.[60] Am Symbol des ewigen A c v a t t h a -Baumes[61], dessen Wurzel oben, die Zweige nach unten gerichtet sind, werden die homöopathischen Gesetze, jeweils an den Blättern der z w e i t e n Z w e i g e , als 1008 Sūtras definiert.[62]

Ziel der Heilung

Unfertig wäre diese Einleitung, würde ich nicht auf den Ā y u r v e d a[63] hinweisen, der das älteste und vollständigste Heil-Wissen für die Menschheit bewahrt. Führt eine homöopathische Behandlung den Erkrankten zur Heilung, so führt der Āyurveda einen Menschen zur Verhütung der Erkrankung und somit zur Gesundheit und zu längerem Leben. Das eigentliche Ziel des Āyurveda ist jedoch die U n s t e r b l i c h k e i t .

Iversheim, im März 1995
Raimund Friedrich Kastner

---

1. Bereits 1834 erscheint der Artikel „Worte des Friedens" [AHZ 4 (1834) 268-272.], der auf dieses Phänomen aufmerksam macht ; 1840 greift Vehsemeyer in „Nothwendige Rüge" dieses Thema ebenfalls auf [AHZ 18 (1840) 166-167.].

1a. In einem Brief an Rajagopal schreibt Sri Sathya Sai Baba: „Bedachtsam verwandle jeden Stein des Anstoßes in der Welt in eine Stufe zur Selbstverwirklichung. Die Energie, die wir beim Urteilen über andere vergeuden, ist genau die, welche gebraucht wird, um unseren eigenen Idealen entsprechend zu leben." Baskin, Diana: Kostbare Erinnerungen Sathya Sai Baba, S. 38. Sathya Sai Vereinigung e. V. Bonn 1995.

2. Ariadne, Königstochter: – Das Orakel zu Delphi hatte ihm [Theseus] geraten, er solle die Göttin der Liebe zur Führerin wählen und ihr Geleite sich erbitten. *Theseus* verstand diesen Spruch nicht, brachte jedoch der *Aphrodite* ein Opfer dar. Der Erfolg aber gab der Weissagung ihren guten Sinn. Denn als *Theseus* auf Kreta gelandet war und vor dem König *Minos* erschien, zog seine Schönheit und Heldenjugend die Augen der reizenden Königstochter *Ariadne* auf sich. Sie gestand ihm ihre Zuneigung in einer geheimen Unterredung und händigte ihm einen Knäuel Faden ein, dessen Ende er am Eingang des Labyrinthes festknüpfen und den er während des Hinschreitens durch die verwirrenden Irrgänge in der Hand ablaufen lassen solle, bis er an die Stelle gelangt sei, an der Minotauros seine gräßliche Wache hielt. Zugleich übergab sie ihm ein gefeites Schwert, womit er dieses Ungeheuer töten könne. *Theseus* ward mit allen seinen Gefährten von *Minos* in das Labyrinth geschickt, machte den Führer seiner Genossen, erlegte mit seiner Zauberwaffe den *Minotauros* und wand sich aus den Höhlengängen des Labyrinths glücklich heraus. Jetzt entfloh *Ariadne*, die der junge Held, beglückt durch den lieblichen Kampfpreis, den er unerwartet errungen, mit sich führte. Schwab, Die schönsten Sagen des klass. Altertums, S. 157-158, München/Zürich o. J.

3. Altsignatur 151. Institut für Geschichte der Medizin der Robert Bosch Stiftung, Stuttgart.

4. Der ehrwürdige homöopathische Arzt Dr. med. Georg von Keller (Tübingen) entdeckte 1976 im Keller des alten Robert Bosch Krankenhauses in Stuttgart diese Journale von Bönninghausen, in Kartons verpackt, und machte ihre Besitzer auf die enorme Wichtigkeit dieser Akten für die Homöopathie aufmerksam.

5. „Um die Aufstellung der charakteristischen Symptome der homöopathischen Arzneien hat sich der Regierungsrath Freiherr *von Bönninghausen* durch sein Repertorium verdient gemacht." ORG VI, § 153, S. 178.

6. AHZ 63 (1861) 12, 94.

7. Die Materia medica schöpft ihren Reichtum an Arzneien aus den drei Königreichen der Natur: Mineralreich → Pflanzenreich → Tierreich und den 5 Urelementen Akasha (Raum) → Vayu (Luft) → Agni (Feuer) → Jala (Wasser) → Prithvi (Erde).

8. AHZ 37 (1849) 22, 339.

9. Le Tridosha. übers. S. 1: „Jedoch muß man wissen, daß sie in Bezug auf Homöopathie sehr viel wissen, sie ihre Materia Medica und ihr Repertorium sehr gut kennen, sie wunderbare Heilungen in einem schwierigen Milieu durchführen, denn die meisten Menschen sind aus sehr bescheidenen Verhältnissen, sie haben Schwierigkeiten, ihre Symptome auszudrücken: Man muß bei ihnen eine Medizin anwenden, die der Veterinärmedizin

ähnelt, außerdem wechseln sie den Arzt, sobald sie kein sofortiges Resultat haben." CGL 1 (1964) 171.

9a. Aegidi: Homöopathische Skizzen. AHZ 60 (1860) 9, 69 - 70.

9b. Besuch des Dr. Chargé bei Herrn Reg.-Rath Dr. v. Bönninghausen zu Münster. AHZ 34 (1848) 16, 252; 17, 266 - 267.

9c. Hahnemann, Samuel: Brief vom 16. März 1843 an [Dr. Hirschfeld (?)]: „Meine geliebte Gattin, die mich aufs zärtlichste besorgt, hat sich, selbst praktisch mit unserer Kunst bekannt gemacht bis zur völligen Meisterschaft. Sie heilt, was ich nicht besser heilen könnte. – Auch in der Phrenologie ist sie nicht schwach. Sie wünscht Ihre Phrenologische Zeitschrift zu lesen." Institut für Geschichte der Medizin der Robert Bosch Stiftung, Stuttgart.

9d. Auf zwei diesbezügliche Arbeiten von Pierre Schmidt sei hingewiesen: Les stigmates de la face. CGL 2 (1865) 563 - 566 und: L'examen du malade. CGL 3 (1966) 196 - 219.

9e. Dies darf nicht verwechselt werden mit der Methode Hahnemanns, mit der er sich bei der Erstellung seiner Arzneimittellehren bediente, Symptome aus fremden Werken mit aufzunehmen, zu kürzen bzw. zusammenzuschreiben. Beispielsweise erwähnt er bei Agaricus muscarius: „Die mit keinem Namen und keiner Chiffre bezeichneten Symptome im ganzen Werke sind von mir. Was aber die andrer Beobachter betrifft, so fand ich zum Nutzen der Leser nicht selten nöthig, theils unnütz weitschweifige Redensarten abzukürzen, theils verständlichere Ausdrücke an der Stelle der unverständlichen und der Idiotismen zu wählen: Wesentliches ist von mir wissentlich nichts ausgelassen." [CK 2, 1]

10. Die Speisen, welche beissend, sauer, salzig, sehr heiß, scharf, kratzend und brennend sind, die Schmerzen, Beschwerde und Krankheit bewirken, sind dem Rajasartigen [Menschen] erwünscht. Bhagavadgita XVII.9. [übers. von Richard Garbe, Leipzig 1905.]

11. Bhagavan Sri Sathya Sai Baba: Githa Vahini, S. 195f. Bonn o. J.

12. [○ Voll- und ● Neu-MOND] – Ein ausführliches Werk über die „Arzneiverwandtschaften und Mondphasen" ist seit 12 Jahren in Vorbereitung und wird möglicherweise mit dem Erscheinen des 24. Bandes der „Materia medica homoeopathica" der Öffentlichkeit übergeben.

13. *Hildegard von Bingen* (1098-1179)

14. *Paracelsus* (1493 - 1541)

15. Hinze, Oscar Marcel: Tantra Vidyā, S. 36f. Freiburg 1983.

16. Bönninghausen, C. v.: Denksprüche über die Witterung oder Meteorologische Aphorismen unserer Vorfahren, aus ihren Schriften gesammelt und mit einem Anhange über das Barometer und das chemische Wetterglas. Münster 1848.

17. Dr. C. von Bönninghausen, Münster
Dr. Fr. von Bönninghausen, jun., Münster; 27. Juli 1854; 26. Juli 1855; 31. Juli 1862; 27. August 1863
Backhaus, L., Nettehammer; 31. Juli 1851
Pastor Becker aus Geseke; 25. Juli 1861
E. F. Belling, Neuwied; 27. Juli 1854
Dr. Bolle, Paderborn; 31. Juli 1850; 29. Juli 1852; 28.Juli 1853; 26. Juli 1855; 29. Juli 1858; 28. Juli 1859; 26. Juli 1860.
W. Boumann, Rotterdam (Holland); 30. Juli 1857; 25. Juli 1861
Brauser, Riga (Rußland); 10.Aug.1849; 27. Juli 1854
Dr. Bredenoll sen., Erwitte; 10.Aug.1849; 31. Juli 1850; 29. Juli 1852; 26. Juli 1855; 31. Juli 1856; 30. Juli 1857
Dr. Bredenoll jun., Beleke; 31. Juli 1850
Brinkmann aus Dortmund; 25. Juli 1861
Dr. O. Brirhé. Lüttich (Belgien); 27. Juli 1854
Dr. Brisken[r], Arnsberg; 29. Juli 1852; 26. Juli 1855; 29. Juli 1858; 28. Juli 1859; 25. Juli 1861; 27. August 1863
Brüning von H. Botzlar; 28. Juli 1859.
Diac. Buschmann aus Düssseldorf; 31. Juli 1862
Davenport, M. D., London; 31. Juli 1850
Dr. Dreyer, Oelde; 31. Juli 1856
Dudgeon, Robert E., M. D. Sekretät der "Hahnemann medical society", London; 31. Juli 1850
v. Eckerlikhofen aus ?; 28. Juli 1859
Ermshaus aus Oelle; 28. Juli 1859
Eulenberg, Kreis-Physikus aus Bonn; 10.Aug.1849
Pfarrer Evers aus Salm; 28. Juli 1859; 25. Juli 1861
Dr. Feldmann, Hörde; 30. Juli 1857; 31. Juli 1862
Feldmann, Lehrer, Hörde; 29. Juli 1858; 26. Juli 1860; 25. Juli 1861
Dr. Fischer, Berlin; 29. Juli 1858
Dr. Friedr. Gauwerky, Soest; 10.Aug.1849; 31. Juli 1850; 31. Juli 1851; 29. Juli 1852; 28.Juli 1853; 27. Juli 1854; 26. Juli 1855; 31. Juli 1856; 30. Juli 1857; 29. Juli 1858; 28. Juli 1859
Gemt, Kfm. G. H. te aus Schüttorf (Hannover); 28. Juli 1859; 26. Juli 1860; 25. Juli 1861; 31. Juli 1862
Dr. Gross aus Barmen; 25. Juli 1861; 31. Juli 1862; 27. August 1863
Dr. Hammerschmidt, Remscheid; 30. Juli 1857; (aus Elberfeld); 29. Juli 1858; 28. Juli 1859; 26. Juli 1860; 31. Juli 1862; 27. August 1863
Dr. Hansen, Kreis Physikus, Trier; 31. Juli 1850; 31. Juli 1851; 28.Juli 1853
Dr. Hartlaub, Neuwied; 31. Juli 1856
Frhr. Heeremann von Zuydwyck, Burg-Herstelle; 31. Juli 1850; 28.Juli 1853; 31. Juli 1856; 30. Juli 1857; 29. Juli 1858; 26. Juli 1860; 25. Juli 1861; 31. Juli 1862; 27. August 1863
Hendrichs, Cöln; 10.Aug.1849; 29. Juli 1852; 28.Juli 1853; 27. Juli 1854; 26. Juli 1855; 31. Juli 1856; 30. Juli 1857; 29. Juli 1858; 26. Juli 1860; 31. Juli 1862
Dr. C. W. von der Heyden; 28. Juli 1859.
Dr. van der Heyden, Elberfeld; 29. Juli 1858
von der Heyden, Essen; 31. Juli 1862; 27. August 1863
Dr. Heyne, Bochum; 30. Juli 1857; (aus Beckum) 29. Juli 1858; 28. Juli 1859; 26. Juli 1860; 25. Juli 1861; 31. Juli 1862; 27. August 1863
Dr. G. A. Hofmann, Frankfurt a. M.; 10.Aug.1849; 31. Juli 1850
Dr. Kallenbach sen., Utrecht (Holland); 29. Juli 1858
Dr. Kallenbach, Bockenheim; 28.Juli 1853; (aus Meurs) 27. Juli 1854; (aus Kleve) 31. Juli 1856
Dr.Oluf Kaurin aus Stavanger in Norwegen; 28. Juli 1859.
Kirsch, Wiesbaden; 10.Aug.1849; 28.Juli 1853
Dr. Krieger aus Bern (Schweiz); 26. Juli 1860.
Dr. Krummacher, Bremen; 29. Juli 1858
Th. Kumpmann aus Heespe; 28. Juli 1859; (Haspe) 26. Juli 1860.
Schulte Limbeck aus Werne; 28. Juli 1859.
Lippe, Dr. Ad. Graf zur. aus Philadelphia (Amerika); 26. Juli 1860.
Dr. Lutze, Saitätsrath Arthur, Cöthen; 29. Juli 1858; 28. Juli 1859; 25. Juli 1861; 27. August 1863
Dr. Malan aus London; 28. Juli 1859.
Dr. Mankiewitz, Mühlhausen (Thüringen); 29. Juli 1858
W. May, Hörde; 30. Juli 1857
Dr. Metz aus Hildesheim; 25. Juli 1861
Möller, Pfarrer, Diestädt; 29. Juli 1858
Dr. Molinari, Ph. de. aus Brüssel (Belgien); 31. Juli 1856; 30. Juli 1857; 29. Juli 1858, 26. Juli 1860.
Müller, Unna; 10.Aug.1849; 31. Juli 1850; 29. Juli 1852
Dr. Nagel, Elberfeld; 30. Juli 1857
H. Nygh, Rotterdam (Holland); 30. Juli 1857
Perrussel, Lyon (Frankreich); 10.Aug.1849; 28.Juli 1853
Petrasch, Werl; 10.Aug.1849; 31. Juli 1850; 31. Juli 1851; 29. Juli 1852; 28.Juli 1853; 31. Juli 1856; 28. Juli 1859; 26. Juli 1860; 25. Juli 1861; 31. Juli 1862; 27. August 1863
R. Rath, Münster; 10.Aug.1849; 25. Juli 1861
Rath, Crefeld; 31. Juli 1862
Reen, Pfarrer Clem., Lübbecke; 30. Juli 1857
Rückert, Theodor Johannes, prakt. Arzt, Herrnhut; 26. Juli 1855
Lehrer Rumpf aus Alten-Essen; 28. Juli 1859; 26. Juli 1860.
Schirks, Remscheid; 27. August 1863
Dr. Schneider, Wetter a/d. Ruhr; 31. Juli 1856; 30. Juli 1857
Dr. Schönfeld senj., Winschoten (Holland); 31. Juli 1856; 30. Juli 1857; 29. Juli 1858;

28. Juli 1859.
Dr. J. C. Schönfeld jun., Bellingwolde (Holland); 31. Juli 1856; 30. Juli 1857; 29. Juli 1858; 26. Juli 1860; 25. Juli 1861
Dr. Schréter, Gustav A., Lemberg (Galizien); 29. Juli 1858
Dr. Schütze, Hamm; 29. Juli 1858; 28. Juli 1859
Schultheis, Pastor F. W., Köln; 27. Juli 1854; 31. Juli 1856; 30. Juli 1857; 29. Juli 1858; 29. Juli 1858; 28. Juli 1859; 26. Juli 1860; 25. Juli 1861; 31. Juli 1862; 27. August 1863
Söntgen, J. aus Dortmund; 26. Juli 1860.
Stens, W., Sanitätsrath, Bonn; 10.Aug.1849; 31. Juli 1850; 29. Juli 1852; 28.Juli 1853; 27. Juli 1854; 31. Juli 1856; 30. Juli 1857; 28. Juli 1859; 25. Juli 1861; 31. Juli 1862; 27. August 1863
Dr. Sulzer, Lippborg; 31. Juli 1856; 30. Juli 1857; 29. Juli 1858; 28. Juli 1859; 26. Juli 1860; 25. Juli 1861; 31. Juli 1862; 27. August 1863
Dr. Theuerkauf, Dinka bei Soest ; 10.Aug.1849; (Dinken) 31. Juli 1850; (Dinker) 26. Juli 1855; 31. Juli 1856; 28. Juli 1859; 31. Juli 1862; 27. August 1863
Dr. Theudank, Dinker; 29. Juli 1852
Unkhof, Jos. aus Menden; 28. Juli 1859
Dr. Varlez, Brüssel, Mitglied der belg. Akademie; 31. Juli 1851
Velde, S. W. van der, Rotterdam (Holland); 30. Juli 1857
Wackernagel, Director; Elberfeld; 28.Juli 1853
Dr. Stanisl. Wannowicz (Polen); 29. Juli 1858
Dr. J. H. Weber, Brilon; 29. Juli 1852
Dr. Weber, Hofmedicus, Hannover; 26. Juli 1855; 31. Juli 1856; 30. Juli 1857; 26. Juli 1860; 25. Juli 1861
Willmes, Pastor, Warburg; 26. Juli 1855
Dr. C. W. Wolf, Kr.-Phys. a. D., Berlin; 29. Juli 1858
Ein auländischer Physikus, der aus Gründen ungenannt zu bleiben wünschte, und mehrere ungenannte, aber den Verhandlungen beiwohnende Laien; 27. August 1863.
Zudem wurde Bönninghausen von weiteren bekannten Ärzten besucht, z. B. von Dr. Chargé (Frankreich) [AHZ 34 (1838) 251.], von Dr. Joseph Nuñez (Spanien) [AHP 78], von Dr. Carrol Dunham 1851 (Amerika) [AHZ 42 (1851) 130.] und von Dr. Adolph Graf zur Lippe Bisterfeld-Weissenfeld 1860 (Amerika) [AHZ 61 (1860) 53.].

18. AHZ 61 (1860) 54
19. siehe „Materia medica homoeopathica"; erscheint voraussichtlich ab Herbst 1995 in Heidelberg beim Karl F. Haug Verlag.
20. „Schwächen" in seinem Verständnis zu den „Wundern" der Anna Katharina Emmerik (1774 - 1824), können ihm nicht vorgeworfen werden, da er 1819 als damaliger Kreiskommissar des Kreises Coesfeld, wie die Akten aufzeigen, offensichtlich überfordert war und auch noch kein Wissen über Heil-Kunst und über Homöopathie besaß. Siehe: F. Kottwitz: Clemens Maria Franz von Bönninghausen. Dissertation zur Erlangung der zahnmedizinischen Doktorwürde. Freie Universität Berlin 1983; - und: Anna Katharina Emmerich. Das Bittere Leiden Unsers Herrn Jesu Christi. Hrsg. von Theo Rody. Aschaffenburg 1982.
21. Bereits 1849 begann Bönninghausen „offiziell" mit der systematischen Beobachtung und Behandlung von Tieren. „Seit dem 18. Jan. 1849 legte ich auch hierüber ein förmliches Journal an und bin daher jederzeit im Stande, über jede einzelne Behandlung Rede und Anwort zu stehen, eben so, wenn auch nicht so ausführlich, wie über meine Behandlung kranker Menschen. [AHZ 39 (1850) 22, 343.] Später fährt er in einer Abhandlung fort: „Damit diese Versuche und Erfahrungen vollkommen rein und unzweifelhaft nichts mehr und nichts weniger als die Wahrheit aussprechen, jede Art von skeptischer Deutelei ausschliessen und nirgends eine Handhabe darbieten, um die Erfolge sonstigen, etwa möglichen fremdartigen Einflüssen zuschreiben zu können, scheinen die T h i e r h e i l u n g e n vor allen anderen die zweckmässigsten und zuverlässigsten zu sein. Namentlich fallen hierbei alle muthmaasslichen Einwirkungen der Einbildung und Diät, welche so oft vorgeschoben werden, gänzlich fort, und sie übertreffen in letzter Hinsicht sehr weit die Heilungen k l e i n e r K i n d e r, welche jenen übrigens am Nächsten stehen dürften, indem Vieles von den Einflüssen der Mütter oder der Ammen in das Reich der Fabeln gehört.
Als ich vor 20 Jahren (1843) zuerst meine Versuche mit den 200. Potenzen begann, beschränkte ich solche aus diesen (und einigen anderen) Gründen Anfangs ausschliesslich auf Thiere, gewann aber durch die überraschendsten Erfolge in nicht langer Zeit den Muth, dieselben auch auf die Menschen zu übertragen. Die Erfolge nämlich waren und blieben derartig, dass ich heute niemals mehr zur 30. Potenz herabsteige, und nur äusserst selten zu den *Jenichen*'schen Höchstpotenzen aufsteige, wo die Noth es zu gebieten scheint. – Das in dieser langen Reihe von Jahren in meinem sorgfältig geführten Journale aufgeschriebene Material enthält viel Merkwürdiges und Ueberzeugendes: aber ich will es meinen Nachfolgern überlassen, später davon einen für die Wissenschaft nützlichen Gebrauch zu machen, wenn sie es dafür angemessen erachten.
Heute beabsichtige ich nur, aus meinem separat, aber weit kürzer geführten V e t e r i n ä r j o u r n a l e, ohne besondere Auswahl, Einiges mitzutheilen, was zur Bestätigung meiner obigen Behauptungen dienen wird. Vorab muss ich aber zur näheren Verständigung noch Folgendes anführen:
1. Die mitgetheilten Fälle sind sämmtlich aus der e r s t e n H ä l f t e dieses Jahrs (1863) entnommen, wie das vorgesetzte Datum angiebt.
2. Nur solche sind aufgeführt, von denen ich spätere Kunde erhalten, diese aber auch ohne Ausnahme, so dass auch die nicht Gebesserten keineswegs ausgeschlossen wurden.
3. Ueberall ist die Krankheit nur mit wenigen Worten eingetragen und wörtlich abgeschrieben, so dass aus dem Gedächtnisse nirgends etwas beigefügt ist. Daher stehen die Thatsachen einfach, aber für den Zweck vollständig genügend da.
4. Bei allen Thieren, gross oder klein, bestand die angewendete Dosis in z w e i S t r e u k ü g e l c h e n m i t d e r 2 0 0. P o t e n z d e r A r z n e i armirt.
5. Ebenso wurde bei Allen gleichförmig diese Dosis in reinem, kaltem Quell- oder Flusswasser [Unlängst hat ein Medicinalrath nebst seinem pharmaceutischen Gehilfen bei der Revision homöopathischer Arzneien die officielle Rüge ausgesprochen, dass zu solchen Auflösungen kein d e s t i l l i r t e s W a s s e r angewendet werde, und dieses zu dem Behufe nicht vorräthig gewesen sei. Abgesehen davon, dass solches in keiner gesetzlichen Pharmakopöe vorgeschrieben ist, beweisen die nachfolgenden Heilungen, dass solche Spitzfindigkeiten ebenso überflüssig und lächerlich sind, als die gleichzeitig bei derselben Gelegenheit ausgesprochene Rüge über die nicht ganz genau g l e i c h e G r ö s s e der S t r e u k ü g e l c h e n.] – für das Pferd in einer halben Flasche, für die Uebrigen nach Verhältniss ihrer Grösse – durch eine Minute lang anhaltendes Schütteln aufgelöst und auf einmal eingegeben.
6. Irgend etwas Auesserliches dabei anzuwenden wurde in allen Fällen auf's Strengste verboten.
7. Auch die Diät und Lebensweise blieb überall gänzlich unverändert, aber natürlich jeder andere arzneiliche Beigebrauch unbedingt untersagt." Thierheilungen und Hochpotenzen. AHZ 67 (1863) 26, 204 - 205.
22. Es lag daher für mich nahe, auch aus dem „Lager der gebildeten Laien" einige Heilungsberichte, speziell Tierheilungen, in das vorliegende Buch mit einzugliedern [bei ARN., BRY., CAUST., CON., RHUS-T.], um dadurch auch die charakteristischen Symptome von *Bönninghausen* zu bestätigen. S., R.: Krankheitsgeschichten. THU 5 (1834) 39 - 40. und – S., R.: Auf die früheste Ursache einer Krankheit ist bei deren Heilung Rücksicht zu nehmen. VOL 3 (1837-38) 69 - 70.
Frhr. v. Heeremann-Zuydwyk gehörte zum engen Teilnehmerkreis der „Versammlung der hom. Aerzte Rheinlands ...", siehe Nr.17.
23. Siehe jeweiligen vorgestellten Literaturhinweis bei der Arzneiprüfung.
24. Es fällt auf, daß Caspari in seiner Arzneiprüfung die bekannten ORG III-Hinweise von Hahnemann nicht erwähnt, auch [Johann Ernst] Stapfs "Zoomagnetische Fragmente, besonders in Beziehung auf die Beurtheilung und Anwendung des Mesmerism im Geiste der homöopathischen Heillehre. ACS 2 (1823) 2, 1- 28", – finden keine Berücksichtigung.
25. Siehe Genneper, Thomas: Als Patient bei Samuel Hahnemann. Heidelberg 1991. S. 94: „Eine Symptomensammlung Hahnemanns wie zu den Arzneien ist uns zum Mesmerismus nicht bekannt, doch deuten die "NB-Symptome" darauf hin, daß Hahnemann in einer uns nicht bekannten Form seine Beobachtungen auch hinsichtlich des Mesmerismus zumindest zu sammeln beabsichtigt." – Daß auch Hahnemann eine eigene Symptomensammlung von Mesmerismus besaß, und deshalb auch beurteilen konnte, werde ich in der „Materia medica homoeopathica" auflisten.
26. Hahnemann, CK 4, S. 270.
27. Der Ton macht die Musik. Überheblich beurteilt der Herausgeber der NZK 7 (1862)

Hirschel in seiner Umschau auf Seite 24 die Erfahrungen von *Bönninghausen* und von *Schréter* in bezug auf THUJA.

27a. Bradford, T. L.: Dr. Lippe's charakteristische Symptome. Ins Deutsche übertragen von Richard Haehl. Heidelberg 1967.

Dalal, R. K.: Gebote und Verbote in der Homöopathie. AHZ 200 (1955) 6, 188.

Hubbard, E. W.: Mittel für schnelle Verschreibung. AHZ 210 (1965) 5, 243.

Jahr, G.H.G.: Gedrängte Total-Uebersicht aller zur Zeit eingeführten Homöopathischen Heilmittel. 1. Bd. Leipzig 1848.

Schlüren, Erwin: Homöopathische Behandlung auf einer Neugeborenenstation. AHZ 222 (1877)3, 90 - 93.

Schmidt, Pierre: Children's remedies. JAI 65 (1972) 24 - 26. [übersetzt]

28. Hering, Constantin: Einleitung zur amerikanischen Uebersetzung des Jahr'schen Symptomencodex. AHZ 40 (1851) 374.

29. VHA, XII-XIII

30. Bönninghausen, C. v.: Der homöopathische Hausarzt, S. 3. Münster 1853. [HA]

31. Vereinsmitteilungen Bönninghausens („Versammlung der homöopathischen Aerzte Rheinlands und Westphalens") in der Allgemeinen Homöopathischen Zeitung: AHZ 37 (1849) 337-340; 39 (1850) 337-349; 42 (1851) 129-137; 44 (1852) 65-73; 46 (1853) 129-137; 48 (1854) 113-116; 51 (1855) 29-31, 44-47, 62-63; 53 (1856) 11-12, 20-22; 55 (1857) 20-22, 29-30; 57 (1858) 55-56, 63, 70-71, 78-79; 59 (1859) 60-63; 61 (1860) 53-54, 62-63; 63 (1961) 53-55, 59-62; 65 (1862) 69-71, 77-79; 67 (1863) 93-96. [AHZ]

32. Hartlaub, Karl Georg Christian: Katechismus der Homöopathie oder kurze und faßliche Darstellung der Grundsätze des homöopath. Heilverfahrens, für Aerzte und Nichtärzte. Leipzig 1824.

33. Hahnemann, Samuel: Brief an C. von Bönninghausen: vom 16. März 1831. Institut für Geschichte der Medizin der Robert Bosch Stiftung, Stuttgart.

34. Hahnemann, Samuel: Brief an C. von Bönninghausen: vom 17. Juni 1833. Institut für Geschichte der Medizin der Robert Bosch Stiftung, Stuttgart. – Ein Jahr später erscheint das Buch von Bönninghausen: Die Homöopathie ein Lesebuch für das gebildete, nicht-ärztliche Publikum. Münster 1834. [HOM] – Bereits am 24. Aug. 1929 schrieb Hahnemann aus Cöthen an Dr. Ehrhardt. „Alle meine vornehmen chronischen Kranken müssen das Organon, Bönninghausens Homöopathik gelesen haben, sonst gebe ich mich mit ihrer Kur nicht ab." [AHZ 44 (1852) 40.]

35. Aluminium metallicum. AHZ 54 (1857) 12, 90.

36. Alle drei Arzneien wurden von dem Apotheker W. Lehrmann zu Schöningen bei Braunschweig hergestellt. AHZ 54 (1857) 12, 90; KEU 38, 58.

37. AHZ 54 (1857) 12, 90.

38. Mein ehemaliger Schüler, Professor Dr. Ulrich Roether (Freiburg) plädiert dafür, Silicium (Si) für Silicium metallicum anzusehen. Notwendig erachte ich, die diesbezüglichen Eintragungen in Hahnemanns Krankenjournale durchzusehen und Hahnemanns Anweisungen an die Apotheker zur Herstellung der Metallformen der besagten Homöopathika. – Zudem müssten dann die Arzneisymptome voneinander getrennt werden, analog jener von Apis mellifica zu Apisinum.

39. Dieses handschriftliche Werk umfaßt 69 Seiten und ist betitelt: „Zur homöopathischen Heilung Der Fieber, eine kurze Zusammenstellung Der am meisten characteristischen Symptome". Die 1833 erscheinende Erweiterung dieses Buches mit dem Titel „Versuch einer homöopathischen Therapie der Wechselfieber" wurde von Hahnemann in zwei Briefen dankbar begrüßt: "Mit Ihrer Schrift über die epidemischen Wechselfieber werden Sie sich ein neues großes Verdienst um unsre Heilkunst erwerben – ein intrikater Artikel! Es sind meines Erachtens chronische Krankheiten die aus einzelnen akuten Anfällen zusammengesetzt sind, die sehr von einander abweichen in den verschiedenen Epidemien und daher auch xxx verschiedener Heilmittel bedürfen. Aber Rummel und Groß u.s.w. möchtens gern bequemer haben und ein universelles, überall helfendes antipyretisches Mittel besitzen was kein gutes Zeichen für ihre Einsicht in die Nothwendigkeit des homöopathischen Individualisiren giebt." [9. März 1833] – und "Ihr schönes Buch über die Wechselfieber, so viel ich jetzt schon sehe (denn ich wollte Ihnen gerne schnell antworten) ist klassisch keiner meiner Schüler hat sich durch irgend eine Schrift auch nur halb so viel verdient um unsre Kunst gemacht, als Sie durch dieses Geschenk an die leidende Menschheit. Gott erhalte Sie zum Wohle der Welt und zu meiner Freude Ihres Ihnen ganz geweihten Sam. Hahnemann." 28. Apr. 1833.

40. Bhattacharya, A. K.: Tridosha and Homoeopathy. Calcutta 1982 ([1]1975).

41. „Dieses Düseligwerden vom Riechen an einer sehr hohen Dynamisation der PULSATILLA, wenn sie übrigens dem Krankheitszustand entspricht, habe ich so oft erfahren , daß ich diesen Versuch in der Regel da anstelle, wo ich über die richtige Wahl des Mittels noch einige Zweifel habe, welche wegen Mangel an charakteristischen Symptomen nicht gelöst werden können. Einige andere Mittel geben auf ähnliche Weise durch schnelle Wirkung besonderer Art ihre Angemessenheit zu erkennen." ACS 17 (1838) 1, 66.

„Daß noch immer die Nachwirkung der unseligen DIGITALIS hier im Spiele war, ergab sich aus dem Umstande, daß nur einmaliges Riechen an ein Paar mit DIG. 30 befeuchtete Streukügelchen jedesmal und zwar noch bis auf den heutigen Tag, das Uebel verschlimmerte, oder wenn es fast verschwunden war, – denn ganz konnte ich es bis heute nicht tilgen, – solches wieder hervorrief." ACS 17 (1839) 3, 16.

42. Gypser, Klaus-Henning: Materia medica der Polaritätssymptome nach Bönninghausen. Heidelberg 1995 ([1]1993).

43. Sein Großvater Carl Ernst August Weihe [1779-1834] war der erste homöopathische Arzt in Herford, ein persönlicher Schüler Hahnemanns; er heilte im Sommer 1828 Bönninghausen mit Pulsatilla, der seit Herbst 1927 an Tuberkulose erkrankt war. Bönninghausen widmete ihm sein Buch "Uebersicht der Haupt-Wirkungs-Sphäre der Antipsorischen Arzneien und ihrer charakteristischen Eigenthümlichkeiten als Anhang zum Repertorium derselben", das 1833 in Münster erschien und der Vorläufer des Buches „Versuch über die Verwandschaften der homöopathischen Arzneien [VHA] ist.

44. Göhrum, H.: Topographische Beschreibung der Schmerzpunkte. Stuttgart 1891.

45. K.-H. Gypser machte in seinem „Editorial" von Heft 5 (1987) in der „Zeitschrift für Klassische Homöopathie" auf diese Rubrik aufmerksam und führte sie auch für diese Zeitschrift ein. ZKH 31 (1987) 5, 178. Das Heilmittel wird noch durch verschiedene andere als nur durch die in der betreffenden Rubrik erwähnten Symptome bestimmt; es geht in dieser Rubrik nur um die Wiedergabe einzelner geheilter Symptome, nicht aber um die des gesamten Heilungsberichtes. ZKH 34 (1990) 5, 238 - 239.

46. „Immer ist der ganze Mensch krank, und das Abweichende in allen seinen Theilen und Verrichtungen gehört zusammen. Aber immer ist in einer Krankheit e i n Theil vorherrschend krank, oder eine veränderte Verrichtung vorherrschend. Von diesem Mittelpunkte aus müssen wir den Überblick über die zu einem Bilde versammelten Zeichen uns verschaffen und beim weitern Verfahren darnach richten. Es ist immer stümperhaft, sich an einzelne Zeichen allein zu halten, und sie ebenso einzeln suchen zu wollen. Wir müssen die Zeichen nur anordnen nach ihrem Werthe. Wie weit hierbei die Erfahrungen der bisherigen Pathologie hülfsam sind, werden wir bei spätern Erörterungen sehen. Es müssen vorerst die Zeichen hervorgehoben werden, die um das Centrum der Krankheit sich lagern; zunächst aber alle eigenheitliche, scharfmarkirte, und rundum die allgemeinern, vagen, unbestimmten und unwichtigen." Hering, C.: Vom Aufstellen des Krankheitsbildes. ACS 11 (1832) 3, 91-92.

47. „Bei der Behandlung *chronischer* Krankheiten ist man nach Beseitigung sämmtlicher vorhandener Zeichen niemals ganz sicher, das g a n z e i n n e r e S i e c h t h u m ausgelöscht zu haben, und es ist daher jederzeit rathsam, mit der Erzählung solcher Heilungen sich nicht zu übereilen. Meine hiervon mitgetheilten Fälle sind daher sämmtlich aus einem Zeitraume entnommen, welcher seit mehr als 4 Jahren verflossen ist, und wenn eine Heilung so lange Stand gehalten hat, so darf man schon glauben, daß sie gründlich war. Es ist aber außerdem nicht genug, daß das *frühere* Leiden beschwichtigt bleibt, sondern, wenn die Heilung das Prädikat g r ü n d l i c h und v o l l s t ä n d i g verdienen soll, darf auch nachher kein a n d e r e s c h r o n i s c h e s S i e c h t h u m e eintreten, wozu bei halber Heilung die Proteusartige Natur der chronischen Krankheiten nur allzusehr geneigt ist." ACS 18 (1840) 2, 32.

48. Rückert, Ernst Ferdinand: Die Wirkungen homöopathischer Arzneien unter gewissen Bedingungen, tabellarisch dargestellt. Leipzig 1833.

49. AHZ 63 (1861) 87.

50. ORG 6, § 270.

51. Hahnemann, Samuel: Lycopodii pollen, Bärlapp-Staub. CK 2 (1828) 205.

52. Hering, Constantin: Fernere Mittheilungen über die Lepra und ihre homöopathische Heilung. ACS 9 (1830) 3, 113.

53. VHA 1.
54. PB XV-XVI.: „Die s i e b e n t e und letzte A b t h e i l u n g gibt unter der Rubrik „Konkordanzen" die Resultate einer Vergleichung der Wirkungen sämmtlicher vorkommenden Arzneien untereinander, und zwar zuerst in Beziehung auf die hier vorgenannten und mit der jedesmal entsprechenden Ziffer bezeichneten Abtheilungen und am Ende (unter Ziffer VII) nach dem daraus gezogenen Mittel, überall mit Angabe der Rangordnung in gleicher Weise, wie in den vorhergehenden Abtheilungen."
55. „welche *Hahnemann* die „auffallenden, sonderlichen, ungemeinen und eigentlichen (charakteristischen) Zeichen nennt und welche „fast einzig ins Auge zu fassen sind, weil sie vorzugsweise der Gesammtkrankheit ihren individuellen Charakter verleihen." Bönninghausen: Ein Beitrag zur Beurtheilung des charakteristischen Werths der Symptome. AHZ 60 (1860) 90.
56. AHZ 60 (1860) 91; AHP 559.
57. Besonders die indischen Homöopathen haben in ihren zahlreichen Veröffentlichungen einen enorm wichtigen Beitrag zum Verständnis der Homöopathie getan.
58. „Erkennen ereignet sich unmittelbar. Wenn nicht mehr ein Gedanke zwischen Ihnen und dem zu Erkennden steht. Dann sehen Sie sich wie Sie sind, nicht wie Sie gern sein möchten." Text aus dem Film. Brook: Meetings with Remarkable Men. New York 1979.
59. Vom 3. Nov. 1984 - 20. Sept. 1987 fanden im Kurfürstensaal in Heppenheim/Bergstraße 30 Heilkunst-Seminare und zwei Kongresse statt, die von insgesamt 507 Teilnehmern* besucht wurden. Bei diesen Seminaren stellte sich bald heraus, daß es für die homöopathische Praxis kein fehlerfreies Nachschlagewerk gibt, das die berechtigt hohen Erwartungen der Kolleginnen, Kollegen und auch der Kranken erfüllt. Der Verf. dieser Zeilen versprach den Teilnehmern damals, im Rahmen seiner Studien über „Gesetze der Heilkunst" auch ein solches Werk zu erarbeiten. Der erste Band, „Bönninghausens Physiognomik der homöopathischen Arzneimittel", kann nun dieses Versprechen einlösen; der zweite Band, „Bönninghausens Repertorium der homöopathischen Arzneimittel und Geniushinweise", ist in Vorbereitung und soll 1996 erscheinen.

* HKS 1-3, Seminar Heilkunst. Heppenheim 1986-1988.

– Zudem wird geplant, die innerhalb der letzten 20 Jahre erarbeitete „Materia medica homoeopathica" als 25bändiges Werk in den nächsten Monaten ab Ende 1995 kontinuierlich zu veröffentlichen.
60. Ein kleine Arbeitsgruppe von Homöopathen trifft sich seit damals in unregelmäßigen Abständen in meinem Privatinstitut, um im Erfahrungsaustausch und in der Erarbeitung kosmischer Gesetzmäßigkeiten die Kenntnisse der Heilkunst zu vertiefen, um dann dieses Wissen an geeignete Menschen weiterzugeben und um den Menschen zu helfen.
61. 1. Dieser ewige Acvattha-Baum (Feigenbaum).
Die Wurzel oben, die Zweige unten (gerichtet),
Das ist der Same, das ist das Brahman,
Das allein wird die Unsterblichkeit genannt;
Darin sind alle Welten gegründet,
Das transzendiert Niemand, Dies fürwahr ist Das.
2.3.1 Upanischaden des Veda. [übers. von Dr. Martin Mittwede (Heidelberg)]
62. Die Veröffentlichung dieser 1008 Sūtras, die zum Lehrbuch „Gesetzte der Heilkunst" gehören, ist jedoch zum momentanen Zeitpunkt nicht vorgesehen!
63. „Āyurveda ist ein Upaveda (Unter-Veda) des Atharvaveda. Āyurveda ist im wesentlichen der Veda, der das Wissen vom langen Leben vermittelt. Dieser Āyurveda ist genauso alt wie die Veden. Āyurveda ist weder durch Zeit noch durch Raum gebunden und hat den Status der absoluten Wahrheit. Dies ist die Wissenschaft, die jederzeit, d. h. in der Vergangenheit, der Gegenwart und der Zukunft praktiziert werden kann." Bhagavan Sri Sathya Sai Baba: Ansprache vor dem Ärztekongreß anläßlich zur Eröffnung und Ende eines medizinischen Symposions für Herzspezialisten. Cardiac Speciality Symposium. Prasanthi Nilayam. 6. Februar 1993. Sanathana Sarathi 36 (1993) 3, 68 - 73.

Namen der homöopathischen Arzneien und ihre Abkürzungen

Aconitum napellus (Sturmhut, Eisenhut)
(Acon.)
Agaricus muscarius (Fliegenpilz)
(Agar.)
Agnus castus (Keuschlamm, Mönchspfeffer)
(Agn.)
Alumina (Thonerde)
(Alum.)
Aluminium metallicum (Aluminium)
(Alumin.)
Ambra grisea (Graue Ambra)
(Ambr.)
Ammonium carbonicum (Flüchtiges Laugensalz)
(Am-c.)
Ammonium muriaticum (Salmiak)
(Am-m.)
Anacardium orientale (Elephantenlaus, Malakkanuß)
(Anac.)
Angustura vera (Angustura-Rinde)
(Ang.)
Antimonium crudum (Roher Spießglanz)
(Ant-c.)
Antimonium tartaricum (Brechweinstein)
(Ant-t.)
Apisinum (Bienengift)
(Apisin.)
Argentum metallicum (Silber)
(Arg.)
Arnica montana (Wohlverleih)
(Arn.)
Arsenicum album (Arsenik)
(Ars.)
Asa foetida (Stinkasant)
(Asaf.)
Asarum europaeum (Haselwurz)
(Asar.)
Aurum foliatum (Gold)
(Aur.)
Baryta carbonica (Schwererde)
(Bar-c.)
Belladonna (Tollkirsche)
(Bell.)
Bismuthum (Wismuth)
(Bism.)
Borax veneta (Borax)
(Bor.)
Bovista lycoperdon (Bovist)
(Bov.)
Bromium (Brom)
(Brom.)
Bryonia alba (Zaunrübe)
(Bry.)
Caladium seguinum (Gift-Aron)
(Calad.)
Calcarea carbonica (Kalkerde)
(Calc.)
Camphora (Kampher)
(Camph.)
Cannabis sativa (Hanf)
(Cann-s.)
Cantharis (Spanische Fliege)
(Canth.)
Capsicum annuum (Spanischer Pfeffer)
(Caps.)
Carbo animalis (Thierkohle)
(Carb-an.)
Carbo vegetabilis (Holzkohle)
(Carb-v.)
Causticum Hahnemanni (Aetzstoff)
(Caust.)
Chamomilla (Feld-Kamille)
(Cham.)
Chelidonium majus (Schöllkraut)
(Chel.)
China officinalis (China-Rinde)
(Chin.)
Cicuta virosa (Wütherich)
(Cic.)
Cina (Wurmsamen)
(Cina)
Clematis erecta (Brennwaldrebe)
(Clem.)
Cocculus indicus (Kockelsamen)
(Cocc.)
Coffea arabica (Kaffee)
(Coff.)
Colchicum autumnale (Herbstzeitlose)
(Colch.)
Colocynthis (Koloquinte)
(Coloc.)
Conium maculatum (Fleckenschierling)
(Con.)
Crocus sativus (Safran)
(Croc.)
Cuprum metallicum (Kupfer)
(Cupr.)
Cyclamen europaeum (Erdscheibe)
(Cycl.)
Digitalis purpurea (Rother Fingerhut)
(Dig.)
Drosera rotundifolia (Sonnenthau)
(Dros.)
Dulcamara (Bittersüß)
(Dulc.)
Electricitas (Elektrizität)
(Elec.)
Euphorbium officinarum (Wolfsmilch)
(Euph.)
Euphrasia officinalis (Augentrost)
(Euphr.)
Ferrum metallicum (Eisen)
(Ferr.)

Namen der homöopathischen Arzneien und ihre Abkürzungen

Ferrum muriaticum (Eisenchlorid)
(Ferr-m.)
Fluoricum acidum (Flußspatsäure)
(Fl-ac.)
Galvanismus
(Galv.)
Graphites (Reißblei)
(Graph.)
Guajacum officinale (Guajakharz)
(Guaj.)
Helleborus niger (Schwarze Christwurzel)
(Hell.)
Hepar sulphuris calcareum (Kalkerdige Schwefelleber)
(Hep.)
Hyosciamus niger (Bilsenkraut)
(Hyos.)
Ignatia amara (Ignatzbohne)
(Ign.)
Ipecacuanha (Brechwurzel)
(Ip.)
Jodium (Jod)
(Jod.)
Kali carbonicum (Gewächslaugensalz)
(Kali-c.)
Kali nitricum (Nitrum, Salpeter)
(Kali-n.)
Kreosotum (Buchenholzteerkreosot)
(Kreos.)
Lachesis (Zahngift der Lachesis-Schlange)
(Lach.)
Laurocerasus (Kirschlorbeer)
(Laur.)
Ledum palustre (Sumpf-Porst)
(Led.)
Lycopodium clavatum (Bärlappsamen)
(Lyc.)
Magnesia carbonica (Bittersalzerde)
(Mag-c.)
Magnesia muriatica (Kochsalzsaure Bittererde)
(Mag-m.)
Magnetis artificialis (Magnet bei gleichzeitiger Einwirkung beider Pole)
(Mgs.)
Magnetis polus arcticus (Nordpol des Magnets)
(M-arct.)
Magnetis polus australis (Südpol des Magnets)
(M-austr.)
Magnetismus (Thierischer Magnetismus, Mesmerismus)
(Mesm.)
Manganum (Braunstein)
(Mang.)
Menyanthes trifoliata (Bitterklee, Fieberklee)
(Meny.)
Mercurius corrosivus (Quecksilber-Sublimat)
(Merc-c.)
Mercurius vivus (Quecksilber)
(Merc.)
Mezereum (Seidelbast, Kellerhals)
(Mez.)
Millefolium (Schaafgarbe)
(Mill.)
Moschus moschiferus (Bisam)
(Mosch.)
Muriaticum acidum (Kochsalzsäure)
(Mur-ac.)
Natrum carbonicum (Mineralisches Laugensalz)
(Nat-c.)
Natrum muriaticum (Kochsalz)
(Nat-m.)
Nitri acidum (Salpetersäure)
(Nit-ac.)
Nitrum (Kali nitricum, Salpeter)
(Kali-n.)
Nux moschata (Muskatnuß)
(Nux-m.)
Nux vomica (Brechnuß, Krähenaugen)
(Nux-v.)
Oleander (Gemeiner Oleander)
(Olnd.)
Opium (Mohnsaft)
(Op.)
Paris quadrifolia (Einbeere)
(Par.)
Petroleum (Bergöl, Steinöl)
(Petr.)
Phosphoricum acidum (Phosphorsäure)
(Ph-ac.)
Phosphorus (Phosphor)
(Phos.)
Platiña metallica (Platin)
(Plat.)
Plumbum metallicum (Blei)
(Plb.)
Pulsatilla pratensis (Wiesen-Küchenschelle)
(Puls.)
Ranunculus bulbosus (Knolliger Hahnenfuß)
(Ran-b.)
Ranunculus sceleratus (Böser Hahnenfuß)
(Ran-s.)
Rheum (Rhabarber)
(Rheum)
Rhododendron chrysanthum (Sibirische Schneerose)
(Rhod.)
Rhus toxicodendron (Gift-Sumach)
(Rhus-t.)
Ruta graveolens (Raute)
(Ruta)
Sabadilla (Mexikanischer Läuse-Samen)
(Sabad.)
Sabina (Sadebaum)
(Sabin.)
Sambucus nigra (Hollunder)
(Samb.)
Sarsaparilla (Sassaparille)
(Sars.)
Secale cornutum (Mutterkorn)
(Sec.)

Selenium (Selen)
(Sel.)
Senega (Senegawurzel)
(Seneg.)
Sepia succus (Sepiensaft)
(Sep.)
Silicea terra (Kieselerde)
(Sil.)
Spigelia anthelmia (Wurm-Spigelie)
(Spig.)
Spiritus nitri dulcis (Salpetergeist)
(Nit-s-d.)
Spongia officinalis (Röstschwamm)
(Spong.)
Squilla maritima (Meerzwiebel)
(Squil.)
Stannum (Zinn)
(Stann.)
Staphysagria (Stephanskörner)
(Staph.)
Stramonium (Stechapfel)
(Stram.)
Strontiana carbonica (Kohlensaurer Strontian)
(Stront.)
Sulphur (Schwefel)
(Sulph.)
Sulphuricum acidum (Schwefelsäure)
(Sulph-ac.)
Taraxacum officinale (Löwenzahn)
(Tarax.)
Teucrium marum (Katzenkraut)
(Teucr.)
Thuja occidentalis (Abendländischer Lebensbaum)
(Thuj.)
Valeriana officinalis (Baldrian)
(Valer.)
Veratrum album (Weiß-Nießwurzel)
(Verat.)
Verbascum thapsus (Königskerze)
(Verb.)
Viola odorata (Märzveilchen)
(Viol-o.)
Viola tricolor (Stiefmütterchen)
(Viol-t.)
Zincum metallicum (Zink)
(Zinc.)

Abkürzungen der homöopathischen Arzneien und ihre Namen

Acon.	Aconitum napellus (Sturmhut, Eisenhut)
Agar.	Agaricus muscarius (Fliegenpilz)
Agn.	Agnus castus (Keuschlamm, Mönchspfeffer)
Alum.	Alumina (Thonerde)
Alumin.	Aluminium metallicum (Aluminium)
Ambr.	Ambra grisea (Graue Ambra)
Am-c.	Ammonium carbonicum (Flüchtiges Laugensalz)
Am-m.	Ammonium muriaticum (Salmiak)
Anac.	Anacardium orientale (Elephantenlaus, Malakkanuß)
Ang.	Angustura vera (Angustura-Rinde)
Ant-c.	Antimonium crudum (Roher Spießglanz)
Ant-t.	Antimonium tartaricum (Brechweinstein)
Apisin.	Apisinum (Bienengift)
Arg.	Argentum metallicum (Silber)
Arn.	Arnica montana (Wohlverleih)
Ars.	Arsenicum album (Arsenik)
Asaf.	Asa foetida (Stinkasant)
Asar.	Asarum europaeum (Haselwurz)
Aur.	Aurum foliatum (Gold)
Bar-c.	Baryta carbonica (Schwererde)
Bell.	Belladonna (Tollkirsche)
Bism.	Bismuthum (Wismuth)
Bor.	Borax veneta (Borax)
Bov.	Bovista lycoperdon (Bovist)
Brom.	Bromium (Brom)
Bry.	Bryonia alba (Zaunrübe)
Calad.	Caladium seguinum (Gift-Aron)
Calc.	Calcarea carbonica (Kalkerde)
Camph.	Camphora (Kampher)
Cann-s.	Cannabis sativa (Hanf)
Canth.	Cantharis (Spanische Fliege)
Caps.	Capsicum annuum (Spanischer Pfeffer)
Carb-an.	Carbo animalis (Thierkohle)
Carb-v.	Carbo vegetabilis (Holzkohle)
Caust.	Causticum Hahnemanni (Aetzstoff)
Cham.	Chamomilla (Feld-Kamille)
Chel.	Chelidonium majus (Schöllkraut)
Chin.	China officinalis (China-Rinde)
Cic.	Cicuta virosa (Wütherich)
Cina	Cina (Wurmsamen)
Clem.	Clematis erecta (Brennwaldrebe)
Cocc.	Cocculus indicus (Kockelsamen)
Coff.	Coffea arabica (Kaffee)
Colch.	Colchicum autumnale (Herbstzeitlose)
Coloc.	Colocynthis (Koloquinte)
Con.	Conium maculatum (Fleckenschierling)
Creos.	Kreosotum (Buchenholzteerkreosot) (Kreos.)
Croc.	Crocus sativus (Safran)
Cupr.	Cuprum metallicum (Kupfer)
Cycl.	Cyclamen europaeum (Erdscheibe)
Dig.	Digitalis purpurea (Rother Fingerhut)
Dros.	Drosera rotundifolia (Sonnenthau)
Dulc.	Dulcamara (Bittersüß)
Elec.	Electricitas (Elektrizität)
Euph.	Euphorbium officinarum (Wolfsmilch)
Euphr.	Euphrasia officinalis (Augentrost)
Ferr.	Ferrum metallicum (Eisen)
Ferr-m.	Ferrum muriaticum (Eisenchlorid)
Fl-ac.	Fluoricum acidum (Flußspatsäure)
Galv.	Galvanimus
Graph.	Graphites (Reißblei)
Guaj.	Guajacum officinale (Guajakharz)
Hell.	Helleborus niger (Schwarze Christwurzel)
Hep.	Hepar sulphuris calcareum (Kalkerdige Schwefelleber)
Hyos.	Hyosciamus niger (Bilsenkraut)
Ign.	Ignatia amara (Ignatzbohne)
Ip.	Ipecacuanha (Brechwurzel)
Jod.	Jodium (Jod)
Kali-c.	Kalium carbonicum (Gewächslaugensalz)
Kali-n.	Kali nitricum (Salpeter)
Kreos.	Kreosotum (Buchenholzteerkreosot)
Lach.	Lachesis (Zahngift der Lachesis-Schlange)
Laur.	Laurocerasus (Kirschlorbeer)
Led.	Ledum palustre (Sumpf-Porst)
Lyc.	Lycopodium clavatum (Bärlappsamen)
Mgs.	Magnetis artificialis (Magnet bei gleichzeitiger Einwirkung beider Pole)
M-arct.	Magnetis polus arcticus (Nordpol des Magnets)
M-austr.	Magnetis polus australis (Südpol des Magnets)
Mag-c.	Magnesia carbonica (Bittersalzerde)
Mag-m.	Magnesia muriatica (Kochsalzsaure Bittererde)
Mang.	Manganum (Braunstein)
Mar.	Teucrium marum (Katzenkraut) (Teucr.)
Meny.	Menyanthes trifoliata (Bitterklee, Fieberklee)
Merc-c.	Mercurius corrosivus (Quecksilber-Sublimat)
Merc.	Mercurius vivus (Quecksilber)
Mesm.	Magnetismus (Thierischer Magnetismus, Mesmerismus)
Mez.	Mezereum (Seidelbast, Kellerhals)
Mill.	Millefolium (Schaafgarbe)
Mosch.	Moschus moschiferus (Bisam)
Mur-ac.	Muriaticum acidum (Kochsalzsäure)
Nat-c.	Natrum carbonicum (Mineralisches Laugensalz)
Nat-m.	Natrum muriaticum (Kochsalz)
Nit-ac.	Nitri acidum (Salpetersäure)
Nit-s-d.	Spiritus nitri dulcis (Salpetergeist)
Nitr.	Kali nitrum (Salpeter) (Kali-n.)
Nux-m.	Nux moschata (Muskatnuß)
Nux-v.	Nux vomica (Brechnuß, Krähenaugen)
Olnd.	Oleander (Gemeiner Oleander)
Op.	Opium (Mohnsaft)
Par.	Paris quadrifolia (Einbeere)
Petr.	Petroleum (Bergöl, Steinöl)
Ph-ac.	Phosphoricum acidum (Phosphorsäure)
Phos.	Phosphorus (Phosphor)
Plat.	Platiña metallica (Platin)
Plb.	Plumbum metallicum (Blei)
Puls.	Pulsatilla pratensis (Wiesen-Küchenschelle)
Ran-b.	Ranunculus bulbosus (Knolliger Hahnenfuß)
Ran-s.	Ranunculus sceleratus (Böser Hahnenfuß)
Rheum	Rheum (Rhabarber)
Rhod.	Rhododendron chrysanthum (Sibirische Schneerose)
Rhus-t.	Rhus toxicodendron (Gift-Sumach)

Abkürzungen der homöopathischen Arzneien und ihre Namen

Ruta	Ruta graveolens (Raute)
Sabad.	Sabadilla (Mexikanischer Läuse-Samen)
Sabin.	Sabina (Sadebaum)
Samb.	Sambucus nigra (Hollunder)
Sars.	Sarsaparilla (Sassaparille)
Scil.	Squilla maritima (Meerzwiebel) (Squil.)
Sec.	Secale cornutum (Mutterkorn)
Sel.	Selenium (Selen)
Seneg.	Senega (Senegawurzel)
Sep.	Sepia succus (Sepiensaft)
Sil.	Silicea terra (Kieselerde)
Spig.	Spigelia anthelmia (Wurm-Spigelie)
Spong.	Spongia officinalis (Röstschwamm)
Squil.	Squilla maritima (Meerzwiebel)
Stann.	Stannum (Zinn)
Staph.	Staphysagria (Stephanskörner)
Stram.	Stramonium (Stechapfel)
Stront.	Strontiana carbonica (Kohlensaurer Strontian)
Sulph.	Sulphur (Schwefel)
Sulph-ac.	Sulphuricum acidum (Schwefelsäure)
Tarax.	Taraxacum officinale (Löwenzahn)
Teucr.	Teucrium marum (Katzenkraut)
Thuj.	Thuja occidentalis (Abendländischer Lebensbaum)
Valer.	Valeriana officinalis (Baldrian)
Verat.	Veratrum album (Weiß-Nießwurzel)
Verb.	Verbascum thapsus (Königskerze)
Viol-o.	Viola odorata (Märzveilchen)
Viol-t.	Viola tricolor (Stiefmütterchen)
Vit.	Agnus castus (Keuschlamm, Mönchspfeffer) (Agn.)
Zinc.	Zincum metallicum (Zink)

Siglen

ACS Archiv für die Homöopathische Heilkunst (Stapf)

AHP Bönninghausen, C. v.: Die Aphorismen des Hippokrates. Leipzig 1863.

AHZ Allgemeine Homöopathische Zeitung

BKE Bönninghausen, C. v.: Beiträge zur Kenntniss der Eigenthümlichkeiten aller bisher vollständiger geprüften homöopathischen Arzneien. 2. Aufl. Münster 1833 ([1]1831)

Bönn. Clemens Maria Franz von Bönninghausen

CGL Cahiers du Groupement Hahnemannien de Lyon

Chargé siehe Literaturverzeichnis: Rummel

CK Hahnemann, Samuel: Die chronischen Krankheiten, ihre eigenthümliche Natur und homöopathische Heilung. Zweite vermehrte [und verbesserte] Auflage. Dresden und Leipzig, Düsseldorf 1835 - 1839.
Erster Theil. Dresden und Leipzig 1835.
Zweiter Theil. Antipsorische Arzneien. Dresden und Leipzig 1835.
Dritter Theil. Antipsorische Arzneien. Düsseldorf 1837.
Vierter Theil. AntipsorischeArzneien. Düsseldorf 1838.
Fünfter und letzter Theil. Antipsorische Arzneien. Düsseldorf 1839.

COR Correspondenzblatt der Homöopathischen Ärzte

HA Bönninghausen, C. v.: Der homöopathische Hausarzt. Münster 1853.

HAC Bönninghausen, C. v.: Die Heilung der asiatischen Cholera. Münster 1831.

Hahnemann Hahnemann, Samuel: Briefe
Brief an Geheim.-Rat von Gersdorff: vom 22. April 1831. HFB 42 (1905) 27 - 28.
Brief an von Bönninghausen: vom 13. Mai 1832. Institut für Geschichte der Medizin der Robert Bosch Stiftung, Stuttgart.
Brief an von Bönninghausen: vom 17. Juni 1833. Institut für Geschichte der Medizin der Robert Bosch Stiftung, Stuttgart.

HBG Bönninghausen, C. v.: Le tabes dorsualis et le diabetes mellitus. HBG 1 (1858) 6, 93 - 99.

HDI Bönninghausen, C. v.: Die homöopathische Diät. 2. Aufl. Münster 1833.

HFB Hahnemannia. Illustrierte fliegende Blätter für Stadt und Land über Homöopathie (Lutze)

HOM Bönninghausen, C. v.: Die Homöopathie, ein Lesebuch für das gebildete, nicht-ärztliche Publikum. Münster 1834.

HUF Journal der practischen Arzneykunde und Wundarzneykunst

HYG Hygea

HWS Bönninghausen, C. v.: Uebersicht der Haupt-Wirkungs-Sphäre der Antipsorischen Arzneien. Münster 1833.

KBN Bönninghausen, C. v.: Kurze Belehrung für Nicht-Ärzte über die Verhütung und Behandlung der asiatischen Cholera. Münster 1849.

KEU Bönninghausen, C. v.: Die homöopathische Behandlung des Keuchhustens in seinen verschiedenen Formen. Münster 1860.

KMS Bönninghausens Kleine medizinische Schriften. Hrsg. K.-H. Gypser. Heidelberg 1984.

KMSS Bönninghausens kleine medizinische Schriften. Supplementband. Hrsg. K.-H. Gypser und Martin Stahl. Heidelberg 1994.

KV Bönninghausen, C. v. Die Körperseiten und Verwandtschaften. Münster 1853.

LWB Bradford, T. L.: The Lesser Writings of C. M. F. von Bönninghausen. Philadelphia 1908.

ORG IV Hahnemann, Samuel: Organon der Heilkunst. Vierte verbesserte und vermehrte Auflage. Dresden und Leipzig 1829.

ORG V Hahnemann, Samuel: Organon der Heilkunst. Fünfte verbesserte und vermehrte Auflage. Dresden und Leipzig 1833.

ORG VI Hahnemann, Samuel: Organon der Heilkunst. Nach der hand schriftlichen Neubearbeitung Hahnemanns für die 6. Auflage. Hrsg. von Richard Haehl. Leipzig 1921.

OZH Oesterreichische Zeitschrift für Homöopathie

PB Bönninghausen, C. v.: Therapeutisches Taschenbuch. Münster 1846.

PHZ Populäre Homöopathische Zeitung

RA Hahnemann, Samuel: Reine Arzneimittellehre. Zweite, vermehrte Auflage. Dresden, Dresden und Leipzig 1825 - 1827.
Dritter Theil. Dresden 1825.
Vierter Theil. Dresden 1825.
Fünfter Theil. Dresden und Leipzig 1826.
Sechster Theil. Dresden und Leipzig 1827.
- Dritte, vermehrte Auflage. Dresden und Leipzig 1830 - 1833.
Erster Theil. Dresden und Leipzig 1830.
Zweiter Theil. Dresden und Leipzig 1833.

SAR Bönninghausen, C. v.: Systematisch-Alphabetisches Repertorium der antipsorischen Arzneien. Münster 1832.

SRA Bönninghausen, C. v.: Systematisch-alphabetisches Repertorium der antipsorischen Arzneien. Teil 1. 2. Aufl. Münster 1833 ([1]1832).

SRN Bönninghausen, C. v.: Systematisch-alphabetisches Repertorium der nicht-antipsorischen Arzneien. Teil 2. Münster 1835.

THU Thuringia. Ein homöopathisches Blatt

VHA Bönninghausen, C. v.: Versuch über die Verwandtschaften der homöopathischen Arzneien nebst einer abgekürzten Uebersicht ihrer Eigenthümlichkeiten und Hauptwirkungen. Münster 1836.

VOL Volksblätter für Homöopathisches Heilverfahren mit Bezug auf Wasserheilkunde

WF Bönninghausen, C. v.: Versuch einer homöopathischen Therapie der Wechsel- und anderer Fieber. 1. Theil. Die Pyrexie. Leipzig 1864.

ZHK Zeitschrift für Homöopathische Klinik

ZKH Zeitschrift für Klassische Homöopathie

ZOM Zeitschrift des Vereins der Homöopathischen Aerzte Oesterreichs (Müller)

Siglen-Verzeichnisse

Bibliotheka Homoeopathica. Band I, Gouda 1984. Hrsg.: J. Baur; K.-H. Gypser; G. von Keller; P. W. Thomas. 1984.

Gypser, K.-H.: Generalregister zu den Werken Bönninghausens. Heppenheim u. Iversheim 1992.

Verzeichnis der Abkürzungen und verwendeten Symbole

(Die hier aufgeführten Symbole werden auch untereinander kombiniert; mitverwendete Literatur: C. Hering: Zeichen zur Bezeichnung der Arzneipotenzen. COR (1836) 9, 35 - 36.)

Tabelle der Hahnemannschen 30sten Verdünnungsgrade, wo jede Verdünnung einen Tropfen Arznei enthält.

V e r d ü n n n u n g s g r a d e

No.	Schriftzeichen für den Grad.	Benennung nach der Zah der Tropfen, welche zu der einzelnen Verdünnung erforderlich sind.	Homöopathische Potenz
1	–	100fache	
2	–	10,000fache	
3	I.	Millionfache	C 3
4	–	100 Millionfache	
5	–	10,000 Millionfache	
6	II.	Billionfache	C 6
7	–	100 Billionfache	
8	–	10,000 Billionfache	
9	III.	Trillionfache	C 9
10	–	100 Trillionfache	
11	–	10,000 Trillionfache	
12	IV.	Quadrillionfache	C 12
13	–	100 Quadrillionfache	
14	–	10,000 Quadrillionfache	
15	V.	Quintillionfache	C 15
16	–	100 Quintillionfache	
17	–	10,000 Quintillionfache	
18	VI.	Sexillionfache	C 18
19	–	100 Sexillionfache	
20	–	10,000 Sexillionfache	
21	VII.	Septillionfache	C 21
22	–	100 Septillionfache	
23	–	10,000 Septillionfache	
24	VIII.	Octillionfache	C 24
25	–	100 Octillionfache	
26	–	10,000 Octillionfache	
27	IX.	Nonillionfache	C 27
28	–	100 Nonillionfache	
29	–	10,000 Nonillionfache	
30	X .	Decillionfache	C 30

°°° / ··· — Symbole für die Anzahl der verwendeten Streukügelchen (Globuli)

I. - X. — Die römischen Ziffern bezeichnen stets den Bruchteil der in der Potenz enthaltenen Dichtigkeit des Arzneistoffes.

X°°° — In der Homöopathie deuten die Punkte (···) über den römischen Ziffern oder die kleinen hochgestellten Nullen (°°°) nach denselben die Zahl der Globuli an, die der Deutlichkeit halber obenhin gesetzt werden. Lesen wir z. B. X··· oder X°°°, so haben wir darunter zu verstehen, 3 Stück von 1- oder 200 Globuli mit einem Tropfen der 30sten Verdünnung befeuchtet. Andere Bezeichnungen dafür sind auch °°°/X oder auch ···/30.

X^4 — Sind jedoch mehr als drei oder vier Globuli gegeben worden, so wird dies durch eine kleine Hochzahl hinter der verwendeten Potenz angezeigt.

Arabische Ziffern werden nach dem gleichen Schema verwendet.

3/1 oder 3° — 1 Globulus der C 3

4/2 oder 4°° — 2 Globuli der C 4

30/1 oder 30° — 1 Globulus der C 30

30/2 oder 30°° — 2 Globuli der C 30

30/3 oder 30°°° — 3 Globuli der C 30

60/3 oder 60°°° — 3 Globuli der C 60

60^3 — 3 Globuli der C 60

§ — Saccharum lactis – das Symbol (§) wurde von *Hahnemann* für die Anwendung dieser Substanz verwendet. Beispiel: 1. LYC. 2000 (Jenichen); 2 bis 4 §. Eine Dosis jeden fünften Abend. – 3. Mai. Einige Furunkel an den Armen; ansonsten durchaus wohlauf. 1 bis 4 §. Eine Dosis jeden fünften Abend. Vollständig geheilt.[Bd 78, S. 116; KMSS 22-23]

H. — Hinweis, daß die Arznei nach der Vorschrift *Hahnemanns* bereitet wurde. Die Pflanzen-Tinkturen nach *Hahnemanns* Vorschrift werden ebenfalls mit H. bezeichnet.

1/2 — Bei den Pflanzen-Tinkturen wird stets das Verhältnis angegeben in der Menge der Tinktur zum Weingeist, gewöhnlich 1/2 oder 1/4, d. h. auf einen Tropfen Pflanzen-Tinktur kommen 2 oder 4 Tropfen Weingeist. – Alle solchen Bereitungen, bei denen andere Verhältnisse vorkommen, werden durch Brüche bezeichnet, z. B. 6 Tropfen Pflanzen-Tinktur in 100 Tropfen Weingeist durch 6/100.

OR. — Riechen an dem Kork des jeweiligen Arznei-Fläschchens

R. — Riechen an einem Arznei-Fläschchen, das 1 trockenen Globulus enthält. Beispiel: III° R. – Riechen an einem Arznei-Fläschchen, das 1 trockenen Globulus C 9 enthält; X° R. – Riechen an einem Arznei-Fläschchen, das 1 trockenen Globulus C 30 enthält.

W. — Bezeichnung für die Anwendung der Arznei im Wasser.

Zwischenmittel bei chronischen Krankheiten

COFFEA (X° R.) bei allzu großer Empfindlichkeit und Schmerzhaftigkeit der kranken Theile, innerlicher Aergerlichkeit und Schlaflosigkeit.[SRA]

HEP. abwechselnd mit NIT-AC. bei Ueberreizung durch Mißbrauch von QUECKSILBER.[SRA]

M-ARCT. bei Ueberreizung mit Zittern, unsteter Unruhe in den Gliedmaßen, großer Aufgetriebenheit des Unterleibes, ängstlicher Bedenklichkeit und Besorgtheit des Gemüthes und großer Nervenschwäche.[SRA]

MESMERISMUS bei Nervenschwäche überhaupt.[SRA]

NUX-V. (X° R.) bei großer Angegriffenheit und Gereiztheit des Nervensystems, Ueberempfindlichkeit der Sinnenwerkzeuge, Schreckhaftigkeit, Aengstlichkeit, Hang zum Liegen, Widerwillen gegen freie LUFT, heftigem, störrischem, widerspenstigem Sinne, und wenn das Monatliche zu früh erscheint oder zu lange sich hinschleppt.[SRA]

OPIUM (X° R.) bei nervöser Unreizbarkeit und mangelnder Reaction der Lebenskraft. (Hier auch zuweilen CARB-V. X° R., LAUR. X° R., MOSCH. X° R., NIT-AC. X° R., oder SULPH. X° R.)[SRA]

PULSATILLA (X° R.) in einigen Fällen, in gehörigen Zwischenräumen, abwechselnd mit NUX-V., zur Tilgung zu hoher Reizbarkeit.[SRA]

In seltenen Fällen wird man bei solchen Ueberreizungen des Nervensystems zu ASAR., CHIN., IGN., TEUCR. oder VALER., eben so angewendet, seine Zuflucht nehmen müssen, wenn nämlich diese Mittel dem Gesammtzustande besser entsprechen.[SRA]

Störungen der antipsorischen Kur

Aergerniß mit Aergerlichkeit, und daneben Frost und Kälte des Körpers: Bry. X° R.[SRA]

Aergerniß, mit Indigantion (und Fortwerfen dessen, was man eben in der Hand hält): Staph. X° R.[SRA]

Aergerniß, welche einen stillen Verdruß, Gram oder Schaam hervorbringt: Ign. X° R.[SRA]

Aergerniß mit Zorn, Heftigkeit und Hitze: Cham. X° R.[SRA]

Ausgetretene Brüche: – am gewöhnlichsten Nux-v. X° R.[SRA]

Heimweh mit Backenröthe und nächtlicher Schlaflosigkeit: Caps. X° R.[SRA]

Unglückliche Liebe mit stillem Gram: Ign. X° R.[SRA]

Unglückliche Liebe mit Eifersucht: Hyos. X° R.[SRA]

Magenüberladung: Hunger und etwas KAFFEE-Trank.[SRA]

Magenverderbniß mit gastrischem Fieber, Frost und Kälte: Bry. X° R.[SRA]

Magenverderbniß mit Aufstoßen nach dem Genossenen, Uebelkeit und Brecherlichkeit: Ant-c. R.[SRA]

Magenverderbniß mit FETTEM, besonders Schweine-FLEISCH: Puls. X ° R.[SRA]

Magenverkältung, z. B. mit FRÜCHTEN: Ars. X° R. (zuweilen auch PULS. X° R.)[SRA]

Quetschungen und Wunden: Arn. X° R.[SRA]

Schreck mit Aergerniß verbunden: Acon. X° R.[SRA]

Schreck, welcher Betrübniß zur Folge hat: Ign. X° R.[SRA]

Schreck, welcher Furcht erzeugte und gleich nach demselben: Op. X° R.[SRA]

Schwäche von Säfteverlust (Schweiß, POLLUTIONEN): Chin. X° R.[SRA]

Verbrennungen der Haut: Wiederholtes Auflegen heißgemachten WEINGEISTES oder TERPENTINÖLS.[SRA]

Verkältungen überhaupt: Nux-v. X° R.[SRA]

Verkältung, worauf Durchfall enstanden ist: Dulc. X° R.[SRA]

Verkältung, worauf Erstickungsanfälle erscheinen: Ip. III° R.[SRA]

Verkältung, wornach Fieber und Hitze erfolgt ist: Acon. X° R.[SRA]

Verkältung, wornach Schmerzen enstanden sind mit Weinerlichkeit: Coff. X° R.[SRA]

Verkältung, und darauf Schnupfen mit Geruchs- und Geschmacksverlust: Puls. X° R.[SRA]

Verrenken oder Verheben: – in einigen Fällen: Arn. X° R.; – am gewissesten: Rhus-t. X° R.[SRA]

Beschwerden nach einem WEIN-Rausche: Nux-v. X° R.[SRA]

Aconitum napellus (Sturmhut, Eisenhut)

(Acon.)

Synonyma

Aconitum Napellus L., Aconitum Stoerkeanum Rchb., Sturmhut, Eisenhut [SRN]

Nicht-Antipsorische Arznei

[SRN]

Arzneiwirkungsdauer

Obgleich der STURMHUT seiner kurzen Wirkungsdauer wegen (die bei so kleinen Gaben nicht über 48 Stunden reicht) blos in akuten Fällen hülfreich seyn zu können, scheinen sollte, so ist er doch auch in den hartnäckigsten, chronischen Uebeln da eine unentbehrliche Beihülfe, wo der Körperzustand eine Verminderung der sogenannten Straffheit der Faser (des strictum der Alten) verlangt.[RA 1, 438]

6 bis 48 Stunden.[SRN]

Wirkt 16 bis 48 Stunden in acuten Leiden.[2]

Zählt zur 1. Klasse derjenigen Mittel, welche die allerkürzeste Wirkungsdauer besitzen.[AHZ 49 (1855) 82]

Hinweise

Bei jeder Wahl des STURMHUTS als homöopathisches Heilmittel ist vorzüglich auf die Gemüths-Symptome zu sehen, damit besonders diese recht ähnlich seyen.[RA 1, 438]

Er erzeugt alle die krankhaften Zustände, welche in Aehnlichkeit bei Personen sich ereignen, die einen mit Aergerniß verbundenen Schreck gehabt haben, und er ist auch die sicherste, schnellste Hilfe für sie.[RA 1, 438]

So wird bei einem stillen, gleichförmig gelassenen Gemüthe, der NAPELL-STURMHUT selten oder nie eine, weder schnelle noch dauerhafte Heilung bewirken, eben so wenig, als die KRÄHENAUGEN bei einem milden, phlegmatischen, die PULSATILLE bei einem frohen, heitern und hartnäckigen, oder die IGNAZBOHNE bei einem unwandelbaren, weder zu Schreck, noch zu Aergerniss geneigten Gemüthszustande.[ORG IV, §. 210. Anm.]

Manche Neulinge in der Homöopathie werden sich vielleicht darüber wundern, daß in den meisten hier erzählten Fällen eine Dosis SCHWEFEL vorhergeschickt wurde. Es ist dies aber eine Folge der von dem Beginne meiner Praxis an durchgängig und auf's entschiedenste gemachten Erfahrungen, wonach in chronischen (psorischen) Krankheiten, wenn sonst die Symptome nicht wiedersprechen und der SCHWEFEL nicht schon gemißbraucht ist, dieses Heilmittel die wohlthätige Wirkung der spätern antipsorischen Arzneien und namentlich des KALKS, eben so befördert, als der STURMHUT in akuten entzündlichen Krankheiten.[ACS 17 (1838) 1, 23]

Zehn Tropfen der reinen Tinctur von ACONIT in einem Weinglas voll WASSER, einen Theelöffel voll alle halbe Stunden oder öfters, je nach der Dringlichkeit der Symptome, erweisen sich fast specifisch in den gewöhnlichen Formen der Cholera.[IHP 4, 245]

Nicht bei septischen Zuständen.[Dalal; AHZ 200, 188]

Störungen der antipsorischen Kur

Schreck mit Aergerniß verbunden: Acon. X° R.[SRA]

Verkältung, wornach Fieber und Hitze erfolgt ist: Acon. X° R.[SRA]

Eigenthümlichkeiten und Hauptwirkungen

Gemüth

So wird bei einem stillen, gleichförmig gelassenen Gemüthe, der NAPELL-STURMHUT selten oder nie eine, weder schnelle noch dauerhafte Heilung bewirken, eben so wenig, als die KRÄHENAUGEN bei einem milden, phlegmatischen, die PULSATILLE bei einem frohen, heitern und hartnäckigen, oder die IGNAZBOHNE bei einem unwandelbaren, weder zu Schreck, noch zu Aergerniss geneigten Gemüthszustande.[ORG IV, §. 210. Anm.]

Schreck mit Aergerniß verbunden: Acon. X° R.[SRA]

Brustschmerz von Erkältung oder von Schreck.[VHA]

Äußerste Schreckhaftigkeit.[VHA]

Nachtheile von Aerger, oder von Schreck mit Aerger.[VHA]

Verifikationen und klinische Symptome

Verifikationen und klinische Symptome

Durch Schreck unterdrückter Schweiß, mit Angst und Ärger.[Br., Lippe]
Angst und Schreck verbunden mit Aerger.[HA 5]
Ärger mit gleichzeitiger Angst und Schreck. – Große Aufgeregtheit; Schlaflosigkeit mit Unruhe; trockene Hitze mit Durst; BLUTANDRANG zum Kopfe; Erbrechen oder Magendrücken,wie von einem Steine; kurzer Athem; Herzklopfen mit Angst; Zerschlagenheit der Glieder.[HA 3]
Todesahnungen mit Vorhersagung des Sterbetages (bei Wöchnerinnen). – Fixe Idee, zu einer bestimmten Stunde oder Veranlassung sterben zu müssen, wie eine ZOOMAGNETISCHE Ahnung; Todesfurcht mit Zweifel an der Genesung; große, befürchtende Angst; nächtliches Irrereden; allgemeine trockne Hitze und Durst; große nervöse Aufgeregtheit; abwechselndes Weinen und Lachen oder Singen.[HA 12]
Ahnung: er sagt: eben jetzt muß meine Geliebte (11 Meilen weit entfernt) die schwere Stelle*, die ich eben sang, ebenfalls gesungen haben.[RA 1, Nr. 521] *[Die Stelle aus Beethoven: ah! perfido – hatte sie wirklich, obgleich bisher gefährlich krank, doch diesen Tag zum ersten Male vorzüglich wohl, in ein Conzert geführt, gesungen, nur 5 Stunden früher, als dieser ihr Bräutigam, der von MESMERISM vorzüglich erregbar war.]
Große Unruhe.[VHA]
Große Aufgeregtheit.[HA 3]
Große nervöse Aufgeregtheit.[HA 12]
Nicht zu besänftigendes Außersichsein und agonisierendes Umherwerfen.[VHA], [HA 39]
Umherwerfen im Bette.[KEU 1]
Angst und Unruhe.[KEU 1]
Aengstliche Ungeduld.[VHA]
Aengstlicher Harndrang.[VHA]
Aengstliche Erstickungsanfälle.[VHA]
Angst hindert das Athmen.[VHA]
Angstgefühl in der Brust und ängstliches Herzklopfen.[HA 39]
Aengstliches Herzklopfen.[VHA], [HA 3], [KEU 2]
Befürchtende Angst.[HA 12]
Große, befürchtende Angst.[HA 12]
*Furcht vor Gespenster.[VHA]
Furcht mit Ärger und schlimme Folgen von Ärger.[Br., Lippe]
Furcht vor einem Unglück – Ahnung: er sagt, „Jetzt muß meine (11 Meilen entfernte) Geliebte dieselbe schwere Stelle, die ich eben sang, gesungen haben," was wirklich, nur 5 Stunden früher, geschehen war: Acon. (MESM.)[Caspari, MM 1,171]
Bange Furcht, als wenn der Tod nahe wäre: PULS. (vergleiche ACON.).[Br., Lippe]
Todesfurcht mit Zweifel an der Genesung.[HA 12]
Todesfurcht und Todesahnung.[KEU 1]
Heulen und Jammern.[KEU 1]
Klagende Befürchtung eines nahen Todes.[VHA]
Klagende Befürchtung eines nahen Todes: Acon. (MESM.)[Caspari, MM 1,171]
Schlaflosigkeit wegen Ängstlichkeit und mit beständigem Umherwerfen.[VHA]
Schreckhaftigkeit.[KEU 1]
Schlummersucht mit ängstlichen Phantasien und schnellem Athem.[VHA]
Untröstliche Angst und jämmerliches Heulen.[VHA]
Untröstliche Angst und Heulen mit Furcht vor den nahe geglaubten Tode.[HA 39]
Abwechselndes Weinen und Lachen oder Singen.[HA 12]
Konkordanz Gemüth und Geist: Anac., Ars., *Bell.*, Bry., Calc., Cham., Cocc., Graph., Hyos., Ign. Lach., Lyc., Merc., Mosch., Nat-m., Nux-v., Op., Phos., Puls., Rhus-t., Sep., Stram., Sulph., Verat. [PB]

Geist

Lebhafte Phantasiebilder.[VHA]
Nächtliches Phantasiren.[HA 39]
*Schlaflosigkeit und Phantasiren bei geschlossenen Augen.[VHA]
Schlummersucht mit ängstlichen Phantasien und schnellem Athem.[VHA]
Phantasietäuschungen beim Schließen der Augen; er sieht schreckliche Dinge in seiner Einbildung: BELL. (Der ACON.-Kranke fühlt sich besser, wenn er die Augen schließt).[Br., Lippe]
Todesahnungen mit Vorhersagung des Sterbetages (bei Wöchnerinnen). – Fixe Idee, zu einer bestimmten Stunde oder Veranlassung sterben zu müssen, wie eine ZOO-

Verifikationen und klinische Symptome

MAGNETISCHE Ahnung; Todesfurcht mit Zweifel an der Genesung; große, befürchtende Angst; nächtliches Irrereden; allgemeine trockne Hitze und Durst; große nervöse Aufgeregtheit; abwechselndes Weinen und Lachen oder Singen.[HA 12]

Somnambulismus: ZOOMAGNETISCHE Ahnungen mit Vorhersagung des Todestages.[HA 20]

Fixe Idee, zu einer bestimmten Stunde oder Veranlassung sterben zu müssen, wie eine ZOOMAGNETISCHE Ahnung.[HA 12]

Furcht vor einem Unglück – Ahnung: er sagt, „Jetzt muß meine (11 Meilen entfernte) Geliebte dieselbe schwere Stelle, die ich eben sang, gesungen haben," was wirklich, nur 5 Stunden früher, geschehen war: Acon. (MESM.)[Caspari, MM 1,171]

Unstätigkeit des Geistes.[VHA]

Der Kranke fürchtet vom Verstande zu kommen und daß seine Freunde es entdecken werden. (In solchen Fällen sollte man immer kleine Gaben verabreichen; vergleiche auch CALC..)[Br., Lippe]

Delirien, am meisten Nachts.[VHA]

Ohnmacht beim Aufrichten, mit Leichenblässe des im Liegen rothen Gesichts.[HA 27]

Ohnmacht beim Aufrichten.[KEU 2]

Kribbeln mit Ohnmachtsfanfällen, schlimmer im Herbst und Frühjahr.[Br., Lippe]

Er weiß nichts, hat von nichts eine Vorstellung wie sonst, im Kopfe, sondern fühlt, daß alle Seelenvorrichtungen in der Magengegend vor sich gehen: nach zwei Stunden entsteht Schwindel und dann Rückkehr der Denkkraft in den Kopf: Acon. (MESM.)[Caspari, MM 1,171]

Konkordanz Gemüth und Geist: Anac., Ars., *Bell.*, Bry., Calc., Cham., Cocc., Graph., Hyos., Ign. Lach., Lyc., Merc., Mosch., Nat-m., Nux-v., Op., Phos., Puls., Rhus-t., Sep., Stram., Sulph., Verat. [PB]

Schwindel

Schwindel beim Aufrichten, mit Vergehen des Gesichts.[VHA]

Schwindel vom Aufrichten.[KEU 1]

Schwindel, besonders beim Aufstehen, mit Gefühl von Übelkeit.[Br., Lippe]

Ohnmachtsschwindel beim Aufstehen.[VHA]

Ohnmachtartiger Schwindel beim Aufrichten, mit Fieberhitze, Aufstoßen, Uebelkeit und Vergehen des Gesichts[HA 28]

Kopf

BLUTDRANG zum Kopfe mit Gesichtsröthe.[VHA]

BLUTDRANG zum Kopfe.[HA 3], [KEU 1]

BLUTDRANG zum Kopfe, am meisten gegen Abend, mit Vollheit und Klopfen darin, Schwarzwerden vor den Augen, Ohrensausen und feuriger Gesichtsröthe. – Nicht zu besänftigendes Außersichsein und agonisirendes Umherwerfen; untröstliche Angst und Heulen mit Furcht vor den nahe geglaubten Tode; nächtliches Phantasiren; Augenentzündung mit LICHTSCHEU; unauslöschlicher Durst; BITTERGESCHMACK im Munde, auch der Speisen; kurzer, stöhnender Athem; Angstgefühl in der Brust und ängstliches Herzklopfen; Unerträglichkeit der Schmerzen; brennende Hitze der Haut; unruhige Schlaflosigkeit; harter, beschleunigter Puls; trockne Hitze mit Durst; Schweiß der bedeckten Theile.[HA 38-39]

Innerer Kopf

*Innere Hitze im Kopfe und äußerlich Schweiß an demselben, bei Gesichtsblässe.[VHA]

Aeußere und innere Hitze des Kopfs mit BLUTDRANG zu demselben, Hitze und Röthe des Gesichts, heftigem Durste, ängstlicher Unruhe und Neigung zum Entblößen.[HA 113]

Arbeiter in Giessereien, die an heissen Oefen beschäftigt sind und sich dann in der kalten LUFT abkühlen, leiden häufig an Kopfneuralgie und Gehirncongestion. Diese Affektionen werden rasch durch ACONIT beseitigt.[Martin, IHP, 244]

Brennen im (Vorder- oder Hinter-) Kopfe, wie von heißem WASSER, mit Kopfschweiß und Gesichtsblässe, Abends von Bewegung, Bücken und Sprechen verschlimmert, in der Ruhe besser.[HA 45]

Drückender Kopfschmerz in der Stirn, wie Vollheit, und als

wenn das Gehirn und die Augen herausgedrückt würden, mit Gesichtshitze,von Bewegung und Sprechen verschlimmert.[HA 51]

Herauspressen in der Stirne.[KEU 1]

Klopfender Kopfschmerz.[VHA]

Klopfen und Pulsiren im Kopfe, mit Hitze und Röthe des Gesichts und fieberhafter Unruhe, gegen Abend, und von Bewegung und Bücken verschlimmert, im Sitzen gebessert.[HA 67]

Empfindung von Knistern, wie von Knistergold, in den Schläfen, in der Stirn und in der Nase, gegen Abend und bei Bewegung verschlimmert, im Sitzen gebessert.[HA 70]

Gefühl im Kopfe, wie von einer darin aufsteigenden Kugel.[HA 71]

Schwere und Vollheit in der Stirn, mit dem Gefühl, als wenn es vorn herausdrängte, mit Uebelkeit und Schwindel, von Bücken verschlimmert, im Freien gebessert.[HA 78]

Vollheit und Schwere in der Stirn.[VHA]

Ruckweises Stechen in der Stirn und in den Schläfen, mit Brecherlichkeit, von Aufrichten und Bewegung, so wie bei Erhitzung und von Sprechen verschlimmert, von Entblößung des Kopfs und von Aufrechtsitzen gebessert.[HA 82]

Gefühl von Hin- und Herschwanken im Gehirne.[VHA]

Lockerheitsgefühl des Gehirns.[KEU 1]

Entzündung des Gehirns, mit Klopfen und Gefühl von siedendem Wasser im Kopfe, bei Schmerzhaftigkeit desselben, und großer Angst und Unruhe, von Bewegung verschlimmert, von Entblößung des Kopfs und in der Wärme gebessert.[HA 62]

Aeusserer Kopf

Aeußere und innere Hitze des Kopfs mit BLUTDRANG zu demselben, Hitze und Röthe des Gesichts, heftigem Durste, ängstlicher Unruhe und Neigung zum Entblößen.[HA 113]

Klebriger, säuerlich-riechender Schweiß am Kopfe (und am ganzen Körper), besonders der bedeckten Theile und der Seite, worauf man liegt, mit fieberhafter Unruhe und Neigung sich zu entblößen, Nachts verschlimmert, am Tage und im Freien gebessert.[HA 126]

Verkältlichkeit des Kopfs von Anwehen trocknen, kalten WINDES; die Beschwerden Nachts, von warm Einhüllen und in der Kälte verschlimmert, bei Entblößung und in der Wärme gebessert.[HA 133]

Empfindung auf dem Scheitel, wie schmerzhaftes Ziehen an den Haaren.[VHA]

Gefühl, als ob ihm die Haare zu Berge stünden.[Br., Lippe]

Die Kopfhaut ist äußerst empfindlich gegen Berührung.[Br., Lippe]

Augen

Augenentzündung mit hervortretenden Augen, dunkler Röthe der Adern und unleidlichen Schmerzen.[VHA]

Augenentzündung mit LICHTSCHEU.[HA 39]

Ophthalmia (Augententzündung), die entweder durch zurückstrahlendes LICHT, oder vom Gehen im SCHNEE während des Tages, oder durch Fremdkörper entstanden ist.[Br., Lippe]

Entzündliche Geschwulst der Augenlider.[VHA]

Erweiterte Pupillen.[VHA], [KEU 1-2]

LICHTSCHEU.[VHA]

Funkelnde Augen.[KEU 1]

Verschwinden der Sehkraft.[Br., Lippe]

Thränen der Augen.[KEU 2]

Der Kranke wünscht nie die Augen zu öffnen.[Br., Lippe]

Nase

Nasen-BLUTEN.[VHA], [KEU 2]

Verifikationen und klinische Symptome

Nasen-BLUTEN beim Aufrichten im Bette.[Br., Lippe]
Nasen-BLUTEN während des Schlafes, oder beim Husten: MERC. (vergleiche ACON.).[Br., Lippe]
Empfindlichkeit des Geruchs.[VHA]

Antlitz

Gesichtsröthe.[VHA]
Aeußere und innere Hitze des Kopfs mit BLUTDRANG zu demselben, Hitze und Röthe des Gesichts, heftigem Durste, ängstlicher Unruhe und Neigung zum Entblößen.[HA 113]
Aufgedunsenes Gesicht.[VHA]
Aufgedunsene Röthe des Gesichts.[KEU 2]
Wechselnde Gesichtsfarbe.[KEU 2]
*Gesichtsblässe.[VHA]
*Beim Aufrichten ward das rothe Gesicht leichenblaß.[VHA]
*Innere Hitze im Kopfe und äußerlich Schweiß an demselben, bei Gesichtsblässe.[VHA]
Schweiß der Gesichtsseite, worauf man liegt.[VHA]
Schweiss der Stirn und Oberlippe.[KEU 2]
Trockene, sich schälende Lippen.[VHA]
Schwarze, trockene Lippen.[KEU 2]

Zähne

Klopfender Zahnschmerz von Erkältung.[VHA]

Heilungsbericht: Nach Erkältung, namentlich in scharfem, trockenem Ost-WINDE, tritt nicht selten eine Art von Fieber ein, mit starkem BLUTDRANG nach dem Kopfe, brennender Hitze des Gesichts, beschleunigtem, harten Pulse und großer geistiger und körperlicher Unruhe. Häufig verbindet sich damit ein starkes klopfendes Zahnweh, meistens einseitig, und die ganze Kinnlade einnehmend, an welcher Seite dann auch gewöhnlich die Backe besonders stark geröthet ist. Hier ist die kleinste Gabe AKONIT das sichere und schon in wenigen Minuten das Zahnweh mit sämmtlichen andern fieberhaften Beschwerden heilende Spezifikum, wie jeder Homöopath in zahlreichen Fällen erfahren hat, so daß es überflüssig wäre, eine besondere Thatsache davon zu erzählen.[KMS 77-78]

Mund

Trockenheit des Mundes.[VHA]
Kriebeln im Schlunde.[VHA]
Entzündung des Rachens und Schlundes mit dunkler Röthe und heftigem Fieber.[VHA]
Entzündung des Schlundes mit dunkeler Röthe.[KEU 2]
Stechendes Halsweh beim Schlucken und Husten.[VHA]
Weißbelegte Zunge.[VHA]
Schneller (*oder langsamer) Athem bei offenem Munde.[VHA]
Zitternde, stotternde Sprache.[KEU 2]

Genüsse

Abscheu vor Speisen.[VHA]
Heftiger, unauslöschlicher Durst.[VHA]
Unauslöschlicher Durst.[HA 39], [KEU 2]
So hat z. B. in reinen Entzündungskrankheiten, wo ACONIT so unentbehrlich ist, dessen Wirkung aber durch GEWÄCHSSÄURE-Genuß im Organism aufgehoben werden würde, der Kranke fast nur auf reines kaltes WASSER Verlangen.[ORG V, §. 263. Anm.]
Durst auf BIER; hat sie es aber getrunken, so beschwert es ihr den Magen.[RA 1, Nr. 149]
Bei der [Fieber-] Hitze mäßiger BIER-Durst.[RA 1, Nr. 485]
Verlangen auf kaltes WASSER.[RA 1, Nr. 450]

Geschmack

BITTERER Mundgeschmack.[VHA]
BITTERGESCHMACK im Munde, auch der Speisen.[HA 39]
*Alle (Speisen und) Getränke, mit Ausnahme des WASSERS, schmecken BITTER.[VHA]

Übelkeit

Erbrechen BLUTIGEN Schleims.[VHA]

Verifikationen und klinische Symptome

Verifikationen und klinische Symptome

*Erbrechen der Getränke.[VHA], [KEU 2]
Erbrechen oder Magendrücken,wie von einem Steine.[HA 3]
Schwindel, besonders beim Aufstehen, mit Gefühl von Übelkeit.[Br., Lippe]

Magen

Spannend drückender Schmerz im Magen, wie von einer Last.[VHA]
Erbrechen oder Magendrücken, wie von einem Steine.[HA 3]
Er weiß nichts, hat von nichts eine Vorstellung wie sonst, im Kopfe, sondern fühlt, daß alle Seelenvorrichtungen in der Magengegend vor sich gehen: nach zwei Stunden entsteht Schwindel und dann Rückkehr der Denkkraft in den Kopf: Acon. (MESM.)[Caspari, MM 1,171]

Hypochonder

Spannendes Drücken quer über den Hypochondern.[VHA]
Spannen und Drücken in den Hypochondern.[KEU 2]
Entzündung und Wundheitsschmerz der Leber.[VHA]
Drücken in der Lebergegend.[VHA]

Bauch

Entzündung des Unterleibes mit Auftreibung.[VHA]
Bei Berührung schmerzhafte Auftreibung des Unterleibes.[KEU 2]
Blähungskolik nach Erkältung.[VHA]
Zehn Tropfen der reinen Tinctur von ACONIT in einem Weinglas voll WASSER, einen Theelöffel voll alle halbe Stunden oder öfters, je nach der Dringlichkeit der Symptome, erweisen sich fast specifisch in den gewöhnlichen Formen der Cholera.[IHP 4, 245]

Stuhl

Verstopfung.[VHA]
Kleine, weiche Stuhlgänge mit Pressen.[VHA]
Weiße Stühle.[VHA]

Harn

Ängstlicher Harndrang.[VHA]
Brauner, dunkler, feuriger und seltener Harn.[VHA]
Unterdrückter Harnabgang.[VHA]
Harnverhaltung bei Neugeborenen: Acon. D 6[Schlüren, AHZ 222]

Schwangerschaft – Beschwerden der Mütter

Todesahnungen mit Vorhersagung des Sterbetages (bei Wöchnerinnen).[HA 12]

Beschwerden der Kinder

Acon. ist selbstverständlich das erste Mittel, das bei der Behandlung von Kindern in den Sinn kommt.
Alle plötzlichen Fieberanfälle, alle Erkältungen und Entzündungsattacken.
Ängstliche Aufregung, ständiger Wechsel der Körperhaltung.
Erschrickt beim kleinsten Geräusch.[Schmidt, JAI 65]
Beim Säugling: Ophthalmie – Anurie – Kopf und Ohren heiß und rot – Unpäßlichkeit nach Aufenthalt in der SONNE und vor allem nach Schlaf in der SONNE.
Zornige Kinder, leicht in Wut zu versetzten.
Verträgt keine Musik.
Konvulsionen während der Zahnung.[Schmidt, JAI 65]
Harnverhaltung bei Neugeborenen: Acon. D 6[Schlüren, AHZ 222]

Regel

Beachte: Daher ist er unentbehrlich nach Schreck oder Ärgerniß bei Frauenzimmern, während des Monatlichen, welches ohne dieß vortreffliche Besänftigungsmittel, nur gar zu leicht von solchen Gemüths-Erschütterungen, oft augenblicklich, unterdrückt wird. Zu dieser Absicht ist schon ein einmaliges, augenblickliches Riechen in ein Gläschen hinreichend, in welchem ein Senfsamen großes, mit der potenzirten Decillion-Verdünnung des Akonits befeuchtetes Streukügelchen liegt (was man jahrelang wohl verpfropft zu diesem Gebrauche aufheben kann, ohne daß das Kügelchen darin seine Hülfskraft verliert).[RA 1, 438-439]

Monatliches zu lange anhaltend.[VHA]

MUTTERBLUTFLUß.[VHA]

Athem

Kurzer Athem, besonders beim Aufrichten und im Schlafe.[VHA]

Kurzer Athem.[HA 3]

Kurzäthmigkeit.[KEU 2]

Übelriechender Athem.[VHA], [KEU 2]

*Stöhnendes Athmen.[VHA]

Kurzer, stöhnender Athem.[HA 39]

Seufzendes Athmen.[KEU 2]

Athemversetzung.[KEU 2]

Schneller (*oder langsamer) Athem bei offenem Munde.[VHA]

Aengstliche Erstickungsanfälle.[VHA]

Angst hindert das Athmen.[VHA]

Engbrüstigkeit, wie von Zusammenklemmen der Brust.[VHA]

Erstickungsanfälle.[KEU 2]

Schnupfen

Stockschnupfen.[KEU 2]

Husten

Kurzer, trockener Husten.[VHA]

Husten-Auswurf mit BLUTIGER Färbung, oder bloß BLUT.[VHA]

*Husten mit dickem, weißem Auswurfe.[VHA]

Husten von TABAK-Rauchen.[VHA]

Bruststiche beim Husten.[VHA]

Keuchhusten

Hellklingender oder pfeifender Keuchhusten, von brennendem Stechen im Kehlkopfe und in der Luftröhre erregt, meistens ohne, selten Morgens und am Tage mit Auswurf von etwas, mit geronnenem BLUTE vermischtem Schleime.[KEU 1]

Verschlimmerung: Nachts, besonders nach Mitternacht. – Aerger, besonders mit Schreck. Nach Erhitzung. Nach Erkältung in trockener Kälte oder ZUGLUFT. Ost- und Nord-WIND [in Deutschland; – in den Vereinigten Staaten von Amerika (USA) der trockene, kalte West-WIND]. Gehen im Freien. Im Winter. Aufrichten. Aufstehen. Tiefathmen. Sprechen. Liegen auf der (schmerzhaften) Seite. Nach Schlafen. Trinken. TABACKS-Dampf.[KEU 1]

Begleitung: Angst und Unruhe. Todesfurcht und Todesahnung. Schreckhaftigkeit. Umherwerfen im Bette. Heulen und Jammern. Schwindel vom Aufrichten. BLUTDRANG zum Kopfe. Herauspressen in der Stirne. Lockerheitsgefühl des Gehirns. Funkelnde Augen. Erweiterte Pupillen. Thränen der Augen. Nasen-BLUTEN. Aufgedunsene Röthe des Gesichts. Wechselnde Gesichtsfarbe. Schweiss der Stirn und Oberlippe. Schwarze, trockene Lippen. Entzündung des Schlundes mit dunkeler Röthe. Zitternde, stotternde Sprache. Unauslöschlicher Durst. Erbrechen der Getränke. Spannen und Drücken in den Hypochondern. Bei Berührung schmerzhafte Auftreibung des Unterleibes. Stockschnupfen. Athemversetzung. Erstickungsanfälle. Kurzäthmigkeit. Seufzendes Athmen. Uebelriechender Athem. Heiserkeit. BLUTDRANG zur Brust. Stiche in den Brustseiten. Aengstliches Herzklopfen. Zerschlagenheit und Stiche im Kreuze und im Rücken. Geschwulst der Hände. Empfindlichkeit gegen Berührung. Kann auf der schmerzhaften Seite nicht liegen. Will stets liegen. Ohnmacht beim Aufrichten. Schlummersucht, ohne schlafen zu können. Schlaflosigkeit mit stetem Umherwerfen. Harter, voller, sehr beschleunigter Puls. Allgemeine trockene Hitze. Innere Frostschauder mit trockener, heisser Haut und Neigung zum Entblössen. Schweiss der bedeckten Theile.[KEU 1-2]

Ganz zu Anfange, aber nur bei den angeführten Gemüths- und Fieber-Zeichen anwendbar, und selten im Stande, für sich allein die Krankheit zu heilen, jedenfalls aber unentbehrlich zur Tilgung oder Mässigung des etwa vorhandenen Fiebers.[KEU 2]

San.-R. Dr. *Stens* machte Mittheilung über äusserst günstige Erfahrungen, welche er bei epidemischen Krankheiten mit dem ACON. gemacht habe, indem er davon

Verifikationen und klinische Symptome

die Hochpotenz 200 in WASSER auflösen und davon jeden Abend einen Löffel voll nehmen liess, und zwar als P r ä s e r v a t i v , mit dem Erfolge, dass diese also präservirten Kinder selbst in den Häusern, wo der Keuchhusten bereits ausgebrochen war, gänzlich davon befreit blieben. – Ref. hatte denselben Erfolg schon einige Mal von einer ganz ähnlichen Anwendung der DROS. in Hochpotenz gesehen.[AHZ 67 (1863) 95]

Luftröhre

Beachte: So ist auch der Sturmhut in angezeigter, feiner Gabe in der Luftröhr-Entzündung (Croup, häutigen Bräune) in mehrern Arten von Hals- und Rachen-Entzündung, so wie in den örtlichen, akuten Entzündungen aller andern Theile das erste und Haupt-Heilmittel, vorzüglich wo, nächst Durst und schnellem Pulse, eine ängstliche Ungeduld, ein nicht zu besänftigendes Außersichseyn und agonizirendes Umherwälzen zugegen ist.[RA 1, 438]

Heiserkeit.[KEU 2]

Entzündung der Luftröhre.[VHA]

Lähmigkeit des Kehldeckels.[VHA]

Croup (Häutige Bräune, Angina membranancea)

Mein Verfahren bei der häutigen Bräune.[AHZ 63 (1861) 127-128]

1. sind die Nummern 1 und 2 z u r B e s e i t i g u n g des e n t z ü n d l i c h e n Z u s t a n d e s , also b e i d e ACON. wovon 1 : 200 glob. j., 2 : 200 glob. ij. enthält.

2. muss und kann unbesorgt schon dem ersten Pulver ein Zeitraum von e i n P a a r S t u n d e n vergönnt werden, damit solches wirken könne, (also ja nicht alle 1/2 Stunden), und Nr. **2** darf

3. n i c h t v o r A b l a u f v o n 2 S t u n d e n , und auch n u r d a n n gegeben werden, w e n n d i e o b i g e n E r s c h e i n u n g e n s i c h w i e d e r e r n e u e r n .

4. Die ferneren 3 Pulver, welche HEPAR und SPONGIA enthalten, haben etwas l ä n g e r e Wirkungen, und es muss ihnen 3 b i s 5 S t u n d e n Z e i t vergönnt werden, ehe ein neues gegeben wird.

Die g e n a u e B e f o l g u n g dieser Anweisung hat sich noch s t e t s aufs V o l l k o m m e n d s t e bewährt, und ich kann Ihnen die ehrliche Versicherung geben, dass ich bis zur heutigen Stunde auch noch n i c h t e i n e n unglücklich abgelaufenen Fall erlebt habe.

Anweisung zum Gebrauch der Bräunepulver

Die unter dem Namen Croup (häutige Bräune, Angina membranacea), bekannte Kinderkrankheiten erscheint plötzlich, meistens mitten in der Nacht, und verlangt jedesmal die schleunigste Hilfe. Beim sofortigen Gebrauche der beiliegenden Pulver ist die Herstellung aber so schnell als sicher; unsicher aber und langsamer, wenn damit gezögert wird, oder wenn bereits andere Mittel dagegen angewendet waren.

Sobald also ein Kind, mindestens nach kurzem Schlafe, aufwacht mit rothem Gesichte, fieberhafter Unruhe, trockenem und heiserem Husten, pfeifendem oder rasselndem Athem, und dadurch den Anfang einer Entzündung des Kehlkopfes oder der Luftröhre befürchteten lässt: dann ist es nöthig, sogleich mit dem Gebrauche der Pulver anzufangen, indem insbesondere die beiden ersten, (Nr. 1. und 2.), a l l e n ä h n l i c h e n e n t z ü n d l i c h e n Z u s t ä n d e n e n t s p r e c h e n , diese in kurzer Zeit beseitigen und niemals schaden können.

Zu diesem Zwecke wird das Pulver Nr. 1 in einem Theelöffel mit einigen Tropfen reinen, kalten WASSERS angefeuchtet, (damit das Kind solches nicht weghusten oder wegblasen kann), und demselben auf die Zunge gegeben. Darauf m u s s u n d k a n n m a n u n b e s o r g t e i n P a a r S t u n d e n d i e W i r k u n g a b w a r t e n , besonders wenn, wie gewöhnlich, das Kind wieder einschläft und ruhig wird, – ein zuverlässiges Merkmal, dass die Arznei ihre Heilwirkung begonnen hat.

Sehr oft ist schon nach diesem ersten Pulver alle Gefahr beseitigt und Nr. 2 d a r f i n k e i n e m F a l l e e h e r g e r e i c h t w e r d e n , a l s b i s d i e o b i g e n E r s c h e i n u n g e n s i c h w i e d e r e r n e u e r n , n i e m a l s a b e r f r ü h e r , a l s n a c h A b l a u f v o n z w e i S t u n d e n .

In hartnäckigen Fällen, meistens in solchen, wo man zu lange gezögert hatte, oder bereits andere Mittel angewendet waren, oder endlich, wo früher eine andere (nicht homöopathische) Behandlung stattgefunden, ist es oft nöthig, auch noch von den folgenden Nummern 3, 4 oder 5 in derselben Weise Gebrauch zu machen, indessen diese drei letzten mit dem Unterschiede, d a s s j e d e m d e r s e l b e n e i n e W i r k u n g s d a u e r v o n 3 b i s 5 S t u n d e n g e l a s s e n w i r d , o d e r l ä n g e r , w e n n e s s i c h b e s s e r t .

Verifikationen und klinische Symptome

I. Fall. Am 1. Sept. 1860, 9 1/4 Uhr Abends wurde *W.* zu einem 4 1/2 Jahre alten Kinde gerufen, welches deutliche Croupsymptome darbot: Respiration schwer, sägend, röchelnd, heftiger und ofter Husten mit dem charakteristischen Croupton; grosse Unruhe, angstvoller Gesichtsausdruck, der Körper über und über mit heissem Schweisse bedeckt, Puls 130, voll und hart; übler Mundgeruch. Verf. bereitete die *Bönninghausen*'schen Pulver (Nr. 1 ACON. 200., Nr. 2 u. 4 HEP. 200., Nr. 3 u. 5 SPONG. 200) und gab sofort Nr. 1, in 1/2 Stunde Nr. 2 und nach Verlauf einer weiteren 1/2 Stunde Nr. 3. Darauf wurde das Kind ruhiger, die Haut kühler, der Schweiss geringer, der Husten seltener, das Sägegeräusch verschwand und der kleine Patient, der bisher auf dem Schoosse der Mutter gelegen hatte, verlangte ins Bett zu gehen. *W.* entfernte sich mit der Weisung, die zwei noch übrigen Pulver zu geben, sobald das Athmen wieder schwerer würde. Um 2 Uhr Nachts wurde Verf. abermals gerufen, da das Kind fast im Sterben läge. Die Respiration war wieder sehr schwer, laut und sägend, der Husten oft, heftig, trocken und mit dem bekannten Croupton, starker Schweiss, grosse Angst. Die linke Tonsille mit einem membranösen Exsudate bedeckt. Die Mutter hatte das 4. und 5. Pulver ohne Erleichterung gegeben. *W.* reichte jetzt noch eine Gabe SPONG. 200. (*Lehrmann*); die darauf eingetretene geringe Besserung hielt aber nur kurze Zeit an. Unter dem nunmehrigen Gebrauche von BROM. von 4 Uhr Früh bis 7 Uhr Abend in 1/2 stündigen Intervallen stieg das Fieber, ohne dass der Husten und die Respiration besser wurden. Nun erinnerte sich *W.*, dass, als er das Kind um 2 Uhr Nachts wiedergesehen, er bemerkt habe, dass die Füsse und Beine des Kinds, welches sich im Schlafe aufgedeckt hatte, kalt waren. Er betrachtete daher diesen zweiten Anfall nicht als eine Fortsetzung des ersten, sondern als einen neuen, durch Erkältung entstandenen. Er reichte dieserhalb abermals die drei ersten Pulver und in zwei Stunden waren alle Croupsymptome verschwunden, ohne wiederzukehren. Gegen den zurückgebliebenen katarrhalischen Husten bedurfte es nur noch PHOS. 200. Das membranöse Exsudat auf derTonsille war bis zum andern Tag gänzlich geschwunden.[Wells, P. P.: Croupheilungen, nach Bönninghausen's Verfahren vollzogen. AHZ 63 (1861) 103-104]

II. Fall (dem Verf. von Dr. *Dunham* in Newburgh mitge theilt). Am Abend des 24. Jan. erhielt *D.* die Nachricht, dass ein kleiner, 1 1/2 Jahre alter, sonst gesunder Knabe etwas fiebere und heiser sei. Er sandte ACON. 12., mit der Weisung, sofort ihn wieder zu benachrichtigen, sobalb Croupsympto-

Unter mehr als 100 Bräunefälle wird kaum einer vorkommen, wo es nöthig sein wird, alle 5 Pulver anzuwenden, indem der, oft noch einen oder ein Paar Tage nachdauernde Husten von ganz anderer Natur und völlig gefahrlos ist, und ohne weitere Mittel von selbst vergeht.

Heilungsberichte: *Sophia S.*, ein sechs Monate altes Kind, das plötzlich von der Halsbräune [Rachendiphtherie] ergriffen wurde, die schnell an Boden gewonnen hatte und das Leben des Kindes gefährdete. Als ich hinzugerufen wurde, zeigte der Fall sämtliche bedrohlichen und gefährlichen Zeichen, und da bereits zwei Stunden vergangen waren, seit die Krankheit eine derartige Wendung genommen hatte, war die Lage umso ernster. – Ich traf auf alle gewöhnlichen Symptome, wie Hitze und Rötung des Gesichtes, Heiserkeit, Husten, der Krupp-ähnlich klang, Rasseln im Rachen während das Kind schläft. – 21. März, 1851. 1, ACON. 200; 2, HEP. 200; 3, SPONG. 200; 4, HEP. 200. Je ein Pulver zur Einnahme alle fünf Stunden. Nach der Einnahme des zweiten Pulvers war das Kind bereits fast vollständig genesen, und es bestand dementsprechend kein Bedarf an der Einnahme der Arzneimittel 3 und 4. Ich erwähne diesen Fall hier, um aufzuzeigen, daß hohe Dynamisationen in akuten Fällen durchaus an ihrem Platze sind. Für die Dauer einiger Jahre gebrauchte ich beim Krupp und anderen akuten Krankheiten unveränderlich die 200. Potenz und dieses ohne damit meine Absichten jemals verfehlt zu haben.[Vol. 78, S.145; KMSS 29]

Eine Frau in H., (3 Stunden von hier), welche, wie sehr viele andere Mütter hier zu Lande, die fraglichen Pülverchen stets vorräthig liegen hatte, kam eines Morgens zu mir, um Neue zu holen. Sie erzählte bei dieser Veranlassung folgende Thatsache: – seit 2 Tagen sei eines Nachbars Kind von der Bräune befallen, und der nächste Arzt, dem später noch ein zweiter zu Hülfe gekommen, hätten Beide gethan, was möglich gewesen wäre, aber gestern Abend das Kind verloren gegeben. Da hätten die verzweifelnden Eltern sie (die Frau) um ihre Pülverchen gebeten, welche sie ihnen auch, nebst Gebrauchs-Anweisung gegeben, und nach Anwendung derselben während des Laufes der Nacht wäre das Kind heute morgen außer Gefahr und so gut wie hergestellt gewesen. – Acht Tage später erfuhr ich noch von einem anderen Patienten von dort das völlige Wohlbefinden jenes verloren gegebenen Kindes.[PHZ 2 (1856) 52-53]

Vor etwa vier Jahren besuchte mich eine Frau aus dem mittleren Stande hiesiger Stadt in Begleitung ihres Töchterchens, welches seit drei Jahren völlig stimmlos war. Diese Stimmlosigkeit war unmittelbar auf einen allopathisch-behandelten Anfall von Bräune gefolgt, und hatte bisher keinem Mittel, – und es waren deren Viele von mehreren Aerzten gebraucht, – weichen wollen. Der angegebene Umstand veranlaßte mich, dem Mädchen dasjenige von den Bräunemitteln zu geben, welches, wie die Homöopathen wissen, am meisten der schleimigen Ausschwitzung in der Luftröhre entspricht, und zwar in einer einzigen Gabe. Schon am dritten Tage führte mir die glückliche Mutter ihr kleines Mädchen wieder vor, welches nun wieder, wie vor der Bräune, mit lauter und völlig reiner Stimme redete. Gestern Abend, – so erzählte sie, – habe das Kind plötzlich einen starken Anfall von Husten bekommen und dabei ein bedeutendes, rosenförmiges, sehr zähes Stück Schleim herausgewürgt, worauf unmittelbar sich die so lange verlorne Stimme wieder eingestellt habe. Sie brachte das Losgehustete mit, und es war ganz unverkennbar, daß es in der That die Schleimröhre war, welche sich bei der Bräune in der Luftröhre gebildet hatte, und die jetzt durch die Wirkung des Mittels gelöset und zum Auswurf gebracht war.[PHZ 2 (1856) 52-53]

Heilungsbericht von Pferden: [Am 25. Jan. 1863] *Reer's* F ü l l e n. H a l s b r ä u n e, woran auch die Mutter gelitten: 1. Acon., 2. Bell., 3. Hep., alle 12 Stunden. – Am 31. Jan. viel besser, aber nun D r u s e mit scharfem Nasenausflusse: Ars. [je C 200°°] – Geheilt.[KMS 780]

Brust

Brustentzündung.[VHA]

Heilungsbericht: *E. A.* zu O., eine junge Bauerfrau von 25 Jahren, kam vor fünf Wochen nieder und ward wenige Tage darauf krank, wobei sie von einem allopathischen Arzte mit stets zunehmender Verschlimmerung behandelt wurde. Sie liegt jetzt beständig im Bette, hat Fieber, r o t h e n A u s s c h l a g über den ganzen Körper, e n t z ü n d e t e, harte B r ü s t e mit dicken, feuerrothen und sehr schmerzhaften Knoten und wunden, eiternden Brustwarzen; dabei stete Verstopfung. – Daß ich sie selbst nicht sehen konnte, versteht sich von selbst, weil sie über 3 Meilen von hier wohnt. – Am 19. April [1841] Nro. 1 ACON. 30°°°, Nro. 2 NUX-V. 30°°, Nro. 3 PHOS. 30°°, Nro. 4 und 5 SACCH. LACT., alle 24 Stunden ein Pulver zu nehmen. Am 24. April: die Brust ist nun aufgegangen und eitert gut. Ziehen in den Beinen, Abends schlimmer. Nun Nro. 1 und 3 BRY. 30°°, Nro. 2 und 4 PULS. 30°°°, Nro. 5 SACCH. LACT., wieder alle 24 Stunden ein Pulver. Am 1. Mai. Die Brust ist geheilt, aber die MILCH läuft von selbst heraus; Frost beim Aufstehen aus dem Bette, der Ausschlag noch da. An diesem Tage: Nro. 1 SULPH. 60°°, Nro. 2 und 4 SACCH. LACT., Nro. 3 CALC. 30°°, alle 5 Tage ein Pulver. Nach 3 Wochen war die Frau wieder ganz gesund und blieb es bis zur heutigen

Verifikationen und klinische Symptome

me aufträten. Am nächsten Morgen wurde sein Besuch verlangt. Schon beim Eintritt in die Hausflur vernahm *D.* das laute und heisere Athmen des im zweiten Stock befindlichen Knaben, der unterdem Ausdrucke grosser Angst und mit sehr beklommener Respiration (35 Athemzüge in der Minute) in seiner Wiege sass. Husten selten, trocken und hohl, Gesicht turgescirt, purpurroth. Die Hände wurden öfters krampfhaft nach dem Larynx geführt. Haut feucht und heiss, nur die Stirn kalt; Puls hart, nicht voll, 130. Während der Nacht hatte das Kind einmal gebrochen und ein Stückchen fester Membran mit herausbefördert. Der Fall war unbedingt ein schwerer und alle Zeichen und besonders die grosse Hinfälligkeit des Knaben deuteten schon auf den Beginn einer unvollkommenen Entkohlung des BLUTS hin. Dieserhalb zögerte *D.* die *Bönninghausen*'schen Pulver zu geben und reichte BROM. 1. (Centes.) in WASSER alle 1/4 Stunde einen Theelöffel voll. Nach 2 Stunden war der Zustand nicht nur nicht besser, sondern der Puls häufiger und schwächer, die Respiration 40 in der Minute. HEP. 3. mit BROM. im Wechsel. Nach nochmals 2 Stunden hatte die Krankheit bereits die Höhe erreicht, dass selbst *Guersant* und *Trousseau* die Tracheotomie für zu spät gehalten hätten, da bereits das Allgemeinbefinden zu sehr mit ergriffen war und ein tödtlicher Ausgang nahe bevorzustehn schien. Unter solchen Umständen entschloss sich *D.* die *Bönninghausen*'schen Pulver zu geben, und fuhr damit von 1/2 zu 1/2 Stunde immer in der festgesetzten Reihenfolge bis Nachmittag 5 Uhr fort. Um 7 Uhr war eine bedeuten de Besserung eingetreten, die Respiration freier, nur noch 30, nicht mehr so rauh, der Husten öfter und lockerer. *D.* liess eine zweite Reihe der Pulver zurück, stündlich eins zu nehmen. Um 11 Uhr Nachts schlief das Kind und war am nächsten Morgen so gebessert, dass keine Arznei mehr nöthig schien. Am 5. Tage war das Kind vollkommen genesen. Verf. hat nie einen so schweren Fall von Croup heilen sehn und glaubt, das das Kind die Erhaltung seines Lebens nur den *Bönninghausen*'schen Pulvern zu verdanken habe.[Wells, P. P.: Croupheilungen, nach Bönninghausen's Verfahren vollzogen. AHZ 63 (1861) 111-112]

Stunde.[ACS 19 (1842) 3, 64]
Schmerzhafte Stiche in der Brust beim Athemholen, Husten und bei Bewegung (*auch bloß der Arme).[VHA]
Seitenstechen mit klagend weinerlichem Gemüthe, nur in der Rückenlage etwas gelindert.[VHA]
Stiche in den Brustseiten.[KEU 2]
Ungeheures Angstgefühl in der Brust.[VHA]
Brustschmerz von Erkältung oder von Schreck.[VHA]
Aengstliches Herzklopfen.[VHA], [HA 3], [KEU 2]
Angstgefühl in der Brust und ängstliches Herzklopfen.[HA 39]
Stiche im Herzen, mit schmerzhafter Lähmung und Taubheit des linken Armes. (ACON. und RHUS-T. sind die beiden Arzneimittel bei diesem Zustand).[Br., Lippe]
Engbrüstigkeit, wie von Zusammenklemmen der Brust.[VHA]
BLUTDRANG zur Brust.

Rücken
Genicksteifigkeit.[VHA]
Kriebeln im Rücken.[VHA]
Zerschlagenheit im Rücken und im Kreuze.[VHA]
Zerschlagenheit und Stiche im Kreuze und im Rücken.[KEU 2]
*Kreuzschmerz beim Umwenden.[VHA]

Oberglieder
Lähmiger Ziehschmerz in Armen und Beinen, ohne Geschwulst.[VHA]
Zerschlagenheit der Glieder.[HA 3]
Geschwulst der Hände.[KEU 2]
*Heiße Hände bei kalten Füßen.[VHA]
Kriebeln in den Fingern.[VHA]
Kribbeln in den Fingern während des Schreibens.[Br., Lippe]
Der Kranke kann, besonders nachts, den Arm nicht bewegen; die Hände schlafen ein und sind wie abgestorben: NUX-V. (vergleiche ACON.).[Br., Lippe]

Unterglieder
Kraftlosigkeit der Hüft- und Knie-Gelenke.[VHA]
Steifigkeit der Beine bei Bewegung (nach Erkältung).[VHA]
Zerschlagenheit der Glieder.[HA 3]

Drüsen
Konkordanz Drüsen: *Bell.*, Bry., Lyc., *Merc., Phos.*, Puls., S u l p h . [PB]

Knochen
Konkordanz Knochen: B e l l . , Calc., Lyc., *Merc.*, Phos., P u l s . , Sulph. [PB]

Haut
Trockne, brennende Hitze der Haut.[VHA]
Brennende Hitze der Haut.[HA 39]
Brennend heiße Geschwulst verletzter Teile.[VHA]
Gelbsucht.[VHA]
Masern.[VHA]
Purpur-Friesel.[VHA]
ACON. als Schutz- und Heilmittel bei Purpur-Friesel (Roodvonk).[ORG VI, § 73, S. 128]
Gesichtsröthe.[VHA]
Aufgedunsenes Gesicht.[VHA]
*Gesichtsblässe.[VHA]
*Beim Aufrichten ward das rothe Gesicht leichenblaß.[VHA]
*Beim Aufrichten, Ohnmacht mit Leichenblässe des Gesichts.[VHA]
*Innere Hitze im Kopfe und äußerlich Schweiß an demselben, bei Gesichtsblässe.[VHA]
Trockene, sich schälende Lippen.[VHA]
Durch Schreck unterdrückter Schweiß, mit Angst und Ärger.[Br., Lippe]
K l e b r i g e r , s ä u e r l i c h - r i e c h e n d e r S c h w e i ß a m K o p f e (u n d a m

Verifikationen und klinische Symptome

ganzen Körper), besonders der bedeckten Theile und der Seite, worauf man liegt, mit fieberhafter Unruhe und Neigung sich zu entblößen, Nachts verschlimmert, am Tage und im Freien gebessert.[HA 126]

Schweiß der Gesichtsseite, worauf man liegt.[VHA]

Schweiß an der Wange, auf der der Kranke liegt, weist auf ACON.. (Schweiß an der Seite, auf der der Kranke nicht liegt, verlangt SIL.. Schweiß nur an einer, besonders der rechten Körperseite, oder nur am oberen Teil des Körpers, oder am Rücken: NUX-V..)[Br., Lippe]

Konkordanz Haut und Aeusseres: Am-c., Arn., Ars., *Bell., Bry.*, Caust., Cham., Dulc., Hep., Ip., Kali-c., Lach., Lyc., *Merc.*, Mez., Nit-ac., Nux-v., Phos., Ph-ac., *Puls., Rhus-t.*, Sec., Sep., Sil., Staph., *Sulph.* [PB]

Schlaf

*Im Stillsitzen verschwinden fast alle Beschwerden; aber Nachts im Bette ist es gar nicht auszuhalten.[VHA]

Schreckhaftes Auffahren im Schlafe.[VHA]

Schlaflosigkeit wegen Aengstlichkeit und mit beständigem Umherwerfen.[VHA]

Schlaflosigkeit mit stetem Umherwerfen.[KEU 2]

Schlaflosigkeit mit Unruhe.[HA 3]

Unruhige Schlaflosigkeit.[HA 39]

Umherwerfen im Bette.[KEU 1]

Schlummersucht mit ängstlichen Phantasien und schnellem Athem.[VHA]

Schlummersucht, ohne schlafen zu können.[KEU 2]

Delirien, am meisten Nachts.[VHA]

Nächtliches Irrereden.[HA 12]

Nächtliches Phantasiren.[HA 39]

*Schlaflosigkeit und Phantasiren bei geschlossenen Augen.[VHA]

Konkordanz Schlaf und Träume: Anac., Ars., Bell., *Bry.*, Calc., Caust., Cham., Chin., Con., Graph., Hep., Ign., Kali-c., Lach., Lyc., Merc., Nat-c., Nux-v., Op., *Phos.*, Ph-ac., Puls., Rhus-t., Sep., Sil., *Sulph.* [PB]

Träume

Träume, in denen er viel sprach: Acon. (MESM.)[Caspari, MM 1,170]

Träume gegen Morgen sehr lebhaft einen Traum, der ihm genauen Aufschluß über eine Angelegenheit giebt, welche ihm im Wachen ein unerklärliches Räthsel war: Acon. (MESM.)[Caspari, MM 1,170]

Konkordanz Schlaf und Träume: Anac., Ars., Bell., *Bry.*, Calc., Caust., Cham., Chin., Con., Graph., Hep., Ign., Kali-c., Lach., Lyc., Merc., Nat-c., Nux-v., Op., *Phos.*, Ph-ac., Puls., Rhus-t., Sep., Sil., *Sulph.* [PB]

Fieber

Verkältung, wornach Fieber und Hitze erfolgt ist: Acon. X° R.[SRA]

Harter, schneller Puls.[VHA]

Harter, beschleunigter Puls.[HA 39]

Harter, voller, sehr beschleunigter Puls.[KEU 2]

*Zu Anfange der Krankheit Frost, dann anhaltende, ununterbrochene Hitze.[VHA]

Frost mit Gliederschmerzen.[VHA]

Ängstliche Frostschauder.[VHA]

Frost mit innerer trockner Hitze und Backenröthe.[VHA]

Innere Frostschauder mit trockener, heisser Haut und Neigung zum Entblössen.[KEU 2]

Fieber: Frost des ganzen Körpers, mit heißer Stirne, heißen Ohrläppchen und innerer trockner Hitze.[S.Hn.; RA 1, Nr. 469]

Äußere, brennende Hitze.[VHA]

*Hitze mit Gesichtsblässe.[VHA]

*Hitze mit Neigung, sich zu entblößen.[VHA]

*Sobald er sich in der Hitze entblößt, bekommt er sogleich Frost und Schmerzen: Squil. (Bei ACON. findet gerade das Gegenteil statt.)[VHA]

Allgemeine, trockne Hitze mit Durst, Gesichtsröthe und Seitenstichen.[VHA]

Verifikationen und klinische Symptome

Allgemeine trockne Hitze und Durst.[HA 12]
Bei der Hitze mäßiger Bierdurst.[S.Hn.; RA 1, Nr. 485]
Allgemeine trockene Hitze.[KEU 2]
Trockene Hitze mit Durst.[HA 3]
Trockne Hitze mit Durst; Schweiß der bedeckten Theile.[HA 39]
Unaufhörlicher Schweiß, besonders der bedeckten Theile.[VHA]
Schweiss der bedeckten Theile.[KEU 2]
Klebriger, säuerlich-riechender Schweiß am Kopfe (und am ganzen Körper), besonders der bedeckten Theile und der Seite, worauf man liegt, mit fieberhafter Unruhe und Neigung sich zu entblößen, Nachts verschlimmert, am Tage und im Freien gebessert.[HA 126]
Entzündung des Rachens und Schlundes mit dunkler Röthe und heftigem Fieber.[VHA]
So hat z. B. in reinen Entzündungskrankheiten, wo ACONIT so unentbehrlich ist, dessen Wirkung aber durch GEWÄCHSSÄURE-Genuß im Organism aufgehoben werden würde, der Kranke fast nur auf reines kaltes WASSER Verlangen.[ORG VI, S. 238]

Fieberstadien

1. Der Puls meistens sehr voll, hart und beschleunigt, zuweilen aussetzend; selten klein und fadenförmig, oder unfühlbar. – Kältegefühl in den Adern.[WF 1]
2. Zu Anfange der Krankheit Frost, am Heftigsten Abends nach dem Niederlegen, oft mit einer heissen Backe und verengerten Pupillen. – Frost von Entblössung und von Berührung. – Beim Froste oft innere Hitze mit Angst und Backenröthe. – Von den Füssen bis zur Brust heraufrieselnder Schauder.[WF 1]
3. Trockne, brennende Hitze, meistens vom Kopfe und vom Gesichte ausgehend, mit vielem Durste auf kalte Getränke. – Bei der Hitze ungemeine Aufgeregtheit, Unruhe, Angst und agonisirendes Umherwerfen. – Anhaltende äussere Hitze mit Neigung sich zu entblössen. – Brennende Hitze mit gleichzeitig überlaufendem Frostschauder.[WF 1]
4. Langdauernder Schweiss über den ganzen Körper von etwas säuerlichem Geruche. – Am Meisten schwitzen die bedeckten Theile.[WF 1]

Konkordanz Fieber: Arn., Ars., *Bell., Bry.*, Calc., Carb-v., Cham., Chin., Cupr., Ferr., Hep., Hyos., Ign., Jod., Ip., Kali-c., Kreos., Lyc., *Merc.*, Nat-m., Nit-ac., *Nux-v.*, Op., *Phos.*, Ph-ac., Puls., *Rhus-t.*, Samb., Sec., Sep., Sil., Stann., Stram., Sulph., Verat. [PB]

Gemeinsames

Bei Störungen der antipsorischen Kur: Schreck mit Aergerniß verbunden: Acon. X° R.[SRA]
Bei Störungen der antipsorischen Kur: Verkältung, wornach Fieber und Hitze erfolgt ist: Acon. X° R.[SRA]
So hat z. B. in reinen Entzündungskrankheiten, wo ACONIT so unentbehrlich ist, dessen Wirkung aber durch GEWÄCHSSÄURE-Genuß im Organism aufgehoben werden würde, der Kranke fast nur auf reines kaltes WASSER Verlangen.[Hahnemann, ORG V, §. 263. Anm.]
Große nervöse Aufgeregtheit; abwechselndes Weinen und Lachen oder Singen.[HA 12]
Zerschlagenheit des ganzen Körpers und Schwere in allen Gliedern.[VHA]
Schmerzhafte Empfindlichkeit des Körpers gegen Berührung; er läßt sich nicht anfassen.[VHA]
Empfindlichkeit gegen Berührung.[KEU 2]
Unerträglichkeit der Schmerzen.[VHA], [HA 39]
Schnelles, ungemeines Sinken der Kräfte.[VHA]
Beim Versuch aufzustehen fällt der Kranke unmittelbar um und hat Angst, sich wieder zu erheben.[Br., Lippe]
Will stets liegen.[KEU 2]
Unverweigerlicher Hang sich niederzulegen: Acon. (MESM.)[Caspari, MM 1,171]
*Im Stillsitzen verschwinden fast alle Beschwerden; aber Nachts im Bette ist es gar nicht auszuhalten.[VHA]
Kribbeln über den ganzen Körper.[Br., Lippe]
Kribbeln mit Ohnmachtsfanfällen, schlimmer im Herbst und Frühjahr.[Br., Lippe]
*Beim Aufrichten, Ohnmacht mit Leichenblässe des Gesichts.[VHA]

Folgen von Erkältung

Folgen von Erkältung.[VHA]
Klopfender Zahnschmerz von Erkältung.[VHA]

Verifikationen und klinische Symptome

Blähungskolik nach Erkältung.[VHA]
Nach Erkältung in trockener Kälte oder ZUGLUFT.[KEU 1]
Schlimme Folgen von kalter LUFT.[Br., Lippe]
Brustschmerz von Erkältung oder von Schreck.[VHA]
Steifigkeit der Beine bei Bewegung (nach Erkältung).[VHA]
Nachtheile von Ärger, oder von Schreck mit Ärger.[VHA]
Durch Schreck unterdrückter Schweiß, mit Angst und Ärger (in chronischen Zuständen, wie Husten, BLUT-Spucken, Brustschmerzen, Erkältungen, beschwerliches Atmen, wenn sie von einem Schüttelfrost in trockener, kalter LUFT herrühren; der Kranke wünscht nie die Augen zu öffnen).[Br., Lippe]

Besserung der Beschwerden

Am Tage.[HA 126]
Wärme.[HA 62], [HA 133]
Ruhe.[HA 45]
*Im Stillsitzen verschwinden fast alle Beschwerden.[VHA]
*Still-Sitzen.[VHA], [HA 67], [HA 70]
Aufrechtsitzen.[HA 82]
Im Freien.[HA 78], [HA 126]
Entblößung.[HA 133]
Entblößung des Kopfs.[HA 62], [HA 82]

Verschlimmerung der Beschwerden

Im Winter.[KEU 1]
Herbst und Frühjahr.[Br., Lippe]
Nachts.[HA 126]
Nachts im Bette ist es gar nicht auszuhalten.[VHA]
Nachts, besonders nach Mitternacht.[KEU 1]
Gegen Abend.[HA 70]
Aerger, besonders mit Schreck.[KEU 1]
Nachtheile von Ärger, oder von Schreck mit Ärger.[VHA]
Nach Erkältung in trockener Kälte oder ZUGLUFT.[KEU 1]
Schlimme Folgen von kalter LUFT.[Br., Lippe]
Ost- und Nord-WIND [in Deutschland; – in den Vereinigten Staaten von Amerika (USA) der trockene, kalte West-WIND].[KEU 1]
Kälte.[HA 133]
Erhitzung.[HA 82], [KEU 1]
Warm Einhüllen.[HA 133]
Bücken.[HA 45], [HA 78]
Bewegung.[HA 51], [HA 62], [HA 70], [HA 82]
Bewegung und Trinken erhöhen, die freie Luft mindert die Beschwerden, welche Abends und Morgens heftiger auftreten.[Wrelen, S. VIII]
Gehen im Freien.[KEU 1]
*Beim Aufrichten.[VHA], [KEU 1], [HA 82]
Aufstehen.[KEU 1]
Tiefathmen.[KEU 1]
Sprechen.[HA 45], [HA 51], [HA 82], KEU 1]
Liegen auf der (schmerzhaften) Seite.[KEU 1]
Kann auf der schmerzhaften Seite nicht liegen.[KEU 2]
Nach Schlafen.[KEU 1]
Trinken.[KEU 1]
TABACKS-Dampf.[KEU 1]

Konkordanzen

Verschlimmerung nach der Zeit: Ant-c., Ant-t., Arn., Ars., Bry., Calc., Caps., Carb-an., Croc., Dulc., Hep., Ign., Jod., Kali-c., Mag-c., Mang., Merc., Nit-ac., Plb., Rhus-t., Samb., Sep., Sil., Staph., Sulph. [PB]

Verschlimmerung nach Lage und Umständen: Anac., Ars., Bar-c., Bell., Bor., *Bry.*, *Calc.*, Caust., Cham., Hep., Ign., Kali-c., *Lyc.*, *Nux-v.*, Phos., Puls., *Rhus-t.*, Sabad., Sabin., Sep., Squil., Sulph., Verat. [PB]

Verifikationen und klinische Symptome

Beschwerden der Thiere

Pferde

[Am 25. Jan. 1863] *Reer's* F ü l l e n. H a l s b r ä u n e, woran auch die Mutter gelitten: 1. Acon., 2. Bell., 3. Hep., alle 12 Stunden. – Am 31. Jan. viel besser, aber nun D r u s e mit scharfem Nasenausflusse: Ars. [je C 200°°] – Geheilt.[KMS 780]

Rinder

[Am 16. März 1863] *Stroband's* K u h, nach Kalben heftiges (MILCH?)F i e b e r mit v e r s i e g t e r M I L C H und Zittern: 1. Acon., 2. Cham., alle 6 Stunden. – 27. März. Die MILCH wieder da, aber nun am ganzen Körper g e l ä h m t, so dass sie weder stehen, noch fressen kann: Puls. [je C 200°°] – Am andern Tage völlig geheilt.[KMS 781]

Arzneiverwandtschaften von Aconitum napellus

Agar., Anac., Ant-c., Arn., A r s., (Asaf.), Asar., B e l l., B r y., Cann-s., (Carb-an.), Caust., C h a m., Coff., Colch., C r o c., Dros., D u l c., G r a p h., Hep., Hyos., Ip., (Mag-m.), M e r c., Nit-ac., N u x - v., O p., Phos., Plat., Puls., R u t a, Sabin., S e p., Spig., Spong., Stram., Sulph., (Thuj.), V e r a t. [VHA]

Anac., Arn., *Ars., B e l l., B r y., Calc.*, Carb-v., Caust., C h a m., C h i n., Cocc., Dulc., Graph., H e p., Hyos., I g n., Ip., K a l i - c., Lach., *Lyc., M e r c.*, Nat-c., N a t - m., Nit-ac., *Nux-v.*, Op., *P h o s.*, Ph-ac., *P u l s., R h u s - t.*, Sec., *Sep.*, S i l., Spig., Staph., Stram., *S u l p h.*, V e r a t. [PB]

Arn., *Ars., B e l l., B r y., C a n t h., C h a m., Coff.*, C r o c., D u l c., G r a p h., *Lyc., M e r c., Mill., Nux-v., Op., Phos., Ph-ac., Puls., R h u s - t.*, R u t a, *S e p., Sulph., Valer.*, *V e r a t.* [KV]

Antidote von Aconitum napellus: Cham., C o f f., Nux-v., Verat. – A c e t u m, V i n u m

Coff., Nux-v. [SRN]

GEWÄCHSSÄURE, WEIN [SRN]

GEWÄCHSSÄUREN und der WEIN heben seine Wirkungen auf, und sonst noch andre Arzneien, die seinen etwaigen, lästigen Symptomen (durch allzu grosse Gabe oder unhomöopathische Wahl erzeugt) palliativ oder homöopathisch entsprechen.[RA 1, 439]

So hat z. B. in reinen Entzündungskrankheiten, wo ACONIT so unentbehrlich ist, dessen Wirkung aber durch GEWÄCHSSÄURE-Genuß im Organism aufgehoben werden würde, der Kranke fast nur auf reines kaltes WASSER Verlangen.[ORG V, §. 263. Anm.], [ORG VI, 207]

Cham., C o f f., Nux-v., Verat. [PB]

A C E T U M, V I N U M [PB]

Aconitum napellus ist Antidot von: Bry., Cham., Coff., Croc., Lyc., Nux-v., Sep., Sulph., Verat.

Die Nachtheile von ihrer [CHAM.] Anwendung in zu grossen Gaben und am unrechten Orte werden, je nachdem die Symptome sind, theils von r o h e m K A F F E E, theils von I G N A T Z S A A M E N, theils von P U L S A T I L L E –; sind es aber durch Bewegung des leidenden Theils sich mindernde, reissende und ziehende Schmerzen, von S T U R M H U T bald gehoben.[RA 3, 68-69]

Wenn sie [NUX-V.] wegen allzu großer Gabe, oder wegen unhomöopathischer Anwendung beträchtliche Nachtheile zuwege bringt, so kann ihre Kraft doch schnell durch etwas weniges WEIN, BRANNTWEIN und KAMPHER gänzlich aufgehoben werden; sonst ist auch gegen das davon erregte Kopfweh und die Appetitlosigkeit, KAFFEE, gegen die entstandnen Lähmungszufälle, KOCKEL, gegen die davon herrührende Ueberempfindlichkeit und Engbrüstigkeit, STURMHUT und gegen die große Verdrießlichkeit und Aergerlichkeit, CHAMILLE als Gegenmittel hülfreich.[RA 1, 194-195]

Eine allzustarke Wirkung der SEPIA scheint sich durch GEWÄCHS-SÄURE zu mindern, aber das kräftigste Antidot ist das Riechen in versüssten SALPETER-GEIST, weniger das Riechen an die Billion-Verdünnung des rohen SPIESSGLANZES; in Fällen aber, wo der BLUTLAUF zu sehr erregt worden, Riechen in eine ACONIT-Dynamisation.[CK 5, 172-173]

Ist ein ängstliches Außersichseyn, mit Körperkälte, oder auch wohl brennender Empfindung im Gehirne begleitet, zugegen, dann dient STURMHUT [als Antidot von WEIßNIEßWURZEL].[RA 3, 329]

Verifikationen und klinische Symptome

Aconitum napellus ist Folgemittel von: Hep.

[Am 25. Jan. 1863] *Reer's* F ü l l e n . H a l s b r ä u n e , woran auch die Mutter gelitten: 1. Acon., 2. Bell., 3. Hep., alle 12 Stunden. – Am 31. Jan. viel besser, aber nun D r u s e mit scharfem Nasenausflusse: Ars. [je C 200°°] – Geheilt.[KMS 780]

Folgemittel von Aconitum napellus: Bell., Cocc., Hep., Nux-v.

An einem solchen Abende war es, wo unsere heute noch lebende, zwar sehr bejahrte, aber sonst sich völlig wohlbefindende Köchin von einem S c h l a g a n f a l l e betroffen wurde. Wir eilten alle Drei schnell zu ihr, wo die alten Allopathen schleunigst eine Ader öffnen wollten, was wir verhinderten und statt dessen eine kleine Gabe des hier durchaus angezeigten ACON. gaben. Nach wenigen Minuten hatte die Bewusstlose ihre Besinnung wieder erlangt, aber nun zeigte sich eine L ä h m u n g der ganzen l i n k e n S e i t e des Körpers. Unserer Versicherung, dass diese Lähmung bei der Unterlassung des Aderlasses in kurzer Zeit gehoben sein würde, wollte der erst halbüberzeugte Dr. *L.* keinen rechten Glauben schenken. Inmittelst wurde die Gelähmte in ihr Bett getragen und erhielt etwa eine Stunde später eine kleine Gabe COCC..[AHP 430]

[Am 25. Jan. 1863] *Reer's* F ü l l e n . H a l s b r ä u n e , woran auch die Mutter gelitten: 1. Acon., 2. Bell., 3. Hep., alle 12 Stunden. – Am 31. Jan. viel besser, aber nun D r u s e mit scharfem Nasenausflusse: Ars. [je C 200°°] – Geheilt [KMS 780]

Die ferneren 3 Pulver [nach ACON.], welche HEPAR und SPONGIA enthalten, haben etwas l ä n g e r e Wirkungen, und es muss ihnen 3 b i s 5 S t u n d e n Z e i t vergönnt werden, ehe ein neues gegeben wird.[AHZ 63 (1861) 127]

Am 19. April [1841] Nro. 1 ACON. 30°°°, Nro. 2 NUX-V. 30°°, Nro. 3 PHOS. 30°°, Nro. 4 und 5 SACCH. LACT., alle 24 Stunden ein Pulver zu nehmen.[ACS 19 (1842) 3, 64]

Aconitum napellus ist Wechselmittel mit: Cham.

[Am 16. März 1863] *Stroband's* K u h , nach Kalben heftiges (MILCH?)F i e b e r mit v e r s i e g t e r M I L C H und Zittern: 1. Acon., 2. Cham., alle 6 Stunden. – 27. März . Die MILCH wieder da, aber nun am ganzen Körper g e l ä h m t , so dass sie weder stehen, noch fressen kann: Puls. [je C 200°°] – Am andern Tage völlig geheilt.[KMS 781]

Zwischenmittel von Aconitum napellus: Arn.

Am 24. Juni 1852 erhielt er von mir: 1, 3. ACON. 200°°, 2. ARN. 200°°, alle 2 Abende ein Pulver zu nehmen.[Vol. 82, S.253; AHZ 48 (1854) 61]

Konkordanzen der homöopathischen Arzneien

I. Gemüth und Geist: Anac., Ars., *Bell.*, Bry., Calc., Cham., Cocc., Graph., Hyos., Ign. Lach., L y c . , Merc., Mosch., N a t - m . , Nux-v., Op., P h o s . , P u l s . , Rhus-t., S e p . , S t r a m . , S u l p h . , V e r a t . [PB]

II. Körpertheile und Organe: Arn., A r s . , *B e l l .* , *Bry.*, *Calc.*, Canth., C a r b - v . , Caust., *Cham.*, *Chin.*, Cocc., Con., Dig., Dros., Dulc., Graph., H e p . , H y o s . , *Ign.*, I p . , Kali-c., *Lyc.*, *Merc.*, Nat-c., N a t - m . , Nit-ac., *N u x - v .* , Op., Petr., *Phos.*, Ph-ac., Plat., Plb., *P u l s .* , *Rhus-t.*, Ruta, Sabad., Sec., *S e p .* , S i l . , S p i g . , Stann., Staph., Stram., *S u l p h .* , *Verat.*, Zinc. [PB]

III. Empfindungen und Beschwerden

1. **Aeussere und innere Körpertheile im Allgemeinen:** A r n . , *Ars.*, Asaf., Bar-c., *B e l l .* , *Bry.*, *Calc.*, Canth., Carb-v., Caust., C h a m . , C h i n . , Cocc., Ferr., Hyos., I g n . , K a l i - c . , *Lyc.*, M e r c . , Nat-c., N a t - m . , Nit-ac., *N u x - v .* , *Phos.*, Ph-ac., Plat., *Puls.*, *R h u s - t .* , *S e p .* , S i l . , S p i g . , Staph., Stram., *S u l p h .* , Verat. [PB]
2. **Drüsen:** *Bell.*, Bry., Lyc., *Merc.*, *Phos.*, Puls., S u l p h . [PB]
3. **Knochen:** B e l l . , Calc., Lyc., *Merc.*, Phos., P u l s . , Sulph. [PB]
4. **Haut und Aeusseres:** Am-c., Arn., A r s . , *Bell.*, *Bry.*, Caust., Cham., Dulc., Hep., Ip., Kali-c., Lach., L y c . , *M e r c .* , Mez., Nit-ac., Nux-v., P h o s . , Ph-ac., *Puls.*, *Rhus-t.*, Sec., Sep., S i l . , S t a p h . , *Sulph.* [PB]

Verifikationen und klinische Symptome

Verifikationen und klinische Symptome

IV. Schlaf und Träume: Anac., Ars., Bell., *Bry.*, Calc., Caust., Cham., Chin., Con., Graph., Hep., Ign., Kali-c., Lach., Lyc., Merc., Nat-c., Nux-v., Op., *Phos.*, Ph-ac., Puls., Rhus-t., Sep., Sil., *Sulph.* [PB]

V. Fieber: Arn., Ars., *Bell.*, *Bry.*, Calc., Carb-v., Cham., Chin., Cupr., Ferr., Hep., Hyos., Ign., Jod., Ip., Kali-c., Kreos., Lyc., *Merc.*, Nat-m., Nit-ac., *Nux-v.*, Op., *Phos.*, Ph-ac., Puls., *Rhus-t.*, Samb., Sec., Sep., Sil., Stann., Stram., Sulph., Verat. [PB]

VI. Änderung des Befindens

1. **Verschlimmerung nach der Zeit:** Ant-c., Ant-t., Arn., Ars., Bry., Calc., Caps., Carb-an., Croc., Dulc., Hep., Ign., Jod., Kali-c., Mag-c., Mang., Merc., Nit-ac., Plb., Rhus-t., Samb., Sep., Sil., Staph., Sulph. [PB]
2. **Verschlimmerung nach Lage und Umständen:** Anac., Ars., Bar-c., Bell., Bor., *Bry.*, *Calc.*, Caust., Cham., Hep., Ign., Kali-c., *Lyc.*, *Nux-v.*, Phos., Puls., *Rhus-t.*, Sabad., Sabin., Sep., Squil., Sulph., Verat. [PB]

VII. Konkordanz der homöopathischen Arzneien

Anac., Arn., *Ars.*, *Bell.*, *Bry.*, *Calc.*, Carb-v., Caust., Cham., Chin., Cocc., Dulc., Graph., Hep., Hyos., Ign., Ip., Kali-c., Lach., *Lyc.*, *Merc.*, Nat-c., Nat-m., Nit-ac., *Nux-v.*, Op., *Phos.*, Ph-ac., *Puls.*, *Rhus-t.*, Sec., *Sep.*, Sil., Spig., Staph., Stram., *Sulph.*, Verat. [PB]

Arn., *Ars.*, *Bell.*, *Bry.*, *Canth.*, *Cham.*, *Coff.*, Croc., Dulc., Graph., *Lyc.*, *Merc.*, *Mill.*, *Nux-v.*, *Op.*, *Phos.*, *Ph-ac.*, *Puls.*, *Rhus-t.*, Ruta, *Sep.*, *Sulph.*, *Valer.*, *Verat.* [KV]

Agaricus muscarius (Fliegenpilz)
(Agar.)

Synonyma
Agaricus muscarius, Fliegenblätterschwamm [SRA]

Antipsorische Arznei
[SRA]

Arzneiwirkungsdauer
Wirkt über 40 Tage.[SRA]
Zählt zur 3. Klasse derjenigen Mittel, welche eine mittlere Wirkungsdauer besitzen.[AHZ 49 (1855) 82]

Eigenthümlichkeiten und Hauptwirkungen

Gemüth
Unlust zum Sprechen und zur Arbeit.[VHA]
Unlust zum Sprechen.[HA 55]
Konkordanz Gemüth und Geist: Ant-c., *Bell.*, Bry., Cann-s., Hyos., L a c h ., Nux-v., *O p .*, *Phos., Stram.*, Verat. [PB]

Geist
Neigung zu Prophezeihen und Versemachen.[VHA]
Schüchterner, oder furchtloser, gewaltthätiger Wahnsinn.[VHA]
Konkordanz Gemüth und Geist: Ant-c., *Bell.*, Bry., Cann-s., Hyos., L a c h ., Nux-v., *O p .*, *Phos., Stram.*, Verat. [PB]

Schwindel
Früh und im Freien schwindlicher Taumel, wie von geistigen Getränken.[VHA]
Schwindel im SONNENLICHTE.[VHA]
T a u m e l i g e T r u n k e n h e i t f r ü h u n d i m F r e i e n , b e s o n d e r s i m h e l l e n S O N N E N S C H E I N E .[HA 30]
Trunkener Schwindel im Freien.[HA 55]

Innerer Kopf
Kopfweh, wie von einem eingedrückten Nagel.[VHA]
D r ü c k e n i n d e r (r e c h t e n) K o p f s e i t e , w i e v o n e i n e m e i n g e s t o ß e n e n N a g e l , b e i r u h i g e m S i t z e n o d e r S t e h e n v e r s c h l i m m e r t , b e i m ä ß i g e r B e w e g u n g g e b e s s e r t . – Unlust zum Sprechen; trunkener Schwindel im Freien; Jucken im Gesichte; reißende Gesichtsschmerzen; übler Mundgeruch; Engbrüstigkeit beim Gehen; Zerschlagenheit und Schwäche im Rücken; Gliederreißen im Stillsitzen, von Bewegung vergehend; Empfindlichkeit gegen kühle LUFT; Zittern; Tagesschläfrigkeit, am meisten nach dem Essen; Frostigkeit bei äußerer, natürlicher Wärme; Schweiß bei der mindesten Anstrengung.[HA 55]

Aeusserer Kopf
Zucken an Stirn und Schläfen.[VHA]
Gefühl von Eiskälte äußerlich am Kopfe.[VHA]

Augen
Lästige Zuckungen im Auge.[VHA]
Fippern der Augenlider.[VHA]
Trübsichtigkeit, wie von Nebel vor den Augen.[VHA]

Ohren
Jücken, Brennen und Röthe, wie nach Erfrierung, an vielen Theilen, besonders an Nase, Ohren, Fingern und Zehen.[VHA]
Jucken, Brennen und Röthe der Ohren, gerade wie nach Erfrieren; rote Stellen an den Ohren; Jucken, Brennen und Röte, als ob Ohren, Nase, Wangen, Finger und Zehen erfroren wären; Frostbeulen.[Br., Lippe]

Verifikationen und klinische Symptome

Nase
Wundheit der innern Nase.[VHA]
Erhöhter Geruch.[VHA]
Früh, beim Erwachen ziehender Kopfschmerz bis in die Nasenwurzel.[VHA]

Antlitz
Jucken im Gesichte.[HA 55]
Reißende Gesichtsschmerzen.[HA 55]
Reissen in den Knochen des Oberkiefers.[VHA]

Zähne
Reissendes Zahnweh, durch Kälte verschlimmert.[VHA]

Mund
Uebler Mundgeruch, wie nach Meerrettig.[VHA]
Übler Mundgeruch.[HA 55]
Wundheit der Mundhöhle und der Zunge.[VHA]

Genüsse
Abendliche Anfälle von Heißhunger.[VHA]
Viel Hunger, aber kein Appetit.[Br., Lippe]

Aufstoßen
Leeres Aufstoßen mit Schluchzen abwechselnd.[VHA]

Magen
Magendrücken nach dem Essen.[VHA]

Bauch
Kneipender und schneidender Durchfall-Leibschmerz.[VHA]
Breiige Stühle mit vielen Blähungen und Leibschmerz.[VHA]

Blähungen
Häufiger Abgang nach Knoblauch riechender Blähungen.[VHA]

Stuhl
Harter, dunkelfarbiger Stuhl nach vorgängiger Verstopfung.[VHA]
Breiige Stühle mit vielen Blähungen und Leibschmerz.[VHA]
Kneipender und schneidender Durchfall-Leibschmerz.[VHA]

Harn
Heller, zitrongelber Urin.[VHA]
Harnabgang vermindert.[VHA]

Geschlechtstheile
Große Aufregung des Geschlechtstriebes bei schlaffer Ruthe.[VHA]
Große Ermattung nach dem Beischlafe.[VHA]

Athem
Brustbeklemmung mit Neigung zum öftern Tiefathmen.[VHA]
Engbrüstigkeit und kurzer Athem.[VHA]

Husten
Leichter Auswurf kleiner, fester Schleimkügelchen, fast ohne Husten.[VHA]

Brust
Nächtlicher starker Schweiß auf der Brust.[VHA]
Brustbeklemmung mit Neigung zum öftern Tiefathmen.[VHA]
Engbrüstigkeit und kurzer Athem.[VHA]
Engbrüstigkeit beim Gehen.[HA 55]

Verifikationen und klinische Symptome

Rücken

Durch den ganzen Rücken wie zerschlagen und verrenkt.[VHA]
Große Schwäche in den Rückenmuskeln.[VHA]
Zerschlagenheit und Schwäche im Rücken.[HA 55]

Oberglieder

Brennen am Ober- und Unter-Arme, worauf weiße Knötchen, mit Abschuppung der Oberhaut.[VHA]
Zittern der Hände.[VHA]
Die Gliederschmerzen sind anhaltend in der Ruhe und vergehen durch Bewegung.[VHA]
Gliederreißen im Stillsitzen, von Bewegung vergehend.[HA 55]

Unterglieder

Müdigkeit und Schwere in den Beinen.[VHA]
Reissen in den ganzen Beinen, wie im Knochenmarke, durch Bewegung gebessert.[VHA]
Die Gliederschmerzen sind anhaltend in der Ruhe und vergehen durch Bewegung.[VHA]
Gliederreißen im Stillsitzen, von Bewegung vergehend.[HA 55]

Knochen

Konkordanz Knochen: Am-m., Bell., Caust., C o c c . , Hep., Merc., Phos., Puls., R u t a . [PB]

Haut

Jücken, Brennen und Röthe, wie nach Erfrierung, an vielen Theilen, besonders an Nase, Ohren, Fingern und Zehen.[VHA]
Jucken, Brennen und Röthe der Ohren, gerade wie nach Erfrieren; rote Stellen an den Ohren; Jucken, Brennen und Röte, als ob Ohren, Nase, Wangen, Finger und Zehen erfroren wären; Frostbeulen.[Br., Lippe]
Hirsekorngroße, sehr dicht beisammen stehende und heftig jückende Hautausschläge von weißer Farbe.[VHA]
Brennen am Ober- und Unter-Arme, worauf weiße Knötchen, mit Abschuppung der Oberhaut.[VHA]
Konkordanz Haut und Aeusseres: Ant-c., B r y . , *Calc.*, C h i n . , Lach., L e d . , L y c . , Mag-c., Merc., Nat-m., Nit-ac., Petr., Phos., P h - a c . , Puls., *Rhus-t.*, Sel., Sep., S i l . , S u l p h . , Verat. [PB]

Schlaf

Große Schläfrigkeit nach dem Essen.[VHA]
Große Ermattung nach dem Beischlafe.[VHA]
Nächtlicher starker Schweiß auf der Brust.[VHA]
Tagesschläfrigkeit, am meisten nach dem Essen.[HA 55]
Konkordanz Schlaf und Träume: Acon., Anac., A n t - c . , Cycl., L a c h . , Nux-v., P h o s . , Sulph. [PB]

Fieber

Frostigkeit an der LUFT und beim Lüften des Bettes.[VHA]
Frostigkeit bei äußerer, natürlicher Wärme.[HA 55]
Fettiger, (aber nicht übelriechender) Nachtschweiß.[VHA]
Schweiß bei der mindesten Anstrengung.[HA 55]

Fieberstadien

1. P u l s Früh etwas beschleunigt, später am Tage immer langsamer; sehr ungleich und zuweilen aussetzend.[WF 2]
2. F r o s t und Frostigkeit vorherrschend, besonders in der kalten, freien LUFT und beim Lüften des Bettes. – Frostschauder am Körper von Oben herunterlaufend.[WF 2]
3. H i t z e wenig und fast nur am Oberkörper.[WF 2]
4. Fettiger, aber nicht übelriechender S c h w e i s s die Nacht hindurch im Schlafe. – Schweiss von geringer Bewegung.[WF 2]

Konkordanz Fieber: Bell., B r y . , *Chin.*, Graph., H e p . , Lach., M e r c . , *Nat-m.*, R h u s - t . , Samb., Sel., Sep., *Stram.*, Sulph. [PB]

Verifikationen und klinische Symptome

Gemeinsames

Große Empfindlichkeit des ganzen Körpers gegen Druck und kalte LUFT.[VHA]
Empfindlichkeit gegen kühle LUFT.[HA 55]
Ungemeine Müdigkeit und Zerschlagenheit nach mäßiger Bewegung.[VHA]
Die Gliederschmerzen sind anhaltend in der Ruhe und vergehen durch Bewegung.[VHA]
Die Beschwerden erscheinen oft über Kreuz, z. B. am rechten Arme und linken Beine.[VHA]
Fallsucht-Anfälle mit großer Kraftanstrengung.[VHA]
Zittern.[VHA]

Verschlimmerung der Beschwerden

Konkordanzen

Verschlimmerung nach der Zeit: Chel., Kali-n., Nux-v. [PB]

Verschlimmerung nach Lage und Umständen: Ars., Bar-c., Bov., Calc., Cann-s., Caps., Carb-v., Chel., Chin., Con., Kali-c., *Lach.*, Lyc., Nat-c., Nux-m., Nux-v., *Puls.*, Ran-b., Rhod., *Rhus-t.*, Ruta, *Sel.*, Sep., *Sil.*, Spig., Stram., *Valer.*, Zinc. [PB]

Arzneiverwandtschaften von Agaricus muscarius

Acon., Bell., Coff., Graph., Phos., Puls. [VHA]

Ant-c., Ars., *Bell.*, Bry., *Calc.*, Carb-v., Caust., *Chin.*, Cocc., Con., Hep., Ign., Kali-c., *Lach.*, Lyc., *Merc.*, Nat-m., Nux-v., Op., *Phos.*, Ph-ac., *Puls.*, *Rhus-t.*, Sel., *Sep.*, *Sil.*, Stram., Sulph., Valer., Zinc. [PB]

Bell., *Calc.*, *Cocc.*, Coff., *Lyc.*, *Nit-ac.*, *Nux-v.*, *Petr.*, *Phos.*, *Puls.*, *Sep.*, *Sil.*, *Sulph.* [KV]

Antidote von Agaricus muscarius: Camph., Coff., Puls., VINUM

Camph., Puls. [SRA]
WEIN, KAFFEE [SRA]
KAMPHER ist das Haupt-Antidot, selbst gegen chronisch gewordene Uebel von FLIEGENPILZ. [CK 2, 1]
Camph., Coff., Puls. [PB]
VINUM [PB]

Konkordanzen der homöopathischen Arzneien

I. Gemüth und Geist: Ant-c., *Bell.*, Bry., Cann-s., Hyos., Lach., Nux-v., *Op.*, *Phos.*, *Stram.*, Verat. [PB]

II. Körpertheile und Organe: Alum., Aur., *Bell.*, Bry., *Calc.*, Canth., Carb-v., Caust., *Chin.*, Con., Hep., Ign., Kali-c., Mang., *Merc.*, Mez., Nat-m., *Phos.*, *Ph-ac.*, *Puls.*, *Rhus-t.*, Sabin., Sars., *Sep.*, Sil., Spig., Spong., Staph., Stram., Sulph., Zinc. [PB]

III. Empfindungen und Beschwerden

1. **Aeussere und innere Körpertheile im Allgemeinen:** Acon., Ars., Bar-c., *Bell.*, Bry., *Calc.*, Canth., Caust., Cham., Chin., *Cocc.*, Con., Cupr., Hyos., Ign., Kali-c., Lyc., Merc., Nat-m., *Nux-v.*, Phos., Ph-ac., Puls., Sep., Sil., Stann., Sulph., Zinc. [PB]
2. **Drüsen:** vacat.
3. **Knochen:** Am-m., Bell., Caust., Cocc., Hep., Merc., Phos., Puls., Ruta. [PB]
4. **Haut und Aeusseres:** Ant-c., Bry., *Calc.*, Chin., Lach., Led., Lyc., Mag-c., Merc., Nat-m., Nit-ac., Petr., Phos., Ph-ac., Puls., *Rhus-t.*, Sel., Sep., Sil., Sulph., Verat. [PB]

IV. Schlaf und Träume: Acon., Anac., Ant-c., Cycl., Lach., Nux-v., Phos., Sulph. [PB]

V. Fieber: Bell., Bry., *Chin.*, Graph., Hep., Lach., Merc., *Nat-m.*, Rhus-t., Samb., Sel., Sep., *Stram.*, Sulph. [PB]

Verifikationen und klinische Symptome

VI. Änderung des Befindens

1. **Verschlimmerung nach der Zeit:** Chel., Kali-n., Nux-v. [PB]
2. **Verschlimmerung nach Lage und Umständen:** Ars., Bar-c., Bov., Calc., Cann-s., Caps., Carb-v., Chel., Chin., Con., Kali-c., *Lach.*, Lyc., Nat-c., Nux-m., Nux-v., *Puls.*, Ran-b., Rhod., *Rhus-t.*, Ruta, *Sel.*, Sep., *Sil.*, Spig., Stram., *Valer.*, Zinc. [PB]

VII. Konkordanz der homöopathischen Arzneien

Ant-c., Ars., *Bell.*, Bry., *Calc.*, Carb-v., Caust., *Chin.*, Cocc., Con., Hep., Ign., Kali-c., *Lach.*, Lyc., *Merc.*, Nat-m., Nux-v., Op., *Phos.*, Ph-ac., *Puls.*, *Rhus-t.*, Sel., *Sep.*, *Sil.*, Stram., Sulph., Valer., Zinc. [PB]

Bell., *Calc.*, *Cocc.*, Coff., *Lyc.*, *Nit-ac.*, *Nux-v.*, *Petr.*, *Phos.*, *Puls.*, *Sep.*, *Sil.*, *Sulph.* [KV]

Verifikationen und klinische Symptome

Agnus castus (Keuschlamm, Mönchspfeffer)
(Agn.)

Synonyma
Vitex Agnus L., Vitex verticillata Lam., Agnus castus der Alten, Keuschlamm, Mönchspfeffer [SRN]

Nicht-Antipsorische Arznei
[SRN]

Arzneiwirkungsdauer
Wirkt 8 bis 14 Tage.[SRN]
Zählt zur 2. Klasse derjenigen Mittel, welche eine kurze Wirkungsdauer besitzen.[AHZ 49 (1855) 82]

Eigenthümlichkeiten und Hauptwirkungen

Gemüth
Heftige Angst, als sollte Durchfall entstehen, bei großer Schwäche.[VHA]
Traurigkeit mit Furcht vor dem nahe geglaubten Tode.[VHA]
Die Kranke ist in einem traurigen, melancholischen Zustand; sie wiederholt häufig die Worte: „Ich werde bald sterben!" – obgleich sie nicht weiß warum, und auch keine Furcht vor dem Tode hat.[Br., Lippe]
Melancholische, hypochondrische Stimmung, mit Unzufriedenheit mit sich selbst, Unfähigkeit zur Arbeit und Gleichgültigkeit für Außendinge.[VHA]
Abwechselnde Ueberspanntheit und Nichtachtung seiner selbst.[VHA]
Oefteres Schluchzen bei Verdrießlichkeit.[VHA]
Konkordanz Gemüth und Geist: Acon., Alum., Anac., Arn., Ars., *Aur.*, Bar-c., *Bell.*, Calc., Caust., Cham., Cocc., Con., Croc., *Graph.*, Hyos., *Ign.*, *Lyc.*, Merc., Mez., Nat-c., Nat-m., Nux-v., Olnd., Op., Ph-ac., *Puls.*, Rhus-t., Sep., Sil., Stram., *Sulph.*, Thuj., Verat., Zinc. [PB]

Geist
Ungemeine Zerstreutheit, Abwesenheit des Geistes und Unbesinnlichkeit.[VHA]
Konkordanz Gemüth und Geist: Acon., Alum., Anac., Arn., Ars., *Aur.*, Bar-c., *Bell.*, Calc., Caust., Cham., Cocc., Con., Croc., *Graph.*, Hyos., *Ign.*, *Lyc.*, Merc., Mez., Nat-c., Nat-m., Nux-v., Olnd., Op., Ph-ac., *Puls.*, Rhus-t., Sep., Sil., Stram., *Sulph.*, Thuj., Verat., Zinc. [PB]

Kopf
Zusammenziehender Kopfschmerz beim Lesen.[VHA]
Drückendes Reissen in Stirn und Schläfen, heftiger bei Bewegung.[VHA]
Kopfweh im Scheitel, wie von Verweilen in einer dumpfig warmen Stube.[VHA]
Fressendes Jücken auf dem Haarkopfe.[VHA]
Spannen und Frösteln in den Kopfbedeckungen, bei äußerlicher Wärme derselben.[VHA]

Augen
Fressendes Jücken an und über den Augenbrauen, an den Augenlidern und unter den Augen.[VHA]
Fressendes Jücken im Gesichte, besonders auf den Backen und unter den Augen.[VHA]
Sehr erweiterte Pupillen.[VHA]

Ohren
Sausen in den Ohren.[VHA]

Geruch
Geruch vor der Nase, wie von MOSCHUS oder HERINGEN.[VHA]
Geruch in der Nase, wie von HERINGSLAKE, oder wie von gährendem BIERE: Thuj. (AGN., BELL.)[KMS 723]

Verifikationen und klinische Symptome

Antlitz
Fressendes Jücken im Gesichte, besonders auf den Backen und unter den Augen.[VHA]

Mund
Geschwüre im Munde und am Zahnfleische.[VHA]

Genüsse
Durstlosigkeit und Abscheu gegen alles GETRÄNK.[VHA]

Geschmack
METALLISCHER, KUPFERIGER Geschmack im Munde.[VHA]

Aufstoßen
Oefteres Schluchzen bei Verdrießlichkeit.[VHA]

Uebelkeit
Uebelkeit in der Magengegend.[VHA]

Magen
Kneipen in der Herzgrube beim gebückt Sitzen.[VHA]
Uebelkeit in der Magengegend.[VHA]

Hypochonder
Drücken in der Lebergegend, durch Berührung verschlimmert.[VHA]
Geschwulst und Verhärtung der Milz.[VHA]

Bauch
Gefühl im Unterleibe, als senkten sich alle Eingeweide herunter.[VHA]
Bauch-WASSERSUCHT.[VHA]

Stuhl
Weicher Stuhl.[VHA]
Hartleibigkeit.[VHA]

After
Tiefe, scharfe Stiche an und neben dem Steißbeine.[VHA]
Unterköthig schmerzende Stelle neben dem After im Gehen.[VHA]
Tiefe Schrunden und Hautrisse am After.[VHA]
Fressendes Jücken am Mittelfleische.[VHA]

Harn
Vermehrter Harnabgang.[VHA]

Geschlechtstheile
Gelber Ausfluß aus der Harnröhre.[VHA]
Tripper mit unterdrücktem Geschlechtstrieb.[VHA]
Kälte der Hoden.[VHA]
Geschwulst und Verhärtung der Hoden.[VHA]
Jücken an den Zeugungstheilen.[VHA]
Erschlaffte Zeugungskraft, mit reizlosen, kalten, schlaffen Geschlechtstheilen.[VHA]
Mangelnder Geschlechtstrieb.[VHA]

Schwangerschaft – Beschwerden der Mütter
Mangelnde MILCHABSONDERUNG bei Wöchnerinnen.[VHA]
MILCH-Mangel bei Wöchnerinnen.[Br., Lippe]

Heilungsbericht: MILCH-Mangel. Eine gesunde, robuste Frau, die in Küche und Keller an nichts Mangel litt, auch übrigens keine Sorgen hatte, konnte doch ihren starken Säugling nie an der Brust sättigen, da es ihr an hinreichender Milch fehlte. Auch der reichlichere Genuß von FLEISCH, MILCH und BIER (an welches sie von Jugend auf gewöhnt war) änderte hierin nichts. Man zog mich

Verifikationen und klinische Symptome

zu Rathe, und ich reichte ihr 3 Gaben AGN. 3 gttj., wovon die ersten zwei nach 24stündiger, die letzte aber nach 48stündiger Pause genommen wurde. Die MILCH vermehrte sich darnach sogleich, und das Kind hatte seitdem vollauf genug, obgleich es seit jener Zeit um 4 Monate älter geworden ist. Die Mutter desselben fühlt sich nun viel glücklicher.[Bethmann, AHZ 11 81837) 321.]

Regel

Unterdrücktes Monatliche.[VHA]

Unfruchtbarkeit bei mangelnder Regel und mangelndem Geschlechtstriebe.[VHA]

Husten

Husten Abends im Bette, vor dem Einschlafen.[VHA]

Brust

Mangelnde MILCHABSONDERUNG bei Wöchnerinnen.[VHA]

MILCH-Mangel bei Wöchnerinnen.[Br., Lippe]

Heilungsbericht: M i l c h - M a n g e l . Eine gesunde, robuste Frau, die in Küche und Keller an nichts Mangel litt, auch übrigens keine Sorgen hatte, konnte doch ihren starken Säugling nie an der Brust sättigen, da es ihr an hinreichender Milch fehlte. Auch der reichlichere Genuß von FLEISCH, MILCH und BIER (an welches sie von Jugend auf gewöhnt war) änderte hierin nichts. Man zog mich zu Rathe, und ich reichte ihr 3 Gaben AGN. 3 gttj., wovon die ersten zwei nach 24stündiger, die letzte aber nach 48stündiger Pause genommen wurde. Die MILCH vermehrte sich darnach sogleich, und das Kind hatte seitdem vollauf genug, obgleich es seit jener Zeit um 4 Monate älter geworden ist. Die Mutter desselben fühlt sich nun viel glücklicher.[Bethmann, AHZ 11 81837) 321.]

Oberglieder

Hartes Drücken in der Achselhöhle und in den Oberarmen, bei Bewegung heftiger.[VHA]

Entzündliche Geschwulst der Gelenke.[VHA]

Gichtknoten an den Gelenken.[VHA]

Unterglieder

Entzündliche Geschwulst der Gelenke.[VHA]

Gichtknoten an den Gelenken.[VHA]

Verrenkungen der Glieder mit Geschwulst, (besonders des Unterfußgelenkes).[VHA]

Drüsen

Konkordanz Drüsen: Arn., *Bell.*, *B r y .*, Calc., C a r b - a n ., Chin., Clem., *Con.*, Graph., Kali-c., *Lyc.*, M e r c ., *Phos.*, *Puls.*, R h u s - t ., Sil., Spong., *Sulph.* [PB]

Knochen

Konkordanz Knochen: C h i n ., Cupr. [PB]

Haut

Fressendes Jücken hier und da am ganzen Körper, durch Kratzen gebessert, aber bald wiederkehrend.[VHA]

Abendliches Jücken um die Geschwüre.[VHA]

Fressendes Jücken auf dem Haarkopfe.[VHA]

Fressendes Jücken an und über den Augenbrauen, an den Augenlidern und unter den Augen.[VHA]

Fressendes Jücken im Gesichte, besonders auf den Backen und unter den Augen.[VHA]

Tiefe Schrunden und Hautrisse am After.[VHA]

Fressendes Jücken am Mittelfleische.[VHA]

Jücken an den Zeugungstheilen.[VHA]

Konkordanz Haut und Aeusseres: Arn., Asaf., Bar-c., *Bry.*, C a l c ., C a u s t ., Con., Cycl., Euph., Graph., L a c h ., L e d ., *L y c .*, Merc., Mez., O l n d ., Phos., P l a t ., *Puls.*, Ran-s., Rhus-t., S i l ., S p o n g ., *Staph.*, S u l p h . [PB]

Schlaf

Husten Abends im Bette, vor dem Einschlafen.[VHA]

Schlafsucht.[VHA]

Verifikationen und klinische Symptome

Unruhiger Nachtschlaf.[VHA]
Konkordanz Schlaf und Träume: Ant-t., Bry., Croc., Nux-m., Op., Verat. [PB]

Fieber

Frost mit Zittern, bei äußerlich warm anzufühlendem Körper.[VHA]
Frösteln ohne Durst, mit kalten Händen.[VHA]
Abends im Bette, Hitzüberlaufen mit kalten Knien.[VHA]

Fieberstadien

1. Puls schwach und langsam, oft unfühlbar.[WF 59]
2. Innerlicher Frost mit Zittern, bei äusserer Wärme der Haut. – Frost mit Hitze wechselnd. – Frost mit Hitze wechselnd. – Viel Frösteln mit kalten Händen. – Frost vorherrschend.[WF 59]
3. Überlaufende, brennende Hitze, am Meisten im Gesichte, mit Kälte der Knie, Abends im Bette.[WF 59]
4. Schweiss fast bloss an den Händen, beim Gehen im Freien.[WF 59]

Konkordanz Fieber: Acon., Ant-t., *Ars.*, Bell., Bry., Calc., Chin., Cocc., Hell., Ip., Lyc., *Merc.*, Nit-ac., Nux-m., *Nux-v., Phos., Puls.*, Rhus-t., Sabad., Sep., *Spig., Sulph.*, Thuj., Verat. [PB]

Gemeinsames

Entzündliche Geschwulst der Gelenke.[VHA]
Gichtknoten an den Gelenken.[VHA]
Verrenkungen der Glieder mit Geschwulst, (besonders des Unterfußgelenkes).[VHA]
Die Beschwerden erscheinen oft über Kreuz, z.B. am rechten Arme und linken Beine.[VHA]
Fallsucht-Anfälle mit großer Kraftanstrengung.[VHA]

Verschlimmerung der Beschwerden

Konkordanzen

Verschlimmerung nach der Zeit: Ant-c., Ant-t., Euphr., Nit-ac., Phos. [PB]
Verschlimmerung nach Lage und Umständen: Acon., Arn., Asar., Bell., Bry., Carb-an., Chel., Croc., Dig., Graph., Hell., Hep., Lyc., M-austr., Merc., Nat-m., Nux-v., *Phos.*, Puls., Rhus-t., Sabin., Squil., Sulph. [PB]

Arzneiverwandtschaften von Agnus castus

Bov., (Cupr.), Nat-m., (Nit-ac.), Olnd., Plat., (Sel.), Sep. [VHA]
Arn., Ars., Bell., *Bry.*, Calc., Caust., Chin., Con., Croc., Graph., Hell., Ign., Kali-c., *Lyc.*, *Merc.*, Nat-m., Nux-m., Nux-v., *Phos.*, *Puls.*, *Rhus-t.*, Sep., Sil., Spong., Staph., *Sulph.*, Verat. [PB]
Calc., Con., Graph., Lyc., Merc., Nux-v., *Olnd.*, Puls., Rhod., Sep., Sulph. [KV]

Antidot von Agnus castus: Camph.

Camph. [SRA]
Camph. [PB]

Konkordanzen der homöopathischen Arzneien

I. Gemüth und Geist: Acon., Alum., Anac., Arn., Ars., *Aur.*, Bar-c., *Bell.*, Calc., Caust., Cham., Cocc., Con., Croc., *Graph.*, Hyos., *Ign.*, *Lyc.*, Merc., Mez., Nat-c., Nat-m., Nux-v., Olnd., Op., Ph-ac., *Puls.*, Rhus-t., Sep., Sil., Stram., *Sulph.*, Thuj., Verat., Zinc. [PB]

II. Körpertheile und Organe: Arn., Ars., Calad., Calc., Canth., Chin., Con., Cycl., Graph., Hep., Ign., Kali-c., *Lyc.*, *Merc.*, Nux-v., Ph-ac., *Puls.*, Rhod., Rhus-t., Sabin., Sel., Sep., Staph., *Sulph.*, Thuj., Zinc. [PB]

Verifikationen und klinische Symptome

III. Empfindungen und Beschwerden

1. **Aeussere und innere Körpertheile im Allgemeinen:** Arn., Bar-c., Bell., *Bry.*, *Calc.*, *Caust.*, Chin., Con., Graph., Ign., Kali-c., Kali-n., Led., Lyc., Merc., Nat-c., Nat-m., Nux-v., Phos., *Puls.*, Rhod., *Rhus-t.*, Sep., Spong., Staph., *Sulph.* [PB]
2. **Drüsen:** Arn., *Bell.*, *Bry.*, Calc., Carb-an., Chin., Clem., *Con.*, Graph., Kali-c., *Lyc.*, Merc., *Phos.*, *Puls.*, Rhus-t., Sil., Spong., *Sulph.* [PB]
3. **Knochen:** Chin., Cupr. [PB]
4. **Haut und Aeusseres:** Arn., Asaf., Bar-c., *Bry.*, Calc., Caust., Con., Cycl., Euph., Graph., Lach., Led., *Lyc.*, Merc., Mez., Olnd., Phos., Plat., *Puls.*, Ran-s., Rhus-t., Sil., Spong., *Staph.*, Sulph. [PB]

IV. Schlaf und Träume: Ant-t., Bry., Croc., Nux-m., Op., Verat. [PB]

V. Fieber: Acon., Ant-t., *Ars.*, Bell., Bry., Calc., Chin., Cocc., Hell., Ip., Lyc., *Merc.*, Nit-ac., Nux-m., *Nux-v.*, *Phos.*, *Puls.*, Rhus-t., Sabad., Sep., *Spig.*, *Sulph.*, Thuj., Verat. [PB]

VI. Änderung des Befindens

1. **Verschlimmerung nach der Zeit:** Ant-c., Ant-t., Euphr., Nit-ac., Phos. [PB]
2. **Verschlimmerung nach Lage und Umständen:** Acon., Arn., Asar., Bell., Bry., Carb-an., Chel., Croc., Dig., Graph., Hell., Hep., Lyc., M-austr., Merc., Nat-m., Nux-v., *Phos.*, Puls., Rhus-t., Sabin., Squil., Sulph. [PB]

VII. Konkordanz der homöopathischen Arzneien

Arn., Ars., Bell., *Bry.*, Calc., Caust., Chin., Con., Croc., Graph., Hell., Ign., Kali-c., *Lyc.*, *Merc.*, Nat-m., Nux-m., Nux-v., *Phos.*, *Puls.*, *Rhus-t.*, Sep., Sil., Spong., Staph., *Sulph.*, Verat. [PB]

Calc., Con., Graph., Lyc., Merc., Nux-v., *Olnd.*, Puls., Rhod., Sep., Sulph. [KV]

Verifikationen und klinische Symptome

Alumina (Thonerde)

(Alum.)

Synonyma

Alumina, Aluminium oxydatum, Argilla pura, Terra aluminosa, Thonerde, Allaunerde [SRA]
Alumina, Alaunerde, Thonerde [CK 2]

Antipsorische Arznei

[SRA]

Arzneiwirkungsdauer

Wirkt über 40 Tage.[SRA]
Zählt zur 4. Klasse derjenigen Mittel, welche eine lange Wirkungsdauer besitzen.[AHZ 49 (1855) 82]

Hinweise

Unter den Heilmitteln, welche unverdienter Maasen nur selten zur Anwendung zu kommen scheinen, steht ohne Zweifel die ALUMINA in der obersten Reihe. – Ich sage mit Vorbedacht unverdienter Maasen, denn sie gehört zu denen, welche ausser den gewöhnlichen Heilkräften auch noch solche besitzt, welche nur ihr eigenthümlich sind und anderen abgehen. Und doch kennt man fast keine, mit gleicher Sorgfalt und Vollständigkeit ausgeprüfte homöopathische Arznei, deren Erwähnung so selten geschieht. – Um die Unersetzbarkeit dieses Mittels nachzuweisen, wird es hinreichen, mich auf folgende drei kurze Andeutungen zu beschränken: [1. Symptom 21, 2. Symptome 158 - 214 und Symptom 981, in Verbindung mit den Symptomen 821, 831, 924, 974, 1002, 1012 und mehreren anderen] – In der That kann Niemand, der die Zeichen dieser kräftigen Arznei gehörig studirt und den Genius derselben gründlich aufgefasst hat, in therapeutischer Beziehung das Null (0), womit die Chemie diesen Stoff bezeichnet, als passend anerkennen. – Es stellt sich daher mit Recht die Frage zur Erörterung: woher diese unverdiente Vernachlässigung kommt? während fast allwöchentlich Prüfungen von neuen Mitteln auftauchen, die nichts Charakteristisches für den Gebrauch darbieten, daher als nutzlose „Fragmente" zum alten Eisen geworfen werden und in kurzer Zeit wieder vergessen sind. – Nach meinem Darfürhalten dürften insbesondere zweierlei Ursachen, wenn auch nicht allein, so doch einen erheblichen Theil der Schuld tragen, nämlich: 1. Die jetzt so beliebte Anwendung der niederen, überdem nach der Decimalskala angefertigten Verdünnungen, wobei die eigenthümliche, tief eingreifende Kraft der Arznei noch nicht genügend aufgeschlossen ist, wie man Solches, wenn man nur sehen will, insbesondere bei mehreren Mineralien und Metallen sehen kann, und 2. Die Anwendung des Oxyds anstatt der metallischen ALUMINIUM, dessen Darstellung freilich erst der neuern Zeit angehört und zu *Hahnemann's* Lebzeit noch unbekannt war. – Da ich seit einer langen Reihe von Jahren fast ausschliesslich, selbst in den acutesten Krankheiten, nur Hochpotenzen (200) anwende, so kann die erstgenannte Ursache nicht die Schuld tragen, wenn die Wirkung zuweilen hinter meinen Erwartungen zurückblieb, obwohl die Wahl des Mittels homöopathisch passend schien. – In Erwägung der entschiedenen Vorliebe *Hahnemann's* für diejenigen Präparate, die aus den Metallen selbst angefertigt werden, und um die Antwort auf die zweite Frage aus der Erfahrung zu schöpfen, suchte ich mir chemisch reines ALUMINIUM zu verschaffen, was mir endlich in England glückte.[KMS 529-531]

Freilich muss man dabei zugeben, dass eben die Prüfung der ALUMINA nicht zu den besten gehört, die wir besitzen, dass viel Unbestimmtes neben manchen (Wechsel-? und) Nachwirkungen darin vorkommt, und dass Vieles dabei erst durch aufmerksame Praxis seinen wahren Wertrh und seine scharfe Bestimmung und Vervollständigung erhält.[KMS 554]

Eigenthümlichkeiten und Hauptwirkungen

Die von *C. v. Bönninghausen* zitierten Symptome stammen von *Samuel Hahnemann*, aufgeführt in „Die chronischen Krankheiten, ihre eigenthümliche Natur und homöopathische Heilung", Zweiter Theil. Antipsorische Arzneien. Zweite, viel vermehrte und verbesserte Auflage: Alumina [Alaunerde, Thonerde], S. 33 - 92. Dresden und Leipzig 1835. – Die im Text verwendete Abkürzung ist CK 2.

Verifikationen und klinische Symptome

Verifikationen und klinische Symptome

Gemüth

Große Aengstlichkeit und Bangigkeit.[VHA]

Aengstlichkeit, Uebelnehmigkeit und Weinerlichkeit.[HA 59]

Nachts viele, ängstliche Träume.[VHA]

Uebelnehmigkeit.[VHA]

Abwechselnde Lach- und Wein-Krämpfe.[VHA]

Krämpfe, die mit Lachen und Weinen abwechseln.[HA 59]

Finsteres, mißmuthiges Ansehen.[VHA]

Sie kann kein BLUT sehen, kein Messer liegen sehen, ohne daß sich ihr dabei gräßliche Gedanken in die Seele drängen, als sollte sie z. B. einen Selbstmord begehen; obgleich sie den größten Abscheu vor demselben hat.[CK 2, Nr. 21]

Konkordanz Gemüth und Geist: Anac., Aur., Bell., Carb-an., Cycl., Ferr., Graph., Hyos., *Ign.*, Lyc., Nat-m., Phos., *Plat.*, Puls., Sulph., Sulph-ac., Zinc. [PB]

Geist

Er kann nicht zusammenhängend denken.[VHA]

Anhaltende, große Gedächtnißschwäche.[VHA]

Lebhaftigkeit des Geistes mit Gedankenlosigkeit abwechselnd.[VHA]

Sie kann kein BLUT sehen, kein Messer liegen sehen, ohne daß sich ihr dabei gräßliche Gedanken in die Seele drängen, als sollte sie z. B. einen Selbstmord begehen; obgleich sie den größten Abscheu vor demselben hat.[CK 2, Nr. 21]

Symptom Nr. 21 [CK 2, 37] giebt das Bild einer, bei Frauen nicht selten vorkommenden Geistes- und Gemüthsverstimmung, die bei keinem andern Mittel in solcher Weise vorkommt und die in meiner Praxis zu drei verschiedenen Malen die vollständigste und dauerhafteste Heilung bewirkte.[KMS 529]

Konkordanz Gemüth und Geist: Anac., Aur., Bell., Carb-an., Cycl., Ferr., Graph., Hyos., *Ign.*, Lyc., Nat-m., Phos., *Plat.*, Puls., Sulph., Sulph-ac., Zinc. [PB]

Schwindel

Kurzes Flimmern und wie Flecken vor den Augen, eine Art Schwindel.[CK 2, Nr. 214]

Kopf

NÄSSENDE Schorfe an den Schläfen.[VHA]

Unwillkührliche Bewegungen und Zuckungen des Kopfes und anderer Glieder.[VHA]

Innerer Kopf

Klopfen und Pulsiren im Kopfe, mit BLUTDRANG zu den Augen und zu der Nase, früh und von Gehen im Freien verschlimmert, im ruhigen Liegen gebessert.[HA 67]

Starke Stiche im Gehirne mit Brecherlichkeit.[VHA]

Zusammenpressender Kopfschmerz.[VHA]

Zusammenpressender Kopfschmerz in der Stirn über den Augen, wie von den Schläfen aus, mit BLUTDRANG zu den Augen und der Nase, und Schüttelfrost, Abends beim Gehen im Freien verschlimmert, im Liegen und nach Essen gebessert. – Aengstlichkeit, Uebelnehmigkeit und Weinerlichkeit; Geschwürigkeit der innern Nase, mit Röthe derselben; Gesichtsblässe; Wundheitsschmerz des ganzen Mundes beim Essen; schwieriges Schlingen; SAURES Aufstoßen; Brecherlichkeit; Stuhlverstopfung; Husten, früh mit Auswurf; große Schwere in Armen und Beinen; Krämpfe. die mit Lachen und Weinen abwechseln; Schlaflosigkeit vor Mitternacht; Frost, am meisten Abends, selbst beim warmen Ofen.[HA 59]

Augen

Drücken in den Augen, sie konnte sie nicht aufschlagen.[CK 2, Nr. 158]

Drücken in den Augen, welches das Aufschlagen verhindert.[VHA]

Drücken in den Augen und Empfindlichkeit derselben gegen das LICHT.[CK 2, Nr. 159]

Drücken im rechten Auge, Abends, beim Schreiben oder Lesen.[CK 2, Nr. 160]

Drücken im linken Auge, als wenn etwas hineingefallen wäre, gleich unter dem obern Augenlide, den ganzen Tag über (d. 5. T.).[CK 2, Nr. 161]

Pressen am linken Augapfel (n. 1/2 St.).[CK 2, Nr. 162]

Nachts Zuschwären und am Tage Thränen der Augen.[VHA]

Schielen beider Augen.[VHA]
Abwechselndes Pressen in den Augenlidern (d. 1. T.).[CK 2, Nr. 163]
Spannen um das linke Auge herum (d. 2. T.).[CK 2, Nr. 164]
Reißen im rechten obern Augenlide, beim Niedersehen; beim Aufblicken, Gefühl, als wäre das obere Lid länger und hinge herab; darauf Stechen in der rechten Kopfseite, früh (d. 2. T.).[CK 2, Nr. 165]
Reißen im obern Augenhöhlrande.[CK 2, Nr. 166]
Ein brennend stichlichtes Reißen, wie von einer Schärfe in dem einen Augnwinkel.[CK 2, Nr. 167]
Stechen in den Augenwinkeln.[CK 2, Nr. 168]
Stiche im untern Augenlide.[CK 2, Nr. 169]
Oft heftiges Jücken in den Augen.[CK 2, Nr. 170]
Jücken in den Augenwinkeln und an den Lidern.[CK 2, Nr. 171]
Schründen, innerlich in den Augen, Abends, dann fielen die Augenlider unaufhaltsam zu.[CK 2, Nr. 172]
Schründen und Trockenheits-Gefühl im innern Augenwinkel.[CK 2, Nr. 173]
Beißen im linken Auge, wie von Seife, Abends.[CK 2, Nr. 174]
Reißend beißender Schmerz im Auge.[CK 2, Nr. 175]
Beißend brennender Schmerz in den Augen, früh (d. 2. T.).[CK 2, Nr. 176]
Brennen der Augen, früh beim Erwachen.[CK 2, Nr. 177]
Brennen in den Augen, besonders wenn er in die Höhe sieht.[CK 2, Nr. 178]
Brennen und Drücken in den Augen.[CK 2, Nr. 179]
Brennen und Drücken in den Augen und in der Nase, als sollte sie Schnupfen bekommen.[CK 2, Nr. 180]
Brennen in den Augenwinkeln (d. 2. 3. T.).[CK 2, Nr. 181]
Brennen und vermehrte Schleim-Absonderung in den Augen, Nachts, und zuweilen früh, mit Jücken.[CK 2, Nr. 182]
Alle Abend, Brennen und Trockenheit der Augenlider, mit Schmerz im innern linken Augenwinkel und morgentlicher Aussonderung von getrockneter Augenbutter, über 1 Woche lang.[CK 2, Nr. 183]
Röthe der Augen, mit Schründen in den Winkeln und Blödigkeit; Abends sieht er einen Schein um das LICHT beim Lesen; er muß sie oft wischen und des Nachts schären sie zu, lange Zeit hindurch.[CK 2, Nr. 184]
Röthe des rechten Auges mit Wundheitsgefühl und Thränen desselben (d. 3. u. 4. T.).[CK 2, Nr. 185]
Entzündung der Bindehaut des rechten Auges, ohne bedeutende Schmerzen, Abends (d. 1. T.).[Tr., CK 2, Nr. 186]
Am linken untern Augenlide, ein Blüthchen stechenden Schmerzes.[CK 2, Nr. 187]
Öfterer Ansatz zu einem Gerstenkorne am oberen Augenlide.[CK 2, Nr. 188]
Die Augenwimpern gehen sehr aus.[CK 2, Nr. 189]
Schwäche der Augenlider, sie wollen ihm immer zufallen, ohne Schläfrigkeit, Nachmittags. [CK 2, Nr. 190]
Er kann das linke Auge nicht gut aufmachen, weil es ihm scheint, als hänge das obere Augenlid weit herunter, weshalb er öfters wischt, um besser zu sehen (d. 5. T.).[CK 2, Nr. 191]
Das obere Augenlid ist wie gelähmt, hängt herab und bedeckt das Auge nur zur Hälfte (d. 29. T.).[CK 2, Nr. 192]
Wenn er die Augen im Bette leicht geschlossen hat, zieht es sie ihm oft krampfhaft, mit Schmerz, in einem Rucke zusammen, und will er Nachts die Augen, auch im Finstern, öffnen, so schmerzen sie ungeheuer drückend, wie vom plötzlichen hellsten SONNENLICHTE, und es zieht sie ihm wieder zusammen; dabei Nachts wenig Schlaf und am Tage öfters Fippern im rechten obern Augenlide.[CK 2, Nr. 193]
Zittern des linken Auges, als wollte es ihr herausspringen, ärger gegen Abend und beim Heruntersehen, besser beim Schließen des Auges, oder Heraufsehen, oder wenn sie es mit der Hand hält; zugleich Empfindlichkeit des Auges gegen das LICHT, daß sie es öfters schließen mußte, 3 Tage lang (n. 47 T.).[CK 2, Nr. 194]
Thränen der Augen in freier LUFT.[CK 2, Nr. 195]
Häufiges Thränen der Augen, ohne Schmerzen.[CK 2, Nr. 196]
Thränen der Augen, früh, nach dem Erwachen.[CK 2, Nr. 197]
WÄSSERN und Brennen der Augen, mit Gefühl, als wenn das Gesicht geschwollen wäre (d. 1. T.). [CK 2, Nr. 198]

Verifikationen und klinische Symptome

Aus dem rechten Auge sondert sich immer eine schleimige Feuchtigkeit ab (Augenbutter).[CK 2, Nr. 199]

Die Augen sondern die Nacht über viel Schleim ab, mehre Tage hinter einander.[CK 2, Nr. 200]

Früh, beim Erwachen, viel trockne Augenbutter.[CK 2, Nr. 201]

Die Augen sind früh beim Erwachen verklebt und brennen beim Eröffnen, mit Lichtscheu.[CK 2, Nr. 202]

Nächtliches Zuschwären der Augen, mehre Wochen lang, mit entzündeter Bindehaut und Schleim-Absonderung am Tage; bei LICHTE, vorzüglich Abends, ist es ihm dabei immer wie Flor vor den Augen, was zum Wischen nöthigt, dadurch aber nicht vergeht, und er sieht einen Schein um das Licht (d. 10. T.).[CK 2, Nr. 203]

Die früh verklebten Augen beißen und sind trübe, was nach dem Waschen vergeht (d. 2. T.).[CK 2, Nr. 204]

Trübsichtigkeit, wie durch Nebel.[CK 2, Nr. 205]

Trübsichtigkeit, zuweilen im Freien und im Zimmer vergehend.[CK 2, Nr. 206]

Trübsichtigkeit, wie durch Nebel, Abends (d. 1. 30. T.).[CK 2, Nr. 207]

Trübsichtigkeit, die zu stetem Wischen nöthigt, wodurch sie gebessert wird, mit Gefühl in den Augen, als wenn sie in den Winkeln zusammenkleben wollten (d. 11. T.).[CK 2, Nr. 208]

Das rechte Auge trübsichtig, als wenn eine Feder oder ein Haar davor wäre, das sie wegnehmen zu müssen glaubt (d. 6. u. 7. T.).[CK 2, Nr. 209]

Sie kann Abends weder lesen, noch nähen, vor Blödigkeit und Trockenheit der Augen; auch am Tage ist ihr Gesicht blöde (da sie sonst sehr scharf sah).[CK 2, Nr. 210]

Nach langem Sehen, Schwäche der Augen (d. 4. T.).[CK 2, Nr. 211]

Schielen beider Augen.[CK 2, Nr. 212]

Fippern und Nebel vor den Augen.[CK 2, Nr. 213]

Kurzes Flimmern und wie Flecken vor den Augen, eine Art Schwindel.[CK 2, Nr. 214]

Von grosser Wichtigkeit und noch häufigerer Anwendung sind die Symptome der Augen und des Gesichts, 158 bis 214, welche sich in zahlreichen Fällen in der Praxis auf's Vollständigste bewährt haben und Eigenthümlichkeiten zeigen, welche eine angemessene Anwendung sichern.[KMS 529]

Ohren

Stiche in den Ohren.[VHA]

Abends ein heißes, rothes Ohr.[VHA]

Eiterausfluß aus den Ohren.[VHA]

Knistern in den Ohren beim Kauen.[VHA]

Nase

Röthe und Geschwulst der Nase.[VHA]

Geschwürigkeit der innern Nase, mit Röthe derselben.[HA 59]

Verminderter Geruch.[VHA]

Antlitz

Spannung in der Gesichtshaut, als wenn Eiweiß darauf trocknete.[VHA]

Knollige Auftreibungen, oder BLUTSCHWÄRE im Gesichte und an der Nase.[VHA]

Abwechselndes Pressen in den Augenlidern (d. 1. T.).[CK 2, Nr. 163]

Spannen um das linke Auge herum (d. 2. T.).[CK 2, Nr. 164]

Reißen im rechten obern Augenlide, beim Niedersehen; beim Aufblicken, Gefühl, als wäre das obere Lid länger und hinge herab; darauf Stechen in der rechten Kopfseite, früh (d. 2. T.).[CK 2, Nr. 165]

Gesichtsblässe.[HA 59]

Zähne

Zahnweh beim Kauen.[VHA]

Gefühl, als wären die Zähne zu lang.[VHA]

Mund

Schmerzhaftigkeit des innern Mundes und Halses.[VHA]

Abends und Nachts sind die Halsschmerzen am heftigsten, und werden durch warmes Essen und Trinken erleichtert.[VHA]

Ungemeine Mattigkeit und Müdigkeit, besonders von Sprechen.[VHA]

Verifikationen und klinische Symptome

Knistern in den Ohren beim Kauen.[VHA]
Wundheitsschmerz des ganzen Mundes beim Essen.[HA 59]

Speiseröhre

Zusammenschnürendes Halsweh beim Schlingen.[VHA]
Schwieriges, schmerzhaftes Niederschlingen der Speisen, wie von Verengerung der Speiseröhre.[VHA]
Gefühl, als ob die Speiseröhre beim Schlucken eines kleinen Bissens verengert wäre; dies Gefühl hält an, bis die Speise im Magen ist.[Br., Lippe]
Schwieriges Schlingen.[HA 59]

Genüsse

Wechselnder Appetit.[VHA]
Nachtheile von KARTOFFELN.[VHA]
Abneigung gegen KARTOFFELN: Thuj. (ALUM.?)[KMS 724]

Aufstoßen

SAURES Aufstoßen und Soodbrennen.[VHA]
SAURES Aufstoßen.[HA 59]

Uebelkeit

Uebelkeit und Brecherlichkeit während des Sprechens.[VHA]
Brecherlichkeit.[HA 59]

Magen

Zusammenschnüren im Magen bis in den Hals und in die Brust.[VHA]
Abendliches Magendrücken.[VHA]

Hypochonder

Wundheitsschmerz in der Lebergegend bis in die Herzgrube, beim Vorbücken.[VHA]

Bauch

Stechende Schmerzen im Unterleibe, von Unten herauf bis in die Brust.[VHA]
Leibschneiden, durch Wärme gelindert.[VHA]
BLEI-Kolik.[VHA]
Eingeklemmte Leistenbrüche.[VHA]
Leibweh vor und bei der Regel.[VHA]
Stuhlverstopfung.[HA 59]

Stuhl

Schwieriger Stuhl, wegen Mangel an peristaltischer Bewegung und Unthätigkeit des Darmkanals.[VHA]
Schleimige Stühle.[VHA]
Stuhlverstopfung.[HA 59]
Stuhlverstopfung, ungenügender, harter Stuhlgang, oft mit BLUT gestreift wie von Untätigkeit der Gedärme, mit schmerzhaften, vergeblichen Anstrengungen zum Stuhlgang; dieses Symptom trifft man auch häufig bei kleinen Kindern: NUX-V. (vergleiche ALUM.). (Wenn mit jedem Stuhlgang BLUT abgeht, paßt SULPH..)[Br., Lippe]
Pfeifenrohrartiger, harter Stuhlgang, der nur schwer zu entleeren ist, weist auf ALUM..[Br., Lippe]
Häufig fruchtloser Harndrang; der Urin kann nur während einer Stuhlentleerung gelassen werden. (Für den umgekehrten Zustand vergleiche MUR-AC..)[Br., Lippe]

After

Aderknoten und Jücken am After.[VHA]

Mittelfleisch

Schweiss des Mittelfleisches: Thuj. (ALUM., CARB-AN.)[KMS 725]

Verifikationen und klinische Symptome

Harn

Vermehrter Abgang WÄSSERIGEN Harns, mit Brennen.[VHA]

Häufig fruchtloser Harndrang; der Urin kann nur während einer Stuhlentleerung gelassen werden. (Für den umgekehrten Zustand vergleiche MUR-AC..)[Br., Lippe]

Geschlechtstheile

Uebertriebener Geschlechtstrieb.[VHA]

Häufige POLLUTIONEN.[VHA]

Erhöhung der Beschwerden nach POLLUTIONEN.[VHA]

Vaginal-Neuralgie; Stiche in der linken Seite der Scham, die sich bis nach der Brust hin erstrecken; schlagender und klopfender Schmerz in der Scheide.[Br., Lippe]

Regel

Monatliches zu gering, zu früh und zu kurz.[VHA]

Leibweh vor und bei der Regel.[VHA]

Scharfer, wundfressender Weißfluß vor und nach der Regel.[VHA]

Athem

Kurzer, trockner Husten mit Athemversetzung.[VHA]

Husten

Früh trockner Husten, später mit Auswurf.[VHA]

Husten, früh mit Auswurf.[HA 59]

Kurzer, trockner Husten mit Athemversetzung.[VHA]

Luftröhre

Plötzlich eintretende Heiserkeit, wogegen Räuspern nichts hilft, meist Nachmittags und Abends.[VHA]

Brust

Nachts drückender Brustschmerz.[VHA]

Beim Bücken, Zusammenschnürung der Brust.[VHA]

Stöße am Herzen.[VHA]

Zusammenschnüren im Magen bis in den Hals und in die Brust.[VHA]

Stechende Schmerzen im Unterleibe, von Unten herauf bis in die Brust.[VHA]

Rücken

Nierenschmerzen.[VHA]

Rückenschmerz, als wenn ein heißes Eisen durch die untersten Wirbel gestoßen würde.[CK 2, Nr. 831]

Rückenschmerz, als wenn ein heißes Eisen durch die untersten Rückenwirbel gestoßen würde.[VHA]

Schmerz im Rücken, als ob ein glühendes Eisen durch die Rückenwirbel gestoßen würde.[Br., Lippe]

Stechen im Rücken.[VHA]

Zerschlagenheitsschmerz im Kreuze, in der Ruhe.[VHA]

Kreuz- und Rückenschmerzen, wie zerschlagen.[CK 2, Nr. 821]

Zerschlagenheits-Schmerz in den Lenden, über den Hüften und in den Wadenmuskeln, beim Gehen.[CK 2, Nr. 1002]

Eingeschlafenheit des vierten und fünften Fingers, des rechten Kniees und zuletzt der Ferse, nach Sitzen.[CK 2, Nr. 1011]

Langsamer, schwankender Gang, wie nach einer schweren Krankheit.[CK 2, Nr. 1012]

Tabes dorsalis

Heilungsbericht: *Heinrich Obermeyer*, dreiundzwanzig Jahre alt, wohnhaft zu Glane bei Iburg (acht Wegstunden von Münster), leidet seit einem Jahr an Schmerzen im Rücken, im Rückgrat (dem Kreuz) und in den Beinen; seit vier Wochen nahmen vor allem die letztgenannten Beschwerden sehr zu; nach einer längeren Ruhepause, vor allem wenn dieser körperliche Anstrengungen vorausgingen, vermochte er weder zu gehen, noch sich aufrecht zu halten, und seine Beine schienen wie paralysiert. Nachts, in seinem Bett, sind seine Beine wie inert und gefühllos und der Kranke spürt

Verifikationen und klinische Symptome

die Lage seiner Beine nicht; er spricht mühevoll und empfindet große Erschöpfung dabei. Die Stühle sind zäh und hart; alles andere ist in Ordnung. Er wurde bisher mit einigen Hausmitteln versorgt; mehrere konsultierte Ärzte behaupteten, daß das Leiden in seinem noch wenig fortgeschrittenen Alter von selbst wieder verschwände. Der Patient war in einem zu schlechten Zustand, um mich persönlich konsultieren zu können; zu Beginn der Behandlung erschien die Tabes dorsalis noch fragwürdig, wenngleich überaus wahrscheinlich. – Der Verfasser erfuhr von etwa einem Drittel der oben aufgelisteten Symptome und verschrieb dem Kranken am 11. Juli 1858 eine Gabe ALUMIN. in der 200. Potenz, mit der Indikation, diese in üblicher Art und Weise einzunehemen, das heißt, aufgelöst in WASSER, und empfahl dem Patienten, möglichst persönlich zu erscheinen. – Dieser ausdrücklichen Empfehlung wurde am 3. Aug. Folge geleistet; die Sensibilität hatte sich bereits etwas verbessert; er konnte die Strecke (natürlich im Wagen) ohne allzugroße Anstrengung zurücklegen. Bei dieser Konsultation erfuhr der Verfasser von nachfolgenden Symptomen, die in der Tat die eindeutige Gewißheit in der Diagnose der Tabes dorsalis erbrachten. – Für Augenblicke hatte der Kranke im Rücken eine von unten nach oben ziehende Empfindung, wie vor einer Verbrennung; dieses Leiden verschwand und er machte bei Tageslicht Fortschritte beim Gehen, in der Dunkelheit war er weiterhin immer darauf angewiesen, sich irgendwo festzuhalten, um nicht hinzufallen. Nachts, in seinem Bett, war es ihm nach wie vor nicht möglich, sich Klarheit über die Lage seiner Beine zu verschaffen. Unter der Fußsohle fühlt er noch immer etwas Weiches, als befände sich dort ein Kissen. Das Sprechen strengt ihn immer sehr an, und er ist zu häufigen Unterbrechungen gezwungen. Äußerst schlechte Zeichen. Früh am Morgen, nach dem Schlaf, abends und nach großer Hitze, befand sich das Leiden in seinem Paroxysmus. Man gab eine zweite Dosis ALUMIN. in der 200. Potenz, zur Einnahme wie beim vorangegangenen Mal. – Am 24. Aug. hatte die Konvaleszenz derartig deutliche und schnelle Fortschritte gemacht, daß der Kranke glaubte, auf ein persönliches Erscheinen verzichten zu können. Er begnügte sich damit, erneut mündlich Mitteilung erstatten zu lassen. – Nach minutiöser Befragung der damit beauftragten Person, sie war annähernd vollständig auf dem laufenden Stand bezüglich des Zustandes des Kranken, schien nichts auf eine etwaige Indikation zur Gabe eines weiteren Arzneimittels hinzuweisen und man übersandte ihm ALUM. in der 2000. Potenz, einzunehemen wie bisher. – Am 12. Sept. erschien der Kranke wieder selbst und hatte durchaus nichts zu beklagen. Er hatte die gesamte Strecke (von 8 Wegstunden) zu Fuß ohne bedeutende Ermüdungserscheinungen zurückgelegt, und hegte die Absicht noch am selbigen Tage etwa die Hälfte des Rückweges zu bewältigen. Alle oben aufgezählten vormaligen schweren Symptome waren vollständig verschwunden. – Das Rückgrat, der Rücken und die Beine waren schmerzfrei und kräftig, wie vormals; die Sprache war flüssig und das Reden weder ermüdend noch anstrengend. In der Dunkelheit konnte er sich mit gleicher Sicherheit wie früher bewegen. Er präsentierte sich mir, kurzum, als ein völlig gesunder Mensch. – Unter diesen Umständen war es vielleicht unnötig, weiteres zu unternehmen, doch veranlaßten die speziellen Eigentümlichkeiten dieses Leidens (dieses sei eingeräumt), das wahre θειον der chronischen Krankheiten, dieser Begriff, mit dem die Griechen gleichermaßen die Göttlichkeit wie auch den Schwefel bezeichneten, den Doktor dazu, dem Kranken noch eine Dosis SULPH. in der 200. Potenz zu geben, verbunden mit der Empfehlung, noch für einige Zeit die verschriebene Diät einzuhalten.[KMSS 48-49]

Oberglieder

Lähmige Schwere im Arme.[VHA]

Große Schwere in Armen und Beinen.[HA 59]

Eingeschlafenheit des vierten und fünften Fingers, des rechten Kniees und zuletzt der Ferse, nach Sitzen.[CK 2, Nr. 1011]

Reissen von der Schulter bis in die Finger.[VHA]

Schmerz in den Armen, bis in die Finger, als wenn heißes Eisen hindurchgestoßen wäre.[VHA]

NÄSSENDE Schorfe an den Unterarmen.[VHA]

Schrunden in den Händen.[VHA]

Unwillkührliche Bewegungen und Zuckungen des Kopfes und anderer Glieder.[VHA]

Unterglieder

Große Schwere in Armen und Beinen.[HA 59]

Nächtliche Starrheit, Taubheit und Eingeschlafenheit der Beine.[VHA]

S c h m e r z i n d e r F u ß s o h l e , b e i m A u f t r e t e n , als wäre sie zu weich und geschwollen.[CK 2, Nr. 981]

Das Symptom 981, in Verbindung mit den Symptomen 821, 831, 924, 974, 1002, 1012 und mehreren anderen, verspricht Hilfe und hat mir auch solche schon geleistet in einer solchen Krankheit (T a -

Verifikationen und klinische Symptome

bes dorsualis vera), welche sämmtliche Allöopathen einmüthig für gänzlich unheilbar erklärt haben.[KMS 529-530]

Kreuz- und Rückenschmerzen, wie zerschlagen.[CK 2, Nr. 821]

Rückenschmerz, als wenn ein heißes Eisen durch die untersten Wirbel gestoßen würde.[CK 2, Nr. 831]

Schwere der Beine, daß sie sie kaum heben kann.[CK 2, Nr. 924]

Schneiden von der linken großen Zehe bis in die Ferse, so daß er nicht im Stande ist, aufzutreten (d. 2. T.).[CK 2, Nr. 974]

Zerschlagenheits-Schmerz in den Lenden, über den Hüften und in den Wadenmuskeln, beim Gehen.[CK 2, Nr. 1002]

Langsamer, schwankender Gang, wie nach einer schweren Krankheit.[CK 2, Nr. 1012]

Eingeschlafenheit des vierten und fünften Fingers, des rechten Kniees und zuletzt der Ferse, nach Sitzen.[CK 2, Nr. 1011]

Unwillkührliche Bewegungen und Zuckungen des Kopfes und anderer Glieder.[VHA]

Verifikationen und klinische Symptome

Drüsen

Konkordanz Drüsen: Bell., Con., Merc., Phos., Puls., Spong., Sulph. [PB]

Haut

Flechten mit abendlichem Jücken.[VHA]

NÄSSENDE Schorfe.[VHA]

NÄSSENDE Schorfe an den Schläfen.[VHA]

NÄSSENDE Schorfe an den Unterarmen.[VHA]

Spannung in der Gesichtshaut, als wenn Eiweiß darauf trocknete.[VHA]

Knollige Auftreibungen, oder BLUTSCHWÄRE im Gesichte und an der Nase.[VHA]

Haut-Schrunden.[VHA]

Schrunden in den Händen.[VHA]

Spröde Nägel.[VHA]

Die Hautbeschwerden erneuern sich zum zum ○ Voll- und ● Neu-MONDE.[VHA]

Konkordanz Haut und Aeusseres: Ant-c., Aur., Bry., *Calc.*, Cic., Con., Dulc., *Graph.*, *Hep.*, Lach., Led., Lyc., Mang., Merc., Nat-m., Nit-ac., Petr., *Puls.*, *Rhus-t.*, Sabad., Sars., *Sep.*, *Sil.*, Staph., *Sulph.*, Verat., Zinc. [PB]

Schlaf

Schlaflosigkeit vor Mitternacht.[VHA], [HA 59]

Unerquicklicher und allzu leiser Nachtschlaf.[VHA]

Nachts viele, ängstliche Träume.[VHA]

Nachts Zuschwären und am Tage Thränen der Augen.[VHA]

Nachts drückender Brustschmerz.[VHA]

Nächtliche Starrheit, Taubheit und Eingeschlafenheit der Beine.[VHA]

Konkordanz Schlaf und Träume: Ars., Bell., Bry., *Calc.*, *Caust.*, Cham., Con., Euphr., Graph., Ign., Mag-m., Mgs., Merc., Nat-c., *Nux-v.*, Phos., Ph-ac., Puls., Rhus-t., Sabad., *Sep.*, Sil., Staph., *Sulph.* [PB]

Fieber

Vorwaltende Frostigkeit, selbst beim warmen Ofen.[VHA]

Frost, am meisten Abends, selbst beim warmen Ofen.[HA 59]

Abendfieber, mit vorherrschendem Froste.[VHA]

Fieberstadien

1. Puls voll und etwas beschleunigt.[WF 2]
2. Frost vorherrschend und am Meisten gegen Abends, selbst im Bette und beim warmen Ofen, so wie nach dem Essen einer warmen Suppe, oft mit Hitze des Gesichts. – Am Tage Frost, die Nacht Hitze.[WF 2]
3. Abendliche, auf den Frost folgende Hitze, die vom Gesichte aus sich weiter verbreitet, zuweilen aber nur die rechte Seite des Körpers einnehmend.[WF 2]
4. Schweiss die Nacht, besonders Früh im Bette, mit Aengstlichkeit, am Stärksten im Gesichte und oft nur an der rechten Gesichtshälfte. – Gänzliche Unfähigkeit zu schwitzen.[WF 2]

Konkordanz Fieber: Agn., *Ars.*, Bell., Bov., *Bry.*, Calc., Caps., Cham., Chin., Hell.,

H e p . , I g n . , Ip., K r e o s . , *Lyc.*, Merc., Mez., Nat-m., Nux-m., *Nux-v.*, Phos., *Puls.*, Ran-b., R h u s - t . , Sabad., Sep., Sil., S p i g . , Sulph., V e r a t . [PB]

Gemeinsames

Unwillkührliche Bewegungen und Zuckungen des Kopfes und anderer Glieder.[VHA]
Gefühlstäuschungen: es ist, als wenn einige Theile des Körpers größer geworden wären.[VHA]
Krämpfe, die mit Lachen und Weinen abwechseln.[HA 59]
Ungemeine Mattigkeit und Müdigkeit, besonders von Sprechen.[VHA]
Gefühl von Zusammenschnürung innerer Organe.[VHA]
Einen Tag um den Andern befindet er sich besser.[VHA]
Bei mäßiger Bewegung, Abends und im Freien befindet er sich am wohlsten.[VHA]
Nachtheile von KARTOFFELN.[VHA]

Verschlimmerung der Beschwerden

Die Hautbeschwerden erneuern sich zum zum ○ Voll- und ● Neu-MONDE.[VHA]
Nachmittags und im Sitzen erhöhen sich viele Beschwerden.[VHA]

Konkordanzen

Verschlimmerung nach der Zeit: Ant-c., Ars., Bell., Canth., Chin., Ign., L y c . , Nat-m., Nux-v., P u l s . , Staph. [PB]

Verschlimmerung nach Lage und Umständen: Am-c., Anac., Ant-c., Bry., *Calc.*, Chin., *Croc.*, Hep., I g n ., Kali-c., Mang., Merc., Nux-v., Phos., *Puls.*, Ruta, *Sabin.*, *S e p .*, Spig., Sulph., T h u j . , Zinc. [PB]

Arzneiverwandtschaften von Alumina

(Ant-c.), Ars., Bell., Calc., (Carb-v.), C h a m . , (Dros.), I g n . , I p . , L a c h . , Led., (Nat-c.), Nux-v., P h o s . , P l b . , (Ran-b.), Rhus-t., (Sil.), (Spong.) [VHA]

Anac., Ant-c., Arn., Ars., Aur., B e l l . , B r y . , *Calc.*, Carb-v.,C a u s t . , Cham., C h i n . , Cocc., Con., Croc., Ferr., G r a p h . , Hep., *Ign.*, Kali-c., Kreos., *Lyc.*, M e r c . , Nat-c., N a t - m . , Nit-ac., *Nux-v.*, Petr., *Phos.*, Ph-ac., Plat., *P u l s .* , R h u s - t . , Sabad., Sabin., *S e p .* , S i l . , Spig., Spong., Stann., Staph., *S u l p h .* , Sulph-ac., Thuj., Verat., Z i n c . [PB]

B r y . , *Calc.*, *Cham.*, I g n . , *Ip.*, L a c h . , *Lyc.*, *Nat-m.*, P h o s . , P l b . , *Puls.*, V e r a t . [KV]

Antidote von Alumina: Bry., (Camph.), Cham., Ip., Puls.

(Camph.?), Cham., Ip. [SRA]

Nach *Bute* soll ZAUNREBE sich als Antidot allzu starker Fieber-Wirkungen der ALAUNERDE erweisen. Andre geben CHAMILLE und IPEKAKUANHA als Antidote an. [CK 2, 35]

Bry., (Camph.), Cham., Ip., Puls. [PB]

Alumina ist Antidot von: Bry., Cham., Plb.

BLEI-Kolik.[VHA]

Alumina ist Folgemittel von: Alumin., Nat-m.

Man gab eine zweite Dosis ALUMIN. in der 200. Potenz, zur Einnahme wie beim vorangegangenen Mal. – Am 24. Aug. hatte die Konvaleszenz derartig deutliche und schnelle Fortschritte gemacht, daß der Kranke glaubte, auf ein persönliches Erscheinen verzichten zu können. Er begnügte sich damit, erneut mündlich Mitteilung erstatten zu lassen. – Nach minutiöser Befragung der damit beauftragten Person, sie war annähernd vollständig auf dem laufenden Stand bezüglich des Zustandes des Kranken, schien nichts auf eine etwaige Indikation zur Gabe eines weiteren Arzneimittels hinzuweisen und man übersandte ihm ALUM. in der 2000. Potenz, einzunehmen wie bisher.[KMSS 49]

Daher am 15. März [1858] NAT-M. 200. ebenso zu nehmen. – Die Wirkung davon war gut, aber doch nicht so auffallend günstig, wie von dem vorigen. Vielleicht ist die Aehnlichkeit der Wirkungen von diesem und dem ALUMIN. allzu gross, eine Erscheinung, die man oft bei der unmittelbaren Folge allzunahe verwandter Mittel, (wie IGN., NUX-V. u. PULS.) zu beobachten Gelegenheit hat. Indessen hatte die Besserung doch abermals einen solchen Fortschritt gemacht, dass die Patientin am 21. März ohne Anstrengung den Weg zu mir zu Fuss zurücklegen konnte und mich persönlich besuchte. Sie erhielt jetzt ALUM. 3000. (von *Jenichen*).[AHZ 57 (1858) 1, 12]

Verifikationen und klinische Symptome

Folgemittel von Alumina: Caust., Sulph.

Sie erhielt jetzt ALUM. 3000. (von *Jenichen*), wonach die Besserung wieder deutlichere Fortschritte machte. Nur waren die Schmerzen im Rücken und Kreuze wieder etwas vermehrt, die Wirkung also nicht so specifisch, wie von ALUMIN.. – Am 28. März [1858] CAUST. 200. wovon die Kreuz- und Rückenschmerzen verschwanden und Stimme und Sprache sich sehr besserten.[AHZ 57 (1858) 1, 12]

[...] Man übersandte ihm ALUM. in der 2000. Potenz, einzunehemen wie bisher. – Am 12. Sept. erschien der Kranke wieder selbst und hatte durchaus nichts zu beklagen. Er hatte die g e s a m t e S t r e c k e (von 8 Wegstunden) zu Fuß ohne bedeutende Ermüdungserscheinungen zurückgelegt, und hegte die Absicht noch am selbigen Tage etwa die Hälfte des Rückweges zu bewältigen. Alle oben aufgezählten vormaligen schweren Symptome waren vollständig verschwunden. – Das Rückgrat, der Rücken und die Beine waren schmerzfrei und kräftig, wie vormals; die Sprache war flüssig und das Reden weder ermüdend noch anstrengend. In der Dunkelheit konnte er sich mit gleicher Sicherheit wie früher bewegen. Er präsentierte sich mir, kurzum, als ein völlig gesunder Mensch. – Unter diesen Umständen war es vielleicht unnötig, weiteres zu unternehmen, doch veranlaßten die speziellen Eigentümlichkeiten dieses Leidens [...] den Doktor dazu, dem Kranken noch eine Dosis SULPH. in der 200. Potenz zu geben, verbunden mit der Empfehlung, noch für einige Zeit die verschriebene Diät einzuhalten.[KMSS 48-49]

Verifikationen und klinische Symptome

Konkordanzen der homöopathischen Arzneien

I. Gemüth und Geist: Anac., A u r . , Bell., Carb-an., Cycl., F e r r . , G r a p h . , Hyos., *Ign.*, L y c . , Nat-m., Phos., *Plat.*, Puls., S u l p h . , S u l p h - a c . , Z i n c . [PB]

II. Körpertheile und Organe: Anac., A r n . , Ars., *Bell.*, Bry., *C a l c .* , Carb-an., *Carb-v.*, *Caust.*, Cham., C h i n . , Cocc., C o n . , Ferr., G r a p h . , *Ign.*, *Kali-c.*, K r e o s . , *Lyc.*, Mag-m., *M e r c .* , Nat-c., N a t - m . , N i t - a c . , *Nux-v.*, Petr., *Phos.*, Ph-ac., Plat., Plb., *Puls.*, R h u s - t . , R u t a , S a b a d . , *S e p .* , *Sil.*, S p i g . , Stann., S t a p h . , *S u l p h .* , S u l p h - a c . , Thuj., Verat., Z i n c . [PB]

III. Empfindungen und Beschwerden

1. **Aeussere und innere Körpertheile im Allgemeinen:** Acon., *Arn.*, A s a f . , *Bell.*, Bry., *C a l c .* , *Caust.*, Cham., C h i n . , C o c c . , Con., Dros., Graph., *Ign.*, Kali-c., Laur., Lyc., M e r c . , Mez., N a t - c . , N a t - m . , *N u x - v .* , Par., *Phos.*, P h - a c . , P l a t . , Plb., *P u l s .* , *Rhus-t.*, Sabad., Sars., *Sep.*, Sil., Spig., S p o n g . , S t a n n . , Staph., *S u l p h .* , S u l p h - a c . , Tarax., Thuj., Verat., Z i n c . [PB]
2. **Drüsen:** Bell., Con., Merc., P h o s . , Puls., Spong., Sulph. [PB]
3. **Knochen:** vacat. [PB]
4. **Haut und Aeusseres:** Ant-c., Aur., B r y . , *Calc.*, C i c . , Con., D u l c . , *G r a p h .* , *Hep.*, Lach., Led., L y c . , Mang., Merc., N a t - m . , Nit-ac., P e t r . , *Puls.*, *Rhus-t.*, S a - b a d . , Sars., *S e p .* , *Sil.*, Staph., *Sulph.*, Verat., Z i n c . [PB]

IV. Schlaf und Träume: Ars., Bell., Bry., *Calc.*, *Caust.*, Cham., C o n . , Euphr., G r a p h . , Ign., Mag-m., Mgs., Merc., N a t - c . , *N u x - v .* , P h o s . , Ph-ac., Puls., R h u s - t . , Sabad., *Sep.*, S i l . , Staph., *S u l p h .* [PB]

V. Fieber: Agn., *Ars.*, Bell., Bov., *Bry.*, C a l c . , Caps., C h a m . , C h i n . , Hell., H e p . , I g n . , Ip., K r e o s . , *Lyc.*, Merc., Mez., Nat-m., Nux-m., *Nux-v.*, Phos., *Puls.*, Ran-b., R h u s - t . , Sabad., Sep., Sil., S p i g . , Sulph., V e r a t . [PB]

VI. Änderung des Befindens

1. **Verschlimmerung nach der Zeit:** Ant-c., Ars., Bell., Canth., Chin., Ign., L y c . , Nat-m., Nux-v., P u l s . , Staph. [PB]
2. **Verschlimmerung nach Lage und Umständen:** Am-c., Anac., Ant-c., Bry., *Calc.*, Chin., *Croc.*, Hep., I g n ., Kali-c., Mang., Merc., Nux-v., Phos., *Puls.*, Ruta, *Sabin.*, *S e p .* , Spig., Sulph., T h u j . , Zinc. [PB]

VII. Konkordanz der homöopathischen Arzneien

Anac., Ant-c., Arn., Ars., Aur., B e l l . , B r y . , *Calc.*, Carb-v., C a u s t . , Cham., C h i n . ,

Cocc., Con., Croc., Ferr., Graph., Hep., Ign., Kali-c., Kreos., Lyc., Merc., Nat-c., Nat-m., Nit-ac., Nux-v., Petr., Phos., Ph-ac., Plat., Puls., Rhus-t., Sabad., Sabin., Sep., Sil., Spig., Spong., Stann., Staph., Sulph., Sulph-ac., Thuj., Verat., Zinc. [PB]

Bry., Calc., Cham., Ign., Ip., Lach., Lyc., Nat-m., Phos., Plb., Puls., Verat. [KV]

Verifikationen und klinische Symptome

Aluminium metallicum (Aluminium)
(Alumin.)

Synonyma
Aluminium metallicum, Aluminium

Literatur
Aluminium metallicum. AHZ 54 (1857) 12, 89 - 91; 13, 97 - 99.
Tabes dorsualis und Aluminium metallicum. AHZ 57 (1858) 1, 3 - 6; 2, 12 - 13.
Le tabes dorsualis et le diabetes mellitus. HBG 1 (1858) 6, 93 - 99. [Ins Deutsche übersetzt: KMSS 43-50]

Eigenthümlichkeiten und Hauptwirkungen
Die von *Bönninghausen* zitierten Symptome stammen von *Samuel Hahnemann*, aufgeführt in „Die chronischen Krankheiten, ihre eigenthümliche Natur und homöopathische Heilung", Zweiter Theil. Antipsorische Arzneien. Zweite, viel vermehrte und verbesserte Auflage: Alumina [Alaunerde, Thonerde], S. 33 - 92. Dresden und Leipzig 1835. – Die im Text verwendete Abkürzung ist CK 2.

Tabes dorsualis und Aluminium metallicum[AHZ 57 (1858) 1, 3-6; 2, 12-13]
„Keinem Kranken dieser Art," sagt der gelehrte und vielerfahrene Geh. Med.-Rath Dr. *Romberg* in seinem Lehrbuche der Nervenkrankheiten, I. Band III. Abth. S. 191 der zweiten Auflage, wo von der Tabes dorsualis die Rede ist: „Keinem Kranken dieser Art leuchtet die Hoffnung der Genesung: über Alle ist der Stab gebrochen. Der einzige Trost, wenigstens für die Lebenssüchtigen, ist die lange Dauer der Krankheit. Wenn irgendwo die rastlose Geschäftigkeit des Arztes die Leiden des Kranken steigert, so ist es in der Tabes dorsualis der Fall. Nur selten bietet sich ein Unglücklicher dieser Art dar, ohne den Rücken voll Narben, ohne Convolute von Verordnungen, ohne einen Cyclus von Bädern aufzuweisen, wo er überall gewesen und überall vergebens sein Heil gesucht hat. Die Humanität verpflichtet von vornherein zur Eröffnung, dass durch therapeutische Eingriffe nur geschadet, nicht genützt werden könne, und dass lediglich die Regulirung der Diät in ihrem vollem Umfange den Kranken vor zu frühem grossen Ungemache zu schützen im Stande ist."

Weiterer Zeugnisse über die bisherige ausnahmlose Unheilbarkeit dieser, eben nicht seltenen, dabei unverkennbaren und scharf diagnosticirten Krankheit wird es nicht bedürfen, obgleich dergleichen in fast allen Pathologien der ältern und neuern Zeit zu lesen sind. Um so mehr darf also wohl die jüngere, rein deutsche Schwester der zweitausendjährigen fremdländischen Allopathien sich Glück wünschen, wenn sie in Gemässheit des von ihrem Stifter entdeckten Naturgesetzes: Similia similibus! dafür ein Heilmittel aufgefunden hat, welches sich bereits in mehreren Fällen aufs Entschiedenste bewährt hat. – Wenn demnach einerseits die Wichtigkeit des Fundes erheblich genug ist, um denselben noch einmal zur Sprache zu bringen, und andererseits die Entfernung des Patienten, von welchem in dieser Zeitung (AHZ 54, 99) die Heilungsgeschichte mitgetheilt wurde, (sowie zweier anderer, später mit demselben günstigen Erfolge behandelter), einigen Zweiflern Veranlassung geben könnte, die Richtigkeit der Diagnose zu bestreiten; so darf ich es für hinreichend gerechtfertigt halten, einen neuern Fall der Art mit einiger Ausführlichkeit mitzutheilen, den ich unmittelbar unter meinen Augen zu beobachten Gelgenheit hatte und mit demselben Mittel und mit demselben Glücke wie die anderen, zur vollständigen Heilung brachte.

Fräulein *Franziska v. W.*, einer der angesehensten Familien dieser Stadt Münster angehörig, jetzt beinahe 19 Jahre alt und seit 10 Jahren mit ihren Angehörigen hierselbst wohnhaft, war schon vor ihrer Hierherkunft oft an verschiedenen Beschwerden leidend, die alle die deutlichsten Zeichen einer chronischen (psorischen) Dyskrasie an sich trugen. Sie hatte deshalb in ihrem frühern Wohnorte, ausser dem unvermeidlichen LEBERTHRANE, bereits von einem nunmehr verstorbenen Arzte mehrere homöopathische Mittel, namentlich PULS., SULPH., CALC., CARB-V., SIL., und LYC. erhalten, mit nur theilweisen und nicht genügendem Erfolge.

In meinem Journale (Vol. 71. Fol. 89.) finde ich zuerst am 27. Dec. 1848 unter ihrer Rubrik Folgendes aufgezeichnet: Seit vier Wochen nässender Ausschlag am Kopfe, vorzüglich hinter beiden Ohren und über beiden Ohrmuscheln, früh und Abends am Meisten und heftig schmerzend. Dicker, harter Unterleib. Abscheu vor Fleisch. Verlangen nach MILCH, BUTTER-BROD und allen Kopps- und KOHL-Gemüsen. Schläft allzu lange und bis tief in den Tag hinein. Ziemlich starke Verkrümmung des Rückgrats und auswachsen eines Schulterblatts. Frostbeulen an den Zehen (nicht an den Händen). Früh ist das Befinden am Schlechtesten; Abends besser.

Verifikationen und klinische Symptome

Verifikationen und klinische Symptome

Es liegt allzuweit ausser meinem Zwecke und würde zu unnützen Weitläufigkeiten führen, die frühere Behandlung dieses offenbar skrophulösen Kindes ausführlich mitzutheilen, und es wird genügen hier anzumerken, dass die Beschwerden sich ungewöhnlich hartnäckig gestalten, der Ausschlag sich Anfangs noch mehr, und nicht blos über den Kopf und Nacken, sondern selbst bis zu den Genitalien herunter verbreitete, und erst nach Ablauf von beinahe zwei Jahre, nebst der Kyphosis, insoweit zur Heilung gebracht wurde, als nun nichts Innormales mehr aufzufinden war.

Indessen zeigten sich in den folgenden Jahren 1851 und 1852 von Zeit zu Zeit wieder einige Beschwerden, welche zwar nicht sehr erheblich und bald zu beseitigen waren, aber doch deutlich zu erkennen gaben, dass die offenbar tief eingewurzelte Scrophulosis noch nicht völlig getilgt war

Im Frühjahre 1853 erkrankte sie an einem ziehmlich heftigen gastrischen Fieber, wobei sie eine unüberwindliche Neigung zu Dinte hatte und sich nach MILCHGENUSS jedesmal Erbrechen einstellte. Indessen erfolgte die Heilung schnell und sie blieb wohl bis zum Winter von 1853 auf 1854, wo wieder der alte Ausschlag nebst dem Froste in den Füssen hervorkam, welches Beides erst zu Anfang März ganz beseitigt wurde.

Abermals stellte sich derselbe Ausschlag mit dem Beginne des Jahrs 1855 ein, dauerte aber diesmal nur bis gegen die Mitte Februars. Auch war jetzt die Periode, und zwar ungewöhnlich stark eingetreten. Im Sommer dieses Jahres wurde sie von der sogenannten Grippe heftig befallen, die in wenigen Tagen beseitigt wurde, und nicht lange nachher von heftigen, krampfhaften Leibschmerzen bei überstarker Regel (durch eine Gabe ZINC. sehr schnell geheilt), worauf ein langes, scheinbar vollkommenes Wohlbefinden folgte.

Inmittelst war sie in eine vier Meilen von hier entfernten Erziehungsanstalt gekommen, wo sie erst um die Mitte des Septembers 1857 wieder erkrankte und zwar zuerst an heftigen Kopfschmerzen mit Nasen-BLUTEN und viel zu starkem Blutabgang bei der zu früh erscheinenden Periode, Alles Abends, von Bewegung und jeder geistigen oder körperlichen Anstrengung ungemein verschlimmert. BELL., BRY., und PHOS., jedes in Hochpotenz und in einer einzigen Gabe beseitigte dies bis auf einige Beschwerden, welche sich Abends beim Sitzen in der warmen Stube einstellten und ebenfalls einer solchen Gabe PULS. vollständig wichen.

Gegen die Mitte Januar dieses Jahrs 1858 stellte sich ein ganz neues Leiden ein, worüber eine Lehrerin der Anstalt nur äusserst dürftige und unvollständige Nachricht ertheilte. Ihrem Briefe zufolge litt die kranke an heftigen Rückenschmerzen, die sich durch jede Bewegung verschlimmerten, in der Nacht verschwanden, und einmal einen förmlichen Starrkrampf erzeugt hatten. Weiter war aus dem schriftlichen Berichte nichts zu entnehmen. NUX-V. 200. in WASSER aufgelöst und davon drei Tage, täglich drei Mal, genommen brachte „ansehnliche und stets noch fortschreitende Besserung"; aber die kranke klagte jetzt über „Schmerzen im Halsgrübchen und Unvermögen zu Schlingen", ohne alle nähere Bezeichnung. – Ich liess die NUX-V. wiederholen, aber sechs Tage von einer ebenso in WASSER aufgelösten Gabe, täglich zwei Mal Morgens und Abends, jedes Mal einen Löffel voll zu nehmen.

Diese zweite Gabe der NUX-V. blieb nicht nur ohne Erfolg, sondern es waren dabei die (ganz unbestimmten Rückenschmerzen wiedergekehrt und es wurde ein neues Symptom gemeldet, nämlich: „eine Stimmlosigkeit, welche am Stärksten Morgens und Abends auftrat und jedes „laut ausgesprochene Wort unmöglich machte." Gleichzeitig, und erst jetzt erfuhr ich, dass schon beim Gebrauche des vorigen Mittels die Sprache von Tag zu Tage schwieriger und angreifender geworden, wie von „Lähmung der Zunge," dass die Patientin genöthigt sei, „bei jedem Worte Athem zu schöpfen und dass sie von wenigem Sprechen ungemein stark ermüdet würde".

Gegen diese Beschwerden that CAUST. gar nichts, wohl aber acht Tage später SEP., wonach angeblich die Stimme stundenweise sich wieder einstellte, aber immer noch schwach und leise. Alles Uebrige blieb indessen fast unverändert, nur, der eigenen Erklärung der Patientin zufolge, „etwas besser!"

Eine, am 3. Febr. übersendete Gabe SULPH. 200. hatte die Folge, dass sie jede Nacht, nach Mitternacht, Kopfweh (ohne nähere Bezeichnung) mit Nasen-BLUTEN bekam, welches nur von Aufsitzen im Bette sich besserte. Alles Uebrige wurde mit dem stereotypen Ausdrucke: „etwas besser!" bezeichnet, also doch noch vorhanden, aber nicht eine Silbe beigefügt, wonach die richtige Mittelwahl hätte gesichert werden können.

Unter solchen, wahrhaft zur Verzweiflung bringenden Umständen überschickte ich am 17. Febr. eine Gabe BELL. 200., wie die vorigen zu nehmen, verlangte aber nun mit Entschiedenheit von den Angehörigen, dass die Kranke hierher gebracht würde, damit ich solche selbst sehen könnte, was auch bei der geringen Entfernung und der Natur der Krankheit, die offenbar chronisch war, ohne alle Gefahr geschehen konnte. – Bemerkenswerth ist es, vorzüglich bei den höheren Ständen und am Meisten bei einigen Nervenkrankheiten, dass der sereotype Euphemismus immer „etwas besser!" lautet, während die Besserung im Wesentlich nicht nur keine Fortschritte macht, sondern vielmehr immer von Zeit zu Zeit neue Erscheinungen hinzutreten, welche die Sache nur noch verwickelter machen, ohne jedoch

Verifikationen und klinische Symptome

für die Mittelwahl irgend eine brauchbare Handhabe zu bieten.

Meinem entschieden ausgesprochenen Verlangen gemäss langte endlich am 24. Febr. die Kranke hier an und Abends besuchte ich sie. Wie sehr war ich aber überrascht in der Patientin alsbald das deutlichste Bild einer wahren Tabes dorsualis zu erblicken, worauf auch nicht von allem früher Berichteten hindeutete. Insbesondere liess die stets als Hauptzeichen hervorgehobene Stimmlosigkeit, die nur ausnahmsweise bei dieser Krankheit beobachtet wird, nicht einmal die Vermuthung davon aufkommen, weil von der bereits sehr weit gediehenen Lähmung der unteren Extremitäten in keinem Briefe die Rede gewesen war.

Als ich die Kranke sah, war allerdings die Stimmlosigkeit so gross und die Aussprache so undeutlich, dass ich mein Ohr dicht an ihren Mund neigen musste, um ihr Geflüster zu verstehen. Aber alle übrigen Zeichen sprachen allzu deutlich, um dem wahren Charakter der Krankheit verkennen zu können, und das letzterwähnte Symptom konnte nur errathen lassen, dass die Affection des Rückenmarks eine ungewöhnliche Ausdehnung gewonnen haben musste.

Was ich bei diesem ersten Besuche ermittelte und sogleich sorgfältig und umständlicher als gewöhnlich aufzeichnete, besteht in Folgendem:

Schon längere Zeit hindurch hatte die Patientin eine immer zunehmende Schwäche in den unteren Extremitäten verspürt, wobei sie stets mehr oder weniger Rückenschmerzen empfunden.

Das Gefühl im Rücken sei eine Art von Brennen, als wenn eine heisse Stange vom Kreuze herauf durch das Rückgrat geschoben würde. Zu Anfange wäre solches oft auch nur ein unangenehmes, aufwärts gehendes Kriebeln gewesen.

Gleichzeitig haben ihr die Fusssohlen wie weich oder gepolstert geschienen, oder als wenn die Füsse auf einer weichen wollenen Decke oder einem Kissen ruhten.

Allmälig habe sich das Gefühl in den Fusssohlen immer mehr verloren, und zwar in dem Maase, dass sie den Boden unter den Füssen nicht mehr gefühlt und nicht gewusst habe, ob diese darauf ruhten, wenn sie sich nicht durch das Gesicht davon überzeugt habe.

So lange sie noch im Stande gewesen sei zu gehen, was sie aber seit einem Paar Wochen gar nicht mehr vermöge, habe sie solches nur am Tage, bei hellem Lichte und mit offenen Augen thun können. Bei verschlossenen Augen oder im Finstern habe sie so getaumelt und getorkelt, dass sie sich sogleich hätte an Etwas festhalten müssen, um nicht zu fallen. Jetzt könne sie im Finstern gar nicht einmal mehr stehen und müsse sich selbst am hellen Tage dabei anlehnen.

Wenn sie im Bette liege, habe sie durchaus kein Gefühl über die Stellung und Lage ihrer Beine und Füsse, die sich oft, ihr selbst unbewusst, in den verschiedensten Stellungen befunden.

Wenn sie im Beginne der Krankheit, den Versuch gemacht habe, auch in bekannten Zimmern einige Schritte im Finstern zu gehen, so habe sie sich stets unbewusst und unwillkührlich nach links gewendet und so ihr Ziel verfehlt.

Sehr häufig habe sie ein Gefühl von Zusammenziehen im Unterleibe, als wäre er mit einem Band zusammengeschnürt; dieses Gefühl, sowie die Schmerzen imRücken seien am Schlimmsten gewesen bei anfangender Bewegung nach langer Ruhe.

Die, übrigens schmerzlose Stimmlosigkeit besteht noch so, wie oben erwähnt, ist aber verbunden mit einer auffallenden und übergrossen Ermüdung von allem Sprechen, so dass sie wiederholt sich ausruhen zu müssen versicherte.

Im Uebrigen fand ich die Kranke wohlgenährt, von blühender Gesichtsfarbe, wenig klagend und nicht im Mindesten beunruhigt über ihren Zustand, ja selbst mit der nicht undeutlich ausgesprochenen Neigung, ihr Uebel für nichts weniger als gefährlich oder erheblich anzusehen. – Appetit und Verdauung gut. – Der Stuhl etwas hart und träge. – Die Regel zur gehörigen Zeit wiederkehrend, aber ziemlich stark. – Abends das Befinden weniger gut als Morgens.

Die vorstehenden treu und vollständig sogleich aufgeschriebenen Symptome, die für mich aus dem Grunde eine doppelte Wichtigkeit hatten, weil es die ersten waren, welche ich nach dem besonderen Studium der ALUMINA von dieser Krankheit persönlich zu ermitteln Gelegenheit fand, liessen auch nicht dem mindesten Zweifel Raum, dass hier ein exquisiter Fall von wahrer T a b e s d o r s u a l i s vorlag und auf den Grund früherer Erfahrungen säumte ich nicht, sofort eine Gabe ALUMIN. 200., aus der Officin des Herrn Apothekers *Lehrmann* in Schöningen [In Folge meiner ersten Mittheilung über das ALUMIN. in diesen Blättern (AHZ 54) bin ich wiederholt um Uebersendung der von mir angewendeten Präparate angegangen worden. In der Regel habe ich dieses mit Bedauern ablehnen müssen, weil ich selbst davon nur so viel besitze, als mein eigner Gebrauch verlangt. Herr Apotheker *W. Lehrmann* in Schöningen (bei Braunschweig), dem ich das reine, aus England bezogene Metall zusendete, und der mit gewohnter Gewissenhaftigkeit die Präparate angefertigt und vorräthig hat, wird Jedem damit aushelfen, welcher sich deshalb direct an ihn wendet.], zu reichen, um solche in sechs Esslöffeln voll WASSER aufzulösen und davon zwei Tage, täglich dreimal, je einen Löffel voll zu nehmen.

Am 26. Febr., wo ich meine Patientin wieder besuchte, war bereits eine so deutliche und entschiedene Besserung eingetreten, dass die die Nachwirkung noch nicht stören wollte.

Am 1. März eine zweite Gabe ALUMIN. 200. in gleicher Weise zu nehmen, letzte die bedeutende Besserung fort, und weil inmittelst die Periode regelmässig und ohne alle Beschwerden eingetreten war, so liess ich die folgende dritte, ganz gleiche Gabe desselben Mittels erst am 5. März folgen. – Die Besserung macht, meinem Journale zufolge, unaufhörliche, regelmässige Fortschritte. Pat. ist jetzt bereits den ganzen Tag auf und geht bei hellem Tages-LICHTE im ganzen Hause herum. Selbst das Treppensteigen geht ohne sonderliche Beschwerde. Nur bei verschlossenen Augen kann sie noch nicht geradeaus gehen, sondern dreht sich dann immer noch nach links, wie mich ein Versuch belehrte. Auch im Finstern kann sie, ohne sich anzuhalten, noch nicht gehen.

Am 10. März wieder ALUMIN. 200. wie vorher. – Mit den Untergliedern geht es vortrefflich; aber die Stimme ist Abends noch oft erloschen, und die Sprache schwierig und sehr ermüdend. Es erscheint also, dass die allzu öftere Wiederholung dieses Mittels, ohne Zwischenmittel, die Heilung nicht rasch genug gefördert. Es ist dies eine Erscheinung, die namentlich bei chronischen Leiden, wo die Symptome nur gelinder werden, ohne sich im Wesentlichen zu verändern, nicht selten vorkommt. Daher am 15. März NAT-M. 200. ebenso zu nehmen. – Die Wirkung davon war gut, aber doch nicht so auffallend günstig, wie von dem vorigen. Vielleicht ist die Aehnlichkeit der Wirkungen von diesem und dem ALUMIN. allzu gross, eine Erscheinung, die man oft bei der unmittelbaren Folge allzunahe verwandter Mittel, (wie IGN., NUX-V. u. PULS.) zu beobachten Gelegenheit hat. Indessen hatte die Besserung doch abermals einen solchen Fortschritt gemacht, dass die Patientin am 21. März ohne Anstrengung den Weg zu mir zu Fuss zurücklegen konnte und mich persönlich besuchte. Sie erhielt jetzt ALUM. 3000. (von *Jenichen*), wonach die Besserung wieder deutlichere Fortschritte machte. Nur waren die Schmerzen im Rücken und Kreuze wieder etwas vermehrt, die Wirkung also nicht so specifisch, wie von ALUMIN..

Am 28. März CAUST. 200. wovon die Kreuz- und Rückenschmerzen verschwanden und Stimme und Sprache sich sehr besserten. Dahingegen hatte sich wieder ein deutlicheres von Weichheit der Fusssohlen und vermehrte Schwäche in den Beinen eingestellt, zum Beweise, dass dieses Mittel dem eigentlichen Wesen der Tabes dorsualis nicht hinreichend entspricht.

Am 11. April wieder ALUMIN. 200. Nun verschwanden auch die letzten erheblichen Reste der Krankheit fast vollständig und selbst die Sprache wurde wieder ebenso klangvoll und ungehindert, als in früheren gesunden Tagen. Nur wegen seltenen, besonders gegen Abend noch eintretenden Kriebelns, verbunden mit einer Art von vorübergehender Gefühllosigkeit in den Fusssohlen gab ich am 20. April noch eine Gabe ALUMIN. 200., am 28. April eine Gabe PULS. 200., und endlich am 7. Mai eine Gabe SULPH. 200. – alle drei wie die vorigen zu nehmen, worauf auch die letzte Spur der Krankheit vollkommen verschwunden war und sich bis jetzt nichts weiter der Art gezeigt hat.

Aus dieser umständlich erzählten Krankheitsgeschichte, deren Verlauf ich mit lebhaftem Interesse und mit vorzüglicher Aufmerksamkeit verfolgte, ergiebt sich die ebenso kräftige, als wahrhaft specifische Wirksamkeit des ALUMIN. gegen die wahre T a b e s   d o r s u a l i s auf eine so zweifellose Art, dass ich nicht wüsste, welche irgend haltbaren Einwürfe dagegen geltend gemacht werden könnten.

Da ich bekanntlich seit vielen Jahren gewohnt bin, nur die höheren Dynamisationen in den feinsten Gaben anzuwenden: so bin ich gleichmässig ausser Stande, weder zu bejahen, noch zu verneinen, ob nicht vielleicht die niederen Potenzen dieses, so wie vieler anderer Mittel, welche die alte Schule als indifferent und unwirksam verwirft, ebenso gut oder gar noch kräftiger Wirkung thun können. Selbst der Umstand, dass ich jetzt mit meinen (seit 1843 eingeführten) Hochpotenzen auch in den acutesten Krankheiten schnellere und sichere Heilung erziele, als früher, wo ich noch mit niedrigeren Dynamisationen operirte, darf ich nicht geltend machen, weil ich durch längere Uebung und genauere Kenntnisse der A.M.-Lehre die Fähigkeit erlangt habe, in den meisten Fällen das passendste Mittel zu finden. Aber soviel steht einmal bei mir unerschütterlich fest, dass es nicht nur möglich ist, auch bei den schwierigsten Krankheiten vermittelst der Hochpotenzen Heilung zu erlangen, sondern dass auch, namentlich bei chronischen Krankheiten, diese Heilungen in der Regel gründlicher und dauerhafter sind, als solche, die mit den niedrigen Verdünnungen bewirkt wurden. Um indessen dies und jenes näher an der Erfahrung zu prüfen, werden hoffentlich einige der geehrten Collegen, die den letzteren den Vorzug geben, auch dieses ALUMIN. gegen eine der Allopathie so unzugängliche und so scharf diagnosticirte Krankheit, wie die Tabes dorsualis ist, prüfen und die Ergebnisse mittheilen. Denn nur bei selbständigen Krankheiten und specifischen Mitteln, wie *Hahnemann* es bekanntlich mit dem MERC. und den THUJ. gethan, lässt sich mit Sicherheit der Vorzug der höheren und niederen Potenzen ermitteln, und nur allein unter diesen Umständen lässt sich nicht füglich mehr eine gültige Einrede machen, wenn die Erfahrung sich bestimmt für die eine oder die andere ausgesprochen hat.

Endlich dürfte es an dieser Stelle noch einer beiläufigen Erwähnung verdienen, dass sich in jüngeren Jahren, namentlich in Frankreich unter der Leitung eines gelehrten und genialen Kopfes eine Schule gebil-

Verifikationen und klinische Symptome

Verifikationen und klinische Symptome

det hat, welche, obgleich sie sich zu jener der Homöopathie rechnet, doch die allgemeine Giltigkeit der Anwendung der am Gesunden beobachteten Symptome, mithin das Similia similibus als Naturgesetz bestreitet. Indessen ist die Entdeckung des hier angeführten Heilmittels für die Tabes dorsualis lediglich und allein aus dem Studium der Symptome von ALUMINA (in *Hahnemann's* Chronischen Krankheiten) erfolgt, indem diese, wie man leicht finden wird, unter allen bisher genügend geprüften Arzneien die einzige ist, welche die wesentlichsten und meist charakteristischen Zeichen dieser Krankheit aufzuweisen hat. Freilich muss man dabei zugeben, dass eben die Prüfung der ALUMINA nicht zu den besten gehört, die wir besitzen, dass viel Unbestimmtes neben manchen (Wechsel-? und) Nachwirkungen darin vorkommt, und dass Vieles dabei erst durch aufmerksame Praxis seinen wahren Werth und seine scharfe Bestimmung und Vervollständigung erhält. Aber eben die Erkennung und Bezeichnung solcher, zum Theil unbrauchbarer, oft irreleitender Prüfungsergebnisse dürften ein Hauptgegenstand für die Herren Aerzte sein, um auf diesem Wege aus der R.A.M.L. alles Trügende und Unbrauchbare auszumerzen und so gleichsam den allzu dicht verwachsenen Wald von wucherndem Unterholze und Gestrüppe zu reinigen, welche die Orientirung darin bedeutend erschweren und die hochaufstrebenden Hauptbäume dem Auge verdecken.

Ich habe Grund zu glauben, dass es mir gelungen ist, auf demselben eben angedeuteten Wege das Hauptmittel gegen D i a b e t e s m e l l i t u s zu entdecken, muss mir aber die weitere Mittheilung noch vorbehalten, bis wiederholte Versuche und Erfahrungen jeden Zweifel beseitigt haben.

Rücken

Tabes dorsalis

Heilungsbericht: *Heinrich Obermeyer*, dreiundzwanzig Jahre alt, wohnhaft zu Glane bei Iburg (acht Wegstunden von Münster), leidet seit einem Jahr an Schmerzen im Rücken, im Rückgrat (dem Kreuz) und in den Beinen; seit vier Wochen nahmen vor allem die letztgenannten Beschwerden sehr zu; nach einer längeren Ruhepause, vor allem wenn dieser körperliche Anstrengungen vorausgingen, vermochte er weder zu gehen, noch sich aufrecht zu halten, und seine Beine schienen wie paralysiert. Nachts, in seinem Bett, sind seine Beine wie inert und gefühllos und der Kranke spürt die Lage seiner Beine nicht; er spricht mühevoll und empfindet große Erschöpfung dabei. Die Stühle sind zäh und hart; alles andere ist in Ordnung. Er wurde bisher mit einigen Hausmitteln versorgt; mehrere konsultierte Ärzte behaupteten, daß das Leiden in seinem noch wenig fortgeschrittenen Alter von selbst wieder verschwärde. Der Patient war in einem zu schlechten Zustand, um mich persönlich konsultieren zu können; zu Beginn der Behandlung erschien die T a b e s d o r s a l i s noch fragwürdig, wenngleich überaus wahrscheinlich. – Der Verfasser erfuhr von etwa einem Drittel der oben aufgelisteten Symptome und verschrieb dem Kranken am 11. Juli 1858 eine Gabe ALUMIN. in der 200. Potenz, mit der Indikation, diese in üblicher Art und Weise einzunehemen, das heißt, aufgelöst in WASSER, und empfahl dem Patienten, möglichst persönlich zu erscheinen. – Dieser ausdrücklichen Empfehlung wurde am 3. Aug. Folge geleistet; die Sensibilität hatte sich bereits etwas verbessert; er konnte die Strecke (natürlich im Wagen) ohne allzugroße Anstrengung zurücklegen. Bei dieser Konsultation erfuhr der Verfasser von nachfolgenden Symptomen, die in der Tat die eindeutige Gewißheit in der Diagnose der T a b e s d o r s a l i s erbrachten. – Für Augenblicke hatte der Kranke im Rücken eine von unten nach oben ziehende Empfindung, wie vor einer Verbrennung; dieses Leiden verschwand und er machte bei Tageslicht Fortschritte beim Gehen, in der Dunkelheit war er weiterhin immer darauf angewiesen, sich irgendwo festzuhalten, um nicht hinzufallen. Nachts, in seinem Bett, war es ihm nach wie vor nicht möglich, sich Klarheit über die Lage seiner Beine zu verschaffen. Unter der Fußsohle fühlt er noch immer etwas Weiches, als befände sich dort ein Kissen. Das Sprechen strengt ihn immer sehr an, und er ist zu häufigen Unterbrechungen gezwungen. Äußerst schlechte Zeichen. Früh am Morgen, nach dem Schlaf, abends und nach großer Hitze, befand sich das Leiden in seinem Paroxysmus. Man gab eine zweite Dosis ALUMIN. in der 200. Potenz, zur Einnahme wie beim vorangegangenen Mal. – Am 24. Aug. hatte die Konvaleszenz derartig deutliche und schnelle Fortschritte gemacht, daß der Kranke glaubte, auf ein persönliches Erscheinen verzichten zu können. Er begnügte sich damit, erneut mündlich Mitteilung erstatten zu lassen. – Nach minutiöser Befragung der damit beauftragten Person, sie war annähernd vollständig auf dem laufenden Stand bezüglich des Zustandes des Kranken, schien nichts auf eine etwaige Indikation zur Gabe eines weiteren Arzneimittels hinzuweisen und man übersandte ihm ALUM. in der 2000. Potenz, einzunehmen wie bisher. – Am 12. Sept. erschien der Kranke wieder selbst und hatte durchaus nichts zu beklagen. Er hatte die g e s a m t e S t r e c k e (von 8 Wegstunden) zu Fuß ohne bedeutende Ermüdungserscheinungen zurückgelegt, und hegte die Absicht noch am selbigen Tage etwa die Hälfte des Rückweges zu bewältigen. Alle oben aufgezählten vormaligen schweren Symptome waren vollständig verschwunden. – Das Rückgrat, der Rücken und die Beine waren schmerzfrei und kräftig, wie vormals; die Sprache war flüssig und das Reden weder ermüdend noch anstrengend. In der Dunkelheit konnte er sich mit gleicher Sicherheit wie früher bewegen. Er präsentierte sich mir, kurzum, als ein völlig gesunder Mensch. – Unter diesen Umständen war es vielleicht unnötig, weiteres zu unternehmen, doch veranlaßten die speziellen Eigentümlichkeiten dieses Leidens (dieses sei eingeräumt), das wahre θειον der chronischen Krankheiten, dieser Begriff, mit dem die Griechen gleichermaßen die Göttlichkeit wie auch den SCHWEFEL bezeichneten, den Doktor dazu, dem Kranken noch eine Dosis SULPH. in der 200. Potenz zu geben, verbunden mit der Empfehlung, noch für einige Zeit die verschriebene Diät einzuhalten.[KMSS 48-49]

Verifikationen und klinische Symptome

Arzneiverwandtschaften von Aluminium metallicum

Aluminium metallicum ist Folgemittel von: Caust.

Am 28. März [1858] CAUST. 200. wovon die Kreuz- und Rückenschmerzen verschwanden und Stimme und Sprache sich sehr besserten. Dahingegen hatte sich wieder ein deutlicheres von Weichheit der Fusssohlen und vermehrte Schwäche in den Beinen eingestellt, zum Beweise, dass dieses Mittel dem eigentlichen Wesen der Tabes dorsualis nicht hinreichend entspricht. Am 11. April wieder ALUMIN. 200.[AHZ 57 (1858) 1, 12]

Folgemittel von Aluminium metallicum: Alum., Nat-m., Puls.

Man gab eine zweite Dosis ALUMIN. in der 200. Potenz, zur Einnahme wie beim vorangegangenen Mal. – Am 24. Aug. hatte die Konvaleszenz derartig deutliche und schnelle Fortschritte gemacht, daß der Kranke glaubte, auf ein persönliches Erscheinen verzichten zu können. Er begnügte sich damit, erneut mündlich Mitteilung erstatten zu lassen. – Nach minutiöser Befragung der damit beauftragten Person, sie war annähernd vollständig auf dem laufenden Stand bezüglich des Zustandes des Kranken, schien nichts auf eine etwaige Indikation zur Gabe eines weiteren Arzneimittels hinzuweisen und man übersandte ihm ALUM. in der 2000. Potenz, einzunehmen wie bisher.[KMSS 49]

Am 10. März [1858] wieder ALUMIN. 200. wie vorher. – Mit den Untergliedern geht es vortrefflich; aber die Stimme ist Abends noch oft erloschen, und die Sprache schwierig und sehr ermüdend. Es erscheint also, dass die allzu öftere Wiederholung dieses Mittels, ohne Zwischenmittel, die Heilung nicht rasch genug gefördert. Es ist dies eine Erscheinung, die namentlich bei chronischen Leiden, wo die Symptome nur gelinder werden, ohne sich im Wesentlichen zu verändern, nicht selten vorkommt. Daher am 15. März NAT-M. 200. ebenso zu nehmen.[AHZ 57 (1858) 1, 12]

Nur wegen seltenen, besonders gegen Abend noch eintretenden Kriebelns, verbunden mit einer Art von vorübergehender Gefühllosigkeit in den Fusssohlen gab ich am 20. April [1858] noch eine Gabe ALUMIN. 200., am 28. April eine Gabe PULS. 200., und endlich am 7. Mai eine Gabe SULPH. 200. – alle drei wie die vorigen zu nehmen, worauf auch die letzte Spur der Krankheit vollkommen verschwunden war und sich bis jetzt nichts weiter der Art gezeigt hat.[AHZ 57 (1858) 1, 13]

Ambra grisea (Graue Ambra)
(Ambr.)

Synonyma
Ambra grisea, Ambra ambrosiaca, graue Ambra [SRN]
Grauer Amber [Br., Lippe]

Antipsorische Arznei
Die [...] bezeichneten Arzneien scheinen zu den antipsorischen Mitteln gezählt werden zu dürfen. Wenigstens habe ich sie in chronischen Beschwerden (psorischen Ursprungs) vorzugsweise wirksam befunden.[SRN]

Arzneiwirkungsdauer
Wirkt 3 bis 5 Wochen.[SRN]
Die Wirkungsdauer einer solchen Gabe ist in chronischen Krankheitsfällen wenigstens drei Wochen.[RA 6, 2]
Zählt zur 3. Klasse derjenigen Mittel, welche eine mittlere Wirkungsdauer besitzen.[AHZ 81 (1855) 82]

Hinweise
(Besonders angemessen für Greise und magere Personen.)[VHA]
Ref. erwähnte dabei, dass diese Arznei [AMBR.], ebenso wie PHOS., am Entschiedensten auf die r e c h t e Seite des O b e r k ö r p e r s und auf die l i n k e Seite des U n t e r k ö r p e r s wirke.[AHZ 55 (1857) 30]

Eigenthümlichkeiten und Hauptwirkungen

Gemüth
Unruhe und Hastigkeit.[VHA]
Hastigkeit, Unruhe und dauernde Aufgeregtheit von Sprechen.[HA 109]
Grosse Ernsthaftigkeit, mit Widerwillen gegen Sprechen und Lachen.[KEU 3]
Lange Aufgeregtheit von Sprechen.[VHA]
Abendliche Aengstlichkeit.[VHA], [HA 109]
Schwärmerischer Schlaf, mit ängstlichen Träumen und Phantasiren.[VHA]
Fliegende Hitze mit Aengstlichkeit.[VHA]
Aengstliche, fliegende Hitze.[KEU 3]
Verzweiflung mit Lebensüberdruß.[VHA]
Verlegenheit in Gesellschaften.[VHA], [HA 109]
Traurigkeit.[VHA]
Heftiger, (drückender) Kopfschmerz, einen Tag um den Andern, mit Furcht, davon wahnsinnig zu werden.[VHA]
Konkordanz Gemüth und Geist: Cic., Cocc., Hell., I g n . , *Lyc.*, Op., Ph-ac., Puls., Rhus-t., S i l . , Staph., Stram., Sulph. [PB]

Geist
Lebhafte Phantasiebilder, welche er nicht los werden kann.[VHA]
Aufdrängen lebhafter Phantasiebilder.[HA 109]
Erschwertes Denken und Begreifen.[VHA]
Konkordanz Gemüth und Geist: Cic., Cocc., Hell., I g n . , *Lyc.*, Op., Ph-ac., Puls., Rhus-t., S i l . , Staph., Stram., Sulph. [PB]

Schwindel
Heftiger Schwindel im Freien.[VHA]

Innerer Kopf
Kopfweh in den Schläfen von BLUTDRANG zum Kopfe.[KEU 3]
BLUTDRANG zum Kopfe, auch beim Anhören von MUSIK.[VHA]
Dr. *Hendrichs* hatte ein Geheimmittel analysirt, welches sich in mehren Fällen von h a l b - s e i t i g e n L ä h m u n g e n (rechts) nach Schlagfluss sehr heilsam bewiesen hatte, und

Verifikationen und klinische Symptome

darin AMBR. gefunden. Ref. erwähnte dabei, dass diese Arznei, ebenso wie PHOS., am Entschiedensten auf die rechte Seite des Oberkörpers und auf die linke Seite des Unterkörpers wirke.[AHZ 55 (1857) 30]

Reissen im Kopfe, mit Geschwüren am Haarkopfe.[VHA]

Heftiger, (drückender) Kopfschmerz, einen Tag um den Andern, mit Furcht, davon wahnsinnig zu werden.[VHA]

Aeusserer Kopf

Ausfallen und Schmerzhaftigkeit der Haare bei Berührung.[VHA]

Ausfallen und Empfindlichkeit der Haare bei Berührung, mit Wundheitsschmerz der Kopfhaut früh beim Erwachen und nachfolgendem Taubheitsgefühl derselben, so wie der Haut des ganzen Körpers. – Hastigkeit, Unruhe und dauernde Aufgeregtheit von Sprechen; abendliche Aengstlichkeit; Verlegenheit in Gesellschaften; Aufdrängen lebhafter Phantasiebilder; gelbsüchtige Gesichtsfarbe; früh übler Mundgeruch; Soodbrennen nach MILCH; Drücken in der Lebergegend; Verstopfung; faulriechender Harn; Herzklopfen mit Gesichtsblässe; früh Taubheitsgefühl der ganzen Oberfläche des Körpers; Trockenheit der Haut; gestörter Nachtschlaf durch Kälte des Körpers und Zucken in den Gliedern; bei Bewegung am Tage, Schweiß am Bauche und an den Oberschenkeln; halbseitiger Schweiß der leidenden Seite.[HA 109]

Augen

Drücken in den Augen, als wenn sie zu fest geschlossen gewesen wären.[VHA]

Entzündliche Röthe des Weißen im Auge.[VHA]

Ohren

Reissen in den Ohren.[VHA]

Halbseitige Taubhörigkeit.[VHA]

BLUTDRANG zum Kopfe, auch beim Anhören von MUSIK.[VHA]

Nase

Früh Nasen-BLUTEN.[VHA]

Krampf in den Nasenflügeln.[VHA]

Antlitz

Gelbsüchtige Gesichtsfarbe.[VHA], [HA 109]

Fliegende Gesichtshitze.[VHA], [KEU 3]

Herzklopfen mit Gesichtsblässe.[VHA], HA 109]

Krampfhaftes Zittern und Zucken in den Gesichtsmuskeln und in den Lippen.[VHA]

Zähne

Reissender Schmerz in hohlen Zähnen, durch Warmes verschlimmert.[VHA]

BLUTEN der Zähne und des Zahnfleisches.[VHA]

Mund

Früh, beim Erwachen, Trockenheit und Taubheit des innern Mundes.[VHA]

Mundgestank.[VHA]

Uebler Mundgeruch.[KEU 3]

Früh übler Mundgeruch.[HA 109]

Wundschmerzende Knäutel (Fröschleingeschwulst) unter der Zunge. [VHA]

Früh, viel grauer Schleim im Halse, zum Rahksen nöthigend, und dabei Würgen und Erbrechen.[VHA]

Genüsse

Gänzliche Durstlosigkeit.[KEU 3]

Aufstoßen

Versagendes Aufstoßen.[VHA]

SAURES Aufstoßen.[VHA]

Viel SAURES und versagendes Aufstossen.[KEU 3]

Verifikationen und klinische Symptome

Soodbrennen.[KEU 3]
Soodbrennen, besonders nach MILCH-Trinken.[VHA]
Soodbrennen nach MILCH.[HA 109]

Hypochonder
Drücken im Magen und in den Hypochondern.[KEU 3]
Drückender Schmerz in der Lebergegend.[VHA]
Drücken in der Lebergegend.[HA 109]
Milzschmerzen, als würde da etwas abgerissen.[KEU 3]
Leibschmerzen im Ober- und Unterbauche.[KEU 3]

Bauch
Leibschmerzen im Ober- und Unterbauche.[KEU 3]
Druck und Schwere im Unterleibe.[VHA]
Auftreibung des Bauches nach jedem Genusse.[VHA]
Halbseitiges Kältegefühl am Bauche.[VHA]

Stuhl
Leibesverstopfung und zögernder Stuhl.[VHA]
Verstopfung.[HA 109], [KEU 3]

After
Jucken und Kriebeln im After und Mastdarm.[VHA]

Harn
Nächtliches, öfteres Harnen.[VHA]
Trüber Harn mit braunem Satze.[VHA]
Sauerriechender Harn.[VHA], [KEU 3]
Faulriechender Harn.[HA 109]

Geschlechtstheile
Brennen, Jücken und Wundheitsschmerz an den Geschlechtstheilen, mit heftigem Wollustgefühle.[VHA]
Früh im Bette Erektionen, bei Taubheit der Theile.[VHA]
Entzündungen der inneren Geschlechtstheile.[VHA]

Regel
Monatliches zu früh und zu stark, mit Wehadern.[VHA]
Metorrhagie (Gebärmutter-BLUTUNG).[Br., Lippe]
Ausfluß von BLUT zwischen den Perioden infolge von ganz unbedeutenden Ereignissen, oder nach einem harten Stuhlgange, oder wenn der Spaziergang etwas länger als gewöhnlich war.[Br., Lippe]

Schnupfen
Stockschnupfen mit Wundheitsschmerz der innern Nase.[VHA]
Stockschnupfen.[KEU 3]

Athem
Früh, übelriechender Athem.[VHA]
Kurzäthmigkeit und Engbrüstigkeit.[VHA]
Kurzathmigkeit.[KEU 3]

Husten
Krampfhafter, trockner Husten mit Aufstoßen und Heiserkeit, (besonders bei mageren Personen).[VHA]
Nachthusten von Kitzel im Halse.[VHA]

Keuchhusten
Tief aus der Brust kommender Keuchhusten, von starkem Kitzel im Halse erregt, in längeren Anfällen, Abends ohne,

Verifikationen und klinische Symptome

Morgens mit meistens grau-weissem, seltener gelbem Schleimauswurfe, SALZIGEN oder SÄUERLICHEN Geschmacks. [KEU 2]

Verschlimmerung: Abends und Nachts. – In der Ruhe und in der warmen Stube, besonders unter vielen Menschen. Nach dem Niederlegen und beim Erwachen aus dem Schlafe. Von lautem Lesen und Sprechen. Von warmen Getränken, besonders von warmer MILCH. Vom Nachtschwärmen, schwer Heben, Musik und im Frühjahre.[KEU 2]

Begleitung: Grosse Ernsthaftigkeit, mit Widerwillen gegen Sprechen und Lachen. Kopfweh in den Schläfen von BLUTDRANG zum Kopfe. Fliegende Gesichtshitze. Uebler Mundgeruch. Gänzliche Durstlosigkeit. Viel SAURES und versagendes Aufstossen. Soodbrennen. Drücken im Magen und in den Hypochondern. Milzschmerzen, als würde da etwas abgerissen. Leibschmerzen im Ober- und Unterbauche. Verstopfung. Sauer riechender Harn. Stockschnupfen. Kurzathmigkeit. Jücken, Kratzen und Wundheitsschmerz in der Kehle und Luftröhre. Jücken in der Brust. Jücken in der Schilddrüse. Leichtes Einschlafen der Arme und Beine. Aengstliche, fliegende Hitze.[KEU 2-3]

Dieses Mittel, ob zwar nicht sehr häufig anwendbar, hat sich nicht bloss bei Krampfhusten alter, magerer Personen, wofür es vorzüglich passend ist, sondern auch einige Male bei Kindern bewährt. Zunächst deutet das viele Aufstossen beim Husten auf AMBRA, welches zwar auch VERAT. und SULPH-AC. charakterisirt, aber Ersteres (VERAT.) durch das Erbrechen mit kaltem Stirnschweisse und Letzteres (SULPH-AC.) durch vermehrten Husten im Freien hinlänglich unterscheidet.[KEU 3]

Luftröhre

Heiserkeit von vielem dicken Schleime in der Luftröhre.[VHA]
Jücken, Kratzen und Wundheitsschmerz in der Kehle und Luftröhre.[KEU 3]

Hals

Jücken, Kratzen und Wundheitsschmerz in der Kehle und Luftröhre.[KEU 3]
Jücken in der Schilddrüse.[KEU 3]

Brust

Beklemmung in der Brust und im Rücken.[VHA]
Drücken in und auf der Brust, besonders in der Gegend des Herzens.[VHA]
Herzklopfen mit Gesichtsblässe.[VHA], [HA 109]
Kurzäthmigkeit und Engbrüstigkeit.[VHA]
Jücken in der Brust.[KEU 3]

Rücken

Beklemmung in der Brust und im Rücken.[VHA]

Oberglieder

Nachts, Eingeschlafenheit des Armes, worauf er liegt, mit Taubheitsgefühl.[VHA]
Leichtes Einschlafen der Arme und Beine.[KEU 3]
Durch Kälte des Körpers und Zucken in den Gliedern gestörter Nachtschlaf.[VHA]
Gestörter Nachtschlaf durch Kälte des Körpers und Zucken in den Gliedern.[HA 109]
Gichtiges Reissen in den Gelenken der Arme und Hände.[VHA]
Schrumpfige Fingerspitzen.[VHA]

Unterglieder

Reissen vom Kreuze aus durch den ganzen (rechten) Schenkel; sie ist nicht im Stande aufzutreten und das Bein scheint kürzer als das Gesunde.[VHA]
Leichtes Einschlafen der Arme und Beine.[KEU 3]
Nächtlicher Wadenklamm.[VHA]
Brennen in den Fußsohlen.[VHA]
Monatliches zu früh und zu stark, mit Wehadern.[VHA]
Durch Kälte des Körpers und Zucken in den Gliedern gestörter Nachtschlaf.[VHA]
Gestörter Nachtschlaf durch Kälte des Körpers und Zucken in den Gliedern.[HA 109]

Drüsen

Konkordanz Drüsen: Ars., *Bell.*, Bry., Calc., Carb-an., Clem., *Con.*, Dulc., Graph., Hep., Lyc., Merc., Nit-ac., Phos., Puls., Rhus-t., Sil., Sulph. [PB]

Verifikationen und klinische Symptome

Haut

Trockenheit der Haut.[VHA], [HA 109]

Jücken und Brennen an vielen Stellen.[VHA]

Brennende Flechten.[VHA]

Reissen im Kopfe, mit Geschwüren am Haarkopfe.[VHA]

Ausfallen und Schmerzhaftigkeit der Haare bei Berührung.[VHA]

Brennen, Jücken und Wundheitsschmerz an den Geschlechtstheilen, mit heftigem Wollustgefühle.[VHA]

Konkordanz Haut und Aeusseres: Anac., Ars., Bell., Bry., Carb-v., C a u s t., Con., Hep., *L y c.*, M e r c., Olnd., Rhus-t., Sec., S e p., *Sil.*, *Sulph.* [PB]

Schlaf

Durch Kälte des Körpers und Zucken in den Gliedern gestörter Nachtschlaf.[VHA]

Gestörter Nachtschlaf durch Kälte des Körpers und Zucken in den Gliedern.[HA 109]

Schwärmerischer Schlaf, mit ängstlichen Träumen und Phantasiren.[VHA]

Nachthusten von Kitzel im Halse.[VHA]

Nachts, Eingeschlafenheit des Armes, worauf er liegt, mit Taubheitsgefühl.[VHA]

Viele Beschwerden entstehen im Schlafe und verlieren sich nach dem Aufstehen.[VHA]

Konkordanz Schlaf und Träume: Bry., C a l c., C a u s t., Con., Hep., I g n., Lyc., Nit-ac., Nux-v., Phos., Puls., Rhus-t., Sep., Sil., Staph., *Sulph.* [PB]

Fieber

Vormittags Frösteln.[VHA]

Fliegende Hitze mit Aengstlichkeit.[VHA]

Aengstliche, fliegende Hitze.[KEU 3]

Bei Bewegung am Tage, Schweiß am Bauche und an den Oberschenkeln.[VHA], [HA 109]

Nach Mitternacht starker Schweiß.[VHA]

Schweiß der kranken Seite.[VHA]

Halbseitiger Schweiß der leidenden Seite.[HA 109]

Fieberstadien

1. Beschleunigter Puls und BLUTWALLUNG.[WF 2]
2. Vormittags F r o s t, mit Mattigkeit und Schläfrigkeit, von Essen gebessert. – Nächtlicher Frost, welcher am Einschlafen hindert. – Frost einzelner Theile des Körpers, mit Gesichtshitze.[WF 2]
3. Aengstliche, fliegende H i t z e, alle Viertelstunden wiederkehrend, am Heftigsten gegen Abend.[WF 2]
4. Nächtlicher, starker S c h w e i s s, am Meisten nach Mitternacht und auf der kranken Seite. – Starker Schweiss bei Bewegung, besonders am Bauche und an den Oberschenkeln.[WF 3]

Konkordanz Fieber: A r n., B r y., Calc., Caust., Graph., Hep., Kali-c., *Lyc.*, *Nux-v.*, P h o s., P u l s., *Rhus-t.*, Sep., *Sulph.*, Thuj. [PB]

Gemeinsames

Reissende Schmerzen, besonders in den Gelenken, oft halbseitig.[VHA]

Krämpfe und Zuckungen in den muskulösen Theilen.[VHA]

Früh, Taubheitsgefühl der ganzen Oberfläche des Körpers.[VHA], [HA 109]

Dr. *Hendrichs* hatte ein Geheimmittel analysirt, welches sich in mehren Fällen von h a l b s e i t i g e n L ä h m u n g e n (rechts) nach Schlagfluss sehr heilsam bewiesen hatte, und darin AMBR. gefunden. Ref. erwähnte dabei, dass diese Arznei, ebenso wie PHOS., am Entschiedensten auf die r e c h t e Seite des O b e r k ö r p e r s und auf die l i n k e Seite des U n t e r k ö r p e r s wirke.[AHZ 55 (1857) 30]

Viele Beschwerden entstehen im Schlafe und verlieren sich nach dem Aufstehen.[VHA]

Viele Beschwerden mindern sich durch langsame Bewegung im Freien und durch Liegen auf den schmerzenden Theil.[VHA]

(Besonders angemessen für Greise und magere Personen.)[VHA]

Verifikationen und klinische Symptome

Verschlimmerung der Beschwerden

Abends und Nachts.[KEU 2]
In der Ruhe und in der warmen Stube, besonders unter vielen Menschen.[KEU 2]
Nach dem Niederlegen und beim Erwachen aus dem Schlafe.[KEU 2]
Von lautem Lesen und Sprechen.[KEU 2]
Von warmen Getränken, besonders von warmer MILCH.[KEU 2]
Vom Nachtschwärmen, schwer Heben, Musik und im Frühjahre.[KEU 2]

Konkordanzen

Verschlimmerung nach der Zeit: Ant-c., Ant-t., Arn., Euphr., Kali-n., Nit-ac., Phos., Sep. [PB]

Verschlimmerung nach Lage und Umständen: A r s ., Bry., *Calc.*, Caps., Caust., C h a m ., Chin., Dulc., Ferr., Ign., Jod., Kali-c., *Lyc.*, Mag-m., Mgs., N a t - c ., Nux-v., P h o s ., Plat., *P u l s .*, *Rhus-t.*, Sabad., Samb., *S e p .*, Stront., S u l p h ., Tarax., Viol-t. [PB]

Arzneiverwandtschaften von Ambra grisea

Calc., (Canth.), Cham., Graph., (Ip.), Lyc., (Mez.), N u x - v ., Phos., P u l s ., (Ruta), Sabad., (Sel.), Sep., (Sil.), (Spig.), S t a p h ., Verat., Verb. [VHA]

Ant-c., Arn., A r s ., B e l l ., B r y ., *Calc.*, Carb-an., Carb-v., *Caust.*, Cham., Chin., Clem., C o n ., Dulc., Ferr., Graph., Hep., *Ign.*, Kali-c., *L y c .*, M e r c ., Nat-c., Nat-m., Nit-ac., Nux-v., *Phos.*, *Puls.*, *Rhus-t.*, *S e p .*, *Sil.*, Staph., *S u l p h .* [PB]

Bell., *Calc.*, *Lyc.*, *Nux-v.*, *Puls.*, S t a p h ., *Sulph.* [KV]

Antidote von Ambra grisea: (Camph.), Coff., N u x - v ., P u l s ., Staph.

[AMBRA C 3 ...] oft noch allzu kräftig befunden und in letzterm Falle nur durch mehre kleine Gaben KAMPHER, in vielen Fällen aber, je nach den sich hervortretenden Symptomen, von KRÄHENAUGEN, in seltern Fällen von PULSATILLE gemäßigt wird. [RA 6, 2]

(Camph.), Nux-v., Puls. [SRN]

(Camph.), Coff., N u x - v ., P u l s ., Staph. [PB]

Konkordanzen der homöopathischen Arzneien

I. Gemüth und Geist: Cic., Cocc., Hell., I g n ., *Lyc.*, Op., Ph-ac., Puls., Rhus-t., S i l ., Staph., Stram., Sulph. [PB]

II. Körpertheile und Organe: Ant-c., Bell., Bry., Calc., Canth., Carb-v., Caust., C h i n ., Ign., Kali-c., L y c ., M e r c ., Nat-m., Nit-ac., Nux-v., P h o s ., Puls., Rhus-t., *Sep.*, Sil., *Sulph.*, Verat. [PB]

III. Empfindungen und Beschwerden

1. **Aeussere und innere Körpertheile im Allgemeinen:** Arn., Bell., Bry., C a l c ., C a r b - v ., C a u s t ., Cham., Chin., Ferr., *Ign.*, Kali-c., L y c ., M e r c ., *Nat-m.*, *Nux-v.*, Petr., P h o s ., P u l s ., Rhus-t., S e p ., Sil., *Sulph.*, Zinc. [PB]
2. **Drüsen:** A r s ., *Bell.*, Bry., Calc., C a r b - a n ., C l e m ., *Con.*, Dulc., Graph., Hep., L y c ., M e r c ., Nit-ac., P h o s ., Puls., Rhus-t., S i l ., S u l p h . [PB]
3. **Knochen:** vacat. [PB]
4. **Haut und Aeusseres:** Anac., Ars., Bell., Bry., Carb-v., C a u s t ., Con., Hep., *L y c .*, M e r c ., Olnd., Rhus-t., Sec., S e p ., *Sil.*, *Sulph.* [PB]

IV. Schlaf und Träume: Bry., C a l c ., C a u s t ., Con., Hep., I g n ., Lyc., Nit-ac., Nux-v., Phos., Puls., Rhus-t., Sep., Sil., Staph., *Sulph.* [PB]

V. Fieber: A r n ., B r y ., Calc., Caust., Graph., Hep., Kali-c., *Lyc.*, *Nux-v.*, P h o s ., P u l s ., *Rhus-t.*, Sep., *Sulph.*, Thuj. [PB]

Verifikationen und klinische Symptome

VI. Änderung des Befindens

1. **Verschlimmerung nach der Zeit:** Ant-c., Ant-t., Arn., Euphr., Kali-n., Nit-ac., Phos., Sep. [PB]
2. **Verschlimmerung nach Lage und Umständen:** Ars., Bry., *Calc.*, Caps., Caust., Cham., Chin., Dulc., Ferr., Ign., Jod., Kali-c., *Lyc.*, Mag-m., Mgs., Nat-c., Nux-v., Phos., Plat., *Puls.*, *Rhus-t.*, Sabad., Samb., *Sep.*, Stront., Sulph., Tarax., Viol-t. [PB]

VII. Konkordanz der homöopathischen Arzneien

Ant-c., Arn., Ars., Bell., Bry., *Calc.*, Carb-an., Carb-v., *Caust.*, Cham., Chin., Clem., Con., Dulc., Ferr., Graph., Hep., *Ign.*, Kali-c., *Lyc.*, Merc., Nat-c., Nat-m., Nit-ac., Nux-v., *Phos.*, *Puls.*, *Rhus-t.*, *Sep.*, *Sil.*, Staph., *Sulph.* [PB]

Bell., *Calc.*, *Lyc.*, *Nux-v.*, *Puls.*, Staph., *Sulph.* [KV]

Verifikationen und klinische Symptome

Ammonium carbonicum (Flüchtiges Laugensalz)

(Am-c.)

Synonyma

Ammonium carbonicum, Ammonium-Salz, Flüchtiges Laugensalz [SRA]

Antipsorische Arznei

[SRA]

Diese Arznei dient in ihrer Art sehr wohl zu antipsorischem Zwecke in chronischen Krankheiten.[CK 2, 94]

Arzneiwirkungsdauer

Wirkt über 36 Tage.[SRA]

Zählt zur 4. Klasse derjenigen Mittel, welche eine lange Wirkungsdauer besitzen.[AHZ 49 (1855) 82]

Hinweise

Diese Arznei dient in ihrer Art sehr wohl zu antipsorischem Zwecke in chronischen Krankheiten.[CK 2, 94]

Die Kranke trägt immer einen Riechkolben bei sich, da sie sehr empfindlich ist und leicht in Ohnmacht fällt; sie riecht ammoniakalisch.[Br., Lippe]

Dieses Arznei-Mittel läßt sich nach einigen Zwischen-Mitteln mit Vortheil wiederholen. Riechen an KAMPHER-Auflösung mildert seine allzu starke Wirkung.[CK 2, 95]

Eigenthümlichkeiten und Hauptwirkungen

Gemüth

Traurigkeit und Weinerlichkeit mit Beängstigungen und Ahnungen bevorstehenden Unglücks.[VHA]

Ahnungen bevorstehenden Unglücks.[HA 78]

Aengstlichkeit und Weinerlichkeit.[HA 57]

Lebensüberdruß.[VHA]

Ungehorsam.[VHA]

Trübes Wetter verstimmt sehr.[VHA]

Verstimmung von NASSEM, stürmischem Wetter.[HA 57]

Verdrießlichkeit und Verstimmtheit bei trübem Wetter.[HA 78]

Konkordanz Gemüth und Geist: Bar-c., Cham., Cocc., Lyc., Merc., Sep. [PB]

Geist

Erschwertes Denken.[VHA]

Leichtes Verreden und Verschreiben.[VHA], [HA 78]

Vergeßlichkeit und Zerstreutheit.[VHA]

Verdrießlichkeit und Verstimmtheit bei trübem Wetter.[HA 78]

Die Kranke trägt immer einen Riechkolben bei sich, da sie sehr empfindlich ist und leicht in Ohnmacht fällt; sie riecht ammoniakalisch.[Br., Lippe]

Konkordanz Gemüth und Geist: Bar-c., Cham., Cocc., Lyc., Merc., Sep. [PB]

Schwindel

Gegen Abend, Schwindel mit Uebelkeit.[VHA]

Kopf

Langwierige Kopfschmerzen mit Uebelkeit.[VHA]

Lockerheitsgefühl des Gehirns im Kopfe.[VHA]

Pochen und Drängen in der Stirn, als sollte der Kopf springen.[VHA]

Innerer Kopf

Drückender Kopfschmerz, mit Drängen zur Stirn, wie zum Zerspringen, und Klopfen darin, Abends, von Gehen im Freien und nach dem Essen verschlimmert, von Aufrichten, äußerem Druck und in der warmen Stube gebessert. – Aengstlichkeit und Weiner-

Verifikationen und klinische Symptome

lichkeit; Verstimmung von nassem, stürmischem Wetter; blasse Aufgedunsenheit des Gesichts; früh BITTERGESCHMACK im Munde; viel Durst; Uebelkeit und Erbrechen nach jeder Mahlzeit; Verstopfung; BLUTENDE Hämorrhoiden; nächtlicher Stockschnupfen; trockner Nachthusten; Verrenkschmerzen in den Gelenken; Abends körperliche Unruhe; Neigung die Arme und Beine auszustrecken; Abneigung gegen Kälte und freie LUFT; abendlicher Frost im Bette; am Tage Schweiß.[HA 57]

Schwere und Vollheit in der Stirn, mit Drängen darin und Uebelkeit, nach Essen und nach Bewegung im Freien verschlimmert, von Anlehnen des Kopfs, äußerem Druck und in der Wärme gebessert. – Verdrießlichkeit und Verstimmtheit bei trübem Wetter; Ahnungen bevorstehenden Unglücks; leichtes Verreden und Verschreiben; blasse Aufgedunsenheit des Gesichts; viele Sommersprossen; steter Durst; er kann nicht essen, ohne zu trinken; Neigung zu SÜßEM; Uebelkeit und Erbrechen nach jedem Essen; Verstopfung; chronischer Stockschnupfen; Engbrüstigkeit mit Herzklopfen; trockner Husten, wie von Federstaub im Halse, mit Heiserkeit; Bläue und Aufgetriebenheit der Adern der Hände, nach Hängenblassen und Waschen derselben; abendliche Unruhe des Körpers; Abends Frost.[HA 78-79]

Augen

Brennen der Augen mit LICHTSCHEU.[VHA]
Flimmerige Gesichtstrübheit.[VHA]
Kurzsichtigkeit.[VHA]
Grauer Staar.[VHA]

Ohren

Schwerhörigkeit mit Eitern und Jücken des Ohrs.[VHA]
Harte Ohrdrüsengeschwulst.[VHA]

Nase

BLUTDRANG zur Nasenspitze beim Bücken.[VHA]
Nasen-BLUTEN.[VHA]

Antlitz

Leichenblässe des Gesichts, mit Gedunsenheit.[VHA]
Blasse Aufgedunsenheit des Gesichts.[HA 57], [HA 78]
Jückender Gesichts-Ausschlag mit geschwollenen Halsdrüsen.[VHA]
Flechten um den Mund.[VHA]
Sommersprossen.[VHA]
Viele Sommersprossen.[HA 78]
Trockne, aufgesprungene Lippen mit brennendem Schmerze.[VHA]

Zähne

Zuckend-reissender Zahnschmerz, durch Zusammenbeissen der Zähne erhöht.[VHA]
Stechender Zahnschmerz.[VHA]
Lockerheit der Zähne.[VHA]
Geschwollenes, leicht BLUTENDES Zahnfleisch.[VHA]

Mund

Geschwulst an der innern Wangenfläche im Munde.[VHA]
Blasen im Munde und an der Zunge.[VHA]
Halsweh, als säße ein fremder Körper im Halse.[VHA]
Unterleibskrämpfe mit zusammenziehendem Gefühle, Uebelkeit und WASSERZUSAMMENLAUFEN im Munde.[VHA]
Früh BITTERGESCHMACK im Munde.[HA 57]

Genüsse

Er kann nicht essen, ohne dabei zu trinken.[VHA], [HA 78]
Große Neigung zu ZUCKER.[VHA]
Neigung zu SÜßEM.[HA 78]
Steter Durst.[VHA], [HA 78]
Viel Durst.[HA 57]

Verifikationen und klinische Symptome

Aufstoßen
Kratziges Soodbrennen nach dem Essen.[VHA]

Uebelkeit
Uebelkeit und Erbrechen nach jeder Speise.[VHA]
Uebelkeit und Erbrechen nach jeder Mahlzeit.[HA 57]
Uebelkeit und Erbrechen nach jedem Essen.[HA 78]
Gegen Abend, Schwindel mit Uebelkeit.[VHA]
Langwierige Kopfschmerzen mit Uebelkeit.[VHA]
Nach dem Essen, Magendrücken mit Uebelkeit und Empfindlichkeit der Herzgrube.[VHA]
Unterleibskrämpfe mit zusammenziehendem Gefühle, Uebelkeit und WASSERZUSAMMENLAUFEN im Munde.[VHA]
Nächtliche Uebelkeit und BLUTWALLUNGEN.[VHA]

Magen
Nach dem Essen, Magendrücken mit Uebelkeit und Empfindlichkeit der Herzgrube.[VHA]
Er kann auf dem Magen den Druck der Kleider nicht ertragen.[VHA]

Bauch
Unterleibskrämpfe mit zusammenziehendem Gefühle, Uebelkeit und WASSERZUSAMMENLAUFEN im Munde.[VHA]

Stuhl
Leibesverstopfung.[VHA]
Verstopfung.[HA 57], [HA 78]
Zögernder, harter, knotiger Stuhl.[VHA]

After
BLUTFLUß vom After bei und außer dem Stuhle.[VHA]
BLUTENDE Hämorrhoiden.[HA 57]
Fließende Hämorrhoiden.[VHA]
Jücken am After.[VHA]

Harn
Nächtliches, auch unwillkührliches Harnen.[VHA]

Geschlechtstheile
POLLUTIONEN nach Wurgen und Ziehen in den Hoden.[VHA]

Regel
Monatliches zu gering und zu kurzdauernd, mit schwarzem, scharfem BLUTE.[VHA]
Zu frühe und zu starke Regel.[VHA]
Viele Beschwerden zur Zeit der Regel.[VHA]
Brennender, scharfer, WÄSSERIGER Weißfluß.[VHA]

Schnupfen
Langwieriger Schnupfen, so daß man nur durch den Mund athmen kann.[VHA]
Nächtlicher Stockschnupfen.[HA 57]
Chronischer Stockschnupfen.[HA 78]

Athem
Engbrüstigkeit mit Herzklopfen, besonders bei Bewegung und Treppensteigen.[VHA]
Engbrüstigkeit mit Herzklopfen.[HA 78]
Asthmatische Beschwerden der WASSERSÜCHTIGEN.[VHA]
Langwieriger Schnupfen, so daß man nur durch den Mund athmen kann.[VHA]
Husten mit BLUTAUSWURF, nach vorgängigem SÜSSLICHEN (BLUT-) Geschmacke im Halse und mit heftigen Athembeschwerden.[VHA]

Verifikationen und klinische Symptome

Husten

Trockener Husten, wie von Federstaub im Halse.[VHA]

Trockner Husten, wie von Federstaub im Halse, mit Heiserkeit.[HA 78-79]

Nacht-Husten.[VHA]

Husten mit BLUTAUSWURF, nach vorgängigem SÜßLICHEN (BLUT-) Geschmacke im Halse und mit heftigen Athembeschwerden.[VHA]

Brust

BLUTDRANG zur Brust.[VHA]

Stechen in der linken Brustseite, durch Liegen darauf verschlimmert.[VHA]

Brust-WASSERSUCHT.[VHA]

Herzklopfen.[VHA]

Engbrüstigkeit mit Herzklopfen, besonders bei Bewegung und Treppensteigen.[VHA]

Rücken

Ziehen durch den ganzen Rücken, vom Kreuze bis zum Genicke.[VHA]

Oberglieder

Aufgetriebenheit der Adern und Bläue der Hände nach Waschen mit kaltem WASSER.[VHA]

Bläue und Aufgetriebenheit der Adern der Hände, nach Hängenblassen und Waschen derselben.[HA 79]

Absterben der Arme und Finger.[VHA]

Schmerz des vordem verstauchten Handgelenks.[VHA]

Abschälen der Haut der innern Handfläche.[VHA]

Reissen in den Gelenken, in der Bettwärme gebessert.[VHA]

Neigung zum Ausrecken der Glieder.[VHA]

Neigung die Arme und Beine auszustrecken.[HA 57]

Verrenkschmerzen in den Gelenken.[HA 57]

Unterglieder

Zerschlagenheitsschmerz im Hüftgelenke und in den Oberschenkeln.[VHA]

Zucken in den Knien.[VHA]

Klamm in der Fußsohle.[VHA]

Schmerzhafte Röthe und Geschwulst der großen Zehe, Abends.[VHA]

Reissen in den Gelenken, in der Bettwärme gebessert.[VHA]

Neigung zum Ausrecken der Glieder.[VHA]

Neigung die Arme und Beine auszustrecken.[HA 57]

Verrenkschmerzen in den Gelenken.[HA 57]

Drüsen

Harte Ohrdrüsengeschwulst.[VHA]

Jückender Gesichts-Ausschlag mit geschwollenen Halsdrüsen.[VHA]

POLLUTIONEN nach Wurgen und Ziehen in den Hoden.[VHA]

Konkordanz Drüsen: Arn., Bell., Bry., Calc., Carb-an., Carb-v., Chin., Graph., Kali-c., Lyc., Merc., Phos., Puls., Rhus-t., Sil., Spig., Spong., Staph., Sulph. [PB]

Knochen

Konkordanz Knochen: Asaf., Bell., Calc., Hep., Lyc., Merc., Nit-ac., Phos., *Puls.*, Ruta, Sep., Sil., Sulph. [PB]

Haut

Heftiges Jücken und brennende Bläschen nach Kratzen.[VHA]

Jückender Gesichts-Ausschlag mit geschwollenen Halsdrüsen.[VHA]

Flechten um den Mund.[VHA]

Sommersprossen.[VHA]

Ueberbeine.[VHA]

Abschälen der Haut der innern Handfläche.[VHA]

Wundwerden der Kinder.[VHA]

Verifikationen und klinische Symptome

Jücken am After.[VHA]

Konkordanz Haut und Aeusseres: Acon., Ant-c., Arn., Ars., *Bell.*, Bry., Calc., Caust., Clem., Cycl., Dulc., Graph., Hep., Kali-c., Kreos., Lach., Led., *Lyc.*, Mag-c., *Merc.*, Mez., Nat-c., Nit-ac., Olnd., *Phos.*, Ph-ac., Puls., Ran-b., *Rhus-t.*, Sabad., , *Sep.*, *Sil.*, Squil., Staph., *Sulph.* [PB]

Schlaf

Tages-Schläfrigkeit.[VHA]
Nächtliche Uebelkeit und BLUTWALLUNGEN.[VHA]
Nacht-Husten.[VHA]
Trockner Nachthusten.[HA 57]
Nächtlicher Stockschnupfen.[HA 57]

Konkordanz Schlaf und Träume: Arn., *Ars.*, Calc., Carb-v., Caust., Cocc., Graph., Hep., Ign., Ip., Kali-c., Lyc., M-arct., Mag-c., Nat-m., *Nux-v.*, Phos., Puls., Rhus-t., Sabad., *Sep.*, Sil., Staph., Sulph. [PB]

Fieber

Abendliche Frostanfälle.[VHA]
Abendlicher Frost im Bette; am Tage Schweiß.[HA 57]
Abends Frost.[HA 79]

Fieberstadien

1. Puls hart, gespannt und schnell.[WF 3]
2. Abendliche Anfälle von Frost, oft mit Hitze wechselnd, bis gegen Mitternacht. – Frost im Freien.[WF 3]
3. Hitze am Meisten Abends, besonders im Gesichte, mit kalten Füssen.[WF 3]
4. Schweiss in der Morgenzeit, am Meisten an den Gelenken. – Anhaltende Tages- oder Nacht-Schweisse.[WF 3]

Konkordanz Fieber: Arn., Ars., Bell., Bov., *Bry.*, *Calc.*, Cham., *Chin.*, Croc., Ferr., Graph., Hep., Jod., Kali-c., Kreos., Lyc., Merc., Nat-m., Nux-v., Op., *Phos.*, Ph-ac., Puls., Rhus-t., Sars., Sep., Sil., *Sulph.*, Thuj. [PB]

Gemeinsames

Reissen in den Gelenken, in der Bettwärme gebessert.[VHA]
Neigung zum Ausrecken der Glieder.[VHA]
Ungewöhnliche Empfindlichkeit gegen Kälte.[VHA]
Abmagerung.[VHA]
Scheu vor Bewegung.[VHA]
Die rechte Körperseite ist am meisten angegriffen.[VHA]
Abneigung gegen Kälte und freie LUFT.[HA 57]

Besserung der Beschwerden

Von Aufrichten.[HA 57]
Äußerer Druck.[HA 57], [HA 78]
Wärme.[HA 78]
In der warmen Stube gebessert.[HA 57]
Reissen in den Gelenken, in der Bettwärme gebessert.[VHA]
Von Anlehnen des Kopfs.[HA 78]

Verschlimmerung der Beschwerden

Abends.[HA 57]
Abendliche Unruhe des Körpers.[VHA], [HA 79]
Abends körperliche Unruhe.[HA 57]
Abendliche Erhöhung der Beschwerden.[VHA]
Trübes Wetter verstimmt sehr.[VHA]
Gehen im Freien.[HA 57]
Nach dem Essen.[HA 57], [HA 78]
Nach Bewegung im Freien.[HA 78]

Verifikationen und klinische Symptome

Verifikationen und klinische Symptome

Konkordanzen

Verschlimmerung nach der Zeit: Ant-c., Bell., Kali-n., Lyc., Mag-c., Puls., Ran-s. Zinc. [PB]

Verschlimmerung nach Lage und Umständen: Ant-c., Ars., Bar-c., Bell., Bry., *Calc.*, Carb-v., Caust., Cham., Clem., Cocc., Dulc., Graph., *Hep.*, Hyos., Ign., *Kali-c.*, Kali-n., *Lyc.*, Mag-m., Mang., *Merc.*, Nat-m., Nit-ac., Nux-m., Nux-v., *Phos.*, *Puls.*, *Rhus-t.*, Ruta, *Sep.*, Sil., Spig., *Stront.*, *Sulph.*, Verat. [PB]

Arzneiverwandtschaften von Ammonium carbonicum

Am-m., (Ant-t.), Ars., Bell., Bry., (Caps.), (Caust.), Chin., (Cina.), (Cupr.), (Dros.), Ferr., Graph., Hep., Kali-c., (Kali-n.), Laur., Lyc., Mang., Phos., Puls., Rhus-t., (Sep.), Sil. [VHA]

Acon., Ant-c., Arn., *Ars.*, Bar-c., *Bell.*, *Bry.*, *Calc.*, Carb-an., Carb-v., Caust., Cham., Chin., Clem., Cocc., Croc., Dulc., Ferr., *Graph.*, *Hep.*, Ign., *Kali-c.*, Kali-n., Kreos., Lach., *Lyc.*, Mag-c., *Merc.*, Nat-c., Nat-m., Nit-ac., Nux-m., *Nux-v.*, Op., Petr., *Phos.*, Ph-ac., *Puls.*, *Rhus-t.*, Ruta, Sabad., Sars., *Sep.*, *Sil.*, Spig., Spong., Staph., Stront., *Sulph.*, Thuj., Verat., Zinc. [PB]

Brom., *Calc.*, Fl-ac., *Hep.*, *Phos.*, *Sec.* [KV]

Antidote von Ammonium carbonicum: Arn., Calc., Camph., Hep., Sulph.

Riechen an KAMPHER-Auflösung mildert seine allzu starke Wirkung. [CK 2, 95]

Calc., Camph., Sulph. [SRA]

Arn., Camph., Hep. [PB]

Ammonium carbonicum ist Antidot von: Arn.

Arn. [PB.]

Schädliche Substanzen und Arzneimittel (Nocentia) bei der Behandlung mit Ammonium carbonicum: Lach.

Lach. [PB]

Konkordanzen der homöopathischen Arzneien

I. Gemüth und Geist: Bar-c., Cham., Cocc., Lyc., Merc., Sep. [PB]

II. Körpertheile und Organe: Bry., Calc., Carb-an., Carb-v., Caust., Chin., Graph., Ign., Kali-c., Lyc., Merc., *Nat-c.*, Nat-m., Nit-ac., Nux-v., Petr., *Phos.*, Puls., *Sep.*, Sil., Staph., Sulph., Sulph-ac., Verat., Zinc. [PB]

III. Empfindungen und Beschwerden

1. **Aeussere und innere Körpertheile im Allgemeinen:** Acon., Arn., Bar-c., *Bell.*, *Bry.*, *Calc.*, Canth., Carb-an., Carb-v., Caust., Cham., Chin., Croc., Ferr., Graph., Hep., Ign., Kali-c., *Lyc.*, Merc., Nat-c., Nat-m., Nux-v., Op., Petr., Phos., *Puls.*, Rhus-t., Sars., *Sep.*, Sil., Spong., Stann., Straph., Stront., *Sulph.*, Thuj. [PB]
2. **Drüsen:** Arn., Bell., Bry., Calc., Carb-an., Carb-v., Chin., Graph., Kali-c., Lyc., Merc., Phos., Puls., Rhus-t., Sil., Spig., Spong., Staph., Sulph. [PB]
3. **Knochen:** Asaf., Bell., Calc., Hep., Lyc., Merc., Nit-ac., Phos., *Puls.*, Ruta, Sep., Sil., Sulph. [PB]
4. **Haut und Aeusseres:** Acon., Ant-c., Arn., Ars., *Bell.*, Bry., Calc., Caust., Clem., Cycl., Dulc., Graph., Hep., Kali-c., Kreos., Lach., Led., *Lyc.*, Mag-c., *Merc.*, Mez., Nat-c., Nit-ac., Olnd., *Phos.*, Ph-ac., Puls., Ran-b., *Rhus-t.*, Sabad., *Sep.*, *Sil.*, Squil., Staph., *Sulph.* [PB]

IV. Schlaf und Träume: Arn., *Ars.*, Calc., Carb-v., Caust., Cocc., Graph., Hep., Ign., Ip., Kali-c., Lyc., M-arct., Mag-c., Nat-m., *Nux-v.*, Phos., Puls., Rhus-t., Sabad., *Sep.*, Sil., Staph., Sulph. [PB]

V. Fieber: Arn., Ars., Bell., Bov., *Bry.*, *Calc.*, Cham., *Chin.*, Croc., Ferr., Graph., Hep., Jod., Kali-c., Kreos., Lyc., Merc., Nat-m., Nux-v., Op., *Phos.*, Ph-ac., Puls., Rhus-t., Sars., Sep., Sil., *Sulph.*, Thuj. [PB]

VI. Änderung des Befindens

1. **Verschlimmerung nach der Zeit:** Ant-c., Bell., Kali-n., Lyc., Mag-c., Puls., Ran-s. Zinc. [PB]
2. **Verschlimmerung nach Lage und Umständen:** Ant-c., Ars., Bar-c., Bell., Bry., *Calc.*, Carb-v., Caust., Cham., Clem., Cocc., Dulc., Graph., *Hep.*, Hyos., Ign., *Kali-c.*, Kali-n., *Lyc.*, Mag-m., Mang., *Merc.*, Nat-m., Nit-ac., Nux-m., Nux-v., *Phos.*, *Puls.*, *Rhus-t.*, Ruta, *Sep.*, Sil., Spig., *Stront.*, *Sulph.*, Verat. [PB]

VII. Konkordanz der homöopathischen Arzneien

Acon., Ant-c., Arn., *Ars.*, Bar-c., *Bell.*, *Bry.*, *Calc.*, Carb-an., Carb-v., Caust., Cham., Chin., Clem., Cocc., Croc., Dulc., Ferr., *Graph.*, *Hep.*, Ign., *Kali-c.*, Kali-n., Kreos., Lach., *Lyc.*, Mag-c., *Merc.*, Nat-c., Nat-m., Nit-ac., Nux-m., *Nux-v.*, Op., Petr., *Phos.*, Ph-ac., *Puls.*, *Rhus-t.*, Ruta, Sabad., Sars., *Sep.*, *Sil.*, Spig., Spong., Staph., Stront., *Sulph.*, Thuj., Verat., Zinc. [PB]

Brom., *Calc.*, Fl-ac., *Hep.*, *Phos.*, *Sec.* [KV]

Verifikationen und klinische Symptome

Ammonium muriaticum (Salmiak)
(Am-m.)

Synonyma
Ammonium muriaticum, Salmiak, Neutralsalz [RA 2, 130]
Kochsalzsaures Ammonium [SRA] [SRN]

Antipsorische Arznei
Die [...] bezeichneten Arzneien scheinen zu den antipsorischen Mitteln gezählt werden zu dürfen. Wenigstens habe ich sie in chronischen Beschwerden (psorischen Ursprungs) vorzugsweise wirksam befunden.[SRA], [SRN]

Dieses von der Allöopathie so oft in Menge, in Krankheiten aller Art, gemißbrauchte NEUTRALSALZ zeigt sich in der homöopathischen Praxis als ein vorzügliches Antipsoricum schon in der Gabe von 1, 2 feinsten Streukügelchen, mit einem hohen Potenz-Grade befeuchtet und in mehr oder weniger WASSER (je nachdem es stärker oder schwächer wirken soll) aufgelöset, gereicht, oder auch mittels Riechen an ein solches, größeres oder kleineres Streukügelchen.[RA 2, 130]

Arzneiwirkungsdauer
Wirkt über 6 Wochen.[SRN]

Zählt zur 3. Klasse derjenigen Mittel, welche eine mittlere Wirkungsdauer besitzen.[AHZ 49 (1855) 82]

Eigenthümlichkeiten und Hauptwirkungen

Gemüth
Vormittags reizbar und ärgerlich, Nachmittags bessere Laune.[VHA]

Weinerliche Aengstlichkeit.[VHA]

Niedergeschlagenheit von Gram und Kummer.[VHA]

Konkordanz Gemüth und Geist: Aur., Caust., Cham., Con., I g n . , *Lyc.*, Phos., Puls., Sep., Sulph. [PB]

Schwindel
Düseliger Schwindel, welcher im Freien vergeht.[VHA]

Kopf
Früh, Gefühl von Schwere und Vo lheit in der Stirn.[VHA]

Die Brust- und Kopfbeschwerden erhöhen sich Morgens, die Unterleibsbeschwerden Nachmittags und die Gliederschmerzen, Hautübel und Fieberzustände Abends.[VHA]

Augen
Brennen der Augen in der Abenddämmerung, vergehend beim KERZEN-LICHTE.[VHA]

Früh, Brennen in den Augenwinkeln, mit LICHTSCHEU, nach Waschen vergehend.[VHA]

Fliegende Punkte vor den Augen.[VHA]

Ohren
Im Freien besonders, Herausstechen im Ohre.[VHA]

Auslaufen der Ohren mit Schwerhörigkeit.[VHA]

Nase
Empfindlichkeit und Geschwürschmerz tief in der Nasenhöhle.[VHA]

Antlitz
Brennende Gesichtshitze in der Stube.[VHA]

Heftiges Reissen in den Jochbeinen.[VHA]

Geschwürige Mundwinkel.[VHA]

Trockne, aufgesprungene Lippen und hautlose Flecke an denselben.[VHA]

Klopfender Schmerz in den geschwollenen Unterkieferdrüsen.[VHA]

Verifikationen und klinische Symptome

Verifikationen und klinische Symptome

Mund

Stechender Schmerz im Halse beim Schlingen.[VHA]
Brennende Bläschen an der Zungenspitze.[VHA]

Genüsse

Viel Durst, besonders Abends.[VHA]

Geschmack

Früh BITTERER Geschmack im Munde.[VHA]

Aufstoßen

BITTERES Aufstoßen.[VHA]
Schluchzen mit Stichen in der Brust.[VHA]

Uebelkeit

Früh, Schleim-Erbrechen.[VHA]

Hypochonder

Zucken um den Nabel und in den Hypochondern.[VHA]

Bauch

Kneipendes Leibweh.[VHA]
Zucken um den Nabel und in den Hypochondern.[VHA]

Stuhl

Leibesverstopfung.[VHA]
Vor dem Stuhle Leibschmerz um den Nabel.[VHA]

Harn

Verminderter Harnabgang.[VHA]
Oefteres, nächtliches Harnen.[VHA]

Regel

Monatliches zu früh und zu stark, mit Unterleibs- und Kreuz-Schmerzen.[VHA]

Schnupfen

Fließschnupfen mit Ausfluß scharfen WASSERS, Nasenverstopfung und Geruchsverlust.[VHA]

Husten

Trockner Frühhusten von Kitzel im Halse.[VHA]
Langwieriger, aus der Tiefe der Brust kommender, sehr anstrengender Husten.[VHA]
Abends und Nachts, Husten beim Liegen auf dem Rücken.[VHA]

Brust

Die Brust- und Kopfbeschwerden erhöhen sich Morgens, die Unterleibsbeschwerden Nachmittags und die Gliederschmerzen, Hautübel und Fieberzustände Abends.[VHA]

Luftröhre

Heiserkeit mit Brennen im Kehlkopfe.[VHA]

Hals

Reissen in den Halsseiten bis in das Schlüsselbein.[VHA]
Schmerzhafte Genicksteifigkeit.[VHA]

Rücken

Nachts, ungeheurer Kreuzschmerz, wie zerschlagen.[VHA]
Beim Athmen, Stiche in den Schulterblättern.[VHA]
Schmerzhafte Genicksteifigkeit.[VHA]

Oberglieder

Blasen am Handgelenke, welche zu Schorfen werden.[VHA]
Abschälen der Haut zwischen den Fingern.[VHA]
Schmerz der Fingerspitzen, (Panaritien).[VHA]
Strammen in den Gelenken, wie von Verkürzung der Muskeln.[VHA]
Die Brust- und Kopfbeschwerden erhöhen sich Morgens, die Unterleibsbeschwerden Nachmittags und die Gliederschmerzen, Hautübel und Fieberzustände Abends.[VHA]

Unterglieder

Flechsenverkürzung in den Kniekehlen und Steifigkeit des Kniegelenkes.[VHA]
Strammen in den Gelenken, wie von Verkürzung der Muskeln.[VHA]
Absterben der Unterschenkel.[VHA]
Geschwürschmerz und Reissen in den Fersen.[VHA]
Schmerzhafte Zehespitzen.[VHA]
Stinkender Fußschweiß.[VHA]
Die Brust- und Kopfbeschwerden erhöhen sich Morgens, die Unterleibsbeschwerden Nachmittags und die Gliederschmerzen, Hautübel und Fieberzustände Abends.[VHA]

Drüsen

Konkordanz Drüsen: Asaf., Bell., Bry., *Calc.*, Caust., Cocc., Con., Graph., Ign., *Kali-c.*, *Merc.*, Nat-m., Nit-ac., *Phos.*, *Puls.*, Ran-s., Rhus-t., Sabad., Sep., Sil., Spig., Sulph. [PB]

Knochen

Nächtliches Reissen in den Knochen.[VHA]
Heftiges Reissen in den Jochbeinen.[VHA]
Reissen in den Halsseiten bis in das Schlüsselbein.[VHA]
Konkordanz Knochen: Agar., Bry., Cocc., Hep., Ign., Ip., Led., Phos., *Puls.*, Rhus-t., *Ruta*, Sulph., Verat. [PB]

Haut

Blasen-Ausschlag, woraus sich Schorfe bildet.[VHA]
Abschälung der Haut an mehren Körpertheilen.[VHA]
Geschwürige Mundwinkel.[VHA]
Trockne, aufgesprungene Lippen und hautlose Flecke an denselben.[VHA]
Blasen am Handgelenke, welche zu Schorfen werden.[VHA]
Abschälen der Haut zwischen den Fingern.[VHA]
Schmerz der Fingerspitzen, (Panaritien).[VHA]
Die Brust- und Kopfbeschwerden erhöhen sich Morgens, die Unterleibsbeschwerden Nachmittags und die Gliederschmerzen, Hautübel und Fieberzustände Abends.[VHA]
Konkordanz Haut und Aeusseres: Acon., Am-c., Ars., Bell., *Bry.*, Calc., Caust., Chin., Clem., Euph., Graph., Lach., Led., Lyc., Mez., *Olnd.*, *Phos.*, *Puls.*, *Rhus-t.*, Sep., Staph., Sulph. [PB]

Schlaf

Schlaflosigkeit nach Mitternacht.[VHA]
Abends und Nachts, Husten beim Liegen auf dem Rücken.[VHA]
Nachts, ungeheurer Kreuzschmerz, wie zerschlagen.[VHA]
Nacht-Schweiß nach Mitternacht (bei Fieber).[VHA]
Konkordanz Schlaf und Träume: Arn., Ars., Bell., Bry., Calc., Chin., *Graph.*, Hep., Ign., Kali-c., Lach., Lyc., Merc., Nux-v., Phos., Puls., Sel., Sil., Sulph. [PB]

Fieber

Abends 6 Uhr Frost und Kälte.[VHA]
Vorwaltende Hitze mit Durst und rothem, gedunsenem Gesichte.[VHA]
Nacht-Schweiß nach Mitternacht.[VHA]
Die Brust- und Kopfbeschwerden erhöhen sich Morgens, die Unterleibsbeschwerden Nachmittags und die Gliederschmerzen, Hautübel und Fieberzustände Abends.[VHA]

Verifikationen und klinische Symptome

Fieberstadien

1. Beständig, Tag und Nacht, beschleunigter P u l s .[WF 3]
2. F r o s t mit äusserer Kälte Abends und von Entblössung in der Nacht. – Frost alle halbe Stunden mit Hitze wechselnd. – Es läuft kalt den Rücken herauf.[WF 3]
3. H i t z e mit rothem, aufgedunsenem Gesichte, besonders in der warmen Stube und nach körperlicher Anstrengung. – Oeftere Anfälle von überlaufender Hitze, jedesmal mit Schweiss endigend, welcher am Stärksten im Gesichte, in den Handtellern und auf den Fusssohlen ausbricht.[WF 3]
4. Sowohl Nachts, wie am Tage, S c h w e i s s nach vorgängiger Hitze. – Starke Nachtschweisse über den ganzen Körper, am Heftigsten nach Mitternacht und Früh Morgens im Bette.[WF 3]

Konkordanz Fieber: Ars., Bry., C a l c . , Caust., Euph., M-austr., M e r c . , Phos., Puls., Ran-s., R h u s - t . , Sec., Verat. [PB]

Gemeinsames

Geschwürschmerz an mehren Stellen des Körpers.[VHA]
Geschwürschmerz und Reissen in den Fersen.[VHA]
Strammen in den Gelenken, wie von Verkürzung der Muskeln.[VHA]
Flechsenverkürzung in den Kniekehlen und Steifigkeit des Kniegelenkes.[VHA]
In den Morgenstunden ist sie wie kontrakt, was sich durch stärkeres Gehen im Freien verliert.[VHA]
Die rechte Körperseite ist vorzugsweise affizirt.[VHA]

Verschlimmerung der Beschwerden

Die Brust- und Kopfbeschwerden erhöhen sich Morgens, die Unterleibsbeschwerden Nachmittags und die Gliederschmerzen, Hautübel und Fieberzustände Abends.[VHA]

Anmerkung: Wenn *Bönninghausen* als Charakteristikum des Mittels eine Verschlimmerung der Beschwerden des Kopfes und der Brust M o r g e n s anführt, die andern Tageszeiten aber erst an zweiter, dritter und sogar vierter Stelle, so scheint uns dies wohl begründet. Denn dass die gastrischen und Unterleibsbeschwerden Nachmittags, und die Hautaffectionen und fieberhaften Störungen Abends und Nachts sich verschlimmern, ist bestimmt nichts Charakteristisches und findet sich noch bei einer ganzen Menge anderer Mittel.[Lorbacher: AHZ 112 (1886) 19]

Konkordanzen

Verschlimmerung nach der Zeit: Aur., Calc., C a r b - v . , Chel., Croc., Jod., Kali-n., Nat-m., Nux-v., P h o s . , Rhod., R h u s - t . , Squil. [PB]

Verschlimmerung nach Lage und Umständen: A r s . , Aur., Bell., *Bry.*, C a l c . , Caps., Carb-v., Caust., C h a m . , Chin., Cic., Cocc., C o n . , Cycl., Euphr., Ferr., Graph., Hep., Ign., Kali-c., Lach., L y c . , Mag-m., Meny., Merc., Mur-ac., Nat-c., *Nat-m.*, Nit-ac., *Nux-v.*, P h o s . , Ph-ac., *P u l s .*, *R h u s - t .*, Sabad., Samb., *Sep.*, Sil., S p i g . , Spong., S u l p h . , Valer., Verb. [PB]

Arzneiverwandtschaften von Ammonium muriaticum

Am-c., Bry., Caust., Coff., (Kali-c.), (Lyc.), Mang., Merc., N u x - v . , Phos., Puls., Sars., Sulph., (Zinc.) [VHA]
A r s . , Asaf., Aur., B e l l . , *Bry.*, *Calc.*, Carb-v., C a u s t . , Cham., C h i n . , C o c c . , Con., G r a p h . , Hep., I g n , K a l i - c . , Lach., Led., L y c . , M e r c . , Nat-c., N a t - m . , Nit-ac., N u x - v . , Olnd., *P h o s .*, *P u l s .*, *R h u s - t .*, Ruta, Sabad., *Sep.*, Sil., Spig., S u l p h . , Verat. [PB]
Ars., N u x - v . , *Puls.*, *Rhus-t.* [KV]

Antidote von Ammonium muriaticum: (Camph.), C o f f . , (Hep.), Nux-v.

(Camph.), Coff., Nux-v. [SRN]
(Camph.), C o f f . , (Hep.), Nux-v. [PB]

Verifikationen und klinische Symptome

Konkordanzen der homöopathischen Arzneien

I. Gemüth und Geist: Aur., Caust. Cham., Con., Ign., *Lyc.*, Phos., Puls., Sep., Sulph. [PB]

II. Körpertheile und Organe: Acon., Ars., Aur., Bell., Bry., Calc., Cham., Chin., Cocc., Hyos., Ign., Lyc., Merc., Nat-c., Nat-m., Nit-ac., *Nux-v.*, Phos., Puls., Rhus-t., Sep., *Sil.*, Sulph., Sulph-ac., *Verat.* [PB]

III. Empfindungen und Beschwerden

1. **Aeussere und innere Körpertheile im Allgemeinen:** Asaf., Bar-c., *Bell.*, *Bry.*, *Calc.*, Carb-v., *Caust.*, Chin., Cocc., *Graph.*, *Kali-c.*, Laur., Lyc., M-arct., Merc., Mur-ac., Nat-c., Nat-m., Nit-ac., Nux-v., *Phos.*, Puls., Rhod., *Rhus-t.*, Ruta, Sabad., Sabin., *Sep.*, Sil., Spig., Spong., Stann., Staph., *Sulph.*, Tarax., Zinc. [PB]
2. **Drüsen:** Asaf., Bell., Bry., *Calc.*, Caust., Cocc., Con., Graph., Ign., *Kali-c.*, *Merc.*, Nat-m., Nit-ac., *Phos.*, *Puls.*, Ran-s., Rhus-t., Sabad., Sep., Sil., Spig., Sulph. [PB]
3. **Knochen:** Agar., Bry., Cocc., Hep., Ign., Ip., Led., Phos., *Puls.*, Rhus-t., *Ruta*, Sulph., Verat. [PB]
4. **Haut und Aeusseres:** Acon., Am-c., Ars., Bell., *Bry.*, Calc., Caust., Chin., Clem., Euph., Graph., Lach., Led., Lyc., Mez., *Olnd.*, *Phos.*, *Puls.*, *Rhus-t.*, Sep., Staph., Sulph. [PB]

IV. Schlaf und Träume: Arn., Ars., Bell., Bry., Calc., Chin., *Graph.*, Hep., Ign., Kali-c., Lach., Lyc., Merc., Nux-v., Phos., Puls., Sel., Sil., Sulph. [PB]

V. Fieber: Ars., Bry., Calc., Caust., Euph., M-austr., Merc., Phos., Puls., Ran-s., Rhus-t., Sec., Verat. [PB]

VI. Änderung des Befindens

1. **Verschlimmerung nach der Zeit:** Aur., Calc., Carb-v., Chel., Croc., Jod., Kali-n., Nat-m., Nux-v., Phos., Rhod., Rhus-t., Squil. [PB]
2. **Verschlimmerung nach Lage und Umständen:** Ars., Aur., Bell., *Bry.*, Calc., Caps., Carb-v., Caust., Cham., Chin., Cic., Cocc., Con., Cycl., Euphr., Ferr., Graph., Hep., Ign., Kali-c., Lach., Lyc., Mag-m., Meny., Merc., Mur-ac., Nat-c., *Nat-m.*, Nit-ac., *Nux-v.*, Phos., Ph-ac., *Puls.*, *Rhus-t.*, Sabad., Samb., *Sep.*, Sil., Spig., Spong., Sulph., Valer., Verb. [PB]

VII. Konkordanz der homöopathischen Arzneien

Ars., Asaf., Aur., Bell., *Bry.*, *Calc.*, Carb-v., Caust., Cham., Chin., Cocc., Con., Graph., Hep., Ign, Kali-c., Lach., Led., Lyc., Merc., Nat-c., Nat-m., Nit-ac., Nux-v., Olnd., *Phos.*, *Puls.*, *Rhus-t.*, Ruta, Sabad., *Sep.*, Sil., Spig., Sulph., Verat. [PB]

Ars., Nux-v., *Puls.*, *Rhus-t.* [KV]

Verifikationen und klinische Symptome

Anacardium orientale (Elephantenlaus, Malakkanuß)

(Anac.)

Synonyma

Eine Pflanze: Semecarpus Anacardium, Elephantenlaus, Malakkanuß [SRA]

Antipsorische Arznei

[SRA]

Arzneiwirkungsdauer

Wirkt über 30 Tage.[SRA]

Zählt zur 3. Klasse derjenigen Mittel, welche eine mittlere Wirkungsdauer besitzen.[AHZ 49 (1855) 82]

Eigenthümlichkeiten und Hauptwirkungen

Gemüth

Aengstlichkeit.[VHA]

Furcht vor der Zukunft.[Br., Lippe]

Läppisches, unbeholfenes Wesen.[VHA]

Grausamkeit und Unmenschlichkeit.[VHA]

Neigung zum Fluchen.[VHA]

Neigung über ernste Sachen zu lachen.[VHA]

Seltsames Temperament: er lacht bei ernsthaften Dingen und weint bei lächerlichen Sachen.[Br., Lippe]

Menschenscheu.[VHA]

Er zieht sich von Personen und aus der Gesellschaft zurück.[Br., Lippe]

Hysterie und Hypochondrie nach übermäßiger Befriedigung des Geschlechtstriebes.[VHA]

Engbrüstigkeit und Beklemmung, mit innerer Hitze und Angst, die ins Freie treibt.[VHA]

Zornmüthigkeit, Bosheit und Mangel an moralischem Gefühle.[KEU 3]

Riechen an rohen KAFFEE [ist] kräftig wirksam gegen den Zorn und die Heftigkeit von ANACARDIUM.[CK 2, 157]

Fast nur bei boshaften Kindern anzuwenden.[KEU 4]

Muthlosigkeit und Befürchtung nahen Todes.[KEU 3-4]

Gefühl, als habe er zweierlei Willen,wovon der Eine verhindert,wozu der Andere antreibt.[KEU 4]

Konkordanz Gemüth und Geist: Acon., Ars., Aur., *Bell.*, Bry., Calc., Con., Graph., Hell., *Hyos.*, Ign., *Lyc.*, Merc., Nat-c., Nat-m., Nux-v., Op., Petr., Phos., Ph-ac., Plat., Puls., Rhus-t., Sep., *Stram.*, *Sulph.*, Verat. [PB]

Geist

Große Verstandes- und Gedächtniß-Schwäche.[VHA]

Blödsinn.[VHA]

Reissende Kopfschmerzen von Geistesanstrengung.[VHA]

Fixe Idee, daß ein Fremder ihm stets zur Seite wäre: Thuj. (ANAC.)[KMS 722]

Fixe Idee, dass Geist und Körper voneinander getrennt wären: Thuj. (ANAC.)[KMS 722]

Wahnsinn, wo der Kranke sich doppelt oder jemand Fremdes neben sich wähnt.[HA 23]

Gefühl, als habe er zweierlei Willen,wovon der Eine verhindert,wozu der Andere antreibt.[KEU 4]

Widerspruch zwischen Vernunft und Willen; dem Kranken ist es, als ob er zwei Willen hätte, der eine befiehlt ihm zu tun, was ihm der andere verbietet; er zieht sich von Personen und aus der Gesellschaft zurück; Furcht vor der Zukunft; seltsames Temperament: er lacht bei ernsthaften Dingen und weint bei lächerlichen Sachen.[Br., Lippe]

Konkordanz Gemüth und Geist: Acon., Ars., Aur., *Bell.*, Bry., Calc., Con., Graph., Hell., *Hyos.*, Ign., *Lyc.*, Merc., Nat-c., Nat-m., Nux-v., Op., Petr., Phos., Ph-ac., Plat., Puls., Rhus-t., Sep., *Stram.*, *Sulph.*, Verat. [PB]

Kopf

Drückender Schmerz in den Schläfen.[VHA]

Reissende Kopfschmerzen von Geistesanstrengung.[VHA]

Verifikationen und klinische Symptome

Von Fehltreten und Geräusch Schmerz im Hinterkopfe.[VHA]
Husten mit Stichen im Kopfe und Erbrechen des Genossenen.[VHA]
Stiche im Gehirne.[KEU]
BLUTDRANG zum Kopfe, mit Schmerzen im Hinterkopfe.[KEU 4]
Apoplektische Lähmung.[VHA]

Augen
Druck auf die Augäpfel.[VHA]
Trübsichtigkeit.[VHA]
Abends ist das LICHT mit einem Hof umgeben.[VHA]

Ohren
Ohrenzwang mit Reissen und Stechen.[VHA]
Schmerzhafte Geschwulst des äußern Ohrs.[VHA]
Taubhörigkeit.[VHA]
Von Fehltreten und Geräusch Schmerz im Hinterkopfe.[VHA]

Nase
Geruchs-Mangel.[VHA]
Geruchs-Täuschung: es riecht wie Taubenmist oder glimmender Zunder.[VHA]

Antlitz
Gesichtsblässe mit hohlen, blaurandigen Augen.[VHA]
Flechtenartige Haut um den Mund.[VHA]

Mund
Mund-Gestank, wovon er selbst nichts weiß.[VHA]
Erschwertes Sprechen, wegen Geschwulst und Steifigkeit der Zunge.[VHA]

Genüsse
Heftiger Durst, mit Athemversetzung beim Trinken.[VHA]

Uebelkeit
Husten mit Stichen im Kopfe und Erbrechen des Genossenen.[VHA]
Erbrechen des Genossenen (mit Erleichterung).[KEU 4]

Geschmack
Geschmacks-Verlust.[VHA]

Magen
Schüttern in der Herzgrube, bei jedem Tritte, nach dem Essen.[VHA]
Magendrücken nach dem Essen.[VHA]
Verdauungsschwäche mit hypochondrischer Laune nach dem Essen.[VHA]
Während des Mittagsessens verschwinden fast alle Beschwerden.[VHA]

Bauch
Zersprengungsschmerz im Unterleibe.[KEU 4]
Knurren im Bauche, mit Kneipen und Stuhldrang.[VHA]

Blähungen
Knurren im Bauche, mit Kneipen und Stuhldrang.[VHA]

Stuhl
Vergeblicher Stuhldrang.[VHA]
Weicher und dennoch schwierig abgehender Stuhl, wegen Unthätigkeit des Mastdarms.[VHA]
Abgang von Vorsteherdrüsensaft beim Stuhlgange und nach Harnen.[VHA]

After
Schmerzhafte Aderknoten am After.[VHA]

Verifikationen und klinische Symptome

Harn

Oefteres Lassen wenigen, WÄSSERIGEN Harns, mit Brennen.[VHA]
Abgang von Vorsteherdrüsensaft beim Stuhlgange und nach Harnen.[VHA]

Geschlechtstheile

Abgang von Vorsteherdrüsensaft beim Stuhlgange und nach Harnen.[VHA]

Beschwerden der Kinder

Fast nur bei boshaften Kindern anzuwenden (bei Keuchhusten).[KEU 4]

Schnupfen

Heftiger Schnupfen mit Fieber.[VHA]
Fliessschnupfen.[KEU 4]
Vieles Niesen und lange anhaltender Reiz dazu.[KEU 4]

Athem

Engbrüstigkeit und Beklemmung, mit innerer Hitze und Angst, die ins Freie treibt.[VHA]
Heftiger Durst, mit Athemversetzung beim Trinken.[VHA]
Husten mit Athemversetzung.[VHA]
Athemversetzung.[KEU 4]
Erstickungsanfälle.[KEU 4]
Nach dem Husten, Gähnen.[VHA]
Bei den Keuchhusten-Anfällen anhaltendes Gähnen und Schläfrigkeit.[KEU 3-4]

Husten

Nächtlicher, erschütternder Husten, wie Keuchhusten.[VHA]
Heftige Erschütterung des ganzen Körpers. – Nach den [Keuchhusten-] Anfällen anhaltendes Gähnen und Schläfrigkeit.[KEU 4]
Husten mit Athemversetzung.[VHA]
Husten mit Stichen im Kopfe und Erbrechen des Genossenen.[VHA]
Nach dem Husten, Gähnen.[VHA]

Keuchhusten

Erschütternder Keuchhusten in Anfällen alle 3, 4 Stunden, von Kriebeln in der Luftröhre erregt, Nachts ohne, am Tage mit Schleimauswurf, der meistens SÜSSLICH-FADE schmeckt, oft BLUTIG, sonst gelb-eitrig, zuweilen auch grau und scharf ist.[KEU 3]

Verschlimmerung: Nachts und nach, (nicht bei) dem Essen, auch Abends im Bette. – Von jedem Sprechen erneuert. – Oft um den anderen oder dritten Tag heftiger.[KEU 3]

Begleitung: Zornmüthigkeit, Bosheit und Mangel an moralischem Gefühle. Muthlosigkeit und Befürchtung nahen Todes. Gefühl, als habe er zweierlei Willen, wovon der Eine verhindert, wozu der Andere antreibt. BLUTDRANG zum Kopfe, mit Schmerzen im Hinterkopfe. Stiche im Gehirne. Erbrechen des Genossenen (mit Erleichterung). Zersprengungsschmerz im Unterleibe. Fliessschnupfen. Vieles Niesen und lange anhaltender Reiz dazu. Erstickungsanfälle. Athemversetzung. Heftige Beklemmung der Brust. Kratzen und Wundheitsschmerz in der Brust. Heftige Erschütterung des ganzen Körpers. – Bei den Anfällen anhaltendes Gähnen und Schläfrigkeit.[KEU 3-4]

Fast nur bei boshaften Kindern anzuwenden.[KEU 4]

Brust

Druckschmerz in der Brust, wie von einem Pflocke.[VHA]
Heftige Beklemmung der Brust.[KEU 4]
Stiche in der Herzgegend, bis ins Kreuz herab.[VHA]
Kratzen und Wundheitsschmerz in der Brust.[KEU 4]

Rücken

Reissen und Stechen zwischen den Schulterblättern.[VHA]
Wie eine drückende Last auf der Schulter.[VHA]
Stiche in der Herzgegend, bis ins Kreuz herab.[VHA]

Verifikationen und klinische Symptome

Verifikationen und klinische Symptome

Oberglieder

Klammschmerz in den Hand- und Finger-Gelenken.[VHA]
Taubheit der Finger.[VHA]
Klebriger Schweiß in den Handtellern.[VHA]
Zittern der Glieder.[VHA]

Unterglieder

Unruhe in den Beinen und Steifigkeit, als wären sie um die Knie fest umwickelt.[VHA]
Zucken und Zittern um die Knie, mit lähmiger Mattigkeit.[VHA]
Klammartiges, absetzendes Drücken in den Oberschenkeln und Waden.[VHA]
Kälte der Füße.[VHA]
Zittern der Glieder.[VHA]
Von Fehltreten und Geräusch Schmerz im Hinterkopfe.[VHA]

Drüsen

Konkordanz Drüsen: Ang., Calc., Caust., C o n ., Phos., *Plat.*, Sil., Spong. [PB]

Knochen

Konkordanz Knochen: Bell., Merc., Puls., R u t a [PB]

Haut

Paßt sehr für Ausschläge, die durch Vergiftung mit RHUS-T. enstanden sind (vergl. CROT-T.).[Br., Lippe]

Konkordanz Haut und Aeusseres: A r s . , Bell., B r y . , C a u s t . , C o c c . , *Con.*, Hep., Kali-c., *L y c .*, Merc., M e z . , O l n d . , Op., P h - a c . , P u l s . , Sec., *Sil., Sulph.* [PB]

Schlaf

Nächtlicher, erschütternder Husten, wie Keuchhusten.[VHA]
Nachtschweiße (bei Fieber).[VHA]
Nach dem Husten, Gähnen.[VHA]
B e i den Keuchhusten-Anfällen anhaltendes Gähnen und Schläfrigkeit.[KEU 3-4]

Konkordanz Schlaf und Träume: Acon., Bell., Bry., Con., Croc., Nux-v., Op., P h o s . , Ph-ac., Puls., Sulph. [PB]

Fieber

Frostigkeit und anhaltendes Frieren, selbst in der warmen Stube.[VHA]
Innerer Frost bei äußerer Hitze.[VHA]
Nachtschweiße.[VHA]
Heftiger Schnupfen mit Fieber.[VHA]

Fieberstadien

1. P u l s beschleunigt, mit Klopfen in den Adern.[WF 3]
2. F r o s t und Frostigkeit mit Zittern, besonders in der freien LUFT, in der SONNE vergehend. – Frostschauder über den Rücken, wie mit kaltem Wasser übergossen, mit Hitze des Gesichts. – Innerer Frost, selbst in der warmen Stube.[WF 3-4]
3. Aeussere H i t z e mit innerem Froste. – Hitze des Oberkörpers mit kalten Füssen, innerem Frostschauder und heissem Athem. – Täglich, von Nachmittags 4 Uhr an bis Abends Hitze, welche erst mit dem Abendessen vergeht.[WF 4]
4. Abendlicher S c h w e i s s am Kopfe, Bauch und Rücken, selbst im Stillsitzen. – Nachtschweiss auf Bauch und Rücken. – Klebriger Schweiss in den Handtellern, besonders im Linken. – Kühler Schweiss mit innerer Hitze.[WF 4]

Konkordanz Fieber: Ars., C a l c . , C h a m . , Lyc., Nux-v., S e p . , Verat. [PB]

Gemeinsames

Drückende Schmerzen an mehren Theilen, wie von einem eingedrückten Pflocke.[VHA]
Zittern der Glieder.[VHA]
Leichte Verkältlichkeit und Empfindlichkeit gegen ZUGLUFT.[VHA]
Apoplektische Lähmung.[VHA]
Während des Mittagsessens verschwinden fast alle Beschwerden.[VHA]

Verschlimmerung der Beschwerden

Die Beschwerden treten meistens periodisch auf.[VHA]
Nachts und nach, (nicht bei) dem Essen, auch Abends im Bette.[KEU 3]
Von jedem Sprechen erneuert.[KEU 3]
Oft um den anderen oder dritten Tag heftiger.[KEU 3]

Konkordanzen

Verschlimmerung nach der Zeit: Calc., *Carb-v.*, Lyc., Nat-m., Nux-v., Puls., Rhod., Rhus-t., Sabad., Staph. [PB]

Verschlimmerung nach Lage und Umständen: Acon., Bell., Bry., *Calc.*, Caps., Carb-v., Cham., Chin., Con., Ign., *Kali-c.*, Led., Lyc., Mez., Nat-c., Nat-m., Nux-v., Phos., Ph-ac., *Puls.*, Rhus-t., Sep., Sil., Stann., Sulph., Zinc. [PB]

Arzneiverwandtschaften von Anacardium orientale

Acon., Ars., Calc., Olnd. [VHA]

Acon., Ars., *Bell.*, Bry., *Calc.*, Carb-v., Caust., Cham., Chin., Cocc., *Con.*, Hyos., Ign., Kali-c., *Lyc.*, Merc., Mez., Nat-c., Nat-m., Nux-v., Olnd., Op., Phos., *Ph-ac.*, Plat., *Puls.*, Rhus-t., Ruta, Sep., Sil., Stann., Staph., Stram., *Sulph.*, Verat. [PB]

Calc., *Coff., Con., Nat-m.* [KV]

Antidote von Anacardium orientale: (Camph.?), Coff., Juglans

(Camph.?), Juglans* [SRA]

*Bei unseren Vorfahren stand die WALLNUß in so großem Rufe für manche innere und äußere Beschwerden, daß es wohl der Mühe verlohnen möchte, diese Arznei-Substanz einer genaueren Prüfung zu unterwerfen. Wie viele Heilmittel der Vorzeit sind für uns als rein verloren zu betrachten, weil man ihre Wirkungen nicht scharf genug auffaßte, und sie später fahren ließ, weil sie, unrichtig angewendet, ohne erwünschten Erfolg bleiben mußten!

KAMPHER und ätherischer SALPETER-GEIST scheinen wenig antidotisch; dagegen ist Riechen an rohen KAFFEE kräftige wirksam gegen den Zorn und die Heftigkeit von ANACARDIUM. [CK 2, 157]

Coff., Juglans [PB]

Anacardium orientale ist Antidot von: Rhus-t.[Br., Lippe]

Paßt sehr für Ausschläge, die durch Vergiftung mit RHUS-T. enstanden sind. (Vergleiche CROT-T..)[Br., Lippe]

Konkordanzen der homöopathischen Arzneien

I. Gemüth und Geist: Acon., Ars., Aur., *Bell.*, Bry., Calc., Con., Graph., Hell., *Hyos.*, Ign., *Lyc.*, Merc., Nat-c., Nat-m., Nux-v., Op., Petr., Phos., Ph-ac., Plat., Puls., Rhus-t., Sep., *Stram.*, *Sulph.*, Verat. [PB]

II. Körpertheile und Organe: Alum., Arn., Bell., *Calc.*, *Chin.*, Cocc., Graph., Ign., *Kali-c.*, Kreos., *Lyc.*, Merc., Nat-m., Nux-v., Petr., Phos., *Ph-ac.*, Plat., Plb., *Puls.*, Rhus-t., Ruta, Sec., Sep., Sil., Spig., Staph., *Sulph.*, Verat. [PB]

III. Empfindungen und Beschwerden

1. **Aeussere und innere Körpertheile im Allgemeinen:** Ang.,Arn., Ars., Asaf., Asar., *Bell.*, Bry., *Calc.*, Cann-s., Carb-v., Caust., Chin., Cocc., Con., Dulc., Ign., Kali-c., *Lyc.*, Nat-m., Nit-ac., Nux-v., Olnd., Phos., Ph-ac., *Plat.*, *Puls.*, *Rhus-t.*, Ruta, Sars., Sep., Stann., Staph., *Sulph.*, Sulph-ac., Verat. [PB]
2. **Drüsen:** Ang., Calc., Caust., Con., Phos., *Plat.*, Sil., Spong. [PB]
3. **Knochen:** Bell., Merc., Puls., Ruta [PB]
4. **Haut und Aeusseres:** Ars., Bell., Bry., Caust., Cocc., *Con.*, Hep., Kali-c., *Lyc.*, Merc., Mez., Olnd., Op., Ph-ac., Puls., Sec., *Sil.*, *Sulph.* [PB]

IV. Schlaf und Träume: Acon., Bell., Bry., Con., Croc., Nux-v., Op., Phos., Ph-ac., Puls., Sulph. [PB]

Verifikationen und klinische Symptome

V. Fieber: Ars., Calc., Cham., Lyc., Nux-v., Sep., Verat. [PB]

VI. Änderung des Befindens

1. **Verschlimmerung nach der Zeit:** Calc., *Carb-v.*, Lyc., Nat-m., Nux-v., Puls., Rhod., Rhus-t., Sabad., Staph. [PB]
2. **Verschlimmerung nach Lage und Umständen:** Acon., Bell., Bry., *Calc.*, Caps., Carb-v., Cham., Chin., Con., Ign., *Kali-c.*, Led., Lyc., Mez., Nat-c., Nat-m., Nux-v., Phos., Ph-ac., *Puls.*, Rhus-t., Sep., Sil., Stann., Sulph., Zinc. [PB]

VII. Konkordanz der homöopathischen Arzneien

Acon., Ars., *Bell.*, Bry., *Calc.*, Carb-v., Caust., Cham., Chin., Cocc., *Con.*, Hyos., Ign., Kali-c., *Lyc.*, Merc., Mez., Nat-c., Nat-m., Nux-v., Olnd., Op., Phos., *Ph-ac.*, Plat., *Puls.*, Rhus-t., Ruta, Sep., Sil., Stann., Staph., Stram., *Sulph.*, Verat. [PB]

Calc., *Coff.*, *Con.*, *Nat-m.* [KV]

Verifikationen und klinische Symptome

Angustura vera (Angustura-Rinde)

(Ang.)

Synonyma

Angustura, Angustura-Rinde (von der Bonplandia trifoliata W.) [SRN]

Antipsorische Arznei

Die [...] bezeichneten Arzneien scheinen zu den antipsorischen Mitteln gezählt werden zu dürfen. Wenigstens habe ich sie in chronischen Beschwerden (psorischen Ursprungs) vorzugsweise wirksam befunden.[SRN]

Arzneiwirkungsdauer

Wirkt über 3 bis 4 Wochen.[SRN]

Zählt zur 3. Klasse derjenigen Mittel, welche eine mittlere Wirkungsdauer besitzen.[AHZ 49 (1855) 82]

Eigenthümlichkeiten und Hauptwirkungen

Gemüth

Kleinmüthigkeit und Mangel an Zutrauen zu sich selbst.[VHA]

Große Empfindlichkeit gegen Beleidigungen.[VHA]

Uebertriebene Aufgeregtheit und Munterkeit.[VHA]

Starkes Herzklopfen mit Angst.[VHA]

Konkordanz Gemüth und Geist: Acon., A u r., *Bell.*, Cann-s., Cham., *Coff.*, C r o c., H y o s., Lyc., Nat-m., Nux-v., *Op.*, P h o s., Sep., Sulph., V e r a t., Viol-o. [PB]

Geist

Ungemeine Zerstreutheit.[VHA]

Nachmittags großer Gedanken-Zudrang, wie wachende Träume.[VHA]

Konkordanz Gemüth und Geist: Acon., A u r., *Bell.*, Cann-s., Cham., *Coff.*, C r o c., H y o s., Lyc., Nat-m., Nux-v., *Op.*, P h o s., Sep., Sulph., V e r a t., Viol-o. [PB]

Kopf

Abendliche (drückende) Kopfschmerzen mit Gesichtshitze.[VHA]

Klammartiger Kopfschmerz.[VHA]

Spannender Schmerz in den Schläfemuskeln beim Oeffnen der Kinnladen.[VHA]

Abends und Nachts Hitze mit Eingenommenheit des Kopfes (bei Fieber).[VHA]

Augen

Spannen und Drücken in den Augen, wie von zu starkem LICHTE.[VHA]

Krampfhaft weit geöffnete Augenlider.[VHA]

Kurzsichtigkeit.[VHA]

Ohren

Klammschmerz in den Ohren.[VHA]

Gehör-Verminderung.[VHA]

Antlitz

Hitze und bläuliche Röthe des Gesichts.[VHA]

Spannen in den Gesichtsmuskeln.[VHA]

Klammschmerz in den Jochbeinen und Kaumuskeln.[VHA]

Kinnbackenkrampf: Mundsperre mit weit zurückgezogenen Lippen und entblößten Zähnen.[VHA]

Nach den Anfällen bleiben die Lippen und die Wangen noch eine Zeitlang blau.[VHA]

Knochenauftreibung am Unterkiefer.[VHA]

Abendliche (drückende) Kopfschmerzen mit Gesichtshitze.[VHA]

Genüsse

*Gänzliche Appetitlosigkeit zu festen Speisen; er will bloß KAFFEE trinken.[VHA]

Unwiderstehliches Verlangen nach KAFFEE.[VHA]

Verifikationen und klinische Symptome

*Widerwillen gegen SCHWEINE-FLEISCH.[VHA]
Durstgefühl, ohne Verlangen nach Trinken.[VHA]
Schneiden im Unterbauche nach MILCH-Trinken.[VHA]

Geschmack

BITTERER Geschmack im Munde nach dem Essen und TABAK-Rauchen.[VHA]

Magen

Schneidender Wundheitsschmerz im Magen.[VHA]
Klammschmerz in der Herzgrube.[VHA]

Bauch

Klammschmerz im Unterleibe.[VHA]
Schneiden im Unterbauche nach MILCH-Trinken.[VHA]

Stuhl

Durchfall mit Leibschneiden.[VHA]
Schleimige Stühle.[VHA]

Geschlechtstheile

Heftiges Jücken an den Geschlechtstheilen.[VHA]

Athem

Aussetzendes, konvulsivisches Athmen.[VHA]
Drückende Brustbeklemmung beim Schnellgehen und Steigen.[VHA]

Husten

*Trockner Husten, mit Kratzen und Röcheln in der Brust.[VHA]

Luftröhre

Heiserkeit von Schleim in der Luftröhre.[VHA]
Leise, verzagte Stimme.[VHA]

Brust

Schmerzhafter Krampf in den Brustmuskeln.[VHA]
Zerschlagenheitsschmerz in den Brustmuskeln bei Bewegung der Arme.[VHA]
Starkes Herzklopfen mit Angst.[VHA]
Drückende Brustbeklemmung beim Schnellgehen und Steigen.[VHA]
*Trockner Husten, mit Kratzen und Röcheln in der Brust.[VHA]

Rücken

Schmerzhafte Steifigkeit zwischen den Schulterblättern und im Nacken.[VHA]
Heftiges Jücken längs des Rückens.[VHA]
Rücken-Starrkrampf.[VHA]
Zerschlagenheit im Kreuze, früh.[VHA]

Oberglieder

Klammartiges Ziehen durch die Arme, bis in die Finger.[VHA]
Steifigkeit und Ausstrecken der Glieder.[VHA]

Unterglieder

Klammschmerz und Zerschlagenheit in den Beinen.[VHA]
Beim Auftreten, Schmerz an der innern Seite des Fußgelenks, zum Hinken nöthigend.[VHA]
Drückende Brustbeklemmung beim Schnellgehen und Steigen.[VHA]
Steifigkeit und Ausstrecken der Glieder.[VHA]

Drüsen

Konkordanz Drüsen: Arn., B e l l . , C a l c . , Carb-an., Chin., Con., Graph., Kali-c., Merc., Phos., P l a t . , Puls., Rhus-t., S e p . , Sil., Spong., Sulph. [PB]

Verifikationen und klinische Symptome

Knochen

*Knochenfraß und sehr schmerzhafte Geschwüre, welche die Knochen angreifen und bis aufs Mark hineindringen [Eine ganz neue, überaus schätzbare und wichtige Beobachtung.].[VHA]
Klammschmerz in den Jochbeinen und Kaumuskeln.[VHA]
Knochenauftreibung am Unterkiefer.[VHA]
Konkordanz Knochen: Lyc., Merc., P h - a c . , Staph. [PB]

Haut

Konkordanz Haut und Aeusseres: Arn., A r s . , Bry., C a u s t . , Con., *Lach., L y c .* , Olnd., *Ph-ac.*, P u l s . , Rhus-t., S e p . , S i l . , Spig., Spong., Stront., S u l p h . [PB]

Schlaf

Abends zeitige Schläfrigkeit und darauf große Munterkeit bis nach Mitternacht.[VHA]
Abends und Nachts Hitze mit Eingenommenheit des Kopfes (bei Fieber).[VHA]
Konkordanz Schlaf und Träume: Hep., Ign., Plat., R h u s - t . , Sep. [PB]

Fieber

*Frostschauder über den leidenden Theil.[VHA]
Abends und Nachts Hitze mit Eingenommenheit des Kopfes.[VHA]

Fieberstadien

1. P u l s beschleunigt, krampfhaft, unregelmässig und zuweilen aussetzend.[WF 4]
2. F r o s t Früh im Bette und Vormittags, nach vorgängigem Durste. – Jeden Nachmittag (3 Uhr) starker, innerlicher Frost. – Wiederholter Frostschauder über den leidenden Theil. – Vormittags (9 Uhr) Frostschauder im Rücken.[WF 4]
3. Abendliche H i t z e , am meisten im Gesichte, nach Eintritt in die Stube und nach dem Abendessen. – Nachmitternacht (3 Uhr) Hitze, welche den Schlaf stört, mit bald darauf nachfolgendem Schauder.[WF 4]
4. S c h w e i s s bloss Früh und nur an der Stirne.[WF 4]

Konkordanz Fieber: B e l l . , Cham., Chin., Nux-v., P u l s . , S e p . , Sulph. [PB]

Gemeinsames

Krampfhafte Zuckungen.[VHA]

Klammartige Schmerzen

Klammartiger Kopfschmerz.[VHA]
Klammschmerz in den Ohren.[VHA]
Klammschmerz in den Jochbeinen und Kaumuskeln.[VHA]
Klammschmerz in der Herzgrube.[VHA]
Klammschmerz im Unterleibe.[VHA]
Klammartiges Ziehen durch die Arme, bis in die Finger.[VHA]
Klammschmerz und Zerschlagenheit in den Beinen.[VHA]

Lähmungen.[VHA]
Starrkrämpfe durch Berührung, Trinken oder Geräusch erregt.[VHA]
Steifigkeit und Ausstrecken der Glieder.[VHA]

Verschlimmerung der Beschwerden

Konkordanzen

Verschlimmerung nach der Zeit: Bell., Bry., Caust., Lach., Lyc., Phos., Puls., Stront. [PB]
Verschlimmerung nach Lage und Umständen: Arn., Ars., B e l l . , B r y . , Calc., Cann-s., Caps., Carb-v., Cham., Con., Cupr., Ferr., Hyos., Led., *Lyc.*, Mag-m., Merc., Nat-c., Nat-m., *Nux-v.*, Ph-ac., Puls., Ran-b., Rhod., R h u s - t . , Sabad., Seneg., *Sep.*, Sil., S p i g . , Sulph. [PB]

Arzneiverwandtschaften von Angustura vera

(Canth.), (Carb-an.), Coff., Plat. [VHA]
Arn., Ars., Aur., *B e l l .* , B r y . , C a l c . , Caust., Cham., Chin., Cic., Coff., Con., Graph., Hep., Hyos., I g n . , Kali-c., Lach., *L y c .* , M e r c . , N u x - v . , O p . , Petr., Phos., *Ph-ac.*, P l a t . , *Puls.*, R h u s - t . , *S e p .* , Sil., Spig., Spong., *Sulph.*, Verat. [PB]
B r y . , C a l c . , L y c . , *Rhus-t.*, V e r b . [KV]

Verifikationen und klinische Symptome

Antidot von Angustura vera: Coff.

KAMPHER ist kein Gegenmittel ihrer heftigen Wirkung, wohl aber KAFFEE-Trank. [RA 6, 30]
Coff. [SRN]
Coff. [PB]

Konkordanzen der homöopathischen Arzneien

I. Gemüth und Geist: Acon., Aur., *Bell.*, Cann-s., Cham., *Coff.*, Croc., Hyos., Lyc., Nat-m., Nux-v., *Op.*, Phos., Sep., Sulph., Verat., Viol-o. [PB]

II. Körpertheile und Organe: Arn., Ars., Aur., Bar-c., *Bell.*, *Bry.*, Calc., Camph., Caust., Chin., Cic., Cocc., Con., Cupr., Dig., Graph., *Hep.*, Hyos., Ign., *Lyc.*, Merc., Mur-ac., Olnd., *Op.*, Petr., Ph-ac., Puls., Rhus-t., Sabad., Sec., Sep., Sil., Spig., Spong., Squil., Staph., Stram., Sulph., Verat. [PB]

III. Empfindungen und Beschwerden

1. **Aeussere und innere Körpertheile im Allgemeinen:** Acon., Anac., Arn., *Bell.*, Bry., *Calc.*, Camph., Caust., Cham., Chin., Cic., Cina, Cocc., Coloc., *Ign.*, Ip., Kali-c., Lyc., *Merc.*, Nux-v., Petr., Phos., Ph-ac., *Plat.*, Puls., Sec., *Sep.*, Sil., Spig., Stann., Sulph., Verat. [PB]
2. **Drüsen:** Arn., Bell., Calc., Carb-an., Chin., Con., Graph., Kali-c., Merc., Phos., Plat., Puls., Rhus-t., Sep., Sil., Spong., Sulph. [PB]
3. **Knochen:** Lyc., Merc., Ph-ac., Staph. [PB]
4. **Haut und Aeusseres:** Arn., Ars., Bry., Caust., Con., *Lach.*, *Lyc.*, Olnd., *Ph-ac.*, Puls., Rhus-t., Sep., Sil., Spig., Spong., Stront., Sulph. [PB]

IV. Schlaf und Träume: Hep., Ign., Plat., Rhus-t., Sep. [PB]

V. Fieber: Bell., Cham., Chin., Nux-v., Puls., Sep., Sulph. [PB]

VI. Änderung des Befindens

1. **Verschlimmerung nach der Zeit:** Bell., Bry., Caust., Lach., Lyc., Phos., Puls., Stront. [PB]
2. **Verschlimmerung nach Lage und Umständen:** Arn., Ars., Bell., Bry., Calc., Cann-s., Caps., Carb-v., Cham., Con., Cupr., Ferr., Hyos., Led., *Lyc.*, Mag-m., Merc., Nat-c., Nat-m., *Nux-v.*, Ph-ac., Puls., Ran-b., Rhod., Rhus-t., Sabad., Seneg., *Sep.*, Sil., Spig., Sulph. [PB]

VII. Konkordanz der homöopathischen Arzneien

Arn., Ars., Aur., *Bell.*, Bry., Calc., Caust., Cham., Chin., Cic., Coff., Con., Graph., Hep., Hyos., Ign., Kali-c., Lach., *Lyc.*, Merc., Nux-v., Op., Petr., Phos., *Ph-ac.*, Plat., *Puls.*, Rhus-t., *Sep.*, Sil., Spig., Spong., *Sulph.*, Verat. [PB]

Bry., Calc., Lyc., *Rhus-t.*, Verb. [KV]

Verifikationen und klinische Symptome

Antimonium crudum (Roher Spießglanz)

(Ant-c.)

Synonyma

Antimonium crudum, Stibium sulphuratum nigrum, roher Spießglanz, Schwefel-Spießglanz [SRN]

Antipsorische und antisykotische Arznei

Die [...] bezeichneten Arzneien scheinen zu den antipsorischen Mitteln gezählt werden zu dürfen. Wenigstens habe ich sie in chronischen Beschwerden (psorischen Ursprungs) vorzugsweise wirksam befunden.[SRN]

Seit mehreren Jahren befestigt sich bei uns immermehr die Ueberzeugung, dass die grösste Zahl der Harnbeschwerden, nebst denen der uropoetischen Organe, in dem Boden der Sycosis, oder, was wir für dasselbe ansehen, der Pocken (Variola) wurzelt, und nur durch solche Mittel dauerhaft geheilt werden kann, welche diesem Grundübel entsprechen. Die Zahl dieser Mittel ist aber bei Weitem grösser, als man gewöhnlich annimmt, und viele der sogenannten antipsorischen Arzneien, insbesondere: ANT-C. [...] und Andere haben in diesen verschiedenen Krankheitsformen ihre Heilkraft dargethan.[AHP 262]

Arzneiwirkungsdauer

Wirkt über 4 Wochen.[SRN]

Zählt zur 5. Klasse derjenigen Mittel, welche die allerlängste Wirkungsdauer besitzen.[AHZ 49 (1855) 83]

Hinweis

Störungen der antipsorischen Kur: M a g e n v e r d e r b n i ß mit Aufstoßen nach dem Genossenen, Uebelkeit und Brecherlichkeit: Ant-c. X° R.[SRA]

Eigenthümlichkeiten und Hauptwirkungen

Gemüth

Bangigkeit und Besorgtheit über sein Schicksal.[VHA]

Unruhe.[VHA]

Neigung sich zu erschießen.[VHA]

E x s t a t i s c h e u n d v e r l i e b t e S c h w ä r m e r e i e n m i t B e s o r g t h e i t ü b e r s e i n S c h i c k s a l u n d N e i g u n g s i c h z u e r s c h i e ß e n. – Im ○ MONDSCHEIN ist das schwärmerische, an Wahnsinn gränzende Wesen am auffallendsten; Kopfweh nach Baden; Kältegefühl in der Nase beim LUFTEINZIEHEN; traurige Gesichtsmiene; Ekel vor allen Speisen; schwacher Magen; Nachtheil von SÄUERLICHEM WEIN; übermäßige Geschlechtsaufregung; übermäßiges Dickwerden; vormittags große Schläfrigkeit; unerträgliche Hitze im SONNENSCHEIN.[HA 19]

Konkordanz Gemüth und Geist: Agar., Bell., Canth., H y o s ., *L a c h .*, Lyc., Op., *Phos.*, Plat., Puls., Stram., Sulph-ac., Verat. [PB]

Geist

Blödsinn.[VHA]

Wahnsinn.[VHA]

Exstatische Liebe und Schwärmerei im ○ MONDSCHEINE.[VHA]

Im ○ MONDSCHEIN ist das schwärmerische, an Wahnsinn gränzende Wesen am auffallendsten.[HA 19]

Konkordanz Gemüth und Geist: Agar., Bell., Canth., H y o s ., *L a c h .*, Lyc., Op., *Phos.*, Plat., Puls., Stram., Sulph-ac., Verat. [PB]

Kopf

BLUTDRANG zum Kopfe.[VHA]

Auseinanderpressender Kopfschmerz.[VHA]

Kopfweh von BADEN oder TABAK-Rauchen.[VHA]

Kopfweh nach kalt Baden: RHUS-T..[VHA]

Ein durch Baden entstandenes Kopfweh weist auf ANT-C.. (Krampfhaftes Zucken nach Kaltbaden: RHUS-T..[Br., Lippe]

Verifikationen und klinische Symptome

Verifikationen und klinische Symptome

Knochenschmerzen am Schädel.[VHA]
Haarausfallen.[VHA]
S c h m e r z h a f t i g k e i t der K n o c h e n h a u t am S c h ä d e l , mit Geschwulst derselben und Geschwulstgefühl der Knochen selbst, in der Wärme verschlimmert, in der freien, kühlen LUFT gebessert.[HA 120]
Kopfweh nach Baden.[HA 19]
Verkältlichkeit des Kopfs von Naßwerden und Baden in kaltem WASSER; die Beschwerden Abends und bei Erhitzung verschlimmert, in der Ruhe und in der kühlen LUFT gebessert.[HA 133]

Augen
Entzündungsröthe der Augen- und Augenlider.[VHA]
Stechen in den Augen.[VHA]
Augenbutter in den Augenwinkeln.[VHA]
Scheu vor dem TAGESLICHTE.[VHA]

Ohren
Taubhörigkeit, als legte sich ein Blättchen vor das Trommelfell.[VHA]

Nase
Wunde, aufgesprungene, schorfige Nasenlöcher.[VHA]
Kältegefühl in der Nase beim LUFTEINZIEHEN.[HA 19], [KEU 4]

Antlitz
Traurige Miene.[VHA]
Traurige Gesichtsmiene.[HA 19]
Blasiger, eiternder Gesichtsausschlag, welcher eine gelbe Kruste bildet.[VHA]
Hellbraune Flecken, (Sommersprossen) im Gesichte: Thuj. (ANT-C., CALC., GRAPH., KALI-C., NAT-C., NIT-AC., PHOS.)[KMS 723]
Wunde, aufgesprungene Mundwinkel.[VHA]
Geschwulst der Unterkieferdrüsen.[VHA]

Zähne
BLUTEN der Zähne und des Zahnfleisches.[VHA]
Zuckender Schmerz in den hohlen Zähnen, durch kaltes WASSER erhöht.[VHA]
Zähneknirschen.[VHA]

Mund
MUNDBITTERKEIT.[VHA]
SALZIGER Speichel.[VHA]
Speichelfluß.[VHA]
Schmutzig weißlich belegte Zunge.[VHA]

Genüsse
Langwierige Appetitlosigkeit.[VHA]
Ekel vor allen Speisen.[VHA]
Ekel vor allen Speisen; schwacher Magen.[HA 19]
Neigung zu SAUREM.[VHA]
Ungeheurer Durst, besonders Nachts.[VHA]
Uebelkeit nach WEIN-Trinken.[VHA]
Nachtheil von SÄUERLICHEM WEIN.[HA 19]
Gegen Mittag heftiger Schüttelfrost, mit Durst (auf BIER).[WF]
Keuchhusten: Verschlimmerung nach Trinken (SAUREN) WEINES und ESSIG-Genuss.[KEU 4]
ANT-C. ist das beste Gegenmittel gegen die Wirkungen von SAUREM WEIN.[LWB 182]

Geschmack
MUNDBITTERKEIT.[VHA]

FADER, LÄTSCHIGER Geschmack.[VHA]
Aufstoßen mit dem Geschmacke des Genossenen.[VHA]
Geschmackloses Erbrechen.[VHA]

Aufstoßen

Magenverderbniß mit Aufstoßen nach dem Genossenen, Uebelkeit und Brecherlichkeit: Ant-c. X° R.[SRA]
Aufstoßen mit dem Geschmacke des Genossenen.[VHA]

Uebelkeit

Magenverderbniß mit Aufstoßen nach dem Genossenen, Uebelkeit und Brecherlichkeit: Ant-c. X° R.[SRA]
Ekel, Uebelkeit und Brecherlichkeit nach Magenverderbniß.[VHA]
Uebelkeit nach WEIN-Trinken.[VHA]
Brechwürgen.[VHA]
Geschmackloses Erbrechen.[VHA]
Erbrechen von Schleim und Galle.[VHA]
Erbrechen bloss der Getränke.[KEU 4]

Magen

Magenverderbniß mit Aufstoßen nach dem Genossenen, Uebelkeit und Brecherlichkeit: Ant-c. X° R.[SRA]
Magenschmerz, wie von Ueberladung.[VHA]
Magenverderbniß durch Uebersättigung.[VHA]
Magenkrampf, mit Empfindlichkeit der Herzgrube und Durst.[VHA]
Ekel vor allen Speisen; schwacher Magen.[HA 19]
Ekel, Uebelkeit und Brecherlichkeit nach Magenverderbniß.[VHA]
Die gastrischen Beschwerden treten am heftigsten Nachmittags auf, die übrigen mehr bei Bewegung und in der Wärme.[VHA]

Bauch

Nach dem Essen, Aufgetriebenheit und Vollheit des Unterleibes.[VHA]
Heftiges Schneiden im Oberbauche.[VHA]
Bauch-WASSERSUCHT.[VHA]
Viele Blähungen, mit Knurren und Poltern im Bauche.[VHA]
Breiartiger oder WÄSSERIGER Durchfall mit Leibschneiden.[VHA]

Blähungen

Viele Blähungen, mit Knurren und Poltern im Bauche.[VHA]

Stuhl

Harter, schwieriger Stuhl.[VHA]
Allzu dick geformter Koth.[VHA]
Breiartiger oder WÄSSERIGER Durchfall mit Leibschneiden.[VHA]
Durchfall mit Verstopfung wechselnd (bei alten Leuten).[VHA]
Abwechselnde Diarrhoe mit Verstopfung bei alten Leuten.[Br., Lippe]
Reichliche BLUTUNG aus den Gedärmen, von festen Exkrementen begleitet; feste und flüssige Ausleerungen zur selben Zeit.[Br., Lippe]

After

After-Aderknoten.[VHA]
Fortwährender Schleimfluß vom After.[VHA]

Harn

Reichlicher Harnabgang mit Schleim, unter Brennen in der Harnröhre und Kreuzschmerzen.[VHA]
Unwillkührlicher Harnabgang beim Husten.[VHA]
Unwillkührlicher Harnabgang.[KEU 4]
Dunkelfarbiger Harn.[VHA]
Nierengries.[VHA]

Verifikationen und klinische Symptome

Verifikationen und klinische Symptome

Geschlechtstheile
Geilheit und große Geschlechtsaufregung.[VHA]

Beschwerden der Kinder
Kind will sich nicht anfassen und ansehen lassen ANT-C.[Jahr, HH. I (1848) 81]

Das Kind läßt sich nicht angreifen, ohne jämmerlich zu schreien, wobei es die Zehen krumm einwärts und die Finger der Hand zusammenzieht: CHAM.[S.Hahn., ACS 3 (1824) 182-183, Nr. 290]

Wenn CHAM. das Kind nicht beruhigen will, tut es manchmal BELL..[Br., Lippe]

Regel
Mutter-BLUTFLÜSSE.[VHA]

Athem
Tiefes, seufzendes Athem.[VHA]

Heisser Athem.[KEU 4]

Erstickende Brustbeklemmung.[VHA]

Husten
Unwillkührlicher Harnabgang beim Husten.[VHA]

Keuchhusten

Keuchhusten, wie tief aus dem Unterleibe kommen, mit allmählig schwächer werdenden Stössen, wie von zunehmender Verschliessung des Schlundes wie von einem Pflocke, Abends ohne, Morgens mit Auswurf von zähem Schleim, mit dunklem BLUTE gemischt, von FADEM Geschmacke.[KEU 4]

Verschlimmerung: Morgens. – Bei Erhitzung in warmer LUFT, in der brennenden SONNE und vom FEUERSCHEIN. Nach Trinken (SAUREN) WEINES und ESSIG-Genuss. Nach Masern, Scharlach, Spitzpocken u. dergl. Nach Baden und Waschen.[KEU 4]

Begleitung: Kältegefühl in der Nase beim LUFTEINZIEHEN. Erbrechen bloss der Getränke. Unwillkührlicher Harnabgang. Heisser Athem. Wundheitsschmerz in der Luftröhre. Grosse Schwäche der Stimme. Gänzliche Stimmlosigkeit. Brennen und Stechen in der Brust. Erschütterung des ganzen Körpers.[KEU 4]

Dieses Mittel verdient von Andern noch weiter geprüft zu werden.[KEU 4]

Luftröhre
Hitze in der Kehle bei Bewegung im Freien.[VHA]

Wundheitsschmerz in der Luftröhre.[KEU 4]

Grosse Schwäche der Stimme.[KEU 4]

Gänzliche Stimmlosigkeit.[KEU 4]

Stimmlosigkeit bei Erhitzung.[VHA]

Heilungsbericht: Ein anderes Mittel war nöthig, um die gänzliche Stimmlosigkeit bei einem 20jährigen Mädchen zu heben, welche durch Erhitzung beim Tanzen ihre Stimme verloren hatte. *Th. G.* zu D., die einzige Tochter eines wohlhabenden Bauers, hatte am Fastnachtssonntage 1838 übermäßig getanzt, weil sie hübsch und reich, mithin der Gegenstand großer Kourtoisie war. Am andern Morgen war zum Entsetzen ihrer Eltern die Stimme fort. Nun ging das Konsultiren der Aerzte los, und es wurde 6 Wochen lang „alles Erdenkliche" gebraucht; aber die Stimmlosigkeit blieb wie sie war. In der Osterwoche kam ich zufällig dahin, und sogleich baten mich die bekümmerten Eltern um Hülfe für ihre Tochter. Das Aussehen des Mädchens war blühend, wie früher, aber die Stimme fehlte ganz, so daß sie mit aller Anstrengung kaum verständlich flüstern konnte. Von Nebenbeschwerden, die zur Wahl des richtigen Mittels nöthig waren, erfuhr ich folgende: wenn sie durch die Nase Athem holt, hat sie in derselben ein empfindliches Kältegefühl; stets verdorbenen Magen nach jenem Tanzabende, wo sie mehrere Gläser (sauren?) WEIN getrunken; am Tage, besonders Morgens, große Neigung zu schlafen; sie ist wegen ihres Uebels sehr besorgt. Die gebrauchten allop. Arzneien hatten nichts gebessert und nur zur Folge gehabt, daß vor 8 Tagen nun auch die Periode ausgeblieben war. – Die Wahl des Mittels war nach obigen Symptomen leicht genug und nach einer Gabe ANT-C. 30°° war nach 48 Stunden alles Krankhafte vollkommen und dauerhaft gehoben, und wie im Triumphe führten die glücklichen Eltern die Genesene zu mir, um mir zu danken.[ACS 18 (1840) 2, 10-11]

Brust
Erstickende Brustbeklemmung.[VHA]
Brennen und Stechen in der Brust.[KEU 4]

Hals
Rheumatischer Schmerz im Nacken.[VHA]

Rücken
Reichlicher Harnabgang mit Schleim, unter Brennen in der Harnröhre und Kreuzschmerzen.[VHA]
Rheumatischer Schmerz im Nacken.[VHA]

Oberglieder
Rheumatischer Schmerz in den Armen.[VHA]
Geschwulst, Stechen und Spannen im zweiköpfigen Muskel.[VHA]
Entzündliche Geschwulst des Unterarms.[VHA]
Langsames Wachsen der Fingernägel.[VHA]
Runzlichwerden der Fingerspitzen nach dem Schweiße.[VHA]

Unterglieder
Rheumatischer Schmerz in den Beinen.[VHA]
Gliedschwamm am Knie.[VHA]
Empfindlichkeit der Fußsohlen beim Auftreten.[VHA]
Große, hornartige Hühneraugen am Fußballen.[VHA]
Entzündliche Röthe der Ferse.[VHA]

Drüsen
Geschwulst der Unterkieferdrüsen.[VHA]
Konkordanz Drüsen: Acon., Arn., *Bell.*, Bry., Carb-an., Con., Hep., Lyc., Merc., *Phos., Puls.*, Rhus-t., Sil., Sulph. [PB]

Knochen
Knochenschmerzen am Schädel.[VHA]
Schmerzhaftigkeit der Knochenhaut am Schädel, mit Geschwulst derselben und Geschwulstgefühl der Knochen selbst, in der Wärme verschlimmert, in der freien, kühlen LUFT gebessert.[HA 120]
Konkordanz Knochen: *Asaf.*, Aur., Chin., Merc., *Ph-ac., Puls.*, Sil., Staph. [PB]

Haut
Fette Krätze.[VHA]
Beulen und Blasen-Ausschlag, wie von Insekten-Stichen.[VHA]
Nesselausschlag.[VHA]
Gichtknoten.[VHA]
Gliedschwamm.[VHA]
Gliedschwamm am Knie.[VHA]
Fistulöse Geschwüre.
Leberflecke und Sommersprossen.[VHA]
Haarausfallen (am Kopfe).[VHA]
Wunde, aufgesprungene, schorfige Nasenlöcher.[VHA]
Blasiger, eiternder Gesichtsausschlag, welcher eine gelbe Kruste bildet.[VHA]
Hellbraune Flecken, (Sommersprossen) im Gesichte: Thuj. (ANT-C., CALC., GRAPH., KALI-C., NAT-C., NIT-AC., PHOS.)[KMS 723]
Bräunliche Flecken auf der Haut: Thuj. (ANT-C., CARB-V., LYC., MEZ., NIT-AC., PHOS., SEP.)[KMS 728]
Pocken (Blattern): Thuj. (ANT-C., ANT-T., ARS., BELL., NIT-AC., MERC., RHUS-T.)[KMS 728]
Spitzpocken.[VHA]
Spitzpocken: Thuj. (ANT-C., ANT-T., CARB-V., PULS., SEP.)[KMS 728]
Große, hornartige Hühneraugen am Fußballen.[VHA]

Verifikationen und klinische Symptome

Entzündliche Röthe der Ferse.[VHA]
Keuchhusten: Verschlimmerung nach Masern, Scharlach, Spitzpocken u. dergl. Nach Baden und Waschen.[KEU 4]
Konkordanz Haut und Aeusseres: Acon., *Ars.*, Bell., B r y . , C a l c . , Caust., Dulc., Graph., Hep., Lach., Led., L y c . , M e r c . , Nit-ac., Phos., *P u l s .* , Ran-b., *Rhus-t., Sep.*, S i l . , Staph., *S u l p h .* [PB]

Schlaf

Große Tagesschläfrigkeit.[VHA]
Schlafsucht, besonders Vormittags.[VHA]
Ungeheurer Durst, besonders Nachts.[VHA]
Konkordanz Schlaf und Träume: A n t - t . , Ars., Bry., Calc., Carb-v., C r o c . , I g n . , Nat-c., Nux-m., *Nux-v.*, Op., *Phos.,* P h - a c . , P u l s . , Rhus-t., Sabad., S e p . , Sulph., Verat. [PB]

Fieber

Große Hitze im SONNENSCHEINE.[VHA]
Schweiß einen Morgen um den Andern.[VHA]
Wechselfieber mit Ekel, Uebelkeit, Erbrechen, Mundbitterkeit und mangelndem (oder übermäßigem) Durste.[VHA]

Fieberstadien

1. P u l s äusserst unregelmässig, bald beschleunigt, bald träge, nach wenigen Schlägen wechselnd.[WF 4]
2. F r o s t am Tage vorherrschend, selbst in der warmen Stube. – Gegen Mittag heftiger Schüttelfrost, mit Durst (auf BIER). – Empfindliches Kältegefühl in der Nase beim Einathmen durch dieselbe.[WF 4]
3. H i t z e bei Nacht vorherrschend, aber bis Mitternacht mit kalten Füssen. – Grosse Hitze bei der mindesten Bewegung, besonders in der SONNE.[WF 5]
4. Morgens, beim Erwachen, S c h w e i s s , welcher die Fingerspitzen schrumpfig macht. – Schweiss, welcher typisch zu derselben Stunde wiederkehrt, gewöhnlich einen Morgen um den Anderen.[WF 5]

Konkordanz Fieber: Ars., Bry., H e p . , Nat-m., Nux-v., R h u s - t . [PB]

Gemeinsames

Bei Störungen der antipsorischen Kur: M a g e n v e r d e r b n i ß mit Aufstoßen nach dem Genossenen, Uebelkeit und Brecherlichkeit: Ant-c. X° R.[SRA]
Uebermäßiges Dickwerden, (oder Abmagerung).[VHA]
Übermäßiges Dickwerden.[HA 19]
Hydropische Geschwulst des ganzen Körpers.[VHA]
Die Beschwerden wechseln bei Erneuerung derselben von der einen zur andern Körperhälfte.[VHA]
Erschütterung des ganzen Körpers.[KEU 4]
Die gastrischen Beschwerden treten am heftigsten Nachmittags auf, die übrigen mehr bei Bewegung und in der Wärme.[VHA]

Besserung der Beschwerden

I n d e r f r e i e n , k ü h l e n LUFT.[HA 120]
K ü h l e LUFT.[HA 133]
I n d e r R u h e .[HA 133]

Verschlimmerung der Beschwerden

○ MONDSCHEIN.[HA 19]
Morgens.[KEU 4]
A b e n d s .[HA 133]
E r h i t z u n g .[HA 133]
Bei Erhitzung in warmer LUFT, in der brennenden SONNE und vom FEUERSCHEIN.[KEU 4]
Unerträgliche Hitze im SONNENSCHEIN.[HA 19]
W ä r m e v e r s c h l i m m e r t .[HA 120]
Nach Trinken (SAUREN) WEINES und ESSIG-Genuss.[KEU 4]

Verifikationen und klinische Symptome

Nach Masern, Scharlach, Spitzpocken u. dergl.[KEU 4]
Nach Baden und Waschen.[KEU 4]

Konkordanzen

Verschlimmerung nach der Zeit: Arn., Bell., Canth., Caps., Ign., L y c . , Nit-ac., P u l s . , Staph. [PB]

Verschlimmerung nach Lage und Umständen: Ars., *Bell.*, B r y . , *C a l c .*, Carb-v., C h i n . , Clem., Con., Euphr., Graph., H e p . , Ign., L y c . , M e r c . , Nat-c., Nat-m., Nit-ac., *Nux-v.*, P h o s . , *P u l s .*, *Rhus-t.*, *Sep.*, S i l . , Spig., Staph., *S u l p h .* [PB]

Verifikationen und klinische Symptome

Arzneiverwandtschaften von Antimonium crudum

Acon., (Alum.), Calc., Carb-v., Coff., Hep., (Hyos.), Merc., (Nux-v.), P u l s . , Rhus-t., Sabad., Sep., Sulph., Zinc. [VHA]

Acon., Arn., A r s . , Asaf., *Bell.*, C a l c . , Canth., Carb-v., Caust., Chin., Con., Croc., Graph., Hep., Hyos., Ign., Lach., L y c . , M e r c . , Nat-m., Nit-ac., N u x - v . , Op., *Phos.*, Ph-ac., *P u l s .*, *Rhus-t.*, *Sep.*, S i l . , Staph., *Sulph.*, Verat. [PB]

Ars., B i s m . , B r o m . , *H e p .*, I p . , *M e r c .*, P u l s . , *Sep.*, S u l p h . [KV]

Antidote von Antimonium crudum: Hep., Merc.

Hep., Merc. [SRN]

KALK-SCHWEFELLEBER und MERKUR sollen, nach Dr. *Hartlaub*, Antidote des SCHWEFEL-SPISSGLANZES seyn. [CK 2, 191]

Hep., Merc. [PB]

Antimonium crudum ist Antidot von: Sep.

Eine allzustarke Wirkung der SEPIA scheint sich durch GEWÄCHS-SÄURE zu mindern, aber das kräftigste Antidot ist das Riechen in versüssten SALPETER-GEIST, weniger das Riechen an die Billion-Verdünnung des rohen SPIESSGLANZES; in Fällen aber, wo der BLUTLAUF zu sehr erregt worden, Riechen in eine ACONIT-Dynamisation.[CK 5, 172-173]

Konkordanzen der homöopathischen Arzneien

I. Gemüth und Geist: Agar., Bell., Canth., H y o s . , *L a c h .*, Lyc., Op., *Phos.*, Plat., Puls., Stram., Sulph-ac., Verat. [PB]

II. Körpertheile und Organe: Acon., Arn., A r s . , B e l l . , B r y . , *Calc.*, Canth., C a r b - v . , C a u s t . , Cham., C h i n . , Dulc., Ferr., G r a p h . , Hep., Hyos., I g n . , Kali-c., Kreos., Lyc., *Merc.*, *Nat-m.*, N i t - a c . , N u x - v . , Petr., *Phos.*, Ph-ac., Plat., *Puls.*, R h u s - t . , *S e p .*, *Sil.*, S t a p h . , *S u l p h .*, V e r a t . [PB]

III. Empfindungen und Beschwerden

1. **Aeussere und innere Körpertheile im Allgemeinen:** Arn., Ars., Asaf., B e l l . , Bry., C a l c . , Caps., Chin., Croc., Cupr., Ferr., Led., L y c . , Merc., N u x - v . , *Puls.*, R h u s - t . , Sep., S u l p h . [PB]
2. **Drüsen:** Acon., Arn., *Bell.*, B r y . , Carb-an., C o n . , Hep., Lyc., M e r c . , *Phos.*, *Puls.* Rhus-t., Sil., S u l p h . [PB]
3. **Knochen:** *Asaf.*, Aur., C h i n . , M e r c . , *Ph-ac.*, *Puls.*, S i l . , Staph. [PB]
4. **Haut und Aeusseres:** Acon., *Ars.*, Bell., B r y . , C a l c . , Caust., Dulc., Graph., Hep., Lach., Led., L y c . , M e r c . , Nit-ac., Phos., *P u l s .*, Ran-b., *Rhus-t.*, *Sep.*, S i l . , Staph., *S u l p h .* [PB]

IV. Schlaf und Träume: A n t - t . , Ars., Bry., Calc., Carb-v., C r o c . , I g n . , Nat-c., Nux-m., *Nux-v.*, Op., *Phos.*, P h - a c . , P u l s . , Rhus-t., Sabad., S e p . , Sulph., Verat. [PB]

V. Fieber: Ars., Bry., H e p . , Nat-m., Nux-v., R h u s - t . [PB]

VI. Änderung des Befindens

1. **Verschlimmerung nach der Zeit:** Arn., Bell., Canth., Caps., Ign., Lyc., Nit-ac., Puls., Staph. [PB]
2. **Verschlimmerung nach Lage und Umständen:** Ars., *Bell.*, Bry., *Calc.*, Carb-v., Chin., Clem., Con., Euphr., Graph., Hep., Ign., Lyc., Merc., Nat-c., Nat-m., Nit-ac., *Nux-v.*, Phos., *Puls.*, *Rhus-t.*, *Sep.*, Sil., Spig., Staph., *Sulph.* [PB]

VII. Konkordanz der homöopathischen Arzneien

Acon., Arn., Ars., Asaf., *Bell.*, Calc., Canth., Carb-v., Caust., Chin., Con., Croc., Graph., Hep., Hyos., Ign., Lach., Lyc., Merc., Nat-m., Nit-ac., Nux-v., Op., *Phos.*, Ph-ac., *Puls.*, *Rhus-t.*, *Sep.*, Sil., Staph., *Sulph.*, Verat. [PB]

Ars., Bism., Brom., *Hep.*, Ip., *Merc.*, Puls., *Sep.*, Sulph. [KV]

Verifikationen und klinische Symptome

Antimonium tartaricum (Brechweinstein)

(Ant-t.)

Synonyma

Antimonium tartaricum, Stibium tartaricum, Tartarus emeticus, Tartarus stibiatus, Brechweinstein [SRN]

Antipsorische und antisykotische Arznei

Die [...] bezeichneten Arzneien scheinen zu den antipsorischen Mitteln gezählt werden zu dürfen. Wenigstens habe ich sie in chronischen Beschwerden (psorischen Ursprungs) vorzugsweise wirksam befunden.[SRN]

Seit mehreren Jahren befestigt sich bei uns immermehr die Ueberzeugung, dass die grösste Zahl der Harnbeschwerden, nebst denen der uropoetischen Organe, in dem Boden der Sycosis, oder, was wir für dasselbe ansehen, der Pocken (Variola) wurzelt, und nur durch solche Mittel dauerhaft geheilt werden kann, welche diesem Grundübel entsprechen. Die Zahl dieser Mittel ist aber bei Weitem grösser, als man gewöhnlich annimmt, und viele der sogenannten antipsorischen Arzneien, insbesondere: ANT-T. [...] und Andere haben in diesen verschiedenen Krankheitsformen ihre Heilkraft dargethan.[AHP 262]

Arzneiwirkungsdauer

Wirkt ein paar Wochen.[SRN]

Zählt zur 3. Klasse derjenigen Mittel, welche eine mittlere Wirkungsdauer besitzen.[AHZ 49 (1855) 82]

Hinweis

Nur da, wo eine derartige periodische Wiederkehr scharf und bestimmt sich ausspricht, wie z. B. Abends nur von 4 bis 8 Uhr (HELL. und LYC.), oder genau um dieselbe Stunde (ANT-T., IGN., SABAD.) ist ein besonderes Gewicht darauf zu legen und nur dafür zu sorgen, dass keine Gegenanzeigen dabei vernachlässigt werden.[AHZ 60 (1869) 99]

Eigenthümlichkeiten und Hauptwirkungen

Gemüth

Unruhe und Besorgtheit wegen der Zukunft.[VHA]

Besorgtheit wegen seiner Krankheit.[HA 33]

Verzweiflung und Hoffnungslosigkeit mit Schlafsucht.[VHA]

Sichtbares Herzklopfen ohne (und mit) Angst.[VHA]

Uebelkeit mit Angst.[HA 59]

Am Tage lustig, Abends ängstlich und furchtsam.[HA 59]

Wechselfieber mit Durstlosigkeit und Schlafsucht.[VHA]

Keuchhusten nach Essen und Bösewerden (der Kinder).[VHA]

Verschlimmerung von Bösewerden, Weinen und Schreien des Kindes.[KEU 5]

Weinen und Schreien.[KEU 5]

Konkordanz Gemüth und Geist: Ars., Bar-c., Bell., Bry., Calc., Hep., Hyos., Ign., Laur., Merc., Nat-c., Nux-v., Phos., Puls., Rhus-t., Sil., Sulph. [PB]

Geist

Betäubungsartige Eingenommenheit des Kopfes mit Schläfrigkeit.[VHA]

Betäubung des Kopfs mit Schlafsucht, und während des Schlafes Rucke und Stöße durch den Körper.[HA 24]

Betäubungsartige Eingenommenheit des Kopfes mit unüberwindlicher Schlafsucht.[HA 26]

Ohnmacht nach vorgängigem Kältegefühl in der Herzgrube und nachfolgendem Schlafe.[HA 27]

Leibschmerzen mit großer (Geistes- und Körper-) Unruhe.[VHA]

Konkordanz Gemüth und Geist: Ars., Bar-c., Bell., Bry., Calc., Hep., Hyos., Ign., Laur., Merc., Nat-c., Nux-v., Phos., Puls., Rhus-t., Sil., Sulph. [PB]

Verifikationen und klinische Symptome

Verifikationen und klinische Symptome

Innerer Kopf

Drückender Kopfschmerz in der Stirn, mit Neigung, die Augen zu schließen (Schläfrigkeit).[VHA]
Stechendes Kopfweh.[VHA]
Betäubender Kopfschmerz mit Uebelkeit im Halse, Abends, nach dem Essen und beim (gewohnten) TABACK-Rauchen schlimmer, vom Gehen im Freien gebessert. – Besorgtheit wegen seiner Krankheit; große Appetitlosigkeit mit Ekel vor allen Speisen; großer Durst, besonders in der Nacht; viel Aufstoßen mit dem Geschmacke des Genossenen; Uebelkeit und Erbrechen; Nachtheil von WEIN, am meisten von SÄUERLICHEM; Magenschmerzen; große Schläfrigkeit Vormittags; unerträgliche Hitze im SONNENSCHEINE.[HA 33]
Drückender Kopfschmerz, als würde das Gehirn zusammengeballt, mit Betäubung und großer Schläfrigkeit, Abends und Nachts, und in der Ruhe verschlimmert, von Bewegung und Waschen des Kopfs gebessert. – Am Tage lustig, Abends ängstlich und furchtsam; blasses, eingefallenes Gesicht; Neigung zu Saurem; Ekel vor MILCH; Uebelkeit mit Angst; Schleimerbrechen mit großer Anstrengung; schleimiger Durchfall, mit Leibschmerzen und Unruhe; erstickender Husten; Röcheln in der Brust; unüberwindliche Schlafsucht; vorherrschender Frost; kalte Schweiße.[HA 59-60]
Klopfen in der rechten Stirnseite, Abends von Krummsitzen und in der Wärme verschlimmert, von Aufrichten und in der Kälte gebessert.[HA 67-68]
Spannender Kopfschmerz in der Stirn und einer Kopfseite, als wäre das Gehirn in einem Klumpen zusammengeballt, mit Schläfrigkeit, Abends, nach dem Essen und von Krummsitzen verschlimmert, von Aufrichten, Hochliegen mit dem Kopfe und in der Kälte gebessert.[HA 80]

Aeusserer Kopf

Langwieriges Zittern des Kopfes.[VHA]
Langwieriges Zittern des Kopfs, vorzüglich von Husten, mit innerem Zittergefühl, Zähneklappern und unüberwindlicher Schlafsucht, Abends und in der Wärme verschlimmert.[HA 100]
Langwieriges Zittern des Kopfs (und der Hände), mit großer Schwäche und Hinfälligkeit, im Liegen und Warmwerden im Bette verschlimmert, von aufrecht Sitzen und in der Kälte gebessert.[HA 136]
Kopf-Hitze und Schweiss.[KEU 5]

Augen

Neigung, die Augen zu schließen, wie von Schlaf-Müdigkeit.[VHA]
Drückender Kopfschmerz in der Stirn, mit Neigung, die Augen zu schließen (Schläfrigkeit).[VHA]
Zuziehen der Augen.[VHA]
Drücken auf die Augen.[VHA]
Trübsichtigkeit, mit Flimmern vor den Augen.[VHA]
Angehender schwarzer Staar.[VHA]

Antlitz

Husten mit Speise-Erbrechen und Stirnschweiß.[VHA]
Grosse Hitze, allgemeiner Schweiss, am meisten im Gesichte.[KEU 5]
Nach den [Keuchhusten-] Anfällen: Düseligkeit, Stirnschweiss, Gähnen und grosse Schlafsucht.[KEU 5]
Gesichtsblässe und Eingefallenheit.[VHA]
Blasses, eingefallenes Gesicht.[HA 59]
Zucken in den Gesichtsmuskeln.[VHA]
Dürre, aufgesprungene Lippen.[VHA]

Genüsse

Großer Appetit auf OBST und SAURES.[VHA]
Große Appetitlosigkeit mit Ekel vor allen Speisen.[HA 33]

Ekel vor MILCH.[VHA], [HA 59]
Großer Durst, besonders in der Nacht.[HA 33]
Durstlosigkeit.[VHA]
Wechselfieber mit Durstlosigkeit und Schlafsucht.[VHA]
Neigung zu kalten GETRÄNKEN.[VHA]
Neigung zu SAUREM.[HA 59]
Nachtheil von WEIN, am meisten von SÄUERLICHEM.[HA 33]
Verschlimmerung nach Trinken von Warmem, besonders MILCH.[KEU]

Geschmack

SALZIGER Mundgeschmack.[VHA]
Geschmacklosigkeit der Speisen.[VHA]
Fließschnupfen mit Geschmacks- und Geruchs-Verlust, Frost und Schlafsucht.[VHA]

Aufstoßen

Leeres Aufstoßen.[VHA]
Viel Aufstoßen mit dem Geschmacke des Genossenen.[HA 33]
Nächtliches Aufstoßen, wie nach FAULEN EIERN.[VHA]
Brechwürgen.[KEU 5]

Uebelkeit

Stete, ängstliche Uebelkeit und Brecherlichkeit.[VHA]
Uebelkeit und Erbrechen.[HA 33]
Uebelkeit mit Angst.[HA 59]
Heftiges Brechwürgen mit Schweißausbruch vor der Stirn.[VHA]
Speise-Erbrechen mit großer Anstrengung, nachher Müdigkeit, Frost und Schläfrigkeit.[VHA]
Erbrechen der genossenen Speisen und Getränke, schon vor dem [Keuchhusten-] Anfalle. Durchfall.[KEU 5]
Schleim-Erbrechen mit Schleim-Durchfall.[VHA]
Schleimerbrechen mit großer Anstrengung.[HA 59]

Magen

Magenschmerzen, wie von Ueberladung.[VHA]
Magenschmerzen.[HA 33]
Drücken im Magen und in der Herzgrube, mit großer Empfindlichkeit derselben.[VHA]
Klopfen in der Herzgrube.[VHA]

Bauch

Klopfen und Pulsiren im Unterleibe.[VHA]
Leibschmerzen mit großer (Geistes- und Körper-) Unruhe.[VHA]
Schleimiger Durchfall, mit Leibschmerzen und Unruhe.[HA 59]
Beim Krummsitzen Drücken im Unterleibe, als lägen Steine darin.[VHA]

Blähungen

Schneidende Blähungskolik, durch Krummsitzen verschlimmert.[VHA]

Stuhl

WÄSSERIGER Durchfall nach vorgängigem Leibweh.[VHA]
Breiartige, schleimige oder BLUTIGE Durchfallstühle.[VHA]
Schleim-Erbrechen mit Schleim-Durchfall.[VHA]
Schleimiger Durchfall, mit Leibschmerzen und Unruhe.[HA 59]

After

Heftiges Spannen im Mittelfleische.[VHA]

Harn

Heftiger, schmerzhafter Harndrang mit geringem (oft zuletzt BLUTIGEM) Abgange.[VHA]
Dunkler, braunrother Harn.[VHA]
Brennen in der Harnröhre nach dem Harnen.[VHA]

Verifikationen und klinische Symptome

Verifikationen und klinische Symptome

Beschwerden der Kinder

Keuchhusten nach Essen und Bösewerden (der Kinder).[VHA]
Verschlimmerung von Bösewerden, Weinen und Schreien des Kindes.[KEU 5]
Das Kind will immer getragen werden.[S.Hahn., ACS 3 (1824) 182, Nr. 289]

Vergleiche CHAM.: Das Kind schreit und will auf dem Arm getragen sein; oder es weint und fühlt sich unbehaglich; es will verschiedene Sachen haben, die es aber wegwirft, sobald man sie ihm gibt.[Br., Lippe]

Schnupfen

Fließschnupfen mit Geschmacks- und Geruchs-Verlust, Frost und Schlafsucht.[VHA]

Athem

Viel Gähnen.[KEU 5]
Schweräthmigkeit, welche zum Aufsitzen nöthigt.[VHA]
Kurzäthmigkeit von stockendem Hustenauswurfe.[VHA]
Erstickungs-Anfälle, mit Warmwerden um das Herz.[VHA]
Erstickungsanfälle [bei Keuchhusten].[KEU 5]
Kann nicht wieder zu Athem kommen..[KEU 5]
Lungenlähmung.[VHA]

Husten

Husten mit Erstickungsanfällen.[VHA]
Erstickender Husten.[HA 59]
Husten mit Speise-Erbrechen und Stirnschweiß.[VHA]
Rasselnder, hohler Husten.[VHA]
Nächtlicher Husten mit Schleimauswurf.[VHA]
Kurzäthmigkeit von stockendem Hustenauswurfe.[VHA]
Keuchhusten nach Essen und Bösewerden (der Kinder).[VHA]

Keuchhusten

Keuchhusten in kurzen, schnell auf einander folgenden Hustenstössen, von Kitzeln und Kriebeln im Halse und im Kehlkopfe erregt, Abends ohne, Morgens mit zähem, schleimigem, meistens etwas SALZIG, oft auch nur FADE, oder SÄUERLICH schmeckendem Auswurfe.[KEU 5]

Verschlimmerung: Nachts. – Von Bösewerden, Weinen und Schreien des Kindes. Nach dem Essen. Nach Trinken von Warmem, besonders MILCH. Bei NASSKALTEM Wetter. Von Aufenthalte in Gewölben (Kirchen, Kellern). Vom Liegen im Bette, besonders beim Warmwerden darin.[KEU 5]

Begleitung: Weinen und Schreien, Kopf-Hitze und Schweiss. Brechwürgen. Erbrechen der genossenen Speisen und Getränke, schon vor dem Anfalle. Durchfall. Brustbeklemmung. Erstickungsanfälle. Kann nicht wieder zu Athem kommen. Röcheln in der Brust. Schmerzen im Halsgrübchen. Brennen der Hände. Grosse Hinfälligkeit. Viel Gähnen. Schlafsucht. Grosse Hitze, allgemeiner Schweiss, am meisten im Gesichte. – Nach den Anfällen: Düseligkeit, Stirnschweiss, Gähnen und grosse Schlafsucht.[KEU 5]

Passt auch oft für den krampfartigen Keuchhusten der Erwachsenen, und verlangt meistens nachher noch IP..[KEU 5]

Luftröhre

Viel Schleim in der Luftröhre, mit Röcheln und Rasseln.[VHA]

Hals

Schwäche der Halsmuskeln.[VHA]
Schmerzen im Halsgrübchen.[KEU 5]
Ausschlag im Nacken.[VHA]

Brust

Sichtbares Herzklopfen ohne (und mit) Angst.[VHA]
Ohnmacht nach vorgängigem Kältegefühl in der Herzgrube und nachfolgendem Schlafe.[HA 27]
Röcheln in der Brust.[HA 59-60], [KEU 5]

Brustbeklemmung.[KEU 5]
Erstickungs-Anfälle, mit Warmwerden um das Herz.[VHA]

Rücken

Müdigkeitsschmerz im Rücken und Kreuze.[VHA]
Ausschlag im Nacken.[VHA]

Oberglieder

Muskelzucken an Armen und Händen.[VHA]
Zittern der Hände.[VHA]
Langwieriges Zittern des Kopfs (und der Hände), mit großer Schwäche und Hinfälligkeit, im Liegen und Warmwerden im Bette verschlimmert, von aufrecht Sitzen und in der Kälte gebessert.[HA 136]
Abgestorbenheit und Kälte der Fingerspitzen.[VHA]
Brennen der Hände.[KEU 5]

Drüsen

Konkordanz Drüsen: Bell., Phos., Sulph. [PB]

Haut

Pusteln, wie Menschen- oder Kuh-Pocken.[VHA]
Ausschlag erbsengroßer, eiterhaltiger Blattern.[VHA]
Pocken (Blattern): Thuj. (ANT-C., ANT-T., ARS., BELL., NIT-AC., MERC., RHUS-T.)[KMS 728]
Spitzpocken: Thuj. (ANT-C., ANT-T., CARB-V., PULS., SEP.)[KMS 728]
Ausschlag im Nacken.[VHA]
Konkordanz Haut und Aeusseres: Ant-c., Ars., Bell., Carb-v., Lyc., *Merc., Puls., Rhus-t.*, Sulph., Verat. [PB]

Schlaf

Ungeheure, unüberwindliche Schlafsucht, mit tiefem betäubtem Schlafe.[VHA]
Unüberwindliche Schlafsucht.[HA 6C]
Schlafsucht.[KEU 5]
Nach den [Keuchhusten-] Anfällen: Düseligkeit, Stirnschweiss, Gähnen und grosse Schlafsucht.[KEU 5]
Betäubung des Kopfs mit Schlafsucht, und während des Schlafes Rucke und Stöße durch den Körper.[HA 24]
Betäubungsartige Eingenommenheit des Kopfes mit unüberwindlicher Schlafsucht.[HA 26]
Schläfrigkeit mit unwillkührlichem Zufallen der Augen.[VHA]
Große Schläfrigkeit Vormittags.[HA 33]
Rucke und Stöße im Schlafe.[VHA]
Betäubungsartige Eingenommenheit des Kopfes mit Schläfrigkeit.[VHA]
Drückender Kopfschmerz in der Stirn, mit Neigung, die Augen zu schließen (Schläfrigkeit).[VHA]
Nächtliches Aufstoßen, wie nach FAULEN EIERN.[VHA]
Fließschnupfen mit Geschmacks- und Geruchs-Verlust, Frost und Schlafsucht.[VHA]
Nächtlicher Husten mit Schleimauswurf.[VHA]
Großer Durst, besonders in der Nacht.[HA 33]
Konkordanz Schlaf und Träume: Ars., *Bry.*, Con., Croc., Cupr., Ign., Laur., *Nux-m.*, Nux-v., *Op.*, Phos., Ph-ac., *Puls.*, Rhus-t., Verat. [PB]

Fieber

Starkes Klopfen aller Pulse.[VHA]
Beschleunigter Puls.[VHA]
Grosse Hitze, allgemeiner Schweiss, am meisten im Gesichte.[KEU 5]
Vorherrschender Frost und Kälte mit Gesichtsblässe und Zittern.[VHA]
Vorherrschender Frost; kalte Schweiße.[HA 60]
Schweiß über und über.[VHA]
Kälte, klebrige Schweiße.[VHA]

Verifikationen und klinische Symptome

Verifikationen und klinische Symptome

Wechselfieber mit Durstlosigkeit und Schlafsucht.[VHA]

Fieberstadien

1. Puls voll, stark und beschleunigt, zuweilen zitternd. – Starkes Klopfen in den Adern. – Bei nachlassendem Fieber wird der Puls oft langsam und unfühlbar. – Von der mindesten Bewegung ungemein beschleunigter Puls.[WF 5]
2. Frost mit äusserer Kälte zu jeder Tageszeit vorherrschend; mit Schlafsucht, meistens auch mit Zittern und Beben, oft wie mit WASSER übergossen. – Am Tage Frost mit Hitze wechselnd.[WF 5]
3. Heftige, aber nicht lange dauernde Hitze nach langem Froste, von jeder Bewegung vermehrt. – Langdauernde Hitze nach kurzem Froste, mit Schlafsucht und Schweiss an der Stirne.– Am Tage Frost mit Hitze wechselnd.[WF 5]
4. Häufiger Schweiss über und über, auch in der Nacht. – Der Schweiss ist oft kalt und klebrig. – Die leidenden Theile schwitzen stets am Stärksten.[WF 5]

Konkordanz Fieber: Ars., Bell., Bry., Chin., Graph., Hep., Kali-c., Lyc., Merc., *Nux-v., Phos., Puls.*, Rhus-t., Sep., *Sulph.*, Verat. [PB]

Gemeinsames

Große Schwäche und Hinfälligkeit.[VHA]
Grosse Hinfälligkeit.[KEU 5]
Ohnmachts-Anfälle.[VHA]
Innerliches Zittern.[VHA]
Pochen und Pulsiren in allen Adern.[VHA]
Konvulsivische Zuckungen.[VHA]
Empfindlichkeit des Körpers gegen Berührung.[VHA]
Die Beschwerden erhöhen sich gegen Abend und im Sitzen.[VHA]

Besserung der Beschwerden

Vom Gehen im Freien.[HA 33]
Von Bewegung.[HA 59]
Waschen des Kopfs.[HA 59]
Aufrichten.[HA 68], [HA 80]
Aufrecht Sitzen.[HA 136]
In der Kälte.[HA 68], [HA 80], [HA 136]
Hochliegen mit dem Kopfe.[HA 80]

Verschlimmerung der Beschwerden

Nachts.[KEU 5]
Die Beschwerden erhöhen sich gegen Abend und im Sitzen.[VHA]
Abends.[HA 100]
Abends und Nachts.[HA 59]
Abends, nach dem Essen.[HA 33], [HA 80]
Abends von Krummsitzen.[HA 67]
Krummsitzen.[HA 80]
Nach dem Essen.[KEU 5]
In der Ruhe.[HA 59]
Im Liegen und Warmwerden im Bette.[HA 136]
In der Wärme.[HA 67-68], [HA 100]
Beim (gewohnten) TABACK-Rauchen.[HA 33]
Von Bösewerden, Weinen und Schreien des Kindes.[KEU 5]
Nach Trinken von Warmem, besonders MILCH.[KEU 5]
Bei NASSKALTEM Wetter.[KEU 5]
Von Aufenthalte in Gewölben (Kirchen, Kellern).[KEU 5]
Vom Liegen im Bette, besonders beim Warmwerden darin.[KEU 5]
Unerträgliche Hitze im SONNENSCHEINE.[HA 33]

Konkordanzen

Verschlimmerung nach der Zeit: Bell., Bry., Carb-v., Caust., Lach., Lyc., Mez., Puls., Ran-s., Stront. [PB]

Verschlimmerung nach Lage und Umständen: Acon., Ars., Bry., Carb-v., Chin., Colch., *Dig.*, Ign., Jod., Kali-c., Led., Lyc., Nit-ac., Nux-v., Phos., *Puls.*, *Rhus-t.*, Sep., Spig., *Sulph.*, Verat. [PB]

Arzneiverwandtschaften von Antimonium tartaricum

(Am-c.), Asaf., (Caust.), Cham., Cocc., (Croc.), Ign., Ip., (Nat-c.), Nit-ac., Nux-v., (Op.), Puls., (Rheum), (Samb.), Sep., Verat. [VHA]

Arn., Ars., Bell., Bry., Calc., Carb-v., Caust., Chin., Con., Dig., Hep., Ign., Kali-c., Lyc., Merc., Nux-m., *Nux-v.*, Op., *Phos.*, *Puls.*, *Rhus-t.*, Sep., Sil., Spig., *Sulph.*, Verat. [PB]

Bell., *Chin.*, *Cocc.*, Con., *Ip.*, *Op.*, *Puls.*, *Sep.* [KV]

Antidote von Antimonium tartaricum: Cocc., Ip., Op., Puls., Sep.

Cocc., Ip., Puls. [SRN]

Cocc., Ip., Op., Puls., Sep. [PB]

Antimonium tartaricum ist Antidot von: Sep.

Folgemittel von Antimonium tartaricum: Ip.

Passt auch oft für den krampfartigen Keuchhusten der Erwachsenen, und verlangt meistens nachher noch IP..[KEU 5]

Konkordanzen der homöopathischen Arzneien

I. Gemüth und Geist: Ars., Bar-c., Bell., Bry., Calc., Hep., Hyos., Ign., Laur., Merc., Nat-c., Nux-v., Phos., Puls., Rhus-t., Sil., Sulph. [PB]

II. Körpertheile und Organe: Arn., Ars., Bell., *Bry.*, Calc., Carb-v., Caust., Cham., Chin., Cocc., Con., Hyos., Ign., Kali-c., *Lyc.*, Nat-m., *Nux-v.*, *Phos.*, Plb., *Puls.*, Rhus-t., Sep., Sil., Staph., *Sulph.*, *Verat.* [PB]

III. Empfindungen und Beschwerden

1. **Aeussere und innere Körpertheile im Allgemeinen:** Acon., Alum., Arn., Ars., Asaf., Bell., Calc., Cann-s., Caust., Con., Graph., Hep., Jod., Ip., Kreos., Lach., Merc., Mosch., Nux-v., Phos., *Puls.*, Spig., Sulph., Verat. [PB]
2. **Drüsen:** Bell., Phos., Sulph. [PB]
3. **Knochen:** vacat. [PB]
4. **Haut und Aeusseres:** Ant-c., Ars., Bell., Carb-v., Lyc., *Merc.*, *Puls.*, *Rhus-t.*, Sulph., Verat. [PB]

IV. Schlaf und Träume: Ars., *Bry.*, Con., Croc., Cupr., Ign., Laur., *Nux-m.*, Nux-v., *Op.*, Phos., Ph-ac., *Puls.*, Rhus-t., Verat. [PB]

V. Fieber: Ars., Bell., Bry., Chin., Graph., Hep., Kali-c., Lyc., Merc., *Nux-v.*, *Phos.*, *Puls.*, Rhus-t., Sep., *Sulph.*, Verat. [PB]

VI. Änderung des Befindens

1. **Verschlimmerung nach der Zeit:** Bell., Bry., Carb-v., Caust., Lach., Lyc., Mez., Puls., Ran-s., Stront. [PB]
2. **Verschlimmerung nach Lage und Umständen:** Acon., Ars., Bry., Carb-v., Chin., Colch., *Dig.*, Ign., Jod., Kali-c., Led., Lyc., Nit-ac., Nux-v., Phos., *Puls.*, *Rhus-t.*, Sep., Spig., *Sulph.*, Verat. [PB]

VII. Konkordanz der homöopathischen Arzneien

Arn., Ars., Bell., Bry., Calc., Carb-v., Caust., Chin., Con., Dig., Hep., Ign., Kali-c., Lyc., Merc., Nux-m., *Nux-v.*, Op., *Phos.*, *Puls.*, *Rhus-t.*, Sep., Sil., Spig., *Sulph.*, Verat. [PB]

Bell., *Chin.*, *Cocc.*, Con., *Ip.*, *Op.*, *Puls.*, *Sep.* [KV]

Verifikationen und klinische Symptome

Apisinum (Bienengift)

(Apisin.)

Synonyma

*Apisinum, Bienengift, Apium virus; das im Stachel und in der Giftblase befindliche Gift der in Europa, Asien, Nord- und Mittelamerika lebenden Honigbiene (Apis mellifica)

*[Bönninghausen bezeichnet in seinen Schriften Apisinum mit Apis-m..]

Arzneiwirkungsdauer

Hinweise

Ref. glaubte auf die unlängst erschienenen und noch nicht, wie es scheint, hinlänglich verbreiteten „Amerikanischen Arzneiprüfungen" (Leipzig bei *E. Schäfer*) [von *Constantin Hering*], wovon bis jetzt 4 Hefte erschienen, aufmerksam machen zu müssen. Insbesondere dürften das BIENENGIFT [APISINUM] und die SCHAAFGARBE [ACHILLEA MILLEFOLIUM] eine große Lücke in unserer bisherigen Arzneimittellehre ausfüllen. Das Studium besonders dieser beiden Mittel scheint nicht dringend genug empfohlen werden zu können.[AHZ 46 (1853) 9, 133]

Die Annahme, dass APISIN. mehr die linke und LACH. mehr die rechte Körperseite afficire, hat in neuerer Zeit viele Ausnahmen erleiden müssen. Merkwürdigerweise kömmt das Gegentheil davon am Häufigsten bei den Geschlechtstheilen vor. Dagegen ist bei Entzündungen die helle Röthe für APISIN., die bläuliche für LACH. jederzeit eine sehr brauchbare Anzeige.[AHZ 63 (1861) 55]

Eigenthümlichkeiten und Hauptwirkungen

Gemüth

Eifersucht: Dr. Graf *zur Lippe* bemerkte, dass das Gift der Bienenkönigin [VIRUS REGINA APIUM] erfahrungsgemäss sich als das wirksamste Mittel gegen Eifersucht erwiesen habe, vielleicht aus dem Grunde, weil diese das eifersüchtigste Thier auf der Welt sei und keine Nebenbuhlerin neben sich dulde.[AHZ 61 (1860) 54]

Geist

Schlaflosigkeit mit Geistererscheinungen, sobald er die Augen schliesst, beim Oeffnen derselben sogleich vergehend: Thuj. (APISIN.?, LACH.?)[KMS 729]

Schwindel

Schwindel beim Schließen der Augen, welcher beim Oeffnen derselben gleich wieder vergeht: Thuj. (APISIN., LACH.)[KMS 722]

Innerer Kopf

Die Kopfschmerzen bessern sich überhaupt von Bewegung im Freien, von Sehen in die Höhe und von Rückwärtsbiegen des Kopfs: Thuj. (APISIN., BELL., RHUS-T.)[KMS 722-723]

Antlitz

Abschuppung der Gesichtshaut: Thuj. (APISIN.)[KMS 723]

Bauch

Einwärtsziehen des Oberbauchs: Thuj. (APISIN., STAPH.)[KMS 724]

Stuhl

Früh oder Vormittags Durchfall, zur selben Stunde wiederkehrend: Thuj. (APISIN., SABAD.)[KMS 725]

Geschlechtstheile

Die Symptome werden durch Beischlaf verschlimmert: APIS-M.[Br., Lippe]

Bei Eierstocksleiden haben sich vorzüglich APISIN. und BELL. in neuerer Zeit vielfach

Verifikationen und klinische Symptome

sehr heilsam gezeigt. Dennoch fehlt es nicht an Beispielen, wo man noch zu den älteren, oft bewährten, namentlich CANTH., KALI-C., LYC., STAPH. und THUJ. seine Zuflucht nehmen muß.[AHZ 63 (1861) 55]

Für den rechten Eierstock vergleiche APIS-M. (Menstruationskolik, die vom linken Eierstock ausgeht: LACH.)[Br., Lippe]

Die Annahme, dass APISIN. mehr die linke und LACH. mehr die rechte Körperseite afficire, hat in neuerer Zeit viele Ausnahmen erleiden müssen. Merkwürdigerweise kömmt das Gegentheil davon am Häufigsten bei den Geschlechtstheilen vor. Dagegen ist bei Entzündungen die helle Röthe für APISIN., die bläuliche für LACH. jederzeit eine sehr brauchbare Anzeige.[AHZ 63 (1861) 55]

Schwangerschaft – Beschwerden der Mütter

Bei Schwangerschaft gebe man nie APIS-M., ausgenommen man verwendet größte Sorgfalt.[Br., Lippe]

Abortus im dritten Monate: Thuj. (APISIN., SABIN., SEC.)[KMS 725]

Innerer Hals

Geschwulst und Verengrungsgefühl im Halse: Thuj. (APISIN., MEZ.)[KMS 726]

Angina diphtheritica: Nach dem Wenigen, was uns darüber mitgetheilt wurde, dürfte dabei in der Höhe der Krankheit zunächst an PHOS. gedacht werden könne, und zwar wegen der apathischen, schlummersüchtigen Nebenbeschwerden, und besonders wegen der rothen, sammetartigen Flecken, welche unter dem weissen, eiweissartigen Ueberzuge sich zeigen, sobald man Diesen ablöst. Im ersten Stadium soll APIS-M. schnelle Hilfe gebracht haben.[AHP 399]

Aeusserer Hals

Fettige, braune Haut im Nacken: Thuj. (APISIN., LYC.)[KMS 726]

Brust

Schliesslich theilte [Dr. Graf *zur Lippe*] zur APIS noch mit, dass BLUTIGE MILCH in den Brüsten ebenfalls eine Anzeige für die Anwendung dieses Mittels abgebe, welches Ref. allein bei der IP. und beim PHOS. gefunden hatte.[AHZ 61 (1860) 54]

Unterglieder

Schlaffheit in den Hüftgelenken: Thuj. (APISIN., CALC., STAPH.)[KMS 727]

Unterdrückter Fussschweiss: Thuj. (APISIN., KALI-C., RHUS-T., SEP., SIL.)[KMS 727]

Knochen

Das Fleisch wie losgeschlagen von den Knochen: Thuj. (APISIN., LACH., NIT-AC., RHUS-T.)[KMS 727]

Haut

Wichtige diagnostische Bemerkung [von Dr. Graf *zur Lippe*]: APIS brennt und sticht, RHUS-T. brennt und juckt, und ARS. fast allein brennt.[AHZ 61 (1860) 54]

Die Annahme, dass APISIN. mehr die linke und LACH. mehr die rechte Körperseite afficire, hat in neuerer Zeit viele Ausnahmen erleiden müssen. Merkwürdigerweise kömmt das Gegentheil davon am Häufigsten bei den Geschlechtstheilen vor. Dagegen ist bei Entzündungen die helle Röthe für APISIN., die bläuliche für LACH. jederzeit eine sehr brauchbare Anzeige.[AHZ 63 (1861) 55]

Abschuppung der Gesichsthaut: Thuj. (APISIN.)[KMS 723]

Schlaf

Schlaflosigkeit mit Geistererscheinungen, sobald er die Augen schliesst, beim Oeffnen derselben sogleich vergehend: Thuj. (APISIN.?, LACH.?)[KMS 729]

Verifikationen und klinische Symptome

Anginen mit diphtheritischem Exsudat auf den Mandeln, das tief in die Substanz der Tonsillen einzudringen scheint, so dass dieselben oft ausssehen als wären sie mit Speck gespickt, heilten schnell auf AP. 30.; sehr viel Fälle.[Bruckner: Aphorismen aus der Praxis. AHZ 72 (1866)109]

Fieber

Fieberstadien

1. Puls voll und beschleunigt; seltener klein und fadenförmig; zuweilen aussetzend und unfühlbar.[WF 5]
2. Frost am Stärksten gegen Abend. – Nachmittags (3, 4 Uhr) Frostschauder, in der Wärme verschlimmert. – Frösteln bei der mindesten Bewegung, besonders gegen Abend, mit Hitze des Gesichts und der Hände.[WF 5]
3. Trockne Hitze gegen Abend. – Das Hitzegefühl ist am Stärksten an der Brust und Herzgrubengegend.[WF 6]
4. Schweiss abwechselnd mit Trockenheit der Haut.[WF 6]

Gemeinsames

Wichtige diagnostische Bemerkung [von Dr. Graf *zur Lippe*]: APIS brennt und sticht, RHUS-T. brennt und juckt, und ARS. fast allein brennt.[AHZ 61 (1860) 54]

Die Annahme, dass APISIN. mehr die linke und LACH. mehr die rechte Körperseite afficire, hat in neuerer Zeit viele Ausnahmen erleiden müssen. Merkwürdigerweise kömmt das Gegentheil davon am Häufigsten bei den Geschlechtstheilen vor. Dagegen ist bei Entzündungen die helle Röthe für APISIN., die bläuliche für LACH. jederzeit eine sehr brauchbare Anzeige.[AHZ 63 (1861) 55]

Das Fleisch wie losgeschlagen von den Knochen: Thuj. (APISIN., LACH., NIT-AC., RHUS-T.)[KMS 727]

Besserung der Beschwerden

Bewegung im Freien.[KMS 722]

Sehen in die Höhe.[KMS 722]

Rückwärtsbiegen des Kopfs: Thuj. (APISIN., BELL., RHUS-T.)[KMS 723]

Oeffnen der [Augen]: Thuj. (APISIN.?, LACH.?)[KMS 729], [KMS 722]

Verschlimmerung der Beschwerden

Schließen der Augen: Thuj. (APISIN., LACH.)[KMS 722], [KMS 729]

Arzneiverwandtschaften von Apisinum

Ars., *Bell.*, *Canth.*, *Chin.*, Ferr., Graph., Hep., Jod, Kali-c., Lach., *Lyc.*, Merc., Mill., *Puls.*, Sep., *Sulph.* [KV]

Verifikationen und klinische Symptome

Argentum metallicum (Silber)

(Arg.)

Synonyma

Argentum foliatum, Silber [SRN], [WF]
Argentum metallicum

Antipsorische und antisykotische Arznei

Die [...] bezeichneten Arzneien scheinen zu den antipsorischen Mitteln gezählt werden zu dürfen. Wenigstens habe ich sie in chronischen Beschwerden (psorischen Ursprungs) vorzugsweise wirksam befunden.[SRN]

Seit mehreren Jahren befestigt sich bei uns immermehr die Ueberzeugung, dass die grösste Zahl der Harnbeschwerden, nebst denen der uropoetischen Organe, in dem Boden der Sycosis, oder, was wir für dasselbe ansehen, der Pocken (Variola) wurzelt, und nur durch solche Mittel dauerhaft geheilt werden kann, welche diesem Grundübel entsprechen. Die Zahl dieser Mittel ist aber bei Weitem grösser, als man gewöhnlich annimmt, und viele der sogenannten antipsorischen Arzneien, insbesondere: ARG. [...] und Andere haben in diesen verschiedenen Krankheitsformen ihre Heilkraft dargethan.[AHP 262]

Arzneiwirkungsdauer

Wirkt 2 bis 3 Wochen.[SRN]

Zählt zur 3. Klasse derjenigen Mittel, welche eine mittlere Wirkungsdauer besitzen.[AHZ 49 (1855) 82]

Eigenthümlichkeiten und Hauptwirkungen

Gemüth

Forttreibende Aengstlichkeit.[VHA]
Unruhige, umhertreibende Aengstlichkeit.[HA 121]
Mißmuth.[VHA]
Mißmuth und Unlust zu Sprechen.[HA 121]
Redeunlust.[VHA]
Konkordanz Gemüth und Geist: Acon., *Bell.*, Bry., *Calc.*, Laur., *Nux-v.*, Op., Phos., Puls., Rhus-t., Stram., Verat. [PB]

Geist

Widerwillen gegen alle Speisen, selbst beim Denken daran.[VHA]
Konkordanz Gemüth und Geist: Acon., *Bell.*, Bry., *Calc.*, Laur., *Nux-v.*, Op., Phos., Puls., Rhus-t., Stram., Verat. [PB]

Schwindel

Schwindel mit Gesichts-Verdunkelung.[VHA]
Kriebeln und Wirbeln im Kopfe, wie von Trunkenheit.[VHA]

Kopf

Kriebeln und Wirbeln im Kopfe, wie von Trunkenheit.[VHA]
Wie hohl im Kopfe, mit Wehthun des ganzen Gehirns.[VHA]
Schmerzhaftes Hohlheitsgefühl im Kopfe.[HA 121]
Drückend reissender Kopfschmerz, besonders in den Schläfebeinen.[VHA]
Wundschmerz des äußern Kopfes.[VHA]
Drücken und Reissen in den Schädelknochen.[VHA]
Drückendes Reißen in den Schädelknochen, am meisten in den Schläfebeinen, jeden Mittag sich erneuernd, mit Wundheitsschmerz des äußeren Kopfs, von Druck und Berührung verschlimmert, im Freien gebessert. – Unruhige, umhertreibende Aengstlichkeit; Mißmuth und Unlust zu Sprechen; schmerzhaftes Hohlheitsgefühl im Kopfe; starke Gesichtsröthe; Halsweh, wie von innerer Geschwulst des Schlundes; Halsweh mehr beim Husten als beim Schlingen, obwohl die Speisen nicht recht durchgehen; großer Hunger; weicher, aber jedesmal geringer Stuhl; ungeheurer Fließschnupfen, mit Nießen; viel grauer, gallertartiger Schleim in der Luftröhre, welcher

Verifikationen und klinische Symptome

leicht ausgeworfen wird; Zerschlagenheit in den Gelenken; Rohheits- und Wundheitsschmerz innerer Organe; reißende Schmerzen in den Knochen; Hitze des Körpers, mit Ausnahme des Kopfs, ohne Durst; Schweiß am Unterleibe und auf der Brust.[HA 120-121]

Augen
Schwindel mit Gesichts-Verdunkelung.[VHA]

Ohren
Fressendes Jucken am äußern Ohre.[VHA]

Nase
Nasen-BLUTEN, nach vorgängigem Kriebeln in der Nase.[VHA]

Antlitz
Gesichtsröthe.[VHA]
Starke Gesichtsröthe.[HA 121]
Drücken und Reissen in den Gesichtsknochen.[VHA]
Geschwulst der Oberlippe.[VHA]

Mund
Rohheits- und Wundheitsschmerz im Halse beim Husten, weniger beim Schlingen.[VHA]
Entzündung und Verengerung des Halses (nach MERKUR-Mißbrauch), so daß die Speisen nicht recht durchgehen.[VHA]
Halsweh, wie von innerer Geschwulst des Schlundes.[VHA], [HA 121]
Halsweh mehr beim Husten als beim Schlingen, obwohl die Speisen nicht recht durchgehen.[HA 121]
Wundbrennende Bläschen auf der Zunge.[VHA]

Genüsse
Ungemein starker Appetit.[VHA]
Großer Hunger.[HA 121]
Widerwillen gegen alle Speisen, selbst beim Denken daran.[VHA]

Bauch
Schmerzhafte Aufgetriebenheit des Unterleibes.[VHA]
Schweiß am Unterleibe und auf der Brust.[HA 121]

Blähungen
Schmerzhafte Aufgetriebenheit des Unterleibes.[VHA]
Blähungskolik.[VHA]
Wie ein schreiendes Thier im Bauche: Thuj. (ARG. ?)[KMS 725]

Stuhl
Oefterer weicher, aber jedesmal geringer Stuhl.[VHA]
Weicher, aber jedesmal geringer Stuhl.[HA 121]

Harn
Oefterer Harndrang mit reichlichem Abgange.[VHA]
Harnrhur.[VHA]

Geschlechtstheile
Fast jede Nacht eine POLLUTION.[VHA]
Nachtheile von QUECKSILBER-Mißbrauch (und Onanie).[VHA]
Für großes Wundheitsgefühl und Empfindlichkeit des linken Eierstockes vergleiche auch ARG.. (Anschwellung, Verhärtung, Schmerz und andere Regelwidrigkeiten, die vom linken Eierstock ausgehen, weisen auf LACH.)[Br., Lippe]

Schnupfen
Ungeheurer Fließschnupfen mit häufigem Niessen.[VHA]

Verifikationen und klinische Symptome

Ungeheurer Fließschnupfen, mit Nießen.[HA 121]

Husten

Am Tage Husten mit leichtem Auswurfe.[VHA]

Halsweh mehr beim Husten als beim Schlingen, obwohl die Speisen nicht recht durchgehen.[HA 121]

Luftröhre

Rohheits- und Wundheitsschmerz im Kehlkopfe.[VHA]

Viel gallertartiger, grauer Schleim der Luftröhre, welcher leicht ausgeworfen wird.[VHA]

Viel grauer, gallertartiger Schleim in der Luftröhre, welcher leicht ausgeworfen wird.[HA 121]

Oberglieder

Spannen und Reissen in den Armen, besonders in den Knochen der Hände und Finger.[VHA]

Zerschlagenheitsschmerz in den Gelenken.[VHA]

Zerschlagenheit in den Gelenken.[HA 121]

Eingeschlafenheits- und Starrheitsgefühl in den Gliedern.[VHA]

Unterglieder

Stiche in der Hüfte beim Gehen.[VHA]

Knieschmerz im Sitzen.[VHA]

Reissen in den Knochen der Füße und Zehen.[VHA]

Zerschlagenheitsschmerz in den Gelenken.[VHA]

Zerschlagenheit in den Gelenken.[HA 121]

Eingeschlafenheits- und Starrheitsgefühl in den Gliedern.[VHA]

Drüsen

Konkordanz Drüsen: Arn., Ars., Bell., Bry., Calc., Carb-an., Cic., Con., Ign., Lyc., Merc., Phos., Puls., Rhus-t., Ruta, *Sep.*, Spong., Sulph. [PB]

Knochen

Drückend reissender Kopfschmerz, besonders in den Schläfebeinen.[VHA]

Drücken und Reissen in den Schädelknochen.[VHA]

Drückendes Reißen in den Schädelknochen, am meisten in den Schläfebeinen, jeden Mittag sich erneuernd, mit Wundheitsschmerz des äußeren Kopfs, von Druck und Berührung verschlimmert, im Freien gebessert.[HA 120-121]

Drücken und Reissen in den Gesichtsknochen.[VHA]

Reissende Schmerzen in den Knochen.[VHA], [HA 121]

Reissen in den Knochen der Füße und Zehen.[VHA]

Spannen und Reissen in den Armen, besonders in den Knochen der Hände und Finger.[VHA]

Konkordanz Knochen: Asaf., Bell., Bism., Cupr., *Cycl.*, Lyc., Phos., Ruta, Sabin., Staph. [PB]

Haut

Wundartig brennendes Jücken hier und da.[VHA]

Fressendes Jucken am äußern Ohre.[VHA]

Gesichtsröthe.[VHA]

Geschwulst der Oberlippe.[VHA]

Konkordanz Haut und Aeusseres: Asaf., Bell., Bry., Calc., Cocc., Cycl., Hep., Kali-c., Lyc., *Merc.*, Mez., Phos., *Puls.*, Rhus-t., Sabin., Sep., *Sil.*, Spig., Staph., *Sulph.*, Zinc. [PB]

Fieber

Fieberfrost im Bette bei dem mindesten Lüften der Decke.[VHA]

Hitze am ganzen Körper, mit Ausnahme des Kopfes, ohne Durst.[VHA]

Hitze des Körpers, mit Ausnahme des Kopfs, ohne Durst.[HA 121]

Schweiß am Unterleibe (und auf der Brust).[VHA]

Schweiß am Unterleibe und auf der Brust.[HA 121]

Verifikationen und klinische Symptome

Fieberstadien

1. Puls beschleunigt, Abends nach dem Niederlegen.[WF 6]
2. Frost Nachmittags und Abends, bis zum Schlafengehen, auch in der Vormitternacht bei jedem Lüften des Bettes. – Der Frost geht vom Rücken aus.[WF 6]
3. Hitze Vormittags, und zwar über den ganzen Körper, nur am Kopfe weniger.[WF 6]
4. Schweiss bloss am Bauche und auf der Brust.[WF 6]

Konkordanz Fieber: Ars., Cham., Chin., Nux-m., Nux-v., Puls., Rhus-t., Samb., *Sep.*, Sil., Spig., Verat. [PB]

Gemeinsames

Zerschlagenheitsschmerz in den Gelenken.[VHA]
Eingeschlafenheits- und Starrheitsgefühl in den Gliedern.[VHA]
Rohheits- und Wundheitsschmerz innerer Organe.[VHA], [HA 121]
Epileptische Anfälle.[VHA]
Nachtheile von QUECKSILBER-Mißbrauch (und Onanie).[VHA]
Die Beschwerden erneuern sich jeden Mittag.[VHA]

Besserung der Beschwerden

Im Freien.[HA 120]

Verschlimmerung der Beschwerden

Druck und Berührung.[HA 120-121]

Konkordanzen

Verschlimmerung nach der Zeit: Asaf., Laur., Nat-c., Sabad., *Sep.*, Sil., Staph., Sulph-ac., Teucr., Valer., Viol-t. [PB]

Verschlimmerung nach Lage und Umständen: Acon., Ambr., Ant-c., Ars., Asaf., Aur., Bor., Bry., Calc.,Caps., *Con.*, Dros., Dulc., Euph., Ferr., Hep., Kali-c., Lach., *Lyc.*, Mag-m., Meny., Merc., Phos., Plat., *Puls.*, Rhod., *Rhus-t.*, Ruta, Sabad., *Sep.*, Sil., *Stront.*, Valer. [PB]

Arzneiverwandtschaften von Argentum metallicum

Chin., Merc., Nux-v., (Stann.) [VHA]
Acon., Ars., *Asaf.*, Aur., *Bell.*, Bry., *Calc.*, Caust., Chin., Con., Cycl., Hep., Kali-c., Laur., *Lyc.*, *Merc.*, Mez., Nat-m., Nux-v., *Phos.*, *Puls.*, Rhod., *Rhus-t.*, Ruta, Sabad., Sabin., *Sep.*, *Sil.*, Spig., Spong., Stann., Staph., Stront., Sulph., Sulph-ac., Zinc. [PB]
Merc. [KV]

Antidote von Argentum metallicum: Merc., Puls.

Merc. [SRN]
Merc., Puls. [PB]

Argentum metallicum ist Antidot von: Merc.

Entzündung und Verengerung des Halses (nach MERKUR-Mißbrauch), so daß die Speisen nicht recht durchgehen.[VHA]
Nachtheile von QUECKSILBER-Mißbrauch (und Onanie).[VHA]

Konkordanzen der homöopathischen Arzneien

I. Gemüth und Geist: Acon., *Bell.*, Bry., *Calc.*, Laur., *Nux-v.*, Op., Phos., Puls., Rhus-t., Stram., Verat. [PB]

II. Körpertheile und Organe: Alum., Bell., Bry., *Calc.*, *Chin.*, Kali-c., Kreos., Lyc., Merc., Nat-m., Nit-ac., Phos., Puls., Sabad., *Sep.*, Spig., Stann., Sulph., Sulph-ac. [PB]

Verifikationen und klinische Symptome

III. Empfindungen und Beschwerden

1. **Aeussere und innere Körpertheile im Allgemeinen:** Alum., *Asaf.*, Aur., *Bell.*, Bry., *Calc.*, *Caust.*, *Chin.*, Cocc., Cycl., Ign., *Kali-c.*, *Lyc.*, *Merc.*, Mez., Nat-c., *Nat-m.*, Nux-v., Olnd., Phos., Ph-ac., Plat., *Puls.*, Rhod., Rhus-t., Ruta, Sabin., Sep., Sil., Spig., Spong., Stann., Staph., Stront., *Sulph.*, Sulph-ac., Tarax., *Zinc.* [PB]
2. **Drüsen:** Arn., Ars., Bell., Bry., Calc., Carb-an., Cic., Con., Ign., Lyc., Merc., Phos., Puls., Rhus-t., Ruta, *Sep.*, Spong., Sulph. [PB]
3. **Knochen:** Asaf., Bell., Bism., Cupr., *Cycl.*, Lyc., Phos., Ruta, Sabin., Staph. [PB]
4. **Haut und Aeusseres:** Asaf. Bell., Bry., Calc., Cocc., Cycl., Hep., Kali-c., Lyc., *Merc.*, Mez., Phos., *Puls.*, Rhus-t., Sabin., Sep., *Sil.*, Spig., Staph., *Sulph.*, Zinc. [PB]

IV. Schlaf und Träume: ? [PB]

V. Fieber: Ars., Cham., Chin. Nux-m., Nux-v., Puls., Rhus-t., Samb., *Sep.*, Sil., Spig., Verat. [PB]

VI. Änderung des Befindens

1. **Verschlimmerung nach der Zeit:** Asaf., Laur., Nat-c., Sabad., *Sep.*, Sil., Staph., Sulph-ac., Teucr., Valer., Viol-t. [PB]
2. **Verschlimmerung nach Lage und Umständen:** Acon., Ambr., Ant-c., Ars., Asaf., Aur., Bor., Bry., Calc.,Caps., *Con.*, Dros., Dulc., Euph., Ferr., Hep., Kali-c., Lach., *Lyc.*, Mag-m., Meny., Merc., Phos., Plat., *Puls.*, Rhod., *Rhus-t.*, Ruta, Sabad., *Sep.*, Sil., *Stront.*, Valer. [PB]

VII. Konkordanz der homöopathischen Arzneien

Acon., Ars., *Asaf.*, Aur., *Bell.*, Bry., *Calc.*, Caust., Chin., Con., Cycl., Hep., Kali-c., Laur., *Lyc.*, *Merc.*, Mez., Nat-m., Nux-v., *Phos.*, *Puls.*, Rhod., *Rhus-t.*, Ruta, Sabad., Sabin., *Sep.*, *Sil.*, Spig., Spong., Stann., Staph., Stront., Sulph., Sulph-ac., Zinc. [PB]

Merc. [KV]

Verifikationen und klinische Symptome

Arnica montana (Wohlverleih)

(Arn.)

Synonyma

Arnica montana L., Wohlverleih, Fallkraut, (unter dem Namen W o l v e r l e i zuweilen mit Doronicum Pardalianches L. verwechselt). [SRN]

Nicht-Antipsorische Arznei

[SRN]

Arzneiwirkungsdauer

Wirkt über 2 bis 6 Tage.[SRN]

Zählt zur 2. Klasse derjenigen Mittel, welche eine kurze Wirkungsdauer besitzen.[AHZ 49 (1855) 82]

Hinweise

So war der Zustand, [...] nachdem er sich mit einem Beile die linke Hand schwer verletzt hatte. Letzteres war durch ein Paar Gaben ARN. [Die Dosis ist zwar nicht angezeichnet, aber ich kann doch versichern, daß sie nicht größer als einige wenige, mit der 24. Dilution befeuchtete Streukügelchen, ohne alle äußere Anwendung war, weil ich seit einigen Jahren auch dieses Mittel nicht anders reiche und durch z a h l r e i c h e v e r g l e i c h e n d e V e r s u c h e die feste Ueberzeugung gewonnen habe, daß man durch massivere Gaben mindestens nicht schneller das Ziel erreicht. Selbst TARAX., EUPHR., VERB. und SAMB., welche Hr. M. R. *Trinks* (AHZ 15 (1839) 270) in den höchsten Verdünnungen als „ganz wirkungslos" bezeichnet, wende ich nur allein so an, a b e r n u r d a, w o s i e g e n a u p a s s e n, und sehe dann nicht nur jederzeit genügenden Erfolg, sondern oft sehr starke Ein- (Erst-?) Wirkung. So steigerten einmal TARAX. 30°° Schmerzen in den Beinen etwa 1/2 Stunde lang bis zum Unerträglichen, und b l o ß e s R i e c h e n in ein Gläschen mit Streukügelchen, welche vor einem Jahre mit VERB. 30 befeuchtet waren, plötzlich b i s z u r O h n m a c h t einen z w e i J a h r e a l t e n G e s i c h t s s c h m e r z bei einem Offiziere der Königlichen Garde zu Berlin, worauf in beiden Fällen die vollkommenste und dauerhafteste Heilung, ohne Anwendung irgend eines anderen Mittels oder einer stärkeren Dosis erfolgte]. – in einem Paar Tagen beseitigt.[ACS 17 (1839) 3,32-33]

Ist in allen akuten und chronischen Krankheiten, die von einem Schlage, Falle oder irgend einer Verletzung herrühren, angezeigt.[Br., Lippe]

Erschütterung des ganzen Körpers infolge genannte Zufälle.[Br., Lippe]

LED., HYPER. und ARN. werden als Vorbeugungsmittel gegen Kinnbackenkrampf genannt.[Gue.; AHZ 115]

Störungen der antipsorischen Kur

Q u e t s c h u n g e n und W u n d e n: Arn. X° R.[SRA]

V e r r e n k e n o d e r V e r h e b e n: – in einigen Fällen: Arn. X° R.; – am gewissesten: Rhus-t. X° R.[SRA]

Eigenthümlichkeiten und Hauptwirkungen

Gemüth

Große Angst und Unruhe.[VHA], [KEU 6]

Große Angst und Unruhe mit Ueberempfindlichkeit des Gemüths.[HA 45]

Weinerlichkeit.[VHA]

Ueberempfindlichkeit des Gemüths.[VHA]

Ueberreiztheit des Gemüths.[HA 9]

Mürrische, widerspenstige, zänkische Laune.[VHA]

Aengstliche Athem-Beklemmung.[VHA]

N a c h Z o r n, S c h r e i e n u n d W e i n e n, u n d d a r a u f BLUT-H u s t e n m i t z u c k e n d e m H e r z k l o p f e n. – Ueberreiztheit des Gemüths; Schwindel; Hitze des Oberkörpers bei Kälte der untern Theile; BLUTDRANG zum Kopfe; BITTERER Geschmack und dergleichen Aufstoßen; unwillkürlicher Stuhl- und Harnabgang; faulriechender Athem; Zerschlagenheit im Rücken und in den Extremitäten bei jeder Bewegung.[HA 9]

Keuchhusten-Anfälle nach Weinen.[VHA]

Tob- und Zanksucht.[KEU 6]

Verifikationen und klinische Symptome

Konkordanz Gemüth und Geist: Acon., Bar-c., Bell., Bry., Cham., Lyc., Nat-m., Nux-v., Puls., Rhus-t., Sep., Stram., Sulph., Verat. [PB]

Geist

Bewußtlosigkeit.[VHA]
*Ohnmacht mit Bewußtlosigkeit von Stoß oder Quetschung.[VHA]
Ohnmachtartige Bewußtlosigkeit und körperliche Verletzungen. [HA 25]
Ohnmacht nach körperlichen Verletzungen. [HA 27]
Gedankenlosigkeit und Zerstreutheit.[VHA]
Verweigert jede Antwort.[KEU 6]
Konkordanz Gemüth und Geist: Acon., Bar-c., Bell., Bry., Cham., Lyc., Nat-m., Nux-v., Puls., Rhus-t., Sep., Stram., Sulph., Verat. [PB]

Schwindel

Schwindel beim Aufrichten und bei Bewegung.[VHA]
Schwindel.[HA 9]
Drehender Schwindel mit Uebelkeit beim Bewegen und Aufrichten, im Liegen besser, (nach körperlichen Verletzungen).[HA 28]
Schwindel von Aufrichten.[HA 45]

Innerer Kopf

Hitze im Kopfe bei kühlem Körper.[VHA]
Brennen im Kopfe bei übrigens kühlem Körper, Nachmittags und Abends, von Bewegung, Erschütterung und Kopfanstrengung verschlimmert, in der Ruhe gebessert. – Große Angst und Unruhe mit Ueberempfindlichkeit des Gemüths; Schwindel von Aufrichten; Nasen-BLUTEN mit Kriebeln in der Nase; Gesichtshitze bei kühlem Körper; Aufstoßen, wie von faulen Eiern; Blähungen mit faulem Eier-Geruch; Stuhlzwang; vergeblicher Harndrang; faulriechender Athem; BLUT-Husten schwarzen, klumpigen BLUTS; Zerschlagenheit im Rücken und in den Gliedern; Schlummer mit Phantasiren; Frost Abends und von Entblößung, wie mit kaltem Wasser übergossen.[HA 45]
BLUTDRANG zum Kopfe.[HA 9]
Drückender Schmerz in der Stirn, nach dem Essen verschlimmert.[VHA]
Drückender Kopfschmerz in der Stirn, nach den Schläfen hin, als wäre das Gehirn in einem Klumpen zusammengeballt, mit Hitze darin, beim warmen Ofen, von Bewegung, Geistesanstrengung und nach dem Essen verschlimmert. [HA 47]
Drücken in einer Schläfe, wie von einem hineingestoßenen Nagel, mit Hitze im Kopfe, um Mitternacht, von Bewegung und Kopfanstrengung verschlimmert, im Liegen gebessert. [HA 55]
Reissen und Stechen in den Schläfen.[VHA]
Stechen in den Schläfen und in der Stirn, wie von Außen herein, von Bewegung des Kopfs, Aufheben der Augen und Husten verschlimmert, im Liegen auf der schmerzhaften Stelle gebessert. [HA 83]
Stiche im Kopfe.[KEU 6]
Schneiden durch den Kopf, wie mit einem Messer, mit nachfolgendem Kältegefühl und Sträuben der Haare, Abends und in Bewegung verschlimmert, im ruhigen Liegen gebessert. [HA 77]
Kopfweh über einem Auge nach Verheben, mit Erbrechen grünen WASSERS.[VHA]
Gehirn-Erschütterungen.[VHA]
Zusammenpressendes Kopfweh.[KEU 6]

Aeusserer Kopf

Kriebeln, äußerlich auf dem Wirbel.[VHA]
Kriebeln in der Stirn, über den Augenhöhlen und (äußerlich) auf dem Wirbel, von Bewegung und Kaltwerden verschlimmert, in der Ruhe, und horizontalen Lage gebessert. [HA 70]
Festsitzen der Kopfhaut auf dem Schädel.[VHA]

Verifikationen und klinische Symptome

Kriebelnd reißender Schmerz am äußeren Kopfe, selbst in den Knochen, am meisten in der Schläfengegend, (nach äußerer Verletzung) Abends und Nachts, so wie von Berührung und Bewegung verschlimmert, in der Wärme, Ruhe und horizontalen Lage gebessert.[HA 123]

Spannen der, auf dem Scheitel bis zu den Augenbrauen herab festsitzenden und unbeweglichen Kopfhaut, Abends und Nachts, so wie von Bewegung und Berührung verschlimmert, von Reiben und warm Einhüllen gebessert.[HA 129]

Augen

Entzündungen der Augen mit BLUTUNTERLAUFEN nach Verletzungen.[VHA]

Augenentzündung mit blauen Flecken nach einer mechanischen Verletzung. Die Augen treten hervor. (Gegen böse Folgen von Schlägen und Quetschungen, die das ganze Auge betreffen, wie zum Beispiel von einem Schneeball, gib SYMPH..)[Br., Lippe]

Geschwollene, mit BLUT unterlaufene Augenlider.[VHA]

Trübe, glanzlose Augen.[VHA]

Brennende Thränen.[VHA]

LICHTSCHEU.[VHA]

Heilungsbericht

Ferd. F. hier, ein Knabe von 4 Jahren, war vor mehren Wochen auf den Kopf gefallen und hatte seit dieser Zeit ein rothes, BLUTIGES Extravasat in der Bindehaut des rechten Auges, wie einen BLUTFLECKEN, der nicht weichen wollte. – Uebrigens ganz gesund und stark. – Was, außer kalte Umschläge von WASSER, angewendet war, konnte ich nicht erfahren. – Am 17. Febr. 1852 erhielt der Knabe 1. und 3. ARN. 200°°, 2. NUX-V. 200°. 4. §., alle Abende ein Pulver zu nehmen. Nach dem dritten Pulver war der Fleck verschwunden.[Vol. 81, S.228; AHZ 48 (1854) 53]

Ohren

Ohrenschmerz, wie von Quetschung.[VHA]

Stiche in und hinter den Ohren.[VHA]

Schwerhörigkeit und Brausen vor den Ohren.[VHA]

Nase

BLUTEN aus Nase und Mund.[KEU 6]

Nasen-BLUTEN.[VHA]

Nasen-BLUTEN mit Kriebeln in der Nase.[HA 45]

Geschwulst und BLUTUNTERLAUFUNG der Nase.[VHA]

Kriebeln in der Nase.[VHA]

Nasenschmerz, wie von Quetschung.[VHA]

Geschwulst der Nase

[E]r blieb wieder wohl bis zum Febr. 1837, wo ohne aufzufindende Ursache plötzlich wieder das Bettpissen eintrat, und die Nase anschwoll. Am 12. Febr.1837 erhielt er von mir eine Gabe ARN. 30°°, wonach die Geschwulst der Nase bis zum 19. Febr. gänzlich verschwunden war. Eine an diesem Tage gereichte Gabe PULS. 30°°° hob nun gleich das Bettpissen, und seit der Zeit befindet er sich so wohl, daß er sich dem Militairstande gewidmet hat und als Fähnrich bereits eingetreten ist. Ob dies Stand halten wird, bezweifle ich doch noch immer.[ACS 18 (1840) 2, 33-34]

Antlitz

Blasses, eingefallenes Gesicht.[VHA]

Gesichtshitze bei kühlem Körper.[VHA], [HA 45]

Einseitige Röthe und Geschwulst der Wange.[VHA]

Frost bei brennender Röthe einer oder beider Backen.[KEU 6]

Kriebeln um die Augen, in den Wangen und in den Lippen.[VHA]

Aufgeborstene brennende Lippen.[VHA]

Geschwulst der Unterkieferdrüsen.[VHA]

LED., HYPER. und ARN. werden als Vorbeugungsmittel gegen Kinnbackenkrampf genannt.[Gue.; AHZ 115]

Verifikationen und klinische Symptome

Zähne
Zahnweh mit Backengeschwulst und Kriebeln im Zahnfleische.[VHA]

Mund
Brennen im Halse.[VHA]
BLUTEN aus Nase und Mund.[KEU 6]
Früh, fauler Geruch aus dem Munde.[VHA]
Früh FAULEIERGESCHMACK im Munde: Thuj. (ARN., HEP., PHOS., PH-AC.)[KMS 724]
Schlingen durch eine Art Uebelkeit verhindert.[VHA]
Geräuschvolles Schlingen.[VHA]
Weißbelegte Zunge.[VHA]

Genüsse
Verlangen nach ESSIG.[VHA]
Durst auf kaltes WASSER, ohne Hitze.[VHA]
Heftiger Durst auf kaltes WASSER.[KEU 6]
Missbrauch von geistigen Getränken und von CHINA. KOHLENDAMPF.[KEU 6]

Geschmack
FAULIGER oder BITTERER Geschmack.[VHA]
BITTERER Geschmack und dergleichen Aufstoßen.[HA 9]
Aufstoßen, wie von FAULEN Eiern.[HA 45]
Früh FAULEIERGESCHMACK im Munde: Thuj. (ARN., HEP., PHOS., PH-AC.)[KMS 724]

Aufstoßen
Aufstoßen, wie von FAULEN Eiern.[HA 45]
Aufschwulken BITTEREN Schleims.[VHA]
BITTERER Geschmack und dergleichen Aufstoßen.[HA 9]
FAULIGES oder BITTERES Aufstoßen.[VHA]

Uebelkeit
Uebelkeit und leeres Brechwürgen.[VHA]
Nach Trinken, Erbrechen des Genossenen (oft mit BLUT vermischt).[VHA]
Erbrechen dunkeln, geronnenen BLUTES.[VHA]
BLUTBRECHEN.[KEU 6]
Erbrechen der genossenen Speisen und Getränke.[KEU 6]
Schlingen durch eine Art Uebelkeit verhindert.[VHA]
Drehender Schwindel mit Uebelkeit beim Bewegen und Aufrichten, im Liegen besser, (nach körperlichen Verletzungen).[HA 28]

Magen
Magenkrampf.[VHA]
Magenschmerzen.[KEU 6]
Vollheit im Magen.[VHA]
Stiche in der Herzgrube mit Drücken bis in den Rücken und Zusammenschnüren auf der Brust.[VHA]

Hypochonder
Milzstechen im Gehen, mit Athemversetzung.[VHA]

Bauch
Harter, aufgetriebener Unterleib.[VHA]
Leibschmerzen nach Verheben, (auch bei Schwangeren).[VHA]
*Schmerz um den Nabel bei Bewegung.[VHA]

Heilungsbericht: [...] als der Kranke am 8. Mai [1841] wieder vorkam, und hauptsächlich noch klagte, daß er täglich Nachmittags ein schmerzhaftes Ziehen um den Nabel bekomme. Er erhielt nun vier Pulver, Nro. 1 und 3 ARN. 30°°° und Nro. 2 und 4 PULS. 30°°°, wieder alle fünf Tage eins zu nehmen, und seitdem ist er von allen seinen Beschwerden befreit.[ACS 19 (1841) 3, 55-56]

Kolik mit Harnverhaltung.[VHA]

Verifikationen und klinische Symptome

Quetschungsschmerz in den Bauchseiten.[VHA]

Blähungen

Qual von Blähungen.[VHA]
Blähungsabgang mit Fauleiergeruch.[VHA]
Blähungen mit faulem Eier-Geruch.[HA 45]

Stuhl

Unterdrückter Stuhl mit vergeblichem Stuhldrange.[VHA]
Durchfall mit Tenesmus.[VHA]
Stuhlzwang.[VHA], [HA 45]
Unverdaute Stühle. [VHA]
Unwillkührlicher, bewußtloser Stuhlabgang.[VHA]
Unwillkürlicher Stuhl- und Harnabgang.[HA 9]

Harn

Vergeblicher Harndrang.[VHA], [HA 45]
Harnverhaltung von Krampf des Blasen-Schließmuskels.[VHA]
Heilungsbericht von Rindern: [Am 19. Mai 1863] *Cildeg's* Kuh, Harnverhaltung nach schwerem Kalben: Arn. – 21. Mai. Nun Durchfall und Geschwulst unter dem Bauche: Sulph. [je C 200°°] – Geheilt.[KMS 782]
*Unwillkührliches Harnlassen Nachts im Bette und am Tage beim Laufen.[VHA]
Unwillkürlicher Stuhl- und Harnabgang.[HA 9]
Braunrother Harn mit ziegelrothem Bodensatze.[VHA]
BLUTHARNEN.[VHA]

Geschlechtstheile

Blaurothe Geschwulst der Ruthe und des Hodensacks.[VHA]
Heiße Geschwulst der Hoden (nach Quetschung).[VHA]
WASSERBRUCH.[VHA]
Entzündung der Mutterscheide und des Uterus nach (schwerer) Geburt.[VHA]
Allzu schmerzhafte und lange Nachwehen.[VHA]

Schwangerschaft – Beschwerden der Mütter

Leibschmerzen nach Verheben, (auch bei Schwangeren).[VHA]
Entzündung der Mutterscheide und des Uterus nach (schwerer) Geburt.[VHA]
Allzu schmerzhafte und lange Nachwehen.[VHA]

Beschwerden der Kinder

Verschlimmerung: Weinen und Schreien der Kinder.[KEU 6]

Athem

Gähnen.[KEU 6]
Aengstliche Athem-Beklemmung.[VHA]
Athemmangel.[KEU 6]
Faulriechender Athem.[VHA], [HA 9, 45], [KEU 6]
Milzstechen im Gehen, mit Athemversetzung.[VHA]

Husten

Trockener Husten von Kriebeln in der Luftröhre mit Stichen im Kopfe.[VHA]
*Beim Husten kann sie nichts auswerfen, sondern muß das Gelösete herunterschlucken.[VHA]
BLUT-Husten hellen, schaumigen BLUTES mit geronnenen Klümpchen.[VHA]
BLUT-Husten schwarzen, klumpigen BLUTS.[HA 45]
Auswurf schwarzen BLUTES in geronnenen Klumpen, auch ohne Husten, nach jeder Anstrengung.[VHA]
Nach Zorn, Schreien und Weinen, und darauf BLUT-Husten mit zuckendem Herzklopfen.[HA 10]

Keuchhusten

Keuchhusten-Anfälle nach Weinen.[VHA]

Verifikationen und klinische Symptome

Keuchhusten nach vielem Schreien oder durch Kitzel in der Speiseröhre, mit Auswurf von gewöhnlich schaumigem BLUTE, das mit BLUTKLÜMPCHEN vermischt ist; abends manchmal Auslösung von stinkendem Schleim, den der Kranke aber nicht auswerfen kann, sondern wieder schlucken muß (vergleiche CON. und CAUST.).[Br., Lippe]

Das Kind schreit immer vor dem Hustenanfalle, wahrscheinlich aus Angst wegen des dadurch verursachten schmerzhaften Gefühles.[Br., Lippe]

Keuchhusten-Anfälle, von Kriebeln in der Luftröhre erregt, meistens trocken, oft mit Auswurf, gewöhnlich schäumigen BLUTS, vermischt mit geronnenen Klümpchen, seltener Abends etwas FAULSCHMECKENDEN Schleims, den er aber nicht auswerfen kann, sondern niederschlingen muss.[KEU 5-6]

Verschlimmerung: Abends bis Mitternacht. – Jede Geistes- oder Körper-Anstrengung. Weinen und Schreien der Kinder. Berührung. Bewegung. Geräusch. Sprechen. Schneutzen. Bücken. Tiefathmen. Kaltwerden. Missbrauch von geistigen Getränken und von CHINA. KOHLENDAMPF. Warme Stuben. Trinken. Gähnen.[KEU 6]

Begleitung: Grosse Angst und Unruhe. Verweigert jede Antwort. Tob- und Zanksucht. Zusammenpressendes Kopfweh. Stiche im Kopfe. BLUTEN aus Nase und Mund. Heftiger Durst auf kaltes WASSER. Erbrechen der genossenen Speisen und Getränke. BLUTBRECHEN. Magenschmerzen. Faul riechender Athem. Engbrüstigkeit. Athemmangel. Kratzen in der Kehle. Brennen in der Brust. Rohheit in der Brust. Stiche in der Brust (links). Zerschlagenheit der Ribben. Stiche im Kreuze. Gähnen. Beständige körperliche Unruhe und Umherwerfen. Frost bei brennender Röthe einer oder beider Backen. Innere Hitze bei äusserer Kälte. BLUTWALLUNG und Wärme der oberen, bei Kälte der unteren Körpertheile. Abwechselnd schnelles und langsames Klopfen des Pulses und Herzens.[KEU 6]

Jammern, Schreien und Weinen kömmt auch vor und nach dem Anfalle.[KEU 6]

Ein sehr wichtiges Keuchhusten-Mittel für die gefährlichsten Fälle, wobei besonders die Fiebererscheinungen und der BLUTAUSWURF auch ohne Husten die richtige Wahl desselben sichern.[KEU 6]

Luftröhre

Kratzen in der Kehle.[KEU 6]

Brust

Hitze des Oberkörpers bei Kälte der untern Theile.[HA 9]

Zerschlagenheitsschmerz und Zusammenpressen der Brust.[VHA]

Brennen in der Brust.[VHA], [KEU 6]

Rohheit in der Brust.[KEU 6]

Stiche in der Brust beim Husten und von Bewegung verschlimmert, durch äußern Druck gebessert.[VHA]

Stiche in der Brust (links).[KEU 6]

Stiche in der Herzgrube mit Drücken bis in den Rücken und Zusammenschnüren auf der Brust.[VHA]

Abwechselnd schnelles und langsames Klopfen des Pulses und Herzens.[KEU 6]

Zuckender Herzschlag.[VHA]

Nach Zorn, Schreien und Weinen, und darauf BLUT-Husten mit zuckendem Herzklopfen. [HA 9]

Rothlauf und Entzündung der weiblichen Brust.[VHA]

Wundheit der Brustwarzen.[VHA]

Engbrüstigkeit.[KEU 6]

Zerschlagenheit der Ribben.[KEU 6]

Hitze des Oberkörpers bei Kälte der untern Theile.[HA 9]

Rücken

Kriebeln im Rücken.[VHA]

Zerschlagenheit im Rücken und Kreuze.[VHA]

Zerschlagenheit im Rücken und in den Extremitäten bei jeder Bewegung.[HA 9]

Zerschlagenheit im Rücken und in den Gliedern.[HA 45]

Stiche im Kreuze.[KEU 6]

Stiche in der Herzgrube mit Drücken bis in den Rücken und Zusammenschnüren auf der Brust.[VHA]

Verifikationen und klinische Symptome

Oberglieder

Zerschlagenheit in den Armen.[VHA]
Zerschlagenheit im Rücken und in den Extremitäten bei jeder Bewegung.[HA 9]
Zerschlagenheit im Rücken und in den Gliedern.[HA 45]
Steifigkeit der Glieder nach übertriebener Anstrengung.[VHA]
Kriebeln in den Armen.[VHA]
Verrenkschmerz in den Arm- und Hand-Gelenken.[VHA]
Laufende, von einem Theile auf den Andern überspringende Gelenkschmerzen.[VHA]
Aufgetriebene Adern an den Händen.[VHA]
Muskelzucken.[VHA]

Unterglieder

Zerschlagenheit in den Beinen.[VHA]
Zerschlagenheit im Rücken und in den Extremitäten bei jeder Bewegung.[HA 9]
Zerschlagenheit im Rücken und in den Gliedern.[HA 45]
Steifigkeit der Glieder nach übertriebener Anstrengung.[VHA]
Kriebeln in den Beinen.[VHA]
Spannung und Müdigkeit in den Oberschenkeln.[VHA]
Laufende, von einem Theile auf den Andern überspringende Gelenkschmerzen.[VHA]
Blasse Geschwulst des Knies.[VHA]

Von Dr. *von der Heyden* Heilung von Unterschenkelgeschwüren mit PULS. und ARN.. – Ref. bemerkte dabei, das alte Geschwüre dieser Art zu ihrer Heilung meistens langwirkender (antipsorischer) Mittel bedürften, worunter eins zu wenig beachtet würde, nämlich KALI-C., welches dann, auch in anderen chronischen Leiden, von entschiedener Heilkraft sei, wenn der Patient mit g r o s s e n u n d s c h m e r z h a f t e n A f t e r a d e r k n o t e n behaftet wäre, die sich auffallend durch R e i t e n vorübergehend b e s s e r t e n und dabei nicht schmerzten.[AHZ 59 (1859) 62]

Heiße, rothlaufartige Entzündung und Schmerzhaftigkeit der Füße.[VHA]
Podagra.[VHA]
Muskelzucken.[VHA]

Hygroma patellare

Dr. *Fischer* führte mit wenigen, aber bündigen Worten den hom. Lehrsatz aus, dass bei ä u s s e r e n U e b e l n die i n n e r l i c h angewendete A r z n e i hinreiche und die gleichzeitige äussere Anwendung derselben unnütz sei. Er erwähnte in dieser Beziehung beispielsweise eines Falles aus seiner Praxis, wo bei einem Hygroma patellare die äussere Anwendung der ARN. in der starken Tinctur ohne Erfolg geblieben, dagegen auf ARN. 3, innerlich genommen, baldige Besserung und Heilung erfolgt sei. Die DDr. *Gauwerky*, *Lutze* und Ref. bestätigten dies vollkommen, und Letzterer fügte noch hinzu, dass, seinen ungemein zahlreichen Erfahrungen zufolge, bei V e r b r e n n u n g e n der innerlich (in Hochpotenz) gereichte ARS. weit schneller, wie durch Zauber, die Schmerzen lindere, als äussere Behandlung mit demselben Mittel.[AHZ 57 (1858) 56]

Zuckfuß

Heilungsbericht von Pferden: Der Zuckfuß bei den Pferden weicht gewöhnlich der SIL., in einem Falle war die Behülfe des MERC. noch nöthig, die Spannungen der Haut leitete auf die Wahl dieses Mittels. In einem andern Falle vollendete RHUS-T. die Heilung. Sehr merkwürdig blieb mir der Fall des Zuckfußes, welcher auf einen Schlag entstanden und allbereits chronisch geworden war. Die innere und äußere Anwendung der ARN. entfernte das Übel binnen 12 Tagen ohne Beihülfe eines andern Mittels.[S.,R.; THU 5, 40]

Heilungsbericht – Auf die früheste Ursache einer Krankheit ist bei deren Heilung Rücksicht zu nehmen.

Herr *G.* in W. brach in seinem 56sten Jahre beide Röhren des linken Fußes eine Hand breit unter den Knie, ward aber seiner Relation zu folge so glücklich geheilt, daß er ohne Beschwerde weite Fußreisen zu machen im Stande war, nur bei ändernder Witterung fühlte er zuweilen Ziehschmerz in den Röhren und in der Wade. Gegenwärtig in seinem 71sten Lebensjahre macht er bei gleitigem Wege die kleine Fußreise von 1 1/2 Stunde, strengt sich aber allerdings, trotz dem daß er noch sehr rüstig ist, ziemlich an, und siehe, am Abend bekommt er namentlich in der Wade des Fußes, den er früher gebrochen hatte, heftige Stiche, bringt die Nacht unter bezeichneten Schmerzen schlaflos zu, am Morgen ist die Wade geschwollen, entzündet, und Patient ist nicht im Stande, auf den Fuß zu treten. In diesem Zustande ward homöopathische Hilfe gesucht. Patient erhielt eine Ga-

Verifikationen und klinische Symptome

be ARN. und Nachmittags trat er seine Rückreise wieder zu Fuß an. Die ihm für den Fall der durch abermalige Fußanstrengung rückkehrende Beschwerde mitgegebene zweite Gabe ARN. nahm Herr *G.* bei seiner Rückkunft zwar etwas voreilig, denn es war keine Beschwerde eingetreten, aber es trat auch keine weitere Beschwerde ein, Herr *G.* schlief wohl, erwachte gesund und hat seitdem nicht wieder über den Fuß geklagt.[S.,R.; VOL 3, 69-70]

Drüsen

Konkordanz Drüsen: Acon., Ars., Asaf., Bar-c., *Bell.*, *Bry.*, Calc., *Carb-an.*, Carb-v., Caust., *Chin.*, Clem., *Con.*, Dulc., Graph., Hep., Jod., Kali-c., *Lyc.*, *Merc.*, Nat-c., Nux-v., *Phos.*, Plat., *Puls.*, *Rhus-t.*, Sep., Sil., Spig., Spong., *Sulph.*, Thuj. [PB]

Knochen

Ziehen in der Knochenhaut vor dem Fieber.[VHA]

Konkordanz Knochen: Arg., Chin., Cycl. [PB]

Haut

BLUTUNTERLAUFUNGEN.[VHA]

Viele kleine BLUTSCHWÄRE.[VHA]

Heiße, harte, glänzende Geschwulst, (auch von Insekten-Stichen).[VHA]

Wundwerden (Aufliegen) der Kranken.[VHA]

Wunden.[VHA]

Heilungsbericht: So war der Zustand, [...] nachdem er sich mit einem Beile die linke Hand schwer verletzt hatte. Letzteres war durch ein Paar Gaben ARN. [Die Dosis ist zwar nicht angezeichnet, aber ich kann doch versichern, daß sie nicht größer als einige wenige, mit der 24. Dilution befeuchtete Streukügelchen, ohne alle äußere Anwendung war, weil ich seit einigen Jahren auch dieses Mittel nicht anders reiche und durch zahlreiche vergleichende Versuche die feste Ueberzeugung gewonnen habe, daß man durch massivere Gaben mindestens nicht schneller das Ziel erreicht. Selbst TARAX., EUPHR., VERB. und SAMB., welche Hr. M. R. *Trinks* (AHZ 15 (1839) 270) in den höchsten Verdünnungen als „ganz wirkungslos" bezeichnet, wende ich nur allein so an, aber nur da, wo sie genau passen, und sehe dann nicht nur jederzeit genügenden Erfolg, sondern oft sehr starke Ein- (Erst-?) Wirkung. So steigerten einmal TARAX. 30°° Schmerzen in den Beinen etwa 1/2 Stunde lang bis zum Unerträglichen, und bloßes Riechen in ein Gläschen mit Streukügelchen, welche vor einem Jahre mit VERB. 30 befeuchtet waren, plötzlich bis zur Ohnmacht einen zwei Jahre alten Gesichtsschmerz bei einem Offiziere der Königlichen Garde zu Berlin, worauf in beiden Fällen die vollkommenste und dauerhafteste Heilung, ohne Anwendung irgend eines anderen Mittels oder einer stärkeren Dosis erfolgte]. – in einem Paar Tagen beseitigt.[ACS 17 (1839) 3,32-33]

Konkordanz Haut und Aeusseres: Acon., Ars., Asaf., Bell., Bry., Calc., Caust., Chin., Con., Graph., *Hep.*, Hyos., Kali-c., *Lach.*, Led., *Lyc.*, *Merc.*, Nit-ac., Nux-v., Petr., *Phos.*, Ph-ac., *Puls.*, *Rhus-t.*, Sec., *Sep.*, Sil., Staph., Stront., *Sulph.*, Sulph-ac. [PB]

Schlaf

Tages-Schläfrigkeit, ohne schlafen zu können.[VHA]

Schlummer mit Phantasiren.[VHA], [HA 45]

Beständige körperliche Unruhe und Umherwerfen.[KEU 6]

Aengstliche Träume.[VHA]

Konkordanz Schlaf und Träume: Ars., Bell., Bry., Calc., Chin., Graph., Ign., Kali-c., Lyc., Mag-c., Merc., *Nux-v.*, *Phos.*, *Puls.*, Rhus-t., Sep., Sil., Sulph., Sulph-ac., Thuj. [PB]

Fieber

Abwechselnd schnelles und langsames Klopfen des Pulses und Herzens.[KEU 6]

Abendlicher Frost, wie mit kaltem WASSER übergossen.[VHA]

Frost Abends und von Entblößung, wie mit kaltem WASSER übergossen.[HA 45]

Frost beim mindesten Lüften der Bettdecke.[VHA]

Frost bei brennender Röthe einer oder beider Backen.[KEU 6]

*Abendliche Hitze mit Rücken- und Glieder-Schmerzen.[VHA]

Verifikationen und klinische Symptome

Wechselfieber mit vielem Durste, selbst schon vor dem Fieber.[VHA]
Innere Hitze bei äusserer Kälte.[KEU 6]
Hitze des Oberkörpers bei Kälte der untern Theile.[HA 9]
BLUTWALLUNG und Wärme der oberen, bei Kälte der unteren Körpertheile.[KEU 6]

Fieberstadien

1. Puls sehr veränderlich, meistens hart, voll und beschleunigt. – Puls zuweilen sehr schwach und langsam. – Abends starkes Pulsiren durch den ganzen Körper.[WF 6]
2. Innerlicher Frost bei äusserer Wärme. – Frost mit vielem Durste, der auch schon vor demselben eintritt, am meisten Abends, als würde er mit kaltem Wasser übergossen. – Frost und Kälte des unteren Körpers, bei Hitze des Oberen und besonders des Kopfes. – Allgemeiner Frost, mit Hitze und Röthe einer Backe. – Frost nach jedem Schlafe. – Frost vom mindesten Lüften der Decke. – Frost mit Hitze wechselnd. – Kältegefühl auf der Seite, worauf er liegt.[WF 6]
3. Trockne Hitze, die entweder allgemein ist, oder bloss das Gesicht oder den Rücken überläuft. – Brennen in einer, äusserlich kalt anzufühlenden Körperstelle. – Hitze oder Kälte bald hier, bald da. – Abendliche Hitze mit Gliederschmerzen.[WF 6]
4. Schweiss meistens sauer – oder übelriechend; zuweilen auch Kalter.[WF 6]

Konkordanz Fieber: Acon., Bell., Bry., Calc., Carb-v., Chel., Chin., Ferr., Graph., Hep., Hyos., Ip., Kali-c., Merc., Nit-ac., *Nux-v.*, Phos., Puls., Rhus-t., Sep., Sil., *Sulph.*, Thuj., Verat. [PB]

Gemeinsames

Krankheiten der Muskeln: ARN. ist das Haupttheilmittel.[LWB 183]
Quetschungen und Wunden: Arn. X° R.[SRA]
Die schnelle Beschwichtigung der Brandschmerzen durch ARS. 200., und der
Bei einfachen Quetschungen gebe man ARN.. Bei Erschütterung infolge von Trauma (Stoß, Fall, Schlag, Verletzung) kann man RHUS-T. mit Nutzen anwenden: RHUS-T. Wenn der Kranke von der Erschütterung, die auf Trauma folgt, zittert, ist RHUS-T. stark indiziert.[Br., Lippe] Quetschungsschmerzen durch ARN. 200. grenzt in der That ans Wunderbare, und ist durch Anwendung niederer Dynamisationen niemals in so kurzer Zeit und so vollständig zu erreichen.[AHZ 59 (1859) 172]
Zerschlagenheitsschmerz in verschiedenen Körperteilen.[Br., Lippe]
Die Schmerzen sind von solcher Heftigkeit, daß sie den Patienten beinahe verrückt machen; er kratzt an der Wand oder am Bett und tut die albernsten Dinge, scheinbar um sich Erleichterung zu verschaffen.[Br., Lippe]
Die Schmerzen wechseln schnell von einem Körperteil zum andern; Gefühl von Verdruß und Ermüdung, entweder als Folge körperlicher Anstrengung oder ohne jede Ursache.[Br., Lippe]

Verletzungen

Gehirn-Erschütterungen.[VHA]
*Ohnmacht mit Bewußtlosigkeit von Stoß oder Quetschung.[VHA]
Ohnmachtartige Bewußtlosigkeit und körperliche Verletzungen.[HA 25]
Ohnmacht nach körperlichen Verletzungen.[HA 27]
Drehender Schwindel mit Uebelkeit beim Bewegen und Aufrichten, im Liegen besser, (nach körperlichen Verletzungen).[HA 28]
Heiße Geschwulst der Hoden (nach Quetschung).[VHA]
Entzündung der Mutterscheide und des Uterus nach (schwerer) Geburt.[VHA]

Heilungsberichte: *M. Kath. R.*, eine Tagelöhnersfrau von 32 Jahren, hatte vor 5 Tagen das Unglück gehabt, in einer Stampfmühle (zur Zubereitung des Hanfs), sich die ganze rechte Hand dermaßen zu zerquetschen, daß Knochenbrüche zu befürchten waren. Durch BLEI-WASSER und Kräuterumschläge waren die Schmerzen, anstatt gelinder zu werden, bis zum Unerträglichen erhöht, und die beiden letzten Tage auch heftiges Brennen in der ganzen Hand entstanden. Seit 6 Jahren leidet sie an einem Mutterbruche. Uebrigens war, da die Leidende 10 Stunden Wegs von hier wohnte und selbst nicht herüber kommen konnte, nichts Erhebliches zu erfahren. – Am 4. Apr. 1852 erhielt sie 1, 3. ARN. 200°°, 2. ARS. 200°, 4. §., um davon alle 24 Stunden ein Pulver zu nehmen, aber äußerlich nichts anzuwenden, als auf den eiternden Stellen ein TALG-Läppchen. – 8. April. Die Schmerzen waren bald viel erträglicher geworden, die ganze Hand aber stark geröthet, eiternd und brennend. Nun: 1, 3. HEP. 200°°, 2. MERC. 200°°. 4. §., wieder alle 24 Stunden ein Pulver zu nehmen. – 15. April. Darauf heftiges Spannen und Reißen in der zerquetschten

Verifikationen und klinische Symptome

Verifikationen und klinische Symptome

Hand und wie Taubheitsgefühl davon, am Schlimmsten Nachts beim Liegen im Bette und Hängenlassen des Armes. Einige Fingerknochen sollen stark beschädigt sein. Verordnung: 1. SIL. 200°°. 2 – 4. §. alle Abende ein Pulver. – 26. April. Besserung, aber noch Zucken und Brennen in der Hand. In der Hand steht eine hart gespannte Sehne hervor. 1. CALC. 200°°. 2 – 4. §. alle 3 Abende ein Pulver. – 24. Mai. Nach dem vorigen Pulver sind ein Paar Splitter vom Fingerknochen ausgeschworen, welches erneut Schmerzen germacht, nun aber zuletzt wieder viel besser und in den letzten Geschwüren noch etwas Wildfleisch. 1. SULPH. 200°°. 2 – 4. §. alle 3 Abende. Darauf vollständige Heilung, nur daß der Mittelfinger, wovon die Knochen ausgeschworen, steif geblieben ist.[Vol. 82, S.71; AHZ 48 (1854) 54]

D. W., ein Landmann von 42 Jahren, hatte vor 4 Tagen ein ähnliches Unglück gehabt, wie die unter 12. erwähnte Frau [*M. Kath. R.*], indem die Stampfe die vordere Hälfte des rechten Zeigefingers g e q u e t s c h t hatte. Man hatte bisher beständig Umschläge von kaltem WASSER gemacht, aber die Schmerzen hatten seit 2 Tagen unaufhörlich zugenommen, und da nun die beschädigte Hälfte des Fingers ganz schwarz geworden war, mit Stechen darin (nicht Brennen), so befürchtete man den kalten Brand und eilte zu mir. – Am 10. Apr. 1852 gab ich: 1, 3. ARN. 200°°., 2. CON. 200°. 4. §. Alle 24 Stunden ein Pulver zu nehmen und äußerlich nichts, als einen trockenen Verband anzuwenden. – 14. April. Bedeutende Besserung. Der Finger hat seine natürliche Farbe wieder und ist ziemlich schmerzlos; nur zuweilen noch Stiche in der Spitze desselben. – 1. SULPH. 200°., 2. ARN. 200°°., 3. SIL. 200°°, 4. §., alle 2 Abende ein Pulver. Aeußerlich nichts. – 21. April. Die Heilung gut fortgeschritten und die Stiche verschwunden. 1. SULPH. 200°°., 2. und 4. §. 3. SIL. 200°°. alle 2 Abende ein Pulver. Aeußerlich nichts. – 21. April. die Heilung gut fortgeschritten und die Stiche verschwunden. 1. SULPH. 200°°, 2. und 4. §. 3. SIL. 200°° alle 2 Abende ein Pulver. Darauf vollständige Heilung und ein neuer Nagel schon wieder am Heranwachsen, so daß weiter nichts nöthig war.[Vol. 82, S.79; AHZ 48 (1854) 54]

H. H . C., ein Landmann von 40 Jahren hatte vor 14 Tagen von einem Pferde einen heftigen S c h l a g gleich unter dem Knie bekommen, welche Stelle fortwährend und besonders bei Bewegung so schmerzhaft war, daß er kaum an einem Stocke geben konnte. – Es waren BLUTIGEL und Salben verschiedener Art, aber ohne Erfolg angewendet. – Am 24. Apr. 1852 erhielt er von mir: 1, 3. ARN. 200°°, 2. SULPH-AC. 200°°, 4. §., um davon alle 2 Abende ein Pulver zu nehmen, aber nichts Aeußerliches anzuwenden. Nach 8 Tagen waren alle Schmerzen verschwunden.[Vol. 82, S.114; AHZ 48 (1854) 61]

Gustaf v. B., ein Knabe von 9 Jahren, hier in Münster wohnend war vor 8 Tagen vom Esel g e f a l l e n und zwar auf den Hinterkopf. Seitdem, und nach allöopathischen Mitteln zunehmendes Unwohlsein: große Eingenommenheit des Kopfs, dick gelb belegte Zunge, Uebelkeit, Wundheit beider Mundwinkel, übelriechender Athem; die letzten Tage auch noch gegen Abend vermehrtes Fieber mit Speichelfluß. – Gebraucht war: zuerst ein gewöhnliches Brechmittel von TART. STIB. und IPEC.; dann TART. NATRON., KALI CARB., ACET. VINI, AQUA FOENICULI, EL. AUR. compos., AQUA OXYMURIAT. – Am 24. Juni 1852 erhielt er von mir: 1, 3. ACON. 200°°, 2. ARN. 200°°, alle 2 Abende ein Pulver zu nehmen. Gegen die oben bemerkten Beschwerden waren diese 3 Pulver ausreichend und erst gegen Ende des nächsten Monats Juli bekam er einigen groben (psorischen) Ausschlag auf den Vorderarmen, welcher sich nach einer einzigen Gabe SULPH. 200° sehr bald verlor.[Vol. 82, S.253; AHZ 48 (1854) 61]

Jos. M. zu R. im Osnabrückischen, ein junger Landmann von 29 Jahren, hatte sich vor länger als einem halben Jahre ins rechte Knie g e h a u e n , die schwere Verletzung allöopathisch behandeln lassen und nun in Folge dessen eine Geschwulst und Steifheit des Knies bekommen. Die Geschwulst erstreckt sich bis über und unter das Knie und war ganz hart anzufühlen. Beim Gehen stach es unter der Kniescheibe, sonst war der Schmerz erträglich. Uebrigens gesund. – Welche Salben, Pflaster und Einreibungen alle gebraucht waren, konnte ich nicht erfahren. – Am 14. Aug. 1852 gab ich ihm: 1 und 3. ARN. 200°°, 2. SULPH. 200°, 4. §., um davon, der Reihe nach, jedes Pulver in 6 Theelöffel voll WASSER aufzulösen, davon 3 Abende, jeden folgenden einen Theelöffel mehr, einzunehmen und 2 Abende darauf zu pausiren; äußerlich aber durchaus nichts anzuwenden. Am 23. Sept. 1852, wo er wegen etwas andern Kranken wieder hier war, fand sich alles geheilt und die Geschwulst und Steifheit vollkommen verschwunden.[Vol. 83, S.97; AHZ 48 (1854) 62]

Bern. D. B. zu O., ein Landmann von 35 Jahren, hatte sich vor einem Paar Wochen mit dem Stiele eines Gartenwerkzeuges die Hand g e q u e t s c h t , darauf von einem alten Weibe gequacksalbert und endlich, nachdem die Schmerzen sich bis zum Unerträglichen gesteigert hatten, die Hand aufschneiden und bepflastern lassen, wobei das Uebel immer größer und schmerzhafter geworden war. – Die angewendeten Mittel waren nicht zu erfahren. – Am 28. Aug. 1852: 1 und 2. ARN. 200°°, 3. SIL. 200°°, 4. §., alle 24 Stunden ein Pulver, und äußerlich nichts. – 31. Aug. Die Hand ist nun schmerzlos und entleert gutartigen Eiter. – 1. SULPH. 200°, 2, 4. §., 3. SIL. 200°°, alle 2 Abende ein Pulver. Mehr war nicht nöthig, und gegen Mitte September war die Hand völlig geheilt.[Vol. 83, S.122; AHZ 48 (1854) 62]

Bern. D. hier, ein Knabe von 10 Jahren, war gestern beim Laufen mit dem Kopfe auf die Pflastersteine gefallen. Darauf gleich anhaltendes Brechwürgen und heftige Schmerzen in der rechten Kopfseite, worauf er gefallen. Diese dauern heute noch fort und ist er dabei sehr taumelig, wie betrunken, und müde in allen Gliedern und wie zerschlagen. – Am 5. Dez. 1852: 1, 3. ARN. 200°°, 2. BELL. 200°°, 4. §., alle 12 Stunden ein Pulver. Nach 24 Stunden war er schon wieder wohl.[Vol. 84, S.60; AHZ 48 (1854) 62]

Zerschlagenheitsschmerz des ganzen Körpes mit Kriebeln.[VHA]
Beständige körperliche Unruhe und Umherwerfen.[KEU 6]
Steifigkeit der Glieder nach übertriebener Anstrengung.[VHA]
Ueberempfindlichkeit des ganzen Körpers.[VHA]
Hitze des Oberkörpers bei Kälte der untern Theile.[HA 9]
Laufende, von einem Theile auf den Andern überspringende Gelenkschmerzen.[VHA]
Muskelzucken.[VHA]
BLUTWALLUNG und Brennen in den oberen Körpertheilen, bei Kühle der Unteren.[VHA]
Schlagflüsse und Exsudationen. [VHA]
BLUTUNTERLAUFUNGEN und BLUTUNGEN innerer und äußerer Theile.[VHA]
Entzündungen der Augen mit BLUTUNTERLAUFUNGEN nach Verletzungen.[VHA]
Gehirn-Erschütterungen.[VHA]
Kopfweh über einem Auge nach Verheben, mit Erbrechen grünen WASSERS.[VHA]
Leibschmerzen nach Verheben, (auch bei Schwangeren).[VHA]
Entzündung der Mutterscheide und des Uterus nach (schwerer) Geburt.[VHA]
Heiße Geschwulst der Hoden (nach Quetschung).[VHA]
Verrenken oder Verheben: – in einigen Fällen: Arn. X° R.; – am gewissesten: Rhus-t. X° R.[SRA]
Beschwerden (auch Entzündungen) nach Stoß, Fall oder Quetschung.[VHA]

Die Hauptmittel bei äußeren Verletzungen scheinen sich, außer mehren anderen, jedem derselben eigenthümlichen Anzeigen, auch noch besonders darin zu unterscheiden, daß

1. ARNICA mehr den Quetschungen der weichen Theile, mit gewaltsamer Zerreissung und BLUTUNG derselben,
2. CONIUM MACULATUM mehr den Drüsen,
3. RHUS den Gelenken und deren Bändern,
4. RUTA den Knochen und der Knochenhaut,
5. STAPHYSAGRIA den Wunden weicher Theile von schneidenden Instrumenten, ohne eigentliche Zerquetschung, und
6. SULPHURICUM ACIDUM den bloßen BLUT-Unterlaufungen und davon hauptsächlich abhängigen Schmerzen entspricht.[VHA]

*Ohnmacht mit Bewußtlosigkeit von Stoß oder Quetschung.[VHA]

Besserung der Beschwerden

Ruhe.[HA 45]
Im Liegen.[HA 28], [HA 55]
Im ruhigen Liegen.[HA 77]
Liegen auf der schmerzhaften Stelle.[HA 83]
In der Ruhe, und horizontalen Lage.[HA 70], [HA 123]
Wärme.[HA 123]
Reiben und warm Einhüllen gebessert.[HA 129]

Verschlimmerung der Beschwerden

Die Beschwerden erhöhen sich Abends und Nachts, so wie durch Berührung, Bewegung und selbst von Geräusch.[VHA]
Abends bis Mitternacht.[KEU 6]
Abends und Nachts.[HA 123], [HA 129]
Abends.[HA 77]
Um Mitternacht.[HA 55]
Jede Geistes- oder Körper-Anstrengung.[KEU 6]
Weinen und Schreien der Kinder.[KEU 6]

Verifikationen und klinische Symptome

Aufrichten.[HA 28]
Berührung.[HA 123], [HA 129], [KEU 6]
Bewegen (Bewegung).[HA 28],[HA 45], [HA 47], [HA 55], [HA 70], [HA 77], [HA 123], [HA 129], [KEU 6]
Bewegung des Kopfs.[HA 83]
Aufheben der Augen.[HA 83]
Erschütterung.[HA 45]
Kopfanstrengung.[HA 45], [HA 55]
Geistesanstrengung.[HA 47]
Geräusch.[KEU 6]
Bücken.[KEU 6]
Tiefathmen.[KEU 6]
Kaltwerden.[HA 70], [KEU 6]
Missbrauch von geistigen Getränken und von CHINA.[KEU 6]
KOHLENDAMPF.[KEU 6]
Nach dem Essen.[HA 47]
Trinken.[KEU 6]
Gähnen.[KEU 6]
Sprechen.[KEU 6]
Schneutzen.[KEU 6]
Husten.[HA 83]
Beim warmen Ofen.[HA 47]
Warme Stuben.[KEU 6]

Konkordanzen

Verschlimmerung nach der Zeit: Ant-c., Ant-t., Ars., Carb-v., Chin., Colch., Lyc., Mag-c., Nit-ac., Phos., *Puls.*, Ran-s., Sep. [PB]

Verschlimmerung nach Lage und Umständen: Acon., Ambr., Ars., *Bell.*, *Bry.*, *Calc.*, Cann-s., Caps., Carb-v., Caust., Cham., *Chin.*, Cocc., Colch., *Con.*, Ferr., Graph., *Hep.*, Ign., Ip., Kali-c., Lach., Led., Lyc., Merc., Nat-c., *Nat-m.*, *Nux-v.*, Phos., Ph-ac., *Puls.*, *Rhus-t.*, Ruta, Sep., *Sil.*, Spig., Staph., *Sulph.*, Sulph-ac., Verat. [PB]

Beschwerden der Thiere

Pferde

Der Zuckfuß bei den Pferden weicht gewöhnlich der SIL., in einem Falle war die Behülfe des MERC. noch nöthig, die Spannungen der Haut leitete auf die Wahl dieses Mittels. In einem andern Falle vollendete RHUS-T. die Heilung. Sehr merkwürdig blieb mir der Fall des Zuckfußes, welcher auf einen Schlag entstanden und allbereits chronisch geworden war. Die innere und äußere Anwendung der ARN. entfernte das Übel binnen 12 Tagen ohne Beihülfe eines andern Mittels.[S.,R.; THU 5, 40]

Rinder

[Am 19. Mai 1863] *Cildeg's* Kuh, Harnverhaltung nach schwerem Kalben: Arn. – 21. Mai. Nun Durchfall und Geschwulst unter dem Bauche: Sulph. [je C 200°°] – Geheilt.[KMS 782]

Arzneiverwandtschaften von Arnica montana

Acon., Ars., Bell., Bry., Calc., Cann-s., Caps., Cham., Chin., Cic., Cina, Coloc., Cycl., Euphr., Hep., Hyos., Ign., Ip., (Kali-n.), (Lach.), Merc., Nat-c., Nat-m., (Nit-ac.), Nux-v., Op., Puls., Rhus-t., Ruta, Sabin., Samb., Sec., Seneg., Staph., Sulph-ac., Verat., Zinc. [VHA]

Acon., Ars., Asaf., Bar-c., *Bell.*, *Bry.*, *Calc.*, Carb-an., Carb-v., Caust., Cham., *Chin.*, Cocc., Colch., Con., Ferr., Graph., Hep., Hyos., Ign., Kali-c., Lach., Led., *Lyc.*, Mag-c., Merc., Nat-c., Nat-m., Nit-ac., *Nux-v.*, *Phos.*, Ph-ac., Plat., *Puls.*, *Rhus-t.*,Ruta, *Sep.*, *Sil.*, Spig., Stann., Staph., *Sulph.*, Sulph-ac., Thuj., Verat. [PB]

Acon., *Ars.*, Bry., Cann-s., Caps., *Chin.*, *Cic.*, *Ferr.*, *Ign.*, *Ip.*, Merc., Mill., *Puls.*, Rhus-t., Sabin., Samb., *Seneg.*, *Squil.*, *Verat.*, *Zinc.* [KV]

Antidote von Arnica montana: Am-c., Camph., Chin., Cic., Ferr., Ign., Ip., Seneg., Essig

ESSIG: Ein Mann von reitzbarem Körper, in seinen besten Jahren und von übrigens guter Gesundheit,

Verifikationen und klinische Symptome

A. M. D. von A., eine Bauerfrau von 46 Jahren, liegt seit 4 Wochen zu Bette an einem Hüftweh, welches vergeblich und mit Verschlimmerung allopathisch behandelt ist, und Abends und bei Bewegung am schmerzhaftesten ist. – Genauere Notizen und Zeichen waren von dem hierher geschickten Boten, da ich sie selbst nicht sehen konnten, nicht zu erfragen. – Ich verordnete 2 Gaben BRY. 30°°° und eine Zwischengabe COLOC. 30°°, alle 3 Tage eine Gabe zu nehmen, aber ohne allen Erfolg. Am 25. April [1841], wo ich letzteres erfuhr, ließ die Kranke mir sagen, daß äußere Kälte die Schmerzen am meisten verschlimmerte, worauf ich ihr zwei Gaben ARN. 30°° und 2 Gaben RHUS-T. 30°° überschickte, um alle 3 Tage davon eins im Wechsel zu nehmen. Diesmal war der Erfolg besser, und mit dem letzten Pulverchen war sie von ihren Schmerzen befreit.[ACS 19 (1842) 45-46]

nahm zur Zeit der herrschenden Influenza im April dieses Jahres gegen eine mehrtägigen, vermuthlich von dieser Epidemie herrührenden Kopfschmerz s e c h s Gran ARNIKAWURZEL ein, eine für ihn unbedeutend scheinende Gabe, da er in Herbstfiebern schon täglich 15 bis 17 Gran, auch wohl zweymal des Tags, mit der größten Erleichterung genommen hatte. Es dauerte etwa acht Minuten, als ihn ein fürchterliches Herzklopfen befiel, was endlich so heftig ward, daß er mit Mühe einige Worte hervorbringen konnte. Sein Blick war starr und angstvoll. Eine allgemeine Kälte überzog seinen Körper, und der Schwindel benahm ihm fast Hören und Sehen. Freye LUFT schien ihn zu erleichtern, aber ohne Erflog. Er versuchte, sich zum Erbrechen zu reizen; aber der Brechreitz vermehrte seine Betäubung, seine Angst und seinen Schwindel. Das Kinn hing schlaff herunter. – Kaum konnte er noch (es waren nun dreyviertel Stunden verflossen) sein Verlangen nach ESSIG zu erkennen geben. Man brachte ihm starken WEINESSIG, und er fühlte sich erquickt. Er trank etliche Unzen auf einmal, merkte aber bald, daß es ihn am meisten erleichtere, wenn er kleine Schlücke davon, aber alle Sekunden, zu sich nahm. In einer guten halben Stunde nach dem Anfange des ESSIG-Gebrauchs war er ohne ferner Spuren jener Zufälle hergestellt. – Hat man irgend ein Heilmittel genau nach der gegenwärtigen Körperbeschaffenheit abzuwiegen, so ist es jenes ungeheure Reitzmittel, die FALLKRAUTWOLFERLEYWURZEL, welche bey leukophlegmatischen Kachexien zehnjährigen Kindern, vorzüglich in Herbstkrankheiten und bey schlaffem Pulse, zu zwölf Gran auf die Gabe ohne die mindesten übeln Symptome gereicht werden kann, und dagegen bey gewissen Körperzuständen, wo allgemeiner, hoher Reitz schon gegenwärtig ist, in einer Gabe von acht Gran den robustesten Mann binnen einigen Stunden tödet, wie mir Beyspiele bekannt geworden sind. – Die pathognomonische Unterscheidung der Fälle, und, wenn es versehen worden, der ESSIG wird künftig solchem Unglücke vorbeugen. [Hahnemann, HUF 5, 9-11]

KAMPHER ist das Gegenmittel großer, in unhomöopathischen Falle angewendeteten Gaben, WEIN aber verschlimmert ihre nachtheilige Wirkung. [RA 1, 472]

Camph., Ip. [SRN]

Am-c., C a m p h . , Chin., Cic., Ferr., Ign., I p . , Seneg. [PB]

Arnica montana ist Antidot von: Am-c., Chin., Cic., Ign., Ip., Seneg.

Wo sie in einem allzu reizbaren Körper, vielleicht auch in allzu großer Gabe gereicht, eine Ueberempfindlichkeit, oder einen ängstlichen, erhöheten Zustand der Empfindung, eine Uebereiltheit u. s. w. zuwege bringt, da dient KAFFEE als homöopathisches Gegenmittel; – wo sie aber unpassend gewählt war, so daß ihre Symptome denen der Krankheit nicht in naher Aehnlichkeit entsprechen, da können die entstehenden Beschwerden, je nachdem sie waren, durch PULSATILLE oder CHAMILLE, in seltnern Fällen von KOCKELSAMEN, WOHLVERLEIH, KAMPFER oder ESSIG antidotisch getilgt werden.[RA 2, 140-141]

[Denn] solche CHINA-Siechthume trifft man häufig in so hohem Grade an, dass man nicht selten nur mit Mühe den Kranken davon befreien und ihn vom Tode erretten kann. Da dient zuweilen I P E K A K U - A N H A in einigen kleinen Gaben, öfterer W O H L V E R L E I H , und in einigen wenigen Fällen B E L - L A D O N N A , je nach dem aus den Symptomen hervorgehenden CHINA-Übel.[RA 3, 122]

Missbrauch von geistigen Getränken und von CHINA. KOHLENDAMPF.[KEU 6]

Folgemittel von Arnica montana: Puls., Sabin., Sil., Sulph.

[Am 19. Mai 1863] *Cildeg's* K u h , H a r n v e r h a l t u n g nach schwerem Kalben: Arn. – 21. Mai. Nun D u r c h f a l l und G e s c h w u l s t unter dem Bauche: Sulph. [je C 200°°] – Geheilt.[KMS 782]

Herr *N.*, ein höherer evangelischer Geisticher, war schon mehre Male von einer Art P o d a g r a befallen worden. Gegen das Ende des Febr. 1836 war er schnell geheilt durch eine Gabe ARN. 24°° und eine Gabe SABIN. 18°°.[ACS 17 (1839) 3,35-36]

Am 28. Aug. 1852: 1 und 2. ARN. 200°°, 3. SIL. 200°°, 4. §., alle 24 Stunden ein Pulver, und äußerlich nichts. – 31. Aug. Die Hand ist nun schmerzlos und entleert gutartigen Eiter. – 1. SULPH. 200°, 2, 4. §., 3. SIL. 200°°, alle 2 Abende ein Pulver. Mehr war nicht nöthig, und gegen Mitte Sept. war die Hand völlig geheilt.[Vol. 83, S.122; AHZ 48 (1854) 62]

[E]r blieb wieder wohl bis zum Febr. 1837, wo ohne aufzufindende Ursache plötzlich wieder das B e t t - p i s s e n eintrat, und die N a s e a n s c h w o l l . Am 12. Febr.1837 erhielt er von mir eine Gabe ARN. 30°°, wonach die Geschwulst der Nase bis zum 19. Febr. gänzlich verschwunden war. Eine an diesem Tage gereichte Gabe PULS. 30°°° hob nun gleich das Bettpissen, und seit der Zeit befindet er sich so wohl, daß er sich dem Militairstande gewidmet hat und als Fähnrich bereits eingetreten ist.[ACS 18 (1840) 2, 33-34]

Arnica montana ist Wechselmittel mit: Puls., Rhus-t.

Am 25. April [1841], wo ich letzteres erfuhr, ließ die Kranke mir sagen, daß äußere Kälte die Schmerzen am meisten verschlimmerte, worauf ich ihr zwei Gaben ARN. 30°° und 2 Gaben RHUS-T. 30°° über-

Verifikationen und klinische Symptome

schickte, um alle 3 Tage davon eins im Wechsel zu nehmen. Diesmal war der Erfolg besser, und mit dem letzten Pulverchen war sie von ihren Schmerzen befreit.[ACS 19 (1842) 46]

Er erhielt nun vier Pulver, Nro. 1 und 3 ARN. 30°°° und Nro. 2 und 4 PULS. 30°°°, wieder alle fünf Tage eins zu nehmen, und seitdem ist er von allen seinen Beschwerden befreit.[ACS 19 (1841) 3, 56]

Arnica montana ist Zwischenmittel von: Acon.

Am 24. Juni 1852 erhielt er von mir: 1, 3. ACON. 200°°, 2. ARN. 200°°, alle 2 Abende ein Pulver zu nehmen.[Vol. 82, S.253; AHZ 48 (1854) 61]

Zwischenmittel von Arnica montana: Ars., Bell., Con., Nux-v., Sulph., Sulph-ac.

Am 17. Febr. 1852 erhielt der Knabe 1. und 3. ARN. 200°°, 2. NUX-V. 200°. 4. §., alle Abende ein Pulver zu nehmen. Nach dem dritten Pulver war der Fleck verschwunden.[Vol. 81, S.228; AHZ 48 (1854) 53]

Am 4. Apr. 1852 erhielt sie 1, 3. ARN. 200°°, 2. ARS. 200°, 4. §., um davon alle 24 Stunden ein Pulver zu nehmen, aber äußerlich nichts anzuwenden, als auf den eiternden Stellen ein TALG-Läppchen.[Vol. 82, S.71; AHZ 48 (1854) 54]

Am 10. Apr. 1852 gab ich: 1, 3. ARN. 200°°., 2. CON. 200°. 4. §. Alle 24 Stunden ein Pulver zu nehmen und äußerlich nichts, als einen trockenen Verband anzuwenden.[Vol. 82, S.79; AHZ 48 (1854) 54]

Am 24. Apr. 1852 erhielt er von mir: 1, 3. ARN. 200°°, 2. SULPH-AC. 200°°, 4. §., um davon alle 2 Abende ein Pulver zu nehmen, aber nichts Aeußerliches anzuwenden.[Vol. 82, S.114; AHZ 48 (1854) 61]

Am 14. Aug. 1852 gab ich ihm: 1 und 3. ARN. 200°°, 2. SULPH. 200°, 4. §., um davon, der Reihe nach, jedes Pulver in 6 Theelöffel voll WASSER aufzulösen, davon 3 Abende, jeden folgenden einen Theelöffel mehr, einzunehmen und 2 Abende darauf zu pausiren; äußerlich aber durchaus nichts anzuwenden.[Vol. 83, S.97; AHZ 48 (1854) 62]

Am 5. Dez. 1852: 1, 3. ARN. 200°°, 2. BELL. 200°°, 4. §., alle 12 Stunden ein Pulver. Nach 24 Stunden war er schon wieder wohl.[Vol. 84, S.60; AHZ 48 (1854) 62]

Schädliche Substanzen und Arzneimittel (Nocentia) bei der Behandlung mit Arnica montana: Vinum

KAMPHER ist das Gegenmittel großer, in unhomöopathischen Falle angewendeteten Gaben, WEIN aber verschlimmert ihre nachtheilige Wirkung. [RA 1, 472]

Vinum [PB]

Konkordanzen der homöopathischen Arzneien

I. Gemüth und Geist: Acon., Bar-c., Bell., Bry., Cham., Lyc., Nat-m., Nux-v., Puls., Rhus-t., Sep., Stram., Sulph., Verat. [PB]

II. Körpertheile und Organe: Acon., Alum., Ars., Bar-c., *Bell.*, Bry., Calc., Canth., Carb-v., Caust., Cham., *Chin.*, Cocc., Colch., Con., Graph., Hep., Hyos., Ign., Kali-c., Lyc., *Merc.*, Nat-m., Nit-ac., *Nux-v.*, Phos., *Puls.*, Rhus-t., Ruta, Sabad., *Sep.*, Sil., Spig., Stann., Staph., Stram., *Sulph.*, Thuj., Verat. [PB]

III. Empfindungen und Beschwerden

1. **Aeussere und innere Körpertheile im Allgemeinen:** Acon., Alum., Ars., Asaf., Asar., Bar-c., *Bell.*, *Bry.*, *Calc.*, Canth., Caust., *Chin.*, Cocc., Con., Croc., Ferr., Graph., Hep., Ign., Kali-c., Lyc., *Merc.*, Mez., Nat-c., Nat-m., Nit-ac., Nux-m., *Nux-v.*, *Phos.*, Ph-ac., Plat., *Puls.*, *Rhus-t.*, Ruta, *Sep.*, Sil., Spig., Stann., *Sulph.*, Thuj., Verat., Zinc. [PB]
2. **Drüsen:** Acon., Ars., Asaf., Bar-c., *Bell.*, *Bry.*, Calc., *Carb-an.*, Carb-v., Caust., *Chin.*, Clem., *Con.*, Dulc., Graph., Hep., Jod., Kali-c., *Lyc.*, *Merc.*, Nat-c., Nux-v., *Phos.*, Plat., *Puls.*, *Rhus-t.*, Sep., Sil., Spig., Spong., *Sulph.*, Thuj. [PB]
3. **Knochen:** Arg., Chin., Cycl. [PB]
4. **Haut und Aeusseres:** Acon., Ars., Asaf., Bell., Bry., Calc., Caust., Chin., Con., Graph., *Hep.*, Hyos., Kali-c., *Lach.*, Led., *Lyc.*, *Merc.*, Nit-ac., Nux-v., Petr., *Phos.*, Ph-ac., *Puls.*, *Rhus-t.*, Sec., *Sep.*, Sil., Staph., Stront., *Sulph.*, Sulph-ac. [PB]

Verifikationen und klinische Symptome

IV. Schlaf und Träume: Ars., Bell., Bry., Calc., Chin., Graph., Ign., Kali-c., Lyc., Mag-c., Merc., *Nux-v.*, *Phos.*, *Puls.*, Rhus-t., Sep., Sil., Sulph., Sulph-ac., Thuj. [PB]

V. Fieber: Acon., Bell., Bry., Calc., Carb-v., Chel., Chin., Ferr., Graph., Hep., Hyos., Ip., Kali-c., Merc., Nit-ac., *Nux-v.*, Phos., Puls., Rhus-t., Sep., Sil., *Sulph.*, Thuj., Verat. [PB]

VI. Änderung des Befindens

1. **Verschlimmerung nach der Zeit:** Ant-c., Ant-t., Ars., Carb-v., Chin., Colch., Lyc., Mag-c., Nit-ac., Phos., *Puls.*, Ran-s., Sep. [PB]
2. **Verschlimmerung nach Lage und Umständen:** Acon., Ambr., Ars., *Bell.*, *Bry.*, *Calc.*, Cann-s., Caps., Carb-v., Caust., Cham., *Chin.*, Cocc., Colch., *Con.*, Ferr., Graph., *Hep.*, Ign., Ip., Kali-c., Lach., Led., Lyc., Merc., Nat-c., *Nat-m.*, *Nux-v.*, Phos., Ph-ac., *Puls.*, *Rhus-t.*, Ruta, Sep., *Sil.*, Spig., Staph., *Sulph.*, Sulph-ac., Verat. [PB]

VII. Konkordanzen der homöopathischen Arzneien

Acon., Ars., Asaf., Bar-c., *Bell.*, *Bry.*, *Calc.*, Carb-an., Carb-v., Caust., Cham., *Chin.*, Cocc., Colch., Con., Ferr., Graph., Hep., Hyos., Ign., Kali-c., Lach., Led., *Lyc.*, Mag-c., Merc., Nat-c., Nat-m., Nit-ac., *Nux-v.*, *Phos.*, Ph-ac., Plat., *Puls.*, *Rhus-t.*,Ruta, *Sep.*, *Sil.*, Spig., Stann., Staph., *Sulph.*, Sulph-ac., Thuj., Verat. [PB]

Acon., *Ars.*, Bry., Cann-s., Caps., *Chin.*, *Cic.*, *Ferr.*, *Ign.*, *Ip.*, Merc., Mill., *Puls.*, Rhus-t., Sabin., Samb., *Seneg.*, *Squil.*, *Verat.*, *Zinc.* [KV]

Verifikationen und klinische Symptome

Arsenicum album (Arsenik)
(Ars.)

Synonyma
Arsenicum album, Arsenik [SRA]

Antipsorische und antisykotische Arznei
[SRA], [AHP 262]

Arzneiwirkungsdauer
Wirkt über 36 Tage.[SRA]
Zählt zur 4. Klasse derjenigen Mittel, welche eine lange Wirkungsdauer besitzen.[AHZ 49 (1855) 82]

Hinweise
Denke nie an ARS., wenn keine Unruhe vorhanden ist.[Br., Lippe]
Große Empfindlichkeit gegen Erkältung.[Br., Lippe]
Nicht zu früh anwenden.[Dalal; AHZ 200, 188]
Störungen der antipsorischen Kur: Magenverkältung, z. B. mit FRÜCHTEN: Ars. X° R. (zuweilen auch PULS. X° R.)[SRA]

Eigenthümlichkeiten und Hauptwirkungen

Gemüth
Nächtliche Angst, die keine Ruhe zuläßt.[VHA]
Nächtliche Angst und Unruhe[HA 3]
Ängstliches Herzklopfen.[HA 54]
Nächtliches Herzklopfen mit großer Angst.[VHA]
Angst und Verzweiflung bei den Schmerzen, oft bis zur Wuth gesteigert.[VHA]
Aengstliche Verzweiflung bei den Schmerzen, oft bis zur Wuth.[HA 19]
Angst und Unruhe, mit Furcht vor Alleinsein.[HA 54]
Angst und Verzweiflung.[KEU 7]
Angst und große Schmerzhaftigkeit in der Herzgrube.[VHA]
Schwarzes Erbrechen mit Angst in der Herzgrube.[VHA]
Aerger mit Angst, Unruhe und Kältegefühl. – Nächtliche Angst und Unruhe; Todesfurcht; Furcht vor Einsamkeit; Verlangen nach Wärme; großes Schwächegefühl; Schlaflosigkeit wegen Angst und Unruhe; blasses Gesicht; Durst mit jedesmal wenigem Trinken; Erbrechen nach Trinken; Magenschmerzen mit Angst; Husten nach Trinken; Athemmangel und Erstickungsanfälle; brennende Schmerzen in verschiedenen Theilen.[HA 3]
Verzweifelnde, keine Ruhe lassende, besonders nächtliche Angst mit Neigung sich zu erhängen. – Aengstliche Verzweiflung bei den Schmerzen, oft bis zur Wuth; Anfälle von Furcht vor dem Tode; Furchtsamkeit beim Alleinsein; Verstandes-Verwirrung mit Lebensüberdruß der Säufer; blasse, erdfahle Gesichtsfarbe oder unnatürliche Gesichtsröthe; Verlangen nach BRANNTWEIN; Erbrechen nach Essen und Trinken; Brennen im Magen und Unterleibe; große Engbrüstigkeit mit Brennen in der Brust; große Entkräftung; Schlaflosigkeit mit stetem Umherwerfen; Frost und äußere Kälte.[HA 19]
Angst, die den Kranken nachts aus dem Bette und tagsüber von einem Platz zum anderen treibt. Er kann keinen Grund dafür angeben; Unruhe infolge von Schmerzen (vergleiche RHUS-T.). Denke nie an ARS., wenn keine Unruhe vorhanden ist.[Br., Lippe]
Große Furchtsamkeit beim Alleinsein, (vor Dieben, Gespenstern).[VHA]
Furchtsamkeit beim Alleinsein.[HA 19]
Will nicht allein sein.[KEU 7]
Furcht vor Einsamkeit.[HA 3]
Furcht vor dem Tode.[VHA]
Todesfurcht.[HA 3], [KEU 7]
Anfälle von Furcht vor dem Tode.[HA 19]
Wüthige, wilde Hartnäckigkeit.[VHA]
Uebelnehmigkeit.[VHA]
Neigung, über die Fehler Anderer zu reden.[VHA]
Gern Reden über fremde Fehler.[KEU 7]

Verifikationen und klinische Symptome

Launenhafte Gemüthsstimmung.[VHA]
Schadenfreude.[KEU 7]
Abend-Schauder mit Gliederreißen und bänglicher Unruhe (bei Fieber).[VHA]
Weinen und Wimmern der Kinder (bei Keuchhusten).[KEU 7]
Konkordanz Gemüth und Geist: Acon., Anac., Aur., *Bell.*, Bry., *Calc.*, Cupr., Graph., Hyos., Laur., *Lyc.*, Nat-c., Nat-m., *Nux-v.*, Op., Phos., Ph-ac., *Puls.*, Rhus-t., Sep., *Stram.*, Sulph., *Verat.* [PB]

Geist

Schwachsinn und Verstandes-Zerrüttung der Söffer.[VHA]
Verstandes-Verwirrung mit Lebensüberdruß der Säufer.[HA 19]
Ohnmacht von Schwäche, mit kaum fühlbarem, schwachem Pulse.[HA 27]
Die Nahrung widersteht dem Kranken; er verabscheut selbst den Gedanken ans Essen.[Br., Lippe]
Konkordanz Gemüth und Geist: Acon., Anac., Aur., *Bell.*, Bry., *Calc.*, Cupr., Graph., Hyos., Laur., *Lyc.*, Nat-c., Nat-m., *Nux-v.*, Op., Phos., Ph-ac., *Puls.*, Rhus-t., Sep., *Stram.*, Sulph., *Verat.* [PB]

Schwindel

Wüstheit und Schwere des Kopfes in der Stube.[VHA]

Innerer Kopf

Brennen und Stösse im Kopfe.[KEU 7]
Drücken im Kopfe, als wenn das Gehirn von einer Last niedergedrückt würde, mit Mattigkeit und Ohrensausen, früh beim Stehen und Sitzen in der Stube verschlimmert, von kaltem WASSER vorübergehend, im Freien und von Wärme dauerhaft gebessert. – Angst und Unruhe, mit Furcht vor Alleinsein; blasses, todtenfarbiges Gesicht; Brennen im Halse; Bittergeschmack nach Essen und Trinken; Durst mit jedesmal wenigem Trinken; Brennen im Magen und Unterleibe; brennende Stuhlausleerungen; Fließschnupfen mit brennendem, WÄSSERIGEN Nasenschleim; ängstliches Herzklopfen; brennende Schmerzen in inneren und äußeren Theilen; ungemeine Schwäche; die Schmerzen bringen ihn zur Verzweiflung; Schlaflosigkeit mit großer Unruhe; allgemeine Kälte des Körpers.[HA 54]
Klopfender Kopfschmerz in der Stirn, mit Uebelkeit.[VHA]
Klopfen in der Stirne mit Brecherlichkeit, Nachts, von Aufrichten im Bette und von Bewegung verschlimmert, von Kaltwaschen des Kopfes nur vorübergehend, im Freien aber dauernder gebessert.[HA 68]

Aeusserer Kopf

Aeußerliche, brennende, trockne Hitze des Kopfes und mehrer Körpertheile, mit Frost abwechselnd, bei Scheu vor Entblößung, großer Angst, Mattigkeit und Schwindel, durch eintretenden Schweiß gebessert.[HA 113-114]
Geschwulst des Kopfes.[VHA]
Rothlaufartige, brennende Geschwulst des ganzen Kopfs, Gesichts (und der Geschlechtstheile), mit Entzündung und Brennen besonders der innern Fläche der Augenlider, allgemeiner Kälte und Frost, großer Mattigkeit und nächtlicher Verschlimmerung.[HA 107]
Brennende und beißende Beulen auf dem Haarkopfe, welche bei Berührung wie unterköthig schmerzen, bei Empfindlichkeit des äußeren Kopfs gegen Berührung und Kälte.[HA 98]
Brennendes Jucken, am meisten auf dem Vorderkopfe, aber auch am Hinterkopfe, weniger an den Kopfseiten, von Kratzen noch heftiger brennend und dabei NÄSSEND, später eiternd und mit kleienartigen Schuppen besetzt, Abends beim Auskleiden und vom Kaltwerden verschlimmert.[HA 115]

Verifikationen und klinische Symptome

Weißlicher Kopfgrind mit Brennen.[VHA]

Trockner (selten etwas nässender, und dann übelriechend eiteriger), weißlich-kleierartiger, brennend-juckender Ausschlag auf dem Vorderkopfe, von Kratzen BLUTEND und heftiger brennend.[HA 97]

Augen

Rothe, entzündete Augen mit brennendem Schmerze.[VHA]

Entzündung der innern Augenliderfläche, welche das Oeffnen der Augen hindert.[VHA]

Granulöse Augenentzündung (Trachom des Dr. *Arlt*), deren besonderes Kennzeichen darin besteht, daß die innere Fläche des Augenlids aufgelockert und wie mit Froschlaich bedeckt erscheint. Für Augenentzündungen dieser Art scheinen sich vorzüglich ARS. und RHUS-T. zu eignen.[AHZ 48 (1854) 115]

In scrophulösen Augenentzündungen PULS. und NIT-AC. im Wechsel. ARS. hilft nur in den Fällen, wo sich Verschwärungen auf der innern Seite der Augenlider finden.[Chargé, Bönn.]

Flecken auf der Hornhaut.[VHA]

Ohren

*Schwerhörigkeit für Menschensprache; alles Andere vernimmt er deutlich.[VHA]

Nase

Geschwulst und Brennen der Nase.[VHA]

Geschwüre in der Nase.[VHA]

Nasenkrebs.[VHA]

Antlitz

Erdfahle, blasse oder gelbe Gesichtsfarbe.[VHA]

Blasse, erdfahle Gesichtsfarbe oder unnatürliche Gesichtsröthe.[HA 19]

Blasses Gesicht.[HA 3]

Blasses, todtenfarbiges Gesicht.[HA 54]

Entstelltes, todtenähnliches Gesicht.[VHA]

Gedunsenheit des Gesichts, besonders um die Augen.[VHA]

Gesicht blau aufgedunsen.[KEU 7]

Rothlaufartige, brennende Geschwulst des ganzen Kopfs, Gesichts (und der Geschlechtstheile), mit Entzündung und Brennen besonders der innern Fläche der Augenlider, allgemeiner Kälte und Frost, großer Mattigkeit und nächtlicher Verschlimmerung.[HA 107]

Unnatürliche Gesichtsröthe.[VHA]

Milchschorf.[VHA]

Ziehendes Stechen hier und da im Gesichte.[VHA]

Stechen in den Backen.[KEU 7]

Die Lippen sind schwarz, trocken und aufgesprungen, oder purpurrot und mit schwarzen Flecken bedeckt; braune Streifen an der Unterlippe, die von einem Mundwinkel zum anderen gehen; Lippenkrebs.[Br., Lippe]

Gesichts- und Lippenkrebs mit brennendem Schmerze.[VHA]

Lippenkrebs

Ich kann daher z.B. nicht zur örtlichen Ausrottung des sogenannten Lippen- oder Gesichts-Krebses (einer Frucht weit entwickelter Psora? nicht selten mit Syphilis in Vereinigung?) durch das kosmische ARSENIK-Mittel rathen, nicht nur weil es äußerst schmerzhaft ist und öfter mißlingt, sondern mehr deshalb weil, wenn ja dieses Mittel die Körperstelle von dem bösen Geschwüre örtlich befreiet, das Grund-Uebel doch hiedurch nicht zum kleinsten Theile vermindert wird, die Lebens-Erhaltungs-Kraft also genöthigt ist, den Heerd für das innere große Uebel an eine noch edlere Stelle (wie sie bei allen Metastasen thut) zu versetzen, und Blindheit, Taubheit, Wahnsinn, Erstickungs-Asthma, WASSER-Geschwulst, Schlagfluß u. s. w. folgen zu lassen. Diese zweideutige, örtliche Befreiung der Stelle von dem bösen Geschwüre, durch das topische ARSENIK-Mittel, gelingt aber obendrein nur da, wo das Geschwür noch nicht groß, und wo es nicht venerischen Ursprungs, die Lebenskraft auch noch sehr energisch ist; aber eben in dieser Lage der Sache ist auch die innere, vollständige Heilung des ganzen Ur-Uebels noch ausführbar.[ORG V, § 205]

Verifikationen und klinische Symptome

Ref. war nicht immer mit CON. dabei zum Ziele gelangt, sondern genöthigt gewesen, nach den Umständen BELL. oder ARS. dazwischen zu geben, wonach dann eine neue Gabe CON. wieder vorzügliche Wirkung gethan habe.[AHZ 44 (1852) 70]

Schwärzliche, rissige Lippen.[VHA]

*Kriebelndes Gefühl in der hautlosen Unterlippe, als liefe etwas Lebendiges darin herum.[VHA]

Geschwollene Unterkieferdrüsen.[VHA]

Zähne

Nächtliches Zahnweh, durch äußere Wärme gelindert.[VHA]

BLUTEN des Zahnfleisches.[VHA]

Mund

Uebler Mundgeruch.[VHA]

Schwämmchen im Munde.[VHA]

Brennen im Schlunde der Speiseröhre.[VHA]

Brennen und Rauhheit im Schlunde.[KEU 7]

Brennen im Halse.[HA 54]

Röte und Schmerz im Schlunde; rosenartige Entzündung alle Weichteile des Mundes und Schlundes: MERC. (vergleiche BELL., APIS, ARS..)[Br., Lippe]

Dürre, schwarze, rissige Zunge.[VHA]

Brand der Zunge.[VHA]

Die Zunge ist weich und geschwollen, und die Ränder derselben sind durch den Eindruck der Zähne gezackt. (Speichelfluß): MERC. (vergleiche ARS., JOD.).[Br., Lippe]

Gefühl von einem Haar auf der Zunge: NAT-M. (vergleiche SIL., ARS. und KALI- BI.).[Br., Lippe]

Genüsse

Verlangen nach SAUREM und BRANNTWEIN.[VHA]

Verlangen nach BRANNTWEIN.[HA 19]

Am 15. April zwei Gaben ARS. 30°° und eine Zwischengabe SULPH. 30°° hatten auf die epileptischen Anfälle gar keinen Einfluß, bewirkten aber, daß er seitdem einen Abscheu gegen BRANNTWEIN bekam und sich nicht mehr im Trunke übernahm.[ACS 17 (1839) 3,56]

Beständiges Lechzen nach GETRÄNKEN, bei öfterem, aber jedesmal nur wenigem Trinken.[VHA]

Schwachsinn und Verstandes-Zerrüttung der Söffer.[VHA]

Verstandes-Verwirrung mit Lebensüberdruß der Säufer.[HA 19]

*BITTERGESCHMACK des BRODES.[VHA]

Ekel vor Speise weist auf ARS.. (Der Kranke ist hungrig und verlangt zu essen, ohne jedoch zu wissen, was; wenn man ihm die Speise bringt, will er sie nicht haben: PULS..)[Br., Lippe]

Nachtheil von BIER, FETTEM, SAUREM, SÜßEM, TABACK, T H E E, WEIN und Z W I E B E L N: Thuj. (ARS., CHIN., FERR., LACH., SEP.)[KMS 728]

Besserung durch warmes Essen verlangt NUX-V. und COCC., Verschlimmerung durch kalte Speisen ARS..[Chargé, Bönn.]

Man weiss, dass Nachtheil von Aufenthalt in (Keller- und Kirchen-) Gewölben und von dem Genuss vieler Spirituosen diesem Mittel [ARS.] besonders entsprechen, und dass unter den Antidoten der DIG., die hier wahrscheinlich im Uebermaass angewendet war, der ARS. eine ausgezeichnete Stelle einnimmt.[AHZ 59 (1859) 61]

Durst mit jedesmal wenigem Trinken.[HA 3, 54]

Der Patient trinkt nicht oft, aber sehr viel auf einmal: BRY. (Der ARS.-Durstige verlangt wenig, aber oft; der NAT-M.-Durstige liebt SALZIGE Speisen und starke GEWÜRZE und will anhaltend trinken).[Br., Lippe]

Heftiger Durst, bei jedesmal wenigem Trinken.[KEU 7]

Unauslöschbarer Durst

Am 11. Juli 1835 suchte *J. W.*, Husar aus einer nahen Garnisonstadt, bei mir Hülfe gegen Wechselfieber, welches ihm schon einige Male mit CHINA vertrieben war, aber immer wiederkehrte. Dieses bestand aus wenig Frost mit Durst und Kopfweh, darauf lang anhaltende Hitze mit vermehrtem Durste und unleidlichem Zersprengungs-Kopfschmerz, Duseligkeit und Schweiß von dumpfigem Geruche. Ich gab ihm, um zuerst der CHINA entgegen zu wirken, eine Gabe PULS. 4°°, und eine NAT-M. 30°°, welche letzte aber, wie ihm ausdrücklich bemerkt wurde, nicht eher genommen werden sollte, als wenn nach dem ersten Mittel das Fieber in 3 Tagen nicht aufhörte oder wenn dasselbe in derselben

Verifikationen und klinische Symptome

Art wiederkäme. Gegen meine Erwartung blieb das Fieber sogleich nach der PULS. aus, aber länger als 14 Tage konnte der nun hergestellte Husar das zweite Pulver nicht liegen lassen, sondern nahm solches nun auch ein. Der Erfolg war, daß am Tage nach dem Einnehmen das Wechselfieber wieder da war, aber mit andern Symptomen, namentlich mit heftigen Kopfschmerzen blos beim Schweiße. Ich war so töricht, abermals nach ernstlicher Warnung, nur da Arznei zu nehmen, wo es nöthig sei, auf sein Versprechen zu bauen und gab ihm, weil er entfernt wohnte, eine Gabe CHAM. 30°° und eine Gabe SEP. 30°°, letztere aber nicht zu nehmen, wenn erstere das Fieber beseitigt hätte. Die CHAM. half wieder sogleich, aber er konnte der Versuchung nicht widerstehen, acht Tage darauf das andere kleine Pülverchen auch noch zu nehmen. Die Strafe für diesen zweiten Ungehorsam folgte auf dem Fuße nach, denn das Fieber kam zwar nicht wieder, aber dafür stellte sich jeden Nachmittag ein unauslöschbarer Durst ein, und sobald er getrunken, bekam er jedesmal ein Paar Minuten lang Frost und Schauer über den ganzen Körper. Eine Gabe NUX-V. 30°°, am 7. Aug. gegeben, half dagegen nicht, wohl aber eine Gabe ARS. 30°°, welche er am 10. Aug. erhielt. – Wie mögen solche Thatsachen von denjenigen erklärt werden, welche den Dezillion- und Streukügelchen-Dosen so ohne weiteres alle Wirksamkeit absprechen?[ACS 18 (1840) 2, 19-21]

Die Nahrung widersteht dem Kranken; er verabscheut selbst den Gedanken ans Essen.[Br., Lippe]

Er wird unwohl, sobald man vom Essen spricht oder wenn er Speisen riecht.[Br., Lippe]

Appetitlosigkeit

Heilungsbericht von Schweinen: *Twenhöver's* Schwein, Borstenfäule und gänzlich verlorne Fresslust: Ars. C 200°° – Geheilt.[KMS 781]

Geschmack

MUNDBITTERKEIT nach Essen.[VHA]

*BITTER-Geschmack des BRODES.[VHA]

BITTER-Geschmack nach Essen und Trinken.[HA 54]

Die Speisen schmecken wie zu wenig GESALZEN: Thuj. (ARS., CALC., COCC.)[KMS 724]

Uebelkeit

*In den Hals aufsteigende Uebelkeit.[VHA]

Klopfender Kopfschmerz in der Stirn, mit Uebelkeit.[VHA]

Uebelkeit.[KEU 7]

Chronisches Speise-Erbrechen gleich nach dem Essen.[VHA]

Erbrechen nach jedem Trinken.[VHA], [HA 3]

Erbrechen von Speise und Trank bei Keuchhusten.[KEU 7]

Erbrechen der eingenommenen Nahrung nach jeder Mahlzeit oder nach Trinken; Erbrechen mit Diarrhoe nach Trinken der kleinsten Quantität. (Bei Erbrechen unmittelbar nach dem Trinken gib ARS.; Erbrechen, sobald das WASSER eine Zeitlang im Magen liegt und warm wird, verlangt PHOS..)[Br., Lippe]

Der ARS.-Kranke erbricht sofort nach dem Trinken.[Br., Lippe]

Der ARS.-Kranke erbricht sofort nach dem Trinken. (Wenn das WASSER im Magen bleibt, bis es warm wird, und der Kranke sich dann erbricht, ist PHOS. stark indiziert.).[Br., Lippe]

Widerwillen, wenn man über Speisen spricht, weist auf ARS.; Widerwillen beim Sehen von Speisen verlangt COLCH. (Der Geruch von EIERN oder FETTEM FLEISCH verursacht beinahe Ohnmacht: COLCH.)[Br., Lippe]

Schwarzes Erbrechen mit Angst in der Herzgrube.[VHA]

FETTIGES Erbrechen: Thuj. (ARS., MEZ., JOD, NUX-V.)[KMS 724]

Würmerbeseigen.[KEU 7]

Magen

Beachte: In chronischen Magenleiden mißbraucht man die BRECHNUß, indem man ihr zumuthet, was sie wegen ihrer Wirkungsphäre nicht leisten kann. COCC., ARS., COLCH., PH-AC. und SEP. finden häufig Anwendung; COLCH. ist das Hauptmittel gegen Kältegefühl [Es ist sonderbar, daß gerade dieses Gefühl hervorgehoben wird, was in unserer Gegend höchst selten vorkommt. Sollte es in Westphalen vielleicht häufig sein? *R-l.*] im Magen, wenn dieses Symptom allein vorkommt; wenn es mit Kollern verbunden, paßt PH-AC.; begleiten die Kälte verschiedene und abwechselnde Beschwerden, dann hilft SEP..[Chargé, Bönn.]

Besserung durch warmes Essen verlangt NUX-V. und COCC., Verschlimmerung durch kalte Speisen ARS..[Chargé, Bönn.]

M a g e n v e r k ä l t u n g , z. B. mit FRÜCHTEN: Ars. X° R. (zuweilen auch PULS. X° R.)[SRA]

Der ARS.-Kranke befindet sich schlimmer nach dem Genuß von kalten Speisen. (Genuß kalter Speisen, Gefrorenes oder EIS erleichtern die Magenschmerzen: PHOS.)[Br., Lippe]

Brennen im Magen.[VHA]

Brennen im Magen und Unterleibe.[HA 19, 54]

Brennen im Magen mit BITTEREM Aufstossen.[KEU 7]

Angst und große Schmerzhaftigkeit in der Herzgrube.[VHA]

Schwarzes Erbrechen mit Angst in der Herzgrube.[VHA]

Magenschmerzen mit Angst.[HA 3]

Magendrücken.[VHA]

Magenkrebs.[VHA]

Hypochonder

Verhärtungen der Leber.[VHA]

Stechen in den Hypochondern.[KEU 7]

Bauch

Geschwüre um den Nabel herum. (Am Nabel selbst; vergleiche CALC..)[Br., Lippe]

Aufgetriebener, harter Bauch.[VHA]

Brennen im Unterleibe.[VHA]

Brennen im Magen und Unterleibe.[HA 19]

Brennen, Stechen und Zerschlagenheit im Unterleibe.[KEU 7]

*Stiche in den Unterleibs-Seiten.[VHA]

Nächtliche, zuckende Schmerzen im Bauche.[VHA]

Bauch-WASSERSUCHT.[VHA]

Verhärtete Gekrös-Drüsen.[VHA]

Schmerzhafte Geschwulst der Leistendrüsen.[VHA]

Bei Cholera paßt VERAT. mehr bei heftigen Schmerzen, während ARS.-Fälle von weniger starken Schmerzen begleitet sind.[Br., Lippe]

Stuhl

Brennende Ausleerungen mit heftigem Leibschneiden.[VHA]

Brennende Stuhlausleerungen.[HA 54]

Sehr übeltriechende Durchfallstühle mit beständiger Kälte.[VHA]

Rhurartige Durchfälle.[VHA]

Weiße Durchfälle.[VHA]

Chronische, WÄSSERIGE, schmerzlose Diarrhöen.[VHA]

Unwillkührlicher, brennender faulriechender Durchfall.[KEU 7]

Leibesverstopfung.[VHA]

Sommerdurchfall

Dr. *Hendrichs* sprach über die S o m m e r d u r c h f ä l l e , die auch jetzt in seiner Heimath (Cöln) häufig vorkämen, blos Morgens, vom Obstgenuss und WASSER-Trinken stets erneuert, aber o h n e B r e n n e n , und welche durch ARS. in niederen Verdünnungen schnell zu heilen wären. In der Praxis des Ref. waren mehrere Fälle der Art, auch ohne Brennen, aber mit vorgängigem heftigem Leibschneiden, wie in früheren Jahren vorgekommen, welche durch eine Gabe BRY. 200. jedesmal schnell beseitigt wurden, und auch nach OBST-Genuss in der nächsten Zeit nicht wiederkehrten.[AHZ 65 (1862) 78]

After

Brennender Schmerz im Mastdarme.[VHA]

Brennende After-Aderknoten.[VHA]

NUX-V., ARS. und LACH. sind drei wichtige Arzneimittel in Hämorrhoidalleiden. Für BLUTENDE Hämorrhoiden vergleiche SULPH..[Br., Lippe]

Harn

Unterdrückter oder schwieriger Harnabgang.[VHA]

Brennender Harn.[VHA]

Unwillkührlicher, brennender Harnabgang.[KEU 7]

Geschlechtstheile

Schmerzhafte Geschwulst der Geschlechtstheile.[VHA]

Rosenartige Entzündung des Hodensacks.[VHA]

Rothlaufartige, brennende Geschwulst des ganzen Kopfs, Gesichts (und der Geschlechtstheile), mit Entzündung und Brennen besonders der innern Fläche der Augenlider, allgemeiner Kälte und Frost, großer Mattigkeit und nächtlicher Verschlimmerung. [HA 107]

Beschwerden der Kinder

Weinen und Wimmern der Kinder (bei Keuchhusten).[KEU 7]

Regel

Monatliches zu früh und zu stark.[VHA]

Scharfer, brennender Weißfluß, welcher die Theile wund macht.[VHA]

Schnupfen

Starker Fließschnupfen, mit Ausfluß scharfen, brennenden WASSERS.[VHA]

Fließschnupfen mit brennendem,WÄSSERIGEN Nasenschleim .[HA 54]

Fliessschnupfen scharfen, brennenden WASSERS.[KEU 7]

Reichlich fließender Nasenkatarrh, mit scharfem, brennendem, wund machendem, WÄSSERIGEM Ausfluß, mit Heiserkeit und Schlaflosigkeit. (Wund machende, WÄSSERIGE Ausscheidung sowohl von Nase als Augen verlangt EUPHR..)[Br., Lippe]

Reichlicher Fließschnupfen mit viel Ausscheidung von WÄSSERIGEM, ätzendem Schleim: Merc. (Vergleiche ARS..)[Br., Lippe]

Beißender, wundmachender Ausfluß aus der Nase, oder Verstopfung der Nase: Sil. (Vergleiche LYC., NIT-AC., ARUM-T., ARS. und KALI-J..)[Br., Lippe]

Scharfer Nasenschleim

Heilungsberichte von Pferden: [Am 25. Jan. 1863] *Reer's* Füllen. Halsbräune, woran auch die Mutter gelitten: Acon., Bell., 3. Hep., alle 12 Stunden. – Am 31. Jan. viel besser, aber nun Druse mit scharfem Nasenausflusse: Ars. [je C 200°°] – Geheilt.[KMS 780]

[Am 11. März 1863] *Lülf's* Pferd ist seit 2 Monaten dämpfig, mit Husten, und von sehr hitzigem Temperamente: Nux-v. – 24. März besonders der Husten sehr gebessert, aber der Dampf, wiewohl in geringerm Grade, noch da: Ars. – 15. April. Der Husten wieder gekommen und nun mehr in der Ruhe und nach dem Fressen: Puls. – 28. April. Jetzt ist der Husten in der Morgenzeit wieder schlimmer: Nux-v. – 23. Mai. Viel gebessert, aber der Husten noch da und dabei viel Schleim aus der Nase: Puls. – 2. Juni. Der Husten seltner, aber der Nasenschleim, der nun auch scharf ist, vermehrt: Ars. [je C 200°°] – Geheilt.[KMS 781]

Athem

Engbrüstigkeit bei Bewegung.[VHA]

Brustbeklemmung von Steigen und in kalter LUFT.[VHA]

Athem-Mangel im Gehen und beim Umlegen im Bette.[VHA]

Athemmangel und Erstickungsanfälle.[HA 3]

Athemmangel.[KEU 7]

Athemversetzung.[KEU 7]

Abendliche Erstickungsanfälle nach dem Niederlegen.[VHA]

Erstickungsanfälle.[KEU 7]

Asthma siccum

Ref. bemerkte dazu, das da, wo dieses Mittel [CUPR.] sichere Hilfe bringen solle, die asthmatischen Beschwerden in abgesonderten Anfällen, am Meisten Abends und in der Nacht aufzutreten pflegten, und diese beim Aufkommen durch einen oder mehrere Schluck kalten WASSERS entweder ganz verhindert oder schnell gebessert werden könnten, – eine Charakteristik des CUPR., welche ein Hauptkriterium bilde, um die Anzeige dieses Mittels von der des zunächst stehendem ARS., wo in dieser Krankheit gerade das Umgekehrte stattfinde, zu unterscheiden.[AHZ 63 (1861) 54]

Asthma

Abendliche Anfälle: PULS.; morgentliche Anfälle: ARS.; wenn die Symptome hauptsächlich

Verifikationen und klinische Symptome

im Hals sind, SPONG.; in der Brust, PHOS.; krampfartig, IP..[LWB 182]
Zusammenschnüren der Brust bei jeder Bewegung, mit Athemmangel.[VHA]

Heilungsberichte von Pferden: *Kemper's* P f e r d , seit 3/4 Jahr d ä m p f i g , von Kaltwerden verschlimmert: Ars. C 200°° – Geheilt.[KMS 780]

[Am 11. März 1863] *Lülf's* P f e r d ist seit 2 Monaten d ä m p f i g , mit H u s t e n , und von sehr hitzigem Temperamente: Nux-v. – 24. März besonders der Husten sehr gebessert, aber der D a m p f , wiewohl in geringerm Grade, noch da: Ars. – 15. April. Der H u s t e n wieder gekommen und nun mehr in der Ruhe und nach dem Fressen: Puls. – 28. April. Jetzt ist der Husten in der Morgenzeit wieder schlimmer: Nux-v. – 23. Mai. Viel gebessert, aber der Husten noch da und dabei viel S c h l e i m aus der Nase: Puls. – 2. Juni. Der Husten seltner, aber der N a s e n s c h l e i m , der nun auch s c h a r f ist, vermehrt: Ars. [je C 200°°] – Geheilt.[KMS 781]

[Am 14. März 1863] *Samson's* 7jähriges P f e r d d ä m p f i g : Ars. 3. April. Bedeutend gebessert und nur noch beim anfangenden Gehen: Thuj. [je C 200°°] – Geheilt.[KMS 781]

Gr. Schürmann's P f e r d wieder d ä m p f i g , nachdem es im vorigen Jahre am 26. Juli mit NUX-V. und am 19. Aug. mit BRY. davon hergestellt war, nun am 16. Mai [1863] ARS., welches am 25. Juli d. J. wiederholt werden musste [je C 200°°]. Seitdem wohl.[KMS 782]

[Am 10. Juni 1863] *Milte's* S t u t e , dämpfig geworden und H u s t e n (nach einer Arznei vom Thierarzte): Ars. – 27. Juni. Ansehnliche Besserung, aber wieder verschlimmert: Thuj. – 9. Juli. Fast ganz hergestellt, aber noch Husten: Ars. [je C 200°°] – Geheilt.[KMS 783]

Husten

Der ARS.-Husten ist schlimmer vor, der PHOS.-Husten schlimmer nach Mitternacht.)[Br., Lippe]
Husten ohne Auswurf, besonders nach Trinken.[VHA]
Husten nach Trinken.[HA 3]
Wenn der Husten schlimmer wird beim Warmwerden, denke an ARS. oder NUX-M. (Der Husten ist besser, sobald sich der Kranke im Bett befindet und warm wird: CHAM.).[Br., Lippe]
*Husten, sobald er sich niederlegt.[VHA]
*Husten mit wenigem, schaumigem Schleim-Auswurfe.[VHA]
Nächtlicher BLUT-Husten mit Hitze.[VHA]

Heilungsbericht: *Th. V.* zu W., ein Mädchen von 5 Jahren, welches selbst nicht hier war, leidet seit zwei Monaten an einem H u s t e n m i t A u s w u r f , wobei oft B L U T , und der bis jetzt immer zugenommen hat, und wie eine A r t v o n K e u c h h u s t e n sein soll. Abends ist sie am schlimmsten und dann auch sehr kurzathmig. Der Körper ist schon sehr abgemagert, bei dickem, aufgedunsenem Gesichte. Sie muß sehr oft trinken, aber jedesmal nur wenig. Weiche, durchfällige Stühle. Im Bette unerträgliche Hitze. – Die Eltern hatten bloß verschiedene Hausmittel gebraucht, weil sie von ihrem Hausarzte (– der demnach ein sehr achtungswerther Mann sein muß), erfahren, daß der Keuchhusten durch Arznei nicht zu heilen sei, aber ohne Erfolg. – Am 19. Apr. [1841] gab ich für das Kind fünf Pulver, Nro. 1 und 2 IP. 30°°°°°, Nro. 3 ARS. 30°, Nro. 4 NUX-V. 30°°° und Nro. 5 SULPH. 60°°, wovon alle 24 Stunden ein Pulver zu geben. Am 24. Apr. schon ansehnliche Besserung, obwohl noch viel gehustet wurde, auch noch viel Durst da war. Ich gab jetzt zwei Gaben BELL. 30°° und eine Zwischengabe SULPH. 30°°, wieder alle 24 Stunden eins zu nehmen, und acht Tage darnach war das Kind wieder ganz wohl.[ACS 19 (1842) 3, 64-65]

Keuchhusten

H e l l k l i n g e n d e r , k r ä h e n d e r o d e r p f e i f e n d e r K e u c h h u s t e n , v o n b r e n n e n d e m K i t z e l i n d e r L u f t r ö h r e u n d i n d e m H a l s g r ü b c h e n e r r e g t , w i e v o n S c h w e f e l d a m p f , N a c h t s o h n e , a m T a g e m i t A u s w u r f v o n w e n i g e m , m e i s t e n s s c h a u m i g e m S c h l e i m e , o d e r i n K l u m p e n , v o n v e r s c h i e d e n e r F a r b e u n d G e s c h m a c k (B I T T E R , F A U L E I T E R I G , S A L Z I G , ü b e l r i e c h e n d , g r a u , g e l b) , z u w e i l e n m i t h e l l r o t h e m B L U T E v e r m i s c h t , p e r i o d i s c h i n g r ö s s e r e r H e f t i g k e i t w i e d e r k e h r e n d .[KEU 6-7]

Verschlimmerung: Abends und Nachts. – Aerger. Zureden Anderer. Nach dem Essen. Trinken. Ruhe nach der Bewegung. Nach dem Niederlegen. Kaltwerden. In kalter freier LUFT. Umlegen im Bette.[KEU 7]

Begleitung: V o r h e r : Angst und Unruhe, Gesicht kalt und blass. Erbrechen von Speise und Trank. Aufschrecken im Schlafe wie von Erstickung. – D a b e i : Weinen und Wimmern der Kinder. Angst und Verzweiflung. Will nicht allein sein. Todesfurcht. Schadenfreude. Gern Reden über fremde Fehler. Brennen und Stösse im Kopfe. Gesicht blau aufgedunsen. Stechen in den Backen. Brennen und Rauhheit im Schlunde. Heftiger Durst, bei jedesmal wenigem Trinken. Uebelkeit. Würmerbeseigen. Brennen im Magen mit bitterem Aufstossen. Stechen in den Hypochondern. Brennen, Stechen und Zerschlagenheit im Unterleibe. Unwillkührlicher, brennender faulriechender Durchfall. Unwillkührlicher, brennender Harnabgang. Fliessschnupfen scharfen, brennenden WASSERS. Erstickungsanfälle. Athemmangel. Athemversetzung. Engbrüstigkeit. Zuschnüren der Kehle. Brust-Auftreibung. Brennen und Jücken in der Brust. Herzklopfen. Zucken in der Hüfte. Abmagerung und grosse Schwäche. Convulsionen. Unruhe in den Gliedern. Zittern. Puls früh schnell, Abends langsam. Aeussere Kälte, mit kaltem, klebrigem Schweisse. Trockne, brennende Hitze. Der Anfall endigt mit Schweiss. Innere Hitze, mit Brennen in den Adern.[KEU 7]

Dieses Mittel, genau in Gemässheit der vorstehenden Zeichen angewendet, bringt zuweilen da noch Rettung, wo bereits Alles verloren schien, aber nur in den kleinsten Gaben und in hoher Potenz.[KEU 7]

Verifikationen und klinische Symptome

Luftröhre

Luftröhren-Schwindsucht mit mangelnder Schleimabsonderung.[VHA]

Zuschnüren der Kehle.[KEU 7]

Brust

Brennen (oder Frieren) in der Brust.[VHA]

Große Engbrüstigkeit mit Brennen in der Brust.[HA 19]

Engbrüstigkeit bei Bewegung.[VHA]

Engbrüstigkeit.[KEU 7]

Zusammenschnüren der Brust bei jeder Bewegung, mit Athemmangel.[VHA]

Brust-WASSERSUCHT.[VHA]

Brustkrebs.[VHA]

Stechen und Drücken im Brustbeine.[VHA]

Brustbeklemmung von Steigen und in kalter LUFT.[VHA]

Brust-Auftreibung.[KEU 7]

Brennen und Jücken in der Brust.[KEU 7]

Herz – Puls

Nächtliches Herzklopfen mit großer Angst.[VHA]

Ängstliches Herzklopfen.[HA 54]

Herzklopfen.[KEU 7]

Ein WEIN-Händler, 32 Jahre alt, litt geraume Zeit an heftigem Herzklopfen mit Angst und Erweiterung des Herzens. Neun allopathische Aerzte waren schon vergeblich gebraucht. ARS. 30., jeden Abend ein Paar Körnchen, brachte ganz bedeutende Besserung und die völlige Genesung steht zu erwarten. – Man weiss, dass Nachtheil von Aufenthalt in (Keller- und Kirchen-) Gewölben und von dem Genuss vieler Spirituosen diesem Mittel besonders entsprechen, und dass unter den Antidoten der DIG., die hier wahrscheinlich im Uebermaass angewendet war, der ARS. eine ausgezeichnete Stelle einnimmt.[AHZ 59 (1859) 61]

Puls früh schnell, Abends langsam.[KEU 7]

Puls schwach und klein, aber sehr beschleunigt, oft unfühlbar und ganz fehlend, oder aussetzend. – Puls Früh schnell, Abends langsamer. – Brennen oder Kältegefühl in den Adern.[WF 7]

Der [BRY.]-Puls ist beschleunigt während der Nacht und langsam am Tage. (Der SULPH.- und ARS.-Puls ist schneller am Morgen und langsamer abends; dies trifft besonders bei Fieber von langer Dauer zu.).[Br., Lippe]

Aeusserer Hals

Blaue Auftreibung der Halsadern: Thuj. (ARS., LACH.)[KMS 726]

Rücken

Heftiges Brennen im Rücken.[VHA]

Nächtliches Reissen im Rücken.[VHA]

Heilungsbericht

B. H. R. aus S. leidet schon geraume Zeit, besonders nach schwerer Arbeit und wenn er lange in ge-

Verifikationen und klinische Symptome

bückter Stellung bleibt, an heftigen Kreuz- und Lendenschmerzen, die sich gegen Abend und beim Aufstehen vom Sitze bis zum Unerträglichen erhöhen, durch fortgesetzte gemäßigte Bewegung sich mäßigen, aber nur dann, wenn er in Schweiß ist, fühlt er gar keine Schmerzen. Sonst war nichts Innormales aufzufinden. – Am 30. April 1835 erhielt er eine Gabe RHUS-T. 30°°, als das, dem Charakter des Uebels am besten entsprechende Mittel, aber bis zum 16. Mai war das Leiden nur etwas, aber so wenig gemildert, daß ich diese Arznei für nicht angemessen halten mußte. Wir haben nur wenige Mittel, welche beim Schweiße und so lange dieser währt, die Beschwerden schweigen lassen, und von diesen (BRY., CALAD. und RHUS-T.) war nichts zu erwarten. Ich gab daher nun eine Gabe ARS. 30°°, weil diese Arznei, außer sonstiger Angemessenheit, auch noch das Besondere hat, daß bei Fieberkranken, wo es paßt, mit dem Eintritt des Schweißes das eigentliche Fieber aufhört. Meine Vermuthung, auf diese Analogie gestützt, bestätigte sich, denn nach 3 Tagen war das ganze Uebel gehoben.[ACS 18 (1840) 2, 7]

Oberglieder

Nächtliches Reissen in den Armen vom Ellbogen bis in die Schulter.[VHA]

Reissende Schmerzen in den Gliedern, am heftigsten Nachts und in der Ruhe nach vorgängiger starker Anstrengung, bloß durch Herumtragen und äußere WÄRME erträglich zu machen.[VHA]

Große Unruhe in den Gliedern.[VHA]

Unruhe in den Gliedern.[KEU 7]

Schwarze Blattern am Arme.[VHA]

*Nachts Gefühl von Vollheit und Geschwulst im Handteller.[VHA]

*Wundheit zwischen den Fingern.[VHA]

Der für ARS. passende Patient, der an Panaritium leidet, fühlt sich besser nach sehr heißen Breiumschlägen. (Panaritium (Umlauf, Fingerwurm); die Schmerzen werden durch Breiumschläge verschlimmert: LYC..)[Br., Lippe]

Mißfarbige Nägel.[VHA]

Unterglieder

Zucken in der Hüfte.[KEU 7]

Reissendes Stechen in der Hüfte, im Schooße und im Oberschenkel. [VHA]

Nächtliches Reissen in den Beinen.[VHA]

Reissende Schmerzen in den Gliedern, am heftigsten Nachts und in der Ruhe nach vorgängiger starker Anstrengung, bloß durch Herumtragen und äußere WÄRME erträglich zu machen.[VHA]

Zerschlagenheit im Kniegelenke.[VHA]

Alte Schenkelgeschwüre mit besonders nächtlichem Brennen und Stechen.[VHA]

Jückende Flechten in der Kniekehle.[VHA]

Harte, brennende Fußgeschwulst.[VHA]

Schmerzhaftigkeit der Zehballen beim Gehen, wie wundgerieben.[VHA]

Podagra.[VHA]

Wehadern.[VHA]

Große Unruhe in den Gliedern.[VHA]

Unruhe in den Gliedern.[KEU 7]

Spröde, verkrüppelte Zehennägel: Thuj. (ARS., GRAPH., SABAD., SEP.)[KMS 727]

Klauenseuche der Schafe

Obwohl die, neuerdings in Berlin erfundene Bekleidung der Füsse der Schaafe mit Gummischuhen, dieselben vor der bösartigen Klauenseuche schützen wird? An Heilung der bereits Angesteckten wird dabei wohl nicht zu denken sein, wie es dem Homöopathen (in diesem Jahre mit ARS.) so leicht gelungen ist.[AHP 356]

Lähmung des Hufes bei Pferden

Beachte: CAUST. ist überhaupt ein sehr probates Mittel in schmerzloser Lähme [bei Pferden]. BRY. leistet in schmerzhafter Lähme auf äußere Erkältung in der Regel Alles, während ARS. in vielen Krankheitsverhältnissen, die von innerer Erkältung herrühren, ein Hauptmittel ist.[S.,R.; THU 5, 39]

Heilungsbericht: Der Freiherr *von Böselager* zu Heesen (bei Hamm an der Lippe) besitzt ein niedliches Damen-Pferd, Liebling seiner zweiten Tochter, die es jetzt wieder, wie früher beständig reitet, welches auf einmal anfing vorn zu hinken. Mehrere Thierärzte in Hamm und hier hatten vergeblich ihre Kunst daran versucht; das Uebel blieb dasselbe, und die Herren waren nicht einmal darüber einig, wo es seinen Sitz hatte, weil weder Geschwulst noch Schmerz bei Druck und Berührung irgend am lahmen Beine zu bemerken war. Auch hier wendete man sich als letzte Zuflucht wieder zur Homöopathie und zu mir, aber es war schwierig, sogleich das rechte zu treffen, weil weder der Sitz des Uebels zu erkennen, noch sonst an dem wohlgenährten und munteren Thiere irgend etwas Krankhaftes wahrzunehmen war. Ich erklärte dies gleich und sagte, daß ich zwar außer Stande wäre, mit Sicherheit sogleich einen günstigen Erfolg versprechen zu können, daß ich aber im Vertrauen auf die mächtige Kraft meiner vielbewährten Hochpotenzen an der Herstellung nicht im Mindesten verzweifelte, wenn auch vielleicht ein Paar Monate darüber verfließen möchten. Ich begann die Kur mit SULPH. 200°°° und CAUST. 200°°°, am 4. und 13. Aug. 1849 ohne den mindesten Erfolg. Eben so wenig nutzten BRY. am 20., und RHUS-T. am 27. desselben Monats in gleicher Dosis gereicht. Es schien also nun, daß die Lähmung lediglich im Hufe ihren Sitz hatte und ich gab deshalb am 3. Sept. ARS. 200°°° mit entschiedener, aber doch nicht dauerhafter Besserung, weshalb ich dasselbe Mittel in gleicher Dosis am 17. und 24. wiederholte, und als sich nun weiter nicht die mindeste Spur des alten Uebels wahrnehmen ließ, beschloß ich am 1. Oct. 1849 die Kur mit einer Gabe SULPH. 200°°°, – diese, sowie alle früheren Arzneien in der bei 1 [AHZ 38 (1850) 361] angegebenen Weise in WASSER aufgelöst. Seitdem ist das Pferd ganz wohl, wie ich dies noch vor wenigen Tagen aus dem Munde des Eigenthümers selbst erfuhr, welcher billig genug ist, den kleinen Pülverchen, deren noch weit kleinern arzneilichen Inhalt er nicht einmal ahnt, seine volle Anerkennung zu schenken.[AHZ 38 (1850) 363]

Heilungsbericht: Lieber Herr College [*Groß*], Sie meinen, daß im ARS., über 200 hinaus potenzirt, die entwickelte Kraft gebändigt und mild sei; ich habe vor kurzer Zeit einem Manne, welcher Jahre lang an einem Fußgeschwür gelitten, und viele brennende Schmerzen dulden mußte, eine Gabe ARS. 2000 gegeben; der Mann hatte danach fünf Tage lang solche heftige brennende Schmerzen, wie nie zuvor, mit harter Geschwulst des Fußes, die er nie gehabt. Aber nach 3 Wochen war sein Fußgeschwür nebst allen Schmerzen und der Geschwulst ganz geheilt. Derselbe Mann hatte früher von mir oft ARS. in den gewöhnlichen Potenzen nur mit geringem Erfolge genommen.[Tietzer, ACS 22 (1845) 113.]

Drüsen

Geschwollene Unterkieferdrüsen.[VHA]
Verhärtete Gekrös-Drüsen.[VHA]
Schmerzhafte Geschwulst der Leistendrüsen.[VHA]
Brustkrebs.[VHA]
Konkordanz Drüsen: *Bell., Con.*, Hep., Merc., P h o s . , S i l . , S u l p h . [PB]

Knochen

Konkordanz Knochen: Asaf., C a l c . , Merc., Staph., Sulph. [PB]

Haut

Wichtige diagnostische Bemerkung [von Dr. Graf *zur Lippe*]: APIS brennt und sticht, RHUS-T. brennt und juckt, und ARS. fast allein brennt.[AHZ 61 (1860) 54]
Trockene, kalte Haut.[VHA]
Allgemeine Haut-WASSERSUCHT.[VHA]
Milchschorf.[VHA]
Herpes (Flechten) mit heftig brennenden Bläschen, besonders nachts, oder mit einer Fischschuppen ähnlichen Bedeckung, die sich abschält.[Br., Lippe]
Kalte Geschwülste.[VHA]
Flache, jauchige Geschwüre mit brennendem Schmerze.[VHA]
Brandige Geschwüre.[VHA]
Heilungsbericht von Schweinen: *Twenhöver's* S c h w e i n , B o r s t e n f ä u l e und gänzlich v e r l o r n e F r e s s l u s t : Ars. C 200°° – Geheilt.[KMS 781]
Brandblattern.[VHA]
Schwarze Blattern am Arme.[VHA]
*Wundheit zwischen den Fingern.[VHA]
Jückende Flechten in der Kniekehle.[VHA]
Weißlicher Kopfgrind mit Brennen.[VHA]
Erdfahle, blasse oder gelbe Gesichtsfarbe.[VHA]
Entstelltes, todtenähnliches Gesicht.[VHA]
Gedunsenheit des Gesichts, besonders um die Augen.[VHA]

Verifikationen und klinische Symptome

Verifikationen und klinische Symptome

Unnatürliche Gesichtsröthe.[VHA]
Milchschorf (im Gesichte).[VHA]
Schwärzliche, rissige Lippen.[VHA]
Rosenartige Entzündung des Hodensacks.[VHA]
Schwarze Blattern am Arme.[VHA]
*Nachts Gefühl von Vollheit und Geschwulst im Handteller.[VHA]
*Wundheit zwischen den Fingern.[VHA]
Mißfarbige Nägel (Finger-).[VHA]
Spröde, verkrüppelte Zehennägel: Thuj. (ARS., GRAPH., SABAD., SEP.)[KMS 727]
Jückende Flechten in der Kniekehle.[VHA]
Harte, brennende Fußgeschwulst.[VHA]
Podagra.[VHA]
Bräunröthliche (NIT-AC., PHOS.) oder bräunlichweisse Flecken: Thuj. (ARS., PHOS., SEP., SIL.)[KMS 728]
Weisslich-abschülfernde, trockene Mehlflechten: Thuj. (ARS., CALC., DULC., LYC., SEP., SIL.)[KMS 728]
Flache Geschwüre, mit bläulich weissem Boden: Thuj. (ARS., LACH., LYC., SEP., SIL.)[KMS 728]
Pocken (Blattern): Thuj. (ANT-C., ANT-T., ARS., BELL., NIT-AC., MERC., RHUS-T.)[KMS 728]
ARS. ist von großer Wichtigkeit bei bösen Folgen von ANTHRAX-Vergiftungen oder bei tierischen Vergiftungen überhaupt, bei Sezierwunden, oder Vergiftung mit irgend welchen schädlichen, zersetzten Stoffen, selbst wenn sich bereits Gangräne (Brand) entwickelt.[Br., Lippe]

Verbrennungen

Unter allen Mitteln gegen höhere und niedere Grade von Verbrennungen steht bei mir seit langer Zeit der ARS. am Höchsten und besonders in seinen höheren Potenzirungen und kleinsten Gaben.[Vol. 82, S.224; AHZ 48 (1854) 61]

Dr. *Fischer* führte mit wenigen, aber bündigen Worten den hom. Lehrsatz aus, dass bei äusseren Uebeln die innerlich angewendete Arznei hinreiche und die gleichzeitige äussere Anwendung derselben unnütz sei. Er erwähnte in dieser Beziehung beispielsweise eines Falles aus seiner Praxis, wo bei einem Hygroma patellare die äussere Anwendung der ARN. in der starken Tinctur ohne Erfolg geblieben, dagegen auf ARN. 3, innerlich genommen, baldige Besserung und Heilung erfolgt sei. Die DDr. *Gauwerky*, *Lutze* und Ref. bestätigten dies vollkommen, und Letzterer fügte noch hinzu, dass, seinen ungemein zahlreichen Erfahrungen zufolge, bei Verbrennungen der innerlich (in Hochpotenz) gereichte ARS. weit schneller, wie durch Zauber, die Schmerzen lindere, als äussere Behandlung mit demselben Mittel.[AHZ 57 (1858) 56]

Die schnelle Beschwichtigung der Brandschmerzen durch ARS. 200., und der Quetschungsschmerzen durch ARN. 200. grenzt in der That ans Wunderbare, und ist durch Anwendung niederer Dynamisationen niemals in so kurzer Zeit und so vollständig zu erreichen.[AHZ 59 (1859) 172]

Heilungsberichte: *Therese Sch.* zu Gl. ein junges Mädchen von 18 Jahren, (welches ich nicht gesehen) hatte sich vor 3 Tagen mit siedendem WASSER den Fuß und Unterschenkel verbrannt, die Brandstelle zuerst mit Hausmitteln und dann mit Ung. BASIL. behandelt und dadurch das Uebel so sehr verschlimmert, daß sie vor Brennen und Kriebeln darin weder Tag noch Nacht Ruhe hatte. – Am 3. Febr. 1852: 1, 2. ARS. 200°., 2. CANTH. 200°. 4. §. Alle 2 Abende ein Pulver zu nehmen und den Fuß trocken zu halten. Erst am 21. Febr. erhielt ich Nachricht, daß die Brandstellen in 8 Tagen ganz geheilt seien, daß sie aber nun Ausschlag im Gesichte und hier und da aufbrechende Eiterpusteln bekommen und überhaupt eine sehr unheilsame Haut habe. 1. CAUST. 200°. 2 – 4. §., alle 3 Abende ein Pulver. Auch dies besserte sich schnell und sie blieb ganz wohl, bis sie am 17. Sept. des folgendes Jahres 1853, bei unterdrückter Regel in eine Geistesverwirrung fiel, mit Unruhe, Angst und Neigung sich zu entleiben, was ebenfalls in wenigen Tagen durch eine Gabe PULS. 200°° und eine Gabe SULPH. 200° geheilt wurde.[Vol. 81, S.196; AHZ 48 (1854) 52-53]

M. Kath. M. zu Gl. ein Kind von anderthalb Jahren, war vor 2 Tagen mit dem Kopfe gegen den glühenden Ofen gefallen und hatte sich dabei die linke Seitedes Gesichts dermaßen verbrannt, daß ein Theil der Haut am Ofen hängen geblieben war. Viel Zusammenschrecken im Schlafe. Sonst wohl. – Gebraucht war LEINÖL und WATTE, aber ohne Linderung. – Am 27. März 1852 reichte ich 1, 2 ARS. 200°, 3. HEP. 200°. 4. §., alle 2 Abende ein Pulver, ohne irgend etwas

Verifikationen und klinische Symptome

Aeußerliches zu thun. Völlige Heilung, ohne weitere Arznei.[Vol. 82, S.47; AHZ 48 (1854) 54]

Heinr. G. aus G., ein Kind von 5 Wochen, war gestern Abend auf eine schreckliche Art und in folgender Weise verbrannt. Die Mutter, welche seit Jahren an Fallsucht leidet, sitzt am FEUER, um das Kind auszukleiden und bekömmt während dieser Zeit einen Anfall, wobei sie selbst vom Stuhle, das Kind aber auf die linke Seite ins FEUER fällt. Da Niemand sonst im Hause war, bleibt das Kind so förmlich bratend in den glühenden Kohlen liegen und eine Nachbarin, welche zufällig hereingekommen und das Unglück zuerst entdeckt, behauptet, das Kind müsse also mindestens 10 Minuten auf dem FEUER gelegen haben. Die ganze linke Seite des Kindes von der Hüfte bis zum Kopfe ist tief und die Kleidung an dieser Seite ganz zu Asche verbrannt gewesen. Das Leben desselben, – (so lautet mein Journal) – wird schwerlich zu retten sein. – Gebraucht war nichts als Belegung mit WATTE, weil man sogleich einen Boten an mich abgeschickt hat. Am 13. Juni 1852: 1, 3. ARS. 200°, 2. CARB-V. 200°, alle 2 Abende ein Pulver. Dabei mit Auflegen trockner WATTE fortzufahren und wo solche festbacken sollte, diese ruhig sitzen zu lassen. – 20. Juni: Das Kind lebt nicht nur noch, sondern hat sich ganz bedeutend gebessert. Der linke Arm und die linke Seite des Kopfs eitern noch, aber anscheinend schmerzlos, weil das Kind wie früher die Brust nimmt und ohne Störung schläft. 1. CAUST. 200°, 2 – 4. §., ARS. 200°, alle 3 Abende ein Pulver. Seitdem höre ich nichts wieder von diesem Kinde, als Ende 1853, wo ich von einem Nachbar erfuhr, daß dieses nämliche, so wunderbar gerettete Kind vor einigen Tagen an „Terminen", – einer Art von Krämpfen, welche sehr häufig in Gehirnentzündung ihren Grund haben, – gestorben sei. Unter allen Mitteln gegen höhere und niedere Grade von Verbrennungen steht bei mir seit langer Zeit der ARS. am Höchsten und besonders in seinen höheren Potenzirungen und kleinsten Gaben.[Vol. 82, S.224; AHZ 48 (1854) 61]

Anna F. von L. hatte sich vor 8 Tagen den Fuß verbrannt und nach Hausmitteln, welche nicht zu erfahren waren, war die Stelle von einer weißen Kruste bedeckt, mit trocknem Brennen, rings umher aber roth und geschwollen. – Am 31. 1852 erhielt sie von mir eine Gabe ARS. 200°. und 2 – 4. §., um alle 2 Abende ein Pulver zu nehmen und äußerlich nichts zu thun. Weiter war nichts nöthig und nach 8 Tagen Heilung.[Vol. 83, S.62; AHZ 48 (1854) 61-62]

Karl R. zu Gl., ein Kind von anderthalb Jahren, hatte sich die Hand in kochendem WASSER verbrannt. – Am 28. Sept. 1852: 1. ARS. 200°, 2 – 4. §., 3. CARB-V. 200°, alle 2 Tage ein Pulver. – 4. Okt. Die Schmerzen sogleich gebessert. Noch Eiterung zwischen den Fingern. Durchfall. – 1. ARS. 200°, 2, 4. §., 3. CAUST. 200°, wieder alle 2 Abende. Nach 8 Tagen geheilt.[Vol. 83, S.204; AHZ 48 (1854) 62]

Aber die freiwilligen BLUTUNGEN, so wie der von *Hey* also benannte BLUTSCHWAMM (Fungus haematodes), wobei das BLUT oft bis zur äussersten Erschöpfung, ja bis zum Tode selbst unaufhaltsdam ausfliesst, bilden eine eigenthümliche, höchst gefährliche Krankheit, welche wohl nie ohne PHOS. geheilt werden kann, mit Hülfe dieses wahren Polychrests aber, zuweilen, wenn es besonders angezeigt ist, mit Zwischengaben von ARS., CARB-AN., SIL. oder einigen andern Mitteln, in mehrern Fällen in der Tat glücklich geheilt worden ist.[AHP 485]

Heilungsbericht von Schweinen

Ich habe einmal, ich weiß nicht mehr wo, die Behauptung gelesen, daß man am wenigsten bei Schweinen mit hohen Verdünnungen und kleinen Gaben etwas ausrichten könne. Daß damit meine Erfahrung nicht übereinstimmt, möge der nachstehende Fall beweisen. Am 22. April 1849 sprach der Colon *Brederweg* von Amelsbüren, zwei Stunden von hier, meine Hülfe an für einen ganzen Wurf junger Ferkel, acht an der Zahl, welche plötzlich sämmtlich mit einem Ausschlag befallen waren, der schon mehrere Schweine in der Nachbarschaft in kurzer Zeit getödtet hatte und sich wie das bekannte sogenannte Antoniusfeuer gestaltete. Ich gab ihm sogleich 1. SULPH.°°°, 2. SEP.°°°, 3. ARS.°°° jedes zu 200, um jedes Pulver in einem halben Quart WASSER mittelst tüchtigen Schüttelns aufzulösen und jedem Ferkel davon einen Eßlöffel voll zu geben, und zwar von Nr. 1 sogleich, von Nr. 2 und nach 6 Stunden und eben so lange darauf von Nr. 3. Als der Mann zu Hause kam, war eins der Ferkel schon krepirt, mit den übrigen machte er es genau nach meiner Vorschrift, und am folgenden Tage waren diese alle sieben völlig genesen. Am 29. April 1849 wurde ein erwachsenes Schwein bei demselben Colon von derselben Krankheit befallen, und mein *Bredeweg* hatte natürlich nichts eiliger zu thun, als wieder bei mir Hülfe zu holen. Dieselben Mittel, in derselben Zeit gegeben und in derselben Potenz, aber nur zwei Streukügelchen von jedem, halfen eben so schnell und vollständig.[AHZ 38 (1850) 365]

Konkordanz Haut und Aeusseres: Acon., Ant-c., Asaf., Bell., Bry., Calc., Carb-an., Carb-v., Caust., Chin., Con., Cycl., Dulc., Graph., Hep., Hyos., Kreos., *Lach.*, *Lyc.*, *Merc.*, Mez., Nit-ac., Phos., Ph-ac., Plb., *Puls.*, *Rhus-t.*, Sec., Sep., *Sil.*, Squil., Staph., *Sulph.*, Verat. [PB]

Schlaf

Abendliche Schlafsucht.[VHA]

Schlaflosigkeit mit beständiger Unruhe und Umherwerfen.[VHA]

Schlaflosigkeit wegen Angst und Unruhe.[HA 3]

Schlaflosigkeit mit großer Unruhe.[HA 54]

Schlaflosigkeit mit stetem Umherwerfen.[HA 19]

Schlaflosigkeit nach Mitternacht weist auf ARS.. (Der PHOS.-Kranke schläft spät, vielleicht um 1 Uhr morgens ein und erwacht schwach, aber doch erfrischt. Der NUX-V.-Kranke erwacht unerfrischt.)[Br., Lippe]

Oefteres Aufschrecken und Zucken im Schlafe.[VHA]

Er kann die Nacht nach Erwachen nicht wieder einschlafen.[VHA]

Angst, die den Kranken nachts aus dem Bette und tagsüber von einem Platz zum anderen treibt. Er kann keinen Grund dafür angeben; Unruhe infolge von Schmerzen (vergleiche RHUS-T.). Der ARS.-Kranke will von einem Bett ins andere gehen; er versucht fortgesetzt seine Lage im Bett zu verändern, weil er sich unbehaglich fühlt. Denke nie an ARS., wenn keine Unruhe vorhanden ist.[Br., Lippe]

Aengstliche Träume.[VHA]

Nächtliche Angst, die keine Ruhe zuläßt.[VHA]

Nächtliche Angst und Unruhe[HA 3]

Nächtliches Zahnweh, durch äußere Wärme gelindert.[VHA]

Nächtliche, zuckende Schmerzen im Bauche.[VHA]

Abendliche Erstickungsanfälle nach dem Niederlegen.[VHA]

Nächtliches Herzklopfen mit großer Angst.[VHA]

Nächtliches Reissen im Rücken.[VHA]

Nächtliches Reissen in den Armen vom Ellbogen bis in die Schulter.[VHA]

Nächtliches Reissen in den Beinen.[VHA]

Alte Schenkelgeschwüre mit besonders nächtlichem Brennen und Stechen.[VHA]

Reissende Schmerzen in den Gliedern, am heftigsten Nachts und in der Ruhe nach vorgängiger starker Anstrengung, bloß durch Herumtragen und äußere WÄRME erträglich zu machen.[VHA]

*Nachts Gefühl von Vollheit und Geschwulst im Handteller.[VHA]

Konkordanz Schlaf und Träume: Bell., Bry., Calc., Carb-v., Cham., Chin., Hep., Ign., *Kali-c.*, Lyc., Mag-c., Merc., Mur-ac., *Nux-v.*, Op., Phos., Ph-ac., *Puls.*, Rhus-t., Sep., *Sil.*, Sulph. [PB]

Fieber

Puls früh schnell, Abends langsam.[KEU 7]

Bei einem nicht aussetzenden Fieber, innerliche brennende Hitze mit heftigem Durste, während die äusseren Theile kalt sind. [Die] uns bekannten Hauptmittel für diese Krankheitsform: ARS. und VERAT.[AHP 234]

Frost mit Durstlosigkeit.[VHA]

Allgemeine Kälte des Körpers oder des leidenden Theils.[VHA]

Allgemeine Kälte des Körpers.[HA 54]

Aeußere Kälte mit kalten, klebrigen Schweißen.[VHA], [KEU 7]

Abend-Schauder mit Gliederreißen und bänglicher Unruhe.[VHA]

Nächtliche Hitze, wie mit heißem WASSER übergossen, mit Brennen in den Adern.[VHA]

Schweiß nach beendigtem Fieber oder zu Anfange des Schlafes.[VHA]

Trockne, brennende Hitze.[KEU 7]

Innere Hitze, mit Brennen in den Adern.[KEU 7]

Beständiges, allgemeines Schwitzen.[VHA]

Aeußerliche, brennende, trockne Hitze des Kopfes und mehrer Körpertheile, mit Frost abwechselnd, bei Scheu vor Entblößung, großer Angst, Mattigkeit und Schwindel, durch eintretenden Schweiß gebessert.[HA 113-114]

Fieberstadien

1. Puls schwach und klein, aber sehr beschleunigt, oft unfühlbar und ganz fehlend, oder aussetzend. – Puls Früh schnell, Abends langsamer. – Brennen oder Kältegefühl in den Adern.[WF 7]
2. Frost (und Hitze) undeutlich hervortretend, entweder gleichzeitig, oder im Wechsel. –

Verifikationen und klinische Symptome

Vormittags Frost, durch Nichts zu tilgen. – Innerlicher Frost bei äusserer Hitze. – Frost und Schauder nach jedem Trinken. – Aeussere Kälte mit kaltem, klebrigem Schweisse. – Beim Froste (und bei der Hitze) treten viele der bereits vorhandenen, aber sonst wenig erheblichen Nebenbeschwerden stärker hervor.[WF 7] – Abends und Nachts läuft es oft kalt durch den Rücken: Thuj. (ARS., PULS., RHUS-T.)[KMS 729]

3. Innerliche, brennende, trockne Hitze. – Abends und Nachts trockne Hitze, mit Durst und öfterem, aber jedesmal nur wenigem Trinken. – Nächtliche Hitze, wie mit heissem Wasser übergossen.– Innerlicher Frost bei äusserer Hitze. – Beim Froste (und bei der Hitze) treten viele der bereits vorhandenen, aber sonst wenig erheblichen Nebenbeschwerden stärker hervor.[WF 7]
4. Schweiss zu Ende des Fiebers, mit Nachlass aller, auch der Nebenbeschwerden. – Schweiss im ersten Schlafe, oder die ganze Nacht hindurch. – Kalte, klebrige, oder sauer- und übelriechende Schweisse. – Beim Schweiss unlöschbarer Durst.[WF 7] – Braungelb färbender Schweiss: Thuj. (ARS., BELL., CARB-AN., GRAPH., LACH., SEL.) [KMS 729]

Heilungsberichte: Ich gab daher nun eine Gabe ARS. 30°°, weil diese Arznei, außer sonstiger Angemessenheit, auch noch das Besondere hat, daß bei Fieberkranken, wo es paßt, mit dem Eintritt des Schweißes das eigentliche Fieber aufhört. Meine Vermuthung, auf diese Analogie gestützt, bestätigte sich, denn nach 3 Tagen war das ganze Uebel gehoben.[ACS 18 (1840) 2, 7]

Der Sattler *H.* in M. hatte sich, wie er glaubte, erkältet, davon Husten und schleimigen Durchfall bekommen, und versucht, sich durch Trinken von FLIEDER-Thee von diesen Beschwerden zu befreien. Aber das alte Leid blieb nicht nur bestehen, sondern es trat noch ein neues Uebel hinzu, nämlich ein ungeheurer, Tag und Nacht anhaltender, sehr ermattender Schweiß mit Hitze und geringem Durste. Schon über 8 Tage hatte dies, Trotz einiger allop. Mittel, gewährt, als er, kaum noch im Stande, am Stocke in der Stube auf und ab zu gehen, am 6. Mai 1835 mich um Hülfe bat. Eine Dosis ARS. 30°° nahm schon in 24 Stunden Schweiß und Durchfall gänzlich fort und die Kräfte besserten sich zusehends. Am 11. Mai war neben der, noch nicht ganz gehobenen Schwäche, saurer Mundgeschmack und ein krampfartiger Husten mit Schmerz im Kopfe, als sollte er zersprengt werden, vorhanden, und eine Gabe NAT-M. 30°° reichte hin, auch diesen Rest dauerhaft und schnell zu beseitigen.[ACS 18 (1840) 2, 11-12]

Konkordanz Fieber: *Acon., Bell., Bry.*, Calc., Cham., *Chin.*, Cocc., Lach., Lyc., *Merc.*, Nux-m., *Nux-v.*, Op., Phos., Ph-ac., *Puls.*, *Rhus-t.*, Sabad., Samb. Sep., Sil., Spig., Squil., Staph., Stann., *Sulph.*, Verat. [PB]

Gemeinsames

Bei Störungen der antipsorischen Kur: Magenverkältung, z. B. mit Früchten: Ars. X° R. (zuweilen auch Puls. X° R.)[SRA]

Große Empfindlichkeit gegen Erkältung.[Br., Lippe]

Wichtige diagnostische Bemerkung [von Dr. Graf *zur Lippe*]: APIS brennt und sticht, RHUS-T. brennt und juckt, und ARS. fast allein brennt.[AHZ 61 (1860) 54]

Brennende Schmerzen in inneren und äußeren Theilen.[VHA], [HA 54]
- Brennende Schmerzen in verschiedenen Theilen.[HA 3]
- Weißlicher Kopfgrind mit Brennen.[VHA]
- Rothe, entzündete Augen mit brennendem Schmerze.[VHA]
- Geschwulst und Brennen der Nase.[VHA]
- Gesichts- und Lippenkrebs mit brennendem Schmerze.[VHA]
- Brennen im Schlunde der Speiseröhre.[VHA]
- Brennen im Halse.[HA 54]
- Brennen im Magen.[VHA]
- Brennen im Magen und Unterleibe.[HA 19, 54]
- Brennen im Unterleibe.[VHA]
- Brennender Schmerz im Mastdarme.[VHA]
- Brennende After-Aderknoten.[VHA]
- Brennende Ausleerungen mit heftigem Leibschneiden.[VHA]
- Brennende Stuhlausleerungen.[HA 54]
- Scharfer, brennender Weißfluß, welcher die Theile wund macht.[VHA]
- Starker Fließschnupfen, mit Ausfluß scharfen, brennenden WASSERS.[VHA]
- Fließschnupfen mit brennendem,WÄSSERIGEN Nasenschleim .[HA 54]

Verifikationen und klinische Symptome

Verifikationen und klinische Symptome

Brennen (oder Frieren) in der Brust.[VHA]
Heftiges Brennen im Rücken.[VHA]
Alte Schenkelgeschwüre mit besonders nächtlichem Brennen und Stechen.[VHA]
Nächtliche Hitze, wie mit heißem WASSER übergossen, mit Brennen in den Adern (bei Fieber).[VHA]
Reissende Schmerzen in den Gliedern, am heftigsten Nachts und in der Ruhe nach vorgängiger starker Anstrengung, bloß durch Herumtragen und äußere WÄRME erträglich zu machen.[VHA]
Die Schmerzen bringen ihn zur Verzweiflung.[HA 54]
Ungemein schnelles Sinken der Kräfte.[VHA]
Plötzliches Sinken der Lebenskräfte.[Br., Lippe]
Böse Folgen von einer langen, ermüdenden Bewegung weisen auf ARS.; Folgen von kurz dauernder Überanstrengung verlangen RHUS-T..)[Br., Lippe]
Er weiß nicht, wie schwach er ist, bis er versucht, sich zu bewegen. (Der PHOS.-Kranke dagegen glaubt viel schwächer zu sein, als er wirklich ist, und will sich deshalb gar nicht bewegen).[Br., Lippe]
Ungemeine Schwäche.[HA 54]
Großes Schwächegefühl.[HA 3]
Der ARS.-Kranke hat Verlangen nach Bewegung und glaubt stärker zu sein, als er wirklich ist. (Große Abmagerung mit Schwäche: PHOS.. Die große Schwäche bei PHOS. wird besser durch Essen. Der PHOS.-Kranke glaubt schwächer zu sein, als er wirklich ist, und scheut deshalb jede Bewegung.)[Br., Lippe]
Große Unruhe in den Gliedern.[VHA]
Abmagerung.[VHA]
Abmagerung und Absterben der leidenden Theile: Thuj. (ARS., CARB-V., GRAPH., MEZ., PLB., SEL.)[KMS 727]
Abmagerung und grosse Schwäche.[KEU 7]
Große Kraftlosigkeit und Schwäche, sobald der Kranke die kleinste Anstrengung macht. (Für diesen Zustand sind ARS., PHOS. und CARB-V. die drei Hauptmittel. Der ARS.- und der CARB-V.-Kranke weiß nicht, wie schwach er ist, bis er sich zu bewegen versucht. Der PHOS.-Kranke dagegen glaubt schwächer zu sein, als er tatsächlich ist, und will sich gar nicht bewegen.[Br.]).[Br., Lippe]
Zittern.[VHA], [KEU 7]
Convulsionen.[KEU 7]
Schwammige Aufgedunsenheit.[VHA]
Erhöhung der Beschwerden in der Ruhe, besonders nach vorgängiger starker Bewegung, durch Anreden Anderer, nach dem Essen, nach dem Niederlegen und gleich nach Mitternacht; äußere Wärme und Bewegung bessert.[VHA]
Wiederkehr der Beschwerden nach Jahresfrist: Thuj. (ARS.)[KMS 727-728]
Nachtheil von BIER, FETTEM, SAUREM, SÜßEM, TABACK, THEE, WEIN und ZWIEBELN: Thuj. (ARS., CHIN., FERR., LACH., SEP.)[KMS 728]
Man weiss, dass Nachtheil von Aufenthalt in (Keller- und Kirchen-) Gewölben und von dem Genuss vieler Spirituosen diesem Mittel [ARS.] besonders entsprechen, und dass unter den Antidoten der DIG., die hier wahrscheinlich im Uebermaass angewendet war, der ARS. eine ausgezeichnete Stelle einnimmt.[AHZ 59 (1859) 61]
Verlangen nach Wärme.[HA 3]

Besserung der Beschwerden

Von kaltem WASSER vorübergehend, im Freien und von Wärme dauerhaft gebessert.[HA 54]
Eintretender Schweiß.[HA 114]
Die Symptome sind alle besser in der Wärme. (Tritt eine Verschlimmerung durch Wärme ein, denke an SEC.).[Br., Lippe]
Wärme.[Hub.; AHZ 210]

Verschlimmerung der Beschwerden

Nächtliche Verschlimmerung.[HA 107]
Nach Mitternacht.[Br., Lippe]
Abends und Nachts.[KEU 7]

Abends beim Auskleiden.[HA 115]
Früh beim Stehen.[HA 54]
Ruhe nach der Bewegung.[KEU 7]
Sitzen in der Stube.[HA 54]
Aerger.[KEU 7]
Zureden Anderer.[KEU 7]
Nach dem Essen.[KEU 7]
Trinken.[KEU 7]
Nach dem Niederlegen.[KEU 7]
Kaltwerden.[HA 115], [KEU 7]
In kalter freier LUFT.[KEU 7]
Umlegen im Bette.[KEU 7]

Konkordanzen

Verschlimmerung nach der Zeit: Arn., Chin., Dros., Ferr., Ign., Kali-c., Mag-c., Mang., Merc., Nat-m., Nux-v., Plb., Rhus-t., Thuj. [PB]

Verschlimmerung nach Lage und Umständen: Acon., Aur., Bell., *Bry.*, Calc., Carb-v., Caust., Cham., *Chin.*, Colch., Dros., Dulc., Ferr., Hep., Ip., Kali-c., Lyc., Merc., Mosch., Nit-ac., Nux-m., *Nux-v.*, Phos., *Puls.*, *Rhus-t.*, Sabad., Samb., *Sep.*, Sil., Stram., Stront., Sulph., Verat. [PB]

Beschwerden der Thiere

Pferde

Kemper's Pferd, seit 3/4 Jahr dämpfig, von Kaltwerden verschlimmert: Ars. C 200°° – Geheilt.[KMS 780]

[Am 25. Jan. 1863] *Reer's* Füllen. Halsbräune, woran auch die Mutter gelitten: Acon., Bell., 3. Hep., alle 12 Stunden. – Am 31. Jan. viel besser, aber nun Druse mit scharfem Nasenausfluse: Ars. [je C 200°°] – Geheilt.[KMS 780]

[Am 11. März 1863] *Lülf's* Pferd ist seit 2 Monaten dämpfig, mit Husten, und von sehr hitzigem Temperamente: Nux-v. – 24. März besonders der Husten sehr gebessert, aber der Dampf, wiewohl in geringerm Grade, noch da: Ars. – 15. April. Der Husten wieder gekommen und nun mehr in der Ruhe und nach dem Fressen: Puls. – 28. April. Jetzt ist der Husten in der Morgenzeit wieder schlimmer: Nux-v. – 23. Mai. Viel gebessert, aber der Husten noch da und dabei viel Schleim aus der Nase: Puls. – 2. Juni. Der Husten seltner, aber der Nasenschleim, der nun auch scharf ist, vermehrt: Ars. [je C 200°°] – Geheilt.[KMS 781]

[Am 14. März 1863] *Samson's* 7jähriges Pferd dämpfig: Ars. 3. April. Bedeutend gebessert und nur noch beim anfangenden Gehen: Thuj. [je C 200°°] – Geheilt.[KMS 781]

Gr. Schürmann's Pferd wieder dämpfig, nachdem es im vorigen Jahre am 26. Juli mit NUX-V. und am 19. Aug. mit BRY. davon hergestellt war, nun am 16. Mai [1863] ARS., welches am 25. Juli d. J. wiederholt werden musste [je C 200°°]. Seitdem wohl.[KMS 782]

[Am 21. Mai 1863] Frhr. *v. Twickel's* Stute, Lähmung nach DURCHNÄSSUNG im Schweisse (und schon einige Wochen nach *Günther's* Anweisung und mit *Günther*'schen Mitteln behandelt): Rhus-t. – 26. Mai. Ohne Erfolg; Ars., – 21. Juni. Davon viel besser; aber noch etwas Lähmung zu Anfange und nach dem Laufen: Ars. [je C 200°°] – Geheilt.[KMS 782]

[Am 10. Juni 1863] *Milte's* Stute, dämpfig geworden und Husten (nach einer Arznei vom Thierarzte): Ars. – 27. Juni. Ansehnliche Besserung, aber wieder verschlimmert: Thuj. – 9. Juli. Fast ganz hergestellt, aber noch Husten: Ars. [je C 200°°] – Geheilt.[KMS 783]

[Am 1. Juli 1863] General *v. Hobe's* Reitpferd, seit 10 Wochen buglahm rechts und mehrere Thierärzte ohne Erfolg gebraucht: Ars. – 26. Juli. Auffallend besser und lahmt nur noch etwas im Trabe auf Pflaster und hartem Boden: Ars. – 11. August. So gut wie geheilt; zur Vorsorge: Thuj. [je C 200°°][KMS 783]

Es schien also nun, daß die Lähmung lediglich im Hufe ihren Sitz hatte und ich gab deshalb am 3. Sept. ARS. 200°°° mit entschiedener, aber doch nicht dauerhafter Besserung, weshalb ich dasselbe Mittel in gleicher Dosis am 17. und 24. wiederholte, und als sich nun weiter nicht die mindeste Spur des alten Uebels wahrnehmen ließ, beschloß ich am 1. Oct., 1849 die Kur mit einer Gabe SULPH. 200°°°, – diese, sowie alle früheren Arzneien in der bei 1 [AHZ 38, S. 361] angegebenen Weise in WASSER aufgelöst. Seitdem ist das Pferd ganz wohl, wie ich dies noch vor wenigen Tagen aus dem Munde des Eigenthümers selbst erfuhr, welcher billig genug ist, den kleinen Pülverchen, deren noch weit kleinern arzneilichen Inhalt er nicht einmal ahnt, seine volle Anerkennung zu schenken.[AHZ 38 (1850) 363]

Verifikationen und klinische Symptome

Rinder

Leppermann's K u h , bösartige M a u l - und K l a u e n s e u c h e : 1. Ars., 2. Thuj., alle 3 Tage [je C 200°°]. – War in 8 Tagen völlig geheilt. – (In den vorigen Jahren kamen mehrere derartige Fälle hier vor, welche in derselben Weise sehr bald geheilt wurden.)[KMS 783]

Schafe

Ob wohl die, neuerdings in Berlin erfundene Bekleidung der Füsse der Schaafe mit G u m m i s c h u h e n , dieselben vor der bösartigen K l a u e n s e u c h e schützen wird? An Heilung der bereits Angesteckten wird dabei wohl nicht zu denken sein, wie es dem Homöopathen (in diesem Jahre mit ARS.) so leicht gelungen ist.[AHP 356]

Schweine

Twenhöver's S c h w e i n , B o r s t e n f ä u l e und gänzlich v e r l o r n e F r e s s l u s t : Ars. C 200°° – Geheilt.[KMS 781]

[Am 16. Juni 1863] *Schening's* 4 Ferkel, H i n t e r b r a n d : 1. Ran-s., 2. Spong., 3. Ars., alle 4 Tage. – 9. Juli. Sehr bedeutend gebessert: 1. Ran-s., 2. Sulph. [je C 200°°] – Geheilt.[KMS 783]

Ich habe einmal, ich weiß nicht mehr wo, die Behauptung gelesen, daß man am wenigsten bei Schweinen mit hohen Verdünnungen und kleinen Gaben etwas ausrichten könne. Daß damit meine Erfahrung nicht übereinstimmt, möge der nachstehende Fall beweisen. Am 22. April 1849 sprach der Colon *Brederweg* von Amelsbüren, zwei Stunden von hier, meine Hülfe an für einen ganzen Wurf junger Ferkel, acht an der Zahl, welche plötzlich sämmtlich mit einem Ausschlag befallen waren, der schon mehrere Schweine in der Nachbarschaft in kurzer Zeit getödtet hatte und sich wie das bekannte sogenannte A n t o n i u s f e u e r gestaltete. Ich gab ihm sogleich 1. SULPH.°°°, 2. SEP.°°°, 3. ARS.°°° jedes zu 200, um jedes Pulver in einem halben Quart WASSER mittelst tüchtigen Schüttelns aufzulösen und jedem Ferkel davon einen Eßlöffel voll zu geben, und zwar von Nr. 1 sogleich, von Nr. 2 und nach 6 Stunden und eben so lange darauf von Nr. 3. Als der Mann zu Hause kam, war eins der Ferkel schon krepirt, mit den übrigen machte er es genau nach meiner Vorschrift, und am folgenden Tage waren diese alle sieben völlig genesen. Am 29. April 1849 wurde ein erwachsenes Schwein bei demselben Colon von derselben Krankheit befallen, und mein *Bredeweg* hatte natürlich nichts eiliger zu thun, als wieder bei mir Hülfe zu holen. Dieselben Mittel, in derselben Zeit gegeben und in derselben Potenz, aber nur zwei Streukügelchen von jedem, halfen eben so schnell und vollständig. – Diese beiden Erfolge bestätigen auch bei Thieren die bei Menschen oft zu machende Beobachtung, daß die kürzere oder längere Wirkungsdauer der Arzneien nicht minder von der Natur der Krankheit als von der Eigenthümlichkeit der Mittel abhängt, und daß auch die Hochpotenzen ohne Bedenken in den acutesten Krankheiten angewendet werden dürfen, ohne der Befürchtung Raum zu geben, daß die Heilwirkung zu spät eintreten möge.[AHZ 38 (1850) 365]

Arzneiverwandtschaften von Arsenicum album

A c o n . , Alum., Am-c., Anac., A r n . , Bell., Bry., C a l c . , (Caps.), C a r b - v . , (Caust.), C h i n . , (Cina), (Cocc.), C o f f . , D i g . , D u l c . , F e r r . , G r a p h . , Hell., H e p . , (Ign.), Jod., I p . , K a l i - c . , L a c h . , Led., L y c . , M e r c . , M o s c h . , Mur-ac., Nat-c., N a t - m . , N u x - v . , Phos., Puls., Rheum, R h u s - t . , Ruta, S a m b . , Sabad., Seneg., S e p . , (Spong.), Stann., S u l p h . , V e r a t . [VHA]

A c o n . , Anac., Arn., Asaf., *Bell., Bry., Calc.*, C a r b - v . , Caust., C h a m . , *Chin.*, Cocc., Con., Cupr., Dulc., Ferr., Graph., H e p . , Hyos., Ign., Ip., K a l i - c . , Lach., *Lyc., Merc.*, Nat-m., Nit-ac., *Nux-v.*, Op., *Phos.*, P h - a c . , Plb., *P u l s .* , *Rhus-t.*, Sec., *Sep., Sil.*, Spig., Squil., Staph., S t r a m . , Stront., *Sulph.*, V e r a t . [PB]

A c o n . , A m - m . , *Ant-c., Arn., A p i s i n ., Bar-c.*, B r o m . , *Bry.*, C a l c . , *C a r b - v . , C h a m . , C h i n .* , C o f f . , *Dig.*, C o l c h . , *Dulc.*, E u p h . , *F e r r . , Graph., H e p . , Ign., J o d . , I p .* , K a l i - c . , *Lach., L y c .*, M a g - c . , *M e r c .* , M o s c h . , M u r - a c . , *Nat-m., N u x - v . , Petr., Phos., Ph-ac.*, P l b . , R a n - s . , *Samb., Sec., Sep., Sil., Squil.*, S t a n n . , *Staph., S u l p h . , S u l p h - a c . , Verat.* [KV]

Antidote von Arsenicum album: Carb-v., Chin., Ferr., Graph., H e p . , Jod., I p . , Lach., Nux-v.[Br., Lippe], N u x - v . , Samb., Verat. – (Gegen große Gaben SEIFEN-Brei.)

Ip., Nux-v., Samb. [SRA]

(Gegen große Gaben SEIFEN-Brei.) [SRA]

Stickflußartige Brustbeklemmung, (auch von KUPFER und ARSENIK-Dämpfen): Camph.[VHA]

So werden auch einige Nachwehen vom unpassenden Gebrauche des ARSENIKS und von langwierigen Mißbrauche der CHINARINDE durch einige Gaben IPEKAKUANHA gehoben. [RA 3, 249-250]

Verifikationen und klinische Symptome

Hätte er aber ja aus menschlicher Schwachheit die Wahl nicht genau getroffen, so wird ein- oder mehrmaliges Riechen an IPEKAKUANHA, oder an KALK-SCHWEFELLEBER, oder an KRÄHENAUGEN, je nach den Umständen, die Beschwerden heben. [CK 5, 497]

Carb-v., Chin., Ferr., Graph., H e p ., Jod., I p ., Lach., N u x - v ., Samb., Verat. [PB]

Dr. *Stens* theilte die Heilung einer ARSENIK-Vergiftung mit, die allein durch NUX-V. bewirkt sei, welche dem Patienten in wiederholten Gaben gereicht wurde, aber den vollständigen Erfolg gehabt habe. – Dr. *Schönfeld* erwähnte bei dieser Gelegenheit, dass eine alte ARSENIK-Vergiftung seines Vaters, woran er viele Jahre gelitten, durch eine einzige Gabe höchstpotenzirten ARSENIKS (*Jenichen*'schen Präparats), welche er zu dem Ende von dem Ref. erhalten, vollständig geheilt worden sei und sämmtliche ARSENIK-Zeichen danach dauerhaft verschwunden wären.[AHZ 63 (1861) 54]

GRAPH. ist wichtig für Zustände, die durch Mißbrauch von ARS. entstanden.[Br., Lippe]

Kranke, die mit großen Dosen von Arzneimitteln behandelt wurden, oder die viel ARS., SULPH., PLB., CALC. einnahmen, oder viel ZWIEBELN, GEWÜRZE oder INGWER genossen haben, sollten zuerst NUX-V. erhalten.[Br., Lippe]

Arsenicum album ist Antidot von: Anthraci., Carb-an., Carb-v., Chin., Dig., Ferr., Graph., Ip., Jod, Lach., Samb.

Man weiss, dass Nachtheil von Aufenthalt in (Keller- und Kirchen-) Gewölben und von dem Genuss vieler Spirituosen diesem Mittel [ARS.] besonders entsprechen, und dass unter den Antidoten der DIG., die hier wahrscheinlich im Uebermaass angewendet war, der ARS. eine ausgezeichnete Stelle einnimmt.[AHZ 59 (1859) 61]

Man hat ARSENIK, CAMPHER und rohen KAFFEE als Antidote der HOLZKOHLE befunden.[CK 3, 34]

Riechen an X° ARSENIK scheint Antidot zu sein, vorzüglich gegen verzweifelten Gram von GRAPHIT entstanden.[CK 3, 294]

ARS. ist von großer Wichtigkeit bei bösen Folgen von ANTHRAX-Vergiftungen oder bei tierischen Vergiftungen überhaupt, bei Sezierwunden, oder Vergiftung mit irgend welchen schädlichen, zersetzten Stoffen, selbst wenn sich bereits Gangräne (Brand) entwickelt.[Br., Lippe]

Folgemittel von Arsenicum album: Bell., Calc., Carb-v., Caust., Lach.[Br., Lippe], Nat-m., Ran-s., Sulph., Thuj.

Am 12. Oct. ARS. 30°, worauf die Periode eintrat, aber mit den früheren Beschwerden, und nun n a c h h e r a u c h n o c h a n h a l t e n d e r W e i ß f l u ß . Eine am 24. November 1835 gereichte Gabe CALC. 30°°° brachte die Regel ganz in Ordnung, und beseitigte dauerhaft alle damit in Verbindung stehenden Beschwerden.[ACS 17 (1838) 1, 63]

[Am 14. März 1863] *Samson's* 7jähriges P f e r d d ä m p f i g : Ars. 3. April. Bedeutend gebessert und nur noch beim anfangenden Gehen: Thuj. [je C 200°°] – Geheilt.[KMS 781]

[Am 16. Juni 1863] *Schening's* 4 Ferkel, H i n t e r b r a n d : 1. Ran-s., 2. Spong., 3. Ars., alle 4 Tage. – 9. Juli. Sehr bedeutend gebessert: 1. Ran-s., 2. Sulph. [je C 200°°] – Geheilt.[KMS 783]

[Am 1. Juli 1863] General *v. Hobe's* R e i t p f e r d , seit 10 Wochen b u g l a h m rechts und mehrere Thierärzte ohne Erfolg gebraucht Ars. – 26. Juli. Auffallend besser und lahmt nur noch etwas im Trabe auf Pflaster und hartem Boden: Ars. – 11. August. So gut wie geheilt; zur Vorsorge: Thuj. [je C 200°°][KMS 783]

Am 4. Dec. 1836 reichte ich zuerst eine Gabe ARS. 30° und eine Gabe SULPH. 30°°, diese nach 8 Tagen zu nehmen, wonach sich bloß das Allgemeinbefinden besserte, im Wesentlichen aber keine Veränderung zu bemerken war.[ACS 17 (1839) 3, 15]

Am obigen Tage gab ich ihr, weil sie sehr weit entfernt wohnte, 1. ARS. 30°°, 2. CAUST. 30°° und 3. SEP. 30°°, alle 14 Tage eins in dieser Reihenfolge zu nehmen.[ACS 17 (1839) 3,38-39]

ARS. und SULPH., jedes zu einer kleinsten Gabe, stellten sie in 8 Tagen wieder her, und von der früheren Fallsucht kam nichts zum Vorschein.[ACS 17 (1839) 3,54-55]

Am 28. Sept. 1852: 1. ARS. 200°, 2 – 4. §., 3. CARB-V. 200°, alle 2 Tage ein Pulver. – 4. Okt. Die Schmerzen sogleich gebessert. Noch Eiterung zwischen den Fingern. Durchfall. – 1. ARS. 200°, 2, 4. §., 3. CAUST. 200°, wieder alle 2 Abende. Nach 8 Tagen geheilt.[Vol. 83, S.204; AHZ 48 (1854) 62]

Es schien also nun, daß die Lähmung lediglich im Hufe ihren Sitz hatte und ich gab deshalb am 3. September ARS. 200°°° mit entschiedener, aber doch nicht dauerhafter Besserung, weshalb ich dasselbe Mittel in gleicher Dosis am 17. und 24. wiederholte, und als sich nun weiter nicht die mindeste Spur des alten Uebels wahrnehmen ließ, beschloß ich am 1. Oct. 1849 die Kur mit einer Gabe SULPH. 200°°°, – diese, sowie alle früheren Arzneien in der bei 1 [AHZ 38 (1850) 361] angegebenen Weise in WASSER aufgelöst. Seitdem ist das Pferd ganz wohl, wie ich dies noch vor wenigen Tagen aus dem Munde des Eigenthümers selbst erfuhr, welcher billig genug ist, den kleinen Pülverchen, deren noch

Verifikationen und klinische Symptome

weit kleinern arzneilichen Inhalt er nicht einmal ahnt, seine volle Anerkennung zu schenken.[AHZ 38 (1850) 363]

Eine Dosis ARS. 30°° nahm schon in 24 Stunden Schweiß und Durchfall gänzlich fort und die Kräfte besserten sich zusehends. Am 11. Mai [1835] war neben der, noch nicht ganz gehobenen Schwäche, saurer Mundgeschmack und ein krampfartiger Husten mit Schmerz im Kopfe, als sollte er zersprengt werden, vorhanden, und eine Gabe NAT-M. 30°° reichte hin, auch diesen Rest dauerhaft und schnell zu beseitigen.[ACS 18 (1840) 2, 11-12]

LACH. paßt gut nach ARS., BELL. und MERC..[Br., Lippe]

Verifikationen und klinische Symptome

Arsenicum album ist Folgemittel von: Hep., Ip., Nux-v., Psor., Sep., Spong.

[Am 25. Jan. 1863] *Reer's* F ü l l e n . H a l s b r ä u n e , woran auch die Mutter gelitten: Acon., Bell., 3. Hep., alle 12 Stunden. – Am 31. Jan. viel besser, aber nun D r u s e mit scharfem Nasenausflusse: Ars. [je C 200°°] – Geheilt.[KMS 780]

[Am 16. Juni 1863] *Schening's* 4 Ferkel, H i n t e r b r a n d : 1. Ran-s., 2. Spong., 3. Ars., alle 4 Tage. – 9. Juli. Sehr bedeutend gebessert: 1. Ran-s., 2. Sulph. [je C 200°°] – Geheilt.[KMS 783]

Am 28. Febr. 1837 [...] sendete ich der Entfernten zuvörderst drei Mittel, 1. PSOR. 30°°, 2. ARS. 30° und 3. SULPH. 60°°°, alle 14 Tage eins in dieser Reihenfolge zu nehmen.[ACS 17 (1839) 3, 25]

Ich gab ihm sogleich 1. SULPH.°°°, 2. SEP.°°°, 3. ARS.°°° jedes zu 200, um jedes Pulver in einem halben Quart WASSER mittelst tüchtigen Schüttelns aufzulösen und jedem Ferkel davon einen Eßlöffel voll zu geben, und zwar von Nr. 1 sogleich, von Nr. 2 und nach 6 Stunden und eben so lange darauf von Nr. 3.[AHZ 38 (1850) 365]

22. März, 1851. 1, NUX-V. 200; 2, IP. 200; 3, NUX-V. 200; 4, §. Je ein Pulver zur Einnahme jeden dritten Abend. – 14. April. Vierundzwanzig Stunden nach der Einnahme des ersten Pulvers manifestierte sich von selbst eine beträchtliche Besserung, welche bis heute anhält. Die morbiden Symptome zeigen sich jetzt nur noch nach dem Trinken und nicht mehr nach dem Essen. Der Patient empfindet eine Art Verengung oder auch Zusammenziehen in der Urethra beim Harnlassen. 1, ARS. 3000; 2 bis 4 §. Ein Pulver zur Einnahme jeden fünften Abend.[Vol. 78, S.151; KMSS 29-30]

Am 19. Apr. [1841] gab ich für das Kind fünf Pulver, Nro. 1 und 2 IP. 30°°°°°, Nro. 3 ARS. 30°, Nro. 4 NUX-V. 30°°° und Nro. 5 SULPH. 60°°, wovon alle 24 Stunden ein Pulver zu geben.[ACS 19 (1842) 3, 65]

Arsenicum album ist Wechselmittel mit: Puls., Thuj.

[Am 11. März 1863] *Lülf's* P f e r d ist seit 2 Monaten d ä m p f i g , mit H u s t e n , und von sehr hitzigem Temperamente: Nux-v. – 24. März besonders der Husten sehr gebessert, aber der D a m p f , wiewohl in geringerm Grade, noch da: Ars. – 15. April. Der H u s t e n wieder gekommen und nun mehr in der Ruhe und nach dem Fressen: Puls. – 28. April. Jetzt ist der Husten in der Morgenzeit wieder schlimmer: Nux-v. – 23. Mai. Viel gebessert, aber der Husten noch da und dabei viel S c h l e i m aus der Nase: Puls. – 2. Juni. Der Husten seltner, aber der N a s e n s c h l e i m , der nun auch s c h a r f ist, vermehrt: Ars. [je C 200°°] – Geheilt.[KMS 781]

[Am 10. Juni 1863] *Milte's* S t u t e , dämpfig geworden und H u s t e n (nach einer Arznei vom Thierarzte): Ars. – 27. Juni. Ansehnliche Besserung, aber wieder verschlimmert: Thuj. – 9. Juli. Fast ganz hergestellt, aber noch Husten: Ars. [je C 200°°] – Geheilt.[KMS 783]

Leppermann's K u h , bösartige M a u l - und K l a u e n s e u c h e : 1. Ars., 2. Thuj., alle 3 Tage [je C 200°°]. – War in 8 Tagen völlig geheilt. – (In den vorigen Jahren kamen mehrere derartige Fälle hier vor, welche in derselben Weise sehr bald geheilt wurden.)[KMS 783]

Arsenicum album ist Zwischenmittel von: Arn., Calc., Caust., Con., Phos., Puls.

[BLUTSCHWAMM...] eine eigenthümliche, höchst gefährliche Krankheit, welche wohl nie ohne PHOS. geheilt werden kann, mit Hülfe dieses wahren P o l y c h r e s t s aber, zuweilen, wenn es besonders angezeigt ist, mit Zwischengaben von ARS., CARB-AN., SIL. oder einigen andern Mitteln, in mehrern Fällen in der Tat glücklich geheilt worden ist.[AHP 485]

An diesem Tage reichte ich nun dem Reumüthigen zwei Gaben CAUST. 30°° und eine Zwischengabe ARS. 30°°, wonach kein Anfall wieder erschien, und er sich bis jetzt der besten Gesundheit erfreut.[ACS 17 (1839) 3,57]

Am 5. Sept. 1836, wo sie bei mir war, erhielt sie von mir 2 Gaben CALC., jede zu 30°°, und eine Zwischengabe ARS. 30°°, um alle 8 Tage ein Pulver zunehmen.[ACS 17 (1839) 3,73]

Ref. war nicht immer mit CON. dabei zum Ziele gelangt, sondern genöthigt gewesen, nach den Umständen BELL. oder ARS. dazwischen zu geben, wonach dann eine neue Gabe CON. wieder vorzügliche Wirkung gethan habe.[AHZ 44 (1852) 70]

Am 4. Apr. 1852 erhielt sie 1, 3. ARN. 200°°, 2. ARS. 200°, 4. §., um davon alle 24 Stunden ein Pulver zu nehmen, aber äußerlich nichts anzuwenden, als auf den eiternden Stellen ein TALG-Läppchen.[Vol. 82, S.71; AHZ 48 (1854) 54]

Auf den tiefer geätzten Stellen befinden sich noch Krusten, aber schmerzlos. – 1. PULS. 200°, 2, 4. §., 3. ARS. 200°, alle 2 Tage ein Pulver zu nehmen. Nach 8 Tagen völlige Heilung.[Vol. 83, S.117; AHZ 48 (1854) 62]

Zwischenmittel von Arsenicum album: Carb-v., Hep., Sulph.

Am 15. April zwei Gaben ARS. 30°° und eine Zwischengabe SULPH. 30°° hatten auf die epileptischen Anfälle gar keinen Einfluß, bewirkten aber, daß er seitdem einen Abscheu gegen BRANNTWEIN bekam und sich nicht mehr im Trunke übernahm.[ACS 17 (1839) 3,56]

Am 27. März 1852 reichte ich 1, 2 ARS. 200°, 3. HEP. 200°. 4. §., alle 2 Abende ein Pulver, ohne irgend etwas Aeußerliches zu thun.[Vol. 82, S.47; AHZ 48 (1854) 54]

Am 13. Juni 1852: 1, 3. ARS. 200°, 2. CARB-V. 200°, alle 2 Abende ein Pulver. Dabei mit Auflegen trockner WATTE fortzufahren und wo solche festbacken sollte, diese ruhig sitzen zu lassen.[Vol. 82, S.224; AHZ 48 (1854) 61]

Die letzten Tage zwei Gaben ARS. 30°° und eine Zwischengabe SULPH. 60°°, wieder alle 8 Tage ein Pulver zu nehmen.[ACS 19 (1842) 3, 60-61]

Konkordanzen der homöopathischen Arzneien

I. Gemüth und Geist: Acon., Anac., Aur., *Bell.*, Bry., *Calc.*, Cupr., Graph., Hyos., Laur., *Lyc.*, Nat-c., Nat-m., *Nux-v.*, Op., Phos., Ph-ac., *Puls.*, Rhus-t., Sep., *Stram.*, Sulph., *Verat.* [PB]

II. Körpertheile und Organe: Acon., Arn., Bar-c., *Bell.*, *Bry.*, Calc., Carb-v., Caust., Cham., *Chin.*, Cocc., Con., Cupr., Dig., Dulc., Ferr., Graph., *Hep.*, Hyos., Ign., Ip., Kali-c., *Lyc.*, *Merc.*, Nat-c., Nat-m., Nit-ac., *Nux-v.*, Op., *Phos.*, Ph-ac., Plb., *Puls.*, Rhus-t., Sec., *Sep.*, Sil., Spig., Staph., Stram., *Sulph.*, *Verat.* [PB]

III. Empfindungen und Beschwerden

1. **Aeussere und innere Körpertheile im Allgemeinen:** *Acon.*, Anac., Arn., Bar-c., *Bell.*, Bry., *Calc.*, Cann-s., Canth., Carb-v., Caust., Cham., *Chin.*, Cocc., Con., Cupr., Dig., Dulc., Ferr., Graph., Hyos., Ign., Jod., Kali-c., *Lyc.*, *Merc.*, Nat-m., Nit-ac., *Nux-v.*, Op., Phos., Ph-ac., Plat., *Puls.*, Rhus-t., Sec., *Sep.*, Sil., Spig., Squil., Stann., Staph., Stram., Stront., *Sulph.*, Verat., Zinc. [PB]
2. **Drüsen:** *Bell.*, *Con.*, Hep., Merc., Phos., Sil., Sulph. [PB]
3. **Knochen:** Asaf., Calc., Merc., Staph., Sulph. [PB]
4. **Haut und Aeusseres:** Acon., Ant-c., Asaf., Bell., Bry., Calc., Carb-an., Carb-v., Caust., Chin., Con., Cycl., Dulc., Graph., Hep., Hyos., Kreos., *Lach.*, *Lyc.*, *Merc.*, Mez., Nit-ac., Phos., Ph-ac., Plb., *Puls.*, *Rhus-t.*, Sec., Sep., *Sil.*, Squil., Staph., *Sulph.*, Verat. [PB]

IV. Schlaf und Träume: Bell., Bry., Calc., Carb-v., Cham., Chin., Hep., Ign., *Kali-c.*, Lyc., Mag-c., Merc., Mur-ac., *Nux-v.*, Op., Phos., Ph-ac., *Puls.*, Rhus-t., Sep., *Sil.*, Sulph. [PB]

V. Fieber: *Acon.*, *Bell.*, *Bry.*, Calc., Cham., *Chin.*, Cocc., Lach., Lyc., *Merc.*, Nux-m., *Nux-v.*, Op., Phos., Ph-ac., *Puls.*, *Rhus-t.*, Sabad., Samb., Sep., Sil., Spig., Squil., Staph., Stann., *Sulph.*, Verat. [PB]

VI. Änderung des Befindens

1. **Verschlimmerung nach der Zeit:** Arn., Chin., Dros., Ferr., Ign., Kali-c., Mag-c., Mang., Merc., Nat-m., Nux-v., Plb., Rhus-t., Thuj. [PB]
2. **Verschlimmerung nach Lage und Umständen:** Acon., Aur., Bell., *Bry.*, Calc., Carb-v., Caust., Cham., *Chin.*, Colch., Dros., Dulc., Ferr., Hep., Ip., Kali-c., Lyc., Merc., Mosch., Nit-ac., Nux-m., *Nux-v.*, Phos., *Puls.*, *Rhus-t.*, Sabad., Samb., *Sep.*, Sil., Stram., Stront., Sulph., Verat. [PB]

Verifikationen und klinische Symptome

VII. Konkordanz der homöopathischen Arzneien

Acon., Anac., Arn., Asaf., *Bell.*, *Bry.*, *Calc.*, Carb-v., Caust., Cham., *Chin.*, Cocc., Con., Cupr., Dulc., Ferr., Graph., Hep., Hyos., Ign., Ip., Kali-c., Lach., *Lyc.*, *Merc.*, Nat-m., Nit-ac., *Nux-v.*, Op., *Phos.*, Ph-ac., Plb., *Puls.*, *Rhus-t.*, Sec., *Sep.*, *Sil.*, Spig., Squil., Staph., Stram., Stront., *Sulph.*, Verat. [PB]

Acon., Am-m., *Ant-c.*, *Arn.*, *Apisin.*, *Bar-c.*, Brom., *Bry.*, Calc., *Carb-v.*, *Cham.*, *Chin.*, Coff., *Dig.*, Colch., *Dulc.*, Euph., *Ferr.*, *Graph.*, *Hep.*, *Ign.*, *Jod.*, *Ip.*, Kali-c., *Lach.*, *Lyc.*, Mag-c., *Merc.*, Mosch., Mur-ac., *Nat-m.*, *Nux-v.*, *Petr.*, *Phos.*, *Ph-ac.*, Plb., Ran-s., *Samb.*, *Sec.*, *Sep.*, *Sil.*, *Squil.*, Stann., *Staph.*, *Sulph.*, *Sulph-ac.*, *Verat.* [KV]

Verifikationen und klinische Symptome

Asa foetida (Stinkasant)

(Asaf.)

Synonyma

Asa foetida, Ferula Asa foetida L., Stink-Asant, Teufelsdreck [SRN]

Antipsorische Arznei

Die [...] bezeichneten Arzneien scheinen zu den antipsorischen Mitteln gezählt werden zu dürfen. Wenigstens habe ich sie in chronischen Beschwerden (psorischen Ursprungs) vorzugsweise wirksam befunden.[SRN]

Arzneiwirkungsdauer

Wirkt 4 bis 6 Wochen Tage.[SRN]

Zählt zur 3. Klasse derjenigen Mittel, welche eine mittlere Wirkungsdauer besitzen.[AHZ 49 (1855) 82]

Hinweis

Wenn man dagegen die von diesem Mittel beobachteten Symptome einer genauen Vergleichung unterwirft, so sind die, sowohl in innern als äußern Theilen häufig vorkommenden stechenden Schmerzen meistens stumpf und absetzend, am gewöhnlichsten brennend, seltener drückend oder spannend, am seltensten ziehend und reißend, und haben alle das besonders Charakteristische, daß die Stiche nur von Innen nach Außen gehen. Hiernach müssen also zuvörderst die Symptome 35, 47, 48, 58, 85, 86, 88, 89, 90, 91 u. s. w., wo obiges nicht ausdrücklich angemerkt und bloß von Stechen ohne nähere Beziehung die Rede ist, vervollständigt und genauer bestimmt werden. Wenn nun aber ferner bei Nase, Ohren, Lippen, Kinn, Zähnen u. s. w., keine Symptome von Stechen beobachtet und angeführt sind, so ist daraus keineswegs der Schluß zu ziehen, daß bei stechenden Schmerzen in diesen Theilen, wenn sie anders der Eigenthümlichkeit des Mittels entsprechen und die übrigen begleitenden Symptome zutreffen, die ASAF. das Heilmittel nicht sein könne; und in der That habe ich selbst bei stechend-brennenden Zahn-, Ohren- und Gesichtsschmerzen, die absatzweise kamen und nur wie von Innen nach Außen gehend gefühlt wurden, und wo die sonstigen charakteristischen Zeichen genau paßten, oder sonst nichts Widersprechendes vorwaltete, mit diesem Mittel schnelle und dauerhafte Hülfe gebracht.[ACS 11 (1844) 1, 91-92]

Paßt für irgend einen Zustand körperlicher oder geistiger Überempfindlichkeit.[Br., Lippe]

Eigenthümlichkeiten und Hauptwirkungen

Gemüth

Große Gereiztheit und Empfindlichkeit des Gemüths, bei Gleichgültigkeit gegen Alles.[VHA]

Hypochondrische und hysterische Unruhe und Aengstlichkeit.[VHA]

Hysterische Zufälle.[VHA]

Hysterische Unruhe und Aengstlichkeit.[HA 52]

Aufregung bringt hysterische Beschwerden in der Speiseröhre hervor.[Br., Lippe]

Nachmittags Gesichtshitze ohne Durst, mit Angst und Schläfrigkeit.[VHA]

Wankelmuth und Unbeständigkeit.[VHA]

Veitstanz.[VHA]

Konkordanz Gemüth und Geist: Alum., Aur., Ign., Lyc., Phos., Plat., Puls., Sulph., Sulph-ac., Zinc. [PB]

Geist

Paßt für irgend einen Zustand körperlicher oder geistiger Überempfindlichkeit.[Br., Lippe]

Konkordanz Gemüth und Geist: Alum., Aur., Ign., Lyc., Phos., Plat., Puls., Sulph., Sulph-ac., Zinc. [PB]

Kopf

BLUTDRANG nach dem Kopfe, mit Klopfen darin.[VHA]

Die Kopfschmerzen verändern sich oder verschwinden durch Berührung.[VHA]

Verifikationen und klinische Symptome

Innerer Kopf

Herausdrückender Schmerz in den Kopfseiten, Schläfen und der Stirn.[VHA]

Drückender Kopfschmerz in der Stirn und in den Schläfen, wie von Innen und Außen, mit Drücken in den Augen, wie von Schläfrigkeit, in der Ruhe verschlimmert, von Berührung und beim Gehen im Freien gebessert. – Hysterische Unruhe und Aengstlichkeit; Taubheitsgefühl in den Gesichtsknochen; Gefühl eines aufsteigenden Körpers im Halse; Klopfen in der Herzgrube; Durchfall mit Leibschmerzen; Blasenkrampf bei und nach dem Harnen; Muskelzucken in Armen und Beinen; die meisten Schmerzen sind mit Taubheitsgefühl in den leidenden Theilen verbunden; gegen Berührung äußerst empfindliche Geschwüre; große Schläfrigkeit; vorherrschende Hitze, besonders im Gesichte und nach dem Essen.[HA 51-52]

Drücken in den Kopfleisten und Schläfen, wie von einem stumpfen Werkzeuge oder Pflocke, in der Ruhe verschlimmert, von Berührung und Bewegung im Freien gebessert.[HA 55]

Betäubendes Spannen im Kopfe, am meisten in der linken Seite, Nachmittags und Abends, von gebückt Sitzen, nach dem Niederlegen und in der Stube verschlimmert, von Aufrichten und Bewegung im Freien gebessert.[HA 80]

Flüchtige Stiche von Innen nach Außen, in der Stirn, den Schläfen und Kopfseiten, welche durch den Kopf zucken, gegen Abend, im Liegen und Sitzen und in der Stube verschlimmert, nach dem Aufstehen, von Bewegung und im Freien gebessert.[HA 84]

Die Kopfschmerzen verändern sich oder verschwinden durch Berührung.[VHA]

Augen

Brennen im Augapfel, gleichsam von Innen nach Außen.[VHA]

Trockenheitsgefühl in den Augen.[VHA]

Ohren

Schwerhörigkeit mit Eitern des Ohres.[VHA]

Nase

Drücken in der Nase, als wenn sie platzen sollte.[VHA]

Taubheitsgefühl im Nasenbeine.[VHA]

Uebelriechender Eiter-Ausfluß aus der Nase.

Antlitz

Spannendes Taubheitgefühl in den Jochbeinen und Gesichtsknochen.[VHA]

Taubheitsgefühl in den Gesichtsknochen.[HA 52]

Drückendes Taubheits-Gefühl am Kinne.[VHA]

Nachmittags Gesichtshitze ohne Durst, mit Angst und Schläfrigkeit.[VHA]

Vorherrschende Hitze, besonders im Gesichte und nach dem Essen.[HA 52]

Mund

Trockenheit und Brennen im Munde und Schlunde.[VHA]

Gefühl eines aufsteigenden Körpers bis zum Schlunde herauf.[VHA]

Gefühl eines aufsteigenden Körpers im Halse.[HA 52]

Gefühl, als ob eine Kugel im Halse aufstiege (Globus hystericus); dies macht häufiges Schlingen notwendig; Atembeschwerden.[Br., Lippe]

Aufstoßen

SCHARFES RANZIGES Aufstoßen, wie nach FETTEN Speisen.[VHA]

Aufregung bringt hysterische Beschwerden in der Speiseröhre hervor.[Br., Lippe]

Magen

Magendrücken nach dem Essen.[VHA]

Gefühl von Vollheit in der Magengegend.[VHA]

Pulsiren in der Herzgrube.[VHA]

Verifikationen und klinische Symptome

Magenverderbniß von FETTEN Speisen.[VHA]

Hypochonder
Drückende oder heraus stechende Leberschmerzen.[VHA]

Bauch
Herauswärts stechende Schmerzen in den Bauchseiten.[VHA]
Uebelriechender Durchfall mit Leibschmerzen und Abgang vieler stinkender Blähungen.[VHA]
Durchfall mit Leibschmerzen.[HA 52]

Blähungen
Kneipende Blähungs-Kolik.[VHA]
Viele stinkende Blähungen.[VHA]
Uebelriechender Durchfall mit Leibschmerzen und Abgang vieler stinkender Blähungen.[VHA]

Stuhl
Vergeblicher Stuhldrang.[VHA]
Uebelriechender Durchfall mit Leibschmerzen und Abgang vieler stinkender Blähungen.[VHA]
Durchfall mit Leibschmerzen.[HA 52]

Harn
Brauner, scharf riechender Harn.[VHA]
Blasenkrampf bei und nach dem Harnen.[VHA], [HA 52]

Beschwerden der Kinder
Das Kind duldet nicht, daß man sich ihm mit Verbänden für seine Wunde nähert oder letztere gar berührt.[Br., Lippe]

Athem
Brustbeklemmung bei schnellem Athem und kleinem Pulse.[VHA]
Krampfhafte Engbrüstigkeit, als könne sich die Lunge nicht gehörig ausdehnen.[VHA]
Gefühl, als ob eine Kugel im Halse aufstiege (Globus hystericus); dies macht häufiges Schlingen notwendig; Atembeschwerden.[Br., Lippe]

Brust
Brustdrücken mit erschwertem Athem.[VHA]
Klopfen in der Brust.[VHA]
Klopfen in der Herzgrube.[HA 52]
Stechen in der Brust von Innen nach Außen.[VHA]
Herzklopfen.[VHA]
Brustbeklemmung bei schnellem Athem und kleinem Pulse.[VHA]
Krampfhafte Engbrüstigkeit, als könne sich die Lunge nicht gehörig ausdehnen.[VHA]

Rücken
Stechen in den Schulterblättern, Rückenmuskeln und Lenden.[VHA]

Oberglieder
Muskelzucken in Armen und Händen.[VHA]
Muskelzucken in Armen und Beinen.[HA 52]
Muskelhüpfen und Fippern an mehren Theilen.[VHA]

Unterglieder
Die Innenseite des Schienbeines ist äußerst schmerzhaft bei Berührung; dumpfer, klopfender Schmerz mit Anschwellung des Knochens: SIL.. (Vergleiche ASAF., MEZ..)[Br., Lippe]
Muskelzucken in den Schenkeln und Füßen.[VHA]
Muskelzucken in Armen und Beinen.[HA 52]
Muskelhüpfen und Fippern an mehren Theilen.[VHA]
Geschwulst der Fußknöchel.[VHA]

Verifikationen und klinische Symptome

Verifikationen und klinische Symptome

Stechen und Klopfen in der großen Zehe.[VHA]

Drüsen

Konkordanz Drüsen: Am-m., Bell., B r y ., *Calc.*, Cocc., C o n ., Ign., M e r c ., Nat-m., *Phos., Puls.*, Ran-s., Rhus-t., Sep., Spong., *Sulph.* [PB]

Knochen

Schmerzhafte Entzündung der Knochen.[VHA]
Erweichung und Krümmung der Knochen, (Rhachitis).[VHA]
Knochenauftreibung.[VHA]
Knochenfraß mit dünnem, jauchigem, stinkendem Eiter.[VHA]
Taubheitsgefühl im Nasenbeine.[VHA]
Spannendes Taubheitgefühl in den Jochbeinen und Gesichtsknochen.[VHA]
Taubheitsgefühl in den Gesichtsknochen.[HA 52]
Die Innenseite des Schienbeines ist äußerst schmerzhaft bei Berührung; dumpfer, klopfender Schmerz mit Anschwellung des Knochens: SIL. (vergleiche ASAF., MEZ.).[Br., Lippe]

Konkordanz Knochen: Bell., *Calc.*, Chin., Hep., L y c ., *M e r c .*, Mez., Nit-ac., Phos., *Ph-ac., Puls.*, Ruta, Sep., *S i l .*, S t a p h ., *Sulph.* [PB]

Haut

Heiße, dunkelrothe Geschwulst einzelner Theile.[VHA]
Aeußere Entzündungen mit Neigung zu Eiterung.[VHA]
Gangränöse Geschwüre mit schlechtem Eiter und Schmerzhaftigkeit im Umfange derselben.[VHA]
Gegen Berührung äußerst empfindliche Geschwüre.[HA 52]
Geschwüre, die sehr schmerzhaft bei Berührung sind.[Br., Lippe]
Brandwunden und Geschwüre sind im höchsten Grade empfindlich und schmerzhaft.[Br., Lippe]
Das Kind duldet nicht, daß man sich ihm mit Verbänden für seine Wunde nähert oder letztere gar berührt.[Br., Lippe]

Konkordanz Haut und Aeusseres: Acon., *Ars.*, Bell., Bry., C a l c ., Carb-v., C a u s t ., *Hep.*, L a c h ., L y c ., *Merc.*, Nit-ac., Phos., Ph-ac., Plb., *P u l s .*, Rhus-t., Sec., Sep., *S i l .*, Staph., *Sulph.*, Thuj. [PB]

Schlaf

Ungewöhnlich viel Hang zum Schlafe.[VHA]
Große Schläfrigkeit.[HA 52]

Konkordanz Schlaf und Träume: Ars., Bry., Kali-c., N a t - c ., Nux-m., Nux-v., Phos., P u l s ., Sep. [PB]

Fieber

Nachmittags Gesichtshitze ohne Durst, mit Angst und Schläfrigkeit.[VHA]
Vorherrschende Hitze, besonders im Gesichte und nach dem Essen.[HA 52]

Fieberstadien

1. P u l s klein, aber sehr beschleunigt und ungleich.[WF 7]
2. F r o s t, Kälte und Trockenheit der Haut. – Ueberlaufender Frostschauder, Nachmittags, besonders über den Rücken.[WF 7]
3. Nach dem Mittagessen, H i t z e im Gesicht, mit Angst und Schläfrigkeit, aber ohne Durst.[WF 7]
4. S c h w e i s s fehlt ganz; nur selten etwas kalt-feuchte Haut.[WF 7]

Konkordanz Fieber: A r s ., Cocc., Phos., P u l s ., Samb., Spig. [PB]

Gemeinsames

Muskelhüpfen und Fippern an mehren Theilen.[VHA]
Absetzende, stumpfstechende Schmerzen, von Innen nach Außen, durch Berührung gebessert oder verändert, übrigens von Veränderung der Lage unabhängig.[VHA]
Die meisten Schmerzen sind mit Taubheitsgefühl in den leidenden Theilen verbunden.[HA 52]
Gedunsenheit und Schwere des Körpers.[VHA]
Veitstanz.[VHA]

Hysterische Zufälle.[VHA]

Besserung der Beschwerden

Nach dem Aufstehen.[HA 84]
Von Berührung.[HA 51], [HA 55]
Bewegung im Freien.[HA 55], [HA 80], [HA 84]
Beim Gehen im Freien.[HA 51]
Aufrichten.[HA 80]

Verschlimmerung der Beschwerden

Gegen Abend.[HA 84]
In der Ruhe.[HA 51], [HA 55]
Nach dem Niederlegen.[HA 80]
Im Liegen.[HA 84]
Im Sitzen.[HA 84]
Von gebückt Sitzen.[HA 80]
In der Stube.[HA 80], [HA 84]

Konkordanzen

Verschlimmerung nach der Zeit: Bell., Kali-n., Lyc., Puls. [PB]

Verschlimmerung nach Lage und Umständen: Arg., Arn., Ars., Aur., Bell., Calc., Caps., Carb-v., Chin., Cina, Cocc., Con., *Cycl.*, Dros., Dulc., Euph., Euphr., Ferr., Hep., Kali-c., Lach., *Lyc.*, Mag-m., Merc., Mur-ac., Nat-c., Nat-m., Nux-v., Phos., *Puls.*, Rhod., Rhus-t., Ruta, Sabad., *Sep.*, Sil., *Sulph.*, Tarax. [PB]

Arzneiverwandtschaften von Asa foetida

(Acon.), Ant-t., Aur., Caust., Chin., Coff., Con., Cycl., Merc., Mosch., Ph-ac., Plat., Puls., Rhus-t., Ruta, Thuj. [VHA]

Alum., Arn., Ars., Aur., Bell., Bry., *Calc.*, Carb-v., Caust., Chin., Cocc., Con., Cycl., Ferr, Hep., Ign., Kali-c., Lach., *Lyc.*, *Merc.*, Nat-c., Nat-m., Nit-ac., Nux-v., *Phos.*, Ph-ac., Plat., *Puls.*, Rhus-t., Ruta, *Sep.*, *Sil.*, Spig., Staph., *Sulph.*, Tarax., Thuj., Valer., Zinc. [PB]

Aur., *Caust.*, *Chin.*, Meny., *Merc.*, *Nit-ac.*, *Ph-ac.*, Plat., *Puls.*, *Sep.* [KV]

Antidote von Asa foetida: Camph., Caust., Chin., Merc., Puls. – Electr.

Camph., Caust., Chin., Electr., Puls. [SRN]

Camph., Caust., Chin., Merc., Puls. – Electr. [PB]

Asa foetida ist Antidot von: Caust., Merc.

Konkordanzen der homöopathischen Arzneien

I. Gemüth und Geist: Alum., Aur., Ign., Lyc., Phos., Plat., Puls., Sulph., Sulph-ac., Zinc. [PB]

II. Körpertheile und Organe: Arn., Ars., Aur., Bor., Bry., Calc., *Carb-v.*, Caust., Cham., *Chin.*, Con., Ign., Laur., Lyc., Merc., *Nit-ac.*, Nux-v., Phos., Plat., Plb., *Puls.*, Ran-b., Sel., Sep., Sil., Spig., Staph., Sulph., Thuj., Valer., Verat., Zinc. [PB]

III. Empfindungen und Beschwerden

1. Aeussere und innere Körpertheile im Allgemeinen: Acon., Alum., Anac., Arg., Arn., Asar., *Bell.*, Bry., *Calc.*, Caust., Chin., Cocc., Con., Cupr., Dulc., Ferr., Graph., Ign., Jod., Kali-c., *Lyc.*, Merc., Mez., Mosch., Nat-c., Nat-m., Nux-m., *Nux-v.*, Olnd., Phos., Plat., *Puls.*, *Rhus-t.*, Sabin., Sep., Sil., *Spig.*, Spong., Stann., Staph., Stront., *Sulph.*, Tarax., Thuj., Valer., Zinc. [PB]

2. Drüsen: Am-m., Bell., Bry., *Calc.*, Cocc., Con., Ign., Merc., Nat-m., *Phos.*, *Puls.*, Ran-s., Rhus-t., Sep., Spong., *Sulph.* [PB]

Verifikationen und klinische Symptome

3. **Knochen:** Bell., *Calc.*, Chin., Hep., Lyc., *Merc.*, Mez., Nit-ac., Phos., *Ph-ac.*, *Puls.*, Ruta, Sep., *Sil.*, Staph., *Sulph.* [PB]
4. **Haut und Aeusseres:** Acon., *Ars.*, Bell., Bry., Calc., Carb-v., Caust., *Hep.*, Lach., Lyc., *Merc.*, Nit-ac., Phos., Ph-ac., Plb., *Puls.*, Rhus-t., Sec., Sep., *Sil.*, Staph., *Sulph.*, Thuj. [PB]

IV. Schlaf und Träume: Ars., Bry., Kali-c., Nat-c., Nux-m., Nux-v., Phos., Puls., Sep. [PB]

V. Fieber: Ars., Cocc., Phos., Puls., Samb., Spig. [PB]

VI. Änderung des Befindens

1. **Verschlimmerung nach der Zeit:** Bell., Kali-n., Lyc., Puls. [PB]
2. **Verschlimmerung nach Lage und Umständen:** Arg., Arn., Ars., Aur., Bell., Calc., Caps., Carb-v., Chin., Cina, Cocc., Con., *Cycl.*, Dros., Dulc., Euph., Euphr., Ferr., Hep., Kali-c., Lach., *Lyc.*, Mag-m., Merc., Mur-ac., Nat-c., Nat-m., Nux-v., Phos., *Puls.*, Rhod., Rhus-t., Ruta, Sabad., *Sep.*, Sil., *Sulph.*, Tarax. [PB]

VII. Konkordanz der homöopathischen Arzneien

Alum., Arn., Ars., Aur., Bell., Bry., *Calc.*, Carb-v., Caust., Chin., Cocc., Con., Cycl., Ferr, Hep., Ign., Kali-c., Lach., *Lyc.*, *Merc.*, Nat-c., Nat-m., Nit-ac., Nux-v., *Phos.*, Ph-ac., Plat., *Puls.*, Rhus-t., Ruta, *Sep.*, *Sil.*, Spig., Staph., *Sulph.*, Tarax., Thuj., Valer., Zinc. [PB]

Aur., *Caust.*, *Chin.*, Meny., *Merc.*, *Nit-ac.*, *Ph-ac.*, Plat., *Puls.*, *Sep.* [KV]

Verifikationen und klinische Symptome

Asarum europaeum (Haselwurz)

(Asar.)

Synonyma

Asarum europaeum L., Haselwurz [SRN]

Nicht-Antipsorische Arznei

[SRN]

Arzneiwirkungsdauer

Wirkt 8 bis 14 Tage.[SRN]

Zählt zur 2. Klasse derjenigen Mittel, welche eine kurze Wirkungsdauer besitzen.[AHZ 49 (1855) 82]

Hinweise

Zwischenmittel bei chronischen Krankheiten: PULSATILLA (X° R.) in einigen Fällen, in gehörigen Zwischenräumen, abwechselnd mit NUX-V., zur Tilgung zu hoher Reizbarkeit. – In seltenen Fällen wird man bei solchen Ueberreizungen des Nervensystems zu ASAR., CHAM., CHIN., IGN., TEUCR. oder VALER., eben so angewendet, seine Zuflucht nehmen müssen, wenn nämlich diese Mittel dem Gesammtzustande besser entsprechen.[SRA]

Nervöse Überempfindlichkeit.[Br., Lippe]

Eigenthümlichkeiten und Hauptwirkungen

Gemüth

Melancholische Verdrießlichkeit.[VHA]

Weinerliche Traurigkeit.[VHA]

Erbrechen mit Angst und großer Anstrengung.[VHA]

Nervöse Aufgeregtheit und Ueberlustigkeit.[HA 60]

Nervöse Überempfindlichkeit.[Br., Lippe]

Uebelkeit und anstrengendes Erbrechen, mit Angst und Schauder.[HA 60]

In seltenen Fällen wird man bei solchen Ueberreizungen des Nervensystems zu ASAR., CHAM., CHIN., IGN., TEUCR. oder VALER., eben so angewendet, seine Zuflucht nehmen müssen, wenn nämlich diese Mittel dem Gesammtzustande besser entsprechen.[SRA]

Unbehagliches Gefühl von der bloßen Einbildung, daß unangenehme Dinge vorfallen möchten; ein solches Gefühl nimmt plötzlich und für kurze Zeit alle Gedanken und Funktionen in Anspruch.[Br., Lippe]

Konkordanz Gemüth und Geist: Cocc., Con., *Ign.*, Lyc., Mez., Nat-m., Op., Ph-ac., *Puls.*, Rhus-t., Sep., *Sil.*, Stram. [PB]

Geist

Drückende Eingenommenheit des Kopfes.[VHA]

Vergehen der Gedanken.[VHA]

Drückender Schmerz im Vorderkopfe, mit Uebelkeit, durch jede Geistesanstrengung erregt.[VHA]

Unbehagliches Gefühl von der bloßen Einbildung, daß unangenehme Dinge vorfallen möchten; ein solches Gefühl nimmt plötzlich und für kurze Zeit alle Gedanken und Funktionen in Anspruch.[Br., Lippe]

Konkordanz Gemüth und Geist: Cocc., Con., *Ign.*, Lyc., Mez., Nat-m., Op., Ph-ac., *Puls.*, Rhus-t., Sep., *Sil.*, Stram. [PB]

Kopf

Drückende Eingenommenheit des Kopfes.[VHA]

Drückender Schmerz im Vorderkopfe, mit Uebelkeit, durch jede Geistesanstrengung erregt.[VHA]

Halbseitige Kopfgichtanfälle, jeden Nachmittag 5 Uhr.[VHA]

Innerer Kopf

Drückender Schmerz im Vorderkopfe, mit Uebelkeit, durch jede Geistesanstrengung erregt.[VHA]

Verifikationen und klinische Symptome

Zusammendrückender Kopfschmerz in der Stirn, in den Schläfen und hinter den Ohren, mit Thränen und Brennen der Augen, Nachmittags und beim Gehen verschlimmert, im Sitzen und von Waschen gebessert. – Nervöse Aufgeregtheit und Ueberlustigkeit; viel kühler, WÄSSERIGER Speichel im Munde; BITTERER Geschmack des BRODES; Uebelkeit und anstrengendes Erbrechen, mit Angst und Schauder; Schleimdurchfall; Klamm im Halse, Nacken und Gliedern; Ueberempfindlichkeit aller Nerven; Leichtigkeit in den Gliedern, als wenn man in der LUFTschwebte; beständiger Frost, Kälte und Schauder; abendliche Verschlimmerungen.[HA 60]

Auesserer Kopf

Spannen der ganzen Kopfhaut, so daß man die Haare schmerzhaft fühlt, mit großer Angegriffenheit der Nerven, bei warmer, trockner LUFT verschlimmert, von Waschen mit kalten WASSER gebessert. [HA 130]

Augen

Brennen und Trockenheitsgefühl im innern Auge.[VHA]
*Röthe der Bindehaut mit Stechen in den Augenwinkeln.[VHA]
Kältegefühl in den Augen.[VHA]
*Triefende, entzündete Augen.[VHA]
*Abends in der Stube brennen die Augen, wie von Branntwein, mit beständigem Thränen derselben.[VHA]
*Kalte LUFT thut den Augen wohl, aber SONNE, LICHT und WIND kann er nicht daran leiden.
*Starrheit der Augen.[VHA]
Verdunklung des Gesichts.[VHA]

Ohren

Druck und Spannung auf der Mündung des Gehörganges.[VHA]
Gehörverminderung.[VHA]

Antlitz

Durch Waschen (des Gesichts) mit kaltem WASSER vergehen viele Beschwerden.[VHA]

Zähne

Soodbrennen mit SAUREM Aufstoßen, welches die Zähne stumpf macht.[VHA]

Mund

Viel kühler, WÄSSERIGER Speichel im Munde.[HA 60]

Geschmack

BROD und TABAK schmecken BITTER.[VHA]
BITTERER Geschmack des BRODES.[HA 60]

Aufstoßen

*FAULES Aufstoßen.[VHA]
Soodbrennen mit saurem Aufstoßen, welches die Zähne stumpf macht.[VHA]

Uebelkeit

Heftiges , leeres Brechwürgen, welches alle Beschwerden verschlimmert.[VHA]
Erbrechen mit Angst und großer Anstrengung.[VHA]
Uebelkeit und anstrengendes Erbrechen, mit Angst und Schauder.[HA 60]
Drückender Schmerz im Vorderkopfe, mit Uebelkeit, durch jede Geistesanstrengung erregt.[VHA]
Heftige Kolik mit Erbrechen.[VHA]

Hypochonder

*Wundschmerz und Schründen der Milz.[VHA]

Verifikationen und klinische Symptome

Bauch
*Kneipender Schmerz in der linken Unterleibsseite bis zum Rücken.[VHA]
Heftige Kolik mit Erbrechen.[VHA]
Leistenbrüche.[VHA]
*Leibschneiden vor dem Stuhlgange.[VHA]

Stuhl
Zäher, schleimiger Durchfall mit BLUT.[VHA]
Schleimdurchfall.[HA 60]
Weiche Ausleerungen mit Madenwürmern und röthlichem Schleime.[VHA]
*Abgang schwarzen, dicken BLUTS beim Stuhle.[VHA]
*Durchfall mit unverdauten Speisen, besonders KARTOFFELN.[VHA]
*Leibschneiden vor dem Stuhlgange.[VHA]
*Mastdarmvorfall beim Stuhle.[VHA]
*Nach dem Stuhle Pressen, mit Abgang weißen, zähigen, BLUTIGEN Schleims.[VHA]

Geschlechtstheile
Unterdrückter Geschlechtstrieb.[VHA]

Regel
*Monatliches zu früh und zu lange dauernd, mit schwarzem BLUTE.[VHA]
*Bei Eintritt der Regel heftiger Schmerz in den Lendenwirbeln, so daß sie kaum athmen kann.[VHA]

Athem
*Athembeengung, als wenn man in einem Sacke athmete.[VHA]

Husten
Husten von Reiz in der Kehle, mit vielem Schleimauswurfe.[VHA]

Luftröhre
Zusammenschnürung der Kehle mit Kurzäthmigkeit.[VHA]

Hals
Klamm im Halse und im Nacken.[VHA]
Klamm im Halse, Nacken und Gliedern.[HA 60]
Gefühl im Nacken, wie von einer gar zu festen Halsbinde.[VHA]

Athem
Stiche in der Lunge beim Einathmen.[VHA]
*Bei Eintritt der Regel heftiger Schmerz in den Lendenwirbeln, so daß sie kaum athmen kann.[VHA]

Brust
Zusammenschnürendes Klemmen in den Lungen.[VHA]
Stiche in der Lunge beim Einathmen.[VHA]

Rücken
Klamm im Halse und im Nacken.[VHA]
Klamm im Halse, Nacken und Gliedern.[HA 60]
Zerschlagenheit im Rücken.[VHA]
*Kneipender Schmerz in der linken Unterleibsseite bis zum Rücken.[VHA]
*Bei Eintritt der Regel heftiger Schmerz in den Lendenwirbeln, so daß sie kaum athmen kann.[VHA]

Oberglieder
Klamm im Halse und im Nacken.[VHA]
Klamm im Halse, Nacken und Gliedern.[HA 60]
Ziehen in den Handgelenken und Fingern.[VHA]

Verifikationen und klinische Symptome

Leichtigkeitsgefühl in den Gliedern; er glaubt beim Gehen in der LUFT zu schweben.[VHA]
Leichtigkeit in den Gliedern, als wenn man in der LUFT schwebte.[HA 60]
*Sauerriechender Schweiß, bloß in den Achselhöhlen (bei Fieber).[VHA]

Unterglieder

Langwieriges, drückendes Hüftweh, welches am Auftreten hindert.[VHA]
Klamm im Halse und im Nacken.[VHA]
Klamm im Halse, Nacken und Gliedern.[HA 60]
Klamm in den Oberschenkeln.[VHA]
*Müdigkeit in den Knien.[VHA]
*Stiche im Fußgelenke.[VHA]
Leichtigkeitsgefühl in den Gliedern; er glaubt beim Gehen in der LUFT zu schweben.[VHA]
Leichtigkeit in den Gliedern, als wenn man in der LUFT schwebte.[HA 60]

Drüsen

Konkordanz Drüsen: Hyos. [PB]

Haut

Konkordanz Haut und Aeusseres: Caust., Chin., Merc., Phos., Plat., Puls., *Rhus-t.*, Spig., Sulph. [PB]

Schlaf

Abends spätes Einschlafen wegen BLUTWALLUNG.[VHA]
Abendliche Verschlimmerungen.[HA 60]
Konkordanz Schlaf und Träume: Bry., Calc., Ign., Kali-c., Nux-v., Sulph. [PB]

Fieber

Frostigkeit und Frösteln, ohne Durst.[VHA]
Beständiger Frost, Kälte und Schauder.[HA 60]
*Abwechselnd überlaufende, brennende Hitze und Kälte.[VHA]
*Sauerriechender Schweiß, bloß in den Achselhöhlen.[VHA]

Fieberstadien

1. Puls schnell und stark.[WF 8]
2. Frost und Kältegefühl Vormittags, nach jedem Essen und Trinken, und in der freien LUFT, meistens mit Hitze des Kopfes. – Viel Frösteln am Tage.[WF 8]
3. Hitze Abends nach dem Niederlegen, besonders im Gesichte und in den Handtellern. – Abwechselnd überlaufende brennende Hitze und Kälte.[WF 8]
4. In der Nacht verstärkter, säuerlich riechender Schweiss, am Stärksten in den Achselgruben, sonst auch im ruhigen Sitzen. – Ueberhaupt sehr leichtes Schwitzen, besonders am Oberkörper.[WF 8]

Konkordanz Fieber: Acon., Bell., Calc., *Cham.*, Merc., Nux-v., Rhus-t., Spig., Sulph., Verat. [PB]

Gemeinsames

Ueberempfindlichkeit der Nerven: das Kratzen über LEINWAND, SEIDE u. dgl. ist ihr unerträglich.[VHA]
Ueberempfindlichkeit aller Nerven.[HA 60]
Leichtigkeitsgefühl in den Gliedern; er glaubt beim Gehen in der LUFT zu schweben.[VHA]
Leichtigkeit in den Gliedern, als wenn man in der LUFT schwebte.[HA 60]
Beschwerden von Würmern.[VHA]
 Weiche Ausleerungen mit Madenwürmern und röthlichem Schleime.[VHA]
Durch Waschen (des Gesichts) mit kaltem WASSER vergehen viele Beschwerden.[VHA]
Abendliche Verschlimmerungen.[HA 60]

Besserung der Beschwerden

Im Sitzen.[HA 60]
Von Waschen.[HA 60]
Waschen mit kalten WASSER.[HA 130]
Durch Waschen (des Gesichts) mit kaltem WASSER vergehen viele Beschwerden.[VHA]

Verifikationen und klinische Symptome

Verschlimmerung der Beschwerden

Nachmittags.[HA 60]
Bei warmer, trockner LUFT.[HA 130]
Beim Gehen.[HA 60]

Konkordanzen

Verschlimmerung nach der Zeit: Bell., Lyc., Puls., Valer. [PB]

Verschlimmerung nach Lage und Umständen: Acon., Agn., Anac., Ant-c., Arn., Bell., *Bry.*, Calc., *Caust.*, Cham., Chel., Chin., Colch., Con., Croc., Euphr., Ferr., *Hep.*, Jod., Ip., Kali-c., Led., Lyc., Merc., Mez., *Nux-v.*, *Phos.*, Plat., *Puls.*, Rhus-t., Sabad., Sep., Sil., Spig., Spong., Sulph. [PB]

Arzneiverwandtschaften von Asarum europaeum

Acon., (Aur.), (Graph.), Hep., Meny., Sep., Stram. [VHA]

Acon., Arn., Bell., Bry., Calc., Caust., Cham., Chin., Cocc., Con., Hep., Ign., Jod., Kali-c., Lyc., Merc., Mez., Nat-m., *Nux-v.*, Phos., Plat., *Puls.*, Rhus-t., Sep., Sil., Spig., Sulph., Verat. [PB]

Cupr., Nux-v., Phos. [KV]

Antidote von Asarum europaeum: Camph. – Acetum, ESSIG

Die HASELWURZEL soll, nach *Coste* und *Willemet*, an dem ESSIG ein Antidot finden. KAMPFER scheint wenigstens wirksam zu seyn, Nachtheile ihrer Anwendung am unrechten Orte oder in grossen Gaben zu besänftigen. [RA 3, 228]

Camph. [SRN]

ESSIG, GEWÄCHSSÄURE [SRN]

Acetum, Camph. [PB]

Zwischenmittel bei chronischen Krankheiten

PULSATILLA (X° R.) in einigen Fällen, in gehörigen Zwischenräumen, abwechselnd mit NUX-V., zur Tilgung zu hoher Reizbarkeit. – In seltenen Fällen wird man bei solchen Ueberreizungen des Nervensystems zu ASAR., CHAM., CHIN., IGN., TEUCR. oder VALER., eben so angewendet, seine Zuflucht nehmen müssen, wenn nämlich diese Mittel dem Gesammtzustande besser entsprechen.[SRA]

Konkordanzen der homöopathischen Arzneien

I. Gemüth und Geist: Cocc., Con., *Ign.*, Lyc., Mez., Nat-m., Op., Ph-ac., *Puls.*, Rhus-t., Sep., *Sil.*, Stram. [PB]

II. Körpertheile und Organe: Acon., Arn., Bell., Bry., Calc., Caust., Cham., Chin., Con., Graph., Kali-c., Kreos., Lyc., *Merc.*, Nat-m., Nit-ac., *Nux-v.*, Phos., *Puls.*, Sep., Sil., Spig., Sulph., Verat. [PB]

III. Empfindungen und Beschwerden

1. **Aeussere und innere Körpertheile im Allgemeinen:** Acon., Alum., Anac., Arn., Asaf., Aur., Bell., Bry., Calc., Canth., *Chin.*, *Cocc.*, Coff., Con., Cupr., Ign., Jod., Kali-c., Lyc., Mez., Mosch., Nat-m., Nux-m., *Nux-v.*, Phos., Plat., *Puls.*, Rhus-t., Sep., Sil., Spig., Stann., Staph., Sulph., Sulph-ac., Valer., *Verat.* [PB]
2. **Drüsen:** Hyos. [PB]
3. **Knochen:** vacat. [PB]
4. **Haut und Aeusseres:** Caust., Chin., Merc., Phos., Plat., Puls., *Rhus-t.*, Spig., Sulph. [PB]

IV. Schlaf und Träume: Bry., Calc., Ign., Kali-c., Nux-v., Sulph. [PB]

V. Fieber: Acon., Bell., Calc., *Cham.*, Merc., Nux-v., Rhus-t., Spig., Sulph., Verat. [PB]

VI. Änderung des Befindens

1. **Verschlimmerung nach der Zeit:** Bell., Lyc., Puls., Valer. [PB]

Verifikationen und klinische Symptome

2. **Verschlimmerung nach Lage und Umständen:** Acon., Agn., Anac., Ant-c., Arn., Bell., *Bry.*, Calc., *Caust.*, Cham., Chel., Chin., Colch., Con., Croc., Euphr., Ferr., *Hep.*, Jod., Ip., Kali-c., Led., Lyc., Merc., Mez., *Nux-v.*, *Phos.*, Plat., *Puls.*, Rhus-t., Sabad., Sep., Sil., Spig., Spong., Sulph. [PB]

VII. Konkordanz der homöopathischen Arzneien

Acon., Arn., Bell., Bry., Calc., Caust., Cham., Chin., Cocc., Con., Hep., Ign., Jod., Kali-c., Lyc., Merc., Mez., Nat-m., *Nux-v.*, Phos., Plat., *Puls.*, Rhus-t., Sep., Sil., Spig., Sulph., Verat. [PB]

Cupr., Nux-v., Phos. [KV]

Verifikationen und klinische Symptome

Aurum foliatum (Gold)
(Aur.)

Synonyma
Aurum foliatum, Gold [SRA]
Aurum metallicum, metallisches Gold

Antipsorische und antisykotische Arznei
[SRA], [AHP 262]

Arzneiwirkungsdauer
Wirkt über 6 Wochen.[SRA]
Die Wirkungsdauer des GOLDES ist in nicht ganz kleinen Gaben wenigstens 21 Tage.[CK 2, 219]
Zählt zur 4. Klasse derjenigen Mittel, welche eine lange Wirkungsdauer besitzen.[AHZ 49 (1855) 82]

Eigenthümlichkeiten und Hauptwirkungen

Gemüth
Aengstliches Herzklopfen von BLUTDRANG zur Brust.[VHA], [HA 39]
Ängstliches Herzklopfen.[HA 14]
BLUTANDRANG zur Brust und ängstliches Herzklopfen.[HA 9]
Große, bis zum Selbstmorde steigende Angst.[VHA]
Übertriebene Angst, die sich bis zum Selbstmord steigert.[Br., Lippe]
Ernsthafter Entschluß, Selbstmord zu begehen; ein Gefühl von Verzweiflung ruft in ihr das Verlangen hervor, von einer Höhe herabzuspringen, sich heftig im Bett herumzuwälzen oder sich in einen Stuhl zu werfen.[Br., Lippe]
Melancholische Stimmung mit Unruhe und Sehnsucht nach dem Tode.[VHA]
Melancholische Gemüthsstimmung mit Weinerlichkeit und Sehnsucht nach dem Tode.[HA 39]
Melancholische Stimmung; große Niedergeschlagenheit; zum Weinen geneigt mit Sehnsucht nach dem Sterben.[Br., Lippe]
Die Kranke sieht alles von der dunklen Seite an, sie weint und betet und denkt, sie sei untauglich für das Leben.[Br., Lippe]
Unwiderstehlicher Hang zum Weinen.[VHA]
Große Weinerlichkeit.[HA 14]
Religiöse Schwermuth.[VHA]
Religiöse Schwermuth mit Beten.[HA 14]
Religiöse Schwermuth mit Sehnsucht nach dem Tode und Angst, welche zum Selbstmord treibt.[HA 19]
Melancholie mit Groll und Zanksucht, ängstlichem Herzklopfen und Neigung zu Selbstmord.[HA 16]
Tiefe, beim kleinsten Widerspruche in Hitze und Zorn übergehende Gemüthsverstimmung.[VHA]
Wechsel von Lachen und Weinen.[VHA]
Wechsel von Lustigkeit und Traurigkeit.[HA 9]
Hysterische Krämpfe mit abwechselndem Lachen und Weinen.[VHA]
Nächtliches Irrereden.[VHA]
Hypochondrie mit großer Herzensangst, Neigung zu Selbstmord und Kopfschmerzen von jeder geistigen Anstrengung. – Religiöse Schwermuth mit Beten; große Weinerlichkeit; Zornmüthigkeit mit Wehmuth wechselnd; Unlust zu Sprechen; Skrupulosität; starker BLUTDRANG zum Kopfe; Brausen und Sausen im Kopfe; Unbehaglichkeit im Unterleibe; ängstliches Herzklopfen.[HA 14]
Jähzorn und Zanksucht.[HA 9]
Melancholie mit Sehnsucht nach dem Tode.[HA 9]
Skrupulosität.[HA 14]
Unglückliche Liebe mit Weinerlichkeit und Selbstentleibungssucht. – Verzweiflung; Jähzorn und Zanksucht; Melancholie mit Sehnsucht nach dem Tode; Wechsel von Lustigkeit und Traurigkeit; BLUTANDRANG zum Kopfe; Funken vor den Augen; Ohrensausen; fauliger Geruch aus dem Munde; übermäßiger Hunger und Durst; BLUTANDRANG zur Brust und ängstliches Herzklopfen.[HA 9]

Verifikationen und klinische Symptome

Verifikationen und klinische Symptome

Unlust zu Sprechen.[HA 14]
Verzweiflung an sich und Anderen.[VHA]
Verzweiflung.[HA 9]
Zornmüthigkeit mit Wehmuth wechselnd.[HA 14]
Mangel an Selbstvertrauen; sieht glaubt, daß andere kein Vertrauen zu ihr haben, was sie unglücklich macht.[Br., Lippe]
Konkordanz Gemüth und Geist: Anac., Ars., *Bell.*, Calc., Caust., Cham., Coff., Graph., *Hyos.*, Ign., *Lyc.*, Nat-c., Nux-v., Op., Phos., Plat., Puls., Rhus-t., Sep., Stram., *Sulph.*, Sulph-ac., *Verat.*[PB]

Geist

Angegriffenheit von Kopfarbeiten.[VHA]
Zerschlagenheitsschmerz im Kopfe von Geistesanstrengung, bis zumVerwirrtwerden.[VHA]
Hypochondrie mit großer Herzensangst, Neigung zu Selbstmord und Kopfschmerzen von jeder geistigen Anstrengung.[HA 14]
Religiöse Schwermuth mit Sehnsucht nach dem Tode und Angst, welche zum Selbstmord treibt.[HA 19]
Wahnsinn, wo der Kranke nichts thut als Fragen.[HA 23]
Konkordanz Gemüth und Geist: Anac., Ars., *Bell.*, Calc., Caust., Cham., Coff., Graph., *Hyos.*, Ign., *Lyc.*, Nat-c., Nux-v., Op., Phos., Plat., Puls., Rhus-t., Sep., Stram., *Sulph.*, Sulph-ac., *Verat.*[PB]

Innerer Kopf

Heftiger BLUTDRANG zum Kopfe mit Hitze in demselben.[VHA]
BLUTANDRANG zum Kopfe.[HA 9]
Starker BLUTDRANG zum Kopfe.[HA 14]
BLUTDRANG zum Kopfe, mit Hitze, Toben und Brausen darin, Funken vor den Augen und glänzende Aufgedunsenheit des Gesichts, von jeder Geistesanstrengung verschlimmert. – Melancholische Gemüthsstimmung mit Weinerlichkeit und Sehnsucht nach dem Tode; Sausen in den Ohren; fauliger Geruch aus dem Munde; nächtliche Durchfälle; ängstliches Herzklopfen von BLUTDRANG zur Brust; Ueberempfindlichkeit für jeden Schmerz und gegen Kälte; hysterische Krämpfe mit abwechselndem Lachen und Weinen; starke BLUTWALLUNGEN durch den ganzen Körper; allgemeine Fieberschauder, Abends im Bette, ohne Durst.[HA 39]
Brausen und Sausen im Kopfe.[HA 14]
Zerschlagenheitsschmerz im Kopfe von Geistesanstrengung, bis zumVerwirrtwerden.[VHA]
Zerschlagenheitsschmerz im Vorderkopfe, früh beim Erwachen, von Geistesanstrengung, Bücken und in der Kälte verschlimmert, von Aufrichten, warm Einhüllen des Kopfs und im Freien gebessert.[HA 89]
Toben und Brausen im Kopfe.[VHA]

Aeusserer Kopf

Knochenbeulen am Kopfe.[VHA]
Knochenbeulen auf dem Haarkopfe, für sich, aber noch mehr bei Berührung und im darauf Liegen bohrend schmerzhaft, von Kaltwerden verschlimmert, in der Wärme gebessert.[HA 98]
Knochenschmerz des Schädels.[VHA]
Bohren und Reißen in den Schädelknochen, leicht in Entzündung und Knochenfraß übergehend, von Kaltwerden verschlimmert, von äußerem Druck und warmem Einhüllen gebessert.[HA 121]

Augen

Spannender Schmerz in den Augen.[VHA]
Entzündete und schwärende Augen.[VHA]
Hervorgetriebene Augen.[VHA]
Feuer und Funken vor den Augen.[VHA]
Funken vor den Augen.[HA 9]

Schwarzer Staar.[VHA]
Wagerechte Halbsichtigkeit.[VHA]

Ohren
Uebelriechender Eiterfluß aus den Ohren.[VHA]
Sausen in den Ohren.[VHA], [HA 9], [HA 39]
Knochenfraß am Warzenfortsatze.[VHA]

Nase
Knochenfraß des Nasenbeins.[VHA]
Knochenschmerz im Nasenbeine.[VHA]
Nasenkrebs.[VHA]
Uebler Geruch aus der Nase.[VHA]
Ausfluß stinkenden Eiters aus der Nase.[VHA]
Sehr erhöheter Geruch.[VHA]

Antlitz
Glänzende Aufgedunsenheit des Gesichts.[VHA]
Backengeschwulst.[VHA]
Entzündung der Gesichtsknochen.[VHA]
Spannender Schmerz am Oberkiefer.[VHA]
Schmerzhafte Unterkiefer-Drüsengeschwulst.[VHA]

Zähne
Zahnfleischgeschwüre mit Zahnweh und Hitze im Kopfe.[VHA]

Mund
FAULIGER Mundgeruch, wie alter Käse.[VHA]
FAULIGER Geruch aus dem Munde.[HA 9], [39]
Knochenfraß am Gaumen.[VHA]

Genüsse
Uebermäßiger Hunger und Durst, mit Wehgefühl im Magen.[VHA]
Übermäßiger Hunger und Durst.[HA 9]

Magen
Uebermäßiger Hunger und Durst, mit Wehgefühl im Magen.[VHA]

Bauch
Bei Gelbsucht mit Schmerz der Leber und der Oberbauchgegend (Epigastrium) gab er AUR. und bemerkte, daß er SEP. verordnet haben würde, wenn der Schmerz auf die Leber sich beschränkt hätte.[Chargé, Bönn.]
Unbehaglichkeit im Unterleibe.[HA 14]
Ausgetretene Leistenbrüche.[VHA]

Blähungen
Nächtliche Blähungskolik.[VHA]

Stuhl
Reichlicher Stuhlgang.[VHA]
Nächtliche Durchfälle.[VHA], [HA 39]

Harn
Schmerzhafte Harnverhaltung mit Drängen und Pressen auf die Blase.[VHA]
Häufiger, WÄSSERIGER Harn.

Geschlechtstheile
Verhärtung der Hoden.[VHA]
Geschwulst des untern Theils der Hoden.[VHA]

Verifikationen und klinische Symptome

Erhöheter Geschlechtstrieb.[VHA]
Nächtliche Erektionen und POLLUTIONEN.[VHA]
Gebärmutter-Vorfall.[VHA]

Athem
Erstickungsanfälle mit zusammenschnürender Brustbeklemmung.[VHA]
Große Beengung in der Brusthöhle, mit Nöthigen zum Tiefathmen.[VHA]

Brust
Aengstliches Herzklopfen von BLUTDRANG zur Brust.[VHA], [HA 39]
BLUTANDRANG zur Brust und ängstliches Herzklopfen.[HA 9]
Hypochondrie mit großer Herzensangst, Neigung zu Selbstmord und Kopfschmerzen von jeder geistigen Anstrengung.[HA 14]
Melancholie mit Groll und Zanksucht, ängstlichem Herzklopfen und Neigung zu Selbstmord.[HA 16]
Große Wallung im BLUTE mit heftigem Herzklopfen.[VHA]
Ängstliches Herzklopfen.[HA 14]
Erstickungsanfälle mit zusammenschnürender Brustbeklemmung.[VHA]
Große Beengung in der Brusthöhle, mit Nöthigen zum Tiefathmen.[VHA]
Dr. *Krummacher* sprach über die, in der Gegend von Bremen häufig vorkommende Art von Rheumatismus acutus, wobei die Schmerzen schnell von einer Stelle des Körpers auf die andere überspringen, und welche er am Schnellsten und Dauerhaftesten mit PULS. 12 geheilt habe. Die DDr. *Stens* und *Hendrichs* hatten in dieser Krankheit am Besten mit MERC. in der niedrigsten (2.) Verreibung ihren Zweck erreicht. Dr. *Mankiewitz*, bei einem ähnlichen Falle, aber mit Herzleiden complicirt, hatte von AUR. vollständigen Erfolg gesehen. Dr. *Schönfeld* bei heftigen Schweissen stets RHUS-T. angezeigt gefunden.[AHZ 57 (1858) 56]

Rücken
Heftige Rückenschmerzen.[VHA]

Oberglieder
Reissen in den Gelenken der Hände und Finger.[VHA]
Gichtknoten.[VHA]

Unterglieder
Lähmige Schwäche der Knie, als wären sie unterbunden.[VHA]
Reissen in den Gelenken und Knochen der Füße und Zehen.[VHA]
Gichtknoten.[VHA]

Drüsen
Schmerzhafte Unterkiefer-Drüsengeschwulst.[VHA]
Verhärtung der Hoden.[VHA]
Geschwulst des untern Theils der Hoden.[VHA]
Konkordanz Drüsen: Arn., *Bell.*, Carb-an., Jod., Lyc., Merc., Phos., Puls., Rhus-t., Sil., Spong., Sulph. [PB]

Knochen
Entzündung der Gesichtsknochen.[VHA]
Knochenbeulen am Kopfe.[VHA]
Knochenentzündungen.[VHA]
Knochenfraß.[VHA]
Knochenfraß am Warzenfortsatze.[VHA]
Knochenfraß des Nasenbeins.[VHA]
Knochenfraß am Gaumen.[VHA]
Knochenschmerzen.[VHA]
Knochenschmerz des Schädels.[VHA]
Knochenschmerz im Nasenbeine.[VHA]
MERKURIAL-Geschwüre, welche auch die Knochen angreifen.[VHA]

Verifikationen und klinische Symptome

Reissen in den Gelenken der Hände und Finger.[VHA]
Reissen in den Gelenken und Knochen der Füße und Zehen.[VHA]
Konkordanz Knochen: Asaf., Bell., Calc., Chin., Cycl., Lyc., *Merc.*, Mez., Nit-ac., Phos., Ph-ac., Puls., Ruta, Sep., *Sil.*, Staph., Sulph. [PB]

Haut

Aufgesprungene Haut.[VHA]
MERKURIAL-Geschwüre, welche auch die Knochen angreifen.[VHA]
Konkordanz Haut und Aeusseres: Alum., Ars., Bell., Bry., *Calc.*, Caust., Cic., Clem., Con., Dig., Graph., Hep., Lyc., *Merc.*, Nat-m., Nit-ac., Petr., Phos., Ph-ac., *Puls.*, Rhus-t., *Sep.*, Sil., Spig., Staph., *Sulph.*, Verat., Zinc. [PB]

Schlaf

Schläfrigkeit nach dem Mittagsessen.[VHA]
Unruhiger Schlaf mit ängstlichen Träumen.[VHA]
Nächtliches Irrereden.[VHA]
Nächtliche Blähungskolik.[VHA]
Nächtliche Durchfälle.[VHA], [HA 39]
Nächtliche Erektionen und POLLUTIONEN.[VHA]
Konkordanz Schlaf und Träume: Ars., Bell., Calc., Coff., Dulc., Ferr., Kali-c., Lyc., Mag-c., Nat-c., *Nux-v.*, Phos., Puls., *Sep., Sil.*, Sulph. [PB]

Fieber

Starke BLUTWALLUNGEN durch den ganzen Körper.[HA 39]
Abends im Bette, allgemeiner Fieberschauder, ohne Durst und ohne Hitze darauf.[VHA]
Allgemeine Fieberschauder, Abends im Bette, ohne Durst.[HA 39]
Kälte des ganzen Körpers mit Brecherlichkeit.[VHA]
Früh-Schweiß.[VHA]

Fieberstadien

1. Puls klein, aber beschleunigt. – Viel BLUTWALLUNG im ganzen Körper, und starker BLUTDRANG zum Kopfe und zu der Brust.[WF 8]
2. Frost vorherrschend. – Frost und Kälte der Hände und Füsse, auch im Bette, oft die ganze Nacht dauernd. – Abends im Bette allgemeiner Frostschauder. – Kälte des ganzen Körpers mit Brecherlichkeit.[WF 8]
3. Hitze fast bloss im Gesichte, mit Frost wechselnd.[WF 8]
4. Schweiss in der Morgenzeit, am Stärksten an und um die Geschlechtstheile.[WF 8]

Konkordanz Fieber: *Acon.*, Arn., Ars., Bell., Bry., *Calc.*, Carb-v., Chin., Con., Ferr., Hep., Kali-c., Lyc., Mag-c., Nat-m., Nit-ac., Nux-m., *Nux-v.*, Phos., Puls., *Rhus-t.*, Samb., Sep., Sil., Stram., Sulph. [PB]

Gemeinsames

Früh, beim Erwachen und beim Kaltwerden der Theile, lähmiges Reissen in den Gelenken.[VHA]
Gichtknoten.[VHA]
WASSERSÜCHTIGE Geschwulst des Körpers.[VHA]
Starke BLUTWALLUNGEN durch den ganzen Körper.[HA 39]
Große Wallung im BLUTE mit heftigem Herzklopfen.[VHA]
Ueberempfindlichkeit für jeden Schmerz und gegen Kälte.[VHA], [HA 39]
Neigung zu freier LUFT.[VHA]
Hysterische Krämpfe mit abwechselndem Lachen und Weinen.[VHA], [HA 39]
Rheumatismus acutus: Dr. *Krummacher* sprach über die, in der Gegend von Bremen häufig vorkommende Art von Rheumatismus acutus, wobei die Schmerzen schnell von einer Stelle des Körpers auf die andere überspringen, und welche er am Schnellsten und Dauerhaftesten mit PULS. 12 geheilt habe. Die DDr. *Stens* und *Hendrichs* hatten in dieser Krankheit am Besten mit MERC. in der niedrigsten (2.) Verreibung ihren Zweck erreicht. Dr. *Mankiewitz*, bei einem ähnlichen Falle, aber mit Herzleiden complicirt, hatte von AUR. vollständigen Erfolg gesehen. Dr. *Schönfeld* bei heftigen Schweissen stets RHUS-T. angezeigt gefunden. – Ref. bemerkte, dass das schnelle Ueberspringen der Schmerzen an und für sich und allein keine hinreichende Indication für ein Mittel gäbe, indem solches auch noch

Verifikationen und klinische Symptome

anderen Mitteln, namentlich ANT-T., ARN., ARS., BELL., CALC., DULC., MANG., NUX-M., SABIN. und SULPH. zukomme, und in solchen Fällen die Nebenbeschwerden, wie oben bei AUR. und RHUS-T. erwähnt, sowie die Bedingungen der Besserung ohne Verschlimmerung der Schmerzen den Ausschlag geben müssen.[AHZ 57 (1858) 56]

Besserung der Beschwerden

Von Aufrichten.[HA 89]
Warmes Einhüllen.[HA 121]
Warm Einhüllen des Kopfs.[HA 89]
Von äußerem Druck.[HA 121]
In der Wärme.[HA 98]
Im Freien.[HA 89]

Verschlimmerung der Beschwerden

Früh beim Erwachen.[HA 89]
In der Kälte.[HA 89]
Kaltwerden.[HA 98], [HA 121]
Geistesanstrengung.[HA 89]
Von jeder geistigen Anstrengung.[HA 14]
Bücken.[HA 89]

Konkordanzen

Verschlimmerung nach der Zeit: Acon., Ars., Calc., Con., Croc., Dros., Ferr., Hep., Ign., Jod., Kali-c., Kali-n., Mag-c., Mag-m., Merc., Nat-m., Nit-ac., Nux-v., Phos., Rhus-t., Squil. [PB]

Verschlimmerung nach Lage und Umständen: Acon., Am-c, *Ars.*, Bell., Bry., Caps., Caust., Cham., Cocc., Colch., *Con.*, Cycl., *Dulc.*, Euph., Ferr., *Hep.*, Hyos., Ign., Kali-c., *Lyc.*, Mag-m., Merc., Mosch., Nux-m., *Nux-v.*, Phos., Ph-ac., Plat., *Puls.*, Rhod., *Rhus-t.*, *Sabad.*, *Samb.*, *Sep.*, Sil., Staph., *Stront.*, Sulph., Tarax., Valer., Verat. [PB]

Arzneiverwandtschaften von Aurum foliatum

Asaf., (Asar.), Merc., Nit-ac., Puls., Spig. [VHA]

Acon., Arn., Ars., Asaf., *Bell.*, Bry., *Calc.*, Carb-v., Caust., Cham., Chin., Con., Dulc., Ferr., Graph., *Hep.*, Hyos., Ign., Kali-c., *Lyc.*, Mag-c., *Merc.*, Nat-c., Nat-m., Nit-ac., *Nux-v.*, *Phos.*, Ph-ac., Plat., *Puls.*, *Rhus-t.*, Samb., *Sep.*, *Sil.*, Spig., Staph., Stram., Stront., *Sulph.*, Verat., Zinc. [PB]

Asaf., Calc., Coff., *Merc.*, *Nux-v.*, *Puls.*, Phos. [KV]

Antidote von Aurum foliatum: Bell., Camph., Chin., Coff., Cupr., Elec., Merc., Puls., Spig.

? [SRA]

Als Antidot allzustarker Wirkungen hat sich Riechen an ein potenzirtes Praeparat rohen KAFFEE'S, vorzüglich aber an KAMPHER erwiesen. [CK 2, 219]

Bell., Camph., Chin., Coff., Cupr., Merc., Puls., Spig. [PB]

Langsame Vergiftungen durch QUECKSILBER, besonders das Zittern der Vergolder, sollen ihre Hülfe auch in der ELEKTRISITÄT gefunden haben. [RA 1, 356]

Die ELECTRIZITÄT wirkt auf eben genommene Arzneimittel stark erhöhend und dient daher in Fällen, wo es dem Organismus an Reactionskraft darauf fehlt, sie hebt aber auch die nachtheiligen Wirkungen vieler Arzneien, besonders METALLISCHER, wie des QUECKSILBERS, GOLDES, BLEIES auf. [Caspari, MM 2, 140]

Aurum foliatum ist Antidot von: Cupr., Merc.

MERKURIAL-Geschwüre, welche auch die Knochen angreifen.[VHA]

Verifikationen und klinische Symptome

Konkordanzen der homöopathischen Arzneien

I. Gemüth und Geist: Anac., Ars., Bell., Calc., Caust., Cham., Coff., Graph., Hyos., Ign., Lyc., Nat-c., Nux-v., Op., Phos., Plat., Puls., Rhus-t., Sep., Stram., Sulph., Sulph-ac., Verat. [PB]

II. Körpertheile und Organe: Agar., Am-c., Am-m., Arn., Ars., Asaf., Bell., Bry., Calc., Canth., Carb-an., Carb-v., Caust., Cham., Chin., Clem., Con., Graph., Hep., Hyos., Ign., Kali-c., Lyc., M. arct., Merc., Nat-c., Nat-m., Nit-ac., Nux-v., Op., Phos., Ph-ac., Plat., Plb., Puls., Rhus-t., Ruta, Sabin., Sec., Sep., Sil., Spig., Staph., Stram., Sulph., Sulph-ac., Thuj., Verat., Zinc. [PB]

III. Empfindungen und Beschwerden

1. **Aeussere und innere Körpertheile im Allgemeinen:** Acon., Ambr., Anac., Arg., Arn., Asaf., Asar., Bell., Bry., Calc., Canth., Carbv., Caust., Cham., Chin., Cocc., Coff., Con., Ferr., Graph., Hep., Ign., Kali-c., Kali-n., Lyc., Mag-c., Merc., Mez., Nat-c., Nat-m., Nit-ac., Nux-v., Phos., Plat., Puls., Rhus-t., Sabin., Seneg., Sep., Sil., Spig., Stann., Staph., Stront., Sulph., Tarax., Valer., Verat., Zinc. [PB]
2. **Drüsen:** Arn., Bell., Carb-an., Jod., Lyc., Merc., Phos., Puls., Rhus-t., Sil., Spong., Sulph. [PB]
3. **Knochen:** Asaf., Bell., Calc., Chin., Cycl., Lyc., Merc., Mez., Nit-ac., Phos., Ph-ac., Puls., Ruta, Sep., Sil., Staph., Sulph. [PB]
4. **Haut und Aeusseres:** Alum., Ars., Bell., Bry., Calc., Caust., Cic., Clem., Con., Dig., Graph., Hep., Lyc., Merc., Nat-m., Nit-ac., Petr., Phos., Ph-ac., Puls., Rhus-t., Sep., Sil., Spig., Staph., Sulph., Verat., Zinc. [PB]

IV. Schlaf und Träume: Ars., Bell., Calc., Coff., Dulc., Ferr., Kali-c., Lyc., Mag-c., Nat-c., Nux-v., Phos., Puls., Sep., Sil., Sulph. [PB]

V. Fieber: Acon., Arn., Ars., Bell., Bry., Calc., Carb-v., Chin., Con., Ferr., Hep., Kali-c., Lyc., Mag-c., Nat-m., Nit-ac., Nux-m., Nux-v., Phos., Puls., Rhus-t., Samb., Sep., Sil., Stram., Sulph. [PB]

VI. Änderung des Befindens

1. **Verschlimmerung nach der Zeit:** Acon., Ars., Calc., Con., Croc., Dros., Ferr., Hep., Ign., Jod., Kali-c., Kali-n., Mag-c., Mag-m., Merc., Nat-m., Nit-ac., Nux-v., Phos., Rhus-t., Squil. [PB]
2. **Verschlimmerung nach Lage und Umständen:** Acon., Am-c., Ars., Bell., Bry., Caps., Caust., Cham., Cocc., Colch., Con., Cycl., Dulc., Euph., Ferr., Hep., Hyos., Ign., Kali-c., Lyc., Mag-m., Merc., Mosch., Nux-m., Nux-v., Phos., Ph-ac., Plat., Puls., Rhod., Rhus-t., Sabad., Samb., Sep., Sil., Staph., Stront., Sulph., Tarax., Valer., Verat. [PB]

VII. Konkordanz der homöopathischen Arzneien

Acon., Arn., Ars., Asaf., Bell., Bry., Calc., Carb-v., Caust., Cham., Chin., Con., Dulc., Ferr., Graph., Hep., Hyos., Ign., Kali-c., Lyc., Mag-c., Merc., Nat-c., Nat-m., Nit-ac., Nux-v., Phos., Ph-ac., Plat., Puls., Rhus-t., Samb., Sep., Sil., Spig., Staph., Stram., Stront., Sulph., Verat., Zinc. [PB]

Asaf., Calc., Coff., Merc., Nux-v., Puls., Phos. [KV]

Verifikationen und klinische Symptome

Baryta carbonica (Schwererde)
(Bar-c.)

Synonyma
Baryta, Schwererde [SRA]

Antipsorische und antisykotische Arznei
[SRA]
Sie ist eine für viele Fälle sehr hülfreiche, antipsorische Arznei.[CK 2, 243]
BAR-C. ist nach dem SCHWEFEL das erste Antipsoricum.[Chargé, Bönn.]
Seit mehreren Jahren befestigt sich bei uns immermehr die Ueberzeugung, dass die grösste Zahl der Harnbeschwerden, nebst denen der uropoetischen Organe, in dem Boden der Sycosis, oder, was wir für dasselbe ansehen, der Pocken (Variola) wurzelt, und nur durch solche Mittel dauerhaft geheilt werden kann, welche diesem Grundübel entsprechen. Die Zahl dieser Mittel ist aber bei Weitem grösser, als man gewöhnlich annimmt, und viele der sogenannten antipsorischen Arzneien, insbesondere: BAR-C. [...] und Andere haben in diesen verschiedenen Krankheitsformen ihre Heilkraft dargethan.[AHP 262]

Arzneiwirkungsdauer
Wirkt 40 bis 50 Tage.[SRA]
Zählt zur 5. Klasse derjenigen Mittel, welche die allerlängste Wirkungsdauer besitzen.[AHZ 49 (1855) 83]

Hinweise
BAR-C. ist nach dem SCHWEFEL das erste Antipsoricum.[Chargé, Bönn.]
Große geistige und körperliche Schwäche bei Greisen.[Br., Lippe]
Passt nicht bloss für Greise, sondern auch für atrophische Kinder, besonders da, wo nach der mindesten Erkältung wiederholt Entzündung des Halses eintritt, mit Geschwulst und Eiterung der Mandeln. Dieses Mittel gehört sicher zu unsern Polychresten, wird aber noch zu wenig angewendet, daher ist es auch weniger bekannt.[KEU 8]
Ebenso paßt es oft für Personen von sehr kleiner Statur.[Br., Lippe]

Eigenthümlichkeiten und Hauptwirkungen

Gemüth
Bedenklichkeit und Unentschlossenheit.[VHA]
Unentschlossenheit.[KEU 8]
Mangel an Selbstvertrauen.[VHA]
Bedenklichkeit, Unentschlossenheit und Mangel an Selbstvertrauen.[HA 103]
Scheu vor (besonders fremden) Menschen.[VHA]
Scheu vor Fremden.[KEU 8]
Menschenscheu.[HA 103]
Der Kranke haßt die Anwesenheit anderer.[Br., Lippe]
Schnelle Aufwallungen von Jähzorn.[VHA]
Plötzliche Zornaufwallung bei Feigheit.[KEU 8]
Uebergroße Thätigkeit und Rastlosigkeit.[VHA]
Unlust zu spielen.[KEU 8]
Weinerlichkeit.[KEU 8]
Mißtrauen, Mangel an Selbstvertrauen und Abneigung gegen Fremde; das Kind hat keine Lust zum Spiele.[Br., Lippe]
Er bildet sich ein, von anderen kritisiert oder ausgelacht zu werden, was ein äußerst unglückliches Gefühl in ihm hervorruft.[Br., Lippe]
Plötzlich überkommen ihn Vorstellungen von Unglück; er ruft aus, daß seine Familie oder seine Freunde krank sind, was ihm viel Kummer bereitet.[Br., Lippe]
Ängstlichkeit wegen der kleinsten Dinge.[Br., Lippe]
Konkordanz Gemüth und Geist: Anac., Arn., Bell., Caust., Cham., Cocc., Hell., Hyos., Ign., Kali-c., Lyc., Nux-v., Op., Puls., Rhus-t., Sep., Stram., Verat. [PB]

Verifikationen und klinische Symptome

Geist

Geistige Schwäche bei Greisen.[VHA]

Große geistige und körperliche Schwäche bei Greisen.[Br., Lippe]

Ungemeine Vergeßlichkeit.[VHA]

Große Vergeßlichkeit.[HA 103]

Gedächtnisschwäche; Kinder können sich an nichts erinnern und lernen äußerst schwer.[Br., Lippe]

Personen vergessen, was sie gerade gesagt oder getan haben oder was sie eben im Begriffe zu tun sind.[Br., Lippe]

Allgemeine Körper- (Geistes- und Nerven-) Schwäche bei Greisen.[VHA]

Starkes Herzklopfen, beim Liegen auf der linken Seite oder durch Denken daran erneuert.[VHA]

Verschlimmerung der Beschwerden: Von Denken an seine Krankheit.[KEU 8]

Konkordanz Gemüth und Geist: Anac., Arn., Bell., Caust., Cham., Cocc., Hell., Hyos., Ign., Kali-c., Lyc., Nux-v., Op., Puls., Rhus-t., Sep., Stram., Verat. [PB]

Schwindel

Schwindel mit Uebelkeit von Bücken.[VHA]

Innerer Kopf

Drückender Kopfschmerz, dicht über den Augen.[VHA]

Spannen im Hinterkopfe.[VHA]

Stechendes Kopfweh beim warmen Ofen.[VHA]

Aeusserer Kopf

Schmerzhafte Empfindlichkeit der Kopfhaut von jeder Berührung und auf der Seite, worauf er liegt, mit dem Gefühle von BLUTUNTERLAUFUNG, Nachts und von Kratzen sehr verschlimmert. – Bedenklichkeit, Unentschlossenheit und Mangel an Selbstvertrauen; Menschenscheu; große Vergeßlichkeit; im Hellen, Blenden der Augen, und im Finstern Funken vor denselben; Knacken und Knickern in den Ohren beim Schlingen, Nießen und Schnellgehen; Nasen-BLUTEN nach Schnauben; BLUTDRANG zum Gesichte, mit dunkler Röthe und Spannen darin; übler Mundgeruch; früh BITTER-Geschmack im Munde; große Verdauungsschwäche, mit Wundheitsschmerz im Magen; eiliges Nöthigen zum Stuhle und Harnlassen; Abend- und Nachthusten mit Engbrüstigkeit, aufgelaufene Adern an den Händen; übelriechender Fußschweiß; Ueberempfindlichkeit aller Sinne; Unheilsamkeit der Haut; nässende, wunde Hautstellen; Schlafsucht Tag und Nacht; vorherrschender Frost.[HA 103]

Kahlköpfigkeit.[VHA]

Trockner Kopfgrind.[VHA]

Ausfallen der Haare, auf dem Scheitel anfangend, bis zur Kahlköpfigkeit, mit trocknen, juckenden Grinden auf dem Kopfe und juckenden Blüthen im Nacken, großer Empfindlichkeit der Kopfhaut und Gefühl von Spannung derselben, so wie des dunkelrothen Gesichtes.[HA 109]

Kriebelnd-fressendes und stechendes Jucken, am meisten am Scheitel und an den Kopfseiten, von Kratzen sehr schmerzhaft und heftig stechend, mit Feuchten der Stellen, welche sich später mit Schorfe bedecken, Abends verschlimmert.[HA 115]

Spannen der Kopf- und Gesichtshaut, als wenn Eiweiß darauf trocknete, mit Gechwulst derselben, in der warmen Stube verschlimmert, bei Bewegung in freier LUFT gebessert.[HA 130]

Verkältlichkeit des Kopfes.[VHA]

Verkältlichkeit des Kopfs beim Waschen desselben; die Beschwerden Nachts und in der Kälte verschlimmert, in der Wärme und besonders beim ruhigen Sitzen im Dunkeln gebessert.[HA 133]

Rucke in den Zähnen, bis in das Ohr und die Schläfe.[VHA]

Augen

Brennen und Drücken in den Augen von angestrengtem Sehen.[VHA]

Augenentzündung mit Trockenheitsgefühl und LICHTSCHEU.[VHA]

Verifikationen und klinische Symptome

Zuschwären der Augenlider.[VHA]
Im Hellen Blenden der Augen und im Finstern Funken vor denselben.[VHA], [HA 103]
Ueberempfindlichkeit aller Sinne.[VHA], [HA 103]
Das LICHT schmerzt in den Augen, und im Dunkeln sieht er Funken vor sich.[Br., Lippe]
Künstliches LICHT scheint von einem regenbogenfarbigen Hof umgeben zu sein.[Br., Lippe]
Gesichtsschwäche.[Br., Lippe]

Ohren

Aussschlag auf und hinter den Ohren.[VHA]
Knacken und Knickern in den Ohren beim Schlingen, Niessen und Schnell-Gehen.[VHA], [HA 103]
Rucke in den Zähnen, bis in das Ohr und die Schläfe.[VHA]
Ueberempfindlichkeit aller Sinne.[VHA], [HA 103]

Nase

Nasen-BLUTEN nach Schnauben.[VHA], [HA 103]
Empfindlichkeit des Geruchs.[VHA]
Ueberempfindlichkeit aller Sinne.[VHA], [HA 103]

Antlitz

Dunkle Röthe des Gesichts, mit starkem BLUTDRANG zu demselben.[VHA]
Dunkle Röthe des Gesichts.[KEU 8]
BLUTDRANG zum Gesichte, mit dunkler Röthe und Spannen darin.[HA 103]
Spannen im Gesichte, als wäre es mit Spinneweben überzogen.[VHA]
Spannen der Kopf- und Gesichtshaut, als wenn Eiweiß darauf trocknete, mit Gechwulst derselben, in der warmen Stube verschlimmert, bei Bewegung in freier LUFT gebessert.[HA 130]
Geschwulst des Gesichts mit Spannen.[VHA]
Milchschorf.[VHA]
Geschwulst der Unterkieferdrüsen.[VHA]

Zähne

Rucke in den Zähnen, bis in das Ohr und die Schläfe.[VHA]
Zahnweh mit Zahnfleischgeschwulst vor der Regel.[VHA]

Mund

Uebler Mundgeruch.[VHA], [HA 103]
Mundtrockenheit.[VHA]
Früh, BITTERGESCHMACK im Munde.[VHA], [HA 103]
Wundbrennende Schrunden in der Zunge.[VHA]
Halsentzündung nach Erkältung, mit Geschwulst des Gaumens und der Mandeln.[VHA]
Große Verkältlichkeit, (und davon besonders Halsweh, Genicksteifigkeit und Durchfall).[VHA]
Gefühl im Halse, wie von einem Pflocke.[VHA]
Halsweh beim Schlingen.[VHA]
Halsweh mit Geschwulst der Mandeln..[KEU 8]
Rauhheit im Halse.[KEU 8]
Halsleiden: So ist wahrscheinlich kein Vorbeugungsmittel zuverlässiger in seiner Wirkung als BAR-C. für Diejenigen, welche nach jeder, selbst leichten Erkältung an einem Halsleiden laboriren, sei es gewöhnliche Angina, Diphtheritis oder Tonsillitis. Drei oder vier Dosen der 50. Potenz werden den Patienten befähigen einer mässigen Erkältung Widerstand leisten zu können. Seine Wirkung ist zuerst keine langdauernde und erfordert seine Wiederholung alle paar Wochen im ersten Jahr, später kann man allmälig damit aufhören. Das Mittel hat eines sehr deutlichen Gegenbeweises bedürfen, wenn ich es aufgeben sollte.[Gue.; AHZ 115]

Genüsse

Geringer Appetit bei richtigem Geschmack der Speisen.[VHA]
Durst.[VHA]
Viel Durst.[KEU 8]

Verifikationen und klinische Symptome

Verifikationen und klinische Symptome

Geschmack
Früh, BITTERGESCHMACK im Munde.[VHA], [HA 103]
SAURER Geschmack vor dem Essen.[VHA]

Uebelkeit
Schwindel mit Uebelkeit von Bücken.[VHA]

Magen
Große Verdauungsschwäche.[VHA]
Große Verdauungsschwäche, mit Wundheitsschmerz im Magen.[HA 103]
Magendrücken nach dem Essen.[VHA]
Wundheitsschmerz im Magen, mit dem Gefühle beim Essen, als müsse sich der Bissen durch wunde Stellen hindurch zwängen.[VHA]

Bauch
Schneiden im Bauche, wie zum Durchfalle, (nach Erkältung).[VHA]
Schmerzen in dem harten, geschwollenen Bauche.[KEU 8]

Stuhl
Häufiger Stuhldrang, mit ängstlichem Weh in der Lendengegend und nachfolgendem durchfälligem Stuhle.[VHA]
Eiliges, nicht aufzuhaltendes Nöthigen zum Stuhle.[VHA]
Eiliges Nöthigen zum Stuhle und Harnlassen.[HA 103]
Große Verkältlichkeit, (und davon besonders Halsweh, Genicksteifigkeit und Durchfall).[VHA]

After
Wundheit und Nässen am After.[VHA]
Stechende After-Aderknoten.[VHA]

Harn
Eiliger, nicht aufzuhaltender Harndrang.[VHA]
Eiliges Nöthigen zum Stuhle und Harnlassen.[HA 103]
Oefterer und reichlicher Harnabgang.[VHA]

Geschlechtstheile
Wundheit und Nässen zwischen Hodensack und Oberschenkel.[VHA]
Schwäche des Geschlechtsvermögens.[VHA]
Verminderter Geschlechtstrieb.[VHA]
Zahnweh mit Zahnfleischgeschwulst vor der Regel.[VHA]

Beschwerden der Kinder
Passt nicht bloss für Greise, sondern auch für atrophische Kinder, besonders da, wo nach der mindesten Erkältung wiederholt Entzündung des Halses eintritt, mit Geschwulst und Eiterung der Mandeln. Dieses Mittel gehört sicher zu unsern Polychresten, wird aber noch zu wenig angewendet, daher ist es auch weniger bekannt.[KEU 8]
Mißtrauen, Mangel an Selbstvertrauen und Abneigung gegen Fremde; das Kind hat keine Lust zum Spiele.[Br., Lippe]
Gedächtnisschwäche; Kinder können sich an nichts erinnern und lernen äußerst schwer.[Br., Lippe]
Paßt besonders für alte Leute oder skrofulöse Kinder, hauptsächlich solche, die nach der kleinsten Erkältung an Halsentzündungen und Mandelanschwellungen leiden.[Br., Lippe]

Schnupfen
Fliesschnupfen mit dickem Nasenschleim.[KEU 8]

Athem
Stickfluß von Lungenlähmung bei Greisen.[VHA]
Engbrüstigkeit.[VHA]
Athemversetzung.[KEU 8]

Husten

Trockner Abendhusten.[VHA]

Belegte Brust mit Nachthusten.[VHA]

Abend- und Nachthusten mit Engbrüstigkeit.[HA 103]

Keuchhusten

Krampfartiger Husten, wie Keuchhusten, von Rauhheit und Kitzel im Halse und in der Herzgrube erregt, Abends ohne, Morgens mit schwierigem Auswurfe gelblichen, zähen, STÄRKEARTIGEN, oft SALZIG schmeckenden Schleims (seltener umgekehrt).[KEU 8]

Verschlimmerung: Meistens Abends bis Mitternacht. – Erkältung der Füsse. Essen, zumal von Warmem. Aufstossen. Starke Bewegung und Steigen. Bücken. Liegen auf der linken Seite. In der kalten freien LUFT. Zwischen (fremden) Menschen. Von Denken an seine Krankheit.[KEU 8]

Begleitung: Unlust zu spielen. Scheu vor Fremden. Weinerlichkeit. Unentschlossenheit. Plötzliche Zornaufwallung bei Feigheit. Dunkle Röthe des Gesichts. Halsweh mit Geschwulst der Mandeln. Rauhheit im Halse. Viel Durst. Schmerzen in dem harten, geschwollenen Bauche. Fliesschnupfen mit dickem Nasenschleim. Athemversetzung. Stimmlosigkeit. Brustverschleimung. Wundheitsschmerz in der Brust. Gefühl, als fiele etwas Hartes in der Brust herab. Wundheitsgefühl am Herzen, mit starkem Klopfen desselben. Genicksteifigkeit. Schlafsucht Tag und Nacht.Frostigkeit.[KEU 8]

Passt nicht bloss für Greise, sondern auch für atrophische Kinder, besonders da, wo nach der mindesten Erkältung wiederholt Entzündung des Halses eintritt, mit Geschwulst und Eiterung der Mandeln. Dieses Mittel gehört sicher zu unsern Polychresten, wird aber noch zu wenig angewendet, daher ist es auch weniger bekannt.[KEU 8]

Luftröhre

Heiserkeit und Stimmlosigkeit von zähem Schleime in der Kehle und Luftröhre.[VHA]

Stimmlosigkeit.[KEU 8]

Hals

Genicksteifigkeit.[VHA]

Knochenschmerz im Nacken.[VHA]

Harte Drüsen-Geschwulst im Nacken und am Halse.[VHA]

Brennende Speck-Geschwulst im Nacken.[VHA]

Passt nicht bloss für Greise, sondern auch für atrophische Kinder, besonders da, wo nach der mindesten Erkältung wiederholt Entzündung des Halses eintritt, mit Geschwulst und Eiterung der Mandeln. Dieses Mittel gehört sicher zu unsern Polychresten, wird aber noch zu wenig angewendet, daher ist es auch weniger bekannt.[KEU 8]

Paßt besonders für alte Leute oder skrofulöse Kinder, hauptsächlich solche, die nach der kleinsten Erkältung an Halsentzündungen und Mandelanschwellungen leiden.[Br., Lippe]

Große Neigung zu Erkältungen, Halsweh, Steifheit im Nacken oder Diarrhoe.[Br., Lippe]

Brust

Brustverschleimung.[KEU 8]

Vollheit auf der Brust.[VHA]

Starkes Herzklopfen, beim Liegen auf der linken Seite oder durch Denken daran erneuert.[VHA]

Wundheitsgefühl am Herzen, mit starkem Klopfen desselben.[KEU 8]

Wundheitsschmerz in der Brust.[KEU 8]

Engbrüstigkeit.[VHA]

Abend- und Nachthusten mit Engbrüstigkeit.[HA 103]

Belegte Brust mit Nachthusten.[VHA]

Gefühl, als fiele etwas Hartes in der Brust herab.[KEU 8]

Rücken

Genicksteifigkeit.[KEU 8]

Klopfendes Pulsiren im Rücken.[VHA]

Klopfen und Pulsiren im Rücken: Thuj. (BAR-C., LYC., PHOS.)[KMS 726]

Abends, spannende Steifigkeit im Kreuze, besonders im Sitzen, welche weder das Aufstehen noch das Rückwärtsbiegen zuläßt.[VHA]

Große Verkältlichkeit, (und davon besonders Halsweh, Genicksteifigkeit und Durchfall).[VHA]

Verifikationen und klinische Symptome

Oberglieder

Geschwulst des Armes mit schmerzhaften Achselhöhl-Drüsen.[VHA]
Aufgelaufene Adern an den Händen.[VHA], [HA 103]
Trockenheit der Haut der Hände.[VHA]
Vorwaltende Frostigkeit und Ziehen in den Gliedern (bei Fieber).[VHA]

Unterglieder

Verrenkschmerz im Hüftgelenke.[VHA]
Spannen in den Beinen, wie von Muskelverkürzung.[VHA]
Ziehen und Reissen in den Beinen, wie in den Knochen.[VHA]
Stinkender Fußschweiß.[VHA]
Übelriechender Fußschweiß.[HA 103]
Uebelriechender Schweiss an den Zehen: Thuj. (BAR-C., GRAPH., KALI-C., NIT-AC., PULS., SIL.)[KMS 727]
Fußschweiß: CALC. (hier ist in Betracht zu ziehen SIL., BAR-C. und CARB-V.).[Br., Lippe]
Dr. *Stens* rühmte sehr die schon von *Hahnemann* gelehrte Heilkraft der SIL. bei den oft gefährlichen Folgen des unterdrückten Fussschweisses. Es war ihm gelungen, selbst einen weit gediehenen Phthisiker damit herzustellen. – Ref. bemerkte dazu, dass seinen Beobachtunegn gemäss, bei unterdrücktem, übelriechendem Fussschweiss SIL. oder BAR-C., bei solchem, der geruchlos gewesen, MERC. das Hauptmittel sei, in beiden Fällen aber, bei tiefem Brustleiden, KALI-C. wohl nie zur gründlichen Heilung entbehrt werden könne. Am Gefährlichsten wären die Fälle, wo der Fussschweiss durch oft wiederholte kalte Fussbäder vertrieben wäre.[AHZ 53 (1856) 12]
Hühneraugen mit brennendem Stechen, auch am Zehballen.[VHA]
Vorwaltende Frostigkeit und Ziehen in den Gliedern (bei Fieber).[VHA]

Drüsen

Geschwollene und verhärtete Drüsen.[VHA]
Geschwulst der Unterkieferdrüsen.[VHA]
Geschwulst des Armes mit schmerzhaften Achselhöhl-Drüsen.[VHA]
Harte Drüsen-Geschwulst im Nacken und am Halse.[VHA]
Konkordanz Drüsen: Bell., *Bry.*, Carb-an., Caust., Cham., Clem., *Con.*, Graph., Lyc., Merc., Nux-v., *Phos.*, *Puls.*, Rhus-t., Sil., Spong., *Sulph.* [PB]

Knochen

Konkordanz Knochen: Cocc., Ruta [PB]

Haut

Unheilsamkeit der Haut.[VHA], [HA 103]
Brennende Nadelstiche hier und da.[VHA]
Wundheit und NÄSSEN einzelner Hautstellen.[VHA]
NÄSSENDE, wunde Hautstellen.[HA 103]
Trockner Kopfgrind.[VHA]
Ausfallen der Haare, auf dem Scheitel anfangend, bis zur Kahlköpfigkeit, mit trocknen, juckenden Grinden auf dem Kopfe und juckenden Blüthen im Nacken, großer Empfindlichkeit der Kopfhaut und Gefühl von Spannung derselben, so wie des dunkelrothen Gesichtes.[HA 109]
Aussschlag auf und hinter den Ohren.[VHA]
Milchschorf im Antlitz.[VHA]
Wundheit und Nässen zwischen Hodensack und Oberschenkel.[VHA]
Trockenheit der Haut der Hände.[VHA]
Stinkender Fußschweiß.[VHA]
Uebelriechender Schweiss an den Zehen: Thuj. (BAR-C., GRAPH., KALI-C., NIT-AC., PULS., SIL.)[KMS 727]
Hühneraugen mit brennendem Stechen, auch am Zehballen.[VHA]
Konkordanz Haut und Aeusseres: Arn., Bry., *Calc.*, Caust., Cham., Con., Cycl., Dulc., Graph., *Hep.*, Led., Lyc., *Merc.*, Nit-ac., Olnd., Petr., Phos., Plat., *Puls.*, *Rhus-t.*, Sabad., *Sep.*, *Sil.*, Spig., Spong., *Staph.*, *Sulph.*, Verat., *Viol-t.* [PB]

Verifikationen und klinische Symptome

Schlaf

Schlafsucht, Tag und Nacht.[VHA], [HA 103], [KEU 8]
Belegte Brust mit Nachthusten.[VHA]
Nächtliches Zucken der Muskeln des ganzen Körpers.[VHA]
Nacht-Schweiße (bei Fieber).[VHA]
Konkordanz Schlaf und Träume: Ars., Calc., *Chin.*, Kali-c., N a t - c ., Nux-v., *Phos.*, Puls., Rhus-t., Sep., Sil., *S u l p h .*, Viol-t. [PB]

Fieber

Vorwaltende Frostigkeit und Ziehen in den Gliedern.[VHA]
Vorherrschender Frost.[HA 103]
Frostigkeit.[KEU 8]
Nacht-Schweiße.[VHA]

Fieberstadien

1. P u l s beschleunigt, aber schwach; selten voll und hart.[WF 8]
2. F r o s t und Frostigkeit vorherrschend, oft wie mit kaltem WASSER übergossen, durch äussere Wärme zu tilgen. – Abends und Nachts Frost mit Hitze wechselnd. – Frost vom Gesichte oder von der Herzgrube (Plexus solaris?) ausgehend, den Körper herab. – Frost in den Füssen anfangend.[WF 8]
3. Ueberlaufende H i t z e öfters am Tage. – Nächtliche Anfälle von fliegender Hitze, mit grosser Aengstlichkeit und Unruhe.[WF 8]
4. Nächtliche, ermattende S c h w e i s s e . – Halbseitiger Schweiss, meistens an der linken Seite. – Um den andern Abend wiederkehrender Schweiss.[WF 8]

Konkordanz Fieber: Acon., Arn., Bell., B r y ., Calc., Caust., Chin., Graph., Kali-c., *Lyc.*, *Nux-v.*, P h o s ., P u l s ., Rhus-t., S e p ., S u l p h ., Thuj. [PB]

Gemeinsames

Ebenso paßt es oft für Personen von sehr kleiner Statur.[Br., Lippe]
Nächtliches Zucken der Muskeln des ganzen Körpers.[VHA]
Große Kraftlosigkeit und Haltlosigkeit, mit Neigung zum Liegen.[VHA]
Der Kranke fühlt sich schwach und überdrüssig; er hat das Verlangen, sich anzulehnen oder sich zu setzen oder hinzuliegen; fühlt sich aber trotzdem müde und überdrüssig.[Br., Lippe]
Allgemeine Körper- (Geistes- und Nerven-) Schwäche bei Greisen.[VHA]
- Geistige Schwäche bei Greisen.[VHA]
- Stickfluß von Lungenlähmung bei Greisen.[VHA]
- Schlagfluß mit Lähmung alter Leute.[VHA]
- Passt nicht bloss für Greise, sondern auch für atrophische Kinder, besonders da, wo nach der mindesten Erkältung wiederholt Entzündung des Halses eintritt, mit Geschwulst und Eiterung der Mandeln. Dieses Mittel gehört sicher zu unsern Polychresten, wird aber noch zu wenig angewendet, daher ist es auch weniger bekannt.[KEU 8]

Ueberempfindlichkeit aller Sinne.[VHA], [HA 103]
Große Verkältlichkeit, (und davon besonders Halsweh, Genicksteifigkeit und Durchfall).[VHA]
- Große Neigung zu Erkältungen, Halsweh, Steifheit im Nacken oder Diarrhoe.[Br., Lippe]
- Verkältlichkeit des Kopfes.[VHA]
- Halsentzündung nach Erkältung, mit Geschwulst des Gaumens und der Mandeln.[VHA]
- Schneiden im Bauche, wie zum Durchfalle, (nach Erkältung).[VHA]

Die linke Seite ist am meisten angegriffen.[VHA]
Die meisten Beschwerden vergehen durch Bewegung in freier LUFT.[VHA]

Besserung der Beschwerden

Die meisten Beschwerden vergehen durch Bewegung in freier LUFT.[VHA]
B e i B e w e g u n g .[HA 130]
I n f r e i e r L U F T .[HA 130]
I n d e r W ä r m e .[HA 133]
B e s o n d e r s b e i m r u h i g e n S i t z e n i m D u n k e l n .[HA 130]

Verschlimmerung der Beschwerden

Meistens Abends bis Mitternacht.[KEU 8]

Verifikationen und klinische Symptome

Abends.[HA 115]
Nachts und von Kratzen sehr verschlimmert.[HA 103]
Nachts und in der Kälte.[HA 133]
Erkältung der Füsse.[KEU 8]
Essen, zumal von Warmem.[KEU 8]
Aufstossen.[KEU 8]
Starke Bewegung und Steigen.[KEU 8]
Bücken.[KEU 8]
Liegen auf der linken Seite.[KEU 8]
In der kalten freien LUFT.[KEU 8]
Zwischen (fremden) Menschen.[KEU 8]
Von Denken an seine Krankheit.[KEU 8]
In der warmen Stube.[HA 130]

Konkordanzen

Verschlimmerung nach der Zeit: Arn., Ars., Calc., Carb-v., Chin., Ferr., Jod., Kali-n., Nat-m., Nux-v., Plb., Rhod., Rhus-t. [PB]

Verschlimmerung nach Lage und Umständen: Acon., Agar., Am-c., Ars., Bell., Bry., Calc., Caps., Carb-v., Caust., Cham., Cic., Cocc., *Con.*, Dulc., Ferr., Graph., *Hep.*, Ign., Jod., *Kali-c.*, Led., *Lyc.*, Merc., Mosch., Nat-m., Nit-ac., Nux-v., Petr., *Phos.*, Ph-ac., Plat., *Puls.*, Ran-b., Rhus-t., Ruta, Sabad., *Sep.*, *Sil.*, Spig., Staph., *Sulph.*[PB]

Verifikationen und klinische Symptome

Arzneiverwandtschaften von Baryta carbonica

Bell., Bry., Cham., Chin., (Ign.), (Lyc.), Mag-c., (Mag-m.), Merc., Seneg., Sep., (Spig.), Sulph., Viol-t. [VHA]

Acon., Arn., Ars., *Bell.*, Bry., *Calc.*, Carb-v., Caust., Cham., Chin., Cocc., Con., Cycl., Ferr., Graph., Hep., Ign., Kali-c., Led., *Lyc.*, *Merc.*, Nat-c., Nat-m., Nit-ac., *Nux-v.*, Petr., *Phos.*, Ph-ac., Plat., *Puls.*, *Rhus-t.*, Ruta, Sabad., *Sep.*, *Sil.*, Spig., Spong., Staph., *Sulph.*, Verat., Viol-t. [PB]

Ars., Calc., Nux-v., Sep., *Zinc.* [KV]

Antidote von Baryta carbonica: Ant-t., Bell., Camph., Dulc., Zinc.

Camph. [SRA]

Riechen am KAMPHER-Auflösung erwies sich als ein Milderungs-Mittel ihrer allzu starken Wirkung, und Riechen an eine hochpotenzirte ZINK-Auflösung nimmt die beschwerlichen Symptome von BARYT hinweg. [CK 2, 244]

Ant-t., Bell., Camph., Dulc. [PB]

Baryta carbonica ist Folgemittel von: Ph-ac.

Was das schiefe Mädchen angeht, so würde ich nie zu Maschinen rathen, die so viel ich sie kenne, gar weit davon entfernt sind, ihre Absicht zu erreichen, daß sie im Gegentheile weit mehr schaden, und da überdem diese der Skoliosis zu Grunde liegende Knochenweiche eine rein psorische Krankheit ist, so geben Sie am besten nach Tinct. SULPH.°,°°,°°° erst CALC., dann PH-AC., dann BAR-C. und PHOS. und SIL., wobei sie in freier LUFT zu Fuße ergehen und mehrmals täglich mit beiden Händen an einen hohen horizontal befestigten Stab anhängen, einige Minuten hin- und herschwanken und so baumeln soll. Daß sie KAFFEE, THEE und GEWÄCHSSÄURE vermeide, werden Sie wohl anbefehlen. Mit MESMERISCHEN Händen die gekrümmten Theile bestreichen, hat oft allein geholfen und man sollte es wenigstens zu Hülfe nehmen. Leben Sie recht wohl und behalten Sie lieb
Ihren S. Hahnemann. Cöthen, den 23. September 1831.[Gerstel, AHZ 53 (1856) 14, S. 107]

Konkordanzen der homöopathischen Arzneien

I. Gemüth und Geist: Anac., Arn., Bell., Caust., Cham., Cocc., Hell., Hyos., Ign., Kali-c., Lyc., Nux-v., Op., Puls., Rhus-t., Sep., Stram., Verat. [PB]

II. Körpertheile und Organe: Alum., Arn., Ars., *Bell.*, Bry., *Calc.*, Carb-v., Caust., Chin., Con., Graph., Hep., Ign., *Kali-c.*, Kreos., *Lyc.*, *Merc.*, Mez., Nat-c., Nat-m.,

Nit-ac., Nux-v., Olnd., Par., Petr., *Phos.*, Puls., Rhus-t., Ruta, Sabad., Sep., *Sil.*, Spig., Staph., *Sulph.*, Verat. [PB]

III. Empfindungen und Beschwerden

1. Aeussere und innere Körpertheile im Allgemeinen: Acon., Agn., Arn., Ars., Asaf., *Bell.*, Bry., Calc., Canth., Carb-v., Caust., Cham., *Chin.*, Cocc., Con., Croc., Cupr., Cycl., Ferr., Graph., Hyos., Ign., Kali-c., *Lyc.*, M-arct., *Merc.*, Mez., Nat-c., Nat-m., *Nux-v.*, *Phos.*, Ph-ac., Plat., *Puls.*, *Rhus-t.*, Sabin., *Sep.*, Sil., Spig., Spong., Stann., Staph., Stront., *Sulph.*, Thuj., Verat., Zinc. [PB]

2. Drüsen: Bell., *Bry.*, Carb-an., Caust., Cham., Clem., *Con.*, Graph., Lyc., Merc., Nux-v., *Phos.*, *Puls.*, Rhus-t., Sil., Spong., *Sulph.* [PB]

3. Knochen: Cocc., Ruta [PB]

4. Haut und Aeusseres: Arn., Bry., *Calc.*, Caust., Cham., Con., Cycl., Dulc., Graph., *Hep.*, Led., Lyc., *Merc.*, Nit-ac., Olnd., Petr., Phos., Plat., *Puls.*, *Rhus-t.*, Sabad., *Sep.*, *Sil.*, Spig., Spong., *Staph.*, *Sulph.*, Verat., *Viol-t.* [PB]

IV. Schlaf und Träume: Ars., Calc., *Chin.*, Kali-c., Nat-c., Nux-v., *Phos.*, Puls., Rhus-t., Sep., Sil., *Sulph.*, Viol-t. [PB]

V. Fieber: Acon., Arn., Bell., Bry., Calc., Caust., Chin., Graph., Kali-c., *Lyc.*, *Nux-v.*, Phos., Puls., Rhus-t., Sep., Sulph., Thuj. [PB]

VI. Änderung des Befindens

1. Verschlimmerung nach der Zeit: Arn., Ars., Calc., Carb-v., Chin., Ferr., Jod., Kali-n., Nat-m., Nux-v., Plb., Rhod., Rhus-t. [PB]

2. Verschlimmerung nach Lage und Umständen: Acon., Agar., Am-c., Ars., Bell., Bry., Calc., Caps., Carb-v., Caust., Cham., Cic., Cocc., *Con.*, Dulc., Ferr., Graph., *Hep.*, Ign., Jod., *Kali-c.*, Led., *Lyc.*, Merc., Mosch., Nat-m., Nit-ac., Nux-v., Petr., *Phos.*, Ph-ac., Plat., *Puls.*, Ran-b., Rhus-t., Ruta, Sabad., *Sep.*, *Sil.*, Spig., Staph., *Sulph.*[PB]

VII. Konkordanz der homöopathischen Arzneien

Acon., Arn., Ars., *Bell.*, Bry., *Calc.*, Carb-v., Caust., Cham., Chin., Cocc., Con., Cycl., Ferr., Graph., Hep., Ign., Kali-c., Led., *Lyc.*, *Merc.*, Nat-c., Nat-m., Nit-ac., *Nux-v.*, Petr., *Phos.*, Ph-ac., Plat., *Puls.*, *Rhus-t.*, Ruta, Sabad., *Sep.*, *Sil.*, Spig., Spong., Staph., *Sulph.*, Verat., Viol-t. [PB]

Ars., Calc., Nux-v., Sep., *Zinc.* [KV]

Verifikationen und klinische Symptome

Belladonna (Tollkirsche)

(Bell.)

Synonyma

Atropa Belladonna, Belladonne, Tollkirsche [SRA]

Antipsorische und antisykotische Arznei

[SRA], [AHP 262]

Arzneiwirkungsdauer

In gedachter kleinsten Gabe ist die BELLADONNE, wenn der Krankheitsfall sie homöopathisch erheischt, selbst für die akutesten Krankheiten (in denen sie mit gleicher Schnelligkeit, der Natur des Uebels angemessen, ihre Wirkung vollführt) heilsam, so wie sie auf der andern Seite nicht weniger in den langwierigsten Uebeln dient, wo ihre Wirkungsdauer selbst in der kleinsten Gabe, auf drei Wochen und darüber-steigt.[RA 1, 13]

Wirkt über 5 Wochen.[SRA]

Zählt zur 3. Klasse derjenigen Mittel, welche eine mittlere Wirkungsdauer besitzen.[AHZ 49 (1855) 82]

Arzneizubereitung

BELLADONNA sollte während der Blütezeit gesammelt werden. Wo die Pflanze wächst, ist KALK-Boden vorherrschend. BELL. ist als Arzneimittel wertlos, wenn sie vom Treibhaus genommen wird; nur die wilde Pflanze kann zur Arzneibereitung verwendet werden.[Br., Lippe]

Hinweise

Es giebt einige Arzneien (z. B. IGNAZSAMEN, auch wohl ZAUNRÜBE und WURZELSUMACH, zum Theil auch BELLADONNE), deren Veränderungskraft des Befindens der Menschen, größtentheils in Wechsel-Wirkungen – einer Art sich zum Theil entgegengesetzter Erstwirkungs-Symptome – besteht. Fände da, bei Verordnung einer derselben nach strenger homöopathischer Wahl, der Heilkünstler dennoch keine Besserung, so wird er (in acuten Krankheiten, schon nach einigen Stunden) durch eine neue, eben so feine Gabe desselben Mittels, in den meisten Fällen, bald seinen Zweck erreichen.[ORG V, §. 251.]

Uebermäßige Reizbarkeit aller Sinne.[VHA]

Höchst gesteigerte Erregbarkeit aller Sinne.[Br., Lippe]

Eigenthümlichkeiten und Hauptwirkungen

Gemüth

Angst und Unruhe.[VHA]

A n g s t u n d U n r u h e m i t s c h r e c k h a f t e n D e l i r i e n u n d N e i g u n g , s i c h a u s d e m F e n s t e r z u s t ü r z e n .[HA 20]

Angst und Unruhe mit Zittern.[HA 34]

Zitterig, ängstliches Wesen.[VHA]

Nervöse Angst, Unruhe und Verlangen zu entkommen und davonzueilen. – Wilder Blick. Große Heftigkeit in seiner Bewegung; er muß alles ungestüm tun; die Kranke wünscht von den sie umgebenden Personen getötet zu werden; oder der Kranke hat das Gefühl, als ob er in einem Boot schwämme, oder als ob der Körper oder ein Teil desselben sehr vergrößert wäre.[Br., Lippe]

Weinerliche Furchtsamkeit.[VHA]

Weinen und Schreien.[KEU 9]

Muthlosikeit.[VHA]

Traurige Gleichgültigkeit.[VHA]

Mißtrauen.[VHA]

Hypochondrische Niedergeschlagenheit.[VHA]

Verdriesslichkeit.[KEU 9]

G r a m w e g e n K r ä n k u n g ,m i t n a c h f o l g e n d e r G e i s t e s v e r w i r r u n g .[HA 7]

Großer Eigensinn (bei Kindern).[VHA]

Grosser Eigensinn.[KEU 9]

Tobsucht und Wuth.[VHA]

Wüthende Tobsucht.[HA 5]

Verifikationen und klinische Symptome

Beißen, Spucken und Schlagen um sich her.[HA 12]

Nach Zorn, BLUTDRANG zum Kopfe, mit Bewußtlosigkeit oder Delirien.[HA 10]

Neigung zu entfliehen.[VHA], [HA 5]

Schwindel mit Angst und bewußtlosem Hinfallen.[VHA]

Verstandesverwirrung nach Schreck mit Aerger.[VHA]

Aengstliches Haschen nach Schlaf.[VHA]

Innere Hitze mit Angst (bei Fieber).[VHA]

Schreck mit nachbleibender Angst oder Geistesverwirrung. – BLUTDRANG zum Kopfe und Kopfhitze; Betäubung; Kopfschmerzen, welche durch den Nacken in den Kopf steigen; erweiterte Pupillen; brennende Gesichtsröthe; Schlundkrampf; Stuhl- und Harn-Verhaltung; Trockenheit der Nase; Schmerzhaftigkeit des Kehlkopfes bei Berührung; trockener Krampfhusten; Erstickungsgefahr beim Schlingen; heftiges, ängstliches Herzklopfen; Schwere und Lähmung in den Gliedern; abendliche Verschlimmerung. – Wahnsinn mit lächerlichen Possen; Phantasietäuschungen; schreckhafte Visionen; Neigung zu entfliehen; wüthende Tobsucht.[HA 5]

Konkordanz Gemüth und Geist: Acon., Anac., Aur., Bar-c., Bry., Cham., Cic., Coff., Cupr., *Hyos.*, Ign., *Lyc.*, Nat-m., Nux-v., *Op.*, Phos., Ph-ac., Plat., Puls., Rhus-t., Sep., *Stram.*, Sulph., *Verat.* [PB]

Geist

Taumelige Trunkenheit und Betäubung.[VHA]

Sinn- und Gedankenlosigkeit.[VHA]

Gänzliche Bewußtlosigkeit.[VHA]

Bewußtlosigkeit von BLUTDRANG zum Kopfe, mit Delirien und erweiterten Pupillen.[HA 25]

Betäubung von BLUTDRANG zum Kopfe, mit erweiterten Pupillen.[HA 24]

Nach Zorn, BLUTDRANG zum Kopfe, mit Bewußtlosigkeit oder Delirien.[HA 10]

Betäubung.[HA 5]

Wahnsinn mit lächerlichen Possen.[VHA], [HA 5]

Wahnsinn, wo der Kranke beständig lacht.[HA 23]

Heftige Delirien.[VHA]

Phantasie-Täuschungen.[VHA], [HA 5]

Schreckhafte Phantasiebilder treten vor die Augen, sobald er sie schließt, und verscheuchen den Schlaf.[VHA]

Phantasietäuschungen beim Schließen der Augen; er sieht schreckliche Dinge in seiner Einbildung. (Der ACON.-Kranke fühlt sich besser, wenn er die Augen schließt.)[Br., Lippe]

Tobsucht, Schwermut, Neigung zu beißen, zu schlagen, zu spucken und alles zu zerreißen (vergleiche VERAT.).[Br., Lippe]

Delirien mit schreckhaften Gestalten und Einbildungen, sobald er die Augen schließt. (Der STRAM.-Kranke sieht Schreckensobjekte bei offenen Augen.)[Br., Lippe]

Aufschrecken und Phantasiren im Schlafe.[VHA]

Schreckhafte Visionen.[HA 5]

Furchtsamer Wahnsinn, mit schreckhaften Visionen und Phantasietäuschungen und unterlaufenden Anfällen von Tobsucht.[HA 21]

Delirien mit schreckhaften Figuren und Bildern vor den Augen.[HA 12]

Phantasietäuschungen und schreckhafte Bilder vor den Augen.[HA 12]

Angst und Unruhe mit schreckhaften Delirien und Neigung, sich aus dem Fenster zu stürzen.[HA 20]

Schreck mit nachbleibender Angst oder Geistesverwirrung.[HA 5]

Gram wegen Kränkung, mit nachfolgender Geistesverwirrung.[HA 7]

Todesahnung mit großer Angst und Unruhe (bei Kindbettfieber). – Phantasietäuschungen und schreckhafte Bilder vor den Augen; Verzweiflung an der Wiedergenesung; hastiges Sprechen; Greifen und Haschen mit den Händen in der LUFT; Beißen, Spucken und Schlagen um sich her; Aufgetriebenheit des Unterleibes; heftiges Drängen und Pressen nach den Geburtstheilen; Mutter-BLUTFLÜSSE mit hellrothem BLUT.[HA 12]

Verifikationen und klinische Symptome

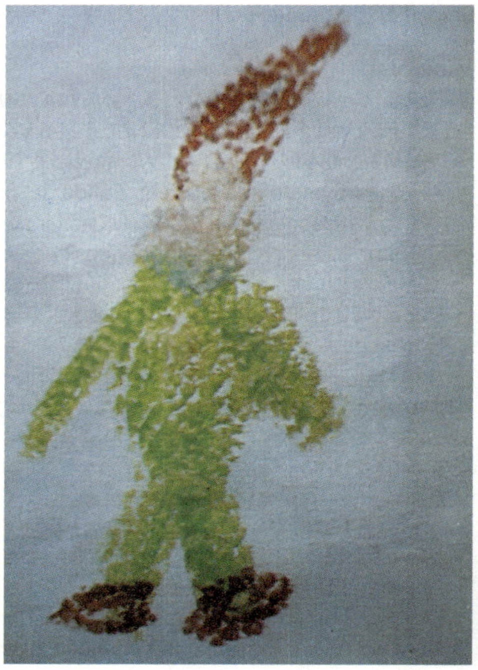

Am 18.11.1977 wird die 7jährige *Christine* in die Praxis gebracht wegen **Fieber** (38,5°). Sie klagt über **Kopfschmerzen**, die sie nicht näher beschreiben kann, die jedoch schlimmer werden durch Geräusch; sie schwitzt reichlich und phantasiert. Sie sieht, wenn sie liegt, wie gestern Nacht, grüne Männchen. Die Arzneiwahl ist leicht, ich gebe BELL. D 6 mehrmals 10 Tropfen in 1/2stündlichen Abständen bis zur Besserung zu nehmen. Die Mutter berichtet, daß das Fieber und der Infekt sehr rasch abgeklungen sei. Da das Kind meinte, ich würde ihr die grünen Männchen nicht glauben, hat sie mir eines aufgemalt (Abbildung).

Diese Krankengeschichte zeigt, wie unsere Patienten solche Phantasien erleben. – Ein Rezidiv nach 1/2 Jahr klang ebenso rasch nach BELL. D 6 ab.[Illing, AHZ 226 (1981) 96]

Taumelige Trunkenheit und Betäubung.[VHA]

Taumelige Trunkenheit, von Bewegung des Kopfs, so wie nach Essen und Trinken schlimmer.[HA 30]

Liegt der Besoffene aber da mit dunkelrothem Gesichte, stieren Augen und Zuckungen im Gesichte, so gebe man abwechselnd alle Viertelstunden OP. und BELL., bis er sich erholt, und dann dasjenige, was nach den Symptomen angezeigt ist.[HA 32]

Verstandesverwirrung nach Schreck mit Aerger.[VHA]

Chorea (St. Veitstanz).[Br., Lippe]

Konkordanz Gemüth und Geist: Acon., Anac., Aur., Bar-c., Bry., Cham., Cic., Coff., Cupr., *Hyos.*, Ign., *Lyc.*, Nat-m., Nux-v., *Op.*, Phos., Ph-ac., Plat., Puls., Rhus-t., Sep., *Stram.*, Sulph., *Verat.* [PB]

Schwindel

Schwindel mit Angst und bewußtlosem Hinfallen.[VHA]

*Schwindel mit Müdigkeit vor und nach den Anfällen.[VHA]

*Gefühl, als würde sie geschaukelt.[VHA]

Schwindlicher, schwankender Gang.[VHA]

Drehender Schwindel zum Rückwärtsfallen, mit Angst, Betäubung, Vergehen des Gesichts und große Mattigkeit.[HA 28-29]

Taumelige Trunkenheit und Betäubung.[VHA]

Taumelige Trunkenheit, von Bewegung des Kopfs, so wie nach Essen und Trinken schlimmer.[HA 30]

Heilungsbericht

Bern. D. hier, ein Knabe von 10 Jahren, war gestern beim Laufen mit dem Kopfe auf die Pflastersteine gefallen. Darauf gleich anhaltendes Brechwürgen und heftige Schmerzen in der rechten Kopfseite, worauf er gefallen. Diese dauern heute noch fort und ist er dabei sehr taumelig, wie betrunken, und müde in allen Gliedern und wie zerschlagen. – Am 5. Dez. 1852: 1, 3. ARN. 200°°, 2. BELL. 200°°, 4. §., alle 12 Stunden ein Pulver. Nach 24 Stunden war er schon wieder wohl.[Vol. 84, S.60; AHZ 48 (1854) 62]

Kopf

Betäubender Kopfschmerz in der Stirn mit BLUTDRANG zum Kopfe und Bewußtlosigkeit.[VHA]

Betäubung von BLUTDRANG zum Kopfe, mit erweiterten Pupillen.[HA 24]

Betäubender Kopfschmerz durch den Nacken in den Kopf ziehend, mit Hitze und Klopfen darin, Abends und von Bewegung schlimmer, von Auflegen der Hand auf den Kopf und Rückwärtsbiegen desselben gebessert. – Angst und Unruhe mit Zittern; heftiger BLUTDRANG zum Kopfe; Kopfweh von Erkältung des Kopfs; erweiterte Pupillen; verlorene Sehkraft bei unverändertem Gehör; Nasen-BLUTEN mit starker Gesichtsröthe; Hals-Entzündung; brennender Durst; unterdrückte Stuhl- und Harnausleerung; heftiges Drängen nach den Geschlechtstheilen, als sollte da Alles herausfallen, aufgetriebene Adern am Halse; betäubter Schlaf, oder er kann nur aufrecht sitzend schlafen; trockene Hitze mit Durst und Schweiß bloß am Kopfe und Halse.[HA 33-34]

BLUTDRANG zum Kopfe, mit Betäubung in der Stirn und brennender Gesichtsröthe, Abends, vom Bücken und vorwärts Lehnen des Kopfs, so wie von LICHT, Geräusch und Bewegung verschlimmert.[HA 39]

BLUTDRANG zum Kopfe, mit Hitze darin und Klopfen der Adern.[VHA]

BLUTDRANG zum Kopfe und Kopfhitze; Betäubung.[HA 5]

BLUTDRANG zum Kopfe.[KEU 9]

BLUTANDRANG nach dem Kopf mit äußerer und innerer Hitze; erweiterte und stark pulsierende Arterien; Betäubungsgefühl in der Stirngegend; brennendrotes Gesicht, schlimmer abends, und vom Vorwärtsbeugen des Kopfes oder vom kleinesten Geräusch und Bewegung.[Br., Lippe]

Nach Zorn, BLUTDRANG zum Kopfe, mit Bewußtlosigkeit oder Delirien.[HA 10]

Bewußtlosigkeit von BLUTDRANG zum Kopfe, mit Delirien und erweiterten Pupillen.[HA 25]

Kälte der Glieder, bei heißem Kopfe (bei Fieber).[VHA]

Verifikationen und klinische Symptome

Bohren mit dem Kopfe in die Küssen.[VHA]
Kopfweh von Erkältung des Kopfes.[VHA], [HA 34]
Kopfweh infolge von Erkältung, oder nach Haarschneiden, oder durch kalte LUFT, welcher der Kranke ausgesetzt war. (Wenn die Erkältung davon herrührt, daß die Füße der Kälte ausgesetzt weren, indem man die Stiefel mit dünnen Hausschuhen vertauscht, gebe man SIL..)[Br., Lippe]
Das Kopfweh verschlimmert sich durch die Bewegung der Augen, durch Schütteln des Kopfes, durch Hinliegen, durch einen LUFTZUG, und bei Frauen durch zu festes Aufbinden der Haare. Es ist besser beim Aufsitzen, beim Rückwärtsbeugen des Kopfes, beim Drücken des Kopfes mit den Händen und bei Frauen während des Monatsflusses. (Das GLON.-Kopfweh ist nur während der Menstruation besser.)[Br., Lippe]
Das BELL.-Kopfweh wird schlimmer vom Hinliegen, das PHOS.-Kopfweh wird besser davon.[Br., Lippe]

Verifikationen und klinische Symptome

Innerer Kopf

Gefühl von einer kalten Stelle tief im Kopfe gegenüber der Mitte der Stirn.[Br., Lippe]
Kopfschmerzen, welche durch den Nacken in den Kopf steigen.[HA 5]
Periodisch auftretende Nerven-Kopfschmerzen.[VHA]
Die Kopfschmerzen bessern sich überhaupt von Bewegung im Freien, von Sehen in die Höhe und von Rückwärtsbiegen des Kopfs: Thuj. (APISIN., BELL., RHUS-T.)[KMS 722-723]
Herr Dr. *Stens* führte einige Fälle von Kopfschmerzen im Hinterkopfe anfangend und zum Vorderkopfe herübergehend an, nebst gleichzeitigen Störungen in der Sphäre der Geschlechtsorgane, welche in mehren Fällen in PETR. ihr wahres Mittel gefunden hätten. – Ref. bemerkte dabei, daß auch er ähnliche Erfahrungen gemacht, daß aber wohl noch häufiger in seiner Gegend, namentlich bei Frauen, ein ganz ähnlicher Hinterkopfschmerz mit derselben Charakteristik vorkomme, nur daß er tiefer im Nacken, wie an dem Uebergange des Rückenmarks in das kleine Gehirn entstehe und dann in der BELL. eben so schnelle und dauerhafte Hilfe fände.[AHZ 48 (1854) 116]
Heftiges, bis in den Kopf dröhnendes Herzklopfen.[VHA]
Heftig drückender Schmerz in der Stirn und auf die Augen.[VHA]
BELL. und CALC. im Wechsel bei Epilepsie.[Chargé, Bönn.]
Betäubender Kopfschmerz in der Stirn mit BLUTDRANG zum Kopfe und Bewußtlosigkeit.[VHA]
Betäubender Kopfschmerz durch den Nacken in den Kopf ziehend, mit Hitze und Klopfen darin, Abends und von Bewegung schlimmer, von Auflegen der Hand auf den Kopf und Rückwärtsbiegen desselben gebessert.[HA 33-34]
Bohrender Kopfschmerz (heraus oder herein) in der rechten Kopfseite und in der Stirn, Abends in Stich übergehend, von jeder Bewegung verschlimmert, von äußerem Drucke und Rückwärtsbiegen des Kopfes gebessert.[HA 43]
Brennen in der Stirn, vom Genicke hereinsteigend, mit Klopfen darin und starkem Schweiße des Kopfs und Gesichts, Abends, von Bewegung und Bücken verschlimmert, von äußerem Drucke und Handauflegen gebessert.[HA 45]
Drückender Kopfschmerz vom Hinterkopfe nach der Stirne zu, wie ein Stein, mit Zuziehen der Augen, von Bewegung im Freien und hart Auftreten verschlimmert, von Bücken und Anlehnen des Kopfes gebessert.[HA 47]
Drückender Kopfschmerz, wie zum Zerspringen, mit Verengerung der Pupillen und leiser Sprache, von Augenaufschlagen, im Freien und von Husten verschlimmert, im Liegen gebessert.[HA 57]
Aeußere und innere brennende Hitze des Kopfs, gegen Abend verschlimmert, mit Scheu vor Entblößung, Unruhe, Delirien und Schlummersucht, bei Röthe des Gesichts und Bohren mit dem Kopfe in die Kissen.[HA 114]
Klopfen und Pulsiren der Adern im Kopfe und am Halse, von Vorne nach Hinten und zu den Seiten, in Stiche übergehend,

Abends, von Bewegung und Bücken verschlimmert, von äußerem Druck und rückwärts Biegen des Kopfs gebessert.[HA 68]

Pulsieren der Karotiden (Kopfschlagadern) (vergleiche BELL.) und des Herzens: SULPH..[Br., Lippe]

Reißende Schmerzen in Stirn und Scheitel, von Nachmittags bis Mitternacht, von Bewegung des Kopfs verschlimmert, im Liegen, durch äußeren Druck und von Handauflegen gebessert.[HA 74]

Reißender Schmerz, sowohl in den äußeren Kopftheilen als im Gehirne, vom Halse und Nacken heraufsteigend, Nachmittags bis Mitternacht und von Berührung verschlimmert, in der Ruhe und Wärme gebessert.[HA 123]

Rucke im Kopfe, im Hinterkopfe herabzuckend, von schnellem Gehen und Treppensteigen verschlimmert, von äußerem Druck und im Liegen gebessert.[HA 76]

Schneidendes Kopfweh, von einer Stelle zur andern übergehend, Abends, von Bewegung und ZUGLUFT verschlimmert, durch äußeren Druck, im Liegen und von Rückwärtsbiegen des Kopfs gebessert.[HA 77]

Spannender Schmerz im Vorderkopfe, mit Betäubung bis zur Bewußtlosigkeit, Abends von Bücken und Bewegung der Augen verschlimmert, von äußerem Druck, Auflegen der Hand und Rückwärtsbiegen des Kopfs gebessert.[HA 80-81]

Stechender Kopfschmerz in der Stirn, wie von Innen heraus, Abends, von Bücken, Bewegung der Augen, in der Wärme und nach Kaltwaschen verschlimmert, durch Rückwärtsbiegen des Kopfs, äußeren Druck und Auflegen der Hand gebessert.[HA 84]

Kopfweh, wie zum Zerspringen.[KEU 9]

Gehirn-Entzündung

Gehirn-Entzündung.[VHA]

Entzündung des Gehirns mit Brennen und Klopfen, erst im Hinterkopfe, dann in der Stirn und zuletzt im ganzen Kopfe, aufgetriebenen Adern am Kopfe und Halse, und Wackeln oder Bohren mit dem Kopfe in die Kissen, Abends und im Liegen verschlimmert.[HA 62]

Zittern, Wackeln und Schütteln des Kopfs, mit Rückwärtsziehen desselben und Bohren damit in die Kissen, mit Kopfschweiß bei übrigens trockner Hitze, Nachmittags und Abends verschlimmert (bei Gehirnentzündung).[HA 100-101]

Im scheinbaren Widerspruche stand damit die nun schon bei 8 oder 9 Fällen vom Ref. gemachte Erfahrung an Gehirnentzündung kleiner Kinder im letzten Stadium, wo nur noch BELL. 2000., von den *Jenichen*'schen Hochpotenzen, Heilung erfolgte, nachdem niedere Verdünnungen und selbst BELL. 200. ganz unwirksamn geblieben waren.[AHZ 46 (1853) 133]

Ref. knüpfte daran einen, in weiten Kreisen viel besprochenen ähnlichen Fall von Heilung einer hochgradigen Gehirnentzündung bei einem achtjährigen Mädchen durch eine einzige Gabe BELL. 2000. (*Jenichen*), nachdem der früher behandelnde Medicinalrath das Kind für unrettbar verloren erklärt, und vorher weder die 30. noch die 200. Potenz irgend etwas geleistet hatte.[AHZ 65 (1862) 70]

Dr. *Rath* referirte, dass sein eigenes, an Gehirnentzündung schwer darnieder liegendes und vergeblich mit BELL. behandeltes Kind vermittels BELL. 300. gerettet und geheilt habe. Ref. bemerkte dazu, dass dieses Mittel nur im letzten Stadium, bei vorhandener Gehirn-WASSERSUCHT, zuweilen angezeigt sei und oft noch Rettung bringe, besonders in den Fällen, wo Stupor vorhanden und die Herrschaft des Geistes über den Körper sehr vermindert sei, mit Blässe des Gesichts.[AHZ 65 (1862) 70]

Sonnenstich: [Es ist] zu erwähnen, dass in der Regel bei der dadurch verursachten Entzündung des Gehirns eine einzige Gabe, am Besten hochpotenzirter BELL. hinreichend ist, das ganze, oft sehr gefährlich auftretende Uebel, so lange es noch neu entstanden ist, in längstens ein Paar Stunden völlig zu beseitigen. Solche Patienten schlafen nach

Verifikationen und klinische Symptome

einer solchen Gabe sofort ein ubd erwachen ohne Beschwerde, selten noch mit einigen Kopfschmerzen, die ohne weitere Arznei bald von selbst vergehen. Selten und nur dann, wenn diese Hülfe verspätet, ist am folgenden Tage noch eine Gabe NUX-V. nöthig. Noch seltener, – uns selbst nur e i n Mal – kommt der Fall vor, wo nach der ersten Gabe BELL. die S y m p t o m e sich dergestalt ä n d e r n, dass nun HYOS. angezeigt ist, wonach dann aber noch eine Gabe BELL. folgen muss.[AHP 521-522]

Heilungsberichte: Beim K e u c h h u s t e n kleiner Kinder ist es bekanntlich stets ein sehr böser Umstand, wenn sich, wie nicht selten geschieht, Symptome von e n t z ü n d l i c h e r G e h i r n - a f f e k t i o n dabei zeigen, aber noch schlimmer ist es, wenn beide Uebel ausgebildet dastehen, und obendrein die Allopathie mit ihren heftig eingreifenden Mitteln thätig gewesen ist. Ein solcher Fall war der folgende: – *B. G.* zu R., ein Knäbchen von 13 Wochen, hatte dreimal in kurzen Zwischenräumen r o t h e, s c h a r l a c h f a r b i g e F l e c k e auf dem Leibe bekommen, die jedesmal nach 24 Stunden wieder verschwunden waren. In Folge dessen war nun G e h i r n e n t - z ü n d u n g eingetreten, mit stetem Schlummer, Schielen und Verdrehen der Augen, blasigem Schaum vor dem Munde, grünem Stuhl und weißem Harn. Aus dem schlummersüchtigen Zustande erwachte es blos durch Anfälle von Husten, Tag und Nacht, ganz wie Keuchhusten, mit vielem Schleim, an welchem es oft zu ersticken drohte. Der bisherige Arzt (!) überzeugt, daß er nicht mehr helfen könne, hatte den Eltern eingeredet, d a ß d a s K i n d b e h e x t s e i, was sie nicht nur glaubten, sondern auch schon vermutheten, wer die böse Hexe sei, die es ihrem Kinde angethan habe. Sie glaubten daher zwar nicht, daß ich noch würde helfen können, aber da sie so viel von mir gehört, wollten sie doch noch den Versuch machen. Natürlich konnte ich nichts versprechen, um so weniger, da ich das Kind selbst nicht gesehen, auch nicht wußte, was schon gebraucht worden, und es gelang mir daher auch nicht, dem Vater seinen Hexen-Glauben wieder auszureden, sondern ihn nur dazu zu bewegen, meinen Anweisungen treue Folge zu leisten. Hiermit vorläufig zufrieden, ordinirte ich dem Kinde am 14. Juli 1835, so wie am 16. und 19., zusammen 6 Gaben BELL., jede zu 30°° oder 30°°°, die letzte zu 24°°, zuerst alle 24, dann alle 36 und endlich alle 48 Stunden eine, und war so glücklich, bis zum 23. Juli das schwere Gehirnleiden beseitigt zu sehen und nebenbei die Eltern von ihrem Aberglauben zu befreien. Nun blieb noch der Keuchhusten mit Erbrechen und noch immer grünem, FLÜSSIGEN Stuhl zu beseitigen, welches leichter, als ich hoffen durfte, durch eine Gabe IP. 30°°° und eine Gabe VERAT. 30°°, 24 Stunden darauf gegeben, in 5 Tagen gelang. Eine nochmalige Gabe BELL. 30°°°, die ich aus Vorsorge zum Schlusse reichte, war vielleicht überflüssig. Das Kind ist seitdem blühend geworden und zur Freude seiner Eltern, so wie zum lebenden W a h r z e i c h e n g e g e n H e x e n g l a u b e n herangewachsen.[ACS 18 (1840) 2, 22-24]

Th. B. in G., ein 6 Monat altes Mädchen, war von einem maserähnlichen Ausschlag, wie die Beschreibung lautete, befallen, welcher vor 5 Tagen schnell zurückgetreten war und in Folge dessen sich nun eine a k u t e G e h i r n e n t z ü n d u n g eingestellt hatte, mit den gewöhnlichen Zeichen: steter Schlummer, Konvulsionen, Verdrehen der Augen, Bohren mit dem Kopfe in die Kissen u.s.w. Der bisherige Arzt hatte bloß RHABARBER gegeben und den Eltern gestern Abend gesagt, daß das Kind nicht mehr zu retten wäre. Auch ich schrieb in meinem Journale: „vielleicht nicht mehr zu retten!" – Am obigen Tage gab ich demungeachtet dem Vater fünf Pulverchen mit, nemlich Nro. 1, 3 und 5 BELL. 30°° und Nro. 2 und 4 HYOS. 30°°, alle 24 Stunden eins zu geben. Am 25. April [1841] kam der Vater wieder und berichtete: das Kind lebe noch und habe sich gebessert. Ich gab nun wieder 5 Pulverchen, Nro. 1, 3 und 5 HYOS. 30°° und 2 und 4 BELL. 30°°, ebenfalls alle 24 Stunden eins zu geben. Am 2. Mai lautete der Bericht nicht weit günstiger, und sämmtliche drohende Symptome waren verschwunden! nur täglich Abends gegen 6 Uhr bekam das Kind einen Anfall von heftigem Schreien mit Gesichtsröthe. Ich wiederholte nun die Arznei, wie am 18. April, jedoch sollte nur alle drei Tage ein Pulver gegeben werden, wonach das Kind, was ich selbst im Anfange für verloren hielt, ohne fernere Arznei gänzlich hergestellt wurde.[ACS 19 (1842) 3, 52-53]

Gehirn-Wassersucht

Gehirn-WASSERSUCHT.[VHA]

W A S S E R S U C H T d e s G e h i r n s, m i t B o h r e n i n d i e K i s s e n u n d G e f ü h l i m K o p f e, w i e v o n s c h w a p p e n d e m W A S S E R, A b e n d s u n d i m L i e g e n v e r s c h l i m m e r t, v o n ä u ß e r e m D r u c k u n d R ü c k w ä r t s b i e g e n d e s K o p f s g e b e s s e r t.[HA 86]

Dr. *Rath* referirte, dass sein eigenes, an G e h i r n e n t z ü n d u n g schwer darnieder liegendes und vergeblich mit BELL. behandeltes Kind vermittels BELL. 300. gerettet und geheilt habe. Ref. bemerkte dazu, dass dieses Mittel nur im letzten Stadium, bei vorhandener Gehirn-WASSERSUCHT, zuweilen angezeigt sei und oft noch Rettung bringe, besonders in den

Fällen, wo Stupor vorhanden und die Herrschaft des Geistes über den Körper sehr vermindert sei, mit Blässe des Gesichts.[AHZ 65 (1862) 70]

BELL. und HYOS. im Wechsel, aller 24 bis 48 Stunden gegeben, heilen allein die meisten Fälle von akutem und chronischem Hydrocephalus [SULPH. nicht zu vergessen. *R-l.*].[Chargé, Bönn.]

Hydrocephalus: Ref. hatte in allen Stadien am Oeftersten von BELL. und HYOS., beide in Hochpotenz und im Wechsel gegeben, die besten Wirkungen gesehen; nur musste zuweilen, nach Umständen, SULPH., MERC. oder THUJ. eingeschoben werden.[AHZ 67 (1863) 94-95]

Auesserer Kopf

Starker Schweiß in den Haaren und im Gesichte, bei übrigens trockner Hitze des Körpers.[VHA]

Bränzlich riechender Schweiß in den Kopfhaaren (und im Gesichte), besonders der bedeckten Theile, bei übrigens trockner, brennender Hitze des Körpers, mit Durst und großer Unruhe, Abends und Nachts verschlimmert, nach dem Aufstehen gebessert. [HA 126]

Zittern, Wackeln und Schütteln des Kopfs, mit Rückwärtsziehen desselben und Bohren damit in die Kissen, mit Kopfschweiß bei übrigens trockner Hitze, Nachmittags und Abends verschlimmert (bei Gehirnentzündung).[HA 100-101]

Aeußerste Empfindlichkeit des äußeren Kopfs, besonders gegen leise Berührung, wie nach Raufen an den Haaren, so daß selbst der Druck der Haare kaum zu ertragen ist, mit äußerer Hitze des Kopfs und nach ZUGLUFT verschlimmert. [HA 103]

Glatte, rothlaufartige, heiße Geschwulst, erst des Gesichts, dann über den Kopf sich verbreitend, mit Betäubung und Delirien, heftigen Kopfschmerzen, entzündeten, feurigen Augen mit starker LICHTSCHEU, und abendlicher Verschlimmerung.[HA 107-108]

Aeußere und innere brennende Hitze des Kopfs, gegen Abend verschlimmert, mit Scheu vor Entblößung, Unruhe, Delirien und Schlummersucht, bei Röthe des Gesichts und Bohren mit dem Kopfe in die Kissen. [HA 114]

Heftiges Stechen in den Schädelknochen, mit Bohren und Drücken darin, Nachmittags und Abends und von der mindesten Berührung verschlimmert, und warmem Einhüllen gebessert. [HA 120]

Reißender Schmerz, sowohl in den äußeren Kopftheilen als im Gehirne, vom Halse und Nacken heraufsteigend, Nachmittags bis Mitternacht und von Berührung verschlimmert, in der Ruhe und Wärme gebessert. [HA 123]

Verkältlichkeit des Kopfs von Entblößung, Naßwerden, oder in ZUGLUFT, besonders nach Haarschneiden; die Beschwerden gegen Abend und in der Bewegung verschlimmert, in der Ruhe und Wärme gebessert. [HA 133-134]

Der Kranke ist sehr zu Erkältung des Kopfes geneigt: NAT-M. (vergleiche BELL., SIL.). (Erkältung, die durch Haarschneiden verursacht wurde, verlangt BELL. Eine Dosis dieses Arzneimittels ist imstande, eine derartige Erkältung zu verhindern.)[Br., Lippe]

Wackelndes Zittern des Kopfs (und der Glieder), mit aufgetriebenen Adern am ganzen Körper, Abends und bei Bewegung verschlimmert, in der Ruhe gebessert. [HA 136]

Augen

Uebermäßige Reizbarkeit aller Sinne.[VHA]

Höchst gesteigerte Erregbarkeit aller Sinne.[Br., Lippe]

Schmerzen in den Augenhöhlen.[VHA]

Hitze in den Augen.[VHA]

Heilungsbericht: Als er am 20 Juni wieder zu mir kam, hatte sich das Sehen bedeutend verbessert, aber 14 Tage nach dem letzten Mittel hatte sich, wahrscheinlich in Folge eines großen Diätfehlers, in dem linken Auge Entzündung mit Hitze und Jucken eingestellt, wogegen SULPH. 60°° und BELL.

Verifikationen und klinische Symptome

30°° mit schnellem, guten Erfolge gegeben wurde. Nun erhielt er nochmals CAUST. 30°° in zweien Gaben und dazwischen eine Gabe PULS. 30°°, wonach beide Augen vollkommen und dauerhaft geheilt waren.[ACS 17 (1838) 1, 29-30]

Geröthete, aufgelockerte Bindehaut.[VHA]
Augenentzündung mit Umstülpung der Lider.[VHA]
Entzündung der Augen.[KEU 9]
Glatte, rothlaufartige, heiße Geschwulst, erst des Gesichts, dann über den Kopf sich verbreitend, mit Betäubung und Delirien, heftigen Kopfschmerzen, entzündeten, feurigen Augen mit starker LICHTSCHEU, und abendlicher Verschlimmerung.[HA 107-108]
Augenkrampf.[VHA]
BLUTEN der Augenlider.[VHA]
Markschwamm.[VHA]
Hornhautflecke.[VHA]

Erweiterte Pupillen

Sehr erweiterte Pupillen.[VHA]
Betäubung von BLUTDRANG zum Kopfe, mit erweiterten Pupillen.[HA 24]
Bewußtlosigkeit von BLUTDRANG zum Kopfe, mit Delirien und erweiterten Pupillen.[HA 25]
BELL. hat erweiterte Pupillen. (Verengung der Pupillen: PHOS..)[Br., Lippe]

Glänzende, funkelnde, rothe Augen.[VHA]
Funken vor den Augen.[KEU 9]
Wilder, unstäter oder starrer Blick.[VHA]
Wilder Blick.[Br., Lippe]
Schielen.[VHA]
LICHTSCHEU.[VHA], [KEU 9]

Heilungsbericht: *G. v. d. L.* von Gl., eine verheirathete Frau von 36 Jahren, starker, etwas schwammiger Konstitution, stark menstruirt und Mutter mehrer gesunder Kinder, suchte am 28. Febr. 1836 bei mir Hülfe gegen chronische Entzündung der Augen, mit Röthe der Augäpfel und Stechen und Jucken darin, bei großer LICHTSCHEU, wovon sie durch eine Gabe SULPH. 60°° und 48 Stunden später eine Gabe BELL. 30°° in 6 Tagen befreit war.[ACS 17 (1839) 3, 5-6]

Schwarzer Staar.[VHA]
*Unvermindertes Gehör bei verlorner Sehkraft.[VHA]
Gesichtsverdunklung: *er kennt die Seinigen bloß durch das Gehör, nicht durch das Gesicht.[VHA]
*Vergehen des Gesichts beim Aufrichten im Bette.[VHA]

Ohren

Uebermäßige Reizbarkeit aller Sinne.[VHA]
Höchst gesteigerte Erregbarkeit aller Sinne.[Br., Lippe]
Schwerhörigkeit nach Scharlach oder Erkältung.[VHA]
Bei Entzündung und Röte des ganzen Gesichtes, mit Beschwerden im rechten Ohr, siehe BELL.. (Ausfluß von Schleim oder dickem Eiter aus dem linken Ohr: PULS..)[Br., Lippe]
Bei Ohrenschmerzen paßt BELL., wenn diese neualgischen Charakters sind, sich durch Wärme bessern und besonders das rechte Ohr betreffen.[Hub.; AHZ 21C]
Ohrdrüsen-Geschwulst.[VHA]
*Unvermindertes Gehör bei verlorner Sehkraft.[VHA]
Gesichtsverdunklung: *er kennt die Seinigen bloß durch das Gehör, nicht durch das Gesicht.[VHA]

Nase

Heiße Geschwulst und Röthe der Nase.[VHA]
Böse Nase mit geschwollener Oberlippe.[VHA]
Trockenheit der innern Nase.[VHA]
Starkes BLUTEN aus Nase und Mund.[VHA]
Nasen-BLUTEN mit starker Gesichtsröthe.[HA 34]
Nasen-BLUTEN.[KEU 9]

Verifikationen und klinische Symptome

Verifikationen und klinische Symptome

Geruch

Uebermäßige Reizbarkeit aller Sinne.[VHA]

Höchst gesteigerte Erregbarkeit aller Sinne.[Br., Lippe]

Empfindlich erhöhter Geruch.[VHA]

Geruch in der Nase, wie von Heringslake, oder wie von gährendem Biere: Thuj. (AGN., BELL.)[KMS 723]

Antlitz

Gesichtsröthe mit brennender Hitze.[VHA]

Glatte, rothlaufartige, heiße Geschwulst, erst des Gesichts, dann über den Kopf sich verbreitend, mit Betäubung und Delirien, heftigen Kopfschmerzen, entzündeten, FEURIGEN Augen mit starker LICHTSCHEU, und abendlicher Verschlimmerung.[HA 107-108]

Gesichtsrose.[VHA]

Gesichtsrose; glatte, glänzende, nicht umschriebene Röte der Haut, mit Aufgedunsenheit, Trockenheit, Hitze, Brennen, Jucken, Stechen und Anschwellung der Teile, besonders des Gesichts, des Nackens, der Brust, des Bauches und der Hände.[Br., Lippe]

Rotlaufartige Anschwellung des Kopfes und Gesichtes (Erysipelas) mit Blasen, die abtrocknen und einen brennenden, juckenden Schorf bilden: RHUS-T. (vergleiche BELL. und APIS-M.).[Br., Lippe]

Nasen-BLUTEN mit starker Gesichtsröthe.[HA 34]

Bläulichrothe Gesichtsgedunsenheit.[VHA]

Gesicht bläulich roth und gedunsen.[KEU 9]

Gesichtsschmerz mit heftig schneidendem Schmerze.[VHA]

Heilungsbericht: *A. Z.* zu M., ein junges, hübsches, schlankgewachsenes Mädchen von 20 Jahren litt an Gesichtsschmerz, welcher bohrend und stechend von den Zähnen aufwärts durch das Jochbein bis zu den Augenknochen die rechte Seites des Gesichts einnahm. Dieses Leiden, welches seit 14 Tagen mehrmals am Tage eintrat und ungemein schmerzhaft war, stand offenbar mit dem Unterleibe in Verbindung, weil sie vor dem Anfalle jedesmal Stiche, nach demselben Wühlen und Blähungsanhäufung im Bauche klagte. Ich reichte am 5. Aug. 1835 eine Gabe IGN. 30°°, wonach ein eben beginnender Anfall sogleich beseitigt wurde und 24 Stunden lang kein zweiter erschien. Gegen Abend des anderen Tages kam der Gesichtsschmerz jedoch wieder, zum Zeichen, daß er nicht geheilt war, nun aber ohne Leibschmerzen war und nachher, mit reißenden und ziehenden Empfindungen. Eine sogleich gegebene Dosis BRY. 30°° blieb ohne alle Wirkung, und als eine halbe Stunde darauf ein neuer Anfall sich einstellte, gab ich eine Gabe BELL. 30°, womit das ganze Uebel gehoben war und bis zum heutigen Tage nicht wiederkehrte.[ACS 18 (1840) 2, 13-14]

Halboffener Mund.[VHA]

Kinnbackenzwang, (Mundklemme).[VHA]

Geschwürige Mundwinkel.[VHA]

Böse Nase mit geschwollener Oberlippe.[VHA]

Geschwulst und Verhärtung der Oberlippe.[VHA]

Anschwellung der Oberlippe: NAT-M. (vergleiche CALC. und BELL..) (Bei Anschwellung der Unterlippe paßt PULS.).[Br., Lippe]

Aufgesprungene Lippen.[KEU 9]

Lippenkrebs: Ref. war nicht immer mit CON. dabei zum Ziele gelangt, sondern genöthigt gewesen, nach den Umständen BELL. oder ARS. dazwischen zu geben, wonach dann eine neue Gabe CON. wieder vorzügliche Wirkung gethan habe.[AHZ 44 (1852) 70]

BLUTEN der aufgesprungenen Lippen.[VHA]

Carbunkel an der Lippe: Hier dürfte von der BELL. vielleicht das Meiste zu erwarten sein.[AHZ 57 (1858) 71]

Starker Schweiß in den Haaren und im Gesichte, bei übrigens trockner Hitze des Körpers.[VHA]

Bränzlich riechender Schweiß in den Kopfhaaren (und im Gesichte), besonders der bedeckten Theile, bei übrigens trockner, brennender Hitze des Körpers, mit Durst und großer Unruhe, Abends und Nachts verschlimmert, nach dem Aufstehen gebessert.[HA 126]

Heilungsbericht

B. Z., ein Grobschmidt in O., 21 Jahre alt, hatte sich im Sommer 1835 beim Baden erkältet, und war seit der Zeit mit halbseitigen Zuckungen im Gesichte behaftet, welche täglich im wiederholten Anfällen von 1/4stündiger Dauer eintraten, wobei jedesmal heftiges Kopfweh mit Phantasien und Besinnungslosigkeit eintrat und nachher meistens Nasenbluten erfolgte. Er hatte bisher vergeblich allopathische Hülfe gebraucht und suchte am 24. November 1825 homöopathische bei mir. Er erhielt demzufolge eine Gabe BELL. 30°°, wonach die Zuckungen sammt den begleitenden Erscheinungen sich ganz verloren, und nur im Gesichte ein jückender, nach Kratzen brennender A u s s c h l a g entstanden war, welcher, statt abzuheilen, sich zu vermehren schien. Eine am 3. Jan. 1836 gereichte Gabe CAUST. 30°° beseitigte in einem paar Wochen auch diesen gänzlich.[ACS 17 (1838) 1, 44]

Zähne

Zahnweh (der Kinder und Frauen) nach Erkältung, durch Essen, bis zum Unerträglichen erhöht.[VHA]

Zähneknirschen.[VHA]

Mund

Halboffener Mund.[VHA]

Mundtrockenheit ohne (oder mit) Durst.[VHA]

BLUTGESCHMACK im Munde.[KEU 9]

Starkes BLUTEN aus Nase und Mund.[VHA]

Gefühl von Verengerung im Schlunde.[VHA]

Reissen im Halse außer dem Schlingen.[VHA]

Steter Drang zum Schlingen.[VHA]

Schlundkrampf und gänzlich verhindertes Schlingen.[VHA]

Schlundkrampf.[KEU 9]

Anschwellung des Schlundes, so daß der Kranke beinahe erstickt; er kann nichts Flüssiges schlucken und klagt über Hitze im Munde, der Zunge und des Schlundes: MERC-C.. (Vergleiche BELL.).[Br., Lippe]

Brennen und Trockenheit in der Speiseröhre, das durch ZUCKER, aber nicht durch WASSER vermindert wird.[Br., Lippe]

Krampfhafte Verengung der Speiseröhre (vergleiche BELL.).[Br., Lippe]

Hohe Röthe und Entzündungs-Geschwulst des weichen Gaumens.[VHA]

Röte und Schmerz im Schlunde; rosenartige Entzündung alle Weichteile des Mundes und Schlundes: MERC.. (Vergleiche BELL., APIS, ARS..)[Br., Lippe]

Halsentzündung mit Stechen während des Schlingens.[VHA]

Halsentzündung mit dem Gefühl eines Klumpens, der Räuspern verursacht, von dunkler Röte und Schwellung des weichen Gaumens begleitet. (Der MERC.-Kranke versucht den Klumpen hinunterzuschlucken).[Br., Lippe]

Die Speiseröhre ist wie zusammengeschnürt durch Krämpfe im Schlund, welche das Schlingen unmöglich machen; das Getränk kommt wieder zu den Nasenlöchern heraus.[Br., Lippe]

Fortgesetzte Neigung zum Schlingen.[Br., Lippe]

Gefühl, als ob er erstickte, wenn er nicht fortgesetzt schlucken würde.[Br., Lippe]

Der Kranke kann unmöglich schlucken, schon der Versuch dazu verursacht Tränen und Schließen der Augen.[Br., Lippe]

Kratzen im Halse.[KEU 9]

Geschwüre im Halse und den entzündeten Mandeln: LACH. (Vergleiche MERC., BELL., NIT-AC., KALI- BI..)

Geschwulst und Vereiterung der Mandeln.[VHA]

Angina tonsillaris: Ref. hatte stets die schnellen Heilungen durch LACH. und BELL. im Wechsel erzielt, und es knüpften sich daran interessante Fälle von Rachen- und Schlundentzündungen, welche die DDr. *Stens* und *Gauwerky* ebenfalls damit geheilt hatten.[AHZ 44 (1852) 58-69]

Hochrothe Zunge.[VHA]

Dick mit Schleim belegte Zunge und Gaumen.[VHA]

Entzündliche Geschwulst der Zunge.[VHA]

Teilweise Lähmung der Zunge; Schwierigkeit in der Wortbildung.[Br., Lippe]

Sprachlosigkeit.[VHA]

Verifikationen und klinische Symptome

Heilungsberichte von Pferden

[Am 15. Jan. 1863] *Mennemann's* P f e r d – (hatte am 11. Dec. vor. J. wegen D r u s e m i t H a l s - w e h , welche schon 8 Monate bestanden und Abends schlimmer war, BELL. erhalten) – nun sehr bedeutend gebessert, nur Abends noch etwas H u s t e n : Hep. [je C 200°°] – Geheilt.[KMS 780]

[Am 25. Jan. 1863] *Reer's* F ü l l e n . H a l s b r ä u n e , woran auch die Mutter gelitten: 1. Acon., 2. Bell., 3. Hep., alle 12 Stunden. – Am 31. Jan. viel besser, aber nun D r u s e mit scharfem Nasenausflusse: Ars. [je C 200°°] – Geheilt.[KMS 780]

Verifikationen und klinische Symptome

Genüsse

Ekel vor Speisen.[VHA]

Brennender Durst mit Trockenheit im Schlunde und Abscheu vor Trinken.[VHA]

*Hastiges Trinken mit Zittern.[VHA]

Der BELL.-Kranke hat sowohl starken brennenden Durst mit fortwährendem Verlangen zu trinken (trinkt sehr hastig), oder hat Abneigung gegen Trinken, oder er kann nicht schlucken.[Br., Lippe]

Große Begierde nach SÄUREN, ZITRONENSÄURE usw., der Kranke verlangt ESSIG-Umschläge um den Kopf, allein der BELL.-Kranke d a r f u n t e r k e i n e n U m s t ä n d e n SÄUERLICHE Getränke oder SÄURE-Umschläge erhalten (Bei großem Widerwillen gegen Getränke denke an HYDROPH..)[Br., Lippe]

Geschmack

BLUTGESCHMACK im Munde.[KEU 9]

Verlorener Geschmack.[VHA]

SAURER Geschmack des BRODES.[VHA]

Uebelkeit

Uebelkeit mit Ekel vor Speisen.[VHA]

Leeres Brechwürgen.[VHA]

Brechwürgen.[KEU 9]

Grünes Erbrechen.[VHA]

Schleim-Erbrechen.[VHA]

Erbrechen, erst Speisen, dann Galle.[KEU 9]

Magen

Aufgetriebenheit der Herzgrube.[VHA]

Magendrücken nach dem Essen.[VHA]

Magenschmerzen.[KEU 9]

Eine Gabe BELL. 30° gegen Magenverderb mit Gallerbrechen, Kopfweh und Ziehen in den Beinen, im Herbste desselben Jahres [1835].[ACS 18 (1840) 2, 10]

Bauch

Milzstiche.[KEU 9]

Schmerzhafte Aufgetriebenheit des Unterleibes.[VHA]

Empfindlichkeit des Unterleibes bei Berührung.[VHA]

Schmerzhaftes Packen und Greifen im Unterbauche.[VHA]

Schmerzhafter, aufgetriebener Bauch, der sehr empfindlich bei Berührung ist; er kann nicht die leiseste Berührung des Bettes ertragen.[Br., Lippe]

Wundheitsschmerz im Unterleibe.[VHA]

Stechen und Wundschmerz im Unterleibe.[KEU 9]

Gefühl wie Abreissen im Unterleibe.[KEU 9]

Stiche in den Lenden.[KEU 9]

Kolik mit großer Unruhe und dem Gefühl von Kratzen und Kneifen unterhalb des Nabels, durch äußeren Druck verschlimmert. (IP. und BELL. sind die einzigen zwei Arzneimittel, die dieses Symptom haben).[Br., Lippe]

Kolik, die den Kranken zum Zusammenkrümmen nötigt; in jeder anderen Lage fühlt er sich schlimmer: COLOC. (vergleiche BELL.).[Br., Lippe]

Die BELL.-Kolik zwingt den Kranken, sich gegen etwas Hartes anzudrücken. (Die Kolik von COLOC. nötigt den Kranken zum Zusammenkrümmen und Ruhigliegen, er hat kein Verlangen nach Bewegung. Kolik, die den Kranken zu gebücktem Gehen oder zum Vorwärtsbücken

Verifikationen und klinische Symptome

nötigt: RHUS-T.; der RHUS-T.-Kranke läuft während der kolikähnlichen Schmerzen umher.)[Br., Lippe]

Der Kranke kann nicht das leiseste Rütteln des Bettes ertragen.[Br., Lippe]

Blähungen

Blähungs-Kolik mit fühlbarer Aufgetriebenheit des Colon transversum, durch äußern Druck und Bücken gemildert.[VHA]

Blähende Kolik, mit Vorwärtsdrängen des Colon transversum wie ein Polster; Vorwärtsbeugen und äußerer Druck erleichtern, weshalb sich der Kranke oft mit dem Bauch über die Stuhllehne beugt.[Br., Lippe]

Stuhl

Unterdrückte Stuhlausleerung.[VHA]

Unterdrückte Stuhl- und Harnausleerung.[HA 34]

Hartleibigkeit.[VHA]

Unwillkührliche Stühle.[VHA]

Unwillkührlicher Stuhl- und Harn-Abgang.[KEU 9]

Grüner Durchfall.[VHA]

Durchfall mit Leibweh.[VHA]

After

Zusammenziehung des Mastdarmes, oder Pflockgefühl im After: LACH. (vergleiche BELL.).[Br., Lippe]

Harn

Verminderter, dunkelrother, feuriger Harn.[VHA]

Unterdrückter Harnabgang.[VHA]

Unterdrückte Stuhl- und Harnausleerung.[HA 34]

Unwillkührlicher Harnabgang.[VHA]

Unwillkührlicher Stuhl- und Harn-Abgang.[KEU 9]

Geschlechtstheile

Heftiges Drängen nach den Geschlechtstheilen, als sollte Alles herausfallen.[VHA], [HA 34]

Falsche, krampfhafte Wehen.[VHA]

Trockenheit der Mutterscheide.[VHA]

Gebärmutter-Entzündung.[VHA]

Vorfall und Verhärtung des Uterus.[VHA]

NUX-V., SEP. und BELL. sind drei sehr wichtige Arzneimittel für jenes unangenehme Gefühl von Drängen nach unten, als ob alles herausfallen würde, wie man es so oft bei überarbeiteten Frauen antrifft.[Br., Lippe]

Beim Husten, heftige Stiche in der Lendengegend (im Uterus).[VHA]

Bei Eierstocksleiden haben sich vorzüglich APISIN. und BELL. in neuerer Zeit vielfach sehr heilsam gezeigt. Dennoch fehlt es nicht an Beispielen, wo man noch zu den älteren, oft bewährten, namentlich CANTH., KALI-C., LYC., STAPH. und THUJ. seine Zuflucht nehmen muß.[AHZ 63 (1861) 55]

Beschwerden der Kinder

STRAM. dient nur in seltenen Fällen als Zwischenmittel bei allzu heftiger Wirkung der BELL. bei Kindern, oder bei den Hustenanfällen der Erwachsenen, welche dem Trunke ergeben sind. Die Zeichen sind aber bestimmt genug, um keinem Zweifel Raum zu lassen.[KEU 64]

Zahnweh (der Kinder und Frauen) nach Erkältung, durch Essen, bis zum Unerträglichen erhöht.[VHA]

Großer Eigensinn (bei Kindern).[VHA]

Verschlimmerung der Beschwerden: Weinen der Kinder.[KEU 9]

Plötzliches Auffahren beim Schließen der Augen oder während des Schlafes, wie von Furcht; dies ist besonders bei Kindern der Fall.[Br., Lippe]

Wenn ein Kind abends BELL. erhielt und sich am nächsten Abend hohes Fieber einstellt, durch das die Eltern beängstigt werden, sollte man die Medizin nicht wiederholen, da ein solches Fieber häufig eine durch die Arznei hervorgerufene Verschlimmerung ist.[Br., Lippe]

Regel

MUTTERBLUTFLUSS mit hellrothem BLUTE und Drängen nach den Geschlechtstheilen.[VHA]
Starkes Pressen in den weiblichen Genitalien, als ob alles herausdrängen wollte.[Br., Lippe]
BLUTABGANG außer der Regel.[VHA]
Uebelriechende Lochien mit BLUTKLUMPEN.[VHA]
Metrorrhagie (MUTTERBLUTFLUSS); Abgang von klumpigem BLUT, von heftigen Rückenschmerzen und Herabdrängen begleitet; Gefühl von Schwere oder Vollheit.[Br., Lippe]

Schnupfen

Fliessschnupfen.[KEU 9]

Athem

Athemversetzung.[KEU 9]
Kurzer, schneller Athem, mit offenem Munde und starkem Arbeiten der Brust.[VHA]
Schweräthmigkeit und Brustbeklemmung.[VHA]
Erstickungsgefahr beim Schlingen und bei Berührung des äußern Halses.[VHA]
*Früh nach dem Aufstehen, Athemmangel in der Stube, im Freien besser.[VHA]

Husten

Nächtlicher, trockner, bellender Husten.[VHA]
Trockner Krampfhusten nach Mitternacht.[VHA]
*Die mindeste Bewegung, Nachts im Bette, erneuert den Husten.[VHA]
Nach dem Husten, Niessen.[VHA]
Viel Niesen oder Schreien nach den Hustenanfällen: HEP. (vergl. BELL.).[Br., Lippe]
Beim Husten, heftige Stiche in der Lendengegend (im Uterus).[VHA]
Anfälle von Krampfhusten mit Auswurf von blassem oder geronnenem BLUT und vorangehendem Schreien, oder Magenschmerzen; BLUTANDRANG nach dem Kopfe; die BLUTGEFÄßE in der Hornhaut sind überfüllt; Funken vor den Augen, Krämpfe im Schlunde, Nasen-BLUTEN, Stiche in der Milz, unfreiwilliges Harnen und Stuhlgang, unterdrückte Atmung, Steifheit der Glieder, Schütteln des ganzen Körpers und allgemeine große Hitze.[Br., Lippe]
Der Husten hält für lange Zeit an; Patient fürchtet BLUT zu spucken und hat einen BLUTIGEN Geschmack im Munde.[Br., Lippe]
Keuchhustenanfälle, nach vorgängigem Weinen.[VHA]

Keuchhusten

Nächtlicher Krampfhusten in viertelstündigen Anfällen von nur wenigen Hustenstössen, mit rauhem, hohlem, bellendem Tone, durch Kitzel, wie von Federstaub im Halse, oder wie von Zusammenschnürung des Kehlkopfes erregt, ohne Auswurf, nur zuweilen von etwas hellem geronnenem BLUT.[KEU 8-9]

Verschlimmerung: Abends und Nachts; am heftigsten gleich nach Mitternacht. – Jede Bewegung, Berührung, besonders des Kehlkopfes und Halses. Sprechen. Weinen der Kinder. Tief-Einathmen. Erwachen aus dem Schlafe.[KEU 9]

Begleitung: Vorher: Weinen. Magenschmerzen. – Dabei: Grosser Eigensinn. Verdriesslichkeit. Weinen und Schreien. BLUTDRANG zum Kopfe. Kopfweh, wie zum Zerspringen. Entzündung der Augen. Funken vor den Augen. LICHTSCHEU. Gesicht bläulich roth und gedunsen. Aufgesprungene Lippen. Nasen-BLUTEN. Viel Entzündung. Schlundkrampf. Kratzen im Halse. BLUTGESCHMACK im Munde. Brechwürgen. Erbrechen, erst Speisen, dann Galle. Magenschmerzen. Milzstiche. Stechen und Wundschmerz im Unterleibe. Gefühl wie Abreissen im Unterleibe. Stiche in den Lenden. Unwillkührlicher Stuhl- und Harn-Abgang. Fliessschnupfen. Athemversetzung. Engbrüstigkeit. Schmerz und Steifigkeit im Genicke. BLUTDRANG zur Brust. Röcheln in der Brust. Heftige Schmerzen des ganzen Brustkastens. Hüftschmerzen. Erschütterung des ganzen Körpers. Krämpfe mit Starrheit der Glieder. Zittern. Auffahren im Schlafe. Allgemeine trockene Hitze, mit Unruhe. Starkes Adernklopfen.[KEU 9]

Dieses vielnützige Mittel wird gleichwohl nur zu Anfange passe, und nur dann in späteren Stadien passen, wenn Gehirnentzündung dazu getreten ist.[KEU 9]

[CALC.] ist selten während des wahren Keuchhustens angezeigt, um so häufiger aber gegen die oft nachfolgenden Beschwerden, besonders da, wo IP., BELL., oder SULPH. angezeigt war.[KEU 12]

HYOS. ist bekanntlich ein, der BELL. sehr nahe verwandtes Mittel, aber durch die angeführten Zeichen leicht zu unterscheiden, und bei Keuchhusten, nicht bloss der Kinder, sondern auch bejahter

Verifikationen und klinische Symptome

Personen, noch öfterer anzuwenden, als Letztere.[KEU 29]

STRAM. dient nur in seltenen Fällen als Zwischenmittel bei allzu heftiger Wirkung der BELL. bei Kindern, oder bei den Hustenanfällen der Erwachsenen, welche dem Trunke ergeben sind. Die Zeichen sind aber bestimmt genug, um keinem Zweifel Raum zu lassen.[KEU 64]

Luftröhre

Zusammenschnüren der Kehle.[VHA]

Aeußerste Schmerzhaftigkeit des Kehlkopfes bei Berührung.[VHA]

Verschlimmerung der Beschwerden: Jede Bewegung, Berührung, besonders des Kehlkopfes und Halses.[KEU 9]

Stimmlosigkeit.[VHA]

Heilungsbericht von Pferden

[Am 25. Jan. 1863] *Reer's* Füllen. Halsbräune, woran auch die Mutter gelitten: 1. Acon., 2. Bell., 3. Hep., alle 12 Stunden. – Am 31. Jan. viel besser, aber nun Druse mit scharfem Nasenausflusse: Ars. [je C 200°°] – Geheilt.[KMS 780]

Hals

Schmerzhafte Geschwulst und Steifigkeit des Halses und Nackens.[VHA]

Genicksteifigkeit.[VHA]

*Aufgetriebene Adern am Halse.[VHA]

*Sauerriechender Schweiß, bloß am Halse.[VHA]

Schmerzhafte Geschwulst der Halsdrüsen.[VHA]

Erstickungsgefahr beim Schlingen und bei Berührung des äußern Halses.[VHA]

Brust

BLUTDRANG zur Brust, mit Unruhe und Klopfen darin.[VHA]

BLUTDRANG zur Brust.[KEU 9]

Heftiges, bis in den Kopf dröhnendes Herzklopfen.[VHA]

MILCHFLUß aus der weiblichen Brust.[VHA]

Verhärtung und Geschwulst der Brustdrüsen.[VHA]

Geschwollene, entzündete oder verhärtete Brüste; die Entzündung geht strahlenförmig vom Zentrum nach der Peripherie. (Die BRY.-Entzündung hat weniger Röte und Hitze, aber mehr Verhärtung und mehr isolierte Anschwellung.)[Br., Lippe]

Kurzer, schneller Athem, mit offenem Munde und starkem Arbeiten der Brust.[VHA]

Schweräthmigkeit und Brustbeklemmung.[VHA]

Röcheln in der Brust.[KEU 9]

Heftige Schmerzen des ganzen Brustkastens.[KEU 9]

Engbrüstigkeit.[KEU 9]

Rücken

Kopfschmerzen, welche durch den Nacken in den Kopf steigen.[HA 5]

Schmerzhafte Geschwulst und Steifigkeit des Halses und Nackens.[VHA]

Schmerzhafte Steifheit des Nackens: NAT-M. (vergleiche LACHN. und BELL.).[Br., Lippe]

Schmerz und Steifigkeit im Genicke.[KEU 9]

Oberglieder

Drückend reissender Schmerz in der Schulter.[VHA]

Hastiges Umhergreifen mit den Händen.[VHA]

Hitzegefühl in den Händen, nachdem man einige Zeit den Kranken damit berührt hatte.[Br., Lippe]

Kälte der Glieder, bei heißem Kopfe (bei Fieber).[VHA]

Konvulsivische Bewegungen der Glieder.[VHA]

Krämpfe mit Starrheit der Glieder.[KEU 9]

Lähmige Schwere in den Armen.[VHA]

Scharlachrothe Geschwulst der Arme und Hände.[VHA]

Wackelndes Zittern des Kopfs (und der Glieder), mit aufgetriebenen Adern am ganzen Körper, Abends und bei Bewegung verschlimmert, in der Ruhe gebessert.[HA 136]

Zittern.[KEU 9]

Zucken in den Händen.[VHA]

Verifikationen und klinische Symptome

Unterglieder

Stiche im Hüftgelenke, am heftigsten Nachts und bei Berührung.[VHA]
Hüftschmerzen.[KEU 9]
Coxalgie (Hüftweh), mit Stechen und Brennen im Hüftgelenk; Verschlimmerung nachts und bei der leisesten Berührung.[Br., Lippe]
BELL. ist besonders im ersten Stadium von Coxalgie wichtig, man darf jedoch die Gaben nicht zu oft wiederholen.[Br., Lippe]
Schwindlicher, schwankender Gang.[VHA]
*Wenn sie aus dem Bette aufsteht, versagen die Beine den Dienst und sie sinkt zusammen.[VHA]
Konvulsivische Bewegungen der Glieder.[VHA]
Krämpfe mit Starrheit der Glieder.[KEU 9]
Wackelndes Zittern des Kopfs (und der Glieder), mit aufgetriebenen Adern am ganzen Körper, Abends und bei Bewegung verschlimmert, in der Ruhe gebessert.[HA 136]
Kälte der Glieder, bei heißem Kopfe (bei Fieber).[VHA]
Zittern.[KEU 9]

Drüsen

Geschwulst und Verhärtung der Drüsen.[VHA]
Ohrdrüsen-Geschwulst.[VHA]
Schmerzhafte Geschwulst der Halsdrüsen.[VHA]
Verhärtung und Geschwulst der Brustdrüsen.[VHA]

Achseldrüsen

Heilungsbericht: [... wo] ich eine dicke Achseldrüsengeschwulst mit BELL. und HEP. in dreimal wechselnden Gaben behandeln mußte, und sie auch davon glücklich herstellte.[ACS 17 (1839) 3,66]

Konkordanz Drüsen: Acon., *Arn.*, *Bry.*, Calc., Carb-an., Chin., Clem., Con., Hyos., Jod., *Lyc.*, *Merc.*, *Phos.*, *Puls.*, Rhus-t., Sep., Sil., Spong., *Sulph.* [PB]

Knochen

Konkordanz Knochen: Arg., Asaf., *Calc.*, Caust., Chin., Con., Cupr., Cycl., Dros., Hell., Hep., Kali-c., Lyc., *Merc.*, Nit-ac., Phos., *Puls.*, Ruta, Sabin., Sars., Sep., Sil., Spig., Staph., Sulph. [PB]

Haut

Gefühl, als ob die Haut mit einem Messer geschnitten oder geschliffen würde.[Br., Lippe]
Trockne, brennend heiße, (blasse oder rothe) Haut.[VHA]
*Abwechselnde Blässe und Röthe der Haut.[VHA]
Glatte Scharlach-Röthe der Haut, mit Trockenheit, Brennen und Anschwellung.[VHA]
Glänzende, nicht umschriebene Röthe mit Gedunsenheit.[VHA]
Die rothlaufartigen Geschwülste von BELL. werden von etwas KALKARTIGER SCHWEFELLEBER (HEP.) (oder von LACH., wenn sie bläulich durchscheinen, oder von ACON., wenn starkes Fieber mit Unruhe damit verbunden) bald beseitigt.[AHZ 68 (1864) 73-74]
Geschwulst von Insekten-Stichen.[VHA]
Brandblattern.[VHA]
Pocken (Blattern): Thuj. (ANT-C., ANT-T., ARS., BELL., NIT-AC., MERC., RHUS-T.)[KMS 728]
BLUTSCHWÄRE.[VHA]
Gesichtsrose.[VHA]
Geschwulst und Verhärtung der Oberlippe.[VHA]
Starker Schweiß in den Haaren und im Gesichte, bei übrigens trockner Hitze des Körpers.[VHA]
Bränzlich riechender Schweiß in den Kopfhaaren (und im Gesichte), besonders der bedeckten Theile, bei übrigens trockner, brennender Hitze des Körpers, mit Durst und großer Unruhe, Abends und Nachts verschlimmert, nach dem Aufstehen gebessert.[HA 126]

Konkordanz Haut und Aeusseres: Acon., Am-c., *Ars.*, Asaf., Bry., Calc., Caust., Chin., Con., Dulc., Ferr., Graph., Hep., Hyos., Kali-c., Lach., *Lyc.*, *Merc.*, Mez., Nit-ac., Olnd., Phos., *Puls.*, *Rhus-t.*, Sec., *Sep.*, Sil., Staph., *Sulph.*, Verat. [PB]

Verifikationen und klinische Symptome

Schlaf

Tiefer, betäubter Schlaf.[VHA]

Betäubter Schlaf, oder er kann nur aufrecht sitzend schlafen.[HA 34]

Aengstliches Haschen nach Schlaf.[VHA]

Aufschrecken und Phantasiren im Schlafe.[VHA]

Auffahren im Schlafe.[KEU 9]

Plötzliches Auffahren beim Schließen der Augen oder während des Schlafes, wie von Furcht; dies ist besonders bei Kindern der Fall.[Br., Lippe]

Schlaf mit Winseln und Umherwerfen.[Br., Lippe]

Die Schlaflosigkeit bei BELL. ist von Schläfrigkeit begleitet.[Br., Lippe]

Der Kranke hört während des Schlafes alles, was vorgeht; er liegt in einem schlafsüchtigen Zustand, halb wachend, halb schlafend.[Br., Lippe]

*Er kann nur aufrecht sitzend schlafen.[VHA]

Schreckhafte Phantasiebilder treten vor die Augen, sobald er sie schließt, und verscheuchen den Schlaf.[VHA]

[Der BRY.]- Patient spricht nicht so viel im Schlafe als der BELL.-Kranke, aber delirirt, sobald er erwacht.[Br., Lippe]

Nächtlicher, trockner, bellender Husten.[VHA]

Trockner Krampfhusten nach Mitternacht.[VHA]

*Die mindeste Bewegung, Nachts im Bette, erneuert den Husten.[VHA]

Der Kranke kann nicht das leiseste Rütteln des Bettes ertragen.[Br., Lippe]

Konkordanz Schlaf und Träume: Ars., Bry., Calc., Cham., Chin., Graph., *Hep.*, Hyos., Ign., Kali-c., Led., Lyc., Merc., Nux-v., *Phos.*, Ph-ac., *Puls.*, Rhus-t., *Sep.*, Sil., Spig., Stram., *Sulph.* [PB]

Fieber

Wenn ein Kind abends BELL. erhielt und sich am nächsten Abend hohes Fieber einstellt, durch das die Eltern beängstigt werden, sollte man die Medizin nicht wiederholen, da ein solches Fieber häufig eine durch die Arznei hervorgerufene Verschlimmerung ist.[Br., Lippe]

Starkes Adernklopfen.[KEU 9]

Anhaltende, trockne, brennende Hitze, mit Durst, Unruhe und Schweiß bloß am Kopfe.[VHA]

Allgemeine trockene Hitze, mit Unruhe.[KEU 9]

Frost mit Hitze abwechselnd.[VHA]

Innere Hitze mit Angst.[VHA]

Innerer Frost, bei äußerer, brennender Hitze der Haut und Weinerlichkeit.[VHA]

Kälte der Glieder, bei heißem Kopfe.[VHA]

Nervöses Fieber mit Bewußtlosigkeit oder Delirien.[VHA]

Fieberstadien

1. Puls gewöhnlich schnell, oft voll, hart und gespannt, aber auch zuweilen klein und weich; selten langsam, wobei er dann voll ist. – Klopfen der Karotiden und Schläfeadern.[WF 9]
2. Abendlicher Frost, vorzüglich an den Extremitäten, und am Meisten an den Armen, bei Hitze des Kopfes. – Innerer Frost mit äusserer brennender Hitze. – Frost mit Hitze wechselnd. – Abends Schüttelfrost. – Kälte der Glieder bei heissem Kopfe. – Den Rücken herablaufende Schauder.[WF 9]
3. Anhaltende, trockne, brennende Hitze, mit Schweiss bloss am Kopfe. – Innere Hitze mit Angst und Unruhe. – Hitze der Stirn bei kalten Backen. – Innere oder äussere Hitze, oder Beide gleichzeitig. – Hitze des Kopfes mit Röthe des Gesichts und Delirien. – Hitze überhaupt vorwaltend.[WF 9]
4. Schweiss ausschliesslich an den bedeckten Theilen. – Schweiss bei, oder gleich nach der Hitze, am Meisten im Gesichte. – Bränzlich riechender, die Wäsche färbender Schweiss. – Schweiss während des Schlafs, am Tage sowohl, als Nachts.[WF 9] Gänzlich mangelnder Schweiss. – Schweiss von den Füssen herauf zum Kopfe steigend.[WF] – Braungelb färbender Schweiss: Thuj. (ARS., BELL., CARB-AN., GRAPH., LACH., SEL.) [KMS 729] – Allgemeiner Schweiss, nur nicht am Kopfe: Thuj. (BELL., RHUS-T., SAMB.)[KMS 729] – Schweiss, entweder blos der bedeckten Theile des Körpers (BELL., CHIN., SPIG.), oder blos der Unbedeckten: Thuj. (?)[KMS 729]

Verifikationen und klinische Symptome

Konkordanz Fieber: *Acon.*, *Ars.*, *Bry.*, Calc., Cham., Chin., Cocc., Ferr., Graph., Hep., *Hyos.*, Ign., Jod., *Merc.*, Nat-m., Nit-ac., *Nux-v.*, Phos., Ph-ac., *Puls.*, *Rhus-t.*, Sabad., Sep., Sil., Stram., *Sulph.*, Thuj., Verat. [PB]

Verifikationen und klinische Symptome

Gemeinsames

Vollsaftigkeit und VOLLBLÜTIGKEIT.[VHA]

BLUTDRANG zu verschiedenen Theilen.[VHA]

Uebermäßige Reizbarkeit aller Sinne.[VHA]

Der Kranke kann keine Schmerzen ertragen, er klagt beständig darüber: HEP. (vergleiche BELL., LACH., STRAM.).[Br., Lippe]

Konvulsivische Bewegungen der Glieder.[VHA]

Konvulsionen mit Steifheit des ganzen Körpers und Bewußtlosigkeit.[VHA]

Stoßende Schmerzen, die selbst während des Schlafes kommen.[Br., Lippe]

Die Krämpfe erneuern sich durch leiseste Berührung oder durch LICHTSCHIMMER.[Br., Lippe]

Die geringste Berührung erneuert die Anfälle und erhöht die Schmerzen.[VHA]

Erschütterung des ganzen Körpers.[KEU 9]

Große Heftigkeit in seiner Bewegung; er muß alles ungestüm tun; die Kranke wünscht von den sie umgebenden Personen getötet zu werden; oder der Kranke hat das Gefühl, als ob er in einem Boot schwämme, oder als ob der Körper oder ein Teil desselben sehr vergrößert wäre.[Br., Lippe]

Verlust des Gefühls und der Bewegung einer ganzen Körperhälfte.[VHA]

Lähmungen einzelner Theile.[VHA]

Schwäche besonders an der rechten Seite; Stumpfsinn; Röte der Augen; BELL. greift besonders die rechte Seite an.[Br., Lippe]

*Gefühl in den Muskeln, als wenn eine Maus darin herumkröche.[VHA]

Viel Entzündung.[KEU 9]

Nervöses Fieber mit Bewußtlosigkeit oder Delirien.[VHA]

Erkältungen

Für Erkältung durch LUFTZUG siehe auch BELL.. (Anlage zu Erkältung, gewöhnlich durch kalten WIND oder LUFTZUG verursacht: NUX-V.. Erkältung durch Naßwerden des Kopfes verlangt PULS..)[Br., Lippe]

Nachtheile von Erkältung.[VHA]

PULS. und BELL. sind angezeigt bei Personen, die sich beim Wechseln des Hutes und der Stiefel erkälten. (Der Kranke erkältet sich leicht, besonders bei unbedecktem Kopf und bloßen Füßen: SIL..)[Br., Lippe]

Kopfweh von Erkältung des Kopfes.[VHA]

Schwerhörigkeit nach Scharlach oder Erkältung.[VHA]

Zahnweh (der Kinder und Frauen) nach Erkältung, durch Essen, bis zum Unerträglichen erhöht.[VHA]

Zittern.[KEU 9]

*Hastiges Trinken mit Zittern.[VHA]

Verstandesverwirrung nach Schreck mit Aerger.[VHA]

Schreckhafte Phantasiebilder treten vor die Augen, sobald er sie schließt, und verscheuchen den Schlaf.[VHA]

Chorea (St. Veitstanz).[Br., Lippe]

Wasserscheu

So gewiß es verschiedene Abweichungen der WASSERSCHEU vom Bisse wüthiger Thiere giebt, so gewiß ist es, daß wir sie nicht alle mit einer einzigen Arznei heilen können, und daß wir BELLADONNA in einigen, BILSENKRAUT in andern, und wider in andern Fällen STECHAPFEL zu ihrer Heilung bedürfen, je nachdem der Inbegriff der Krankheitszeichen mit des einen, des andern oder des dritten Gewächses Symptomen die meiste Aehnlichkeit hat.[RA 3, 288]

Der betäubte Zustand, Wahnsinn und Wuth werden bald durch ein Paar kleine Gaben BILSEN (HYOS.) gehoben; die Trunkenheit durch WEIN. – (Von der Richtigkeit des ersten bewahre ich eine angenehme Erinnerung in der, durch dieses Mittel gelungene Rettung und gänzlichen Genesung einer bereits mehrtätigen WASSERSCHEUEN Person, welche BELL. im allopathischen Uebermaassen erhalten und bereits dem Tode nahe war.[AHZ 68 (1864) 73-74]

Besserung der Beschwerden

Rückwärtsbiegen des Kopfs: Thuj. (APISIN., BELL., RHUS-T.)[KMS 723], [HA 34], [HA 68], [HA 77], [HA 81], [HA 84], [HA 86]

Von äußerem Drucke. [HA 45], [HA 68], [HA 74], [HA 77], [HA 81], [HA 84], [HA 86]

Bücken. [HA 47]

Anlehnen des Kopfes gebessert. [HA 47]

In der Ruhe. [HA 123], [HA 134], [HA 136]

Im Liegen. [HA 57], [HA 74], [HA 77]

Nach dem Aufstehen. [HA 126]

Wärme. [HA 123], [HA 134]

Warmes Einhüllen. [HA 120]

Handauflegen. [HA 34], [HA 45], [HA 68], [HA 74], [HA 81], [HA 84]

Der BELL.- Kranke ist besser mit dem Kopfe hoch. Der CALC.- Kranke fühlt sich besser nach dem Frühstück, beim Aufstehen, beim Heraufziehen der Füße, beim Lösen enger Kleider, bei trockenem Wetter und mit dem Kopfe niederliegend.[Br., Lippe]

Verschlimmerung der Beschwerden

Erhöhung der Beschwerden Nachmittags und Nachts. [VHA]

Abends und Nachts; am heftigsten gleich nach Mitternacht.[KEU 9]

Nachmittags bis Mitternacht. [HA 74], [HA 123]

Nachmittags und Abends.[HA 101], [HA 120]

Abends. [HA 33], [HA 45], [HA 62], [HA 68], [HA 77], [HA 80], [HA 84], [HA 86], [HA 108], [HA 133], [HA 136]

Abends und Nachts. [HA 126]

Im Freien. [HA 47], [HA 57]

ZUGLUFT. [HA 77], [HA 103]

Bewegung. [HA 33], [HA 45], [HA 47], [HA 68], [HA 77], [HA 134], [HA 136]

Jede Bewegung, Berührung, besonders des Kehlkopfes und Halses.[KEU 9]

Bewegung des Kopfs. [HA 74]

Bewegung der Augen. [HA 81], [HA 84]

Im Liegen. [HA 62], [HA 86]

Die geringste Berührung erneuert die Anfälle und erhöht die Schmerzen.[VHA]

Berührung. [HA 123]

Von der mindesten Berührung. [HA 120]

Der Kranke kann nicht das leiseste Rütteln des Bettes ertragen.[Br., Lippe]

Die Krämpfe erneuern sich durch leiseste Berührung oder durch LICHT-Schimmer.[Br., Lippe]

Augenaufschlagen. [HA 57]

Seitwärts Sehen: *Bell.* [PB 344]

Sprechen.[KEU 9]

Tief-Einathmen.[KEU 9]

Husten. [HA 57]

Weinen der Kinder.[KEU 9]

Erwachen aus dem Schlafe.[KEU 9]

Bücken. [HA 45], [HA 68], [HA 81], [HA 84]

Hart Auftreten. [HA 47]

Nach Kaltwaschen. [HA 84]

In der Wärme. [HA 84]

Nichtbedecken des Kopfes: RHUS-T. (vergl. BELL.).[Br., Lippe]

Konkordanzen

Verschlimmerung nach der Zeit: Ant-t., Bry., Caust., Kali-n., Lach. Lyc., Mez., Phos., Puls., Ran-s., Stront. [PB]

Verschlimmerung nach Lage und Umständen: Acon., Ant-c., Arn., Ars., Bar-c., *Bry.*, *Calc.*, Canth., Caps., Carb-v., Caust., *Cham.*, Chin., Colch., Con., Croc., Cupr., Ferr., *Hep.*, *Hyos.*, Ign., Ip., Kali-c., Lach., Led., Lyc., Merc., Nat-m., Nux-m., *Nux-v.*, Op., Phos., Ph-ac., *Puls.*, *Rhus-t.*, *Sep.*, Sil., Spig., Stram., Stront., *Sulph.* [PB]

Beschwerden der Thiere

Pferde

[Am 15. Jan. 1863] *Mennemann's* Pferd – (hatte am 11. Dec. vor. J. wegen Druse mit Hals-

Verifikationen und klinische Symptome

w e h , welche schon 8 Monate bestanden und Abends schlimmer war, BELL. erhalten) – nun sehr bedeutend gebessert, nur Abends noch etwas H u s t e n : Hep. [je C 200°°] – Geheilt.[KMS 780]

[Am 25. Jan. 1863] *Reer's* F ü l l e n . H a l s b r ä u n e , woran auch die Mutter gelitten: 1. Acon., 2. Bell., 3. Hep., alle 12 Stunden. – Am 31. Jan. viel besser, aber nun D r u s e mit scharfem Nasenausflusse: Ars. [je C 200°°] – Geheilt.[KMS 780]

Mehrere Thiere, Pferde, Kühe und Schweine, v o n e i n e m t o l l e n H u n d e gebissen: 1., 3. Bell., 2. Hyos. [je C 200°°], alle 5 Tage. – Gesund geblieben.[KMS 782]

Rinder

Mehrere Thiere, Pferde, Kühe und Schweine, v o n e i n e m t o l l e n H u n d e gebissen: 1., 3. Bell., 2. Hyos. [je C 200°°], alle 5 Tage. – Gesund geblieben.[KMS 782]

Borchert's 3 K ü h e und 1 K a l b , von einer t o l l e n K a t z e gebissen: jedem Thiere 1., 3. Bell., 2. Hyos. [je C 200°°] – Ohne weitere Folgen und gut geblieben.[KMS 783]

Schweine

Mehrere Thiere, Pferde, Kühe und Schweine, v o n e i n e m t o l l e n H u n d e gebissen: 1., 3. Bell., 2. Hyos. [je C 200°°], alle 5 Tage. – Gesund geblieben.[KMS 782]

Arzneiverwandtschaften von Belladonna

A c o n . , Agar., Alum., Am-c., Arn., Ars., Bar-c., Bov., Bry., C a l c . , Canth., Caps., C a u s t . , C h a m . , C h i n . , C i n a , Clem., C o f f . , C o l o c . , Con., (Croc.), C u p r . , D i g . , D u l c . , Graph., H e p . , H y o s . , (Ign.), (Ip.), L a c h . , Lyc., (Mag-m.), M-arct., (M-austr.), M e r c . , Mur-ac., (Nat-m.), N i t - a c . , Nux-v., O p . , (Petr.), Phos., P h - a c . , Plat., P l b . , P u l s . , R h u s - t . , Ruta, (Sabad.), Sabin., (Samb.), S e n e g . , S e p . , Sil., (Spong.), Stann., S t r a m . , S u l p h . , V a l e r . , (Verat.), Zinc. [VHA]

A c o n . , Arn., A r s . , Asaf., Aur., Bar-c., *Bry.*, *Calc.*, Canth., C a u s t . , C h a m . , C h i n . , Cic., Cocc., C o n . , Cupr., Ferr., Graph., H e p . , *Hyos.*, I g n . , K a l i - c . , Lach., Led., *Lyc.*, *Merc.*, Nat-m., Nit-ac., N u x - v . , O p . , *Phos.*, Ph-ac., Plat., *P u l s .* , *Rhus-t.*, Sec., *Sep.*, S i l . , Spig., Staph. S t r a m . , Stront., *Sulph.*, Verat. [PB]

A c o n . , Agar., Ambr., Ant-t., Apis, Bry., C a l c . , Cann-s., Canth., Caust., Cham., Chin., C i c . , C i n a , Coff., Colch., Coloc., Croc., Cupr., D i g . , Graph., H e l l . , H e p . , H y o s . , Jod., L a c h . , Merc., M o s c h . , Nit-ac., Nux-v., Op., Ph-ac., P l a t . , Plb., P u l s . , Rheum, Rhus-t., Sars., Seneg., S e p . , S i l . , Stram., S u l p h . , Valer. [KV]

HYOS. ist bekanntlich ein, der BELL. sehr nahe verwandtes Mittel, aber durch die angeführten Zeichen leicht zu unterscheiden, und bei Keuchhusten, nicht bloss der Kinder, sondern auch bejahter Personen, noch öfterer anzuwenden, als Letztere.[KEU 29]

Antidote von Belladonna: Camph., C o f f . , Hep., H y o s . , Op., Puls. – Galv., Vinum

Die lähmigen Zufälle und Bauchschmerzen von BELLADONNA stillt MOHNSAFT, obschon nur antipathisch und palliativ, höchst wahrscheinlich hebt er auch die Schlummersucht davon, in sehr kleinen Gaben gereicht. – Doch werden der betäubte Zustand, der Wahnsinn, die Wuth von BELLADONNE am schnellsten und gewissesten durch eine oder ein paar kleine Gaben BILSEN homöopathisch gehoben, die Trunkenheit allein aber schon durch WEIN, wie ich nächst *Trajus* und *Moibanus* erfahren habe. – Wenn eine kleine Gabe BELLADONNE, unhomöopathisch gewählt, Weinerlichkeit mit Frost und Kopfweh hervorgebracht hat, so hilft eine eben so kleine Gabe PULSATILLE. – Am nöthigsten aber ist zweckmäßige Hülfe, wo von BELLADONNE beträchtlich viel Substanz, z. B. Beeren verschluckt worden sind. Da erleichtert starker KAFFEE-Trank in Menge getrunken, welcher die Unreizbarkeit und die tetanischen Krämpfe, obgleich nur antipathisch aufhebt, das Ausbrechen der Beeren am zuverlässigsten, während der Schlund mit der Fahne einer langen Feder hinreichend zur Entleerung des Magens gereizt wird. – Die rothlaufartigen Geschwülste von BELLADONNE werden von etwas KALKARTIGER SCHWEFELLEBER bald beseitigt. Auch KAMPFER zeigt gegen einige Krankheits-Zustande von BELLADONNE viel antidotische Kraft. [RA 1, 14-15]

Bei einem Mädchen, welches Gehör und Sprache durch 1/2 Gran BELL. verloren hatte, stellte der GALVANISMUS beides wieder her. [Caspari, MM 3, 178]

Coff., Hep., Hyos., Op., Puls. [SRA]

VINUM [SRA]

C o f f . , Hep., H y o s . , Op., Puls. [PB]

VINUM [PB]

Verifikationen und klinische Symptome

Verifikationen und klinische Symptome

Die 3. Ausgabe der R. A.-M.-L. enthält in ihrem Vorworte zur BELL. ansehnlich erweiterte Angaben über die erfahrungsmässig bewährtesten Antidote dieser Arznei, denen ich (eingeklammert) meine eigenen Erfahrungen beifügen werde. – An der Spitze steht abermals der Nachtheil des ESSIGS, nebst der Bestätigung von *Stapf* (welchen auch ich einige Male bei Leidenden erfahren habe, die auf fremdes Anrathen zur Linderung gegen Kopfschmerzen, Bellrose und rothe Armgeschwulst ESSIG-Tücher aufgelegt hatten). – MOHNSAFT, heisst es dann weiter, stillt die lähmigen Zufälle und Bauchschmerzen und wahrscheinlich auch die Schlummersucht von BELL.. – (Nach meinen und einiger Anderer Erfahrungen ist das Letztere stets der Fall, das Erstere aber nicht immer, und zwar vielleicht aus dem Grunde, weil auch der ESSIG auf diese, wie überhaupt auf die meisten Beschwerden von MOHNSAFT keinen Einfluss zeigt, mithin nicht vollständig dem homöopathischen Prinzip entspricht. – Der betäubte Zustand, Wahnsinn und Wuth werden bald durch ein Paar kleine Gaben BILSEN (HYOS.) gehoben; die Trunkenheit durch WEIN. – (Von der Richtigkeit des ersten bewahre ich eine angenehme Erinnerung in der, durch dieses Mittel gelungene Rettung und gänzlichen Genesung einer bereits mehrtätigen WASSERSCHEUEN Person, welche BELL. im allopathischen Uebermaassen erhalten und bereits dem Tode nahe war. – Den WEIN haben Mehrere heilsam befunden. – Gegen die ersten Beschwerden dürfte auch wohl zuweilen der STECHAPFEL (STRAM.) angezeigt sein.) – Weinerlichkeit mit Frost und Kopfweh – heisst es dann weiter – verschwinden bald nach einer kleinen Gabe PULS.; (aber zuweilen noch schneller von einer kleinen Gabe COFF., die in diesem Falle homöopathisch, nicht antipathisch wirkt, besonders da, wo eine grosse Ueberempfindlichkeit der Nerven, wie oft, damit verbunden ist). – Nach verschluckten Beeren ist zuerst starker KAFFEE in grosser Menge zu trinken, um antipathisch die Reizbarkeit des Magens wieder herzustellen, dann aber der Schlund mit einer Federfahne zu kitzeln, worauf Erbrechen der Beeren etc. erfolgt (was nach dem früher angerathenen, später aber nicht mehr erwähnten BRECHWEINSTEIN nur selten der Fall sein dürfte. Darauf werden aber dann gewöhnlich noch ein Paar Gaben HYOS., am Besten in steigenden Potenzen und kleinen Quantitäten nöthig sein. Will aber nach Entleerung der Beeren etc. das Erbrechen nicht aufhören, so hilft die dann homöopathische NUX-V.).

Die rothlaufartigen Geschwülste von BELL. werden von etwas KALKARTIGER SCHWEFELLEBER (HEP.) (oder von LACH., wenn sie bläulich durchscheinen, oder von ACON., wenn starkes Fieber mit Unruhe damit verbunden) bald beseitigt.

Auch der KAMPHER zeigt gegen einige Krankheitszustände von BELL. viel antidotarische Kraft.

(An der Spitze sämmtlicher Antidote gegen die Beschwerden, die in der BELL. ihre Quelle haben, steht unbedingt das BILSENKRAUT (HYOS.). Ausser den sonst noch obengenannten kommen aber auch noch Fälle vor, welche MOSCH. oder SEP. verlangen, ohne darum noch einige andere auszuschliessen, die vermöge ihrer Prüfungssymptome seltneren Beschwerden noch besser homöopathisch entsprechen. Denn nur allein in der homöopathischen Wirkungsweise liegt ebenso die antidotarische, als die sonstige heilende Kraft der Arzneien...)[AHZ 68 (1864) 73-74]

Belladonna ist Antidot von: Aur., Chin., Colch., Cupr., Hep., Hyos., Jod, Lach., Merc., Plb., Rhus-t., Sars., Seneg., Stram.

[Denn] solche CHINA-Siechthume trifft man häufig in so hohem Grade an, dass man nicht selten nur mit Mühe den Kranken davon befreien und ihn vom Tode erretten kann. Da dient zuweilen I P E K A K U - A N H A in einigen kleinen Gaben, öfterer W O H L V E R L E I H , und in einigen wenigen Fällen B E L - L A D O N N A , je nach dem aus den Symptomen hervorgehenden CHINA-Übel.[RA 3, 122]

Antidote [von HEP.] sind, ausser BELLADONNE; auch, gegen Leibweh und Durchfall, CHAMILLE.[CK 3, 348]

Die Antidote gegen verschluckte KUPFERIGE Dinge sind Auflösungen von (KALIEN-SEIFE und) KALKARTIGER SCHWEFELLEBER, so wie das von *Orfila* aus Erefahrung gerühmte EIWEISS. Die dynamischen, von allzu heftigwirkender KUPFER-Arznei entstandenen Beschwerden lassen sich meist und am besten durch öfteres Riechen an KAMPHER-Auflösung in WEINGEIST beseitigen doch zählt man noch BELL., CHIN., COCC., DULC., HEP., IP., MERC., und NUX-V. unter seine Antidote.[CK 3, 213]

Belladonna ist Folgemittel von: Acon., Hep., Sulph., Verat.

Die auf HEP. passende Form des Keuchhustens, die schon in wenigen Tagen leicht tödtlich wird und überall an den (gleichzeitig grassirenden) Kroup der Kinder erinnert, ist erst in den letzten Jahren, glücklicher Weise nicht oft, beobachtet worden, aber jedesmal durch dieses Mittel geheilt. Dem zuweilen nachbleibenden Katarrhusten entspricht meistens BELL., seltener NUX-V..[KEU 28]

[Am 25. Jan. 1863] *Reer's* F ü l l e n . H a l s b r ä u n e , woran auch die Mutter gelitten: 1. Acon., 2. Bell., 3. Hep., alle 12 Stunden. – Am 31. Jan. viel besser, aber nun D r u s e mit scharfem Nasenausflusse: Ars. [je C 200°°] – Geheilt.[KMS 780]

G. v. d. L [...] Mutter mehrer gesunder Kinder, suchte am 28. Febr. 1836 bei mir Hülfe gegen chronische

Entzündung der Augen, mit Röthe der Augäpfel und Stechen und Jucken darin, bei großer LICHTSCHEU, wovon sie durch eine Gabe SULPH. 60°° und 48 Stunden später eine Gabe BELL. 30°° in 6 Tagen befreit war. Sie kam nun, nach so erfreulichem Erfolge, nach 8 Tagen wieder, und bat mich, sie von ihrem, schon lange bestandenen H u s t e n auch zu befreien. Dieser trat am heftigsten früh auf, mir geringem Auswurfe salzigen Geschmacks und begleitet von WÄSSERIGEM Erbrechen. Eine einzige Gabe CALC. 30°° nahm auch diese Beschwerden in Zeit von 3 Wochen völlig und dauerhaft fort.[ACS 17 (1839) 3, 5-6]

Am 17. Jan. 1836, 1. SULPH. 30° und 8 Tage darauf 2. BELL. 30°°. bewirkten nur, daß erst am 21. Febr. darauf ein Anfall wiederkam. Ich reichte nun eine Gabe CALC. 30°°, womit das ganze Leiden dauerhaft gehoben war.[ACS 17 (1839) 3,45]

Nun blieb noch der Keuchhusten mit Erbrechen und noch immer grünem, flüssigen Stuhl zu beseitigen, welches leichter, als ich hoffen durfte, durch eine Gabe IP. 30°°° und eine Gabe VERAT. 30°°, 24 Stunden darauf gegeben, in 5 Tagen gelang. Eine nochmalige Gabe BELL. 30°°°, die ich aus Vorsorge zum Schlusse reichte, war vielleicht überflüssig.[ACS 18 (1840) 2, 23-24]

Folgemittel von Belladonna: Calc., Caust., Hep., Ip., Lach.[Br., Lippe], Nux-v.

Dieses Mittel [CALC.] ist selten während des wahren Keuchhustens angezeigt, um so häufiger aber gegen die oft nachfolgenden Beschwerden, besonders da, wo IP., BELL., oder SULPH. angezeigt war.[KEU 12]

[Am 15. Jan. 1863] *Mennemann's* P f e r d – (hatte am 11. Dec. vor. J. wegen D r u s e m i t H a l s w e h, welche schon 8 Monate bestanden und Abends schlimmer war, BELL. erhalten) – nun sehr bedeutend gebessert, nur Abends noch etwas H u s t e n: Hep. [je C 200°°] – Geheilt.[KMS 780]

[Am 25. Jan. 1863] *Reer's* F ü l l e n. H a l s b r ä u n e, woran auch die Mutter gelitten: 1. Acon., 2. Bell., 3. Hep., alle 12 Stunden. – Am 31. Jan. viel besser, aber nun D r u s e mit scharfem Nasenausflusse: Ars. [je C 200°°] – Geheilt.[KMS 780]

Zwei, am 5. Aug. 1835 gereichte Gaben BELL. 30°°, und eine Gabe SULPH. 30°° dazwischen, alle 8 Tage eine zu geben, besserten das Allgemeinbefinden und tilgten die rothen Flecken nebst den Schlafbeschwerden, ließen aber das Augenleiden und die Ohrenschmerzen unverändert. Eine, am 8. Sept. darauf gegebene Gabe CALC. 30°° nahm bald die letzteren weg, und stellte das Kind ohne fernere Arznei dauerhaft wieder her.[ACS 17 (1838) 1, 16]

Er erhielt demzufolge eine Gabe BELL. 30°°, wonach die Zuckungen sammt den begleitenden Erscheinungen sich ganz verloren, und nur im Gesichte ein jückender, nach Kratzen brennender A u s s c h l a g entstanden war, welcher, statt abzuheilen, sich zu vermehren schien. Eine am 3. Januar 1836 gereichte Gabe CAUST. 30°° beseitigte in einem paar Wochen auch diesen gänzlich.[ACS 17 (1838) 1, 44]

G. v. d. L [...] Mutter mehrer gesunder Kinder, suchte am 28. Febr. 1836 bei mir Hülfe gegen chronische Entzündung der Augen, mit Röthe der Augäpfel und Stechen und Jucken darin, bei großer LICHTSCHEU, wovon sie durch eine Gabe SULPH. 60°° und 48 Stunden später eine Gabe BELL. 30°° in 6 Tagen befreit war. Sie kam nun, nach so erfreulichem Erfolge, nach 8 Tagen wieder,und bat mich, sie von ihrem, schon lange bestandenen H u s t e n auch zu befreien. Dieser trat am heftigsten früh auf, mir geringem Auswurfe salzigen Geschmacks und begleitet von WÄSSERIGEM Erbrechen. Eine einzige Gabe CALC. 30°° nahm auch diese Beschwerden in Zeit von 3 Wochen völlig und dauerhaft fort.[ACS 17 (1839) 3, 5-6]

Am 17. Jan. 1836, 1. SULPH. 30° und 8 Tage darauf 2. BELL. 30°°. bewirkten nur, daß erst am 21. Febr. darauf ein Anfall wiederkam. Ich reichte nun eine Gabe CALC. 30°°, womit das ganze Leiden dauerhaft gehoben war.[ACS 17 (1839) 3,45]

[...] 3. BELL. 30°° u. 4. CAUST. 30°°, alle 8 Tage ein Pulver zu nehmen.[ACS 17 (1839) 3,53]

Selten und nur dann, wenn diese Hülfe verspätet, ist am folgenden Tage noch eine Gabe NUX-V. nöthig.[AHP 522]

[BELL., jede zu 30°° oder 30°°, die letzte zu 24°°...] Nun blieb noch der Keuchhusten mit Erbrechen und noch immer grünem, flüssigen Stuhl zu beseitigen, welches leichter, als ich hoffen durfte, durch eine Gabe IP. 30°°° und eine Gabe VERAT. 30°°, 24 Stunden darauf gegeben, in 5 Tagen gelang.[ACS 18 (1840) 2, 23-24]

LACH. paßt gut nach ARS., BELL. und MERC..[Br., Lippe]

Belladonna ist Wechselmittel mit: Calc., Hep., Hyos., Lach., Op.

BELL. und CALC. im Wechsel bei Epilepsie.[Chargé, Bönn.]

BELL. und HYOS. im Wechsel, aller 24 bis 48 Stunden gegeben, heilen allein die meisten Fälle von akutem und chronischem Hydrocephalus [SULPH. nicht zu vergessen. *R-l.*].[Chargé, Bönn.]

Ref. hatte in allen Stadien am Oeftersten von BELL. und HYOS., beide in Hochpotenz und im Wechsel ge-

Verifikationen und klinische Symptome

geben, die besten Wirkungen gesehen; nur musste zuweilen, nach Umständen, SULPH., MERC. oder THUJ. eingeschoben werden.[AHZ 67 (1863) 94-95]

Ref. hatte stets die schnellen Heilungen durch LACH. und BELL. im Wechsel erzielt, und es knüpften sich daran interessante Fälle von Rachen- und Schlundentzündungen, welche die DDr. *Stens* und *Gauwerky* ebenfalls damit geheilt hatten.[AHZ 44 (1852) 58-69]

Liegt der Besoffene aber da mit dunkelrothem Gesichte, stieren Augen und Zuckungen im Gesichte, so gebe man abwechselnd alle Viertelstunden OP. und BELL., bis er sich erholt, und dann dasjenige, was nach den Symptomen angezeigt ist.[HA 32]

Wenn auch in den meisten Fällen von Gehirnentzündungen bei kleinen Kindern HYOS. und BELL., im Wechsel gegeben, die passendsten und hülfreichsten Mittel sind, so darf man doch die Uebrigen nicht außer Acht lassen, sondern jedesmal suchen, sich von der Richtigkeit der getroffenen Wahl zu überzeugen.[HA 63]

Borchert's 3 K ü h e und 1 K a l b , von einer t o l l e n K a t z e gebissen: jedem Thiere 1., 3. Bell., 2. Hyos. [je C 200°°] – Ohne weitere Folgen und gut geblieben.[KMS 783]

[... wo] ich eine dicke Achseldrüsengeschwulst mit BELL. und HEP. in dreimal wechselnden Gaben behandeln mußte, und sie auch davon glücklich herstellte.[ACS 17 (1839) 3,66]

Am obigen Tage gab ich demungeachtet dem Vater fünf Pulverchen mit, nemlich Nro. 1, 3 und 5 BELL. 30°° und Nro. 2 und 4 HYOS. 30°°, alle 24 Stunden eins zu geben. Am 25. April [1841] kam der Vater wieder und berichtete: das Kind lebe noch und habe sich gebessert. Ich gab nun wieder 5 Pulverchen, Nro. 1, 3 und 5 HYOS. 30°° und 2 und 4 BELL. 30°°, ebenfalls alle 24 Stunden eins zu geben.[ACS 19 (1842) 3, 52]

Belladonna ist Zwischenmittel von: Arn., Caust., Con., Ph-ac., Sulph.

Sie erhielt nun zwei Gaben CAUST. 30°°, und eine Zwischengabe BELL. 30°°, alle 14 Tage, und gegen Mitte April war sie völlig geheilt.[ACS 17 (1838) 1, 38]

Am 17. Mai darauf gab ich dem Kranken 2 Gaben CAUST., jede zu 30°° und eine Zwischengabe BELL. 30°°, alle 8 Tage eine zu nehmen, wodurch seine Beschwerden dauerhaft geheilt wurden.[ACS 17 (1839) 3,38]

Ref. war nicht immer mit CON. dabei zum Ziele gelangt, sondern genöthigt gewesen, nach den Umständen BELL. oder ARS. dazwischen zu geben, wonach dann eine neue Gabe CON. wieder vorzügliche Wirkung gethan habe.[AHZ 44 (1852) 70]

Am 5. Dez. 1852. 1, 3. ARN. 200°°, 2. BELL. 200°°, 4. §., alle 12 Stunden ein Pulver. Nach 24 Stunden war er schon wieder wohl.[Vol. 84, S.60; AHZ 48 (1854) 62]

17. Sept. 1853. 1. PH-AC., 2., 4. §., 3. BELL. 200° alle 24 Stunden. 22. Sept. Ganz hergestellt und war nichts mehr nöthig.[AHZ 47 (1854) 9,68]

Zwischenmittel von Belladonna: Hyos., Stram., Sulph.

Zwei, am 5. Aug. 1835 gereichte Gaben BELL. 30°°, und eine Gabe SULPH. 30°° dazwischen, alle 8 Tage eine zu geben, besserten das Allgemeinbefinden und tilgten die rothen Flecken nebst den Schlafbeschwerden, ließen aber das Augenleiden und die Ohrenschmerzen unverändert. Eine, am 8. Sept. darauf gegebene Gabe CALC. 30°° nahm bald die letzteren weg, und stellte das Kind ohne fernere Arznei dauerhaft wieder her.[ACS 17 (1838) 1, 16]

Sie erhielt zuerst am 29. August 1835 zwei Gaben BELL., jede zu 30°°, und eine Zwischengabe SULPH. 60°°, alle 5 Tage eine zu nehmen.[ACS 17 (1839) 3,43]

Am 21. März 1836 erhielt er 1. und 3. BELL. 30°° und 2. SULPH. 30°° (?), alle acht Tage ein Pulver zu nehmen.[ACS 17 (1839) 3,46]

S T R A M . dient nur in seltenen Fällen als Zwischenmittel bei allzu heftiger Wirkung der BELL. bei Kindern, oder bei den Hustenanfällen der Erwachsenen, welche dem Trunke ergeben sind. Die Zeichen sind aber bestimmt genug, um keinem Zweifel Raum zu lassen.[KEU 64]

Selten und nur dann, wenn diese Hülfe verspätet, ist am folgenden Tage noch eine Gabe NUX-V. nöthig. Noch seltener, – uns selbst nur e i n Mal – kommt der Fall vor, wo nach der ersten Gabe BELL. die S y m p t o m e sich dergestalt ä n d e r n , dass nun HYOS. angezeigt ist, wonach dann aber noch eine Gabe BELL. folgen muss.[AHP 522]

Schädliche Substanzen und Arzneimittel (Nocentia) bei der Behandlung mit Belladonna: Acetum, Dulc., Essig

Meine öftere Erfahrung lehrt, daß ESSIG die widrigen Wirkungen großer Gaben BELLADONNE nur noch mehr verschlimmert. [RA 1, 14]

ESSIG erhöht die Beschwerden ungemein. [SRA]

Verifikationen und klinische Symptome

Acetum, Dulc. [PB]

Die 3. Ausgabe der R. A.-M.-L. enthält in ihrem Vorworte zur BELL. ansehnlich erweiterte Angaben über die erfahrungsmässig bewährtesten Antidote dieser Arznei, denen ich (eingeklammert) meine eigenen Erfahrungen beifügen werde. – An der Spitze steht abermals der Nachtheil des ESSIGS, nebst der Bestätigung von *Stapf* (welchen auch ich einige Male bei Leidenden erfahren habe, die auf fremdes Anrathen zur Linderung gegen Kopfschmerzen, Bellrose und rothe Armgeschwulst ESSIG-Tücher aufgelegt hatten).[AHZ 68 (1864) 73]

Konkordanzen der homöopathischen Arzneien

I. Gemüth und Geist: Acon., Anac., Aur., Bar-c., Bry., Cham., Cic., Coff., Cupr., *Hyos.*, Ign., *Lyc.*, Nat-m., Nux-v., *Op.*, Phos., Ph-ac., Plat., Puls., Rhus-t., Sep., *Stram.*, Sulph., *Verat.* [PB]

II. Körpertheile und Organe: Acon., Ant-c., Arn., Ars., Aur., Bar-c., *Bry.*, *Calc.*, Canth., Caps., Carb-v., Caust., Cham., Chin., Cic., Cocc., Con., Cupr., Dros., Euphr., Graph., Hep., *Hyos.*, Ign., Ip., Kali-c., Kreos., *Lyc.*, *Merc.*, Nat-c., Nat-m., Nit-ac., *Nux-v.*, Olnd., Op., Petr., *Phos.*, Ph-ac., Plat., Plb., *Puls.*, Rhus-t., Ruta, Sabad., Sec., *Sep.*, *Sil.*, Spig., Stann., Staph., Stram., *Sulph.*, Verat., Zinc. [PB]

III. Empfindungen und Beschwerden

1. **Aeussere und innere Körpertheile im Allgemeinen:** Acon., Ang., Arn., Ars., Asaf., *Bry.*, *Calc.*, Canth., Caust., Cham., Chin., Cic., Cocc., Con., Cupr., Dulc., Ferr., *Hyos.*, Ign., Kali-c., *Lyc.*, *Merc.*, Nat-c., Nat-m., Nit-ac., *Nux-v.*, Op., Phos., Plat., Plb., *Puls.*, *Rhus-t.*, Sabin., Sec., *Sep.*, Sil., Spig., Stann., Staph., Stram., Stront., *Sulph.*, Thuj., Verat. [PB]
2. **Drüsen:** Acon., *Arn.*, *Bry.*, Calc., Carb-an., Chin., Clem., Con., Hyos., Jod., *Lyc.*, *Merc.*, *Phos.*, *Puls.*, Rhus-t., Sep., Sil., Spong., *Sulph.* [PB]
3. **Knochen:** Arg., Asaf., *Calc.*, Caust., Chin., Con., Cupr., Cycl., Dros., Hell., Hep., Kali-c., Lyc., *Merc.*, Nit-ac., Phos., *Puls.*, Ruta, Sabin., Sars., Sep., Sil., Spig., Staph., Sulph. [PB]
4. **Haut und Aeusseres:** Acon., Am-c., *Ars.*, Asaf., Bry., Calc., Caust., Chin., Con., Dulc., Ferr., Graph., Hep., Hyos., Kali-c., Lach., *Lyc.*, *Merc.*, Mez., Nit-ac., Olnd., Phos., *Puls.*, *Rhus-t.*, Sec., *Sep.*, Sil., Staph., *Sulph.*, Verat. [PB]

IV. Schlaf und Träume: Ars., Bry., Calc., Cham., Chin., Graph., *Hep.*, Hyos., Ign., Kali-c., Led., Lyc., Merc., Nux-v., *Phos.*, Ph-ac., *Puls.*, Rhus-t., *Sep.*, Sil., Spig., Stram., *Sulph.* [PB]

V. Fieber: *Acon.*, *Ars.*, *Bry.*, Calc., Cham., Chin., Cocc., Ferr., Graph., Hep., *Hyos.*, Ign., Jod., *Merc.*, Nat-m., Nit-ac., *Nux-v.*, Phos., Ph-ac., *Puls.*, *Rhus-t.*, Sabad., Sep., Sil., Stram., *Sulph.*, Thuj., Verat. [PB]

VI. Änderung des Befindens

1. **Verschlimmerung nach der Zeit:** Ant-t., Bry., Caust., Kali-n., Lach. Lyc., Mez., Phos., Puls., Ran-s., Stront. [PB]
2. **Verschlimmerung nach Lage und Umständen:** Acon., Ant-c., Arn., Ars., Bar-c., *Bry.*, *Calc.*, Canth., Caps., Carb-v., Caust., *Cham.*, Chin., Colch., Con., Croc., Cupr., Ferr., *Hep.*, *Hyos.*, Ign., Ip., Kali-c., Lach., Led., Lyc., Merc., Nat-m., Nux-m., *Nux-v.*, Op., Phos., Ph-ac., *Puls.*, *Rhus-t.*, *Sep.*, Sil., Spig., Stram., Stront., *Sulph.* [PB]

VII. Konkordanz der homöopathischen Arzneien

Acon., Arn., Ars., Asaf., Aur., Bar-c., *Bry.*, *Calc.*, Canth., Caust., Cham., Chin., Cic., Cocc., Con., Cupr., Ferr., Graph., Hep., *Hyos.*, Ign., Kali-c., Lach., Led., *Lyc.*, *Merc.*, Nat-m., Nit-ac., Nux-v., Op., *Phos.*, Ph-ac., Plat., *Puls.*, *Rhus-t.*,

Verifikationen und klinische Symptome

Sec., *Sep.*, Sil., Spig., Staph., Stram., Stront., *Sulph.*, Verat. [PB]
Acon., *Agar.*, *Ambr.*, *Ant-t.*, *Apis*, *Bry.*, *Calc.*, *Cann-s.*, *Canth.*, *Caust.*, *Cham.*, *Chin.*, Cic., Cina, *Coff.*, *Colch.*, *Coloc.*, *Croc.*, *Cupr.*, Dig., *Graph.*, Hell., *Hep.*, *Hyos.*, *Jod.*, *Lach.*, *Merc.*, *Mosch.*, *Nit-ac.*, *Nux-v.*, *Op.*, *Ph-ac.*, Plat., *Plb.*, *Puls.*, *Rheum*, *Rhus-t.*, *Sars.*, *Seneg.*, *Sep.*, Sil., *Stram.*, Sulph., *Valer.* [KV]

Verifikationen und klinische Symptome

Bismuthum (Wismuth)

(Bism.)

Synonyma

Bismuthum, Wismuthum, Wismuth [SRN]

Antipsorische Arznei

Die [...] bezeichneten Arzneien scheinen zu den antipsorischen Mitteln gezählt werden zu dürfen. Wenigstens habe ich sie in chronischen Beschwerden (psorischen Ursprungs) vorzugsweise wirksam befunden.[SRN]

Arzneiwirkungsdauer

Wirkt 5 bis 7 Wochen.[SRN]

Zählt zur 4. Klasse derjenigen Mittel, welche eine lange Wirkungsdauer besitzen.[AHZ 49 (1855) 82]

Eigenthümlichkeiten und Hauptwirkungen

Gemüth

Gänzliche Apathie.[VHA]

Apathisches Gemüth mit mürrischer Unzufriedenheit und beständigem Klagen.[HA 43]

Mürrische Unzufriedenheit und beständiges Klagen.[VHA]

Unbeständigkeit.[VHA]

Unerträglichkeit der Einsamkeit.[VHA]

Konkordanz Gemüth und Geist: Alum., Aur., Bell., Carb-an., Ferr., Graph., Ign., Plat., Zinc. [PB]

Innerer Kopf

Bohren in der Stirn, bis in die Nase und Augenhöhlen.[VHA]

Bohrender Kopfschmerz von Innen nach Außen, in der Stirn, den Augenhöhlen und in der Nasenwurzel bis die Nase herab, Nachmittags und nach dem Essen verschlimmert, von Bewegung, Kalttrinken und Waschen gebessert. – Apathisches Gemüth mit mürrischer Unzufriedenheit und beständigem Klagen; erdfahle Gesichtsfarbe mit entstellten Zügen und blauen Rändern um die Augen; abendlicher, heftiger Durst auf Kaltes; Uebelkeit und Magendrücken nach dem Essen; Abends vergeblicher Stuhldrang; Bohren und Brennen in Brust und Rücken; Vormittags große Schläfrigkeit; fliegende Hitze an Kopf und Brust.[HA 43]

Abwechselndes Zusammenziehen und Ausdehnen in der Stirn, in den Augen und in der Nase.[VHA]

Druck und Gefühl von Schwere in Stirn und Schläfen.[VHA]

Schmerzhafte Schwere in der Stirn und im Hinterkopfe, mit Drücken auf die Augäpfel nach dem Niederlegen und in der Ruhe verschlimmert, von Bewegung und Berührung gebessert.[HA 79]

Konkordanz Gemüth und Geist: Alum., Aur., Bell., Carb-an., Ferr., Graph., Ign., Plat., Zinc. [PB]

Aeusserer Kopf

Fliegende Hitze an Kopf und Brust.[HA 43]

Augen

Drücken auf die Augäpfel.[VHA]

Antlitz

Erdfahle Gesichtsfarbe mit entstellten Gesichtszügen und blauen Rändern um die Augen.[VHA], [HA 43]

Drückender Schmerz auf den Jochbeinen.[VHA]

Zähne

Geschwollenes, wundschmerzendes Zahnfleisch.[VHA]

Verifikationen und klinische Symptome

Mund
Schmerzhafte Empfindlichkeit, wie von Wundheit, in der Mundhöhle.[VHA]
Abends, weißbelegte Zunge.[VHA]

Genüsse
Abends, großer Durst auf kalte Getränke.[VHA]
Abendlicher, heftiger Durst auf Kaltes.[HA 43]

Uebelkeit
Brecherliche Uebelkeit nach dem Essen.[VHA]
Uebelkeit und Magendrücken nach dem Essen.[HA 43]

Magen
Magendrücken nach dem Essen.[VHA]
Uebelkeit und Magendrücken nach dem Essen.[HA 43]
Brennen im Magen.[VHA]

Bauch
Kneipendes Drücken im Unterbauche und Knurren mit Noththun.[VHA]

Stuhl
Abends, vergeblicher Stuhldrang.[VHA], [HA 43]

Harn
Oefteres und jedesmal reichliches Harnlassen.[VHA]
WÄSSERIGER Harn.[VHA]

Geschlechtstheile
Drückender Schmerz in den Hoden.[VHA]

Athem
Athembeengung von brennendem Zusammenziehen der Brust.[VHA]

Husten
Tag und Nacht, Husten mit kopiösem Auswurfe.[VHA]

Brust
Athembeengung von brennendem Zusammenziehen der Brust.[VHA]
Bohren und Brennen in der Brust.[VHA]
Bohren und Brennen in Brust und Rücken.[HA 43]
Fliegende Hitze an Kopf und Brust.[HA 43]
Starkes Herzklopfen.[VHA

Rücken
Bohren und Brennen im Rücken.[VHA]
Bohren und Brennen in Brust und Rücke.[HA 43]

Oberglieder
Lähmig reissender Druck in den Vorderarmen, Händen und Fingern.[VHA]
Drückendes Reissen in den Knochen (der Füße und Hände).[VHA]

Unterglieder
Drückendes Reissen in den Knochen (der Füße und Hände).[VHA]
Reissen in den Füßen und Zehen.[VHA]

Knochen
Drückendes Reissen in den Knochen (der Füße und Hände).[VHA]
Drückender Schmerz auf den Jochbeinen.[VHA]
Konkordanz Knochen: Arg., Cycl. [PB]

Verifikationen und klinische Symptome

Haut
Fressendes Jücken durch Kratzen verschlimmert.[VHA]
Erdfahle Gesichtsfarbe mit entstellten Gesichtszügen und blauen Rändern um die Augen.[VHA]
Konkordanz Haut und Aeusseres: Acon., Arn., *Ars.*, Bell., Bry., Calc., Caps., Caust., Kali-c., Lach., *Led.*, Lyc., Merc., Mez., Nux-v., Op., Phos., Plat., *Puls.*, Rhus-t., Sep., *Sil.*, Spong., Staph., Sulph. [PB]

Schlaf
Vormittags ungeheure Schläfrigkeit.[VHA]
Vormittags große Schläfrigkeit.[HA 43]
Schreckhaftes Zusammenfahren im Schlafe.[VHA]
Unerquicklicher Nachtschlaf.[VHA]
Tag und Nacht, Husten mit kopiösem Auswurfe.[VHA]
Konkordanz Schlaf und Träume: Ant-c., Bry., *Calc.*, Cann-s., Carb-an., Carb-v., Chin., Graph., Hep., Ign., Kali-c., Lach., Lyc., Nat-c., *Nux-v.*, Phos., Puls., Rhus-t., Sabad., *Sep.*, Sil., Staph., *Sulph.* [PB]

Fieber
Fliegende Hitze am ganzen Körper, besonders am Kopf und Brust.[VHA]
Fliegende Hitze an Kopf und Brust.[HA 43]
Leichenkälte des ganzen Körpers.[VHA]
Fieberstadien
1. Puls meistens zusammengezogen, etwas krampfhaft und zuweilen aussetzend.[WF 9]
2. Frost mit Leichenkälte des ganzen Körpers.[WF 10]
3. Früh, nach dem Aufstehen, fliegende Hitze über den ganzen Körper, besonders an Kopf und Brust. – Aeussere, trockne, brennende Hitze.[WF 10]
4. Schweiss fehlt.[WF 10]

Konkordanz Fieber: Acon., Arn., Ars., Bell., Carb-v., Cham., Cocc., Hyos., Kali-c., Lyc., Merc., Nux-v., Op., Phos., Sep., Sil., Stann., Sulph. [PB]

Gemeinsames
Große Mattigkeit und Abgespanntheit.[VHA]
Die reissenden Schmerzen vergehen durch Bewegung.[VHA]

Besserung der Beschwerden
Die reissenden Schmerzen vergehen durch Bewegung.[VHA]
Bewegung.[HA 43], [HA 79]
Berührung.[HA 79]
Kalttrinken.[HA 43]
Waschen.[HA 43]

Verschlimmerung der Beschwerden
Nachmittags.[HA 43]
In der Ruhe.[HA 79]
Nach dem Niederlegen[HA 79]
Nach dem Essen.[HA 43]
Konkordanzen
Verschlimmerung nach der Zeit: Alum., Ant-c., Bell., Canth., Ign., Kali-n., Lyc., Nit-ac., Puls., Sel., Sil., Staph., Thuj. [PB]
Verschlimmerung nach Lage und Umständen: Asaf., Aur., *Caps., Con., Cycl.*, Dros., Dulc., Euph., Ferr., Lyc., Mgs, Mag-m., *Meny.*, Mosch., Ph-ac., Plat., *Puls.*, Rhod., Rhus-t., Sabad., Samb., *Sep.*, Stront., Tarax., Valer., Verb., Viol-t. [PB]

Arzneiverwandtschaften von Bismuthum
Calc., Nux-v. [VHA]
Acon., Arn., *Ars.*, *Bell.*, Bry., *Calc.*, Caps., Carb-v., Caust., Chin., Cocc., Con., Cycl., Dulc., Ferr., *Ign.*, *Kali-c.*, Lach., Led., *Lyc.*, Meny., Merc., *Nux-v.*, Op., Phos.,

Verifikationen und klinische Symptome

Plat., *Puls.*, *Rhus-t.*, Sabad., *Sep.*, *Sil.*, Stann., Staph., *Sulph.* [PB]
Ant-c., *Calc.*, Cocc., Ign., Spig., Staph. [KV]

Antidote von Bismuthum: Calc., Caps., (Nux-v.)
Calc. [SRN]
Calc., Caps., (Nux-v.) [PB]

Konkordanzen der homöopathischen Arzneien

I. Gemüth und Geist: Alum., Aur., Bell., Carb-an., Ferr., Graph., Ign., Plat., Zinc. [PB]

II. Körpertheile und Organe: Acon., Arn., Ars., *Bell.*, Bry., Calc., Cham., Chin., Cocc., Hell., *Ign.*, Lyc., Merc., *Nux-v.*, Phos., Ph-ac., *Puls.*, Sec., Sep., Spong., Stann., Sulph., Verat. [PB]

III. Empfindungen und Beschwerden

1. **Aeussere und innere Körpertheile im Allgemeinen:** Ars., *Bell.*, Bry., Calc., Caust., *Chin.*, Colch., Dulc., *Kali-c.*, Lyc., Merc., Nat-m., Nux-v., Olnd., Puls., Rhus-t., Sabin., Sep., Sil., Stann., Staph., Sulph. [PB]
2. **Drüsen:** vacat. [PB]
3. **Knochen:** Arg., Cycl. [PB]
4. **Haut und Aeusseres:** Acon., Arn., *Ars.*, Bell., Bry., Calc., Caps., Caust., Kali-c., Lach., *Led.*, Lyc., Merc., Mez., Nux-v., Op., Phos., Plat., *Puls.*, Rhus-t., Sep., *Sil.*, Spong., Staph., Sulph. [PB]

IV. Schlaf und Träume: Ant-c., Bry., *Calc.*, Cann-s., Carb-an., Carb-v., Chin., Graph., Hep., Ign., Kali-c., Lach., Lyc., Nat-c., *Nux-v.*, Phos., Puls., Rhus-t., Sabad., *Sep.*, Sil., Staph., *Sulph.* [PB]

V. Fieber: Acon., Arn., Ars., Bell., Carb-v., Cham., Cocc., Hyos., Kali-c., Lyc., Merc., Nux-v., Op., Phos., Sep., Sil., Stann., Sulph. [PB]

VI. Änderung des Befindens

1. **Verschlimmerung nach der Zeit:** Alum., Ant-c., Bell., Canth., Ign., Kali-n., Lyc., Nit-ac., Puls., Sel., Sil., Staph., Thuj. [PB]
2. **Verschlimmerung nach Lage und Umständen:** Asaf., Aur., *Caps.*, *Con.*, *Cycl.*, Dros., Dulc., Euph., Ferr., Lyc., Mgs, Mag-m., *Meny.*, Mosch., Ph-ac., Plat., *Puls.*, Rhod., Rhus-t., Sabad., Samb., *Sep.*, Stront., Tarax., Valer., Verb., Viol-t. [PB]

VII. Konkordanz der homöopathischen Arzneien

Acon., Arn., *Ars.*, *Bell.*, Bry., *Calc.*, Caps., Carb-v., Caust., Chin., Cocc., Con., Cycl., Dulc., Ferr., *Ign.*, *Kali-c.*, Lach., Led., *Lyc.*, Meny., Merc., *Nux-v.*, Op., Phos., Plat., *Puls.*, *Rhus-t.*, Sabad., *Sep.*, *Sil.*, Stann., Staph., *Sulph.* [PB]
Ant-c., *Calc.*, Cocc., Ign., Spig., Staph. [KV]

Verifikationen und klinische Symptome

Borax veneta (Borax)

(Bor.)

Synonyma

Borax, Natron (sub) boracicum, Boras natricus, Borax veneta [CK 2]
Borax veneta, Boraxsaures Natrum [Br., Lippe]

Antipsorische Arznei

[CK 2]

Arzneiwirkungsdauer

Zählt zur 3. Klasse derjenigen Mittel, welche eine mittlere Wirkungsdauer besitzen.[AHZ 49 (1855) 82]

Hinweis

In der Hausmittel-Praxis ward der BORAX schon seit langer Zeit in Auflösung gegen Mund-Schwämmchen der Kinder und zur Beförderung der Wehen bei Kreisenden empirisch angewendet.[CK 2, 281]

Eigenthümlichkeiten und Hauptwirkungen

Die von *Bönninghausen* zitierten Symptome stammen von *Samuel Hahnemann*, aufgeführt in „Die chronischen Krankheiten, ihre eigenthümliche Natur und homöopathische Heilung", Zweiter Theil. Antipsorische Arzneien. Zweite, viel vermehrte und verbesserte Auflage: Borax [Natron (sub) boracicum, Boras natricus, Borax veneta], S. 281 - 307. Dresden und Leipzig 1835. – Die im Text verwendete Abkürzung ist CK 2.

Gemüth

Sehr ängstlich beim schnellen Herabfahren von einem Berge, ganz wider seine Gewohnheit; es ist, als sollte es ihm den Athem benehmen (d. ersten 5 Wochen).[CK 2, Nr. 4]

Aengstlichkeit mit Schläfrigkeit gegen Abend zunehmend.[HA 114]

Dem Kinde wird es beim Tänzeln ängstlich; wenn man es in den Armen wiegt, macht es beim Herabbewegen ein sehr ängstliches Gesicht (d. ersten 3 Wochen).[CK 2, Nr. 5]

Gleich zu Anfange, in den beiden Symptomen 4 und 5, wovon das erste während 5 Wochen, das zweite während 3 Wochen beobachtet wurde, tritt uns eine Eigenthümlichkeit entgegen, die keinem andern bekannten Mittel in derselben Weise zukommt. Es ist dies eine Ängstlichkeit beim schnellen Herabwärtsbewegen, und durchaus nicht zu verwechseln mit den nur entfernt ähnlichen Zeichen, welche wir von CARB-V., SEP. und SULPH. kennen. Sehr deutlich spricht sich, nach meiner Erfahrung, diese Ängstlichkeit aus beim Schaukeln, und zwar vorzugsweise in dem Momente, wo die Schaukel vorwärts, fast nie, wo sie rückwärts bewegt wird. Ich habe diese, eben nicht seltene Anzeige nicht bloß bei Kindern, sondern auch bei zwei bereits erwachsenen Damen beobachtet und jedesmal für eine brauchbare Indikation gehalten, deren Wert sich auch durch den Erfolg, nicht bloß gegen diese, sondern auch gegen die übrigen vorhandenen Beschwerden bestätigte.* Die Übelkeit vom Fahren, besonders auf dem Rücksitze, sowie die Seekrankheit hat damit wenig gemein, und wahrscheinlich wird in diesen Fällen der BORAX nichts nützen, obwohl bei einigen Arten der letztern dieses Mittel wohl versucht werden könnte. – *[Es würde die Grenzen dieser Mittheilung allzuweit überschreiten, wenn ich jedesmal zu solchen kurzen Andeutungen der Krankheitsbilder umständlich anführen wollte. Ich beschränke mich daher hier nur darauf, in der Kürze zu erwähnen, daß die eine, 30 Jahre alte Dame an Menstruationsbeschwerden, die andere, eine starke Vierzigerin, an oft wiederkehrender Gesichtsrose litt.][KMS 508]

Schreckhaft, über einen weit entfernten Schuß fährt er und sie zusammen.[CK 2, Nr. 7]

Nicht minder charakteristisch erscheint das Symptom 7, (ohne Angabe der Zeit), in Betreff des heftigen Erschreckens vor einem Schusse, selbst aus der Entfernung, und führe ich dies nur gleichsam im Vorbeigehen an, weil es nach meiner Erfahrung ein vorzügliches Mittel ist für Jagdhunde, die schussscheu sind, ein Fehler, der, wie meine jagdliebenden Collegen wissen, nicht selten vorkommt und oft schwer abzugewöhnen ist. – Es gibt übrigens auch Personen, besonders Kinder, welche bei jedem Schusse zusammenfahren und davon einen großen, unnatürlichen Schreck bekommen. Ebenso scheint die übergroße Furcht vor dem DONNER hierher zu gehören.[KMS 508]

Schreckhaftigkeit und Zusammenfahren bei jedem Geräusche.[HA 114]

Verifikationen und klinische Symptome

Verdrießlichkeit und Schreien der Kinder.[HA 114]

Konkordanz Gemüth und Geist: Bell., Calc., Lyc., Nat-m., Nux-v., Phos., Rhus-t., Sep., Sulph. [PB]

Geist

Konkordanz Gemüth und Geist: Bell., Calc., Lyc., Nat-m., Nux-v., Phos., Rhus-t., Sep., Sulph. [PB]

Innerer Kopf

Vormittags Kopfweh mit Brecherlichkeit und Zittern.[HA 114]

Aeusserer Kopf

Hitze des Kopfs (der Kinder), mit Verlangen nach Entblößung, heißem Munde und heißen Handflächen, heißer Geschwulst und Röthe einer Backe, Anschwellung wie von einer Blase unter dem Auge und entzündeter Geschwulst des Zahnfleisches. – Schreckhaftigkeit und Zusammenfahren bei jedem Geräusche; Aengstlichkeit mit Schläfrigkeit gegen Abend zunehmend; Verdrießlichkeit und Schreien der Kinder; Vormittags Kopfweh mit Brecherlichkeit und Zittern; Augenentzündung mit eingewachsenen Wimpern; Schwerhörigkeit mit Eiterausfluß aus den Ohren und Brausen darin; trockne Krusten in der Nase; Flechten um den Mund; Schwämmchen im Munde und auf der Zunge; Nachtheil von AEPFEL und BIRNEN; schleimige Durchfälle; übelriechender Harn; Fließschnupfen mit Bruststichen; große Mattigkeit und Trägheit, mit Schwäche der Unterglieder; Unheilsamkeit der Haut; unruhiger Schlaf wegen Unruhe und BLUTWALLUNG; vorherrschender Frost und Kälte.[HA 114]

Paßt besonders für Kinder, die eine schmutzig aussehende Gesichtsfarbe haben; ihr Haar ist immer verwickelt und muffig, wenn es auch noch so sorgfältig gekämmt wird.[Br., Lippe]

Die Haarspitzen kleben zusammen, so daß das Haar schlecht zu kämmen ist.[Br., Lippe]

Augen

Die Wimpern kehren sich in das Auge hinein und entzünden es, besonders im äußern Winkel, wo die Lid-Ränder ganz wund sind (n. 6 W.).[CK 2, Nr. 77]

Die Augenwimpern biegen sich einwärts dem Auge zu und verursachen eine Entzündung, besonders am äußeren Augenwinkel, wo die Ränder der Lider höchst schmerzhaft sind (Trichiasis).[Br., Lippe]

Entzündung des rechten Auges im äußernen Winkel, mit Unordnung der Wimpern und Zukleben des Auges bei Nacht (n. 35 T.).[CK 2, Nr. 78]

Unter den Symptomen, welche die Augen betreffen, stoßen wir auf zwei Symptome, nämlich 77 und 78, welche diesem Mittel ganz vorzüglich eigen sind und bisher nur in den Wirkungen der SIL. und PULS. beobachtet wurden. Dies ist diejenige besondere Art von Augenentzündung, welche verursacht und unterhalten wird durch das Einwachsen der Wimpern, die beständig den Augapfel reizen, und welche selbst dann nicht dauerhaft beseitigt wird, wenn man auch auf gut allopathisch das Corpus delicti entfernt und die Haare ausgerissen hat. Jeder von uns wird wahrscheinlich die treffliche Wirkung des Borax in dieser Art von Augenentzündung, – natürlich wenn auch die übrigen Zeichen entsprechend sind, – in mehreren Fällen erprobt befunden haben, und es bleibt mir nur übrig, dabei anzumerken, daß das Symptom 77 erst nach sechs Wochen und das Symptom 78 nach fünfunddreißig Tagen beobachtet wurde.[KMS 508-509]

Augenentzündung mit eingewachsenen Wimpern.[HA 114]

Ohren

Stechen tief im rechten Theile des Kopfes, mit Eiter-Ausfluß aus dem rechten Ohre und so heftigem Stechen, daß er den Kopf unwillkürlich zurückzog; dabei im linke Ohre ein Kitzel, wie vor Ausfluß, und nachgehends sehr scharfes Gehör darauf (n. 32 T.).[CK 2, Nr. 51]

Heißer Kopf des Säuglings, mit heißem Munde und heißen Handflächen (d. 4. 5. 6. 7. T.).[CK 2, Nr. 60]

Entzündliche, heiße Geschwulst beider Ohren, mit Ausfluß von Eiter aus denselben (d. 27. T.).[CK 2, Nr. 95]

Eiter-Ausfluß aus den Ohren, unter stechenden Kopfschmerzen (n. 32 T.).[CK 2, Nr. 96]

Verifikationen und klinische Symptome

Ein vorhandener Ausfluß aus den Ohren hört auf (Heilwirkung).[CK 2, Nr. 97]

Unter den krankhaften Erscheinungen an den Ohren, von Symptom 88 bis 106, und womit wohl die Symptome 51 und 60 in Verbindung gebracht werden müssen, haben sich durch den Heilerfolg diejenigen am Entschiedensten bewährt, welche mit Eiterausfluß aus denselben verbunden waren. Dies sind nun aber die Symptome 95, 96 und 97, welche erst am siebenundzwanzigsten Tage, nach dem zweiunddreißigsten Tage und am neunzehnten Tage sich gezeigt haben. Das ebenfalls hierzu erwähnten Symptom 51 entstand erst nach zweiunddreißig Tagen, also gleichzeitig mit dem Symptom 96.[KMS 509]

Schwerhörigkeit mit Eiterausfluß aus den Ohren und Brausen darin.[HA 114]

Nase

Geschwür im linken Nasenloche, vorn oben gegen die Spitze zu, mit Wundheits-Schmerz und Geschwulst der Nasenspitze (d. 10. T.).[CK 2, Nr. 109]

Viel trockne Krusten in der Nase, die nach Entfernung mit dem Finger sich immer wieder erzeugen (n. 16 T.).[CK 2, Nr. 111]

Trockne Krusten in der Nase.[HA 114]

Beim Schnauben geht gewöhnlich etwas BLUT mit ab, nach vorgängigem Jücken in der Nase (n. 18 T.).[CK 2, Nr. 112]

Die Schorfe in den Nasenhöhlen, mit Entzündung und glänzender Röthe in der Nasenspitze, welche nicht selten bei (psorischen) Personen angetroffen wird, die weder jemals syphilitisch gewesen sind, noch mit MERCUR-Missbrauch getrieben haben, finden oft (neben der SEP. oder SIL.), im BORAX ihr Heilmittel, wie Solches auch Mancher von uns erfahren haben mag. Die hierher gehörigen Symptome 109, 111, 112 stehen aber nicht unter den in den ersten Tagen nach dem Einnehmen erschienenen, sondern datieren vom zehnten, sechszehnten und achtzehnten Tage.[KMS 509]

Gesicht

Rothlauf im Gesichte (n. 34 T.).[CK 2, Nr. 120]

Geschwulst, Hitze und Röthe der Wange mit reißenden Schmerzen im Jochbeine und großen Schmerzen in der Geschwulst beim Lachen (n. 31, 33 T.).[CK 2, Nr. 121]

Ebenso werden wahrscheinlich Mehrere unter uns mit mir Gelegenheit gehabt haben, vermittelst dieses Mittels den schmerzhaften Rotlauf, gewöhnlich an der linken Seite des Gesichts (der ähnliche BELL. – Rotlauf nimmt gewöhnlich entweder das ganze Gesicht oder nur die rechte Hälfte desselben ein) – zu heilen, welcher besonders beim Verziehen der Muskeln zum Lachen unerträglich schmerzhaft wird. Die beiden hierher gehörigen Symptome 120 und 121 sind nicht früher, als vom einunddreißigsten bis zum vierunddreißigsten Tage beobachtet.[KMS 509-510]

Das Kind zeigt einen ängstlichen Gesichtsausdruck, wenn es gewiegt oder wenn es die Treppen hinabgetragen wird. – Es kann auch nicht die geringste Abwärtsbewegung ertragen. Das Reiten, Schwingen oder Wiegen in einem Schaukelstuhl sind ihm qualvoll.[Br., Lippe]

Paßt besonders für Kinder, die eine schmutzig aussehende Gesichtsfarbe haben; ihr Haar ist immer verwickelt und muffig, wenn es auch noch so sorgfältig gekämmt wird.[Br., Lippe]

Zähne

Erbsengroße, rothe, entzündete Geschwulst an der Unterlippe, die bei Berührung wund brennend schmerzt (n. 41 T.).[CK 2, Nr. 125]

Zahnweh in hohlen Zähnen, dumpf greifend, bei nasser, regnichter Witterung, bei fünf Versuchs-Personen.[CK 2, Nr. 133]

Reißen aus den hohlen Zähnen bis in den halben Kopf, wenn sie dieselben mit der Zunge anrührt, oder kaltes WASSER in den Mund nimmt.[CK 2, Nr. 136]

Drücken in den hohlen Zähnen, bei schlechter Witterung (n. 40 T.).[CK 2, Nr. 137]

Drückend wühlender Zahnschmerz, nach jedem Abendessen und Frühstück sich einstellend, und durch TABAK-Rauchen gebessert; mehre Tage lang (n. 40 T.).[CK 2, Nr. 139]

Von den Zahnschmerzen, welche durch BORAX ihre schnelle und dauerhafte Heilung erhielten, erinnere ich mich nur desjenigen, welcher den Symptomen 137 und 139 entsprach, in Verbindung mit dem Symptom 133, wegen des Einflusses der naßkalten Witterung und dem Symptom 136, wegen der Verschlimmerung durch kaltes WASSER. Ich mache darauf aufmerksam, daß die beiden erstgenannten Symptome am vierzigsten Tage aufgetreten sind.

Ausserdem findet dieses Mittel, zufolge der Symptome 147 und 148, und in Verbindung mit dem

Verifikationen und klinische Symptome

Symptome 125, nicht seltner erfolgreiche Anwendung beim Zahnen der Kinder, wobei es unter die hilfreichsten Mittel gestellt werden muß, besonders in den Fällen, wo die folgenden Zeichen unter den Symptomen 150 bis 153 ebenfalls vorhanden sind. Auch hier führe ich an, daß die beiden Symptome 147 und 148 nach vierzig und nach sechsunddreißig Tagen beobachtet sind.[KMS 510]

Abbröckeln der Zähne: Thuj. (BOR., LACH., STAPH.)[KMS 724]

Mund

Schwämmchen im Munde (n. 4 W.).[CK 2, Nr. 150]

Ein Schwämmchen im Innern der Backe, welches beim Essen BLUTET (n. 30 T.). [CK 2, Nr. 151]

Schwämmchen auf der Zunge (n. 33 T.).[CK 2, Nr. 152]

Auf der Zunge rothe Bläschen, als wenn die Haut abgezogen wäre; sie schmerzen bei jeder Bewegung der Zunge, und wenn etwas Gesalzenes oder Scharfes darauf kommt (n. 5 W.).[CK 2, Nr. 153]

Seit geraumer Zeit ist der Borax der Allöopathie bekannt als ein oft hilfreiches Mittel gegen die Mundschwämmchen (Aphthae) der Kinder, indem man ihnen den Mund damit auspinselt. Auch jeder von uns wird bei dieser oft sehr lästigen Kinderbeschwerde, wenn es übrigens homöopathisch gewählt, das heißt, wenn keine Gegenindikation vorhanden ist, erfolgreiche Wirkung davon gesehen haben. Mithin kann an der relativen Heilkraft dieses Mittels in dieser Beziehung kein Zweifel obwalten. Die vier, dieses Leiden betreffenden Symptome sind aber sämtlich sehr spät erschienen, nämlich: Symptom 150 nach vier Wochen, Symptom 151 nach dreißig Tagen, Symptom 152 nach dreiunddreißg Tagen und Symptom 153 nach fünf Wochen.[KMS 510-511]

Schwämmchen im Munde und auf der Zunge.[HA 114]

Mundfäule, Mund und Zunge BLUTEN beim Essen.[Br., Lippe]

Flechten um den Mund.[HA 114]

Genüsse

Nachtheil von AEPFEL und BIRNEN.[HA 114]

Hypochonder

Im Hypochonder der linken Seite, wie ein starker Druck mit der Hand, beim Fahren auf einem Wagen ohne Federn.[CK 2, Nr. 218]

Im Hypochonder, nach dem Mittagsschlafe, ein Druck von der letzten Ribbe bis zum Hüftbeine, der sich bei äußerem Drucke vermehrt, bis Abends (d. 2. T.).[CK 2, Nr. 219]

Druckschmerz im linken Hypochonder, als läge ein Stein daselbst, während des Tanzens; bei fortgesetztem Tanzen verging es (n. 15 T.).[CK 2, Nr. 220]

Empfindlicher Druck in der Milzgegend (d. 1. T.).[CK 2, Nr. 221]

Druck und zuweilen Brennen, mit Gefühl im linken Hypochonder, beim Tiefathmen, als zöge etwas aus der Milz-Gegend in die Brust herauf, was sich beim Ausathmen wieder herunter senkte (n. 6 T.).[CK 2, Nr. 222]

Die Symptome 218 bis 223 sprechen mit großer Bestimmtheit eine Art von Milzleiden aus und zwar mit deutlichen und ziemlich genauen Indikationen, welche die richtige Wahl für den konkreten Fall vollkommen zu sichern scheinen. Ich muß indessen gestehen, daß ich von der Anwendung dieses Mittels gegen keine Art von Milzbeschwerden jemals einen nennenswerten Erfolg gesehen habe und registrire dieses hier nur aus dem Grunde, weil die betreffenden Beobachtungen durchschnittlich sehr früh und schon wenige Tage nach dem Einnehmen gemacht sind, und nur das einzige Symptom 220 nach fünfzehn Tagen entstanden ist. Auch diese negative Tatsache scheint hier einigermaßen beachtenswert.[KMS 511]

Stuhl

Schleimige Durchfälle.[HA 114]

Harn

Heftiger Drang zum Urinieren, Nachts, mehre Male (n. 25 T.).[CK 2, Nr. 268]

Nachts muß er einige Male zum Harnen aufstehen (n. 34 T.).[CK 2, Nr. 434]

Nach dem Harnen, Schründen in der Harnröhre (d. 15. 20. 30. T.).[CK 2, Nr. 276]

Längs der Harnröhre, schründender Schmerz, besonders beim Befühlen (n. 26 T.).[CK 2, Nr. 278]

Verifikationen und klinische Symptome

Unter den H a r n b e s c h w e r d e n von Symptom 267 bis 280, in Verbindung mit Symptom 434, haben sich mir wenigstens ebenfalls diejenigen in der Praxis am besten und öftersten bewährt, welche spät aufgetreten sind. Namentlich gehört hierher das h ä u f i g e N a c h t h a r n e n zufolge der Symptome 268, n a c h v i e r u n d z w a n z i g T a g e n und 434 n a c h v i e r u n d d r e i ß i g T a g e n beobachtet. Dasselbe gilt von den Beschwerden n a c h dem Harnen, angegeben in den Symtomen 275 bis 280, unter denen mir das Schründen in der Harnröhre als das konstanteste vorgekommen, wie solches das Symptom 276 v o m d r e i ß i g s t e n T a g e und das Sy. 278 v o m s e c h s u n d z w a n z i g s t e n T a g e angibt.[KMS 511]

Übelriechender Harn.[HA 114]

Schwangerschaft – Beschwerden der Mütter

In der linken weiblichen Brust ein Greifen und zuweilen Stechen, und wenn das Kind ausgetrunken hat, muß sie die Brust mit der Hand zusammendrücken, weil ihr dieselbe von der Leerheit wehthut.[CK 2, Nr. 360]

Obwohl das MILCH- A u s l a u f e n a u s d e n B r ü s t e n der stillenden Mutter noch mehreren Mittel zukommt (ACON., BELL., BRY., CALC., CHIN., CON., JOD., LYC., PHOS., PULS. und RHUS-T.), so habe ich doch das Symptom 360, welches erst n a c h z w e i u n d d r e i ß i g T a g e n erschienen ist, in wiederholten Fällen sehr erprobt gefunden, namentlich da, wo außer anderen passenden Nebenbeschwerden auch das im Symptom 360 angeführte unangenehme L e e r h e i t s g e f ü h l i n d e r a u s g e s o g e n e n B r u s t vorhanden war, welches wir bei keinem andern Mittel finden.[KMS 512]

Beschwerden der Kinder

H i t z e d e s K o p f s (d e r K i n d e r) , m i t V e r l a n g e n n a c h E n t b l ö ß u n g , h e i ß e m M u n d e u n d h e i ß e n H a n d f l ä c h e n , h e i ß e r G e s c h w u l s t u n d R ö t h e e i n e r B a c k e , A n s c h w e l l u n g w i e v o n e i n e r B l a s e u n t e r d e m A u g e u n d e n t z ü n d e t e r G e s c h w u l s t d e s Z a h n f l e i s c h e s .[HA 114]

Verdrießlichkeit und Schreien der Kinder.[HA 114]

Das Kind schnellt vom Schlafe auf und schreit; es hält sich an etwas, als ob es sich vom herabfallen retten wollte.[Br., Lippe]

Das Kind zeigt einen ängstlichen Gesichtsausdruck, wenn es gewiegt oder wenn es die Treppen hinabgetragen wird.[Br., Lippe]

Es kann auch nicht die geringste Abwärtsbewegung ertragen.[Br., Lippe]

Das Reiten, Schwingen oder Wiegen in einem Schaukelstuhl sind ihm qualvoll.[Br., Lippe]

Paßt besonders für Kinder, die eine schmutzig aussehende Gesichtsfarbe haben; ihr Haar ist immer verwickelt und muffig, wenn es auch noch so sorgfältig gekämmt wird.[Br., Lippe]

Kinder, die gestillt werden, lassen die Brustwarze plötzlich los, weil ihnen das Saugen große Schmerzen im Munde verursacht.[Br., Lippe]

Regel

Monatliches 4 Tage zu früh, ohne alle Beschwerde; nur den Abend vorher und des Morgens vor dem Eintritte Schwere auf der Brust mit Athemversetzung und stärkeres Ohrensausen (n. 26 T.).[CK 2, Nr. 294]

Monatliches 3 Tage zu früh, ohne alle Schmerzen (n. 7 Wochen).[CK 2, Nr. 295]

Bei der m o n a t l i c h e n P e r i o d e gebührt erfahrungsmäßig für dieses Mittel der z u f r ü h e n und z u l a n g d a u e r n d e n Regel der Vorzug; obwohl auch bei diesem, wie bei vielen andern, der zu späte Eintritt oder die zu kurze Dauer eben keine Gegenindikation begründet. Zu der erstererwähnten Abnormität gehören aber die Symptome 294, n a c h f ü n f u n d z w a n z i g T a g e n, und 295, n a c h s i e b e n W o c h e n beobachtet.[KMS 511-512]

Schnupfen

Fließschnupfen mit Bruststichen.[HA 114]

Brust

Niesen, mit großer Schmerzhaftigkeit, er muß suchen, es zu unterdrücken, da es ihn dabei heftig in die rechte Brustseite stach, 3 Wochen lang (n. 6 T.).[CK 2, Nr. 311]

Fließschnupfen mit Bruststichen.[HA 114]

Er kann nur auf der linken Seite schlafen, denn, so wie er sich auf die rechte kehrt, wecken

Verifikationen und klinische Symptome

Verifikationen und klinische Symptome

ihn ziehend stechende Schmerzen in den Zwischenribben-Muskeln der rechten Seite auf (n. 7 T.).[CK 2, Nr. 435]

Er kann nicht auf die rechte Seite liegen.[Br., Lippe]

Die Schmerzen sind in der rechten Brustgegend und werden besser durch harten Druck auf die schmerzhafte Stelle, obgleich der Kranke sich besser fühlt, wenn er sich auf die linke Seite legt.[Br., Lippe]

Stiche in der Brust, so oft der Kranke hustet oder tiefen Atem holt.[Br., Lippe]

Stechen zwischen den Ribben der rechten Seite, daß er vor Schmerzen nicht auf dieser Seite liegen kann, mit empfindlichem Ziehen und Athem-Versetzung, daß er nach LUFT schnappen muß; legt er sich auf die schmerzhafte Seite, so wecken ihn die Schmerzen gleich aus dem Schlafe (d. ersten 4 Wochen).[CK 2, Nr. 349]

Beachte: Unter den Brustbeschwerden tritt am entschiedensten eine sehr schmerzhafte Affektion der Intercostalmuskeln, besonders der rechten Seite auf, womit auch der Husten und die Athembeschwerden in unmittelbarer Beziehung stehen, selbst das Niesen (Sy. 311) und die Schlafbeschwerden (S. 435). Wenn auch von den hierher gehörigen Symptomen die größere Mehrzahl als innerhalb der ersten acht Tage nach dem Einnehmen erschienen angegeben ist, so ist doch dabei zu bemerken, daß hier von einer gleichsam bloß akuten Krankheit die Rede ist, und daß dennoch das Symptom 349, demzufolge die Verschlimmerung im Liegen auf der (rechten) schmerzhaften Seite stattfindet, volle vier Wochen gedauert hat. Das widersprechende Symptom 435, welches das Gegenteil angibt, aber erfahrungsmäßig einen weit geringern Wert und sich mir niemals bewährt hat, ist schon nach sieben Tagen beobachtet. Ich glaube daher Grund zu haben zu vermuten, daß es bloß in frisch entstandenen, akuten Anfällen dieser Art erfolgreiche Anwendung finden kann, wo ich es nicht versucht habe, weil uns dafür andere erprobte Mittel zu Gebote stehen.[KMS 512]

Stiche in der Brust, besonders der rechten Seite, die vom Schulterblatt durchgehen; Lungenentzündung MERC.. (Stiche, die von dem Schulterblatt nach der Brust hingehen, verlangen MERC., aber wenn dieselben von der Brust durch die Schulterblätter durchgehen, gebe man BOR.).[Br., Lippe]

Ein Schmerz, der durch und durch nach dem rechten Schulterblatt geht, verlangt BOR.. (Stiche im Magen, die durch und durch nach dem linken Schulterblatt gehen: SULPH..)[Br., Lippe]

Kinder, die gestillt werden, lassen die Brustwarze plötzlich los, weil ihnen das Saugen große Schmerzen im Munde verursacht.[Br., Lippe]

Unterglieder

Große Mattigkeit und Trägheit, mit Schwäche der Unterglieder.[HA 114]

Drüsen

Konkordanz Drüsen: Bell., Bry., Ign., Jod., Merc., Nux-v., Phos., Puls., Sulph. [PB]

Haut

Flechten um den Mund.[HA 114]

Starkes Jücken auf den Gelenken der Fingerrücken, daß er heftig kratzen muß.[CK 2, Nr. 385]

Eiterbläschen mit rothem Hofe auf dem mittelsten Finger der rechten Hand, mit Geschwulst und Steifheit des Fingers, der auch nach dem Aufgehen des Bläschens noch lange fort eiterte und schmerzte (n. 30 T.).[CK 2, Nr. 387]

Entzündetes Blüthchen auf dem Rücken der kleinen Zehe, das wie ein Hühnerauge schmerzt (n. 15 T.).[CK 2, Nr. 405]

Wir besaßen bisher, so viel ich weiß, nur ein Mittel, welches den bei chronischen (psorischen) Kranken nicht selten vorkommenden Geschwüren oben auf den Finger- und Zehgelenken entsprach, nämlich die SEPIA; denn von der NUX-V. ist die Besserung nur bei solchen auf den Fingergelenken zu erwarten und selten von Dauer. Der BORAX liefert uns nun dazu eine zweite, sehr hilfreiche Arznei, zufolge der Symptome 385, ohne Angabe der Zeit, 387 nach dreißig Tagen und 405 nach fünfzehn Tagen beobachtet. Es verdient noch hierbei bemerkt zu werden, daß bei übrigens nicht widersprechenden Zeichen der BORAX den Vorzug verdient, wenn zufolge Symptom 408, die Haut an sich sehr unheilsam ist und das Geschwür um sich frißt, was bei der SEPIA wenigstens nicht in dem Maße bei diesen Geschwüren der Fall zu sein pflegt. Vorzüglich bei Kindern findet dies oft Anwendung.[KMS 513]

Unheilsamkeit der Haut.[HA 114]

Paßt besonders für Kinder, die eine schmutzig aussehende Gesichtsfarbe haben; ihr Haar ist immer verwickelt und muffig, wenn es auch noch so sorgfältig gekämmt wird.[Br., Lippe]

Die Haarspitzen kleben zusammen, so daß das Haar schlecht zu kämmen ist.[Br., Lippe]

Die Augenwimpern biegen sich einwärts dem Auge zu und verursachen eine Entzündung, besonders am äußeren Augenwinkel, wo die Ränder der Lider höchst schmerzhaft sind (Trichiasis).[Br., Lippe]

Konkordanz Haut und Aeusseres: Bar-c., Bry., C a l c ., Cham., G r a p h ., H e p ., L y c ., Merc., Nit-ac., Petr., R h u s - t ., S e p ., *Sil.*, Squil., Staph., S u l p h . [PB]

Schlaf

Unruhiger Schlaf wegen Unruhe und BLUTWALLUNG.[HA 114]

Das Kind schnellt vom Schlafe auf und schreit; es hält sich an etwas, als ob es sich vom herabfallen retten wollte.[Br., Lippe]

Konkordanz Schlaf und Träume: *Ars.*, Calc., Ign., *Kali-c.*, Mur-ac., Nux-v., Puls., R a n - b ., Sep., S i l . [PB]

Fieber

Vorherrschender Frost und Kälte.[HA 114]

Fieberstadien

1. P u l s etwas beschleunigt.[WF 10]
2. F r o s t und Frösteln, meistens im Schlafe. – Frost vorherrschend, besonders Nachmittags und Abends. – Frost mit Hitze abwechselnd. – Frost von jeder Entblössung.[WF 10]
3. Fliegende H i t z e Früh und Abends.– Frost mit Hitze abwechselnd.[WF 10]
4. S c h w e i s s im Morgenschlafe.[WF 10]

Konkordanz Fieber: *Acon.*, Bell., B r y ., C a l c ., Cham., H e p ., Nat-m., N u x - v ., R h u s - t ., V e r a t . [PB]

Gemeinsames

Frösteln im ganzen Körper, besonders im Rücken, ohne Durst, mit lätschigem Geschmacke, Rauhheit der Kehle, Stiche in der Brust beim Athmen, Mattigkeit, Abgeschlagenheit, Dehnen und Strecken der Glieder, unter zusammengezogenem schnellen Pulse; dabei Hitze, schwere und Betäubung im Kopfe, und Brennen der Augen, mit Empfindlichkeit derselben gegen das LICHT (d. 23. T.).[CK 2, Nr. 448]

Kälte mit Kopfweh und nachfolgender Hitze ohne Durst; beim Gehen im Freien hörte der Kopfschmerz auf, und sie befand sich dann ganz wohl (d. 14. T.).[CK 2, Nr. 450]

Kälte, jeden zweiten Tag, Nachmittags, mit Durst und Schlaf; darauf, beim Erwachen, Hitze, mit drückendem Schmerze in der Leisten-Gegend, ohne nachfolgenden Schweiß (n. 38 T.).[CK 2, Nr. 451]

Kälte, Nachmittags, von 2 bis 6 Uhr (nach Durst, Vormittags); dann, bis zum Einschlafen, Hitze mit drückendem Schmerze im linken Hypochonder (n. 5 W.).[CK 2, Nr. 452]

Beachte: Endlich muß noch in Kürze erwähnt werden, daß die vorherrschende K ä l t e , welche diesem Mittel ganz eigentümlich ist, und eine vorzügliche Anzeige zu dessen Anwendung darbietet, ebenfalls sehr spät, nämlich nach d r e i u n d z w a n z i g , v i e r z e h n , d r e i u n d d r e i ß i g T a g e n und selbst noch nach f ü n f W o c h e n beobachtet wurde.[KMS 513]

Große Mattigkeit und Trägheit, mit Schwäche der Unterglieder.[HA 114]

Verschlimmerung der Beschwerden

Das Kind zeigt einen ängstlichen Gesichtsausdruck, wenn es gewiegt oder wenn es die Treppen hinabgetragen wird.[Br., Lippe]

Es kann auch nicht die geringste Abwärtsbewegung ertragen.[Br., Lippe]

Das Reiten, Schwingen oder Wiegen in einem Schaukelstuhl sind ihm qualvoll.[Br., Lippe]

Konkordanzen

Verschlimmerung nach der Zeit: I g n ., Kali-c., K a l i - n ., Nux-v., Ph-ac., Rhus-t., Thuj. [PB]

Verschlimmerung nach Lage und Umständen: A c o n ., A m - c ., A r s ., Bell., B r y ., *Calc.*, Caps., Cocc., Ferr., Graph., I g n ., Jod., K a l i - c ., *L y c .*, Mgs., M-arct., M a n g ., *Merc.*, *N u x - v .*, Phos., *Puls.*, *Rhus-t.*, Sabad., S e p ., *Sil.*, *Spig.*, Stront., S u l p h ., *Verat.* [PB]

Verifikationen und klinische Symptome

Arzneiverwandtschaften von Borax veneta

Acon., Ars., Bell., *Bry.*, *Calc.*, Carb-v., Cham., Chin., Graph., Hep., Ign., Kali-c., *Lyc.*, *Merc.*, Nat-m., *Nux-v.*, Petr., Phos., *Puls.*, *Rhus-t.*, *Sep.*, *Sil.*, Spig., Staph., *Sulph.*, Verat. [PB]

Bry., *Calc.*, *Cham.*, Coff., *Sil.*, Sulph. [KV]

Antidote von Borax veneta: Cham., Coff.

COFFEA CRUDA gegen die Schlaflosigkeit und Kopfbeschwerden. [CK 2, 280]

Cham., Coff. [PB]

Borax veneta ist Antidot von: Cham.

Schädliche Substanzen und Arzneimittel (Nocentia) bei der Behandlung mit Borax veneta: Essig, Wein

WEIN verschlimmert die Beschwerden, besonders die der Brust, und ESSIG bringt Beschwerden, die schon beseitigt waren, neuerdings wieder hervor, besonders das Stechen in der Brust. [CK 2, 280]

Acetum, Vinum [PB]

Konkordanzen der homöopathischen Arzneien

I. Gemüth und Geist: Bell., Calc., Lyc., Nat-m., Nux-v., Phos., Rhus-t., Sep., Sulph. [PB]

II. Körpertheile und Organe: Alum., Arn., Ars., Asaf., Aur., Bar-c., Bell., Bry., *Calc.*, Carb-v., Caust., Cham., Chin., Dulc., Graph., Hep., Ign., Kali-c., Lach., Lyc., *Merc.*, Mez., Nat-m., Nit-ac., *Nux-v.*, Petr., Phos., Plb., *Puls.*, Rhus-t., Ruta, *Sep.*, Sil., Spig., Staph., Sulph. [PB]

III. Empfindungen und Beschwerden

1. **Aeussere und innere Körpertheile im Allgemeinen:** Acon., Arn., Ars., Asaf., Bell., Bry., *Calc.*, Carb-v., Cham., Chin., Graph., Hell., Ign., Kali-c., Lyc., *Merc.*, Nat-m., Nux-v., *Phos.*, *Puls.*, Rhus-t., Sep., Sil., Stann., Staph., *Sulph.*, Zinc. [PB]
2. **Drüsen:** Bell., Bry., Ign., Jod., Merc., Nux-v., Phos., Puls., Sulph. [PB]
3. **Knochen:** ? [PB]
4. **Haut und Aeusseres:** Bar-c., Bry., Calc., Cham., Graph., Hep., Lyc., Merc., Nit-ac., Petr., Rhus-t., Sep., *Sil.*, Squil., Staph., Sulph. [PB]

IV. Schlaf und Träume: *Ars.*, Calc., Ign., *Kali-c.*, Mur-ac., Nux-v., Puls., Ran-b., Sep., Sil. [PB]

V. Fieber: *Acon.*, Bell., Bry., Calc., Cham., Hep., Nat-m., Nux-v., Rhus-t., Verat. [PB]

VI. Änderung des Befindens

1. **Verschlimmerung nach der Zeit:** Ign., Kali-c., Kali-n., Nux-v., Ph-ac., Rhus-t., Thuj. [PB]
2. **Verschlimmerung nach Lage und Umständen:** Acon., Am-c., Ars., Bell., Bry., *Calc.*, Caps., Cocc., Ferr., Graph., Ign., Jod., Kali-c., *Lyc.*, Mgs., M-arct., Mang., *Merc.*, *Nux-v.*, Phos., *Puls.*, *Rhus-t.*, Sabad., Sep., *Sil.*, *Spig.*, Stront., Sulph., *Verat.* [PB]

VII. Konkordanz der homöopathischen Arzneien

Acon., Ars., Bell., *Bry.*, *Calc.*, Carb-v., Cham., Chin., Graph., Hep., Ign., Kali-c., *Lyc.*, *Merc.*, Nat-m., *Nux-v.*, Petr., Phos., *Puls.*, *Rhus-t.*, *Sep.*, *Sil.*, Spig., Staph., *Sulph.*, Verat. [PB]

Bry., *Calc.*, *Cham.*, Coff., *Sil.*, Sulph. [KV]

Verifikationen und klinische Symptome

Bovista lycoperdon (Bovist)

(Bov.)

Synonyma

Lycoperdon Bovista, Bovista plumbea Pers., Bovist. [SRA]

Antipsorische Arznei

[SRA]

Arzneiwirkungsdauer

Wirkt über 50 Tage.[SRA]

Zählt zur 3. Klasse derjenigen Mittel, welche eine mittlere Wirkungsdauer besitzen.[AHZ 49 (1855) 82]

Eigenthümlichkeiten und Hauptwirkungen

Gemüth

Trübsinn mit Unruhe.[VHA]

Leichte Uebelnehmigkeit.[VHA]

Uebergroße Offenheit und Redseligkeit.[VHA]

Konkordanz Gemüth und Geist: Alum., Bell., Calad., C a l c ., Cic., Cocc., Hell., Hyos., I g n ., *Lyc.*, Merc., Nat-m., N u x - v ., O p ., P u l s ., Rhus-t., Sep., Sil., S u l p h ., *Verat.* [PB]

Geist

Zerstreutheit.[VHA]

Ungeschicktes Benehmen.[VHA]

Gedächtnißschwäche.[VHA]

Undeutliches Gehör und falsches Verstehen.[VHA]

Konkordanz Gemüth und Geist: Alum., Bell., Calad., C a l c ., Cic., Cocc., Hell., Hyos., I g n ., *Lyc.*, Merc., Nat-m., N u x - v ., O p ., P u l s ., Rhus-t., Sep., Sil., S u l p h ., *Verat.* [PB]

Schwindel

Betäubender Schwindel mit Vergehen der Sinne.[VHA]

Berauschung von wenigem WEIN-Trinken.[VHA]

Taumel und Kopfeingenommenheit nach dem Beischlafe.[VHA]

Kopf

Kopfschmerzen tief im Gehirn, mit dem Gefühle, als sey der Kopf größer geworden.[VHA]

Geschwürschmerz im Kopfe.[VHA]

Nächtliches Kopfweh, durch Aufrichten verschlimmert.[VHA]

Wundheit des Haarkopfs.[VHA]

Taumel und Kopfeingenommenheit nach dem Beischlafe.[VHA]

Herzklopfen mit Unruhe, Uebelkeit und Kopfweh.[VHA]

Augen

Drücken in den Augenhöhlen.[VHA]

Matte, trübe Augen.[VHA]

Die Gegenstände erscheinen dem Auge zu nah.[VHA]

Ohren

Eiteriger, übelriechender Ausfluß aus den Ohren.[VHA]

Undeutliches Gehör und falsches Verstehen.[VHA]

Nase

Schorfe in der Nase, mit Brennschmerz.[VHA]

Verifikationen und klinische Symptom

Antlitz

Häufiges und starkes Wechseln der Gesichtsfarbe.[VHA]
Gesichtshitze mit Geschwulstgefühl in den Wangen.[VHA]
Blasse Geschwulst der Oberlippe, Nase und Wangen.[VHA]
Rissige Lippen.[VHA]
Geschwürige Mundwinkel.[VHA]

Zähne

Abends und Nachts, ziehende Zahnschmerzen, in der Wärme und beim Gehen im Freien nachlassend.[VHA]
Leichtes und starkes BLUTEN des Zahnfleisches.[VHA]

Mund

Fauliger Mundgeruch.[VHA]
Brennen im Schlunde.[VHA]
Taubheit des innern Mundes.[VHA]
Wundschmerzende Geschwüre am Rande der Zunge.[VHA]
Stottern.[VHA]

Genüsse

Starker Hunger.[VHA]
Nachmittags und Abends Durst auf Kaltes.[VHA]
Berauschung von wenigem WEIN-Trinken.[VHA]

Geschmack

FAULIGER und BLUTIGER Geschmack im Munde.[VHA]

Uebelkeit

Den ganzen Vormittag, Uebelkeit mit Frösteln.[VHA]
Herzklopfen mit Unruhe, Uebelkeit und Kopfweh.[VHA]

Bauch

Geschwürschmerz im Bauche.[VHA]
Durchfall mit Geschwürschmerz im Bauche.[VHA]
Leibschneiden in der Ruhe schlimmer.[VHA]

Blähungen

Blähungs-Kolik mit Frost und Kälte, besonders nach dem Stuhle.[VHA]
Sehr übelriechende Blähungen.[VHA]

Stuhl

Leibesverstopfung.[VHA]
Durchfall mit Geschwürschmerz im Bauche.[VHA]

Harn

Oefterer Harndrang.[VHA]

Geschlechtstheile

Erhöhter Geschlechtstrieb.[VHA]
Oeftere POLLUTIONEN.[VHA]
Taumel und Kopfeingenommenheit nach dem Beischlafe.[VHA]

Regel

Monatliches zu früh und zu stark.[VHA]
BLUTABGANG außer der Regelzeit.[VHA]
In der Zeit der Regel fließt kein BLUT während der Nacht: CAUST.. (Wenn die Regeln nur während der Nacht auftreten, denke man an BOV.. Die Regeln Tag und Nacht, aber stärker des Nachts, weist auf ZINC..)[Br., Lippe]
Scharfer, fressender Weißfluß.[VHA]

Athem
Kurzäthmigkeit bei Händearbeit.[VHA]
Beklemmung, wie von Zusammenschnürung der Brust.[VHA]

Husten
Trockener Husten, von Kitzel im Halse und in der Brust.[VHA]

Luftröhre
Früh Heiserkeit, mit Schleim und Kratzen im Halse.[VHA]

Hals
Geschwulst der Halsdrüsen mit Spannen.[VHA]
Früh Heiserkeit, mit Schleim und Kratzen im Halse.[VHA]

Brust
Herzklopfen mit Unruhe, Uebelkeit und Kopfweh.[VHA]
Beklemmung, wie von Zusammenschnürung der Brust.[VHA]

Rücken
Schmerz und Steifigkeit im Rücken nach Bücken.[VHA]

Oberglieder
Achselgrubenschweiß mit Zwiebelgeruch.[VHA]
Lähmiger Verrenkschmerz der Arm- und Handgelenke.[VHA]
Kraftlosigkeit der Hände.[VHA]
Nässende Flechten auf dem Handrücken.[VHA]
Kurzäthmigkeit bei Händearbeit.[VHA]
Große Mattigkeit und Kraftlosigkeit in den Gelenken.[VHA]
Tiefe Eindrücke von Instrumenten, z. B. von der Scheere, an den Fingern.[VHA]

Unterglieder
Strammen in den Unterschenkeln und Waden, als wenn die Muskeln zu kurz wären.[VHA]
Große Mattigkeit und Kraftlosigkeit in den Gelenken.[VHA]

Drüsen
Konkordanz Drüsen: Phos., Sulph. [PB]

Knochen
Konkordanz Knochen: Agar., Am-m., C o c c . , H e p . , Phos., Puls., R u t a , Verat. [PB]

Haut
Jücken an verschiedenen Theilen, durch Kratzen nicht zu tilgen, besonders wenn man warm wird.[VHA]
Wundheit des Haarkopfs.[VHA]
Nässende Flechten.[VHA]
Nässende Flechten auf dem Handrücken.[VHA]
Panaritien.[VHA]
Rissige Lippen.[VHA]
Tiefe Eindrücke von Instrumenten, z. B. von der Scheere, an den Fingern.[VHA]
Konkordanz Haut und Aeusseres: Ars., Bar-c., Calc., C a r b - v . , C l e m . , Cupr., D u l c . , *Graph.*, Ip., Kali-c., Kreos., Lach., Led., Lyc., Mag-c., Merc., Petr., Phos., Puls., *Rhus-t.*, Sel., *S e p .* , Sil., *Staph.*, Sulph., V e r a t . [PB]

Schlaf
Schläfrigkeit nach dem Essen und Abends zeitig.[VHA]
Konkordanz Schlaf und Träume: Kali-c., Sil. [PB]

Fieber
Starke BLUTWALLUNGEN mit Durst.[VHA]
Vorherrschender Frost, auch bei den Schmerzen.[VHA]

Verifikationen und klinische Symptome

Frost mit Durst.[VHA]
Hitze mit Durst, Angst und Unruhe.[VHA]
Morgenschweiß am stärksten auf der Brust.[VHA]

Fieberstadien

1. Puls gereizt, mit BLUTWALLUNGEN und Herzklopfen.[WF 10]
2. Frost vorherrschend, selbst beim warmen Ofen, Morgens, Abends und selbst des Nachts, gewöhnlich mit Durst. – Bei den Schmerzen Frost.[WF 10]
3. Tägliches Abendfieber (um 7 Uhr) aus blossem Froste mit Durst bestehend.[WF 10] Abends Schauder, vom Rücken ausgehend.[WF]
4. Jeden Morgen (von 5 bis 6 Uhr) Schweiss, am Meisten auf der Brust.[WF 10]

Konkordanz Fieber: Acon., Arn., Bell., Bry., *Calc.*, *Cham.*, Hep., Ign., Lyc., Merc., Nat-m., Nux-v., *Rhus-t.*, Sep., Sulph., Verat. [PB]

Gemeinsames

Große Mattigkeit und Kraftlosigkeit in den Gelenken.[VHA]
Tiefe Eindrücke von Instrumenten, z. B. von der Scheere, an den Fingern.[VHA]

Verschlimmerung der Beschwerden

Konkordanzen

Verschlimmerung nach der Zeit: Ant-c., Arn., Calc., Ign., Rhus-t., Sep. [PB]
Verschlimmerung nach Lage und Umständen: *Calc.*, Cann-s., *Carb-v.*, *Chin.*, Con., *Jod.*, Kali-c., Merc., Nat-c., *Phos.*, Ph-ac., *Puls.*, *Sep.*, *Sil.*, Staph., Sulph. [PB]

Arzneiverwandtschaften von Bovista lycoperdon

Agn., Bell., Bry., Carb-an., Kali-c., Merc., (Nux-v.), Puls., Ran-s., Sep., Sil., Spig., Stront., Verat. [VHA]
Acon., Ant-c., Arn., Bell., Bry., *Calc.*, Carb-v., Caust., Cham., Chin., Cocc., Graph., Hep., Ign., Jod., Kali-c., Kreos., Lyc., Merc., Nat-c., Nat-m., Nux-v., *Phos.*, Ph-ac., *Puls.*, *Rhus-t.*, *Sep.*, Sil., *Staph.*, *Sulph.*, *Verat.* [PB]
Nit-ac., *Sel.*, Sil. [KV]

Antidot von Bovista lycoperdon: Camph.

Camph. [SRA]
Camph. [PB]

Konkordanzen der homöopathischen Arzneien

I. Gemüth und Geist: Alum., Bell., Calad., Calc., Cic., Cocc., Hell., Hyos., Ign., *Lyc.*, Merc., Nat-m., Nux-v., Op., Puls., Rhus-t., Sep., Sil., Sulph., *Verat.* [PB]

II. Körpertheile und Organe: Ant-c., Bell., Bry., Calc., *Caust.*, Kreos., Lach., Led., Nat-c., Nat-m., Nux-v., Phos., Ph-ac., Plat., *Rhus-t.*, *Sep.*, Sil., Spig., *Staph.*, Sulph., Verat. [PB]

III. Empfindungen und Beschwerden

1. **Aeussere und innere Körpertheile im Allgemeinen:** Acon., Am-m., Arn., Aur., Bell., Bry., Calc., Caust., Chin., *Kali-c.*, Laur., Lyc., Mag-m., Nat-m., Phos., Plb., Puls., Rhus-t., Sars., *Sep.*, Spig., Stann., Staph., Sulph., Zinc. [PB]
2. **Drüsen:** Phos., Sulph. [PB]
3. **Knochen:** Agar., Am-m., Cocc., Hep., Phos., Puls., Ruta, Verat. [PB]
4. **Haut und Aeusseres:** Ars., Bar-c., Calc., Carb-v., Clem., Cupr., Dulc., *Graph.*, Ip., Kali-c., Kreos., Lach., Led., Lyc., Mag-c., Merc., Petr., Phos., Puls., *Rhus-t.*, Sel., *Sep.*, Sil., *Staph.*, Sulph., Verat. [PB]

IV. Schlaf und Träume: Kali-c., Sil. [PB]

V. Fieber: Acon., Arn., Bell., Bry., *Calc.*, *Cham.*, Hep., Ign., Lyc., Merc.,

Verifikationen und klinische Symptome

Nat-m., Nux-v., *Rhus-t.*, Sep., Sulph., Verat. [PB]

VI. Änderung des Befindens

1. **Verschlimmerung nach der Zeit:** Ant-c., Arn., Calc., Ign., Rhus-t., Sep. [PB]
2. **Verschlimmerung nach Lage und Umständen:** *Calc.*, Cann-s., *Carb-v.*, *Chin.*, Con., *Jod.*, Kali-c., Merc., Nat-c., *Phos.*, Ph-ac., *Puls.*, *Sep.*, *Sil.*, Staph., Sulph. [PB]

VII. Konkordanz der homöopathischen Arzneien

Acon., Ant-c., Arn., Bell., Bry., *Calc.*, Carb-v., Caust., Cham., Chin., Cocc., Graph., Hep., Ign., Jod., Kali-c., Kreos., Lyc., Merc., Nat-c., Nat-m., Nux-v., *Phos.*, Ph-ac., *Puls.*, *Rhus-t.*, *Sep.*, Sil., *Staph.*, *Sulph.*, *Verat.* [PB]

Nit-ac., *Sel.*, Sil. [KV]

Verifikationen und klinische Symptome

Bromium (Brom)
(Brom.)

Synonyma
Brom, Bromium
Bromum [WF], [KEU]

Arzneiwirkungsdauer
Zählt zur 3. Klasse derjenigen Mittel, welche eine mittlere Wirkungsdauer besitzen.[AHZ 49 (1855) 82]

Eigenthümlichkeiten und Hauptwirkungen

Gemüth
Trübsinn und Niedergeschlagenheit.[KEU 10]
Heulen und Jammern mit heiserem Tone.[KEU 10]

Augen
Augenthränen.[KEU 10]

Antlitz
Gesichtsblässe.[KEU 10]

Mund
Heulen und Jammern mit heiserem Tone.[KEU 10]
Speichelfluss.[KEU 10]
Entzündung des Rachens mit netzförmiger Röthe und hautlosen Stellen.[KEU 10]
Viel schaumiger Schleim im Munde.[KEU 10]
Brecherlichkeit und Würgen.[KEU 10]

Geschmack
WASSER schmeckt SALZIG.[KEU 10]

Uebelkeit
Brecherlichkeit und Würgen.[KEU 10]

Stuhl
Gelblicher, grüner oder schwärzlicher Durchfall.[KEU 10]

Schnupfen
Fliessschnupfen mit grindigen Nasenlöchern.[KEU 10]

Athem
Erstickungsgefühl wie von SCHWEFEL-Dampf.[KEU 10]

Luftröhre – Kehle
Eine Hauptanzeige dafür [für BROM.] dürfte das Kältegefühl am Kehlkopfe abgeben, obwohl solches auch bei SULPH. beobachtet ist.[KEU 10]
Wundschmerz am Kehlkopfe.[KEU 10]
Kältegefühl im Kehlkopfe.[KEU 10]
Die eingeathmete LUFT ist sehr kalt.[KEU 10]

Husten
Keuchhusten
Kroupartiger, rauher, bellender oder pfeifender Husten, von Kitzel im Halse und wie von SCHWEFEL-Dampf erregt, ohne Auswurf.[KEU 9]

Verschlimmerung: Tageszeit? – Tiefathmen. Heftige Bewegung. Grosse Bettwärme. SAURE Genüsse und MILCH. TABACKS-Dampf.[KEU 10]

Verifikationen und klinische Symptome

Begleitung: Trübsinn und Niedergeschlagenheit. Heulen und Jammern mit heiserem Tone. Augenthränen. Gesichtsblässe. Speichelfluss. Entzündung des Rachens mit netzförmiger Röthe und hautlosen Stellen. Viel schaumiger Schleim im Munde. WASSER schmeckt SALZIG. Brecherlichkeit und Würgen. Gelblicher, grüner oder schwärzlicher Durchfall. Fliessschnupfen mit grindigen Nasenlöchern. Erstickungsgefühl wie von SCHWEFEL-Dampf. Grosse Engbrüstigkeit. Schnappen nach LUFT. Wundschmerz am Kehlkopfe. Kältegefühl im Kehlkopfe. Die eingeathmete LUFT ist sehr kalt. Brustbeengung mit Herzklopfen. Convulsionen. Grosse Schwäche. Gähnen und Schläfrigkeit. Beschleunigter Puls. Frostigkeit mit Schütteln. – Schweiss nach den Anfällen.[KEU 10]

Auch dieses, weiterer Prüfung noch sehr bedürftige Mittel ist wohl nur selten zur Anwendung gekommen. Eine Hauptanzeige dafür dürfte das Kältegefühl am Kehlkopfe abgeben, obwohl solches auch bei SULPH. beobachtet ist. Bei der Bräune hat es den Erwartungen ebenfalls nicht entsprochen.[KEU 10]

Brust
Grosse Engbrüstigkeit.[KEU 10]
Brustbeengung mit Herzklopfen.[KEU 10]
Schnappen nach LUFT.[KEU 10]

Haut
Schweiss nach den [Keuchhusten-]Anfällen.[KEU 10]

Schlaf
Gähnen und Schläfrigkeit.[KEU 10]

Fieber
Fieberstadien
1. Puls sehr beschleunigt.[WF 10] – Beschleunigter Puls.[KEU 10]
2. Frost einen Tag um den anderen, mit Schütteln, Gähnen und Dehnen, und mit kalten Füssen.[WF 10] – Frostigkeit mit Schütteln.[KEU 10]
3. Innere, brennende Hitze, wie zwischen Fell und Fleisch.[WF 10]
4. Schweiss von der mindesten Anstrengung oder Bewegung.[WF 10] – Schweiss nach den [Keuchhusten-]Anfällen.[KEU 10]

Gemeinsames
Convulsionen.[KEU 10]
Grosse Schwäche.[KEU 10]

Verschlimmerung der Beschwerden
Tageszeit?[KEU 10]
Tiefathmen.[KEU 10]
Heftige Bewegung.[KEU 10]
Grosse Bettwärme.[KEU 10]
SAURE Genüsse und MILCH.[KEU 10]
TABACKS-Dampf.[KEU 10]

Arzneiverwandtschaften von Bromium
Am-c., Ant-c., Ars., Camph., Coff., *Hep., Jod.*, Mag-c., Nat-m., Op., Phos., Spong. [KV]

Verifikationen und klinische Symptome

Bryonia alba (Zaunrübe)

(Bry.)

Synonyma

Bryonia alba L., Zaunrübe, Gichtrübe [SRN]
(Bryonia dioica L. scheint ganz dieselben Kräfte zu besitzen.) [SRN]
Zaunrebe (Bryonia alba) [RA 2, 417]

Antipsorische Arznei

Die [...] bezeichneten Arzneien scheinen zu den antipsorischen Mitteln gezählt werden zu dürfen. Wenigstens habe ich sie in chronischen Beschwerden (psorischen Ursprungs) vorzugsweise wirksam befunden.[SRN]

Arzneiwirkungsdauer

Man kann die Wirkungsdauer einer etwas grossen Gabe dieses Gewächs-Saftes auf ein Paar Wochen merken.[RA 2, 417]

Wirkt 2 bis 3 Wochen.[SRN]

Zählt zur 2. Klasse derjenigen Mittel, welche eine kurze Wirkungsdauer besitzen.[AHZ 49 (1855) 82]

Hinweise

Wenn BRYONIA die richtige Arznei ist, so wird sie innerhalb 1 2 S t u n d e n dadurch ihre Wirkung kundgeben, daß sie einen reichlichen Schweiß hervorruft.[Br., Lippe]

Der BRYONIA-Kranke will sich nicht bewegen, denn je ruhiger er sich verhält, desto besser fühlt er sich.[Br., Lippe]

Es giebt einige Arzneien (z. B. IGNAZSAMEN, auch wohl ZAUNRÜBE und WURZELSUMACH, zum Theil auch BELLADONNE), deren Veränderungskraft des Befindens der Menschen, größtentheils in Wechsel-Wirkungen – einer Art sich zum Theil entgegengesetzter Erstwirkungs-Symptome – besteht. Fände da, bei Verordnung einer derselben nach strenger homöopathischer Wahl, der Heilkünstler dennoch keine Besserung, so wird er (in acuten Krankheiten, schon nach einigen Stunden) durch eine neue, eben so feine Gabe desselben Mittels, in den meisten Fällen, bald seinen Zweck erreichen.[ORG V, §. 251.]

Die Aehnlichkeit seiner Wirkung mit vielen Symptomen von WURZELSUMACH läßt sich nicht verkennen; ich habe ihrer im Vorworte zu letztgenannter Arznei [RHUS-T.] gebührend erwähnt. ZAUNREBE verändert zudem das Gemüth ganz anders, ihr Fieber besteht meist aus Kälte, und ihre Symptome werden hauptsächlich in der Körper-Bewegung erregt oder erhöhet, obgleich ihre Wechselwirkungen, die Beschwerden durch Bewegung zu erleichtern, auch nicht ganz selten sind. – Daher treten beim Gebrauch der ZAUNREBE in Krankheiten Fälle ein, wo das Mittel, obgleich nach Möglichkeit homöopathisch gewählt und in gehörig kleiner Gabe gereicht, dennoch in den ersten 24 Stunden nicht die gehörigen Dienste leistet, aus der Ursache, weil nur die eine, unrechte Reihe seiner Wechselwirkungen ansprach, wo dann nach 24 Stunden eine erneuerte Gabe (so wie bei jeder Arznei eine zweite, unmittelbar und schnell nach der ersten gereichten Gabe die Wirkung dieser erstern zum Theil aufhebt) durch Aeusserung der gegentheiligen Wechselwirkungen die Besserung erst zu Stande bringt. Dieser Fall tritt nur noch bei sehr wenigen andern Arzneien mit Wechselwirkungen ein (m. s. das Vorwort zu IGNAZSAMEN), bei ZAUNREBE tritt dieser Fall jedoch nicht selten ein.[RA 2, 418]

BRY. verträgt sich nicht mit CALC..[Dalal; AHZ 200, 188]

Störungen der antipsorischen Kur

A e r g e r n i ß mit Aergerlichkeit, und daneben Frost und Kälte des Körpers: Bry. X° R.[SRA]

M a g e n v e r d e r b n i ß mit gastrischem Fieber, Frost und Kälte: Bry. X° R.[SRA]

Eigenthümlichkeiten und Hauptwirkungen

Gemüth

Die Gemütssymptome von NUX-V. und BRY. sind einander sehr ähnlich.[Br., Lippe]

Aengstliches, schnelles Athmen.[VHA]

A e r g e r n i ß mit Aergerlichkeit, und daneben Frost und Kälte des Körpers: Bry. X° R.[SRA]

A e r g e r m i t n a c h b l e i b e n d e r A e r g e r l i c h k e i t u n d d a n e b e n F r o s t u n d K ä l t e d e s K ö r p e r s . – Verschlimmerung Abends und in der Bewegung; Fieberbewe-

Verifikationen und klinische Symptome

gungen mit BITTEREN Geschmack und Durst; Weinerlichkeit; BLUTDRANG zum Kopfe; BITTERES (oder leeres) Aufstoßen; Erbrechen BITTEREN WASSERS; Leberschmerzen; Verstopfung, oder Durchfall bloß Morgens und Vormittags; Husten mit Stichen in der Brust; Gliederschmerzen in Bewegung.[HA 3-4]

Aergerliche Reizbarkeit.[HA 12]

Aergerliche Reizbarkeit und zornmüthige Heftigkeit.[HA 39]

Aergerlichkeit, Reizbarkeit und Heftigkeit.[KEU 11]

Befürchtungen (MESM.): Bry.[Caspari, MM 1,171]

Besorgtheit wegen der Zukunft.[HA 12-13]

Hysterische Unterleibskrämpfe.[VHA]

Kleinmüthigkeit.[VHA]

Muthlosigkeit und Zweifel an der Genesung.[HA 13]

Todesfurcht.[KEU 11]

Ungemein ärgerliche Reizbarkeit und zornmüthige Heftigkeit.[VHA]

Unruhe, mit Furcht vor der Zukunft und vor dem nahegeglaubten Tode.[VHA]

Verdrießlichkeit mit Heftigkeit und Zorn.[HA 12]

Verzweiflung an der Genesung.[VHA], [HA 39], [KEU 11]

Weinerlichkeit.[VHA], [HA 4], [HA 13]

Nach Zorn, Frost mit Backenröthe, Kopfhitze und Durst, Abends verschlimmert.[HA 10]

Konkordanz Gemüth und Geist: *Bell.*, Calc., Hyos., Lyc., Nat-m., Nux-v., Op., *Rhus-t.*, Sep., Stram., Sulph., Verat. [PB]

Geist

Gedächtnißmangel.[VHA]

Nächtliche Delirien.[VHA], [HA 39]

Nächtliche Delirien über Tagesbegebenheiten und Geschäfte (bei Nervenfieber). – Aergerliche Reizbarkeit; Verdrießlichkeit mit Heftigkeit und Zorn; Besorgtheit wegen der Zukunft; Weinerlichkeit; Muthlosigkeit und Zweifel an der Genesung; taumelige Trunkenheit und Schwindel; Schwere des Kopfs; Erhöhung der Beschwerden gegen Abend und von jeder Bewegung.[HA 12-13]

Nächtliches Delirien über Tagesgeschäfte.[Br., Lippe]

Patient spricht nicht so viel im Schlafe als der BELL.-Kranke, aber delirirt, sobald er erwacht.[Br., Lippe]

Unbesinnlichkeit.[VHA]

Er kann sich nicht eine Minute aufsetzen, es wird ihm übel, oder fällt er in Ohnmacht, oder beides.[Br., Lippe]

Konkordanz Gemüth und Geist: *Bell.*, Calc., Hyos., Lyc., Nat-m., Nux-v., Op., *Rhus-t.*, Sep., Stram., Sulph., Verat. [PB]

Schwindel

Schwindel beim Aufrichten im Bette mit Brecherlichkeit und Ohnmacht.[Br., Lippe]

Schwindel beim Aufrichten oder Aufstehen.[VHA]

Heilungsbericht: *Cath. Z.*, eine Frau von einigen 40 Jahren, leidet seit 7 Wochen an einer Art von WASSERSUCHT, welche von den Füßen an, Trotz alles Medizinirens, aufwärts stieg und nun bereits bis zur Brust fortgeschritten war. Als Nebensymptome ergaben sich: Vollblüthigkeit und BLUTDRANG zum Kopfe; Schwindel bei jedem Aufrichten nach Bücken; Ohnmachtgefühl in der Herzgrube; Urin zu früh und zu stark, mit Kreuz- und Rückenschmerzen; stete Verstopfung; der Harn wenig, und dabei dick und trübe; Athemmangel bei der mindesten Bewegung. Was alles schon gebraucht war, konnte ich nicht erfahren, aber die Wahl der Mittel war nicht zweifelhaft. Am 7. Mai 1835 eine Gabe BRY. 30° besserte bis zum 16. dieses Monats alles so bedeutend, daß an diesem Tage nur der Urin noch dick und trübe war, und eine Gabe RHUS-T. 30° hinreichte, dieses ganz große Leiden gänzlich und dauerhaft auszulöschen.[ACS 18 (1840) 2, 12]

Taumelige Trunkenheit und Schwindel.[HA 13]

Schwindel mit Gefühl von Schwanken im Gehirne und Hitze, beim Aufrichten sowohl als beim Bücken.[HA 29]

Kopf

Nach Zorn, Frost mit Backenröthe, Kopfhitze und Durst, Abends verschlimmert.[HA 10]

Verifikationen und klinische Symptome

BLUTDRANG zum Kopfe.[HA 4]

BLUTDRANG zum Kopfe, mit Gefühl von Vollheit und Zusammendrücken des Kopfs, als sollte Alles zur Stirn heraus, mit Nasen-BLUTEN und rother Aufgedunsenheit des Gesichts, Abends und in der Bewegung verschlimmert. – Aergerliche Reizbarkeit und zornmüthige Heftigkeit; Verzweiflung an der Genesung; nächtliche Delirien; heftiger Durst; Verstopfung; Durchfall bloß in den Morgenstunden; Husten mit Kopfweh zum Zerspringen oder mit Stichen in den Brustseiten; Herzklopfen mit Athembeengung; spannende oder stechende Gliederschmerzen von Bewegung verschlimmert; abendliche Erhöhung der Beschwerden; Schlaflosigkeit vor Mitternacht wegen Durst, Hitze und BLUTWALLUNG; allgemeiner Frost mit Kopfhitze und Durst; fettiger Schweiß, wie Oel.[HA 39-40]

Heilungsbericht: *Cath. Z.*, eine Frau von einigen 40 Jahren, leidet seit 7 Wochen an einer Art von WASSERSUCHT, welche von den Füßen an, Trotz alles Medizinirens, aufwärts stieg und nun bereits bis zur Brust fortgeschritten war. Als Nebensymptome ergaben sich: Vollblüthigkeit und BLUTDRANG zum Kopfe; Schwindel bei jedem Aufrichten nach Bücken; Ohnmachtgefühl in der Herzgrube; Urin zu früh und zu stark, mit Kreuz- und Rückenschmerzen; stete Verstopfung; der Harn wenig, und dabei dick und trübe; Athemmangel bei der mindesten Bewegung. Was alles schon gebraucht war, konnte ich nicht erfahren, aber die Wahl der Mittel war nicht zweifelhaft. Am 7. Mai 1835 eine Gabe BRY. 30° besserte bis zum 16. dieses Monats alles so bedeutend, daß an diesem Tage nur der Urin noch dick und trübe war, und eine Gabe RHUS-T. 30° hinreichte, dieses ganz große Leiden gänzlich und dauerhaft auszulöschen.[ACS 18 (1840) 2, 12]

Kopfweh durch Bücken und Bewegung verschlimmert.[VHA]

Schwere des Kopfs.[HA 13]

Innerer Kopf

Hitze im Kopfe, mit Schmerz, als wenn er auseinander getrieben würde.[VHA]

Drückender Kopfschmerz, mit Vollheit und Schwere in der Stirn, als sollte da Alles heraus.[VHA]

Drückender Kopfschmerz in der Stirne von Innen nach Außen, mit Drücken auf die Augäpfel, von Bücken, Bewegung und Oeffnen der Augen verschlimmert, von ruhigem Liegen und von äußerem Drucke gebessert.[HA 52]

Drückender Kopfschmerz in der Stirn, wie zum Zerspringen, von Oeffnen der Augen, Bücken, nach dem Essen und beim Gehen im Freien verschlimmert, in der Ruhe und von Augenschließen gebessert.[HA 57]

Zuckendes Klopfen hier und da im Kopfe, welches er hören und mit der Hand fühlen kann, mit Verdunkelung der Augen, Abends, von Bewegung und von Oeffnen der Augen verschlimmert, von äußerem Druck und im Liegen auf dem Rücken gebessert.[HA 68]

Lockerheit des Gehirns im Kopfe, Abends, von Bewegung des Kopfs, Bücken und Warmwerden verschlimmert, in der Ruhe gebessert.[HA 71]

Zuckendes Reißen in einer (meistens der rechten) Kopfseite, bis in die Backen- und Kieferknochen, von Bewegung, Berührung und in der Wärme verschlimmert, in der Ruhe des Körpers und von äußerem Drucke gebessert.[HA 74]

Schwere und Vollheit in der Stirne, mit dem Gefühle, als wenn es vorn herausdrängte, von Bücken, Bewegung und in der Wärme verschlimmert, in der Ruhe und im Liegen auf dem Rücken gebessert.[HA 79]

Stechen in der Stirn von Innen nach Außen, Abends, von hart Auftreten, Bücken und Bewegung verschlimmert, im ruhigen Liegen, von äußerem Druck und Festbinden des Kopfs gebessert.[HA 84]

Im Kopfe Stechen, Drücken und Zersprengungsschmerz.[KEU 11]

Gefühl von Vollheit und Schwere an der Stirne, gerade als ob das Gehirn herausgepreßt wäre, mit Nasen-BLUTEN und rotem, aufgedunsenem Gesicht; schlimmer beim Öffnen oder Bewegen der Augen, oder vom Bücken, oder des Abends, oder von Bewegung; besser

Verifikationen und klinische Symptome

beim Schließen der Augen und durch äußern Druck (vergleiche APIS).[Br., Lippe]

Aeusserer Kopf

Brennen vorn auf dem Scheitel, mit Zersprengungsschmerz, Abends, von Bewegung, Bücken und Erhitzung, so wie nach dem Essen verschlimmert, von äußerem Drucke und in der Ruhe gebessert.[HA 45-46]

Hitze des Kopfs und des hochrothen Gesichts, bei Kälte und Frost des übrigen ganzen Körpers, mit vielem Durste und Gliederschmerzen bei Bewegung derselben, gegen Abend verschlimmert.[HA 114]

Spannend reißender Schmerz am äußeren Kopfe, Abends, von Bewegung, Berührung und in der Wärme verschlimmert, beim Stillliegen im Bette und auf dem schmerzenden Theil gebessert.[HA 123]

Wundheitsschmerz am Hinterkopfe und hinter den Ohren, von Berührung und bei trockenem Wetter verschlimmert, im Liegen auf dem schmerzenden Theil und nach Schweiß gebessert.[HA 135]

FETTIG-öliger, säuerlich riechender, starker Schweiß am Kopfe (und am ganzen Körper), während des Nachtschlafs, zumal gegen Morgen, beim Essen und bei der mindesten Bewegung, besonders in kalter LUFT, unter Verschlimmerung der vorhandenen Beschwerden, vermehrt, in der Ruhe gebessert.[HA 126]

Große FETTIGKEIT der Kopfhaare.[VHA]

FETTIGER, schmieriger, sauer riechender Schweiß am Kopf und über den ganzen Körper, während des Schlafes nachts und besonders gegen Morgen. (Dr. *Lippe* hielt dies für ein sehr charakteristisches Symptom von BRY.).[Br., Lippe]

FETTIGKEIT des Kopfes: BRY. (Für zu trockenes Haar mit viel Schorf denke an KALI-C..)[Br., Lippe]

FETTES Haar weist auf BRY.. (Der Kopf ist voll von einem trockenen Schorfe: KALI-C..)[Br., Lippe]

Augen

Brennen in den Augen.[VHA]

Augenentzündung, durch Wärme verschlimmert.[VHA]

*Reissendes Stechen in den Augen.[VHA]

Drücken in den Augen, wie von Sand.[VHA]

*Herausdrücken der Augen aus dem Kopfe.[VHA]

Geschwulst (*besonders der oberen) Augenlider.[VHA]

Blödigkeit und Thränen der Augen in hellem SONNENSCHEINE, bei trüber LUFT und in der Abenddämmerung besser.[VHA]

LICHTSCHEU.[VHA]

Ueberempfindlichkeit der Sinne gegen äußere Eindrücke.[VHA]

Schmerz der Augen beim Berühren und Bewegen (vergleiche GELS.).[Br., Lippe]

Ohren

Ohren-Sausen.[VHA]

Unerträglichkeit des Geräusches.[VHA]

Ueberempfindlichkeit der Sinne gegen äußere Eindrücke.[VHA]

Nase

Schmerzhafte Geschwulst der Nase mit Entzündung der Nasenlöcher.[VHA]

Oefteres Nasen-BLUTEN, (auch nach unterdrückter Regel).[VHA]

Nasen-BLUTEN.[KEU 11]

Nasen-BLUTEN, besonders morgens, mit unterdrückter Menstruation. Dieses wichtige und sehr charakteristische Symptom findet man nur bei BRY.[Br., Lippe]

Nasen-BLUTEN, besonders morgens: NUX-V. (vergleiche BRY.).[Br., Lippe]

Verifikationen und klinische Symptome

Nasen-BLUTEN anstatt des Monatsflusses weist auf BRY..[Br., Lippe]
Ueberempfindlichkeit der Sinne gegen äußere Eindrücke.[VHA]

Antlitz

Geschwulst der obern Augenlider.[KEU 11]
Gilbliche Gesichtsblässe.[VHA]
Hitze des Gesichts mit Aufgedunsenheit und Röthe.[VHA]
Hitze des Kopfs und des hochrothen Gesichts, bei Kälte und Frost des übrigen ganzen Körpers, mit vielem Durste und Gliederschmerzen bei Bewegung derselben, gegen Abend verschlimmert.[HA 114]
Aufgedunsene Röthe und Hitze des Gesichts.[KEU 11]
Frost mit Kopfhitze, rothen Backen und Durst.[KEU 11]
*Knoten und Verhärtungen im Gesichte, wie Beulen.[VHA]
Dürre, geschwollene, aufgerissenen, BLUTENDE Lippen.[VHA]
Aufgesprungene, BLUTENDE Lippen.[KEU 11]
Ausschlag, besonders an der Unterlippe.[VHA]
Kinnbacken-Krampf.[VHA]

Heilungsbericht

Mad. *F.*, die Tochter und Schwester zweier, der Homöopathie eben nicht sehr freundlich gesinnten Medicinalräthe, bekam vor drei Monaten Gesichts- und Zahnschmerzen reißender Art, welche sich bei allöopathischer Behandlung am Ende bis zu dem Grade steigerten, daß der Vater in den sauren Apfel biß und meine Hülfe nachsuchte. BRYONIA war unzweifelhaft das Heilmittel, und theils wegen der großen Angegriffenheit der Leidenden, theils um den allöopathischen Aerzten einen schlagenden Beweis von der Kräftigkeit unserer „Verdünnungen" zu geben, reichte ich BRY. 200°°, um solche wie bei b [BRY., aufgelöst in einer Tasse WASSER, von dieser Lösung einen Teelöffel voll in einer zweiten Tasse voll WASSER gemischt, wovon die Patientin schließlich einen Teelöffel voll einzunehmen hatte.] aufzulösen, und nur aus der zweiten Tasse einen Theelöffel voll zu nehmen. Wie gedacht, so geschehen! Solch ein Nichts noch weiter zu verdünnen, konnte ein materieller allopathischer Kopf nicht fassen, und, um doch nicht ganz unfolgsam zu sein, gab man der Leidenden einen Theelöffel voll aus der ersten Tasse. Zehn Minuten später war wegen eingetretener starker Verschlimmerung der Gemahl der jungen Frau schon wieder bei mir, welcher die eigenmächtige Abweichung von meiner bestimmten Vorschrift reumüthig bekannte. Ich gab nun S. LACT. in WASSER, und am folgenden Morgen erschien der Herr Gemahl wieder mit der frohen Nachricht, daß der heftige Anfall Abends schnell vorübergegangen sei, seine Frau die ganze Nacht ruhig geschlafen habe und die Schmerzen völlig verschwunden seien. - Sie blieb wohl.[ACS 22 (1845) 1, 94-95], [KMS 467-468], [KMSS 42]

Zähne

Zuckendes Zahnweh, durch Warmes verschlimmert, durch Liegen auf der schmerzhaften Seite gelindert.[VHA]
Zahnschmerz, der von einem Zahn zum andern oder nach dem Kopf oder den Backen schießt.[Br., Lippe]
Zahnweh infolge eines bloßgelegten Nervens; der schadhafte Zahn ist besonders empfindlich gegen Luft; der Schmerz verschlimmert sich durch Rauchen oder TABAK-Kauen oder wenn man irgend etwas Warmes in den Mund nimmt.[Br., Lippe]
Trinken von kaltem WASSER und Liegen auf der schmerzhaften Seite erleichtert für einen Augenblick (vergleiche SULPH.).[Br., Lippe]
Gefühl, als ob die Zähne zu lang und zu groß wären.[Br., Lippe]
BRY. ist besonders wirksam, wenn Wärme verschlimmert und kaltes WASSER für kurze Zeit erleichtert (vergleiche COFF.).[Br., Lippe]

Mund

Trockenheit des Mundes, des Schlundes und der Zunge.[VHA]
Stechen im Halse beim Schlingen.[VHA]
Stechen und Kratzen im Halse.[KEU 11]
Belegtheit der Mitte der Zunge.[VHA]
Nächtliches Irrereden, sobald er erwacht.[VHA]

Verifikationen und klinische Symptome

Genüsse

*Krankhafter Hunger, er muß oft etwas Weniges essen.[VHA]
Starkes Verlangen auf KAFFEE, oder auf Dinge, die man nicht genießen kann.[VHA]
Abscheu und Ekel vor Speisen.[VHA]
Heftiger Durst.[VHA], [HA 39]
Heftiger Durst, mit jedesmal vielem Trinken.[KEU 11]
*Er trinkt nicht oft, aber jedesmal viel.[VHA]
Durst auf kaltes WASSER.[KEU 11]
Erbrechen nach BROD-Essen.[VHA]
Magendrücken nach dem Essen, *besonders nach BROD.[VHA]
Umstand, daß ihr Uebel von KOHL oder SAUERKRAUT am meisten vermehrt werde. Ich gab nun eine einzige Gabe BRY. 30°°, wonach in 48 Stunden nicht nur alle Beschwerden vollkommen verschwunden waren, sondern auch bis heute nichts derartiges wieder erschienen ist.[ACS 18 (1840) 2, 18-19]
Regelwidriger Hunger, der den Kranken häufig zum Essen zwingt.[Br., Lippe]
Gefühl von Leere im Magen.[Br., Lippe]
Verlangen nach Dingen, die nicht zu haben sind, oder die verboten wurden, oder die er nicht wollte, als man sie ihm anbot.[Br., Lippe]
Großes Verlangen nach KAFFEE.[Br., Lippe]
Der Patient trinkt nicht oft, aber sehr viel auf einmal. (Der ARS.-Durstige verlangt wenig, aber oft; der NAT-M.-Durstige liebt SALZIGE Speisen und starke GEWÜRZE und will anhaltend trinken.)[Br., Lippe]

Geschmack

FADER, SCHLEIMIGER Geschmack.[VHA]
Geschmacklosigkeit der Speisen.[VHA]
BITTERER Mundgeschmack.[VHA]
BITTERES (oder leeres) Aufstoßen.[HA 4]
Erbrechen BITTEREN WASSERS.[HA 4]
*BITTERES Erbrechen auf Trinken nach dem Essen.[VHA]
Fieberbewegungen mit BITTEREM Geschmack und Durst.[HA 3-4]

Aufstoßen

Häufiges BITTERES oder leeres Aufstoßen nach dem Essen.[VHA]
BITTERES (oder leeres) Aufstoßen.[HA 4]
BITTERES Aufstossen.[KEU 11]
Aufschwulken des Genossenen, ohne Brechanstrengung.[VHA]
Würmerbeseigen.[VHA], [KEU 11]

Uebelkeit

Erbrechen der festen Speisen, nicht der Getränke.[VHA]
Erbrechen fester Speisen, nicht der FLÜSSIGEN.[KEU 11]
Erbrechen nach BROD-Essen.[VHA]
Erbrechen BITTEREN WASSERS.[HA 4]
*BITTERES Erbrechen auf Trinken nach dem Essen.[VHA]
BLUTIGES Erbrechen.[VHA]
Erbrechen erst von Galle, dann von Speisen.[VHA], [KEU 11]
Erbrechen, zuerst von viel Galle und dann von Flüssigkeit. (Wenn zuerst Galle, dann Nahrung erbrochen wird, gebe man NAT-M..)[Br., Lippe]
Brecherlichkeit.[KEU 11]
Trockner Krampfhusten nach Essen und Trinken, mit Erbrechen des Genossenen.[VHA]

Heilungsbericht

Am 1. Juli 1835 suchte *M. C. N.* zu N., eine Bauernfrau von einigen 30 Jahren, bei mir Hülfe gegen folgende Beschwerden: – SAURES Erbrechen nach jedem Essen, auch zuweilen Morgens nüchtern; während des Erbrechens Zersprengungsschmerz im Kreuze, welcher auch durch jedes starke Geräusch erregt und verschlimmert wird; Auftreibung und Blähungsversetzung in den Hypochondern; stets Durst, am meisten frühmorgens; Stuhl, hart; Gemüth heftig und reizbar; sonst alles normal. – Dieser Fall, werden meine Leser sagen, ist so klar, und das Heilmittel so offenbar in der NUX-V. angezeigt, daß

Verifikationen und klinische Symptome

es überflüssig erscheint, davon hier Erwähnung zu thun. Ich war derselben Meinung und gab sogleich eine Gabe NUX-V. 30°°. Aber am 11. Juli lautete die Nachricht gar nicht erwünscht, denn es hatte sich, trotz der sorgsamsten Diät, in dem Befinden nichts geändert. Jetzt gab ich zwei Gaben VERAT. 30°° und 3°°, alle zwei Tage eine, aber es blieb auch nun wie früher. Am 16. Juli zwei Gaben PULS. zu 30°° und 4°°, welche zwar das Brechen aufhoben, aber die Kranke nicht gesund machten, weil Kneipen im Unterbauch und Trockenheit im Munde, ohne besondern Durst sich eingestellt hatten. Daher am 30. Juli noch 2 Gaben IP., jede zu 30°°, und eine Gabe NUX-V. 30°°° gereicht wurden, welche endlich die erwünschte Gesundheit herstellten. – „Was soll man nun daraus lernen?" Geduld, lieber Leser! du sollst es gleich erfahren. Im folgenden Jahre nämlich kam d a s - s e l b e L e i d e n ganz in der beschriebenen Art wieder, und da die Kranke, die im vorigen Jahre 5 Wochen zu ihrer Herstellung gebraucht hatte, mithin es für bedenklich genug ansah, nun selbst zu mir kam, erfuhr ich nur noch den k l e i n e n Umstand, daß ihr Uebel von K O H L oder S A U - E R K R A U T a m m e i s t e n v e r m e h r t werde. Ich gab nun eine einzige Gabe BRY. 30°°, wonach in 48 Stunden nicht nur alle Beschwerden vollkommen verschwunden waren, sondern auch bis heute nichts derartiges wieder erschienen ist.[ACS 18 (1840) 2, 18-19]

Er kann sich nicht eine Minute aufsetzen, es wird ihm übel, oder fällt er in Ohnmacht, oder beides.[Br., Lippe]

Verifikationen und klinische Symptome

Magen

Gefühl von Leere im Magen.[Br., Lippe]

M a g e n v e r d e r b n i ß mit gastrischem Fieber, Frost und Kälte: Bry. X° R.[SRA]

Magendrücken nach dem Essen, *besonders nach BROD.[VHA]

Magenschmerzen.[KEU 11]

Brennen im Magen.[VHA]

Stiche in der Herzgrube mit Athemversetzung, bei Bewegung, besonders beim Fehltreten.[VHA]

Stechen und Wundschmerz in der Herzgrube und in den Hypochondern. [KEU 11]

Empfindlichkeit der Herzgrube gegen Berührung und Druck.[VHA]

Trockner (Magen-) Husten, nach Kitzeln in der Herzgrube.[VHA]

Hypochonder

Stiche in der Lebergegend bei Berührung, Husten und Athmen.[VHA]

Stechen und Wundschmerz in der Herzgrube und in den Hypochondern.[KEU 11]

Stechen in der Leber.[KEU 11], [KEU 11]

Heilungsbericht: *J. M.* von St., ein Mann von 44 Jahren, der sehr zu Aerger mit Heftigkeit geneigt ist, war in Folge eines solchen erkrankt und litt nun an den gewöhnlichen Beschwerden eines G a l l e n f i e b e r s : BITTEREM Geschmack für sich und besonders des KAFFEES, großer Verdauungsschwäche, mit Erbrechen des Genossenen, Durchfall, Rückenschmerzen. FETTES, besonders SCHWEINE-FLEISCH und OEL, kann er gar nicht vertragen, und in der Ruhe befindet er sich weit schlimmer, als in mäßiger Bewegung. Auch früh morgens fühlt er sich am unwohlsten. Er hatte früher oft allopathisch gebraucht, wo sich sein Leiden dann meistens auf fünf bis sechs Wochen Dauer ausdehnte, diesmal aber noch nichts, und wollte es nun einmal mit der Homöopathie versuchen. – Am 19. Apr. [1841] erhielt er Nro. 1 CHAM. 30°°°, Nro. 2 und 4 PULS. 30°° und Nro. 3 BRY. 30°°, um alle 2 Tage ein Pulver zu nehmen, und nach acht Tagen fehlte ihm nichts mehr.[ACS 19 (1842) 3, 65-66]

Leberschmerzen.[HA 4]

Entzündung der Leber und des Zwergfells.[VHA]

*Durchfall und Leibweh mit Verstopfung und Magenweh abwechselnd.[VHA]

Heilungsbericht: Sie kam erst am 11. Juni wieder, wo sie freudig berichtete, daß sie von ihrem frühern Leiden nichts mehr wisse, nun aber seit einigen Tagen an Durchfall mit Leibweh leide, besonders wenn sie Vizebohnen, SAUERKRAUT oder sehr FETTES genossen habe. Ich gab ihr nun zwei Gaben BRY. 30°°° und eine Zwischengabe PULS. 30°°, und habe seitdem nichts wieder von ihr gehört.[ACS 19 (1842) 3, 55]

Verstopfung, oder Durchfall bloß Morgens und Vormittags.[HA 4]

Heilungsbericht

Fr. S., ein unverheirathetes Mädchen von 21 Jahren, wohnhaft zu L. hatte sich vor 3 Wochen v e r - h o b e n und in Folge dessen heftige Leberschmerzen mit Athemmangel bekommen, welches Abends und im Liegen im Bette schlimmer, am Schlimmsten im Liegen auf der linken (unschmerzhaften) Seite war, sich aber von Liegen auf dem Rücken bessert. – Auch im Sitzen (und Gehen) ist es schlimmer. – Es zieht dabei quer durch den Bauch bis zur linken Seite. – Verstopfung. – Periode sehr stark. – Abends Alles verschlimmert. Ein Paar aufgelegte Pflaster hatten nicht den mindesten

Erfolg gehabt. Am 3. Jan. 1852. 1 und 3. BRY. 200°°, 2. RHUS-T. 200°°, 4. §.; alle 3 Abende ein Pulver nach der Reihe der Nummern zu nehmen. Vollständige Heilung![Vol. 81, S.104; AHZ 48 (1854) 44]

Bauch

Aufgetriebenheit des Bauchs nach jedem Essen (*ohne Blähungsabgang vergehend).[VHA]

Bauchauftreibung.[KEU 11]

Bauch-WASSERSUCHT.[VHA]

*Durchfall und Leibweh mit Verstopfung und Magenweh abwechselnd.[VHA]

Entzündung des Unterleibes.[VHA]

Hysterische Unterleibskrämpfe.[VHA]

Leibweh nach Erkältung.[VHA]

Leibweh von Bewegung, durch Festbinden gebessert.[VHA]

Stiche im Unterleibe.[KEU 11]

Leibschneiden

Dr. *Hendrichs* sprach über die Sommerdurchfälle, die auch jetzt in seiner Heimath (Cöln) häufig vorkämen, blos Morgens, vom Obstgenuss und WASSER-Trinken stets erneuert, aber ohne Brennen, und welche durch ARS. in niederen Verdünnungen schnell zu heilen wären. In der Praxis des Ref. waren mehrere Fälle der Art, auch ohne Brennen, aber mit vorgängigem heftigem Leibschneiden, wie in früheren Jahren vorgekommen, welche durch eine Gabe BRY. 200. jedesmal schnell beseitigt wurden, und auch nach Obstgenuss in der nächsten Zeit nicht wiederkehrten.[AHZ 65 (1862) 78]

Blähungen

Lautes Knurren und Kollern im Leibe.[VHA]

Stuhl

Sehr harter trockner Stuhl.[VHA]

Chronische Stuhlverstopfung.[VHA]

Verstopfung.[HA 39]

Heilungsbericht: Am 17. April 1841 erhielt er zuerst von mir eine Gabe BRY. 30°°°, der fortwährend hartnäckigen Verstopfung wegen, und 3 Tage später, da der Stuhlgang nun ganz regelmäßig erfolgte, eine Dosis CAUST. 30°°°.[ACS 19 (1842) 3, 46]

Faulriechender Durchfall mit vorgängigen Leibschneiden.[VHA]

*Durchfall und Leibweh mit Verstopfung und Magenweh abwechselnd.[VHA]

Durchfall bloß in den Morgenstunden.[HA 39]

Durchfall mit vorangehendem Leibweh; Brennen am After während des Stuhlganges. (Dies fängt an, sobald sich die Kotmasse bewegt, aber nie vorher.)[Br., Lippe]

Stinkender oder nach altem Käse riechender Durchfall, schlimmer während des Morgens oder bei heißem Wetter.[Br., Lippe]

Sobald es heiß wird, leidet der Kranke an Diarrhoe; dies ist ein sehr charakteristisches BRY.-Symptom. (Leidet der Kranke an Durchfall, sobald es kalt wird, besonders während des Sommers, muß man an DULC. denken.)[Br., Lippe]

Sommerdurchfall

Dr. *Hendrichs* sprach über die Sommerdurchfälle, die auch jetzt in seiner Heimath (Cöln) häufig vorkämen, blos Morgens, vom Obstgenuss und WASSER-Trinken stets erneuert, aber ohne Brennen, und welche durch ARS. in niederen Verdünnungen schnell zu heilen wären. In der Praxis des Ref. waren mehrere Fälle der Art, auch ohne Brennen, aber mit vorgängigem heftigem Leibschneiden, wie in früheren Jahren vorgekommen, welche durch eine Gabe BRY. 200. jedesmal schnell beseitigt wurden, und auch nach Obstgenuss in der nächsten Zeit nicht wiederkehrten.[AHZ 65 (1862) 78]

Harn

Verminderter Abgang heißen, rothen Harns.[VHA]

Weißer, trüber Harn.[VHA]

Unaufhaltsamer Harndrang mit vermehrtem Abgange.[VHA]

Harndrang und unwillkührlicher Harnabgang.[KEU 11]

*Beim Schwerheben, Harndrang mit Vergehen des Athems.[VHA]

Brennen in der Harnröhre.[VHA]

Verifikationen und klinische Symptome

Geschlechtstheile

Anschwellung und Entzündung der linken, äußeren Schamlippe.[Br., Lippe]
Erysipelas (Rotlauf, Rose).[Br., Lippe]
Schwarze, schmerzlose Pusteln an der Schamlippe, nach dem Kindbett oder nach Erkältung.[Br., Lippe]

Schwangerschaft – Beschwerden der Mütter

Uebermäßig volle, von MILCH strotzende Brüste der Wöchnerinnen.[VHA]
Versiegen der MILCH.[Br., Lippe]
Frieselausschlag (besonders bei Kindern und Wöchnerinnen).[VHA]
Schwarze, schmerzlose Pusteln an der Schamlippe, nach dem Kindbett oder nach Erkältung.[Br., Lippe]

Beschwerden der Kinder

Frieselausschlag (besonders bei Kindern und Wöchnerinnen).[VHA]

Regel

Monatliches zu früh und zu stark, mit dunkelrothem BLUTE.[VHA]
Mutter-BLUTFLUß.[VHA]
Unterdrückte Regel.[VHA]
Oefteres Nasen-BLUTEN, (auch nach unterdrückter Regel).[VHA]
Nasen-BLUTEN, besonders morgens, mit unterdrückter Menstruation. Dieses wichtige und sehr charakteristische Symptom findet man nur bei BRY.[Br., Lippe]
Nasen-BLUTEN anstatt des Monatsflusses weist auf BRY..[Br., Lippe]

Schnupfen

Langwieriger Stockschnupfen mit Trockenheit der Nase.[VHA]
Stockschnupfen.[KEU 11]
Niesen.[KEU 11]
Oefteres Nasen-BLUTEN, (auch nach unterdrückter Regel).[VHA]

Athem

Verhindertes Athemholen bei starker Bewegung.[VHA]
Kurzäthmigkeit.[KEU 11]
*Beim Schwerheben, Harndrang mit Vergehen des Athems.[VHA]
Aengstliches, schnelles Athmen.[VHA]
*Tiefer, langsamer Athem bei Anstrengung.[VHA]
Tiefatmen; schwieriges, langsames Atmen, das nur mit Hilfe der Bauchmuskeln möglich ist. Oft bei Lungen- und Brustfellentzündung angezeigt.[Br., Lippe]
Mühsames Athmen mit Hülfe der Bauchmuskeln und untermischten tiefen Zügen.[VHA]
Oefteres seufzendes Athemholen.[VHA]
Athemlosigkeit.[KEU 11]
Schnappen nach LUFT.[KEU 11]
Neigung zum Tiefathmen.[KEU 11]
Athemversetzung.[KEU 11]
Erstickungsanfälle.[KEU 11]
*Immer Neigung, einen tiefen Athemzug zu thun.[VHA]
Herzklopfen mit Athembeengung.[VHA], [HA 39]

Heilungsbericht von Pferden: *Gr. Schürmann's* Pferd wieder dämpfig, nachdem es im vorigen Jahre am 26. Juli mit NUX-V. und am 19. Aug. mit BRY. davon hergestellt war, nun am 16. Mai [1863] ARS., welches am 25. Juli d. J. wiederholt werden musste [je C 200°°]. Seitdem wohl.[KMS 782]

Husten

Trockner (Magen-) Husten, nach Kitzeln in der Herzgrube.[VHA]
Früh, trockner Husten, von Kitzel im Halse, später mit Schleimauswurf.[VHA]
Trockner Krampfhusten nach Essen und Trinken, mit Erbrechen des Genossenen.[VHA]
Heftiger, trockener Husten beim Eintreten in ein warmes Zimmer, wenn man von der kalten

Verifikationen und klinische Symptome

LUFT kommt: NAT-C.. (vergleiche BRY.).[Br., Lippe]
BLUT-Husten geronnenen oder bräunlichen BLUTES.[VHA]
Beim Husten Kopfschmerz zum Zerspringen und Stiche in den Brustseiten.[VHA]
Husten mit Stichen in der Brust.[HA 4]
Husten mit Kopfweh zum Zerspringen oder mit Stichen in den Brustseiten.[HA 39]
Neigung zu Husten, sobald man von der kalten LUFT in ein warmes Zimmer eintritt.[Br., Lippe]

Keuchhusten

Krampfartiger Keuchhusten, wie von SCHWEFEL-Dampf, oder von Kitzel im Halse und in der Herzgrube erregt, Abends und Nachts ohne, Morgens und am Tage mit Auswurf gelben, oder mit geronnenem bräunlichem BLUTE gemischten, oft kalten Schleims, von meistens widrig FADEM Geschmacke und zuerst sich schwer lösend.[KEU 10]

Verschlimmerung: Abends und Nachts. – Anstrengung. Bewegung. Sprechen. Lachen. Nach jedem Essen und Trinken. Kalte LUFT. Verkältung nach Erhitzung. In der dumpfigen Stube. Von Tiefathmen. Nach dem Niederlegen. Nach Masern.[KEU 10-11]

Begleitung: Aergerlichkeit, Reizbarkeit und Heftigkeit. Todesfurcht. Verzweiflung an der Genesung. Im Kopfe Stechen, Drücken und Zersprengungsschmerz. Geschwulst der obern Augenlider. Nasen-BLUTEN. Aufgedunsene Röthe und Hitze des Gesichts. Aufgesprungene, BLUTENDE Lippen. Stechen und Kratzen im Halse. Heftiger Durst, mit jedesmal vielem Trinken. Durst auf kaltes WASSER. BITTERES Aufstossen. Würmerbeseigen. Brecherlichkeit. Erbrechen fester Speisen, nicht der flüssigen. Erbrechen erst Galle, dann Speisen. Magenschmerzen. Stechen und Wundschmerz in der Herzgrube und in den Hypochondern. Stechen in der Leber. Bauchauftreibung. Stiche im Unterleibe. Harndrang und unwillkührlicher Harnabgang. Stockschnupfen. Niesen. Kurzäthmigkeit. Athemlosigkeit. Schnappen nach LUFT. Neigung zum Tiefathmen. Athemversetzung. Erstickungsanfälle. Stösse und Wundschmerz in der Luftröhre. Heiserkeit. Brustentzündung. Stiche, Wundschmerz und Zersprengungsschmerz in der Brust. Zerschlagenheit der Ribben. Herzklopfen. Stiche im Kreuze und Rücken. Schlaflosigkeit bis Mitternacht. Frost mit Kopfhitze, rothen Backen und Durst. Fettiger, öliger Schweiss.[KEU 11]

Nur im ersten Stadium, oder später bei einer, in Folge des Hustens entstandenen entzündlichen Affektion der Brust angezeigt.[KEU 11]

Die beiden Schwester-Arzneien BRY. und RHUS-T. unterscheiden sich bekanntlich im Wesentlichen durch Erhöhung der Beschwerden in Bewegung oder Ruhe, in der Wärme und in der Kälte, und dieser Charakter bleibt auch für den Husten bestehen, mit Ausnahme der sich bei beiden gleich bleibenden Tageszeit.[KEU 52]

Luftröhre

Stösse und Wundschmerz in der Luftröhre.[KEU 11]
Heiserkeit.[KEU 11]

Hals

Spannung und Steifigkeit im Nacken und am Halse.[VHA]
Ausschlag am Halse.[VHA]

Brust

Stiche in der Brust beim Athmen, Husten und bei Bewegung, im Liegen auf dem Rücken gebessert.[VHA]
Heftige Stiche in der linken Brustseite.[VHA]
Husten mit Stichen in der Brust.[HA 4]
Stiche, Wundschmerz und Zersprengungsschmerz in der Brust.[KEU 11]
Die Schmerzen bei BRY. sind scharfe ausgedehnte Schmerzen. (Zahlreiche kleine Stiche in der Brust, wie Nadelstiche: KALI-C..) [Br., Lippe]
Oft bei Lungen- und Brustfellentzündung angezeigt.[Br., Lippe]
Lungenentzündung mit Stichen.[VHA]

Heilungsbericht: Ein verarmter Schneider hier, Namens *Sch.*, etwa 50 Jahre alt, bekam ein Jahr früher ein hartnäckiges Wechselfieber, welches erst nach geraumer Zeit mit Uebermaaß von CHINA vertrieben wurde. Aber sein Befinden war nun eher schlimmer, als besser, und der seitherige Arzt hatte nun endlich erklärt, er leide an einer unheilbaren Schwindsucht. Wie gewöhnlich flüchtete sich der verloren gegebene nun auch in die Arme der Homöopathie, als zu dem letzten r e f u g i u m , wenn nichts anders mehr hilft. Am 22. Julius 1835 nahm ich folgende Notizen nebst den bereits gemeldeten, in mein Journal auf: – Immerwährender, unlöschbarer D u r s t ; E r b r e c h e n nach jedem Genusse, vorzüglich aber aller k o n s i s t e n t e n S p e i s e n ; Verstopfung mit Durchfall wechselnd, und vor letzterem jedesmal L e i b w e h ; stete, beängstigende B e k l e m m u n g der Brust, am meisten, wenn er sich nur im Mindesten bewegt; immerwährender t r o c k n e r H u s t e n , am meisten die Nacht, früh mit etwas weißlichem, SÜßLICHSCHMECKENDEM Auswurfe, von S t i c h e n in der rechten Brustseite begleitet. Er erhielt sogleich BRY. 30°°. Am 27. Juli fühlte er sich schon viel besser und erhielt eine Gabe SULPH. 60°°, welche ungemein wohlthätig wirkte; nur klagte er über viel Frost im Rücken, als er am 5. Aug. wieder vorkam. Ich reichte ihm nun PULS. 4°°°°°°°°°, diesmal aber mit schlechtem Erfolge. Am 13. Aug. eine Gabe SULPH. 30°°, welche wieder die beinahe stillstehende Besserung rasch in erwünschten Gang brachte, und die gänzliche H e i l u n g v o l l e n d e t e .[ACS 18 (1840) 2, 30-31]

Drücken auf der Brust, wie eine Last.[VHA]

Herzklopfen mit Athembeengung.[VHA], [HA 39]

Herzklopfen.[KEU 11]

Geschwollene, entzündete oder verhärtete Brüste; die Entzündung geht strahlenförmig vom Zentrum nach der Peripherie: BELL. (Die BRY.-Entzündung hat weniger Röte und Hitze, aber mehr Verhärtung und mehr isolierte Anschwellung).[Br., Lippe]

Brustentzündung.[KEU 11]

Heilungsbericht: *E. A.* zu O., eine junge Bauerfrau von 25 Jahren, kam vor fünf Wochen nieder und ward wenige Tage darauf krank, wobei sie von einem allopathischen Arzte mit stets zunehmender Verschlimmerung behandelt wurde. Sie liegt jetzt beständig im Bette, hat Fieber, r o t h e n A u s s c h l a g über den ganzen Körper, e n t z ü n d e t e , harte B r ü s t e mit dicken, feuerrothen und sehr schmerzhaften Knoten und wunden, eiternden Brustwarzen; dabei stete Verstopfung. – Daß ich sie selbst nicht sehen konnte, versteht sich von selbst, weil sie über 3 Meilen von hier wohnt. – Am 19. April [1841] Nro. 1 ACON. 30°°°, Nro. 2 NUX-V. 30°°, Nro. 3 PHOS. 30°°, Nro. 4 und 5 SACCH. LACT., alle 24 Stunden ein Pulver zu nehmen. Am 24. April: die Brust ist nun aufgegangen und eitert gut. Ziehen in den Beinen, Abends schlimmer. Nun Nro. 1 und 3 BRY. 30°°, Nro. 2 und 4 PULS. 30°°°, Nro. 5 SACCH. LACT., wieder alle 24 Stunden ein Pulver. Am 1. Mai. Die Brust ist geheilt, aber die MILCH läuft von selbst heraus; Frost beim Aufstehen aus dem Bette, der Ausschlag noch da. An diesem Tage: Nro. 1 SULPH. 60°°, Nro. 2 und 4 SACCH. LACT., Nro. 3 CALC. 30°°, alle 5 Tage ein Pulver. Nach 3 Wochen war die Frau wieder ganz gesund und blieb es bis zur heutigen Stunde.[ACS 19 (1842) 3, 64]

(Schmerzlose) Knoten und Verhärtungen in den Brustdrüsen.[VHA]

Uebermäßig volle, von MILCH strotzende Brüste der Wöchnerinnen.[VHA]

Versiegen der MILCH.[Br., Lippe]

Zerschlagenheit der Ribben.[KEU 11]

Puls

Der Puls ist beschleunigt während der Nacht und langsam am Tage. (Der SULPH.- und ARS.-Puls ist schneller am Morgen und langsamer abends; dies trifft besonders bei Fieber von langer Dauer zu.)[Br., Lippe]

P u l s sehr voll, hart, schnell und gespannt, zuweilen auch aussetzend, mit starker BLUTWALLUNG.[WF 11]

Rücken

Stechen im Kreuze, im Rücken und in den Schulterblättern.[VHA]

Stiche im Kreuze und Rücken.[KEU 11]

Gebücktes Gehen und Sitzen von schmerzhafter Steifigkeit im Kreuze.[VHA]

Oberglieder

Spannendes und stechendes Reissen im Schultergelenke und in den Oberarmen.[VHA]

Spannende oder stechende Gliederschmerzen von Bewegung verschlimmert.[HA 39]

Geschwulst der Ellbogengelenke und der Hände, besonders des Handrückens.[VHA]

Verrenkschmerz im Handgelenke bei Bewegung.[VHA]

Zucken der Finger, bei Bewegung der Hände.[VHA]

Stiche in den Gelenken.[VHA]

Lähmungen der Glieder.[VHA]

Rothlauf-Entzündungen, vorzüglich an den Gelenken.[VHA]

Verifikationen und klinische Symptome

Verifikationen und klinische Symptome

Gliederschmerzen in Bewegung.[HA 4]

Bewegung verschlimmert den Zustand des BRY.-Kranken. (Spannung, Steifigkeit und Stiche in den Gelenken; dieselben sind schlimmer beim Aufstehen von einem Sitz, besser durch Bewegung; RHUS-T.. LYC. hat ebenfalls Steifigkeit in den Gelenken.)[Br., Lippe]

Unterglieder

Knacken und Ausspringen des Hüftgelenks im Gehen.[VHA]

Heiße spannende Geschwulst des Ober- und Unterschenkels, oder der Füße, oft bloß des Fußrückens.[VHA]

Spannende Steifigkeit in den Beinen.[VHA]

Stiche in den Gelenken.[VHA]

Verrenkschmerz im Fußgelenke beim Gehen und Auftreten.[VHA]

Gliederschmerzen in Bewegung.[HA 4]

Faule Fußgeschwüre.[VHA]

Podagra mit stechendem Schmerze.[VHA]

Rothlauf-Entzündungen, vorzüglich an den Gelenken.[VHA]

Lähmungen der Glieder.[VHA]

Beachte: CAUST. ist überhaupt ein sehr probates Mittel in schmerzloser Lähme [bei Pferden]. BRY. leistet in schmerzhafter Lähme auf äußere Erkältung in der Regel Alles, während ARS. in vielen Krankheitsverhältnissen, die von innerer Erkältung herrühren, ein Hauptmittel ist.[S.,R.; THU 5, 39]

Heilungsbericht von Kühen: *Eilker's* Kalb, seit mehreren Tagen ganz gelähmt und kann nicht mehr stehen, Abends schlimmer: 1. NUX-V., 2. BRY., alle 48 Stunden [je C 200°°]. – Geheilt.[KMS 780]

Geschwulst der Beine nach Nervenfieber: Es eigne sich die weiße, harte Geschwulst für BRY., in den meisten Fällen die bläuliche für LACH. und die rothe für PULS..[AHZ 46 (1853) 134-135]

Gefühl, als ob das Fußgelenk verrenkt wäre; dies macht sich besonders beim Gehen bemerkbar. – Der ganze Körper fühlt sich bei Berührung wund und zerschlagen.[Br., Lippe]

Bei Verstauchungen des Fußgelenkes ist BRY. sehr hilfreich; man lasse den Kranken etwas umhergehen, da die Verstauchung schneller heilt.[Br., Lippe]

Bewegung verschlimmert den Zustand des BRY.-Kranken. (Spannung, Steifigkeit und Stiche in den Gelenken; dieselben sind schlimmer beim Aufstehen von einem Sitz, besser durch Bewegung; RHUS-T.. LYC. hat ebenfalls Steifigkeit in den Gelenken.)[Br., Lippe]

Drüsen

Verhärtungen der Drüsen.[VHA]

(Schmerzlose) Knoten und Verhärtungen in den Brustdrüsen.[VHA]

Konkordanz Drüsen: *Bell.*, Calc., Con., Lyc., Merc., *Phos.*, Puls., Rhus-t., *Sulph.* [PB]

Knochen

Schmerzen in den Knochen, als wäre das Fleisch losgeschlagen.[VHA]

Konkordanz Knochen: Arg., Asaf., Bell., Calc., Chin., Cupr., Cycl., Ign., Lyc., *Merc.*, Mez., Nit-ac., Phos., Ph-ac., Puls., Rhod., *Rhus-t.*, Ruta, Sabin., Sil., *Staph.*, *Sulph.*, Thuj. [PB]

Haut

Brennend jückende Ausschläge.[VHA]

Frieselausschlag (besonders bei Kindern und Wöchnerinnen).[VHA]

Anschwellung und Entzündung der linken, äußeren Schamlippe.[Br., Lippe]

Erysipelas (Rotlauf, Rose).[Br., Lippe]

Schwarze, schmerzlose Pusteln an der Schamlippe, nach dem Kindbett oder nach Erkältung.[Br., Lippe]

BLUTFLECKE.[VHA]

*Harte Knoten an mehren Theilen des Körpers.[VHA]

Rothlauf-Entzündungen, vorzüglich an den Gelenken.[VHA]

Blasse oder rote Anschwellung des angegriffenen Teiles mit Unfähigkeit, denselben zu bewegen.[Br., Lippe]

Stiche in den angegriffenen Teilen bei jeder Berührung; er kann nicht im Bette bleiben, weil al-

le Körperteile sehr schmerzhaft sind; und doch ist es schlimmer bei Bewegung.[Br., Lippe]
Faule Geschwüre mit Kältegefühl an denselben.[VHA]
*Knoten und Verhärtungen im Gesichte, wie Beulen.[VHA]
Ausschlag, besonders an der Unterlippe.[VHA]
Ausschlag am Halse.[VHA]
Faule Fußgeschwüre.[VHA]
Podagra mit stechendem Schmerze.[VHA]
Große Fettigkeit der Kopfhaare.[VHA]
Wenn BRYONIA die richtige Arznei ist, so wird sie innerhalb 1 2 Stunden dadurch ihre Wirkung kundgeben, daß sie einen reichlichen Schweiß hervorruft.[Br., Lippe]
Wenn während des Scharlachfiebers oder der Masern usw. der Ausschlag nicht recht herauskommt und blaß aussieht; gib BRY.; das wird ihn sicher herausbringen.[Br., Lippe]
Konkordanz Haut und Aeusseres: Acon., Ant-c., Arn., *Ars.*, Asaf., Bar-c., Bell., Calc., Caust., Chin., Cic., Con., Graph., Hep., Ip., Kali-c., Lach., Led., *Lyc.*, Merc., Mez., Nat-m., Nux-v., Phos., *Puls.*, *Rhus-t.*, Sep., *Sil.*, Spig., Spong., Staph., *Sulph.*, Viol-t. [PB]

Schlaf

Spätes Einschlafen wegen Unruhe und Hitze: Thuj. (BRY., PHOS., RHUS-T.)[KMS 729]
Gähnen und Tagesschläfrigkeit.[VHA]
Schlummersucht mit halb geschlossenen Augen.[VHA]
Schlaflosigkeit vor Mitternacht wegen Durst, Hitze und BLUTWALLUNG.[VHA], [HA 39-40]
Schlaflosigkeit bis Mitternacht.[KEU 11]
Nachtwandeln.[VHA]
Nachwandeln: sie steht im Traume auf und geht zur Thüre (MESM.): Bry.[Caspari, MM 1,171]
Nächtliches Irrereden, sobald er erwacht.[VHA]
Nächtliche Delirien über Tagesbegebenheiten und Geschäfte (bei Nervenfieber).[HA 12]
Nächtliches Delirien über Tagesgeschäfte.[Br., Lippe]
Patient spricht nicht so viel im Schlafe als der BELL.-Kranke, aber delirirt, sobald er erwacht.[Br., Lippe]
FETTIGER, schmieriger, sauer riechender Schweiß am Kopf und über den ganzen Körper, während des Schlafes nachts und besonders gegen Morgen. (Dr. *Lippe* hielt dies für ein sehr charakteristisches Symptom von BRY.).[Br., Lippe]
Konkordanz Schlaf und Träume: Acon., Ant-t., Ars., Bell., Calc., Caust., Chin., Cic., *Con.*, Croc., Hep., *Ign.*, Lyc., M-arct., Mag-c., Merc., Nat-c., Nux-m., *Nux-v.*, *Op.*, *Phos.*, Ph-ac., *Puls.*, *Rhus-t.*, Sabad., Sep., Sil., *Sulph.* [PB]

Träume

Die ganze Nacht sehr lebhafter Traum von genauer Besorgung seiner Tagesgeschäfte (MESM.): Bry.[Caspari, MM 1,171]
Nachwandeln: sie steht im Traume auf und geht zur Thüre (MESM.): Bry.[Caspari, MM 1,171]
Träumt immer von seinem Berufe.[Br., Lippe]
Konkordanz Schlaf und Träume: Acon., Ant-t., Ars., Bell., Calc., Caust., Chin., Cic., *Con.*, Croc., Hep., *Ign.*, Lyc., M-arct., Mag-c., Merc., Nat-c., Nux-m., *Nux-v.*, *Op.*, *Phos.*, Ph-ac., *Puls.*, *Rhus-t.*, Sabad., Sep., Sil., *Sulph.* [PB]

Fieber

Magenverderbniß mit gastrischem Fieber, Frost und Kälte: Bry. X° R.[SRA]
Der Puls ist beschleunigt während der Nacht und langsam am Tage. (Der SULPH.- und ARS.-Puls ist schneller am Morgen und langsamer abends; dies trifft besonders bei Fieber von langer Dauer zu.).[Br., Lippe]
Vorwaltende Frostigkeit und Kälte, oft mit Kopfhitze und Durst.[VHA]
Frost mit Kopfhitze, rothen Backen und Durst.[KEU 11]
Innere Hitze mit Durst auf kalte Getränke.[VHA]
Fieberbewegungen mit bitterem Geschmack und Durst[HA 3-4]

Nervenfieber

Im Nervenfieber paßt BRY. bei Verschlimmerung am Abend; RHUS-T., wenn das Befinden

Verifikationen und klinische Symptome

am Morgen besser.[Chargé, Bönn.]

Nächtliche Delirien über Tagesbegebenheiten und Geschäfte (bei Nervenfieber).[HA 12]

BRY. im Wechsel mit PULS. [bei Nervenfieber], und Niemand war über 7 Tage krank.[ACS 18 (1840) 2, 15]

Das Wechseln mit BRY. und RHUS-T. in nervösen Fiebern ist kaum so oft anwendbar, als das mit BRY. und PULS., oder mit RHUS-T. und NUX-V..[ACS 18 (1840) 2, 15]

Scharlachfieber

Wenn während des Scharlachfiebers oder der Masern usw. der Ausschlag nicht recht herauskommt und blaß aussieht; gib BRY.; das wird ihn sicher herausbringen.[Br., Lippe]

Fettiger Schweiß, wie Oel.[VHA]

Fettiger, öliger Schweiss.[KEU 11]

Nachtschweiß, besonders in der Morgenzeit.[VHA]

Wir haben nur wenige Mittel, welche beim Schweiße und so lange dieser währt, die Beschwerden schweigen lassen (BRY., CALAD. und RHUS-T.) [ACS 18 (1840) 2, 7]

Allgemeiner Frost mit Kopfhitze und Durst.[HA 40]

Fettiger Schweiß, wie Oel.[HA 40]

Fieberstadien

1. Puls sehr voll, hart, schnell und gespannt, zuweilen auch aussetzend, mit starker BLUTWALLUNG.[WF 11]
2. Frost und Frostigkeit vorwaltend, oft mit Kopfhitze, rothem Backen und Durst. – Frost mit äusserer Kälte des Körpers. – Frost und Kälte am Meisten Abends und oft nur halbseitig rechts. – Frost in der Stube mehr, als im Freien.[WF 11]
3. Trockne, brennende Hitze, meistens bloss innerlich, und als brenne das BLUT in den Adern. – Bei der Hitze sehr erhöhete Beschwerden.[WF 11]
4. Viel Schweiss und sehr leichtes Schwitzen, selbst von langsamem Gehen in der freien, kalten LUFT. – Starker Nacht- und Früh-Schweiss. – Saurer oder öliger Schweiss.[WF 11] – Süsslich, wie Honig riechender Schweiss: Thuj. (BRY.?, PULS., SEL.?)[KMS 729]

Konkordanz Fieber: *Acon., Ars.*, Bell., Calc., Cham., *Chin.*, Dig., Ferr., Graph., Hep., Hyos., Jod., Ip., Kali-c., *Lyc.*, Merc., Nat-m., *Nux-v.*, *Phos.*, Ph-ac., *Puls.*, Rhus-t., *Sep.*, Sil., Spig., Stram., *Sulph.*, Verat. [PB]

Gemeinsames

Aergerniß mit Aergerlichkeit, und daneben Frost und Kälte des Körpers: Bry. X° R.[SRA]

Magenverderbniß mit gastrischem Fieber, Frost und Kälte: Bry. X° R.[SRA]

Der ganze Körper fühlt sich bei Berührung wund und zerschlagen.[Br., Lippe]

Rheumatischer und gichtischer Gliederschmerz mit Spannen, durch Bewegung und Berührung verschlimmert.[VHA]

Der BRY.-Kranke scheut sich infolge von Schmerz vor jeder Bewegung. (Große Unruhe, mit Unmöglichkeit, ruhig sitzen zu bleiben; der Kranke liegt nie still, ausgenommen wenn er sich vor Schwäche nicht bewegen kann: RHUS-T..)[Br., Lippe]

Stiche in den angegriffenen Teilen bei jeder Berührung; er kann nicht im Bette bleiben, weil alle Körperteile sehr schmerzhaft sind; und doch ist es schlimmer bei Bewegung.[Br., Lippe]

Stiche in den Gelenken.[VHA]

Lähmungen der Glieder.[VHA]

(Blasse oder rothe) Geschwulst und Unbeweglichkeit der leidenden Theile.[VHA]

Ueberempfindlichkeit der Sinne gegen äußere Eindrücke.[VHA]

Im Nervenfieber paßt BRY. bei Verschlimmerung am Abend; RHUS-T., wenn das Befinden am Morgen besser.[Chargé, Bönn.]

Wenn während des Scharlachfiebers oder der Masern usw. der Ausschlag nicht recht herauskommt und blaß aussieht; gib BRY.; das wird ihn sicher herausbringen.[Br., Lippe]

Der Kranke ist schlimmer von Bewegung, von körperlicher Anstrengung, vom Hinaufsteigen und vom Aufsitzen im Bette. Er kann sich nicht eine Minute aufsetzen, es wird ihm übel, oder fällt er in Ohnmacht, oder beides.[Br., Lippe]

Er ist auch schlimmer während trockener, heißer Witterung. (Wenn der Kranke sich verschlimmert beim Liegen auf der schmerzhaften Seite, denke an HEP.. Dem BRY.-Kranken wird besser vom Liegen auf der schmerzhaften Seite.)[Br., Lippe]

Verifikationen und klinische Symptome

Hundeseuche

Des Freiherrn *von Wendt-Crassenstein* Wachtelhündchen war von der sogenannten Hundeseuche befallen und bei allöopathischer Veterinär-Behandlung am 20. Jan. 1849 so weit gebracht, daß mit jeder Stunde der Tod zu erwarten war, als noch eben vor Thoresschluß meine Hülfe für den Liebling seines Herrn angerufen wurde. Ohne große Hoffnung und mit Verwahrung gegen jede böse Nachrede, wenn der Erfolg ungünstig ausfallen sollte, gab ich sogleich RHUS-T. 200°°°, worauf sogleich anscheinend Besserung erfolgte, und am folgenden Tage KALI-C. 200°° mit so entschiedener und schleuniger Besserung, daß er am 22. wieder gehörig fraß und am 23. Jan. als vollkommen geheilt angesehen werden konnte. – Mit gleichem schnellem und vollständigem Erfolge habe ich später noch mehrere Hunde, auch meinen eigenen, mit obigen Mitteln behandelt; nur mußte ich bei zweien, statt RHUS-T., BRY. zuerst geben, stets aber alle Mittel in der angegebenen Hochpotenz.[AHZ 38 (1850) 363-364]

Besserung der Beschwerden

Die Beschwerden erhöhen sich Abends (gegen 9 Uhr) und durch Bewegung, (in seltnerer Wechselwirkung auch in der Ruhe).[VHA]

Der BRYONIA-Kranke will sich nicht bewegen, denn je ruhiger er sich verhält, desto besser fühlt er sich.[Br., Lippe]

Ruhe.[HA 45], [HA 57], [HA 71], [HA 79], [HA 126]

Ruhe des Körpers.[HA 74]

Ruhiges Liegen.[HA 52], [HA 84]

Liegen auf dem Rücken.[HA 68], [HA 79]

Liegen auf dem schmerzenden Theil.[HA 135]

Beim Stillliegen im Bette und auf dem schmerzenden Theil gebessert.[HA 123]

Wenn der Kranke sich verschlimmert beim Liegen auf der schmerzhaften Seite, denke an HEP.. Dem BRY.-Kranken wird besser vom Liegen auf der schmerzhaften Seite.[Br., Lippe]

Besserung beim Liegen auf der schmerzhaften Seite, während des Sitzens und während er das kranke Glied herabhängen läßt; ebenso vom Essen kalter Dinge und vom Trinken kalten WASSERS (vergleiche PHCS.), vom Warmwerden im Bette und durch Schweiß.[Br., Lippe]

Besserung beim Wechseln der Lage und wenn Patient auf die schmerzhafte Seite liegt: IGN. (Vergleiche BRY..)[Br., Lippe]

Äußerer Druck.[HA 45], [HA 52], [HA 68], [HA 74], [HA 84]

Festbinden des Kopfs.[HA 84]

Augenschließen.[HA 57]

Nach Schweiß.[HA 135]

Verschlimmerung der Beschwerden

Die Beschwerden erhöhen sich Abends (gegen 9 Uhr) und durch Bewegung, (in seltnerer Wechselwirkung auch in der Ruhe).[VHA]

Abends und Nachts.[KEU 10]

Nachtschlaf, zumal gegen Morgen.[HA 126]

Abends.[HA 10], [HA 13], [HA 39], [HA 45], [HA 68], [HA 71], [HA 84], [HA 114], [HA 123]

Abends und in der Bewegung.[HA 3]

Gegen Morgen.[HA 126]

Anstrengung.[KEU 10]

Bewegung.[KEU 10], [HA 13], [HA 39], [HA 45], [HA 52], [HA 68], [HA 74], [HA 79], [HA 84], [HA 123]

Bei der mindesten Bewegung.[HA 126]

Bewegung des Kopfs.[HA 71]

Gliederschmerzen in Bewegung.[HA 4], [HA 114]

Gehen im Freien.[HA 57]

Der Kranke ist schlimmer von Bewegung, von körperlicher Anstrengung, vom Hinaufsteigen und vom Aufsitzen im Bette.[Br., Lippe]

Bücken.[HA 45], [HA 52], [HA 71], [HA 79], [HA 84]

Sprechen.[KEU 10]

Lachen.[KEU 10]

Oeffnen der Augen.[HA 52], [HA 68]

Nach jedem Essen und Trinken.[KEU 10-11]

Nach dem Essen.[HA 45]

Verifikationen und klinische Symptome

Beim Essen.[HA 126]
Kalte LUFT.[KEU 11]
Besonders in kalter LUFT.[HA 126]
Verkältung nach Erhitzung.[KEU 11]
Erhitzung.[HA 45]
In der dumpfigen Stube.[KEU 11]
Warmwerden.[HA 71]
In der Wärme.[HA 74], [HA 79], [HA 123]
Trockenes Wetter.[HA 135]
Er ist auch schlimmer während trockener, heißer Witterung.[Br., Lippe]
Von Tiefathmen.[KEU 11]
Berührung.[HA 74], [HA 123], [HA 135]
Hart Auftreten.[HA 84]
Nach dem Niederlegen.[KEU 11]
Nach Masern.[KEU 11]

Konkordanzen

Verschlimmerung nach der Zeit: Bell., Lach., Lyc., Puls. [PB]

Verschlimmerung nach Lage und Umständen: Acon., Arn., Ars., *Bell., Calc.*, Caps., Carb-v., Caust., Cham., Chin., Cocc., Colch., Coloc., Con., Hep., Hyos., Ign., Ip., Kali-c., Led., *Lyc.*, Nat-c., *Nux-v.*, Op., Phos., *Puls.*, *Rhus-t.*, Sabin., *Sep.*, Sil., Spig., Stann., Stram., *Sulph.*, Verat. [PB]

Beschwerden der Thiere

Hunde

Des Freiherrn *von Wendt-Crassenstein* Wachtelhündchen war von der sogenannten Hundeseuche befallen und bei allöopathischer Veterinär-Behandlung am 20. Jan. 1849 so weit gebracht, daß mit jeder Stunde der Tod zu erwarten war, als noch eben vor Thoresschluß meine Hülfe für den Liebling seines Herrn angerufen wurde. Ohne große Hoffnung und mit Verwahrung gegen jede böse Nachrede, wenn der Erfolg ungünstig ausfallen sollte, gab ich sogleich RHUS-T. 200°°°, worauf sogleich anscheinend Besserung erfolgte, und am folgenden Tage KALI-C. 200°° mit so entschiedener und schleuniger Besserung, daß er am 22. wieder gehörig fraß und am 23. Jan. als vollkommen geheilt angesehen werden konnte. – Mit gleichem schnellem und vollständigem Erfolge habe ich später noch mehrere Hunde, auch meinen eigenen, mit obigen Mitteln behandelt; nur mußte ich bei zweien, statt RHUS-T., BRY. zuerst geben, stets aber alle Mittel in der angegebenen Hochpotenz.[AHZ 38 (1850) 363-364]

Pferde

Gr. Schürmann's Pferd wieder dämpfig, nachdem es im vorigen Jahre am 26. Juli mit NUX-V. und am 19. Aug. mit BRY. davon hergestellt war, nun am 16. Mai [1863] ARS., welches am 25. Juli d. J. wiederholt werden musste [je C 200°°]. Seitdem wohl.[KMS 782]

Rinder

Eilker's Kalb, seit mehreren Tagen ganz gelähmt und kann nicht mehr stehen, Abends schlimmer: 1. NUX-V., 2. BRY., alle 48 Stunden [je C 200°°]. – Geheilt.[KMS 780]

Arzneiverwandtschaften von Bryonia alba

Acon., Am-c., Am-m., Arn., Ars., Bar-c., Bell., Bov., (Calc.), (Caps.), Cham., Chin., Cina, Clem., Coff., Dros., Dulc., Graph., Hep., Kali-c., Lach., Led., Lyc., Mag-c., Merc., Mosch., Mur-ac., (Nit-ac), Nux-v., Op., Phos., Puls., Ran-b., Rheum, Rhus-t., Ruta, (Sel.), Seneg., Squil., Stram., Sulph., Thuj., Verat. [VHA]

Acon., Arn., Ars., Asaf., *Bell., Calc.,* Canth., Carb-v., Caust., Cham., Chin., *Con.*, Graph., Hep., Hyos., Ign., Ip., Kali-c., *Lyc., Merc.*, Mez., Nat-c., Nat-m., Nit-ac., *Nux-v.*, Op., *Phos.*, Ph-ac., *Puls.*, *Rhus-t., Sep.*, Sil., Spig., Staph., Stram., *Sulph.*, Verat. [PB]

Acon., *Alum.*, Ang., *Ars.*, Bell., Bor., *Calc., Carb-v.*, Caust., *Chin., Clem.*, Coloc., *Dulc.*, Guaj., *Jod.*, Ip., *Kali-c., Led., Lyc., Mez., Mill.*, Phos., *Ran-b.*, *Puls.*, *Rhod.*, *Rhus-t.*, *Seneg.*, Sep., Squil., Verat. [KV]

Die Aehnlichkeit seiner Wirkung mit vielen Symptomen von WURZELSUMACH läßt sich nicht verkennen; ich habe ihrer im Vorworte zu letztgenannter Arznei [RHUS-T.] gebührend erwähnt.[RA 2, 418]

Die beiden Schwester-Arzneien BRY. und RHUS-T. unterscheiden sich bekanntlich im Wesentli-

Verifikationen und klinische Symptome

chen durch Erhöhung der Beschwerden in Bewegung oder Ruhe, in der Wärme und in der Kälte, und dieser Charakter bleibt auch für den Husten bestehen, mit Ausnahme der sich bei beiden gleich bleibenden Tageszeit.[KEU 52]

Antidote von Bryonia alba: A c o n ., Alum., C a m p h ., C h a m ., Clem., C o f f ., Ign., Mur-ac., Nux-v., Puls., R h u s - t ., Seneg.

Wo sie wirklich unrecht und nicht treffend homöopathisch gewählt war, hebt WURZELSUMACH den Nachtheil gewöhnlich auf, oder eine auf die erregten Uebel nach Umständen noch genauer passende Arznei andrer Art, wenigstens KAMPHER. [RA 2, 418]

Camph., Coff., Rhus-t. [SRN]

A c o n ., Alum., C a m p h ., C h a m ., Clem., C o f f ., Ign., Mur-ac., Nux-v., Puls., R h u s - t ., Seneg. [PB]

Bryonia alba ist Antidot von: Alum., Calc., Clem., Mez., Mur-ac., Ran-b., Rhod., Rhus-t., Seneg.

Oefteres Riechen an KAMPHER mässigt seine [CLEM.] allzu heftige Wirkung, so wie auch die davon erregten Zahnschmerzen in der ZAUNRÜBE ihre Beruhigung finden sollen.[CK 3, 150]

Endlich, am 9. Juli 1836, reichte ich eine Gabe CALC. 30°°, welche das Herzklopfen schon am ersten Tage ungemein verschlimmerte, so daß ich durch Riechen an BRY. 30 die allzu heftige Wirkung derselben mäßigen mußte, was auch geschah, und wonach es mit dem Herzklopfen bis zum 5. Aug. viel besser wurde.[ACS 17 (1839) 3, 15-17]

Die Nachtheile der verfehlten Wahl [von RHUS-T.] hebt oft die ZAUNREBE, zuweilen der SCHWEFEL, zuweilen der KAMPHER oder der rohe KAFFEE, je nach den erregten übeln Zufällen.[RA 2, 359]

Bryonia alba ist Folgemittel von: Jod., Nux-v.

Gr. Schürmann's P f e r d wieder d ä m p f i g , nachdem es im vorigen Jahre am 26. Juli mit NUX-V. und am 19. Aug. mit BRY. davon hergestellt war, nun am 16. Mai [1863] ARS., welches am 25. Juli d. J. wiederholt werden musste [je C 200°°]. Seitdem wohl.[KMS 782]

Am obigen Tage [18. April 1841] erhielt er von mir zuerst eine Gabe JOD. 30°°, nebst einigen MILCHZUCKER-Pulverchen, wonach sich bis zum 17. Mai entschiedene Besserung einstellte und das kitzelnde Gefühl im Oberbauche ganz verlor. Er war nun im Stande, den anderthalb Meilen weiten Weg bis zu meinem Wohnorte hin und zurück zu Fuße zurückzulegen und klagte nur noch über Stechen um den Nabel und Drücken im Unterleibe. Er erhielt nun eine Gabe BRY. 30°°° und fünf Tage später noch eine Gabe JOD. 30°°, wonach bis zum 5. Juni die Besserung weitere Fortschritte machte und er nur über Schwere im Unterleibe und schleimige Stuhlgänge klagte.[ACS 19 (1842) 3, 51]

Folgemittel von Bryonia alba: Calc., Caust., Jod., Kali-c., Lyc., Rhus-t., Sulph.

Eine sogleich gereichte Gabe BRY. 30°°, so wie eine andere, 14 Tage später gereichte Gabe LYC. 30°° brachten sehr ansehnliche Besserung hervor.[ACS 17 (1839) 3, 5]

Endlich, am 9. Juli 1836, reichte ich eine Gabe CALC. 30°°, welche das Herzklopfen schon am ersten Tage ungemein verschlimmerte, so daß ich durch Riechen an BRY. 30 die allzu heftige Wirkung derselben mäßigen mußte, was auch geschah, und wonach es mit dem Herzklopfen bis zum 5. Aug. viel besser wurde. Da nun aber die Wirkung beendigt zu sein schien, gab ich wieder CALC. 30°, welche, ohne starke Erstwirkung, bis zum 3. Sept. Besserung brachte.[ACS 17 (1839) 3, 15-17]

Am 23. Jan. 1838 zweimal BRY. 30°° und RHUS-T. 30°° im Wechsel zu 48 Stunden gegeben, besserten alles, auch die Kreuzschmerzen, nur die Hüft- und Oberschenkelbeschwerden waren noch dieselben und dem Berichte gemäß, weil ich die Leidende nicht gesehen, ganz unleidlich. Am 1. Febr. 1838 zwei Gaben CAUST., jede zu 30°°, und eine Zwischengabe CALC. zu 30°° nahmen dies Uebel weg,.[ACS 17 (1839) 3,41]

Ohne große Hoffnung und mit Verwahrung gegen jede böse Nachrede, wenn der Erfolg ungünstig ausfallen sollte, gab ich sogleich RHUS-T. 200°°°, worauf sogleich anscheinend Besserung erfolgte, und am folgenden Tage KALI-C. 200°° mit so entschiedener und schleuniger Besserung, daß er am 22. wieder gehörig fraß und am 23. Jan. als vollkommen geheilt angesehen werden konnte. – Mit gleichem schnellem und vollständigem Erfolge habe ich später noch mehrere Hunde, auch meinen eigenen, mit obigen Mitteln behandelt; nur mußte ich bei zweien, statt RHUS-T., BRY. zuerst geben, stets aber alle Mittel in der angegebenen Hochpotenz.[AHZ 38, S. 363-364]

Am 7. Mai 1835 eine Gabe BRY. 30° besserte bis zum 16. dieses Monats alles so bedeutend, daß an diesem Tage nur der Urin noch dick und trübe war, und eine Gabe RHUS-T. 30° hinreichte, dieses ganz große Leiden gänzlich und dauerhaft auszulöschen.[ACS 18 (1840) 2, 12]

Verifikationen und klinische Symptome

Verifikationen und klinische Symptome

Er erhielt sogleich BRY. 30°°. Am 27. Juli [1835] fühlte er sich schon viel besser und erhielt eine Gabe SULPH. 60°°, welche ungemein wohlthätig wirkte.[ACS 18 (1840) 2, 30-31]

Am 17. April 1841 erhielt er zuerst von mir eine Gabe BRY. 30°°°, der fortwährend hartnäckigen Verstopfung wegen, und 3 Tage später, da der Stuhlgang nun ganz regelmäßig erfolgte, eine Dosis CAUST. 30°°°.[ACS 19 (1842) 3, 46]

Er erhielt nun eine Gabe BRY. 30°°° und fünf Tage später noch eine Gabe JOD. 30°°, wonach bis zum 5. Juni die Besserung weitere Fortschritte machte und er nur über Schwere im Unterleibe und schleimige Stuhlgänge klagte.[ACS 19 (1842) 3, 51]

Bryonia alba ist Wechselmittel mit: Cocc., Nux-v., Puls., Rhus-t.

Am 23. Jan. 1838 zweimal BRY. 30°° und RHUS-T. 30°° im Wechsel zu 48 Stunden gegeben, besserten alles, auch die Kreuzschmerzen, nur die Hüft- und Oberschenkelbeschwerden waren noch dieselben und dem Berichte gemäß, weil ich die Leidende nicht gesehen, ganz unleidlich.[ACS 17 (1839) 3,41]

BRY. im Wechsel mit PULS. [bei Nervenfieber], und Niemand war über 7 Tage krank.[ACS 18 (1840) 2, 15]

Das Wechseln mit BRY. und RHUS-T. in nervösen Fiebern ist kaum so oft anwendbar, als das mit BRY. und PULS., oder mit RHUS-T. und NUX-V..[ACS 18 (1840) 2, 15]

Eilker's K a l b , seit mehreren Tagen ganz g e l ä h m t und kann nicht mehr stehen, Abends schlimmer: 1. NUX-V., 2. BRY., alle 48 Stunden [je C 200°°]. – Geheilt.[KMS 780]

Der Kranke erhielt nun 4 Pulver, Nro. 1 und 3 COCC. 30°°°, Nro. 2 und 4 BRY. 30°°°, und seitdem habe ich nur von Andern erfahren, daß er sich nun ganz wohl befindet und ohne Beschwerde ganze Tage lang auf den Beinen sein kann.[ACS 19 (1842) 3, 54]

Er fühlte jetzt nur noch Abends im Sitzen eine große Müdigkeit und Beengung der Brust. Ich gab ihm nun zwei Gaben PULS. 30°° und eine Zwischengabe BRY. 30°°, alle 5 Tage eine Dosis, welche hinreichten, um auch diesen Krankheitsrest völlig fortzunehmen.[ACS 19 (1842) 3, 63]

Nun Nro. 1 und 3 BRY. 30°°, Nro. 2 und 4 PULS. 30°°°, Nro. 5 SACCH. LACT., wieder alle 24 Stunden ein Pulver.[ACS 19 (1842) 3, 64]

Bryonia alba ist Zwischenmittel von: Puls., Rhus-t.

1, RHUS-T; 2, BRY.; 3, RHUS-T., 200 (id est von jedem Arzneimittel zwei Globuli, befeuchtet mit der 200. Dynamisation der Zentesimalskala). Eine Dosis ist jeden fünften Abend einzunehmen.[Bd 78, S.116; KMSS 22-23]

Am 19. Apr. [1841] erhielt er Nro. 1 CHAM. 30°°°, Nro. 2 und 4 PULS. 30°° und Nro. 3 BRY. 30°°, um alle 2 Tage ein Pulver zu nehmen, und nach acht Tagen fehlte ihm nichts mehr.[ACS 19 (1842) 3, 65-66]

Zwischenmittel von Bryonia alba: Puls., Rhus-t., Sulph.

Nach zweien, sogleich gereichten Gaben BRY., jede zu 30°°° und einer Zwischengabe SULPH. 30°° verloren sich die Stiche in den Armen und die Magenbeschwerden, mit Ausnahme des Heißhungers.[ACS 17 (1839) 3,32-33]

Am 3. Jan. 1852. 1 und 3. BRY. 200°°, 2. RHUS-T. 200°°, 4. §.; alle 3 Abende ein Pulver nach der Reihe der Nummern zu nehmen. Vollständige Heilung![Vol. 81, S.104; AHZ 48 (1854) 44]

Am genannten 17. Apr. [1841] erhielt sie zuerst zwei Gaben BRY. 30°° und eine Zwischengabe PULS. 30°°, um davon jeden zweiten Tag ein Pulver zu nehmen.[ACS 19 (1842) 49]

Ich gab ihr nun zwei Gaben BRY. 30°°° und eine Zwischengabe PULS. 30°°. und habe seitdem nichts wieder von ihr gehört.[ACS 19 (1842) 3, 55]

Konkordanzen der homöopathischen Arzneien

I. Gemüth und Geist: *B e l l .*, Calc., H y o s ., Lyc., Nat-m., N u x - v ., Op., *Rhus-t.*, Sep., Stram., S u l p h ., V e r a t . [PB]

Die Gemütssymptome von NUX-V. und BRY. sind einander sehr ähnlich.[Br., Lippe]

II. Körpertheile und Organe: A c o n ., Arn., *Ars.*, A u r ., *B e l l .*, Bor., *Calc.*, Canth., C a r b - v ., C a u s t ., *Cham.*, C h i n ., Con., Dig., Graph., Hep., H y o s ., I g n ., K a l i - c ., Kreos., L y c ., *M e r c .*, Nat-c., N a t - m ., Nit-ac., *N u x - v .*, Petr., P h o s ., Ph-ac., Plb., *P u l s .*, R h u s - t ., Sabad., *S e p .*, *Sil.*, S p i g ., S t a p h ., *Sulph.*, *Verat.*, Zinc. [PB]

III. Empfindungen und Beschwerden

1. **Aeussere und innere Körpertheile im Allgemeinen:** Acon., Arn., Ars., Asaf., Bell., Calc., Canth., Carb-v., Caust., Cham., Chin., Con., Graph., Ign., Kali-c., Lyc., Merc., Mez., Nat-m., Nit-ac., Nux-v., Phos., Puls., Rhus-t., Sep., Sil., Spig., Stront., Sulph. [PB]
2. **Drüsen:** Bell., Calc., Con., Lyc., Merc., Phos., Puls., Rhus-t., Sulph. [PB]
3. **Knochen:** Arg., Asaf., Bell., Calc., Chin., Cupr., Cycl., Ign., Lyc., Merc., Mez., Nit-ac., Phos., Ph-ac., Puls., Rhod., Rhus-t., Ruta, Sabin., Sil., Staph., Sulph., Thuj. [PB]
4. **Haut und Aeusseres:** Acon., Ant-c., Arn., Ars., Asaf., Bar-c., Bell., Calc., Caust., Chin., Cic., Con., Graph., Hep., Ip., Kali-c., Lach., Led., Lyc., Merc., Mez., Nat-m., Nux-v., Phos., Puls., Rhus-t., Sep., Sil., Spig., Spong., Staph., Sulph., Viol-t. [PB]

IV. Schlaf und Träume: Acon., Ant-t., Ars., Bell., Calc., Caust., Chin., Cic., Con., Croc., Hep., Ign., Lyc., M-arct., Mag-c., Merc., Nat-c., Nux-m., Nux-v., Op., Phos., Ph-ac., Puls., Rhus-t., Sabad., Sep., Sil., Sulph. [PB]

V. Fieber: Acon., Ars., Bell., Calc., Cham., Chin., Dig., Ferr., Graph., Hep., Hyos., Jod., Ip., Kali-c., Lyc., Merc., Nat-m., Nux-v., Phos., Ph-ac., Puls., Rhus-t., Sep., Sil., Spig., Stram., Sulph., Verat. [PB]

VI. Änderung des Befindens

1. **Verschlimmerung nach der Zeit:** Bell., Lach., Lyc., Puls. [PB]
2. **Verschlimmerung nach Lage und Umständen:** Acon., Arn., Ars., Bell., Calc., Caps., Carb-v., Caust., Cham., Chin., Cocc., Colch., Coloc., Con., Hep., Hyos., Ign., Ip., Kali-c., Led., Lyc., Nat-c., Nux-v., Op., Phos., Puls., Rhus-t., Sabin., Sep., Sil., Spig., Stann., Stram., Sulph., Verat. [PB]

VII. Konkordanz der homöopathischen Arzneien

Acon., Arn., Ars., Asaf., Bell., Calc., Canth., Carb-v., Caust., Cham., Chin., Con., Graph., Hep., Hyos., Ign., Ip., Kali-c., Lyc., Merc., Mez., Nat-c., Nat-m., Nit-ac., Nux-v., Op., Phos., Ph-ac., Puls., Rhus-t., Sep., Sil., Spig., Staph., Stram., Sulph., Verat. [PB]

Acon., Alum., Ang., Ars., Bell., Bor., Calc., Carb-v., Caust., Chin., Clem., Coloc., Dulc., Guaj., Jod., Ip., Kali-c., Led., Lyc., Mez., Mill., Phos., Ran-b., Puls., Rhod., Rhus-t., Seneg., Sep., Squil., Verat. [KV]

Verifikationen und klinische Symptome

Caladium seguinum (Gift-Aron)

(Calad.)

Synonyma

Caladium seguinum Vent., Caladium, Arum seguinum L., Gift-Aron [SRN]

Antipsorische Arznei

Die [...] bezeichneten Arzneien scheinen zu den antipsorischen Mitteln gezählt werden zu dürfen. Wenigstens habe ich sie in chronischen Beschwerden (psorischen Ursprungs) vorzugsweise wirksam befunden.[SRN]

Arzneiwirkungsdauer

Wirkt 6 bis 8 Wochen.[SRN]

Zählt zur 2. Klasse derjenigen Mittel, welche eine kurze Wirkungsdauer besitzen.[AHZ 49 (1855) 82]

Eigenthümlichkeiten und Hauptwirkungen

Gemüth

Bangigkeit vor dem Einschlafen.[VHA]

Lautes Heulen und unbedachtsames Schwatzen, wie ein Kind.[VHA]

Große Besorgtheit über Alles, auch über seine Gesundheit.[VHA]

Aengstliches Aechzen und Stöhnen im Schlafe.[VHA]

Konkordanz Gemüth und Geist: C o c c., I g n., *Lyc.*, *P u l s.*, Sil., Verat. [PB]

Geist

Konkordanz Gemüth und Geist: C o c c., I g n., *Lyc.*, *P u l s.*, Sil., Verat. [PB]

Kopf

Drückender Kopfschmerz auf der Seite, worauf er gelegen hat.[VHA]

Ohren

Große Empfindlichkeit gegen Geräusch, besonders wenn er einschlafen will.[VHA]

Ohrenschmerzen beim Fieber.[VHA]

Genüsse

Durstlosigkeit bei Mundtrockenheit.[VHA]

Widerwillen gegen kaltes WASSER.[VHA]

Hastiges Essen.[VHA]

Magen

Brennen im Magen.[VHA]

Leerheitsgefühl im Magen.

Stiche in der Herzgrube, wobei dieselbe jedesmal eingezogen wird.[VHA]

Athembeengung von Druck in der Herzgrube.[VHA]

Bauch

Brennen im Oberbauche.[VHA]

Stuhl

Sehr wenig, breiige Stuhlausleerung.[VHA]

Harn

Empfindlichkeit der Blasengegend bei Berührung.[VHA]

Geschlechtstheile

Impotenz bei Geilheit.[VHA]

(Nach dem Beischlafe), Anschwellung und Wundheitsschmerz der Vorhaut.[VHA]

Schlaffheit und Schweiß der Geschlechtstheile.[VHA]

Verifikationen und klinische Symptome

Athem

Athembeengung von Druck in der Herzgrube.[VHA]

Husten

Schwache, aber empfindliche Hustenstöße, mit Schleimauswurf in kleinen Klümpchen.[VHA]

Nächtlicher, klangloser Husten.[VHA]

Beim Husten die Empfindung, als wenn die Hustenstöße über dem Kehlkopfe entständen und dieser zusammengezogen wäre.[VHA]

Brust

Nach Hustenauswurf Hohlheit und Leerheit in der Brust.[VHA]

Jückend brennender Frieselausschlag auf der Brust (und an den Vorderarmen) mit Engbrüstigkeit wechselnd.[VHA]

Haut

Jückend brennender Frieselausschlag auf der Brust (und an den Vorderarmen) mit Engbrüstigkeit wechselnd.[VHA]

Arges Brennen und Jücken der Mückenstiche.[VHA]

Konkordanz Haut und Aeusseres: Acon., Ant-t., Ars., B e l l ., B r y ., Carb-v., *C a u s t .*, Con., Hep., Ign., Kali-c., Lach., Led., Lyc., M e r c ., *Mez.*, Nit-ac., Nux-v., Phos., P u l s ., Ran-b., *Rhus-t.*, S e p ., *Sil.*, Squil., Staph., *Sulph.*[PB]

Schlaf

Tagesschläfrigkeit, ohne schlafen zu können.[VHA]

Bangigkeit vor dem Einschlafen.[VHA]

Aengstliches Aechzen und Stöhnen im Schlafe.[VHA]

Drückender Kopfschmerz auf der Seite, worauf er gelegen hat.[VHA]

Durch Schweiß und nach einem kurzen Schlafe mindern sich alle Beschwerden.[VHA]

Konkordanz Schlaf und Träume: Ars., *Bell.*, *Bry.*, C a l c ., Carb-v., Chin., Con., G r a p h ., H e p ., *Ign.*, Kali-c., Led., L y c ., M e r c ., Nux-v., *Phos.*, *Puls.*, R h u s - t ., Sel., S e p ., S i l ., S u l p h .,Teucr. [PB]

Fieber

Während des Abendfiebers schläft er ein und erwacht, wenn solches aufhört.[VHA]

Die Ausdünstung lockt sehr die Fliegen an, welche ihn unaufhörlich plagen.[VHA]

Ohrenschmerzen beim Fieber.[VHA]

Wir haben nur wenige Mittel, welche b e i m Schweiße und so lange dieser währt, die Beschwerden schweigen lassen (BRY., CALAD. und RHUS-T.). [ACS 18 (1840) 2, 7]

Fieberstadien

1. P u l s hart, hüpfend.[WF 11]
2. Abends F r o s t, mit Kälte, welche vom Unterleibe aus in die Füsse und in die Finger geht. – Frost nach Mitternacht.[WF 11]
3. Bloss innerliche H i t z e, mit Klopfen im Körper. – Vor Mitternacht im Schlafe Hitze, beim Aufwachen schnell vergehend.[WF 11]
4. Matter S c h w e i s s, welcher die Fliegen sehr anlockt. – Mit dem Ausbruche des Schweisses mindern sich alle Beschwerden.[WF 11]

Konkordanz Fieber: Ars., B r y ., C a l c ., Cham., M e r c ., Mez., N u x - v ., P h o s ., P u l s ., R h u s - t ., S e p ., *Sulph.* [PB]

Gemeinsames

Neigung zum Liegen und große Scheu vor Bewegung.[VHA]

Durch Schweiß und nach einem kurzen Schlafe mindern sich alle Beschwerden.[VHA]

Verschlimmerung der Beschwerden

Konkordanzen

Verschlimmerung nach der Zeit: Ant-t., Bell., Bry., Caust., Lach., Led., L y c ., Merc., Phos., P u l s ., R a n - s ., Stront. [PB]

Verschlimmerung nach Lage und Umständen: Agar., Ars., B e l l ., *Bry.*, C a l c ., C a n n - s ., Carb-an., Carb-v., C h i n ., Cocc., Coff., Colch., Con., G r a p h ., H e p .,

Verifikationen und klinische Symptom

Jod., Ip., Kali-c., Led., Lyc., Merc., Nat-m., *Nux-v.*, *Phos.*, *Puls.*, Rhus-t., Sel., *Sep.*, Sil., Staph. [PB]

Arzneiverwandtschaften von Caladium seguinum

Caps., (Carb-v.), Chin., (Graph.), Ign., Merc., Nit-ac., (Phos.) [VHA]
Acon., Ars., Bell., *Bry.*, Calc., Carb-v., Caust., Cham., Chin., Cocc., Con., Graph., Hep., Ign., Kali-c., Led., *Lyc.*, *Merc.*, Mez., Nat-m., *Nux-v.*, *Phos.*, *Puls.*, Rhus-t., *Sep.*, Sil., Staph., *Sulph.*, Verat. [PB]
Canth., *Caps.*, Ign., Nux-v. [KV]

Antidote von Caladium seguinum: Caps.

(Camph.), Caps. [SRN]
(Camph.), Caps. [PB]

Caladium seguinum ist Antidot von: Caps.

Konkordanzen der homöopathischen Arzneien

I. Gemüth und Geist: Cocc., Ign., *Lyc.*, *Puls.*, Sil., Verat. [PB]

II. Körpertheile und Organe: Acon., Arn., Ars., Bry., Calc., Carb-v., Cham., Chin., Cocc., Con., Dulc., Hell., Hyos., Lyc., Mag-m., Merc., Nat-c., Nat-m., Nit-ac., *Nux-v.*, Olnd., Op., Petr., Phos., *Puls.*, Rhus-t., Sabad., Sep., Sil., Spig., Staph., *Sulph.*, Verat. [PB]

III. Empfindungen und Beschwerden

1. **Aeussere und innere Körpertheile im Allgemeinen:** *Acon.*, *Ars.*, Bar-c., Bell., Bry., Calc., Canth., Carb-v., Cham., Chel., Cocc., Guaj., Ign., Kali-c., Kali-n., Lyc., Merc., Mez., Mur-ac., Nat-m., Nux-m., *Nux-v.*, Par., Phos., *Puls.*, Rhus-t., Sabad., Sars., Seneg., *Sep.*, Sil., Stann., Stram., *Sulph.*, Verat. [PB]
2. **Drüsen:** ? [PB]
3. **Knochen:** vacat [PB]
4. **Haut und Aeusseres:** Acon., Ant-t., Ars., Bell., Bry., Carb-v., *Caust.*, Con., Hep., Ign., Kali-c., Lach., Led., Lyc., Merc., *Mez.*, Nit-ac., Nux-v., Phos., Puls., Ran-b., *Rhus-t.*, Sep., *Sil.*, Squil., Staph., *Sulph.*[PB]

IV. Schlaf und Träume: Ars., *Bell.*, *Bry.*, Calc., Carb-v., Chin., Con., Graph., Hep., *Ign.*, Kali-c., Led., Lyc., Merc., Nux-v., *Phos.*, *Puls.*, Rhus-t., Sel., Sep., Sil., Sulph.,Teucr. [PB]

V. Fieber: Ars., Bry., Calc., Cham., Merc., Mez., Nux-v., Phos., Puls., Rhus-t., Sep., *Sulph.* [PB]

VI. Änderung des Befindens

1. **Verschlimmerung nach der Zeit:** Ant-t., Bell., Bry., Caust., Lach., Led., Lyc., Merc., Phos., Puls., Ran-s., Stront. [PB]
2. **Verschlimmerung nach Lage und Umständen:** Agar., Ars., Bell., *Bry.*, Calc., Cann-s., Carb-an., Carb-v., Chin., Cocc., Coff., Colch., Con., Graph., Hep., Jod., Ip., Kali-c., Led., Lyc., Merc., Nat-m., *Nux-v.*, *Phos.*, *Puls.*, Rhus-t., Sel., *Sep.*, Sil., Staph. [PB]

VII. Konkordanz der homöopathischen Arzneien

Acon., Ars., Bell., *Bry.*, Calc., Carb-v., Caust., Cham., Chin., Cocc., Con., Graph., Hep., Ign., Kali-c., Led., *Lyc.*, *Merc.*, Mez., Nat-m., *Nux-v.*, *Phos.*, *Puls.*, Rhus-t., *Sep.*, Sil., Staph., *Sulph.*, Verat. [PB]
Canth., *Caps.*, Ign., Nux-v. [KV]

Verifikationen und klinische Symptome

Calcarea carbonica Hahnemanni (Kalkerde)

(Calc.)

Synonyma

Calcarea carbonica, Kalkerde [SRA]
Kohlensaurer Kalk [Br., Lippe]

Antipsorische und antisykotische Arznei

[SRA], [AHP 262]

Arzneiwirkungsdauer

Die potenzirte KALKERDE ist von langer Wirkungsdauer.[CK 2, 312]

Wirkt über 50 Tage.[SRA]

Zählt zur 5. Klasse derjenigen Mittel, welche die allerlängste Wirkungsdauer besitzen.[AHZ 49 (1855) 83]

Hinweise

Manche Neulinge in der Homöopathie werden sich vielleicht darüber wundern, daß in den meisten hier erzählten Fällen [Heilungsberichte] eine Dosis SCHWEFEL vorhergeschickt wurde. Es ist dies aber eine Folge der von dem Beginne meiner Praxis an durchgängig und auf's entschiedenste gemachten Erfahrungen, wonach in chronischen (psorischen) Krankheiten, wenn sonst die Symptome nicht wiedersprechen und der SCHWEFEL nicht schon gemißbraucht ist, dieses Heilmittel die wohlthätige Wirkung der spätern antipsorischen Arzneien und namentlich des KALKS, eben so befördert, als der STURMHUT in akuten entzündlichen Krankheiten.[ACS 17 (1838) 1, 23]

Kommt die weibliche Regel gewöhnlich mehre Tage vor dem vierwöchentlichen Termine und im Uebermasse, so ist die KALKERDE oft unentbehrlich hülfreich, und um so mehr, je mehr BLUT abfliesst. Kommt die Regel aber stets zum richtigen Termine oder später, so ist, wenn dieselbe dann auch nicht schwach geht, CALCAREA doch fast nie wohlthätig.[CK 2, 312]

Selten nur lässt sich bei älteren Personen, selbst nach Zwischenmitteln, die KALKERDE mit Vortheil wiederholen, und höchst selten und fast nie ohne Nachtheil in Gaben unmittelbar nach einander; bei Kindern jedoch kann man sie, wenn sie den Symptomen zu Folge angezeigt ist, mehrmals, und, je jünger die Kinder sind, desto öfterer wiederholen.[CK 2, 312]

CALC. sollte bei Erwachsenen nicht oft wiederholt werden.[Br., Lippe]

Große VOLLBLÜTIGKEIT.[VHA]

Nicht vor NIT-AC. oder SULPH.. Bei alten Leuten nicht wiederholen, wenn sich die erste Dosis bewährt hat.[Dalal; AHZ 200, 188]

BRY. verträgt sich nicht mit CALC..[Dalal; AHZ 200, 188]

Eigenthümlichkeiten und Hauptwirkungen

Gemüth

Den verzweiflungsartigen Zustand mancher chronischen Kranken, wobei sie alle Hoffnung auf Genesung aufgeben und dennoch den Tod fürchten und Tag und Nacht ihre Angehörigen mit Klagen und Jammern quälen, wird jeder beschäftigte Homöopath oft genug mit CALC., so wie manche das Gemüth und den Geist ergreifende Folgen von langem Gram und Kummer mit CAUST. geheilt haben, so daß es wohl um so mehr zwecklos sein dürfte, davon besondere Thatsachen anzuführen, (obwohl die *Koch*'schen Prüfungen davon nichts besagen), da in den folgenden Krankheitsbildern Einiges darüber vorkommen wird.[ACS 17 (1838) 1, 8]

Nervöse Angegriffenheit.[VHA], [HA 34]

Weinerlichkeit.[VHA], [KEU 12]

Aengstlichkeit, besonders in der Abenddämmerung.[VHA]

Beängstigung über seinen zukünftigen Zustand verlangt CALC.. (Er ist sehr beängstigt wegen seiner Krankheit und hat große Furcht vor dem Tode: NIT-AC. (vergl. ACON.).[Br., Lippe]

Schreckhaftigkeit.[VHA], [KEU 12]

Furchtsame Besorgtheit wegen der Zukunft.[VHA]

Der Kranke ist in einer qualvollen Furcht, er sieht Leute, die Fragen an ihn stellen: NUX-V. (vergl. CALC., CANN-I.).[Br., Lippe]

Verifikationen und klinische Symptome

Verifikationen und klinische Symptome

Verzweiflung über zerrüttete Gesundheit.[VHA]

Besorgnis wegen der Gesundheit oder wegen großer Unnanehmlichkeiten weist auf CALC.. (Der Kranke ist für seine Zukunft sehr besorgt: NAT-M..)[Br., Lippe]

Verzweifelte Stimmung mit Furcht vor Erkrankung und Elend.[Br., Lippe]

Der Kranke ist ungemein boshaft und eigensinnig.[Br., Lippe]

Eigensinn und Verdrießlichkeit, besonders der Kinder.[VHA]

Eigensinn der Kinder.[KEU 12]

Aergerlichkeit vor und Mattigkeit nach dem Stuhlgange.[VHA]

Beachte: Wenn der Gemüthszustand bei beiden Arzneien [CALC. und CAUST.] auch keine sehr scharf ausgesprochene Verschiedenheiten darbietet, so findet sich doch mit Bezug auf den Stuhlgang etwas Erhebliches zu bemerken. Vor demselben beobachtet man nämlich bei CALC. eine ärgerliche Reizbarkeit, die nach demselben sogleich in grosse Abspannung und Hinfälligkeit übergeht. Bei CAUST. hingegen finden wir vor dem Stuhlgange eine Aengstlichkeit mit Hitze und Röthe des Gesichts, die auch nachher noch längere Zeit fortdauert.[AHZ 63 (1861) 86]

Endlich darf noch eine auffallende Gemüthsbeschaffenheit erwähnt werden, die ich mehrmals als sehr charakteristisch befunden habe und die in Folgendem besteht: bei CALC. beobachtet man oft vor dem Stuhlgange eine auffallend ärgerliche Gereiztheit, die nach demselben in Abspannung und Hinfälligkeit übergeht; bei CAUST. hingegen ist sowohl vor als nach demselben eine Aengstlichkeit mit Hitze und Röthe des Gesichts vorhanden, die nachher noch oft eine geraume Zeit anhält. – Wenn auch ausserdem noch besondere Gemüthszustände bei den beiden Mitteln vorkommen, die Merkmale abzugeben im Stande sind, so sind diese doch weniger augenfällig und constant.[AHZ 63 (1861) 94]

Oeftere, fliegende, ängstliche Hitze (bei Fieber).[VHA]

Konkordanz Gemüth und Geist: *Bell.*, Lyc., Nux-v., Op., Puls., *Rhus-t.*, Sep., Stram., Sulph., Verat. [PB]

Geist

Eingenommenheit des Kopfes, wie ein Brett vor dem Kopfe.[VHA]

Kopfschmerz von Verheben und von Kopfanstrengung.[VHA]

Unfähigkeit zu denken (vergleiche CALC.) oder irgend welche geistige Arbeit zu verrichten: NAT-C..[Br., Lippe]

Der Kranke fürchtet vom Verstande zu kommen und daß seine Freunde es entdecken werden: ACON. (In solchen Fällen sollte man immer kleine Gaben verabreichen; vergleiche auch CALC..)[Br., Lippe]

Die Kranke fürchtet ihren Verstand zu verlieren, oder daß andere Leute ihr ansehen, daß sie konfus ist (vergleiche GLON.).[Br., Lippe]

Anfälle von Ohnmacht mit Vergehen des Gesichts u. Kälte.[HA 27]

Er denkt und redet (auch im Säuferwahnsinn) von Mord, Brandstiftung, Ratten, Mäusen usw. Diese Symptome verschlimmern sich, sobald er die Augen öffnet. (Wenn der Patient immer von Schlangen spricht, ist LACH. angezeigt.)[Br., Lippe]

Konkordanz Gemüth und Geist: *Bell.*, Lyc., Nux-v., Op., Puls., *Rhus-t.*, Sep., Stram., Sulph., Verat. [PB]

Heilungsbericht

C. M. von G., eine etwas schwächliche und reizbare Frau von 35 Jahren, leidet seit 4 Jahren an einer, im Wochenbette erhaltenden Geistesverwirrung mit schrecklichen Erscheinungen vor den Augen und großer Herzensangst, wobei sie an ihrem Seelenheile verzweifelt, oft bis zu dem Grade, daß sie sich erstechen will. Oft kann sie ihre Kinder gar nicht leiden, und durchgängig ist sie besorgt wegen der Zukunft und glaubt zu verarmen, obwohl es ihrer Familie an Auskommen in keiner Weise fehlt. Das Gesicht ist blaß und etwas aufgedunsen. Die Periode fehlt nun seit 2 1/2 Monaten ganz. – Zwei am 7. März 1836 gegebene Gaben PULS. 30°°, und eine Gabe SULPH. 30° besserten nur wenig. Eine Gabe CALC. 30°°, am 17. April 1836 gereicht, hob die Geistesverwirrung ganz, brachte die Periode in Ordnung und trieb eine beträchtliche Menge Bandwurm ab, welchen man früher nicht geahndet hatte. Einen Monat später wurde sie wieder schwanger, wobei sich im Sept. 1836 wieder etwas Angst um das Herz einstellte, welche einer Gabe PULS. 30°° schnell wich.[ACS 17 (1838) 1, 7]

Schwindel

Schwindel.[KEU 12]

Verifikationen und klinische Symptome

Schwindel beim Hochsteigen.[VHA]

Früh, Düseligkeit mit Zittern, bis er gefrühstückt hat.[VHA]

Drehender Schwindel des Morgens, mit Uebelkeit und Erbrechen, beim Bücken, Hochsteigen und in die Höhe sehen.[HA 29]

Heilungsberichte

Fr. S. aus L., ein junger Mann von 23 Jahren, robuster, etwas vollsaftiger Konstitution, leitet schon seit zweien Jahren an Schwindel mit Herzklopfen, am meisten früh bald nach dem Aufstehen, so lange er nüchtern ist. Er darf dann gar nicht hoch steigen, weil er sofort von seinem Schwindel befallen wird, welcher ihn schon einige Male in Lebensgefahr gebracht hat. Gewöhnlich leidet er auch früh, so lange er nichts gegessen hat, an einem unschmerzhaften Herumgehen im Leibe, wie zu Durchfall, welcher zu Zeiten sich auch wirklich einstellt, nach Essen aber verschwindet. – Eine am 6. März 1863 gereichte Gabe SULPH. 60°°, und 8 Tage darauf eine Gabe CALC. 30° nahm binnen 3 Wochen alles fort, ohne bis heute wiederzukehren.[ACS 17 (1838)1, 5-6]

A. M. M. von H., eine junge Frau von 25 Jahren, litt seit dem Wochenbette vor 8 Monaten an Schwindel zum Umfallen mit Vergehen des Gesichts, am meisten in den Frühstunden beim Gehen im Freien, aber auch am Tage beim Bücken und Steigen. Da ich sie selbst nicht sehen und ausfragen konnte, war sonst nichts Krankhaftes zu finden. Das Gemüth sollte zwar blöde aber doch zur Heftigkeit geneigt sein. – Eine, am 22. April 1836 gereichte Gabe CALC. 30°° nahm obige Beschwerde schon in 8 Tagen dauerhaft fort.[ACS 17 (1838) 1, 6]

Innerer Kopf

BLUANDRANG nach dem Kopfe, mit Hitze und betäubendem Kopfweh, mit Gesichtsröthe und Aufgedunsenheit; schlimmer des Morgens beim Erwachen, und von Spirituosen. (Wenn kleine Mengen WEIN Kopfweh machen, paßt ZINC.; wenn sie berauschen, CON.).[Br., Lippe]

Vergleiche CALC. für Kopfweh infolge geistiger Anstrengung. (Kopfweh im Vorderkopfe; jede geistige Anstrengung greift ihn sehr an.)[Br., Lippe]

Epileptische Anfälle

Epileptische Anfälle.[VHA]

Fallsuchtartige Anfälle.[KEU 12]

BELL. und CALC. im Wechsel bei Epilepsie.[Chargé, Bönn.]

In den letzten Jahren habe ich es bei Heilung der Epilepsie sehr vortheilhaft gefunden, wenn irgend die Mittel angezeigt waren durch Habitus und Nebenbeschwerden, die CALC. mit CUPR. im Wechsel zu geben, und beobachtet, daß in diesem Falle das erstere Mittel sanfter und wohlthätiger wirkte, als wenn ich es, wie früher, allein gab.[ACS 17 (1839) 3, 51]

Beachte: Man weiss, welchen Nutzen beide Mittel [CALC. und CAUST.] bei vielen Arten von Fallsucht gewähren, ohne dass sonst durchgreifende und sichere Zeichen bekannt wären, um unter ihnen eine sichere Wahl zu treffen. Der Versuch mit einem Trunke WASSER bei Annäherung der Anfälle reicht oft dazu hin. Wenn nämlich, bei sonstiger Angemessenheit beider Mittel, dadurch der Ausbruch beschleunigt wird, so ist CALC., wenn er aber dadurch niedergehalten wird, CAUST. das sicher hilfreiche. Man findet viele Fallsüchtige, denen es bekannt ist, dass ein Trunk kalten WASSERS den nahenden Anfall zurückdrängt und für kurze Zeit beseitigt, oder einen solchen beschleunigt. Wo dieser Versuch noch nicht gemacht ist, kann er leicht, und ohne alle Gefahr für den Kranken absichtlich angestellt werden.[AHZ 63 (1861) 86]

28 Heilungsberichte: Diese Zahl von 28 verschiedenen [Fallsuchten], welche in einem Zeitraume von etwa 2 Jahren bei mir in der CALC., und zwar in den kleinsten Gaben, ihre gründliche und dauerhafte Heilung fanden, könnte leicht verdoppelt werden, wenn ich andere aus demselben Zeitraume hinzufügte, wo dieses Mittel zwar offenbare Besserung brachte, aber die gänzliche Heilung erst nach anderen Arzneien erfolgte.[ACS 17 (1839) 3,55]

1. *Z. R.*, ein robuster Jüngling von 15 Jahren, bekommt fast jedesmal, wenn er WASSER getrunken hat, einen Anfall von Epilepsie, und zwar schon seit 6 bis 7 Jahren. Sonst ist alles normal. – Am 27. Januar 1835 erhielt er eine Gabe CALC. 30°°, worauf erst am 17. März nach WASSER-Trinken, was er seither viel gethan, ein gelinder Anfall wiederkam. Am 18. März erhielt er SULPH. 60°°, und 3 Tage später wieder CALC. 30°°, und seitdem befindet er sich ganz wohl.[ACS 17 (1839) 3,41-42]
2. *Elis. S.* in W., unverheirathet, 25 Jahr alt, (wahrscheinlich Onanistin, was sie aber nicht gestehen wollte), litt an Fallsuchtartigen Zuckungen, welche vier Tage anhielten und am vierten Tag erst mit Verlust der Besinnung aufhörten. Außerdem: viel und stets Durst; Periode fehlt seit 8 Jahren; heftiges Gemüth. Am 25. Mai 1835, 1. SULPH. 60°°, 2. MERC. 30°°, 3. SULPH. 30°°, worauf die Periode sich einstellte, und zwar sehr stark, dabei wie wahnsinnig und dann die epileptischen

Verifikationen und klinische Symptome

Zuckungen, die sonst verschwunden, heftig auftretend. Am 29. Juni CAUST. 30°°, welches nur wenig besserte, eben so, wie 4 Gaben CUPR. 30°°°, unmittelbar auf einander wiederholt und am 23. Juli gegeben. Endlich nahm eine Dosis CALC. 30°°, am 21. Aug. gereicht, das ganze Leiden dauerhaft fort.[ACS 17 (1839) 3,42]

3. *B. H. T.* zu M., ein 9jähriger, sonst guternährter Knabe, er leidet täglich 4 bis 10 Anfälle von Fallsucht, am schlimmsten zur Zeit der Tag- und Nachtgleiche, nach jedesmal vorhergehendem Schwindel und nachher Hunger, wie Heißhunger. Als vierjähriger Knabe hatte er die sogenannten Terminen (Schäuerchen), wonach dieses Leiden entstanden. Sein Geist ist sehr abgestumpft und sein Gemüth überaus launig und eigensinnig. – Am 4. Juni 1835 gab ich 1. SULPH. 60°°, 2. CALC. 1500°° und 3. CALC. 30, alle 14 Tage ein Pulver zunehmen. Nach dem zweiten Pulver verminderten sich die Anfälle ganz bedeutend, nach dem 3ten hörten sie ganz auf, und seitdem ist der Knabe nicht nur körperlich wohl, sondern auch Geist und Gemüth haben sich zur Freude der Angehörigen auf's vortheilhafteste verändert.[ACS 17 (1839) 3,42-43]

4. Die 5jährige *M. E.* von Gr., litt seit zwei Jahren an Fallsucht; – Ausstrecken der Arme und Beine, die steif sind, Verdrehen der Augen, bläuliche Röthe des Gesichts, Schaum vor dem Munde, Verlust des Bewußtseins, Lähmung der Glieder und Sprachlosigkeit. Nach den Anfällen Schlaf und darauf Erwachen mit ängstlicher Unruhe und Schreien. Nach dem mindesten Aerger kommen die Anfälle sogleich. Außerdem: Neigung zu Milch, viel Dehnen und Recken und sehr unruhigen Schlaf. – Sie erhielt zuerst am 29. Aug. 1835 zwei Gaben BELL., jede zu 30°°, und eine Zwischengabe SULPH. 60°°, alle 5 Tage eine zu nehmen. Danach kamen die Anfälle viel seltener und schwächer, waren aber nicht gehoben, und man hatte noch bemerkt, daß vor dem Anfalle jedesmal die Zunge weiß belegt wurde und Leibweh eintrat. Am 15. Sept. darauf erhielt das Mädchen eine Gabe CALC. 30°°, und sie blieb nun ganz wohl bis zum 18ten Juni 1836, wo noch länger wiederein, wiewohl nicht heftiger Anfall erschien. Sie erhielt nun 1. CALC. 30 °°, 2. SULPH. 30°° und 3. CALC. 30°°, alle 14 Tage ein Pulver zu nehmen, und seitdem ist sie wohl.[ACS 17 (1839) 3,43]

5. *B. W.* von L., ein Mädchen von 14 Jahren, ist seit zwei Jahren epileptisch. Bei den Anfällen Geistesverwirrung und Taumelichkeit, Zucken und Verdrehen der Glieder; vor den Anfällen Schlaf; nach den Anfällen Hunger, Absterben der Finger und Schlaf. Die am 16. Dez. 1835 gereichte CINA 3°°°°°°°° und SULPH. 30°°, letztere 8 Tage später, brachten nicht die mindeste Besserung. Einer am 23. Jan. 1836 gereichten Gabe CALC. 30°° hingegen wichen sämmtliche Beschwerden, so daß seitdem das Mädchen vollkommen gesund ist.[ACS 17 (1839) 3,43-44]

6. *Fr. W. G.* von L., ein junger, robuster Mann von 21 Jahren, ist seit 3/4 Jahren von der Fallsucht befallen, welche fast jeden Morgen eintritt. Nach den Anfällen Kopfweh und Duseligkeit; bei denselben starke Röthe des Gesichts und erweiterte Pupilen. Durst fehlt ganz. Große Besorgtheit wegen der Genesung. Er hatte bis dahin stets vergeblich medizinirt. – Am 3. Jan. 1836 erhielt er SULPH. 30°°, welche nichts besserte, aber Durst brachte. Acht Tage später eine Gabe CALC. 30°°, welche dieses Leiden vollständig und dauerhaft hob.[ACS 17 (1839) 3,44]

7. *H. L.* von St. M., ein Dienstmädchen von 25 Jahren, hatte früher Ausschlag und Geschwüre am Halse gehabt, und als diese vertrieben waren, Fallsucht bekommen, welche fast jede Nacht eintrat. Nachher jedesmal Duseligkeit und klopfendes Kopfweh im Scheitel. – Sie erhielt am 3. Jan. 1836 eine Gabe SULPH. 30°°, und 8 Tage darauf CALC. 30°° und hatte seitdem keinen Anfall wieder, so daß sie dieselben, zur Vorsorge von mir erhaltenen Mittel, wenn sich wieder ein Anfall zeigen sollte, nicht mehr gebraucht hat.[ACS 17 (1839) 3,44]

8. *G. R.* von B., ein Mädchen von 21 Jahren, bekam vor 4 Jahren die Fallsucht, nachdem sie einen Ausschlag auf dem Leibe und den Gliedern verschmiert hatte. Die Anfälle kommen alle 3 bis 6 Tage, stets in der Nacht, mit Verlust der Besinnung, Steifwerden der Glieder, heftigem Schreien, Gesichtsblässe und kaltem Schweiße. Nach den Anfällen Schwindel, Müdigkeit und klopfendes Kopfweh. Außerdem in der freien Zeit: Periode schwach, mit Leibschmerzen, Ziehen in den Unterarmen, besonders nachts im Bette, durch Kaltwerden gebessert und sehr leichtes Schwitzen. – Am 17. Jan. 1836, 1. SULPH. 30° und 8 Tage darauf 2. BELL. 30°°. bewirkten nur, daß erst am 21. Febr. darauf ein Anfall wiederkam. Ich reichte nun eine Gabe CALC. 30°°, womit das ganze Leiden dauerhaft gehoben war.[ACS 17 (1839) 3,44-45]

9. *Cl. S.* aus E., eine Bauernfrau von 44 Jahren, hat seit einem Jahre jeden Morgen beim Erwachen, nach vorgängigem Schwindel, Zuckungen und Rucken durch den Körper, wie Fallsucht, aber ohne Verlust der Besinnung; nachher Frost mit Durst. Außerdem Kopfweh, so lange sie nüchtern ist, und Schwerhörigkeit. – Am 3. Febr. 1836 gab ich ihr eine Gabe SULPH. 30°°, und 14 Tage darauf eine Gabe CALC. 30°°°, welche diese Beschwerden dauerhaft tilgte.[ACS 17 (1839) 3,45]

10. *Th. H.* aus W., ein Knäbchen von 2 1/2 Jahren, hatte früher Kopfausschlag, welcher vertrieben wurde, und wonach nun Fallsucht folgte, mit Steifigkeit der Glieder, Besinnungslosigkeit und

Verifikationen und klinische Symptome

Schaum vor dem Munde. Nach dem Anfalle Schweiß am Kopfe. Außerdem: dicker, harter Unterleib bei Magerkeit des Körpers. – Er erhielt am 17. Febr. 1836 eine Gabe SULPH. 30°° und acht Tage darauf eine Gabe CALC. 30°°, worauf das Kind dauerhaft geheilt war.[ACS 17 (1839) 3,45]

11. *A. C. B.* aus L., eine unverheirathete Person von 33 Jahren, leidet seit 20 Jahren an Fallsucht, wovon die Anfälle in der Regel jeden Morgen erscheinen, und worauf jedesmal heftiger Schweiß folgte. Dabei ist sie schwachsinnig. – Sie erhielt am 27. Febr. 1836 eine Gabe SULPH. 30°°, welche nichts im Wesentlichen änderte, und alle 14 Tage später eine Gabe CALC. 30°°, worauf sie bis jetzt von ihrer Fallsucht gänzlich befreit geblieben ist. Die Angehörigen, hiermit zufrieden, haben gegen die Schwachsinnigkeit keine weitere Hülfe bei mir nachgesucht, da ich die Heilung nicht sicher versprechen konnte.[ACS 17 (1839) 3,45-46]

12. *C. K.* aus J., ein Mädchen von 16 Jahren, ist von Jugend auf mit der Fallsucht behaftet, wovon die Anfälle alle 8 Tage und meistens in der Morgenzeit erscheinen, mit gänzlicher Bewußtlosigkeit. Nach jedem Anfalle mehrstündiger Schwindel mit Kopfweh. Sie erhielt am 21. März 1836 eine Gabe SULPH. 30°°, welche nichts änderte, und 3 Wochen später eine Gabe CALC. 30°°, wonach schon am andern Tage, 3 Tage zu früh, ein heftiger, aber auch letzter Anfall erschien. Seitdem ist das Mädchen gesund.[ACS 17 (1839) 3,46]

13. *C. B.* aus J., ein Mann von 40 Jahren, leidet seit vielen Jahren an Fallsucht, wovon die Anfälle alle 2 bis 3 Tage erscheinen, mit heftiger Angst, Vergehen des Gesichts, Funken vor den Augen und Klingen in den Ohren; dabei heftigen Schweiß, und nachher unlöschbarer Durst. – Am 21. März 1836 erhielt er 1. und 3. BELL. 30°° und 2. SULPH. 30°° (?), alle acht Tage ein Pulver zu nehmen. Nach jedem derselben erschien ein leichter Anfall, und darauf blieb es gut bis gegen Ende Junius, wo wieder zwei Anfälle ganz in der frühern Weise auftraten. Am 3.Juli 1836 gab ich eine Gabe SULPH. 30°° und 8 Tage darauf eine Gabe CALC. 30°°, wodurch das Uebel ganz und dauerhaft gehoben war.[ACS 17 (1839) 3 46]

14. *J. H. K.* von O., ein schwächlicher Jüngling von 18 Jahren, hatte sich, trotz alles Medizinirens, 9 Monate lang mit einem Wechselfieber herumgetragen, und als dieses verschwunden war, bekam er jeden Abend gegen 9 Uhr einen Anfall von Fallsucht, mit Schaum vor dem Munde und Umsichschlagen und Werfen und Stoßen mit den Gliedern. Nach den Anfällen Stiche in der Stirn und Kneipen im Oberbauche. – Nach einer, am 22 März 1836, gereichten Gabe SULPH. 30°°, wonach die Stiche in der Stirn aufhörten und statt dessen heftiger Schweiß nach den Anfällen auftrat, und 8 Tage darauf CALC. 30°°, ebenfalls in einer Gabe, erschienen nun die Fallsuchtanfälle nicht mehr, und es war nur noch eine starke Duseligkeit im Kopfe zurückgebieben, welche einer Gabe SIL. 30°° wich, welche ich am 27. Mai darauf reichte.[ACS 17 (1839) 3,46-47]

15. *G. Kr.* aus M., ein Mädchen von 18 Jahren, bekam vor 5 Jahren ein Wechselfieber, welches mit großen Massen CHINA unterdrückt wurde, und worauf nun sogleich Fallsucht folgte, wovon die Anfälle täglich ein Paar Mal eintraten. Außerdem: Stetes Kopfweh, bitterer Mundgeschmack, Drüsengeschwülste am Halse, Periode fehlend, Husten mit BLUTIGEM Auswurfe und früh schlimmeres Befinden. Sie hatte bis jetzt unaufhörlich bei tüchtigen Aerzten Rath gesucht, viel VALER., ZINC., SEMEN SANTON., HELMINTOCHORT., CHIN., SULPH. u. s. w. verspeiset, aber alles umsonst. – Am 24. März 1836 gab ich ihr eine Gabe SULPH. 30°°, welche nur das Allgemeinbefinden besserte und die Periode zum Vorschein brachte, und 3 Wochen später eine Gabe CALC. 30°°, wonach sie, ohne weitere Arznei in 3 Wochen geheilt war und bis jetzt ganz gesund blieb.[ACS 17 (1839) 3,47]

16. *F .W. K.* zu V., ein Jüngling von 19 Jahren, bekommt jeden Morgen einen Anfall von Fallsucht, und kann daher nicht füglich in einem Tage die 6 Meilen weite Reise hin und zurück machen. Von Nebenbeschwerden war nur zu erfahren Viel Durst auf kalts WASSER, große Mattigkeit, aufgedunsenes Wesen und sehr leichtes Schwitzen. – Am 28. April 1836 sandte ich ihm 1. SULPH. 30°° und 2. CALC. 30°°, jedes in einer Gabe, nur alle 14 Tage ein Pulver zunehmen. Erst am 2. Juli darauf wurde mir berichtet, daß nach No. 2 (CALC.) ein sehr heftiger Anfall erschienen sei, dann aber keiner wieder. Seine Beschwerden bestanden dermalen nur noch aus Schauder bei jedem Harnen und öfteren Zusammenschrecken im Schlafe, welches auch nach einer Gabe PLAT. 30°° verschwand.[ACS 17 (1839) 3,47-48]

17. *M. T.* von H., ein 3jähriges Mädchen, hatte Kopfgrind, welcher verschmiert wurde, und bekam nun Fallsucht, täglich 5 bis 6 Anfälle, nach Aerger auch wohl noch öfter, mit Vergehen des Athems. Vorher Dehnen und Recken, nacher heftiges Weinen. Das Kind ist dick, aufgedunsen und schwitzt leicht und viel. – Am 27. Mai 1836 gab ich 1. SULPH. 30°°, 2. BELL. 30°°, 3. CALC. 30°°, alle acht Tage eins zu nehmen, und 6 Wochen später erhielt ich die Nachricht, daß nach dem 3ten Pulver (CALC.) kein Anfall wieder erschienen sei, und das Kind sich ganz wohl befinde.[ACS 17 (1839) 3,48]

18. *Ad. V.* von H., ein 12jähriger Knabe, hatte früher Krätze, dann ein Jahr später krustigen Ausschlag auf dem Körper gehabt, welches beides äußerlich verschmiert wurde, und nach dessen Verschwinden mit dem 5ten Lebensjahre Fallsucht eingetreten war, alle 2 oder 3 Tage, meistens früh Morgens ein Anfall, vor- und nachher heftiges Kopfweh. Den Tag über sehr müde in den Gliedern und überaus zu Schweiß geneigt. – Am 9. Juli 1936 erhielt er 1. PSOR. 30°°, und 2. SULPH. 30°°, jedes in einer Gabe, alle 14 Tage eins zu nehmen, wonach sich etwas Ausschlag zeigte, aber ohne auf das Hauptleiden Einfluß zu äußern. Am 25. Juli erhielt er eine Gabe CALC. 30°°, worauf am folgenden Morgen ein starker, aber auch der letzte Anfall erschien, und seitdem ist er gesund geblieben.[ACS 17 (1839) 3,48-49]

19. *Fl. B.* in M., ein Knäbchen von einem Jahre, bekam in einem Alter von 8 Monaten epileptische Anfälle, täglich mehrere Male, am meisten zur Zeit des ○ Voll-MONDES. Vorher: große Unruhe; bei den Anfällen: Steifigkeit der Glieder und stierer Blick mit seitwärts Verdrehen der Augen; nachher tiefer Schlaf. Außerdem: dicker Kopf und viel Schweiß im Gesichte und am Haarkopfe. Seit beinahe 3 Monaten war mit MERC., ZINC., KALI ACET., MAGN., Liq.c.c.s., TERRA fol. tart., CONCH. ppr. u. dergl. allopathisch ohne den mindesten Erfolg dagegen operirt worden. – Am 5. Sept. 1836 erhielt das Kind von mir eine Gabe SULPH. 30°°, wonach noch 3 wahre Anfälle erschienen, dann aber keiner mehr, sondern nur noch öftere Zuckungen zurückblieben, die bis zum 12. Sept. im Zunehmen begriffen waren. An diesem Tage eine Gabe CALC. 30°°, wonach noch ein starker Fallsuchtanfall erschien, und dann nicht wieder, und seitdem das Kind, welches ich noch vor einigen Tagen sah, zur Freude der Eltern, ganz gesund und blühend wurde, ohne weitere Arznei bekommen zu haben.[ACS 17 (1839) 3,49]

20. *C. W.* aus W., ein Mädchen von 2 1/2 Jahren, bekömmt alle 14 Tage, Abends zwischen 7 und 8 Uhr, einen Anfall von Fallsucht, der jedesmal 1/4 bis 1/2 Stunde dauert, mit Schaum vor dem Munde und leichenartiger Blässe des Gesichts. Nach jedem Anfalle Erbrechen mit fauligem Geruche und Durchfall. Außerdem wurde bemerkt: ungewöhnlich dicker Kopf, große Neigung zu KAFFEE und SCHWARZBROT, starker Durst auf kaltes WASSER, große Magerkeit und Hinfälligkeit und leichtes Schwitzen. – Am 24. Dec. 1836 erhielt das Kind zwei Gaben ARS., jede zu 30°° und eine Gabe SULPH. 30°°, alle 5 Tage eine zu nehmen, wonach die Epilepsie nicht wiederkehrte und das Kind überhaupt sich bedeutend besserte. Indessen war gegen Anfangs Febr. 1837 eine Augenentzündung eingetreten, welche von einem allop. Arzt mit äußern Mitteln behandelt wurde, und zwar unter steter Verschlimmerung, so daß man bis zur Mitte Aprils das eine Auge für verloren hielt, das Kind stets in einer dunkeln Stube halten mußte, und auch wieder Zuckungen eintraten, welche an die frühere Epilepsie erinnerten. Unter diesen Umständen kamen die Eltern am 28. April 1837 wieder zu mir, und nach langer Weigerung ließ ich mich endlich aus Mitleiden für das unglückliche Kind bewegen, und gab eine Gabe SULPH. 30°° und 8 Tage darauf eine Gabe CALC. 30°°, wonach die Augen viel besser wurden, die Zuckungen aber erst nach dem zweiten Pulver (CALC.) nachließen, und nun nicht wiederkehrten. Am 18. Juni darauf mußte ich nochmals zwei Gaben CALC., jede zu 30°°, und eine Zwischengabe LYC. 30°° reichen, welche aber hinreichten, in 6 Wochen das Kind vollkommen herzustellen und selbst das verloren geachtete und bedeutend verkleinerte Auge zu retten, so daß nun zwischen beiden kein Unterschied mehr zu sehen ist.[ACS 17 (1839) 3,49-50]

21. *A. B.* von A., ein sanftes, fleißiges Mädchen von 13 Jahren, hat seit 1 1/2 Jahren wöchtenlich 2 bis 3 Mal einen Anfall von Fallsucht, meistens in der Schule, aber von Angst wegen ihres Vaters, der ein Söffer ist. In der Schule bekömmt sie stets heftiges Herzklopfen; übrigens ist sie blaß und mager; – alles dieses nach Mittheilung der Mutter, indem ich das Kind selbst nie gesehen. – Am 20. April 1837 erhielt sie in Zwischenräumen von 8 Tagen: 1. SULPH. 30°°, 2. CALC. 30°°, 3. LYC. 30°° und 4. CALC. 30°°. Nach dem zweiten Pulver blieb die Fallsucht aus bis zum 1. Juli, wo sie aus Schreck vor dem tobendem Vater einen gelinden Anfall bekam, dessen Wiederkehr eine Gabe IGN. 12°° verhinderte. Inzwischen war das Herzklopfen in der Schule noch da, als ich am 18. Nov. weitere Nachricht erhielt, und ich gab nun 3 Dosen CUPR. jede zu 30°° und 3 Gaben CALC., jede zu 30°°, im Wechsel alle 3 Tage zu nehmen, wonach auch dieser Krankheitsrest dauerhaft verschwand.[ACS 17 (1839) 3,50-51]

22. *A. G.* zu S., ein Mädchen von 9 Jahren, mit braunen Augen und hellblonden Haaren, leidet von der ersten Jugend auf an Epilepsie, die bis jetzt beständig an öfterer Wiederkehr, täglich zu mehren Malen, und Heftigkeit der Anfälle zugenommen hat. Vor den Anfällen schmacket es mit dem Munde, dann fält es zu Boden mit Geschrei, Einschlagen der Daumen und Bewußtlosigkeit; nach den Anfällen tiefer Schlaf. Außerdem: stets sehr eigensinnig und widerspenstig, beständig starker Hunger und große Magerkeit. – Am 9. Juli 1837 vier Gaben LACH., jede zu 6°°°, alle 3 Tage eine, besserten nichts. Am 25. Aug. darauf SULPH. 30°°, und 8 Tage später CALC. 30°°, jedes in einer Gabe, nahmen die Beschwerden fort, bis zum 6. Jan. 1838, wo in der Nacht wieder ein, obschon gelinder Anfall nach Schreck eintrat. Am 8. Jan. 1838 zwei Gaben CUPR., jede zu 30°°, und eine Gabe CALC. 30°° [In den letzten Jahren habe ich es bei Heilung der Epilepsie sehr vortheilhaft

Verifikationen und klinische Symptome

gefunden, wenn irgend die Mittel angezeigt waren durch Habitus und Nebenbeschwerden, die CALC. mit CUPR. im Wechsel zu geben, und beobachtet, daß in diesem Falle das erstere Mittel sanfter und wohlthätiger wirkte, als wenn ich es, wie früher, allein gab.], alle 8 Tage eine zu nehmen, verhinderten die Wiederkehr, und seitdem befindet sich das Mädchen ganz wohl, und auch das Gemüth ist sanft und folgsam geworden.[ACS 17 (1839) 3,51]

23. *B. Fr.* von S., ein Knabe von 11 Jahren, ist seit 4 bis 5 Jahren e p i l e p t i s c h. Die Anfälle erfolgen alle Tage öfters, zuweilen bis zu 20 Malen, jedesmal 5 bis 10 Minuten anhaltend, mit bewußtlosem Niederfallen, ohne Gesichtsröthe und ohne Schaum vor dem Munde. Außerdem: starker Hunger, besonder Abends, stete Blässe des Gesichts, Reißen in den Gliedern und überhaupt schwächlicher Konstitution. – Am 27. Aug. 1837 zwei Gaben CALC., jede zu 30°°, und eine Zwischengabe SULPH. 60°°, alle 8 Tage ein Pulver, wonach die Anfälle weit seltener und gelinder, und in den letzten Tagen gar zwei Tage ganz ausgeblieben waren. Am 23. Sept. dieselben Mittel, nur SULPH. 30°°, wonach nur noch zuweilen ganz kurze Anfälle von Zucken und Zusammenfahren, ohne zu Boden zu fallen. Am 12. Nov. zwei Gaben CUPR., jede zu 30°°, und eine Gabe CALC. 30°°, worauf auch dieser Rest verschwand und seitdem der Knabe gesund und blühend ist.[ACS 17 (1839) 3,51-52]

24. *A. L.* von S., ein Mädchen von 12 1/2 Jahren, leidet seit 9 Monaten, nach Schreck wegen befürchteter Züchtigung, an F a l l s u c h t, täglich 6 bis 8 Mal. Vor dem Anfalle: Stiche im Schultergelenke und Steifigkeit des Arms, als wenn ein Stock darin steckte, der bewegt wurde; oft läuft es auch aus der Herzgrube nach den Hüften und in den Unterleib herab. Bei den Anfällen: Rucken in den Gliedern, Rückwärtsbiegen des Körpers und Verlust der Besinnung. Nach den Anfällen: Duseligkeit, ziehendes Kopfweh in der Stirn und scharfe Stiche im rechten Auge. Nachts und bei Bewegung im Freien kommen keine Anfälle. Früh fauliger Geschmack im Munde. – Am 25. Sept. 1837 gab ich 1. IGN. 4°°, 2. SULPH. 30°° und 3. SULPH. 0°°, wonach einige Besserung eintrat, aber doch täglich noch ein Anfall und zwar meistens früh im Bette erschien. Am 18. Oct. darauf zwei Gaben CALC., jede zu 30°°, und eine Zwischengabe SULPH. 30°°, wonach nur noch nur noch ein Anfall von besonderer Stärke sich zeigte, und dann keiner wieder, und auch alle Nebenbeschwerden verschwanden, so daß das Mädchen bis jetzt ganz gesund ist.[ACS 17 (1839) 3,52-53]

25. *M. El. L.* von L., ein Mädchen von 25 Jahren, bekömmt seit einigen Monaten alle Tage in der Regel gegen Abend wenigstens einen e p i l e p t i s c h e n A n f a l l, mit bewußtlosem Hinfallen, vorher Schwindel, nachher Lähmigkeit aller Glieder. Außerdem: Brennen im Magen von GEMÜSE und saurem BROTE, Periode zu spät, in der Kälte lähmige Schmerzen in den Gliedern. – Am 11. Nov. 1837 erhielt sie 1. SULPH. 30°°, 2. CAUST. 30°°, 3. BELL. 30°° u. 4. CAUST. 30°°, alle 8 Tage ein Pulver zu nehmen. Nach No. 3. und 4. verschwand das Uebel ganz, kehrte aber gegen die Mitte Jan. 1838 wieder, und erschien nun Abends und Morgens. Dabei hat sie jetzt lähmige Schmerzen in den Armen und Knien und ist sehr ängstlich und besorgt wegen ihres Uebels. Am 27. Jan. 1838 gab ich 2 Gaben CUPR., jede zu 30°° und eine Gabe CALC. 30°°, alle 5 Tage zu nehmen, und seitdem ist sie gesund.[ACS 17 (1839) 3,53]

26. *C. E.* von L., eine Frau von 27 Jahren, wurde vor 6 Monaten e p i l e p t i s c h, und die Anfälle erscheinen nun mehre Male in 24 Stunden, sowohl am Tage als in der Nacht. Vorher fühlt sie nichts und fällt plötzlich bewußtlos nieder. Nachher Müdigkeitsschmerz in den Beinen, Mattigkeit des ganzen Körpers und starker Schweiß. Außerdem: am Tage im Freien oft Schwindel, die Periode sehr stark, nach vorgängigem Leibschmerz, in der Kälte zitterndes Gefühl in der Herzgegend und heftiges Gemüth. – Am 31. März 1838 erhielt sie SULPH. 30°° und 8 Tage darauf CALC. 30°°, worauf sie nach 3 Wochen von ihren sämmtlichen Beschwerden dauerhaft geheilt war.[ACS 17 (1839) 3,53-54]

27. *C. El. Sch.* von L., ein Mädchen von 13 Jahren, bekam in Folge zum Theil verschmierten, zum Theil noch vorhandenen Ausschlags, eine Art F a l l s u c h t, die alle 2 oder 3 Tage einen heftigen Anfall machte. Dabei: nässender Kopfausschlag, am meisten im Nacken und hinter den Ohren, Hunger mit Appeititlosigkeit und Durchfall mit Verstopfung wechselnd, stechende Schmerzen im ganzen Körper, selbst im Kopfe, Frost und doch Schweiß bei Bewegung, große Mattigkeit früh und bedeutende Nachtfieber von der mindesten Geistesanstrengung. – Sie erhielt am 7. April 1838: 1. SULPH. 30°°, 2. CALC. 30°°, 3. NIT-AC. 30°° und 4. CALC. 30°°, alle 8 Tage ein Pulver zu nehmen. Nach No. 3. (NIT-AC.) kam noch ein Anfall, dann keiner mehr, nur der Ausschlag war stärker geworden und hatte sich beinahe über den ganzen Körper verbreitet. Dagegen gab ich am 28. Juli: 1. PSOR. 30°°, 2. SULPH. 30°° und 3. SULPH. 0°°, alle 14 Tage ein Pulver zu nehmen, worauf auch dieser bis Anfangs Sept. geheilt war, und dem Mädchen seitdem nichts mehr fehlt.[ACS 17 (1839) 3,54]

28. *El. M.* aus O., eine Dienstmagd von 33 Jahren, leidet seit vielen Jahren an F a l l s u c h t, und die Anfälle erscheinen alle Tage, am meisten nach körperlicher Anstrengung oder Aerger, wozu sie sehr geneigt ist. Vorher: Uebelkeit und Laufen in einem Arme, wie eine Maus; nachher: unlöschbarer Durst und Schwere in den Gliedern. Die Periode ist zu früh und zu stark. – Am 21. April 1838 er-

Verifikationen und klinische Symptome

hielt sie: 1. SULPH. 30°°, 2. BELL. 30°°, 3. SULPH. 30°°, alle 8 Tage ein Pulver, worauf wenig Besserung eintrat, und Zucken im rechten Oberarme, Stiche in der Spitze des Zeigefingers und Schweiß, besonders stark in der Lebergegend, hinzukamen. Am 18. Mai gab ich 1. CALC. 30°°, 2. LYC. 30°° und 3. CALC. 30°°, alle 14 Tage ein Pulver, und schon nach dem ersten besserte es sich auffallend, und nach 6 Wochen war sie von allen Beschwerden befreit. Gegen Ende Juli dieses Jahrs bekam sie eine Art Wechselfieber, wogegen sie sogenannte HARLEMMER Tropfen nahm und darauf sehr krank wurde. ARS. und SULPH., jedes zu einer kleinsten Gabe, stellten sie in 8 Tagen wieder her, und von der früheren Fallsucht kam nichts zum Vorschein.[ACS 17 (1839) 3,54-55]

Starker BLUTDRANG zum Kopfe.[VHA]

BLUTDRANG zum Kopfe, mit Hitze und betäubendem Klopfen darin und Gesichtsröthe mit Aufgedunsenheit, früh beim Erwachen, von Geistesanstrengung und geistigen Getränken verschlimmert.[HA 40]

BLUTDRANG zum Kopfe.[KEU 12]

Schwere in der Stirn.[VHA]

Halbseitiges Kopfweh mit Aufstoßen und Brecherlichkeit.[VHA]

Betäubender Kopfschmerz von 3 Uhr früh an, erst Nachmittags vergehend, beim Aufstehen aus dem Bette, Bücken und Geistesanstrengung verschlimmert, von Schließen der Augen gebessert. – Nervöse Angegriffenheit; Kopfschmerz von Verheben; erweiterte Pupillen; blasse Aufgedunsenheit des Gesichts; großer Hunger und Durst; Uebelkeit nach Milch; Unerträglichkeit fester Kleider um die Hypochondern; Genicksteifigkeit; Kreuz- und Rückenschmerzen; schweißige Hände und Füße; Empfindlichkeit gegen kalte feuchte LUFT; Nachtheil von WASSER und Waschen; schwärmerischer Schlaf; innere Frostigkeit im Wechsel mit fliegender Hitze.[HA 34]

Bohrender Kopfschmerz (heraus oder herein), in der Stirn und in der (linken)Schläfe, früh und Abends, von Bücken, äußerem Druck und beim Gehen im Freien verschlimmert, von Berührung vergehend.[HA 43]

Drückendes Kopfweh in der Stirn, mit Aufstoßen und Uebelkeit, zum Schließen der Augen nöthigend, von Kopfanstrengung, Bücken und Gehen im Freien verschlimmert.[HA 47]

Eiskälte in und an der rechten Kopfseite.[VHA]

Kältegefühl im Kopfe.[KEU 12]

Eiskälte im Kopfe, meistens in einer (der rechten) Seite, früh, von Bewegung und im Freien verschlimmert, im Liegen gebessert.[HA 66]

Heilungsberichte: *G. H.* aus V., unverheirathet, 25 Jahre alt, venöser Konstitution, litt früher an Ausfluss von Eiter mit Blut aus dem linken Ohre und fühlt jetzt an dieser Seite, besonders nach dem Hinterkopfe hin, ein inneres Kältegefühl und Taubheit, am meisten, wenn sie etwas auf dem Kopfe trägt. Dabei Reissen vom Schultergelenke durch den linken Arm bis in die Hand, worinn es strömt, und oft bis ins linke Bein herunter, wo dann die Kniescheibe anschwillt, am schlimmsten Abends in der Ruhe; Gemüth ziemlich heftig. – Eine am 2. Sept. 1835 gereichte Gabe CALC. 30°°° verminderte bis zum 21. Okt. alle Symptome ziemlich bedeutend, mit der Veränderung jedoch, daß sie, wiewohl viel schwächer, nun auch früh beim Erwachen eintraten. Eine neu gegebene Gabe NUX-V. 30°° und 8 Tage später eine Gabe CALC. 30°° nahmen Alles dauerhaft fort.[ACS 17 (1838) 1, 9]

G. S. in L. leidet seit 15 Jahren, während welcher Zeit sie beständig, aber ohne Erfolg, medizinirt hat, an Kältegefühl im ganzen Kopfe, Blasen im Munde, die stets vergehen und wiederkommen, heißem Aufsteigen aus dem Magen, ohne Durst, Ziehen vom Bein herauf bis in das Kreuz, und Stechen in dem Fußgelenke. Dabei hat sie ihre Periode zu früh und zu stark und früh ist ihr Befinden am schlimmsten. – Eine Gabe SULPH. 30°°, am 16. May 1836 gegeben, minderte bloß die Gliederschmerzen, ohne sie ganz zu heben. Eine Gabe CALC. 30°° stellte sie ganz und dauerhaft her, so daß sie keine fernere Arznei bedurfte.[ACS 17 (1838) 1, 9]

C. E. K. aus F., eine Frau von 43 Jahren, cholerischen Temperaments, bekam nach, durch allopathische Mittel vertriebenem Eiterausfluss aus der Nase, ein heftiges, halbseitiges Kopfweh mit Kältegefühl in der Stirne über dem linken Auge. Dabei oft Stiche in der Herzgrube und Kreuzschmerzen von jedem Heben. – Sie erhielt am 29. Okt. 1836 zwei Gaben CALC. 30°°, alle 14 Tage eine davon, und acht Tage nach der ersten Gabe SULPH. 60°° zu nehmen, wonach sie binnen 3 Wochen von ihren Beschwerden dauerhaft geheilt war.[ACS 17 (1838) 1, 10]

Verifikationen und klinische Symptome

Klopfen und Pochen in der Mitte des Gehirns.[VHA]

Klopfen und Hämmern im Kopfe, früh, von Bücken, Kopfanstrengung, geistigen Getränken, und nach dem Gehen im Freien verschlimmert, von Schließen der Augen und im Liegen gebessert. [HA 68]

Heilungsbericht: *D. B.* aus E., ein gracil gebautes, stilles, aber reizbares Mädchen von 21 Jahren, leidet seit mehren Wochen an klopfendem Kopfweh in der Stirn, mit innerer Hitze des Kopfs und Gefühl, als sollte er zerspringen, täglich Nachmittags beginnend und gegen Abend zunehmend. Dabei tritt das Blut ins Gesicht, die Backen werden hoch geröthet, fast wie Flecken, und Daumlichkeit. Im Schlafe lauter, fast schnarchender Athem. Periode alle 3 Wochen, sehr stark und 8 Tage dauernd; vor derselben Geschwulst und Schmerzhaftigkeit der Brüste und etwas Weißfluß. – Eine am 27. May 1835 gereichte Gabe CALC. 30° beseitigte Alles dauernd.[ACS 17 (1838) 1, 8]

Knistern im Hinterkopfe, mit nachfolgender aufsteigender Wärme durch den Nacken in den Kopf, früh beim Aufstehen aus dem Bette und Mittags nach dem Essen verschlimmert, im Liegen gebessert. [HA 68]

Heilungsbericht: *E. N.* aus Gl., robuste Frau von 51 Jahren, litt in frühern Jahren an Geschwulst und Vereiterung der Schilddrüse, wovon die Narben noch sichtbar sind. Jetzt hat sie jedesmal bei eintretendem Regenwetter, 24 Stunden lang ein stetes Stechen und Knistern im Kopfe, mit vieler Schläfrigkeit und Gallerbrechen. – Eine am 21. Febr. 1836 gegebene Gabe SULPH. 30°°° besserte in 8 Tagen, wo wieder Regenwetter eintrat, nichts, worauf eine Gabe CALC. 30°° schon nach einigen Stunden wohlthätigen Einfluss zeigte und bis heute keinen neuen Anfall aufkommen ließ.[ACS 17 (1838) 1, 8-9]

Leerheitsgefühl im Kopfe mit stechenden Schmerzen von Kopfanstrengung und geistigen Getränken verschlimmert, im ruhigen Liegen gebessert. [HA 65]

Schneidendes Kopfweh im Scheitel und Hinterkopfe (rechts), mit Auftreibung der Adern an den Schläfen, Schmerzhaftigkeit der Kopfdecken, Bauchauftreibung und Harndrang, von Gehen und äußerem Druck verschlimmert. [HA 78]

Schwere und Vollheit in der Stirn, mit Zudrücken der Augen, von Bewegung und Anstrengung verschlimmert, von Aufrichten, Schließen der Augen, in der Wärme und im Liegen auf dem Rücken gebessert. [HA 79]

Spannender Kopfschmerz, am meisten in der rechten Kopfseite und Schläfe, früh nach dem Aufstehen aus dem Bette, von Bücken und im Freien verschlimmert, von Schließen der Augen und im Liegen gebessert. [HA 81]

Stechender Kopfschmerz von außen quer durch die (rechte) Schläfe herein, von Bewegung des Unterkiefers und im Stehen verschlimmert, von Bewegung und Berührung gebessert. [HA 83-84]

Stechen, Reissen und Zersprengungsschmerz im Kopfe.[KEU 12]

Kopfschmerz von Verheben und von Kopfanstrengung.[VHA]

Kopfschmerz von Verheben.[HA 34]

Aeusserer Kopf

Eiskälte in und an der rechten Kopfseite.[VHA]

Innerliche und äußerliche Kälte in einer Kopfseite, als läge da ein Stück Eis, mit blassem, aufgedunsenem Gesichte, bei Witterungswechsel verschlimmert. [HA 119]

Bei Hitze am Wirbel vergleiche SULPH., CALC. und HYPER.. Kältegefühl auf dem Wirbel, als ob Eis darauf läge, mit eiskalten Füßen und Übelkeit; schlimmer beim Aufstehen vom Bett, besser durch äußeren Druck und vom Rückwärtslegen des Kopfes: VERAT.).[Br., Lippe]

Abendlicher Schweiß am Kopfe.[VHA]

Kopfschweiss.[KEU 12]

Hautabschuppung und Grinder auf dem Haarkopfe.[VHA]

Heilungsberichte: *Bern. N.* von M., ein Knabe von 12 Jahren, mit scrophulösem Habitus, hat seit 8

Verifikationen und klinische Symptome

Jahren einen trocknen Kopfgrind, welcher vom Nacken aus sich allmählig über den ganzen behaarten Theil des Kopfes verbreitet hat, mit schmerzlos geschwollenen Drüsen am Halse und Unterkiefer. Dabei oft Kopfweh in der Stirn, erweiterte Pupillen, blasses aufgedunsenes Gesicht und ziemlich viel Sommersprossen. – Eine Gabe SULPH. 60°°, am 20. Juli 1835 gegeben, nahm bloß das Kopfweh fort, eine zweite Dosis SULPH. 30°°, am 3. August gereicht, änderte bis zum 17. dieses Monats nichts, weshalb eine Gabe CALC. 30°° gereicht wurde, wonach sich bald alles bedeutend besserte und nach 6 Wochen sämmtliche Beschwerden dauerhaft verschwunden waren.[ACS 17 (1838) 1, 13]

C. D. in W., ein dickes, vollsaftiges Mädchen von 12 Jahren, leidet seit ihrem 2ten Lebensjahre an einem, zuerst im Nacken entstandenen, meistens trocknen, zuweilen bei feuchtem Wetter aber auch nässenden, und dann übelriechenden und heftig jückenden Kopfgrinde. Der äußere Kopf ist sehr empfindlich gegen freie LUFT und WIND. Neigung zu Durchfall. Abends und Nachts Jücken über den ganzen Körper, besonders bei nassem Wetter. Leichtes Schwitzen nach Warm-Essen oder Trinken. – Eine Gabe PSOR. 30°° that gar nichts. Am 27. Febr. 1836 SULPH. 30°°, welches eben so wenig nützte, daher 14 Tage später eine Gabe CALC. 30°° gegeben wurde, welche, ohne Wiederholung oder andere Arznei, 8 Wochen lang so wohlthätig wirkte, daß nach Ablauf dieser Zeit alle Beschwerden verschwunden waren, ohne wiederzukehren.[ACS 17 (1838) 1, 13]

Lange offen bleibende Fontanellen am Kopfe, bei Kindern.[VHA]

Offenbleibende Fontanellen mit Dickheit des Kopfs und vielem Schwitzen desselben, großer Fettigkeit und Bleischwere der Kinder, hartem, aufgetriebenem Unterleibe und sauerriechenden Durchfällen.[HA 106]

Heilungsbericht: *L. A. L.* von O., ein Mädchen von 4 Jahren, kränkelte schon von den ersten Monaten ihres Lebens an und alle bisher angewendeten allopathischen Mittel haben gar nichts gebessert. Der Kopf ist ungewöhnlich dick, die Fontanellen sind noch offen und beständig ist der behaarte Theil naß von Schweiß. Die Augen entzündet, besonders an der innern Fläche der Augenlider, mit Thränen und LICHTSCHEU. Viel Durst. Dicker, harter Bauch. Feiner Ausschlag über den ganzen Körper. Leichtes Schwitzen bei er mindesten Bewegung und Nachts. Sie kann noch weder gehen noch stehen. – Am 16. Juli 1836 erhielt sie eine Gabe ARS. 30° und 14 Tage später eine Gabe SULPH. 30°°, wonach die Augenentzündung verschwand und das Allgemeinbefinden sich besserte, aber der Schweiß in dem Kopfhaar und die offenen Fontanellen, nebst dem dicken Bauche und dem Ausschlage blieben unverändert bis zum 20. Sep., wo das Kind wieder hergebracht wurde. Sie erhielt nun zwei Gaben CALC. 30°° und dazwischen eine Gabe SIL. 30°°, in Zwischenräumen von 3 Wochen zu nehmen, wonach bis Ende des Jahres 1836 alle Beschwerden gehoben waren und weiter nichts gegeben zu werden brauchte.[ACS 17 (1838) 1, 12-13]

Eiternde Beulen auf dem Haarkopfe.[VHA]

Leicht in Eiterung übergehende, haarlose Beulen und Balggeschwülste auf dem Haarkopfe, alle 4 Wochen (beim ○ VollMONDE) sich erneuernd, besonders im Freien schmerzhaft.[HA 98]

Trockner, dickkrustiger, übelriechender, am Hinterkopfe anfangender und den ganzen Kopf bis in den Backenbart überziehender Ausschlag, mit kriebelndem, wundartig schmerzendem Jucken, von Kratzen gebessert.[HA 97]

Haarausfallen.[VHA]

Ausfallen der Haare, am meisten an den Schläfen und den Kopfseiten herab, bis zum Backenbarte, mit Trockenheit der Haare, großer Empfindlichkeit der Kopfhaut und weißgelblichen Schuppen auf derselben, Kältegefühl des äußeren Kopfs, Aufgedunsenheit des Gesichts und vielen kleinen Warzen an den Händen (auch bei Wöchnerinnen).[HA 109]

Schmerzhafte Empfindlichkeit der Kopfhaut, besonders beim hin und her Bewegen der Stirnmuskeln, gegen Abend und in der freien, besonders FEUCHTEN und ZUGLUFT, so wie beim Warmwerden im Bette verschlimmert.[HA 103]

Beißend brennendes und kriebelndes Jucken auf dem Haarkopfe, vom Hinterkopfe sich weiter verbreitend, von Kratzen gebessert, aber davon Beulen und BLUTIGER Ausschlag, welcher sich zu Schorfe bildet, Abends beim Warmwerden im Bette verschlimmert.[HA 115]

Entzündete und stechende Geschwulst in den Schädelknochen, mit Klopfen darin und dann in Eiterung übergehend, bei naßkalter LUFT und von Befeuchtung verschlimmert, von Berührung und Reiben gebessert.[HA 120]

Klammartiges Reißen in den Kopfmuskeln und der Kopfhaut, von Waschen und in freier, besonders feuchter LUFT verschlimmert, von Drücken, Reiben, Kratzen, nach dem Niederlegen und bei trocknem Wetter gebessert.[HA 123]

Starker, ermattender Schweiß, am meisten am Hinterkopfe und im Nacken, während die Beine kalt bleiben, Abends und bei der geringsten Bewegung, zumal in kalter LUFT verschlimmert, im ruhigen Sitzen in der warmen Stube gebessert.[HA 126]

Feine reißende oder zuckende Stiche auf dem Scheitel, gegen Abend, von Waschen und bei nassem Wetter verschlimmert, bei trockner LUFT, so wie von Kratzen und Reiben gebessert.[HA 131]

Wundheitsschmerz am Hinterkopfe, von Berührung und bei nassem Wetter verschlimmert, von Kratzen oder Reiben gebessert.[HA 135]

Augen

Zahlreiche andere Heilungen von Augenentzündungen, bald nach, mit MERC. verschmierter Krätze entstanden, die ihr spezifisches Heilmittel in der CALC. fanden, übergehe ich hier, bemerke aber, daß in diesen Fällen durchgängig der Erfolg am günstigsten ausfiel, wenn Schwerhörigkeit mit dem Augenleiden zugleich aufgetreten war.[ACS 17 (1838) 1, 20]

Drücken, Brennen und Schneiden in den Augen, am meisten Abends bei LICHTE.[VHA]

Augenentzündung mit Geschwüren und Flecken auf der Hornhaut.[VHA]

Heilungsberichte: *Dr. K.* aus E., Kind von 1 1/2 Jahren bekam in den ersten Monaten seines Lebens Kopfausschlag, welcher verschmiert wurde, darauf ein Fieber, welches die Mutter als eine Art von Wechselfieber beschrieb und durch CHINA unterdrückt wurde. Dennoch trat eine heftige Augenentzündung auf, mit Röthe der ganzen Augäpfel und großer LICHTSCHEU. Dabei rothe Flecke über den ganzen Körper, nächtliche Schlaflosigkeit bei steter Schläfrigkeit und, wie es schien, öfteren heftigen Ohrenschmerzen. – Zwei, am 5. Aug. 1835 gereichte Gaben BELL. 30°°, und eine Gabe SULPH. 30°° dazwischen, alle 8 Tage eine zu geben, besserten das Allgemeinbefinden und tilgten die rothen Flecken nebst den Schlafbeschwerden, ließen aber das Augenleiden und die Ohrenschmerzen unverändert. Eine, am 8. Sept. darauf gegebene Gabe CALC. 30°° nahm bald die letzteren weg, und stellte das Kind ohne fernere Arznei dauerhaft wieder her.[ACS 17 (1838) 1, 16]

Cl. G. aus M., 10 Jahr alt, leidet bereits seit 1 1/2 Jahre an scrophulöser Augenentzündung, wovon beide Pupillen stark grauweiß getrübt, die Sehkraft fast ganz verloren war, mit Stechen und Brennen in den Augen, besonders Morgens, und starker Röthung des Weißen im Auge. Dabei Geschwulst der Lippen, besonders der Oberlippe, starker Hunger und viel Durst auf kaltes WASSER, Dicke und Härte des ganzen Unterleibes, leichtes Schwitzen und das Gemüth sehr verdrießlich und eigensinnig. – Am 14. May 1835 erhielt sie eine Gabe CALC. 30°°, wonach sich alles sehr bedeutend besserte, so daß am 9. Juli, wo die Besserung still stand, nur noch eine schwache Trübung der Pupillen sichtbar war, welche nach einer Gabe LYC. 30°° sich nach einigen Wochen ganz verlor. – (Die Augenlider blieben fortwährend gut, und nur 2 Jahre später zeigte sich Kyphosis, welche in 3 Monaten durch SULPH., CALC. und SIL., von jedem eine Gabe 30°°, ebenfalls geheilt wurde).[ACS 17 (1838) 1, 14-15]

A. R. aus S., ein Mädchen von 5 1/2 Jahren, war drei Jahre lang von einem berühmten rationellen Arzte in W. mit steter Verschlimmerung behandelt. Sie litt an scrophulöser Augenentzündung mit Schwären derselben und großer LICHTSCHEU. Dabei viel Schweiß auf der Stirn, geschwollene, mit Ausschlag besetzte Lippen, rothe Nase, dicker Bauch und Stuhlverstopfung. – Zwei Gaben SULPH. 60°° und 30°° brachten vom 12. Aug. bis 5. Okt. 1835 einige Besserung an den Augen und den Stuhlgang in Ordnung, zugleich aber Ausschlag auf dem Haarkopfe. Eine nun gereichte Gabe CALC. tilgte alles dauerhaft bis auf die geröthete Nase, welche auch auf eine, am 24. Dez. gegebene Gabe LYC. 30°° sich bald verlor.[ACS 17 (1838) 1, 16-17]

Verifikationen und klinische Symptome

Verifikationen und klinische Symptome

A. M. E. von A., ein kleines Mädchen von 2 1/2 Jahr, scrophulösen Aussehens, bekam nach verschmiertem Kopfgrinde eine überaus heftige A u g e n e n t z ü n d u n g mit arger LICHTSCHEU. Sie ließ sich gar nicht die Augen untersuchen, sondern schrie beim Versuche die Lider zu öffnen so gewaltig, daß von dem Versuche abgestanden werden mußte. Dabei starker Speichelfluß, viel Durst und harter, zögernder Stuhl. – Am 14. Aug. 1835 erhielt das Kind TINEIN 30°, wonach der Kopfausschlag sich wieder einstellte und alle Beschwerden sich sehr minderten. Drei am 8. Okt. gereichte Gaben SULPH. 60°° und 30°° brachten gar keine Wirkung hervor. Am 21. Nov. erhielt das Kind eine Gabe CALC. 30°°, welche bis zum 10. Febr. 1836 alle Beschwerden gänzlich hob, bis auf einen Hornhaut-Flecken auf dem linken Auge,welcher sich auf NIT-AC. 30°° bald verlor.[ACS 17 (1838) 1, 17-18]

L. A. aus B., ein 9jähriges Mädchen von scrophulösem Aeußeren, wurde schon ein paar Jahre lang an A u g e n e n t z ü n d u n g von einem rationellen Arzte behandelt, welcher laut der beigebrachten Rezepte, (sehr rationell!) viel QUECKSILBER in verschiedenen Präparaten, und einige SPIEßGLANZ-Mittel unter zunehmender Verschlimmerung angewendet hatte. Als das Mädchen am 11. Sept.1835 mir zuerst vorgeführt wurde, hatte rich nicht allein die Entzündung rund um das Auge verbreitet, und daselbst eine Menge kleiner Geschwüre hervorgebracht, sondern auch auf beiden Augäpfeln standen kleine Geschwüre, am linken Auge eins mitten auf der Hornhaut. Dabdi ungemein dick geschwollene und mit Krusten besetzte Lippen, selbst an der innern Seite derselben und Ausschlag über den ganzen Leib. – Sie erhielt sogleich zwei Gaben SULPH. 60°° und 30°°, alle 8 Tage eine zu nehmen, wonach das Allgemeinbefinden sich besserte, aber bis zum 14. Okt. an Augen und Lippen keine bedeutende Besserung zu sehen, im Gegentheile ein neues Geschwür auf der Hornhaut des rechten Augens entstanden war. Eine nun gereichte Gabe CALC. 30°° minderte 6 Wochen lang allmählig alle Beschwerden und nach Ablauf dieser Frist war das Kind ohne weitere Arznei geheilt.[ACS 17 (1838) 1, 18]

B. B. von J., Knabe von 10 Jahren, etwas schwammiger, aufgedunsener Gestalt, hatte G e s c h w ü r e a u f d e n A u g ä p f e l n u n d d e r C o r n e a und fleckige Trübheit derselben neben den Geschwüren. Dabei Stiche in den Augen, Blässe des Gesichts und früh große Trägheit. – Am 14. Okt. 1835 erhielt er zwei Gaben SULPH. 60°° und 30°°, wonach sich nur wenig besserte und das neue Symptom hinzukam, daß er früh nach dem Aufstehen von jeder anstrengenden Bewegung Leibweh bekam. Er erhielt daher am 25. Nov., wo ich ihn wieder sah, CALC. 30°° in einer Gabe, und gegen Ende Dez. war er gänzlich und dauerhaft geheilt.[ACS 17 (1838) 1, 18-19]

W. R. in G., jetzt 7 Jahre alt, hatte vor einem Jahre Ausschlag im Nacken und am Hinterkopfe, welcher verschmiert wurde. Darauf wurden die A u g e n e n t z ü n d e t , welche Abends kein LICHT vertrugen und früh heftig stechend schmerzten. Dabei beständigen Durst auf kaltes WASSER und auffallende Heftigkeit, Aergerlichkeit und Verdrießlichkeit. Das Befinden im Ganzen war früh schlimmer als Abends. – Am 24. Okt. 1835 erhielt er eine Gabe SULPH. 30°° und eine Gabe CALC. 30°°, um die letzte, (weil er eine ganze Tagesreise weit von hier wohnte), 14 Tage nach der ersten zu nehmen. Die darauf erfolgte schnelle und dauerhafte Heilung wurde mir später von seinem Nachbarn bezeugt. Ihn selbst sah ich nicht wieder.[ACS 17 (1838) 1, 19]

E. S. aus M., ein 15jähriges, scrophulöses Mädchen, leidet schon seit mehren Jahren, jedesmal im Frühjahre und Herbste, an heftiger A u g e n e n t z ü n d u n g m i t L I C H T S C H E U , (diesmal schon seit 12 Wochen), wobei es besonders Abends beim Kerzen-LICHTE heftig in den Augen sticht. Am Tage im Hellen thränen die Augen sehr. Geschwulst des obern Augenlides an er linken Seite. Viel Durst auf kaltes WASSER. Oft innerliches Frieren. – Die am 28. Dez. 1835 gereichte Gabe SULPH. 30°° besserte gar nichts. Am 12. Jan. 1836 erhielt sie eine Gabe CALC. 30°°, welche alles beseitigte und bis jetzt jede Wiederkehr verhütet hat.[ACS 17 (1838) 1, 19]

O. S., Schwester der Vorigen [*E. S.* aus M.], 13 Jahre alt, fängt nun auch schon an, an e n t z ü n d e t e n A u g e n zu leiden, besonders des linken, welches sehr geröthet ist, mit dem Gefühle, wie Sand darin. Dabei erweiterte Pupillen, verstopfte Nase und eine harte Drüsengeschwulst unter dem Kinne. – SULPH. 30°°, am 28. Dez. 1835 gegeben, nützte auch dieser nichts, im Gegentheil hatten bis zum 12. Jan. 1836 das Augenleiden und die Verstopfung der Nase zugenommen, welche nun wie bei der Schwester, durch eine Gabe CALC. 30°° dauerhaft gehoben wurde.[ACS 17 (1838) 1, 19-20]

Am 6. Febr. gab ich auf Verlangen dem 17jährigen *E. H. H.* aus L., 10 Stunden Weges von hier wohnend, gegen A u g e n e n t z ü n d u n g m i t h e f t i g e r E i t e r u n g , Schwerhörigkeit und öfterm trocknen Husten, alles nach mit QUECKSILBER verschmierter Krätze entstanden, eine Gabe SULPH. 30°° und eine CALC. 30°°, die letztere 14 Tage nach der ersten zu nehmen. Von dem Erfolge, der überaus befriedigend war, erhielt ich erst am 9. Sept. 1837 Nachricht, wo derselbe vom Nervenfieber befallen war, welches in der dortigen Gegend viele Menschen hinraffte, und durch BRY. und RHUS-T. schnell geheilt wurde. – Zahlreiche andere Heilungen von Augenentzündungen, bald

Verifikationen und klinische Symptome

nach, mit MERC. verschmierter Krätze entstanden, die ihr spezifisches Heilmittel in der CALC. fanden, übergehe ich hier, bemerke aber, daß in diesen Fällen durchgängig der Erfolg am günstigsten ausfiel, wenn Schwerhörigkeit mit dem Augenleiden zugleich aufgetreten war.[ACS 17 (1838) 1, 20]

H. H. von Gl., ein junger Mann von 26 Jahren, etwas scrophulöser Gestalt, hatte seit 16 Monaten, unter zunehmender Verschlimmerung, gegen Augenleiden einen berühmten Arzt und Professor gebraucht, als er am 7. Febr. 1836 meine Hülfe in Anspruch nahm. Die Augen waren beide sehr geröthet und schworen Nachts zu, mit dem rechten Auge sah er nur noch einen blassen Schein des LICHTES, aber keinen Gegenstand mehr und die Hornhaut war weißtrübe. Mit dem linken Auge, worin er stets das Gefühl wie von Sand hatte, sah er noch etwas mehr, aber Abends bei LICHTE Strahlen und rothen oder grünen Schein um die Flamme. Dabei häufiges Ziehen und Reißen im rechten Schulterblatte. Aus den Rezepten ging hervor, daß viel ROTHER PRÄZIPITAT gebraucht war. – Eine sogleich gegebene Dosis SULPH. 30°° besserte etwas, hörte aber schon nach 14 Tagen auf zu wirken. Eine einzige, nun gereichte Gabe CALC. 30°° beseitigte Alles, auch die Trübung der Hornhaut und stellte die fast verloschene Sehkraft, ohne fernere Arznei, vollkommen wieder her.[ACS 17 (1838) 1, 20-21]

M. B. von L., ein Mädchen von 22 Jahren, ziemlich robuster Statur, bekam vor 1/2 Jahre eine dort grassirende Krankheit, welche die Aerzte Masern nannten, und in Folge derselben Entzündung und Röthe der Augenlider, mit Schründen und Thränen, besonders früh und im Hause. Dabei viel Durst auf kaltes WASSER, Periode zu stark und zu lange dauernd und sehr leichtes Schwitzen bei geringer Anstrengung. In ihrer Jugend hatte sie Krätze, welche verschmiert war. – Am 10. Febr.1836 eine Gabe SULPH. 60°° und 8 Tage später eine Gabe CALC. 30°° hoben das Hauptleiden sammt den Nebenbeschwerden dauerhaft.[ACS 17 (1838) 1, 21]

B. S. von L., ein 4 1/2 Jahre altes, dem Ansehen nach gesundes, vollsaftiges Mädchen, bekam seit zwei Jahren, jedes Jahr um die Fastnachtszeit eine bis in den May anhaltende heftige Augenentzündung mit Zuschwären derselben und großer LICHTSCHEU, vorher aber mehre Tage Röthe und Geschwulst des ganzen Gesichtes. Zwei Jahre hatte sie dieses Leiden nun überstanden, und im vorigen Jahre war es schlimmer gewesen, als im vorletzten. Als am 10. Febr. 1836 meine Hülfe in Anspruch genommen wurde, war die Geschwulst und Röthe des Gesichtes bereits wie früher eingetreten. Sonstige krankhafte Erscheinungen waren nicht zu erforschen, als eine große Empfindlichkeit gegen jede Erschütterung, z. B. Stoßen oder selbst nur Fehltreten. In den beiden vorhergehenden Jahren hatte ein berühmter, rationeller Arzt in W. viel TART.STIB., MERC. PRAEC. ALB., ACET.SATURN., OPIUM, MERC.MUR., JODIUM, BORAX, HYOS., LAUROC. u.s.w. gegeben, und weder die Krankheit abkürzen, noch die Wiederkehr verhüten können. – Die Kranke erhielt am 10. Febr. SULPH. (die Dosis ist zu notieren vergessen worden), uns am 1. März CALC. 30°°, wonach bis Mitte März das ganze Uebel gehoben war, und auch im Jahre 1837 nicht wiederkehrte.[ACS 17 (1838) 1, 21-22]

E. P. von L., ein 18jähriges, noch nicht menstruirtes Mädchen von scrophulösem Habitus, leidet seit beinahe zwei Jahren an starker Augenentzündung mit Stichen im Auge und Röthe des Weißen und der Lider. Dabei Geschwulst des ganzen Kopfes, am meisten der Nase, beständige Stuhlverhärtung und Aufgedunsenheit des ganzen Körpers. – Am 27. Febr. 1836 erhielt sie eine Gabe SULPH. 30°° und 14 Tage später eine Gabe CALC. 30°°, wonach sie bis Ende März gänzlich und dauerhaft geheilt war.[ACS 17 (1838) 1, 22]

S. B. von L., eine unverheirathete Person von 25 Jahren, hatte früher zuweilen Anfälle von Fallsucht, welche aufhörten, als sie einen Kopfausschlag bekam, welcher besonders am Hinterkopf seinen Sitz hatte. Nachdem dieser verschmiert war, trat ein heftiges entzündliches Augenleiden ein, wovon die Augen früh stark geschwollen und zugeschworen sind, Abends heftig brennen und im Winde thränen. Dabei fehlt die Periode seit 1/2 Jahre ganz, bei Heiserkeit und Kongestion zum Kopfe. – Am 29. Febr. 1836 erhielt sie eine Gabe SULPH. 30°°*, welche nichts bewirkte, als daß Abends das Brennen in den Augen weniger stark war. Eine 3 Wochen später gereichte Gabe CALC. 30°° hob alles dauerhaft.[ACS 17 (1838) 1, 22-23]

H. T. aus J., Knabe von 13 Jahren, leidet schon geraume Zeit an einem beträchtlichen Augenleiden, wogegen die rationellen Aerzte nichts ausrichten konnten. Beide Augen sind sehr entzündet, mit heftig stechenden Schmerzen und Abends kann er das Kerzen-LICHTgar nicht vertragen. Die Hornhaut des rechten Augens ist ganz getrübt und mit diesem siehet er nichts mehr. Dabei Ziehen und Reißen in der Stirn und Schneiden in dem, etwas aufgetriebenen Unterleibe. – Eine, am 26. März 1836 gereichte Gabe SULPH. 30°° ließ alles unverändert, nur daß die Kopfschmerzen etwas gelinder wurden. Drei Wochen darauf CALC. 30°°, eine Gabe, stellte ihn so gänzlich her, daß eine gleichzeitig mitgegebene Gabe NIT-AC. 30°, wenn keine weitere Besserung erfolgen sollte, zu nehmen, nicht genommen zu werden brauchte.[ACS 17 (1838) 1, 23]

J. M. von Gl., ein schwächliches Mädchen von 1 Jahr alt, bekam schon in den ersten Monaten seines Lebens einen Kopfausschlag, am meisten am Hinterkopfe, welcher durch böse Kunst verschmiert wurde. Darauf warf sich das chronische Leiden auf die Augen in der Form einer heftigen Entzündung, welche trotz aller Mittel der rationellen Herrn Aerzte noch bestand und bereits einen bedeutenden Flecken auf der linken Pupille hervorgebracht hatte. Dabei eiternde Geschwüre an Nase und Oberlippe, eine stark eiternde Drüse am Halse und viel Schweiß. – Am 12. Okt. 1836 erhielt das Kind ohne Erfolg PSOR. 30°°, dann am 26. Okt. darauf SULPH. 30°° mit kaum sichtbarer Besserung. 14 Tage später reichte ich eine Gabe CALC. 30°°, wonach das ganze Leiden in 3 Wochen völlig und dauerhaft beseitigt war.[ACS 17 (1838) 1, 23-24]

Ägyptische Augenkrankeit

Vor 5 und 6 Jahren grassirte hier die sogenannte ägyptische Augenkrankheit mit großer Heftigkeit unter dem Militär, und da man der Verbreitung dadurch zuvorkommen wollte, daß man die Truppen auf das Land bei den Bauern verlegte, wo oft ganze Familien davon befallen wurden, so habe ich in jener Zeit viele Augenkranke der Art mit dem entschiedensten guten Erfolge behandelt und durchgängig von CALC. die heilsamste Wirkung erfahren.[ACS 17 (1838) 1, 23-24]

Heilungsbericht: *Fr. H.* in L., jetzt 25 Jahr alt, von kräftiger Konstitution, hatte sich vor 4 Jahren die Krätze verschmiert. Er wurde bald darauf als Rekrut eingestellt und von der, in den Regimentern damals stark herrschenden sogenannten ägyptischen Augenkrankheit befallen, welche nach langer, vergeblicher Behandlung seine Entlassung und Untauglichkeits-Erklärung zum Militärdienste zur Folge hatte. Sein Leiden gestaltet sich nun folgender Art: Auf beiden Augen ist die Cornea getrübt und er sieht nur wie durch einen dicken Nebel oder Rauch. Bei feuchter Witterung werden überdem die Augen entzündet und stark geröthet, mit heftigen Stichen darin. SONNENLICHT kann er gar nicht vertragen, besser Lampen-LICHT. Zuweilen jückt es in den Kniekehlen und Ellbogen, mehre Tage, am meisten Abends, wo dann die Augen besser sind. – Am 24. Ap. 1837 gab ich eine Gabe PSOR. 30°°, eine SULPH. 30°° und eine CALC. 30°°, in dieser Reihenfolge alle 14 Tage eine zu nehmen; (denn er wohnte weit von hier). Das erste Mittel besserte nicht, wohl aber das Zweite, am meisten jedoch das Dritte. Am 17. Juni 1837 war nur noch etwas Trübung der Hornhaut und Empfindlichkeit gegen SONNENLICHTvorhanden, und einige Male hatte er stechenden Schmerz in den untern Backzähnen gehabt. Ich gab nun noch 2 Gaben SULPH. 30°° und 2 Gaben CALC. 30°° um abwechelnd von dem einen und dem andern alle 14 Tage ein Pulver zu nehmen, aber es war zur völligen Genesung nur 1 Gabe von jedem Mittel nöthig und die Zweite wurde gar nicht genommen.[ACS 17 (1838) 1, 23-24]

Bläulich trübe Hornhaut bei gesunden Augenlidern.[VHA]

Sehr erweiterte Pupillen.[VHA]

Erweiterte Pupillen.[HA 34], [KEU 12]

Oefterer ist der Gebrauch der KALKERDE nach Anwendung des SCHWEFELS dienlich, und wenn die Pupillen sehr zur Erweiterung geneigt sind.[CK 2, 312]

Steifigkeit der Augäpfel

Heilungsbericht: Frau *H.* aus L., Bauernfrau von 49 Jahren, ziemlich kräftiger Konstitution, klagt über Steifigkeit und Schwerbeweglichkeit der Augäpfel, mit empfindlicher Kälte derselben, als wenn ein Stück Eis in der Augenhöhle läge. Dabei stets Durst, besonders auf kaltes WASSER, nach wenigem Essen Geschwulst der Herzgrube und Zerreißungsschmerz im Magen, Kältegefühl im Bauche und in allen Gliedern, die auch etwas steif sind, Periode zu früh und zu lange dauernd, außer derselben steter, starker und scharfer Weißfluß. – Zwei Gaben SULPH. 60°° und 30°°, alle 8 Tage eine genommen, besserten vom 23. Juli bis zum 6. Aug. 1835 fast gar nichts. Eine nun eben gereichte Gabe CALC. 30°° tilgte alle Beschwerden in 6 Wochen und sie ist seitdem gesund geblieben.[ACS 17 (1838) 1, 15-16]

Thränen der Augen im Freien.[VHA]

Augen Morgens thränend, Abends trocken.[KEU 12]

MERC. paßt gut bei triefenden Augen, bei heftigem Tränen des Abends, bei Pusteln der Augenbindehaut und Hornhautgeschwüren. (Vergl. CALC. und SACCH..)[Br., Lippe]

Trübsichtigkeit beim scharf Sehen, wie Nebel vor den Augen.[VHA]

Schwarzwerden vor den Augen.[KEU 12]

Thränenfisteln

Ref. bemerkte, dass ihm solche Heilungen [bei Thränenfisteln] am schnellsten durch abwechselnde kleinste Gaben von CALC. und NIT-AC. gelungen seien.[AHZ 59 (1859) 62]

Heilungsbericht: *Mad. St.* in M., eine starke, korpulente Frau von 47 Jahren, leidet seit 8 bis 9 Jahren an einer Thränenfistel des rechten Auges, welche bereits im Durchmesser eines Zolles

Verifikationen und klinische Symptome

die umliegenden Theile angefressen hat und WÄSSERIGEN Eiter ergießt, welcher die Haut korrodirt. – Dabei seit 2 Jahren fehlende Periode und sehr rauhe Haut der Hände. Sie lebt in kummervollen Verhältnissen. – Eine Gabe CALC. 30°, am 12. Jan. 1835 gereicht, brachte bis zum 9. März ansehnliche Besserung. Nun LYC. 30°, besserte bis zum 15. May, wo abermals CALC. 30°, bis auf die fehlende Periode alles Krankhafte wegnahm. Eine nun noch gegebene Gabe GRAPH. 30°° nützte nichts und es war, bei ihrem sonstigen Wohlbefinden, anzunehmen, daß in ihrem Alter von fernerem Mediziniren für diese Beschwerde nichts mehr zu erwarten sey.[ACS 17 (1838) 1, 15]

Knoten am Augenlid

Heilungsbericht: *F. W.*, ein Kind von 1 1/2 Jahren, welches noch von der Mutter, die viel KAFFEE und FLIEDER-Thee getrunken hat, gestillt wird, leidet an einem entzündeten Knoten an dem untern, rechten Augenlide, welcher schon die Dicke einer gelben Erbse hat. Sonst ist es gesund, nur etwas aufgedunsen und zu Schweiß geneigt. – Die erste, am 11. April 1835 gereichte Dosis CALC. 30°°, wurde durch das KAFFEE-Trinken der Mutter aufgehoben und der Knoten hatte bis zum 2. März an Größe und verdächtigem Aussehen zugenommen. Eine zweite, nun gereichte Gabe CALC. 30°°, wobei die Mutter ernstlich ermahnt wurde, den KAFFEE zu meiden, brachte schon nach wenigen Tagen Besserung und nach 3 Wochen war dieser Knoten, ohne in Eiterung übergegangen zu sein, spurlos verschwunden.[ACS 17 (1838) 1, 14]

Heilungsbericht

E. H. aus L., ein junger Bauer von 27 Jahren, robuster Konstitution, der in der Jugend die Krätze gehabt und verschmiert hatte, bekam vor 6 Wochen heftig e n t z ü n d e t e , thränende A u g e n , die Anfangs nach Augen-WASSER sich etwas besserten, nun aber nicht mehr, und wobei d i e S e h - k r a f t von Tage zu Tage mehr a b n a h m , so daß ihm nun Alles wie in dickem Nebel gehüllt erschien, am schlimmsten morgens früh, im freien und vorzüglich im SONNENLICHTE. Außerdem schmerzten ihm morgens beim Aufstehen die Oberschenkel, welche dann ganz steif waren. – Am 18. Apr. [1841] reichte ich ihm drei Pulver, Nro. 1 NUX-V. 30°°, Nro. 2 SULPH. 30°° und Nro. 3 CALC. 30°°, und habe seitdem nichts wieder von ihm gehört, als von seinen Nachbarn die Aussage, daß es ihm ganz gut gehe.[ACS 19 (1842) 3, 62]

Ohren

Pochen in den Ohren.[VHA]

Auslaufen von Eiter aus den Ohren.[VHA]

Heilungsberichte: *W. N.* aus F., ein junger, blühend aussehender Mann von 28 Jahren, bekam in seinem 8ten Jahre eine Art Nervenfieber, wovon er zwar genas, aber seitdem, mithin nun 20 Jahre lang, an A u s f l ü s s e n und E i t e r n d e r O h r e n und Thränen der Augen leidet. – Am 16. März 1836 eine Gabe SULPH. 30°° und am 1. April darauf eine Gabe CALC. 30°° hoben beides bis gegen Ende des letzten Monats dauerhaft.[ACS 17 (1838) 1, 36]

B. B., ein sechzehnjähriges Mädchen, wohnhaft in Münster; sie ist seit drei Jahren von einem stinkenden BLUTIG eitrigem Ausfluß aus dem linken Ohr befallen; der Ausfluß ist nicht von Schmerzen begleitet. Schneidender Schmerz an der Stirn. Chronische Entzündung der Augen, allerdings weniger schlimm als früher. Diarrhö mit Protrusio des Rectums. Die Monats-BLUTUNG tritt regelmäßig ein, dauert aber zu lange; starke Schmerzen im Abdomen gehen ihr voraus (Ihre Mutter wurde, während sie mit ihr schwanger war, von einem langwierigen nervösen Fieber befallen). Die Patientin wurde für einen gewissen Zeitraum von einem Homöopathen aus der Stadt behandelt, welcher mittlerweile verstorben ist, doch erfuhr sie durch diese Behandlung nur eine unbedeutende Linderung, eine geringfügige Besserung wurde in bezug auf die Diarrhö und die Ophthalmie erzielt. – 18. März, 1851. 1, SULPH. 2000; 2, §; 3, SULPH. 2000; 4, §. Je ein Pulver zur Einnahme jeden fünften Abend. – 13. April. Beträchtliche Besserung aller Symptome. Der Ausfluß aus dem Ohr ist vermindert, jedoch noch nicht vollständig beseitigt. 1, CALC. 2000; 2 bis 4 §. Je ein Pulver zur Einnahme jeden fünften Abend. Vollständig geheilt.[Vol. 78, S.127; KMSS 25]

Ohr-Polyp.[VHA]

Polypen in Nase, Ohr und Gebärmutter werden von CALC. günstig beeinflußt.[Br., Lippe]

Geschwulst der Ohrdrüse.[VHA]

Schwerhörigkeit.[VHA]

Vorübergehender Verlust des Gehöres verlangt GELS..[Br., Lippe]

Zahlreiche andere Heilungen von Augenentzündungen, bald nach, mit MERC. verschmierter Krätze entstanden, die ihr spezifisches Heilmittel in der CALC. fanden, übergehe ich hier, bemerke aber, daß in diesen Fällen durchgängig der Erfolg am günstigsten ausfiel, wenn Schwerhörigkeit mit dem Augenleiden zugleich aufgetreten war.[ACS 17 (1838) 1, 20]

Heilungsberichte

Verifikationen und klinische Symptome

Verifikationen und klinische Symptome

A. J. von H., Knabe von 6 1/2 Jahr, dicker, aufgedunsener Figur, hatte vor 1/2 Jahre einen Kopfausschlag (wahrscheinlich mit STIB. SULPH.) vertrieben und bald darnach sein G e h ö r s o s e h r v e r l o r e n , daß er nur mit Mühe einige Wörter versteht, die man ihm laut ins Ohr ruft. Dabei nächtlicher, heftiger Husten ohne Auswurf und sehr leichtes Schwitzen bei der mindesten Anstrengung. – Am 6. May 1835 erhielt er CALC. 30°°, worauf eine Art von Nesselausschlag hervorkam, das Gehör sich bedeutend verbesserte und der Husten ganz verlor. LYC. 30°° am 24. Juni gereicht, besserte gleichfalls, aber eine zweite Gabe CALC. 30°° stellte ihn ganz wieder her, obwohl dem Vater für den Nothfall noch eine Gabe NIT-AC. 30°° mitgegeben wurde, die aber nicht mehr genommen worden ist.[ACS 17 (1838) 1, 31]

C. E. in M., Knabe von 8 Jah., leidet an S c h w e r h ö r i g k e i t m i t J u c k e n u n d E i t e r n d e s O h r e s . Dabei beständig erweiterte Pupillen, viele kleine Warzen an den Händen und Fingern, und allzu dicke, aufgedunsene Figur. – Am 11. May 1835 AM-C. 30°°, wonach das Ohrleiden sich viel besserte, das Uebrige aber unverändert blieb. Am 15. Juni CALC. 30°° nahm alle Beschwerden dauerhaft fort, bis er im Jahre 1836 eine leichte Augenentzündung bekam, welche auf SCHWEFEL sehr bald verschwand.[ACS 17 (1838) 1, 32]

Frau *St.* in O, 40 Jahre alt, leidet seit mehren Jahren an S c h w e r h ö r i g k e i t mit beständigem Läuten vor den Ohren. Dabei die Periode zu früh und zu stark, dicke, aufgedunsene Figur und leichtes Schwitzen. – Ich gab ihr am 6. Juli 1835 zwei Gaben CALC. 30°° und eine Zwischengabe SULPH. 60°° um alle 3 Wochen eine davon zu nehmen. Es bedurfte weiter nichts und sie ist seitdem ganz gesund.[ACS 17 (1838) 1, 32]

E. K. aus W., ein 5 Jahre altes Mädchen, hatte seit 4 Jahren, nach verschmiertem Kopfgrind und Milchschorf, einen nässenden, schorfigen Ausschlag über den ganzen Körper, welcher am meisten in der Wärme und Abends im Bette jückte. – Am 28. Aug. 1835 PSOR. 30° und 3 Wochen später SULPH. 30°° machten bloß den Ausschlag trocken, dagegen wurde er Nachts ganz unerträglich brennend. Am 10. Okt. zwei Gaben ARS. 30°°, wovon der Ausschlag allmählig abnahm, aber nach der zweiten Gabe bedeutende Schwerhörigkeit eintrat. Diese hob, sammt Ausschlage, eine Gabe CALC. 30°° dauerhaft.[ACS 17 (1838) 1, 32]

H. M. in L., Landmann von 27 Jahren, ziemlich robuster, zur Fettigkeit geneigter Konstitution, litt schon früher, nach verschmierter Krätze, an S c h w e r h ö r i g k e i t des rechten Ohrs. Nach einem, im vorigem Frühjahre mit CHINA unterdrückten Wechselfieber wurde er nun a u f b e i d e n O h r e n b e i n a h e g a n z t a u b , mit Sausen und Brausen darin, und eitrigem Ausfluß aus dem linken Ohre. Dabei Nachmittags, bei Bewegung im Freien, Stiche in der Stirne, früh BITTERGESCHMACK im Munde und öfters Wurmbeseigen. – Am 31. Okt. 1835 erhielt er drei Gaben SULPH. 30°°, alle 14 Tage eine zu nehmen, wonach Ausschlag und einige Besserung erfolgte. Eine am 5. Dez. darauf gereichte Gabe CALC. 20°°, nahm alle Beschwerden bald und dauerhaft fort, selbst die alte Schwerhörigkeit des rechten Ohres.[ACS 17 (1838) 1, 32-33]

S. L. von L., ein Mädchen von 14 Jahren und skrophulösem Habitus, litt seit mehren Jahren an G e s c h w ü r e n i n b e i d e n O h r e n , welche selbst die Ohrmuscheln ergriffen hatten, mit sehr übelriechendem Ausflusse, beständigem Sausen darin, und großer S c h w e r h ö r i g k e i t . Dabei geschwollene Drüsen am Halse, ohne Schmerz und Knacken der Halswirbel beim Drehen des Kopfes. – Am 16. Jan. 1836 eine Gabe SULPH. 30°°, und 4 Wochen später eine Gabe CALC. 30°° stellte das Mädchen in 2 Monaten dauerhaft her.[ACS 17 (1838) 1, 33]

A. C. R. aus H., eine Witwe von 50 Jahren, ziemlich korpulenter Statur, nicht mehr menstruirt, bekam, angeblich nach Erkältung, während der Periode vor 3 Jahren, eine S c h w e r h ö r i g k e i t auf beiden Ohren, mit Singen in den Ohren. Dabei hatte sie jeden Morgen beim Aufstehen dumpfes Kopfweh in der Stirn und einen dicken Halskropf. Die Periode war seit der Zeit ausgeblieben. – Am 17. Jan. 1836 eine Gabe SULPH. 30°°°, die nichts besserte; 14 Tage später eine Gabe CALC. 30°°. Sie wirkte so wohlthätig, daß ich 4 Wochen später bloß eine Gabe Milchzucker reichte, und nach 8 Wochen alle Beschwerden, auch der Kropf, verschwunden waren; nur die Periode kehrte nicht wieder.[ACS 17 (1838) 1, 33-34]

H. W. B. in L., 34 Jahr alt, von Profession ein Schmidt, robuster Konstitution, leidet schon mehre Jahre an stetem Brausen mit S c h w e r h ö r i g k e i t im rechten Ohre. In dem letzten Jahre gesellten sich dazu noch: Lähmiges Reißen in der Lendengegend des Unterleibes bis in die Hüfte herein, am meisten im Sitzen, Stiche in der linken Brustseite bis zum Rücken durch, oder, wenn Letztere fehlten, Schründen in den Augen, und Neigung zu Verstopfung. – Am 23. Jan. 1836 reichte ich zwei Gaben SULPH. 30°° und 0°°, mit einer Zwischengabe MERC. 30°°, alle 14 Tage eine zu nehmen, wonach die Schmerzen in der Lendengegend und Hüfte verschwanden, die übrigen Beschwerden aber unverändert blieben. Dabei fand sich noch das Gefühl im Magen, wie von einem Klumpen, starke Auftreibung des Bauchs und eben so leichtes Frieren in der Ruhe, als Schwitzen bei der mindesten Anstrengung. Eine, am 19. März 1836 gereichte Gabe CALC. 30°° beseitigte alles dauerhaft.[ACS 17 (1838) 1, 34]

E. F. Sch. von L., ein ziemlich gesund aussehender, nur etwas aufgedunsener Jüngling von 16 Jahren, klagte über S c h w e r h ö r i g k e i t m i t E i t e r n d e s O h r e s, wogegen schon verschiedene rationelle Kuren vergeblich angewandt waren. Dabei hatte er sehr viel Durst auf WASSER, oft vergeblichen Stuhldrang, noch häufiger aber Durchfall, dem stets Leibweh vorherging, Frühhusten mit hartem Auswurfe und großer Neigung zu schwitzen. – Am 2. März 1836 erhielt er eine Gabe SULPH. 30°°, wonach bloß der vergebliche Stuhldrang ausblieb. Am 23. März eine Gabe CALC. 30°° brachte vollständige und dauerhafte Heilung in 6 bis 7 Wochen, ohne daß weiter etwas nöthig war.[ACS 17 (1838) 1, 34-35]

E. H. L. von L., ein etwas schwächlich aussehender Knabe von 12 Jahren, litt schon längere Zeit an S c h w e r h ö r i g k e i t, als en G e s c h w ü r i m O h r e aufbrach, welches viel Eiter ergoß und wonach die Schwerhörigkeit bedeutend schlimmer wurde, mit stetem Brausen im Kopfe. Sonst klagte er über nichts. – Am 4. März 1836 erhielt er zwei Gaben SIL. 30°°, und eine Zwischengabe CALC. 30°°, alle 14 Tage eine zu nehmen, worauf Obiges verschwand und bis Anfangs März des folgenden Jahres nicht wieder kam. Dann aber erkältete er sich sehr stark und die Schwerhörigkeit, wiewohl im mindern Grade, trat wieder ein, aber ohne Ohrenausfluß und ohne Brausen im Kopfe. Dabei kam sehr öfteres nächtliches Bettpissen, was früher fehlte. Am 8. März 1837 erhielt er eine Gabe SULPH. 30°°, welche das Letztere fortnahm, und 3 Wochen darauf eine Gabe CALC. 30°°, worauf die Schwerhörigkeit sich sehr bald gänzlich verlor.[ACS 17 (1838) 1, 35]

H. Kl. aus Gl., jetzt 22 Jahr alt, hatte als 8jähriger Knabe eine Art von Nervenfieber, (wie die Aerzte es genannt hatten) und hat seit der Zeit, mithin nun seit 14 Jahren, beständigen, ü b e l r i e c h e n d e n A u s f l u ß aus beiden Ohren, mit bedeutender S c h w e r h ö r i g k e i t. – Eine, am 5. März 1836 gereichte Gabe SULPH. 30°° und 14 Tage später eine Gabe CALC. 30°° beseitigten in 4 Wochen beides dauerhaft.[ACS 17 (1838) 1, 35]

Fr. R. aus L., ein Jüngling von 15 Jahren, litt von erster Kindheit an an geschwollenen Ohr- und Unterkieferdrüsen, welche unter allop. Behandlung stets sich vergrößerten und endlich aufgeschnitten wurden. Seitdem die Oeffnungen, die lange flossen, zugeheilt sind, trat S c h w e r h ö r i g k e i t mit Brausen in den Ohren ein, und zuweilen verliert sich dieses, wo dann heftiges Stechen mit Entzündung in den Augen entsteht. Dabei leichte Verkältlichkeit, wonach starker Husten, besonders früh, mit kopiösem Auswurf, faden Geschmacks entsteht und große Neigung zu Schweiß. – Am 12. März 1836 erhielt er zwei Gaben SULPH. 30°° und eine Zwischengabe CALC. 30°°, alle 14 Tage eine zu nehmen, wonach er über nichts mehr zu klagen hatte und schon nach der zweiten Gabe alle Beschwerden verschwunden waren.[ACS 17 (1838) 1, 35-36]

G. Sch. aus M., ein Mädchen von 9 Jahren, hatte vor einigen Jahren Kopfgrind, am meisten im Nacken, welcher, wahrscheinlich mit QUECKSILBER-Salbe, verschmiert wurde und endlich zwar verschwand, dem aber bald S c h w e r h ö r i g k e i t mit nächtlichen Stichen in den Ohren und Auslaufen derselben folgten. – Sie erhielt am 13. Juni 1836 eine Gabe SULPH. 30°°, worauf in 8 Tagen eine Art Wechselfieber eintrat, mit heftigem Durste im Froste, ohne Veränderung des frühern Leidens. Eine Gabe CALC. 30°°, nach dem zweiten Anfalle gereicht, beseitigte nicht nur dieses sofort, sondern hob auch in 3 Wochen dauerhaft obiges Ohrenleiden.[ACS 17 (1838) 1, 36]

Beim Kauen verspürt er Krachen in den Ohren. (Wenn der Kranke das Gefühl hat, als ob sich das Ohr mit einem Knalle öffnete, ist SIL. angezeigt).[Br., Lippe]

Nase

Lästige Nasentrockenheit.[VHA]

Entzündungsröthe und Geschwulst der Nase.[VHA]

Geschwürige Nasenlöcher.[VHA]

Heilungsbericht: *Th. S.* aus W., ein Mädchen von 8 Jahren, welches ich selbst nicht gesehen habe, leidet nach der Erzählung ihrer Eltern seit 4 Jahren an Entzündung der Nase, welche von einem dortigen Arzte hauptsächlich mit MERCUR und JODINE behandelt wurde, nebst ANTIMONIAL-Einreibungen im Nacken und KANTHARIDEN-Pflaster auf der Brust, – alles mit Verschlimmerung, so daß nun die Nase ein unförmlicher, geschwollener, eiternder Fleischklumpen ist. Dabei oft entzündlich geröthete Augen, dicke Geschwulst der Oberlippe und fast beständig unverdauter, sauer riechender Durchfall. – Am 28. Febr.1836 eine Gabe SULPH. 60°° und acht Tage darauf eine Gabe CALC. 30°° wirkten so wohlthätig, daß bald Besserung eintrat, diese ungestört fortschritt und weiter nichts nöthig war.[ACS 17 (1838) 1, 40]

Der Patient klagt über üblen Geruch vor der Nase, wie von Dung, Schießpulver oder verdorbenen Eiern.[Br., Lippe]

Verifikationen und klinische Symptome

Verifikationen und klinische Symptome

Geruchsverminderung.[VHA]

Der Geruch ist vermindert. (Gänzlicher Verlust von Geruch und Geschmack weist auf NAT-M..)[Br., Lippe]

Für verminderten Geruch ist CALC. angezeigt. (Verlust von Geruch und Geschmack: NAT-M.. Vorübergehender Verlust des Gehöres verlangt GELS..)[Br., Lippe]

Nasenpolypen

N a s e n - P o l y p e n , welche bekanntlich in der CALC. ihr vorzüglichstes Heilmittel finden: Staph.[ACS 17 (1838) 1, 38-39]

Leicht BLUTENDE Nasenpolypen: PHOS. (vergl. CALC. und SANG.).[Br., Lippe]

Nasenpolypen; der äußere Druck verursacht Schmerz, besonders an der linken Nasenhöhle.[Br., Lippe]

Polypen in Nase, Ohr und Gebärmutter werden von CALC. günstig beeinflußt.[Br., Lippe]

Antlitz

Blasses, aufgedunsenes Gesicht.[VHA]

Blasse Aufgedunsenheit des Gesichts.[HA 34]

I n n e r l i c h e u n d ä u ß e r l i c h e K ä l t e i n e i n e r K o p f s e i t e , a l s l ä g e d a e i n S t ü c k E i s , m i t b l a s s e m , a u f g e d u n s e n e m G e s i c h t e , b e i W i t t e r u n g s w e c h s e l v e r s c h l i m m e r t .[HA 119]

Nässender Ausschlag auf der Stirn und den Wangen.[VHA]

Heilungsbericht: *M. P.*, Dienstmagd im *P...schen* Hause in M., 25 Jahre alt, von ziemlich robuster Statur, leidet seit 3 Jahren an einem k r u s t i g e n A u s s c h l a g e a u f d e r r e c h t e n W a n g e , mit Jucken und Brennen, am schlimmsten nach Waschen des Gesichts. – Dabei wenig Durst, Regel zu stark und zu lange dauernd, nach vorgängigem, ziehendem Hüftschmerz, öftere Kurzäthmigkeit, Frostigkeit, und früh schlimmeres Befinden. – Eine, am 11. May 1835 gereichte Gabe CALC. 30°° hob alles dauerhaft und es war weiter nichts nöthig.[ACS 17 (1838) 1, 42]

Reissender Gesichtsschmerz in den Knochen.[VHA]

Entzündete und eiternde Balggeschwülste im Gesichte.[VHA]

Anschwellung der Oberlippe: NAT-M. (vergleiche CALC. und BELL..) (Bei Anschwellung der Unterlippe paßt PULS.).[Br., Lippe]

Schmerzhafte Geschwulst der Unterkieferdrüsen.[VHA]

Heilungsbericht: Er erhielt sogleich von mir eine Gabe SULPH. 30°° und eine Gabe CALC. 30°°, letztere nach 14 Tagen zu nehmen, worauf sich alle Beschwerden, auch die Engbrüstigkeit und die periodische Geschwulst der Unterkieferdrüsen, so vollständig verloren, daß ihm bis heute nichts mehr fehlt.[ACS 17 (1839) 3, 8-9]

G l ü h e n d e R ö t h e d e s g a n z e n G e s i c h t s , m i t f e i n e n A d e r n e t z e n , w i e m a r m o r i r t : Thuj. (CALC., CARB-V., LYC.)[KMS 723]

Hellbraune Flecken, (Sommersprossen) im Gesichte: Thuj. (ANT-C., CALC., GRAPH., KALI-C., NAT-C., NIT-AC., PHOS.)[KMS 723]

Bei scrophulösen Uebeln hat CALC. den Vorzug, wenn des Morgens Verschlimmerung, LYC., wenn sie des Abends eintritt.[Chargé, Bönn.]

Zähne

Schwieriges zögerndes Zahnen der Kinder.[VHA]

Ziehend stechender Zahnschmerz, durch Kälte und ZUGLUFT erregt.[VHA]

Zahnweh durch Kaltes und Warmes erneuert.[VHA]

Heilungsbericht: *Fr. H.* in M., ein Mädchen von 26 Jahren, etwas vollsaftiger Konstitution, litt schon längere Zeit an empfindlichen S t ö ß e n i n z w e i h o h l e n B a c k z ä h n e n des linken Oberkiefers, Abends im Bette und von jedem warmen Genusse verschlimmert, sich bis in die Schläfen und das Jochbein verbreitend. Dabei Kältegefühl im Kopfe, viel Durst, Periode zu kurzdauernd mit Kreuzweh und Ziehen in den Leisten und bei den Schmerzen viel Frost und Schauder. – Am 15. Dezember 1835 ließ ich sie an PULS. 30 riechen, worauf der Schmerz fast augenblicklich verschwand. Aber nach 14 Tagen traten allmählig die alten Beschwerden wieder unverändert auf, und sie erhielt nun eine Gabe CALC. 30°°, wonach die Zahnschmerzen sogleich und die andern Beschwerden in den nächsten 14 Tagen dauerhaft verschwanden.[ACS 17 (1838) 1, 45]

Zahnfistel.[VHA]

Heilungsberichte

E. B. in M., ein ziemlich großes und stark gebautes Mädchen von 20 Jahren, welche schon früher wegen Menstruationsbeschwerden und einiger andern geringen Beschwerden bei mir homöopathische

Hülfe gesucht und gefunden und nun seit dem Sommer 1835 sich vollkommen wohl befunden hatte, bekam im Frühjahr 1836, wo sie eben zum Besuche auf dem Lande war, ohne sonderliche Schmerzen, in wenigen Tagen eine Zahnfistel oben rechts am 2ten Backzahne, woraus Blut und Eiter sich ergoß. – Am 12. März 1836 kehrte sie, um bei mir Hülfe zu suchen, hierher zurück, und erhielt von mir sogleich eine Gabe CALC. 30°°, worauf nach 14 Tagen alles geheilt war und bis heute geblieben ist.[ACS 17 (1838) 1, 44]

E. P. aus L., ein Bauer von 37Jahren, untersetzter Statur, litt bereits seit einem Jahre an einer Zahnfistel im linken Unterkiefer, mit starkem Eiterausflusse und beständigen drückenden und klemmenden Schmerzen. Der Knochen des Unterkiefers war an der leitenden Stelle deutlich aufgetrieben. Dabei öfters Brennen im Magen und Drücken in der Nabelgegend nach Essen und Trinken. – Er erhielt vom 18. Januar 1836 an, alle 3 Wochen eine Gabe, die erste und letzte CALC. 30°°, die zweite SIL. 30°°, und war bis Mitte März dauerhaft geheilt.[ACS 17 (1838) 1, 44-45]

Mund

Krampfhafte Zuschnürung und Verengerung des Schlundes.[VHA]

Heilungsbericht: *B. Sch.* in M., eine Frau von 32 Jahren, hatte vor 9 Monaten im Wochenbette angeblich sich erkältet, und litt seitdem an einem Geschwulstgefühl im Schlunde beim Schlingen und steter Hitze und Wundheitsschmerz der Zunge, welche mit Blattern bedeckt war. Dabei äußerlich und innerlich am Kopfe, Gefühl von Kälte, am meisten im Hinterkopfe und Wirbel, Stiche in der Nabelgegend, Stuhlverstopfung und Steifigkeit und Mattigkeit in den Armen. – Vom 8. Sept. 1835 an hatte sich nach VERAT., SULPH. und SEP., von jeden eine Gabe zu 30°°, bis zum 6. November alles gebessert, mit Ausnahme der Beschwerden im Schlunde und an der Zunge, und der Kälte im Kopfe. Sie erhielt nun an letzterem Tage eine Gabe CALC. 30°°, welche in 14 Tagen auch diese Beschwerden dauerhaft beseitigte.[ACS 17 (1838) 1, 46-47]

Schlundkrampf.[KEU 12]

Stechen im Gaumen.[KEU 12]

Rauhheit im Halse.[KEU 12]

Früh, Trockenheit der Zunge.[VHA]

Undeutliche Sprache.[VHA]

Heilungsberichte

M. E. D. aus H., ein Mädchen von 10 Jahren, übrigens von gesundem Aussehen, hatte am Schlunde zu beiden Seiten des Zäpfchens, mißfarbige Auswüchse, wie Polype, welche schnell zugenommen hatten, aber außer dem Hinderniß beim Schlingen keine Schmerzen verursachten. Vor Ausbruch dieses Uebels hatte sie längere Zeit an heftigen Kopfschmerzen und öfteren nächtlichen Aufschrecken mit Geschrei gelitten, was nun aber aufgehört hatte. Außer den sehr erweiterten Pupillen war sonst nichts Innormales zu finden. – Am 3. Juni 1836 reichte ich 3 Gaben STAPH. 30°°, wovon die erste sichtbare Besserung brachte, die zwei folgenden aber nicht mehr. Eine am 15. Juli gereichte Gabe RHOD. 30°°, wegen heftiger Gliederschmerzen bei Gewittern, worüber sie früher nicht geklagt hatte, nahm diese fort, änderte aber sonst nichts. Darauf am 6. August eine Gabe CALC. 30°° tilgte dauerhaft das ganze Halsübel in 4 Wochen.[ACS 17 (1838) 1, 47]

G. E. H. von H., eine Frau von 32 Jahren, war vor einem halben Jahre in die Wochen gekommen, und litt seit der Zeit, wahrscheinlich in Folge von gebrauchten MERCURIAL-Mitteln, an Mundfäule mit geschwollenem Zahnfleische, besonders früh sehr schlimm. Dabei Kälte im Kreuze, Verstopfung und Magenschmerzen nach jedem Essen. Sonst war nichts zu ermitteln, da die zehn Stunden von meinem Wohnorte entfernte Frau nicht selbst gesehen werden konnte. – Die am 22. Juni 1836 gegebene Dosis NUX-V. 30°° brachte den Stuhlgang in Ordnung, aber besserte sonst nichts. 14 Tage später eine Gabe SULPH. 30°° und 8 Tage darauf eine Gabe CALC. 30°° nahmen alle Beschwerden dauerhaft fort, ohne daß weiter etwas zu thun nöthig war.[ACS 17 (1838) 1, 47-48]

Genüsse

Oefterer Heißhunger, besonders früh.[VHA]

Beständiger, heftiger Durst bei gänzlicher Appetitlosigkeit.[VHA]

Großer Hunger und Durst.[HA 34]

Durst auf Kaltes.[KEU 12]

Nächtlicher Durst.[VHA]

Nachtdurst.[KEU 12]

Beachte: Eine merkwürdige, auch noch hierher gehörige Eigenschaft der CALC. ist noch die, dass namentlich in der Nacht der Durst auf kaltes WASSER oft unlöschbar ist, obwohl solches schlecht bekömmt, und dass derselbe immer heftiger wird, jemehr der Kranke seinem Verlangen darauf nachgiebt. Dagegen wird der weit seltenere Nachtdurst von CAUST. schon von wenigem Trinken bald gelöscht und hinterlässt nicht die mindesten unangenehmen Folgen.[AHZ 63 (1861) 87]

Langwieriger Ekel vor FLEISCH und Widerwillen gegen TABAK.[VHA]
Uebelkeit nach MILCH-Trinken.[VHA], [KEU 12]
Uebelkeit nach MILCH.[HA 34]
Dieser erst seit ein Paar Jahren von uns als konstant beobachtete Unterschiede in der Wirkung der CALC. (Verschlimmerung von Trinken) und CAUST. (Besserung davon) beweisst (ausser manchem Andern), dass beide Mittel keineswegs identisch sind, wie Einige haben behaupten wollen.[AHP 200]

Geschmack

SAURER Geschmack, sowohl der Speisen, sowohl der Speisen, als auch für sich.[VHA]
Erbrechen des Genossenen mit SAUREM Geschmack.[VHA]
Die Speisen schmecken wie zu wenig GESALZEN: Thuj. (ARS., CALC., COCC.)[KMS 724]

Aufstoßen

Anhaltendes Soodbrennen nach allem Essen.[VHA]
Halbseitiges Kopfweh mit Aufstoßen und Brecherlichkeit.[VHA]

Uebelkeit

Früh, Uebelkeit.[VHA]
Uebelkeit nach MILCH-Trinken.[VHA]
SAURES Erbrechen.[KEU 12]

Beachte: Wenn auch bei Uebelkeit und Erbrechen die beiden genannten Mittel nicht zu denjenigen gehören, die dabei am Oeftersten in die Wahl treten, so ist dies doch nicht selten der Fall bei chronischen Zuständen. Freilich giebt dann das SAURE Erbrechen der Speisen eine gute Anzeige für CALC., sowie das WÄSSRIGE für CAUST.; aber noch viel sicherer ist für das erste, wenn ein Trunk kalten WASSERS sofort verschlimmert, und für das zweite, wenn davon temporärer Nachlass erfolgt. Es verhält sich damit ebenso, wie mit dem VERAT. und CUPR., zum Theil auch mit dem PHOS., mit dem Unterschiede dieses letzten von CAUST., dass die Besserung nur so lange dauert, als das getrunkene WASSER im Magen noch kalt ist, dagegen sogleich wieder ausgebrochen wird, sobald es darin warm geworden. – Eine merkwürdige, auch noch hierher gehörige Eigenschaft der CALC. ist noch die, dass namentlich in der Nacht der Durst auf kaltes WASSER oft unlöschbar ist, obwohl solches schlecht bekömmt, und dass derselbe immer heftiger wird, jemehr der Kranke seinem Verlangen darauf nachgiebt. Dagegen wird der weit seltenere Nachtdurst von CAUST. schon von wenigem Trinken bald gelöscht und hinterlässt nicht die mindesten unangenehmen Folgen.[AHZ 63 (1861) 86-87]

Erbrechen des Genossenen mit SAUREM Geschmack.[VHA]
Erbrechen des Genossenen und SÜSSLICHEN Schleims.[KEU 12]
Halbseitiges Kopfweh mit Aufstoßen und Brecherlichkeit.[VHA]

Magen

Auftreiben der Herzgrube.[KEU 12]
Feste Kleider auf dem Magen unerträglich.[KEU 12]
Große Verdauungsschwäche.[VHA]
Magendrücken.[KEU 12]
Drückender Magenkrampf nach dem Essen, mit Erbrechen des Genossenen.[VHA]

Beachte: Der Versuch mit einem Trunke WASSER bei Annäherung der [Fallsucht-] Anfälle reicht oft dazu hin. Wenn nämlich, bei sonstiger Angemessenheit beider Mittel, dadurch der Ausbruch beschleunigt wird, so ist CALC., wenn er aber dadurch niedergehalten wird, CAUST. das sicher hilfreiche. Man findet viele Fallsüchtige, denen es bekannt ist, dass ein Trunk kalten WASSERS den nahenden Anfall zurückdrängt und für kurze Zeit beseitigt, oder einen solchen beschleunigt. Wo dieser Versuch noch nicht gemacht ist, kann er leicht, und ohne alle Gefahr für den Kranken absichtlich angestellt werden. – Eine ähnliche nützliche Anwendung kann man von diesem Zeichen bei manchem Magenkrämpfen machen; vorzüglich bei solchen, wobei der Plexus solaris eine erhebliche Rolle spielt. Bei dieser Art Leiden, die gewöhnlich in hohem Grade auch Geist und Gemüth afficiren, sind (ausser LYC.) diese beiden Heilmittel unter Allen wohl die hilfreichsten, wenn sie richtig gewählt sind. Und auch hier beseitigt der Erfolg vom Trinken jeden Zweifel.[AHZ 63 (1861) 86]

Verifikationen und klinische Symptome

Heilungsberichte: *C. E. H.* in L., eine Bauernfrau von starker Konstitution und cholerischem Temperamente, klagt schon geraume Zeit über heftiges Magendrücken, welches sich schmerzhaft bis in die linke Brust und in die Schulterblätter verbreitet, in der Morgenzeit am schlimmsten. Dabei Ziehen im Hinter- und Vorderkopfe, bitterer Geschmack, saures Aufstoßen und saures Erbrechen, harter Stuhl und das Monatliche alle 14 Tage und zu stark. – Es schien demnach NUX-V. das passende Mittel zu sein, und sie erhielt von mir am 18. Jan. 1836 etwa zwei Gaben, jede 30°°, mit einer Zwischengabe SULPH. 30°°, aber ohne allen Erfolg, und wie sie am 5. März wieder vorkam, klagte sie noch zu den vorigen Symptomen über ein Gefühl von Zittern in der Herzgegend. Ich gab darauf CALC. 30°° in zwei Gaben und zwischen beiden eine Gabe SEP. 30°°, wonach völliges und dauerhaftes Wohlbefinden folgte.[ACS 17 (1838) 1, 48-49]

C. E. Sch., von L., eine schwächliche Frau von 56 Jahren, leidet seit 12 bis 15 Jahren an einer art Magenkrampf mit dem Gefühl von Zusammmenziehen, am schlimmsten des Morgens und nach jedem Essen. Dabei beständiges Kältegefühl im Gehirn, leichte Verkältlichkeit des Kopfes, und harter, stets etwas grünlicher Stuhl von säuerlichem Geruche. – Am 12. März 1836 erhielt sie zwie Pulver, das erste SULPH. 30°° enthaltend, sogleich, das zwiete, CALC. 30°° enthaltend, nach 14 Tagen zu nehmen. Nach 6 Wochen war ihr ganzes Leiden verschwunden und ist bis heute nicht wiedergekehrt.[ACS 17 (1838) 1, 50]

Geschwulst und Empfindlichkeit der Herzgrube beim darauf Drücken.[VHA]

Heilungsberichte

H. P. aus Gl., ein 52 Jahr alter, robuster Mann, klagte über Ziehen und Wühlen im Magen, worauf Erbrechen von saurem WASSER folgte, welches die Zähne ganz stumpf machte, früh und nach jedem Genusse am schlimmsten. Dabei Schwerhörigkeit, viel Durst und leichtes Schwitzen. Eine Gabe NUX-V. 30°° minderte das Erbrechen nur zwei Tage lang. SULPH-AC. 6°°° besserte den sauren Geschmack des Erbrochenen, ohne das Erbrechen zu heben.Am 6. Februar 1836 eine Gabe CALC. 30°° beseitigte alles dauerhaft nach einigen Tagen.[ACS 17 (1838) 1, 49]

W. F. von L., ein starker Mann von 40 Jahren, litt schon seit mehren Jahren an heftigem Kneipen im Magen, welches am Tage mehre Male in Anfällen auftrat und dann jedesmal durch Essen beschwichtigt werden konnte. Letzteres ist jetzt nicht mehr der Fall, sondern im Gegentheile ward es durch Essen verschlimmert und es erfolgt nun Erbrechen des Genossenen nach jeder Mahlzeit. Wenn der Magenschmerz am heftigsten ist, tritt zugleich Durchfall ein, mit Stücken vermischt, welche aussehen, als wenn es Stücke von den Eingeweiden wären. Er hatte vergeblich über zwei Jahre lang zwar nicht unberühmte Aerzte gebraucht, aber stets mit Verschlimmerung. – Am 10. Febr. 1836 erhielt er von mir zwei Pulver, das erste mit SULPH. 30°°, das zweite, 14 Tage später zu nehmen, CALC. 30°°. Ein Jahr lang hörte und sah ich weiter nichts von ihm, bis nach Ablauf dieser Zeit er selbst wieder hier war und versicherte, bald nach dem zweiten Pulver habe sich das ganze Uebel gebessert und seit der Zeit fühle er sich vollkommen wohl.[ACS 17 (1838) 1, 49-50]

A. M. von Gl., ein vollsaftiges, dickes Mädchen von 22 Jahren, klagt seit 3 Jahren über Drücken im Magen, als wenn ein Stein darin läge, besonders früh und im Sitzen, bei Bewegung besser. Dabei jeden Nachmittag Stiche in der Stirn, früh Faulgeschmack im Munde, krampfartiges Ziehen im Unterbauche, Regel zu früh und zu stark nach vorgängigem Kopfweh und bei gleichzeitigem heftigen Kreuzschmerz und Brustbeklemmung in der warmen Stube. Ein berühmter allop. Arzt hatte sie lange Zeit, ohne allen Erfolg, behandelt und ihr viel KALI SULPH., VALER. CREMOR TART., Hb. SABINAE, MAGN. SULPH. u. dgl. verordnet. – Am 26. März 1836 gab ich ihr eine Gabe NUX-V. 30°° mit einigem, aber nur vorübergehenden Erfolge, und 14 Tage später eine Gabe CALC. 30°°, worauf sie nach 5 Wochen über nichts mehr zu klagen hatte und bis heute gesund blieb.[ACS 17 (1838) 1, 50]

J. St. in M., ein Handlungsdiener von 23 Jahren, schwächlicher Konstitution, etwas cholerischen Temperaments, leidet seit einem halben Jahre an einem Magenübel, welches täglich in der Verdauungsperiode auftritt, und sich als ein höchst unangenehmes Gefühl, wie von einem nagenden Wurme im Magen mit Fressen und Vollheit gestaltet. Früh kann er das Essen am wenigsten vertragen; Abends aber am besten, und in der Nacht fühlt er sich ganz wohl. Dabei Sumsen in der Stirn, mit Gedankenschwäche, früh fauliger Geschmack im Munde und stets harter, knotiger Stuhl. – Am 28. März 1836 erhielt er von mir eine Gabe SULPH. 60°° und 5 Tage darauf eine Gabe CALC. 30°°, welche alles dauerhaft tilgte.[ACS 17 (1838) 1, 51]

C. L. von G., unverehelichtes Frauenzimmer von 27 Jahren, leidet seit mehren Jahren an mehrfachen Uebeln, unter welchem ein beständiges Kneipen im Magen, mit Angst in der Herzgrube, besonders nach fetten oder geräucherten Speisen, das am meisten hervorstechende und lästige ist. Dabei Zerschlagenheit in der Stirn über den Augen, saures Aufstoßen und Erbrechen nach dem Essen, stete Verstopfung und nach dem Stuhlgange hervortretende Afteraderknoten mit Schründen, Kriebeln und BLUTEN, Regel zu stark, vor derselben Kreuzschmerzen mit

Verifikationen und klinische Symptome

Verifikationen und klinische Symptome

Gesichtshitze, viel Hitze mit Angst in wiederholten Anfällen am Tage und Verschlimmerung von jeder Verkältung der Füße. Ein, vor diesen Beschwerden bestandener Husten mit kopiösem, süßlichem Auswurfe, war mit dem Eintritt derselben verschwunden. – Eine, am 20. April 1836 gereichte Gabe NUX-V. 30°°, hob das Erbrechen und die Verstopfung. 14 Tage später SULPH. 30°° that in 3 Wochen gar nichts. Nun reichte ich eine Gabe CALC. 30°°, welche in 6 Wochen allmählich unter stets zunehmendem Wohlbefinden, alle Symptome tilgte, so daß die Leidende sich am Ende dieser Frist gesund fühlte, und es bis jetzt geblieben ist.[ACS 17 (1838) 1, 51-52]

M. L. L. aus O., ein Mädchen von 20 Jahren, welches in der Jugend am Hydrocephalus gelitten, klagt jetzt nach jedem Essen über Magendrücken bis in die Brust herauf, wobei sie die Kleider lösen muß, und welches nur durch Erbrechen von Schleim und Speisen, mit sauerm Geschmacke besser wird. Hülsenfrüchte und Kohl kann sie gar nicht vertragen. Dabei kein Durst, Regel seit zwei Jahren wenig und zu blaß und jeden Abend Frost. – Am 20. Sept. 1836 erhielt sie eine Gabe ARS. 30°, und 14 Tage später eine Gabe SULPH. 30°° welche nur sehr wenig besserte. Am 1. Nov. 1835 reichte ich eine Gabe CALC. 30°°, welche alles dauerhaft beseitigte und auch die Regel zu ihrer gehörigen Norm zurückführte.[ACS 17 (1838) 1, 52]

Hypochonder

Stiche in der Leber.[VHA]

Unerträglichkeit fester Kleider um die Hypochondern.[VHA], [HA 34]

Spannen in den Hypochondern.[VHA]

Heilungsbericht

Chr. E. Kr. von L., Bauernfrau von 54 Jahren, von heftiger, zu Zorn geneigter Gemüthsart, klagt nach jedem Essen über ungemeine Aufblähung in beiden Hypochondrien, so daß sie die Kleider lösen muß, mit unaufhörlichem Aufstoßen ohne Linderung. Dabei ist sie oft 8 Tage lang verstopft und hat stechende Schmerzen im Rücken und im Kreuze. – Am 12. März 1836 reichte ich SULPH. 30°°, wonach der Stuhlgang sich besserte und die Stiche im Rücken sich verloren, aber das Hauptleiden unverändert blieb. Eine Gabe CALC. 30°° nahm letzteres fort und seitdem ist sie gesund geblieben.[ACS 17 (1838) 1, 53]

Bauch

Geschwüre um den Nabel herum: ARS. (Am Nabel selbst; vergleiche CALC..)[Br., Lippe]

Leibschneiden im Oberbauche.[VHA]

Heilungsbericht: *F. W. A.* in V., ein siebenjähriger, seit 2 Jahren an Kyphosis leidender Bauerknabe, bekam plötzlich heftige Leibschmerzen, daß er nicht stehen konnte, am heftigsten bei Nacht, wobei er nur durch Liegen auf dem Bauche sich etwas Linderung verschaffen konnte. Dabei Ausschlag am Hinterkopfe; der Stuhlgang aber war gewöhnlich. Ein anderer Homöopath hatte vom 3. Jan. bis zum 7. April 1835 nach einander BELL., CHAM., zweimal SULPH. 60°° und darauf BELL. und COLOC., aber alles ohne Erfolg gegeben. Am letztern Tage wurde ich zu Rathe gezogen und verordnete CALC. 30°°, wovon zwei Gaben gegeben wurden, aber nur die erste nöthig war und genommen wurde, weil schon in der nächsten Nacht das Leibweh nicht wiederkehrte.[ACS 17 (1838) 1, 54-55]

Fressen und Nagen im Unterleibe.[VHA]

Stösse im Unterleibe.[KEU 12]

Harter, aufgetriebener Unterleib.[VHA]

Offenbleibende Fontanellen mit Dickheit des Kopfs und vielem Schwitzen desselben, großer Fettigkeit und Bleischwere der Kinder, hartem, aufgetriebenem Unterleibe und sauerriechenden Durchfällen.[HA 106]

Heilungsbericht

H. S. in C., ein srophulöses Kind von 10 Jahren, leidet an einem ungemein dicken und harten Leibe, ohne Schmerzen. Der Unterleib ist so gespannt, daß man von den Eingeweiden keines deutlich durch Gefühl unterscheiden kann. Dabei Morgens Durst und seit 8 Tagen etwas Ausschlag auf dem Kopfe. – Am 27. Dec. 1834 erhielt das Kind eine Gabe SULPH. 30°°, wonach nur wenig Besserung eintrat. Am 8. Jan. 1835 erhielt es eine Gabe CALC. 30°°, wonach ohne Wiederholung oder andere Arznei bis zum 5. Febr., der Leib nichts abnormes mehr darbot und das Kind sich ganz wohl befand und geblieben ist.[ACS 17 (1838) 1, 54]

Bauchring

Geschwollene, harte Gekrösdrüsen bei Kindern.[VHA]

Verifikationen und klinische Symptome

Geschwulst und Schmerzhaftigkeit der Leistendrüsen.[VHA]

Leistenbrüche

Dr. *Gauwerky* erwähnte zuvörderst einige Heilungen von Leistenbrüchen durch VERAT., namentlich solcher, welche zuerst durch Husten entstanden seien und wobei die Hustenstösse selbst jedesmal der Bruchstelle Schmerzen erregten. – (CALC., PETR., und STAPH. können in solchen Fällen auch angezeigt und hilfreich sein. Ref.) – Uebrigens sei und bleibe SULPH-AC. das Hauptmittel bei Leistenbrüchen, was auch von mehren Andern bestätigt wurde.[AHZ 57 (1858) 71]

Austreten des Leistenbruchs.[KEU 12]

Geschwulst der Schoossdrüsen: Thuj.(CALC., NIT-AC., RHUS-T., STAPH.)[KMS 724]

Stuhl

Langwierige Weichleibigkeit.[VHA]

Sauer riechender Durchfall bei Kindern.[VHA]

Offenbleibende Fontanellen mit Dickheit des Kopfs und vielem Schwitzen desselben, großer Fettigkeit und Bleischwere der Kinder, hartem, aufgetriebenem Unterleibe und sauerriechenden Durchfällen.[HA 106]

Zögernder, harter Stuhl.[VHA]

Verstopfung.[VHA]

Aergerlichkeit vor und Mattigkeit nach dem Stuhlgange.[VHA]

Beachte: Wenn der Gemüthszustand bei beiden Arzneien [CALC. und CAUST.] auch keine sehr scharf ausgesprochene Verschiedenheiten darbietet, so findet sich doch mit Bezug auf den Stuhlgang etwas Erhebliches zu bemerken. Vor demselben beobachtet man nämlich bei CALC. eine ärgerliche Reizbarkeit, die nach demselben sogleich in grosse Abspannung und Hinfälligkeit übergeht. Bei CAUST. hingegen finden wir vor dem Stuhlgange eine Aengstlichkeit mit Hitze und Röthe des Gesichts, die auch nachher noch längere Zeit fortdauert.[AHZ 63 (1861) 86]

Nüchtern befindet sich der CALCAREA-Kranke schlimmer, der CAUSTICUM-Kranke besser. – Auch dieses, sich sehr oft mit grosser Entschiedenheit aussprechende Symptom dient in manchen Fällen zur Sicherung der Wahl, und zwar am Meisten bei den Unterleibskranken, von welchen unter Nr. 2 [siehe vorherige Betrachtung] die Rede war. Gewöhnlich bestätigen sich diese Zeichen durch ihre Gegensätze und bieten dann eine grosse Wichtigkeit und Zuverlässigkeit. Wir sehen hier denselben Gegensatz, wie bei SEP. und SIL., wovon die erste in dieser Beziehung mit CALC., die zweite mit CAUST. in Uebereinstimmung steht, und woher es wohl kommen mag, dass wegen der mindern Aehnlichkeit SIL. öfters nach CALC. und SEP. nach CAUST. wohlthätig wirkt.[AHZ 63 (1861) 93-94]

Heilungsberichte

Th. B. aus M., ein Knäbchen von 14 Monaten, hatte an schwierigem Zahnen gelitten, wogegen viel CHAMILLEN-Thee getrunken wurde. Darauf trat Durchfall ein, am meisten Nachts und mit saurem Geruche, welcher nun schon 5 Wochen ununterbrochen fortwährte und das Kind ungemein abgeschwächt hatte. – Am ersten Sept. 1835 gab ich eine Gabe RHEUM 30°°°, worauf schon in der folgenden Nacht der Durchfall ausblieb; indessen kehrte er nach 6 Tagen wieder, obwohl ohne den sauren Geruch, und mehr in der Morgenzeit, weshalb ich am 7. Sept. eine Gabe SULPH. 60°° und 24 Stunden darauf eine Gabe CALC. 30°° reichte, worauf sich alles in kurzer Zeit besserte und das Kind bis heute gesund geblieben, auch der Durchbruch der damals noch fehlenden Augen - und Backenzähne ohne alle Beschwerden erfolgte.[ACS 17 (1838) 1, 56]

J. G. Dr. aus A., ein 15jähriges, sehr schwächliches und abgemagertes Mädchen, von gereizter, heftiger Gemüthsart, hatte vor einem Jahre ein Wechselfieber, welches mit CHINA unterdrückt wurde. Seitdem ist sie stets unwohl, leidet fortwährend an Durchfall, wobei jedesmal viele Maden- und Spulwürmer abgehen, und wonach sie sich stets sehr ermattet fühlt. Dabei blaue Ringe um die Augen, sehr viel Durst, besonders auf kaltes WASSER, jede Nacht Leibweh, besonders gegen Morgen, und am Tage, bei der mindesten Bewegung, Schweiß. – Am 31. Okt. 1835 gab ich ihr eine Gabe SULPH. 30°° und 8 Tage darauf eine Gabe CALC. 30°°, welche in wenigen Tagen alle Beschwerden so vollkommen beseitigten, daß ich das Kind, welches ich ein Jahr später zufällig wiedersah, nicht wieder erkannte. Sie ist bis heute gesund geblieben.[ACS 17 (1838) 1, 56-57]

Wurmleiden

Heilungsberichte: *S. S.* aus K., ein Kind von 9 Jahren, bei welchem sich vor 5 Jahren Spuren vom

Verifikationen und klinische Symptome

Bandwurm gezeigt hatten, war seitdem durch allop. Behandlung ungemein herunter gekommen, ohne den Bandwurm bezwingen zu können, wovon noch beständig größere oder kleinere Stücken mit dem Stuhlgange abgingen. Dabei beständiges Kopfweh in der Stirn und in den Augenhöhlen, aufgetriebenen, rothe Wangen, dicker Bauch mit Schmerzen um den Nabel und Verstopfung, wogegen fast stets Aufgüsse von SENNA gebraucht worden waren. – Am 28. Nov. 1835 gab ich eine Gabe ACON. und 3 Tage darauf eine Gabe SABIN., (die Dosis ist nicht bemerkt), wonach das Allgemeinbefinden sich gebessert, aber, als neues Symptom, Doppelsehen eingetreten war. Am 12. Dec. SULPH. 30°°, welcher weiter nichts besserte und als neue Symptome Kneipen unter dem Nabel und öfters Geräusch im Kopfe, „als wenn der Uhrwecker abläuft" erschienen. Am 18. Jan. 1836 gab ich nun eine Gabe CALC. 30°° [Die treffliche Wirkung der CALC. bei Bandwurmbeschwerden erfuhr ich schon im Jahre 1829 bei einer Bauernfrau von 40 Jahren, welche, ohne daß ein Bandwurm geahnt wurde, 9 Jahre lang von allop. Aerzten behandelt war, mit steter Verschlimmerung, als sie bei mir Hülfe suchte. Auch ich konnte an keinen Bandwurm denken, da sich davon niemals bei ihr Spuren gezeigt hatten, und auch andere, oft bemerkte Zeichen dieses Uebels fehlten. CALC. war aber das genau auf ihre sämmtlichen Beschwerden passende Mittel, und am 5ten Tage, nachdem sie die, ihr gereichte Dosis eingenommen, erfolgten wiederholte durchfällige Ausleerungen mit einer ungeheuren Menge von wirklichem Bandwurm, und seitdem ist die Frau ganz gesund geblieben. – Später habe ich, wenn die begleitenden Erscheinungen paßten, sehr oft das Bandwurmleiden mit diesem Mittel geheilt.], worauf schon nach 2 Tagen große Massen Bandwurm abgingen und das Kind, ohne weitere Arznei, von allen Beschwerden dauerhaft befreit wurde.[ACS 17 (1838) 1, 57-58]

J. H. Sch. zu H., ein Ackersmann von 44 Jahren, leidet zugleich am Bandwurm und einer ungeheuren Menge Madenwürmern, unter den bekannten Beschwerden im Unterleibe und Mastdarm. Dabei stete Verstopfung und leichtes Schwitzen und Frieren. – Am 27. Dec. 1835 gab ich eine Gabe SULPH. 60°° und eine Gabe CALC. 30°°, diese 8 Tage später zu nehmen, und weiter war nichts zu seiner vollständigen und dauerhaften Herstellung erforderlich.[ACS 17 (1838) 1, 58]

L. M. aus W., ein schwächliches, überaus abgemagertes Mädchen von11 Jahren, litt schon geraume Zeit an einer großen Menge von Madenwürmern, mit den gewöhnlich damit verbundenen Beschwerden. Dabei sehr viel stechendes Kopfweh. – Am 7. Aug. 1836 eine Gabe SULPH. 60°° und 8 Tage später eine Gabe CALC. 30°° beseitigten beides dauerhaft.[ACS 17 (1838) 1, 58]

H. M. v. L., ein Landmann von 32 Jahren, leidet seit drei Jahren an einem, von den Aerzten für schwindsüchtig erklärten und vergebens bekämpften Husten, am Tage und Nachts ohne, früh mit vielem Auswurf und drückenden Schmerzen in der Brust. Die Anregung zum Husten kommt zuweilen, wie von Staub im Halse, zuweilen aber wie von einem Gefühl von Jucken und Kitzeln in der Brust. Außerdem gehen ihm oft Stücke von Bandwurm ab; am Tage ist er stets schläfrig und schwitzt sehr leicht, am meisten auf der Brust. Früh Morgens, so lange er noch nüchtern ist, fühlt er sich am unwohlsten. Was er im Verlaufe der drei Jahre gebraucht hatte, war nicht zu erfahren. – Am 18. Apr. [1841] erhielt er eine Gabe SULPH. 30°° und eine Gabe CALC. 30°°, um erstere sogleich, letztere acht Tage später zu nehmen. Am 15. Mai erschien er wieder, und zwar ungemein gebessert, nur das Kitzeln und Jucken in der Brust war noch ganz da, und der Husten nur vermindert, aber dabei mit SALZIG schmeckenden, kopiöserem Auswurfe. Eine einzige, an dem letzten Tage gereichte Gabe PHOS. 30°° war hinlänglich, um ihn vollkommen herzustellen.[ACS 19 (1842) 3, 61-62]

After

Mastdarmvorfall mit brennendem Schmerze, beim Stuhle.[VHA]

Heilungsbericht: *M. C. Kr.* aus G., ein jetzt dreijähriges Mädchen von dicker, aufgedunsener Gestalt, hatte früher Ausschlag am Kopfe und im Gesichte. Nachdem dieser verschmiert war, trat Durchfall ein, wobei jedesmal der Mastdarm vorfiel. Dabei viel Durst und viel Schweiß. – Am 4. April 1836 zwei Gaben SULPH., die erste zu 60°°, die zweite 8 Tage später zu nehmen, zu 30°°, brachte den Ausschlag in geringem Grade wieder hervor, aber der Mastdarmvorfall blieb unverändert. Am 1. May 1836 eine Gabe CALC. 30°°, hob beide Uebel dauerhaft in nicht völlig 3 Wochen.[ACS 17 (1838) 1, 58-59]

Hämorrhoiden

Heilungsbericht: *J. A. K.* zu H., ein Kaufmann von 36 Jahren, cholerischen Temperaments, litt an sogenannten blinden Hämorrhoiden, welche besonders Abends in der Wärme sehr heftig juckten und dicke, zum Theil Nußgroße Knoten bildeten. Dabei früh Kopfweh, am meisten nach BRANNTWEIN und wenn er lange nüchtern in der Kirche ist, nebst öfterem faulen oder bitteren Aufstoßen. – Am 14. Juli 1836 eine Gabe NUX-V. 30°° nahm bloß das Früh-Kopfweh fort. 14 Tage darauf SULPH. 30°° besserten nichts; daher 14 Tage darauf CALC. 30°°, worauf sich alles so besserte, daß am 29. Oct. nur noch einige kleine Knoten vorhanden waren, welche sich auch verloren, nachdem ich ihm, nach vorgängigem NIT-AC. 30°°, eine zweite Dosis CALC. 30°°° gegeben hatte.[ACS 17 (1838) 1, 59]

Jucken am After (vergleiche LYC.). (Wenn das Kind Würmer hat und des Nachts viel schreit, mit heftigem Jucken am After, ist FERR. indiziert.)[Br., Lippe]

Erektionen von zu kurzer Dauer, während des Beischlafes. (Der CALC.-Patient ist impotent, hat aber dennoch Verlangen zum Beischlaf. Der LYC.-Kranke ist impotent, aber ohne Verlangen nach Geschlechtsverkehr).[Br., Lippe]

Harn

Allzu öfteres Harnen.[VHA]

BLUTHARNEN.[VHA]

Scharfer, stinkender Harn.[VHA]

Brennen in der Harnröhre bei und außer dem Harnen.[VHA]

Bettnässen

Heilungsberichte: *H. W.* aus N., ein schon ausgewachsener Jüngling, (das genaue Alter ist nicht notirt), von überaus kleiner, aber dicker und schwammiger Statur, leidet von Jugend auf an nächtlichem Bettpissen, am Tage aber an stetem Harndrange mit jedesmal geringem Abgange. Dabei Röthe des Gesichts, wie vom BLUTDRANG, baldige Sättigung beim Essen, Nabelbruch und leichtes Schwitzen. – Am 31. März 1836 erhielt er zuerst eine Gabe SEP. 30°° mit einigem, aber nicht dauernden Erfolge. Auf SULPH. 60°°, welches er am 1. May erhielt, besserten sich die Harnbeschwerden, aber es erschien ein grauweißer Durchfall, wogegen er am 21. May eine Gabe MERC. 30°° erhielt, wonach der Stuhl wieder natürlich wurde, aber die Harnbeschwerden wieder eintraten. Am 27. May, eine Gabe CALC. 30°°, beseitigte in 3 Wochen alle Beschwerden dauerhaft.[ACS 17 (1838) 1, 59-60]

S. V. aus L., ein 4jähriges, vollsaftiges Mädchen, harnte jede Nacht mehremale ins Bette und mußte, überhaupt jede Nacht 5 bis 6 mal ihren Urin lassen. Dabei trüber Blick, viel Durst auf WASSER, viel Verlangen nach BROD und KAFFEE, sonst will sie nichts genießen, und dicker, aufgetriebener Unterleib. – Am 3. Dec. 1835 reichte ich eine Gabe ARS. 30°° und 8 Tage darauf eine Gabe SULPH. 30°°, wonach erst Besserung eintrat, welche aber nicht von Dauer war. Da das Kind sich jetzt Abends am unwohlsten fühlte, gab ich am 23. Jan. 1836 eine Gabe PULS. 6°°°, welche gar keine Wirkung that. 5 Tage später gab ich eine Gabe SULPH. 60°° und 24 Stunden später eine Gabe CALC. 30°°, welche endlich alle Beschwerden dauerhaft beseitigten.[ACS 17 (1838) 1, 60]

Geschlechtstheile

Der <u>linke Hoden</u> ist heraufgezogen: THUJ. (vergleiche CALC., CROT-T. und ZINC.. Wenn der <u>rechte Hoden</u> heraufgezogen ist, vergleiche CLEM. und PULS.).[Br., Lippe]

Vermehrter (oder verminderter) Geschlechtstrieb.[VHA]

So wenig man auch bei Bekämpfung der Folgen von Onanie der CALC. entbehren kann, so reicht man doch wohl fast nie allein damit aus.[ACS 17 (1838) 1, 62]

Heilungsberichte

B. W. in M., das 3jährige wohlgenährte Töchterchen eines Glasers, jammerte seit 8 Tagen über beständigen Schmerz an den Geschlechtstheilen, wovon äußerlich nur etwas Geschwulst der Schaamlefzen bemerkbar war, indeß sich bei näherer Untersuchung fand, daß die inneren Flächen ganz wund, wie angefressen aussahen und an einigen Stellen eiterten. Dabei übelriechender Ohrenausfluß, mit Schwachhörigkeit und Geschwürchen im Umfange des Ohres, Wundheit der inneren Nase mit stetem Fließschnupfen, viel Durst auf kaltes WASSER und große Neigung zu Wundwerden. Am 8. Febr. 1836 erhielt das Kind zuerst SULPH. 30°°, wonach ein allgemeiner Ausschlag hervorkam, ohne sonst etwas zu bessern. Am 28. Febr. 1836 eine Gabe CALC. 30°° beseitigte alles in 3 Wochen, und zwar zuerst die Geschwürigkeit der Schaamlefzen. Seitdem ist das Kind gesund geblieben.[ACS 17 (1838) 1, 61-62]

So wenig man auch bei Bekämpfung der Folgen von Onanie der CALC. entbehren kann, so reicht man doch wohl fast nie allein damit aus. Indessen habe ich einen Fall gehabt, wo solches in der That geschah. *F. W.* von L., nunmehr 20 Jahr alt, von gedunsener, schwammiger Gestalt, hatte von seinem 16 Jahre an im Uebermaaße Onanie getrieben und fühlte jetzt die fürchterlichen Folgen dieses Lasters mit schmerzlichen Gewissensbissen. Seine blühende Farbe war verschwunden, seine Verdauung gestört bei stetem Durste auf kalte Getränke, die Muskelkraft geschwächt,

Verifikationen und klinische Symptome

beim Heben stach es ihn in der Brust, beim Gehen war er leicht zum Umfallen müde und die mindeste Anstrengung trieb heftigen Schweiß über den ganzen Körper hervor. Am 20. März 1836 erhielt er eine Gabe CALC. 30°°°. Erst im Sept., wo er wegen einer Verwandten mich konsultirte, zeigte er sich von allen Beschwerden befreit. Als er das Pülverchen genommen, sagte er, habe er über das winzige Bischen lachen müssen, aber schon am andern Morgen wäre ihm das Lachen vergangen, und der Zustand von Verschlimmerung hätte ungefähr, so viel er sich erinnere, 8 Tage angehalten; dann aber sey es von Tage zu Tage besser geworden, und er fühle sich nun wohler, als je zuvor.[ACS 17 (1838) 1, 62]

Aderknoten an den Schamlippen.[Br., Lippe]

Stechende, schmerzende Knötchen am Rande der Schamlippe.[Br., Lippe]

Viel FEUCHTIGKEIT zwischen Schamlippen und Schenkel, mit beißendem Schmerz.[Br., Lippe]

Jucken oder Stechen in den äußeren oder inneren Schamteilen oder in beiden.[Br., Lippe]

Polypen

Polypen in Nase, Ohr und Gebärmutter werden von CALC. günstig beeinflußt.[Br., Lippe]

Für Gebärmutterpolypen vergleiche PHOS. mit CALC.. Die CALC.-Polypen BLUTEN nicht; wenn sie eine Ausscheidung haben, so ist sie schleimig).[Br., Lippe]

Schwangerschaft – Beschwerden der Mütter

Stockende (oder zu häufige) MILCHABSONDERUNG der Stillenden.[VHA]

Wir alle wissen, daß CALC. ein vorzügliches Kindermittel ist, aber die Meisten vergessen, daß sie eben so passend für Weiber ist zur Zeit, wo die Regeln aufhören. Im Wechsel mit SEP. entspricht sie fast allen Schwangerschaftsbeschwerden, die SABIN. nicht zu vergessen, fügt der Verf. hinzu.[Chargé, Bönn.]

Dr. *von der Heyden* hatte mit grossem Erfolge die bei Schwangeren öfters vorkommenden Varices, wobei ARN. wenig genutzt hatte, mit grossem Erfolge mit CALC. behandelt. – Ref. hatte dabei fast immer von ZINC. die grössten Erfolge gesehen, wenn dabei nur sonst keine Gegenanzeigen stattfanden.[AHZ 59 (1859) 62]

Ausfallen der Haare, am meisten an den Schläfen und den Kopfseiten herab, bis zum Backenbarte, mit Trockenheit der Haare, großer Empfindlichkeit der Kopfhaut und weißgelblichen Schuppen auf derselben, Kältegefühl des äußeren Kopfs, Aufgedunsenheit des Gesichts und vielen kleinen Warzen an den Händen (auch bei Wöchnerinnen).[HA 109]

Beschwerden der Kinder

Selten nur lässt sich bei älteren Personen, selbst nach Zwischenmitteln, die KALKERDE mit Vortheil wiederholen, und höchst selten und fast nie ohne Nachtheil in Gaben unmittelbar nach einander; bei Kindern jedoch kann man sie, wenn sie den Symptomen zu Folge angezeigt ist, mehrmals, und, je jünger die Kinder sind, desto öfterer wiederholen.[Hahnemann, CK 2, 312]

Wir alle wissen, daß CALC. ein vorzügliches Kindermittel ist, aber die Meisten vergessen, daß sie eben so passend für Weiber ist zur Zeit, wo die Regeln aufhören. Im Wechsel mit SEP. entspricht sie fast allen Schwangerschaftsbeschwerden, die SABIN. nicht zu vergessen, fügt der Verf. hinzu.[Chargé, Bönn.]

Es giebt eben nicht gar viele Mittel, welche gleichmässig dem kindlichen und Greisenalter entsprechen. Zu diesen aber gehört, (neben der, die gegenseitig mangelnden Symptome ersetzenden und daher so oft vor- oder nachher wohlthätig wirkenden CALC.), vorzugsweise das LYC. und findet daher häufige Anwendung auch bei dieser Krankheit.[KEU 37]

Lange offen bleibende Fontanellen am Kopfe, bei Kindern.[VHA]

Offenbleibende Fontanellen mit Dickheit des Kopfs und vielem Schwitzen desselben, großer Fettigkeit und Bleischwere der Kinder, hartem, aufgetriebenem Unterleibe und sauerriechenden Durchfällen. [HA 106]

Schwieriges zögerndes Zahnen der Kinder.[VHA]

Sauer riechender Durchfall bei Kindern.[VHA]

Spätes Laufenlernen der Kinder.[VHA]

Das Kind lernt das Laufen sehr spät: SIL. (vergleiche CALC.).[Br., Lippe]

CALC.- Kinder lernen spät laufen; sehr langsame, zögernde Entwicklung, dickköpfige Kinder, die spät Zähne bekommen; besonders solche mit stark entwickeltem Bauche passen für

Verifikationen und klinische Symptome

CALC., oder aber auch für CALC-J..[Br., Lippe]

Geschwollene, harte Gekrösdrüsen bei Kindern.[VHA]

Leichtes Wundwerden der Kinder.[VHA]

Große Fettigkeit und Dickwerden bei Kindern und Jünglingen.[VHA]

Eigensinn und Verdrießlichkeit, besonders der Kinder.[VHA]

Eigensinn der Kinder.[KEU 12]

Wenn das Kind zu husten anfängt, nachdem es kaum eingeschlafen ist, ist LACH. angezeigt; kann aber das Kind infolge des Hustens nicht einschlafen, gebe man CALC..[Br., Lippe]

Regel – Weißfluß

Kommt die weibliche Regel gewöhnlich mehre Tage vor dem vierwöchentlichen Termine und im Uebermasse, so ist die KALKERDE oft unentbehrlich hülfreich, und um so mehr, je mehr BLUT abfliesst. Kommt die Regel aber stets zum richtigen Termine oder später, so ist, wenn dieselbe dann auch nicht schwach geht, CALCAREA doch fast nie wohlthätig.[CK 2, 312]

Monatliches zu früh und zu stark.[VHA]

Die Regeln treten zu früh ein und sind zu stark.[Br., Lippe]

BLUTFLUß außer der Regelzeit.[VHA]

Jückend brennender, MILCHARTIGER Weißfluß vor der Regel.[VHA]

MILCHÄHNLICHER Weißfluß; brennend, juckend, in Absätzen, während des Harnens, vor Eintritt der Regel.[Br., Lippe]

Wir alle wissen, daß CALC. ein vorzügliches Kindermittel ist, aber die Meisten vergessen, daß sie eben so passend für Weiber ist zur Zeit, wo die Regeln aufhören. Im Wechsel mit SEP. entspricht sie fast allen Schwangerschaftsbeschwerden, die SABIN. nicht zu vergessen, fügt der Verf. hinzu.[Chargé, Bönn.]

Heilungsberichte

L. P., Putzmacherin von 26 Jahren, litt an zwiefachem Kopfweh, entweder Stiche in den Schläfen, oder Drücken in der Stirn, beides nach vorgängigem Düsterwerden vor den Augen, und während des Kopfwehs viel Durst, Uebelkeit, Herzklopfen mit Angst, viel Gähnen und Frost mit Zähneklappern; beide auch nach Aerger und durch Geräusch verschlimmert, nie aber gleichzeitig auftretend. Außerdem, auch ohne Kopfweh, weißbelegte Zunge, bittern Geschmack im Munde und die Periode alle 5 Wochen nach vorgängigem starkem, aber schmerzlosem Weißflusse und heftigen Schmerzen in den Achselgruben. – Auf IGN. 30°° am 12. Aug. 1835 und PULS. 30°° am 19. verlor darauf sich Kopfweh mit allen Nebenbeschwerden, und der Bittergeschmack ganz, aber die Periode blieb über die Zeit aus. Am 13. Sept. SULPH. 30°° besserte nicht nur nichts, sondern brachte überdem Schwindel hervor, namentlich in der Kirche. Am 12. Oct. ARS. 30°, worauf die Periode eintrat, aber mit den früheren Beschwerden, und nun n a c h h e r a u c h n o c h a n h a l t e n d e r W e i ß f l u ß . Eine am 24. Nov. 1835 gereichte Gabe CALC. 30°°° brachte die Regel ganz in Ordnung, und beseitigte dauerhaft alle damit in Verbindung stehenden Beschwerden.[ACS 17 (1838) 1, 62-63]

C. E. E. aus L., eine ziemlich robuste Frau von cholerischem Temperamente, 44 Jahre alt, klagte am 27. Nov. 1835 folgende Beschwerden: – Alle Tage Kopfweh, mit Sausen und Brausen im Kopfe; jeden Vormittag Würgen und Gallerbrechen mit Frost; nur alle 3 bis 4 Tage einmal harte und beschwerliche Stuhlausleerung; immerfort kalte Füße, selbst Nachts im Bette; in der Wärme ist alles besser. Am obigen Tage gab ich ihr eine Gabe NUX-V. 30° und eine Gabe SEP. 30°°, letzere 8 Tage später zu nehmen, worauf sich bis zum 23. Januar 1836 alle obige Beschwerden verloren hatten, nun aber ein, an B L U T F L U ß g r ä n z e n d e r M o n a t s f l u ß sich eingestellt hatte, welcher jetzt in 3 Wochen zum zweiten Male wiedergekehrt war. Eine Gabe CALC. 30°° heilte diese Beschwerden schnell und dauerhaft.[ACS 17 (1838) 1, 63-64]

M. L. von L., eine Bauernfrau von 60 Jahren, etwas zu Zorn geneigten Temperaments, litt seit 5 Jahren ununterbrochen an B L U T - u n d W e i ß f l u ß , welches sie allmählig so sehr erschöpft hat, daß sie kaum noch im Stande ist zu gehen. Außerdem klagt sie über Schwindel zum Fallen und lästigem Brennen in der Brust, und genießt fast nichts als KAFFEE.– Um sie ohne Nachtheil von letzterem zu entwöhnen, reichte ich am 8. Dec. 1835 eine Gabe NUX-V. 30°°, mit der Weisung nun gewissenhaft den KAFFEE zu meiden. 14 Tage später stellte sie sich wieder ein, und versicherte, daß sie ihre vorigen Beschwerden noch unvermindert hätte, von dem Meiden des KAFFEE-Trankes aber keine Beschwerden gespürt habe und jetzt nicht mehr daran denke. Ich gab nun eine Gabe SULPH. 60°° und 8 Tage später eine Gabe CALC. 30°°, worauf in 3 Wochen alle Beschwerden dauerhaft gewichen waren. [Ein ähnlicher Fall war vor mehren Jahren die nächste Veranlassung, daß ein schon ziemlich bejahrter Allopath zur Homöopathie übertrat und ihr seitdem treu blieb. Dieser

Verifikationen und klinische Symptome

hatte nemlich geraume Zeit eine Frau von 60 und einigen Jahren an BLUT- und Weißfluß, ohne Erfolg behandelt und endlich derselben gerathen, bei mir Hülfe zu suchen, aber seiner nicht zu erwähnen, ihn jedoch von dem Erfolge Nachricht zu geben. In 4 Wochen war die Frau zu seinem größten Erstaunen hergestellt, und er kam nun selbst zu mir, um mit der neuen Heilmethode bekannt zu werden, wozu ich ihm natürlich auf alle Weise behülflich war. Sie hatte nur eine einzige Gabe CALC. erhalten.][ACS 17 (1838) 1, 64]

M. E. H. von L., ein dickes, vollsaftiges Mädchen von 16 Jahren, bei welchem schon vor 9 Monaten die Periode eingetreten war, litt seitdem an gar zu profusem und zu schnell wiederkehrendem BLUTGANGE, so daß gewöhnlich nur 8 freie Tage waren, während welcher sie von starkem Weißflusse geplagt wurde. Außerdem war sie sehr zu Schweiß geneigt, war früh stets schläfrig und träge, sonst aber Abends am unwohlsten, und dabei sehr schwermüthig und angegriffen. – Am 25. Jan. erhielt sie von mir eine Gabe SULPH. 30°° und 8 Tage später, als gerade die Periode, die wieder eben so langegedauert, aufgehört hatte, eine Gabe CALC. 30°°, worauf sich beiderlei Beschwerden dauerhaft verloren.[ACS 17 (1838) 1, 64-65]

C. P. von L., eine schlank gebaute, früher kräftige, nun aber sehr abgeschwächte Bauerfrau von 43 Jahren, cholerischen Temperaments, leidet schon seit einigen Jahren an gar zu profuser, alle 3 Wochen, oft noch zeitiger wiederkehrenden Menstruation, mit Schwerhörigkeit wärend derselben und nachfolgendem Weißflusse. Sie war eine KAFFEE-Trinkerin und erhielt daher zuerst, am 24. Febr. 1836, eine Gabe NUX-V. 30°° und 14 Tage darauf eine Gabe CALC. 30°°, wovon sie in 4 Wochen ihre frühere Gesundheit wieder erhielt und bis jetzt, bei fortdauernder Vermeidung des KAFFEES, ganz gesund blieb.[ACS 17 (1838) 1, 65]

L. H. von Gl., 36 Jahre alt, dicker, vollsaftiger Konstitution , hatte stets 5 Monate hatte seit 5 Monaten ihre Periode nicht mehr gehabt, und seit der Zeit stets das Gefühl eines Knäuels im Unterleibe, bald hier, bald dort, meistens aber unter dem Nabel. Außerdem nach dem Essen fauliger Geschmack, und Bläue und Röthe der Oberschenkel, mit Stichen an der innern Seite derselben, dicht unter den Knieen. – Eine am 16. April 1836 gereichte Gabe SULPH. 30°° brachte im Wesentlichen keine Besserung hervor, nur verlor sich darauf der faule Geschmack. Am 5. Mai 1836 gab ich eine Gabe CALC. 30°°, worauf schon in 8 Tagen die Periode sich wieder zeigte und nach 5 Wochen alle Beschwerden dauerhaft gewichen waren.[ACS 17 (1838) 1, 65-66]

E. R. von O., ein vollblütiges Mädchen von 20 Jahren, hatte seit einem halben Jahre ihre monatliche Reinigung nicht mehr gehabt, und die bekümmerten Eltern, welche sie mir brachten, befürchteten Schwangerschaft, welches sie aber standhaft läugnete, und wovon auch keine Anzeichen zu finden waren.Dabei litt sie an häufigem Nasen-BLUTEN mit hellem BLUTE und stetem BLUTSCHNAUBEN, Vollheit und Aufstoßen nach dem Essen und öfterem Kneipen und Stechen im Unterleibe. – PULS. 30, welche ich versuchsweise riechen ließ,brachte die eigenthümliche Düseligkeit, die sie sonst in gewöhnlichen Fällen sogleich bewirkt [Dieses Düseligwerden vom Riechen an einer sehr hohen Dynamisation der PULSATILLA, wenn sie übrigens dem Krankheitszustand entspricht, habe ich so oft erfahren , daß ich diesen Versuch in der Regel da anstelle, wo ich über die richtige Wahl des Mittels noch einige Zweifel habe, welche wegen Mangel an charakteristischen Symptomen nicht gelöst werden können. Einige andere Mittel geben auf ähnliche Weise durch schnelle Wirkung besonderer Art ihre Angemessenheit zu erkennen.], nicht hervor, und ich gab ihr daher eine Gabe SULPH. 30° und eine Gabe CALC. 30°°, letztere 8 Tage später zu nehmen, welches zur Folge hatte, daß nach 14 Tagen die Periode eintrat, der Verdacht der Eltern verschwand und das Mädchen seitdem ganz gesund blieb.[ACS 17 (1838) 1, 66]

C. M. L. von L., eine Bauerfrau von 24 Jahren, ließ mich durch ihren Mann um Hülfe bitten gegen übermäßigen BLUTABGANG aus der Scheide, welcher fast ununterbrochen fortdauert, beinahe alle 8 Tage, nach kaum 24stündigem Aufhören wieder erschien und sie sehr entkräftete. Mit Mühe war sonst von dem Manne noch zu erfahren, daß seine Frau früh nüchtern sich am schlechtesten befinde und viel über Pochen und Klopfen im Kopfe beklagte. – Am 18. Apr. [1841] erhielt sie Nro. 1 NUX-V. 30°°, Nro. 2 SULPH. 30°° und Nro. 3 CALC. 30°°. Nur durch Nachbarn erfuhr ich zwei Monate später, daß ihr Uebel vollständig gehoben sei.[ACS 19 (1842) 3, 59-60]

Schnupfen

Stockschnupfen und zögernder Schnupfenfluß.[VHA]

Stockschnupfen mit lästiger Trockenheit der Nase.[KEU 12]

Fließschnupfen mit geschwürigen Nasenlöchern.[VHA]

Heilungsbericht

B. X. v. C., ein Jüngling von 20 Jahren, robuster, etwas aufgedunsener Statur, welchem in seinen Kinderjahren die Krätze verschmiert war, leidet seit den vielen Jahren an stetem Schnupfen, der besonders Morgens früh und in der freien LUFT WÄSSERIG fließend ist, mit Geschwulst der Oberlippe und der Nase, welche letztere innerlich wund und gegen Abend mit Schorfen bedeckt ist. Uebrigens war alles normal. Er hatte vergeblich bei einem tüchtigen Allopathen ein paar Jahre medizinirt und ansehnliche Gaben SULPH., CALOMEL, FERR., MAG-C., ANT-C., CON., BOR. u. s. w. mit steter Verschlimmerung verbraucht. – Am 22. Nov. 1835 erhielt er eine Gabe NUX-V. 30°°, worauf bis zum 10. Jan. 1836 sehr bedeutende Besserung erfolgte und nur die Lippe noch dick war. An diesem Tage reichte ich eine Gabe SULPH. 30°°, welche in 3 Wochen nur wenig besserte, weshalb ich noch zwei Gaben CALC. 30°° und eine Zwischengabe SIL. 30°°, alle 8 Tage eine zu nehmen, reichte, worauf 4 Wochen alles Krankhafte verschwunden war und Patient seitdem vollkommen gesund blieb.[ACS 17 (1839) 3, 1-2]

Verifikationen und klinische Symptome

Athem

Engbrüstigkeit, wie von BLUTANHÄUFUNG in der Brust.[VHA]

Neigung zum öfteren Tiefathmen.[VHA]

Athemversetzung.[KEU 12]

Heilungsbericht

A. M. St. von J., verheirathete Frau von 54 Jahren, von ziemlich gesundem Ansehen, leidet bereit viele Jahre an starker Brustbeklemmung und Kurzäthmigkeit am meisten wenn sie sich des Morgens bewegt, ehe sie etwas genossen hat; das Steigen bergan oder auf Treppen ist ihr dann fast ganz unmöglich. Dabei: BLUTDRANG zum Kopfe und Klopfen oben im Scheitel, besonders bei Witterungswechsel; früh Morgens sehr häufig bitteres Schleimbrechen; stets Durst, besonders auf kaltes WASSER; stete Verstopfung; Ziehen im Rücken und in den Beinen, am meisten in der rechten Seite und früh Morgens beim Erwachen. – Am 10. Febr. 1836 erhielt sie von mir eine Gabe SULPH. 30°° und 14 Tage später eine Gabe CALC. 30°°, wonach bis gegen Ende März sämmtliche Beschwerden in dem Maaße abgenommen hatten, daß Patientin, um den KAFFEE nicht länger entbehren zu müssen, vorerst aufzuhören versuchte, mit dem Vorbehalt jedoch, sich wieder zu melden, sobald die Beschwerden wieder zunähmen, was aber bis heute nicht geschehen ist.[ACS 17 (1839) 3, 3]

Husten

Abends und Nachts, heftiger, trockner Husten.[VHA]

Wenn das Kind zu husten anfängt, nachdem es kaum eingeschlafen ist, ist LACH. angezeigt; kann aber das Kind infolge des Hustens nicht einschlafen, gebe man CALC..[Br., Lippe]

Am Tage, Hüsteln wie von Federstaub im Halse.[VHA]

Frühhusten, mit gelbem, eiterigem, stinkendem Auswurfe, wie von Lungeneiterung.[VHA]

Bei CALC. ist der Husten am Gewöhnlichsten Morgens und am Tage mit Auswurf, Abends aber fast trocken; dahingegen das CAUST. fast blos zur Nachtzeit Auswurf hat, den man aber mit Schwierigkeit losbringt und meistens niederschlingen muss. – Wenn auch bei beiden Mitteln noch einige andere Modificationen des Hustens vorkommen, so sind doch die beiden Vorstehenden die gewöhnlichsten und am Sichersten durch diese Mittel zu heilen, wenn die übrigen Zeichen keine Widersprüche enthalten, und sich nicht – wie oft der Fall ist – andere Mittel zur Wahl stellen, die überhaupt besser passen.[AHZ 63 (1861) 94]

Heilungsbericht

C. L. von Gl., ein zwanzigjähriges Mädchen, früher stark und kräftig, war seit beinahe zwei Jahren in der Behandlung zweier renommirter Allopathen gewesen, und hatte während diese Zeit ununterbrochen mit steter Verschlimmerung medizinirt. Als am 30. Aug. 1835 meine Hülfe nachgesucht wurde, bestand das Leiden hauptsächlich aus Folgendem: – Beständiger, schwindsuchtartiger Husten, meistens trocken, zuweilen mit etwas Auswurf, der dann sehr SALZIG schmeckt, mit großer Kurzathmigkeit, am meisten Abends und bei der mindesten Anstrengung. Dabei: Durstlosigkeit, harter, knotiger, mit Schleim bezogener Stuhl, seit einem Jahr mangelnde Regel, Herzklopfen und beständige Frostigkeit. An obigem Tage erhielt Patientin von mir eine Gabe PULS. 30°°° sogleich, und eine Gabe NUX-V. 30°° nach 14, oder wenn keine Besserung nach jener erfolgte, schon nach 8 Tagen zu nehmen. Die Besserung erfolgte auf PULS. wirklich, aber die 14 Tage später genommene NUX-V. ließ das Uebel wieder schlimmer werden, weshalb ich 8 Tage darauf wieder PULS. 6°°° gab, nun aber ohne den mindesten Erfolg. Der Husten war nemlich in der frühern Heftigkeit wiedergekehrt, und nun mit Durst und Kopfweh verbunden, die Oeffnung hart und schwarz, und die Periode fehlte noch immer. Daher säumte ich nicht, am 4. Okt. eine Gabe SULPH. 60°° und 5 Tage später eine Gabe CALC. 30°° zu reichen, welche letztere bis zum 4. Dez. alles, bis auf etwas Durst und schnell vergehenden Appetit beim Essen, tilgte, so daß zur Fortschaffung dieses letzten Restes nur noch eine Gabe LYC. 30°° nöthig war. Seit der Zeit hat sich die *C. L.* beständig des besten Wohlseins erfreut.[ACS 17 (1839) 3, 3-4]

Keuchhusten

K u r z e r, k r a m p f a r t i g e r H u s t e n i n w e n i g e n, a b e r o f t w i e d e r k e h r e n d e n S t ö s s e n, v o n K i t z e l i m H a l s e u n d i n d e r L u f t r ö h r e, w i e v o n F e d e r s t a u b, e r r e g t, A b e n d s u n d N a c h t s o h n e, M o r g e n s u n d a m T a g e m i t v i e l e m s c h l e i m i g e m o d e r e i t e r a r t i g e m, g e l b e m o d e r g r ä u l i c h e m, z u w e i l e n BLUTIGEM A u s w u r f e, v o n m e i s t e n s SÄUERLICHEM G e s c h m a c k e u n d s t i n k i g e m G e r u c h e.[KEU 11-12]

Verschlimmerung: Abends und Nachts. – Freie, besonders NASSKALTE LUFT. NASSWERDEN. Waschen. Baden. Essen. WASSER-Trinken. Sprechen. Nach dem Niederlegen. Im Schlafe.[KEU 12]

Begleitung: Schreckhaftigkeit. Weinerlichkeit. Eigensinn der Kinder. Schwindel. BLUTDRANG zum Kopfe. Kältegefühl im Kopfe. Stechen, Reissen und Zersprengungsschmerz im Kopfe. Kopfschweiss. Augen Morgens thränend, Abends trocken. Schwarzwerden vor den Augen. Erweiterte Pupillen. Schlundkrampf. Stechen im Gaumen. Rauhheit im Halse. Nachtdurst. Durst auf Kaltes. Uebelkeit nach MILCH. SAURES Erbrechen. Erbrechen des Genossenen und SÜSSLICHEN Schleims. Magendrücken. Auftreiben der Herzgrube. Feste Kleider auf dem Magen unerträglich. Stösse im Unterleibe. Austreten des Leistenbruchs. Stockschnupfen mit lästiger Trockenheit der Nase. Athemversetzung. Heiserkeit. Gefühl, als risse sich Etwas in der Kehle los. Rauhheit, Stechen und Wundheitsschmerz in der Brust. Herzklopfen. Schweissige Hände. Absterben der Finger und Zehen. Fallsuchtartige Anfälle. Starke BLUTWALLUNGEN. Adernklopfen. Frösteln. Ueberlaufende Hitze, mit Herzklopfen.[KEU 12]

Dieses Mittel ist selten während des wahren Keuchhustens angezeigt, um so häufiger aber gegen die oft nachfolgenden Beschwerden, besonders da, wo IP., BELL., oder SULPH. angezeigt war.[KEU 12]

CUPR. ist das Hauptmittel bei einer der bösartigsten Formen des Keuchhustens, welche glücklicher Weise nicht oft vorkommt und dem ähnlich ist, wogegen VERAT. angezeigt ist. Bei diesen beiden Mitteln liegt aber der auffallendste Unterschied, wie CALC. und CAUST., in dem Einfluss vom Trinken eines Schluckes kalten WASSERS.[KEU 22]

Dr. *Gauwerky* erwähnte zuvörderst einige Heilungen von L e i s t e n b r ü c h e n durch VERAT., namentlich solcher, welche zuerst durch Husten entstanden seien und wobei die Hustenstösse selbst jedesmal der Bruchstelle Schmerzen erregten. – (CALC., PETR., und STAPH. können in solchen Fällen auch angezeigt und hilfreich sein. Ref.)[AHZ 57 (1858) 71]

Heilungsberichte: *W. S.* in L., ein Landmann von 42 Jahren, dem Äußern nach von robuster Konstitition, klagte am 5. Dez. 1835 über sehr heftigen H u s t e n, d e r g a r n i c h t z u A t h e m k o m m e n l a s s e, früh und nach dem Essen am heftigsten, mit wenigem Auswurfe von BRENZLICHEM Geschmacke, mit BITTERM Nachgeschmacke im Munde und mit Brustschmerzen. Von der großen Anstrengung beim Husten war schon ein Leistenbruch entstanden und Patient litt fortwährend an großer Trockenheit im Halse. Eine sogleich verordnete Gabe DROS. 30°° brachte sehr ansehnliche Besserung: die Trockenheit im Halse verschwand gänzlich, der Husten verlor sehr viel von seiner Heftigkeit und der Athem wurde dabei nicht mehr beengt. Da nun die Bruchbeschwerden noch unverändert waren, der Hustenauswurf einen süßlichen Geschmack angenommen und der Brustschmerz beim Husten stechend geworden war, reichte ich am 2. Jan. 1836 eine Gabe NUX-V. 30°°, welche in der That den Bruch vollkommen heilte aber auf den Husten nur geringe Wirkung hatte. Ich ließ daher am 6. Febr. 1836 eine Gabe SULPH. 60°°, und drei Tage später eine Gabe CALC. 30°° nehmen, welche letztere bis gegen die Mitte des Monats März alle Krankheits-Symptome tilgte und ein Wohlbefinden herbeiführte, welches bis jetzt noch nicht wieder getrübt wurde.[ACS 17 (1839) 3, 4-5]

G. K. von L., unverheirathete Person von 31 Jahren, dicker, etwas aufgedunsener Statur, klagte schon lange Zeit über einen ungeheuren Husten mit kopiösem Auswurfe, welcher d e s M o r g e n s S A U E R, des Abends aber salzig sei, und wobei jedesmal ein Leistenbruch austrete, den sie jedoch selbst leicht wieder zurückbringen könne. Außerdem hatte sie oft faulen Mundgeruch, besonders nüchtern, die Speisen schmeckten wie ungesalzen, die Regel war zu früh und zu stark, Ziehen in den Schultern und Schulterblättern, und Geschwulst der rechten Hand, welche oft durchbricht. – In Betracht, daß sie weit von mir entfernt wohnte, erhielt sie am 11. Juni 1836 eine Gabe SULPH. 30°°, eine Gabe CALC. 30°°, und eine Gabe LYC. 30°°, alle vierzehn Tage in dieser Reihe ein Pulver zu nehmen, wenn es sich aber nach dem zweiten Pulver (CALC.) bedeutend besserte, das dritte nicht eher zu nehmen, bis keine Besserung weiter erfolgte, und mir dann zuvor Nachricht zu geben. Nach sechs Wochen erhielt ich Nachricht, welche meine Erwartung übertraf, denn sie war ganz gesund geworden, und weil nichts Krankhaftes mehr aufzufinden war, wurde LYC. nicht genommen und auch später nichts mehr nöthig.[ACS 17 (1839) 3, 10-11]

Heilungsberichte

M. L. von L., ein Bauernmädchen von 23 Jahren, suchte am 9. Jan. 1836 bei mir Hilfe gegen einen H u s t e n, welcher schon über zwei Jahre gedauert und bis jetzt, bei allopathischer Behandlung sich nur verschlimmert hatte. Es war ein g r o b e r, t i e f e r H u s t e n, besonders Abends und Nachts am heftigsten, mit Stichen im Magen und häufigem Erbrechen schaumigen Schleims. Außerdem stets BITTRER Mundgeschmack, beständiger Durst, profuse Menstruation und steter Frost. Eine sogleich gereichte Gabe BRY. 30°°, so wie eine andere, 14 Tage später gereichte Gabe LYC. 30°° brachten sehr ansehnliche Besserung hervor. Am 19. März zeigte sich die Kranke wieder, und ich erfuhr, daß der Husten nun ein sehr mäßiger, und zwar mit süßlichem Auswurfe, geworden war, daß aber der bittere Mundgeschmack, der häufige Durst, die zu starke Regel und die immerwährende Frostigkeit unverändert geblieben. Ich reichte nun eine Gabe SULPH. 30°° und 8 Tage darauf eine Gabe CALC. 30°° welche bis Ende April völlige und dauerhafte Genesung brachte, so daß weiter keine Arznei erforderlich war.[ACS 17 (1839) 3, 5-6]

G. v. d. L. von Gl., eine verheirathete Frau von 36 Jahren, starker, etwas schwammiger Konstitution, stark menstruirt und Mutter mehrer gesunder Kinder, suchte am 28. Febr. 1836 bei mir Hülfe gegen chronische Entzündung der Augen, mit Röthe der Augäpfel und Stechen und Jucken darin, bei großer LICHTSCHEU, wovon sie durch eine Gabe SULPH. 60°° und 48 Stunden später eine Gabe BELL. 30°° in 6 Tagen befreit war. Sie kam nun, nach so erfreulichem Erfolge, nach 8 Tagen wieder,und bat mich, sie von ihrem, schon lange bestandenen H u s t e n auch zu befreien. Dieser trat am heftigsten früh auf, mir geringem Auswurfe salzigen Geschmacks und begleitet von WÄSSERIGEM Erbrechen. Eine einzige Gabe CALC. 30°° nahm auch diese Beschwerden in Zeit von 3 Wochen völlig und dauerhaft fort.[ACS 17 (1839) 3, 5-6]

E. R. B. von L., ein Mann von 49 Jahren, etwas schwachsinnig von Jugend auf, und eben so lange an Schwerhörigkeit leidend, litt nun auch an einem chronischen N a c h t h u s t e n mit saurem Auswurfe. Da er selbst nicht da war, konnte nichts weiter ermittelt werden, als daß er sehr blonde Haare habe und von etwas aufgedunsener zum Schweiße geneigter Statur sei. Am 2. März 1835 übersendete ich ihm, der eine starke Tagesreise von hier entfernt wohnte, zwei Gaben CALC., jede zu 30°° und eine Zwischengabe PHOS. 30°°, alle 3 Wochen eine zu nehmen. Erst am 4. Juni erhielt ich wieder Nachricht, die aber so günstig war, daß meine, diesmal sehr bescheidenen Erwartungen sehr bedeutend übertroffen wurden. Der Husten war nemlich viel gemindert nun mit faulem Auswurfe, aber noch immer Morgens am meisten da. Beim Husten kollerte es im Magen. Die Schwerhörigkeit, welche ganz verschwunden gewesen, war wieder da, und nun mit Klopfen und Pochen vor den Ohren. Ich gab nun zuerst eine Gabe SULPH. 30°° sogleich, und dann alle 14 Tage eine Gabe CALC. – PHOS. – CALC., jede zu 30°°, worauf bis gegen Ende August obige Beschwerden, bis auf die (wohl unheilbare) Schwachsinnigkeit, sämmtlich gewichen waren und in Betreff seines körperlichen Befindens dem Patienten nichts zu wünschen übrig blieb.[ACS 17 (1839) 3, 6-7]

H. H. P. von L., ein Kaufmann von 48 Jahren, leidet schon mehre Jahre an einem bösen F r ü h - H u s t e n, wogegen er schon öfters Arznei gebraucht, aber stets ohne Erfolg. Vielmehr hatte in der letzten Zeit der Husten mit vielem gelbem, geschmacklosem Auswurfe in einem beunruhigendem Grade zugenommen und waren allmählig folgende andere Beschwerden daneben aufgetreten: – SAURER Geschmack im Munde, besonders früh; Neigung zu SALZIGEM; wenn er sich bückt oder etwas von der Erde aufhebt, ein Schwächegefühl im Magen, als wenn er sich da verhöbe; Abends beim Niederlegen fehlt der Athem, durch Aufrichten gebessert; er kann im Bette nur auf der rechten Seite liegen ; vor 8 Tagen einmal BLUT-Auswurf; Zittrigkeit der Glieder. – Am 10. März 1836 erhielt er von mir eine Gabe NUX-V. 30°°, welche wenig besserte. Acht Tage darauf eine Gabe SULPH. 30°°, und wieder 8 Tage später eine Gabe CALC. 30°°, welche letztere schon am dritten Tage begann auffallende Besserung zu zeigen und allmählig in dieser einzigen Gabe, bei pflichtmäßiger Diät, [Sollte es nicht an der laxen Diät liegen, wenn hom. Arzneien in neuerer Zeit weit öftere Wiederholungen nöthig machen, als früher? – Ich für meinen Theil gestehe gern, in dieser Beziehung zu den Rigoristen zu gehören und den Patienten in der Regel nichts zu erlauben, wovon ich arzneiliche Kräfte auch nur vermute, und letztere befinden sich sehr wohl dabei. Wenn wir einmal die Kräfte und Wirkungen aller derjenigen Dinge genau kennen, welche zu den gewöhnlichen Bedürfnissen gezählt werden, so können wir die Diät für jeden individuellen Fall festsetzen und Manches erlauben, was zwar arzneilich, hier aber nicht antidotarisch oder störend wirken kann. Solange wir jene aber nicht kennen, halte ich es für Pflicht des Arztes, lieber etwas zu strenge zu sein, und lieber den Patienten, der sich nicht an die Vorschrift binden lassen will, abzuweisen, als zu dessen eigenen Schaden und zum Nachtheile der Homöopathie allzu nachsichtig zu sein.] bis gegen Ende April alle

Verifikationen und klinische Symptome

Beschwerden dauerhaft getilgt hatte, so daß weiter keine Arznei nöthig war.[ACS 17 (1839) 3, 7-8]

M. B. von L., ein junger Mensch von 17 Jahren, suchte am 10 März 1836 bei mir Hülfe gegen einen, schon lange Zeit andauernden und allopathisch vergeblich bekämpften H u s t e n . Derselbe war früh und Abends am heftigsten, aber nur des Morgens mit Auswurf von SÜßLICHEM Geschmacke, Abends trocken. Gleichzeitig fanden sich folgende Zeichen: seit mehren Jahren alle Jahre einmal starke Anschwellung der Unterkieferdrüsen, welche aber, ohne aufzubrechen, nach einiger Zeit von selbst verging; steter Durst auf kaltes WASSER; viel Aufstoßen nach dem Geschmacke des Genossenen; Morgendliche Engbrüstigkeit, selbst im Sitzen, am meisten an trüben Tagen; Leichtes Schwitzen. – Er erhielt sogleich von mir eine Gabe SULPH. 30°° und eine Gabe CALC. 30°°, letztere nach 14 Tagen zu nehmen, worauf sich alle Beschwerden, auch die Engbrüstigkeit und die periodische Geschwulst der Unterkieferdrüsen, so vollständig verloren, daß ihm bis heute nichts mehr fehlt.[ACS 17 (1839) 3, 8-9]

J. J. C. von B., ein Bauer von 50 Jahren , welcher am 20. März 1836 meine Hülfe in Anspruch nahm, litt bereits einige Jahre an einem beständigen, heftigen H u s t e n , welcher ihm bei jedem Anfalle den Athem benahm, am meisten des Morgens nüchtern und wenn er sich dann nur im mindesten anstrengte, mit SÜßEM, zuweilen auch auch etwas säuerlichem Auswurfe. Außerdem immerwährender, klopfender Kopfschmerz in der Stirn und leichtes Schwitzen bei der geringsten Bewegung oder Anstrengung. – Er erhielt an obigem Tage zwei Gaben CALC., jede zu 30°°, nebst einer Zwischengabe SULPH. 30°°, alle 14 Tage eine zu nehmen, wonach sich bis zum 27. Julius bis auf die, noch nicht ganz gehobene, wiewohl sehr verminderte Neigung zu Schweiß, alle Beschwerden verloren hatten, und eine Gabe LYC. 30°° hinreichte, auch diesen Rest dauerhaft zu tilgen.[ACS 17 (1839) 3, 9]

A. M. K. von St., eine junge, ziemlich gesetzte Frau von 30 Jahren, suchte am 25. März 1836 bei mir Hülfe gegen ihren chronischen H u s t e n , der, trotz aller bisher angewendeten Mittel, stets im Zunehmen geblieben war und sie nun ganz aufs Krankenbette geworfen hatte, so daß sie gegenwärtig unvermögend war, selbst hierher zu kommen. Der Husten, so wie überhaupt das ganze Befinden, war Morgens, zumal vor dem Frühstücke, am schlimmsten, mit s ü ß l i c h e m , zuweilen auch BLUTIGEM Auswurfe, welcher sie sehr angriff und von den Aerzten für ein sicheres Merkmal der Schwindsucht erklärt war. Daneben hatte sie starken Nacht-Durst, stets Druck im Magen, wie von einem Steine, beständige Verstopfung, Stiche in allen Gelenken, welche Nachts im Bette, besonders gegen Morgen heftiger wurden, und immerwährenden Frost. In der warmen Stube kann sie es gar nicht aushalten, und ihr Gemüth ist sehr zu Heftigkeit geneigt. Diese Zeichen, und einige andere nicht aufgeschriebene, reichten hin, der Kranken, ohne sie zu sehen, Heilmittel zu verordnen,und ich schickte ihr an demselben Tage eine Gabe SULPH. 30°° und eine Gabe CALC. 30°°, letztere 14 Tage nach der ersten zu nehmen und mir nach vier Wochen weitere Nachricht zu geben. Es verflossen aber über zwei Monate, bevor ich diese erhielt, wo sie sich ganz hergestellt fühlte und es, ohne weitere Arznei, geblieben ist.[ACS 17 (1839) 3, 9-10]

H. M. von S., ein junger Mann von 30 Jahren, klagte mir am 26. März 1836 seine Beschwerden, welche hauptsächlich in einem, ihn sehr angreifenden und beständigen H u s t e n bestanden, mit gewöhnlich BITTEREM, f r ü h a b e r SÜßLICH-s c h m e c k e n d e m A u s w u r f e . Außerdem hatte er bei jeder Bewegung Schneiden in den beiden Hypochondern, am meisten in der Milzgegend, welches ihm nicht erlaubte, auf der linken Seite zu liegen. Im Sitzen oder Stehen hatte er diese schneidenden Schmerzen im Rücken, welche aber durch jede Veränderung der Lage gebessert wurden. Der Stuhl hart und Neigung zu Verstopfung. – Eine Gabe IGN. 30°° nahm in acht Tagen die schneidenden Schmerzen fort, ließ aber den Husten unverändert. Er erhielt nun von mir eine Gabe SULPH. 60°° und vier Tage darauf eine Gabe CALC. 30°°, welche auch in 8 Tagen den Husten tilgte und den Stuhlgang in Ordnung brachte, so daß weiter nichts nöthig war.[ACS 17 (1839) 3, 10]

A. S. W. von B., eine Frau von 44 Jahren, kam ihres, bisher unbezwinglichen, chronischen H u s t e n s wegen am 2. Aug. 1836 eine volle Tagesreise weit hierher, um bei mir Hülfe zu suchen. Sie war ungemein redselig, schweifte stets von dem Eigenthümlichen ihres Befindens auf unerhebliche Nebendinge ab, und war dadurch Veranlassung, daß ich nur folgendes Wenige in mein Journal trug: – Husten mit s ü ß l i c h e m A u s w u r f e , am meistens M o r g e n s und von Herzklopfen begleitet. Früh Knacken in allen Gelenken, besonders im Knie- und Handgelenke. Starke Nachtschweiße. – Sie erhielt sogleich eine Gabe SULPH. 30°° und acht Tage später eine Gabe CALC. 30°°, wonach bis zum 31. Okt. ganz ungemeine Besserung eingetreten war. Ich gab nun noch einmal eine Gabe SULPH. 0°° und vierzehn Tage darauf CALC. 30°°, worauf alles Krankhafte völlig verschwand und die Frau seitdem ganz gesund blieb.[ACS 17 (1839) 3, 11-12]

Ch. R. von H., ein unverheirathetes Mädchen von 27 Jahren, ist schon seit 10 Jahren krank, und das hierunter beschriebene Leiden hat, trotz beständigen Medizinirens, bis jetzt noch keinem Mittel weichen wollen. Vorherrschend quält sie ein starker Husten mit kopiösem, meist SÄUERLICH schmeckenden Auswurfe, Nachts zuweilen mit Erbrechen. Außerdem entzündete, eiternde Augen, am schlimmsten im Winter, fauler Mundgeschmack, besonders nach dem Abendessen, nach jedem Essen SAURES Speisenerbrechen, stete Weichleibigkeit, Regel zu schwach mit allzu blassem BLUTE. – Am 31. Jan. 1837 erhielt sie von mir zwei Gaben SULPH. 30°° und eine Zwischengabe PULS. 30°°°°, alle 14 Tage eine zu nehmen, wonach sich am 22. März Folgendes ergab: – Das Erbrechen ist fort, der Husten noch da, Abends der Geschmack FAUL, Monatliches stärker, aber noch zu blaß, Durchfall nur noch nach FLEISCH-Genuß, etwas Ausschlag auf den Hüften und Verschlimmerung vom WASSER und Waschen. Ich reichte nun am letztgenannten Tage zwei Gaben CALC. 30°°, und eine Zwischengabe SARS. 30°°°, abermals alle 14 Tage eine zu nehmen, wonach bis zur Mitte des Monats May alle Beschwerden gewichen waren und die langjährige Kranke bis jetzt sich der besten Gesundheit erfreut.[ACS 17 (1839) 3, 12]

H. M. v. L., ein Landmann von 32 Jahren, leidet seit drei Jahren an einem, von den Aerzten für schwindsüchtig erklärten und vergebens bekämpften Husten, am Tage und Nachts ohne, früh mit vielem Auswurf und drückenden Schmerzen in der Brust. Die Anregung zum Husten kommt zuweilen, wie von Staub im Halse, zuweilen aber wie von einem Gefühl von Jucken und Kitzeln in der Brust. Außerdem gehen ihm oft Stücke von Bandwurm ab; am Tage ist er stets schläfrig und schwitzt sehr leicht, am meisten auf der Brust. Früh Morgens, so lange er noch nüchtern ist, fühlt er sich am unwohlsten. Was er im Verlaufe der drei Jahre gebraucht hatte, war nicht zu erfahren. – Am 18. Apr. [1841] erhielt er eine Gabe SULPH. 30°° und eine Gabe CALC. 30°°, um erstere sogleich, letztere acht Tage später zu nehmen. Am 15. Mai erschien er wieder, und zwar ungemein gebessert, nur das Kitzeln und Jucken in der Brust war noch ganz da, und der Husten nur vermindert, aber dabei mit SALZIG schmeckenden, kopiöserem Auswurfe. Eine einzige, an dem letzten Tage gereichte Gabe PHOS. 30°° war hinlänglich, um ihn vollkommen herzustellen.[ACS 19 (1842) 3, 61-62]

Luftröhre

Langwierige Heiserkeit.[VHA]

Heiserkeit.[KEU 12]

Anhäufung zähen, schwer zu lösenden Schleims in der Luftröhre.[VHA]

Trockenheit des Kehlkopfs.[VHA]

Gefühl, als risse sich Etwas in der Kehle los.[KEU 12]

Hals

Kropfartige Halsgeschwulst.[VHA]

Heilungsberichte: *A. C. R.* aus H., eine Witwe von 50 Jahren, ziemlich korpulenter Statur, nicht mehr menstruirt, bekam, angeblich nach Erkältung, während der Periode vor 3 Jahren, eine Schwerhörigkeit auf beiden Ohren, mit Singen in den Ohren. Dabei hatte sie jeden Morgen beim Aufstehen dumpfes Kopfweh in der Stirn und einen dicken Halskropf. Die Periode war seit der Zeit ausgeblieben. – Am 17. Jan. 1836 eine Gabe SULPH. 30°°°, die nichts besserte; 14 Tage später eine Gabe CALC. 30°°. Sie wirkte so wohlthätig, daß ich 4 Wochen später bloß eine Gabe Milchzucker reichte, und nach 8 Wochen alle Beschwerden, auch der Kropf, verschwunden waren; nur die Periode kehrte nicht wieder.[ACS 17 (1838) 1, 33-34]

A. E. N. von Gl., eine robuste Bauernfrau von 35 Jahre, suchte bei mir am 11. Sept. 1836 Hülfe gegen einen ziemlich starken, aber völlig schmerz- oder empfindungslosen Kropf. Dabei öfters Gefühl im Kopfe, wie Hüpfen oder Springen, und Morgens früh besonders Kriebeln in den Fingern mit Gefühllosigkeit. Ich reichte ihr an jenem Tage eine Gabe SULPH. 30°° und eine Gabe CALC. 30°°, letztere nach 3 Wochen zu nehmen. Am 15. Nov. war der Kropf sehr bedeutend kleiner geworden und das übrige verschwunden. Ich gab ihr daher nun eine Gabe LYC. 30°° und eine zweite Gabe CALC. 30°°, diese 8 Tage nach der ersten zu nehmen. Ich sah die Frau nicht wieder, erfuhr aber von Nachbarn, daß es ihr wohl gehe, und daß man von der Kropfgeschwulst nichts mehr bemerke.[ACS 17 (1839) 3, 13-14]

Am 5. Sept. 1836, wo sie bei mir war, erhielt sie von mir 2 Gaben CALC., jede zu 30°°, und eine Zwischengabe ARS. 30°°, um alle 8 Tage ein Pulver zunehmen. Das Fieber blieb darauf schon in den ersten Tagen aus, und nach 8 Wochen war auch der Kropf verschwunden.[ACS 17 (1839) 3,73]

Schmerzhafte Geschwulst der Halsdrüsen.[VHA]

Heilungsberichte: *L. St.* von Da., ein junger Mann von 21 Jahren, blassen, gedunsenen Ansehens, hatte zweimal die Krätze, welche beide Male verschmiert war. Nach dem zweiten Male bekam er eine ungeheure harte Geschwulst der ganzen rechten Halsseite, vom Ohr bis

Verifikationen und klinische Symptome

zur Achsel herab, nach unten hin am dicksten, welche schon ein Paar Jahre gedauert hatte, als er am 24. Juli 1836, nach langem vergeblichen Mediziren, endlich bei der Homöopathie Hülfe suchte und sich deshalb an mich wendete. Außer dem obigen Uebel, litt er noch an starkem, schmerzlosem Gesichtsausschlage, Schwerathmigkeit und Engbrüstigkeit, sowohl im Sitzen, als bei der Arbeit, Brennen in der Brust, und viel Schweiß am Tage bei der Arbeit und Nachts im Bette. – Ich reichte ihm sogleich eine Gabe PULS. 30°°° und 3 Tage darauf eine Gabe LYC. 30°°, wonach bis zum 13. Aug. die Schwerathmigkeit gehoben und die Geschwulst weicher und etwas kleiner geworden war. Nun CALC. 30°° in einer Gabe, welche ganz auffallend die Geschwulst verminderte und den Schweiß fortnahm, bis er sich verleiten ließ, gegen eine durch Erkältung entstandene Augenentzündung Augenwasser zu brauchen, worauf die Augen nicht besser wurden, die sonstige Besserung sofort stille stand, und nun ein Husten mit vielem Auswurf eintrat, welcher eine Gabe PHOS. 30°° forderte und davon auch, sammt dem Augenübel, in 8 Tagen gehoben war. Er erhielt nun wieder abwechselnd CALC. 30°° und LYC. 30°°, alle Tage eine Gabe, und bis zum 3. Dec. war alles Krankhafte dauerhaft verschwunden.[ACS 17 (1839) 3, 14-15]

B. B., ein dreizehnjähriger Junge, litt seit drei Monaten an einer enormen Schwellung der Parotis, die nicht mit heftigen Schmerzen einherging. Er war bisher in allopathischer Behandlung, ohne jedoch auch nur den geringsten Nutzen daraus gezogen zu haben, vergaß die verordneten Arzneimittel mitzubringen. – 15. März, 1851. 1, SULPH. 2000; 2, PSOR. 200; 3, SULPH. 2000; 4 §. Je ein Pulver zur Einnahme jeden fünften Abend. – 5. April. Keine Änderung. Brachte einige der zuvor verwendeten allopathischen Arzneimittel mit, wodurch ich erfuhr, daß er unter anderem ANT-T., MERC., SULPH. und CAMPH. genommen hatte. 1, CALC. 2000 (Jenichen); 2 bis 4 §. Je ein Pulver zur Einnahme jeden fünften Abend. – 28. April. Die Schwellung der Drüse ist sehr zurückgegangen. 1 bis 4 §. Je ein Pulver zur Einnahme jeden fünften Abend. – 17. Mai. Es verbleibt nur eine sehr geringe Schwellung. 1, CALC. 3000; 2 bis 4 §. Je ein Pulver zur Einnahme jeden fünften Abend. Vollständig geheilt.[Vol. 78, S.126; KMSS 24-25]

Steifigkeit und Storren im Nacken von Verheben.[VHA]

Heilungsbericht

L. W. von W., ein Mädchen von 12 Jahren, hatte seit ihrem 6ten oder 7ten Jahre viele Geschwüre bekommen, welche vorzugsweise die l i n k e H a l s - und B r u s t s e i t e, besonders in der Richtung des s t e r n o c l e i d o m a s t o i d e u s ergriffen und stets BLUTIGEN Eiter ergossen hatten. In Folge dieser Geschwüre war nun der Hals schief geworden, so daß der Kopf ganz auf die linke Seite gezogen war, und nur sehr wenig gedreht werden konnte. Außerdem häufige Stiche im Hinterkopfe und im linken Ellbogen, stets kalte Füße, und öfterer überlaufender Schauer. – Am 4. Dec. 1836 reichte ich zuerst eine Gabe ARS. 30° und eine Gabe SULPH. 30°°, diese nach 8 Tagen zu nehmen, wonach sich bloß das Allgemeinbefinden besserte, im Wesentlichen aber keine Veränderung zu bemerken war. Am 4. Jan. 1837, gab ich eine Gabe CALC. 30°° und eine Gabe LYC. 30°°, alle 14 Tage eine zu nehmen, wonach sehr auffallende Besserung erfolgte, so daß am 6. Febr. der Hals weniger schief und weit beweglicher geworden war. Nun waren aber zwei alte Narben wieder aufgebrochen, weshalb ich 2 Gaben SIL. 30°° und eine Zwischengabe SEP. 30°°, alle 8 Tage eine zu nehmen, reichte, welche die Geschwüre heilen ließen, aber sonst nichts besserten. Am 3. April zeigte sie sich wieder, wo ich zwei Gaben CALC. 30°° und eine Zwischengabe CUPR. 30°° gab, welche das ganze Uebel, bis auf die entstandenen Narben am Halse und auf der Brust, völlig beseitigten.[ACS 17 (1839) 3, 15]

Brust

Stechen in den Brustseiten bei Bewegung.[VHA]

Wundheitsschmerz in der Brust beim Einathmen.[VHA]

Empfindlichkeit und Gefühl von Wundheit in der Brust, bei Tiefatmen und bei Berührung (vergleiche PULS.). (Wundheitsgefühl in der Brust mit Auswurf, am häufigsten morgens, weist auf STANN.).[Br., Lippe]

Rauhheit, Stechen und Wundheitsschmerz in der Brust.[KEU 12]

Anschwellung und Schmerz in der Brust vor Eintritt der Regel.[Br., Lippe]

Für Anschwellung der Brüste vergleiche NUX-V. und CALC..[Br., Lippe]

Die Brüste sind hart und geschwollen. (Membranöse Dysmenorrhoe).[Br., Lippe]

Stockende (oder zu häufige) MILCHABSONDERUNG der Stillenden.[VHA]

Heilungsbericht: *A. M. W.* von L., 36 Jahr alt, genaß vor 7 Wochen eines gesunden Kindes, welches sie aber aus M a n g e l a n M I L C H nicht nähren kann, sondern füttern muß, worüber sie sich sehr grämt. Am 23. April 1836, wo sie dieserhalb bei mir Hülfe suchte, konnte ich nur folgende Zeichen finden: Harter, zögernder Stuhl; Kurzathmigkeit in der geheizten Stube; früh ist sie sehr trä-

Verifikationen und klinische Symptome

ge und auch am Tage beständig schläfrig, dagegen sie Abends nur spät einschlafen kann; jede geringe Anstrengung greift sie sehr an. – Ich ließ versuchsweise an PULS. riechen, und da sich kein Zeichen ergab, daß davon etwas zu hoffen war, gab ich sogleich SULPH. 60°° und 48 Stunden darauf CALC. 30°°, wonach schon nach einigen Tagen sich MILCH einstellte, welche bis zum zehnten Tage sich so vermehrt hatte, daß sie das Kind nicht mehr zu füttern brauchte, und auch die übrigen Beschwerden, ohne sonstige Arznei oder Wiederholung der Gabe, sich allmählig verloren.[ACS 17 (1839) 3, 19-20]

Nächtlicher, ermattender Schweiß auf der Brust.[VHA]

Herzklopfen nach dem Essen.[VHA]

Herzklopfen.[KEU 12]

Heilungsbericht: Am 16. Mai erschien er wieder, wo die Besserung des Gesichtsausschlags wieder sehr fortgeschritten war; dagegen klagte er, daß er Abends, nach dem Niederlegen, sehr an beängstigendem Herzklopfen leide, welches er früher verschwiegen, damit er nur um so eher seinen entstellenden Ausschlage los würde. Nach einem ersten Verweise, den ich ihm deshalb gab, reichte ich ihm eine Gabe CALC. 30°°, wonach bis zum 31. Mai das Herzklopfen verschwunden, der Gesichtsausschlag aber wieder etwas schlimmer geworden war. Am letztgenannten Tage erhielt er nun eine Gabe LYC. 30°°, und bis zum 15. Juni war das ganze Leiden geheilt und kehrte bis heute nicht wieder.[ACS 19 (1842) 3, 46-47]

Ueberlaufende Hitze, mit Herzklopfen.[KEU 12]

Dr. *Rath* fand NAT-M. äusserst hilfreich bei Herzleiden mit Schlaflosigkeit, wobei Ref. bemerkte, dass dies hauptsächlich dann der Fall sei, wenn gleichzeitig der Pulsschlag unregelmässig und in einzelnen Schlägen aussetzend wäre, wogegen bei regelmässigem Pulse ACON. und PULS., vorzüglich aber CALC. in der Regel den Vorzug verdienten.[AHZ 63 (1861) 54]

Lungen

Verschwärung der Lungen, besonders bei Steinhauern oder Arbeitern in Geschäften, wo viel MARMOR verarbeitet wird. Das Leiden entsteht durch Eindringen feinster Staubteilchen in das Lungengewebe, die häufig im Auswurf entdeckt werden können. Dr. *Lippe* legte diesem Symptom große Wichtigkeit bei.[Br., Lippe]

Heilungsberichte

C. E. H. in L., eine Bauernfrau von starker Konstitution und cholerischem Temperamente, klagt schon geraume Zeit über heftiges Magendrücken, welches sich schmerzhaft bis in die linke Brust und in die Schulterblätter verbreitet, in der Morgenzeit am schlimmsten. Dabei Ziehen im Hinter- und Vorderkopfe, bitterer Geschmack, saures Aufstoßen und saures Erbrechen, harter Stuhl und das Monatliche alle 14 Tage und zu stark. – Es schien demnach NUX-V. das passende Mittel zu sein, und sie erhielt von mir am 18. Jan. 1836 etwa zwei Gaben, jede 30°°, mit einer Zwischengabe SULPH. 30°°, aber ohne allen Erfolg, und wie sie am 5. März wieder vorkam, klagte sie noch zu den vorigen Symptomen über ein Gefühl von Zittern in der Herzgegend. Ich gab darauf CALC. 30°° in zwei Gaben und zwischen beiden eine Gabe SEP. 30°°, wonach völliges und dauerhaftes Wohlbefinden folgte.[ACS 17 (1838) 1, 48-49]

M. E. H. von H., Bauernfrau von 32 Jahren, hatte vor 2 Jahren die Krätze, welche endlich weggeschmiert wurde, und bekam schon wenige Monate darauf heftige Brustschmerzen mit ängstlichem Herzklopfen, am meisten früh Morgens und bei der mindesten Anstrengung. Am 1. Aug. 1836 suchte sie, nachdem sie vergeblich allop. Mittel gebraucht, bei mir Hülfe, und ich fang noch folgende Zeichen: Die Periode ist nur schwach, bei derselben Gliederreißen und nachher Weißfluß; vom mindesten Heben oder vom Bücken schmerzen Brust und Kreuz sehr heftig; sie schwitzt nie, wird aber von Erhitzung sehr roth im Gesichte; früh Morgens ist alles schlimmer. – An obigem Tage gab ich zuvörderst eine Dosis PSOR. 30°°, welche etwas Ausschlag und damit Besserung brachte, welche aber nicht Stand hielt. Vierzehn Tage später war sie wieder da mit ihren alten Leiden, und ich gab nun eine Gabe SULPH. 60°°° und eine Gabe CALC. 30°°, diese 8 Tage später zu nehmen, worauf in Zeit von fünf Wochen sich sämmtliche Beschwerden verloren, und die Frau bis wenigstens vor etwa 14 Tagen, wo eine Nachbarin bei mir war, ganz gesund blieb.[ACS 17 (1839) 3, 17]

Am 28. Mai 1836 kam *S. St.* von L., eine junge, 30jährige Bauernfrau von gesundem Aussehn zu mir, weil sie jeden Abend Zahnweh bekam, mit Stichen im Ohre und drückendem Schmerz in den Schläfen, welches sie schon seit 6 Wochen ungemein belästigte. Außerdem hatte sie stets wie Nebel vor den Augen, am meisten Abends, ein zitterndes, ängstliches Herzklopfen, auch im Sitzen, und die Regeln sehr stark und mit Leibweh begleitet. – Die sogleich gereichte Gabe

PULS. 30°° nahm das Zahnweh, nebst den Kopf- und Ohrenschmerzen sofort dauerhaft fort, aber nach 14 Tagen, wo sie wieder vorkam, war das Uebrige unverändert, nur mit dem Unterschiede, daß sie sich jetzt im Ganzen morgens am unwohlsten fühlte. Ich reichte daher nun eine Gabe SULPH. 30°° und, acht Tage darauf zu nehmen, eine Gabe CALC. 30°°, welche den Rest dauerhaft fornahm, so daß weiter nichts mehr nöthig war.[ACS 17 (1839) 3, 17-18]

C. V. von L., ein Mädchen von 19 Jahren, Blondine, früher mit Krätze behaftet, welche verschmiert war, klagte am 13. August 1836 über S t i c h e i n d e r r e c h t e n w e i b l i c h e n B r u s t, worin bedeutende K n o t e n und V e r h ä r t u n g e n waren, am meisten beim Athmen, so wie beim Aufheben und Zurückbiegen der Arme, wobei es auch unter dem rechten Schulterblatte wie verrenkt schmerzte. Sonst war nichts Innormales zu finden. – Ich gab ihr sogleich eine Gabe SULPH. 30°° und 8 Tage später eine zweite Gabe SULPH. 0°°, welche beide im Wesentlichen nichts besserten. Am 15. Sept. eine Gabe CALC. 30°°, welche so wohlthätig wirkte, daß bis Ende Oct. alle obige Beschwerden verschwunden waren und Patientin bis jetzt gesund blieb.[ACS 17 (1839) 3, 18]

G. N. von M., unverheirathet, 23 Jahre alt, war vor 5 Jahren durchnässet und schreibt es diesem Umstande zu, daß sie v e r h ä r t e t e K n o t e n i n d e n B r ü s t e n hat, welche besonders kurz vor Eintritt der Regel sehr schmerzen. Außerdem: Durstlosigkeit, harter Stuhl, Periode schwach bei großer BLUTFÜLLE, und in der Morgenzeit oft kalter Schweiß. – Am 13. Juni 1836 zuvörderst eine Gabe PULS. 30°°, wonach der Stuhl geregelt und natürlich wurde und der Frühschweiß aufhörte, übrigens das Hauptleiden unverändert blieb. – Am 22. Juni eine Gabe SULPH. 60°° und vier Tage darauf eine Gabe CALC. 30°°, welche bis Ende des folgenden Monats alle Beschwerden dauerhaft getilgt hatte.[ACS 17 (1839) 3, 18-19]

G. P. von L., eine Frau von 68 Jahren, sehr korpulent, bekommt jeden Abend Anfälle von einem unleidlichen K ä l t e g e f ü h l d e r ä u ß e r n B r u s t, wobei sich stets große Kurzathmigkeit einstellt, welche sie nur durch TABACK-Rauchen mäßigen kann, und welche überhaupt in der Wärme und in der warmen Stube gelindert ist. Ein geschickter Allopath hatte ihr viel CHINA gegeben, ohne Erfolg, und ein anderer das Leiden für Brust-WASSERSUCHT erklärt und demnach, aber mit nicht besserem Erfolg, die Behandlung eingerichtet. - Am 16. Mai 1836 beging ich, im Drang der Geschäfte und zu sehr die gemißbrauchte CHINA im Auge behaltend, den Mißgriff, und gab der Leidenden eine Gabe der hier gar nicht passenden PULS. 30°°, welche natürlich nichts besserte. Am 22. Mai erhielt nun die Kranke eine Gabe SULPH. 30°° und acht Tage darauf eine Gabe CALC. 30°°, worauf die Beschwerden dauerhaft wichen und s e l b s t d i e ü b e r m ä ß i g e K o r p u l e n z b e d e u t e n d a b n a h m. Sie fühlt sich bis jetzt so wohl, daß sie seitdem nichts Arzneiliches weiter genommen hat.[ACS 17 (1839) 3, 19]

Rücken

Steifigkeit und Storren im Nacken von Verheben.[VHA]
Genicksteifigkeit.[HA 34]
Kreuz- und Rückenschmerzen.[HA 34]
Kreuz- und Rückenschmerz nach Verheben.[VHA]

Heilungsberichte: *M. R. zu O.*, eine Bauernfrau von 36 Jahren, ließ mir am 15. May 1836 durch einen Boten sagen, sie hätte vom s c h w e r H e b e n K r e u z s c h m e r z e n bekommen und wünschte dagegen Hülfe von mir, weil die bisher gebrauchten Einreibungen ihr nichts genutzt hätten. Da sonst nichts regelwidriges zu erfahren war, schickte ich derselben eine Gabe RHUS -T. 30°°, welche auch in der That Besserung brachte, aber das Uebel nicht ganz tilgte. Nach 14 Tagen verlangte sie daher wieder durch einen Boten fernere Arznei und bemerkte auf einem Zettel, daß ihre Periode viel zu stark sei, mit Weißfluß vor und nach derselben, daß sie leicht schwitzte und den ganzen Tag kaltes WASSER trinken müsse, um den Durst zu löschen. Ich sendete ihr daher nun eine Gabe SULPH. 30°° und eine Gabe CALC. 30°°, diese acht Tage später zu nehmen, worauf die Kreuzschmerzen zusammt den übrigen Symptomen, in 3 Wochen dauerhaft verschwanden.[ACS 17 (1839) 3, 22]

A. C. K. von H., ein noch nicht menstruirtes, dickes und vollsaftiges Mädchen von 16 Jahren, litt seit drei Jahren an Kreuzschmerzen, nach Heben eines schweren Wasserzubers entstanden, jetzt durch jede Anstrengung, besonders aber durch das mindeste Heben bis zur Unerträglichkeit gesteigert. Außer sehr erweiterten Pupillen und leichtem Schwitzen war sonst nichts Innormales aufzufinden. Am 22. Juni 1836 erhielt sie eine Gabe RHUS-T. 30°°, welche die oben anwesenden heftigen Schmerzen bald bedeutend mäßigte, aber nicht vermögend war, das Hauptleiden von der Wurzel aus zu heilen. Ich gab daher 14 Tage später eine Gabe CALC. 30°° welche in Zeit von sechs Wochen obige Beschwerden gänzlich hob, so daß nach Ablauf dieser Frist weiter nichts Krankhaftes zu finden war, als Neigung zu Verstopfung und die, ungeachtet der vollkommenen Reife, noch nicht eingetretene Menstruation, wogegen ich mit dem günstigsten Erfolg eine Gabe LYC. 30°° reichte.[Daß gegen Kyphosis die CALC. zu den vorzüglichsten Mitteln gehört, wissen alle guten Homöopathen, aber obwohl ich mehre Heilungen dieses Uebels bei Kindern vollbracht habe, reichte ich doch niemals mit diesem Mittel allein aus, sondern mußte stets noch verschiedene andere anwenden, um nach Jahr und Tag das Ziel zu erreichen. Am wohlthätigsten zeigte sich, wenn die Nebensymptome passen, CALC. im Wechsel einmal mit SIL., das andere mal mit PH-AC. gereicht.] [ACS 17 (1839) 3, 22-23]

Verifikationen und klinische Symptome

Tabes dorsualis

Ref. theilte einige Erfahrungen und Erfolge in Betreff der wahren Tabes dorsualis mit, welche in den Niederlanden zu den nicht seltene Krankheiten gehört, und bekanntlich von der Allopathie für durchaus unheilbar erklärt wird. Ref. beabsichtigt darüber in dieser Zeitung [siehe: AHZ 57 (1858) 3-6, 12-13] ausführlichere Mittheilung zu machen [siehe: Aluminium metallicum] glaubte aber bei dieser Gelegenheit auf ein Paar Heilmittel aufmerksam machen zu müssen, welche bisher für solche Krankheiten noch wenig in Anwendung gezogen sind, nämlich: RUTA, STANN. und STRAM.. Dies letztere Mittel zeigte in mehren Fällen eine entscheidende Besserung in der, dieser Krankheit eigenthümlichen Unsicherheit in der Bewegung und Stellung der Unterglieder im Finstern, während besonders das erste eine grosse und heilsame Wirkung auf das Rückenmark und die Unterglieder ausübe. Auch darf dabei TARAX. nicht vergessen werden, wenigstens als Zwischenmittel bei den Hauptmitteln von langer Wirkungsdauer: CALC., LYC. und RHUS-T.. [AHZ 51 (1856) 63]

Kyphosis

Daß gegen Kyphosis die CALC. zu den vorzüglichsten Mitteln gehört, wissen alle guten Homöopathen, aber obwohl ich mehre Heilungen dieses Uebels bei Kindern vollbracht habe, reichte ich doch niemals mit diesem Mittel allein aus, sondern mußte stets noch verschiedene andere anwenden, um nach Jahr und Tag das Ziel zu erreichen. Am wohlthätigsten zeigte sich, wenn die Nebensymptome passen, CALC. im Wechsel einmal mit SIL., das andere Mal mit PH-AC. gereicht. [ACS 17 (1839) 3, 23]

Heilungsberichte: Die Augenlider blieben fortwährend gut, und nur 2 Jahre später zeigte sich Kyphosis, welche in 3 Monaten durch SULPH., CALC. und SIL., von jedem eine Gabe 30°°, ebenfalls geheilt wurde. [ACS 17 (1838) 1, 15]

Erst im folgenden Jahre kam sie wieder, wegen bisher nicht bemerkter geringer Krümmung des Rückgraths, wo wieder zwei Gaben CALC. 30°° und eine Zwischengabe SIL. 30°° nun wohl bis zu Anfang dieses Jahres, wo das Drüsenleiden wieder auftrat, woran sie in der ersten Jugend viel gelitten, und wo ich eine dicke Achseldrüsengeschwulst mit BELL. und HEP. in dreimal wechselnden Gaben behandeln mußte, und sie auch davon glücklich herstellte. [ACS 17 (1839) 3, 65-66]

Rückenmarksentzündung

CALC. und SIL., die in Abständen von 5 Monaten gegeben wurden, haben fünf Fälle von Entzündung des Rückenmarks (Myelitis) geheilt. [LWB 183]

Oberglieder

Jählinge Mattigkeit der Arme, wie Lähmung. [VHA]

Gichtknoten der Hand- und Fingergelenke. [VHA]

Schweissige Hände. [VHA], [KEU 12]

Absterben der Finger und Zehen. [KEU 12]

Absterben der Hände und Finger. [VHA]

Heilungsbericht: *M. E. D.* v. H., 31 J. alt, unverheirathete Person, bekam vor einem Jahre eine Art Wechselfieber, welches den gewöhnlichen Dosen CHINA nicht weichen wollte, aber endlich bei Verdoppelung dieser Arznei ausblieb. Seit der Zeit aber sind ihr die Finger an beiden Händen ganz taub und wie gefühllos, bei beständigem Kriebeln darin. Außerdem war ein schon früher bestehender Husten mit Auswurf schlimmer geworden; sonst alles normal. – Am 10. Sept. 1836, wo sie bei mir war, gab ich eine Gabe SULPH. 60°° und eine Gabe CALC. 30°°, letztere nach 5 Tagen zu nehmen, worauf das Kriebeln und das Gefühl von Taubheit sich bald völlig verlor. Der Husten aber blieb unverändert, und verlangte eine Gabe LYC. 30°°, wonach die Patientin sich bis heute ganz wohl befindet. [ACS 17 (1839) 3,29-30]

Dickgeschwollene Fingerspitzen. [VHA]

Viele, kleine Warzen, besonders an Armen und Händen. [VHA]

Heilungsbericht: *C. E.* in M., Knabe von 8 Jah., leidet an Schwerhörigkeit mit Jucken und Eitern des Ohres. Dabei beständig erweiterte Pupillen, viele kleine Warzen an den Händen und Fingern, und allzu dicke, aufgedunsene Figur. – Am 11. May 1835 AM-C.

30°°, wonach das Ohrleiden sich viel besserte, das Uebrige aber unverändert blieb. Am 15. Juni CALC. 30°° nahm alle Beschwerden dauerhaft fort, bis er im Jahre 1836 eine leichte Augenentzündung bekam, welche auf SCHWEFEL sehr bald verschwand.[ACS 17 (1838) 1, 32]

Verifikationen und klinische Symptome

Schweißige Hände und Füße.[HA 34]

Heilungsberichte

D. St. in M.,ein Mädchen von 10 Jahren, von blühendem Aussehen, bekam vor 1 1/2 Jahren ein Eitergeschwür am Daumengelenke der rechten Hand, welches mit Salben behandelt wurde und endlich zuheilte, indessen bis jetzt noch immer eine sehr mißfarbige Stelle zeigt. Bald nachdem das Geschwür geschlossen war, fühlte sie heftige Schmerzen in den Mittelhandknochen des Zeige-und Mittelfingers derselben Hand, und die schmerzende Stelle, welche dabei dick auftrieb, wurde nun ebenfalls mit Einreibungen äußerlich behandelt, aber nur unter steter Verschlimmerung. Was gebraucht war, konnte ich nicht erfahren, aber MERKUR war ohne Zweifel dabei gewesen. Sonst war sie gesund, nur daß sie etwas schwer hörte. Am 12. Jan. 1835 gab ich eine Gabe CAUST. 30°°°° und eine Gabe SIL. 30°°, wonach bis zum 9. März wenigstens die Schmerzen sich legten, die Geschwulst aber unverändert blieb. An diesem Tage wiederholte ich die, vierzehn Tage vorher genommene SIL. in der Gabe von 30°°°°, wonach die reißenden Schmerzen im Metatarsus sich wieder einstellten und die Geschwulst der Knochen daselbst zunahm. Die am 16. April gereichte Gabe SEP. 30°° nutzte aber wenig, und am 15. May, wo ich das Mädchen wieder besuchte, fand ich das ganze Leiden eher schlimmer, als besser. Ich gab nun eine Dosis CALC. 30°°, wonach schon in wenigen Tagen Besserung eintrat und ohne weitere Arznei bis gegen Ende Juni das ganze Knochenübel an der Hand, zusammt der Schwerhörigkeit vollkommen geheilt war. Seitdem blieb sie ganz gesund.[ACS 17 (1839) 3, 25-26]

A. C. E. zu R., (das Alter ist nicht angemerkt,) ein Mädchen von robuster, vollsaftiger Konstitution, litt seit zwei Jahren an starker Geschwulst des linken Handgelenks, wo die Knochen deutlich aufgetrieben waren, und worin es besonders des Morgens früh und bei Bewegung der Hand oft heftig stach. Die Hand sammt dem Gelenke war stets wie müde und kraftlos und sie hatte beständige Neigung, dieselbe auszustrecken. Außerdem fand sich noch öfteres halbseitiges Kopfweh und allzu frühe und starke Regel. – Am 21. April 1835 gab ich versuchsweise zuerst RUTA 30°°, wovon ich in ähnlichen (jedoch nicht stechend schmerzenden) Knochenleiden schon mehre Male schnelle Besserung gesehen hatte, hier aber ohne allen Erfolg. Vierzehn Tage darauf eine Gabe NUX-V. 30°°° und acht Tage später eine Gabe SEP. 30°° brachten Besserung, aber nicht genügnde. Am 1. Juli SULPH. 60°° that nur sehr wenig, aber die einzige, am 24. Juli gereichte Gabe CALC. 30°° hob das ganze Leiden sammt den Nebenbeschwerden vollständig und dauerhaft, so daß sie nichts weiter brauchte und sich bis heute wohl befindet.[ACS 17 (1839) 3, 26]

S. S. aus M., ein Jüngling von 16 Jahren, jüdischer Konfession, hatte das Uhrmacherwerk ergriffen, wobei ihm die stets schweißigen Hände sehr hinderlich waren, weil der von ihm berührte Stahl gleich mit Rost anlief, und suchte am 24. Aug. bei mir Hülfe, nachdem er bereits vielerlei vergeblich gebraucht. An Nebensymptomen fand ich noch Folgendes: Beim schnell Gehen stechen in der Brust und Klopfen im Kopfe, beim Stillestehen bald aufhörend, und Auslaufen beider Ohren mit Schwerhörigkeit. – An obigem Tage reichte ich ihm eine Gabe SULPH. 60°° und eine Gabe CALC. 30°°, letztere acht Tage nach der ersten zu nehmen, und es bedurfte nichts weiter, um ihn von sämmtlichen oben erwähnten Beschwerden dauerhaft zu befreien.[ACS 17 (1839) 3, 26-27]

E. A. von B., [...] litt seit vielen Jahren, – sie wußte selbst nicht mehr, wie lange, – an unerträglichem Jücken der Hände, sobald sie wäscht oder sonst die Hände befeuchtet, welches bisher keinerlei Mitteln hatte weichen wollen. Andere Zeichen waren folgende: Früh Uerbelkeit und Würmerbeseigen, so wie überhaupt früh schlimmes Befinden, Stuhl hart, oft mit BLUT und nachher Brennen im After, Monatliches zu früh und zu stark, und endlich Gefühl von großer Müdigkeit in den Beinen. – Sie erhielt am 11. Sept. 1835 zwei Gaben CALC., jede zu 30°°, alle 14 Tage eine zu nehmen. Der Erfolg war vollständig. Als sie am 14. Oct. wegen ihres Kindes Nachricht brachte, berichtete sie, daß schon nach dem ersten Pulver das Händejucken gänzlich aufgehört habe und auch die übrigen Beschwerden vermindert seien. Seit der Zeit hat die Frau aber nichts mehr zu klagen.[ACS 17 (1839) 3,27]

E. St. von L., eine Frau von 44 Jahren, ließ am 21. Oct. 1835 durch ihren Mann bei mir Hülfe suchen gegen Gichtschmerzen in den Armen, wie er es nannte, woran sie, trotz alles Medizinirens, bereits über ein Jahr leide. Auf näheres Befragen ergab sich Folgendes: – Die Schmerzen in den Armen sind heftig reißender Art, mit Krummziehen der Finger, erscheinen am heftigsten nach Mitternacht, gegen Morgen zu, und auch am Tage, sobald sie die Hände befeuchtet oder wäscht, und vergehen allmählich nach dem Aufstehen und bei der Arbeit. Außerdem litt sie, seit einem im letzten Frühjahre überstandenen Seitenstichfieber, welches auch allopathisch behandelt war, fortwährend an Stichen in der rechten, Seite, am meisten beim Aufstehen vom Sitze und bei jeder Anstrengung. Dabei war die Periode sehr stark, die Gestalt sehr gesetzt und aufgedunsen und das Gemüth zu Heftigkeit und Auffahren geneigt. – Ich gab eine Gabe SULPH. 30°° und eine Gabe CALC. 30°°, letztere vierzehn Tage nach der ersten zu nehmen. Am 9. Dec. kam der Mann wieder und referirte, daß das erste Pülverchen im Wesentlichen nichts gebessert habe, aber von dem zweiten sei seine Frau ein Paar Tage, wie ich es vorhergesagt, sehr angegriffen und leidender, als früher gewesen, mit dem dritten Tage aber habe die Besserung angefangen, und sei bis jetzt stets fortgeschritten, so daß sie nun von ihrer Gicht befreit sei. Nur die Stiche in der rechten Seite seien noch da, und oft klage sie über Schmerzen in den Lenden. Eine nun gereichte Gabe LYC. 30°° reichte hin, auch diesen Rest völlig und dauerhaft zu tilgen, so daß sie sich seitdem ganz wohl befindet.[ACS 17 (1839) 3,27-28]

Frau *P.* von Hl., 36 Jahre alt, litt seit 3/4 Jahren an heftigem R e i ß e n in der rechten S c h u l t e r, am meisten gegen Morgen im Bette und beim Warmwerden. Es war sonst auch nicht das mindeste Symptom aufzufinden, welches bei der Wahl des passendsten Mittels den Ausschlag geben konnte, als etwas Korpulenz, einige Neigung zu Schweiß und Anlage zu Heftigkeit. Ich gab daher am 9. Nov. 1835 zuerst eine Gabe NUX-V. 30°°, welche nach 8 Tagen nichts gebessert hatte. Nun eine Gabe CALC. 30°° nahm in Zeit von 6 bis 7 Tagen Alles fort, und sie blieb gesund, bis sie folgenden Sommer Zahnschmerzen bekam, wogegen Aufschläge von warmen Kräutern angewendet wurden, welche die Zahnschmerzen beseitigten, aber nun den Schulterschmerz wiederbrachten, welcher denselben Kräutern aber nicht weichen wollte. Am 18. Sept. 1836 suchte sie abermals Hülfe bei mir, und fand sie bald durch eine neue Gabe CALC. 30°°. – Sie blieb nun wohl bis im Juni des laufenden Jahres, wo sie in die Wochen kam, und in Folge des üblichen KAMILLEN-Mißbrauchs auf ganz andere Art erkrankte, wovon sie durch ein Paar Gaben IGN. 30°° bald hergestellt wurde, ohne daß ihr Schulterschmerz wieder erwacht wäre.[ACS 17 (1839) 3,28-29]

M. G. B. von H., eine schwächliche alte Frau von einigen 60 Jahren, klagte am 27. Mai 1836 über heftiges Reißen in allen Gliedern, mit Geschwulst, am h e f t i g s t e n und unerträglichsten aber in den H a n d g e l e n k e n. Außerdem Gefühl, wie wenn Sand in den Augen, kriebelnde Empfindung hier und da in den Gliedern, und Erhöhung der Schmerzen beim Warmwerden. Sie erhielt sogleich zwei Gaben CALC., jede zu 30°°, und eine Zwischengabe RHOD. 30°°, alle 8 Tage eine zu nehmen, und bedurfte weiter keiner Arznei, um von ihren Leiden dauerhaft erlöset zu werden.[ACS 17 (1839) 3,29]

F. K. von Fr., eine Kaufmannsfrau von 35 Jahren, bekam im Jahre 1835, nach verschmiertem Augenleiden, heftige r e i ß e n d e Schmerzen in a l l e n G e l e n k e n, mit dicken Gichtknoten und Steifigkeit derselben, am schlimmsten Nachts und in der Morgenzeit. Die Periode fließt nur schwach. Sie schwitzt viel und leicht, und trinkt viel. Am 29. Febr. 1836 SULPH. 60°° und 5 Tage darauf CALC. 30°° hoben in 14 Tagen das Leiden ganz und dauerhaft, ohne daß die Augen wieder schlimmer wurden.[ACS 17 (1839) 3,61]

El. Pl. von F., eine Frau von 40 Jahren, bekam im Jahre 1835 eine Art Nervenfieber, welches allopathisch behandelt wurde, und wovon folgende Beschwerden zurückblieben, die keinem Mittel weichen wollten: Heftiges R e i ß e n in d e n G l i e d e r n, mit Steifwerden derselben, Vergehen der Sprache und Aufsteigen eines Klumps vor dem Halse; Periode viel zu früh und zu stark; Geschwulst des äußern Halses, besonders an beiden Seiten. – Am 29. Febr. 1836 eine Gabe SULPH. 30°°, und 8 Tage darauf eine Gabe CALC. 30°° tilgte alles dauerhaft in Zeit von 3 Wochen.[ACS 17 (1839) 3,61]

H. H. H. von H., ein Kaufmann von 32 Jahren, bekömmt schon seit einem Paar Jahren öftere Anfälle von L ä h m i g k e i t der Glieder, anscheinend vom Kopfe ausgehend, früh und nach einigem Sitzen schlimmer. Außerdem: Laufen und Kriebeln auf dem Haarkopfe, wie von Ungeziefer; Schründen der äußern Augenwinkel, welche wund sind; früh oft Anfälle vo Heißhunger; Tagesschläfrigkeit bei nächtlichem guten Schlafe. – Am 22. Juni 1836 erhielt er eine Gabe SULPH. 60°° und 5 Tage darauf eine Gabe CALC. 30°°, worauf nach 3 Wochen sämmtliche Leiden gehoben waren, und er sich seitdem wohlbefindet.[ACS 17 (1839) 3,61-62]

C. M. L. aus G., eine Bauernfrau von 41 Jahren, die ich selbst nicht gesehen, leidet seit 1 1/2 Jahren an vergeblich allopathisch behandelter Knotengicht. Die Fingergelenke sind mit dicken Knoten besetzt und ganz steif. Abends schwellen die Füße und Fußgelenke, mit großer Empfindlichkeit gegen Berührung. Früh sind die reißenden Schmerzen am unerträglichsten. – Am 9. Aug. 1836 eine Gabe SULPH. 60°° und 5 Tage darauf eine Gabe CALC. 30°° waren hinreichend, dieses Leiden in 14 Tagen dauerhaft zu heben.[ACS 17 (1839) 3,62]

Unterglieder

Spätes Laufenlernen der Kinder.[VHA]

Verifikationen und klinische Symptome

Das Kind lernt das Laufen sehr spät: SIL. (vergleiche CALC.).[Br., Lippe]

CALC.- Kinder lernen spät laufen; sehr langsame, zögernde Entwicklung, dickköpfige Kinder, die spät Zähne bekommen; besonders solche mit stark entwickeltem Bauche passen für CALC., oder aber auch für CALC-J..[Br., Lippe]

Schwere der Beine.[VHA]

Schlaffheit in den Hüftgelenken: Thuj. (APISIN., CALC., STAPH.)[KMS 727]

Kniegeschwulst mit Stichen.[VHA]

Krampf in der Kniebeuge, Wadenkrampf, Krämpfe in den Fußsohlen und Zehen. Der Krampf tritt vorzugweise beim Ausstrecken des Fußes oder beim Anziehen des Stiefels ein.[Br., Lippe]

Klamm in den Beinen, besonders vom Knie bis zu den Zehen.[VHA]

Entzündungs-Geschwulst und Geschwüre am Unterschenkel.[VHA]

Dr. *von der Heyden* hatte mit grossem Erfolge die bei Schwangeren öfters vorkommenden Varices, wobei ARN. wenig genutzt hatte, mit grossem Erfolge mit CALC. behandelt. – Ref. hatte dabei fast immer von ZINC. die grössten Erfolge gesehen, wenn dabei nur sonst keine Gegenanzeigen stattfanden.[AHZ 59 (1859) 62]

Starker Fußschweiß.[VHA]

Fußschweiß (hier ist in Betracht zu ziehen SIL., BAR-C. und CARB-V.). Der Patient hat immer das Gefühl, als ob er kalte, FEUCHTE Strümpfe anhätte.[Br., Lippe]

Abendliche Kälte und Abgestorbenheit der Füße.[VHA]

Absterben der Finger und Zehen.[KEU 12]

Tabes dorsualis: Ref. theilte einige Erfahrungen und Erfolge in Betreff der wahren Tabes dorsualis mit, welche in den Niederlanden zu den nicht seltene Krankheiten gehört, und bekanntlich von der Allopathie für durchaus unheilbar erklärt wird. Ref. beabsichtigt darüber in dieser Zeitung [AHZ 57 (1858) 3-6, 12-13] ausführlichere Mittheilung zu machen [siehe: Aluminium metallicum] glaubte aber bei dieser Gelegenheit auf ein Paar Heilmittel aufmerksam machen zu müssen, welche bisher für solche Krankheiten noch wenig in Anwendung gezogen sind, nämlich: RUTA, STANN. und STRAM.. Dies letztere Mittel zeigte in mehren Fällen eine entscheidende Besserung in der, dieser Krankheit eigenthümlichen Unsicherheit in der Bewegung und Stellung der Unterglieder im Finstern, während besonders das erste eine grosse und heilsame Wirkung auf das Rückenmark und die Unterglieder ausübe. Auch darf dabei TARAX. nicht vergessen werden, wenigstens als Zwischenmittel bei den Hauptmitteln von langer Wirkungsdauer: CALC., LYC. und RHUS-T..[AHZ 51 (1856) 63]

Schweißige Hände und Füße.[HA 34]

Heilungsberichte

Am 12. Juni 1835 suchte die etwa 40jährige Frau *T.* aus O., eine vollendete KAFFEE-Trinkerin, die auch seit einigen Jahren mit KAMILLEN-Thee viel Mißbrauch getrieben, meine Hülfe gegen beständige Schmerzen im Leibe, wie Wesen, welche sie Tag und nacht quälten. Dabei stets heftiger Durst, oft trockenes Husten mit Seitenschmerzen und große Schwäche. Nachdem 2 Gaben PULS. 30°° und eine Zwischengabe NUX-V. 30° bis zum 2. Julius diese Beschwerden vollkommen beseitigt hatten, bekam sie die Mundhöhle und Zunge mit schmerzhaften Blasen besetzt, welche nach eine Gabe HELL. 30°° in wenigen Tagen verschwanden. Darauf erschien ein starker, mit unerträglichem Taubheitsgefühl verbundener Ausschlag an den Zehen beider Füße, welcher bald den Gebrauch derselben verhinderte. Eine einzige, am 23. Julius 1835 gereichte Gabe CALC. 30°° nahm auch dies Leiden in 8 Tagen fort, und seitdem ist sie gesünder, als jemals in ihrem Leben.[ACS 17 (1839) 3,31-32]

Am 6. Nov. 1835 wurde meine Hülfe in Anspruch genommen von *C. V.* aus L., einem jungen Manne von 30 Jahren, robuster Konstitution, seines Standes ein Bauer. Seit geraumer Zeit litt er an stechenden, in Absätzen erscheinenden Schmerzen in der Hüfte, in den Oberschenkeln oder in den Knien, bald hier, bald da, am meisten im Gehen und überhaupt in der Bewegung. Aehnliche Schmerzen, jedoch noch schwächerer Art, waren in den letzten Wochen auch in den Armgelenken erschienen. Außerdem klagte er über öftere Anfälle von Heißhunger, häufigem Magendrücken und froßer Empfindlichkeit der Herzgrube gegen Berührung. Nach zweien, sogleich gereichten Gaben BRY., jede zu 30°°° und einer Zwischengabe SULPH. 30°° verloren sich die Stiche in den Armen und die Magenbeschwerden, mit Ausnahme des Heißhungers; dagegen blieben die Stiche in den Hüften und Knien unverändert, und es erschien ein brennender Ausschlag in der Mundhöhle, welcher ekelhafte Geschwüre bildete. So war der Zustand, als er am 22. März 1836 wieder vorkam, nachdem er sich mit einem Beile die linke Hand schwer verletzt hatte. Letzteres war durch ein Paar Gaben ARN. [Die Dosis ist zwar nicht angezeichnet, aber ich kann doch versichern, daß sie nicht größer als einige wenige, mit der 24. Dilution befeuchtete Streukügelchen, ohne alle äußere Anwendung war, weil ich seit einigen Jahren auch dieses Mittel nicht anders reiche und durch zahlreiche vergleichende Versuche die feste Ueberzeugung gewonnen habe, daß man durch massivere Gaben mindestens nicht schneller das Ziel erreicht. Selbst TARAX., EUPHR., VERB. und SAMB., welche Hr. M. R. *Trinks* (AHZ 15 (1839) 270) in den höchsten Verdünnungen als „ganz wirkungslos" bezeichnet, wende ich nur allein so an, aber nur da, wo sie genau passen, und sehe dann nicht nur jederzeit genügenden Erfolg, sondern oft sehr starke Ein- (Erst-?) Wirkung. So steigerten einmal TARAX. 30°° Schmerzen in den Beinen etwa 1/2 Stunde lang bis zum Unerträglichen, und bloßes Riechen in ein Gläschen mit Streukügelchen, welche vor einem Jahre mit VERB. 30 befeuchtet waren, plötzlich bis zur Ohnmacht einen zwei Jahre alten Gesichtsschmerz bei einem Offiziere der Königlichen Garde zu Berlin, worauf in beiden Fällen die vollkommenste und dauerhafteste Heilung, ohne Anwendung irgend eines anderen Mittels oder einer stärkeren Dosis erfolgte]. – in einem Paar Tagen beseitigt, und gegen das sonstige alte Leiden gab ich zwei Dosen SULPH., jede zu 30°° und eine Zwischengabe MERC. 30°°, alle 14 Tage eine zu nehmen. Darauf hatte sich anfangs Besserung eingestelt, welche indessen nicht von Dauer war, so daß am 27. Julius die alten Stiche wieder in derselben Heftigkeit bei der Arbeit und selbst auch Abends im Bette wiedergekehrt waren, und auch die Heißhunger-Anfälle sich weider sehr häufig einstellten. Ich reichte dem Patienten nun eine Gabe CALC. 30°°, worauf schon nach wenigen Tagen Besserung eintrat und bis jetzt weder von diesem chronischen Leiden, noch von sonstigen Beschwerden etwas wieder eingetreten ist.[ACS 17 (1839) 3,32-33]

B. B. in F., ein junger Mann von 22 Jahren und etwas plethorischer Konstitution, hatte im Jahre 1831 geraume Zeit am Wechselfieber gelitten, welches mit allop. Gaben CHINA und CHININ unterdrückt und längere Zeit eine sehr beschwerliche Auftreibung des Bauchs zur Folge gehabt hatte. Allmählig war nun bis zum 4. Febr. 1836, wo er meine Hülfe suchte, eine Geschwulst und Entzündung des rechten Oberschenkels, dicht unter der Hüfte, worin es beim Drehen des Beins heftig stach, aufgetreten, und an zwei Stellen schon einmal aufgebrochen. Ich reichte eine Gabe SULPH. 60°, welche etwas besserte, dann 8 Tage später MERC. 30°°, welche beide Mittel nicht nur nichts nutzten, sondern gar auch im Knie des leidenden Beins Stiche hervorkommen ließen. Am 13. März 1836 gab ich nun eine Gabe CALC. 30°°, welche zur völligen Beseitigung aller Beschwerden ausreichte, so daß bis zur heutigen Stunde nichts weiter nöthig war.[ACS 17 (1839) 3,33-34]

W. R. von J., ein junger Mann von 28 Jahren, hatte seit 18 Monaten ein fistulöses Geschwür am linken Oberschenkel, welches heftig juckte und viel scharfen, meistens BLUTIGEN Eiter ergoß. Dabei trat regelmäßig alle 4 Wochen eine, etwa 8 Tage dauernde blasse Geschwulst des linken Knies ein, welche besonders Nachts im Bette Schmerzen und Klopfen im Knie erregte und mit großer Kraftlosigkeit des leidenden Theils verbunden war. – Er nahm von mir am 9. März 1836 eine Dosis SULPH. 60°°° und 8 Tage später eine Gabe CALC. 30°°, wonach die Besserung unerwartete Fortschritte machte. Nach 3 Wochen, wo in Folge eines groben Diätfehlers ein Stillstand in der Besserung eintrat, reichte ich ihm beide obige Mittel in derselben Weise zum zweitenmale, worauf er 4 Wochen später vollständig und dauerhaft geheilt war.[ACS 17 (1839) 3,34]

H. Ph. Sch. von D., ein junger Mann von 23 Jahren und aufgedunsenem, schwammigem Körper, trug sich schon über ein Jahr mit einer ungeheuren Speckgeschwulst herum, welche vom linken Hinterbacken bis zur Mitte des Oberschenkels reichte und spannte, sonst aber schmerzlos war. Früher hatte er sehr viel an Nasen-BLUTEN gelitten. – Am 21. Jan. 1837 erhielt er von mir eine Gabe CALC. 30°°, wonach in 14 Tagen die Geschwulst weicher wurde und an der untern Stelle Fluktuation zeigte. Eine Gabe SIL. 30°°(Dieses Mittel war vielleicht ganz überflüssig.) brachte sie nun in wenigen Tagen zum Durchbruch und zur gutartigen Eiterung, und eine zweite, 14 Tage später gereichte Gabe CALC. 30°° wirkte so wohlthätig, daß nach 3 Wochen die Geschwulst verschwunden und die Oeffnung wieder geschlossen war. Seitdem ist der Mann ganz gesund.[ACS 17 (1839) 3,34-35]

E. C. H. von L., ein 16jähriger Jüngling, hatte sich mit Theer und MERKURIAL-WASSER, welches man ihm ohne ärztliche Ordination aus einer nahen Apotheke verabreicht hatte, die Krätze verschmiert, und in Folge dessen an beiden Unterschenkeln entzündliche Geschwulst, mit heftigem Brennen und mehren brennenden Geschwüren bekommen. Er erhielt dagegen von mir am 19. Mai 1838 zwei Gaben SULPH., jede zu 30°° und eine Zwischengabe ARS. 30°°, alle 8 Tage eine zu nehmen. Bis zum 30. Junius waren die Unterschenkel geheilt, aber nun große, brennende und stechende Geschwüre an den Oberschenkeln und eins am Penis entstanden, nebst einem Bubo in der rechten Leiste; offenbar eine Folge des MERKURS. Er erhielt nun zwei Gaben

Verifikationen und klinische Symptome

Verifikationen und klinische Symptome

CALC., jede zu 30°°, und eine Gabe NIT-AC. 30°° zwischen beiden, alle 8 Tage zu nehmen, worauf bis Ende Julius alles dauerhaft, auch der Bubo, ohne aufzubrechen, verschwunden war.[ACS 17 (1839) 3,35]

F. K. von Fr., eine Kaufmannsfrau von 35 Jahren, bekam im Jahre 1835, nach verschmiertem Augenleiden, heftige r e i ß e n d e Schmerzen in a l l e n G e l e n k e n, mit dicken Gichtknoten und Steifigkeit derselben, am schlimmsten Nachts und in der Morgenzeit. Die Periode fließt nur schwach. Sie schwitzt viel und leicht, und trinkt viel. Am 29. Febr. 1836 SULPH. 60°° und 5 Tage darauf CALC. 30°° hoben in 14 Tagen das Leiden ganz und dauerhaft, ohne daß die Augen wieder schlimmer wurden.[ACS 17 (1839) 3,61]

El. Pl. von F., eine Frau von 40 Jahren, bekam im Jahre 1835 eine Art Nervenfieber, welches allopathisch behandelt wurde, und wovon folgende Beschwerden zurückblieben, die keinem Mittel weichen wollten: Heftiges R e i ß e n i n d e n G l i e d e r n, mit Steifwerden derselben, Vergehen der Sprache und Aufsteigen eines Klumps vor dem Halse; Periode viel zu früh und zu stark; Geschwulst des äußern Halses, besonders an beiden Seiten. – Am 29. Febr. 1836 eine Gabe SULPH. 30°°, und 8 Tage darauf eine Gabe CALC. 30°° tilgte alles dauerhaft in Zeit von 3 Wochen.[ACS 17 (1839) 3,61]

H. H. H. von H., ein Kaufmann von 32 Jahren, bekömmt schon seit einem Paar Jahren öftere Anfälle von L ä h m i g k e i t der Glieder, anscheinend vom Kopfe ausgehend, früh und nach einigem Sitzen schlimmer. Außerdem: Laufen und Kriebeln auf dem Haarkopfe, wie von Ungeziefer; Schründen der äußern Augenwinkel, welche wund sind; früh oft Anfälle vo Heißhunger; Tagesschläfrigkeit bei nächtlichem guten Schlafe. – Am 22. Juni 1836 erhielt er eine Gabe SULPH. 60°° und 5 Tage darauf eine Gabe CALC. 30°°, worauf nach 3 Wochen sämmtliche Leiden gehoben waren, und er sich seitdem wohlbefindet.[ACS 17 (1839) 3,61-62]

Elis. G. aus L., ein Mädchen von viertehalb Jahren, von sehr scrophulösem Aussehen, hatte früher an eiternden Geschwüren am Halse und auf dem Rücken gelitten, welche durch äußere allopathische Mittel, die ich nicht erfahren konnte, beseitigt waren. Nun war aber ein t r o c k n e r, s e h r a n g r e i f e n d e r H u s t e n, L ä h m u n g d e r G l i e d e r, besonders der Beine, die ganz schief geworden, und starker Nachtschweiß eingetreten, wobei der bisherige Arzt keine Besserung hatte erwirken können. Sie war selbst nicht hier. – Am 18. April [1841] zwei Gaben SULPH. 30°° und eine Zwischengabe MERC. 30°°, alle 5 Tage eins zu geben, mit dem Erfolge, daß der Husten fast ganz verschwunden, die Lähmung sichtbar und das Allgemeinbefinden, so wie der Appetit bedeutend gebessert waren. Als früher nicht mitgetheilte Zeichen erfuhr ich nun noch: Kopfschweiß und Nachtdurst. Am 8. Mai eine Gabe CALC. 30°°, wonach Ausschlag entstand, und bald nach dem Erscheinen desselben alle anderen Beschwerden sammt der Lähmung verschwanden. Am 7. Juni eine Gabe Puls. 3/30 und acht Tage darauf wieder eine Gabe CALC. 30°°. Am 17. Juli führte mit der dankbare Vater das völlig geheilte, muntere und blühende Mädchen zu dessen Beine auch wieder gerade waren.[ACS 19 (1842) 3, 53]

Drüsen

Kropfartige Halsgeschwulst.[VHA]
Geschwollene, harte Gekrösdrüsen bei Kindern.[VHA]
Geschwulst der Ohrdrüse.[VHA]
Geschwulst und Schmerzhaftigkeit der Leistendrüsen.[VHA]
G e s c h w u l s t d e r S c h o o s s d r ü s e n: Thuj. (CALC., NIT-AC., RHUS-T., STAPH.)[KMS 724]
Schmerzhafte Geschwulst der Drüsen.[VHA]
Schmerzhafte Geschwulst der Unterkieferdrüsen.[VHA]
Schmerzhafte Geschwulst der Halsdrüsen.[VHA]

Konkordanz Drüsen: Ang., *Bell.*, B r y ., Clem., Con., Dulc., Kali-c., Lyc., *M e r c .*, Nat-m., *Phos.*, P u l s ., Rhod., Sil., S p o n g ., Staph., *S u l p h .* [PB]

Knochen

Geschwulst und Erweichung der Knochenenden, (Rachitis).[VHA]
Knochenverkrümmung.[VHA]
Knochenfraß.[VHA]

Rückenmarksentzündung – Knochenmarkerkrankung

CALC. und SIL., die in Abständen von 5 Monaten gegeben wurden, haben fünf Fälle von Entzündung des Rückenmarks (Myelitis) geheilt.[LWB 183]

Heilungsbericht: Ich [Dr. *Nuñez*] habe in Madrid Ihr verehrliches Schreiben erhalten, und würde sogleich damit begonnen haben die Hochpotenzen zu versuchen, wenn ich nicht zu sehr mit Kranken überladen gewesen wäre, um die Zeit zur Anfertigung derselben zu finden. Indessen habe ich jetzt solche von CALC. und SIL. selbst zubereitet, und zwar besonders für den Dr. *J.*, Dekan (doyen) der Fakultät zu Barcelona, welcher seit 24 Jahren leidend ist, ohne daß man seine Krankheit mit Sicherheit diagnosticiren konnte. Ich fand eine organische Verletzung des Marks (une lésion organique de la moelle) und entschied mich für CALC., deren Wirksamkeit in diesem Bereiche sehr bedeutend ist. Von der 200fachen Dynamisation dieses Mittels ließ ich ihm zwei Streukügelchen nehmen, und war nicht wenig erstaunt, am 21sten Tage nach dem Einnehmen heftige Stöße am Herzen und am 23sten Tage Abgang von Askariden, als nächste Folge dieses Mittels, wahrzunehmen. Es ist dabei zu bemerken, daß der Dr. *J.* seit 20 Jahren den gewöhnlichen Herzschlag nicht fühlte, und daß ich selbst, als er mir davon sprach, vergeblich das Ohr anlegte und nichts zu hören vermochte. Es versteht sich von selbst (il va sans dire), daß in der Nachwirkung die bei weitem größere Zahl der Symptome verschwunden und der Kranke selbst enthusiasmirt (enthousiasmé) ist von solchem Erfolge. Nachdem nun die CALC. 40 Tage ungestört gewirkt, hat er eben angefangen, die SIL. zu nehmen und ich warte nun auf den Erfolg.[ACS 22 (1845) 1, 97-98]

Lange offen bleibende Fontanellen am Kopfe, bei Kindern.[VHA]

Offenbleibende Fontanellen mit Dickheit des Kopfs und vielem Schwitzen desselben, großer Fettigkeit und Bleischwere der Kinder, hartem, aufgetriebenem Unterleibe und sauerriechenden Durchfällen.[HA 106]

Entzündete und stechende Geschwulst in den Schädelknochen, mit Klopfen darin und dann in Eiterung übergehend, bei naßkalter LUFT und von Befeuchtung verschlimmert, von Berührung und Reiben gebessert.[HA 120]

Kyphosis

[Daß gegen Kyphosis die CALC. zu den vorzüglichsten Mitteln gehört, wissen alle guten Homöopathen, aber obwohl ich mehre Heilungen dieses Uebels bei Kindern vollbracht habe, reichte ich doch niemals mit diesem Mittel allein aus, sondern mußte stets noch verschiedene andere anwenden, um nach Jahr und Tag das Ziel zu erreichen. Am wohlthätigsten zeigte sich, wenn die Nebensymptome passen, CALC. im Wechsel einmal mit SIL., das andere Mal mit Ph-AC. gereicht.][ACS 17 (1839) 3, 23]

(Die Augenlider blieben fortwährend gut, und nur 2 Jahre später zeigte sich Kyphosis, welche in 3 Monaten durch SULPH., CALC. und SIL., von jedem eine Gabe 30°°, ebenfalls geheilt wurde).[ACS 17 (1838) 1, 15]

Konkordanz Knochen: *Asaf.*, Bell., Hep., Lyc., *Merc.*, Mez., Nit-ac., Phos., Ph-ac., *Puls.*, Sep., *Sil.*, Staph., *Sulph.* [PB]

Heilungsbericht

F. K. von Fr., eine Kaufmannsfrau von 35 Jahren, bekam im Jahre 1835, nach verschmiertem Augenleiden, heftige reißende Schmerzen in allen Gelenken, mit dicken Gichtknoten und Steifigkeit derselben, am schlimmsten Nachts und in der Morgenzeit. Die Periode fließt nur schwach. Sie schwitzt viel und leicht, und trinkt viel. Am 29. Febr. 1836 SULPH. 60°° und 5 Tage darauf CALC. 30°° hoben in 14 Tagen das Leiden ganz und dauerhaft, ohne daß die Augen wieder schlimmer wurden.[ACS 17 (1839) 3,61]

Haut

Nesselausschlag, der in der Kälte vergeht.[VHA]

Weisslich-abschülfernde, trockene Mehlflechten: Thuj. (ARS., CALC., DULC., LYC., SEP., SIL.)[KMS 723]

Hautschrunden, besonders bei Leuten, die im WASSER arbeiten (Töpfern, Lehmtretern etc.).[Jahr, 1848,198]

Balggeschwülste, die sich alle 4 Wochen erneuern.[VHA]

Feigwarzen, die oft wie fauler Käse oder wie Heringslake riechen: Thuj. (CALC., GRAPH., HEP.)[KMS 728]

Viele, kleine Warzen, besonders an Armen und Händen.[VHA]

Ausfallen der Haare, am meisten an den Schläfen und den Kopfseiten herab, bis zum Backenbarte, mit Trockenheit der Haare, großer Empfindlichkeit der Kopfhaut und weißgelblichen Schuppen auf derselben, Kältegefühl des äußeren Kopfs, Aufgedunsenheit des Gesichts und vielen kleinen Warzen an den Händen (auch bei Wöchnerinnen).[HA 109]

Verifikationen und klinische Symptome

Verifikationen und klinische Symptome

Polypen.[VHA]
Ohr-Polyp.[VHA]
Unheilsamkeit der Haut.[VHA]
Leichtes Wundwerden der Kinder.[VHA]
Hautabschuppung und Grinder auf dem Haarkopfe.[VHA]
Beißend brennendes und kriebelndes Jucken auf dem Haarkopfe, vom Hinterkopfe sich weiter verbreitend, von Kratzen gebessert, aber davon Beulen und BLUTIGER Ausschlag, welcher sich zu Schorfe bildet, Abends beim Warmwerden im Bette verschlimmert.[HA 115]
Eiternde Beulen auf dem Haarkopfe.[VHA]
Leicht in Eiterung übergehende, haarlose Beulen und Balggeschwülste auf dem Haarkopfe, alle 4 Wochen (beim ○ Voll-MONDE) sich erneuernd, besonders im Freien schmerzhaft.[HA 98]
Glühende Röthe des ganzen Gesichts, mit feinen Adernetzen, wie marmorirt: Thuj. (CALC., CARB-V., LYC.)[KMS 723]
Hellbraune Flecken, (Sommersprossen) im Gesichte: Thuj. (ANT-C., CALC., GRAPH., KALI-C., NAT-C., NIT-AC., PHOS.)[KMS 723]
Entzündungsröthe und Geschwulst der Nase.[VHA]
NÄSSENDE Flechten.[VHA]
NÄSSENDER Ausschlag auf der Stirn und den Wangen.[VHA]
Bei scrophulösen Uebeln hat CALC. den Vorzug, wenn des Morgens Verschlimmerung, LYC., wenn sie des Abends eintritt.[Chargé, Bönn.]
Entzündungs-Geschwulst und Geschwüre am Unterschenkel.[VHA]

Konkordanz Haut und Aeusseres: Ant-c., Arn., Ars., Asaf., Bar-c., Bell., Bry., Carb-v., Caust., Chin., Clem., Con., Dulc., Graph., Hep., Lach., Led., *Lyc., Merc.*, Mez., Nat-c., Nat-m., Nit-ac., Petr., Phos., Ph-ac., *Puls., Rhus-t., Sep., Sil.*, Staph., *Sulph.*, Verat., Viol-t. [PB]

Heilungsberichte

S. L. von L., unverheirathete Person von 26 Jahren, leidet seit zwei Jahren an folgenden Beschwerden: – Der ganze Körper ist mit einer Menge von Geschwüren bedeckt, welche stechend schmerzen; Herabsinken der obern Augenlieder; sehr viel Warzen auf den Händen; beim Gehen Schmerz im Oberschenkel; Frost bei der Mindesten Bewegung; Periode zu schwach. – Am 29. Nov. 1935 erhielt sie zwei Gaben SIL., jede zu 30°°, und eine Zwischengabe SULPH. 30°°, alle 14 Tage ein Pulver zu nehmen. Am 6. Febr. 1836 war alles Krankhafte verschwunden, nur die kleinen Warzen hatten sich sehr vermehrt und über die beiden Vorderarme verbreitet. Eine Gabe CALC. 30°° nahm in 14 Tagen dieses Restchen fort, und seitdem ist sie ganz gesund.[ACS 17 (1839) 3,64]

F. S. von L., ein Mädchen von 9 Monaten, bekam Geschwüre über den ganzen Körper und viele feurig rothe Flecke, welche heftig juckten. Ein Homöopath (?!); welcher den Kranken Zettel giebt, worauf auch die Ordination verzeichnet steht, hatte dagegen 3 Gaben MERKUR verordnet, welcher das Kind ungemein angegriffen hatte, so daß es am Ende Konvulsionen bekam. Es wurde nun bei mir Hülfe gesucht, und ich gab am 4. Febr. 1836 eine Gabe SULPH. 30°°, wonach sogleich die Konvulsionen aufhörten, und am 11. Febr. CALC. 30°°, wonach in 14 Tagen die Geschwüre geheilt und die rothen, juckenden Flecke verschwunden waren.[ACS 17 (1839) 3,64]

H. H. von L., ein Mann von 56 Jahren, hat seit mehr als 8 Jahren eine große Speckgeschwulst auf der rechten Schulter, ohne den mindesten Schmerz, aber immerfort an Größe zunehmend. Sonst ist er angeblich ganz gesund, nur daß er leicht in Schweiß geräth. Vor einem Jahre war er gefallen, und noch knackt und knarrt es ihm oft im linken Schultergelenke, worauf er damals niederfiel. Am 7. Febr. 1836 gab ich ihm eine Gabe SULPH. 30°°, eine Gabe CALC. 30°°, und zwei Pulver SACCH. LACT., um in dieser Reihenfolge alle 14 Tage eins zu nehmen. Erst nach einem Jahre sah ich ihn geheilt wieder. Nach dem zweiten Pulver war die Geschwulst weicher geworden, dann war sie von selbst und schmerzlos aufgegangen, hatte eine ungeheure Menge Eiter ergossen, und war am Ende von selbst wieder zugeheilt, ohne daß er sonst etwas angewendet. Auch das Knacken und Knarren in der linken Schulter war verschwunden.[ACS 17 (1839) 3,65]

E. H. von G., ein Mädchen von 12 1/2 Jahren, hat seit mehren Jahren fistulöse Geschwüre an der rechten Seite der Brust und des Rückens, Abends und bei Bewegung schmerzend. Außerdem: ein schlimmer, trockner Husten; ein nicht zu beschreibender Schmerz in den Hüft- und Kniegelenken bei Bewegung und jeden Morgen Schweiß im Bette. – Am 28. April 1836 eine Gabe

PSOR. 30°° und 8 Tage darauf eine Gabe SULPH. 30°° brachten keine bemerkbare Wirkung hervor. Den 8. Mai zwei Gaben CALC. 30°° und eine Zwischengabe SIL. 30°°, alle 8 Tage ein Pulver, brachten alles so zur Besserung, daß nicht nur alle Nebensymptome verschwanden, sondern auch die Geschwüre sämmtlich abheilten. Erst im folgenden Jahre kam sie wieder, wegen bisher nicht bemerkter geringer Krümmung des Rückgraths, wo wieder zwei Gaben CALC. 30°° und eine Zwischengabe SIL. 30°° nun wohl bis zu Anfang dieses Jahres, wo das Drüsenleiden wieder auftrat, woran sie in der ersten Jugend viel gelitten, und wo ich eine dicke Achseldrüsengeschwulst mit BELL. und HEP. in dreimal wechselnden Gaben behandeln mußte, und sie auch davon glücklich herstellte.[ACS 17 (1839) 3,65-66]

H. W. aus L., ein Knäbchen von 1 3/4 Jahr, bekam schon im Winter vorigen Jahres dicke Geschwulst und Beulen, welche jetzt sämmtlich aufgebrochen sind und seit 4 Monaten eitern, während wöchtenlich neue Geschwüre hinzukommen. Sie haben ihren Sitz vorzüglich auf der Brust, auf den Armen und den Oberschenkeln, und scheinen eben nicht schmerzhaft zu sein. Das Kind war früher sehr dick und aufgedunsen, ist jetzt aber abgemagert und sieht sehr elend aus. Es schwitzt Tag und Nacht, und hat beständig viel Durst, besonders auf kaltes WASSER. – Am 16. Sept. 1837 erhielt es 2 Gaben CALC. 30°° und eine Zwischengabe SULPH. 30°°, alle 8 Tage ein Pulver, wonach schon bedeutende Besserung sich zeigte. Am 21. Oct. ebenso 2 Gaben CALC. 30°° nebst einer Zwischengabe SIL. 30°°, und mit Ende Nov. war das Kind ganz geheilt und befindet sich bis jetzt ganz vortrefflich.[ACS 17 (1839) 3,66]

A. C., ein dreizehnjähriger Junge, leidet seit zwei Jahren unter Tinea favosa, am behaarten Kopfbereich, und an kleieartigem Bläschenausschlag (Pityriasis), der sich in kleinen isolierten Flecken über den ganzen Körper verteilt. Ansonsten ist der Junge gesund. – In diesem Fall wurden diverse Salben, ÖLE und SEIFEN verwendet, auch QUECKSILBER, alles jedoch ohne die gewünschte Wirkung – 23. März, 1851. 1, SULPH. 2000; 2, SULPH. 4000; 3, §. Je ein Pulver zur Einnahme jeden achten Tag. – 19. April. Beträchtliche Besserung. 1, SULPH. 6000, 2 bis 4 §. Ein Pulver zur Einnahme jeden achten Tag. – 26. Mai. Besserung, aber weniger deutlich, als beim letzten Mal. 1, CALC. 2000; 2 bis 4, §. Ein Pulver zur Einnahme jeden achten Tag. – 7. Juli. Weiterhin beträchtliche Besserung. Die meisten der Flecken sind vollständig ausgeheilt. 1, SIL. 4000; 2 bis 4, §. Ein Pulver zur Einnahme jeden achten Tag. Danach verschwand der Ausschlag vollständig. Die Haut nahm wieder ihre natürliche gesunde Farbe an und bis zum heutigen Tage erfreut sich der Junge guter Gesundheit.[Vol. 78, S.153; KMSS 30-31]

A. A., ein zwölf Monate altes Kind, Sohn eines Lehrers; vor sechs Monaten traten rote Flecken rund um die Augen herum auf, später auch im Gesicht, an den Händen und Armen. Die dem Kind verschriebenen allopathischen Medikamente bewirkten, daß sich der Ausschlag auf die restlichen Körperregionen weiter ausdehnte. Der weitere Verlauf und die Art und Weise in der sich der Ausschlag zeigte, sind folgendermaßen zu beschreiben. Zuerst wird die Haut rot, und ein wenig Ausfluß tritt auf; danach bildet sich eine gelbe Kruste, unter der sich Eiter befindet; nach Ablauf einiger Tage wird die Kruste dunkelbraun oder schwarz, um sich schließlich abzulösen, wobei sie schnell durch einen erneuten roten Fleck ersetzt wird, der sich dann in gleicher Weise entwickelt, und so weiter. Der Vater, die Mutter und die Großmutter des Kindes litten zu ihrer Zeit an ähnlichen Ausschlägen. Ich konnte von den Eltern nicht in Erfahrung bringen, welche allopathischen Medikamente dem Kind vormals verschrieben worden waren. Sie konnten mich lediglich darüber informieren, daß der arme kleine Patient reichlich Tee aus VIOLA TRICOLOR (Jacea) zu trinken bekommen hatte. – 29. März, 1851. 1, SULPH. 2000; 2, PSOR. 2000; 3, SULPH. 4000; 4, §. Je ein Pulver zur Einnahme jeden fünften Tag. – 26. April. Beträchtliche Besserung aller Symptome. 1, CALC. 2000; 2 bis 4, §. Ein Pulver zur Einnahme jeden fünften Tag. Danach verschwand der Ausschlag ganz und gar und das Kind ist bis zum heutigen Tage gesund.[Vol. 78, S.174; KMSS 31]

Am 1. Mai. [1841] Die Brust ist geheilt, aber die MILCH läuft von selbst heraus; Frost beim Aufstehen aus dem Bette, der Ausschlag noch da. An diesem Tage: Nro. 1 SULPH. 60°°, Nro. 2 und 4 SACCH. LACT., Nro. 3 CALC. 30°°, alle 5 Tage ein Pulver. Nach 3 Wochen war die Frau wieder ganz gesund und blieb es bis zur heutigen Stunde.[ACS 19 (1842) 3, 64]

Schlaf

Zeitige Abendschläfrigkeit, bei spätem Einschlafen wegen Gedanken-Zudrang und ängstlicher Phantasiebilder.[VHA]

Schlaflosigkeit, die durch unabweisbaren Gedankenzudrang verursacht wird; besonders vor Mitternacht.[Br., Lippe]

Schlaflosigkeit infolge zuströmender Ideen und Projektemacherei: CHIN. (Bei CALC. ist es eine bestimmte Idee, bei PH-AC. ein fortgesetztes Zählen von Figuren, das den

Verifikationen und klinische Symptome

Kranken nicht einschlafen läßt).[Br., Lippe]
Infolge von Gedankenzudrang schläft der Kranke spät ein: NUX-V. (CALC.).[Br., Lippe]
Der Kranke hat keine Lust zum Schlafen, er geht lieber seinen Gedanken nach, die sich fortgesetzt um einen Punkt drehen.[Br., Lippe]
Schläfrigkeit während des ganzen Tages und früh abends; beim Zubettgehen kann er jedoch infolge des Gedankenzudranges nicht schlafen.[Br., Lippe]
Durch nächtliche Hitze, Bangigkeit, Engbrüstigkeit und Unruhe gestörter Nachtschlaf.[VHA]
Schwärmen und Phantasieren im Schlafe, mit fortdauernder Aengstlichkeit beim Aufwachen.[VHA]
Schwärmerischer Schlaf.[HA 34]
Abends und Nachts, heftiger, trockner Husten.[VHA]
Dr. *Rath* fand NAT-M. äusserst hilfreich bei Herzleiden mit Schlaflosigkeit, wobei Ref. bemerkte, dass dies hauptsächlich dann der Fall sei, wenn gleichzeitig der Pulsschlag unregelmässig und in einzelnen Schlägen aussetzend wäre, wogegen bei regelmässigem Pulse ACON. und PULS., vorzüglich aber CALC. in der Regel den Vorzug verdienten.[AHZ 63 (1861) 54]
Nächtlicher Durst.[VHA]
Nachtdurst.[KEU 12]
Konkordanz Schlaf und Träume: Ars., Bell., Bry., Carb-v., Caust., Chin., Con., Graph., Ign., Kali-c., Merc., *Nat-c., Nux-v., Phos.*, Ph-ac., *Puls., Rhus-t., Sep.*, Sil., *Sulph.* [PB]

Verifikationen und klinische Symptome

Fieber

Große, innere Frostigkeit.[VHA]
Frösteln.[KEU 12]
Starke BLUTWALLUNGEN.[KEU 12]
Adernklopfen.[KEU 12]
Innere Frostigkeit im Wechsel mit fliegender Hitze.[HA 34]
Oeftere, fliegende, ängstliche Hitze.[VHA]
Ueberlaufende Hitze, mit Herzklopfen.[KEU 12]
Hitze nach dem Essen.[VHA]
Hitze mit Durst, gefolgt von Schauder, schlimmer durch Trinken kalten WASSER.[Br., Lippe]
Starker Schweiß bei mäßiger Bewegung.[VHA]
Nacht- und Früh-Schweiß, am stärksten auf der Brust.[VHA]
Schweiß von der kleinsten Anstrengung, selbst in freier, kalter LUFT.[Br., Lippe]
Schwitzt weniger, solange er zu Hause ist, und fühlt sich schlimmer nach dem Schweiß.[Br., Lippe]
Nachtschweiße, besonders an Kopf, Hals und Brust.[Br., Lippe]
Klebriger Nachtschweiß an den Beinen, oder an der Vorderseite des Körpers.[Br., Lippe]

Wechselfieber

Im Jahre 1832 [...] grassirten die Wechselfieber in dieser Gegend ungemein häufig, und vom Anfange März bis gegen Ende Mai war CALC. fast immer das Heilmittel, welches in einer einzigen Gabe half, wo nur im Froste schon der Durst gegenwärtig war. Vom Beginn des Junius an bis zum Herbste, wo die ungeheuersten Kopfschmerzen das Fieber begleiteten und besonders in der Hitze fürchterlich waren, war NAT-M. das Heilmittel.[ACS 17 (1839) 3,71-72]

Heilungsbericht: *J. L.* von Gl., ein junger Mann von 28 Jahren, hatte vor 5 Jahren ein Wechselfieber, welches mit CHINA unterdrückt war, und worauf nun folgende Beschwerden gefolgt waren, die allopathischen Mitteln seither nicht hatten weichen wollen: – Stete Hitze im Kopfe, bei Kälte des Körpers, Kriebeln im Unterleibe und Reißen in den Gliedern; alles Abends und in der Ruhe schlimmer. Eine Gabe PULS. 30°°, welche er am 10. Sept. 1835 von mir erhielt, hob dieses Uebel und er blieb wohl bis zum Frühjahr, wo folgende Beschwerden eintraten: – Früh Wechselfieber, alle Tage, erst Frost, dann Hitze, beide mit Durst, dann heftiger Schweiß, welcher auch in der Nacht wiederkehrte. Außerdem: Ziehen im Scheitel und Ausfallen der Kopfhaare; Ziehen im Unterleibe, und dabei jedesmal Herzklopfen; chronischer Durchfall; Harnbrennen; Gliederreißen; Schlaflosigkeit wegen Leibschmerz und trocknen Hustens. Auch hiergegen hatte er sich, da er 10 Stunden Wegs von hier wohnte, verleiten lassen, allopathische Mittel anzuwenden, wahrscheinlich auch CHINA, aber ohne den mindesten Erfolg. Am 30. Sept. 1836 war alles noch, wie oben bemerkt, und er kam nun reumüthig wieder zu mir. Er erhielt 2 Gaben CALC., jede zu 30°°, und eine

Zwischengabe SULPH. 30°°, und es bedurfte keiner weitern Arznei, um ihn völlig und dauerhaft herzustellen.[ACS 17 (1839) 3,73]

Pectorales Fieber

Heilungsbericht: *H. H.* – ein achtjähriger Junge, wurde im Alter von sechs Monaten von einem Fieber (pectorales Fieber) befallen und hatte seitdem fortdauernd gelitten. Husten, mit Schmerzen im Brustkorb; der Husten ist am Abend trocken, am Morgen aber begleitet von einem Auswurf SÜß-LICHEN Eiters, der wie nach MILCH oder NÜSSEN schmeckt. Großer Appetit; ißt soviel er kann, fühlt sich aber kaum je richtig satt. Schwitzt sobald er schläft. Brauner Urin am Morgen. Starkes Verlangen nach Trinken von MILCH. Beständig RHEUM (im Original: „Constant rheum"). Der Patient war bis dahin in allopathischer Behandlung, ohne jedoch davon Nutzen gezogen zu haben. Die Verschreibungen können nicht gut gewesen sein. – 18. März, 1851. 1, SULPH. 200; 2, §; 3, CALC. 200; 4 §. Je ein Pulver zur Einnahme jeden achten Tag. – 12. April. Beträchtliche Verbesserung aller Symptome. 4 §. Je ein Pulver zur Einnahme jeden achten Tag. Für den Jungen war kein weiteres Arzneimittel und keine weitere Behandlung vonnöten, um seine Gesundheit, derer er sich bis zum heutigen Tage erfreut, wiederherzustellen.[Vol. 78, S.137; KMSS 27]

Fieberstadien

1. P u l s voll und beschleunigt, oft zitternd. – Viel Klopfen in den Adern und Herzklopfen.[WF 11]
2. F r o s t mit Schauder, am Meisten Abends, aber auch Vormittags. – Innere Frostigkeit Früh nach dem Aufstehen. – Frost mit Hitze wechselnd.[WF 11]
3. Oeftere Anfälle von überlaufender Hitze, mit ängstlichem Herzklopfen.[WF 12] Hitze, darauf Frost und kalte Hände. – Abends im Bette äussere Hitze bei innerem Froste. – Hitze nach dem Essen.[WF 12]
4. S c h w e i s s bei der geringsten Bewegung, selbst in der kalten, freien LUFT.[WF 12] Schweiss im ersten Schlafe. – Frühschweiss. – Am Kopfe und auf der Brust schwitzt er am stärksten. – Klebriger Nachtschweiss bloss an den Beinen.[WF 12] – Früh, beim Gehen im Freien, starker Schweiss, am Meisten am Kopfe: Thuj. (CALC.)[KMS 729]

Konkordanz Fieber: *Acon.*, Anac., A r s . , B e l l . , *Bry.*, C h a m . , Chin., Ferr., Hep., Ign., Kali-c., *Lyc.*, *Merc.*, N a t - m . , Nit-ac., *Nux-v.*, Phos., P u l s . , *Rhus-t.*, S e l . , *S e p .*, Spig., *S u l p h .*, V e r a t . [PB]

Heilungsberichte

Frau *R.*, eine arme Tagelöhnersfrau von etwa 40 Jahren, leidet seit 3 Monaten am W e c h s e l f i e b e r , wogegen sie vergeblich CHINA und CHININ in verschiedenen Formen und Mengen angewendet hat. Am 4. Mai 1835 suchte sie bei mir Hülfe. Ihre Krankheit gab folgende Zeichen: – Täglich früh Wechselfieber; Frost mit Durst, darauf Hitze mit Durst und heftigem Kopfweh, dann sehr starker Schweiß ohne Durst. Außerdem: Schwerhörigkeit seit etwa 4 Jahren; durchfällig, meistens unverdaute Stühle; Periode sehr stark; Kreuzschmerzen und Oberschenkelschmerzen im Sitzen, als wären diese Theile zerschlagen. Sie erhielt am obigen Tage, gleich nach dem Anfalle, eine Gabe CALC. 30°°, bekamm darauf andern Tages noch einen weit gelindern und kürzern Anfall, und dann keinen wieder. Auch befindet sie sich seitdem mit Ausnahme der Schwerhörigkeit fortwährend wohl [Im Jahre 1832, mithin vor der Periode, aus welcher diese Krankengeschichten entnommen sind, grassirten die Wechselfieber in dieser Gegend ungemein häufig, und vom Anfange März bis gegen Ende Mai war CALC. fast immer das Heilmittel, welches in einer einzigen Gabe half, wo nur im Froste schon der Durst gegenwärtig war. Vom Beginn des Junius an bis zum Herbste, wo die ungeheuersten Kopfschmerzen das Fieber begleiteten und besonders in der Hitze fürchterlich waren, war NAT-M. das Heilmittel.].[ACS 17 (1839) 3,71-72]

B. Sch. von H., ein Knäbchen von 2 1/2 Jahren, bekam nach den eingeimpften Kuhpocken, die sonst angeblich gut verlaufen waren, t ä g l i c h e Anfälle von heftigem F i e b e r , die früh eintraten, zwei bis zwei und eine halbe Stunde dauerten, und nun schon seit 8 Monaten keinem allopathischen Mittel auch nur im mindesten weichen wollten. Das Fieber gestaltet sich folgendermaßen: – es tritt sogleich Hitze ein, ohne vorgängigen Frost, mit starker Gesichtsröthe, viel Durst, besonders auf MILCH, heftigem Hunger und mit einem an Wahnsinn gränzenden Gemüthszustande voll Wuth und Eigensinn; nachher Schweiß, der sich auch die Nacht wiederholt. Dabei stest harter, aufgetriebener Unterleib und stete Verstopfung. – Am 1. Juli 1836 gab ich 2 Gaben CALC., jede zu 30°°, und eine Zwischengabe SULPH. 30°°, alle 8 Tage eine zu reichen. Schon nach den ersten Gaben trat sichtliche, bedeutende Besserung ein. Nach No. 2 (SULPH.) verschlimmerte sich das Uebel wieder; aber nach dem dritten Pulver verlor sich das Uebel in Zeit von 8 Tagen ganz, und seitdem ist der Knabe gesund und blühend.[ACS 17 (1839) 3,72]

F. S. aus O., eine Bauernfrau von 30 Jahren, hatte vor 2 1/2 Jahren mehre Monate lang gegen

Verifikationen und klinische Symptome

Verifikationen und klinische Symptome

Wechselfieber CHINA gebraucht, und als dieses endlich gewichen war, ein tägliches Fieber zurückbehalten, welches bloß aus Hitze mit Schweiß bestand, mit Durst, ungeheurer Angst und steter Neigung, sich zu entblößen. Außerdem hatte sie einen starken Kropf, welcher beständig mit JODIUM innerlich und äußerlich behandelt worden war. Auch SCHWEFEL-Bäder waren in der letzten Zeit gebraucht. – Am 5. Sept. 1836, wo sie bei mir war, erhielt sie von mir 2 Gaben CALC., jede zu 30°°, und eine Zwischengabe ARS. 30°°, um alle 8 Tage ein Pulver zunehmen. Das Fieber blieb darauf schon in den ersten Tagen aus, und nach 8 Wochen war auch der Kropf verschwunden.[ACS 17 (1839) 3,72-73]

H. H. von A., ein junger Mann von 29 Jahren, leidet seit 9 Monaten an Wechselfieber, erst Tertiana, nun Quotidiana, wogegen beständig allopathische Arzneien gebraucht sind, aber mit steter Verschlimmerung. Das Fieber gestaltet sich jetzt folgender Maaßen: – Morgens um 9 Uhr zuerst Ziehen in den Beinen und im Unterleibe, darauf Kälte vom Unterleibe in die Brust heraufziehend, ohne Durst, mit Schlummer; dann Hitze ohne Durst. Außerdem kann er kein BROD vertragen und muß besonders früh viel husten, mit süßlichem Auswurfe. – Am 17. Febr. 1837 gab ich 3 Gaben NUX-V. 30°°, 12°°und 4°°, und nach der ersten eine Gabe SULPH. 30°°, um alle 3 Tage eine zu nehmen. Die Nachricht vom 2. März lautete: daß nach dem ersten Pulver gleich das Fieber bedeutend an Stärke und Dauer abgenommen habe, nach dem folgenden aber nicht mehr. Das kalte Ziehen früh 9 Uhr in die Brust herein, so wie der Husten waren unverändert. Ich gab nun eine Gabe PHOS. 30°°, welche bis zum 10. März im Wesentlichen nichts besserte, aber die nun gereichte, einzige Gabe CALC. 30°° nahm das Fieber und sämmtliche andere Beschwerden, auch den Husten so vollkommen und dauerhaft fort, daß ihm seitdem nichts mehr fehlt.[ACS 17 (1839) 3,74]

Gemeinsames

Nervöse Angegriffenheit mit Kräftemangel und Mattigkeit.[VHA]

Große Fettigkeit und Dickwerden bei Kindern und Jünglingen.[VHA]

Heilungsbericht: *A .M.* in H., ein Mädchen von 19 Jahren, wünschte von ihrer übermäßigen Fettigkeit, die sie verunstaltete, befreit zu werden. Es ergab sich sonst noch: Schwere im Hinterkopfe; Brennen und Jucken in den Augenlidern; hier und da zuweilen etwas Ausschlag, und die Periode war noch gar nicht eingetreten. – Am 17. Dec. 1834 GRAPH. 30° besserte etwas, aber nur vorübergehend, und die Periode erschien noch nicht. Am 6. Jan. 1835 KALI-C. 30°° hatte gar keinen Erfolg. Am 7. Febr. CALC. 30°° brachte die Periode zum Vorschein, aber noch zu schwach, und besserte sichtlich die übergroße Fettigkeit. Nach SULPH. 60°° und 30°°, am 14. März gegeben, zeigte sich gar keine Wirkung, als etwas mehr Ausschlag, auch die Periode blieb wieder aus. Endlich am 20. April eine Gabe CALC. 30°° bewirkte vollständige und dauerhafte Heilung, und sie ist jetzt ein ganz gesundes und hübsch gewachsenes Mädchen.[ACS 17 (1839) 3,60-61]

Starke Abmagerung mit dickem Bauche bei gutem Appetite.[VHA]

Verkältlichkeit und Empfindlichkeit gegen kalte, feuchte LUFT.[VHA]

Säfteverlust der verschiedensten Art [...] unter welcher CALC., CARB-V., PH-AC., PULS., SEP. und STAPH. fast eben so oft zur Wahl kommen, als die CHINA, und ausser diesen steht uns noch eine lange Reihe von andern Arzneien zu Gebote, welche unter besonderen Umständen selbst noch vor den eben Genannten den Vorzug verdienen, je nachdem die individuellen Symptome dafür eine maassgebende Anzeige darbieten. [AHP (1863) 276-277]

Große VOLLBLÜTIGKEIT.[VHA]

Epileptische Anfälle.[VHA]

BELL. und CALC. im Wechsel bei Epilepsie.[Chargé, Bönn.]

Fallsuchtartige Anfälle.[KEU 12]

Muskelschlaffheit (mit Klopfen, Schneiden, Stechen u.s.w.) deutet auf CALC.; Muskelstraffheit (mit Spannen, Drücken, Kriebeln, Brennen, u.s.w.) auf CAUST.. – Dieser Gegensatz tritt oft nicht in der gehörigen Schärfe und Deutlichkeit hervor und bedarf daher noch der sonstigen anwesenden Zeichen zur Sicherung der Wahl. Dennoch wird man ihn in der Regel bestätigt sehen und sehr oft vortheilhaft zur Mitbenutzung bei der Mittelwahl finden.[AHZ 63 (1861) 87]

Verheben – Verstauchen

Leichtes Verheben.[VHA]

Kopfschmerz von Verheben und von Kopfanstrengung.[VHA]

Steifigkeit und Storren im Nacken von Verheben.[VHA]

Verstauchung nach jedem Verheben; der Kranke ist zu Verstauchungen geneigt, er versucht zu tun, was er kurz zuvor noch getan hat, ist jedoch schwächer und kann es nicht mehr tun (vergleiche RHUS-T.).[Br., Lippe]

Disposition zu Verstauchung beim Heben schwerer Lasten: RHUS-T. (vergleiche CALC.).[Br., Lippe]

Kreuz- und Rückenschmerz nach Verheben.[VHA]

Heilungsbericht: *Marie B.* hier, ein Dienstmädchen von 27 Jahren, litt schon seit 1 1/2 Jahren nach Verheben und schwer Tragen an folgenden Beschwerden: Brennen, Drücken und Stechen von der Mitte der Brust bis in zum Magen herab, von Aufstoßen gebessert. Stiche in der Milzgegend. Schwere im Magen und Empfindlichkeit desselben gegen jeden geringen Druck. Periode viel zu stark und 10 Tage dauernd, zu Anfange derselben jedesmal Kopfschmerzen, Uebelkeit, Erbrechen, Leib- und Kreuzschmerzen; vor und nach derselben etwas Weißfluß. Früher Ausschlag, der auch jetzt noch auf den Schulterblättern ziemlich stark ist. Oft Gefühl von Jucken und Kriebeln am Herzen. Von den mancherlei Arzneien, die bisher gebraucht waren, war nichts zu erfahren, indem die Rezepte verloren gegangen. – Am 2. März 1852 erhielt sie 1. SULPH. 200°, 2, 4. §., 3. CALC. 200°, alle 8 Tage (mit Ausschluß der Periode) ein Pulver zu nehmen. – Am 12. Apr. meldete sie sich wieder vollkommen hergestellt, und erhielt deshalb weiter nichts.[Vol. 81, S.260; AHZ 48 (1854) 53]

Halbseitig auftretende Beschwerden

Bei CALC. findet sich kaum jemals, bei CAUST. hingegen sehr oft halbseitiger Frost, Hitze oder Schweiss. – Diese Beobachtung deutet darauf hin, dass die halbseitigen Beschwerden, sobald sie mit Fiebererscheinungen verbunden auftreten, weit mehr dem CAUST. als der CALC. angemessen sind. Dahingegen entsprechen die fieberlosen halbseitigen Schmerzen allerdings sehr häufig und im vorzüglichen Grade der CALC., und zwar dann am Vorzüglichsten, wenn sie an der obern Körperhälfte mehr rechts, an der untern mehr links auftreten.[AHZ 63 (1861) 94]

Erneuerung und Verschlimmerung der Beschwerden von WASSER und Waschen.[VHA]

Heilungsbericht

Wilh. A., ein junger Landmann von 28 Jahren, war vor einem halben Jahre vom Wagen gefallen und zwar auf den Kopf, und litt seit der Zeit an heftigen Brustschmerzen, von jedem Druck auf die Brust, starker Anstrengung. Abends und Morgens bei beginnender Arbeit und im Stillliegen im Bette verschlimmert, bei langsamer Bewegung gelinder. – Seit 8 Jahren Husten, Morgens mit vielem süßlich schmeckenden Auswurfe. – Besonders in der Morgenzeit viel Schweiß bei der Arbeit, nicht im Bette. – Beständiger Schweiß der Füße. – Im Freien besseres Befinden. Gebraucht waren vielerlei, auch Hausmittel ohne Erfolg. – Am 20. Jan. 1852. 1. ARN. 200°, 2, 4. §., 3. PULS. 200°, alle 5 Abende ein Pulver zu nehmen. Am 9. Febr. war schon ansehnliche Besserung in allen Erscheinungen eingetreten, aber das Leiden noch nicht ganz gehoben. Daher nun: 1. CALC. 200°°. 2 – 4. §. Am 2. März war Alles geheilt, auch der Husten und seitdem ist Pat. wohl geblieben.[Vol. 81, S.151; AHZ 48 (1854) 52]

Besserung der Beschwerden

Schließen der Augen.[HA 34], [HA 68], [HA 79], [HA 81]

Berührung.[HA 43], [HA 84], [HA 123]

Drücken.[HA 123]

Reiben.[HA 120], [HA 123], [HA 131], [HA 135]

Reiben des leidenden Theiles bessert bei CALC., und verschlimmert bei CAUST.. – Diese beiden Unterschiede verdienen bei schwankender Wahl ebenfalls Beachtung, und sind oft so erheblich als charakteristisch.[AHZ 63 (1861) 87]

Kratzen.[HA 97], [HA 123], [HA 131], [HA 135]

Im Liegen.[HA 66], [HA 68], [HA 81]

Im ruhigen Liegen.[HA 65], [HA 123]

Im ruhigen Sitzen.[HA 126]

Liegen auf dem Rücken.[HA 79]

In der Wärme.[HA 79]

Bei trockner LUFT.[HA 131]

Bei trocknem Wetter.[HA 123]

In der warmen Stube.[HA 126]

Bewegung.[HA 84]

Von Aufrichten.[HA 79]

Der Kranke fühlt sich besser nach dem Frühstück, beim Aufstehen, beim Heraufziehen der Füße, beim Lösen enger Kleider, bei trockenem Wetter und mit dem Kopfe niederliegend. (Der BELL.- Kranke ist besser mit dem Kopfe hoch.)[Br., Lippe]

Der CALC.-Kranke kann warten, doch finden sich beide besser nach dem Frühstück; der

Verifikationen und klinische Symptome

PHOS.- Kranke kann das Frühstück nicht erwarten, es wird ihm beim Warten schwach.[Br., Lippe]

Verifikationen und klinische Symptome

Verschlimmerung der Beschwerden

Die Erhöhung der Beschwerden überhaupt erfolgt bei CALC. durchschnittlich Nachmitternacht und Morgens, bei CAUST. Abends bis Mitternacht.[AHZ 63 (1861) 86]

Beachte: Bei dieser Regel ist lediglich die Tageszeit im Auge zu behalten, nicht aber dasjenige, was sonst in diesen Stunden vorkommen und ändernden Einfluss üben kann. Dahin gehört insbesondere der Schlaf und das Erwachen aus demselben, welches bei beiden eine Erhöhung verursacht, es mag nun dies vor oder nach Mitternacht stattgefunden haben. Beim Erwachen aus dem Mittagsschlafe sind indessen die Beschwerden von CAUST. mehr erhöht, als die von CALC., und andrerseits sind viele Zufälle Morgens beim Erwachen und Abends vor dem Einschlafen bei der CALC. überwiegend.[AHZ 63 (1861) 86]

Abends.[HA 126], [HA 131]

Abends und Nachts.[KEU 12]

Gegen Abend.[HA 103]

Abends beim Warmwerden im Bette.[HA 115]

Früh.[HA 66]

Früh beim Aufstehen aus dem Bette.[HA 68]

Beim ○ Voll-MONDE.[ACS 17 (1839) 3,49], [HA 98]

Witterungswechsel verschlimmert.[HA 119]

Freie, besonders NASSKALTE LUFT.[KEU 12]

Empfindlichkeit gegen kalte FEUCHTE LUFT.[HA 34]

NASSKALTE LUFT.[HA 120]

In kalter LUFT.[HA 126]

In freier, besonders FEUCHTER LUFT.[HA 123]

In der freien, besonders FEUCHTEN und ZUGLUFT.[HA 103]

NASSWERDEN.[KEU 12]

NASSEM Wetter.[HA 131], [HA 135]

Nachtheil von WASSER und Waschen.[HA 34]

Waschen.[KEU 12], [HA 123], [HA 131]

Baden.[KEU 12]

BEFEUCHTUNG.[HA 120]

BEFEUCHTUNG, Waschen, NÄSSE, selbst NASSKALTES Wetter verschlimmern die Beschwerden von CALC., dagegen trockne LUFT und Trockenheit überhaupt die von CAUST..[AHZ 63 (1861) 87]

Beachte: Wenn in oben erwähnter Weise durch Trinken von kaltem WASSER noch mehrere andere Beschwerden, die hier alle nicht aufgezählt werden können, sich bei der CALC. verschlimmern und beim CAUST. bessern, so stimmt dies vollkommen überein mit dem Einflusse der äussern Nässe. Diese constanten Unterschiede finden wir demnach im Verhalten der beiden hier in Rede stehenden Mittel für die sogenannten rheumatischen und gichtischen Beschwerden, wie sie nicht selten vorkommen. Viele derselben, welche in Folge von Durchnässung entstanden sind und dem Charakter des RHUS-T. nicht entsprechen, eignen sich daher für CALC.; wogegen andere, durch Kaltwerden bei trocknem Wetter entstandene im CAUST. ihr Heilmittel finden.[AHZ 63 (1861) 87]

Erneuerung und Verschlimmerung der Beschwerden von WASSER und Waschen.[VHA]

Bewegung.[HA 66], [HA 79]

Bei der geringsten Bewegung.[HA 126]

Beachte: Fortgesetzte Bewegung verschlimmert bei CALC. und bessert bei CAUST. – Indessen kann dieses Zeichen leicht trügen, wenn man es verabsäumt nachzuforschen, ob diese Bewegung zugleich mit Anstrengung verbunden ist, wo dann oft das Gegentheil stattfindet. Dadurch wird dann diese Anzeige oft zweideutig und unzuverlässig.[AHZ 63 (1861) 86]

Bewegung des Unterkiefers.[HA 84]

Gehen.[HA 78]

Gehen im Freien.[HA 43], [HA 47]

Nach dem Gehen im Freien.[HA 68]

Im Freien.[HA 66], [HA 81]

Im Stehen.[HA 84]

Seitenlage verschlimmert bei CALC., Rückenlage hingegen bei CAUST.. – Auch aus diesen charakteristischen Zeichen kann man bei der Behandlung eines rheumatischen und gichtischen Kranken erheblichen Vortheil ziehen, wenn derselbe bettlägerig ist und daher andere Merkmale fehlen. Man findet dabei gewöhnlich, dass die CALC.-Kranken auf dem Rücken, die CAUST.-Kranken auf der Seite liegen, weil sie da weniger von Schmerzen gefoltert werden.[AHZ 63 (1861) 87]

Nüchtern befindet sich der CALCAREA-Kranke schlimmer, der CAUSTICUM-Kranke besser. – Auch dieses, sich sehr oft mit grosser Entschiedenheit aussprechende Symptom dient in manchen Fällen zur Sicherung der Wahl, und zwar am Meisten bei den Unterleibskranken, von welchen unter Nr. 2 die Rede war. Gewöhnlich bestätigen sich diese Zeichen durch ihre Gegensätze und bieten dann eine grosse Wichtigkeit und Zuverlässigkeit. Wir sehen hier denselben Gegensatz, wie bei SEP. und SIL., wovon die erste in dieser Beziehung mit CALC., die zweite mit CAUST. in Uebereinstimmung steht, und woher es wohl kommen mag, dass wegen der mindern Aehnlichkeit SIL. öfters nach CALC. und SEP. nach CAUST. wohlthätig wirkt.[AHZ 63 (1861) 93-94]

Essen.[KEU 12]

Mittags nach dem Essen.[HA 68]

Geistige Getränke.[HA 40], [HA 65]

WASSER-Trinken.[KEU 12]

WASSER-Trinken verschlimmert bei CALC. und bessert bei CAUST..[AHZ 63 (1861) 86]

Dieser erst seit ein Paar Jahren von uns als konstant beobachtete Unterschiede in der Wirkung der CALC. (Verschlimmerung von Trinken) und CAUST. (Besserung davon) beweisst (ausser manchem Andern), dass beide Mittel keineswegs identisch sind, wie Einige haben behaupten wollen.[AHP 200]

Beachte: Die in diesen wenigen Worten ausgesprochene Verschiedenheit in der Charakteristik dieser beiden Arzneien ist von weit grösserer Erheblichkeit, als man beim ersten Anblicke glauben sollte. Um dies deutlicher zu beweisen, mögen hier ein Paar Beispiele folgen. – Man weiss, welchen Nutzen beide Mittel bei vielen Arten von Fallsucht gewähren, ohne dass sonst durchgreifende und sichere Zeichen bekannt wären, um unter ihnen eine sichere Wahl zu treffen. Der Versuch mit einem Trunke WASSER bei Annäherung der Anfälle reicht oft dazu hin. Wenn nämlich, bei sonstiger Angemessenheit beider Mittel, dadurch der Ausbruch beschleunigt wird, so ist CALC., wenn er aber dadurch niedergehalten wird, CAUST. das sicher hilfreiche. Man findet viele Fallsüchtige, denen es bekannt ist, dass ein Trunk kalten WASSERS den nahenden Anfall zurückdrängt und für kurze Zeit beseitigt, oder einen solchen beschleunigt. Wo dieser Versuch noch nicht gemacht ist, kann er leicht, und ohne alle Gefahr für den Kranken absichtlich angestellt werden. – Eine ähnliche nützliche Anwendung kann man von diesem Zeichen bei manchem Magenkrämpfen machen; vorzüglich bei solchen, wobei der Plexus solaris eine erhebliche Rolle spielt. Bei dieser Art Leiden, die gewöhnlich in hohem Grade auch Geist und Gemüth afficiren, sind (ausser LYC.) diese beiden Heilmittel unter Allen wohl die hilfreichsten, wenn sie richtig gewählt sind. Und auch hier beseitigt der Erfolg vom Trinken jeden Zweifel.[AHZ 63 (1861) 86]

Sprechen.[KEU 12]

Anstrengung.[HA 79]

Äußerem Druck.[HA 43], [HA 78]

Aeusserer Druck verschlimmert bei CALC., und bessert bei CAUST..[AHZ 63 (1861) 87]

Berührung.[HA 135]

Feste Kleider auf dem Magen unerträglich.[KEU 12]

Nach dem Niederlegen.[KEU 12]

Im Schlafe.[KEU 12]

Beim Warmwerden im Bette.[HA 103]

Geistesanstrengung.[HA 40], [HA 34]

Kopfanstrengung.[HA 47], [HA 65]

Bücken.[HA 29], [HA 34], [HA 43], [HA 47], [HA 81]

Hochsteigen.[HA 29]

In die Höhe sehen.[HA 29]

Konkordanzen

Verschlimmerung nach der Zeit: Ars., Aur., Carb-v., Croc., Ign., Kali-n., Nat-m., Nux-v., Phos., Rhus-t., Squil. [PB]

Verschlimmerung nach Lage und Umständen: Am-c., Anac., Ars., Bell., Bry., Caps., Carb-v., Caust., Cham., Chin., Con., Croc., Graph., Ign., Jod., Kali-c., *Lyc.*, Merc., Nat-c., Nat-m., Nux-m., Nux-v., Phos., Ph-ac., Plat., *Puls.*, Rhus-t., Sabad., Sel., *Sep.*, Sil., Spig., Stann., Staph., *Sulph.*[PB]

Verifikationen und klinische Symptome

Arzneiverwandtschaften von Calcarea carbonica

Alum., Ambr., A n a c ., Ant-c., (Arn.), A r s ., B e l l ., B i s m ., (Bry.), Carb-an., Carb-v., Caust., (Cham.), C h i n ., Cina, (Con.), G r a p h ., (Ign.), Ip., Kali-c., K a l i - n ., L y c ., Mag-c., M a g - m ., Mang., M e r c ., Mur-ac., (Nat-m.), N i t - a c ., N u x - v ., Petr., P h o s ., Puls., Rhod., Sep., S i l ., Squil., S u l p h . [VHA]

Acon., Anac., Ant-c., Arn., A r s ., Asaf., Aur., *Bell.*, B r y ., Caps., Carb-v., Caust., Cham., C h i n ., Clem., Cocc., C o n ., Croc., Dulc., G r a p h ., Hep., Hyos., I g n ., K a l i - c ., *Lyc., Merc.*, Mez., N a t - c ., N a t - m ., N i t - a c ., *Nux-v.*, Petr., *Phos.*, Ph-ac., *P u l s ., Rhus-t.*, Sel., *S e p ., Sil.*, Spig., Spong., Stann., S t a p h ., Stram., *S u l p h .*, Verat., Zinc. [PB]

A g n ., *A g a r .*, A l u m ., *Ambr., Am-c.*, A n a c ., A n g ., A r s ., A u r ., B a r - c ., *B e l l ., B i s m ., Bor., Bry., Cann-s.*, C a u s t ., C h e l ., *Chin., Cocc.*, C u p r ., *Fl-ac.*, G r a p h ., I g n ., J o d ., *I p ., Kali-c.*, K a l i - n ., *L y c ., Mag-m.*, M e n y ., M e r c ., *N a t - c ., N i t - a c ., N u x - v ., Petr., Phos., Ph-ac., P u l s .*, *Rhus-t.*, S a - b i n ., S a r s ., *Sel., Sep., S i l ., S u l p h .*, V e r a t . [KV]

CALC. und CAUST., [...] zweier mehr verwandter Schwesterarzneien.[AHZ 63 (1861) 86]

Antidote von Calcarea carbonica: Bry., Camph., Chin., Coff., *Nit-ac.*, N u x - v ., Nux-v.[Br., Lippe], Sulph. – Spir. nitr. dulc.

Wenn vorher gereichte SALPETERSÄURE, obgleich anscheinend passend gewählt, doch einigermassen ungünstig wirkte, dann ist gewöhnlich die KALKERDE mit Vortheil anzuwenden, so wie auch ungünstige Wirkung der obschon anscheinend homöopathisch gewählten KALKERDE durch nachgängig gereichte SALPETERSÄURE wieder aufgehoben und in eine wohlthätigere verwandelt wird.[CK 2, 312]

Vorzüglich wird durch KALKERDE erregte Uebelkeit von Riechen an hoch potenzirte SALPETERSÄURE, so wie auch andre Beschwerden von Gebrauch der KALKERDE durch Riechen an versüsste SALPETERSÄURE fast specifisch und weit erfolgreicher aufgehoben werden, als durch Riechen an KAMPHER. Es giebt jedoch Beschwerden, die die homöopathische Anwendung des Riechens an KRÄHENAUGEN zu ihrer Tilgung verlangen.[CK 2, 312]

Camph., Spir. nitr. dulc. [SRA]

Bry., Camph., Chin., *Nit-ac.*, N u x - v ., Sulph. – Spir. nitr. dulc. [PB]

F. W., ein Kind von 1 1/2 Jahren, welches noch von der Mutter, die viel KAFFEE und FLIEDER-Thee getrunken hat, gestillt wird, leidet an einem entzündeten Knoten an dem untern, rechten Augenlide, welcher schon die Dicke einer gelben Erbse hat. Sonst ist es gesund, nur etwas aufgedunsen und zu Schweiß geneigt. – Die erste, am 11. April 1835 gereichte Dosis CALC. 30°°, wurde durch das KAFFEE-Trinken der Mutter aufgehoben und der Knoten hatte bis zum 2. März an Größe und verdächtigem Aussehen zugenommen. Eine zweite, nun gereichte Gabe CALC. 30°°, wobei die Mutter ernstlich ermahnt wurde, den KAFFEE zu meiden, brachte schon nach wenigen Tagen Besserung und nach 3 Wochen war dieser Knoten, ohne in Eiterung übergegangen zu sein, spurlos verschwunden.[ACS 17 (1838) 1, 14]

Endlich, am 9. Juli 1836, reichte ich eine Gabe CALC. 30°°, welche das Herzklopfen schon am ersten Tage ungemein verschlimmerte, so daß ich durch Riechen an BRY. 30 die allzu heftige Wirkung derselben mäßigen mußte, was auch geschah, und wonach es mit dem Herzklopfen bis zum 5. Aug. viel besser wurde.[ACS 17 (1839) 3, 15-17]

Kranke, die mit großen Dosen von Arzneimitteln behandelt wurden, oder die viel ARS., SULPH., PLB., CALC. einnahmen, oder viel ZWIEBELN, GEWÜRZE oder INGWER genossen haben, sollten zuerst NUX-V. erhalten.[Br., Lippe]

Calcarea carbonica ist Antidot von: Am-c., Bism., Chin., Dig., Merc.

Dr. K. aus E., Kind von 1 1/2 Jahren bekam in den ersten Monaten seines Lebens Kopfausschlag, welcher verschmiert wurde, darauf ein Fieber, welches die Mutter als eine Art von Wechselfieber beschrieb und durch CHINA unterdrückt wurde. Dennoch trat eine heftige A u g e n e n t z ü n d u n g auf, mit Röthe der ganzen Augäpfel und großer LICHTSCHEU. Dabei rothe Flecke über den ganzen Körper, nächtliche Schlaflosigkeit bei steter Schläfrigkeit und, wie es schien, öfteren heftigen Ohrenschmerzen. – Zwei, am 5. Aug. 1835 gereichte Gaben BELL. 30°°, und eine Gabe SULPH. 30°° dazwischen, alle 8 Tage eine zu geben, besserten das Allgemeinbefinden und tilgten die rothen Flecken nebst den Schlafbeschwerden, ließen aber das Augenleiden und die Ohrenschmerzen unverändert. Eine, am 8. Sept. darauf gegebene Gabe CALC. 30°° nahm bald die letzteren weg, und stellte das Kind ohne fernere Arznei dauerhaft wieder her.[ACS 17 (1838) 1, 16]

Zahlreiche andere Heilungen von Augenentzündungen, bald nach, mit MERC. verschmierter Krätze ent-

Verifikationen und klinische Symptome

standen, die ihr spezifisches Heilmittel in der CALC. fanden, übergehe ich hier, bemerke aber, daß in diesen Fällen durchgängig der Erfolg am günstigsten ausfiel, wenn Schwerhörigkeit mit dem Augenleiden zugleich aufgetreten war.[ACS 17 (1838) 1, 20]

Endlich, am 9. Juli 1836, reichte ich eine Gabe CALC. 30°°, welche das Herzklopfen schon am ersten Tage ungemein verschlimmerte, so daß ich durch Riechen an BRY. 30 die allzu heftige Wirkung derselben mäßigen mußte, was auch geschah, und wonach es mit dem Herzklopfen bis zum 5. Aug. viel besser wurde. Da nun aber die Wirkung beendigt zu sein schien, gab ich wieder CALC. 30°, welche, ohne starke Erstwirkung, bis zum 3. Sept. Besserung brachte. Auch eine dritte Gabe CALC. 30°°, welche nun gegeben wurde, so wie eine vierte Gabe CALC. 24°°°, am 31. Oct. gegebene, besserten noch, aber immer schwächer, so daß ich von nun an dieses Mittel stets nur im Wechsel mit NIT-AC. 30°° reiche, und dann von beiden jedesmal, aber freilich nur für einige Wochen, die erwünschte Wirkung sehe. – So viel ich weiß, ist bis jetzt weder CALC. noch NIT-AC. als Gegenmittel gegen solche FINGERHUT-Wirkungen angewendet.[ACS 17 (1839) 3, 15-17]

Calcarea carbonica ist Folgemittel von: Ars., Bell., Bry., Caust., Hell., Ip., Lyc., Merc., Nit-ac., Nux-v., Phos., Rhod., Sep., Sil., Sulph., Sulph-ac.

Wenn vorher gereichte SALPETERSÄURE, obgleich anscheinend passend gewählt, doch einigermassen ungünstig wirkte, dann ist gewöhnlich die KALKERDE mit Vortheil anzuwenden, so wie auch ungünstige Wirkung der obschon anscheinend homöopathisch gewählten KALKERDE durch nachgängig gereichte SALPETERSÄURE wieder aufgehoben und in eine wohlthätigere verwandelt wird.[Hahnemann, CK 2, 312]

Oefterer ist der Gebrauch der KALKERDE nach Anwendung des SCHWEFELS dienlich, und wenn die Pupillen sehr zur Erweiterung geneigt sind.[Hahnemann, CK 2, 312]

Nach SULPH. oder NIT-AC. vorzüglich wirksam.[SRA]

[...daß] ich sehr oft von CALC. n a c h LYC. die ausgezeichnetste Wirkung gesehen habe, wenn der Symptomen-Komplex sich anfangs so gestaltete, daß LYC. den Vorzug verdiente und nach verflossener Wirkungsdauer desselben CALC. dem Reste der Krankheit noch entsprach, was freilich nicht immer der Fall ist. Auch im Archiv d. h. H. [ACS] sind m e h r e Fälle mitgetheilt, wo CALC. nach LYC. überaus wohltätig wirkte, so wie andere, wo LYC. nach CALC. Nachtheil brachte.[VHA 4]

Eine am 6. März 1863 gereichte Gabe SULPH. 60°°, und 8 Tage darauf eine Gabe CALC. 30° nahm binnen 3 Wochen alles fort, ohne bis heute wiederzukehren.[ACS 17 (1838)1, 5-6]

(Die Augenlider blieben fortwährend gut, und nur 2 Jahre später zeigte sich Kyphosis, welche in 3 Monaten durch SULPH., CALC. und SIL.,von jedem eine Gabe 30°°, ebenfalls geheilt wurde).[ACS 17 (1838) 1, 15]

Am 31. Okt. 1835 erhielt er drei Gaben SULPH. 30°°, alle 14 Tage eine zu nehmen, wonach Ausschlag und einige Besserung erfolgte. Eine am 5. Dez. darauf gereichte Gabe CALC. 20°°, nahm alle Beschwerden bald und dauerhaft fort, selbst die alte Schwerhörigkeit des rechten Ohres.[ACS 17 (1838) 1, 33]

Am 16. März 1836 eine Gabe SULPH. 30°° und am 1. April darauf eine Gabe CALC. 30°° hoben beides bis gegen Ende des letzten Monats dauerhaft.[ACS 17 (1838) 1, 36]

Eine am 15. Juli gereichte Gabe RHOD. 30°°, wegen heftiger Gliederschmerzen bei Gewittern, worüber sie früher nicht geklagt hatte, nahm diese fort, änderte aber sonst nichts. Darauf am 6. Aug. eine Gabe CALC. 30°° tilgte dauerhaft das ganze Halsübel in 4 Wochen.[ACS 17 (1838) 1, 47]

SULPH-AC. 6°°° besserte den SAUREN Geschmack des Erbrochenen, ohne das Erbrechen zu heben. Am 6. Febr. 1836 eine Gabe CALC. 30°° beseitigte alles dauerhaft nach einigen Tagen.[ACS 17 (1838) 1, 49]

Am 26. März 1836 gab ich ihr eine Gabe NUX-V. 30°° mit einigem, aber nur vorübergehenden Erfolge, und 14 Tage später eine Gabe CALC. 30°°, worauf sie nach 5 Wochen über nichts mehr zu klagen hatte und bis heute gesund blieb.[ACS 17 (1838) 1, 50]

Am 28. März 1836 erhielt er von mir eine Gabe SULPH. 60°° und 5 Tage darauf eine Gabe CALC. 30°°, welche alles dauerhaft tilgte.[ACS 17 (1838) 1, 51]

Am 31. Okt. 1835 gab ich ihr eine Gabe SULPH. 30°° und 8 Tage darauf eine Gabe CALC. 30°°, welche in wenigen Tagen alle Beschwerden so vollkommen beseitigten, daß ich das Kind, welches ich ein Jahr später zufällig wiedersah, nicht wieder erkannte. Sie ist bis heute gesund geblieben.[ACS 17 (1838) 1, 56-57]

Am 27. Dec. 1835 gab ich eine Gabe SULPH. 60°° und eine Gabe CALC. 30°°, diese 8 Tage später zu nehmen, und weiter war nichts zu seiner vollständigen und dauerhaften Herstellung erforderlich.[ACS 17 (1838) 1, 58]

Am 7. Aug. 1836 eine Gabe SULPH. 60°° und 8 Tage später eine Gabe CALC. 30°° beseitigten beides dauerhaft.[ACS 17 (1838) 1, 58]

Am 4. April 1836 zwei Gaben SULPH., die erste zu 60°°, die zweite 8 Tage später zu nehmen, zu 30°°, brachte den Ausschlag in geringem Grade wieder hervor, aber der Mastdarmvorfall blieb unverändert. Am 1. May 1836 eine Gabe CALC. 30°°, hob beide Uebel dauerhaft in nicht völlig 3 Wochen.[ACS 17 (1838) 1, 58-59]

Am 31. März 1836 erhielt er zuerst eine Gabe SEP. 30°° mit einigem, aber nicht dauernden Erfolge. Auf SULPH. 60°°, welches er am 1. May erhielt, besserten sich die Harnbeschwerden, aber es erschien ein grauweißer Durchfall, wogegen er am 21. May eine Gabe MERC. 30°° erhielt, wonach der Stuhl wieder natürlich wurde, aber die Harnbeschwerden wieder eintraten. Am 27. May, eine Gabe CALC. 30°°, beseitigte in 3 Wochen alle Beschwerden dauerhaft.[ACS 17 (1838) 1, 59-60]

Am 8. Febr. 1836 erhielt das Kind zuerst SULPH. 30°°, wonach ein allgemeiner Ausschlag hervorkam, ohne sonst etwas zu bessern. Am 28. Febr. 1836 eine Gabe CALC. 30°° beseitigte alles in 3 Wochen, und zwar zuerst die Geschwürigkeit der Schaamlefzen. Seitdem ist das Kind gesund geblieben.[ACS 17 (1838) 1, 61-62]

Am 12. Oct. ARS. 30°, worauf die Periode eintrat, aber mit den früheren Beschwerden, und nun n a c h h e r a u c h n o c h a n h a l t e n d e r W e i ß f l u ß . Eine am 24. Nov. 1835 gereichte Gabe CALC. 30°°° brachte die Regel ganz in Ordnung, und beseitigte dauerhaft alle damit in Verbindung stehenden Beschwerden.[ACS 17 (1838) 1, 63]

Am obigen Tage gab ich ihr eine Gabe NUX-V. 30° und eine Gabe SEP. 30°°, letzere 8 Tage später zu nehmen, worauf sich bis zum 23. Januar 1836 alle obige Beschwerden verloren hatten, nun aber ein, an B L U T F L U ß g r ä n z e n d e r M o n a t s f l u ß sich eingestellt hatte, welcher jetzt in 3 Wochen zum zweiten Male wiedergekehrt war. Eine Gabe CALC. 30°° heilte diese Beschwerden schnell und dauerhaft.[ACS 17 (1838) 1, 63-64]

Ich gab nun eine Gabe SULPH. 60°° und 8 Tage später eine Gabe CALC. 30°°, worauf in 3 Wochen alle Beschwerden dauerhaft gewichen waren.[ACS 17 (1838) 1, 64]

Am 25. Jan. erhielt sie von mir eine Gabe SULPH. 30°° und 8 Tage später, als gerade die Periode, die wieder eben so langegedauert, aufgehört hatte, eine Gabe CALC. 30°°, worauf sich beiderlei Beschwerden dauerhaft verloren.[ACS 17 (1838) 1, 64-65]

[*C. P.* von L.] war eine KAFFEE-Trinkerin und erhielt daher zuerst, am 24. Febr. 1836, eine Gabe NUX-V. 30°° und 14 Tage darauf eine Gabe CALC. 30°°, wovon sie in 4 Wochen ihre frühere Gesundheit wieder erhielt und bis jetzt, bei fortdauernder Vermeidung des KAFFEES, ganz gesund blieb.[ACS 17 (1838) 1, 65]

Eine am 16. April 1836 gereichte Gabe SULPH. 30°° brachte im Wesentlichen keine Besserung hervor, nur verlor sich darauf der faule Geschmack. Am 5. Mai 1836 gab ich eine Gabe CALC. 30°°, worauf schon in 8 Tagen die Periode sich wieder zeigte und nach 5 Wochen alle Beschwerden dauerhaft gewichen waren.[ACS 17 (1838) 1, 65-66]

[I]ch gab ihr daher eine Gabe SULPH. 30° und eine Gabe CALC. 30°°, letztere 8 Tage später zu nehmen, welches zur Folge hatte, daß nach 14 Tagen die Periode eintrat, der Verdacht der Eltern verschwand und das Mädchen seitdem ganz gesund blieb.[ACS 17 (1838) 1, 66]

Am 10. Febr. 1836 erhielt sie von mir eine Gabe SULPH. 30°° und 14 Tage später eine Gabe CALC. 30°°, wonach bis gegen Ende März sämmtliche Beschwerden in dem Maaße abgenommen hatten, daß Patientin, um den KAFFEE nicht länger entbehren zu müssen, vorerst aufzuhören versuchte, mit dem Vorbehalt jedoch, sich wieder zu melden, sobald die Beschwerden wieder zunähmen, was aber bis heute nicht geschehen ist.[ACS 17 (1839) 3, 3]

Daher säumte ich nicht, am 4. Okt. eine Gabe SULPH. 60°° und 5 Tage später eine Gabe CALC. 30°° zu reichen, welche letztere bis zum 4. Dez. alles, bis auf etwas Durst und schnell vergehenden Appetit beim Essen, tilgte, so daß zur Fortschaffung dieses letzten Restes nur noch eine Gabe LYC. 30°° nöthig war. Seit der Zeit hat sich die *C. L.* beständig des besten Wohlseins erfreut.[ACS 17 (1839) 3, 3-4]

Da nun die Bruchbeschwerden noch unverändert waren, der Hustenauswurf einen süßlichen Geschmack angenommen und der Brustschmerz beim Husten stechend geworden war, reichte ich am 2. Jan. 1836 eine Gabe NUX-V. 30°°, welche in der That den Bruch vollkommen heilte aber auf den Husten nur geringe Wirkung hatte. Ich ließ daher am 6. Febr. 1836 eine Gabe SULPH. 60°°, und drei Tage später eine Gabe CALC. 30°° nehmen, welche letztere bis gegen die Mitte des Monats März alle Krankheits-Symptome tilgte und ein Wohlbefinden herbeiführte, welches bis jetzt noch nicht wieder getrübt wurde.[ACS 17 (1839) 3, 4-5]

Ich reichte nun eine Gabe SULPH. 30°° und 8 Tage darauf eine Gabe CALC. 30°° welche bis Ende April völlige und dauerhafte Genesung brachte, so daß weiter keine Arznei erforderlich war.[ACS 17 (1839) 3, 6]

G. v. d. L. [...] Mutter mehrer gesunder Kinder, suchte am 28. Febr. 1836 bei mir Hülfe gegen chronische Entzündung der Augen, mit Röthe der Augäpfel und Stechen und Jucken darin, bei großer LICHTSCHEU, wovon sie durch eine Gabe SULPH. 60°° und 48 Stunden später eine Gabe BELL. 30°° in 6 Tagen befreit war. Sie kam nun, nach so erfreulichem Erfolge, nach 8 Tagen wieder, und bat mich, sie von ihrem, schon lange bestandenen H u s t e n auch zu befreien. Dieser trat am heftigsten früh auf, mir geringem Auswurfe SALZIGEN Geschmacks und begleitet von WÄSSERIGEM Erbrechen. Eine einzige Gabe CALC. 30°° nahm auch diese Beschwerden in Zeit von 3 Wochen völlig und dauerhaft fort.[ACS 17 (1839) 3, 5-6]

Ich gab nun zuerst eine Gabe SULPH. 30°° sogleich, und dann alle 14 Tage eine Gabe CALC. – PHOS. – CALC., jede zu 30°°, worauf bis gegen Ende August obige Beschwerden, bis auf die (wohl unheilbare) Schwachsinnigkeit, sämmtlich gewichen waren und in Betreff seines körperlichen Befindens dem Patienten nichts zu wünschen übrig blieb.[ACS 17 (1839) 3, 6-7]

Er erhielt sogleich von mir eine Gabe SULPH. 30°° und eine Gabe CALC. 30°°, letztere nach 14 Tagen zu nehmen, worauf sich alle Beschwerden, auch die Engbrüstigkeit und die periodische Geschwulst der Unterkieferdrüsen, so vollständig verloren, daß ihm bis heute nichts mehr fehlt.[ACS 17 (1839) 3, 8-9]

[I]ch schickte ihr an demselben Tage eine Gabe SULPH. 30°° und eine Gabe CALC. 30°°, letztere 14 Tage nach der ersten zu nehmen und mir nach vier Wochen weitere Nachricht zu geben. Es verflossen aber über zwei Monate, bevor ich diese erhielt, wo sie sich ganz hergestellt fühlte und es, ohne weitere Arznei, geblieben ist.[ACS 17 (1839) 3, 9-10]

Eine Gabe IGN. 30°° nahm in acht Tagen die schneidenden Schmerzen fort, ließ aber den Husten unverändert. Er erhielt nun von mir eine Gabe SULPH. 60°° und vier Tage darauf eine Gabe CALC. 30°°, welche auch in 8 Tagen den Husten tilgte und den Stuhlgang in Ordnung brachte, so daß weiter nichts nöthig war.[ACS 17 (1839) 3, 10]

In Betracht, daß sie weit von mir entfernt wohnte, erhielt sie am 11. Juni 1836 eine Gabe SULPH. 30°°, eine Gabe CALC. 30°°, und eine Gabe LYC. 30°°, alle vierzehn Tage in dieser Reihe ein Pulver zu nehmen, wenn es sich aber nach dem zweiten Pulver (CALC.) bedeutend besserte, das dritte nicht eher zu nehmen, bis keine Besserung weiter erfolgte, und mir dann zuvor Nachricht zu geben. Nach sechs Wochen erhielt ich Nachricht, welche meine Erwartung übertraf, denn sie war ganz gesund geworden, und weil nichts Krankhaftesmehr aufzufinden war, wurde LYC. nicht genommen und auch später nichts mehr nöthig.[ACS 17 (1839) 3, 10-11]

Ich reichte ihm sogleich eine Gabe PULS. 30°°° und 3 Tage darauf eine Gabe LYC. 30°°, wonach bis zum 13. Aug. die Schwerathmigkeit gehoben und die Geschwulst weicher und etwas kleiner geworden war. Nun CALC. 30°° in einer Gabe, welche ganz auffallend die Geschwulst verminderte und den Schweiß fortnahm, bis er sich verleiten ließ, gegen eine durch Erkältung entstandene Augenentzündung Augen-WASSER zu brauchen, worauf die Augen nicht besser wurden, die sonstige Besserung sofort stille stand, und nun ein Husten mit vielem Auswurf eintrat, welcher eine Gabe PHOS. 30°° forderte und davon auch, sammt dem Augenübel, in 8 Tagen gehoben war. Er erhielt nun wieder abwechselnd CALC. 30°° und LYC. 30°°, alle Tage eine Gabe, und bis zum 3. Dec. war alles Krankhafte dauerhaft verschwunden.[ACS 17 (1839) 3, 14-15]

Am 4. Dec. 1836 reichte ich zuerst eine Gabe ARS. 30° und eine Gabe SULPH. 30°°, diese nach 8 Tagen zu nehmen, wonach sich bloß das Allgemeinbefinden besserte, im Wesentlichen aber keine Veränderung zu bemerken war. Am 4. Jan. 1837, gab ich eine Gabe CALC. 30°° und eine Gabe LYC. 30°°, alle 14 Tage eine zu nehmen, wonach sehr auffallende Besserung erfolgte, so daß am 6. Febr. der Hals weniger schief und weit beweglicher geworden war.[ACS 17 (1839) 3, 15]

Nun waren aber zwei alte Narben wieder aufgebrochen, weshalb ich 2 Gaben SIL. 30°° und eine Zwischengabe SEP. 30°°, alle 8 Tage eine zu nehmen, reichte, welche die Geschwüre heilen ließen, aber sonst nichts besserten. Am 3. April zeigte sie sich wieder, wo ich zwei Gaben CALC. 30°° und eine Zwischengabe CUPR. 30°° gab, welche das ganze Uebel, bis auf die entstandenen Narben am Halse und auf der Brust, völlig beseitigten.[ACS 17 (1839) 3, 15]

Endlich, am 9. Juli 1836, reichte ich eine Gabe CALC. 30°°, welche das Herzklopfen schon am ersten Tage ungemein verschlimmerte, so daß ich durch Riechen an BRY. 30 die allzu heftige Wirkung derselben mäßigen mußte, was auch geschah, und wonach es mit dem Herzklopfen bis zum 5. Aug. viel besser wurde. Da nun aber die Wirkung beendigt zu sein schien, gab ich wieder CALC. 30°, welche, ohne starke Erstwirkung, bis zum 3. Sept. Besserung brachte. Auch eine dritte Gabe CALC. 30°°, welche nun gegeben wurde, so wie eine vierte Gabe CALC. 24°°°, am 31. Oct. gegebene, besserten noch, aber immer schwächer, so daß ich von nun an dieses Mittel stets nur im Wechsel mit NIT-AC. 30°° reiche, und dann von beiden jedesmal, aber freilich nur für einige Wochen, die erwünschte Wirkung sehe. – So viel ich weiß, ist bis jetzt weder CALC. noch NIT-AC. als Gegenmittel gegen solche FINGER-HUT-Wirkungen angewendet.[ACS 17 (1839) 3, 15-17]

Vierzehn Tage später war sie wieder da mit ihren alten Leiden, und ich gab nun eine Gabe SULPH. 60°°° und eine Gabe CALC. 30°°, diese 8 Tage später zu nehmen, worauf in Zeit von fünf Wochen sich sämmtliche Beschwerden verloren, und die Frau bis wenigstens vor etwa 14 Tagen, wo eine Nachbarin bei mir war, ganz gesund blieb.[ACS 17 (1839) 3, 17]

Ich reichte daher nun eine Gabe SULPH. 30°° und, acht Tage darauf zu nehmen, eine Gabe CALC. 30°°, welche den Rest dauerhaft fornahm, so daß weiter nichts mehr nöthig war.[ACS 17 (1839) 3, 17-18]

Ich gab ihr sogleich eine Gabe SULPH. 30°° und 8 Tage später eine zweite Gabe SULPH. 0°°, welche bei-

Verifikationen und klinische Symptome

Verifikationen und klinische Symptome

de im Wesentlichen nichts besserten. Am 15. Sept. eine Gabe CALC. 30°°, welche so wohlthätig wirkte, daß bis Ende Oct. alle obige Beschwerden verschwunden waren und Patientin bis jetzt gesund blieb.[ACS 17 (1839) 3, 18]

Am 22. Juni eine Gabe SULPH. 60°° und vier Tage darauf eine Gabe CALC. 30°°, welche bis Ende des folgenden Monats alle Beschwerden dauerhaft getilgt hatte.[ACS 17 (1839) 3, 18-19]

Am 22. Mai erhielt nun die Kranke eine Gabe SULPH. 30°° und acht Tage darauf eine Gabe CALC. 30°°, worauf die Beschwerden dauerhaft wichen und selbst die übermäßige Korpulenz bedeutend abnahm. Sie fühlt sich bis jetzt so wohl, daß sie seitdem nichts Arzneiliches weiter genommen hat.[ACS 17 (1839) 3, 19]

Ich ließ versuchsweise an PULS. riechen, und da sich kein Zeichen ergab, daß davon etwas zu hoffen war, gab ich sogleich SULPH. 60°° und 48 Stunden darauf CALC. 30°°, wonach schon nach einigen Tagen sich MILCH einstellte, welche bis zum zehnten Tage sich so vermehrt hatte, daß sie das Kind nicht mehr zu füttern brauchte, und auch die übrigen Beschwerden, ohne sonstige Arznei oder Wiederholung der Gabe, sich allmählig verloren.[ACS 17 (1839) 3, 19-20]

Dieses Mittel ist selten während des wahren Keuchhustens angezeigt, um so häufiger aber gegen die oft nachfolgenden Beschwerden, besonders da, wo IP., BELL., oder SULPH. angezeigt war.[KEU 12]

Es giebt eben nicht gar viele Mittel, welche gleichmässig dem kindlichen und Greisenalter entsprechen. Zu diesen aber gehört, (neben der, die gegenseitig mangelnden Symptome ersetzenden und daher so oft vor- oder nachher wohlthätig wirkenden CALC.), vorzugsweise das LYC. und findet daher häufige Anwendung auch bei dieser Krankheit.[KEU 37]

Was das schiefe Mädchen angeht, so würde ich nie zu Maschinen rathen, die so viel ich sie kenne, gar weit davon entfernt sind, ihre Absicht zu erreichen, daß sie im Gegentheile weit mehr schaden, und da überdem diese der Skoliosis zu Grunde liegende Knochenweiche eine rein psorische Krankheit ist, so geben Sie am besten nach Tinct. SULPH.°,°°,°°° erst CALC., dann PH-AC., dann BAR-C. und PHOS. und SIL., wobei sie in freier LUFT zu Fuße ergehen und mehrmals täglich mit beiden Händen an einen hohen horizontal befestigten Stab anhängen, einige Minuten hin- und herschwanken und so baumeln soll. Daß sie KAFFEE, THEE und GEWÄCHSSÄURE vermeide, werden Sie wohl anbefehlen. Mit MESMERISCHEN Händen die gekrümmten Theile bestreichen, hat oft allein geholfen und man sollte es wenigstens zu Hülfe nehmen. Leben Sie recht wohl und behalten Sie lieb
Ihren S. Hahnemann. Cöthen, den 23. September 1831.[Gerstel, AHZ 53 (1856) 14, S. 107]

[I]ch gab nun eine Gabe SULPH. 60°°° und eine Gabe CALC. 30°°, diese 8 Tage später zu nehmen, worauf in Zeit von fünf Wochen sich sämmtliche Beschwerden verloren, und die Frau bis wenigstens vor etwa 14 Tagen, wo eine Nachbarin bei mir war, ganz gesund blieb.[ACS 17 (1839) 3, 17]

Ich gab ihr sogleich eine Gabe SULPH. 30°° und 8 Tage später eine zweite Gabe SULPH. 0°°, welche beide im Wesentlichen nichts besserten. Am 15. Sept. eine Gabe CALC. 30°°, welche so wohlthätig wirkte, daß bis Ende Oct. alle obige Beschwerden verschwunden waren und Patientin bis jetzt gesund blieb.[ACS 17 (1839) 3, 18]

Ich sendete ihr daher nun eine Gabe SULPH. 30°° und eine Gabe CALC. 30°°, diese acht Tage später zu nehmen, worauf die Kreuzschmerzen zusammt den übrigen Symptomen, in 3 Wochen dauerhaft verschwanden.[ACS 17 (1839) 3, 22]

Ich gab eine Gabe SULPH. 30°° und eine Gabe CALC. 30°°, letztere vierzehn Tage nach der ersten zu nehmen.[ACS 17 (1839) 3,27-28]

Am 10. Sept. 1836, wo sie bei mir war, gab ich eine Gabe SULPH. 60°° und eine Gabe CALC. 30°°, letztere nach 5 Tagen zu nehmen, worauf das Kriebeln und das Gefühl von Taubheit sich bald völlig verlor.[ACS 17 (1839) 3,29-30]

Nachdem 2 Gaben PULS. 30°° und eine Zwischengabe NUX-V. 30° bis zum 2. Julius diese Beschwerden vollkommen beseitigt hatten, bekam sie die Mundhöhle und Zunge mit schmerzhaften Blasen besetzt, welche nach eine Gabe HELL. 30°° in wenigen Tagen verschwanden. Darauf erschien ein starker, mit unerträglichem Taubheitsgefühl verbundener Ausschlag an den Zehen beider Füße, welcher bald den Gebrauch derselben verhinderte. Eine einzige, am 23. Julius 1835 gereichte Gabe CALC. 30°° nahm auch dies Leiden in 8 Tagen fort, und seitdem ist sie gesünder, als jemals in ihrem Leben.[ACS 17 (1839) 3,31-32]

Am 17. Jan. 1836, 1. SULPH. 30° und 8 Tage darauf 2. BELL. 30°°. bewirkten nur, daß erst am 21. Febr. darauf ein Anfall wiederkam. Ich reichte nun eine Gabe CALC. 30°°, womit das ganze Leiden dauerhaft gehoben war.[ACS 17 (1839) 3,45]

Am 24. März 1836 gab ich ihr eine Gabe SULPH. 30°°, welche nur das Allgemeinbefinden besserte und die Periode zum Vorschein brachte, und 3 Wochen später eine Gabe CALC. 30°°, wonach sie, ohne weitere Arznei in 3 Wochen geheilt war und bis jetzt ganz gesund blieb.[ACS 17 (1839) 3,47]

Am 31. März 1838 erhielt sie SULPH. 30°° und 8 Tage darauf CALC. 30°°, worauf sie nach 3 Wochen von

Verifikationen und klinische Symptome

ihren sämmtlichen Beschwerden dauerhaft geheilt war.[ACS 17 (1839) 3,53-54]

[...] 3. NIT-AC. 30°° und 4. CALC. 30°°, alle 8 Tage ein Pulver zu nehmen.[ACS 17 (1839) 3,54]

Am 29. Febr. 1836 SULPH. 60°° und 5 Tage darauf CALC. 30°° hoben in 14 Tagen das Leiden ganz und dauerhaft, ohne daß die Augen wieder schlimmer wurden.[ACS 17 (1839) 3,61]

Am 22. Juni 1836 erhielt er eine Gabe SULPH. 60°° und 5 Tage darauf eine Gabe CALC. 30°°, worauf nach 3 Wochen sämmtliche Leiden gehoben waren, und er sich seitdem wohlbefindet.[ACS 17 (1839) 3,61-62]

Am 9. Aug. 1836 eine Gabe SULPH. 60°° und 5 Tage darauf eine Gabe CALC. 30°° waren hinreichend, dieses Leiden in 14 Tagen dauerhaft zu heben.[ACS 17 (1839) 3,62]

[I]ch gab am 4. Febr. 1836 eine Gabe SULPH. 30°°, wonach sogleich die Konvulsionen aufhörten, und am 11. Febr. CALC. 30°°, wonach in 14 Tagen die Geschwüre geheilt und die rothen, juckenden Flecke verschwunden waren.[ACS 17 (1839) 3,64]

[I]ch ihm eine Gabe SULPH. 30°°, eine Gabe CALC. 30°°, und zwei Pulver SACCH.LACT., um in dieser Reihenfolge alle 14 Tage eins zu nehmen.[ACS 17 (1839) 3,65]

1, SULPH. 6000, 2 bis 4 §. Ein Pulver zur Einnahme jeden achten Tag. – 26. Mai. Besserung, aber weniger deutlich, als beim letzten Mal. 1, CALC. 2000; 2 bis 4, §. Ein Pulver zur Einnahme jeden achten Tag. – 7. Juli.[Vol. 78, S.153; KMSS 30-31]

29. März, 1851. 1, SULPH. 2000; 2, PSOR. 2000; 3, SULPH. 4000; 4, §. Je ein Pulver zur Einnahme jeden fünften Tag. – 26. April. Beträchtliche Besserung aller Symptome. 1, CALC. 2000; 2 bis 4, §. Ein Pulver zur Einnahme jeden fünften Tag. Danach verschwand der Ausschlag ganz und gar und das Kind ist bis zum heutigen Tage gesund.[Vol. 78, S.174; KMSS 31]

Ich habe weiter nichts hinzuzufügen, als daß eine Dosis CALC., in der 200. Potenz, verschrieben am 24. Okt., die alten Magenbeschwerden und das Herzklopfen zu besiegen vermochte, und daß die vollständige Heilung dieser chronischen Krankheit durch die Verabreichung von zwei Medikamenten, jeweils in einer Hochpotenz und in einer einzigen Dosis, erreicht werden konnte.[Vol. 102, S. 70; KMSS 56]

Bis zum 25. April [1841] war nach dem letzten Mittel schon sehr ansehnliche Besserung eingetreten, welches die Richtigkeit der Wahl darthat, und weshalb ich ihm nur eine Gabe SEP. 30°° und acht Tage später wieder eine Gabe CAUST. 30°° verordnete.[ACS 19 (1842) 3, 46-47]

Ich gab nun (8. Mai 1841) eine Gabe NUX-V. 30°°° und eine Gabe CALC. 30°°, letztere zehn bis vierzehn Tage später zu nehmen, und erfuhr am 20. Juni, daß sich nach beiden Mitteln das Uebel sehr gebessert und nach dem letzten eine Woche lang ganz verloren habe, nun aber wiederholt gekommen sei.[ACS 19 (1842) 3, 54]

Am 18. Apr. [1841] erhielt sie Nro. 1 NUX-V. 30°°, Nro. 2 SULPH. 30°° und Nro. 3 CALC. 30°°. Nur durch Nachbarn erfuhr ich zwei Monate später, daß ihr Uebel vollständig gehoben sei.[ACS 19 (1842) 3, 60]

Am 18. Apr. [1841] erhielt er eine Gabe SULPH. 30°° und eine Gabe CALC. 30°°, um erstere sogleich, letztere acht Tage später zu nehmen.[ACS 19 (1842) 3, 61-62]

Am 18. Apr. [1841] reichte ich ihm drei Pulver, Nro. 1 NUX-V. 30°°, Nro. 2 SULPH. 30°° und Nro. 3 CALC. 30°°, und habe seitdem nichts wieder von ihm gehört, als von seinen Nachbarn die Aussage, daß es ihm ganz gut gehe.[ACS 19 (1842) 3, 62]

Am 1. Mai. [1841] Die Brust ist geheilt, aber die MILCH läuft von selbst heraus; Frost beim Aufstehen aus dem Bette, der Ausschlag noch da. An diesem Tage: Nro. 1 SULPH. 60°°, Nro. 2 und 4 SACCH. LACT., Nro. 3 CALC. 30°°, alle 5 Tage ein Pulver. Nach 3 Wochen war die Frau wieder ganz gesund und blieb es bis zur heutigen Stunde.[ACS 19 (1842) 3, 64]

Folgemittel von Calcarea carbonica: Lyc., Nit-ac., Ph-ac., Plat., Psor., Sil.

LYCOPODIUM ist nach CALCAREA vorzüglich wirksam.[SRA]

Am 14. May 1835 erhielt sie eine Gabe CALC. 30°°, wonach sich alles sehr bedeutend besserte, so daß am 9. Juli, wo die Besserung still stand, nur noch eine schwache Trübung der Pupillen sichtbar war, welche nach einer Gabe LYC. 30°° sich nach einigen Wochen ganz verlor. – (Die Augenlider blieben fortwährend gut, und nur 2 Jahre später zeigte sich Kyphosis, welche in 3 Monaten durch SULPH., CALC. und SIL., von jedem eine Gabe 30°°, ebenfalls geheilt wurde).[ACS 17 (1838) 1, 14-15]

Zwei Gaben SULPH. 60°° und 30°° brachten vom 12. Aug. bis 5. Okt. 1835 einige Besserung an den Augen und den Stuhlgang in Ordnung, zugleich aber Ausschlag auf dem Haarkopfe. Eine nun gereichte Gabe CALC. tilgte alles dauerhaft bis auf die geröthete Nase, welche auch auf eine, am 24. Dez. gegebene Gabe LYC. 30°° sich bald verlor.[ACS 17 (1838) 1, 16-17]

Am 21. Nov. erhielt das Kind eine Gabe CALC. 30°°, welche bis zum 10. Febr. 1836 alle Beschwerden gänzlich hob, bis auf einen Hornhaut-Flecken auf dem linken Auge, welcher sich auf NIT-AC. 30°° bald verlor.[ACS 17 (1838) 1, 17-18]

Daher säumte ich nicht, am 4. Okt. eine Gabe SULPH. 60°° und 5 Tage später eine Gabe CALC. 30°° zu

Verifikationen und klinische Symptome

reichen, welche letztere bis zum 4. Dez. alles, bis auf etwas Durst und schnell vergehenden Appetit beim Essen, tilgte, so daß zur Fortschaffung dieses letzten Restes nur noch eine Gabe LYC. 30°° nöthig war. Seit der Zeit hat sich die *C. L.* beständig des besten Wohlseins erfreut.[ACS 17 (1839) 3, 3-4]

Er erhielt an obigem Tage zwei Gaben CALC., jede zu 30°°, nebst einer Zwischengabe SULPH. 30°°, alle 14 Tage eine zu nehmen, wonach sich bis zum 27. Julius bis auf die, noch nicht ganz gehobene, wiewohl sehr verminderte Neigung zu Schweiß, alle Beschwerden verloren hatten, und eine Gabe LYC. 30°° hinreichte, auch diesen Rest dauerhaft zu tilgen.[ACS 17 (1839) 3, 9]

Am 4. Dec. 1836 reichte ich zuerst eine Gabe ARS. 30° und eine Gabe SULPH. 30°°, diese nach 8 Tagen zu nehmen, wonach sich bloß das Allgemeinbefinden besserte, im Wesentlichen aber keine Veränderung zu bemerken war. Am 4. Jan. 1837, gab ich eine Gabe CALC. 30°° und eine Gabe LYC. 30°°, alle 14 Tage eine zu nehmen, wonach sehr auffallende Besserung erfolgte, so daß am 6. Febr. der Hals weniger schief und weit beweglicher geworden war.[ACS 17 (1839) 3, 15]

Ich gab eine Gabe SULPH. 30°° und eine Gabe CALC. 30°°, letztere vierzehn Tage nach der ersten zu nehmen. Am 9. Dec. kam der Mann wieder und referirte, daß das erste Pülverchen im Wesentlichen nichts gebessert habe, aber von dem zweiten sei seine Frau ein Paar Tage, wie ich es vorhergesagt, sehr angegriffen und leidender, als früher gewesen, mit dem dritten Tage aber habe die Besserung angefangen, und sei bis jetzt stets fortgeschritten, so daß sie nun von ihrer Gicht befreit sei. Nur die Stiche in der rechten Seite seien noch da, und oft klage sie über Schmerzen in den Lenden. Eine nun gereichte Gabe LYC. 30°° reichte hin, auch diesen Rest völlig und dauerhaft zu tilgen, so daß sie sich seitdem ganz wohl befindet.[ACS 17 (1839) 3,27-28]

Am 10. Sept. 1836, wo sie bei mir war, gab ich eine Gabe SULPH. 60°° und eine Gabe CALC. 30°°, letztere nach 5 Tagen zu nehmen, worauf das Kriebeln und das Gefühl von Taubheit sich bald völlig verlor. Der Husten aber blieb unverändert, und verlangte eine Gabe LYC. 30°°, wonach die Patientin sich bis heute ganz wohl befindet.[ACS 17 (1839) 3,29-30]

Es giebt eben nicht gar viele Mittel, welche gleichmässig dem kindlichen und Greisenalter entsprechen. Zu diesen aber gehört, (neben der, die gegenseitig mangelnden Symptome ersetzenden und daher so oft vor- oder nachher wohlthätig wirkenden CALC.), vorzugsweise das LYC. und findet daher häufige Anwendung auch bei dieser Krankheit.[KEU 37]

Was das schiefe Mädchen angeht, so würde ich nie zu Maschinen rathen, die so viel ich sie kenne, gar weit davon entfernt sind, ihre Absicht zu erreichen, daß sie im Gegentheile weit mehr schaden, und da überdem diese der Skoliosis zu Grunde liegende Knochenweiche eine rein psorische Krankheit ist, so geben Sie am besten nach Tinct. SULPH.°,°°,°°° erst CALC., dann PH-AC., dann BAR-C. und PHOS. und SIL., wobei sie in freier LUFT zu Fuße ergehen und mehrmals täglich mit beiden Händen an einen hohen horizontal befestigten Stab anhängen, einige Minuten hin- und herschwanken und so baumeln soll. Daß sie KAFFEE, THEE und GEWÄCHSSÄURE vermeide, werden Sie wohl anbefehlen. Mit MESMERISCHEN Händen die gekrümmten Theile bestreichen, hat oft a l l e i n geholfen und man sollte es wenigstens zu Hülfe nehmen. Leben Sie recht wohl und behalten Sie lieb
Ihren S. Hahnemann. C ö t h e n , den 23. September 1831.[Gerstel, AHZ 53 (1856) 14, S. 107]

Nach einer, am 22 März 1836, gereichten Gabe SULPH. 30°°, wonach die Stiche in der Stirn aufhörten und statt dessen heftiger Schweiß nach den Anfällen auftrat, und 8 Tage darauf CALC. 30°°, ebenfalls in einer Gabe, erschienen nun die Fallsuchtanfälle nicht mehr, und es war nur noch eine starke Duseligkeit im Kopfe zurückgebieben, welche einer Gabe SIL. 30°° wich, welche ich am 27. Mai darauf reichte.[ACS 17 (1839) 3,47]

Am 28. April 1836 sandte ich ihm 1. SULPH. 30°° und 2. CALC. 30°°, jedes in einer Gabe, nur alle 14 Tage ein Pulver zunehmen. Erst am 2. Juli darauf wurde mir berichtet, daß nach No. 2 (CALC.) ein sehr heftiger Anfall erschienen sei, dann aber keiner wieder. Seine Beschwerden bestanden dermalen nur noch aus Schauder bei jedem Harnen und öfteren Zusammenschrecken im Schlafe, welches auch nach einer Gabe PLAT. 30°° verschwand.[ACS 17 (1839) 3,47-48]

[...] 3. NIT-AC. 30°° und 4. CALC. 30°°, alle 8 Tage ein Pulver zu nehmen. Nach No. 3. (NIT-AC.) kam noch ein Anfall, dann keiner mehr, nur der Ausschlag war stärker geworden und hatte sich beinahe über den ganzen Körper verbreitet. Dagegen gab ich am 28. Juli: 1. PSOR. 30°°, 2. SULPH. 30°° und 3. SULPH. 0°°, alle 14 Tage ein Pulver zu nehmen, worauf auch dieser bis Anfangs September geheilt war, und dem Mädchen seitdem nichts mehr fehlt.[ACS 17 (1839) 3,54]

CALC. und SIL., die in Abständen von 5 Monaten gegeben wurden, haben fünf Fälle von Entzündung des Knochenmarks (Myelitis) geheilt.[LWB 183]

1, CALC. 2000; 2 bis 4, §. Ein Pulver zur Einnahme jeden achten Tag. – 7. Juli. Weiterhin beträchtliche Besserung. Die meisten der Flecken sind vollständig ausgeheilt. 1, SIL. 4000; 2 bis 4, §. Ein Pulver zur Einnahme jeden achten Tag. Danach verschwand der Ausschlag vollständig.[Vol. 78, S.153; KMSS 30-31]

Nach einem ersten Verweise, den ich ihm deshalb gab, reichte ich ihm eine Gabe CALC. 30°°, wonach bis zum 31. Mai [1841] das Herzklopfen verschwunden, der Gesichtsausschlag aber wieder etwas schlimmer geworden war. Am letztgenannten Tage erhielt er nun eine Gabe LYC. 30°°, und bis zum 15. Juni war das ganze Leiden geheilt und kehrte bis heute nicht wieder.[ACS 19 (1842) 3, 47]

Am 18. April [1841] zwei Gaben SULPH. 30°° und eine Zwischengabe MERC. 30°°, alle 5 Tage eins zu geben, mit dem Erfolge, daß der Husten fast ganz verschwunden, die Lähmung sichtbar und das Allgemeinbefinden, so wie der Appetit bedeutend gebessert waren. Als früher nicht mitgetheilte Zeichen erfuhr ich nun noch: Kopfschweiß und Nachtdurst. Am 8. Mai eine Gabe CALC. 30°°, wonach Ausschlag entstand, und bald nach dem Erscheinen desselben alle anderen Beschwerden sammt der Lähmung verschwanden..[ACS 19 (1842) 3, 53]

Wir sehen hier denselben Gegensatz, wie bei SEP. und SIL., wovon die erste in dieser Beziehung mit CALC., die zweite mit CAUST. in Uebereinstimmung steht, und woher es wohl kommen mag, dass wegen der mindern Aehnlichkeit SIL. öfters nach CALC. und SEP. nach CAUST. wohlthätig wirkt.[AHZ 63 (1861) 93-94]

Verifikationen und klinische Symptome

Calcarea carbonica ist Wechselmittel mit: Bell., Cupr., Lyc., Nit-ac., Ph-ac., Sep., Sulph.

BELL. und CALC. im Wechsel bei Epilepsie.[Chargé, Bönn.]

Wir alle wissen, daß CALC. ein vorzügliches Kindermittel ist, aber die Meisten vergessen, daß sie eben so passend für Weiber ist zur Zeit, wo die Regeln aufhören. Im Wechsel mit SEP. entspricht sie fast allen Schwangerschaftsbeschwerden, die SABIN. nicht zu vergessen, fügt der Verf. hinzu.[Chargé, Bönn.]

Zwei, am 5. Aug. 1835 gereichte Gaben BELL. 30°°, und eine Gabe SULPH. 30°° dazwischen, alle 8 Tage eine zu geben, besserten das Allgemeinbefinden und tilgten die rothen Flecken nebst den Schlafbeschwerden, ließen aber das Augenleiden und die Ohrenschmerzen unverändert. Eine, am 8. Sept. darauf gegebene Gabe CALC. 30°° nahm bald die letzteren weg, und stellte das Kind ohne fernere Arznei dauerhaft wieder her.[ACS 17 (1838) 1, 16]

Am 17. Juni 1837 war nur noch etwas Trübung der Hornhaut und Empfindlichkeit gegen SONNENLICHT-vorhanden, und einige Male hatte er stechenden Schmerz in den untern Backzähnen gehabt. Ich gab nun noch 2 Gaben SULPH. 30°° und 2 Gaben CALC. 30°° um abwechelnd von dem einen und dem andern alle 14 Tage ein Pulver zu nehmen, aber es war zur völligen Genesung nur 1 Gabe von jedem Mittel nöthig und die Zweite wurde gar nicht genommen.[ACS 17 (1838) 1, 23-24]

Er erhielt nun wieder abwechselnd CALC. 30°° und LYC. 30°°, alle Tage eine Gabe, und bis zum 3. Dec. war alles Krankhafte dauerhaft verschwunden.[ACS 17 (1839) 3, 14-15]

Auch eine dritte Gabe CALC. 30°°, welche nun gegeben wurde, so wie eine vierte Gabe CALC. 24°°°, am 31. Oct. gegebene, besserten noch, aber immer schwächer, so daß ich von nun an dieses Mittel stets nur im Wechsel mit NIT-AC. 30°° reiche, und dann von beiden jedesmal, aber freilich nur für einige Wochen, die erwünschte Wirkung sehe.[ACS 17 (1839) 3, 15-17]

Ref. bemerkte, dass ihm solche Heilungen [bei Thränenfisteln] am schnellsten durch abwechselnde kleinste Gaben von CALC. und NIT-AC. gelungen seien.[AHZ 59 (1859) 62]

Am wohlthätigsten zeigte sich, wenn die Nebensymptome passen, CALC. im Wechsel einmal mit SIL., das andere Mal mit PH-AC. gereicht.[ACS 17 (1839) 3, 23]

[I]ch gab nun 3 Dosen CUPR. jede zu 30°° und 3 Gaben CALC., jede zu 30°°, im Wechsel alle 3 Tage zu nehmen, wonach auch dieser Krankheitsrest dauerhaft verschwand.[ACS 17 (1839) 3,51]

In den letzten Jahren habe ich es bei Heilung der Epilepsie sehr vortheilhaft gefunden, wenn irgend die Mittel angezeigt waren durch Habitus und Nebenbeschwerden, die CALC. mit CUPR. im Wechsel zu geben, und beobachtet, daß in diesem Falle das erstere Mittel sanfter und wohlthätiger wirkte, als wenn ich es, wie früher, allein gab.[ACS 17 (1839) 3,51]

Calcarea carbonica ist Zwischemittel von: Caust., Cupr., Sil., Sulph.

Am 4. März 1836 erhielt er zwei Gaben SIL. 30°°, und eine Zwischengabe CALC. 30°°, alle 14 Tage eine zu nehmen, worauf Obiges verschwand und bis Anfangs März des folgenden Jahres nicht wieder kam. Dann aber erkältete er sich sehr stark und die Schwerhörigkeit, wiewohl im mindern Grade, trat wieder ein, aber ohne Ohrenausfluß und ohne Brausen im Kopfe. Dabei kam sehr öfteres nächtliches Bettpissen, was früher fehlte. Am 8. März 1837 erhielt er eine Gabe SULPH. 30°°, welche das Letztere fortnahm, und 3 Wochen darauf eine Gabe CALC. 30°°, worauf die Schwerhörigkeit sich sehr bald gänzlich verlor.[ACS 17 (1838) 1, 35]

Sie erhielt sogleich eine Gabe SULPH. 30°° und acht Tage später eine Gabe CALC. 30°°, wonach bis zum 31. Okt. ganz ungemeine Besserung eingetreten war. Ich gab nun noch einmal eine Gabe SULPH. 0°° und vierzehn Tage darauf CALC. 30°°, worauf alles Krankhafte völlig verschwand und die Frau seitdem ganz gesund blieb.[ACS 17 (1839) 3, 11-12]

Am 1. Febr. 1838 zwei Gaben CAUST., jede zu 30°°, und eine Zwischengabe CALC. zu 30°° nahmen dies

Uebel weg, welches aber am 11. März darauf noch einmal wiederkehrt, und durch eine Gabe CAUST. 30°° völlig und dauerhaft geheilt wurde.[ACS 17 (1839) 3,41]

Am 27. Jan. 1838 gab ich 2 Gaben CUPR., jede zu 30°° und eine Gabe CALC. 30°°, alle 5 Tage zu nehmen, und seitdem ist sie gesund.[ACS 17 (1839) 3,53]

Am 2. März 1852 erhielt sie 1. SULPH. 200°, 2, 4. §., 3. CALC. 200°, alle 8 Tage (mit Ausschluß der Periode) ein Pulver zu nehmen.[Vol. 81, S.228; AHZ 48 (1854) 53]

Zwischenmittel von Calcarea carbonica: Ars., Cupr., Lyc., Nit-ac., Nux-v., Phos., Puls., Rhod., Sars., Sep., Sil., Sulph., Tarax.

Eine am 2. Sept. 1835 gereichte Gabe CALC. 30°°° verminderte bis zum 21. Okt. alle Symptome ziemlich bedeutend, mit der Veränderung jedoch, daß sie, wiewohl viel schwächer, nun auch früh beim Erwachen eintraten. Eine neu gegebene Gabe NUX-V. 30°° und 8 Tage später eine Gabe CALC. 30°° nahmen Alles dauerhaft fort.[ACS 17 (1838) 1, 9]

Sie erhielt am 29. Okt. 1836 zwei Gaben CALC. 30°°, alle 14 Tage eine davon, und acht Tage nach der ersten Gabe SULPH. 60°° zu nehmen, wonach sie binnen 3 Wochen von ihren Beschwerden dauerhaft geheilt war.[ACS 17 (1838) 1, 10]

Sie erhielt nun zwei Gaben CALC. 30°° und dazwischen eine Gabe SIL. 30°°, in Zwischenräumen von 3 Wochen zu nehmen, wonach bis Ende des Jahres 1836 alle Beschwerden gehoben waren und weiter nichts gegeben zu werden brauchte.[ACS 17 (1838) 1, 12-13]

Eine Gabe CALC. 30°, am 12. Jan. 1835 gereicht, brachte bis zum 9. März ansehnliche Besserung. Nun LYC. 30°, besserte bis zum 15. May, wo abermals CALC. 30°, bis auf die fehlende Periode alles Krankhafte wegnahm.[ACS 17 (1838) 1, 15]

Am 6. May 1835 erhielt er CALC. 30°°, worauf eine Art von Nesselausschlag hervorkam, das Gehör sich bedeutend verbesserte und der Husten ganz verlor. LYC. 30°° am 24. Juni gereicht, besserte gleichfalls, aber eine zweite Gabe CALC. 30°° stellte ihn ganz wieder her, obwohl dem Vater für den Nothfall noch eine Gabe NIT-AC. 30°° mitgegeben wurde, die aber nicht mehr genommen worden ist.[ACS 17 (1838) 1, 31]

Ich gab ihr am 6. Juli 1835 zwei Gaben CALC. 30°° und eine Zwischengabe SULPH. 60°° um alle 3 Wochen eine davon zu nehmen. Es bedurfte weiter nichts und sie ist seitdem ganz gesund.[ACS 17 (1838) 1, 32]

Auch darf dabei TARAX. nicht vergessen werden, wenigstens als Zwischenmittel bei den Hauptmitteln von langer Wirkungsdauer: CALC., LYC. und RHUS-T..[AHZ 51 (1856) 63]

Er erhielt vom 18. Jan. 1836 an, alle 3 Wochen eine Gabe, die erste und letzte CALC. 30°°, die zweite SIL. 30°°, und war bis Mitte März dauerhaft geheilt.[ACS 17 (1838) 1, 44-45]

Ich gab darauf CALC. 30°° in zwei Gaben und zwischen beiden eine Gabe SEP. 30°°, wonach völliges und dauerhaftes Wohlbefinden folgte.[ACS 17 (1838) 1, 49]

Am 14. Juli 1836 eine Gabe NUX-V. 30°° nahm bloß das Früh-Kopfweh fort. 14 Tage darauf SULPH. 30°° besserten nichts; daher 14 Tage darauf CALC. 30°°, worauf sich alles so besserte, daß am 29. Oct. nur noch einige kleine Knoten vorhanden waren, welche sich auch verloren, nachdem ich ihm, nach vorgängigem NIT-AC. 30°°, eine zweite Dosis CALC. 30°°° gegeben hatte.[ACS 17 (1838) 1, 59]

[Z]wei Gaben CALC. 30°° und eine Zwischengabe SIL. 30°°, alle 8 Tage eine zu nehmen, reichte, worauf 4 Wochen alles Krankhafte verschwunden war und Patient seitdem vollkommen gesund blieb.[ACS 17 (1839) 3, 1-2]

Am 2. März 1835 übersendete ich ihm, der eine starke Tagesreise von hier entfernt wohnte, zwei Gaben CALC., jede zu 30°° und eine Zwischengabe PHOS. 30°°, alle 3 Wochen eine zu nehmen.[ACS 17 (1839) 3, 6]

Er erhielt an obigem Tage zwei Gaben CALC., jede zu 30°°, nebst einer Zwischengabe SULPH. 30°°, alle 14 Tage eine zu nehmen, wonach sich bis zum 27. Julius bis auf die, noch nicht ganz gehobene, wiewohl sehr verminderte Neigung zu Schweiß, alle Beschwerden verloren hatten, und eine Gabe LYC. 30°° hinreichte, auch diesen Rest dauerhaft zu tilgen.[ACS 17 (1839) 3, 9]

Sie erhielt sogleich eine Gabe SULPH. 30°° und acht Tage später eine Gabe CALC. 30°°, wonach bis zum 31. Okt. ganz ungemeine Besserung eingetreten war. Ich gab nun noch einmal eine Gabe SULPH. 0°° und vierzehn Tage darauf CALC. 30°°, worauf alles Krankhafte völlig verschwand und die Frau seitdem ganz gesund blieb.[ACS 17 (1839) 3, 11-12]

Ich reichte nun am letztgenannten Tage zwei Gaben CALC. 30°°, und eine Zwischengabe SARS. 30°°°, abermals alle 14 Tage eine zu nehmen, wonach bis zur Mitte des Monats May alle Beschwerden gewichen waren und die langjährige Kranke bis jetzt sich der besten Gesundheit erfreut.[ACS 17 (1839) 3, 12]

A. E. N. von Gl., eine robuste Bauernfrau von 35 Jahre, suchte bei mir am 11. Sept. 1836 Hülfe gegen einen ziemlich starken, aber völlig s c h m e r z - o d e r e m p f i n d u n g s l o s e n K r o p f. Dabei öfters Gefühl im Kopfe, wie Hüpfen oder Springen, und Morgens früh besonders Kriebeln in den Fingern mit Gefühllosigkeit. Ich reichte ihr an jenem Tage eine Gabe SULPH. 30°° und eine Gabe CALC. 30°°, letztere nach 3 Wochen zu nehmen. Am 15. Nov. war der Kropf sehr bedeutend kleiner geworden und das übrige verschwunden. Ich gab ihr daher nun eine Gabe LYC. 30°° und eine zweite Gabe CALC. 30°°, diese 8 Tage nach der ersten zu nehmen. Ich sah die Frau nicht wieder, erfuhr aber von Nachbarn, daß es ihr wohl gehe, und daß man von der Kropfgeschwulst nichts mehr bemerke.[ACS 17 (1839) 3, 13-14]

Am 3. April zeigte sie sich wieder, wo ich zwei Gaben CALC. 30°° und eine Zwischengabe CUPR. 30°° gab, welche das ganze Uebel, bis auf die entstandenen Narben am Halse und auf der Brust, völlig beseitigten.[ACS 17 (1839) 3, 15]

Sie erhielt sogleich zwei Gaben CALC., jede zu 30°°, und eine Zwischengabe RHOD. 30°°, alle 8 Tage eine zu nehmen, und bedurfte weiter keiner Arznei, um von ihren Leiden dauerhaft erlöset zu werden.[ACS 17 (1839) 3,29]

Sie erhielt nun 1. CALC. 30 °°, 2. SULPH. 30°° und 3. CALC. 30°°, alle 14 Tage ein Pulver zu nehmen, und seitdem ist sie wohl.[ACS 17 (1839) 3,43]

Am 18. Juni darauf mußte ich nochmals zwei Gaben CALC., jede zu 30°°, und eine Zwischengabe LYC. 30°° reichen, welche aber hinreichten, in 6 Wochen das Kind vollkommen herzustellen und selbst das verloren geachtete und bedeutend verkleinerte Auge zu retten, so daß nun zwischen beiden kein Unterschied mehr zu sehen ist.[ACS 17 (1839) 3,50]

Am 18. Oct. darauf zwei Gaben CALC., jede zu 30°°, und eine Zwischengabe SULPH. 30°°, wonach nur noch nur noch ein Anfall von besonderer Stärke sich zeigte, und dann keiner wieder, und auch alle Nebenbeschwerden verschwanden, so daß das Mädchen bis jetzt ganz gesund ist.[ACS 17 (1839) 3,52-53]

Am 18. Mai gab ich 1. CALC. 30°°, 2. LYC. 30°° und 3. CALC. 30°°, alle 14 Tage ein Pulver, und schon nach dem ersten besserte es sich auffallend, und nach 6 Wochen war sie von allen Beschwerden befreit.[ACS 17 (1839) 3,54-55]

Den 8. Mai zwei Gaben CALC. 30°° und eine Zwischengabe SIL. 30°°, alle 8 Tage ein Pulver, brachten alles so zur Besserung, daß nicht nur alle Nebensymptome verschwanden, sondern auch die Geschwüre sämmtlich abheilten.[ACS 17 (1839) 3,65]

Erst im folgenden Jahre kam sie wieder, wegen bisher nicht bemerkter geringer Krümmung des Rückgraths, wo wieder zwei Gaben CALC. 30°° und eine Zwischengabe SIL. 30°° nun wohl bis zu Anfang dieses Jahres, wo das Drüsenleiden wieder auftrat, woran sie in der ersten Jugend viel gelitten.[ACS 17 (1839) 3,65-66]

Am 16. Sept. 1837 erhielt es 2 Gaben CALC. 30°° und eine Zwischengabe SULPH. 30°°, alle 8 Tage ein Pulver, wonach schon bedeutende Besserung sich zeigte. Am 21. Oct. ebenso 2 Gaben CALC. 30°° nebst einer Zwischengabe SIL. 30°°, und mit Ende Nov. war das Kind ganz geheilt und befindet sich bis jetzt ganz vortrefflich.[ACS 17 (1839) 3,66]

Am 1. Juli 1836 gab ich 2 Gaben CALC., jede zu 30°°, und eine Zwischengabe SULPH. 30°°, alle 8 Tage eine zu reichen.[ACS 17 (1839) 3,72]

Am 5. Sept. 1836, wo sie bei mir war, erhielt sie von mir 2 Gaben CALC., jede zu 30°°, und eine Zwischengabe ARS. 30°°, um alle 8 Tage ein Pulver zunehmen.[ACS 17 (1839) 3,73]

Er erhielt 2 Gaben CALC., jede zu 30°°, und eine Zwischengabe SULPH. 30°°.[ACS 17 (1839) 3,73]

Am 8. Mai [1841] eine Gabe CALC. 30°°, wonach Ausschlag entstand, und bald nach dem Erscheinen desselben alle anderen Beschwerden sammt der Lähmung verschwanden. Am 7. Juni eine Gabe PULS. 30°°° und acht Tage darauf wieder eine Gabe CALC. 30°°. Am 17. Juli führte mit der dankbare Vater das völlig geheilte, muntere und blühende Mädchen zu dessen Beine auch wieder gerade waren.[ACS 19 (1842) 3, 53]

Verbot von Kaffeetrinken während der Behandlung

F. W., ein Kind von 1 1/2 Jahren, welches noch von der Mutter, die viel KAFFEE und FLIEDER-Thee getrunken hat, gestillt wird, leidet an einem entzündeten Knoten an dem untern, rechten Augenlide, welcher schon die Dicke einer gelben Erbse hat. Sonst ist es gesund, nur etwas aufgedunsen und zu Schweiß geneigt. – Die erste, am 11. April 1835 gereichte Dosis CALC. 30°°, wurde durch das KAFFEE-Trinken der Mutter aufgehoben und der Knoten hatte bis zum 2. März an Größe und verdächtigem Aussehen zugenommen. Eine zweite, nun gereichte Gabe CALC. 30°°, wobei die Mutter ernstlich ermahnt wurde, den KAFFEE zu meiden, brachte schon nach wenigen Tagen Besserung und nach 3 Wochen war dieser Knoten, ohne in Eiterung übergegangen zu sein, spurlos verschwunden.[ACS 17 (1838) 1, 14]

Konkordanzen der homöopathischen Arzneien

Verifikationen und klinische Symptome

Verifikationen und klinische Symptome

I. Gemüth und Geist: *Bell.*, Lyc., Nux-v., Op., Puls., *Rhus-t.*, Sep., Stram., Sulph., Verat. [PB]

II. Körpertheile und Organe: Acon., Am-c., Anac., Ant-c., Arn., Ars., Aur., Bar-c., *Bell.*, Bry., Canth., Caps., Carb-an., Carb-v., Caust., Cham., Chin., Cina, Clem., Cocc., Con., Croc., Euphr., Graph., Hep., Hyos., Ign., Ip., Kali-c., Kreos., *Lyc.*, Mag-m., *Merc.*, Mez., Nat-c., *Nat-m.*, Nit-ac., *Nux-v.*, Olnd., Par., Petr., *Phos.*, *Puls.*, Rhus-t., Ruta, Sabad., Sec., *Sep.*, *Sil.*, Spig., Stann., *Staph.*, *Sulph.*, Sulph-ac., Thuj., Verat., Zinc. [PB]

III. Empfindungen und Beschwerden

1. **Aeussere und innere Körpertheile im Allgemeinen:** Acon., Alum., Ant-c., Arn., Ars., *Bell.*, Bry., Canth., Caps., Carb-v., Caust., Cham., Chin., Cina, Cocc., Con., Cupr., Ferr., Graph., Hyos., Ign., Jod., Ip., Kali-c., *Lyc.*, Merc., Mez., Nat-c., Nat-m., Nit-ac., *Nux-v.*, Petr., Phos., Plat., Plb., *Puls.*, Rhod., *Rhus-t.*, Sec., *Sep.*, *Sil.*, Spig., Spong., Stann., Staph., Stram., Stront., *Sulph.*, Zinc. [PB]
2. **Drüsen:** Ang., *Bell.*, Bry., Clem., Con., Dulc., Kali-c., Lyc., *Merc.*, Nat-m., *Phos.*, Puls., Rhod., Sil., Spong., Staph., *Sulph.* [PB]
3. **Knochen:** *Asaf.*, Bell., Hep., Lyc., *Merc.*, Mez., Nit-ac., Phos., Ph-ac., *Puls.*, Sep., *Sil.*, Staph., *Sulph.* [PB]
4. **Haut und Aeusseres:** Ant-c., Arn., Ars., Asaf., Bar-c., Bell., Bry., Carb-v., Caust., Chin., Clem., Con., Dulc., Graph., Hep., Lach., Led., *Lyc.*, *Merc.*, Mez., Nat-c., Nat-m., Nit-ac., Petr., Phos., Ph-ac., *Puls.*, *Rhus-t.*, *Sep.*, *Sil.*, Staph., *Sulph.*, Verat., Viol-t. [PB]

IV. Schlaf und Träume: Ars., Bell., Bry., Carb-v., Caust., Chin., Con., Graph., Ign., Kali-c., Merc., *Nat-c.*, *Nux-v.*, *Phos.*, Ph-ac., *Puls.*, *Rhus-t.*, *Sep.*, Sil., *Sulph.* [PB]

V. Fieber: *Acon.*, Anac., Ars., Bell., *Bry.*, Cham., Chin., Ferr., Hep., Ign., Kali-c., *Lyc.*, *Merc.*, Nat-m., Nit-ac., *Nux-v.*, Phos., Puls., *Rhus-t.*, Sel., *Sep.*, Spig., *Sulph.*, Verat. [PB]

VI. Änderung des Befindens

1. **Verschlimmerung nach der Zeit:** Ars., Aur., Carb-v., Croc., Ign., Kali-n., Nat-m., Nux-v., Phos., Rhus-t., Squil. [PB]
2. **Verschlimmerung nach Lage und Umständen:** Am-c., Anac., Ars., Bell., Bry., Caps., Carb-v., Caust., Cham., Chin., Con., Croc., Graph., Ign., Jod., Kali-c., *Lyc.*, Merc., Nat-c., Nat-m., Nux-m., Nux-v., Phos., Ph-ac., Plat., *Puls.*, Rhus-t., Sabad., Sel., *Sep.*, Sil., Spig., Stann., Staph., *Sulph.* [PB]

VII. Konkordanz der homöopathischen Arzneien

Acon., Anac., Ant-c., Arn., Ars., Asaf., Aur., *Bell.*, Bry., Caps., Carb-v., Caust., Cham., Chin., Clem., Cocc., Con., Croc., Dulc., Graph., Hep., Hyos., Ign., Kali-c., *Lyc.*, *Merc.*, Mez., Nat-c., Nat-m., Nit-ac., *Nux-v.*, Petr., *Phos.*, Ph-ac., *Puls.*, *Rhus-t.*, Sel., *Sep.*, *Sil.*, Spig., Spong., Stann., Staph., Stram., *Sulph.*, Verat., Zinc. [PB]

Agn., *Agar.*, Alum., *Ambr.*, *Am-c.*, Anac., Ang., Ars., Aur., Bar-c., *Bell.*, *Bism.*, *Bor.*, *Bry.*, *Cann-s.*, Caust., Chel., *Chin.*, *Cocc.*, Cupr., *Fl-ac.*, Graph., Ign., Jod., *Ip.*, *Kali-c.*, Kali-n., *Lyc.*, *Mag-m.*, Meny., Merc., *Nat-c.*, *Nit-ac.*, *Nux-v.*, *Petr.*, *Phos.*, *Ph-ac.*, *Puls.*, *Rhus-t.*, Sabin., Sars., *Sel.*, *Sep.*, *Sil.*, *Sulph.*, Verat. [KV]

Camphora (Kampher)

(Camph.)

Synonyma

Camphora, Kampher, Kamphor, von dem Baume: Laurus Camphora L. [SRN]

Nicht-Antipsorische Arznei

[SRN]

Antisycotica [Watzke, AHZ 78 (1869) 80]

Arzneiwirkungsdauer

Wirkt 5 bis 15 Minuten.[SRN]

Wirkt über 48 Stunden, in höchster Dynamisation angewendet.[AHZ 68 (1864) 74]

Zählt zur 1. Klasse derjenigen Mittel, welche die allerkürzeste Wirkungsdauer besitzen.[AHZ 49 (1855) 82]

Allgemeines

Der KAMPHER, auf dessen Heilkräfte *Aegidi* kürzlich aufmerksam gemacht hat, ist in der Homöopathie verhältnissmässig wenig benutzt worden, weil er die Wirkung der meisten übrigen Arzneistoffe aufhebt. Gleichwohl geht aus dieser Eigenschaft hervor, dass sein Wirkungskreis ein sehr umfassender sein muss; denn wenn er auch speciell nur zu SCILLA und den CANTHARIDEN als Antidot sich verhält, so muss er doch auch zu den meisten übrigen Mitteln eine pharmakodynamische Verwandtschaft haben, weil jede antidotische Wirkung das Aehnlichkeitsgesetz voraussetzt. – Die HOLZKOHLE, welche ebenfalls als Alexipharmakon vielfach nützlich ist, theilt mit dem KAMPHER u. a. die Eigenschaft, dass sie abgeschnittene Blumen im Wasserglase frisch erhält; aber die KOHLE thut dies in ziemlich roher Form, durch ihre antiseptische Wirkung, während der KAMPHER (wie allerdings die KOHLE in molekulärer Form auch thut) die Reaction weckt. Diese reactionsweckende Kraft, welche mit dem Aehnlichkeitsgesetz in der innigsten Verbindung steht, erweist der KAMPHER u. a. auch bei zögernden Exanthemen, in der Atelektasis pulmonum (Zellgewebsverhärtung der Kinder), in der Coupierung des Rothlaufs u. a. m. Die äusserliche Wirksamkeit bei frischen Verbrennungen theilt er ebenfalls mit der HOLZKOHLE. – Der KAMPHER kommt in vielen heilkräftigen, ätherisch-öligen Pflanzen vor; und ich will hier nur beiläufig erwähnen, dass man alle ätherisch-öligen Pflanzentheile mit Erfolg zu einem wohlfeilen Augenwasser benutzen kann, indem man wenige Tropfen der spirituösen Tinctur in reinem WASSER auflöst. – Die physikalische Flüchtigkeit des KAMPHERS hat gewiss bei Manchem unter uns das Vorurtheil genährt, dass er einer tiefen und nachhaltigen Wirkung nicht fähig sei. Dieses Vorurtheil widerlegt sich schon durch die bisher erprobten Heilkräfte, welche den KAMPHER in die Reihe der Antisycotica stellen, wie gegen den sykotischen Schwindel [AHZ 62, 109f], sykotischen Kopfschmerz [AHZ 43, 115], das Asthma der Emphysematiker. Man vergleiche auch die Art der Schmerzen, welche er macht. Er erzeugt BLUTUNGEN aus allen Oeffnungen, tonische Krämpfe, Katalepsie, Monomanie, Harnruhr etc., regulirt den Geschlechtstrieb und die MILCHABSONDERUNG, heilt Knoten am Euter der Kühe etc. – Alle diese Wirkungen bewährt der KAMPHER um so mehr, je mehr wir darauf verzichten, ihn nach tradioneller Art anzuwenden in Gaben, welche geeignet sind, die Absichten des Arztes per distans riechen zu lassen.[Watzke, AHZ 78 (1869) 80]

Hinweise

In akuten Krankheiten richtet sich die Wiederholungszeit der passend gewählten Arznei nach dem mehr oder weniger schnellen Verlaufe der zu bekämpfenden Krankheit, so daß sie, wo nöthig, nach 24, 16, 12, 8, 4, auch wohl in weniger Stunden zu wiederholen ist, wenn die Arznei zwar ohne Anstoß, – ohne neue Beschwerden zu erzeugen, – bessert, aber für den reißend schnellen und gefährlichen Fortgang des akuten Uebels nicht hinlänglich schnell, so daß in der schnellst tödtlichen Krankheit, die wir kennen, in der Cholera, beim Anfange der Erkrankung, alle 5 Minuten ein (bis zwei) Tropfen dünner KAMPFER-Auflösung eingegeben werden muß, um schnelle und gewisse Hülfe zu verschaffen, bei der mehr entwickelten Cholera aber ebenfalls Gaben von CUPR., VERAT., PHOS. u. s. w. (X°) oft alle 2, 3 Stunden, auch wohl ARS.,CARB-V. u.s.w. in ähnlich kurzen Zeiträumen.[Hahnemann, SRA XXVII]

In der neuesten Zeit hat Hr. Hofrath *Hahnemann* den KAMPHOR, als in jeder Hinsicht am mei-

Verifikationen und klinische Symptome

Verifikationen und klinische Symptome

sten entsprechendes Spezifikum gegen die Cholera, und zwar in ausgedehntester Anwendung, dringend empfohlen. Faßt man die in dem 4ten Bande der RA verzeichneten KAMPHOR-Symptome, und namentlich : 12, 20, 21, 28, 35, 47, 60, 64, 76, 77, 90, [2, 13, 36, 38, 68, 87, 88, 112, 128, 129, 130, 178, 181, 195, 196, 197,] vergleichend ins Auge, so spricht allerdings sehr viel für diese Annahme. Besonders wohnthätig dürfte der KAMPHOR als zur Besiegung jener, der Cholera so eigenthümlichen und so gefährlichen Erstarrung und Todtenkälte zu erweisen.[Stapf; ACS 10 (1831) 2, 76]

Indem ich mich veranlasst sehe . . . auf den KAMPHER hinzudeuten, der erfahrungsmässig für mehr als zwei Drittel unserer Arzneien als das erste Antidot gilt: so sehe ich mich ebenfalls gedrungen, in Gemässheit zahlreicher eigener Erfahrungen hinzuzufügen, dass die umfangreiche Kraft dieses Mittels erst dann vollständig ihre grosse und polychrestische Wirkung erkennen lässt, wenn man sie in höheren und höchsten Dynamisationen anwendet. Von solchen Präparaten, sowohl von meinen gewöhnlichen 200-, als von den *Jenichen*'schen 1000-Potenzen des KAMPHERS habe ich selbst in chronischen, durch viele unpassende und heftige Mittel verhunzten Krankheiten nicht nur überhaupt die besten Resultate, sondern auch noch die Wirkungsdauer einer Gabe, die gewöhnlich auf höchstens 15 Minuten angegeben wird, über 48 Stunden anhalten gesehen, und, nach Zwischengaben von OP., mehrere Male mit dem günstigsten Erfolge wiederholen können. Diese Erfahrungen sind um so weniger gering zu schätzen, als wir nur gar zu viele, mit allopathischen Arzneien überschwemmte Patienten zu behandeln bekommen, wobei man solcher Hilfe bedarf.[AHZ 68 (1864) 74]

Wir haben lange Abstand genommen, von diesem äusserst flüchtigen und schnell wirkenden Mittel höhere Potenzirungen in Anwendung zu bringen. Der ungemeiun grosse Umfang der Wirksamkeit dieser Arznei, der sich dadurch zu erkennen giebt, dass sie mehr, als irgend eine Andere, mit vielseitigen antidotarischen Kräften begabt ist, hat uns aber in den letzten Jahren bewogen, dieselbe in höheren Dynamisationen zu geben, und die Erfolge sind derart ausgefallen, dass wir nun erst in vollem Maasse die Angemessenheit derselben und ihr bedeutendes Heilvermögen, namentlich bei schnell entstandenen Uebeln, durch die Erfolge kennen gelernt haben.[AHP 522]

Der Körper ist eisig kalt und das Gesicht bleich. Dr. *Lippe* legte letzterm Symptom besondere Wichtigkeit bei.[Br., Lippe]

Zittern in inneren Teilen weist auf CAMPH., Zittern in äußeren Teilen auf VERAT. hin.[Br., Lippe]

Vorbeugungsmittel

KAMPHERSPIRITUS[Hickmann, Hahnem.]

LACH., CAMPH. und SULPH. werden als Vorbeugungsmittel der Cholera genannt.[Gue.; AHZ 115]

Eigenthümlichkeiten und Hauptwirkungen

Gemüth

Große Angst.[VHA]

Hoffnungslose Muthlosigkeit.[VHA]

Große Angst und Muthlosigkeit.[HA 62]

Uebereiltes Wesen.[VHA]

Wuth.[VHA]

Konkordanz Gemüth und Geist: Ars., Aur., *Bell.*, Con., Cupr., *Hyos., Lyc., Nat-m.*, Op., Puls., Rhus-t., Stram., Verat. [PB]

Geist

Vergehen der Sinne.[VHA]

Irrereden.[VHA]

Allgemeine Starrkrämpfe mit Bewußtlosigkeit.[VHA]

Epileptische und konvulsivische Anfälle tonischer Art mit besinnungslosem Hinstürzen.[VHA]

Zusammenschnürung des Gehirns, besonders im Hinterkopfe, durch Denken an den Schmerz verschwindend.[VHA]

Die meisten Schmerzen werden nur im Zustande halber Aufmerksamkeit auf sich selbst empfunden.[VHA]

Konkordanz Gemüth und Geist: Ars., Aur., *Bell.*, Con., Cupr., *Hyos., Lyc., Nat-m.*, Op., Puls., Rhus-t., Stram., Verat. [PB]

Schwindel

Taumeliger Schwindel.[VHA]

Betäubung und Bewußtlosigkeit.[VHA]

Betäubung von BLUTDRANG zum Kopfe, mit verengerten Pupillen.[HA 24]

Bewußtlosigkeit von BLUTDRANG zum Kopfe, mit Delirien und verengerten Pupillen.[HA 25]

Schwindel und Schwere des Kopfs mit Vergehen der Sinne.[HA 62]

Betäubte Schlummersucht oder Schlaflosigkeit, wie von Ueberreiztheit.[HA 62]

Kopf

Starker BLUTDRANG zum Kopfe.[VHA]

Eiskälte des ganzen Körpers, mit BLUTDRANG zum Kopfe und zur Brust.[HA 62]

Betäubung von BLUTDRANG zum Kopfe, mit verengerten Pupillen.[HA 24]

Bewußtlosigkeit von BLUTDRANG zum Kopfe, mit Delirien und verengerten Pupillen.[HA 25]

Innerer Kopf

Zusammenschnürung des Gehirns, besonders im Hinterkopfe, durch Denken an den Schmerz verschwindend.[VHA]

Gehirnentzündung von SONNENSTICH.[VHA]

Entzündung des Gehirns, mit Klopfen und Zusammenschnüren im Kopfe, krampfhafter Verdrehung desselben und der Augen, von Bewegung und in kalter, freier LUFT verschlimmert, nach dem Niederlegen und von Denken an den Schmerz gebessert. – Große Angst und Muthlosigkeit; Schwindel und Schwere des Kopfs mit Vergehen der Sinne; verstörter, stierer Blick; Todtenblässe des Gesichts mit Röthe wechselnd; verstörte Gesichtszüge; Empfindlichkeit der Herzgrube gegen Berührung; Stuhl- und Harnverhaltung; Brustbeklemmung; Schreien mit hohler, heiserer Stimme; tonische Krämpfe; schnelles Sinken der Kräfte; betäubte Schlummersucht oder Schlaflosigkeit, wie von Ueberreiztheit; Eiskälte des ganzen Körpers, mit BLUTDRANG zum Kopfe und zur Brust.[HA 62]

Aeusserer Kopf

Krampfhaftes Seitwärts- oder Rückwärts-Ziehen des Kopfs.[VHA]

Konvulsivisches rückwärts und seitwärts Ziehen des Kopfs, mit Bewußtlosigkeit, Leichenblässe des Gesichts und Eiskälte des ganzen Körpers, in der Kälte verschlimmert.[HA 101]

Augen

Verstörter, stierer Blick.[VHA], [HA 62]

Eingefallene Augen. [VHA]

Verengte Pupillen

Sehr verengerte Pupillen.[VHA]

Betäubung von BLUTDRANG zum Kopfe, mit verengerten Pupillen.[HA 24]

Bewußtlosigkeit von BLUTDRANG zum Kopfe, mit Delirien und verengerten Pupillen.[HA 25]

LICHTSCHEU von zu großem Glanz und Helligkeit der Gegenstände.[VHA]

Ohren

Heiße, wie entzündete Ohrläppchen.[VHA]

Eitergeschwür im Ohre.[VHA]

Antlitz

Todtenblässe des Gesichts.[VHA]

Todtenblässe des Gesichts mit Röthe wechselnd.[HA 62]

Eiskaltes, bläulich blasses Gesicht.[VHA]

Rothlauf im Gesichte.[VHA]

Verifikationen und klinische Symptome

Verstörte Gesichtszüge.[VHA], [HA 62]
Mundklemme von Krämpfen in den Kaumuskeln.[VHA]
Eiskälte des ganzen Körpers, mit Todtenblässe des Gesichts (bei Fieber).[VHA]
Der Körper ist eisig kalt und das Gesicht bleich. Dr. *Lippe* legte letzterm Symptom besondere Wichtigkeit bei.[Br., Lippe]
Die Hautenzündungen vom SONNENBRANDE im Gesichte und auf den Händen weichen am Ersten dem CAMPH., und zwar nicht bloss der äusserlichen Anwendung desselben in der Form von SPIRITUS VINI CAMPHORATUS, sondern mindestens eben so gut den blos innerlichen Gaben und in höheren Potenzirungen, als man ihn bisher anzuwenden pflegt.[AHP 522]

Verifikationen und klinische Symptome

Mund
Brennen im Munde und den Schlund hinunter bis in den Magen.[VHA]
Schaum vor dem Munde.[VHA]
Mundklemme von Krämpfen in den Kaumuskeln.[VHA]
Betäubte Schlummersucht mit Irrereden.[VHA]
Schreien und Winseln mit hohlem, heiserem Tone.[VHA]

Genüsse
Durstlosigkeit.[VHA]
(Heftiger Durst).[VHA]
Ekel vor TABAK.[VHA]

Geschmack
BITTERGESCHMACK der Speisen.[VHA], [Br., Lippe]
Verstärkter Geschmack aller Genüsse.[VHA]

Uebelkeit
SAURES Erbrechen. (Das VERAT.-Erbrechen ist ein BITTERES oder schaumiges Erbrechen).[Br., Lippe]

Magen
Brennen im Magen.[VHA]
Große Empfindlichkeit der Herzgrube gegen Berührung, wobei er laut aufschreit.[VHA]
Empfindlichkeit der Herzgrube gegen Berührung.[HA 62]

Bauch
Brennende Hitze im ganzen Unterleibe.[VHA]

Stuhl
Leibesverstopfung, wie von Mangel an peristaltischer Bewegung des Darmkanals.[VHA]
Schwieriger Stuhl, wegen Verengerung des Mastdarms.[VHA]
Stuhl- und Harnverhaltung.[HA 62]

Harn
Harnverhaltung mit Tenesmus des Blasenhalses.[VHA]
Stuhl- und Harnverhaltung.[HA 62]
Gelbgrüner, dumpfriechender Harn.[VHA]
Dünner, schwacher Harnstral.[VHA]
Harnzwang mit Schmerz am Blasenhalse.[Br., Lippe]
Ist besonders nützlich in Harnzwang, der durch allopathische Behandlung, wie durch Blasenziehen (Auflegen von FLIEGEN-Pflaster usw.) entstand.[Br., Lippe]

Geschlechtstheile
Mangelnder Geschlechtstrieb.[VHA]
Völlige Impotenz.[VHA]
Impotenz, oder Impotenz mit Verlangen nach Beischlaf.[Br., Lippe]
Geschlechtliches Verlangen fehlt.[Br., Lippe]

Athem

Stickflußartige Brustbeklemmung, (auch von KUPFER und ARSENIK-Dämpfen).[VHA]

Heftige Brustbeklemmung mit Zusammenschnürung der Kehle, wie von SCHWEFEL-Dampf.[VHA]

Luftröhre

Schreien und Winseln mit hohlem, heiserem Tone.[VHA]

Schreien mit hohler, heiserer Stimme.[HA 62]

Brust

Hörbares Herzklopfen nach dem Essen.[VHA]

Zittern des Herzens.[VHA]

Stickflußartige Brustbeklemmung, (auch von KUPFER- und ARSENIK-Dämpfen).[VHA]

Heftige Brustbeklemmung mit Zusammenschnürung der Kehle, wie von SCHWEFEL-Dampf.[VHA]

Brustbeklemmung.[HA 62]

Eiskälte des ganzen Körpers, mit BLUTDRANG zum Kopfe und zur Brust.[HA 62]

Schwacher, kleiner, langsamer Puls (bei Fieber).[VHA]

Verminderter Zufluß des BLUTS nach den vom Herzen entfernten Theilen (bei Fieber).[VHA]

Bei Kühen

Knoten am Euter der Kühe.[Wetzke, AHZ 78 (1869) 80]

Oberglieder

Konvulsivische Bewegungen der Arme im Kreise herum.[VHA]

Eiskalte Hände.[VHA]

Die Hautenzündungen vom SONNENBRANDE im Gesichte und auf den Händen weichen am Ersten dem CAMPH., und zwar nicht bloss der äusserlichen Anwendung desselben in der Form von SPIRITUS VINI CAMPHORATUS, sondern mindestens eben so gut den blos innerlichen Gaben und in höheren Potenzirungen, als man ihn bisher anzuwenden pflegt.[AHP 522]

Unterglieder

Große Schwäche der Unterschenkel.[VHA]

Klammschmerz in den Waden und Füßen.[VHA]

Drüsen

Konkordanz Drüsen: Bar-c., Bell., Bry., Carb-an., Clem., Con., Graph., Lyc., Merc., Nux-v., Phos., Puls., Sil., Sulph. [PB]

Haut

Rothlaufartige Entzündungen.[VHA]

Rothlauf im Gesichte.[VHA]

Erysipel: Es ist die Überzeugung von Herrn *von Bönninghausen*, daß KAMPFER, alle fünfzehn Minuten angewendet, sogar eine schwere Wundrose (Erysipel) im Verlauf einiger Stunden heilt.[LWB 182]

Die Hautenzündungen vom SONNENBRANDE im Gesichte und auf den Händen weichen am Ersten dem CAMPH., und zwar nicht bloss der äusserlichen Anwendung desselben in der Form von SPIRITUS VINI CAMPHORATUS, sondern mindestens eben so gut den blos innerlichen Gaben und in höheren Potenzirungen, als man ihn bisher anzuwenden pflegt.[AHP 522]

Trockenheit der Haut.[VHA]

Konkordanz Haut und Aeusseres: Acon., Arn., Ars., Bell., Bry., Calc., Dulc., Hep., Lyc., Merc., Nit-ac., Nux-v., Phos., Ph-ac., Puls., *Rhus-t.*, Sec., Sep., Sil., Sulph., Verat. [PB]

Schlaf

Betäubte Schlummersucht mit Irrereden.[VHA]

Betäubte Schlummersucht oder Schlaflosigkeit, wie von Ueberreiztheit.[HA 62]

Nächtliche Schlaflosigkeit, wie von nervöser Ueberreizung.[VHA]

Verifikationen und klinische Symptome

Schnarchen.[VHA]

Konkordanz Schlaf und Träume: *Ant-t.*, Bry., Con., *Croc.*, Cupr., Nux-m., *Op.*, Ph-ac., Puls., V e r a t. [PB]

Fieber

Wenn die in Sibirien einheimische Influenza zuweilen bis zu uns gelangt, da dient, wenn schon die Hitze eingetreten ist, der KAMPHER nur als Palliativ, aber als ein schätzbares Palliativ, da die Krankheit nur einen kurzen Verlauf hat, in öftern, aber immer erhöheten Gaben, auf obige Art in WASSER aufgelöst. Er verkürzt zwar dann die Dauer der Krankheit nicht, mildert sie aber ungemein und geleitet sie so gefahrlos bis zu ihrem Abschiede. (Von KRÄHENAUGEN hingegen wird sie schon mit einer einzigen Gabe, die aber von möglichster Kleinheit seyn soll, oft binnen wenigen Stunden homöopathisch aufgehoben.)[RA 4, 151-152]

Schwacher, kleiner, langsamer Puls.[VHA]

Eiskälte des ganzen Körpers, mit Todtenblässe des Gesichts.[VHA]

Verminderter Zufluß des BLUTS nach den vom Herzen entfernten Theilen.[VHA]

Die BLUTZIRKULATION ist vermindert in den Teilen, die am weitesten vom Herzen entfernt sind.[Br., Lippe]

Fieberstadien

1. P u l s klein, schwach und langsam, oft unfühlbar. – Verminderter Zufluss des BLUTES nach den vom Herzen entfernten Theilen.[WF 12]
2. F r o s t, Frostigkeit und Empfindlichkeit gegen kalte LUFT. – Frost mit Schauder und Schütteln.[WF 12]
   Allgemeine Eiskälte des ganzen Körpers mit Todtenblässe des Gesichts.[WF 12]
3. H i t z e mit Auftreibung der Adern, von jeder Bewegung vermehrt.[WF 12]
4. Kalter S c h w e i s s, der oft klebrig und stets ermattend ist.[WF 12]

Konkordanz Fieber: A c o n., *A r s.*, *Bell.*, Calc., Chin., C o n., Hell., Kali-n., Laur., Merc., Nux-m., *Nux-v.*, *Phos.*, Ph-ac., P u l s., R h u s - t., *Sabad.*, S a m b., S e p., Spig., Sulph., *Verat.* [PB]

Gemeinsames

Allgemeine Starrkrämpfe mit Bewußtlosigkeit.[VHA]

Epileptische und konvulsivische Anfälle tonischer Art mit besinnungslosem Hinstürzen.[VHA]
Krampfhaftes Seitwärts- oder Rückwärts-Ziehen des Kopfs.[VHA]
Mundklemme von Krämpfen in den Kaumuskeln.[VHA]
Konvulsivische Bewegungen der Arme im Kreise herum.[VHA]
Tonische Krämpfe.[HA 62]

Zittern in inneren Teilen weist auf CAMPH., Zittern in äußeren Teilen auf VERAT. hin.[Br., Lippe]

Ungemeines und schnelles Sinken der Kräfte.[VHA], [HA 62]

Gefühllosigkeit.[VHA]

Ich und mein Gehülfe haben mit Riechen alle 5 (Anfangs 15) Minuten an CAMPH. X°, jede anfangende Grippe binnen 6, 12 Stunden beseitigt. Hatte sie aber schon überhand genommen, da war uns, besonders gegen den wachbleibenden Husten ausser NUX-V., noch CALC. und RHUS-T. nöthig.[Hahnemann, 17. Juni 1833]

Große Verkältlichkeit.[VHA]

Große Empfindlichkeit gegen Kälte und kalte LUFT und davon Erhöhung der Beschwerden.[VHA]

Eiskälte des ganzen Körpers, mit BLUTDRANG zum Kopfe und zur Brust.[HA 62]

D e r K ö r p e r i s t e i s i g k a l t u n d d a s G e s i c h t b l e i c h. Dr. *Lippe* legte letzterm Symptom besondere Wichtigkeit bei.[Br., Lippe]

Die meisten Schmerzen werden nur im Zustande halber Aufmerksamkeit auf sich selbst empfunden.[VHA]

Hitzegefühl mit erweiterten BLUTADERN, durch jede Bewegung verschlimmert. (Der CAMPH.-Kranke hat kein Verlangen, sich während der Hitze und des Schwitzens aufzudecken; der VERAT.-Kranke dagegen will immer bloß sein.)[Br., Lippe]

Besserung der Beschwerden

Im Hause, durch Bettwärme, BIER-Trinken, Kalt-WASSER-Trinken und Liegen auf dem Rücken.[Br., Lippe]

N a c h d e m N i e d e r l e g e n.[HA 62]

Verifikationen und klinische Symptome

Von Denken an den Schmerz.[HA 62]

Verschlimmerung der Beschwerden

Des Nachmittags und Nachts sowie von freier LUFT und vom Aufdecken, vom Schließen der Augen, vom Druck, vom SONNENLICHT und nach dem Schlafe.[Br., Lippe]

Bewegung.[HA 62]

Hitzegefühl mit erweiterten BLUTADERN, durch jede Bewegung verschlimmert[Br., Lippe]

In kalter, freier LUFT.[HA 62]

Große Empfindlichkeit gegen Kälte und kalte LUFT und davon Erhöhung der Beschwerden.[VHA]

Große Empfindlichkeit gegen kalte LUFT; die Schmerzen verschlimmern sich davon.[Br., Lippe]

Kälte.[HA 101]

Konkordanz

Verschlimmerung nach Lage und Umständen: Acon., Agar., Arn., *Ars.*, Aur., Bell., *Bry.*, Carb-an., Carb-v., *Caust.*, Chel., Cocc., Coff., Colch., Con., Dig., Dulc., Graph., Hell., *Hep.*, Hyos., *Kali-c.*, Led., Lyc., Merc., Mosch., Nux-m., *Nux-v.*, Phos., Puls., Ran-b., Rheum, *Rhus-t.*, *Sabad.*, Sel., Sep., Sil., Spig., Squil., Staph., Stram., *Stront.* [PB]

Beschwerden der Thiere

Rinder

Knoten am Euter der Kühe.[Watzke, AHZ 78 (1869) 80]

Arzneiverwandtschaften von Camphora

(Acon., Agar., Agn., Alum., Ambr., Am-c., Anac., Arn., Asaf., Asar., Bar-c., Bov., Bry., Calad., Calc., Cann-s.), Canth., (Caps., Carb-an., Carb-v.), Cham., (Chel., Cic., Clem., Cocc., Cycl., Dros., Dulc., Euph., Guaj., Hell.), Hyos., (Ign., Jod.), Kali-c., (Laur., Led., Lyc., Mag-m., Meny., Merc., Mosch., Nat-c., Nat-m., Nit-ac., Nux-m., Nux-v., Olnd.), Op., (Phos., Ph-ac.), Puls., (Ran-b.), Rhus-t., (Ruta, Sabad., Sabin., Samb., Sars., Sec., Seneg., Sil., Spig., Spong., Squil., Staph.), Stram., (Stront., Sulph., Tarax., Teucr., Thuj., Valer.), Verat., (Verb., Viol-t., Zinc.) (Die Eingeklammerten scheinen zum größten Theile antipathisch zu sein, worüber die Entscheidung jedoch späteren Erfahrungen überlassen bleiben muß.) [VHA]

Acon., Ang., Ant-t., Arn., *Ars.*, Aur., *Bell.*, *Bry.*, Calc., Caust., Cham., Chin., Cic., Cocc., *Con.*, Croc., Cupr., Dulc., Hell., Hep., *Hyos.*, Ign., Ip., Kali-c., *Lyc.*, *Merc.*, Mosch., Nat-m., Nux-m., *Nux-v.*, *Op.*, Phos., Ph-ac., *Puls.*, *Rhus-t.*, Sabad., Sec., *Sep.*, Sil., Stram., Stront., *Sulph.*, *Verat.* [PB]

Brom., *Canth.*, *Op.*, Verat. [KV]

Antidote von Camphora: Kali-n., Op., Phos. – Spir nitr. dulc.

MOHNSAFT: Ein fünfjähriges Mädchen hatte eine Menge KAMPHER verschluckt, welche sich auf acht bis zehn Gran schätzen ließ. Etwa zehn Minuten hernach erblaßte sie, ward kalt, starr im Blick, dann ohnmächtig, sprach- und vernunftlos. In kurzer Zeit ward ihr der Kopf auf die rechte Schulter gezogen und blieb so; der übrige Körper war schlaff, die Sinne verlöschten. Zuweilen bewegten sich die Arme unwillkürlich. Die Augen drehten sich aufwärts. Ein Schaum trat vor den Mund. Der Odem war kaum zu merken. – In ein erwärmtes Bett gebracht, schien sie zuweilen etwas wiederzukehren. Man flößte ihr starken KAFFEE ein; aber die Sinnlosigkeit nahm hierauf sichtlich zu. Es trat ein heftiges Erbrechen ein, (der KAMPHER ward zum Theil ausgebrochen) es erleichterte sich aber hierauf nichts; der Todeskampf schien zuzunehmen, immer mehr und mehr. – Ich goß ihr vier Tropfen MOHNSAFT-Tinktur in den Mund, ohne daß ich bemerkte, daß sie niedergeschluckt wurden; da ich aber, nach etlichen Minuten genauer Aufmerksamkeit, entfernte Zeichen einer Hülfe wahrzunehmen glaubte, so fuhr ich fort, ihr durch den Mund, zum Theil aber (da manches aus dem Mund wegen Unthätigkeit des Schlundes wieder auslief) durch Klystiere von WASSER, mit etlichen Tropfen thebaischer Tinktur gemischt – MOHNSAFT beyzubringen. – Sie mochte, meiner Berechnung nach, nahe an zwey Gran MOHNSAFT von oben und unten bekommen haben (eine Menge, die vor sich ein so kleines Kind gewiß getödet hätte) als die Herstellung vollendet war, ohne Anwendung irgend eines andern Mittels. – Ein ruhiger, mit allgemeinem Schweiße begleiteter Schlaf von etlichen Stunden brachte ale vorige Munterkeit wieder. – Bei diesem Vorgange war es auffallend, wie der KAFFEE die allzu haftige Wirkung des KAMPHERS mächtig verschlimmerte. – Auch in andrn Fällen nahm ich wahr, daß beyde Substanzen, bald

Verifikationen und klinische Symptome

hinter einander, oder zugleich genommen, eine große und schnelle Neigung zum Erbrechen bewirkten, ein Umstand, den man in der Praxis vielleicht nützen könnte. – Die große, spezifische Kraft des MOHNSAFTES, die gefährlichen Folgen allzu großer Gaben KAMPHER so schnell aufzuheben, scheint mich zu berechtigen, auch im Gegentheile den KAMPHER für eins der stärksten G e g e n m i t t e l d e s MOHNSAFTES anzusehn, wie auch *Hallé* schon zum Theil beobachtet hat. Und war nicht schon, wenn man die Sache genauer prüft, in unserem Falle die ungeheure Gabe MOHNSAFT, die ich anwendete, durch den vorher verschluckten KAMPHER unschädlich? [Hahnemann, HUF 5, S. 16-20]

Wer durch eine grosse Gabe KAMPHER in Gefahr geräth, dem dient MOHNSAFT als Gegenmittel; so wie im Gegentheile bei MOHNSAFT-Vergiftungen KAMPHER ein grosses Rettungsmittel ist; so sehr hebt die eine dieser Substanzen die Wirkungen der andern auf. Es ist daher zu verwundern, wie man bisher in Recepten MOHNSAFT zugleich mit KAMPHER mischen lassen konnte! [RA 4, 152]

Op. [SRN]

Schwarzwerden vor den Augen (nach KAMPHER-Geruch): Kali-n.[VHA]

Op., Spir nitr. dulc. [PB]

(Nach Mißbrauch von CAMPH. gebe PHOS..) [Br., Lippe]

Verifikationen und klinische Symptome

Camphora ist Antidot von: Agar., Agn., Ambr., Am-c., Arn., Ars., Asar., Asaf., Aur., Bar-c., Bov., Bry., Calc., Cann-s., Canth., Caps., Carb-an., Carb-v., Cham., Cina, Clem., Cocc., Colch., Coloc., Cupr., Cycl., Dig., Dros., Dulc., Euph., Euphr., Hell., Hyos., Ign., Jod., Kali-c., Laur., Led., Lyc., Mag-m., Meny., Merc., Mez., Mosch., Mur-ac., Nat-c., Nat-m., Nit-ac., Nux-m., Nux-v., Olnd., Op., Par., Phos., Ph-ac., Ran-b., Ran-s., Rheum, Rhod., Rhus-t., Sabad., Sabin., Samb., Sec., Seneg., Sil., Spig., Spong., Squil., Staph., Stront., Sulph., Thuj., Valer., Verat., Viol-o., Viol-t., Zinc.

Indem ich mich veranlasst sehe . . . auf den KAMPHER hinzudeuten, der erfahrungsmässig für mehr als zwei Drittel unserer Arzneien als das erste Antidot gilt.[AHZ 68 (1864) 74]

Der KAMPHER als Gegengift der KANTHARIDEN und der SQUILLE ist durch Andrer Bemerkungen bekannt.[Hahnemann, HUF 5, 9]

[AMBRA C 3 ...] oft noch allzu kräftig befunden und in letzterm Falle nur durch mehre kleine Gaben KAMPHER, in vielen Fällen aber, je nach den sich hervortretenden Symptomen, von KRÄHENAUGEN, in seltern Fällen von PULSATILLE gemäßigt wird.[RA 6, 2]

KAMPHER ist das Haupt-Antidot, selbst gegen chronisch gewordene Uebel von FLIEGENPILZ.[CK 2, 1]

Riechen an KAMPHER-Auflösung mildert seine allzu starke Wirkung (AM-C.).[CK 2, 95]

KAMPHER ist das Gegenmittel großer, in unhomöopathischen Falle angewendeteten Gaben [ARN.], WEIN aber verschlimmert ihre nachtheilige Wirkung.[RA 1, 472]

Stickflußartige Brustbeklemmung, (auch von KUPFER und ARSENIK-Dämpfen).[VHA]

Die HASELWURZEL [ASAR.] soll, nach *Coste* und *Willemet*, an dem ESSIG ein Antidot finden. KAMPFER scheint wenigstens wirksam zu seyn, Nachtheile ihrer Anwendung am unrechten Orte oder in grossen Gaben zu besänftigen.[RA 3, 228]

Als Antidot allzustarker Wirkungen [von AUR.] hat sich Riechen an ein potenzirtes Praeparat rohen KAFFEE'S, vorzüglich aber an KAMPHER erwiesen.[CK 2, 219]

Riechen am KAMPHER-Auflösung erwies sich als ein Milderungs-Mittel ihrer allzu starken Wirkung, und Riechen an eine hochpotenzirte ZINK-Auflösung nimmt die beschwerlichen Symptome von BARYT hinweg.[CK 2, 244]

Auch KAMPFER zeigt gegen einige Krankheits-Zustande von BELLADONNE viel antidotische Kraft.[RA 1, 15]

Wo sie [BRY.] wirklich unrecht und nicht treffend homöopathisch gewählt war, hebt WURZELSUMACH den Nachtheil gewöhnlich auf, oder eine auf die erregten Uebel nach Umständen noch genauer passende Arznei andrer Art, wenigstens KAMPHER.[RA 2, 418]

Ist besonders nützlich in Harnzwang, der durch allopathische Behandlung, wie durch Blasenziehen (Auflegen von FLIEGEN-Pflaster usw.) entstand.[Br., Lippe]

Zur Minderung allzu starker Wirkung einer KAPSIKUM-Gabe [habe ich] bei einigen sehr reizbaren Personen das Riechen an eine gesättigte KAMPHER-Auflösung als Antidot [völlig hinreichend gefunden].[RA 6, 84]

KAMPHER erwies sich als Antidot und Minderungs-Mittel ihrer [CARB-AN.] allzuheftigen Wirkung bei allzu empfindlichen Personen.[CK 3, 1]

Man hat ARSENIK, CAMPHER und rohen KAFFEE als Antidote der HOLZKOHLE befunden.[CK 3, 34]

Eine allzu strake Wirkung wird d u r c h w i e d e r h o l t e s R i e c h e n a n KAMPHER, und noch gewisser, an v e r s ü s s t e n SALPETER-GEIST, bald hinweg genommen.[CK 3, 36]

Oefteres Riechen an KAMPHER mässigt seine [CLEM.] allzu heftige Wirkung.[CK 3, 150]

KAMPHER ist sein [COCC.] Hauptgegenmittel.[RA 1, 160]

Man giebt CAMPHER, CAUSTICUM, rohen KAFFEE, und STAPHISAGRIA als Antidote der KOLOQUINTE an.[CK 3, 159]

Der Haupt-Charakter der KOLOQUINTE ist, Klamm-Schmerzen zu erregen, in innern und äussern Theilen, d. i. tonische Krämpfe, mit klemmend drückenden Schmerzen, und dann ist STAPHISAGRIA das Antidot. Auch (KAFFEE-Trank und) KAMPHER heben nachtheilige Wirkungen derselben auf.[CK 3, 159]

Die Antidote gegen verschluckte KUPFERIGE Dinge sind Auflösungen von (KALIEN-SEIFE und) KALKARTIGER SCHWEFELLEBER, so wie das von *Orfila* aus Erfahrung gerühmte EIWEISS. Die dynamischen, von allzu heftigwirkender KUPFER-Arznei entstandenen Beschwerden lassen sich meist und am besten durch öfteres Riechen an KAMPHER-Auflösung in WEINGEIST beseitigen doch zählt man noch BELL., CHIN., COCC., DULC., HEP., IP., MERC., und NUX-V. unter seine Antidote.[CK 3, 213]

Sie bedarf nur der kleinsten Gabe in ihrer homöopathischen Anwendung, und wenn selbst eine solche noch allzu heftige Wirkungen hervorbrächte, so dient öfteres Riechen an KAMPHER-Auflösung zur Milderung derselben. Andre wollen KRÄHENAUGEN, Andre MOHNSAFT als Antidote des FINGERHUTS befunden haben.[CK 3, 230-231]

KAMPHER ist das Milderungs- und Gegenmittel [von DROS.].[RA 6, 228]

Seine [EUPH.] Wirkung ist mehre Wochen anhaltend, und sein Antidoit, KAMPHER.[CK 3, 277]

Die Hemmung allzuheftiger Primärmirkungen derselben [HELL.] scheinet am öftersten dem KAMPHER zu gelingen, die übeln Nachwirkungen aber weichen der CHINARINDE am besten.[RA 3, 204]

Oefteres Riechen in gesättigte KAMPHERAUFLÖSUNG tilgt die beschwerlichen Zufälle von BILSENKRAUT, wenn es in zu großer Gabe oder im unhomöopathischen Falle eingegeben worden ist.[RA 4, 29-30]

Wo sie in einem allzu reizbaren Körper, vielleicht auch in allzu großer Gabe gereicht, eine Ueberempfindlichkeit, oder einen ängstlichen, erhöheten Zustand der Empfindung, eine Uebereiltheit u. s. w. zuwege bringt, da dient KAFFEE als homöopathisches Gegenmittel; – wo sie aber unpassend gewählt war, so daß ihre Symptome denen der Krankheit nicht in naher Aehnlichkeit entsprechen, da können die entstehenden Beschwerden, je nachdem sie waren, durch PULSATILLE oder CHAMILLE, in seltnern Fällen von KOCKELSAMEN, WOHLVERLEIH, KAMPFER oder ESSIG antidotisch getilgt werden.[RA 2, 140-141]

Nur wo eine starke Vergiftung mit einer großen Gabe MOHNSAFT zu besiegen ist, muß eine große Gabe IPEKAKUANHA-Tinctur (zu 30, 40, 60 Tropfen der starken Tinctur) angewendet werden – wo nicht vielmehr starker CAFFEETRANK (oder KAMPHER) den Umständen nach angezeigt ist.[RA 3, 250]

Die übeln Zufälle von dieser Arznei, wo sie unhomöopathisch gewählt oder in allzu starken Gaben gereicht worden war, werden durch öfteres Riechen an geistige KAMPHERAUFLÖSUNG, oder öftere Einnahme eines Tropfens derselben, gehoben.[RA 4, 176-177]

Gewöhnlich mässigt KAMPFER die allzuheftige Wirkung von LYCOPODIUM.[CK 4, 73]

Wenn selbst die reinste QUECKSILBER-Bereitung fürden unrechten Krankheitsfall, also unhomöopathisch gewählt, – Nachtheile bringt, so dient nach Beschaffenheit der entstandnen, widrigen Symptome, als Gegenmittel entweder SCHWEFELLEBER, oder SCHWEFEL, oder KAMPHER, oder MOHNSAFT, oder CHINARINDE, oder SALPETERSÄURE, alle diese jedoch schon in sehr kleiner Gabe, und nach den vorhandnen Symptomen ausgewählt.[RA 1, 355]

KAMPHER mindert eine allzu heftige Wirkung des NATRUMS sehr gut.[CK 4, 299]

KAMPFER hat wenig antidotische Kraft gegen allzu stürmische Wirkungen dieses Antipsoricums [NAT-M.], öfteres Riechen an versüssten SALPETER-Geist aber bei weitem mehr.[CK 4, 352]

Wenn sie [NUX-V.]wegen allzu großer Gabe, oder wegen unhomöopathischer Anwendung beträchtliche Nachtheile zuwege bringt, so kann ihre Kraft doch schnell durch etwas weniges WEIN, BRANNTWEIN und KAMPHER gänzlich aufgehoben werden.[RA 1, 194-195]

Eine allzuheftige Wirkung der PHOSPHORSÄURE wird durch KAMPHER gemildert.CK 5, 79]

Die allzu heftigen Wirkungen der RAUTE nimmt der KAMPHER hinweg.[RA 4, 200]

Die Nachtheile der verfehlten Wahl [von RHUS-T.] hebt oft die ZAUNREBE, zuweilen der SCHWEFEL, zuweilen der KAMPHER oder der rohe KAFFEE, je nach den erregten übeln Zufällen.[RA 2, 359]

Oft und gehörig lang wiederholte, kleine Gaben KAMPHER heben nach und nach das Uebermaß der Wirkungen dieser wichtigen Arznei [SPIG.] auf.[RA 5, 240]

Das kräftigste Gegenmittel des RÖST-SCHWAMMS ist KAMPHER.[RA 6, 198]

Murray und *Tissot* rühmen den KAMPHER als Antidot der MEERZWIEBEL, welches mit meinen Beobachtungen überein kommt.[RA 3, 266]

KAMPHER dämpft das etwanige Uebermaß der Wirkung dieser Arznei und ist ein Haupt-Antidot der STEPHANSKÖRNER.[RA 5, 293]

KAMPHER scheint die übermäßige Wirkung dieses Saftes [THUJA] in größern Gaben noch am besten zu hemmen.[RA 5, 124]

Jählinge, schlimme Zufälle von WEIßNIEßWURZEL nehmen einige Tassen starken KAFFEES am sichersten weg. Sind aber drückendes Kopfweh mit Körperkälte und unbesinnlichem Schlummer die Hauptzu-

Verifikationen und klinische Symptome

stände, so ist KAMPHER das Gegenmittel.[RA 3, 329]

Eine allzuheftige Wirkung [von ZINC.] wird durch KAMPHER-Auflösung, doch nur auf kurze Zeit gemildert (zuweilen durch Riechen an eine IGNAZ-Bereitung), das Riechen an eine SCHWEFELLEBER-Bereitung mildert aber am meisten.[CK 5, 429]

Alkalien gegen verschluckte Mineralsäuren, SCHWEFELLEBER gegen Metallgifte, KAFFEE und CAMPHER (und IPECACUANHA) gegen OPIUM-Vergiftungen, u. s. w.[ORG V, §. 67. Anm.]

Wir haben lange Abstand genommen, von diesem äusserst flüchtigen und schnell wirkenden Mittel höhere Potenzirungen in Anwendung zu bringen. Der ungemeiun grosse Umfang der Wirksamkeit dieser Arznei, der sich dadurch zu erkennen giebt, dass sie mehr, als irgend eine Andere, mit vielseitigen antidotarischen Kräften begabt ist, hat uns aber in den letzten Jahren bewogen, dieselbe in höheren Dynamisationen zu geben, und die Erfolge sind derart ausgefallen, dass wir nun erst in vollem Maasse die Angemessenheit derselben und ihr bedeutendes Heilvermögen, namentlich bei schnell entstandenen Uebeln, durch die Erfolge kennen gelernt haben.[AHP 522]

Zwischenmittel von Camphora: Op.

Von solchen Präparaten, sowohl von meinen gewöhnlichen 200-, als von den *Jenichen*'schen 1000-Potenzen des KAMPHERS habe ich selbst in chronischen, durch viele unpassende und heftige Mittel verhunzten Krankheiten nicht nur überhaupt die besten Resultate, sondern auch noch die Wirkungsdauer einer Gabe, die gewöhnlich auf höchstens 15 Minuten angegeben wird, über 48 Stunden anhalten gesehen, und, nach Zwischengaben von OP., mehrere Male mit dem günstigsten Erfolge wiederholen können. Diese Erfahrungen sind um so weniger gering zu schätzen, als wir nur gar zu viele, mit allopathischen Arzneien überschwemmte Patienten zu behandeln bekommen, wobei man solcher Hilfe bedarf.[AHZ 68 (1864) 74]

Schädliche Substanzen und Arzneimittel (Nocentia) bei der Behandlung mit Camphora: Kali-n.

Kali-n. [PB]

Konkordanzen der homöopathischen Arzneien

I. Gemüth und Geist: Ars., Aur., *Bell.*, Con., Cupr., *Hyos.*, *Lyc.*, *Nat-m.*, Op., Puls., Rhus-t., Stram., Verat. [PB]

II. Körpertheile und Organe: Acon., Alum., Anac., Ang., *Ars.*, *Bell.*, Bry., Cham., Chin., Cic., Con., Cupr., Hep., Hyos., *Ign.*, Kali-c., Lyc., Merc., Nux-v., Op., Puls., Rhus-t., Sep., Staph., Stram., Sulph., *Verat.* [PB]

III. Empfindungen und Beschwerden

1. **Aeussere und innere Körpertheile im Allgemeinen:** Acon., Ang., Arn., Ars., *Bell.*, Bry., Calc., Caust., Cham., Chin., Cic., *Cocc.*, Con., Cupr., Hyos., *Ign.*, *Ip.*, Laur., Lyc., Merc., Mosch., Nux-m., *Nux-v.*, *Op.*, Phos., Plat., Puls., Rhus-t., Sec., *Sep.*, Sil., Stann., Stram., *Sulph.*, Thuj., *Verat.* [PB]
2. **Drüsen:** Bar-c., Bell., Bry., Carb-an., Clem., Con., Graph., Lyc., Merc., Nux-v., Phos., Puls., Sil., Sulph. [PB]
3. **Knochen:** ? [PB]
4. **Haut und Aeusseres:** Acon., Arn., Ars., Bell., Bry., Calc., Dulc., Hep., Lyc., Merc., Nit-ac., Nux-v., Phos., Ph-ac., Puls., *Rhus-t.*, Sec., Sep., Sil., Sulph., Verat. [PB]

IV. Schlaf und Träume: *Ant-t.*, Bry., Con., *Croc.*, Cupr., Nux-m., *Op.*, Ph-ac., Puls., Verat. [PB]

V. Fieber: Acon., *Ars.*, *Bell.*, Calc., Chin., Con., Hell., Kali-n., Laur., Merc., Nux-m., *Nux-v.*, *Phos.*, Ph-ac., Puls., Rhus-t., *Sabad.*, Samb., Sep., Spig., Sulph., *Verat.* [PB]

VI. Änderung des Befindens

1. **Verschlimmerung nach der Zeit:** ? [PB]

Verifikationen und klinische Symptome

2. **Verschlimmerung nach Lage und Umständen:** Acon., Agar., Arn., *Ars.*, Aur., Bell., *Bry.*, Carb-an., Carb-v., *Caust.*, Chel., Cocc., Coff., Colch., Con., Dig., Dulc., Graph., Hell., *Hep.*, Hyos., *Kali-c.*, Led., Lyc., Merc., Mosch., Nux-m., *Nux-v.*, Phos., Puls., Ran-b., Rheum, *Rhus-t.*, *Sabad.*, Sel., Sep., Sil., Spig., Squil., Staph., Stram., *Stront.* [PB]

VII. Konkordanz der homöopathischen Arzneien

Acon., Ang., Ant-t., Arn., *Ars.*, Aur., *Bell.*, *Bry.*, Calc., Caust., Cham., Chin., Cic., Cocc., *Con.*, Croc., Cupr., Dulc., Hell., Hep., *Hyos.*, Ign., Ip., Kali-c., *Lyc.*, *Merc.*, Mosch., Nat-m., Nux-m., *Nux-v.*, *Op.*, Phos., Ph-ac., *Puls.*, *Rhus-t.*, Sabad., Sec., *Sep.*, Sil., Stram., Stront., *Sulph.*, *Verat.* [PB]

Brom., *Canth.*, *Op.*, Verat. [KV]

Verifikationen und klinische Symptome

Cannabis sativa (Hanf)
(Cann-s.)

Synonyma
Cannabis sativa L., Hanf [SRN]

Nicht-Antipsorische Arznei
[SRN]

Arzneiwirkungsdauer
Wirkt 2 bis 3 Wochen.[SRN]
Zählt zur 2. Klasse derjenigen Mittel, welche eine kurze Wirkungsdauer besitzen.[AHZ 49 (1855) 82]

Hinweis
Paßt für Frauen, die lange verheiratet sind und keine Kinder bekommen.[Br., Lippe]

Eigenthümlichkeiten und Hauptwirkungen

Gemüth
Trauriges, niedergeschlagenes Gemüth.[VHA]
Uebelnehmigkeit.[VHA]
Wahnsinn mit abwechselnder Wuth und Lustigkeit.[VHA]
Aengstliches Herzklopfen.[VHA]
Nächtliche Schlaflosigkeit wegen Angst und Hitze, als würde er mit heißem Wasser übergossen.[VHA]
Konkordanz Gemüth und Geist: Acon., Aur., *Bell.*, Calc., Cocc., Con., Hyos., Ign., *Lyc.*, Merc., Nat-c., Nux-v., *Op.*, Phos., *Ph-ac.*, Plat., *Puls.*, Rhus-t., Sep., Sil., *Stram.*, Sulph., *Verat.* [PB]

Geist
Stillstehen der Gedanken.[VHA]
Allzu lebhafter Gedankenzudrang.[VHA]
Angegriffenheit von Sprechen und Schreiben.[VHA]
Konkordanz Gemüth und Geist: Acon., Aur., *Bell.*, Calc., Cocc., Con., Hyos., Ign., *Lyc.*, Merc., Nat-c., Nux-v., *Op.*, Phos., *Ph-ac.*, Plat., *Puls.*, Rhus-t., Sep., Sil., *Stram.*, Sulph., *Verat.* [PB]

Schwindel
Taumelig im Kopfe.[VHA]
Schwindel zum seitwärts Fallen.[VHA]

Kopf
Starker BLUTDRANG zum Kopfe, mit Klopfen und nicht unangenehmer Wärme in demselben.[VHA]
Kopfschmerz, als läge ein Stein auf dem Schädel.[VHA]
Gefühl auf dem Haarkopfe, wie vom Auffallen kalter WASSERTROPFEN.[VHA]

Augen
Augenentzündung mit verminderter Sehkraft.[VHA]
Augenschwäche und undeutliches Sehen.[VHA]
Undurchsichtigkeit der Hornhaut.[VHA]
Grauer Staar.[VHA]
Heilungsbericht

M. C. P. von H., eine Bauerfrau von 56 Jahren, die ebenfalls nicht hier war, ist von Jugend auf mit dem linken Auge ganz blind, hat aber nun auch, seit wann?, war nicht zu ermitteln, auf dem rechten Auge eine Haut bekommen, so daß sie auch mit diesem fast gar nichts mehr sieht. Außerdem hat sie Abends Reißen in den Gliedern und Geschwulst der Füße; auch oft Abends Schwindel. Ob sie schon Arznei gebraucht, wußte der Bote nicht. – Am 19. April sendete ich ihr fünf Pulverchen, Nro. 1, 3 und 5 CANN-S. 30°°°, und Nro. 2 und 4 PULS. 30°°, daß sie nun wieder ganz

Verifikationen und klinische Symptome

wohl sei, und mit dem rechten Auge wieder so gut sehe, als früher.[ACS 19 (1842) 3, 62-63]

Ohren

Klopfen und Drängen in den Ohren.[VHA]

Nase

Nasen-BLUTEN nach Wärmegefühl in der trocknen Nase.[VHA]
Geschwulst und kupferfarbige Röthe der Nase.[VHA]
Trockenheit und Hitze der Nase.[VHA]

Antlitz

Magenkrampf mit Schweiß des blassen Gesichts.[VHA]

Mund

Trockenheit im Munde ohne Durst.[VHA]
Schwierige Sprache.[VHA]
Stimmlosigkeit.[VHA]
Angegriffenheit von Sprechen und Schreiben.[VHA]

Geschmack

LEHMIGER Geschmack im Munde.[VHA]

Aufstoßen

Aufschwulken einer BITTER-SAUREN, KRATZIGEN Flüssigkeit.[VHA]

Uebelkeit

Grünes Gall-Erbrechen.[VHA]

Magen

Geschwürschmerz des Magens bei Berührung, nach Essen vergehend.[VHA]
Magenkrampf mit Schweiß des blassen Gesichts.[VHA]

Hypochonder

Entzündung und Geschwürschmerz in der Nierengegend.[VHA]

Bauch

Zerschlagenheitsschmerz im Unterleibe.[VHA]
Klopfen im Oberbauche, wie von Innen heraus.[VHA]
Bauch-WASSERSUCHT.[VHA]

Stuhl

Harter Stuhl und Leibesverstopfung.[VHA]
Durchfall mit Kolik.[VHA]

Nieren

Entzündung und Geschwürschmerz in der Nierengegend.[VHA]

Harn

Harnverhaltung, wie von Blasenlähmung.[VHA]
Tropfenweiser Abgang wenigen, BLUTIGEN, brennenden Harns.[VHA]
Trüber Harn.[VHA]

Geschlechtstheile

Harnröhr-Tripper.[VHA]
Tripper, mit entzündlicher Anschwellung der Vorhaut und dunkler Röte Der Penis ist schmerzhaft und brennt beim Gehen. (Es unterliegt keinem Zweifel, daß CANN-S. eines der wertvollsten Mittel gegen den Tripper ist, das wir besitzen; es muß jedoch in der 2. oder 3. Potenz und zwar fortgesetzt gegeben werden. Jedesmal die Arznei zu wechseln, so oft der Patient in die Sprechstunde kommt, kann nur von Nachteil sein.)[Br., Lippe]

Verifikationen und klinische Symptome

(Dieses Arzneimittel scheint ganz besonders für Tripper zu passen; die Wirkung wird jedoch, besonders wenn die Tinktur lange fortgesetzt gegeben wurde, noch lange nachher andauern. Bei Trinkern, wie es ja viele Tripper-Kranke sind, kann dieses Mittel Nachwirkungen entwickeln, nachdem die Krankheit längst geheilt zu sein schien. In solchen Fällen würde man am besten CANN-I. geben.)[Br., Lippe]
Unschmerzhafter, schleimiger Ausfluß aus der Harnröhre.[VHA]
Stechen, Brennen und Beissen in der Harnröhre, bei und nach dem Harnen.[VHA]
Entzündliche Geschwulst der Vorhaut, mit dunkler Röthe.[VHA]
Schmerzhafte Erektionen.[VHA]
Erhöheter Geschlechtstrieb.[VHA]
(Tierische Männer mit unbefriedigter Geschlechtslust.)[Br., Lippe]
(Impotenz mit Kälte der Geschlechtstheile.)[VHA]
Nymphomanie; große Erregbarkeit des Geschlechtstriebs bei unfruchtbaren Frauen.[Br., Lippe]
Paßt für Frauen, die lange verheiratet sind und keine Kinder bekommen.[Br., Lippe]

Schwangerschaft – Beschwerden der Mütter
Fehlgeburt bei Frauen, die an einem heftigen Tripper litten.[Br., Lippe]

Regel
Die Regeln sind zu stark.[Br., Lippe]
Zu starker Monatsfluß mit Harnzwang und Wundheitsgefühl in der Harnröhre.[Br., Lippe]

Athem
Asthmatische Erstickungsanfälle, wobei er nur in aufrechter Stellung athmen kann.[VHA]
Schweräthmigkeit und Engbrüstigkeit, wie von einer Last auf der Brust, mit pfeifendem oder röchelndem Athem.[VHA]
Rückenschmerz, der das Sprechen hindert und den Athem versetzt.[VHA]

Husten
Husten ohne, oder mit zähem, grünem Auswurfe.[VHA]

Luftröhre
Luftröhren-Katarrh.[VHA]
Stimmlosigkeit.[VHA]

Brust
Lungenentzündung mit Stichen in der (linken) Brust, tief nach Unten.[VHA]
Das Herz schlägt tiefer nach Unten.[VHA]
Stöße und Schläge in der Herzgegend.[VHA]
Herzentzündungen.[VHA]
Aengstliches Herzklopfen.[VHA]

Rücken
Rückenschmerz, der das Sprechen hindert und den Athem versetzt.[VHA]

Oberglieder
Zerschlagenheitsschmerz der Arme bei Bewegung.[VHA]
Starrkrämpfe, besonders der Oberglieder und des Rumpfes.[VHA]

Unterglieder
Schmerz in den Beinen, wie von großer Ermüdung.[VHA]
Mattigkeit mit Schwerfälligkeit und Wanken im Gehen und mit dumpfem Schmerz in den Knien, wie von großer Ermüdung.[VHA]
Ueberschnappen der Kniescheiben beim Treppensteigen.[VHA]
Die Kniescheibe schlüpft leicht aus ihrer Lage, besonders beim Treppenaufsteigen.[Br., Lippe]
Rheumatisches Ziehen, wie in der Beinhaut, bei Bewegung.[VHA]

Drüsen
Konkordanz Drüsen: Bell., Phos. [PB]

Verifikationen und klinische Symptome

Knochen

Rheumatisches Ziehen, wie in der Beinhaut, bei Bewegung.[VHA]

Konkordanz Knochen: Cocc., Hep., Puls., Ruta [PB

Haut

Konkordanz Haut und Aeusseres: Acon., Arn., Ars., Bell., Bry., Calc., Carb-an., Caust., Chin., Cocc., Graph., Kali-c., Kreos., Lyc., Merc., Mez., Nit-ac., Nux-v., Phos., Plat., Puls., *Rhus-t.*, Sabad., Sec., Sep., Sil., Staph., Sulph., Verat. [PB]

Schlaf

Unüberwindliche Tagesschläfrigkeit.[VHA]

Unerquicklicher Nachtschlaf.[VHA]

Nächtliche Schlaflosigkeit wegen Angst und Hitze, als würde er mit heißem WASSER übergossen.[VHA]

Nächtliche, brennende Hitze (bei Fieber).[VHA]

Konkordanz Schlaf und Träume: Bism., Chin., Hep., Nat-c., Nux-v., Sabad., Sep., Sil. [PB]

Fieber

Schüttelfrost mit heftigem Durste.[VHA]

Aeußere Kälte des Körpers bei Wärme des Gesichts.[VHA]

Nächtliche, brennende Hitze.[VHA]

Fieberstadien

1. Puls sehr schwach, langsam, oft fast unfühlbar.[WF 12]
2. Frost vorherrschend, mit Durst und Schütteln. – Frostschauder über den ganzen Körper. – Aeussere Kälte des ganzen Körpers, mit Ausnahme des Gesichts.[WF 12]
3. Hitze bloss im Gesichte und sehr wenig. – Nächtliche, brennende Hitze.[WF 12]
4. Schweiss fehlt ganz.[WF 12]

Konkordanz Fieber: Acon., Ars., *Bry.*, Merc., *Puls.*, *Rhus-t.*, Sulph., *Verat.* [PB]

Gemeinsames

Große Mattigkeit nach Tische und nach Bewegung.[VHA]

Ermüdung nach körperlicher Anstrengung.[VHA]

Angegriffenheit von Sprechen und Schreiben.[VHA]

Starrkrämpfe, besonders der Oberglieder und des Rumpfes.[VHA]

Verschlimmerung der Beschwerden

Konkordanzen

Verschlimmerung nach der Zeit: Ars., Ferr., Hep., Mang., Nat-c., Nux-v., Sabad., Sep., Sil., Sulph-ac. [PB]

Verschlimmerung nach Lage und Umständen: Acon., Agar., Ang., Ant-t., *Arn.*, Ars., Bell., *Bry.*, Calad., Caps., Carb-v., Caust., Cham., Chin., Cocc., Colch., Con., Ferr., Hep., Ign., *Jod.*, Kali-c., Led., *Lyc.*, Merc., *Nat-m.*, Nit-ac., *Nux-v.*, Olnd., Phos., Ph-ac., *Puls.*, Ran-b., *Rhus-t.*, Sel., Sep., Sil., Spig., Stann., Staph., *Sulph.*, Viol-t. [PB]

Arzneiverwandtschaften von Cannabis sativa

Arn., Canth., Nux-v., Op., Petr., Puls., Stann., Thuj. [VHA]

Acon., Ant-t., Arn., Ars., *Bell., Bry.*, Calc., Carb-v., Caust., Cham., Chin., *Cocc.*, Colch., Con., Dulc., Ferr., Graph., Hep., Hyos., Ign., Jod., Kali-c., Led., *Lyc.*, Mang., *Merc.*, Mez., Nat-c., Nat-m., Nit-ac., *Nux-v.*, Op., *Phos.*, Ph-ac., Plat., *Puls.*, Ran-b., *Rhus-t.*, Ruta, Sabad., *Sep., Sil.*, Spig., Stann., Staph., Stram., *Sulph.*, Sulph-ac., *Verat.* [PB]

Arn., *Bell., Calc.*, Canth., Coloc., *Euph.*, Meny., Nat-m., *Nit-ac., Puls., Thuj.*[KV]

Antidot von Cannabis sativa: Camph.

Camph. [SRN]

Camph. [PB]

Verifikationen und klinische Symptome

Cannabis sativa ist Wechselmittel mit: Puls.

Am 19. April [1841] sendete ich ihr fünf Pulverchen, Nro. 1, 3 und 5 CANN-S. 30°°°, und Nro. 2 und 4 PULS. 30°°, daß sie nun wieder ganz wohl sei, und mit dem rechten Auge wieder so gut sehe, als früher.[ACS 19 (1842) 3, 63]

Verifikationen und klinische Symptome

Konkordanzen der homöopathischen Arzneien

I. Gemüth und Geist: Acon., Aur., *Bell.*, Calc., Cocc., Con., Hyos., Ign., *Lyc.*, Merc., Nat-c., Nux-v., *Op.*, Phos., *Ph-ac.*, Plat., *Puls.*, Rhus-t., Sep., Sil., *Stram.*, Sulph., *Verat.* [PB]

II. Körpertheile und Organe: Ant-t., Arn., Bell., Bry., Calc., *Caust.*, Chin., Con., Dulc., Euphr., *Hep.*, Ign., Kali-c., Lyc., Merc., Nux-v., *Phos.*, *Puls.*, Rhus-t., Ruta, Sep., Sil., Staph., *Sulph.*, Sulph-ac., Verat., Zinc. [PB]

III. Empfindungen und Beschwerden

1. **Aeussere und innere Körpertheile im Allgemeinen:** Acon., Anac., Arn., Ars., *Bell.*, Bry., *Calc.*, Canth., Caust., Cham., Chin., Cocc., Con., Dulc., Graph., Hyos., Ign., Ip., Laur., Lyc., Merc., Nux-m., *Nux-v.*, Phos., Plat., Puls., Rhus-t., Sep., Sil., Spig., Spong., Stann., Sulph., Sulph-ac., *Verat.* [PB]
2. **Drüsen:** Bell., Phos. [PB]
3. **Knochen:** Cocc., Hep., Puls., Ruta [PB]
4. **Haut und Aeusseres:** Acon., Arn., Ars., Bell., Bry., Calc., Carb-an., Caust., Chin., Cocc., Graph., Kali-c., Kreos., Lyc., Merc., Mez., Nit-ac., Nux-v., Phos., Plat., Puls., *Rhus-t.*, Sabad., Sec., Sep., Sil., Staph., Sulph., Verat. [PB]

IV. Schlaf und Träume: Bism., Chin., Hep., Nat-c., Nux-v., Sabad., Sep., Sil. [PB]

V. Fieber: Acon., Ars., *Bry.*, Merc., *Puls.*, *Rhus-t.*, Sulph., *Verat.* [PB]

VI. Änderung des Befindens

1. **Verschlimmerung nach der Zeit:** Ars., Ferr., Hep., Mang., Nat-c., Nux-v., Sabad., Sep., Sil., Sulph-ac. [PB]
2. **Verschlimmerung nach Lage und Umständen:** Acon., Agar., Ang., Ant-t., *Arn.*, Ars., Bell., *Bry.*, Calad., Caps., Carb-v., Caust., Cham., Chin., Cocc., Colch., Con., Ferr., Hep., Ign., *Jod.*, Kali-c., Led., *Lyc.*, Merc., *Nat-m.*, Nit-ac., *Nux-v.*, Olnd., Phos., Ph-ac., *Puls.*, Ran-b., *Rhus-t.*, Sel., Sep., Sil., Spig., Stann., Staph., *Sulph.*, Viol-t. [PB]

VII. Konkordanz der homöopathischen Arzneien

Acon., Ant-t., Arn., Ars., *Bell.*, *Bry.*, Calc., Carb-v., Caust., Cham., Chin., *Cocc.*, Colch., Con., Dulc., Ferr., Graph., Hep., Hyos., Ign., Jod., Kali-c., Led., *Lyc.*, Mang., *Merc.*, Mez., Nat-c., Nat-m., Nit-ac., *Nux-v.*, Op., *Phos.*, Ph-ac., Plat., *Puls.*, Ran-b., *Rhus-t.*, Ruta, Sabad., *Sep.*, *Sil.*, Spig., Stann., Staph., Stram., *Sulph.*, Sulph-ac., *Verat.* [PB]

Arn., *Bell.*, *Calc.*, Canth., Coloc., *Euph.*, Meny., Nat-m., *Nit-ac.*, *Puls.*, *Thuj.* [KV]

Cantharis (Spanische Fliege)
(Canth.)

Synonyma
Cantharis, Lytta vesicatoria Fabr., Spanische Fliege [SRN]
Kanthariden [Hahnemann, HUF 5, S. 9]

Antipsorische Arznei
Die [...] bezeichneten Arzneien scheinen zu den antipsorischen Mitteln gezählt werden zu dürfen. Wenigstens habe ich sie in chronischen Beschwerden (psorischen Ursprungs) vorzugsweise wirksam befunden.[SRN]

Arzneiwirkungsdauer
Wirkt etwa 3 Wochen.[SRN]
Zählt zur 2. Klasse derjenigen Mittel, welche eine kurze Wirkungsdauer besitzen.[AHZ 49 (1855) 82]

Hinweis
Der Charakter des Arzneimittels ist Erregung aller Organe des Körpers und besonders der Harnorgane. Das Symptom „Überempfindlichkeit" geht durch die ganze Arznei.[Br., Lippe]

Eigenthümlichkeiten und Hauptwirkungen

Gemüth
Aengstlichkeit und Unruhe, mit Mangel an Selbstvertrauen.[VHA]
Aengstliche Unruhe, oft in Wuth übergehend.[HA 46]
Angst und Unruhe im Magen, mit Empfindlichkeit der Herzgrube.[VHA]
Unruhige Aengstlichkeit und Verzagtheit.[HA 21]
Kleinmuth und Verzagtheit.[VHA]
Aergerlichkeit.[VHA]
Wuth, mit Schreien, Bellen und Schlagen.[VHA]
Anfälle von Wuth, mit Schreien, Bellen und Schlagen.[HA 21]
Verliebter Wahnsinn, mit unzüchtigen, schaamlosen Gebärden.[HA 22]
Konkordanz Gemüth und Geist: Aur., Bell., Cic., Cupr., *Hyos.*, Ign., Lach., *Lyc.*, Op., Phos., Plat., Puls., Sil., *Stram.*, Sulph., Verat. [PB]

Geist
Wahnsinn, wie WASSERSCHEU, durch Berührung der Kehle und Anblick von WASSER erneuert.[VHA]
Wahnsinn, wie WASSERSCHEU.[HA 46]
Die Wahnsinnanfälle erneuern sich durch Anblick von glänzenden Dingen und Berührung der Kehle.[HA 21]
Verliebter Wahnsinn, mit unzüchtigen, schaamlosen Gebärden. – Unruhige Aengstlichkeit und Verzagtheit; Anfälle von Wuth, mit Schreien, Bellen und Schlagen; die Wahnsinnanfälle erneuern sich durch Anblick von glänzenden Dingen und Berührung der Kehle; Kopfweh wie aus dem Genick und vorn zur Stirn hinaus; Brennen in den Augen und im Schlunde; krampfhafte Harnverhaltung; übertriebener Geschlechtstrieb; brennender Schmerz in allen innern Theilen; Fieber bloß aus Kälte bestehend, der Schweiß riecht wie Urin.[HA 21]
CANTH. brachte die Regel und den Harn herbei, als sie durch einen Anfall von akutem Wahnsinn mit Heftigkeit unterdrückt waren.[Br., Lippe]
Närrische Geberden.[VHA]
Irrereden.[VHA]
Konkordanz Gemüth und Geist: Aur., Bell., Cic., Cupr., *Hyos.*, Ign., Lach., *Lyc.*, Op., Phos., Plat., Puls., Sil., *Stram.*, Sulph., Verat. [PB]

Innerer Kopf
Wundheitsschmerz und Brennen der Gehirne.[VHA]
Brennen in den Kopfseiten, vom Genicke her kommend, mit

Verifikationen und klinische Symptome

Wundheitsschmerz darin und Schwindel, früh und Nachmittags, so wie im Stehen und Sitzen verschlimmert, im Gehen und Liegen gebessert. – Aengstliche Unruhe, oft in Wuth übergehend; Wahnsinn, wie WASSERSCHEU; Brennen und Wundheitsschmerz in den Augen; rothe Geschwulst des Gesichts; Entzündung des Schlundes; Ekel vor allen Genüssen; Durst mit Abscheu gegen alle Getränke; BLUTIGER oder ruhrartiger Durchfall; Harnverhaltung mit Krampf in der Blase; stete, schmerzhafte Erektionen; wundschmerzendes Brennen in allen inneren Theilen; allgemeine äußere Kälte; wie Urin riechender Schweiß.[HA 46]

Reissendes Kopfweh.[VHA]

Stechender Kopfschmerz, am heftigsten im Vorder- und Hinterkopfe, wie von Außen herein, von Sprechen verschlimmert, im Gehen gebessert. [HA 84]

Kopfweh, wie wenn es aus dem Genicke käme und zur Stirn heraus wollte.[VHA]

Kopfweh wie aus dem Genick und vorn zur Stirn hinaus.[HA 21]

Entzündung des Gehirns, mit Gefühl von Brennen, Rohheit und Wundheit im Kopfe, Jammern und Winseln und ängstlicher Unruhe, von Bewegung verschlimmert, im ruhigen Liegen gebessert. [HA 62-63]

Augen

Wundheitsschmerz und Brennen in den Augen.[VHA]

Brennen in den Augen und im Schlunde.[HA 21]

Brennen und Wundheitsschmerz in den Augen.[HA 46]

Unwillkührliche, krampfhafte Bewegungen der Augen.[VHA]

Alle Gegenstände erscheinen gelb, bei Gilbe der Augen.[VHA]

Nase

Röthe, Brennen und Geschwulst der Nase.[VHA]

Antlitz

Glühende Röthe und Geschwulst des Gesichts.[VHA]

Rothe Geschwulst des Gesichts.[HA 46]

Erysipelas (Rotlauf) mit Blasen, die gelbes WASSER enthalten: RHUS-T. (vergleiche EUPH. und CANTH..)[Br., Lippe]

Gilbe des Gesichts.[VHA]

Kinnbackenkrampf.[VHA]

Zähne

Eiterung des Zahnfleisches.[VHA]

Zahnfistel.[VHA]

Mund

Entzündung der inneren Mundhöhle und des Schlundes.[VHA]

Entzündung des Schlundes.[HA 46]

Brennen im Schlunde, durch WASSER-Trinken verschlimmert.[VHA]

Brennen in den Augen und im Schlunde.[HA 21]

Ausfluß schaumigen Speichels, mit BLUTSTREIFEN.[VHA]

Schmerzloses Unvermögen (besonders Flüssigkeiten) zu schlingen.[VHA]

Halsweh beim Schlingen, wegen Entzündung und Eiterung der Mandeln.[VHA]

Matte Sprache wegen Schwäche der Sprachorgane.[VHA]

Schwache, undeutliche Stimme.[VHA]

Wuth, mit Schreien, Bellen und Schlagen.[VHA]

Genüsse

Ekel und Abscheu vor allen Genüssen.[VHA]

Ekel vor allen Genüssen.[HA 46]

Durst mit Abscheu gegen alle Getränke.[VHA], [HA 46]

KAFFEE (und OEL) erhöhen die Symptome.[VHA]

Verifikationen und klinische Symptome

Verifikationen und klinische Symptome

Aufstoßen

Soodbrennen, durch Trinken verschlimmert.[VHA]

Schluchzendes Aufstoßen, welches rückwärts geht, nach dem Magen zu.[VHA]

Magen

Schluchzendes Aufstoßen, welches rückwärts geht, nach dem Magen zu.[VHA]

Entzündung des Magens mit heftigem Brennschmerze.[VHA]

Angst und Unruhe im Magen, mit Empfindlichkeit der Herzgrube.[VHA]

Hypochonder

Entzündung der Nieren mit heftigem Brennschmerze.[VHA]

Stechen und Reissen in der Nierengegend.[VHA]

Leberentzündung.[VHA]

Schmerz in den Hypochondern von versetzten Blähungen.[VHA]

Bauch

Entzündung des Unterleibes mit heftigem Brennschmerze und Empfindlichkeit desselben bei Berührung.[VHA]

Brennen hier und da, besonders im Oberbauche, mit gelben Flecken an der schmerzhaften Stelle.[VHA]

Stuhl

BLUTIGE Durchfälle.[VHA]

BLUTIGER oder ruhrartiger Durchfall.[HA 46]

Rhurartige, schleimige Durchfälle, wie Abschabsel von den Gedärmen.[VHA]

Ruhr; Ausfluß von Schleim mit BLUT gemischt, oder weißem Schleim, der das Aussehen hat, als wären die Gedärme ausgekratzt worden, mit Harnzwang. (Wenn der Patient die ganze Zeit harnen will, oder versucht Stuhlgang zu haben, was beides nur in Drang und Zwang besteht, und wenn nichts als Schleim kommt, fand ich oft, daß außer dem in die Wahl fallenden MERC-C. auch CANTH. große Erleichterung bringt. Es ist ein Zustand von Erregung und Entzündung, wie er im Gesunden mit wiederholten kräftigen Gaben CANTH. leicht hervorgerufen werden kann.)[Br., Lippe]

Schaumiger Durchfall mit nachfolgendem Leibschneiden.[VHA]

Nieren

Beachte: Nur als Zwischenmittel, oder wo das langwierige Siechthum in Arzneimittelmissbrauch seinen Grund hat, kann man, in Ermangelung besser passender Mittel, von diesen [Arzneien der 2. Klasse] eine theilweise Besserung erwarten, wie z. B. von BRY. bei Lungenleiden, von CANTH. bei M o r b u s B r i g h t h i i, von DROS. bei Kehlkopfaffectionen.[AHZ 49 (1855) 82]

Entzündung der Nieren mit heftigem Brennschmerze.[VHA]

Stechen und Reissen in der Nierengegend.[VHA]

Harn

Harnverhaltung mit krampfhaften Blasenschmerzen.[VHA]

Harnverhaltung mit Krampf in der Blase.[HA 46]

Krampfhafte Harnverhaltung.[HA 21]

Unterdrückte Harnabsonderung mit vergeblichem Drange.[VHA]

CANTH. brachte die Regel und den Harn herbei, als sie durch einen Anfall von akutem Wahnsinn mit Heftigkeit unterdrückt waren.[Br., Lippe]

Der Harn wird nur tropfenweise und mit viel Schmerz gelassen: MERC-C. (vergleiche CANTH.).[Br., Lippe]

Tropfenweises BLUT-Harnen.[VHA]

Heilungsbericht von Kühen: In Bezug auf BLUT-Harnen bemerkte noch Ref., dass dies auch in seiner Gegend bei Kühen ungewöhnlich oft vorgekommen sei, er aber jederzeit mit einer einzigen Gabe IP. (Hochpt.) oder nach Umständen CANTH., in WASSER aufgelöst und geschüttelt, vollkommen ausgeheilt habe.[AHZ 59 (1859) 62]

BLUTIGER Schleimabgang aus der Blase.[VHA]

H a a r f ö r m i g e r Abgang in dem Harne.[AHP 262]

Aphorism 76. Wenn mit dickem Harn kleine Fleischstückchen oder haarförmige Fasern abgehen, so

Verifikationen und klinische Symptome

kommen solche aus den Nieren. – Es ist gewiss merkwürdig und eine Bestätigung unseres Grundsatzes: Similia Similibus, dass gerade dasjenige Mittel (CANTH.), welches bei Krankheiten der Nieren und der Harnorgane eine so vorzügliche Heilkraft besitzt, auch dieses Symptom am gesunden Menschen hervorgebracht hat, und am Kranken Solches vor Andern heilt. Uebrigens darf der genau bezeichnete, haarförmige Abgang in dem Harne nicht verwechselt werden mit sonstigen Schleimabgängen, die gewöhnlich mehr die Form von Flocken oder Fasern annehmen, wie sie bei mehreren Mitteln vorkommen, oder gar als Schleimmassen, die sich meistens als Bodensatz niederschlagen.[AHP 262]

Entzündung der Blase und Harnröhre.[VHA]

Reissen in den Gliedern, mit Harnbeschwerden, durch Reiben gebessert.[VHA]

Hüftgicht, mit krampfhaften Blasen- und Harn-Beschwerden.[VHA]

Geschlechtstheile

(Der Charakter des Arzneimittels ist Erregung aller Organe des Körpers und besonders der Harnorgane. Das Symptom „Überempfindlichkeit" geht durch die ganze Arznei.)[Br., Lippe]

Entzündung der Geschlechtstheile, bis zum Brande.[VHA]

Schmerzhafter Tripper.[VHA]

Stockender Tripperausfluß.[VHA]

Heftiger Geschlechtstrieb mit unaufhörlichen, schmerzhaften Erektionen.[VHA]

Stete, schmerzhafte Erektionen.[HA 46]

Übertriebener Geschlechtstrieb.[HA 21]

Entzündung der Ovarien.[VHA]

Regel

Monatliches zu früh und zu stark, mit schwarzem BLUTE.[VHA]

CANTH. brachte die Regel und den Harn herbei, als sie durch einen Anfall von akutem Wahnsinn mit Heftigkeit unterdrückt waren.[Br., Lippe]

Athem

Großes Schwächegefühl in den Repirations-Werkzeugen.[VHA]

Athembeklemmung und Zuschnürung der Kehle.[VHA]

Luftröhre

Brennen und Stechen in der Luftröhre bei Losräuspern des zähen Schleims.[VHA]

Heiserkeit.[VHA]

Schwache, undeutliche Stimme.[VHA]

Die Wahnsinnanfälle erneuern sich durch Anblick von glänzenden Dingen und Berührung der Kehle.[HA 21]

Brust

Brennen und Stechen in der Brust.[VHA]

Brustentzündung.[VHA]

Rücken

Kopfweh, wie wenn es aus dem Genicke käme und zur Stirn heraus wollte.[VHA]

Kopfweh wie aus dem Genick und vorn zur Stirn hinaus.[HA 21]

Reissen im Rücken.[VHA]

Vorwärts und rückwärts biegender Rückenstarrkrampf.[VHA]

Oberglieder

Reissen in den Armen.[VHA]

Reissen in den Gliedern, mit Harnbeschwerden, durch Reiben gebessert.[VHA]

Trockenheitsgefühl in den Gelenken.[VHA]

Unterglieder

Reissen in den Beinen.[VHA]

Reissen in den Gliedern, mit Harnbeschwerden, durch Reiben gebessert.[VHA]

Hüftgicht, mit krampfhaften Blasen- und Harn-Beschwerden.[VHA]

Trockenheitsgefühl in den Gelenken.[VHA]

Drüsen

Konkordanz Drüsen: Acon., Arn., *Bell.*, Bry., Con., Merc., *Phos.*, Puls., Rhus-t., Sil., Sulph. [PB]

Knochen

Konkordanz Knochen: Arg., Aur., Bell., Calc., Caust., Chin., Cocc., Con., Cupr., Cycl., Dros., Kali-c., Lyc., Merc., Phos., Ph-ac., Puls., Rhod., Rhus-t., Ruta, Sabin., Sep., Staph. [PB]

Haut

Krätzartige, jückende Bläschen, welche bei Berührung brennen.[VHA]

Rothlauf-Entzündungen.[VHA]

Erysipelas (Rotlauf) mit Blasen, die gelbes WASSER enthalten: RHUS-T. (vergleiche EUPH. und CANTH.).[Br., Lippe]

Röthe, Brennen und Geschwulst der Nase.[VHA]

Glühende Röthe und Geschwulst des Gesichts.[VHA]

Gilbe des Gesichts.[VHA]

Gelbsucht.[VHA]

Verbrennungen

Therese Sch. zu Gl. ein junges Mädchen von 18 Jahren, (welches ich nicht gesehen) hatte sich vor 3 Tagen mit siedendem WASSER den Fuß und Unterschenkel verbrannt, die Brandstelle zuerst mit Hausmitteln und dann mit Ung. BASIL. behandelt und dadurch das Uebel so sehr verschlimmert, daß sie vor Brennen und Kriebeln darin weder Tag noch Nacht Ruhe hatte. – Am 3. Febr. 1852: 1, 2. ARS. 200°., 2. CANTH. 200°. 4. §. Alle 2 Abende ein Pulver zu nehmen und den Fuß trocken zu halten. Erst am 21. Febr. erhielt ich Nachricht, daß die Brandstellen in 8 Tagen ganz geheilt seien, daß sie aber nun Ausschlag im Gesichte und hier und da aufbrechende Eiterpusteln bekommen und überhaupt eine sehr unheilsame Haut habe. 1. CAUST. 200°. 2 – 4. §., alle 3 Abende ein Pulver. Auch dies besserte sich schnell und sie blieb ganz wohl, bis sie am 17. Sept. des folgendes Jahres 1853, bei unterdrückter Regel in eine Geistesverwirrung fiel, mit Unruhe, Angst und Neigung sich zu entleiben, was ebenfalls in wenigen Tagen durch eine Gabe PULS. 200°° und eine Gabe SULPH. 200° geheilt wurde.[Vol. 81, S.196; AHZ 48 (1854) 52-53]

Konkordanz Haut und Aeusseres: Acon., Am-m., Arn., Ars., Bell., *Bry.*, Calc., Carb-v., Caust., Chin., Cycl., Graph., Hep., Kali-c., Lach., Led., Lyc., Merc., Mez., Nit-ac., Nux-v., Olnd., Phos., Ph-ac., *Puls., Rhus-t.*, Sep., Sil., Spong., Staph., *Sulph.*, Thuj., Viol-t. [PB]

Schlaf

Nachmittags große Schläfrigkeit.[VHA]

Nächtliche Schlaflosigkeit.[VHA]

Konkordanz Schlaf und Träume: Lach., Nat-c., Nux-v., Phos., Sep., Sil., Staph. [PB]

Fieber

Fieber aus bloßer Kälte bestehend.[VHA]

Allgemeine äußere Kälte.[HA 46]

Durst erst nach dem Froste.[VHA]

Fieber bloß aus Kälte bestehend; der Schweiß riecht wie Urin.[HA 21]

Der Schweiß riecht wie Urin.[VHA]

Wie Urin riechender Schweiß.[HA 46]

Fieberstadien

1. Puls sehr verschieden, meistens hart, voll und beschleunigt, zuweilen auch aussetzend; seltener schwach, langsam und fast unfühlbar. – Pulsiren durch die zitternden Glieder.[WF 12-13]
2. Frost mit allgemeiner Kälte, am Meisten in abendlichen Anfällen, durch äussere Wärme nicht zu tilgen. – Fieber, oft fast nur aus Frost bestehend, mit nachfolgendem Durste, ohne Hitze. – Frost den Rücken herauflaufend.[WF 13]
3. Hitze in der Nacht und bloss äusserlich, ohne solche selbst zu fühlen. – Brennende Hitze, mit Angst und Durst [WF 13]

Verifikationen und klinische Symptome

4. S c h w e i s s bei jeder Bewegung. – Kalter Schweiss, besonders an Händen und Füssen. – Schweiss um die Geschlechtstheile. – Der Schweiss riecht wie Urin.[WF 13]

Konkordanz Fieber: A c o n ., Arn., *Ars., B e l l ., Bry.*, C a l c ., Camph., C h a m ., Chin., Hell., H e p ., Laur., Lyc., M e r c ., Nit-ac., Nux-m., *Nux-v., Phos.*, Ph-ac., Puls., R h u s - t ., Sabad., *S e p .*, Sil., Spig., S u l p h ., V e r a t . [PB]

Gemeinsames

Heftiges, mit Wundheitsschmerz verbundenes Brennen in allen Theilen des Körpers, besonders in den Höhlen.[VHA]

Brennender Schmerz in allen innern Theilen.[HA 21]

Wundschmerzendes Brennen in allen inneren Theilen.[HA 46]

Wundheitsschmerz und Brennen in den Augen.[VHA]

Brennen mit Wundheit in allen Körperhöhlen.[Br., Lippe]

Brennen im Schlunde, durch WASSER-Trinken verschlimmert.[VHA]

Brennen in den Augen und im Schlunde.[HA 21]

Brennen und Stechen in der Brust.[VHA]

Entzündung des Unterleibes mit heftigem Brennschmerze und Empfindlichkeit desselben bei Berührung.[VHA]

Brennen hier und da, besonders im Oberbauche, mit gelben Flecken an der schmerzhaften Stelle.[VHA]

Reissen in den Gliedern, mit Harnbeschwerden, durch Reiben gebessert.[VHA]

Trockenheitsgefühl in den Gelenken.[VHA]

Höchste, an Lähmung grenzende Entkräftung.[VHA]

Ueberempfindlichkeit aller Theile.[VHA]

Gelbsucht.[VHA]

WASSERSUCHT.[VHA]

Die meisten Beschwerden sind auf der rechten Seite.[VHA]

Im Liegen sind die Beschwerden gelinder.[VHA]

Die Zufälle erneuern sich alle 7 Tage.[VHA]

KAFFEE (und OEL) erhöhen die Symptome.[VHA]

Besserung der Beschwerden

I m G e h e n . [HA 46], [HA 84]

Im Liegen sind die Beschwerden gelinder.[VHA]

L i e g e n . [HA 46]

I m r u h i g e n L i e g e n . [HA 63]

Verschlimmerung der Beschwerden

F r ü h u n d N a c h m i t t a g s . [HA 46]

B e w e g u n g . [HA 63]

I m S t e h e n u n d S i t z e n . [HA 46]

S p r e c h e n . [HA 84]

Die Wahnsinnanfälle erneuern sich durch Anblick von glänzenden Dingen und Berührung der Kehle.[HA 21]

Konkordanzen

Verschlimmerung nach der Zeit: Alum., Ant-c., Calc., I g n ., N u x - v ., Sil., S t a p h ., Sulph. [PB]

Verschlimmerung nach Lage und Umständen: Arn., *Bell., Bry., Calc.*, C a r b - v ., C a u s t ., C h a m ., Clem., Cocc., Colch., C o n ., Graph., *Hep.*, I g n ., Jod., Kali-c., Lach., *Lyc., M e r c .*, Nat-c., *Nux-v., Phos., Puls., Rhus-t.*, S e p ., S i l ., S p i g ., Squil., Staph., S t r o n t ., *Sulph.*, T h u j . [PB]

Beschwerden der Thiere

Rinder

In Bezug auf BLUT-Harnen bemerkte noch Ref., dass dies auch in seiner Gegend bei Kühen ungewöhnlich oft vorgekommen sei, er aber jederzeit mit einer einzigen Gabe IP. (Hochpt.) oder nach Umständen CANTH., in WASSER aufgelöst und geschüttelt, vollkommen ausgeheilt habe.[AHZ 59 (1859) 62]

Verifikationen und klinische Symptome

Arzneiverwandtschaften von Cantharis

Acon., (Ambr.), (Ang.), Bell., C a m p h . , Cann-s., Caps., (Carb-an.), Chin., (Clem.), C o f f . , Coloc., (Ip.), Laur., Led., Lyc., (Mez.), Mag-m., Plat., Puls., Rhod., Rhus-t., Seneg., Sulph., (Valer.), (Verat.), Zinc. [VHA]

A c o n . , Alum., A r n . , Ars., Aur., *B e l l .* , *Bry.*, *Calc.*, Carb-v., Caust., C h a m . , C h i n . , Cocc., Con., Cupr., Graph., H e p . , Hyos., I g n . , Kali-c., Lach., Laur., *Lyc.*, *Merc.*, Nat-c., Nit-ac., *Nux-v.*, *P h o s .* , Ph-ac., Plat., *Puls.*, *Rhus-t.*, Sabad., Sabin., *Sep.*, *Sil.*, Spig., S t a p h . , Stram., *S u l p h .* , Thuj., V e r a t . , Zinc. [PB]

A c o n . , *A p i s i n .* , *Bell.*, C a l a d . , *Camph.*, C a n n - s . , *Laur.*, *L y c .* , *P u l s .* [KV]

Antidote von Cantharis: Acon., C a m p h . , Laur., P u l s .

KAMPHER: Der KAMPHER als Gegengift der KANTHARIDEN und der SQUILLE ist durch Andrer Bemerkungen bekannt. [Hahnemann, HUF 5, 9]

Camph. [SRN]

Acon., C a m p h . , Laur., P u l s . [PB]

Schädliche Substanzen und Arzneimittel (Nocentia) bei der Behandlung mit Cantharis: Coff. – Oel

KAFFEE erhöhet die Beschwerden. [SRN]

KAFFEE (und OEL) erhöhen die Symptome. [VHA]

Coff. [PB]

Konkordanzen der homöopathischen Arzneien

I. Gemüth und Geist: Aur., B e l l . , Cic., Cupr., *Hyos.*, Ign., Lach., *Lyc.*, Op., Phos., P l a t . , Puls., Sil., *Stram.*, Sulph., V e r a t . [PB]

II. Körpertheile und Organe: Acon., Alum., Ambr., Ant-c., A r n . , Ars., Aur., Bar-c., *B e l l .* , B r y . , *Calc.*, Caps., C a r b - v . , C a u s t . , C h a m . , C h i n . , Cocc., Colch., Con., Graph., H e p . , Hyos., I g n . , Ip., Kali-c., Lach., Laur., *Lyc.*, *Merc.*, Mez, Nat-c., Nat-m., N i t - a c . , *Nux-v.*, Op., P h o s . , Ph-ac., P l b . , *P u l s .* , Ran-b., R h u s - t . , S a b a d . , Sabin., Sars., *S e p .* , *Sil.*, S t a p h . , Stram., *S u l p h .* , Thuj., *Verat.*, Z i n c . [PB]

III. Empfindungen und Beschwerden

1. **Aeussere und innere Körpertheile im Allgemeinen:** A c o n . , Alum., A r n . , Ars., Asar., *B e l l .* , B r y . , C a l c . , Carb-v., C h a m . , *Chin.*, Cocc., Con., Cupr., Dros., Ferr., Hell., Hyos., I g n . , Ip., K a l i - c . , Laur., L y c . , M e r c . , Mosch., Nat-c., Nit-ac., *Nux-v.*, *Phos.*, Ph-ac., Plat., Plb., *P u l s .* , R h u s - t . , Ruta, Sabad., Sabin., Sars., *Sep.*, Sil., Spig., Stann., Staph., *Sulph.*, V e r a t . , Zinc. [PB]
2. **Drüsen:** A c o n . , A r n . , *B e l l .* , Bry., Con., M e r c . , *Phos.*, Puls., Rhus-t., S i l . , S u l p h . [PB]
3. **Knochen:** A r g . , Aur., B e l l . , Calc., Caust., C h i n . , Cocc., Con., C u p r . , Cycl., Dros., Kali-c., Lyc., M e r c . , Phos., Ph-ac., Puls., Rhod., Rhus-t., Ruta, S a b i n . , Sep., S t a p h . [PB]
4. **Haut und Aeusseres:** Acon., Am-m., Arn., A r s . , B e l l . , *Bry.*, Calc., Carb-v., C a u s t . , Chin., Cycl., Graph., Hep., Kali-c., Lach., Led., L y c . , M e r c . , Mez., Nit-ac., Nux-v., Olnd., P h o s . , Ph-ac., *Puls.*, *Rhus-t.*, S e p . , Sil., Spong., S t a p h . , *S u l p h .* , Thuj., Viol-t. [PB]

IV. Schlaf und Träume: Lach., Nat-c., N u x - v . , Phos., Sep., Sil., Staph. [PB]

V. Fieber: A c o n . , Arn., *Ars.*, *B e l l .* , *Bry.*, C a l c . , Camph., C h a m . , Chin., Hell., H e p . , Laur., Lyc., M e r c . , Nit-ac., Nux-m., *Nux-v.*, *Phos.*, Ph-ac., Puls., R h u s - t . , Sabad., *S e p .* , Sil., Spig., S u l p h . , V e r a t . [PB]

Verifikationen und klinische Symptome

VI. Änderung des Befindens

1. **Verschlimmerung nach der Zeit:** Alum., Ant-c., Calc., Ign., Nux-v., Sil., Staph., Sulph. [PB]
2. **Verschlimmerung nach Lage und Umständen:** Arn., *Bell.*, *Bry.*, *Calc.*, Carb-v., Caust., Cham., Clem., Cocc., Colch., Con., Graph., *Hep.*, Ign., Jod., Kali-c., Lach., *Lyc.*, Merc., Nat-c., *Nux-v.*, *Phos.*, *Puls.*, *Rhus-t.*, Sep., Sil., Spig., Squil., Staph., Stront., *Sulph.*, Thuj. [PB]

VII. Konkordanz der homöopathischen Arzneien

Acon., Alum., Arn., Ars., Aur., Bell., *Bry.*, *Calc.*, Carb-v., Caust., Cham., Chin., Cocc., Con., Cupr., Graph., Hep., Hyos., Ign., Kali-c., Lach., Laur., *Lyc.*, *Merc.*, Nat-c., Nit-ac., *Nux-v.*, Phos., Ph-ac., Plat., *Puls.*, *Rhus-t.*, Sabad., Sabin., *Sep.*, *Sil.*, Spig., Staph., Stram., Sulph., Thuj., Verat., Zinc. [PB]

Acon., Apisin., *Bell.*, Calad., *Camph.*, Cann-s., *Laur.*, Lyc., Puls. [KV]

Verifikationen und klinische Symptome

Capsicum annuum (Spanischer Pfeffer)

(Caps.)

Synonyma

Capsicum annuum L., Spanischer Pfeffer [SRN]

Nicht-Antipsorische Arznei

[SRN]

Arzneiwirkungsdauer

Wirkt 4 bis 8 Tage.[SRN]

Zählt zur 2. Klasse derjenigen Mittel, welche eine kurze Wirkungsdauer besitzen.[AHZ 49 (1855) 82]

Hinweise

Man findet solche durch KAPSIKUM heilbare Krankheiten bei Personen von straffer Faser seltener.[RA 6, 84]

Schlaffe Faser und phlegmatisches Temperament.[VHA]

Pflegmatische Konstitution.[HA 8]

Der Genius der Arznei ist B r e n n e n . Beim Gesunden verursacht der PFEFFER schmerzhaftes Brennen im Halse; selbst die Diarrhoe, die CAPS. verursacht, ist schmerzhaft brennend.[Br., Lippe]

Störungen der antipsorischen Kur: H e i m w e h mit Backenröthe und nächtlicher Schlaflosigkeit: Caps. X° R.[SRA]

Eigenthümlichkeiten und Hauptwirkungen

Gemüth

H e i m w e h mit Backenröthe und nächtlicher Schlaflosigkeit: Caps. X° R.[SRA]

H e i m w e h m i t G e s i c h t s r ö t h e u n d S c h l a f l o s i g k e i t . – Launigkeit und Uebelnehmigkeit; Frost mit Gesichtshitze und Durst; Kopfweh zum Zerspringen bei Bewegung; nach dem Essen Brennen im Magen; ruhrartige Durchfälle mit Stuhlzwang; Abends und Nachts heftiger Husten; Neigung zum Tiefathmen; Scheu vor Bewegung. – Pflegmatische Konstitution.[HA 8]

Ungemein wechselnde Laune.[VHA], [HA 74]

Launigkeit und Uebelnehmigkeit.[HA 8]

Launiges, übelnehmendes Gemüth.[HA 57]

Eigensinn.[VHA]

Vorwurfssüchtigkeit.[VHA]

Schreckhaftigkeit.[VHA]

Neigung zu Späßen und Witzeleien.[VHA], [HA 74]

Heimweh mit Backenröthe und Schlaflosigkeit.[VHA]

Hysterische Migräne: Anfälle von halbseitigem drückendem Kopfweh mit Übelkeit bis zum Erbrechen, durch Bewegung des Kopfes und der Augen verschlimmert.[VHA]

Konkordanz Gemüth und Geist: A n a c ., Ars., Aur., *Bell.*, Calc., Caust., Cham., Cocc., Con., Croc., H y o s ., I g n ., *L y c .*, Merc., N a t - c ., *Nat-m.*, O p ., Phos., P h - a c ., Puls., Sep., Sil., Staph., S t r a m ., Sulph., Sulph-ac. [PB]

Geist

Stumpfheit aller Sinne.[VHA]

Ungeschicktes Benehmen.[VHA], [HA 74]

Konkordanz Gemüth und Geist: A n a c ., Ars., Aur., *Bell.*, Calc., Caust., Cham., Cocc., Con., Croc., H y o s ., I g n ., *L y c .*, Merc., N a t - c ., *Nat-m.*, O p ., Phos., P h - a c ., Puls., Sep., Sil., Staph., S t r a m ., Sulph., Sulph-ac. [PB]

Schwindel

Trunkenheit und Taumel, besonders im Fieberfroste.[VHA]

T a u m e l i g e T r u n k e n h e i t f r ü h b e i m E r w a c h e n a u s d e m S c h l a f e u n d b e i m F i e b e r f r o s t e , m i t U n g e s c h i c k t h e i t .[HA 30]

Verifikationen und klinische Symptome

Innerer Kopf

Klopfender Kopfschmerz in Stirn oder Schläfen.[VHA]

Kopfweh zum Zerspringen bei Bewegung.[VHA]

Hysterische Migräne: Anfälle von halbseitigem drückendem Kopfweh mit Übelkeit bis zum Erbrechen, durch Bewegung des Kopfes und der Augen verschlimmert.[VHA]

Drückender Kopfschmerz zum Zerspringen, wie von Vollheit, mit Uebelkeit und Erbrechen, Abends, von Bewegung des Kopfs, im Gehen und in der Kälte verschlimmert, im Liegen hoch mit dem Kopfe und in der Wärme gebessert. – Launiges, übelnehmendes Gemüth; Gesichtsröthe mit Blässe wechselnd; drückendes Taubheitsgefühl auf dem Jochbeine; fauler Mundgeruch; saurer Geschmack; spannende Aufgetriebenheit des Unterleibes; Stuhlzwang; Abends und Nachts Husten; Engbrüstigkeit, wie aus dem Magen; große Scheu vor Bewegung; Frost und Kälte des ganzen Körpers.[HA 57]

Reißende Kopfschmerzen, am meisten in der Stirne, mit Uebelkeit und Erbrechen, im Gehen, bei Bewegung des Kopfes und von Bücken verschlimmert, von fortgesetzter mäßiger Bewegung im Freien gebessert. – Ungemein wechselnde Laune; Neigung zu Späßen und Witzeleien; ungeschicktes Benehmen; erweiterte Pupillen; Gehör- und Geruchs-Verminderung; Hitze und Röthe des Gesichts; Eßgier mit Abscheu vor Speisen wechselnd; Schleimdurchfall mit Stuhlzwang; Harnzwang mit Tenesmus; öfteres heftiges Ausstoßen des Athems; Knacken und Knarren in den Gelenken; Empfindlichkeit gegen ZUGLUFT; Schlaflosigkeit nach Mitternacht; vorherrschender Frost; Schauder nach jedem Trinken.[HA 74]

Augen

Erweiterte Pupillen.[VHA], [HA 74]

Trübsichtigkeit.[VHA]

Angehender schwarzer Staar.[VHA]

Stumpfheit aller Sinne.[VHA]

Ohren

Gehörverminderung.[VHA]

Schwerhörigkeit nach vorausgegangenem Stechen und Brennen im Ohr.[Br., Lippe]

Taubheit während der Schwangerschaft.[Br., Lippe]

Gehör- und Geruchs-Verminderung.[HA 74]

Geschwulst hinter dem Ohre.[VHA]

CAPS. [heilt] geschwollene Mastoidgegend.[Hub.; AHZ 210]

Stumpfheit aller Sinne.[VHA]

Der knöcherne Teil des Ohres ist sehr geschwollen, rot und schmerzhaft.[Br., Lippe]

Nase

Nasen-BLUTEN, früh im Bette.[VHA]

Geruchverminderung.[VHA]

Gehör- und Geruchs-Verminderung.[HA 74]

Stumpfheit aller Sinne.[VHA]

Antlitz

Heimweh mit Backenröthe und nächtlicher Schlaflosigkeit: Caps. X° R.[SRA]

Gesichtsröthe, (oft mit Blässe wechselnd).[VHA]

Gesichtsröthe mit Blässe wechselnd.[HA 57]

Hitze und Röthe des Gesichts.[HA 74]

Fothergillscher Gesichtsschmerz: ein tauber Druck auf den Jochbeinen, durch Berührung erregt und verschlimmert.[VHA]

Drückendes Taubheitsgefühl auf dem Jochbeine.[HA 57]

Geschwollene, aufgesprungene Lippen.[VHA]

Mund

Mundfäule.[VHA]

Fauler Mundgeruch.[HA 57]

Brennende Bläschen im Munde.[VHA]

Verifikationen und klinische Symptome

Der Genius der Arznei ist B r e n n e n . Beim Gesunden verursacht der PFEFFER schmerzhaftes Brennen im Halse; selbst die Diarrhoe, die CAPS. verursacht, ist schmerzhaft brennend.[Br., Lippe]

Halsweh außer dem Schlingen.[VHA]

Krampfhafte Zusammenschnürung des Schlundes.[VHA]

Krampfartige Zusammenziehung des Schlundes; letzterer schmerzt, wie von rotem PFEFFER.[Br., Lippe]

Gefühl von Zusammenziehen beim Schlingen.[Br., Lippe]

Genüsse

Uebermäßige Eßgier mit Abscheu vor Speisen abwechselnd.[VHA]

Eßgier mit Abscheu vor Speisen wechselnd.[HA 74]

Durstlosigkeit.[VHA]

Schauder nach jedem Trinken.[HA 74]

Geschmack

SAURER Geschmack.[VHA], [HA 57]

Soodbrennen.[VHA]

Stumpfheit aller Sinne.[VHA]

Uebelkeit

Brecherlichkeit aus dem Magen.[VHA]

Hysterische Migräne: Anfälle von halbseitigem drückendem Kopfweh mit Übelkeit bis zum Erbrechen, durch Bewegung des Kopfes und der Augen verschlimmert.[VHA]

Magen

Brennen im Magen, nach dem Essen.[VHA]

Brecherlichkeit aus dem Magen.[VHA]

Soodbrennen.[VHA]

Geschwulst der Herzgrube.[VHA]

Bauch

Auftreibung des Unterleibes, mit drückend spannendem Schmerze, welche den Athem benimmt.[VHA]

Spannende Aufgetriebenheit des Unterleibes.[HA 57]

Blähungs-Kolik.[VHA]

Stuhl

BLUTIGE Schleimstühle mit Stuhlzwang.[VHA]

Stuhlzwang.[HA 57]

Schleimdurchfall mit Stuhlzwang.[HA 74]

Nächtlicher Durchfall mit Brennen im After.[VHA]

Nächtliche Diarrhoe mit Brennen am After, wie von CAYENNE-PFEFFER.[Br., Lippe]

Der Genius der Arznei ist B r e n n e n . Beim Gesunden verursacht der PFEFFER schmerzhaftes Brennen im Halse; selbst die Diarrhoe, die CAPS. verursacht, ist schmerzhaft brennend.[Br., Lippe]

After

Fließende Hämorrhoiden mit Brennschmerz.[VHA]

Harn

Harnzwang mit Tenesmus des Blasenhalses.[VHA]

Harnzwang mit Tenesmus.[HA 74]

BLUTFLUß aus der Harnröhre.[VHA]

Brennen beim Harnen.[VHA]

Brennendes Gefühl während des Harnlassens. Schmerzhaftes Gefühl, als ob CAYENNE-PFEFFER an die Teile gestreut worden wäre.[Br., Lippe]

Verifikationen und klinische Symptome

Verifikationen und klinische Symptome

Geschlechtstheile
Eiteriger Harnröhr-Tripper.[VHA]
Kälte des Hodensacks und männliches Unvermögen.[VHA]

Schwangerschaft – Beschwerden der Mütter
Taubheit während der Schwangerschaft.[Br., Lippe]

Schnupfen
Stockschnupfen mit Kriebeln in der Nase.[VHA]

Athem
Engbrüstigkeit, wie von Vollheit der Brust.[VHA]
Engbrüstigkeit, welche aus dem Magen zu kommen scheint.[VHA]
Engbrüstigkeit, wie aus dem Magen.[HA 57]
Unwillkührliches, starkes Aufstoßen des Athems.[VHA]
Öfteres heftiges Ausstoßen des Athems.[HA 74]
Neigung zum Tief-Athmen.[VHA]
Uebelriechender Athem beim Husten.[VHA]
Abends und Nachts Husten.[HA 57]

Husten
Abends und Nachts, heftiger, trockner Husten mit Nebenbeschwerden und Schmerzen in anderen Theilen, besonders im Ohre und Halse.[VHA]

Rücken
Reissender Schmerz im Rücken.[VHA]

Unterglieder
Schmerz der Oberschenkel.[VHA]
Knacken und Knarren in den Gelenken.[VHA], [HA 74]
Steifigkeit und Schmerzhaftigkeit aller Gelenke bei anfangendem Gehen.[VHA]

Drüsen
Konkordanz Drüsen: *Bell.*, Bry., Calc., C l e m., Con., L y c., P u l s., Rhus-t., S u l p h. [PB]

Knochen
Konkordanz Knochen: *Asaf.*, Aur., Calc., Chin., Con., Hep., L y c., M e r c., Mez., Phos., P h - a c., P u l s., R u t a, Sep., S i l., Staph., Sulph. [PB]

Haut
Konkordanz Haut und Aeusseres: Acon., Ars., Asaf., Bell., B r y., C a l c., Caust., Chin., Cocc., Lach., *Lyc., Merc.*, Mez., Olnd., Phos., *P u l s.*, *Rhus-t.*, Sep., *S i l.*, S p i g., Staph., S u l p h. [PB]

Schlaf
H e i m w e h mit Backenröthe und nächtlicher Schlaflosigkeit: Caps. X° R.[SRA]
H e i m w e h mit Gesichtsröthe und Schlaflosigkeit.[HA 8]
Schlaflosigkeit nach Mitternacht.[VHA], [HA 74]
Abends und Nachts Husten.[HA 57]
Nächtlicher Durchfall mit Brennen im After.[VHA]
Taumelige Trunkenheit früh beim Erwachen aus dem Schlafe und beim Fieberfroste, mit Ungeschicktheit.[HA 30]
Konkordanz Schlaf und Träume: *Ars.*, Aur., C o f f., Hep., *Kali-c.*, Nat-c., N u x - v., S e p., *Sil.* [PB]

Fieber
Verminderte Körperwärme.[VHA]
Frost und Kälte des ganzen Körpers.[HA 57]

Vorherrschender Frost.[HA 74]
Abendlicher Frost.[VHA]
Schauder und Frostschütteln nach jedem Trinken.[VHA]
Schauder nach jedem Trinken.[HA 74]
Wechselfieber mit vorwaltendem Froste und dabei großem Durste, ohne viel Hitze.[VHA]
Trunkenheit und Taumel, besonders im Fieberfroste.[VHA]
Taumelige Trunkenheit früh beim Erwachen aus dem Schlafe und beim Fieberfroste, mit Ungeschicktheit.[HA 30]

Fieberstadien

1. Puls sehr unregelmässig und oft aussetzend.[WF 13]
2. Frost vorherrschend und fast stets mit heftigem Durste. – Frost nach jedem Trinken, mit Schauder. – Frost in kalter LUFT, besonders in ZUGLUFT. – Abendlicher Frost. – Verminderung der natürlichen Körperwärme. – An den Oberschenkeln Gefühl von kaltem Schweisse.[WF 13]
3. Hitze mit gleichzeitigem Schweisse und Durste. – Innere Hitze mit kaltem Stirnschweisse.[WF 13]
   Erst Hitze und Schweiss, dann Frost mit Schauder und Zähneklappern.[WF 13]
4. Schweiss gleich bei der Hitze. – Schweiss nach Frost, ohne vorgängige Hitze.[WF 13]

Konkordanz Fieber: Acon., Ars., *Bry.*, Calc., *Cham.*, Chin., Hep., *Ign.*, Lach., Lyc., Merc., Nat-m., *Nux-v.*, Op., Phos., Puls., *Rhus-t.*, Sabad., Samb., Sep., Spig., Sulph., Verat. [PB]

Gemeinsames

Bei Störungen der antipsorischen Kur: Heimweh mit Backenröthe und nächtlicher Schlaflosigkeit: Caps. X° R.[SRA]
Knacken und Knarren in den Gelenken.[VHA]
Steifigkeit und Schmerzhaftigkeit aller Gelenke bei anfangendem Gehen.[VHA]
Scheu vor jeder Bewegung.[VHA]
Große Scheu vor Bewegung.[HA 57]
Große Empfindlichkeit gegen kühle LUFT, besonders ZUGLUFT.[VHA]
Empfindlichkeit gegen ZUGLUFT.[HA 74]
Schlaffe Faser und phlegmatisches Temperament.[VHA]
Viele Beschwerden erhöhen sich nach dem Essen und Trinken, sind bei anfangender Bewegung am heftigsten und mildern sich durch Fortgesetzte.[VHA]

Besserung der Beschwerden

Im Liegen hoch mit dem Kopfe.[HA 57]
Wärme.[HA 57]
Fortgesetzte mäßige Bewegung.[HA 74]
Im Freien.[HA 74]

Verschlimmerung der Beschwerden

Abends.[HA 57]
Bewegung des Kopfes.[HA 57], [HA 74]
Im Gehen.[HA 57], [HA 74]
Bücken.[HA 74]
In der Kälte.[HA 57]

Konkordanzen

Verschlimmerung nach der Zeit: Ant-c., Ant-t., Arn., Ars., Bry., Calc., Cann-s., Canth., Caust., Dros., Ferr., Ign., Kali-c., Kali-n., Lyc., Mag-c., Mang., Merc., Nux-v., Puls., Ran-s., Rhus-t., Samb., Staph., Sulph., Sulph-ac., Thuj. [PB]

Verschlimmerung nach Lage und Umständen: Acon., Arn., Aur., Bar-c., Bell., Bor., *Bry.*, Calc., Cann-s., Carb-v., Caust., Cham., Chin., Cina, Cocc., *Con.*, Cycl., Dros., Dulc., Euph., Ferr., *Hep.*, Kali-c., Lach., Led., *Lyc.*, Mag-m., Meny., Merc., Mosch., Nat-m., Nux-v., Phos., Ph-ac., Plat., *Puls.*, Rhod., *Rhus-t.*, Ruta, Sabad., Samb., Sel., *Sep.*, Sil., Spig., Staph., Stront., Sulph., Tarax., Thuj., Valer., Verat., Verb. [PB]

Verifikationen und klinische Symptome

Arzneiverwandtschaften von Capsicum annuum

(Am-c.), Arn., Bell., (Bry.), Calad., Canth., Cham., Chin., Cina, (Clem.), Ign., Lyc., (Mez.), Nat-m., Nux-v., Puls., Sabad., Sulph., Verat., (Verb.), (Viol-t.) [VHA]

Acon., Ars., Asaf., Aur., *Bell.*, *Bry.*, *Calc.*, Caust., Cham., Chin., Cocc., Con., Hep., Hyos., Ign., Kali-c., *Lyc.*, *Merc.*, Nat-c., Nat-m., *Nux-v.*, Op., Phos., Ph-ac., *Puls.*, *Rhus-t.*, Sabad., Samb., *Sep.*, *Sil.*, Spig., Staph., *Sulph.*, Verat. [PB]

Arn., *Calad.*, Cham., Chin., *Cina*, Ign., Nux-v., Puls. [KV]

Antidote von Capsicum annuum: Calad., Camph., Chin., Cina

Zur Minderung allzu starker Wirkung einer KAPSIKUM-Gabe [habe ich] bei einigen sehr reizbaren Personen das Riechen an eine gesättigte KAMPHER-Auflösung als Antidot [völlig hinreichend gefunden]. [RA 6, 84]

Camph., Cina [SRN]

Calad., Camph., Chin., Cina [PB]

Capsicum annuum ist Antidot von: Bism., Calad., Cina

Konkordanzen der homöopathischen Arzneien

I. Gemüth und Geist: Anac., Ars., Aur., *Bell.*, Calc., Caust., Cham., Cocc., Con., Croc., Hyos., Ign., *Lyc.*, Merc., Nat-c., *Nat-m.*, Op., Phos., Ph-ac., Puls., Sep., Sil., Staph., Stram., Sulph., Sulph-ac. [PB]

II. Körpertheile und Organe: Acon., Ars., *Bell.*, Bry., Calc., Canth., Caust., Cham., Hep., Hyos., Ign., Kali-c., Lyc., *Merc.*, Mez., Nat-c., *Nux-v.*, Op., Phos., Ph-ac., *Puls.*, Rhus-t., Sep., Sil., Staph., *Sulph.*, Verat. [PB]

III. Empfindungen und Beschwerden

1. **Aeussere und innere Körpertheile im Allgemeinen:** Acon., Ars., *Bell.*, *Bry.*, *Calc.*, Caust., Cham., Chin., Cocc., Con., Croc., Hyos., Ign., Kali-c., Laur., *Lyc.*, Merc., *Nux-v.*, Olnd., *Phos.*, *Puls.*, *Rhus-t.*, Sabad., Sep., Sil., Spig., *Sulph.*, Verat. [PB]
2. **Drüsen:** *Bell.*, Bry., Calc., Clem., Con., Lyc., Puls., Rhus-t., Sulph. [PB]
3. **Knochen:** *Asaf.*, Aur., Calc., Chin., Con., Hep., Lyc., Merc., Mez., Phos., Ph-ac., Puls., Ruta, Sep., Sil., Staph., Sulph. [PB]
4. **Haut und Aeusseres:** Acon., Ars., Asaf., Bell., Bry., Calc., Caust., Chin., Cocc., Lach., *Lyc.*, *Merc.*, Mez., Olnd., Phos., *Puls.*, *Rhus-t.*, Sep., *Sil.*, Spig., Staph., Sulph. [PB]

IV. Schlaf und Träume: *Ars.*, Aur., Coff., Hep., *Kali-c.*, Nat-c., Nux-v., Sep., *Sil.* [PB]

V. Fieber: Acon., Ars., *Bry.*, Calc., *Cham.*, Chin., Hep., *Ign.*, Lach., Lyc., Merc., Nat-m., *Nux-v.*, Op., Phos., Puls., *Rhus-t.*, Sabad., Samb., Sep., Spig., Sulph., Verat. [PB]

VI. Änderung des Befindens

1. **Verschlimmerung nach der Zeit:** Ant-c., Ant-t., Arn., Ars., Bry., Calc., Cann-s., Canth., Caust., Dros., Ferr., Ign., Kali-c., Kali-n., Lyc., Mag-c., Mang., Merc., Nux-v., Puls., Ran-s., Rhus-t., Samb., Staph., Sulph., Sulph-ac., Thuj. [PB]
2. **Verschlimmerung nach Lage und Umständen:** Acon., Arn., Aur., Bar-c., Bell., Bor., *Bry.*, Calc., Cann-s., Carb-v., Caust., Cham., Chin., Cina, Cocc., *Con.*, Cycl., Dros., Dulc., Euph., Ferr., *Hep.*, Kali-c., Lach., Led., *Lyc.*, Mag-m., Meny., Merc., Mosch., Nat-m., Nux-v., Phos., Ph-ac., Plat., *Puls.*, Rhod., *Rhus-t.*, Ruta, Sabad., Samb., Sel., *Sep.*, Sil., Spig., Staph., Stront., Sulph., Tarax., Thuj., Valer., Verat., Verb. [PB]

Verifikationen und klinische Symptome

VII. Konkordanz der homöopathischen Arzneien

Acon., Ars., Asaf., Aur., *Bell.*, *Bry.*, *Calc.*, Caust., Cham., Chin., Cocc., Con., Hep., Hyos., Ign., Kali-c., *Lyc.*, *Merc.*, Nat-c., Nat-m., *Nux-v.*, Op., Phos., Ph-ac., *Puls.*, *Rhus-t.*, Sabad., Samb., *Sep.*, *Sil.*, Spig., Staph., *Sulph.*, Verat. [PB]

Arn., *Calad.*, Cham., Chin., *Cina*, Ign., Nux-v., Puls. [KV]

Verifikationen und klinische Symptome

Carbo animalis (Thierkohle)

(Carb-an.)

Synonyma

Carbo animalis, Thierkohle [SRA]

Antipsorisch e und antisykotische Arznei

[SRA], [AHP 262]

Die THIERKOHLE wird, wie die übrigen antipsorischen Arzneien bis zu decillionfacher, potenzirter Verdünnung [C 30] bereitet und 1, 2 feine, damit befeuchtete Streukügelchen werden zur Gabe gereicht, in verschiednen Potenz-Graden.[CK 3, 1]

Arzneiwirkungsdauer

Wirkt über 36 Tage.[SRA]

Zählt zur 4. Klasse derjenigen Mittel, welche eine lange Wirkungsdauer besitzen.[AHZ 49 (1855) 82]

Eigenthümlichkeiten und Hauptwirkungen

Gemüth

Wechsel von Lustigkeit, wie von Ueberreiztheit, mit verdrießlicher Traurigkeit.[VHA]

Wechselnde Gemüthsstimmung, von Uebermunterkeit zu Weinerlichkeit übergehend.[KEU 13]

Lustigkeit mit Traurigkeit wechselnd.[HA 34]

Schreckhaftigkeit.[VHA]

Abendliche Angst und Furchtsamkeit im Dunkeln.[VHA]

Furchtsamkeit im Finstern.[HA 34]

Heimweh mit Weinerlichkeit.[VHA]

Konkordanz Gemüth und Geist: Alum., Aur., Bell., Coff., Croc., F e r r ., Graph., *Ign.*, Mez., M o s c h ., *Nat-c.*, O p ., Petr., P h o s ., P l a t ., Seneg., Sep., Sil., Spig., Stram., Sulph., Sulph-ac., Thuj., Verat., *Zinc.* [PB]

Geist

Konkordanz Gemüth und Geist: Alum., Aur., Bell., Coff., Croc., F e r r ., Graph., *Ign.*, Mez., M o s c h ., *Nat-c.*, O p ., Petr., P h o s ., P l a t ., Seneg., Sep., Sil., Spig., Stram., Sulph., Sulph-ac., Thuj., Verat., *Zinc.* [PB]

Schwindel

Schwindel, besonders früh.[VHA]

Schwindel.[KEU 13]

Innerer Kopf

Schwere im Hinterkopfe, mit Eingenommenheit desselben.[VHA]

Kopfweh im Hinterkopfe.[KEU 13]

B e t ä u b e n d e r K o p f s c h m e r z i m H i n t e r k o p f e , f r ü h u n d v o r m i t t a g s , s o w i e i n d e r k a l t e n LUFT s c h l i m m e r , n a c h d e m M i t t a g s e s s e n g e b e s s e r t . – Lustigkeit mit Traurigkeit wechselnd; Furchtsamkeit im Finstern; Weitsichtigkeit bei erweiterten Pupillen; Schwerhörigkeit wegen Verwirrung der Töne; nächtliche Uebelkeit; große Magenschwäche; Verstopfung mit vergeblichem Stuhldrange; viele übelriechende Blähungen; Taubheit aller Glieder; spätes Einschlafen; nächtliche, ermattende Schweiße an den Oberschenkeln.[HA 34]

Drückender Kopfschmerz, durch kalte LUFT verschlimmert.[VHA]

S c h m e r z h a f t e L o c k e r h e i t d e s G e h i r n s b e i B e w e g u n g d e s K o p f s , n a c h d e m E s s e n u n d i n d e r K ä l t e v e r s c h l i m m e r t , i n d e r f r e i e n , w a r m e n LUFT g e b e s s s e r t . [HA 72]

Lockerheitsgefühl des Gehirns.[KEU 13]

T a u b h e i t s g e f ü h l i m K o p f e , m i t E i n g e n o m m e n h e i t d e s H i n t e r k o p f s , v o n B e w e g u n g i n k a l t e r , FEUCHTER LUFT v e r s c h l i m m e r t , i n d e r R u h e i n d e r w a r m e n S t u b e g e b e s s e r t . [HA 85-86]

Aeusserer Kopf

Spannung der Kopfhaut auf Stirn und Scheitel.[VHA]

Verifikationen und klinische Symptome

Spannen der Kopfhaut auf Stirn und Scheitel, mit großer Empfindlichkeit dieser Theile gegen freie, trockne, kalte LUFT, vom äußerem Druck und Berührung verschlimmert, in der Wärme gebessert.[HA 130]
Kopfgrind.[VHA]

Augen
Gefühl, als wenn die Augen in ihren Höhlen los lägen.[VHA]
Große Langsichtigkeit bei erweiterten Pupillen.[VHA]
Weitsichtigkeit bei erweiterten Pupillen.[HA 34]

Ohren
Auslaufen der Ohren.[VHA]
Ohrensausen.[VHA]
Schwerhörigkeit: indem die Töne sich durcheinander verwirren und nichts deutlich vernommen wird.[VHA]
Schwerhörigkeit wegen Verwirrung der Töne.[HA 34]

Nase
Aufgesprungene, rothe, brennende Nasenspitze.[VHA]
Schmerzhaftigkeit des Nasenknochen.[VHA]
Nasen-BLUTEN.[KEU 13]

Antlitz
Kupfer-Ausschlag im Gesichte.[VHA]
Rosenrothe, glatte, erhabene Flecke im Gesichte.[VHA]
Gesichtsrose.[VHA]
Schrunden und Blasen an den Lippen.[VHA]
Geschwollene, brennende Lippen.[VHA]

Zähne
Geschwollenes, rothes, schmerzhaftes Zahnfleisch.[VHA]
Eiterblasen am Zahnfleische.[VHA]
Lockerheit der Zähne.[VHA]

Mund
Brennende Blasen im Munde und auf der Zunge.[VHA]
Früh, Heiserkeit.[VHA]
Schwärmerischer Schlaf mit Weinen, Stöhnen und Sprechen.[VHA]
Nachts, Stimmlosigkeit.[VHA]
Fauler Mundgeruch.[KEU 13]
Rauhheit im Halse.[KEU 13]
Wundheitsschmerz und wie roh im Halse.[KEU 13]

Genüsse
Widerwillen gegen TABAK und FETTE Speisen.[VHA]

Geschmack
Früh, BITTERGESCHMACK im Munde.[VHA]

Aufstoßen
Versagendes Aufstoßen mit Schmerz.[VHA]

Uebelkeit
Nächtliche Uebelkeit.[VHA], [HA 34]
Ohnmachtartige Wabblichkeit.[VHA]

Magen
Große Schwäche der Verdauung, wo fast alle Genüsse Beschwerden verursachen.[VHA]

Verifikationen und klinische Symptome

Magendrücken, selbst nüchtern und Abends im Bette.[VHA]
Greifen und Raffen im Magen.[VHA]
Zusammenziehender Magenkrampf.[VHA]
Hörbares Kollern im Magen.[VHA]
Große Magenschwäche.[HA 34]

Hypochonder
Drücken und Schneiden in der Lebergegend.[VHA]

Bauch
Verstopfung mit vergeblichem Stuhldrange.[HA 34]
Erschütterung des Unterleibes.[KEU 13]
Wundheitsschmerz im Unterleibe.[KEU 13]
Herausdrängen im Bauche.[KEU 13]

Blähungen
Hörbares Kollern im Unterleibe.[VHA]
Blähungskolik.[VHA]
Blähungsversetzung.[VHA]
Viele übelriechende Blähungen.[HA 34]
Leistenbrüche von Blähungen austretend.[VHA]

Stuhl
Harter, knotiger Stuhl.[VHA]
Vergeblicher Stuhldrang mit bloßem Abgange stinkender Blähungen.[VHA]
Verstopfung mit vergeblichem Stuhldrange.[HA 34]

After
Brennen und Stechen im After.[VHA]
Brennende After-Aderknoten.[VHA]

Mittelfleisch
Ausschwitzen einer klebrigen, geruchlosen FEUCHTIGKEIT aus dem Mittelfleische.[VHA]
Schweiss des Mittelfleisches: Thuj. (ALUM., CARB-AN.)[KMS 725]

Harn
Starker Harndrang mit vermehrtem Abgange.[VHA]
Unwillkührlicher Abgang stinkenden Harns.[VHA]
Unwillkührlicher Harnabgang.[KEU 13]

Schwangerschaft – Beschwerden der Mütter
Rosenartige Entzündung der Brüste bei Wöchnerinnen.[VHA]

Regel
Monatliches zu früh.[VHA]
Weißfluß, welcher die Wäsche gelb färbt.[VHA]

Schnupfen
Stockschnupfen mit gänzlicher Verstopfung der Nase.[VHA]
Stockschnupfen.[KEU 13]
Niessen.[KEU 13]
Nasen-BLUTEN.[KEU 13]

Athem
Keuchender Athem und Röcheln auf der Brust.[VHA]
Engbrüstigkeit, früh und nach dem Essen.[VHA]
Athemversetzung.[KEU 13]
Keuchender Athem.[KEU 13]
Erstickungsanfälle.[KEU 13]

Verifikationen und klinische Symptome

Husten

Erstickender Husten, Abends nach dem Einschlafen.[VHA]

Nachts, trockner Husten, früh mit gräulichem Eiterauswurfe.[VHA]

Keuchhusten

Erstickender, heiserer Husten durch Rohheit und Trockenheit im Kehlkopfe und in der Luftröhre erregt, Nachts ohne, am Tage mit grauem, grünlichem, zuweilen eiterartigem Auswurfe von FAULEM, etwas SÄUERLICHEM Geschmacke.[KEU 12-13]

Verschlimmerung: Abends und Nachts. – Im Schlafe. Liegen auf der rechten Seite. Kalte LUFT. NASSKALTES Wetter. Tiefathmen. TABACKS-Dampf.[KEU 13]

Begleitung: Wechselnde Gemüthsstimmung, von Uebermunterkeit zu Weinerlichkeit übergehend. Schwindel. Kopfweh im Hinterkopfe. Lockerheitsgefühl des Gehirns. Nasen-BLUTEN. Fauler Mundgeruch. Rauhheit im Halse. Wundheitsschmerz und wie roh im Halse. Erschütterung des Unterleibes. Wundheitsschmerz im Unterleibe. Herausdrängen im Bauche. Unwillkührlicher Harnabgang. Stockschnupfen. Niessen. Athemversetzung. Keuchender Athem. Erstickungsanfälle. Früh heiser; Nachts stimmlos. Zusammenschnüren des Kehlkopfes. Stechen und Zusammenschnüren des Kehlkopfes. Stechen und Zusammenschnüren in der Brust. Kältegefühl in der Brust. Röcheln in der Brust. Herzklopfen. Stechen im Kreuze. Gelbfärbender Schweiss.[KEU 13]

Dem folgenden Mittel (CARB-V.) sehr nahe verwandt und ähnlich wirkend, aber doch kennbar verschieden durch die angeführten Zeichen, und weit seltener anwendbar.[KEU 13]

Luftröhre

Nachts, Stimmlosigkeit.[VHA]

Früh, Heiserkeit.[VHA]

Früh heiser; Nachts stimmlos. [KEU 13]

Zusammenschnüren des Kehlkopfes.[KEU 13]

Stechen und Zusammenschnüren des Kehlkopfes.[KEU 13]

Hals

Schmerzhafte Geschwulst und Verhärtung der Hals- (und Ohr-) Drüsen.[VHA]

Heilungsbericht: Am 9. Mai [1841] erhielt ich Nachricht, daß die Fallsucht sogleich ausgeblieben sei, und das Mädchen sich nun ganz wohl befinde, mit Ausnahme eines harten, stechend schmerzenden Drüsenknotens am Unterkiefer. Gegen diese Beschwerde gab ich eine Gabe CARB-AN. 30°° und habe seitdem von dieser, 8 Stunden Wegs von mir entfernt wohnenden Patientin nichts weiter gehört.[ACS 19 (1842) 3, 42]

Brust

Geschwürschmerz in der Brust und Lungeneiterung.[VHA]

Kältegefühl in der Brust.[VHA], [KEU 13]

Rosenartige Entzündung der Brüste bei Wöchnerinnen.[VHA]

Harte, schmerzhafte Knoten in der weiblichen Brust.[VHA]

Stechen und Zusammenschnüren in der Brust.[KEU 13]

Röcheln in der Brust.[KEU 13]

Herzklopfen.[KEU 13]

Rücken

Stiche im Kreuze, beim Tief-Athmen.[VHA]

Stechen im Kreuze.[KEU 13]

Oberglieder

Starkes Nässen der Achselhöhlen.[VHA]

Verhärtete Achselhöhldrüsen.[VHA]

Wühlender Knochenschmerz in den Armen.[VHA]

Gichtische Steifheit der Fingergelenke.[VHA]

Taubheit aller Glieder.[VHA], [HA 34]

Gichtische Steifigkeit der Gelenke.[VHA]

Kraftlosigkeit und leichtes Verknicken der Gelenke.[VHA]

Verifikationen und klinische Symptome

Unterglieder

Nächtliche, ermattende Schweiße an den Oberschenkeln.[HA 34]
Strammen in den Leisten und Kniekehlen.[VHA]
Leichtes Umknicken der Füße und Zehen.[VHA]
Frostbeulen an den Füßen und Zehen, wie entzündet, mit brennendem Schmerze.[VHA]
Taubheit aller Glieder.[VHA], [HA 34]
Gichtische Steifigkeit der Gelenke.[VHA]
Kraftlosigkeit und leichtes Verknicken der Gelenke.[VHA]

Drüsen

Entzündung, Geschwulst und Verhärtung der Drüsen.[VHA]
Schmerzhafte Geschwulst und Verhärtung der Hals- (und Ohr-) Drüsen.[VHA]
Harte, schmerzhafte Knoten in der weiblichen Brust.[VHA]
Verhärtete Achselhöhldrüsen.[VHA]
Konkordanz Drüsen: Arn., *Bell.*, Bry., Con., Graph., Hep., Jod., Lach., Lyc., *Merc.*, Phos., *Puls.*, *Sil.*, Sulph., Thuj. [PB]

Knochen

Schmerzhaftigkeit des Nasenknochen.[VHA]
Wühlender Knochenschmerz in den Armen.[VHA]
Konkordanz Knochen: Asaf., Cocc., Ruta [PB]

Haut

Rothlaufartige Geschwulst mit brennendem Schmerze.[VHA]
Abends im Bette, Jücken über den ganzen Körper.[VHA]
Kopfgrind.[VHA]
Kupfer-Ausschlag im Gesichte.[VHA]
Rosenrothe, glatte, erhabene Flecke im Gesichte.[VHA]
Gesichtsrose.[VHA]
Rosenartige Entzündung der Brüste bei Wöchnerinnen.[VHA]
Aber die freiwilligen BLUTUNGEN, so wie der von *Hey* also benannte BLUTSCHWAMM (Fungus haematodes), wobei das BLUT oft bis zur äussersten Erschöpfung, ja bis zum Tode selbst unaufhaltsdam ausfliesst, bilden eine eigenthümliche, höchst gefährliche Krankheit, welche wohl nie ohne PHOS. geheilt werden kann, mit Hülfe dieses wahren Polychrests aber, zuweilen, wenn es besonders angezeigt ist, mit Zwischengaben von ARS., CARB-AN., SIL. oder einigen andern Mitteln, in mehrern Fällen in der Tat glücklich geheilt worden ist.[AHP 485]
Konkordanz Haut und Aeusseres: Ant-c., Arn., *Ars.*, Bell., Bry., Carb-v., Caust., Clem., Con., Dulc., Graph., Hep., *Lach.*, Lyc., Merc., Nit-ac., *Phos.*, Puls., Ran-b., Rhus-t., Sep., *Sil.*, Staph., *Sulph.*, Thuj. [PB]

Schlaf

Er kann Abends wegen Unruhe, Angst und fürchterlichen Erscheinungen nicht einschlafen.[VHA]
Spätes Einschlafen.[HA 34]
Schwärmerischer Schlaf mit Weinen, Stöhnen und Sprechen.[VHA]
Nachts, Stimmlosigkeit.[VHA]
Früh heiser; Nachts stimmlos.[KEU 13]
Abends im Bette, Frostigkeit, mit kalten Händen und Füßen und nachfolgendem Schweiß im Schlafe (bei Fieber).[VHA]
Nächtliche Uebelkeit.[VHA], [HA 34]
Nächtliche, ermattende Schweiße an den Oberschenkeln.[HA 34]
Konkordanz Schlaf und Träume: Ars., *Calc.*, Chin., Graph., Hep., Ign., *Kali-c.*, Lach., Lyc., Merc., Nux-v., Phos., Puls., Ran-b., Rhus-t., *Sep.*, Sil., *Sulph.* [PB]

Fieber

Abends im Bette, Frostigkeit, mit kalten Händen und Füßen und nachfolgendem Schweiß im Schlafe.[VHA]
Leichtes Schwitzen bei der mindesten Bewegung.[VHA]

Verifikationen und klinische Symptome

Nachts ermattende Schweiße an den Oberschenkeln.[VHA]
Nächtliche, ermattende Schweiße an den Oberschenkeln.[HA 34]
Gelbfärbender Schweiss.[KEU 13]

Fieberstadien

1. Puls gereizt und beschleunigt, mit Klopfen in den Adern, am Meisten gegen Abend.[WF 13]
2. Frost, besonders Nachmittags, nach dem Essen und Abends. – Um den andern Tag, Abends Frostschauder, auch noch im Bette fortdauernd. – Abendlicher Frost, mit nachfolgendem Schweisse im Schlafe.[WF 13]
3. Hitze jedesmal nach vorgängigem Froste, am Meisten in der Nacht im Bette.[WF 14]
4. Schweiss nach der Hitze, gewöhnlich gegen Morgen. – Schweiss am Tage bei geringer Bewegung, selbst beim Essen. – Uebelriechender, ermattender, die Wäsche gelbfärbender Nachtschweiss. – Schweiss am Stärksten an den Oberschenkeln. – Abendlicher Frost, mit nachfolgendem Schweisse im Schlafe.[WF 14] – Braungelb färbender Schweiss: Thuj. (ARS., BELL., CARB-AN., GRAPH., LACH., SEL.) [KMS 729]

Konkordanz Fieber: Ant-t., Ars., Bry., Calc., *Graph.*, Hep., Kali-c., *Lyc.*, Nat-m., Nux-v., Phos., Rhus-t., *Sep.*, Sulph. [PB]

Gemeinsames

Taubheit aller Glieder.[VHA]
Gichtische Steifigkeit der Gelenke.[VHA]
Kraftlosigkeit und leichtes Verknicken der Gelenke.[VHA]
Leichtes Verheben.[VHA]
Brennende Schmerzen.[VHA]
Große Empfindlichkeit gegen freie, kalte, trockne LUFT.[VHA]

Besserung der Beschwerden

Nach dem Mittagsessen.[HA 34]
Freien, warmen LUFT.[HA 72]
Wärme.[HA 130]
Ruhe in der warmen Stube.[HA 86]

Verschlimmerung der Beschwerden

Abends und Nachts.[KEU 13]
Früh und vormittags.[HA 34]
Berührung.[HA 130]
Vom äußerem Druck.[HA 130]
Von Rasiren.[PB XV], [PB 338]
Im Schlafe.[KEU 13]
Liegen auf der rechten Seite.[KEU 13]
Kälte.[HA 72]
Kalte LUFT.[VHA 72], [HA 34], [KEU 13]
Von Bewegung in kalter, FEUCHTER LUFT.[HA 85-86]
NASSKALTES Wetter.[KEU 13]
Tiefathmen.[KEU 13]
TABACKS-Dampf.[KEU 13]
Nach dem Essen.[HA 72]

Konkordanzen

Verschlimmerung nach der Zeit: Arn., Ars., Colch., Ferr., Kali-n., Mag-c., Mang., Merc., Nit-ac., Stront. [PB]

Verschlimmerung nach Lage und Umständen: Am-c., Am-m., Anac., Arn., Ars., Bell., *Bry.*, *Calc.*, *Carb-v.*, Chin., Cocc., Con., Graph., Hep., Ign., *Kali-c.*, Led., *Lyc.*, Merc., Nat-m., Nit-ac., *Nux-v.*, *Phos.*, *Puls.*, Rhus-t., Sel., Sep., Sil., Spig., Stann., Stront., *Sulph.* [PB]

Arzneiverwandtschaften von Carbo animalis

(Acon.), (Ang.), Bov., Calc., (Canth.), Carb-v., (Caust.), (Cham.), (Hyos.), Ign., Ip., (Lach.), Merc., Nat-m., (Plat.), Rhod., Sel., Sil. [VHA]

Verifikationen und klinische Symptome

Alum., Am-c., Arn., Ars., Asaf., Bell., Bry., Calc., Carb-v., Caust., Chin., Cocc., Con., Ferr., *Graph.*, Hep., Ign., Kali-c., Lach., *Lyc.*, *Merc.*, Nat-c., Nat-m., Nit-ac., Nux-v., Op., Petr., *Phos.*, Plat., *Puls.*, Rhus-t., Ruta, *Sep.*, *Sil.*, Staph., Stram., *Sulph.*, Thuj., Zinc. [PB]

Carb-v., Rhod., *Thuj.* [KV]

Dem folgenden Mittel (CARB-V.) sehr nahe verwandt und ähnlich wirkend, aber doch kennbar verschieden durch die angeführten Zeichen, und weit seltener anwendbar.[KEU 13]

Antidote von Carbo animalis: Arn., Ars., Camph., Nux-v. – Vinum

Camph. [SRA]

KAMPHER erwies sich als Antidot und Minderungs-Mittel ihrer allzuheftigen Wirkung bei allzu empfindlichen Personen. [CK 3, 1]

Ars., Camph., Nux-v. – Vinum [PB]

Missbrauch von geistigen Getränken und von CHINA. KOHLEN-Dampf: Arn.[KEU 6]

Carbo animalis ist Folgemittel von: Phos.

Gegen diese Beschwerde gab ich eine Gabe CARB-AN. 30°° und habe seitdem von dieser, 8 Stunden Wegs von mir entfernt wohnenden Patientin nichts weiter gehört.[ACS 19 (1842) 3, 42]

Carbo animalis ist Zwischemittel von: Phos.

[BLUTSCHWAMM...] eine eigenthümliche, höchst gefährliche Krankheit, welche wohl nie ohne PHOS. geheilt werden kann, mit Hülfe dieses wahren Polychrests aber, zuweilen, wenn es besonders angezeigt ist, mit Zwischengaben von ARS., CARB-AN., SIL. oder einigen andern Mitteln, in mehrern Fällen in der Tat glücklich geheilt worden ist.[AHP 485]

Konkordanzen der homöopathischen Arzneien

I. Gemüth und Geist: Alum., Aur., Bell., Coff., Croc., Ferr., Graph., *Ign.*, Mez., Mosch., *Nat-c.*, Op., Petr., Phos., Plat., Seneg., Sep., Sil., Spig., Stram., Sulph., Sulph-ac., Thuj., Verat., *Zinc.* [PB]

II. Körpertheile und Organe: Alum., Am-c., Ant-c., Aur., Bar-c., Bell., Bry., *Calc.*, *Carb-v.*, *Caust.*, Chel., Chin., Con., Cycl., Graph., Ign., Kali-c., Lyc., Mag-m., *Merc.*, Nat-c., Nat-m., Nit-ac., *Nux-v.*, Op., Petr., Phos., Plb., Puls., Rhus-t., Ruta, Sabad., *Sep.*, *Sil.*, Staph., *Sulph.*, Sulph-ac., Thuj., Verat., Verb. [PB]

III. Empfindungen und Beschwerden

1. **Aeussere und innere Körpertheile im Allgemeinen:** Am-c., Ars., Asaf., Bar-c., *Bell.*, Bry., Calc., Carb-v., Caust., Cham., Chin., Cocc., Coloc., *Graph.*, Hep., Ign., *Kali-c.*, *Lyc.*, Mag-m., Merc., Mur-ac., Nat-c., Nat-m., Nit-ac., *Nux-v.*, Olnd., Op., Petr., Phos., Plat., *Puls.*, *Rhus-t.*, Ruta, Sabin., *Sep.*, Sil., Stann., Staph., Stront., *Sulph.*, Thuj., Zinc. [PB]
2. **Drüsen:** Arn., *Bell.*, Bry., Con., Graph., Hep., Jod., Lach., Lyc., *Merc.*, Phos., *Puls.*, *Sil.*, Sulph., Thuj. [PB]
3. **Knochen:** Asaf., Cocc., Ruta [PB]
4. **Haut und Aeusseres:** Ant-c., Arn., *Ars.*, Bell., Bry., Carb-v., Caust., Clem., Con., Dulc., Graph., Hep., *Lach.*, Lyc., Merc., Nit-ac., *Phos.*, Puls., Ran-b., Rhus-t., Sep., *Sil.*, Staph., *Sulph.*, Thuj. [PB]

IV. Schlaf und Träume: Ars., *Calc.*, Chin., Graph., Hep., Ign., *Kali-c.*, Lach., Lyc., Merc., Nux-v., Phos., Puls., Ran-b., Rhus-t., *Sep.*, Sil., *Sulph.* [PB]

V. Fieber: Ant-t., Ars., Bry., Calc., *Graph.*, Hep., Kali-c., *Lyc.*, Nat-m., Nux-v., Phos., Rhus-t., *Sep.*, Sulph. [PB]

VI. Änderung des Befindens

1. **Verschlimmerung nach der Zeit:** Arn., Ars., Colch., Ferr., Kali-n., Mag-c., Mang., Merc., Nit-ac., Stront. [PB]

Verifikationen und klinische Symptome

2. Verschlimmerung nach Lage und Umständen: Am-c., Am-m., Anac., Arn., Ars., Bell., *Bry.*, *Calc.*, *Carb-v.*, Chin., Cocc., Con., Graph., Hep., Ign., *Kali-c.*, Led., *Lyc.*, Merc., Nat-m., Nit-ac., *Nux-v.*, *Phos.*, *Puls.*, Rhus-t., Sel., Sep., Sil., Spig., Stann., Stront., *Sulph.* [PB]

VII. Konkordanz der homöopathischen Arzneien

Alum., Am-c., Arn., Ars., Asaf., Bell., Bry., Calc., Carb-v., Caust., Chin., Cocc., Con., Ferr., *Graph.*, Hep., Ign., Kali-c., Lach., *Lyc.*, *Merc.*, Nat-c., Nat-m., Nit-ac., Nux-v., Op., Petr., *Phos.*, Plat., *Puls.*, Rhus-t., Ruta, *Sep.*, *Sil.*, Staph., Stram., *Sulph.*, Thuj., Zinc. [PB]

Carb-v., Rhod., *Thuj.* [KV]

Verifikationen und klinische Symptome

Carbo vegetabilis (Holzkohle)
(Carb-v.)

Verifikationen und klinische Symptome

Synonyma
Carbo vegetabilis, Holzkohle [SRA]
Pflanzen-Kohle [Br., Lippe]

Antipsorische und antisykotische Arznei
[SRA], [AHP 262]
Da er vor etwa 4 Jahren die Krätze lange gehabt und endlich mit Salben verschmiert hatte, glaubte ich nur von antipsorischen Mitteln kräftige Hülfe erwarten zu dürfen und gab dem Patienten zuerst am 20. Oct. 1836 eine Gabe CARB-V. 30°°°.[ACS 17 (1839) 3, 21-22]

Arzneiwirkungsdauer
Wirkt über 36 Tage.[SRA]
Zählt zur 4. Klasse derjenigen Mittel, welche eine lange Wirkungsdauer besitzen.[AHZ 49 (1855) 82]

Hinweise
Zwischenmittel bei chronischen Krankheiten: OPIUM (X° R.) bei nervöser Unreizbarkeit und mangelnder Reaction der Lebenskraft. (Hier auch zuweilen CARB-V. X° R., LAUR. X° R., MOSCH. X° R., NIT-AC. X° R., oder SULPH. X° R.)[SRA]
Bei schwachen und ausgezehrten Patienten mit geringem Puls: CARB-V.[LWB 182]
Die Kranke will gefächert sein und mehr LUFT haben.[Br., Lippe]
CARB-V. ist sehr oft bei alten Leuten angezeigt und paßt besonders bei Eiterungen äußerer Gewebe oder für brandig gewordene, schwarz aussehende Teile.[Br., Lippe]
Der Genius dieses Arzneimittels ist H i n f ä l l i g k e i t u n d E r s c h ö p f u n g d e r L e b e n s k r a f t. [„Der Mann geht auf seinen letzten Füßen", sagt man in Amerika]. Alle Symptome deuten auf Kraftlosigkeit; die ganze Lebenskraft schwindet und kann sich nicht länger gegen die fortschreitende Krankheit wehren; es ist ein allgemeiner Erschöpfungszustand.[Br., Lippe]

Eigenthümlichkeiten und Hauptwirkungen

Gemüth
Leicht zu erregende Aergerlichkeit und Heftigkeit.[VHA]
Aergerliche Heftigkeit.[KEU 14]
Abendliche Angst und Unruhe.[VHA], [HA 48]
Abendliche Angst zum Verzweifeln.[KEU 14]
Nächtliche Gespensterfurcht.[VHA]
Oefterer, ängstlicher Harndrang, Tag und Nacht.[VHA]
Konkordanz Gemüth und Geist: Acon., Anac., A u r . , *Bell.*, Bry., Calc., Cham., Cocc., I g n . , L y c . , N u x - v . , Phos., Puls., Rhus-t., Sulph., V e r a t . [PB]

Geist
Langsamer Ideengang.[VHA]
Periodische Gedächtnißschwäche.[VHA]
Widernatürlich wollüstige Gedankenfülle.[VHA]
Konkordanz Gemüth und Geist: Acon., Anac., A u r . , *Bell.*, Bry., Calc., Cham., Cocc., I g n . , L y c . , N u x - v . , Phos., Puls., Rhus-t., Sulph., V e r a t . [PB]

Schwindel
Schwindel von Bewegung des Kopfs.[HA 48]

Innerer Kopf
Starker BLUTDRANG zum Kopfe.[VHA]
BLUTANDRANG zum Kopfe.[KEU 14]
Jeden Abend leidet der Kranke an Hitze und Röte des äußeren, besonders des rechten Ohres, mit BLUTANDRANG nach dem Kopfe.[Br., Lippe]
Kopfweh von Erhitzung.[VHA]

Kopf-Schwere.[VHA]

Krampfhafte Spannung im Gehirne.[VHA]

Dr. *Brisker* erwähnte einiger Fälle von M a s e r n , wobei die Abschuppung sehr spät erfolgt und dann mit bedeutender Gehirnaffection verbunden gewesen sei. Ref. hat gegen diesen Zustand CARB-V. sehr hilfreich gefunden.[AHZ 51 (1856) 62-63]

D r ü c k e n d e s K o p f w e h b a l d h i e r b a l d d a , m i t T h r ä n e n d e r A u g e n u n d S c h m e r z h a f t i g k e i t d e r s e l b e n , w e n n s i e b e w e g t w e r d e n , u n d E m p f i n d l i c h k e i t d e s H a a r k o p f s , N a c h m i t t a g s u n d A b e n d s n a c h d e m E s s e n v e r s c h l i m m e r t . – Abendliche Angst und Unruhe; Schwindel von Bewegung des Kopfs; Gesichtsblässe; BITTERER oder SALZIGER Geschmack im Munde; Ekel vor FLEISCH; früh Uebelkeit; Aufblähung des Unterleibes; abendlicher Schnupfen mit Heiserkeit, durch Sprechen verschlimmert; Engbrüstigkeit beim Gehen; Brennen in den Händen; Fußschweiß; Tagesschläfrigkeit bei nächtlicher Schlaflosigkeit wegen Unruhe; früh beim Aufstehen, Zerschlagenheit der Glieder; Mattigkeit zu Anfange des Gehens; Frostigkeit und äußere Kälte des Körpers; sauerriechender Frühschweiß.[HA 48]

Ziehschmerz im Kopfe, vom Nacken her, mit Uebelkeit.[VHA]

Stösse und Stiche im Kopfe.[KEU 14]

Ziehen vom Nacken herüber.[KEU 14]

Aeusserer Kopf

Reissen am äußern Kopfe, besonders am Hinterkopfe und an der Stirn.[VHA]

D r ü c k e n d e s u n d b r e n n e n d e s R e i ß e n a m ä u ß e r n K o p f e , b e s o n d e r s i n d e n M u s k e l n d e s H i n t e r k o p f e s u n d N a c k e n s , v o n B e r ü h r u n g , ä u ß e r e m D r u c k e , s e l b s t d e s H u t s , u n d f r ü h b e i m E r w a c h e n , w i e a u c h b e i m W a r m w e r d e n i m B e t t e v e r s c h l i m m e r t , v o n E n t b l ö ß e n d e s K o p f s u n d i n r u h i g e m S i t z e n i n d e r w a r m e n S t u b e g e b e s s e r t . [HA 123-124]

Schmerzhafte Empfindlichkeit des äußern Kopfes gegen Druck, z. B. des Hutes.[VHA]

S c h m e r z h a f t e E m p f i n d l i c h k e i t d e s ä u ß e r n K o p f s g e g e n D r u c k , z . b . d e s H u t s , m i t R e i ß e n i n d e r K o p f h a u t , n a c h j e d e r E r k ä l t u n g d e s K o p f s u n d A b e n d s b e i m W a r m w e r d e n i m B e t t e v e r s c h l i m m e r t . [HA 104]

A u s f a l l e n d e r H a a r e (nach schweren Krankheiten oder QUECKSILBER-Mißbrauch), m i t g r o ß e r E m p f i n d l i c h k e i t d e r K o p f h a u t g e g e n D r u c k u n d h e f t i g e m J u c k e n d e r s e l b e n A b e n d s b e i m W a r m w e r d e n i m B e t t e , b e i g r o ß e r A b g e s p a n n t h e i t u n d S c h l ä f r i g k e i t b e s o n d e r s V o r m i t t a g s . [HA 109-110]

V e r k ä l t l i c h k e i t d e s K o p f s , b e s o n d e r s n a c h E r h i t z u n g u n d S c h w e i ß d e s s e l b e n ; d i e B e s c h w e r d e n M o r g e n s u n d b e i m G e h e n i m F r e i e n v e r s c h l i m m e r t , i n d e r w a r m e n S t u b e g e b e s s e r t . [HA 134]

G e f ü h l , w i e v o n Z u s a m m e n z i e h e n d e r K o p f b e d e c k u n g e n , w e l c h e s e i n e k r a m p f h a f t e S p a n n u n g i m G e h i r n v e r u r s a c h t , v o n H u t d r u c k u n d b e i E r h i t z u n g v e r s c h l i m m e r t , v o n E n t b l ö ß u n g d e s K o p f s g e b e s s e r t . [HA 137]

Ziehen vom Nacken herüber.[KEU 14]

Augen

Augenschmerz von angestrengtem Sehen.[VHA]

Drücken und Brennen in den Augen.[VHA]

BLUTUNGEN aus den Augen.[VHA], [KEU 14]

Nächtliches Zuschwären der Augen.[VHA]

Kurzsichtigkeit.[VHA]

Augenthränen.[KEU 14]

Ohren

Jeden Abend, Hitze und Röthe der Ohrmuschel.[VHA]

Jeden Abend leidet der Kranke an Hitze und Röte des äußeren, besonders des rechten Ohres, mit BLUTANDRANG nach dem Kopfe.[Br., Lippe]

Verifikationen und klinische Symptome

Uebelriechender Ausfluß aus den Ohren.[VHA]
Mangel an Ohrschmalz.[VHA]

Nase
Schorfige, rothe Nasenspitze.[VHA]
Heftiges, anhaltendes Nasen-BLUTEN, besonders früh, mit Gesichtsblässe vor- und nachher.[VHA]
Häufiges und fortgesetztes Nasen-BLUTEN, besonders morgens, oder nach anstrengendem Stuhlgange, mit bleichem Gesichte vor und nach dem BLUTEN.[Br., Lippe]
Nasen-BLUTEN.[KEU 14]

Antlitz
Grüngelbe Gesichtsfarbe.[VHA]
Bei grüner Gesichtsfarbe ist oft CARB-V. angezeigt.[Br., Lippe]
Glühende Röthe des ganzen Gesichts, mit feinen Adernetzen, wie marmorirt: Thuj. (CALC., CARB-V., LYC.)[KMS 723]
Gesichtsblässe.[HA 48], [KEU 14]

Beobachtung: Bemerken Sie nur, wie das sehr bleiche Antlitz dieser Dame, nachdem sie kaum die Hälfte des Glases geleert, von einer hohen, bis zur Stirne sich erstreckenden Röthe mehr und mehr eingenommen wird; dieses Symptom ist CARB-V., das specifische Mittel gegen ihre muthmasslichen asthmatischen Beschwerden, woran sie, aus ihren kurzen Athemzügen zu schliessen, zu leiden scheint.[Aegidi, AHZ 60]

Kalter Gesichtsschweiss.[KEU 14]
Geschwulst des Gesichts und der Lippen.[VHA]
Aufgesprungene Lippen.[VHA], [KEU 14]
Ziehen in der Backe.[KEU 14]

Zähne
Zusammenziehender oder reissender Zahnschmerz, durch SALZIGE Speisen erregt.[VHA]
Langwierige Lockerheit der Zähne.[VHA]
Klaffen und Zurückziehen des Zahnfleisches von den Schneidezähnen.[VHA]
Leicht und oft BLUTENDES Zahnfleisch.[VHA]

Mund
Mundfäule.[VHA], [KEU 14]
Mundfäule der Kinder; der Mund ist sehr heiß, die Zunge beinahe unbeweglich, und hin und wieder kommt etwas BLUTREICHER Speichel aus dem Munde heraus.[Br., Lippe]
BITTERER oder SALZIGER Geschmack im Munde.[HA 48]
Am 15. May 1836 reichte ich CARB-V. 30°°, welches wenig besserte, aber die MUNDBITTERKEIT wegnahm.[ACS 17 (1838) 1, 41]
Schnupfen mit Heiserkeit und Kriebeln in der Nase.[VHA]
Abendlicher Schnupfen mit Heiserkeit, durch Sprechen verschlimmert.[HA 48]
Röthe und Brennen im Halse und Rachen.[KEU 14]
Scharrigkeit und Brennen im Schlunde.[VHA]
Gefühl von Zugeschnürtheit im Halse, welche das Schlingen verhindert.[VHA]
Halsweh beim Schlingen.[KEU 14]
Gefühl von Zusammenziehung im Schlunde (ähnlich wie bei BELL. und CHAM.); Gefühl, als ob die Speiseröhre zusammengeschnürt oder ganz abgeschlossen wäre.[Br., Lippe]
Vieler, durch Rahksen leicht hervorzubringender Schleim im Halse.[VHA]
Im Scharlachfieber ist CARB-V. angezeigt, wenn der wunde, schmerzhafte Hals noch fortbesteht, nachdem der Ausschlag bereits verschwunden ist, mit übelriechendem, schmerzhaftem Schlunde, und Loslösung erkrankter Teile in der Schlundhöhle.[Br., Lippe]

Genüsse
Uebermäßiger Hunger oder Durst.[VHA]
Langwieriger Ekel vor FLEISCH und FETT.[VHA]
Ekel vor FLEISCH.[HA 48]
Langes Aufstoßen des Genossenen, besonders des FETTEN.[VHA]
Aufstoßen von WIND, das nur vorübergehende Erleichterung bringt.[Br., Lippe]

Verifikationen und klinische Symptome

Verlangen nach KAFFEE.[KEU 14]

Verifikationen und klinische Symptome

Geschmack

BITTERGESCHMACK im Munde.[VHA]

BITTERER oder SALZIGER Geschmack im Munde.[HA 48]

Heilungsbericht

Am 15. May 1836 reichte ich CARB-V. 30°°, welches wenig besserte, aber die MUNDBITTERKEIT wegnahm. [ACS 17 (1838) 1, 41]

SALZIGER Geschmack.[VHA]

Die Speisen schmecken wie VERSALZEN.[VHA]

SALZGESCHMACK der Speisen.[KEU 14]

Zusammenziehender oder reissender Zahnschmerz, durch SALZIGE Speisen erregt.[VHA]

SÄURE im Munde nach dem Essen.[VHA]

Aufstoßen

Langes Aufstoßen des Genossenen, besonders des FETTEN.[VHA]

Uebelkeit

Früh-Uebelkeit.[VHA], [HA 48]

Ziehschmerz im Kopfe, vom Nacken her, mit Uebelkeit.[VHA]

BLUTERBRECHEN.[VHA]

Erbrechen von BLUT und Galle.[KEU 14]

Schleimerbrechen.[KEU 14]

Brechwürgen.[KEU 14]

Abendliches Erbrechen der Speisen.[KEU 14]

Magen

Magenkrampf mit der Empfindung eines brennenden Drückens, vielen Blähungen und großer Empfindlichkeit der Herzgrube.[VHA]

Magenschmerzen nach Säfteverlust, z. B. der Stillenden.[VHA]

Hypochonder

Stechen unter den Rippen und besonders in der Lebergegend.[VHA]

Stechen in der Leber und Milz.[KEU 14]

Zerschlagenheitsschmerz in den Hypochondern, besonders in der Lebergegend.[VHA]

Zerschlagenheit in den Hypochondern.[KEU 14]

Gelbsucht.[VHA]

Unerträglichkeit fester Bekleidung um die Hypochondern.[VHA]

Bauch

Der CARB-V.- Kranke will nichts als essen und essen und fühlt sich elend nachher; der LYC.- Kranke kommt mit großem Hunger zum Mittagessen, er setzt sich an den Tisch und glaubt einen erstaunlichen Appetit zu haben, allein schon ein paar Bissen sättigen ihn; trotzdem sieht er mit begehrenden Augen auf die Speise, die vor ihm steht. Der CHINA- Patient ist ebenso voll von Gasen, aber er kann eine volle Mahlzeit essen und fühlt die Wirkungen davon erst später.[Br., Lippe]

Starke Aufgetriebenheit und Gespanntheit des Bauches von Blähungen, mit Hitze.[VHA]

Nach dem Essen oder Trinken Aufgetriebenheit des Bauches mit dem Gefühl, als ob Magen und Bauch zerspringen würden.[Br., Lippe]

Kneipen im Leibe, unter dem Nabel, von der linken nach der rechten Seite ziehend, mit Lähmigkeitsgefühl im rechten Schenkel.[VHA]

Kolik mit Gefühl von brennendem Druck, viel Flatulenz und Empfindlichkeit in der Magengrube. (Dr. *Lippe* gab dies als ein sehr wichtiges Symptom an.[Br.]).[Br., Lippe]

Leibweh von Fahren.[VHA]

Monatliches zu früh und zu stark, mit blassem BLUTE, nach vorgängigem krampfhaftem Leibschmerz.[VHA]

Bauchauftreibung.[KEU 14]

Aufblähung des Unterleibes.[HA 48]

Stiche im Unterleibe.[KEU 14]

Blähungen

Ungemeine Blähungserzeugung.[VHA]
Blähungs-Kolik.[VHA]
Uebermäßiger Abgang faulriechender Blähungen.[VHA]
Lähmiges Reissen in den Gliedern, mit Blähungsbeschwerden.[VHA]
Viele faulriechende Blähungen.[KEJ 14]
Bei übelriechenden WINDEN ist CARB-V. angezeigt. (Die WINDE sind geruchlos: LYC..)[Br., Lippe]

Stuhl

Dünner, blasser, schleimiger Stuhl.[VHA]
Schwieriger, obwohl weicher Stuhl, mit starkem Drange und Brennen im After.[VHA]
Verstopfung.[VHA]
Stuhlverstopfung; harter, zäher, knapper Stuhlgang.[Br., Lippe]
Die Kotmassen hängen nicht zusammen, so daß der Stuhlgang unterbrochen zu sein scheint.[Br., Lippe]

After

Jücken und Brennen am After.[VHA]
Brennende, bei jedem Stuhlgange BLUTENDE Aderknoten.[VHA]
Brennende Afteraderknoten.[KEU 14]
Brennende Krampfadern.[Br., Lippe]
Wundheit und Feuchten des Mittelfleisches.[VHA]

Harn

Oefterer, ängstlicher Harndrang, Tag und Nacht.[VHA]
Harnrhur.[VHA]
Nächtliches Bettpissen.[VHA]
Rother, dunkler Harn.[VHA]

Geschlechtstheile

Widernatürlich wollüstige Gedankenfülle.[VHA]
Allzu häufige POLLUTIONEN.[VHA]
Jücken, Brennen und Wundheit an der Schaam.[VHA]
Wehadern an der Schaam. [VHA]
BLUTADERKNOTEN an den weiblichen Schamteilen, die Harnzwang, Hitze, Röte und, besonders abends, Wundheit der Schamteile verursachen.[Br., Lippe]

Schwangerschaft – Beschwerden der Mütter

Magenschmerzen nach Säfteverlust, z. B. der Stillenden.[VHA]

Beschwerden der Kinder

Mundfäule der Kinder; der Mund ist sehr heiß, die Zunge beinahe unbeweglich, und hin und wieder kommt etwas BLUTREICHER Speichel aus dem Munde heraus.[Br., Lippe]

Regel

Monatliches zu früh und zu stark, mit blassem BLUTE, nach vorgängigem krampfhaftem Leibschmerz.[VHA]
In der Zeit , in der die Regeln erscheinen sollten, leidet die Kranke an heftigem Jucken alter, flechtenartiger Ausschläge.[Br., Lippe]
Schmerzhafte Menstruation, mit scharfen, schneidenden Schmerzen im Bauche, im Rücken und in den Knochen, wie wenn sie gequetscht wären.[Br., Lippe]
Metritis (Gebärmutterentzündung) mit Schmerzen und Kneifen in der Darmbeingegend und körperlicher Niedergeschlagenheit, besonders gegen Mittag; mit Ohnmachtsgefühl und Hunger.[Br., Lippe]
Passive Gebärmutter-BLUTUNG mit Jucken an der Scham und an dem After.[Br., Lippe]
Scharfer Weißfluß.[VHA]

Verifikationen und klinische Symptome

Schnupfen

Schnupfen mit Heiserkeit und Kriebeln in der Nase.[VHA]

Abendliche Nasenverstopfung.[VHA]

Abendlicher Schnupfen mit Heiserkeit, durch Sprechen verschlimmert.[HA 48]

Abends Fliessschnupfen.[KEU 14]

Stockschnupfen.[KEU 14]

Niessen.[KEU 14]

Nasen-BLUTEN.[KEU 14]

Athem

Beklemmung auf der Brust, mit Brust-WASSERSUCHT.[VHA]

Kurzäthmigkeit beim Gehen.[VHA]

Kurzäthmigkeit.[KEU 14]

Husten

Krampfhusten, täglich in 3, 4 Anfällen.[VHA]

Abendlicher, anhaltender Krampfhusten.[VHA]

Krampfhafter, hohler Husten.[Br., Lippe]

Der Kranke hat täglich vier bis fünf Hustenanfälle, die durch einen kitzelnden Reiz im Kehlkopf entstehen.[Br., Lippe]

Eiteriger Lungenauswurf.[VHA]

Der Auswurf zeigt sich besonders morgens und besteht entweder aus gelblichem Eiter oder ist bräunlich, BLUTIG, übelschmeckend, SAUER, SALZIG und von widrigem Geruch.[Br., Lippe]

Große Erschöpfung nach jedem Hustenanfalle; die Haut wird blau und der Kopf und das Gesicht heiß.[Br., Lippe]

BLUT-Husten mit Brennschmerz in der Brust.[VHA]

Keuchhusten

Keuchhusten in seltneren (täglich 3 bis 5) Anfällen, am Heftigsten Abends und vor Mitternacht, mit Fliesschnupfen, Niessen, Thränen der Augen und Heiserkeit, Engbrüstigkeit, beim Gehen im Freien und Halsweh beim Schlucken. – (Oft nach VERAT. angezeigt.)[AHZ 53 (1856) 85]

Krampfartiger, hohler Keuchhusten in kurzen Stössen und in seltenen (4 bis 5) Anfällen, wie von Schwefeldampf, oder von einem kriebelnden Reiz im Kehlkopfe und Halse erregt, Abends ohne, Morgens mit gelbem, grünlichem oder eiterartigem, zuweilen bräunlich BLUTIGEM, seltener zähem, weissschleimigem oder WÄSSERIGEM Auswurfe, von FAULEM, SÄUERLICHEM oder SALZIGEM Geschmacke und üblem Geruche.[KEU 13]

Verschlimmerung: Abends bis Mitternacht. – Bewegung. Gehen im Freien. Bei nass-kalter LUFT. Vom Übertritt aus der Wärme in die Kälte. Kalt werden. Nach dem Niederlegen. Ausathmen. Essen oder Trinken, zumal von Kaltem. Sprechen.[KEU 13-14]

Begleitung: Abendliche Angst zum Verzweifeln. Aergerliche Heftigkeit. BLUTANDRANG zum Kopfe. Ziehen vom Nacken herüber. Stösse und Stiche im Kopfe. BLUTEN aus den Augen. Augenthränen. Nasen-BLUTEN. Gesichtsblässe. Kalter Gesichtsschweiss. Ziehen in der Backe. Aufgesprungene Lippen. Halsweh beim Schlingen. Röthe und Brennen im Halse und Rachen. Mundfäule. Verlangen nach KAFFEE. SALZGESCHMACK der Speisen. Brechwürgen. Abendliches Erbrechen der Speisen. Erbrechen von BLUT und Galle. Schleimerbrechen. Zerschlagenheit in den Hypochondern. Stechen in der Leber und Milz. Bauchauftreibung. Stiche im Unterleibe. Viele faulriechende Blähungen. Brennende Afteraderknoten. Stockschnupfen. Abends Fliessschnupfen. Niessen. Kurzäthmigkeit. Engbrüstigkeit. Brustbeklemmung. Wundheits- und Geschwürschmerz in der Kehle und Luftröhre. Heiserkeit. Versagende Stimme beim Sprechen. Nächtliche Stimmlosigkeit. Geschwürschmerz der Schilddrüse. Wundschmerz und Rauhheit in der Brust. Brennen, Drücken und Stechen in der Brust. Pfeifen und Schleimrasseln in der Brust. Herzklopfen. Stiche im Rücken. Brennende Schmerzen in den Gliedern. Tagesschläfrigkeit und spätes Einschlafen. Schwacher Puls. Frost und Kälte mit Durst. Ueberlaufende Hitze. Kalter, faulriechender Schweiss.[KEU 14]

Dies ist eins unserer besten Keuchhusten-Mittel, besonders zum Anfange der Krankheit, welches in manchen Epidemien, besonders bei nasskalter Witterung oder bei kaltem Frostwetter häufige Anwendung findet. – Es passt oft nach VERAT., nachher CHIN. oder DROS.[KEU 14]

Verifikationen und klinische Symptome

[CARB-AN. ist] dem folgenden Mittel (CARB-V.) sehr nahe verwandt und ähnlich wirkend, aber doch kennbar verschieden durch die angeführten Zeichen, und weit seltener anwendbar.[KEU 13]

Luftröhre

Heiserkeit.[KEU 14]
Heiserkeit, besonders früh oder Abends, durch anhaltendes Reden verschlimmert.[VHA]
Die Heiserkeit von CARB-V. ist schlimmer abends. (Heiserkeit und Rauheit im Halse, schlimmer am frühen Morgen: CAUST..)[Br., Lippe]
Kehlkopf- und Luftröhr-Schwindsucht.[VHA]
Wundheits- und Geschwürschmerz in der Kehle und Luftröhre.[KEU 14]
Versagende Stimme beim Sprechen.[KEU 14]
Nächtliche Stimmlosigkeit.[KEU 14]

Hals

Reissen in den Hals- und Nacken-Muskeln.[VHA]
Ziehschmerz im Kopfe, vom Nacken her, mit Uebelkeit.[VHA]
Geschwürschmerz der Schilddrüse.[KEU 14]

Brust

Brust-Drücken.[VHA]
Brennen und Wundheitsschmerz in der Brust.[VHA]
Brennen, Drücken und Stechen in der Brust.[KEU 14]
Brust-WASSERSUCHT.[VHA]
Beklemmung auf der Brust, mit Brust-WASSERSUCHT.[VHA]
Brustbeklemmung.[KEU 14]
Engbrüstigkeit beim Gehen.[HA 48]
Engbrüstigkeit.[KEU 14]
Entzündung der weiblichen Brüste.[VHA]
Herzklopfen.[KEU 14]
Lungenschwindsucht.[VHA]
Bräunliche Flecke auf der Brust.[VHA]
BLUT-Husten mit Brennschmerz in der Brust.[VHA]
Bei schwachen und ausgezehrten Patienten mit geringem Puls: CARB-V.[LWB 182]
Pfeifen und Schleimrasseln in der Brust.[KEU 14]
Wundschmerz und Rauhheit in der Brust.[KEU 14]

Rücken

Reissen in den Hals- und Nacken-Muskeln.[VHA]
Rheumatisches Reissen im Rücken.[VHA]
Stiche im Rücken.[KEU 14]
Ziehschmerz im Kopfe, vom Nacken her, mit Uebelkeit.[VHA]
Ziehen vom Nacken herüber.[KEU 14]

Oberglieder

Reissen in den Vorderarmen und Handwurzeln.[VHA]
Hitze in den Händen.[VHA]
Lähmige Schwäche der Finger beim Zugreifen.[VHA]
Eingeschlafenheit der Glieder.[VHA]
Zerschlagenheit der Glieder, früh nach dem Aufstehen aus dem Bette.[VHA]
Früh beim Aufstehen, Zerschlagenheit der Glieder.[HA 48]
Lähmiges Reissen in den Gliedern, mit Blähungsbeschwerden.[VHA]
Brennende Schmerzen in den Gliedern, Knochen und Geschwüren.[VHA]
Brennende Schmerzen in den Gliedern.[KEU 14]
Brennen in den Händen.[HA 48]

Unterglieder

Lähmiges Reissen in den Beinen.[VHA]
Schweißige Füße.[VHA]
Fußschweiß.[HA 48]

Verifikationen und klinische Symptome

Verifikationen und klinische Symptome

Fußschweiß: CALC. (hier ist in Betracht zu ziehen SIL., BAR-C. und CARB-V.).[Br., Lippe]
Sauerriechender Frühschweiß.[HA 48]
Rothe, geschwollene Zehen mit stechendem Schmerze, als wären sie erfroren gewesen.[VHA]
Kneipen im Leibe, unter dem Nabel, von der linken nach der rechten Seite ziehend, mit Lähmigkeitsgefühl im rechten Schenkel.[VHA]
Eingeschlafenheit der Glieder.[VHA]
Zerschlagenheit der Glieder, früh nach dem Aufstehen aus dem Bette.[VHA]
Früh beim Aufstehen, Zerschlagenheit der Glieder.[HA 48]
Lähmiges Reissen in den Gliedern, mit Blähungsbeschwerden.[VHA]
Mattigkeit zu Anfange des Gehens.[HA 48]
Brennende Schmerzen in den Gliedern, Knochen und Geschwüren.[VHA]
Brennende Schmerzen in den Gliedern.[KEU 14]
Kurzäthmigkeit beim Gehen.[VHA]

Drüsen

Geschwürschmerz der Schilddrüse.[KEU 14]
Konkordanz Drüsen: Arn., *Bell.*, B r y . , Carb-an., Graph., *Lyc.*, Merc., Phos., Puls., Sulph. [PB]

Knochen

Brennende Schmerzen in den Gliedern, Knochen und Geschwüren.[VHA]
Konkordanz Knochen: Asaf., Merc., Ph-ac., Ruta, Sulph. [PB]

Haut

Spitzpocken: Thuj. (ANT-C., ANT-T., CARB-V., PULS., SEP.)[KMS 728]
Allgemeines Jücken, Abends beim Warmwerden im Bette.[VHA]
In der Zeit , in der die Regeln erscheinen sollten, leidet die Kranke an heftigem Jucken alter, flechtenartiger Ausschläge.[Br., Lippe]
Brennen an vielen Stellen der Haut.[VHA]
Brennende Schmerzen in den Gliedern, Knochen und Geschwüren.[VHA]
Leicht BLUTENDE und stinkende Geschwüre mit Brennschmerz und scharfem, jauchigem Eiter.[VHA]
Wundheit und Feuchten des Mittelfleisches.[VHA]
Grüngelbe Gesichtsfarbe.[VHA]
G l ü h e n d e R ö t h e d e s g a n z e n G e s i c h t s , m i t f e i n e n A d e r n e t z e n , w i e m a r m o r i r t : Thuj. (CALC., CARB-V., LYC.)[KMS 723]
F e i n e A d e r n e t z e , w i e m a r m o r i r t : Thuj. (CARB-V., CAUST., LYC., PLAT.)[KMS 728]
Aufgesprungene Lippen.[VHA]
Schorfige, rothe Nasenspitze.[VHA]
Bräunliche Flecken auf der Haut: Thuj. (ANT-C., CARB-V., LYC., MEZ., NIT-AC., PHOS., SEP.)[KMS 728]
Bräunliche Flecke auf der Brust.[VHA]
Masern: Dr. *Brisker* erwähnte einiger Fälle von M a s e r n , wobei die Abschuppung sehr spät erfolgt und dann mit bedeutender Gehirnaffection verbunden gewesen sei. Ref. hat gegen diesen Zustand CARB-V. sehr hilfreich gefunden.[AHZ 51 (1856) 62-63]

Heilungsbericht

Heinr. G. aus G., ein Kind von 5 Wochen, war gestern Abend auf eine schreckliche Art und in folgender Weise v e r b r a n n t . Die Mutter, welche seit Jahren an Fallsucht leidet, sitzt am Feuer, um das Kind auszukleiden und bekömmt während dieser Zeit einen Anfall, wobei sie selbst vom Stuhle, das Kind aber auf die linke Seite ins Feuer fällt. Da Niemand sonst im Hause war, bleibt das Kind so förmlich bratend in den glühenden Kohlen liegen und eine Nachbarin, welche zufällig hereingekommen und das Unglück zuerst entdeckt, behauptet, das Kind müsse also mindestens 10 Minuten auf dem Feuer gelegen haben. Die ganze linke Seite des Kindes von der Hüfte bis zum Kopfe ist tief und die Kleidung an dieser Seite ganz zu Asche verbrannt gewesen. Das Leben desselben, – (so lautet mein Journal) – wird schwerlich zu retten sein. – Gebraucht war nichts als Belegung mit WATTE, weil man sogleich einen Boten an mich abgeschickt hat. Am 13. Juni 1852: 1, 3. ARS. 200°, 2. CARB-V. 200°, alle 2 Abende ein Pulver. Dabei mit Auflegen trockner WATTE fortzufahren und wo solche festbacken sollte, diese ruhig sitzen zu lassen. – 20. Juni: Das Kind lebt nicht nur noch, sondern hat sich ganz bedeutend gebessert. Der linke Arm und die linke Seite des Kopfs eitern noch, aber anscheinend schmerzlos, weil das Kind wie früher die Brust nimmt und ohne Störung schläft. 1. CAUST. 200°, 2 – 4. §., ARS. 200°, alle 3 Abende ein Pulver. Seitdem höre ich nichts wieder von diesem Kinde, als Ende 1853, wo ich von einem Nachbar erfuhr, daß dieses nämliche, so wunderbar gerettete Kind vor einigen Tagen an „Terminen", – einer Art von Krämpfen, welche sehr häufig in Gehirnentzündung ihren Grund haben, – gestorben sei. Unter allen Mitteln gegen höhere und niedere Grade von Verbrennungen steht bei mir seit langer Zeit der ARS. am Höchsten und besonders in seinen höheren Potenzirungen und kleinsten Gaben.[Vol. 82, S.224; AHZ 48 (1854) 61]

Konkordanz Haut und Aeusseres: Ant-t., Ars., Asaf., Bell., Bry., Calc., Carb-an., Caust., Chin., Clem., Con., Graph., Hep., Ip., Kali-c., Kreos., Lach., *Lyc.*, Merc., Mez., Nit-ac., Nux-v., Petr., Phos., Ph-ac., Puls., *Rhus-t.*, Sel., Sep., *Sil.*, Staph., *Sulph.*, Verat. [PB]

Verifikationen und klinische Symptome

Schlaf

Tages-Schläfrigkeit, die durch Bewegung vergeht.[VHA]

Tagesschläfrigkeit bei nächtlicher Schlaflosigkeit wegen Unruhe.[HA 48]

Tagesschläfrigkeit und spätes Einschlafen.[KEU 14]

Spätes Einschlafen und nächtliche Schlaflosigkeit wegen körperlicher Unruhe.[VHA]

Nächtliches Zuschwären der Augen.[VHA]

Nächtliche Gespensterfurcht.[VHA]

Nächtliche Stimmlosigkeit.[KEU 14]

Nächtliches Bettpissen.[VHA]

Oefterer, ängstlicher Harndrang, Tag und Nacht.[VHA]

Konkordanz Schlaf und Träume: Bell., Bry., Calc., Graph., Ign., Kali-c., Merc., Nux-v., Phos., *Puls.*, Rhus-t., *Sep.*, Sil., Sulph. [PB]

Fieber

Schwacher Puls.[KEU 14]

Frostigkeit und Kälte des Körpers.[VHA]

Frostigkeit und äußere Kälte des Körpers.[HA 48]

Frost und Kälte mit Durst.[KEU 14]

Wechselfieber mit Durst bloß in der Kälte.[VHA]

Oeftere, fliegende Hitze.[VHA]

Ueberlaufende Hitze.[KEU 14]

Schweiß beim Essen.[VHA]

Säuerlicher Schweiß in den Frühstunden.[VHA]

Sauerriechender Frühschweiß.[HA 48]

Kalter, faulriechender Schweiss.[KEU 14]

Scharlach-Fieber

Im Scharlachfieber ist CARB-V. angezeigt, wenn der wunde, schmerzhafte Hals noch fortbesteht, nachdem der Ausschlag bereits verschwunden ist, mit übelriechendem, schmerzhaftem Schlunde, und Loslösung erkrankter Teile in der Schlundhöhle.[Br., Lippe]

Fieberstadien

1. Puls, schwach und matt, oft unfühlbar. – Aussetzender Puls. – Ungleicher Puls, dann sehr beschleunigt, dann wieder wie ganz unterdrückt.[WF 14]
2. Frost und Frösteln, am Meisten Abends, gewöhnlich mit Durst, zuweilen nur halbseitig links. – Beim Froste ungewöhnliche Mattigkeit. – Frost mit Eiskälte des Körpers.[WF 14]
3. Hitze nach dem Froste, aber auch sonst Abends oder die Nacht im Bette, mit vielen Nebenbeschwerden. – Abendliche Anfälle von fliegender, brennender Hitze, gewöhnlich ohne Durst.[WF 14]
4. Häufiger Schweiss, meistens faul oder sauer riechend. – Grosse Geneigtheit zu Schweiss, selbst beim Essen. – Nachtschweiss. – Sauer riechender Frühschweiss.[WF 14] – Schweiss am Stärksten am Oberkörper: Thuj. (CARB-V., NIT-AC., NUX-V., SEC., SEP., SULPH-AC.)[KMS 729]

Konkordanz Fieber: *Acon.*, Arn., *Ars.*, Bell., Bry., Calc., Cham., Chin, Cocc., Cupr., Hep., Ign., Ip., Kali-c., Lyc., Merc., Nat-m., Nit-ac., Nux-v., Op., Phos., Ph-ac., Puls., *Rhus-t., Sep.*, Sil., Stram., *Sulph., Verat.* [PB]

Gemeinsames

Eingeschlafenheit der Glieder.[VHA]

Zerschlagenheit der Glieder, früh nach dem Aufstehen aus dem Bette.[VHA]

Lähmiges Reissen in den Gliedern, mit Blähungsbeschwerden.[VHA]

Brennende Schmerzen in den Gliedern, Knochen und Geschwüren.[VHA]

Nachtheile von Verheben und Verkälten.[VHA]

Nachtheilige Folgen von Säfteverlust (und CHINA-Mißbrauch).[VHA]

Säfteverlust der verschiedensten Art [...] unter welcher CALC., CARB-V., PH-AC., PULS., SEP. und STAPH. fast eben so oft zur Wahl kommen, als die CHINA, und ausser diesen steht uns noch eine lange Reihe von andern Arzneien zu Gebote, welche unter besonderen Umständen selbst noch vor den eben Genannten den Vorzug verdienen, je nachdem die individuellen Symptome dafür eine maassgebende Anzeige darbieten. [AHP (1863) 276-277]

Früh beim Aufstehen, Zerschlagenheit der Glieder.[HA 48]

Gegen Mittag, allgemeine Abgespanntheit.[VHA]

Mattigkeit zu Anfange des Gehens.[HA 48]

Große Kraftlosigkeit und Schwäche, sobald der Kranke die kleinste Anstrengung macht. (Für diesen Zustand sind ARS., PHOS. und CARB-V. die drei Hauptmittel. Der ARS.- und der CARB-V.-Kranke weiß nicht, wie schwach er ist, bis er sich zu bewegen versucht. Der PHOS.-Kranke dagegen glaubt schwächer zu sein, als er tatsächlich ist, und will sich gar nicht bewegen.[Br.]).[Br., Lippe]

OPIUM (X° R.) bei nervöser Unreizbarkeit und mangelnder Reaction der Lebenskraft. (Hier auch zuweilen CARB-V. X° R., LAUR. X° R., MOSCH. X° R., NIT-AC. X° R., oder SULPH. X° R.)[SRA]

Abmagerung und Absterben der leidenden Theile: Thuj. (ARS., CARB-V., GRAPH., MEZ., PLB., SEL.)[KMS 727]

Besserung der Beschwerden

Entblößen des Kopfs. [HA 124], [HA 137]

In ruhigem Sitzen. [HA 124]

In der warmen Stube. [HA 124], [HA 134]

Die Kranke will gefächert sein und mehr LUFT haben.[Br., Lippe]

Verschlimmerung der Beschwerden

Nachmittags und Abends. [HA 48]

Abends. [HA 104]

Abends bis Mitternacht.[KEU 13]

Früh beim Erwachen. [HA 124]

Morgens. [HA 134]

Vormittags. [HA 110]

Bewegung.[KEU 13]

Gehen im Freien.[HA 134], [KEU 13]

Beim Warmwerden im Bette. [HA 104], [HA 124]

Bei nass-kalter LUFT.[KEU 13]

Vom Übertritt aus der Wärme in die Kälte.[KEU 14]

Kalt werden.[KEU 14]

Nach jeder Erkältung. [HA 104]

Bei Erhitzung. [HA 137]

Nach dem Niederlegen.[KEU 14]

Berührung. [HA 123]

Äußerer Druck, selbst des Huts. [HA 124]

Hutdruck. [HA 137]

Ausathmen.[KEU 14]

Sprechen.[KEU 14]

Essen oder Trinken, zumal von Kaltem.[KEU 14]

Nach dem Essen. [HA 48]

Konkordanzen

Verschlimmerung nach der Zeit: Calc., Lyc., Nat-c., Nat-m., Nux-v., Phos., Puls., Rhod., Rhus-t., Sabad., Sep., Staph. [PB]

Verschlimmerung nach Lage und Umständen: Ars., Bell., Bry., *Calc.*, Caps.,

Verifikationen und klinische Symptome

Carb-an., Caust., C h a m ., C h i n ., Cocc., Colch., C o n ., Euph., Ferr., Graph., H e p ., Ign., K a l i - c ., Lach., *Lyc.*, M e r c ., Nat-c., Nat-m., N i t - a c ., N u x - v ., *Phos.*, Ph-ac., *P u l s .*, R h u s - t ., Sel., *S e p ., Sil.*, S p i g ., S t a p h ., Stram., *Sulph.*, Verat. [PB]

Arzneiverwandtschaften von Carbo vegetabilis

(Alum.), (Am-c.), A r s ., (Calad.) Calc., C a r b - a n ., C h i n ., (Cocc.), Coff., K a l i - c ., L a c h ., Lyc., Merc., N a t - m ., Nux-v., Puls., Ran-b., (Rheum), R h o d ., S e p ., Stram., (Tarax.), Z i n c . [VHA]

Acon., Arn., A r s ., Asaf., Aur., *Bell.*, B r y ., *Calc.*, Carb-an., Caust., Cham., C h i n ., Cocc., Con., G r a p h ., Hep., Ign., K a l i - c ., Kreos., Lach., *L y c ., Merc.*, Nat-c., Nat-m., N i t - a c ., *Nux-v.*, Petr., *Phos.*, Ph-ac., *P u l s .*, Rhod., *Rhus-t.*, Sabad., *S e p .*, S i l ., Spig., S t a p h ., Stram., *S u l p h .*, V e r a t ., Zinc. [PB]

Ars., Bry., C a r b - a n ., *C h i n .*, D u l c ., *Ferr., Ign.*, I p ., K a l i - c ., *Lach., M e r c ., Nat-m.*, N i t - a c ., *Nux-v.*, O p ., *Petr., Puls.*, R h o d ., S e p ., *Sulph.*, V e r a t . [KV]

[CARB-AN. ist] dem folgenden Mittel (CARB-V.) sehr nahe verwandt und ähnlich wirkend, aber doch kennbar verschieden durch die angeführten Zeichen, und weit seltener anwendbar.[KEU 13]

Antidote von Carbo vegetabilis: Arn., Ars., C a m p h ., Coff., Lach. – S p i r . n i t r . d u l c .

Camph., Ars., Coff. [SRA]

Man hat ARSENIK, CAMPHER und rohen KAFFEE als Antidote der HOLZKOHLE befunden; ätherische SALPETERSÄURE aber scheint hülfreicher. [CK 3, 34]

Eine allzu strake Wirkung wird durch w i e d e r h o l t e s R i e c h e n a n KAMPHER, und noch gewisser, an v e r s ü s s t e n SALPETER-GEIST, bald hinweg genommen. [CK 3, 36]

Ars., C a m p h ., Coff., Lach. – S p i r . n i t r . d u l c . [PB]

Missbrauch von geistigen Getränken und von CHINA. KOHLEN-Dampf: Arn.[KEU 6]

Carbo vegetabilis ist Antidot von: Ars., Chin., Merc.

Nachtheilige Folgen von Säfteverlust (und CHINA-Mißbrauch).[VHA]

A u s f a l l e n d e r H a a r e (nach schweren Krankheiten oder QUECKSILBER-Mißbrauch), m i t g r o ß e r E m p f i n d l i c h k e i t d e r K o p f h a u t g e g e n D r u c k u n d h e f t i g e m J u c k e n d e r s e l b e n A b e n d s b e i m W a r m w e r d e n i m B e t t e , b e i g r o ß e r A b g e s p a n n t h e i t u n d S c h l ä f r i g k e i t b e s o n d e r s V o r m i t t a g s .[HA 109-110]

Folgemittel von Carbo vegetabilis: Chin., Dros., Sep.

Da er vor etwa 4 Jahren die Krätze lange gehabt und endlich mit Salben verschmiert hatte, glaubte ich nur von antipsorischen Mitteln kräftige Hülfe erwarten zu dürfen und gab dem Patienten zuerst am 20. Oct. 1836 eine Gabe CARB-V. 30°°°, welche schon in einigen Stunden große Besserung brachte, aber schon am 5ten Tage alles wieder auf den vorigen Stand kommen ließ. Ich säumte daher, eingedenk der Lehren unsers scharfsinnigen Meisters, keinen Augenblick, ein anderes zunächst passendes Mittel, nemlich SEP. 30°° zu reichen welche auch in der That bis gegen Ende Nov. große Linderung brachte, aber nichts wahrhaft heilte.[ACS 17 (1839) 3, 21-22]

Es [CARB-V.] passt oft nach VERAT., nachher CHIN. oder DROS.[KEU 14]

Carbo vegetabilis ist Folgemittel von: Ars., Merc., Verat.

CARB-V. – (Oft nach VERAT. angezeigt)[KMS 526]

Es [CARB-V.] passt oft nach VERAT..[KEU 14]

Der für M E R C . passende Krampfhusten ist meistens wie eine Art von bösartiger Grippe, und verlangt nachher noch eine Gabe CARB-V. oder SULPH. zur Vollendung der Heilung.[KEU 41]

V E R A T . gehört zu den, am häufigsten zur Wahl kommenden Heilmitteln gegen epidemisch vorkommende, und namentlich im Frühjahre (und Herbste) heftig auftretende Keuchhusten, und ist leichter, als manche Andere, aus den begleitenden Zeichen zu erkennen. W o es nicht völlige Heilung bringt, da ändern sich in der Regel die Symptome derartig, dass entweder CUPR. oder CARB-V., zuweilen auch SULPH. den Rest der Krankheit tilgt.[KEU 68]

Am 28. Sept. 1852: 1. ARS. 200°, 2 – 4. §., 3. CARB-V. 200°, alle 2 Tage ein Pulver.[Vol. 83, S.204; AHZ 48 (1854) 62]

Verifikationen und klinische Symptome

Carbo vegetabilis ist Zwischenmittel von: Ars., Sep.

Er erhielt am 6. Febr. 1836 zwei Gaben SEP. 30°° und dazwischen eine Gabe CARB-V. 30°°, alle 14 Tage eine zu nehmen, wonach obige Beschwerden sich bald verloren und er bis Mitte Aprils davon ganz frei blieb. Um diese Zeit bekam er einen krätzartigen Ausschlag, ohne eine neue Ansteckung auch nur im mindesten vermuthen zu können, und das Bettpissen erschien gleichzeitig wieder. Eine am 23. April gegebene Dosis CAUST. 30°° heilte beides dauerhaft in 14 Tagen.[ACS 17 (1838) 1, 61]

Am 13. Juni 1852: 1, 3. ARS. 200°, 2. CARB-V. 200°, alle 2 Abende ein Pulver. Dabei mit Auflegen trockner WATTE fortzufahren und wo solche festbacken sollte, diese ruhig sitzen zu lassen.[Vol. 82, S.224; AHZ 48 (1854) 61]

Zwischenmittel bei chronischen Krankheiten

OPIUM (X° R.) bei nervöser Unreizbarkeit und mangelnder Reaction der Lebenskraft. (Hier auch zuweilen CARB-V. X° R., LAUR. X° R., MOSCH. X° R., NIT-AC. X° R., oder SULPH. X° R.)[SRA]

Konkordanzen der homöopathischen Arzneien

I. Gemüth und Geist: Acon., Anac., Aur., *Bell.*, Bry., Calc., Cham., Cocc., Ign., Lyc., Nux-v., Phos., Puls., Rhus-t., Sulph., Verat. [PB]

II. Körpertheile und Organe: Acon., Alum., Am-c., Ant-t., Arn., Ars., Asaf., Aur., Bell., Bry., *Calc.*, Canth., Carb-an., Caust., Cham., *Chin.*, Clem., Cocc., Con., Dulc., Graph., Hep., Ign., Kali-c., Kreos., Led., *Lyc.*, *Merc.*, Nat-c., Nat-m., *Nit-ac.*, *Nux-v.*, Petr., *Phos.*, Ph-ac., Plb., *Puls.*, Ran-b., Rhod., Rhus-t., Sabad., *Sep.*, *Sil.*, *Staph.*, *Sulph.*, Thuj., Verat., Zinc. [PB]

III. Empfindungen und Beschwerden

1. **Aeussere und innere Körpertheile im Allgemeinen:** Acon., Ambr., Arn., Ars., Bar-c., Bell., Bry., *Calc.*, Canth., Carb-an., Caust., Cham., Chel., Chin., Cocc., Con., Dulc., Ferr., *Graph.*, Ign., Kali-c., Kreos., Laur., *Lyc.*, Merc., Mez., Nat-c., Nat-m., Nit-ac., *Nux-v.*, Op., Petr., Phos., Ph-ac., Plat., *Puls.*, Ran-b., Rhod., *Rhus-t.*, Sars., Seneg., *Sep.*, Sil., Spig., Spong., Stann., Staph., Stram., *Sulph.*, Verat., Zinc. [PB]
2. **Drüsen:** Arn., *Bell.*, Bry., Carb-an., Graph., *Lyc.*, Merc., Phos., Puls., Sulph. [PB]
3. **Knochen:** Asaf., Merc., Ph-ac., Ruta, Sulph. [PB]
4. **Haut und Aeusseres:** Ant-t., Ars., Asaf., Bell., Bry., Calc., Carb-an., Caust., Chin., Clem., Con., Graph., Hep., Ip., Kali-c., Kreos., Lach., *Lyc.*, Merc., Mez., Nit-ac., Nux-v., Petr., Phos., Ph-ac., Puls., *Rhus-t.*, Sel., Sep., *Sil.*, Staph., *Sulph.*, Verat. [PB]

IV. Schlaf und Träume: Bell., Bry., Calc., Graph., Ign., Kali-c., Merc., Nux-v., Phos., *Puls.*, Rhus-t., *Sep.*, Sil., Sulph. [PB]

V. Fieber: *Acon.*, Arn., *Ars.*, Bell., Bry., Calc., Cham., Chin, Cocc., Cupr., Hep., Ign., Ip., Kali-c., Lyc., Merc., Nat-m., Nit-ac., Nux-v., Op., Phos., Ph-ac., Puls., *Rhus-t.*, *Sep.*, Sil., Stram., *Sulph.*, *Verat.* [PB]

VI. Änderung des Befindens

1. **Verschlimmerung nach der Zeit:** Calc., Lyc., Nat-c., Nat-m., Nux-v., Phos., Puls., Rhod., Rhus-t., Sabad., Sep., Staph. [PB]
2. **Verschlimmerung nach Lage und Umständen:** Ars., Bell., Bry., *Calc.*, Caps., Carb-an., Caust., Cham., Chin., Cocc., Colch., Con., Euph., Ferr., Graph., Hep., Ign., Kali-c., Lach., *Lyc.*, Merc., Nat-c., Nat-m., Nit-ac., Nux-v., *Phos.*, Ph-ac., *Puls.*, Rhus-t., Sel., *Sep.*, *Sil.*, Spig., Staph., Stram., *Sulph.*, Verat. [PB]

VII. Konkordanz der homöopathischen Arzneien

Acon., Arn., Ars., Asaf., Aur., *Bell.*, Bry., *Calc.*, Carb-an., Caust., Cham., Chin., Cocc.,

Verifikationen und klinische Symptome

Con., Graph., Hep., Ign., Kali-c., Kreos., Lach., *Lyc.*, *Merc.*, Nat-c., Nat-m., Nit-ac., *Nux-v.*, Petr., *Phos.*, Ph-ac., *Puls.*, Rhod., *Rhus-t.*, Sabad., *Sep.*, Sil., Spig., Staph., Stram., *Sulph.*, Verat., Zinc. [PB]

Ars., *Bry.*, Carb-an., *Chin.*, Dulc., *Ferr.*, *Ign.*, Ip., Kali-c., *Lach.*, *Merc.*, *Nat-m.*, Nit-ac., *Nux-v.*, Op., *Petr.*, *Puls.*, Rhod., Sep., *Sulph.*, Verat. [KV]

Verifikationen und klinische Symptome

Causticum Hahnemanni (Aetzstoff)
(Caust.)

Synonyma
Causticum, Causticum Hahnemanni, Tinctura acris sine Kali, Aetzstoff [SRA]
Hahnemannscher Ätzstoff [Br., Lippe]

Antipsorische und antsykotische Arznei
[SRA], [AHP 262]

Die Erstwirkungen treten später ein und die Nachwirkungen dauern in gleichem Verhältnisse länger, als bei andern antipsorischen Mitteln.[VHA]

Am 8. April 1836 griff ich daher zu antipsorischen Mitteln und gab der Patientin eine Gabe SULPH. 30°° und acht Tage darauf eine Gabe CAUST. 30°°.[ACS 17 (1839) 3, 20-21]

Da er vor etwa 4 Jahren die Krätze lange gehabt und endlich mit Salben verschmiert hatte, glaubte ich nur von antipsorischen Mitteln kräftige Hülfe erwarten zu dürfen und gab [...] eine Gabe CAUST. 30°°, welche schon nach wenigen Tagen durch eintretendes Besserbefinden ihre Angemessenheit zu erkennen gab und ohne Wiederholung oder andere Arzneien bis zu Ende des Jahres das beste Wohlsein herbeiführte.[ACS 17 (1839) 3, 21-22]

Arzneiwirkungsdauer
Wirkt über 50 Tage.[SRA]

Ein, höchstens zwei feinste Streukügelchen mit letzterer Flüssigkeit [WEINGEIST] befeuchtet, ist die Gabe dieses mächtigen Antipsorikums, deren Wirkungs-Dauer oft weit über 50 Tage reicht.[CK 3, 85]

Zählt zur 5. Klasse derjenigen Mittel, welche die allerlängste Wirkungsdauer besitzen.[AHZ 49 (1855) 83]

Hinweise
Die Erstwirkungen treten später ein und die Nachwirkungen dauern in gleichem Verhältnisse länger, als bei andern antipsorischen Mitteln.[VHA]

Das CAUSTICUM lässt sich nach Zwischengebrauche andrer, antipsorischer Arzneien, mit Vortheil wiederholen, wo es wieder homöopathisch angezeigt war, doch immer in einem andern Potenz-Grade.[CK 3, 85]

CAUSTICUM paßt besonders für Leute mit dunklem Haar und straffer Muskulatur.[Br., Lippe]

PETR. und CAUST. wirken sehr langsam.[LWB 182]

Gib nie CAUST. nach PHOS., oder umgekehrt![Br., Lippe]

PHOS. ist unverträglich mit CAUST.. Nicht kurz nacheinander verwenden.[Dalal; AHZ 200, 188]

Eigenthümlichkeiten und Hauptwirkungen

Gemüth
Den verzweiflungsartigen Zustand mancher chronischen Kranken, wobei sie alle Hoffnung auf Genesung aufgeben und dennoch den Tod fürchten und Tag und Nacht ihre Angehörigen mit Klagen und Jammern quälen, wird jeder beschäftigte Homöopath oft genug mit CALC., so wie manche das Gemüth und den Geist ergreifende Folgen von langem Gram und Kummer mit CAUST. geheilt haben, so daß es wohl um so mehr zwecklos sein dürfte, davon besondere Thatsachen anzuführen, (obwohl die *Koch*'schen Prüfungen davon nichts besagen), da in den folgenden Krankheitsbildern Einiges darüber vorkommen wird.[ACS 17 (1838) 1, 8]

Tag und Nacht, kummervolle Gedanken mit Weinen.[VHA]

Befürchtende Aengstlichkeit und Bangigkeit.[VHA]

Befürchtende Angst und Schwermuth.[KEU 15]

Schmerzhafter, vergeblicher Stuhldrang, mit Aengstlichkeit und Gesichtsröthe.[VHA]

Beachte: Wenn der Gemüthszustand bei beiden Arzneien [CALC. und CAUST.] auch keine sehr scharf ausgesprochene Verschiedenheiten darbietet, so findet sich doch mit Bezug auf den Stuhlgang etwas Erhebliches zu bemerken. Vor demselben beobachtet man nämlich bei CALC. eine ärgerliche Reizbarkeit, die nach demselben sogleich in grosse Abspannung und Hinfälligkeit übergeht. Bei CAUST. hingegen finden wir vor dem Stuhlgange eine Aengstlichkeit mit Hitze und Röthe des Gesichts, die auch nachher noch längere Zeit fort-

Verifikationen und klinische Symptome

dauert.[AHZ 63 (1861) 86]

Endlich darf noch eine auffallende Gemüthsbeschaffenheit erwähnt werden, die ich mehrmals als sehr charakteristisch befunden habe und die in Folgendem besteht: bei CALC. beobachtet man oft vor dem Stuhlgange eine auffallend ärgerliche Gereiztheit, die nach demselben in Abspannung und Hinfälligkeit übergeht; bei CAUST. hingegen ist sowohl vor als nach demselben eine Aengstlichkeit mit Hitze und Röthe des Gesichts vorhanden, die nachher noch oft eine geraume Zeit anhält. – Wenn auch ausserdem noch besondere Gemüthszustände bei den beiden Mitteln vorkommen, die Merkmale abzugeben im Stande sind, so sind diese doch weniger augenfällig und constant.[AHZ 63 (1861) 94]

Nach dem Stuhle, Beängstigung.[VHA]

Nächtliche Furchtsamkeit.[VHA]

Aegerlichkeit, Rechthaberei und Zanksucht.[VHA], [HA 65]

Zanksüchtige Zornanfälle.[KEU 15]

Beklemmung am Herzen, mit Schwermuth.[VHA]

Melancholische Weinerlichkeit.[KEU 15]

Konkordanz Gemüth und Geist: Bar-c., Calc., Cham., Con., Ign., Lyc., *Puls.*, Sep. [PB]

Geist

Den verzweiflungsartigen Zustand mancher chronischen Kranken, wobei sie alle Hoffnung auf Genesung aufgeben und dennoch den Tod fürchten und Tag und Nacht ihre Angehörigen mit Klagen und Jammern quälen, wird jeder beschäftigte Homöopath oft genug mit CALC., so wie manche das Gemüth und den Geist ergreifende Folgen von langem Gram und Kummer mit CAUST. geheilt haben, so daß es wohl um so mehr zwecklos sein dürfte, davon besondere Thatsachen anzuführen, (obwohl die *Koch*'schen Prüfungen davon nichts besagen), da in den folgenden Krankheitsbildern Einiges darüber vorkommen wird.[ACS 17 (1838) 1, 8]

Tag und Nacht, kummervolle Gedanken mit Weinen.[VHA]

Kummervolle Gedanken, Tag und Nacht.[HA 65]

Konkordanz Gemüth und Geist: Bar-c., Calc., Cham., Con., Ign., Lyc., *Puls.*, Sep. [PB]

Schwindel

Düseliger Schwindel mit Schwächegefühl im Kopfe.[VHA]

Heilungsbericht

Herr *L.* in G. leidet schon geraume Zeit an einem Schwindel, regelmässig gegen 11 Uhr Vormittags eintretend. Beim in die Höhesehen hat er Neigung auf die linke Seite zu fallen; beim Bücken aber ist es ihm, als sollte er rücklings fallen und muß sich dann schnell irgendwo anhalten. Dabei klagt er oft über Stiche im Scheitel und Schmerzen im Rücken und Kreuze, wenn er nach langem Sitzen vom Stuhle aufsteht. – Eine Gabe COCC. 6°°, am 29. März 1835 gegeben, besserte bis zum 28. Nov. desselben Jahres, wo die alten Beschwerden wieder ihre frühere Höhe erreicht hatten, welche nur zum Theile durch zwei Gaben COCC. 6°° und 4 gemindert wurden, wonach aber außerdem Mangel an Schlaf, und, als Vorboten des Schwindels, Hitze in den Schläfen und Schweiß an der Stirne eintraten. Er erhielt am 5. Dez. 1835 zwei Gaben CAUST. 30°°, wovon nur eine genommen wurde,weil schon danach nach 14 Tagen alles Krankhafte verschwunden war.[ACS 17 (1838) 1, 6-7]

Innerer Kopf

Der Kranke ist zu Schlagfluß geneigt und leidet an Herabfallen der Augenlider.[Br., Lippe]

Stiche in den Schläfen.[VHA], [KEU 15]

Stiche in beiden Schläfen und im Scheitel, Abends, von Aufrechtsitzen und Lesen verschlimmert, im Liegen im Bette und in der Wärme gebessert. [HA 82]

Heilungsberichte: *C. N.* aus Gl., unverheiratet, 53 Jahre alt, sanften Charakters, leidet seit vielen Jahren jede Nacht an heftigem Stechen und Reißen durch den ganzen Kopf, mit stetem Sausen und Brausen darin. Dabei öfters vergeblicher Stuhldrang und nächtliche Eingeschlafenheit der Arme, oft mit Klemmschmerz und am Tage Kriebeln darin. – Am 8. Dez. 1835 erhielt sie, alle 14 Tage eine zu nehmen, zwei Gaben SULPH. 30°° und eine Gabe MERC. 30° dazwischen, wonach das Kopfweh sich nur wenig, das andere gar nicht besserte und eine Art von hysterischern Unterleibskrämpfen sich dazu gesellte. – Eine am 17. Jan. 1836 gereichte Gabe SEP. 30°° besserte nicht nur nichts, sondern vermehrte im Gegentheile das Stechen im Kopfe und erregte Jucken auf den Achseln, Oberarm und Oberschenkeln. Zwei am 28. Febr. gereichte Gaben

Verifikationen und klinische Symptome

Verifikationen und klinische Symptome

CAUST. 30°°, und dazwischen eine Gabe SEP. 30°, alle 14 Tage eine zu nehmen, hob das Leiden gänzlich und dauerhaft bis heute.[ACS 17 (1838) 1, 10]

E. C. in M., unverheiratete Näherin von 37 Jahren, schwächlicher Konstitution, leidet schon längere Zeit an einem Kopfübel, welches mit Stichen in den äußern Kopfbedeckungen beginnt und dann in die Schläfe fährt, ebenfalls stechend, mit Uebelkeit, früh am schlimmsten; darauf zieht und reisst es durch den ganzen Körper, welcher friert und mit Gänsehaut überzogen ist, während der Kopf und das Gesicht brennen. Gewöhnlich ist es früh schlimmer und die Periode sehr unregelmäßig, bald zu früh, bald zu spät. – Eine am 2. März 1836 gereichte Gabe BELL. 30°°° brachte keine Besserung, aber die Veränderung, daß nun Abends die Beschwerden sich erhöheten. Eine am 10. März darauf gereichte Gabe CAUST. 30°° nahm Alles fort.[ACS 17 (1838) 1, 10-11]

H. R. aus L., ein reisender Krämer aus dem Auslande, der oft die hiesige Gegend besucht, 52 Jahre alt, starker Leibesbeschaffenheit, leidet schon seit einigen Jahren an folgenden Beschwerden: Heftige Stiche in der rechten Schläfe, am meisten Abends, wenn er aus der LUFT in die warme Stube kommt, mit Duseligkeit, besonders beim warmen Ofen. Oft gar keinen, oft zu starken Appetit. Vollheit im Magen. Zuweilen mehre Tage Verstopfung. Nachts im Bette Ziehen in allen Gliedern, besonders bis Mitternacht. Abendlicher Frost mit trüber Stimmung und Besorgtheit wegen der Zukunft. Unglückliche Verhältnisse haben ihm oft Kummer und Sorge gemacht. – Eine Gabe PULS. 30°°, am 14. März 1836 gegeben, hatte etwa 3 Wochen lang Besserung gebracht, dann aber war das alte Leiden mit Ausnahme des abendlichen Frostes in der früheren Heftigkeit wieder erschienen. Am 25. April darauf erhielt er eine Gabe CAUST. 30°°, wonach alles verschwand, ohne bis jetzt wiederzukehren.[ACS 17 (1838) 1, 11]

Gefühl in der Stirne, als wenn zwischen dem Stirnbeine und dem Gehirne eine leere Stelle wäre, Abends und in der Kälte verschlimmert, in der Wärme besser. – Kummervolle Gedanken, Tag und Nacht; ärgerliche Rechthaberei und Zanksucht; Spannen und Strammen der Kopfhaut; vor den Augen schwebende, dunkle Gewebe; Brausen in den Ohren; Warzen an der Nase und in den Augenbrauen; gelbe Gesichtsfarbe, besonders an den Schläfen; viel Schleim im Munde und Schlunde; Widerwillen gegen SÜßES; FETTIGER Geschmack im Munde; schmerzhafte Aufgetriebenheit des Bauches; langwierige Verstopfung; unwillkürlicher Harnabgang beim Husten, Nießen, Gehen; Stockschnupfen; abendliche Unruhe im Körper; Empfindlichkeit gegen Kälte; Frostigkeit.[HA 65]

BLUTDRANG zum Kopfe, mit Brausen darin, und in den Ohren.[KEU 15]

Brummen und Sumsen im Kopfe und vor den Ohren.[VHA]

Heilungsbericht: *A. C. V.* in G., eine alte Kaffeeschwester von 75 Jahren, welche gleich erklärte, daß sie ohne KAFFEE nicht leben könne, litt seit mehren Jahren an nächtlichen Kopfschmerzen reißender und wühlender Art, mit stetem Sausen und Brausen im Kopfe. Dabei Laufen in den Armen und in der Bewegung Reißen in allen Gliedern. – Am 22. April 1836 erhielt sie 5 Gaben SULPH. 30°, alle 14 Tage eine zu nehmen, worauf sich bis zum 27. Juli, trotz des täglichen KAFFEE-Genusses, die Gliederschmerzen ganz verloren hatten. Die ihr nun eben so gereichten 5 Gaben CAUST. 30° nahmen auch die Kopfschmerzen fort, und kehrten bis heute nicht wieder, wo sie doch stets dreimal im Tage KAFFEE trinkt.[ACS 17 (1838) 1, 11-12]

Düseliger Schwindel mit Schwächegefühl im Kopfe.[VHA]

Gefühl von Lockerheit des Gehirns, Abends und beim Gehen in der freien, kalten LUFT verschlimmert, im Liegen im Bette und in der Wärme gebesssert.[HA 72]

Spannender Kopfschmerz, sowohl äußerlich als innerlich, am meisten in Stirn und Schläfen, Abends, beim Erwachen früh aus dem Schlafe und in der Kälte, so wie im Liegen auf dem Rücken verschlimmert, von Oeffnen der Augen in der Wärme gebessert.[HA 81]

Spannung und Engegefühl im Kopfe und der Kopfhaut, der Stirne und an den Schläfen.[Br., Lippe]

Der Kranke hat das Gefühl, als ob eine leere Stelle in seinem Gehirn wäre.[Br., Lippe]

Die Symptome sind schlimmer abends, beim Gehen, durch Kälte, während des Liegens auf dem Rücken; sie sind gebessert durch Wärme und Öffnen der Augen.[Br., Lippe]

Epileptische Krämpfe.[VHA]

Beachte: Man weiss, welchen Nutzen beide Mittel [CALC. und CAUST.] bei vielen Arten von Fallsucht gewähren, ohne dass sonst durchgreifende und sichere Zeichen bekannt wären, um unter ihnen eine sichere Wahl zu treffen. Der Versuch mit einem Trunke WASSER bei Annäherung der

Verifikationen und klinische Symptome

Anfälle reicht oft dazu hin. Wenn nämlich, bei sonstiger Angemessenheit beider Mittel, dadurch der Ausbruch beschleunigt wird, so ist CALC., wenn er aber dadurch niedergehalten wird, CAUST. das sicher hilfreiche. Man findet viele Fallsüchtige, denen es bekannt ist, dass ein Trunk kalten WASSERS den nahenden Anfall zurückdrängt und für kurze Zeit beseitigt, oder einen solchen beschleunigt. Wo dieser Versuch noch nicht gemacht ist, kann er leicht, und ohne alle Gefahr für den Kranken absichtlich angestellt werden.[AHZ 63 (1861) 86]

Heilungsberichte von Epilepsie

E. St. von L., eine Frau von 53 Jahren, bekömmt etwa alle 8 Tage einen starken Anfall von Epilepsie, meistens Abends, mit gänzlicher Bewußtlosigkeit. Außerdem: Kopfweh im Scheitel, Verstopfung der Nase, Kreuzschmerzen und stete Kälte der Schulter- und Fußgelenke. Die Frau war selbst nicht da, und Weiteres nicht zu erfragen. – Am 27. Febr. 1836 erhielt sie zwei Gaben CAUST. 30°°, und eine Zwischengabe SEP. 30°°, um alle 14 Tage ein Pulver zu nehmen. Erst nach anderthalb Jahren erfuhr ich, daß die Frau, wie versichert wurde, gänzlich geheilt sei.[ACS 17 (1839) 3,55]

A. C. U. von Gl., ein Mädchen von 23 Jahren, leidet seit einem Jahre an einer Art Fallsucht, alle 6 bis 8 Tage wiederkehrend, wobei sie erst eine Weile nach der rechten Seite im Kreise herumläuft und dann bewußtlos zu Boden stürzt. Die Anfälle erscheinen meistens gegen Abend. Sonst ist nichts Innormales aufzufinden. – Am 28. Febr. 1836 gab ich versuchsweise eine Gabe SULPH. 60°° und 5 Tage darauf eine Gabe CAUST. 30°°. Nach dieser letzteren bekam sie zwei Abende nacheinander einen Anfall, und dann bis jetzt keinen wieder.[ACS 17 (1839) 3,55-56]

W. Ch. B. von J., ein elfjähriges Mädchen, leidet seit 5 Jahren an epileptischen Anfällen, welche alle 2 bis 3 Tage, und zwar jedesmal vor Mitternacht, zwischen 10 und 12 Abends auftreten. Dabei zittert der ganze Kopf, die Augen werden verdreht, Schaum tritt vor den Mund und die Daumen werden eingeschlagen. Am heftigsten sind die Anfälle zur Zeit des ● Neu-MONDES. Außerdem: oft zu starker, oft gar kein Appetit, viel Aufstoßen, Unruhe, welche sie oft zum Entfliehen treibt. Ueber Schmerz vor- oder nachher klagt sie niemals. – Vom 21. März bis zum 14. Juli 1836 erhielt sie ohne Besserung von mir der Reihe nach SULPH., SIL., BELL., CALC. und COLOC. in meinen gewöhnlichen Dosen. An letztgenanntem Tage gab ich ihr eine Gabe CAUST. 30°°, und von dem Tage ist nicht nur kein Anfall wieder erschienen, sondern auch alle ihre übrigen Beschwerden waren nach 5 Wochen dauerhaft verschwunden.[ACS 17 (1839) 3,56]

Fr. W., ein 40jähriger Bauer aus Gl., der dem Trunke ergeben ist, leidet seit mehrern Jahren an Fallsucht, wobei er bewußtlos niederfällt und ganz steif wird, dann aber, nach dem Anfalle, wie wüthend umhertobt und alles zerschlagen will. Außerdem: Husten und Kurzäthmigkeit vom TABACK-Rauchen. – Am 22. März 1836 erhielt er zwei Gaben STRAM., jede zu 6°°° und eine Zwischengabe BELL. 30°°, wonach auffallende Besserung eintrat, die Anfälle seltener und schwächer wurden, aber nicht aufhörten. Am 15. April zwei Gaben ARS. 30°° und eine Zwischengabe SULPH. 30°° hatten auf die epileptischen Anfälle gar keinen Einfluß, bewirkten aber, daß er seitdem einen Abscheu gegen BRANNTWEIN bekam und sich nicht mehr im Trunke übernahm. Er ging darauf zu einem andern Homöopathen, welcher öfters und stärkere Dosen gab, auch wohl zwischendurch Hausmittel anrieth, und war nun am 21. Sept. wieder zu dem Punkte gekommen, wo er bei mir die Kur begonnen hatte, nur daß die Trunksucht nicht wiedergekehrt war. An diesem Tage reichte ich nun dem Reumüthigen zwei Gaben CAUST. 30°° und eine Zwischengabe ARS. 30°°, wonach kein Anfall wieder erschien, und er sich bis jetzt der besten Gesundheit erfreut.[ACS 17 (1839) 3,56-57]

D. B. aus H., ein junger Mann von 27 Jahren, leidet seit 5 Jahren an regelmäßig alle 8 Tage wiederkehrenden Anfällen von Fallsucht, wobei er sich die Zunge jedesmal zerbeißt und viel Schleim auswirft. Vor dem Anfalle ist er einen ganzen Tag lang wie blödsinnig und geistesschwach. Außerdem: Uebelbekommen FETTER Speise, welche ihm lange widerlich aufstoßen; oft auch SAURES oder SÜßES Aufstoßen, fast wie von Dinte oder von vermodertem Holze; beim Tiefathmen Spannen in der Brust; leichtes Schwitzen am Kopfe. – Am 31. Juli 1836 gab ich ihm, seines entfernten Wohnortes wegen, 1. PULS. 18°°, 2. SULPH. 30°° und CAUST. 30°°, alle 14 Tage ein Pulver zu nehmen. Beinahe ein Jahr später erhielt ich Nachricht von seiner volkommenen Herstellung, wonach die Fallsuchtanfälle erst nach dem letzten Mittel (CAUST.) ausgeblieben waren.[ACS 17 (1839) 3,57]

A. Ch. W. aus D., eine unverheirathete Person von 30 Jahren, hatte vor 18 Jahren die Krätze verschmiert, und ein Jahr darauf Fallsucht bekommen, welche bis jetzt so zugenommen, daß sie nun fast jeden Abend im Bette beim Einschlafen einen Anfall bekam, kurz vor der Periode aber wohl zwei bis drei Anfälle, jedesmal mit Zusammenbeißen der Zähne, Schütteln der Hände, lautem Schreien u. s. w. Kurz vor den Anfällen hat sie Stiche in der Brust; am Tage darauf Brausen im Kopfe. – Am 22. Oct. 1836 gab ich PSOR. 30°°, wonach die Anfälle sich minderten, so daß sie nun alle 4 bis 5 Tage eintraten. Vierzehn Tage später SULPH. 30°° besserte nichts, daher nach 8 Tagen CAUST. 30°°, wonach bis jetzt kein Anfall mehr erschien und überhaupt alles wohl war und blieb.[ACS 17 (1839) 3,57-58]

Madame *M.* in M., eine junge Frau von 31 Jahren, leidet seit 3 Jahren an inneren zunehmenden fallsuchtartigen hysterischen Krämpfen, die von der Brust ausgehen, durch das Schlüsselbein in die linke Backe und Zähne ziehen, dann die Kehle zuschnüren, und nun für mehre Minuten Athem und Besinnung rauben. Außer der etwas zu starken Regel mit schwarzem BLUTE, war nichts Innormales sonst aufzufinden. – Eine einzige, am 9. März 1837 gereichte Gabe CAUST. 30°° hob in wenigen Tagen das ganze Leiden, welches auch nicht wiederkehrte, als im Anfange Junius dieses Jahres wegen eines (für PULS. passenden und davon schnell geheilten) Magen-Uebels die erste Erkrankung nach jener Zeit erfolgte.[ACS 17 (1839) 3,58]

J. H. H. von W., ein Landmann von 37 Jahren, bekam vor 5 Jahren eine Art Wechselfieber, welches ein ganzes Jahr lang mit großen Gaben CHINA in allen Formen behandelt, zwar endlich wich, aber nur, um einer Fallsucht Platz zu machen, welche von der Kniekehle, worin es zuckt und das Gelenk krumm zieht, sich über den ganzen Körper verbreitet, welcher von den heftigsten Zuckungen hin und her geworfen wird. So lange die Besinnung noch da ist, hat er das Gefühl, als wenn er im Kreise herumgedreht würde; später wird jedesmal die Zunge zerbissen. Die Anfälle erscheinen gewöhnlich einmal früh, das andere Mal Abends und jeden Tag. – Am 9. Juli 1837 erhielt er von mir eine Gabe SULPH. 30°° und eine Gabe BELL. 30°°, letztere 8 Tage nach der ersten zu nehmen, worauf die Anfälle, aber in gleicher Art und Heftigkeit, nur noch des Abends eintraten. Am 23. Juli CAUST. 30°°, eine Gabe, wonach kein Anfall weiter erschien und er gesund blieb bis zum 3. Juli d. J. (1839), wo er von andern Beschwerden durch zwei Gaben PULS. 30°° und eine Gabe SULPH. 30°° befreit wurde.[ACS 17 (1839) 3,58-59]

J. S. zu A., ein junger Mann von 27 Jahren, bekam vor einem halben Jahre Anfälle von Fallsucht, welche anfangs schwach waren, allmählig aber zunahmen und nun nach Verdruß (wegen einer von ihm beschwängerten Magd) täglich wenigstens 3 mal mit großer Heftigkeit auftraten. Mehr war an dem Tage wegen argen Zudrangs von Hülfesuchenden nicht eingetragen. – Am 4. Febr. 1838 erhielt er, nur alle 4 Tage im Wechsel zu nehmen, 2 Gaben IGN. zu 30°° und 2 Gaben CAUST. zu 30°°. Schon nach der ersten Gabe CAUST. erschien das Uebel nicht wieder und er blieb seitdem gesund.[ACS 17 (1839) 3,59]

A. M. G. von L. bei L., eine unverheirathete Person von 27 Jahren, leidet seit 12 Jahren an epileptischen Anfällen, welche erst in längeren Zwischenräumen eintreten, am meisten zur Zeit der Periode, die schwach ist und oft ausbleibt. Vor den Anfällen, so wie auch vor und bei der Regel hat sie Dummlichkeit im Kopfe und Mattigkeit in den Gliedern. Am unwohlsten fühlt sie sich nach dem Essen. – Am gedachten Tage (18. Apr. 1841) gab ich ihr vier Pulver, Nro. 1 und 3 SULPH. 30°°, Nro. 2 CAUST. 30°° und Nro. 4 SEP. 30°°, um alle 8 Tage davon eins zu nehmen. Sie kam erst am 11. Juni wieder, wo sie freudig berichtete, daß sie von ihrem frühern Leiden nichts mehr wisse, nun aber seit einigen Tagen an Durchfall mit Leibweh leide, besonders wenn sie Vizebohnen, SAUERKRAUT oder sehr FETTES genossen habe. Ich gab ihr nun zwei Gaben BRY. 30°°° und eine Zwischengabe PULS. 30°°, und habe seitdem nichts wieder von ihr gehört.[ACS 19 (1842) 3, 54-55]

Auesserer Kopf

CAUSTICUM paßt besonders für Leute mit dunklem Haar und straffer Muskulatur.[Br., Lippe]

Stechen und Strammen am äußern Kopfe.[VHA]

Spannen und Strammen der Kopfhaut.[HA 65]

Spannender Kopfschmerz, sowohl äußerlich als innerlich, am meisten in Stirn und Schläfen, Abends, beim Erwachen früh aus dem Schlafe und in der Kälte, so wie im Liegen auf dem Rücken verschlimmert, von Oeffnen der Augen in der Wärme gebessert.[HA 81]

Spannend reißender Schmerz im äußern Kopfe in den Muskeln, besonders in den Kopfseiten und hinter den Ohren, von ZUGLUFT, im kalten WINDE im Freien und Abends verschlimmert, im Bette in der Wärme, so wie bei FEUCHTEM Wetter gebessert.[HA 124]

Spannen und Strammen der Haut des Kopfs, Abends und in der freien, besonders kalten LUFT und ZUGLUFT verschlimmert, von Warmwerden im Bette gebessert.[HA 130]

Juckendes Stechen an mehren Theilen des Haarkopfs, mit Gefühl von Spannung der Haut, bei trockner Kälte, so wie von Kratzen und Reiben verschlimmert, in der Wärme, bei NAS-

Verifikationen und klinische Symptome

Verifikationen und klinische Symptome

SEM Wetter und von Waschen gebessert. (Es ist unbegreiflich, wie einige Homöopathen den Unterschied in den Wirkungen von CALC. und CAUST. nicht zu finden wissen, da er doch wahrlich groß genug ist.)[HA 131]

Taubheitsgefühl am Hinterkopfe, gegen Abend und in der freien kalten LUFT verschlimmert, in der warmen Stube gebessert. [HA 133]

Augen

Entzündung der Augen und Augenlider.[VHA]

Der Kranke ist zu Schlagfluß geneigt und leidet an Herabfallen der Augenlider.[Br., Lippe]

Thränen der Augen, besonders im Freien, die aber nicht abfliessen, sondern im Auge stehen bleiben: Thuj. (CAUST., NIT-AC., SEP.)[KMS 723]

Augen-Verschwären.[VHA]

Drücken in den Augen, wie von Sand.[VHA]

Heilungsbericht

H. E. in H., ein starker Mann von 33 Jahren, leidet schon mehre Jahre an den Augen, worin es besonders Abends brennt und sticht, mit dem Gefühle, als wenn Sand darin wäre. Dabei stetes Brausen im Kopfe, jeden Morgen fauler Gerchmack im Munde und dumpfer Schmerz im Magen nach dem Essen. – Eine Gabe PULS. 30°° am 23. Nov. 1836 gereicht, besserte alles sehr, aber nach 3 Wochen waren alle Beschwerden wieder da. CAUST. 30°°, in einer Gabe brachte völlige und bis jetzt dauerhafte Heilung.[ACS 17 (1838) 1, 31]

Vor den Augen schwebende dunkle Gewebe.[VHA], [HA 65]

Bewegungen vor den Augen, wie von einem Insektenschwarme.[Br., Lippe]

Düsterheit, wie wenn ein dicker Nebel vor den Augen wäre.[Br., Lippe]

Anfangender schwarzer und grauer Staar.[VHA]

Heilungsberichte

M. E. von A., ein Mädchen von 12 Jahren, ward mehre Jahre an Augenleiden behandelt, wobei hauptsächlich QUECKSILBER-Mittel angewendet wurden. Sie hatte außerdem von ihrer ersten Jugend an stets gekränkelt und war somit gar nicht aus den Händen der Aerzte gekommen; Die Natur dieser frühern Leiden war aber um so sicherer psorischer Natur, da sie auf eine Ansteckung mit der wahren Krätze, die leider verschmiert wurde, plötzlich ganz verschwanden und nach vertriebenem Aussschlage sofort wiederkehrten. Zwei Gaben SULPH., dann eine Gabe BELL., NIT-AC., CALC., LYC. und HEP., in dieser Reihenfolge gegeben, stellten sie in Zeit von 11 Monaten so weit wieder her, daß nur noch ein trüber, grauer Streifen über die Cornea des rechten Auges, und viele kleine hirsekornartige Körnchen auf dem ganzen Bulbus des linken Auges zurückgeblieben waren. – Eine am 13. Febr. 1836 gereichte Gabe CAUST. 30°° hob diese in 6 Wochen ganz und seitdem fehlt dem Kinde nichts mehr.[ACS 17 (1838) 1, 25-26]

Fr. D. von R., ein Mädchen von 10 Jahr, war nach einer allopathisch behandelten Augenentzündung gänzlich erblindet, indem die ganze Pupille nicht nur grauweiß und gänzlich undurchsichtig, sondern auch bedeutend hervorgetrieben war. – Sie war vom 21. April 1835 bis zum 10. Sept. 1836 in der Behandlung, wo sie ganz geheilt entlassen wurde. Das Hauptmitel war und blieb CAUST. 30°°, so jedoch, daß einem paar Gaben dieses Mittels, wonach es weniger Besserung zu bringen schien, ein anderes, zunächst passendes, eingeschoben wurde, worauf dann nach CAUST. sofort wieder deutliche Fortschritte zu erkennen waren. [Ich habe mich oft darüber wundern müssen, daß in der neuern Zeit, wo den Wiederholungen der Mittel so sehr das Wort geredet und solches in Folge dessen so häufig angewendet ist, noch fast Niemand die Erfahrung mitgetheilt hat, die ich häufig machte, daß man von den folgenden Gaben in der Regel niemals den Erfolg sieht, wie von der ersten, wenn nicht ein zunächst passendes Mittel dazwischen gereicht wurde. Und doch beruht auf eben dieser Erfahrung Dasjenige, was der Stifter der Homöopathik in der neuesten Zeit über das Technische in Bezug auf die Gaben gelehrt hat. (Siehe Vorwort zur zweiten Auflage der CK III von Dr. *S. Hahnemann*).][ACS 17 (1838) 1, 26]

Herr *F.* in V. hatte sich durch Erkältung auf der Jagd eine Entzündung der Augen zugezogen, wobei sich geschwürartige Flecken auf der Hornhaut eingestellt hatten und er in einiger Entfernung nichts mehr deutlich sah. Da er weit von mir eintfernt wohnte und mir nichts von den Nebensymptomen mitgetheilt hatte, übersendete ich ihm zuvörderst EUPHR., RHUS-T. und NAT-C., welche aber 6 Wochen nichts besserten. Jetzt erhielt ich unterm 26. Febr. 1836 die verlangte Nachricht, welche dahin lautete, daß er vom Kopfarbeiten eine starke Duseligkeit verspüre, und nach Trinken von kaltem WASSER, oder nach Genuß jeder kalten Speise starkes Magendrücken bekomme. Darauf überschickte ich ihm unter obigen Datum eine Gabe PULS. 30°°°° und zwei Gaben

CAUST. 30°°, wonach in 3 Wochen alle Beschwerden verschwanden.[ACS 17 (1838) 1, 26-27]

Im Winter von 1829/30 wurde eines meiner eigenen Kinder, ein damals 3jähriger Knabe, von einer heftigen skrophulösen Augenentzündung befallen, welche allen damals mir zu Gebote stehenden Mitteln nicht weichen wollte und sich, obwohl die heftigsten Schmerzen allmählig beseitigt wurden, so verschlimmerte, daß am Ende auf beiden Augen die Pupillen ganz verschwanden, die Hornhaut etwas herausgedrängt wurde und das Kind gänzlich blind war. Alle Aerzte, die es sahen, stellten unverhohlen die ungünstigste Prognose, manche selbst mit schadenfrohem Seitenblicke auf den homöopathischen Kollegen und ich gestehe gern, daß mir, dem Vater, dabei nichts weniger als wohl zu Muthe war. Da erschien der 4. Band von *Hahnemanns* Chronischen Krankheiten und ich fand im CAUSTICUM sämmtliche, damals sorgfältig gesammelte Nebensymptome gedeckt. Meine Erwartung wurde aber in der That übertroffen, als schon 8 Tage nach der ersten Gabe (30°) die auffallendste günstige Veränderung, sowohl an den Augen, als im ganzen Befinden eintrat, und es nur zweier Gaben dieses Mittels, mit einer Gabe PULS. zwischen Beiden bedurfte, um in 4 Monaten das ganze Leiden so zu beseitigen, daß auch nicht einmal eine Schwäche an den Augen zurückgeblieben ist.[ACS 17 (1838) 1, 27]

A. C. D. eine arme Tagelöhnerfrau von einigen 40 Jahren, leidet an einer Entzündung des linken Auges, mit scharfen Thränen und Stichen darin. Abends hat sie einen grünen Schein um das LICHT. Aus der Umgebung des Auges fahren oft schmerzhafte Stiche in Absätzen in den Kopf. Abends und Nachts ist alles schlimmer. – Eine Gabe SEP. 30°°, am 23. Nov. 1835 gereicht, brachte bedeutende Besserung, ohne Aenderung in den Beschwerden. Daher nach 4 Wochen, wo Stillstand zu bemerken war, eine zweite Gabe, aber nun ganz ohne Erfolg, und es zeigte sich dennoch Ausschlag auf dem Körper [Sollten nicht manche meiner aufmerksamen Kollegen gleich mir oft die Erfahrung gemacht haben, daß eine, zum erstenmale gereichte und nun sehr wohlthätig wirkende Arznei, zum zweiten Male gegeben, wenig oder nichts bessert, und daß ferner unmittelbare Wiederholungen derselben Arznei offenbaren Nachtheil bringen? Ich bin deshalb, wie man aus diesen Krankheitsgeschichten sieht, ein großer Freund von passenden Zwischenmitteln und werde dabei bleiben, bis ich die neuesten Vorschriften unsers *Hahnemann* an der Erfahrung geprüft und noch vorzüglich befunden habe.]. Am 23. Jan. 1836 zwei Gaben SULPH. 60°° und 30°° mit Verschlimmerung, so daß das Uebel beinahe die alte Höhe wieder erreicht hatte. Am 20. Febr. 1836 eine Gabe CAUST. 30°°, wonach bald alles sich besserte und keine weitere Arznei nöthig war.[ACS 17 (1838) 1, 27-28]

M. N. aus G., Mädchen von 18 Jahren, hatte im vorigen Sommer die Krätze, welche mit SULPH. und MERC., äußerlich und innerlich vertrieben wurde. Es erschienen nicht lange nachher die Folgen davon in einer heftigen Augenentzündung mit Eitern und Zuschwären der Augen. Dabei abendliche Duseligkeit und die Periode noch nicht erschienen. – Am 6. Febr. 1836 eine Gabe PULS. 4 gtt. 1., welche, mit Ausnahme der gehobenen Duseligkeit, Alles beim Alten ließ. 14 Tage später CAUST. 30°° in einer Gabe, welche das ganze Leiden hob und wonach auch die Periode ganz regelmäßig in Gang kam.[ACS 17 (1838) 1, 28-29]

H. W. in M., ein Tagelöhner, 53 Jahre alt, von robuster Statur und sonst, wie er sagt, ganz gesund, leidet seit langen Jahren beständig an den Augen, so daß das rechte Auge bereits ganz zerstört und die Augenhöhle leer ist, das linke aber sehr trübe mit Stichen darin und sehr geschwächter Sehkraft. Am Tage hat er wie Insekten vor dem Auge, die auf und niedersteigen und Abends um die LICHTFLAMME einen grün und blau gefärbten Schein, fast wie einen Regenbogen. – Er erhielt am 25. Febr. 1836 zwei Gaben CAUST. 30°° und dazwischen eine Gabe SEP. 30°°, alle 4 Wochen eine zu nehmen, und in drei Monaten war das linke Auge gerettet und viel klarer, als es seit 20 Jahren gewesen war.[ACS 17 (1838) 1, 29]

W. W. von G., ein ziemlich robuster Mann von 35 Jahren, hat mehre Jahre an Augenentzündung gelitten, wogegen viele berühmte und unberühmte Aerzte gebraucht waren, in Folge dessen aber, nach Aufhören der Entzündung, auf beiden Pupillen ein grauer Fleck entstanden ist, welcher die Sehkraft geschwächt, so daß es vor beiden Augen wie ein blauer Nebel liegt. Vor das linke Auge, worin es oft juckt, tritt im SONNENSCHEINE ein schwarzer, fast stehender Punkt, der allmälig an Größe zugenommen hat. – Am 11. März 1836 erhielt er zwei Gaben CAUST. 30°°, nebst einer Zwischengabe SULPH. 30°°, alle 4 Wochen eine zu nehmen. Als er am 20 Juni wieder zu mir kam, hatte sich das Sehen bedeutend verbessert, aber 14 Tage nach dem letzten Mittel hatte sich, wahrscheinlich in Folge eines großen Diätfehlers, in dem linken Auge Entzündung mit Hitze und Jucken eingestellt, wogegen SULPH. 60°° und BELL. 30°° mit schnellem, guten Erfolge gegeben wurde. Nun erhielt er nochmals CAUST. 30°° in zweien Gaben und dazwischen eine Gabe PULS. 30°°, wonach beide Augen vollkommen und dauerhaft geheilt waren.[ACS 17 (1838) 1, 29-30]

M. L. von L., eine arme Tagelöhnerfrau von 45 Jahren, hatte sich vor 6 oder 7 Jahren einen Aus-

Verifikationen und klinische Symptome

Verifikationen und klinische Symptome

schlag über den ganzen Körper verschmiert, und war nun seit 4 Jahren mit beiden Augen völlig erblindet. Die Iris war ganz mißbildet und die reticula trübe, mit sichtbaren Flecken von grauer Farbe vor der letztern. Dabei geschwollene Drüsen im Nacken und beständiges Ziehen aus den Schultern herauf bis ins Genicke. – Am 23. April 1836 eine Gabe PSOR. 30°°, welche etwas, 4 Wochen darauf eine SULPH. 30°°, welche gar nichts besserte. Darauf CAUST. 30°°, wonach zuerst die Iris eine regelmäßigere Form annahm und die Sehkraft in geringerem Grade wieder erschien. Nach 3 Gaben CAUST. jede zu 30°°, und dazwischen jedesmal eine Gabe SEP. 30°° brachten die Frau so weit, daß sie in ihrem Hause und auf dem Felde ihre gewöhnlichen Arbeiten wieder verrichten konnte, und des Himmels Segen für den Mann erflehte, welcher die kleinen, süßen Pülverchen erfunden hatte.[ACS 17 (1838) 1, 30]

C. E. B. aus G., eine Bauernfrau von 40 Jahren leidet seit 14 Jahren an den Augen, welche beständig mit BLUT unterlaufen sind, heftig stechen und deren Sehkraft so getrübt ist, daß sie alles nur wie durch einen dicken Nebel sieht. Dabei beständiges Klopfen und Brausen im Kopfe, steter Fließschnupfen und Ausschlag um den Hals. Abends ist das Befinden jederzeit am schlimmsten. – Eine, am 12. Okt. 1836 gegebene Gabe SULPH. 30°° that gar keine Wirkung, aber eine, 3 Wochen später gereichte Dosis CAUST. 30°° nahm alle Beschwerden in 6 bis 7 Wochen dauerhaft fort, und es bedurfte keiner weitern Arznei.[ACS 17 (1838) 1, 30-31]

Warzen in den Augenbrauen.[VHA]

Warzen an der Nase und in den Augenbrauen.[HA 65]

Alte Warzen am oberen Augenlide, den Augenbrauen und der Nase.[Br., Lippe]

Ohren

Ohrenzwang, als dränge sich da Alles heraus.[VHA]

Schmerzhafte Geschwulst des äußern Ohres.[VHA]

Brummen und Sumsen im Kopfe und vor den Ohren.[VHA]

BLUTDRANG zum Kopfe, mit Brausen darin, und in den Ohren.[KEL 15]

Brausen in den Ohren.[HA 65]

Heilungsberichte

H. T. aus W., ein junger Mann von einigen 20 Jahren und Kandidat der Medizin, war schon einige Male durch mich von den Folgen übergroßer geistiger Anstrengung befreit, als er in den Weihnachtsferien 1836 bloß die Reise hierher machte, um von einem, ihn sehr belästigenden Ohrenleiden ebenfalls durch mich befreit zu werden, nachdem die rationelle Kunst gescheitert war. Dieses Uebel bestand in einem beständigen Zirpen in den Ohren, wie von Heuschrecken, welches bloß dadurch zu mäßigen, nicht aber zu tilgen war, daß er ein zusammengedrehtes Papierchen etwa einen Zoll tief ins Ohr schob, worauf dann aber ein heftig brennender Schmerz in demselben entstand. – Eine am 4. Jan. 1836 gereichte Gabe CAUST. 30°° nahm diese Beschwerde in wenigen Tgen dauerhaft fort.[ACS 17 (1838) 1, 36-37]

W. F. von L., ein ziemlich kräftiger Mann von 33 Jahren, leidet von seiner Jugend auf an übelriechendem Ohrenausfluß, mit Stechen und Knacken in den Ohren. Dabei öftere Stiche in den Schläfen, Aufblähung des Unterleibes nach dem Essen, und beständiger, schmerzloser Husten mit gewöhnlich salzigem, zuweilen auch süßlichem Auswurfe. – Am 24. Nov. 1835 erhielt er zwei Gaben SULPH. 30°° und 0°°, wonach der Husten, die Aufblähung und die Schmerzen in den Ohren sich etwas minderten, die Stiche in den Schläfen und der Ausfluß aus den Ohren aber unverändert blieben. Am 20. Januar 1836 erhielt er CAUST. 30°°, wonach bedeutende Besserung eintrat, so daß am 1. März nur noch ganz schwacher Ausfluß da war. An diesem Tage eine Gabe SULPH. 60°° und acht Tage später CAUST. 30°° beseitigten nun alles dauerhaft.[ACS 17 (1838) 1, 37]

Fr. N. in G., eine arme Witwe von 56 Jahren, leidet seit vielen Jahren an Sausen und Brausen im Kopfe mit Schwerhörigkeit, Gefühl von Vollheit in den Ohren, und häufigen Stichen darin, welche von Innen nach Außen fahren. Dabei hat sie in der Bewegung eine Art von Knattern im Kopfe, und im Sommer, wenn es warm ist, kann sie SONNENLICHT nicht vertragen, obwohl die Augen nicht geröthet sind. – Am 5. Dez.1835 erhielt sie zwei Gaben SULPH. 30°° und 0°°, nebst einer Zwischengabe MERC. 30°°, alle 14 Tage eine zu nehmen, wonach bis zum 6. Febr. 1836, die Stiche im Ohr ganz verschwunden und die andern Symptome sämmtlich vermindert waren. Eine nun gereichte Gabe CAUST. 30°° nahm in wenigen Wochen Alles dauerhaft fort.[ACS 17 (1838) 1, 37-38]

M. Kr., von A., unverheirathete Person von 24 Jahren von etwas schwächlichem Aussehen und skrophulösem Habitus, litt seit vielen Jahren an Schwerhörigkeit mit stetem Sausen und Brausen im Kopfe. Dabei schwere, stammelnde Sprache, wie von lähmiger Steifigkeit der Zunge. – Am 1. Jan. 1836 reichte ich zwei Gaben SULPH. 30°° und 0°°, und eine Zwischengabe MERC. 30°°, alle 14 Tage eine zu nehmen. Am 2. März, wo sie wieder vorkam, war alles beim Alten, nur fühlte sie sich im Ganzen wohler und das Aussehen war merklich gebessert. Sie erhielt nun zwei Gaben CAUST. 30°°, und eine Zwischengabe BELL. 30°°, alle 14 Tage, und gegen Mitte April war sie völlig geheilt.[ACS 17 (1838) 1, 38]

Nase

Ausschlag auf der Nasenspitze.[VHA]

Heilungsberichte: *M. D.* aus W., ein Dienstmädchen von 21 Jahren, litt in ihren Kinderjahren an Gesichts-Schorfe und vor zwei Jahren mehre Monate an Wechselfieber. Jetzt ist ihre Nasenspitze stark geröthet und mit Geschwüren und Krusten bedeckt. Dabei oft wiederkehrende Augenentzündung mit Jucken, Stechen und brennenden Thränen, Geschwulst des äußern Ohres und allzu schwache Regel; Abends ist alles schlimmer. – Am 28. Febr. 1838 eine Gabe ARN. 6°° besserte in 8 Tagen die Augen und brachte überhaupt ein sichtbares Wohlbefinden in ihrem ganzen Wesen hervor. Darauf eine Gabe SULPH. 30°° und 14 Tage später eine Gabe CAUST. 30°° nahmen, ohne fernere Arznei, alle Beschwerden dauerhaft fort und sie fühlt sich bis zur Stunde wohler und frischer, als jemals in ihrem Leben.[ACS 17 (1838) 1, 40]

G. L. aus L., Bauernfrau von 36 Jahren, robuster Konstitution und etwas pflegmatischen Temperaments, litt seit mehren Jahren an Entzündung, Geschwulst und Schorfen der Nasenspitze, mit stechendem Ausschlag im Gesichte, der insbesondere bei nassem Wetter am schlimmsten war. – Am 15. May 1836 erhielt sie drei Pulver, um alle 14 Tage eins zu nehmen, nemlich 2 Gaben CAUST. 30°° und dazwischen eine Gabe SEP. 30°°, und der Erfolg war so vollständig, daß sie weiter nichts brauchte.[ACS 17 (1838) 1, 40-41]

M. J. aus Gl., ein Mädchen von 20 Jahren, etwas schwächlichen Aussehens und sanfter Gemüthsart, obwohl leicht gereizt, litt seit ihren 16 Jahre an Ausschlag an der Nase, welcher seitdem beständig zugenommen hatte, so daß nun die ganze untere Hälfte derselben mit dickem Schorfe bedeckt war, mit stetem Brennen, Stechen und Jucken und auch innerlich geschwürigen Nasenlöchern. – Dabei oft Geschwulst des Gesichtes und geschwollene Unterkieferdrüsen und bittern Mundgeschmack. – Am 15. May 1836 reichte ich CARB-V. 30°°, welches wenig besserte, aber die Mundbitterkeit wegnahm. 14 Tage später SEP. 30°°, besserte auch an der Nase nichts, und brachte Reißen in den Zähnen und in der Backe rechter Seite. Darauf am 17. Juni 2 Gaben CAUST. 30°° und eine Zwischengabe SEP. 30°°, welche nach 6 Wochen in gleicher Art wiederholt wurden, und nach Ablauf von abermals 6 Wochen war nichts Krankhaftes mehr zu finden und das Mädchen dauerhaft hergestellt.[ACS 17 (1838) 1, 41]

Th. R. von W., Schreinergeselle von 25 Jahren, hatte sich vor zwei Jahren vermittelst Umschlägen von Hausmitteln eine Backengeschwulst vertrieben, worauf sogleich eine entzündliche Geschwulst und Röthe der Nase eingetreten war, welche trotz (oder durch?) ärztlicher Behandlung (ob mit QUECKSILBER-Mitteln? war nicht zu erfahren), stets schlimmer geworden und nun dahin gediehen war, daß die Nase an der linken Seite und an der Spitze reichlich zur Hälfte fortgefressen und diese Stelle, die übrigens nicht schmerzte, mit einer dicken Borke bedeckt war. Getrennt davon stand auf der linken Backe ein anderes, eiterndes und schorfiges Geschwür von einem starken Zoll im Durchmesser. Dabei ein trockner, aber schmerzloser Husten, am schlimmsten Nachts und wenn er, nach Gehen im Freien, wieder zu Hause in der Ruhe ist. – Am 1. May 1836, eine Gabe NIT-AC. 30°°°, welche gar nichts besserte, und wonach er bemerkt hatte, daß bei anstehendem Regenwetter der Husten am schlimmsten sei und er dabei einen übeln Geruch aus dem Halse verspüre. Da hier von CAPS. keine Rede sein konnte, reichte ich demselben 3 Gaben CAUST. 30°° und zwei Gaben SEP. 30°° um alle 8, und wenn die Besserung jedesmal länger anhalten sollte, alle 14 Tage davon ein Pulver zu nehmen. Gegen Mitte Juli war er, bis auf das verlorne und unersetzliche Stück der Nase, vollkommen geheilt und befindet sich bis heute ganz wohl.[ACS 17 (1838) 1, 41-42]

Warzen an der Nase.[VHA]

Warzen an der Nase und in den Augenbrauen.[HA 65]

Alte Warzen am oberen Augenlide, den Augenbrauen und der Nase.[Br., Lippe]

Warzen an der Nase: Thuj. (CAUST.)[KMS 723]

Antlitz

Gelbe Gesichtsfarbe, besonders an den Schläfen.[VHA], [HA 65]

Schmerzhafter, vergeblicher Stuhldrang, mit Aengstlichkeit und Gesichtsröthe.[VHA]

Ausschlag im Gesichte und auf den Backen.[VHA]

Bei einer Frau hatte SEP. und CAUST. in 14tägigem Zwischenraume gegeben einen 10jährigen schorfigen pruriginösen Gesichtsausschlag so weit geheilt, daß die Schorfe abgefallen waren und die Haut stellenweise ihre natürliche Farbe wieder angenommen hatte.[Chargé, Bönn.]

Verifikationen und klinische Symptome

Heilungsberichte: *A. F.* von M., ein ziemlich starker, ungefähr 36jähriger Mann, hatte einen brennenden und jückenden Ausschlag von weißen Pocken auf beiden Backen, welche eiterten und bei Berührung leicht BLUTETEN. Dabei früh beim Erwachen trockner Husten, früh bei der Arbeit Kurzäthmigkeit und große Neigung zu Schweiß. – Am 14. Juni 1835 erhielt er zuerst eine Gabe SULPH. 60°°, wonach bald heftige Verschlimmerung eintrat und der Kranke nun gestand, daß er seit mehren Jahren wegen der Hämorrhoiden, auf Anrathen eines Arztes, viel SCHWEFELBLUMEN genommen habe [Arzneiverschlimmerungen solcher Art sind mir (und gewiß jedem hom. Arzt) so oft vorgekommen, daß ich selbst bei Darreichung sehr hoher Dynamisationen von Mitteln, womit Mißbrauch getrieben sein kann, sehr vorsichtig bin.]. Eine sogleich gereichte Gabe SIL. 30°° brachte es in einigen Tagen auf den alten Punkt, aber es wurde nicht besser. Dann nach 14 Tagen BOV. 30°° that ebenfalls nichts. Besser wirkte KALI-N. 30°°, aber nur in der ersten Gabe; die zwei fogenden besserten abermals nichts. Ich ließ daher nun CAUST. 30°° folgen, welches in einer Gabe, in dem Zeitraum von 5 Wochen, alle Beschwerden dauerhaft beseitigte.[ACS 17 (1838) 1, 42-43]

B. Z., ein Grobschmidt in O., 21 Jahre alt, hatte sich im Sommer 1835 beim Baden erkältet, und war seit der Zeit mit halbseitigen Zuckungen im Gesichte behaftet, welche täglich im wiederholten Anfällen von 1/4stündiger Dauer eintraten, wobei jedesmal heftiges Kopfweh mit Phantasien und Besinnungslosigkeit eintrat und nachher meistens Nasenbluten erfolgte. Er hatte bisher vergeblich allopathische Hülfe gebraucht und suchte am 24. November 1825 homöopathische bei mir. Er erhielt demzufolge eine Gabe BELL. 30°°, wonach die Zuckungen sammt den begleitenden Erscheinungen sich ganz verloren, und nur im Gesichte ein jückender, nach Kratzen brennender Ausschlag entstanden war, welcher, statt abzuheilen, sich zu vermehren schien. Eine am 3. Jan. 1836 gereichte Gabe CAUST. 30°° beseitigte in einem paar Wochen auch diesen gänzlich.[ACS 17 (1838) 1, 44]

Therese Sch. zu Gl. ein junges Mädchen von 18 Jahren, (welches ich nicht gesehen) hatte sich vor 3 Tagen mit siedendem WASSER den Fuß und Unterschenkel verbrannt, die Brandstelle zuerst mit Hausmitteln und dann mit Ung. BASIL. behandelt und dadurch das Uebel so sehr verschlimmert, daß sie vor Brennen und Kriebeln darin weder Tag noch Nacht Ruhe hatte. – Am 3. Febr. 1852: 1, 2. ARS. 200°., 2. CANTH. 200°. 4. §. Alle 2 Abende ein Pulver zu nehmen und den Fuß trocken zu halten. Erst am 21. Febr. erhielt ich Nachricht, daß die Brandstellen in 8 Tagen ganz geheilt seien, daß sie aber nun Ausschlag im Gesichte und hier und da aufbrechende Eiterpusteln bekommen und überhaupt eine sehr unheilsame Haut habe. 1. CAUST. 200°. 2 – 4. §., alle 3 Abende ein Pulver. Auch dies besserte sich schnell und sie blieb ganz wohl, bis sie am 17. Sept. des folgendes Jahres 1853, bei unterdrückter Regel in eine Geistesverwirrung fiel, mit Unruhe, Angst und Neigung sich zu entleiben, was ebenfalls in wenigen Tagen durch eine Gabe PULS. 200°° und eine Gabe SULPH. 200° geheilt wurde.[Vol. 81, S.196; AHZ 48 (1854) 52-53]

B. W. in M., ein Professionist von 22 Jahren, hatte vor 4 Jahren die Krätze verschmiert und zwar den Angaben gemäß, höchst wahrscheinlich mit SCHWEFEL und QUECKSILBER. Nicht lange nachher erschien ein häßlicher Gesichtsausschlag, der allmälig schlimmer wurde, sich ungeachtet vieler allopathischen, meistens bloß äußeren Mittel, über das ganze Gesicht verbreitete und so arg wurde, daß er in ein hiesiges Hospital aufgenommen wurde, wo er nicht nur von geschickten Aerzten behandelt wurde, sondern die Pflege der trefflichen barmherzigen Schwestern genoß. Was hier für Mittel angewendet waren, konnte ich nicht erfahren, nur war zur Beförderung des Stuhlgangs viel GLAUBERSALZ gebraucht worden. Indessen war der Gesichtsausschlag, trotz Allem dem, eher schlimmer als besser geworden und er wendete sich nun, wie so viele Andere, zu dem letzten Refugium der Unheilbar-Scheinenden, zur Homöopathie. – Am 17. April 1841 erhielt er zuerst von mir eine Gabe BRY. 30°°°, der fortwährend hartnäckigen Verstopfung wegen, und 3 Tage später, da der Stuhlgang nun ganz regelmäßig erfolgte, eine Dosis CAUST. 30°°°. Bis zum 25. April war nach dem letzten Mittel schon sehr ansehnliche Besserung eingetreten, welches die Richtigkeit der Wahl darthat, und weshalb ich ihm nur eine Gabe SEP. 30°° und acht Tage später wieder eine Gabe CAUST. 30°° verordnete. Am 16. Mai erschien er wieder, wo die Besserung des Gesichtsausschlags wieder sehr fortgeschritten war; dagegen klagte er, daß er Abends, nach dem Niederlegen, sehr an beängstigendem Herzklopfen leide, welches er früher verschwiegen, damit er nur um so eher seinen entstellenden Ausschlage los würde. Nach einem ersten Verweise, den ich ihm deshalb gab, reichte ich ihm eine Gabe CALC. 30°°, wonach bis zum 31. Mai das Herzklopfen verschwunden, der Gesichtsausschlag aber wieder etwas schlimmer geworden war. Am letztgenannten Tage erhielt er nun eine Gabe LYC. 30°°, und bis zum 15. Juni war das ganze Leiden geheilt und kehrte bis heute nicht wieder.[ACS 19 (1842) 3, 46-47]

Der Kranke ist zu Schlagfluß geneigt und leidet an Herabfallen der Augenlider.[Br., Lippe]
Halbseitige Lähmung des Gesichts.[VHA]

Verifikationen und klinische Symptome

Verzerrung und Lähmung der linken Gesichtshälfte, die das Reden verhindert: GRAPH. (Die rechte Seite weist auf CAUST..)[Br., Lippe]
Krampfhafte Empfindung in den Lippen.[VHA]
Spannung und Reissen am Unterkiefer und Kinne.[VHA]
Kinnbacken-Krampf.[VHA]

Heilungsbericht

G. Sch. in M., eine unverheirathete schwächliche Person, blassen Aussehens, litt schon längere Zeit an einem schmerzhaften reißenden, Nachts am heftigsten auftretenden Gesichtsschmerz, welcher, vom Jochbeine ausgehend, die ganze rechte Oberkinnlade einnahm und sich bis hinter das Ohr erstreckte. Dabei kein Durst, Frostigkeit bei den Schmerzen und allzu geringes Monatliche. – Die am 17. Aug. 1835 gereichte PULS. besserte gar nichts. Daher nach 3 Tagen, nach vorgängigem Riechen an SULPH. 30., eine Gabe CAUST. 30°°, welche den gerade anwesenden Anfall heftigerer Art in wenigen Stunden beseitigte und bis jetzt die Wiederkehr verhütet hat.[ACS 17 (1838) 1, 43]

Zähne

Das Zahnweh, dem dieses sehr lange wirkende und ungemein kräftige Heilmittel entspricht, ist stets chronischer Natur, wogegen man mit schnellwirkenden Arzneien nichts ausrichtet.[KMS 78]
Reissen in den Zähnen und durch die Ober- und Unterkiefer.[VHA]

Heilungsbericht: *M. Sch.* in J., verheirathet, 34 Jahr alt, sanfter, zu innerm Gram geneigter Gemüthsart, der sie oft ausgesetzt war, leidet an Reißen, am meisten in den obern Schneidezähnen, besonders Vormittags und in freier LUFT, wobei es ihr zugleich im Halse und in der Schulter reißt und strammt. Dabei die Periode sehr stark, mit schwarzem BLUTE in Klumpen und Ziehen im Unterbauche, Kreuzschmerz bei langem Stehen, nicht beim Gehen und Sitzen, und beim Niederhocken kann sie wegen klemmartigen Strammens im linken Knie nicht wieder aufkommen. – Am 27. Juni 1836 eine Gabe IGN. 6°°°, welche nur das Gemüth heiterer machte, daher nach 8 Tage eine Gabe SULPH. 30°° und, da dieses Mittel nichts besserte, 8 Tage später eine Gabe CAUST. 30°°, welche ohne Wiederholung oder andere Arznei, alle Beschwerden dauerhaft tilgte.[ACS 17 (1838) 1, 45-46]

Sehr schmerzhafte, aus ihren Höhlen erhobene Zähne.[VHA]
Stechen in den Zähnen.[VHA]

Heilungsbericht: *F. B.* in L., ein großer, magerer Bauer von 44 Jahren, hat im linken Oberkiefer einen hohlen Zahn, worin es heftig sticht, mit Geschwulst des Zahnfleisches und der Wange, Singen vor dem linken Ohre, welches Letztere sich durch Gähnen auf kurze Zeit verliert, und Ziehen in den Schulterblättern, bei Nacht weniger. Dabei Neigung zu Verstopfung, Husten mit salzigem Auswurfe und Brennen in den Fußsohlen in der Wärme. – Eine am 29. April 1836 gereichte Gabe NUX-V. 30°° regelte den Stuhl und nahm den Husten fort, wirkte aber auf die Zahnschmerzen nur in so weit, als sie solche für einige Tage beseitigte, später aber unter anderen Umständen auftreten ließ, nemlich Abends und in der Ruhe. Er erhielt daher 14 Tage später eine Gabe SULPH. 60°° und 5 Tage darauf eine Gabe CAUST. 30°°, wonach sich bald alle Beschwerden minderten und, ohne weitere Arznei, nach 3 Wochen dauerhaft verloren hatten.[ACS 17 (1838) 1, 46]

Klopfen in den Zähnen

Heilungsbericht: Eine andere Art von klopfendem Zahnweh, ebenfalls meistens nach Verkältung entstehend, aber ohne alle Spur von Fieber, ist dasjenige, welches in dem CAUSTICUM sein Heilmittel findet. Es ist gewöhnlich mit schmerzhaftem und leicht BLUTENDEM Zahnfleische und mit Reißen in den Gesichtsmuskeln, im Auge und Ohre verbunden. Ich selbst litt im vorigen Winter mehrere Tage daran, weil ich aus Mangel anderweitiger, entscheidender Symptome, das rechte Mittel nicht aufzufinden verstand. Nachdem ich vergeblich einige andere, passend scheinende Mittel versucht hatte, befreiete mich einmaliges Riechen an CAUSTICUM in einen Paar Stunden so gänzlich davon, daß auch nicht einmal eine Empfindlichkeit an der Stelle zurückblieb, und seitdem kein ähnliches Zahnweh wiedergekehrt ist. Das Zahnweh, dem dieses sehr lange wirkende und ungemein kräftige Heilmittel entspricht, ist stets chronischer Natur, wogegen man mit schnellwirkenden Arzneien nichts ausrichtet.[KMS 78]

Eiterndes Zahnfleisch und Zahnfistel.[VHA]

Heilungsbericht

Graf *M.* zu L., litt seit 5 Tagen an Zahnweh, mit dem Gefühle, als wenn die linke Unterkinnlade zerbrochen würde, Nachts im Bette am heftigsten. – Am 7. Juli 1835 CAUST. 30°° nahm es in zwei Stunden fort, und der Schmerz ist nicht wiedergekehrt.[ACS 17 (1838) 1, 45]

Verifikationen und klinische Symptome

Verifikationen und klinische Symptome

Mund

Mundtrockenheit.[VHA]
Viel Schleim im Munde und Schlunde.[VHA], [HA 65], [KEU 15]
Wundheitsschmerz und Brennen im Schlunde.[KEU 15]
FETTIGER, SCHMIERIGER Geschmack im Munde.[VHA]
FETTIGER Geschmack im Munde.[HA 65]
Neigung zum Schlingen, mit Geschwulstgefühl im Schlunde.[VHA]
Aufsteigendes Kältegefühl im Halse.[VHA]
Rauhheit des Halses.[KEU 15]
Erschwerte Sprache.[KEU 15]
Sprachlosigkeit von Lähmung der Sprachorgane.[VHA]

Heilungsbericht: *E. A.* von Gl., 17 Jahr alt, sonst gesund und stark, stotterte von Jugend auf, auch wenn er sehr langsam sprach, mit einem Gefühle von Lähmung der Zunge, welche er nur mit großer Schwierigkeit im Munde bewegen konnte, obwohl sie nicht geschwollen war. Da nichts weiter zu erforschen war, gab ich am 6. Febr. 1836 versuchsweise demselben eine Gabe CAUST. 30°°, welche ihn vollständig und dauerhaft vom Stottern befreite.[ACS 17 (1838) 1, 48]

Genüsse

Widerwillen gegen SÜSSES.[VHA], [HA 65], [KEU 15]
Durst auf kalte Getränke.[VHA]

Nachtdurst

Beachte: Eine merkwürdige, auch noch hierher gehörige Eigenschaft der CALC. ist noch die, dass namentlich in der Nacht der Durst auf kaltes WASSER oft unlöschbar ist, obwohl solches schlecht bekömmt, und dass derselbe immer heftiger wird, jemehr der Kranke seinem Verlangen darauf nachgiebt. Dagegen wird der weit seltenere Nachtdurst von CAUST. schon von wenigem Trinken bald gelöscht und hinterlässt nicht die mindesten unangenehmen Folgen.[AHZ 63 (1861) 87]

Heftiger Durst bei geringem Appetite.[VHA]
Magendrücken nach BROD-Essen.[VHA]
Abends und im Freien, so wie nach KAFFEE-Trinken erhöhen sich die Beschwerden.[VHA]
Dieser erst seit ein Paar Jahren von uns als konstant beobachtete Unterschiede in der Wirkung der CALC. (Verschlimmerung von Trinken) und CAUST. (Besserung davon) beweisst (ausser manchem Andern), dass beide Mittel keineswegs identisch sind, wie Einige haben behaupten wollen.[AHP 200]

Geschmack

FETTIGER, SCHMIERIGER Geschmack im Munde.[VHA]
FETTIGER Geschmack im Munde.[HA 65]

Aufstoßen

Leeres Aufstoßen.[VHA]
Versagendes Aufstoßen mit Würgen.[VHA]
Erbrechen SÄUERLICHEN WASSERS, mit nachfolgendem SAUREM Aufstoßen.[VHA]
Erbrechen SAUREN WASSERS.[KEU 15]

Uebelkeit

Uebelkeit bei und nach dem Essen.[VHA]
Erbrechen SÄUERLICHEN WASSERS, mit nachfolgendem SAUREM Aufstoßen.[VHA]

Beachte: Wenn auch bei Uebelkeit und Erbrechen die beiden genannten Mittel nicht zu denjenigen gehören, die dabei am Oeftersten in die Wahl treten, so ist dies doch nicht selten der Fall bei chronischen Zuständen. Freilich giebt dann das SAURE Erbrechen der Speisen eine gute Anzeige für CALC., sowie das WÄSSRIGE für CAUST.; aber noch viel sicherer ist für das erste, wenn ein Trunk kalten WASSERS sofort verschlimmert, und für das zweite, wenn davon temporärer Nachlass erfolgt. Es verhält sich damit ebenso, wie mit dem VERAT. und CUPR., zum Theil auch mit dem PHOS., mit dem Unterschiede dieses letzten von CAUST., dass die Besserung nur so lange dauert, als das getrunkene WASSER im Magen noch kalt ist, dagegen sogleich wieder ausgebrochen wird, sobald es darin warm geworden. – Eine merkwürdige, auch noch hierher gehörige Eigenschaft der CALC. ist noch die, dass namentlich in der Nacht der Durst auf kaltes WASSER oft unlöschbar ist, obwohl solches schlecht bekömmt, und dass derselbe immer heftiger wird, jemehr der Kranke seinem Verlangen darauf nachgiebt. Dagegen wird der weit seltenere Nachtdurst von

CAUST. schon von wenigem Trinken bald gelöscht und hinterlässt nicht die mindesten unangenehmen Folgen.[AHZ 63 (1861) 86-87]

Magen

Magenschmerzen mit Hitze im Kopfe und Schauder über den ganzen Körper, durch Niederlegen gelindert.[VHA]

Magenkrampf.[VHA]

Beachte: Der Versuch mit einem Trunke WASSER bei Annäherung der [Fallsucht-] Anfälle reicht oft dazu hin. Wenn nämlich, bei sonstiger Angemessenheit beider Mittel, dadurch der Ausbruch beschleunigt wird, so ist CALC., wenn er aber dadurch niedergehalten wird, CAUST. das sicher hilfreiche. Man findet viele Fallsüchtige, denen es bekannt ist, dass ein Trunk kalten WASSERS den nahenden Anfall zurückdrängt und für kurze Zeit beseitigt, oder einen solchen beschleunigt. Wo dieser Versuch noch nicht gemacht ist, kann er leicht, und ohne alle Gefahr für den Kranken absichtlich angestellt werden. – Eine ähnliche nützliche Anwendung kann man von diesem Zeichen bei manchem Magenkrämpfen machen; vorzüglich bei solchen, wobei der Plexus solaris eine erhebliche Rolle spielt. Bei dieser Art Leiden, die gewöhnlich in hohem Grade auch Geist und Gemüth afficiren, sind (ausser LYC.) diese beiden Heilmittel unter Allen wohl die hilfreichsten, wenn sie richtig gewählt sind. Und auch hier beseitigt der Erfolg vom Trinken jeden Zweifel.[AHZ 63 (1861) 86]

Magendrücken nach BROD-Essen.[VHA]

Abends und im Freien, so wie nach KAFFEE-Trinken erhöhen sich die Beschwerden.[VHA]

Heilungsberichte

M. T. aus L. ein Mädchen von 23 Jahren, von schwächlicher Konstitution und sehr sanfter Gemüthsart, leidet seit längerer Zeit an Kneipen und Zusammenziehen im Magen, nach jedem Essen und auch früh nüchtern, wobei gewöhnlich säuerliches Erbrechen der Speisen erfolgt. Dabei öfteres Soodbrennen, sehr seltene Regel mit Leibschneiden und starkem Ziehen in den Beinen und Kurzäthmigkeit, selbst im Sitzen. – Ich reichte ihr am 5. März 1836 eine Gabe SULPH. 30°° und, 8 Tage später zu nehmen, eine Gabe CAUST. 30°°, worauf alles Krankhafte dauerhaft verschwand.[ACS 17 (1838) 1, 52]

N. von D. in R., ein sehr reizbares Mädchen von einigen 20 Jahren, war vor 4 Jahren von den Aerzten an der Schwindsucht verloren gegeben und durch mich hergestellt, so daß sie bis zum Febr. 1835 sich völlig wohl befand. Nun klagte sie über einen unausstehlichen Druck in der Herzgrube, am meisten früh nach dem Essen, mit schleimigem, ekelhaften Geschmack, sauerm Aufschwulken und steter Brecherlichkeit, oft bis zum Erbrechen einer fettigen, ölartigen Masse. Dabei Durchfall und heftiges Ziehen und Reißen im Unterkiefer. – Am 3. Febr. 1835 that eine Gabe NUX-V. 30°° sehr gut, aber am 18. darauf war das Uebel wieder da, und eine Gabe NUX-V. 18°°° besserte nun nur wenig. Eine dritte Dosis dieses Mittels zu 6°°°, 8 Tage später gereicht, besserte gar nichts und COCC. 6°° verschlimmerte das Uebel. Nun zögerte ich nicht, eine Gabe CAUST. 30°° zu reichen, welche nach einer Verschlimmerung, welche 3 Tage währte, Besserung brachte und die Beschwerden in 14 Tagen ganz und dauerhaft gehoben hatte.[ACS 17 (1838) 1, 52-53]

Hypochonder

Stiche in der Leber.[VHA]

Druck der Kleider um die Hypochondern.[VHA]

Heilungsberichte

E. A. aus M., ein 36jähriger, schwächlicher Mann von sanfter Gemüthsart, leidet seit 7 Jahren an Stechen und Zucken in der Milzgegend, vorzüglich Abends und Vormitternacht im Bette. Dabei Stiche in der linken Kopfseite und in den Zähnen dieser Seite, nur alle 5 Tage einmal harter Stuhl und Frost in der Kälte bei übermäßiger Hitze in der Wärme. – Am 19. May 1835 gab ich ihm eine Gabe SULPH. 60°° und, 8 Tage später zu nehmen, eine Gabe SARS. 30°°, worauf wenig Besserung erfolgte, und der Kranke noch ferner mittheilte, daß er noch gegenwärtig trockne Krusten auf dem Kopfe, den Knieen und an andern Theilen des Körpers habe, welche er bekommen, nachdem er die Krätze verschmiert habe. Am 7. Juli 1835 erhielt er nun eine Gabe CAUST. 30°°, wonach eine, über 8 Tage lang dauernde Erhöhung der Beschwerden eintrat, dann aber rasche Besserung folgte und zur gänzlichen Heilung nichts weiter nöthig war.[ACS 17 (1838) 1, 53-54]

Mad. Schl. in H., 40 Jahr alt, von starkem Körperbau und sanfter Gemüthsart, leidet schon seit vielen Jahren an hysterischen Unterleibskrämpfen und schmerzhafter Auftreibung der Leber mit Stechen und Drücken darin. Sie hatte bisher stets medizinirt, aber ohne allen Erfolg in Betreff der Hauptbeschwerden, und zugleich war nun die Verdauung sehr geschwächt und das Nervensystem überreizt. – Am 29. Jan. 1835 reichte ich zuerst eine Gabe SEP. 30°°, welche

Verifikationen und klinische Symptome

heftig wirkte, BLUTWALLUNG und Abendfieber hervorbrachte, aber im Verfolge wesentlich nichts besserte. Am ersten Febr. gab ich eine Gabe CAUST. 30°°, wonach alle Beschwerden allmählich minder wurden und nach 6 Wochen völlige Genesung erfolgte, welche bis zum 7. Aug. anhielt, wo in Folge von heftigen, mit Aerger verbundenen Gemüthsbewegungen das Leberleiden wieder auftrat, aber durch eine Gabe MAG-M. 30°° in wenigen Tagen beschwichtigt wurde. Seitdem genießt sie einer ungestörten Gesundheit.[ACS 17 (1838) 1, 55]

Verifikationen und klinische Symptome

Bauch

Schmerzhafte Aufgetriebenheit des Bauches.[VHA], [HA 65]

Dicker Bauch bei Kindern.[VHA]

Dicker, harter Bauch bei Kindern.[KEU 15]

Schmerzhafte Geschwulst des Nabels.[VHA]

Heilungsbericht

E. Sch. von L., ein Ackerwirth von 60 Jahren, ziemlich gesetzter Konstitution und sanfter Gemüthsart, klagt über Stiche im Unterleibe, welche später jedesmal in Brennen übergehen, am meisten in der Morgenzeit und nach jedem Genusse. Dabei öfterer Durchfall und Kurzäthmigkeit nach dem Niederlegen und bei Bewegung und Sprechen. – Am 21. März 1836 gab ich ihm eine Gabe COLOC. 30°°°, welche nichts besserte, daher 8 Tage später eine Gabe CAUST. 30°°, welche ihn von allen Beschwerden dauerhaft befreite, so daß er noch heute über nichts mehr zu klagen hat.[ACS 17 (1838) 1, 55-56]

Stuhl

Langwierige Leibesverstopfung.[VHA]

Langwierige Verstopfung.[HA 65]

Schmerzhafter, vergeblicher Stuhldrang, mit Aengstlichkeit und Gesichtsröthe.[VHA]

Beachte: Wenn der Gemüthszustand bei beiden Arzneien [CALC. und CAUST.] auch keine sehr scharf ausgesprochene Verschiedenheiten darbietet, so findet sich doch mit Bezug auf den Stuhlgang etwas Erhebliches zu bemerken. Vor demselben beobachtet man nämlich bei CALC. eine ärgerliche Reizbarkeit, die nach demselben sogleich in grosse Abspannung und Hinfälligkeit übergeht. Bei CAUST. hingegen finden wir vor dem Stuhlgange eine Aengstlichkeit mit Hitze und Röthe des Gesichts, die auch nachher noch längere Zeit fortdauert.[AHZ 63 (1861) 86]

Nüchtern befindet sich der CALCAREA-Kranke schlimmer, der CAUSTICUM-Kranke besser. – Auch dieses, sich sehr oft mit grosser Entschiedenheit aussprechende Symptom dient in manchen Fällen zur Sicherung der Wahl, und zwar am Meisten bei den Unterleibskranken, von welchen unter Nr. 2 [siehe vorherige Betrachtung] die Rede war. Gewöhnlich bestätigen sich diese Zeichen durch ihre Gegensätze und bieten dann eine grosse Wichtigkeit und Zuverlässigkeit. Wir sehen hier denselben Gegensatz, wie bei SEP. und SIL., wovon die erste in dieser Beziehung mit CALC., die zweite mit CAUST. in Uebereinstimmung steht, und woher es wohl kommen mag, dass wegen der mindern Aehnlichkeit SIL. öfters nach CALC. und SEP. nach CAUST. wohlthätig wirkt.[AHZ 63 (1861) 93-94]

Nach dem Stuhle, Beängstigung.[VHA]

Neigung zu Verstopfung.[KEU 15]

Allzu dünn geformter Stuhl.[VHA]

Fette, ölartige Stühle: Thuj. (CAUST.)[KMS 725]

Harte, vom Schleim überzogene Ausleerungen weisen auf CAUST.. (Die Stuhlentleerungen sind schmierig oder fettig: THUJ..)[Br., Lippe]

Der harte, klebrige Stuhlgang ist mit Schleim bedeckt und glänzt wie eingefettet.[Br., Lippe]

After

Jücken am After.[VHA]

Afteraderknoten.[VHA]

BLUTADERKNOTEN des Mastdarmes; dieselben sind groß, schmerzhaft, stechend, brennend bei Berührung, nehmen zu beim Gehen und scheinen zuzunehmen, solange man daran denkt; sie behindern den Stuhlgang.[Br., Lippe]

Mastdarmfistel.[VHA]

Harn

Oefterer Harndrang mit Durst und geringem Abgange.[VHA]

Unwillkührliches Harnen, bei Tag und Nacht.[VHA]

Unwillkührlicher Harnabgang.[KEJ 15]

Unwillkürlicher Harnabgang, bei Husten, Niessen, Gehen.[VHA], [HA 65]

Unfreiweilliges Harnlassen, besonders nachts und beim Husten; oder tropfenweiser Abgang von Urin nach dem Harnen: THUJ. (vergleiche LACH. und CAUST.).[Br., Lippe]

Heilungsberichte: *C. B.* aus G., 26jähriges Mädchen von schwächlicher Konstitution und sanftem, geduldigem Karakter, klagt über Eiterung der Augen, mit Trübsichtigkeit und Brennen um die Augen und im Gesichte, nächtlichen Knochenschmerzen in den Armen, Bettpissen Abends im ersten Schlafe, Regel zu stark, und öfterem Brennen in der Brust. – Sie erhielt am 18. Oct. 1835 zwei Gaben SULPH. 30°°, wonach, bis zum 6. December, alles verschwunden war bis auf das Bettpissen. Zwei neue Gaben SEP. 20°° besserten gar nichts, ebensowenig abermals zwei Gaben SULPH. 30°° und 0°°, mit einer Zwischengabe MERC. 30°°, welche sie am 9. Februar erhielt. Ich erfuhr nun erst, daß auch bei jeder Erschütterung des Körpers der Urin unwillkührlich abging, und gab daher zwei Gaben CAUST. 30°°, wovon die erste diese Beschwerde wegnahm, die zweite solche aber sogleich wieder hervorrief, und beständigen Schweiß der Geschlechtstheile damit verband. Ich gab daher am 5. May eine Gabe SEP. 30°°, welche diesen Schweiß beseitigte, und 14 Tage darauf eine Gabe CAUST. 30°°, welche das Bettpissen endlich dauerhaft heilte.[ACS 17 (1838) 1, 60-61]

W. Fl. aus G., ein frisch aussehender Jüngling von 18 Jahren, hatte als 5jähriges Kind die Krätze, welche mit SCHWEFEL und QUECKSILBER verschmiert war, seitdem pißte er jeden Abend, schon im ersten Schlafe, ins Bette. Dabei ein brennender Ausschlag auf beiden Fußrücken. – Er erhielt am 6. Febr. 1836 zwei Gaben SEP. 30°° und dazwischen eine Gabe CARB-V. 30°°, alle 14 Tage eine zu nehmen, wonach obige Beschweden sich bald verloren und er bis Mitte Aprils davon ganz frei blieb. Um diese Zeit bekam er einen krätzartigen Ausschlag, ohne ehne neue Ansteckung auch nur im mindesten vermuthen zu können, und das Bettpissen erschien gleichzeitig wieder. Eine am 23. April gegebene Dosis CAUST. 30°° heilte beides dauerhaft in 14 Tagen.[ACS 17 (1838) 1, 61]

Geschlechtstheile

Weibliche Abneigung gegen Beischlaf.[VHA]

Beschwerden der Kinder

Dicker Bauch bei Kindern.[VHA]

Dicker, harter Bauch bei Kindern.[KEU 15]

Wundwerden der Kinder.[VHA]

Zögernder Durchbruch der Regel bei Mädchen.[VHA]

Unsicherheit des Gehens und leichtes Fallen der Kinder.[VHA]

Leichtes Fallen der Kinder.[KEU 15]

Regel

Monatliches zu spät, aber stark, wobei das BLUT in geronnenen Klumpen abgeht.[VHA]

Zögernder Durchbruch der Regel bei Mädchen.[VHA]

In der Zeit der Regel fließt kein BLUT während der Nacht. (Wenn die Regeln nur während der Nacht auftreten, denke man an BOV.. Die Regeln Tag und Nacht, aber stärker des Nachts, weist auf ZINC..)[Br., Lippe]

Starker Weißfluß.[VHA]

Heilungsberichte

C.L. von L., unverheirathet, 27 Jahre alt, von schwächlicher Konstitution und sanfter Gemüthsart, klagt seit mehren Jahren über fortwährenden, sehr ermattenden Weißfluß bei gar zu schacher Regel. Außerdem Beklommenheit der Brust, besonders Abends und im Gehen, aber auch nach dem Niederlegen im Bette, öftere Stiche in der Brust, und große Müdigkeit der Unterschenkel. – Am 12. Dec. 1835 gab ich zwei Gaben PULS. 30°° und 18°° mit einer Zwischengabe CHIN. 12°°°°, alle 8 Tage eine, in dieser Reihefolge, zu nehmen. Demnach trat bedeutende Besserung in allen Erscheinungen ein, welche aber nur bis zur Mitte Febr. 1836 anhielt, wo ich eine Gabe CAUST. 30°° reichte, welche alles dauerhaft beseitigte.[ACS 17 (1838) 1, 66-67]

M. C. G. aus G., eine 50jährige arme Wittwe von sanfter Gemüthsart, seit 5 Jahren nicht mehr menstruirt, litt seit dieser Zeit an starkem, scharfen Weißflusse, mit heftigem Jucken und

Verifikationen und klinische Symptome

Verifikationen und klinische Symptome

Fressen in der Scheide und an den Schaamlefzen. Außerdem Jucken und Stechen im Mastdarm, Uebelkeit nach dem Stuhlgange, im Rücken herauf erst Schwere und Kältegefühl und darauf Hitze darin, und Schweiß, selbst im Sitzen. – Am 3. Febr. 1836 eine Gabe SEP. 30°°, welche ziemliche Besserung brachte, aber nichts ganz tilgte. Darauf am 14. März zwei Gaben CAUST. 30°° und eine Zwischengabe SEP. 30°°, alle 14 Tage eine zu nehmen, beseitigten in 6 Wochen alle Beschwerden dauerhaft.[ACS 17 (1838) 1, 67]

Schnupfen

Was unser CAUSTICUM bei dem, unter dem närrischen Namen Grippe bekannten Schnupfenfieber geleistet, ist bekannt, und es würde überflüssig sein, davon noch einzelne Fälle anzuführen. Aber auch bei N a c h k r a n k h e i t e n d e r G r i p p e hat sich CAUST. als ein sehr wirksames Mittel gezeigt, und ich will unter vielen andern nur folgenden Fall anführen: (siehe Heilungsbericht)[ACS 17 (1839) 3, 2]

Steter Stockschnupfen und Verstopfung beider Nasenlöcher.[VHA]

Stockschnupfen.[HA 65]

Am Tage Stock-, Nachts Fliessschnupfen.[KEU 15]

Unwillkürlicher Harnabgang, bei Husten, Niessen, Gehen.[VHA]

Heilungsbericht

Was unser CAUSTICUM bei dem, unter dem närrischen Namen Grippe bekannten Schnupfenfieber geleistet, ist bekannt, und es würde überflüssig sein, davon noch einzelne Fälle anzuführen. Aber auch bei N a c h k r a n k h e i t e n d e r G r i p p e hat sich CAUST. als ein sehr wirksames Mittel gezeigt, und ich will unter vielen andern nur folgenden Fall anführen: – *H. K.* von L., ein früher gesunder Mann von 52 Jahren, bekam die G r i p p e in hohem Grade und wandte sich an einen Arzt der ältern Schule, welcher ihn mehre Monate behandelte, unter steter Zunahme des Unwohlseins und fortwährendem Auftreten neuer Beschwerden zu den alten. Außer den gewöhnlichen Erscheinungen des, noch immer vorhandenen Schnupfenfiebers, klagte er nun auch über stetes Gefühl eines Pflocks im Halse, Brennen in der Herzgrube, welches sich bis in die Milzgegend erstreckte, nach jedem Essen schlimmer, Brennen zwischen den Schulterblättern, Zucken und Schütteln in den Gliedern, und Unvermögen, die Hände zuzumachen. – Am 19. August 1836 erhielt er von mir eine Gabe NUX-V. 30°°und 8 Tage darauf eine Gabe ARS. 30°, wonach sich das eigentliche Schnupfenfieber ganz verlor und allgemeine Besserung erfolgte. Am 10 Okt. klagte er über zuweilen noch eintretendes Brennen und Kriebeln in der geschwollenen Herzgrube, mit gleichzeitigem Gefühle, wie von einem Pflock im Halse, über Steifigkeit der Haut und Finger und seitdem entstandenen Jucken über den ganzen Körper, durch Kratzen verschlimmert, wobei ich erfuhr, daß er in der Jugend die Krätze gehabt und verschmiert hatte. Er erhielt nun von mir zwei Gaben CAUST. 30°° und eine Zwischengabe SULPH. 60°°, alle Tage eine zu nehmen, wonach bis zum 15. Nov. sämmtliche Beschwerden dauerhaft verschwanden.[ACS 17 (1839) 3, 2-3]

Athem

Krampfhafte Engbrüstigkeit.[VHA]

Unerträglichkeit enger Kleider auf der Brust, welche den Athem beengen.[VHA]

Kurzäthmigkeit.[KEU 15]

Husten

Bei CALC. ist der H u s t e n am Gewöhnlichsten M o r g e n s und a m T a g e m i t A u s w u r f, A b e n d s aber fast trocken; dahingegen das CAUST. fast blos zur N a c h t z e i t A u s w u r f hat, den man aber mit S c h w i e r i g k e i t l o s b r i n g t und meistens n i e d e r s c h l i n g e n muss. – Wenn auch bei beiden Mitteln noch einige andere Modificationen des Hustens vorkommen, so sind doch die beiden Vorstehenden die gewöhnlichsten und am Sichersten durch diese Mittel zu heilen, wenn die übrigen Zeichen keine Widersprüche enthalten, und sich nicht – wie oft der Fall ist – andere Mittel zur Wahl stellen, die überhaupt besser passen.[AHZ 63 (1861) 94]

Kurzer, trockner Husten.[VHA]

Trockner, hohler Husten mit Wundheitsschmerz in der Brust.[VHA]

Nacht-Husten.[VHA]

Oefteres Erwachen vom Husten.[KEU 15]

Hüftschmerz beim Husten.[VHA]

Unwillkürlicher Harnabgang, bei Husten, Niessen, Gehen.[VHA]

Der Husten wird durch einen Schluck kalten WASSERS erleichtert.[Br.. Lippe]

Verifikationen und klinische Symptome

Keuchhusten

Unaufhörlicher, kurzer, hohler Husten, von kriebelndem Kitzel und von vielem Schleim im Halse erregt, meistens (aber auch umgekehrt) am Tage ohne, Nachts mit Lösung SCHARFEN, FETTIG schmeckenden Schleims, den er aber nicht auswerfen kann, sondern niederschlingen muss.[KEU 14-15]

Verschlimmerung: Abends bis Mitternacht; selten früh Morgens (in Wechselwirkung). – Ausathmen. Bücken. Sprechen. Essen. KAFFEE-Trinken. Warmwerden nach Erkältung. Kaltwerden. Kalte LUFT und ZUGLUFT. Erwachen aus dem Schlafe. – (Ein Schluck kalten WASSERS lindert.)[KEU 15]

Begleitung: Melancholische Weinerlichkeit. Befürchtende Angst und Schwermuth. Zanksüchtige Zornanfälle. Stiche in den Schläfen. BLUTDRANG zum Kopfe, mit Brausen darin, und in den Ohren. Viel Schleim im Munde und Schlunde. Rauhheit des Halses. Wundheitsschmerz und Brennen im Schlunde. Erschwerte Sprache. Widerwillen gegen SÜSSES. Erbrechen SAUREN WASSERS. Dicker, harter Bauch bei Kindern. Neigung zu Verstopfung. Unwillkührlicher Harnabgang. Am Tage Stock-, Nachts Fliessschnupfen. Kurzäthmigkeit. Krampfartige Engbrüstigkeit. Wundheitsschmerz in der Luftröhre. Heiserkeit. Röcheln in der Brust. Brennen, Stechen und Wundheitsschmerz in der Brust. Herzklopfen. Stechen in der Herzgegend. Steifheit und Strammen im Nacken, den Rücken herab. Verrenkschmerz in der Hüfte. Leichtes Fallen der Kinder. Unruhe im ganzen Körper. Tagesschläfrigkeit bei nächtlicher Schlaflosigkeit. Oefteres Erwachen vom Husten. Aufschrecken im Schlafe. Stete Frostigkeit. Starker Schweiss bei Bewegung, besonders im Freien.[KEU 15]

Nur im ersten, katarrhalischem Stadium anwendbar, aber dann, wenn übrigens die Zeichen genau passen, die Krankheit völlig abschneidend und dann den Ausbruch des vollendeten Keuchhustens verhindernd.[KEU 15]

CUPR. ist das Hauptmittel bei einer der bösartigsten Formen des Keuchhustens, welche glücklicher Weise nicht oft vorkommt und dem ähnlich ist, wogegen VERAT. angezeigt ist. Bei diesen beiden Mitteln liegt aber der auffallendste Unterschied, wie CALC. und CAUST., in dem Einfluss vom Trinken eines Schluckes kalten WASSERS.[KEU 22]

Luftröhre

Langwierige Heiserkeit, mit leiser, gedämpfter Stimme.[VHA]

Heiserkeit.[KEU 15]

Heiserkeit und Rauheit im Halse, schlimmer am frühen Morgen. (Die Heiserkeit von CARB-V. ist schlimmer abends).[Br., Lippe]

Sprachlosigkeit von Lähmung der Sprachorgane.[VHA]

Erschwerte Sprache.[KEU 15]

Stimmlosigkeit wegen Schwäche der Kehlmuskeln.[VHA]

Heilungsbericht: *Fr. H.* von L., ein blaß aussehender, schwächlicher Jüngling von 18 Jahren, leidet seit 1/2 Jahre an nächtlichem Durchfalle mit Schleimabgange, am heftigsten um die andere Nacht. Dabei etwas Schwerhörigkeit mit Ohrenfluß und abendlicher Frost. Er erhielt dagegen von mir am 6. Jan. 1836 zwei Gaben PULS. 30°° und eine Zwischengabe SULPH. 60°, alle 24 Stunden eine zu nehmen, wonach in 4 Tagen Alles, auch die Schwerhörigkeit, gehoben war. Vierzehn Tage später wurde er von der Krätze angesteckt, welche in wenigen Tagen mit SULPH. innerlich und MERC. äußerlich als Salbe vertrieben wurde, worauf er nach abermals 14 Tagen heiser wurde, welches so zunahm, daß er bis zum 25. Febr. die Stimme gänzlich verloren hatte, so daß er auch kein lautes Wort mehr herausbringen konnte, unter stetem Sausen und Brausen im Kopfe und in den Ohren. Er nahm nun eiligst wieder seine Zuflucht zu mir, und es glückte mir auch, durch 2 Gaben CAUST. 30°°, und einer Zwischengabe PSOR. 30°, alle 5 Tage eine zu nehmen, ihn dauerhaft herzustellen, so daß schon am dritten Tage nach der ersten Gabe CAUST. die Stimme wieder da war, das Brausen im Kopfe sich verlor, und seitdem nichts Krankhaftes geblieben ist.[ACS 17 (1839) 3, 12-13]

Wundheitsgefühl im Kehlkopfe, außer dem Schlingen.[VHA]

Kehlkopf-Schwindsucht.[VHA]

Wundheitsschmerz in der Luftröhre.[KEU 15]

Hals

Kropfähnliche Halsdrüsen-Geschwulst.[VHA]

Steifigkeit und Strammen im Genicke.[VHA]

Nässende Flechte im Nacken.[VHA]

Verifikationen und klinische Symptome

Brust

Brustdrücken.[VHA]

Beklemmung am Herzen, mit Schwermuth.[VHA]

Krampfartige Engbrüstigkeit.[KEU 15]

Röcheln in der Brust.[KEU 15]

Brennen, Stechen und Wundheitsschmerz in der Brust.[KEU 15]

Heilungsbericht: *W. H.* aus L., ein Ackersmann von 56 Jahren hatte vor einem Paar Jahren die Krätze verschmiert, darauf wiederholte Brustfieber bekommen, die jedesmal allopathisch behandelt waren, aber Stiche in der Brust zurückgelassen hatten, welche keiner Arznei weichen wollten. Dabei war große Schwerhörigkeit und starke Anschwellung des Gesichts entstanden, welche beide Beschwerden noch stets im Zunehmen begriffen waren. – Welche Arzneien er gebraucht, war nicht zu erfahren, aber gegen die Krätze innerlich SCHWEFEL und äußerlich MERKURIAL-Salbe angewendet, und diese dadurch „beseitigt". – Ich gab ihm 3 Pulverchen, Nro. 1 und 3 CAUST. 30°° und Nro. 2 SEP. 30°°, um alle 5 Tage nach der Nummer eins zu nehmen. – Auch dieser Mann kam am 9. Mai [1841] wieder und zeigte ganz bedeutende Besserung in allen Theilen, welches mich veranlaßte, die frühern Mittel zu wiederholen, jedoch in der Art, daß er jetzt zwei Gaben SEP. und eine Gabe CAUST. erhielt. –Er selbst kam nicht wieder, und von seinen Nachbarn erfuhr ich, daß er ganz geheilt sei und auch wieder eben so gut höre, als vor seiner Krankheit.[ACS 19 (1842) 3, 43-44]

Stiche am Herzen.[VHA]

Stechen in der Herzgegend.[KEU 15]

Herzklopfen.[VHA], [KEU 15]

Heilungsbericht: *Chr. K.* von L., ein blasses, schwächliches Mädchen von 19 Jahren, klagte seit einem Jahre, wo ihre Regel aus unbekannter Ursache ausgeblieben war, über heftiges Herzklopfen bei der mindesten Anstrengung mit Angst und Kurzäthmigkeit. Außerdem hatte sie oft bittern Geschmack im Munde, ziemlich viel Durst, Ziehen in der rechten Schulter beim Hängenlassen des Arms, stets Frost und befand sich überhaupt Abends schlimmer, besonders wenn sie in der Stube ruhig saß. – Am 12. März 1836 reichte ich ihr eine Gabe PULS. 30°°, wonach sehr bedeutende Besserung eintrat, welche aber nur bis Ende dieses Monats anhielt, wo ungeachtet der stets befolgten hom. Diät die alten Leiden wiederkehrten und von Tage zu Tage sich wieder erhöheten. Auch die Regel wollte nicht wieder erscheinen. Am 8. April 1836 griff ich daher zu antipsorischen Mitteln und gab der Patientin eine Gabe SULPH. 30°° und acht Tage darauf eine Gabe CAUST. 30°°. Nach diesem letzten Mittel trat baldige Besserung ein und vierzehn Tage nach der Einnahme dieses trefflichen Heilmittels trat die Periode wieder ein, womit auch der letzte Rest der Beschwerden dauerhaft verschwand.[ACS 17 (1839) 3, 20-21]

Trockner, hohler Husten mit Wundheitsschmerz in der Brust.[VHA]

Heilungsbericht

H. H. G. von C., ein Mann mittlerer Statur von 56 Jahren, bekam vor 2 Jahren, bis wohin er sich stets wohl gefühlt hatte, ein heftiges Brustfieber, welches mit wiederholtem Aderlaß und dem ganzen übrigen apparatus antiphlogisticus der alten Schule nur mit Mühe bekämpft war. Darauf war er längere Zeit matt und kraftlos und allmählig bildete sich ein Brustleiden aus, mit stetem Brennen und Schründen in der Brust, und einem Gefühl, als wenn ein Pflock darin säße. Außerdem klagte er über Kopfweh in der Stirn, mit Zuziehen der Augen, Kältegefühl im Schlunde, beim Warmwerden Husten mit etwas SALZIG schmeckendem Auswurfe, abwechselnder Kälte der Unterschenkel und Füße, als ständen sie in Eis, oder Brennen darin und starke, kalte Nachtschweiße. – Da er vor etwa 4 Jahren die Krätze lange gehabt und endlich mit Salben verschmiert hatte, glaubte ich nur von antipsorischen Mitteln kräftige Hülfe erwarten zu dürfen und gab demPatienten zuerst am 20. Oct. 1836 eine Gabe CARB-V. 30°°°, welche schon in einigen Stunden große Besserung brachte, aber schon am 5ten Tage alles wieder auf den vorigen Stand kommen ließ. Ich säumte daher, eingedenk der Lehren unsers scharfsinnigen Meisters, keinen Augenblick, ein anderes zunächst passendes Mittel, nemlich SEP. 30°° zu reichen, welche auch in der That bis gegen Ende Nov. große Linderung brachte, aber nichts wahrhaft heilte. Am 28. des letzten Monats reichte ich daher eine Gabe CAUST. 30°°, welche schon nach wenigen Tagen durch eintretendes Besserbefinden ihre Angemessenheit zu erkennen gab und ohne Wiederholung oder andere Arzneien bis zu Ende des Jahres das beste Wohlsein herbeiführte.[ACS 17 (1839) 3, 21-22]

Rücken

Schmerzhafte Rückensteifigkeit, besonders beim Aufstehen vom Sitze.[VHA]

Steifheit und Strammen im Nacken, den Rücken herab.[KEU 15]

Steifer Nacken bei einem Kranken mit gichtischer Anlage erfordert CAUST.. (Steifheit des Nackens: LACH.. Wenn der Kopf infolge eines steifen Nackens auf eine Seite gedreht ist, denke man an LACHN..)[Br., Lippe]

BLUTSCHWÄRE auf dem Rücken: Thuj. (CAUST., GRAPH., HEP.)[KMS 726]

Heilungsberichte

G. H. von Gl., eine unverehelichte Person von 32 Jahren, ließ mich am 32. April 1836 durch einen Boten bitten, sie von Kreuzschmerzen zu befreien, welches sie vom Verheben vor einem Jahre erhalten, und wogegen die bisher gebrauchten Einreibungen nichts gefruchtet hätten. Da sonst nichts zu erfragen war, sendete ich ihr in Erwägung der Anamnese eine Gabe SULPH. 30°° und eine Gabe RHUS-T. 30°°, letztere 8 Tage später zu nehmen. Diese beiden Arzneien besserten jedoch nichts und die Leidende kam daher drei Wochen später selbst herüber, und ich erfuhr nun zur Ergänzung des Krankheitsbildes Folgendes: – Der Schmerz entspringt zwar im Kreuze, zieht sich aber bis in die linke Hüfte, und ist spannend, als wenn die Muskeln zu kurz wären, durch Athmen, Husten und von Bewegung erhöht. Ein ähnlicher spannender Schmerz sitzt im rechten Unterarme. Sonst war alles normal. Ich reichte nun eine einzige Gabe CAUST. 30°°, welche bald Besserung brachte und in 14 Tagen das ganze Leiden dauerhaft gehoben hatte.[ACS 17 (1839) 3, 23]

Das 2 1/2 jährige Kind von *W. B.* in L., welche ich schnell von einer schweren Wochenbett-Krankheit geheilt hatte, bekam im Frühjahr 1836 nach der Grippe Schmerzen im Kreuze und eine damit verbundene Schwäche, daß es aufhörte zu gehen und zu stehen, und nun in Folge von allopahischen und Haus-Mitteln so weit heruntergebracht war, daß es auch nichts mehr zu essen vertragen konnte, als am 30. Sept. meine Hülfe verlangt wurde. Ich gab eine Gabe SULPH. 30° und acht Tage darauf eine Gabe CAUST. 30°°, wodurch das frühere Wohlbefinden hergestellt wurde, bis auf nun eingetretenes heftiges Jücken Abends im Bette, welches ebenfalls bald einer Gabe SULPH. 0°° wich.[ACS 17 (1839) 3, 24]

Frau *W.* in O., 28 Jahr alt, hatte erst durch Haarabschneiden und Schmiermittel einen starken Kopfausschlag vertrieben, darauf heftig jückenden Ausschlag auf dem ganzen Körper bekommen, der nach Kratzen BLUTETE und durch SCHWEFEL innerlich und äußerlich beseitigt wurde. Wenige Monate darauf wurde sie am ganzen Körper gelähmt, am meisten an den Untergliedern, und es war klar, daß das Uebel seinen Hauptsitz im Kreuze hatte, worin es ihr bei jedem Versuche zum Aufstehen vom Sitzen heftig sticht, während sie im Sitzen und Liegen keine Schmerzen verspürt. Gehen kann sie mit der größten Mühe nur wenige Schritte, worauf die Kraft dazu schnell in dem Maaße abnimmt, daß sie zusammensinkt, wenn sie nicht sogleich sich niederläßt. Außerdem leidet sie an starkem Weißflusse, an öfteren Anfällen von Aengstlichkeit und Beklommenheit, welche sich durch freie LUFT bessern, und ihr Gemüth ist stets sehr niedergeschlagen und zum Weinen geneigt.– Am 28. Febr. 1837, wo mir Vorstehendes nebst manchem andern Unwesentlichen schriftlich mitgetheilt wurde, sendete ich der Entfernten zuvörderst drei Mittel, 1. PSOR. 30°°, 2. ARS. 30° und 3. SULPH. 60°°°, alle 14 Tage eins in dieser Reihenfolge zu nehmen. Am 19. April erhielt ich wieder schriftliche Nachricht, und zwar sehr erwünschte, denn es hatte sich ungemein gebessert, und was jetzt noch da war, bestand in schmerzhafter Lähmung des Kreuzes, besonders im Aufrichten vom Bücken und im Aufstehen vom Sitzen, und in dem nur wenig gebesserten, aber nur Nachts abgehenden Weißflusse. Ich sendete daher an diesem Tage zwei Gaben CAUST., jede zu 30°°, und eine Zwischengabe SULPH. 30°°, alle acht Tage eine zu nehmen, und fünf Wochen später waren alle Beschwerden spurlos und dauerhaft verschwunden.[ACS 17 (1839) 3, 24-25]

G. St. zu N., eine Frau von 50 Jahren, (die ich nicht gesehen) ist seit einem Jahre, nach Aufhören der Periode, von einer Art halbseitiger Lähmung befallen. Die ganze linke Körperseite ist steif, mit reißenden Schmerzen, und beim Gehen fällt sie sehr leicht. Sie ist dabei sehr mager und bekömmt oft Anfälle von Schweiß. Abends ist es stest am schlimmsten. – Am 6. Juni 1836 erhielt sie eine Gabe PULS. 4°° und eine Gabe SULPH. 30°°, diese 8 Tage später zu nehmen, beide ohne Erfolg. Am 1. Juli eine Gabe CAUST. 30°°, wovon sie gänzlich hergestellt wurde, und bis jetzt gesund blieb.[ACS 17 (1839) 3,63]

Oberglieder

Ziehen und Reissen in Armen und Händen.[VHA]

Vollseins-Empfindung in der Hand beim Zugreifen.[VHA]

Verkürzung und Verhärtung der Flechsen an den Fingern.[VHA]

Gichtisches und rheumatisches Reissen in den Gliedern, im Bette und in der Wärme gelindert.[VHA]

Verifikationen und klinische Symptome

Verifikationen und klinische Symptome

Heilungsberichte: *A. C. El. K.* von B., eine Bauernfrau von 47 Jahren, ist seit 8 Jahren gichtbrüchig und hat bis jetzt stets vergeblich medizinirt. Sie hat große Schwäche, wie Lähmung im Kreuze und heftiges Reißen in den Gelenken der Arme und Beine, welches früh und bei Bewegung schlimmer ist, im Hause und in der Ruhe ist es hingegen besser. Außerdem: Früh FAULER Geschmack im Munde, schwere Speisen kann sie nicht vertragen, sie wird ganz voll davon. – Am 23. März 1836 erhielt sie 1. SULPH. 30°°, 2. NUX-V. 18°°, SULPH. 0°°, um, (der langen Dauer des Leidens wegen), alle 14 Tage ein Pulver zu nehmen. Gegen Anfangs Juni war Besserung eingetreten, aber nicht beseitigt; nur kam jetzt die Verschlimmerung gegen Abend. Am 1. Juni 2 Gaben CAUST., jede zu 30°° und eine Zwischengabe PULS. 30°°, alle 14 Tage ein Pulver. Bis Anfangs Aug. war sie gänzlich gesund und blieb es bis heute.[ACS 17 (1839) 3,62-63]

J. B. G. von N., ein Zimmermann von 50 Jahren, bekam vor 7 Jahren ein Nervenfieber, und behielt danach seit der ganzen Zeit Gliederreißen, welches nur in der Bettwärme besser wurde, wo er dagegen sehr of harnen mußte. In der Kälte kann er nur mit der größten Mühe harnen. Allopathische Arzneien, die bisher viel gebraucht waren, hatten nichts gefruchtet. – Am 8. März 1836 erhielt er eine Gabe SULPH. 30°° und 8 Tage darauf eine Gabe CAUST. 30°°, wonach sich alles besserte, aber später, wenn gleich in geringerm Maaße, wiederkehrte. Am 5. Juli erhielt er deshalb 2 Gaben CAUST., jede zu 30°°, und eine Gabe RHUS-T. 30°°, alle 5 Tage ein Pulver zu nehmen, und nach 3 Wochen waren beide Beschwerden dauerhaft verschwunden.[ACS 17 (1839) 3,63-64]

PLB. und CUPR. gegen Rheumatismus und Lähmung der Streckmuskeln; NAT-M. und CAUST. erstrecken ihre Wirkung blos auf die Beugemuskeln.[Chargé, Bönn.]

Verkürzungen der Beuge-Muskeln.[VHA]

Krummziehen der Glieder mit Lähmung derselben.[VHA]

Lähmige, zitterige Schwäche der Glieder außer dem Bette.[VHA]

Verkrüppelte Nägel an Fingern und Zehen: Thuj. (CAUST., GRAPH., NIT-AC., SABAD., SIL.)[KMS 728-729]

Heilungsberichte

W. H. von L., ein junger Mensch von 21 Jahren, etwas schwächlich gebaut und von zarter Konstitution, hatte vom Reißen bloß in den Beinen glitten, wogegen ein Arzt ihm das, in neuerer Zeit zur Mode gewordene Mittel, nämlich das Trinken von Leberthee angerathen. Diese unangenehme Arznei that aber das Gegentheil von dem beabsichtigten Zwecke, indem die reißenden Schmerzen sich dennoch mit vermehrter Heftigkeit auf die obern Extremitäten warfen, mit abendlicher Geschwulst der Haut und Füße. Dabei hatte er eine beständige Unruhe in den Beinen, und doch fühlte er in den Armen Linderung, wenn er sie stille hängen ließ. Sonst war nichts innormales aufzufinden. Am 7. Dez. 1835 erhielt er von mir zwei Gaben SULPH., die erste 30°°, die zweite 0°°°, mit einer Zwischengabe RHUS-T. 30°°, nun alle 8 Tage eine davon zu nehmen und die letzte 14 Tage wirken zu lassen. Bis zum 12. Jan. 1836 blieb indessen alles unverändert, und er erhält nun eine Gabe CAUST. 30°°, welche in 8 Tagen alles beseitigte und keine weitere Arznei nöthig machte, bis heute.[ACS 17 (1839) 3,30]

S. K. von L., ein etwas schwächlich aussehendes Mädchen von 17 1/2 Jahren, blasser Gesichtsfarbe und sanften Charakters, hatte sich vor einem Jahre mit QUECKSILBER und SCHWEFEL-Mitteln die Krätze schnell vertrieben und war nicht lange darauf von folgenden Beschwerden befallen: – Unerträgliches Reißen in den Armen, besonders in den Schulter- und Handgelenken, schon bei der Arbeit, aber am heftigsten nach jeder Anstrengung, und Abends in der Ruhe. Die Arme zittern, wenn sie solche in die Höhe hebt. FETTES kann sie nicht vertragen. Die Periode stark, und dabei Kopfschmerzen, Kreuzschmerzen, große Mattigkeit und viel Schweiß. Am 1. April 1838 erhielt sie eine Gabe PSOR. 30°° und 14 Tage darauf eine Gabe SULPH. 30°°, welche im Wesentlichen nicht viel besserten, aber den unterdrückten Ausschlag wieder zum Vorschein brachten, der nach Kratzen brannte und schründete. Dabei waren nun auch die Augen angegriffen, welche Abends eiterten und schründeten. Sie erhielt nun alle 14 Tage eine Gabe CAUST. 30°°, nach der ersten eine Gabe PULS. 30°°, nach der zweiten eine Gabe SEP. 30° als Zwischenmittel und war am 22. Junius von ihren sämmtlichen Beschwerden dauerhaft befreit.[ACS 17 (1839) 3,30-31]

Unterglieder

Bei Abmagerung der Füße gib CAUST. (Abmagerung der Hände: GRAPH.)[Br., Lippe]

Abmagerung der Füße weist auf CAUST.. (Abmagerung der Hände: PHOS.)[Br., Lippe]

Verrenkschmerz im Hüftgelenke beim Auftreten.[VHA]

Verrenkschmerz in der Hüfte.[KEU 15]

Strammen in den Bein- und Fuß-Gelenken.[VHA]

Unsicherheit des Gehens und leichtes Fallen der Kinder.[VHA]

Leichtes Fallen der Kinder.[KEU 15]
Unwillkürlicher Harnabgang, bei Husten, Niessen, Gehen.[VHA]
Muskelverkürzung und Strammen des Fußgespannes.[VHA]
Geschwulst der Füße.[VHA]
Gichtisches und rheumatisches Reissen in den Gliedern, im Bette und in der Wärme gelindert.[VHA]
PLB. und CUPR. gegen Rheumatismus und Lähmung der Streckmuskeln; NAT-M. und CAUST. erstrecken ihre Wirkung blos auf die Beugemuskeln.[Chargé, Bönn.]
Verkürzungen der Beuge-Muskeln.[VHA]
Krummziehen der Glieder mit Lähmung derselben.[VHA]

Heilungsbericht von Pferden: Ein 5jähriges Racepferd, eine Stute, war auf allen Füßen gelähmt in Folge eines Verschlags. Die in diesem Verhältnisse sehr hülfreiche BRY. leistete gar nichts, aber eine einzige Gabe CAUST. stellte das Thier in einigen Stunden vollkommen her. – CAUST. ist überhaupt ein sehr probates Mittel in schmerzloser Lähme. BRY. leistet in schmerzhafter Lähme auf äußere Erkältung in der Regel Alles, während ARS. in vielen Krankheitsverhältnissen, die von innerer Erkältung herrühren, ein Hauptmittel ist.[S.,R.; THU 5, 39]

Hüftschmerz beim Husten.[VHA]
Lähmige, zitterige Schwäche der Glieder außer dem Bette.[VHA]
Unwillkürlicher Harnabgang, bei Husten, Niessen, Gehen.[VHA]
Marmorirte Haut an den Beinen.[VHA]
Adernetze, wie marmorirt, auf dem Fussrücken: Thuj. (CAUST., LYC.)[KMS 727]
Verkrüppelte Nägel an Fingern und Zehen: Thuj. (CAUST., GRAPH., NIT-AC., SABAD., SIL.)[KMS 728-729]

Heilungsberichte

Herr *N.*, ein höherer evangelischer Geisticher, war schon mehre Male von einer Art Podagra befallen worden. Gegen das Ende des Febr. 1836 war er schnell geheilt durch eine Gabe ARN. 24°° und eine Gabe SABIN. 18°°. Aber im Jahre 1837 trat in demselben Monate ein heftiger Anfall auf, mit entzündlicher Geschwulst, auch des Zehen-Ballens, Spannen und Brennen in der großen Zehe und großer Abgeschlagenheit des Geistes und Körpers. Diesmal thaten die beiden obigen Mittel nichts, aber zwei Gaben CAUST., zu 30°° eine jede, nebst einer Zwischengabe OLND. 30°° brachten in 8 Tagen dauerhafte Heilung, so daß das jährlich im Winter wiederkehrende Leiden bis jetzt ausgeblieben ist.[ACS 17 (1839) 3,35-36]

J. H. H. von L., ein Landmann von 53 Jahren, der am 2. März 1836 bei mir Hülfe suchte, litt seit 1 1/2 Jahren an einem Hüftschmerz, den er wie Verrenkschmerz in dem rechten Hüftgelenk bezeichnete, am meisten beim Heben des Beines und beim seitwärts Schreiten; wenn er aber sitzt oder auf der schmerzhaften Hüfte liegt, fühlt er nichts. Außerdem hatte er seit vielen Jahren eine schorfige Flechte auf der rechten Wange. – Zwei Gaben CAUST., jede zu 30°°, und eine Zwischengabe PHOS. 30°°, alle 8 Tage eine zu nehmen, hoben beide Uebel in 3 Wochen volständig und dauerhaft, wie er mir selbst am 6. Mai 1839 berichtete, wo er durch CAUST. 30°°, in Einer Gabe, von einer Vertretung des Fußgelenks geheilt wurde.[ACS 17 (1839) 3,36]

Cl. H. von L., eine unverheirathete Person von 32 Jahren, suchte am 17. März 1836 bei mir Hülfe gegen folgende, sie seit mehreren Jahren belästigende Beschwerden: – Bei eiliger Arbeit im Hause, Schwindel mit Schwarzwerden vor den Augen; stete Verstopfung und Hartleibigkeit, wogegen viel ALOE-Pillen gebraucht waren; Regel stets zu spät, nun schon seit 2 Monaten ganz ausgeblieben; ängstliches Herzklopfen, besonders wenn sie allein ist und nach einem Verweise von ihrer, etwas harten Herrschaft; Kreuzschmerzen bei bervorstehendem schlechten Wetter, besonders Gewitter; geschwollener Drüse am Halse; Abends ist alles schlimmer. Am obigen Tage reichte ich ihr zwei Gaben SULPH., jede zu 30°°, und eine Zwischengabe MERC. 30°°, alle 8 Tage einen Tag eine davon zu nehmen, worauf so bedeutende Besserung eintrat, daß sie, mit Ausnahme der durchgegangenen, aber noch nicht völlig verheilten Drüsenknoten, ein ganzes Jahr lang sich wohl befand. Im Frühjahre 1837 traten aber andere Beschwerden auf, welche sie bewogen abermals zu mir zu kommen, und ihr Zustand war nun folgender: – Die Drüsen am Halse eitern wieder, aber ohne Schmerz; Frost im Rücken, welcher bei der Arbeit vergeht; Lähmigkeit der Beine seit 14 Tagen, mit Reißen darin und dem Gefühle, als wenn sie aufgezogen würde, durch Krümmung derselben vorübergehend gebessert; starker Ausschlag um die Fußgelenke; Abends alles schlimmer. – Sie erhielt am 20. März 1837 eine Gabe SULPH. 30°°, welche nichts änderte, und 8 Tage darauf eine Gabe CAUST. 30°°, welche sie vollkommen von allen Beschwerden befreite, und bis jetzt nichts Krankhaftes mehr auftreten ließ.[ACS 17 (1839) 3,36-37]

Verifikationen und klinische Symptome

Verifikationen und klinische Symptome

H. Kl. von J., ein Mann von 61 Jahren, sendete am 20. März einen Boten zu mir, um von seinem, bisher vergeblich allopathisch behandelten Hüftweh befreit zu werden. Was von Letzterem zu erfragen war, bestand in Folgendem: – Stiche in der Hüfte, wie mit einem Messer, am meisten beim Aufstehen vom Sitze und beim Husten; sämmtliche Extremitäten sind stets kalt und abgemagert; schwere Körper kann er besser halten, als leichte; Kurzäthmigkeit beim Steigen. Diese Symptome waren unzureichend, um mit Sicherheit die Wahl des rechten Mittels treffen zu können, und ich gab daher zuvörderst zwei Gaben RHUS-T. 30°°° und eine Zwischengabe BRY. 24°°, alle 5 Tage eine zu nehmen, wonach in der That einige Besserung eintrat, aber nicht bedeutend, und eine große Steifigkeit der Finger- und Handgelenke hinzukam. Am 17. Mai darauf gab ich dem Kranken 2 Gaben CAUST., jede zu 30°° und eine Zwischengabe BELL. 30°°, alle 8 Tage eine zu nehmen, wodurch seine Beschwerden dauerhaft geheilt wurden.[ACS 17 (1839) 3,37-38]

M. Th. R. von J., ein 9jähriges Mädchen, litt an einer Art von freiwilligem Hinken mit Schmerz in der rechten Leistengegen und Verkürzung des Beines, wovon die Muskeln auffallend gespannt waren. Außer einem etwas dicken Unterleibe war sonst nichts Innormales aufzufinden. Am 11. Juni erhielt das Kind eine Gabe SULPH. 30°°, welche nichts besserte. Acht Tage später CAUST. 30°° brachte gänzliche und bis jetzt dauerhafte Heilung in einem Zeitraume von 3 Wochen und nach 5tägiger, nicht unbedeutender Verschlimmerung.[ACS 17 (1839) 3,38]

Am 22. Juni 1836 klagte *C. H. N.* aus J., ein Mann von 66 Jahren, ein halbseitiges Reißen in den Gliedern, rechter Seite, welches sich bis ins Kreuz zog, mit Mattigkeit und Kraftlosigkeit des Beins, und mit dem Gefühle, als wenn es zu kurz wäre, durch Wärme und in ausgestreckter Lage gebessert; in der Kniekehle des leidenden Beines jückenden Ausschlag, welcher nach Kratzen schründet. – NUX-V. und SULPH., in achttägigen Zwischenräumen gegeben, besserten nichts, aber eine Gabe CAUST. 30°°, acht Tage später gereicht, heilte ihn vollständig und dauerhaft in 14 Tagen.[ACS 17 (1839) 3,38]

M. H., eine 55jährige Frau aus Gl., klagte am 14. Juli 1836 über unerträgliches Kriebeln, Brennen und Stechen in dem geschwollenen linken Unterschenkel und Fuße; am Knöchel daselbst ein Geschwür, woraus bloß brennendes WASSER läuft; wenn sie mit SEIFE wäscht, erscheint Ausschlag an den Händen und am Bauche; unwillkührlicher Harnabgang beim Gehen; Abends kann sie vor Mitternacht nicht schlafen; überhaupt ist alles Abends schlimmer. – Am obigen Tage gab ich ihr, weil sie sehr weit entfernt wohnte, 1. ARS. 30°°, 2. CAUST. 30°° und 3. SEP. 30°°, alle 14 Tage eins in dieser Reihenfolge zu nehmen. Am 24. Sept. darauf kam sie wieder und referirte, daß sie sich nach dem ersten und zweiten Pülverchen ansehnlich gebessert habe, das dritte (SEP.) habe aber die Beschwerden wieder zunehmen lassen. Ich gab ihr daher nun wieder eine Gabe CAUST. 30°°, welche in 5 Wochen alle Symptome fortnahm, und wonach sie bis heute gesund geblieben ist, wie ich von ihren Nachbarn noch ganz kürzlich erfahren.[ACS 17 (1839) 3,38-39]

H. H. Sch., ein 53jähriger Mann aus D., leidet seit 4 Jahren an einem Hüftweh, als wenn sich etwas im Gelenke verschöbe und der Knochen dort zu weich wäre, am schlimmsten in der Ruhe nach Gehen und bei anfangendem Gehen, in der leidenden Hüfte stets Kältegefühl. – Am 21. Juli 1837, wo er bei mir Hülfe suchte, nachdem er bisher vergeblich medizinirt, erhielt er, alle 8 Tage zu nehmen, 1. und 3. RHUS-T. 24°° und 2. CAUST. 30°°, mit der Weisung, das dritte Pulver (RHUS-T.) nicht eher zu nehmen, als bis er von dem zweiten keine Besserung weiter verspürte. Dieser Rath war nicht überflüssig, denn nach dem zweiten Pulver besserte es sich so auffallend und vollständig, daß er das dritte gar nicht eingenommen hat.[ACS 17 (1839) 3,39]

J. Th. G., ein robuster Ackerknecht von 40 Jahren, war früher beim Hausheben von einem fallenden Sparren an der Hüfte gequetscht worden. Jetzt, ein Jahr später, bekam er plötzlich beim Brotkneten, welches in hiesiger Gegend bei den Bauern mit den Füßen geschieht, heftige Stiche von der Hüfte bis zum Knie herab, am schlimmsten bei Bewegung des Beins und beim Husten; Abends ist es schlimmer, und Nachts im Bette fühlt er gar keinen Schmerz. – Am 29. Oct. 1837 erhielt er BRY. 30°° und 8 Tage später RHUS-T. 30°°, wonach das Übel verschwand, aber 14 Tage später wiederkehrte. Ich gab ihm nun CAUST. 30°°, worauf es nach 24 Stunden besser wurde, und bis jetzt nicht wieder kam.[ACS 17 (1839) 3,39-40]

H. Sch. zu B., eine Jungfer von 64 Jahren, war in Folge Hüftwehs von Jugend auf steif im linken Hüftgelenke, mit Verkürzung des Beins. Seit einem Jahre waren nun reißende Schmerzen im ganzen rechten Beine erschienen, besonders beim Aufstehen von langem Sitzen oder Liegen, auch Abends schlimmer. Sie hatte viel medizinirt, auch lange LEBERTHRAN getrunken und EISENHALTIGE SCHLAMM-BÄDER gebraucht; – alles umsonst. – Am 24. Nov. 1837, wo sie bei mir Hülfe suchte, erhielt sie 1. und 3. CAUST. und 2. (als Zwischenmittel) RHUS-T., jedes Mittel zu 30°°, alle 5 Tage eins zu nehmen, und am 12. Dez. 1837 dankte sie mir schriftlich ihre Genesung (bis auf die unheilbare, veraltete Steifigkeit der linken Hüfte), die bis jetzt nicht wieder gestört wurde.[ACS 17 (1839) 3,40]

Fr. Dr., ein 47jähriger Landmann von L., klagte am 16. Jan. 1838 über unerträglich reißende Schmerzen in den Knie- und Hüftgelenken, am schlimmsten nach der Anstrengung und bei anfangender Bewegung, besonders gegen Abend. Außerdem starke Trübsichtigkeit des rechten Auges und jeden Abend Frost. – Zwei, am obigen Tage gereichte Gaben PULS., jede zu 24°°°, und eine Zwischengabe SULPH. 30°°, in Zwischenräumen von je 5 Tagen zu nehmen, hoben den abendlichen Frost und minderten das Augenleiden etwas, ohne an den Schmerzen in den Beinen etwas zu bessern. Am 30. Jan. darauf gab ich eine Gabe CAUST. 30°°, welche hinreichte, die Beschwerden sämmtlich und dauerhaft zu heilen.[ACS 17 (1839) 3,40-41]

M. Schr., ein 20jähriges Dienstmädchen bei einem Bauer zu S., bekam plötzlich und ohne bekannte Ursache heftige Stiche im Kreuze und Oberschenkel linker Seite, mit gänzlicher Lähmung dieses Beins, welches ganz kalt anzufühlen war, durch äußere Wärme etwas zu lindern, dabei aber in der warmen Stube sogleich übel und ohnmächtig; seit 3 Tagen weder Stuhl- noch Harnabgang; wenn sie sich bewegt, auch Stiche in der Brust. – Am 23. Jan. 1838 zweimal BRY. 30°° und RHUS-T. 30°° im Wechsel zu 48 Stunden gegeben, besserten alles, auch die Kreuzschmerzen, nur die Hüft- und Oberschenkelbeschwerden waren noch dieselben und dem Berichte gemäß, weil ich die Leidende nicht gesehen, ganz unleidlich. Am 1. Febr. 1838 zwei Gaben CAUST., jede zu 30°°, und eine Zwischengabe CALC. zu 30°° nahmen dies Uebel weg, welches aber am 11. März darauf noch einmal wiederkehrt, und durch eine Gabe CAUST. 30°° völlig und dauerhaft geheilt wurde. Nur im Beginnen des Jahres 1839 hatte sie das Unglück, ins WASSER zu fallen, worauf sich wieder ein Reißen im Hüftgelenke einstelte, welches einer Gabe RHUS-T. 30°° in 48 Stunden wich.[ACS 17 (1839) 3,41]

Drüsen

Konkordanz Drüsen: Bell., Bry., Calc., Con., Kali-c., Lyc., Merc., *Phos.*, Puls., Rhus-t., Sil., Spong., *Sulph.*[PB]

Knochen

Konkordanz Knochen: Bell., Calc., Chin., Con., Dros., Hell., Lyc., Merc., Ph-ac., Puls., Ruta, Sep. [PB]

Haut

Wahre Krätze.[VHA]

SEP. und CAUST. verdienen den Vorzug gegen die Beschwerden einer frischen, allopathisch, d. h. innerlich mit SCHWEFEL und äußerlich mit MERKUR behandelten Krätze; giebt man in diesem Falle zuerst SCHWEFEL, so nützt er nicht, sondern schadet.[Chargé, Bönn.]

NÄSSENDE Flechten.[VHA]

NÄSSENDE Flechte im Nacken.[VHA]

Wundwerden der Kinder.[VHA]

Schmerzhafte Wehadern.[VHA]

Gelbe Gesichtsfarbe, besonders an den Schläfen.[VHA], [HA 65]

Warzen in den Augenbrauen.[VHA]

Ausschlag auf der Nasenspitze.[VHA]

Warzen an der Nase.[VHA]

Warzen an der Nase und in den Augenbrauen.[HA 65]

Warzen an der Nase: Thuj. (CAUST.)[KMS 723]

Grosse, zackige, oft gestielte Warzen, die FEUCHTEN und leicht BLUTEN: Thuj. (CAUST., LYC., NIT-AC., PH-AC., RHUS-T., STAPH.)[KMS 728]

Ausschlag im Gesichte und auf den Backen.[VHA]

Bei einer Frau hatte SEP. und CAUST. in 14tägigem Zwischenraume gegeben einen 10jährigen schorfigen pruriginösen Gesichtsausschlag so weit geheilt, daß die Schorfe abgefallen waren und die Haut stellenweise ihre natürliche Farbe wieder angenommen hatte.[Chargé, Bönn.]

BLUTSCHWÄRE auf dem Rücken: Thuj. (CAUST., GRAPH., HEP.)[KMS 726]

Jücken am After.[VHA]

Adernetze, wie marmorirt, auf dem Fussrücken: Thuj. (CAUST., LYC.)[KMS 727]

Feine Adernetze, wie marmorirt: Thuj. (CARB-V., CAUST., LYC., PLAT.)[KMS 728]

Marmorirte Haut an den Beinen.[VHA]

Verkrüppelte Nägel an Fingern und Zehen: Thuj. (CAUST., GRAPH., NIT-AC., SABAD., SIL.)[KMS 728-729]

Verifikationen und klinische Symptome

Verifikationen und klinische Symptome

Fessendes Jucken in der Haut, von Kratzen gebessert, aber dennoch brennend: Thuj. (CAUST., LACH., MEZ., RHUS-T., SULPH.)[KMS 729]

In vielen Fällen, die ich besonders in der neuesten Zeit sah, [hat] die SEPIA die Heilung [bei Krätze] vollendet, wenn CAUSTICUM zur Besserung gebracht hatte, aber nicht vermögend war, das ganze Uebel auszulöschen.[ACS 17 (1839) 3,71]

Konkordanz Haut und Aeusseres: Arn., *Ars.*, Asaf., Bry., Calc., Carb-v., Chin., Con., Dulc., Graph., Hep., Lach., Led., *Lyc.*, *Merc.*, Mez., Nit-ac., Phos., *Puls.*, Ran-b., Ran-s., *Rhus-t.*, Sep., *Sil.*, Staph., Stront., *Sulph.*, Thuj. [PB]

Heilungsberichte

S. W., Dienstmagd in M., war im Anfange des Jahres 1835 von mir durch eine einzige Gabe SEP. 30°° von Beschwerden geheilt worden, wovon Mastdarmvorfall bei jedem Stuhlgange, unerträgliches Jucken in der Vagina, seit einem Jahre unterdrückte Periode, abendlicher Schauder und Frost mit großer Traurigkeit, die Hauptzeichen waren. Im Mai 1837 wurde sie von der Krätze angesteckt, welche mit SCHWEFEL schnell verschmiert wurde, worauf aber Knoten erschienen, wie Nesselausschlag, in der Wärme juckend und nach Kratzen vorübergehend verschwindend, aber bald wiederkehrend. – Am 3. Sept. 1837 erhielt sie von mir eine Gabe CAUST. 30°°, und 8 Tage darauf war nichts Innormales mehr zu finden, und es kam solches auch bis heute nicht wieder.[ACS 17 (1839) 3,66-67]

A. B. in M., ein 6jähriges Mädchen, dem vor einem Jahre die Krätze mit SCHWEFEL, innerlich und äußerlich, vertrieben war, hatte nun einen Ausschlag über den ganzen Körper bekommen, welcher in der Wärme heftig jückte und nach Kratzen nässete. – Eine, am 23. Juli 1835 gereichte Dosis CAUST. 30°° reichte hin, das ganze Leiden in 3 Wochen zu heilen, und seitdem ist das Kind ganz gesund.[ACS 17 (1839) 3,67]

Mad. *M.* aus M., etwa 30 Jahr alt, litt seit mehren Jahren, nach vertriebener Krätze, an trocknen, in der Wärme juckenden, und nach Kratzen nässenden Flechten auf der Brust, auf dem Rücken, und auf den Gliedern, am meisten an den Unterschenkeln und Oberarmen. An demselben Uebel litt auch ihr nun 5jähriges Söhnchen, wahrscheinlich von der Mutter angesteckt. Früher waren manche allopathische Arzneien, sowohl innerliche als äußerliche, angewendet, aber alle umsonst; jetzt seit mehr als einem Jahre nichts mehr. – Am 5. Nov. 1835 suchte man bei mir Hülfe, und ich gab der Dame und dem Söhnchen, jedem eine einzige Gabe CAUST. 30°°, welche so wunderbar wohlthätig wirkte, daß ohne Wiederholung dieses Mittels und ohne andere Arznei beide nach 3 Wochen schon gänzlich von ihrem Ausschlage befreit waren. Seitdem fehlt dem Sohne gar nichts mehr und die Mutter erhielt später ein Paar Mal von mir Mittel gegen verdorbenen Magen; aber auch bei ihr blieb der Ausschlag bis jetzt vollkömmen geheilt.[ACS 17 (1839) 3,67]

E. H. Kr. von L., ein junger mann von 27 Jahren, war mit der Krätze angesteckt, wogegen ein Arzt ihm MERKURIAL-Salbe verschrieben, welcher Anfangs den Ausschlag etwas verminderte, dann aber unverändert ließ, während das Jucken in der Wärme, besonders Abends im Bette, bis zum Unerträglichen gesteigert war. Uebrigens war an ihm alles normal. – Am 24. Dec. 1835 erhielt er eine Dosis SULPH. 30°° und 14 Tage später eine Gabe PSOR. 30°°, wonach der Ausschlag wieder in der frühern Stärke erschien und das Jucken zu dem frühern Maaße zurückgeführt wurde. Am 6. Febr. 1836 eine Gabe CAUST. 30°° brachte in 14 Tagen vollkommene und dauerhafte Heilung.[ACS 17 (1839) 3,68]

W. Kr. von L., ein Bruder des vorigen [*E. H. Kr.* von L.], 30 Jahre alt, war ebenfalls von der Krätze befallen und hatte sich eben so, wie der Bruder, mit MERKURIAL-Salbe geschmiert. Bei diesem war die Krätze NÄSSEND, Abends in der Wärme am schlimmsten juckend und nach Kratzen brennend. Am 27. Dec. 1835 gab ich ihm 2 Dosen SULPH., jede zu 30°°, und eine Zwischengabe MERC. 30°°, alle 5 Tage eine zu nehmen. Am 3. Febr. 1836 war der krätzartige Ausschlag trocken geworden und das Jucken etwas minder. Ich reichte nun eine Gabe CAUST. 30°°, welche hinreichte, das ganze Uebel in 14 Tagen ganz und dauerhaft zu tilgen.[ACS 17 (1839) 3,68]

C. W. W., eine Magd auf dem Lande von 24 Jahren, war im Nov. 1835 durch eine Gabe NUX-V. 30°° und eine Gabe PHOS. 30°° in 14 Tagen von folgenden, sie bereits zwei Jahre lang quälenden Beschwerden geheilt: Schwerhörigkeit, besonders für Menschensprache; Verstopfung der Nase; gänzliche Appetitlosigkeit; Regel zu lange dauernd, mit Schmerzen im Unterbauche; Stiche im Kreuze bei jeder Bewegung, früh alles schlimmer. Sehr bald darauf wurde sie mit der Krätze angesteckt und ließ sich, weil sie weit von hier wohnte, von einem nahen Arzte verleiten, dagegen MERKURIAL-Salbe einzureiben und SCHWEFEL einzunehmen. Aber das Uebel wurde schlimmer, und am 29. Febr. 1836 suchte sie bei mir Hülfe. Ich reichte ihr nun eine Gabe PULS. 18°° und 8 Tage später eine Gabe CAUST. 30°°, und nach 3 Wochen war sie ganz geheilt und blieb es bis zur heutigen Stunde.[ACS 17 (1839) 3,68-69]

Verifikationen und klinische Symptome

M. K. von L., eine Frau von 46 Jahren, leidet seit 3/4 Jahren an K r ä t z e , wogegen die ganze Zeit hindurch allerlei innerliche und äußerliche Mittel, auch SCHWEFEL und QUECKSILBER, vergeblich gebraucht sind. Abends in der Wärme ist das Jucken unerträglich. – Am 8. Jan. 1836 reichte ich eine Gabe PSOR.30°° und 8 Tage darauf eine Gabe SULPH. 30°°, beide ohne den mindesten Erfolg. [Nach meinen wiederholten Erfahrungen bringt PSOR. sehr erwünschte Wirkung in den Fällen, wo bloß SCHWEFEL gegen Krätze angewendet, sehr selten aber da, wo zugleich QUECKSILBER gegeben wurde. Gegen diese Komplikation scheint PSORICUM nur ausnahmsweise ein hülfreiches simile darzubieten, und dann CAUSTICUM einen entschiedenen Vorzug zu verdienen.] 14 Tage nach dieser letzten Arznei reichte ich nun eine Gabe CAUST. 30°°, welche schon am folgenden Tage Wirkung zeigte, und in 14 Tagen die ganze veraltete Krätze dauerhaft heilte.[ACS 17 (1839) 3,69]

Am 22. Jan. 1836 suchten 3 Mädchen von L., *M. K.* von 21 Jahren, deren Schwester *W. K.* von 18 Jahren, und ihre Nichte *E. F.* von 20 Jahren, bei mir Hülfe gegen K r ä t z e , welche Abends in der Wärme unerträglich juckte, und bereits über ein Jahr lang mit allerlei Mitteln, sowohl innerlich als äußerlich, ohne den mindesten Erfolg, behandelt war. Alle 3 waren sonst gesund, nur daß die *E. F.* eine gelbliche Blässe des Gesichts hatte. Ich reichte jeder derselben eine Gabe PULS. 30°°, eine Gabe CAUST. 30°° und eine Gabe SEP. 30°°, um die erste Arznei (PULS.) 8, jede der anderen aber 14 Tage wirken zu lassen, die letzte (SEP.) aber nicht eher zu nehmen, bis die zweite (CAUST.) keine weitere Besserung brächte. Der Erfolg war über Erwarten gut, denn nur die dritte (*E. F.*) mit dem gelblichen Gesichte, war nach CAUST. noch nicht geheilt, sondern mußte die SEP. nehmen, die beiden Ersten hatten es nicht nöthig, und ließen meiner Weisung zufolge das dritte Pülverchen liegen, weil ihnen nichts mehr fehlte. Bis jetzt blieben alle drei gesund.[ACS 17 (1839) 3,69-70]

Am 3. Febr. 1836 wurde von mir Hüfe begehrt für zwei Familien in L., wovon die eine aus 4., die andere aus 7 Personen bestand, und die sämmtlich schon 1/2 Jahr an K r ä t z e litten. Die erste Familie, welche ich mit A. bezeichne, hatte bloß innerlich SCHWEFEL gebraucht, und erhielt jeder eine Gabe PSOR. 30°° und 8 Tage darauf eine Gabe SULPH. 30°°, wovon die 2 Erwachsenen geheilt wurden, die zwei Kinder aber noch einer Gabe CAUST. 30°° bedurften. Die andere Familie (die in meinem Journale mit B. bezeichnet ist), bestehend aus 3 Erwachsenen und 4 Kindern, hatte innerlich SCHWEFEL und äußerlich rothe PRÄZIPITAL-Salbe gemißbraucht. Ich reichte jedem derselben 2 Gaben CAUST. 30°° und eine Zwischengabe SEP. 30°°, alle 8 Tage eine zu nehmen, und am 16. März erhielt ich schon die Nachricht von der völligen Heilung sämmtlicher 7 Personen, die seitdem sich ganz wohl befinden.[ACS 17 (1839) 3,70]

Am 4. Febr. 1836 wurde von mir Hülfe begehrt gegen K r ä t z e , womit die ganze Familie des *J. H. a. d. H.* zu L. durch Ansteckung von der Magd , welche solche schon ein Jahr gehabt, behaftet war. Nur diese hat e schon SCHWEFEL und QUECKSILBER gebraucht; die Andern noch nichts, und bei diesen war das Leiden erst etwa 14 Tage alt. Letztere erhielten deshalb 2 Gaben SULPH. 30°° und eine Zwischengabe MERC. 30°°, alle 14 Tage eine Gabe zu nehmen, wonach in 5 bis 6 Wochen Alle gänzlich geheilt waren. Die Magd erhielt eine Dosis PULS. 30°°, und 8 Tage darauf eine einzige Dosis CAUST. 30°°, und war ebenfalls in derselben Zeit dauerhaft geheilt [Ich könnte aus dem Zeitraume, aus welchem ich diese Krankengeschichte entnahm, noch viele Fälle von Heilungen der Krätze entnehmen, welche indessn nichts Erhebliches zur Kenntnis der Eigenthümlichkeit des CAUST. beitragen würden. Ich unterdrücke sie daher, und bemerke nur noch, daß in vielen Fällen, die ich besonders in der neuesten Zeit sah, die SEP. die Heilung vollendet, wenn CAUST. zur Besserung gebracht hatte, aber nicht vermögend war, das ganze Uebel auszulöschen.].[ACS 17 (1839) 3,70-71]

Schlaf

Schlafsucht am Tage.[VHA]
Tagesschläfrigkeit bei nächtlicher Schlaflosigkeit.[KEU 15]
Nächtliche Schlaflosigkeit mit Angst, trockner Hitze und öfterm Aufschrecken.[VHA]
Aengstliche Träume.[VHA]
Unwillkührliches Harnen, bei Tag und Nacht.[VHA]
Am Tage Stock-, Nachts Fliessschnupfen.[KEU 15]
Nacht-Husten.[VHA]
Oefteres Erwachen vom Husten.[KEU 15]
Aufschrecken im Schlafe.[KEU 15]

Konkordanz Schlaf und Träume: Bell., Bry., *Calc., Con.*, G r a p h ., Ign., Merc., Nat-c., *Nux-v.*, P h o s ., Ph-ac., R h u s - t ., S e p ., S i l ., Staph., *Sulph.*[PB]

Fieber

Große Frostigkeit.[VHA]

Verifikationen und klinische Symptome

Frostigkeit.[HA 65]

Stete Frostigkeit.[KEU 15]

Bei CALC. findet sich kaum jemals, bei CAUST. hingegen sehr oft halbseitiger Frost, Hitze oder Schweiss. – Diese Beobachtung deutet darauf hin, dass die halbseitigen Beschwerden, sobald sie mit Fiebererscheinungen verbunden auftreten, weit mehr dem CAUST. als der CALC. angemessen sind. Dahingegen entsprechen die fieberlosen halbseitigen Schmerzen allerdings sehr häufig und im vorzüglichen Grade der CALC., und zwar dann am Vorzüglichsten, wenn sie an der obern Körperhälfte mehr rechts, an der untern mehr links auftreten.[AHZ 63 (1861) 94]

Schweiß beim Gehen im Freien.[VHA]

Starker Schweiss bei Bewegung, besonders im Freien.[KEU 15]

Fieberstadien

1. Puls nur gegen Abend etwas gereizt, wegen BLUTWALLUNG.[WF 14]
2. Frost und Frostigkeit vorherrschend, oft mit Kälte der ganzen linken Seite. – Viel innerer Frost und darauf gleich Schweiss, ohne vorgängige Hitze. – Um Mitternacht innerlicher, starker Frost. – Schauder vom Gesichte aus sich verbreitend.[WF 14]
3. Hitze Abends von 6 bis 8 Uhr. – Ueberlaufende Hitze und darauf Frost.[WF 14]
4. Schweiss sogleich nach dem Froste, ohne vorgängige Hitze. – Starker Schweiss beim Gehen im Freien. – Sauerriechende Nachtschweisse. – Frühschweiss gegen 4 Uhr.[WF 15]

Konkordanz Fieber: Acon., Arn., Ars., *Bell.*, Bry., Calc., Graph., Kali-c., Lyc., Merc., *Nux-v.*, Phos., *Puls.*, *Rhus-t.*, Sep., Sulph., *Verat.*[PB]

Gemeinsames

Gichtisches und rheumatisches Reissen in den Gliedern, im Bette und in der Wärme gelindert.[VHA]

Muskelschlaffheit (mit Klopfen, Schneiden, Stechen u.s.w.) deutet auf CALC.; Muskelstraffheit (mit Spannen, Drücken, Kriebeln, Brennen, u.s.w.) auf CAUST.. – Dieser Gegensatz tritt oft nicht in der gehörigen Schärfe und Deutlichkeit hervor und bedarf daher noch der sonstigen anwesenden Zeichen zur Sicherung der Wahl. Dennoch wird man ihn in der Regel bestätigt sehen und sehr oft vortheilhaft zur Mitbenutzung bei der Mittelwahl finden.[AHZ 63 (1861) 87]

CAUSTICUM paßt besonders für Leute mit dunklem Haar und straffer Muskulatur.[Br., Lippe]

Verkürzungen der Beuge-Muskeln.[VHA]

Krummziehen der Glieder mit Lähmung derselben.[VHA]

PLB. und CUPR. gegen Rheumatismus und Lähmung der Streckmuskeln; NAT-M. und CAUST. erstrecken ihre Wirkung blos auf die Beugemuskeln.[Chargé, Bönn.]

Lähmige, zitterige Schwäche der Glieder außer dem Bette.[VHA]

Abends, unerträgliche Unruhe durch den ganzen Körper.[VHA]

Abendliche Unruhe im Körper.[HA 65]

Unruhe im ganzen Körper.[KEU 15]

Tagesschläfrigkeit bei nächtlicher Schlaflosigkeit.[KEU 15]

Epileptische Krämpfe.[VHA]

Veitstanz.[VHA]

Heilungsbericht: *Cl. B.* von M., ein 12jähriges Mädchen, welches ich nicht selbst gesehen habe, leidet seit 6 Monaten an einer Art Veitstanz, die blos am Tage, am meisten gegen Abend, und dann wohl alle 5 Minuten einen Anfall macht, mit heftigen Zuckungen, welche vom Kreuze ausgehen. Wird sie fest gehalten, so schmerzen die berührten Stellen nachher sehr. Sie ist ungemein schreckhaft. Nachts schläft sie ganz ruhig. Sie hat die ganzen 6 Monate hindurch stets und mit Verschlimmerung medizinirt. – Am 3. März 1838 erhielt sie 1. SULPH. 30°°, 2. AGAR. 30°°, 3. CALC. 30°° und 4. AGAR. 30°°. Danach kamen die Anfälle nicht mehr so oft; auch Nachts blieb alles ruhig. Außerdem wurde nun bemerkt: Hitze in den Ohren und Glucken in den Gliedern. Am 28. März: 1. IGN. 30°°, 2. CAUST. 30°°, 3. IGN. 30°° und 4. ZINC. 30°°. Am 26. April erhielt ich Nachricht: nach No.1. und 3. starke Erstwirkung, ohne darauf folgende Besserung, nach No.2. Besserung, nach No. 4. wieder Verschlimmerung. Zugleich erhielt ich noch folgende Zeichen: Wenn man sie auf die Füße stellte, kann sie nicht stehen, sondern zuckt und zittert bestämndig mit denselben. Bei den Anfällen streckt sie erst die Hände von sich, und dann tritt Kurzäthmigkeit und Herzklopfen ein. Ich überschickte nun 5 Pulver: 1, 3 und 5. CAUST. 30°° und 4. COLOC. 30°°, wonach das Uebel von Tag zu Tag abnahm, und schon nach dem 3. Pulver (CAUST.) kein Anfall wieder erschien. Bis jetzt ist das Mädchen gesund geblieben.[ACS 17 (1839) 3,59-60]

Empfindlichkeit gegen ZUGLUFT und Kälte.[VHA]
Empfindlichkeit gegen Kälte.[HA 65]
Abends und im Freien, so wie nach KAFFEE-Trinken erhöhen sich die Beschwerden.[VHA]
Missbrauch von SCHWEFEL und QUECKSILBER: Thuj. (CAUST., PULS., SEP.)[KMS 727]
Die Erstwirkungen treten später ein und die Nachwirkungen dauern in gleichem Verhältnisse länger, als bei andern antipsorischen Mitteln.[VHA]
(Ein Schluck kalten WASSERS lindert.)[KEU 15]

Heilungsbericht

A. T. von F., ein 4jähriger Knabe, verlernt das Gehen wieder und kann höchstens nur am Stuhle sich haltend aufrecht stehen. Dabei nässender, stinkender Ausschlag auf dem Haarkopfe, Augenentzündung mit LICHTSCHEU und grauweißen Flecken auf beiden Pupillen; harter, dicker Leib; jückender Ausschlag auf dem Rücken; Abends schlimmer. – Am 24. Febr. 1836 erhielt er 2 Gaben CAUST., jede zu 30°°, und eine Zwischengabe SULPH. 30°°, alle 8 Tage eine zu nehmen, worauf er nach 5 Wochen vollkommen und dauerhaft geheilt war.[ACS 17 (1839) 3,62]

Besserung der Beschwerden

Liegen im Bette.[HA 72], [HA 82], [HA 124]
Im Bette in der Wärme.[HA 124], [HA 130]
Wärme.[HA 65], [HA 72], [HA 81], [HA 82], [HA 124], [HA 131]
Warme Stube.[HA 133]
Aeusserer Druck verschlimmert bei CALC., und bessert bei CAUST..[AHZ 63 (1861) 87]
Bei FEUCHTEM Wetter.[HA 124]
Bei NASSEM Wetter.[HA 131]
Oeffnen der Augen.[HA 81]
Von Waschen.[HA 131]
WASSER-Trinken verschlimmert bei CALC. und bessert bei CAUST..[AHZ 63 (1861) 86]

Dieser erst seit ein Paar Jahren von uns als konstant beobachtete Unterschiede in der Wirkung der CALC. (Verschlimmerung von Trinken) und CAUST. (Besserung davon) beweisst (ausser manchem Andern), dass beide Mittel keineswegs identisch sind, wie Einige haben behaupten wollen.[AHP 200]

Der Husten wird durch einen Schluck kalten WASSERS erleichtert.[Br., Lippe]

Beachte: Fortgesetzte Bewegung verschlimmert bei CALC. und bessert bei CAUST. – Indessen kann dieses Zeichen leicht trügen, wenn man es verabsäumt nachzuforschen, ob diese Bewegung zugleich mit Anstrengung verbunden ist, wo dann oft das Gegentheil stattfindet. Dadurch wird dann diese Anzeige oft zweideutig und unzuverlässig.[AHZ 63 (1861) 86]

Nüchtern befindet sich der CALCAREA-Kranke schlimmer, der CAUSTICUM-Kranke besser. – Auch dieses, sich sehr oft mit grosser Entschiedenheit aussprechende Symptom dient in manchen Fällen zur Sicherung der Wahl, und zwar am Meisten bei den Unterleibskranken, von welchen unter Nr. 2 die Rede war. Gewöhnlich bestätigen sich diese Zeichen durch ihre Gegensätze und bieten dann eine grosse Wichtigkeit und Zuverlässigkeit. Wir sehen hier denselben Gegensatz, wie bei SEP. und SIL., wovon die erste in dieser Beziehung mit CALC., die zweite mit CAUST. in Uebereinstimmung steht, und woher es wohl kommen mag, dass wegen der mindern Aehnlichkeit SIL. öfters nach CALC. und SEP. nach CAUST. wohlthätig wirkt.[AHZ 63 (1861) 93-94]

Die Symptome sind gebessert durch Wärme und Öffnen der Augen.[Br., Lippe]

Verschlimmerung der Beschwerden

● Neu-MOND.[ACS 17 (1839) 3,56]

Die Erhöhung der Beschwerden überhaupt erfolgt bei CALC. durchschnittlich Nachmitternacht und Morgens, bei CAUST. Abends bis Mitternacht.[AHZ 63 (1861) 86]

Beachte: Bei dieser Regel ist lediglich die Tageszeit im Auge zu behalten, nicht aber dasjenige, was sonst in diesen Stunden vorkommen und ändernden Einfluss üben kann. Dahin gehört insbesondere der Schlaf und das Erwachen aus demselben, welches bei beiden eine Erhöhung verursacht, es mag nun dies vor oder nach Mitternacht stattgefunden haben. Beim Erwachen aus dem Mittagsschlafe sind indessen die Beschwerden von CAUST. mehr erhöht, als die von CALC., und andrerseits sind viele Zufälle Morgens beim Erwachen und Abends vor dem Einschlafen bei der CALC. überwiegend.[AHZ 63 (1861) 86]

Abends.[HA 65], [HA 72], [HA 81], [HA 82], [HA 124], [HA 130], [HA 133]
Abends bis Mitternacht; selten früh Morgens (in Wechselwirkung).[KEU 15]
Abends und im Freien, so wie nach KAFFEE-Trinken erhöhen sich die Beschwerden.[VHA]

Verifikationen und klinische Symptome

Verifikationen und klinische Symptome

Abends, unerträgliche Unruhe durch den ganzen Körper.[VHA]
Abendliche Unruhe im Körper.[HA 65]
Beim Erwachen früh aus dem Schlafe.[HA 81]
Erwachen aus dem Schlafe.[KEU 15]
Ausathmen.[KEU 15]
Lesen.[HA 82]
Sprechen.[KEU 15]
Essen.[KEU 15]
KAFFEE-Trinken.[KEU 15]
Im Freien.[HA 124]
Warmwerden nach Erkältung.[KEU 15]
Kälte.[HA 65], [HA 81]
Kaltwerden.[KEU 15]
Bei trockner Kälte.[HA 131]
BEFEUCHTUNG, Waschen, NÄSSE, selbst NASSKALTES Wetter verschlimmern die Beschwerden von CALC., dagegen trockne LUFT und Trockenheit überhaupt die von CAUST..[AHZ 63 (1861) 87]

Beachte: Wenn in oben erwähnter Weise durch Trinken von kaltem WASSER noch mehrere andere Beschwerden, die hier alle nicht aufgezählt werden können, sich bei der CALC. verschlimmern und beim CAUST. bessern, so stimmt dies vollkommen überein mit dem Einflusse der äussern NÄSSE. Diese constanten Unterschiede finden wir demnach im Verhalten der beiden hier in Rede stehenden Mittel für die sogenannten rheumatischen und gichtischen Beschwerden, wie sie nicht selten vorkommen. Viele derselben, welche in Folge von Durchnässung entstanden sind und dem Charakter des RHUS-T. nicht entsprechen, eignen sich daher für CALC.; wogegen andere, durch Kaltwerden bei trocknem Wetter entstandene im CAUST. ihr Heilmittel finden.[AHZ 63 (1861) 87]

Empfindlichkeit gegen ZUGLUFT und Kälte.[VHA]
Kalte LUFT und ZUGLUFT.[KEU 15]
Beim Gehen in der freien, kalten LUFT.[HA 72]
In der freien, besonders kalten LUFT und ZUGLUFT.[HA 130]
In der freien kalten LUFT.[HA 133]
ZUGLUFT.[HA 124]
Im kalten WINDE.[HA 124]
Aufrechtsitzen.[HA 82]
Bücken.[KEU 15]
Liegen auf dem Rücken.[HA 81]
Seitenlage verschlimmert bei CALC., Rückenlage hingegen bei CAUST.. – Auch aus diesen charakteristischen Zeichen kann man bei der Behandlung eines rheumatischen und gichtischen Kranken erheblichen Vortheil ziehen, wenn derselbe bettlägerig ist und daher andere Merkmale fehlen. Man findet dabei gewöhnlich, dass die CALC.-Kranken auf dem Rücken, die CAUST.-Kranken auf der Seite liegen, weil sie da weniger von Schmerzen gefoltert werden.[AHZ 63 (1861) 87]
Kratzen und Reiben.[HA 131]
Reiben des leidenden Theiles bessert bei CALC., und verschlimmert bei CAUST.. – Diese beiden Unterschiede verdienen bei schwankender Wahl ebenfalls Beachtung, und sind oft so erheblich als charakteristisch.[AHZ 63 (1861) 87]
Die Symptome sind schlimmer abends, beim Gehen, durch Kälte, während des Liegens auf dem Rücken.[Br., Lippe]

Konkordanzen

Verschlimmerung nach der Zeit: Ant-c., Bell., Bry., Lach., Lyc., Mez., Phos., Puls. [PB]

Verschlimmerung nach Lage und Umständen: Acon., Ars., *Asar.*, Bell., Bry., Calc., Carb-v., Cham., Con., *Hep.*, Ign., Kali-c., Lyc., *Nux-v.*, Phos., *Puls.*, Rhus-t., Sabad., *Sep.*, Sil., Sulph. [PB]

Beschwerden der Thiere

Pferde

Ein 5jähriges Racepferd, eine Stute, war auf allen Füßen gelähmt in Folge eines Verschlags. Die in diesem Verhältnisse sehr hülfreiche BRY. leistete gar nichts, aber eine einzige Gabe CAUST. stellte das Thier in einigen Stunden vollkommen her. – CAUST. ist überhaupt ein sehr probates Mittel in schmerzloser Lähme. BRY. leistet in schmerzhafter Lähme auf äußere Erkältung in der Regel Alles, während ARS. in vielen Krankheitsverhältnissen, die von innerer Erkältung herrühren, ein Hauptmittel ist.[S.,R.; THU 5, 39]

Arzneiverwandtschaften von Causticum Hahnemanni

(Am-c.), Am-m., (Ant-t.), (Ars.), Asaf., Bell., Calc., (Carb-an.), Cham., (Clem.), Coff., Coloc., (Croc.), Ign., (Jod.), (Ip.), (Kali-c.), Lyc., (Mag-c.), (Mag-m.), Merc., Nat-m., Nux-v., (Puls.), Phos., Ph-ac., Rhus-t., Sep., (Sil.), Sulph., Verat. [VHA]

Acon., Arn., Ars., Asaf., Asar., Bell., Bry., *Calc.*, Carb-v., Cham., Chin., Con., Graph., Hep., Ign., Kali-c., Lach., *Lyc.*, Merc., Mez., Nat-c., Nat-m., Nit-ac., Nux-v., *Phos.*, Ph-ac., *Puls.*, *Rhus-t.*, Ruta, Sabad., *Sep.*, Sil., Spig., Staph., Stront., *Sulph.*, Thuj., Verat. Zinc. [PB]

Asaf., *Bell.*, *Bry.*, Calc., Cocc., *Clem.*, Coloc., *Cupr.*, *Graph.*, Hep., *Ign.*, Kreos., *Lach.*, Lyc., *Nat-c.*, *Nux-v.*, *Phos.*, *Plat.*, *Puls.*, *Rhod.*, *Rhus-t.*, *Sep.*, *Sil.*, *Sulph.* [KV]

CALC. und CAUST., [...] zweier mehr verwandter Schwesterarzneien.[AHZ 63 (1861) 86]

Antidote von Causticum Hahnemanni: Asaf., Coff., Coloc., Nux-v. – Spir. nitr. dulc.

Coff., Spir. Nitr. dulc. [SRA]

Als Antidot seiner allzu stürmischen Wirkung bei sehr erregbaren Kranken dient das ein- bis zweimalige Riechen an versüsstem SALPETERGEIST, vermuthlich auch, an Tinktur des rohen KAFFEES. [CK 3, 85]

Asaf., Coff., Coloc., Nux-v. – Spir. nitr. dulc. [PB]

Causticum Hahnemanni ist Antidot von: Asaf., Coloc., Lyc., Merc., Sulph.

Man giebt CAMPHER, CAUSTICUM, rohen KAFFEE, und STAPHISAGRIA als Antidote der KOLOQUINTE an.[CK 3, 159]

Missbrauch von SCHWEFEL und QUECKSILBER: Thuj. (CAUST., PULS., SEP.)[KMS 727]

SEP. und CAUST. verdienen den Vorzug gegen die Beschwerden einer frischen, allopathisch, d. h. innerlich mit SCHWEFEL und äußerlich mit MERKUR behandelten Krätze; giebt man in diesem Falle zuerst SCHWEFEL, so nützt er nicht, sondern schadet.[Chargé, Bönn.]

Vierzehn Tage später wurde er von der Krätze angesteckt, welche in wenigen Tagen mit SULPH. innerlich und MERC. äußerlich als Salbe vertrieben wurde, worauf er nach abermals 14 Tagen heiser wurde, welches so zunahm, daß er bis zum 25. Febr. die Stimme gänzlich verloren hatte, so daß er auch kein lautes Wort mehr herausbringen konnte, unter stetem Sausen und Brausen im Kopfe und in den Ohren. Er nahm nun eiligst wieder seine Zuflucht zu mir, und es glückte mir auch, durch 2 Gaben CAUST. 30°°, und einer Zwischengabe PSOR. 30°, alle 5 Tage eine zu nehmen, ihn dauerhaft herzustellen, so daß schon am dritten Tage nach der ersten Gabe CAUST. die Stimme wieder da war, das Brausen im Kopfe sich verlor, und seitdem nichts Krankhaftes geblieben ist.[ACS 17 (1839) 3, 12-13]

Im Mai 1837 wurde sie von der Krätze angesteckt, welche mit SCHWEFEL schnell verschmiert wurde, worauf aber Knoten erschienen, wie Nesselausschlag, in der Wärme juckend und nach Kratzen vorübergehend verschwindend, aber bald wiederkehrend. – Am 3. Sept. 1837 erhielt sie von mir eine Gabe CAUST. 30°°, und 8 Tage darauf war nichts Innormales mehr zu finden, und es kam solches auch bis heute nicht wieder.[ACS 17 (1839) 3,66-67]

A. B. in M., ein 6jähriges Mädchen, dem vor einem Jahre die Krätze mit SCHWEFEL, innerlich und äußerlich, vertrieben war, hatte nun einen Ausschlag über den ganzen Körper bekommen, welcher in der Wärme heftig jückte und nach Kratzen nässete. – Eine, am 23. Juli 1835 gereichte Dosis CAUST. 30°° reichte hin, das ganze Leiden in 3 Wochen zu heilen, und seitdem ist das Kind ganz gesund.[ACS 17 (1839) 3, 67]

Die fieberhaften Zustände aber, die es gewöhnlich in hohem Grade erregt, lassen sich vorzüglich durch PULSATILLA dämpfen, so wie die üble Laune, Uebelnehmigkeit, Misstrauen, Vorwürfe-Machen u.s.w. durch CAUSTICUM hinweggenommen wird.[CK 4, 73]

Causticum Hahnemanni ist Folgemittel von: Alum., Ars., Bell., Bry., Cocc., Psor., Puls., Rhus-t., Sep., Sulph.

Gib nie CAUST. nach PHOS., oder umgekehrt![Br., Lippe]

Eine Gabe COCC. 6°°, am 29. März 1835 gegeben, besserte bis zum 28. Nov. desselben Jahres, wo die alten Beschwerden wieder ihre frühere Höhe erreicht hatten, welche nur zum Theile durch zwei Gaben COCC. 6°° und 4 gemindert wurden, wonach aber außerdem Mangel an Schlaf, und, als Vorboten des

Verifikationen und klinische Symptome

Verifikationen und klinische Symptome

Schwindels, Hitze in den Schläfen und Schweiß an der Stirne eintraten. Er erhielt am 5. Dez. 1835 zwei Gaben CAUST. 30°°, wovon nur eine genommen wurde, weil schon danach nach 14 Tagen alles Krankhafte verschwunden war.[ACS 17 (1838) 1, 6-7]

Darauf überschickte ich ihm unter obigen Datum eine Gabe PULS. 30°°°° und zwei Gaben CAUST. 30°°, wonach in 3 Wochen alle Beschwerden verschwanden.[ACS 17 (1838) 1, 26-27]

Am 28. Febr. 1838 eine Gabe ARN. 6°° besserte in 8 Tagen die Augen und brachte überhaupt ein sichtbares Wohlbefinden in ihrem ganzen Wesen hervor. Darauf eine Gabe SULPH. 30°° und 14 Tage später eine Gabe CAUST. 30°° nahmen, ohne fernere Arznei, alle Beschwerden dauerhaft fort und sie fühlt sich bis zur Stunde wohler und frischer, als jemals in ihrem Leben.[ACS 17 (1838) 1, 40]

Die am 17. Aug. 1835 gereichte PULS. besserte gar nichts. Daher nach 3 Tagen, nach vorgängigem Riechen an SULPH. 30., eine Gabe CAUST. 30°°, welche den gerade anwesenden Anfall heftigerer Art in wenigen Stunden beseitigte und bis jetzt die Wiederkehr verhütet hat.[ACS 17 (1838) 1, 43]

Er erhielt demzufolge eine Gabe BELL. 30°°, wonach die Zuckungen sammt den begleitenden Erscheinungen sich ganz verloren, und nur im Gesichte ein jückender, nach Kratzen brennender A u s - s c h l a g entstanden war, welcher, statt abzuheilen, sich zu vermehren schien. Eine am 3. Jan. 1836 gereichte Gabe CAUST. 30°° beseitigte in einem paar Wochen auch diesen gänzlich.[ACS 17 (1838) 1, 44]

Ich reichte ihr am 5. März 1836 eine Gabe SULPH. 30°° und, 8 Tage später zu nehmen, eine Gabe CAUST. 30°°, worauf alles Krankhafte dauerhaft verschwand.[ACS 17 (1838) 1, 52]

Er erhielt am 6. Febr. 1836 zwei Gaben SEP. 30°° und dazwischen eine Gabe CARB-V. 30°°, alle 14 Tage eine zu nehmen, wonach obige Beschweden sich bald verloren und er bis Mitte Aprils davon ganz frei blieb. Um diese Zeit bekam er einen krätzartigen Ausschlag, ohne eine neue Ansteckung auch nur im mindesten vermuthen zu können, und das Bettpissen erschien gleichzeitig wieder. Eine am 23. April gegebene Dosis CAUST. 30°° heilte beides dauerhaft in 14 Tagen.[ACS 17 (1838) 1, 61]

Am 12. Dec. 1835 gab ich zwei Gaben PULS. 30°° und 18°° mit einer Zwischengabe CHIN. 12°°°°, alle 8 Tage eine, in dieser Reihefolge, zu nehmen. Demnach trat bedeutende Besserung in allen Erscheinungen ein, welche aber nur bis zur Mitte Februar 1836 anhielt, wo ich eine Gabe CAUST. 30°° reichte, welche alles dauerhaft beseitigte.[ACS 17 (1838) 1, 66-67]

Am 3. Febr. 1836 eine Gabe SEP. 30°°, welche ziemliche Besserung brachte, aber nichts ganz tilgte. Darauf am 14. März zwei Gaben CAUST. 30°° und eine Zwischengabe SEP. 30°°, alle 14 Tage eine zu nehmen, beseitigten in 6 Wochen alle Beschwerden dauerhaft.[ACS 17 (1838) 1, 67]

Am 8. April 1836 griff ich daher zu antipsorischen Mitteln und gab der Patientin eine Gabe SULPH. 30°° und acht Tage darauf eine Gabe CAUST. 30°°.[ACS 17 (1839) 3, 20-21]

Ich säumte daher, eingedenk der Lehren unsers scharfsinnigen Meisters, keinen Augenblick, ein anderes zunächst passendes Mittel, nemlich SEP. 30°° zu reichen, welche auch in der That bis gegen Ende Nov. große Linderung brachte, aber nichts wahrhaft heilte. Am 28. des letzten Monats reichte ich daher eine Gabe CAUST. 30°°, welche schon nach wenigen Tagen durch eintretendes Besserbefinden ihre Angemessenheit zu erkennen gab und ohne Wiederholung oder andere Arzneien bis zu Ende des Jahres das beste Wohlsein herbeiführte.[ACS 17 (1839) 3, 21-22]

Am obigen Tage gab ich ihr, weil sie sehr weit entfernt wohnte, 1. ARS. 30°°, 2. CAUST. 30°° und 3. SEP. 30°°, alle 14 Tage eins in dieser Reihenfolge zu nehmen. Am 24. Sept. darauf kam sie wieder und referirte, daß sie sich nach dem ersten und zweiten Pülverchen ansehnlich gebessert habe, das dritte (SEP.) habe aber die Beschwerden wieder zunehmen lassen. Ich gab ihr daher nun wieder eine Gabe CAUST. 30°°, welche in 5 Wochen alle Symptome fortnahm, und wonach sie bis heute gesund geblieben ist, wie ich von ihren Nachbarn noch ganz kürzlich erfahren.[ACS 17 (1839) 3,38-39]

[Er erhielt], alle 8 Tage zu nehmen, 1. und 3. RHUS-T. 24°° und 2. CAUST. 30°°, mit der Weisung, das dritte Pulver (RHUS-T.) nicht eher zu nehmen, als bis er von dem zweiten keine Besserung weiter verspürte. Dieser Rath war nicht überflüssig, denn nach dem zweiten Pulver besserte es sich so auffallend und vollständig, daß er das dritte gar nicht eingenommen hat.[ACS 17 (1839) 3,39]

Am 23. Jan. 1838 zweimal BRY. 30°° und RHUS-T. 30°° im Wechsel zu 48 Stunden gegeben, besserten alles, auch die Kreuzschmerzen, nur die Hüft- und Oberschenkelbeschwerden waren noch dieselben und dem Berichte gemäß, weil ich die Leidende nicht gesehen, ganz unleidlich. Am 1. Febr. 1838 zwei Gaben CAUST., jede zu 30°°, und eine Zwischengabe CALC. zu 30°° nahmen dies Uebel weg.[ACS 17 (1839) 3,41]

[...] 3. BELL. 30°° u. 4. CAUST. 30°°, alle 8 Tage ein Pulver zu nehmen.[ACS 17 (1839) 3,53]

[...] 2. SULPH. 30°° und CAUST. 30°°, alle 14 Tage ein Pulver zu nehmen. Beinahe ein Jahr später erhielt ich Nachricht von seiner volkommenen Herstellung, wonach die Fallsuchtanfälle erst nach dem letzten Mittel (CAUST.) ausgeblieben waren.[ACS 17 (1839) 3,57]

Am 8. März 1836 erhielt er eine Gabe SULPH. 30°° und 8 Tage darauf eine Gabe CAUST. 30°°.[ACS 17 (1839) 3,63]

Verifikationen und klinische Symptome

Am 24. Dec. 1835 erhielt er eine Dosis SULPH. 30°° und 14 Tage später eine Gabe PSOR. 30°°, wonach der Ausschlag wieder in der frühern Stärke erschien und das Jucken zu dem frühern Maaße zurückgeführt wurde. Am 6. Febr. 1836 eine Gabe CAUST. 30°° brachte in 14 Tagen vollkommene und dauerhafte Heilung.[ACS 17 (1839) 3,68]

Ich reichte ihr nun eine Gabe PULS. 18°° und 8 Tage später eine Gabe CAUST. 30°°, und nach 3 Wochen war sie ganz geheilt und blieb es bis zur heutigen Stunde.[ACS 17 (1839) 3,69]

Ich reichte jeder derselben eine Gabe PULS. 30°°, eine Gabe CAUST. 30°° und eine Gabe SEP. 30°°, um die erste Arznei (PULS.) 8, jede der anderen aber 14 Tage wirken zu lassen, die letzte (SEP.) aber nicht eher zu nehmen, bis die zweite (CAUST.) keine weitere Besserung brächte.[ACS 17 (1839) 3,70]

1. ARS. 200°, 2, 4. §., 3. CAUST. 200°, wieder alle 2 Abende. Nach 8 Tagen geheilt.[Vol. 83, S.204; AHZ 48 (1854) 62]

Sie erhielt jetzt ALUM. 3000. (von *Jenichen*), wonach die Besserung wieder deutlichere Fortschritte machte. Nur waren die Schmerzen im Rücken und Kreuze wieder etwas vermehrt, die Wirkung also nicht so specifisch, wie von ALUMIN.. – Am 28. März [1858] CAUST. 200. wovon die Kreuz- und Rückenschmerzen verschwanden und Stimme und Sprache sich sehr besserten.[AHZ 57 (1858) 1, 12]

Am 17. April 1841 erhielt er zuerst von mir eine Gabe BRY. 30°°°, der fortwährend hartnäckigen Verstopfung wegen, und 3 Tage später, da der Stuhlgang nun ganz regelmäßig erfolgte, eine Dosis CAUST. 30°°°.[ACS 19 (1842) 3, 46]

Folgemittel von Causticum Hahnemanni: Alumin., Sep.

Am obigen Tage gab ich ihr, weil sie sehr weit entfernt wohnte, 1. ARS. 30°°, 2. CAUST. 30°° und 3. SEP. 30°°, alle 14 Tage eins in dieser Reihenfolge zu nehmen.[ACS 17 (1839) 3,38-39]

In vielen Fällen, die ich besonders in der neuesten Zeit sah, [hat] die SEP. die Heilung [bei Krätze] vollendet, wenn CAUST. zur Besserung gebracht hatte, aber nicht vermögend war, das ganze Uebel auszulöschen.[ACS 17 (1839) 3,71]

Am 28. März [1858] CAUST. 200. wovon die Kreuz- und Rückenschmerzen verschwanden und Stimme und Sprache sich sehr besserten. Dahingegen hatte sich wieder ein deutlicheres von Weichheit der Fusssohlen und vermehrte Schwäche in den Beinen eingestellt, zum Beweise, dass dieses Mittel dem eigentlichen Wesen der Tabes dorsualis nicht hinreichend entspricht. Am 11. April wieder ALUMIN. 200.[AHZ 57 (1858) 1, 12]

Wir sehen hier denselben Gegensatz, wie bei SEP. und SIL., wovon die erste in dieser Beziehung mit CALC., die zweite mit CAUST. in Uebereinstimmung steht, und woher es wohl kommen mag, dass wegen der mindern Aehnlichkeit SIL. öfters nach CALC. und SEP. nach CAUST. wohlthätig wirkt.[AHZ 63 (1861) 93-94]

Causticum Hahnemanni ist Wechselmittel mit: Coloc., Ign., Rhus-t., Sep.

Bei einer Frau hatte SEP. und CAUST. in 14tägigem Zwischenraume gegeben einen 10jährigen schorfigen pruriginösen Gesichtsausschlag so weit geheilt, daß die Schorfe abgefallen waren und die Haut stellenweise ihre natürliche Farbe wieder angenommen hatte.[Chargé, Bönn.]

Am 4. Febr. 1838 erhielt er, nur alle 4 Tage im Wechsel zu nehmen, 2 Gaben IGN. zu 30°° und 2 Gaben CAUST. zu 30°°.[ACS 17 (1839) 3,59]

1, 3 und 5. CAUST. 30°° und 4. COLOC. 30°°, wonach das Uebel von Tag zu Tag abnahm, und schon nach dem 3. Pulver (CAUST.) kein Anfall wieder erschien.[ACS 17 (1839) 3,59-60]

Am 5. Juli erhielt er deshalb 2 Gaben CAUST., jede zu 30°°, und eine Gabe RHUS-T. 30°°, alle 5 Tage ein Pulver zu nehmen, und nach 3 Wochen waren beide Beschwerden dauerhaft verschwunden.[ACS 17 (1839) 3,64]

Causticum Hahnemanni ist Zwischenmittel von: Sep., Sulph.

Ich gab eine Gabe SULPH. 30° und acht Tage darauf eine Gabe CAUST. 30°°, wodurch das frühere Wohlbefinden hergestellt wurde, bis auf nun eingetretenes heftiges Jücken Abends im Bette, welches ebenfalls bald einer Gabe SULPH. 0°° wich.[ACS 17 (1839) 3, 24]

Auch dieser Mann kam am 9. Mai [1841] wieder und zeigte ganz bedeutende Besserung in allen Theilen, welches mich veranlaßte, die frühern Mittel zu wiederholen, jedoch in der Art, daß er jetzt zwei Gaben SEP. und eine Gabe CAUST. erhielt.[ACS 19 (1842) 3, 44]

Am gedachten Tage (18. Apr. 1841) gab ich ihr vier Pulver, Nro. 1 und 3 SULPH. 30°°, Nro. 2 CAUST. 30°° und Nro. 4 SEP. 30°°, um alle 8 Tage davon eins zu nehmen.[ACS 19 (1842) 3, 55]

Zwischenmittel von Causticum Hahnemanni: Ars., Bell., Calc., Olnd., Phos., Psor., Puls., Rhus-t., Sep., Sulph.

Verifikationen und klinische Symptome

Eine am 17. Jan. 1836 gereichte Gabe SEP. 30°° besserte nicht nur nichts, sondern vermehrte im Gegentheile das Stechen im Kopfe und erregte Jucken auf den Achseln, Oberarm und Oberschenkeln. Zwei am 28. Febr. gereichte Gaben CAUST. 30°°, und dazwischen eine Gabe SEP. 30°, alle 14 Tage eine zu nehmen, hob das Leiden gänzlich und dauerhaft bis heute.[ACS 17 (1838) 1, 10]

Da erschien der 4. Band von *Hahnemanns* Chronischen Krankheiten und ich fand im CAUSTICUM sämmtliche, damals sorgfältig gesammelte Nebensymptome gedeckt. Meine Erwartung wurde aber in der That übertroffen, als schon 8 Tage nach der ersten Gabe (30°) die auffallendste günstige Veränderung, sowohl an den Augen, als im ganzen Befinden eintrat, und es nur z w e i e r Gaben dieses Mittels, mit einer Gabe PULS. zwischen Beiden bedurfte, um in 4 Monaten das ganze Leiden so zu beseitigen, daß auch nicht einmal eine Schwäche an den Augen zurückgeblieben ist.[ACS 17 (1838) 1, 27]

Er erhielt am 25. Febr. 1836 zwei Gaben CAUST. 30°° und dazwischen eine Gabe SEP. 30°°, alle 4 Wochen eine zu nehmen, und in drei Monaten war das linke Auge gerettet und viel klarer, als es seit 20 Jahren gewesen war.[ACS 17 (1838) 1, 29]

Am 11. März 1836 erhielt er zwei Gaben CAUST. 30°°, nebst einer Zwischengabe SULPH. 30°°, alle 4 Wochen eine zu nehmen. Als er am 20 Juni wieder zu mir kam, hatte sich das Sehen bedeutend verbessert, aber 14 Tage nach dem letzten Mittel hatte sich, wahrscheinlich in Folge eines großen Diätfehlers, in dem linken Auge Entzündung mit Hitze und Jucken eingestellt, wogegen SULPH. 60°° und BELL. 30°° mit schnellem, guten Erfolge gegeben wurde. Nun erhielt er nochmals CAUST. 30°° in zweien Gaben und dazwischen eine Gabe PULS. 30°°, wonach beide Augen vollkommen und dauerhaft geheilt waren.[ACS 17 (1838) 1, 29-30]

Am 23. April 1836 eine Gabe PSOR. 30°°, welche etwas, 4 Wochen darauf eine SULPH. 30°°, welche gar nichts besserte. Darauf CAUST. 30°°, wonach zuerst die Iris eine regelmäßigere Form annahm und die Sehkraft in geringerem Grade wieder erschien. Nach 3 Gaben CAUST. jede zu 30°°, und dazwischen jedesmal eine Gabe SEP. 30°° brachten die Frau so weit, daß sie in ihrem Hause und auf dem Felde ihre gewöhnlichen Arbeiten wieder verrichten konnte, und des Himmels Segen für den Mann erflehte, welcher die kleinen, SÜßEN Pülverchen erfunden hatte.[ACS 17 (1838) 1, 30]

Am 24. Nov. 1835 erhielt er zwei Gaben SULPH. 30°° und 0°°, wonach der Husten, die Aufblähung und die Schmerzen in den Ohren sich etwas minderten, die Stiche in den Schläfen und der Ausfluß aus den Ohren aber unverändert blieben. Am 20. Jan. 1836 erhielt er CAUST. 30°°, wonach bedeutende Besserung eintrat, so daß am 1. März nur noch ganz schwacher Ausfluß da war. An diesem Tage eine Gabe SULPH. 60°° und acht Tage später CAUST. 30°° beseitigten nun alles dauerhaft.[ACS 17 (1838) 1, 37]

Am 1. Jan. 1836 reichte ich zwei Gaben SULPH. 30°° und 0°°, und eine Zwischengabe MERC. 30°°, alle 14 Tage eine zu nehmen. Am 2. März, wo sie wieder vorkam, war alles beim Alten, nur fühlte sie sich im Ganzen wohler und das Aussehen war merklich gebessert. Sie erhielt nun zwei Gaben CAUST. 30°°, und eine Zwischengabe BELL. 30°°, alle 14 Tage, und gegen Mitte April war sie völlig geheilt.[ACS 17 (1838) 1, 38]

Am 15. May 1836 erhielt sie drei Pulver, um alle 14 Tage eins zu nehmen, nemlich 2 Gaben CAUST. 30°° und dazwischen eine Gabe SEP. 30°°, und der Erfolg war so vollständig, daß sie weiter nichts brauchte.[ACS 17 (1838) 1. 40-41]

Am 15. May 1836 reichte ich CARB-V. 30°°, welches wenig besserte, aber die Mundbitterkeit wegnahm. 14 Tage später SEP. 30°°, besserte auch an der Nase nichts, und brachte Reißen in den Zähnen und in der Backe rechter Seite. Darauf am 17. Juni 2 Gaben CAUST. 30°° und eine Zwischengabe SEP. 30°°, welche nach 6 Wochen in gleicher Art wiederholt wurden, und nach Ablauf von abermals 6 Wochen war nichts Krankhaftes mehr zu finden und das Mädchen dauerhaft hergestellt.[ACS 17 (1838) 1, 41]

Am 1. May 1836, eine Gabe NIT-AC. 30°°°, welche gar nichts besserte, und wonach er bemerkt hatte, daß bei anstehendem Regenwetter der Husten am schlimmsten sei und er dabei einen übeln Geruch aus dem Halse verspüre. Da hier von CAPS. keine Rede sein konnte, reichte ich demselben 3 Gaben CAUST. 30°° und zwei Gaben SEP. 30°° um alle 8, und wenn die Besserung jedesmal länger anhalten sollte, alle 14 Tage davon ein Pulver zu nehmen. Gegen Mitte Juli war er, bis auf das verlorne und unersetzliche Stück der Nase, vollkommen geheilt und befindet sich bis heute ganz wohl.[ACS 17 (1838) 1, 41-42]

Ich erfuhr nun erst, daß auch bei jeder Erschütterung des Körpers der Urin u n w i l l k ü h r l i c h a b g i n g , und gab daher zwei Gaben CAUST. 30°°, wovon die erste diese Beschwerde wegnahm, d i e z w e i t e s o l c h e a b e r s o g l e i c h w i e d e r h e r v o r r i e f , und beständigen Schweiß der Geschlechtstheile damit verband. Ich gab daher am 5. May eine Gabe SEP. 30°°, welche diesen Schweiß beseitigte, und 14 Tage darauf eine Gabe CAUST. 30°°, welche das Bettpissen endlich dauerhaft heilte.[ACS 17 (1838) 1, 60-61]

Am 3. Febr. 1836 eine Gabe SEP. 30°°, welche ziemliche Besserung brachte, aber nichts ganz tilgte. Darauf am 14. März zwei Gaben CAUST. 30°° und eine Zwischengabe SEP. 30°°, alle 14 Tage eine zu nehmen, beseitigten in 6 Wochen alle Beschwerden dauerhaft.[ACS 17 (1838) 1, 67]

Er erhielt nun von mir zwei Gaben CAUST. 30°° und eine Zwischengabe SULPH. 60°°, alle Tage eine zu nehmen, wonach bis zum 15. Nov. sämmtliche Beschwerden dauerhaft verschwanden.[ACS 17 (1839) 3, 2-3]

[E]s glückte mir auch, durch 2 Gaben CAUST. 30°°, und einer Zwischengabe PSOR. 30°, alle 5 Tage eine zu nehmen, ihn dauerhaft herzustellen, so daß schon am dritten Tage nach der ersten Gabe CAUST. die Stimme wieder da war, das Brausen im Kopfe sich verlor, und seitdem nichts Krankhaftes geblieben ist.[ACS 17 (1839) 3, 12-13]

Sie erhielt nun alle 14 Tage eine Gabe CAUST. 30°°, nach der ersten eine Gabe PULS. 30°°, nach der zweiten eine Gabe SEP. 30° als Zwischenmittel und war am 22. Junius von ihren sämmtlichen Beschwerden dauerhaft befreit.[ACS 17 (1839) 3,30-31]

[-Aber] zwei Gaben CAUST., zu 30°° eine jede, nebst einer Zwischengabe OLND. 30°° brachten in 8 Tagen dauerhafte Heilung, so daß das jährlich im Winter wiederkehrende Leiden bis jetzt ausgeblieben ist.[ACS 17 (1839) 3,36]

Zwei Gaben CAUST., jede zu 30°°, und eine Zwischengabe PHOS. 30°°, alle 8 Tage eine zu nehmen, hoben beide Uebel in 3 Wochen volständig und dauerhaft, wie er mir selbst am 6. Mai 1839 berichtete.[ACS 17 (1839) 3,36]

Am 17. Mai darauf gab ich dem Kranken 2 Gaben CAUST., jede zu 30°° und eine Zwischengabe BELL. 30°°, alle 8 Tage eine zu nehmen, wodurch seine Beschwerden dauerhaft geheilt wurden.[ACS 17 (1839) 3,38]

Am 24. Nov.1837, wo sie bei mir Hülfe suchte, erhielt sie 1. und 3. CAUST. und 2. (als Zwischenmittel) RHUS-T., jedes Mittel zu 30°°, alle 5 Tage eins zu nehmen, und am 12. Dez. 1837 dankte sie mir schriftlich ihre Genesung.[ACS 17 (1839) 3,40]

Am 1. Febr. 1838 zwei Gaben CAUST., jede zu 30°°, und eine Zwischengabe CALC. zu 30°° nahmen dies Uebel weg.[ACS 17 (1839) 3,41]

An diesem Tage reichte ich nun dem Reumüthigen zwei Gaben CAUST. 30°° und eine Zwischengabe ARS. 30°°, wonach kein Anfall wieder erschien, und er sich bis jetzt der besten Gesundheit erfreut.[ACS 17 (1839) 3,57]

Am 24. Febr. 1836 erhielt er 2 Gaben CAUST., jede zu 30°°, und eine Zwischengabe SULPH. 30°°, alle 8 Tage eine zu nehmen, worauf er nach 5 Wochen vollkommen und dauerhaft geheilt war.[ACS 17 (1839) 3,62]

Am 1. Juni 2 Gaben CAUST., jede zu 30°° und eine Zwischengabe PULS. 30°°, alle 14 Tage ein Pulver.[ACS 17 (1839) 3,63]

Am 3. Febr. 1836 wurde von mir Hüfe begehrt für zwei Familien in L., wovon die eine aus 4., die andere aus 7 Personen bestand, und die sämmtlich schon 1/2 Jahr an Krätze litten.[...] Die andere Familie (die in meinem Journale mit B. bezeichnet ist), bestehend aus 3 Erwachsenen und 4 Kindern, hatte innerlich SCHWEFEL und äußerlich rothe PRÄZIPITAL-Salbe gemißbraucht. Ich reichte jedem derselben 2 Gaben CAUST. 30°° und eine Zwischengabe SEP. 30°°, alle 8 Tage eine zu nehmen, und am 16. März erhielt ich schon die Nachricht von der völligen Heilung sämmtlicher 7 Personen, die seitdem sich ganz wohl befinden.[ACS 17 (1839) 3,70]

Ich gab ihm 3 Pulverchen, Nro. 1 und 3 CAUST. 30°° und Nro. 2 SEP. 30°°, um alle 5 Tage nach der Nummer eins zu nehmen.[ACS 19 (1842) 3, 43-44]

Schädliche Substanzen und Arzneimittel (Nocentia) bei der Behandlung mit Causticum Hahnemanni: Coff., Phos. – Acetum

Abends und im Freien, so wie nach KAFFEE-Trinken erhöhen sich die Beschwerden. [VHA]

Coff., Phos. – Acetum [PB]

Gib nie CAUST. nach PHOS., oder umgekehrt![Br., Lippe]

PHOS. ist unverträglich mit CAUST.. Nicht kurz nacheinander verwenden.[Dalal; AHZ 200, 188]

Konkordanzen der homöopathischen Arzneien

I. Gemüth und Geist: Bar-c., Calc., Cham., Con., Ign., Lyc., *Puls.*, Sep. [PB]

II. Körpertheile und Organe: Acon., Alum., Ant-c., Arn., Ars., Aur., Bar-c., *Bell.*, Bov., Bry., *Calc.*, Cann-s., Canth., Carb-v., Cham., Chin., Clem., Con., Graph., Hep., Ign., Kali-c., Kreos., Led., Lyc., *Merc.*, Nat-c., *Nat-m.*, Nit-

Verifikationen und klinische Symptome

ac., Nux-v., Op., Par., Petr., Phos., Ph-ac., Plb., Puls., Rhus-t., Ruta, Sabad., Sep., Sil., Spig., Staph., Sulph., Thuj., Verat., Zinc. [PB]

III. Empfindungen und Beschwerden

1. **Aeussere und innere Körpertheile im Allgemeinen:** Acon., Alum., Arn., Ars., Asaf., Aur., Bell., Bry., Calc., Carb-v., Cham., Chin., Cic., Cocc., Coloc., Con., Croc., Dulc., Graph., Hep., Ign., Jod., Kali-c., Kreos., Lyc., Mag-c., Merc., Nat-c., Nat-m., Nit-ac., Nux-v., Petr., Phos., Ph-ac., Plat., Puls., Rhod., Rhus-t., Sabad., Sars., Sec., Seneg., Sep., Sil., Spig., Spong., Stann., Staph., Stram., Stront., Sulph., Tarax., Thuj., Valer., Verat., Zinc. [PB]
2. **Drüsen:** Bell., Bry., Calc., Con., Kali-c., Lyc., Merc., Phos., Puls., Rhus-t., Sil., Spong., Sulph. [PB]
3. **Knochen:** Bell., Calc., Chin., Con., Dros., Hell., Lyc., Merc., Ph-ac., Puls., Ruta, Sep. [PB]
4. **Haut und Aeusseres:** Arn., Ars., Asaf., Bry., Calc., Carb-v., Chin., Con., Dulc., Graph., Hep., Lach., Led., Lyc., Merc., Mez., Nit-ac., Phos., Puls., Ran-b., Ran-s., Rhus-t., Sep., Sil., Staph., Stront., Sulph., Thuj. [PB]

IV. Schlaf und Träume:

Bell., Bry., Calc., Con., Graph., Ign., Merc., Nat-c., Nux-v., Phos., Ph-ac., Rhus-t., Sep., Sil., Staph., Sulph. [PB]

V. Fieber:

Acon., Arn., Ars., Bell., Bry., Calc., Graph., Kali-c., Lyc., Merc., Nux-v., Phos., Puls., Rhus-t., Sep., Sulph., Verat. [PB]

VI. Änderung des Befindens

1. **Verschlimmerung nach der Zeit:** Ant-c., Bell., Bry., Lach., Lyc., Mez., Phos., Puls. [PB]
2. **Verschlimmerung nach Lage und Umständen:** Acon., Ars., Asar., Bell., Bry., Calc., Carb-v., Cham., Con., Hep., Ign., Kali-c., Lyc., Nux-v., Phos., Puls., Rhus-t., Sabad., Sep., Sil., Sulph. [PB]

VII. Konkordanz der homöopathischen Arzneien

Acon., Arn., Ars., Asaf., Asar., Bell., Bry., Calc., Carb-v., Cham., Chin., Con., Graph., Hep., Ign., Kali-c., Lach., Lyc., Merc., Mez., Nat-c., Nat-m., Nit-ac., Nux-v., Phos., Ph-ac., Puls., Rhus-t., Ruta, Sabad., Sep., Sil., Spig., Staph., Stront., Sulph., Thuj., Verat., Zinc. [PB]

Asaf., Bell., Bry., Calc., Cocc., Clem., Coloc., Cupr., Graph., Hep., Ign., Kreos., Lach., Lyc., Nat-c., Nux-v., Phos., Plat., Puls., Rhod., Rhus-t., Sep., Sil., Sulph. [KV]

Verifikationen und klinische Symptome

Chamomilla (Feld-Kamille)

(Cham.)

Synonyma

Chamomilla, Matricaria Chamomilla L., Chamille, Feld-Kamille [SRN]
Gemeine Kamille [Br., Lippe]

Nicht-Antipsorische Arznei

[SRN]

Arzneiwirkungsdauer

Die CHAMILLE wirkt nicht lange, doch, in grossen Gaben, einige, wohl auch mehre Tage.[RA 3, 68]

Wirkt ein paar Tage.[SRN]

Zählt zur 2. Klasse derjenigen Mittel, welche eine kurze Wirkungsdauer besitzen.[AHZ 49 (1855) 82]

Hinweise

CHAMILLE scheint, in der kleinsten Gabe, vorzüglich das allzu empfindliche Gefühl für Schmerz oder die allzu lebhafte Afficirung der Gemüthsorgane durch den Schmerz ungemein zu mindern, daher auch viele Beschwerden vom KAFFEE-Trinken und von Curen mit narkotischen Palliativen zu mässigen, aus dieser Ursache aber bei im Schmerze gelasssenen und gedultigen Personen nicht anwendbar zu seyn – eine Bemerkung, die ich als von größter Wichtigkeit aufstelle.[RA 3, 69]

Nervöse Überempfindlichkeit, jeder Schmerz ist unerträglich und treibt zur Verzweiflung.[Br., Lippe]

Überempfindlichkeit der Sinnesorgane, besonders wenn durch KAFFEE-Trinken und Betäubungsmittel hervorgebracht. (NUX-V. und CHAM. sind für diesen Zustand die zwei wichtigsten Arzneimittel.)[Br., Lippe]

CHAM. paßt für Empfindliche ärgerliche Kinder.[Hub.; AHZ 210]

Zwischenmittel bei chronischen Krankheiten: PULSATILLA (X° R.) in einigen Fällen, in gehörigen Zwischenräumen, abwechselnd mit NUX-V., zur Tilgung zu hoher Reizbarkeit. – In seltenen Fällen wird man bei solchen Ueberreizungen des Nervensystems zu ASAR., CHAM., CHIN., IGN., TEUCR. oder VALER., eben so angewendet, seine Zuflucht nehmen müssen, wenn nämlich diese Mittel dem Gesammtzustande besser entsprechen.[SRA]

Störungen der antipsorischen Kur: A e r g e r n i ß mit Zorn, Heftigkeit und Hitze: Cham. X° R.[SRA]

Eigenthümlichkeiten und Hauptwirkungen

Gemüth

A e r g e r n i ß mit Zorn, Heftigkeit und Hitze: Cham. X° R.[SRA]

A e r g e r m i t Z o r n , H e f t i g k e i t u n d H i t z e . – (Sehr oft das heilsamste Mittel). Große Angst und Unruhe; Empfindlichkeit; Kopfschmerzen mit Gesichtsröthe oder einer rothen Backe; BITTERER Geschmack; Uebelkeit; BITTERES Aufstoßen und Erbrechen; Magendrücken; Leibschneiden, Durchfall; Kurzathmigkeit; Brustkrämpfe; Herzklopfen; Husten; Schlaflosigkeit. – Besonders auch anwendbar, wenn Jemand gleich auf einen Aerger gegessen oder getrunken hat.[HA 4]

Zu CHAM. muss mehr Nachtdurst sein, als jetzt da war, und mehr Aergerlichkeit.[Hahnemann, ZHK 4 (1855) 16, 151]

Ärgerliches Heulen und Schreien.[HA 68]

Aergerliche Weinerlichkeit.[KEU]

Nachtheilige Folgen von Aerger, mit Heftigkeit, Zorn und Hitze.[VHA]

Magenkrampf nach Aerger.[VHA]

Unaufhörliches Schreien und Heulen, mit Aergerlichkeit.[VHA]

Heftiges Schreien und Heulen.[KEU 16]

N a c h Z o r n , g l ü h e n d e G e s i c h t s h i t z e , h e i ß e r K o p f s c h w e i ß u n d K r ä m p f e .[HA 10]

Aengstliche Unruhe mit Umherwerfen.[VHA]

Aengstliche Unruhe und Ungeduld.[HA 68]

Große Angst am Herzen.[VHA]

Verifikationen und klinische Symptome

Große Angst und Unruhe.[HA 4]
Grosse Unruhe und ängstliches Umherwerfen.[KEU 16]
Vollheit in der Herzgrube mit Angst.[VHA]
Schlaflosigkeit wegen Angst.[KEU 16]
Angst und Unruhe der Gebärenden bei schwachen Wehen.[VHA]
Die Geburtswehen sind infolge von großer Unruhe und Angst nicht stark genug; Überempfindlichkeit gegen Schmerzen.[Br., Lippe]
Aengstliches Drängen zum Harnen.[VHA]
Nächtliche Schlaflosigkeit mit Angst und Visionen.[VHA]
Ungeduld.[VHA]
Aengstliches Drängen zum Harnen.[VHA]
Empfindlichkeit.[HA 4]
Widerwillen gegen Musik.[KEU 16]
In seltenen Fällen wird man bei solchen Ueberreizungen des Nervensystems zu ASAR., CHAM., CHIN., IGN., TEUCR. oder VALER., eben so angewendet, seine Zuflucht nehmen müssen, wenn nämlich diese Mittel dem Gesammtzustande besser entsprechen.[SRA]
Konkordanz Gemüth und Geist: *Acon.*, Anac., Ars., *Aur.*, *Bell.*, Calc., Caust., Graph., *Ign.*, *Lyc.*, Merc., Nat-m., *Nux-v.*, Phos., Plat., *Puls.*, Sep., Stram., Sulph., *Verat.* [PB]

Geist

Stumpfsinn.[VHA
Wachendes Träumen.[VHA]
Dummlichkeit.[VHA]
Ohnmachtanfälle (nach Aerger) mit Schwindel, Uebelkeit und Lähmigkeit der Beine.[HA 27]
Konkordanz Gemüth und Geist: *Acon.*, Anac., Ars., *Aur.*, *Bell.*, Calc., Caust., Graph., *Ign.*, *Lyc.*, Merc., Nat-m., *Nux-v.*, Phos., Plat., *Puls.*, Sep., Stram., Sulph., *Verat.* [PB]

Schwindel

Schwindel beim Aufrichten.[VHA]
Ohnmachtanfälle (nach Aerger) mit Schwindel, Uebelkeit und Lähmigkeit der Beine.[HA 27]

Kopf

BLUTDRANG zum Kopfe mit Klopfen darin, oft nur halbseitig.[VHA]
BLUTDRANG zum Kopfe.[KEU 16]
Schwere des Kopfes.[VHA]
Kopfweh von unterdrücktem Schweiße.[VHA]

Innerer Kopf

Halbseitiger, ziehend reissender Kopfschmerz bis in die Kinnladen.[VHA]
Kopfschmerzen mit Gesichtsröthe oder einer rothen Backe.[HA 4]
Kopfweh von unterdrücktem Schweiße.[VHA]
Klopfendes Kopfweh, am meisten in einer Kopfseite, mit Röthe einer Backe, Nachts und im Freien, besonders im WINDE verschlimmert, durch warme Umschläge und von Herumgehen in der Stube gebessert. – Aengstliche Unruhe und Ungeduld; ärgerliches Heulen und Schreien; große Empfindlichkeit des Geruchs und Gehörs; aufgedunsene Röthe des Gesichts; heißer, klebriger Stirnschweiß; übelriechender Athem; kann im Liegen und überhaupt keine festen Speisen schlingen; großer Durst, bei Ekel vor Speisen; nächtlicher Durchfall mit Leibschmerzen; große Nachtheile von Aerger, besonders wenn man dabei isset oder trinkt; Empfindlichkeit gegen frische LUFT und WIND; Ueberempfindlichkeit für jeden Schmerz; große Schwäche gleich beim Beginne der Schmerzen; unheilsame Haut; Schauder mit innerer Hitze.[HA 68-69]
Reißen in einer Kopfseite, oder in Stirn und Schläfe, um Mitternacht aus dem Schlafe weckend, mit Hitze und Durst, nach dem Aufstehen und von Herumgehen in der Stube gebessert.[HA 74]

Verifikationen und klinische Symptome

Aeusserer Kopf

Kopfschmerzen mit Gesichtsröthe oder einer rothen Backe.[HA 4]

Kopfweh von unterdrücktem Schweiße.[VHA]

Heißer, klebriger Schweiß am Haarkopfe und vor der Stirn.[VHA]

Heißer, klebriger, säuerlicher Schweiß am Haarkopfe und an der Stirn, mit Beißen in der Haut, heftigem Durste, brennender Hitze des ganzen Körpers und Irrereden, Nachts verschlimmert, von mäßiger Bewegung in der warmen Stube gebessert.[HA 127]

Nach Zorn, glühende Gesichtshitze, heißer Kopfschweiß und Krämpfe.[HA 10]

Schweiss vorzüglich am Kopf und Schlaf.[Hahnemann, ZHK 4 (1855) 16, 150]

Schweiss am Kopf vorzüglich (doch auch in den Haaren): Chin.[Hahnemann, ZHK 4 (1855) 16, 150]

Verkältlichkeit des Kopfs, besonders im Schweiße; die unerträglich scheinenden Beschwerden Nachts, in freier LUFT und im WINDE verschlimmert, von warmen Umschlägen gebessert.[HA 134]

Wackeln mit dem Kopfe, mit Zuckungen in den Gesichtsmuskeln und öfterem Zusammenschrecken im Schlafe, bei heißem, klebrigem Stirnschweiße (bei Kindern).[HA 101]

Große Empfindlichkeit des Kopfs gegen frische LUFT, WIND und Berührung, mit äußerer Geschwulst und starkem, heißen Schweiße desselben, Nachts und von Kratzen verschlimmert.[HA 104]

Rothlaufartige, meistens halbseitige Geschwulst des Gesichts, der Schläfe und der Kopfseite, mit unerträglichen Schmerzen, großer Aufgeregtheit, Weinen, Heulen und Umherwerfen, mit nächtlicher Verschlimmerung.[HA 108]

Augen

Brennende Hitze in den Augen.[VHA]

Entzündung der Augen und unteren Augenlidränder, mit Geschwulst der letzteren.[VHA]

Entzündung (bis zum BLUTEN) der Augen.[KEU 16]

Verdrehen der Augen und Zucken der Augenlider.[VHA]

Verdrehung der Augen.[KEU 16]

Krampfhafte Verschließung der Augenlider.[VHA]

Scheu vor zu hellem LICHTE.[VHA]

Ueberempfindlichkeit der Sinnes-Organe (besonders auch von KAFFEE-Trinken oder von narkotischen Palliativen).[VHA]

Ohren

Ohrenzwang mit Stechen und Reissen.[VHA]

Empfindlichkeit des Gehörs.[VHA]

Große Empfindlichkeit des Geruchs und Gehörs.[HA 68]

Ueberempfindlichkeit der Sinnes-Organe (besonders auch von KAFFEE-Trinken oder von narkotischen Palliativen).[VHA]

Halsweh mit Ohrdrüsengeschwulst.[VHA]

Eiterausfluß vom Ohr, mit Geschwürbildung des äußeren Ohres: MERC. (Der CHAM.-Eiter ist dünn, der PULS.-Eiter ist grün und dick.)[Br., Lippe]

Nase

Nasen-BLUTEN.[VHA]

Geschwürige Nasenlöcher.[VHA]

Aeußerst empfindlicher Geruch.[VHA]

Große Empfindlichkeit des Geruchs und Gehörs.[HA 68]

Ueberempfindlichkeit der Sinnes-Organe (besonders auch von KAFFEE-Trinken oder von narkotischen Palliativen).[VHA]

Verifikationen und klinische Symptome

Verifikationen und klinische Symptome

Antlitz

Aufgedunsenheit und Röthe des Gesichts.[VHA], [HA 68]

Rothlaufartige, meistens halbseitige Geschwulst des Gesichts, der Schläfe und der Kopfseite, mit unerträglichen Schmerzen, großer Aufgeregtheit, Weinen, Heulen und Umherwerfen, mit nächtlicher Verschlimmerung. [HA 108]

Halbseitige Backengeschwulst.[VHA]

Halbseitige Backenröthe.[KEU 16]

Kopfschmerzen mit Gesichtsröthe oder einer rothen Backe.[HA 4]

Eine Backe roth, die Andere blaß.[VHA]

Hitze mit gelegentlichem Schüttelfrost, wobei die eine Wangen heiß und rot, die andere bleich ist.[Br., Lippe]

Gesichtshitze, auch bei kaltem Körper.[VHA]

Nach Zorn, glühende Gesichtshitze, heißer Kopfschweiß und Krämpfe. [HA 10]

Zuckungen in den Gesichtsmuskeln und Lippen.[VHA]

Zuckungen in den Gesichtsmuskeln.[KEU 16]

Krampfhafte Bewegungen und Zuckungen der Gesichtsmuskeln und Lippen, besonders bei Kindern.[Br., Lippe]

Runzeln vor der Stirn.[VHA]

Heißer, klebriger Stirnschweiß.[VHA], [HA 68], [KEU 16]

Tiefe Schrunden in der Unterlippe.[VHA]

Schaum vor dem Munde.[KEU 16]

Zähne

Nächtlicher, unerträglicher, ziehender Zahnschmerz mit heißer Röthe der geschwollenen Backe und Durst.[VHA]

Zahnbeschwerden der Kinder mit Krämpfen.[VHA]

Zahnschmerzen, klopfende

Heilungsbericht: Beim klopfenden Zahnweh findet sehr oft die CHAMILLE Anwendung, namentlich bei Kindern und Frauenzimmern. Dasjenige Zahnweh aber, wo sie hilft, ist Nachts am heftigsten, zumal in der Bettwärme und scheint dem Leidenden ganz unerträglich, so daß er, wie in der Verzweiflung, klagend und winselnd von einem Orte zum anderen getrieben wird. Dabei ist meistens eine Backe roth und etwas geschwollen, Schweiß in den Kopfhaaren, heftiger Durst und nicht selten Geschwulst der Unterkieferdrüsen. Es bedarf da nur, wie jeder Homöopath weiß, der kleinesten Gabe dieses Mittels, ja gar des bloßen Riechens daran, um schnell das ganze Leiden dauerhaft auszulöschen. Vor einem Paar Jahren, als der von uns Allen verehrte Dr. *Branco* noch hier war, wurde während einer Dienstreise meine Frau von diesem Zahnweh befallen. Der um Hülfe gebetene Dr. *Branco* hatte ich wahrscheinlich durch die unter Nr. I [KMS 77-78] ebenfalls vorkommenden Fiebersymptome zur Anwendung von AKONIT verleiten lassen, die hier nicht half und nicht helfen konnte. Am andern Tage gab er PULSATILLA, die ebenfalls nichts fruchtete; am dritten BRYONIA mit nicht besserem Erfolge. Die Schmerzen hatten inzwischen eine ungeheuere Höhe erreicht, und Dr. *Branco* erklärte es nun für einen Fall, wo die Homöopathie nicht passe, er sei gezwungen, kräftiger einzuschreiten. Es wurden demgemäß am vierten Tage 18 BLUTIGEL und eine Mixtur verordnet. Jene bewirkten Anfangs eine kurzdauernde Linderung, aber eine viertel Stunde später war und blieb es wieder beim Alten. Am fünften Tage kam ich um 4 Uhr zu Hause, erschrak nicht wenig über den Zustand, worin ich meine leidende Frau fand, erfuhr, was vorgegangen war, und reichte sogleich die hier angezeigt CHAMILLE. Um 5 Uhr war der Schmerz und am andern Morgen die Backengeschwulst verschwunden.[KMS 78-79]

Zahnschmerzen durch Trinken von Warmem, besonders KAFFEE, verschlimmert.[VHA]

Zahnweh, sobald man etwas Warmes, besonders KAFFEE trinkt.[Br., Lippe]

Brennen und Geschwulst des Zahnfleisches beim Zahnweh.[VHA]

Mund

Stinkender Athem.[VHA]

Halsweh mit Ohrdrüsengeschwulst.[VHA]

Entzündung des weichen Gaumens und der Mandeln.[VHA]

Unmöglichkeit, im Liegen und feste Speisen zu schlingen.[VHA]

Kann im Liegen und überhaupt keine festen Speisen schlingen.[HA 68]

Die Speisen bleiben im Halsgrübchen stecken.[VHA]
Trockenheit im Halse.[KEU 16]
Dunkle Entzündungsröthe des Schlundes.[KEU 16]
Rothe, rissige Zunge.[VHA]
Konvulsivische Bewegungen der Zunge.[VHA]
Zuckungen der Zunge. (CHAM. und LYC. haben beide dieses Symptom.)[Br., Lippe]
Schaum vor dem Munde.[KEU 16]

Genüsse

Besonders auch anwendbar, wenn Jemand gleich auf einen Aerger gegessen oder getrunken hat.[HA 4]
Appetitlosigkeit und Ekel vor Speisen.[VHA]
Großer Durst auf kaltes WASSER.[VHA]
Großer Durst, bei Ekel vor Speisen.[HA 68]
Beständiger Durst.[KEU 16]
Zu CHAM. muss mehr Nachtdurst sein, als jetzt da war, und mehr Aergerlichkeit.[Hahnemann, ZHK 4 (1855) 16, 151]
Brecherlichkeit nach KAFFEE-Trinken.[VHA]
Ueberempfindlichkeit der Sinnes-Organe (besonders auch von KAFFEE-Trinken oder von narkotischen Palliativen).[VHA]
Zahnschmerzen durch Trinken von Warmem, besonders KAFFEE, verschlimmert.[VHA]
Zahnweh, sobald man etwas Warmes, besonders KAFFEE trinkt.[Br., Lippe]
Schlimme Folgen von KAFFEE- und TABAK-Genuß können manchmal auch CHAM. erfodern. (NUX-V. paßt sehr gut für schlimme Folgen von KAFFEE-, TABAK- und SPIRITUOSEN-Genuß sowie von Überanstrengung des Geistes, von sitzender Lebensweise, von Schlafmangel und von zu vielem Essen.)[Br., Lippe]

Geschmack

FAULIGER oder BITTERER Geschmack im Munde.[VHA]
BITTERER Geschmack.[HA 4]
BITTERES Aufstoßen und Erbrechen.[HA 4]
Ueberempfindlichkeit der Sinnes-Organe (besonders auch von KAFFEE-Trinken oder von narkotischen Palliativen).[VHA]

Aufstoßen

SAURES Aufstoßen, welches die Beschwerden erhöht.[VHA]
BITTERES Aufstoßen und Erbrechen.[HA 4]
BITTERES, SAURES Aufstoßen, das Erleichterung bringt (vergleiche CHAM.).[Br., Lippe]

Uebelkeit

Große Uebelkeit.[VHA]
Uebelkeit.[HA 4]
Brecherlichkeit nach KAFFEE-Trinken.[VHA]
Erbrechen von Galle.[VHA]
SAURES Erbrechen.[VHA]
SAURES oder BITTERES Erbrechen.[KEU 16]
SAURES Erbrechen von Schleim und der Getränke.[KEU 16]
BITTERES Aufstoßen und Erbrechen.[HA 4]

Magen

Nach jedem Essen, heftiges Magendrücken, wie von einem Steine.[VHA]
Magendrücken.[HA 4]
Magenkrampf nach Aerger.[VHA]
Vollheit in der Herzgrube mit Angst.[VHA]

Hypochonder

Aufblähung in den Hypochondern.[VHA]
Leberentzündung.[VHA]

Verifikationen und klinische Symptome

Verifikationen und klinische Symptome

Heilungsbericht

J. M. von St., ein Mann von 44 Jahren, der sehr zu Aerger mit Heftigkeit geneigt ist, war in Folge eines solchen erkrankt und litt nun an den gewöhnlichen Beschwerden eines G a l l e n f i e b e r s: BITTEREM Geschmack für sich und besonders des KAFFEES, großer Verdauungsschwäche, mit Erbrechen des Genossenen, Durchfall, Rückenschmerzen. FETTES, besonders SCHWEINE-FLEISCH und OEL, kann er gar nicht vertragen, und in der Ruhe befindet er sich weit schlimmer, als in mäßiger Bewegung. Auch früh morgens fühlt er sich am unwohlsten. Er hatte früher oft allopathisch gebraucht, wo sich sein Leiden dann meistens auf fünf bis sechs Wochen Dauer ausdehnte, diesmal aber noch nichts, und wollte es nun einmal mit der Homöopathie versuchen. – Am 19. Apr. [1841] erhielt er Nro. 1 CHAM. 30°°°, Nro. 2 und 4 PULS. 30°° und Nro. 3 BRY. 30°°, um alle 2 Tage ein Pulver zu nehmen, und nach acht Tagen fehlte ihm nichts mehr.[ACS 19 (1842) 3, 65-66]

Bauch

Leibweh mit Unerträglichkeit der Berührung.[KEU 16]
Schneidendes Brennen und Reissen im Oberbauche, mit Kurzathmigkeit.[VHA]
Leibschneiden, Durchfall.[HA 4]
Unterleibs-Krämpfe.[VHA]
Schmerzhafte Aufgetriebenheit des Bauches mit Entzündung der Eingeweide.[VHA]
Durchfall mit Leibschmerzen und Aufblähung desselben.[VHA]
Nächtlicher Durchfall mit Leibschmerzen.[HA 68]

Blähungen

Blähungs-Kolik, besonders Nachts.[VHA]

Stuhl

Nächtlicher Durchfall, mit öfteren, aber kleinen Abgängen.[VHA]
Nächtliche Diarrhoe, mit häufigen kleinen Ausleerungen und Kolik.[Br., Lippe]
Nächtlicher Durchfall mit Leibschmerzen.[HA 68]
Grünliche, gehackte Durchfallstühle.[VHA]
Grüne, gehackte Durchfälle.[KEU 16]
Heiße, abführende Stuhlgänge, die wie faule Eier riechen, oder grüne gehackte Stuhlgänge, oder Ausleerungen von weißem Schleim während des Zahnens.[Br., Lippe]
Durch Erkältung, Zorn oder Ärger verursachte Durchfälle, die den After ganz wund machen. (Die PODO.-Diarrhoe läuft an den Beinen des Kindes hinab auf den Boden und ist wie gelbes WASSER.)[Br., Lippe]
Leibschneiden, Durchfall.[HA 4]
Schleimiger Durchfall.[VHA]
Durchfall mit Leibschmerzen und Aufblähung desselben.[VHA]
UnverdauteDurchfälle.[KEU 16]

Harn

Heißer Harn.[VHA]
Aengstliches Drängen zum Harnen.[VHA]
NUX-V., IGN. und CHAM. haben beide, doch letztere mehr, Schmerz b e i m Harnlassen. PULS. aber den meisten Schmerz v o r dem Harnen.[Hahnemann, ZHK 4 (1855) 16, 150]

Geschlechtstheile

Wehenartiger Schmerz in der Bärmutter.[VHA]

Schwangerschaft – Beschwerden der Mütter

Angst und Unruhe der Gebärenden bei schwachen Wehen.[VHA]
Die Geburtswehen sind infolge von großer Unruhe und Angst nicht stark genug; Überempfindlichkeit gegen Schmerzen.[Br., Lippe]
Käsige MILCH und Eiter in den Brüsten.[VHA]
Unterdrückung der MILCH; die MILCH ist käsig oder mit Eiter vermischt; MILCH-Fieber. Diese Zustände sind dann gewöhnlich mit dem Gemütssymptom von CHAM. verbunden.[Br., Lippe]

Beschwerden der Kinder

CHAM. paßt für Empfindliche ärgerliche Kinder.[Hub.; AHZ 210]
Zahnbeschwerden der Kinder mit Krämpfen.[VHA]
Trockner Erkältungs-Husten (der Kinder im Winter) von Kitzel im Halsgrübchen.[VHA]
Eben so, wie das vorige Mittel (CAUST.) nur im ersten Stadium [bei Keuchhusten] anzuwenden, aber dann auch, bei genau passenden Symptomen, vermöge seiner besonderen Angemessenheit für Kinder, von der erfreulichsten Wirkung.[KEU 16]
Wundwerden der Kinder.[VHA]
W a c k e l n m i t d e m K o p f e, m i t Z u c k u n g e n i n d e n G e s i c h t s m u s k e l n u n d ö f t e r e m Z u s a m m e n s c h r e c k e n i m S c h l a f e, b e i h e i ß e m, k l e b r i g e m S t i r n s c h w e i ß e (bei Kindern).[HA 101]
Krampfhafte Bewegungen und Zuckungen der Gesichtsmuskeln und Lippen, besonders bei Kindern.[Br., Lippe]
Das Kind schreit und will auf dem Arm getragen sein; oder es weint und fühlt sich unbehaglich; es will verschiedene Sachen haben, die es aber wegwirft, sobald man sie ihm gibt.[Br., Lippe]

Vergleiche ANT-T.: Das Kind will immer getragen werden.[S.Hahn., ACS 3 (1824) 182, Nr. 289]

Das Kind läßt sich nicht angreifen, ohne jämmerlich zu schreien, wobei es die Zehen krumm einwärts und die Finger der Hand zusammenzieht.[S.Hahn., ACS 3 (1824) 182-183, Nr. 290]
Kind will sich nicht anfassen und ansehen lassen ANT-C.[Jahr, HH. I (1848) 81]
(Wenn CHAM. das Kind nicht beruhigen will, tut es manchmal BELL..[Br.])[Br., Lippe]

Regel

Mutter-BLUTSTURZ, mit Abgang übelriechenden BLUTS in Klumpen.[VHA]
BLUTABGANG außer der Regel.[VHA]
Scharfer Weißfluß.[VHA]

Schnupfen

Fliessschnupfen.[KEU 16]

Athem

B e i den Keuchhusten-Anfällen Gähnen.[AHZ 61 (1860) 54]
Schneller, röchelnder Athem.[VHA]
Übelriechender Athem.[HA 68]
Kurzathmigkeit.[HA 4]
Erstickungsanfälle.[KEU 16]
Gähnen und Dehnen.[KEU 16]
Engbrüstigkeit in der Gegend des Halsgrübchens.[VHA]
Athemversetzung wie im Halsgrübchen.[KEU 16]
Schneidendes Brennen und Reissen im Oberbauche, mit Kurzathmigkeit.[VHA]
Athemversetzung wie im Halsgrübchen.[KEU 16]

Husten

Trockner Erkältungs-Husten (der Kinder im Winter) von Kitzel im Halsgrübchen.[VHA]
Der Husten ist besser, sobald sich der Kranke im Bett befindet und warm wird. (Wenn der Husten schlimmer wird beim Warmwerden, denke an ARS. oder NUX-M.).[Br., Lippe]
Nächtlicher, trockner Husten im Schlafe.[VHA]

Heilungsbericht: *A. B.* zu M., ein Mädchen von 15 Monaten, dessen beide Eltern schon mehrmals bei mir gegen chronische Beschwerden Hülfe gesucht und gefunden, hatte seit 8 Tagen, besonders früh beim Aufstehen, röchelnden Athem, Kurzathmigkeit, t r o c k n e n H u s t e n und A u s l a u f e n v i e l e n S p e i c h e l s aus dem Munde. Ich gab am genannten Tage sogleich eine Gabe CHAM. 30°°° auf die Zunge, und hinterließ noch zwei Pulver, nemlich Nro. 1 SULPH. 60°° und Nr. 2 CHAM. 30°°°, um dem Kinde diese Mittel in Zwischenräumen von je 3 Tagen zu reichen. Danach bessert es sich bald und das Mädchen war wohl bis zum 7. Juni [1841], wo sich ein t r o c k n e r H u s t e n, besonders vor Mitternacht, und abermals S p e i c h e l f l u ß einstellte und wogegen ich eine Gabe SULPH. 30°° und 5 Tage später eine Gabe CALC. 30°° mit dem Erfolge verordnete, daß der Husten sich verlor, der Speichelfluß aber nicht, und daß am 21. Juni dabei eine bedeutende P a r o t i t i s auftrat, welche nach dreien Gaben MERC., jede zu 30°°, in einem Paar Tagen, sammt dem Speichelfluß gehoben waren. Es blieb nun gut bis zum 28. Aug., wo eine heftige, mit Leibweh

Verifikationen und klinische Symptome

verbundene Diarrhöe sich einstellte, wogegen RHEUM, CHAM. und ARS. nichts nutzten, welche aber durch zwei Gaben MERC. 30°° und einer Zwischengabe SULPH. 60°° bis zum 11. Sept. gänzlich gehoben war. Es zeigte sich nun aber ein andres Uebel, nemlich Mastdarmvorfall bei jedem, sonst ganz normalen Stuhlgange, welcher durch eine Gabe BRY. 30°° und 2 Tage danach eine Gabe CALC. 30°° gehoben wurde. – Obwohl das Kind nun ganz wohl aussieht und nirgend etwas Krankhaftes für den Augenblick daran zu bemerken ist, so glaube ich doch, daß das chronische Leiden noch nicht von Grund aus geheilt ist und späterhin noch Beschwerden anderer Art zu befürchten sind, denen man aber nicht eher begegnen kann, als bis sie sich offenbaren. [Am Abende vorher, als ich diese Notizen an die Redaktion des Archivs absende, erscheint das Kindermädchen mit dem Berichte, daß vermuthlich nach einem Diätfehler der Mastdarmvorfall wiedergekehrt ist. Die begleitenden Zeichen waren aber nun derartig, daß ich jetzt LYC. geben mußte, von dem Erfolge aber natürlich noch nichts sagen kann. Ich vermuthe nun fast, daß äußere nachtheilige Einflüsse das öftere Erkranken dieses Kindes verursachen, um so mehr, da in dem Hause Schönfärberei getrieben wird, und habe die Eltern darauf aufmerksam gemacht.][ACS 19 (1842) 3, 44-45]

Husten.[HA 4]

Keuchhusten

Keuchhustenartiger, dumpfiger Erstickungshusten, von Kitzel in der Brust, im Halse, Kehlkopfe und Halsgrübchen erregt, Nachts ohne, am Tage mit wenigem zähem, schleimigem Auswurfe von BITTEREM oder FAULIGEM Geschmacke.[KEU 15-16]

Verschlimmerung: Nachts. – Aerger. Bösewerden. Schreien und Weinen. Sprechen. Essen. KAFFEE-Trinken. Verkältung. Kalte LUFT. Trockne Ost- und Nord-WINDE. Freie, besonders windige LUFT. Im Schlafe. – (Besserung von Warmwerden im Bette.)[KEU 16]

Begleitung: Grosse Unruhe und ängstliches Umherwerfen. Aergerliche Weinerlichkeit. Heftiges Schreien und Heulen. Widerwillen gegen Musik. BLUTDRANG zum Kopfe. Entzündung (bis zum BLUTEN) der Augen. Verdrehung der Augen. Halbseitige Backenröthe. Zuckungen in den Gesichtsmuskeln. Heisser, klebriger Stirnschweiss. Schaum vor dem Munde. Trockenheit im Halse. Dunkle Entzündungsröthe des Schlundes. Beständiger Durst. SAURES oder BITTERES Erbrechen. SAURES Erbrechen von Schleim und der Getränke. Leibweh mit Unerträglichkeit der Berührung. Grüne, gehackte Durchfälle. UnverdauteDurchfälle. Fliessschnupfen. Erstickungsanfälle. Athemversetzung wie im Halsgrübchen. Brennen und Stechen im Kehlkopfe. Schleimrasseln, Röcheln, Schnärcheln und Pfeifen in der Luftröhre. Heiserkeit. Kitzeln und Stechen im Halsgrübchen. Brustbeklemmung. Brennen, Stechen und Zersprengungsschmerz in der Brust. Rückwärtsbiegen. Abmagerung. Zuckungen und Convulsionen. Ueberempfindlichkeit der Nerven. Will stets getragen sein. Gähnen und Dehnen. Schlummersucht mit Stöhnen und Zusammenschrecken. Schlaflosigkeit wegen Angst. Unruhiger Schlaf, mit Weinen, Schreien und Umherwerfen. Frostschauder bei innerer Hitze. Brennende Hitze mit saurem Schweisse.[KEU 16] – Bei den Keuchhusten-Anfällen Gähnen.[AHZ 61 (1860) 54]

Eben so, wie das vorige Mittel (CAUST.) nur im ersten Stadium anzuwenden, aber dann auch, bei genau passenden Symptomen, vermöge seiner besonderen Angemessenheit für Kinder, von der erfreulichsten Wirkung.[KEU 16]

Luftröhre

Pfeifen und Schnärcheln in der Luftröhre.[VHA]
Stechend brennender Schmerz am Kehlkopfe, mit Heiserkeit.[VHA]
Brennen und Stechen im Kehlkopfe.[KEU 16]
Schleimrasseln, Röcheln, Schnärcheln und Pfeifen in der Luftröhre.[KEU 16]
Erstickungsanfälle.[KEU 16]
Heiserkeit.[KEU 16]

Hals

Entzündungsgeschwulst und Härte der Halsdrüsen.[VHA]
Athemversetzung wie im Halsgrübchen.[KEU 16]
Engbrüstigkeit in der Gegend des Halsgrübchens.[VHA]
Kitzeln und Stechen im Halsgrübchen.[KEU 16]

Brust

Brennen in der Brust.[VHA]
Brennen, Stechen und Zersprengungsschmerz in der Brust.[KEU 16]
Brustkrämpfe.[HA 4]

Verifikationen und klinische Symptome

Brustbeklemmung.[KEU 16]
Engbrüstigkeit in der Gegend des Halsgrübchens.[VHA]
Wundheit der Brustwarzen.[VHA]
Scirrhöse Härte und Anschwellung der Brustdrüsen.[VHA]
Käsige MILCH und Eiter in den Brüsten.[VHA]
Herzklopfen.[HA 4]
Vollheit in der Herzgrube mit Angst.[VHA]
Große Angst am Herzen.[VHA]

Heilungebericht von Thieren

[Am 16. März 1863] *Stroband's* K u h , nach Kalben heftiges (MILCH?) F i e b e r mit v e r s i e g t e r M I L C H und Zittern: 1. Acon., 2. Cham., alle 6 Stunden. – 27. März . Die MILCH wieder da, aber nun am ganzen Körper g e l ä h m t , so dass sie weder stehen, noch fressen kann: Puls. [je C 200°°] – Am andern Tage völlig geheilt.[KMS 781]

Oberglieder

Leichtes Einschlafen der Arme beim Zugreifen.[VHA]
Konvulsionen der Arme, mit Einschlagen der Daumen.[VHA]
Kalter Schweiß in den Handtellern.[VHA]
Nächtlicher lähmig reissender Schmerz in den Gliedern, mit Taubheitsgefühl.[VHA]
Konvulsivisches Zucken in den Gliedern.[VHA]

Unterglieder

Nächtlicher lähmig reissender Schmerz in den Gliedern, mit Taubheitsgefühl.[VHA]
Konvulsivisches Zucken in den Gliedern.[VHA]

Drüsen

Entzündliche Geschwulst der Drüsen.[VHA]
Halsweh mit Ohrdrüsengeschwulst.[VHA]
Entzündungsgeschwulst und Härte der Halsdrüsen.[VHA]
Scirrhöse Härte und Anschwellung der Brustdrüsen.[VHA]

Konkordanz Drüsen: B e l l ., Bry., C o n ., Kali-c., L y c ., Merc., P h o s ., Puls., S i l ., S u l p h . [PB]

Knochen

Konkordanz Knochen: Arg., Bell. [PB]

Haut

Gelbe Haut des ganzen Körpers.[VHA]
Unheilsamkeit der Haut.[VHA], [HA 69]
Wundwerden der Kinder.[VHA]
Ausschlag mit nächtlichem Jücken.[VHA]
Schweiss vorzüglich am Kopf und Schlaf.[Hahnemann, ZHK 4 (1855) 16, 150]

Konkordanz Haut und Aeusseres: Acon., Ars., Asaf., Bell., B r y ., *Calc.*, Caust., Con., Graph., *Hep.*, L a c h ., *Lyc.*, M e r c ., N i t - a c ., P e t r ., *P u l s .*, *Rhus-t.*, S e p ., *S i l .*, *Staph.*, *S u l p h .* [PB]

Schlaf

Zu CHAM. muss mehr Nachtdurst sein, als jetzt da war, und mehr Aergerlichkeit.[Hahnemann, ZHK 4 (1855) 16, 151]
Die Schmerzen sind Nachts am heftigsten und von Durst und Hitze begleitet.[VHA]
Schlummersucht mit kurzem Athem, Stöhnen und Zusammenschrecken.[VHA]
Schlummersucht mit Stöhnen und Zusammenschrecken.[KEU 16]
W a c k e l n m i t d e m K o p f e , m i t Z u c k u n g e n i n d e n G e s i c h t s m u s k e l n u n d ö f t e r e m Z u s a m m e n s c h r e c k e n i m S c h l a f e , b e i h e i ß e m , k l e b r i g e m S t i r n s c h w e i ß e (bei Kindern).[HA 101]
Schweiss vorzüglich am Kopf und Schlaf.[Hahnemann, ZHK 4 (1855) 16, 150]
Heulen, Auffahren und Umherwerfen im Schlafe.[VHA]
Unruhiger Schlaf, mit Weinen, Schreien und Umherwerfen.[KEU 16]
Nächtliche Schlaflosigkeit mit Angst und Visionen.[VHA]

Verifikationen und klinische Symptome

Schlaflosigkeit.[HA 4]
Schlaflosigkeit wegen Angst.[KEU 16]
Blähungs-Kolik, besonders Nachts.[VHA]
Nächtlicher Durchfall, mit öfteren, aber kleinen Abgängen.[VHA]
Nächtlicher Durchfall mit Leibschmerzen.[HA 68]
Nächtlicher, trockner Husten im Schlafe.[VHA]
Nächtlicher lähmig reissender Schmerz in den Gliedern, mit Taubheitsgefühl.[VHA]
Bei den Keuchhusten-Anfällen Gähnen.[AHZ 61 (1860) 54]
Konkordanz Schlaf und Träume: *Ars., Bell.*, Bry., Calc., Chin., Hep., Kali-c., Merc., Nux-v., Phos., Ph-ac., *Puls.*, Rhus-t., Sabad., Sep., Sil., Sulph. [PB]

Fieber

Schauder mit innerer Hitze.[VHA], [HA 69]
Schauder beim Entblößen.[VHA]
Frostschauder bei innerer Hitze.[KEU 16]
Fieberhitze mit heftigem Durste.[VHA]
Hitze mit gelegentlichem Schüttelfrost, wobei die eine Wangen heiß und rot, die andere bleich ist.[Br., Lippe]
Brennende Hitze mit Schweiß und wüthenden Delirien, am heftigsten die Nacht.[VHA]
Brennende Hitze mit saurem Schweisse.[KEU 16]
Beissender, sauerriechender Schweiß.[VHA]

Fieberstadien

1. Puls klein, aber gespannt und beschleunigt; oft sehr ungleich und dann eine Zeitlang schwach.[WF 15]
2. Frost und Schauder gewöhnlich nur an einzelnen Theilen, bei Hitze an Anderen. – Frostschauder bei innerer Hitze. – Frost und Kälte des ganzen Körpers, mit brennend heissem Gesichte und heissem Athem. – Wechsel von Frostschauder und Kälte der einen, mit Hitze der andern Stellen. – Frost der hinteren, bei Hitze der vorderen Hälfte des Körpers, oder umgekehrt. – Frostschauder bei jeder Entblössung und an der kalten LUFT.[WF 15]
3. Hitze mit Frostschauder untermischt, meistens mit einer rothen und einer blassen Wange. – Aengstliche Hitze mit Schweiss des Gesichts und des Haarkopfes. – Lange anhaltende Hitze mit heftigem Durste und öfterem Aufschrecken im Schlafe. – Wechsel von Frostschauder und Kälte der einen, mit Hitze der andern Stellen. – Frost der hinteren, bei Hitze der vorderen Hälfte des Körpers, oder umgekehrt.[WF 15]
4. Schweiss im Schlafe, am Heftigsten am Kopfe, meistens säuerlich riechend und mit Beissen in der Haut. – Zurückgetretener und daher ganz mangelnder Schweiss.[WF 15]

Konkordanz Fieber: *Acon., Ars., Bell., Bry., Calc.*, Chin., Hep., Ign., Laur., Lyc., *Merc.*, Nat-m., *Nux-v.*, Op., Phos., Ph-ac., *Puls., Rhus-t.*, Sec., *Sep.*, Sil., Stram., *Sulph., Verat.* [PB]

Heilungsbericht

W. E., ein 7 Tage altes Knäbchen in M., hatte die ganze Nacht in sogenannten „Schauerchen" gelegen, wogegen ein allöopathischer Arzt mehre Theelöffel voll eines Pulvers gegeben hatte, welches hauptsächlich aus MAGNESIA bestanden zu haben schien, ohne damit die mindeste Besserung zu bringen. – Ich gab [am 17. April 1841] drei Pulverchen CHAM., jedes zu 30°°°, um alle halbe Stunde eins zu geben, bis Besserung einträte. Das Kind aber erhielt nur eins, weil schon in der ersten Viertelstunde Ruhe eintrat und sich weiter nichts Krankhaftes zeigte. Bis heute ist es ganz gesund geblieben.[ACS 19 (1842) 3, 41-42]

Gemeinsames

Aergerniß mit Zorn, Heftigkeit und Hitze: Cham. X° R.[SRA]
Besonders auch anwendbar, wenn Jemand gleich auf einen Aerger gegessen oder getrunken hat.[HA 4]
Nächtlicher lähmig reissender Schmerz in den Gliedern, mit Taubheitsgefühl.[VHA]
Konvulsivisches Zucken in den Gliedern.[VHA]
Ungemeine Empfindlichkeit gegen frische LUFT und große Abscheu vor WIND.[VHA]
Ueberempfindlichkeit für Schmerz, welcher unerträglich scheint und zur Verzweiflung bringt.[VHA]

Verifikationen und klinische Symptome

Ueberempfindlichkeit für jeden Schmerz.[HA 68]
Ueberempfindlichkeit der Sinnes-Organe (besonders auch von KAFFEE-Trinken oder von narkotischen Palliativen).[VHA]
Schlimme Folgen von KAFFEE- und TABAK-Genuß können manchmal auch CHAM. erfodern. (NUX-V. paßt sehr gut für schlimme Folgen von KAFFEE-, TABAK- und SPIRITUOSEN-Genuß sowie von Überanstrengung des Geistes, von sitzender Lebensweise, von Schlafmangel und von zu vielem Essen.)[Br., Lippe]
Rückwärtsbiegen.[KEU 16]
Abmagerung.[KEU 16]
Zuckungen und Convulsionen.[KEU 16]
Ueberempfindlichkeit der Nerven.[KEU 16]
Will stets getragen sein.[KEU 16]
Große Schwäche gleich beim Beginne der Schmerzen.[HA 68-69]
Wenn der Schmerz beginnt, ist gleich Schwäche zum Niedersinken da.[VHA]

Besserung der Beschwerden

Nach dem Aufstehen.[HA 74]
(Besserung von Warmwerden im Bette.)[KEU 16]
Warme Umschläge.[HA 68], [HA 134]
Herumgehen in der Stube.[HA 68], [HA 74]
Mäßige Bewegung.[HA 127]
Warmen Stube.[HA 127]

Verschlimmerung der Beschwerden

Die Schmerzen sind Nachts am heftigsten und von Durst und Hitze begleitet.[VHA]
Nachts.[HA 68], [HA 104], [HA 108], [HA 127], [KEU 16]
Im Schlafe.[KEU 16]
Aerger.[KEU 16]
Große Nachtheile von Aerger, besonders wenn man dabei isset oder trinkt.[HA 68]
Bösewerden.[KEU 16]
Schreien und Weinen.[KEU 16]
Sprechen.[KEU 16]
Essen.[KEU 16]
KAFFEE-Trinken.[KEU 16]
Verkältung.[KEU 16]
Kalte LUFT.[KEU 16]
Im Freien, besonders im WINDE.[HA 68], [KEU 16]
In freier LUFT und im WINDE.[HA 134]
Trockne Ost- und Nord-WINDE.[KEU 16]
Kratzen.[HA 104]

Konkordanzen

Verschlimmerung nach der Zeit: Graph., Mang., Stront. [PB]

Verschlimmerung nach Lage und Umständen: Acon., Ambr., Am-c., Arn., Ars., *Bell.*, *Bry.*, *Calc.*, Caps., Carb-v., Caust., Chin., Cocc., Coff., Coloc., Con., Graph., Hep., Hyos., Ign., Ip., Kali-c., Lach., Led., *Lyc.*, Merc., Nat-c., Nat-m., Nux-m., *Nux-v.*, Op., *Phos.*, Ph-ac., Plat., *Puls.*, *Rhus-t.*, Sabin., *Sep.*, Sil., Spig., Staph., Stram., *Sulph.*, Verat. [PB]

Beschwerden der Thiere

Rinder

[Am 16. März 1863] *Stroband's* Kuh, nach Kalben heftiges (MILCH?)Fieber mit versiegter MILCH und Zittern: 1. Acon., 2. Cham., alle 6 Stunden. – 27. März. Die MILCH wieder da, aber nun am ganzen Körper gelähmt, so dass sie weder stehen, noch fressen kann: Puls. [je C 200°°] – Am andern Tage völlig geheilt.[KMS 781]

Arzneiverwandtschaften von Chamomilla

Acon., Alum., Ambr., Ant-t., Arn., Bar-c., Bell., Bry., (Calc.), Camph., Caps., (Carb-an.), Caust., Chin., Cina, Cocc., Coff., Coloc., Ferr., Graph., Hell., Hyos., Ign.,

Verifikationen und klinische Symptome

Verifikationen und klinische Symptome

Ip., Kali-c., Led., Lyc., Mag-c., Mag-m., Merc., Mez., (Nat-m.), Nux-v., (Op.), Petr., Phos., Puls., Rheum, Rhus-t., Sabad., Sabin., Sars., Sep., Stann., Stram., Sulph., (Zinc.) [VHA]

Acon., Arn., Ars., Aur., *Bell.*, *Bry.*, *Calc.*, Caps., Carb-v., Caust., Chin., Cocc., Con., Graph., Hep., Hyos., Ign., Ip., Kali-c., Lach., *Lyc.*, *Merc.*, Nat-m., Nit-ac., *Nux-v.*, Op., Petr., *Phos.*, Ph-ac., Plat., *Puls.*, *Rhus-t.*, Sec., *Sep.*, *Sil.*, Spig., Staph., Stram., *Sulph.*, *Verat.* [PB]

Acon., Alum., *Ars.*, *Bell.*, *Bor.*, Caps., *Chin.*, *Cina*, *Cocc.*, *Coff.*, Coloc., *Hep.*, *Ign.*, Ip., Lyc., Mag-c., *Nux-v.*, Petr., *Puls.*, *Rheum*, Rhus-t., Stram., *Sulph.*, *Valer.* [KV]

Antidote von Chamomilla: Acon., Alum., Bor., Camph., *Cocc.*, Coff., Coloc., Ign., Nux-v., *Puls.*

Die Nachtheile von ihrer Anwendung in zu grossen Gaben und am unrechten Orte werden, je nachdem die Symptome sind, theils von rohem KAFFEE, theils von IGNATZSAAMEN, theils von PULSATILLE –; sind es aber durch Bewegung des leidenden Theils sich mindernde, reissende und ziehende Schmerzen, von STURMHUT bald gehoben. KAFFEE nimmt, wenn er nicht tägliches Getränk des Kranken war, ebenfalls viele CHAMILLEN-Beschwerden hinweg, so wie er selbst in der CHAMILLE oft (wo nicht vielmehr KRÄHENAUGEN, den Symptomen nach, angezeigt sind) ein kräftiges Antidot seiner Nachtheile findet. Wenn jedoch die Schädlichkeit des täglich fortgesetzten KAFFEE-Tranks ununterbrochen sich erneuert, da kann freilich die CHAMILLE den KAFFEE-Trinker so wenig krankheitsfrei machen, als das Abtrocknen bei fortdauerndem Regen hilft. [RA 3, 68-69]

Acon., Camph., Coff., Ign., Nux-v., Puls. [SRN]

Acon., Alum., Bor., Camph., *Cocc.*, Coff., Coloc., Ign., Nux-v., *Puls.* [PB]

Sie blieb nun wohl bis im Juni des laufenden Jahres, wo sie in die Wochen kam, und in Folge des üblichen KAMILLEN-Mißbrauchs auf ganz andere Art erkrankte, wovon sie durch ein Paar Gaben IGN. 30°° bald hergestellt wurde, ohne daß ihr Schulterschmerz wieder erwacht wäre.[ACS 17 (1839) 3,28-29]

Am 12. Juni 1835 suchte die etwa 40jährige Frau *T.* aus O., eine vollendete KAFFEE-Trinkerin, die auch seit einigen Jahren mit KAMILLEN-Thee viel Mißbrauch getrieben, meine Hülfe gegen beständige Schmerzen im Leibe, wie Wesen, welche sie Tag und nacht quälten. Dabei stets heftiger Durst, oft trockenes Husten mit Seitenschmerzen und große Schwäche. Nachdem 2 Gaben PULS. 30°° und eine Zwischengabe NUX-V. 30° bis zum 2. Julius diese Beschwerden vollkommen beseitigt hatten [...].[ACS 17 (1839) 3,31-32]

Chamomilla ist Antidot von: Acon., Alum., Bor., Bry., Cocc., Coff., Elec., Hep., Ign., Lyc., Nux-v., Puls., Rheum, Sulph.

Ueberempfindlichkeit der Sinnes-Organe (besonders auch von KAFFEE-Trinken oder von narkotischen Palliativen).[VHA]

Zahnschmerzen durch Trinken von Warmem, besonders KAFFEE, verschlimmert.[VHA]

Brecherlichkeit nach KAFFEE-Trinken.[VHA]

Antidote [von HEP.] sind, ausser BELLADONNE; auch, gegen Leibweh und Durchfall, CHAMILLE.[CK 3, 348]

CHAMILLE gegen die Schmerzen der Backen-Geschwulst [von BOR.].[CK 2, 280]

Wo sie in einem allzu reizbaren Körper, vielleicht auch in allzu großer Gabe gereicht, eine Ueberempfindlichkeit, oder einen ängstlichen, erhöheten Zustand der Empfindung, eine Uebereiltheit u. s. w. zuwege bringt, da dient KAFFEE als homöopathisches Gegenmittel; – wo sie aber unpassend gewählt war, so daß ihre Symptome denen der Krankheit nicht in naher Aehnlichkeit entsprechen, da können die entstehenden Beschwerden, je nachdem sie waren, durch PULSATILLE oder CHAMILLE, in seltnern Fällen von KOCKELSAMEN, WOHLVERLEIH, KAMPFER oder ESSIG antidotisch getilgt werden.[RA 2, 140-141]

Wenn sie [NUX-V.]wegen allzu großer Gabe, oder wegen unhomöopathischer Anwendung beträchtliche Nachtheile zuwege bringt, so kann ihre Kraft doch schnell durch etwas weniges WEIN, BRANNTWEIN und KAMPHER gänzlich aufgehoben werden; sonst ist auch gegen das davon erregte Kopfweh und die Appetitlosigkeit, KAFFEE, gegen die entstandnen Lähmungszufälle, KOCKEL, gegen die davon herrührende Ueberempfindlichkeit und Engbrüstigkeit, STURMHUT und gegen die große Verdrießlichkeit und Aergerlichkeit, CHAMILLE als Gegenmittel hülfreich.[RA 1, 194-195]

Wäre die PULSATILLE je einmal in zu großer Gabe oder am unpaßlichen Orte angewendet worden, und erzeugte sie folglich widrige Zufälle, so werden diese, je nachdem sie von der einen oder andern Art sind, theils in der CHAMILLE (vorzüglich wo Schläfrigkeit, Mattigkeit und Sinnenverminderung hervorragt) [...] ihre Tilgung finden.[RA 2, 275]

Einige andere Mittel dienen [ELEC.] als Antidot gegen ihr Uebermaas. MERKUR heilt die Wundheit im

Munde, den Zahnschmerz, die Mattigkeit undzittrige Unfestigkeit der Glieder, den Appetitmangel und Durst, welchen sie erzeugt, NUX-V. die Halsentzündung, die catarrhalischen entzündlichen Beschwerden CHAM..[Caspari, MM 2, 140]

Folgemittel von Chamomilla: Puls.

Am 19. Apr. [1841] erhielt er Nro. 1 CHAM. 30°°°, Nro. 2 und 4 PULS. 30°° und Nro. 3 BRY. 30°°, um alle 2 Tage ein Pulver zu nehmen, und nach acht Tagen fehlte ihm nichts mehr.[ACS 19 (1842) 3, 65-66]

Chamomilla ist Wechselmittel mit: Acon.

[Am 16. März 1863] *Stroband's* Kuh, nach Kalben heftiges (MILCH?)Fieber mit versiegter MILCH und Zittern: 1. Acon., 2. Cham., alle 6 Stunden. – 27. März . Die MILCH wieder da, aber nun am ganzen Körper gelähmt, so dass sie weder stehen, noch fressen kann: Puls. [je C 200°°] – Am andern Tage völlig geheilt.[KMS 781]

Zwischenmittel bei chronischen Krankheiten

PULSATILLA (X° R.) in einigen Fällen, in gehörigen Zwischenräumen, abwechselnd mit NUX-V., zur Tilgung zu hoher Reizbarkeit. – In seltenen Fällen wird man bei solchen Ueberreizungen des Nervensystems zu ASAR., CHAM., CHIN., IGN., TEUCR. oder VALER., eben so angewendet, seine Zuflucht nehmen müssen, wenn nämlich diese Mittel dem Gesammtzustande besser entsprechen.[SRA]

Zwischenmittel von Chamomilla: Sulph.

Ich gab am genannten Tage sogleich eine Gabe CHAM. 30°°° auf die Zunge, und hinterließ noch zwei Pulver, nemlich Nro. 1 SULPH. 60°° und Nr. 2 CHAM. 30°°°, um dem Kinde diese Mittel in Zwischenräumen von je 3 Tagen zu reichen.[ACS 19 (1842) 3, 44]

Konkordanzen der homöopathischen Arzneien

I. Gemüth und Geist: *Acon.*, Anac., Ars., *Aur.*, *Bell.*, Calc., Caust., Graph., *Ign.*, *Lyc.*, Merc., Nat-m., *Nux-v.*, Phos., Plat., *Puls.*, Sep., Stram., Sulph., *Verat.* [PB]

II. Körpertheile und Organe: *Acon.*, Alum., Arn., *Ars.*, *Bell.*, *Bry.*, Calc., Canth., Caps., Carb-v., Caust., *Chin.*, Cocc., Con., Croc., Dig., Dulc., Graph., Hep., Hyos., *Ign.*, Ip., Kali-c., Lach., *Lyc.*, *Merc.*, Nat-c., Nat-m., Nit-ac., *Nux-v.*, Petr., *Phos.*, Ph-ac., Plb., *Puls.*, *Rhus-t.*, Sabad., Sec., *Sep.*, Sil., Spig., Stann., Staph., Stram., *Sulph.*, *Verat.*, Zinc. [PB]

III. Empfindungen und Beschwerden

1. **Aeussere und innere Körpertheile im Allgemeinen:** *Acon.*, Agar., Alum., Ambr., Ang., Arn., *Ars.*, Aur., Bar-c., *Bell.*, *Bry.*, *Calc.*, Canth., Caps., Carb-v., Caust., *Chin.*, Cic., Cocc., Coff., Con., Croc., Cupr., Ferr., Graph., *Hyos.*, *Ign.*, Jod., Ip., Kali-c., *Lyc.*, *Merc.*, Mosch., Nat-c., Nat-m., Nit-ac., *Nux-v.*, Op., Petr., *Phos.*, Ph-ac., Plat., *Puls.*, *Rhus-t.*, Sabin., Sec., *Sep.*, Sil., Spig., Spong., Stann., Staph., Stram., *Sulph.*, Verat., Zinc. [PB]
2. **Drüsen:** Bell., Bry., Con., Kali-c., Lyc., Merc., Phos., Puls., Sil., Sulph. [PB]
3. **Knochen:** Arg., Bell. [PB]
4. **Haut und Aeusseres:** Acon., Ars., Asaf., Bell., Bry., *Calc.*, Caust., Con., Graph., *Hep.*, Lach., *Lyc.*, Merc., Nit-ac., Petr., *Puls.*, *Rhus-t.*, Sep., *Sil.*, *Staph.*, *Sulph.* [PB]

IV. Schlaf und Träume: *Ars.*, *Bell.*, Bry., Calc., Chin., Hep., Kali-c., Merc., Nux-v., Phos., Ph-ac., *Puls.*, Rhus-t., Sabad., Sep., Sil., Sulph. [PB]

V. Fieber: *Acon.*, *Ars.*, *Bell.*, *Bry.*, *Calc.*, Chin., Hep., Ign., Laur., Lyc., *Merc.*, Nat-m., *Nux-v.*, Op., Phos., Ph-ac., *Puls.*, *Rhus-t.*, Sec., *Sep.*, Sil., Stram., *Sulph.*, *Verat.* [PB]

VI. Änderung des Befindens

1. **Verschlimmerung nach der Zeit:** Graph., Mang., Stront. [PB]
2. **Verschlimmerung nach Lage und Umständen:** Acon., Ambr., Am-c., Arn., Ars., *Bell.*, *Bry.*, *Calc.*, Caps., Carb-v., Caust., Chin., Cocc., Coff., Coloc., Con., Graph., Hep., Hyos., Ign., Ip., Kali-c., Lach., Led., *Lyc.*, Merc., Nat-c., Nat-m., Nux-m., *Nux-v.*, Op., *Phos.*, Ph-ac., Plat., *Puls.*, *Rhus-t.*, Sabin., *Sep.*, Sil., Spig., Staph., Stram., *Sulph.*, Verat. [PB]

VII. Konkordanz der homöopathischen Arzneien

Acon., Arn., Ars., Aur., *Bell.*, *Bry.*, *Calc.*, Caps., Carb-v., Caust., Chin., Cocc., Con., Graph., Hep., Hyos., Ign., Ip., Kali-c., Lach., *Lyc.*, *Merc.*, Nat-m., Nit-ac., *Nux-v.*, Op., Petr., *Phos.*, Ph-ac., Plat., *Puls.*, *Rhus-t.*, Sec., *Sep.*, *Sil.*, Spig., Staph., Stram., *Sulph.*, *Verat.* [PB]

Acon., Alum., *Ars.*, *Bell.*, *Bor.*, Caps., *Chin.*, *Cina*, *Cocc.*, *Coff.*, Coloc., *Hep.*, *Ign.*, Ip., Lyc., Mag-c., *Nux-v.*, Petr., *Puls.*, *Rheum*, Rhus-t., Stram., *Sulph.*, *Valer.* [KV]

Chelidonium majus (Schöllkraut)

(Chel.)

Verifikationen und klinische Symptome

Synonyma

Chelidonium, Chelidonium majus L., Schöllkraut [SRN]
Großes Schellkraut [Br., Lippe]

Nicht-Antipsorische Arznei

[SRN]

Arzneiwirkungsdauer

Wirkt über 14 Tage.[SRN]
Zählt zur 2. Klasse derjenigen Mittel, welche eine kurze Wirkungsdauer besitzen.[AHZ 49 (1855) 82]

Eigenthümlichkeiten und Hauptwirkungen

Gemüth

Niedergeschlagenheit und Traurigkeit bis zum Weinen.[VHA], [HA 66]
Unruhe und Besorgtheit wegen Gegenwart und Zukunft.[VHA]
Konkordanz Gemüth und Geist: Acon., Bell., Calc., Nat-m., Nux-v., Rhus-t., Stram., Verat. [PB]

Geist

Konkordanz Gemüth und Geist: Acon., Bell., Calc., Nat-m., Nux-v., Rhus-t., Stram., Verat. [PB]

Kopf

Kältegefühl im Hinterkopfe, vom Nacken heraufsteigend.[VHA]
Kältegefühl im Hinterkopfe, vom Nacken her hereinsteigend, in der Bewegung verschlimmert, in der Ruhe gebessert. – Niedergeschlagenheit und Traurigkeit bis zum Weinen; Kriebeln in und auf dem Kopfe; Gefühl, als wenn Wind aus den Ohren strömte; Gesichtsröthe, ohne Hitze; große Neigung zu MILCH; Aufstoßen mit dem Geschmack von Wachholderbeeren; Absterben der vorderen Fingerglieder und Zehen; große Müdigkeit und Trägheit nach dem Essen; Abneigung gegen Bewegung; spätes Einschlafen; Frost beim Gehen im Freien.[HA 66]
Auseinander pressendes Kopfweh.[VHA]
Kriebeln in und auf dem Kopfe.[VHA], [HA 66]
Kopfgrind.[VHA]

Augen

Herabdrücken des obern Augenlides.[VHA]
Entzündungsröthe und nächtliches Zuschwären der Augen.[VHA]
Verengerte Pupillen.[VHA]
Augenfell.[VHA]
Verdunkelung der Hornhaut.[VHA]
Thränenfistel.[VHA]

Ohren

Gefühl, als wenn Wind aus den Ohren strömte.[VHA], [HA 66]
Das Gehör vergeht ihm während des Hustens.[VHA]

Antlitz

Röthe des Gesichts, ohne Hitze.[VHA], [HA 66]
Spannen und Ziehen am Jochbeine.[VHA]
Jücken über das ganze Gesicht und an der Stirn.[VHA]
Flechten im Gesichte, besonders am Kinne.[VHA]

Mund

Würgen im Halse, wie von einem allzugroßen Bissen.[VHA]

Erschwertes Schlingen, wie von Druck des Kehlkopfs auf die Speiseröhre.[VHA]

Verifikationen und klinische Symptome

Genüsse

Viel Durst auf MILCH, welche besonders gut bekommt.[VHA]
Große Neigung zu MILCH.[HA 66]
(Nachtheile von geronnener MILCH.)[VHA]

Aufstoßen

Aufstoßen mit dem Geschmack von WACHOLDERBEEREN.[VHA], [HA 66]

Uebelkeit

Uebelkeit aus dem Magen, mit Wärmegefühl darin und des ganzen Körpers.[VHA]
Krampfartiges Leibweh mit Einwärtsziehen des Nabels und Uebelkeit.[VHA]

Magen

Schneiden im Magen beim Gähnen.[VHA]
Brennen im Magen.[VHA]
Nagender Magenschmerz, nach Essen vergehend.[VHA]
Früh, beim Erwachen und nach dem Essen, große Müdigkeit und Trägheit.[VHA]
Große Müdigkeit und Trägheit nach dem Essen.[HA 66]
Anhaltendes Schneiden in den Gedärmen, gleich nach dem Essen.[VHA]

Bauch

Anhaltendes Schneiden in den Gedärmen, gleich nach dem Essen.[VHA]
Krampfartiges Leibweh mit Einwärtsziehen des Nabels und Uebelkeit.[VHA]
Bei Gallenblasenbschwerden betrachte man zuerst CHEL., welches Schmerzen unter dem, rechten Schulterblatt hat und nicht selten Gelbsucht. Des weiteren kommen BELL., BRY., CALC., LYC. und NUX-V. nach ihren Bildern in Betracht. DIOSC. verordnet man, wenn Erleichterung durch Rückwärtsbiegen besteht.[Hub.; AHZ 210]

Stuhl

Harter, knotiger Stuhl.[VHA]
Nächtlicher Schleim-Durchfall.[VHA]

Harn

Blasser Harn.[VHA]
Brennen, Stechen und Schneiden in der Harnröhre.[VHA]

Regel

Monatliches verspätet, aber zu lange dauernd und 3 Tage an Stärke zunehmend.[VHA]

Schwangerschaft – Beschwerden der Mütter

Vergehen der MILCH in den Brüsten.[VHA]

Schnupfen

Stockschnupfen mit halbseitiger Nasenverstopfung.[VHA]

Husten

Das Gehör vergeht ihm während des Hustens.[VHA]
Während des Hustens Schmerz im Kehlkopf und Stechen im Halse; Stiche in der rechten Seite der Brust, besonders in dem untern Teil; Funkensehen; keuchendes Atmen; Asthma. (Stiche in der linken Seite der Brust: CHEL., in der rechten Seite: LYC.. Diese sind mit KALI-C. die drei Hauptmittel für Zustände, welche oben angeführte Symptome aufweisen.)[Br., Lippe]

Brust

Vergehen der MILCH in den Brüsten.[VHA]
Stiche in der linken Seite der Brust: CHEL., in der rechten Seite: LYC..[Br., Lippe]

Rücken

Beim Vorwärts- und Rückwärts-Biegen, reissend drückender Schmerz im Rücken, als würden die Lendenwirbel zerbrochen.[VHA]

Schmerz unter dem rechten Schulterblatt, der die Bewegung des Armes verhindert. (Diese Erscheinung am linken Schulterblatt weist auf FERR..)[Br., Lippe]

Bei Gallenblasenbschwerden betrachte man zuerst CHEL., welches Schmerzen unter dem, rechten Schulterblatt hat und nicht selten Gelbsucht. Des weiteren kommen BELL., BRY., CALC., LYC. und NUX-V. nach ihren Bildern in Betracht. DIOSC. verordnet man, wenn Erleichterung durch Rückwärtsbiegen besteht.[Hub.; AHZ 210]

Oberglieder

Lähmiger Druck am Oberarme.[VHA]

Steifigkeit der Handgelenke.[VHA]

Die vorderen Glieder der Finger werden gelb und kalt, wie abgestorben, mit blauen Nägeln.[VHA]

Absterben der vorderen Fingerglieder und Zehen.[HA 66]

Lähmigkeit der Glieder.[VHA]

Unterglieder

Lähmung der Oberschenkel und Knie.[VHA]

Steifigkeit der Fußgelenke.[VHA]

Gefühllosigkeit und Abgestorbenheit der Fußzehen.[VHA]

Absterben der vorderen Fingerglieder und Zehen.[HA 66]

Lähmigkeit der Glieder.[VHA]

Drüsen

Konkordanz Drüsen: Ars., Bell., C h i n ., C o c c ., Dig., M e r c . [PB]

Haut

Alte, faule, um sich fressende Geschwüre.[VHA]

Kriebeln in und auf dem Kopfe.[VHA]

Kopfgrind.[VHA]

Jücken über das ganze Gesicht und an der Stirn.[VHA]

Flechten im Gesichte, besonders am Kinne.[VHA]

Konkordanz Haut und Aeusseres: Arn., *Bar-c.*, Bell., Bor., Bry., C a l c ., Canth., C a u s t ., C h a m ., Chin., Con., *Graph.*, Hep., Lyc., M e r c ., *Nit-ac.*, Nux-v., Petr., Phos., *Puls.*, *Rhus-t.*, Sabad., *Sep.*, *Sil.*, Squil., Staph., *S u l p h .*, V i o l - t . [PB]

Schlaf

Spätes Einschlafen.[VHA], [HA 66]

Schläfrigkeit, ohne Schlafen zu können.[VHA]

Konkordanz Schlaf und Träume: Mur-ac., *Nux-v.*, Phos., Rhus-t., Sulph. [PB]

Fieber

Puls voll und hart.[VHA]

Mangel an gehöriger Lebenswärme.[VHA]

Schüttelfrost beim Gehen im Freien.[VHA]

Abends, nach dem Niederlegen, Hitze ohne Durst.[VHA]

Schweiß im Früh-Schlafe.[VHA]

Frost beim Gehen im Freien.[HA 66]

Fieberstadien

1. P u l s klein und schnell. – Voller, harter, aber kaum etwas beschleunigter Puls, gegen Abend.[WF 15]
2. F r o s t und Frostigkeit, bloss innerlich, mit starkem Schütteln, Abends im Bette. – Innerlich Frost beim Gehen im Freien, in der Stube vergehend. – Frost und Kälte des ganzen Körpers, am Meisten an Händen und Füssen, mit starker Auftreibung der Adern. – Frost des einen (rechten) Unterschenkels. – Schauder ohne äussere Kälte. – Schauder den Rücken herab laufend.[WF 15-16]
3. Innerliche H i t z e , ohne Durst, Abends nach dem Niederlegen.[WF 16]

Verifikationen und klinische Symptome

4. Schweiss während des Schlafs, Nachmitternacht und in der Morgenzeit, beim Erwachen bald vergehend.[WF 16]

Konkordanz Fieber: *Acon.*, Arn., Ars., *Bell.*, Bry., Calc., Camph., Caust., Chin., Dig., Ferr., Hyos., Ip., Kali-n., Nit-ac., Nux-v., Phos., Puls., Rhus-t., Sabad., Sep., Spig., Stram., Sulph., Thuj., Verat. [PB]

Gemeinsames

Lähmigkeit der Glieder.[VHA]
Klammartige Schmerzen hier und da.[VHA]
Früh, beim Erwachen und nach dem Essen, große Müdigkeit und Trägheit.[VHA]
Abneigung vor Bewegung, welche ihm sauer wird.[VHA]
Abneigung gegen Bewegung.[HA 66]
Nach dem Essen, Trieb sich niederzulegen.[VHA]
Große Müdigkeit und Trägheit nach dem Essen.[HA 66]

Besserung der Beschwerden

Ruhe.[HA 66]

Verschlimmerung der Beschwerden

Abneigung gegen Bewegung.[HA 66]
Bewegung.[HA 66]

Konkordanzen

Verschlimmerung nach der Zeit: Kali-n., Nux-v. [PB]

Verschlimmerung nach Lage und Umständen: Arn., Bell., Bry., *Calc.*, Camph., Cann-s., Carb-an., Cham., Chin., Cocc., Coff., Con., Croc., Graph., *Ign.*, Jod., Kali-c., Lach., Led., Lyc., Nat-c., Nat-m., Nux-m., *Nux-v.*, Phos., Puls., Ran-b., Rhus-t., Sabad., *Sel.*, Sep., Sil., *Spig.*, Staph., Stram. [PB]

Verifikationen und klinische Symptome

Arzneiverwandtschaften von Chelidonium majus

Nit-ac., (Sulph-ac.) [VHA]

Acon., Arn., Ars., Bar-c., *Bell.*, Bry., *Calc.*, Caust., Cham., Chin., Cocc., Con., Graph., Ign., Kali-c., Lyc., Merc., Nat-c., Nat-m., Nit-ac., *Nux-v.*, *Phos.*, Ph-ac., *Puls.*, *Rhus-t.*, Sabad., Sel., *Sep.*, Sil., Spig., Staph., Stram., *Sulph.*, Verat., Zinc. [PB]

Calc., Lyc., Mag-c., Puls., Sulph. [KV]

Antidote von Chelidonium majus: Camph.?, Coff.?

Camph.? [SRN]
Camph.?, Coff.? [PB]

Konkordanzen der homöopathischen Arzneien

I. Gemüth und Geist: Acon., Bell., Calc., Nat-m., Nux-v., Rhus-t., Stram., Verat. [PB]

II. Körpertheile und Organe: Alum., Anac., Arn., Ars., Aur., Bell., Bor., Bry., Calc., Carb-v., Caust., Cham., Chin., Cocc., Con., Graph., Hep., Ign., Kali-c., Lyc., Mag-m., Merc., Mez., Nat-m., Nux-v., Olnd., Petr., *Phos.*, Ph-ac., Plb., *Puls.*, Rhus-t., Ruta, Sabad., *Sep.*, Sil., Spig., Staph., Stram., *Sulph.*, Sulph-ac., Thuj., Verat., Verb., Zinc. [PB]

III. Empfindungen und Beschwerden

1. **Aeussere und innere Körpertheile im Allgemeinen:** *Acon.*, Alum., Arn., *Ars.*, Bar-c., Bell., Bry., Calc., Canth., Carb-v., Caust., Cham., Chin., *Cocc.*, Con., Cycl., Dulc., Graph., Guaj., *Ign.*, Kali-c., Laur., *Lyc.*, Merc., Mez., Mosch., Nat-c., Nat-m., *Nux-v.*, *Phos.*, Ph-ac., Plat., Plb., Puls., Rhus-t., Ruta, Sabad., Sec., *Sep.*, Spig., Spong., Stann., Staph., *Sulph.*, Tarax., Verat., Zinc. [PB]
2. **Drüsen:** Ars., Bell., Chin., Cocc., Dig., Merc. [PB]

3. **Knochen:** vacat. [PB]
4. **Haut und Aeusseres:** Arn., *Bar-c.*, Bell., Bor., Bry., C a l c . , Canth., C a u s t . , C h a m . , Chin., Con., *Graph.*, Hep., Lyc., M e r c . , *Nit-ac.*, Nux-v., Petr., Phos., *Puls.*, *Rhus-t.*, Sabad., *Sep.*, *Sil.*, Squil., Staph., *S u l p h .* , V i o l - t . [PB]

IV. Schlaf und Träume: Mur-ac., *Nux-v.*, Phos., Rhus-t., Sulph. [PB]

V. Fieber: *A c o n .* , A r n . , Ars., *Bell.*, B r y . , Calc., Camph., Caust., C h i n . , Dig., Ferr., Hyos., Ip., Kali-n., Nit-ac., Nux-v., Phos., P u l s . , R h u s - t . , Sabad., Sep., Spig., Stram., Sulph., Thuj., Verat. [PB]

VI. Änderung des Befindens

1. **Verschlimmerung nach der Zeit:** Kali-n., Nux-v. [PB]
2. **Verschlimmerung nach Lage und Umständen:** Arn., B e l l . , Bry., *Calc.*, Camph., Cann-s., Carb-an., Cham., C h i n . , Cocc., Coff., Con., Croc., Graph., *Ign.*, Jod., Kali-c., L a c h . , Led., Lyc., N a t - c . , Nat-m., Nux-m., *Nux-v.*, P h o s . , Puls., R a n - b . , R h u s - t . , Sabad., *Sel.*, Sep., Sil., *S p i g .* , Staph., Stram. [PB]

VII. Konkordanz der homöopathischen Arzneien

Acon., Arn., Ars., Bar-c., *Bell.*, B r y . , *Calc.*, Caust., Cham., C h i n . , C o c c . , Con., Graph., I g n . , Kali-c., L y c . , M e r c . , Nat-c., Nat-m., Nit-ac., *N u x - v .* , *Phos.*, Ph-ac., *Puls.*, *Rhus-t.*, Sabad., Sel., *Sep.*, Sil., S p i g . , Staph., Stram., *Sulph.*, Verat., Zinc. [PB]

C a l c . , L y c . , M a g - c . , P u l s . , S u l p h . [KV]

Verifikationen und klinische Symptome

China officinalis (China-Rinde)

(Chin.)

Synonyma

China, China officinalis, Cinchona Condaminea Humb., (Cinchona officinalis L.), China-Rinde [SRN]

Nicht-Antipsorische Arznei

[SRN]

Arzneiwirkungsdauer

Wirkt 2 bis 3 Wochen.[SRN]

Zählt zur 2. Klasse derjenigen Mittel, welche eine kurze Wirkungsdauer besitzen.[AHZ 49 (1855) 82]

Hinweise

Wir dürfen bei dieser Gelegenheit, wo von der CHINA die Rede ist, nicht unterlassen anzuführen, dass es bekanntlich eben dieses Arzneimittel gewesen ist, welches die Aufmerksamkeit *Hahnemann's* zuerst auf das Heilgesetz: Similia similibus! hingelenkt hat. Da dessen Uebersetzung von „*W. Cullen's* Abhandlung über die Materia medica. 1790" wohl den Wenigsten noch zugänglich sein dürfte, so scheint es angemessen, hier die eigenen Worte des Uebersetzers anzuführen, wie er sie in dem genannten Werke (2. Bd., S. 109) in der Anmerkung ausgesprochen hat. – „Ich nahm des Versuchs halber etliche Tage zweimal täglich jedesmal vier Quentchen gute CHINA ein; die Füsse, die Fingerspitzen u. s. w. wurden mir erst kalt, ich ward matt und schläfrig, dann fing mir das Herz an zu klopfen, mein Puls ward hart und geschwind; eine unleidliche Aengstlichkeit, ein Zittern (aber ohne Schauder), eine Abgeschlagenheit durch alle Glieder; dann Klopfen im Kopfe, Röthe der Wangen, Durst, kurz alle mir sonst beim Wechselfieber gewöhnlichen Symptome erscheinen nach einander, doch ohne eigentlichen Fieberschauder. Mit Kurzem: auch die mir bei Wechselfiebern gewöhnlichen charakteristischen Symptome, die Stumpfheit der Sinne, die Art von Steifigkeit in allen Gelenken, besonders aber die taube, widrige Empfindung, welche in dem Periostum über alle Knochen des ganzen Körpers ihren Sitz zu haben scheint, – alle erschienen. Dieser Paroxism dauerte zwei bis drei Stunden jedesmal, und erneuerte sich, wenn ich diese Gabe wiederholte, sonst nicht. Ich hörte auf, und ich war gesund." – Nicht minder merkwürdig ist die, auf der folgenden (110) Seite ausgesprochene Aeusserung: „hätte er (*Cullen*) eine Kraft in der CHINA gewittert, ein künstliches antagonistisches Fieber zu erregen: gewiss er würde nicht so eisern auf seiner Erklärungsart stehen geblieben sein."[AHP (1863) 108]

Beispielsweise heben wir unter andern Anzeigen der CHINA bei Wechselfiebern hervor: das Eintreten eines auffallend vermehrten Durstes in der Periode des Ueberganges vom Froste zur Hitze, so wie von der Hitze zum Schweisse, und nach dem beendigten Fieber, wo sich oft auch Uebelkeit und Brecherlichkeit, selbst Erbrechen einstellt. Diese deutlich erkennbaren Symptome bietet in ihrer Gesammtheit kein Einziges von allen unsern sonstigen Arzneien, und dürfen sie deshalb jederzeit als charakteristisch, wenn auch nicht als allein maasgebend, angesehen werden. – Die Allopathie kennt dergleichen nicht.[AHP (1863) 213]

Denn so sehr auch diese Arznei [CHINA] in äusserst vielen, vielleicht selbst in den meisten Krankheiten, die aus Säfteverlust der verschiedensten Art entstanden sind, den obersten Rang einnimmt und, wenn auch nur als Zwischenmittel, kaum je entbehrt werden kann: so würde man doch eine vollständige Unbekanntschaft mit dem Grundprincip unserer bewährten Heilmethode bekunden, wenn man annehmen wollte, dass sie überall für alle solche Fälle einzig und allein passe und ausreiche. In der That besitzen wir eine grosse Anzahl von Mitteln, welche zu dieser Kategorie gehören, unter welcher CALC., CARB-V., PH-AC., PULS., SEP. und STAPH. fast eben so oft zur Wahl kommen, als die CHINA, und ausser diesen steht uns noch eine lange Reihe von andern Arzneien zu Gebote, welche unter besonderen Umständen selbst noch vor den eben Genannten den Vorzug verdienen, je nachdem die individuellen Symptome dafür eine maassgebende Anzeige darbieten. Es ist demnach durchaus nicht homöopathisch zu nennen, wenn man bloss nach der generellen Anamnese des Säfteverlustes (durch BLUTUNGEN, Durchfälle, zu vieles STILLEN der Mutter, zu häufige POLLUTIONEN, Onanie, heftige Schweisse u. dergl. mehr) überall bloss die CHINA in Anwendung bringen

Verifikationen und klinische Symptome

will, unbekümmert um die spezielle Art und Weise der Beschwerden, die darauf gefolgt sind. Ein solches Verfahren steht ganz und gar in gleicher Linie mit dem blinden Gebrauche dieser Arznei in allen Krankheiten, welche den periodischen Typus irgend eines Wechselfiebers an sich tragen, und wir haben uns um so mehr veranlasst gefunden, diese Rüge hier offen und unverhohlen auszusprechen, um auch nur den Schein zu vermeiden, als wollten wir die Mängel, nicht so sehr der Homöopathie, als der Praxis einiger Homöopathen gutheissen oder auch nur verschweigen.[AHP (1863) 276-277]

Abneigung gegen Berührung, selbst von frischer LUFT, und äußerste Empfindlichkeit gegen äußere Eindrücke sind charakteristische Symptome von CHIN. – In den Folgen von Säfteverlusten sowie bei lokaler oder allgemeiner Erschöpfung ist CHIN. eines unserer besten Arzneimittel.[Br., Lippe]

Zwischenmittel bei chronischen Krankheiten: PULSATILLA (X° R.) in einigen Fällen, in gehörigen Zwischenräumen, abwechselnd mit NUX-V., zur Tilgung zu hoher Reizbarkeit. – In seltenen Fällen wird man bei solchen Ueberreizungen des Nervensystems zu ASAR., CHAM., CHIN., IGN., TEUCR. oder VALER., eben so angewendet, seine Zuflucht nehmen müssen, wenn nämlich diese Mittel dem Gesammtzustande besser entsprechen.[SRA]

Bei Störungen der antipsorischen Kur: Schwäche von Säfteverlust (Schweiß, POLLUTIONEN): Chin. X° R.[SRA]

Verifikationen und klinische Symptome

Eigenthümlichkeiten und Hauptwirkungen

Gemüth

Große Angst und Muthlosigkeit.[VHA]
Angst.[KEU 17]
Arbeitsscheu.[VHA]
Der CHIN.-Kranke hat große Furcht vor Berührung.[Br., Lippe]
Stille Verdrießlichkeit mit Seufzen und Weinen.[VHA]
Ueberreiztheit mit Kleinmuth und Unerträglichkeit von Geräusch.[VHA]
Ueberreiztheit mit Kleinmuth.[HA 40]
Ueberreiztheit.[KEU 17]
Verachtung aller Dinge um sich her.[VHA]
Zänkische, zu Zorn geneigte Gemüthsstimmung.[VHA]
Zu Zank und Verachtung geneigte Stimmung.[HA 40]
Schreien.[KEU 17]
Völlige Apathie und Gleichgültigkeit.[KEU 17]
Blähungs-Kolik mit Spannung und Aengstlichkeit im Oberbauche, und mit dem Gefühle, als wenn die untersten Gedärme zusammengeschnürt wären.[VHA]
Unruhiger Nachtschlaf, mit ängstigenden Träumen.[VHA]
*Schwärmerei, sobald er einschläft.[VHA]
In seltenen Fällen wird man bei solchen Ueberreizungen des Nervensystems zu ASAR., CHAM., CHIN., IGN., TEUCR. oder VALER., eben so angewendet, seine Zuflucht nehmen müssen, wenn nämlich diese Mittel dem Gesammtzustande besser entsprechen.[SRA]

Konkordanz Gemüth und Geist: Acon., Anac., Ars., Bell., Calc., Caust., Cham., Cocc., Con., Graph., *Ign.*, Lyc., Merc., Nat-c., Nat-m., Nux-v., Phos., Ph-ac., Plat., *Puls.*, Rhus-t., Sep., Sil., Staph., Sulph. [PB]

Geist

Ueberspanntheit der Phantasie bei langsamem Ideengange.[VHA]
Ueberspanntheit der Phantasie.[HA 40]
Projektenmacherei.[VHA], [KEU 17]
Zerschlagenheitsschmerz des ganzen Kopfes, durch Geistesanstrengung erhöht.[VHA]
Aufgeregter Geschlechtstrieb, mit widernatürlich wollüstiger Gedankenfülle.[VHA]
Spätes Einschlafen wegen Aufgeregtheit und Gedankenzudrang.[VHA]
Ohnmacht nach BLUT- oder Säfte-Verlust, mit großer Nervenschwäche[HA 27]

Konkordanz Gemüth und Geist: Acon., Anac., Ars., Bell., Calc., Caust., Cham., Cocc., Con., Graph., *Ign.*, Lyc., Merc., Nat-c., Nat-m., Nux-v., Phos., Ph-ac., Plat., *Puls.*, Rhus-t., Sep., Sil., Staph., Sulph. [PB]

Kopf

BLUTDRANG zum Kopfe.[VHA], [KEU 17]

BLUTDRANG zum Kopfe mit Zucken in den Schläfen, Unerträglichkeit von leiser Berührung des Haarkopfs und erdfahler Gesichtsfarbe, Nachts, von Bewegung der Augen und in der freien LUFT verschlimmert. – Ueberreiztheit mit Kleinmuth; zu Zank und Verachtung geneigte Stimmung; Ueberspanntheit der Phantasie; hippokratisches Gesicht; matte Sprache; BITTERER Geschmack der Speisen und Getränke; Blähungs-Kolik; schmerzlose, aber sehr ermattende Durchfälle; widernatürlich aufgeregter Geschlechtstrieb; Brustbeklemmung von vielem Sprechen; Eingeschlafenheit der Theile, worauf man liegt; Schwäche (von Säfteverlust) mit Ueberempfindlichkeit der Nerven; große Schwäche und Erschöpfung; nächtliche Verschlimmerungen; große Schwäche und Erschöpfung; nächtliche Verschlimmerungen; leichtes Schwitzen.[HA 40]

Kopfweh, das sich durch einen LUFTZUG, oder in der freien LUFT, oder von der leisesten Berührung verschlimmert; starkes Drücken erleichtert es. (Wenn der Kranke nach Einnehmen von CHININ nicht im LUFTZUG sitzen kann, gebe man SEL.).[Br., Lippe]

Innere Kopfschmerzen

Nächtliches drückendes Kopfweh, meistens in den Schläfen, mit Schlaflosigkeit.[VHA]

Drückender Kopfschmerz in der Stirn und im Hinterkopfe, mit Schweiß vor der Stirn, Nachmittags und Abends und bei Bewegung verschlimmert, vom Rückwärtsbiegen in beide Schläfen tretend.[HA 48]

Drückendes Kopfweh, wie zum Zerspringen, Nachts mit Schlaflosigkeit, auch von Berührung, Bewegung und hart Auftreten verschlimmert, von Oeffnen der Augen und in der Stube gebessert.[HA 57-58]

Lockerheit des Gehirns, welches im Kopfe schwankt und anschlägt, mit Wundheitsschmerz verbunden, zum auf und nieder Biegen des Kopfes nöthigend, Nachts und von Schütteln des Kopfes verschlimmert, in der Ruhe gebessert.[HA 72]

Leise Berührung, (nicht starkes Drücken), Bewegung und ZUGLUFT erhöhen das Kopfweh.[VHA]

Schneidender Kopfschmerz vom Hinterkopfe herauf bis in die Schläfen und Augen, von Bewegung und Bücken verschlimmert, durch äußeren Druck und im Liegen gebessert.[HA 78]

Stiche im Kopfe, wie von Innen heraus, mit Klopfen in den Schläfen, welches mit der Hand fühlbar ist, von Berührung und starkem Drucke sich bessert, von Bewegung des Kopfs aber verschlimmert wird.[HA 84]

Zerschlagenheitsschmerz im Gehirne, mit Gefühl von Wundheit desselben, von Berührung und Bewegung des Kopfs, so wie von Nachdenken und Sprechen verschlimmert, von äußerem Druck und im Liegen gebessert.[HA 89-90]

Zerschlagenheitsschmerz des ganzen Kopfes, durch Geistesanstrengung erhöht.[VHA]

Kopfweh, als sollte der Kopf zerspringen.[VHA]

Zersprengungs-Kopfweh.[KEU 17]

Zucken im Kopfe, bis zu dem Oberkiefer oder bis zum Halse herab, Nachts, von Berührung und ZUGLUFT verschlimmert, von äußerem Druck und im Liegen gebessert.[HA 76]

Zurückgetretener Schnupfen mit Kopfweh.[VHA]

Aeusserer Kopf

Schmerzhaftigkeit des äußern Kopfs bei leiser Berührung.[VHA]

Kopfhaut empfindlich von leiser Berührung.[KEU 17]

Schmerzhafte Empfindlichkeit des Kopfs, besonders der Haarwurzeln, gegen leise Berührung, beim Gehen im Freien und von ZUGLUFT verschlimmert, von äußerm festen Drucke und von Kratzen gebessert.[HA 104]

Lähmig zuckendes Reißen am äußern Kopfe, besonders in den

Verifikationen und klinische Symptome

Schläfen und am Hinterkopfe, Nachts, von leiser Berührung und von der mindesten ZUGLUFT verschlimmert, beim Aufstehen und von festem Drücken gebessert.[HA 124]

Stiche von Innen nach Außen an den Kopfseiten und am Stirnhügel, von leiser Berührung und allmählig bis zu großer Heftigkeit zunehmend, in der Nacht und von ZUGLUFT verschlimmert, von äußerem festem Druck gebessert.[HA 131]

Schweiß des Haarkopfes und der Stirn.[VHA]

Schweiss am Kopf vorzüglich (doch auch in den Haaren).[Hahnemann, ZHK 4 (1855) 16, 150]

Schweiss vorzüglich am Kopf und Schlaf: Cham.[Hahnemann, ZHK 4 (1855) 16, 150]

Starker, ermattender, fettiger, oft kalter Schweiß am Haarkopfe und an der Stirn, besonders beim Gehen in freier LUFT und auf der Seite, worauf man liegt, mit heftigem, während des Schweißes zunehmendem Durste.[HA 126]

Zusammenziehender äußerer Schmerz am Hinterkopfe, oder auf dem Scheitel, als würde daselbst die Haut zusammengezogen, von leiser Berührung verschlimmert, von starkem Druck gebessert.[HA 137]

Rückwärtssinken des Kopfes beim Aufrichten.[KEU 17]

Augen

Augenentzündung mit Röthe der Bindehaut und Schmerz, wie von Sand, beim Bewegen derselben, Abends verschlimmert.[VHA]

Gilbe des Weißen im Auge.[VHA]

Empfindlichkeit der Augen gegen starkes SONNENLICHT.[VHA]

Beim Lesen erscheinen die Buchstaben blaß, zusammenfließend und von einem weißen Saume umgeben.[Br., Lippe]

Schwäche von Säfteverlust, mit Ueberempfindlichkeit der Sinne und Nerven, und großer Neigung zu Schweiß.[VHA]

Schwarzer Staar.[VHA]

Ohren

Ueberreiztheit mit Kleinmuth und Unerträglichkeit von Geräusch.[VHA]

Schwäche von Säfteverlust, mit Ueberempfindlichkeit der Sinne und Nerven, und großer Neigung zu Schweiß.[VHA]

Summen in den Ohren; Schwerhörigkeit.[Br., Lippe]

Viel Klingeln in den Ohren bei Gebärmutterstörungen.[Br., Lippe]

Nase

Nasen-BLUTEN von Erschlaffung der Gefäße.[VHA]

Schwäche von Säfteverlust, mit Ueberempfindlichkeit der Sinne und Nerven, und großer Neigung zu Schweiß.[VHA]

Antlitz

Eingefallenes, blasses, hippokratisches Gesicht.[VHA]

Eingefallenes Gesicht mit hohlen Augen.[KEU 17]

Erdfahle, gelbe Gesichtsfarbe.[VHA]

Gesichtsblässe.[KEU 17]

Hippokratisches Gesicht.[HA 40]

Fothergillscher Gesichtsschmerz, durch leise Berührung erregt.[VHA]

Dürre, aufgesprungene, schwärzlich belegte Lippen.[VHA]

Trockene, schwarz belegte Lippen.[KEU 17]

Adernauftreibung an den Schläfen: Thuj. (CHIN., FERR.)[KMS 723]

Zähne

Zuckendes Reissen in den oberen Backenzähnen, nach Verkältung im ZUGWINDE.[VHA]

Empfindliches Taubheitsgefühl in hohlen Zähnen.[VHA]

Zahnschmerzen, klopfende

Heilungsberichte: Seltener ist der klopfende Zahnschmerz, welcher durch CHINA geheilt

Verifikationen und klinische Symptome

werden muß. Ich erinnere mich besonders eines hierher gehörigen Falles, den ich auf meiner Reise im Reg. Bezirk Arnsberg sah. Ein junges, früher sehr blühendes und hübsches Mädchen, war, als ich es wiedersah, ungemein blaß und mager geworden. Sie litt an klopfenden Zahnschmerzen, die besonders bald nach dem Essen und in der Nacht wütheten, und blos durch festes Zusammenbeißen der Zähne und starkes Drücken darauf gelindert werden konnten, während die mindeste leise Berührung den Schmerz ungemein steigerte. Dabei hatte sie fortwährenden Durchfall und jede Nacht starke Schweiße. Überhaupt war sie so matt, daß sie kaum gehen konnte. Ich gab ihr, auf ihre Bitte, Abends eine kleine Gabe CHINA, und am andern Morgen, als ich abreisete, erzählte sie mir voll Freude, daß sie die Nacht weder Zahnschmerz noch Schweiß gehabt habe, und als ich ein Paar Monate später wieder daher kam, fand ich wieder das ehemalige rothwangige, fröhliche Mädchen, wie ich es früher gekannt hatte.[KMS 80]

Ein ganz ähnliches Zahnweh kann aber auch von Mißbrauch der CHINA entstehen, wie ich bereits zweimal bei Männern erfahren habe, welche regelmäßig jeden Morgen ihren CHINA-Schnaps tranken. Natürlich durfte hier keine CHINA gereicht werden, sondern die übrigen Symptome gestalteten sich so, daß dem Einen durch ARNICA, dem Andern durch PULSATILLA geholfen werden mußte, und in der That schnell geholfen wurde; zwei Mittel, die weniger dem klopfenden Zahnweh, als dem Gesammtleiden entsprachen.[KMS 80]

Mund

Früh, fauler Geruch aus dem Munde.[VHA]
Viel Schleim im Munde.[VHA]
Schmutzig weiß oder gelb belegte Zunge.[VHA]
Unreine und tiefe Sprach- und Gesang-Stimme.[VHA]
Matte Sprache.[VHA], [HA 40]
Schwäche von Säfteverlust, mit Ueberempfindlichkeit der Sinne und Nerven, und großer Neigung zu Schweiß.[VHA]
Brustbeklemmung, wie von Vollheit im Magen *und durch langes Sprechen erregt.[VHA]

Genüsse

Kein Verlangen nach Speise oder Trank.[VHA]
Appetit auf Mancherlei, er weiß aber nicht, worauf.[VHA]
Neigung zu SAUREM OBSTE.[VHA]
Durchfall nach OBST.[VHA]
Heftiger Durst (*mit öfterem, aber jedesmal nur wenigem Trinken).[VHA]
Der Durst ist beim Fieber meistens zwischen Frost und Hitze, und beim Schweiße.[VHA]
MILCH verdirbt leicht den Magen.[VHA]
Nachtheil von THEE: Thuj. (CHIN., FERR., SEL.)[KMS 724]
Nachtheil von BIER, FETTEM, SAUERM, SÜSSEM, TABACK, THEE, WEIN und ZWIEBELN: Thuj. (ARS., CHIN., FERR., LACH., SEP.)[KMS 728]

Geschmack

BITTERER Geschmack der Speisen und Getränke.[VHA], [HA 40]
BITTERGESCHMACK aller Genüsse.[KEU 17]
Der [Husten-] Auswurf schmeckt wie ALTER KÄSE: Thuj. (CHIN., KALI-C., LYC.)[KMS 726]

Aufstoßen

Lange währendes Aufstoßen nach dem Genossenen.[VHA]
Unverdaulichkeit des Abendessens.[KEU 17]
Brechwürgen.[KEU 17]
Erbrechen von BLUT oder Galle.[KEU 17]

Magen

Starkes Magendrücken nach jedem Essen und Trinken.[VHA]
Magenkrampf von Schwäche nach Säfteverlust.[VHA]
*Wenn sie Abends spät zu Nacht isset, verdauet sie gar nicht.[VHA]
MILCH verdirbt leicht den Magen.[VHA]
Pochen in der Herzgrube.[VHA]
Stiche in der Herzgrube.[VHA]

Verifikationen und klinische Symptome

Verifikationen und klinische Symptome

Hypochonder

Schmerzhaftigkeit der Lebergegend, besonders bei leiser Berührung.[VHA]
Geschwulst und Verhärtung der Leber.[VHA]
Milzstechen.[VHA]
Leber- und Milzschmerzen.[KEU 17]

Bauch

(Der CARB-V.- Kranke will nichts als essen und essen und fühlt sich elend nachher; der LYC.-Kranke kommt mit großem Hunger zum Mittagessen, er setzt sich an den Tisch und glaubt einen erstaunlichen Appetit zu haben, allein schon ein paar Bissen sättigen ihn; trotzdem sieht er mit begehrenden Augen auf die Speise, die vor ihm steht. Der CHINA- Patient ist ebenso voll von Gasen, aber er kann eine volle Mahlzeit essen und fühlt die Wirkungen davon erst später).[Br., Lippe]
Starke Auftreibung des Bauches, wie Trommelsucht.[VHA]
Blähungs-Kolik mit Spannung und Aengstlichkeit im Oberbauche, und mit dem Gefühle, als wenn die untersten Gedärme zusammengeschnürt wären.[VHA]
Blähungs-Kolik.[HA 40]
Vollheit des Unterleibes.[VHA]
Bauch-WASSERSUCHT.[VHA]

Blähungen

Abgang vieler, heftig stinkender Blähungen.[VHA]
Blähungs-Kolik.[HA 40]
*Die Blähungen wollen weder nach Unten, noch nach Oben abgehen.[VHA]
Blähungs-Kolik mit Spannung und Aengstlichkeit im Oberbauche, und mit dem Gefühle, als wenn die untersten Gedärme zusammengeschnürt wären.[VHA]

Stuhl

Schwieriger, obwohl weicher Stuhl.[VHA]
Schmerzlose, sehr ermattende Durchfälle.[VHA], [HA 40]
Durchfall nach OBST.[VHA]
Nächtliche Durchfälle unverdauten Kothes.[VHA]
Unverdaulichkeit des Abendessens. [KEU 17]
Gelbe, WÄSSERIGE Durchfälle.[VHA]
Durchfall WÄSSERIGEN Schleims, oder unverdauter Speisen.[KEU 17]
Unwillkührlicher Stuhlabgang.[KEU 17]
Lose, WÄSSERIGE, gelbschleimige, schwärzliche, gallige, weiße Ausleerungen oder Abgang von unverdauter Speise. (Die unverdaute Speise geht beim CHIN.-Kranken ein bis zwei Stunden nach dem Essen ab; bei OLND.-Patienten nach zehn bis zwölf Stunden).[Br., Lippe]

Harn

Dunkler, trüber, sparsamer Harn.[VHA]
ZUCKERHALTIGER Harn: Thuj. (CHIN., PHOS.)[KMS 725]
Brennen an der Mündung der Harnröhre.[VHA]

Geschlechtstheile

Schwäche von Säfteverlust (Schweiß, POLLUTIONEN): Chin. X° R.[SRA]
Böse Folgen von geschlechtlichen Ausschweifungen; Säfteverluste: PH-AC. (vergleiche CHIN.).[Br., Lippe]
Allzu leichte, öftere SAMENAUSLEEERUNGEN, mit nachfolgender großer Schwäche.[VHA]
Säfteverlust, Onanie.[Br., Lippe]
Aufgeregter Geschlechtstrieb, mit widernatürlich wollüstiger Gedankenfülle.[VHA]
Widernatürlich aufgeregter Geschlechtstrieb.[HA 40]
Nymphomanie mit schmerzhaftem Jucken und krampfartigem Zusamenziehen der inneren Teile. Schießender, reißender Schmerz von der leisesten Berührung.[Br., Lippe]
Viel Klingeln in den Ohren bei Gebärmutterstörungen.[Br., Lippe]
Schmerzhafte Verhärtungen in der Scheide.[VHA], [Br., Lippe]
Prolapsus vaginae.[Br., Lippe]

Prolapsus uteri infolge von BLUT- und Säfteverlusten.[Br., Lippe]
BLUTDRANG nach dem Uterus, mit schmerzhaftem Schweregefühl in den Geburtstheilen.[VHA]
Eierstockstörungen nach zu häufigem Beischlafe.[Br., Lippe]
Nachwehen von übertriebener Geschlechtsbefriedigung.[VHA]

Regel

Verstärktes Monatliche in schwarzen Klumpen.[VHA]
BLUTIG seröser Ausfluß aus der Mutterscheide, mit eiterartiger Materie abwechselnd.[VHA]
Mutter-BLUTFLUß von Atonie der Gebärmutter.[VHA]

Schwangerschaft – Beschwerden der Mütter

Dr. *von der Heyden*: Die schnelle Heilung eines BLUTSTURZES bei einer Wöchnerin vermittelst CHIN. 15. – Ref. bemerkte, dass dieses Mittel vorzüglich da angezeigt wäre, wo der BLUTABGANG stossweise erfolgt.[AHZ 59 (1859) 62]

Schnupfen

Zurückgetretener Schnupfen mit Kopfweh.[VHA]
Stockschnupfen mit vielem Niessen.[KEU 17]

Athem

Schwieriges Ein- und schnelles Aus-Athmen.[VHA], [KEU 17]
Athemmangel.[KEU 17]
Das laute Athmen ist von CHIN. und NUX-V. beobachtet worden, bei letzterer vorzüglich im Schlafen.[Hahnemann, ZHK 4 (1855) 16, 150]
Pfeifender, krähender, giemender und schnärchelnder Athem.[KEU 17]
Neigung zum Tiefathmen.[KEU 17]
Abendliche und nächtliche Erstickungsanfälle mit pfeifendem und giemendem Athem, wie von Schleim im Kehlkopfe.[VHA]
Erstickungsanfälle.[KEU 17]
Brustbeklemmung, wie von Vollheit im Magen *und durch langes Sprechen erregt.[VHA]

Husten

Nächtlicher Erstickungshusten, mit Stichen in der Brust.[VHA]
BLUT-Husten geronnenen BLUTES mit Eiter vermischt.[VHA]
Der Auswurf schmeckt wie ALTER KÄSE: Thuj. (CHIN., KALI-C., LYC.)[KMS 726]

Keuchhusten

Heiserer Keuchhusten, von Kitzel in der Luftröhre, oder wie von Schwefeldampf erregt, Nachts und Morgens ohne, am Tage und Abends mit Auswurf von Eiter mit dunklem, geronnenem BLUTE vermischt, oder von zähem Schleime, mit FADEM, SALZIGEM oder SAUREM, seltener widerlich SÜSSLICHEM Geschmacke.[KEU 17]

Verschlimmerung: Abends, aber auch nach Mitternacht und früh, weniger Nachmittags von 2 bis 4 Uhr. – Aerger. Lachen. Langes Sprechen. Essen und Trinken. Tiefliegen mit dem Kopfe. Leise Berührung des Halses. Erkältung. ZUGLUFT. NASSKALTES Wetter. Erwachen aus dem Schlafe. Säfteverlust aller Art.[KEU 17]

Begleitung: Angst. Ueberreiztheit. Schreien. Völlige Apathie und Gleichgültigkeit. Projekte machen. BLUTDRANG zum Kopfe. Zersprengungs-Kopfweh. Kopfhaut empfindlich von leiser Berührung. Rückwärtssinken des Kopfes beim Aufrichten. Gesichtsblässe. Eingefallenes Gesicht mit hohlen Augen. Trockene, schwarz belegte Lippen. BITTERGESCHMACK aller Genüsse. Unverdaulichkeit des Abendessens. Brechwürgen. Erbrechen von BLUT oder Galle. Leber- und Milzschmerzen. Durchfall WÄSSERIGEN Schleims, oder unverdauter Speisen. Unwillkührlicher Stuhlabgang. Stockschnupfen mit vielem Niessen. Pfeifender, krähender, giemender und schnärchelnder Athem. Schwieriges Ein- und schnelles Ausathmen. Athemmangel. Erstickungsanfälle. Engbrüstigkeit. Neigung zum Tiefathmen. Wundheitsschmerz im Kehlkopfe und in der Luftröhre. Unreine, tiefe Stimme. Heiserkeit. Drücken und Stechen in der Brust. Drohende Lungenlähmung. Herzklopfen. Schmerzen im Brustbeine. Erschütterungsschmerz im Schulterblatte. Stiche im Rücken und in der Schulter. Schweiss über den Rücken und im Nacken. Grosse Schwäche mit Zittern. Abzehrung. BLUTWALLUNG. Ueberempfindlichkeit aller Nerven. Eingeschlafenheit der Theile, worauf er liegt.

Verifikationen und klinische Symptome

Schlaflosigkeit wegen Gedanken-Zudrang. Schnarchen. Kälte des Körpers bei Gesichtshitze. Durst während des Schweisses vermehrt.[KEU 17-18]

Nur im letzten Stadium und bei drohender Lungenlähmung, so wie bei grosser Erschöpfung von Säfteverlust aller Art ist dieses Mittel angezeigt, und dann oft noch von zauberhafter Wirkung.[KEU 17]

Luftröhre

Wundheitsschmerz im Kehlkopfe und in der Luftröhre.[KEU 17]
Unreine, tiefe Stimme.[KEU 17]
Heiserkeit.[KEU 17]

Hals

*Spannen im Nacken und in den Halsmuskeln.[VHA]v

Brust

Stiche in der Brust, am Brustfelle und Brustbeine.[VHA]
Drücken und Stechen in der Brust.[KEU 17]
Schmerzen im Brustbeine.[KEU 17]
Nächtlicher Erstickungshusten, mit Stichen in der Brust.[VHA]
Lungeneiterung nach BLUTSTÜRZEN (und starken ADERLÄSSEN), mit Stichen in der Brust, die durch Druck vermehrt werden.[VHA]
Dr. *von der Heyden*: Die schnelle Heilung eines BLUTSTURZES bei einer Wöchnerin vermittelst CHIN. 15. – Ref. bemerkte, dass dieses Mittel vorzüglich da angezeigt wäre, wo der BLUTABGANG stossweise erfolgt.[AHZ 59 (1859) 62]
Drohende Lungenlähmung.[KEU 17]
BLUTDRANG zur Brust und heftiges Herzklopfen.[VHA]
Herzklopfen.[KEU 17]
Brustbeklemmung, wie von Vollheit im Magen *und durch langes Sprechen erregt.[VHA]
Brustbeklemmung von vielem Sprechen.[HA 40]
Engbrüstigkeit.[KEU 17]

Rücken

*Spannen im Nacken und in den Halsmuskeln.[VHA]
Schweiß am Rücken.[VHA]
*Es drückt, wie ein Stein, zwischen den Schulterblättern.[VHA]
Erschütterungsschmerz im Schulterblatte.[KEU 17]
*Nächtlicher Kreuzschmerz beim Liegen auf dem Rücken.[VHA]
Stiche im Rücken und in der Schulter.[KEU 17]
Schweiss über den Rücken und im Nacken.[KEU 17]

Oberglieder

Lähmig zuckendes Reissen in dem Körper, besonders in den Extremitäten.[VHA]

Unterglieder

Mattigkeit in den Beinen, besonders in den Oberschenkeln.[VHA]
Schwäche in den Knien.[VHA]
Große Schwäche in den Knien. (Der FERR.-Kranke hat Schwäche in den Schenkeln. NAT-C. hat Schwäche in den Fußgelenken).[Br., Lippe]
Leichtigkeitsgefühl im Körper beim Gehen: Thuj. (CHIN., RHUS-T., SPIG.)[KMS 727]
Heiße, bei Berührung schmerzhafte Kniegeschwulst.[VHA]
Geschwulst der Füße.[VHA]
Rothe Geschwulst der Zehenspitzen: Thuj. (CHIN., MUR-AC.)[KMS 727]
Lähmig zuckendes Reissen in dem Körper, besonders in den Extremitäten.[VHA]
Rheumatische Schmerzen in den Mittelfußknochen und Zehen, schlimmer von Berührung, aber nicht durch Bewegung.[Br., Lippe]

Drüsen

Konkordanz Drüsen: Arn., *Bell.*, Bry., Calc., Jod., Lyc., Merc., Phos., *Puls.*, Sulph. [PB]

Verifikationen und klinische Symptome

Knochen

Konkordanz Knochen: *Asaf., Merc., Ph-ac., Puls.*, Rhod., Rhus-t., Ruta, Sil. [PB]

Haut

Gilbe der Haut.[VHA]

Schlaffe, trockne Haut.[VHA]

FEUCHTER Brand äußerer Theile.[VHA]

Eingefallenes, blasses, hippokratisches Gesicht.[VHA]

Erdfahle, gelbe Gesichtsfarbe.[VHA]

Adernauftreibung an den Schläfen: Thuj. (CHIN., FERR.)[KMS 723]

Heiße, bei Berührung schmerzhafte Kniegeschwulst.[VHA]

Geschwulst der Füße.[VHA]

Rothe Geschwulst der Zehenspitzen: Thuj. (CHIN., MUR-AC.)[KMS 727]

Leichtes Schwitzen.[HA 40]

Schweiss bei Bewegung (Schreien).[Hahnemann, ZHK 4 (1855) 16, 150]

Schweiss am Kopf vorzüglich (doch auch in den Haaren).[Hahnemann, ZHK 4 (1855) 16, 150]

Konkordanz Haut und Aeusseres: Ant-c., Arn., *Ars.*, Asaf., Bell., Bry., Calc., Carb-v., Caust., Con., Dulc., Ferr., Graph., Hep., Lach., Led., *Lyc.*, Merc., Nat-m., Nit-ac., Nux-v., Petr., Phos., Ph-ac., *Puls., Rhus-t.*, Sel., *Sep., Sil.*, Staph., *Sulph.*, Thuj., Verat. [PB]

Schlaf

Unüberwindliche Tagesschläfrigkeit im Sitzen und nach dem Essen.[VHA]

Unruhiger Nachtschlaf, mit ängstigenden Träumen.[VHA]

Spätes Einschlafen wegen Aufgeregtheit und Gedankenzudrang.[VHA]

*Schwärmerei, sobald er einschläft.[VHA]

Schnarchen oder blasendes Ausathmen im Schlafe.[VHA]

Unruhiger, unerquicklicher Schlaf.[VHA]

Schlaflosigkeit wegen Gedanken-Zudrang.[KEU 18]

Schlaflosigkeit infolge zuströmender Ideen und Projektemacherei. (Bei CALC. ist es eine bestimmte Idee, bei PH-AC. ein fortgesetztes Zählen von Figuren, das den Kranken nicht einschlafen läßt).[Br., Lippe]

Nächtliches drückendes Kopfweh, meistens in den Schläfen, mit Schlaflosigkeit.[VHA]

Nächtlicher Erstickungshusten, mit Stichen in der Brust.[VHA]

Abendliche und nächtliche Erstickungsanfälle mit pfeifendem und giemendem Athem, wie von Schleim im Kehlkopfe.[VHA]

Schnarchen.[KEU 18]

Nachts ist das Befinden am schlimmsten.[VHA]

Konkordanz Schlaf und Träume: Acon., Ars., Bell., Bry., Calc., Carb-an., Cham., Graph., Hep., Ign., Kali-c., Lach., Lyc., Merc., Nat-c., *Nux-v., Phos.*, Ph-ac., *Puls.*, Ran-b., *Rhus-t.*, Sep., Sil., *Sulph.* [PB]

Fieber

Kleiner, schneller, härtlicher Puls.[VHA]

BLUTWALLUNG.[KEU 17]

Kälte, Abends im Bette; er kann gar nicht warm werden.[VHA]

Kälte des Körpers bei Gesichtshitze.[KEU 18]

Nach Trinken vermehrter Frost, und doch muß er immer trinken.[VHA]

*Hitze, mit Neigung sich zu entblößen.[VHA]

*Langdauernde Hitze mit Delirien.[VHA]

Der Durst ist beim Fieber meistens zwischen Frost und Hitze, und beim Schweiße.[VHA]

Durst während des Schweisses vermehrt.[KEU 18]

Neigung zu Schweiß.[VHA]

Fettiger Nachtschweiß.[VHA]

Wechselfieber

Wechselfieber mancherlei Art, aber meistens ohne besonderen Durst während des Frostes und während der Hitze; gewöhnlich ist der Durst vor und nach der Kälte und beim Schweiße bedeutender.[VHA]

Wechselfieber, welche mit Nebenzufällen anfangen.[VHA]

Verifikationen und klinische Symptome

Wechselfieber mancherlei Art, aber meistens ohne besonderen Durst während des Frostes und während der Hitze; gewöhnlich ist der Durst vor und nach der Kälte und beim Schweiße bedeutender.[VHA]

Beispielsweise heben wir unter andern Anzeigen der CHINA bei Wechselfiebern hervor: das Eintreten eines auffallend vermehrten Durstes in der Periode des Ueberganges vom Froste zur Hitze, so wie von der Hitze zum Schweisse, und nach dem beendigten Fieber, wo sich oft auch Uebelkeit und Brecherlichkeit, selbst Erbrechen einstellt. Diese deutlich erkennbaren Symptome bietet in ihrer Gesammtheit kein Einziges von allen unsern sonstigen Arzneien, und dürfen sie deshalb jederzeit als charakteristisch, wenn auch nicht als allein maasgebend, angesehen werden.[AHP (1863) 213]

Im Wechselfieber tritt der Durst nur zwischen den kalten und heißen Stadien, oder während des Schweißausbruches, aber nie während des Frosts oder der Hitze auf. (Dr. *Lippe* sagte, daß dies ein charakteristisches Symptom *Hahnemanns* sei).[Br., Lippe]

Fieberstadien

1. Puls klein, aber hart und schnell, nach dem Essen ruhiger. – Puls unregelmässig und zuweilen aussetzend. – Ungemeine Auftreibung der Adern.[WF 16]
2. Frost über den ganzen Körper, von Trinken vermehrt, mit Durst vor oder nach, nicht beim Froste. – Innerer heftiger Frost mit eiskalten Händen und Füssen, und mit BLUTDRANG zum Kopfe. – Nachmittags Frost und Hitze abwechselnd. – Abends im Bette kann er gar nicht warm werden.[WF 16]
3. Hitze über den ganzen Körper, mit aufgetriebenen Adern. – Während der Hitze ebenfalls (wie während des Frostes) Durstlosigkeit, oder bloss Durst auf Kaltes. – Nach der Hitze wieder heftiger Durst. – Lange dauernde Hitze, die oft spät nach dem Froste eintritt. – Bei der Hitze Neigung sich zu entblössen.[WF 16]
4. Sehr starker und ermattender Schweiss. – Leichtes Schwitzen im Schlafe und bei Bewegung im Freien. – Sehr ermattende Nacht- und Früh-Schweisse.[WF 16]
   Der Schweiss ist oft fettig oder kalt. – Während des Schweisses vermehrter Durst. – Zurückgetretener und daher mangelnder Schweiss. – Schweiss auf der Seite, worauf er liegt.[WF 16] – Schweiss, entweder blos der bedeckten Theile des Körpers (BELL., CHIN., SPIG.), oder blos der Unbedeckten: Thuj. (?)[KMS 729]

China-Fieber

Am-c., Ant-t., *Apis.*, *Arn.*, *Ars.*, Asaf., *Bell.*, Bry., *Calc.*, Caps., *Carb-v.*, Cham., *Cina*, Cupr., Cycl., Dig., *Ferr.*, Hell., *Ip.*, *Lach.*, Mang., Merc., *Nat-m.*, Nux-m., Nux-v., Phos., *Ph-ac.*, Plb., *Puls.*, Samb., *Sep.*, Stann., *Sulph.*, Sulph-ac., *Verat.* [WF 220]

Konkordanz Fieber: *Acon.*, *Ars.*, *Bell.*, *Bry.*, Calc., Cham., Con., Dig., Ferr., Graph., Hep., Hyos., Ip., Merc., *Nat-m.*, *Nux-v.*, Phos., Ph-ac., *Puls.*, Rhus-t., Sabad., Samb., Sel., *Sep.*, Sil., Spig., Staph., Stram., *Sulph.*, Thuj., Verat. [PB]

Gemeinsames

Schwäche von Säfteverlust

Schwäche von Säfteverlust (Schweiß, POLLUTIONEN): Chin. X° R.[SRA]

Schwäche von Säfteverlust, mit Ueberempfindlichkeit der Sinne und Nerven, und großer Neigung zu Schweiß.[VHA]

Schwäche (von Säfteverlust) mit Ueberempfindlichkeit der Nerven.[HA 40]

Magenkrampf von Schwäche nach Säfteverlust.[VHA]

Schmerzlose, sehr ermattende Durchfälle.[VHA]

Allzu leichte, öftere SAMENAUSLEERUNGEN, mit nachfolgender großer Schwäche.[VHA]

Säfteverlust der verschiedensten Art [...] unter welcher CALC., CARB-V., PH-AC., PULS., SEP. und STAPH. fast eben so oft zur Wahl kommen, als die CHINA, und ausser diesen steht uns noch eine lange Reihe von andern Arzneien zu Gebote, welche unter besonderen Umständen selbst noch vor den eben Genannten den Vorzug verdienen, je nachdem die individuellen Symptome dafür eine maassgebende Anzeige darbieten. [AHP (1863) 276-277]

Böse Folgen von geschlechtlichen Ausschweifungen; Säfteverluste: PH-AC. (vergleiche CHIN.).[Br., Lippe]

Säfteverlust, Onanie.[Br., Lippe]

Verifikationen und klinische Symptome

Lähmig zuckendes Reissen in dem Körper, besonders in den Extremitäten.[VHA]
Schmerzanfälle, die bloß durch leise Berührung des Theils erregt werden und dann oft allmählig zu einer fürchterlichen Höhe steigen.[VHA]
Anfälle von Schmerzen, die durch die leiseste Berührung verursacht werden und sich allmählich zu einem beträchtlichen Grade steigern.[Br., Lippe]
Eingeschlafenheit der Theile, auf welchen man liegt.[VHA], [HA 40]
Eingeschlafenheit der Theile, worauf er liegt.[KEU 17-18]
Höchste Erschöpfung und Kraftlosigkeit.[VHA]
Große Schwäche und Erschöpfung.[HA 40]
Grosse Schwäche mit Zittern.[KEU 17]
Ueberempfindlichkeit aller Nerven.[KEU 17]
Ungemeine Abmagerung.[VHA]
Abzehrung.[KEU 17]
Leichtigkeitsgefühl im Körper beim Gehen: Thuj. (CHIN., RHUS-T., SPIG.)[KMS 727]
Die geringste ZUGLUFT bringt Beschwerden.[VHA]

Besserung der Beschwerden

Ruhe.[HA 72]
Im Liegen.[HA 76], [HA 78], [HA 90]
Aufstehen.[HA 124]
In der Stube.[HA 58]
Oeffnen der Augen.[HA 58]
Berührung.[HA 84]
Kratzen.[HA 104]
Starker Druck.[HA 84], [HA 124], [HA 137]
Äußerer Druck.[HA 76], [HA 78], [HA 90]
Äußerer fester Druck.[HA 104], [HA 131]

Verschlimmerung der Beschwerden

Abends, aber auch nach Mitternacht und früh, weniger Nachmittags von 2 bis 4 Uhr.[KEU 17]
Nachmittags und Abends.[HA 48]
Nachts ist das Befinden am schlimmsten.[VHA]
Nächtliche Verschlimmerungen.[HA 40]
Nachts.[HA 40], [HA 72], [HA 76], [HA 124], [HA 131]
Aerger.[KEU 17]
Geistesanstrengung.[VHA]
Nachdenken.[HA 90]
Lachen.[KEU 17]
Langes Sprechen.[KEU 17]
Sprechen.[HA 90]
Essen und Trinken.[KEU 17]
Tiefliegen mit dem Kopfe.[KEU 17]
Bewegung.[VHA], [HA 48], [HA 58], [HA 78]
Bewegung der Augen.[HA 40]
Schütteln des Kopfes.[HA 72], [HA 84], [HA 89]
Berührung.[HA 58], [HA 76], [HA 89]
Leise Berührung.[HA 104], [HA 124], [HA 137]
Leise Berührung des Halses.[KEU 17]
Leise Berührung, (nicht starkes Drücken).[VHA]
Auf der Seite, worauf man liegt.[HA 126]
Bücken.[HA 78]
Hart Auftreten.[HA 58]
Erkältung.[KEU 17]
Die geringste ZUGLUFT bringt Beschwerden.[VHA]
ZUGLUFT.[VHA], [HA 76], [HA 104], [HA 124], [HA 131], [KEU 17]
Der kleinste LUFTZUG verursacht Leiden.[Br., Lippe]
Mindeste ZUGLUFT.[HA 124]
In der freien LUFT.[HA 40]

Verifikationen und klinische Symptome

Beim Gehen im Freien.[HA 104]
Besonders beim Gehen in freier LUFT.[HA 126]
NASSKALTES Wetter.[KEU 17]
Erwachen aus dem Schlafe.[KEU 17]
Säfteverlust aller Art.[KEU 17]
Schwäche (von Säfteverlust) mit Ueberempfindlichkeit der Nerven.[HA 40]

Konkordanzen

Verschlimmerung nach der Zeit: Alum., Arn., Ars., Ip., Nat-m. [PB]

Verschlimmerung nach Lage und Umständen: Acon., Ant-c., Arn., Ars., *Bell., Bry., Calc.*, Caps., Carb-v., Cham., Cocc., Colch., Con., Ferr., Graph., Hep., Ign., Jod., Kali-c., Lach., Led., Lyc., Mang., Merc., Nat-c., Nat-m., Nit-ac., Nux-m., *Nux-v., Phos.*, Ph-ac., *Puls.*, Rhus-t., Ruta, Sel., *Sep.*, Sil., Spig., Stann., Staph., *Sulph.*, Thuj., Verat. [PB]

Verifikationen und klinische Symptome

Arzneiverwandtschaften von China officinalis

Am-c., Arn., Arg., Ars., Asaf., Bar-c., Bell., Bry., Calad., Calc., Canth., Caps., Carb-v., Cham., Cina, Colch., Cupr., Cycl., Dig., Ferr., Hell., Hyos., Ip., Lach., Laur., Meny., Merc., Mur-ac., Nat-m., Nux-v., (Olnd.), Op., Phos., Ph-ac., Plb., Puls., Rhus-t., Sabad., Samb., Sep., Spig., Stann., Sulph., Thuj., Verat. [VHA]

Acon., Arn., *Ars.*, Asaf., *Bell., Bry., Calc.*, Carb-v., Caust., Cham., Cocc., Con., Ferr., Graph., Hep., Ign., Ip., Kali-c., *Lyc., Merc.*, Nat-c., Nat-m., Nit-ac., *Nux-v., Phos., Ph-ac., Puls., Rhus-t.*, Sel., *Sep.*, Sil., Spig., Staph., *Sulph.*, Thuj., Verat. [PB]

Am-c., *Ant-t., Apisin., Arn., Ars., Asaf., Bell., Bry., Calc.*, Caps., *Carb-v., Cham., Cina, Cupr.*, Cycl., Dig., *Ferr.*, Fl-ac., *Hell., Jod., Ip., Lach., Merc.*, Mill., *Nat-m.*, Nux-v., Phos., *Ph-ac.*, Plb., *Puls.*, Samb., *Sep.*, Stann., *Sulph.*, Sulph-ac., *Verat.* [KV]

Antidote von China officinalis: Arn., *Ars.*, Bell., Calc., *Carb-v.*, Ferr., *Ip.*, Merc., Nat-c., Nat-m., *Puls.*, Rhus-t., Sep., Sulph., *Verat.* – Salvia off., Thea

Indes kann EISEN nur einige nachtheilige Symptome hinweg nehmen, nämlich die es in Aehnlichkeit selbst erzeugen kann bei gesunden Menschen. – Es bleiben nach langwierigen Curen mit grossen Gaben CHINA oft viele Beschwerden übrig, wogegen man andere Arzneien nöthig hat; denn solche CHINA-Siechthume trifft man häufig in so hohem Grade an, dass man nicht selten nur mit Mühe den Kranken davon befreien und ihn vom Tode erretten kann. Da dient zuweilen IPEKAKUANHA in einigen kleinen Gaben, öfterer WOHLVERLEIH, und in einigen wenigen Fällen BELLADONNA, je nach dem aus den Symptomen hervorgehenden CHINA-Übel. WEIßNIEßWURZEL dient dann, wenn durch die Rinde Körperkälte mit kalten Schweißen zuwege gebracht worden ist, und auch die übrigen Symptome jener Wurzel hier homöopathisch statt finden. [RA 3, 122]

So werden auch einige Nachwehen vom unpassenden Gebrauche des ARSENIKS und von langwierigen Mißbrauche der CHINARINDE durch einige Gaben IPEKAKUANHA gehoben. [RA 3, 249-250]

Arn., Ars., Bell., Ferr., Ip., Verat. [SRN]

Nachtheilige Folgen von Säfteverlust (und CHINA-Mißbrauch): Carb-v.[VHA]

Nachtheile von CHINA- und THEE-Mißbrauch: Ferr.[VHA]

Arn., *Ars.*, Bell., Calc., *Carb-v.*, Ferr., *Ip.*, Merc., Nat-c., Nat-m., *Puls.*, Sep., Sulph., *Verat.* – Salvia off., Thea [PB]

Missbrauch von geistigen Getränken und von CHINA. KOHLENDAMPF: Arn.[KEU 6]

Selten bei Kindern, aber um so öfter bei BRANNTWEIN-Trinkern, oder bei Personen anwendbar, welche viel CHINA gebraucht, oder sich an übermässiges THEETRINKEN gewöhnt haben: Ferr.[KEU 27]

Ein ganz ähnliches Zahnweh kann aber auch von Mißbrauch der CHINA entstehen, wie ich bereits zweimal bei Männern erfahren habe, welche regelmäßig jeden Morgen ihren CHINA-Schnaps tranken. Natürlich durfte hier keine CHINA gereicht werden, sondern die übrigen Symptome gestalteten sich so, daß dem Einen durch ARNICA, dem Andern durch PULSATILLA geholfen werden mußte, und in der That schnell geholfen wurde; zwei Mittel, die weniger dem klopfenden Zahnweh, als dem Gesammtleiden entsprachen.[KMS 80]

Am 11. Juli 1835 suchte *J. W.*, Husar aus einer nahen Garnisonstadt, bei mir Hülfe gegen Wechselfieber, welches ihm schon einige Male mit CHINA vertrieben war, aber immer wiederkehrte. Dieses bestand aus wenig Frost mit Durst und Kopfweh, darauf lang anhaltende Hitze mit vermehrtem Durste und unleidlichem Zersprengungs-Kopfschmerz, Duseligkeit und Schweiß von dumpfigem Geruche. Ich gab ihm, um zuerst der CHINA entgegen zu wirken, eine Gabe PULS. 4°°, und eine NAT-M. 30°°, welche letzte aber, wie ihm ausdrücklich bemerkt wurde, nicht eher genommen werden sollte, als wenn nach dem ersten Mittel das Fieber in 3 Tagen nicht aufhörte oder wenn dasselbe in derselben Art wiederkäme. Gegen meine Erwartung blieb das Fieber sogleich nach der PULS. aus.[ACS 18 (1840) 2, 19-20]

Diese Symptomengruppe sprach in vielen Stücken so sehr für PULS., daß ich, die Gegenanzeigen, die da waren, nicht beachtend, dem Kranken um so mehr davon eine Gabe 30°°°° reichte, um sie nach dem nächsten Anfalle zu nehmen, als jene einestheils eins unserer wirksamsten Mittel gegen CHINA-Siechthum ist, und auch der Husten und der Durchfall ihr zu entsprechen schien. Und doch war die Wahl der Arznei durchaus verfehlt. Das Gähnen vor dem Fieber, die Schläfrigkeit beim Froste, die Gliederschmerzen in der Hitze, wie ich jetzt erst erfuhr, eine besondere Unruhe in den leidenden Theilen, so wie der Umstand, daß nur in den Morgenstunden Durst eintrat, alle diese Zeichen entsprachen weder der PULS. noch irgend einem der andern bekannten Antidote der CHINA, [...] sondern am besten dem RHUS-T., wovon auch eine einzige Gabe zu 30°° hinreichte, den Kranken schnell und dauerhaft herzustellen.[ACS 18 (1840) 2, 28-29]

Wechselfieber nach CHIN.-Mißbrauch, oder mit gelber Gesichtsfarbe, großer Kraftlosigkeit, ziehendem Schmerz in den Gliedern, Kopfweh (schlimmer während es Hitzestadiums), Druck im Magen, Appetitlosigkeit, übermäßigem Durst und Fieberbläschen an den Lippen: NAT-M.[Br., Lippe]

China officinalis ist Antidot von: Arn., Ars., Asaf., Aur., Caps., Cina, Cupr., Elec., Ferr., Hell., Hyos., Ip., Jod., Merc., Verat., Sulph.

Die Antidote gegen verschluckte KUPFERIGE Dinge sind Auflösungen von (KALIEN-SEIFE und) KALKARTIGER SCHWEFELLEBER, so wie das von *Orfila* aus Erefahrung gerühmte EIWEISS. Die dynamischen, von allzu heftigwirkender KUPFER-Arznei entstandenen Beschwerden lassen sich meist und am besten durch öfteres Riechen an KAMPHER-Auflösung in WEINGEIST beseitigen doch zählt man noch BELL., CHIN., COCC., DULC., HEP., IP., MERC., und NUX-V. unter seine Antidote.[CK 3, 213]

Die Hemmung allzuheftiger Primärmirkungen derselben [HELL.] scheinet am öftersten dem KAMPHER zu gelingen, die übeln Nachwirkungen aber weichen der CHINARINDE am besten.[RA 3, 204]

Wenn selbst die reinste QUECKSILBER-Bereitung fürden unrechten Krankheitsfall, also unhomöopathisch gewählt, – Nachtheile bringt, so dient nach Beschaffenheit der entstandnen, widrigen Symptome, als Gegenmittel entweder SCHWEFELLEBER, oder SCHWEFEL, oder KAMPHER, oder MOHNSAFT, oder CHINARINDE, oder SALPETERSÄURE, alle diese jedoch schon in sehr kleiner Gabe, und nach den vorhandnen Symptomen ausgewählt.[RA 1, 355]

Die von WEIßNIEßWURZEL-Mißbrauch übrigen langwierigen Uebel, z. B. das tägliche Vormitternacht-Fieber, tilgt die CHINARINDE in kleinen Gaben am besten.[RA 3, 329]

Sehr starker Abgang des Monatlichen mit heftigem, sehr beunruhigenden Pressen im Mastdarme; BLUT sehr schwarz, dick, bei zunehmendem ◐ MONDE. CHIN. hob es.[Caspari, MM 2, Nr. 164]

China officinalis ist Folgemittel von: Carb-v.

Es [CARB-V.] passt oft nach VERAT., nachher CHIN. oder DROS..[KEU 14]

Folgemittel von China: Mesm.

Erhahrungsmäßig macht die CHINA den Organismus für die Eindrücke des MESM. sehr geschickt, und wird die Homöopathen nicht in Verwunderung setzen, da die Primärwirkungen derselben denen des MESM. auf das Nervensystem so sehr gleichen. Sie haben selbst die Störung der Nachtruhe, welche fürt die CHINA so charakteristisch ist, mit einander gemein. Daher können sie auch sehr passend in Krankheiten nach einander angewendet werden.[Caspari, MM 1, 152]

Er erhielt zuerst ein Quintelliontheil CHIN., die Nacht darauf schlief er gut und braucht nicht aufzustehen: früh hatte er fast gar keinen Schmerz mehr, aber die Steifheit blieb. Die zweite Nacht war wieder unruhiger und es zeigten sich Schmerzen. Am andern Morgen gab ich ihm 6 MESMERISCHE Striche. Die Nacht darauf schlief er ganz ruhig, schmerzlos, den andern Morgen ließ sich der Arm etwas biegen und nach 4 Tagen war er vollkommen hergestellt.[Caspari, MM 1, 158]

China officinalis ist Zwischenmittel von: Puls.

Am 12. Dec. 1835 gab ich zwei Gaben PULS. 30°° und 18°° mit einer Zwischengabe CHIN. 12°°°°, alle 8 Tage eine, in dieser Reihefolge, zu nehmen. Demnach trat bedeutende Besserung in allen Erscheinungen ein, welche aber nur bis zur Mitte Febr. 1836 anhielt, wo ich eine Gabe CAUST. 30°° reichte, welche alles dauerhaft beseitigte.[ACS 17 (1838) 1, 66-67]

Verifikationen und klinische Symptome

Zwischenmittel bei chronischen Krankheiten

PULSATILLA (X° R.) in einigen Fällen, in gehörigen Zwischenräumen, abwechselnd mit NUX-V., zur Tilgung zu hoher Reizbarkeit. – In seltenen Fällen wird man bei solchen Ueberreizungen des Nervensystems zu ASAR., CHAM., CHIN., IGN., TEUCR. oder VALER., eben so angewendet, seine Zuflucht nehmen müssen, wenn nämlich diese Mittel dem Gesammtzustande besser entsprechen.[SRA]

Verschlimmerung von China officinalis (ohne Chinasiechthum): Led., *Sel.*

CHINARINDE aber, gegen die etwa von PORST erfolgte Schwäche gegeben, ist sehr nachtheilig. [Hahnemann, RA 4, 177]

CHINA verschlimmert mehrere Beschwerden. [SRN]

Chin. [PB]

Led., *Sel.* [PB]

Verschlimmerung durch China officinalis-Missbrauch: Am-c., *Ant-t.*, *Arn.*, *Ars.*, Asaf., *Bell.*, Bry., *Calc.*, Caps., *Carb-v.*, Cham., *Cina*, Cupr., Cycl., Dig., *Ferr.*, Hell., *Ip.*, *Lach.*, Merc., *Nat-m.*, Nux-v., Phos., *Ph-ac.*, Plb., *Puls.*, Samb., *Sep.*, Stann., *Sulph.*, Sulph-ac., *Verat.* [PB]

Schädliche Substanzen und Arzneimittel (Nocentia) bei der Behandlung mit China officinalis: Dig., Led., Sel.

Dig., Led., Sel. [PB]

Konkordanzen der homöopathischen Arzneien

I. Gemüth und Geist: Acon., Anac., Ars., Bell., Calc., Caust., Cham., Cocc., Con., Graph., *Ign.*, Lyc., Merc., Nat-c., Nat-m., Nux-v., Phos., Ph-ac., Plat., *Puls.*, Rhus-t., Sep., Sil., Staph., Sulph. [PB]

II. Körpertheile und Organe: Acon., Anac., Ant-c., Ant-t., Arn., *Ars.*, Aur., *Bell.*, Bry., *Calc.*, Canth., Carb-v., Caust., Cham., Cocc., Con., Dulc., Ferr., Graph., Hep., Hyos., Ign., Ip., Kali-c., Kreos., *Lyc.*, *Merc.*, Nat-c., Nat-m., Nit-ac., *Nux-v.*, *Phos.*, Ph-ac., Plb., *Puls.*, Rhus-t., Sec., *Sep.*, Sil., Spig., Stann., Staph., Stram., *Sulph.*, *Verat.* [PB]

III. Empfindungen und Beschwerden

1. **Aeussere und innere Körpertheile im Allgemeinen:** Acon., Arn., Ars., Bar-c., *Bell.*, Bry., *Calc.*, Canth., Carb-v., Cham., Cocc., Colch., Con., Dig., Ferr., Graph., Hell., Hyos., Ign., Ip., Kali-c., Lyc., Merc., Nat-c., Nat-m., Nit-ac., *Nux-v.*, Phos., Ph-ac., Plb., *Puls.*, *Rhus-t.*, *Sep.*, Sil., Spig., Stann., Staph., *Sulph.*, Teucr., Thuj., Verat., Zinc. [PB]
2. **Drüsen:** Arn., *Bell.*, Bry., Calc., Jod., Lyc., Merc., Phos., *Puls.*, Sulph. [PB]
3. **Knochen:** *Asaf.*, *Merc.*, *Ph-ac.*, *Puls.*, Rhod., Rhus-t., Ruta, Sil. [PB]
4. **Haut und Aeusseres:** Ant-c., Arn., *Ars.*, Asaf., Bell., Bry., Calc., Carb-v., Caust., Con., Dulc., Ferr., Graph., Hep., Lach., Led., *Lyc.*, Merc., Nat-m., Nit-ac., Nux-v., Petr., Phos., Ph-ac., *Puls.*, *Rhus-t.*, Sel., *Sep.*, *Sil.*, Staph., *Sulph.*, Thuj., Verat. [PB]

IV. Schlaf und Träume: Acon., Ars., Bell., Bry., Calc., Carb-an., Cham., Graph., Hep., Ign., Kali-c., Lach., Lyc., Merc., Nat-c., *Nux-v.*, *Phos.*, Ph-ac., *Puls.*, Ran-b., *Rhus-t.*, Sep., Sil., *Sulph.* [PB]

V. Fieber: *Acon.*, *Ars.*, *Bell.*, *Bry.*, Calc., Cham., Con., Dig., Ferr., Graph., Hep., Hyos., Ip., Merc., *Nat-m.*, *Nux-v.*, Phos., Ph-ac., *Puls.*, Rhus-t., Sabad., Samb., Sel., *Sep.*, Sil., Spig., Staph., Stram., *Sulph.*, Thuj., Verat. [PB]

VI. Änderung des Befindens

1. **Verschlimmerung nach der Zeit:** Alum., Arn., Ars., Ip., Nat-m. [PB]

Verifikationen und klinische Symptome

2. Verschlimmerung nach Lage und Umständen: Acon., Ant-c., Arn., Ars., *Bell.*, *Bry.*, *Calc.*, Caps., Carb-v., Cham., Cocc., Colch., Con., Ferr., Graph., Hep., Ign., Jod., Kali-c., Lach., Led., Lyc., Mang., Merc., Nat-c., Nat-m., Nit-ac., Nux-m., *Nux-v.*, *Phos.*, Ph-ac., *Puls.*, Rhus-t., Ruta, Sel., *Sep.*, Sil., Spig., Stann., Staph., *Sulph.*, Thuj., Verat. [PB]

VII. Konkordanz der homöopathischen Arzneien

Acon., Arn., *Ars.*, Asaf., *Bell.*, *Bry.*, *Calc.*, Carb-v., Caust., Cham., Cocc., Con., Ferr., Graph., Hep., Ign., Ip., Kali-c., *Lyc.*, *Merc.*, Nat-c., Nat-m., Nit-ac., *Nux-v.*, *Phos.*, *Ph-ac.*, *Puls.*, *Rhus-t.*, Sel., *Sep.*, Sil., Spig., Staph., *Sulph.*, Thuj., Verat. [PB]

Am-c., *Ant-t.*, *Apisin.*, *Arn.*, *Ars.*, *Asaf.*, *Bell.*, *Bry.*, *Calc.*, Caps., *Carb-v.*, *Cham.*, *Cina*, *Cupr.*, Cycl., Dig., *Ferr.*, Fl-ac., *Hell.*, *Jod.*, *Ip.*, *Lach.*, *Merc.*, Mill., *Nat-m.*, Nux-v., Phos., *Ph-ac.*, Plb., *Puls.*, Samb., *Sep.*, Stann., *Sulph.*, Sulph-ac., *Verat.* [KV]

Verifikationen und klinische Symptome

Cicuta virosa (Wütherich)

(Cic.)

Synonyma

Cicuta virosa L., Wütherich, Wasser-Schierling [SRN]

Antipsorische Arznei

Die [...] bezeichneten Arzneien scheinen zu den antipsorischen Mitteln gezählt werden zu dürfen. Wenigstens habe ich sie in chronischen Beschwerden (psorischen Ursprungs) vorzugsweise wirksam befunden.[SRN]

Arzneiwirkungsdauer

Wirkt 5 bis 6 Wochen.[SRN]

Zählt zur 3. Klasse derjenigen Mittel, welche eine mittlere Wirkungsdauer besitzen.[AHZ 49 (1855) 82]

Eigenthümlichkeiten und Hauptwirkungen

Gemüth

Aengstlichkeit in der Herzgrube.[VHA]

Argwohn und Mißtrauen mit Menschenscheu.[VHA]

Mißtrauen und Menschenscheu.[HA 101]

Schreckhaftigkeit.[VHA]

Sorgenvolle Bekümmerniß wegen der Zukunft.[VHA]

Traurigkeit mit Winseln und Heulen.[VHA], [HA 101]

Uebermäßige Angegriffenheit von traurigen Erzählungen.[VHA], [HA 101]

Konkordanz Gemüth und Geist: Anac., Aur., Bar-c., *Bell.*, Caust., Cupr., Hell., *Hyos.*, L y c . , Nat-m., Op., Phos., Ph-ac., Plat., *Puls.*, Rhus-t., Sil., S t r a m . , Sulph., Verat. [PB]

Geist

Wahnsinn: sie treibt allerlei Narrheiten, mit Hitze des Körpers und Durst auf WEIN.[VHA]

Er deucht sich, wie ein Kind von 7 Jahren.[VHA]

Kindischer Wahnsinn mit Hitze.[HA 101]

Er verwechselt Gegenwart mit Vergangenheit.[VHA]

Konkordanz Gemüth und Geist: Anac., Aur., Bar-c., *Bell.*, Caust., Cupr., Hell., *Hyos.*, L y c . , Nat-m., Op., Phos., Ph-ac., Plat., *Puls.*, Rhus-t., Sil., S t r a m . , Sulph., Verat. [PB]

Schwindel

Schwindel zum Vorüber-Fallen.[VHA]

Schwindelartige Taumeligkeit: es ist ihm, als wenn alle Gegenstände umher sich bewegten und herumdreheten.[VHA]

Schwindelartige Taumeligkeit.[HA 101]

Kopf

Halbseitiges, betäubendes Kopfweh, wie von BLUTDRANG, durch aufrecht Sitzen vergehend.[VHA]

Folgen von Gehirn-Erschütterung.[VHA]

Aeusserer Kopf

V o r w ä r t s s i n k e n d e s K o p f s b e i S t a r r s e h e n a u f E t w a s , u n d ö f t e r e m w i e d e r R ü c k w ä r t s b i e g e n d e s s e l b e n , m i t Z u c k e n u n d Z i t t e r n , u n d m i t k l a m m a r t i g e r S p a n n u n g d e s H a l s e s b e i B e w e g u n g . – Traurigkeit mit Winseln und Heulen; Mißtrauen und Menschenscheu; übermäßige Angegriffeneheit von traurigen Erzählungen; schwindelartige Taumeligkeit; kindischer Wahnsinn mit Hitze; die Gegenstände sieht er schwarz und doppelt; brennender Ausschlag auf dem Kopfe und im Gesichte; heftiger Durst; Brennen im Magen und Unterleibe; tonische und (klonische) Krämpfe in den Muskeln, besonders am Halse und an der Brust; Zuckungen in den Extremitäten; Frost und stetes Verlangen nach Wärme; Nachtschweiß, besonders am Unterleibe.[HA 101]

Rückwärts-Biegen des Kopfes.[VHA]

Verifikationen und klinische Symptome

Erschwerte Sprache: beim Sprechen bekommt er oft einen Ruck am Kopfe, wobei er gleichsam die Silbe verschluckt.[VHA]

Zuckendes Zittern des Kopfs (und der Unterschenkel), bei jeder Bewegung derselben, von einzelnen Rucken, wie von elektrischen Schlägen unterbrochen, von Bewegung und in der Kälte verschlimmert, in der Ruhe und Wärme gebessert.[HA 136]

Brennender, eiternder Kopfausschlag.[VHA]

Brennender Ausschlag auf dem Kopfe und im Gesichte.[HA 101]

Augen

Verengerte Pupillen.[VHA]

Starres Blicken nach einem Gegenstande, den sie doch nicht deutlich sieht.[VHA]

Beim Starrsehen auf einen Punkt sinkt der Kopf allmählich vorüber, so daß am Ende die Pupille nach oben gedreht ist.[VHA]

Die Gegenstände erscheinen doppelt und schwarz.[VHA]

Die Gegenstände sieht er schwarz und doppelt.[HA 101]

Wenn die Buchstaben näher treten und sich wieder entfernen, gebe man CIC.. – CIC. ist nützlich bei Astigmatismus [Astigmatismus wörtlich Brennpunktmangel. Man sieht alles verzerrt infolge der verschiedenen Krümmung der Meridiane der Hornhaut und der Linse.], wo es schwierig ist, geeignete Gläser zu finden. (Beim Lesen fließen die Buchstaben zusammen: NAT-M..)[Br., Lippe]

Ohren

Brennender, eiternder Ausschlag an und um die Ohren.[VHA]

Nase

Geschwürige Nasenlöcher mit gelbem Eiter-Ausfluß.[VHA]

Antlitz

Brennender, eiterig zusammenfließender Gesichtsausschlag.[VHA]

Brennender Milchschorf.[VHA]

Brennender Ausschlag auf dem Kopfe und im Gesichte.[HA 101]

Schmerzhaft brennende Lippengeschwüre.[VHA]

Kinnbackenzwang.[VHA]

Zähneknirschen.

Mund

Unvermögen zu schlingen, als wäre der Hals inwendig verwachsen.[VHA]

Schaum in und vor dem Munde.[VHA]

Geschwulst der Zunge und weiße, schmerzhaft brennende Geschwüre am Rande derselben.[VHA]

Erschwerte Sprache: beim Sprechen bekommt er oft einen Ruck am Kopfe, wobei er gleichsam die Silbe verschluckt.[VHA]

Genüsse

Appetit schnell vergehend.[VHA]

Große Neigung zu KOHLEN.[VHA]

Heftiger Durst (bei den Krämpfen).[VHA]

Heftiger Durst.[HA 101]

Wahnsinn: sie treibt allerlei Narrheiten, mit Hitze des Körpers und Durst auf WEIN.[VHA]

Uebelkeit

Uebelkeit früh und beim Essen.[VHA]

BLUTERBRECHEN.[VHA]

Magen

Brennender Druck im Magen.[VHA]

Brennen im Magen und Unterleibe.[HA 101]

Aengstlichkeit in der Herzgrube.[VHA]

Verifikationen und klinische Symptome

Bauch
Leibweh mit Konvulsionen (von Würmern bei Kindern).[VHA]
Hitze und Brennen im Unterleibe.[VHA]
Nachtschweiß, besonders am Unterleibe (bei Fieber).[VHA], [HA 101]
Brennen im Magen und Unterleibe.[HA 101]

Stuhl
Häufiger, dünner Stuhl.[VHA]
Unterdrückte Stuhlausleerung.[VHA]

Harn
Oefterer Harndrang mit häufigem Harnen und starkem Harnstrahle.[VHA]
Unwillkührlicher Harnabgang wegen Blasenlähmung.[VHA]
Unterdrückter Harnabgang.[VHA]

Beschwerden der Kinder
Leibweh mit Konvulsionen (von Würmern bei Kindern).[VHA]
Wurmbeschwerden der Kinder mit Konvulsionen.[VHA]

Athem
Athemmangel wegen tonischer Krämpfe in den Brustmuskeln.[VHA]

Hals
Klammartige Spannung in den Halsmuskeln: wenn er den Kopf drehet, kann er ihn nicht gleich wieder zurückbringen.[VHA]
Tonische Krämpfe im Halse.[VHA]
Tonische und (klonische) Krämpfe in den Muskeln, besonders am Halse und an der Brust.[HA 101]

Brust
Brennen in der Brust.[VHA]
Stoß- oder Wundheitsschmerz am untern Ende des Brustbeins.[VHA]
Athemmangel wegen tonischer Krämpfe in den Brustmuskeln.[VHA]
Tonische und (klonische) Krämpfe in den Muskeln, besonders am Halse und an der Brust.[HA 101]

Rücken
Rückwärts beugender Rücken-Starrkrampf.[VHA]

Oberglieder
Aufgelaufene Adern an den Händen.[VHA]
Absterben der Finger.[VHA]
Zuckungen, besonders in den Ober- und Untergliedern.[VHA]
Zuckungen in den Extremitäten.[HA 101]

Unterglieder
Schmerzhaftes Starrheitsgefühl in den Beinen.[VHA]
Die Füße kippen beim Gehen einwärts.[VHA]
Zuckungen, besonders in den Ober- und Untergliedern.[VHA]
Zuckungen in den Extremitäten.[HA 101]
Zuckendes Zittern des Kopfs (und der Unterschenkel), bei jeder Bewegung derselben, von einzelnen Rucken, wie von elektrischen Schlägen unterbrochen, von Bewegung und in der Kälte verschlimmert, in der Ruhe und Wärme gebessert.[HA 136]

Drüsen
Konkordanz Drüsen: Arn., Carb-an., Con., Sep. [PB]

Verifikationen und klinische Symptome

Haut

Brennendes Jücken.[VHA]
Brennender, eiternder Kopfausschlag.[VHA]
Brennender, eiternder Ausschlag an und um die Ohren.[VHA]
Brennender, eiterig zusammenfließender Gesichtsausschlag.[VHA]
Brennender Milchschorf.[VHA]
Eiterige, nässende Ausschläge, bloß brennenden Schmerzes, mit honiggelben Krusten.[VHA]
Geschwürige Nasenlöcher mit gelbem Eiter-Ausfluß.[VHA]
Schmerzhaft brennende Lippengeschwüre.[VHA]

Konkordanz Haut und Aeusseres: Ant-c., Bry., Calc., Clem., *Dulc., Graph.*, Hep., Kali-c., Kreos., Lach., Lyc., Merc., Nat-c., Petr., Phos., Puls., Ran-b., *Rhus-t., Sep.*, Sil., Staph., *Sulph.* [PB]

Schlaf

Tagesschläfrigkeit.[VHA]
Nächtliche Schlaflosigkeit.[VHA]
Viele und sehr lebhafte Träume.[VHA]
Nachtschweiß, besonders am Unterleibe (bei Fieber).[VHA], [HA 101]

Konkordanz Schlaf und Träume: Bell., *Bry.*, Chin., Ign., Lyc., *Nux-v.*, Phos., *Puls.*, Rhus-t., Sulph. [PB]

Fieber

Schwacher, zitteriger Puls.[VHA]
Frost und stetes Verlangen nach dem warmen Ofen.[VHA]
Frost und stetes Verlangen nach Wärme.[HA 101]
Nachtschweiß, besonders am Unterleibe.[VHA], [HA 101]

Fieberstadien

1. Puls schwach, langsam und zitternd, zuweilen ganz unfühlbar.[WF 16]
2. Frost und Frostigkeit mit Verlangen nach Wärme und dem warmen Ofen. – Die Frostigkeit geht von der Brust aus und läuft die Schenkel herunter und in die Arme, mit Starrsehen.[WF 17]
3. Hitze wenig und bloss innerlich.[WF 17]
4. Schweiss die Nacht und in der Morgenzeit, am Meisten am Unterleibe.[WF 17]

Konkordanz Fieber: Rhus-t. [PB]

Gemeinsames

Zuckungen, besonders in den Ober- und Untergliedern.[VHA]
Epileptische Konvulsionen und Fallsucht-Anfälle.[VHA]
Tonische Krämpfe.[VHA]
Heftiger Durst (bei den Krämpfen).[VHA]
Tonische und (klonische) Krämpfe in den Muskeln, besonders am Halse und an der Brust.[HA 101]
Wurmbeschwerden der Kinder mit Konvulsionen.[VHA]
Allgemeine Müdigkeit und Mattigkeit.[VHA]
Schmerz, wie von einem Stoße oder Schlage an vielen Stellen des Körpers.[VHA]

Besserung der Beschwerden

In der Ruhe.[HA 136]
Wärme.[HA 136]

Verschlimmerung der Beschwerden

Kälte.[HA 136]
Bewegung.[HA 101]

Konkordanzen

Verschlimmerung nach der Zeit: Ant-c., Bell., Canth., Ign., Lyc., Nit-ac., Puls., Sel., Sil., Staph., Thuj. [PB]

Verschlimmerung nach Lage und Umständen: Acon., Am-m., Arn., Ars., Aur., Bell., Bry., Calc., Carb-v., Caust., Cham., *Cocc.*, Colch., *Con.*, Croc., Graph., *Hep.*, Ign., Ip., Kali-c., Lyc., *Nat-m.*, Nit-ac., Nux-m., *Nux-v.*, Phos., Puls.,

Verifikationen und klinische Symptome

Rhod., *Rhus-t.*, Ruta, Samb., Sel., Sep., *Sil.*, Spig., Spong., Squil., Stront., Sulph. [PB]

Arzneiverwandtschaften von Cicuta virosa

Arn., Lyc., Merc., Op., Puls., Sil., Spig., Thuj., Verat. [VHA]

Anac., Ang., Arn., Ars., *Bell.*, *Bry.*, Calc., Camph., Caust., Cham., Cocc., Con., Cupr., Dulc., Graph., Hep., Hyos., *Ign.*, Ip., Kali-c., *Lyc.*, Merc., Nat-m., *Nux-v.*, Op., Phos., Plat., *Puls.*, *Rhus-t.*, Ruta, Sec., *Sep.*, *Sil.*, Spig., Staph., Stram., *Sulph.*, Verat. [PB]

Arn., Bell., Dulc., Lyc., Merc., Op., Rhus-t., Stram., Verat. [KV]

Antidote von Cicuta virosa: Arn., Op., Sep., Tabacum

Camph.? [SRN]

Arn., Op., Sep., Tabacum [PB]

Cicuta virosa ist Antidot von: Arn.

Konkordanzen der homöopathischen Arzneien

I. Gemüth und Geist: Anac., Aur., Bar-c., *Bell.*, Caust., Cupr., Hell., *Hyos.*, Lyc., Nat-m., Op., Phos., Ph-ac., Plat., *Puls.*, Rhus-t., Sil., Stram., Sulph., Verat. [PB]

II. Körpertheile und Organe: Anac., Ang., Ars., *Bell.*, Bry., Calc., Camph., Cham., Chin., Cocc., Cupr., Cycl., Dig., Ferr., Graph., Hep., Hyos., *Ign.*, Lyc., Merc., Nat-m., Nux-v., Olnd., Op., Phos., Ph-ac., *Puls.*, Rhus-t., Ruta, Sabad., Sec., Sep., Sil., Spig., Stram., *Sulph.*, Thuj., Verat. [PB]

III. Empfindungen und Beschwerden

1. **Aeussere und innere Körpertheile im Allgemeinen:** Anac., Ang., Arn., Ars., *Bell.*, Bry., Calc., Camph., Carb-v., *Caust.*, *Cham.*, Cocc., Con., *Cupr.*, Dros., Graph., *Hyos.*, *Ign.*, Ip., Kali-c., Lyc., Merc., Mez., Mosch., Nat-m., Nux-v., Olnd., *Op.*, Petr., Phos., *Plat.*, Plb., Ruta, *Sec.*, *Sep.*, Sil., Stann., *Stram.*, *Sulph.*, Sulph-ac., Verat., Zinc. [PB]
2. **Drüsen:** Arn., Carb-an., Con., Sep. [PB]
3. **Knochen:** ? [PB]
4. **Haut und Aeusseres:** Ant-c., Bry., Calc., Clem., *Dulc.*, *Graph.*, Hep., Kali-c., Kreos., Lach., Lyc., Merc., Nat-c., Petr., Phos., Puls., Ran-b., *Rhus-t.*, *Sep.*, Sil., Staph., *Sulph.* [PB]

IV. Schlaf und Träume: Bell., *Bry.*, Chin., Ign., Lyc., *Nux-v.*, Phos., *Puls.*, Rhus-t., Sulph. [PB]

V. Fieber: Rhus-t. [PB]

VI. Änderung des Befindens

1. **Verschlimmerung nach der Zeit:** Ant-c., Bell., Canth., Ign., Lyc., Nit-ac., Puls., Sel., Sil., Staph., Thuj. [PB]
2. **Verschlimmerung nach Lage und Umständen:** Acon., Am-m., Arn., Ars., Aur., Bell., Bry., Calc., Carb-v., Caust., Cham., *Cocc.*, Colch., *Con.*, Croc., Graph., *Hep.*, Ign., Ip., Kali-c., Lyc., *Nat-m.*, Nit-ac., Nux-m., *Nux-v.*, Phos., Puls., Rhod., *Rhus-t.*, Ruta, Samb., Sel., Sep., *Sil.*, Spig., Spong., Squil., Stront., Sulph. [PB]

VII. Konkordanz der homöopathischen Arzneien

Anac., Ang., Arn., Ars., *Bell.*, *Bry.*, Calc., Camph., Caust., Cham., Cocc., Con., Cupr., Dulc., Graph., Hep., Hyos., *Ign.*, Ip., Kali-c., *Lyc.*, Merc., Nat-m., *Nux-v.*, Op., Phos., Plat., *Puls.*, *Rhus-t.*, Ruta, Sec., *Sep.*, *Sil.*, Spig., Staph., Stram., *Sulph.*, Verat. [PB]

Arn., Bell., Dulc., Lyc., Merc., Op., Rhus-t., Stram., Verat. [KV]

Verifikationen und klinische Symptome

Cina (Wurmsamen)
(Cina)

Synonyma
Semen Cinae (Artemisia Contra L., Artemisia santonica L.) Wurmsamen, Zittwersamen [SRN]

Nicht-Antipsorische Arznei
[SRN]

Arzneiwirkungsdauer
Wirkt 2 bis 3 Wochen.[SRN]
Zählt zur 2. Klasse derjenigen Mittel, welche eine kurze Wirkungsdauer besitzen.[AHZ 49 (1855) 82]

Hinweis
Wie viel [diese Gwächssubstanz] nur, z. B. im Keuchhusten auszurichten vermag, und in gewissen mit Erbrechen und Heißhunger vergesellschafteten Wechselfiebern, wird man mit Verwunderung in der Erfahrung wahrnehmen.[RA 1, 120]

Eigenthümlichkeiten und Hauptwirkungen

Gemüth
Jämmerliches Klagen und Heulen.[VHA]
Viel Klagen und Jammern.[HA 34]
Wimmern und Weinen, besonders von Berührung (nach dem Keuchhusten-Anfall).[KEU 19]
Verdrießlichkeit: das Kind ist taub gegen Liebkosungen und verschmäht das Angebotene.[VHA]
Das Kind läßt sich nicht anfassen.[VHA]
Aengstliche Athembeklemmung, wie von Krampf in der Brust.[VHA]
Angst.[KEU 18]
Konkordanz Gemüth und Geist: Cham., Ign., Lyc., *Plat.*, Puls., Sulph-ac. [PB]

Geist
Drückend betäubender Kopfschmerz, durch Gehen im Freien und Geistesanstrengung erhöhet.[VHA]
Fallsucht-Anfälle mit und ohne Bewußtsein.[VHA]
Fallsucht-Anfälle mit Bewusstsein (nach dem Keuchhusten-Anfall).[KEU 19]
Kalter Schweiß des Kopfs und des blassen, kalten, aufgedunsenen Gesichts, mit Bläue um den Mund, Gliederzuckungen und Schlaf, (nach Epilepsien und Keuchhusten), Nachts verschlimmert.[HA 127]
Bewußtlosigkeit (beim Keuchhusten-Anfall).[KEU 18]
Konkordanz Gemüth und Geist: Cham., Ign., Lyc., *Plat.*, Puls., Sulph-ac. [PB]

Innerer Kopf
Drückend betäubender Kopfschmerz, durch Gehen im Freien und Geistesanstrengung erhöhet.[VHA]
Betäubender Kopfschmerz erst im Vorderkopfe und dann auch im Hinterkopfe, mit starkem Fließschnupfen, beim Gehen im Freien verschlimmert, vom Bücken und Bewegung des Kopfs gebessert. – Viel Klagen und Jammern; blasse kranke Gesichtsfarbe; Bläue um den Mund; Knirschen mit den Zähnen; steter Hunger und Durst; Fließschnupfen mit Brennen in der Nase und heftigem Nießen; kurzer, unterbrochener Athem; Krampfhusten mit Starrwerden; Zuckungen; Unerträglichkeit von Berührung und Bewegung; nächtliche Unruhe; Frost mit Durst; kalter Schweiß im Gesichte.[HA 34]
Drücken im Kopfe, als läge eine Last oder ein Stein auf dem Kopfe, mit schmerzlichem Drucke auf den obern Augenlidern, von Gehen im Freien und Kopfanstrengung verschlimmert, im Sitzen und Liegen gebessert.[HA 54]
*Kopfweh vor und nach den Fallsucht- (und Wechselfieber-) Anfällen.[VHA]
Heftiges Niessen mit anhaltendem Zersprengungsschmerz in Kopf und Brust.[VHA]

Verifikationen und klinische Symptome

Aeusserer Kopf

Rückwärts-Zucken des Kopfes.[VHA]

Seitwärtssinken und Rückwärtszucken des Kopfs, mit Zuckungen in den Gliedern und kaltem Gesichtsschweiße.[HA 101]

Kalter Schweiß des Kopfs und des blassen, kalten, aufgedunsenen Gesichts, mit Bläue um den Mund, Gliederzuckungen und Schlaf, (nach Epilepsien und Keuchhusten), Nachts verschlimmert.[HA 127]

Augen

Augenschmerz bei Anstrengung derselben, Abends beim LICHTE.[VHA]

Erweiterte Pupillen.[VHA]

Erweiterte Pupillen (beim Keuchhusten-Anfall).[KEU 18]

Trübsichtigkeit beim Lesen, nach Wischen vergehend.[VHA]

LICHTSCHEU.[VHA]

Augenthränen (beim Keuchhusten-Anfall).[KEU 18]

Nase

Das Kind reibt beständig an der Nase und bohrt darin, bis BLUT kommt.[VHA]

BLUTEN aus Mund und Nase (beim Keuchhusten-Anfall).[KEU 18]

Nasen-BLUTEN mit Brennen in der Nase (nach dem Keuchhusten-Anfall).[KEU 19]

Fließschnupfen mit Brennen in der Nase.[VHA]

Jücken in der Nase, zum Einbohren mit dem Finger nöthigend.[KEU 18]

Antlitz

Kalter Stirnschweiss (beim Keuchhusten-Anfall).[KEU 18]

Blasses, kaltes Gesicht, mit kaltem Schweiße.[VHA]

Blasse, kranke Gesichtsfarbe.[VHA], [HA 34-35]

Gesichtsblässe (beim Keuchhusten-Anfall).[KEU 18]

Blaue Ränder um die Augen.[KEU 18]

Bläue um den Mund.[HA 34]

Aufgedunsen, weiß und bläulich um den Mund.[VHA]

Keuchhusten, mit Starrheit des Kindes vor demselben und großer Gesichtsblässe.[VHA]

Gesichtsschmerz: Reissen in den Jochbeinen, durch Druck und Berührung verschlimmert.[VHA]

Zähne

*Knirschen mit den Zähnen.[VHA], [HA 35]

Empfindlichkeit der Zähne gegen kalte LUFT und kaltes Getränk.[VHA]

Mund

Bläue um den Mund.[HA 34]

Aufgedunsen, weiß und bläulich um den Mund.[VHA]

Trockenheit und Rauhheit im Munde.[VHA]

Unvermögen zu schlingen.[VHA]

Schwieriges Schlingen von Flüssigem (nach dem Keuchhusten-Anfall).[KEU 19]

BLUTEN aus Mund und Nase (beim Keuchhusten-Anfall).[KEU 18]

Genüsse

Unaufhörlicher Hunger.[VHA]

Heisshunger.[KEU 18]

Hunger, schon gleich nach der Mahlzeit.[VHA]

Steter Hunger und Durst.[HA 34]

Vermehrter Durst.[VHA]

Genuss von PFEFFER.[KEU 18]

Schüttelt sich und fährt zusammen, nach jedem Schluck [Mosel-] WEIN.[Aegidi, AHZ 60]

Beobachtung: Betrachten Sie nur, wie der daneben sitzende Knabe nach jedem Schluck des milden Mosel-WEINS sich schüttelnd zusammenfährt, als habe er einen BITTERN SCHNAPS genommen. Dies Zeichen indicirt CINA – er mag sie wohl nöthig haben. [...] Beim Mittagsmahle trat mir unwillkürlich die längst entschwundene Erinnerung an jenen holländischen Jungen ins Bewusstsein, als meine Patien-

Verifikationen und klinische Symptome

tin bei stattfindender Feier eines Geburtstages in der Familie genöthigt ward, dem ausgebrachten Toast durch Nippen aus ihrem Glase beizustimmen. Bei dieser Gelegenheit schauderte sie zusammen, als wenn sie BRANNDTWEIN verschluckt hätte, und ich musste der CINA gedenken, die sich bei der nachfolgenden Revision des Krankheitsbildes auch, ausser diesem absonderlichen Symptome, als geeignetes Mittel empfahl, da die vorhandenen Schmerzen durch äusseren Druck gesteigert und, waren sie nicht anwesend, durch schwer zu unterdrückendes Gähnen und scharfes Fixiren eines Gegenstandes mit den Augen z. B. bei feinen Handarbeiten, sofort hervorgerufen wurden. Auch stellte sich von Zeit zu Zeit ein intermittierendes Fieber ein, das mehrere Tage hintereinander, regelmässig um 4 Uhr Nachmittags seinen Anfall machte, mit Durst bei Kälte an Händen und Füssen, Bauchweh mit Erbrechen des zuvor Genossenen, darauf Hitze und Schweiss, dem ein tiefer Schlaf folgte. Patientin sollte nun 3 Körnchen [CINA 9°°° von *Starke* aus Silberberg] mit 6 Esslöffel WASSER vermischen und davon Morgens und Abends einen Esslöffel nehmen, bei eintretender und anhaltender Verschlimmerung das Mittel aussetzen... Man meldete mir, dass schon in den ersten Tagen des CINA-Gebrauchs Zeichen einer erfreulichen Befindensveränderung, besonders die Gemüthssphäre betreffend, sich eingestellt hätten.[Aegidi, AHZ 60]

Uebelkeit

Erbrechen beim Fieber.[VHA]
Erbrechen von Würmern.[VHA]
Erbrechen von Schleim mit Spulwürmern (nach dem Keuchhusten-Anfall).[KEU 19]
Erbrechen von Schleim und Speisen.[VHA]
Erbrechen des Genossenen (nach dem Keuchhusten-Anfall).[KEU 19]
Gall-Erbrechen (nach dem Keuchhusten-Anfall).[KEU 19]

Bauch

Kneipendes Leibweh von Würmern.[VHA]
Leibschneiden.[KEU 18]
Wurmleiden der Kinder.[VHA]
Schmerzhaftes Winden um den Nabel.[VHA]
Widriges Wärmegefühl im Unterleibe.[VHA]
Aufgetriebenheit des Unterleibes, besonders bei Kindern.[VHA]
Hartleibigkeit.[VHA]
Afterjücken.[KEU 18]
Jucken am After.[Br., Lippe]
Glucksen im Unterleibe (nach dem Keuchhusten-Anfall).[KEU 19]
Hörbares Glucksen vom Halse zum Unterleibe herab (nach dem Keuchhusten-Anfall).[KEU 19]

Stuhl

Hartleibigkeit.[VHA]
Abgang von Maden- und Spul-Würmern.[VHA]
Abgang von Spulwürmern und Askariden.[Br., Lippe]
Breiartiger Durchfall mit Spul- und Madenwürmern.[KEU 18]
Durchfall nach Trinken (nach dem Keuchhusten-Anfall).[KEU 19]
Wurmleiden der Kinder.[VHA]
*Unwillkührlich abgehender weißlicher Durchfall.[VHA]

Harn

Unwillkührlicher Harnabgang, auch Nachts im Bette.[VHA]
Unwillkührlicher Harnabgang (beim Keuchhusten-Anfall).[KEU 18]

Schwangerschaft – Beschwerden der Mütter

Die MILCH stillender Frauen ist gelb und BITTER; das Kind verweigert die Brust: RHEUM. (vergl. SIL. und CINA.).[Br., Lippe]

Beschwerden der Kinder

Verdrießlichkeit: das Kind ist taub gegen Liebkosungen und verschmäht das Angebotene.[VHA]
Das Kind läßt sich nicht anfassen.[VHA]
Das Kind will sich nicht anrühren lassen und will auch nicht haben, daß man es ansieht oder zu ihm spricht.[Br., Lippe]

Verifikationen und klinische Symptome

Das Kind reibt beständig an der Nase und bohrt darin, bis BLUT kommt.[VHA]
Aufgetriebenheit des Unterleibes, besonders bei Kindern.[VHA]
Wurmleiden der Kinder.[VHA]
Keuchhusten, mit Starrheit des Kindes vor demselben und großer Gesichtsblässe.[VHA]
Obwohl C I N A zu den vorzüglichsten Heilmitteln gegen den Keuchhusten der Kinder gehört und häufige Anwendung findet: so ist es doch wohl nie, wie einige Andere, das fast Ausschliessliche bei Epidemien dieser Krankheit, sondern nur für einzelne Fälle geeignet, wo die eigenthümlichen Zeichen und namentlich die der Würmer vorhanden sind. Daher liegt auch die Haupt-Charakteristik dieses Mittels in den Symptomen v o r und n a c h den Anfällen. diese werden dadurch meistens so verändert, dass dann die D R O S. angezeigt ist.[KEU 19]

Regel

Monatliches zu früh und zu stark.[VHA]
Mutter-BLUTFLUß.[VHA]

Schnupfen

Fließschnupfen mit Brennen in der Nase.[VHA]
Fließschnupfen mit Brennen in der Nase und heftigem Nießen.[HA 34]
Fliessschnupfen mit eiterartigem Schleime.[KEU 18]
Heftiges Niessen mit anhaltendem Zersprengungsschmerz in Kopf und Brust.[VHA]
Niessen mit Stichen in den Schläfen.[KEU 18]
BLUTEN aus Mund und Nase (beim Keuchhusten-Anfall).[KEU 18]
Nasen-BLUTEN mit Brennen in der Nase (nach dem Keuchhusten-Anfall).[KEU 19]

Athem

Aengstliche Athembeklemmung, wie von Krampf in der Brust.[VHA]
Athemmangel (beim Keuchhusten-Anfall).[KEU 18]
Athemversetzung (beim Keuchhusten-Anfall).[KEU 18]
Erstickungsanfälle (beim Keuchhusten-Anfall).[KEU 18]
Keuchender, pfeifender Athem.[VHA]
Kurzer, unterbrochener Athem.[VHA], [HA 35]
Trockener Krampfhusten mit Athemmangel und Gliederzuckungen.[VHA]
Unterbrochener, krähender Athem (beim Keuchhusten-Anfall).[KEU 18]

Husten

Trockener Krampfhusten mit Athemmangel und Gliederzuckungen.[VHA]
Krampfhusten mit Starrwerden.[HA 34]

Keuchhusten

Keuchhusten, mit Starrheit des Kindes vor demselben und großer Gesichtsblässe.[VHA]
Keuchhustenanfälle, n a c h v o r g ä n g i g e m s t a r k e n A u f r i c h t e n, wie mit Bewusslosigkeit und m i t G e s i c h t s b l ä s s e; nach den Anfällen: h e r a b g l u c k s e n d e s G e r ä u s c h in der Brust, Wimmern, Schnappen nach LUFT, Niessen und Erbrechen. – (Oft nach DROS.)[AHZ 53 (1856) 85]
W a h r e r K e u c h h u s t e n i n h e f t i g e n, p e r i o d i s c h w i e d e r k e h r e n d e n A n f ä l l e n, w i e v o n F e d e r s t a u b i m H a l s e u n d v o n v i e l e m f e s t s i t z e n d e m S c h l e i m e i m H a l s e e r r e g t, M o r g e n s o h n e, A b e n d s m i t s c h w e r s i c h l ö s e n d e m, w e i s s l i c h s c h l e i m i g e m, s e l t e n e t w a s B L U T I G E M, f a s t g a n z G E S C H M A C K L O S E M A u s w u r f e.[KEU 18]

Verschlimmerung: Morgens und Abends; in der Nacht die Anfälle seltener. – Vom Trinken. Tiefeinathmen. Gehen im Freien. Drücken auf dem Kehlkopfe. Laufen. Lesen und Schreiben. Liegen auf der rechten Seite. Kalte LUFT. Gähnen. Erwachen aus dem Schlafe. Genuss von PFEFFER. Nach Säfteverlust und bei Wurmleiden.[KEU 18]

Begleitung: – V o r dem Anfalle: Angst. Blaue Ränder um die Augen. Jücken in der Nase, zum Einbohren mit dem Finger nöthigend. Heisshunger. Leibschneiden. Breiartiger Durchfall mit Spul- und Maden-Würmern. Afterjücken. Niessen mit Stichen in den Schläfen. Fliessschnupfen mit eiterartigem Schleime. Viel Schleim in der Luftröhre, mit Heiserkeit.

B e i dem Anfalle: Bewußtlosigkeit. Augenthränen. Erweiterte Pupillen. Gesichtsblässe. Kalter Stirnschweiss. BLUTEN aus Mund und Nase. Unwillkührlicher Harnabgang. Unterbrochener, krähender Athem. Athemmangel. Athemversetzung. Erstickungsanfälle. Stösse in der Luftröhre. Heiserkeit. Brustkrampf. Zucken der Finger. Steifes Ausstrecken der Beine. Zuckungen in den Gliedern. Starrwerden des Körpers. Auffahren im Schlafe.

Nach dem Anfalle: Wimmern und Weinen, besonders von Berührung. Nasen-BLUTEN mit Brennen in der Nase. Erbrechen des Genossenen. Gall-Erbrechen. Erbrechen von Schleim mit Spulwürmern. Schwieriges Schlingen von Flüssigem. Glucksen im Unterleibe. Durchfall nach Trinken. Hörbares Glucksen vom Halse zum Unterleibe herab. Glucksen in der Brust. Die Brust wie zu enge. Brennen, Stechen und Wundheitsschmerz in der Brust. Fallsucht-Anfälle mit Bewusstsein. Schlaflosigkeit mit Unruhe, Weinen und Schreien.[KEU 18-19]

Kalter Schweiß des Kopfs und des blassen, kalten, aufgedunsenen Gesichts, mit Bläue um den Mund, Gliederzuckungen und Schlaf, (nach Epilepsien und Keuchhusten), Nachts verschlimmert.[HA 127]

Obwohl CINA zu den vorzüglichsten Heilmitteln gegen den Keuchhusten der Kinder gehört und häufige Anwendung findet: so ist es doch wohl nie, wie einige Andere, das fast Ausschliessliche bei Epidemien dieser Krankheit, sondern nur für einzelne Fälle geeignet, wo die eigenthümlichen Zeichen und namentlich die der Würmer vorhanden sind. Daher liegt auch die Haupt-Charakteristik dieses Mittels in den Symptomen vor und nach den Anfällen. Diese werden dadurch meistens so verändert, dass dann die DROS. angezeigt ist.[KEU 19]

Luftröhre

Viel Schleim in der Luftröhre, mit Heiserkeit.[KEU 18]
Erstickungsanfälle (beim Keuchhusten-Anfall).[KEU 18]
Stösse in der Luftröhre (beim Keuchhusten-Anfall).[KEU 18]
Heiserkeit (beim Keuchhusten-Anfall).[KEU 18-]

Brust

Heftiges Niessen mit anhaltendem Zersprengungsschmerz in Kopf und Brust.[VHA]
Aengstliche Athembeklemmung, wie von Krampf in der Brust.[VHA]
Brustkrampf (beim Keuchhusten-Anfall).[KEU 18]
Glucksen in der Brust (nach dem Keuchhusten-Anfall).[KEU 19]
Die Brust wie zu enge (nach dem Keuchhusten-Anfall).[KEU 19]
Brennen, Stechen und Wundheitsschmerz in der Brust (nach dem Keuchhusten-Anfall).[KEU 19]
Die MILCH stillender Frauen ist gelb und BITTER; das Kind verweigert die Brust: RHEUM. (vergl. SIL. und CINA.)[Br., Lippe]

Rücken

Zerschlagenheitsschmerz im Kreuze.[VHA]
Gefühl von Zusammenschnürung um die Lenden.[VHA]
Steife Ausstreckung des Körpers.[VHA]

Oberglieder

Klammartiges Reissen in Armen und Händen.[VHA]
*Schwäche der Hand: er kann damit nichts festhalten.[VHA]
Krampfhaftes Verschließen der Hand.[VHA]
Zuckungen in den Gliedern (beim Keuchhusten-Anfall).[KEU 19]
Zucken in den Fingern.[VHA]
Zucken der Finger (beim Keuchhusten-Anfall).[KEU 18]
Zuckungen und Verdrehungen der Glieder.[VHA]
Trockener Krampfhusten mit Athemmangel und Gliederzuckungen.[VHA]
Zuckungen.[HA 34]
Lähmiger Schmerz in Armen und Beinen.[VHA]

Unterglieder

Zuckungen in den Gliedern (beim Keuchhusten-Anfall).[KEU 19]
Krampfhaftes Ausstrecken und Zucken der Füße.[VHA]
Zuckungen und Verdrehungen der Glieder.[VHA]
Zuckungen.[HA 34]
Trockener Krampfhusten mit Athemmangel und Gliederzuckungen.[VHA]

Verifikationen und klinische Symptome

Steifes Ausstrecken der Beine (beim Keuchhusten-Anfall).[KEU 18-19]
Lähmiger Schmerz in Armen und Beinen.[VHA]

Drüsen

Konkordanz Drüsen: Merc. [PB]

Haut

Konkordanz Haut und Aeusseres: Acon., Ars., Asaf., Bell., Bry., Hep., Lach., Lyc., *Merc.*, *Puls.*, Rhus-t., Sil., Sulph. [PB]

Schlaf

Nächtliche Unruhe und Schlaflosigkeit.[VHA]
Gähnen mit Schauder und Zittern.[VHA]
Nachts, unruhiges Umherwerfen und Schreien im Bette.[VHA]
Nächtliche Unruhe.[HA 34]
Auffahren im Schlafe (beim Keuchhusten-Anfall).[KEU 19]
Schlaflosigkeit mit Unruhe, Weinen und Schreien (nach dem Keuchhusten-Anfall).[KEU 19]
Konkordanz Schlaf und Träume: Ars., Caust., *Ign.*, Kreos., *Nux-v.*, *Rhus-t.*, Sars. [PB]

Fieber

Wie viel [diese Gwächssubstanz] nur, z. B. im Keuchhusten auszurichten vermag, und in gewissen mit Erbrechen und Heißhunger vergesellschafteten Wechselfiebern, wird man mit Verwunderung in der Erfahrung wahrnehmen.[RA 1, 120]
Frost mit Durst.[VHA], [HA 34]
Schauder mit Zittern, selbst am warmen Ofen.[VHA]
Hitze mit Gesichtsblässe.[VHA]
*Nächtliche Hitze mit Angst.[VHA]
Wechselfieber mit Speise-Erbrechen und Heißhunger beginnend.[VHA]
Kalter Schweiß, besonders im Gesichte.[VHA]
Kalter Schweiß im Gesichte.[HA 34]
*Kopfweh vor und nach den Fallsucht- (und Wechselfieber-) Anfällen.[VHA]

Fieberstadien

1. Puls klein, aber hart und beschleunigt.[WF 17]
2. Frost mit Schauder und Schütteln, den Oberkörper bis zum Kopfe herauflaufend, selbst beim warmen Ofen. – Frost mit Kälte des blassen Gesichts und warmen Händen. – Fieberfrost, durch äussere Wärme nicht zu tilgen, am Meisten Abends, und mit grosser Gesichtsblässe.[WF 17]
3. Hitze am Stärksten am Kopfe und im Gesichte, aber auch mit Gesichtsblässe. – Nächtliche Hitze mit Durst.[WF 17]
4. Schweiss, gewöhnlich kalter, vor der Stirn, um die Nase und an den Händen. – Nach dem Schweisse (oft auch schon vor dem Beginne des Frostes) Speise-Erbrechen mit gleichzeitigem Heisshunger.[WF 17]

Konkordanz Fieber: Acon., Bry., Cham., Chin., Hep., Ip., Nat-m., Verat. [PB]

Gemeinsames

Stumpfe Stiche hier und da am Körper.[VHA]
Schüttelt sich und fährt zusammen, nach jedem Schluck [Mosel-] WEIN.[Aegidi, AHZ 60]

Epilepsie

Fallsucht-Anfälle mit und ohne Bewußtsein.[VHA]
Fallsucht-Anfälle mit Bewusstsein (nach dem Keuchhusten-Anfall).[KEU 19]
*Nächtliche Fallsucht-Konvulsionen.[VHA]
*Kopfweh vor und nach den Fallsucht- (und Wechselfieber-) Anfällen.[VHA]
Epilepsie mit Liegen auf dem Rücken, heftigem Schreien und Stoßen mit Händen und Füßen.[VHA]

Zuckungen und Verdrehungen

Zuckungen und Verdrehungen der Glieder.[VHA]
Krampfhaftes Verschließen der Hand.[VHA]
Zucken in den Fingern.[VHA]

Verifikationen und klinische Symptome

Krampfhaftes Ausstrecken und Zucken der Füße.[VHA]
Trockener Krampfhusten mit Athemmangel und Gliederzuckungen.[VHA]
Zuckungen in den Gliedern (beim Keuchhusten-Anfall).[KEU 19]
Zuckungen.[HA 34]
Steife Ausstreckung des Körpers.[VHA]
Starrwerden des Körpers (beim Keuchhusten-Anfall).[KEU 19]
Lähmiger Schmerz in Armen und Beinen.[VHA]
Wurmleiden
Breiartiger Durchfall mit Spul- und Madenwürmern.[KEU 18]
Erbrechen von Würmern.[VHA]
Erbrechen von Schleim mit Spulwürmern (nach dem Keuchhusten-Anfall).[KEU 19]
Kneipendes Leibweh von Würmern.[VHA]
Abgang von Maden- und Spul-Würmern.[VHA]
Wurmleiden der Kinder.[VHA]
Empfindlichkeit des ganzen Körpers bei Berührung und Bewegung.[VHA]
Unterträglichkeit von Berührung und Bewegung.[HA 34]
Nachtheile von Säfteverlust.[VHA]

Besserung der Beschwerden

Bücken.[HA 34]
Bewegung des Kopfs.[HA 34]
Im Sitzen.[HA 54]
Liegen.[HA 54]

Verschlimmerung der Beschwerden

Nachts.[HA 127]
Morgens und Abends; in der Nacht die Anfälle seltener.[KEU 18]
Vom Trinken.[KEU 18]
Tiefeinathmen.[KEU 18]
Gehen im Freien.[HA 34], [HA 54], [KEU 18]
Aeußerer Druck erneuert oder erhöhet die Beschwerden.[VHA]
Drücken auf dem Kehlkopfe.[KEU 18]
Laufen.[KEU 18]
Kopfanstrengung.[HA 54]
Lesen und Schreiben.[KEU 18]
Liegen auf der rechten Seite.[KEU 18]
Kalte LUFT.[KEU 18]
Gähnen.[KEU 18]
Erwachen aus dem Schlafe.[KEU 18]
Genuss von PFEFFER.[KEU 18]
Nach Säfteverlust und bei Wurmleiden.[KEU 18]

Konkordanzen

Verschlimmerung nach der Zeit: Ant-c., Arn., *Ars.*, Bar-c., Calc., Canth., Caps., *Chin.*, Ign., Lyc., Nat-m., Plb., Puls., Rhus-t., Sabad., Staph., Sulph. [PB]

Verschlimmerung nach Lage und Umständen: Acon., Asaf., Bell., Bry., *Calc.*, Caps., Carb-v., Chin., Ferr., Graph., Hep., Ign., Kali-c., Lach., *Lyc.*, *Nat-m.*, *Nux-v.*, Olnd., Phos., Plat., Puls., Rhod., Rhus-t., Ruta, Sabad., *Sep.*, *Sil.*, Spig., *Sulph.* [PB]

Arzneiverwandtschaften von Cina

(Am-m.), Arn., (Ars.), Bell., Bry., Calc., Caps., Cham., Chin., Ferr., Hep., Ign., Ip., (Nit-ac.), (Olnd.), Phos., Sabad., (Sil.) [VHA]

Acon., Arn., Ars., Asaf., Bell., Bry., *Calc.*, Caps., Cham., *Chin.*, Ferr., Hep., *Ign.*, Kali-c., *Lyc.*, Merc., Nat-m., *Nux-v.*, Phos., *Plat.*, *Puls.*, Rhus-t., Sabad., Sep., *Sil.*, Spig., Sulph., Sulph-ac., Verat. [PB]

Bell., *Caps.*, *Chin.*, Dros., Hyos., Merc., Phos., Verat. [KV]

Antidote von Cina: Camph., Caps., Chin., (Ip.), Piper nigr.

Verifikationen und klinische Symptome

Camph., Caps., Chin. [SRN]
Camph., Caps., C h i n . , (Ip.), Piper nigr. [PB]

Cina ist Antidot von: Calc., Caps.

Folgemittel von Cina: Dros.
Daher liegt auch die Haupt-Charakteristik dieses Mittels in den Symptomen v o r und n a c h den Anfällen. Diese werden dadurch meistens so verändert, dass dann die D R O S . angezeigt ist.[KEU 19]

Cina ist Folgemittel von: Dros.
Cina – (Oft nach DROS..)[KMS 526]

Konkordanzen der homöopathischen Arzneien

I. Gemüth und Geist: Cham., Ign., Lyc., *Plat.*, P u l s . , S u l p h - a c . [PB]

II. Körpertheile und Organe: A c o n . , Anac., Arg., A r s . , Aur., B e l l . , B r y . , *C a l c .* , *C h i n .* , Cocc., Con., C u p r . , F e r r . , Hyos., *I g n .* , Kali-c., *Lyc.*, Merc., Nat-m., *Nux-v.*, Olnd., *Phos.*, P h - a c . , P l a t . , *Puls.*, Rhus-t., *Sabad.*, Sec., *Sep.*, *Sil.*, *Spig.*, Stann., Staph., S u l p h . , Sulph-ac., V e r a t . , Verb., Zinc. [PB]

III. Empfindungen und Beschwerden

1. **Aeussere und innere Körpertheile im Allgemeinen:** Alum., Anac., A n g . , A r n . , A s a f . , *Bell.*, *C a l c .* , Caust., Cham., Chin., Cocc., D u l c . , Ign., *Kali-c.*, Lyc., Merc., Nat-c., Nat-m., Nit-ac., N u x - v . , *P l a t .* , Puls., S a b i n . , S e p . , Sil., Spig., Sulph-ac. [PB]
2. **Drüsen:** Merc. [PB]
3. **Knochen:** ? [PB]
4. **Haut und Aeusseres:** Acon., A r s . , Asaf., B e l l . , B r y . , Hep., Lach., L y c . , *Merc.*, *P u l s .* , Rhus-t., S i l . , Sulph. [PB]

IV. Schlaf und Träume: Ars., Caust., *Ign.*, K r e o s . , *N u x - v .* , *R h u s - t .* , Sars. [PB]

V. Fieber: Acon., Bry., C h a m . , Chin., H e p . , Ip., Nat-m., Verat. [PB]

VI. Änderung des Befindens

1. **Verschlimmerung nach der Zeit:** Ant-c., Arn., *Ars.*, Bar-c., Calc., Canth., Caps., *Chin.*, Ign., Lyc., N a t - m . , Plb., Puls., Rhus-t., Sabad., Staph., Sulph. [PB]
2. **Verschlimmerung nach Lage und Umständen:** Acon., Asaf., B e l l . , Bry., *C a l c .* , C a p s . , C a r b - v . , Chin., Ferr., Graph., H e p . , Ign., Kali-c., Lach., *Lyc.*, *Nat-m.*, *Nux-v.*, Olnd., P h o s . , Plat., Puls., R h o d . , R h u s - t . , R u t a , Sabad., *Sep.*, *S i l .* , S p i g . , *Sulph.* [PB]

VII. Konkordanz der homöopathischen Arzneien

Acon., Arn., A r s . , Asaf., B e l l . , Bry., *C a l c .* , Caps., Cham., *Chin.*, Ferr., Hep., *Ign.*, Kali-c., *Lyc.*, Merc., N a t - m . , *Nux-v.*, Phos., *Plat.*, *P u l s .* , R h u s - t . , Sabad., S e p . , *Sil.*, Spig., S u l p h . , Sulph-ac., Verat. [PB]
B e l l . , *C a p s .* , *Chin.*, Dros., Hyos., Merc., Phos., Verat. [KV]

Verifikationen und klinische Symptome

Clematis erecta (Brennwaldrebe)

(Clem.)

Synonyma

Clematis erecta, Brennwaldrebe [SRA]

Antipsorische Arznei

[SRA]

Arzneiwirkungsdauer

Wirkt über 5 Wochen.[SRA]

Zählt zur 3. Klasse derjenigen Mittel, welche eine mittlere Wirkungsdauer besitzen.[AHZ 49 (1855) 82]

Hinweis

Der aus den Blättern dieses in Zäunen und Hecken auf hügeligten Anhöhen perennirenden Krautes kurz vor seiner Blüthe-Zeit gepresste, scharfe Saft wird in seinen verschiedenen, potenzirten Verdünnungs-Graden, in kleiner Gabe gegen viele, aus MERKURIAL-Siechthum entstandene und mit Psora komplicirte Uebel, in schlimmen Kopf- und Haut-Ausschlägen, besondern Harn-Beschwerden, Strikturen der Harnröhre und eignen Arten sehr lästiger Augen-Entzündungen heilsam befunden. Herr Med. R. D. *Stapf* hat diese Arznei in Hoden-Entzündungen und verhärteten Hoden-Geschwülsten nach schlecht behandelten Trippern (Sand-Kloss) hülfreich gesehen. In ältern Zeiten hat *A. von Stoerk* ihre Tugenden sogar in krebsartigen Geschwüren der Lippen und der Brüste, in schwammigen Auswüchsen, in Tophen, hartnäckigen Haut-Ausschlägen, besondern Arten langwierigen Kopfwehs und in Melancholien aus Erfahrung gerühmt.[CK 3, 150]

Eigenthümlichkeiten und Hauptwirkungen

Gemüth

Traurigkeit und Befürchtung bevorstehenden Unglücks.[VHA], [HA 96]

Mürrische Unzufriedenheit.[VHA]

Konkordanz Gemüth und Geist: Calc., Cocc., Ign., Merc., Ph-ac., Puls., *Sil.*, Sulph., Zinc. [PB]

Geist

Konkordanz Gemüth und Geist: Calc., Cocc., Ign., Merc., Ph-ac., Puls., *Sil.*, Sulph., Zinc. [PB]

Kopf

Bohrender Schmerz in den Schläfen.[VHA]

Bohren in den Schläfen.[HA 96]

*Nässende Bläschen und Wundheit des Hinterkopfs und Nackens.[VHA]

*Nässender Ausschlag im Nacken bis zum Hinterkopf herauf.[VHA]

Feuchter, wunder, kriebelnd und stechend juckender, oft in Schuppen abtrocknender Ausschlag am Hinterkopfe und Nacken, von Warmwerden im Bette heftiger juckend, von Kratzen nur wenig und vorübergehend gebessert, mit Wundheit und Hautlosigkeit. – Traurigkeit und Befürchtung bevorstehenden Unglücks; Bohren in den Schläfen; Entzündung der Iris im Auge; kranke Blässe des Gesichts; stechende Blasen im Gesichte; nässender Gesichtsausschlag; Ausschlag rings um den Hals; Freßblasen an Händen und Fingern; große Abmagerung; schmerzhafte Geschwulst und Verhärtung aller Drüsen; alle Ausschläge verschlimmern sich durch Bettwärme und Waschen; die Flechtenausschläge sind beim ◐ wachsenden Monde roth und nässend, beim ◑ abnehmenden blaß und trocken; beim Schweiße Unerträglichkeit des Entblößens.[HA 96]

Augen

Augenentzündung mit starkem Nässen derselben.[VHA]

Entzündung der Iris im Auge.[VHA], [HA 96]

Verifikationen und klinische Symptome

Beissen in den Augenlidrändern beim Schließen derselben.[VHA]
Stiche in den Augenwinkeln.[VHA]
Große LICHTSCHEU.[VHA]

Antlitz

Kranke Blässe des Gesichts.[VHA], [HA 96]
Nässender Ausschlag im Gesichte, welcher mit Stichschmerz entsteht.[VHA]
Nässender Gesichtsausschlag.[HA 96]
*Weiße Blasen über Nase und Gesicht, wie von Sonnenbrand.[VHA]
Stechende Blasen im Gesichte.[HA 96]
Lippenkrebs.[VHA]
Schmerzhafte Geschwulst der Unterkieferdrüsen.[VHA]

Zähne

Stechende oder zuckend ziehende Zahnschmerzen, Nachts bei horizontaler Lage bis zur Verzweiflung sich steigernd.[VHA]
TABAK-Rauchen verschlimmert die Zahnschmerzen.[VHA]
Oefteres Riechen an KAMPHER mässigt seine allzu heftige Wirkung, so wie auch die davon erregten Zahnschmerzen in der ZAUNRÜBE ihre Beruhigung finden sollen.[CK 3, 150]

Bauch

Geschwulst, Verhärtung und zuckender Schmerz in den Leistendrüsen.[VHA]

Blase – Harn

Vermehrter Harnabgang.[VHA]
Eiteriger Harn.[VHA]
Stockender und tropfweiser Harnabgang wegen Verengerung der Harnröhre.[VHA]
Die Blase und der Mastdarm sind wie gelähmt und haben nicht die Kraft, ihren Inhalt auszustoßen (vergleiche CLEM.).[Br., Lippe]

Geschlechtstheile

Schmerzhafte Geschwulst und Verhärtung der Hoden.[VHA]
Herr Med. R. D. *Stapf* hat diese Arznei in Hoden-Entzündungen und verhärteten Hoden-Geschwülsten nach schlecht behandelten Trippern (Sand-Kloss) hülfreich gesehen.[CK 3, 150]
Verdickung des Hodensacks.[VHA]
Der linke Hoden ist heraufgezogen: THUJ. (vergleiche CALC., CROT-T. und ZINC.. Wenn der rechte Hoden heraufgezogen ist, vergleiche CLEM. und PULS.).[Br., Lippe]
Abscheu vor Wollust, wie nach übermäßiger Befriedigung des Geschlechtstriebes.[VHA]
Ref. erwähnt dabei, dass er von demselben Mittel, wiewohl in höheren Potenzen, bei Scirrhus uteri die entschiedensten Erfolge gehabt habe.[AHZ 55 (1857) 21]

Hals

*Jückende Ausschlagsblüthen mit Eiterspitzen, rings um den Hals, nach Kratzen, Wundheit und Hautlosigkeit.[VHA]
*Nässender Ausschlag im Nacken bis zum Hinterkopf herauf.[VHA]
*Nässende Bläschen und Wundheit des Hinterkopfs und Nackens.[VHA]
Ausschlag rings um den Hals.[HA 96]

Brust

Geschwulst und Verhärtung der Brustdrüsen.[VHA]
Brustkrebs.[VHA]
Dr. *Kallenbach* rühmte die Heilkraft der CLEM. bei G e s c h w ü l s t e n i n d e r w e i b l i c h e n B r u s t, mit gleichzeitiger Affection der ganzen Brustdrüse (sonst nicht), besonders dann, wenn die Schmerzen bei Ost-WINDE, bei kaltem Wetter überhaupt und in der Nacht sich erhöhen. – Dr. *Weber* bestätigte diese Wirksamkeit der CLEM. in solchen Fällen; er habe sie noch unlängst bei einem Mädchen bewährt gefunden, dem er dieses Mittel vorzüglich wegen Wundheit beider Nasenhöhlen gereicht hatte. – Ref. bemerkte dazu, dass die Hauptindication für CLEM. bei derartigen Drüsenleiden ein Brennen, Spannen und Zucken sei, welches sich besonders nach kaltem Waschen oder kalten nassen Umschlä-

Verifikationen und klinische Symptome

gen bedeutend verschlimmerte.[AHZ 53 (1856) 11]

Dr. *Schönfeld* sen. theilte die gelungene Heilung eines linksseitigen Scirrhus mammae, mit Stichen in der Schulter mit. Die leidende Frau war vorher von zwei allopathischen Aerzten mit entschiedener Verschlimmerung behandelt. Um jede spätere Einrede von Seiten unserer Antagonisten von Vorneherein abzuschneiden, hatte er die Frau veranlasst, sich von zwei namhaften Aerzten der Universität zu Groningen, einem Professor und einem Chirurgen, untersuchen zu lassen, welche beide einstimmig das Uebel für ein Noti me tangere erklärt hatten. Die vollständige Heilung erfolgte durch tägliches Einnehmen, esslöffelweise, von CLEM. 3. ggt. 6. in 6 Unzen WASSER, mehre Male wiederholt. – Ref. erwähnt dabei, dass er von demselben Mittel, wiewohl in höheren Potenzen, bei Scirrhus uteri die entschiedensten Erfolge gehabt habe.[AHZ 55 (1857) 21]

Oberglieder

Geschwulst der Achselhöhldrüsen.[VHA]

*Freßblasen an den geschwollenen Händen und Fingern, durch kaltes WASSER verschlimmert.[VHA]

Freßblasen an Händen und Fingern.[HA 96]

Unterglieder

Schuppenartige, krustige Flechten am Ober- oder Unterschenkel.[VHA]

Drüsen

Schmerzhafte Geschwulst und Verhärtung der Drüsen.[VHA]

Schmerzhafte Geschwulst und Verhärtung aller Drüsen.[HA 96]

Schmerzhafte Geschwulst der Unterkieferdrüsen.[VHA]

Geschwulst, Verhärtung und zuckender Schmerz in den Leistendrüsen.[VHA]

Schmerzhafte Geschwulst und Verhärtung der Hoden.[VHA]

Herr Med. R. D. *Stapf* hat diese Arznei in Hoden-Entzündungen und verhärteten Hoden-Geschwülsten nach schlecht behandelten Trippern (Sand-Kloss) hülfreich gesehen.[CK 3, 150]

Geschwulst und Verhärtung der Brustdrüsen.[VHA]

Dr. *Kallenbach* rühmte die Heilkraft der CLEM. bei Geschwülsten in der weiblichen Brust, mit gleichzeitiger Affection der ganzen Brustdrüse (sonst nicht), besonders dann, wenn die Schmerzen bei Ost-WINDE, bei kaltem Wetter überhaupt und in der Nacht sich erhöhen. – Dr. *Weber* bestätigte diese Wirksamkeit der CLEM. in solchen Fällen; er habe sie noch unlängst bei einem Mädchen bewährt gefunden, dem er dieses Mittel vorzüglich wegen Wundheit beider Nasenhöhlen gereicht hatte. – Ref. bemerkte dazu, dass die Hauptindication für CLEM. bei derartigen Drüsenleiden ein Brennen, Spannen und Zucken sei, welches sich besonders nach kaltem Waschen oder kalten nassen Umschlägen bedeutend verschlimmerte.[AHZ 53 (1856) 11]

Dr. *Schönfeld* sen. theilte die gelungene Heilung eines linksseitigen Scirrhus mammae, mit Stichen in der Schulter mit. Die leidende Frau war vorher von zwei allopathischen Aerzten mit entschiedener Verschlimmerung behandelt. Um jede spätere Einrede von Seiten unserer Antagonisten von Vorneherein abzuschneiden, hatte er die Frau veranlasst, sich von zwei namhaften Aerzten der Universität zu Groningen, einem Professor und einem Chirurgen, untersuchen zu lassen, welche beide einstimmig das Uebel für ein Noti me tangere erklärt hatten. Die vollständige Heilung erfolgte durch tägliches Einnehmen, esslöffelweise, von CLEM. 3. ggt. 6. in 6 Unzen WASSER, mehre Male wiederholt. – Ref. erwähnt dabei, dass er von demselben Mittel, wiewohl in höheren Potenzen, bei Scirrhus uteri die entschiedensten Erfolge gehabt habe.[AHZ 55 (1857) 21]

Geschwulst der Achselhöhldrüsen.[VHA]

Krebsmittel

Ref. machte die Bemerkung, dass bei Festsitzen, sowohl der Drüsen, als der Haut am Knochen, wie solches beim wahren Krebs oft beobachtet werde, ausser den schon bekannten Mitteln, noch besonders CLEM., CON., LYC., SEP. und SULPH-AC. an sich sehr heilsam zeigten, mithin unter den Krebsmitteln nicht zu vergessen wären.[AHZ 59 (1859) 61]

Brustkrebs.[VHA]

Konkordanz Drüsen: *Bell.*, Bry., Calc., Carb-an., *Con.*, Merc., Phos., Puls., Sil., *Sulph.* [PB]

Verifikationen und klinische Symptome

Knochen

Konkordanz Knochen: Asaf., Calc., P u l s . [PB]

Haut

Kriebeln, Klopfen und Brennen in den Geschwüren, mit Stechen in deren Rändern bei Berührung.[VHA]

Chronische nässende, in der Bettwärme und nach Waschen unerträglich jückende Flechten.[VHA]

*Freßblasen an den geschwollenen Händen und Fingern, durch kaltes WASSER verschlimmert.[VHA]

*Schmerzhafter, nicht jückender Flechtenausschlag über den ganzen Körper, bei ◐ wachsendem MONDE roth und nässend, bei ◑ abnehmendem MONDE blaß und trocken.[VHA]

Die Flechtenausschläge sind beim ◐ wachsenden Monde roth und nässend, beim ◑ abnehmenden blaß und trocken.[HA 96]

Schuppenartige, dickkrustige Flechten*.[VHA]

Jückender und nässender Ausschlag mit um sich fressender Jauche, *bei Röthe, Hitze und Geschwulst der Haut.[VHA]

*Nässende Bläschen und Wundheit des Hinterkopfs und Nackens.[VHA]

*Nässender Ausschlag im Nacken bis zum Hinterkopf herauf.[VHA]

Nässender Ausschlag im Gesichte, welcher mit Stichschmerz entsteht.[VHA]

Nässender Gesichtsausschlag.[HA 96]

Stechende Blasen im Gesichte.[HA 96]

*Weiße Blasen über Nase und Gesicht, wie von Sonnenbrand.[VHA]

Kranke Blässe des Gesichts.[VHA]

Ausschlag rings um den Hals.[HA 96]

*Jückende Ausschlagsblüthen mit Eiterspitzen, rings um den Hals, nach Kratzen, Wundheit und Hautlosigkeit.[VHA]

Schuppenartige, krustige Flechten am Ober- oder Unterschenkel.[VHA]

Alle Ausschläge verschlimmern sich durch Bettwärme und Waschen.[HA 96]

Krebsmittel

Ref. machte die Bemerkung, dass bei F e s t s i t z e n , sowohl der D r ü s e n , als der H a u t a m K n o c h e n , wie solches beim wahren Krebs oft beobachtet werde, ausser den schon bekannten Mitteln, noch besonders CLEM., CON., LYC., SEP. und SULPH-AC. an sich sehr heilsam zeigten, mithin unter den Krebsmitteln nicht zu vergessen wären.[AHZ 59 (1859) 61]

Brustkrebs.[VHA]

Lippenkrebs.[VHA]

Konkordanz Haut und Aeusseres: Am-c., Am-m., Ant-c., *Ars.*, Bell., Bov., Calc., Carb-an., Caust., Con., Dulc., G r a p h . , Hep., Kali-c., Kreos., L a c h . , Led., L y c . , Mag-c., *Merc.*, N i t - a c . , Petr., P h o s . , Puls., *Rhus-t., S e p . , S i l . , Staph., Sulph.*, Viol-t. [PB]

Schlaf

Tagesschläfrigkeit bei nächtlicher Schlaflosigkeit.[VHA]

Konkordanz Schlaf und Träume: C a l c . , Nux-v., P h o s . , Sil., S u l p h . [PB]

Fieber

Beim Schweiße Unerträglichkeit des Entblößens.[VHA], [HA 96]

Fieberstadien

1. P u l s aufgeregt, mit Klopfen in allen Adern.[WF 17]
2. F r o s t mit Schauder, und darauf Schweiss, ohne vorgängige Hitze. – Frostschauder von jeder Entblössung.[WF 17]
3. Trockne H i t z e , mit allgemeiner Hitzempfindung, bloss in der Nacht.[WF 17]
4. Starker S c h w e i s s die Nacht, am Meisten in der Morgenzeit, mit Scheue vor Entblössung.[WF 17]

Gemeinsames

Ungemeine Magerkeit.[VHA]

Große Abmagerung.[HA 96]

Schlaffheit aller Muskeln.[VHA]

Verifikationen und klinische Symptome

Muskelzucken.[VHA]
Nach dem Niederlegen, Dröhnen durch den ganzen Körper.[VHA]
Krebsmittel
Ref. machte die Bemerkung, dass bei Festsitzen, sowohl der Drüsen, als der Haut am Knochen, wie solches beim wahren Krebs oft beobachtet werde, ausser den schon bekannten Mitteln, noch besonders CLEM., CON., LYC., SEP. und SULPH-AC. an sich sehr heilsam zeigten, mithin unter den Krebsmitteln nicht zu vergessen wären.[AHZ 59 (1859) 61]
Brustkrebs.[VHA]
Lippenkrebs.[VHA]

Verschlimmerung der Beschwerden

Alle Ausschläge verschlimmern sich durch Bettwärme und Waschen.[HA 96]
Konkordanzen
Verschlimmerung nach der Zeit: Acon., Arn., Aur., Calc., Con., Nat-m., Nit-ac., Phos., Rhus-t. [PB]
Verschlimmerung nach Lage und Umständen: *Am-c.*, Ant-c., Ars., Aur., Bell., *Calc.*, Cocc., Colch., Con., Dulc., *Hep.*, Lyc., Merc., Nux-m., Nux-v., Puls., *Rhus-t.*, Samb., Sep., Sil., Spig., *Stront.*, Sulph. [PB]

Arzneiverwandtschaften von Clematis erecta

Bell., Bry., (Canth.), (Caps.), (Caust.), Merc., Rhus-t. [VHA]
Am-c., Ant-c., Ars., Aur., Bell., Bry., *Calc.*, Caust., Cocc., Con., Graph., Hep., Lyc., *Merc.*, Nit-ac., Nux-v., Phos., Ph-ac., *Puls., Rhus-t.*, Sep., *Sil.*, Spig., Staph., Stront., Sulph., Thuj. [PB]
Bry., Graph., Merc., Rhod., Rhus-t. [KV]

Antidote von Clematis erecta: Bry., Camph.

Bry., Camph. [SRA]
Oefteres Riechen an KAMPHER mässigt seine allzu heftige Wirkung, so wie auch die davon erregten Zahnschmerzen in der ZAUNRÜBE ihre Beruhigung finden sollen. [CK 3, 150]
Bry., Camph. [PB]

Clematis erecta ist Antidot von: Bry., Rhod.

Schädliche Substanzen und Arzneimittel (Nocentia) bei der Behandlung mit Clematis erecta: TABAK-Rauchen

TABAK-Rauchen verschlimmert die Zahnschmerzen.[VHA]

Konkordanzen der homöopathischen Arzneien

I. Gemüth und Geist: Calc., Cocc., Ign., Merc., Ph-ac., Puls., *Sil.*, Sulph., Zinc. [PB]

II. Körpertheile und Organe: Alum., Ars., Bell., Bry., *Calc.*, Carb-v., Caust., Cham., Cocc., *Hep.*, Kali-c., *Lyc.*, *Merc.*, Nat-m., Nit-ac., Nux-v., Petr., Phos., Ph-ac., Puls., *Rhus-t.*, *Sep.*, *Sil.*, Spig., Staph., *Sulph.*, Sulph-ac., *Thuj.*, Verat. [PB]

III. Empfindungen und Beschwerden
1. **Aeussere und innere Körpertheile im Allgemeinen:** Alum., Arn., Bell., Bry., Calc., Cham., Chin., Cocc., Graph., Ign., Lyc., Merc., Mez., Nat-c., Nux-v., Phos., Plat., Puls., Rhus-t., Sep., Spong., Sulph., Sulph-ac. [PB]
2. **Drüsen:** *Bell.*, Bry., Calc., Carb-an., *Con.*, Merc., Phos., Puls., Sil., *Sulph.* [PB]
3. **Knochen:** Asaf., Calc., Puls. [PB]
4. **Haut und Aeusseres:** Am-c., Am-m., Ant-c., *Ars.*, Bell., Bov., Calc., Carb-an., Caust., Con., Dulc., Graph., Hep., Kali-c., Kreos., Lach., Led., Lyc., Mag-c., *Merc.*, Nit-ac., Petr., Phos., Puls., *Rhus-t.*, *Sep.*, *Sil.*, *Staph.*, *Sulph.*, Viol-t. [PB]

Verifikationen und klinische Symptome

IV. Schlaf und Träume: Calc., Nux-v., Phos., Sil., Sulph. [PB]

V. Fieber: ? [PB]

VI. Änderung des Befindens

1. **Verschlimmerung nach der Zeit:** Acon., Arn., Aur., Calc., Con., Nat-m., Nit-ac., Phos., Rhus-t. [PB]
2. **Verschlimmerung nach Lage und Umständen:** *Am-c.*, Ant-c., Ars., Aur., Bell., *Calc.*, Cocc., Colch., Con., Dulc., *Hep.*, Lyc., Merc., Nux-m., Nux-v., Puls., *Rhus-t.*, Samb., Sep., Sil., Spig., *Stront.*, Sulph. [PB]

VII. Konkordanz der homöopathischen Arzneien

Am-c., Ant-c., Ars., Aur., Bell., Bry., *Calc.*, Caust., Cocc., Con., Graph., Hep., Lyc., *Merc.*, Nit-ac., Nux-v., Phos., Ph-ac., *Puls.*, *Rhus-t.*, Sep., *Sil.*, Spig., Staph., Stront., Sulph., Thuj. [PB]

Bry., *Graph.*, *Merc.*, *Rhod.*, *Rhus-t.* [KV]

Verifikationen und klinische Symptome

Cocculus indicus (Kockelsamen)

(Cocc.)

Synonyma

Cocculus, Cocculus indicus, Menispermum lacunosum Lam. (Menisp. Cocculus L.? non Willd.), Kockelsamen [SRN]
Menispermum Cocculus [WF]

Nicht-Antipsorische Arznei

[SRN]

Arzneiwirkungsdauer

Die Wirkungs-Dauer richtet sich nach der Beschaffenheit der gegenwärtigen Krankheit und verläuft schnell in akuten, so wie sie in chronischen Krankheiten viele Tage anhält.[RA 1, 161]
Wirkt 8 bis 14 Tage.[SRN]
Zählt zur 2. Klasse derjenigen Mittel, welche eine kurze Wirkungsdauer besitzen.[AHZ 49 (1855) 82]

Hinweis

Als etwas Charakteristisches fand ich in allen für COCC. passenden und hilfreichen Fällen nur zwei Symptome, die niemals fehlten: 1) der hellfarbige, blasse Stuhl, der nur am Tage, entweder als Durchfall oder auch wohl hart erfolgte, und 2) dass die Kranken, ungefähr wie bei der NUX-V., sich Nachts eines ungestörten Schlafs erfreuten und sich viel wohler fühlten, als am Tage. Demnach müssen in der R. Arzneimittellehre [RA 1, 172, 3. Aufl.] bei dem Symptom 204 die Klammern wegfallen.[AHZ 68 (1864) 58]

Eigenthümlichkeiten und Hauptwirkungen

Gemüth

Mildes, träges Temperament.[VHA]
Traurigkeit bei den Beschwerden.[VHA]
Heftige Angst.[VHA]
Befürchtende Angst und Versunkenheit in traurigen Gedanken.[HA 50]
Von Angst und Unruhe unterbrochener Schlaf.[HA 50]
Unleidlichkeit von Geräusch.[VHA]
Schreckhaftigkeit.[VHA]
Nachtheile von Aerger und Gram.[VHA]
Aengstliches Herzklopfen.[VHA]
Schlaflosigkeit wegen Angst und körperlicher Unruhe.[VHA]
Hysterische Unterleibskrämpfe der Frauen.[VHA]
Hysterische Unterleibskrämpfe.[HA 50]
Hysterische Krämpfe mit Traurigkeit.[VHA]
Konkordanz Gemüth und Geist: Acon., Bell., Calc., Hell., Hyos., *Ign.*, Lyc., Nux-v., Op., Phos., Ph-ac., *Puls.*, Rhus-t., Sep., Sil., Stram., Sulph., Verat. [PB]

Geist

Er sitzt wie in tiefen Gedanken versunken und nimmt Nichts um sich her wahr.[VHA]
Befürchtende Angst und Versunkenheit in traurigen Gedanken.[HA 50]
Eingenommenheit des Kopfes, wie in Gedankensitzen und Nichts um sich her wahrnehmen.[HA 26]
Zu schnelles Vergehen der Zeit.[VHA]
Große Ermüdung von geringer Anstrengung, bis zur Ohnmacht.[VHA]
Ohnmacht nach körperlichen Ueberanstrengungen, mit krampfhaft verzogenen Gesichtsmuskeln.[HA 27]
Schwäche und Neigung zu Ohnmachten.[HA 50]
Konkordanz Gemüth und Geist: Acon., Bell., Calc., Hell., Hyos., *Ign.*, Lyc., Nux-v., Op., Phos., Ph-ac., *Puls.*, Rhus-t., Sep., Sil., Stram., Sulph., Verat. [PB]

Verifikationen und klinische Symptome

Schwindel

Verifikationen und klinische Symptome

Schwindel mit Brecherlichkeit beim Aufrichten im Bette.[VHA]

Trunkenheitsschwindel mit Brecherlichkeit, Frost und Zittern am Herzen, beim Aufrichten und Bewegen.[HA 29]

Trunkener Schwindel, mit Uebelkeit.[HA 50]

Heilungsbericht: Herr *L.* in G. leidet schon geraume Zeit an einem Schwindel, regelmässig gegen 11 Uhr Vormittags eintretend. Beim in die Höhesehen hat er Neigung auf die linke Seite zu fallen; beim Bücken aber ist es ihm, als sollte er rücklings fallen und muß sich dann schnell irgendwo anhalten. Dabei klagt er oft über Stiche im Scheitel und Schmerzen im Rücken und Kreuze, wenn er nach langem Sitzen vom Stuhle aufsteht. – Eine Gabe COCC. 6°°, am 29. März 1835 gegeben, besserte bis zum 28. Nov. desselben Jahres, wo die alten Beschwerden wieder ihre frühere Höhe erreicht hatten, welche nur zum Theile durch zwei Gaben COCC. 6°° und 4 gemindert wurden, wonach aber außerdem Mangel an Schlaf, und, als Vorboten des Schwindels, Hitze in den Schläfen und Schweiß an der Stirne eintraten. Er erhielt am 5. Dez. 1835 zwei Gaben CAUST. 30°°, wovon nur eine genommen wurde, weil schon danach nach 14 Tagen alles Krankhafte verschwunden war.[ACS 17 (1838) 1, 6-7]

Innerer Kopf

Drückendes oder stechendes Kopfweh in der Stirn.[VHA]

Drückender Kopfschmerz in der Stirn, wie von Außen herein, mit Brecherlichkeit, von Fahren im Wagen, Essen, Trinken und Schlafen verschlimmert, im Hause bei ruhigem Verhalten gebessert. – Befürchtende Angst und Versunkenheit in traurigen Gedanken; trunkener Schwindel, mit Uebelkeit; Zittern des Kopfs; brennend rothe Gesichtsfarbe; Trockenheit im Halse; Ekel vor Essen und Trinken; heftige, klemmende Magenkrämpfe; hysterische Unterleibskrämpfe; Brustbeklemmung von Husten entstehend; halbseitige Lähmungen nach Schlagfluß; Schwäche und Neigung zu Ohnmachten; Unerträglichkeit der freien LUFT; von Angst und Unruhe unterbrochener Schlaf; innerer Frost bei äußerer Hitze.[HA 50]

Dumpfes Zusammendrücken in einer Schläfe ober in einer der beiden Stirnhälften, als wäre das Gehirn eingeschraubt, mit Brecherlichkeit, von Schlafen, Essen, Trinken, besonders von KAFFEE und im Freien verschlimmert, in der Stube gebessert.[HA 60]

Kopfweh mit Brecherlichkeit.[VHA]

Gefühl, wie leer oder hohl im Kopfe.[VHA]

Leerheit und Hohligkeit im Kopfe, im Freien und nach dem Essen verschlimmert, von Warmwerden im Bette gebessert.[HA 65]

Große Ermüdung von geringer Anstrengung, bis zur Ohnmacht.[VHA]

Ohnmacht nach körperlichen Ueberanstrengungen, mit krampfhaft verzogenen Gesichtsmuskeln.[HA 27]

Klopfen in der Stirne, Abends, bei und nach dem Essen und beim Fahren im Wagen, besonders in kalter LUFT, so wie von Sprechen verschlimmert, in der Stube gebessert.[HA 69]

Halbseitige Lähmungen nach Schlagfluß.[HA 50]

Heilungsbericht: An einem solchen Abende war es, wo unsere heute noch lebende, zwar sehr bejahrte, aber sonst sich völlig wohlbefindende Köchin von einem Schlaganfalle betroffen wurde. Wir eilten alle Drei schnell zu ihr, wo die alten Allopathen schleunigst eine Ader öffnen wollten, was wir verhinderten und statt dessen eine kleine Gabe des hier durchaus angezeigten ACON. gaben. Nach wenigen Minuten hatte die Bewusstlose ihre Besinnung wieder erlangt, aber nun zeigte sich eine Lähmung der ganzen linken Seite des Körpers. Unserer Versicherung, dass diese Lähmung bei der Unterlassung des Aderlasses in kurzer Zeit gehoben sein würde, wollte der erst halbüberzeugte Dr. *L.* keinen rechten Glauben schenken. Inmittelst wurde die Gelähmte in ihr Bett getragen und erhielt etwa eine Stunde später eine kleine Gabe COCC.. Bereits um 7 Uhr des andern Morgens stellte sich Dr. *L.* wieder ein, um den Erfolg zu sehen, und, nachdem er die Schelle gezogen, öffnete ihm zu seiner grössten Verwunderung die, gestern Abend vom Schlagfluss mit halbseitiger Lähmung Betroffene in eigener Person die Thür, und versicherte, dass in der Nacht die Lähmung ganz verschwunden sei, und dass sie sich wieder so wohl fühle, wie jemals früher.[AHP 430]

Aeusserer Kopf
Konvulsivisches Zittern des Kopfes.[VHA]
Zittern des Kopfs.[HA 50]
K o n v u l s i v i s c h e s Z i t t e r n d e s K o p f s v o n S c h w ä c h e d e r H a l s m u s k e l n u n d d e s N a c k e n s , i m F r e i e n u n d n a c h S c h l a f e n v e r s c h l i m m e r t .[HA 101]
K o n v u l s i v i s c h e s Z i t t e r n d e s K o p f s , v o n KAFFEE u n d TABACK, s o w i e i n d e r f r e i e n LUFT v e r s c h l i m m e r t , i n d e r w a r m e n S t u b e g e b e s s e r t .[HA 136-137]

Augen
Schmerz in den Augen, als würden sie aus dem Kopfe gerissen.[VHA]
Unvermögen, Nachts die Augen zu öffnen.[VHA]
Verengerte Pupillen.[VHA]
Trübsichtigkeit und schwarze Flecke vor den Augen.[VHA]

Ohren
Unleidlichkeit von Geräusch.[VHA]

Nase
Erhöheter Geruch.[VHA]

Antlitz
Gesichtshitze mit Röthe der Backen.[VHA]
Brennend rothe Gesichtsfarbe.[VHA]
Geschwulst und Härte der Unterkieferdrüsen.[VHA]

Mund
Trockenheit im Munde und Schlunde.[VHA]
Verhindertes Schlingen, wie von Lähmung des Schlundes.[VHA]
Blasenartiger Schaum vor dem Munde.[VHA]
Erschwerte Sprache, wie von Lähmung der Zunge.[VHA
Trockenheit im Halse.[HA 50]

Genüsse
Ekel vor Essen und Trinken.[HA 50]
Abscheu vor Speisen, Getränke und TABAK.[VHA]
Der TABAK schmeckt BITTER.[VHA]
Großer Durst, besonders beim Essen.[VHA]
Widerwillen gegen alles SAURE.[VHA]
Besserung durch warmes Essen verlangt NUX-V. und COCC., Verschlimmerung durch kalte Speisen ARS..[Chargé, Bönn.]

Geschmack
SAURER Geschmack im Munde, nach Essen und Husten.[VHA]
Der TABAK schmeckt BITTER.[VHA]
Geschmack im Munde, wie SCHWEFEL.[VHA]
Die Speisen schmecken w i e z u w e n i g G E S A L Z E N: Thuj. (ARS., CALC., COCC.)[KMS 724]

Aufstoßen
Aufstoßen mit Übelkeit und Schmerz in der Herzgrube.[VHA]
Schluchzen gleich nach dem Essen.[VHA]

Übelkeit
Anfälle von Übelkeit, bis zur Ohnmacht.[VHA]
Übelkeit und Erbrechen von Fahren und Kaltwerden.[VHA]
Übelkeit und Erbrechen bei schwangeren Frauen: PETR. (vergleiche COCC. und COLCH..)[Br., Lippe]

Verifikationen und klinische Symptome

Kopfweh mit Brecherlichkeit.[VHA]
Trunkener Schwindel, mit Uebelkeit.[HA 50]

Magen

Beachte: In chronischen Magenleiden mißbraucht man die BRECHNUß, indem man ihr zumuthet, was sie wegen ihrer Wirkungsphäre nicht leisten kann. COCC., ARS., COLCH., PH-AC. und SEP. finden häufig Anwendung; COLCH. ist das Hauptmittel gegen Kältegefühl [Es ist sonderbar, daß gerade dieses Gefühl hervorgehoben wird, was in unserer Gegend höchst selten vorkommt. Sollte es in Westphalen vielleicht häufig sein? *R-l.*] im Magen, wenn dieses Symptom allein vorkommt; wenn es mit Kollern verbunden, paßt PH-AC.; begleiten die Kälte verschiedene und abwechselnde Beschwerden, dann hilft SEP..[Chargé, Bönn.]

Besserung durch warmes Essen verlangt NUX-V. und COCC., Verschlimmerung durch kalte Speisen ARS..[Chargé, Bönn.]

Magenkrampf bei und gleich nach dem Essen, mit heftigem Klemmen und Raffen.[VHA]
Heftige, klemmende Magenkrämpfe.[HA 50]
Vollheit und Kneipen im Magen mit Athembeklemmung.[VHA]
Wechselfieber mit Magenkrämpfen und Kreuzlähmung.[VHA]

Bauch

Kneipen und Klemmen im Oberbauche mit Athembeklemmung.[VHA]
Zusammenschnürender Schmerz im Ober- oder Unter-Bauche.[VHA]
Leerheitsgefühl im Unterleibe.[VHA]
Hysterische Unterleibskrämpfe der Frauen.[VHA]
Hysterische Unterleibskrämpfe.[HA 50]
Geschwürschmerz im Bauche.[VHA]
Ausgetretene und eingeklemmte Leistenbrüche.[VHA]

Blähungen

Nächtliche krampfhafte Blähungskolik, besonders durch Husten verschlimmert.[VHA]
Die Blähungen stauchen sich aufwärts.[VHA]

Stuhl

Nur einen Tag um den Andern harter Stuhl.[VHA]
Zögernder Stuhlgang.[VHA]
Vergeblicher Stuhldrang, wegen Mangel an peristaltischer Bewegung in den oberen Gedärmen.[VHA]

Als etwas Charakteristisches fand ich in allen für COCC. passenden und hilfreichen Fällen nur zwei Symptome, die niemals fehlten: 1) der hellfarbige, blasse Stuhl, der nur am Tage, entweder als Durchfall oder auch wohl hart erfolgte, und 2) dass die Kranken, ungefähr wie bei der NUX-V., sich Nachts eines ungestörten Schlafs erfreuten und sich viel wohler fühlten, als am Tage.[AHZ 68 (1864) 58]

After

Heftiger Zwang im Mastdarme nach dem Stuhlgange.[VHA]

Harn

WÄSSERIGER Harn.[VHA]
Öfterer Harndrang mit geringem Abgange.[VHA]

Geschlechtstheile

Empfindlichkeit der Geschlechtstheile und große Aufgeregtheit des Geschlechtstriebes.[VHA]
Zerschlagenheitsschmerz in den Hoden.[VHA]

Schwangerschaft – Beschwerden der Mütter

Übelkeit und Erbrechen bei schwangeren Frauen: PETR. (vergleiche COCC. und COLCH..)[Br., Lippe]

Verifikationen und klinische Symptome

Regel

Monatliches zu früh, mit heftigem krampfartigen Leibschmerzen.[VHA]
Unterdrückte Regel mit Unterleibskrämpfen.[VHA]

Athem

Schwerathmigkeit, wie von Zuschnürung der Kehle.[VHA]
Vollheit und Kneipen im Magen mit Athembeklemmung.[VHA]

Husten

Angreifender Husten mit Brustbeklemmung, die während des Hustens entsteht.[VHA]
Hustenreiz, wie von Verengerung der Luftröhre.[VHA]
Nächtliche krampfhafte Blähungskolik, besonders durch Husten verschlimmert.[VHA]
SAURER Geschmack im Munde, nach Essen und Husten.[VHA]

Hals

Schwäche der Halsmuskeln.[VHA]
Knacken in den Halswirbeln.[VHA]
Brennen in der Brust und den Hals herauf.[VHA]

Brust

Stechender Schmerz in der Brust.[VHA]
Krampfartige Zusammenschnürung der Brust.[VHA]
Brennen in der Brust und den Hals herauf.[VHA]
Leerheitsgefühl in der Brust.[VHA]
Brustbeklemmung von Husten entstehend.[HA 50]
Aengstliches Herzklopfen.[VHA]

Rücken

Schwäche der Halsmuskeln.[VHA]
Knacken in den Halswirbeln.[VHA]
Lähmung im Rücken und Kreuze, (Rückenmarks-Schwindsucht).[VHA]
Paralytische Unbeweglichkeit und Lähmung der Unterglieder vom Kreuze aus.[VHA]
Wechselfieber mit Magenkrämpfen und Kreuzlähmung.[VHA]

Oberglieder

Knochenschmerz wie zerschlagen in den Armen beim Heben derselben.[VHA]
Eingeschlafenheit der Arme.[VHA]
Heiße Geschwulst der Hände.[VHA]
Paralytische Unbeweglichkeit der Glieder, mit ziehenden Knochenschmerzen.[VHA]
Halbseitige Lähmungen, mit Taubheit der Glieder.[VHA]

Unterglieder

Paralytische Unbeweglichkeit und Lähmung der Unterglieder vom Kreuze aus.[VHA]
Paralytische Unbeweglichkeit der Glieder, mit ziehenden Knochenschmerzen.[VHA]
Halbseitige Lähmungen, mit Taubheit der Glieder.[VHA]
Zerschlagenheitsschmerz der Oberschenkel.[VHA]
Entzündung und Geschwulst des Knies mit Stichen.[VHA]
Brennen in den Füßen.[VHA]
Heiße Geschwulst der Füße.[VHA]

Heilungsbericht

B. G. aus S., ein Jüngling von 17 Jahren, schwächlicher Konstitution, leidet seit mehr als drei Jahren an einer L ä h m i g k e i t d e r B e i n e wegen Schmerzen in den Knien beim Gehen, über dessen Art und Eigenthümlichkeit der zu mir geschickte Bote, weil der Kranke weit von hier wohnte, mit keine nähere Auskunft geben konnte. Außerdem bekommt er jede Nacht ein Paar Anfälle von Zittern aller Glieder. Sein Leiden soll bald nach der Impfung der Kuhpocken entstanden sein. Die bisherige ärztliche Behandlung war ohne Erfolg geblieben. – Es gehört in der That Glück dazu, wenn man bei solchen unbestimmten Angaben Hülfe bringt, und ich war meiner Sache nicht gewiß, als ich am 18. Apr. [1841] zwei Gaben SULPH. 30°° und eine Zwischengabe KREOS. 24°°° dem Boten mitgab, um dem Kranken alle fünf Tage eine davon zu reichen. Am 8. Mai, wo ich wieder Nachricht

Verifikationen und klinische Symptome

erhielt, waren nur die nächtlichen Anfälle von Zittern ausgeblieben, das Andere aber unverändert, und ich erfuhr nun, daß der Schmerz in beiden Knieen reißend war, im Gehen und von Kaltwerden sich verschlimmerte, und im Sitzen sich besserte. Ich gab nun (8. Mai) eine Gabe NUX-V. 30°°° und eine Gabe CALC. 30°°, letztere zehn bis vierzehn Tage später zu nehmen, und erfuhr am 20. Juni, daß sich nach beiden Mitteln das Uebel sehr gebessert und nach dem letzten eine Woche lang ganz verloren habe, nun aber wiederholt gekommen sei. Der Kranke erhielt nun 4 Pulver, Nro. 1 und 3 COCC. 30°°°, Nro. 2 und 4 BRY. 30°°°, und seitdem habe ich nur von Andern erfahren, daß er sich nun ganz wohl befindet und ohne Beschwerde ganze Tage lang auf den Beinen sein kann.[ACS 19 (1842) 3, 53-54]

Drüsen

Harte, kalte Drüsengeschwulste, mit stechendem Schmerze.[VHA]
Geschwulst und Härte der Unterkieferdrüsen.[VHA]
Konkordanz Drüsen: A r s . , *Bell.*, Bry., C a l c . , C o n . , Merc., P h o s . , Sulph. [PB]

Knochen

Zerschlagenheitsschmerz in den Knochen.[VHA]
Reissen und Wühlen in den Knochen.[VHA]
Knochenschmerz wie zerschlagen in den Armen beim Heben derselben.[VHA]
Paralytische Unbeweglichkeit der Glieder, mit ziehenden Knochenschmerzen.[VHA]
Konkordanz Knochen: Chin., Cycl., Hep., P u l s . , R u t a , Sabin., Sil., Staph. [PB]

Haut

Bleichsüchtige Haut.[VHA]
Gegen Berührung sehr empfindliche Geschwüre.[VHA]
Jücken Abends, beim Auskleiden und im Federbette.[VHA]
Konkordanz Haut und Aeusseres: Acon., Arn., A r s ., Bar-c., B e l l . , *Bry.*, Calc., *Caust.*, Con., Dulc., Hep., Kali-c., Lach., *Lyc., Merc.*, Nat-m., Nit-ac., P h o s . , Ph-ac., *P u l s .* , *Rhus-t.*, Sabad., *Sep.*, *Sil.*, Spong., Squil., Staph., *S u l p h .* , Thuj. [PB]

Schlaf

Als etwas Charakteristisches fand ich in a l l e n für COCC. passenden und hilfreichen Fällen nur z w e i S y m p t o m e , die n i e m a l s f e h l t e n : 1) der h e l l f a r b i g e , b l a s s e Stuhl, der n u r a m T a g e , entweder als Durchfall oder auch wohl hart erfolgte, und 2) dass die Kranken, ungefähr wie bei der NUX-V., sich N a c h t s e i n e s u n g e s t ö r t e n S c h l a f s e r f r e u t e n und s i c h v i e l w o h l e r f ü h l t e n , a l s a m T a g e .[AHZ 68 (1864) 58]
Schlummersucht.[VHA]
Wachende Schläfrigkeitsbetäubung.[VHA]
Schlaflosigkeit wegen Angst und körperlicher Unruhe.[VHA]
Aengstliche Träume.[VHA]
Von Angst und Unruhe unterbrochener Schlaf.[HA 50]
Nächtliche krampfhafte Blähungskolik, besonders durch Husten verschlimmert.[VHA]
Jücken Abends, beim Auskleiden und im Federbette.[VHA]
Konkordanz Schlaf und Träume: Bell., Con., Nux-v., Phos., Puls., Sep., Sil. [PB]

Fieber

Stetes Frösteln bei heißer Haut.[VHA]
Innerer Frost bei äußerer Hitze.[HA 50]
Abends Frost und Schauder, besonders im Rücken.[VHA]
Ermattender Schweiß bei Bewegung.[VHA]
Wechselfieber mit Magenkrämpfen und Kreuzlähmung.[VHA]

Fieberstadien

1. P u l s klein und krampfhaft, oft unfühlbar, selten hart und etwas beschleunigt.[WF 17]
2. F r o s t häufig mit Hitze wechselnd. – Nachmittags und Abends innerer Frost mit Schauder über den ganzen Körper, am Meisten im Rücken und an den Beinen, durch äussere Wärme nicht zu tilgen – Beständiges Frösteln bei heisser Haut.[WF 18]
3. Trockne H i t z e die ganze Nacht hindurch. – Ueberlaufende Hitze, mit brennender Hitze der Backen und kalten Füssen. – Frost häufig mit Hitze wechselnd.[WF 18]

4. Schweiss die ganze Nacht, welcher nur im Gesichte kalt ist. – Frühschweiss, am Meisten auf der Brust. – Matter Schweiss über den ganzen Körper bei der mindesten Bewegung. – Schweiss der leidenden Theile.[WF 18]

Konkordanz Fieber: Acon., Arn., *Ars.*, *Bell.*, Bry., Calc., Carb-v., Caust., Cham., Chin., Hep., Ip., Kali-c., Kreos., Lyc., *Merc.*, *Nux-v.*, Op., Phos., *Puls.*, *Rhus-t.*, Sec., Sep., Sil., Spig., Stann., Staph., Sulph., Verat. [PB]

Gemeinsames

Paralytische Unbeweglichkeit der Glieder, mit ziehenden Knochenschmerzen.[VHA]

Halbseitige Lähmungen nach Schlagfluß.[HA 50]

Halbschlag.[VHA]

Heilungsbericht: An einem solchen Abende war es, wo unsere heute noch lebende, zwar sehr bejahrte, aber sonst sich völlig wohlbefindende Köchin von einem Schlaganfalle betroffen wurde. Wir eilten alle Drei schnell zu ihr, wo die alten Allopathen schleunigst eine Ader öffnen wollten, was wir verhinderten und statt dessen eine kleine Gabe des hier durchaus angezeigten ACON. gaben. Nach wenigen Minuten hatte die Bewusstlose ihre Besinnung wieder erlangt, aber nun zeigte sich eine Lähmung der ganzen linken Seite des Körpers. Unserer Versicherung, dass diese Lähmung bei der Unterlassung des Aderlasses in kurzer Zeit gehoben sein würde, wollte der erst halbüberzeugte Dr. *L.* keinen rechten Glauben schenken. Inmittelst wurde die Gelähmte in ihr Bett getragen und erhielt etwa eine Stunde später eine kleine Gabe COCC.. Bereits um 7 Uhr des andern Morgens stellte sich Dr. *L.* wieder ein, um den Erfolg zu sehen, und, nachdem er die Schelle gezogen, öffnete ihm zu seiner grössten Verwunderung die, gestern Abend vom Schlagfluss mit halbseitiger Lähmung Betroffene in eigener Person die Thür, und versicherte, dass in der Nacht die Lähmung ganz verschwunden sei, und dass sie sich wieder so wohl fühle, wie jemals früher.[AHP 430]

Halbseitige Lähmungen, mit Taubheit der Glieder.[VHA]

Heilungsbericht: *A. G. L.* aus A., eine Bauerfrau von 70 Jahren, ist seit 14 Tagen halbseitig gelähmt an der rechten Seite, nach vorgängigen heftigen Schmerzen. Außer dem Vorstehenden und daß sie viel an Schwindel und Kopfweh litt, war aus dem (sehr dummen) Boten nichts herauszubringen. Sie wohnt zu weit von mir, um sie sehen zu können. – Am 18. Apr. zwei Gaben COCC. 30°°° und eine Zwischengabe NUX-V. 30°°, alle 3 Tage ein Pulver zu nehmen, brachte bis zum 24. Mai so viel Besserung, daß sie wieder aufstehen und am Stocke gehen konnte. Sie klagte nun noch über Schwindel beim Bücken, entzündete Augen und Schmerz im rechten Arme. An dem letztgenannten Tag erhielt sie eine Gabe NUX-V. 30°° und eine Gabe PHOS. 30°°, letztere nach 5 Tagen zu nehmen, und ich habe seitdem nichts mehr von ihr gehört.[ACS 19 (1842) 3,59]

Leerheits- oder Zusammenschnürungsgefühl innerer Theile.[VHA]

Schwäche und Neigung zu Ohnmachten.[HA 50]

Hysterische Krämpfe mit Traurigkeit.[VHA]

Neigung zum Zittern.[VHA]

Gichtische Schmerzen mit Geschwulst der leidenden Theile.[VHA]

Große Ermüdung von geringer Anstrengung, bis zur Ohnmacht.[VHA]

Ohnmacht nach körperlichen Ueberanstrengungen, mit krampfhaft verzogenen Gesichtsmuskeln.[HA 27]

Unerträglichkeit der freien, sowohl warmen als kalten LUFT.[VHA]

Unerträglichkeit der freien LUFT.[HA 50]

Besserung der Beschwerden

In der Stube.[HA 60], [HA 69]

In der warmen Stube.[HA 137]

Im Hause bei ruhigem Verhalten.[HA 50]

Warmwerden im Bette.[HA 65]

Besserung durch warmes Essen verlangt NUX-V. und COCC..[Chargé, Bönn.]

Verschlimmerung der Beschwerden

Die Beschwerden werden erhöhet durch Essen, Trinken, Schlafen, Sprechen, Fahren und TABAK-Rauchen.[VHA]

Abends.[HA 69]

Schlaf.[HA 50]

Nach Schlaf.[HA 101]

Verifikationen und klinische Symptome

Besonders in kalter LUFT. [HA 69]
Im Freien. [HA 60], [HA 101], [HA 137]
Aufrichten. [HA 29]
Bewegen. [HA 29]
Fahren im Wagen. [HA 50], [HA 69]
Sprechen. [HA 69]
Bei und nach dem Essen. [HA 69]
Nach dem Essen. [HA 65]
Essen. [HA 50]
Trinken. [HA 50]
KAFFEE. [HA 60], [HA 137]
TABACK. [HA 137]

Konkordanzen

Verschlimmerung nach der Zeit: Am-c., Ant-c., Asaf., Asar., *Bell.*, Coloc., Ign., Kali-n., Laur., *Lyc.*, Nit-ac., *Puls.*, Ran-b., Sil., Thuj., Valer., Zinc. [PB]

Verschlimmerung nach Lage und Umständen: Am-c., Arn., Ars., Aur., Bell., *Bry.*, Calc., Camph., Cann-s., Caps., Carb-an., Carb-v., Caust., *Cham.*, Chel., Chin., Cic., Coff., Colch., *Con.*, Dulc., Graph., *Hep.*, *Ign.*, Ip., Kali-c., Lach., Led., *Lyc.*, Mang., Merc., Nat-m., Nux-m., *Nux-v.*, Petr., Phos., Puls., Rhod., *Rhus-t.*, Sabad., *Sel.*, Sep., *Sil.*, Spig., Squil., Staph., Stront., Sulph. [PB]

Verifikationen und klinische Symptome

Arzneiverwandtschaften von Cocculus indicus

Ant-t., (Ars.), (Carb-v.), Cham., Coff., Colch., Cupr., Ign., Jod, Ip., Kali-n., (Laur.), Merc., Mosch., (Nat-c.), (Nat-m.), Nux-v., Olnd., Puls., Rhus-t., Sars., Sabin., (Spong.), Stram., (Tarax.), Valer. [VHA]

Acon., Am-c., Arn., Ars., *Bell.*, Bry., Calc., Camph., Carb-v., Caust., Cham., Chin., Con., Graph., Hep., Hyos., *Ign.*, Ip., Kali-c., Lach., *Lyc.*, Merc., Nat-m., Nit-ac., *Nux-v.*, Op., Petr., *Phos.*, Ph-ac., *Puls.*, *Rhus-t.*, Ruta, Sabad., Sel., Sep., *Sil.*, Spig., Stann., Staph., Stram., Sulph., Sulph-ac., Thuj., Verat., Zinc. [PB]

Agar., *Ant-t.*, Bism., *Calc.*, Caust., *Cham.*, *Cupr.*, *Ign.*, Ip., Kali-c., Mosch., Nux-m., *Nux-v.*, Olnd. [KV]

Antidote von Cocculus indicus: Camph., Cham., Cupr., Ign., Nux-v.

KAMPHER: Ein Apotheker von seinem Gefühle, und sonst gesund, wiewohl eben erst von einer hitzigen Krankheit hergestellt, wollte vor einigen Jahren den Geschmack der KOCKELSKÖRNER probiren, und wog; da er sie für eine heftige Substanz hielt, einen einzigen Gran ab, nahm aber davon nicht völlig die Hälfte, spühlte diese Kleinigkeit über den Gaumen hin mit der Zunge, und eben da er es hinterschlang, also kaum nach zwey Sekunden, fing schon die fürchterlichste Bangigkeit an, ihn zu überfallen. Mit jeder Sekunde nahm diese Aengstlichkeit zu; er ward über und über kalt, seine Glieder wurden gleichsam paralytisch steif, mit ziehenden Knochenschmerzen darinn, und im Rücken. Die Zufälle stiegen von Stunde zu Stunde, bis nach sechs Stunden die Angst, die Betäubung, die sinnlose Dummheit und die Unbeweglichkeit auf den äussersten Grad gestiegen waren, mit starrem, mürrischem Blicke, eiskaltem Schweiße an der Stirne und den Händen, und größter Abneigung gegen alles Getränk oder Nahrung. Gegen die mindeste Vermehrung oder Verminderung des damaligen Wärmegrades der LUFT (75° Fahr.) gab er Misfallen zu erkennen, jedes laute Wort empörte ihn. Was er zu dieser Zeit noch sagen konnte, war, daß ihm das Gehirn wie mit einem Bande zusammengeschnürt sey, und er seiner Auflösung entgegen sehe. Neigung zum Erbrechen, Durst oder sonst ein Verlangen nach irgend etwas in der Welt war nicht von ihm zu hören oder zu sehen. Er wollte schlummern, weil er heftige Neigung darnach spürte, aber, während er die Augen zuthat, mußte er sich auch sogleich wieder in die Höhe richten lassen, so fürchterlich, versicherte er, sey die Empfindung gewesen, die er vom Einschlummern in seinem Gehirn gefühlt habe, dem schreckhaftesten Traume ähnlich. Der Puls war sehr klein, aber von ungeänderter Zahl Schläge. – In diesen schreckenvollen Augenblicken sollte ich rathen. Einige Tropfen thebaische Tinktur schienen ihm nicht zu behagen. Dieß leitete meinen Entschluß unmittelbar auf eine starke KAMPHER-Emulsion, die ich ihm einflößte, etwa alle Minuten einen Eßlöffel voll. Ich merkte gar bald einige glückliche Veränderungen in seinem Blicke und da er 15 Gran KAMPHER auf diese Art zu sich genommen, war die Besinnung wieder da, die Aengstlichkeit verschwunden, die Wärme natürlich – in nicht völlig einer Stunde. Er schwitze etwas die Nacht, schlief erträglich, war aber den andern Tag noch ungemein matt, und alle äussere Theile, die bey der direkten Wirkung der KOCKELSKÖRNER gestern innerlich geschmerzt hatten, waren heute, selbst bey der oberflächlichen Berührung, ungemein schmerzhaft. Der offene Leibe zögerte mehrere Tage. Höchst wahrscheinlich wären alle diese Nachwehen verhütet worden, wenn ich sogleich statt 15 Gran KAMPHER dreyssig gegeben hätte. – Während dem Steigen der Zufälle von den KOCKELSKÖRNERN versuchte er TABAK zu rauchen, mit ansehnlicher Verschlimmerung; auch vom KAFFEE stiegen die Zufälle, wiewohl nicht so auffallend, als von ersterm. [Hahnemann, HUF 5, 11-14]

KAMPHER ist sein Hauptgegenmittel. [RA 1, 160]

Camph. [SRN]

Camph., Cham., Cupr., Ign., Nux-v. [PB]

Verifikationen und klinische Symptome

Cocculus indicus ist Antidot von: Ant-t., Cham., Colch., Cupr., Ign., Nux-v.

Wo sie in einem allzu reizbaren Körper, vielleicht auch in allzu großer Gabe gereicht, eine Ueberempfindlichkeit, oder einen ängstlichen, erhöheten Zustand der Empfindung, eine Uebereiltheit u. s. w. zuwege bringt, da dient KAFFEE als homöopathisches Gegenmittel; – wo sie aber unpassend gewählt war, so daß ihre Symptome denen der Krankheit nicht in naher Aehnlichkeit entsprechen, da können die entstehenden Beschwerden, je nachdem sie waren, durch PULSATILLE oder CHAMILLE, in seltnern Fällen von KOCKELSAMEN, WOHLVERLEIH, KAMPFER oder ESSIG antidotisch getilgt werden.[RA 2, 140-141]

Die Antidote gegen verschluckte KUPFERIGE Dinge sind Auflösungen von (KALIEN-SEIFE und) KALKARTIGER SCHWEFELLEBER, so wie das von *Orfila* aus Erefahrung gerühmte EIWEISS. Die dynamischen, von allzu heftigwirkender KUPFER-Arznei entstandenen Beschwerden lassen sich meist und am besten durch öfteres Riechen an KAMPHER-Auflösung in WEINGEIST beseitigen doch zählt man noch BELL., CHIN., COCC., DULC., HEP., IP., MERC., und NUX-V. unter seine Antidote.[CK 3, 213]

Wenn sie [NUX-V.]wegen allzu großer Gabe, oder wegen unhomöopathischer Anwendung beträchtliche Nachtheile zuwege bringt, so kann ihre Kraft doch schnell durch etwas weniges WEIN, BRANNTWEIN und KAMPHER gänzlich aufgehoben werden; sonst ist auch gegen das davon erregte Kopfweh und die Appetitlosigkeit, KAFFEE, gegen die entstandnen Lähmungszufälle, KOCKEL, gegen die davon herrührende Ueberempfindlichkeit und Engbrüstigkeit, STURMHUT und gegen die große Verdrießlichkeit und Aergerlichkeit, CHAMILLE als Gegenmittel hülfreich.[RA 1, 194-195]

Cocculus indicus ist Folgemittel von: Acon.

An einem solchen Abende war es, wo unsere heute noch lebende, zwar sehr bejahrte, aber sonst sich völlig wohlbefindende Köchin von einem Schlaganfalle betroffen wurde. Wir eilten alle Drei schnell zu ihr, wo die alten Allopathen schleunigst eine Ader öffnen wollten, was wir verhinderten und statt dessen eine kleine Gabe des hier durchaus angezeigten ACON. gaben. Nach wenigen Minuten hatte die Bewusstlose ihre Besinnung wieder erlangt, aber nun zeigte sich eine Lähmung der ganzen linken Seite des Körpers. Unserer Versicherung, dass diese Lähmung bei der Unterlassung des Aderlasses in kurzer Zeit gehoben sein würde, wollte der erst halbüberzeugte Dr. *L.* keinen rechten Glauben schenken. Inmittelst wurde die Gelähmte in ihr Bett getragen und erhielt etwa eine Stunde später eine kleine Gabe COCC..[AHP 430]

Folgemittel von Cocculus indicus: Caust.

Eine Gabe COCC. 6°°, am 29. März 1835 gegeben, besserte bis zum 28. Nov. desselben Jahres, wo die alten Beschwerden wieder ihre frühere Höhe erreicht hatten, welche nur zum Theile durch zwei Gaben COCC. 6°° und 4 gemindert wurden, wonach aber außerdem Mangel an Schlaf, und, als Vorboten des Schwindels, Hitze in den Schläfen und Schweiß an der Stirne eintraten. Er erhielt am 5. Dez. 1835 zwei Gaben CAUST. 30°°, wovon nur eine genommen wurde, weil schon danach nach 14 Tagen alles Krankhafte verschwunden war.[ACS 17 (1838) 1, 6-7]

Cocculus indicus ist Wechselmittel mit: Bry.

Der Kranke erhielt nun 4 Pulver, Nro. 1 und 3 COCC. 30°°°, Nro. 2 und 4 BRY. 30°°°, und seitdem habe ich nur von Andern erfahren, daß er sich nun ganz wohl befindet und ohne Beschwerde ganze Tage lang auf den Beinen sein kann.[ACS 19 (1842) 3, 54]

Zwischenmittel von Cocculus indicus: Nux-v.

Am 18. Apr. [1841] zwei Gaben COCC. 30°°° und eine Zwischengabe NUX-V. 30°°, alle 3 Tage ein Pulver zu nehmen, brachte bis zum 24. Mai so viel Besserung, daß sie wieder aufstehen und am Stocke gehen konnte.[ACS 19 (1842) 3,59]

Schädliche Substanzen und Arzneimittel (Nocentia) bei der Behandlung mit Cocculus indicus: Coff. – TABAK-Rauchen.

Während dem Steigen der Zufälle von den KOCKELSKÖRNERN versuchte er TABAK zu rauchen, mit ansehnlicher Verschlimmerung; auch vom KAFFEE stiegen die Zufälle, wiewohl nicht so auffallend, als von ersterm.[Hahnemann, HUF 5, 14]

KAFFEE erhöhet mehrere Beschwerden.[SRN]

Die Beschwerden werden erhöhet durch Essen, Trinken, Schlafen, Sprechen, Fahren und TABAK-Rauchen.[VHA]

Coff.[PB]

Dumpfes Zusammendrücken in einer Schläfe aber in einer der beiden Stirnhälften, als wäre das Gehirn eingeschraubt, mit Brecherlichkeit, von Schlafen, Essen, Trinken, besonders von KAFFEE und im Freien verschlimmert, in der Stube gebessert.[HA 60]

Konkordanzen der homöopathischen Arzneien

I. Gemüth und Geist: Acon., Bell., Calc., Hell., Hyos., *Ign.*, Lyc., Nux-v., Op., Phos., Ph-ac., *Puls.*, Rhus-t., Sep., Sil., Stram., Sulph., Verat. [PB]

II. Körpertheile und Organe: Acon., Alum., Anac., Arn., Ars., Aur., *Bell.*, *Bry.*, *Calc.*, Canth., Caps., Carb-v., Caust., Cham., *Chin.*, Con., Cupr., Graph., Hep., Hyos., *Ign.*, *Kali-c.*, *Lyc.*, *Merc.*, Nat-c., Nat-m., Nit-ac., *Nux-v.*, Op., Petr., Phos., Plb., *Puls.*, *Rhus-t.*, Sabad., Sep., *Sil.*, Spig., Stann., Staph., Stram., *Sulph.*, Sulph-ac., Thuj., *Verat.*, Zinc. [PB]

III. Empfindungen und Beschwerden

1. **Aeussere und innere Körpertheile im Allgemeinen:** Acon., Alum., Anac., Arn., Ars., Asaf., Asar., *Bell.*, Bry., *Calc.*, Camph., Caust., Cham., Chel., Chin., Cic., Con., Ferr., Graph., Hell., Hyos., *Ign.*, Ip., Kali-c., Lach., Laur., *Lyc.*, Merc., Mez., Mosch., Nat-m., Nit-ac., *Nux-v.*, Olnd., Op., Petr., Phos., Ph-ac., Plat., Plb., *Puls.*, *Rhus-t.*, Ruta, Sec., *Sep.*, *Sil.*, Spig., Spong., Stann., Staph., Stram., *Sulph.*, Sulph-ac., Thuj., *Verat.*, Zinc. [PB]
2. **Drüsen:** Ars., *Bell.*, Bry., Calc., Con., Merc., Phos., Sulph. [PB]
3. **Knochen:** Chin., Cycl., Hep., Puls., Ruta, Sabin., Sil., Staph. [PB]
4. **Haut und Aeusseres:** Acon., Arn., Ars., Bar-c., Bell., *Bry.*, Calc., *Caust.*, Con., Dulc., Hep., Kali-c., Lach., *Lyc.*, *Merc.*, Nat-m., Nit-ac., Phos., Ph-ac., *Puls.*, *Rhus-t.*, Sabad., *Sep.*, *Sil.*, Spong., Squil., Staph., *Sulph.*, Thuj. [PB]

IV. Schlaf und Träume: Bell., Con., Nux-v., Phos., Puls., Sep., Sil. [PB]

V. Fieber: Acon., Arn., *Ars.*, *Bell.*, Bry., Calc., Carb-v., Caust., Cham., Chin., Hep., Ip., Kali-c., Kreos., Lyc., *Merc.*, *Nux-v.*, Op., Phos., *Puls.*, *Rhus-t.*, Sec., Sep., Sil., Spig., Stann., Staph., Sulph., Verat. [PB]

VI. Änderung des Befindens

1. **Verschlimmerung nach der Zeit:** Am-c., Ant-c., Asaf., Asar., *Bell.*, Coloc., Ign., Kali-n., Laur., *Lyc.*, Nit-ac., *Puls.*, Ran-b., Sil., Thuj., Valer., Zinc. [PB]
2. **Verschlimmerung nach Lage und Umständen:** Am-c., Arn., Ars., Aur., Bell., *Bry.*, Calc., Camph., Cann-s., Caps., Carb-an., Carb-v., Caust., *Cham.*, Chel., Chin., Cic., Coff., Colch., *Con.*, Dulc., Graph., *Hep.*, *Ign.*, Ip., Kali-c., Lach., Led., *Lyc.*, Mang., Merc., Nat-m., Nux-m., *Nux-v.*, Petr., Phos., Puls., Rhod., *Rhus-t.*, Sabad., *Sel.*, Sep., *Sil.*, Spig., Squil., Staph., Stront., Sulph. [PB]

VII. Konkordanz der homöopathischen Arzneien

Acon., Am-c., Arn., Ars., *Bell.*, Bry., Calc., Camph., Carb-v., Caust., Cham., Chin., Con., Graph., Hep., Hyos., *Ign.*, Ip., Kali-c., Lach., *Lyc.*, Merc., Nat-m., Nit-ac., *Nux-v.*, Op., Petr., *Phos.*, Ph-ac., *Puls.*, *Rhus-t.*, Ruta, Sabad., Sel., Sep., *Sil.*, Spig., Stann., Staph., Stram., Sulph., Sulph-ac., Thuj., Verat., Zinc. [PB]

Verifikationen und klinische Symptome

Agar., *Ant-t.*, Bism., *Calc.*, Caust., *Cham.*, *Cupr.*, *Ign.*, Ip., Kali-c., Mosch., Nux-m., *Nux-v.*, Olnd. [KV]

Verifikationen und klinische Symptome

Coffea arabica (Kaffee)

(Coff.)

Synonyma

Coffea arabica L., Kaffee [SRN]
Coffea cruda, Roher Kaffee [Br., Lippe]

Nicht-Antipsorische Arznei

[SRN]

Arzneiwirkungsdauer

Wirkt 1 bis 2 Tage.[SRN]
Zählt zur 1. Klasse derjenigen Mittel, welche die allerkürzeste Wirkungsdauer besitzen.[AHZ 49 (1855) 82]

Hinweise

Bloß in höchst dringenden Fällen, wo Lebensgefahr und Nähe des Todes einem homöopathischen Hülfsmittel zum Wirken keine Zeit, nicht Stunden, oft nicht einmal Viertelstunden und kaum Minuten verstattet, in plötzlich entstandenen Zufällen, bei vorher gesunden Menschen, z. B. bei Asphyxien, dem Scheintode vom Blitze, vom Ersticken, Erfrieren, Ertrinken u. s. w., ist es erlaubt und zweckmäßig, durch ein Palliativ, z. B. durch gelinde electrische Erschütterungen, durch Klystiere von starkem KAFFEE, durch ein excitirendes Riechmittel, allmälige Erwärmungen u. s. w., vorerst wenigstens die Reizbarkeit und Empfindung (das physische Leben) wieder aufzuregen; ist es dann einmal wieder aufgeregt, so geht das Spiel der Lebensorgane seinen vorigen Gang fort, weil hier keine Krankheit, sondern bloß Hemmung und Unterdrückung der an sich gesunden Lebenskraft zu beseitigen war. Hierher gehören auch verschiedene Antidote jählinger Vergiftungen: Alkalien gegen verschluckte Mineralsäuren, SCHWEFELLEBER gegen Metallgifte, KAFFEE und CAMPHER (und IPECACUANHA) gegen OPIUM-Vergiftungen, u. s. w.[ORG V, §.67 Anm.]

Zwischenmittel bei chronischen Krankheiten: COFFEA (X° R.) bei allzu großer Empfindlichkeit und Schmerzhaftigkeit der kranken Theile, innerlicher Aergerlichkeit und Schlaflosigkeit.[SRA]

Störungen der antipsorischen Kur

Magenüberladung: Hunger und etwas KAFFEE-Trank.[SRA]
Verkältung, wornach Schmerzen enstanden sind mit Weinerlichkeit: Coff. X° R.[SRA]

Eigenthümlichkeiten und Hauptwirkungen

Gemüth

Große Aufgeregtheit.[VHA], [HA 5]
Große Angegriffenheit.[HA 5]
Überreiztheit.[VHA], [HA 5]
Übereiltheit.[VHA]
COFFEA (X° R.) bei allzu großer Empfindlichkeit und Schmerzhaftigkeit der kranken Theile, innerlicher Aergerlichkeit und Schlaflosigkeit.[SRA]
Aengstliches Außersichsein.[VHA]
Nachtheile von WEIN-Rausch, Verkältung und übermäßiger Freude mit Exaltation.[VHA]
Heftiger BLUTDRANG zum Kopfe, besonders nach plötzlicher Freude.[VHA]
Schreck mit plötzlicher, freudiger Ueberraschung. – Große Angegriffenheit; Ueberreiztheit; Zitterigkeit; Ohnmacht; übergroße Empfindlichkeit der Sinnesorgane; Weinen, Heulen und Außersichsein; Unerträglichkeit der Schmerzen, wie zum Verzweifeln bringend.[HA 5]
Unmäßiges Heulen und Schreien über Kleinigkeiten.[VHA]
Erhöhetes Schmerzgefühl, bis zur Verzweiflung treibend, mit Weinerlichkeit.[VHA]
Große Herzens- und Gewissens-Angst.[VHA]
Zagende Aengstlichkeit mit Fieber.[VHA]
Ueberempfindlichkeit mit Weinerlichkeit.[VHA]
Hautausschläge mit Überreiztheit und Weinerlichkeit.[VHA]
Zuckend reissender Zahnschmerz mit Unruhe, Angst und Weinerlichkeit.[VHA]
Weinen, Schreien und Unruhe, große Herzensangst.[HA 55]

Verifikationen und klinische Symptome

Verifikationen und klinische Symptome

Kurzer, trockner Husten mit ängstlicher Unruhe.[HA 56]
Weinen, Heulen und Außersichsein.[HA 5]
Unerträglichkeit der Schmerzen, wie zum Verzweifeln bringend.[HA 5]
Hautausschläge mit Überreiztheit und Weinerlichkeit.[VHA]
Verkältung, wornach Schmerzen enstanden sind mit Weinerlichkeit: Coff. X° R.[SRA]
Konkordanz Gemüth und Geist: Aur., Bell., *Hyos.*, Lach., Nux-v., *Op.*, Phos., Stram., Sulph-ac., Verat., Viol-o. [PB]

Geist

Krankhafte Ueberreiztheit der organischen Thätigkeit, mit großer Aufregung des Geistes, Schlaflosigkeit, Ueberempfindlichkeit gegen Schmerz und Geräusch, und Unerträglichkeit der freien LUFT. Gegen diesen Zustand hilft unerwartet schnell der KAFFEE, wovon man entweder, in gewöhnlicher Weise zubereitet, einige Tassen trinkt, oder noch wirksamer, von der homöopathischen Zubereitung der Tinktur aus der rohen Bohne die kleinste Gabe der höchsten Potenzirung (COFF. X°) einnimmt.[ZNH 5 (1832) 140]
Aufgeregte Phantasie und lebhafter Ideenwechsel.[VHA]
Geschärfte Denkkraft.[VHA]
Erhöhetes Gedächtniß.[VHA]
Ueberreiztheit des Geistes und Körpers.[HA 56]
Schlaflosigkeit wegen übermäßiger Aufregung des Geistes und Körpers.[VHA]
Schlaflosigkeit wegen Aufregung des Geistes und Körpers.[HA 56]
Ohnmacht.[HA 5]
Konkordanz Gemüth und Geist: Aur., Bell., *Hyos.*, Lach., Nux-v., *Op.*, Phos., Stram., Sulph-ac., Verat., Viol-o. [PB]

Kopf

Heftiger BLUTDRANG zum Kopfe, besonders nach plötzlicher Freude.[VHA]
Halbseitiger Kopfschmerz, wie von einem eingedrückten Nagel.[VHA]

Innerer Kopf

Drücken in einem Seitenbeine des Kopfs, wie von einem hineingetriebenen Nagel, mit großer, nervöser Aufregung, Unerträglichkeit der Schmerzen, Angst und Weinerlichkeit, von Gehen im Freien verschlimmert. – Weinen, Schreien und Unruhe, große Herzensangst; unerträgliche Magen- und Leibschmerzen; Neigung zu Durchfall; kurzer, trockner Husten mit ängstlicher Unruhe; Unerträglichkeit der Schmerzen; Ueberreiztheit des Geistes und Körpers; große Abneigung gegen freie LUFT; Schlaflosigkeit wegen Aufregung des Geistes und Körpers; inneres Frösteln bei äußerer Hitze des Körpers.[HA 55-56]
Knistern in einer Kopfseite, nach dem Takte des Pulses, Morgens und im Freien verschlimmert, in der Stube gebessert.[HA 70]
Zerrissenheitsgefühl des Gehirns im Kopfe.[VHA]
Kopfweh, als wäre das Gehirn zerrissen oder zertrümmert, nach Schlafen und bei Bewegung im Freien verschlimmert, im ruhigen Sitzen und in der Stube gebessert.[HA 88]

Augen

Übergroße Empfindlichkeit der Sinnesorgane.[HA 5]
Lebhafte, etwas geröthete Augen mit schärferer Sehkraft.[VHA]

Ohren

Übergroße Empfindlichkeit der Sinnesorgane.[HA 5]
Feineres Gehör.[VHA]
Die Musik klingt allzu stark.[VHA]

Nase

Übergroße Empfindlichkeit der Sinnesorgane.[HA 5]
Nasen-BLUTEN.[VHA]
Feinerer Geruch.[VHA]

Antlitz

Trockne Gesichtshitze mit gerötheten Wangen.[VHA]

Zähne

Zuckend reissender Zahnschmerz mit Unruhe, Angst und Weinerlichkeit.[VHA]

Zahnweh, das durch kaltes WASSER erleichtert wird.[Br., Lippe]

Zahnschmerzen, klopfende

Heilungsbericht: Bei den KAFFEE-Trinkern kömmt sehr oft ein k l o p f e n d e r Zahnschmerz vor, der dann, je nach der Beschaffenheit der begleitenden Symptome, meistens in ACONIT, CHAMOMILLA, IGNATIA, NUX VOMICA oder PULSATILLA sein Heilmittel findet. Aber es giebt auch klopfende Zahnschmerzen bei Personen, die keinen KAFFEE trinken, und wogegen die Tinktur des rohen KAFFEE's, besonders in den höheren Potenzierungen, das Spezifikum ist. – In den letzten Weihnachtsferien war ich zum Besuch in einer mir befreundeten Familie, wo ganz homöopathisch gelebt und kein KAFFEE getrunken wird. Als ich ankam, litt die Frau des Hauses eben an Zahnweh, wogegen alsbald meine Hülfe in Anspruch genommen wurde. Der Schmerz war klopfend, und die Leidende lief weinend von einer Stube in die Andere, wie von unerträglichen Schmerzen gefoltert, obwohl sie selbst gestand, daß die Schmerzen so gar übermäßig nicht wären, und dennoch sie so stark angriffen. Die Erzählung von ihren Leiden war von Weinen unterbrochen und sie geberdete sich dabei mit einer gewissen Hast, wie Jemand, der ganz außer sich ist, welches mir um so mehr auffiel, als ich ihren festen und ruhigen Sinn in gesunden Tagen kannte. Ich reichte ihr sogleich aus ihrem eigenen Etui ein Gläschen mit Streukügelchen, welche mit der 6ten Potenzirung der COFFEA CRUDA befeuchtet waren, zum Riechen, und in weniger als 2 Minuten trat Ruhe ein, das Klopfen verschwand und gegen eine übrig gebliebene Empfindlichkeit an der früher schmerzhaften Seite ließ ich 5 Minuten später an IGNATIA riechen, worauf auch dieser letzte Rest schnell verschwand, der ganze Abend in der gewohnten Heiterkeit verlebt wurde und in den 8 Tagen, die ich dort verweilte, nichts derartiges wiederkehrte. Noch vor wenigen Tagen sah ich sie hier bei mir wieder, wo sie noch jener schnellen Heilung Erwähnung that und versicherte, seitdem gar kein Zahnweh wieder verspürt zu haben.[KMS 81-82]

Durchfall der Kinder beim Zahnen.[VHA]

Mund

Geschwulst und Schmerzhaftigkeit des Gaumenvorhangs, durch Schlingen verschlimmert.[VHA]

Genüsse

Starker Hunger, mit hastigem, gierigem Essen.[VHA]

Vermehrter Durst, besonders Nachts.[VHA]

Geschmack

Feinerer Geschmack.[VHA]

Die Speisen schmecken allzu KRÄFTIG.[VHA]

SÜSSLICHER Geschmack im Munde, wie von NÜSSEN oder MANDELN.[VHA]

Magen

Magenkrampf, wie von Überladung, mit Unerträglichkeit fester Bekleidung auf der Herzgrube.[VHA]

[Bei] M a g e n ü b e r l a d u n g : Hunger und etwas KAFFEE-Trank.[SRA]

Unerträgliche Magen- und Leibschmerzen.[HA 55-56]

Bauch

Krampfartige Leibschmerzen, die ganz unerträglich scheinen.[VHA]

Unerträgliche Magen- und Leibschmerzen.[HA 55-56]

Stuhl

Mehrmals im Tage, weicher Stuhl.[VHA]

Neigung zu Durchfall.[HA 56]

(Diarrhoe nach KAFFEE-Trinken weist auf OX-AC..)[Br., Lippe]

Durchfall der Kinder beim Zahnen.[VHA]

Verifikationen und klinische Symptome

Harn

Vermehrtes, besonders nächtliches Harnen.[VHA]

Geschlechtstheile

Große Aufregung des Geschlechtstriebes, ohne SAMENERGUß, bei trockner Hitze des Körpers.[VHA]

Schwangerschaft – Beschwerden der Mütter

Schmerzhafte, unerträgliche Geburts- oder Nach-Wehen.[VHA]

Beschwerden der Kinder

Durchfall der Kinder beim Zahnen.[VHA]

Regel

Mutter-BLUTFLUß.[VHA]

Athem

Brustbeklemmung und kurzer Athem, wobei die Brust sichtbar gehoben wird.[VHA]

Husten

Kurzes, trocknes Hüsteln, wie von Zuschnürung des Kehlkopfes.[VHA]
Kurzer, trockner Husten mit ängstlicher Unruhe.[HA 56]
Nächtlicher Reizhusten.[VHA]
Husten bei Masern.[VHA]

Hals

Schweiß am Halse.[VHA]

Brust

Weinen, Schreien und Unruhe, große Herzensangst.[HA 55]

Rücken

Frösteln im Rücken.[VHA]
Lähmiger Schmerz im Kreuze.[VHA]

Haut

Hautausschläge mit Überreiztheit und Weinerlichkeit.[VHA]

Konkordanz Haut und Aeusseres: *Acon.*, Arn., Ars., *Bell.*, B r y . , Calc., Hyos., Ip., Kali-c., Led., Lyc., Merc., Nux-v., Op., Phos., Ph-ac., Puls., R h u s - t . , Sep., Sil., Squil., Sulph. [PB]

Schlaf

Krankhafte U e b e r r e i z t h e i t d e r o r g a n i s c h e n T h ä t i g k e i t, mit großer A u f r e g u n g d e s G e i s t e s, S c h l a f l o s i g k e i t, U e b e r e m p f i n d l i c h k e i t gegen Schmerz und Geräusch, und Unerträglichkeit der freien LUFT. Gegen diesen Zustand hilft unerwartet schnell der K A F F E E, wovon man entweder, in gewöhnlicher Weise zubereitet, einige Tassen trinkt, oder noch wirksamer, von der homöopathischen Zubereitung der Tinktur aus der rohen Bohne die kleinste Gabe der höchsten Potenzirung (COFF. X°) einnimmt.[ZNH 5 (1832) 140]

C O F F E A (X° R.) bei allzu großer Empfindlichkeit und Schmerzhaftigkeit der kranken Theile, innerlicher Aergerlichkeit und Schlaflosigkeit.[SRA]

Schlaflosigkeit wegen übermäßiger Aufregung des Geistes und Körpers.[VHA]
Schlaflosigkeit wegen Aufregung des Geistes und Körpers.[HA 56]
Vermehrter Durst, besonders Nachts.[VHA]
Nächtlicher Reizhusten.[VHA]

Konkordanz Schlaf und Träume: A r s . , Calc., K a l i - c . , Nux-v., Puls., S e p . , S i l . [PB]

Verifikationen und klinische Symptome

Fieber

Verkältung, wornach Schmerzen enstanden sind mit Weinerlichkeit: Coff. X° R.[SRA]

Inneres Frösteln bei äußerer Hitze des Körpers.[VHA], [HA 56]

Abends, nach dem Niederlegen, allgemeine Hitzempfindung, ohne Schweiß, mit Schauder im Rücken.[VHA]

Innerliche Frostschauder, mit Kopfhitze und Gesichtsschweiß.[VHA]

Fieberstadien

1. Puls fast ganz unverändert, und nur sehr wenig beschleunigt.[WF 18]
2. Frost durch jede (anfangende) Bewegung vermehrt. – Innerlicher, oft wiederkehrender Frostschauder, bei äusserlicher Hitze des Gesichts oder des ganzen Körpers. – Frostgefühl bei innerer und äusserer Wärme. – Grosse Empfindlichkeit gegen äussere Kälte. – Es läuft ihm kalt den Rücken herunter.[WF 18]
3. Aeusserliche, trockne Hitze, Abends nach dem Niederlegen, mit Schauder im Rücken. – Nächtliche trockne Hitze, mit Irrereden. – Starke Gesichtshitze. – Heisser Athem.[WF 18]
4. Schweiss zuweilen nach der Hitze. – Etwas Frühschweiss. – Schweiss im Gesichte, bei innerlichem Frostschaucer.[WF 18]

Konkordanz Fieber: *Ars.*, Bry., Calc., Lyc., Nux-v., Puls., Sep. [PB]

Gemeinsames

COFFEA (X° R.) bei allzu großer Empfindlichkeit und Schmerzhaftigkeit der kranken Theile, innerlicher Aergerlichkeit und Schlaflosigkeit.[SRA]

Magenüberladung: – Hunger und etwas KAFFEE-Trank.[SRA]

Verkältung, wornach Schmerzen enstanden sind mit Weinerlichkeit: Coff. X° R.[SRA]

Zucken in den Gliedern.[VHA]

Große Beweglichkeit des ganzen Muskel-Systems.[VHA]

Erhöhetes Schmerzgefühl, bis zur Verzweiflung treibend, mit Weinerlichkeit.[VHA]

Uebermäßige Thätigkeit der Lebenskraft (Daher palliativ bei Erfrornen, Ertrunkenen, Erstickten anzuwenden, so wie überhaupt in allen Fällen, wo schnelle Aufregung der Lebensthätigkeit beabsichtigt wird.).[VHA]

Ungewöhnlich erhöhetes Gefühl von Wohlbefinden.[VHA]

Ueberreiztheit des Geistes und Körpers.[HA 56]

Abneigung gegen freie LUFT, welche auch die Beschwerden erhöhet.[VHA]

Große Abneigung gegen freie LUFT.[HA 56]

Nachtheile von WEIN-Rausch, Verkältung und übermäßiger Freude mit Exaltation.[VHA]

Zitterigkeit.[HA 5]

Unerträglichkeit der Schmerzen.[HA 56]

Besserung der Beschwerden

In der Stube.[HA 70], [HA 88]

Im ruhigen Sitzen.[HA 88]

Zahnweh, das durch kaltes WASSER erleichtert wird.[Br., Lippe]

Verschlimmerung der Beschwerden

Nach Schlafen.[HA 88]

Morgens.[HA 70]

Im Freien.[HA 55], [HA 70], [HA 88]

Bewegung.[HA 88]

Gehen.[HA 55]

Konkordanzen

Verschlimmerung nach der Zeit: Dros., Ign., Kali-c., Kali-n., Nux-v., Ph-ac., Rhus-t., Squil. [PB]

Verschlimmerung nach Lage und Umständen: Acon., Arn., *Bell., Bry.*, Calad., Calc., Camph., Carb-an., Carb-v., *Cham., Chel.*, Chin., Cocc., Colch., Con., Graph., Hep., Hyos., Ign., Ip., Lach., Led., Lyc., Merc., Nat-m., Nux-m., *Nux-v.*, Op., Phos., *Puls., Sel.*, Sep., Sil., Spig., Staph., Stram. [PB]

Verifikationen und klinische Symptome

Arzneiverwandtschaften von Coffea arabica

Acon., Agar., Ang., (Am-m.), (Ant-c.), Ars., (Asaf.), Bell., Bry., Canth., Carb-v., Caust., Cham., Cocc., Coloc., Con., (Dig.), Ign., Jod., Kali-c., Laur., Mang., Merc., Nux-v., Op., Phos., Ph-ac., Puls., Rhus-t., Sep., Sulph., Valer., (Verat.) [VHA]

Acon., Arn., Ars., Aur., *Bell.*, *Bry.*, Calc., Cham., Chel., Chin., Cocc., Con., Hyos., Ign., Kali-c., *Lyc.*, Merc., *Nux-v.*, Op., Phos., *Puls.*, Rhus-t., Sel., *Sep.*, Sil., Spig., Stram., Sulph., Verat. [PB]

Acon., Agar., Anac., Ars., Aur., *Bell.*, Bor., Brom., Caps., *Cham.*, *Coloc.*, Con., *Ign.*, Mag-c., Merc., Mosch., *Nux-v.*, *Op.*, *Puls.*, Sulph., Teucr., *Valer.*, *Verat.* [KV]

Antidote von Coffea arabica: Acon., Cham., Ign., Nux-v., Ox-ac.[Br., Lippe], Puls.

Acon., Cham., Ign., Nux-v., Puls. [SRN]

Acon., Cham., Ign., Nux-v., Puls. [PB]

Bei den KAFFEE-Trinkern kömmt sehr oft ein klopfender Zahnschmerz vor, der dann, je nach der Beschaffenheit der begleitenden Symptome, meistens in ACONIT, CHAMOMILLA, IGNATIA, NUX VOMICA oder PULSATILLA sein Heilmittel findet.[KMS 81]

Am 12. Juni 1835 suchte die etwa 40jährige Frau *T.* aus O., eine vollendete KAFFEE-Trinkerin, die auch seit einigen Jahren mit KAMILLEN-Thee viel Mißbrauch getrieben, meine Hülfe gegen beständige Schmerzen im Leibe, wie Wesen, welche sie Tag und nacht quälten. Dabei stets heftiger Durst, oft trockenes Husten mit Seitenschmerzen und große Schwäche. Nachdem 2 Gaben PULS. 30°° und eine Zwischengabe NUX-V. 30° bis zum 2. Julius diese Beschwerden vollkommen beseitigt hatten [...].[ACS 17 (1839) 3,31-32]

15. Mai. Sein Zustand war viel besser, obwohl er nach der Einnahme der vier Pulver KAFFEE getrunken hatte, nun klagt er über einen stechenden Schmerz im Brustkorb, und beschreibt die Empfindung, als wenn dort etwas fortgerissen worden wäre: schlimmer am Morgen und am Mittag, besser nach einer Mahlzeit. 1, NUX-V. 2000; 2 bis 4, §. 3, PHOS. 4000. Wie zuvor, nachmalig fühlte er sich vollkommen gesund.[Vol. 78, S. 275; KMSS 37]

Diarrhoe nach KAFFEE-Trinken weist auf OX-AC..[Br., Lippe]

Coffea arabica ist Antidot von: Acon., Agar., Ambr., Am-m., Anac., Ang., Aur., Bell., Bor., Bry., Calc., Canth., Carb-v., Caust., Cham., Coloc., Con., Cycl., Ign., Jod., Kali-c., Laur., Lyc., Mang., Mesm., Nux-v., Op., Par., Phos., Phos.[Br., Lippe], Ph-ac., Puls., Rhus-t., Valer., Verat. – Vinum

Nachtheile von WEIN-Rausch, Verkältung und übermäßiger Freude mit Exaltation.[VHA]

Alkalien gegen verschluckte Mineralsäuren, SCHWEFELLEBER gegen Metallgifte, KAFFEE und CAMPHER (und IPECACUANHA) gegen OPIUM-Vergiftungen, u. s. w.[ORG V, §. 67. Anm.]

Riechen an rohen KAFFEE [ist] kräftige wirksam gegen den Zorn und die Heftigkeit von ANACARDIUM.[CK 2, 157]

KAMPHER ist kein Gegenmittel ihrer [ANG.] heftigen Wirkung, wohl aber KAFFEE-Trank.[RA 6, 30]

Als Antidot allzustarker Wirkungen [von AUR.] hat sich Riechen an ein potenzirtes Praeparat rohen KAFFEE'S, vorzüglich aber an KAMPHER erwiesen.[CK 2, 219]

Am nöthigsten aber ist zweckmäßige Hülfe, wo von BELLADONNE beträchtlich viel Substanz, z. B. Beeren verschluckt worden sind. Da erleichtert starker KAFFEE-Trank in Menge getrunken, welcher die Unreizbarkeit und die tetanischen Krämpfe, obgleich nur antipathisch aufhebt, das Ausbrechen der Beeren am zuverlässigsten, während der Schlund mit der Fahne einer langen Feder hinreichend zur Entleerung des Magens gereizt wird.[RA 1, 14]

COFFEA CRUDA gegen die Schlaflosigkeit und Kopfbeschwerden [von BOR.]; CHAMILLE gegen die Schmerzen der Backen-Geschwulst.[CK 2, 280]

Man hat ARSENIK, CAMPHER und rohen KAFFEE als Antidote der HOLZKOHLE befunden.[CK 3, 34]

Die Nachtheile von ihrer Anwendung in zu grossen Gaben und am unrechten Orte werden, je nachdem die Symptome sind, theils von rohem KAFFEE, theils von IGNATZSAAMEN, theils von PULSATILLE –; sind es aber durch Bewegung des leidenden Theils sich mindernde, reissende und ziehende Schmerzen, von STURMHUT bald gehoben. KAFFEE nimmt, wenn er nicht tägliches Getränk des Kranken war, ebenfalls viele CHAMILLEN-Beschwerden hinweg, so wie er selbst in der CHAMILLE oft (wo nicht vielmehr KRÄHENAUGEN, den Symptomen nach, angezeigt sind) ein kräftiges Antidot seiner Nachtheile findet. Wenn jedoch die Schädlichkeit des täglich fortgesetzten KAFFEE-Tranks ununterbrochen sich erneuert, da kann freilich die CHAMILLE den KAFFEE-Trinker so

Verifikationen und klinische Symptome

wenig krankheitsfrei machen, als das Abtrocknen bei fortdauerndem Regen hilft.[RA 3, 68-69]

Man giebt CAMPHER, CAUSTICUM, rohen KAFFEE, und STAPHISAGRIA als Antidote der KOLOQUINTE an.[CK 3, 159]

Der Haupt-Charakter der KOLOQUINTE ist, Klamm-Schmerzen zu erregen, in innern und äussern Theilen, d. i. tonische Krämpfe, mit klemmend drückenden Schmerzen, und dann ist STAPHISAGRIA das Antidot. Auch (KAFFEE-Trank und) KAMPHER heben nachtheilige Wirkungen derselben auf.[CK 3, 159]

Mehr oder weniger Riechen an versüsstem SALPETERGEIST, in einigen Fällen auch wohl etwas KAFFEE-Trank mindert allzu stürmische Wirkungen derselben [CON.].[CK 3, 177]

Wo sie in einem allzu reizbaren Körper, vielleicht auch in allzu großer Gabe gereicht, eine Ueberempfindlichkeit, oder einen ängstlichen, erhöheten Zustand der Empfindung, eine Uebereiltheit u. s. w. zuwege bringt, da dient KAFFEE als homöopathisches Gegenmittel; – wo sie aber unpassend gewählt war, so daß ihre Symptome denen der Krankheit nicht in naher Aehnlichkeit entsprechen, da können die entstehenden Beschwerden, je nachdem sie waren, durch PULSATILLE oder CHAMILLE, in seltnern Fällen von KOCKELSAMEN, WOHLVERLEIH, KAMPFER oder ESSIG antidotisch getilgt werden.[RA 2, 140-141]

Nur wo eine starke Vergiftung mit einer großen Gabe MOHNSAFT zu besiegen ist, muß eine große Gabe IPEKAKUANHA-Tinctur (zu 30, 40, 60 Tropfen der starken Tinctur) angewendet werden – wo nicht vielmehr starker CAFFEETRANK (oder KAMPHER) den Umständen nach angezeigt ist.[RA 3, 250]

F. W., ein Kind von 1 1/2 Jahren, welches noch von der Mutter, die viel KAFFEE und FLIEDER-Thee getrunken hat, gestillt wird, leidet an einem entzündeten Knoten an dem untern, rechten Augenlide, welcher schon die Dicke einer gelben Erbse hat. Sonst ist es gesund, nur etwas aufgedunsen und zu Schweiß geneigt. – Die erste, am 11. April 1835 gereichte Dosis CALC. 30°°, wurde durch das KAFFEE-Trinken der Mutter aufgehoben und der Knoten hatte bis zum 2. März an Größe und verdächtigem Aussehen zugenommen. Eine zweite, nun gereichte Gabe CALC. 30°°, wobei die Mutter ernstlich ermahnt wurde, den KAFFEE zu meiden, brachte schon nach wenigen Tagen Besserung und nach 3 Wochen war dieser Knoten, ohne in Eiterung übergegangen zu sein, spurlos verschwunden.[ACS 17 (1838) 1, 14]

KAFFEETRANK verhindert und löscht die Wirkung des LYCOPODIUMS aus.[CK 4, 73]

Wenn sie [NUX-V.]wegen allzu großer Gabe, oder wegen unhomöopathischer Anwendung beträchtliche Nachtheile zuwege bringt, so kann ihre Kraft doch schnell durch etwas weniges WEIN, BRANNTWEIN und KAMPHER gänzlich aufgehoben werden; sonst ist auch gegen das davon erregte Kopfweh und die Appetitlosigkeit, KAFFEE, gegen die entstandnen Lähmungszufälle, KOCKEL, gegen die davon herrührende Ueberempfindlichkeit und Engbrüstigkeit, STURMHUT und gegen die große Verdrießlichkeit und Aergerlichkeit, CHAMILLE als Gegenmittel hülfreich.[RA 1, 194-195]

Wäre die PULSATILLE je einmal in zu großer Gabe oder am unpaßlichen Orte angewendet worden, und erzeugte sie folglich widrige Zufälle, so werden diese, je nachdem sie von der einen oder andern Art sind, theils in der CHAMILLE (vorzüglich wo Schläfrigkeit, Mattigkeit und Sinnenverminderung hervorragt), theils im KAFFEE-Trank, (z. B. bei der zagenden Aengstlichkeit) [...] ihre Tilgung finden. Das Fieber, die Weinerlichkeit und die Schmerzen von PULSATILLE werden von der Tinctur des rohen KAFFEES am schnellsten mit allen Nachwehen getilgt.[RA 2, 275]

Die Nachtheile der verfehlten Wahl [von RHUS-T.] hebt oft die ZAUNREBE, zuweilen der SCHWEFEL, zuweilen der KAMPHER oder der rohe KAFFEE, je nach den erregten übeln Zufällen.[RA 2, 359]

Jählinge, schlimme Zufälle von WEIẞNIEẞWURZEL nehmen einige Tassen starken KAFFEES am sichersten weg.[RA 3, 329]

Sollte man ja bei sensiblen Subjecten ein Mal zu weit gegangen sein [beim MESM.], so wird schon das Riechen an die Tinktur des KAFFEE das Uebermaaß der Wirkung beseitigen.[Caspari, MM 1, 162]

Bei PHOS.-Vergiftung gebe man zuerst ein Brechmittel, dann entweder NUX-V., COFF. oder CAMPH.[Br., Lippe]

Folgemittel von Coffea arabica: Ign.

[G]egen eine übrig gebliebene Empfindlichkeit an der früher schmerzhaften Seite ließ ich 5 Minuten später an IGNATIA riechen, worauf auch dieser letzte Rest schnell verschwand, der ganze Abend in der gewohnten Heiterkeit verlebt wurde und in den 8 Tagen, die ich dort verweilte, nichts derartiges wiederkehrte.[KMS 81-82]

Zwischenmittel bei chronischen Krankheiten

C O F F E A (X° R.) bei allzu großer Empfindlichkeit und Schmerzhaftigkeit der kranken Theile, innerlicher Aergerlichkeit und Schlaflosigkeit.[SRA]

Verifikationen und klinische Symptome

Arzneireaktionen durch den Genuß von Kaffeetrinken

KAFFEE erhöhet mehrere Beschwerden: Cocc.[VHA]

Starke Bewegung, KAFFEE und TABAK mindern die Leibschmerzen, aber jeder andere Genuß erneuert sie: Coloc.[VHA]

Die Kopfschmerzen werden verschlimmert durch KAFFEE, BRANNTWEIN, TABAK-Rauchen, Geräusch und Gerüche: Ign.[VHA]

Die Leibschmerzen verschlimmern sich nach süßen Speisen, KAFFEE und BRANNTWEIN: Ign.[VHA]

*Nach KAFFEE-Trinken stets Harndrang: Ign.[VHA]

Erhöhung der Beschwerden von KAFFEE, TABAK und *BRANNTWEIN: Ign.[VHA]

Drückende Kopfschmerzen, durch KAFFEE verschlimmert, durch Fahren im Freien gelindert: Kali-n.[VHA]

KAFFEETRANK verhindert und löscht die Wirkung des LYCOPODIUMS aus.[Hahnemann, CK 4, 73]

*Häufiges Harnen, besonders nach KAFFEE-Trinken: Olnd.[VHA]

Bitterer Geschmack des Kaffees

BITTERER Geschmack der Speisen, der MILCH und des KAFFEES: Sabin.[VHA]

Verlangen nach Kaffeetrinken

Ang., Ars., *Aur.*, *Bry.*, Caps., Carb-v.[KEU 14], Chin., Colch., Con., Mosch., Nux-m., *Sel.* [PB]

Starkes Verlangen auf KAFFEE, oder auf Dinge, die man nicht genießen kann: Bry.[VHA]

Verlangen nach KAFFEE: Carb-v.[KEU 14]

Abneigung von Kaffeetrinken

Bell., *Bry.*, *Calc.*, Carb-v., *Cham.*, Chin., *Coff.*, Dulc., Lyc., Merc., Nat-m., *Nux-v.*, *Phos.*, Rhus-t., Sabad., Spig., Sulph-ac. [PB]

M. L. von L., eine Bauernfrau von 60 Jahren, etwas zu Zorn geneigten Temperaments [...] genießt fast nichts als KAFFEE.– Um sie ohne Nachtheil von letzterem zu entwöhnen, reichte ich am 8. Dec. 1835 eine Gabe NUX-V. 30°°, mit der Weisung nun gewissenhaft den KAFFEE zu meiden. 14 Tage später stellte sie sich wieder ein, und versicherte, daß sie ihre vorigen Beschwerden noch unvermindert hätte, von dem Meiden des KAFFEE-Trankes aber keine Beschwerden gespürt habe und jetzt nicht mehr daran denke. Ich gab nun eine Gabe SULPH. 60°° und 8 Tage später eine Gabe CALC. 30°°, worauf in 3 Wochen alle Beschwerden dauerhaft gewichen waren.[ACS 17 (1838) 1, 64]

[*C. P.* von L.] war eine KAFFEE-Trinkerin und erhielt daher zuerst, am 24. Febr. 1836, eine Gabe NUX-V. 30°° und 14 Tage darauf eine Gabe CALC. 30°°, wovon sie in 4 Wochen ihre frühere Gesundheit wieder erhielt und bis jetzt, bei fortdauernder Vermeidung des KAFFEES, ganz gesund blieb.[ACS 17 (1838) 1, 65]

Unversüssten Kaffee: *Rheum.*[PB]

KAFFEE widersteht ihm, wenn er nicht sehr süß gemacht ist: Rheum.[VHA]

Besserung durch Kaffeetrinken

Ars., Canth., *Cham.*, Coloc. [PB]

Starke Bewegung, KAFFEE und TABAK mindern die Leibschmerzen, aber jeder andere Genuß erneuert sie: Coloc.[VHA]

Verschlimmerung durch Kaffeetrinken

Ars., Bell., Calc., *Canth.*, Caps., Carb-v., *Caust.*, *Cham.*, *Cocc.*, Coloc., *Hep.*, *Ign.*, *Ip.*, Kali-n., *Lyc.*, Mgs., Mag-c., Mang., *Merc.*, Nit-ac., *Nux-v.*, Olnd.[VHA], Plat., *Puls.*, Rhus-t., Sep., *Sulph.*, Sulph-ac. [PB]

KAFFEE erhöhet die Beschwerden: Canth.[SRN]

KAFFEE (und OEL) erhöhen die Symptome: Canth.[VHA]

Ueberempfindlichkeit der Sinnes-Organe (besonders auch von KAFFEE-Trinken oder von narkotischen Palliativen): Cham.[VHA]

Zahnschmerzen durch Trinken von Warmem, besonders KAFFEE, verschlimmert: Cham.[VHA]

Brecherlichkeit nach KAFFEE-Trinken: Cham.[VHA]

KAFFEE erhöhet mehrere Beschwerden: Cocc.[SRN]

Dumpfes Zusammendrücken in einer Schläfe ober in einer der beiden Stirnhälften, als wäre das Gehirn eingeschraubt, mit Brecherlichkeit, von Schlafen, Essen, Trinken, besonders von KAFFEE und im Freien verschlimmert, in der Stube gebessert: Cocc.[HA 60]

Verifikationen und klinische Symptome

Verifikationen und klinische Symptome

Konvulsivisches Zittern des Kopfs, von KAFFEE und TABACK, so wie in der freien LUFT verschlimmert, in der warmen Stube gebessert: Cocc.[HA 136-137]

KAFFEE und TABAK erhöhen mehrere Beschwerden: Ign.[SRN]

Die Kopfschmerzen werden verschlimmert durch KAFFEE, BRANNTWEIN, TABAK-Rauchen, Geräusch und Gerüche: Ign.[VHA]

Die Leibschmerzen verschlimmern sich nach süßen Speisen, KAFFEE und BRANNTWEIN: Ign.[VHA]

Erhöhung der Beschwerden von KAFFEE, TABAK und *BRANNTWEIN: Ign.[VHA]

Verschlimmerung der Beschwerden: KAFFEE. BRANNTWEIN. TABACKS-Dampf: Ign.[KEU 30]

Nachtheil von geistigen Getränken, KAFFEE und TABACK: Ign.[HA 48]

Hunger mit Widerwillen gegen Speisen, besonders gegen BROD, KAFFEE und TABAK: Nux-v.[VHA]

Halbseitiges Kopfweh der KAFFEE-Trinker: Nux-v.[VHA]

Zahnweh der WEIN- und KAFFEE-Trinker: Nux-v.[VHA]

*Häufiges Harnen, besonders nach KAFFEE-Trinken: Olnd.[VHA]

Kaffeegeruch: Sulph-ac

Sulph-ac. [PB]

Verschlimmerung der Beschwerden: KAFFEE-Geruch: Sulph-ac.[KEU 66]

Die erste und fast nie trügende Anzeige geben die Erhöhung der meisten Beschwerden von dem Geruche (nicht von dem Genusse) des KAFFEES, und die plötzlich verschwindende Schmerzen: Sulph-ac.[KEU 67]

Schädliche Substanzen und Arzneimittel (Nocentia) bei der Behandlung mit Coffea arabica: Canth., Caust., Cocc., Ign.

Canth., Caust., Cocc., Ign. [PB]

Coffea arabica hebt die Wirkung von folgenden Arzneien nicht auf: Caust., Mez., Sulph.

(WEIN und KAFFEE heben diese Arznei [MEZ.] nicht auf.) [PB]

A. C. V. in G., eine alte Kaffeeschwester von 75 Jahren, welche gleich erklärte, daß sie ohne KAFFEE nicht leben könne, litt seit mehren Jahren an nächtlichen Kopfschmerzen reißender und wühlender Art, mit stetem Sausen und Brausen im Kopfe. Dabei Laufen in den Armen und in der Bewegung Reißen in allen Gliedern. – Am 22. April 1836 erhielt sie 5 Gaben SULPH. 30°, alle 14 Tage eine zu nehmen, worauf sich bis zum 27. Juli, trotz des täglichen KAFFEE-Genusses, die Gliederschmerzen ganz verloren hatten. Die ihr nun eben so gereichten 5 Gaben CAUST. 30° nahmen auch die Kopfschmerzen fort, und kehrten bis heute nicht wieder, wo sie doch stets dreimal im Tage KAFFEE trinkt.[ACS 17 (1838) 1, 11-12]

Verbot von Kaffeetrinken während der Behandlung

F. W., ein Kind von 1 1/2 Jahren, welches noch von der Mutter, die viel KAFFEE und FLIEDER-Thee getrunken hat, gestillt wird, leidet an einem entzündeten Knoten an dem untern, rechten Augenlide, welcher schon die Dicke einer gelben Erbse hat. Sonst ist es gesund, nur etwas aufgedunsen und zu Schweiß geneigt. – Die erste, am 11. April 1835 gereichte Dosis CALC. 30°°, wurde durch das KAFFEE-Trinken der Mutter aufgehoben und der Knoten hatte bis zum 2. März an Größe und verdächtigem Aussehen zugenommen. Eine zweite, nun gereichte Gabe CALC. 30°°, wobei die Mutter ernstlich ermahnt wurde, den KAFFEE zu meiden, brachte schon nach wenigen Tagen Besserung und nach 3 Wochen war dieser Knoten, ohne in Eiterung übergegangen zu sein, spurlos verschwunden.[ACS 17 (1838) 1, 14]

Konkordanzen der homöopathischen Arzneien

I. Gemüth und Geist: Aur., Bell., *Hyos.*, Lach., Nux-v., *Op.*, Phos., Stram., Sulph-ac., Verat., Viol-o. [PB]

II. Körpertheile und Organe: Acon., Arn., *Aur.*, *Bell.*, Bry., Calc., Cham., *Chin.*, Con., Graph., Hep., *Lyc.*, Merc., *Nux-v.*, Phos., Puls., *Sep.*, Spig., Stram., Sulph. [PB]

III. Empfindungen und Beschwerden

1. **Aeussere und innere Körpertheile im Allgemeinen:** Acon., Arn., Asar., Aur., *Bell.*, Bry., Calc., Canth., Cham., *Chin.*, Cocc., Con., Ferr., Hyos., Ign., Lyc., Nat-c., Nux-m., *Nux-v.*, Op., Petr., Phos., Puls., Rhus-t., Sep., Sil., Stram., Sulph., Teucr., Verat. [PB]
2. **Drüsen:** vacat. [PB]
3. **Knochen:** vacat. [PB]
4. **Haut und Aeusseres:** *Acon.*, Arn., Ars., *Bell.*, Bry., Calc., Hyos., Ip., Kali-c., Led., Lyc., Merc., Nux-v., Op., Phos., Ph-ac., Puls., Rhus-t., Sep., Sil., Squil., Sulph. [PB]

IV. Schlaf und Träume: Ars., Calc., Kali-c., Nux-v., Puls., Sep., Sil. [PB]

V. Fieber: *Ars.*, Bry., Calc., Lyc., Nux-v., Puls., Sep. [PB]

VI. Änderung des Befindens

1. **Verschlimmerung nach der Zeit:** Dros., Ign., Kali-c., Kali-n., Nux-v., Ph-ac., Rhus-t., Squil. [PB]
2. **Verschlimmerung nach Lage und Umständen:** Acon., Arn., *Bell.*, *Bry.*, Calad., Calc., Camph., Carb-an., Carb-v., *Cham.*, *Chel.*, Chin., Cocc., Colch., Con., Graph., Hep., Hyos., Ign., Ip., Lach., Led., Lyc., Merc., Nat-m., Nux-m., *Nux-v.*, Op., Phos., *Puls.*, *Sel.*, Sep., Sil., Spig., Staph., Stram. [PB]

VII. Konkordanz der homöopathischen Arzneien

Acon., Arn., Ars., Aur., *Bell.*, *Bry.*, Calc., Cham., Chel., Chin., Cocc., Con., Hyos., Ign., Kali-c., *Lyc.*, Merc., *Nux-v.*, Op., Phos., *Puls.*, Rhus-t., Sel., *Sep.*, Sil., Spig., Stram., Sulph., Verat. [PB]

Acon., Agar., Anac., Ars., Aur., *Bell.*, Bor., Brom., Caps., *Cham.*, *Coloc.*, Con., *Ign.*, Mag-c., Merc., Mosch., *Nux-v.*, *Op.*, *Puls.*, Sulph., Teucr., *Valer.*, *Verat.* [KV]

Verifikationen und klinische Symptome

Colchicum autumnale (Herbstzeitlose)

(Colch.)

Synonyma

Colchicum autumnale L., Colchicum autumnale, Herbstzeitlose [SRN]

Arzneiwirkungsdauer

Wirkt 3 bis 4 Wochen.[SRN]

Zählt zur 3. Klasse derjenigen Mittel, welche eine mittlere Wirkungsdauer besitzen.[AHZ 49 (1855) 82]

Hinweis

Aufblähung der Rinder nach nassem KLEE-Futter.[AHP 324]

Eigenthümlichkeiten und Hauptwirkungen

Gemüth

Mürrischer Mißmuth.[VHA], [HA 70]

Seine Leiden scheinen ihm unerträglich.[VHA]

Aeußere Eindrücke und Veranlassungen bringen ihn ganz außer sich.[VHA]

Außersichsein bei geringen Schmerzen und Veranlassungen.[HA 70]

Aengstliche Brustbeklemmung und Schwerathmigkeit, durch Vorbücken gelindert.[VHA]

*Oefteres Zusammenschrecken.[VHA]

Konkordanz Gemüth und Geist: Bell., Calc., Caust., Con., Ign., Lyc., Merc., Nat-c., Op., Ph-ac., Puls., Rhus-t., *Sep.*, Sil. [PB]

Geist

Zerstreutheit und Vergeßlichkeit.[VHA]

Angegriffenheit und Schwäche von Nachtarbeiten und Wachen.[VHA]

Drückender Schmerz im Hinterkopfe, durch Geistesarbeit erregt.[VHA]

Konkordanz Gemüth und Geist: Bell., Calc., Caust., Con., Ign., Lyc., Merc., Nat-c., Op., Ph-ac., Puls., Rhus-t., *Sep.*, Sil. [PB]

Kopf

Drückender Schmerz im Hinterkopfe, durch Geistesarbeit erregt.[VHA]

Reissen in der Kopfhaut.[VHA]

Kriebeln auf dem Kopfe oder vor der Stirn.[VHA]

Kriebeln in der Stirne oder auf dem Scheitel, von Kopfanstrengung und Geräusch verschlimmert, in der Ruhe und im Liegen gebessert. – Mürrischer Mißmuth; Außersichsein bei geringen Schmerzen und Veranlassungen; Kriebeln in der Nase, im Gesichte, im Halse und vielen andern Theilen; traurige Gesichtszüge; unaufhörlicher Durst; Uebelkeit vom Geruche frischer EIER oder FETTEN FLEISCHES; Erbrechen von jeder Bewegung, mit nachbleibendem BITTERN Geschmacke; Brennen oder Kältegefühl im Magen und Unterleibe; Harndrang mit geringem Abgange; Brustbeklemmung von Vorbücken gelindert; bei warmem Wetter Reißen, bei kaltem Stechen in den Gliedern; Abends und Nachts erhöhete Beschwerden; Neigung zu WASSERSUCHT; nächtliche Hitze mit vielem Durste.[HA 70-71]

Augen

Verschwärung der Maibomschen Drüsen mit Geschwulst des Augenlides.[VHA]

Ohren

*Reissender Schmerz im Ohre mit Auslaufen desselben (nach Masern).[VHA]

Kriebeln in den Ohren.[VHA]

Nase

Kriebeln in der Nase.[VHA]

Kriebeln in der Nase, im Gesichte, im Halse und vielen andern Theilen.[HA 70-71]

Krankhaft erhöhter Geruchssinn.[VHA]

Verifikationen und klinische Symptome

Antlitz
Kläglich traurige Gesichtszüge.[VHA]
Traurige Gesichtszüge.[HA 71]
*Gelbfleckige Gesichtsfarbe.[VHA]
*WASSERSÜCHTIGE Geschwulst des Gesichts.[VHA]
Kriebeln im Gesichte.[VHA]
Kriebeln in der Nase, im Gesichte, im Halse und vielen andern Theilen.[HA 71]
Gefühl im Gesichte, als würden die Knochen auseinander getrieben.[VHA]

Zähne
Reissender Schmerz in den Zahnwurzeln und im Zahnfleische.[VHA]

Mund
Hitze im Munde.[VHA]
Kriebeln im Rachen.[VHA]
Kriebeln in der Nase, im Gesichte, im Halse und vielen andern Theilen.[HA 71]
Entzündung der Mundhöhle und des Rachens.[VHA]
Starker Speichelfluß.[VHA]
Gefühllosigkeit und Steifheit der Zunge.[VHA]

Genüsse
Appetitlosigkeit.[VHA]
Unaufhörlicher, heftiger Durst.[VHA]
Unaufhörlicher Durst.[HA 71]

Geschmack
Die Speisen schmecken wie alte LEINWAND.[VHA]
Heftiges Erbrechen des Genossenen mit nachbleibendem BITTERM Geschmacke.[VHA]
Erbrechen von jeder Bewegung, mit nachbleibendem BITTERN Geschmacke.[HA 71]

Uebelkeit
Uebelkeit vom Geruche frischer EIER oder FETTEN FLEISCHES.[VHA], [HA 71]
Der Geruch von EIERN oder FETTEM FLEISCH verursacht beinahe Ohnmacht. (Widerwillen, wenn man über Speisen spricht, weist auf ARS.; Widerwillen beim Sehen von Speisen verlangt COLCH..)[Br., Lippe]
Heftiges Erbrechen des Genossenen mit nachbleibendem BITTERM Geschmacke.[VHA]
Jede Bewegung erneuert das Erbrechen.[VHA]
Erbrechen von jeder Bewegung, mit nachbleibendem BITTERN Geschmacke.[HA 71]
Übelkeit und Erbrechen bei schwangeren Frauen: PETR. (vergl. COCC. und COLCH.).[Br., Lippe]
Widerwillen und Ekel vor Nahrung beim bloßen Ansehen derselben, oder besonders beim Riechen der Speisen.[Br., Lippe]

Magen
Beachte: In chronischen Magenleiden mißbraucht man die BRECHNUß, indem man ihr zumuthet, was sie wegen ihrer Wirkungsphäre nicht leisten kann. COCC., ARS., COLCH., PH-AC. und SEP. finden häufig Anwendung; COLCH. ist das Hauptmittel gegen Kältegefühl [Es ist sonderbar, daß gerade dieses Gefühl hervorgehoben wird, was in unserer Gegend höchst selten vorkommt. Sollte es in Westphalen vielleicht häufig sein? *R-I.*] im Magen, wenn dieses Symptom allein vorkommt; wenn es mit Kollern verbunden, paßt PH-AC.; begleiten die Kälte verschiedene und abwechselnde Beschwerden, dann hilft SEP..[Chargé, Bönn.]
Empfindlichkeit der Magengegend gegen Berührung.[VHA]
Brennen oder Kältegefühl im Magen.[VHA]
Brennen oder Kältegefühl im Magen und Unterleibe.[HA 71]
*Stiche in der Herzgrube.[VHA]

Bauch
Auftreibung des Unterleibes, mit herabdrückendem Schmerze.[VHA]
Aufblähung der Rinder nach NASSEM KLEE-Futter.[AHP 324]

Verifikationen und klinische Symptome

Da die Aufblähung des Rindviehs eine Krankheit ist, welche die schleunigste Hülfe erfordert, so wird jeder Landwirth es rathsam finden, stets ein kleines Gläschen mit dieser Tinctur im Hause vorräthig zu haben, welches nur sehr wenig kostet und sich viele Jahre lang in ungeschwächter Kräftigkeit erhält, in derselben Art, wie ich es (im Westfäl. Merk. Nr. 209) mit dem KAMPHER-Geist für das erste (tonisch-krampfhafte) Stadium der Cholera angerathen habe.[Westf. Merk., Beilage z. Nr. 243]

Noch auffallender ist die schnelle Wirkung bei Thieren: wenn die von nassem KLEE aufgeblähte Kuh COLCH. 3. gtt. j. erhält, so geneset sie ebenfalls, aber selten braucht sie weniger als 2 Stunden, um wieder völlig hergestellt zu sein, was nach COLCH. 200. längstens in 1/2 Stunde der Fall ist.[AHZ 59 (1859) 172]

Uebrigens erinnert der Nachsatz an ein oft angepriessenes Verfahren, um ein, nach nassem KLEE-Futter aufgeblähtes Stück Rindvieh zu retten, indem ihm ebenfalls Maul und Nase zugehalten wird, damit es aufstossen und so das Gas von sich geben soll, – ein Verfahren, welches wir weit sicherer und zweckmässiger durch eine kleine Gabe COLCH. ersetzen.[AHP 324]

Heilungsbericht von Kühen: Im September 1848 krepirte mir auf meinem Landgute Darup eine Kuh an Aufblähung (Trommelsucht) nach Genuß frischen KLEE'S. Sonderbar war es, daß binnen einem Zeitraume von nur 2 Tagen diese schnell tödtende Krankheit in unserm Münsterlande so ungemein häufig auftrat, daß in diesen 48 Stunden mehr Vieh davon das Opfer wurde, als sonst in einem ganzen Jahre. Sobald mir hier die Kunde von dieser Calamität hinterbracht wurde, sendete ich sogleich ein Gläschen mit COLCH. 30 in Streukügelchen dahin, mit der Weisung, sofort beim Eintreten einer neuen Erkrankung etwa 3 oder 4 solcher Körnchen bis zur Auflösung mit 1/2 Trinkglase WASSER zu schütteln und den Thieren einzugeben. Ungefähr 8 Tage später trat wirklich der zweite Fall bei meinen eigenen Kühen ein, meine Leute thaten genau wie ich befohlen, die Wirkung war fast augenblicklich sichtbar und schon binnen einer Stunde war alles vorüber. Die Nachbarn, überrascht von solchem wunderbaren Erfolge, haben das Zutrauen zu den kleinen Kügelchen, was sie schon früher für Menschen hatten nun auch auf ihr Vieh übertragen, und seitdem daß dort der Troikar verschwunden, nur mein Gläschen mit COLCH. mit demselben günstigen Erfolge bereits zu wiederholten Malen in Anwendung gebracht. Wäre ich damals im Besitze der 200. Potenz von COLCH. gewesen, so würde ich nicht das mindeste Bedenken getragen haben, diese zu geben [...].[AHZ 38 (1850) 364]

Brennen (oder Kältegefühl) im Unterleibe.[VHA]
Brennen oder Kältegefühl im Magen und Unterleibe.[HA 71]
Bauchfell-WASSERSUCHT *mit einer Falte über dem Schaambogen.[VHA]

Stuhl

Schmerzhafter Stuhldrang mit geringer Ausleerung.[VHA]
Hartleibigkeit.[VHA]
Rhurartige Stühle von bloßem weißen Schleime, mit heftigem Zwängen.[VHA]

After

Kriebeln, Reissen und Brennen im After.[VHA]

Harn

*Beständiger Harndrang mit geringem Abgange.[VHA]
Harndrang mit geringem Abgange.[HA 71]
Sparsamer Abgang dunkeln, rothen Harns, mit Brennen und Zwängen in der Harnröhre.[VHA]
Weißlicher Bodensatz.[VHA]
Schwärzlicher, tintenartiger Urin, der in großen Quantitäten ausgeschieden wird, weist auf COLCH.. (Der Harn ist sehr schaumig; oder dunkler Harn, mit einem Niederschlag von kleinen schwarzen Punkten; besonders wichtiges Symptom in Scharlachfieber: LACH.)[Br., Lippe]

Schwangerschaft – Beschwerden der Mütter

Übelkeit und Erbrechen bei schwangeren Frauen: PETR. (vergl. COCC. und COLCH..)[Br., Lippe]

Regel

Monatliches zu früh.[VHA]

Verifikationen und klinische Symptome

Verifikationen und klinische Symptome

Athem
Aengstliche Brustbeklemmung und Schwerathmigkeit, durch Vorbücken gelindert.[VHA]
Stiche in der Brust beim Einathmen und Husten.[VHA]

Husten
Oefterer kurzer, trockner Husten.[VHA]
Brustkrämpfe.[VHA]
Brust-WASSERSUCHT.[VHA]
Stiche in der Brust beim Einathmen und Husten.[VHA]
Starkes Herzklopfen.[VHA]

Brust
Drückendes Spannen in der Brust.[VHA]
Brustkrämpfe.[VHA]
Brust-WASSERSUCHT.[VHA]
Stiche in der Brust beim Einathmen und Husten.[VHA]
Starkes Herzklopfen.[VHA]
Aengstliche Brustbeklemmung und Schwerathmigkeit, durch Vorbücken gelindert.[VHA]
Brustbeklemmung von Vorbücken gelindert.[HA 71]

Rücken
Reissen im Rücken und im Kreuze.[VHA]
Wundheitsschmerz im Kreuze, bei Berührung.[VHA]

Oberglieder
Reissen im Arme, bis in die Finger.[VHA]
Bei warmem Wetter Reißen, bei kaltem Stechen in den Gliedern.[HA 71]
Lähmiger Schmerz in den Armen.[VHA]
Kriebeln in den Fingerspitzen.[VHA]
Schwäche, wie Lähmungsgefühl, durch alle Glieder.[VHA]

Unterglieder
Reissen im ganzen Beine, bis in die Zehen.[VHA]
Bei warmem Wetter Reißen, bei kaltem Stechen in den Gliedern.[HA 71]
Oedematöse Geschwulst der Beine und Füße.[VHA]
Kriebeln in den Zehespitzen.[VHA]
Schwäche, wie Lähmungsgefühl, durch alle Glieder.[VHA]

Haut
Oedematöse Geschwulst und Haut-WASSERSUCHT.[VHA]
Unterdrückte Transpiration.[VHA]
Reissen in der Kopfhaut.[VHA]
*Gelbfleckige Gesichtsfarbe.[VHA]
Trockne Hitze der Haut (bei Fieber).[VHA]
Konkordanz Haut und Aeusseres: Acon., Ars., Bell., *Bry.*, C a l c . , Caust., Ip., L e d . , *Lyc.*, M e r c . , *P u l s . , Rhus-t.*, Sil., Spong., *Sulph.* [PB]

Knochen
Konkordanz Knochen: Bell., C a l c . , Chin., P u l s . , Rhus-t., Sep. [PB]

Schlaf
*Nächtliche Hitze mit vielem Durste.[VHA], [HA 71]
Abends und Nachts erhöhete Beschwerden.[HA 71]

Fieber

Schneller, gereizter Puls.[VHA]
Trockne Hitze der Haut.[VHA]
*Nächtliche Hitze mit vielem Durste.[VHA], [HA 71]

Fieberstadien

1. Puls ungemein beschleunigt, hart und voll.[WF 18]
2. Frost und Schauder alle Glieder durchlaufend. – Oeftere Frostschauder den Rücken herab.[WF 18]
3. Bloss äusserliche, trockne Hitze der Haut. – Die ganze Nacht hindurch trockne Hitze, aber bloss äusserlich, mit heftigem, unauslöschbarem Durste.[WF 19]
4. Schweiss ganz unterdrückt und mangelnd.[WF 19]

Konkordanz Fieber: Ars., Calc., Cham., *Hep.*, Nat-m., Nux-v., Rhus-t., Sil., Sulph. [PB]

Gemeinsames

Kriebeln in vielen Theilen des Körpers, wie nach Erfrierung, bei Aenderung des Wetters.[VHA]
Kriebeln in der Nase, im Gesichte, im Halse und vielen andern Theilen.[HA 71]
Kriebeln auf dem Kopfe oder vor der Stirn.[VHA]
Kriebeln in den Ohren.[VHA]
Kriebeln in der Nase.[VHA]
Kriebeln im Gesichte.[VHA]
Kriebeln im Rachen.[VHA]
Kriebeln, Reissen und Brennen im After.[VHA]
Kriebeln in den Fingerspitzen.[VHA]
Kriebeln in den Zehespitzen.[VHA]
*Bei warmem Wetter, Reissen in den Gliedern, bei Kaltem, Stechen darin.[VHA]
Reissende Rucke, wie elektrische Schläge, durch eine ganze Körperhälfte, mit Lähmigkeitsgefühl.[VHA]
Reissen in der Kopfhaut.[VHA]
Reissender Schmerz in den Zahnwurzeln und im Zahnfleische.[VHA]
Kriebeln, Reissen und Brennen im After.[VHA]
Reissen im Rücken und im Kreuze.[VHA]
Reissen im Arme, bis in die Finger.[VHA]
Reissen im ganzen Beine, bis in die Zehen.[VHA]
Schwäche, wie Lähmungsgefühl durch alle Glieder.[VHA]
Angegriffenheit und Schwäche von Nachtarbeiten und Wachen.[VHA]
*Oefteres Zusammenschrecken.[VHA]
Empfindlichkeit des ganzen Körpers, besonders der leidenden Theile, gegen Berührung und Bewegung.[VHA]

Wassersucht

Neigung zu WASSERSUCHT.[HA 71]
*WASSERSÜCHTIGE Geschwulst des Gesichts.[VHA]
Bauchfell-WASSERSUCHT *mit einer Falte über dem Schaambogen.[VHA]
Brust-WASSERSUCHT.[VHA]
Oedematöse Geschwulst und Haut-WASSERSUCHT.[VHA]

Besserung der Beschwerden

Ruhe.[HA 70]
Im Liegen.[HA 70]

Verschlimmerung der Beschwerden

Die Schmerzen werden gegen Abend ganz unerträglich und mindern sich erst mit Tagesanbruch.[VHA]
Abends und Nachts erhöhete Beschwerden.[HA 71]
Von Kopfanstrengung.[HA 70]
Geräusch.[HA 70]

Konkordanzen

Verschlimmerung nach der Zeit: Mag-c., Nit-ac., Stront. [PB]
Verschlimmerung nach Lage und Umständen: Arn., Ars., Asar., Aur., *Bell.*, *Bry.*, Ca-

Verifikationen und klinische Symptome

Iad., Calc., Cann-s., Cocc., Coff., Con., *Hep.*, Hyos., Ign., Jod., Ip., Led., Lyc., Merc., Nat-m., Nux-m., *Nux-v.*, Phos., *Puls.*, Ran-b., Rheum, Rhus-t., Sars., Sel., Sep., Sil., *Spig.*, Squil., Staph., Stront., Sulph. [PB]

Beschwerden der Thiere

Rinder

Aufblähung der Rinder nach NASSEM KLEE-Futter.[AHP 324]

Da die Aufblähung des Rindviehs eine Krankheit ist, welche die schleunigste Hülfe erfordert, so wird jeder Landwirth es rathsam finden, stets ein kleines Gläschen mit dieser Tinctur im Hause vorräthig zu haben, welches nur sehr wenig kostet und sich viele Jahre lang in ungeschwächter Kräftigkeit erhält, in derselben Art, wie ich es (im Westfäl. Merk. Nr. 209) mit dem KAMPHER-Geist für das erste (tonisch-krampfhafte) Stadium der Cholera angerathen habe.[Westf. Merk., Beilage z. Nr. 243]

Noch auffallender ist die schnelle Wirkung bei Thieren: wenn die von NASSEM KLEE aufgeblähte Kuh COLCH. 3. gtt. j. erhält, so geneset sie ebenfalls, aber selten braucht sie weniger als 2 Stunden, um wieder völlig hergestellt zu sein, was nach COLCH. 200. längstens in 1/2 Stunde der Fall ist.[AHZ 59 (1859) 172]

Uebrigens erinnert der Nachsatz an ein oft angepriessenes Verfahren, um ein, nach NASSEM KLEE-Futter aufgeblähtes Stück Rindvieh zu retten, indem ihm ebenfalls Maul und Nase zugehalten wird, damit es aufstossen und so das Gas von sich geben soll, – ein Verfahren, welches wir weit sicherer und zweckmässiger durch eine kleine Gabe COLCH. ersetzen.[AHP 324]

Im September 1848 krepirte mir auf meinem Landgute Darup eine Kuh an Aufblähung (Trommelsucht) nach Genuß frischen KLEE'S. Sonderbar war es, daß binnen einem Zeitraume von nur 2 Tagen diese schnell tödtende Krankheit in unserm Münsterlande so ungemein häufig auftrat, daß in diesen 48 Stunden mehr Vieh davon das Opfer wurde, als sonst in einem ganzen Jahre. Sobald mir hier die Kunde von dieser Calamität hinterbracht wurde, sendete ich sogleich ein Gläschen mit COLCH. 30 in Streukügelchen dahin, mit der Weisung, sofort beim Eintreten einer neuen Erkrankung etwa 3 oder 4 solcher Körnchen bis zur Auflösung mit 1/2 Trinkglase WASSER zu schütteln und den Thieren einzugeben. Ungefähr 8 Tage später trat wirklich der zweite Fall bei meinen eigenen Kühen ein, meine Leute thaten genau wie ich befohlen, die Wirkung war fast augenblicklich sichtbar und schon binnen einer Stunde war alles vorüber. Die Nachbarn, überrascht von solchem wunderbaren Erfolge, haben das Zutrauen zu den kleinen Kügelchen, was sie schon früher für Menschen hatten nun auch auf ihr Vieh übertragen, und seitdem daß dort der Troikar verschwunden, nur mein Gläschen mit COLCH. mit demselben günstigen Erfolge bereits zu wiederholten Malen in Anwendung gebracht. Wäre ich damals im Besitze der 200. Potenz von COLCH. gewesen, so würde ich nicht das mindeste Bedenken getragen haben, diese zu geben [...].[AHZ 38 (1850) 364]

Arzneiverwandtschaften von Colchicum autumnale

Acon., Chin., Cocc., Merc., Nat-c., Nux-v., Op., Puls., Sep. [VHA]

Acon., Arn., Ars., *Bell.*, Bry., *Calc.*, Caust., Cham., Chin., Cocc., Con., Hep., Ign., Kali-c., Led., *Lyc.*, *Merc.*, Nat-c., Nat-m., Nit-ac., *Nux-v.*, Phos., Plat., *Puls.*, *Rhus-t.*, *Sep.*, Sil., Spig., Squil., Staph., *Sulph.* [PB]

Ars., *Bell.*, *Fl-ac.*, Merc., *Nux-v.*, Op., *Puls.* [KV]

Antidote von Colchicum autumnale: Bell., Camph., Cocc., Nux-v., Puls.

Bell., Camph., Nux-v., Puls. [SRN]

Bell., Camph., Cocc., Nux-v., Puls. [PB]

Konkordanzen der homöopathischen Arzneien

I. Gemüth und Geist: Bell., Calc., Caust., Con., Ign., Lyc., Merc., Nat-c., Op., Ph-ac., Puls., Rhus-t., *Sep.*, Sil. [PB]

II. Körpertheile und Organe: Acon., Alum., Ant-c., Arn., Ars., Aur., *Bell.*, Bry., *Calc.*, Canth., Caust., Cham., Dig., Hep., Ign., Kali-c., Lyc., Mag-m., *Merc.*, Nat-c., Nat-m., Nit-ac., *Nux-v.*, Puls., Rhus-t., *Sep.*, Sil., Spig., Staph., *Sulph.*, Verat. [PB]

Verifikationen und klinische Symptome

III. Empfindungen und Beschwerden

1. Aeussere und innere Körpertheile im Allgemeinen: Acon., Ant-c., Arn., *Ars.*, *Bell.*, Bry., Calc., Caust., Cham., *Chin.*, Cocc., Coloc., Dig., Hell., Ign., Kali-c., Lyc., Merc., Nat-c., *Nux-v.*, Phos., Ph-ac., *Plat.*, *Puls.*, Rhod., *Rhus-t.*, Sec., *Sep.*, Spig., Spong., Squil., *Sulph.*, Zinc. [PB]

2. Drüsen: vacat. [PB]

3. Knochen: Bell., Calc., Chin., Puls., Rhus-t., Sep. [PB]

4. Haut und Aeusseres: Acon., Ars., Bell., *Bry.*, Calc., Caust., Ip., Led., *Lyc.*, Merc., *Puls.*, *Rhus-t.*, Sil., Spong., *Sulph.* [PB]

IV. Schlaf und Träume: ? [PB]

V. Fieber: Ars., Calc., Cham., *Hep.*, Nat-m., Nux-v., Rhus-t., Sil., Sulph. [PB]

VI. Änderung des Befindens

1. Verschlimmerung nach der Zeit: Mag-c., Nit-ac., Stront. [PB]

2. Verschlimmerung nach Lage und Umständen: Arn., Ars., Asar., Aur., *Bell.*, *Bry.*, Calad., Calc., Cann-s., Cocc., Coff., Con., *Hep.*, Hyos., Ign., Jod., Ip., Led., Lyc., Merc., Nat-m., Nux-m., *Nux-v.*, Phos., *Puls.*, Ran-b., Rheum, Rhus-t., Sars., Sel., Sep., Sil., *Spig.*, Squil., Staph., Stront., Sulph. [PB]

VII. Konkordanz der homöopathischen Arzneien

Acon., Arn., Ars., *Bell.*, Bry., *Calc.*, Caust., Cham., Chin., Cocc., Con., Hep., Ign., Kali-c., Led., *Lyc.*, *Merc.*, Nat-c., Nat-m., Nit-ac., *Nux-v.*, Phos., Plat., *Puls.*, *Rhus-t.*, *Sep.*, Sil., Spig., Squil., Staph., *Sulph.* [PB]

Ars., *Bell.*, *Fl-ac.*, Merc., *Nux-v.*, Op., *Puls.* [KV]

Verifikationen und klinische Symptome

Colocynthis (Koloquinte)

(Coloc.)

Synonyma

Cucumis Colocynthis, Koloquinte [SRA], [WF 19]
Koloquintengurke. [Br., Lippe]

Antipsorische Arznei

[SRA]

Arzneiwirkungsdauer

Wirkt 30 bis 40 Tage.[SRA]
Zählt zur 3. Klasse derjenigen Mittel, welche eine mittlere Wirkungsdauer besitzen.[AHZ 49 (1855) 82]

Hinweis

Der Haupt-Charakter der KOLOQUINTE ist, Klamm-Schmerzen zu erregen, in innern und äussern Theilen, d. i. tonische Krämpfe, mit klemmend drückenden Schmerzen, und dann ist STAPHISAGRIA das Antidot. Auch (KAFFEE-Trank und) KAMPHER heben nachtheilige Wirkungen derselben auf.[CK 3, 159]

Eigenthümlichkeiten und Hauptwirkungen

Gemüth

Aengstliche Niedergeschlagenheit, mit mürrischer Unlust zu sprechen.[VHA]
Aengstliche Niedergeschlagenheit, mit Weinerlichkeit und Unlust zu Sprechen.[HA 127]
Angst und Unruhe.[VHA], [HA 8]
Weinerlichkeit.[VHA], [HA 8]
Neigung zu innerem Aerger mit Indignation.[VHA], [HA 127]
Indignation mit stiller, innerer Kränkung. – Angst und Unruhe; Weinerlichkeit; halbseitiges Kopfweh; blasses Gesicht mit eingefallenen Augen; Erbrechen und Durchfall nach jedem Genusse; Aufgetriebenheit des Unterleibes; heftige Leibschmerzen; klammartiger Schmerz im Unterbauche nach äußerem Druck auf demselben; Durchfall mit Leibweh; Hüftschmerzen von der Nierengegend herab bis in den Oberschenkel.[HA 8-9]
Neigung zu entfliehen.[VHA]
Nachtheile von innerer Kränkung und Erbitterung, mit in sich verschlossenem Aerger.[VHA]
Großer Nachtheil von Kränkung.[HA 127]
Ungeheurer, kolikartiger Klammschmerz im Unterleibe, zum Krümmen nöthigend, mit Angst und Unruhe.[VHA]
Konkordanz Gemüth und Geist: Anac., Aur., Cupr., Hyos., Lyc., Stram., Verat. [PB]

Geist

Ohnmacht mit Kälte der äußeren Theile.[HA 27], [HA 127]
Konkordanz Gemüth und Geist: Anac., Aur., Cupr., Hyos., Lyc., Stram., Verat. [PB]

Kopf

Abendliche Anfälle von Kopfweh mit Erbrechen.[HA 127]
Drückender Kopfschmerz in der Stirn, durch Bücken und Liegen auf dem Rücken verschlimmert.[VHA]
Halbseitige, klemmende Kopfgicht-Anfälle, mit Uebelkeit und Erbrechen (täglich gegen 5 Uhr Nachmittags).[VHA]
Halbseitiges Kopfweh.[HA 8-9]
Heftiger, wie Urin riechender und auf der Haut juckender Schweiß am Kopfe, (an den Händen, Schenkeln und Füßen), Nachts im Bette verschlimmert, nach dem Aufstehen und bei mäßigem Gehen in der warmen Stube gebessert. – Aengstliche Niedergeschlagenheit, mit Weinerlichkeit und Unlust zu Sprechen; Neigung zu innerem Gram mit Indignation; abendliche Anfälle von Kopfweh mit Erbrechen; Blässe und Schlaffheit des Gesichts mit eingefallenen Augen; große Trinklust, ohne Durst; BITTERGESCHMACK aller Genüsse; Magendrücken mit Hungerge-

Verifikationen und klinische Symptome

fühl; öftere, heftige, klemmende oder schneidende Leibschmerzen; Durchfall; spannender Schmerz in der Hüfte und im Oberschenkel; Muskelzucken; Verkürzung der Flechsen; Ohnmacht mit Kälte der äußeren Theile; großer Nachtheil von Kränkung; Frost und Schauder bei den meisten Beschwerden.[HA 127]

Augen

Brennendes Schneiden in den Augen.[VHA]
Scharfe Thränen in den Augen.[VHA]
Blässe und Schlaffheit des Gesichts, mit eingefallenen Augen.[VHA]

Antlitz

Blässe und Schlaffheit des Gesichts, mit eingefallenen Augen.[VHA], [HA 127]
Blasses Gesicht mit eingefallenen Augen.[HA 9]
Dunkle Röthe des Gesichts.[VHA]
Prosopalgie: reissender Klammschmerz in einer Gesichtshälfte.[VHA]

Mund

Krampf im Schlunde, mit leerem Aufstoßen und Herzklopfen.[VHA]

Genüsse

Große Trinklust ohne Durst.[VHA], [HA 127]
Starke Bewegung, KAFFEE und TABAK mindern die Leibschmerzen, aber jeder andere Genuß erneuert sie.[VHA]
BITTERGESCHMACK aller Genüsse.[VHA], [HA 127]
Erbrechen und Durchfall nach jedem Genusse.[HA 9]

Geschmack

FADER Mundgeschmack nach jedem Trinken.[VHA]
BITTERGESCHMACK aller Genüsse.[VHA], [HA 127]

Uebelkeit

Abendliche Anfälle von Kopfweh mit Erbrechen.[HA 127]
Halbseitige, klemmende Kopfgicht-Anfälle, mit Uebelkeit und Erbrechen (täglich gegen 5 Uhr Nachmittags).[VHA]
Erbrechen und Durchfall nach jedem Genusse.[HA 9]

Magen – Bauchspeicheldrüse

Magendrücken mit Hungergefühl.[HA 127]
Die [Magen-] Kolik, die auf RHUS-T. und COLOC. weist, ist besser nach dem Stuhlgang (NUX-V. paßt gut bei der Kolik der BRANNTWEIN- und KAFFEE-Trinker.).[Br., Lippe]
Bei D i a b e t e s : COLOC. ist ein Spezificum.[LWB 182]

Bauch

Ungeheurer, kolikartiger Klammschmerz im Unterleibe, zum Krümmen nöthigend, mit Angst und Unruhe.[VHA]
Kolik, die den Kranken zum Zusammenkrümmen nötigt; in jeder anderen Lage fühlt er sich schlimmer (vergleiche BELL.).[Br., Lippe]
Vergleiche: Kolik mit großer Unruhe und dem Gefühl von Kratzen und Kneifen unterhalb des Nabels, durch äußeren Druck verschlimmert. (IP. und BELL. sind die einzigen zwei Arzneimittel, die dieses Symptom haben).[Br., Lippe]
Die Kolik von COLOC. nötigt den Kranken zum Zusammenkrümmen und Ruhigliegen, er hat kein Verlangen nach Bewegung. (Die BELL.-Kolik zwingt den Kranken, sich gegen etwas Hartes anzudrücken. Kolik, die den Kranken zu gebücktem Gehen oder zum Vorwärtsbücken nötigt: RHUS-T.; der RHUS-T.-Kranke läuft während der kolikähnlichen Schmerzen umher.)[Br., Lippe]
Im COLOC.-Stuhlzwang lehnt der Kranke nach vorwärts und krümmt sich zusammen. In einem derartigen Zustande sollte man keine Milch geben; die beste Diät ist beef-tea [beef-tea kann nicht mit Bouillon übersetzt werden; es ist ein durch Auskochen von Rind- oder Ochsen-FLEISCH im WASSER-Bade gewonnener Extrakt (*R. Haehl*).]; man erlaube weder

Verifikationen und klinische Symptome

BROT noch irgend welche feste Nahrung.[Br., Lippe]
Zusammenschnüren der Gedärme.[VHA]
Heftiges Schneiden im Leibe, wie mit Messern, mit Frost und Reissen in die Schenkel herunter.[VHA]
Heftige Leibschmerzen.[HA 9]
Öftere, heftige, klemmende oder schneidende Leibschmerzen.[HA 127]
Trommelsucht mit Leibschmerz; als würden die Gedärme zwischen Steinen geklemmt.[VHA]
Aufgetriebenheit des Unterleibes.[HA 9]
Klammartiger Schmerz im Unterbauche nach äußerem Druck auf demselben.[HA 9]
Durchfall mit Leibweh.[HA 9]
Große Empfindlichkeit und Zerschlagenheit des Unterleibes.[VHA]
Starke Bewegung, KAFFEE und TABAK mindern die Leibschmerzen, aber jeder andere Genuß erneuert sie.[VHA]

Stuhl
Leibesverstopfung und zögernder Stuhl (bei Schwangeren).[VHA]
Schaumiger, säuerlich faulig riechender Durchfall.[VHA]
Rhurartige Durchfälle mit Schleim und BLUT, und mit Zwängen im After.[VHA]
Durchfall.[HA 127]
Durchfall mit Leibweh.[HA 9]

After
Schmerzhafte Geschwulst der Mastdarm- und After-Aderknoten.[VHA]
Lähmung des After-Schließmuskels.[VHA]

Harn
Verminderte Harnabsonderung.[VHA]
Vergeblicher Harndrang.[VHA]
Der Harn heftig stinkend, dabei alsbald dick, gallertartig und klebrig.[VHA]
Während der Schmerzen, reichlicher, wässeriger Harn.[VHA]

Geschlechtstheile
Gänzliche Impotenz.[VHA]
Zurückgezogenheit der Vorhaut hinter die Eichel.[VHA]
(Priapismus).[VHA]

Athem
Nächtliche Anfälle von Engbrüstigkeit, wie von Zusammenpressung der Brust.[VHA]

Husten
Trocknes Hüsteln von Reiz im Luftröhrkopfe.[VHA]
TABAKS-Rauch erregt sogleich anhaltendes Husten.[VHA]

Luftröhre
Trocknes Hüsteln von Reiz im Luftröhrkopfe.[VHA]

Brust
Schmerzhafte Knoten in der weiblichen Brust.[VHA]
Krampf im Schlunde, mit leerem Aufstoßen und Herzklopfen.[VHA]

Rücken
Spannender Schmerz im Rücken und den Schulterblättern bis in den Hals.[VHA]
Spannender Schmerz in der Hüfte, von den Nieren bis in den Oberschenkel herab, mit Gefühl, als wenn das Hüftgelenk mit eisernen Klammern befestigt wäre.[VHA]
Hüftschmerzen von der Nierengegend herab bis in den Oberschenkel.[HA 9]

Oberglieder
Geschwulst und Eiterung der Achselhöhl-Drüsen.[VHA]
Klammschmerz in den Händen und Fingern.[VHA]

Verifikationen und klinische Symptome

Verifikationen und klinische Symptome

Steifigkeit in den Gelenken.[VHA]
Muskelzucken.[VHA]
Alle Gliedmaßen werden zusammengezogen, so daß er einem Igel ähnelt.[VHA]

Unterglieder

Hüftweh: Spannender Schmerz in der Hüfte, von den Nieren bis in den Oberschenkel herab, mit Gefühl, als wenn das Hüftgelenk mit eisernen Klammern befestigt wäre.[VHA]
Hüftweh mit Längerwerden des Beins: Thuj. (COLOC., RHUS-T.)[KMS 727]
Hüftschmerzen von der Nierengegend herab bis in den Oberschenkel.[HA 9]
Spannender Schmerz in der Hüfte und im Oberschenkel.[HA 127]
Beim Gehen, Schmerz im Oberschenkel, als wenn der Psoas-Muskel zu kurz wäre.[VHA]
Ungelenkheit der Knie, welche das Niederhucken verhindert.[VHA]
Steifigkeit in den Gelenken.[VHA]
Muskelzucken.[VHA], [HA 127]
Allgemeine Verkürzung der Flechsen.[VHA]
Verkürzung der Flechsen.[HA 127]
Alle Gliedmaßen werden zusammengezogen, so daß er einem Igel ähnelt.[VHA]
Heftiges Schneiden im Leibe, wie mit Messern, mit Frost und Reissen in die Schenkel herunter.[VHA]

Drüsen

Schmerzhafte Geschwulst und Eiterung der Drüsen.[VHA]
Schmerzhafte Knoten in der weiblichen Brust.[VHA]
Geschwulst und Eiterung der Achselhöhl-Drüsen.[VHA]
Konkordanz Drüsen: Bell., Carb-an., Con., Lyc., Phos., Puls., Sulph. [PB]

Knochen

Konkordanz Knochen: Arg., Bell., Ph-ac., Puls., Staph. [PB]

Haut

Jücken über den ganzen Körper, mit großer Unruhe, besonders Abends im Bette, mit darauf folgendem Schweiße.[VHA]
Heftiger, wie Urin riechender und auf der Haut juckender Schweiß am Kopfe, (an den Händen, Schenkeln und Füßen), Nachts im Bette verschlimmert, nach dem Aufstehen und bei mäßigem Gehen in der warmen Stube gebessert.[HA 127]
Die Haut des ganzen Körpers schuppt sich ab.[VHA]
Konkordanz Haut und Aeusseres: Acon., Arn., Bell., Phos., *Puls.*, Rhus-t., Sulph. [PB]

Schlaf

Konkordanz Schlaf und Träume: Bell., Nux-v., Puls. [PB]

Fieber

Harter und beschleunigter Puls.[VHA]
Frost und Schauder bei den Beschwerden.[VHA]
Frost und Schauder bei den meisten Beschwerden.[HA 127]
Trockne Hitze der Haut.[VHA]
Nachtschweiß, mit urinartigem Geruch, besonders an Kopf, Händen, Schenkeln und Füßen.[VHA]

Fieberstadien

1. Puls gewöhnlich voll, hart und beschleunigt; seltener klein und schwach. – Starkes Klopfen in allen Adern.[WF 19]
2. Frost und Kälte des ganzen Körpers, oft mit Gesichtshitze. – Entweder Kälte der Hände oder der Fusssohlen, bei sonstiger Wärme des Körpers. – Bei den Schmerzen Frost und Schauder.[WF 19]
3. Aeussere, trockne Hitze. – Inneres Hitzegefühl, mit Anfällen von überlaufender, äusserer Hitze.[WF 19]
4. Schweiss in der Nacht, von urinartigem Geruche, welcher auf der Haut Jucken ver-

ursacht. – Schweiss besonders am Kopfe und an den Extremitäten.[WF 19]

Konkordanz Fieber: Acon., Ars., Bell., *Bry.*, Canth., Chin., Hyos., Merc., Nux-v., Phos., Stram., Sulph. [PB]

Gemeinsames

In die Länge hin reissende Stiche am ganzen Körper.[VHA]

Der Haupt-Charakter der KOLOQUINTE ist, Klamm-Schmerzen zu erregen, in innern und äussern Theilen, d. i. tonische Krämpfe, mit klemmend drückenden Schmerzen, und dann ist STAPHISAGRIA das Antidot. Auch (KAFFEE-Trank und) KAMPHER heben nachtheilige Wirkungen derselben auf.[CK 3, 159]

Klammschmerz und Zusammenziehen innerer und äußerer Theile.[VHA]

Ungeheurer, kolikartiger Klammschmerz im Unterleibe, zum Krümmen nöthigend, mit Angst und Unruhe.[VHA]

Klammartiger Schmerz im Unterbauche nach äußerem Druck auf demselben.[HA 9]

Spannender Schmerz in der Hüfte, von den Nieren bis in den Oberschenkel herab, mit Gefühl, als wenn das Hüftgelenk mit eisernen Klammern befestigt wäre.[VHA]

Klammschmerz in den Händen und Fingern.[VHA]

Steifigkeit in den Gelenken.[VHA]

Muskelzucken.[VHA]

Allgemeine Verkürzung der Flechsen.[VHA]

Alle Gliedmaßen werden zusammengezogen, so daß er einem Igel ähnelt.[VHA]

Ohnmacht, mit Kälte der äußern Theile.[VHA]

Nachtheile von innerer Kränkung und Erbitterung, mit in sich verschlossenem Aerger.[VHA]

Besserung der Beschwerden

Nach dem Aufstehen.[HA 127]

Viele Beschwerden bessern sich durch Bewegung.[VHA]

Bei mäßigem Gehen in der warmen Stube.[HA 127]

Verschlimmerung der Beschwerden

Nachts im Bette.[HA 127]

Konkordanzen

Verschlimmerung nach der Zeit: Asaf., Bell., Ign., Lyc., Nit-ac., *Puls.*, Sil., Zinc. [PB]

Verschlimmerung nach Lage und Umständen: Ars., Aur., Bell., Bry., Calc., *Cham.*, Con., Dros., Ferr., Hep., *Ign.*, Kali-c., Lyc., Mgs., Mang., Merc., Nat-m., *Nux-v.*, Phos., Ph-ac., Plat., *Puls.*, Rhod., Rhus-t., *Sep.*, Spig., *Staph.*, Sulph., Verat. [PB]

Arzneiverwandtschaften von Colocynthis

Arn., Bell., Canth., Caust., Cham., Coff., Dig., Staph., Verat. [VHA]

Arn., *Bell.*, Bry., Calc., Caust., Cham., Chin., Con., Graph., Ign., Kali-c., *Lyc.*, Merc., Nat-m., Nit-ac., *Nux-v.*, Phos., Ph-ac., Plat., *Puls.*, Rhus-t., Sep., Sil., Spig., Staph., Sulph., Verat. [PB]

Bell., Bry., Cann-s., *Caust.*, Cham., *Coff.*, Mag-c., *Rheum*, *Sec.*, *Staph.* [KV]

Antidote von Colocynthis: Camph., (Caust.), (Cham.), Coff., Staph.

Caust., Cham. [SRA]

Man giebt CAMPHER, CAUSTICUM, rohen KAFFEE, und STAPHISAGRIA als Antidote der KOLOQUINTE an. [CK 3, 159]

Der Haupt-Charakter der KOLOQUINTE ist, Klamm-Schmerzen zu erregen, in innern und äussern Theilen, d. i. tonische Krämpfe, mit klemmend drückenden Schmerzen, und dann ist STAPHISAGRIA das Antidot. Auch (KAFFEE-Trank und) KAMPHER heben nachtheilige Wirkungen derselben auf. [CK 3, 159]

Camph., (Caust.), (Cham.), Coff., Staph. [PB]

Colocynthis ist Antidot von: Caust., Cham., Rheum

Verifikationen und klinische Symptome

Colocynthis ist Wechselmittel mit: Caust.

1, 3 und 5. CAUST. 30°° und 4. COLOC. 30°°, wonach das Uebel von Tag zu Tag abnahm, und schon nach dem 3. Pulver (CAUST.) kein Anfall wieder erschien. Bis jetzt ist das Mädchen gesund geblieben.[ACS 17 (1839) 3,59-60]

Konkordanzen der homöopathischen Arzneien

I. Gemüth und Geist: Anac., Aur., Cupr., Hyos., Lyc., Stram., Verat. [PB]

II. Körpertheile und Organe: Arn., Bell., Calc., Canth., Carb-v., Chin., Ign., Kali-c., Lyc., *Merc.*, Nat-m., Nit-ac., *Nux-v.*, Petr., Phos., *Ph-ac.*, *Puls.*, Rhus-t., *Sep.*, Sil., *Spig.*, *Sulph.*, Thuj., Valer., Verat. [PB]

III. Empfindungen und Beschwerden

1. **Aeussere und innere Körpertheile im Allgemeinen:** Ang., Arn., Asaf., Bell., Calc., *Caust.*, Chin., Cocc., Con., *Graph.*, Ign., Kali-c., Lyc., Merc., Nat-m., Nit-ac., Nux-v., Petr., Phos., Ph-ac., *Plat.*, Puls., Rhus-t., *Sep.*, Sil., Spig., Spong., Stront., Sulph., Sulph-ac., Thuj., Verat. [PB]
2. **Drüsen:** Bell., Carb-an., Con., Lyc., Phos., Puls., Sulph. [PB]
3. **Knochen:** Arg., Bell., Ph-ac., Puls., Staph. [PB]
4. **Haut und Aeusseres:** Acon., Arn., Bell., Phos., *Puls.*, Rhus-t., Sulph. [PB]

IV. Schlaf und Träume: Bell., Nux-v., Puls. [PB]

V. Fieber: Acon., Ars., Bell., *Bry.*, Canth., Chin., Hyos., Merc., Nux-v., Phos., Stram., Sulph. [PB]

VI. Änderung des Befindens

1. **Verschlimmerung nach der Zeit:** Asaf., Bell., Ign., Lyc., Nit-ac., *Puls.*, Sil., Zinc. [PB]
2. **Verschlimmerung nach Lage und Umständen:** Ars., Aur., Bell., Bry., Calc., *Cham.*, Con., Dros., Ferr., Hep., *Ign.*, Kali-c., Lyc., Mgs., Mang., Merc., Nat-m., *Nux-v.*, Phos., Ph-ac., Plat., *Puls.*, Rhod., Rhus-t., *Sep.*, Spig., *Staph.*, Sulph., Verat. [PB]

VII. Konkordanz der homöopathischen Arzneien

Arn., *Bell.*, Bry., Calc., Caust., Cham., Chin., Con., Graph., Ign., Kali-c., *Lyc.*, Merc., Nat-m., Nit-ac., *Nux-v.*, Phos., Ph-ac., Plat., *Puls.*, Rhus-t., Sep., Sil., Spig., Staph., Sulph., Verat. [PB]

Bell., Bry., Cann-s., *Caust.*, Cham., *Coff.*, Mag-c., *Rheum*, *Sec.*, *Staph.* [KV]

Verifikationen und klinische Symptome

Conium maculatum (Fleckenschierling)

(Con.)

Synonyma

Conium maculatum, Fleckenschierling [SRA]
Gefleckter Schierling [Br., Lippe]

Antipsorische Arznei

[SRA]

Arzneiwirkungsdauer

Wirkt 30 bis 35 Tage.[SRA]
Zählt zur 3. Klasse derjenigen Mittel, welche eine mittlere Wirkungsdauer besitzen.[AHZ 49 (1855) 82]

Hinweise

Oft müssen ihrer Anwendung erst einige andre antipsorische Mittel vorangegangen sein, wenn sie ihre Wohlthätigkeit zeigen soll. Man giebt sie in kleinsten Gaben.[CK 3, 177]
CON. paßt besonders für alte Männer und alte Frauen.[Br., Lippe]

Eigenthümlichkeiten und Hauptwirkungen

Gemüth

Hysterie und Hypochondrie mit Neigung zum Weinen.[VHA], [HA 35]
Hysterische und hypochondrische Anfälle (sowohl nach übermäßigen Ausschweifungen, als nach zu großer Enthaltsamkeit der Ehelosen).[VHA]
Hysterische Mutterkrämpfe.[VHA]
Hypochondrie und Hysterie von starkem, aber unbefriedigtem Geschlechtstriebe, mit Trübsinn, Aengstlichkeit und Verdrießlichkeit. – Großer Unmuth; Arbeitsscheu; Menschenscheu; Gleichgültigkeit; große Vergeßlichkeit; drehender Schwindel, besonders vom Umsehen; Berauschung von wenigem geistigen Getränke; Angegriffenheit von Gehen in freier LUFT; früh im Bette, großes Schwächegefühl; wie ein aufsteigender Körper im Halse und vieles Schlucken; häufiges Aufstoßen; Verstopfung; unterdrückte Regel.[HA 14-15]
Neigung zum Weinen.[KEU 20]
Unlust zur Arbeit.[VHA]
Unmuth und Trübsinn.[VHA]
Großer Unmuth.[HA 14]
Menschenscheu und dennoch Scheu vor Alleinsein.[VHA]
Menschenscheu und dennoch Scheu vor Einsamkeit.[HA 35]
Menschenscheu.[HA 14]
Widerwillen gegen Personen, sobald sich dieselben dem Kranken nähern, und doch will er nicht allein sein; er verlangt nur seine nächsten Freunde zu sehen.[Br., Lippe]
Nächtliche Furchtsamkeit.[VHA]
Allgemeine Abspannung mit Reiz zum Lachen.[VHA]
Aengstlichkeit der Schwangeren.[KEU 20]
Melancholie mit Aengstlichkeit, Weinerlichkeit und Menschenscheu bei Furcht vor Einsamkeit.[HA 16]
Arbeitsscheu.[HA 14]
Gleichgültigkeit.[HA 14-15], [KEU 20]
Konkordanz Gemüth und Geist: Anac., Bell., Bry., Calc., Cann-s., Caust., Graph., Hell., Hyos., Ign., Laur., *Lyc.*, Nat-c., *Nat-m.*, Nux-m., Nux-v, Op., Petr., Phos., *Ph-ac.*, *Puls.*, *Rhus-t.*, Sep , *Sil.*, *Stram.*, Sulph., *Verat.* [PB]

Geist

Gedankenverwirrung und Wahnsinn.[VHA]
Geschwächte Verstandes- und Gedächtnis-Kraft.[VHA]
Große Vergeßlichkeit.[HA 15]
Unbesinnlichkeit.[VHA]

Verifikationen und klinische Symptome

Ohnmacht.[KEU 20]

Konkordanz Gemüth und Geist: Anac., Bell., Bry., Calc., Cann-s., Caust., Graph., Hell., Hyos., Ign., Laur., *Lyc.*, Nat-c., *Nat-m.*, Nux-m., Nux-v, Op., Petr., Phos., *Ph-ac., Puls., Rhus-t.*, Sep., *Sil., Stram.*, Sulph., *Verat.* [PB]

Schwindel

Schwindel beim Umsehen.[VHA]

Schwindelgefühl beim Umhersehen. (Dr. *H. R. Guernsey* nannte dies ein charakteristisches Symptom. Großer Schwindel während der Kranke im Bette liegt; er kann seinen Kopf auch nicht ein bißchen bewegen.)[Br., Lippe]

Drehender Schwindel, besonders vom Umsehen.[HA 15]

Berauschung von dem mindesten Geistigen.[VHA], [HA 35]

Berauschung von wenigem geistigen Getränke.[HA 15]

Berauschung durch kleine Quantitäten Reizmittel; selbst kleine Mengen von WEIN mit WASSER gemischt berauschen ihn.[Br., Lippe]

Berauschung durch eine kleine Menge WEIN weist auf CON.. (Kopfweh schon von kleinen Quantitäten WEIN: ZINC..)[Br., Lippe]

Trunkenheit von dem geringsten geistigen Getränke, nach dem Erwachen aus dem Mittagsschlafe und beim Gehen im Freien.[HA 30]

Innerer Kopf

BLUANDRANG nach dem Kopfe, mit Hitze und betäubendem Kopfweh, mit Gesichtsröthe und Aufgedunsenheit; schlimmer des Morgens beim Erwachen, und von Spirituosen: CALC.. (Wenn kleine Mengen WEIN Kopfweh machen, paßt ZINC.; wenn sie berauschen, CON.).[Br., Lippe]

Anfälle von reissender Kopfgicht mit Uebelkeit.[VHA]

Chronischer Stich-Kopfschmerz, besonders im Scheitel.[VHA]

Drückendes Kopfweh.[KEU 20]

Gefühl eines großen, dicken Klumpens im Gehirne.[VHA]

Gefühl eines dicken Klumpens im Gehirne.[HA 35]

Große Empfindlichkeit des Gehirns gegen Geräusch.[VHA]

Betäubender Kopfschmerz Morgens nüchtern, nach Erwachen aus dem Mittagsschlafe und beim Gehen im Freien [verschlimmert], vom Bücken, äußerem Druck auf den Kopf und im Liegen gebessert. – Hysterie und Hypochondrie mit Neigung zum Weinen; Menschenscheu und dennoch Scheu vor Einsamkeit; Berauschung von dem mindesten Geistigen; Gefühl eines dicken Klumpens im Gehirne; LICHTSCHEU ohne Entzündung der Augen; überfeiner Gehör- und Geruchssinn; gänzliche Appetit- und Durstlosigkeit; Uebelkeit nach jedem Genusse; Abgang kalter Blähungen; Verstopfung; nächtlicher Krampfhusten; Schweiß im ersten Schlafe.[HA 35]

Reißen in der Schläfe oder Kopfseite, mit Gefühl von Eingeschlafenheit des Gehirns, von Berührung, Bewegung und nach dem Essen verschlimmert, durch Bücken und im Liegen gebessert.[HA 74]

Stiche zum Scheitel und zur Stirn heraus, Nachts, von Geräusch und Sprechen verschlimmert, von Bücken, äußerem Druck und im Liegen gebessert.[HA 84]

Stiche im Scheitel.[KEU 20]

Gehirn-WASSERSUCHT.[VHA]

WASSERSUCHT des Gehirns, früh beim Erwachen, nach dem Essen und im Freien verschlimmert, von Bücken, Augenschließen, äußerem Druck und im Liegen gebessert.[HA 86-87]

Halbseitiger Zerschlagenheitsschmerz im Kopfe, beim Erwachen von Gehen im Freien und Drehen der Augen nach der kranken Seite verschlimmert, von Bücken, äußerem Druck, Schließen der Augen und im Liegen gebessert.[HA 90]

Aeusserer Kopf

Haar-Ausfallen.[VHA]

Verifikationen und klinische Symptome

Augen

Kältegefühl oder Brennen in den Augen im Freien.[VHA]
Jücken unter den Augen.[VHA]
Drücken in den Augen beim Lesen.[VHA]
Blenden der Augen vom Tages-LICHTE.[VHA]
LICHTSCHEU ohne Entzündung der Augen.[HA 35]
Kurzsichtigkeit.[VHA]
Die Gegenstände erscheinen roth.[VHA]
Grauer Staar nach Quetschung des Auges.[VHA]

Heilungsberichte von Pferden

Ein zweijähriges Fohlen stieß sich einen Nagel tief ins Auge, so daß sofort völlige Blindheit erfolgte, das ganze Auge durchlief weiß. ARN. leistete gar nichts, CON. stellte das Auge in kurzer Zeit vollkommen her.[S.,R.; THU 5, 40]

Ein dreijähriges Fohlen erlitt auf der Weide einen so heftigen Schlag ins Auge, daß es erblindete und das ganze Auge weiß durchlief, auch stark thränte. Trotz der wirksamsten allöopathischen Behandlung, die bereits 14 Tage fortgesetzt worden war, bewährten zwei Gaben CON. ihre Heilkraft, und nach 11 Tagen war keine Krankheitsspur mehr zu sehen.[S.,R.; THU 5, 40]

Ohren

Reissen und Stechen um und in den Ohren.[VHA]
Anhäufung von mißfarbigem Ohrschmalz.[VHA]
Brausen im Ohre.[VHA]
Brausen in den Ohren.[KEU 20]
Schmerzhafte Empfindlichkeit des Gehörs.[VHA]
Große Empfindlichkeit des Gehirns gegen Geräusch.[VHA]
Überfeiner Gehör- und Geruchssinn.[HA 35]

Nase

Eiter-Ausfluß aus der Nase.[VHA]
Ausscheidung aus der Nase, häufig nur aus einem Nasenloch, von zähem, dickem, dunkel gefärbtem BLUTE, mit kaltem Schweiß auf der Stirne.[Br., Lippe]
Empfindlich feiner Geruch.[VHA]
Überfeiner Gehör- und Geruchssinn.[HA 35]

Antlitz

Gesichtshitze.[VHA], [KEU 20]
Blaßbläuliches, aufgedunsenes Gesicht.[VHA]
Jücken im Gesichte.[VHA]
Nässende und um sich fressende Ausschläge im Gesichte.[VHA]
Nächtlicher, stechend reissender Gesichtsschmerz.[VHA]
Erstickender Husten, mit fliegender Gesichtsröthe.[VHA]

Lippenkrebs

Ref. war nicht immer mit CON. dabei zum Ziele gelangt, sondern genöthigt gewesen, nach den Umständen BELL. oder ARS. dazwischen zu geben, wonach dann eine neue Gabe CON. wieder vorzügliche Wirkung gethan habe.[AHZ 44 (1852) 70]

Zähne

Ziehender Zahnschmerz, von Kaltem verschlimmert.[VHA]

Mund

Krampf im Schlunde.[VHA]
Unwillkührliches Niederschlucken, besonders beim Gehen im WINDE.[VHA]
Geschwulst der Zunge.[VHA]
Gänzliche Appetit- und Durstlosigkeit.[HA 35]

Genüsse

Berauschung von dem mindesten Geistigen.[VHA], [HA 35]
Berauschung von wenigem geistigen Getränke.[HA 15]
Trunkenheit von dem geringsten geistigen Getränke, nach dem

Verifikationen und klinische Symptome

Erwachen aus dem Mittagsschlafe und beim Gehen im Freien.[HA 30]
Nach MILCH, Gefühl von Auftreibung des Magens und Oberbauchs.[VHA]
Auftreibung von Magen und Unterleib nach MILCH.[KEU 20]
Uebelkeit nach jedem Genusse.[HA 35]

Aufstoßen
Immerwährendes, leeres Aufstoßen.[VHA]
Aufstoßen nach dem Genossenen.[VHA]
Aufstossen.[KEU 20]
Häufiges Aufstoßen.[HA 15]

Uebelkeit
Brechübelkeit mit verlorenem Appetite.[VHA]
Uebelkeit nach jedem Genusse.[VHA]
Uebelkeit und Erbrechen der Schwangeren.[VHA]
Uebelkeit der Schwangeren.[KEU 20]
Anfälle von reissender Kopfgicht mit Uebelkeit.[VHA]
Schleimerbrechen.[KEU 20]

Magen – Milz
Zusammenziehender Magenkrampf.[VHA]
Nach MILCH, Gefühl von Auftreibung des Magens und Oberbauchs.[VHA]
Auftreibung von Magen und Unterleib nach MILCH.[KEU 20]
Wundheitsschmerz im Magen.[VHA]
Milzstechen.[KEU 20]

Bauch
Wundheitsschmerz im Unterleibe beim Gehen auf Pflaster.[VHA]
Wundheitsschmerz im Unterleibe.[KEU 20]
Härte des Bauchs (von Geschwulst der Gekrös-Drüsen).[VHA]
Hysterische Mutterkrämpfe.[VHA]
Nach MILCH, Gefühl von Auftreibung des Magens und Oberbauchs.[VHA]
Auftreibung von Magen und Unterleib nach MILCH.[KEU 20]
Kollern und Knurren im Bauche.[VHA]

Blähungen
Kollern und Knurren im Bauche.[VHA]
Abgang kalter Blähungen.[VHA], [HA 35]
Abgang von Blähungen mit Rumpeln und Knurren im Bauche.[Br., Lippe]

Stuhl
Leibesverstopfung mit vergeblichem Drange.[VHA]
Verstopfung der Schwangeren.[VHA]
Verstopfung.[HA 15], [HA 35]
Nur alle zwei Tage harter Stuhl.[VHA]
Unverdaute Durchfälle mit Leibschmerz.[VHA]
Schwächender Durchfall.[VHA]
Durchfall [...] so wissen wir bis jetzt doch nur von zweien, (CON. und KALI-C.), wobei solches nur am Tage, nicht in der Nacht der Fall ist.[AHZ 60 (1860) 99]

Harn
Weißtrüber, dicker Harn.[VHA]
BLUTHARNEN.[VHA]
Oefteres, nächtliches Harnen.[VHA]
Drücken auf die Blase.[VHA]
Schneiden in der Harnröhre beim Harnen.[VHA]

Verifikationen und klinische Symptome

Geschlechtstheile

Impotenz und Mangel an Erektionen.[VHA]
Jücken an und in der Schaam.[VHA]
Hodengeschwulst nach Quetschung.[VHA]
Entzündung und Anschwellung der Hoden mit Anschwellung des Hodensackes, entweder als Folge einer Quetschung oder eines unterdrückten Trippers: PULS. (vergleiche CON.). Wenn die Anschwellung von einer Quetschung herrührt, wird PULS. heilen; wenn sie aber von einem Tripper herkommt, wird sich ein Ausfluß einstellen, sobald die Arznei ihre Wirkung begonnen hat.[Br., Lippe]
Hysterische und hypochondrische Anfälle (sowohl nach übermäßigen Ausschweifungen, als nach zu großer Enthaltsamkeit der Ehelosen).[VHA]
Hysterische Mutterkrämpfe.[VHA]
Die kleinste Beengung verursacht Gebärmutter-BLUTUNG; das abgehende BLUT ist zähe, schwarz und übelriechend.[Br., Lippe]
Hypochondrie und Hysterie von starkem, aber unbefriedigtem Geschlechtstriebe, mit Trübsinn, Aengstlichkeit und Verdrießlichkeit[HA 14]
Ungenügliche, kurzdauernde Ruthensteifigkeit.[VHA]
Uebermäßige POLLUTIONEN.[VHA]

Schwangerschaft – Beschwerden der Mütter

Fehlgeburt im dritten Monat.[Br., Lippe]
Aengstlichkeit der Schwangeren.[KEU 20]
Husten der Schwangeren.[VHA]
Uebelkeit und Erbrechen der Schwangeren.[VHA]
Uebelkeit der Schwangeren.[KEU 20]
Verstopfung der Schwangeren.[VHA]
Verschlimmerung der Beschwerden: Nach Masern, Scharlach und in der Schwangerschaft.[KEU 19]
Nur nach Masern oder Scharlach, so wie in der Schwangerschaft schon im ersten, sonst aber nur im dritten Stadium anwendbar, namentlich da, wo ein chronisches Luftröhrenleiden droht und die Anfälle sich bloss auf die Nacht beschränken.[KEU 20]

Regel

Monatliches zu früh, aber zu schwach.[VHA]
Schmerzhafte Unterleibskrämpfe während des Monatlichen.[VHA]
Die kleinste Beengung verursacht Gebärmutter-BLUTUNG; das abgehende BLUT ist zähe, schwarz und übelriechend.[Br., Lippe]
Mutterkrämpfe.[KEU 20]
Unterdrückte Regel (auch mit Unfruchtbarkeit der Frauen).[VHA]
Unterdrückte Regel.[HA 15]
Scharfer, brennender Weißfluß nach vorgängigem Bauchkneipen.[VHA]

Schnupfen

Langwieriger Stockschnupfen, mit Verstopfung beider Nasenlöcher.[VHA]
Niessen.[KEU 20]
Früh Nasenverstopfung.[KEU 20]

Athem

Kurzäthmigkeit beim Gehen.[VHA]
Erstickungsanfälle.[KEU 20]
Nur nach Masern oder Scharlach, so wie in der Schwangerschaft schon im ersten, sonst aber nur im dritten Stadium anwendbar, namentlich da, wo ein chronisches Luftröhrenleiden droht und die Anfälle sich bloss auf die Nacht beschränken.[KEU 20]

Husten

Trockner, meistens nächtlicher Krampfhusten von Reiz im Halse.[VHA]
Nächtlicher Krampfhusten.[HA 35]
Heftiger krampfartiger, nächtlicher Husten (Krampfhusten), durch Kitzel in der Brust und

Verifikationen und klinische Symptome

im Schlunde, oder von einem bestimmten Punkte im Kehlkopfe ausgehend, ohne Auswurf des Nachts, aber mit schmierigem, BLUTIGEM, eiterigem, belästigendem Auswurf während des Tages. CON. ist das einzige Arzneimittel, das dieses Symptom aufweist.[Br., Lippe]

Erstickender Husten, mit fliegender Gesichtsröthe.[VHA]
Keuchhusten, besonders in nächtlichen Anfällen.[VHA]
Husten mit BLUTIGEM Auswurfe.[VHA]
Husten der Schwangeren.[VHA]

Keuchhusten

Gewaltsame, krampfartige, nächtliche Keuchhusten-Anfälle, von Jücken und Kitzeln in Brust und Halse, oder von einem trockenen Fleckchen im Kehlkopfe erregt, Nachts ohne, am Tage mit schwierigem, BLUTIG-eiterigem, zuweilen verhärtetem Auswurfe von FAULEM Geschmacke und Geruche.[KEU 19]

Verschlimmerung: Nachts. – Im Liegen. Nach dem Niederlegen. SAURE oder SALZIGE Genüsse. Tiefathmen. Säfteverlust. Nach Masern, Scharlach und in der Schwangerschaft. Bei Greisen.[KEU 19]

Begleitung: Neigung zum Weinen. Aengstlichkeit der Schwangeren. Gleichgültigkeit. Drückendes Kopfweh. Stiche im Scheitel. Brausen in den Ohren. Gesichtshitze. Aufstossen. Uebelkeit der Schwangeren. Schleimerbrechen. Auftreibung von Magen und Unterleib nach MILCH. Milzstechen. Wundheitsschmerz im Unterleibe. Mutterkrämpfe. Niessen. Früh Nasenverstopfung. Erstickungsanfälle. Engbrüstigkeit. Brustbeklemmung. Stiche in der Brust und im Brustbeine. Schweiss der Handteller. Taubheit der Hände und Füsse. Ohnmacht. Schmerzen in den Geschwüren. Stetes Frösteln. Abend-Fieber. Schweiss im ersten Schlafe.[KEU 20]

Nur nach Masern oder Scharlach, so wie in der Schwangerschaft schon im ersten, sonst aber nur im dritten Stadium anwendbar, namentlich da, wo ein chronisches Luftröhrenleiden droht und die Anfälle sich bloss auf die Nacht beschränken.[KEU 20]

Luftröhre

Nur nach Masern oder Scharlach, so wie in der Schwangerschaft schon im ersten, sonst aber nur im dritten Stadium anwendbar, namentlich da, wo ein chronisches Luftröhrenleiden droht und die Anfälle sich bloss auf die Nacht beschränken.[KEU 20]

Hals

Wie ein aufsteigender Körper im Halse und vieles Schlucken.[HA 15]

Brust

Stiche im Brustbeine.[VHA]
Stiche in der Brust und im Brustbeine.[KEU 20]
Brustbeklemmung.[KEU 20]
Engbrüstigkeit, früh beim Erwachen.[VHA]
Engbrüstigkeit.[KEU 20]
Scirrhus der Brustdrüse nach Stoß oder Quetschung.[VHA]
Entzündung der weiblichen Brust mit Stichschmerz.[VHA]

Oberglieder

Achseln, wie wund gedrückt.[VHA]
Nässende Flechten am Vorderarme.[VHA]
Schweiß der Handteller.[VHA], [KEU 20]
Nagelgeschwüre.[VHA]
Konvulsivische Gliederzuckungen.[VHA]
Taubheit der Hände und Füsse.[KEU 20]

Unterglieder

Röthliche, später gelb oder grün werdende Flecke an den Waden, wie von Quetschung, welche keine Bewegung gestatten.[VHA]
Leichte Verkältlichkeit der Füße.[VHA]
Jählinge Erschlaffung beim Gehen.[VHA]
Kurzäthmigkeit beim Gehen.[VHA]
Konvulsivische Gliederzuckungen.[VHA]

Verifikationen und klinische Symptome

Taubheit der Hände und Füsse.[KEU 20]
Die meisten Beschwerden entstehen in der Ruhe, besonders Nachts, und in abgesonderten Anfällen, einige auch beim Gehen im Freien.[VHA]

Verifikationen und klinische Symptome

Drüsen

Drüsengeschwülste mit Kriebeln und Stechen.[VHA]
Drüsenverhärtung nach Stoß oder Quetschung.[VHA]
Drüsengeschwülste mit Kriebeln und Stechen.[VHA]
Drüsenanschwellung mit Kribbeln und Stechen, namentlich wenn sie durch eine Quetschung oder Stoß entstanden ist.[Br., Lippe]
Verhärtung der Drüsen.[Br., Lippe]
Drüsenverhärtung nach Stoß oder Quetschung.[VHA]

Die Hauptmittel bei äußeren Verletzungen scheinen sich, außer mehren anderen, jedem derselben eigenthümlichen Anzeigen, auch noch besonders darin zu unterscheiden, daß

1. ARNICA mehr den Quetschungen der weichen Theile, mit gewaltsamer Zerreissung und BLUTUNG derselben,
2. CONIUM MACULATUM mehr den Drüsen,
3. RHUS den Gelenken und deren Bändern,
4. RUTA den Knochen und der Knochenhaut,
5. STAPHYSAGRIA den Wunden weicher Theile von schneidenden Instrumenten, ohne eigentliche Zerquetschung, und
6. SULPHURICUM ACIDUM den bloßen BLUT-Unterlaufungen und davon hauptsächlich abhängigen Schmerzen entspricht.[VHA]

Scirrhus der Brustdrüse nach Stoß oder Quetschung.[VHA]

Krebsmittel

Ref. machte die Bemerkung, dass bei Festsitzen, sowohl der Drüsen, als der Haut am Knochen, wie solches beim wahren Krebs oft beobachtet werde, ausser den schon bekannten Mitteln, noch besonders CLEM., CON., LYC., SEP. und SULPH-AC. an sich sehr heilsam zeigten, mithin unter den Krebsmitteln nicht zu vergessen wären.[AHZ 59 (1859) 61]

Entzündung der weiblichen Brust mit Stichschmerz.[VHA]
Härte des Bauchs (von Geschwulst der Gekrös-Drüsen).[VHA]
Konkordanz Drüsen: Ars., *Bell.*, Bry., Carb-an., Cham., Clem., Hep., Lyc., Nit-ac., *Phos.*, Puls., Rhus-t., *Sep.*, Sil., Spong., *Sulph.* [PB]

Knochen

Konkordanz Knochen: Asaf., Bell., Calc., Lyc., *Merc.*, *Nit-ac.*, *Puls.*, Ruta, Sep., Sil., Staph., *Sulph.* [PB]

Haut

Nesselausschlag von starker Körperbewegung.[VHA]
Todtenflecke der Greise.[VHA]
Alte, nässende Flechten.[VHA]
Stechendes Jücken in der Haut.[VHA]
Petechien (kleine rote Hautflecken) bei alten Leuten.[Br., Lippe]
Petechien bei alten Personen weisen auf CON.. (PHOS. ist manchmal bei Masern und Scharlachfieber angezeigt, wenn dergleichen rote Flecken auftreten.)[Br., Lippe]
Schwärzliche Geschwüre, mit BLUTIGER, stinkender Jauche, besonders von Quetschung.[VHA]

Heilungsbericht: *D. W.*, ein Landmann von 42 Jahren, hatte vor 4 Tagen ein ähnliches Unglück gehabt, wie die unter 12. erwähnte Frau [*M. Kath. R.*], indem die Stampfe die vordere Hälfte des rechten Zeigefingers gequetscht hatte. Man hatte bisher beständig Umschläge von kaltem WASSER gemacht, aber die Schmerzen hatten seit 2 Tagen unaufhörlich zugenommen, und da nun die beschädigte Hälfte des Fingers ganz schwarz geworden war, mit Stechen darin (nicht Brennen), so befürchtete man den kalten Brand und eilte zu mir. – Am 10. Apr. 1852 gab ich: 1, 3. ARN. 200°°., 2. CON. 200°. 4. §. Alle 24 Stunden ein Pulver zu nehmen und äußerlich nichts, als einen trockenen Verband anzuwenden. – 14. April. Bedeutende Besserung. Der Finger hat seine natürliche Farbe wieder und ist ziemlich schmerzlos; nur zuweilen noch Stiche in der Spitze desselben. – 1. SULPH. 200°., 2. ARN. 200°°., 3. SIL. 200°°, 4. §., alle 2 Abende ein Pulver. Aeußerlich nichts. – 21. April. Die Heilung gut fortgeschritten und die Stiche verschwunden. 1. SULPH. 200°°., 2. und 4. §. 3. SIL.

200°°. alle 2 Abende ein Pulver. Außerlich nichts. – 21. April. die Heilung gut fortgeschritten und die Stiche verschwunden. 1. SULPH. 200°°, 2. und 4. §. 3. SIL. 200°° alle 2 Abende ein Pulver. Darauf vollständige Heilung und ein neuer Nagel schon wieder am Heranwachsen, so daß weiter nichts nöthig war.[Vol. 82, S.79; AHZ 48 (1854) 54]

Jücken im Gesichte.[VHA]

NÄSSENDE und um sich fressende Ausschläge im Gesichte.[VHA]

NÄSSENDE Flechten am Vorderarme.[VHA]

Schweiß der Handteller.[VHA], [KEU 20]

Nach Masern, Scharlach und in der Schwangerschaft.[KEU 19]

Nur nach Masern oder Scharlach, so wie in der Schwangerschaft schon im ersten, sonst aber nur im dritten Stadium anwendbar, namentlich da, wo ein chronisches Luftröhrenleiden droht und die Anfälle sich bloss auf die Nacht beschränken.[KEU 20]

Krebsmittel

Ref. machte die Bemerkung, dass bei Festsitzen, sowohl der Drüsen, als der Haut am Knochen, wie solches beim wahren Krebs oft beobachtet werde, ausser den schon bekannten Mitteln, noch besonders CLEM., CON., LYC., SEP. und SULPH-AC. an sich sehr heilsam zeigten, mithin unter den Krebsmitteln nicht zu vergessen wären.[AHZ 59 (1859) 61]

Konkordanz Haut und Aeusseres: Arn., Ars., Bar-c., Bell., Bry., *Calc.*, Carb-v., Caust., Clem., Dulc., Graph., Hep., Kali-c., Lach., *Lyc.*, Merc., Mez., Nit-ac., Nux-v., Petr., Phos., Ph-ac., *Puls.*, *Rhus-t.*, *Sep.*, *Sil.*, Staph., Stront., *Sulph.*, Sulph-ac., Viol-t. [PB]

Schlaf

Tagesschläfrigkeit und zeitige Abendschläfrigkeit mit Zuziehen der Augenlider. [VHA]

Schlaflosigkeit bei den Beschwerden.[VHA]

Früh im Bette, großes Schwächegefühl.[HA 15]

Schweiß gleich nach dem Einschlafen.[VHA]

Schweiß im ersten Schlafe.[HA 35], [KEU 20]

Nächtlicher Krampfhusten.[HA 35]

Konkordanz Schlaf und Träume: Ant-t., Bell., *Bry.*, *Calc.*, Caust., Croc., *Graph.*, Hep., Ign., Mgs., Merc., Nat-c., Nux-m., *Nux-v.*, *Op.*, *Phos.*, Ph-ac., Puls., Sep., *Sil.*, *Sulph.* [PB]

Fieber

Schweiß gleich nach dem Einschlafen.[VHA]

Schweiß im ersten Schlafe.[HA 35], [HA 35]

Stetes Frösteln.[KEU 20]

Abend-Fieber.[KEU 20]

Schweiss im ersten Schlafe.[KEU 20]

Schweiß der Handteller.[VHA], [KEU 20]

Fieberstadien

1. Puls äusserst unregelmässig, meistens langsam und gross, mit untermischten kleinen und schnellen Schlägen. – Fühlbares Klopfen der Adern durch den ganzen Körper. – Gänzliche Pulslosigkeit.[WF]
2. Frost und Kälte Früh und Nachmittags (von 3 bis 5 Uhr). – Frost mit stetem Verlangen nach Wärme, besonders der der SONNE. – Früh bloss innerer Frost; Nachmittags mit überlaufendem Schauder.[WF]
3. Starke Hitze, sowohl innere, als äussere, mit grosser Nervenreizbarkeit. – Hitze mit gleichzeitigem starken Schweisse.[WF]
4. Schweiss Tag und Nacht, sobald man schläft, oder auch nur die Augen schliesst. – Nacht- und Früh-Schweisse mit üblem Geruche und Beissen in der Haut.[WF]

Konkordanz Fieber: *Ars.*, Aur., Bell., Camph., Chin., *Nux-v.*, Phos., Puls., *Rhus-t.*, Sep., Sulph., Verat. [PB]

Gemeinsames

Beschwerden des Greisenalters.[VHA]

Allgemeine Abspannung mit Reiz zum Lachen.[VHA]

Angegriffenheit von Gehen in freier LUFT.[HA 15]

Verifikationen und klinische Symptome

Hysterische und hypochondrische Anfälle (sowohl nach übermäßigen Ausschweifungen, als nach zu großer Enthaltsamkeit der Ehelosen).[VHA]
Mattigkeitsgefühl, früh im Bette.[VHA]
Jählinge Erschlaffung beim Gehen.[VHA]
Konvulsivische Gliederzuckungen.[VHA]
Krampfartige Schmerzen in den verschiedenen Theilen.[VHA]
Schmerzen in den Geschwüren.[KEU 20]
Folgen von Stoß und Quetschung.[VHA]
Beschwerden (auch Entzündungen) nach Stoß, Fall oder Quetschung: Arn.; – CONIUM MACULATUM mehr den D r ü s e n .[VHA]
Grauer Staar nach Quetschung des Auges.[VHA]
Hodengeschwulst nach Quetschung.[VHA]
Drüsenverhärtung nach Stoß oder Quetschung.[VHA]
Scirrhus der Brustdrüse nach Stoß oder Quetschung.[VHA]
Schwärzliche Geschwüre, mit BLUTIGER, stinkender Jauche, besonders von Quetschung.[VHA]
Heilungsbericht: *D. W.*, ein Landmann von 42 Jahren, hatte vor 4 Tagen ein ähnliches Unglück gehabt, wie die unter 12. erwähnte Frau [*M. Kath. R.*], indem die Stampfe die vordere Hälfte des rechten Zeigefingers g e q u e t s c h t hatte. Man hatte bisher beständig Umschläge von kaltem WASSER gemacht, aber die Schmerzen hatten seit 2 Tagen unaufhörlich zugenommen, und da nun die beschädigte Hälfte des Fingers ganz schwarz geworden war, mit Stechen darin (nicht brennen), so befürchtete man den kalten Brand und eilte zu mir. – Am 10. Apr. 1852 gab ich: 1, 3. ARN. 200°°., 2. CON. 200°. 4. §. Alle 24 Stunden ein Pulver zu nehmen und äußerlich nichts, als einen trockenen Verband anzuwenden. – 14. April. Bedeutende Besserung. Der Finger hat seine natürliche Farbe wieder und ist ziemlich schmerzlos; nur zuweilen noch Stiche in der Spitze desselben. – 1. SULPH. 200°., 2. ARN. 200°°., 3. SIL. 200°°, 4. §., alle 2 Abende ein Pulver. Aeußerlich nichts. – 21. April. Die Heilung gut fortgeschritten und die Stiche verschwunden. 1. SULPH. 200°°., 2. und 4. §. 3. SIL. 200°°. alle 2 Abende ein Pulver. Aeußerlich nichts. – 21. April. die Heilung gut fortgeschritten und die Stiche verschwunden. 1. SULPH. 200°°, 2. und 4. §. 3. SIL. 200°° alle 2 Abende ein Pulver. Darauf vollständige Heilung und ein neuer Nagel schon wieder am Heranwachsen, so daß weiter nichts nöthig war.[Vol. 82, S.79; AHZ 48 (1854) 54]
Ungemeine Verkältlichkeit.[VHA]
Die meisten Beschwerden entstehen in der Ruhe, besonders Nachts, und in abgesonderten Anfällen, einige auch beim Gehen im Freien.[VHA]

Krebsmittel

Ref. machte die Bemerkung, dass bei F e s t s i t z e n , sowohl der D r ü s e n , als der H a u t a m K n o c h e n , wie solches beim wahren Krebs oft beobachtet werde, ausser den schon bekannten Mitteln, noch besonders CLEM., CON., LYC., SEP. und SULPH-AC. an sich sehr heilsam zeigten, mithin unter den Krebsmitteln nicht zu vergessen wären.[AHZ 59 (1859) 61]
Ref. war nicht immer mit CON. [bei Lippenkrebs] dabei zum Ziele gelangt, sondern genöthigt gewesen, nach den Umständen BELL. oder ARS. dazwischen zu geben, wonach dann eine neue Gabe CON. wieder vorzügliche Wirkung gethan habe.[AHZ 44 (1852) 70]

Besserung der Beschwerden

V o m B ü c k e n .[HA 35], [HA 74], [HA 84], [HA 86], [HA 90]
Ä u ß e r e r D r u c k .[HA 84], [HA 86], [HA 90]
Ä u ß e r e r D r u c k a u f d e n K o p f .[HA 35]
I m L i e g e n .[HA 35], [HA 74], [HA 84], [HA 86], [HA 90]
S c h l i e ß e n d e r A u g e n .[HA 86], [HA 90]
Besserung der Symptome im Dunkeln und wenn man das angegriffene Glied herabhängen läßt. (Besser durch Hochlegen des ergriffenen Glieds: PULS.).[Br., Lippe]

Verschlimmerung der Beschwerden

N a c h t s .[KEU 19], [HA 84]
F r ü h b e i m E r w a c h e n .[HA 86]
B e i m E r w a c h e n .[HA 90]
Im Liegen.[KEU 19]
Nach dem Niederlegen.[KEU 19]

Verifikationen und klinische Symptome

Nach dem Erwachen aus dem Mittagsschlafe.[HA 30], [HA 35]
Im Freien verschlimmert.[HA 86]
Geräusch.[HA 84]
Sprechen.[HA 84]
Tiefathmen.[KEU 19]
Von Berührung.[HA 74]
Von Bewegung.[HA 74]
Von Gehen im Freien.[HA 30], [HA 35], [HA 90]
Drehen der Augen nach der kranken Seite.[HA 90]
Nach dem Essen.[HA 74], [HA 86]
SAURE oder SALZIGE Genüsse.[KEU 19]
Ziehender Zahnschmerz, von Kaltem verschlimmert.[VHA]
Säfteverlust.[KEU 19]
Nach Masern, Scharlach und in der Schwangerschaft.[KEU 19]
Bei Greisen.[KEU 19]

Konkordanzen

Verschlimmerung nach der Zeit: Acon., Arn., Aur., Calc., Croc., Dros., Euphr., Hep., Nat-m., Nux-v., Phos., Rhus-t. [PB]

Verschlimmerung nach Lage und Umständen: Acon., Arn., Ars., Aur., Bar-c., Bell., Bry., *Calc.*, *Caps.*, Carb-v., Caust., Cham., Chin., Cocc., Cycl., Dulc., Euph., *Ferr.*, Graph., Hep., Ign., Kali-c., *Lyc.*, Merc., Nat-c., Nat-m., *Nux-v., Phos.*, Ph-ac., Plat., *Puls.*, *Rhus-t.*, Sabad., Samb., *Sep., Sil.*, Spig., *Sulph.*, Tarax., Valer., Viol-t. [PB]

Beschwerden der Thiere

Pferde

Ein zweijähriges Fohlen stieß sich einen Nagel tief ins Auge, so daß sofort völlige Blindheit erfolgte, das ganze Auge durchlief weiß. ARN. leistete gar nichts, CON. stellte das Auge in kurzer Zeit vollkommen her.[S.,R.; THU 5, 40]

Ein dreijähriges Fohlen erlitt auf der Weide einen so heftigen Schlag ins Auge, daß es erblindete und das ganze Auge weiß durchlief, auch stark thränte. Trotz der wirksamsten allöopathischen Behandlung, die bereits 14 Tage fortgesetzt worden war, bewährten zwei Gaben CON. ihre Heilkraft, und nach 11 Tagen war keine Krankheitsspur mehr zu sehen.[S.,R.; THU 5, 40]

Arzneiverwandtschaften von Conium maculatum

Asaf., Bell., (Calc.), Coff., Dig., Dulc., (Ferr.), Graph., Jod., Lyc., Mang., Merc., Mosch., Mag-m., (Nux-m), Nit-ac., Nux-v., (Op.), Phos., Ph-ac., Plb., Puls., Rhus-t., Ruta, Sabad., (Sars.), Sep., Staph., Sulph., Sulph-ac., Tarax., Teucr., Valer., (Zinc.) [VHA]

Acon., Arn., Ars., Aur., *Bell.*, Bry., *Calc.*, Caps., Carb-v., Caust., Cham., Chin., Cocc., Dulc., Ferr., Graph., Hep., Hyos., Ign., Kali-c., *Lyc.*, Merc., Nat-c., Nat-m., Nit-ac., *Nux-v.*, Op., Petr., *Phos.*, Ph-ac., *Puls.*, *Rhus-t.*, Sabad., *Sep., Sil.*, Spig., Staph., Stram., *Sulph.*, Verat. [PB]

Agn., Anac., Ant-t., Coff., Cupr., Cycl., Dig., Dulc., *Lach.*, *Lyc.*, *Nit-ac.*, Nux-v., *Puls.* [KV]

Antidote von Conium maculatum: Coff., Nit-ac., Spir. nitr. dulc.

Coff., Spir. nitr. dulc. [SRA]

Mehr oder weniger Riechen an versüsstem SALPETERGEIST, in einigen Fällen auch wohl etwas KAFFEE-Trank mindert allzu stürmische Wirkungen derselben. [CK 3, 177]

Coff., Nit-ac., Spir. nitr. dulc. (Vinum. Plin. XIV. 28.) [PB]

Conium maculatum ist Antidot von: Op.

Conium maculatum ist Zwischenmittel von: Arn.

Am 10. Apr. 1852 gab ich: 1, 3. ARN. 200°°., 2. CON. 200°. 4. §. Alle 24 Stunden ein Pulver zu nehmen und äußerlich nichts, als einen trockenen Verband anzuwenden.[Vol. 82, S.79; AHZ 48 (1854) 54]

Verifikationen und klinische Symptome

Zwischenmittel von Conium maculatum: Ars., Bell.,

Ref. war nicht immer mit CON. dabei zum Ziele gelangt, sondern genöthigt gewesen, nach den Umständen BELL. oder ARS. dazwischen zu geben, wonach dann eine neue Gabe CON. wieder vorzügliche Wirkung gethan habe.[AHZ 44 (1852) 70]

Konkordanzen der homöopathischen Arzneien

I. Gemüth und Geist: Anac., Bell., Bry., Calc., Cann-s., Caust., Graph., Hell., Hyos., Ign., Laur., *Lyc.*, Nat-c., *Nat-m.*, Nux-m., Nux-v, Op., Petr., Phos., *Ph-ac.*, *Puls.*, *Rhus-t.*, Sep., *Sil.*, *Stram.*, Sulph., *Verat.* [PB]

II. Körpertheile und Organe: Acon., Arn., Ars., Aur., *Bell.*, Bry., *Calc.*, Cann-s., Caust., Cham., *Chin.*, Cocc., Euphr., Graph., Hep., Hyos.., Ign., Kali-c., *Lyc.*, *Merc.*, Nat-m., Nit-ac., *Nux-v.*, Olnd., Op., Petr., *Phos.*, Ph-ac., *Puls.*, Rhus-t., Sabad., *Sep.*, *Sil.*, Spig., Staph., Stram., *Sulph.*, Verat. [PB]

III. Empfindungen und Beschwerden

1. **Aeussere und innere Körpertheile im Allgemeinen:** Acon., Alum., Anac., Arn., Ars., Asaf., Aur., *Bell.*, Bry., *Calc.*, Caust., Cham., *Chin.*, Cocc., Cupr., Graph., Ign., Jod., Kali-c., *Lyc.*, Merc., Mosch., Nat-c., Nat-m., Nit-ac., *Nux-v.*, Olnd., Op., Phos., Ph-ac., Plat., *Puls.*, Rhus-t., *Sep.*, Sil., Spig., Spong., Stann., Staph., Stram., Stront., *Sulph.*, Valer. [PB]
2. **Drüsen:** Ars., *Bell.*, Bry., Carb-an., Cham., Clem., Hep., Lyc., Nit-ac., *Phos.*, Puls., Rhus-t., *Sep.*, Sil., Spong., *Sulph.* [PB]
3. **Knochen:** Asaf., Bell., Calc., Lyc., *Merc.*, *Nit-ac.*, *Puls.*, Ruta, Sep., Sil., Staph., *Sulph.* [PB]
4. **Haut und Aeusseres:** Arn., Ars., Bar-c., Bell., Bry., *Calc.*, Carb-v., Caust., Clem., Dulc., Graph., Hep., Kali-c., Lach., *Lyc.*, Merc., Mez., Nit-ac., Nux-v., Petr., Phos., Ph-ac., *Puls.*, *Rhus-t.*, *Sep.*, *Sil.*, Staph., Stront., *Sulph.*, Sulph-ac., Viol-t. [PB]

IV. Schlaf und Träume: Ant-t., Bell., *Bry.*, *Calc.*, Caust., Croc., *Graph.*, Hep., Ign., Mgs., Merc., Nat-c., Nux-m., *Nux-v.*, *Op.*, *Phos.*, Ph-ac., Puls., Sep., *Sil.*, *Sulph.* [PB]

V. Fieber: *Ars.*, Aur., Bell., Camph., Chin., *Nux-v.*, Phos., Puls., *Rhus-t.*, Sep., Sulph., Verat. [PB]

VI. Änderung des Befindens

1. **Verschlimmerung nach der Zeit:** Acon., Arn., Aur., Calc., Croc., Dros., Euphr., Hep., Nat-m., Nux-v., Phos., Rhus-t. [PB]
2. **Verschlimmerung nach Lage und Umständen:** Acon., Arn., Ars., Aur., Bar-c., Bell., Bry., *Calc.*, *Caps.*, Carb-v , Caust., Cham., Chin., Cocc., Cycl., Dulc., Euph., *Ferr.*, Graph., Hep., Ign., Kali-c., *Lyc.*, Merc., Nat-c., Nat-m., *Nux-v.*, *Phos.*, Ph-ac., Plat., *Puls.*, *Rhus-t.*, Sabad., Samb., *Sep.*, *Sil.*, Spig., *Sulph.*, Tarax., Valer., Viol-t. [PB]

VII. Konkordanz der homöopathischen Arzneien

Acon., Arn., Ars., Aur., *Bell.*, Bry., *Calc.*, Caps., Carb-v., Caust., Cham., Chin., Cocc., Dulc., Ferr., Graph., Hep., Hyos., Ign., Kali-c., *Lyc.*, Merc., Nat-c., Nat-m., Nit-ac., *Nux-v.*, Op., Petr., *Phos.*, Ph-ac., *Puls.*, *Rhus-t.*, Sabad., *Sep.*, *Sil.*, Spig., Staph., Stram., *Sulph.*, Verat. [PB]

Agn., Anac., Ant-t., Coff., Cupr., Cycl., Dig., Dulc., *Lach.*, *Lyc.*, *Nit-ac.*, Nux-v., *Puls.* [KV]

Verifikationen und klinische Symptome

Crocus sativus (Safran)

(Croc.)

Synonyma

Crocus sativus L., Crocus officinalis Pers., Safran [SRN]

Nicht-Antipsorische Arznei

[SRN]

Arzneiwirkungsdauer

Wirkt über 8 Tage.[SRN]

Zählt zur 2. Klasse derjenigen Mittel, welche eine kurze Wirkungsdauer besitzen.[AHZ 49 (1855) 82]

Hinweise

BLUTUNGEN aus verschiedenen Organen von schwarzem, zähem BLUTE.[Br., Lippe]

[BLUT] Klumpen, die aus dunklen, deutlichen Bändern zusammengesetzt sind, ähnlich wie lange, zusammengeballte Würmer, gehen ab. (Letzteres Symptom wurde von Dr. *H. R. Guernsey* als besonders charakteristisch bezeichnet).[Br., Lippe]

Eigenthümlichkeiten und Hauptwirkungen

Gemüth

Ungemein wechselnde Laune.[VHA]

Traurigkeit und Lustigkeit wechselnd.[VHA]

Neigung zum Scherzen, Lachen und Singen.[VHA]

Lustiger Wahnsinn, mit Possenreissen.[VHA]

Aergerlichkeit und Auffahren, mit Zärtlichkeit abwechselnd.[VHA]

Konkordanz Gemüth und Geist: Anac., Aur., *Bell.*, Carb-an., Hyos., Lyc., Nat-c., *Op.*, Plat., Stram., *Verat.*, Zinc. [PB]

Geist

Große Zerstreutheit und Vergeßlichkeit.[VHA]

Konkordanz Gemüth und Geist: Anac., Aur., *Bell.*, Carb-an., Hyos., Lyc., Nat-c., *Op.*, Plat., Stram., *Verat.*, Zinc. [PB]

Schwindel

Schwindel mit Ohnmacht.[VHA]

Drehender Schwindel und Trunkenheit im Vorderkopfe, in der Stube, nicht im Freien.[VHA]

Trunkenheit in der Stirn, in der warmen Stube [verschlimmert], im Freien vergehend, mit Kopfweh im Hinterkopfe und Augenschmerzen.[HA 30]

Kopf

Plötzliche Stöße in der Stirn und Schläfe.[VHA]

Abends bei LICHTE, Kopfschmerz in der Stirn, mit Brennen und Drücken in den Augen.[VHA]

Klopfender Kopfschmerz in einer Kopfseite, bis ins Auge.[VHA]

Trunkenheit in der Stirn, in der warmen Stube [verschlimmert], im Freien vergehend, mit Kopfweh im Hinterkopfe und Augenschmerzen.[HA 30]

Augen

Nächtlicher Krampf in den Augenlidern.[VHA]

Sichtbares Zippern der Augenlider.[VHA]

Thränen der Augen in der Stube, nicht im Freien.[VHA]

Neigung, mit den Augen zu blinken oder sie zu wischen.[VHA]

Erweiterte Pupillen.[VHA]

Abends bei LICHTE, Trübsichtigkeit, wie durch Flor oder Nebel.[VHA]

Klopfender Kopfschmerz in einer Kopfseite, bis ins Auge.[VHA]

Verifikationen und klinische Symptome

Trunkenheit in der Stirn, in der warmen Stube [verschlimmert], im Freien vergehend, mit Kopfweh im Hinterkopfe und Augenschmerzen.[HA 30]

Nase

Nasen-BLUTEN, mit dickem, zähem, schwarzem BLUTE, bei kaltem Schweiß auf der Stirn.[VHA]

Antlitz

Erdfahle Gesichtsfarbe.[VHA]
Brennende, rothe Flecken im Gesichte.[VHA]
Glühende Gesichtshitze.[VHA]
Schrunden in den Lippen.[VHA]
Nasen-BLUTEN, mit dickem, zähem, schwarzem BLUTE, bei kaltem Schweiß auf der Stirn.[VHA]

Mund

Kratzig im Halse, Abends vor und nach (nicht bei) dem Essen.[VHA]
Gefühl im Halse, wie von einem Stöpsel, oder als wäre das Zäpfchen gefallen.[VHA]
Weißbelegte Zunge, mit aufgerichteten Wärzchen.[VHA]

Genüsse

Abendlicher Durst.[VHA]

Aufstoßen

Soodbrennen nach dem Essen.[VHA]

Uebelkeit

Brecherlichkeit, welche im Freien vergeht.[VHA]

Magen

Hüpfen und Springen im Magen, wie von etwas Lebendigem.[VHA]

Bauch

Gefühl von Hüpfen und Springen im Unterleibe, wie von etwas Lebendigem.[VHA]
Auftreibung des Unterleibes.[VHA]
Schwere im Unterbauche und Drängen nach den Geschlechtstheilen.[VHA]

After

Stechen, Jücken und Kriebeln im After.[VHA]

Geschlechtstheile

Absetzendes, scharfes Stechen vom After bis in den Schooß, wo dann ein einfaches Wehthun zurückbleibt, beim Einathmen verschlimmert.[VHA]
Schwere im Unterbauche und Drängen nach den Geschlechtstheilen.[VHA]

Regel

Monatliches zu früh und zu stark.[VHA]
MUTTERBLUTFLUSS mit schwarzem, zähem und übelriechendem BLUTE.[VHA]
BLUTABGANG beim ● Neu- und ○ Voll-MONDE.[VHA]

Athem

Schweräthmigkeit mit Neigung zum Tiefathmen, nach Gähnen besser.[VHA]
Widerlich riechender Athem.[VHA]
Absetzendes, scharfes Stechen vom After bis in den Schooß, wo dann ein einfaches Wehthun zurückbleibt, beim Einathmen verschlimmert.[VHA]

Husten

Heftiger, trockner Husten, von Reiz in der Luftröhre, durch Auflegen der Hand auf die Herzgrube erleichtert.[VHA]
BLUT-Husten.[VHA]

Verifikationen und klinische Symptome

Verifikationen und klinische Symptome

Brust
Hüpfen und Springen in der Brust, wie von etwas Lebendigem.[VHA]
Heftiger, trockner Husten, von Reiz in der Luftröhre, durch Auflegen der Hand auf die Herzgrube erleichtert.[VHA]

Rücken
Kältegefühl im Rücken.[VHA]

Oberglieder
Gefühl im Schultergelenke, als wollte der Kopf des Oberarms sich ausrenken.[VHA]
Eingeschlafenheit der Arme und Hände.[VHA]
Brennendes Kriebeln und Strammen in den Fingerspitzen.[VHA]
Frostbeulen an Händen und Fingern.[VHA]
Eingeschlafenheit einzelner Glieder, besonders Nachts.[VHA]

Unterglieder
Große Müdigkeit in den Knien und Unterschenkeln.[VHA]
Zerschlagenheitsschmerz im Hüftgelenke.[VHA]
Frostbeulen an den Zehen.[VHA]
Eingeschlafenheit einzelner Glieder, besonders Nachts.[VHA]

Haut
Scharlachröthe des ganzen Körpers.[VHA]
Schmerzhafte Eiterung gequetschter Stellen.[VHA]
Erdfahle Gesichtsfarbe.[VHA]
Brennende, rothe Flecken im Gesichte.[VHA]
Konkordanz Haut und Aeusseres: Asaf., Bar-c., Calc., Carb-v., C h a m . , Chin., H e p . , Kali-c., Lyc., M e r c . , Nit-ac., Petr., *P u l s .* , Rhus-t., S e p . , *Sil.*, Spig., *S u l p h .* [PB]

Schlaf
Fortwährendes Gähnen und Neigung zu schlafen.[VHA]
Schläfrigkeit nach jedem Essen.[VHA]
Schlafsucht und Schlaftrunkenheit.[VHA]
Eingeschlafenheit einzelner Glieder, besonders Nachts.[VHA]
Konkordanz Schlaf und Träume: *Ant-t.*, Ars., Bry., C o n . , Cupr., Ign., Lach., Laur., Mgs., N u x - m . , N u x - v . , *Op.*, P h o s . , Ph-ac., P u l s . , Rhus-t., Sil., Staph., Verat. [PB]

Fieber
Frostigkeit mit Gänsehaut und Gähnen.[VHA]
Frostschauder bloß an der hintern Körperhälfte.[VHA]
Hitze mit Gesichtsröthe, aufgelaufenen Adern und Durst.[VHA]
Schweiß bloß an der untern Hälfte des Körpers.[VHA]

Fieberstadien
1. Der P u l s fieberhaft beschleunigt. – Aengstliches Herzklopfen.[WF 20]
2. Nachmittags F r o s t , welcher sich gegen Abend vermehrt, mit Frostschauder vom Rücken aus die Beine herab und Zittern. – Beim Froste sowohl, als bei der Hitze, Durst. – Frostschauder bloss an der hintern Körperhälfte.[WF 20]
3. Ueberlaufende, innere H i t z e , mit Prickeln und Kriebeln in der Haut. – Hitze, am Meisten des Kopfes und Gesichts, mit Blässe der Wangen und Durst. – Hitze mit starker Gesichtsröthe und aufgelaufenen Adern.[WF 20]
4. Wenig S c h w e i s s , nur in der Nacht etwas, und dann kalt und ermattend. – Schweiss bloss an der untern Körperhälfte.[WF 20]

Konkordanz Fieber: B e l l . , B r y . , Hep., S u l p h . [PB]

Gemeinsames
Hüpfen und Springen im Körper, wie von etwas Lebendigem.[VHA]
Kriebeln im Körper, bald hier, bald da.[VHA]
Eingeschlafenheit einzelner Glieder, besonders Nachts.[VHA]
BLUTUNGEN aus verschiedenen Organen mit zähem, schwarzen BLUTE.[VHA]

BLUTABGANG beim ● Neu- und ○ Voll-MONDE.[VHA]
Veiztanz-Anfälle, (alle 8 Tage, gegen Abend, mit Singen, Lachen und Tanzen).[VHA]
Früh, ungeheure Mattigkeit und überhaupt schlimmeres Befinden.[VHA]
Großer Wechsel im Befinden.[VHA]

Besserung der Beschwerden

Im Freien.[HA 30]
Im Freien ist ihr weit wohler, als in der, auch nur mäßig geheizten Stube.[VHA]

Verschlimmerung der Beschwerden

BLUTABGANG beim ● Neu- und ○ Voll-MONDE.[VHA]
Früh, ungeheure Mattigkeit und überhaupt schlimmeres Befinden.[VHA]
In der warmen Stube.[HA 30], [PB 347]
Im Freien ist ihr weit wohler, als in der, auch nur mäßig geheizten Stube.[VHA]

Konkordanzen

Verschlimmerung nach der Zeit: Dros., Ign., Kali-c., Kali-n., *Nux-v.*, Ph-ac., *Rhus-t.*, Squil. [PB]

Verschlimmerung nach Lage und Umständen: Alum., Anac., Arn., Asar., Bell., Bry., *Calc.*, Cann-s., Caps., Cham., Chel., Cocc., Graph., Hep., Ign., *Jod.*, Lyc., Merc., Nat-m., Nux-v., Phos., *Puls.*, Rhus-t., Ruta, *Sabin.*, Seneg., Sep., Sil., Spig., Staph., Sulph. [PB]

Arzneiverwandtschaften von Crocus sativus

Acon., (Ant-t.), (Bell.), (Caust.), Ign., Ip., (Lach.), (Mag-c.), Mosch., (M-arct.), Op., Plat., (Stann.) [VHA]
Alum., Ant-t., Arn., *Bell.*, Bry., *Calc.*, Cham., Chin., Cocc., Con., Hep., Hyos., Ign., Jod., Kali-c., Lyc., Merc., *Nux-v.*, Op., Phos., Ph-ac., *Puls.*, *Rhus-t.*, Sabin., *Sep.*, Sil., Spig., *Sulph.*, Verat. [PB]
Acon., Bell., *Op.*, Plat. [KV]

Antidote von Crocus sativus: Acon., Op.

Acon., Op. [SRN]
Acon., Op. [PB]

Konkordanzen der homöopathischen Arzneien

I. Gemüth und Geist: Anac., Aur., *Bell.*, Carb-an., Hyos., Lyc., Nat-c., *Op.*, Plat., Stram., *Verat.*, Zinc. [PB]

II. Körpertheile und Organe: Acon., Bell., Bry., *Calc.*, Caust., Cham., Chin., Con., Hep., Hyos., Lyc., Merc., *Nux-v.*, *Phos.*, Ph-ac., Puls., Rhus-t., Sep., Spig., Sulph., Verat., Zinc. [PB]

III. Empfindungen und Beschwerden

1. **Aeussere und innere Körpertheile im Allgemeinen:** Acon., Alum., *Arn.*, Asar., Aur., Bell., Bry., *Calc.*, Carb-v., Caust., Chin., Cocc., Ferr., Graph., Hyos., Ign., Kali-c., Lyc., *Merc.*, Nat-m., Nit-ac., Nux.-v., Phos., Plat., *Puls.*, Rhod., *Rhus-t.*, Sep., Sil., Spig., *Sulph.* [PB]
2. **Drüsen:** vacat. [PB]
3. **Knochen:** vacat. [PB]
4. **Haut und Aeusseres:** Asaf., Bar-c., Calc., Carb-v., Cham., Chin., Hep., Kali-c., Lyc., Merc., Nit-ac., Petr., *Puls.*, Rhus-t., Sep., *Sil.*, Spig., *Sulph.* [PB]

IV. Schlaf und Träume: *Ant-t.*, Ars., Bry., Con., Cupr., Ign., Lach., Laur., Mgs., Nux-m., Nux-v., *Op.*, Phos., Ph-ac., Puls., Rhus-t., Sil., Staph., Verat. [PB]

V. Fieber: Bell., Bry., Hep., Sulph. [PB]

Verifikationen und klinische Symptome

VI. Änderung des Befindens

1. **Verschlimmerung nach der Zeit:** Dros., Ign., Kali-c., Kali-n., *Nux-v.*, Ph-ac., *Rhus-t.*, Squil. [PB]
2. **Verschlimmerung nach Lage und Umständen:** Alum., Anac., Arn., Asar., Bell., Bry., *Calc.*, Cann-s., Caps., Cham., Chel., Cocc., Graph., Hep., Ign., *Jod.*, Lyc., Merc., Nat-m., Nux-v., Phos., *Puls.*, Rhus-t., Ruta, *Sabin.*, Seneg., Sep., Sil., Spig., Staph., Sulph. [PB]

VII. Konkordanz der homöopathischen Arzneien

Alum., Ant-t., Arn., *Bell.*, Bry., *Calc.*, Cham., Chin., Cocc., Con., Hep., Hyos., Ign., Jod., Kali-c., Lyc., Merc., *Nux-v.*, Op., Phos., Ph-ac., *Puls.*, *Rhus-t.*, Sabin., *Sep.*, Sil., Spig., *Sulph.*, Verat. [PB]

Acon., Bell., *Op.*, Plat. [KV]

Verifikationen und klinische Symptome

Cuprum metallicum (Kupfer)

(Cupr.)

Synonyma

Cuprum, Cuprum metallicum, Kupfer [SRN]
Metallisches Kupfer [Br., Lippe]

Antipsorische Arznei

Die [...] bezeichneten Arzneien scheinen zu den antipsorischen Mitteln gezählt werden zu dürfen. Wenigstens habe ich sie in chronischen Beschwerden (psorischen Ursprungs) vorzugsweise wirksam befunden.[SRN]

Als antipsorisches Heilmittel beseitigt das KUPFER unter andern auch folgende Beschwerden [...].[CK 3, 213]

Arzneiwirkungsdauer

Wirkt 2 bis 3 Wochen.[SRN]

Die Wirkungsdauer der KUPFER-Arzneien beträgt, wie es scheint, nur wenige Tage.[CK 3, 213]

Zählt zur 3. Klasse derjenigen Mittel, welche eine mittlere Wirkungsdauer besitzen.[AHZ 49 (1855) 82]

Hinweise

Mehre Arten theilweiser oder allgemeiner, klonischer Krämpfe, Arten Veitstanz (*Niemann*), Epilepsieen (*Artaeus, Duncan, Köchlin*) Keichhusten, Haut-Ausschläge, alte Geschwüre vorzüglich auch krampfhafte Beschwerden bei allzu feinen und allzu empfindlichen Sinnen scheinen die Haupt-Sphäre seiner passenden Anwendung zu seyn, wie es denn auch in der mörderischen Cholera theils zur Verhütung, theils zur Heilung derselben, wenn sie sich schon entwickelt hatte, nicht zu entbehren war.[CK 3, 213]

Die im Text in eckige Klammer gesetzten Symptome „Zusammenlaufen vielen, nach KUPFER schmeckenden Speichels im Munde: Ran-b.[VHA]" und „Metallischer, KUPFERIGER Geschmack im Munde: Agn.[VHA]" wurden unter die jeweiligen Rubriken mit aufgenommen, da *von Bönninghausen* eindeutig den Vergleich mit KUPFER eingeht. – Außerdem wird hiermit aufgezeigt, daß die neuerdings unter den Laien zunehmenden Indikationen von homöopathischem KUPFER bei Symptomen, die aufgrund von Assoziationen und nicht durch den Materia medica-Vergleich erfaßt wurden, falsch sind und die Findung des Simile verhindern.

Eigenthümlichkeiten und Hauptwirkungen

Gemüth

Ungeheure Angst, wie Todesangst.[VHA], [HA 21]
Große Angst und Unruhe.[HA 102]
Grosse Angst.[KEU 21]
Unruhiges Umherwerfen.[VHA]
Unruhe, Stöhnen und Neigung zu entfliehen.[HA 21]
Stöhnen.[VHA]
Neigung zum Entfliehen.[VHA]
Furchtsamkeit.[VHA]
Schreckhaftigkeit.[VHA]
Wuth und Raserei.[VHA]
Anfälle von rasender Wuth.[VHA], [HA 21]
Wechsel von Lustigkeit und Niedergeschlagenheit.[KEU 21]
Magen- und Leibweh, mit Angst (beim Keuchhusten-Anfall).[KEU 21]
Konkordanz Gemüth und Geist: Anac., A r s ., A u r ., *Bell.*, Cic., *Hyos.*, L y c ., Nat-m., Nux-v., O p ., Rhus-t., *S t r a m .*, *Verat.* [PB]

Geist

Vergehen der Sinne.[VHA], [HA 102]
Exaltirter Geist.[VHA]
Wahnsinn-Anfälle.[VHA]

Verifikationen und klinische Symptome

Verifikationen und klinische Symptome

Die Wahnsinnanfälle endigen mit Schweiß.[HA 21]

Die Wahnsinn-Anfälle endigen mit Schweiß (bei Fieber).[VHA]

Tückisch boshafter Wahnsinn, mit hoffärtigen Gebärden und untermischten klonischen Krämpfen. – Ungeheure Angst, wie Todesangst; Unruhe, Stöhnen und Neigung zu entfliehen; Anfälle von rasender Wuth; Schwindel und Vergehen der Sinne mit Vorwärtssinken des Kopfs; stiere, verdrehte Augen; Verzogenheit der Gesichtsmuskeln; unauslöschlicher Durst mit hörbarem Hinabgluckern der Getränke; unterdrückter Stuhl und Harn; trockner Husten, ohne abzusetzen; heftige Konvulsionen, mit durchdringendem Geschrei; Unerträglichkeit jeder Berührung; tiefer Schlaf mit Zuckungen; langsamer, fast unfühlbarer Puls; Kälte und kalter Schweiß des Körpers; die Wahnsinnanfälle endigen mit Schweiß.[HA 21]

Konkordanz Gemüth und Geist: Anac., Ars., Aur., *Bell.*, Cic., *Hyos.*, Lyc., Nat-m., Nux-v., Op., Rhus-t., *Stram.*, *Verat.* [PB]

Schwindel

Schwindel bei fast allen Beschwerden, mit Vorwärts-Sinken des Kopfs.[VHA]

Schwindel und Vergehen der Sinne mit Vorwärtssinken des Kopfs.[HA 21]

Drehender Schwindel zum Vorwärtsfallen, im Liegen vergehend, mit Vorwärtssinken des Kopfs, Kopfweh und Mattigkeit.[HA 29]

Schwindel zum Vorwärtssinken (beim Keuchhusten-Anfall).[KEU 21]

Kopf

Drückender Kopfschmerz, durch Berührung verschlimmert.[VHA]

Kopfweh (nach dem Keuchhusten-Anfall).[KEU 21]

Innerer Kopf

Kriebeln im Kopfe (beim Keuchhusten-Anfall).[KEU 21]

Gehirnentzündung.[VHA]

Konvulsionen des Kopfs, mit hin und her Bewegen, schief Drehen, seitwärts Ziehen oder vorwärts Sinken desselben, von jeder Berührung verschlimmert oder erneuert (bei KOPFWASSER).[HA 101]

Fallsucht-Anfälle.[VHA]

In den letzten Jahren habe ich es bei Heilung der Epilepsie sehr vortheilhaft gefunden, wenn irgend die Mittel angezeigt waren durch Habitus und Nebenbeschwerden, die CALC. mit CUPR. im Wechsel zu geben, und beobachtet, daß in diesem Falle das erstere Mittel sanfter und wohlthätiger wirkte, als wenn ich es, wie früher, allein gab.[ACS 17 (1839) 3,51]

Heilungsbericht: *C. V.* zu V., ein ziemlich robustes Mädchen von 23 Jahren, leidet seit 5 Jahren an Epilepsie, welche alle 2 bis 3 Tage einen Anfall macht, vor und nach der Periode aber am heftigsten ist. Bei den Anfällen springt sie oftmals auf mit verschlossenen Augen, und die Brust und Herzgrube färben sich dabei bläulich, bei Absterben der Finger. Außer den Anfällen klagt sie beständig über Brennen in der Brust und im Unterleibe, während sie übrigens stets friert, und die Periode erscheint zu spät und zu wenig. Am 18. Mai 1835 gab ich ihr, wo eben die Periode vorüber war, eine Gabe PULS. 30°° und am 22. Mai eine Gabe CUPR. 30°°, wonach kein Anfall wiederkehrte und das ganze Leiden dauerhaft gehoben war.[ACS 18 (1840) 2, 14]

Aeusserer Kopf

Kriebelnde Empfindung im Wirbel.[VHA]

Der Kopf ist schief auf eine Seite gezogen.[VHA]

Schwindel bei fast allen Beschwerden, mit Vorwärts-Sinken des Kopfs.[VHA]

Konvulsionen des Kopfs, mit hin und her Bewegen, schief Drehen, seitwärts Ziehen oder vorwärts Sinken desselben, von jeder Berührung verschlimmert oder erneuert (bei KOPFWASSER). – Große Angst und Unruhe; Vergehen der Sinne; aufwärts verdrehten Augen mit Unempfindlichkeit der Pupille; bläuliches Gesicht und blaue Lippen, krampfhafte Verzerrung des Gesichts; kalte Zungenspitze, bei Brennen im Halse und unauslöschlichem Durste; Uebelkeit und heftiges Erbrechen; heftige Konvulsionen mit durchdringendem Geschrei; klonische Krämpfe und nächtliche Zuckungen bei tiefem Schlafe; Eiskälte des ganzen Körpers; kalter Schweiß.[HA 101-102]

Verifikationen und klinische Symptome

Augen
Stiere eingefallene Augen.[VHA]
Stiere, verdrehte Augen.[HA 21]
Aufwärts verdrehte Augen.[VHA]
Aufwärts verdrehten Augen mit Unempfindlichkeit der Pupille.[HA 102]
Verdrehen der Augen (beim Keuchhusten-Anfall).[KEU 21]
Verschlossene Augen.[VHA]
Unempfindlichkeit der Pupille.[VHA]
Ueberempfindlichkeit aller Sinne (nach dem Keuchhusten-Anfall).[KEU 22]

Antlitz
Gesichtsblässe.[VHA]
Blasses, eingefallenes Gesicht (beim Keuchhusten-Anfall).[KEU 21]
Hohe Röthe des Gesichts.[VHA]
Bläuliches Gesicht und blaue Lippen.[VHA], [HA 102]
Blaue Lippen (beim Keuchhusten-Anfall).[KEU 21]
Krampfhafte Verzerrung des Gesichts.[VHA], [HA 102]
Verzogenheit der Gesichtsmuskeln.[HA 21]

Zähne
Schwieriges Zahnen der Kinder, mit Konvulsionen.[VHA]

Mund
Brennen im Halse.[VHA]
Kalte Zungenspitze.[VHA]
Kalte Zungenspitze, bei Brennen im Halse und unauslöschlichem Durste.[HA 102]
Heiseres Schreien, wie ein Kind.[VHA]
Schaum vor dem Munde.[VHA]
Schaum vor dem Munde (beim Keuchhusten-Anfall).[KEU 21]
[Zusammenlaufen vielen, nach KUPFER schmeckenden Speichels im Munde: Ran-b.[VHA]]
Die Zunge schnellt mit Schnelligkeit vor und zurück, wie bei einer Schlange: CUPR-A. (Der SULPH.-Kranke zieht die Zunge zurück und stößt sie regelmäßig hervor.)[Br., Lippe]

Genüsse
Hastiges Essen.[VHA]
Neigung zu Kaltem.[VHA]
Unauslöschlicher Durst, bei Dürre im Halse.[VHA]
Unauslöschlicher Durst mit hörbarem Hinabgluckern der Getränke.[HA 21]
Hörbares Hinabgluckern des Getränks.[VHA]
Hörbares Herabgluckern des Getränkes im Schlunde (nach dem Keuchhusten-Anfall).[KEU 21]
Das Getränk geht mit einem hörbaren Hinabguckern durch den Schlund.[Br., Lippe]

Geschmack
SÜßLICHER (KUPFERIGER) Geschmack im Munde.[VHA]
[METALLISCHER, KUPFERIGER Geschmack im Munde: Agn.[VHA]]
Ueberempfindlichkeit aller Sinne (nach dem Keuchhusten-Anfall).[KEU 22]

Aufstoßen
Schluchzen vor den Krampfanfällen.[VHA]

Uebelkeit
Uebelkeit vom Unterbauche bis zum Halse hinauf.[VHA]
Uebelkeit und heftiges Erbrechen.[HA 102]
Heftiges Brechwürgen.[VHA]
Brechwürgen (beim Keuchhusten-Anfall).[KEU 21]
Uebelriechendes oder galliges Erbrechen.[VHA]
Erbrechen von WASSER, worin Flocken schweben.[VHA]
Gall- und BLUT-Erbrechen, Schlucksen (beim Keuchhusten-Anfall).[KEU 21]
Erbrechen mit Unterleibskrämpfen und Konvulsionen.[VHA]

Erbrechen bloss der festen Speisen (nach dem Keuchhusten-Anfall).[KEU 21-22]

Magen

Druck in der Herzgrube, durch Berührung verschlimmert.[VHA]
Magen- und Leibweh, mit Angst (beim Keuchhusten-Anfall).[KEU 21]
Nagen und Fressen im Magen.[VHA]
Wenn die Flüssigkeit mit einem Glucken hinabgeht, vergleiche APIS und CUPR.. (Bei THUJ. fallen die Getränke mit einem Platsch in den Magen; das Getränk fällt mit einem Geräusch in den Magen.)[Br., Lippe]

Bauch

Heftige Bauchschmerzen mit Angst.[VHA]
Magen- und Leibweh, mit Angst (beim Keuchhusten-Anfall).[KEU 21]
Drücken im Unterleibe, wie von einem Steine, durch Berührung verschlimmert.[VHA]
Ungeheure Krämpfe im (Magen und) Unterleibe, mit Konvulsionen.[VHA]
Erbrechen mit Unterleibskrämpfen und Konvulsionen.[VHA]
Unterdrücktes Monatliche mit Unterleibskrämpfen.[VHA]
Fressend stechende Geschwüre im Unterleibe.[VHA]
Schweräthmigkeit, mit konvulsivischem Arbeiten der Bauchmuskeln.[VHA]

Stuhl

Unterdrückter Stuhl, mit allgemeiner Hitze.[VHA]
Unterdrückter Stuhl und Harn.[HA 21]
Heftiger Durchfall.[VHA]
WÄSSIGER Durchfall, mit Flocken vermischt.[VHA]

Harn

Unterdrückter Harnabgang.[VHA]
Unterdrückter Stuhl und Harn.[HA 21]
Zäher, sehr übelriechender Harn.[VHA]
Oefteres, nächtliches Harnen.[VHA]

Beschwerden der Kinder

Schwieriges Zahnen der Kinder, mit Konvulsionen.[VHA]

Regel

Monatliches zu lange dauernd.[VHA]
Unterdrücktes Monatliche mit Unterleibskrämpfen.[VHA]
Brustkrämpfe vor der Regel.[VHA]
Nach Schreck, oder Ärger (und vor dem Monatlichen) Brustkrämpfe, welche Athem und Stimme benehmen.[VHA]

Athem

Schnelles Athmen, mit Wimmern und Schnärcheln in der Luftröhre.[VHA]
Schweräthmigkeit, mit konvulsivischem Arbeiten der Bauchmuskeln.[VHA]
Pfeifender Athem (beim Keuchhusten-Anfall).[KEU 21]
Ausbleiben des Athems (beim Keuchhusten-Anfall).[KEU 21]
Erstickungsanfälle (beim Keuchhusten-Anfall).[KEU 21]
Ununterbrochener Husten mit Athemversetzung.[VHA]
Schneller, röchelnder Athem (nach dem Keuchhusten-Anfall).[KEU 22]
Nach Schreck, oder Ärger (und vor dem Monatlichen) Brustkrämpfe, welche Athem und Stimme benehmen.[VHA]

Asthma siccum

Leibmedicus Dr. *Weber* sprach über eine Art von trockenem Asthma (Asthma siccum), wie es sich oft bei KUPFER-Schlägern vorfindet, und wogegen, in Gemässheit des Princips der Aehnlichkeit, sich oft CUPR. als ein treffliches Heilmittel bewährt habe. Ref. bemerkte dazu, das da, wo dieses Mittel sichere Hilfe bringen solle, die asthmatischen Beschwerden in abgesonderten Anfällen, am Meisten Abends und in der Nacht aufzutreten pflegten, und diese beim Aufkommen durch einen oder mehrere Schluck kalten WAS-

Verifikationen und klinische Symptome

SERS entweder ganz verhindert oder schnell gebessert werden könnten, – eine Charakteristik des CUPR., welche ein Hauptkriterium bilde, um die Anzeige dieses Mittels von der des zunächst stehendem ARS., wo in dieser Krankheit gerade das Umgekehrte stattfinde, zu unterscheiden.[AHZ 63 (1861) 53-54]

Husten

Trockner Husten, ohne abzusetzen.[VHA]

Ununterbrochener Husten mit Athemversetzung.[VHA]

Trockner Husten, ohne abzusetzen.[HA 21]

Keuchhusten

Keuchhusten in langen, ununterbrochenen Anfällen, (ohne abzusetzen), Ausbleiben des Athems und nachfolgende Heiserkeit, mit Erbrechen blos fester Speisen (vom Genuss fester Speisen verschlimmert), von WASSER-Trinken gebessert und mit Frostigkeit den ganzen Tag. – (Oft nach VERAT.)[AHZ 53 (1856) 85]

Keuchhusten in langen, ununterbrochenen Anfällen, ohne eher abzusetzen, als bis der Athem ausbleibt, von Schleim in der Luftröhre, odr von Krampf in der Kehle erregt, Abends ganz trocken. Morgens oft mit geringem Auswurfe von Schleim mit dunklem BLUTE, von FAULIGEM Geschmacke und Geruche.[KEU 21]

Verschlimmerung: Tag und Nacht, in 1/2 bis 2stündlichen Anfällen. – Genuss fester Speisen. Einathmen kalter LUFT. Tiefathmen. Nord- und Ost-WINDE. Lachen. Zurückbiegen des Körpers. Erkältung. – (Ein Schluck kalten WASSERS bessert.)[KEU 21]

Begleitung: Vorher: Grosse Angst. Wechsel von Lustigkeit und Niedergeschlagenheit. Frostigkeit. – Bei den Anfällen: Schwindel zum Vorwärtssinken. Kriebeln im Kopfe. Verdrehen der Augen. Blasses, eingefallenes Gesicht. Blaue Lippen. Schaum vor dem Munde. Brechwürgen. Gall- und BLUT-Erbrechen, Schlucksen. Magen- und Leibweh, mit Angst. Pfeifender Athem. Ausbleiben des Athems. Erstickungsanfälle. Zusammenziehen der Brust. Herzklopfen. Klonische Krämpfe und Konvulsionen, in den Fingern und Zehen anfangend. Erstarrung des ganzen Körpers. Zittern. Kalte Schweisse. – Nachher: Kopfweh. Hörbares Herabgluckern des Getränkes im Schlunde. Erbrechen bloss der festen Speisen. Schneller, röchelnder Athem. Krampfhafte Engbrüstigkeit. Heiserkeit. Schleimrasseln in der Brust. Ueberempfindlichkeit aller Sinne. Konvulsionen. Zuckungen im Schlafe.[KEU 21-22]

CUPR. ist das Hauptmittel bei einer der bösartigsten Formen des Keuchhustens, welche glücklicher Weise nicht oft vorkommt und dem ähnlich ist, wogegen VERAT. angezeigt ist. Bei diesen beiden Mitteln liegt aber der auffallendste Unterschied, wie CALC. und CAUST., in dem Einfluss vom Trinken eines Schluckes kalten WASSERS.[KEU 22]

Luftröhre

Schnelles Athmen, mit Wimmern und Schnärcheln in der Luftröhre.[VHA]

Heiserkeit (nach dem Keuchhusten-Anfall).[KEU 22]

Brust

Schmerzhafte und krampfhafte Zusammenziehung der Brust.[VHA]

Zusammenziehen der Brust (beim Keuchhusten-Anfall).[KEU 21]

Nach Schreck, oder Ärger (und vor dem Monatlichen) Brustkrämpfe, welche Athem und Stimme benehmen.[VHA]

Brustkrämpfe vor der Regel.[VHA]

Krampfhafte Engbrüstigkeit (nach dem Keuchhusten-Anfall).[KEU 22]

Schleimrasseln in der Brust (nach dem Keuchhusten-Anfall).[KEU 22]

Herzklopfen (beim Keuchhusten-Anfall).[KEU 21]

Aengstliches Herzklopfen.[VHA]

Heilungsbericht: *A. B.* von A., ein sanftes, fleißiges Mädchen von 13 Jahren, hat seit 1 1/2 Jahren wöchtenlich 2 bis 3 Mal einen Anfall von Fallsucht, meistens in der Schule, aber von Angst wegen ihres Vaters, der ein Söffer ist. In der Schule bekömmt sie stets heftiges Herzklopfen; übrigens ist sie blaß und mager; – alles dieses nach Mittheilung der Mutter, indem ich das Kind selbst nie gesehen. – Am 20. April 1837 erhielt sie in Zwischenräumen von 8 Tagen: 1. SULPH. 30°°, 2. CALC. 30°°, 3. LYC. 30°° und 4. CALC. 30°°. Nach dem zweiten Pulver blieb die Fallsucht aus bis

Verifikationen und klinische Symptome

zum 1. Juli, wo sie aus Schreck vor dem tobendem Vater einen gelinden Anfal bekam, dessen Wiederkehr eine Gabe IGN. 12°° verhinderte. Inzwischen war das Herzklopfen in der Schule noch da, als ich am 18. Nov. weitere Nachricht erhielt, und ich gab nun 3 Dosen CUPR. jede zu 30°° und 3 Gaben CALC., jede zu 30°°, im Wechsel alle 3 Tage zu nehmen, wonach auch dieser Krankheitsrest dauerhaft verschwand.[ACS 17 (1839) 3,50-51]

Verifikationen und klinische Symptome

Oberglieder

Klonische Krämpfe und Konvulsionen, in den Fingern und Zehen anfangend (beim Keuchhusten-Anfall).[KEU 21]

PLB. und CUPR. gegen Rheumatismus und Lähmung der Streckmuskeln; NAT-M. und CAUST. erstrecken ihre Wirkung blos auf die Beugemuskeln.[Chargé, Bönn.]

Arme und Hände sind blau marmorirt.[VHA]

Zuckendes Reissen in Arm und Hand.[VHA]

Muskelzucken in den Vorderarmen und Händen.[VHA]

Zucken mit den Fingern.[VHA]

Unterglieder

Klonische Krämpfe und Konvulsionen, in den Fingern und Zehen anfangend (beim Keuchhusten-Anfall).[KEU 21]

PLB. und CUPR. gegen Rheumatismus und Lähmung der Streckmuskeln; NAT-M. und CAUST. erstrecken ihre Wirkung blos auf die Beugemuskeln.[Chargé, Bönn.]

Mattigkeit in den Kniegelenken.[VHA]

Muskelzucken in den Unterschenkeln.[VHA]

Schmerzhafter Klamm in den Waden.[VHA]

Zuckungen in den Zehen.[VHA]

Drüsen

Konkordanz Drüsen: Ars., *Bell.*, Bry., Carb-an., *Con.*, Merc., Phos., Rhus-t., Sep., S u l p h. [PB]

Knochen

Knochenschmerzen, als wenn sie zerbrochen würden.[VHA]

Knochenfraß.[VHA]

Konkordanz Knochen: Arg., C h i n., Sabin., Staph. [PB]

Haut

Trockner Krätzausschlag.[VHA]

Veraltete Geschwüre.[VHA]

Konkordanz Haut und Aeusseres: Am-m., Ant-c., Ars., B e l l., *Calc.*, Clem., Dulc., Hep., L e d., Mag-c., M e r c., Phos., Puls., Rhus-t., *Sep., Sil., Verat.* [PB]

Schlaf

Schlafsucht.[VHA]

Tiefer Schlaf mit Zuckungen.[VHA], [HA 21]

Nächtliche Zuckungen.[VHA]

Zuckungen im Schlafe (nach dem Keuchhusten-Anfall).[KEU 22]

Klonische Krämpfe und nächtliche Zuckungen bei tiefem Schlafe.[HA 102]

Oefteres, nächtliches Harnen.[VHA]

Asthma siccum

Leibmedicus Dr. *Weber* sprach über eine Art von t r o c k e n e m A s t h m a (Asthma siccum), wie es sich oft bei KUPFER-Schlägern vorfindet, und wogegen, in Gemässheit des Princips der Aehnlichkeit, sich oft CUPR. als ein treffliches Heilmittel bewährt habe. Ref. bemerkte dazu, das da, wo dieses Mittel sichere Hilfe bringen solle, die asthmatischen Beschwerden in abgesonderten Anfällen, am Meisten Abends und in der Nacht aufzutreten pflegten, und diese beim Aufkommen durch einen oder mehrere Schluck kalten WASSERS entweder ganz verhindert oder schnell gebessert werden könnten, – eine Charakteristik des CUPR., welche ein Hauptkriterium bilde, um die Anzeige dieses Mittels von der des zunächst stehenden ARS., wo in dieser Krankheit gerade das Umgekehrte stattfinde, zu unterscheiden.[AHZ 63 (1861) 53-54]

Konkordanz Schlaf und Träume: Ant-t., Croc., Ign., Op., Puls. [PB]

Fieber

Langsamer, fast unfühlbarer Puls.[VHA], [HA 21]
Eiskälte des ganzen Körpers.[VHA], [HA 102]
Frostigkeit.[KEU 21]
Kalter Schweiß.[VHA], [HA 102]
Kalte Schweisse (beim Keuchhusten-Anfall).[KEU 21]
Kälte und kalter Schweiß des Körpers.[HA 21]
Die Wahnsinn-Anfälle endigen mit Schweiß.[VHA], [HA 21]

Fieberstadien

1. Puls gewöhnlich klein, fast unfühlbar, schwach und sehr langsam; seltener voll, hart und beschleunigt.[WF 20]
2. Frost über den ganzen Körper, am Stärksten an den Extremitäten. – Frost nach jedem Anfalle von Unwohlsein (auch nach Fallsucht). – Eiskälte des ganzen Körpers.[WF 20-21]
3. Ueberlaufende, fliegende Hitze. – Ermattende, abzehrende, innere Hitze.[WF 21]
4. Kalter Schweiss die Nacht. – Viele Anfälle (von Fallsucht und Wahnsinn) endigen mit (kaltem) Schweisse.[WF 21]

Konkordanz Fieber: *Acon.*, Bell., Camph., *Carb-v.*, Dig., Guaj., Hyos., Laur., Merc., Op., Sil., Stram., *Verat.* [PB]

Gemeinsames

Heftige Konvulsionen mit durchdringendem Geschrei.[VHA], [HA 21]
Schwieriges Zahnen der Kinder, mit Konvulsionen.[VHA]
Erbrechen mit Unterleibskrämpfen und Konvulsionen.[VHA]
Ungeheure Krämpfe im (Magen und) Unterleibe, mit Konvulsionen.[VHA]
Konvulsionen (nach dem Keuchhusten-Anfall).[KEU 22]
Unterdrücktes Monatliche mit Unterleibskrämpfen.[VHA]
Schweräthmigkeit, mit konvulsivischem Arbeiten der Bauchmuskeln.[VHA]
Klonische Krämpfe.[VHA]
Tückisch boshafter Wahnsinn, mit hoffärtigen Gebärden und untermischten klonischen Krämpfen.[HA 21]
Klonische Krämpfe und nächtliche Zuckungen bei tiefem Schlafe.[HA 102]
Klonische Krämpfe und Konvulsionen, in den Fingern und Zehen anfangend (beim Keuchhusten-Anfall).[KEU 21]
Krämpfe nach vorgängigem Weinen.[VHA]
Krampfhafte Verzerrung des Gesichts.[VHA]
Schluchzen vor den Krampfanfällen.[VHA]
Erbrechen mit Unterleibskrämpfen und Konvulsionen.[VHA]
Nach Schreck, oder Ärger (und vor dem Monatlichen) Brustkrämpfe, welche Athem und Stimme benehmen.[VHA]
Schmerzhafte und krampfhafte Zusammenziehung der Brust.[VHA]
Brustkrämpfe vor der Regel.[VHA]
Krämpfe nach vorgängigem Weinen.[VHA]
Nächtliche Zuckungen.[VHA]
Zuckungen im Schlafe (nach dem Keuchhusten-Anfall).[KEU 22]
Tiefer Schlaf mit Zuckungen.[VHA], [HA 21]
Fallsucht-Anfälle.[VHA]
Zittern (beim Keuchhusten-Anfall).[KEU 21]
Mattigkeit und große Erschlaffung des ganzen Körpers.[VHA]
Erstarrung des ganzen Körpers (beim Keuchhusten-Anfall).[KEU 21]
Große Abmagerung.[VHA]
Berührung erneuert und erhöht die Beschwerden.[VHA]
PLB. und CUPR. gegen Rheumatismus und Lähmung der Streckmuskeln; NAT-M. und CAUST. erstrecken ihre Wirkung blos auf die Beugemuskeln.[Chargé, Bönn.]
(Ein Schluck kalten WASSERS bessert.)[KEU 21]
Sobald nämlich die Beschwerden, nicht bloss des Magens und Unterleibes, des Erbrechens und des Durchfalls, sondern auch alle sonstigen krampfhaften und schmerzhaften Beschwerden, die meistens im Geleite der Ersten gehen, von einem Trunke

Verifikationen und klinische Symptome

kalten WASSERS sich verschlimmern, so gehören sie zu dem Bereiche des VERATRUM; wenn sie sich davon hingegen bessern, zu Dem des CUPRUM, und in beiden Fällen ist die Heilung durch die entsprechende Anwendung des einen oder des andern Mittels gesichert.[AHP 199]

Besserung der Beschwerden

Im Liegen vergehend.[HA 29]

Verschlimmerung der Beschwerden

Tag und Nacht, in 1/2 bis 2stündlichen Anfällen (bei Keuchhusten).[KEU 21]
Genuss fester Speisen.[KEU 21]
Einathmen kalter LUFT.[KEU 21]
Tiefathmen.[KEU 21]
Nord- und Ost-WINDE.[KEU 21]
Lachen.[KEU 21]
Zurückbiegen des Körpers.[KEU 21]
Berührung erneuert und erhöht die Beschwerden.[VHA]
Druck in der Herzgrube, durch Berührung verschlimmert.[VHA]
Unerträglichkeit jeder Berührung.[HA 21]
Jeder Berührung verschlimmert oder erneuert.[HA 101]
Erkältung.[KEU 21]

Konkordanzen

Verschlimmerung nach der Zeit: Chin., Ferr., Graph. [PB]

Verschlimmerung nach Lage und Umständen: Ang., Arn., Ars., *Bell.*, *Bry.*, Calc., Carb-v., Caust., Cham., Colch., Ign., *Lyc.*, Merc., *Nux-v.*, Phos., *Puls.*, Rhus-t., Sep., Sil., Spig., *Sulph.*, Verat. [PB]

Verifikationen und klinische Symptome

Arzneiverwandtschaften von Cuprum metallicum

(Agn.), (Am-c.), Bell., Chin., Cocc., Dros., Dulc., Hep., (Hyos.), Jod., Ip., Merc., Nux-v., Puls., Rhus-t., (Ruta), (Samb.), (Spong.), Sulph., Verat. [VHA]

Acon., *Ars.*, Aur., *Bell.*, Bry., Calc., Carb-v., Cham., Chin., Cic., Con., *Hyos.*, Ign., Ip., Lyc., Merc., Nux-v., Op., Phos., Ph-ac., Puls., Rhus-t., Sec., *Sep.*, Sil., Stram., *Sulph.*, *Verat.* [PB]

Bell., Calc., *Caust.*, *Chin.*, *Cocc.*, Con., *Dulc.*, *Hep.*, *Hyos.*, *Ign.*, *Ip.*, *Lyc.*, *Merc.*, *Nux-v.*, *Op.*, Ph-ac., *Puls.*, Sep., Sil., Sulph., *Verat.* [KV]

Antidote von Cuprum metallicum: Aur., Bell., Camph., Chin., Cocc., Dulc., Hep., Ip., Merc., Nux-v. – Saccharum

Bell., Chin., Cocc., Hep., Ip., Merc., Nux-v. [SRN]

Stickflußartige Brustbeklemmung, (auch von KUPFER und ARSENIK-Dämpfen): Camph.[VHA]

Die Antidote gegen verschluckte KUPFERIGE Dinge sind Auflösungen von (KALIEN-SEIFE und) KALKARTIGER SCHWEFELLEBER, so wie das von *Orfila* aus Erfahrung gerühmte EIWEISS. Die dynamischen, von allzu heftigwirkender KUPFER-Arznei entstandenen Beschwerden lassen sich meist und am besten durch öfteres Riechen an KAMPHER-Auflösung in WEINGEIST beseitigen doch zählt man noch BELL., CHIN., COCC., DULC., HEP., IP., MERC., und NUX-V. unter seine Antidote. [CK 3, 213]

Aur., Bell., Camph., Chin., Cocc., Dulc., Hep., Ip., Merc., Nux-v. – Saccharum [PB]

Cuprum metallicum ist Antidot von: Aur., Cocc., Dulc.

Cuprum metallicum ist Folgemittel von: Puls., Verat.

CUPR. – (Oft nach VERAT.)[KMS 527]

VERAT. gehört zu den, am häufigsten zur Wahl kommenden Heilmitteln gegen epidemisch vorkommende, und namentlich im Frühjahre (und Herbste) heftig auftretende Keuchhusten, und ist leichter, als manche Andere, aus den begleitenden Zeichen zu erkennen. Wo es nicht völlige Heilung bringt, da ändern sich in der Regel die Symptome derartig, dass entweder CUPR. oder CARB-V., zuweilen auch SULPH. den Rest der Krankheit tilgt.[KEU 68]

Am 18. Mai 1835 gab ich ihr, wo eben die Periode vorüber war, eine Gabe PULS. 30°° und am 22. Mai eine Gabe CUPR. 30°°, wonach kein Anfall wiederkehrte und das ganze Leiden dauerhaft gehoben war.[ACS 18 (1840) 2, 14]

Cuprum metallicum ist Wechselmittel mit: Calc.

[I]ch gab nun 3 Dosen CUPR. jede zu 30°° und 3 Gaben CALC., jede zu 30°°, im Wechsel alle 3 Tage zu nehmen, wonach auch dieser Krankheitsrest dauerhaft verschwand.[ACS 17 (1839) 3,51]

In den letzten Jahren habe ich es bei Heilung der Epilepsie sehr vortheilhaft gefunden, wenn irgend die Mittel angezeigt waren durch Habitus und Nebenbeschwerden, die CALC. mit CUPR. im Wechsel zu geben, und beobachtet, daß in diesem Falle das erstere Mittel sanfter und wohlthätiger wirkte, als wenn ich es, wie früher, allein gab.[ACS 17 (1839) 3,51]

Cuprum metallicum ist Zwischenmittel von: Calc.

Am 3. April zeigte sie sich wieder, wo ich zwei Gaben CALC. 30°° und eine Zwischengabe CUPR. 30°° gab, welche das ganze Uebel, bis auf die entstandenen Narben am Halse und auf der Brust, völlig beseitigten.[ACS 17 (1839) 3, 15]

Zwischenmittel von Cuprum metallicum: Calc.

Am 27. Jan. 1838 gab ich 2 Gaben CUPR., jede zu 30°° und eine Gabe CALC. 30°°, alle 5 Tage zu nehmen, und seitdem ist sie gesund.[ACS 17 (1839) 3,53]

Verschlimmerung durch Kupferdampf

Camph., *Ip.*, Lyc., *Merc.*, Nux-v., Op., *Puls.* [PB]

Konkordanzen der homöopathischen Arzneien

I. Gemüth und Geist: Anac., Ars., Aur., *Bell.*, Cic., *Hyos.*, Lyc., Nat-m., Nux-v., Op., Rhus-t., *Stram.*, *Verat.* [PB]

II. Körpertheile und Organe: Acon., Ang., *Ars.*, Aur., *Bell.*, Bry., Camph., Cham., *Chin.*, Cic., Cina, Cocc., Con., Hep., Hyos., Ign., Ip., Lyc., Merc., Nit-ac., *Nux-v.*, Op., Phos., Ph-ac., Puls., Rhus-t., Sec., Sep., Sil., Stann., Stram., *Sulph.*, *Verat.* [PB]

III. Empfindungen und Beschwerden

1. **Aeussere und innere Körpertheile im Allgemeinen:** Acon., Ars., Bar-c., *Bell.*, Bry., *Calc.*, Caust., *Cham.*, Chin., Cic., Cocc., Con., *Hyos.*, Ign., Ip., Lach., Lyc., Merc., Nux-v., *Op.*, Phos., Ph-ac., Puls., *Sec.*, Sep., Sil., Stann., Stram., *Sulph.*, Verat. [PB]
2. **Drüsen:** Ars., *Bell.*, Bry., Carb-an., *Con.*, Merc., Phos., Rhus-t., Sep., Sulph. [PB]
3. **Knochen:** Arg., Chin., Sabin., Staph. [PB]
4. **Haut und Aeusseres:** Am-m., Ant-c., Ars., Bell., *Calc.*, Clem., Dulc., Hep., Led., Mag-c., Merc., Phos., Puls., Rhus-t., *Sep.*, *Sil.*, *Verat.* [PB]

IV. Schlaf und Träume: Ant-t., Croc., Ign., Op., Puls. [PB]

V. Fieber: *Acon.*, Bell., Camph., *Carb-v.*, Dig., Guaj., Hyos., Laur., Merc., Op., Sil., Stram., *Verat.* [PB]

VI. Änderung des Befindens

1. **Verschlimmerung nach der Zeit:** Chin., Ferr., Graph. [PB]
2. **Verschlimmerung nach Lage und Umständen:** Ang., Arn., Ars., *Bell.*, *Bry.*, Calc., Carb-v., Caust., Cham., Colch., Ign., *Lyc.*, Merc., *Nux-v.*, Phos., *Puls.*, Rhus-t., Sep., Sil., Spig., *Sulph.*, Verat. [PB]

VII. Konkordanz der homöopathischen Arzneien

Acon., *Ars.*, Aur., *Bell.*, Bry., Calc., Carb-v., Cham., Chin., Cic., Con., *Hyos.*, Ign., Ip., Lyc., Merc., Nux-v., Op., Phos., Ph-ac., Puls., Rhus-t., Sec., *Sep.*, Sil., Stram., *Sulph.*, *Verat.* [PB]

Bell., Calc., *Caust.*, *Chin.*, *Cocc.*, Con., *Dulc.*, *Hep.*, *Hyos.*, *Ign.*, *Ip.*, *Lyc.*, *Merc.*, *Nux-v.*, *Op.*, Ph-ac., *Puls.*, Sep., Sil., Sulph., *Verat.* [KV]

Verifikationen und klinische Symptome

Cyclamen europaeum (Erdscheibe)
(Cycl.)

Synonyma
Cyclamen europaeum L., Erdscheibe, Saubrod [SRN]

Nicht-Antipsorische Arznei
[SRN]

Arzneiwirkungsdauer
Wirkt 2 bis 3 Wochen.[SRN]
Zählt zur 2. Klasse derjenigen Mittel, welche eine kurze Wirkungsdauer besitzen.[AHZ 49 (1855) 82]

Eigenthümlichkeiten und Hauptwirkungen

Gemüth
Schneller Wechsel von Heiterkeit und Verdrießlichkeit.[VHA], [HA 132]
Gewissensangst, als hätte er seine Pflicht nicht erfüllt.[VHA]
Neigung zu innerem, verschlossenem Gram.[VHA], [HA 132]
Konkordanz Gemüth und Geist: Anac., A u r., B e l l., Con., Graph., Hyos., I g n., Lyc., Nux-m., Op., Ph-ac., Plat., Puls., Rhus-t., Sep., S t r a m., Sulph., Verat. [PB]

Geist
Stumpfheit des Geistes.[VHA]
Gedächtsnisschwäche.[VHA]
Geistes- und Gedächtnisschwäche.[HA 132]
Konkordanz Gemüth und Geist: Anac., A u r., B e l l., Con., Graph., Hyos., I g n., Lyc., Nux-m., Op., Ph-ac., Plat., Puls., Rhus-t., Sep., S t r a m., Sulph., Verat. [PB]

Kopf
Stiche in den Schläfen, die durch Berührung vergehen.[VHA]
Jückendes Stechen auf dem Haarkopfe.[VHA]
Bei Berührung unschmerzhafter Kopfausschlag.[VHA]
F e i n e s, s c h a r f e s, j u c k e n d e s o d e r r e i ß e n d e s S t e c h e n a u f d e m H a a r k o p f e, v o n K r a t z e n a u f a n d e r e S t e l l e n ü b e r g e h e n d, g e g e n A b e n d u n d i n d e r R u h e v e r s c h l i m m e r t, v o n B e w e g u n g g e b e s s e r t. – Neigung zu innerem, verschlossenem Gram; schneller Wechsel von Heiterkeit und Verdrießlichkeit; Geistes- und Gedächtnisschwäche; erweiterte Pupillen; verminderter Geruch und Geschmack; die Speisen schmecken ganz FADE; Brecherlichkeit nach jedem Essen, besonders nach fetten Speisen; öftere breiige Stühle; vermehrter Abgang weißlichen Harns; abendliche Kurzathmigkeit, wie von Schwäche in der Brust; drückend ziehende Schmerzen in der Knochenhaut, oder da, wo die Haut unmittelbar die Knochen bedeckt; abends und in der Ruhe vermehrte Beschwerden; beständige Neigung zum Liegen und Schlummern, besonders Abends; abendlicher Frost, mit großer Empfindlichkeit gegen Kälte.[HA 132]

Augen
Stechendes Jücken in den Augen und Augenlidern.[VHA]
Erweiterte Pupillen.[VHA], [HA 132]
Gesichtsverdunklung, wie von Nebel.[VHA]

Ohren
Ziehender Schmerz im innern Ohre.[VHA]
Schwerhörigkeit, wie von Verstopftheit der Ohren.[VHA]

Nase
Verminderter Geruch.[VHA]
Verminderter Geruch und Geschmack.[HA 132]

Verifikationen und klinische Symptome

Antlitz
Verhärtung mit Taubheitsgefühl in der Oberlippe.[VHA]

Zähne
Nächtliches, ziehendes Zahnweh.[VHA]

Mund
Stetes Gefühl von Schleim im Munde.[VHA]

Genüsse
Früh und Abends, Appetitlosigkeit.[VHA]v
Von wenigem Essen wird er gleich satt.[VHA]
Widerwillen gegen BUTTER-BROD.[VHA]
Durstlosigkeit.[VHA]

Geschmack
Verminderter Geruch und Geschmack.[HA 132]
GESCHMACKLOSIGKEIT der Speisen; sie schmecken ganz FADE.[VHA]
Die Speisen schmecken ganz FADE.[HA 132]

Aufstoßen
Schlucksen nach dem Essen.[VHA]

Uebelkeit
Uebelkeit mit WASSERZUSAMMENLAUFEN im Munde.[VHA]
Brecherlichkeit nach jedem Essen, besonders nach FETTEN Speisen.[VHA], [HA 132]
Früh, Uebelkeit nach TABAK-Rauchen.[VHA]

Magen
Vollheit und Drücken in der Herzgrube, wie von Ueberladung.[VHA]

Bauch
Unbehaglichkeit und Uebelkeit im Unterleibe.[VHA]
Blähungskolik.[VHA]

Blähungen
Kollern und Knurren im Unterbauche, gleich nach dem Essen.[VHA]

Stuhl
Oeftere, breiige Stühle.[VHA], [HA 132]

After
Unterköthigkeitsschmerz am After und Mittelfleische.[VHA]

Harn
Oefteres Harndrängen, mit reichlichem Abgange weißlichen Harns.[VHA]
Vermehrter Abgang weißlichen Harns.[HA 132]

Regel
Monatliches zu stark.[VHA]

Athem
Brustbeklemmung mit Schweräthmigkeit.[VHA]
Abendliche Kurzäthmigkeit, wie von Schwäche in der Brust.[VHA], [HA 132]

Brust
BLUTDRANG zur Brust mit fühlbarem Herzklopfen.[VHA]
Abendliche Kurzäthmigkeit, wie von Schwäche in der Brust.[VHA], [HA 132]
Brustbeklemmung mit Schweräthmigkeit.[VHA]

Verifikationen und klinische Symptome

Oberglieder

Lähmiger Druck, wie in der Beinhaut, von der Schulter bis in die Finger. [VHA]
Reissen, wie in der Beinhaut der Finger.[VHA]
Stechendes Jücken zwischen den Fingern.[VHA]

Unterglieder

Klammartiger Schmerz an den Hinterseiten des Oberschenkels.[VHA]
Starkes Jücken an den Waden mit aufgelaufenen Adern.[VHA]
Verrenkschmerz im Fußgelenke.[VHA]
Heftiges Jücken an den Knöcheln und Zehen, wie in der Beinhaut.[VHA]

Drüsen

Konkordanz Drüsen: *Bell.*, Bry., Calc., C o c c . , Con., Lyc., Sulph. [PB]

Knochen

Drückende oder reissende Schmerzen in der Knochenhaut.[VHA]
Drückend ziehende oder reissende Schmerzen, meistens in der Knochenhaut, oder wo die Haut unmittelbar die Knochen bedeckt.[VHA]
Drückend ziehende Schmerzen in der Knochenhaut, oder da, wo die Haut unmittelbar die Knochen bedeckt.[HA 132]
Konkordanz Knochen: A r g . , Phos. [PB]

Haut

Abends im Bette, unerträgliches stechendes Jücken.[VHA]
Schrunden an Händen und Füßen.[VHA]
Frostbeulen.[VHA]
Faule Geschwüre.[VHA]
Jückendes Stechen auf dem Haarkopfe.[VHA]
Bei Berührung unschmerzhafter Kopfausschlag.[VHA]
Stechendes Jücken zwischen den Fingern.[VHA]
Starkes Jücken an den Waden mit aufgelaufenen Adern.[VHA]
Heftiges Jücken an den Knöcheln und Zehen, wie in der Beinhaut.[VHA]
F e i n e s , s c h a r f e s , j u c k e n d e s o d e r r e i ß e n d e s S t e c h e n a u f d e m H a a r k o p f e , v o n K r a t z e n a u f a n d e r e S t e l l e n ü b e r g e h e n d , g e g e n A b e n d u n d i n d e r R u h e v e r s c h l i m m e r t , v o n B e w e g u n g g e b e s s e r t .[HA 132]
Konkordanz Haut und Aeusseres: Arn., *Ars.*, Asaf., Bar-c., B r y . , *Calc.*, Carb-v., Caust., Cocc., Con., Graph., Hep., Lach., L y c . , *Merc.*, N i t - a c . , Petr., Phos., *P u l s .*, *R h u s - t .*, *S e p .*, S i l . , Spong., S t a p h . , *S u l p h .*, Thuj., Viol-t. [PB]

Schlaf

Abends (und Vormittags) große Schläfrigkeit.[VHA]
Beständige Neigung zum Liegen und Schlummern.[VHA]
Konkordanz Schlaf und Träume: Ars., Calc., Kali-c., Nux-v. [PB]

Fieber

Frost und Hitze ohne Durst; der Durst erscheint eine Stunde nach der Hitze.[VHA]
Abendlicher Frost, mit großer Empfindlichkeit gegen Kälte.[VHA], [HA 132]
Fieberstadien

1. P u l s nicht merklich verändert.[WF]
2. F r o s t Vormittags oder Abends. – Früh oder Abends Anfälle von Frostschauder über den ganzen Körper. – Beim abendlichen Froste grosse Empfindlichkeit gegen kalte Luft und Entblössung.[WF]
3. Nach dem Froste H i t z e , am Meisten des Gesichts, aber ohne Durst, mit noch lange kalt bleibenden Händen. – Hitzegefühl am ganzen Körper, besonders im Gesichte und an den Händen. – Hitze einiger Theile, nur nicht des Gesichts. – Allgemeine Hitze nach dem Essen.[WF]
4. S c h w e i s s die Nacht im Schlafe, mässig, aber übelriechend.[WF]

Verifikationen und klinische Symptome

Konkordanz Fieber: Acon., *Ars., Bell.*, Euph., Hell., Ign., Nux-m., Nux-v., Phos., *Puls.*, Rhus-t., Sabad., *Sep.*, Spig., *Sulph.*[PB]

Gemeinsames

Drückend ziehende oder reissende Schmerzen, meistens in der Knochenhaut, oder wo die Haut unmittelbar die Knochen bedeckt.[VHA]

Abends Mattigkeit des Körpers mit Verdrießlichkeit und Schläfrigkeit, durch Bewegung vergehend.[VHA]

Solange er sich bewegt, fühlt er, außer Mattigkeit, sich ganz wohl, setzt er sich aber, besonders gegen Abend, so entstehen allerlei Beschwerden.[VHA]

Beständige Neigung zum Liegen und Schlummern, besonders Abends.[HA 132]

Besserung der Beschwerden

Bewegung.[HA 132]

Abends Mattigkeit des Körpers mit Verdrießlichkeit und Schläfrigkeit, durch Bewegung vergehend.[VHA]

Verschlimmerung der Beschwerden

Gegen Abend.[HA 132]

Abends und in der Ruhe vermehrte Beschwerden.[HA 132]

Solange er sich bewegt, fühlt er, außer Mattigkeit, sich ganz wohl, setzt er sich aber, besonders gegen Abend, so entstehen allerlei Beschwerden.[VHA]

Beständige Neigung zum Liegen und Schlummern, besonders Abends.[HA 132]

In der Ruhe.[HA 132]

Konkordanzen

Verschlimmerung nach der Zeit: Ant-t., Bell., Bry., Caust., Cham., Lach., Led., Lyc., Mez., Phos., Puls., Ran-s., Stront. [PB]

Verschlimmerung nach Lage und Umständen: Am-m., Ars., Asaf., Aur., Calc., *Caps.*, Carb-v., *Con.*, Dros., Dulc., Euph., Euphr., *Ferr., Lyc.*, Mgs., Mag-m., Meny., Mur-ac., Nat-c., Nit-ac., Phos., Ph-ac., Plat., *Puls., Rhus-t.*, Ruta, Sabad., Samb., *Sep.*, Sulph., *Tarax.*, Valer., Verb., Viol-t. [PB]

Arzneiverwandtschaften von Cyclamen europaeum

Arn., Asaf., Chin., (Mag-m.), (Nux-v.), Puls., Rhus-t., Sil. [VHA]

Acon., Anac., Arn., Ars., Asaf., Aur., Bar-c., *Bell.*, Bry., Calc., Caps., Carb-v., Caust., Chin., Cocc., Con., Euph., Ferr., Ign., Kali-c., *Lyc.*, Merc., Nit-ac., Nux-m., Nux-v., Phos., Ph-ac., Plat., *Puls., Rhus-t.*, Ruta, Sabad., *Sep.*, Sil., Spig., Staph., *Sulph.*, Tarax., Valer., Verat., Verb., Viol-t. [PB]

Con., *Puls.* [KV]

Antidote von Cyclamen europaeum: Camph., Coff., Puls.

Puls. [SRN]

Camph., Coff., Puls. [PB]

Konkordanzen der homöopathischen Arzneien

I. Gemüth und Geist: Anac., Aur., Bell., Con., Graph., Hyos., Ign., Lyc., Nux-m., Op., Ph-ac., Plat., Puls., Rhus-t., Sep., Stram., Sulph., Verat. [PB]

II. Körpertheile und Organe: Alum., Anac., Ars., Bell., Bry., *Calc.*, Caust., *Chin.* Con., Hyos., Ign., Kali-c., *Lyc.*, Merc., *Nux-v.*, Petr., Phos., Ph-ac., *Puls.*, Rhus-t., Sep., Sil., Spig., Staph., *Sulph.*, Thuj., Verat., Verb. [PB]

III. Empfindungen und Beschwerden

1. Aeussere und innere Körpertheile im Allgemeinen: Acon., Anac., Arn., Ars., Bar-c., Bell., Calc., *Carb-v.*, Caust., Cham., Chel., Chin., *Cocc.*, Guaj., Ign., Kali-c., Lyc., Nat-m., Nux-m., Nux-v., Olnd., *Phos.*, Ph-ac., Plat., Puls., Rhus-t., Ruta, Sabin., Sep., *Staph.*, Sulph., Sulph-ac., Tarax., Zinc. [PB]

Verifikationen und klinische Symptome

2. **Drüsen:** *Bell.*, Bry., Calc., Cocc., Con., Lyc., Sulph. [PB]
3. **Knochen:** Arg., Phos. [PB]
4. **Haut und Aeusseres:** Arn., *Ars.*, Asaf., Bar-c., Bry., *Calc.*, Carb-v., Caust., Cocc., Con., Graph., Hep., Lach., Lyc., *Merc.*, Nit-ac., Petr., Phos., *Puls.*, *Rhus-t.*, *Sep.*, Sil., Spong., Staph., *Sulph.*, Thuj., Viol-t. [PB]

IV. Schlaf und Träume: Ars., Calc., Kali-c., Nux-v. [PB]

V. Fieber: Acon., *Ars.*, *Bell.*, Euph., Hell., Ign., Nux-m., Nux-v., Phos., *Puls.*, Rhus-t., Sabad., *Sep.*, Spig., *Sulph.*[PB]

VI. Änderung des Befindens

1. **Verschlimmerung nach der Zeit:** Ant-t., Bell., Bry., Caust., Cham., Lach., Led., Lyc., Mez., Phos., Puls., Ran-s., Stront. [PB]
2. **Verschlimmerung nach Lage und Umständen:** Am-m., Ars., Asaf., Aur., Calc., *Caps.*, Carb-v., *Con.*, Dros., Dulc., Euph., Euphr., *Ferr.*, *Lyc.*, Mgs., Mag-m., Meny., Mur-ac., Nat-c., Nit-ac., Phos., Ph-ac., Plat., *Puls.*, *Rhus-t.*, Ruta, Sabad., Samb., *Sep.*, Sulph., *Tarax.*, Valer., Verb., Viol-t. [PB]

VII. Konkordanz der homöopathischen Arzneien

Acon., Anac., Arn., Ars., Asaf., Aur., Bar-c., *Bell.*, Bry., Calc., Caps., Carb-v., Caust., Chin., Cocc., Con., Euph., Ferr., Ign., Kali-c., *Lyc.*, Merc., Nit-ac., Nux-m., Nux-v., Phos., Ph-ac., Plat., *Puls.*, *Rhus-t.*, Ruta, Sabad., *Sep.*, Sil., Spig., Staph., *Sulph.*, Tarax., Valer., Verat., Verb., Viol-t. [PB]

Con., *Puls.* [KV]

Verifikationen und klinische Symptome

Digitalis purpurea (Rother Fingerhut)

(Dig.)

Synonyma

Digitalis purpurea, rother Fingerhut [SRA]

Antipsorische Arznei

[SRA]

Arzneiwirkungsdauer

Wirkt über 6 Wochen.[SRA]

Der FINGERHUT ist von langer Wirkungsdauer.[CK 3, 231]

Zählt zur 3. Klasse derjenigen Mittel, welche eine mittlere Wirkungsdauer besitzen.[AHZ 49 (1855) 82]

Hinweise

Es dürfte nicht überflüssig sein, zu erinnern, daß, nach den bisherigen Erfahrungen des Meisters und seiner Schüler, der Homöopath nur sehr geringe Hoffnung auf Genesung machen darf, wo dieses heroische Arzneimittel früher in allöopathischen Gaben gemißbraucht ist.[SRA]

Daß noch immer die Nachwirkung der unseligen DIGITALIS hier im Spiele war, ergab sich aus dem Umstande, daß nur einmaliges Riechen an ein Paar mit DIG. 30 befeuchtete Streukügelchen jedesmal und zwar noch bis auf den heutigen Tag, das Uebel verschlimmerte, oder wenn es fast verschwunden war, – denn ganz konnte ich es bis heute nicht tilgen, – solches wieder hervorrief.[ACS 17 (1839) 3, 16]

In beiden [vorher beschriebenen] Fällen fand sich das, für dieses Mittel so sehr charakteristische Abnehmen der Zahl der Pulsschläge, welche nicht selten bis unter 40 in der Minute fällt, und welche als eine Hauptkautele bei der Wahl dieses Mittels angesehen werden kann.[AHZ 48 (1854) 114]

Wenn beim Gebrauche der DIGITALIS PURPUREA der langsame Puls eben so lange anhält, als die Uebelkeit und die Vermehrung des Harns: so scheinen doch wohl diese Alle zu der Erst-, nicht zu der Nach-Wirkung zu gehören.[AHP 143]

Der wahre Homöopath wird nie Schaden damit stiften und sie immer zum Heile der Kranken anwenden; er wird sie nie, wie die alte Schule gewöhnlich that, z. B. bei schnellem Pulse für indizirt halten; weil sie in ihrer Erstwirkung den Puls ungemein verlangsamert, und daher in der Nachwirkung desto grössere Schnelligkeit desselben, in der Gegenwirkung der Lebenskraft, herbeiführt.[CK 3, 230]

Eigenthümlichkeiten und Hauptwirkungen

Gemüth

Große Angst mit Weinerlichkeit und Besorgtheit wegen der Zukunft.[VHA], [HA 87]

Ungeheure Angst.[KEU 22]

Weinerlicher Trübsinn.[VHA]

Weinerlichkeit.[KEU 22]

Tobsüchtige Aufgeregtheit mit Melancholie wechselnd.[KEU 22]

Aengstliches, starkes und hörbares Herzklopfen, mit Zusammenziehen im Brustbeine.[VHA]

Vergeblicher, ängstlicher Harndrang.[VHA], [HA 87]

Konkordanz Gemüth und Geist: Acon., *Anac.*, Ars., Aur., *Bell.*, Calc., G r a p h ., Ign., *Lyc.*, *P u l s .*, *Rhus-t.*, Stram , Sulph. [PB]

Geist

Drücken in der Stirn bei Kopfanstrengung.[VHA]

Konkordanz Gemüth und Geist: Acon., *Anac.*, Ars., Aur., *Bell.*, Calc., G r a p h ., Ign., *Lyc.*, *P u l s .*, *Rhus-t.*, Stram., Sulph. [PB]

Schwindel

Schwindel mit Zittern.[VHA]

Verifikationen und klinische Symptome

Kopf

Abends und Nachts, Stiche in den Schläfen.[VHA]

*Nach Kalttrinken besonders, Stiche in der Stirn bis in die Nase herab.[VHA]

Drücken in der Stirn bei Kopfanstrengung.[VHA]

Gefühl beim Bücken, als wenn im Kopfe etwas vorfiele.[VHA]

Der Kopf will stets nach hinten übersinken.[VHA], [HA 87]

Rückwärtssinken des Kopfes.[KEU 22]

Rückwärtssinken und Zurückfallen des Kopfs im Sitzen und Gehen, als wenn die vorderen Halsmuskeln keine Festigkeit hätten, mit blauen Lippen und Augenlidern (bei Kopf-WASSER).[HA 102]

Innerer Kopf

Abends und Nachts, Stiche in den Schläfen.[VHA]

*Nach Kalttrinken besonders, Stiche in der Stirn bis in die Nase herab.[VHA]

Drücken in der Stirn bei Kopfanstrengung.[VHA]

Gefühl von Jücken, innerlich im Kopfe.[VHA]

WASSERSUCHT der Gehirnhöhlen.[VHA]

WASSERSUCHT des Gehirns, mit Gefühl von Wellen- und Wasseranschlagen im Kopfe, im Stehen, von Sprechen, Kopfschütteln und Rückwärtsbiegen, desselben verschlimmert, im Liegen und von Vorwärtsbücken gebessert. – Große Angst mit Weinerlichkeit und Besorgtheit wegen der Zukunft; der Kopf will stets nach hinten übersinken; Bläue der Augenlider; bläulich durchscheinende Gesichtsblässe; bläuliche Lippen und Zunge; beständiger Durst; Uebelkeit und Erbrechen alles Genossenen; arges Gefühl von Schwäche im Magen; Durchfall; vergeblicher, ängstlicher Harndrang; WASSERSÜCHTIGE Geschwulst der Geschlechtstheile; trockener Husten; am Tage Geschwulst der Füße; ungeheure Schwäche; Schlafsucht; äußerst langsamer Puls; allgemeine Kälte; welche sich von den Extremitäten aus verbreitet.[HA 87]

Augen

Brennender Schmerz im Augenbraubogen.[VHA]

Bläue der Augenlider.[VHA], [HA 87]

Entzündung der Meibomschen Drüsen.[VHA]

Zukleben der Augen von Schleim.[VHA]

Gegen die rothen Ränder der Augenlider MEZ. und DIG.[Chargé, Bönn.]

Beissende Thränen in den Augen.[VHA]

*Verdunklung der Krystalllinse ohne Schmerz.[VHA]

Trübsichtigkeit.[VHA]

Gehör

Geräusch im Ohre, wie siedendes WASSER: Thuj. (DIG.)[KMS 723]

Nase

*Nach Kalttrinken besonders, Stiche in der Stirn bis in die Nase herab.[VHA]

Antlitz

DIG. hat wirklich Gesichtsgedunsenheit.[Rum., Lippe]

Gesichtsblässe.[VHA]

Bläulich durchscheinende Hautfarbe im Gesichte.[VHA]

Bläulich durchscheinende Gesichtsblässe.[HA 87]

Bläulich-blasse Gesichtsfarbe.[KEU 22]

Schwarze, schwärende Schweißlöcher im Gesichte.[VHA]

Gegen die rothen Ränder der Augenlider MEZ. und DIG.[Chargé, Bönn.]

Blaue Lippen.[VHA]

*Dürre Lippen.[VHA]

Dürre, blaue Lippen.[KEU 22]

Bläuliche Lippen und Zunge.[HA 87]

Beständiger Durst bei trocknen Lippen.[VHA]

Verifikationen und klinische Symptome

Mund

Mundhöhle und Schlund, rauh, roh und kratzig.[VHA]
Starker, süßlicher Speichelfluß.[VHA]
Uebelriechender Speichelfluss.[KEU 22]
Blaue Zunge.[VHA], [KEU 22]
Bläuliche Lippen und Zunge.[HA 87]
Beständiger Durst bei trocknen Lippen.[VHA]
Appetitlosigkeit bei reiner Zunge.[VHA]
Schnupfen mit Heiserkeit.[VHA]

Genüsse

Appetitlosigkeit bei reiner Zunge.[VHA]
Neigung zu BITTEREN Speisen und SAUREN Getränken.[VHA]
Beständiger Durst bei trocknen Lippen.[VHA]
Beständiger Durst.[HA 87]
*Nach Kalttrinken besonders, Stiche in der Stirn bis in die Nase herab.[VHA]

Geschmack

MUNDBITTERKEIT.[VHA]
SÜßLICHER Geschmack im Munde, *mit stetem WASSERZUSAMMENLAUFEN.[VHA]
Uebelriechender Speichelfluss.[KEU 22]
*Unschmackhaftigkeit des BRODES; es schmeckt BITTER.[VHA]
BITTERGESCHMACK des BRODES.[KEU 22]
Neigung zu BITTEREN Genüssen.[KEU 22]

Uebelkeit

Uebelkeit, *welche nach dem Erbrechen fortdauert.[VHA]
*Uebelkeit und Erbrechen der Speisen, schon gleich beim Essen.[VHA]
Uebelkeit, nach dem Erbrechen fortdauern.[KEU 22]
Uebelkeit und Erbrechen alles Genossenen.[HA 87]
Erbrechen, erst Speisen, dann Galle.[KEU 22]
*Nach Ausspucken muß sie gleich das Genossene erbrechen.[VHA]
Schleim-Erbrechen.[VHA]
*Magenkrampf, mit Uebelkeit und Erbrechen, durch Aufstoßen etwas erleichtert.[VHA]
Schlafsucht am Tage, durch Brechanfälle gestört.[KEU 22-23]

Magen

Ungemeines Schwächegefühl im Magen, wie zum Sterben, *gleich nach dem Essen.[VHA]
*Magenkrampf, mit Uebelkeit und Erbrechen, durch Aufstoßen etwas erleichtert.[VHA]
*Stiche von der Herzgrube nach den Seiten und dem Rücken hin.[VHA]
Arges Gefühl von Schwäche im Magen.[HA 87]
Schwächegefühl im Magen.[KEU 22]

Bauch

Kneipendes Zusammenziehen im Leibe, wie Zusammendrehen der Gedärme.[VHA]
Bauch-WASSERSUCHT.[VHA]

Stuhl

Durchfälliger Stuhl aus Koth mit Schleim bestehend.[VHA]
*WÄSSERIGER Durchfall.[VHA]
Durchfall.[HA 87]
Grauer, aschfarbiger Stuhl.[VHA]
Weißer Stuhl, wie Kalk.[VHA]
Weisser Durchfall.[KEU 22]

Harn

Vergeblicher, ängstlicher Harndrang.[VHA], [HA 87]
Vergeblicher Harndrang.[KEU 22]
Steter Harndrang mit geringem Abgange rothen Harns.[VHA]

Verifikationen und klinische Symptome

*Im Liegen kann sie den Harn länger halten.[VHA]
*Oefteres Nöthigen zum Harnen, wobei jedesmal nur wenig und tropfweise abgeht.[VHA]
Schwieriger Harnabgang, wie von Verengerung der Harnröhre.[VHA]
Verminderte Harnabsonderung, *zuweilen mit reichlichem Abgange WÄSSERIGEN Harns abwechselnd.[VHA]
Dunkelbrauner oder rother Harn.[VHA]
Entzündung der Harnblase.[VHA]
*Schneiden vor und nach dem Harnen.[VHA]

Verifikationen und klinische Symptome

Geschlechtstheile

WASSERSÜCHTIGE Geschwulst der Geschlechtstheile.[VHA], [HA 87]
Hoden-WASSERBRUCH; *der Hodensack sieht aus, wie eine Wasserblase.[VHA]

Schnupfen

Schnupfen mit Heiserkeit.[VHA]

Athem

Engbrüstigkeit im Liegen *und Gehen.[VHA]
Engbrüstigkeit.[KEU 22]
Schnupfen mit Heiserkeit.[VHA]
Früh Heiserkeit.[KEU 22]

Husten

Trockner Husten, mit Schmerzen in Schultern und Armen.[VHA]
*Beim Husten, Schründen in der Brust.[VHA]
Trockener Husten.[HA 87]
Husten mit BLUTAUSWURF.[VHA]
*Husten mit Auswurf, wie gekochte Stärke.[VHA]

Keuchhusten

Hohler, tiefer Krampfhusten, von Rauhheit und Kratzen im Gaumen und in der Luftröhre erregt, Morgens ohne, Abends mit wenigem, schwierig auszuwerfendem gelbem, gallertartigem Schleime von SÜSSLICHEM Geschmacke, zuweilen auch mit etwas dunklem BLUTE.[KEU 22]

Verschlimmerung: Um Mitternacht und um die Morgenzeit. – Erhitzung. Essen. Kalt-Trinken. Sprechen. Gehen. Freie LUFT. (Sehr warme Stuben-LUFT.) Beim Erwachen. Vorbiegen des Körpers.[KEU 22]

Begleitung: Ungeheure Angst. Tobsüchtige Aufgeregtheit mit Melancholie wechselnd. Weinerlichkeit. Rückwärtssinken des Kopfes. Bläulich-blasse Gesichtsfarbe. Dürre, blaue Lippen. Blaue Zunge. Uebelriechender Speichelfluss. BITTERGESCHMACK des BRODES. Neigung zu BITTEREN Genüssen. Erbrechen, erst Speisen, dann Galle. Uebelkeit, nach dem Erbrechen fortdauern. Schwächegefühl im Magen. Weisser Durchfall. Vergeblicher Harndrang. Engbrüstigkeit. Früh Heiserkeit. Wundheitsschmerz in der Brust. Hörbares Herzklopfen. Schmerzen in der Schulter und im Arme. Kälte der Hände und Füsse. Geschwulst der Füsse am Tage, Nachts abnehmend. Schlafsucht am Tage, durch Brechanfälle gestört. Puls sehr langsam, von der mindesten Bewegung sehr beschleunigt. Frost bei Hitze und Röthe des Gesichts. Hitze mit kaltem Stirnschweisse. Hitze einer Hand, bei Kälte der Andern. Allgemeiner Schweiss. – Nach den Anfällen die grösste Abspannung.[KEU 22-23]

Ein nur selten sich zur Wahl darbietendes Mittel, welches aber namentlich durch die begleitenden Zeichen hinreichend sich charakterisirt, um jeden Fehlgriff zu vermeiden.[KEU 23]

Brust

DIGITALIS-Mißbrauch bei Herzklopfen führt zu Schäden

Wohl aber mag hier in Erinnerung gebracht werden, dass durch die Anwendung von heftigen antipathischen Mitteln, besonders gegen das oft vorkommende Herzklopfen, solche Fehler, sowohl Aneurismen als Verknöcherungen, häufig veranlasst, oder doch sehr befördert werden. Am öftersten haben wir Solche nach dem anhaltenden Gebrauche der heutiges Tages bei jedem Herzklopfen, eben ihrer bald eintretenden antipathischen Erst-Wirkung wegen so täuschend-verführerischen und daher so beliebten DIGITALIS PURPUREA gesehen, deren Gaben oft alles Maass übersteigen.[AHP 143]

Wenn beim Gebrauche der DIGITALIS PURPUREA der langsame Puls eben so lange anhält, als die Uebelkeit und die Vermehrung des Harns: so scheinen doch wohl diese Alle zu der Erst-, nicht zu der Nach-Wirkung zu gehören.[AHP 143]

*Schründen in der Brust.[VHA]

*Schwächegefühl in der Brust, vom Magen aufsteigend.[VHA]

Wundheitsschmerz in der Brust.[KEU 22]

Engbrüstigkeit im Liegen *und Gehen.[VHA]

Engbrüstigkeit.[KEU 22]

Brust-WASSERSUCHT.[VHA]

Aengstliches, starkes und hörbares Herzklopfen, mit Zusammenziehen im Brustbeine.[VHA]

Hörbares Herzklopfen.[KEU 22]

BLUTWALLUNG und hörbares Herzklopfen: Thuj. (DIG., JOD, SPIG.)[KMS 726]

Heilungsbericht: Seit Ende des Jahres 1834 behandele ich ein Mädchen von 20 Jahre, *E. N.* von M., welche von Jugend auf gegen mancherlei chronische Beschwerden fast anhaltend mediziniert und insbesondere gegen beständiges, heftiges Herzklopfen mit Angst sehr viel DIGITALIS in ungemessenen Gaben erhalten hatte. Ihre sämmtlichen übrigen Leiden, deren Herzählung hier außer unserem Zwecke liegt, waren gegen Ende 1835 bis auf das Herzklopfen verschwunden; dieses aber widerstand allen Mitteln, so sorgfältig sie auch nach den, mit großer Mühe ausgeforschtgen Zeichen ausgewählt und sowohl in großen als kleinen und kleinsten Dosen gereicht wurden. Daß noch immer die Nachwirkung der unseligen DIGITALIS hier im Spiele war, ergab sich aus dem Umstande, daß nur einmaliges Riechen an ein Paar mit DIG. 30 befeuchtete Streukügelchen jedesmal und zwar noch bis auf den heutigen Tag, das Uebel verschlimmerte, oder wenn es fast verschwunden war, – denn ganz konnte ich es bis heute nicht tilgen, – solches wieder hervorrief. Endlich, am 9. Juli 1836, reichte ich eine Gabe CALC. 30°°, welche das Herzklopfen schon am ersten Tage ungemein verschlimmerte, so daß ich durch Riechen an BRY. 30 die allzu heftige Wirkung derselben mäßigen mußte, was auch geschah, und wonach es mit dem Herzklopfen bis zum 5. Aug. viel besser wurde. Da nun aber die Wirkung beendigt zu sein schien, gab ich wieder CALC. 30°, welche, ohne starke Erstwirkung, bis zum 3. Sept. Besserung brachte. Auch eine dritte Gabe CALC. 30°°, welche nun gegeben wurde, so wie eine vierte Gabe CALC. 24°°°, am 31. Oct. gegebene, besserten noch, aber immer schwächer, so daß ich von nun an dieses Mittel stets nur im Wechsel mit NIT-AC. 30°° reiche, und dann von beiden jedesmal, aber freilich nur für einige Wochen, die erwünschte Wirkung sehe. – So viel ich weiß, ist bis jetzt weder CALC. noch NIT-AC. als Gegenmittel gegen solche FINGERHUT-Wirkungen angewendet [Während der Zeit, wo ich dieser Kranken wegen mich so sehr in Verlegenheit sah, suchten sechs bis sieben andere Kranke, die nach fortgesetzten großen Gaben DIG. an demselben Uebel litten, bei mir Hülfe, welche ich jedoch unter schicklichen Vorwänden ablehnte. Diese sind sämmtlich binnen Jahresfrist und jedesmal plötzlich gestorben und alle mit den Zeichen von BLUTERGIEßEN in der Brusthöhle.].[ACS 17 (1839) 3, 15-17]

Aeußerst langsamer, aber durch die geringste Bewegung beschleunigter Puls.[VHA]

In beiden [vorher beschriebenen] Fällen fand sich das, für dieses Mittel so sehr charakteristische Abnehmen der Zahl der Pulsschläge, welche nicht selten bis unter 40 in der Minute fällt, und welche als eine Hauptkautele bei der Wahl dieses Mittels angesehen werden kann.[AHZ 48 (1854) 114]

Oberglieder

Stechende Schmerzen in den Muskeln der Ober- und Unterglieder.[VHA]

Schmerzen in der Schulter und im Arme.[KEU 22]

Von den Extremitäten aus sich verbreitende allgemeine Kälte.[VHA]

Allgemeine Kälte, welche sich von den Extremitäten aus verbreitet.[HA 87]

Kälte der (Hände und) Füße.[VHA]

Kälte der Hände und Füsse.[KEU 22]

Gichtknoten.[VHA]

Unterglieder

Chronisches Hüftweh.[VHA]

*Fettgeschwulst am Knie, mit stechendem Schmerze.[VHA]

Am Tage Geschwulst der Füße.[HA 87]

*Am Tage schwellen die Füße; Nachts werden sie wieder dünner.[VHA]

Geschwulst der Füsse am Tage, Nachts abnehmend.[KEU 22]

Kälte der (Hände und) Füße.[VHA]

Verifikationen und klinische Symptome

Kälte der Hände und Füsse.[KEU 22]
Stechende Schmerzen in den Muskeln der Ober- und Unterglieder.[VHA]
Von den Extremitäten aus sich verbreitende allgemeine Kälte .[VHA]
Allgemeine Kälte, welche sich von den Extremitäten aus verbreitet.[HA 87]
Gichtknoten.[VHA]

Drüsen

Drüsen-Geschwulst und Verhärtungen.[VHA]
Konkordanz Drüsen: Bry., Con., Puls. [PB]

Haut

Fressendes Jücken, bei nicht Kratzen zu brennendem Stechen übergehend.[VHA]
Gegen die rothen Ränder der Augenlider MEZ. und DIG.[Chargé, Bönn.]
Haut-WASSERSUCHT.[VHA]

Blausucht

Blausucht.[VHA]
Bläue der Augenlider.[VHA], [HA 87]
Bläulich durchscheinende Hautfarbe im Gesichte.[VHA]
Bläulich durchscheinende Gesichtsblässe.[HA 87]
Bläulich-blasse Gesichtsfarbe.[KEU 22]
Mit blauen Lippen und Augenlidern (bei Kopf-WASSER).[HA 102]
Blaue Lippen.[VHA]
Dürre, blaue Lippen.[KEU 22]
Bläuliche Lippen und Zunge.[HA 87]
Blaue Zunge.[VHA], [KEU 22]

Gelbsucht.[VHA]
Gesichtsblässe.[VHA]
Schwarze, schwärende Schweißlöcher im Gesichte.[VHA]
Konkordanz Haut und Aeusseres: Acon., Ant-c., Arn., Ars., Aur., Bar-c., *Bell.*, *Bry.*, Calc., Caust., Cham., Chel., *Chin.*, Cocc., Graph., Hell., Lach., Led., *Lyc.*, *Merc.*, Mez., Nit-ac., Nux-v., Olnd., Op., Phos., Plat., *Puls.*, *Rhus-t.*, Sep., Sil., Spong., Squil., *Staph.*, *Sulph.*, *Verat.* [PB]

Schlaf

Beständige Tagesschläfrigkeit, wie Schlafsucht.[VHA]
Schlafsuch.[HA 87]
Schlafsucht am Tage, durch Brechanfälle gestört.[KEU 22-23]
Unterbrochener Nachtschlaf.[VHA]
Abends und Nachts, Stiche in den Schläfen.[VHA]
*Am Tage schwellen die Füße; Nachts werden sie wieder dünner.[VHA]
Geschwulst der Füsse am Tage, Nachts abnehmend.[KEU 22]
Konkordanz Schlaf und Träume: Ars., Puls. [PB]

Fieber

Aeußerst langsamer, aber durch die geringste Bewegung beschleunigter Puls.[VHA]
Äußerst langsamer Puls.[HA 87]
Puls sehr langsam, von der mindesten Bewegung sehr beschleunigt.[KEU 23]
Frost bei Hitze und Röthe des Gesichts.[KEU 23]
Von den Extremitäten aus sich verbreitende allgemeine Kälte.[VHA]
Allgemeine Kälte, welche sich von den Extremitäten aus verbreitet.[HA 87]
Hitze mit kaltem Stirnschweisse.[KEU 23]
Hitze einer Hand, bei Kälte der Andern.[KEU 23]
Allgemeiner Schweiss.[KEU 23]
Starke Nachtschweiße.[VHA]

Fieberstadien

1. Puls äusserst langsam, besonders in der Ruhe. – Puls unregelmässig und zuweilen aussetzend. – Durch jede Bewegung wird der Puls sogleich sehr beschleunigt, voll und hart, sinkt bald nachher in der Ruhe wieder zu der gewöhnlichen Langsamkeit zurück.[WF 21]

Verifikationen und klinische Symptome

2. Frost mehr innerlich, mit Wärme des Gesichts, aber mit Kälte der Extremitäten anfangend, von wo er sich weiter über den ganzen Körper verbreitet. – Frostigkeit und Schauder über den ganzen Rücken. – Innerer Frost bei äusserer Wärme. – Allgemeiner Frost bei Hitze und Röthe des Gesichts. – Frost und Hitze im Wechsel. – Ungemeine Kälte der Hände und Füsse mit kaltem Schweisse. – Grosse Empfindlichkeit gegen Kälte.[WF 21-22]
3. Hitze meistens spät nach dem Froste eintretend. – Plötzlich überlaufende Hitzempfindung, mit nachfolgender Schwäche. – Vermehrte Wärme über den Körper, mit kaltem Gesichtsschweisse. – Hitze der einen Hand, bei Kälte der Andern.[WF 22]
4. Schweiss in der Nacht, meistens kalt und etwas klebrig. – Schweiss gleich nach dem Froste, ohne vorgängige Hitze.[WF 22]

Konkordanz Fieber: *Acon.* Ars., *Bell.*, *Bry.*, Chel., *Chin.*, Hep., Hyos., Kali-n., Nat-m., Ph-ac., Sep., *Stram.*, Sulph., Verat. [PB]

Gemeinsames

Stechende Schmerzen in den Muskeln der Ober- und Unterglieder.[VHA]
Große, ohnmachtartige Mattigkeit, mit Schweiß.[VHA]
Ungeheure Schwäche.[HA 87]
Nach den [Keuchhusten-] Anfällen die grösste Abspannung.[KEU 23]
*Anfälle von ungemeiner Schwäche, besonders nach dem Frühstücke und Mittagsessen.[VHA]
Große Nervenschwäche.[VHA]

WASSERSUCHT

WASSERSUCHT innerer und äußerer Theile.[VHA]
WASSERSUCHT der Gehirnhöhlen.[VHA]
WASSERSUCHT des Gehirns, mit Gefühl von Wellen- und Wasseranschlagen im Kopfe, im Stehen, von Sprechen, Kopfschütteln und Rückwärtsbiegen, desselben verschlimmert, im Liegen und von Vorwärtsbücken gebessert[HA 87]
Bauch-WASSERSUCHT.[VHA]
WASSERSÜCHTIGE Geschwulst der Geschlechtstheile.[VHA], [HA 87]
Hoden-WASSERBRUCH; *der Hodensack sieht aus, wie eine Wasserblase.[VHA]
Brust-WASSERSUCHT.[VHA]
Haut-WASSERSUCHT.[VHA]
*Am Tage schwellen die Füße; Nachts werden wieder sie dünner.[VHA]
Am Tage Geschwulst der Füße.[HA 87]
Geschwulst der Füsse am Tage, Nachts abnehmend.[KEU 22]

Gichtknoten.[VHA]

Besserung der Beschwerden

Im Liegen.[HA 87]
Vorwärtsbücken.[HA 87]

Verschlimmerung der Beschwerden

Um Mitternacht und um die Morgenzeit.[KEU 22]
Erhitzung.[KEU 22]
Essen.[KEU 22]
Kalt-Trinken.[KEU 22]
Sprechen.[HA 87], [KEU 22]
Im Stehen.[HA 87]
Gehen.[KEU 22]
Freie LUFT.[KEU 22]
(Sehr warme Stuben-LUFT.)[KEU 22]
Beim Erwachen.[KEU 22]
Vorbiegen des Körpers.[KEU 22]
Rückwärtsbiegen [des Kopfes].[HA 87]
Kopfschütteln.[HA 87]

Konkordanz

Verschlimmerung nach Lage und Umständen: Acon., Am-m., *Ant-t.*, Arn., Ars., Bell., *Bry.*, Calc., Cann-s., Carb-an., Carb-v., Caust., Cham., Chin., Cic., Cocc., Colch., Con., Graph. Hep., *Ign.*, Jod., Ip., *Kali-c.*, Led., Lyc., Merc., Nat-c.,

Verifikationen und klinische Symptome

Nat-m., *Nux-v.*, *Phos.*, *Puls.*, Ran-b., Rhus-t., Sabin., Samb., Sep., Sil., Spig., Squil., Staph., *Sulph.*, Zinc. [PB]

Arzneiverwandtschaften von Digitalis purpurea

Ars., Bell., Chin., Coff., Coloc., Con., Hell., (Hyos.), Merc., Nux-v., Op., (Petr.), Puls., Spig., Sulph-ac. [VHA]

Acon., Anac., Ant-t., Arn., Ars., Aur., *Bell.*, *Bry.*, Calc., Caust., Cham., *Chin.*, Cocc., Colch., Con., Graph., Hep., Hyos., Ign., Kali-c., Lach., *Lyc.*, Merc., Nat-m., Nit-ac., Nux-v., Olnd., Op., Phos., Ph-ac., *Puls.*, Rhus-t., *Sep.*, Sil., Spig., Staph., Stram., *Sulph.*, Verat. [PB]

Ars., Bell., Chin., Con., Merc., *Nux-v.*, *Op.*, Phos., Ph-ac., *Plat.*, *Puls.*, Spig., Sulph-ac. [KV]

Antidote von Digitalis purpurea: Ars., Calc., Camph., Nux-v., Nit-ac., Op. – Serpentaria

Op. [SRA]

Sie bedarf nur der kleinsten Gabe in ihrer homöopathischen Anwendung, und wenn selbst eine solche noch allzu heftige Wirkungen hervorbrächte, so dient öfteres Riechen an KAMPHER-Auflösung zur Milderung derselben. Andre wollen KRÄHENAUGEN, Andre MOHNSAFT als Antidote des FINGERHUTS befunden haben. Ein behutsamer Arzt hat aber fast nie der Antidote nöthig. [CK 3, 230-231]

Camph., Nux-v., Op. – Serpentaria [PB]

Auch eine dritte Gabe CALC. 30°°, welche nun gegeben wurde, so wie eine vierte Gabe CALC. 24°°°, am 31. Oct. gegebene, besserten noch, aber immer schwächer, so daß ich von nun an dieses Mittel stets nur im Wechsel mit NIT-AC. 30°° reiche, und dann von beiden jedesmal, aber freilich nur für einige Wochen, die erwünschte Wirkung sehe. – So viel ich weiß, ist bis jetzt weder CALC. noch NIT-AC. als Gegenmittel gegen solche FINGERHUT-Wirkungen angewendet.[ACS 17 (1839) 3, 15-17]

Man weiss, dass Nachtheil von Aufenthalt in (Keller- und Kirchen-) Gewölben und von dem Genuss vieler Spirituosen diesem Mittel [ARS.] besonders entsprechen, und dass unter den Antidoten der DIG., die hier wahrscheinlich im Uebermaass angewendet war, der ARS. eine ausgezeichnete Stelle einnimmt.[AHZ 59 (1859) 61]

Digitalis purpurea behindert die Wirkung anderer Arzneien

Indessen haben die Homöopathen, welche nicht selten noch in Anspruch genommen werden, wenn das Uebel bereits die höchste Stufe erreicht hat, am Meisten den Missbrauch der DIGITALIS PURPUREA zu beklagen, die dabei heutiges Tages fast überall und regelmässig in den übermässigsten Dosen angewendet wird, welche vor vielen Andern die Reaktion der Lebenskraft lähmen und so die Wirksamkeit anderer Arzneien unmöglich machen.[AHP 496]

Schädliche Substanzen und Arzneimittel (Nocentia) bei der Behandlung mit Digitalis purpurea: Chin. – Spir. nitr. dulc.

Durch ÄTHERISCHEN SALPETERGEIST werden die Wirkungen des FINGERHUTS ungemein verstärkt. [CK 3, 231]

Chin. – Spir. nitr. dulc. [PB]

Konkordanzen der homöopathischen Arzneien

I. Gemüth und Geist: Acon., *Anac.*, Ars., Aur., *Bell.*, Calc., Graph., Ign., *Lyc.*, *Puls.*, *Rhus-t.*, Stram., Sulph. [PB]

II. Körpertheile und Organe: Acon., Ars., *Bell.*, Bry., Calc., Canth., Cham., Chin., Cic., Clem., Cocc., Con., Euphr., Hep., Hyos., Ign., Kali-c., Lyc., *Merc.*, Nat-m., Nux-v., Op., *Phos.*, Ph-ac., *Puls.*, Rhus-t., Ruta, Sec., *Sep.*, Sil., Spig., Stann., Staph., *Sulph.*, Thuj., *Verat.* [PB]

III. Empfindungen und Beschwerden

1. **Aeussere und innere Körpertheile im Allgemeinen:** Acon., Alum., Arn., Ars., Aur., *Bell.*, Bry., Calc., Canth., Carb-v., Caust., Cham., *Chin.*, Cocc., Colch., Con., Cupr., Ferr., Hell., Ign., Jod., Kali-c., Lach., Lyc., Merc., Mez., Nat-m., Nit-ac.;

Verifikationen und klinische Symptome

Nux-v., Olnd., Op., Phos., Ph-ac., Plat., Plb., Puls., Rhus-t., Seneg., Sep., Spig., Stann., Staph., Sulph., Verat. [PB]

2. Drüsen: Bry., Con., Puls. [PB]

3. Knochen: ? [PB

4. Haut und Aeusseres: Acon., Ant-c., Arn., Ars., Aur., Bar-c., Bell., Bry., Calc., Caust., Cham., Chel., Chin., Cocc., Graph., Hell., Lach., Led., Lyc., Merc., Mez., Nit-ac., Nux-v., Olnd., Op., Phos., Plat., Puls., Rhus-t., Sep., Sil., Spong., Squil., Staph., Sulph., Verat. [PB]

IV. Schlaf und Träume: Ars., Puls. [PB]

V. Fieber: Acon., Ars., Bell., Bry., Chel., Chin., Hep., Hyos., Kali-n., Nat-m., Ph-ac., Sep., Stram., Sulph., Verat. [PB]

VI. Änderung des Befindens

1. Verschlimmerung nach der Zeit: ? [PB]

2. Verschlimmerung nach Lage und Umständen: Acon., Am-m., Ant-t., Arn., Ars., Bell., Bry., Calc., Cann-s., Carb-an., Carb-v., Caust., Cham., Chin., Cic., Cocc., Colch., Con., Graph., Hep., Ign., Jod., Ip., Kali-c., Led., Lyc., Merc., Nat-c., Nat-m., Nux-v., Phos., Puls., Ran-b., Rhus-t., Sabin., Samb., Sep., Sil., Spig., Squil., Staph., Sulph., Zinc. [PB]

VII. Konkordanz der homöopathischen Arzneien

Acon., Anac., Ant-t., Arn., Ars., Aur., Bell., Bry., Calc., Caust., Cham., Chin., Cocc., Colch., Con., Graph., Hep., Hyos., Ign., Kali-c., Lach., Lyc., Merc., Nat-m., Nit-ac., Nux-v., Olnd., Op., Phos., Ph-ac., Puls., Rhus-t., Sep., Sil., Spig., Staph., Stram., Sulph., Verat. [PB]

Ars., Bell., Chin., Con., Merc., Nux-v., Op., Phos., Ph-ac., Plat., Puls., Spig., Sulph-ac. [KV]

Verifikationen und klinische Symptome

Drosera rotundifolia (Sonnenthau)

(Dros.)

Synonyma

Drosera rotundifolia L., Rorella oder Ros solis der Alten, Sonnenthau [SRN]

Nicht-Antipsorische Arznei

[SRN]

Arzneiwirkungsdauer

Wirkt 2 bis 3 Wochen.[SRN]

Zählt zur 2. Klasse derjenigen Mittel, welche eine kurze Wirkungsdauer besitzen.[AHZ 49 (1855) 82]

Eigenthümlichkeiten und Hauptwirkungen

Gemüth

Aengstlichkeit, besonders Abends und in der Einsamkeit.[VHA]

Aengstliches Außersichsein.[HA 52]

Aengstlichkeit.[KEU 23]

Aussersichsein nach Aerger.[KEU 23]

Eigensinn.[VHA], [KEU 23]

*Furcht vor Gespenstern.[VHA]

Furcht vor Gespenstern und vorm Alleinsein.[HA 52]

Gespenster-Furcht.[KEU 23]

Großes Mißtrauen gegen Andere.[VHA]

Scheu vor Alleinsein.[KEU 23]

*Ueber Kleinigkeiten ist er gleich ganz außer sich.[VHA]

Unruhe des Gemüths.[VHA]

Neigung sich zu ersäufen.[VHA]

Konkordanz Gemüth und Geist: Bar-c., Bell., C a u s t ., C i c ., Lyc., P u l s ., *Sulph-ac.*, Zinc. [PB]

Geist

Konkordanz Gemüth und Geist: Bar-c., Bell., C a u s t ., C i c ., Lyc., P u l s ., *Sulph-ac.*, Zinc. [PB]

Schwindel

Schwindel beim Gehen im Freien.[VHA]

Kopf

Drückender Kopfschmerz zur Stirn und zu den Jochbeinen heraus, besonders beim Bücken.[VHA]

D r ü c k e n d e r K o p f s c h m e r z z u r S t i r n u n d z u d e n J o c h b e i n e n h e r a u s , m i t B e t ä u b u n g u n d U e b e l k e i t , M o r g e n s , v o n B ü c k e n u n d i n d e r W ä r m e v e r s c h l i m m e r t , v o n B e w e g u n g u n d i n d e r K ä l t e g e b e s s e r t . – Aengstliches Außersichsein; Furcht vor Gespenstern und vorm Alleinsein; Zusammenfließen der Buchstaben beim Lesen, wegen Weitsichtigkeit; Gesichtsblässe; Nasen-BLUTEN; BITTERGESCHMACK im Munde; viel Durst; Erbrechen von Galle oder Schleim; Abends und Nachts Husten mit Scharrigkeit im Halse; Engbrüstigkeit beim Sprechen; Zerschlagenheit aller Glieder; Aufschrecken im Schlafe; stete Frostigkeit, selbst im Bette.[HA 52]

*Klopfen und Hämmern zur Stirn heraus.[VHA]

Fressendes Jücken und Wundheitsschmerz am Haarkopfe, durch Reiben gebessert.[VHA]

*Epileptische Anfälle mit Zuckungen der Glieder; nach dem Anfalle Schlaf und BLUTAUSWURF.[VHA]

Augen

Stiche zu den Augen heraus, beim Bücken.[VHA]

Blenden der Augen vom LICHTE.[VHA]

Zusammenfließen der Buchstaben beim Lesen, wegen Weitsichtigkeit.[HA 52]

Verifikationen und klinische Symptome

Weitsichtigkeit, mit verengerten Pupillen.[VHA]
Gesichtsblässe mit eingefallenen Augen.[VHA]
Augenhervortreten.[KEU 23]

Ohren

Stechen und Zwängen im Ohre, *besonders beim Schlucken.[VHA]
Schwerhörigkeit mit Sumsen und Brausen vor den Ohren.[VHA]

Nase

Früh und Abends, Nasen-BLUTEN.[VHA]
Nasen-BLUTEN.[HA 52]
*BLUTSCHNAUBEN.[VHA]
BLUTEN aus Nase und Mund .[KEU 23]
*Schwarze Schweißlöcher auf der Nase.[VHA]
*Beständige Trockenheit der Nase.[VHA]
Trockenheit der Nase.[KEU 23]
Empfindlichkeit gegen saure Gerüche.[VHA]

Antlitz

Blauschwarze Augenlider.[KEU 23]
Blauschwarzes, gedunsenes Gesicht. [KEU 23]
Gesichtsblässe mit eingefallenen Augen.[VHA]
Gesichtsblässe.[HA 52]
Gesichtshitze.[KEU 23]
*Gesichtsschmerz, durch Druck und Berührung verschlimmert.[VHA]
Fein stechende Ausschlagsblüthchen im Gesichte.[VHA]
*Schwarze Schweißlöcher am Kinne.[VHA]
Kalter Stirnschweiss.[KEU 23]

Mund

Trockenheits-Empfindung im Rachen.[VHA]

Heilungsbericht

[...] Patient litt fortwährend an großer Trockenheit im Halse. Eine sogleich verordnete Gabe DROS. 30°° brachte sehr ansehnliche Besserung: die Trockenheit im Halse verschwand gänzlich, der Husten verlor sehr viel von seiner Heftigkeit und der Athem wurde dabei nicht mehr beengt. [...][ACS 17 (1839) 3, 5]

BLUTUNGEN aus dem Munde.[VHA]
BLUTEN aus Nase und Mund.[KEU 23]
BLUTIGER Speichel.[KEU 23]
*Verschwärung des Gaumensegels.[VHA]
*Stechen im Schlunde beim Schlingen.[VHA]
Trockenheit im Schlunde, bei Durstlosigkeit.[KEU 23]
*Kratzen im Halse von SALZIGEN Speisen.[VHA]
Abends und Nachts Husten mit Scharrigkeit im Halse.[HA 52]
*Schwieriges Schlingen fester Speisen, wie von Verengerung des Schlundes.[VHA]
Schwieriges Schlingen fester Speisen.[KEU 23]
*Gefühl im Schlunde, wie von zurückgebliebenen Speisekrümchen.[VHA]
Ausrahksen gelben oder grünen Schleims.[VHA]
Wechselfieber mit Halsweh und Brecherlichkeit.[VHA]
Engbrüstigkeit beim Sprechen.[HA 52]

Genüsse

Früh, Durst.[VHA]
Viel Durst.[HA 52]
Durst bei der Fieberhitze, nicht beim Froste.[VHA]
*Ekel gegen SCHWEINE-FLEISCH.[VHA], [KEU 23]
Kratzen im Halse von SALZIGEN Speisen.[VHA]
BROD schmeckt BITTER.[VHA]
*Leibweh nach SAUREN Speisen.[VHA]

Verifikationen und klinische Symptome

Verifikationen und klinische Symptome

Geschmack
BITTERGESCHMACK im Munde beim Essen.[VHA]
BITTERGESCHMACK im Munde.[HA 52]
BITTERGESCHMACK der Speisen, besonders des BRODES.[KEU 23]
BROD schmeckt BITTER.[VHA]
GESCHMACKLOSIGKEIT der Speisen.[VHA]
*Leibweh nach SAUREN Speisen.[VHA]

Aufstoßen
Beständiges WASSERZUSAMMENLAUFEN im Munde.[VHA]

Uebelkeit
*Uebelkeit nach FETTEN Speisen.[VHA]
Uebelkeit und Brechwürgen.[KEU 23]
Früh, Erbrechen von Galle oder von bloßem WASSER.[VHA]
Erbrechen erst der Speisen und dann Schleim,(zum Ende des [Keuchhusten-] Anfalles).[KEU 23]
Erbrechen nach Trinken.[KEU 23]
Erbrechen von Galle oder Schleim.[HA 52]
Nächtliches Erbrechen.[VHA]
BLUTERBRECHEN.[VHA], [KEU 23]
Schleim- und Speise-Erbrechen bei oder nach dem Husten.[VHA]
Wechselfieber mit Halsweh und Brecherlichkeit.[VHA]

Hypochonder
Zusammenziehender Schmerz in den Hypochondern beim Husten; er muß, wenn er hustet, mit der Hand auf die Stelle drücken.[VHA]
Schmerzhaftes Zusammenschnüren des Oberbauches und der Hypochondern, zum Aufdrücken mit der Hand nöthigend.[KEU 23-24]

Bauch
Schmerzhaftes Zusammenschnüren des Oberbauches und der Hypochondern, zum Aufdrücken mit der Hand nöthigend.[KEU 23-24]
Einziehen des Bauches (beim Erbrechen).[KEU 24]
*Leibweh nach SAUREN Speisen.[VHA]
Husten von Zusammenziehung des Unterbauches.[VHA]
Zusammenziehen im Unterleibe.[KEU 23]

Stuhl
BLUTIGE und schleimige Durchfall-Stühle.[VHA]
BLUTIGSCHLEIMIGE Durchfälle.[KEU 23]

Harn
Oefteres nächtliches Harnen.[VHA]
*Brauner, stark riechender Harn.[VHA]

Regel
*Unterdrücktes Monatliche.[VHA]
*Monatliches zu spät.[VHA]
*Weißfluß mit wehenartigen Krämpfen im Unterleibe.[VHA]

Athem
*Uebelriechender Athem beim Husten.[VHA]
Athem übelriechend.[KEU 23]
Kurzäthmigkeit.[KEU 23]
Engbrüstigkeit beim Sprechen, *am meisten im Sitzen.[VHA]
Engbrüstigkeit beim Sprechen.[HA 52]
Engbrüstigkeit.[KEU 23]
Beklemmungsgefühl in der Brust, als wenn beim Husten und Sprechen dort etwas die Stimme und den Athem zurückhielte.[VHA]

Erstickungsanfälle.[KEU 23]
Kann nicht zu Athem kommen.[KEU 23]
Schnappen nach LUFT.[KEU 23]

Husten

Husten von Zusammenziehung des Unterbauches.[VHA]
*Beim Husten klingt es, wie trocken in der Luftröhre.[VHA]
*Beim Husten klemmt es die Brust zusammen; er muß mit der Hand darauf drücken.[VHA]
*Husten von Singen, welches Beissen in der Kehle erzeugt.[VHA]
Abends und Nachts Husten mit Scharrigkeit im Halse.[VHA]
BLUT-Husten mit hellrothem, schaumigem oder *schwarzem, geronnenem BLUTE.[VHA]

Heilungsbericht: Im Sommer 1835 grassirte hier unter den Kindern eine Art von Keuchhusten, welcher jedesmal, um geheilt zu werden, zweier Mittel bedurfte, und größtentheils zweierlei ziemlich konstante Formen darbot. Die erste und häufigste Form war die, daß bei dem Anfange eines jeden Hustenanfallens sogleich Athemmangel und Speiseerbrechung eintritt, mit starker Gesichtsröthe, gegen Ende desselben aber viel Schleim ohne BLUT losgehustet wurde. Die erste und häufigste Form war die, daß bei dem Anfange eines jeden Hustenanfallens sogleich Athemmangel und Speiseerbrechung eintritt, mit starker Gesichtsröthe, gegen Ende desselben aber viel Schleim ohne BLUT losgehustet wurde. Hier waren zuerst ein oder zwei Gaben IP. nöthig, worauf dann eine Gabe DROS., alle in 30°° gereicht, in 5 bis 6 Tagen alles beseitigten. Die andere Form war daran zu erkennen, daß, anstatt des Athemmangels, Brustschmerzen verschiedener Art zugegen waren, und das Gesicht nicht roth, sondern vielmehr blässer wie sonst wurde, wenn der Husten eintrat. Gegen diese Form bewährte sich zuerst eine Dosis SULPH., welche ich jedesmal zu 60°° reichte, und nach 48 Stunden DROS. 30°°, worauf dann die Besserung eben so schnell erfolgte.[ACS 18 (1840) 2, 14-15]

*Grüner Hustenauswurf.[VHA]

Keuchhusten

Keuchhusten, besonders Abends und Nachts, mit schnell auf einander folgenden Stößen, daß er nicht zu Athem kommen kann.[VHA]

Keuchhusten, mit BLUTUNGEN aus Nase und Mund und Schmerzen in den Hypochondern.[VHA]

Keuchhusten, am Heftigsten nach Mitternacht, mit hellklingenden, schnell aufeinander folgenden Stössen, die nicht zu Athem kommen lassen, blauschwärzlichem Gesichte, Gefühl von Zusammenschnüren in Brust und Hypochondern, zum Aufdrücken mit der Hand nöthigend, BLUTEN aus der Nase oder Mund, von Trinken und TABAKSRAUCH verschlimmert, zu Ende Erbrechen, erst Speisen und dann Schleim. – (Oft nach SULPH.)[AHZ 53 (1856) 85]

Heftiger Keuchhusten, in periodischen, alle 1 bis 3 Stunden wiederkehrenden Anfällen, mit schnell aufeinander folgenden, bellenden oder klanglosen Stössen, die nicht zu Athem kommen lassen, von Kitzel und Trockenheitsgefühl, oder wie von weichen Federn im Kehlkopfe erregt, Abends ohne, Morgens mit etwas gelbem, meistens BITTEREM Auswurfe, den er niederschlingen muss.[KEU 23]

Verschlimmerung: Abends nach dem Niederlegen und noch mehr nach Mitternacht. – Ruhe. Liegen im Bette. Wärme. Trinken. TABACKSRAUCH. Lachen. Singen. Weinen. Erkältung. Nach Masern.[KEU 23]

Begleitung: Aengstlichkeit. Gespenster-Furcht. Scheu vor Alleinsein. Eigensinn. Aussersichsein nach Aerger. Augenhervortreten. Blauschwarze Augenlider. Trockenheit der Nase. BLUTEN aus Nase und Mund. BLUTIGER Speichel. Blauschwarzes, gedunsenes Gesicht. Gesichtshitze. Kalter Stirnschweiss. Trockenheit im Schlunde, bei Durstlosigkeit. Schwieriges Schlingen fester Speisen. Ekel gegen Schweine-FLEISCH. BITTERGESCHMACK der Speisen, besonders des BRODES. Uebelkeit und Brechwürgen. Erbrechen erst der Speisen und dann Schleim, (zum Ende des Anfalles). BLUTBRECHEN. Erbrechen nach Trinken. Schmerzhaftes Zusammenschnüren des Oberbauches und der Hypochondern, zum Aufdrücken mit der Hand nöthigend. Einziehen des Bauches (beim Erbrechen). Zusammenziehen im Unterleibe. BLUTIGSCHLEIMIGE Durchfälle. Athem übelriechend. Kurzäthmigkeit. Engbrüstigkeit. Erstickungsanfälle. Kann nicht zu Athem kommen. Schnappen nach LUFT. Brustbeklemmung, wie von Zurückhaltung des Athems. Trockenheit und Rauhheit im Kehl-

Verifikationen und klinische Symptome

kopfe und in der Luftröhre. Schleim in der Luftröhre. Zusammenziehen des Kehlkopfes beim Sprechen. Heiserkeit. Zusammenschnüren der Brust. Stechen in der Brust. Kälte der Hände. Zerschlagenheit der Glieder. Schläfrigkeit gleich nach Sonnenuntergang. Frostschauder in der Ruhe, selbst im Bette. Allgemeiner Schweiss.[KEU 23-24]

Unter den Keuchhusten-Mitteln nimmt ohne Zweifel die DROS. eine sehr hervorragende Stelle ein und passt bei vielen Epidemien. Aber dieses Mittel blindlings bei jedem Keuchhusten anwenden, ohne vorher die Zeichen gehörig zu Rathe zu ziehen, zeugt nur von mangelhafter Kenntniss des wahren Wesens der Homöopathie. Wegen vieler Wechselwirkungen ist, ohne Zwischen-Mittel, (wozu sich vorzüglich SULPH. und VERAT. eignen), eine unmittelbare zweite Gabe von DROS. selten wohlthätig.[KEU 24]

San.-R. Dr. *Stens* machte Mittheilung über äusserst günstige Erfahrungen, welche er bei epidemischen Krankheiten mit dem ACON. gemacht habe, indem er davon die Hochpotenz 200 in WASSER auflösen und davon jeden Abend einen Löffel voll nehmen liess, und zwar als Präservativ, mit dem Erfolge, dass diese also präservirten Kinder selbst in den Häusern, wo der Keuchhusten bereits ausgebrochen war, gänzlich davon befreit blieben. – Ref. hatte denselben Erfolg schon einige Mal von einer ganz ähnlichen Anwendung der DROS. in Hochpotenz gesehen.[AHZ 67 (1863) 95]

Luftröhre – Kehlkopf

Beachte: Nur als Zwischenmittel, oder wo das langwierige Siechthum in Arzneimittelmissbrauch seinen Grund hat, kann man, in Ermangelung besser passender Mittel, von diesen [Arzneien der 2. Klasse] eine theilweise Besserung erwarten, wie z. B. von BRY. bei Lungenleiden, von CANTH. bei Morbus Brighthii, von DROS. bei Kehlkopfaffectionen.[AHZ 49 (1855) 82]

Beständige Rauhheit und Trockenheit im Kehlkopfe und in der Luftröhre.[VHA]

Trockenheit und Rauhheit im Kehlkopfe und in der Luftröhre.[KEU 23]

Gefühl eines weichen Körpers (*wie eine Feder) im Kehlkopfe.[VHA]

*Abwechselnd weicher (gelber, grauer oder grüner) und verhärteteter Schleim in der Luftröhre.[VHA]

Schleim in der Luftröhre.[KEU 23]

Entzündung des Kehlkopfs und der Luftröhre, mit Schmerz beim Sprechen.[VHA]

Tiefere, unreine Stimme.[VHA]

Kehlkopf- und Luftröhren-Schwindsucht.[VHA]

Schnelle Abzehrung, (gallopirende Hals-Schwindsucht).[VHA]

Zusammenziehen des Kehlkopfes beim Sprechen.[KEU 23]

Heiserkeit.[KEU 23]

Brust

Brustschmerz beim Niessen und Husten, so daß er die Hand auf die Brust drücken muß.[VHA]

*Unterköthigkeitsschmerz des Brustbeins beim Daraufdrücken.[VHA]

Schwarze Schweißlöcher auf der Brust und Schulter.[VHA]

Beklemmungsgefühl in der Brust, als wenn beim Husten und Sprechen dort etwas die Stimme und den Athem zurückhielte.[VHA]

Brustbeklemmung, wie von Zurückhaltung des Athems.[KEU 23]

Engbrüstigkeit beim Sprechen, *am meisten im Sitzen.[VHA]

Engbrüstigkeit beim Sprechen.[HA 52]

Engbrüstigkeit.[KEU 23]

Zusammenschnüren der Brust.[KEU 23]

Stechen in der Brust.[KEU 23]

Oberglieder

Nächtlicher reissender Schmerz in den Oberarm-Röhrknochen, am Tage bei Bewegung vergehend.[VHA]

Klammartiges Krummziehen der Finger.[VHA]

Kälte der Hände.[KEU 23]

Nagend stechender Schmerz in den Gelenken.[VHA]

Lähmige Zerschlagenheit in den Gliedern.[VHA]

Zerschlagenheit aller Glieder.[HA 52]

Zerschlagenheit der Glieder.[KEU 23]

Wehthun der Glieder, worauf er liegt, wie von zu hartem Lager.[VHA]

Verifikationen und klinische Symptome

Engbrüstigkeit beim Sprechen°, am Meisten im Sitzen. DROS. 30, eine Dose half, während mehrere andere Mittel nichts geholfen (in gravida).[Bruckner: Aphorismen aus der Praxis. AHZ 72 (1866) 108]

*Epileptische Anfälle mit Zuckungen der Glieder; nach dem Anfalle Schlaf und BLUTAUSWURF.[VHA]
Schwarze Schweißlöcher auf der Brust und Schulter.[VHA]

Unterglieder

*Kalt-schweissige, immerfort frierende Füße.[VHA]
Lähmige Zerschlagenheit in den Gliedern.[VHA]
Nagend stechender Schmerz in den Gelenken.[VHA]
Wehthun der Glieder, worauf er liegt, wie von zu hartem Lager.[VHA]
Zerschlagenheit aller Glieder.[HA 52]
Zerschlagenheit der Glieder.[KEU 23]
*Epileptische Anfälle mit Zuckungen der Glieder; nach dem Anfalle Schlaf und BLUTAUSWURF.[VHA]

Knochen

Nagend stechender Schmerz durch alle Röhrknochen, in der Ruhe am schlimmsten.[VHA]
Konkordanz Knochen: Arg., Bell., Chin., Cupr., Merc., R h u s - t . , Ruta, Sabin., Staph., Sulph. [PB]

Haut

*Heftiges Jücken beim Auskleiden; beim Kratzen geht die Haut leicht herunter.
*Schwarze Schweißlöcher auf der Nase.[VHA]
*Schwarze Schweißlöcher am Kinne.[VHA]
Schwarze Schweißlöcher auf der Brust und Schulter.[VHA]
Konkordanz Haut und Aeusseres: A g n . , Arn., B a r - c . , Bell., *Bry.*, C a l c . , Caust., C y c l . , G r a p h . , Hep., L e d . , Lyc., Merc., Mez., N a t - c . , Nat-m., N i t - a c . , O l n d . , Petr., P l a t . , *P u l s .* , Ran-s., R h u s - t . , S e p . , Sil., S p o n g . , S t a p h . , *S u l p h .* , Thuj., Viol-t., Zinc. [PB]

Schlaf

*Schläfrigkeit Mittags und Abends bei SONNENUNTERGANG.[VHA]
Schläfrigkeit gleich nach SONNENUNTERGANG.[KEU 23]
Oefteres Aufschrecken im Schlafe.[VHA]
Aufschrecken im Schlafe.[HA 52]
Nächtliches Erbrechen.[VHA]
Abends und Nachts Husten mit Scharrigkeit im Halse.[HA 52]
Konkordanz Schlaf und Träume: Calc., N u x - v . , Sil. [PB]

Fieber

Innerer Frostschauder in der Ruhe, ohne Durst.[VHA]
Stete Frostigkeit, selbst im Bette.[HA 52]
Frostschauder in der Ruhe, selbst im Bette.[KEU 23]
*In der Ruhe des Körpers ist es ihm stets zu kalt, selbst im Bette.[VHA]
Wechselfieber mit Halsweh und Brecherlichkeit.[VHA]

Fieberstadien

1. P u l s unverändert.[WF 22]
2. F r o s t mit Kälte und Blässe des Gesichts und kalten Extremitäten. – Vormittags Frost– Nachts im Bette und in der Ruhe innerlicher Frost. – In der Morgenzeit die eine (linke) Gesichtshälfte kalt, die Andere (rechte) heiss. – Frost und Schauder in der Ruhe, und es scheint ihm überall zu kalt zu sein , selbst im Bette. – Am Tage Frost, Nachts Hitze.[WF 22]
3. H i t z e fast bloss im Gesichte und am Kopfe. – Abends erhöhete Wärme des Oberkörpers.[WF 22]
4. Nachts warmer S c h w e i s s , besonders nach Mitternacht und in der Morgenzeit, am Stärksten im Gesichte.[WF 22]

Konkordanz Fieber: *Ars.*, Cham., Chin., Nux-v., R h u s - t . , S u l p h . [PB]

Gemeinsames

Nagend stechender Schmerz in den Gelenken.[VHA]
Lähmige Zerschlagenheit in den Gliedern.[VHA]

Verifikationen und klinische Symptome

Wehthun der Glieder, worauf er liegt, wie von zu hartem Lager.[VHA]
Schnelle Abzehrung, (gallopirende Hals-Schwindsucht).[VHA]
Allgemeiner Schweiss.[KEU 23]
*Epileptische Anfälle mit Zuckungen der Glieder; nach dem Anfalle Schlaf und BLUTAUSWURF.[VHA]
Die meisten Beschwerden erhöhen sich Nachts und gegen Morgen, so wie in der Wärme und Ruhe des Körpers.[VHA]

BLUTUNGEN

Früh und Abends, Nasen-BLUTEN.[VHA]
Nasen-BLUTEN.[HA 52]
*BLUTSCHNAUBEN.[VHA]
BLUTEN aus Nase und Mund .[KEU 23]
BLUTUNGEN aus dem Munde.[VHA]
BLUTEN aus Nase und Mund.[KEU 23]
BLUTIGER Speichel.[KEU 23]
BLUTERBRECHEN.[VHA], [KEU 23]
BLUTIGE und schleimige Durchfall-Stühle.[VHA]
BLUTIGSCHLEIMIGE Durchfälle.[KEU 23]
BLUT-Husten mit hellrothem, schaumigem oder *schwarzem, geronnenem BLUTE.[VHA]
Keuchhusten, mit BLUTUNGEN aus Nase und Mund und Schmerzen in den Hypochondern.[VHA]
BLUTEN aus der Nase oder Mund, von Trinken und TABAKSRAUCH verschlimmert, zu Ende Erbrechen, erst Speisen und dann Schleim.[KMS 527]
*Epileptische Anfälle mit Zuckungen der Glieder; nach dem Anfalle Schlaf und BLUTAUSWURF.[VHA]

Besserung der Beschwerden

Bewegung.[HA 52]
In der Kälte.[HA 52]

Verschlimmerung der Beschwerden

Morgens.[HA 52]
Die meisten Beschwerden erhöhen sich Nachts und gegen Morgen, so wie in der Wärme und Ruhe des Körpers.[VHA]
Abends nach dem Niederlegen und noch mehr nach Mitternacht.[KEU 23]
Ruhe.[KEU 23]
Liegen im Bette.[KEU 23]
Von Bücken.[HA 52]
Wärme.[HA 52], [KEU 23]
Trinken.[KEU 23], [KMS 527]
TABACKS-Rauch.[KEU 23], [KMS 527]
Lachen.[KEU 23]
Singen.[KEU 23]
Weinen.[KEU 23]
Erkältung.[KEU 23]
Nach Masern.[KEU 23]
*Gesichtsschmerz, durch Druck und Berührung verschlimmert.[VHA]

Konkordanzen

Verschlimmerung nach der Zeit: Ign., Kali-c., Kali-n., Nux-v., Ph-ac., Rhus-t. [PB]

Verschlimmerung nach Lage und Umständen: Am-m., Arg., Ars., Asaf., Bry., Calc., Caps., Carb-v., Cham., Con., Cycl., Dulc., Euph., Ferr., Graph., Hep., Jod., Led., *Lyc.*, Mgs., Mag-m., Meny., Merc., Mosch., Nat-c., Nux-v., *Phos.*, Ph-ac., Plat., *Puls.*, Rhod., Rhus-t., Ruta, Sabad., Samb., *Sep.*, Sulph., Tarax., Valer., Verat., Verb., Viol-t. [PB]

Verifikationen und klinische Symptome

Arzneiverwandtschaften von Drosera rotundifolia

Acon., (Alum.), (Am-c.), Bry., Cina, Cupr., Hep., Hyos., Ip., (Kali-n.), Nux-v., (Puls.), (Rhus-t.), (Sep.), (Sil.), Spong., (Squil.), Verat. [VHA]

Alum., Arg., Arn., Ars., Bar., Bell., Bry., *Calc.*, Canth., Caps., Carb-v., Caust., Cham., Chin., Cic., Cocc., Con., Cycl., Graph., Hep., Ign., Kali-c., Led., Lyc., Merc., Nat-c., Nat-m., Nit-ac., *Nux-v.*, Par., Phos., Ph-ac., Plat., *Puls.*, Ran-s., *Rhus-t.*, Ruta, *Sep.*, Sil., Spong., Staph., *Sulph.*, Sulph-ac., Verat., Zinc. [PB]

Cina, Hep., *Ip.*, Nux-v., Sep., *Spong.*, *Verat.* [KV]

Antidot von Drosera rotundifolia: Camph.

KAMPHER ist das Milderungs- und Gegenmittel. [RA 6, 228]

Camph.? [SRN]

Camph. [PB]

Drosera rotundifoli ist Folgemittel von: Carb-v., Ip., Sulph.

Dros. – (Oft nach SULPH..)[KMS 527]

Es [CARB-V.] passt oft nach VERAT., nachher CHIN. oder DROS..[KEU 14]

Hier waren zuerst ein oder zwei Gaben IP. nöthig, worauf dann eine Gabe DROS., alle in 30°° gereicht, in 5 bis 6 Tagen alles beseitigten. Die andere Form war daran zu erkennen, daß, anstatt des Athemmangels, Brustschmerzen verschiedener Art zugegen waren, und das Gesicht nicht roth, sondern vielmehr blässer wie sonst wurde, wenn der Husten eintrat. Gegen diese Form bewährte sich zuerst eine Dosis SULPH., welche ich jedesmal zu 60°° reichte, und nach 48 Stunden DROS. 30°°, worauf dann die Besserung eben so schnell erfolgte.[ACS 18 (1840) 2, 14-15]

Folgemittel von Drosera rotundifolia: Cina, Nux-v.

Cina – (Oft nach DROS..)[KMS 526]

[...] Patient litt fortwährend an großer Trockenheit im Halse. Eine sogleich verordnete Gabe DROS. 30°° brachte sehr ansehnliche Besserung: die Trockenheit im Halse verschwand gänzlich, der Husten verlor sehr viel von seiner Heftigkeit und der Athem wurde dabei nicht mehr beengt. Da nun die Bruchbeschwerden noch unverändert waren, der Hustenauswurf einen SÜßLICHEN Geschmack angenommen und der Brustschmerz beim Husten stechend geworden war, reichte ich am 2. Jan. 1836 eine Gabe NUX-V. 30°°, welche in der That den Bruch vollkommen heilte aber auf den Husten nur geringe Wirkung hatte. [...][ACS 17 (1839) 3, 5]

Zwischenmittel von Drosera rotundifolia: Sulph., Verat.

Wegen vieler Wechselwirkungen ist, ohne Zwischen-Mittel, (wozu sich vorzüglich SULPH. und VERAT. eignen), eine unmittelbare zweite Gabe von DROS. selten wohlthätig.[KEU 24]

Konkordanzen der homöopathischen Arzneien

I. Gemüth und Geist: Bar-c., Bell., Caust., Cic., Lyc., Puls., *Sulph-ac.*, Zinc. [PB]

II. Körpertheile und Organe: Acon., Alum., Arn., Ars., *Bell.*, Bry., *Calc.*, Canth., Caps., Carb-v., Caust., Cham., Chin., Cocc., Con., Hep., Hyos., *Ign.*, Ip., Kali-c., Led., Lyc., *Merc.*, Nat-c., Nat-m., Nit-ac., *Nux-v.*, Par., *Phos.*, *Puls.*, Rhus-t., Sabad., *Sep.*, *Sil.*, Spig., Staph., Stram., *Sulph.*, Verat. [PB]

III. Empfindungen und Beschwerden

1. **Aeussere und innere Körpertheile im Allgemeinen:** Acon., Alum., Arg., Arn., Asaf., *Bell.*, Bry., *Calc.*, Canth., Carb-v., Caust., Cham., *Chin.*, Cic., Cocc., Con., *Ign.*, Ip., Kali-c., Laur., Led., Lyc., Merc., Mez., Mosch., Mur-ac., Nat-c., Nat-m., Nit-ac., Nux-v., Par., *Phos.*, Ph-ac., Plat., *Puls.*, Ran-s., Rhus-t., *Ruta*, Sabin., Sars., Sep., Sil., Spig., Spong., Stann., Staph., *Sulph.*, Sulph-ac., Teucr., Verat., Zinc. [PB]
2. **Drüsen:** vacat [PB]
3. **Knochen:** Arg., Bell., Chin., Cupr., Merc., Rhus-t., Ruta, Sabin., Staph., Sulph. [PB]
4. **Haut und Aeusseres:** Agn., Arn., Bar-c., Bell., *Bry.*, Calc., Caust., Cycl., Graph., Hep., Led., Lyc., Merc., Mez., Nat-c., Nat-m., Nit-ac., Olnd., Petr.,

Verifikationen und klinische Symptome

Plat., *Puls.*, Ran-s., Rhus-t., Sep., Sil., Spong., Staph., *Sulph.* Thuj., Viol-t., Zinc. [PB]

IV. Schlaf und Träume: Calc., Nux-v., Sil. [PB]

V. Fieber: *Ars.*, Cham., Chin., Nux-v., Rhus-t., Sulph. [PB]

VI. Änderung des Befindens

1. **Verschlimmerung nach der Zeit:** Ign., Kali-c., Kali-n., Nux-v., Ph-ac., Rhus-t. [PB]
2. **Verschlimmerung nach Lage und Umständen:** Am-m., Arg., Ars., Asaf., Bry., Calc., Caps., Carb-v., Cham., Con., Cycl., Dulc., Euph., Ferr., Graph., Hep., Jod., Led., *Lyc.*, Mgs., Mag-m., Meny., Merc., Mosch., Nat-c., Nux-v., *Phos.*, Ph-ac., Plat., *Puls.*, Rhod., Rhus-t., Ruta, Sabad., Samb., *Sep.*, Sulph., Tarax., Valer., Verat., Verb., Viol-t. [PB]

VII. Konkordanz der homöopathischen Arzneien

Alum., Arg., Arn., Ars., Bar., Bell., Bry., *Calc.*, Canth., Caps., Carb-v., Caust., Cham., Chin., Cic., Cocc., Con., Cycl., Graph., Hep., Ign., Kali-c., Led., Lyc., Merc., Nat-c., Nat-m., Nit-ac., *Nux-v.*, Par., Phos., Ph-ac., Plat., *Puls.*, Ran-s., *Rhus-t.*, Ruta, *Sep.*, Sil., Spong., Staph., *Sulph.*, Sulph-ac., Verat., Zinc. [PB]

Cina, Hep., *Ip.*, Nux-v., Sep., *Spong.*, *Verat.* [KV]

Verifikationen und klinische Symptome

Dulcamara (Bittersüß)

(Dulc.)

Synonyma

Dulcamara, Solanum Dulcamara, Bittersüß-Nachtschatten [SRA]

Antipsorische und antisykotische Arznei

Höchst wahrscheinlich, wie mir auch zum Theil schon Versuche gezeigt haben, gehört diese sehr kräftige Pflanze unter die Antipsorica, wie auch schon folgende ihrer reinen Wirkungen anzudeuten scheinen; doch werde ich noch genauere Bestätigungen hiervon zu erlangen suchen.[RA 1, 95]

[SRA], [AHP 262]

Arzneiwirkungsdauer

Ihre lange Wirkungs-Dauer zeigt sie schon in Versuchen bei gesunden Personen.[RA 1, 95]

Wirkt 30 bis 40 Tage.[SRA]

Zählt zur 3. Klasse derjenigen Mittel, welche eine mittlere Wirkungsdauer besitzen.[AHZ 49 (1855) 82]

Hinweise

Auch in einigen epidemischen Fiebern wird man sie specifisch finden, so wie in akuten Verkältungs-Krankheiten mancher Art.[RA 1, 95]

DULC. ist viel zu sehr gepriesen in Fällen, wo Krankheiten von FEUCHTER Verkältung entstanden, RHUS-T. ist vorzuziehen.[Chargé, Bönn.]

Störungen der antipsorischen Kur: Verkältung, worauf Durchfall enstanden ist: Dulc. X° R.[SRA]

Eigenthümlichkeiten und Hauptwirkungen

Gemüth

Innere Unruhe.[VHA]

Große Unruhe und Ungeduld.[HA 43]

Große Ungeduld.[VHA]

Unruhe und Ungeduld.[KEU 24]

Neigung zum Zanken, ohne Aergerlichkeit.[VHA]

Konkordanz Gemüth und Geist: Ars.., Bell., Lach., Lyc., Plat., Stram., Verat. [PB]

Geist

Delirien, Nachts bei den Schmerzen und in der Fieberhitze.[VHA]

*Frost mit heftigem Durste; Hitze mit Phantasiren, ohne Durst.[VHA]

Frost mit heftigem Durste; Hitze ohne Durst mit Phantasien.[HA 43]

Konkordanz Gemüth und Geist: Ars.., Bell., Lach., Lyc., Plat., Stram., Verat. [PB]

Schwindel

Große Dummlichkeit im Kopfe.[VHA]

Innerer Kopf

BLUTDRANG zum Kopfe mit Ohrensausen und Schwerhörigkeit.[VHA]

BLUTDRANG zum Kopfe.[KEU 24]

Drückend betäubender Kopfschmerz.[VHA]

Bohrender Kopfschmerz, von Innen nach Außen, in Schläfen und Stirn, vor Mitternacht und beim still Liegen verschlimmert, von Sprechen vergehend. – Große Unruhe und Ungeduld; Gefühl, als wenn sich der Hinterkopf vergrößert hätte; Nasen-BLUTEN, mit hellrothem BLUTE; Zuckungen in den Augen und Lippen bei kalter LUFT; heftiger Durst; Durchfall mit Leibschmerzen; stinkender Urin mit schleimigem Bodensatze; Stockschnupfen in kalter LUFT verschlimmert; trockne Hitze der Haut; flechtenartige Ausschläge; Frost mit heftigem Durste; Hitze ohne Durst mit Phantasien.[HA 43]

Wühlen in der Stirn, mit Gefühl von Aufgetriebenheit des Gehirns, in Ruhe und Bewegung gleichbleibend, Abends bis Mit-

Verifikationen und klinische Symptome

ternacht und von Kaltwerden verschlimmert, im Liegen gebessert.[HA 87-88]

Verifikationen und klinische Symptome

Aeusserer Kopf
Empfindung, als wenn sich der Hinterkopf vergrößert hätte.[VHA]
Gefühl, als wenn sich der Hinterkopf vergrößert hätte.[HA 43]
Unangenehmes Frösteln am Hinterkopfe und über den ganzen Rücken, mit dem Gefühle als sträubten sich die Haare, täglich gegen Abend wiederkehrend.[HA 119]
Dicke Borke auf dem Haarkopfe, wovon die Haare ausgehen. [VHA]

Augen
Entzündung der Augen nach Erkältung.[VHA]
Zuckungen in den Augen, bei kalter LUFT.[VHA]
Zuckungen in den Augen und Lippen bei kalter LUFT.[HA 43]
Schwarzer Staar.[VHA]

Ohren
BLUTDRANG zum Kopfe mit Ohrensausen und Schwerhörigkeit.[VHA]
Ohrensausen.[KEU 24]

Nase
Nasen-BLUTEN, mit sehr warmem, hellrothem BLUTE, unter Gefühl von Druck über der Nase.[VHA]
Nasen-BLUTEN, mit hellrothem BLUTE.[HA 43], [KEU 24-25]

Antlitz
Umschriebene Röthe der Wangen, bei Blässe des Gesichts.[VHA]
Backenröthe bei Gesichtsblässe.[KEU 25]
Flechten-Ausschlag im Gesichte.[VHA]
Milchschorf.[VHA]
Zuckungen in den Lippen bei kalter LUFT.[VHA]
Zuckungen in den Augen und Lippen bei kalter LUFT.[HA 43]
Konvulsionen, vom Gesichte ausgehend.[KEU 25]
*Schief gezogener Mund.[VHA]

Mund
Halsentzündung nach Verkältung.[VHA]
Speichelfluß.[VHA], [KEU 25]
Viel Schleim im Schlunde.[KEU 25]
Trockenheit der Zunge mit vielem Durste, bei vermehrter Speichelabsonderung.[VHA]
Trockene, geschwollene Zunge.[KEU 25]
*Geschwulst der Zunge, mit verhindertem Sprechen und Athmen.[VHA]
Beim Kaltwerden erschwerte Sprache wegen Lähmung der Zunge (*und der Kinnladen).[VHA]
Schwierige Sprache.[KEU 25]

Genüsse
Starker Hunger nach der Fieberhitze.[VHA]
Heftiger Durst.[VHA], [HA 43]
Heftiger Durst auf Kaltes.[KEU 25]
Hunger, ohne Appetit.[KEU 25]

Uebelkeit
Erbrechen blassen, zähen Schleims.[VHA]
Schleim-Erbrechen.[KEU 25]

Bauch
Leibweh nach Erkältung.[VHA]
Schneiden um den Nabel.[VHA]

Kolik. Wenn diese infolge zu schnellen Abkühlens entstand, denke man an DULC.. (Infolge von kalter Abend-LUFT entstandene Kolik, der Diarrhoe folgt: MERC..)[Br., Lippe]
Bauch-WASSERSUCHT.[VHA]

Stuhl

Verkältung, worauf Durchfall enstanden ist: Dulc. X° R.[SRA]
Durchfall mit Leibschmerzen, nach Erkältung.[VHA]
Durchfall mit Leibschmerzen.[HA 43]
Grüner, schleimiger Durchfall.[VHA]
Chronischer, BLUTIGER Durchfall.[VHA]
Schleim-Durchfall.[KEU 25]
Sobald es heiß wird, leidet der Kranke an Diarrhoe; dies ist ein sehr charakteristisches BRY.-Symptom. (Leidet der Kranke an Durchfall, sobald es kalt wird, besonders während des Sommers, muß man an DULC. denken).[Br., Lippe]
Kolik. Wenn diese infolge zu schnellen Abkühlens entstand, denke man an DULC.. (Infolge von kalter Abend-LUFT entstandene Kolik, der Diarrhoe folgt: MERC..)[Br., Lippe]

Harn

Harnverhaltung.[VHA]
Stinkender Harn.[VHA]
Stinkender Urin mit schleimigem Bodensatze.[HA 43]
Schleimiger Bodensatz.[VHA]
Schleimiger Bodensatz im Harne.[KEU 25]
Unwillkührlicher Harnabgang von Lähmung der Harnblase.[VHA]
Unwillkührlicher Abgang stinkenden Harns.[KEU 25]

Geschlechtstheile

Flechten an den Geschlechtstheilen.[VHA]

Regel

Monatliches zu spät und zu kurzdauernd, mit WÄSSERIGEM BLUTE.[VHA]
Unterdrückte Regel nach Erkältung.[VHA]
*Friesel-Ausschlag vor der Regel.[VHA]

Schwangerschaft – Beschwerden der Mütter

Unterdrückte MILCHSEKRETION bei Wöchnerinnen, nach Erkältung.[VHA]

Schnupfen

Stockschnupfen, in kalter LUFT verschlimmert.[VHA], [HA 43]
Stockschnupfen in kalter LUFT.[KEU 25]

Athem

Heftige Brustbeklemmung nach Erkältung.[VHA]
*Geschwulst der Zunge, mit verhindertem Sprechen und Athmen.[VHA]
Heiserkeit.[KEU 25]
Brustbeklemmung von Verschleimung.[KEU 25]

Husten

Heftiger Husten, wie Keuchhusten, nach Erkältung.[VHA]
BLUT-Husten mit hellrothem BLUTE.[VHA]
Husten mit kopiösem Schleim-Auswurfe.[VHA]

Keuchhusten

Keuchhusten von übermässiger Schleimabsonderung im Kehlkopfe und in der Luftröhre erregt, daher bei jedem Anfalle beträchtlicher, leichter Auswurf von GESCHMACKLOSEM Schleime, oft mit hellrothem BLUTE.[KEU 24]
Verschlimmerung: Nachts. – Lange Ruhe und darauf Anstrengung. Tiefathmen. Sprechen. NASSE Kälte. Verkältung im NASSEN. Zurückgetretene Hautausschläge verschiedener Art.[KEU 24]
Begleitung: Unruhe und Ungeduld. BLUTDRANG zum Kopfe. Ohrensausen. Nasen-BLUTEN mit hell-

Verifikationen und klinische Symptome

rothem BLUTE. Backenröthe bei Gesichtsblässe. Trockene, geschwollene Zunge. Schwierige Sprache. Viel Schleim im Schlunde. Speichelfluss. Hunger, ohne Appetit. Heftiger Durst auf Kaltes. Schleim-Erbrechen. Schleim-Durchfall. Unwillkührlicher Abgang stinkenden Harns. Schleimiger Bodensatz im Harne. Stockschnupfen in kalter LUFT. Die Luftröhre voll von Schleim. Heiserkeit. Brustbeklemmung von Verschleimung. Nächtliches Herzklopfen. Konvulsionen, vom Gesichte ausgehend. Unthätigkeit der äusseren Haut, bei übermässigen Absonderungen der inneren Schleimhäute und Schleimdrüsen. Unruhiger Schlaf nach Mitternacht. Trockene Hitze mit Brennen in der Haut. Gänzlicher Mangel an Schweiss.[KEU 24-25]

DULC. ist wohl selten anders anzuwenden, als da, wo nach unterdrückten Ausschlägen, oder nach starker Erkältung, die oben bezeichnete übermässige Schleimabsonderung in inneren Theilen dasselbe anzeigen.[KEU 25]

[EUPHR.]: Dieses wenig gebrauchte (und gekannte), dem vorigen [DULC.] einigermassen ähnliche Mittel unterscheidet sich doch hinlänglich durch die scharf-WÄSSERIGEN Absonderungen, die bei der DULC. stets milder sind, so wie durch mehre andere, oben angedeutete Zeichen.[KEU 26]

Verifikationen und klinische Symptome

Luftröhre

Die Luftröhre voll von Schleim.[KEU 25]

Heiserkeit.[KEU 25]

Keuchhusten von übermässiger Schleimabsonderung im Kehlkopfe und in der Luftröhre erregt, daher bei jedem Anfalle beträchtlicher, leichter Auswurf von GESCHMACKLOSEM Schleime, oft mit hellrothem BLUTE.[KEU 24]

Hals

Genicksteifigkeit nach Erkältung.[VHA]

Geschwulst der Halsdrüsen.[VHA]

Brust

Stoßähnliche, stumpfe Stiche in und auf beiden Seiten der Brust.[VHA]

Brust-WASSERSUCHT.[VHA]

*Flechten auf den Brüsten.[VHA]

Unterdrückte MILCHSEKRETION bei Wöchnerinnen, nach Erkältung.[VHA]

Heftige Brustbeklemmung nach Erkältung.[VHA]

Nächtliches Herzklopfen.[KEU 25]

Rücken

Genicksteifigkeit nach Erkältung.[VHA]

Lähmung des Kreuzes nach Erkältung.[VHA]

*In der Ruhe Ziehen vom Kreuze durch den Schenkel herab, bei Bewegung Stiche darin, welche durch Aufrücken sich lindern.[VHA]

Unangenehmes Frösteln am Hinterkopfe und über den ganzen Rücken, mit dem Gefühle als sträubten sich die Haare, täglich gegen Abend wiederkehrend.[HA 119]

Oberglieder

Lähmung des Arms, mit Eiskälte desselben, am meisten in der Ruhe.[VHA]

Flechten an den Armen und auf den Händen.[VHA]

Schweiß der Handteller.[VHA]

Warzen an den Händen.[VHA]

Unterglieder

*Flechten am Knie.[VHA]

*Rothlaufartig sich abschälende, jückende Füße.[VHA]

*Kriebeln in den Füßen, wie von Ameisen.[VHA]

*In der Ruhe Ziehen vom Kreuze durch den Schenkel herab, bei Bewegung Stiche darin, welche durch Aufrücken sich lindern.[VHA]

Drüsen

Geschwulst und Verhärtung der Drüsen.[VHA]

Geschwulst der Halsdrüsen.[VHA]
Unthätigkeit der äusseren Haut, bei übermässigen Absonderungen der inneren Schleimhäute und Schleimdrüsen.[KEU 25]
Konkordanz Drüsen: Ars., *Bell.*, Bry., Con., Hep., Lyc., Sil., *Sulph.* [PB]

Knochen

Konkordanz Knochen: Calc., Merc., Puls. [PB]

Haut

Röthe, Trockenheit und Hitze der Haut.[VHA]
Trockne Hitze der Haut.[HA 43]
Verdickte, sich abschulfernde Hautstellen.[VHA]
Blasen-Ausschlag.[VHA]
Dicke Borke über den ganzen Körper.[VHA]
Dicke Borke auf dem Haarkopfe, wovon die Haare ausgehen.[VHA]
Umschriebene Röthe der Wangen, bei Blässe des Gesichts.[VHA]
Milchschorf (im Antlitz).[VHA]
*Friesel-Ausschlag vor der Regel.[VHA]
Flechtenartige Ausschläge.[HA 43]
Weisslich-abschülfernde, trockene Mehlflechten: Thuj. (ARS., CALC., DULC., LYC., SEP., SIL.)[KMS 728]
Flechten verschiedener Art, namentlich: 1) Nässende, Eiternde; 2) *Blasse, welche beim Kratzen WASSER geben; 3) *Röthliche, mit rothem Ringe, welche beim Kratzen BLUTEN; 4) *mit röthlichem Rande, welche von kaltem WASSER schmerzen, aber nicht jücken; 5) *kleine, runde, gelbbräunliche Flechten, welche nach Kratzen BLUTEN.[VHA]
Flechten-Ausschlag im Gesichte.[VHA]
*Flechten auf den Brüsten.[VHA]
Flechten an den Geschlechtstheilen.[VHA]
Flechten an den Armen und auf den Händen.[VHA]
*Flechten am Knie.[VHA]
Nesselfieber.[VHA]
Schweiß der Handteller.[VHA]
Warzen an den Händen.[VHA]
*Rothlaufartig sich abschälende, jückende Füße.[VHA]
Trockne Hitze und Brennen in der Haut (bei Fieber).[VHA]
Unthätigkeit der äusseren Haut, bei übermässigen Absonderungen der inneren Schleimhäute und Schleimdrüsen.[KEU 25]
Konkordanz Haut und Aeusseres: Acon., Am-c., Ant-c., Ars., Bell., Bov., Bry., *Calc.*, Caust., Chin., Con., Graph., Hep., Kali-c., Lach., Led., *Lyc.*, Mag-c., *Merc.*, Mez., Nat-c., Nit-ac., Olnd., Petr., Phos., Ph-ac., Puls., *Rhus-t.*, Sec., *Sep.*, Sil., Staph., *Sulph.*, Verat. [PB]

Schlaf

Unruhiger Schlaf nach Mitternacht.[VHA], [KEU 25]
Sehr frühes Erwachen.[VHA]
Delirien, Nachts bei den Schmerzen und in der Fieberhitze.[VHA]
Nächtliches Herzklopfen.[KEU 25]
Nächtlicher, allgemeiner, oft uebelriechender Schweiß.[VHA]
Konkordanz Schlaf und Träume: Aur., Sep., Sil., Sulph-ac. [PB]

Fieber

Auch in einigen epidemischen Fiebern wird man sie specifisch finden, so wie in akuten Verkältungs-Krankheiten mancher Art.[RA 1, 95]
*Kälte bei den Schmerzen.[VHA]
Trockne Hitze und Brennen in der Haut.[VHA], [KEU 25]
*Frost mit heftigem Durste; Hitze mit Phantasiren, ohne Durst.[VHA]
Frost mit heftigem Durste; Hitze ohne Durst mit Phantasien.[HA 43]
Nächtlicher, allgemeiner, oft uebelriechender Schweiß.[VHA]
Delirien, Nachts bei den Schmerzen und in der Fieberhitze.[VHA]

Verifikationen und klinische Symptome

Starker Hunger nach der Fieberhitze.[VHA]
Gänzlicher Mangel an Schweiss.[KEU 25]

Fieberstadien

1. P u l s klein, hart und gespannt, besonders die Nacht.[WF 22]
2. Frost vom Rücken aus sich verbreitend, am meisten gegen Abend, durch äussere Wärme nicht zu tilgen. – Frost bei den Schmerzen. – Fieberfrost mit heftigem Durste.[WF 22]
3. Allgemeine trockne, brennende Hitze über den ganzen Körper. – Hitze und Brennen im Rücken. – Hitze mit Phantasiren, ohne Durst.[WF 22]
4. Uebelriechender S c h w e i s s , Nachts und Früh über den ganzen Körper, am Tage mehr auf dem Rücken, in den Achselgruben und Handtellern. – Unterdrückter und ganz mangelnder Schweiss.[WF 23]

Konkordanz Fieber: Arn., Bry., Lyc., S e p . , Staph. [PB]

Gemeinsames

Bedeutende Abmagerung.[VHA]

WASSERSUCHT

WASSERSÜCHTIGE Geschwulst des Körpers.[VHA]
Bauch-WASSERSUCHT.[VHA]
Brust-WASSERSUCHT.[VHA]

Erkältungen

V e r k ä l t u n g , worauf Durchfall enstanden ist: Dulc. X° R.[SRA]
Verkältung im NASSEN.[KEU 24]
DULC. ist viel zu sehr gepriesen in Fällen, wo Krankheiten von FEUCHTER Verkältung entstanden, RHUS-T. ist vorzuziehen.[Chargé, Bönn.]
Gliederreissen und andere Beschwerden von Erkältung.[VHA]
Entzündung der Augen nach Erkältung.[VHA]
Halsentzündung nach Verkältung.[VHA]
Leibweh nach Erkältung.[VHA]
Durchfall mit Leibschmerzen, nach Erkältung.[VHA]
Unterdrückte Regel nach Erkältung.[VHA]
Heftige Brustbeklemmung nach Erkältung.[VHA]
Heftiger Husten, wie Keuchhusten, nach Erkältung.[VHA]
Genicksteifigkeit nach Erkältung.[VHA]
Unterdrückte MILCHSEKRETION bei Wöchnerinnen, nach Erkältung.[VHA]
Heftige Brustbeklemmung nach Erkältung.[VHA]
Lähmung des Kreuzes nach Erkältung.[VHA]

Symptome, die vom Kalt- oder NASS-werden herrühren, weisen auf DULC., wenn sie durch Kalt- oder Naßwerden in erhitztem Zustande entstanden, ist RHUS-T. indiziert.[Br., Lippe]
*Halbseitige Krämpfe, mit Sprachlosigkeit.[VHA]
Lähmung einzelner Glieder.[VHA]

Besserung der Beschwerden

V o n S p r e c h e n v e r g e h e n d . [HA 43]
I m L i e g e n .[HA 88]

Verschlimmerung der Beschwerden

Nachts.[KEU 24]
Die Beschwerden erhöhen sich Nachts und in der Ruhe.[VHA]
T ä g l i c h g e g e n A b e n d w i e d e r k e h r e n d . [HA 119]
A b e n d s b i s M i t t e r n a c h t .[HA 43], [HA 88]
Lange Ruhe und darauf Anstrengung.[KEU 24]
B e i m s t i l l L i e g e n .[HA 43]
Tiefathmen.[KEU 24]
Sprechen.[KEU 24]
K a l t w e r d e n .[HA 88]
NASSE Kälte.[KEU 24]
Verkältung im NASSEN.[KEU 24]
Zurückgetretene Hautausschläge verschiedener Art.[KEU 24]

Verifikationen und klinische Symptome

Konkordanzen

Verschlimmerung nach der Zeit: Ars., Cann-s., Dros., Ferr., Ign., Kali-c., Mag-c., Mang., Merc., Rhus-t., Samb., Thuj. [PB]

Verschlimmerung nach Lage und Umständen: Am-c., Ars., *Aur.*, Bry., Calc., Camph., *Caps.*, Caust., Cham., Con., Cycl., Euph., Ferr., Graph., Hep., Kali-c., *Lyc.*, Mosch., Nux-m., Nux-v., Phos., Plat., *Puls.*, *Rhus-t.*, *Sabad.*, Samb., Sep., Sil., Stront., Sulph., Tarax., Verat., Verb. [PB]

Arzneiverwandtschaften von Dulcamara

Acon., Ars., Bell., Bry., Con., Cupr., Ip., Lach., Merc., Nux-v., Phos., Rhus-t., Sulph. [VHA]

Acon., Ant-c., Arn., *Ars.*, Aur., *Bell.*, Bry., Calc., Caps., Caust., Cham., Chin., Con., Ferr., Graph., Hep., Kali-c., Lach., *Lyc.*, Merc., Mez., Nat-c., Nit-ac., Nux-v., Olnd., Phos., Plat., *Puls.*, *Rhus-t.*, Sabad., Samb., *Sep.*, Sil., Spig., Stann., Staph., *Sulph.*, Verat. [PB]

Acon., Ars., *Bry.*, Cic., Con., *Cupr.*, Led., *Merc.*, Nux-v., Ph-ac., Puls., *Rhus-t.*, *Sep.*, Sulph. [KV]

Antidote von Dulcamara: Camph., Cupr., Ip., Merc.

? [SRA]

Camph., Cupr., Ip., Merc. [PB]

Dulcamara ist Antidot von: Cupr.

Die Antidote gegen verschluckte KUPFERIGE Dinge sind Auflösungen von (KALIEN-SEIFE und) KALKARTIGER SCHWEFELLEBER, so wie das von *Orfila* aus Erfahrung gerühmte EIWEISS. Die dynamischen, von allzu heftigwirkender KUPFER-Arznei entstandenen Beschwerden lassen sich meist und am besten durch öfteres Riechen an KAMPHER-Auflösung in WEINGEIST beseitigen doch zählt man noch BELL., CHIN., COCC., DULC., HEP., IP., MERC., und NUX-V. unter seine Antidote.[CK 3, 213]

Schädliche Substanzen und Arzneimittel (Nocentia) bei der Behandlung mit Dulcamara: Bell., Lach.

Bell., Lach. [PB]

Konkordanzen der homöopathischen Arzneien

I. Gemüth und Geist: Ars., Bell., Lach., Lyc., Plat., Stram., Verat. [PB]

II. Körpertheile und Organe: Ant-c., Arn., *Ars.*, Bell., Bry., Calc., Carb-v., Caust., Cham., Chin., Graph., Hyos., Ign., Ip., Kali-c., Laur., Lyc., *Merc.*, Nat-c., Nat-m., Nit-ac., Nux-v., Olnd., Phos., Ph-ac., Plat., Plb., *Puls.*, Rhus-t., Sep., Sil., Spig., Stann., Staph., Sulph., Sulph-ac., Verat. [PB]

III. Empfindungen und Beschwerden

1. **Aeussere und innere Körpertheile im Allgemeinen:** Acon., Anac., Arn., Ars., Asaf., *Bell.*, Bism., Bry., *Calc.*, Carb-v., Caust., Chin., Cina, Cocc., Con., Graph., Hell., Hyos., Kali-c., Laur., Lyc., Merc., Mez., Mur-ac., Nat-c., Nat-m., Nit-ac., Nux-v., Olnd., Phos., Plat., *Puls.*, Rhod., *Rhus-t.*, Ruta, Sel., *Sep.*, Sil., Spig., Stann., Staph., *Sulph.*, Verat., Zinc. [PB]
2. **Drüsen:** Ars., *Bell.*, Bry., Con., Hep., Lyc., Sil., *Sulph.* [PB]
3. **Knochen:** Calc., Merc., Puls. [PB]
4. **Haut und Aeusseres:** Acon., Am-c., Ant-c., Ars., Bell., Bov., Bry., *Calc.*, Caust., Chin., Con., Graph., Hep., Kali-c., Lach., Led., *Lyc.*, Mag-c., *Merc.*, Mez., Nat-c., Nit-ac., Olnd., Petr., Phos., Ph-ac., Puls., *Rhus-t.*, Sec., *Sep.*, Sil., Staph., *Sulph.*, Verat. [PB]

IV. Schlaf und Träume: Aur., Sep., Sil., Sulph-ac. [PB]

Verifikationen und klinische Symptome

V. Fieber: Arn., Bry., Lyc., S e p . , Staph. [PB]

VI. Änderung des Befindens

1. **Verschlimmerung nach der Zeit:** A r s . , Cann-s., Dros., F e r r . , Ign., Kali-c., Mag-c., Mang., Merc., Rhus-t., Samb., Thuj. [PB]
2. **Verschlimmerung nach Lage und Umständen:** Am-c., A r s . , *Aur.*, Bry., Calc., Camph., *Caps.*, Caust., Cham., C o n . , C y c l . , Euph., F e r r . , Graph., H e p . , K a l i - c . , *Lyc.*, Mosch., Nux-m., N u x - v . , Phos., Plat., *Puls.*, *R h u s - t .* , *Sabad.*, S a m b . , S e p . , Sil., S t r o n t . , Sulph., Tarax., Verat., Verb. [PB]

VII. Konkordanz der homöopathischen Arzneien

Acon., Ant-c., Arn., *Ars.*, Aur., *Bell.*, B r y . , C a l c . , Caps., Caust., Cham., Chin., C o n . , Ferr., Graph., Hep., K a l i - c . , Lach., *L y c .* , M e r c . , Mez., Nat-c., N i t - a c . , Nux-v., Olnd., Phos., Plat., *Puls.*, *Rhus-t.*, Sabad., Samb., *S e p .* , S i l . , Spig., Stann., Staph., *Sulph.*, V e r a t . [PB]

A c o n . , A r s . , *Bry.*, C i c . , C o n . , *Cupr.*, L e d . , *Merc.*, N u x - v . , P h - a c . , P u l s . , *Rhus-t.*, *Sep.*, S u l p h . [KV]

Verifikationen und klinische Symptome

Electricitas (Elektrizität)
(Elec.)

Synonyma
Positive Elektrizität [Caspari, MM 2, 135]
Electricitas [ACS 19 (1841) 1, 186]

Arzneiwirkungsdauer
Gewöhnlich dauerten die Symptome nur 3 bis 4 Tage und bei Kranken hielt die hervorgebrachte Besserung ungefähr 5 bis 6 Tage an, worauf Erneuerung des Mittels nöthig ward.[Caspari, MM 2, 140]

Literatur
Caspari, C. G.: Symptome der positiven Electricität, S. 164 - 186. Bibliothek für die homöopathische Medizin und Materia medika. 2. Band. Die allgemeine Diagnostik nebst einer erfahrungsmäßigen Darstellung der Heilkräfte der positiven Electricität. Leipzig 1827. – Die im Text verwendete Abkürzung ist Caspari, MM 2.

Stapf, Ernst und Gustav Wilhelm Gross [Hrsg.]: Symptomenfragmente. Electricitas. ACS 19 (1841) 1, 186 - 187 [Die Symptome stammen von wiederholten, etwas starken Schlägen der Leidener Flasche.]. – Die im Text verwendete Abkürzung ist ACS 19 (1841) 1.

Schuchardt, Bernhard: Briefe Hahnemann's an einen Patienten aus den Jahren 1793 - 1805. Tübingen 1886.

Briefe Hahnemanns zur Elektrizität
Mein Lieber Herr X.!

Es ist mir recht lieb, daß sie mit dem Herrn Secretair *Schröder** gesprochen haben. Er ist ein einsichtsvoller Mann. Borgen sie sich doch von ihm einen Funkenzieher, dessen stumpfe Spitze mit Holz überzogen ist, in folgender Gestalt

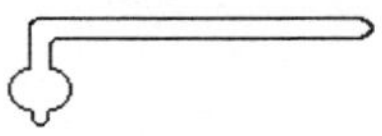

und lassen sich damit, während Sie mit ELEKTRICITÄT angefüllt werden, über alle schwache Theile dicht über den Kleidern hinfahren. Dies giebt unmerkliche Ausströmungen ohne Empfindung; er wird Ihnen das schon weisen. Aber freilich muß dann die Maschine stark seyn, wenn es Ihnen Nutzen bringen soll. Diess Funkenziehen geht aber auch mit der Hand einer fremden Person an. Lassen Sie sich doch von Herrn Sekretair kleine Schläge mit der Leidener Flasche geben, damit Sie damit bekannt werden. Denn wenn Ihnen dies einfache Funkenziehen keine Wirkung mehr thut, so müssen Sie zu kleinen Schlägen übergehen.

Ihre erfrorenen Finger können Sie sich mit etwas PETROLEUM oder gutem BERGÖLE aus der Apotheke bestreichen.

Kommen Sie doch recht bald einmahl zu mir Dr. Hahnemann.[Schuchardt, 1886, 36-37]

Wir bitten uns um diesen Thaler Fliessbutter aus, und sechs gute Bratwürste und um 6 gr. solche dunkelgraue Wolle, womit man die Weiberstrümpfe, die Sie uns geschickt, damit stopfen kann, und um 6 gr. solche blassgraue, wie die zwei Paar egalen Kinderstrümpfe waren.

– *Derselbe war in Physik sehr erfahren. Er hatte u. A. den östlichen Thurm des Schlosses zu Gotha mit einem isolirten Blitzableiter versehen. *S. A. Klebe* Gotha und die umliegende Gegend. Gotha, 1796. 8°. S. 48.

Mein lieber Herr X.!

Sehr recht, daß Sie nur drei Pillen genommen haben. Wir können nicht weiter damit gehen. Ihre Kräfte werden sich schon wieder gefunden haben. So lange aber Ihre Träume unruhig sind, müssen Sie mit den Nachtpillen fortfahren, auch wohl, wo nöthig, ein Paar nehmen.

Indessen möchte ich doch wissen, wie es mit den gichtischen Bewegungen in Ihrem Körper aussieht, ob die Morgenpillen etwas darauf gewirkt haben. Steigen Sie doch womöglich noch mit Ihrem kalten Bade und begießen sich mit einem Töpfchen.

Wenn die Maschine im Stande ist, so ELECTRISIREN Sie sich, wie gedacht. Wollten Sie sich wohl durch Ihren Herrn Bruder wieder nach der *Perthes'schen* Sache erkundigen lassen?

Ich bin der Ihrige Dr. Hahnemann.[Schuchardt, 1886, 37-38]

Verifikationen und klinische Symptome

Mein lieber Herr X.!

Standen Sie denn, da Sie ELECTRISIRT wurden, auf einem Gestelle, unter welchem Glas oder Pech war? Das ist durchaus erforderlich. Schläge oder Stöße dürfen Sie dabei nicht empfinden, man kann Ihnen die Funken nur mit dem Finger ausziehen, wenn die Kugel zu große Funken macht.

Und sollte Ihnen auch dieses Hitze machen, so lassen Sie sich dann bloß eine Viertelstunde nur mit ELECTRISITÄT anfüllen, indem Sie auf dem mit Glas oder Pech versehenen Stative stehen und sich keine Funken ziehen lassen. Übrigens habe ich Ihnen hier ein Pulver aufgeschrieben, wovon Sie alle Morgen zu einer beliebigen Zeit einen gehäuften Theelöffel voll nehmen.

Wir bitten uns drei Mandel Wirsing, Eine Mandel Kohlrabi, und ein Schock Blaukohl – alles mit Wurzeln – aus, anbei 16 gr. dafür, mit ergebenem Dank.

Der Ihrige Dr. Hahnemann.[Schuchardt, 1886, 38-39]

Mein lieber Herr X.!

Daß man aus Ihnen keine Funken ziehen kann, liegt vermuthlich an der Schwäche der Maschine, oder daran, daß das Stativ, worauf Sie dabei stehen und abgesondert werden sollen, Staub oder Feuchtigkeit an sich hat, daß, wenn es ein Harzkuchen ist, dieser etwa Risse hat, oder wenn das Stativ gläserne Füße hat, diese zerbrochen oder staubig oder feucht sind – an einem von diesen Dingen muß es liegen, oder Sie haben etwas spitziges metallisches an sich, was die ELECTRISITÄT ausströhmt. Können Sie den Fehler nicht selbst finden, so müssen Sie einen Kunstverständigen es untersuchen lassen. Man kann aus einem leblosen Körper Funken ziehen, warum aus Ihnen nicht?

Sie können nunmehr die Nachmittagstropfen aussetzen und dafür um eben diese Zeit beigehend verordnetes Pulver zu einem vollen gehäuften Theelöffel täglich nehmen, womit Sie wollen. Es dient zur Stärkung. Seyn Sie nur muthig.

Ich bin der Ihrige Dr. Hahnemann.[Schuchardt, 1886, 39]

Da das blosse Anfüllen mit ELECTRISITÄT Ihnen keine Änderung mehr macht, so probiren Sie doch nun das Funkenziehen. Fangen mit wenigem an, und gehen zum mehreren fort. Sie setzen doch Bad und Spaziergang noch fort?

Der Ihrige Dr. Hahnemann.[Schuchardt, 1886, 40]

Mein lieber Herr X.!

Ich gebe Ihnen den Rath – bei Ihren Frühtropfen – bei einer Pille alle Abende und bei Ihrem bade zu bleiben, das übrige aber auszusetzen. Doch wünschte ich, daß Sie von Zeit zu Zeit wieder die ELECTRISITÄT versuchten, wie Sie es zuletzt gethan haben, – nämlich die bloße Anfüllung mit ELECTRISITÄT, ohne Funkenziehen. Thun Sie's etwa die Woche ein oder zweimahl. Wenn es Ihnen immer schlechter bekömmt, so lassen Sie's seyn. Dagegen aber rathe ich, daß Sie, wenn jenes nicht geht, mit ganz kleinen Schlägen den Versuch machen; sie müssen nicht größer seyn, als ein Strohhalm dick ist.

Haben Sie nur guten Muth; es wird schon gehen. Auch weiß ich noch anderen Rath, wenn's ja nicht geht.

Der Ihrige Dr. Hahnemann.[Schuchardt, 1886, 41-42]

Arzneiprüfung

Gemüth

Sehr heiter im Gefühl vermehrter Kräfte, n. 4 St.[Caspari, MM 2, Nr. 28]

Er irrt sich in der Zeit, es scheint ihm schon später zu seyn als es ist, früh und Nachmittags.[Caspari, MM 2, Nr. 29]

Eine gewisse Aengstlichkeit, gleich nach der Sitzung.[Caspari, MM 2, Nr. 30]

Manche fühlen sich wie von einer wohlthätigen Kraft durchströmt.[Caspari, MM 2, Nr. 31]

Munterer, lustiger als gewöhnlich.[Caspari, MM 2, Nr. 32]

Bangigkeit bei hochrothem Gesicht und Herzklopfen.[Caspari, MM 2, Nr. 33]

Weinen mit Schüchternheit, verstandloses Umherwerfen.[Caspari, MM 2, Nr. 34]

Weinen, bei einer Melancholischen 2 Mal nach Erschütterungen beobachtet.[Caspari, MM 2, Nr. 36]

Starres Umhersehen wie ein Unsinniger, Stehenbleiben des Athems, innerliche Angst, von einer Erschütterung.[Caspari, MM 2, Nr. 113]

Schluchzen, Seufzen, Ausbruch von Thränen, bisweilen Ohnmacht mit heftigen hysterischen Symtpomen als spätere Folgen stärkerer Schläge durch das Zwerchfell.[Caspari, MM 2, Nr. 124]

Geist

Augenblickliche Bewustlosigkeit, Ermattung des Geistes, völlige Abspannung aller Kräfte,

Verifikationen und klinische Symptome

Kopfschmerzen mit schwachem Herzklopfen und Fieber.[Caspari, MM 2, Nr. 8]

Verlust des Gedächtnisses, eine Art von Stumpfsinn, Erschrecken und Verwirrung der Ideen: diese Zufälle vergingen, da die ELECTRICITÄT ausgesetzt, und kamen wieder, da sie erneuert ward.[Caspari, MM 2, Nr. 35]

Ohnmachten.[Caspari, MM 2, Nr. 260]

Ohnmacht von einer geringen Erschütterung.[Caspari, MM 2, Nr. 273]

Ohnmacht vom Geruch der ELECTRISCHEN Materie bei 2 Personen.[Caspari, MM 2, Nr. 274]

Schwindel

Schwindel, n. 6 Stunden.[Caspari, MM 2, Nr. 1]

Schwindel.[Caspari, MM 2, Nr. 2]

Schwindel, es ist ihr beim Rückwärtssehen, als drehe sich alles auf dem Boden im Kreise herum, (mit schwärzlicher Farbe der Gegenstände) gleich nachdem sie einige schwache Schläge, den innern Beleg am äußern Halse, den äußern an der Hand, erhalten hatte.[ACS 19 (1841) 1, Nr. 12]

Benommenheit der Stirn, von einer Erschütterung.[Caspari, MM 2, Nr. 3]

Dumm im Kopfe beim Bücken, nach 6. Stunden.[Caspari, MM 2, Nr. 4]

Dummlich im Kopfe, mit Ziehen in der Stirn, sogleich.[Caspari, MM 2, Nr. 7]

Duselig im Kopfe mit Müdigkeit, sogleich.[Caspari, MM 2, Nr. 5]

Kopf

Ein kriebelnder Schmerz auf beiden Schläfen, fast juckend, als ob etwas hin und her lief.[ACS 19 (1841) 1, Nr. 1]

Fliegende Hitze an dem Kopfe.[ACS 19 (1841) 1, Nr. 2]

Kriebeln in der Kopfhaut.[Caspari, MM 2, Nr. 10]

Flüchtige Kopfschmerzen von gegen Gicht ohne Nutzen gebrauchte ELECTRICITÄT.[Caspari, MM 2, Nr. 11]

Gefühl von Aufwallen, (ebullitio) unter der Kopfhaut mit Stechen, von aus dem Kopfe gezogenen Funken, unmittelbar darauf, 24 St. lang.[Caspari, MM 2, Nr. 20]

Stechender Kopfschmerz, welcher vom Wirbel anfangend nach der Stirn und dem rechten Schlafe vorzog, n. 10 St.[Caspari, MM 2, Nr. 21]

Links auf dem Kopfe einige ganz kleine Grindchen, n. 8 Tagen.[Caspari, MM 2, Nr. 22]

Fliegende Hitze vor der Stirn.[Caspari, MM 2, Nr. 23]

Kältegefühl auf dem Wirbel, durch Auflegen der flachen Hand gemindert, n. 6 S. 1 T. lang.[Caspari, MM 2, Nr. 26]

Starke Beförderung des Haarwuchses auf dem Kopfe, es kommen neue Haare an Stellen, wo sie, wahrscheinlich durch anhaltendes Probiren von Arzneien, ausgegangen waren, und das Ausfallen läßt nach, n. 8 Tagen Heilwirkung.[Caspari, MM 2, Nr. 27]

Innerer Kopf

Es lag ihm etliche Tage wie ein Stein in der Stirn.[Caspari, MM 2, Nr. 9]

Einiger Schmerz in der Stirn während der Sitzung.[Caspari, MM 2, Nr. 12]

Brausen im ganzen oberen Theile des Kopfes von einem Paar aus dem Scheitel gezogenen Fünkchen.[Caspari, MM 2, Nr. 14]

Kopfweh im Hinterhaupte, wie zerschlagen.[Caspari, MM 2, Nr. 15]

Reißender Kopfschmerz, der von der Stirn durch den Backen in die obere Zahnreihe ging.[Caspari, MM 2, Nr. 16]

Feines Reißen vom oberen Theile des Nackens durch das Hinterhaupt bis in die Stirn und ganze rechte Gesichtsseite, n. 6. St. 30 St. lang.[Caspari, MM 2, Nr. 17]

Unangenehme Erschütterung im Kopfe, meist hinten, beim Treppensteigen, nach 2 Stunden.[Caspari, MM 2, Nr. 18]

Starkes Klopfen im Kopfe.[Caspari, MM 2, Nr. 19]

Sehr leicht und frei im Kopfe, Heilwirkung, n. 10 Stunden.[Caspari, MM 2, Nr. 6]

Hitze im ganzen Kopfe, gleich darauf, einige St. lang.[Caspari, MM 2, Nr. 25]

Augen

Das linke Auge drückt: sie kann nicht in die SONNE sehen, weil es da überläuft; es dünkt ihr wie kleiner.[ACS 19 (1841) 1. Nr. 3]

Wenn sie ins Freie geht und in die LUFT und SONNE kommt, läuft das Auge voll WASSER, das

Verifikationen und klinische Symptome

SALZIG und scharf ist.[ACS 19 (1841) 1, Nr. 4]

Drücken in den Augen, beim Herumdrehen derselben.[ACS 19 (1841) 1, Nr. 5]

Früh ist das Auge zugeschworen.[ACS 19 (1841) 1, Nr.61]

Gefühl, als wäre das Auge erhitzt, wie bei Augenentzündung.[ACS 19 (1841) 1, Nr. 7]

Thränen der Augen vom ELECTRISCHEN WINDE, während der Anwendung.[Caspari, MM 2, Nr. 40]

Es fällt eine Thräne aus dem rechten Auge, in der Stube, n. 4 St. wiederholt an derselben Person beobachtet, immer nur eine Thräne auf einmal, bald aus dem inneren bald aus dem äußeren Winkel.[Caspari, MM 2, Nr. 41]

Vermehrte Absonderung der Thränen.[Caspari, MM 2, Nr. 42]

Sehr starker Ausfluß der Thränen.[Caspari, MM 2, Nr. 43]

Bei Hunden

Starkes Thränen ward auch bei einem Hunde beobachtet, dem *Priestley* einen starken Schlag beibrachte: zugleich öffnete er von dem Augenblicke an kein Auge, hielt sie mit den Pfoten bedeckt, und am anderen Morgen war die Hornhaut überall weiß, undurchsichtig und ungemein dick wie ein Knorpel. Die durchsichtigen Medien des Auges fanden sich, nachdem der Hund getödtet war, ganz im gesunden Zustande.[Caspari, MM 2, Nr. 44]

Röthung des Auges.[Caspari, MM 2, Nr. 45]

Empfindung, als wenn etwas aus den Augen heraus wollte, mit einigem Brennen.[Caspari, MM 2, Nr. 46]

Eine Schwachsichtige fand nach dem ELECTRISIREN ein dunkles Zimmer hell erleuchtet, bei hochrothem Gesicht.[Caspari, MM 2, Nr. 47]

Es ward ihm ganz gelb vor den Augen, nach einer Erschütterung an die Stirn.[Caspari, MM 2, Nr. 48]

Verengerung der krankhaft erweiterten Pupillen und deutlicheres Sehen nach einem Paar Erschütterungen an die Stirn.[Caspari, MM 2, Nr. 49]

Gefühl in den Augen, als wenn sie recht tief in den Höhlen lägen, n. 2. Stunden.[Caspari, MM 2, Nr. 50]

Etwas Trübsichtigkeit, n. 2 Stunden.[Caspari, MM 2, Nr. 51]

Drücken in den Augen, wie von Trockenheit, n. 2 Stunden.[Caspari, MM 2, Nr. 52]

Etwas Fressen im linken Auge, n. 6 Stunden.[Caspari, MM 2, Nr. 53]

Gelinde Röthung der Gefäße der conj. bis an die corn. n. 6 Stunden.[Caspari, MM 2, Nr. 54]

Wiederholtes Zucken im unteren Augenliedmuskel, n. 3 Stunden.[Caspari, MM 2, Nr. 55]

Die anfänglich der Dunkelheit wegen erweiterten Pupillen verengerten sich allmählig während der Sitzung.[Caspari, MM 2, Nr. 56]

Ziehender Schmerz vom linken Auge aus bis fast in die Mitte der Stirn gehend, sogleich, 1/4 St. lang.[Caspari, MM 2, Nr. 57]

Starkes Ziehen im linken Auge, sogleich.[Caspari, MM 2, Nr. 58]

Starkes Ziehen über der linken Augenbraune, sogleich.[Caspari, MM 2, Nr. 59]

Ein kleines schwarzes Pünctchen vor dem rechten Auge.[Caspari, MM 2, Nr. 60]

Ränder der linken Augenlieder im äußeren Winkel etwas angelaufen und schwach geröthet, daher das Auge da verkleinert mit Gefühl von Geschwulst und öfteren Nöthigen zum Blinken, n. 4 Tagen.[Caspari, MM 2, Nr. 61]

Fippern in den Augenliedern, n. 4 Stunden.[Caspari, MM 2, Nr. 62]

Augenentzündung von Erschütterungen durch die Zunge.[Caspari, MM 2, Nr. 63]

Ohren

Stechen im rechten Ohre mit gleichzeitigen Stechen in dieser Kopfseite, Bleichsichtigkeit und erschwerter Bewegung des Halses.[Caspari, MM 2, Nr. 73]

Lebhaftes Schmerzen, Röthe und Wärme des Ohres.[Caspari, MM 2, Nr. 74]

Etwas Stechen vom Halse aus ins Ohr, besonders wenn sie etwas Schweres auf dem Arme trägt, wiederholt beobachtet.[Caspari, MM 2, Nr. 75]

Aus dem rechten Ohre in das Zahnfleisch ziehender Schmerz, besonders beim starken Auftreten auf das Pflaster und Zusammenstoßen der Zähne.[Caspari, MM 2, Nr. 76]

Gefühl im Ohre, als wäre ein Pelzfleck davor, bei einer Schwerhörigen, n. 3 Tagen.[Caspari, MM 2, Nr. 77]

Ziehen aus den Kinnladen in die Ohren, n. 12 St. 1 Tg. lg.[Caspari, MM 2, Nr. 78]

Mäßiges Anschwellen des inneren Ohres.[Caspari, MM 2, Nr. 79]

Sausen in den Ohren.[Caspari, MM 2, Nr. 80]

Vermehrte Absonderung des Ohrenschmalzes.[Caspari, MM 2, Nr. 81]

Kleine Schwäre und Eiterung im Gehörgange.[Caspari, MM 2, Nr. 82]

Verifikationen und klinische Symptome

Mit scharfer Feuchtigkeit gefüllte Blasen hinter den Ohren.[Caspari, MM 2, Nr. 83]

Nase

Vermehrte Absonderung des Nasenschleims.[Caspari, MM 2, Nr. 64]

Vermehrung des vorhandenen Stockschnupfens, nach 4 St., dann Besserung desselben, nach 17 St., nachdem Nachts Schweiß eingetreten war.[Caspari, MM 2, Nr. 65]

Gefühl von Herauspressen in der Nase, als sollte BLUT kommen, an dessen Statt milchartige Flüssigkeit ausgeleert ward, worauf ein alter Kopfschmerz mit gelben und blauen Flecken vor den Augen verschwand.[Caspari, MM 2, Nr. 66]

Wiederholtes Kriebeln in der Nase, als wollte sie BLUTEN, n. 12 Stunden.[Caspari, MM 2, Nr. 67]

BLUTABSONDERUNG in der Nase, sogleich.[Caspari, MM 2, Nr. 68]

Oeftermals Niesen.[Caspari, MM 2, Nr. 69]

Nasen-BLUTEN nach jedem ELECTRISIREN.[Caspari, MM 2, Nr. 70]

Nasen-BLUTEN auf der linken (gelähmten) Seite, bald in einem Strome, bald als zähe, rothschleimige Masse, Nachts 1 St. lang.[Caspari, MM 2, Nr. 71]

Verlust des Geruchs auf mehrere Stunden von einem Schlage.[Caspari, MM 2, Nr. 72]

Antlitz

Ein halbes Jahr lang aller 4, 5 Tage, im Gehen, oft auch nach dem Niederlegen eine ELECTRISCHE Erschütterung durch den ganzen Körper, meistens vom Wangenbeine ausgehend, abwärts aber auch aufwärts durch die Gliedmaaßen, nach dem Schlage einer Batterie, der das Wangenbein traf.[Caspari, MM 2, Nr. 37]

Geschwulst des Gesichts nach 3 Sitzungen, von Schlägen im Nacken.[Caspari, MM 2, Nr. 38]

Große Blasen auf dem Backen, von Funken.[Caspari, MM 2, Nr. 39]

Oberlippe etwas aufgelaufen, n. 12 St. 4 Tage lang.[Caspari, MM 2, Nr. 84]

Aufgesprungene Lippen bei 2 Personen, n. 8 Tagen.[Caspari, MM 2, Nr. 85]

Nach starkem Jucken beträchtlicher Ausschlag um Mund und Kinn nach der ersten Sitzung, einige Tage lang.[Caspari, MM 2, Nr. 86]

Starker Grindausschlag im Gesicht, auf den Armen und fast über den ganzen Leib.[Caspari, MM 2, Nr. 178]

Zähne

Ein hohler Backzahn fängt an ruckweis stechend zu schmerzen, durch Berührung verschlimmert, n. der 5. Sitzung.[Caspari, MM 2, Nr. 98]

Schmerz wie unterköthig in Stellen, wo eins Backzähne gestanden hatten; schon die Berührung mit der Zunge war unerträglich, so daß sie kaum sprechen konnte, n. 5 Tagen.[Caspari, MM 2, Nr. 99]

Ein Kind, welches von Geburt an täglich ELECTRISIRT ward, hatte mit einem Jahre schon 20 Zähne.[Caspari, MM 2, Nr. 100]

Mund

METALLISCHER Geschmack im Munde (wie BLEI?) SÄUERLICH, vorzüglich auf der Zungenspitze, wenn sie die Lippen mit der Zunge berührt.[ACS 19 (1841) 1, Nr. 8]

Augenentzündung von Erschütterungen durch die Zunge.[Caspari, MM 2, Nr. 63]

Große Trockenheit im Munde, besonders Nachts, ohne Durst, n. 2 Tagen.[Caspari, MM 2, Nr. 87]

Am Gaumen Bläschen, von denen sich die Haut ablößt, n. 2. Tagen.[Caspari, MM 2, Nr. 88]

Das Innere der Wange ist wundschmerzhaft und wirklich wund, genau auf die rechte Seiter beschränkt, n. 10 Tagen.[Caspari, MM 2, Nr. 89]

Bedeutende Vermehrung einer schon vorhandenen Wundheit im Munde, n. 2 Tagen.[Caspari, MM 2, Nr. 90]

Vermehrte Absonderung des Speichels.[Caspari, MM 2, Nr. 91]

Zungenspitze roth, empfindlich, von Fünkchen.[Caspari, MM 2, Nr. 92]

Geringe Geschwulst der Zunge.[Caspari, MM 2, Nr. 93]

SÄUERLICHER Geschmack auf der Zunge.[Caspari, MM 2, Nr. 94]

Wundschmerzhafte Blasen auf der Zunge, n. 10 Tagen.[Caspari, MM 2, Nr. 95]

Zungenspitze sehr roth und empfindlich, starkes Hervortreten der Wärzchen.[Caspari, MM 2, Nr. 96]
Gelbbelegte etwas trockene Zunge, n. 12 Tagen.[Caspari, MM 2, Nr. 97]

BLUTSPUCKEN im ELECTRISCHEN Bade.[Caspari, MM 2, Nr. 109]

BLUTSPUCKEN nach einem Schlage durch den Magen bei einem Gelähmten, 2 Tage lang.[Caspari, MM 2, Nr. 121]

Verifikationen und klinische Symptome

Verifikationen und klinische Symptome

Genüsse

Stärkerer Appetit.[Caspari, MM 2, Nr. 126]

Vermehrung der Eßlust.[Caspari, MM 2, Nr. 127]

Geschmack

METALLISCHER Geschmack im Munde (wie BLEI?) SÄUERLICH, vorzüglich auf der Zungenspitze, wenn sie die Lippen mit der Zunge berührt.[ACS 19 (1841) 1, Nr. 8]

SÄUERLICHER Geschmack auf der Zunge.[Caspari, MM 2, Nr. 94]

Übelkeit

Nach dem Essen allemal Uebelkeit, mehrere Tage lang.[Caspari, MM 2, Nr. 132]

Geringe Uebelkeit, sogleich.[Caspari, MM 2, Nr. 133]

Uebelkeit mit stärkerm Speichelzuflusse, sogleich.[Caspari, MM 2, Nr. 134]

Ekel.[Caspari, MM 2, Nr. 130]

Magen

BLUTSPUCKEN nach einem Schlage durch den Magen bei einem Gelähmten, 2 Tage. lang.[Caspari, MM 2, Nr. 121]

Spannen und krampfiges Zusammenziehen im Magen wie kurz vor dem Erbrechen, von Funken aus der Magengegend gezogen.[Caspari, MM 2, Nr. 131]

Sodbrennen und starkes Aufsteigen von WASSER in den Mund.[Caspari, MM 2, Nr. 135]

Wenn sie nichts gegessen hat, befindet sie sich am wohlsten, denn selbst nach Genuß weniger Speisen entsteht eine unangenehme Vollheit im Magen und allgemeine Abgeschlagenheit, nach 8 Tagen.[Caspari, MM 2, Nr. 136]

Bauch

Die Verdauung geht schneller von statten.[Caspari, MM 2, Nr. 125]

Hungergefühl bald nach dem Durchfalle.[Caspari, MM 2, Nr. 128]

Ungewöhnlich starker Hunger außer der Zeit, mit Zittern der Hände, n. 2 Stunden.[Caspari, MM 2, Nr. 129]

Kollern und Gähren im Leibe 1 1/2 St. n. dem Essen, n. 21 Stunden.[Caspari, MM 2, Nr. 137]

Aufgetriebener, schmerzhafter Unterleib, n. 4 Stunden.[Caspari, MM 2, Nr. 138]

Aufgetriebener Unterleib, sogleich, 5 Min. lang.[Caspari, MM 2, Nr. 139]

Leibschneiden.[Caspari, MM 2, Nr. 140]

Einigemal kurzes Leibschneiden, n. 5 u. 20 Stunden.[Caspari, MM 2, Nr. 141]

Stechen von der linken Unterleibsseite nach der rechten herüberziehend, bloß beim Daraufdrücken, nach 4 Tagen.[Caspari, MM 2, Nr. 142]

Augenblickliche Ausleerung des Stuhls und Harns von Schlägen durch den Unterleib.[Caspari, MM 2, Nr. 147]

Starker Grindausschlag im Gesicht, auf den Armen und fast über den ganzen Leib.[Caspari, MM 2, Nr. 178]

Stuhl

Durchfall.[Caspari, MM 2, Nr. 143]

Ganz dünner, heißer, fast auf einmal abgehender Durchfall mit starkem Drängen im Mastdarme und geringem Leibschneiden und ziemlichem Schweiß, besonders am Hintern, vorher; nachher blieb noch lange ein Gefühl im After, als sollte noch mehr kommen, ein Zusammenschnüren im Sphinkter, nach 20 u. 22 Stunden.[Caspari, MM 2, Nr. 144]

Wiederholter, dünnerer Stuhl, nach 18 Stunden.[Caspari, MM 2, Nr. 145]

Augenblickliche Ausleerung des Stuhls und Harns von Schlägen durch den Unterleib.[Caspari, MM 2, Nr. 147]

Anfangs Beförderung des Stuhlganges, späterhin beim fortgesetzten Gebrauche Verzögerung desselben, bei einer Hartleibigen.[Caspari, MM 2, Nr. 148]

Stuhlverstopfung bei fortgesetztem Gebrauche.[Caspari, MM 2, Nr. 149]

Drängen zum Stuhl, ohne daß er erfolgte, nach 4 Tagen.[Caspari, MM 2, Nr. 150]

Nach mehreren Tagen träger, trockener Stuhl mit Hitze im ganzen Körper, besonders die Nacht, wo er auch ungewöhnlich viel und unruhige Träume hatte.[Caspari, MM 2, Nr. 151]

Starkes Heraufziehen der Hoden beim Durchfall.[Caspari, MM 2, Nr. 162]

Goldaderfluß.[Caspari, MM 2, Nr. 152]

After

Unangenehmes, gelind brennendes Gefühl im After, wie nach einem scharfen Durchfalle, n. 20 Stunden.[Caspari, MM 2, Nr. 146]

Goldaderfluß.[Caspari, MM 2, Nr. 152]

Nieren – Harn

Augenblickliche Ausleerung des Stuhls und Harns von Schlägen durch den Unterleib.[Caspari, MM 2, Nr. 147]

Vermehrte Absonderung des Harns.[Caspari, MM 2, Nr. 153]

Oefteres Harnen.[Caspari, MM 2, Nr. 154]

Sehr oftes aber leichtes Harnen, Nachmittags und Nachts, viele Tage lang.[Caspari, MM 2, Nr. 155]

Urin ist früh pommeranzengelb, färbt sich den Tag über, so daß er wie Fleischwasser aussieht, ohne Wolke, nach 1 Tag.[Caspari, MM 2, Nr. 156]

Sehr häufiger Harnabgang, nach 2 Tagen.[Caspari, MM 2, Nr. 157]

Dunkler und dicker Harn.[Caspari, MM 2, Nr. 158]

Weißer Bodensatz im Harn während der Heilung von Gliederschmerzen.[Caspari, MM 2, Nr. 159]

BLUTROTHER Urin mit vielem Schleime.[Caspari, MM 2, Nr. 160]

Brennen und Spannen im Unterleibe, mit Gefühl als wenn die Blase zerspringen wollte, etwas BLUT-Abgang mit dem Urin bei einer halbjährigen, von Fall entstandenen incontinentia urinae, die mit der ELECTRICITÄT geheilt ward.[Caspari, MM 2, Nr. 161]

Heilungsbericht

Bertholon sah in einem Fall von kleinen in der Nierengegend angebrachten Erschütterungen, Aussonderung des Grießes und Befreiung von Nierenschmerzen.[Caspari, MM 2, 156]

Geschlechtstheile

Starkes Heraufziehen der Hoden beim Durchfall.[Caspari, MM 2, Nr. 162]

Unfruchtbarkeit

Heilungsbericht: Der Arzt *Villermoz* theilte dem Abt *Bertholon* zwei interessante Fälle von Unfruchtbarkeit mit, welche durch die ELECTRICITÄT geheilt wurden. In dem einen lebten zwei Personen seit 10 Jahren in kinderloser Ehe. Sie ließen ihr Bett isoliren und eine ELECTRISIR-Maschine damit in Verbindung setzen. Nach vierzehntägen ELECTRISIREN empfing die Frau und gebar in der Folge ein gesundes Kind. *Bonnefoi* erzählt, daß der Prof. *Bose* in Wittenberg, welcher in einer zwanzigjährigen Ehe keine Kinder hatte bekommen können, sich mit seiner Frau habe ELECTRISIREN lassen und seine Absicht erreicht habe. Der erstere Arzt heilte einen Mann von vierzig Jahren vom männlichen Unvermögen und Gichtschmerzen in Zeit von 3 Monaten.[Caspari, MM 2, 155-156]

Beschwerden der Kinder

Ein Kind, welches von Geburt an täglich ELECTRISIRT ward, hatte mit einem Jahre schon 20 Zähne.[Caspari, MM 2, Nr. 100]

Mehrere kleine Knoten überall am Halse bei einem Mädchen, das durchs ELECTRISIREN in 2 Monaten vom Veitstanze geheilt ward.[Caspari, MM 2, Nr. 183]

Regel – Weißfluß

Ausbruch des Monatlichen im electrischen Bade.[Caspari, MM 2, Nr. 163]

Sehr starker Abgang des Monatlichen mit heftigem, sehr beunruhigenden Pressen im Mastdarme; BLUT sehr schwarz, dick, bei zunehmendem ◐ MONDE. CHIN. hob es.[Caspari, MM 2, Nr. 164]

Weißer Fluß, erst wenig und dick, dann dünner mit haselnußgroßen Gerinnseln, bei einer Frau, die an Menostasie litt, n. 8 Tagen; kehrte nach Herstellung des Monatlichen durch die ELECTRICITÄT mit grüner Farbe zurück.[Caspari, MM 2, Nr. 165]

Athem

Schnelles Athmen.[Caspari, MM 2, Nr. 108]

Plötzliche Athemlosigkeit bei einer Erschütterung durch den Arm.[Caspari, MM 2, Nr. 111]

Starres Umhersehen wie ein Unsinniger, Stehenbleiben des Athems, innerliche Angst, von einer Erschütterung.[Caspari, MM 2, Nr. 113]

Matter Athem, sie kann nicht so tief athmen, als sonst, n. 12 Stunden.[Caspari, MM 2, Nr. 116]

Athem matt und keuchend, wie bei Engbrüstigen, leiser Husten und allgemeine Verstimmtheit, einige Tage lang.[Caspari, MM 2, Nr. 118]

Husten

BLUT-Husten und Brustschmerz ohne Fieber.[Caspari, MM 2, Nr. 114]

Kurzer Reizhusten, n. 1/4 Stunde.[Caspari, MM 2, Nr. 115]

Etwas Husten, wobei es zur Stirn herausdrängte, n. 2 Tagen.[Caspari, MM 2, Nr. 117]

Luftröhre – Kehlkopf

Etwas Rauhigkeit in der Luftröhre, nach 20 Stunden.[Caspari, MM 2, Nr. 105]

BLUTSPUCKEN im ELECTRISCHEN Bade.[Caspari, MM 2, Nr. 109]

BLUTSPUCKEN nach einem Schlage durch den Magen bei einem Gelähmten, 2 Tage lang.[Caspari, MM 2, Nr. 121]

Sprachverlust

Heilungsberichte: Auch in der Stummheit hat sich die ELECTRICITÄT hülfreich erwiesen, wie der Abt *Bertholon* berichtet.[Caspari, MM 2, 161]

Alleman heilte in 20 Sitzungen ein holländisches Mädchen von 14 Jahren, welche nach einem Schrecken Zuckungen bekommen und die Sprache verloren hatte.[Caspari, MM 2, 161]

Lindhuld heilte eine Lähmung, welche mit Blindheit und Stummheit verbunden war.[Caspari, MM 2, 161]

Hals

Stechende Schmerzen in einer geschwollenen Halsdrüse, nach 6 Stunden.[Caspari, MM 2, Nr. 101]

Schwerbeweglichkeit des ganzen Halses, Spannen in den Nackenmuskeln, wie rheumatisch, sogleich, 1 Tg. lang.[Caspari, MM 2, Nr. 102]

Mehrere kleine Knoten überall am Halse bei einem Mädchen, das durchs ELECTRISIREN in 2 Monaten vom Veitstanze geheilt ward.[Caspari, MM 2, Nr. 183]

Innerer Hals

Drückender Schmerz im Schlunde beim Schlucken, n. 4 Stunden.[Caspari, MM 2, Nr. 103]

Erschwertes Schlingen.[Caspari, MM 2, Nr. 104]

Halsentzündung mit Kitzeln im Halse, stört die Nacht häufig im Schlafe, reizt zum Husten und Erbrechen.[Caspari, MM 2, Nr. 106]

Halsentzündung: sie begann mit etwas erschwertem Schlucken und kaum merklichem Brennen im Halse, welches durch das linke Ohr herausdrang und da sehr empfindlich ward: dann entstand früh um 9 Uhr Hitze im ganzen Körper, dann, besonders beim Bewegen, Frost, welcher wieder mit Hitze wechselte und Nachmittags um 3 Uhr nachließ, worauf gelindes Duften und Nachts sehr starker Schweiß folgte: Appetit gering: am andern Morgen schien sich alles heben zu wollen, aber das fortgesetzte ELECTRISIREN bildete den Zustand auf einen fast unerträglichen Grad aus: an der Seite des Rachens entstand ein kleiner Absceß mit immerwährendem unausstehlichen Kitzeln im Halse, Husten, Schnupfen, Kopfweh, Pochen im Ohre, Frost bis Abends, daß die Arme und Hände blau waren, immer mehr erschwertes Schlucken, Schlaflosigkeit, Kopfweh im Hinterhaupte, wie zerschlagen, häufige Abwechslung Frösteln und Hitze, mäßigem Durst, geringer Anschwellung der Zunge, Erbrechen durch den Kitzel erzeugt, den 6. Tag. bildete sich ein Eiterpünctchen auf dem Absceß, und NUX-V. bewirkte in 1 St. starke Ausleerung von BLUT und Eiter; am andern Tage verschwanden die Beschwerden fast gänzlich. Die Person war von sehr heftigem Temperamente und straffer Faser.[Caspari, MM 2, Nr. 107]

Brust

Bangigkeit bei hochrothem Gesicht und Herzklopfen.[Caspari, MM 2, Nr. 33]

Herzklopfen.[Caspari, MM 2, Nr. 110]

Beklemmung auf der Brust.[Caspari, MM 2, Nr. 112]

Beängstigung auf der Brust, n. 2 Tg.[Caspari, MM 2, Nr. 119]

Ein schmerzhafter plötzlicher Zug von der Herzgegend durch die Brust nach der rechten Achsel herüber bis in den Hals in die Gegend der Carotiden, n. 2 Tagen.[Caspari, MM 2, Nr. 120]

Eine plötzliche Bewegung in den Lungen und ein heftiger Schrei von starken Schlägen durch das Zwerchfell.[Caspari, MM 2, Nr. 122]

Ein heftiger Ausbruch von Lachen von schwachen Schlägen durch das Zwerchfell, oft und bei den ernsthaftesten Personen beobachtet.[Caspari, MM 2, Nr. 123]

Schluchzen, Seufzen, Ausbruch von Thränen, bisweilen Ohnmacht mit heftigen hysterischen Symtpomen als spätere Folgen stärkerer Schläge durch das Zwerchfell.[Caspari, MM 2, Nr. 124]

Rücken

Im Nacken wie steif, wie gelähmt, konnte ihn nicht herumbringen (doch schmerzlos).[ACS 19 (1841) 1, Nr. 9]

Eine Menge kleiner BLUTSCHWÄRE im Nacken und auf dem Rücken.[Caspari, MM 2, Nr. 166]

Frieren in der linken Seite mit Sodbrennen und häufigem WASSERZUSAMMENLAUFEN, dann zog es in die rechte Seite herüber und hierauf drehte sie ein heftiger Krampf in den Hüften ganz auf die rechte Seite, sehr häufig; bei einer Paraplegischen.[Caspari, MM 2, Nr. 173]

Gefühl, als ob etwas im Rückgrathe kröche.[Caspari, MM 2, Nr. 184]

Oberglieder

Mattigkeit in allen Gliedern, mit Neigung zum Legen, nach 3 Stunden.[Caspari, MM 2, Nr. 256]

Plötzliche Athemlosigkeit bei einer Erschütterung durch den Arm.[Caspari, MM 2, Nr. 111]

Ungewöhnlich starker Hunger außer der Zeit, mit Zittern der Hände, n. 2 Stunden.[Caspari, MM 2, Nr. 129]

Starker Grindausschlag im Gesicht, auf den Armen und fast über den ganzen Leib.[Caspari, MM 2, Nr. 178]

Reißender Schmerz in der rechten Achsel bis in den Deltamuskel, unmittelbar nach dem ELECTRISIREN, verging durch Bettwärme.[Caspari, MM 2, Nr. 194]

Gefühl, als ob ein Faden durch den Arm in das Schulterblatt gezogen würde, bei einer Frau, deren Arme gelähmt und atrophisch waren.[Caspari, MM 2, Nr. 195]

Reißende, brennende Schmerzen in der Schulter.[Caspari, MM 2, Nr. 196]

Heftiges Zucken im Oberarme.[Caspari, MM 2, Nr. 197]

Uebermäßiger Schmerz längst dem rechten Arme nach einer Erschütterung.[Caspari, MM 2, Nr. 198] In den Gelenken der Arme und Hände fortdauernder Schmerz, Zucken und Reißen, mit der rechten Hand konnte er 8 Tage nicht schreiben, nach einer Erschütterung.[Caspari, MM 2, Nr. 199]

Fortdauernder Schmerz im Arme und eine Schwiele rund um den letztern, wie von einem Schlage.[Caspari, MM 2, Nr. 200]

Schmerzen, Brennen, starkes Aufschwellen des Arms von Funken.[Caspari, MM 2, Nr. 201]

Viele mit einer garstigen Kruste bedeckte Geschwüre, auf Armen und Beinen.[Caspari, MM 2, Nr. 202]

Sehr heftige Schmerzen im Arme, Nachts.[Caspari, MM 2, Nr. 203]

Dumpfes Ziehen im rechten Radius, sogleich.[Caspari, MM 2, Nr. 204]

Am Ellbogen Ausschlag, wie beim Fleckfieber.[Caspari, MM 2, Nr. 205]

Rund um Arm und Fuß sehr viele Pusteln mit garstigen Krusten, nach 1/2jährigem ELECTRISIREN, bei einem Mädchen, das dadurch vom Veitstanze geheilt ward.[Caspari, MM 2, Nr. 206]

Der Krätze sehr ähnlicher Ausschlag an den Gelenken nach jedem ELEKTRISIREN.[Caspari, MM 2, Nr. 207]

Starkes Reißen in allen Gliedern der Hand.[Caspari, MM 2, Nr. 208]

Ein rothes Bläschen auf der Hand ward nach einem Paar Funken viel röther und nach 1 St. verlor sich auch seine frühere Röthe mit der neuen ganz.[Caspari, MM 2, Nr. 209]

Ein rother glatter Fleck auf der Hand, von einem Paar Funken.[Caspari, MM 2, Nr. 210]

Geschwulst an den Händen.[Caspari, MM 2, Nr. 211]

Rothe Geschwulst an der linken Hand, ging schnell in Eiterung über.[Caspari, MM 2, Nr. 212]

In der rechten Handfläche eine weißliche juckende Stelle, wie ein Mückenstich nach 3 St. verging nach 1 Stunde.[Caspari, MM 2, Nr. 213]

Auftreten der Venen auf den Händen.[Caspari, MM 2, Nr. 214]

Lähmiges Gefühl im linken Handgelenke bei einer geringen Bewegung, n. 1/4 Stunde.[Caspari, MM 2, Nr. 215]

Heilungsbericht

Gardani heilte einen BLEI-Arbeiter, der nach überstandener BLEY-Kolik eine lähmungsartig Erschlaffung der oberen Extremitäten behalten hatte; schon am siebten Tage wurden seine Finger beweglicher und kräftiger und nach 20 Tagen war er nicht nur im Besitz seiner Kräfte, sondern auch seine Magerkeit hatte sich bedeutend vermindert.[Caspari, MM 2, 157]

Prof. *Kratzenstein* in Halle heilte ein Frauenzimmer und einen Mann von einer Lähmung eines Paares Finger durch einmaliges ELECTRISIREN.[Caspari, MM 2, 161]

Plötzliche Geschwulst der Hand, Puls schnell und sehr heftig, Aufschwellen der BLUTGEFÄßE, es schien, als würde der ganze Vorderarm schwarz, an einem gelähmten Arme, der durch

Verifikationen und klinische Symptome

Verifikationen und klinische Symptome

die ELECTRICITÄT schon ganz hergestellt, aus Vorsorge noch ein Paar Schläge erhielt.[Caspari, MM 2, Nr. 216]

Fingerspitzen wie boll, Gefühl darin vermindert, etwas aufgelaufen und sehr weich anzufühlen: während sie gegen den ersten Leiter gehalten wurden, drangen einige Strahlen dünner, gelblicher Feuchtigkeit heraus.[Caspari, MM 2, Nr. 217]

Spannen und schmerzhaftes Ziehen im Finger.[Caspari, MM 2, Nr. 218]

Allgemeines Ziehen durch alle Glieder bis in die Spitzen der Finger und Zehen mit Mattigkeit und einiger Steifheit der Glieder, sogleich 1 1/4 Tg. lang.[Caspari, MM 2, Nr. 219]

Eine mit grünlicher BLUTIGER Flüssigkeit gefüllte Blase an der Stelle des Fingerknöchels, womit er die Flasche zu entladen pflegte, n. 4 Tagen.[Caspari, MM 2, Nr. 220]

Unterglieder

Mattigkeit in allen Gliedern, mit Neigung zum Legen, n. 3 Stunden.[Caspari, MM 2, Nr. 256]

In den Hüften einigemal Gefühl, als griffe sie mit der Hand ins Fleisch.[Caspari, MM 2, Nr. 176]

Sie wußte nicht, ob sie die Füße unter sich fühlte, sie mußte bei ebenem Gehen hochsteigen; bei kalten Füßen, (wie erfroren) von den Knieen bis in die Zehen.[ACS 19 (1841) 1, Nr. 10]

Mattigkeit in den Oberschenkeln beim Treppensteigen, n. 2 Stunden.[Caspari, MM 2, Nr. 221]

Ein Paar heftige Stiche vom Knie bis in den Fuß herab, daß sie aufschrie, nach 16 u. 20 Stunden.[Caspari, MM 2, Nr. 222]

Wanken der Knie, Ohnmacht mit Besinnungslosigkeit.[Caspari, MM 2, Nr. 223]

Leichte Gliederschmerzen, wie rheumatisch.[Caspari, MM 2, Nr. 224]

Vermehrung der Krämpfe in den gelähmten unteren Extremitäten.[Caspari, MM 2, Nr. 225]

Viel Mattigkeit und Wirbeln in den Schienbeinen, sogleich.[Caspari, MM 2, Nr. 226]

In den Knieen und großen Zehen Schmerz, als wäre innerlich etwas Böses.[Caspari, MM 2, Nr. 227]

Vom Knie bis zum Fuße einige Spannung, von einer Erschütterung.[Caspari, MM 2, Nr. 228]

Kriebeln vom Knie bis in den Fuß.[Caspari, MM 2, Nr. 229]

Angenehme Wärme über die ganzen Schenkel, n. 4. Stunden.[Caspari, MM 2, Nr. 230]

Minderung der großen Empfindlichkeit: er kann die Schenkel berühren und reiben, wie er will, da sonst nach der geringsten Berührung krampfhaftes Zucken darin entstand, sogleich.[Caspari, MM 2, Nr. 231]

Gefühl, als wenn ein Handbreiter eiserner Ring um die Knöchel gelegt wäre, mit Brennen und Stacheln, Nachts beim Erwachen, n. 9 Stunden.[Caspari, MM 2, Nr. 232]

Auf dem rechten Oberschenkel eine kleine rothe Stelle, die mehrere Tage juckte, und dann eine geringe, harte Erhöhung bekam, n. 2 Tag.[Caspari, MM 2, Nr. 233]

Auf dem Knie eine rothe stark juckende Erhöhung, wie ein Mückenstich, n. 2 Tagen, 3 Tage lang.[Caspari, MM 2, Nr. 234]

Eine rothe, etwas aufgelaufene, wundbrennende Stelle am Knie von einer Erschütterung, n. 1/4 Stunde.[Caspari, MM 2, Nr. 235]

Starkes Brennen an den Füßen bis über die Knie, d. 5 Tag Nachts.[Caspari, MM 2, Nr. 236]

So starke Kälte der unteren Extremitäten bis an den Leib, daß er bei kühlem Winde im Sommer einheitzen ließ, n. 3 Tagen, 15 St. lang schien Wechselwirkung mit der Wärme zu seyn.[Caspari, MM 2, Nr. 237]

Leichtes Reißen in den Knieen, d. 2. Tag.[Caspari, MM 2, Nr. 238]

Während der Sitzung Gefühl, als hätte sie einen heißen Kohlentopf unter sich.[Caspari, MM 2, Nr. 239]

Zittrige Müdigkeit der unteren Extremitäten, gleich nach der 5. Sitzung.[Caspari, MM 2, Nr. 240]

So heftiger Krampf in den Waden, daß es ihr im Liegen die Beine ganz krumm zog; sie mußte die halbe Nacht außer dem Bette seyn und umhergehen, dies linderte, n. 6 Tagen.[Caspari, MM 2, Nr. 241]

Rothe unregelmäßige Flecken auf dem rechten Schienbeine, n. 6 Stunden.[Caspari, MM 2, Nr. 242]

Gefühl in den Oberschenkeln, als wäre das Fleisch vom Knochen los, n. 10 Stunden.[Caspari, MM 2, Nr. 243]

Lähmung der unteren Extremitäten von Schlägen durchs Rückenmark.[Caspari, MM 2, Nr. 244]

Ein kleines rothes Blätterchen auf dem Fuße, welches juckte, mit Gefühl, als wenn kaltes WASSER im Fuße flösse.[Caspari, MM 2, Nr. 245]

Taubes Wesen in den Füßen.[Caspari, MM 2, Nr. 246]

Starke Wärme in beiden Füßen.[Caspari, MM 2, Nr. 247]

Wirbeln in den Fußsolen.[Caspari, MM 2, Nr. 248]

Eingeschlafenheit der Füße mit Auftreibungsgefühl, n. 2 Tagen.[Caspari, MM 2, Nr. 249]

Gelindes Jucken im rechten Fuße, n. 2 Tagen.[Caspari, MM 2, Nr. 250]

Sehr starkes Zucken im rechten Fuße bei demselben, n. 5 Tagen.[Caspari, MM 2, Nr. 251]

Betäubung im Fuße und Schwerbeweglichkeit desselben, von Erschütterungen.[Caspari, MM 2, Nr. 252]

Zuckungen im linken Fuße.[Caspari, MM 2, Nr. 253]

Jucken, heftige Schmerzen und Geschwulst des vor 12 Jahren erfrornen linken Fußes.[Caspari, MM 2, Nr. 254]

Haut

Eine Menge kleiner BLUTSCHWÄRE im Nacken und auf dem Rücken.[Caspari, MM 2, Nr. 166]

BLUTSCHWÄRE auf dem Leibe.[Caspari, MM 2, Nr. 167]

Grausame Schmerzen.[Caspari, MM 2, Nr. 168]

Unausstehliches Jucken am ganzen Körper.[Caspari, MM 2, Nr. 169]

Schmerzen wie von Flohstichen.[Caspari, MM 2, Nr. 170]

Heftiges Jucken am Leibe mit Ausschlag, den Schlaf hindernd, bei einem Amaurotischen.[Caspari, MM 2, Nr. 171]

Empfindung, als wenn eine Menge Insecten über ihn hinwegkröchen, ein Kriebeln.[Caspari, MM 2, Nr. 172]

Austritt von BLUT unter der Haut.[Caspari, MM 2, Nr. 174]

Auf der Stelle der Anwendung von Funken sogleich rothe Knötchen, wie ein kleiner Knopf, die sich nach 9 und 24 Stunden wieder verloren, Wundheitsschmerz und gleichsam verschrumpfte Oberhaut hinterließen, wie von SPANISCHEN FLIEGEN.[Caspari, MM 2, Nr. 175]

Friesel und Masern ähnlicher Ausschlag.[Caspari, MM 2, Nr. 177]

Starker Grindausschlag im Gesicht, auf den Armen und fast über den ganzen Leib.[Caspari, MM 2, Nr. 178]

Ein ELECTRISIRTER Flohstich schwoll sogleich auf, verlor aber nach 1 St. seine Röthe gänzlich.[Caspari, MM 2, Nr. 179]

Blaue Flecke wie sugillirt an den Stellen der Haut, wo stärkere Schläge eingedrungen waren.[Caspari, MM 2, Nr. 180]

Hie und da auf dem Rumpfe und den Schenkeln stichelndes Jucken, n. 3. Tagen.[Caspari, MM 2, Nr. 181]

Heftig brennende und ziehende Schmerzen, besonders in den Theilen, wo die Ketten angelegt waren.[Caspari, MM 2, Nr. 182]

Mehrere kleine Knoten überall am Halse bei einem Mädchen, das durchs ELECTRISIREN in 2 Monaten vom Veitstanze geheilt ward.[Caspari, MM 2, Nr. 183]

Starker Schweiß am Kopfe, schmerzhafte Krämpfe im Kopfe und den ganzen Rücken hinunter mit Frost und starkem Schweiße, den 10. Tag, einige Tage lang, bei einem Amaurotischen.[Caspari, MM 2, Nr. 185]

Schwarze Flecken an den Stellen, welche die Schläge trafen.[Caspari, MM 2, Nr. 186]

Lebhafte Stiche in den gelähmten Theilen, Nachts.[Caspari, MM 2, Nr. 187]

Jucken, Stechen und Kriebeln in den electrisirten Theilen.[Caspari, MM 2, Nr. 190]

Stechen und Kriebeln des Nachts in den ELECTRISIRTEN Theilen.[Caspari, MM 2, Nr. 191]

Nach dem Stechen eine Menge kleiner, rother Flecke.[Caspari, MM 2, Nr. 192]

Ausschläge an den ELECTRISIRTEN Theilen, die bald vergingen.[Caspari, MM 2, Nr. 193]

Der Krätze sehr ähnlicher Ausschlag an den Gelenken nach jedem ELECTRISIREN.[Caspari, MM 2, Nr. 207]

Auf dem rechten Oberschenkel eine kleine rothe Stelle, die mehrere Tage juckte, und dann eine geringe, harte Erhöhung bekam, nach 2 Tagen.[Caspari, MM 2, Nr. 233]

Auf dem Knie eine rothe stark juckende Erhöhung, wie ein Mückenstich, nach 2 Tag., 3 Tag. lang.[Caspari, MM 2, Nr. 234]

Eine rothe, etwas aufgelaufene, wundbrennende Stelle am Knie von einer Erschütterung, nach 1/4 Stunde.[Caspari, MM 2, Nr. 235]

Schlaf

Lebhafte Stiche in den gelähmten Theilen, Nachts.[Caspari, MM 2, Nr. 187]

Stechen und Kriebeln des Nachts in den ELECTRISIRTEN Theilen.[Caspari, MM 2, Nr. 191]

Schlaflosigkeit.[Caspari, MM 2, Nr. 280]

Schlaflosigkeit und Umherwerfen, nach 7 Stunden.[Caspari, MM 2, Nr. 281]

Schläfrigkeit sogleich und Nachts sehr ruhiger Schlaf.[Caspari, MM 2, Nr. 282]

Verifikationen und klinische Symptome

So starke Schläfrigkeit unmittelbar darauf, daß er sich legen mußte und 2 St. unter sehr starkem Schweiße fest und traumlos schlief: nach dem Erwachen war ihm sehr wohl, früh um 10 Uhr.[Caspari, MM 2, Nr. 283]

Sehr tiefer Schlaf mit vielen verwirrten, beunruhigenden Träumen z. B. von Vieh, welches sie treten wollte, von Wasser und Wogen, wo sie sich nicht herausfinden konnte, gleich die erste Nacht.[Caspari, MM 2, Nr. 284]

Ungeheurer Nachtschweiß, bei Gichtischen, ohne Erleichterung.[Caspari, MM 2, Nr. 278]

Träume

Sehr tiefer Schlaf mit vielen verwirrten, beunruhigenden Träumen z. B. von Vieh, welches sie treten wollte, von Wasser und Wogen, wo sie sich nicht herausfinden konnte, gleich die erste Nacht.[Caspari, MM 2, Nr. 284]

Fieber

Hitze mit Frost untermischt: besonders beim Bewegen Frost.[Caspari, MM 2, Nr. 299]

Puls

Geschwinderer Puls.[Caspari, MM 2, Nr. 285]

Geschwinderer Puls, auch bei negativer Electricität.[Caspari, MM 2, Nr. 285a]

Pulsschlag um 1/5 oder 1/6 häufiger.[Caspari, MM 2, Nr. 286]

Puls lebhafter und aussetzend.[Caspari, MM 2, Nr. 287]

Meistens Vermehrung, selten Verminderung der Pulsschläge.[Caspari, MM 2, Nr. 288]

Puls um 25 Schläge vermehrt in der 2. Minute.[Caspari, MM 2, Nr. 289]

Frost

Kälte in gewissen Theilen, Frösteln über den ganzen Körper während und nach dem Electrisiren, bald darauf wirkliches Fieber.[Caspari, MM 2, Nr. 296]

Frost im Unterleibe, der sich dann nach Rücken und Brust verbreitete, nach jeder Sitzung.[Caspari, MM 2, Nr. 297]

Fieberfrost während dem Electrisiren, kam in der nächsten Nacht aufs neue.[Caspari, MM 2, Nr. 298]

Fieber: Hitze mit Frost untermischt: besonders beim Bewegen Frost.[Caspari, MM 2, Nr. 299]

Früh 10 Uhr alle Tage leiser Schauder über den ganzen Körper, mit Gähnen und Dehnen ohne Durst und ohne nachfolgende Hitze: die Beine waren wie mit kaltem Wasser übergossen, mit Gänsehaut, viele Tage hintereinander.[Caspari, MM 2, Nr. 302]

Allgemeiner Frost mit kalten Füßen, Durst und Mattigkeit: sie legte sich früh 10 Uhr, und bekam dann kurze trockne Hitze ohne Durst und ohne Schweiß: der Anfall repetirte nach 15 St., den andern Tag um 1/2 St. zeitiger, mit Uebelkeit und Durst, doch brauchte sie sich nicht zu legen, es erfolgte auf den Frost wenig trockene Hitze ohne Schweiß, der ganze Anfall dauerte nur 1/2 Stunde, den 3. Tag kam der Frost wieder etwas früher, war gering und ohne Durst, darauf etwas Hitze ohne Schweiß, und der Anfall dauerte nur 1/4 St., den 4. Tag zeigten sich bloß kalte Füße, womit der Zustand beendigt war.[Caspari, MM 2, Nr. 303]

Hitze

Vermehrte Wärme, fast Hitze im ganzen Körper, der auch sehr warm anzufühlen ist, mit gelindem Schweiß (n. 1/8 Stunde).[ACS 19 (1841) 1, Nr. 11]

Innerliche Wärme im vom kleistischen Schlage getroffenen Theile.[Caspari, MM 2, Nr. 188]

Vermehrte Wärme im ganzen Körper.[Caspari, MM 2, Nr. 290]

Starke Erhitzung im BLUTE, so daß er Fieber befürchtete.[Caspari, MM 2, Nr. 291]

Allgemeine Wärme.[Caspari, MM 2, Nr. 292]

Eiskalte Hände und Füße wurden von angenehmer Lebenswärme durchdrungen.[Caspari, MM 2, Nr. 293]

Animalische Wärme um 1 1/2° R. erhöht.[Caspari, MM 2, Nr. 294]

Hitze in dem mit Funken ELECTRISIRTEN Theile, sogleich.[Caspari, MM 2, Nr. 295]

Fieber gegen Abend.[Caspari, MM 2, Nr. 300]

Fieber, Hitze, Beängstigungen des Nachts.[Caspari, MM 2, Nr. 301]

Schweiß

Vermehrung der Ausdünstung.[Caspari, MM 2, Nr. 275]

Häufiges Schwitzen.[Caspari, MM 2, Nr. 276]

Schweiß am linken Schenkel, Nachts, nach 6 Stunden.[Caspari, MM 2, Nr. 277]

Ungeheurer Nachtschweiß, bei Gichtischen, ohne Erleichterung.[Caspari, MM 2, Nr. 278]

Verifikationen und klinische Symptome

Gemeinsames

Ein halbes Jahr lang aller 4, 5 Tage, im Gehen, oft auch nach dem Niederlegen eine electrische Erschütterung durch den ganzen Körper, meistens vom Wangenbeine ausgehend, abwärts aber auch aufwärts durch die Gliedmaaßen, nach dem Schlage einer Batteries, der das Wangenbein traf.[Caspari MM 2, Nr. 37]

Mehrere kleine Knoten überall am Halse bei einem Mädchen, das durchs ELECTRISIREN in 2 Monaten vom Veitstanze geheilt ward.[Caspari, MM 2, Nr. 183]

Allgemeine Mattigkeit und Müdigkeit, n. 3 Stunden.[Caspari, MM 2, Nr. 255]

Mattigkeit in allen Gliedern, mit Neigung zum Legen, n. 3 Stunden.[Caspari, MM 2, Nr. 256]

Auffahren einer Menge größerer und kleinerer Bläschen von weißer Farbe mit entzündetem Umfange, standen 5 Tage und vergingen dann durch Abschuppung, von Funken.[Caspari, MM 2, Nr. 257]

Lebhaftigkeit und Zuwachs an Kräften.[Caspari, MM 2, Nr. 258]

Erschlaffung der Nerven und Muskeln.[Caspari, MM 2, Nr. 259]

Ohnmachten.[Caspari, MM 2, Nr. 260]

Ohnmacht von einer geringen Erschütterung.[Caspari, MM 2, Nr. 273]

Ohnmacht vom Geruch der ELECTRISCHEN Materie bei 2 Personen.[Caspari, MM 2, Nr. 274]

Abnahme der Kräfte.[Caspari, MM 2, Nr. 261]

Große Schwäche, daß sie kaum gehen konnte, nach einer Erschütterung.[Caspari, MM 2, Nr. 262]

Mattigkeit, nach 6 Stunden.[Caspari, MM 2, Nr. 263]

Geringe Erschöpfung.[Caspari, MM 2, Nr. 264]

Sie hatten nach 5stündigem ELECTRISIREN einige Unzen mehr an Gewicht verloren, als im nicht ELECTRISIRTEN Zustande geschah.[Caspari, MM 2, Nr. 265]

Mattigkeit, 2 St. lang, nach einer Erschütterung.[Caspari, MM 2, Nr. 266]

Zittern und Schwäche der erschütterten Theile.[Caspari, MM 2, Nr. 267]

Starke Convulsionen im ganzen Körper, nach einer Erschütterung.[Caspari, MM 2, Nr. 268]

Beschleunigung und Verstärkung epileptischer Anfälle, nach dem Anfalle ging er wie im Schlafe umher, legte seine Papiere in Ordnung, redete mit niemand, bot allen, die hineinkamen, Stühle an, und gab confuse Antworten.[Caspari, MM 2, Nr. 269]

Anhaltendes convulsivisches Leiden von einer Erschütterung, wogegen BISAM gute Dienste that.[Caspari, MM 2, Nr. 270]

Convulsionen und Lähmung beobachtete *Priestley* auch bei einer Katze nach einem starken Schlage.[Caspari, MM 2, Nr. 271]

Convulsivische Bewegungen der Muskeln, selbst von kleinen Funken.[Caspari, MM 2, Nr. 272]

Theile des Körpers, die man in den ELECTRISCHEN Strom bringt, nehmen einen SCHWEFLICHTEN oder PHOSPHORARTIGEN Geruch an und behalten ihn eine ziemliche Weile.[Caspari, MM 2, Nr. 279]

Heilungsbericht

Ein fünfzigjähriger Mann ward durch einen Fall von einem Baume in den gefährlichen Zustand versetzt. Seit 20 Tagen lag er schon ohne Empfindung, ohne Bewegung, ohne die geringste Flüssigkeit verschlucken zu können: eine äußere Verletzung war nicht zu bemerken. Alle gebrauchten Mittel blieben fruchtlos. Endlich heilte ihn die ELECTRICITÄT. Man ließ die Erschütterungen von den Zehen des einen Fußes nach dem Schlafe der entgegengesetzten Seite gehen. Die erste erregte einen ziemlich häufigen Schweiß über den ganzen Körper; nach mehreren anderen ziemlich starken konnte er im Bette aufrecht stehen; jeder neue Stoß preßte ihm Schweißtropfen in großer Menge bis zu den Füßen aus. Nach wenigen Tagen konnte er wieder herumgehen und in 20 Tagen war er im Stande seine Feldarbeiten zu verrichten.[Caspari, MM 2, 161]

Arzneisymptome und Beschwerden der Thiere

Hunde

Starkes Thränen ward auch bei einem Hunde beobachtet, dem *Priestley* einen starken Schlag beibrachte: zugleich öffnete er von dem Augenblicke an kein Auge, hielt sie mit den Pfoten bedeckt, und am anderen Morgen war die Hornhaut überall weiß, undurchsichtig und ungemein dick wie ein Knorpel. Die durchsichtigen Medien des Auges fanden sich, nachdem der Hund getödtet war, ganz im gesunden Zustande.[Caspari MM 2, Nr. 44]

Verifikationen und klinische Symptome

Katzen

Convulsionen und Lähmung beobachtete *Priestley* auch bei einer Katze nach einem starken Schlage.[Caspari, MM 2, Nr. 271]

Vögel

Daniel Bernoulli hat durch ELECTRISCHE Funken ersäufte Vögel wieder zum Leben gebracht.[Caspari, MM 2, 156]

Besserung der Beschwerden

Bettwärme.[Caspari, MM 2, Nr. 194]

Verschlimmerung der Beschwerden

Zunehmender ◐ MOND.[Caspari, MM 2, Nr. 164]

Arzneiverwandtschaften von Electricitas

Antidote von Electricitas: Cham., Chin., Merc., Mosch., Nux-v.

Einige andere Mittel dienen als Antidot gegen ihr Uebermaas. MERKUR heilt die Wundheit im Munde, den Zahnschmerz, die Mattigkeit und zittrige Unfestigkeit der Glieder, den Appetitmangel und Durst, welchen sie erzeugt, NUX-V. die Halsentzündung, die catarrhalischen entzündlichen Beschwerden CHAM..[Caspari, MM 2, 140]

Sehr starker Abgang des Monatlichen mit heftigem, sehr beunruhigenden Pressen im Mastdarme; BLUT sehr schwarz, dick, bei zunehmendem ◐ MONDE. CHIN. hob es.[Caspari, MM 2, Nr. 164]

Anhaltendes convulsivisches Leiden von einer Erschütterung, wogegen BISAM gute Dienste that.[Caspari, MM 2, Nr. 270]

NUX-V. bewirkte in 1 St. starke Ausleerung von BLUT und Eiter; am andern Tage verschwanden die Beschwerden fast gänzlich. Die Person war von sehr heftigem Temperamente und straffer Faser.[Caspari, MM 2, Nr. 107]

Electricitas ist Antidot von: Asaf.[PB], Aur., Merc.[PB], Mgs.[PB], Plb.[PB]

Langsame Vergiftungen durch QUECKSILBER, besonders das Zittern der Vergolder, sollen ihre Hülfe auch in der ELEKTRISITÄT gefunden haben.[RA 1, 355]

Die ELECTRIZITÄT wirkt auf eben genommene Arzneimittel stark erhöhend und dient daher in Fällen, wo es dem Organismus an Reactionskraft darauf fehlt, sie hebt aber auch die nachtheiligen Wirkungen vieler Arzneien, besonders METALLISCHER, wie des QUECKSILBERS, GOLDES, BLEIES auf.[Caspari, MM 2, 140]

Gardani heilte einen BLEI-Arbeiter, der nach überstandener BLEY-Kolik eine lähmungsartig Erschlaffung der oberen Extremitäten behalten hatte; schon am siebten Tage wurden seine Finger beweglicher und kräftiger und nach 20 Tagen war er nicht nur im Besitz seiner Kräfte, sondern auch seine Magerkeit hatte sich bedeutend vermindert.[Caspari, MM 2, 157]

Schädliche Substanzen und Arzneimittel (Nocentia) bei der Behandlung mit Electricitas: Säuren

SÄUREN erhöhen ihre Wirkung bedeutend, analog der Thätigkeit der Voltaischen Säule, daher ESSIG bei ihrem Gebrauch vermieden werden muß.[Caspari, MM 2, 140]

Verifikationen und klinische Symptome

Euphorbium officinarum (Wolfsmilch)

(Euph.)

Synonyma

Euphorbium officinarum, Euphorbia officinarum, Wolfsmilch [SRA]

Antipsorische Arznei

[SRA]

Arzneiwirkungsdauer

Wirkt etwa 7 Wochen.[SRA]

Seine Wirkung ist mehre Wochen anhaltend.[CK 3, 277]

Zählt zur 3. Klasse derjenigen Mittel, welche eine mittlere Wirkungsdauer besitzen.[AHZ 49 (1855) 82]

Eigenthümlichkeiten und Hauptwirkungen

Gemüth

Aengstliche besorgliche Gemüthsstimmung.[VHA]

Besorgliche Gemüthsstimmung, mit Lust zur Arbeit und Thätigkeit.[HA 90]

Stille Ernsthaftigkeit mit Lust zur Arbeit.[VHA]

Brennen im Halse, bis zum Magen herunter, mit Hitze und Aengstlichkeit.[VHA]

Brennen im Halse herunter mit Hitze und Aengstlichkeit; Durst auf Kaltes.[HA 90]

Konkordanz Gemüth und Geist: Cann-s., C o c c . , Con., Led., Lyc., Puls., Sep., Sil., Sulph-ac., Thuj. [PB]

Geist

Konkordanz Gemüth und Geist: Cann-s., C o c c . , Con., Led., Lyc., Puls., Sep., Sil., Sulph-ac., Thuj. [PB]

Kopf

Zerschlagenheit im Hinterkopfe.[VHA]

Z e r s c h l a g e n h e i t s s c h m e r z i m H i n t e r k o p f e , f r ü h , i m L i e g e n , S i t z e n u n d ü b e r h a u p t i n d e r R u h e u n d W ä r m e v e r s c h l i m m e r t , v o n B e w e g u n g u n d A b k ü h l u n g g e b e s s e r t . – Besorgliche Gemüthsstimmung, mit Lust zur Arbeit und Thätigkeit; beißendes Thränen der Augen; schmerzhafte Backengeschwulst mit gelblichen, dicken Eiter enthaltenden Blasen; Abbröckeln der Zähne; Brennen im Halse herunter mit Hitze und Aengstlichkeit; Durst auf Kaltes; Brennen im Magen und Unterleibe; Durchfall mit Tenesmus; trockner, hohler Husten; Brennen und Stechen in der linken Brust; Gliederreißen in der Ruhe; Brennen in den inneren Theilen, selbst in den Knochen, bei äußerer Kälte.[HA 90]

Augen

Augenentzündung mit Jucken in den Augenlidern und Augenwinkeln.[VHA]

Beissendes Thränen der Augen.[VHA]

Beißendes Thränen der Augen.[HA 90]

Früh sind die Augen zugeschworen.[VHA]

Trübsichtigkeit.[VHA]

Doppelsehen.[VHA]

Antlitz

Rothe, entzündete, schmerzhafte Backengeschwulst mit gelblichen Blasen, die eine dicke, gelbe Feuchtigkeit absondern.[VHA]

Schmerzhafte Backengeschwulst mit gelblichen, dicken Eiter enthaltenden Blasen.[HA 90]

Erysipelas (Rotlauf) mit Blasen, die gelbes WASSER enthalten: RHUS-T. (vergleiche EUPH. und CANTH..)[Br., Lippe]

Zähne

Drückend stechender Zahnschmerz.[VHA]

Zahnweh durch Berührung verschlimmert.[VHA]

Verifikationen und klinische Symptome

Abbröckeln der Zähne.[VHA], [HA 90]

Mund

Trockenheit des inneren Mundes, ohne besonderen Durst.[VHA]
Brennen im Halse, bis zum Magen herunter, mit Hitze und Aengstlichkeit.[VHA]
Brennen im Halse herunter mit Hitze und Aengstlichkeit.[HA 90]
Speichelfluß nach vorgängigem Schauder und Greifen im Magen.[VHA]

Genüsse

Starker Durst auf kalte Getränke.[VHA]

Magen

Brennen im Magen, wie Feuer.[VHA]
Brennen im Magen und Unterleibe.[HA 90]
Krampfhafte Zusammenziehung des Magens.[VHA]
Brennen im Halse, bis zum Magen herunter, mit Hitze und Aengstlichkeit.[VHA]
Speichelfluß nach vorgängigem Schauder und Greifen im Magen.[VHA]

Bauch

Leerheitsgefühl im Unterleibe, wie nach Brechmitteln.[VHA]
Brennen im Unterleibe.[VHA]
Brennen im Magen und Unterleibe.[HA 90]

Blähungen

Krampfhafte Blähungskolik mit auseinanderpressendem Schmerze, durch Stützen auf Knie und Ellbogen gelindert.[VHA]

Stuhl

Durchfälliger Stuhl mit Tenesmus, Brennen im After und Wundheitsschmerz im Unterleibe.[VHA]
Durchfall mit Tenesmus.[HA 90]
Stuhl erst dünn, dann knotig.[VHA]

Harn

Harndrang mit vermindertem, tropfweisem Abgange.[VHA]

Geschlechtstheile

Erektionen ohne Wollusttrieb.[VHA]

Athem

Kurzäthmigkeit, als wenn die Brust zu enge wäre, mit Spannen in den Brustmuskeln.[VHA]

Husten

Trockner, hohler Husten, von Kitzel im Halse oder in der Brust.[VHA]
Trockner, hohler Husten.[HA 90]
Husten, Tag und Nacht trocken, nur früh mit kopiösem Auswurfe.[VHA]

Hals

Brennen im Halse, bis zum Magen herunter, mit Hitze und Aengstlichkeit.[VHA]
Trockner, hohler Husten, von Kitzel im Halse oder in der Brust.[VHA]

Brust

Brennen in der Brust.[VHA]
Brennen und Stechen in der linken Brust.[HA 90]
Stiche in der linken Brustseite, in der Ruhe, bei Bewegung vergehend.[VHA]
Gefühl, als sei der (linke) Lungenflügel angewachsen.[VHA]
Kurzäthmigkeit, als wenn die Brust zu enge wäre, mit Spannen in den Brustmuskeln.[VHA]
Trockner, hohler Husten, von Kitzel im Halse oder in der Brust.[VHA]

Verifikationen und klinische Symptome

Oberglieder

Scharlachrothe, bei Berührung jückende Striemen am Vorderarme.[VHA]
Rheumatische Gliederschmerzen, reissender oder drückend stechender Art, fast nur in der Ruhe.[VHA]
Lähmige Schwäche in den Gelenken, besonders fühlbar bei anfangender Bewegung.[VHA]
Gliederreißen in der Ruhe.[HA 90]

Unterglieder

Verrenkschmerz im Hüftgelenke.[VHA]
Nächtliches Brennen in den Oberschenkelknochen.[VHA]
Gliederreißen in der Ruhe.[HA 90]
Große Schwäche der Unterschenkel.[VHA]
Rheumatische Gliederschmerzen, reissender oder drückend stechender Art, fast nur in der Ruhe.[VHA]
Lähmige Schwäche in den Gelenken, besonders fühlbar bei anfangender Bewegung.[VHA]

Drüsen

Konkordanz Drüsen: Bell., Bry., Calc., Merc., Phos., Sulph. [PB]

Knochen

Brennen in den Knochen.[VHA]
Brennen in den inneren Theilen, selbst in den Knochen, bei äußerer Kälte.[HA 90]
Knochenfraß.[VHA]
Nächtliches Brennen in den Oberschenkelknochen.[VHA]
Konkordanz Knochen: Asaf., Ph-ac., Sulph. [PB]

Haut

Brennendes Jücken, zum Kratzen nöthigend.[VHA]
Alte, reizlose Geschwüre.[VHA]
Kalter Brand.[VHA]
BLUTSCHWÄRE.[VHA]
Warzen.[VHA]
Rothe, entzündete, schmerzhafte Backengeschwulst mit gelblichen Blasen, die eine dicke, gelbe Feuchtigkeit absondern.[VHA]
Erysipelas (Rotlauf) mit Blasen, die gelbes WASSER enthalten: RHUS-T. (vergleiche EUPH. und CANTH.).[Br., Lippe]
Schmerzhafte Backengeschwulst mit gelblichen, dicken Eiter enthaltenden Blasen.[HA 90]
Scharlachrothe, bei Berührung jückende Striemen am Vorderarme.[VHA]
Konkordanz Haut und Aeusseres: A r s . , Asaf., Bry., Calc., Caust., *L a c h . , Led., Lyc.*, Merc., Mez., Olnd., *P u l s .*, Sec., *Sil.*, Spong., *Sulph.*[PB]

Schlaf

Tagesschläfrigkeit.[VHA]
Abends spätes Einschlafen.[VHA]
Nächtliches Brennen in den Oberschenkelknochen.[VHA]
Konkordanz Schlaf und Träume: Calc., C h i n . , Ign., Lach., Phos., Rhus-t., Sulph. [PB]

Fieber

Mangel an gehöriger Körperwärme, bei innerem Brennen.[VHA]

Fieberstadien

1. P u l s ?
2. F r o s t und Frostigkeit vorherrschend. – Frost zu Anfange des Essens und beim Gehen in freier, nicht kalter LUFT. – Frost mit gleichzeitigem Schweisse. – Frostschauder über den ganzen Oberkörper, mit Hitze der Backen. – Mangel an gehöriger Körperwärme, bei innerer, brennender Hitze.[WF 23]
3. H i t z e mit Unerträglichkeit der Bekleidung, welche zu schwer scheint. – Hitze bloss am Kopfe.[WF 23]
4. S c h w e i s s früh im Bette. – Kalter Schweiss an den Unterschenkeln.[WF 23]

Verifikationen und klinische Symptome

Konkordanz Fieber: *Acon., Ars., Bell.*, Bry., Calc., Cham., Cycl., Ign., Merc., Nux-v., Phos., *Puls.*, Rhus-t., Sabad., Sep., Spig., Sulph. [PB]

Gemeinsames

Rheumatische Gliederschmerzen, reissender oder drückend stechender Art, fast nur in der Ruhe.[VHA]

Lähmige Schwäche in den Gelenken, besonders fühlbar bei anfangender Bewegung.[VHA]

Brennende Schmerzen

Brennende Schmerzen innerer Theile.[VHA]

Brennen in den inneren Theilen, selbst in den Knochen, bei äußerer Kälte.[HA 90]

Brennen im Halse, bis zum Magen herunter, mit Hitze und Aengstlichkeit.[VHA]

Brennen im Halse herunter mit Hitze und Aengstlichkeit.[HA 90]

Brennen im Magen, wie Feuer.[VHA]

Brennen im Magen und Unterleibe.[HA 90]

Brennen im Unterleibe.[VHA]

Brennen in der Brust.[VHA]

Brennen und Stechen in der linken Brust.[HA 90]

Nächtliches Brennen in den Oberschenkelknochen.[VHA]

Brennen in den Knochen.[VHA]

Brennendes Jücken, zum Kratzen nöthigend.[VHA]

Mangel an gehöriger Körperwärme, bei innerem Brennen (bei Fieber).[VHA]

Besserung der Beschwerden

Bewegung.[HA 90]

Abkühlung.[HA 90]

Verschlimmerung der Beschwerden

Die Beschwerden werden verschlimmert in der Ruhe, besonders im Sitzen, und durch Berührung des leidenden Theils.[VHA]

Früh.[HA 90]

Im Liegen.[HA 90]

Im Sitzen.[HA 90]

In der Ruhe.[HA 90]

Wärme.[HA 90]

Konkordanzen

Verschlimmerung nach der Zeit: Carb-v., Nat-m. [PB]

Verschlimmerung nach Lage und Umständen: Ambr., Arg., Ars., Asaf., Aur., Bar-c., Bell., Bry., *Caps.*, Carb-v., Cham., *Con.*, Cycl., Dros., Dulc., *Ferr.*, Kali-c., *Lyc.*, Mgs., Mag-m., Meny., Mosch., Phos., Ph-ac., Plat., *Puls.*, Rhod., Rhus-t., Ruta, Sabad., Samb., Sep., Sil., Stront., Sulph., Tarax., Valer., Verat., Verb. [PB]

Arzneiverwandtschaften von Euphorbium officinarum

Merc., Mez. [VHA]

Acon., Ars., Asaf., *Bell.*, Bry., *Calc.*, Caps., Carb-v., Caust., Chin., Cocc., Con., Cycl., Ferr., Ign., Kali-c., Lach., Led., *Lyc.*, Merc., Mez., Nat-m., Nux-v., Phos., Plat., *Puls.*, Rhod., Rhus-t., Sabad., *Sep.*, Sil., Spig., *Sulph.*, Sulph-ac., Verat. [PB]

Ars., Lyc., *Merc.*, Mez., *Puls.*, Rhus-t., Sep., *Zinc.* [KV]

Antidote von Euphorbium officinarum: Camph. – Succus. citri.

Camph. [SRA]

Succ. citri. [SRA]

Seine Wirkung ist mehre Wochen anhaltend, und sein Antidoit, KAMPHER; ob CITRONENSAFT etwas gegen beschwerliche Symptome desselben vermöge, ist noch ungewiss. [CK 3, 277]

Camph. [PB]

Succus. citri. [PB]

Verifikationen und klinische Symptome

Konkordanzen der homöopathischen Arzneien

I. Gemüth und Geist: Cann-s., Cocc., Con., Led., Lyc., Puls., Sep., Sil., Sulph-ac., Thuj. [PB]

II. Körpertheile und Organe: Acon., Arn., Ars., Asaf., *Bell.*, Bry., *Calc.*, Caps., Carb-v., Caust., Chin., Cocc., Colch. Con., Graph., Hell., Hep., Ign., Kali-c., Led., *Lyc.*, Merc., Mez., Nat-c., Nat-m., Nit-ac., Nux-v., Phos., *Puls.*, Rhod., *Rhus-t.*, Ruta, Sabin., *Sep.*, Sil., Spig., Spong., Staph., Stront., *Sulph.*, Verat., Zinc. [PB]

III. Empfindungen und Beschwerden

1. **Aeussere und innere Körpertheile im Allgemeinen:** Acon., Anac., Arn., Ars., Asar., Bell., Bry., *Calc.*, Canth., Caps., Carb-v., Caust., Chin., Colch., Croc., Ign., Kali-c., Lach., *Lyc.*, Merc., Mez., Mur-ac., Nat-m., Nit-ac., Nux-v., Phos., Plat., Puls., Rhod., Rhus-t., Sabad., Sep., Sil., Stann., Stront., *Sulph.*, Sulph-ac., Verat. [PB]
2. **Drüsen:** Bell., Bry., Calc., Merc., Phos., Sulph. [PB]
3. **Knochen:** Asaf., Ph-ac., Sulph. [PB]
4. **Haut und Aeusseres:** Ars., Asaf., Bry., Calc., Caust., *Lach.*, *Led.*, *Lyc.*, Merc., Mez., Olnd., *Puls.*, Sec., *Sil.*, Spong., *Sulph.*[PB]

IV. Schlaf und Träume: Calc., Chin., Ign., Lach., Phos., Rhus-t., Sulph. [PB]

V. Fieber: *Acon.*, *Ars.*, *Bell.*, Bry., Calc., Cham., Cycl., Ign., Merc., Nux-v., Phos., *Puls.*, Rhus-t., Sabad., Sep., Spig., Sulph. [PB]

VI. Änderung des Befindens

1. **Verschlimmerung nach der Zeit:** Carb-v., Nat-m. [PB]
2. **Verschlimmerung nach Lage und Umständen:** Ambr., Arg., Ars., Asaf., Aur., Bar-c., Bell., Bry., *Caps.*, Carb-v., Cham., *Con.*, Cycl., Dros., Dulc., *Ferr.*, Kali-c., *Lyc.*, Mgs., Mag-m., Meny., Mosch., Phos., Ph-ac., Plat., *Puls.*, Rhod., Rhus-t., Ruta, Sabad., Samb., Sep., Sil., Stront., Sulph., Tarax., Valer., Verat., Verb. [PB]

VII. Konkordanz der homöopathischen Arzneien

Acon., Ars., Asaf., *Bell.*, Bry., *Calc.*, Caps., Carb-v., Caust., Chin., Cocc., Con., Cycl., Ferr., Ign., Kali-c., Lach., Led., *Lyc.*, Merc., Mez., Nat-m., Nux-v., Phos., Plat., *Puls.*, Rhod., Rhus-t., Sabad., *Sep.*, Sil., Spig., *Sulph.*, Sulph-ac., Verat. [PB]

Ars., Lyc., *Merc.*, Mez., *Puls.*, Rhus-t., Sep., *Zinc.* [KV]

Verifikationen und klinische Symptome

Euphrasia officinalis (Augentrost)

(Euphr.)

Synonyma

Euphrasia officinalis L., Augentrost [SRN]

Nicht-Antipsorische Arznei – Antisykotische Arznei

[SRN], [AHP 262]

Arzneiwirkungsdauer

Wirkt 3 bis 4 Wochen.[SRN]

Zählt zur 2. Klasse derjenigen Mittel, welche eine kurze Wirkungsdauer besitzen.[AHZ 49 (1855) 82]

Hinweis

So war der Zustand, [...] nachdem er sich mit einem Beile die linke Hand schwer verletzt hatte. Letzteres war durch ein Paar Gaben ARN. [Die Dosis ist zwar nicht angezeichnet, aber ich kann doch versichern, daß sie nicht größer als einige wenige, mit der 24. Dilution befeuchtete Streukügelchen, ohne alle äußere Anwendung war, weil ich seit einigen Jahren auch dieses Mittel nicht anders reiche und durch zahlreiche vergleichende Versuche die feste Ueberzeugung gewonnen habe, daß man durch massivere Gaben mindestens nicht schneller das Ziel erreicht. Selbst TARAX., EUPHR., VERB. und SAMB., welche Hr. M. R. *Trinks* (AHZ 15 (1839) 270) in den höchsten Verdünnungen als „ganz wirkungslos" bezeichnet, wende ich nur allein so an, aber nur da, wo sie genau passen, und sehe dann nicht nur jederzeit genügenden Erfolg, sondern oft sehr starke Ein- (Erst-?) Wirkung. So steigerten einmal TARAX. 30°° Schmerzen in den Beinen etwa 1/2 Stunde lang bis zum Unerträglichen, und bloßes Riechen in ein Gläschen mit Streukügelchen, welche vor einem Jahre mit VERB. 30 befeuchtet waren, plötzlich bis zur Ohnmacht einen zwei Jahre alten Gesichtsschmerz bei einem Offiziere der Königlichen Garde zu Berlin, worauf in beiden Fällen die vollkommenste und dauerhafteste Heilung, ohne Anwendung irgend eines anderen Mittels oder einer stärkeren Dosis erfolgte]. – in einem Paar Tagen beseitigt.[ACS 17 (1839) 3,32-33]

Eigenthümlichkeiten und Hauptwirkungen

Gemüth

Träge, hypochondrische Laune, ohne Empfänglichkeit für die Aussenwelt.[VHA]

Ich sich gekehrte Stille und Unlust zu Sprechen.[VHA], [KEU 25]

Schwermüthigkeit.[VHA]

Konkordanz Gemüth und Geist: Bell., Ign., Phos., Puls., Sep., Sil., Sulph. [PB]

Geist

Konkordanz Gemüth und Geist: Bell., Ign., Phos., Puls., Sep., Sil., Sulph. [PB]

Schwindel

Schwindel.[KEU 25]

Kopf

Gegen Abend, Wüstheits- und Zerschlagenheits-Kopfschmerz, mit Fließschnupfen.[VHA]

Schwere und Wüstheit des Kopfes.[KEU 25]

*Aeußerlich fühlbares Klopfen im Kopfe.[VHA]

Kopfschmerz mit Blenden vom SONNENLICHTE, als sollte der Kopf zerspringen.[VHA]

Augen

Schläfriges, trocknes Drücken in den Augen.[VHA]

*Schründen in den Augen, wie von Sand.[VHA]

Entzündung und Röthe des Auges von Verletzung.[VHA]

Entzündung der Augen mit scharfen, beissenden Thränen und LICHTSCHEUE.[KEU 25]

*Stechen in den Augen von hellem LICHTE.[VHA]

Brennend beissendes Thränen der Augen, *besonders im WINDE.[VHA]

Verifikationen und klinische Symptome

Wund machende, WÄSSERIGE Ausscheidung sowohl von Nase als Augen verlangt EUPHR..[Br., Lippe]
*Geschwulst des unteren Augenlides.[VHA]
*Feiner Ausschlag um die Augen.[VHA]
Vermehrte, eiterartige Schleimabsonderung und nächtliches Zuschwären der Augen.[VHA]
LICHTSCHEU, besonders gegen Tages- und SONNENLICHT.[VHA]
Verdunkelte Flecke oder Bläschen auf der Hornhaut, von Verletzungen.[VHA]
Blaue, undurchsichtige Hornhaut.[VHA]
*Augenfell, von den (innern) Augenwinkeln aus sich bildend.[VHA]
Starker Fließschnupfen mit beissendem Thränen der Augen und LICHTSCHEU.[VHA]
*Das Leibweh wechselt stets mit den Augenbeschwerden ab.[VHA]

Nase
Ausschlag an den Nasenflügeln.[VHA]
Ausschlag in den Nasenwinkeln: Thuj. (EUPHR., RHUS-T.)[KMS 723]
*Wundheit und Schmerzhaftigkeit der innern Nase.[VHA]
Wundheit der Nasenlöcher.[KEU 25]
*Nasen-BLUTEN.[VHA]

Antlitz
Gesichtsröthe.[VHA]
*Friesel-Ausschlag im Gesichte, jückend in der Wärme, brennend und roth werdend beim BEFEUCHTEN.[VHA]
Stiche und Steifigkeit in Backe und Unterkiefer beim Sprechen und Kauen.[VHA]
*Steifigkeit der Oberlippe, als wäre sie von Holz.[VHA]
Steifigkeit der Oberlippe.[KEU 25]

Zähne
Stechen in den untern Zähnen.[VHA]
BLUTEN des Zahnfleisches.[VHA]

Mund
Erschwerte Sprache wegen lähmiger Steifigkeit der Zunge und der Backen.[VHA]
Eine Art Stottern: er setzt im Reden zu oft an.[VHA]
Stottern und erschwerte Sprache.[KEU 25-26]
Ich sich gekehrte Stille und Unlust zu Sprechen.[VHA], [KEU 25]
Unlust zu Sprechen.[KEU 25]
*Gefühl von Heraufgluckern im Halse.[VHA]
Stiche und Steifigkeit in Backe und Unterkiefer beim Sprechen und Kauen.[VHA]
Heraufgluckern im Halse.[KEU 26]

Geschmack
Früh, BITTERER Geschmack von TABAK-Rauchen.[VHA]

Uebelkeit
Uebelkeit.[KEU 26]

Bauch
Bauchkneipen in kurzen Anfällen.[VHA]
*Querüber gehendes Klemmen im Unterleibe.[VHA]
*Das Leibweh wechselt stets mit den Augenbeschwerden ab.[VHA]

Stuhl
Stuhl hart und zu wenig.[VHA]

Harn
Häufiger Abgang hellen Urins.[VHA]
Viel Abgang WÄSSERIGEN Harns.[KEU 26]

Verifikationen und klinische Symptome

Geschlechtstheile

Abends, krampfhaftes Einziehen der Geschlechtstheile.[VHA]

Regel

*Monatliches zur rechten Zeit, aber nur eine Stunde dauernd.[VHA]

Schnupfen

Starker Fließschnupfen mit beissendem Thränen der Augen und LICHTSCHEU.[VHA]

Gegen Abend, Wüstheits- und Zerschlagenheits-Kopfschmerz, mit Fließschnupfen.[VHA]

Fliessschnupfen mit scharfem, WÄSSERIGEM Ausflusse.[KEU 26]

Reichlich fließender Nasenkatarrh, mit scharfem, brennendem, wund machendem, WÄSSERIGEM Ausfluß, mit Heiserkeit und Schlaflosigkeit: ARS. (Wund machende, WÄSSERIGE Ausscheidung sowohl von Nase als Augen verlangt EUPHR..)[Br., Lippe]

Viel Schleim in den Choanen: Thuj. (EUPHR., NIT-AC., ZINC.)[KMS 725]

Athem

Während des Hustens hat er keinen Athem, wie beim Keuchhusten.[VHA]

Ungemeines Gähnen, beim Gehen im Freien.[VHA]

Ausbleiben des Athem.[KEU 26]

Athemmangel.[KEU 26]

Athemversetzung.[KEU 26]

Kurzäthmigkeit.[KEU 26]

Husten

Husten am Tage, (nicht bei Nacht), mit Brustschleim, der nicht los gehen will, und Schweräthmigkeit.[VHA]

E r h u s t e t b l o s a m T a g e, auch Früh nach dem Aufstehen und Abends nach dem Niederlegen, aber selten in der Nacht: Thuj. (EUPHR., FERR., LACH., NIT-AC., STAPH.)[KMS 726]

Früh, häufiger Schleimauswurf, durch freiwilliges Kotzen, mit Fließschnupfen.[VHA]

Während des Hustens hat er keinen Athem, wie beim Keuchhusten.[VHA]

Keuchhusten

H u s t e n - A n f ä l l e, w i e K e u c h h u s t e n, v o n v i e l e m, f a d e s c h m e c k e n d e m, z u w e i l e n B L U T S T R E I F I G E M, W Ä S S E R I G E M S c h l e i m e i n d e r B r u s t u n d i m H a l s e e r r e g t, w e l c h e r s i c h s c h w e r l ö s e t u n d n u r i n d e r M o r g e n z e i t a u s g e w o r f e n w e r d e n k a n n.[KEU 25]

Verschlimmerung: Der Husten fast nur am Tage, nicht die Nacht; aber das Befinden überhaupt Abends schlimmer. – Erwachen aus dem Schlafe. Ruhe. Niederlegen. Liegen im Bette. Sitzen und Stehen. Tiefathmen. Sprechen. TABACKS- und anderer Rauch. WIND.[KEU 25]

Begleitung: In sich gekehrte Stille. Unlust zu sprechen. Schwindel. Schwere und Wüstheit des Kopfes. Entzündung der Augen mit scharfen, beissenden Thränen und LICHTSCHEUE. Wundheit der Nasenlöcher. Steifigkeit der Oberlippe. Stottern und erschwerte Sprache. Heraufgluckern im Halse. Uebelkeit. Viel Abgang WÄSSERIGEN Harns. Fliessschnupfen mit scharfem, WÄSSERIGEM Ausflusse. Ausbleiben des Athem. Athemmangel. Athemversetzung. Kurzäthmigkeit. Taubheit der Finger und Beine. Zittern der Glieder. Frühes (gegen 3 Uhr) Erwachen. Allgemeiner Schweiss. Nachtschweiss.[KEU 25-26]

Dieses wenig gebrauchte (und gekannte), dem vorigen [DULC.] einigermassen ähnliche Mittel unterscheidet sich doch hinlänglich durch die scharf-WÄSSERIGEN Absonderungen, die bei der DULC. stets milder sind, so wie durch mehre andere, oben angedeutete Zeichen.[KEU 26]

DULC. ist wohl selten anders anzuwenden, als da, wo nach unterdrückten Ausschlägen, oder nach starker Erkältung, die oben bezeichnete übermässige Schleimabsonderung in inneren Theilen [b e i j e d e m A n f a l l e b e t r ä c h t l i c h e r, l e i c h t e r A u s w u r f v o n G E S C M A C K L O S E M S c h l e i m e, o f t m i t h e l l r o t h e m B L U T E] dasselbe anzeigen.[KEU 25]

Rücken

Absetzende, klammartige Rückenschmerzen.[VHA]

Verifikationen und klinische Symptome

Oberglieder
Klammschmerz in der Mittelhand.[VHA]
*Kriebeln, wie von einer Fliege, in einer oder andern der Extremitäten herauf, in einer Linie fort; welche dabei taub wird, ohne Einfluß auf die übrigen Theile.[VHA]
*Schmerzlose Geschwulst des Hand- oder Finger-Gelenkes bei Bewegung.[VHA]
*Taubheit der Finger.[VHA]
Taubheit der Finger und Beine.[KEU 26]
Zittern der Glieder.[KEU 26]

Unterglieder
Klamm in den Beinen, besonders in den Waden *und im Stehen.[VHA]
*Kriebeln, wie von einer Fliege, in einer oder andern der Extremitäten herauf, in einer Linie fort; welche dabei taub wird, ohne Einfluß auf die übrigen Theile.[VHA]
*Rucke durch den Schenkel herauf, mit nachfolgender lähmiger Taubheit dessellben.[VHA]
Beim Gehen, Stechen in den Hüft- und Knie-Gelenken.[VHA]
Taubheit der Finger und Beine.[KEU 26]
Zittern der Glieder.[KEU 26]

Haut
*Feiner Ausschlag um die Augen.[VHA]
Ausschlag an den Nasenflügeln.[VHA]
Ausschlag in den Nasenwinkeln: Thuj. (EUPHR., RHUS-T.)[KMS 723]
*Friesel-Ausschlag im Gesichte, jückend in der Wärme, brennend und roth werdend beim Befeuchten.[VHA]
Die ganze Nacht hindurch, flüchtige, jückende Stiche, hier und da, mit großer Unruhe.[VHA]
Konkordanz Haut und Aeusseres: Bry., Merc., Ph-ac., Staph., Sulph., Thuj. [PB]

Schlaf
Ungemeines Gähnen, beim Gehen im Freien.[VHA]
Große Tagesschläfrigkeit.[VHA]
Nachmitternacht, um 3 Uhr, alle Augenblicke Aufwachen, bis um 6 Uhr früh, wo er in einen betäubten Schlaf fällt, aus welchem er mit vielen Beschwerden erwacht.[VHA]
Die ganze Nacht hindurch, flüchtige, jückende Stiche, hier und da, mit großer Unruhe.[VHA]
Frühes (gegen 3 Uhr) Erwachen.[KEU 26]
Vermehrte, eiterartige Schleimabsonderung und nächtliches Zuschwären der Augen.[VHA]
Nachts, während des Schlafes, heftig riechender Schweiß, am meisten auf der Brust.[VHA]
Konkordanz Schlaf und Träume: Calc., Con., *Graph.*, Nat-c., *Nux-v.*, Phos., Sep., Sil., Sulph. [PB]

Fieber
Vorwaltender Frost und Frostigkeit.[VHA]
Nachts, während des Schlafes, heftig riechender Schweiß, am meisten auf der Brust.[VHA]
Allgemeiner Schweiss.[KEU 26]
Nachtschweiss.[KEU 26]

Fieberstadien

1. Puls unverändert.[WF 23]
2. Vormittags Frost und innere Frostigkeit, welche Nachmittags in äusseren Frost und Kälte, besonders an den Armen, übergeht. – Vorherrschende Frostigkeit.[WF 23]
3. Hitz-Anfälle am Tage, mit Röthe des Gesichts und kalten Händen. – Nachts im Schlafe Schweiss, welcher sehr stark und übel riecht, am Stärksten auf der Brust.[WF 23]
4. Nachts im Schlafe Schweiss, welcher sehr stark und übel riecht, am Stärksten auf der Brust.[WF 23]

Gemeinsames
Klammartige Schmerzen durch den ganzen Körper.[VHA]
*Kriebeln, wie von einer Fliege, in einer oder andern der Extremitäten herauf, in einer Linie fort; welche dabei taub wird, ohne Einfluß auf die übrigen Theile.[VHA]
Folgen von Fall, Stoß oder sonstiger Verletzung äußerer Theile.[VHA]
Entzündung und Röthe des Auges von Verletzung.[VHA]

Verifikationen und klinische Symptome

Verdunkelte Flecke oder Bläschen auf der Hornhaut, von Verletzungen.[VHA]
Die ganze Nacht hindurch, flüchtige, jückende Stiche, hier und da, mit großer Unruhe.[VHA]
Abendliche Verschlimmerung der meisten Beschwerden.[VHA]

Verschlimmerung der Beschwerden

Abendliche Verschlimmerung der meisten Beschwerden.[VHA]
Der Husten fast nur am Tage, nicht die Nacht; aber das Befinden überhaupt Abends schlimmer.[KEU 25]
Erwachen aus dem Schlafe.[KEU 25]
Ruhe.[KEU 25]
Niederlegen.[KEU 25]
Liegen im Bette.[KEU 25]
Sitzen und Stehen.[KEU 25]
Tiefathmen.[KEU 25]
Sprechen.[KEU 25]
TABACKS- und anderer Rauch.[KEU 25]
WIND.[KEU 25]

Konkordanzen

Verschlimmerung nach der Zeit: Arn., Mag-c., Nat-c., Nit-ac. [PB]
Verschlimmerung nach Lage und Umständen: Am-m., Ant-c., Asar., Calc., Caps., Caust., Cham., Chin., *Con.*, Cycl., Dros., Euph., Ferr., Graph., Hep., Ign., Lyc., Mgs., Meny., Nat-c., Nux-v., *Phos.*, Ph-ac., Plat., *Puls.*, Rhus-t., Ruta, Sabad., *Sep.*, Sulph., Tarax., Valer., Verb. [PB]

Arzneiverwandtschaften von Euphrasia officinalis

Merc., Nux-v., Puls., Seneg., Spig. [VHA]
Acon., Bell., *Calc.*, Caust., Cham., Chin., *Con.*, Dros., Graph., Hep., Ign., Lyc., Meny., Merc., Nat-c., Nat-m., Nit-ac., *Nux-v.*, *Phos.*, Ph-ac., *Puls.*, Rhus-t., Ruta, Sabad., *Sep.*, Sil., Spig., Stann., Staph., *Sulph.* [PB]
Cann-s., Hep., Nux-v., Spig. [KV]

Antidot von Euphrasia officinalis: Camph.

Camph. [SRN]
Camph. [PB]

Konkordanzen der homöopathischen Arzneien

I. Gemüth und Geist: Bell., Ign., Phos., Puls., Sep., Sil., Sulph. [PB]

II. Körpertheile und Organe: Acon., *Bell.*, *Calc.*, Cann-s., Caust., Chin., Clem., *Con.*, Dig., *Hep.*, Hyos., Lyc., Merc., Nat-m., Nit-ac., Nux-v., Phos., *Puls.*, Rhus-t., Ruta, Sep., *Sil.*, Spig., Staph., Stram., *Sulph.* [PB]

III. Empfindungen und Beschwerden

1. **Aeussere und innere Körpertheile im Allgemeinen:** Agar., Ars., *Bell.*, *Calc.*, Caust., Cham., Chin., Cocc., Con., Dros., Graph., Ign., Kali-c., Lyc., M-arct., Merc., Nat-m., Nit-ac., Nux-v., *Phos.*, Puls., *Rhus-t.*, Sep., Sil., Spig., Spong., Stann., Staph., *Sulph.* [PB]
2. **Drüsen:** vacat [PB]
3. **Knochen:** vacat [PB]
4. **Haut und Aeusseres:** Bry., Merc., Ph-ac., Staph., Sulph., Thuj. [PB]

IV. Schlaf und Träume: Calc., Con., *Graph.*, Nat-c., *Nux-v.*, Phos., Sep., Sil., Sulph. [PB]

V. Fieber: ? [PB]

Verifikationen und klinische Symptome

VI. Änderung des Befindens

1. **Verschlimmerung nach der Zeit:** Arn., Mag-c., Nat-c., Nit-ac. [PB]
2. **Verschlimmerung nach Lage und Umständen:** Am-m., Ant-c., Asar., Calc., Caps., Caust., Cham., Chin., *Con.*, Cycl., Dros., Euph., Ferr., Graph., Hep., Ign., Lyc., Mgs., Meny., Nat-c., Nux-v., *Phos.*, Ph-ac., Plat., *Puls.*, Rhus-t., Ruta, Sabad., *Sep.*, Sulph., Tarax., Valer., Verb. [PB]

VII. Konkordanz der homöopathischen Arzneien

Acon., Bell., *Calc.*, Caust., Cham., Chin., *Con.*, Dros., Graph., Hep., Ign., Lyc., Meny., Merc., Nat-c., Nat-m., Nit-ac., *Nux-v.*, *Phos.*, Ph-ac., *Puls.*, Rhus-t., Ruta, Sabad., *Sep.*, Sil., Spig., Stann., Staph., *Sulph.* [PB]

Cann-s., *Hep.*, *Nux-v.*, Spig. [KV]

Verifikationen und klinische Symptome

Ferrum metallicum (Eisen)
(Ferr.)

Synonyma
Ferrum metallicum, Eisen, (Stahl) [SRN]

Antipsorische Arznei
Die [...] bezeichneten Arzneien scheinen zu den antipsorischen Mitteln gezählt werden zu dürfen. Wenigstens habe ich sie in chronischen Beschwerden (psorischen Ursprungs) vorzugsweise wirksam befunden. [SRN]

Arzneiwirkungsdauer
Große, oder oft nach einander wiederholte Gaben EISEN, so auch mehre Bäder in EISENHALTIGEM WASSER, haben eine sehr lange Wirkungsdauer auf Monate hin. Selbst Gaben von der 30sten Kraft-Entwicklung (X°°°°), dergleichen der homöopathische Arzt jetzt in den gewöhnlichsten Fällen giebt, wirken nicht wenige Tage über. [RA 2, 122]

Wirkt 4 bis 6 Wochen. [SRN]

Zählt zur 4. Klasse derjenigen Mittel, welche eine lange Wirkungsdauer besitzen. [AHZ 49 (1855) 82]

Hinweise
Die mit Sternchen (hier im Text aber mit Ferr-m.) bezeichneten Symptome sind zwar von FERRUM MURIATICUM beobachtet, stehen aber mit den Andern in so genauer Übereinstimmung, daß ich glaubte, sie hier einschalten zu müssen. [VHA]

Selten bei Kindern, aber um so öfter bei BRANNTWEIN-Trinkern, oder bei Personen anwendbar, welche viel CHINA gebraucht, oder sich an übermässiges THEE-Trinken gewöhnt haben. [KEU 27]

Eigenthümlichkeiten und Hauptwirkungen

Gemüth
Aengstlichkeit, als hätte sie etwas Böses begangen. [VHA]

Angst, wie Gewissensangst. [KEU 26]

Aengstliche Brustbeklemmung. [VHA]

Kalter Angstschweiß bei den Muskelkrämpfen (bei Fieber): Ferr-m. [VHA]

Unruhiger Schlaf mit ängstlichem Umherwerfen. [KEU 26]

Abwechselnd den einen Abend überlustig, den Andern traurig und melancholisch. [VHA]

Den einen Abend überlustig, den andern traurig und melancholisch. [HA 40]

Einen Abend um den Andern überlustig und übertraurig. [KEU 26]

Wechselnde Laune. [VHA]

Zanksüchtige Heftigkeit und Rechthaberei. [VHA], [HA 40]

Konkordanz Gemüth und Geist: Acon., Aur., Coff., Nux-v., Plat., Zinc. [PB]

Geist
Konkordanz Gemüth und Geist: Acon., Aur., Coff., Nux-v., Plat., Zinc. [PB]

Schwindel
Schwindel beim herunter Steigen und beim Anblicke fließenden WASSERS. [VHA]

Schwindel von Heruntersteigen und vom Anblicke fließenden-WASSERS, mit Uebelkeit und Schwarzwerden vor den Augen. [HA 29]

Kopf
Starker BLUTDRANG zum Kopfe, daß die Adern anschwellen. [VHA]

BLUTDRANG zum Kopfe, mit Klopfen und Hämmern darin, Hitze und Röthe des Gesichts mit aufgetriebenen Adern und Empfindlichkeit des Kopfs gegen Berührung, nach Mitternacht und gegen Morgen verschlimmert. – Zanksucht und Rechthaberei; den einen Abend überlustig, den andern traurig und melancholisch; abendliches Nasen-BLUTEN; Abneigung gegen und Nachtheil von Fleisch und Säuren; er kann nichts Heißes essen oder trinken; feste Speisen

Verifikationen und klinische Symptome

werden beim kauen trocken und saftlos im Munde; saures Erbrechen des Genossenen; WÄSSERIGER, unverdauter Durchfall; nächtliches Stechen und Reißen in den Gliedern; Neigung zum Liegen, wegen großen Schwächgefühls; Verschlimmerung gegen Morgen und in der Ruhe; heftige BLUTWALLUNGEN; stark riechender Nachtschweiß.[HA 40]

Periodisch wiederkehrendes, hämmerndes, klopfendes Kopfweh.[VHA]
Klopfendes Kopfweh.[KEU 26]
Vor der Regel, wehenartige Schmerzen und stechendes Kopfweh.[VHA]
Kopfweh im Hinterkopfe, beim Husten: Ferr-m.[VHA]
Kopfweh im Hinterkopfe.[KEU 26]
Schmerzhaftigkeit der Kopfhaut bei Berührung, mit Ausfallen der Haare.[VHA]

Verifikationen und klinische Symptome

Augen
Matte, trübe Augen, mit blauen Rändern.[VHA]
Entzündete Augen, mit Brennen darin.[VHA]
Abendliche Verdunklung der Augen.[VHA]

Nase
Abendliches Nasen-BLUTEN.[VHA], [HA 40]
Nasen-BLUTEN.[KEU 26]
Stets geronnenes BLUT in der Nase: Ferr-m.[VHA]

Antlitz
Erdfahle, gelbsüchtige Gesichtsfarbe.[VHA]
Gesichtsblässe mit rothen Fleckchen auf der bleichen Wange: Ferr-m.[VHA]
Blasse Aufgedunsenheit des Gesichts, besonders um die Augen.[VHA]
Blässe des Gesichts und der Lippen.[KEU 26]
Blasse, dürre Lippen.[VHA]
Aufgedunsenheit um die Augen.[KEU 26]
Feurige Röthe des Gesichts mit aufgelaufenen Adern.[VHA]
A d e r n a u f t r e i b u n g a n d e n S c h l ä f e n: Thuj. (CHIN., FERR.)[KMS 723]
Ausschlag im Gesichte, mit nachbleibenden bläulichen Flecken: Thuj. (FERR., LACH.)[KMS 723]

Mund
Drückender Schmerz im Halse, beim Schlingen.[VHA]

Zähne
Zahnweh von THEE-Trinken: Thuj. (FERR., SEL.)[KMS 724]

Genüsse
Appetitlosigkeit.[VHA]
Appetitlosigkeit, besonders Vormittags: Ferr-m.[VHA]
Abscheu vor FLEISCH und SAUREN Speisen: Ferr-m.[VHA]
Abneigung gegen und Nachtheil von FLEISCH und SÄUREN.[HA 40]
Uebelbekommen von BIER, FLEISCH und SAUREM.[VHA]
Unauslöschlicher Durst (oder Durstlosigkeit): Ferr-m.[VHA]
Erbrechen nach Genuß von EIERN: Ferr-m.[VHA]
Krampfartiges Magendrücken nach dem Essen, besonders von FLEISCH.[VHA]
Zahnweh von THEE-Trinken: Thuj. (FERR., SEL.)[KMS 724]
N a c h t h e i l v o n T H E E: Thuj. (CHIN., FERR., SEL.)[KMS 724]
Verschlimmerung der Beschwerden durch: Missbrauch von THEE oder von CHINA. BRANNTWEIN. TABACKSRAUCH.[KEU 26]
B R O D s c h m e c k t T R O C K E N u n d B I T T E R: Thuj. (FERR., RHUS-T.)[KMS 724]
Er kann nichts Heißes essen oder trinken.[HA 40]
Will nichts geniessen, als BUTTERBROD.[KEU 26]

Geschmack
Feste Speisen schmecken TROCKEN und SAFTLOS: Ferr-m.[VHA]
Feste Speisen werden beim kauen TROCKEN und SAFTLOS im Munde.[HA 40]
B R O D s c h m e c k t T R O C K E N u n d B I T T E R: Thuj. (FERR., RHUS-T.)[KMS 724]

Verifikationen und klinische Symptome

Aufstoßen
SAURES Erbrechen des Genossenen.[HA 40]
SAURES Erbrechen des Genossenen, von Essen sogleich aufhörend.[KEU 26]
SAURES Aufstoßen: Ferr-m.[VHA]
BITTERES Aufstoßen nach FETTEN Speisen: Ferr-m.[VHA]
Erbrechen um Mitternacht.[KEU 26]

Uebelkeit
Speise-Erbrechen gleich nach dem Essen.[VHA]
Früh, oder in der Nacht, SAURES Speise-Erbrechen.[VHA]
Erbrechen nach Genuß von EIERN: Ferr-m.[VHA]
Alles, was sie erbricht, hat SÄURE und SCHÄRFE.[VHA]

Magen
Krampfartiges Magendrücken nach dem Essen, besonders von FLEISCH.[VHA]
Magendrücken nach jedem Essen und Trinken.[KEU 26]
Zusammenziehen in der Herzgrube.[KEU 26]

Hypochonder
Spannung im rechten Hypochonder.[VHA]

Bauch
Harter, aufgetriebener Unterleib.[VHA]
Krämpfe in den Bauchmuskeln, als wenn es den Unterleib zusammenzöge, besonders bei Anstrengung im Bücken, so daß er sich nur langsam wieder aufrichten kann: Ferr-m.[VHA]
Nächtliche Blähungs-Kolik.[KEU 26]

Stuhl
Durchfall unverdauter Speisen.[VHA]
Unverdaute Durchfälle.[KEU 26]
Schleimstühle mit Madenwürmern.[VHA]
WÄSSERIGER Durchfall mit Brennen am After.[VHA]
WÄSSERIGER, unverdauter Durchfall.[HA 40]

After
Jucken am After: CALC. (vergleiche LYC.). (Wenn das Kind Würmer hat und des Nachts viel schreit, mit heftigem Jucken am After, ist FERR. indiziert).[Br., Lippe]

Geschlechtstheile
Schmerzhaftigkeit in der Mutterscheide beim Beischlafe.[VHA]
Beim Beischlafe, Wundheitsschmerz und Schründen in der Scheide, und mangelndes Wollustgefühl: Ferr-m.[VHA]
Geschwülste und Verhärtungen in der Mutterscheide.[VHA]
Unfruchtbarkeit.[VHA]
Fehlgeburt.[VHA]
Männliche Impotenz.[VHA]

Beschwerden der Kinder
Selten bei Kindern, aber um so öfter bei BRANNTWEIN-Trinkern, oder bei Personen anwendbar, welche viel CHINA gebraucht, oder sich an übermässiges THEE-Trinken gewöhnt haben.[KEU 27]

Regel
Monatliches zu früh und zu stark.[VHA]
Unterdrückte Regel.[VHA]
Mutter-BLUTFLUß mit wehenartigen Schmerzen im Unterbauche und glühender Gesichtsröthe.[VHA]
Vor der Regel, wehenartige Schmerzen und stechendes Kopfweh.[VHA]

Beständiger, milchweißer, scharfer, (oder unschmerzhafter) Weißfluß.[VHA]

Athem

Athemmangel, am meisten in der Ruhe.[VHA]
Engbrüstigkeit, besonders im Sitzen und nach Mitternacht.[VHA]
Aengstliche Brustbeklemmung.[VHA]
Im Stillsitzen lauter Athem, als wenn er schliefe: Ferr-m.[VHA]
Heisser Athem.[KEU 26]
Athemmangel und Engbrüstigkeit.[KEU 26]
Beim Aushusten fehlt die LUFT.[KEU 26]

Husten

Früh, Krampfhusten mit Auswurfe durchsichtigen, zähen Schleims.[VHA]
Früh, Krampfhusten mit Auswurfe durchsichtigen, zähen Schleims, nach einigem Essen sogleich aufhörend: Ferr-m.[VHA]
Krampfhusten, Mittags nach dem Essen, mit Erbrechen des Genossenen.[VHA]
Früh und Nachts, BLUT-Husten.[VHA]
Früh, kopiöser Eiterauswurf; Abends nach dem Niederlegen ist der Husten trocken.[VHA]
Am Tage grünlicher Hustenauswurf, mit feinen BLUTSTREIFEN; beim Husten fehlt die LUFT, und nach Essen wird es besser.[VHA]
Er hustet blos am Tage, auch Früh nach dem Aufstehen und Abends nach dem Niederlegen, aber selten in der Nacht: Thuj. (EUPHR., FERR., LACH., NIT-AC., STAPH.)[KMS 726]
Kopfweh im Hinterkopfe, beim Husten: Ferr-m.[VHA]
Stiche in der Brust beim Husten: Ferr-m.[VHA]
Beim Husten schmerzt die Brust wie zerschlagen: Ferr-m.[VHA]

Keuchhusten

Krampfartiger Keuchhusten, Abends trocken früh mit vielem eiterartigem, BLUTSTREIFIGEM Auswurf und sauerm Erbrechen des Genossenen, nach wenigem Essen gleich aufhörend.[AHZ 53 (1856) 85-86]
Krampfhusten, von Kitzel in der Luftröhre erregt, Abends ohne, Morgens mit BLUTSTREIFIGEM, eiterartigem oder eiweissartigem schleimigem, zuweilen schäumigem oder grünlichem Auswurfe, von SÜSSLICH-FAULEM oder SÄUERLICHEM Geschmacke.[KEU 26]

Verschlimmerung: Abends bis Mitternacht, wo der Auswurf stockt, der sich am Tage bei Bewegung löset. – Ruhe. Sitzen und Liegen. Anstrengung. Essen und Trinken. (Bewegung und Gehen im Freien.) Säfteverlust. Missbrauch von THEE oder von CHINA. BRANNTWEIN. TABACKSRAUCH.[KEU 26]

Begleitung: Angst, wie Gewissensangst. Einen Abend um den Andern überlustig und übertraurig. Kopfweh im Hinterkopfe. Klopfendes Kopfweh. Nasen-BLUTEN. Blässe des Gesichts und der Lippen. Aufgedunsenheit um die Augen. Will nichts geniessen, als BUTTERBROD. SAURES Erbrechen des Genossenen, von Essen sogleich aufhörend. Erbrechen um Mitternacht. Magendrücken nach jedem Essen und Trinken. Zusammenziehen in der Herzgrube. Nächtliche Blähungs-Kolik. Unverdaute Durchfälle. Heisser Athem. Athemmangel und Engbrüstigkeit. Beim Aushusten fehlt die LUFT. Rauhheit der Kehle. Heiserkeit, Stechen und Zerschlagenheit in der Brust. Zusammenziehender Brustkrampf. Trockenheitsgefühl in der Brust. Druck oben auf dem Brustbeine. Geschwulst der Hände und Füsse. Kalte Füsse. Schnelle Abmagerung. Grosse Schwäche. Will stets liegen. Unruhiger Schlaf mit ängstlichem Umherwerfen. Ermattende Schweisse.[KEU 26-27]

Selten bei Kindern, aber um so öfter bei BRANNTWEIN-Trinkern, oder bei Personen anwendbar, welche viel CHINA gebraucht, oder sich an übermässiges THEETRINKEN gewöhnt haben.[KEU 27]

Luftröhre

Rauhheit der Kehle.[KEU 26]
Heiserkeit, Stechen und Zerschlagenheit in der Brust.[KEU 26]

Brust

Stiche in der Brust beim Husten: Ferr-m.[VHA]
Beim Husten schmerzt die Brust wie zerschlagen: Ferr-m.[VHA]
Athemmangel und Engbrüstigkeit.[KEU 26]

Verifikationen und klinische Symptome

Heiserkeit, Stechen und Zerschlagenheit in der Brust.[KEU 26]
Zusammenziehender Brustkrampf.[KEU 26]
Trockenheitsgefühl in der Brust.[KEU 26]
Druck oben auf dem Brustbeine.[KEU 26]

Rücken

Reissen zwischen den Schulterblättern.[VHA]
(Schmerz unter dem rechten Schulterblatt, der die Bewegung des Armes verhindert: CHEL.) Diese Erscheinung am linken Schulterblatt weist auf FERR..[Br., Lippe]
Rheumatische Schmerzen in der linken Schulter und im Schulterblatte: MERC-C. (vergleiche FERR.).[Br., Lippe]

Oberglieder

Nächtliches Stechen und Reissen in den Armen.[VHA]
Nächtliches Stechen und Reißen in den Gliedern.[HA 40]
Lähmig reissender Schmerz von dem Schultergelenke in die Oberarmmuskeln und in das Schlüsselbein, wobei das Aufheben des Arms unmöglich ist, durch gelinde Bewegung allmählig vergehend: Ferr-m.[VHA]
Lahmheit in der linken Schulter: LACH., vergleiche FERR.. (Schmerz in der rechten Schulter, besonders im Gelenk, weist auf SANG..)[Br., Lippe]
Rheumatische Schmerzen in der linken Schulter und im Schulterblatte: MERC-C. (vergleiche FERR.).[Br., Lippe]
Taubheit und Krummziehen der Finger.[VHA]
Unruhe in den Gliedern.[VHA]
Knarren in den Gelenken.[VHA]
Am Tage oft plötzliche Krämpfe in den Gliedern: Ferr-m.[VHA]
Krummziehen der Glieder: Ferr-m.[VHA]
Kalter Angstschweiß bei den Muskelkrämpfen (bei Fieber): Ferr-m.[VHA]
Geschwulst der Hände und Füsse.[KEU 26]
Hände wie mit Warzen übersät: THUJ.. (Auch FERR. hat dieses Symptom.[*R.H.*])[Br., Lippe]

Unterglieder

Nächtliches Stechen und Reissen vom Hüftgelenke bis in die Schenkel herunter, durch gelinde Bewegung allmählig vergehend.[VHA]
Nächtliches Stechen und Reißen in den Gliedern.[HA 40]
Der FERR.-Kranke hat Schwäche in den Schenkeln. (Große Schwäche in den Knien: CHIN.; NAT-C. hat Schwäche in den Fußgelenken.)[Br., Lippe]
Fußgeschwulst bis zu den Knöcheln.[VHA]
Geschwulst der Hände und Füsse.[KEU 26]
Krummziehen der Zehen.[VHA]
Unruhe in den Gliedern.[VHA]
Knarren in den Gelenken.[VHA]
Am Tage oft plötzliche Krämpfe in den Gliedern: Ferr-m.[VHA]
Krummziehen der Glieder: Ferr-m.[VHA]
Kalter Angstschweiß bei den Muskelkrämpfen (bei Fieber): Ferr-m.[VHA]
Kalte Füsse.[KEU 26]
Taubheit der Oberschenkel.[VHA]
Wadenklamm in der Ruhe.[VHA]
Wadenklamm in der Ruhe, besonders Nachts: Ferr-m.[VHA]

Drüsen

Konkordanz Drüsen: Bell., Bry., Lyc. [PB]

Knochen

Konkordanz Knochen: Asaf., *Calc.*, Lyc., Merc., Nit-ac., Phos., Puls., *Sil.*, Sulph. [PB]

Haut

Schmutzige, erdfahle Hautfarbe.[VHA]

Verifikationen und klinische Symptome

Schmutzig-bräunliche Farbe der Haut: Thuj. (FERR., JOD)[KMS 728]
Haut-WASSERSUCHT.[VHA]
Erdfahle, gelbsüchtige Gesichtsfarbe.[VHA]
Gesichtsblässe mit rothen Fleckchen auf der bleichen Wange: Ferr-m.[VHA]
Blasse Aufgedunsenheit des Gesichts, besonders um die Augen.[VHA]
Feurige Röthe des Gesichts mit aufgelaufenen Adern.[VHA]
Adernauftreibung an den Schläfen: Thuj. (CHIN., FERR.)[KMS 723]
Ausschlag im Gesichte, mit nachbleibenden bläulichen Flecken: Thuj. (FERR., LACH.)[KMS 723]
Konkordanz Haut und Aeusseres: Ars., Bell., Bry., *Calc.*, Chin., *Lyc.*, Merc., Nat-m., Phos., Ph-ac., Puls., Rhus-t., Sep., Spig., *Sulph.*, Verat. [PB]

Verifikationen und klinische Symptome

Schlaf

Große Schlafmüdigkeit, ohne Nachts schlafen zu können.[VHA]
Abends spätes Einschlafen.[VHA]
Sie kann Nachts bloß auf dem Rücken liegen.[VHA]
Nächtliches Stechen und Reissen in den Armen.[VHA]
Nächtliche Blähungs-Kolik.[KEU 26]
Unruhiger Schlaf mit ängstlichem Umherwerfen.[KEU 26]
Erbrechen um Mitternacht.[KEU 26]
Früh, oder in der Nacht, SAURES Speise-Erbrechen.[VHA]
Engbrüstigkeit, besonders im Sitzen und nach Mitternacht.[VHA]
Wadenklamm in der Ruhe, besonders Nachts: Ferr-m.[VHA]
Konkordanz Schlaf und Träume: Ars., Bell., Chin., Sil., Sulph. [PB]

Fieber

Puls voll und hart.[VHA]
Mangel an natürlicher Lebenswärme.[VHA]
Heftige BLUTWALLUNG.[VHA], [HA 40]
Trockne Hitze, mit Neigung sich zu entblößen: Ferr-m.[VHA]
Schweiß im Schlafe und bei der mindesten Bewegung.[VHA]
Stark riechender Nacht-Schweiß: Ferr.[HA 40], Ferr-m.[VHA]
Kalter Angstschweiß bei den Muskelkrämpfen: Ferr-m.[VHA]
Ermattende Schweisse.[KEU 26]

Fieberstadien

1. Puls voll und hart. – Heftige BLUTWALLUNGEN.[WF 23]
2. Frost-Schauder in öfteren, kurzen Anfällen. – Fieberfrost mit glühendem Gesichte und Durst. – Abends im Bette allgemeine Kälte, oft die ganze Nacht hindurch. – Frostigkeit und Mangel an natürlicher Lebenswärme.[WF 23]
3. Trockne Hitze über den ganzen Körper, besonders gegen Abend, mit starker Röthe des Gesichts und Neigung sich zu entblössen.[WF 24]
4. Sehr vieler und lange anhaltender Schweiss, sowohl am Tage bei jeder Bewegung, als auch Nachts und in der Morgenzeit im Bette. – Klebrige und meistens sehr ermattende Schweisse. – Um den andern Tag Schweiss von Morgens bis Mittags. – Stark riechender Nachtschweiss. – Zuweilen kalter Angstschweiss (bei Krämpfen).[WF 24]

Konkordanz Fieber: *Acon.*, Ars., Bell., Bry., Calc., *Chin.*, Hyos., Jod., *Lyc.*, Phos., Puls., Sep., Sulph., Verat. [PB]

Gemeinsames

Ungemeine Abmagerung.[VHA]
Schnelle Abmagerung.[KEU 26]
An Lähmung gränzende Schwäche des Körpers.[VHA]
Grosse Schwäche.[KEU 26]
Neigung zum Liegen, wegen inneren Schwächegefühls.[VHA]
Neigung zum Liegen, wegen großen Schwächgefühls.[HA 40]
Will stets liegen.[KEU 26]
Angegriffenheit von Gehen im Freien.[VHA]
Unruhe in den Gliedern.[VHA]
Knarren in den Gelenken.[VHA]
Am Tage oft plötzliche Krämpfe in den Gliedern: Ferr-m.[VHA]

Krummziehen der Glieder: Ferr-m.[VHA]
Selten bei Kindern, aber um so öfter bei BRANNTWEIN-Trinkern, oder bei Personen anwendbar, welche viel CHINA gebraucht, oder sich an übermässiges THEE-Trinken gewöhnt haben.[KEU 27]
Nachts und gegen Morgen erscheinen die meisten Beschwerden.[VHA]
Die Zufälle verschlimmern sich in der Ruhe, besonders im Stillsitzen und bessern sich durch gelinde Bewegung.[VHA]

Besserung der Beschwerden

Durch gelinde Bewegung.[VHA]

Verschlimmerung der Beschwerden

Gegen Morgen.[HA 40]
Nachts und gegen Morgen erscheinen die meisten Beschwerden.[VHA]
Verschlimmerung gegen Morgen und in der Ruhe.[HA 40]
Abends bis Mitternacht, wo der Auswurf stockt, der sich am Tage bei Bewegung löset.[KEU 26]
Nach Mitternacht.[HA 40]
Die Zufälle verschlimmern sich in der Ruhe, besonders im Stillsitzen und bessern sich durch gelinde Bewegung.[VHA]
(Bewegung und Gehen im Freien.)[KEU 26]
Angegriffenheit von Gehen im Freien.[VHA]
In der Ruhe.[HA 40], [KEU 26]
Sitzen und Liegen.[KEU 26]
Anstrengung.[KEU 26]
Verschlimmerung der Beschwerden bei: Missbrauch von THEE oder von CHINA.[KEU 26]
Nachtheile von CHINA- und THEE-Mißbrauch.[VHA]
Essen und Trinken.[KEU 26]
Säfteverlust.[KEU 26]
Missbrauch von THEE oder von CHINA.[KEU 26]
BRANNTWEIN.[KEU 26]
TABACKS-Rauch.[KEU 26]

Konkordanzen

Verschlimmerung nach der Zeit: Ars., Dros., Kali-c., Mag-c., Mang., Merc., Rhus-t., Thuj. [PB]

Verschlimmerung nach Lage und Umständen: Acon., Am-m., Arn., Ars., Aur., Bar-c., Bell., Bry., Calc., *Caps.*, Carb-v., Caust., Cham., Chin., Cina, Cocc., *Con.*, Cycl., Dulc., *Euph.*, Euphr., Ign., Kali-c., Lach., Led., *Lyc.*, Mgs., Mag-m., Meny., Nat-c., Nat-m., Nux-v., Phos., Ph-ac., Plat., *Puls.*, Rhod., *Rhus-t.*, *Sabad.*, Samb., Sel., Sep., Sil., Spig., Sulph., *Tarax.*, Teucr., Valer., Verat. [PB]

Arzneiverwandtschaften von Ferrum metallicum

Am-c., Ars., Cham., Chin., Cina, (Con.), Hep., Ip., (Led.), (Merc.), (Mag-m.), Nux-v., (Plat.), (Plb.), Puls., Sep., Thuj., Verat., (Verb.) [VHA]
Acon., Arn., *Ars.*, Aur., *Bell.*, Bry., *Calc.*, Caps., Carb-v., Cham., *Chin.*, Con., Hyos., Ign., Ip., Kali-c., *Lyc.*, Merc., Nat-m., Nit-ac., Nux-v., *Phos.*, Ph-ac., Plat., *Puls.*, Rhus-t., Sabad., *Sep.*, *Sil.*, Spig., *Sulph.*, Tarax., Verat. [PB]
Apisin., *Arn.*, *Ars.*, *Carb-v.*, *Chin.*, *Hep.*, *Ip.*, *Puls.*, *Sulph.*, Sulph-ac., *Verat.* [KV]

Antidote von Ferrum metallicum: Ars., Chin., Hep., Ip., Puls., Verat. – Thea

Langwierige Verderbungen der Gesundheit durch EISEN werden zum großen Theile durch (KALKARTIGE) SCHWEFELLEBER (1/100, 1/1000 Gran in einer oder ein paar Gaben), gebessert, und die meisten der übrigen Beschwerden durch PULSATILLE, wenn die Symptome (wie in einigen Fällen) nicht von der Art und der Verbindung zusammen sich finden, daß eine andre Arznei nach Aehnlichkeits-Wirkung vorzugsweise dagegen zu wählen wäre. [RA 2, 122-123]
Chin., Hep., Ip., Puls., Verat., Thee [SRN]
Ars., Chin., Ip., Puls., Verat. – Thea [PB]

Verifikationen und klinische Symptome

Ferrum metallicum ist Antidot von: Arn., Ars., Chin.

Indes kann EISEN nur einige nachtheilige Symptome [von CHINA] hinweg nehmen, nämlich die es in Aehnlichkeit selbst erzeugen kann bei gesunden Menschen.[RA 3, 122]

Selten bei Kindern, aber um so öfter bei BRANNTWEIN-Trinkern, oder bei Personen anwendbar, welche viel CHINA gebraucht, oder sich an übermässiges THEE-Trinken gewöhnt haben.[KEU 27]

Konkordanzen der homöopathischen Arzneien

I. Gemüth und Geist: Acon., Aur., Coff., Nux-v., Plat., Zinc. [PB]

II. Körpertheile und Organe: Acon., Ant-c., Arn., *Ars.*, Bell., Bry., Calc., Canth., Caps., Carb-v., Cham., *Chin.*, Cina, Graph., Hep., Hyos., *Ign.*, Ip., Kali-c., *Lyc.*, *Merc.*, Nat-m., Nit-ac., *Nux-v.*, *Phos.*, Ph-ac., Plat., *Puls.*, Rhus-t., Sabad., *Sep.*, Sil., Spig., Stann., Stram., *Sulph.*, Verat. [PB]

III. Empfindungen und Beschwerden

1. **Aeussere und innere Körpertheile im Allgemeinen:** Acon., Ambr., Arn., Ars., Asaf., Aur., Bar-c., *Bell.*, Bry., *Calc.*, Canth., Caps., Carb-v., Caust., Cham., *Chin.*, Cocc., Con., Cupr., Graph., Hyos., Ign., Jod., Ip., Kali-c., *Lyc.*, Merc., Nat-m., Nit-ac., *Nux-v.*, Op., Phos., Ph-ac., *Puls.*, Rhus-t., Sabin., Sec., *Sep.*, Sil., Spig., Stann., *Sulph.*, Verat. [PB]
2. **Drüsen:** Bell., Bry., Lyc. [PB]
3. **Knochen:** Asaf., *Calc.*, Lyc., Merc., Nit-ac., Phos., Puls., *Sil.*, Sulph. [PB]
4. **Haut und Aeusseres:** Ars., Bell., Bry., *Calc.*, Chin., *Lyc.*, Merc., Nat-m., Phos., Ph-ac., Puls., Rhus-t., Sep., Spig., *Sulph.*, Verat. [PB]

IV. Schlaf und Träume: Ars., Bell., Chin., Sil., Sulph. [PB]

V. Fieber: *Acon.*, Ars., Bell., Bry., Calc., *Chin.*, Hyos., Jod., *Lyc.*, Phos., Puls., Sep., Sulph., Verat. [PB]

VI. Änderung des Befindens

1. **Verschlimmerung nach der Zeit:** Ars., Dros., Kali-c., Mag-c., Mang., Merc., Rhus-t., Thuj. [PB]
2. **Verschlimmerung nach Lage und Umständen:** Acon., Am-m., Arn., Ars., Aur., Bar-c., Bell., Bry., Calc., *Caps.*, Carb-v., Caust., Cham., Chin., Cina, Cocc., *Con.*, Cycl., Dulc., *Euph.*, Euphr., Ign., Kali-c., Lach., Led., *Lyc.*, Mgs., Mag-m., Meny., Nat-c., Nat-m., Nux-v., Phos., Ph-ac., Plat., *Puls.*, Rhod., *Rhus-t.*, *Sabad.*, Samb., Sel., Sep., Sil., Spig., Sulph., *Tarax.*, Teucr., Valer., Verat. [PB]

VII. Konkordanz der homöopathischen Arzneien

Acon., Arn., *Ars.*, Aur., *Bell.*, Bry., *Calc.*, Caps., Carb-v., Cham., *Chin.*, Con., Hyos., Ign., Ip., Kali-c., *Lyc.*, Merc., Nat-m., Nit-ac., Nux-v., *Phos.*, Ph-ac., Plat., *Puls.*, Rhus-t., Sabad., *Sep.*, *Sil.*, Spig., *Sulph.*, Tarax., Verat. [PB]

Apisin., *Arn.*, *Ars.*, *Carb-v.*, *Chin.*, *Hep.*, *Ip.*, *Puls.*, *Sulph.*, Sulph-ac., *Verat.* [KV]

Verifikationen und klinische Symptome

Ferrum muriaticum (Eisenchlorid)

(Ferr-m.)

Synonyma

Ferrum muriaticum [VHA]
Ferrum chloratum, Ferrum sesquichloratum, Eisenchlorid

Hinweis

Die von FERRUM MURIATICUM beobachteten Symptome entstammen dem Arzneimittelbild von FERRUM METALLICUM [VHA 114 - 116], in welchem sie *Bönninghausen* mit aufgeführt hat.

Eigenthümlichkeiten und Hauptwirkungen

Gemüth

Kalter Angstschweiß bei den Muskelkrämpfen (bei Fieber).[VHA]

Kopf

Kopfweh im Hinterkopfe, beim Husten.[VHA]

Nase

Stets geronnenes BLUT in der Nase.[VHA]

Antlitz

Gesichtsblässe mit rothen Fleckchen auf der bleichen Wange.[VHA]

Genüsse

Appetitlosigkeit, besonders Vormittags.[VHA]
Abscheu vor FLEISCH und SAUREN Speisen.[VHA]
Unauslöschlicher Durst (oder Durstlosigkeit).[VHA]
Erbrechen nach Genuß von EIERN.[VHA]

Geschmack

Feste Speisen schmecken trocken und saftlos.[VHA]

Aufstoßen

SAURES Aufstoßen.[VHA]
BITTERES Aufstoßen nach FETTEN Speisen.[VHA]

Uebelkeit

Erbrechen nach Genuß von EIERN.[VHA]

Bauch

Krämpfe in den Bauchmuskeln, als wenn es den Unterleib zusammenzöge, besonders bei Anstrengung im Bücken, so daß er sich nur langsam wieder aufrichten kann.[VHA]

Geschlechtstheile

Beim Beischlafe, Wundheitsschmerz und Schründen in der Scheide, und mangelndes Wollustgefühl.[VHA]

Athem

Im Stillsitzen lauter Athem, als wenn er schliefe.[VHA]

Husten

Früh, Krampfhusten mit Auswurfe durchsichtigen, zähen Schleims, nach einigem Essen sogleich aufhörend.[VHA]
Kopfweh im Hinterkopfe, beim Husten.[VHA]
Stiche in der Brust beim Husten.[VHA]
Beim Husten schmerzt die Brust wie zerschlagen.[VHA]

Verifikationen und klinische Symptome

Brust
Stiche in der Brust beim Husten.[VHA]
Beim Husten schmerzt die Brust wie zerschlagen.[VHA]

Oberglieder
Lähmig reissender Schmerz von dem Schultergelenke in die Oberarmmuskeln und in das Schlüsselbein, wobei das Aufheben des Arms unmöglich ist, durch gelinde Bewegung allmählig vergehend.[VHA]
Am Tage oft plötzliche Krämpfe in den Gliedern.[VHA]
Krummziehen der Glieder.[VHA]
Kalter Angstschweiß bei den Muskelkrämpfen (bei Fieber).[VHA]

Unterglieder
Wadenklamm in der Ruhe, besonders Nachts.[VHA]
Am Tage oft plötzliche Krämpfe in den Gliedern.[VHA]
Krummziehen der Glieder.[VHA]
Kalter Angstschweiß bei den Muskelkrämpfen (bei Fieber).[VHA]

Haut
Gesichtsblässe mit rothen Fleckchen auf der bleichen Wange.[VHA]

Fieber
Trockne Hitze, mit Neigung sich zu entblößen.[VHA]
Stark riechender Nacht-Schweiß: Ferr.[HA 40], Ferr-m.[VHA]
Kalter Angstschweiß bei den Muskelkrämpfen.[VHA]

Gemeinsames
Am Tage oft plötzliche Krämpfe in den Gliedern.[VHA]
Krummziehen der Glieder.[VHA]

Verifikationen und klinische Symptome

Fluoricum acidum (Flußspatsäure)
(Fl-ac.)

Synonyma
Fluoris acidum, Fluoricum acidum, Acidum fluoricum, Acidum hydrofluoricum, Hydrofluori acidum, Flußspatsäure

Arzneiwirkungsdauer
Zählt zur 4. Klasse derjenigen Mittel, welche eine lange Wirkungsdauer besitzen.[AHZ 49 (1855) 82]

Fieber
Fieberstadien
1. Puls nur bei Bewegung etwas beschleunigt.[WF 24]
2. Frost fehlt ganz.[WF 24]
3. Allgemeine Hitze mit Uebelkeit bei der geringsten Bewegung, mit Neigung sich zu entblössen, am Meisten aber sich kalt zu waschen.[WF 24]
4. Klebriger, sauer und unangenehm riechender Schweiss, am Meisten am Oberkörper, vorzüglich bei Bewegung Nachmittags und Abends. – Der Schweiss befördert ungemein das Wundwerden und Durchliegen.[WF 24]

Gemeinsames
Zunehmende Fähigkeit zu Muskelübungen ohne Ermüdung und ungeachtet der größten Sommerhitze oder Winterkälte.[Br., Lippe]

Der Kranke hat großes Verlangen, die angegriffenen Teile zu waschen.[Br., Lippe]

Arzneiverwandtschaften
Am-c., *Calc.*, Chin., *Colch.*, *Graph.*, *Nit-ac.*, *Sil.* [KV]

Verschlimmerung der Beschwerden
Äußerst kaltes oder sehr heißes Wetter macht den Kranken ganz kraftlos: LACH. (vergleiche FL-AC.). [Br., Lippe]

Fluoricum acidum ist Antidot von: Sil.[Br., Lippe]
FL-AC. paßt gut nach SIL., und wirkt als Gegenmittel, wenn SIL. zu häufig wiederholt wurde.[Br., Lippe]

Fluoricum acidum ist Folgemittel von: Sil.[Br., Lippe]
FL-AC. paßt gut nach SIL., und wirkt als Gegenmittel, wenn SIL. zu häufig wiederholt wurde.[Br., Lippe]

Verifikationen und klinische Symptome

Galvanismus
(Galv.)

Literatur
Caspari, C. G.: Galvanismus, S. 154 - 175. Bibliothek für die homöopathische Medizin und Materia medika. 3. Band. Die allgemeine homöopathische Therapie nach reinen Erfahrungen bearbeitet nebst Untersuchungen über die Heilkräfte des Galvanismus und des Magnetsteins. Leipzig 1828. – Die im Text verwendete Abkürzung ist Caspari, MM 3.

Arzneiprüfung

Gemüth
Aengstliches Erwachen von Zeit zu Zeit.[Caspari, MM 3, Nr. 237]
Gänzliche Unbehaglichkeit, nach 29 Min., 8 Tagen hindurch.[Caspari, MM 3, Nr. 1]
Beängstigung.[Caspari, MM 3, Nr. 2]
Bangigkeit, Beklommenheit.[Caspari, MM 3, Nr. 3]
Verstimmung den ganzen Tag.[Caspari, MM 3, Nr. 4]
Verdrüßlich, mißmuthig.[Caspari, MM 3, Nr. 5]
Verdrüßlich, mißmuthig, nach 29 Minuten.[Caspari, MM 3, Nr. 5a]
Gemüthsart böser, heftiger, eigensinniger, bei einem kleinen Mädchen.[Caspari, MM 3, Nr. 6]
Stumpfheit und Unlustigkeit.[Caspari, MM 3, Nr. 7]
Unfähigkeit zum Arbeiten.[Caspari, MM 3, Nr. 8]
Irrereden mit Kopfschmerz.[Caspari MM 3, Nr. 9]
Große Heiterkeit, Klarheit im Kopfe.[Caspari, MM 3, Nr. 10]

Geist
Ohnmacht sogleich.[Caspari, MM 3, Nr. 227]
Betäubung einige Minuten lang.[Caspari, MM 3, Nr. 12]

Schwindel
Schwindel.[Caspari, MM 3, Nr. 16]
Schwindel, mit Erhitzung.[Caspari, MM 3, Nr. 16a]
Taubheit mit Schwindel bei einer Schwerhörigen.[Caspari, MM 3, Nr. 79]
Betäubung einige Minuten lang.[Caspari, MM 3, Nr. 12]
Schwere Eingenommenheit des Kopfes mit Schwindel und Blitzen vor den Augen. [Caspari, MM 3, Nr. 13]
Ungemeine Eingenommenheit des Kopfes.[Caspari, MM 3, Nr. 14]

Kopf
Ein nach einem Falle Trepanirter zeigte erst nach 6 Wochen Empfindlichkeit gegen den unmittelbar auf die harte Hirnhaut applicierten GALVANISMUS: erst dann entstand periodisches Stechen und Gefühl von Wärme auf dieser Stelle, als schiene die SONNE dahin, und man beobachtete 109 Pulsationen des Gehirns in einer Minute, da vorher nur 90 entstanden.[Caspari, MM 3, Nr. 17]
Kopfweh.[Caspari, MM 3, Nr. 18]
Heftige Kopfschmerzen, die sich nach den Ohren hinzogen, nach einigen Tagen früh beim Erwachen.[Caspari, MM 3, Nr. 19]
Rheumatische Kopfschmerzen, nach 8 Tagen.[Caspari, MM 3, Nr. 22]

Heilungsbericht

Rheumatische Kopfschmerzen wie Gesichtsschmerz, durch GALVANISMUS geheilt.[Caspari, MM 3, 179]

Innerer Kopf
Brausen und krachendes Geräusch im Kopfe von einem Schlag durch die Ohren.[Caspari, MM 3, Nr. 23]
Congestion des BLUTES zum Kopf, heftige Kopfschmerzen, Angst, Nasen-BLUTEN, tiefe, langsame, etwas röchelnde Respiration, starke brennende Hitze des ganzen Körpers, Ekel, Würgen, Brechen grasgrüner Flüssigkeiten, unauslöschlicher Durst, nach 5/4 St. KUPFERPOL.[Caspari, MM 3, Nr. 24]
Drückender Schmerz im Kopfe mit Neigung zum Niesen, ZINKP. , in der Nase.[Caspari, MM 3, Nr. 20]

Verifikationen und klinische Symptome

Starkes krampfhaftes Spannen im Kopfe.[Caspari, MM 3, Nr. 21]
Schwere Eingenommenheit des Kopfes mit Schwindel und Blitzen vor den Augen. [Caspari, MM 3, Nr. 13]
Ungemeine Eingenommenheit des Kopfes.[Caspari, MM 3, Nr. 14]
Gefühl im Kopfe und Nase wie bei einem Schnupfen.[Caspari, MM 3, Nr. 15]
Große Heiterkeit, Klarheit im Kopfe.[Caspari, MM 3, Nr. 10]
Wüstheit im Kopfe.[Caspari, MM 3, Nr. 11]

Augen

Heftige Zuckungen in beiden Armen bei GALVANISIREN der Augen.[Caspari, MM 3, Nr. 216]
Rote Flecken in der Haut unter den Augen.[Caspari, MM 3, Nr. 30]
Brennender Schmerz in der Haut unter den Augen.[Caspari, MM 3, Nr. 31]
Zucken in den Augenlidern.[Caspari, MM 3, Nr. 32]
Ein Fluß in den Augenlidern.[Caspari, MM 3, Nr. 33]
Schwerbewegliche Augenlider wurden durch Erschütterung auf einige Tage leichtbeweglich gemacht.[Caspari, MM 3, Nr. 34]
Gerstenkörner.[Caspari, MM 3, Nr. 35]
Äußerst empfindliche Schmerzen in den Augen, 2 Tage lang mit größter Heftigkeit anhaltend.[Caspari, MM 3, Nr. 36]
Oft sogar Röthung der Augenlider.[Caspari, MM 3, Nr. 37]
Druck auf die Augen.[Caspari, MM 3, Nr. 38]
Augenentzündung.[Caspari, MM 3, Nr. 39]
Röthe und Geschwulst des Auges mit Thränenfluß und Gesichtsgeschwulst, nach einigen Stunden bei einer Lähmung der rechten Gesichtsseite.[Caspari, MM 3, Nr. 40]
Beträchtliche Röthe der conjunctiva nach jedem Versuche.[Caspari, MM 3, Nr. 41]
Beträchtliche Röthe der conjunctiva nach jedem Versuche, zu mehreren Tagen.[Caspari, MM 3, Nr. 41a]
Ausfluß von Thränen beim Schließen der Kette, ZINK im Auge, SILBER auf der Zunge. [Caspari, MM 3, Nr. 42]
Klopfende Bewegung im Auge, SILBER auf der tun. conj. [Caspari, MM 3, Nr. 43]
Starke Aufwärtsdrehung des Augapfels [ZINKPOL].[Caspari, MM 3, Nr. 44]
Zusammenziehung der Pupille.[Caspari, MM 3, Nr. 45]
Verengerung der Pupille, bei jeder GALVANISIRUNG.[Caspari, MM 3, Nr. 46]
Temporäre Schwäche und Entzündung der Augen.[Caspari, MM 3, Nr. 47]
Gegenstände erscheinen heller und umleuchteter.[Caspari, MM 3, Nr. 48]
Gegenstände erscheinen röthlich [SILBERPOL].[Caspari, MM 3, Nr. 49]
Gegenstände erscheinen dunkelrot [SILBERPOL].[Caspari, MM 3, Nr. 50]
Gegenstände erscheinen bläulich [ZINKPOL].[Caspari, MM 3, Nr. 51]
Gegenstände erscheinen dunkelblau [ZINKPOL].[Caspari, MM 3, Nr. 52]
LICHTBLITZE vor den Augen, wie sie ein helles, flackerndes, seitwärts stehendes LICHT erregt.[Caspari, MM 3, Nr. 31]
Schwere Eingenommenheit des Kopfes mit Schwindel und Blitzen vor den Augen. [Caspari, MM 3, Nr. 13]
Bei Amaurotischen erscheint Erdboden und Atmosphäre umher so helle, als wenn SCHNEE gefallen wäre, und diese Helligkeit nimmt nach und nach so zu, daß er glaubte, die SONNE scheine auf diesen SCHNEE.[Caspari, MM 3, Nr. 54]
Ein völliger LICHTBALL vor den Augen.[Caspari, MM 3, Nr. 55]
Der LICHTSCHEIN v. ZINKPOL ist größer als v. KUPFERPOL.[Caspari, MM 3, Nr. 56]
Den ganzen Tag über eine schimmernde Helle und ein gewissermaßen gereizter Zustand des Auges nach starken Schlägen durch die Arme.[Caspari, MM 3, Nr. 57]
Röthlicher LICHTSCHEIN vor den Augen.[Caspari, MM 3, Nr. 58]
Blauer, hellroter LICHTSCHEIN, KUPFERPOL.[Caspari, MM 3, Nr. 59]
Das blaue LICHT im Auge vom ZINKPOL wird bei steigender Verstärkung der Säule allmählig getrübt, wird eine gemischte Farbe grüner Art; dann entwickelt es sich zu Gelb, und scheint vorzüglich in der Mitte des Auges in Gestalt einer runden Scheibe von etwa 3 Linien Durchmesser hervorzubrechen und sich von hier aus zu verbreiten, bis es endlich das herrlichste Rot von einer Intensität wird, wie es der KUPFERPOL nicht giebt. Bei Trennung der Kette wird es wieder blau, geht aber schnell durch dasselbe Grün in schwaches Rot über. Eben so wird das Rot des KUPFERPOLS allmählig, nur langsamer, blau, doch nicht in Gestalt ei-

Verifikationen und klinische Symptome

ner Scheibe, und bei Trennung der Kette entsteht erst Roth Statt Blau, geht aber bald durch Schein von Grün in schwaches Blau über. Das Auge steht dabei viel aus und der veränderte Farbenschein hält mehrere Tg. lang an. Ganz analog durch Sehversuche, wo bei anhaltendem Sehen in die SONNE sie selbst blau, ein dann betrachteter rother Körper blau und ein blauer roth erscheint, wie *Darwin* beobachtete, und nach ihm *Ritter* bei *Gilb.*[Caspari, MM 3, Nr. 60]

Ein gerader Gegenstand wie Säule, schien sich etwas einzuziehen und eine einwärts gebogene schwach gekrümmte Linie zu bilden [ZINKPOL].[Caspari, MM 3, Nr. 61]

Eine Glassäule schien an ihren beiden Seiten aufzuschwellen, so daß diese 2 nach außen gekrümmte Linien bildeten [SILBERPOL].[Caspari, MM 3, Nr. 62]

Ohren

Fürchterliche Schmerzen in den Ohren, [SILBERPOL].[Caspari, MM 3, Nr. 63]

Fürchterliche Schmerzen in den Ohren, bei Nacht und lange dauernd.[Caspari, MM 3, Nr. 63a]

Ein Hineindringen mit schneidenden, geraden Strahlen ins Ohr [SILBERPOL].[Caspari, MM 3, Nr. 64]

Empfindung, als wenn eine Reihe kleiner Kugeln kurz hintereinander durch das Ohr liefen.[Caspari, MM 3, Nr. 65]

Röthe des GALVANISIRTEN Ohres.[Caspari, MM 3, Nr. 66]

Entzündung und Eiterung des äußeren Ohres an der berührten Stelle.[Caspari, MM 3, Nr. 67]

Kleine Wunden in den Ohren, die schnell heilten.[Caspari, MM 3, Nr. 68]

Geschwüre in den Ohren, welche eine Menge Jauche durch die tuba Eustachii in den Mund ergossen, nach mehreren Tagen.[Caspari, MM 3, Nr. 69]

WÄßRIGER, nachher eiterartiger Ausfluß aus dem rechten harthörigem Ohre [ZINKPOL].[Caspari, MM 3, Nr. 70]

BLUTUNG aus den Ohren.[Caspari, MM 3, Nr. 71]

BLUTUNG aus dem Ohre[Caspari, MM 3, Nr. 72]

Töne wie von Blasinstrumenten in den Ohren bei oder nach der GALVANISIRUNG.[Caspari, MM 3, Nr. 73]

Starkes Zischen in beiden Ohren, welches in Brausen überging, früh nach dem Aufstehen, beim Niederbücken, 4 St. h. nach wenigen Tagen.[Caspari, MM 3, Nr. 74]

Manche Kranke hören den Schall einer großen Glocke, andere ein Klingen, Zischen, halbe u. ganze Stunden lang.[Caspari, MM 3, Nr. 75]

Manche Kranke hören den Schall einer großen Glocke, andere ein Klingen, Zischen, halbe u. ganze Stunden lang, bei jeder Schließung der Kette.[Caspari, MM 3, Nr. 75a]

Pochen, Rauschen und Poltern in beiden Ohren.[Caspari, MM 3, Nr. 76]

Ein Schall im Ohre wie beim Schlucken [ZINKPOL].[Caspari, MM 3, Nr. 77]

Knalle wie Pistolenschüsse in den Ohren.[Caspari, MM 3, Nr. 78]

Gegen Ohrenbrausen schien nur der ZINKPOL, nicht der KUPFERPOL Dienste zu tun.[Caspari, MM 3, 176]

Herstellung des lange verlorenen Ohrschmalzes.[Caspari, MM 3, Nr. 80]

Taubheit mit Schwindel bei einer Schwerhörigen.[Caspari, MM 3, Nr. 79]

Heilungsberichte

Von Arnim heilte eine von einer heftigen Otitis zurückgebliebene Taubheit durch anhaltendes GALVANISIREN und einen angefangenen Schnupfen, der durch das GALVANISIREN schnell zu seiner äußersten Heftigkeit stieg.[Caspari, MM 3, 175]

Ein durch die Menschenpocken taub Gewordener war in 1/2 St. völlig geheilt; bei den Taubgeborenen fand man, daß sie durch den Galvanismus weit öfter und sicherer ihr Gehör erhielten, als Harthörige, oft gelang dies in Zeit von 1/2 St.; viele Taube hörten sogleich während der Anlage der Platten auf die wundgemachte Haut hinter den Ohren. In einem Falle war der verlorene Geruchssinn wieder hergestellt. Eine hartnäckige Augenentzündung ward gänzlich gehoben.[Caspari, MM 3, 175]

Taubheit von Masern ward geheilt durch *Hoffmann* bei *Grapengießer*. Letzterer heilte eine Taubheit, die auf dem einen Ohre durch Entzündung und Eiterung, auf dem anderen durch den Typhus entstanden war, eine andere, die von den Blattern erzeugt war. *Sternberg* brachte sogar bedeutende Besserung des Gehörs bei einem Frauenzimmer hervor, welches durch Geschwüre aus beiden Ohren den Hammer verloren hatte.[Caspari, MM 3, 176-177]

Bei einem Mädchen, welches Gehör und Sprache durch 1/2 Gran BELL. verloren hatte, stellte der GALVANISMUS beides wieder her.[Caspari, MM 3, 178]

Verifikationen und klinische Symptome

Nase

Fauliger Geruch, von SILBER in der Nase.[Caspari, MM 3, Nr. 142]

Heftig drückender Schmerz in der Nase [ZINKPOL].[Caspari, MM 3, Nr. 134]

Unausstehlich stechender und schneidender Schmerz in der Nase [SILBERPOL].[Caspari, MM 3, Nr. 135]

Wundheit der Nasenschleimhaut.[Caspari, MM 3, Nr. 136]

Nasen-BLUTEN.[Caspari, MM 3, Nr. 137]

Einige Tropfen BLUT kommen aus der Nase.[Caspari, MM 3, Nr. 138]

Kitzel in der Nase mit Kältegefühl, [ZINKPOL] in der Nase.[Caspari, MM 3, Nr. 139]

Heftiger Drang zum Niesen [SILBERPOL], ward durch Berührung des ZINKPOLS völlig aufgehoben.[Caspari, MM 3, Nr. 140]

Gefühl im Kopfe und Nase wie bei einem Schnupfen.[Caspari, MM 3, Nr. 15]

Antlitz

Erysipetatöse Gesichtsröthe in den GALVANISIRTEN Stellen.[Caspari, MM 3, Nr. 25]

Zuckungen bis in den Unterleib vom GALVANISIREN der Gesichtsmuskeln.[Caspari, MM 3, Nr. 112]

In einer rheumatisch geschwollenen Wange Stechen wie in einer wunden Stelle.[Caspari, MM 3, Nr. 26]

Zahnschmerz und Backengeschwulst, n. 4 T.[Caspari, MM 3, Nr. 83]

Bei einem auf der linken Gesichtsseite Gelähmten, auf den die ELECTRICITÄT durchaus nicht wirkte, brachte der GALVANISMUS sogleich Contractionen aller Gesichtsmuskeln mit Schmerz und sehr unangenehmer Hitze, Convulsionen des Auges, unwillkührlichen Thränenerguß, Röthe und Geschwulst der berührten Stelle hervor.[Caspari, MM 3, Nr. 27]

Convulsivische Bewegungen der Gesichtsmuskeln.[Caspari, MM 3, Nr. 28]

Convulsivische Bewegung der Lippe.[Caspari, MM 3, Nr. 29]

Heilungsbericht

Rheumatische Kopfschmerzen wie Gesichtsschmerz, durch GALVANISMUS geheilt.[Caspari, MM 3, 179]

Zähne

Zahnweh.[Caspari, MM 3, Nr. 81]

Zahnweh.[Caspari, MM 3, Nr. 82]

Zahnschmerz und Backengeschwulst, n. 4 T.[Caspari, MM 3, Nr. 83]

Schmerz in einem hohlen Zahne mit Speichelfluß.[Caspari, MM 3, Nr. 84]

Mund

Schluchzen und Schmerzen im Halse.[Caspari, MM 3, Nr. 103]

Erbrechen von KUPFERPOLE an die Zunge.[Caspari, MM 3, Nr. 107]

Gefühl warmen Hauches mit SAUREM Geschmack in Kältegefühl übergehend von ZINK, stechendes Gefühl bei der Trennung der METALLE in warmen Hauch übergehend, von GOLD auf der Zunge.[Caspari, MM 3, Nr. 101]

Aeußerst empfindliches Stechen mit häufigen convulsivischen Zusammenziehungen der Zunge und sehr vermehrte Speichelabsonderung, empfindlicher am ZINKPOL als KUPFERPOL.[Caspari, MM 3, Nr. 85]

Gefühl, als sey eine Beule auf der Zunge [ZINKPOL].[Caspari, MM 3, Nr. 86]

Gefühl, als sey ein Loch durch die Zunge geschlagen [SILBERPOL].[Caspari, MM 3, Nr. 87]

Ganz deutliches Gefühl von einem BLUTSCHWÄR auf der Zunge.[Caspari, MM 3, Nr. 88]

Pulsation in der Zunge.[Caspari, MM 3, Nr. 89]

Empfindung auf der Zunge, wie von einer Brandblase.[Caspari, MM 3, Nr. 90]

Caustisches Gefühl auf der Zunge.[Caspari, MM 3, Nr. 91]

Caustisches Gefühl auf der Zunge am KUPFERPOL.[Caspari, MM 3, Nr. 91a]

Gänzliche Schwere der Zunge, die lange im Sprechen hinderte.[Caspari, MM 3, Nr. 92]

Kälte der Zunge [SILBERPOL].[Caspari, MM 3, Nr. 93]

Wärme auf der Zunge [ZINKPOL].[Caspari, MM 3, Nr. 94]

Geschwächte Empfindlichkeit der Zunge.[Caspari, MM 3, Nr. 95]

Bedeutende Speichelabsonderung v. 8. Lth. in 1/2 St. u. das Schlucken war auch am andern Tage etwas schmerzhaft [KUPFERPOL].[Caspari, MM 3, Nr. 97]

Bedeutende Speichelabsonderung v. 8. Lth. in 1/2 St. u. das Schlucken war auch am andern Tage etwas schmerzhaft, Speichel reagierte alkalisch.[Caspari, MM 3, Nr. 97a]

Starke Absonderung von Speichel, der FLÜSSIGER war und SÄUERLICH reagierte, so wie auch

Verifikationen und klinische Symptome

der Urin [ZINKPOL].[Caspari, MM 3, Nr. 98]

Schmerz in einem hohlen Zahne mit Speichelfluß.[Caspari, MM 3, Nr. 84]

Ausfluß eines Stromes von Speichel aus dem Halse.[Caspari, MM 3, Nr. 96]

SÄUERLICHER Geschmack auf der Zunge, ähnlich dem, der auf einer verbrannten Zunge entsteht.[Caspari, MM 3, Nr. 99]

SAURER Geschmack auf der Zunge, wie wenn man heiße Speisen genießt, in Kältegefühl übergehend.[Caspari, MM 3, Nr. 100]

Heilungsberichte

Bei einem Mädchen, welches Gehör und Sprache durch 1/2 Gran BELL. verloren hatte, stellte der GALVANISMUS beides wieder her.[Caspari, MM 3, 178]

Dr. *Treviranus* GALVANISIRTE einem Menschen, der die schweren Buchstaben nicht aussprechen konnte, die unbiegsame, schwache Zunge mit so großem Erfolg, daß er meistens die ihm sonst schweren Worte ohne allen Anstoß aussprechen konnte.[Caspari, MM 3, 178]

Genüsse

Starker Durst, nach 45 Minuten. [KUPFERPOL].[Caspari, MM 3, Nr. 104]

Ungewöhnlicher Durst.[Caspari, MM 3, Nr. 105]

Zuweilen verminderte Eßlust.[Caspari, MM 3, Nr. 106]

Geschmack

Sonderbarer Traum, als zerkaue er einige GALVANISCHE Plattenpaare mit Wohlgeschmack, nach 11 Stunden.[Caspari, MM 3, Nr. 240]

Der gewöhnliche SAURE Geschmack am ZINKPOL geht bei sehr starker Wirkung durch einen wahrhaft MITTELSALZIGEN, HOCHSALZIGEN, in einen BITTERN, BRENNENDEN ALKALISCHEN über. Eben so verwandelt sich der ALKALISCHE des KUPFERPOLS allmählig in einen SAUREN, und das Brennen und Stechen, welches die schwächere Säule erregt, verschwindet ganz. Der METALL-Geschmack dabei ist merkwürdig, und entsteht auch bei sehr starken Schlägen durch die Hände: es ist dann, als wäre der ganze Mund mit METALLDUNST angefüllt.[Caspari, MM 3, Nr. 102]

Gefühl warmen Hauches mit SAUREM Geschmack in Kältegefühl übergehend von ZINK, stechendes Gefühl bei der Trennung der METALLE in warmen Hauch übergehend, von GOLD auf der Zunge.[Caspari, MM 3, Nr. 101]

SÄUERLICHER Geschmack auf der Zunge, ähnlich dem, der auf einer verbrannten Zunge entsteht.[Caspari, MM 3, Nr. 99]

SAURER Geschmack auf der Zunge, wie wenn man heiße Speisen genießt, in Kältegefühl übergehend.[Caspari, MM 3, Nr. 100]

Übelkeit

Es ward ihm übel und unerträglich zu Muthe.[Caspari, MM 3, Nr. 211]

Sehr starkes Brechen.[Caspari, MM 3, Nr. 108]

Diarrhöe und heftiges Brechen.[Caspari, MM 3, Nr. 119]

Erbrechen von KUPFERPOLE an die Zunge.[Caspari, MM 3, Nr. 107]

Bauch

Sehr lebhaftes Klopfen und Arbeiten im Mastdarme [ZINKPOL].[Caspari, MM 3, Nr. 121]

Taube Kolikschmerzen, n. 4 St.[Caspari, MM 3, Nr. 109]

Schmerzen im Unterleibe, n. 1/2 St.[Caspari, MM 3, Nr. 110]

Kneipendes und schneidendes Gefühl im Leibe, wie bei einer Colica flutulenta, Abgang von ructus und flatus und Diarrhöe.[Caspari, MM 3, Nr. 111]

Zuckungen bis in den Unterleib vom GALVANISIREN der Gesichtsmuskeln.[Caspari, MM 3, Nr. 112]

Stuhl

Sehr starke Stuhlausleerung zu ungewöhnlicher Zeit.[Caspari, MM 3, Nr. 115]

Zweimal Stuhlgang in der Nacht.[Caspari, MM 3, Nr. 116]

Diarrhöe, n. 1/2 St., den ganzen Nachmittag,[Caspari, MM 3, Nr. 117]

Fünf Durchfallstühle in 3 St., n. 1 1/2 St. [KUPFERPOL].[Caspari, MM 3, Nr. 118]

Diarrhöe und heftiges Brechen.[Caspari, MM 3, Nr. 119]

Nach dem Durchfalle eine gewisse Mattigkeit, wie nach starker Körperbewegung, und recht fester Schlaf.[Caspari, MM 3, Nr. 120]

Verifikationen und klinische Symptome

Beförderung des Stuhlgangs bei einem, der gewöhnlich 5 - 6 Tag verstopft war.[Caspari, MM 3, Nr. 114]

After
Sehr lebhaftes Klopfen und Arbeiten im Mastdarme [ZINKPOL].[Caspari, MM 3, Nr. 121]
Gefühl von vermehrter peristaltischer Bewegung, Stuhldrang und Ausleerung sehr veränderter Excremente durch eine Kette aus ZINK, welches auf die Zunge gelegt, und SILBER, welches in den After gebracht war.[Caspari, MM 3, Nr. 113]
Einige Zusammenziehung im After vor demselben Experimente [ZINKPOL].[Caspari, MM 3, Nr. 122]
Hämorrhoidalzufälle.[Caspari, MM 3, Nr. 123]
Verstärkter Goldaderfluß.[Caspari, MM 3, Nr. 124]

Harn
Aeußerst heftiges Brennen in der Blase, wenn die Kette nur 1 Min. geschlossen blieb [ZINKPOL].[Caspari, MM 3, Nr. 125]
Heftiger, unausstehlicher Schmerz in der Gegend des Blasenhalses u. durch die ganze Harnröhre.[Caspari, MM 3, Nr. 126]
Urin trübe, mit dickem, röthlichen Bodensatz, bei Friesel mit Fieber.[Caspari, MM 3, Nr. 127]
Verstärkter Tripperausfluß.[Caspari, MM 3, Nr. 128]

Geschlechtstheile
Erektionen ohne schlüpfrige Gedanken, noch 14 Tage nach dem GALVANISIREN, so oft er sich daran erinnerte.[Caspari, MM 3, Nr. 129]
Bedeutende Erektion schon bei großem Schlage durch die glans, wobei die Stimme verändert ward und ein gelinder Krampf in der Kehle eintrat, und er öfters den Speichel niederschlucken mußte, der zäher geworden war [KUPFERPOL].[Caspari, MM 3, Nr. 130]

Beschwerden der Kinder
Gemüthsart böser, heftiger, eigensinniger, bei einem kleinen Mädchen.[Caspari, MM 3, Nr. 6]

Regel
Ausbruch des 4 Monate ausgebliebenen Monatlichen, welches aber das nächste Mal wieder wegblieb, wahrscheinlich Primärwirkung.[Caspari, MM 3, Nr. 131]
Ausbruch des Monatlichen, allemahl nach dem GALVANISIREN.[Caspari, MM 3, Nr. 132]
Verstärktes Monatliche bei während des Flusses GALVANISIRTEN.[Caspari, MM 3, Nr. 133]

Schnupfen
Starke Absonderung von Schleim in der Nase (d. 5. Tag).[Caspari, MM 1, Nr. 8]
Schnupfen.[Caspari, MM 3, Nr. 141]

Heilungsbericht
Von Arnim heilte eine von einer heftigen Otitis zurückgebliebene Taubheit durch anhaltendes GALVANISIREN und einen angefangenen Schnupfen, der durch das GALVANISIREN schnell zu seiner äußersten Heftigkeit stieg.[Caspari, MM 3, 175]

Athem
Stiche und Brennen in der Herzgrube, große Aengstlichkeit, Respiration schneller und kürzer, Athem sichtbar schwerer und unterdrückter, wirkliches Asthma convulsivum.[H., Caspari, MM 1, 174-175]
Athembeklemmung bei jedem GALVANISCHEN Schlage, mit Gefühl, als steige ein Dampf aus dem Halse.[Caspari, MM 3, Nr. 151]

Husten
Trockner Husten bei einem Taubstummen.[Caspari, MM 3, Nr. 146]
Sehr heftige Schmerzen in der Brust, Brustbeklemmung und trockner Husten.[Caspari, MM 3, Nr. 148]
Schmerzhaftes Drücken auf der Brust mit trockenem Husten.[Caspari, MM 3, Nr. 150]
Feuchter Husten bei einem Taubstummen.[Caspari, MM 3, Nr. 147]

Luftröhre – Kehlkopf
Krampfhaftes Auf- und Absteigen des Kehlkopfes mit erschwertem Niederschlucken, alle 8 -

Verifikationen und klinische Symptome

10 Min.[Caspari, MM 3, Nr. 144]

Bedeutende Erektion schon bei großem Schlage durch die glans, wobei die Stimme verändert ward und ein gelinder Krampf in der Kehle eintrat, und er öfters den Speichel niederschlucken mußte, der zäher geworden war [KUPFERPOL].[Caspari, MM 3, Nr. 130]

Hals

Steifheit des Halses, besonders im Nacken, wie rheumatisch, n. 45 Min. [KUPFERPOL], 2 Tg. lang.[Caspari, MM 3, Nr. 155]

Zuckungen der Halsmuskeln, die sich schnell über den ganzen Körper verbreiteten.[Caspari, MM 3, Nr. 214]

Innerer Hals

Schluchzen und Schmerzen im Halse.[Caspari, MM 3, Nr. 103]

Auswurf vielen Schleims aus dem Halse.[Caspari, MM 3, Nr. 143]

Empfindlicher Reiz im Halse.[Caspari, MM 3, Nr. 145]

Athembeklemmung bei jedem GALVANISCHEN Schlage, mit Gefühl, als steige ein Dampf aus dem Halse.[Caspari, MM 3, Nr. 151]

Brust

Beklemmung in der Brust, bedeutende Angst, Herzklopfen, unregelmäßiger, etwas voller und geschwinder, in der Min. 110 Mahl schlagender und 4 Mahl intermittierender Puls, mit Uebelkeit, starker Speichelabsonderung, Gefühl von Spannung in der Herzgrube, bedeutende Absonderung röthern und feurigern Urins, n. 45 Min. [KUPFERPOL].[Caspari, MM 3, Nr. 152]

Drücken über die Brust.[Caspari, MM 3, Nr. 149]

Schmerzhaftes Drücken auf der Brust mit trockenem Husten.[Caspari, MM 3, Nr. 150]

Sehr heftige Schmerzen in der Brust, Brustbeklemmung und trockner Husten.[Caspari, MM 3, Nr. 148]

Bei einem an tuberculöser Lungenschwindsucht Leidenden brachte der GALVANISMUS die Knoten sehr bald zum Aufgehen, und hab schnell den lästigen Husten.[Caspari, MM 3, Nr. 153]

Herzklopfen.[Caspari, MM 3, Nr. 154]

Rücken

Steifheit des Halses, besonders im Nacken, wie rheumatisch, n. 45 Min. [KUPFERPOL], 2 Tage lang.[Caspari, MM 3, Nr. 155]

Bei Kaninchen

Sichtbare starke Bewegungen der Rückenmuskeln, wie vom GALVANISMUS erregt: Mesm.[Caspari, MM 1, 170]

Oberglieder

Sehr scharfes und helles Gefühl den ganzen Tag nach Schlägen durch die Arme, bei mehreren Personen.[Caspari, MM 3, Nr. 213]

Die Zuckungen in den GALVANISIRTEN Gliedern kehren oft, vorzüglich Abends beim Einschlafen, wieder.[Caspari, MM 3, Nr. 215]

Heftige Zuckungen in beiden Armen bei GALVANISIREN der Augen.[Caspari, MM 3, Nr. 216]

Ausschlag an den Fingerknöcheln mit großem Jucken.[Caspari, MM 3, Nr. 204]

Starkes Gefühl von Wärme im Verlauf der Nerven in dem gelähmten Gliede.[Caspari, MM 3, Nr. 183]

An Lähmung gränzende Taubheit der Glieder.[Caspari, MM 3, Nr. 184]

Des Nachts Gefühl, als ob ELEKTRISCHE Schläge durch die Glieder gingen.[Caspari, MM 3, Nr. 185]

Steifheit, Minderung der Beweglichkeit, Spannung in der Schulter [KUPFERPOL].[Caspari, MM 3, Nr. 156]

Lebhaftes Brennen und Pochen in der Schulter, mit Ziehen bis in die Finger und Zucken des cucullaris.[Caspari, MM 3, Nr. 157]

Schmerzhaftes Ziehen, Spannen im Arme nach jedem GALVANISIREN [KUPFERPOL].[Caspari, MM 3, Nr. 158]

Wärme im Arme [ZINKPOL].[Caspari, MM 3, Nr. 159]

Kälte im Arme [KUPFERPOL].[Caspari, MM 3, Nr. 160]

Arm ward steif, starrkrampfähnlich, Beweglichkeit erschwert, das Gefühl darinnen ungefähr der steifen Mattigkeit ähnlich, die bei heftig inflammatorischen Fiebern statt findet [ZINKPOL] nach 20 Min. Durchströmung.[Caspari, MM 3, Nr. 161]

Arm gelenkiger, empfindlicher, beweglicher [KUPFERPOL] n. 20 Min. Durchströmung, Wirkungsdauer 15 Min. nach Entfernung der Säule.[Caspari, MM 3, Nr. 162]

Eine Geschwulst in der Hand fing bei der ersten GALVANISIRUNG an zu jucken, bei der zweiten lebhaft zu schmerzen und dann ging sie schnell in Eiterung über.[Caspari, MM 3, Nr. 163]

Unangenehmes Jucken durch die ganze Hand [ZINKPOL].[Caspari, MM 3, Nr. 164]

Brennen, als wenn man eine glühende Kohle in der Hand hielte und bewegte.[Caspari, MM 3, Nr. 165]

Schneidend durchdringendes Gefühl im Finger vom SILBERPOL.[Caspari, MM 3, Nr. 166]

Gefühl, als würde der Finger eingeschnürt, als wie entzündet und geschwollen vom ZINKPOL.[Caspari, MM 3, Nr. 167]

Wärme in dem Finger [ZINKPOL].[Caspari, MM 3, Nr. 168]

Kälte in dem Finger [SILBERPOL].[Caspari, MM 3, Nr. 169]

Fortdauernde Betäubung der Finger.[Caspari, MM 3, Nr. 170]

Unterglieder

Spuren von dem (vertriebenen) Krätzausschlag in den Schenkeln.[Caspari, MM 3, Nr. 205]

Starkes Gefühl von Wärme im Verlauf der Nerven in dem gelähmten Gliede.[Caspari, MM 3, Nr. 183]

An Lähmung gränzende Taubheit der Glieder.[Caspari, MM 3, Nr. 184]

Des Nachts Gefühl, als ob ELEKTRISCHE Schläge durch die Glieder gingen.[Caspari, MM 3, Nr. 185]

Eine schmerzhafte Empfindung, die sich aus den Fußzehen bis in den Unterleib erstreckte, beim GALVANISIREN des Fußrückens.[Caspari, MM 3, Nr. 171]

Haut

Leichte Entzündung und Geschwulst des GALVANISIRTEN Theils.[Caspari, MM 3, Nr. 190]

Eine umschriebene Entzündung, die sich entweder durch Abschuppung der Haut, oder eine unbeträchtliche Eiterung endigt.[Caspari, MM 3, Nr. 191]

Blaue Flecke wie Sugillationen am Halse, v. ZINKPOL.[Caspari, MM 3, Nr. 192]

Rothe Flecken in der berührten Haut.[Caspari, MM 3, Nr. 193]

Wenn man mit dem Conductor der ZINKSEITE mehre Male eine und dieselbe Stelle berührt, so entsteht oft ein kleines rundes Loch, wie von einer Pfriem, ohne BLUTUNG, worauf sich nahher eine kleine Kruste erzeugt.[Caspari, MM 3, Nr. 194]

Stärkere Entzündung der Ränder des Geschwüres.[Caspari, MM 3, Nr. 195]

Brennen in der excoriierten Stelle, von SILBER.[Caspari, MM 3, Nr. 196]

Excoriationen von SPANISCHEN FLIEGEN fressen sich durchs GALVANISIREN sehr tief in die Haut.[Caspari, MM 3, Nr. 197]

Durch Blasenpflaster verwundete und GALVANISIRTE Stellen auf dem Rücken gaben eine große Menge so scharfen Serums her, daß es die Haut, welche es berührte, äußerst roth und schmerzhaft machte, und der cucullaris schwoll stark auf.[Caspari, MM 3, Nr. 198]

Durch Blasenpflaster wundgemachte GALVANISIRTE Stellen am Arme wurden sehr schmerzhaft, ganz braun, und weiter nach der Hand zu entstand eine sehr wehthuende Geschwust von der Größe eines Thalers, fast 5 Tage lang.[Caspari, MM 3, Nr. 199]

v. Humboldt armirte eine von der Oberhaut entblößte Stelle mit ZINKund SILBER, und die Lymphe sammelte sich daselbst in sehr großer Menge, war röthlich und so scharf, daß sie die benachbarten Theile angriff.[Caspari, MM 3, Nr. 200]

Ausschlag an den Fingerknöcheln mit großem Jucken.[Caspari, MM 3, Nr. 204]

Spuren von dem (vertriebenen) Krätzausschlag in den Schenkeln.[Caspari, MM 3, Nr. 205]

Scharlachartiger Ausschlag [KUPFERPOL].[Caspari, MM 3, Nr. 206]

Frieselartiger, fast wie Scharlach aussehender Ausschlag über den ganzen Körper, nur nicht im Gesichte, nach 3 Tagen; den 4. Tag flossen die Frieselpünktchen zusammen, es erschienen gelinde Halsbeschwerden und Abends etwas Fieber: den 5. Tag fing das Exanthem an zu verschwinden und sich kleienartig abzuschuppen, bei säuerlich riechender Respiartion.[Caspari, MM 3, Nr. 207]

Frieselartiger Ausschlag [ZINKPOL].[Caspari, MM 3, Nr. 208]

Bei Hunden

Ein Hund verlor ebenfalls das Haar an einzelnen Stellen des Körpers und bekam nun hellere dafür.[Caspari, MM 3, Nr. 202]

Bei einem Hunde entstand das Exanthem ebenfalls und ward hie und da pustulös, schuppte sich aber am 4. Tag kleieartig ab.[Caspari, MM 3, Nr. 209]

Bei Katzen

Eine GALVANISIRTE Katze verlor alle Haare und bekam neue dafür, am ganzen Körper.[Caspari, MM 3, Nr. 201]

Verifikationen und klinische Symptome

Ein Kater 20 Min. lang dem KUPFERPOL ausgesetzt, strömte hernach im Dunkeln ein sehr schön blaues LICHT von sich, die Katze, welche eben so lange dem ZINKPOL ausgesetzt war, gab ein blasses röthliches LICHT von sich. Die Thiere begatteten sich bald nachher wobei der blaue Schein sich mit dem röthlichen mischte und beide Tiere ein colorirtes FEUER umgab. Der Kater starb 8 Tage darauf und ging schnell in Verwesung über, die Katze hatte concipiert und gebar 6 lebendige Junge.[Caspari, MM 3, Nr. 203]

Bei einer GALVANISIRTEN Katze entstand ebenfalls das Frieselexanthem und nach 9 Tagen schuppte sich die Haut in Stücken von der Größe eines Guldens ab.[Caspari, MM 3, Nr. 210]

Schlaf

Matt und müde früh beim Aufstehen.[Caspari, MM 3, Nr. 225]

Mattigkeit, Schläfrigkeit, mußte sich legen.[Caspari, MM 3, Nr. 226]

Ohnmacht sogleich.[Caspari, MM 3, Nr. 227]

Ein dem Somnambulismus ähnlicher Zustand, ungewöhnliche Lebhaftigkeit und Unwillkürlichkeit geistiger Tätigkeit bei fast ganz aufgehobener, willkürlicher Bewegung der Muskeln durch langes Verweilen in der Kette.[Caspari, MM 3, Nr. 228]

Eine Hysterische fiel allmählig beim GALVANISIREN in Somnambulismus; bei 40 Lagen trat Schwindel und Schläfrigkeit ein, bei 50 Lagen schlief sie, bei 56 Lagen fing sie an zu reden, erzählte kürzlich vorgefallene Dinge, schien sich mit ihren Bekannten zu unterhalten und recitierte Lieder. Sie erinnerte sich nachher der Träume, wußte aber nicht, was sie gesprochen hatte. Sie beantwortete an sie gerichtete Fragen. Durch schnelle Verstärkung und Unterbrechung der Kette erwachte sie im ersten Falle schnell und mit leichten Convulsionen, im letzteren sanft und allmählig. Der Schlaf erschien stets, nur nicht beim GALVANISIREN der Extremitäten und des Unterleibes.[Caspari, MM 3, Nr. 229]

Schlaf, in welchem die GALVANISIRTE oft lächelte und zu träumen schien.[Caspari, MM 3, Nr. 230]

Trägheit und Schläfrigkeit.[Caspari, MM 3, Nr. 231]

Schläfrigkeit, 24 St. lang.[Caspari MM 3, Nr. 232]

Starke Neigung zu Schlaf, 24 St. lang.[Caspari, MM 3, Nr. 233]

Sehr unruhiger Schlaf.[Caspari, MM 3, Nr. 241]

Völlige Schlaflosigkiet.[Caspari, MM 3, Nr. 235]

Unruhiger Schlaf, 8 T. h.[Caspari, MM 3, Nr. 236]

Aengstliches Erwachen von Zeit zu Zeit.[Caspari, MM 3, Nr. 237]

Des Nachts Gefühl, als ob ELEKTRISCHE Schläge durch die Glieder gingen.[Caspari, MM 3, Nr. 185]

Träume

In den Träumen fühlt man sich gewöhnlich sehr leicht, glaubt wie ein Vogel in der LUFT zu fliegen.[Caspari, MM 3, Nr. 238]

Lebhafte Träume von ungewöhnlichen Dingen, besonders gegen Morgen.[Caspari, MM 3, Nr. 239]

Sonderbarer Traum, als zerkaue er einige GALVANISCHE Plattenpaare mit Wohlgeschmack, n. 11 St.[Caspari, MM 3, Nr. 240]

Fieber

Der ZINKPOL lockt das BLUT nach der Stelle seiner Anwendung.[Caspari, MM 3, Nr. 188]

Vermehrter Zufluß des BLUTES.[Caspari, MM 3, Nr. 189]

Fieberbewegung.[Caspari, MM 3, Nr. 241]

Puls

Pulsschläge um 10 - 20 vermehrt.[Caspari, MM 3, Nr. 257]

Puls schneller und voller.[Caspari, MM 3, Nr. 258]

Puls schnell, etwas zusammengezogen und klein, wie der bei Hysterischen, [KUPFERPOL], nach 20 Min. Durchströmung.[Caspari, MM 3, Nr. 259]

Puls stark, voll, kräftiger, wie bei einem vollsaftigen, an Pneumonie leidenden Menschen, ZINKPOL, n. 20 Min. Durchströmung.[Caspari, MM 3, Nr. 260]

Frost

Ein dem Fieberfroste ähnlicher Schauer, bei einer Hysterischen.[Caspari, MM 3, Nr. 242]

Kleine, dem Fieberfroste ähnliche Erschütterung, Lippen und Wangen blaß, natürliche Wärme vermindert, Puls langsam, SILBERPOL auf dem Wirbel.[Caspari, MM 3, Nr. 243]

Schnell schüttelnder Frost, der bei fortgesetzem GALVANISMUS des rasirten Wirbels anhaltend ward, SILBERPOL auf dem Wirbel.[Caspari, MM 3, Nr. 244]

Gefühl von plötzlichen Aufgüssen kalten WASSERS, von ZINK und SILBER und SILBER und

ANTIMONIUM.[Caspari, MM 3, Nr. 245]Schnell schüttelnder Frost, der bei fortgesetzem GALVANISMUS des rasirten Wirbels anhaltend ward, SILBERPOL auf dem Wirbel.[Caspari, MM 3, Nr. 244]

Gefühl von plötzlichen Aufgüssen kalten WASSERS, von ZINK und SILBER und SILBER und ANTIMONIUM.[Caspari, MM 3, Nr. 245]

Kältegefühl im Körper, Schauder wie beim Fieberfrost, mit Sausen in den Ohren und Kollern im Leibe, bei äußerlich dem Thermometer nach vermehrter Wärme, n. 15 Min. [KUPFERPOL].[Caspari, MM 3, Nr. 246]

Hitze

Gefühl erhöhter Wärme bei mehr als 200 Personen.[Caspari, MM 3, Nr. 247]

Erhöhung der Wärme im ganzen Körper von 95° Fahr. auf 102° und mehr.[Caspari, MM 3, Nr. 248]

Das Thermometer stieg in der Hand und im Munde der GALVANISIRTEN um 6 - 10 Grad.[Caspari, MM 3, Nr. 249]

Fliegende Hitze, die den ganzen Körper durchdringt, mit Durst.[Caspari, MM 3, Nr. 250]

Die Gefühle von Wärme am ZINKPOL u. von Kälte am KUPFERPOL kehren sich allmählig bei verstärkter Wirkung der Säule um.[Caspari, MM 3, Nr. 251]

Abwechselnd Hitze und Frost mit Kopfschmerz, Schwindel, brennendes Gefühl im Halse, Aufstoßen von LUFT, Abgang von Blähnungen, erschwerter Respiration, 108 Pulsschlägen in der Minute. Füße brannten wie Feuer, n. 30 Min. [KUPFERPOL].[Caspari, MM 3, Nr. 252]

Schweiß

Ausdünstungen, erregt.[Caspari, MM 3, Nr. 253]

Sehr starke Transpiration, n. 1 1/2 St., [KUPFERPOL], SÄUERLICH.[Caspari, MM 3, Nr. 254]

Schweiß am Kopfe, den 16. Tag, die andere oder die folgende Nacht am ganzen Körper.[Caspari, MM 3, Nr. 255]

Die, welche den ersten Tag nur am Kopfe schwitzten, fühlten am folgenden Schweiß über den ganzen Leib, wobei aber der Schweiß im Gesicht abgenommen hatte, manche schwitzten die folgende Nacht stark.[Caspari, MM 3, Nr. 256]

Gemeinsames

Kränklichkeit und allerhand Nervenzufälle von öfterem GALVANISIREN.[Caspari, MM 3, Nr. 212]

Mattigkeit.[Caspari, MM 3, Nr. 224]

Verhinderung der Beweglichkeit der Muskeln [ZINKPOL].[Caspari, MM 3, Nr. 186]

Neigung zum Zittern.[Caspari, MM 3, Nr. 187]

Zuckungen

Zuckungen der Halsmuskeln, die sich schnell über den ganzen Körper verbreiteten.[Caspari, MM 3, Nr. 214]

Die Zuckungen in den GALVANISIRTEN Gliedern kehren oft, vorzüglich Abends beim Einschlafen, wieder.[Caspari, MM 3, Nr. 215]

Heftige Zuckungen in beiden Armen bei GALVANISIREN der Augen.[Caspari, MM 3, Nr. 216]

Alle Augenblicke erschreckendes Zucken in den Schenkeln und Wadenmuskeln, im Schlafe, n. 3 St. [KUPFERPOL].[Caspari, MM 3, Nr. 217]

Neigung zu unwillkürlichen Bewegungen der Glieder.[Caspari, MM 3, Nr. 218]

Vom ZINKPOL zogen sich die Beugemuskeln, vom KUPFERPOL die Ausstreckmuskeln der poralytischen Extremitäten zusammen.[Caspari, MM 3, Nr. 219]

Eine Art Flechtenspringen.[Caspari, MM 3, Nr. 220]

Epileptische Anfälle

Fortgesetztes GALVANISIREN verwandelt eine Fallsucht dahin, daß sie nicht mehr des Nachts, sondern am Tage eintrat.[Caspari, MM 3, Nr. 221]

Erneuerung schon längst geheilter epileptischer Anfälle, sogleich.[Caspari, MM 3, Nr. 222]

Nachts im 2ten Krampfanfälle: in einem Mittelzustande zwischen Wachen und Schlafen entstand Ameisenkriechen und ein Gefühl, als würde er mit Nadeln durchstoßen, durchzog den Körper, der höchst gereizt war; alle Muskeln der Extremitäten und des Kopfes gerieten in Krampf, in dem alle Extensoren das Uebergewicht bekamen; der ganze Körper lag gestreckt wie eine Leiche da, wie im allgemeinen Klamme; außerordentlicher Schmerz in allen Theilen, er konnte beim besten Bewußtseyn kein Glied rühren, keinen Finger bewegen, kein Auge aufschlagen, keinen Laut von sich geben, die Freiheit des Willens hatte ganz aufgehört. Unbeschreibliche Angst der Seele, jeder Athemzug tief, langsam röchelnd, jeder Herzschlag ängstlich, schwer und langsam. Nach 10 Minuten konnte er wieder eine Hand bewegen, tief seufzendes Athemzüge, freiere BLUTBEWE-

Verifikationen und klinische Symptome

GUNG und allmählig ein sanfter, erquickender Schlaf. Früh beim Erwachen Scharlachröthe über Beine, Arme, Brust und Hals,mitunter dazwischen kleine Frieselstippchen, von denen einige mit LUFT, andere mit klarem WASSER gefüllt waren. Kopf eingenommen, Schlingen erschwert, Mandeln etwas angeschwollen. Gegen Abend Frösteln und Fieberhitze, Halsbeschwerden und Exanthem stärker; am zweiten Tage nahmen alle Zufälle ab, am dritten fand sich unbedeutdende Abschuppung ein, wie Mandelkleie. Sehr starke Transpiration von säuerlichem Geruche, n. 11 St. [KUPFERPOL].[Caspari, MM 3, Nr. 223]

Große Empfindlichkeit und Schmerzhaftigkeit des GALVANISIRTEN Theils.[Caspari, MM 3, Nr. 172]

Große Empfindlichkeit, Erschrecken beim Zuschlagen einer Thüre.[Caspari, MM 3, Nr. 173]

Eine große Abneigung gegen fernere GALVANISCHE Versuche mit reger Empfindlichkeit gegen die Erschütterung.[Caspari, MM 3, Nr. 174]

Drückender, brennender Schmerz [KUPFERPOL].[Caspari, MM 3, Nr. 175]

Stechen.[Caspari, MM 3, Nr. 176]

Stechende Schmerzen [ZINKPOL].[Caspari, MM 3, Nr. 176]

Schmerzhaftes Ziehen und Spannen.[Caspari, MM 3, Nr. 177]

Juckender Schmerz.[Caspari, MM 3, Nr. 178]

Gelindes Kriebeln u. Jucken v. Durchströmen des GALVANISMUS bei beständig geschlossener Kette.[Caspari, MM 3, Nr. 180]

Erst Kriebeln, Jucken, dann Brennen, oder Klopfen, oder Empfindung, als wenn eine Reihe kleiner Kügelchen durch den Theil hinrollten.[Caspari, MM 3, Nr. 181]

Erhöhtes Wirkungsvermögen in dem kranken Organe.[Caspari, MM 3, Nr. 182]

Heilungsberichte

Bei Gichtknoten fand ihn *Martens* sehr wirksam; er heilte damit eine Ischias in 12 Tagen. *Markus*, 2 Hft. S. 348, fand, daß der GALVANISMUS die epileptischen Anfälle augenblicklich hob und weiter hinausrückte, wenn er auf das Rückgrat angewendet wurde. Hr. *Schaub* heilte ein vollkommenes Pterygium in ein paar Wochen. Dr. *Quensel* einen hartnäckigen Gesichtsschmerz bei einer Frau; Dr. *Tittmann* in Dresden sah bedeutenden Nutzen bei Kröpfen vom GALVANISIREN.[Caspari, MM 3, 176]

Martens stellte in 3 Fällen unterdrückten Tripper wieder her, heilte vier Lähmungen und eine Epilepsie. Der Grenadierchirurg *Heßling* zu Stringau in Schlesien heilte einen schwarzen Staar in 4 Wochen, der mit Einhüllung aller Gegenstände in Nebel, Kopfschmerz, Schwindel und unwillkürlichem Ausfluß der Tränen begonnen hatte.[Caspari, MM 3, 176]

Herr *Einhof* in Zelle heilte Taubstumme, auf welche die ELECTRICITÄT gar keinen Einfluß gezeigt hatte. Dr. *Bremser* in Wien hob Lähmung, die von BLEI-KOLIK zurückgeblieben war, Lähmung der untern Extremitäten mit Trägheit der peristaltischen Bewegung und Menostasie, schwarzen Staar mit Entmischung des Glaskörpers nach Rose entstanden, Schwerhörigkeit, die von Typhus nachgeblieben war, und eine gichtische Augenentzündung.[Caspari, MM 3, 176]

Bischoff brachte eine vertriebene Krätze wieder hervor und heilte eine davon herrührende Lähmigkeit eines Armes.[Caspari, MM 3, 176]

Hellwag fand den GALVANISMUS bei Taubgeborenen, späterhin Taubgewordenen, und bei Steifigkeiten nach mechanischen Verletzungen heilsam.[Caspari, MM 3, 177]

Jacobi hob durch fortgesetztes GALVANISIREN die Symptome einer Nymphomanie gänzlich; als er aber nachher gegen die damit verbundene Geistesverwirrung BELL. in unvernünftigen Gaben angewendet hatte, so wirkte eine zweite Anwendung des GALVANISMUS ungleich heftiger und blieb nutzlos.[Caspari, MM 3, 178]

Markus fand den GALVANISMUS in einem nervösen Kopfschmerz, der nach einem Fieber zurückblieb, heilsam; Augustin rühmt ihn im Fothergillschen Gesichtsschmerz und in der Hemicranie. *Augustin* heilte chronische Augenentzündungen, welche allen Mitteln widerstanden hatten, durch GALVANISIREN. Dr. *Grimm* in Breslau hob dadurch eine Epiphora bei einem 59jährigen Manne.[Caspari, MM 3, 178]

Ein 15 jähriger Jüngling, der taubstumm war, zugleich keinen Geruch und nie genießt hatte, hörte nach *Augustins* Bericht schon nach 2 mahligem GALVANISIREN starke Töne, und in 14 Tagen war nicht nur sein Gehör so vollkommen hergestellt, daß er sprechen konnte, sondern er nießte auch und erhielt seinen Geruch. Ebenso sah er ein bedeutendes Ganglion auf dem Handrücken durch anhaltendes GALVANISIREN verschwinden.[Caspari, MM 3, 178-179]

Blasenlähmung von Erkältung entstanden, wo der Harn erst gar nicht, nach der Applikation des Katheters aber unwillkürlich abging, ward durch den GALVANISMUS in 4 Wochen völlig geheilt, selbst angeborener Staar durch GALVANISMUS geheilt, Grauer Staar, selbst ein 3 jähriger, durch GALVANISMUS geheilt.[Caspari, MM 3, 198]

Dr. *Most* heilte bei einem 74jährigem Manne die von einer Apoplexie noch übrige Sprachlosigkeit

Verifikationen und klinische Symptome

durch GALVANISMUS, ferner eine 7 1/2 jährige Stummheit, die von einem Nervenübel entstanden war, eine mit Leibesverstopfung, Magenkrampf, aufgetriebenem Unterleibe bei gutem Appetite verbundene Melancholie; wobei der Kranke glaubte, er müsse notwendig bald sterben; Gesichtsschmerz selbst mit Tophen, die aber besonders GALVANISIRT werden mußten, Amourose mit Nervenleiden, Kropf, einen Gliedschwamm, Lähmung nach Krämpfen entstanden, scrophulöse Drüsengeschwulst am Halse. *Most* wendete gegen die Epilepsie den GALVANISMUS, die ELECTRICITÄT, und wie er meinte, MINERALISCHEN MAGNETISMUS zugleich vermischt an, mit seinem Triportento, wie er es nennt. Er errichtet dies aus einer Voltasäule von KUPFER und ZINK, einer andern aus ZINK und EISEN, einer mit der Erdachse parallelisirenden 50pfündigen EISEN-Stange, 3 andern davon divergirenden STAHL-Stangen, einer polären Leidner Flasche und 4 kleinen Voltasäulen, aus verschiedenen METALLEN und SÄUREN, mit denen allen der Kranke in Verbindung gesetzt wird. Er war in mehreren Fällen ziemlich alter Epilepsien sehr glücklich damit.[Caspari, MM 3, 179-180]

Heilungsberichte von Thieren

Valli brachte 2 ersäufte Hühner durch GALVANISIREN wieder zum Leben. Ein Anderer belebte dadurch Frösche wieder, die in brennbarer LUFT alle Lebenszeichen verloren hatten.[Caspari, MM 3, 178]

Arzneisymptome und Beschwerden der Thiere

Frösche

Valli brachte 2 ersäufte Hühner durch GALVANISIREN wieder zum Leben. Ein Anderer belebte dadurch Frösche wieder, die in brennbarer LUFT alle Lebenszeichen verloren hatten.[Caspari, MM 3, 178]

Hühner

Valli brachte 2 ersäufte Hühner durch GALVANISIREN wieder zum Leben.[Caspari, MM 3, 178]

Hunde

Ein Hund verlor ebenfalls das Haar an einzelnen Stellen des Körpers und bekam nun hellere dafür.[Caspari, MM 3, Nr. 202]

Bei einem Hunde entstand das Exanthem ebenfalls und ward hie und da pustulös, schuppte sich aber am 4. T. kleieartig ab.[Caspari, MM 3, Nr. 209]

Kaninchen

Sichtbare starke Bewegungen der Rückenmuskeln, wie vom GALVANISMUS erregt: Mesm.[Caspari, MM 1, 170]

Katzen

Eine GALVANISIRTE Katze verlor alle Haare und bekam neue dafür, am ganzen Körper.[Caspari, MM 3, Nr. 201]

Ein Kater 20 Min. lang dem KUPFERPOL ausgesetzt, strömte hernach im Dunkeln ein sehr schön blaues LICHT von sich, die Katze, welche eben so lange dem ZINKPOL ausgesetzt war, gab ein blasses röthliches LICHT von sich. Die Thiere begatteten sich bald nachher wobei der blaue Schein sich mit dem röthlichen mischte und beide Tiere ein colorirtes FEUER umgab. Der Kater starb 8 Tage darauf und ging schnell in Verwesung über, die Katze hatte concipiert und gebar 6 lebendige Junge.[Caspari, MM 3, Nr. 203]

Bei einer GALVANISIRTEN Katze entstand ebenfalls das Frieselexanthem und nach 9 Tagen schuppte sich die Haut in Stücken von der Größe eines Guldens ab.[Caspari, MM 3, Nr. 210]

Arzneiverwandtschaften von Galvanismus

Antidote von Galvanismus: Bell.

Abernethy fand, daß Erstickung in KOHLENSAUREM GAS die Empfänglichkeit für den GALVANISMUS ganz unterdrückte.[Caspari, MM 3, 177]

Jacobi hob durch fortgesetztes GALVANISIREN die Symptome einer Nymphomanie gänzlich; als er aber nachher gegen die damit verbundene Geistesverwirrung BELL. in unvernünftigen Gaben angewendet hatte, so wirkte eine zweite Anwendung des GALVANISMUS ungleich heftiger und blieb nutzlos.[Caspari, MM 3, 178]

Galvanismus ist Antidot von: Bell., Mgs.[PB], M-arct.[PB], M-austr.[PB], Plb.

Bei einem Mädchen, welches Gehör und Sprache durch 1/2 Gran BELL. verloren hatte, stellte der GALVANISMUS beides wieder her.[Caspari, MM 3, 178]

Dr. *Bremser* in Wien hob Lähmung, die von BLEI-KOLIK zurückgeblieben war.[Caspari, MM 3, 176]

Verifikationen und klinische Symptome

Graphites (Reißblei)

(Graph.)

Synonyma

Graphites, Reißblei [SRA]

Antipsorische Arznei

[SRA]

Wir gehen etwas weiter – und finden den GRAPHIT als ein sehr dienliches Antipsorikum, es mögen nun bei der (unvenerischen) chronischen Krankheit Flechten mit zugegen seyn oder nicht, in dem Falle, wo die gegenwärtigen (und vorigen) Leiden des Kranken möglichst homöopathisch ähnlich in folgenden, reinen, eigenthümlich von GRAPHIT im gesunden Körper erzeugten Symptomen anzutreffen ist.[CK 3, 292]

Arzneiwirkungsdauer

Wirkt 40 bis 50 Tage.[SRA]

GRAPHIT ist von langer Wirkungsdauer.[CK 3, 292]

Zählt zur 5. Klasse derjenigen Mittel, welche die allerlängste Wirkungsdauer besitzen.[AHZ 49 (1855) 83]

Hinweise

Wo langwierige Leib-Verstopfung und mehrere Tage zögernder Monatsfluss beschwerlich zu sein pflegt, das ist der GRAPHIT oft unersetzlich.[CK 3, 294]

Er lässt sich, selbst nach Zwischen-Mitteln, selten mit Vortheil wiederholen.[CK 3, 294]

GRAPH. ist wichtig für Zustände, die durch Mißbrauch von ARS. entstanden.[Br., Lippe]

GRAPH. ist Vorbeugungsmittel gegen Erysipel.[Gue.; AHZ 115]

Eigenthümlichkeiten und Hauptwirkungen

Gemüth

Große Reizbarkeit und Aergerlichkeit.[VHA]

Gram

Innerer Gram und Verzweiflung mit vielem Weinen.[VHA]

Melancholie mit großer Neigung zu Gram, Besorgtheit wegen der Zukunft und nächtlicher Unruhe, die aus dem Bette treibt. – Verzweifelter Gram mit Weinen; ängstliche Befürchtungen vor Unglück; Unschlüssigkeit und übertriebene Bedenklichkeit; früh trunkner Schwindel; früh Kopfweh, bis zur Ohnmacht; fauler, urinartiger Mundgeruch; Nachts wie ein Pflock oder Knollen im Halse; Früh-Uebelkeit; übermäßiger Abgang übelriechender Blähungen; Bauchauftreibung nach dem Essen; Verstopfung; zu späte, zu geringe und zu blasse Regel; Schnupfen vom Kaltwerden, mit übelriechendem Nasenausfluß; Abmagerung der Hände; verkrüppelte Nägel an Finger und Zehen; Pulsiren im Körper bei Bewegung; Angegriffenheit, die zum Stöhnen nöthigt.[HA 16-17]

Verzweifelter Gram mit Weinen.[HA 17]

Riechen an X° ARSENIK scheint Antidot zu sein, vorzüglich gegen verzweifelten Gram von GRAPHIT entstanden.[CK 3, 294]

Ängstliche Befürchtungen vor Unglück.[HA 17]

Unbeschreibliche Angst, als stände Unglück bevor.[Br., Lippe]

Aengstliche Unruhe, die Nachts aus dem Bette treibt.[VHA]

Aengstliche Unruhe und große Weinerlichkeit.[HA 60]

Aengstlicher, schmerzhafter Harndrang, mit tropfweisem Abgange wenigen dunklen Harns.[VHA]

Nachts ängstliche, fürchterliche Träume.[VHA]

Früh Bangigkeit.[VHA]

Angegriffenheit, die zum Stöhnen nöthigt.[HA 17]

Unschlüssigkeit und Bedenklichkeit.[VHA]

Unschlüssigkeit und übertriebene Bedenklichkeit.[HA 17]

Der Kranke bildet sich allerlei Kummer und Sorge ein.[Br., Lippe]

Hysterie.[VHA]

Konkordanz Gemüth und Geist: Bell., Cham., *Ign.*, Lyc., Nat-m., Nux-v., *Puls.*,

Verifikationen und klinische Symptome

Rhus-t., Sep., Stram., Sulph., Verat. [PB]

Geist

Ängstliche Befürchtungen vor Unglück.[HA 17]
Unschlüssigkeit und Bedenklichkeit.[VHA]
Unschlüssigkeit und übertriebene Bedenklichkeit.[HA 17]
Spannen in den Geschlechtstheilen, mit wollüstigen Gedanken.[VHA]
Konkordanz Gemüth und Geist: Bell., Cham., *Ign.*, Lyc., Nat-m., Nux-v., *Puls.*, Rhus-t., Sep., Stram., Sulph., Verat. [PB]

Schwindel

Wie trunken, früh beim Aufstehen im Bette.[VHA]
Früh trunkner Schwindel.[HA 17]
Trunkenheit früh beim Aufstehen aus dem Bette, mit Zusammenziehen in der Stirn, Uebelkeit und SAUREM Erbrechen.[HA 30-31]
Trunkenheitsschwindel Morgens beim Aufstehen.[HA 60]

Innerer Kopf

Alle Morgen heftiger Kopfschmerz bis zur Ohnmacht und zum kalten Schweiße.[VHA]
Früh Kopfweh, bis zur Ohnmacht.[HA 17]
Gefühl von Spannung und Zusammenschnürung im Hinterkopfe, mit Genicksteifigkeit.[VHA]
Kopfweh beim Fahren.[VHA]
Stockschnupfen mit Kopfweh und Uebelkeit.[VHA]
Drücken im Kopfe, mit Zusammenziehen, am stärksten im Hinterkopfe, mit Steifheit des Nackens, bei Bewegung des Kopfs, Fahren und von Essen verschlimmert, nach Gehen im Freien gebessert. – Aengstliche Unruhe und große Weinerlichkeit; Trunkenheitsschwindel Morgens beim Aufstehen; Augenentzündung mit LICHTSCHEU; Schwerhörigkeit mit Trockenheit des Ohrs; halbseitige Verzerrung der Gesichtsmuskeln; Halsweh, wie von einem Pflocke; Verstopfung; zögernde, blasse Regel; Zerschlagenheit im Kreuze; Eingeschlafenheit der Theile, worauf man liegt; Trockenheit der Haut; dicke, verkrüppelte Nägel; durch ängstliche Träume gestörter Schlaf; Morgens Frostigkeit; übelriechende Nachtschweiße, welche die Wäsche gelb färben.[HA 60]
Taubheitsgefühl im Kopfe, früh beim Erwachen und Aufstehen aus dem Bette, und nach dem Essen verschlimmert, von äußerem Druck, in der Ruhe und in der Wärme gebessert.[HA 86]

Aeusserer Kopf

Grauwerden und Ausfallen der Haare, selbst der Seitenhaare.[VHA]
Nässender Kopfgrind.[VHA]
Feuchter, um sich fressender, krustiger, wundschmerzender und übelriechender Ausschlag auf dem Scheitel und die Kopfseiten herab bis in den Backenbart, nach Kratzen Wundheit und noch mehr nässend, später zu weißlichem Schorfe abtrocknend.[HA 96]
Feuchter, sich ausbreitender, schorfiger Ausschlag auf dem Scheitel, schmerzhaft bei Berührung, und strömt einen widerwärtigen Geruch aus.[Br., Lippe]
Der Ausschlag breitet sich nach den Seiten des Kopfes und dem Backenbart zu aus; Kratzen macht ihn schmerzhafter und FEUCHTER; später trocknet er zu einem weißen Schorfe ab.[Br., Lippe]
Glatte, lange Balggeschwulst auf der behaarten Kopfhaut.[Br., Lippe]
Haarlose Beulen und Balggeschwülste auf dem Haarkopfe, mit großer Hitze und heftigem Jucken der ganzen Kopfhaut, am meisten beim Gehen im Freien.[HA 98]
Ausfallen der früh grauwerdenden Haare auf dem Scheitel und an den Kopfseiten und des Backenbartes, bei Kopfausschlag, oder am Tage heftig stechendem Jucken und Schuppen auf der Kopfhaut, mit Unfähigkeit zu Schwitzen, großer, aber schmerzloser Angegriffenheit von Kaltwerden und verkrüppelten Nägeln.[HA 110]

Verifikationen und klinische Symptome

Stechendes Jucken auf dem Haarkopfe, am meisten auf dem Scheitel und hinter den Ohren, nach Kratzen FEUCHTEND und hautlose Stellen hinterlassend, welche Rothlauf bilden und wie Geschwüre schmerzen, am Tage schlimmer als bei Nachte. [HA 116]

Lähmiges Reißen in den Kopfmuskeln, besonders in den Kopfseiten und hinter den Ohren, von Kaltwerden und während des Gehens im Freien verschlimmert, von Warmwerden und nach dem Gehen im Freien gebessert. [HA 124]

Schweiß von säuerlichem und sehr stinkendem Geruche, welcher die Wäsche gelb färbt, am Kopfe (und am ganzen Körper), Nachts und am Tage von der mindesten Bewegung, selbst von Sprechen verschlimmert, von Gehen im Freien gebessert. [HA 127-128]

Augen

Drücken und Stechen in den Augen mit Thränen derselben.[VHA]

Augenentzündung mit LICHTSCHEU und rothen, geschwollenen Augenlidern.[VHA]

Augenentzündung mit LICHTSCHEU.[HA 60]

Trockene Augenbutter hängt sich in die Augenwimpern.[Br., Lippe]

Scheu der Augen vor dem Tages-LICHTE.[VHA]

Kurzsichtigkeit.[VHA]

Ohren

Trockenheit des innern Ohres.[VHA]

Ausschlag und Wundheit hinter den Ohren.[VHA]

Für Wundheit hinter den Ohren bei Kindern vergleiche PETR. mit GRAPH..[Br., Lippe]

FEUCHTIGKEIT und wunde Stellen hinter den Ohren (vergleiche LYC.).[Br., Lippe]

FEUCHTER, eiternder Schorf an und hinter den Ohren: LYC. (vergleiche GRAPH.).[Br., Lippe]

Schwerhörigkeit.[VHA]

Schwerhörigkeit mit Trockenheit des Ohrs.[HA 60]

Nase

Lästige Nasentrockenheit.[VHA]

Schwarze Schweißlöcher auf der Nase.[VHA]

Geschwürige, schorfige Nasenlöcher.[VHA]

Stinkender Eiterausfluß aus der Nase.[VHA]

Große Empfindlichkeit des Geruchs.[VHA]

Antlitz

Blaßgelbe Gesichtsfarbe.[VHA]

Fliegende Gesichtshitze.[VHA]

Rosenartige Entzündung und Geschwulst des Gesichts.[VHA]

Anschwellung und rosenartige, brennende und stechende Entzündung des Gesichtes; die Gesichtsrose breitet sich strahlenförmig aus.[Br., Lippe]

Balggeschwülste im Gesichte.[VHA]

Hellbraune Flecken, (Sommersprossen) im Gesichte: Thuj. (ANT-C., CALC., GRAPH., KALI-C., NAT-C., NIT-AC., PHOS.)[KMS 723]

Halbseitige Verzerrung und Lähmung der Gesichtsmuskeln, welche die Sprache erschwert.[VHA]

Halbseitige Verzerrung der Gesichtsmuskeln.[HA 60]

Verzerrung und Lähmung der linken Gesichtshälfte, die das Reden verhindert. (Die rechte Seite weist auf CAUST.)[Br., Lippe]

Geschwüre am Innern der Lippen.[VHA]

Schorfige Ausschläge am Kinne und um den Mund.[VHA]

Harte Geschwulst der Unterkieferdrüsen.[VHA]

Zähne

Stechender Zahnschmerz auf Kalttrinken, in der Wärme verschlimmert.[VHA]

Verifikationen und klinische Symptome

Geschwulst und leichtes BLUTEN des Zahnfleisches.[VHA]

Mund
Fauler, urinartiger Mundgeruch.[VHA]
Gefühl, wie von einem Knollen oder Pflock im Halse, besonders Nachts.[VHA]
Halsweh, wie von einem Pflocke.[HA 60]
Nachts wie ein Pflock oder Knollen im Halse.[HA 17]
Krampf im Halse, welcher zum Würgen nöthigt.[VHA]

Lippen und Kinn
Flache, weißliche Geschwüre an der Innenseite der Lippen und in den Mundwinkeln: Thuj. (GRAPH., MEZ.)[KMS 723]

Genüsse
Uebermäßiger Hunger.[VHA]
Widerwillen gegen warme, gekochte Speisen.[VHA]
Früh und nach dem Essen, starker Durst.[VHA]

Geschmack
BITTERGESCHMACK im Munde.[VHA]
Häufiges SAURES Aufstoßen, bei BITTER-Geschmack im Munde.[VHA]

Aufstoßen
Häufiges SAURES Aufstoßen, bei BITTER-Geschmack im Munde.[VHA]

Uebelkeit
Früh-Uebelkeit.[VHA]
Uebelkeit und Erbrechen nach jedem Essen.[VHA]
Magenkrampf und Drücken im Magen mit Uebelkeit, in der Bettwärme gelindert.[VHA]
Trunkenheit früh beim Aufstehen aus dem Bette, mit Zusammenziehen in der Stirn, Uebelkeit und SAUREM Erbrechen.[HA 30-31]
Stockschnupfen mit Kopfweh und Uebelkeit.[VHA]

Magen
Große Verdauungsschwäche.[VHA]
Magenkrampf und Drücken im Magen mit Uebelkeit, in der Bettwärme gelindert.[VHA]
Brennen im Magen, zum Essen nöthigend.[VHA]

Hypochonder
Härte in der Lebergegend.[VHA]

Bauch
Vollheit und Schwere im Bauche.[VHA]
Härte im Unterbauche.[VHA]
Schmerzhaftigkeit der Leistengegend, mit Geschwulst der Drüsen.[VHA]

Bauchbedeckung
Gürtelrose: Thuj. (GRAPH., RHUS-T.)[KMS 724]

Blähungen
Ungemeine Anhäufung von Blähungen im Unterleibe, mit Auftreibung und Spannung.[VHA]
Uebermäßiger Abgang stinkender Blähungen.[VHA]

Stuhl
Wo langwierige Leib-Verstopfung und mehrere Tage zögernder Monatsfluss beschwerlich zu sein pflegt, das ist der GRAPHIT oft unersetzlich.[CK 3, 294]
Langwierige Stuhl-Verstopfung.[VHA]
Verstopfung.[HA 60]
Harter, allzu dick geformter Stuhl.[VHA]

Verifikationen und klinische Symptome

(Langwierige Weichleibigkeit, mit allzu dünn geformtem Stuhle.)[VHA]
Schleimige Stühle.[VHA]

After

Schmerzhafte Aderknoten und zwischen denselben Schrunden am After.[VHA]
BLUTADERKNOTEN am Mastdarme und zwischen denselben brennende Schrunden am After. Mastdarmvorfall mit den Aderknoten, als ob der Mastdarm gelähmt wäre. (Bei leichtem Vorfall vergleiche KALI-C..)[Br., Lippe]

Harn

Aengstlicher, schmerzhafter Harndrang, mit tropfweisem Abgange wenigen dunklen Harns.[VHA]
Säuerlich riechender Harn.[VHA]
Bettpissen.[VHA]
Beim Harnen, Schmerz im Steißbeine.[VHA]

Geschlechtstheile

Spannen in den Geschlechtstheilen, mit wollüstigen Gedanken.[VHA]
Unbändiger Geschlechtstrieb.[VHA]
WÄSSERIGE Geschwulst der Vorhaut und des Hodensacks.[VHA]
Wundheit an der weiblichen Schaam.[VHA]
Schmerzhafte Geschwulst der Ovarien.[VHA]

Beschwerden der Kinder

Wundwerden und hautlose Stellen bei Kindern.[VHA]
Wundheit und Rauheit der Haut, besonders in den Gliederbeugen, den Schamleisten, dem Nacken und hinter den Ohren, hauptsächlich bei Kindern.[Br., Lippe]
Unheilsamkeit der Haut, jede kleine Verletzung verursacht Eiterung. (Vergleiche LYC., HEP. und SULPH.. Bei schmutzig aussehenden Kindern mit klebriger FEUCHTIGKEIT hinter den Ohren und Neigung zu klebrigem Ekzema in der Leistengegend hat GRAPH. einen sehr heilsamen Einfluß. Für äußerliche Anwendung benütze man gleiche Teile von LANOLIN und COLD-CREAM.)[Br., Lippe]

Regel

Wo langwierige Leib-Verstopfung und mehrere Tage zögernder Monatsfluss beschwerlich zu sein pflegt, das ist der GRAPHIT oft unersetzlich.[CK 3, 294]
Monatliches zu spät, zu gering und zu blaß.[VHA]
Zögernde, blasse Regel.[HA 60]
Schwieriger Durchbruch der Regel bei Jungfrauen.[VHA]
GRAPH. bei Amenorrhoe mit Jücken zwischen den Fingern; Jedermann kennt die Wirksamkeit dieses Mittels gegen Flechten zwischen den Fingern.[Chargé, Bönn.]
Unterleibskrämpfe bei der Regel.[VHA]
Weißer, dünner Weißfluß.[VHA]

Schnupfen

Täglicher Schnupfen beim Kaltwerden.[VHA]
Schnupfen vom Kaltwerden, mit übelriechendem Nasenausfluß.[HA 17]
Stockschnupfen mit Kopfweh und Uebelkeit.[VHA]
Faulriechender Schleimausfluß aus der Nase.[VHA]

Husten

Husten, Abends oder Nachts, durch Tiefathmen erregt.[VHA]

Luftröhre

Empfindlichkeit des Kehlkopfs, mit Kratzen darin und Heiserkeit.[VHA]
Unreine Gesangstimme.[VHA]

Hals

Schmerzhafte Genicksteifigkeit, beim Neigen des Kopfes und Aufheben der Arme.[VHA]

Verifikationen und klinische Symptome

Brust

Stiche in der Brust und Herzklopfen bei der geringsten Bewegung.[VHA]

Verhärtung und Geschwulst der Brustdrüsen.[VHA]

Anschwellung und Verhärtung der Brüste, oder harte Narben an den Brüsten, die von Abszessen herrühen.[Br., Lippe]

Heilungsbericht: Dennoch blieb er frisch und wohl, und nahm sichtlich an Fülle zu, bis am 6. Okt. des folgenden Jahres [1836] die Entdeckung gemacht wurde, daß die linke Brustdrüse, gerade unter der Warze, bedeutend geschwollen und bei Berührung schmerzhaft sei. Eine Gabe SULPH. 30°°, und 8 Tage darauf eine Gabe GRAPH. 30°° beseitigten in 3 Wochen dieses Uebel, und er blieb wieder wohl bis zum Februar 1837, wo ohne aufzufindende Ursache plötzlich wieder das Bettpissen eintrat, und die Nase anschwoll.[ACS 18 (1840) 2, 33]

Wundheit der Brustwarzen, mit nässenden Bläschen.[VHA]

Die Nägel sind dick und verkrüppelt (untersuche die Lungen!).[Br., Lippe]

Rücken

Schmerzhafte Genicksteifigkeit, beim Neigen des Kopfes und Aufheben der Arme.[VHA]

Ameisenkriechen im Rücken.[VHA]

BLUTSCHWÄRE auf dem Rücken: Thuj. (CAUST., GRAPH., HEP.)[KMS 726]

Zerschlagenheit im Kreuze.[VHA], [HA 60]

Oberglieder

Abmagerung der Hände.[VHA]

Abmagerung der Hände. (Bei Abmagerung der Füße gib CAUST..)[Br., Lippe]

Krummziehen der Finger.[VHA]

Gichtknoten an den Fingern.[VHA]

Wundheit zwischen den Fingern.[VHA]

GRAPH. bei Amenorrhoe mit Jücken zwischen den Fingern; Jedermann kennt die Wirksamkeit dieses Mittels gegen Flechten zwischen den Fingern.[Chargé, Bönn.]

Dicke, verwachsene Nägel.[VHA]

Verkrüppelte, abbröckelnde und missfarbige Nägel auf den Fingern: Thuj. (GRAPH., NIT-AC., SIL.)[KMS 727]

Verkrüppelte Nägel an Fingern und Zehen: Thuj. (CAUST., GRAPH., NIT-AC., SABAD., SIL.)[KMS 728-729]

Eingeschlafenheit der Glieder.[VHA]

Eingeschlafenheit der Theile, worauf man liegt.[HA 60]

Krummziehen einzelner Theile.[VHA]

Unterglieder

Wundheit zwischen den Beinen.[VHA]

Eingeschlafenheit der Glieder.[VHA]

Eingeschlafenheit der Theile, worauf man liegt.[HA 60]

Flechsen-Verkürzung.[VHA]

Krummziehen einzelner Theile.[VHA]

Taubheit der Oberschenkel.[VHA]

Steifigkeit und Muskelverkürzung in den Kniekehlen.[VHA]

Ungelenkheit der Knie.[VHA]

Kälte der Füße, Abends im Bette.[VHA]

Stechender Schmerz in den Fersen.[VHA]

Krummziehen und Steifigkeit der Zehen.[VHA]

Freßblasen und Geschwüre an, und Wundheit zwischen den Zehen.[VHA]

Dicke, verkrüppelte Zehnägel.[VHA]

Spröde, verkrüppelte Zehennägel: Thuj. (ARS., GRAPH., SABAD., SEP.)[KMS 727]

Verkrüppelte Nägel an Fingern und Zehen: Thuj. (CAUST., GRAPH., NIT-AC., SABAD., SIL.)[KMS 728-729], [HA 17]

Uebelriechender Schweiss an den Zehen: Thuj. (BAR-C., GRAPH., KALI-C., NIT-AC., PULS., SIL.)[KMS 727]

Drüsen

Verhärtung und Geschwulst der Drüsen.[VHA]

Verifikationen und klinische Symptome

Harte Geschwulst der Unterkieferdrüsen.[VHA]
Schmerzhaftigkeit der Leistengegend, mit Geschwulst der Drüsen.[VHA]
Schmerzhafte Geschwulst der Ovarien.[VHA]
Verhärtung und Geschwulst der Brustdrüsen.[VHA]
Anschwellung und Verhärtung der Brüste, oder harte Narben an den Brüsten, die von Abszessen herrühen.[Br., Lippe]
Konkordanz Drüsen: Bell., *Bry.*, Carb-an., *Con.*, Lyc., Merc., *Phos.*, *Puls.*, Rhus-t., Spong., *Sulph.* [PB]

Knochen

Konkordanz Knochen: Con., Merc., Nit-ac., Puls., Sulph. [PB]

Haut

Trockenheitsgefühl der Haut und mangelnde Ausdünstung.[VHA]
Trockenheit der Haut.[HA 60]
Rothlauf-Entzündungen.[VHA]
Grauwerden und Ausfallen der Haare, selbst der Seitenhaare.[VHA]
NÄSSENDER Kopfgrind.[VHA]
FEUCHTER, um sich fressender, krustiger, wundschmerzender und übelriechender Ausschlag auf dem Scheitel und die Kopfseiten herab bis in den Backenbart, nach Kratzen Wundheit und noch mehr NÄSSEND, später zu weißlichem Schorfe abtrocknend.[HA 96]
FEUCHTER, sich ausbreitender, schorfiger Ausschlag auf dem Scheitel, schmerzhaft bei Berührung, und strömt einen widerwärtigen Geruch aus.[Br., Lippe]
Der Ausschlag breitet sich nach den Seiten des Kopfes und dem Backenbart zu aus; Kratzen macht ihn schmerzhafter und FEUCHTER; später trocknet er zu einem weißen Schorfe ab.[Br., Lippe]
Glatte, lange Balggeschwulst auf der behaarten Kopfhaut.[Br., Lippe]

Flechten

NÄSSENDE Flechten und Ausschläge.[VHA]
Juckende, krustige Flechten: Thuj. (GRAPH., RHUS-T., SEP.)[KMS 728]
Ringflechten: Thuj. (GRAPH., JOD, NAT-C., SEP.)[KMS 728]
Dr. *Stens* berichtete über die heilsame Wirkung des eben erwähnten Mittels (SEP.) bei Ringflechten; wobei Ref. bemerkte, dass ihm gegen dieses oft hartnäckige Uebel, ausser den in seinem „therapeutischen Taschenbuch" [PB, 228: CLEM., MAG-C., *NAT-C.*, NAT-M., *SEP.*] angegebenen Mitteln, auch noch GRAPH. und JOD gute Dienste geleistet hätten.[AHZ 63 (1861) 60]
GRAPH. bei Amenorrhoe mit Jücken zwischen den Fingern; Jedermann kennt die Wirksamkeit dieses Mittels gegen Flechten zwischen den Fingern.[Chargé, Bönn.]

Balggeschwülste.[VHA]
BLUTSCHWÄRE auf dem Rücken: Thuj. (CAUST., GRAPH., HEP.)[KMS 726]
Blaßgelbe Gesichtsfarbe.[VHA]
Wundwerden und hautlose Stellen bei Kindern.[VHA]
Unheilsamkeit der Haut.[VHA]
Wundheit und Rauheit der Haut, besonders in den Gliederbeugen, den Schamleisten, dem Nacken und hinter den Ohren, hauptsächlich bei Kindern.[Br., Lippe]
Unheilsamkeit der Haut, jede kleine Verletzung verursacht Eiterung. (Vergleiche LYC., HEP. und SULPH. (Bei schmutzig aussehenden Kindern mit klebriger Feuchtigkeit hinter den Ohren und Neigung zu klebrigem Ekzema in der Leistengegend hat GRAPH. einen sehr heilsamen Einfluß. Für äußerliche Anwendung benütze man gleiche Teile von LANOLIN und COLD-CREAM.[Br.]).[Br., Lippe]
Gürtelrose (am Bauch): Thuj. (GRAPH., RHUS-T.)[KMS 724]
GRAPH. ist Vorbeugungsmittel gegen Erysipel.[Gue.; AHZ 115]
Stinkender Eiter und Wildfleisch in den Geschwüren.[VHA]
Dicke, verkrüppelte Nägel.[VHA], [HA 60]
Dicke, verwachsene (Finger-) Nägel.[VHA]
Verkrüppelte, abbröckelnde und missfarbige Nägel auf den Fingern: Thuj. (GRAPH., NIT-AC., SIL.)[KMS 727]

Verifikationen und klinische Symptome

Verkrüppelte Nägel an Fingern und Zehen: Thuj. (CAUST., GRAPH., NIT-AC., SABAD., SIL.)[KMS 728], [HA 17]
Dicke, verkrüppelte Zehnägel.[VHA]
Die Nägel sind dick und verkrüppelt (untersuche die Lungen!).[Br., Lippe]
Spröde, verkrüppelte Zehennägel: Thuj. (ARS., GRAPH., SABAD., SEP.)[KMS 727]
Uebelriechender Schweiss an den Zehen: Thuj. (BAR-C., GRAPH., KALI-C., NIT-AC., PULS., SIL.)[KMS 727]
Ausschlag und Wundheit hinter den Ohren.[VHA]
Rosenartige Entzündung und Geschwulst des Gesichts.[VHA]
Balggeschwülste im Gesichte.[VHA]
Hellbraune Flecken, (Sommersprossen) im Gesichte: Thuj. (ANT-C., CALC., GRAPH., KALI-C., NAT-C., NIT-AC., PHOS.)[KMS 723]
Schorfige Ausschläge am Kinne und um den Mund.[VHA]
Schwarze Schweißlöcher auf der Nase.[VHA]
Geschwürige, schorfige Nasenlöcher.[VHA]
Wundheit an der weiblichen Schaam.[VHA]
Wundheit der Brustwarzen, mit nässenden Bläschen.[VHA]
Wundheit zwischen den Fingern.[VHA]
Feigwarzen, die oft wie fauler Käse oder wie Heringslake riechen: Thuj. (CALC., GRAPH., HEP.)[KMS 728]
Schweiß von säuerlichem und sehr stinkendem Geruche, welcher die Wäsche gelb färbt, am Kopfe (und am ganzen Körper), Nachts und am Tage von der mindesten Bewegung, selbst von Sprechen verschlimmert, von Gehen im Freien gebessert. [HA 127-128]
Konkordanz Haut und Aeusseres: Ant-c., Arn., Ars., Bar-c., Bell., Bry., *Calc.*, Carb-v., Cham., Chin., Cic., Clem., Con., Dulc., Hep., Kali-c., Lach., *Lyc.*, Merc., Nat-m., Nit-ac., Petr., Phos., Ph-ac., Puls., *Rhus-t.*, Sabad., *Sep.*, Sil., Spong., Squil., Staph., *Sulph.*, Viol-t. [PB]

Schlaf

Abends schwieriges Einschlafen.[VHA]
Düseliger, ermattender Morgenschlaf.[VHA]
Durch ängstliche Träume gestörter Schlaf.[HA 60]
Nachts ängstliche, fürchterliche Träume.[VHA]
Nachts wie ein Pflock oder Knollen im Halse.[HA 17]
Gefühl, wie von einem Knollen oder Pflock im Halse, besonders Nachts.[VHA]
Kälte der Füße, Abends im Bette.[VHA]
Melancholie mit großer Neigung zu Gram, Besorgtheit wegen der Zukunft und nächtlicher Unruhe, die aus dem Bette treibt[HA 16-17]
Konkordanz Schlaf und Träume: Ars., Bell., Bry., *Calc.*, Caust., Chin., Con., Hep., Ign., Kali-c., Lach., Lyc., Merc., Nat-c., *Nux-v.*, Op., *Phos.*, Puls., *Sep.*, Sil., Sulph. [PB]

Fieber

Abendlicher Frost.[VHA]
Morgens Frostigkeit.[HA 60]
Unfähigkeit zu schwitzen.[VHA]
Gänzliche Unfähigkeit zu schwitzen.[WF 24]
Uebelriechender Schweiß bei der mindesten Bewegung.[VHA]
Stinkender Nachtschweiß.[VHA]
Übelriechende Nachtschweiße, welche die Wäsche gelb färben.[HA 60]

Fieberstadien

1. Puls voll und hart, aber nicht merklich beschleunigt.[WF 24]
2. Frost und Frostigkeit, am Meisten Abends. – Frostigkeit Tag und Nacht, besonders Abends nach 4 Uhr.[WF 24]
3. Allgemeine, trockne Hitze, Abends und die Nacht hindurch, nach vorgängigem Froste. – Hitze beim Fahren im Wagen.[WF 24]

Verifikationen und klinische Symptome

4. Schweiss von der mindesten Bewegung. – Starke Nachtschweisse.[WF] Gelbfärbende, sauer- und übelriechende, oft auch kalte Schweisse. – Gänzliche Unfähigkeit zu schwitzen.[WF 24] – Braungelb färbender Schweiss: Thuj. (ARS., BELL., CARB-AN., GRAPH., LACH., SEL.) [KMS 729]

Konkordanz Fieber: Acon., Ant-c., Arn., Ars., Bar-c., Bell., Bry., Calc., Chin., Hep., Kali-c., *Lyc.*, Merc., Nit-ac., *Nux-v.*, *Phos.*, Puls., Rhus-t., *Sep.*, Sil., Staph., *Sulph.*, Thuj. [PB]

Gemeinsames

Große Magerkeit.[VHA]

Abmagerung und Absterben der leidenden Theile: Thuj. (ARS., CARB-V., GRAPH., MEZ., PLB., SEL.)[KMS 727]

Leichte Verkältlichkeit und erhöhete Beschwerden von Kaltwerden.[VHA]

Ziehen durch den ganzen Körper, mit Neigung zum Dehnen und Recken.[VHA]

Eingeschlafenheit der Glieder.[VHA]

Flechsen-Verkürzung.[VHA]

Krummziehen einzelner Theile.[VHA]

Starkes Pulsiren durch den ganzen Körper, bei jeder Bewegung.[VHA]

Allgemeine Angegriffenheit, ohne Schmerz, die zum Stöhnen nöthigt.[VHA]

Besserung der Beschwerden

Nach Gehen im Freien verschwinden viele Beschwerden.[VHA]

Nach Gehen im Freien.[HA 60], [HA 124]

Gehen im Freien.[HA 128]

Von äußerem Druck.[HA 86]

In der Ruhe.[HA 86]

In der Wärme.[HA 86]

Warmwerden.[HA 124]

Verschlimmerung der Beschwerden

Nachts und am Tage[HA 127]

Am Tage schlimmer als bei Nachte.[HA 116]

Von der mindesten Bewegung.[HA 127]

Bewegung des Kopfs.[HA 60]

Gehen im Freien.[HA 98], [HA 124]

Fahren.[HA 60]

Selbst von Sprechen.[HA 127-128]

Nach dem Essen.[HA 60], [HA 86]

Kaltwerden.[HA 124]

Konkordanzen

Verschlimmerung nach der Zeit: Cham., Mang., Stront. [PB]

Verschlimmerung nach Lage und Umständen: Acon., Agn., Am-c., Am-m., Arn., Ars., Aur., Bell., Bor., *Bry.*, Calad., *Calc.*, Camph., Carb-an., Carb-v., Caust., Cham., Chel., Chin., Cina, Cocc., Coff., *Con.*, Croc., Dig., Dulc., Euphr., Hell., *Hep.*, Hyos., Ign., Jod., Ip., *Kali-c.*, Kreos., Led., *Lyc.*, Mag-m., Merc., Nat-c., *Nat-m.*, *Nux-v.*, Olnd., *Phos.*, Ph-ac., Puls., Rhod., *Rhus-t.*, Ruta, Sabad., Sars., *Sep.*, *Sil.*, *Spig.*, Squil., Staph., *Sulph.*, Verat. [PB]

Arzneibeziehungen von Graphites

Acon., Agar., Ambr., Am-c., Ars., (Asar.), Bell., Bry., (Calad.), Calc., Cham., Con., Guaj., Hyos., Kali-c., Lyc., (Merc.), Mag-c., Mag-m., (Nit-ac.), Nux-v., Phos., Puls., Rhus-t., Sabin., (Sel.), Sep., Sil., Sulph. [VHA]

Acon., Arn., Ars., Bar-c., *Bell.*, *Bry.*, *Calc.*, Carb-an., Carb-v., Caust., Cham., Chin., Cocc., Con., Hep., Ign., Kali-c., *Lyc.*, *Merc.*, Nat-m., Nit-ac., *Nux-v.*, Petr., *Phos.*, *Puls.*, *Rhus-t.*, Sabad., *Sep.*, Sil., Spig., Staph., *Sulph.*, Thuj., Verat., Zinc. [PB]

Verifikationen und klinische Symptome

Acon., Agn., Apisin., *Ars., Bell.*, Calc., *Caust., Fl-ac.*, Guaj., Kali-c., *Lyc.*, Mag-c., *Nat-c.*, Nit-ac., *Nux-v., Phos., Puls., Sep.*, Sil., Sulph., *Thuj.* [KV]

Antidote von Graphites: Ars., Nux-v. – Vinum

Ars., Nux-v. [SRA]

WEIN [SRA]

Riechen an X° ARSENIK scheint Antidot zu sein, vorzüglich gegen verzweifelten Gram von GRAPHIT entstanden. Auch eine ganz feine Gabe KRÄHENAUGEN hebt mehrere Beschwerden von GRAPHIT. [CK 3, 294]

Ars., Nux-v. [PB]

VINUM [PB]

Graphites ist Antidot von: Ars. u. Ars.[Br., Lippe]

GRAPH. ist wichtig für Zustände, die durch Mißbrauch von ARS. entstanden.[Br., Lippe]

Graphites ist Folgemittel von: Sulph.

Dennoch blieb er frisch und wohl, und nahm sichtlich an Fülle zu, bis am 6. Okt. des folgenden Jahres [1836] die Entdeckung gemacht wurde, daß die linke Brustdrüse, gerade unter der Warze, bedeutend geschwollen und bei Berührung schmerzhaft sei. Eine Gabe SULPH. 30°°, und 8 Tage darauf eine Gabe GRAPH. 30°° beseitigten in 3 Wochen dieses Uebel, und er blieb wieder wohl bis zum Febr. 1837, wo ohne aufzufindende Ursache plötzlich wieder das Bettpissen eintrat, und die Nase anschwoll.[ACS 18 (1840) 2, 33]

Zwischenmittel von Graphites

Er lässt sich, selbst nach Zwischen-Mitteln, selten mit Vortheil wiederholen.[CK 3, 294]

Verifikationen und klinische Symptome

Konkordanzen der homöopathischen Arzneien

I. Gemüth und Geist: Bell., Cham., *Ign.*, Lyc., Nat-m., Nux-v., *Puls.*, Rhus-t., Sep., Stram., Sulph., Verat. [PB]

II. Körpertheile und Organe: Acon., Alum., Arn., Ars., Aur., Bar-c., *Bell.*, Bor., Bry., *Calc.*, Canth., Carb-v., *Caust.*, Cham., Chin., Con., Hep., Ign., Kali-c., *Lyc.*, *Merc.*, Nat-m., Nit-ac., *Nux-v.*, Op., *Petr.*, Phos., Plat., Plb., *Puls.*, Rhus-t., Sabad., Sec., *Sep.*, *Sil.*, Spig., *Staph.*, *Sulph.*, Thuj., Verat., Zinc. [PB]

III. Empfindungen und Beschwerden

1. **Aeussere und innere Körpertheile im Allgemeinen:** Acon., Alum., Am-c., Am-m., Arn., Ars., Asaf., Aur., Bar-c., *Bell.*, Bry., *Calc.*, Carb-an., Carb-v., Caust., Cham., Chin., Cocc., Coloc., Con., Ferr., Hyos., Ign., Jod., Kali-c., *Lyc.*, Meny., Merc., Mez., Nat-c., *Nat-m.*, Nit-ac., Nux-v., Petr., Phos., Ph-ac., Plat., *Puls.*, *Rhus-t.*, *Sep.*, Sil., Spig., Spong., Stann., Staph., Stront., *Sulph.*, Thuj., Verat., Zinc. [PB]
2. **Drüsen:** Bell., *Bry.*, Carb-an., *Con.*, Lyc., Merc., *Phos.*, *Puls.*, Rhus-t., Spong., *Sulph.* [PB]
3. **Knochen:** Con., Merc., Nit-ac., Puls., Sulph. [PB]
4. **Haut und Aeusseres:** Ant-c., Arn., Ars., Bar-c., Bell., Bry., *Calc.*, Carb-v., Cham., Chin., Cic., Clem., Con., Dulc., Hep., Kali-c., Lach., *Lyc.*, Merc., Nat-m., Nit-ac., Petr., Phos., Ph-ac., Puls., *Rhus-t.*, Sabad., *Sep.*, Sil., Spong., Squil., Staph., *Sulph.*, Viol-t. [PB]

IV. Schlaf und Träume: Ars., Bell., Bry., *Calc.*, Caust., Chin., Con., Hep., Ign., Kali-c., Lach., Lyc., Merc., Nat-c., *Nux-v.*, Op., *Phos.*, Puls., *Sep.*, Sil., Sulph. [PB]

V. Fieber: Acon., Ant-c., Arn., Ars., Bar-c., Bell., Bry., Calc., Chin., Hep., Kali-c., *Lyc.*, Merc., Nit-ac., *Nux-v.*, *Phos.*, Puls., Rhus-t., *Sep*, Sil., Staph., *Sulph.*, Thuj. [PB]

VI. Änderung des Befindens

1. **Verschlimmerung nach der Zeit:** Cham., Mang., Stront. [PB]
2. **Verschlimmerung nach Lage und Umständen:** Acon., Agn., Am-c., Am-m., Arn., Ars., Aur., Bell., Bor., *Bry.*, Calad., *Calc.*, Camph., Carb-an., Carb-v., Caust., Cham., Chel., Chin., Cina, Cocc., Coff., *Con.*, Croc., Dig., Dulc., Euphr., Hell., *Hep.*, Hyos., Ign., Jod., Ip., *Kali-c.*, Kreos., Led., *Lyc.*, Mag-m., Merc., Nat-c., *Nat-m.*, *Nux-v.*, Olnd., *Phos.*, Ph-ac., Puls., Rhod., *Rhus-t.*, Ruta, Sabad., Sars., *Sep.*, *Sil.*, *Spig.*, Squil., Staph., *Sulph.*, Verat. [PB]

VII. Konkordanz der homöopathischen Arzneien

Acon., Arn., Ars., Bar-c., *Bell.*, *Bry.*, *Calc.*, Carb-an., Carb-v., Caust., Cham., Chin., Cocc., Con., Hep., Ign., Kali-c., *Lyc.*, *Merc.*, Nat-m., Nit-ac., *Nux-v.*, Petr., *Phos.*, *Puls.*, *Rhus-t.*, Sabad., *Sep.*, Sil., Spig., Staph., *Sulph.*, Thuj., Verat., Zinc. [PB]

Acon., Agn., Apisin., *Ars.*, *Bell.*, Calc., *Caust.*, *Fl-ac.*, Guaj., Kali-c., *Lyc.*, Mag-c., *Nat-c.*, Nit-ac., *Nux-v.*, *Phos.*, *Puls.*, *Sep.*, Sil., Sulph., *Thuj.* [KV]

Verifikationen und klinische Symptome

Guajacum officinale (Guajakharz)

(Guaj.)

Synonyma

Guajacum officinale, Guajakharz, Guajakgummi [SRA]

Antipsorische Arznei

[SRA]

Arzneiwirkungsdauer

Wirkt über 5 Wochen.[SRA]

Zählt zur 3. Klasse derjenigen Mittel, welche eine mittlere Wirkungsdauer besitzen.[AHZ 49 (1855) 82]

Eigenthümlichkeiten und Hauptwirkungen

Gemüth

Traurigkeit und Niedergeschlagenheit.[VHA]

Neigung, alles umher zu tadeln und zu verachten.[VHA]

Verdrießlichkeit und Widerspenstigkeit.[VHA]

Gefühl von Zusammenschnürung in der Magengegend, mit Angst und Athembeklemmung.[VHA]

Konkordanz Gemüth und Geist: Anac., Bell., Hyos., Lyc., Nat-m., Ph-ac., Plat., Stram., Verat. [PB]

Geist

Große Vergeßlichkeit, besonders für Namen.[VHA]

Früh, öfteres gedankenloses vor sich hin Starren.[VHA]

Konkordanz Gemüth und Geist: Anac., Bell., Hyos., Lyc., Nat-m., Ph-ac., Plat., Stram., Verat. [PB]

Kopf

Heftige, große Stiche im Gehirne.[VHA]

Reissen in einer Kopfseite, bis zur Backe herunter.[VHA]

Gefühl am äußern Kopfe, als wenn er geschwollen und die BLUTGEFÄßE überfüllt wären.[VHA]

Viel Schweiß beim Gehen im Freien, besonders am Kopfe (bei Fieber).[VHA]

Augen

Gefühl in den Augen, als wäre der Augapfel geschwollen und die Lider reichten nicht mehr zu, ihn zu bedecken.[VHA]

Blüthen mit weissen Spitzen in den Augenbrauen.[VHA]

Erweiterte Pupillen.[VHA]

Schwarzer Staar.[VHA]

Ohren

Heftiger Ohrenzwang mit Reissen.[VHA]

Antlitz

Gesichtsschmerz; schmerzhafte Stiche in den Jochbeinen und Backenmuskeln.[VHA]

Zähne

Ziehend reißender Schmerz in den Zähnen, der sich mit einem Stiche endigt.[VHA]

Drückender Schmerz in den Zähnen, bei Zusammenbeissen derselben.[VHA]

Mund

Heftiges Brennen im Schlunde.[VHA]

Genüsse

Starker Hunger.[VHA]

Verifikationen und klinische Symptome

Früh und Vormittags, Ekel vor allen Genüssen.[VHA]
Heftiger Durst.[VHA]

Aufstoßen
Viel, leeres Aufstoßen.[VHA]

Uebelkeit
Früh heftiges Erbrechen WÄSSERIGEN Schleims mit großer Anstrengung.[VHA]

Magen
Gefühl von Zusammenschnürung in der Magengegend, mit Angst und Athembeklemmung.[VHA]

Bauch
Kneipender Schmerz im Unterleibe, wie von versetzten Blähungen, der sich immer tiefer nach hinten senkt.[VHA]
Fippern in den Bauchmuskeln.[VHA]
Leistenbruch.[VHA]

Stuhl
Verstopfung.[VHA]
Harter, bröckeliger, sehr übelriechender Stuhl.[VHA]

Harn
Fortwährender Harndrang mit vielem Abgange übelriechenden Harns.[VHA]
Schneiden beim Harnen.[VHA]
Nach vergeblichem Harndrange, Stiche am Blasenhalse.[VHA]

Schnupfen
Häufiger, WÄSSERIGER Ausfluß aus der Nase.[VHA]

Athem
Gefühl von Zusammenschnürung in der Magengegend, mit Angst und Athembeklemmung.[VHA]
Trockner Husten, mit Athemmangel bis Auswurf erfolgt, durch Reiz in der Herzgrube erregt.[VHA]

Husten
Trockner Husten, mit Athemmangel bis Auswurf erfolgt, durch Reiz in der Herzgrube erregt.[VHA]
Husten mit kopiösem, übelriechendem Eiter-Auswurfe.[VHA]

Brust
Stiche in der linken Brust, durch Einathmen verschlimmert.[VHA]

Rücken
Bei Bewegung unerträgliche Steifigkeit durch eine Seite des Rückens, vom Nacken bis zum Kreuze.[VHA]
Reissen von der Achselhöhle an der Seite des Rückens herab.[VHA]
Nachmittags Frost im Rücken.[VHA]
Zusammenziehender Schmerz zwischen den Schulterblättern.[VHA]

Oberglieder
Reissende und stechende Schmerzen in den Muskeln der Ober- und Unterglieder, mit Heißwerden der Theile.[VHA]
Unbewegliche Steifigkeit der krummgezogenen Glieder.[VHA]
Eingeschlafenheit der Gliedmassen.[VHA]

Verifikationen und klinische Symptome

Unterglieder

Kriebelnd drückender Knochenschmerz in den Oberschenkeln.[VHA]

Reissende und stechende Schmerzen in den Muskeln der Ober- und Unterglieder, mit Heißwerden der Theile.[VHA]

Unbewegliche Steifigkeit der krummgezogenen Glieder.[VHA]

Eingeschlafenheit der Gliedmassen.[VHA]

Große Trägheit und Mattigkeit, besonders in den Oberschenkeln, mit Scheu vor Bewegung.[VHA]

Knochen

Geschwulst und Auflockerung der Knochen.[VHA]

Knochenfraß.[VHA]

Kriebelnd drückender Knochenschmerz in den Oberschenkeln.[VHA]

Konkordanz Knochen: Asaf., Calc., Lyc., Merc., Mez., Ph-ac., Sil., S t a p h ., Sulph. [PB]

Haut

Konkordanz Haut und Aeusseres: Asaf., B r y ., Calc., Caust., P u l s ., Rhus-t. [PB]

Schlaf

Nächtliche Unruhe und Schlaflosigkeit.[VHA]

Früh, Unausgeschlafenheit.[VHA]

Konkordanz Schlaf und Träume: A r s ., B e l l ., B r y ., *Calc.*, C a r b - v ., Chin., *Graph.*, H e p ., I g n ., L a c h ., L y c ., Merc., Nux-v., Phos., P u l s ., R h u s - t ., S e p ., S i l ., Spig., *Sulph.* [PB]

Fieber

Beschleunigter BLUTUMLAUF, mit weichem, kleinem Pulse.[VHA]

Beständiges Frösteln, selbst am warmem Ofen.[VHA]

Viel Schweiß beim Gehen im Freien, besonders am Kopfe.[VHA]

Uebelriechender Schweiß.[VHA]

Fieberstadien

1. P u l s klein, schwach und weich, aber beschleunigt.[WF 25]
2. Innerlicher F r o s t über den ganzen Körper, selbst beim warmen Ofen, am Meisten Nachmittags und Abends.[W 25F]
3. Abends H i t z e , besonders im Gesichte.[WF 25]
4. S c h w e i s s ebenfalls am meisten am Kopfe und an der Stirne, auch beim Gehen im Freien. – Sehr übelriechende Nachtschweisse.[WF 25]

Konkordanz Fieber: Acon., Carb-v., Chin., Cupr., Laur., Sep., Sil., *Verat.* [PB]

Gemeinsames

Reissende und stechende Schmerzen in den Muskeln der Ober- und Unterglieder, mit Heißwerden der Theile.[VHA]

Unbewegliche Steifigkeit der krummgezogenen Glieder.[VHA]

Eingeschlafenheit der Gliedmassen.[VHA]

Große Trägheit und Mattigkeit, besonders in den Oberschenkeln, mit Scheu vor Bewegung.[VHA]

Ungemeine Abmagerung.[VHA]

Unbehaglichkeit im Körper, wogegen Gähnen und Dehnen der Glieder wohl thut.[VHA]

Die meisten Beschwerden entstehen im Sitzen, früh und Vormittags.[VHA]

Die leidenden Theile sind sehr empfindlich gegen Berührung.[VHA]

Verschlimmerung der Beschwerden

Konkordanzen

Verschlimmerung nach der Zeit: Carb-v., Hep., Laur., Mang., N a t - c ., Nat-m., Nux-m., S e p ., Sil., Staph., Sulph., Valer. [PB]

Verschlimmerung nach Lage und Umständen: Agar., Am-c., Arn., Asaf., Bry., C a l c ., Camph., Carb-an., C a r b - v ., Cham., Chel., Chin., C o c c ., Coff., Con., H e p ., Ign., Ip., Kreos., L a c h ., Lyc., Merc., Nat-m., N u x - m ., N u x - v ., Olnd., Phos., Puls., Ran-b., R h u s - t ., Ruta, S e l ., Sep., *Sil.*, Spig., Staph., Stram., Sulph., Teucr., Thuj., Valer., Verb., Zinc. [PB]

Verifikationen und klinische Symptome

Arzneiverwandtschaften von Guajacum officinale

Graph., Merc., Nux-v. [VHA]
Acon., Anac., Ars., Asaf., Bell., Bry., *Calc.*, *Carb-v.*, Caust., *Chin.*, Cocc., Graph., Hep., Ign., Kali-c., Lach., *Lyc.*, *Merc.*, Nat-c., Nat-m., Nux-m., Nux-v., Phos., Ph-ac., *Puls.*, Rhus-t., Ruta, *Sep.*, *Sil.*, Spig., Staph., Stram., *Sulph.*, Thuj., Verat., Zinc. [PB]
Bry., Graph., Merc. [KV]

Antidote von Guajacum officinale

? [SRA]
? [PB]

Konkordanzen der homöopathischen Arzneien

I. Gemüth und Geist: Anac., Bell., Hyos., Lyc., Nat-m., Ph-ac., Plat., Stram., Verat. [PB]

II. Körpertheile und Organe: Acon., Arn., Ars. Bell., Calc., Carb-v., *Caust.*, Chin., Cocc., Con., Dulc., Graph., Hep., Kali-c., *Lyc.*, *Merc.*, Nat-c., Nat-m., *Nux-v.*, Phos., *Ph-ac.*, *Puls.*, Rhus-t., Ruta, *Sep.*, Sil., Spig., Stann., *Staph.*, *Sulph.*, Thuj., Verat., Zinc. [PB]

III. Empfindungen und Beschwerden

1. **Aeussere und innere Körpertheile im Allgemeinen:** Acon., Alum., Anac., Ars., Bar-c., Bell., Bry., *Calc.*, Caps., Caust., Cham., Chin., Cocc., Graph., Ign., Kali-c., Lyc., Merc., Nat-c., Nat-m., *Nux-v.*, Petr., Phos., Ph-ac., Plat., *Puls.*, Rhus-t., Sep., Sil., Spig., Spong., Stann., Sulph., Thuj., Verat. [PB]
2. **Drüsen:** vacat [PB]
3. **Knochen:** Asaf., Calc., Lyc., Merc., Mez., Ph-ac., Sil., Staph., Sulph. [PB]
4. **Haut und Aeusseres:** Asaf., Bry., Calc., Caust., Puls., Rhus-t. [PB]

IV. Schlaf und Träume: Ars., Bell., Bry., *Calc.*, Carb-v., Chin., *Graph.*, Hep., Ign., Lach., Lyc., Merc., Nux-v., Phos., Puls., Rhus-t., Sep., Sil., Spig., *Sulph.* [PB]

V. Fieber: Acon., Carb-v., Chin., Cupr., Laur., Sep., Sil., *Verat.* [PB]

VI. Änderung des Befindens

1. **Verschlimmerung nach der Zeit:** Carb-v., Hep., Laur., Mang., Nat-c., Nat-m., Nux-m., Sep., Sil., Staph., Sulph., Valer. [PB]
2. **Verschlimmerung nach Lage und Umständen:** Agar., Am-c., Arn., Asaf., Bry., Calc., Camph., Carb-an., Carb-v., Cham., Chel., Chin., Cocc., Coff., Con., Hep., Ign., Ip., Kreos., Lach., Lyc., Merc., Nat-m., Nux-m., Nux-v., Olnd., Phos., Puls., Ran-b., Rhus-t., Ruta, Sel., Sep., *Sil.*, Spig., Staph., Stram., Sulph., Teucr., Thuj., Valer., Verb., Zinc. [PB]

VII. Konkordanz der homöopathischen Arzneien

Acon., Anac., Ars., Asaf., Bell., Bry., *Calc.*, *Carb-v.*, Caust., *Chin.*, Cocc., Graph., Hep., Ign., Kali-c., Lach., *Lyc.*, *Merc.*, Nat-c., Nat-m., Nux-m., Nux-v., Phos., Ph-ac., *Puls.*, Rhus-t., Ruta, *Sep.*, *Sil.*, Spig., Staph., Stram., *Sulph.*, Thuj., Verat., Zinc. [PB]
Bry., Graph., Merc. [KV]

Verifikationen und klinische Symptome

Helleborus niger (Schwarze Christwurzel)
(Hell.)

Synonyma
Helleborus niger L., Schwarze Christwurzel, Schwarz-Nießwurz [SRN]

Nicht-Antipsorische Arznei
[SRN]

Arzneiwirkungsdauer
Sie wirkt in großen Gaben etliche Wochen lang.[RA 3, 203]
Wirkt 3 bis 4 Wochen.[SRN]
Zählt zur 3. Klasse derjenigen Mittel, welche eine mittlere Wirkungsdauer besitzen.[AHZ 49 (1855) 82]

Hinweis
Nur da, wo eine derartige periodische Wiederkehr scharf und bestimmt sich ausspricht, wie z. B. Abends nur von 4 bis 8 Uhr (HELL. und LYC.), oder genau um dieselbe Stunde (ANT-T., IGN., SABAD.) ist ein besonderes Gewicht darauf zu legen und nur dafür zu sorgen, dass keine Gegenanzeigen dabei vernachlässigt werden.[AHZ 60 (1869) 99]

Eigenthümlichkeiten und Hauptwirkungen

Gemüth
Ungeheure Angst.[VHA]
Große Angst.[HA 35]
Unwillkührliches Seufzen.[VHA], [HA 35]
Heimweh.[VHA]
Wehmüthige, melancholische Stimmung.[VHA]
Wehmüthige Stimmung.[HA 17]
Hypochondrie.[VHA]
Stille Melancholie mit großer Angst, vielem Seufzen, gedankenlosem vor sich Hinstarren und Unfähigkeit zu denken. – Wehmüthige Stimmung; Abstumpfung des innern Gefühls; verminderte Herrschaft des Geistes über den Körper; bei fehlender Aufmerksamkeit verlieren die Muskeln ihre Spannkraft, z. B. beim Sprechen läßt er fallen, was er in der Hand hat; blasses, aufgedunsenes Gesicht; Blasen im Munde und an der Zunge; Uebelkeit im Magen mit großer Eßgierde, bei Ekel von Speisen; Schleimdurchfall mit Stuhlzwang; Erstickungsanfälle, wie von Zusammenschnürung der Nase, der Kehle und der Brust; Blasenausschlag zwischen den Fingern und Zehen; Verschlimmerung im Hause und gegen Abend; viel Schlaf mit halboffenen Augen.[HA 17]
Abstumpfung des inneren Gefühls, wie eine Art Stupor.[VHA]
Abstumpfung des inneren Gefühls.[HA 17], [HA 35]
Konkordanz Gemüth und Geist: Acon., Anac., Ars., Bar-c., *Bell.*, Bov., Bry., Caust., Cham., Cic., Cocc., Con., Cycl., Graph., Hyos., Ign., Laur., *Lyc.*, Meny., Merc., Nat-m., Nux-m., Nux-v., Op., Phos., Ph-ac., *Puls.*, *Rhus-t.*, Sep., Sil., Spig., Staph., Stram., Sulph., Verat. [PB]

Geist
Kopfbetäubung.[VHA]
Verminderte Herrschaft des Geistes über den Körper.[HA 17]
Betäubung mit verminderter Herrschaft des Geistes über den Körper.[HA 24]
Dumpfschmerzende Eingenommenheit des Kopfs.[VHA]
Oefteres wie in Gedanken Sitzen, mit Hinstarren auf einen Punkt.[VHA]
*Eine Art von verminderter Herrschaft des Geistes über den Körper: sobald sie nicht den Willen und die Aufmerksamkeit anstrengt, versagen die Muskeln ihre Dienste; z. B. wenn man sie beim Trinken anredet, läßt sie unbewußt das Glas aus der Hand fallen.[VHA]
*Bei fehlender Aufmerksamkeit versagen die Muskeln ihre Dienste; unerinnert taumelt er im Gehen, läßt das BROD fallen beim Essen, u. d. gl. mehr.[VHA]

Verifikationen und klinische Symptome

Bei fehlender Aufmerksamkeit verlieren die Muskeln ihre Spannkraft, z. B. beim Sprechen läßt er fallen, was er in der Hand hat.[HA 17]
Bei fehlender Aufmerksamkeit versagen die Muskeln ihre Dienste.[HA 35]
Stille Melancholie mit großer Angst, vielem Seufzen, gedankenlosem vor sich Hinstarren und Unfähigkeit zu denken.[HA 17]
Hinstarren auf einen Punkt, wie in Gedanken Sitzen.[HA 35]
Konkordanz Gemüth und Geist: Acon., Anac., Ars., Bar-c., *Bell.*, Bov., Bry., Caust., Cham., Cic., Cocc., Con., Cycl., Graph., Hyos., Ign., Laur., *Lyc.*, Meny., Merc., Nat-m., Nux-m., Nux-v., Op., Phos., Ph-ac., *Puls.*, *Rhus-t.*, Sep., Sil., Spig., Staph., Stram., Sulph., Verat. [PB]

Kopf

Dumpfschmerzende Eingenommenheit des Kopfs.[VHA]
Von Außen nach Innen drückender Kopfschmerz.[VHA]
Bohren mit dem Hinterkopfe in die Kissen.[VHA]

Innerer Kopf

Brennende Hitze im Kopfe, mit Gesichtsblässe.[VHA]
Aeußere und innere Hitze des Kopfs, bei Frost und Kälte des übrigen ganzen Körpers, gegen Abend in allgemeine äußere Hitze mit innerem Schauder übergehend, beides ohne Durst und ohne Gesichtsröthe, aber mit Schmerzhaftigkeit des äußeren Hinterkopfs.[HA 114]
Von Außen nach Innen drückender Kopfschmerz.[VHA]
Zerschlagenheitsschmerz des (innern und) äußern Ober- und Hinterkopfes.[VHA]
Schmerz im Scheitel, wie von einem eingetriebenen Nagel: Thuj. (HELL., STAPH.)[KMS 722]
Betäubender Kopfschmerz mit Fließschnupfen, Nachmittags von 4 bis 8 Uhr und von Bücken schlimmer, im Freien und in der Ruhe besser. – Große Angst; unwillkürliches Seufzen; Abstumpfung des inneren Gefühls; bei fehlender Aufmerksamkeit versagen die Muskeln ihre Dienste; Hinstarren auf einen Punkt, wie in Gedanken Sitzen; LICHTSCHEU ohne Augenentzündung, bei erweiterten Pupillen, blasse, gelbliche Gesichtsfarbe; Speichelfluß; Erstickungsanfälle, wie von Zusammenschnürung der Athmungsorgane; konvulsivische Muskelbewegungen im Schlafe; Schlummersucht mit halboffenen Augen; kleiner, langsamer Puls; allgemeine Kälte mit Hitze des Kopfs.[HA 35]
Drückender Kopfschmerz von Außen nach Innen, mit Dummlichkeit und Schwere des Kopfes, von Bewegung, Anstrengung und hart Auftreten verschlimmert, in der freien LUFT, von Ruhe durch Ablenkung der Aufmerksamkeit auf andere Dinge gebessert.[HA 50]
Zerschlagenheitsschmerz des Kopfs, am meisten im Hinterkopfe, mit Wüstheit und Dummheit darin, von Bücken, hart Auftreten, Gehen und Denken an den Schmerz verschlimmert, in der Ruhe gebessert.[HA 90]
Entzündung des Gehirns, mit Dummlichkeit, Hitze und Schwere im Kopfe, und Bohren mit demselben in die Kissen, bei Frost des ganzen Körpers und Kälte der Finger, von Denken an den Schmerz verschlimmert, im Freien, in der Ruhe und von nicht Denken daran gebessert.[HA 63]

Gehirn-WASSERSUCHT

Gehirn-WASSERSUCHT.[VHA]
WASSERSUCHT des Gehirns mit Dummlichkeit und Schlummersucht, Bohren in die Kissen und Körperkälte, von hart Auftreten und Bücken verschlimmert, im Liegen und im Freien gebessert.[HA 87]

SONNEN-Koller

Heilungsbericht von Pferden: *Heising's* Pferd, SONNEN-Koller: Hell. C 200°° – Geheilt.[KMS 781]

Verifikationen und klinische Symptome

Aeusserer Kopf

*NÄSSENDE Schorfe auf dem Haarkopfe.[VHA]

Ausfallen der Haare, nicht bloß am Kopfe, sondern auch am ganzen Körper, mit stechend bohrenden Schmerzen in der Kopfhaut, besonders des Hinterkopfs, blasser, WASSERSÜCHTIGER Geschwulst des Gesichts und übrigen Körpers und Schmerzhaftigkeit der Haut, wo sie unmittelbar die Knochen bedeckt.[HA 110]

Aeußere und innere Hitze des Kopfs, bei Frost und Kälte des übrigen ganzen Körpers, gegen Abend in allgemeine äußere Hitze mit innerem Schauder übergehend, beides ohne Durst und ohne Gesichtsröthe, aber mit Schmerzhaftigkeit des äußeren Hinterkopfs.[HA 114]

Augen

Gefühl von Herabdrücken der Augenlider, von Oben herunter.[VHA]

Erweiterte Pupillen.[VHA]

Neigung zum Starrsehen.[VHA]

Oefteres wie in Gedanken Sitzen, mit Hinstarren auf einen Punkt.[VHA]

Hinstarren auf einen Punkt, wie in Gedanken Sitzen.[HA 35]

*LICHTSCHEU ohne merkliche Augenentzündung.[VHA]

LICHTSCHEU ohne Augenentzündung, bei erweiterten Pupillen.[HA 35]

Schlummer mit halboffenen Augen und aufwärts gedrehter Pupille.[VHA]

Antlitz

Blasse, gilbliche Gesichtsfarbe.[VHA], [HA 35]

WASSERSÜCHTIGE, bleiche Geschwulst des Gesichts.[VHA]

Ausfallen der Haare, nicht bloß am Kopfe, sondern auch am ganzen Körper, mit stechend bohrenden Schmerzen in der Kopfhaut, besonders des Hinterkopfs, blasser, WASSERSÜCHTIGER Geschwulst des Gesichts und übrigen Körpers und Schmerzhaftigkeit der Haut, wo sie unmittelbar die Knochen bedeckt.[HA 110]

Blasses, aufgedunsenes Gesicht.[HA 17]

Gerunzelte Stirn.[VHA]

Aufgesprungene Oberlippe.[VHA]

*Weiße Blasen an den geschwollenen Lippen.[VHA]

Wundheit der Mundwinkel von beständigem Speichel-Ausflusse.[VHA]

Brennende Hitze im Kopfe, mit Gesichtsblässe.[VHA]

Zähne

Abends und Nachts im Bette stechend reissendes Zahnweh in den Backenzähnen, welche weder Kälte noch Wärme ertragen.[VHA]

Mund

Blasen und Aphthen im Munde und an der Zunge.[VHA]

Blasen im Munde und an der Zunge.[HA 17]

Heilungsbericht: Am 12. Juni 1835 suchte die etwa 40jährige Frau *T.* aus O., eine vollendete KAFFEE-Trinkerin, die auch seit einigen Jahren mit KAMILLEN-Thee viel Mißbrauch getrieben, meine Hülfe gegen beständige Schmerzen im Leibe, wie Wesen, welche sie Tag und Nacht quälten. Dabei stets heftiger Durst, oft trockenes Husten mit Seitenschmerzen und große Schwäche. Nachdem 2 Gaben PULS. 30°° und eine Zwischengabe NUX-V. 30° bis zum 2. Julius diese Beschwerden vollkommen beseitigt hatten, bekam sie die Mundhöhle und Zunge mit schmerzhaften Blasen besetzt, welche nach eine Gabe HELL. 30°° in wenigen Tagen verschwanden.[ACS 17 (1839) 3,31-32]

Trockenheit des Gaumens.[VHA]

Ungemein starker Speichelfluß.[VHA]

Speichelfluß.[HA 35]

Geschwulst und Taubheit der Zunge.[VHA]

Verifikationen und klinische Symptome

Verifikationen und klinische Symptome

Genüsse
Große Eßlust.[VHA]
Ekel vor FETT und ZUGEMÜSEN.[VHA]
Durstlosigkeit.[VHA]
Heftiger Durst.[VHA]

Aufstoßen
Leeres Aufstoßen.[VHA]

Uebelkeit
Uebelkeit im Magen mit großer Eßgierde, bei Ekel vor Speisen.[VHA]

Magen
Vollheit und Aufgetriebenheit der Herzgrube.[VHA]
Brennen und Beißen im Magen.[VHA]
Schmerzhaftigkeit des Magens beim Husten und Auftreten.[VHA]

Bauch
Auftreibung des Unterleibes.[VHA]
Bauchkneipen in der Nabelgegend.[VHA]
Bauch-WASSERSUCHT.[VHA]
Kältegefühl im Unterleibe.[VHA]

Blähungen
Abgang übelriechender Blähungen.[VHA]

Stuhl
Gallertartiger Schleimdurchfall mit Stuhlzwang.[VHA]
Schleimdurchfall mit Stuhlzwang.[HA 17]
Oeftere, WÄSSERIGE Stühle.[VHA]

Harn
Oefterer Harndrang mit wenigem Abgange.[VHA]
Schwacher Harnstral.[VHA]
Dunkler Harn.[VHA]

Geschlechtstheile
Unterdrückter Geschlechtstrieb.[VHA]

Athem
Schweräthmigkeit, wie von Brust-WASSERSUCHT.[VHA]
Erstickungsanfälle, wie von Zusammenschnürung der Nase, der Kehle und der Brust.[VHA]
Erstickungsanfälle, wie von Zusammenschnürung der Athmungsorgane.[HA 35]

Husten
Trocknes Hüsteln beim TABAK-Rauchen.[VHA]

Hals
*Geschwulst der Nackendrüsen.[VHA]

Oberglieder
Blasenausschlag zwischen den Fingern.[VHA]
Blasenausschlag zwischen den Fingern und Zehen.[HA 17]
Bohrendes Stechen in den Gelenken der Hand und der Finger.[VHA]
Konvulsivische Muskelbewegungen, *besonders im Schlafe.[VHA]
Nagelgeschwüre.[VHA]

Unterglieder
Steifigkeit der (Hüft- und) Kniegelenke.[VHA]

Bohrendes Stechen in den Knie- und Fuß-Gelenken.[VHA]
Blasenausschlag zwischen den Zehen.[VHA]
Blasenausschlag zwischen den Fingern und Zehen.[HA 17]
Konvulsivische Muskelbewegungen, *besonders im Schlafe.[VHA]
NÄSSENDER Ausschlag an den Füßen.[VHA]

Drüsen

*Geschwulst der Nackendrüsen.[VHA]
Konkordanz Drüsen: Bell., Calc., M e r c . , Puls., Sep. [PB]

Knochen

Konkordanz Knochen: Bell., Merc., Phos., Puls., Sulph. [PB]

Haut

Bleiche Hautfarbe.[VHA]
Plötzliche, WÄSSERIGE Hautanschwellung.[VHA]
Ausfallen der Haare und Abfallen der Nägel.[VHA]
Abschälen der Oberhaut des ganzen Körpers.[VHA]
*NÄSSENDE Schorfe auf dem Haarkopfe.[VHA]
Blasse, gilbliche Gesichtsfarbe.[VHA]
Blasenausschlag zwischen den Fingern.[VHA]
Nagelgeschwüre.[VHA]
NÄSSENDER Ausschlag an den Füßen.[VHA]
Blasenausschlag zwischen den Zehen.[VHA]
Konkordanz Haut und Aeusseres: Ant-c., Arn., Ars., B e l l . , B r y . , Calc., Caust., C h i n . , Cocc., Con., Dulc., Graph., Kali-c., Lach., *Lyc.*, Merc., Nat-m., Nit-ac.,, Nux-v., Phos., *P u l s . , Rhus-t.*, Samb., S e c . , *Sep.*, Sil., Spig., Squil., Stann., Staph., *S u l p h .* , Verat. [PB]

Schlaf

Schlummersüchtiges Darniederliegen.[VHA]
Große Tagesschläfrigkeit.[VHA]
Schlummer mit halboffenen Augen und aufwärts gedrehter Pupille.[VHA]
Schlummersucht mit halboffenen Augen.[HA 35]
Viel Schlaf mit halboffenen Augen.[HA 17]
Konvulsivische Muskelbewegungen, *besonders im Schlafe.[VHA]
Konvulsivische Muskelbewegungen im Schlafe.[HA 35]

Fieber

Kleiner langsamer Puls.[VHA], [HA 35]
Frost und Kälte des ganzen Körpers, ohne Durst, mit Hitze im Kopfe.[VHA]
Allgemeine Kälte mit Hitze des Kopfs.[HA 35]
Frösteln mit Stechen in den Gliedern abwechselnd.[VHA]
Abends, brennende äußere Hitze mit innerm Schauder, ohne Durst.[VHA]
Abends im Bette, Hitze und Schweiß über und über.[VHA]
Nach dem Fieber Gefühl, als wenn er lange Zeit krank gelegen hätte und sich nun erhole.[VHA]
Fieberstadien

1. P u l s gewöhnlich klein, langsam und kaum fühlbar.[WF 25]
2. F r o s t am Tage vorherrschend, so lange er auf ist, mit Hitze des Gesichts. – Frost im Wechsel mit Gelenkschmerzen – Schüttelfrost mit Gänsehaut und Schmerzen in den Gelenken. – Der Schauder geht von den Armen aus.[WF 25]
3. H i t z e Abends und am Tage, sobald er sich niederlegt, gewöhnlich mit gleichzeitigem Schweisse. – Abends im Bette brennende Hitze über den ganzen Körper, bei innerem Schauder und Abscheu gegen Getränke. – Erst Hitze, dann Frost mit Leibschmerzen, in wiederholten Anfällen. – Frost am Tage vorherrschend, so lange er auf ist, mit Hitze des Gesichts.[WF 25]
4. S c h w e i s s im Bette, gleich bei der Hitze, gegen Morgen vermehrt. – Kalter, zuweilen klebriger Schweiss.[WF 25]

Verifikationen und klinische Symptome

Konkordanz Fieber: *Ars.*, *Bell.*, Bry., Calc., Camph., Cham., Merc., Nux-m., Nux-v., Op., Phos., Ph-ac., Puls., Rhus-t., Sabad., Samb., Sep., *Spig.*, Verat. [PB]

Gemeinsames

Jählinge Erschlaffung aller Muskeln.[VHA]

*Bei fehlender Aufmerksamkeit versagen die Muskeln ihre Dienste; unerinnert taumelt er im Gehen, läßt das Brod fallen beim Essen, u. d. gl. mehr.[VHA]

Stechend bohrende Schmerzen in den Knochenbedeckungen, bei kühler LUFT schlimmer.[VHA]

Konvulsivische Muskelbewegungen, *besonders im Schlafe.[VHA]

Die Schmerzen (Stechen, Reissen, Drücken) laufen oft quer über die Theile.[VHA]

Im Freien befindet er sich wohler, mit dem Gefühle, als wäre er lange krank gewesen.[VHA]

Im Liegen und im Freien gebessert. [HA 87]

In der Ruhe gebessert.[HA 90]

WASSERSUCHT innerer und äußerer Theile

Gehirn-WASSERSUCHT.[VHA]

WASSERSUCHT des Gehirns mit Dummlichkeit und Schlummersucht, Bohren in die Kissen und Körperkälte, von hart Auftreten und Bücken verschlimmert, im Liegen und im Freien gebessert. [HA 87]

Blasser, WASSERSÜCHTIGER Geschwulst des Gesichts und übrigen Körpers und Schmerzhaftigkeit der Haut, wo sie unmittelbar die Knochen bedeckt. [HA 110]

WASSERSÜCHTIGE, bleiche Geschwulst des Gesichts.[VHA]

Bauch-WASSERSUCHT.[VHA]

Schweräthmigkeit, wie von Brust-WASSERSUCHT.[VHA]

Plötzliche, WÄSSERIGE Hautanschwellung.[VHA]

Besserung der Beschwerden

In der Ruhe. [HA 50], [HA 63], [HA 90]

Von nicht Denken daran.[HA 63]

Durch Ablenkung der Aufmerksamkeit auf andere Dinge. [HA 50]

Im Liegen.[HA 87]

Im Freien. [HA 63], [HA 87]

In der freien LUFT.[HA 50]

Verschlimmerung der Beschwerden

Als Beispiel von diesem Letzten [wo Zeitpunkte des Anfangs und des Endes scharf begrenzt sind] wollen wir Kürze halber nur die ziemlich konstante allgemeine Verschlimmerung von 4 bis 8 Uhr Abends anführen, die wir bisher nur zweien Mitteln, dem HELL. und dem LYC., beobachtet haben, und die oft allein hinreicht, um bei der Mittelwahl den Ausschlag zu geben, wo oft viele Andere mit den beiden Genannten um den Vorrang streiten.[AHP 215]

Gegen Abend.[VHA], [HA 17]

Bewegung.[HA 50]

Anstrengung.[HA 50]

Hart Auftreten.[HA 50], [HA 87], [HA 90]

Gehen.[HA 90]

Bücken verschlimmert.[HA 87]

Denken an den Schmerz.[HA 63], [HA 90]

Kühle LUFT.[VHA]

Konkordanzen

Verschlimmerung nach der Zeit: Bell., Bry., Caps., Caust., Lyc., Mag-c., Mez., Sulph-ac. [PB]

Verschlimmerung nach Lage und Umständen: Acon., Agn., Ant-c., Arn., Ars., Asar., Aur., *Bell.*, *Bry.*, Calc., *Camph.*, Cann-s., Carb-v., Caust., Chel., Chin., Cocc., Coff., Colch., Con., Croc., Dulc., Graph., *Hep.*, Ip., Kali-c., Led., Lyc., Mag-c., Mag-m., Merc., Mosch., Nat-m., Nux-m., *Nux-v.*, Petr., *Phos.*, *Puls.*, Ran-b., *Rhus-t.*, Sabad., Sabin., *Sep.*, Sil., Spig., Spong., Squil., Staph., Stront., Sulph. [PB]

Verifikationen und klinische Symptome

Beschwerden der Thiere

Pferde

Heising's Pferd, SONNEN-Koller: Hell. C 200°° – Geheilt.[KMS 781]

Arzneiverwandtschaften von Helleborus niger

Ars., Cham., Chin., Dig., (Ign.), Par., Phos., Stann., Stram., Verat. [VHA]

Acon., Ant-c., Arn., Ars., *Bell.*, *Bry.*, Calc., Camph., Caust., Cham., Chin., Cocc., Colch., Con., Dulc., Graph., Hep., Hyos., Ign., Ip., Kali-c., Led., *Lyc.*, Mag-c., Mag-m., *Merc.*, Nat-m., Nux-m., *Nux-v.*, Op., *Phos.*, Ph-ac., *Puls.*, *Rhus-t.*, Sabad., Sabin., *Sep.*, Sil., Spig., Spong., Stann., Staph., Stram., *Sulph.*, Sulph-ac., Verat., Zinc. [PB]

Bell., *Chin.*, Phos. [KV]

Antidote von Helleborus niger: Camph., Chin.

Die Hemmung allzuheftiger Primärmirkungen derselben scheinet am öftersten dem KAMPHER zu gelingen, die übeln Nachwirkungen aber weichen der CHINARINDE am besten. [RA 3, 204]

Camph., Chin. [SRN]

Camph., Chin. [PB]

Helleborus niger ist Folgemittel von: Puls.

Am 12. Juni 1835 suchte die etwa 40jährige Frau *T.* aus O., eine vollendete KAFFEE-Trinkerin, die auch seit einigen Jahren mit KAMILLEN-Thee viel Mißbrauch getrieben, meine Hülfe gegen beständige Schmerzen im Leibe, wie Wesen, welche sie Tag und nacht quälten. Dabei stets heftiger Durst, oft trockenes Husten mit Seitenschmerzen und große Schwäche. Nachdem 2 Gaben PULS. 30°° und eine Zwischengabe NUX-V. 30° bis zum 2. Julius diese Beschwerden vollkommen beseitigt hatten, bekam sie die Mundhöhle und Zunge mit schmerzhaften Blasen besetzt, welche nach eine Gabe HELL. 30°° in wenigen Tagen verschwanden.[ACS 17 (1839) 3,31-32]

Folgemittel von Helleborus niger: Calc.

Nachdem 2 Gaben PULS. 30°° und eine Zwischengabe NUX-V. 30° bis zum 2. Julius diese Beschwerden vollkommen beseitigt hatten, bekam sie die Mundhöhle und Zunge mit schmerzhaften Blasen besetzt, welche nach eine Gabe HELL. 30°° in wenigen Tagen verschwanden. Darauf erschien ein starker, mit unerträglichem Taubheitsgefühl verbundener Ausschlag an den Zehen beider Füße, welcher bald den Gebrauch derselben verhinderte. Eine einzige, am 23. Julius 1835 gereichte Gabe CALC. 30°° nahm auch dies Leiden in 8 Tagen fort, und seitdem ist sie gesünder, als jemals in ihrem Leben.[ACS 17 (1839) 3,31-32]

Konkordanzen der homöopathischen Arzneien

I. Gemüth und Geist: Acon., Anac., Ars., Bar-c., *Bell.*, Bov., Bry., Caust., Cham., Cic., Cocc., Con., Cycl., Graph., Hyos., Ign., Laur., *Lyc.*, Meny., Merc., Nat-m., Nux-m., Nux-v., Op., Phos., Ph-ac., *Puls.*, *Rhus-t.*, Sep., Sil., Spig., Staph., Stram., Sulph., Verat. [PB]

II. Körpertheile und Organe: Acon., Ant-c., Arn., Ars., *Bell.*, *Bry.*, Calc., Canth., Caps., Carb-v., Caust., Cham., Chin., Cocc., Colch., Cupr., Dros., Dulc., Graph., Hep., Hyos., Ign., Ip., Kali-c., Led., *Lyc.*, Mag-m., Merc., Nat-c., Nat-m., Nux-v., Olnd., Op., Petr., *Phos.*, Ph-ac., *Puls.*, Rhus-t., Sep., Sil., Spig., Staph., Stram., *Sulph.*, Sulph-ac., Verat., Zinc. [PB]

III. Empfindungen und Beschwerden

1. Aeussere und innere Körpertheile im Allgemeinen: Alum., Ant-c., Arn., Ars., Asaf., Bar-c., *Bell.*, Bor., Bry., *Calc.*, Canth., Caust., *Chin.*, *Cocc.*, Colch., *Con.*, Dig., Dros., Dulc., Graph., Ign., Ip., *Kali-c.*, Laur., Lyc., M-arct., Meny., *Merc.*, Mez., Mosch., Mur-ac., Nat-c., Nat-m., Nit-ac., Nux-m., Nux-v., Olnd., Op., Phos., Plat., Plb., *Puls.*, Ran-s., *Rhus-t.*, Ruta, Sabad., Sabin., Sars., *Sep.*, Sil., Spig., Spong., Stann., Staph., *Sulph.*, Sulph-ac., Tarax., Thuj., Verat., Zinc. [PB]

Verifikationen und klinische Symptome

2. **Drüsen:** Bell., Calc., Merc., Puls., Sep. [PB]
3. **Knochen:** Bell., Merc., Phos., Puls., Sulph. [PB]
4. **Haut und Aeusseres:** Ant-c., Arn., Ars., Bell., Bry., Calc., Caust., Chin., Cocc., Con., Dulc., Graph., Kali-c., Lach., *Lyc.*, Merc., Nat-m., Nit-ac.,, Nux-v., Phos., *Puls.*, *Rhus-t.*, Samb., Sec., *Sep.*, Sil., Spig., Squil., Stann., Staph., *Sulph.*, Verat. [PB]

IV. Schlaf und Träume: ? [PB]

V. Fieber: *Ars.*, *Bell.*, Bry., Calc., Camph., Cham., Merc., Nux-m., Nux-v., Op., Phos., Ph-ac., Puls., Rhus-t., Sabad., Samb., Sep., *Spig.*, Verat. [PB]

VI. Änderung des Befindens

1. **Verschlimmerung nach der Zeit:** Bell., Bry., Caps., Caust., Lyc., Mag-c., Mez., Sulph-ac. [PB]
2. **Verschlimmerung nach Lage und Umständen:** Acon., Agn., Ant-c., Arn., Ars., Asar., Aur., *Bell.*, *Bry.*, Calc., *Camph.*, Cann-s., Carb-v., Caust., Chel., Chin., Cocc., Coff., Colch., Con., Croc., Dulc., Graph., *Hep.*, Ip., Kali-c., Led., Lyc., Mag-c., Mag-m., Merc., Mosch., Nat-m., Nux-m., *Nux-v.*, Petr., *Phos.*, *Puls.*, Ran-b., *Rhus-t.*, Sabad., Sabin., *Sep.*, Sil., Spig., Spong., Squil., Staph., Stront., Sulph. [PB]

VII. Konkordanz der homöopathischen Arzneien

Acon., Ant-c., Arn., Ars., *Bell.*, *Bry.*, Calc., Camph., Caust., Cham., Chin., Cocc., Colch., Con., Dulc., Graph., Hep., Hyos., Ign., Ip., Kali-c., Led., *Lyc.*, Mag-c., Mag-m., *Merc.*, Nat-m., Nux-m., *Nux-v.*, Op., *Phos.*, Ph-ac., *Puls.*, *Rhus-t.*, Sabad., Sabin., *Sep.*, Sil., Spig., Spong., Stann., Staph., Stram., *Sulph.*, Sulph-ac., Verat., Zinc. [PB]

Bell., *Chin.*, Phos. [KV]

Verifikationen und klinische Symptome

Hepar sulphuris calcareum (Kalkerdige Schwefelleber)

(Hep.)

Synonyma

Hepar sulphuris calcareum, Calcarea sulphurata, Kalkerdige Schwefelleber [SRA]
Kalkschwefelleber [Hahnemann, 1833]

Antipsorische Arznei

Aber unter die antipsoricis bitte ich ich vorzüglich das HEP. SULPH. CALC., auch calcarea sulphurata genannt, aufzunehmen, die ich bisher vernachläßigte in der irrigen Befürchtung, diese KALKSCHWEFELLEBER möchte sich durch Verreiben von der atmosphärischen LUFT zersetzen. Nun bin ich seit 1/2 Jahre des Gegentheils überzeugt und finde sie in der 30sten Verdünnung als den schätzbarsten Zusatz zur antipsorischen Heilung, in verschiedenen Hinsichten den SCHWEFEL selbst übertreffend. Ich lass bloß an ein mit HEP. SULPH X° befeuchtetes Streukügelchen alle 14 bis 18 Tage einmal mit beiden Nasenlöchern mäßig riechen, und dieß, wo xx nöthig xx 2, 3 Mal wiederholen.[Hahnemann, 9. März 1833]
[SRA]

Arzneiwirkungsdauer

Wirkt über 8 Wochen.[SRA]
Zählt zur 5. Klasse derjenigen Mittel, welche die allerlängste Wirkungsdauer besitzen.[AHZ 49 (1855) 83]

Hinweise

Von den andern antipsorischen Mitteln (außer etwa PHOS. X), hat man weniger Gaben in ähnlichen Zwischenräumen zu reichen nöthig [als bei SULPH.], (von SEP. und SIL. in längern, ohne Zwischenmittel, wo sie homöopathisch angezeigt sind), um die Absicht zu erreichen, alles von der angezeigten Arznei überhaupt im gegebenen Falle Heilbare zu heilen. HEP. X. kann in kürzeren Zwischenräumen, als alle 14, 15 Tage, nicht eingegeben oder gerochen werden.[Hahnemann, SRA XXVI-XXVII]
Zwischenmittel bei chronischen Krankheiten: HEP. abwechselnd mit NIT-AC. bei Ueberreizung durch Mißbrauch von QUECKSILBER.[SRA]

Eigenthümlichkeiten und Hauptwirkungen

Gemüth

Abendliche, ungeheure Angst, bis zur Selbstentleibung.[VHA]
Abendliche, ungeheure Angst.[HA 44]
Grosse Angst.[KEU 27]
Weinerliche Niedergeschlagenheit.[VHA]
Weinerlichkeit und Weinen [bei Keuchhusten] (auch nachher).[KEU 27]
Ueberreiztheit und Heftigkeit, mit schneller, hastiger Sprache.[VHA]
Ueberreiztheit mit hastiger Sprache.[KEU 27]
Ueberreiztheit und Heftigkeit mit hastiger Sprache.[HA 44]
HEP. abwechselnd mit NIT-AC. bei Ueberreizung durch Mißbrauch von QUECKSILBER.[SRA]
Aengstlicher, kurzer, pfeifender Athem, welcher mit Erstickung droht und zum schnellen Aufrichten oder zum Zurückbiegen des Kopfes nöthigt.[VHA]
Aengstlicher, pfeifender Athem.[KEU 27-28]
Trockne, heisere Hustenanfälle, mit Angst und Würgen.[VHA]
Konkordanz Gemüth und Geist: Aur., Bell., Calc., Caust., Con., Lyc., Nat-m., Phos., Puls., Sil., *Sulph.* [PB]

Geist

Abendliche Ohnmacht von nicht bedeutenden Schmerzen.[VHA]
Abendliche Ohnmacht von geringen Schmerzen.[HA 28, 44]
Ohnmachtartiger Schwindel beim Fahren, oder Schütteln des Kopfs, mit Kopfweh und Vergehen des Gesichts.[HA 29]
Konkordanz Gemüth und Geist: Aur., Bell., Calc., Caust., Con., Lyc., Nat-m., Phos., Puls., Sil., *Sulph.* [PB]

Verifikationen und klinische Symptome

Schwindel

Schwindel beim Fahren und Schütteln des Kopfes.[VHA]

Schwindel von Kopfschütteln.[KEU 27]

Ohnmachtartiger Schwindel beim Fahren, oder Schütteln des Kopfs, mit Kopfweh und Vergehen des Gesichts.[HA 29]

Kopf

Früh Kopfweh, durch jede Erschütterung erhöhet.[VHA]

Schwindel beim Fahren und Schütteln des Kopfes.[VHA]

Innerer Kopf

Kopfweh, wie von einem eingeschlagenen Nagel.[VHA]

Stechen im Kopfe.[VHA]

Abendliches Drücken in den Schläfen und auf dem Scheitel.[VHA]

Herauspressen in der Stirne.[KEU 27]

Jeden Vormittag, bohrendes Kopfweh in der Nasenwurzel.[VHA]

Bohrender Kopfschmerz, von Außen nach Innen, in der rechten Schläfe, in der Kopfseite oder in der Nasenwurzel, beim Erwachen aus dem Schlafe, so wie von Bewegung und Bücken verschlimmert. – Ueberreiztheit und Heftigkeit mit hastiger Sprache; abendliche, ungeheure Angst; Entzündung der Augen mit Ausschlag rings umher; Ausschlag hinter den Ohren; Röthe und Hitze des Gesichts; Neigung zu SAUREM, PIKANTEM und WEIN; harter, trockner Stuhl; röchelnder Athem im Schlafe; trockner, heiserer Husten; Geschwürigkeit der Brust- und Achselhöhlen-Drüsen; Zerschlagenheit der Oberarme und Oberschenkel, wie in den Knochen; abendliche Ohnmachten; schneller und harter Puls; Frostigkeit im Freien; nächtlicher, saurer Schweiß.[HA -3-44]

Drücken im Kopfe, halbseitig, wie von einem Pflocke oder einem stumpfen Nagel, Nachts und früh beim Erwachen, so wie bei Bewegung der Augen und von Bücken verschlimmert, nach dem Aufstehen und von Festbinden des Kopfs gebessert.[HA 56]

Dröhnen im Kopfe.[KEU 27]

Geschwürschmerz in der Stirn, dicht über den Augen, Nachts und früh beim Erwachen, so wie von Bewegung und Bücken verschlimmert, nach dem Aufstehen gebessert.[HA 64]

Aeusserer Kopf

FEUCHTER, wundschmerzender, übelriechend-eiteriger, früh beim Aufstehen heftig juckender Ausschlag über den ganzen Kopf, von Kratzen brennend und wundschmerzend.[HA 96]

Bei Berührung wundschmerzende Quaddeln auf dem Kopfe.[VHA]

Quaddeln (Beulen) auf dem Haarkopfe und im Nacken, für sich und im Freien schmerzlos, bei Berührung und im Liegen darauf wie wund schmerzend.[HA 99]

Rückwärts Biegen des Kopfs, mit Geschwulst unter der Kehle, starkem Klopfen der Karotiden und röchelndem Athem (bei der häutigen Bräune).[HA 102]

Starkes Haar-Ausfallen.[VHA]

Ausfallen der Haare, mit wunderschmerzenden Knoten und großen kahlen Flecken auf dem Kopfe, Empfindlichkeit der Kopfhaut gegen Berührung, und früh nach dem Aufstehen brennendem Jucken derselben, nach Kratzen Beulen bildend, (nach schweren Krankheiten, QUECKSILBER-Mißbrauch, oder bei hysterischen Kopfschmerzen).[HA 110]

Brennendes Jucken auf dem Haarkopfe, von der Stirne bis zum Hinterkopfe, weniger an den Kopfseiten, nach Kratzen Beulen und brennend wundschmerzenden Ausschlag hinterlassend, welcher gegen Berührung äußerst empfindlich ist, früh nach dem Aufstehen am schlimmsten.[HA 116]

Kalter Schweiß am Kopfe.[VHA]

Verifikationen und klinische Symptome

Kalter, klebriger, sauerriechender Schweiß, am meisten am Kopfe und im Gesichte, mit Unerträglichkeit der Entblößung, bei geringer Bewegung und die Nacht hindurch verschlimmert, durch Ruhe und in der Wärme gebessert.[HA 128]

Verkältlichkeit des Kopfs von jeder Entblößung desselben, besonders bei kaltem Ost- und Nord-WINDE; die Beschwerden Nachts und in der Kälte verschlimmert, durch Wärme gebessert.[HA 134]

Knoten auf dem Haarkopfe, welche bei Berührung wie wund schmerzen, durch warm Einhüllen und nach Schwitzen gebessert.[HA 135]

Augen

Entzündete Augen und Augenlider, bei Berührung wie wundschmerzend.[VHA]
Entzündung der Augen mit Ausschlag rings umher.[HA 44]
Thränen der entzündeten Augen.[KEU 27]
Zerschlagenheitsschmerz in den Augen.[VHA]
Drücken in den Augen, wie von einem fremden Körper.[VHA]
Starrheit der Augen, welche bei Bewegung derselben schmerzen.[VHA]
Hervorgetriebene Augen.[VHA]
Hervorgetretene Augen.[KEU 27]
Krampfhafte Verschließung der Augenlider.[VHA]
Geschwüre und Flecken auf der Hornhaut.[VHA]
LICHTSCHEU.[VHA]
Die Gegenstände erscheinen geröthet.[VHA]

Ohren

Jucken des äußeren Ohres.[VHA]
Eiteriger, übelriechender Ausfluß aus den Ohren.[VHA]
Krustiger Ausschlag hinter den Ohren.[VHA]
Ausschlag hinter den Ohren.[HA 44]
Schwerhörigkeit mit Sausen und Klopfen im Ohre.[VHA]

Nase

Entzündung der Nase.[VHA]
Wundheitsschmerz, besonders des Nasenrückens, bei Berührung.[VHA]
Empfindlich erhöhter Geruch.[VHA]

Antlitz

Hohe Röthe und Hitze des Gesichts.[VHA], [HA 44]
Rothlaufartige Geschwulst des Gesichts.[VHA]
Hitze des Gesichts, mit Röthe.[KEU 27]
Gilbe des Gesichts, mit blauen Rändern um die Augen.[VHA]
Knochenschmerz im Gesichte, bei Berührung.[VHA]
Stösse auf dem Jochbeine.[KEU 27]
Bei Berührung wundschmerzende Beulen an den Lippen, am Kinne und am Halse.[VHA]
Alter Gesichtsausschlag, bei Berührung sehr schmerzhaft.[VHA]

Zähne

Ziehend zuckender Zahnschmerz; schlimmer in der warmen Stube.[VHA]
Bei Berührung schmerzhafte Geschwulst des Zahnfleisches.[VHA]

Mund

Beim Schlingen, Gefühl im Halse, als stecke ein Pflock oder ein stechender Splitter darin.[VHA]
Stechen im Schlunde, wie von einem Splitter.[KEU 27]
Kratzen im Halse beim Speichelschlingen.[VHA]
Schleimraksen.[VHA]
Geschwulst der Mandeln und Halsdrüsen.[VHA]
Heisere und dabei schnelle, hastige Sprache, wie von Ueberreiztheit.[VHA]

Verifikationen und klinische Symptome

Heilungsbericht: Ich weiß nicht, ob es venerische Zahnschmerzen klopfender Art giebt, wogegen dann der MERCUR das passendste Heilmittel sein würde, weil er die Fähigkeit hat, sämmtliche wesentliche Erscheinungen der Syphilis an gesunden Menschen hervorzubringen. Aber es giebt ein klopfendes Zahnweh, welches durch Mißbrauch des MERCUR entsteht, am ärgsten Abends im Bette erscheint und dann bis Mitternacht, auch wohl die ganze Nacht hindurch, allen Schlaf verscheucht. Gegen dieses Zahnweh ist ACIDUM NITRI das a gewöhnlichsten passende spezifische Mittel. – Es sind jetzt ungefähr 2 Monate, als ein junger Mann meine Hülfe in Anspruch nahm, der, in einem unreinen Beischlafe angesteckt und mit einem Tripper behaftet, sich einem jungen, und wahrscheinlich noch unerfahrenen Arzte anvertraut hatte. Er war wie in Verzweiflung, als er in meine Stube trat, redete anfangs blos von seiner unglücklichen Lage, ohne zu sagen, was ihm fehlte, von Todtschießen, Ersäufen u. dgl. Nachdem ich ihm Trost und Muth zugesprochen, klagte er mit seine Leiden und zeigte mir seinen von schankerartigen Geschwüren zerfressenen Rachen, das schwammige, zackige und geschwürige Zahnfleisch, und die dicke, aufgeschwollene, ganz mit gelblicher Kruste belegte und besonders an den Rändern tief geschwürige Zunge, worin er das Gefühl hatte, als wolle sie abfallen. Der Verlust dieses Gliedes, den er unvermeidlich hielt, ängstigte ihn hauptsächlich, und, wie er unverholen äußerte, bis zum Lebensüberdruß. Der Tripper, der nach der Beschreibung nicht einmal syphilitischer Natur gewesen, war verschwunden, statt dessen aber das erzählte Leiden aufgetreten. Es war mir sogleich klar, daß ich hier eine der vielen Formen des QUECKSILBER-Siechthums vor mir hatte. Ich reichte ihm daher zuerst eine kleinste Gabe HEPAR SULPHUR. CALC., wonach am andern Tage schon die Mundhöhle ein ganz anderes Ansehen bekommen hatte und die Lust am Leben wiedergekehrt war. Zwei Tage später trat plötzlich das oben beschriebene Zahnweh ein, wogegen ich ihm ACIDUM NITRI in höchster Potenz reichen ließ, und am vierten Tage zeigte sich mir der vorher so schwer Leidende als völlig genesen. Ich sah ihn später noch mehrere Male wider, wo er sich so wohl fühlte, als jemals vorher, nachdem ich den nun wieder erschienen Tripper durch eine Gabe PETROLEUM in 8 Tagen geheilt hatte.[KMS 83-84]

Heilungsberichte von Pferden: [Am 15. Jan. 1863] *Mennemann's* Pferd – (hatte am 11. Dec. vor. J. wegen Druse mit Halsweh, welche schon 8 Monate bestanden und Abends schlimmer war, BELL. erhalten) – nun sehr bedeutend gebessert, nur Abends noch etwas Husten: Hep. [je C 200°°] – Geheilt.[KMS 780]

[Am 25. Jan. 1863] *Reer's* Füllen. Halsbräune, woran auch die Mutter gelitten: 1. Acon., 2. Bell., 3. Hep., alle 12 Stunden. – Am 31. Jan. viel besser, aber nun Druse mit scharfem Nasenausflusse: Ars. [je C 200°°] – Geheilt.[KMS 780]

Geschmack

Früh FAULEIERGESCHMACK im Munde: Thuj. (ARN., HEP., PHOS., PH-AC.)[KMS 724]

Genüsse

Neigung zu SAUREM, PIKANTEM und WEIN.[VHA], [HA 44]
Ekel vor FETT.[VHA]
Viel Durst.[VHA], [KEU 27]

Uebelkeit

Brecherlichkeit.[KEU 27]
Brechwürgen.[KEU 27]
Erbrechen.[KEU 27]

Magen

Aufgetriebenheit der Herzgrube, welche zum Lösen der Kleider nöthigt.[VHA]
Kitzel in der Herzgrube.[KEU 27]
Magendrücken nach wenigem Essen.[VHA]
Brennen im Magen.[KEU 27]

Hypochonder

Stiche in der Milz- oder Lebergegend.[VHA]
Nierenentzündung.[VHA]

Bauch

Krampfartiges Zusammenziehen im Unterleibe.[VHA]
Zusammenziehen im Unterleibe.[KEU 27]

Verifikationen und klinische Symptome

HEPAR S. im Nierenkatarrh mit phosphorsaurer Griesbildung. Diese Entdeckung der Wirksamkeit der SCHWEFELLEBER gegen Nierenkatarrh mit alkalischem Harn und Trippelphosphatkrystallen machte mein College zufällig, indem ein Patient, der an einem solchen Katarrhe litt, aus Versehen HEPAR 30. nahm, welches

Früh, Zerschlagenheitsschmerz im Unterleibe.[VHA]
Schneidendes Leibweh.[VHA]
Antidot [...] gegen Leibweh und Durchfall, CHAMILLE.[CK 3, 348]
Geschwulst und Eiterung der Schooßdrüsen.[VHA]

Stuhl

Harter, trockner Stuhl.[VHA], [HA 44]
Sauerriechende, weißliche Durchfälle bei Kindern.[VHA]
Sauerriechender Durchfall.[KEU 27]
Rhurartige Stühle: schwieriger Abgang wenigen, weichen Kothes oder BLUTIGEN Schleimes, mit Tenesmus.[VHA]

Harn

Dunkelrother, heißer Harn.[VHA]
Rother, heisser Harn.[KEU 27]
Scharfer, brennender Harn, welcher die Vorhaut auffrißt.[VHA]
BLUTIGER Harn.[VHA]
Bettpissen der Kinder.[VHA]
HEP. im Nierenkatarrh mit phosphorsaurer Griesbildung.

Diese Entdeckung der Wirksamkeit der SCHWEFELLEBER gegen Nierenkatarrh mit alkalischem Harn und Trippelphosphatkrystallen machte mein College zufällig, indem ein Patient, der an einem solchen Katarrhe litt, aus Versehen HEP. 30. nahm, welches für ein Kind bestimmt war mit skrophulöser Drüsenanschwellung. Die nachherige Vergleichung mit den Prüfungssymptomen zeigt Dr. *S.*, dass das Mittel den Symptomen entsprach. – Chronische Schlaflosigkeit wegen Unruhe und Schwere in den Beinen, Patient musste die Beine bald strecken, bald anziehen. Nach HEP. 30. in WASSERLÖSUNG, drei bis vier Mal täglich, wurdeder Harn in 3 Tagen normal und die Schlaflosigkeit besserte sich schon die erste Nacht. – In einem zweiten ähnlichen Falle hatte Patientin ein beständiges Zucken und Winseln, sowie auch Krämpfe in den Beinen, welche sie nicht schlafen liessen. Nach HEP. 30. schlief sie die erste Nacht und der Urin wurde ebenfalls in wenigen Tagen normal.[Bruckner: Aphorismen aus der Praxis. AHZ 72 (1866)109]

Geschlechtstheile

Wundheit an den Geschlechtstheilen und dem Oberschenkel.[VHA]
BLUTDRANG zum Uterus.[VHA]
Vorsteherdrüsensaft-Abgang beim harten Stuhl und nach dem Harnen.[VHA]
Schankerähnliche Geschwüre an der Vorhaut.[VHA]

Beschwerden der Kinder

Nach dem Husten weint das Kind.[VHA]
Häutige Bräune der Kinder, mit Geschwulst unter der Kehle.[VHA]
Sauerriechende, weißliche Durchfälle bei Kindern.[VHA]
Bettpissen der Kinder.[VHA]

Regel

Monatliches zu spät.[VHA]
BLUTAGANG außer der Regel.[VHA]

Schnupfen

Halbseitiger Schnupfen, mit Kratzen im Halse.[VHA]
Niessen [bei Keuchhusten] (auch nachher).[KEU 27]

Athem

Aengstlicher, kurzer, pfeifender Athem, welcher mit Erstickung droht und zum schnellen Aufrichten oder zum Zurückbiegen des Kopfes nöthigt.[VHA]
Aengstlicher, pfeifender Athem (bei Keuchhusten).[KEU 27-28]
Erstickungsanfälle, zum Aufrichten und Zurückbiegen nöthigend.[KEU 28]

Röchelnder Athem

Röchelnder Athem im Schlafe.[HA 44]
Röcheln in der Luftröhre.[KEU 28]

Verifikationen und klinische Symptome

für ein Kind bestimmt war mit skrophulöser Drüsenanschwellung. Die nachhherige Vergleichung mit den Prüfungssymptomen zeigte Dr. *S.*, dass das Mittel den Symptomen entsprach. Die Symptome [...] waren: Chronische Schlaflosigkeit wegen Unruhe und Schwere in den Beinen, Patient musste die Beine bald strecken, bald anziehen. Nach HEP. 30. in WASSERLÖSUNG, drei bis vier Mal täglich, wurde der Harn in 3 Tagen normal und die Schlaflosigkeit besserte sich schon die erste Nacht.[Bruckner: Aphorismen aus der Praxis. AHZ 72 (1866)109]

Rückwärts Biegen des Kopfs, mit Geschwulst unter der Kehle, starkem Klopfen der Karotiden und röchelndem Athem (bei der häutigen Bräune).[HA 102]

Heilungsbericht von Pferden: Der Lieutenant *von Grüter* beim damals noch hier in Garnison stehenden 11. Husaren-Regimente hatte ein englisches Vollblutpferd, und zwar zu einem äußerst niedrigen Preise gekauft, weil es an einer Kehlkopfs-Affektion litt, viel hustete, von geringer Anstrengung im Halse röchelte und kächzte und bald den Athem verlor. Dieses Uebel bestand schon geraume Zeit und war von verschiedenen Thierärzten ohne den mindesten Erfolg, sowohl beim frühern als beim gegenwärtigen Besitzer, behandelt. Endlich kam nun, wie gewöhnlich, die Homöopathie an die Reihe, nachdem alle andere Aussicht auf Besserung verschwunden war, und das Pferd wurde meiner Behandlung anvertraut. Die Natur der Krankheit und die früher allöopathisch angewendeten Mittel, worunter jedoch nur wiederholte MERKURIAL-Einreibungen mit Sicherheit zu entnehmen waren, gestatteten keinen Zweifel über das zunächst angezeigte Heilmittel. Ich ließ demnach, – wie ich es fast immer bei Thieren anzuordnen pflege, – HEP. 200°°°, (soll heißen drei, mit der 200-fachen Potenz getränkte Streukügelchen) in einem halben Ort reines, kaltes WASSER bis zur Auflösung schütteln und dies mittelst einer Flasche dem Pferde eingeben. In der Fütterung wurde nichts geändert, und das Pferd, wie früher, täglich eine Stunde im Schritt spazieren geritten. Schon nach 8 Tagen war die wohlthätige Wirkung dieser Arznei auffallend und der Husten hatte ganz aufgehört; das Röcheln und Kächzen aber noch da, und der Athem, obwohl freier, doch noch beengt. SPONG. 200., eben so nunmehro gegeben, machte weitere Fortschritte in der Besserung, und 8 Tage später eine nochmalige Gabe HEP. 200 hob den Rest des Leidens an diesem Pferde so vollkommen, daß es etwa 3 Wochen später bei einem Wettrennen, woran mehrere ausgezeichnete Vollblutpferde Theil nahmen, an einem und demselben Tage die beiden Preise gewann. Kurze Zeit nachher wurde es um den vierfachen Preis an einen andern Officier (den Grafen *von der Gröben* verkauft, dessen bestes Pferd dieses noch heute sein soll, wie mir noch vor wenigen Tagen von einem seiner Bekannten versichert wurde.[AHZ 38 (1850) 361-362]

Verifikationen und klinische Symptome

Husten

Tiefer, dämpfiger Husten.[VHA]

Trockner, heiserer Husten.[HA 44]

Trockne, heisere Hustenanfälle, mit Angst und Würgen.[VHA]

Abendlicher, trockner Husten, nach Kaltwerden eines Theils.[VHA]

Heilungsbericht von Pferden: [Am 15. Jan. 1863] *Mennemann's* Pferd – (hatte am 11. Dec. vor. J. wegen Druse mit Halsweh, welche schon 8 Monate bestanden und Abends schlimmer war, BELL. erhalten) – nun sehr bedeutend gebessert, nur Abends noch etwas Husten: Hep. [je C 200°°] – Geheilt.[KMS 780]

Husten mit BLUTAUSWURF.[VHA]

Husten nach jedem Trinken.[VHA]

Nach dem Husten weint das Kind.[VHA]

Der Krampfhusten, welcher SPONG. verlangt, hat grosse Aehnlichkeit mit dem, welcher für HEP. passt. Indessen wird eine Vergleichung der beiderseitigen Zeichen sehr leicht und bestimmt die Unterschiede herausstellen.[KEU 60]

Keuchhusten

Keuchhusten.[VHA]

Keuchhusten in trockenen, heiseren Anfällen, von Abend bis Mitternacht zunehmend, mit ängstlichem, pfeifendem Athem, wie zum Ersticken, zum schnellen Aufrichten und Zurückbiegen des Kopfs nöthigend, Geschwulst unter der Kehle und starkem Klopfen der Carotiden, von Kaltwerden und Trinken verschlimmert. – (Erst diesen Sommer [1857] beobachtet.)[AHZ 53 (1856) 86]

Anfälle von tiefem, dumpfigem, pfeifenden Keuchhusten, durch Kitzel im Kehlkopfe wie von Federstaub erregt, Abends ohne, Morgens mit Auswurf von Schleimstücken. die oft eiterig und BLUTIG, meistens SÄUERLICHEN, zuweilen SÜSSLICHEN Geschmackes, und im letzten Falle übelriechend sind.[KEU 27]

Verschlimmerung: Abends bis Mitternacht. – Kälte. Kaltwerden auch nur eines Gliedes. Essen oder Trinken von Kaltem. Kalte LUFT. Ost- und Nord-WIND. Liegen im Bette. Sprechen. Weinen. TA-

BACKSDAMPF.[KEU 27]

Begleitung: Grosse Angst. Weinerlichkeit und Weinen (auch nachher). Ueberreiztheit mit hastiger Sprache. Schwindel von Kopfschütteln. Dröhnen im Kopfe. Herauspressen in der Stirne. Hervorgetretene Augen. Thränen der entzündeten Augen. Hitze des Gesichts, mit Röthe. Stösse auf dem Jochbeine. Stechen im Schlunde, wie von einem Splitter. Viel Durst. Brecherlichkeit. Brechwürgen. Erbrechen. Kitzel in der Herzgrube. Brennen im Magen. Zusammenziehen im Unterleibe. Sauerriechender Durchfall. Rother, heisser Harn. Niessen (auch nachher). Aengstlicher, pfeifender Athem. Erstickungsanfälle, zum Aufrichten und Zurückbiegen nöthigend. Röcheln in der Luftröhre. Empfindlichkeit des Kehlkopfes gegen kalte LUFT. Schmerzen an einer Stelle des Kehlkopfes. Rauhheit im Halse. Heiserkeit. Geschwulst unter der Kehle. Klopfen der Karotiden. Erschütternde Stösse und Wundheitsschmerz in der Brust. Röcheln in der Brust. Schwäche der Brust, welche das Sprechen erschwert. Absterben der Finger. Geschwulst um die Fussgelenke. Betäubter Schlummer mit rückwärtsgebogenem Kopfe. Auffahren aus dem Schlafe. Frösteln am Tage im Freien. Nächtliche, trockene Hitze, mit Scheu vor Entblössen. Heftiger, saurer Schweiss.[KEU 27-28]

Die auf H E P . passende Form des Keuchhustens, die schon in wenigen Tagen leicht tödtlich wird und überall an den (gleichzeitig grassirenden) Kroup der Kinder erinnert, ist erst in den letzten Jahren, glücklicher Weise nicht oft, beobachtet worden, aber jedesmal durch dieses Mittel geheilt. Dem zuweilen nachbleibenden Katarrhhusten entspricht meistens BELL., seltener NUX-V..[KEU 28]

Luftröhre

Röcheln in der Luftröhre.[KEU 28]
Empfindlichkeit des Kehlkopfes gegen kalte LUFT.[KEU 28]
Schmerzen an einer Stelle des Kehlkopfes.[KEU 28]
Rauhheit im Halse.[KEU 28]
Heiserkeit.[KEU 28]
Geschwulst unter der Kehle.[KEU 28]
Häutige Bräune der Kinder, mit Geschwulst unter der Kehle.[VHA]
Luftröhren-Schwindsucht.[VHA]

Croup (Häutige Bräune, Angina membranancea)

Mein Verfahren bei der häutigen Bräune.[AHZ 63 (1861), 127-128]

1. sind die Nummern 1 und 2 z u r B e s e i t i g u n g des e n t z ü n d l i c h e n Z u s t a n d e s , also b e i d e ACON. wovon 1 : 200 glob. j., 2 : 200 glob. ij. enthält.

2. muss und kann unbesorgt schon dem ersten Pulver ein Zeitraum von e i n P a a r S t u n d e n vergönnt werden, damit solches wirken könne, (also ja nicht alle 1/2 Stunden), und Nr. **2** darf

3. n i c h t v o r A b l a u f v o n 2 S t u n d e n , und auch n u r d a n n gegeben werden, w e n n d i e o b i g e n E r s c h e i n u n g e n s i c h w i e d e r e r n e u e r n .

4. Die ferneren 3 Pulver, welche HEPAR und SPONGIA enthalten, haben etwas l ä n g e r e Wirkungen, und es muss ihnen 3 b i s 5 S t u n d e n Z e i t vergönnt werden, ehe ein neues gegeben wird.

Die g e n a u e B e f o l g u n g dieser Anweisung hat sich noch s t e t s aufs V o l l k o m m e n d s t e bewährt, und ich kann Ihnen die ehrliche Versicherung geben, dass ich bis zur heutigen Stunde auch noch n i c h t e i n e n unglücklich abgelaufenen Fall erlebt habe.

Anweisung zum Gebrauch der Bräunepulver

Die unter dem Namen Croup (häutige Bräune, Angina membranacea), bekannte Kinderkrankheiten erscheint plötzlich, meistens mitten in der Nacht, und verlangt jedesmal die schleunigste Hilfe. Beim sofortigen Gebrauche der beiliegenden Pulver ist die Herstellung aber so schnell als sicher; unsicher aber und langsamer, wenn damit gezögert wird, oder wenn bereits andere Mittel dagegen angewendet waren.

Sobald also ein Kind, mindestens nach kurzem Schlafe, aufwacht mit rothem Gesichte, fieberhafter Unruhe, trockenem und heiserem Husten, pfeifendem oder rasselndem Athem, und dadurch den Anfang einer Entzündung des Kehlkopfes oder der Luftröhre befürchteten lässt: dann ist es nöthig, sogleich mit dem Gebrauche der Pulver anzufangen, indem insbesondere die beiden ersten, (Nr. 1. und 2.), a l l e n ä h n l i c h e n e n t z ü n d l i c h e n Z u s t ä n d e n e n t s p r e c h e n , diese in kurzer Zeit beseitigen und niemals schaden können.

Zu diesem Zwecke wird das Pulver Nr. 1 in einem Theelöffel mit einigen Tropfen reinen, kalten WASSERS angefeuchtet, (damit das Kind solches nicht weghusten oder wegblasen kann), und demselben auf die Zunge gegeben. Darauf m u s s u n d k a n n m a n u n b e s o r g t e i n P a a r

Verifikationen und klinische Symptome

I. Fall. Am 1. Sept. 1860, 9 1/4 Uhr Abends wurde *W.* zu einem 4 1/2 Jahre alten Kinde gerufen, welches deutliche Croupsymptome darbot: Respiration schwer, sägend, röchelnd, heftiger und ofter Husten mit dem charakteristischen Croupton; grosse Unruhe, angstvoller Gesichtsausdruck, der Körper über und über mit heissem Schweisse bedeckt, Puls 130, voll und hart; übler Mundgeruch. Verf. bereitete die *Bönninghausen*'schen Pulver (Nr. 1 ACON. 200., Nr. 2 u. 4 HEP. 200., Nr. 3 u. 5 SPONG. 200) und gab sofort Nr. 1, in 1/2 Stunde Nr. 2 und nach Verlauf einer weiteren 1/2 Stunde Nr. 3. Darauf wurde das Kind ruhiger, die Haut kühler, der Schweiss geringer, der Husten seltener, das Sägegeräusch verschwand und der kleine Patient, der bisher auf dem Schoosse der Mutter gelegen hatte, verlangte ins Bett zu ge hen. *W.* entfernte sich mit der Weisung, die zwei noch übrigen Pulver zu geben, sobald das Athmen wieder schwerer würde. Um 2 Uhr Nachts wurde Verf. abermals gerufen, da das Kind fast im Sterben läge. Die Respiration war wieder sehr schwer, laut und sägend, der Husten oft, heftig, trocken und mit dem bekannten Croupton, starker Schweiss, grosse Angst. Die linke Tonsille mit einem membranösen Exsudate bedeckt. Die Mutter hatte das 4. und 5. Pulver ohne Erleichterung gegeben. *W.* reichte jetzt noch eine Gabe SPONG. 200. (*Lehrmann*); die darauf eingetretene geringe Besserung hielt aber nur kurze Zeit an. Unter dem nunmehrigen Gebrauche von BROM. von 4 Uhr Früh bis 7 Uhr Abend in 1/2 stündigen Intervallen stieg das Fieber, ohne dass der Husten und die Respiration besser wurden. Nun erinnerte sich *W.*, dass, als er das Kind um 2 Uhr Nachts wiedergesehen, er bemerkt habe, dass die Füsse und Beine des Kinds, welches sich im Schlafe aufgedeckt hatte, kalt waren. Er betrachtete daher

Stunden die Wirkung abwarten, besonders wenn, wie gewöhnlich, das Kind wieder einschläft und ruhig wird, – ein zuverlässiges Merkmal, dass die Arznei ihre Heilwirkung begonnen hat.

Sehr oft ist schon nach diesem ersten Pulver alle Gefahr beseitigt und Nr. 2 darf in keinem Falle eher gereicht werden, als bis die obigen Erscheinungen sich wieder erneuern, niemals aber früher, als nach Ablauf von zwei Stunden.

In hartnäckigen Fällen, meistens in solchen, wo man zu lange gezögert hatte, oder bereits andere Mittel angewendet waren, oder endlich, wo früher eine andere (nicht homöopathische) Behandlung stattgefunden, ist es oft nöthig, auch noch von den folgenden Nummern 3, 4 oder 5 in derselben Weise Gebrauch zu machen, indessen diese drei letzten mit dem Unterschiede, dass jedem derselben eine Wirkungsdauer von 3 bis 5 Stunden gelassen wird, oder länger, wenn es sich bessert.

Unter mehr als 100 Bräunefälle wird kaum einer vorkommen, wo es nöthig sein wird, alle 5 Pulver anzuwenden, indem der, oft noch einen oder ein Paar Tage nachdauernde Husten von ganz anderer Natur und völlig gefahrlos ist, und ohne weitere Mittel von selbst vergeht.

Heilungsberichte: Eine Frau in H., (3 Stunden von hier), welche, wie sehr viele andere Mütter hier zu Lande, die fraglichen Pülverchen stets vorräthig liegen hatte, kam eines Morgens zu mir, um Neue zu holen. Sie erzählte bei dieser Veranlassung folgende Thatsache: – seit 2 Tagen sei eines Nachbars Kind von der Bräune befallen, und der nächste Arzt, dem später noch ein zweiter zu Hülfe gekommen, hätten Beide gethan, was möglich gewesen wäre, aber gestern Abend das Kind verloren gegeben. Da hätten die verzweifelnden Eltern sie (die Frau) um ihre Pülverchen gebeten, welche sie ihnen auch, nebst Gebrauchs-Anweisung gegeben, und nach Anwendung derselben während des Laufes der Nacht wäre das Kind heute morgen außer Gefahr und so gut wie hergestellt gewesen. – Acht Tage später erfuhr ich noch von einem anderen Patienten von dort das völlige Wohlbefinden jenes verloren gegebenen Kindes.[PHZ 2 (1856) 52-53]

Vor etwa vier Jahren besuchte mich eine Frau aus dem mittleren Stande hiesiger Stadt in Begleitung ihres Töchterchens, welches seit drei Jahren völlig stimmlos war. Diese Stimmlosigkeit war unmittelbar auf einen allopathisch-behandelten Anfall von Bräune gefolgt, und hatte bisher keinem Mittel, – und es waren deren Viele von mehreren Aerzten gebraucht, – weichen wollen. Der angegebene Umstand veranlaßte mich, dem Mädchen dasjenige von den Bräunemitteln zu geben, welches, wie die Homöopathen wissen, am meisten der schleimigen Ausschwitzung in der Luftröhre entspricht, und zwar in einer einzigen Gabe. Schon am dritten Tage führte mir die glückliche Mutter ihr kleines Mädchen wieder vor, welches nun wieder, wie vor der Bräune, mit lauter und völlig reiner Stimme redete. Gestern Abend, – so erzählte sie, – habe das Kind plötzlich einen starken Anfall von Husten bekommen und dabei ein bedeutendes, rosenförmiges, sehr zähes Stück Schleim herausgewürgt, worauf unmittelbar sich die so lange verlorne Stimme wieder eingestellt habe. Sie brachte das Losgehustete mit, und es war ganz unverkennbar, daß es in der That die Schleimröhre war, welche sich bei der Bräune in der Luftröhre gebildet hatte, und die jetzt durch die Wirkung des Mittels gelöset und zum Auswurf gebracht war.[PHZ 2 (1856) 53]

Sophia S., ein sechs Monate altes Kind, das plötzlich von der Halsbräune [Rachendiphtherie] ergriffen wurde, die schnell an Boden gewonnen hatte und das Leben des Kindes gefährdete. Als ich hinzugerufen wurde, zeigte der Fall sämtliche bedrohlichen und gefährlichen Zeichen, und da bereits zwei Stunden vergangen waren, seit die Krankheit eine derartige Wendung genommen hatte, war die Lage umso ernster. – Ich traf auf alle gewöhnlichen Symptome, wie Hitze und Rötung des Gesichtes, Heiserkeit, Husten, der Krupp-ähnlich klang, Rasseln im Rachen währen das Kind schläft. – 21. März, 1851. 1, ACON. 200; 2, HEP. 200; 3, SPONG. 200; 4, HEP. 200. Je ein Pulver zur Einnahme alle fünf Stunden. Nach der Einnahme des zweiten Pulvers war das Kind bereits fast vollständig genesen, und es bestand dementsprechend kein Bedarf an der Einnahme der Arzneimittel 3 und 4. Ich erwähne diesen Fall hier, um aufzuzeigen, daß hohe Dynamisationen in akuten Fällen durchaus an ihrem Platze sind. Für die Dauer einiger Jahre gebrauchte ich beim Krupp und anderen akuten Krankheiten unveränderlich die 200. Potenz und dieses ohne damit meine Absichten jemals verfehlt zu haben.[Vol. 78, S.145; KMSS 29]

Heilungsbericht von Pferden: [Am 25. Jan. 1863] *Reer's* Füllen. Halsbräune, woran auch die Mutter gelitten: 1. Acon., 2. Bell., 3. Hep., alle 12 Stunden. – Am 31. Jan. viel besser, aber nun Druse mit scharfem Nasenausflusse: Ars. [je C 200°°] – Geheilt.[KMS 780]

Verifikationen und klinische Symptome

diesen zweiten Anfall nicht als eine Fortsetzung des ersten, sondern als einen neuen, durch Erkältung entstandenen. Er reichte dieserhalb abermals die drei ersten Pulver und in zwei Stunden waren alle Croupsymptome verschwunden, ohne wiederzukehren. Gegen den zurückgebliebenen katarrhalischen Husten bedurfte es nur noch PHOS. 200. Das membranöse Exsudat auf derTonsille war bis zum andern Tag gänzlich geschwunden.[Wells, P. P.: Croupheilungen, nach Bönninghausen's Verfahren vollzogen. AHZ 63 (1861) 103-104]

II. Fall (dem Verf. von Dr. *Dunham* in Newburgh mitgetheilt). Am Abend des 24. Jan. erhielt *D.* die Nachricht, dass ein kleiner, 1 1/2 Jahre alter, sonst gesunder Knabe etwas fiebere und heiser sei. Er sandte ACON. 12., mit der Weisung, sofort ihn wieder zu benachrichtigen, sobalb Croupsymptome aufträten. Am nächsten Morgen wurde sein Besuch verlangt. Schon beim Eintritt in die Hausflur vernahm *D.* das laute und heisere Athmen des im zweiten Stock befindlichen Knaben, der unterdem Ausdrucke grosser Angst und mit sehr beklommener Respiration (35 Athemzüge in der Minute) in seiner Wiege sass. Husten selten, trocken und hohl, Gesicht turgescirt, purpurroth. Die Hände wurden öfters krampfhaft nach dem Larynx geführt. Haut feucht und heiss, nur die Stirn kalt; Puls hart, nicht voll, 130. Während der Nacht hatte das Kind einmal gebrochen und ein Stückchen fester Membran mit herausbefördert. Der Fall war unbedingt ein schwerer und alle Zeichen und besonders die grosse Hinfälligkeit des Knaben deuteten schon auf den Beginn einer unvollkommenen Entkohlung des BLUTS hin. Dieserhalb zögerte *D.* die *Bönninghausen*'schen Pulver zu geben und reichte BROM. 1. (Centes.) in WASSER alle 1/4 Stunde einen Theelöffel voll. Nach 2 Stunden war der Zustand nicht nur nicht besser, sondern der Puls häufiger und schwächer, die Respiration 40 in der Minute. HEP. 3. mit BROM. im Wechsel. Nach nochmals 2 Stunden hatte die Krankheit bereits die Höhe erreicht, dass selbst *Guersant* und *Trousseau* die Tracheotomie für zu spät gehalten hätten, da bereits das Allgemeinbefinden zu sehr mit ergriffen war und ein tödtlicher Ausgang nahe bevorzustehn schien. Unter solchen Umständen entschloss sich *D.* die *Bönninghausen*'schen Pulver zu geben, und fuhr damit von 1/2 zu 1/2 Stunde immer in der festgesetzten Reihenfolge bis Nachmittag 5 Uhr fort. Um 7 Uhr war eine bedeutende Besserung eingetreten, die Respiration freier, nur noch 30, nicht mehr so rauh, der Husten öfter und lockerer. *D.* liess eine zweite Reihe der Pulver zurück, stündlich eins zu nehmen. Um 11 Uhr Nachts schlief das Kind und war am nächsten Morgen so gebessert, dass keine Arznei mehr nöthig schien. Am 5. Tage war das Kind vollkommen genesen. Verf. hat nie einen so schweren Fall von Croup heilen sehn und glaubt, das das Kind die Erhaltung seines Lebens nur den *Bönninghausen*'schen Pulvern zu verdanken habe.[Wells, P. P.: Croupheilungen, nach Bönninghausen's Verfahren vollzogen. AHZ 63 (1861) 111-112]

Hals

Starkes Klopfen der Karotiden.[VHA]
Klopfen der Karotiden.[KEU 28]
Geschwulst der Mandeln und Halsdrüsen.[VHA]
Halbseitiger Schnupfen, mit Kratzen im Halse. [VHA]

Brust

Bei Berührung wundartig schmerzende Eiterbläschen und Geschwüre auf der Brust.[VHA]
Krebsartige, gegen Berührung empfindliche Geschwüre an den weiblichen Brüsten.[VHA]
Geschwulst und Eiterung der Achselhöhldrüsen.[VHA]
Geschwürigkeit der Brust- und Achselhöhlen-Drüsen.[HA 44]
Stinkender Schweiß der Achselhöhlen.[VHA]
Erschütternde Stösse und Wundheitsschmerz in der Brust.[KEU 28]
Röcheln in der Brust.[KEU 28]
Schwäche der Brust, welche das Sprechen erschwert.[KEU 28]

Rücken

BLUTSCHWÄRE auf dem Rücken: Thuj. (CAUST., GRAPH., HEP.)[KMS 726]
Stechen und Ziehen im Rücken.[VHA]
Zerschlagenheitsschmerz im Kreuze bis in die Oberschenkel.[VHA]

Oberglieder

Zerschlagenheit der Oberarmknochen.[VHA]
Zerschlagenheit der Oberarme und Oberschenkel, wie in den Knochen.[HA 44]
Heiße, rothe Geschwulst der Hand- und Fingergelenke.[VHA]
Rissige Haut der Hände.[VHA]
Lähmig ziehende Schmerzen in den Gliedern.[VHA]
Stiche in den Gelenken.[VHA]
Absterben der Finger.[KEU 28]

Unterglieder

Zerschlagenheitsschmerz der Oberschenkel, wie in den Knochen.[VHA]
Zerschlagenheit der Oberarme und Oberschenkel, wie in den Knochen.[HA 44]
Zerschlagenheitsschmerz im Kreuze bis in die Oberschenkel.[VHA]
Kniegeschwulst.[VHA]
Geschwulst um die Fussgelenke.[KEU 28]
Rissige Haut an den Füßen.[VHA]
Lähmig ziehende Schmerzen in den Gliedern.[VHA]
Stiche in den Gelenken.[VHA]

Ein Mann war vor einem Jahre von stinkenden Fußgeschwüren durch HEP. und SIL. geheilt worden, jetzt kam er wieder mit allgemeiner Haut-WASSERSUCHT und erhielt dieselben Mittel. Der Nutzen des Mittels in frühern Leiden beweise eine große Wirksamkeit desselben gegen das Wesen der Krankheit und möge sich die Form auch noch so ändern, die Grundursache bleibt dieselbe und man werde es immer nützlich finden, jene frühern Mittel zu wiederholen.[Chargé, Bönn.]

Heilungsbericht

Kath. L., hier wohnhaft, eine bejahrte, übrigens gesunde Frau von 70 Jahren, hatte in Folge einer ziemlich starken V e r l e t z u n g , vor 10 Monaten, erst eine Wunde an der Ferse, die nach verschiedenen Salben zu einem bösartig aussehenden Geschwüre geworden war, wie es besonders Abends und Nachts heftig brannte und stach. – Uebrigens über nichts zu klagen. Von den Pflastern und Salben war nichts Näheres zu erfahren. – Am 15. Jan. 1852: 1, 3. SIL. 200°°, 3. HEP. 200°°. 4. §. alle 5 Abende; und zur Bedeckung des Geschwürs ein Talgläppchen. – 25. Febr. 1852. War Alles ohne weitere Arznei vollkommen geheilt.[Vol. 81, S.133; AHZ 48 (1854) 52]

Drüsen

Entzündung und Geschwulst der Drüsen.[VHA]
Eiterung der Drüsen.[VHA]
Geschwulst der Mandeln und Halsdrüsen.[VHA]
Geschwulst und Eiterung der Schooßdrüsen.[VHA]

Verifikationen und klinische Symptome

Verifikationen und klinische Symptome

Vorsteherdrüsensaft-Abgang beim harten Stuhl und nach dem Harnen.[VHA]
Krebsartige, gegen Berührung empfindliche Geschwüre an den weiblichen Brüsten.[VHA]
Geschwulst und Eiterung der Achselhöhldrüsen.[VHA]
Geschwürigkeit der Brust- und Achselhöhlen-Drüsen.[HA 44]

Heilungsbericht: [... wo] ich eine dicke Achseldrüsengeschwulst mit BELL. und HEP. in dreimal wechselnden Gaben behandeln mußte, und sie auch davon glücklich herstellte.[ACS 17 (1839) 3,66]

Konkordanz Drüsen: Ars., *Bell.*, Con., Dulc., Lyc., Merc., *Phos.*, *Sil.*, *Sulph.* [PB]

Knochen

Zerschlagenheitsschmerz in den Knochen.[VHA]
Zerschlagenheit der Oberarme und Oberschenkel, wie in den Knochen.[HA 44]
Stösse auf dem Jochbeine.[KEU 27]
Knochenfraß.[VHA]
Knochenschmerz im Gesichte, bei Berührung.[VHA]

Konkordanz Knochen: *Asaf.*, Calc., Lyc., Merc., Nit-ac., Ph-ac., *Puls.*, Sep., *Sil.*, Staph., Sulph. [PB]

Heilungsbericht

H. H., zweiundzwanzig Jahre alt; litt seit zehn Jahren an Karies und Vergrößerung der Knochen des gesamten rechten Beines, samt der Zehen; das Bein ist beträchtlich angeschwollen, es schmerzt und brennt; aus sechs Hautöffnungen fließt beständig ein WÄSSERIGES, manchmal BLUTIGES und sehr eitriges Sekret. Im Winter läßt der Schmerz im Bein nach, während er dann an einem schlimmen Husten leidet. Wenn der Frühling kommt, verschlimmern sich die Schmerzen am Bein und der Husten hört auf. Er kann nur mit Hilfe von Krücken gehen. Er war zehn Jahre lang in allopathischer Behandlung ohne jedoch den geringsten Nutzen daraus gezogen zu haben. – 27. April, 1851. 1 bis 3, SIL.; 2, HEP., jeweils in der 200. Potenz; 4, §. Je ein Pulver jeden fünften Abend; die eiternden Hautöffnungen sind mit Talg und Scharpie [gezupfte Verbandleinwand] zu bedecken. – 25. Mai. Viel besser. 1, HEP. 2000; 2 bis 4, §. Einzunehmen wie zuvor. – 15. Juni. Weitere Besserung; noch immer fließt Eiter. 1, SIL. 4000; 2 bis 4, §. Wie zuvor. – 3. Aug. Weitere Besserung. 1, SIL. 6000; 2 bis 4, §. Wie zuvor. – 31. Aug. Nochmals ein beträchtlicher Fortschritt. Er kann noch nicht ganz auf die Krücken verzichten, ging aber heute eine Entfernung von sechs Meilen und möchte am Nachmittag nochmals die gleiche Entfernung zurücklegen. 1 bis 4, §. Wie zuvor. – 28. Sept. Deutliche Besserung der Gesundheit; aber zwei Hautöffnungen eitern noch immer, vor allem die an der großen Zehe; alle anderen sind verschlossen, und der vormals mächtig geschwollene Fuß hat nun seine gewöhnliche Größe wieder angenommen. 1 bis 4, §. Wie zuvor. – 19. Oktober. Seit acht Tagen scheint die Besserung aufgehalten zu werden; immer noch eitert eine Hautöffnung, der Schmerz ist völlig verschwunden; er unternimmt über den Tag verteilt einige körperliche Anstrengungen. 1, HEP. 3000; 2 bis 4, §. Einzunehmen wie die anderen. Wenngleich die Heilung noch nicht ganz vollzogen ist, haben wir doch keinen Zweifel daran, daß das Ergebnis günstig ausfallen wird. Ich möchte diesen Fall mitteilen, um aufzuzeigen, daß die Hochpotenzen auch bei Beschwerden dieser Art ihre Wirkung zeigen.[Vol. 78, S. 275; KMSS 35-36]

Haut

Unheilsamkeit der Haut.[VHA]
Rosenartige Entzündungen äußerer Theile.[VHA]
Eiterungen, besonders nach vorgängiger Entzündung.[VHA]
Bei Berührung heftig wundschmerzende Ausschläge und Geschwüre.[VHA]
Leicht BLUTENDE Geschwüre.[VHA]
BLUTSCHWÄRE auf dem Rücken: Thuj. (CAUST., GRAPH., HEP.)[KMS 726]
Brennen und Stechen in den Geschwüren.[VHA]
Brennendes Jucken, nach Kratzen weiße Blasen.[VHA]
Bei Berührung wundschmerzende Quaddeln auf dem Kopfe.[VHA]
Krustiger Ausschlag hinter den Ohren.[VHA]
Rothlaufartige Geschwulst des Gesichts.[VHA]
Alter Gesichtsausschlag, bei Berührung sehr schmerzhaft.[VHA]
Bei Berührung wundartig schmerzende Eiterbläschen und Geschwüre auf der Brust.[VHA]
Rissige Haut der Hände.[VHA]
Rissige Haut an den Füßen.[VHA]
Ein Mann war vor einem Jahre von stinkenden Füßgeschwüren durch HEP. und SIL. geheilt worden, jetzt kam er wieder mit allgemeiner Haut-WASSERSUCHT und erhielt dieselben Mit-

tel. Der Nutzen des Mittels in frühern Leiden beweise eine große Wirksamkeit desselben gegen das Wesen der Krankheit und möge sich die Form auch noch so ändern, die Grundursache bleibt dieselbe und man werde es immer nützlich finden, jene frühern Mittel zu wiederholen.[Chargé, Bönn.]

Feigwarzen, die oft wie fauler Käse oder wie Heringslake riechen: Thuj. (CALC., GRAPH., HEP.)[KMS 728]

Konkordanz Haut und Aeusseres: Acon., Alum., Ant-c., Arn., *Ars.*, Asaf., Bar-c., Bell., Bor., Bry., *Calc.*, Carb-v., Caust., Cham., Chin., Clem., Con., Dulc., *Graph.*, Lach., *Lyc.*, *Merc.*, Mez., Nat-m., Nit-ac., Nux-v., Petr., Phos., *Puls.*, Ran-b., *Rhus-t.*, *Sep.*, *Sil.*, Spig., Squil., Staph., *Sulph.*, Verat., Viol-t., Zinc. [PB]

Heilungsbericht

M. Kath. M. zu Gl. ein Kind von anderthalb Jahren, war vor 2 Tagen mit dem Kopfe gegen den glühenden Ofen gefallen und hatte sich dabei die linke Seitedes Gesichts dermaßen verbrannt, daß ein Theil der Haut am Ofen hängen geblieben war. Viel Zusammenschrecken im Schlafe. Sonst wohl. – Gebraucht war LEINÖL und WATTE, aber ohne Linderung. – Am 27. März 1852 reichte ich 1, 2 ARS. 200ᶜ, 3. HEP. 200°. 4. §., alle 2 Abende ein Pulver, ohne irgend etwas Aeußerliches zu thun. Völlige Heilung, ohne weitere Arznei.[Vol. 82, S.47; AHZ 48 (1854) 54]

Schlaf

Tagesschläfrigkeit, besonders früh und Abends, mit krampfhaftem Gähnen.[VHA]

Betäubter Schlummer mit rückwärtsgebogenem Kopfe.[KEU 28]

Abendliche Ohnmacht von nicht bedeutenden Schmerzen.[VHA]

Abendliche Ohnmacht von geringen Schmerzen.[HA 28]

Abendliches Drücken in den Schläfen und auf dem Scheitel.[VHA]

Abendliche, ungeheure Angst, bis zur Selbstentleibung.[VHA]

Unruhiger, soporöser Schlummer, mit zurückgebogenem Kopfe.[VHA]

Nächtliches Auffahren aus dem Schlafe, als könne man keine LUFT bekommmen.[VHA]

Nächtliche Erhöhung sämmtlicher Beschwerden.[VHA]

Anhaltende Schlaflosigkeit, mit Schmerzen der Theile, worauf er liegt: Thuj. (HEP.)[KMS 729]

Auffahren aus dem Schlafe.[KEU 28]

Konkordanz Schlaf und Träume: Acon., *Ars.*, *Bell.*, *Bry.*, *Calc.*, Cham., Chin., Con., Graph., Ign., Kali-c., *Lyc.*, *Merc.*, Nux-v., Op., *Phos.*, *Puls.*, Rhus-t., *Sep.*, Sil., *Sulph.* [PB]

Chronische Schlaflosigkeit wegen Unruhe und Schwere in den Beinen, Patient musste die Beine bald strecken, bald anziehen. Nach HEP. 30. in WASSERLÖSUNG, drei bis vier Mal täglich, wurde der Harn in 3 Tagen normal und die Schlaflosigkeit besserte sich schon die erste Nacht.[Bruckner: Aphorismen aus der Praxis. AHZ 72 (1866)109]

Patientin [hatte] ein beständiges Zucken und Winseln, sowie auch Krämpfe in den Beinen, welche sie nicht schlafen liessen. Nach HEP. 30. schlief sie die erste Nacht und der Urin wurde ebenfalls in wenigen Tagen normal.[Bruckner: Aphorismen aus der Praxis. AHZ 72 (1866)109]

Fieber

Puls schnell und hart.[VHA]

Abendlicher schneller und harter Puls.[HA 44]

Frostigkeit in freier LUFT.[VHA]

Frostigkeit im Freien.[HA 44]

Frösteln am Tage im Freien.[KEU 28]

Nächtlicher Frost mit sehr erhöhten Schmerzen.[VHA]

Nächtliche, trockne Hitze.[VHA]

Nächtliche, trockene Hitze, mit Scheu vor Entblössen.[KEU 28]

Nächtlicher, saurer Schweiß.[HA 44]

Nachtschweiß.[VHA]

Saurer, klebriger Schweiß.[VHA]

Heftiger, saurer Schweiss.[KEU 23]

Fieberstadien

1. Puls hart, voll und beschleunigt, zuweilen aussetzend, mit BLUTWALLUNG und Klopfen in den Adern.[WF 25]
2. Frost regelmässig jeden Abend um 6, 7 Uhr. – Am Tage Frost, im Wechsel mit Hitze und LICHTSCHEUE. – Nächtlicher Frost im Bette, mit Erhöhung aller Beschwerden. – Grosse Frostigkeit in der freien LUFT.[WF 25]
3. Trockne, brennende Hitze, mit Gesichtsröthe und heftigem Durste, die ganze Nacht hindurch. – Fliegende Hitze mit Schweiss.[WF 25-26]
4. Beständiger, starker Schweiss, Tag und Nacht. – Am Tage sehr leichtes Schwitzen, besonders bei jeder Geistes-Anstrengung. – Nacht- und Früh-Schweisse mit Durst. –

Verifikationen und klinische Symptome

Kalte, klebrige, oft sauer- oder übelriechende Schweisse. – Fliegende Hitze mit Schweiss.[WF 26]

Konkordanz Fieber: *Acon.*, Arn., Ars., *Bell., Bry.*, Calc., Carb-v., *Cham., Chin.*, Colch., Graph., Ign., Ip., Kali-c., Kreos., Lyc., Merc., Nat-m., Nit-ac., Nux-m., *Nux-v.*, Op., Phos., Ph-ac., Puls., *Rhus-t.*, Samb., Sec., Sep., *Sil.*, Spig., *Sulph.*, Thuj., Verat. [PB]

Verifikationen und klinische Symptome

Gemeinsames

Lähmig ziehende Schmerzen in den Gliedern.[VHA]

Stiche in den Gelenken.[VHA]

Abendliche Ohnmacht von nicht bedeutenden Schmerzen.[VHA]

Große Empfindlichkeit der leidenden Theile gegen Berührung.[VHA]

Besserung der Beschwerden

Nach dem Aufstehen.[HA 56]

Von Festbinden des Kopfs.[HA 56]

Nach dem Aufstehen.[HA 64]

Durch Ruhe.[HA 128]

Wärme [ge]bessert.[HA 128], [HA 134]

Warm Einhüllen.[HA 135]

Nach Schwitzen.[HA 135]

Verschlimmerung der Beschwerden

Abends bis Mitternacht.[KEU 27]

Nächtliche Erhöhung sämmtlicher Beschwerden.[VHA]

Nachts.[HA 56], [HA 64], [HA 128], [HA 134]

Früh beim Erwachen.[HA 56], [HA 64]

Von Bewegung.[HA 64]

Bei geringer Bewegung.[HA 128]

Bei Bewegung der Augen.[HA 56]

Von Bücken.[HA 56], [HA 64]

Dröhnen im Kopfe.[KEU 27]

Kälte.[HA 134], [KEU 27]

Kaltwerden auch nur eines Gliedes.[KEU 27]

Essen oder Trinken von Kaltem.[KEU 27]

Kalte LUFT.[KEU 27]

Bei kaltem Ost- und Nord-WINDE.[HA 134]

Ost- und Nord-WIND.[KEU 27]

Liegen im Bette.[KEU 27]

Sprechen.[KEU 27]

Weinen.[KEU 27]

TABACKS-Dampf.[KEU 27]

Konkordanzen

Verschlimmerung nach der Zeit: Acon., Arn., Guaj., Mang., Nat-c., Nit-ac., Rhus-t., Sep., Sil. [PB]

Verschlimmerung nach Lage und Umständen: Acon., Am-c., Ant-c., Arn., Ars., Asar., Aur., Bar-c., *Bell., Bry.*, Calad., *Calc.*, Camph., Cann-s., Caps., Carb-v., *Caust.*, Cham., Chin., Cic., Cocc., Colch., Con., Croc., Dulc., Graph., Hyos., Ign., Jod., *Ip.*, Kali-c., Lach., *Lyc., Merc.*, Nat-m., Nit-ac., Nux-m., *Nux-v.*, *Phos.*, Ph-ac., *Puls., Rhus-t.*, Ruta, Sabad., Samb., Sars., Sel., *Sep., Sil.*, Spig., Spong., Squil., Staph., Stront., *Sulph.*, Thuj., Verat. [PB]

Beschwerden der Thiere

Pferde

[Am 15. Jan. 1863] *Mennemann's* Pferd – (hatte am 11. Dec. vor. J. wegen Druse mit Halsweh, welche schon 8 Monate bestanden und Abends schlimmer war, BELL. erhalten) – nun sehr bedeutend gebessert, nur Abends noch etwas Husten: Hep. [je C 200°°] – Geheilt.[KMS 780]

[Am 25. Jan. 1863] *Reer's* Füllen. Halsbräune, woran auch die Mutter gelitten: 1. Acon., 2. Bell., 3. Hep., alle 12 Stunden. – Am 31. Jan. viel besser, aber nun Druse mit scharfem Nasenausflusse: Ars. [je C 200°°] – Geheilt.[KMS 780]

Der Lieutenant *von Grüter* beim damals noch hier in Garnison stehenden 11. Husaren-Regimente hatte ein englisches Vollblutpferd, und zwar zu einem äußerst niedrigen Preise gekauft, weil es an einer Kehlkopfs-Affektion litt, viel hustete, von geringer Anstrengung im Halse röchelte und kächzte und bald den Athem verlor. Dieses Uebel bestand schon geraume Zeit und war von verschiedenen Thierärzten ohne den mindesten Erfolg, sowohl beim frühern als beim gegenwärtigen Besitzer, behandelt. Endlich kam nun, wie gewöhnlich, die Homöopathie an die Reihe, nachdem alle andere Aussicht auf Besserung verschwunden war, und das Pferd wurde meiner Behandlung anvertraut. Die Natur der Krankheit und die früher allöopathisch angewendeten Mittel, worunter jedoch nur wiederholte MERKURIAL-Einreibungen mit Sicherheit zu entnehmen waren, gestatteten keinen Zweifel über das zunächst angezeigte Heilmittel. Ich ließ demnach, – wie ich es fast immer bei Thieren anzuordnen pflege, – HEP. 200°°°, (soll heißen d r e i, mit der 2 0 0 - f a c h e n P o t e n z getränkte Streukügelchen) in einem halben Ort reines, kaltes WASSER bis zur Auflösung schütteln und dies mittelst einer Flasche dem Pferde eingeben. In der Fütterung wurde nichts geändert, und das Pferd, wie früher, täglich eine Stunde im Schritt spazieren geritten. Schon nach 8 Tagen war die wohlthätige Wirkung dieser Arznei auffallend und der Husten hatte ganz aufgehört; das Röcheln und Kächzen aber noch da, und der Athem, obwohl freier, doch noch beengt. SPONG. 200., eben so nunmehro gegeben, machte weitere Fortschritte in der Besserung, und 8 Tage später eine nochmalige Gabe HEP. 200 hob den Rest des Leidens an diesem Pferde vollkommen.[AHZ 38 (1850) 361-362]

Arzneiverwandtschaften von Hepar sulphuris calcareum

A m - c . , A n t - c . , Arn., A r s . , B e l l . , Bry., Cina, C u p r . , Dros., F e r r . , M e r c . , N i t - a c . , Plb., S p o n g . , S i l . , Z i n c . [VHA]

A c o n . , Arn., A r s . , Asaf., *Bell.*, B r y . , *Calc.*, Carb-v., C a u s t . , C h a m . , C h i n . , Con., G r a p h . , Ign., Ip., Kali-c., L y c . , *Merc.*, N a t - m . , Nit-ac., N u x - v . , *Phos.*, Ph-ac., *Puls.*, R h u s - t . , *Sep.*, *S i l .* , Spig., Staph., *S u l p h .* , Thuj., Verat. [PB]

Am-c., *A n t - c .* , A p i s i n . , *A r s .* , *B e l l .* , *Brom.*, C a u s t . , *C h a m .* , *C u p r .* , D r o s . , *Euphr.*, *F e r r .* , I g n . , *J o d .* , *L a c h .* , L y c . , *M e r c .* , *Nit-ac.*, *Rhus-t.*, *Sep.*, *S i l .* , *S p o n g .* , S u l p h . , *Thuj.*, *Z i n c .* [KV]

Der Krampfhusten, welcher S P O N G . verlangt, hat grosse Aehnlichkeit mit dem, welcher für HEP. passt. Indessen wird eine Vergleichung der beiderseitigen Zeichen sehr leicht und bestimmt die Unterschiede herausstellen.[KEU 60]

Antidote von Hepar sulphuris calcareum: Acetum veget. – B e l l . , Cham., Sil.

Bell. [SRA]

Ac. veget. [SRA]

Antidote sind, ausser BELLADONNE; auch, gegen Leibweh und Durchfall, CHAMILLE. [CK 3, 348]

Acetum veget. [PB]

B e l l . , Cham., Sil. [PB]

Hepar sulphuris calcareum ist Antidot von: Am-c., Ant-c., Ars., Bell., Cupr., Ferr., Jod., Merc., Nit-ac., Sil., Zinc.

Alkalien gegen verschluckte Mineralsäuren, SCHWEFELLEBER gegen Metallgifte, KAFFEE und CAMPHER (und IPECACUANHA) gegen OPIUM-Vergiftungen, u. s. w.[ORG V, §. 67. Anm.]

Ich habe bloss die KALKERDIGE SCHWEFEL-LEBER als Antidot der KIESELERDE gefunden. Oefteres Riechen an einer Verdünnung derselben ist zu diesem Behufe hinreichend, je nach den Umständen wiederholt. KAMPHER mildert nur unbedeutend wenig.[CK 5, 244-245]

KALK-SCHWEFELLEBER und MERKUR sollen, nach Dr. *Hartlaub*, Antidote des SCHWEFEL-SPISSGLANZES seyn.[CK 2, 191]

Hätte er aber ja aus menschlicher Schwachheit die Wahl nicht genau getroffen, so wird ein- oder mehrmaliges Riechen an IPEKAKUANHA, oder an KALK-SCHWEFELLEBER, oder an KRÄHENAUGEN, je nach den Umständen, die Beschwerden [durch ARS.] heben.[CK 5, 497]

Die rothlaufartigen Geschwülste von BELLADONNE werden von etwas KALKARTIGER SCHWEFELLEBER bald beseitigt.[RA 1, 15]

Die Antidote gegen verschluckte KUPFERIGE Dinge sind Auflösungen von (KALIEN-SEIFE und) KALKARTIGER SCHWEFELLEBER, so wie das von *Orfila* aus Erfahrung gerühmte EIWEISS. Die dynamischen, von allzu heftigwirkender KUPFER-Arznei entstandenen Beschwerden lassen sich meist und am besten durch öfteres Riechen an KAMPHER-Auflösung in WEINGEIST beseitigen doch zählt man noch

Verifikationen und klinische Symptome

BELL., CHIN., COCC., DULC., HEP., IP., MERC., und NUX-V. unter seine Antidote.[CK 3, 213]

Langwierige Verderbungen der Gesundheit durch EISEN werden zum großen Theile durch (KALKARTIGE) SCHWEFELLEBER (1/100, 1/1000 Gran in einer oder ein paar Gaben), gebessert, und die meisten der übrigen Beschwerden durch PULSATILLE, wenn die Symptome (wie in einigen Fällen) nicht von der Art und der Verbindung zusammen sich finden, daß eine andre Arznei nach Aehnlichkeits-Wirkung vorzugsweise dagegen zu wählen wäre.[RA 2, 122-123]

Wenn selbst die reinste QUECKSILBER-Bereitung fürden unrechten Krankheitsfall, also unhomöopathisch gewählt, – Nachtheile bringt, so dient nach Beschaffenheit der entstandnen, widrigen Symptome, als Gegenmittel entweder SCHWEFELLEBER, oder SCHWEFEL, oder KAMPHER, oder MOHNSAFT, oder CHINARINDE, oder SALPETERSÄURE, alle diese jedoch schon in sehr kleiner Gabe, und nach den vorhandnen Symptomen ausgewählt.[RA 1, 355]

Es sind jetzt ungefähr 2 Monate, als ein junger Mann meine Hülfe in Anspruch nahm, der, in einem unreinen Beischlafe angesteckt und mit einem Tripper behaftet, sich einem jungen, und wahrscheinlich noch unerfahrenen Arzte anvertraut hatte. Er war wie in Verzweiflung, als er in meine Stube trat, redete anfangs blos von seiner unglücklichen Lage, ohne zu sagen, was ihm fehlte, von Todtschießen, Ersäufen u. dgl. Nachdem ich ihm Trost und Muth zugesprochen, klagte er mit seine Leiden und zeigte mir seinen von schankerartigen Geschwüren zerfressenen Rachen, das schwammige, zackige und geschwürige Zahnfleisch, und die dicke, aufgeschwollene, ganz mit gelblicher Kruste belegte und besonders an den Rändern tief geschwürige Zunge, worin er das Gefühl hatte, als wolle sie abfallen. Der Verlust dieses Gliedes, den er unvermeidlich hielt, ängstigte ihn hauptsächlich, und, wie er unverholen äußerte, bis zum Lebensüberdruß. Der Tripper, der nach der Beschreibung nicht einmal syphilitischer Natur gewesen, war verschwunden, statt dessen aber das erzählte Leiden aufgetreten. Es war mir sogleich klar, daß ich hier eine der vielen Formen des QUECKSILBER-Siechthums vor mir hatte. Ich reichte ihm daher zuerst eine kleinste Gabe HEP., wonach am andern Tage schon die Mundhöhle ein ganz anderes Ansehen bekommen hatte und die Lust am Leben wiedergekehrt war.[KMS 83-84]

Ausfallen der Haare, mit wunderschmerzenden Knoten und großen kahlen Flecken auf dem Kopfe, Empfindlichkeit der Kopfhaut gegen Berührung, und früh nach dem Aufstehen brennendem Jucken derselben, nach Kratzen Beulen bildend, (nach schweren Krankheiten, QUECKSILBER-Mißbrauch, oder bei hysterischen Kopfschmerzen).[HA 110]

Eine allzuheftige Wirkung [von ZINC.] wird durch KAMPHER-Auflösung, doch nur auf kurze Zeit gemildert (zuweilen durch Riechen an eine IGNAZ-Bereitung), das Riechen an eine SCHWEFELLEBER-Bereitung mildert aber am meisten.[CK 5, 429]

Folgemittel von Hepar sulphuris calcareum: Acon., Ars., Bell., Nux-v., Sil., Spong.

Die auf HEP. passende Form des Keuchhustens, die schon in wenigen Tagen leicht tödtlich wird und überall an den (gleichzeitig grassirenden) Kroup der Kinder erinnert, ist erst in den letzten Jahren, glücklicher Weise nicht oft, beobachtet worden, aber jedesmal durch dieses Mittel geheilt. Dem zuweilen nachbleibenden Katarrhhusten entspricht meistens BELL., seltener NUX-V..[KEU 28]

Ein Mann war vor einem Jahre von stinkenden Fußgeschwüren durch HEP. und SIL. geheilt worden, jetzt kam er wieder mit allgemeiner Haut-WASSERSUCHT und erhielt dieselben Mittel. Der Nutzen des Mittels in frühern Leiden beweise eine große Wirksamkeit desselben gegen das Wesen der Krankheit und möge sich die Form auch noch so ändern, die Grundursache bleibt dieselbe und man werde es immer nützlich finden, jene frühern Mittel zu wiederholen.[Chargé, Bönn.]

[Am 25. Jan. 1863] *Reer's* Füllen. Halsbräune, woran auch die Mutter gelitten: 1. Acon., 2. Bell., 3. Hep., alle 12 Stunden. – Am 31. Jan. viel besser, aber nun Druse mit scharfem Nasenausflusse: Ars. [je C 200°°] – Geheilt.[KMS 780]

Die ferneren 3 Pulver [nach ACON.], welche HEPAR und SPONGIA enthalten, haben etwas längere Wirkungen, und es muss ihnen 3 bis 5 Stunden Zeit vergönnt werden, ehe ein neues gegeben wird.[AHZ 63 (1861), 127]

Hepar sulphuris calcareum ist Folgemittel von: Acon., Bell.

[Am 15. Jan. 1863] *Mennemann's* Pferd – (hatte am 11. Dec. vor. J. wegen Druse mit Halsweh, welche schon 8 Monate bestanden und Abends schlimmer war, BELL. erhalten) – nun sehr bedeutend gebessert, nur Abends noch etwas Husten: Hep. [je C 200°°] – Geheilt.[KMS 780]

[Am 25. Jan. 1863] *Reer's* Füllen. Halsbräune, woran auch die Mutter gelitten: 1. Acon., 2. Bell., 3. Hep., alle 12 Stunden. – Am 31. Jan. viel besser, aber nun Druse mit scharfem Nasenausflusse: Ars. [je C 200°°] – Geheilt.[KMS 780]

Die ferneren 3 Pulver [nach ACON.], welche HEPAR und SPONGIA enthalten, haben etwas längere

Verifikationen und klinische Symptome

Dürckheim (p.321): „SIL. riechen hier, darauf abends eine lange Klage von ihr geschrieben durch ihn, und nun einmal HEP. riechen" – *Schmidt* (p.319): „Zur Milderung der SIL. HEP. jetzt gerochen..."[Hahnemann; Fischbach-Sabel: 34.Krankenj. Bd. 2, 139]

Wirkungen, und es muss ihnen 3 bis 5 Stunden Zeit vergönnt werden, ehe ein neues gegeben wird.[AHZ 63 (1861), 127]

Hepar sulphuris calcareum ist Wechselmittel mit: Bell., Nit-ac., Sil.

HEP. abwechselnd mit NIT-AC. bei Ueberreizung durch Mißbrauch von QUECKSILBER.[SRA]

[... wo] ich eine dicke Achseldrüsengeschwulst mit BELL. und HEP. in dreimal wechselnden Gaben behandeln mußte, und sie auch davon glücklich herstellte.[ACS 17 (1839) 3,66]

27. April, 1851. 1 bis 3, SIL.; 2, HEP., jeweils in der 200. Potenz; 4, §. Je ein Pulver jeden fünften Abend; die eiternden Hautöffnungen sind mit Talg und Scharpie [gezupfte Verbandleinwand] zu bedecken. – 25. Mai. Viel besser. 1, HEP. 2000; 2 bis 4, §. Einzunehmen wie zuvor. – 15. Juni. Weitere Besserung; noch immer fließt Eiter. 1, SIL. 4000; 2 bis 4, §. Wie zuvor. – 3. Aug. Weitere Besserung. 1, SIL. 6000; 2 bis 4, §. Wie zuvor. – 31. Aug. Nochmals ein beträchtlicher Fortschritt. Er kann noch nicht ganz auf die Krücken verzichten, ging aber heute eine Entfernung von sechs Meilen und möchte am Nachmittag nochmals die gleiche Entfernung zurücklegen. 1 bis 4, §. Wie zuvor. – 28. Sept. Deutliche Besserung der Gesundheit; aber zwei Hautöffnungen eitern noch immer, vor allem die an der großen Zehe; alle anderen sind verschlossen, und der vormals mächtig geschwollene Fuß hat nun seine gewöhnliche Größe wieder angenommen. 1 bis 4, §. Wie zuvor. – 19. Okt. Seit acht Tagen scheint die Besserung aufgehalten zu werden; immer noch eitert eine Hautöffnung, der Schmerz ist völlig verschwunden; er unternimmt über den Tag verteilt einige körperliche Anstrengungen. 1, HEP. 3000; 2 bis 4, §.[Vol. 78, S. 275; KMSS 36]

Hepar sulphuris calcareum ist Zwischenmittel von: Ars., Phos., Sil.

Zwischengaben von NUX-V. und HEP. SULPH. CALC., beide in eben so hoher Verdünnung [wie PHOS.] und gleich gemäßigter Gabe.[ACS 21 (1844) 1, S. 111]

Am 15. Jan. 1852: 1, 3. SIL. 200°°, 3. HEP. 200°°. 4. §. alle 5 Abende; und zur Bedeckung des Geschwürs ein Talgläppchen.[Vol. 81, S.133; AHZ 48 (1854) 52]

Am 27. März 1852 reichte ich 1, 2 ARS. 200°, 3. HEP. 200°. 4. §., alle 2 Abende ein Pulver, ohne irgend etwas Aeußerliches zu thun.[Vol. 82, S.47; AHZ 48 (1854) 54]

Zwischenmittel bei chronischen Krankheiten

HEP. abwechselnd mit NIT-AC. bei Ueberreizung durch Mißbrauch von QUECKSILBER.[SRA]

Zwischenmittel von Hepar sulphuris calcareum: Spong.

Ich ließ demnach, – wie ich es fast immer bei Thieren anzuordnen pflege, – HEP. 200°°°, (soll heißen drei, mit der 200-fachen Potenz getränkte Streukügelchen) in einem halben Ort reines, kaltes WASSER bis zur Auflösung schütteln und dies mittelst einer Flasche dem Pferde eingeben. In der Fütterung wurde nichts geändert, und das Pferd, wie früher, täglich eine Stunde im Schritt spazieren geritten. Schon nach 8 Tagen war die wohlthätige Wirkung dieser Arznei auffallend und der Husten hatte ganz aufgehört; das Röcheln und Kächzen aber noch da, und der Athem, obwohl freier, doch noch beengt. SPONG. 200., eben so nunmehro gegeben, machte weitere Fortschritte in der Besserung, und 8 Tage später eine nochmalige Gabe HEP. 200 hob den Rest des Leidens an diesem Pferde vollkommen.[AHZ 38 (1850) 361-362]

Konkordanzen der homöopathischen Arzneien

I. Gemüth und Geist: Aur., Bell., Calc., Caust., Con., Lyc., Nat-m., Phos., Puls., Sil., *Sulph.* [PB]

II. Körpertheile und Organe: Acon., Alum., Ant-c., Arn., *Ars.*, Bar-c., *Bell.*, Bry., *Calc.*, Camph., Cann-s., Canth., Carb-v., *Caust.*, Cham., Chin., Clem., Colch., Con., Cupr., Dig., Euphr., Graph., Hyos., Ign., Ip., Kali-c., Laur., *Lyc.*, *Merc.*, Nat-c., Nat-m., Nit-ac., *Nux-v.*, Olnd., Op., Petr., *Phos.*, Ph-ac., Plb., *Puls.*, *Rhus-t.*, Ruta, Sabad., Sel., *Sep.*, *Sil.*, Spig., Spong., Staph., Stram., *Sulph.*, Thuj., Verat., Zinc. [PB]

III. Empfindungen und Beschwerden

1. Aeussere und innere Körpertheile im Allgemeinen: Acon., Arn., Ars., Aur., *Bell.*, Bry., *Calc.*, Canth., *Caust.*, Chin., Cocc., Graph., Ign., Kali-c., Lyc., *Merc.*,

Verifikationen und klinische Symptome

Nat-c., Nat-m., Nux-v., Phos., Puls., Rhus-t., Ruta, Sep., Sil., Spig., Spong., Stann., Stront., Sulph., Thuj., Verat., Zinc. [PB]

2. **Drüsen:** Ars., Bell., Con., Dulc., Lyc., Merc., Phos., Sil., Sulph. [PB]
3. **Knochen:** Asaf., Calc., Lyc., Merc., Nit-ac., Ph-ac., Puls., Sep., Sil., Staph., Sulph. [PB]
4. **Haut und Aeusseres:** Acon., Alum., Ant-c., Arn., Ars., Asaf., Bar-c., Bell., Bor., Bry., Calc., Carb-v., Caust., Cham., Chin., Clem., Con., Dulc., Graph., Lach., Lyc., Merc., Mez., Nat-m., Nit-ac., Nux-v., Petr., Phos., Puls., Ran-b., Rhus-t., Sep., Sil., Spig., Squil., Staph., Sulph., Verat., Viol-t., Zinc. [PB]

Ein Mann war vor einem Jahre von stinkenden Fußgeschwüren durch HEP. und SIL. geheilt worden, jetzt kam er wieder mit allgemeiner Haut-WASSERSUCHT und erhielt dieselben Mittel. Der Nutzen des Mittels in frühern Leiden beweise eine große Wirksamkeit desselben gegen das Wesen der Krankheit und möge sich die Form auch noch so ändern, die Grundursache bleibt dieselbe und man werde es immer nützlich finden, jene frühern Mittel zu wiederholen.[Chargé, Bönn.]

IV. Schlaf und Träume:

Acon., Ars., Bell., Bry., Calc., Cham., Chin., Con., Graph., Ign., Kali-c., Lyc., Merc., Nux-v., Op., Phos., Puls., Rhus-t., Sep., Sil., Sulph. [PB]

V. Fieber:

Acon., Arn., Ars., Bell., Bry., Calc., Carb-v., Cham., Chin., Colch., Graph., Ign., Ip., Kali-c., Kreos., Lyc., Merc., Nat-m., Nit-ac., Nux-m., Nux-v., Op., Phos., Ph-ac., Puls., Rhus-t., Samb., Sec., Sep., Sil., Spig., Sulph., Thuj., Verat. [PB]

VI. Änderung des Befindens

1. **Verschlimmerung nach der Zeit:** Acon., Arn., Guaj., Mang., Nat-c., Nit-ac., Rhus-t., Sep., Sil. [PB]
2. **Verschlimmerung nach Lage und Umständen:** Acon., Am-c., Ant-c., Arn., Ars., Asar., Aur., Bar-c., Bell., Bry., Calad., Calc., Camph., Cann-s., Caps., Carb-v., Caust., Cham., Chin., Cic., Cocc., Colch., Con., Croc., Dulc., Graph., Hyos., Ign., Jod., Ip., Kali-c., Lach., Lyc., Merc., Nat-m., Nit-ac., Nux-m., Nux-v., Phos., Ph-ac., Puls., Rhus-t., Ruta, Sabad., Samb., Sars., Sel., Sep., Sil., Spig., Spong., Squil., Staph., Stront., Sulph., Thuj., Verat. [PB]

VII. Konkordanz der homöopathischen Arzneien

Acon., Arn., Ars., Asaf., Bell., Bry., Calc., Carb-v., Caust., Cham., Chin., Con., Graph., Ign., Ip., Kali-c., Lyc., Merc., Nat-m., Nit-ac., Nux-v., Phos., Ph-ac., Puls., Rhus-t., Sep., Sil., Spig., Staph., Sulph., Thuj., Verat. [PB]

Am-c., Ant-c., Apisin., Ars., Bell., Brom., Caust., Cham., Cupr., Dros., Euphr., Ferr., Ign., Jod., Lach., Lyc., Merc., Nit-ac., Rhus-t., Sep., Sil., Spong., Sulph., Thuj., Zinc. [KV]

Verifikationen und klinische Symptome

Hyosciamus niger (Bilsenkraut)
(Hyos.)

Synonyma
Hyosciamus niger L., Hyoscyamus, Bilsen, Bilsenkraut [SRN]

Nicht-Antipsorische Arznei
[SRN]

Arzneiwirkungsdauer
Wirkt 8 bis 14 Tage.[SRN]

Zählt zur 2. Klasse derjenigen Mittel, welche eine kurze Wirkungsdauer besitzen.[AHZ 49 (1855) 82]

Hinweise
Bei Störungen der antipsorischen Kur: Unglückliche L i e b e mit Eifersucht: Hyos. X° R.[SRA]

E i f e r s u c h t m i t H e f t i g k e i t u n d I r r e r e d e n. (Das am öftersten hilfreiche Mittel.)[HA 7]

Eigenthümlichkeiten und Hauptwirkungen

Gemüth
Angst und Furchtsamkeit.[VHA], [HA 41]

Aengstliche Befürchtungen.[KEU 28]

Furcht vor Vergiftung.[HA 13]

Unglückliche L i e b e mit Eifersucht: Hyos. X° R.[SRA]

Unglückliche Liebe mit Eifersucht.[VHA]

Eifersucht.[HA 13]

Neigung zu Eifersucht.[HA 41]

E i f e r s u c h t m i t H e f t i g k e i t u n d I r r e r e d e n. (Das am öftersten hilfreiche Mittel.)[HA 7]

U n g l ü c k l i c h e L i e b e m i t E i f e r s u c h t, H e f t i g k e i t u n d v e r w o r r e n e m S c h w a t z e n.[HA 9]

Heilungsberichte: Vor etwa 1 1/2 Jahren, auch auf meinen Reisen, heilte ich durch zwei kleine Gaben dieses Mittels ein Mädchen, welches durch Eifersucht und Gram über ihre, ihr untreu gewordenen Liebhaber schwer erkrankt war, und beständig über klopfendes Zahnweh klagte. Besonders in den Stunden nach Mitternacht trat Fieber ein, mit starker Röthe des Gesichts und anhaltendem Irrereden, wobei sie oft zu entfliehen versuchte, so daß beständig Jemand bei ihrem Bette wachen mußte. Die erste Gabe nahm Zahnweh und Delirium fort, die zweite, die ich zurückgelassen hatte, nach acht Tagen genommen, stellte sie in abermals acht Tagen ganz wieder her, und sie blieb gesund, wenigstens bis vor etwa 6 Wochen, wo ich wiederholt einen freundlichen und dankbaren Gruß von ihr erhielt.[KMS 90-91]

Die außerordentliche Heilkraft des HYOSCYAMUS bei krankhaft-leidenschaftlicher Eifersucht und den damit verbundenen, oft äußerst stürmischen und gefährlichen Zufällen hat sich mir in zwei sehr verschiedenen Fällen aufs entschiedendste bestätigt. Eine sehr reizbare Dame litt an den heftigsten und bedenklichsten Nervenleiden, Krämpfen, schleichendem Fieber, langwieriger Schlaflosigkeit, höchster Gemüthsverstimmung, wogegen mehrere hom. Mittel vergebens angewendet worden waren, und nur, als in Berücksichtigung der vorherrschenden grundlosen Eifersucht, HYOS. X. gereicht wurde, erfolgte s c h n e l l e, vollkommne und dauerhafte Genesung.[Stapf, KMS 91, Anm.]

Bei einer Bauerfrau, wo sich die Eifersucht als vollständige Wuth und Raserei äußerte, so daß sie in ein Irrenhaus gebracht werden sollte, leistete HYOS. in einer Gabe alles, was zu wünschen war; die Frau genaß körperlich und geistig schnell und vollständig. Welch segensreiche Anwendung könnte dies Mittel auch in dieser Beziehung oft finden, wie oft durch Eifersucht zerstörtes Familienglück wiederherstellen![Stapf, KMS 91, Anm.]

Wuth, mit Schlagen, Mordsucht und unbändigen Kräften.[VHA]

Anfälle von gewaltthätiger Wuth.[HA 13]

Aerger und dessen Folgen.[VHA]

Zanksucht.[VHA]

Heftiges Lachen.[VHA]

Ungereimtes Lachen.[VHA]

Verifikationen und klinische Symptome

Lacht über Alles.[KEU 28-29]
Schwatzhaftigkeit.[VHA], [HA 41]
Vieles Schwatzen, Schimpfen und Zanken.[HA 13]
Schwatzhafte Zanksucht.[KEU 28]
Öfteres Schluchzen.[HA 41]
Menschenscheu.[HA 13]
Schaamlosigkeit.[VHA]
Geiler, schamloser Wahnsinn.[HA 13]
Schlaflosigkeit von Angst oder Uebermunterkeit.[VHA]
Vor der Regel hysterische Krämpfe.[VHA]
Schreck mit nachfolgenden Konvulsionen und Auffahren im Schlafe. – Konvulsivische Zuckungen und Schlagen mit Händen und Füßen; epileptische Krämpfe; wachende Schlummersucht; Lachen im Schlafe; Neigung (Nachts) zu entfliehen; Schielen und Verdrehen der Augen; Schaum vor dem Munde; unwillkürlicher Stuhl- und Harn-Abgang; Nächtlicher Krampfhusten.[HA 6]
Verkältlichkeit des Kopfs bei kalter, trockner LUFT; die Geist und Gemüth angreifenden Beschwerden Abends und von Essen und Trinken verschlimmert, in der Wärme gebessert.[HA 134]
Neigung zum Entfliehen.[KEU 28]
Konkordanz Gemüth und Geist: Acon., Anac., Ars., Aur., *Bell.*, Cic., Coff., Cupr., Hell., Ign., Lach., *Lyc.*, Nat-c., Nat-m., Nux-v., *Op.*, Phos., Ph-ac., Plat., Puls., Rhus-t., Sep., *Stram.*, Sulph., *Verat.* [PB]

Geist

Blödsinn und Irrereden, mit Bewußtlosigkeit.[VHA]
Blödsinn.[HA 13]
Blödsinn und Irrereden.[HA 41]
Bewußtloses Phantasiren von Geschäften, mit geschlossenen Augen.[HA 13]
Wahnsinn mit Geilheit und Schaamlosigkeit.[VHA]
Wahnsinn, wo der Kranke nach vernünftigen Antworten gleich wieder irre redet.[HA 23]
Schaamlosigkeit.[VHA]
Geiler, schamloser Wahnsinn.[HA 13]
Geschwätziger Wahnsinn mit wüthender Eifersucht, Schaamlosigkeit, Possenreißen und klonischen Krämpfen.[HA 21]
Schwärmereien.[VHA]
Die befragte Kranke antwortet richtig, spricht und handelt aber gleich darauf wieder verkehrt.[VHA]
Ungemeine Vergeßlichkeit und Gedächtnisschwäche.[VHA]
Gänzliche Bewußtlosigkeit, wobei er, (außer Durst), kein Bedürfnis empfindet.[VHA]
Delirien: Bewußtlose Delirien, wobei er die Seinigen nicht kennt und (außer Durst) keine Bedürfnisse hat. – Bewußtloses Phantasiren von Geschäften, mit geschlossenen Augen; Menschenscheu; Furcht vor Vergiftung; vieles Schwatzen, Schimpfen und Zanken; Anfälle von gewaltthätiger Wuth; Blödsinn; geiler, schamloser Wahnsinn; Eifersucht; trunkener Schwindel.[HA 13]
Bewußtlosigkeit von BLUTDRANG zum Kopfe, mit Delirien, aber richtigen Antworten auf Fragen, und erweiterten Pupillen.[HA 25-26]
Melancholie von unglücklicher Liebe, mit Anfällen von gewaltthätiger Wuth und Neigung, über Alles zu lachen.[HA 17]
Säufer-Wahnsinn mit klonischen Krämpfen ohne Bewußtsein und Scheu vor LICHT und Gesellschaft.[HA 21]
Verkältlichkeit des Kopfs bei kalter, trockner LUFT; die Geist und Gemüth angreifenden Beschwerden Abends und von Essen und Trinken verschlimmert, in der Wärme gebessert.[HA 134]
Konkordanz Gemüth und Geist: Acon., Anac., Ars., Aur., *Bell.*, Cic., Coff., Cupr., Hell., Ign., Lach., *Lyc.*, Nat-c., Nat-m., Nux-v., *Op.*, Phos., Ph-ac., Plat., Puls., Rhus-t., Sep., *Stram.*, Sulph., *Verat.* [PB]

Verifikationen und klinische Symptome

Schwindel

Trunkenheits-Schwindel.[KEU 29]

Trunkener Schwindel.[HA 13]

Kopf

Starker BLUTDRANG zum Kopfe.[VHA]

BLUTDRANG zum Kopfe, mit Bewußtlosigkeit und Delirien, rothen, funkelnden Augen und blaurothem Gesichte, Abends verschlimmert. – Angst und Furchtlosigkeit; Neigung zu Eifersucht; Schwatzhaftigkeit; Blödsinn und Irrereden; hin und her Wanken mit dem Kopfe; Verdrehung der Augen; Haschen mit den Händen im Gesichte herum; Schaum vor dem Munde; öfteres Schluchzen; öfterer Stuhl- und Harn-Drang mit geringem Abgange; Gefühllosigkeit des ganzen Körpers; die Beschwerden erhöhen sich Abends und nach Essen und Trinken; betäubter Schlaf mit Schnarchen und Konvulsionen; beschleunigter Puls mit aufgetriebenen Adern; allgemeine Kälte des Körpers mit heißem Kopfe und Gesichte.[HA 40-41]

BLUTDRANG zum Kopfe.[KEU 29]

Bewußtlosigkeit von BLUTDRANG zum Kopfe, mit Delirien, aber richtigen Antworten auf Fragen, und erweiterten Pupillen.[HA 25-26]

Verkältlichkeit des Kopfs bei kalter, trockner LUFT; die Geist und Gemüth angreifenden Beschwerden Abends und von Essen und Trinken verschlimmert, in der Wärme gebessert.[HA 134]

Zerschlagenheitsschmerz des Kopfs, mit Uebelkeit, beim Aufstehen aus dem Bette und von Bewegung verschlimmert, in der Ruhe, von rückwärts Biegen des Kopfs und äußerem Druck gebessert.[HA 91]

Innerer Kopf

Betäubend drückender Schmerz in der Stirn.[VHA]

Stiche in der Stirne.[KEU 29]

Schlagfluß mit Schnarchen.[VHA]

Epileptische Krämpfe.[HA 6]

Erschütterung und Schwappern des Gehirns im Gehen.[VHA]

Lockerheit des Gehirns und wie Schwappern und Wogen darin, Abends, nach Essen und Trinken und beim Gehen, besonders in kalter LUFT verschlimmert, in der Ruhe und Wärme gebessert.[HA 72]

Gehirn-Entzündung

Entzündung des Gehirns.[VHA]

Entzündung des Gehirns, mit Betäubung, Hitze und Kriebeln im Kopfe, und Wogen darin, wie von starkem Klopfen der Adern, und Wackeln mit dem Kopfe, von Essen und nach Kaltwerden verschlimmert, von Bücken und in der Wärme gebessert. (Wenn auch in den meisten Fällen von Gehirnentzündungen bei kleinen Kindern HYOS. und BELL., im Wechsel gegeben, die passendsten und hülfreichsten Mittel sind, so darf man doch die Uebrigen nicht außer Acht lassen, sondern jedesmal suchen, sich von der Richtigkeit der getroffenen Wahl zu überzeugen).[HA 63]

Hin und her Wanken und Wackeln des Kopfs, mit Schiefziehen desselben, Bewußtlosigkeit und rothen, funkelnden Augen (bei Gehirnentzündung).[HA 102]

Bewußtlosigkeit von BLUTDRANG zum Kopfe, mit Delirien, aber richtigen Antworten auf Fragen, und erweiterten Pupillen.[HA 25-26]

Heilungsbericht: *Th. B.* in G., ein 6 Monat altes Mädchen, war von einem maserähnlichen Ausschlag, wie die Beschreibung lautete, befallen, welcher vor 5 Tagen schnell zurückgetreten war und in Folge dessen sich nun eine akute Gehirnentzündung eingestellt hatte, mit den gewöhnlichen Zeichen: steter Schlummer, Konvulsionen, Verdrehen der Augen, Bohren mit dem Kopfe in die Kissen u.s.w. Der bisherige Arzt hatte bloß RHABARBER gegeben und den Eltern gestern

Verifikationen und klinische Symptome

Verifikationen und klinische Symptome

Abend gesagt, daß das Kind nicht mehr zu retten wäre. Auch ich schrieb in meinem Journale: „vielleicht nicht mehr zu retten!" – Am obigen Tage gab ich demungeachtet dem Vater fünf Pulverchen mit, nemlich Nro. 1, 3 und 5 BELL. 30°° und Nro. 2 und 4 HYOS. 30°°, alle 24 Stunden eins zu geben. Am 25. April [1841] kam der Vater wieder und berichtete: das Kind lebe noch und habe sich gebessert. Ich gab nun wieder 5 Pulverchen, Nro. 1, 3 und 5 HYOS. 30°° und 2 und 4 BELL. 30°°, ebenfalls alle 24 Stunden eins zu geben. Am 2. Mai lautete der Bericht nicht weit günstiger, und sämmtliche drohende Symptome waren verschwunden! nur täglich Abends gegen 6 Uhr bekam das Kind einen Anfall von heftigem Schreien mit Gesichtsröthe. Ich wiederholte nun die Arznei, wie am 18. April, jedoch sollte nur alle drei Tage ein Pulver gegeben werden, wonach das Kind, was ich selbst im Anfange für verloren hielt, ohne fernere Arznei gänzlich hergestellt wurde.[ACS 19 (1842) 3, 52-53]

Gehirn-Wassersucht

Gehirn-WASSERSUCHT.[VHA]

BELL. und HYOS. im Wechsel, aller 24 bis 48 Stunden gegeben, heilen allein die meisten Fälle von akutem und chronischem Hydrocephalus [SULPH. nicht zu vergessen. *R-I.*].[Chargé, Bönn.]

Hydrocephalus: Ref. hatte in allen Stadien am Oeftersten von BELL. und HYOS., beide in Hochpotenz und im Wechsel gegeben, die besten Wirkungen gesehen; nur musste zuweilen, nach Umständen, SULPH., MERC. oder THUJ. eingeschoben werden.[AHZ 67 (1863) 94-95]

WASSEERSUCHT des Gehirns, mit Wackeln des Kopfs hin und her, Gefühl von Schwappern im Gehirne und Schlummersucht, von Essen und in der Kälte verschlimmert, von Bücken und in der Wärme gebessert.[HA 87]

Aeusserer Kopf

Hin und her Wanken mit dem Kopfe.[VHA], [HA 41]

Hin und her Wanken und Wackeln des Kopfs, mit Schiefziehen desselben, Bewußtlosigkeit und rothen, funkelnden Augen (bei Gehirnentzündung). [HA 102]

Wanken des Kopfes hin und her.[KEU 29]

Hitze des Kopfs und Gesichts, bei allgemeiner Kälte und Frösteln des übrigen Körpers, ohne Durst, gegen Abend in allgemeine äußere Hitze ohne inneren Schauder, aber mit Durst, übergehend, bei FAULEM Geschmack im Munde, Delirien und Betäubung.[HA 114-115]

Verkältlichkeit des Kopfs bei kalter, trockner LUFT; die Geist und Gemüth angreifenden Beschwerden Abends und von Essen und Trinken verschlimmert, in der Wärme gebessert.[HA 134]

Augen

Rothe, funkelnde Augen.[VHA]

Hin und her Wanken und Wackeln des Kopfs, mit Schiefziehen desselben, Bewußtlosigkeit und rothen, funkelnden Augen (bei Gehirnentzündung). [HA 102]

Dummer, stierer Blick.[VHA]

Schielen.[VHA]

Schielen und Verdrehen der Augen.[HA 6]

Verdrehung der Augen.[VHA], [HA 41]

Herausgetretene und verdrehte Augen.[KEU 29]

Erweiterte Pupillen.[VHA]

Röthe des Weißen im Auge.[VHA]

Geschwulst der Augenlider.[VHA]

Krampfhafte Verschließung der Augen.[VHA]

Bewußtloses Phantasiren von Geschäften, mit geschlossenen Augen.[HA 13]

Doppelsehen.[VHA]

Trübsichtigkeit.[VHA]

Nachtblindheit.[VHA]

Die Gegenstände erscheinen roth oder vergrößert.[VHA]

Ohren
Schwerhörigkeit, wie von Betäubung.[VHA]

Nase
Nasen-BLUTEN.[VHA]
Nasen-BLUTEN mit hellrothem BLUTE.[KEU 29]
Geruchs- (und Geschmacks-) Verlust.[VHA]

Antlitz
Hitze und Röthe im Gesichte.[VHA], [KEU 29]
Hitze des Kopfs und Gesichts, bei allgemeiner Kälte und Frösteln des übrigen Körpers, ohne Durst, gegen Abend in allgemeine äußere Hitze ohne inneren Schauder, aber mit Durst, übergehend, bei faulem Geschmack im Munde, Delirien und Betäubung.[HA 114-115]
Braunrothes, geschwollenes Gesicht.[VHA]
Verzerrtes, bläuliches Gesicht.[VHA]
Bläulich-aufgetriebenes Gesicht.[KEU 29]
Haschen mit den Händen im Gesichte herum.[VHA], [HA 41]
Kinnbacken-Krampf.[VHA]
Unterköthigkeitsschmerz in den weichen Theilen zwischen dem Zahnfleische und der Backe.[VHA]

Zähne
Früh reissender Zahnschmerz, mit BLUTDRANG zum Kopfe.[VHA]
Zahnweh nach Erkältung und in freier LUFT.[VHA]
Klopfender Zahnschmerz, wie von Entzündung der Beinhaut.[VHA]

Zahnschmerzen, klopfende

Heilungsbericht: Fast noch häufiger kommt der klopfende Zahnschmerz vor, der HYOSCYAMUS zu seiner Heilung verlangt. Er entsteht meistens in den Morgenstunden, und wird besonders durch kalte LUFT erregt. Im Zahne selbst klopft und sauset es, während im Zahnfleische ein reißender Schmerz wüthet, und beim Kauen scheint der Zahn locker, als wenn er ausfallen wollte. Jederzeit sind starker BLUTDRANG zum Kopfe mit starker Hitze, auch über den ganzen Körper, in heftigeren Anfällen Zusammenschnürung des Halses mit Unvermögen zu schlingen und Krämpfe damit verbunden, wobei denn auch meistens der Geist ungemein angegriffen ist. Die Wirkung einer kleinen Gabe HYOSCYAMUS gehört zu den Auffallendsten in solchen Fällen. Vor etwa 1 1/2 Jahren, auch auf meinen Reisen, heilte ich durch zwei kleine Gaben dieses Mittels ein Mädchen, welches durch Eifersucht und Gram über ihre, ihr untreu gewordenen Liebhaber schwer erkrankt war, und beständig über klopfendes Zahnweh klagte. Besonders in den Stunden nach Mitternacht trat Fieber ein, mit starker Röthe des Gesichts und anhaltendem Irrereden, wobei sie oft zu entfliehen versuchte, so daß beständig Jemand bei ihrem Bette wachen mußte. Die erste Gabe nahm Zahnweh und Delirium fort, die zweite, die ich zurückgelassen hatte, nach acht Tagen genommen, stellte sie in abermals acht Tagen ganz wieder her, und sie blieb gesund, wenigstens bis vor etwa 6 Wochen, wo ich wiederholt einen freundlichen und dankbaren Gruß von ihr erhielt.[KMS 90-91]

Er beißt die Zähne ganz fest zusammen.[VHA]

Mund
Schaum vor dem Munde.[VHA], [HA 6], [HA 41], [KEU 29]
Zuschnürung der Kehle mit Unvermögen zu schlingen, besonders von Getränken.[VHA]
Kann Flüssiges nur mühsam und wenig auf einmal schlingen, bei heftigem Durste.[KEU 29]
Abendliche Hitze mit Durst und FAULEM Geschmacke (bei Fieber).[VHA]
Speichelfluß SALZIGEN Geschmacks.[VHA]
SALZIGER Speichefluss.[KEU 29]
BLUTIGER Speichel.[VHA]
Rothe Zunge.[VHA]
Unvermögen zu sprechen und Ausstoßen unartikulirter Töne.[VHA]
Eifersucht mit Heftigkeit und Irrereden. (Das am öftersten hilfreiche Mittel.)[HA 7]

Verifikationen und klinische Symptome

Unglückliche Liebe mit Eifersucht, Heftigkeit und verworrenem Schwatzen.[HA 9]
Geruchs- (und Geschmacks-) Verlust.[VHA]
Abendliche Hitze mit Durst und FAULEM Geschmacke (bei Fieber).[VHA]

Genüsse
Heißhunger und unauslöschlicher Durst, mit Unvermögen zu schlingen.[VHA]
Zuschnürung der Kehle mit Unvermögen zu schlingen, besonders von Getränken.[VHA]
Kann Flüssiges nur mühsam und wenig auf einmal schlingen, bei heftigem Durste.[KEU 29]
Durst mit jedesmal wenigem Trinken.[VHA]
Konvulsionen nach Trinken.[VHA]
Gänzliche Bewußtlosigkeit, wobei er, (außer Durst), kein Bedürfnis empfindet.[VHA]

Aufstoßen
Oefteres Schluchzen, besonders Nachts und nach dem Essen.[VHA]

Uebelkeit
Erbrechen von BLUT oder BLUTIGEN Schleimes.[VHA]
Würgen und Erbrechen nach jedem Husten.[VHA]
Erbrechen des Genossenen, oder BLUTIGEN Schleims.[KEU 29]
Brechwürgen.[KEU 29]

Magen
Große Empfindlichkeit der Herzgrube gegen Berührung.[VHA]
Brennen im Magen und Entzündung desselben.[VHA]
Magenkrampf, durch Erbrechen gelindert.[VHA]

Bauch
Wundheitsschmerz der Bauchmuskeln beim Husten.[VHA]
Schmerzhafte Bauchauftreibung.[KEU 29]
Wundheitsschmerz in den Bauchmuskeln.[KEU 29]

Stuhl
Oefteres Noththun, mit seltener und geringer Ausleerung.[VHA]
Unwillkührlicher Stuhl wegen Lähmung des After-Schließmuskels.[VHA]
Unwillkürlicher Stuhl- und Harn-Abgang.[HA 6], [KEU 29]
Dünn geformter Stuhl.[VHA]
Schmerzlose Durchfälle (der Wöchnerinnen).[VHA]
Öfterer Stuhl- und Harn-Drang mit geringem Abgange.[HA 41]

Harn
Oefterer Harndrang mit geringem Abgange.[VHA]
Öfterer Stuhl- und Harn-Drang mit geringem Abgange.[HA 41]
Unwillkührliches Harnen, wie von Lähmung der Blase.[VHA]
Unwillkürlicher Stuhl- und Harn-Abgang.[HA 6], [KEU 29]
Unterdrücktes Harnen.[VHA]

Geschlechtstheile
Geiler, schamloser Wahnsinn.[HA 13]

Schwangerschaft – Beschwerden der Mütter
Schmerzlose Durchfälle (der Wöchnerinnen).[VHA]

Beschwerden der Kinder
Wenn auch in den meisten Fällen von Gehirnentzündungen bei kleinen Kindern HYOS. und BELL., im Wechsel gegeben, die passendsten und hülfreichsten Mittel sind, so darf man doch die Uebrigen nicht außer Acht lassen, sondern jedesmal suchen, sich von der Richtigkeit der getroffenen Wahl zu überzeugen.[HA 63]

Verifikationen und klinische Symptome

Regel

Monatliches zu stark.[VHA]

Mutter-BLUTFLUß hellrothen BLUTS, mit Krämpfen.[VHA]

Vor der Regel hysterische Krämpfe.[VHA]

Unterdrückte Regel.[VHA]

Athem

Langsamer, röchelnder Athem.[VHA]

Keuchender, röchelnder oder schnärchelnder Athem.[KEU 29]

Brustkrämpfe mit Athemmangel, zum Vorbeugen nöthigend.[VHA]

Kurzäthmigkeit.[VHA]

Athemmangel.[KEU 29]

Athemvergehen wie von heftigem Laufen.[KEU 29]

Husten

Nächtlicher, trockner Krampfhusten, (auch bejahrter Personen), von beständigem Kitzel im Halse.[VHA]

Nächtlicher Krampfhusten.[HA 6]

Oeftere, kurz auf einander folgende Hustenstöße, wie Keuchhusten, in Ruhe und Bewegung gleich.[VHA]

BLUT-Husten hellrothen BLUTES, mit krampfartigen Zufällen.[VHA]

Würgen und Erbrechen nach jedem Husten.[VHA]

Keuchhusten

Erschütternder, krampfhafter Keuchhusten, in häufigen, kurz aufeinander folgenden Stössen, von Kitzel wie von festsitzendem Schleime in der Luftröhre erregt, Nachts ohne, am Tage mit Auswurf von etwas SALZIG schmeckendem Schleime, oder von hellrothem, mit Klumpen vermischtem BLUTE.[KEU 28]

Verschlimmerung: Nachts, besonders gleich nach Mitternacht. – In der Ruhe. Liegen, (Aufsitzen bessert). Im Schlafe. Kalte LUFT. Erkältung. Essen und besonders Trinken. Bei und nach Masern und Scharlach.[KEU 28]

Begleitung: Aengstliche Befürchtungen. Neigung zum Entfliehen. Schwatzhafte Zanksucht. Lacht über Alles. Trunkenheits-Schwindel. BLUTDRANG zum Kopfe. Stiche in der Stirne. Wanken des Kopfes hin und her. Herausgetretene und verdrehte Augen. Nasen-BLUTEN mit hellrothem BLUTE. Bläulich-aufgetriebenes Gesicht. Hitze und Röthe des Gesichts. SALZIGER Speichelfluss. Schaum vor dem Munde. Kann Flüssiges nur mühsam und wenig auf einmal schlingen, bei heftigem Durste. Erbrechen des Genossenen, oder BLUTIGEN Schleims. Brechwürgen. Schmerzhafte Bauchauftreibung. Wundheitsschmerz in den Bauchmuskeln. Unwillkührlicher Stuhl- und Harnabgang. Athemmangel. Keuchender, röchelnder oder schnärchelnder Athem. Athemvergehen wie von heftigem Laufen. Unreine Stimme, wie von Schleim im Halse. Brustkrampf zum Vorbücken nöthigend. Wundheitsschmerz in den Brustmuskeln. Zittern der Arme und Hände. Kälte der Hände und Füsse. Konvulsionen. Schlaflosigkeit. Aufgetriebene Adern. Frost mit Gesichtshitze. Frost mit Hitze wechselnd. Schweiss während des Schlafs.[KEU 28-29]

HYOS. ist bekanntlich ein, der BELL. sehr nahe verwandtes Mittel, aber durch die angeführten Zeichen leicht zu unterscheiden, und bei Keuchhusten, nicht bloss der Kinder, sondern auch bejahter Personen, noch öfterer anzuwenden, als Letztere.[KEU 29]

Luftröhre

Unreine Stimme, wegen Schleim in der Luftröhre und dem Kehlkopfe.[VHA]

Unreine Stimme, wie von Schleim im Halse.[KEU 29]

Nächtlicher, trockner Krampfhusten, (auch bejahrter Personen), von beständigem Kitzel im Halse.[VHA]

Brust

Brustkrämpfe mit Athemmangel, zum Vorbeugen nöthigend.[VHA]

Brustkrampf zum Vorbücken nöthigend.[KEU 29]

Lungenentzündung mit Stichen in den Brustseiten.[VHA]

Wundheitsschmerz in den Brustmuskeln.[KEU 29]

Verifikationen und klinische Symptome

Oberglieder

Ballen der Hände mit eingeschlagenen Daumen.[VHA]
Erstarrung der Hände.[VHA]
Flockenlesen.[VHA]
Haschen mit den Händen im Gesichte herum.[VHA], [HA 41]
Konvulsivische Zuckungen und Schlagen mit Händen und Füßen.[HA 6]
Zittern der Arme und Hände.[KEU 29]
Kälte der Hände und Füsse.[KEU 29]

Unterglieder

Krampf im hintern Theile des Oberschenkels und der Wade.[VHA]
Konvulsivische Zuckungen und Schlagen mit Händen und Füßen.[HA 6]
Kälte der Hände und Füsse.[KEU 29]

Drüsen

Konkordanz Drüsen: *Bell.*, Bry., Carb-an., Con., H e p., L y c., Merc., Phos., Sil., Sulph. [PB]

Haut

Heiße, trockne und spröde Haut.[VHA]
Braune oder brandige Flecke am Körper, wie bei einigen Typhusarten.[VHA]
Häufige, große BLUTSCHWÄRE.[VHA]
BLUTEN der Geschwüre.[VHA]
Konkordanz Haut und Aeusseres: *Ars.*, B e l l., Bry., L y c., Merc., Phos., Rhus-t., S e c., S u l p h. [PB]

Schlaf

Wachende Schlummersucht.[VHA], [HA 6]
Tiefer, betäubter Schlaf mit Konvulsionen.[VHA]
Betäubter Schlaf mit Schnarchen und Konvulsionen.[HA 41]
Schlaflosigkeit von Angst oder Uebermunterkeit.[VHA]
Schlaflosigkeit.[KEU 29]
Oefteres Schluchzen, besonders Nachts und nach dem Essen.[VHA]
Fallsucht-Anfälle, die sich mit tiefem, schnarchendem Schlafe endigen.[VHA]
Lachen im Schlafe.[HA 6]
Neigung (Nachts) zu entfliehen.[HA 6]
Nächtlicher, trockner Krampfhusten, (auch bejahrter Personen), von beständigem Kitzel im Halse.[VHA]
Nächtlicher Krampfhusten.[HA 6]
Schweiß während des Schlafes.[VHA], [KEU 29]
Konkordanz Schlaf und Träume: *Bell.*, Ign., Merc., N u x - v., Op., Puls. [PB]

Fieber

Beschleunigter Puls und aufgetriebene Adern.[VHA], [HA 51]
Aufgetriebene Adern.[KEU 29]
Allgemeine Kälte des Körpers, mit heißem Gesichte.[VHA]
Allgemeine Kälte des Körpers mit heißem Kopfe und Gesichte.[HA 41]
Frost mit Gesichtshitze.[KEU 29]
Frost mit Hitze wechselnd.[KEU 29]
Abendliche Hitze mit Durst und FAULEM Geschmacke.[VHA]
Schweiß während des Schlafes.[VHA], [KEU 29]

Fieberstadien

1. P u l s beschleunigt, voll, hart und stark; seltener schwach, langsam und aussetzend. – Starke Auftreibung der Adern.[WF 26]
2. F r o s t mit Schauder über den ganzen Körper und Hitze des Gesichts, von den Füssen heraufsteigend. – Nächtliche Kälte, vom Kreuze den Rücken heraufsteigend. – Er kann die Nacht im Bette gar nicht warm werden. – Allgemeine Kälte des Körpers mit glühender Gesichtsröthe. – Frost mit Hitze abwechselnd.[WF 26]
3. Brennende H i t z e über den ganzen Körper, jeden Abend. – Bei der Hitze ungemeiner

Verifikationen und klinische Symptome

BLUTDRANG zum Kopfe und FAULER Geschmack im Munde.[WF 26]

4. Anhaltender, ermattender S c h w e i s s im Schlafe. – Vieles und sehr heftiges Schwitzen. – Kalte, zuweilen auch säuerlich riechende Schweisse. – Er schwitzt am Stärksten an den Beinen.[WF 26]

Konkordanz Fieber: *Acon.*, Arn., *B e l l .*, *Bry.*, Calc., Chin., Dig., Ferr., Nat-m., Phos., Puls., Rhus-t., Sil., S t r a m ., S u l p h . [PB]

Gemeinsames

Ungemeines Sinken der Kräfte.[VHA]

Entzündungen innerer Theile.[VHA]

Krämpfe und Konvulsionen

Krämpfe und Konvulsionen.[VHA]

Krampfhafte Verschließung der Augen.[VHA]

Kinnbacken-Krampf.[VHA]

Konvulsionen.[KEU 29]

Konvulsionen nach Trinken.[VHA]

Magenkrampf, durch Erbrechen gelindert.[VHA]

Mutter-BLUFLUß hellrothen BLUTS, mit Krämpfen.[VHA]

Vor der Regel hysterische Krämpfe.[VHA]

Brustkrämpfe mit Athemmangel, zum Vorbeugen nöthigend.[VHA]

Nächtlicher, trockner Krampfhusten, (auch bejahrter Personen), von beständigem Kitzel im Halse.[VHA]

BLUT-Husten hellrothen BLUTES, mit krampfartigen Zufällen.[VHA]

Krampf im hintern Theile des Oberschenkels und der Wade.[VHA]

Tiefer, betäubter Schlaf mit Konvulsionen.[VHA]

Nachtheile von Erkältungen und kalter LUFT.[VHA]

Fallsucht-Anfälle, die sich mit tiefem, schnarchendem Schlafe endigen.[VHA]

Schlagfluß mit Schnarchen.[VHA]

Gefühllosigkeit des Körpers.[VHA]

Gefühllosigkeit des ganzen Körpers.[HA 41]

WASSERSCHEU

So gewiß es verschiedene Abweichungen der WASSERSCHEU vom Bisse wüthiger Thiere giebt, so gewiß ist es, daß wir sie nicht alle mit einer einzigen Arznei heilen können, und daß wir BELLADONNA in einigen, BILSENKRAUT in andern, und wider in andern Fällen STECHAPFEL zu ihrer Heilung bedürfen, je nachdem der Inbegriff der Krankheitszeichen mit des einen, des andern oder des dritten Gewächses Symptomen die meiste Aehnlichkeit hat.[RA 3, 288]

Der betäubte Zustand, Wahnsinn und Wuth werden bald durch ein Paar kleine Gaben BILSEN (HYOS.) gehoben; die Trunkenheit durch WEIN. – (Von der Richtigkeit des ersten bewahre ich eine angenehme Erinnerung in der, durch dieses Mittel gelungene Rettung und gänzlichen Genesung einer bereits mehrtätigen WASSERSCHEUEN Person, welche BELL. im allopathischen Uebermaassen erhalten und bereits dem Tode nahe war.[AHZ 68 (1864) 73-74]

Besserung der Beschwerden

I n d e r W ä r m e . [HA 63], [HA 72], [HA 87], [HA 134]

I n d e r R u h e . [HA 72], [HA 91]

V o n r ü c k w ä r t s B i e g e n d e s K o p f s . [HA 91]

Ä u ß e r e r D r u c k . [HA 91]

V o n B ü c k e n . [HA 63], [HA 87]

Liegen (verschlimmert), Aufsitzen bessert.[KEU 28]

Verschlimmerung der Beschwerden

Die Beschwerden erhöhen sich Abends und nach dem Essen und Trinken.[VHA], [HA 41]

Nachts, besonders gleich nach Mitternacht.[KEU 28]

A b e n d s . [HA 40-41], [HA 72], [HA 134]

In der Ruhe.[KEU 28]

V o n B e w e g u n g . [HA 91]

B e i m G e h e n . [HA 72]

B e i m A u f s t e h e n a u s d e m B e t t e . [HA 91]

Liegen (Aufsitzen bessert).[KEU 28]

Verifikationen und klinische Symptome

Verifikationen und klinische Symptome

Im Schlafe.[KEU 28]
Kalte LUFT.[HA 72], [KEU 28]
Nach Kaltwerden.[HA 63]
In der Kälte.[HA 87]
Erkältung.[KEU 28]
Essen und besonders Trinken.[KEU 28]
Von Essen.[HA 63], [HA 87]
Von Essen und Trinken.[HA 72], [HA 134]
Bei und nach Masern und Scharlach.[KEU 28]

Konkordanzen

Verschlimmerung nach der Zeit: Am-c., Bell., Bry., Caps., Caust., Colch., Hell., Lyc., Mez., Sulph-ac. [PB]

Verschlimmerung nach Lage und Umständen: Acon., Am-c., Ars., Aur., *Bell.*, *Bry.*, Calc., Caps., Caust., *Cham.*, Cocc., Coff., Colch., Con., Dulc., Graph., Hep., *Ign.*, Ip., Kali-c., *Lyc.*, Merc., Nux-m., *Nux-v.*, Phos., Ph-ac., Plat., *Puls.*, *Rhus-t.*, Sabad., Sabin., Samb., *Sep.*, Sil., Staph., Stront., Sulph., Verat. [PB]

Beschwerden der Thiere

Pferde

Mehrere Thiere, Pferde, Kühe und Schweine, von einem tollen Hunde gebissen: 1., 3. Bell., 2. Hyos. [je C 200°°], alle 5 Tage. – Gesund geblieben.[KMS 782]

Rinder

Mehrere Thiere, Pferde, Kühe und Schweine, von einem tollen Hunde gebissen: 1., 3. Bell., 2. Hyos. [je C 200°°], alle 5 Tage. – Gesund geblieben.[KMS 782]

Borchert's 3 Kühe und 1 Kalb, von einer tollen Katze gebissen: jedem Thiere 1., 3. Bell., 2. Hyos. [je C 200°°] – Ohne weitere Folgen und gut geblieben.[KMS 783]

Schweine

Mehrere Thiere, Pferde, Kühe und Schweine, von einem tollen Hunde gebissen: 1., 3. Bell., 2. Hyos. [je C 200°°], alle 5 Tage. – Gesund geblieben.[KMS 782]

Arzneiverwandtschaften von Hyosciamus niger

Acon., (Ant-c.), Arn., Bell., Camph., (Carb-an.), Cham., Chin., (Cupr.), (Dig.), Dros., Graph., Ign., Lach., (Led.), (Mag-m.), Nux-v., Op., Phos., Plat., Plb., (Puls.), Rhus-t., Ruta, (Sabin.), (Sep.), (Spig.), (Squil.), Stram., Verat. [VHA]

Acon., Ars., *Bell.*, *Bry.*, Calc., Caust., Cham., Chin., Cocc., Con., Cupr., Hep., Ign., Ip., *Lyc.*, Merc., Nat-m., Nux-v., Op., Phos., Plat., *Puls.*, Rhus-t., Sec., Sep., Sil., *Stram.*, Sulph., Verat. [PB]

Bell., *Cina, Cupr.*, Op., *Ph-ac., Plb., Stram., Valer., Verat.*[KV]

HYOS. ist bekanntlich ein, der BELL. sehr nahe verwandtes Mittel, aber durch die angeführten Zeichen leicht zu unterscheiden, und bei Keuchhusten, nicht bloss der Kinder, sondern auch bejahter Personen, noch öfterer anzuwenden, als Letztere.[KEU]

Antidote von Hyosciamus niger: Bell., Camph., Chin., Stram.

Oefteres Riechen in gesättigte KAMPHERAUFLÖSUNG tilgt die beschwerlichen Zufälle von BILSENKRAUT, wenn es in zu großer Gabe oder im unhomöopathischen Falle eingegeben worden ist. [RA 4, 29-30]

Bell., Camph., Stram. [SRN]

Bell., Camph., Chin., Stram. [PB]

Hyosciamus niger ist Antidot von: Bell., Plb., Stram.

Doch werden der betäubte Zustand, der Wahnsinn, die Wuth von BELLADONNE am schnellsten und gewissesten durch eine oder ein paar kleine Gaben BILSEN homöopathisch gehoben, die Trunkenheit allein aber schon durch WEIN, wie ich nächst *Trajus* und *Moibanus* erfahren habe.[RA 1, 14]

Hyosciamus niger ist Wechselmittel mit: Bell.

BELL. und HYOS. im Wechsel, aller 24 bis 48 Stunden gegeben, heilen allein die meisten Fälle von akutem und chronischem Hydrocephalus [SULPH. nicht zu vergessen. *R-I.*].[Chargé, Bönn.]

Ref. hatte in allen Stadien am Oeftersten von BELL. und HYOS., beide in Hochpotenz und im Wechsel gegeben, die besten Wirkungen gesehen; nur musste zuweilen, nach Umständen, SULPH., MERC. oder THUJ. eingeschoben werden.[AHZ 67 (1863) 94-95]

Wenn auch in den meisten Fällen von Gehirnentzündungen bei kleinen Kindern HYOS. und BELL., im Wechsel gegeben, die passendsten und hülfreichsten Mittel sind, so darf man doch die Uebrigen nicht außer Acht lassen, sondern jedesmal suchen, sich von der Richtigkeit der getroffenen Wahl zu überzeugen.[HA 63]

Mehrere Thiere, Pferde, Kühe und Schweine, von einem tollen Hunde gebissen: 1., 3. Bell., 2. Hyos. [je C 200°°], alle 5 Tage. – Gesund geblieben.[KMS 782]

Borchert's 3 Kühe und 1 Kalb, von einer tollen Katze gebissen: jedem Thiere 1., 3. Bell., 2. Hyos. [je C 200°°] – Ohne weitere Folgen und gut geblieben.[KMS 783]

Am obigen Tage gab ich demungeachtet dem Vater fünf Pulverchen mit, nemlich Nro. 1, 3 und 5 BELL. 30°° und Nro. 2 und 4 HYOS. 30°°, alle 24 Stunden eins zu geben. Am 25. April [1841] kam der Vater wieder und berichtete: das Kind lebe noch und habe sich gebessert. Ich gab nun wieder 5 Pulverchen, Nro. 1, 3 und 5 HYOS. 30°° und 2 und 4 BELL. 30°°, ebenfalls alle 24 Stunden eins zu geben.[ACS 19 (1842) 3, 52]

Hyosciamus niger ist Zwischenmittel von: Bell.

Noch seltener, – uns selbst nur ein Mal – kommt der Fall vor, wo nach der ersten Gabe BELL. die Symptome sich dergestalt ändern, dass nun HYOS. angezeigt ist, wonach dann aber noch eine Gabe BELL. folgen muss.[AHP 522]

Konkordanzen der homöopathischen Arzneien

I. Gemüth und Geist: Acon., Anac., Ars., Aur., *Bell.*, Cic., Coff., Cupr., Hell., Ign., Lach., *Lyc.*, Nat-c., Nat-m., Nux-v., *Op.*, Phos., Ph-ac., Plat., Puls., Rhus-t., Sep., *Stram.*, Sulph., *Verat.* [PB]

II. Körpertheile und Organe: Acon., Ars., *Bell.*, Bry., Calc., Camph., Canth., Caust., Cham., Chin., Cocc., Con., Cupr., Dig., Dulc., Ferr., Hep., Ign., Ip., Kali-c., Lyc., Merc., Nat-m., Nit-ac., *Nux-v.*, Op., *Phos.*, *Puls.*, Rhus-t., Ruta, Sabin., Sec., Sep., Sil., Spig., Spong., *Stram.*, *Sulph.*, Verat. [PB]

III. Empfindungen und Beschwerden

1. **Aeussere und innere Körpertheile im Allgemeinen:** Acon., Ars., *Bell.*, Bry., Calc., Camph., Caust., *Cham.*, Chin., Cic., Cocc., Con., Cupr., Dulc., Ferr., Ign., Ip., Lyc., Merc., Nit-ac., Nux-m., Nux-v., *Op.*, Phos., Plat., Plb., *Puls.*, Rhus-t., Sec., Sep., Sil., *Stram.*, Sulph., Verat. [PB]
2. **Drüsen:** *Bell.*, Bry., Carb-an., Con., Hep., Lyc., Merc., Phos., Sil., Sulph. [PB]
3. **Knochen:** vacat [PB]
4. **Haut und Aeusseres:** *Ars.*, Bell., Bry., Lyc., Merc., Phos., Rhus-t., Sec., Sulph. [PB]

IV. Schlaf und Träume: *Bell.*, Ign., Merc., Nux-v., Op., Puls. [PB]

V. Fieber: *Acon.*, Arn., *Bell.*, *Bry.*, Calc., Chin., Dig., Ferr., Nat-m., Phos., Puls., Rhus-t., Sil., Stram., Sulph. [PB]

VI. Änderung des Befindens

1. **Verschlimmerung nach der Zeit:** Am-c., Bell., Bry., Caps., Caust., Colch., Hell., Lyc., Mez., Sulph-ac. [PB]
2. **Verschlimmerung nach Lage und Umständen:** Acon., Am-c., Ars., Aur., *Bell.*, *Bry.*, Calc., Caps., Caust., *Cham.*, Cocc., Coff., Colch., Con., Dulc., Graph., Hep., *Ign.*, Ip., Kali-c., *Lyc.*, Merc., Nux-m., *Nux-v.*, Phos., Ph-ac., Plat., *Puls.*, *Rhus-t.*, Sabad., Sabin., Samb., *Sep.*, Sil., Staph., Stront., Sulph., Verat. [PB]

VII. Konkordanz der homöopathischen Arzneien

Acon., Ars., *Bell.*, *Bry.*, Calc., Caust., Cham., Chin., Cocc., Con., Cupr., Hep., Ign., Ip., *Lyc.*, Merc., Nat-m., Nux-v., Op., Phos., Plat., *Puls.*, Rhus-t., Sec., Sep., Sil., *Stram.*, Sulph., Verat. [PB]

Bell., *Cina*, *Cupr.*, Op., *Ph-ac.*, *Plb.*, *Stram.*, *Valer.*, *Verat.* [KV]

Verifikationen und klinische Symptome

Ignatia amara (Ignatzbohne)

(Ign.)

Synonyma

Ignatia amara L., Strychnos Ignatii Berg., Faba sti Ignatii, Ignatzbohne [SRN]
Ignaz, Ignazsamen, Ignazbohne, der Samen von Ignatia amara [RA 2, 139-142]

Nicht-Antipsorische Arznei

[SRN]

Arzneiwirkungsdauer

Gewöhnlich läuft ihre Wirkungsdauer binnen wenigen Tagen ab; doch giebt es Körperconstitutionen und Zustände, wo sie keine Ausleerung erregen kann, und da habe ich ihre Wirkung zuweilen auch neun Tage anhalten gesehen.[RA 2, 140]

Wirkt 5 bis 9 Tage.[SRN]

Zählt zur 2. Klasse derjenigen Mittel, welche eine kurze Wirkungsdauer besitzen.[AHZ 49 (1855) 82]

Hinweise

So wird bei einem stillen, gleichförmig gelassenen Gemüthe, der NAPELL-STURMHUT selten oder n i e eine, weder schnelle noch dauerhafte Heilung bewirken, eben so wenig, als die KRÄHENAUGEN bei einem milden, phlegmatischen, die PULSATILLE bei einem frohen, heitern und hartnäckigen, oder die IGNAZBOHNE bei einem unwandelbaren, weder zu Schreck, noch zu Aergerniss geneigten Gemüthszustande.[ORG IV, §. 210. Anm.]

Dieses Mittel ist nur selten bei Männern angezeigt.[Br., Lippe]

(IGN. ist unsere Kummer-Arznei; sie paßt zum Beispiel vortrefflich für eine Frau, die eines ihrer Angehörigen verlor und gar nicht getröstet werden kann; durch Nachtwachen ist sie ganz von Kräften gekommen. Der Charakter dieses Arzneimittels weist auf den Zustand von H y p e r ä s t h e s i s [Ü b e r e m p f i n d l i c h k e i t].)[Br., Lippe]

Es giebt einige Arzneien (z. B. IGNAZSAMEN, auch wohl ZAUNRÜBE und WURZELSUMACH, zum Theil auch BELLADONNE), deren Veränderungskraft des Befindens der Menschen, größtentheils in Wechsel-Wirkungen – einer Art sich zum Theil entgegengesetzter Erstwirkungs-Symptome – besteht. Fände da, bei Verordnung einer derselben nach strenger homöopathischer Wahl, der Heilkünstler dennoch keine Besserung, so wird er (in acuten Krankheiten, schon nach einigen Stunden) durch eine neue, eben so feine Gabe desselben Mittels, in den meisten Fällen, bald seinen Zweck erreichen.[ORG V, §. 251.]

Sie eignet sich nur in wenigen Fällen für chronische Uebel, und höchstens nur unter Zwischengebrauch einer andern, zunächst dienlichsten Arznei von dauerhafterer Wirkung.

Bei ihrem Gebrauch ereignet sich der, bei einer andern Arznei nur selten vorkommende, Fall, daß, wenn die Gabe (wie zuweilen) ihren Zweck nicht erreichte, weil sie (aus unbekannter Ursache) mit ihren entgegengesetzten Symptomen zuerst auf die Krankheit wirkte, also bald wieder eine Verschlimmerung des Uebels in der Nachwirkung, wie ein Palliativ, hervorbrachte, dann (ohne eine andre Arznei dazwischen zur Abwechslung gegeben zu haben) e i n e z w e i t e G a b e d e r s e l b e n Tinctur-Verdünnung mit dem besten Heil-Erfolge gegeben werden kann, so daß die Heilung nur erst bei der zweiten Gabe erreicht wird; – gewiß einzig wegen der Symptome in geraden Gegensätzen (Wechselwirkungen) dieser sonderbaren Arznei, deren ich weiter hin noch gedenke. Doch ereignet sich ein solcher Fall nicht oft, da gewöhnlich die erste Gabe bei einem schnell entstandenen Uebel alles ausrichtet, was diese Arznei überhaupt homöopathisch leisten kann, wenn sie treffend nach Aehnlichkeit der Symptome gewählt worden war.

Wo sie in einem allzu reizbaren Körper, vielleicht auch in allzu großer Gabe gereicht, eine Ueberempfindlichkeit, oder einen ängstlichen, erhöheten Zustand der Empfindung, eine Uebereiltheit u. s. w. zuwege bringt, da dient KAFFEE als homöopathisches Gegenmittel; – wo sie aber unpassend gewählt war, so daß ihre Symptome denen der Krankheit nicht in naher Aehnlichkeit entsprechen, da können die entstehenden Beschwerden, je nachdem sie waren, durch PULSATILLE oder CHAMILLE, in seltnern Fällen von KOCKELSAMEN, WOHLVERLEIH, KAMPFER oder ESSIG antidotisch getilgt werden.

So viel Aehnlichkeit man aber auch in ihren positiven Wirkungen mit denen des KRÄHENAUG-Samens wahrnimmt (was allerdings auf eine botanische Verwandtschaft beider Gewächse hindeutet), so findet doch beim Gebrauche beider eine große Verschiedenheit statt, da

Verifikationen und klinische Symptome

schon der Gemüthszustand der Kranken, wo IGNAZSAMEN dienlich ist, sehr von demjenigen abweicht, wo KRÄHENAUGSAMEN paßt. Nicht bei Personen oder Krankheiten, bei denen Zorn, Eifer, Heftigkeit herrscht, sondern wo eine schnelle Abwechslung von Lustigkeit und Weinerlichkeit, oder die andern Gemüthszustände statt finden, die vom IGNAZSAMEN zu Ende verzeichnet sind, kann IGNAZSAMEN passen, vorausgesetzt, daß auch die übrigen körperlichen Krankheits-Symptome denen ähnlich vorhanden sind, welche dieser Samen erzeugen kann.

Selbst in hoher Kraft-Entwicklung giebt IGNAZ ein Hauptmittel ab in Aergernisfällen bei Personen, die nicht geneigt sind, in Heftigkeit auszubrechen oder sich zu rächen, sondern welche die Kränkung in sich verschließen, bei denen, mit einem Worte, die Erinnerung an den ärgerlichen Vorfall anhaltend an ihrem Gemüthe zu nagen pflegt, und so auch vorzüglich gegen Krankheitszustände, die von Gram erzeugenden Vorfällen entstehen. So könnten Anfälle von selbst langwierigen Epilepsien, die jedesmal nur nach Kränkung oder ähnlicher Aergerniß (und sonst unter keiner andern Bedingung) ausbrechen, wohl durch schnelle Anwendung von IGNAZ jedesmal verhütet, auch können Fallsuchten, die so eben erst durch großen Schreck bei jungen Personen entstanden waren, ehe sie sich mehrmal wiederholen, durch ein Paar Gaben IGNAZ geheilt werden; daß aber anders geartete Fallsuchten langwieriger Art durch diesen Samen geheilt werden könnten, oder jedesmal geheilt worden wären, ist höchst unwahrscheinlich; wenigstens sind die in Schriften verzeichneten, angeblich durch IGNAZBOHNE geheilten Fälle nicht ganz rein, denn fast stets waren dabei andre starke Arzneien zugleich oder dazwischen gebraucht worden, oder die Heilung nicht als dauerhaft bestätigt.

Wenn Jemand durch ein widriges Ereigniß von Aussen von einem Fallsuchtanfalle das erste Mal in seinem Leben ergriffen wird, der durch seine Dauer oder augenblickliche Wiederkunft drohend wird, da hilft eine einzige kleine Gabe IGNAZTINCTUR fast zuverlässig und meistens auf immer (wie ich erfahren habe); aber anders ist es mit den chronischen Epilepsieen, da kann IGNAZSAMEN keine dauerhafte Hilfe bringen aus gleichem Grunde, als er gegen andre chronische Krankheiten nicht vermag. Nämlich seine, meist in geradem Gegensatze stehenden, eigenthümlichen Erstwirkungen (Wechselwirkungen) folgen auch beim Gebrauche in Krankheiten in diesem Gegensatze auf einander, so daß, wenn die erste Gabe den Krankheitszustand aufhob, eine zweite nicht bald darauf wieder gegeben werden darf, weil diese den Krankheitszustand wieder erneuern würde, indem nun ihre gegentheilige Wechselwirkung an die Reihe kommt, welche die Nachtheile der Nachwirkung eines Palliativ's hervorbringt. [So wirkt auch, wie oben erwähnt worden (im Gegentheile) eine zweite Gabe IGNAZTINCTUR erst heilbringend, nachdem kurz vorher dieselbe Tinctur bei Fällen, wo sie wohl richtig homöopathisch gewählt war, aber bei der ersten Gabe mit den nur palliativ passenden Wechselsymptomen (aus unbekannten Gründen) zuerst auf die Krankheit wirkte, wodurch sie sich in der Nachwirkung hatte verschlimmern müssen.] Es bleibt daher ausgemacht, daß IGNAZSAMEN bloß bei jählingen Anfällen und acuten Uebeln brauchbar und heilsam ist.

Man giebt die (kleine) Gabe am besten f r ü h , wenn keine Eile drängt; kurz vor Schlafengehen aber gegeben, bringt sie allzu viel Nachtunruhe zuwege. Zu jedem arzneilichen Behufe dient die Einnahme eines feinsten Streukügelchens mit der dreißigsten Verdünnung, und noch sicherer, das Riechen an ein Senfsamen großen Kügelchen mit derselben Kraft-Entwicklung befeuchtet, täglich ein-, zwei Mal wiederholt.[RA 2, 140-143]

Nur da, wo eine derartige periodische Wiederkehr scharf und bestimmt sich ausspricht, wie z. B. Abends nur von 4 bis 8 Uhr (HELL. und LYC.), oder genau um dieselbe Stunde (ANT-T., IGN., SABAD.) ist ein besonderes Gewicht darauf zu legen und nur dafür zu sorgen, dass keine Gegenanzeigen dabei vernachlässigt werden.[AHZ 60 (1869) 99]

Zwischenmittel bei chronischen Krankheiten: PULSATILLA (X° R.) in einigen Fällen, in gehörigen Zwischenräumen, abwechselnd mit NUX-V., zur Tilgung zu hoher Reizbarkeit. – In seltenen Fällen wird man bei solchen Ueberreizungen des Nervensystems zu ASAR., CHAM., CHIN., IGN., TEUCR. oder VALER., eben so angewendet, seine Zuflucht nehmen müssen, wenn nämlich diese Mittel dem Gesammtzustande besser entsprechen.[SRA]

Bei Störungen der antipsorischen Kur

A e r g e r n i ß , welche einen stillen Verdruß, Gram oder Schaam hervorbringt: Ign. X° R.[SRA]

Unglückliche L i e b e mit stillem Gram: Ign. X° R.[SRA]

S c h r e c k , welcher Betrübniß zur Folge hat: Ign. X° R.[SRA]

Verifikationen und klinische Symptome

Eigenthümlichkeiten und Hauptwirkungen

Verifikationen und klinische Symptome

Gemüth

So wird bei einem stillen, gleichförmig gelassenen Gemüthe, der NAPELL-STURMHUT selten oder n i e eine, weder schnelle noch dauerhafte Heilung bewirken, eben so wenig, als die KRÄHENAUGEN bei einem milden, phlegmatischen, die PULSATILLE bei einem frohen, heitern und hartnäckigen, oder die IGNAZBOHNE bei einem unwandelbaren, weder zu Schreck, noch zu Aergerniss geneigten Gemüthszustande.[ORG IV, §. 210. Anm.]

[I]m Falle des Kindes Laune sehr abwechselnd bald in übermässiger Lustigkeit, bald mürrischem Weinen bestünde, welches IGN. bewirkt, und früh nach Oeffnung der Augen grosse Empfindlichkeit gegen das Tages-LICHT zugegen wäre, welches ebenfalls von IGN. erzeugt wird.[Hahnemann, ZHK 4 (1855) 16, 150]

A e r g e r n i ß , welche einen stillen Verdruß, Gram oder Schaam hervorbringt: Ign. X° R.[SRA]

A e r g e r m i t n a c h f o l g e n d e m s t i l l e n V e r d r u ß , G r a m o d e r S c h a m . – Verbissener, innerlicher Aerger, mit stillem Verdrusse; innerer Gram wegen unglücklicher Liebe; nach erlittenem Schaden oder Nachtheil, den man nicht verschmerzen kann; stete kummervolle Gedanken und in sich gekehrt sein; Schwindel; Kopfweh; Uebelkeit; Erbrechen; Magenschmerzen oder wie Leerheit in der Herzgrube; Unterleibskrämpfe; Mutterkrämpfe; Brustkrämpfe; Fallsucht-Konvulsionen und Gliederzuckungen.[HA 4]

Verbissener, innerlicher Aerger, mit stillem Verdrusse.[HA 4]

Heilungsbericht: Indessen war in ihrem Benehmen und Wesen noch etwas, was auf stillen Verdruß zu deuten schien, und auf mein Befragen gestand sie, daß ihr Unwohlsein von Aerger mit Gram und innerm Verdrusse entstanden sei. Ich gab deshalb und weil die Beschwerden schon lange da gewesen, noch vier Pulver, nemlich Nro. 1 und 3 IGN. 30°°° und Nr. 2 und 4 SULPH. , alle 5 Tage eins zu nehmen, nach deren Gebrauch alles Krankhafte völlig getilgt war und sie bis jetzt ganz gesund blieb.[ACS 19 (1842) 3, 56]

Arbeitsscheu.[KEU 30]

Ungemeine Veränderlichkeit des Gemüths.[VHA]

In sich gekehrte Stille mit Schwermuth und Weinerlichkeit.[VHA]

Innerer, verschlossener Gram, mit öfterem Seufzen.[VHA]

Innerer Gram wegen unglücklicher Liebe.[HA 4]

Nagender Kummer im Gemüthe.[VHA]

Stilles, in sich gekehrtes, zu innerem Gram geneigtes Gemüth.[HA 48]

Unglückliche L i e b e mit stillem Gram: Ign. X° R.[SRA]

Kopfweh von Verdruß und innerem Grame.[VHA]

G r a m u n d K u m m e r , m i t S c h a m u n d v e r b i s s e n e m , i n n e r l i c h e m A e r g e r , d e r f o r t d a u e r t .[HA 7-8]

Neigung zu innerem, verschlossenem Gram.[HA 15]

Verschlossener Gram.[KEU 30]

Großer Wechsel von Ausgelassenheit und Traurigkeit.[HA 48]

Verdruß mit nachfolgendem stillem Kummer und Ärger.[Br., Lippe]

Verbissener Kummer. Wechselnde Stimmung. Sie macht Spaß und lacht, ist traurig und vergießt Tränen, alles in einem Atem. Hysterie. (Vergleiche NUX-M..) (Die PULS.-Kranke lacht nie.)[Br., Lippe]

M e l a n c h o l i e m i t M e n s c h e n s c h e u , k u m m e r v o l l e n G e d a n k e n u n d G l e i c h g ü l t i g k e i t g e g e n A l l e s , w a s A n d e r e a n g e h t .[HA 17]

Traurige Gedanken und tiefe Melancholie.[Br., Lippe]

Unglückliche Liebe.[VHA]

U n g l ü c k l i c h e L i e b e m i t s t i l l e m , i n s i c h g e k e h r t e n G r a m e u n d K u m m e r .[HA 9]

*Verzweiflung an der Genesung.[VHA]

S c h r e c k , welcher Betrübniß zur Folge hat: Ign. X° R.[SRA]

Große Schreckhaftigkeit.[VHA]

S c h r e c k m i t n a c h f o l g e n d e r B e t r ü b n i ß o d e r K r ä m p f e n .[HA 6]

Schreckhaftigkeit.[HA 15]

Konvulsivische Zuckungen, besonders nach Schreck, oder nach Kränkung mit innerem Grame.[VHA]

Heilungsbericht: Nach dem zweiten Pulver blieb die [F a l l s u c h t] aus bis zum 1. Juli, wo sie aus Schreck vor dem tobendem Vater einen gelinden Anfal bekam, dessen Wiederkehr eine Gabe IGN.

12°° verhinderte. Inzwischen war das Herzklopfen in der Schule noch da, als ich am 18. Nov. weitere Nachricht erhielt, und ich gab nun 3 Dosen CUPR. jede zu 30°° und 3 Gaben CALC., jede zu 30°°, im Wechsel alle 3 Tage zu nehmen, wonach auch dieser Krankheitsrest dauerhaft verschwand.[ACS 17 (1839) 3,50-51]

Nachtheile von Kränkung und Aergerniß mit stillem, verbissenem Grame.[VHA]

Nach erlittenem Schaden oder Nachtheil, den man nicht verschmerzen kann.[HA 4]

Wechselnde Laune.[KEU 30]

Lach- und Schrei-Krämpfe.[VHA]

Lustige Ausgelassenheit mit untröstlicher Weinerlichkeit wechselnd.[HA 15]

Uebergroße Gewissenhaftigkeit.[VHA]

Skrupulöse Gewissenhaftigkeit.[HA 15]

Die Kranke ist äußerst empfindlich und zeigt bei allem eine krankhafte Gewissenhaftigkeit. Furcht, Schüchternheit und Unentschlossenheit. Sie will bald dies, bald das tun, und die kleinste Widerrede erregt sie.[Br., Lippe]

Gedanken- und Gedächtnisschwäche, besonders nach heftigem (innerem) Aerger.[VHA]

Hysterische Krämpfe.[VHA]

Hysterie mit schnell wechselnder Gemüthsstimmung, Schlaflosigkeit und hereinwärts drückenden (Kopf-)Schmerzen. – Traurige Grämlichkeit mit vielem Seufzen; lustige Ausgelassenheit mit untröstlicher Weinerlichkeit wechselnd; Schreckhaftigkeit; skrupulöse Gewissenhaftigkeit; Zärtlichkeit; hysterische Krampfanfälle; Neigung zu innerem, verschlossenem Gram; Kopfweh, wie von einem eingedrückten Nagel; Halsweh von Schlingen besser; Leerheitsgefühl in der Herzgrube; Unterleibskrämpfe; Mutterkrämpfe; Brustkrämpfe; Zuckungen in Armen und Beinen.[HA 15]

Hysterische Krampfanfälle.[HA 15]

Fixe Ideen im Traume, die nach dem Erwachen fortdauern.[VHA]

In seltenen Fällen wird man bei solchen Ueberreizungen des Nervensystems zu ASAR., CHAM., CHIN., IGN., TEUCR. oder VALER., eben so angewendet, seine Zuflucht nehmen müssen, wenn nämlich diese Mittel dem Gesammtzustande besser entsprechen.[SRA]

Traurige Grämlichkeit mit vielem Seufzen.[HA 15]

Zärtlichkeit.[HA 15]

Will stets allein sein.[KEU 30]

Weinerlichkeit.[KEU 30]

In seltenen Fällen wird man bei solchen Ueberreizungen des Nervensystems zu ASAR., CHAM., CHIN., IGN., TEUCR. oder VALER., eben so angewendet, seine Zuflucht nehmen müssen, wenn nämlich diese Mittel dem Gesammtzustande besser entsprechen.[SRA]

Konkordanz Gemüth und Geist: Acon., Aur., Cham., Cocc., Con., Graph., *Lyc.*, Nat-m., Op., Phos., Ph-ac., Plat., *Puls.*, Rhus-t., Sep., Sil., Sulph. [PB]

Geist

Gedanken- und Gedächtnisschwäche, besonders nach heftigem (innerem) Aerger.[VHA]

Stete kummervolle Gedanken und in sich gekehrt sein.[HA 4]

Melancholie mit Menschenscheu, kummervollen Gedanken und Gleichgültigkeit gegen Alles, was Andere angeht.[HA 17]

Traurige Gedanken und tiefe Melancholie.[Br., Lippe]

Konkordanz Gemüth und Geist: Acon., Aur., Cham., Cocc., Con., Graph., *Lyc.*, Nat-m., Op., Phos., Ph-ac., Plat., *Puls.*, Rhus-t., Sep., Sil., Sulph. [PB]

Innerer Kopf

Kopfweh von Verdruß und innerem Grame.[VHA]

Schwere im Kopfe.[VHA]

Kopfweh, durch Bücken (vermehrt oder vermindert).[VHA]

Von Innen heraus drückender oder stechender Schmerz in der Stirn und Nasenwurzel.[VHA]

Drückender Kopfschmerz in der Stirn und im Scheitel, nach vorgängiger Eingenommenheit des Kopfs, früh und nach dem Mittagsschlafe, von Bewegung der Augen, SONNENLICHT und Lesen und Schreiben verschlimmert, von Veränderung der Lage und von Bücken gebessert. – Stilles, in sich gekehrtes, zu innerem Gram geneigtes Gemüth; großer Wechsel von Ausgelassenheit und Traurigkeit; halbseitige Röthe des Gesichts; Halsweh von Schlingen gebessert; Schluchzen nach dem Essen; Leerheitsgefühl in der Herz-

Verifikationen und klinische Symptome

grube; Krämpfe im Unterleibe; Mastdarmvorfall; krampfhafte Zusammenschnürung der Brust; Zuckungen in Armen und Beinen; Nachtheil von geistigen Getränken, KAFFEE und TABACK; äußere Hitze bei innerem Schauder, ohne Durst; Frost und Kälte mit Durst und Erhöhung der Beschwerden.[HA 48]

Drückendes Kopfweh.[KEU 30]

Kopfweh, wie von einem, von Innen nach Außen drückenden Nagel in den Schläfen oder Kopfleisten.[VHA]

Kopfweh, wie von einem eingedrückten Nagel.[HA 15]

Drücken im Kopfe, wie von einem Nagel im Gehirne, von TABACK-Rauchen, KAFFEE und geistigen Getränken verschlimmert, durch Veränderung der Lage und im Liegen auf der schmerzhaften Seite gebessert.[HA 56]

Das Gefühl eines Nagels in der Seite des Kopfes weist auf IGN.. (Drückender Schmerz am Scheitel, als ob ein Nagel eingeschlagen wäre: NUX-V.)[Br., Lippe]

Drückender Kopfschmerz, wie auseinander Pressen in einer Schläfe, früh im Bette im Liegen auf der unschmerzhaften Seite verschlimmert, bei Veränderung der Lage auf die schmerzhafte Seite oder auf den Rücken gebessert.[HA 58]

Leerheitsgefühl im Kopfe, von Bücken, Kopfanstrengung und Gemüthsbewegung verschlimmert, von Veränderung der Lage gebessert.[HA 65]

Reißen im Gehirne, besonders in der Stirn, von Aufrichten und Aufrechtsitzen verschlimmert, von Bücken und im Liegen auf dem Rücken gebessert.[HA 74-75]

Zerschlagenheitsschmerz im Kopfe, wie zertrümmert, früh beim Erwachen, von Kopfanstrengung und in der Seite, worauf man nicht liegt, verschlimmert, nach dem Aufstehen und bei Veränderung der Lage gebessert, oft in ein ähnliches Zahnweh übergehend.[HA 90]

Die Kopfschmerzen werden verschlimmert durch KAFFEE, BRANNTWEIN, TABAK-Rauchen, Geräusch und Gerüche.[VHA]

Das Kopfweh verschlimmert sich des Morgens und nach Genuß von KAFFEE, TABAK und ALKOHOL, sowie vom Lärm, vom Lesen und Schreiben, vom Bewegen der Augen.[Br., Lippe]

Fallsucht-Konvulsionen und Gliederzuckungen.[HA 4]

Heilungsbericht: Nach dem zweiten Pulver blieb die [Fallsucht] aus bis zum 1. Juli, wo sie aus Schreck vor dem tobendem Vater einen gelinden Anfal bekam, dessen Wiederkehr eine Gabe IGN. 12°° verhinderte. Inzwischen war das Herzklopfen in der Schule noch da, als ich am 18. Nov. weitere Nachricht erhielt, und ich gab nun 3 Dosen CUPR. jede zu 30°° und 3 Gaben CALC., jede zu 30°°, im Wechsel alle 3 Tage zu nehmen, wonach auch dieser Krankheitsrest dauerhaft verschwand.[ACS 17 (1839) 3,50-51]

Aeusserer Kopf

Der Kopf wird rückwärts übergebeugt.[VHA]

Rückwärtsbiegen des Kopfes.[KEU 30]

Zittern und Nicken des Kopfs, und Rückwärtsbiegen des Kopfs und Nackens, durch äußere Wärme gebessert (bei den Krampfanfällen).[HA 102]

Zittern des Kopfs, besonders nach innerer Kränkung und stillem Verdrusse, nach dem Essen und Abends nach dem Niederlegen verschlimmert, durch Veränderung der Lage gebessert.[HA 137]

Augen

Am Tage, beissendes Thränen der Augen, (*besonders im SONNENLICHTE), und nächtliches Zuschwären derselben.[VHA]

*Drücken in den Augen, als wäre Sand unter dem oberen Augenlide.[VHA]

*Geschwulst des obern Augenlides, *mit bläulichen Adern.[VHA]

*Entzündung des oberen Theils des Augapfels, so weit er vom obern Augenlide bedeckt ist.[VHA]

Konvulsivische Bewegungen der Augen.[VHA]

Verifikationen und klinische Symptome

Verifikationen und klinische Symptome

Zickzackartiges Flimmern vor den Augen.[VHA]
LICHTSCHEU.[VHA]
[S]o deutet doch das Jucken der Augen, welches vorzüglich von PULS. mit auf das Reiben folgender Röthe im äussern Winkel erzeugt wird, mit Zukleben derselben am Morgen, mehr auf PULS., wenn nicht IGN., welche auch Jucken und Röthe im innern Augenwinkel und Frühzukleben erzeugt, vorgezogen werden müsste, im Falle des Kindes Laune sehr abwechselnd bald in übermässiger Lustigkeit, bald mürrischem Weinen bestünde, welches IGN. bewirkt, und früh nach Oeffnung der Augen grosse Empfindlichkeit gegen das Tages-LICHT zugegen wäre, welches ebenfalls von IGN. erzeugt wird; oder PULS., wenn stilles Gemüth und abendliche weinerliche Laune und übleres abendliches Befinden überhaupt herrscht.[Hahnemann, ZHK 4 (1855) 16, S. 150]

Ohren
Brausen vor den Ohren, wie von starkem Winde. [VHA]
Harthörigkeit, *aber nicht für Menschensprache.[VHA]
Stiche am Gaumen, bis ins Ohr hinein.[VHA]

Nase
Wundheit und Empfindlichkeit der innern Nase, *mit Geschwulst derselben.[VHA]

Antlitz
Abwechselnde Blässe und Röthe des Gesichts.[VHA]
Wechselnde Gesichtsfarbe.[KEU 30]
Halbseitige Röthe des Gesichts.[HA 48]
Eingefallenes, erdfahles Gesicht, mit blaurandigen Augen.[VHA]
*Schweiß bloß im Gesichte, (nicht einmal am Haarkopfe).[VHA]
Gesichtsschweiss.[KEU 30]
Konvulsivisches Zucken in den Gesichtsmuskeln.[VHA]
Trockne, aufgesprungene, BLUTENDE Lippen.[VHA]

Zähne
Zahnweh von Erkältung in den Backenzähnen, als wenn sie zertrümmert wären.[VHA]
Schwieriges Zahnen der Kinder mit Konvulsionen.[VHA]
Zerschlagenheitsschmerz im Kopfe, wie zertrümmert, früh beim Erwachen, von Kopfanstrengung und in der Seite, worauf man nicht liegt, verschlimmert, nach dem Aufstehen und bei Veränderung der Lage gebessert, oft in ein ähnliches Zahnweh übergehend. [HA 90]

Mund
Röthe und Entzündung der ganzen Mundhöhle.[VHA]
Stiche am Gaumen, bis ins Ohr hinein.[VHA]
Stiche im Schlunde, außer (nicht bei) dem Schlingen.[VHA]
Stiche im Halse, während des Schluckens nicht bemerklich.[Br., Lippe]
Halsweh außer dem Schlingen, wie von einem Pflocke.[VHA]
Halsweh von Schlingen besser.[HA 15], [HA 48]
Stechendes Halsweh, von Speiseschlingen besser.[KEU 30]
Wie ein Knollen im Halse, mit Wundheitsschmerz daran beim Schlingen.[VHA]
Gefühl, wie wenn man über einen Klumpfen schlingen würde, verlangt IGN.. (Schlingschmerz, als ob man einen Fremdkörper hinunterschlucke: MERC..)[Br., Lippe]
Wie ein fremder Körper im Halse.[KEU 30]
Viel SAURER Speichel im Munde.[VHA]
Speichelfluß.[VHA]
Beim Sprechen oder Kauen beißt er sich leicht in die Zunge oder Backe.[VHA]
Leise, zitternde Stimme.[VHA]
Leise Stimme.[KEU 30]
Ungeheures, krampfhaftes Gähnen, mit Schmerz im Kiefergelenke, als würde es ausgerenkt.[VHA]

Genüsse

Abendliches Hungergefühl, welches am Einschlafen hindert.[VHA]
*Appetit auf dies oder jenes; wenn er es aber hat, so schmeckt es nicht.[VHA]
Wolfshunger und Gefühl und Leere im Magen: SEP. (vergleiche IGN.).[Br., Lippe]
Durst beim Fieberfroste, oder *bloß in der Apyrexie.[VHA]
Schluchzen nach dem Essen.[HA 48]
Schluchzen nach Essen, Trinken und TABAK.[VHA]
*Nach TABAK-Rauchen, Uebelkeit mit Schweiß und Leibweh.[VHA]
*Nach KAFFEE-Trinken stets Harndrang.[VHA]
Brennen im Magen, *besonders nach BRANNTWEIN.[VHA]
Die Leibschmerzen verschlimmern sich nach SÜßEN Speisen, KAFFEE und BRANNTWEIN.[VHA]
Großer Widerwillen gegen TABAK-Rauchen, FLEISCH und *BRANNTWEIN.[VHA]
Erhöhung der Beschwerden von KAFFEE, TABAK und *BRANNTWEIN.[VHA]
Nachtheil von geistigen Getränken, KAFFEE und TABACK.[HA 48]
Verschlimmerung: KAFFEE. BRANNTWEIN. TABACKS-Dampf.[KEU 30]

Geschmack

Geschmacklosigkeit der Speisen.[VHA]
FADER, LÄTSCHIGER Geschmack, wie Kreide.[VHA]

Aufstoßen

Aufschwulken des Genossenen.[VHA]
BITTERES Aufschwulken.[VHA]
Schluchzendes Aufstoßen.[VHA]
Schluchzen nach Essen, Trinken und TABAK.[VHA]
Schlucksen nach der Mahlzeit.[KEU 30]
Schluchzen nach dem Essen.[HA 48]
Die Leibschmerzen verschlimmern sich nach SÜßEN Speisen, KAFFEE und BRANNTWEIN.[VHA]

Uebelkeit

*Uebelkeit ohne Erbrechen.[VHA]
*Nach TABAK-Rauchen, Uebelkeit mit Schweiß und Leibweh.[VHA]
Erbrechen des Genossenen.[KEU 30]
Nächtliches Speise-Erbrechen.[VHA]

Magen

Stechen in der Magen-Gegend.[VHA]
Brennen im Magen, *besonders nach BRANNTWEIN.[VHA]
Drücken in der Herzgrube.[VHA]
Schwäche- und Leerheitsgefühl in der Herzgrube.[VHA]
Leerheitsgefühl in der Herzgrube.[HA 48]
Leerheits- und Weichlichkeits-Gefühl in der Herzgrube.[KEU 30]
Wolfshunger und Gefühl und Leere im Magen: SEP. (vergleiche IGN.).[Br., Lippe]

Hypochonder

Vollheit und Aufgetriebenheit in den Hypochondern.[VHA], [KEU 30]
Geschwulst und Härte der Milz.[VHA]

Heilungsbericht

H. M. von S., ein junger Mann von 30 Jahren, klagte mir am 26. März 1836 seine Beschwerden, welche hauptsächlich in einem, ihn sehr angreifenden und beständigen Husten bestanden, mit gewöhnlich bitterem, früh aber SÜßLICH-schmeckendem Auswurfe. Außerdem hatte er bei jeder Bewegung Schneiden in den beiden Hypochondern, am meisten in der Milzgegend, welches ihm nicht erlaubte, auf der linken Seite zu liegen. Im Sitzen oder Stehen hatte er diese schneidenden Schmerzen im Rücken, welche aber durch jede Veränderung der Lage gebessert wurden. Der Stuhl hart und Neigung zu Verstopfung. – Eine Gabe IGN. 30°° nahm in acht Tagen die schneidenden Schmerzen fort, ließ aber den Husten unverändert. Er erhielt nun von mir eine Gabe SULPH. 60°° und vier Tage darauf eine Gabe CALC. 30°°, welche auch in 8 Tagen den Husten tilgte und den Stuhlgang in Ordnung brachte, so daß weiter nichts nöthig war.[ACS 17 (1839) 3, 10]

Verifikationen und klinische Symptome

Verifikationen und klinische Symptome

Bauch

*Drehen und Winden um den Nabel.[VHA]
Hervorragende Aufgetriebenheit hier oder da am Unterleibe.[VHA]
Mutterkrämpfe, mit schneidend stechendem und *wehenartigem Schmerze.[VHA]
Klopfen im Unterleibe.[VHA]
Krämpfe im Unterleibe.[HA 48], [KEU 30]
Die Leibschmerzen verschlimmern sich nach SÜßEN Speisen, KAFFEE und BRANNTWEIN.[VHA]
Herausdrückender Schmerz im Schooße.[VHA]

Blähungen

Nächtliche Blähungskolik.[VHA]
*Knurren im Bauche, wie von Hunger.[VHA]
Vermehrte Blähungserzeugung, mit leichtem Abgange derselben.[VHA]

Stuhl

Leichter und genüglicher Stuhl.[VHA]
Sehr dick geformter, schwieriger, obwohl weicher Stuhl.[VHA]
Die Kotmassen sind zwar weich, aber weil dick geformt, doch schwierig zu entleeren.[Br., Lippe]
*Durchfall mit Schründen im Mastdarm.[VHA]
Vergeblicher Stuhldrang, mehr in den oberen Gedärmen.[VHA]
Großes Verlangen zur Stuhlentleerung, aber ohne Erfolg: LACH. (vergleiche IGN.).[Br., Lippe]
Vergeblicher Stuhldrang mit Erectionen: Thuj. (IGN. ?)[KMS 725]
Hartleibigkeit von Erkältung und Fahren im Wagen.[VHA]

After

Jücken und Kriebeln im After.[VHA]
Mastdarmvorfall mit schründendem Schmerze, bei mäßig angestrengtem Stuhlgange.[VHA]
Mastdarmvorfall.[HA 48]

Heilungsbericht von Kühen: [Am 9. Juni 1863] *Stegemöller's* Kuh, verstopft, aufgebläht und gänzlich gelähmt (vom Thierarzte verloren gegeben): 1. NUX-V., 2. PULS.; alle 12 Stunden. – 10. Juni. Besserung, aber starker Mastdarmvorfall: 1. IGN., 2. NUX-V., alle 12 Stunden [je C 200°°]. – Geheilt.[KMS 782-783]

Nach dem Stuhlgange oder selbst vom Drängen und Pressen beim Stuhlgang entsteht Aftervorfall: MERC. (vergleiche IGN. und SEP.).[Br., Lippe]
Zusammenziehung des Afters nach dem Stuhle.[VHA]
Schmerzhaftes Zusammenziehen am After nach dem Stuhlgange.[Br., Lippe]
Durchdringende Stiche vom After den Mastdarm hinauf.[Br., Lippe]

Harn

*Schneller, unwiderstehlicher Harndrang.[VHA]
Oefterer Abgang vielen WÄSSERIGEN Harns.[VHA]
*Nach KAFFEE-Trinken stets Harndrang.[VHA]
Beim Harnen, Brennen und *Schründen in der Harnröhre.[VHA]
NUX-V., IGN. und CHAM. haben beide, doch letztere mehr, Schmerz beim Harnlassen. PULS. aber den meisten Schmerz vor dem Harnen.[Hahnemann, ZHK 4 (1855) 16, S. 150]
Unwillkührlicher Harnabgang.[KEU 30]

Geschlechtstheile

Abendliches, heftiges Jücken an den Geschlechtstheilen, durch Kratzen vergehend.[VHA]
Schweiß des Hodensacks.[VHA]
Schmerz in der männlichen Ruthe.[KEU 30]
Geilheit bei Impotenz.[VHA]
Vergeblicher Stuhldrang mit Erectionen: Thuj. (IGN. ?)[KMS 725]
Mutterkrämpfe, mit schneidend stechendem und *wehenartigem Schmerze.[VHA]
Uterinkrämpfe während der Regel.[VHA]

Beschwerden der Kinder

[I]m Falle des Kindes Laune sehr abwechselnd bald in übermässiger Lustigkeit, bald mürrischem Weinen bestünde, welches IGN. bewirkt, und früh nach Oeffnung der Augen grosse

Empfindlichkeit gegen das Tages-LICHT zugegen wäre, welches ebenfalls von IGN. erzeugt wird.[Hahnemann, ZHK 4 (1855) 16, 150]

Schwieriges Zahnen der Kinder mit Konvulsionen.[VHA]

Regel

Monatliches zu früh (und zu stark).[VHA]

BLUT des Monatlichen schwarz, übelriechend und in geronnenen Stücken abgehend.[VHA]

MUTTERBLUTFLÜSSE.[VHA]

Uterinkrämpfe während der Regel.[VHA]

Schnupfen

Fliessschnupfen.[KEU 30]

Athem

Nächtliche Brustbeklemmung, besonders nach Mitternacht.[VHA]

Athembeklemmung mit Zuckungen und Konvulsionen abwechselnd.[VHA]

Athemmangel von Unterleibsbeschwerden.[VHA]

Athemmangel und Erstickungsanfälle.[KEU 30]

*Beim Laufen vergeht ihm der Athem.[VHA]

Konvulsionen mit Athembeklemmung abwechselnd.[VHA]

Wechselnder Athem.[KEU 30]

Tiefäthmigkeit.[KEU 30]

Seufzender Athem.[KEU 30]

Langsames Ein-, und schnelles Ausathmen.[KEU 30]

Husten

Trockner Krampfhusten.[VHA]

Früh, beim Erwachen, hohler, trockner Husten, *von Kitzel über dem Magen. [VHA]

Abendlicher trockner Husten von Reiz im Halsgrübchen, wie von Federstaub oder von SCHWEFEL-Dampf, durch fortgesetztes Husten immer zunehmend.[VHA]

Je länger der Kranke hustet, um so mehr nimmt der Hustenreiz zu.[Br., Lippe]

Keuchhusten

H o h l e r K r a m p f h u s t e n , A b e n d s v o n R e i z i m H a l s g r ü b c h e n , w i e v o n S c h w e f e l d a m p f o d e r v o n F e d e r s t a u b , f r ü h v o n K i t z e l g l e i c h ü b e r d e r H e r z g r u b e e r r e g t , m e i s t e n s o h n e , n u r A b e n d s m i t e t w a s s c h w i e r i g e m , w i e a l t e r S c h n u p f e n s c h m e c k e n d e m u n d r i e c h e n d e m A u s w u r f e .[KEU 29]

Verschlimmerung: Tag und Nacht ziemlich gleich, nur Abends etwas vermehrt. – Husten selbst, (dessen Unterdrückung bessert). Liegen im Bette, (von Veränderung der Lage gebessert). Niederlegen. Aufstehen aus dem Bette. Stillstehen im Gehen. Erwachen. Kopfanstrengung. Sprechen. Aerger mit Gram. Schreck. Masern. KAFFEE. BRANNTWEIN. TABACKS-Dampf.[KEU 29-30]

Begleitung: Wechselnde Laune. Verschlossener Gram. Will stets allein sein. Weinerlichkeit. Arbeitsscheu. Drückendes Kopfweh. Rückwärtsbiegen des Kopfes. Wechselnde Gesichtsfarbe. Gesichtsschweiss. Stechendes Halsweh, von Speiseschlingen besser. Wie ein fremder Körper im Halse. Schlucksen nach der Mahlzeit. Erbrechen des Genossenen. Leerheits- und Weichlichkeits-Gefühl in der Herzgrube. Vollheit und Aufgetriebenheit in den Hypochondern. Krämpfe im Unterleibe. Unwillkührlicher Harnabgang. Schmerz in der männlichen Ruthe. Fliessschnupfen. Wechselnder Athem. Athemmangel und Erstickungsanfälle. Tiefäthmigkeit. Seufzender Athem. Langsames Ein-, und schnelles Ausathmen. Wundheitsschmerz in der Kehle. Reissen und Zusammenziehen in der Kehle. Schmerzen in der ganzen Luftröhre. Leise Stimme. Die Brust wie zu enge. Herzklopfen. Rückwärtsbiegen im Rücken. Zuckungen in Armen, Fingern und Beinen. Ungemeiner Wechsel in allen Erscheinungen. Krampfhaftes Gähnen. Nach den Anfällen Schlaf. Aeussere Kälte bei innerer Hitze, und umgekehrt, schnell wechselnd.[KEU 30]

Der I G N . -Keuchhusten ist wohl selten oder nie gleich vom Beginn an in der beschriebenen Art vorhanden, sondern bildet sich gewöhnlich erst im Verlaufe der Krankheit in solcher Weise durch die Einwirkung von stillem Verdruss, Gram, oder Schaam, wo dann dieses Mittel um so sicherer baldige Genesung verschafft.[KEU 30]

Verifikationen und klinische Symptome

Hals
Wundheitsschmerz in der Kehle.[KEU 30]
Reissen und Zusammenziehen in der Kehle.[KEU 30]
Schmerzen in der ganzen Luftröhre.[KEU 30]
Krampfhaftes Gähnen.[KEU 30]
*Unschmerzhafte Drüsenknoten am Halse.[VHA]

Brust
Drücken in der Brust.[VHA]
Die Brust wie zu enge.[KEU 30]
Herzklopfen.[KEU 30]
Stiche in der Brust, von Blähungskolik.[VHA]
Krampfhafte Zusammenschnürung der Brust.[VHA], [HA 48]
*Nächtliches Herzklopfen, mit Stichen am Herzen.[VHA]
Nächtliche Brustbeklemmung, besonders nach Mitternacht.[VHA]

Rücken
Rückwärts-Biegung des Rückens.[VHA]
Rückwärtsbiegen im Rücken.[KEU 30]
*Schneidende Stiche vom Kreuze aus durch die Lenden in die Schenkel herunter fahrend, wie mit einem schneidenden Messer.[VHA]

Heilungsbericht

H. M. von S., ein junger Mann von 30 Jahren, klagte mir am 26. März 1836 seine Beschwerden, welche hauptsächlich in einem, ihn sehr angreifenden und beständigen Husten bestanden, mit gewöhnlich bitterem, früh aber SÜßLICH-schmeckendem Auswurfe. Außerdem hatte er bei jeder Bewegung Schneiden in den beiden Hypochondern, am meisten in der Milzgegend, welches ihm nicht erlaubte, auf der linken Seite zu liegen. Im Sitzen oder Stehen hatte er diese schneidenden Schmerzen im Rücken, welche aber durch jede Veränderung der Lage gebessert wurden. Der Stuhl hart und Neigung zu Verstopfung. – Eine Gabe IGN. 30°° nahm in acht Tagen die schneidenden Schmerzen fort, ließ aber den Husten unverändert. Er erhielt nun von mir eine Gabe SULPH. 60°° und vier Tage darauf eine Gabe CALC. 30°°, welche auch in 8 Tagen den Husten tilgte und den Stuhlgang in Ordnung brachte, so daß weiter nichts nöthig war.[ACS 17 (1839) 3, 10]

Früh, im Bette, im Liegen auf dem Rücken, Schmerz im heiligen Beine.[VHA]

Oberglieder
Konvulsivische Zuckungen in den Armen und Fingern.[VHA]
Zuckungen in Armen und Beinen.[HA 48]
Zuckungen in Armen, Fingern und Beinen.[KEU 30]
Schneidendes Stechen im Schultergelenke, beim Einwärtsbiegen des Armes.[VHA]
*Nachts im Bette, Taubheitsgefühl und Laufen, wie von etwas Lebendigem, im Arme.[VHA]
Kriebelnde Eingeschlafenheit in den Gliedmassen.[VHA]
Verrenkschmerz in den Gelenken.[VHA]
Zittern der Glieder.[VHA]

Unterglieder
Konvulsivische Zuckungen in den Beinen.[VHA]
Zuckungen in Armen und Beinen.[HA 48]
Zuckungen in Armen, Fingern und Beinen.[KEU 30]
Schneidendes Stechen im Hüft- und Knie-Gelenke.[VHA]
Beim Gehen, unwillkührliches in die Höhe Ziehen der Knie.[VHA]
In den Fußsohlen, Geschwürschmerz oder *Stiche.[VHA]
*Nächtliches Brennen in den Fersen, wenn er sie an einander hält, während sie beim Befühlen kalt scheinen.[VHA]
*Schneidende Stiche vom Kreuze aus durch die Lenden in die Schenkel herunter fahrend, wie mit einem schneidenden Messer.[VHA]
Kriebelnde Eingeschlafenheit in den Gliedmassen.[VHA]
Verrenkschmerz in den Gelenken.[VHA]
Zittern der Glieder.[VHA]

Verifikationen und klinische Symptome

Drüsen

Konkordanz Drüsen: Bell., Con., Merc., Puls., Rhus-t., Sep., *Spong.*, Sulph. [PB]

Knochen

Konkordanz Knochen: Ph-ac., Rhus-t., Ruta [PB]

Haut

Jücken am Körper, welches durch gelindes Kratzen sogleich von der Stelle verschwindet.[VHA]
Jücken bei Erhitzung im Freien.[VHA]
Große Empfindlichkeit der Haut gegen ZUGLUFT.[VHA]
*Beim Fieber, heftig jückender Nesselausschlag über den ganzen Körper.[VHA]
Abendliches, heftiges Jücken an den Geschlechtstheilen, durch Kratzen vergehend.[VHA]
Konkordanz Haut und Aeusseres: Arn., Bell., *Bry.*, Calc., Caust., Hep., Lyc., Merc., Mez., Nux-v., *Puls., Rhus-t., Sep.*, Sil., Staph., *Sulph.* [PB]

Schlaf

Ungeheures, krampfhaftes Gähnen, mit Schmerz im Kiefergelenke, als würde es ausgerenkt.[VHA]
Tiefer, betäubter Schlaf.[VHA]
Leiser Schlaf, so daß man Alles dabei hört.[VHA]
Unruhiger Schlaf und große Nachtunruhe.[VHA]
Das öftere Aufwachen die Nacht deutet mehr auf IGN. als auf PULS., denn letztere erzeugt mehr ein späteres Einschlafen.[Hahnemann, ZHK 4 (1855) 16, 150]
Fixe Ideen im Traume, die nach dem Erwachen fortdauern.[VHA]
Am Tage, beissendes Thränen der Augen, (*besonders im SONNENLICHTE), und nächtliches Zuschwären derselben.[VHA]
Nächtliches Speise-Erbrechen.[VHA]
Nächtliche Brustbeklemmung, besonders nach Mitternacht.[VHA]
*Nächtliches Herzklopfen, mit Stichen am Herzen.[VHA]
*Nachts im Bette, Taubheitsgefühl und Laufen, wie von etwas Lebendigem, im Arme.[VHA]
*Nächtliches Brennen in den Fersen, wenn er sie an einander hält, während sie beim Befühlen kalt scheinen.[VHA]
Nach den [Keuchhusten-] Anfällen Schlaf.[KEU 30]
Konkordanz Schlaf und Träume: Bell., *Bry.*, Calc., Chin., Con., Graph., Hep., Lyc., Merc., Nat-c., *Nux-v.*, Phos., *Puls., Rhus-t.*, Sep., Sil., Sulph. [PB]

Fieber

Frost mit Durst, durch äußere Wärme zu tilgen.[VHA]
Frost und Kälte mit Durst und Erhöhung der Beschwerden.[HA 48]
*Frostigkeit mit erhöheten Schmerzen.[VHA]
Aeussere Kälte bei innerer Hitze, und umgekehrt, schnell wechselnd.[KEU 30]
Aeußere Hitze, mit innerem Schauder und *Stechen in den Gliedern.[VHA]
Äußere Hitze bei innerem Schauder, ohne Durst.[HA 48]
Hitze und Schweiß ohne Durst.[VHA]
Aeußere Hitze und Roethe, ohne Durst und ohne innere Hitze, mit Unerträglichkeit aeußerer Wärme.[VHA]
*Schweiß beim Essen.[VHA]
*Durst am fieberfreien Tage.[VHA]
Durst beim Fieberfroste, oder *bloß in der Apyrexie.[VHA]

Fieberstadien

1. Puls gewöhnlich hart, voll und häufig, mit Klopfen in den Adern; seltener klein oder langsam; übrigens im Ganzen sehr veränderlich.[WF 26]
2. Frost und Frostigkeit mit erhöheten Schmerzen. – Frost stets von Durst begleitet, und durch äussere Wärme zu tilgen. – Frost oft bloss der hintern Körperhälfte. – Aeussere Kälte bei innerer Hitze. – Innerer Frost bei äusserer Hitze.[WF 26-27]
3. Bloss äussere Hitze ohne Durst, mit Unerträglichkeit äusserer Wärme. – Aeussere Hitze mit Röthe, bei innerem Frostschauder. – Ueberlaufende Anfälle von äusserer Hitze. – Beständiger schneller Wechsel von Hitze und Kälte. – Halbseitige, brennende Gesichtshitze.[WF 27]

Verifikationen und klinische Symptome

Verifikationen und klinische Symptome

4. Wenig S c h w e i s s , oft bloss im Gesichte. – Gefühl, als wollte Schweiss ausbrechen, der aber nicht erfolgt. – Schweiss beim Essen. – Der Schweiss ist zuweilen kalt, aber gewöhnlich warm und etwas sauerriechend.[WF 27]

Konkordanz Fieber: *Acon.*, Arn., *A r s .* , *Bell.*, *Bry.*, C a l c . , Caps., C h a m . , C h i n . , Hep., Lyc., M e r c . , *N u x - v .* , Phos., *Puls.*, *R h u s - t .* , *Sep.*, Sil., Spig., S u l p h . , V e r a t . [PB]

Gemeinsames

Ungemeiner Wechsel in allen Erscheinungen.[KEU 30]
Kriebelnde Eingeschlafenheit in den Gliedmassen.[VHA]
Verrenkschmerz in den Gelenken.[VHA]
Zittern der Glieder.[VHA]
Drückende Schmerzen, wie von einem harten, spitzen Körper, von Innen nach Außen.[VHA]
Heftige Schmerzen an verschiedenen engbegrenzten Stellen des Körpers, doch nur, wenn dieselben berührt werden.[Br., Lippe]

Stechende Schmerzen

Schneidende Stiche, wie von einem scharfen Messer.[VHA]
Von Innen heraus drückender oder stechender Schmerz in der Stirn und Nasenwurzel.[VHA]
Stiche am Gaumen, bis ins Ohr hinein.[VHA]
Stiche im Schlunde, außer (nicht bei) dem Schlingen.[VHA]
Stechen in der Magen-Gegend.[VHA]
Mutterkrämpfe, mit schneidend stechendem und *wehenartigem Schmerze.[VHA]
Stiche in der Brust, von Blähungskolik.[VHA]
*Nächtliches Herzklopfen, mit Stichen am Herzen.[VHA]
*Schneidende Stiche vom Kreuze aus durch die Lenden in die Schenkel herunter fahrend, wie mit einem schneidenden Messer.[VHA]
Schneidendes Stechen im Hüft- und Knie-Gelenke.[VHA]
*Schneidende Stiche vom Kreuze aus durch die Lenden in die Schenkel herunter fahrend, wie mit einem schneidenden Messer.[VHA]

Konvulsivische Zuckungen, besonders nach Schreck, oder nach Kränkung mit innerem Grame.[VHA]

Konvulsionen

Konvulsionen mit Athembeklemmung abwechselnd.[VHA]
Konvulsivische Bewegungen der Augen.[VHA]
Konvulsivisches Zucken in den Gesichtsmuskeln.[VHA]
Konvulsivische Zuckungen in den Armen und Fingern.[VHA]
Konvulsivische Zuckungen in den Beinen.[VHA]
Konvulsivische Zuckungen, besonders nach Schreck, oder nach Kränkung mit innerem Grame.[VHA]

Krämpfe

Hysterische Krämpfe.[VHA]
Ungeheures, krampfhaftes Gähnen, mit Schmerz im Kiefergelenke, als würde es ausgerenkt.[VHA]
Mutterkrämpfe, mit schneidend stechendem und *wehenartigem Schmerze.[VHA]
Uterinkrämpfe während der Regel.[VHA]
Athembeklemmung mit Zuckungen und Konvulsionen abwechselnd.[VHA]
Konvulsionen mit Athembeklemmung abwechselnd.[VHA]
Trockner Krampfhusten.[VHA]
Krampfhafte Zusammenschnürung der Brust.[VHA]
Lach- und Schrei-Krämpfe.[VHA]

Erhöhung der Beschwerden von KAFFEE, TABAK und *BRANNTWEIN.[VHA]
Großer Widerwillen gegen TABAK-Rauchen, FLEISCH und *BRANNTWEIN.[VHA]
Schluchzen nach Essen, Trinken und TABAK.[VHA]
*Nach TABAK-Rauchen, Uebelkeit mit Schweiß und Leibweh.[VHA]
Brennen im Magen, *besonders nach BRANNTWEIN.[VHA]
*Nach KAFFEE-Trinken stets Harndrang.[VHA]
Die Zufälle erneuern sich nach dem Mittagessen, Abends nach dem Niederlegen und früh, gleich nach dem Erwachen; sie mindern sich in der Rückenlage, im Liegen auf den schmerzhaften Theil, oder auch überhaupt durch Veränderung der Lage.[VHA]

Besserung der Beschwerden

Die Zufälle [...] mindern sich in der Rückenlage, im Liegen auf den schmerzhaften Theil, oder auch überhaupt durch Veränderung der Lage.[VHA]

Liegen auf der schmerzhaften Seite.[HA 56], [HA 58]

Veränderung der Lage.[HA 48], [HA 56], [HA 65], [HA 90], [HA 137]

Liegen im Bette (verschlimmert), von Veränderung der Lage gebessert.[KEU 29]

Besserung beim Wechseln der Lage und wenn Patient auf die schmerzhafte Seite liegt. (Vergleiche BRY..)[Br., Lippe]

Nach dem Aufstehen.[HA 90]

Von Bücken.[HA 48], [HA 75]

Liegen auf dem Rücken.[HA 58], [HA 75]

Äußere Wärme.[HA 102]

Verschlimmerung der Beschwerden

Die Zufälle erneuern sich nach dem Mittagessen, Abends nach dem Niederlegen und früh, gleich nach dem Erwachen.[VHA]

Tag und Nacht ziemlich gleich, nur Abends etwas vermehrt.[KEU 29]

Früh und nach dem Mittagsschlafe.[HA 48]

Früh im Bette.[HA 58]

Früh beim Erwachen.[HA 90]

Abends nach dem Niederlegen.[HA 137]

Liegen auf der unschmerzhaften Seite.[HA 58], [HA 90]

Aufstehen aus dem Bette.[KEU 29-30]

Aufrichten und Aufrechtsitzen.[HA 75]

Husten selbst, (dessen Unterdrückung bessert).[KEU 29]

Liegen im Bette, (von Veränderung der Lage gebessert).[KEU 29]

Niederlegen.[KEU 29]

Stillstehen im Gehen.[KEU 30]

Bücken.[HA 65]

Erwachen.[KEU 30]

Kopfanstrengung.[HA 65], [HA 90], [KEU 30]

Lesen und Schreiben.[HA 48]

Bewegung der Augen.[HA 48]

Sprechen.[KEU 30]

Gemüthsbewegung.[HA 65]

Aerger mit Gram.[KEU 30]

Schreck.[KEU 30]

Masern.[KEU 30]

Nach dem Essen.[HA 137]

Die Kopfschmerzen werden verschlimmert durch KAFFEE, BRANNTWEIN, TABAK-Rauchen, Geräusch und Gerüche.[VHA]

Das Kopfweh verschlimmert sich des Morgens und nach Genuß von KAFFEE, TABAK und ALKOHOL, sowie vom Lärm, vom Lesen und Schreiben, vom Bewegen der Augen.[Br., Lippe]

Die Leibschmerzen verschlimmern sich nach SÜßEN Speisen, KAFFEE und BRANNTWEIN.[VHA]

Erhöhung der Beschwerden von KAFFEE, TABAK und *BRANNTWEIN.[VHA]

Nachtheil von geistigen Getränken, KAFFEE und TABACK.[HA 48]

KAFFEE.[HA 56], [KEU 30]

Geistige Getränke.[HA 56]

BRANNTWEIN.[KEU 30]

TABACKS-Dampf.[KEU 30]

TABACK-Rauchen.[HA 56]

SONNENLICHT.[HA 48]

Konkordanzen

Verschlimmerung nach der Zeit: Ant-c., Arn., Ars., Calc., Kali-c., Kali-n., Lyc., Nit-ac., Nux-v., Puls., Rhod., Rhus-t., Staph.,Thuj. [PB]

Verschlimmerung nach Lage und Umständen: Acon., Arn., Ars., Bell., *Bry., Calc.*, Caust., Cham., Chel., Chin., Cocc., Coff., Colch., Coloc., Con., Graph., Hep., Hyos., Kali-c., Lach., *Lyc.*, Merc., Nat-c., Nat-m., *Nux-v.*, Phos., Ph-ac., Plat., *Puls.*, *Rhus-t.*, Sel., *Sep.*, Sil., Spig., *Staph.*, *Sulph.* [PB]

Verifikationen und klinische Symptome

Beschwerden der Thiere

Kühe

[Am 9. Juni 1863] *Stegemöller's* Kuh, verstopft, aufgebläht und gänzlich gelähmt (vom Thierarzte verloren gegeben): 1. NUX-V., 2. PULS.; alle 12 Stunden. – 10. Juni. Besserung, aber starker Mastdarmvorfall: 1. IGN., 2. NUX-V., alle 12 Stunden [je C 200°°]. – Geheilt.[KMS 782-783]

Arzneiverwandtschaften von Ignatia amara

Alum., Ant-t., Arn., (Ars.), (Bar-c.), (Bell.), Calad., (Calc.), Carb-an., Caps., Caust., Cham., Cina, Cocc., Coff., Croc., (Hell.), Hyos., Ip., Mgs., M-arct., M-aust., Mez., Mosch., Nat-m., Nux-m., Nux-v., Par., Ph-ac., Puls., (Ran-b.), Rhus-t., Ruta, Sabad., Sec., Sep., (Sil.), (Spong.), Stann., Staph., Sulph., Teucr., Valer., Verat., Zinc. [VHA]

Acon., Arn., Ars., *Bell., Bry., Calc.*, Caust., Cham., Chin., Cocc., Con., Graph., Hep., Kali-c., *Lyc.*, Merc., Nat-m., *Nux-v.*, Phos., Ph-ac., Plat., *Puls., Rhus-t., Sep.*, Sil., Spig., Staph., *Sulph.*, Verat. [PB]

Alum., *Arn., Ars., Bism.*, Calad., Calc., Caps., *Carb-v., Caust., Cham.*, Cocc., *Coff., Cupr.*, Hep., Ip., Lyc., *Mgs., M-arct., M-austr., Nux-v.*, Ph-ac., *Plat., Puls.*, Ruta, *Sel.*, Stram., Teucr., Valer., *Zinc.* [KV]

Arzneivergleiche

Ein Brief Hahnemann's

Dem Herrn *Stapf* Wohlgebohren.

Obgleich NUX-V.	795 Perlschweisss an der Stirn,
	826 Schweiss bei Bewegung,
	830 überhaupt Schweiss und Schlaf,
CHAM.	826 Schweiss vorzüglich am Kopf und Schlaf,
PULSATILLA	Schweiss im Schlafe, der nach dem Erwachen verschwindet.
CHINA	Schweiss b. Bewegung (Schreien)
	Schweiss am Kopf vorzüglich (doch auch in den Haaren)

verursacht, so deutet doch das Jucken der Augen, welches vorzüglich von PULS. mit auf das Reiben folgender Röthe im äussern Winkel erzeugt wird, mit Zukleben derselben am Morgen, mehr auf PULS., wenn nicht IGN., welche auch Jucken und Röthe im innern Augenwinkel und Frühzukleben erzeugt, vorgezogen werden müsste, im Falle des Kindes Laune sehr abwechselnd bald in übermässiger Lustigkeit, bald mürrischem Weinen bestünde, welches IGN. bewirkt, und früh nach Oeffnung der Augen grosse Empfindlichkeit gegen das Tages-LICHT zugegen wäre, welches ebenfalls von IGN. erzeugt wird; oder PULS., wenn stilles Gemüth und abendliche weinerliche Laune und übleres abendliches Befinden überhaupt herrscht.

Das öftere Aufwachen die Nacht deutet mehr auf IGN. als auf PULS., denn letztere erzeugt mehr ein späteres Einschlafen:

Das Jucken der Nase ist vorzüglich von NUX-V. beobachtet worden.

NUX-V., IGN. und CHAM. haben beide, doch letztere mehr, Schmerz beim Harnlassen. PULS. aber den meisten Schmerz vor dem Harnen.

Das laute Athmen ist von CHIN. und NUX-V. beobachtet worden, bei letzterer vorzüglich im Schlafen.

Da nun diese Mittel einander sehr respondiren (CHIN. ausgenommen), und eins die Fehler und Nachtheile des andern wegnimmt (wenn man nur nicht IGN. auf NUX-V. oder NUX-V. auf IGN. unmittelbar folgen lässt, die sich nicht wohl hintereinander schicken, weil sie sich allzu ähnliche Arzneien sind), so können Sie selbst ermessen, welche Reihenfolge Sie unter IGN., PULS., NUX-V., CHAM., wählen können, wenn nicht das erste oder eins der andern allein schon hinreichend ist.

Zu CHAM. muss mehr Nachtdurst sein, als jetzt da war, und mehr Aergerlichkeit.

CHIN. hat wenig oder nichts für sich und ist also nicht zu wählen.

Ihr ergebenster Sam. Hahnemann.[ZHK 4 (1855) 16, 150-151]

Antidote von Ignatia amara: Arn., Camph., Cham., Cocc., Coff., Nux-v., Puls.– Weinessig

WEINESSIG: Eine lähmungsartige Steifigkeit in den untern Gliedmaßen, mit unwillkührlichem Zucken darin, eine große Beängstigung, Kälte des ganzen Körpers, mit Erweiterungsunfähigkeit der Pupille u. s. w. ward bey einem Jüngling von 20 Jahren von einer allzu großen Gabe IGNATZBOHNEN zuwege ge-

Verifikationen und klinische Symptome

bracht. Sein Kopf war frey, seine Besinnung vollkommen; er konnte sich aber der Angst wegen nicht deutlich ausdrücken. Eine etwas unangenehme Nachricht verschlimmerte seinen Zustand, eben so der KAFFEE und der TABAKSRAUCH. – Gegen diese mißlichen Umstände gab ich ihm etwas KAMPHER; es ward aber nichts zum Guten verändert. Als ich ihn aber recht starken WEINESSIG trinken ließ, acht Unzen binnen einer halben Stunde, war er dergestalt wieder hergestellt, daß er noch denselben Nachmittag einer Lustpartie beywohnen konnte. [Hahnemann, HUF 5, S. 15-16]

NUX-V.: [W]enn man nur nicht IGN. auf NUX-V. oder NUX-V. auf IGN. unmittelbar folgen lässt, die sich nicht wohl hintereinander schicken, weil sie sich allzu ähnliche Arzneien sind....[Hahnemann, ZHK 4 (1855) 16, 150-151]

Wo sie in einem allzu reizbaren Körper, vielleicht auch in allzu großer Gabe gereicht, eine Ueberempfindlichkeit, oder einen ängstlichen, erhöheten Zustand der Empfindung, eine Uebereiltheit u. s. w. zuwege bringt, da dient KAFFEE als homöopathisches Gegenmittel; – wo sie aber unpassend gewählt war, so daß ihre Symptome denen der Krankheit nicht in naher Aehnlichkeit entsprechen, da können die entstehenden Beschwerden, je nachdem sie waren, durch PULSATILLE oder CHAMILLE, in seltnern Fällen von KOCKELSAMEN, WOHLVERLEIH, KAMPFER oder ESSIG antidotisch getilgt werden. [RA 2, 140-141]

Arn., Camph., Cham., Coff., Nux-v., Puls. [SRN]

Arn., Camph., Cham., Cocc., Coff., Nux-v., Puls. [PB]

Ignatia amara ist Antidot von: Arn., Bry., Cham., Cocc., M-arct., M-austr., Nux-v., Puls., Sel., Zinc.

NUX-V.: [W]enn man nur nicht IGN. auf NUX-V. oder NUX-V. auf IGN. unmittelbar folgen lässt, die sich nicht wohl hintereinander schicken, weil sie sich allzu ähnliche Arzneien sind....[Hahnemann, ZHK 4 (1855) 16, 150-151]

Die Nachtheile von ihrer Anwendung in zu grossen Gaben und am unrechten Orte werden, je nachdem die Symptome sind, theils von rohem KAFFEE, theils von IGNATZSAAMEN, theils von PULSATILLE –; sind es aber durch Bewegung des leidenden Theils sich mindernde, reissende und ziehende Schmerzen, von STURMHUT bald gehoben.[RA 3, 68-69]

Sie blieb nun wohl bis im Juni des laufenden Jahres, wo sie in die Wochen kam, und in Folge des üblichen KAMILLEN-Mißbrauchs auf ganz andere Art erkrankte, wovon sie durch ein Paar Gaben IGN. 30°° bald hergestellt wurde, ohne daß ihr Schulterschmerz wieder erwacht wäre.[ACS 17 (1839) 3,28-29]

Wäre die PULSATILLE je einmal in zu großer Gabe oder am unpaßlichen Orte angewendet worden, und erzeugte sie folglich widrige Zufälle, so werden diese, je nachdem sie von der einen oder andern Art sind, theils in der CHAMILLE (vorzüglich wo Schläfrigkeit, Mattigkeit und Sinnenverminderung hervorragt), theils im KAFFEE-Trank, (z. B. bei der zagenden Aengstlichkeit), theils in der IGNAZBOHNE, theils im KRÄHENAUGENSAMEN ihre Tilgung finden.[RA 2, 275]

Eine allzuheftige Wirkung [von ZINC.] wird durch KAMPHER-Auflösung, doch nur auf kurze Zeit gemildert (zuweilen durch Riechen an eine IGNAZ-Bereitung), das Riechen an eine SCHWEFELLEBER-Bereitung mildert aber am meisten.[CK 5, 429]

Ignatia amara ist Wechselmittel von: Caust., Nux-v., Sulph.

[Am 9. Juni 1863] *Stegemöller's* Kuh, verstopft, aufgebläht und gänzlich gelähmt (vom Thierarzte verloren gegeben): 1. NUX-V., 2. PULS.; alle 12 Stunden. – 10. Juni. Besserung, aber starker Mastdarmvorfall: 1. IGN., 2. NUX-V., alle 12 Stunden [je C 200°°]. – Geheilt.[KMS 782-783]

Am 4. Febr. 1838 erhielt er, nur alle 4 Tage im Wechsel zu nehmen, 2 Gaben IGN. zu 30°° und 2 Gaben CAUST. zu 30°°.[ACS 17 (1839) 3,59]

Indessen war in ihrem Benehmen und Wesen noch etwas, was auf stillen Verdruß zu deuten schien, und auf mein Befragen gestand sie, daß ihr Unwohlsein von Aerger mit Gram und innerm Verdrusse entstanden sei. Ich gab deshalb und weil die Beschwerden schon lange da gewesen, noch vier Pulver, nemlich Nro. 1 und 3 IGN. 30°°° und Nr. 2 und 4 SULPH. , alle 5 Tage eins zu nehmen, nach deren Gebrauch alles Krankhafte völlig getilgt war und sie bis jetzt ganz gesund blieb.[ACS 19 (1842) 3,56]

Ignatia amara ist Zwischenmittel von: Sep.

15. März, 1851. 1, SEP. 200; 2, IGN., 200; 3, SEP. 200; 4 §. Je ein Pulver zur Einnahme jeden fünften Abend.[Vol. 80, S.131; KMSS 25-26]

Zwischenmittel bei chronischen Krankheiten

PULSATILLA (X° R.) in einigen Fällen, in gehörigen Zwischenräumen, abwechselnd mit NUX-V., zur Tilgung zu hoher Reizbarkeit. – In seltenen Fällen wird man bei solchen Ueberreizungen des Nervensystems zu ASAR., CHAM., CHIN., IGN., TEUCR. oder VALER., eben so

Verifikationen und klinische Symptome

angewendet, seine Zuflucht nehmen müssen, wenn nämlich diese Mittel dem Gesammtzustande besser entsprechen.[SRA]

Schädliche Substanzen und Arzneimittel (Nocentia) bei der Behandlung mit Ignatia amara: Coff. – Tabacum

Eine lähmungsartige Steifigkeit in den untern Gliedmaßen, mit unwillkührlichem Zucken darin, eine große Beängstigung, Kälte des ganzen Körpers, mit Erweiterungsunfähigkeit der Pupille u. s. w. ward bey einem Jüngling von 20 Jahren von einer allzu großen Gabe IGNATZBOHNEN zuwege gebracht. Sein Kopf war frey, seine Besinnung vollkommen; er konnte sich aber der Angst wegen nicht deutlich ausdrücken. Eine etwas unangenehme Nachricht verschlimmerte seinen Zustand, eben so der KAFFEE und der TABAKSRAUCH. [Hahnemann, HUF 5, 15-16]

KAFFEE und TABAK erhöhen mehrere Beschwerden. [SRN]

Coff. – Tabacum [PB]

Konkordanzen der homöopathischen Arzneien

I. Gemüth und Geist: Acon., Aur., Cham., Cocc., Con., Graph., Lyc., Nat-m., Op., Phos., Ph-ac., Plat., Puls., Rhus-t., Sep., Sil., Sulph. [PB]

II. Körpertheile und Organe: Acon., Alum., Ant-c., Arn., Ars., Asaf., Bell., Bry., Calc., Canth., Carb-v., Caust., Cham., Chin., Cina, Cocc., Con., Ferr., Graph., Hep., Hyos., Ip., Kali-c., Lyc., Merc., Nat-c., Nat-m., Nit-ac., Nux-v., Op., Petr., Phos., Ph-ac., Plat., Plb., Puls., Ran-b., Rhus-t., Sabad., Sabin., Sec., Sep., Sil., Spig., Spong., Squil., Stann., Staph., Stram., Sulph., Teucr., Thuj., Verat., Zinc. [PB]

III. Empfindungen und Beschwerden

1. **Aeussere und innere Körpertheile im Allgemeinen:** Acon., Alum., Ambr., Ang., Arn., Ars., Asaf., Bell., Bry., Calc., Canth., Carb-v., Caust., Cham., Chel., Chin., Cic., Cocc., Con., Croc., Dros., Graph., Hyos., Ip., Kali-c., Laur., Lyc., Merc., Mosch., Mur-ac., Nat-c., Nat-m., Nit-ac., Nux-v., Op., Petr., Phos., Ph-ac., Plat., Plb., Puls., Ran-b., Rhus-t., Sec., Sep., Sil., Spig., Stann., Staph., Stram., Sulph., Thuj., Verat., Zinc. [PB]
2. **Drüsen:** Bell., Con., Merc., Puls., Rhus-t., Sep., Spong., Sulph. [PB]
3. **Knochen:** Ph-ac., Rhus-t., Ruta [PB]
4. **Haut und Aeusseres:** Arn., Bell., Bry., Calc., Caust., Hep., Lyc., Merc., Mez., Nux-v., Puls., Rhus-t., Sep., Sil., Staph., Sulph. [PB]

IV. Schlaf und Träume: Bell., Bry., Calc., Chin., Con., Graph., Hep., Lyc., Merc., Nat-c., Nux-v., Phos., Puls., Rhus-t., Sep., Sil., Sulph. [PB]

V. Fieber: Acon., Arn., Ars., Bell., Bry., Calc., Caps., Cham., Chin., Hep., Lyc., Merc., Nux-v., Phos., Puls., Rhus-t., Sep., Sil., Spig., Sulph., Verat. [PB]

VI. Änderung des Befindens

1. **Verschlimmerung nach der Zeit:** Ant-c., Arn., Ars., Calc., Kali-c., Kali-n., Lyc., Nit-ac., Nux-v., Puls., Rhod., Rhus-t., Staph., Thuj. [PB]
2. **Verschlimmerung nach Lage und Umständen:** Acon., Arn., Ars., Bell., Bry., Calc., Caust., Cham., Chel., Chin., Cocc., Coff., Colch., Coloc., Con., Graph., Hep., Hyos., Kali-c., Lach., Lyc., Merc., Nat-c., Nat-m., Nux-v., Phos., Ph-ac., Plat., Puls., Rhus-t., Sel., Sep., Sil., Spig., Staph., Sulph. [PB]

VII. Konkordanz der homöopathischen Arzneien

Acon., Arn., Ars., Bell., Bry., Calc., Caust., Cham., Chin., Cocc., Con., Graph., Hep., Kali-c., Lyc., Merc., Nat-m., Nux-v., Phos., Ph-ac., Plat., Puls., Rhus-t., Sep., Sil., Spig., Staph., Sulph., Verat. [PB]

Verifikationen und klinische Symptome

Alum., *Arn.*, *Ars.*, *Bism.*, Calad., Calc., Caps., *Carb-v.*, *Caust.*, *Cham.*, Cocc., *Coff.*, *Cupr.*, Hep., Ip., Lyc., *Mgs.*, *M-arct.*, *M-austr.*, *Nux-v.*, Ph-ac., *Plat.*, *Puls.*, Ruta, *Sel.*, Stram., Teucr., Valer., *Zinc.* [KV]

Verifikationen und klinische Symptome

Ipecacuanha (Brechwurzel)

(Ip.)

Synonyma

Cephaëlis Ipecacuanha W., Ipecacuanha, Callicocca Ipecacuanha Brot., (nicht Psychotria emetica L. oder Callicocca Evea Brot) Ipekakuanha, Brechwurzel [SRN]

Arzneiwirkungsdauer

Die IPEKAKUANHA wirkt nur kurze Zeit; in großen Gaben kaum ein paar Tage, in ganz kleinen etwa ein paar Stunden.[RA 3, 250]

Wirkt 12 bis 24 Stunden.[SRN]

Zählt zur 1. Klasse derjenigen Mittel, welche die allerkürzeste Wirkungsdauer besitzen.[AHZ 49 (1855) 82]

Hinweise

Bei Störungen der antipsorischen Kur: V e r k ä l t u n g , worauf Erstickungsanfälle erscheinen: Ip. III° R.[SRA]

Die IP., welche sich, ausser anderen Eigenthümlichkeiten, bei vorwaltenden gastrischen Beschwerden und Neigung zu BLUTUNGEN zunächst zur Wahl stellt, bewährt sich nur zu Anfange der Krankheit, vollbringt aber selten die Heilung allein.[KEU 32-33]

BLUTUNGEN aus allen Oeffnungen des Körpers.[VHA], [KEU 32], [Br., Lippe]

Starke VERBLUTUNG; hellrotes BLUT fließt in Strömen.[Br., Lippe]

Gewisse Arten von Wechselfiebern sind so geeignet, daß diese Wurzel ihr angemessenes Heilmittel ist, was aus ihren eignen Symptomen hervorgeht, insofern sie mit denen des Wechselfieberfalles mehr homöopathische Aehnlichkeit, als mit den der übrigen Arzneien, haben. Hätte man sie nicht ganz passend hiezu gewählt, so hinterläßt sie das Fieber gewöhnlich in einem Zustande, wogegen nun WOHLVERLEIH (in andern Fällen CHINA, IGNATZSAMEN oder KOCKEL) das Heilmittel ist.[RA 3, 249]

Eigenthümlichkeiten und Hauptwirkungen

Gemüth

Große Gereiztheit des Gemüths und Ungeduldigkeit.[VHA]

Beständige Ungeduld und Gereiztheit.[HA 106]

Gereiztheit und Ungeduld.[KEU 32]

Stille Verdrießlichkeit mit Neigung, alles zu verachten.[VHA]

Verdriesslichkeit, mit Laune, alles zu verachten.[KEU 32]

Er kann kein Geräusch leiden.[VHA]

Unerträglichkeit von Geräusch.[HA 106]

Angst.[KEU 32]

Aengstlicher, hastiger Athem.[VHA], [HA 106]

Aengstliches, hastiges, oder seufzendes Athmen.[KEU 32]

Aengstliche, trockne Hitze mit pergamentartiger Haut (bei Fieber).[VHA]

Schreien und Heulen der Kinder.[KEU 32]

Konkordanz Gemüth und Geist: Acon., Bell., Cham., Con., Ign., Lyc., N a t - m . , P h o s . , Ph-ac., P u l s . , Sep., Sil., Sulph. [PB]

Geist

Konkordanz Gemüth und Geist: Acon., Bell., Cham., Con., Ign., Lyc., N a t - m . , P h o s . , Ph-ac., P u l s . , Sep., Sil., Sulph. [PB]

Schwindel

In der Stube plötzliche Hitze mit Schweiß und Schwindel (bei Fieber).[VHA]

Innerer Kopf

Klopfen und Stösse im Kopfe.[KEU 32]

Stechender Kopfschmerz im Wirbel (oder in der Stirn).[VHA]

Zerschlagenheit des Gehirns und der Kopfknochen mit Uebelkeit und Erbrechen.[VHA]

Z e r s c h l a g e n h e i t s s c h m e r z (d e s G e h i r n s u n d) d e r K o p f k n o c h e n ,

Verifikationen und klinische Symptome

besonders der Seitenbeine, mit Uebelkeit und Erbrechen, in der Stube verschlimmert, im Freien gebessert.[HA 121]
Schmerzhaftigkeit des Hinterkopfs und Nackens.[VHA]
Abendlicher Erstickungshusten: unaufhörliches Husten, mit Stirnschweiß, Stößen im Kopfe, Würgen und Erbrechen.[VHA]
Schlagflüsse.[VHA]

Aeusserer Kopf

Offenbleibende Fontanellen mit Schmerzhaftigkeit des Hinterkopfs und Nackens, blaurandigen Augen, öfterem Nasen-BLUTEN, Gesichtsblässe, steter Uebelkeit und Erbrechen, und grünen, faul riechenden Durchfällen. – Beständige Ungeduld und Gereiztheit; Unerträglichkeit von Geräusch; Zuckungen in den Augenlidern, Gesichtsmuskeln und Lippen; große Neigung zu SÜßIGKEITEN; häufiges Erbrechen sowohl der Speisen, als von Galle und Schleim; verminderter Harn; ängstlicher, hastiger Athem; asthmatische Anfälle; viel Husten mit Erstickungsanfällen, Würgen und Erbrechen; steifes Rückwärtsbiegen; Neigung zu Starrkrämpfen; öfteres Aufschrecken im Schlafe; Schlaf mit halboffenen Augen, Unruhe und Wimmern; beschleunigter Puls; trockene Hitze; nächtlicher, sauerriechender Schweiß.[HA 106-107]
Zerschlagenheitsschmerz (des Gehirns und) der Kopfknochen, besonders der Seitenbeine, mit Uebelkeit und Erbrechen, in der Stube verschlimmert, im Freien gebessert.[HA 121]
Schmerzhaftigkeit des Hinterkopfs und Nackens.[VHA]
(Blondes Haar).[VHA]

Augen

Zucken in den Augenlidern.[VHA]
Zuckungen in den Augenlidern, Gesichtsmuskeln und Lippen.[HA 106]
Erweiterte Pupillen.[VHA]
Trübsüchtigkeit.[VHA]
Thränen der entzündeten Augen.[KEU 32]

Ohren

*Kälte und Frost an den Ohren, (bei der Fieberhitze).[VHA]
Er kann kein Geräusch leiden.[VHA]
Unerträglichkeit von Geräusch.[HA 106]

Nase

Heftiges Nasen-BLUTEN.[VHA]
BLUTEN aus Nase und Mund.[KEU 32]
Mangelnder Geruch.[VHA]

Antlitz

Gesichtsblässe mit blauen Rändern um die Augen.[VHA]
Blaue Ränder um die Augen.[KEU 32]
Blaurothes, gedunsenes Gesicht.[KEU 32]
Eine Backe roth, die Andere blass.[KEU 32]
Konvulsivische Zuckungen in den Gesichtsmuskeln und Lippen.[VHA]
Zuckungen in den Augenlidern, Gesichtsmuskeln und Lippen.[HA 106]
Beissender Ausschlag und Schwämmchen an den Lippenrändern.[VHA]
*Rothe Haut um den Mund.[VHA]
Kalter Stirnschweiss.[KEU 32]

Zähne

Beim Beissen, Zahnschmerz im hohlen Zahne, als wenn er herausgerissen würde.[VHA]

Mund

Beissen im Munde und an der Zunge.[VHA]
Erschwertes Schlingen.[VHA]
Speichelfluß.[VHA]

Verifikationen und klinische Symptome

Gelbbelegte Zunge.[VHA]
BLUTEN aus Nase und Mund.[KEU 32]
*SÜßLICHER BLUTGESCHMACK im Munde.[VHA]
BLUTGESCHMACK im Munde.[KEU 32]

Genüsse

Appetitlosigkeit, wie von Schlaffheit im Magen.[VHA]
Ekel gegen alle Speisen.[VHA]
Große Schwäche mit Ekel vor Speise; Übelkeit begleitet alle Beschwerden.[Br., Lippe]
Neigung zu Leckereien und SÜßIGKEITEN.[VHA]
Große Neigung zu SÜßIGKEITEN.[HA 106]
Durstlosigkeit.[VHA]
Magenverderb mit FETTEM.[KEU 32]
Nachtheil von allem FETTEN.[KEU 32]
Nachtheile von Schweine-FLEISCH.[VHA]
Nachtheile von Unmäßigkeit, Erkältung und Schweine-FLEISCH.[VHA]

Geschmack

*SÜßLICHER BLUTGESCHMACK im Munde.[VHA]
BLUTGESCHMACK im Munde.[KEU 32]

Uebelkeit

B e s t ä n d i g e s G e f ü h l v o n Ü b e l k e i t b r i n g t d e n G e d a n k e n s o f o r t a u f I P . , denn es ist der Charakter dieses Arzneimittels.[Br., Lippe]
Uebelkeit, wie aus dem Magen.[VHA]
Uebelkeit.[KEU 32]
Gefühl von Übelkeit und Brecherlichkeit, sobald der Kranke etwas Kaltes trinkt, oder wenn er TABAK raucht.[Br., Lippe]
Schrecklicher, unbeschreiblicher Schmerz und Übelkeit im Magen. (Dieses Gefühl von Übelsein findet man oft mit VERBLUTUNG infolge von Frühgeburten.)[Br., Lippe]
Brecherlichkeit und Brechwürgen nach kalt Trinken und TABAK-Rauchen.[VHA]
Brechwürgen.[KEU 32]
Der IP.-Kranke erbricht die Speise sofort. (Das Erbrechen bei PULS. ist die Folge des Mißbrauchs von Gefrorenem oder von FETTEN Speisen und bei NUX-V. die Folge des Genusses von HUMMER-Salat, BRANNTWEIN usw.)[Br., Lippe]
Erbrechen alles Genossenen.[VHA]
Gall-Erbrechen.[VHA]
Erbrechen grünen, gallertartigen Schleims.[VHA]
Erbrechen der Getränke.[KEU 32]
Erbrechen erst Speisen, dann Galle und dann WASSER.[KEU 32]
Erbrechen erst WASSER und dann Speisen.[KEU 32]
BLUTBRECHEN.[VHA], [KEU 32]
Häufiges Erbrechen sowohl der Speisen, als von Galle und Schleim.[HA 106]
Viel Husten mit Erstickungsanfällen, Würgen und Erbrechen.[HA 106]
Zerschlagenheit des Gehirns und der Kopfknochen mit Uebelkeit und Erbrechen.[VHA]
Abendlicher Erstickungshusten: unaufhörliches Husten, mit Stirnschweiß, Stoßen im Kopfe, Würgen und Erbrechen.[VHA]
*Bei der Uebelkeit, heftiges Jücken auf der reinen Haut der Arme und Schenkel; er muß kratzen, bis er sich erbricht.[VHA]
Große Schwäche mit Ekel vor allen Genüssen und Uebelkeit bei den Beschwerden.[VHA]
Ekel gegen alle Speisen.[KEU 32]

Magen

Heftiges, unbeschreibliches Wehgefühl im Magen.[VHA]
Gefühl von Leerheit und Schlaffheit des Magens.[VHA]
Appetitlosigkeit, wie von Schlaffheit im Magen.[VHA]
Uebelkeit, wie aus dem Magen.[VHA]
Schrecklicher, unbeschreiblicher Schmerz und Übelkeit im Magen.[Br., Lippe]
Wechselfieber mit wenigem Froste, starker Hitze, gastrischen Symptomen und Brustbeklem-

Verifikationen und klinische Symptome

Verifikationen und klinische Symptome

mung (bei Fieber).[VHA]
Magenverderb mit FETTEM.[KEU 32]
Auftreiben und Klopfen in der Herzgrube.[KEU 32]
Stösse im Magen.[KEU 32]

Bauch

Schneiden und Kneipen um den Nabel, durch Bewegung erhöhet.[VHA]
Schneiden und Kneipen im Leibe, besonders um den Nabel.[KEU 32]
Blähungskolik mit öfteren, durchfälligen Stühlen.[VHA]
Kolik mit großer Unruhe und dem Gefühl von Kratzen und Kneifen unterhalb des Nabels, durch äußeren Druck verschlimmert. (IP. und BELL. sind die einzigen zwei Arzneimittel, die dieses Symptom haben.)[Br., Lippe]

Stuhl

Durchfälliger, wie gegohrner Stuhl, mit Uebelkeit und heftigem Leibweh.[VHA]
Durchfälle verschiedener Art.[KEU 32]
Rhurartige Stühle mit Tenesmus.[VHA]
Kothstühle, mit BLUTIGEM Schleime bezogen.[VHA]
BLUTIGE Stühle.[VHA]
BLUTIGSCHLEIMIGE Stühle.[KEU 32]
Faulriechende Stühle.[VHA]
Blähungskolik mit öfteren, durchfälligen Stühlen.[VHA]

Harn

Verminderter, dunkelrother Harn.[VHA]
Verminderter Harn.[HA 106]
Vergeblicher Harndrang.[VHA]
Harnverhaltung.[KEU 32]
Harndrang.[KEU 32]
BLUTHARNEN.[KEU 32]
BLUTHARNEN *mit Schneiden im Leibe und in der Harnröhre, (nach unterdrückter Krätze).[VHA]

Heilungsberichte von Kühen: In Bezug auf BLUTHARNEN bemerkte noch Ref., dass dies auch in seiner Gegend bei Kühen ungewöhnlich oft vorgekommen sei, er aber jederzeit mit einer einzigen Gabe IP. (Hochpt.) oder nach Umständen CANTH., in WASSER aufgelöst und geschüttelt, vollkommen ausgeheilt habe.[AHZ 59 (1859) 62]

Bolten's einjähriges R i n d , B L U T H A R N E N ; 1. IP., 2. NUX-V., alle 24 Stunden [je C 200°°]. – Geheilt.[KMS 782]

[Am 17. Juni 1863] *Hermann's* R i n d , erst B L U T H A R N E N , nun hartnäckige V e r s t o p f u n g : NUX-V. – 18. Juni. Jetzt s c h w a r z e r und grüner A b g a n g , frisst aber wieder: 1. IP., 2. NUX-V., alle 12 Stunden [je C 200°°]. – Geheilt.[KMS 783]

Hermann's K u h , seit heute Morgen B L U T H A R N E N : 1. IP., 2. NUX-V., alle 12 Stunden [je C 200°°]. – Geheilt.[KMS 783]

Schwangerschaft – Beschwerden der Mütter

Schrecklicher, unbeschreiblicher Schmerz und Übelkeit im Magen. (Dieses Gefühl von Übelsein findet man oft mit VERBLUTUNG infolge von Frühgeburten.)[Br., Lippe]

Beschwerden der Kinder

Schreien und Heulen der Kinder.[KEU 32]
O f f e n b l e i b e n d e F o n t a n e l l e n m i t S c h m e r z h a f t i g k e i t d e s H i n t e r k o p f s u n d N a c k e n s , b l a u r a n d i g e n A u g e n , ö f t e r e m N a s e n - B L U T E N , G e s i c h t s b l ä s s e , s t e t e r U e b e l k e i t u n d E r b r e c h e n , u n d g r ü n e n , f a u l r i e c h e n d e n D u r c h f ä l l e .[HA 106]
Erstickender Husten, so daß das Kind ganz steif und blau im Gesicht wird.[Br., Lippe]

Regel

Monatliches zu früh und zu stark.[VHA]
Mutter-BLUTFLUß mit hellrothem, geronnenem BLUTE.[VHA]

Schnupfen

Nasenverstopfung und Stockschnupfen.[VHA]
Stockschnupfen.[KEU 32]

Athem

Uebelriechender Athem.[VHA]
Aengstlicher, hastiger Athem.[VHA], [HA 106]
Aengstliches, hastiges, oder seufzendes Athmen.[KEU 32]
Athemlosigkeit.[KEU 32]
Schnappen nach LUFT.[KEU 32]
Seufzendes Athmen.[VHA]
Erstickungsanfälle *in der Stube; im Freien wird es besser.[VHA]
Erstickungsanfälle.[KEU 32]
Asthmatische Anfälle.[HA 106]
Asthma: Abendliche Anfälle: PULS.; morgentliche Anfälle: ARS.; wenn die Symptome hauptsächlich im Hals sind, SPONG.; in der Brust, PHOS.; krampfartig, IP..[LWB 182]
Viel Husten mit Erstickungsanfällen, Würgen und Erbrechen.[HA 106]
Athemlosigkeit von der mindesten Bewegung.[VHA]
Krampfhaftes Asthma, mit Zusammenziehen im Halse und in der Brust.[VHA]
Rasselndes Geräusch in den Luftröhren beim Atemholen (vergleiche BROM.).[Br., Lippe]
V e r k ä l t u n g , worauf Erstickungsanfälle erscheinen: Ip. III° R.[SRA]

Husten

Trockner Husten, von Kitzel, besonders im obern Theile des Kehlkopfes.[VHA]
Abendlicher Erstickungshusten: unaufhörliches Husten, mit Stirnschweiß, Stößen im Kopfe, Würgen und Erbrechen.[VHA]
Häufige krampfartige Hustenanfälle; schüttelnde, peinigende, hohle, schnell aufeinander folgende Hustenstöße durch Reiz wie von SCHWEFEL-Dampf im oberen Teile des Kehlkopfes verursacht, mit Auswurf von BLUT und Schleim, besonders morgens.[Br., Lippe]
Viel Husten mit Erstickungsanfällen.[HA 106]

Heilungsbericht: Im Sommer 1835 grassirte hier unter den Kindern eine Art von K e u c h h u s t e n , welcher j e d e s m a l , um geheilt zu werden, z w e i e r Mittel bedurfte, und größtentheils zweierlei ziemlich konstante Formen darbot. Die erste und häufigste Form war die, daß bei dem Anfange eines jeden Hustenanfallens sogleich A t h e m m a n g e l und S p e i s e e r b r e c h u n g eintritt, mit starker G e s i c h t s r ö t h e , gegen Ende desselben aber viel Schleim ohne BLUT losgehustet wurde. Die erste und häufigste Form war die, daß bei dem Anfange eines jeden Hustenanfallens sogleich A t h e m m a n g e l und S p e i s e e r b r e c h u n g eintritt, mit starker G e s i c h t s r ö t h e , gegen Ende desselben aber viel Schleim ohne BLUT losgehustet wurde. Hier waren zuerst ein oder zwei Gaben IP. nöthig, worauf dann eine Gabe DROS., alle in 30°° gereicht, in 5 bis 6 Tagen alles beseitigten. Die andere Form war daran zu erkennen, daß, anstatt des Athemmangels, Brustschmerzen verschiedener Art zugegen waren, und das Gesicht nicht roth, sondern vielmehr b l ä s s e r wie sonst wurde, wenn der Husten eintrat. Gegen diese Form bewährte sich zuerst eine Dosis SULPH., welche ich jedesmal zu 60°° reichte, und nach 48 Stunden DROS. 30°°, worauf dann die Besserung eben so schnell erfolgte.[ACS 18 (1840) 2, 14-15]

Husten mit Steifwerden des Körpers und Bläue des Gesichts.[VHA]
Erstickender Husten, so daß das Kind ganz steif und blau im Gesicht wird. (Ich habe IP. häufig bei Asthma nützlich gefunden.)[Br., Lippe]
BLUT-Husten *von jeder Anstrengung.[VHA]

Heilungsbericht: *Th. V.* zu W., ein Mädchen von 5 Jahren, welches selbst nicht hier war, leidet seit zwei Monaten an einem H u s t e n m i t A u s w u r f , wobei oft B L U T , und der bis jetzt immer zugenommen hat, und wie eine A r t v o n K e u c h h u s t e n sein soll. Abends ist sie am schlimmsten und dann auch sehr kurzathmig. Der Körper ist schon sehr abgemagert, bei dickem, aufgedunsenem Gesichte. Sie muß sehr oft trinken, aber jedesmal nur wenig. Weiche, durchfällige Stühle. Im Bette unerträgliche Hitze. – Die Eltern hatten bloß verschiedene Hausmittel gebraucht, weil sie von ihrem Hausarzte (– der demnach ein sehr achtungswerther Mann sein muß), erfahren, daß der Keuchhusten durch Arznei nicht zu heilen sei, aber ohne Erfolg. – Am 19. Apr. [1841] gab ich für das Kind fünf Pulver, Nro. 1 und 2 IP. 30°°°°°, Nro. 3 ARS. 30°, Nro. 4 NUX-V. 30°°° und Nro. 5 SULPH. 60°°, wovon alle 24 Stunden ein Pulver zu geben. Am 24. Apr. schon ansehnliche Besserung, obwohl noch viel gehustet wurde, auch noch viel Durst da war. Ich gab jetzt zwei Gaben

Verifikationen und klinische Symptome

Verifikationen und klinische Symptome

BELL. 30°° und eine Zwischengabe SULPH. 30°°, wieder alle 24 Stunden eins zu nehmen, und acht Tage darnach war das Kind wieder ganz wohl.[ACS 19 (1842) 3, 64-65]

Keuchhusten: heftige, erschütternde, schnell auf einander folgende Hustenstöße, die nicht zu Athem kommen lassen.[VHA]

Keuchhusten

Oeftere Krampfhusten-Anfälle, mit heftigen, erschütternden, hohlen, schnelle auf einander folgenden Stössen, die nicht zu Athem kommen lassen, vom Kitzel im oberen Theile des Kehlkopfes, wie von SCHWEFEL-Dampf, erregt, Abends ohne, Morgens mit Auswurf hellrothen BLUTS mit Schleim vermischt, von FAULIG-SÜSSLICHEM Geschmacke.[KEU 31-32]

Verschlimmerung: Nachts, aber auch Morgens und Abends. – Anstrengung. Bewegung. Essen. Magenverderb mit FETTEM. Unmässigkeit. Erkältung. Warme Stuben-LUFT. Eintritt ins Freie.[KEU 32]

Begleitung: Angst. Gereiztheit und Ungeduld. Verdriesslichkeit, mit Laune, alles zu verachten. Schreien und Heulen der Kinder. Klopfen und Stösse im Kopfe. Thränen der entzündeten Augen. BLUTEN aus Nase und Mund. Blaue Ränder um die Augen. Blaurothes, gedunsenes Gesicht. Eine Backe roth, die Andere blass. Kalter Stirnschweiss. BLUTGESCHMACK im Munde. Nachtheil von allem FETTEN. Ekel gegen alle Speisen. Uebelkeit. Brechwürgen. Erbrechen der Getränke. Erbrechen erst Speisen, dann Galle und dann WASSER. Erbrechen erst WASSER und dann Speisen. BLUTBRECHEN. Auftreiben und Klopfen in der Herzgrube. Stösse im Magen. Schneiden und Kneipen im Leibe, besonders um den Nabel. Durchfälle verschiedener Art. BLUTIG-schleimige Stühle. Harnverhaltung. Harndrang. BLUTHARNEN. Stockschnupfen. Aengstliches, hastiges, oder seufzendes Athmen. Athemlosigkeit. Schnappen nach LUFT. Erstickungsanfälle. Brustbeklemmung. Hals-Entzündung. Brustverschleimung mit Rasseln. Krampfhafte Zuschnürung der Brust. Wundheitsschmerz in der Brust. Herzklopfen. Eine Hand kalt, die Andere heiss. Zucken in Beinen und Füssen, (nicht in den Armen). Zu Boden Fallen. Erschütterung des ganzen Körpers. Steifigkeit des ganzen Körpers. BLUTUNGEN aus allen Öffnungen. Empfindlichkeit gegen Kälte und Wärme. Schlaflosigkeit. Schlaf mit offenen Augen. Oefteres Auffahren im Schlafe. Abendfieber mit Frost und Gesichtshitze, ohne Durst. Frost durch äussere Wärme vermehrt. Frost mit Hitze ohne Durst. Starker Nacht- und Früh-Schweiss.[KEU 32]

Die IP., welche sich, ausser anderen Eigenthümlichkeiten, bei vorwaltenden gastrischen Beschwerden und Neigung zu BLUTUNGEN zunächst zur Wahl stellt, bewährt sich nur zu Anfange der Krankheit, vollbringt aber selten die Heilung allein.[KEU 32-33]

ANT-T. passt auch oft für den krampfartigen Keuchhusten der Erwachsenen, und verlangt meistens nachher noch IP.[KEU 5]

[CALC.] ist selten während des wahren Keuchhustens angezeigt, um so häufiger aber gegen die oft nachfolgenden Beschwerden, besonders da, wo IP., BELL., oder SULPH. angezeigt war.[KEU 12]

So wenig zahlreich auch die Zeichen dieses, noch ungenügend geprüften Mittels [MOSCH.] sind, so ist doch ein Fehlgriff kaum denkbar. Es kann wohl nur im letzten Stadium, bei gänzlich stockendem Auswurfe, in dieser Krankheit [Keuchhusten] angezeigt sein. Es steht der IP. am nächsten.[KEU 42]

Heilungsbericht: Nun blieb noch der Keuchhusten mit Erbrechen und noch immer grünem, FLÜSSIGEN Stuhl zu beseitigen, welches leichter, als ich hoffen durfte, durch eine Gabe IP. 30°°° und eine Gabe VERAT. 30°°, 24 Stunden darauf gegeben, in 5 Tagen gelang.[ACS 18 (1840) 2, 22-24]

Hals

*Geschwulst und Eiterung im Halsgrübchen.[VHA]

Krampfhaftes Asthma, mit Zusammenziehen im Halse und in der Brust.[VHA]

Hals-Entzündung.[KEU 32]

Brust

Krampfhaftes Zusammenziehen der Brust.[VHA]

Krampfhafte Zuschnürung der Brust.[KEU 32]

Ich habe IP. häufig bei Asthma nützlich gefunden.[Br.], [Br., Lippe]

Brustbeklemmung.[KEU 32]

Brustverschleimung mit Rasseln.[KEU 32]

Herzklopfen.[VHA], [KEU 32]

Krampfhaftes Asthma, mit Zusammenziehen im Halse und in der Brust.[VHA]

V e r k ä l t u n g, worauf Erstickungsanfälle erscheinen: Ip. III° R.[SRA]

Wechselfieber mit wenigem Froste, starker Hitze, gastrischen Symptomen und Brustbeklem-

mung (bei Fieber).[VHA]
Wundheitsschmerz in der Brust.[KEU 32]
Schliesslich theilte [Dr. Graf *zur Lippe*] zur APIS noch mit, dass BLUTIGE MILCH in den Brüsten ebenfalls eine Anzeige für die Anwendung dieses Mittels abgebe, welches Ref. allein bei der IP. und beim PHOS. gefunden hatte.[AHZ 61 (1860) 54]

Rücken

Vor- und rückwärtsbiegende Rückenstarre.[VHA]
Steifes Rückwärtsbiegen.[HA 106-107]

Oberglieder

Eingeschlafenheitsgefühl in den Gelenken.[VHA]
Zuckungen in den Gliedern.[VHA]
*Bei der Uebelkeit, heftiges Jücken auf der reinen Haut der Arme und Schenkel; er muß kratzen, bis er sich erbricht.[VHA]
Eine Hand kalt, die Andere heiss.[KEU 32]

Unterglieder

*Sobald er sich niedersetzt, Gefühl im Hüftgelenke, als würde es ausgerenkt.[VHA
Konvulsivisches Zucken in den Beinen und Füßen.[VHA]
*Nächtlicher Krampf in den Schenkelmuskeln, worin es Knäuel zusammenzieht.[VHA]
*Heftiges Jücken an den Waden.[VHA]
*Fußgeschwüre mit schwarzem Boden.[VHA]
Eingeschlafenheitsgefühl in den Gelenken.[VHA]
Zuckungen in den Gliedern.[VHA]
Zucken in Beinen und Füssen, (nicht in den Armen).[KEU 32]
*Bei der Uebelkeit, heftiges Jücken auf der reinen Haut der Arme und Schenkel; er muß kratzen, bis er sich erbricht.[VHA]

Knochen

Offenbleibende Fontanellen mit Schmerzhaftigkeit des Hinterkopfs und Nackens, blaurandigen Augen, öfterem Nasen-BLUTEN, Gesichtsblässe, steter Uebelkeit und Erbrechen, und grünen, faul riechenden Durchfällen.[HA 106]
Zerschlagenheit in allen Knochen.[VHA]
Zerschlagenheit des Gehirns und der Kopfknochen mit Uebelkeit und Erbrechen.[VHA]
Zerschlagenheitsschmerz (des Gehirns und) der Kopfknochen, besonders der Seitenbeine, mit Uebelkeit und Erbrechen, in der Stube verschlimmert, im Freien gebessert.[HA 121]
Konkordanz Knochen: Hep., Puls. [PB]

Haut

Friesel-Ausschlag, (auch zurückgetretener), der Wöchnerinnen.[VHA]
*Bei der Uebelkeit, heftiges Jücken auf der reinen Haut der Arme und Schenkel; er muß kratzen, bis er sich erbricht.[VHA]
Beissender Ausschlag und Schwämmchen an den Lippenrändern.[VHA]
*Rothe Haut um den Mund.[VHA]
BLUTHARNEN *mit Schneiden im Leibe und in der Harnröhre, (nach unterdrückter Krätze).[VHA]
*Heftiges Jücken an den Waden.[VHA]
*Fußgeschwüre mit schwarzem Boden.[VHA]
Konkordanz Haut und Aeusseres: Acon., Ars., Bell., *Bry.*, Calc., Carb-v., Caust., Chin., Lach., Led., Lyc., Merc., Mez., Olnd., Ph-ac., *Puls.*, Rhus-t., Sil., Spong., Sulph., Verat. [PB]

Schlaf

Gänzliche Schlaflosigkeit.[VHA]
Schlaflosigkeit.[KEU 32]
Schlaf mit halboffenen Augen, Unruhe und Wimmern.[VHA], [HA 107]
Schlaf mit offenen Augen.[KEU 32]

Verifikationen und klinische Symptome

Oefteres Aufschrecken im Schlafe.[VHA], [HA 107]
Oefteres Auffahren im Schlafe.[KEU 23]
Konkordanz Schlaf und Träume: Calc., Sulph. [PB]

Fieber

Sehr beschleunigter Puls.[VHA]
Beschleunigter Puls.[HA 107]
Mangel an Lebenswärme.[VHA]
Frost mit Durst.[VHA]
Frost durch äussere Wärme vermehrt.[KEU 32]
Frost mit Hitze ohne Durst.[KEU 32]
Abendfieber mit Frost und Gesichtshitze, ohne Durst.[KEU 32]
Aengstliche, trockne Hitze mit pergamentartiger Haut.[VHA]
In der Stube plötzliche Hitze mit Schweiß und Schwindel.[VHA]
Nächtlicher, sauerriechender Schweiß.[VHA], [HA 107]
Starker Nacht- und Früh-Schweiss.[KEU 32]
Trockene Hitze.[HA 107]

Wechselfieber

Gewisse Arten von Wechselfiebern sind so geeignet, daß diese Wurzel ihr angemessenes Heilmittel ist, was aus ihren eignen Symptomen hervorgeht, insofern sie mit denen des Wechselfieberfalles mehr homöopathische Aehnlichkeit, als mit den der übrigen Arzneien, haben. Hätte man sie nicht ganz passend hiezu gewählt, so hinterläßt sie das Fieber gewöhnlich in einem Zustande, wogegen nun WOHLVERLEIH (in andern Fällen CHINA, IGNATZSAMEN oder KOCKEL) das Heilmittel ist.[RA 3, 249]

Wechselfieber mit wenigem Froste, starker Hitze, gastrischen Symptomen und Brustbeklemmung.[VHA]

Abendliche Fieber-Exazerbationen.[VHA]
*Kälte und Frost an den Ohren, (bei der Fieberhitze).[VHA]
Verkältung, worauf Erstickungsanfälle erscheinen: Ip. III° R.[SRA]

Fieberstadien

1. Puls sehr beschleunigt, aber oft unfühlbar.[WF 27]
2. Frost gewöhnlich von kurzer Dauer und bald in Hitze übergehend. – Innerer Frost, wie unter der Haut, in der Wärme vermehrt. – Frost mit Durst. – Feuchte Kälte der Hände und Füsse. – Frost meistens mit Durst.[WF 27]
3. Anhaltende, allgemeine Hitze, mit trockner, pergamentartiger Haut, nach kurzem Froste. – Abendliche, ängstliche, trockne Hitze. – Plötzliche Anfälle von allgemeiner Hitze, mit kalten Händen und Füssen. – Die Hitze ist meistens ohne Durst.[WF 27]
4. Sehr starker Schweiss, am Meisten in der Nacht. – Beissender, meistens sauerriechender Schweiss; oft auch Kalter. – In der Stube öftere Anfälle von heissem Schweisse.[WF 27]

Konkordanz Fieber: *Acon.*, Agn., *Ars.*, Bell., Bry., Calc., Carb-v., Caust., Cham., Chin., Cocc., Graph., Hep., Ign., Lyc., Merc., Nit-ac., *Nux-v.*, Phos., *Puls.*, Rhus-t., Sabad., *Sep.*, Sil., *Sulph.*, Thuj., *Verat.* [PB]

Gemeinsames

Große Schwäche mit Ekel vor allen Genüssen und Uebelkeit bei den Beschwerden.[VHA]

BLUTUNGEN

BLUTUNGEN aus allen Oeffnungen des Körpers.[VHA], [KEU 32], [Br., Lippe]
Starke VERBLUTUNG; hellrotes BLUT fließt in Strömen.[Br., Lippe]
Schlagflüsse.[VHA]
Heftiges Nasen-BLUTEN.[VHA]
*SÜßLICHER BLUTGESCHMACK im Munde.[VHA]
BLUTBRECHEN.[VHA]
Kothstühle, mit BLUTIGEM Schleime bezogen.[VHA]
BLUTIGE Stühle.[VHA]
BLUTHARNEN *mit Schneiden im Leibe und in der Harnröhre, (nach unterdrückter Krätze).[VHA]
Mutter-BLUTFLUß mit hellrothem, geronnenem BLUTE.[VHA]
BLUT-Husten *von jeder Anstrengung.[VHA]

Verifikationen und klinische Symptome

Eingeschlafenheitsgefühl in den Gelenken.[VHA]
Ueberempfindlichkeit gegen Kälte und Wärme.[VHA]
Zuckungen
Zuckungen in den Gliedern.[VHA]
Konvulsivisches Zucken in den Beinen und Füßen.[VHA]
Zucken in den Augenlidern.[VHA]
Konvulsivische Zuckungen in den Gesichtsmuskeln und Lippen.[VHA]
Starrkrämpfe
Vorwärts und rückwärts biegender Starrkrampf.[VHA]
Steifes Ausgestrecktsein des ganzen Körpers.[VHA]
Vor- und rückwärtsbiegende Rückenstarre.[VHA]
Steifes Rückwärtsbiegen.[HA 106-107]
*Nächtlicher Krampf in den Schenkelmuskeln, worin es Knäuel zusammenzieht.[VHA]
Neigung zu Starrkrämpfen.[HA 107]
Zu Boden Fallen.[KEU 32]
Schlagflüsse.[VHA]
Erschütterung des ganzen Körpers.[KEU 32]
Steifigkeit des ganzen Körpers.[KEU 32]
Nachtheile von Unmäßigkeit, Erkältung und Schweine-FLEISCH.[VHA]

Besserung der Beschwerden

*Linderung der Beschwerden im Freien.[VHA]
Im Freien.[HA 121]

Verschlimmerung der Beschwerden

Nachts, aber auch Morgens und Abends.[KEU 32]
Anstrengung.[KEU 32]
Bewegung.[KEU 32]
Essen.[KEU 32]
Magenverderb mit FETTEM.[KEU 32]
Unmässigkeit.[KEU 32]
Ueberempfindlichkeit gegen Kälte und Wärme.[VHA]
Empfindlichkeit gegen Kälte und Wärme.[KEU 32]
Verkältung, worauf Erstickungsanfälle erscheinen: Ip. III° R.[SRA]
Erkältung.[KEU 32]
In der Stube.[HA 121]
Warme Stuben-LUFT.[KEU 32]
Eintritt ins Freie.[KEU 32]
Konkordanzen
Verschlimmerung nach der Zeit: Ant-c., Arn., Ars., Calc., Ign., Rhod. [PB]
Verschlimmerung nach Lage und Umständen: Acon., Ant-c., Arn., Ars., Asar., *Bell.*, *Bry.*, Calad., *Calc.*, Cann-s., Carb-an., Carb-v., Caust., Cham., Chel., Chin., Cocc., Coff., Colch., Croc., Dig., Graph., *Hep.*, Ign., Led., Lyc., Merc., Nat-c., Nat-m., Nit-ac., *Nux-v.*, *Phos.*, *Puls.*, Ran-b., Rhus-t., Sabad., Sars., Sel., *Sep.*, Sil., Spig., Spong., Squil., Staph., *Sulph.*, Verat. [PB]

Beschwerden der Thiere

Rinder

In Bezug auf BLUTHARNEN bemerkte noch Ref., dass dies auch in seiner Gegend bei Kühen ungewöhnlich oft vorgekommen sei, er aber jederzeit mit einer einzigen Gabe IP. (Hochpt.) oder nach Umständen CANTH., in WASSER aufgelöst und geschüttelt, vollkommen ausgeheilt habe.[AHZ 59 (1859) 62]

Bolten's einjähriges Rind, BLUTHARNEN; 1. IP., 2. NUX-V., alle 24 Stunden [je C 200°°]. – Geheilt.[KMS 782]

[Am 17. Juni 1863] *Hermann's* Rind, erst BLUTHARNEN, nun hartnäckige Verstopfung: NUX-V. – 18. Juni. Jetzt schwarzer und grüner Abgang, frisst aber wieder: 1. IP., 2. NUX-V., alle 12 Stunden [je C 200°°]. – Geheilt.[KMS 783]

Hermann's Kuh, seit heute Morgen BLUTHARNEN: 1. IP., 2. NUX-V., alle 12 Stunden [je C 200°°]. – Geheilt.[KMS 783]

Verifikationen und klinische Symptome

Arzneibeziehungen von Ipecacuanha

Acon., Alum., (Ambr.), Ant-t., Arn., Ars., (Bell.), Calc., (Canth.), Carb-an., (Caust.), Cham., Chin., Cina, Cocc., Croc., Cupr., Dros., Dulc., Ferr., Ign., Laur., (Lyc.,), Nux-v., Op., Phos., Puls., Sabin., (Sep.), Sulph., Verat. [VHA]

Acon., Arn., Ars., *Bell., Bry.*, Calc., Carb-v., Caust., Cham., Chin., Cocc., Cupr., Hep., Hyos., Ign., *Lyc.*, Merc., Nat-m., *Nux-v., Phos.*, Plat., *Puls.*, Rhus-t., Sec., *Sep.*, Sil., *Sulph.*, Verat. [PB]

Alum., Ant-c., *Ant-t., Arn., Ars.*, Bry., *Calc.*, Carb-v., Cham., *Chin.*, Cocc., *Cupr., Dros., Ferr.*, Ign., *Kali-n., Laur., Nux-v.*, Op., Phos., *Puls.*, Sulph-ac., *Verat.* [KV]

So wenig zahlreich auch die Zeichen dieses, noch ungenügend geprüften Mittels [MOSCH.] sind, so ist doch ein Fehlgriff kaum denkbar. Es kann wohl nur im letzten Stadium, bei gänzlich stockendem Auswurfe, in dieser Krankheit [Keuchhusten] angezeigt sein. Es steht der IP. am nächsten.[KEU 42]

Antidote von Ipecacuanha: Arn., Ars., Chin., Nux-v. – Tabacum

Arn., Ars., Nux-v. [SRN]

Arn., Ars., Chin., Nux-v. [PB]

TABACUM [PB]

Ipecacuanha ist Antidot von: Alum., Ant-t., Arn., Ars., Chin., Cupr., Dulc., Ferr., Laur., Op.

Alkalien gegen verschluckte Mineralsäuren, SCHWEFELLEBER gegen Metallgifte, KAFFEE und CAMPHER (und IPECACUANHA) gegen OPIUM-Vergiftungen, u. s. w.[ORG V, §. 67. Anm.]

[Denn] solche CHINA-Siechthume trifft man häufig in so hohem Grade an, dass man nicht selten nur mit Mühe den Kranken davon befreien und ihn vom Tode erretten kann. Da dient zuweilen IPEKAKUANHA in einigen kleinen Gaben, öfterer WOHLVERLEIH, und in einigen wenigen Fällen BELLADONNA, je nach dem aus den Symptomen hervorgehenden CHINA-Übel.[RA 3, 122]

Die Antidote gegen verschluckte KUPFERIGE Dinge sind Auflösungen von (KALIEN-SEIFE und) KALKARTIGER SCHWEFELLEBER, so wie das von *Orfila* aus Erfahrung gerühmte EIWEISS. Die dynamischen, von allzu heftigwirkender KUPFER-Arznei entstandenen Beschwerden lassen sich meist und am besten durch öfteres Riechen an KAMPHER-Auflösung in WEINGEIST beseitigen doch zählt man noch BELL., CHIN., COCC., DULC., HEP., IP., MERC., und NUX-V. unter seine Antidote.[CK 3, 213]

So werden auch einige Nachwehen vom unpassenden Gebrauche des ARSENIKS und von langwierigen Mißbrauche der CHINARINDE durch einige Gaben IPEKAKUANHA gehoben. Nur wo eine starke Vergiftung mit einer großen Gabe MOHNSAFT zu besiegen ist, muß eine große Gabe IPEKAKUANHA-Tinctur (zu 30, 40, 60 Tropfen der starken Tinctur) angewendet werden – wo nicht vielmehr starker CAFFEE-TRANK (oder KAMPHER) den Umständen nach angezeigt ist.[RA 3, 249-250]

Ipecacuanha ist Folgemittel von: Ant-t., Bell.

ANT-T. passt auch oft für den krampfartigen Keuchhusten der Erwachsenen, und verlangt meistens nachher noch IP.[KEU 5]

[BELL., jede zu 30°° oder 30°°, die letzte zu 24°°...] Nun blieb noch der Keuchhusten mit Erbrechen und noch immer grünem, FLÜSSIGEN Stuhl zu beseitigen, welches leichter, als ich hoffen durfte, durch eine Gabe IP. 30°°° und eine Gabe VERAT. 30°°, 24 Stunden darauf gegeben, in 5 Tagen gelang.[ACS 18 (1840) 2, 22-24]

Folgemittel von Ipecacuanha: Ars., Calc., Dros., Verat.

Dieses Mittel [CALC.] ist selten während des wahren Keuchhustens angezeigt, um so häufiger aber gegen die oft nachfolgenden Beschwerden, besonders da, wo IP., BELL., oder SULPH. angezeigt war.[KEU 12]

Hier waren zuerst ein oder zwei Gaben IP. nöthig, worauf dann eine Gabe DROS., alle in 30°° gereicht, in 5 bis 6 Tagen alles beseitigten.[ACS 18 (1840) 2, 14-15]

Am 19. Apr. [1841] gab ich für das Kind fünf Pulver, Nro. 1 und 2 IP. 30°°°°°, Nro. 3 ARS. 30°, Nro. 4 NUX-V. 30°°° und Nro. 5 SULPH. 60°°, wovon alle 24 Stunden ein Pulver zu geben.[ACS 19 (1842) 3, 65]

Nun blieb noch der Keuchhusten mit Erbrechen und noch immer grünem, flüssigen Stuhl zu beseitigen, welches leichter, als ich hoffen durfte, durch eine Gabe IP. 30°°° und eine Gabe VERAT. 30°°, 24 Stunden darauf gegeben, in 5 Tagen gelang.[ACS 18 (1840) 2, 23-24]

Ipecacuanha ist Wechselmittel mit: Nux-v.

Bolten's einjähriges Rind, BLUTHARNEN; 1. IP., 2. NUX-V., alle 24 Stunden [je C 200°°]. – Geheilt.[KMS 782]

Verifikationen und klinische Symptome

[Am 17. Juni 1863] *Hermann's* Rind, erst BLUTHARNEN, nun hartnäckige Verstopfung: NUX-V. – 18. Juni. Jetzt schwarzer und grüner Abgang, frisst aber wieder: 1. IP., 2. NUX-V., alle 12 Stunden [je C 200°°]. – Geheilt.[KMS 783]

Hermann's Kuh, seit heute Morgen BLUTHARNEN: 1. IP., 2. NUX-V., alle 12 Stunden [je C 200°°]. – Geheilt.[KMS 783]

Ipecacuanha ist Zwischenmittel von: Nux-v.

22. März, 1851. 1, NUX-V. 200; 2, IP. 200; 3, NUX-V. 200; 4, §. Je ein Pulver zur Einnahme jeden dritten Abend.[Vol. 78, S.151; KMSS 29-30]

Zwischenmittel von Ipecacuanha: Ars.

Am 19. Apr. [1841] gab ich für das Kind fünf Pulver, Nro. 1 und 2 IP. 30°°°°°, Nro. 3 ARS. 30°, Nro. 4 NUX-V. 30°°° und Nro. 5 SULPH. 60°°, wovon alle 24 Stunden ein Pulver zu geben. Am 24. Apr. schon ansehnliche Besserung, obwohl noch viel gehustet wurde, auch noch viel Durst da war. Ich gab jetzt zwei Gaben BELL. 30°° und eine Zwischengabe SULPH. 30°°, wieder alle 24 Stunden eins zu nehmen, und acht Tage darnach war das Kind wieder ganz wohl.[ACS 19 (1842) 3, 65]

Konkordanzen der homöopathischen Arzneien

I. Gemüth und Geist: Acon., Bell., Cham., Con., Ign., Lyc., Nat-m., Phos., Ph-ac., Puls., Sep., Sil., Sulph. [PB]

II. Körpertheile und Organe: Acon., Ant-c., Arn., Ars., *Bell.*, Bry., Calc., Canth., Caps., Carb-v., Cham., *Chin.*, Cocc., Con., Cupr., Dros., Dulc., Ferr., Hyos., Ign., Kali-c., Lyc., Merc., Nat-m., *Nux-v.*, *Phos.*, Plat., *Puls.*, Rhus-t., Sabad., Sabin., Sec., *Sep.*, Sil., Spig., Stann., Staph., Stram., *Sulph.*, Verat. [PB]

III. Empfindungen und Beschwerden

1. **Aeussere und innere Körpertheile im Allgemeinen:** Acon., Alum., Ang., Arn., Ars., *Bell.*, Bry., *Calc.*, Camph., Cann-s., Canth., Carb-v., Caust., *Cham.*, Chin., Cic., Cocc., Con., Cupr., Dros., Ferr., Hell., *Hyos.*, *Ign.*, Kali-c., Lach., *Lyc.*, Merc., *Mosch.*, Nat-m., Nit-ac., Nux-m., *Nux-v.*, Op., Petr., Phos., Ph-ac., *Plat.*, Plb., *Puls.*, Rhod., Rhus-t., Sec., *Sep.*, Sil., Stann., Staph., Stram., *Sulph.*, *Verat.*, Zinc. [PB]
2. **Drüsen:** vacat [PB]
3. **Knochen:** Hep., Puls. [PB]
4. **Haut und Aeusseres:** Acon., Ars., Bell., *Bry.*, Calc., Carb-v., Caust., Chin., Lach., Led., Lyc., Merc., Mez., Olnd., Ph-ac., *Puls.*, Rhus-t., Sil., Spong., Sulph., Verat. [PB]

IV. Schlaf und Träume: Calc., Sulph. [PB]

V. Fieber: *Acon.*, Agn., *Ars.*, Bell., Bry., Calc., Carb-v., Caust., Cham., Chin., Cocc., Graph., Hep., Ign., Lyc., Merc., Nit-ac., *Nux-v.*, Phos., *Puls.*, Rhus-t., Sabad., *Sep.*, Sil., *Sulph.*, Thuj., *Verat.* [PB]

VI. Änderung des Befindens

1. **Verschlimmerung nach der Zeit:** Ant-c., Arn., Ars., Calc., Ign., Rhod. [PB]
2. **Verschlimmerung nach Lage und Umständen:** Acon., Ant-c., Arn., Ars., Asar., *Bell.*, *Bry.*, Calad., *Calc.*, Cann-s., Carb-an., Carb-v., Caust., Cham., Chel., Chin., Cocc., Coff., Colch., Croc., Dig., Graph., *Hep.*, Ign., Led., Lyc., Merc., Nat-c., Nat-m., Nit-ac., *Nux-v.*, *Phos.*, *Puls.*, Ran-b., Rhus-t., Sabad., Sars., Sel., *Sep.*, Sil., Spig., Spong., Squil., Staph., *Sulph.*, Verat. [PB]

VII. Konkordanz der homöopathischen Arzneien

Acon., Arn., Ars., *Bell.*, *Bry.*, Calc., Carb-v., Caust., Cham., Chin., Cocc., Cupr., Hep., Hyos., Ign., *Lyc.*, Merc., Nat-m., *Nux-v.*, *Phos.*, Plat., *Puls.*, Rhus-t., Sec., *Sep.*, Sil., *Sulph.*, Verat. [PB]

Verifikationen und klinische Symptome

Alum., Ant-c., *Ant-t.*, *Arn.*, *Ars.*, Bry., *Calc.*, Carb-v., Cham., *Chin.*, Cocc., *Cupr.*, *Dros.*, *Ferr.*, Ign., *Kali-n.*, *Laur.*, *Nux-v.*, Op., Phos., *Puls.*, Sulph-ac., *Verat.* [KV]

Verifikationen und klinische Symptome

Jodium (Jod)

(Jod.)

Synonyma

Jodium, Jode, Jod, Jodine [SRA]

Antipsorische und antisykotische Arznei

[SRA], [AHP 262]

Arzneiwirkungsdauer

Wirkt über 6 Wochen.[SRA]

Zählt zur 3. Klasse derjenigen Mittel, welche eine mittlere Wirkungsdauer besitzen.[AHZ 49 (1855) 82]

Hinweise

Selbst in den höhern und höchsten Dynamisations-Graden ist die JODE eine sehr heroische Arznei, die alle Vorsicht eines guten homöopathischen Arztes in Anspruch nimmt, während er sie von allöopathischen Händen gemissbraucht, häufig die grössten Zerstörungen an Leib und Leben der Kranken anrichten sieht.[CK 3, 376]

Dieses Mittel findet um desto seltener Anwendung, als es in seinen verschiedenen Präparaten eine Lieblings-Arznei der Allopathen geworden ist. Dennoch wirkt selbst in solchen Fällen, wo es schon gegeben ist, aber übrigens noch genau angezeigt ist, die Hoch-Potenz des reinen JOD noch äusserst wohlthätig.[KEU 31]

Glücklicherweise hatte man dem Kranken weder JOD, das nur sehr schwer zu neutralisieren ist, noch etwa die mörderischen Alkalien verabreicht.[KMSS 55]

Paßt besondes für schmächtige Personen mit geringem Appetit.[Br., Lippe]

Der Charakter des Arzneimittels ist Drüsenanschwellung.[Br., Lippe]

Man sollte es bettlägerigen Patienten nicht geben außer in Hochpotenzen.[Dalal; AHZ 200, 188]

Eigenthümlichkeiten und Hauptwirkungen

Gemüth

Große Aufgeregtheit, Reizbarkeit und Empfindlichkeit.[VHA]

Niedergeschlagenheit und weinerliche Verstimmtheit.[VHA]

Melancholische Niedergeschlagenheit.[KEU 31]

Angst.[KEU 31]

Aengstliche Träume.[VHA]

Unruhige Beweglichkeit, die weder sitzen noch schlafen läßt.[VHA]

Uebergroße Redseligkeit und Lustigkeit.[VHA]

Konkordanz Gemüth und Geist: Acon., Aur., Bell., Carb-an., Ferr., Graph., Ign., Lyc., Nat-c., Nat-m., Phos., Plat., Puls., Rhus-t., Sulph., Zinc. [PB]

Geist

Konkordanz Gemüth und Geist: Acon., Aur., Bell., Carb-an., Ferr., Graph., Ign., Lyc., Nat-c., Nat-m., Phos., Plat., Puls., Rhus-t., Sulph., Zinc. [PB]

Kopf

BLUTDRANG zum Kopfe, mit Klopfen darin.[VHA]

BLUTDRANG zum Kopfe.[KEU 31]

Kopfweh, wie von einem festen Bande um den Kopf.[VHA]

Kopfweh von warmer LUFT oder längerem Fahren, durch Geräusch und Sprechen erhöhet.[VHA]

Augen

Schründen in den Augen.[VHA]

Das Weiße im Auge ist schmutzig gelb.[VHA]

Gilbe des Weissen im Auge.[KEU 31]

Geschwulst der Augenlider.[VHA]

Verdunklung der Augen.[VHA]

Verifikationen und klinische Symptome

Doppelsehen.[VHA]

Ohren

Schwerhörigkeit.[VHA]
Empfindlichkeit gegen Geräusch.[VHA]
Kopfweh von warmer LUFT oder längerem Fahren, durch Geräusch und Sprechen erhöhet.[VHA]

Antlitz

Gesichtsfarbe bleich, gelblich oder schnell braun werdend.[VHA]
Erdfahle, bräunliche Gesichtsfarbe.[KEU 31]
Zucken in den Gesichtsmuskeln.[VHA]
Eiternde Geschwüre auf der Wange mit geschwollenen Unterkieferdrüsen.[VHA]

Zähne

Die Zähne sind des Morgens gelb und mit Schleim überzogen.[VHA]
Gelbschleimige Zähne.[KEU 31]
Aufgelockertes, leicht BLUTENDES Zahnfleisch.[VHA]

Mund

Geschwüre im Munde, mit fauligem Mundgeruche.[VHA]
Mundschwämmchen.[VHA]
Entzündung des Schlundes mit brennendem Schmerze.[VHA]
Entzündung des Schlundes.[KEU 31]
Zusammenschnürung des Schlundes mit verhindertem Schlingen.[VHA]
Schwieriges Schlingen.[KEU 31]
Speichelfluß.[VHA], [KEU 31]
Dick belegte Zunge.[VHA]
Die Zunge ist weich und geschwollen, und die Ränder derselben sind durch den Eindruck der Zähne gezackt. (Speichelfluß): MERC. (vergleiche ARS., JOD.).[Br., Lippe]
Kopfweh von warmer LUFT oder längerem Fahren, durch Geräusch und Sprechen erhöhet.[VHA]

Genüsse

Ungewöhnlicher Hunger, nach dessen Befriedigung man sich wohler fühlt.
Heißhunger, mit Appetitlosigkeit wechselnd.[VHA]
Heisshunger.[KEU 31]
Starker Durst.[KEU 31]
Vermehrter Durst.[VHA]
Verschlimmerung der Beschwerden: TABACKS-Dampf.[KEU 31]
Paßt besondes für schmächtige Personen mit geringem Appetit.[Br., Lippe]

Geschmack

Soodbrennen nach schweren Speisen.[VHA]
Soodbrennen.[KEU 31]

Uebelkeit

Oeftere Uebelkeiten.[VHA]
Brecherlichkeit und Würgen.[KEU 31]
Speiseerbrechen, von jedem Essen erneuert.[KEU 31]
Gewaltsames Erbrechen, durch jedes Essen erneuert.[VHA]
Galligtes Erbrechen mit heftigen Magenschmerzen.[VHA]
FETTIGES Erbrechen: Thuj. (ARS., MEZ., JOD, NUX-V.)[KMS 724]

Magen

Magendrücken nach jedem Essen.[VHA]
Schmerz des Magens und der Leber.[KEU 31]
Brennen und Fressen im Magen.[VHA]
Ein eigenes, innerliches Beben, welches von der Magengegend aus sich verbreitet, mit erhöh-

Verifikationen und klinische Symptome

ter Wärme.[VHA]
Galligtes Erbrechen mit heftigen Magenschmerzen.[VHA]

Bauch

Schmerzhafte Milzgeschwulst.[KEU 31]
Leibschmerzen, die sich nach jedem Essen erneuern.[VHA]
Dicker Bauch, der, ohne Erstickung zu drohen, eine unrechte Lage nicht gestattet.[VHA]
Geschwulst der Gekrös-Drüsen.[VHA], [KEU 31]
Wehenartige Krämpfe im Unterleibe.[VHA]
Scirrhöse Geschwulst der Schooßdrüsen.[VHA]

Heilungsbericht

Th. V. zu T., ein junger Mann von 21 Jahren leidet seit etwa einem Jahre an einem Unterleibsleiden, welches die ihn seither behandelnden Aerzte für Unterleibsschwindsucht erklärt haben, und in Folge dessen er nun beständig bettlägerig ist. Nach der unvollständigen Mittheilung, die ich von dem Abwesenden erhalten, klagt er, außer großer Schwäche der Verdauung und stetem Druck im Unterleibe, über ein stetes Gefühl von Jucken oder Kitzeln im Oberbauche, und die Beschwerden werden erhöht von dem Genusse von FETTEM, SAUERKRAUT und Hülsenfrüchten. – Welche Arzneien er gebraucht, konnte ich nicht erfahren, aber es soll sehr viel gewesen sein, und mit steter Verschlimmerung. – Am obigen Tage [18. April 1841] erhielt er von mir zuerst eine Gabe JOD. 30°°, nebst einigen MILCHZUCKER-Pulverchen, wonach sich bis zum 17. Mai entschiedene Besserung einstellte und das kitzelnde Gefühl im Oberbauche ganz verlor. Er war nun im Stande, den anderthalb Meilen weiten Weg bis zu meinem Wohnorte hin und zurück zu Fuße zurückzulegen und klagte nur noch über Stechen um den Nabel und Drücken im Unterleibe. Er erhielt nun eine Gabe BRY. 30°°° und fünf Tage später noch eine Gabe JOD. 30°°, wonach bis zum 5. Juni die Besserung weitere Fortschritte machte und er nur über Schwere im Unterleibe und schleimige Stuhlgänge klagte. Eine Gabe PHOS. 30°° hob diese Beschwerden ganz bis zu Ende des Monats, und er glaubte sich ganz hergestellt, als im Anfange des Monats Juli, nach einem groben Diätfehler, das alte Leiden wieder aufzutauchen begann, wogegen die am 5. Juli gegebene Gabe JOD. 30°°, so wie eine Gabe CARB-V. 30°°, 14 Tage darauf nichts halfen, und das erst nach LYC. am 8. Aug. und CALC. am 29. Aug., beide zu 30°° gänzlich gehoben wurde.[ACS 19 (1842) 3, 51-52]

Blähungen

Blähungs-Versetzung.[VHA]

Stuhl

Harter, knotiger Stuhl.[VHA]
Weiche, oft weißliche Durchfallstühle, mit Verstopfung abwechselnd.[VHA]
Rhurartige, schleimige Stühle, ohne Koth.[VHA]

Harn

Unterdrückter Harnabgang.[VHA]
Gelbgrüner oder scharfer Harn.[VHA]
Harn mit schillerndem Fetthäutchen.[VHA]

Geschlechtstheile

Geschwulst und Verhärtung der Hoden und der Vorsteherdrüse.[VHA]
Vermehrter Geschlechtstrieb.[VHA]

Regel

Monatliches bald zu früh, bald zu spät.[VHA]
Langdauernder, heftiger Mutter-BLUTFLUß.[VHA]
Fressender Weißfluß.[VHA]

Schnupfen

Vermehrte Schleimabsonderung in der Nase.[VHA]
F l i e s s s c h n u p f e n i m F r e i e n u n d S t o c k s c h n u p f e n i n d e r S t u b e : Thuj. (JOD, PLAT., PULS.)[KMS 725]
Früh Stock-, Abends Fliessschnupfen.[KEU 31]

Verifikationen und klinische Symptome

Dicker Bauch, der ohne Erstickung zu drohen, eine unrechte Lage nicht gestattet. Ebenfalls bei einer Schwangern, die seit Wochen gar nicht wusste, wie sie liegen sollte im Bette, weil jede unrechte Lage oder Lageveränderung ihr den Athem benahm. JOD 200., eine Dosis half die erste Nacht und das Leiden kam nicht wieder.[Bruckner: Aphorismen aus der Praxis. AHZ 72 (1866) 108-109]

Verifikationen und klinische Symptome

Athem

Schweräthmigkeit und Engbrüstigkeit.[VHA]
Athemmangel.[KEU 31]
Schweräthmigkeit.[KEU 31]

Husten

Alter, trockner Frühhusten, von unerträglichem Kriebeln in der Kehle.[VHA]
Trockner Husten mit Stechen und Brennen in der Brust.[VHA]
Husten mit kopiösem, oft BLUTIGEM Schleimauswurfe.[VHA]

Keuchhusten

Krampfhafter Husten von unerträglichem Kriebeln in der Kehle und im Halsgrübchen erregt, Morgens ohne, Abends mit (oft vielem) zähem, gelbem, oder BLUTIG-schleimigem Auswurfe.[KEU 30]

Verschlimmerung: Morgens. – Anstrengung, Bewegung. Gehen. Treppensteigen. Sprechen. Liegen auf dem Rücken. Warme LUFT. Erhitzung. TABACKS-Dampf.[KEU 31]

Begleitung: Angst. Melancholische Niedergeschlagenheit. BLUTDRANG zum Kopfe. Gilbe des Weissen im Auge. Nasen-BLUTEN. Erdfahle, bräunliche Gesichtsfarbe. Gelbschleimige Zähne. Entzündung des Schlundes. Schwieriges Schlingen. Speichelfluss. Heisshunger. Starker Durst. Soodbrennen. Brecherlichkeit und Würgen. Speiseerbrechen, von jedem Essen erneuert. Schmerz des Magens und der Leber. Schmerzhafte Milzgeschwulst. Geschwulst der Gekrösedrüsen. Früh Stock-, Abends Fliessschnupfen. Athemmangel. Schweräthmigkeit. Heiserkeit. Entzündung der Kehle und Luftröhre. Brennen und Kitzeln im Halse. Aeussere Geschwulst des Halses und des Kropfes. Brennen, Jücken und Kitzeln in der Brust. Starkes Herzklopfen. Kalter Schweiss der Hände. Wundfressender Fussschweiss. BLUTWALLUNGEN. Abmagerung bei gutem Appetite. Grosse Schwäche und Angegriffenheit. Zittern der Glieder. Geschwulst und Verhärtung der Drüsen. Trockene, schmutzige Haut.[KEU 31]

Dieses Mittel findet um desto seltener Anwendung, als es in seinen verschiedenen Präparaten eine Lieblings-Arznei der Allopathen geworden ist. Dennoch wirkt selbst in solchen Fällen, wo es schon gegeben ist, aber übrigens noch genau angezeigt ist, die Hoch-Potenz des reinen JOD noch äusserst wohlthätig.[KEU 31]

Luftröhre

Entzündung der Kehle und Luftröhre.[VHA], [KEU 31]
Vermehrte Schleimabsonderung in der Luftröhre.[VHA]
Früh Heiserkeit und unerträgliches Kriebeln in der Kehle.[VHA]
Heiserkeit.[KEU 31]

Hals

Aeußere Halsgeschwulst.[VHA]
Aeussere Geschwulst des Halses und des Kropfes.[KEU 31]
Geschwulst der Hals- und Nacken-Drüsen.[VHA]
Brennen und Kitzeln im Halse.[KEU 31]
Dickwerden des Halses beim Sprechen.[VHA]
Dicker Halskropf von Anschwellung der Schilddrüse.[VHA]
Beständiges Gefühl von Zusammenschnürung im Kropfe.[VHA]
Kropf, mit Verhärtung und schmerzhafter Vergrößerung.[Br., Lippe]
Gefühl von Zusammenziehung des Kropfes.[Br., Lippe]
Anschwellung der Halsdrüsen und der Schilddrüse. (Der Charakter des Arzneimittels ist Drüsenanschwellung.)[Br., Lippe]

Anmerkung: Sollte man nicht glauben, daß das Schwinden der Drüsen, was man beim Gebrauche der JODINE bemerkt, zu den Erst- und nicht zu den Nach-Wirkungen dieses Mittels gehört? Aehnliche Erfahrungen haben auch schon Andere gemacht.[ACS 18 (1840) 2, 5]

Brust

Brennend stechendes Spannen in den Brustbedeckungen.[VHA]
Brennen, Jücken und Kitzeln in der Brust.[KEU 31]
Starkes Herzklopfen, durch jede Anstrengung aufs heftigste verstärkt.[VHA]
BLUTWALLUNG und hörbares Herzklopfen: Thuj. (DIG., JOD, SPIG.)[KMS 726]

BLUTWALLUNG und Pulsiren durch den ganzen Körper.[VHA]
BLUTWALLUNGEN.[KEU 31]
Starkes Herzklopfen.[KEU 31]
Schlaffwerden und Schwinden der weiblichen Brüste.[VHA]
Die Brüste schwinden oder werden schlotterig.[Br., Lippe]
Schweräthmigkeit und Engbrüstigkeit.[VHA]

Oberglieder

Nächtlicher Knochenschmerz im Arme, worauf er liegt.[VHA]
Zittern der Arme und Hände.[VHA]
Heftiges Zittern den Glieder.[VHA]
Zittern der Glieder.[KEU 31]
Muskelzucken und Flechsenspringen.[VHA]
Heftiges Reissen in den Gelenken.[VHA]
Veraltete Gelenkgicht, mit nächtlichen heftigen Schmerzen, ohne Geschwulst.[VHA]
Braune Farbe des Handrückens: Thuj. (JOD ?)[KMS 726]
Kalter Schweiss der Hände.[KEU 31]

Unterglieder

Weiße Kniegeschwulst.[VHA]
Heiße, hellrothe Kniegeschwulst, mit Entzündung, Stechen und Brennen, durch Berührung und Druck sehr verschlimmert.[VHA]
Schweiß der Füße, bis zum Wundwerden.[VHA]
Heftiges Zittern den Glieder.[VHA]
Zittern der Glieder.[KEU 31]
Muskelzucken und Flechsenspringen.[VHA]
Heftiges Reissen in den Gelenken.[VHA]
Veraltete Gelenkgicht, mit nächtlichen heftigen Schmerzen, ohne Geschwulst.[VHA]
Wundfressender Fussschweiss.[KEU 31]

Drüsen

Dass bei Drüsen-Anschwellungen und Wucherungen das JOD nur antipathisch, mithin keineswegs (homöopathisch) heilend wirkt, bemerkt schon *M. Müller* (AHZ 10 (1837) 74-75]: – „indem wir bei Anwendung desselben in grossen Gaben nie von vergrösserten, stets von schwindenden Drüsenkörpern lesen, und auch homöopathische Prüfung des JOD an Gesunden meines Wissens nie Vergrösserung derselben als Symptom hervorgebracht hat."[AHP 416-417]
Aeußere Halsgeschwulst.[VHA]
Aeussere Geschwulst des Halses und des Kropfes.[KEU 31]
Beständiges Gefühl von Zusammenschnürung im Kropfe.[VHA]
Dicker Halskropf von Anschwellung der Schilddrüse.[VHA]
Kropf, mit Verhärtung und schmerzhafter Vergrößerung.[Br., Lippe]
Gefühl von Zusammenziehung des Kropfes.[Br., Lippe]
Anschwellung der Halsdrüsen und der Schilddrüse. (Der Charakter des Arzneimittels ist Drüsenanschwellung.)[Br., Lippe]
Eiternde Geschwüre auf der Wange mit geschwollenen Unterkieferdrüsen.[VHA]
Geschwulst und Verhärtung der Drüsen.[KEU 31]
Geschwulst und Verhärtung der Drüsen, auch nach der Quetschung.[VHA]
Geschwulst der Hals- und Nacken-Drüsen.[VHA]
Geschwulst der Gekrös-Drüsen.[VHA], [KEU 31]
Geschwulst und Verhärtung der Hoden und der Vorsteherdrüse.[VHA]
Scirrhöse Geschwulst der Schooßdrüsen.[VHA]
Schlaffwerden und Schwinden der weiblichen Brüste.[VHA]
Die Brüste schwinden oder werden schlotterig.[Br., Lippe]
Konkordanz Drüsen: Arn., Bell., Chin., Nux-v., Puls., Rhus-t. [PB]

Knochen

Nächtliche Knochenschmerzen.[VHA]
Knochenkrümmungen.[VHA]

Verifikationen und klinische Symptome

Nächtlicher Knochenschmerz im Arme, worauf er liegt.[VHA]
Konkordanz Knochen: Asaf., Bell., C a l c . ,Lyc., *Merc.*, Nit-ac., Puls., Sep., Sil., Sulph. [PB]

Haut

Trockene, schmutzige Haut.[KEU 31]
Schmutzige, klebrige, schweißige Haut.[VHA]
S c h m u t z i g - b r ä u n l i c h e F a r b e d e r H a u t: Thuj. (FERR., JOD)[KMS 728]
Rauhe, dürre Haut.[VHA]
Ringflechten: Thuj. (GRAPH., JOD, NAT-C., SEP.)[KMS 728]
Dr. *Stens* berichtete über die heilsame Wirkung des eben erwähnten Mittels (SEP.) bei R i n g f l e c h t e n ; wobei Ref. bemerkte, dass ihm gegen dieses oft hartnäckige Uebel, ausser den in seinem „therapeutischen Taschenbuch" [PB 228: CLEM., MAG-C., *NAT-C.*, N A T - M . , *S E P*.] angegebenen Mitteln, auch noch GRAPH. und JOD gute Dienste geleistet hätten.[AHZ 63 (1861) 60]
Haut-WASSERSUCHT.[VHA]
Eiternde Geschwüre auf der Wange mit geschwollenen Unterkieferdrüsen.[VHA]
B r a u n e F a r b e d e s H a n d r ü c k e n s: Thuj. (JOD ?)[KMS 726]
Konkordanz Haut und Aeusseres: Acon., Am-c., Arn., *Ars.*, B e l l . , *Bry.*, C a l c . , Chin., Con., Kali-c., *Lyc.*, M e r c . , Nit-ac., P h o s . , P h - a c . , Puls., R h u s - t . , S i l . , *Sulph.* [PB]

Schlaf

Schlaflosigkeit.[VHA]
Aengstliche Träume.[VHA]
Nächtliche Knochenschmerzen.[VHA]
Nächtlicher Knochenschmerz im Arme, worauf er liegt.[VHA]
Konkordanz Schlaf und Träume: A r s . , Aur., K a l i - c . , Mag-c., Nat-c., N u x - v . , Phos., Sep., Sil., Thuj. [PB]

Fieber

BLUTWALLUNG und hörbares Herzklopfen: Thuj. (DIG., JOD, SPIG.)[KMS 726]
BLUTWALLUNG und Pulsiren durch den ganzen Körper.[VHA]
BLUTWALLUNGEN.[KEU 31]
Vermehrte Wärme des Körpers.[VHA]
Säuerlicher Frühschweiß.[VHA]

Fieberstadien

1. P u l s gross, hart und beschleunigt, mit starker BLUTWALLUNG und Klopfen in den Adern. – Puls schnell, aber schwach und fadenförmig. – Bei jeder Bewegung wird der Puls sogleich viel schneller.[WF 27]
2. F r o s t öfters mit Hitze wechselnd. – Die ganze Nacht hindurch kalte Füsse. – Frost mit Schütteln, auch in der warmen Stube.[WF 27]
3. Allgemeine, fliegende H i t z e über den ganzen Körper. – Innere, trockne Hitze, mit äusserer Kälte der Haut.[WF 27]
4. Sehr starker S c h w e i s s in der Nacht. – Sehr ermattende Schweisse in den Morgenstunden, von saurem Geruche und mit vielem Durste.[WF 27]

Konkordanz Fieber: *A c o n .*, Ars., Bell., Bry., Calc., Carb-v., Cham., Ferr., Hep., Kali-c., *Lyc., Merc.*, Op., *P h o s .*, Ph-ac., S e p . , S i l . , S t a n n . , Sulph., Verat. [PB]

Gemeinsames

Heftiges Zittern den Glieder.[VHA]
Muskelzucken und Flechsenspringen.[VHA]
Abmagerung bis zum Gerippe.[VHA]
Abmagerung bei gutem Appetite.[KEU 31]
Paßt besondes für schmächtige Personen mit geringem Appetit.[Br., Lippe]
Oedematöse Anschwellungen.[VHA]
Haut-WASSERSUCHT.[VHA]
Große Schwäche, so daß selbst von Sprechen Schweiß ausbricht.[VHA]
Grosse Schwäche und Angegriffenheit.[KEU 31]
Große Aufregung des ganzen Nervensystems.[VHA]

Verifikationen und klinische Symptome

Heftiges Reissen in den Gelenken.[VHA]
Veraltete Gelenkgicht, mit nächtlichen heftigen Schmerzen, ohne Geschwulst.[VHA]

Verschlimmerung der Beschwerden
Morgens.[KEU 31]
Anstrengung, Bewegung.[KEU 31]
Gehen.[KEU 31]
Treppensteigen.[KEU 31]
Sprechen.[KEU 31]
Liegen auf dem Rücken.[KEU 31]
Warme LUFT.[KEU 31]
Erhitzung.[KEU 31]
TABACKS-Dampf.[KEU 31]
Konkordanzen
Verschlimmerung nach der Zeit: Acon., Arn., *Ars.*, Cham., Colch., Dulc., Ferr., Hep., Ign., Kali-c., Kali-n., Mag-c., Mag-m., Mang., Merc., Nit-ac., Plb., Rhus-t., Samb., Sil., Stront., Thuj. [PB]
Verschlimmerung nach Lage und Umständen: Ambr., Asar., Bar-c., Bell., Bor., Bry., Calad., *Calc.*, Cann-s., Carb-v., Chel., Chin., Colch., Croc., Dros., Ferr., Graph., Hep., Lach., Led., *Lyc.*, Mgs., M-arct., Merc., Nat-c., Nat-m., Nux-v., *Phos.*, Ph-ac., *Puls.*, Ran-b., Sabad., Sel., *Sep.*, Sil., *Spig.*, Squil., *Staph.*, Sulph., Verat. [PB]

Arzneiverwandtschaften von Jodium
Ars., (Caust.), Cocc., Coff., Con., Cupr., (Mag-c.), Merc., Phos., Rhus-t., (Sabin.), Spong., (Squil.), Sulph., (Verat.) [VHA]
Acon., Arn., *Ars.*, Asar., *Bell.*, Bry., *Calc.*, Carb-v., Cham., Chin., Colch., Ferr., Graph., Hep., Ign., Kali-c., *Lyc.*, Mag-c., *Merc.*, Nat-c., Nat-m., Nit-ac., *Nux-v.*, *Phos.*, Ph-ac., *Puls.*, Rhus-t., Sel., *Sep.*, Sil., Spig., Stann., Staph., *Sulph.*, Verat. [PB]
Apisin., *Ars.*, *Bell.*, *Brom.*, *Bry.*, Calc., *Chin.*, *Hep.*, Kali-c., Lyc., *Merc.*, *Par.*, *Phos.*, Sil., *Spong.*, Sulph. [KV]

Antidote von Jodium: Ars., *Bell.*, Camph., Chin., Coff., *Hep.*, Phos., Sulph. ? [SRA]
Ars., *Bell.*, Camph., Chin., Coff., *Hep.*, Phos., Sulph. [PB]

Jodium ist Antidot von: Ars., Merc.[Br., Lippe]
Antidote gegen chronische Wirkungen von MERC. sind: NIT-AC., LACH., SULPH., HEP., JOD., KALI-C., SARS.[Br., Lippe]

Jodium ist Folgemittel von: Bry., Puls.
[...] welche auf PULS. passen, weshalb ich meiner Kranken etwa am 20. Juni [1841] eine Gabe zu 30°° reichte. Am 27. Juni erhielt sie nun eine Gabe IOD. 30°°, welche auf den Puls einigen bessernden Einfluß zeigte und am 18. Juli wieder eine Gabe PHOS. 30°°, welche diesen letzten Rest ihrer schweren und gefährlichen Krankheit so vollkommen beseitigte, daß sie seitdem vollkommen wohl ist und sich gesünder befindet, als jemals früher.[ACS 19 (1842) 3, 50]
Er erhielt nun eine Gabe BRY. 30°°° und fünf Tage später noch eine Gabe JOD. 30°°, wonach bis zum 5. Juni [1841] die Besserung weitere Fortschritte machte und er nur über Schwere im Unterleibe und schleimige Stuhlgänge klagte.[ACS 19 (1842) 3, 51]

Folgemittel von Jodium: Bry., Phos.
[...] welche auf PULS. passen, weshalb ich meiner Kranken etwa am 20. Juni [1841] eine Gabe zu 30°° reichte. Am 27. Juni erhielt sie nun eine Gabe IOD. 30°°, welche auf den Puls einigen bessernden Einfluß zeigte und am 18. Juli wieder eine Gabe PHOS. 30°°, welche diesen letzten Rest ihrer schweren und gefährlichen Krankheit so vollkommen beseitigte, daß sie seitdem vollkommen wohl ist und sich gesünder befindet, als jemals früher.[ACS 19 (1842) 3, 50]
Am obigen Tage [18. April 1841] erhielt er von mir zuerst eine Gabe JOD. 30°°, nebst einigen MILCH-

Verifikationen und klinische Symptome

ZUCKER-Pulverchen, wonach sich bis zum 17. Mai entschiedene Besserung einstellte und das kitzelnde Gefühl im Oberbauche ganz verlor. Er war nun im Stande, den anderthalb Meilen weiten Weg bis zu meinem Wohnorte hin und zurück zu Fuße zurückzulegen und klagte nur noch über Stechen um den Nabel und Drücken im Unterleibe. Er erhielt nun eine Gabe BRY. 30°°° und fünf Tage später noch eine Gabe JOD. 30°°, wonach bis zum 5. Juni die Besserung weitere Fortschritte machte und er nur über Schwere im Unterleibe und schleimige Stuhlgänge klagte. Eine Gabe PHOS. 30°° hob diese Beschwerden ganz bis zu Ende des Monats [...].[ACS 19 (1842) 3, 51]

Verifikationen und klinische Symptome

Konkordanzen der homöopathischen Arzneien

I. Gemüth und Geist: Acon., Aur., Bell., Carb-an., Ferr., Graph., Ign., Lyc., Nat-c., Nat-m., Phos., Plat., Puls., Rhus-t., Sulph., Zinc. [PB]

II. Körpertheile und Organe: Acon., Ant-t., Arn., Ars., Bell., Bry., *Calc.*, Carb-v., Caust., Cham., *Chin.*, Cina, Dros., Graph., Hep., Hyos., Ign., Kali-c., Lach., Laur., *Lyc.*, *Merc.*, Nat-c., Nat-m., Nit-ac., *Nux-v.*, *Phos.*, *Puls.*, Rhus-t., Seneg., *Sep.*, Sil., Spig., Spong., Stann., Staph., *Sulph.*, *Verat.*, Zinc. [PB]

III. Empfindungen und Beschwerden

1. **Aeussere und innere Körpertheile im Allgemeinen:** Ambr., Anac., Ars., Asaf., Asar., *Bell.*, Bry., *Calc.*, Caust., Cham., Chin., Cocc., Con., Cupr., Ferr., Graph., Ign., Kali-c., *Lyc.*, Merc., Nat-m., Nit-ac., Nux-m., *Nux-v.*, Op., *Phos.*, Ph-ac., Plat., *Puls.*, Rhus-t., Sec., Sel., Sep., *Stann.*, Stram., *Sulph.*, Teucr., Verat. [PB]
2. **Drüsen:** Arn., Bell., Chin., Nux-v., Puls., Rhus-t. [PB]
3. **Knochen:** Asaf., Bell., Calc. ,Lyc., *Merc.*, Nit-ac., Puls., Sep., Sil., Sulph. [PB]
4. **Haut und Aeusseres:** Acon., Am-c., Arn., *Ars.*, Bell., *Bry.*, Calc., Chin., Con., Kali-c., *Lyc.*, Merc., Nit-ac., Phos., Ph-ac., Puls., Rhus-t., Sil., *Sulph.* [PB]

IV. Schlaf und Träume: Ars., Aur., Kali-c., Mag-c., Nat-c., Nux-v., Phos., Sep., Sil., Thuj. [PB]

V. Fieber: *Acon.*, Ars., Bell., Bry., Calc., Carb-v., Cham., Ferr., Hep., Kali-c., *Lyc.*, *Merc.*, Op., *Phos.*, Ph-ac., Sep., Sil., Stann., Sulph., Verat. [PB]

VI. Änderung des Befindens

1. **Verschlimmerung nach der Zeit:** Acon., Arn., *Ars.*, Cham., Colch., Dulc., Ferr., Hep., Ign., Kali-c., Kali-n., Mag-c., Mag-m., Mang., Merc., Nit-ac., Plb., Rhus-t., Samb., Sil., Stront., Thuj. [PB]
2. **Verschlimmerung nach Lage und Umständen:** Ambr., Asar., Bar-c., Bell., Bor., Bry., Calad., *Calc.*, Cann-s., Carb-v., Chel., Chin., Colch., Croc., Dros., Ferr., Graph., Hep., Lach., Led., *Lyc.*, Mgs., M-arct., Merc., Nat-c., Nat-m., Nux-v., *Phos.*, Ph-ac., *Puls.*, Ran-b., Sabad., Sel., *Sep.*, Sil., *Spig.*, Squil., *Staph.*, Sulph., Verat. [PB]

VII. Konkordanz der homöopathischen Arzneien

Acon., Arn., *Ars.*, Asar., *Bell.*, Bry., *Calc.*, Carb-v., Cham., Chin., Colch., Ferr., Graph., Hep., Ign., Kali-c., *Lyc.*, Mag-c., *Merc.*, Nat-c., Nat-m., Nit-ac., *Nux-v.*, *Phos.*, Ph-ac., *Puls.*, Rhus-t., Sel., *Sep.*, Sil., Spig., Stann., Staph., *Sulph.*, Verat. [PB]

Apisin., *Ars.*, *Bell.*, *Brom.*, *Bry.*, Calc., *Chin.*, *Hep.*, Kali-c., Lyc., *Merc.*, *Par.*, *Phos.*, Sil., *Spong.*, Sulph. [KV]

Kali carbonicum (Gewächslaugensalz)

(Kali-c.)

Synonyma

Kali carbonicum, Gewächslaugensalz [SRA]
Kohlensaures Kali, Weinsteinsalz [Br., Lippe]

Antipsorische Arznei

[SRA]
Selten wird ein Kranker mit geschwüriger Lungensucht ohne dieses Antipsoricum genesen. [CK 4, 3]

Arzneiwirkungsdauer

Wirkt über 6 Wochen.[SRA]
Zählt zur 5. Klasse derjenigen Mittel, welche die allerlängste Wirkungsdauer besitzen.[AHZ 49 (1855) 83]

Hinweis

Selten wird ein Kranker mit geschwüriger Lungensucht ohne dieses Antipsoricum genesen.[CK 4, 3]

Eigenthümlichkeiten und Hauptwirkungen

Gemüth

Aergerliche Reizbarkeit.[VHA], [KEU 33]
Große Schreckhaftigkeit.[VHA]
Schreckhaftigkeit.[KEU 33]
Aengstliche Befürchtungen.[VHA], [KEU 33]
Aengstliche Brecherlichkeit.[VHA]
Brecherlichkeit von Gemüthsbewegungen.[VHA]
Schwärmerischer Schlaf, mit ängstlichen Träumen.[VHA]
Konkordanz Gemüth und Geist: Acon., Anac., Bell., Calc., Cham., Graph., Ign., Lyc., Nat-m., Nux-v., Op., Ph-ac., Plat., *Puls.*, Rhus-t., Sil., Stram., Verat. [PB]

Geist

Konkordanz Gemüth und Geist: Acon., Anac., Bell., Calc., Cham., Graph., Ign., Lyc., Nat-m., Nux-v., Op., Ph-ac., Plat., *Puls.*, Rhus-t., Sil., Stram., Verat. [PB]

Schwindel

Schwindel, wie aus dem Magen.[VHA]
Schwindel und Düseligkeit.[KEU 33]
Düseligkeit.[VHA]
Plötzlich eintretende Bewußtlosigkeit.[VHA]

Innerer Kopf

BLUTDRANG zum Kopfe, mit Klopfen und Sausen.[VHA]
BLUTDRANG zum Kopfe, mit Klopfen.[KEU 33]
Halbseitiges Kopfweh mit Uebelkeit.[VHA]
Drückender Schmerz im Hinterkopfe.[VHA]
Stiche in den Schläfen.[VHA], [KEU 33]
Kopfweh beim Fahren.[VHA]
Nach Spazierengehen, ohnmachtartige Schwäche und Zitterigkeit.[VHA]

Aeusserer Kopf

Große Verkältlichkeit des äußeren Kopfes.[VHA]
Dürre der Kopfhaare.[VHA]
Schmerzhafte Beulen auf dem Haarkopfe, wie angehende BLUT-

Verifikationen und klinische Symptome

SCHWÄRE, von Bewegung und äußerem Druck mehr, in der Wärme weniger schmerzhaft, mit gleichzeitigem Jucken, wie in den Kopfknochen und großer Dürre der Haare.[HA 99]

Ausfallen der Haare, besonders an den Schläfen, in den Augenbrauen und am Barte, bei großer Dürre der Haare, und früh und Abends starkem, brennende Jucken der Kopfhaut, welche nach Kratzen NÄSSET, Unfähigkeit zu Schwitzen und Schmerzhaftigkeit der Glieder, wo man sie nur auflegt.[HA 110]

Verkältlichkeit des Kopfs, besonders nach Erhitzung, beim Aufenthalt in ZUGLUFT; die Beschwerden früh und in der Kälte verschlimmert, in der Wärme gebessert.[HA 134]

Für zu trockenes Haar mit viel Schorf denke an KALI-C. (FETTIGKEIT des Kopfes: BRY.).[Br., Lippe]

Der Kopf ist voll von einem trockenen Schorfe. (Fettes Haar weist auf BRY..)[Br., Lippe]

Ausfallen und große Trockenkeit der Kopfhaare (namentlich in der Schläfengegend), der Barthaare, mit heftigem Brennen und Jucken der Kopfhaut, besonders morgens und abends.[Br., Lippe]

Ausscheidung einer FLÜSSIGKEIT auf der Kopfhaut nach Kratzen.[Br., Lippe]

Verifikationen und klinische Symptome

Augen

Stechen in den Augen.[VHA]

Ausschlagsblüten in den Augenbrauen.[VHA]

Kältegefühl in den Augenlidern.[VHA]

Geschwulst und nächtliches Zuschwären der Augenlider.[VHA]

Sackartige Anschwellung zwischen den Brauen und Lidern bei Krampfhusten.[Br., Lippe]

KALI-C. zeichnet sich durch ein Symptom aus, das sich bei keiner andern Arznei findet, eine Geschwulst und Aufgedunsenheit über den Augen zwischen Augenbrauen und Lidern; die nämliche Geschwulst unter den Augen ist dem PHOS. eigenthümlich.[Chargé, Bönn.]

Neigung zum Starrsehen.[VHA]

Blenden der Augen vom LICHTE.[VHA]

Beim Lesen und Sehen ins Helle, schwebende Flecke vor den Augen.[VHA]

Funken vor den Augen.[KEU 33]

Thränen der Augen.[KEU 33]

Ohren

Entzündungsgeschwulst und Eiterausfluß aus den Ohren.[VHA]

Stechen zu den Ohren heraus.[VHA]

Stechen zum Ohre heraus.[KEU 33]

Entzündung und Geschwulst der Ohrdrüsen.[VHA]

Vermindertes, abgestumpftes Gehör.[VHA]

Nase

Röthe und Geschwulst der Nase, mit innerer Geschwürigkeit derselben.[VHA]

Abgestumpfter Geruch.[VHA]

Antlitz

Warmer Stirnschweiss.[KEU 33]

Gesichtsgilbe.[VHA]

Sommersprossen.[VHA]

Hellbraune Flecken, (Sommersprossen) im Gesichte: Thuj. (ANT-C., CALC., GRAPH., KALI-C., NAT-C., NIT-AC., PHOS.)[KMS 723]

Ausschlagsblüten in den Augenbrauen.[VHA]

Kältegefühl in den Augenlidern.[VHA]

Geschwulst und Röthe der Backen.[VHA]

Geschwulst und nächtliches Zuschwären der Augenlider.[VHA]

Gedunsenheit des Gesichts.[VHA]

Gedunsenes Gesicht.[KEU 33]

Geschwulst zwischen Augenlidern und Brauen.[KEU 33]

KALI-C. zeichnet sich durch ein Symptom aus, das sich bei keiner andern Arznei findet, eine

Verifikationen und klinische Symptome

Geschwulst und Aufgedunsenheit über den Augen zwischen Augenbrauen und Lidern; die nämliche Geschwulst unter den Augen ist dem PHOS. eigenthümlich.[Chargé, Bönn.]

Auffallende Aufgedunsenheit und Geschwulst, nicht so sehr des Gesichts, als besonders gleich über den Augen, zwischen den Lidern und Brauen, wo es häufig wie ein dickes „Säckchen" heraustrat.[PB XXIII]

Aufgedunsenheit über den Augen und Husten weist auf KALI-C.. Aufgeblasenes Gesicht mit Aufgedunsenheit unter den Augen: PHOS. (vergleiche APIS).[Br., Lippe]

Dicke, geschwürige Lippen.[VHA]

Aufspringen und Abschälen der Lippen.[KEU 33]

Zähne

Zahnweh bloß beim Essen.[VHA]

Zuckend reissender Zahnschmerz, mit Schmerz in den Gesichtsknochen.[VHA]

Stechendes Zahnweh mit Backengeschwulst.[VHA]

Mund

Trockenheitsgefühl im Munde, bei reichlichem Speichelzuflusse.[VHA]

Stechendes Halsweh beim Schlingen.[VHA]

Viel Schleim am Gaumen.[VHA]

Geschwulst und Blasen an der Zunge.[VHA]

Genüsse

Abscheu vor SCHWARZBROD.[VHA]

Große Neigung zu ZUCKER oder SAUREM.[VHA]

Beschwerden von MILCH und warmen Speisen.[VHA]

Verschlimmerung: Warme Speisen, BROD, MILCH. Nüchtern, (nach dem Frühstück besser).[KEU 33]

Magenkrampf, durch jeden Genuß erneuert.[VHA]

Geschmack

BITTERER Geschmack im Munde.[VHA]

Aufstoßen

SAURES Aufstoßen.[VHA], [KEU 33]

Soodbrennen.[VHA]

Uebelkeit

Uebelkeit.[KEU 33]

Aengstliche Brecherlichkeit.[VHA]

Früh SAURES Erbrechen.[KEU 33]

SAURES Erbrechen.[VHA]

Brecherlichkeit von Gemüthsbewegungen.[VHA]

Brechwürgen.[KEU 33]

Magen

Vollheit des Magens, nach dem Essen.[VHA]

Spannung quer über den Magen.[VHA]

Magenkrampf, durch jeden Genuß erneuert.[VHA]

Stiche in der Herzgrube und in den Hypochondern, die den Athem benehmen.[VHA]

Hypochonder

Drücken und Stechen in der Leber- und Nieren-Gegend.[VHA]

Stiche in Leber und Nieren.[KEU 33]

Schmerz beim Bücken, wie von Verstauchung der Leber.[VHA]

Bauch

Unthätigkeit und Kälte im Unterleibe.[VHA]

Kälte und Leerheitsgefühl im Unterleibe.[KEU 33]

Nach dem Essen, starke Aufgetriebenheit des Unterleibes.[VHA]

Verifikationen und klinische Symptome

Stiche im Bauche.[VHA]
Stechendes Leibweh.[KEU 33]
Stechen in den Schößen.[VHA]
Schreiber dieses [Artikels] erinnert sich noch einer an ihn von Dr. *Guernsey* gestellten Frage: welches Mittel würden Sie geben bei Schmerzen wie Nadelstiche über den ganzen Unterleib? Die Antwort war: KALI-C. Von diesen stechenden Schmerzen sagte Dr. *H. R. Guernsey,* daß sie an irgend einem Körperteile mit anderen Beschwerden verknüpft auftreten können, aber sie weisen immer auf KALI-C..)[Br., Lippe]
Schwere im Bauche.[VHA]
Bauch-WASSERSUCHT.[VHA]
Unthätigkeit des Mastdarms.[VHA]
Verstopfungen von Unthätigkeit des Mastdarms.[KEU 33]
Wehenartige Kolik mit Kreuzschmerzen.[VHA]
Brennender Weißfluß, mit Kreuzschmerzen und wehenartigem Leibweh abgehend.[VHA]

Blähungen

Uebermäßiger Blähungsabgang.[VHA]
Blähungsversetzung.[VHA]
Viele Blähungen.[KEU 33]

Stuhl

Leibesverstopfung.[VHA]
Verstopfungen von Unthätigkeit des Mastdarms.[KEU 33]
Hartleibigkeit und schwieriger Abgang des allzu dick geformten Kothes.[VHA]
Zögernder Stuhl wegen Unthätigkeit des Darmkanals.[VHA]
Schleimige Stühle.[VHA]
Durchfall [...] so wissen wir bis jetzt doch nur von zweien, (CON. und KALI-C.), wobei solches nur am Tage, nicht in der Nacht der Fall ist.[AHZ 60 (1860) 99]

After

Unthätigkeit des Mastdarms.[VHA]
Verstopfungen von Unthätigkeit des Mastdarms.[KEU 33]
Jücken am After.[VHA]
Schmerzhafte After-Aderknoten.[VHA]
BLUTADERKNOTEN am Mastdarme und zwischen denselben brennende Schrunden am After. Mastdarmvorfall mit den Aderknoten, als ob der Mastdarm gelähmt wäre: GRAPH. (Bei leichtem Vorfall vergleiche KALI-C.).[Br., Lippe]
Von Dr. *von der Heyden* Heilung von Unterschenkelgeschwüren mit PULS. und ARN.. – Ref. bemerkte dabei, das alte Geschwüre dieser Art zu ihrer Heilung meistens langwirkender (antipsorischer) Mittel bedürften, worunter eins zu wenig beachtet würde, nämlich KALI-C., welches dann, auch in anderen chronischen Leiden, von entschiedener Heilkraft sei, wenn der Patient mit grossen und schmerzhaften Afteraderknoten behaftet wäre, die sich auffallend durch Reiten vorübergehend besserten und dabei nicht schmerzten.[AHZ 59 (1859) 62]

Harn

Schaumiger Harn: Thuj. (KALI-C., LACH., LYC.)[KMS 725]
Häufiger Harndrang mit geringem Abgange feurigen Harns.[VHA]
Beim Harnen, Brennen in der Harnröhre.[VHA]

Geschlechtstheile

Mangelnder (oder übertriebener) Geschlechtstrieb.[VHA]
Stetes Drängen nach den weiblichen Geschlechtstheilen.[VHA]
Stechen in der Schaam.[VHA]

Schwangerschaft – Beschwerden der Mütter

BLUTABGANG bei Schwangeren.[VHA]
Schliesslich möchte ich noch einige Vorbeugungsmittel gegen den Abortus erwähnen: KALI-C., im 2. und 3. Monat, SABIN. im 3. Monat und SEP. im 7. Monat.[Gue.; AHZ 115]

Verifikationen und klinische Symptome

Dr. *Rath* hatte gegen das nicht selten vorkommende, sehr belästigende S c h a a m j u c k e n der Schwangeren mit dem besten Erfolge KALI-C. angewendet. Ref. hatte solches wiederholt von SEP. oder THUJ., sowie Dr. *Stens* von RHUS-T. erfahren. Aber das ist, wie dabei bemerkt, hier wie überall nur individuell, und solche allgemeinen Bezeichnungen, die aller Charakteristik entbehren, verlieren allen Werth für die Praxis, wobei jeder Zeit nur allein der gesammte Zeicheninbegriff maassgebend sein kann.[AHZ 65 (1862) 77-78]

Geburtswehen wie Kolik mit Rückenschmerzen.[Br., Lippe]

Regel

Monatliches zu früh.[VHA]

Zu schwaches Monatliche.[VHA]

Unterdrückte Regel.[VHA]

Schwieriger Durchbruch der ersten Regel bei Jungfrauen.[VHA]

Brennender Weißfluß, mit Kreuzschmerzen und wehenartigem Leibweh abgehend.[VHA]

Schnupfen

Stockschnupfen mit geschwürigen Nasenlöchern.[KEU 33]

Niessen.[KEU 33]

Athem

Schwieriger, pfeifender Athem.[VHA]

Pfeifender Athem.[KEU 33]

Früh, krampfhafte Engbrüstigkeit, besonders bei Bewegung.[VHA]

Früh krampfhafte Engbrüstigkeit.[KEU 33]

Erstickungsanfälle.[KEU 33]

Krampfartiges Asthma, besonders morgens, erleichert durch Aufsitzen und Vorwärtsbücken, so daß der Kopf auf den Knien ruht.[Br., Lippe]

Stiche in der Herzgrube und in den Hypochondern, die den Athem benehmen.[VHA]

Husten

Während des Hustens Schmerz im Kehlkopf und Stechen im Halse; Stiche in der rechten Seite der Brust, besonders in dem untern Teil; Funkensehen; keuchendes Atmen; Asthma. (Stiche in der linken Seite der Brust: CHEL., in der rechten Seite: LYC.. Diese sind mit KALI-C. die drei Hauptmittel für Zustände, welche oben angeführte Symptome aufweisen.)[Br., Lippe]

Abends und Nachts, trockner Kitzelhusten, früh mit Auswurf.[VHA]

Früh, Krampfhusten mit Würgen und Erbrechen.[VHA]

Keuchhusten mit Brustentzündung.[VHA]

Eiter-Auswurf beim Husten.[VHA]

Brustkrampf beim Husten.[VHA]

B e i m A b e n d h u s t e n n a c h d e m N i e d e r l e g e n l ö s t s i c h d e r A u s w u r f l e i c h t e r , w e n n e r s i c h v o n d e r l i n k e n S e i t e a u f d i e r e c h t e w e n d e t : Thuj. (KALI-C., LYC., PHOS., SEP.)[KMS 726]

Der Auswurf schmeckt wie ALTER KÄSE: Thuj. (CHIN., KALI-C., LYC.)[KMS 726]

Keuchhusten

D ä m p f i g e r , k ä c h z e n d e r K r a m p f h u s t e n i n k u r z e n , a b e r o f t w i e d e r k e h r e n d e n A n f ä l l e n , v o n K i t z e l i m H a l s e u n d i m K e h l k o p f e e r r e g t , A b e n d s u n d N a c h t s o h n e , f r ü h u n d a m T a g e m i t L ö s u n g z ä h e n S c h l e i m s o d e r g e l b e n E i t e r s , v o n S Ü S S L I C H - F A D E M o d e r S A U R E M G e s c h m a c k e , d e r a b e r n i c h t a u s g e w o r f e n , s o n d e r n n i e d e r g e s c h l u c k t w i r d .[KEU 33]

Verschlimmerung: Nachts, besonders nach Mitternacht. – Bewegung. Aufrecht-Sitzen. Bücken. Erhitzung. Kaltwerden. Kalte LUFT. Bei und nach dem Essen. Warme Speisen, BROD, MILCH. Nüchtern, (nach dem Frühstück besser). Tiefathmen. Lachen. Liegen auf der Seite.[KEU 33]

Begleitung: Aergerliche Reizbarkeit. Schreckhaftigkeit. Aengstliche Befürchtungen. Schwindel und Düseligkeit. BLUTDRANG zum Kopfe, mit Klopfen. Stiche in den Schläfen. Warmer Stirnschweiss. Thränen der Augen. Geschwulst zwischen Augenlidern und Brauen. Funken vor den Augen. Stechen zum Ohre heraus. Gedunsenes Gesicht. Aufspringen und Abschälen der Lippen. SAURES Aufstossen. Uebelkeit. Brechwürgen. Früh SAURES Erbrechen. Stiche in Leber und Nieren. Kälte und

Verifikationen und klinische Symptome

Leerheitsgefühl im Unterleibe. Stechendes Leibweh. Viele Blähungen. Verstopfungen von Unthätigkeit des Mastdarms. Stockschnupfen mit geschwürigen Nasenlöchern. Niessen. Pfeifender Athem. Früh krampfhafte Engbrüstigkeit. Erstickungsanfälle. Stechen, Rauheit und Wundheitsschmerz in der Kehle und Luftröhre. Heiserkeit. Brustentzündung. Brustkrampf. Stechen in der Brust. Leerheitsgefühl in der Brust. Früh Herzklopfen. Kreuz- und Rücken-Schmerzen. Kälte der Hände und Füsse. Taubheit der Fingerspitzen. Aufwachen aus dem Schlafe. BLUTWALLUNG mit Adern-Klopfen. Abends Frost mit Durst. Früh trockene Hitze. Nachtschweisse.[KEU 33-34]

Es giebt einige Keuchhusten-Epidemien bei Kindern, wovon auch Erwachsene befallen werden, – Verf. hat deren nun schon drei erlebt, – wo dieses Mittel vor Andern angezeigt, und wo es im Stande ist, für sich allein die ganze Krankheit sammt allen Nebenbeschwerden binnen längstens acht Tagen zu heilen.[KEU 34]

Luftröhre

Rauher Hals und Heiserkeit, mit ungeheurem Niessen.[VHA]

Hals

Harte Drüsengeschwulst am Halse.[VHA]
Kropfgeschwulst.[VHA]
Genicksteifigkeit.[VHA]

Brust

Selten wird ein Kranker mit geschwüriger Lungensucht ohne dieses Antipsoricum genesen.[CK 4, 3]
Brustkrampf beim Husten.[VHA]
Brustkrampf.[KEU 33]
Brustentzündung.[KEU 33]
Brust-WASSERSUCHT.[VHA]
Stechen in der Brust.[KEU 33]
Zahlreiche kleine Stiche in der Brust, wie Nadelstiche. (Die Schmerzen bei BRY. sind scharfe ausgedehnte Schmerzen.)[Br., Lippe]
Leerheitsgefühl in der Brust.
Lungenentzündung mit Stichen in der Brust.[VHA]
Geschwürige Lungensucht und Lungeneiterung.[VHA]
Keuchhusten mit Brustentzündung.[VHA]
Früh, Herzklopfen mit BLUTWALLUNG.[VHA]
Früh Herzklopfen.[KEU 33]
Früh, krampfhafte Engbrüstigkeit, besonders bei Bewegung.[VHA]
Früh krampfhafte Engbrüstigkeit.[KEU 33]
Sackartige Anschwellung zwischen den Brauen und Lidern bei Krampfhusten.[Br., Lippe]

Brustleiden: Dr. *Stens* rühmte sehr die schon von *Hahnemann* gelehrte Heilkraft der SIL. bei den oft gefährlichen Folgen des unterdrückten Fussschweisses. Es war ihm gelungen, selbst einen weit gediehenen Phthisiker damit herzustellen. – Ref. bemerkte dazu, dass seinen Beobachtunegn gemäss, bei unterdrücktem, übelriechendem Fussschweiss SIL. oder BAR-C., bei solchem, der geruchlos gewesen, MERC. das Hauptmittel sei, in beiden Fällen aber, bei tiefem Brustleiden, KALI-C. wohl nie zur gründlichen Heilung entbehrt werden könne. Am Gefährlichsten wären die Fälle, wo der Fussschweiss durch oft wiederholte kalte Fussbäder vertrieben wäre.[AHZ 53 (1856) 12]

Heilungsberichte

B. St. zu O., ein Landmann von 52 Jahren, war vor 8 Tagen mit der rechten Brustseite auf eine scharfe Kante gefallen und hatte davon heftige Schmerzen in dieser Brustseite bekommen, welche gegen Abend und von Husten, woran er schon früher litt, der aber nun sehr vermehrt war, bedeutend verschlimmert wurden. Der alte, habituelle Husten ergab nur Schleim (über dessen Besonderheit und Geschmack nichts zu erfahren war, indem der Patient, 3 Meilen von hier wohnhaft, außer Stande sich befand, selbst hierher zu kommen). – Ein herbeigerufener Arzt hatte sogleich Aderlaß und Arzneien verordnet und ein abführendes Mittel gegeben, ohne Erfolg. Am 4. Jan. 1852. 1. ARN. 200°°, 2, 4. §. (S. 1.) 3. BRY. 200°°, wovon um den andern Abend ein Pulver zu nehmen. – 11. Jan. Etwas, aber noch ungenügende Besserung. Der Hustenauswurf ist schleimig und SALZIG von Geschmack. Die Brustschmerzen bestehen Tag und Nacht, aber am heftigsten nach jedem Schlafe. An diesem Tage 1. KALI-C. 200°°. 2 – 4. §. alle 3 Abende ein Pulver zu neh-

Verifikationen und klinische Symptome

men. Darauf Heilung, auch des Hustens in 14 Tagen.[Vol. 81, S.115; AHZ 48 (1854) 51-52]

H. L., aus H-, Maler und Glaser, zwanzig Jahre alt; litt seit dem Sommer letzten Jahres an Stichen in der rechten Seite des Brustkorbes, begleitet von einem Ziehen in den Gliedern, und einem Schlagen in der Stirn, besonders über dem linken Auge; die Symptome sind am schlimmsten bei nassem stürmischem Wetter, SCHNEE, Rauhreif, und am Abend, wenn er sich zur Ruhe begibt, jedoch auch dann, wenn der Patient spazierengeht, oder sich in anderer Weise anstrengt. Kann vor Mitternacht nicht schlafen, da ihn ein peinigender Husten mit Krämpfen und anstrendem Auswurf SALZIGEN Schleims quält; nach dem Auswurf verspürt der Patient im Brustkorb ein wenig Erleichterung. Er kann nur auf der linken Seite liegen (Phthisis tuberculosa!). BROT, Suppen, Eierkuchen, Schweine-FLEISCH und alle FETTIGE Nahrung verträgt er nicht. Er friert sehr, und fühlt sich in der Kälte stets schlechter. Wenig Durst. Er ist völlig kraftlos; er ist nicht im Stande, weiterhin zu arbeiten. Der Patient befand sich für die Dauer von neun Monaten in allopathischer Behandlung und durfte hierbei in kultivierter und ausgedehnter Art und Weise Bekanntschaft mit den Arzneimitteln der Pharmakopöe schließen. AMMONIUM MURIATICUM und TARTARUS STIBIATUS schienen die bevorzugt angewendeten Arzneimittel gewesen zu sein. Sein Fall geriet, wie dem auch immer sei, schlechter und schlechter, bis ihn sein Arzt endlich in den reichlichen Genuß der Heilkräfte eines aus LICHEN ISLANICUS zubereiteten Tees kommen ließ, dessen erfolgreiche Wirkung aber ebenfalls ausblieb. – 16. März, 1851. 1, KALI-C. 200; 2, SULPH. 200; 3, KALI-C. 200; 4, §. Je ein Pulver zur Einnahme jeden fünften Abend. – 7. April. Beträchtliche Besserung aller Symptome, wenngleich keines von ihnen vollständig verschwunden war. Der Auswurf hatte keinen salzigen Geschmack mehr und war nun völlig geschmacklos. Am Abend Beklemmung im Brustkorb, beim Sitzen. 1, PHOS. 2000; 2 bis 4 §. Je ein Pulver zur Einnahme jeden fünften Tag. – 30. April. PHOS. hatte keinen günstigen Einfluß auf den Organismus; die Beklemmung im Brustkorb ist schlimmer als zuvor. 1, NUX-V. 200; 2, KALI-C. 2000; 4 §. Je ein Pulver zur Einnahme jeden fünften Abend. – Nach der Einnahme dieser Arzneimittel erlangte der Patient die vollständige Gesundheit wieder. Dies ist einer der schwierigen Fälle, die Doktor *Dunham* aus New York während seines Besuches bei mir mitverfolgte.[Vol. 80, S.138; KMSS 26-27]

Luftröhre

Stechen, Rauheit und Wundheitsschmerz in der Kehle und Luftröhre.[KEU 33]
Heiserkeit.[KEU 33]

Rücken

Genicksteifigkeit.[VHA]
Steifigkeit zwischen den Schulterblättern.[VHA]
Kreuzschmerzen mit wehenartigem Leibweh.[VHA]
Kreuzschmerzen nach einem Falle.[VHA]
Kreuzschmerzen, die von einem Fall herrühren.[Br., Lippe]
KALI-C. ist ein wichtiges Mittel bei Verletzungen des Rückenmarks, Steifheit des Rückens, so daß sich der Kranke nicht bücken kann. (Der SULPH.- Kranke kann von der gebückten Stellung nicht aufstehen.)[Br., Lippe]
Kreuz- und Rücken-Schmerzen.[KEU 33]
Ziehschmerz vom Kreuze bis in die Mitte des Rückens.[VHA]
Wehenartige Kolik (im Bauch) mit Kreuzschmerzen.[VHA]
Brennender Weißfluß, mit Kreuzschmerzen und wehenartigem Leibweh abgehend.[VHA]
Geburtswehen wie Kolik mit Rückenschmerzen.[Br., Lippe]

Oberglieder

Eingeschlafenheit der Arme in der Kälte und nach angestrengter Bewegung.[VHA]
Früh im Bette, große Mattigkeit und Kraftlosigkeit in den Armen.[VHA]
Kälte der Hände und Füsse.[KEU 33]
Stechende Schmerzen, sowohl in den Muskeln und Gelenken, als in inneren Theilen.[VHA]
Reissende Gliederschmerzen mit Geschwulst, am meisten in der Ruhe.[VHA]
Schmerzhaftigkeit der Glieder, wo man sie nur auflegt.[VHA]
Taubheit der Fingerspitzen.[KEU 33]
Unfähigkeit zu Schwitzen und Schmerzhaftigkeit der Glieder, wo man sie nur auflegt.[HA 110]
Lähmungen.[VHA]
Muskelzucken.[VHA]

Verifikationen und klinische Symptome

Unterglieder

Nächtliches Reissen in den Beinen.[VHA]
Brennen und Stechen in den Beinen.[VHA]
Abendliche Unruhe in den Beinen.[VHA]
Kälte der Füße Abends im Bette.[VHA]
Kälte der Hände und Füsse.[KEU 33]

Fußschweiß

Dr. *Stens* rühmte sehr die schon von *Hahnemann* gelehrte Heilkraft der SIL. bei den oft gefährlichen Folgen des unterdrückten Fussschweisses. Es war ihm gelungen, selbst einen weit gediehenen Phthisiker damit herzustellen. – Ref. bemerkte dazu, dass seinen Beobachtunegn gemäss, bei unterdrücktem, übelriechendem Fussschweiss SIL. oder BAR-C., bei solchem, der geruchlos gewesen, MERC. das Hauptmittel sei, in beiden Fällen aber, bei tiefem Brustleiden, KALI-C. wohl nie zur gründlichen Heilung entbehrt werden könne. Am Gefährlichsten wären die Fälle, wo der Fussschweiss durch oft wiederholte kalte Fussbäder vertrieben wäre.[AHZ 53 (1856) 12]

Stinkender Fußschweiß.[VHA]
Unterdrückter Fussschweiss: Thuj. (APISIN., KALI-C., RHUS-T., SEP., SIL.)[KMS 727]
Uebelriechender Schweiss an den Zehen: Thuj. (BAR-C., GRAPH., KALI-C., NIT-AC., PULS., SIL.)[KMS 727]

Stechende Schmerzen, sowohl in den Muskeln und Gelenken, als in inneren Theilen.[VHA]
Reissende Gliederschmerzen mit Geschwulst, am meisten in der Ruhe.[VHA]
Schmerzhaftigkeit der Glieder, wo man sie nur auflegt.[VHA]
Unfähigkeit zu Schwitzen und Schmerzhaftigkeit der Glieder, wo man sie nur auflegt.[HA 110]
Muskelzucken.[VHA]
Lähmungen.[VHA]

Unterschenkelgeschwüre: Von Dr. *von der Heyden* Heilung von Unterschenkelgeschwüren mit PULS. und ARN.. – Ref. bemerkte dabei, das alte Geschwüre dieser Art zu ihrer Heilung meistens langwirkender (antipsorischer) Mittel bedürften, worunter eins zu wenig beachtet würde, nämlich KALI-C., welches dann, auch in anderen chronischen Leiden, von entschiedener Heilkraft sei, wenn der Patient mit grossen und schmerzhaften Afteraderknoten behaftet wäre, die sich auffallend durch Reiten vorübergehend besserten und dabei nicht schmerzten.[AHZ 59 (1859) 62]

Drüsen

Geschwulst und Verhärtung der Drüsen nach Quetschungen.[VHA]
Entzündung und Geschwulst der Ohrdrüsen.[VHA]
Harte Drüsengeschwulst am Halse.[VHA]
Kropfgeschwulst.[VHA]

Konkordanz Drüsen: Bell., Bry., Con., Lyc., Phos., Puls., Sil., Spong., Sulph. [PB]

Knochen

Schmerzhafte Beulen auf dem Haarkopfe, wie angehende BLUTSCHWÄRE, von Bewegung und äußerem Druck mehr, in der Wärme weniger schmerzhaft, mit gleichzeitigem Jucken, wie in den Kopfknochen und großer Dürre der Haare.[HA 99]

Konkordanz Knochen: Bell., Chin., Merc. [PB]

Haut

Brennendes (und stechendes) Jücken auf der Haut.[VHA]
Brennend jückende Flecke, die nach Kratzen nässen.[VHA]
Ausschlagsblüten in den Augenbrauen.[VHA]
Haut-WASSERSUCHT.[VHA]
Blauröthliche Frostbeulen.[VHA]
Nächtliches BLUTEN der Geschwüre.[VHA]
Dürre der Kopfhaare.[VHA]
Sommersprossen (im Antlitz).[VHA]
Hellbraune Flecken, (Sommersprossen) im Gesichte: Thuj. (ANT-C., CALC., GRAPH., KALI-C.,

NAT-C., NIT-AC., PHOS.)[KMS 723]

Fußschweiß

Dr. *Stens* rühmte sehr die schon von *Hahnemann* gelehrte Heilkraft der SIL. bei den oft gefährlichen Folgen des u n t e r d r ü c k t e n   F u s s s c h w e i s s e s . Es war ihm gelungen, selbst einen weit gediehenen Phthisiker damit herzustellen. – Ref. bemerkte dazu, dass seinen Beobachtunegn gemäss, bei unterdrücktem, ü b e l r i e c h e n d e m Fussschweiss SIL. oder BAR-C., bei solchem, der g e r u c h l o s gewesen, MERC. das Hauptmittel sei, in beiden Fällen aber, bei tiefem Brustleiden, KALI-C. wohl nie zur gründlichen Heilung entbehrt werden könne. Am Gefährlichsten wären die Fälle, wo der Fussschweiss durch oft wiederholte kalte Fussbäder vertrieben wäre.[AHZ 53 (1856) 12]

Stinkender Fußschweiß.[VHA]

Unterdrückter Fussschweiss: Thuj. (APISIN., KALI-C., RHUS-T., SEP., SIL.)[KMS 727]

U e b e l r i e c h e n d e r   S c h w e i s s   a n   d e n   Z e h e n : Thuj. (BAR-C., GRAPH., KALI-C., NIT-AC., PULS., SIL.)[KMS 727]

Geschwulst

Gedunsenheit des Gesichts.[VHA]

Geschwulst und Röthe der Backen.[VHA]

Geschwulst und nächtliches Zuschwären der Augenlider.[VHA]

KALI-C. zeichnet sich durch ein Symptom aus, das sich bei keiner andern Arznei findet, eine Geschwulst und Aufgedunsenheit über den Augen zwischen Augenbrauen und Lidern; die nämliche Geschwulst unter den Augen ist dem PHOS. eigenthümlich.[Chargé, Bönn.]

Reissende Gliederschmerzen mit Geschwulst, am meisten in der Ruhe (Unterglieder).[VHA]

Konkordanz Haut und Aeusseres: Acon., Arn., *Ars., Bell.*, B r y . , C a l c . , Caust., C h i n . , Con., Dulc., G r a p h . , H e p . , Lach., *Lyc., Merc.*, Nit-ac., *Phos.*, Ph-ac., *P u l s . , Rhus-t.*, Sec., *S e p . , Sil.*, Spig., Squil., Staph., *S u l p h .* [PB]

Schlaf

Zeitige Abendschläfrigkeit.[VHA]

Spätes Einschlafen.[VHA]

Zuckungen im Schlafe.[VHA]

Aufwachen aus dem Schlafe.[KEU 33]

Schwärmerischer Schlaf, mit ängstlichen Träumen.[VHA]

Geschwulst und nächtliches Zuschwären der Augenlider.[VHA]

Nächtliches Reissen in den Beinen.[VHA]

Nächtliches BLUTEN der Geschwüre.[VHA]

Konkordanz Schlaf und Träume: *A r s .* , C a l c . , Coff., Hep., Nat-c., *Nux-v.*, S e p . , S i l . [PB]

Fieber

Heftige BLUTWALLUNGEN, mit Klopfen in allen Adern.[VHA]

BLUTWALLUNG mit Adern-Klopfen.[KEU 33]

Frost gleich nach den Schmerzen.[VHA]

Abends Frost mit Durst.[KEU 33]

Neigung zu Schauder am Tage.[VHA]

Früh trockene Hitze.[KEU 33]

Nacht-Schweiße.[VHA], [KEU 33]

Mangel an Ausdünstung und Unfähigkeit zu schwitzen.[VHA]

Fieberstadien

1. P u l s sehr verschieden: oft schwach und langsam, oft aber auch bedeutend beschleunigt und hart. – Zuweilen ist der Puls Früh schneller, Abends langsamer; selten umgekehrt. – Starkes Klopfen in den Adern.[WF 28]
2. F r o s t am Meisten Abends. – Ueber Tag zuweilen überlaufender Frostschauder. – Abendliche Frostigkeit am warmen Ofen, so wie nach dem Niederlegen, bald aufhörend. – Nach den Schmerzen folgt sehr oft Frost.[WF 28]
3. H i t z e in der Morgenzeit, schon im Bette. – Innere Hitze mit äusserem Schauder.[WF 28]
4. S c h w e i s s jede Nacht. – Früh-Schweisse. – Leichtes Schwitzen am Tage bei Bewegung und Anstrengung des Kopfes. – Schweiss vorzüglich am Oberkörper, auch von warmen Getränken vermehrt. – Uebel- oder sauerriechende Schweisse. – Gänzlicher Mangel an Ausdünstung und Unfähigkeit zu schwitzen.[WF 28]

Verifikationen und klinische Symptome

Konkordanz Fieber: *Acon.*, A r n ., A r s ., *Bell., Bry., Calc.*, C a r b - v ., Caust., Cham., C h i n ., Cocc., Ferr., G r a p h ., Hep., Ign., *Lyc.*, M e r c ., N a t - m ., Nit-ac., *Nux-v.*, Op., *P h o s .*, P h - a c ., P u l s ., *Rhus-t.*, Samb., *S e p .*, Sil., S t a n n ., Staph., Stram., *S u l p h .*, Thuj., Verat. [PB]

Verifikationen und klinische Symptome

Gemeinsames

Stechende Schmerzen, sowohl in den Muskeln und Gelenken, als in inneren Theilen.[VHA]

Reissende Gliederschmerzen mit Geschwulst, am meisten in der Ruhe.[VHA]

Nach Spazierengehen, ohnmachtartige Schwäche und Zitterigkeit.[VHA]

Große Zerschlagenheit; ein kleiner Spaziergang ermüdet sehr: NAT-C. (vergleiche KALI-C.).[Br., Lippe]

Große Verkältlichkeit nach Erhitzung und Scheu vor freier LUFT und ZUGLUFT.[VHA]

Schmerzhaftigkeit der Glieder, wo man sie nur auflegt.[VHA]

Muskelzucken.[VHA]

Lähmungen.[VHA]

Im Freien scheint ihr besser zu sein, als in der Stube; nur ist das Fieber dort heftiger.[VHA]

Früh um 2-3 Uhr und in der Ruhe sind die Beschwerden schlimmer, als am Tage und bei Bewegung.[VHA]

WASSERSUCHT

Brust-WASSERSUCHT.[VHA]

Bauch-WASSERSUCHT.[VHA]

Haut-WASSERSUCHT.[VHA]

Hundeseuche

Des Freiherrn *von Wendt-Crassenstein* Wachtelhündchen war von der sogenannten Hundeseuche befallen und bei allöopathischer Veterinär-Behandlung am 20. Jan. 1849 so weit gebracht, daß mit jeder Stunde der Tod zu erwarten war, als noch eben vor Thoresschluß meine Hülfe für den Liebling seines Herrn angerufen wurde. Ohne große Hoffnung und mit Verwahrung gegen jede böse Nachrede, wenn der Erfolg ungünstig ausfallen sollte, gab ich sogleich RHUS-T. 200°°°, worauf sogleich anscheinend Besserung erfolgte, und am folgenden Tage KALI-C. 200°° mit so entschiedener und schleuniger Besserung, daß er am 22. wieder gehörig fraß und am 23. Jan. als vollkommen geheilt angesehen werden konnte. – Mit gleichem schnellem und vollständigem Erfolge habe ich später noch mehrere Hunde, auch meinen eigenen, mit obigen Mitteln behandelt; nur mußte ich bei zweien, statt RHUS-T., BRY. zuerst geben, stets aber alle Mittel in der angegebenen Hochpotenz.[AHZ 38 (1850) 363-364]

Besserung der Beschwerden

I n d e r W ä r m e . [HA 134]

Verschlimmerung der Beschwerden

Nachts, besonders nach Mitternacht.[KEU 33]

Im Freien scheint ihr besser zu sein, als in der Stube; nur ist das Fieber dort heftiger.[VHA]

Früh um 2-3 Uhr und in der Ruhe sind die Beschwerden schlimmer, als am Tage und bei Bewegung.[VHA]

Verschlimmerung der Symptome von 3 bis 4 Uhr morgens.[Br., Lippe]

F r ü h . [HA 134]

Bewegung.[KEU 33]

Aufrecht-Sitzen.[KEU 33]

Bücken.[KEU 33]

Erhitzung.[KEU 33]

K ä l t e . [HA 134]

Kaltwerden.

Kalte LUFT.[KEU 33]

Bei und nach dem Essen.[KEU 33]

Warme Speisen, BROD, MILCH.[KEU 33]

Nüchtern, (nach dem Frühstück besser).[KEU 33]

Tiefathmen.[KEU 33]

Lachen.[KEU 33]

Liegen auf der Seite.[KEU 33]

Konkordanzen

Verschlimmerung nach der Zeit: Ars., Dros., Ign., Rhus-t. [PB]

Verschlimmerung nach Lage und Umständen: Acon., Ambr., Am-c., Anac., Arn., A r s ., Aur., Bar-c., B e l l ., *B r y . , Calc.*, Carb-an., Carb-v., C a u s t ., C h a m ., Chin., Cocc., C o n ., Dulc., Ferr., G r a p h ., Hep., Hyos., I g n ., *L y c .*, M e r c ., Nat-c., N a t - m ., Nit-ac., *Nux-v.*, P h o s ., Ph-ac., *Puls.*, Rhod., R h u s - t ., Sabad., Sel., Seneg., *S e p . , Sil.*, Spig., Stront., *Sulph.* [PB]

Verifikationen und klinische Symptome

Beschwerden der Thiere

Hunde

Des Freiherrn *von Wendt-Crassenstein* Wachtelhündchen war von der sogenannten Hundeseuche befallen und bei allöopathischer Veterinär-Behandlung am 20. Jan. 1849 so weit gebracht, daß mit jeder Stunde der Tod zu erwarten war, als noch eben vor Thoresschluß meine Hülfe für den Liebling seines Herrn angerufen wurde. Ohne große Hoffnung und mit Verwahrung gegen jede böse Nachrede, wenn der Erfolg ungünstig ausfallen sollte, gab ich sogleich RHUS-T. 200°°°, worauf sogleich anscheinend Besserung erfolgte, und am folgenden Tage KALI-C. 200°° mit so entschiedener und schleuniger Besserung, daß er am 22. wieder gehörig fraß und am 23. Jan. als vollkommen geheilt angesehen werden konnte. – Mit gleichem schnellem und vollständigem Erfolge habe ich später noch mehrere Hunde, auch meinen eigenen, mit obigen Mitteln behandelt; nur mußte ich bei zweien, statt RHUS-T., BRY. zuerst geben, stets aber alle Mittel in der angegebenen Hochpotenz.[AHZ 38 (1850) 363-364]

Arzneiverwandtschaften von Kali carbonicum

Am-c., Am-m., A r s ., Bov., Bry., Calc., Camph., C a r b - v ., (Caust.), Cham., Coff., Graph., L a u r ., Mag-c., (Mang.), N a t - m ., N i t - a c ., Nux-v., (Par.), P h o s ., P u l s ., Rhus-t., (Sabad.), Sil., (Staph.), Tarax., Viol-o. [VHA]

A c o n ., Anac., Arn., *Ars., Bell., Bry., Calc.*, Carb-an., Carb-v., C a u s t ., Cham., C h i n ., Cocc., Con., Ferr., G r a p h ., Hep., I g n ., *L y c ., Merc.*, Nat-c., N a t - m ., Nit-ac., *Nux-v.*, Op., *Phos.*, Ph-ac., Plat., *P u l s ., Rhus-t., S e p ., Sil.*, Spig., Stann., Staph., Stram., Stront., *S u l p h .*, Thuj., Verat., Zinc. [PB]

A p i s i n ., *Ars., Bry., Calc.*, C a r b - v ., C o c c ., L a u r ., *Lyc., Mag-c., Nat-c., Nat-m., N i t - a c .*, N u x - v ., *Phos., P u l s .*, S i l . [KV]

Antidote von Kali carbonicum: Camph., Coff. – S p i r . n i t r . d u l c .

Camph., Coffea, Spir. nitr. dulc. [SRA]

Camph., Coff. – S p i r . n i t r . d u l c . [PB]

Kali carbonicum ist Antidot von: Merc.[Br., Lippe]

Antidote gegen chronische Wirkungen von MERC. sind: NIT-AC., LACH., SULPH., HEP., JOD., KALI-C., SARS.[Br., Lippe]

Kali carbonicum ist Folgemittel von: Bry., Nux-v., Rhus-t., Sulph.

Ohne große Hoffnung und mit Verwahrung gegen jede böse Nachrede, wenn der Erfolg ungünstig ausfallen sollte, gab ich sogleich RHUS-T. 200°°°, worauf sogleich anscheinend Besserung erfolgte, und am folgenden Tage KALI-C. 200°° mit so entschiedener und schleuniger Besserung, daß er am 22. wieder gehörig fraß und am 23. Jan. als vollkommen geheilt angesehen werden konnte. – Mit gleichem schnellem und vollständigem Erfolge habe ich später noch mehrere Hunde, auch meinen eigenen, mit obigen Mitteln behandelt; nur mußte ich bei zweien, statt RHUS-T., BRY. zuerst geben, stets aber alle Mittel in der angegebenen Hochpotenz.[AHZ 38 (1850) 363-364]

1, NUX-V. 200; 2, KALI-C. 2000; 4 §. Je ein Pulver zur Einnahme jeden fünften Abend. – Nach der Einnahme dieser Arzneimittel erlangte der Patient die vollständige Gesundheit wieder.[Vol. 80, S.138; KMSS 27]

[E]ine Dosis SULPH. 30°° und eine zweite, erst nach 12 Tagen zu nehmende Dosis KALI-C. 30°°. Der Erfolg war, daß seitdem beide Mädchen ganz wohl sind und für Bilder der Gesundheit gelten können.[ACS 19 (1842) 3, 42]

Folgemittel von Kali carbonicum: Nit-ac., Phos.

Nach KALI-C. vorzüglich wirksam: Nit-ac.[SRA]

Oft ist nach KALI die SALPETER-SÄURE homöopathisch angezeigt.[CK 4, 3]

Nach KALI-C. vorzüglich wirksam: Phos.[SRA]

Zwischenmittel von Kali carbonicum: Sulph.

16. März, 1851. 1, KALI-C. 200; 2, SULPH. 200; 3, KALI-C. 200; 4, §. Je ein Pulver zur Einnahme jeden fünften Abend.[Vol. 80, S.138; KMSS 27]

Konkordanzen der homöopathischen Arzneien

I. Gemüth und Geist: Acon., Anac., Bell., Calc., Cham., Graph., Ign., Lyc., Nat-m., Nux-v., Op., Ph-ac., Plat., *Puls.*, Rhus-t., Sil., Stram., Verat. [PB]

II. Körpertheile und Organe: Acon., Alum., Am-c., Anac., Ant-c., Arn., Ars., Aur., Bar-c., *Bell.*, Bor., Bry., *Calc.*, Canth., Carb-an., Carb-v., *Caust.*, Cham., Chin., Cocc., Con., Dros., Dulc., Ferr., Graph., Hep., Hyos., Ign., Kreos., *Lyc.*, Mag-c.., Mag-m., *Merc.*, Nat-c., Nat-m., Nit-ac., *Nux-v.*, Petr., *Phos.*, Ph-ac., Plat., *Puls.*, Rhus-t., Sabad., Sabin., *Sep.*, Sil., Spig., Stann., Staph., *Sulph.*, Thuj., Verat., Zinc. [PB]

III. Empfindungen und Beschwerden

1. **Aeussere und innere Körpertheile im Allgemeinen:** Acon., Alum., Arn., Ars., Asaf., *Bell.*, Bry., *Calc.*, Canth., Carb-an., Carb-v., Caust., Cham., Chin., Cocc., Con., Ferr., Graph., Hep., Ign., *Lyc.*, *Merc.*, Mez., Nat-c., Nat-m., Nit-ac., Nux-v., Phos., Ph-ac., Plat., *Puls.*, Rhod., Rhus-t., Sabin., *Sep.*, Sil., Spig., Spong., Stann., Staph., Stront., *Sulph.*, Tarax., Thuj., Verat., Zinc. [PB]
2. **Drüsen:** Bell., Bry., Con., Lyc., Phos., Puls., Sil., Spong., Sulph. [PB]
3. **Knochen:** Bell., Chin., Merc. [PB]
4. **Haut und Aeusseres:** Acon., Arn., *Ars.*, *Bell.*, Bry., Calc., Caust., Chin., Con., Dulc., Graph., Hep., Lach., *Lyc.*, *Merc.*, Nit-ac., *Phos.*, Ph-ac., *Puls.*, *Rhus-t.*, Sec., *Sep.*, *Sil.*, Spig., Squil., Staph., *Sulph.* [PB]

IV. Schlaf und Träume: *Ars.*, Calc., Coff., Hep., Nat-c., *Nux-v.*, Sep., Sil. [PB]

V. Fieber: *Acon.*, Arn., Ars., *Bell.*, *Bry.*, *Calc.*, Carb-v., Caust., Cham., Chin., Cocc., Ferr., Graph., Hep., Ign., *Lyc.*, Merc., Nat-m., Nit-ac., *Nux-v.*, Op., *Phos.*, Ph-ac., Puls., *Rhus-t.*, Samb., *Sep.*, Sil., Stann., Staph., Stram., *Sulph.*, Thuj., Verat. [PB]

VI. Änderung des Befindens

1. **Verschlimmerung nach der Zeit:** Ars., Dros., Ign., Rhus-t. [PB]
2. **Verschlimmerung nach Lage und Umständen:** Acon., Ambr., Am-c., Anac., Arn., Ars., Aur., Bar-c., Bell., *Bry.*, *Calc.*, Carb-an., Carb-v., Caust., Cham., Chin., Cocc., Con., Dulc., Ferr., Graph., Hep., Hyos., Ign., *Lyc.*, Merc., Nat-c., Nat-m., Nit-ac., *Nux-v.*, Phos., Ph-ac., *Puls.*, Rhod., Rhus-t., Sabad., Sel., Seneg., *Sep.*, *Sil.*, Spig., Stront., *Sulph.* [PB]

VII. Konkordanz der homöopathischen Arzneien

Acon., Anac., Arn., *Ars.*, *Bell.*, *Bry.*, *Calc.*, Carb-an., Carb-v., Caust., Cham., Chin., Cocc., Con., Ferr., Graph., Hep., Ign., *Lyc.*, *Merc.*, Nat-c., Nat-m., Nit-ac., *Nux-v.*, Op., *Phos.*, Ph-ac., Plat., *Puls.*, *Rhus-t.*, *Sep.*, *Sil.*, Spig., Stann., Staph., Stram., Stront., *Sulph.*, Thuj., Verat., Zinc. [PB]

Apisin., *Ars.*, *Bry.*, *Calc.*, Carb-v., Cocc., Laur., *Lyc.*, *Mag-c.*, *Nat-c.*, *Nat-m.*, *Nit-ac.*, Nux-v., *Phos.*, *Puls.*, Sil. [KV]

Verifikationen und klinische Symptome

Kali nitricum (Salpeter)
(Kali-n.)

Synonyma
Kali nitricum, Nitrum, Salpeter, salpetersaures Kali. [SRA]
Kalium nitricum

Antipsorische Arznei
[SRA]

Arzneiwirkungsdauer
Wirkt über 6 Wochen.[SRA]
Zählt zur 4. Klasse derjenigen Mittel, welche eine lange Wirkungsdauer besitzen.[AHZ 49 (1855) 82]

Eigenthümlichkeiten und Hauptwirkungen

Gemüth
Aengstliche Unruhe.[VHA]
Verzagtheit und Furcht vor dem Tode.[VHA]
Konkordanz Gemüth und Geist: B e l l . , Bry., Calc., N u x - v . , Op., Ph-ac., Puls., R h u s - t . , Sep., Sil., S t r a m . , Sulph., Verat. [PB]

Geist
Konkordanz Gemüth und Geist: B e l l . , Bry., Calc., N u x - v . , Op., Ph-ac., Puls., R h u s - t . , Sep., Sil., S t r a m . , Sulph., Verat. [PB]

Schwindel
Früh, betäubende Schwere des Kopfes, wie nach Rausch.[VHA]

Kopf
BLUTDRANG zum Kopfe.[VHA]
Stechende Kopfschmerzen.[VHA]
Gefühl von Zusammendrücken im Hinterkopfe, durch Aufbinden der Haare erleichtert.[VHA]
Drückende Kopfschmerzen, durch KAFFEE verschlimmert, durch Fahren im Freien gelindert.[VHA]
Kopfweh nach Genuß von KALB-FLEISCH.[VHA]
Schmerzhafte Empfindlichkeit der Kopfhaut.[VHA]
Der Husten weckt früh um 3 Uhr auf, mit betäubendem Kopfschmerze.[VHA]

Augen
Früh nach dem Waschen, Brennen in den Augen.[VHA]
Schwarzwerden vor den Augen (nach KAMPHER-Geruch).[VHA]
Abends REGENBOGENFARBIGE Kreise um die LICHTFLAMME.[VHA]
Zusammenziehschmerz in der Stirn, in den Augen und im Gesichte, welcher sich in der Nasenspitze konzentriert.[VHA]

Ohren
Nächtliches Stechen in den Ohren, im Liegen darauf schlimmer.[VHA]
Taubhörigkeit von Lähmung der Gehör-Nerven.[VHA]

Nase
Entzündung der Nasenspitze und Stiche darin.[VHA]
Nasen-BLUTEN, mit essigscharfem BLUTE.[VHA]

Antlitz
Röthe der Wangen, mit Spannen darin, bei erhöhetem Kopfschmerze.[VHA]
Zusammenziehschmerz in der Stirn, in den Augen und im Gesichte, welcher sich in der Nasenspitze konzentriert.[VHA]

Verifikationen und klinische Symptome

Verifikationen und klinische Symptome

Zähne
Stechendes oder reißendes Zahnweh.[VHA]
Nächtlicher, klopfender Zahnschmerz, durch Kaltes verschlimmert.[VHA]
Geschwulst und leichtes BLUTEN des Zahnfleisches, wie Skorbut.[VHA]

Mund
Mundgestank.[VHA]
Stechendes Halsweh, mit Entzündung des weichen Gaumens und des Zäpfchens.[VHA]
Verhindertes Schlingen von Spannen und Schneiden im Kehlkopfe.[VHA]
Weiß-schleimig belegte Zunge.[VHA]

Genüsse
Abends mehr Appetit, als Mittags.[VHA]
Heftiger, anhaltender Durst.[VHA]
Drückende Kopfschmerzen, durch KAFFEE verschlimmert, durch Fahren im Freien gelindert.[VHA]

KALB-FLEISCH-Genuß
Nachtheile von (allzu jungem und weichlich zubereitetem) KALB-FLEISCHE.[VHA]
Kopfweh nach Genuß von KALB-FLEISCH.[VHA]
Krampfhaft zusammenziehender, klammartiger Magenschmerz, besonders nach KALB-FLEISCH-Genuß.[VHA]
Heftige Leibschmerzen nach KALB-FLEISCH-Genuß.[VHA]

Uebelkeit
Nächtliche Uebelkeit, wie zum Erbrechen.[VHA]

Magen
Krampfhaft zusammenziehender, klammartiger Magenschmerz, besonders nach KALB-FLEISCH-Genuß.[VHA]
Brennen im Magen.[VHA]
Drücken in der Herzgrube.[VHA]

Hypochonder
Stiche in den Nieren.[VHA]

Bauch
Drückender Schmerz in der Lendengegend und in der Ruhe, besonders durch Husten verschlimmert.[VHA]
Heftige Leibschmerzen nach KALB-FLEISCH-Genuß.[VHA]

Blähungen
Blähungsversetzung, besonders Nachmittags.[VHA]

Stuhl
Harter, schwieriger Stuhl.[VHA]
Weiche Stühle mit und ohne Leibweh.[VHA]

Harn
Häufiges und reichliches Lassen eines hellfarbigen Harns.[VHA]

Athem
Engbrüstigkeit, wobei er mit dem Kopfe hoch liegen muß.[VHA]
Brustbeklemmung beim Steigen.[VHA]
Stiche in der Brust, mit Angst und Beklemmung, besonders beim Tief-Athmen und niedrig Liegen mit dem Kopfe.[VHA]
Stechen in und zwischen den Schulterblättern, mit Athemversetzung.[VHA]

Husten
Trockner Husten, besonders früh.[VHA]

Der Husten weckt früh um 3 Uhr auf, mit betäubendem Kopfschmerze.[VHA]
Brustschmerz beim Husten, bis sich der Auswurf löset.[VHA]
Husten mit Stichen in der Brust und Auswurf klaren BLUTES.[VHA]
Eiteriger Lungenauswurf mit kolliquativen Schweißen.[VHA]
Drückender Schmerz in der Lendengegend und in der Ruhe, besonders durch Husten verschlimmert.[VHA]

Luftröhre

Heiserkeit mit Rauhheit und Kratzen in der Kehle.[VHA]
Luftröhr-Schwindsucht.[VHA]

Hals

Genickschmerz bis in die Schultern wie von starkem Ziehen an den Haaren.[VHA]

Brust

Stiche in der Brust, mit Angst und Beklemmung, besonders beim Tief-Athmen und niedrig Liegen mit dem Kopfe.[VHA]
Zusammenziehender Brustschmerz, vom Rücken her, als würde die Lunge zusammengeschnürt.
Lungenentzündung.[VHA]
Starkes Herzklopfen, am heftigsten Nachts, beim Liegen im Bette.[VHA]
Engbrüstigkeit, wobei er mit dem Kopfe hoch liegen muß.[VHA]
Brustbeklemmung beim Steigen.[VHA]

Rücken

Stechen in und zwischen den Schulterblättern, mit Athemversetzung.[VHA]
Früh und beim Bücken, heftiger Kreuzschmerz.[VHA]

Oberglieder

Nächtliches Reissen und Stechen in den Gelenken der Arme.[VHA]
Gefühl, als wären Hand und Finger dicker und geschwollen.[VHA]
Reissen und Stechen in den Gliedern und Gelenken.[VHA]

Unterglieder

Große lähmige Schwäche und Müdigkeit in den Unterschenkeln.[VHA]
Reissen und Stechen in den Gliedern und Gelenken.[VHA]

Drüsen

Konkordanz Drüsen: Bell., Puls., Rhus-t., Spong. [PB]

Knochen

Konkordanz Knochen: C y c l . , Phos. [PB]

Haut

Nadelstechen in der Haut, besonders im Gesichte, mit nachherigem Brennen.[VHA]
Brennende Bläschen mit gelblicher Flüssigkeit, die nach dem Aufkratzen nicht mehr brennen.[VHA]
Schnelle hydropische Geschwulst.[VHA]
Schmerzhafte Empfindlichkeit der Kopfhaut.[VHA]
Konkordanz Haut und Aeusseres: Arn., Bell., B r y . , Canth., Caust., C h i n . , Cycl., P h o s . , *Rhus-t.*, S e p . , S u l p h . [PB]

Schlaf

Tagesschläfrigkeit.[VHA]
Betäubter Schlaf.[VHA]
Unruhiger Schlaf, besonders nach Mitternacht.[VHA]
Alpdrücken.[VHA]
Der Husten weckt früh um 3 Uhr auf, mit betäubendem Kopfschmerze.[VHA]
Starkes Herzklopfen, am heftigsten Nachts, beim Liegen im Bette.[VHA]

Verifikationen und klinische Symptome

Nächtliches Stechen in den Ohren, im Liegen darauf schlimmer.[VHA]
Nächtlicher, klopfender Zahnschmerz, durch Kaltes verschlimmert.[VHA]
Nächtliche Uebelkeit, wie zum Erbrechen.[VHA]
Nächtliches Reissen und Stechen in den Gelenken der Arme.[VHA]
Nachmitternacht und früh gegen Morgen erhöhete Beschwerden.[VHA]
Konkordanz Schlaf und Träume: Ars., Aur., Bell., Calc., Hep., Kali-c., Nat-c., *Nux-v.*, Phos., Sep., Sil. [PB]

Fieber

Puls voll, hart und beschleunigt.[VHA]
Abendlicher Frost mit Schmerzen.[VHA]
Nachmittags Kälte mit Durst; darauf Nachts Hitze ohne Durst und ohne Schweiß.[VHA]
Kolliquative Schweiße.[VHA]
Frühschweiß, am meisten auf der Brust.[VHA]

Fieberstadien

1. P u l s voll, hart und beschleunigt. – Puls Morgens langsam, Nachmittags und Abends schnell.[WF 36]
2. F r o s t und Kälte Nachmittags und Abends, von jeder Bewegung vermehrt, nur im Liegen vergehend. – Frost mit nachfolgendem Schweisse, ohne vorgängige Hitze. – Abendlicher Frost mit Schmerzen. – Nachmittags Kälte mit Durst.[WF 36]
3. Abends etwas H i t z e , aber nur unbedeutend. – Nachthitze ohne Durst und ohne nachfolgenden Schweiss.[WF 37]
4. Sehr ermattender S c h w e i s s von der mindesten Anstrengung. – Nachtschweiss, am Stärksten an den Beinen. – Frühschweiss am Stärksten auf der Brust.[WF 37]

Konkordanz Fieber: *Acon.*, Arn., *Bell.*, Bry., Chel., Chin., *Dig.*, H y o s . , Sep., S t r a m . [PB]

Gemeinsames

Früh Abgespanntheit, bei Wärmegefühl im Gesichte und heißer Stirn.[VHA]
Größere Mattigkeit im Sitzen, als bei mäßiger Bewegung.[VHA]
Reissen und Stechen in den Gliedern und Gelenken.[VHA]
Taubheitsgefühl in den angegriffenen Teilen, gerade als ob sie von Holz wären.[Br., Lippe]
Entzündungen innerer Organe.[VHA]

Verschlimmerung der Beschwerden

Nachmitternacht und früh gegen Morgen erhöhete Beschwerden.[VHA]

KALB-FLEISCH-Genuß

Nachtheile von (allzu jungem und weichlich zubereitetem) KALB-FLEISCHE.[VHA]
Kopfweh nach Genuß von KALB-FLEISCH.[VHA]
Krampfhaft zusammenziehender, klammartiger Magenschmerz, besonders nach KALB-FLEISCH-Genuß.[VHA]
Heftige Leibschmerzen nach KALB-FLEISCH-Genuß.[VHA]

Konkordanzen

Verschlimmerung nach der Zeit: Bell., Lyc., N u x - v . , Puls., Rhus-t., T h u j . [PB]
Verschlimmerung nach Lage und Umständen: Am-c., Ars., Bor., B r y . , *Calc.*, C h a m . , Ip., Kali-c., L y c . , *Merc.*, Nux-v., R h u s - t . , Seneg., *Sep.*, S p i g . , Stront., Sulph. [PB]

Arzneiverwandtschaften von Kali nitricum

(Am-c.), (Arn.), C a l c . , Cocc., (Dros.), Nat-m. [VHA]
Acon., Arn., Ars., *B e l l . , Bry., Calc.*, Canth., Caust., Cham., C h i n . , Ign., Kali-c., L y c . , M e r c . , Nat-m., *Nux-v.*, P h o s . , Ph-ac., P u l s . , *R h u s - t . , S e p .*, Sil., Spig., Staph., Stram., Stront., S u l p h . [PB]
C a l c . , *Ip.* [KV]

Antidot von Kali nitricum: Spir. nitr. dulc.

Spir. nitr. dulc. [SRA]
Hr. Dr. *Schréter* fand den ätherischen SALPETERGEIST als Minderungs-Mittel allzu heftiger Wirkungen

Verifikationen und klinische Symptome

des SALPETERS, besonders der Kopfschmerzen davon. [CK 4, 465]
Spir. nitr. dulc. [PB]

Kali nitricum ist Antidot von: Camph.
Schwarzwerden vor den Augen (nach KAMPHER-Geruch).[VHA]

Schädliche Substanzen und Arzneimittel (Nocentia) bei der Behandlung mit Kali nitricum: Camph.
KAMPHER erhöhet die Beschwerden.[SRA]
KAMPHER verschlimmert.[VHA]
KAMPHER steigerte die Beschwerden.[CK 4, 465]
Schwarzwerden vor den Augen (nach KAMPHER-Geruch).[VHA]
Camph.[PB]

Konkordanzen der homöopathischen Arzneien

I. Gemüth und Geist: Bell., Bry., Calc., Nux-v., Op., Ph-ac., Puls., Rhus-t., Sep., Sil., Stram., Sulph., Verat. [PB]

II. Körpertheile und Organe: Acon., Ambr., Arg., Arn., Ars., Asaf., Aur., Bar-c., Bell., Bry., *Calc.*, Canth., Carb-v., Caust., Cham., Chin., Colch., Con., Croc., Ferr., Graph., Hep., Hyos., Ign., *Kali-c.*, Kreos., Led., Lyc., Mang., *Merc.*, Mez., Mur-ac., Nat-c., Nat-m., Nit-ac., Nux-v., Olnd., *Phos.*, Ph-ac., *Puls.*, *Rhus-t.*, Ruta, Sabin., Sars., Sec., Seneg., *Sep.*, Sil., Spig., Squil., Stann., Staph., Stram., *Sulph.*, Sulph-ac., Thuj., Zinc. [PB]

III. Empfindungen und Beschwerden

1. **Aeussere und innere Körpertheile im Allgemeinen:** Acon., Arg., Arn., Ars., Asaf., Aur., *Bell.*, *Bry.*, *Calc.*, Canth., Carb-v., Caust., Cham., Chin., Cocc., Con., Dros., Graph., Ign., *Kali-c.*, Laur., *Lyc.*, *Merc.*, Mosch., Nat-c., Nat-m., Nit-ac., *Nux-v.*, Par., *Phos.*, Ph-ac., Plat., *Puls.*, *Rhus-t.*, Sabad., Sabin., Sars., *Sep.*, Sil., Spig., Stann., Staph., *Stront.*, *Sulph.*, Sulph-ac., Verat., Zinc. [PB]
2. **Drüsen:** Bell., Puls., Rhus-t., Spong. [PB]
3. **Knochen:** Cycl., Phos. [PB]
4. **Haut und Aeusseres:** Arn., Bell., Bry., Canth., Caust., Chin., Cycl., Phos., *Rhus-t.*, Sep., Sulph. [PB]

IV. Schlaf und Träume: Ars., Aur., Bell., Calc., Hep., Kali-c., Nat-c., *Nux-v.*, Phos., Sep., Sil. [PB]

V. Fieber: *Acon.*, Arn., *Bell.*, Bry., Chel., Chin., *Dig.*, Hyos., Sep., Stram. [PB]

VI. Änderung des Befindens

1. **Verschlimmerung nach der Zeit:** Bell., Lyc., Nux-v., Puls., Rhus-t., Thuj. [PB]
2. **Verschlimmerung nach Lage und Umständen:** Am-c., Ars., Bor., Bry., *Calc.*, Cham., Ip., Kali-c., Lyc., *Merc.*, Nux-v., Rhus-t., Seneg., *Sep.*, Spig., Stront., Sulph. [PB]

VII. Konkordanz der homöopathischen Arzneien

Acon., Arn., Ars., *Bell.*, *Bry.*, *Calc.*, Canth., Caust., Cham., Chin., Ign., Kali-c., Lyc., Merc., Nat-m., *Nux-v.*, Phos., Ph-ac., Puls., *Rhus-t.*, *Sep.*, Sil., Spig., Staph., Stram., Stront., Sulph. [PB]
Calc., *Ip.* [KV]

Verifikationen und klinische Symptome

Kreosotum (Buchenholzteerkreosot)

(Kreos.)

Synonyma

Creosotum, Kreosotum, Buchenholzteerkreosot [PB]

Arzneiwirkungsdauer

Zählt zur 2. Klasse derjenigen Mittel, welche eine kurze Wirkungsdauer besitzen.[AHZ 49 (1855) 82]

Hinweis

Dieses Mittel ist noch viel zu wenig angewendet und daher weniger in seiner Eigenthümlichkeit bekannt. Man wird es nicht nur zu Ende der Krankheit bei Kindern, sondern auch bei bejahrten Personen und bei schwangeren Frauen von grossem Nutzen finden.[KEU 21]

Eigenthümlichkeiten und Hauptwirkungen

Gemüth

Aengstliche Schweräthmigkeit.[KEU 20]

Aergerliche Verdriesslichkeit.[KEU 20]

Konkordanz Gemüth und Geist: Acon., Anac., *Bell.*, Bry., Cham., Graph., Lyc., *Nat-m.*, Phos., Puls., Rhus-t., Sulph. [PB]

Geist

Konkordanz Gemüth und Geist: Acon., Anac., *Bell.*, Bry., Cham., Graph., Lyc., *Nat-m.*, Phos., Puls., Rhus-t., Sulph. [PB]

Kopf

Herausdrückendes Kopfweh in Stirn und Schläfen.[KEU 20]

Augen

Beissendes Thränen der Augen.[KEU 20]

Nase

Nasen-BLUTEN.[KEU 20]

Antlitz

Erdfahle Gesichtsfarbe.[KEU 20]

Mund

BITTERER Geschmack der Speisen erst beim Niederschlingen.[KEU 20]

Uebelkeit

Uebelkeit (der Schwangeren).[KEU 20]

Brechwürgen.[KEU 20]

Magen

Magenschmerzen.[KEU 20]

Bauch

Erschütterung im Bauche.[KEU 20]

Harn

Unwillkührlicher Harnabgang.[KEU 20]

SEP. heilt das Bettpissen im ersten Schlafe, muß aber wiederholt werden; bei diesem Uebel, wenn die Kinder sehr schwer aus dem Schlafe zu ermuntern sind, KREOS..[Chargé, Bönn.]

Ref. war mit SULPH. [bei Incontinentia urinae norturna] allein nicht so glücklich gewesen, und hatte sich oft genöthigt gesehen, noch andere Mittel in Anwendung zu ziehen, namentlich SEP. bei Onanisten, KREOS. bei tiefem Schlafe, PULS. bei Verschlimmerung im Herbste und Winter und SIL. bei Wurmbeschwerden.[AHZ 57 (1858) 71]

Verifikationen und klinische Symptome

Schwangerschaft – Beschwerden der Mütter

Uebelkeit (der Schwangeren).[KEU 20]

Dieses Mittel ist noch viel zu wenig angewendet und daher weniger in seiner Eigenthümlichkeit bekannt. Man wird es nicht nur zu Ende der Krankheit bei Kindern, sondern auch bei bejahrten Personen und bei schwangeren Frauen von grossem Nutzen finden.[KEU 21]

Beschwerden der Kinder

SEP. heilt das Bettpissen im ersten Schlafe, muß aber wiederholt werden; bei diesem Uebel, wenn die Kinder sehr schwer aus dem Schlafe zu ermuntern sind, KREOS..[Chargé, Bönn.]

Ref. war mit SULPH. [bei Incontinentia urinae nocturna] allein nicht so glücklich gewesen, und hatte sich oft genöthigt gesehen, noch andere Mittel in Anwendung zu ziehen, namentlich SEP. bei Onanisten, KREOS. bei tiefem Schlafe, PULS. bei Verschlimmerung im Herbste und Winter und SIL. bei Wurmbeschwerden.[AHZ 57 (1858) 71]

Dieses Mittel ist noch viel zu wenig angewendet und daher weniger in seiner Eigenthümlichkeit bekannt. Man wird es nicht nur zu Ende der Krankheit bei Kindern, sondern auch bei bejahrten Personen und bei schwangeren Frauen von grossem Nutzen finden.[KEU 21]

Regel

KREOS. ist nützlich bei nächtlichem Weißfluß.[Chargé, Bönn.]

Schnupfen

Stockschnupfen mit Niessen.[KEU 20]

Athem

Aengstliche Schweräthmigkeit.[KEU 20]

Kurzäthmigkeit.[KEU 20]

Hals

Kratzen, Kriebeln und Kitzeln in der Luftröhre.[KEU 20]

Rauhheit im Halse.[KEU 20]

Brust

Schmerzen in der Brust und im Brustbeine, zum Aufdrücken mit der Hand nöthigend.[KEU 20-21]

Stechen und Zerschlagenheit in der Brust.[KEU 21]

Husten

Keuchhusten

Hohler, oder pfeifender Krampfhusten, von Scharrigkeit Kratzen und Kriebeln in der Brust und im Halse erregt, ohne Auswurf.[KEU 20]

Verschlimmerung: Morgens und Abends. – Ausathmen. Bewegung. Musik. Erwachen aus dem Schlafe. Liegen im Bette, besonders auf der Seite. Umdrehen im Bette.[KEU 20]

Begleitung: Aergerliche Verdriesslichkeit. Herausdrückendes Kopfweh in Stirn und Schläfen. Beissendes Thränen der Augen. Nasen-BLUTEN. Erdfahle Gesichtsfarbe. BITTERER Geschmack der Speisen erst beim Niederschlingen. Uebelkeit (der Schwangeren). Brechwürgen. Magenschmerzen. Erschütterung im Bauche. Unwillkührlicher Harnabgang. Stockschnupfen mit Niessen. Aengstliche Schweräthmigkeit. Kurzäthmigkeit. Kratzen, Kriebeln und Kitzeln in der Luftröhre. Rauhheit im Halse. Schmerzen in der Brust und im Brustbeine, zum Aufdrücken mit der Hand nöthigend. Stechen und Zerschlagenheit in der Brust. Kreuzschmerzen. Gähnen. Grosse Schläfrigkeit und fester Schlaf. Frost.[KEU 20-21]

Dieses Mittel ist noch viel zu wenig angewendet und daher weniger in seiner Eigenthümlichkeit bekannt. Man wird es nicht nur zu Ende der Krankheit bei Kindern, sondern auch bei bejahrten Personen und bei schwangeren Frauen von grossem Nutzen finden.[KEU 21]

Rücken

Kreuzschmerzen.[KEU 21]

Drüsen

Konkordanz Drüsen: Ars., *Bell.*, Con., Hep., Merc., Phos., Sep., Sil., *Sulph.* [PB]

Verifikationen und klinische Symptome

Verifikationen und klinische Symptome

Knochen

Konkordanz Knochen: Ars., Asaf., Calc., Lyc., Merc., Mez., *Nit-ac.*, Phos., Ph-ac., Puls., Rhus-t., Ruta, Sil., Staph., *Sulph.* [PB]

Haut

Konkordanz Haut und Aeusseres: Ant-c., *Ars.*, Bell., Calc., Carb-an., *Carb-v.*, Caust., Clem., Graph., Hep., Kali-c., *Lach.*, *Lyc.*, *Merc.*, Olnd., Petr., Phos., Puls., *Rhus-t.*, *Sep.*, *Sil.*, Staph., *Sulph.* [PB]

Schlaf

Gähnen.[KEU 21]

Grosse Schläfrigkeit und fester Schlaf.[KEU 21]

SEP. heilt das Bettpissen im ersten Schlafe, muß aber wiederholt werden; bei diesem Uebel, wenn die Kinder sehr schwer aus dem Schlafe zu ermuntern sind, KREOS..[Chargé, Bönn.]

Ref. war mit SULPH. [bei Incontinentia urinae norturna] allein nicht so glücklich gewesen, und hatte sich oft genöthigt gesehen, noch andere Mittel in Anwendung zu ziehen, namentlich SEP. bei Onanisten, KREOS. bei tiefem Schlafe, PULS. bei Verschlimmerung im Herbste und Winter und SIL. bei Wurmbeschwerden.[AHZ 57 (1858) 71]

Konkordanz Schlaf und Träume: Ars., Bry., Cina, *Ign.*, Lyc., Mur-ac., Nux-v., Phos., Puls., *Rhus-t.*, Sars., Sep., Sil. [PB]

Fieber

Frost.[KEU 21]

Fieberstadien

1. Puls klein und schwach, bei starker BLUTWALLUNG. – In der Ruhe klopft es ihm in allen Adern.[WF 20]
2. Frost vorherrschend, am Meisten in der Ruhe. – Schüttelfrost mit starker, fliegender Gesichtshitze, rothen Backen und eiskalten Füssen. – Frost mit grosser körperlicher Unruhe. – Frost mit Hitze abwechselnd.[WF 20]
3. Hitze am Meisten im Gesichte. – Fliegende Hitze mit scharf umschriebener Röthe auf den Wangen.– Frost mit Hitze abwechselnd.[WF 20]
4. Schweiss wenig und nur in der Morgenzeit, ebenfalls mit Hitze und Röthe der Wangen.[WF 20]

Konkordanz Fieber: Acon., Ars., Bry., Calc., Chin., Hep., Lyc., Merc., Nux-v., Phos., Puls., *Rhus-t.*, Sil [PB]

Verschlimmerung der Beschwerden

Morgens und Abends.[KEU 20]

Ausathmen.[KEU 20]

Bewegung.[KEU 20]

Musik.[KEU 20]

Erwachen aus dem Schlafe.[KEU 20]

Liegen im Bette, besonders auf der Seite.[KEU 20]

Umdrehen im Bette.[KEU 20]

Konkordanzen

Verschlimmerung nach der Zeit: Agar., Ant-c., Chel., Ign., Kali-n., Nit-ac., *Nux-v.*, Ran-b., Staph. [PB]

Verschlimmerung nach Lage und Umständen: Ars., Bor., Bry., Calc., Carb-an., Carb-v., Chel., Con., Graph., Ign., Kali-c., *Lyc.*, Merc., Nux-m., *Nux-v.*, Phos., Puls., *Rhus-t.*, Sep., Sil., Spig., Stram., Sulph. [PB]

Arzneiverwandtschaften von Kreosotum

Acon., Anac., Ant-c., Ars., Asaf., *Bell.*, Bry., Calc., Carb-v., Caust., Chin., Con., Graph., Hep., Ign., Kali-c., Lach., *Lyc.*, Merc., Nat-m., Nit-ac., *Nux-v.*, Par., *Phos.*, Ph-ac., *Puls.*, *Rhus-t.*, *Sep.*, *Sil.*, Spig., Staph., *Sulph.* [PB]

Caust., *Nat-m.*, *Nux-v.*, *Sep.*, *Sulph.* [KV]

Antidot von Kreosotum: Nux-v.

Nux-v. [PB]

Kreosotum ist Zwischenmittel von: Sulph.

Es gehört in der That Glück dazu, wenn man bei solchen unbestimmten Angaben Hülfe bringt, und ich war meiner Sache nicht gewiß, als ich am 18. April [1841] zwei Gaben SULPH. 30°° und eine Zwischengabe KREOS. 24°°° dem Boten mitgab, um dem Kranken alle fünf Tage eine davon zu reichen. [ACS 19 (1842) 3, 54]

Konkordanzen der homöopathischen Arzneien

I. Gemüth und Geist: Acon., Anac., *Bell.*, Bry., Cham., Graph., Lyc., *Nat-m.*, Phos., Puls., Rhus-t., Sulph. [PB]

II. Körpertheile und Organe: Alum., Anac., *Ant-c.*, Arg., Ars., Bar-c., *Bell.*, Bov., Bry., *Calc.*, Carb-v., Caust., *Chin.*, Hep., *Kali-c.*, Led., Lyc., *Merc.*, Nat-c., *Nat-m.*, Nit-ac., Nux-v., *Par.*, *Phos.*, *Ph-ac.*, Plat., *Puls.*, *Rhus-t.*, Sabad., *Sep.*, *Sil.*, *Spig.*, *Staph.*, *Sulph.*, Sulph-ac., Verat., Verb., Zinc. [PB]

III. Empfindungen und Beschwerden

1. **Aeussere und innere Körpertheile im Allgemeinen:** *Acon.*, Arn., Asaf., *Bell.*, Bry., Calc., Carb-v., Caust., Cham., Chin., Cocc., Ferr., Hep., Ign., Kali-c., Lyc., Nat-m., Nux-v., Op., Phos., *Puls.*, *Rhus-t.*, Sabad., *Sep.*, Sil., Spig., Staph., Sulph., Thuj., Zinc. [PB]
2. **Drüsen:** Ars., *Bell.*, Con., Hep., Merc., Phos., Sep., Sil., *Sulph.* [PB]
3. **Knochen:** Ars., Asaf., Calc., Lyc., Merc., Mez., *Nit-ac.*, Phos., Ph-ac., Puls., Rhus-t., Ruta, Sil., Staph., *Sulph.* [PB]
4. **Haut und Aeusseres:** Ant-c., *Ars.*, Bell., Calc., Carb-an., *Carb-v.*, Caust., Clem., Graph., Hep., Kali-c., *Lach.*, *Lyc.*, *Merc.*, Olnd., Petr., Phos., Puls., *Rhus-t.*, *Sep.*, *Sil.*, Staph., *Sulph.* [PB]

IV. Schlaf und Träume: Ars., Bry., Cina, *Ign.*, Lyc., Mur-ac., Nux-v., Phos., Puls., *Rhus-t.*, Sars., Sep., Sil. [PB]

V. Fieber: Acon., Ars., Bry., Calc., Chin., Hep., Lyc., Merc., Nux-v., Phos., Puls., *Rhus-t.*, Sil. [PB]

VI. Änderung des Befindens

1. **Verschlimmerung nach der Zeit:** Agar., Ant-c., Chel., Ign., Kali-n., Nit-ac., *Nux-v.*, Ran-b., Staph. [PB]
2. **Verschlimmerung nach Lage und Umständen:** Ars., Bor., Bry., Calc., Carb-an., Carb-v., Chel., Con., Graph., Ign., Kali-c., *Lyc.*, Merc., Nux-m., *Nux-v.*, Phos., Puls., *Rhus-t.*, Sep., Sil., Spig., Stram., Sulph. [PB]

VII. Konkordanz der homöopathischen Arzneien

Acon., Anac., Ant-c., Ars., Asaf., *Bell.*, Bry., Calc., Carb-v., Caust., Chin., Con., Graph., Hep., Ign., Kali-c., Lach., *Lyc.*, Merc., Nat-m., Nit-ac., *Nux-v.*, Par., *Phos.*, Ph-ac., *Puls.*, *Rhus-t.*, *Sep.*, *Sil.*, Spig., Staph., *Sulph.* [PB]

Caust., *Nat-m.*, *Nux-v.*, *Sep.*, *Sulph.* [KV]

Verifikationen und klinische Symptome

Lachesis (Zahngift der Lachesis-Schlange)

(Lach.)

Synonyma

Trigonocephalus Lachesis, Zahngift von der Lachesis-Schlange [SRN]

Antipsorische und antisykotische Arznei

Die [...] bezeichneten Arzneien scheinen zu den antipsorischen Mitteln gezählt werden zu dürfen. Wenigstens habe ich sie in chronischen Beschwerden (psorischen Ursprungs) vorzugsweise wirksam befunden.[SRN]

Seit mehreren Jahren befestigt sich bei uns immermehr die Ueberzeugung, dass die grösste Zahl der Harnbeschwerden, nebst denen der uropoetischen Organe, in dem Boden der Sycosis, oder, was wir für dasselbe ansehen, der Pocken (Variola) wurzelt, und nur durch solche Mittel dauerhaft geheilt werden kann, welche diesem Grundübel entsprechen. Die Zahl dieser Mittel ist aber bei Weitem grösser, als man gewöhnlich annimmt, und viele der sogenannten antipsorischen Arzneien, insbesondere: LACH. [...] und Andere haben in diesen verschiedenen Krankheitsformen ihre Heilkraft dargethan.[AHP 262]

Arzneiwirkungsdauer

Wirkt 4 bis 5 Wochen.[SRN]

Zählt zur 3. Klasse derjenigen Mittel, welche eine mittlere Wirkungsdauer besitzen.[AHZ 49 (1855) 82]

Hinweise

Die Erstwirkung erneuert sich nach 14 Tagen.[SRN]

Träges, pflegmatisches Wesen.[HA 7]

Die LACH.-Symptome deuten auf BLUT-Vergiftung.[Br., Lippe]

Wenn der Kranke nicht die geringste Berührung am Halse ertragen kann, denke man sofort an LACH., denn Empfindlichkeit gegen äußeren Druck geht durch die ganze Prüfung dieses Arzneimittels.[Br., Lippe]

Furcht vor der Cholera weist auf LACH..[Br., Lippe]

Vorbeugungsmittel

LACH., CAMPH. und SULPH. werden als Vorbeugungsmittel der Cholera genannt.[Gue.; AHZ 115]

Eigenthümlichkeiten und Hauptwirkungen

Gemüth

Träges, pflegmatisches Wesen.[HA 7]

Angst und Unruhe.[KEU 34]

Unruhe und Angst mit Zittern.[HA 52]

Furcht vor der Cholera weist auf LACH..[Br., Lippe]

Eifersucht.[HA 52]

Exstatische, leicht gerührte Stimmung.[VHA]

Exstatisches, leicht gerührtes Gemüth.[HA 21]

Ekstatische Stimmung.[KEU 34]

Große Aufgelegtheit zu Spott, Satyre und lächerlichen Einfällen.[HA 21-22]

Der Kranke ist glückselig und voll Heiterkeit, aber allmählich verschwindet dieser Zustand, und Mangel an Selbstbeherrschung und Unzüchtigkeit folgen; Patientin glaubt, sie sei jemand anderes und sei in den Händen einer stärkeren Gewalt (leidet an Nymphomanie). (Der LACH.- Kranke spricht unaufhörlich; keine Lust zu sprechen weist auf PH-AC.)[Br., Lippe]

Klagen und Jammern.[KEU 34]

Mißtrauen gegen Andere.[HA 52]

Mürrische Unzufriedenheit.[HA 7]

Neigung zu innerem Gram.[VHA], [HA 22]

Schreckhaftigkeit.[VHA]

Tückische Bosheit.[HA 7]

Unruhe, die ins Freie treibt.[VHA]

Abendliche, an Wahnsinn grenzende Eifersucht.[VHA]

Verifikationen und klinische Symptome

Verifikationen und klinische Symptome

Wahnsinnige Eifersucht mit Mißtrauen und Argwohn. – Mürrische Unzufriedenheit; Rechthaberei; tückische Bosheit; Angegriffenheit von Kopfanstrengungen; träges, phlegmatisches Wesen; Kopfweh in der SONNE; eingefallenes oder unnatürlich rothes Gesicht; Nachtheil von WEIN und TABACK; Verlangen und Besserung nach KAFFEE; große Verdauungsschwäche; Auftreibung des Unterleibes; Hartleibigkeit mit Durchfall wechselnd; Athem- und Brustbeschwerden; bösartige Geschwüre.[HA 7]

Geschwätziger Wahnsinn mit spottsüchtiger Eifersucht, verliebter Zärtlichkeit und schrecklichen Phantasibildern.[HA 21]

Unglückliche Liebe mit eifersüchtigem Argwohn, Verzweiflung und Lebensüberdruß.[HA 9]

Ungemeine Redseligkeit.[VHA]

Große Geschwätzigkeit (vergleiche STAM.) mit Argwohn, Neigung zum Spotten, und schrecklichen Einbildungen.[Br., Lippe]

Wenn der Patient immer von Schlangen spricht, ist LACH. angezeigt. (Er denkt und redet – auch im Säuferwahnsinn – von Mord, Brandstiftung, Ratten, Mäusen usw. Diese Symptome verschlimmern sich, sobald er die Augen öffnet: CALC.)[Br., Lippe]

Spottreden und lächerliche Ideen.[Br., Lippe]

Große Geilheit und heftige Aufregung des Geschlechtstriebes.[VHA]

Große Aufregung des Geschlechtstriebes.[HA 22]

Viele schreckhafte oder geile Träume.[VHA]

Aengstliches Herzklopfen.[VHA]

Schlaflosigkeit mit Geistererscheinungen, sobald er die Augen schliesst, beim Oeffnen derselben sogleich vergehend: Thuj. (APISIN.?, LACH.?)[KMS 729]

Bei Heirathsscheu habe sich vielfach LACH. bewährt.[Graf zur Lippe; AHZ 61 (1860) 54]

Patient glaubt nicht auf dem Wege der Besserung zu sein; glaubt nicht mehr gesund zu werden und ist zu Tränen gerührt.[Br., Lippe]

Konkordanz Gemüth und Geist: Acon., Bell., Coff., *Hyos., Lyc.*, Nat-m., Nux-v., Op., *Phos.*, Plat., *Stram., Verat.* [PB]

Geist

Erhöhete Thätigkeit des Geistes.[VHA]

Spottreden und lächerliche Ideen.[Br., Lippe]

Rechthaberei.[HA 7]

Angegriffenheit von Kopfanstrengungen.[HA 7]

Geschwätziger Wahnsinn mit spottsüchtiger Eifersucht, verliebter Zärtlichkeit und schrecklichen Phantasibildern. – Exstatisches, leicht gerührtes Gemüth; große Aufgelegtheit zu Spott, Satyre und lächerlichen Einfällen; Neigung zu innerem Gram; Kopfweh in der SONNE; bleifarbige Gesichtsblässe mit blauen Rändern um die Augen; heftiges Verlangen nach WEIN und BIER; große Aufregung des Geschlechtstriebes; öfteres Tiefathmen; große Abmagerung; abendliche Erhöhung der Beschwerden; abendliche Schläfrigkeit mit Redseligkeit; Durst vor, nicht bei den Fieberanfällen.[HA 21-22]

Konkordanz Gemüth und Geist: Acon., Bell., Coff., *Hyos., Lyc.*, Nat-m., Nux-v., Op., *Phos.*, Plat., *Stram., Verat.* [PB]

Schwindel

Schwindel beim Schließen der Augen, welcher beim Oeffnen derselben gleich wieder vergeht: Thuj. (APISIN., LACH.)[KMS 722]

Kopf

Starker BLUTDRANG zum Kopfe.[VHA]

BLUTDRANG zum Kopfe.[KEU 34]

Schlagflüsse.[VHA]

Hämmerndes Kopfweh beim Bücken.[VHA]

Klopfendes Kopfweh.[KEU 34]

Kopfweh in der SONNE.[HA 7], [HA 22]

Innerer Kopf

Früh, nach dem Aufstehen, Kopfweh über den Augen.[VHA]

Schmerz beim Erwachen, im ganzen Kopf, verlangt LACH.. (Schmerzen über den Augen beim Erwachen weist auf GELS.. Kopfschmerz morgens, nach einer schwelgerischen Nacht, und nachdem man einige Zeit auf ist, weist auf NUX-V..)[Br., Lippe]

Betäubendes Kopfweh, das besonders morgens nach dem Essen und in der SONNE auftritt: NUX-V. (vergleiche GLON., LACH. und NAT-C..)[Br., Lippe]

Drückender Kopfschmerz in den Schläfen, wie ein Drängen von Innen heraus, früh nach dem Aufstehen, von Bewegung, Bücken, darauf Drücken und Treppensteigen verschlimmert, beim Essen und Liegen gebessert. – Unruhe und Angst mit Zittern; Mißtrauen gegen Andere; Eifersucht; Empfindlichkeit gegen Geräusch; Hitze und Röthe des (sonst blassen) Gesichts; hastiges Sprechen; Geschwulstgefühl und Wundheitsschmerz im Halse; Uebelkeit und Erbrechen des Genossenen; vergeblicher Stuhldrang mit Verstopfung; Herzklopfen; Scheu vor Bewegung, mit Neigung zum Liegen; unruhiger Schlaf mit vielen Träumen und öfterem Erwachen; große Frostigkeit.[HA 52]

Scharfes Schneiden im Wirbel, wie mit Messern.[VHA]

Geschwürschmerz im Scheitel, nach dem Aufstehen und in der Ruhe verschlimmert, bei Bewegung und nach Schlafen gebessert.[HA 64]

Schneidender Kopfschmerz, als schnitte Jemand ein Stück vom (rechten) Scheitelbeine ab, nach dem Aufstehen aus dem Bette und von Treppensteigen verschlimmert, in der Wärme und von Aufstoßen gebessert.[HA 78]

Aeusserer Kopf

Ausfallen der Haare, besonders der Schwangeren, mit beißendem Jucken auf dem Haarkopfe, worauf nach Kratzen Beulen und Verdickungen der Haut entstehen, bei blassem, bleifarbigem Gesichte, Schlaflosigkeit und großer Empfindlichkeit des entblößtem Kopfs gegen SONNENSCHEIN.[HA 110-111]

Augen

Schlaflosigkeit mit Geistererscheinungen, sobald er die Augen schliesst, beim Oeffnen derselben sogleich vergehend: Thuj. (APISIN.?, LACH.?)[KMS 729]

Rosenartige Entzündung der Wange unter den Augen.[VHA]

Bleifarbige Gesichtsblässe mit blauen Rändern um die Augen.[HA 22]

Blaue Ränder um die Augen.[VHA], [KEU 34]

Früh, nach dem Aufstehen, Kopfweh über den Augen.[VHA]

Spannen in den Augen.[KEU 34]

Ohren

Empfindlichkeit der Ohren gegen WIND.[VHA]

Empfindlichkeit gegen Geräusch.[HA 52]

Nase

Jücken in der Nase beim Essen.[VHA]

Knochenschmerz der Nase.[VHA]

Nasen-BLUTEN und BLUTSCHNAUBEN.[VHA]

Eiterausfluß aus der Nase.[VHA]

Antlitz

Gesichtsblässe.[VHA]

Bleifarbiges Gesicht.[VHA]

Bleifarbige Gesichtsblässe mit blauen Rändern um die Augen.[HA 22]

Bläue des Gesichts.[VHA], [KEU 34]

Eingefallenes oder unnatürlich rothes Gesicht.[HA 7]

Hitze und Röthe des (sonst blassen) Gesichts.[HA 52]

Jücken im Gesichte.[VHA]

Geschwülste hier und da im Gesichte.[VHA]

Verifikationen und klinische Symptome

Verifikationen und klinische Symptome

Rosenartige Entzündung der Wange unter den Augen.[VHA]

Blaue Ränder um die Augen.[VHA]

Ausschlag im Gesichte, mit nachbleibenden bläulichen Flecken: Thuj. (FERR., LACH.)[KMS 723]

Zähne

Zahnfleischgeschwulst.[VHA]

Abbröckeln hohler Zähne.[VHA]

Abbröckeln der Zähne: Thuj. (BOR., LACH., STAPH.)[KMS 724]

Bohrender Schmerz in den Backenzähnen, bis in die Kieferknochen, besonders nach dem Essen.[VHA]

Mund

Kratzen hinten am Gaumen.[VHA]

Rohheit im Halse.[VHA]

Schmerzhaftes Schlingen, am Meisten wenn er leer oder Speichel schlingt: Thuj. (LACH., RHUS-T.)[KMS 724]

Geschwulstgefühl und Wundheitsschmerz im Halse.[HA 52]

Pflockgefühl im Halse, oder Gefühl , als ob sich ein Stück Schleim im Halse angesammelt hätte, das fortgesetztes schmerzhaftes Schlingen verursacht.[Br., Lippe]

Wenn der Kranke versucht, Flüssigkeiten zu schlucken, kommen sie wieder die Nase herab.[Br., Lippe]

Starke Anschwellung der Zunge, die den ganzen Mund ausfüllt. (Weiche Anschwellung der Zunge, mit Speichelfluß und Eindrücken von den Zähnen, deutet auf MERC.)[Br., Lippe]

Typhus, besonders mit roter, schwarzer, trockener Zunge, oder wenn sich Schrunden an der Zungenspitze befinden. LACH. paßt im Typhus, wenn die Zunge beim Herausstrecken zittert, oder die Zungenspitze sich an den unteren Zähnen oder den Lippen verfängt, und der Kranke die Zunge nicht herausbringen kann.[Br., Lippe]

Der Kranke kann die Zunge infolge von Kraftlosigkeit nicht herausbringen. (Zuckungen der Zunge weisen auf LYC..)[Br., Lippe]

Geschwüre im Halse und den entzündeten Mandeln. (Vergleiche MERC., BELL., NIT- AC., KALI- BI..) (Kleine Geschwüre an den Mandeln, die sich beständig erneuern, verlangen PLB.; trockene Geschwüre weisen auf LYC..)[Br., Lippe]

Mandelgeschwüre, die an der rechten Seite beginnen. (LACH. fängt links an.)[Br., Lippe]

Die Mandeln scheinen mit tiefen, runden oder kleinen, knotigen Stellen besetzt zu sein. Von rechts nach links weist auf LYC., von links nach rechts auf LACH..[Br., Lippe]

LACH. tut vorzügliche Dienste bei Diphtheritis, wenn man die Halsgeschwüre (resp. den diphtheritischen Belag) zuerst auf der linken Seite wahrnimmt.[Br., Lippe]

Die Halsentzündung und Geschwürsbildung fängt links an und breitet sich erst später auf die rechte Seite aus. (Bei LYC. fängt die Entzündung auf der rechten Seite an und breitet sich nach links aus.)[Br., Lippe]

Geschwüre im Halse rufen Husten hervor.[Br., Lippe]

Der LACH.-Kranke kann feste Nahrung, aber keine Flüssigkeit schlucken. (Ein Gefühl von Zusamenschnüren macht das Schlingen fester Speise schwierig: RHUS-T..)[Br., Lippe]
Leer-Schlingen, nicht aber Speise-Schlingen vermehrt die Halsschmerzen.[VHA]

Leeres Schlingen ruft mehr Verschlimmerung der Halsschmerzen hervor als das Schlucken fester Speisen; auch ist es schmerzhafter, Flüssigkeiten zu schlucken als feste Nahrung.[Br., Lippe]

Der Kranke kann die gekaute Speise nicht hinabschlucken, weil sie auf dem hinteren Teile der Zunge einen bohrenden Schmerz verursacht.[Br., Lippe]

Knollen im Halse.[KEU 34]

Speichelfluß.[VHA], [KEU 34]

Angina tonsillaris

Die dem Ref. im Laufe dieses Sommers ungewöhnlich häufig vorkommenden Fälle, wo überall nur das Leer- oder Speichelschlingen schmerzhaft war, das Speiseschlingen aber vorübergehend besserte, waren jedesmal sehr bald, oft in wenigen Stunden, der LACH. in einer einzigen Gabe der Hochpotenz gewichen.[AHZ 61 (1860) 54]

Ref. hatte stets die schnellen Heilungen durch LACH. und BELL. im Wechsel erzielt, und es knüpften sich daran interessante Fälle von Rachen- und Schlundentzündungen, welche die DDr. *Stens* und *Gauwerky* ebenfalls damit geheilt hatten.[AHZ 44 (1852) 58-69]

Gefühl im Halse, wie von etwas Festsitzendem, welches zum beständigen Schlingen reizt.[VHA]
Empfindlichkeit des innern Halses gegen äußern Druck.[VHA]
Der äußere Hals ist sehr empfindlich gegen Berührung.[Br., Lippe]
Hastiges Sprechen.[HA 52]
Schluchzen.[KEU 34]

Genüsse
Früh, Appetitlosigkeit.[VHA]
Verlorene Neigung zum TABAK-Rauchen, ohne geraden Widerwillen dagegen zu haben.[VHA]
Beständiger Durst.[VHA]
Durst vor, nicht bei den Fieberanfällen.[HA 22]
Heftiges Verlangen nach WEIN und BIER.[VHA], [HA 22]
Gelüste nach kalten AUSTERN. (LACH., LYC. und RHUS-T. sind die drei Mittel für dieses Symptom.)[Br., Lippe]
Verschlimmerung der Beschwerden: WEIN und geistige Getränke. SAURES und SALZIGES.[KEU 34]
Nachtheil von WEIN und TABACK.[HA 7]
Verlangen und Besserung nach KAFFEE.[HA 7]

Uebelkeit
Uebelkeit und Erbrechen des Genossenen.[HA 52]
Anstrengendes Erbrechen von Speisen und Galle.[KEU 34]

Magen
Schmerzhaftigkeit der Herzgrube beim Aufdrücken.[VHA]
Magenkrampf.[KEU 34]
Abwechselnd Kälte und Brennen im Magen.[KEU 34]

Hypochonder
Kleider, die enge um die Taille sind, verursachen ein Gefühl von großer Unbequemlichkeit (vergleiche NUX-V.).[Br., Lippe]
Zerschlagenheit in den Hypochondern.[KEU 34]

Bauch
Hitze im Bauche.[VHA]
Leerheitsgefühl im Unterleibe.[VHA]
Große Verdauungsschwäche.[HA 7]
Auftreibung des Unterleibes.[HA 7]
Hartleibigkeit mit Durchfall wechselnd.[HA 7]
Vergeblicher Stuhldrang mit Verstopfung.[HA 52]

Stuhl
Leibesverstopfung; es gehen nur WINDE ab.[VHA]
Stuhlverstopfung, mit fortgesetztem, aber fruchtlosem Drang.[Br., Lippe]
Vergeblicher Stuhldrang mit Verstopfung.[HA 52]
Großes Verlangen zur Stuhlentleerung, aber ohne Erfolg (vergleiche IGN.).[Br., Lippe]
Breiiger, lehmiger, sehr stinkender Stuhl, mit nachfolgendem Stuhldrange.[VHA]
Hartleibigkeit mit Durchfall wechselnd.[HA 7]
Stetes Nachharnen, sowohl nach dem Stuhle, als nach Uriniren.[VHA]

After
Brennen im After.[VHA]
Mastdarmvorfall beim Stuhle.[VHA]
Zusammenziehung des Mastdarmes, oder Pflockgefühl im After (vergleiche BELL.).[Br., Lippe]
Nach dem Stuhlgang treten Hämorrhoidal-Geschwüre hervor, mit Zusammenziehung des Afterschließmuskels. LACH. ist sehr angezeigt für Hämorrhoidal-Knoten – besonders mit starken BLUTUNGEN – bei Personen, die viele geistige Getränke genießen. (Für trockene Hämorrhoiden gebe man NUX-V..)[Br., Lippe]

Verifikationen und klinische Symptome

NUX-V., ARS. und LACH. sind drei wichtige Arzneimittel in Hämorrhoidalleiden. Für BLUTENDE Hämorrhoiden vergleiche SULPH..[Br., Lippe]

Beschwerden der Kinder

Wenn das Kind zu husten anfängt, nachdem es kaum eingeschlafen ist, ist LACH. angezeigt; kann aber das Kind infolge des Hustens nicht einschlafen, gebe man CALC..[Br., Lippe]

Blase – Harn

Der Kranke hat das Gefühl, als ob ein Ball in der Blase oder irgend einem inneren Organ herumrollen würde. Dieses Symptom findet man bei keinem anderen Arzneimittel.[Br., Lippe]

Heller, schäumender Harn.[VHA]

Schaumiger Harn: Thuj. (KALI-C., LACH., LYC.)[KMS 725]

Schaumiger Urin; der Schaum bleibt lange auf dem Harn: THUJ. (vergleiche LACH. und LYC.).[Br., Lippe]

Der Harn ist sehr schaumig; oder dunkler Harn, mit einem Niederschlag von kleinen schwarzen Punkten; besonders wichtiges Symptom in Scharlachfieber. (Schwärzlicher, tintenartiger Urin, der in großen Quantitäten ausgeschieden wird, weist auf COLCH..)[Br., Lippe]

Unfreiweilliges Harnlassen, besonders nachts und beim Husten; oder tropfenweiser Abgang von Urin nach dem Harnen: THUJ. (vergleiche LACH. und CAUST.).[Br., Lippe]

Stetes Nachharnen, sowohl nach dem Stuhle, als nach Uriniren.[VHA]

Nachtröpfeln nach dem Harnen: Thuj. (LACH., SEL.)[KMS 725]

Brennen beim Harnen.[VHA]

Geschlechtstheile

Große Geilheit und heftige Aufregung des Geschlechtstriebes.[VHA]

Große Aufregung des Geschlechtstriebes.[HA 22]

Viele schreckhafte oder geile Träume.[VHA]

Die Annahme, dass APISIN. mehr die linke und LACH. mehr die rechte Körperseite afficire, hat in neuerer Zeit viele Ausnahmen erleiden müssen. Merkwürdigerweise kömmt das Gegentheil davon am Häufigsten bei den Geschlechtstheilen vor. Dagegen ist bei Entzündungen die helle Röthe für APISIN., die bläuliche für LACH. jederzeit eine sehr brauchbare Anzeige.[AHZ 63 (1861) 55]

Menstruationskolik, die vom linken Eierstock ausgeht. (Für den rechten Eierstock vergleiche APIS.)[Br., Lippe]

Anschwellung, Verhärtung, Schmerz und andere Regelwidrigkeiten, die vom linken Eierstock ausgehen, weisen auf LACH. (Für großes Wundheitsgefühl und Empfindlichkeit des linken Eierstockes vergleiche auch ARG..)[Br., Lippe]

Schwangerschaft – Beschwerden der Mütter

Ausfallen der Haare, besonders der Schwangeren, mit beißendem Jucken auf dem Haarkopfe, worauf nach Kratzen Beulen und Verdickungen der Haut entstehen, bei blassem, bleifarbigem Gesichte, Schlaflosigkeit und großer Empfindlichkeit des entblößtem Kopfs gegen SONNENSCHEIN.[HA 110-111]

Regel

Monatliches zu wenig.[VHA]

Schnupfen

Abends Fließschnupfen, früh Stockschnupfen mit Nasenverstopfung.[VHA]

Früh Stock-, Abends Fliessschnupfen.[KEU 34]

Fließschnupfen mit entzündeten Nasenrändern und scharfem, WÄSSERIGEM Ausflusse.[VHA]

Fliessschnupfen und Niessen bringen sogleich bedeutende Erleichterung:Thuj. (LACH.)[KMS 725]

Athem

Athembeengung nach dem Essen.[VHA]

Neigung zum Tiefathmen im Sitzen.[VHA]

Neigung zum Tiefathmen.[KEU 34]

Verifikationen und klinische Symptome

Verifikationen und klinische Symptome

Öfteres Tiefathmen.[HA 22]
Kurzäthmigkeit.[KEU 34]
Erstickungsanfälle.[KEU 34]
Athem- und Brustbeschwerden.[HA 7]
Mühsames Atmen, durch Sprechen und nach dem Essen verschlimmert. Berührung des Kehlkopfes verursacht Kurzatmigkeit und Erstickungsanfälle, die durch Bewegung der Arme verschlimmert werden. Nach Mitternacht erwacht der Kranke plötzlich an einer Brustbeklemmung, er atmet langsam, schwer und keuchend und ist genöthigt, mit dem Oberkörper vorwärts gebückt aufzusitzen. (Vergleiche KALI-C., ARS. und BLATTA.) (Gefühl eines an organischer Herzkrankheit leidendem Kranken, als ob die Bronchialröhren angefüllt wären, weist auf SPONG..)[Br., Lippe]
Von äußerer Berührung des Kehlkopfs entsteht Erstickungsgefahr.[VHA]
Ein tiefer Stich im Rücken, als wenn etwas darin säße, zum rückwärts Ueberbiegen und Tiefathmen nöthigend.[VHA]

Husten

Kurzer, sehr anstrengender Keuchhusten, wobei sich nichts lösen will.[VHA]
Husten in und nach jedem Schlafe.[VHA]
Häufige Anfälle kurzen Hustens, verursacht durch ein Kitzelgefühl in der Herzgrube; während der Nacht trockener Husten; manchmal hustet der Kranke mit Schwierigkeit WÄSSERIGEN, SALZIGEN Schleim herauf, den er aber nicht auswerfen kann, sondern wieder schlucken muß (vergl. CON.).[Br., Lippe]
Wenn das Kind zu husten anfängt, nachdem es kaum eingeschlafen ist, ist LACH. angezeigt; kann aber das Kind infolge des Hustens nicht einschlafen, gebe man CALC..[Br., Lippe]
Er hustet blos am Tage, auch Früh nach dem Aufstehen und Abends nach dem Niederlegen, aber selten in der Nacht: Thuj. (EUPHR.,FERR.,LACH.,NIT-AC.,STAPH.)[KMS 726]

Keuchhusten

Oeftere Anfälle von kächzendem Krampfhusten, von Kitzel im Magen, selten auch im Kehlkopfe erregt, Abends und Nachts ohne, Morgens und am Tage mit schwieriger Lösung wenigen WÄSSERIGEN, zuweilen SALZIGEN Schleims, der nicht ausgeworfen, sondern verschluckt wird.[KEU 34]

Verschlimmerung: Am Tage und Abends. – Nach jedem Schlafe. Berührung des Kehlkopfes. Gemüthsbewegung. Nasskaltes Wetter. Temperaturwechsel. Durchnässung. Sprechen. WEIN und geistige Getränke. SAURES und SALZIGES.[KEU 34]

Begleitung: Angst und Unruhe. Klagen und Jammern. Ekstatische Stimmung. BLUTDRANG zum Kopfe. Klopfendes Kopfweh. Spannen in den Augen. Bläue des Gesichts. Blaue Ränder um die Augen. Knollen im Halse. Speichelfluss. Schluchzen. Anstrengendes Erbrechen von Speisen und Galle. Magenkrampf. Abwechselnd Kälte und Brennen im Magen. Zerschlagenheit in den Hypochondern. Früh Stock-, Abends Fliessschnupfen. Neigung zum Tiefathmen. Engbrüstigkeit. Kurzäthmigkeit. Erstickungsanfälle. Gefühl, wie von etwas Flatterndem über dem Kehlkopfe. Heiserkeit bis zur Stimmlosigkeit. Empfindlichkeit der äusseren Kehlkopfgegend. Hohle, heisere Stimme. Wundheitsschmerz in der Brust und des Brustbeins. Aengstliches Herzklopfen. Blaurothe Geschwulst der Hände. Kälte bei innerem Brennen der Füsse. Füssegeschwulst. Abmagerung. Blaue Geschwüre oder Beulen. Frost mit Hitze wechselnd.[KEU 34-35]

Dieses, vielleicht nicht ganz verdienter Maassen, als ein fast universelles Polychrest angesehene Heilmittel findet beim Keuchhusten, in Gemässheit der vorstehenden Zeichen, eine ziemlich beschränkte Anwendung.[KEU 35]

Luftröhre – Kehlkopf

Von äußerer Berührung des Kehlkopfs entsteht Erstickungsgefahr.[VHA]
Empfindlichkeit der äusseren Kehlkopfgegend.[KEU 35]
Schmerzhafte Empfindlichkeit der Kehle; bei äußerer Berührung derselben will er ersticken.[VHA]
Druck an den Kehlkopf, oder irgend welche Halsbedeckung, oder Reiz im Schlund oder in der Brustbeingegend verursacht Husten, der gewöhnlich beginnt, wenn der Kranke am Einschlafen ist.[Br., Lippe]
Gefühl, wie von etwas Flatterndem über dem Kehlkopfe.[KEU 34-35]
Heiserkeit und mangelnde Stimme beim Sprechen, wie von einem im Kehlkopfe festsitzen-

den fremden Körper, der sich nicht losräuspern läßt.[VHA]
Heiserkeit bis zur Stimmlosigkeit.[KEU 35]
Hohle, heisere Stimme.[KEU 35]
Gefühl, wie von einer Haut im Kehlkopfe: Thuj. (LACH., PHOS.)[KMS 726]

Heilungsbericht: *Caroline L.* zu M., eine unverheirathete Dame von einigen 40 Jahren, leidet seit beinahe zwei Dezennien an den gewöhnlichen hysterischen Brust- und Unterleibs-Beschwerden, wogegen sie unaufhörlich medizinirt, und namentlich sehr viel VALERIANA, CASTOR., OPIUM und Brausepulver gebraucht hatte. Die Nebenbeschwerden bestanden in: Bohren und Brennen in den Ohren, steter Trockenheit am Gaumen, ohne besonderen Durst, Rauhheit im Halse und Stechen an dem Rande der mit Bläschen besetzten Zunge; dabei das gewöhnliche Klagen und Jammern der Hysterischen. – Um wo möglich baldige Linderung zu verschaffen, gab ich zuerst am 30. Jan. 1835 eine Gabe PULS. 30°° mit Verschlimmerung; am 9. Febr. IGN. 30°° ohne Wirkung; am 16. Febr. MERC. 30°° mit einem geringen Anscheine von Besserung, die aber nicht von Dauer war und Heiserkeit hinzutreten ließ; am 28. Febr. STANN. 30°, worauf es erst 2 Tage lang schlimmer, dann sichtlich etwas besser wurde; am 28. März ARN. 30°°, wonach große Verschlimmerung eintrat, welche PULS. hob, aber den alten Zustand unverändert ließ; am 6. April CHIN. 30°° mit einiger Besserung nach 48stündiger starker Einwirkung; 15. April SULPH. 60°° mit großer Verschlimmerung nebst Schneiden im Ohre und Halsweh beim Schlingen; am 19. April ARG. 30°° mit einiger Besserung, dabei Aber nach einigen Tagen vermehrte Trockenheit im Munde, welche nun auch sich bis tief zum Schlunde hinein verbreitet hatte, und ein beständiges Gefühl am Gaumen, als wollte sich die Oberhaut abschälen. Hierauf reichte ich nun am 1. Mai eine Gabe LACH. 30°°, wonach sehr bedeutende Besserung eintrat, und nach noch 2 solchen Gaben, von 5 zu 5 Tagen gereicht, war die Dame vollständig und dauerhaft hergestellt. – Bei solchen allgemeinen, nichts genau charakterisirenden Symptomen, wie es oft bei Hysterischen der Fall ist, ist das Erscheinen eines seltsamen Symptoms von großer Wichtigkeit.[ACS 18 (1840) 2, 6-7]

Geschwulstgefühl und Wundheitsschmerz im Halse.[HA 52]
Geschwüre im Halse rufen Husten hervor.[Br., Lippe]
Knollen im Halse.[KEU 34]

Aeusserer Hals

Wenn der Kranke nicht die geringste Berührung am Halse ertragen kann, denke man sofort an LACH., denn Empfindlichkeit gegen äußeren Druck geht durch die ganze Prüfung dieses Arzneimittels.[Br., Lippe]
Empfindlichkeit des innern Halses gegen äußern Druck.[VHA]
Der äußere Hals ist sehr empfindlich gegen Berührung.[Br., Lippe]
Der Kranke kann auch nicht den geringsten Druck am Halse dulden. (Er macht deshalb immer seinen Hemdkragen auf.)[Br., Lippe]
Blaue Auftreibung der Halsadern: Thuj. (ARS., LACH.)[KMS 726]

Brust

Nachts, Brennen auf der Brust.[VHA]
Athem- und Brustbeschwerden.[HA 7]
Engbrüstigkeit.[KEU 34]
Nach Mitternacht erwacht der Kranke plötzlich an einer Brustbeklemmung, er atmet langsam, schwer und keuchend und ist genöthigt, mit dem Oberkörper vorwärts gebückt aufzusitzen. (Vergleiche KALI-C., ARS. und BLATTA.) (Gefühl eines an organischer Herzkrankheit leidendem Kranken, als ob die Bronchialröhren angefüllt wären, weist auf SPONG..)[Br., Lippe]
Gefühl von Beklemmung in der Herzgegend. (Das Gefühl des Kranken, als würde sein Herz von einer eisernen Klammer umfaßt, weist auf CACT..)[Br., Lippe]
Aengstliches Herzklopfen.[VHA], [KEU 35]
Herzklopfen.[HA 52]
Bläue am Schlüsselbeine: Thuj. (LACH. ?)[KMS 726]
Wundheitsschmerz in der Brust und des Brustbeins.[KEU 35]

Rücken

Steifheit des Nackens. (Wenn der Kopf infolge eines steifen Nackens auf eine Seite gedreht ist, denke man an LACHN.. Steifer Nacken bei einem Kranken mit gichtischer Anlage erfordert CAUST..)[Br., Lippe]

Ein tiefer Stich im Rücken, als wenn etwas darin säße, zum rückwärts Ueberbiegen und Tiefathmen nöthigend.[VHA]

Schmerz in der Steißbeingegend; wenn sich der Kranke hinsetzt, hat er das Gefühl, als ob er auf etwas Scharfem säße. Dieses Symptom findet man häufig bei älteren Personen, besonders bei alten Frauen.[Br., Lippe]

Das Rückgrat des Patienten ist sehr empfindlich gegen Berührung, er klagt über einen brennenden Schmerz.[Br., Lippe]

Lahmheit in der linken Schulter. (Vergleiche FERR.-Schmerz in der rechten Schulter, besonders im Gelenk, weist auf SANG..)[Br., Lippe]

Oberglieder

Ausdünstung in der Achselhöhle stark wie nach Knoblauch riechend. Diese Ausdünstung trifft man häufig bei jungen Mädchen nach heftigen Leibesübungen, wie nach dem Tanzen. (TELL. und LACH. sind die Hauptmittel dagegen.)[Br., Lippe]

Nachts, Hitze in den Handtellern.[VHA]

Kratzbläschen an den Händen und Fingern.[VHA]

Nagelgeschwüre.[VHA]

Warzen an den Händen: Thuj. (LACH., NIT-AC., RHUS-T.)[KMS 727]

Blauschwarze Blasen an Händen und Füßen.[VHA]

Blaurothe Geschwulst der Hände.[KEU 35]

Unterglieder

Schwäche und Steifigkeit der Knie.[VHA]

Wadenkrämpfe.[VHA]

Flache Geschwüre an den Unterschenkeln.[VHA]

Flache Geschwüre an den unteren Extremitäten, deren Umgebung blau oder purpur gefärbt ist; oder ein großes Geschwür ist von kleineren umgeben.[Br., Lippe]

Fußgeschwulst.[VHA]

Füssegeschwulst.[KEU 35]

Geschwulst der Beine nach Nervenfieber: Es eigne sich die weiße, harte Geschwulst für BRY., in den meisten Fällen die bläuliche für LACH. und die rothe für PULS..[AHZ 46 (1853) 134-135]

Kalte Füße.[VHA]

Kälte bei innerem Brennen der Füsse.[KEU 35]

Nachts, Hitze in den Fußsohlen.[VHA]

Tiefe, jückende Schrunden an den Zehen.[VHA]

Blauschwarze Blasen an Händen und Füßen.[VHA]

Drüsen

Konkordanz Drüsen: Bell., Carb-an., Hep., Merc., Sil., Sulph. [PB]

Knochen

Konkordanz Knochen: Bell., Calc., Caust., Chin., Dros., Lyc., Merc., Phos., Ph-ac., Puls., Ruta, Staph. [PB]

Haut

Jücken; nach Kratzen wird die Haut dick und es entstehen dicke Beulen.[VHA]

Fessendes Jucken in der Haut, von Kratzen gebessert, aber dennoch brennend: Thuj. (CAUST., LACH., MEZ., RHUS-T., SULPH.)[KMS 729]

Unheilsamkeit der Haut.[VHA]

Heilungsbericht: *Ferd. S.* zu Gl., ein junger Landmann von 27 Jahren hatte sich vor 8 Tagen einen Holzsplitter in die Hand gestoßen, welcher zwar ausgezogen war, aber eine heftige und äußerst schmerzhafte Geschwulst der ganzen Hand, mit beständigem Brennen darin hervorgebracht hatte. – Am 9. Febr. 1852. 1. 3. LACH. 200°°., 2. SIL. 200°°. 4. §. Alle 2 Abende ein Pulver. Nach 8 Tagen war Alles geheilt.[Vol. 81, S.207; AHZ 48 (1854) 53]

Gesichtsblässe.[VHA]

Bleifarbiges Gesicht.[VHA]

Jücken im Gesichte.[VHA]

Rosenartige Entzündung der Wange unter den Augen.[VHA]

Verifikationen und klinische Symptome

Ausschlag im Gesichte, mit nachbleibenden bläulichen Flecken: Thuj. (FERR., LACH.)[KMS 723]
Kratzbläschen an den Händen und Fingern.[VHA]
Tiefe, jückende Schrunden an den Zehen.[VHA]
Warzen an den Händen: Thuj. (LACH., NIT-AC., RHUS-T.)[KMS 727]

Geschwülste

Die Heilung von Geschwülsten verschiedener Art, wogegen verschiedene Mittel angegeben wurden, bemerkte Ref., dass nur die ein blaues Ansehen haben durch LACH. geheilt werden könnten, was Dr. *Gauwerky* auch bestätigte.[AHZ 51 (1856) 63]
Geschwülste hier und da im Gesichte.[VHA]
Geschwulst der Beine nach Nervenfieber: Es eigne sich die weiße, harte Geschwulst für BRY., in den meisten Fällen die bläuliche für LACH. und die rothe für PULS..[AHZ 46 (1853) 134-135]
Blaurothe Geschwulst der Hände.[KEU 35]
Fußgeschwulst.[VHA]
Füssegeschwulst.[KEU 35]
Die Annahme, dass APISIN. mehr die linke und LACH. mehr die rechte Körperseite afficire, hat in neuerer Zeit viele Ausnahmen erleiden müssen. Merkwürdigerweise kömmt das Gegentheil davon am Häufigsten bei den Geschlechtstheilen vor. Dagegen ist bei Entzündungen die helle Röthe für APISIN., die bläuliche für LACH. jederzeit eine sehr brauchbare Anzeige.[AHZ 63 (1861) 55]

Geruch

Ausdünstung in der Achselhöhle stark wie nach Knoblauch riechend. Diese Ausdünstung trifft man häufig bei jungen Mädchen nach heftigen Leibesübungen, wie nach dem Tanzen. (TELL. und LACH. sind die Hauptmittel dagegen.)[Br., Lippe]

Geschwüre

Bösartige Geschwüre.[HA 7]
Karbunkel mit purpurn gefärbtem Hofe und von vielen kleineren Schwären umgeben.[Br., Lippe]
Flache Geschwüre, mit bläulich weissem Boden: Thuj. (ARS., LACH., LYC., SEP., SIL.)[KMS 728]
Schwammige, bei Berührung brennende Geschwüre.[VHA]
LACHESIS paßt auch bei syphilitisch-MERCURIELLEN Geschwüren, oder überhaupt bei Geschwüren, die mit QUECKSILBER behandelt, aber nicht geheilt wurden. Ebenso ist es ein wichtiges Mittel bei sekundärer Syphilis.[Br., Lippe]
Nagelgeschwüre.[VHA]
Flache Geschwüre an den Unterschenkeln.[VHA]
Flache Geschwüre an den unteren Extremitäten, deren Umgebung blau oder purpur gefärbt ist; oder ein großes Geschwür ist von kleineren umgeben.[Br., Lippe]

Hautfarbe

Blaue Ränder um die Augen.[VHA]
Ausschlag im Gesichte, mit nachbleibenden bläulichen Flecken:Thuj. (FERR., LACH.)[KMS 723]
Blaue Auftreibung der Halsadern: Thuj. (ARS., LACH.)[KMS 726]
Bläue am Schlüsselbeine: Thuj. (LACH. ?)[KMS 726]
Die Heilung von Geschwülsten verschiedener Art, wogegen verschiedene Mittel angegeben wurden, bemerkte Ref., dass nur die ein blaues Ansehen haben durch LACH. geheilt werden könnten, was Dr. *Gauwerky* auch bestätigte.[AHZ 51 (1856) 63]
Geschwulst der Beine nach Nervenfieber: Es eigne sich die weiße, harte Geschwulst für BRY., in den meisten Fällen die bläuliche für LACH. und die rothe für PULS..[AHZ 46 (1853) 134-135]
Flache Geschwüre, mit bläulich weissem Boden: Thuj. (ARS., LACH., LYC., SEP., SIL.)[KMS 728]
Blaue Geschwüre oder Beulen.[KEU 35]
Blaurothe Geschwulst der Hände.[KEU 35]
Blauschwarze Blasen an Händen und Füßen.[VHA]

Konkordanz Haut und Aeusseres: Acon., Ant-c., Arn., *Ars.*, Asaf., *Bell.*, Bry., Calc., Carb-an., Carb-v., Caust., Cham., Con., Euph., Graph., Hep., Kali-c., Kreos., Led., *Lyc.*, Merc., Mez., Op., Petr., Phos., Ph-ac., *Puls.*, *Rhus-t.*, Sec., Sel., *Sep.*, *Sil.*, Staph., *Sulph.*, Verat. [PB]

Verifikationen und klinische Symptome

Schlaf

Abends Schläfrigkeit bei Redseligkeit.[VHA]
Abendliches spätes Einschlafen.[VHA]
Abendliche Erschlaffung und Müdigkeit.[VHA]
Abends erhöhete Beschwerden.[VHA]
Abendliche Erhöhung der Beschwerden.[HA 22]
Abendliche Schläfrigkeit mit Redseligkeit.[HA 22]
Stete Schlaflosigkeit.[VHA]
Viele schreckhafte oder geile Träume.[VHA]
Unruhiger Schlaf mit vielen Träumen und öfterem Erwachen.[HA 52]
Husten in und nach jedem Schlafe.[VHA]
Nachts, Brennen auf der Brust.[VHA]
Nachts, Hitze in den Fußsohlen.[VHA]
Schlaflosigkeit mit Geistererscheinungen, sobald er die Augen schliesst, beim Oeffnen derselben sogleich vergehend: Thuj. (APISIN.?, LACH.?)[KMS 729]

Konkordanz Schlaf und Träume: Acon., *Bry.*, Calc., *Chin.*, Graph., Hep., Ign., Lyc., Nux-v., Op., *Phos.*, Rhus-t., Sel., Sil., *Sulph.* [PB]

Fieber

Kleiner, schneller Puls.[VHA]
Durst vor dem Fieber.[VHA]
Durst vor, nicht bei den Fieberanfällen.[HA 22]
Kälte und Hitze ohne Durst.[VHA]
Frostigkeit und Verlangen nach Erwärmung.[VHA]
Frost mit Hitze wechselnd.[KEU 35]
Große Frostigkeit.[HA 52]
Leichtes Schwitzen.[VHA]
Kalte Schweiße.[VHA]

Scharlachfieber

Der Harn ist sehr schaumig; oder dunkler Harn, mit einem Niederschlag von kleinen schwarzen Punkten; besonders wichtiges Symptom in Scharlachfieber: LACH.[Br., Lippe]

Fieberstadien

1. Puls klein und schwach, aber beschleunigt, oft mit vollen und starken Schlägen abwechselnd, überhaupt sehr ungleich und aussetzend.[WF 28]
2. Allgemeiner Frost, mit Zähneklappern, Verlangen nach Wärme und äusserer, erstarrender Kälte. – Frostschauder den Rücken heraufziehend, oft um den andern Tag. – Frost und Hitze abwechselnd, und zwar von einer Stelle zur Andern. – Frost um den anderen Tag wiederkehrend.[WF28-29]
3. Hitze Abends, besonders an Händen und Füssen. – Abends und Nachts Brennen in den Handtellern und Fusssohlen. – Nächtliche Hitze, wie von BLUTWALLUNG, mit grosser Empfindlichkeit des Halses. – Inneres Hitzgefühl mit kalten Füssen. – Frost und Hitze abwechselnd, und zwar von einer Stelle zur Andern. [WF 29]
4. Heftiger Schweiss bei den meisten Beschwerden. – Grosse Neigung zu Schweiss. – Kalte, gelbfärbende, oder BLUTIGE und rothfärbende Schweisse.[WF 29] – Braungelb färbender Schweiss: Thuj. (ARS.,BELL.,CARB-AN.,GRAPH.,LACH.,SEL.) [KMS 729]

Konkordanz Fieber: Acon., *Ars.*, Bell., *Bry.*, Calc., Caps., Hell., Lyc., Merc., Nux-v., Op., Phos., Ph-ac., Puls., Rhus-t., Samb., Sep., Spig., Squil., Sulph. [PB]

Gemeinsames

Große Abmagerung.[VHA], [HA 22]
Abmagerung.[KEU 35]
Bösartige Geschwüre.[HA 7]
Abendliche Erschlaffung und Müdigkeit.[VHA]
Scheu vor Bewegung, mit Neigung zum Liegen.[HA 52]
Schlagflüsse.[VHA]
Die LACH.-Symptome deuten auf BLUT-Vergiftung.[Br., Lippe]
Der Kranke kann keine Schmerzen ertragen, er klagt beständig darüber: HEP. (vergleiche

Verifikationen und klinische Symptome

BELL., LACH., STRAM.).[Br., Lippe]

Die Annahme, dass APISIN. mehr die linke und LACH. mehr die rechte Körperseite afficire, hat in neuerer Zeit viele Ausnahmen erleiden müssen. Merkwürdigerweise kömmt das Gegentheil davon am Häufigsten bei den Geschlechtstheilen vor. Dagegen ist bei Entzündungen die helle Röthe für APISIN., die bläuliche für LACH. jederzeit eine sehr brauchbare Anzeige.[AHZ 63 (1861) 55]

Das Fleisch wie losgeschlagen von den Knochen: Thuj. (APISIN., LACH., NIT-AC., RHUS-T.)[KMS 727]

Der Kranke hat das Gefühl, als ob ein Ball in der Blase oder irgend einem inneren Organ herumrollen würde. Dieses Symptom findet man bei keinem anderen Arzneimittel.[Br., Lippe]

Verifikationen und klinische Symptome

Besserung der Beschwerden

Oeffnen der [Augen]: Thuj. (APISIN.?, LACH.?)[KMS 729], [KMS 722]

Beim Essen.[HA 52]

Aufstoßen.[HA 78]

Liegen.[HA 52]

Bewegung.[HA 64]

Nach Schlafen.[HA 64]

Alle Symptome sind schlimmer nach dem Schlafe. (Der LACH.-Kranke erwacht, sich übler befindend.[Br.].[Br., Lippe]

Verschlimmerung nach der Mittagsruhe, nach Trinken von SAUREM oder ALKOHOLHALTIGEN Getränken sowie nach Mißbrauch von CHINA und MERC..[Br., Lippe]

Verschlimmerung der Beschwerden

Am Tage und Abends.[KEU 34]

Abends erhöhete Beschwerden.[VHA]

Abendliche Erhöhung der Beschwerden.[HA 22]

Nach jedem Schlafe.[KEU 34]

Früh nach dem Aufstehen.[HA 52], [HA 64], [HA 78]

Bewegung.[HA 52]

Bücken.[HA 52]

Darauf Drücken.[HA 52]

Treppensteigen.[HA 52], [HA 78]

Berührung des Kehlkopfes.[KEU 34]

Wenn der Kranke nicht die geringste Berührung am Halse ertragen kann, denke man sofort an LACH., denn Empfindlichkeit gegen äußeren Druck geht durch die ganze Prüfung dieses Arzneimittels.[Br., Lippe]

Sprechen.[KEU 34]

Gemüthsbewegung.[KEU 34]

NASSKALTES Wetter.[KEU 34]

Temperaturwechsel.[KEU 34]

SONNENSCHEIN.[HA 7], [HA 22], [HA 111]

Äußerst kaltes oder sehr heißes Wetter macht den Kranken ganz kraftlos (vergl. FL-AC.). [Br., Lippe]

DURCHNÄSSUNG.[KEU 34]

WEIN und geistige Getränke.[KEU 34]

SAURES und SALZIGES.[KEU 34]

Konkordanzen

Verschlimmerung nach der Zeit: Ant-c., Ant-t., Arn., Bell., Bry., Caps., Caust., Lyc., Mez., Phos., Puls., Rhus-t., Sabad., Staph., Stront. [PB]

Verschlimmerung nach Lage und Umständen: Agar., Ambr., Ant-c., Arn., Ars., Bar-c., *Bell., Cham.*, Chel., Chin., Cina, Cocc., Coff., Con., Dulc., Ferr., Graph., Hep., *Ign.*, Jod., Led., *Lyc.*, Mgs., Merc., Nat-c., Nat-m., Nux-m., *Nux-v.*, Op., *Phos.*, Plat., *Puls.*, Ran-b., Rhod., *Rhus-t.*, Ruta, Sabad., Sel., Sep., Sil., Spig., Staph., Stram., Sulph., Tarax., Valer., Verat., Verb., Zinc. [PB]

Beschwerden der Thiere

Pferde

Brüning's Stute lahmt seit 14 Tagen wegen Kronengeschwulst: Lach. C 200°° – Geheilt.[KMS 788]

Arzneiverwandtschaften von Lachesis

Alum., (Arn.), Ars., Bell., Bry., (Carb-an.), Carb-v., Chin., (Croc.), Dulc., Hyos., Merc., Nux-v., Ph-ac., Puls., Rhus-t., Sel., (Seneg.), Sulph., (Thuj.) [VHA]

Acon., Ant-c., Arn., Ars., Bar-c., *Bell.*, Bry., Calc., Canth., Carb-an., Cham., Chin., Cocc., Con., Ferr., Graph., Hep., Hyos., Ign., *Lyc.*, Merc., Mez., Nat-m., Nit-ac., Nux-v., Op., *Phos.*, Ph-ac., *Puls.*, Rhus-t., Ruta, Sabad., Sel., Sep., Sil., Spig., Staph., Stram., *Sulph.*, Verat. [PB]

Alum., Apisin., *Ars.*, *Bell.*, Carb-v., *Caust.*, Chin., *Con.*, *Hep.*, *Lyc.*, *Merc.*, *Nux-v.*, *Ph-ac.*, *Plat.*, *Puls.*, *Stann.*, Zinc. [KV]

Antidote von Lachesis: Ars., Bell., Merc., Nux-v., Ph-ac. – Acida, Cerevisia, Vinum [PB]

Bell., Merc., Nux-v., Ph-ac. [SRN]

WEIN, BIER, SÄUREN [SRN]

Ars., Bell., Merc., Nux-v., Ph-ac. [PB]

Acida, Cerevisia, Vinum [PB]

Lachesis ist Antidot von: Ars., Carb-v., Merc., Merc.[Br., Lippe]

LACH. paßt auch bei syphilitisch-MERCURIELLEN Geschwüren, oder überhaupt bei Geschwüren, die mit QUECKSILBER behandelt, aber nicht geheilt wurden. Ebenso ist es ein wichtiges Mittel bei sekundärer Syphilis.[Br., Lippe]

Antidote gegen chronische Wirkungen von MERC. sind: NIT-AC., LACH., SULPH., HEP., JOD., KALI-C., SARS.[Br., Lippe]

Lachesis ist Folgemittel von: Ars.[Br., Lippe], Bell.[Br., Lippe], Lyc.[Br., Lippe], Sil., Merc.[Br., Lippe]

Am 3. Febr. 1852. 1. SIL. 200°, 2 – 4. §., alle 3 Abende ein Pulver zu nehmen und die eiternden Stellen mit einfachem Talgläppchen zu bedecken. Am 13. Febr. Ansehnliche Besserung in allen Erscheinungen und die Schmerzen bedeutend gelindert. – 1. LACH. 200°° 2 - 4. § alle 3 Abende.[Vol. 81, S.194; AHZ 48 (1854) 52]

LACH. paßt gut nach ARS., BELL. und MERC..[Br., Lippe]

LACH. und LYC. folgen gut aufeinander.[Br., Lippe]

Folgemittel von Lachesis: Lyc., Lyc.[Br., Lippe]

1. LACH. 200°° 2 - 4. § alle 3 Abende. Am 28. Febr. Zuweilen noch Stiche in dem Handrücken, wo die Haut an den geheilten Geschwürstellen am Knochen festsitzt. – 1. LYC. 200° 2 – 4. §. alle 3 Abende.[Vol. 81, S.194; AHZ 48 (1854) 52]

LYC. folgt gut auf LACH..[Br., Lippe]

Lachesis ist Wechselmittel mit: Bell.

Ref. hatte stets die schnellen Heilungen durch LACH. und BELL. im Wechsel erzielt, und es knüpften sich daran interessante Fälle von Rachen- und Schlundentzündungen, welche die DDr. *Stens* und *Gauwerky* ebenfalls damit geheilt hatten.[AHZ 44 (1852) 58-69]

Zwischenmittel von Lachesis: Sil.

Am 9. Febr. 1852. 1. 3. LACH. 200°°., 2. SIL. 200°°. 4. §. Alle 2 Abende ein Pulver. Nach 8 Tagen war Alles geheilt.[Vol. 81, S.207; AHZ 48 (1854) 53]

Schädliche Substanzen und Arzneimittel (Nocentia) bei der Behandlung mit Lachesis: Am-c., Dulc., Nit-ac., Psor.

Am-c., Dulc., Nit-ac., Psoricum [PB]

Verifikationen und klinische Symptome

Konkordanzen der homöopathischen Arzneien

I. Gemüth und Geist: Acon., Bell., Coff., *Hyos.*, *Lyc.*, Nat-m., Nux-v., Op., *Phos.*, Plat., *Stram.*, *Verat.* [PB]

II. Körpertheile und Organe: Acon., Ant-c., Ars., Bar-c., *Bell.*, Bor., Bry., *Calc.*, Canth., Carb-v., Caust., *Cham.*, Chin., Con., Graph., Hep., Hyos., Ign., Kali-c., Kreos., *Lyc.*, *Merc.*, Mez., Nat-m., Nit-ac., *Nux-v.*, Petr., *Phos.*, *Puls.*, Rhus-t., Sabad., Sel., *Sep.*, Sil., Spig., Spong., *Staph.*, Stram., *Sulph.*, Thuj., Verat., Zinc. [PB]

III. Empfindungen und Beschwerden

1. **Aeussere und innere Körpertheile im Allgemeinen:** Acon., Am-c., *Arn.*, Ars., Bar-c., *Bell.*, Bry., Calc., Canth., Caust., Cham., *Chin.*, Cocc., Cupr., Dig., Ferr., Graph., Hyos., Ign., Ip., Lyc., Merc., Nit-ac., Nux-v., *Op.*, Phos., Ph-ac., Plb., *Puls.*, Sel., Sep., Sil., Spig., Stram., *Sulph.*, Verat. [PB]
2. **Drüsen:** Bell., Carb-an., Hep., Merc., Sil., Sulph. [PB]
3. **Knochen:** Bell., Calc., Caust., Chin., Dros., Lyc., Merc., Phos., Ph-ac., Puls., Ruta, Staph. [PB]
4. **Haut und Aeusseres:** Acon., Ant-c., Arn., *Ars.*, Asaf., *Bell.*, Bry., Calc., Carb-an., Carb-v., Caust., Cham., Con., Euph., Graph., Hep., Kali-c., Kreos., Led., *Lyc.*, Merc., Mez., Op., Petr., Phos., Ph-ac., *Puls.*, *Rhus-t.*, Sec., Sel., *Sep.*, *Sil.*, Staph., *Sulph.*, Verat. [PB]

IV. Schlaf und Träume: Acon., *Bry.*, Calc., *Chin.*, Graph., Hep., Ign., Lyc., Nux-v., Op., *Phos.*, Rhus-t., Sel., Sil., *Sulph.* [PB]

V. Fieber: Acon., *Ars.*, Bell., *Bry.*, Calc., Caps., Hell., Lyc., Merc., Nux-v., Op., Phos., Ph-ac., Puls., Rhus-t., Samb., Sep., Spig., Squil., Sulph. [PB]

VI. Änderung des Befindens

1. **Verschlimmerung nach der Zeit:** Ant-c., Ant-t., Arn., Bell., Bry., Caps., Caust., Lyc., Mez., Phos., Puls., Rhus-t., Sabad., Staph., Stront. [PB]
2. **Verschlimmerung nach Lage und Umständen:** Agar., Ambr., Ant-c., Arn., Ars., Bar-c., *Bell.*, *Cham.*, Chel., Chin., Cina, Cocc., Coff., Con., Dulc., Ferr., Graph., Hep., *Ign.*, Jod., Led., *Lyc.*, Mgs., Merc., Nat-c., Nat-m., Nux-m., *Nux-v.*, Op., *Phos.*, Plat., *Puls.*, Ran-b., Rhod., *Rhus-t.*, Ruta, Sabad., Sel., Sep., Sil., Spig., Staph., Stram., Sulph., Tarax., Valer., Verat., Verb., Zinc. [PB]

VII. Konkordanz der homöopathischen Arzneien

Acon., Ant-c., Arn., Ars., Bar-c., *Bell.*, Bry., Calc., Canth., Carb-an., Cham., Chin., Cocc., Con., Ferr., Graph., Hep., Hyos., Ign., *Lyc.*, Merc., Mez., Nat-m., Nit-ac., Nux-v., Op., *Phos.*, Ph-ac., *Puls.*, Rhus-t., Ruta, Sabad., Sel., Sep., Sil., Spig., Staph., Stram., *Sulph.*, Verat. [PB]

Alum., Apisin., *Ars.*, *Bell.*, Carb-v., *Caust.*, Chin., *Con.*, *Hep.*, *Lyc.*, *Merc.*, *Nux-v.*, *Ph-ac.*, *Plat.*, *Puls.*, *Stann.*, Zinc. [KV]

Verifikationen und klinische Symptome

Laurocerasus (Kirschlorbeer)

(Laur.)

Synonyma

Prunus Laurocerasus L., Kirschlorbeer [SRN]

Nicht-Antipsorische Arznei

[SRN]

Arzneiwirkungsdauer

Wirkt 4 bis 8 Tage.[SRN]

Zählt zur 1. Klasse derjenigen Mittel, welche die allerkürzeste Wirkungsdauer besitzen.[AHZ 49 (1855) 82]

Hinweise

Zwischenmittel bei chronischen Krankheiten: OPIUM (X° R.) bei nervöser Unreizbarkeit und mangelnder Reaction der Lebenskraft. (Hier auch zuweilen CARB-V. X° R., LAUR. X° R., MOSCH. X° R., NIT-AC. X° R., oder SULPH. X° R.)[SRA]

Nervöse Erregung: LAUR.[LWB 182]

Eigenthümlichkeiten und Hauptwirkungen

Gemüth

Große Niedergeschlagenheit und Traurigkeit.[VHA]

Aengstlichkeit und Furcht vor eingebildeten Uebeln.[VHA], [HA 66]

Angst und Unruhe.[KEU 35]

Schwacher, ängstlicher, langsamer Athem.[VHA]

Verdrießlichkeit.[VHA]

Konkordanz Gemüth und Geist: Acon., *Bell.*, Bry., Calc., Cann-s., Cham., *Con.*, Hyos., Ign., Lyc., Nat-c., Nat-m., Op., *Phos., Ph-ac., Puls.*, Rhus-t., Sep., Sil., *Stram.*, Sulph., *Verat.* [PB]

Geist

Trunkenheitsähnlicher Zustand.[VHA]

Trunkenheitsartige Betäubung.[HA 66]

Betäubung.[VHA], [KEU 35]

Betäubung wie von Trunkenheit, mit Gefühllosigkeit und großer Abgespanntheit der Muskelkräfte.[HA 24-25]

Trunkenheit mit Gefühllosigkeit, Abstumpfung des Empfindungsvermögens, Nebel vor den Augen und Stirnkopfweh.[HA 31]

Verlorenes Bewußtsein.[VHA]

Bewußtlosigkeit, wie von Trunkenheit, mit Gefühllosigkeit und großer Erschlaffung der Muskeln.[HA 26]

Ohnmachtartiges Magenweh.[VHA]

Gefühllosigkeit und Abstumpfung des Empfindungsvermögens.[VHA]

Abstumpfung des Empfindungsvermögens.[HA 66]

Verstandes- und Gedächtnisschwäche.[VHA]

Konkordanz Gemüth und Geist: Acon., *Bell.*, Bry., Calc., Cann-s., Cham., *Con.*, Hyos., Ign., Lyc., Nat-c., Nat-m., Op., *Phos., Ph-ac., Puls.*, Rhus-t., Sep., Sil., *Stram.*, Sulph., *Verat.* [PB]

Schwindel

Schwindel.[KEU 35]

Kopf

Dumpfdrückender, betäubender Kopfschmerz.[VHA]

Dummliche Schwere des Kopfes.[VHA]

BLUTDRANG zum Kopfe, mit Hitze und Klopfen darin.[VHA]

BLUTDRANG zum Kopfe.[KEU 35]

Verifikationen und klinische Symptome

Beim Bücken Gefühl, als falle das Gehirn nach vorn in die Stirn.[VHA]
Kältegefühl in der Stirne oder im Scheitel, wie von Anwehen eines kalten Windes, durch den Nacken den Rücken herabsteigen, in der Stube verschlimmert, im Freien gebessert.– Aengstliche Furcht vor eingebildeten Uebeln; trunkenheitsartige Betäubung; Abstumpfung des Empfindungsvermögens; erweiterte Pupillen; Verminderung des Gesichts und Gehörs; eingefallenes, fahlgrünes Gesicht; hörbares Kollern der Getränke durch die Speiseröhre; schwierige oder verlorene Sprache; Verstopfung, oder Durchfall mit Stuhlzwang; Engbrüstigkeit, wie von mangelnder Ausdehnung der Lunge; schmerzlose Lähmigkeit der Glieder; Nachtmittags und Abends unüberwindliche Schlafsucht; unregelmäßiger Puls; beständige Frostigkeit und Kälte.[HA 66]
Klopfen im Kopfe, mit Hitze darin und Kältegefühl, welche vom Nacken den Rücken herabsteigt, Nachmittags, von Bücken und in der Stube verschlimmert, im Freien gebessert.[HA 69]
Lockerheitsgefühl des Gehirns, als falle es beim Bücken vorn in die Stirn, ohne Schmerz, Abends und in der Stube verschlimmert, Nachts und im Freien gebessert.[HA 72]

Augen
Erweiterte, unbewegliche Pupillen.[VHA]
Erweiterte Pupillen.[HA 66], [KEU 35]
Starre, verdrehete Augen.[VHA]
Die Gegenstände erscheinen größer.[VHA]
Gesichtsverdunklung.[VHA]
Verminderung des Gesichts und Gehörs.[HA 66]
Augen hervorgetreten.[KEU 35]
Wie ein Flor vor den Augen.[KEU 35]

Ohren
Schwerhörigkeit.[VHA]
Verminderung des Gesichts und Gehörs.[HA 66]

Antlitz
Aufgedunsenes Gesicht.[VHA]
Eingefallenes, fahlgraues Gesicht.[VHA]
Eingefallenes, fahlgrünes Gesicht.[HA 66]
Verzogenes Gesicht.[VHA]
Zuckungen im Gesichte.[VHA]
Schaum vor dem Munde.[VHA]
Kinnbackenkrampf.[VHA]
Ausschlag um den Mund.[VHA]

Mund
Trockenheit der Mundhöhle.[VHA]
Trockenheit im Munde.[KEU 35]
Heftiger Durst bei trocknem Munde.[VHA]
Zusammenziehen des Schlundes beim Trinken.[VHA]
Krampf im Rachen und in der Speiseröhre.[VHA]
Verhindertes Schlingen.[VHA]
Schlundkrampf.[KEU 35]
Hörbares Kollern der Getränke durch den Schlund hinunter.[VHA]
Hörbares Kollern der Getränke durch die Speiseröhre.[HA 66]
Verlust der Sprache.[VHA]
Sprachlosigkeit.[KEU 35]
Schwierige oder verlorene Sprache.[HA 66]
Schaum vor dem Munde.[VHA]
Fallsucht-Konvulsionen mit Schaum vor dem verschlossenen Munde.[VHA]
Ausschlag um den Mund.[VHA]

Verifikationen und klinische Symptome

Genüsse
Heftiger Durst bei trocknem Munde.[VHA]
Durst.[KEU 35]

Uebelkeit
Uebelkeit im Magen und Erbrechen des Genossenen.[VHA]
Speise-Erbrechen.[KEU 35]

Magen
Ohnmachtartiges Magenweh.[VHA]
Magenentzündung.[VHA]
Kältendes Brennen im Magen.[VHA]

Bauch
Kältendes Brennen im Unterleibe.[VHA]
Kolikartiges Zusammenziehen und Schneiden im Bauche.[VHA]
Zwicken in der Nabelgegend.[VHA]

Stuhl
Durchfall mit Stuhlzwang.[VHA]
Leibesverstopfung.[VHA]
Verstopfung, oder Durchfall mit Stuhlzwang.[HA 66]
Unwillkührlicher Stuhlabgang.[VHA]
Unwillkührlicher Stuhl- und Harnabgang.[KEU 35]

Harn
Unwillkührlicher Harnabgang.[VHA]
Unwillkührlicher Stuhl- und Harnabgang.[KEU 35]
Unterdrückte Harnabsonderung.[VHA]
Harnverhaltung, wie von Lähmung der Blase.[VHA]

Geschlechtstheile
Brandigwerden der männlichen Ruthe.[VHA]

Regel
Monatliches zu früh und zu stark, mit dünnem, flüssigem BLUTE.[VHA]

Schnupfen
Fließschnupfen mit Halsweh.[VHA]

Athem
Schwacher, ängstlicher, langsamer Athem.[VHA]
Schwacher, röchelnder Athem.[KEU 35]
Röchelnder Athem.[VHA]
Engbrüstigkeit, als könne sich die Lunge nicht gehörig ausdehnen.[VHA]

Lungenlähmung
Lungenlähmung.[VHA]
Drohende Lungenlähmung.[KEU 35]
Obwohl die LAUR. kaum hierher gehört [zu Keuchhusten], so durfte sie doch nicht übergangen werden, weil sie zuweilen im letzten Stadium der Krankheit, wo der Auswurf gänzlich stockt und Lungenlähmung droht, noch Rettung bringen kann.[KEU 35-36]

Husten
Kurzes, trocknes Hüsteln von Kitzeln im Halse.[VHA]
Husten mit kopiösem, gallertartigem und BLUTPUNKTIGEM Auswurfe.[VHA]

Keuchhusten
Oft wiederkehrender pfeifender Krampfhusten in einzelnen Stössen, von Kitzel im Kehlkopfe und in der Luftröhre, als wäre sie ausgetrocknet, erregt, ohne Auswurf.[KEU 35]

Verifikationen und klinische Symptome

Verschlimmerung: Am Tage, besonders gegen Abend. – Bewegung. Bücken. Essen und Trinken. Wärme. Warme Stuben-LUFT.[KEU 35]

Begleitung: Angst und Unruhe. Betäubung. Schwindel. BLUTDRANG zum Kopfe. Augen hervorgetreten. Pupillen erweitert. Wie ein Flor vor den Augen. Trockenheit im Munde. Schlundkrampf. Sprachlosigkeit. Durst. Speise-Erbrechen. Unwillkührlicher Stuhl- und Harnabgang. Schwacher, röchelnder Athem. Engbrüstigkeit. Rauhheit und Trockenheitsgefühl im Halse. Krampfhaftes Zusammenschnüren des Halses. Heiserkeit. Brustkrampf. Drohende Lungenlähmung. Aufgetriebene Adern an den Händen. Schlafsucht. Schnelles Sinken der Kräfte. Mangelnde Reaktion der Lebenskraft. Konvulsivische Zuckungen. Frost und äussere Kälte.[KEU 35]

Obwohl die L A U R . kaum hierher gehört, so durfte sie doch nicht übergangen werden, weil sie zuweilen im letzten Stadium der Krankheit, wo der Auswurf gänzlich stockt und Lungenlähmung droht, noch Rettung bringen kann.[KEU 35-36]

Hals – Luftröhre

Krampfartiges Zusammenschnüren der Luftröhre.[VHA]
Heiserkeit mit Kratzen im Kehlkopfe und in der Luftröhre.[VHA]
Rauhheit und Trockenheitsgefühl im Halse.[KEU 35]
Krampfhaftes Zusammenschnüren des Halses.[KEU 35]
Heiserkeit.[KEU 35]

Brust

Zusammenschnürung der Brust.[VHA]
Stechen in der Brust, mehr an den Ribben.[VHA]
Drücken auf dem Brustbeine.[VHA]
Unregelmäßiger Herzschlag.[VHA]
Engbrüstigkeit, als könne sich die Lunge nicht gehörig ausdehnen.[VHA]
Engbrüstigkeit, wie von mangelnder Ausdehnung der Lunge.[HA 66]
Engbrüstigkeit.[KEU 35]
Brustkrampf.[KEU 35]

Oberglieder

Stechen und Reissen in den Gliedern.[VHA]
Schmerzlose Lähmungen der Glieder.[VHA]
Schmerzlose Lähmigkeit der Glieder.[HA 66]
Aufgetriebene Adern an den Händen.[KEU 35]

Unterglieder

Stechen und Reissen in den Gliedern.[VHA]
Schmerzlose Lähmungen der Glieder.[VHA]
Schmerzlose Lähmigkeit der Glieder.[HA 66]

Drüsen

Konkordanz Drüsen: Bell., P h o s . , Spong. [PB]

Haut

Rauhe, schulfrige Haut zwischen den Fingern, wo es von WASSER brennt.[VHA]
Ausschlag um den Mund.[VHA]
Konkordanz Haut und Aeusseres: Bell., B r y . , Con., Phos., Puls., R h u s - t . , Sep., *Sulph.* [PB]

Schlaf

Unüberwindliche Schlafsucht, besonders nach dem Mittagessen und Abends.[VHA]
Schlafsucht.[KEU 35]
Nachtmittags und Abends unüberwindliche Schlafsucht.[HA 66]
Abendliche Verschlimmerung.[VHA]
Nachts und im Freien fühlt er sich wohler.[VHA]
Konkordanz Schlaf und Träume: Ant-t., Ars., Croc., Nux-v., Phos., Ph-ac., Sil. [PB]

Verifikationen und klinische Symptome

Fieber

Schwacher, langsamer oder unregelmäßiger Puls.[VHA]
Unregelmäßiger Puls; beständige Frostigkeit und Kälte.[HA 66]
Mangel an natürlicher Lebenswärme.[VHA]
Frostigkeit und Kälte, durch äußere Wärme nicht zu tilgen.[VHA]
Frost und äussere Kälte.[KEU 35]

Fieberstadien

1. P u l s äusserst unregelmässig: bald klein und langsam, oft unfühlbar; bald wieder etwas beschleunigt; selten voll und hart.[WF 29]
2. F r o s t, Kälte und Schauder Nachmittags und Abends, durch äussere Wärme nicht zu tilgen. – Frost mit Hitze abwechselnd. – Mangel an natürlicher Körperwärme.[WF 29]
3. H i t z e nach dem Froste, Abends bis Mitternacht. – Hitze den Rücken herablaufend.[WF 29]
4. S c h w e i s s meistens schon bei der Hitze, und noch nach derselben bis gegen Morgen anhaltend. – Schweiss nach dem Essen.[WF 29]

Konkordanz Fieber: *Acon.*, A r s ., *Bell.*, Bry., C a l c ., Canth., C a r b - v ., C h a m ., C u p r ., Guaj., Lyc., *Merc.*, Nux-v., *Phos.*, S e p ., Stram., Sulph., Sulph-ac., *V e r - a t .* [PB]

Gemeinsames

OPIUM (X° R.) bei nervöser Unreizbarkeit und mangelnder Reaction der Lebenskraft. (Hier auch zuweilen CARB-V. X° R., LAUR. X° R., MOSCH. X° R., NIT-AC. X° R., oder SULPH. X° R.)[SRA]
Nervöse Erregung: LAUR.[LWB 182]
Mangelnde Energie der Lebenskraft und fehlende Reaktion.[VHA]
Mangelnde Reaktion der Lebenskraft.[KEU 35]
Ungemeine Abspannung der Kräfte.[VHA]
Schnelles Sinken der Kräfte.[KEU 35]
Schmerzlose Lähmungen der Glieder.[VHA]
Schlagflüsse mit Lähmungen.[VHA]
Fallsucht-Konvulsionen mit Schaum vor dem verschlossenen Munde.[VHA]
Konvulsivische Zuckungen.[KEU 35]
Starrkrämpfe.[VHA]
Stechen und Reissen in den Gliedern.[VHA]
Schmerzlosigkeit bei den Beschwerden.[VHA]

Besserung der Beschwerden

Nachts und im Freien fühlt er sich wohler.[VHA]
N a c h t s .[HA 72]
I m F r e i e n .[HA 66], [HA 69], [HA 72]

Verschlimmerung der Beschwerden

Abendliche Verschlimmerung.[VHA]
A b e n d s .[HA 72]
Am Tage, besonders gegen Abend.[KEU 35]
N a c h m i t t a g s .[HA 69]
Bewegung.[KEU 35]
V o n B ü c k e n .[HA 69], [KEU 35]
Essen und Trinken.[KEU 35]
Wärme.[KEU 35]
Warme Stuben-LUFT.[KEU 35]
I n d e r S t u b e .[HA 66], [HA 69], [HA 72]

Konkordanzen

Verschlimmerung nach der Zeit: Ant-c., B e l l ., Coloc., Ign., K a l i - n ., L y c ., Nat-c., Nit-ac., P u l s ., Ran-b., Sil., Thuj., Valer., Zinc. [PB]

Verschlimmerung nach Lage und Umständen: Bar-c., Bell., Bry., C a l c ., Carb-v., Caust., Chel., Con., Croc., Ferr., Ign., Jod., Lach., Lyc., Merc., Nat-c., *Nux-v.*, *P h o s .*, P u l s ., Rhus-t., Sabad., *Sep.*, Spig., Staph., Stront., Sulph., Verat. [PB]

Verifikationen und klinische Symptome

Arzneiverwandtschaften von Laurocerasus

Am-c., Canth., Chin., (Cocc.), Coff., Ip., Kali-c., Merc., Nux-v., Op., Rhus-t., Sec., Spig., Verat. [VHA]

Acon., Alum., Arn., Ars., *Bell.*, *Bry.*, *Calc.*, Canth., Carb-v., Caust., Cham., Chin., Cocc., Con., Hyos, Ign., Kali-c., *Lyc.*, Merc., Nat-c., Nat-m., Nit-ac., *Nux-v.*, Op., *Phos.*, Ph-ac., Plb., *Puls.*, *Rhus-t.*, Sabad., *Sep.*, Sil., Staph., Stram., *Sulph.*, *Verat.*, Zinc. [PB]

Canth., *Ip.*, Kali-c., Merc., Spig. [KV]

Antidote von Laurocerasus: Camph., Coff., Ip., Op.

Camph., Coff., Ip. [SRN]

Camph., Coff., Ip., Op. [PB]

Zwischenmittel bei chronischen Krankheiten

OPIUM (X° R.) bei nervöser Unreizbarkeit und mangelnder Reaction der Lebenskraft. (Hier auch zuweilen CARB-V. X° R., LAUR. X° R., MOSCH. X° R., NIT-AC. X° R., oder SULPH. X° R.)[SRA]

Konkordanzen der homöopathischen Arzneien

I. Gemüth und Geist: Acon., *Bell.*, Bry., Calc., Cann-s., Cham., *Con.*, Hyos., Ign., Lyc., Nat-c., Nat-m., Op., *Phos., Ph-ac., Puls.*, Rhus-t., Sep., Sil., *Stram.*, Sulph., *Verat.* [PB]

II. Körpertheile und Organe: Alum., Ambr., Arn., Asaf., *Bell.*, Bry., Calc., *Canth.*, Carb-v., Caust., Cham., *Chin.*, Cocc., Dros., Dulc., Graph., Hep., *Hyos.*, Ign., Jod., Ip., Kali-c., Lyc., Merc., Nat-c., Nat-m., Nit-ac., *Nux-v.*, Op., *Phos.*, Plb., *Puls.*, Rhus-t., Sep., Sil., Stann., Stram., Sulph., Verat., *Zinc.* [PB]

III. Empfindungen und Beschwerden

1. **Aeussere und innere Körpertheile im Allgemeinen:** Acon., Alum., Arn., Ars., Asaf., *Bell.*, Bry., *Calc.*, Canth., Caps., Carb-v., Caust., Chel., Chin., Cocc., Con., Dros., Dulc., Hell., Hyos., Ign., Kali-c., Lyc., Merc., Mosch., Nat-c., Nit-ac., Nux-m., Nux-v., Olnd., Op., Par., Phos., Ph-ac., Plb., Puls., *Rhus-t.*, Sabad., Sars., Sep., Sil., Spig., Stann., Staph., Stram., *Sulph.*, Verat., Zinc. [PB]
2. **Drüsen:** Bell., Phos., Spong. [PB]
3. **Knochen:** vacat [PB]
4. **Haut und Aeusseres:** Bell., Bry., Con., Phos., Puls., Rhus-t., Sep., *Sulph.* [PB]

IV. Schlaf und Träume: Ant-t., Ars., Croc., Nux-v., Phos., Ph-ac., Sil. [PB]

V. Fieber: *Acon.*, Ars., *Bell.*, Bry., Calc., Canth., Carb-v., Cham., Cupr., Guaj., Lyc., *Merc.*, Nux-v., *Phos.*, Sep., Stram., Sulph., Sulph-ac., *Verat.* [PB]

VI. Änderung des Befindens

1. **Verschlimmerung nach der Zeit:** Ant-c., Bell., Coloc., Ign., Kali-n., Lyc., Nat-c., Nit-ac., Puls., Ran-b., Sil., Thuj., Valer., Zinc. [PB]
2. **Verschlimmerung nach Lage und Umständen:** Bar-c., Bell., Bry., Calc., Carb-v., Caust., Chel., Con., Croc., Ferr., Ign., Jod., Lach., Lyc., Merc., Nat-c., *Nux-v.*, *Phos.*, Puls., Rhus-t., Sabad., *Sep.*, Spig., Staph., Stront., Sulph., Verat. [PB]

VII. Konkordanz der homöopathischen Arzneien

Acon., Alum., Arn., Ars., *Bell.*, *Bry.*, *Calc.*, Canth., Carb-v., Caust., Cham., Chin., Cocc., Con., Hyos, Ign., Kali-c., *Lyc.*, Merc., Nat-c., Nat-m., Nit-ac., *Nux-v.*, Op., *Phos.*, Ph-ac., Plb., *Puls.*, *Rhus-t.*, Sabad., *Sep.*, Sil., Staph., Stram., *Sulph.*, *Verat.*, Zinc. [PB]

Canth., *Ip.*, Kali-c., Merc:, Spig. [KV]

Verifikationen und klinische Symptome

Ledum palustre (Sumpf-Porst)

(Led.)

Synonyma

Ledum palustre L., Sumpf-Porst [SRN]

Antipsorische Arznei

Die [...] bezeichneten Arzneien scheinen zu den antipsorischen Mitteln gezählt werden zu dürfen. Wenigstens habe ich sie in chronischen Beschwerden (psorischen Ursprungs) vorzugsweise wirksam befunden.[SRN]

Arzneiwirkungsdauer

Wirkt 3 bis 4 Wochen.[SRN]

Zählt zur 3. Klasse derjenigen Mittel, welche eine mittlere Wirkungsdauer besitzen.[AHZ 49 (1855) 82]

Hinweis

LED., HYPER. und ARN. werden als Vorbeugungsmittel gegen Kinnbackenkrampf genannt.[Gue.; AHZ 115]

Eigenthümlichkeiten und Hauptwirkungen

Gemüth

Heftiges, zorniges Gemüth.[VHA], [KEU 36]

Menschenhass.[KEU 36]

Unzufriedenheit und Menschenhaß.[VHA]

Liebe zur Einsamkeit.[VHA]

Große Ernsthaftigkeit.[VHA]

Nächtliche Schlaflosigkeit mit Unruhe und schwärmerischen Phantasiebildern, sobald er die Augen schließt.[VHA]

Konkordanz Gemüth und Geist: Cham., Cocc., Ign., Lyc., Merc. [PB]

Geist

Konkordanz Gemüth und Geist: Cham., Cocc., Ign., Lyc., Merc. [PB]

Schwindel

Trunkenheits-Schwindel, besonders beim Gehen im Freien.[VHA]

Trunkenheit beim Gehen im Freien, mit Wüstheit und Dummheit im Kopfe und allgemeiner Hitze.[HA 31]

Kopf

Betäubender, dummmachender Kopfschmerz.[VHA]

Betäubender, klopfender Kopfschmerz.[KEU 36]

Wüthender, klopfener Kopfschmerz.[VHA]

Trunkenheit beim Gehen im Freien, mit Wüstheit und Dummheit im Kopfe und allgemeiner Hitze.[HA 31]

Drückender Kopfschmerz mit Unerträglichkeit der Kopfbedeckung.[VHA]

Erschütterung des Gehirns beim Fehltreten.[VHA]

Erschütterung im Kopfe.[KEU 36]

Unerträglichkeit aller Kopfbedeckung.[KEU 36]

Augen

Nächtliches Zuschwären der Augen ohne Schmerz oder Entzündung.[VHA]

Heftiges Schwären der Augen mit übelriechendem Ausflusse.[VHA]

Beissende Thränen in den Augen.[VHA]

Erweiterte Pupillen.[VHA]

Ohren

Brausen oder Läuten vor den Ohren.[VHA]

Verifikationen und klinische Symptome

Schwerhörigkeit.[VHA]

Nase

Brennen in der Nase.[VHA]
Nasen-BLUTEN.[VHA]
Nasen-BLUTEN mit hellrothem BLUTE.[KEU 36]

Antlitz

Abwechselnde Blässe und Röthe des Gesichts.[VHA]
Wechselnde Gesichtsfarbe.[KEU 36]
Allgemeine Kälte bei Gesichtshitze und Röthe.[KEU 36]
Trockne Gesichtsflechte, die im Freien brennt.[VHA]
Trockne Blüten auf der Stirn, wie Hirsekörner.[VHA]
Rothe, bei Berührung stechende Ausschlagsknoten im Gesichte, wie bei BRANNTWEIN-Trinkern.[VHA]
Finnen, wie bei Schnapstrinkern, weisen auf LED.. (Kleine, rote Finnen an der Stirne; die Stirne ist rauh. Die Finnen breiten sich über das Gesicht aus: SEP..)[Br., Lippe]
BLUTSCHWÄRE auf der Stirn.[VHA]
Drüsengeschwulst vorn unter dem Kinne.[VHA]
LED., HYPER. und ARN. werden als Vorbeugungsmittel gegen Kinnbackenkrampf genannt.[Gue.; AHZ 115]

Mund

Fein stechendes Halsweh, mehr außer dem Schlingen.[VHA]
Mundgestank.[KEU 36]

Genüsse

Rothe, bei Berührung stechende Ausschlagsknoten im Gesichte, wie bei BRANNTWEIN-Trinkern.[VHA]
Nachtheile von Uebermaß geistiger Getränke.[VHA]
Verschlimmerung der Beschwerden: Geistige Getränke.[KEU 36]

Uebelkeit

Uebelkeit und Brecherlichkeit beim Ausspucken.[VHA]
Uebelkeit von Ausspucken.[KEU 36]

Magen

Magendrücken nach wenigem Essen.[VHA]

Bauch

Vollheitsgefühl im Oberbauche.[VHA]
Rhurartiges Leibweh.[VHA]
Alle Abende, Leibschneiden.[VHA]
Bauch-WASSERSUCHT.[VHA]

Stuhl

Leibesverstopfung.[VHA]
Kothdurchfall, mit Schleim und BLUT vermischt.[VHA]

Harn

Oefterer Harndrang mit geringem Abgange. [VHA]
Oefteres Lassen reichlichen Harns.[VHA]
Harnrhur.[VHA]

Geschlechtstheile

Erhöhter Geschlechtstrieb.[VHA]
Entzündliche Geschwulst der Ruthe und der Eichel.[VHA]

Verifikationen und klinische Symptome

Regel

Monatliches zu früh und zu stark, mit hellrothem BLUTE.[VHA]

Athem

Krampfhaftes doppeltes Einathmen und Schluchzen (Bockstoßen), wie nach boshaftem Weinen.[VHA]

Krampfhaftes, doppeltes Einathmen in zwei Absätzen, (wie nach Weinen der Kinder).[KEU 36]

Athemversetzung vor dem Husten, als sollte er ersticken.[VHA]

Beengtes, schnelles Athmen.[VHA]

Engbrüstige Zusammenschnürung der Brust beim Gehen und Treppensteigen.[VHA]

Schnelles Athmen.[KEU 36]

Athemmangel.[KEU 36]

Husten

Heftiger Husten, mit Auswurf hellrothen BLUTES.[VHA]

Bloß nächtlicher oder Früh-Husten mit Eiter-Auswurf.[VHA]

Krampfhafter Husten, wie Keuchhusten, mit schmerzhafter Erschütterung des Kopfs und der ganzen Brust.[VHA]

Keuchhusten

Heftiger, hohler, erschütternder Krampfhusten, von Kriebeln in der Kehle mit erstickender Athemversetzung erregt, Abends bis Mitternacht ohne, nach Mitternacht und Morgens mit übelriechendem, eiterartigem Auswurfe, oft auch hellfarbigen, schaumigen BLUTS.[KEU 36]

Verschlimmerung: Abends bis Mitternacht. – Bewegung, auch bloss der Arme. Bettwärme. Geistige Getränke.[KEU 36]

Begleitung: Vorher: Athemversetzung, wie zum Ersticken, und rückwärts biegender Starrkrampf. – Dabei: Heftiges, zorniges Gemüth. Menschenhass. Erschütterung im Kopfe. Betäubender, klopfender Kopfschmerz. Unerträglichkeit aller Kopfbedeckung. Nasen-BLUTEN mit hellrothem BLUTE. Wechselnde Gesichtsfarbe. Mundgestank. Uebelkeit von Ausspucken. Schnelles Athmen. Krampfhaftes, doppeltes Einathmen in zwei Absätzen, (wie nach Weinen der Kinder). Athemmangel. Brennender Wundheitsschmerz in der Brust. Erschütterung der Brust. Schmerzen im Rücken und Kreuze. Schweiss der Handteller. Brennen in Händen und Füssen. Puls an einem Arme fühlbar, am Andern nicht. Allgemeine Kälte bei Gesichtshitze und Röthe. Uebelriechender Nachtschweiss, mit Neigung zum Entblössen.[KEU 36]

Dieses, (in einigen Gegenden Deutschlands als Volksmittel gegen Keuchhusten mit Erfolg gebräuchliche) Heilmittel ist vom Verf. noch nie dagegen angewendet und dürfte nur selten angezeigt sein.[KEU 36]

Luftröhre

Kriebeln in der Luftröhre.[VHA]

Luftröhr-Schwindsucht.[VHA]

Brust

Brennender Wundheitsschmerz in der Brust.[VHA], [KEU 36]

Stiche in der Brust.[VHA]

Lungeneiterung.[VHA]

Schafblattern auf der Brust.[VHA]

Engbrüstige Zusammenschnürung der Brust beim Gehen und Treppensteigen.[VHA]

Erschütterung der Brust.[KEU 36]

Rücken

Schmerzhafte Steifigkeit des Rückens und der Lenden beim Aufstehen vom Sitze.[VHA]

Schmerzen im Rücken und Kreuze.[KEU 36]

Oberglieder

Reissen in den Armgelenken.[VHA]

Stiche in der Schulter beim Aufheben des Arms.[VHA]

Drückender Schmerz in den Schulter- und Ellbogen-Gelenken, durch Bewegung verschlim-

Verifikationen und klinische Symptome

mert.[VHA]
Gichtknoten an den Hand- und Finger-Gelenken.[VHA]
Schweiß der Handteller.[VHA], [KEU 36]
Schmerzhafte Knoten an den Gelenken, (knotige Gelenkgicht).[VHA]
Unerträglichkeit der Bettwärme, wegen Hitze in den Gliedern.[VHA]
Abendliche Hitze in Händen und Füßen.[VHA]
Gichtisches Reissen in den Gelenken, durch Bettwärme und Abends bis Mitternacht verschlimmert.[VHA]
Harte, heiße Geschwulst der schmerzhaften Gelenke.[VHA]
Abmagerung der leidenden Glieder.[VHA]
Bloß die Schmerzen in den Gelenken werden durch Bewegung erhöht.[VHA]
Puls an einem Arme fühlbar, am Andern nicht.[KEU 36]
Brennen in Händen und Füssen.[KEU 36]

Unterglieder

Lähmung im Hüftgelenke.[VHA]
Reissen im Hüft-, Knie- und Fuß-Gelenke.[VHA]
Geschwulst, Spannen und Stechen in den Knien.[VHA]
Hartnäckige Unterschenkel- und Fuß-Geschwulst.[VHA]
Podagra.[VHA]
Schmerzhafte Knoten an den Gelenken, (knotige Gelenkgicht).[VHA]
Unerträglichkeit der Bettwärme, wegen Hitze in den Gliedern.[VHA]
Abendliche Hitze in Händen und Füßen.[VHA]
Brennen in Händen und Füssen.[KEU 36]
Gichtisches Reissen in den Gelenken, durch Bettwärme und Abends bis Mitternacht verschlimmert.[VHA]
Harte, heiße Geschwulst der schmerzhaften Gelenke.[VHA]
Abmagerung der leidenden Glieder.[VHA]
Bloß die Schmerzen in den Gelenken werden durch Bewegung erhöht.[VHA]
Erschütterung des Gehirns beim Fehltreten.[VHA]
Vom Fuß nach dem Knie hinauf weist auf LED.. (Rheumatische Schmerzen, die sich vom Knie nach dem Fuß erstrecken: PHOS..)[Br., Lippe]
Schmerzen in den Fußsohlen, als ob sie gequetscht wären: PHOS. (vergl. LED.).[Br., Lippe]

Drüsen

Drüsengeschwulst vorn unter dem Kinne.[VHA]
Konkordanz Drüsen: Bry., Phos., Sulph. [PB]

Knochen

Konkordanz Knochen: Asaf., Cocc., Hep., Ign., Ip., Merc., Ph-ac., Puls., Ruta, Sil., Verat. [PB]

Haut

Trockenheit der Haut und mangelnde Ausdünstung.[VHA]
Allgemeine Haut-WASSERSUCHT.[VHA]
Trockne, heftig jückende Flechten, die im Freien brennen.[VHA]
Ausschlag blos an den bedeckten Theilen: Thuj. (LED.)[KMS 728]
Bläuliche Flecken am Körper, wie Petechien.[VHA]
Trockne Gesichtsflechte, die im Freien brennt.[VHA]
Trockne Blüten auf der Stirn, wie Hirsekörner.[VHA]
Rothe, bei Berührung stechende Ausschlagsknoten im Gesichte, wie bei BRANNTWEIN-Trinkern.[VHA]
BLUTSCHWÄRE.[VHA]
BLUTSCHWÄRE auf der Stirn.[VHA]
Schafblattern auf der Brust.[VHA]
Konkordanz Haut und Aeusseres: Acon., Am-m., Ant-c., Arn., Ars., Bar-c., Bell., *Bry.*, *Calc.*, Caust., Dulc., Euph., Graph., Hep., Ip., Lach., *Lyc.*, Mag-c., *Merc.*, Mez., Olnd., Petr., Phos., Ph-ac., Plat., *Puls.*, *Rhus-t.*, *Sec.*, *Sep.*, *Sil.*, Spong., Squil., Staph., *Sulph.*, Verat. [PB]

Verifikationen und klinische Symptome

Schlaf

Am Tage, Schlafsucht, wie von Trunkenheit.[VHA]
Nächtliche Schlaflosigkeit mit Unruhe und schwärmerischen Phantasiebildern, sobald er die Augen schließt.[VHA]
Bloß nächtlicher oder Früh-Husten mit Eiter-Auswurf.[VHA]
Konkordanz Schlaf und Träume: Ars., *Bell.*, Bry., C a l c ., Con., G r a p h ., Hep., I g n ., Nux-m., Nux-v., Op., P h o s ., P u l s . [PB]

Fieber

Vorherrschende Kälte und Mangel an natürlicher Lebenswärme.[VHA]
Schweiß von der mindesten Bewegung.[VHA]
Uebelriechender (säuerlicher) Nachtschweiß, mit Neigung sich zu entblößen.[VHA]
Uebelriechender Nachtschweiss, mit Neigung zum Entblössen.[KEU 36]
Allgemeine Kälte bei Gesichtshitze und Röthe.[KEU 36]
Fieberstadien
1. P u l s voll und schnell. – Oft ist an dem einen Arme der Puls fühlbar, an dem Andern verschwunden.[WF 29]
2. F r o s t mit Schauder und Durst, lange anhaltend, mit dem Gefühle, als würden einige Theile mit kaltem WASSER übergossen. – Kälte und mangelnde Lebenswärme. – Früh und Vormittags vorherrschender Frost mit Durst. – Allgemeine Kälte mit Hitze und Röthe des Gesichts.[W 29-30F]
3. H i t z e ohne Durst, gegen Abend vorherrschend. – Abendliches Brennen an Händen und Füssen. – Hitze mit Schweiss abwechselnd.[WF 30]
4. S c h w e i s s die ganze Nacht hindurch, mit Neigung sich zu entblössen. – Uebelriechender oder säuerlicher Nachtschweiss. – Schweiss bei der mindesten Bewegung, am meisten an der Stirne. – Jückender Schweiss.[WF 30]

Konkordanz Fieber: *A c o n .*, Ars., C a l c ., Chin., I p ., Jod., *Lyc.*, M-arct., Merc., Mur-ac., Nit-ac., N u x - v ., Op., P h o s ., P u l s ., Rhus-t., Sabad., Samb., *S e p .*, Sil., Spig., S u l p h ., V e r a t . [PB]

Gemeinsames

Schmerzhafte Knoten an den Gelenken, (knotige Gelenkgicht).[VHA]
Unerträglichkeit der Bettwärme, wegen Hitze in den Gliedern.[VHA]
Abendliche Hitze in Händen und Füßen.[VHA]
Gichtisches Reissen in den Gelenken, durch Bettwärme und Abends bis Mitternacht verschlimmert.[VHA]
Harte, heiße Geschwulst der schmerzhaften Gelenke.[VHA]
Abmagerung der leidenden Glieder.[VHA]
Bloß die Schmerzen in den Gelenken werden durch Bewegung erhöht.[VHA]

Verschlimmerung der Beschwerden

Abends bis Mitternacht.[KEU 36]
Bewegung, auch bloss der Arme.[KEU 36]
Unerträglichkeit der Bettwärme, wegen Hitze in den Gliedern.[VHA]
Bettwärme.[KEU 36]
Nachtheile von Uebermaß geistiger Getränke.[VHA]
Geistige Getränke.[KEU 36]
Konkordanzen
Verschlimmerung nach der Zeit: Ant-t., Bell., Bry., Caust., Cham., Lach., L y c ., Mang., Mez., Phos., P u l s ., Ran-s., Rhus-t., Sabad., Stront. [PB]
Verschlimmerung nach Lage und Umständen: *Arn.*, Ars., Bar-c., *B e l l .*, *B r y .*, Calad., Cann-s., C a p s ., Caust., Cham., Chel., Chin., Cocc., Coff., C o l c h ., C o n ., Dros., Ferr., Graph., Hell., Hep., Ign., J o d ., Kali-c., L y c ., *Merc.*, N a t - m ., *N u x - v .*, P h o s ., *Puls.*, R a n - b ., R h o d ., *Rhus-t.*, S e l ., S e p ., S i l ., *Spig.*, Staph., Stront., S u l p h ., V e r a t . [PB]

Verifikationen und klinische Symptome

Arzneiverwandtschaften von Ledum palustre

Alum., Ars., Bry., Canth., Cham., (Ferr.), (Hyos.), Lyc., Merc., (Ph-ac.), Puls., (Rhod.), Rhus-t., Sep., Thuj. [VHA]

Acon., Arn., Ars., *Bell.*, *Bry.*, *Calc.*, Caust., Cham., Chin., Con., Graph., Hep., Ign., Ip., Kali-c., *Lyc.*, *Merc.*, Nux-v., Petr., Phos., *Puls.*, *Rhus-t.*, Ruta, *Sep.*, Sil., Spig., Staph., *Sulph.*, Verat. [PB]

Bry., Dulc., Lyc., Puls. [KV]

Antidot von Ledum palustre: Camph.

Die übeln Zufälle von dieser Arznei, wo sie unhomöopathisch gewählt oder in allzu starken Gaben gereicht worden war, werden durch öfteres Riechen an geistige KAMPHERAUFLÖSUNG, oder öftere Einnahme eines Tropfens derselben, gehoben. [RA 4, 176-177]

Camph. [SRN]

Camph. [PB]

Schädliche Substanzen und Arzneimittel (Nocentia) bei der Behandlung mit Ledum palustre: Chin.

CHINARINDE aber, gegen die etwa von PORST erfolgte Schwäche gegeben, ist sehr nachtheilig. [RA 4, 177]

CHINA verschlimmert mehrere Beschwerden. [SRN]

Chin. [PB]

Konkordanzen der homöopathischen Arzneien

I. Gemüth und Geist: Cham., Cocc., Ign., Lyc., Merc. [PB]

II. Körpertheile und Organe: Acon., Ambr., Arn., Ars., Bell., Bov., Bry., *Calc.*, Canth., Carb-v., *Caust.*, Cham., Chin., Con., Croc., Dros., Ferr., Graph., Hep., Hyos., Ign., Ip., Kali-c., Kreos., *Lyc.*, Merc., Nat-c., Nat-m., Nit-ac., Nux-v., Petr., Phos., Ph-ac., *Puls.*, *Rhus-t.*, Ruta, Sabin., Sec., *Sep.*, Sil., Spig., Staph., Stram., Stront., *Sulph.*, Sulph-ac., Verat., Zinc. [PB]

III. Empfindungen und Beschwerden

1. **Aeussere und innere Körpertheile im Allgemeinen:** Acon., Ant-c., Arn., Ars., *Bell.*, *Bry.*, *Calc.*, Caps., Chin., Colch., Dros., Ign., Kali-c., Lyc., M-arct., *Merc.*, Nit-ac., *Nux-v.*, Petr., Phos., Plat., *Puls.*, *Rhus-t.*, Ruta, Sabad., Sabin., *Sep.*, Spig., Spong., Stann., Staph., *Sulph.*, Teucr., Verat., Zinc. [PB]
2. **Drüsen:** Bry., Phos., Sulph. [PB]
3. **Knochen:** Asaf., Cocc., Hep., Ign., Ip., Merc., Ph-ac., Puls., Ruta, Sil., Verat. [PB]
4. **Haut und Aeusseres:** Acon., Am-m., Ant-c., Arn., Ars., Bar-c., Bell., *Bry.*, *Calc.*, Caust., Dulc., Euph., Graph., Hep., Ip., Lach., *Lyc.*, Mag-c., *Merc.*, Mez., Olnd., Petr., Phos., Ph-ac., Plat., *Puls.*, *Rhus-t.*, *Sec.*, *Sep.*, *Sil.*, Spong., Squil., Staph., *Sulph.*, Verat. [PB]

IV. Schlaf und Träume: Ars., *Bell.*, Bry., Calc., Con., Graph., Hep., Ign., Nux-m., Nux-v., Op., Phos., Puls. [PB]

V. Fieber: *Acon.*, Ars., Calc., Chin., Ip., Jod., *Lyc.*, M-arct., Merc., Mur-ac., Nit-ac., Nux-v., Op., Phos., Puls., Rhus-t., Sabad., Samb., *Sep.*, Sil., Spig., Sulph., Verat. [PB]

VI. Änderung des Befindens

1. **Verschlimmerung nach der Zeit:** Ant-t., Bell., Bry., Caust., Cham., Lach., Lyc., Mang., Mez., Phos., Puls., Ran-s., Rhus-t., Sabad., Stront. [PB]
2. **Verschlimmerung nach Lage und Umständen:** *Arn.*, Ars., Bar-c., *Bell.*, *Bry.*, Calad., Cann-s., Caps., Caust., Cham., Chel., Chin., Cocc., Coff., Colch., Con.,

Verifikationen und klinische Symptome

Dros., Ferr., Graph., Hell., Hep., Ign., Jod., Kali-c., Lyc., *Merc.*, Nat-m., *Nux-v.*, Phos., *Puls.*, Ran-b., Rhod., *Rhus-t.*, Sel., Sep., Sil., *Spig.*, Staph., Stront., Sulph., Verat. [PB]

VII. Konkordanz der homöopathischen Arzneien

Acon., Arn., Ars., *Bell.*, *Bry.*, *Calc.*, Caust., Cham., Chin., Con., Graph., Hep., Ign., Ip., Kali-c., *Lyc.*, *Merc.*, Nux-v., Petr., Phos., *Puls.*, *Rhus-t.*, Ruta, *Sep.*, Sil., Spig., Staph., *Sulph.*, Verat. [PB]

Bry., Dulc., Lyc., Puls. [KV]

Verifikationen und klinische Symptome

Lycopodium clavatum (Bärlappsamen)
(Lyc.)

Synonyma
Lycopodium clavatum, Bärlappsamen [SRA]

Antipsorische und antisykotische Arznei
[SRA], [AHP 262]

Arzneiwirkungsdauer
Wirkt 40 bis 50 Tage.[SRA]

Eine mässige Gabe wirkt an 40, 50 Tage und länger. Es läst sich nach Zwischen-Gebrauch anderer antipsorischer Mittel wohl wiederholen, doch mit weit weniger Vortheil.[CK 4, 73]

Zählt zur 4. Klasse derjenigen Mittel, welche eine lange Wirkungsdauer besitzen.[AHZ 49 (1855) 82]

Hinweise
Vorzüglich wirkt es heilbringend, wenn es nach verflosssener Wirkung der KALKERDE homöopathisch angezeigt ist.[CK 4, 73]

KAFFEETRANK verhindert und löscht die Wirkung des LYCOPODIUMS aus.[CK 4, 73]

Nur da, wo eine derartige periodische Wiederkehr scharf und bestimmt sich ausspricht, wie z. B. Abends nur von 4 bis 8 Uhr (HELL. und LYC.), oder genau um dieselbe Stunde (ANT-T., IGN., SABAD.) ist ein besonderes Gewicht darauf zu legen und nur dafür zu sorgen, dass keine Gegenanzeigen dabei vernachlässigt werden.[AHZ 60 (1869) 99]

Man sollte die Behandlung einer chronischen Krankheit nie mit LYC. beginnen, sondern zuerst eine andere, nicht antipsorische Arznei geben.[Br., Lippe]

Eigenthümlichkeiten und Hauptwirkungen

Gemüth
Stiller Gram und Melancholie mit Verzweiflung an seinem Seelenheile.[VHA]

Stilles, grämliches, weinerliches Gemüth.[HA 35]

Verschlossene Grämlichkeit.[KEU 37]

Weinen und weinerliche Empfindlichkeit.[KEU 37]

Der Kranke ist sehr niedergeschlagen, verschlossen und melancholisch, er zweifelt an seiner Seligkeit (vergl. CALC-S.).[Br., Lippe]

Verzagte, trübselige Stimmung und Gefühllosigkeit.[Br., Lippe]

Angst.[KEU 37]

Aengstlichkeit mit Wehmut und Weinerlichkeit.[VHA]

Heilungsbericht: *Clara B.* aus R., eine Handwerkersfrau von einigen 30 Jahren, leidet schon seit einen Paar Jahren an s c r u p u l ö s e r A e n g s t l i c h k e i t u n d ü b e r m ä ß i g e r G e w i s s e n h a f t i g k e i t, welche ihr alle Seelenruhe rauben, und am heftigsten in den A b e n d s t u n d e n sie quälen. Neben dieser Hauptbeschwerde bestehen noch folgende: Stechen in den Augen Abends bei LICHTE, beim Schließen derselben und wenn sie ins Freie tritt vergehend; sehr viel Durst; ein lebendes Gefühl in der Herzgrube; öfters schmerzlose Aufblähung des Unterleibes; Periode zu lange anhaltend; ängstliche Brustbeklemmung und allgemeine Unbehaglichkeit von warmer LUFT und in der geheizten Stube. Da die Symptome aber keine Gegenanzeige enthielten, glaubte ich dem hervorstehenden Seelenleiden zuerst begegnen zu müssen, und reichte am 16. Jan. 1835 zuerst zwei Gaben VERAT. jede zu 1/2 gtt. der 4te Solut., aber mit kaum merklicher Besserung. Dann am 6. Febr. zwei Gaben PH-AC. 3, jede 1 gtt. mit noch minderem Erfolge, und am 3. April war das Krankheitsbild noch ganz, wie oben. Ich reichte nun PULS. 30°°, welche Gabe sichtbar einwirkte, aber dauerhaft nun die Periode ordnete, während bis zum 15. Mai alle andere Beschwerden, die anscheinend gelindert waren, ihre frühere Höhe wieder erreicht hatten. Es war daher klar, daß die Kranke das rechte Heilmittel noch gar nicht erhalten hatte und bei nochmaliger genauer Erforschung erfuhr ich nur noch dies, d a ß d i e A n g s t r e g e l m ä ß i g N a c h m i t t a g s 4 U h r e n t s t e h e u n d b i s 8 U h r A b e n d s d a u r e, d a n n a b e r v e r g e h e. Ich erkannte nun meinen Fehler, gab eine Dosis LYC. 30°°, und erhielt schon nach 14 Tagen Nachricht von der vollkommenen Herstellung, die bis jetzt ungestört fortgewährt hat.[ACS 18 (1840) 2, 12-13]

M i l d e r, s c h w e i g s a m e r, w e i n e r l i c h e r W a h n s i n n, m i t r e l i g i ö s e r S c h w e r m u t h u n d v e r s c h l o s s e n e m G r ü b e l n.[HA 22]

Verifikationen und klinische Symptome

Verifikationen und klinische Symptome

Aengstliches Herzklopfen.[KEU 37]
Empfindlichkeit, welche leicht zum Weinen bringt.[VHA]
Nervöse Angegriffenheit.[VHA], [HA 17]
Aergerlichkeit und Eigensinn.[VHA]
Menschenscheu und Angst bei Annäherung derselben.[VHA]
Menschenscheu.[HA 35]
Menschenscheue Gereiztheit.[KEU 37]
Traurigkeit vor der Regel.[VHA]
Heftiges Schluchzen in Anfällen.[VHA]
Melancholie mit weinerlicher Empfindlichkeit, Eigensinn, Besorgtheit wegen des Seelenheils und Menschenscheu bei gleichzeitiger Furcht vor Einsamkeit. – Nervöse Angegriffenheit; Schwindel in heißen Stuben; Abmagerung und Kraftlosigkeit, Erhöhung aller Beschwerden von 4 bis 8 Uhr Abends; abendliches Kopfweh; Kahlköpfigkeit; abendliche Gesichtsblässe; Neigung zu SÜßIGKEITEN; Durchfall von MILCH; Aufgetriebenheit des Magens und Unterleibes; Verstopfung; abendliche BLUTWALLUNG; Gefühl, als stände der BLUTLAUF still.[HA 17-18]
So wie die üble Laune, Uebelnehmigkeit, Misstrauen, Vorwürfe-Machen u.s.w., [die es [LYC.] gewöhnlich in hohem Grade erregt] durch CAUST. hinweggenommen wird.[CK 4, 73]
LYC. ist angezeigt bei durch Furcht unterdrückten Regeln, auch wenn sie lange Zeit unterdrückt sind. (Vergleiche ACON..)[Br., Lippe]
Vor Eintritt der Regeln klagt die Kranke über Aufgedunsenheit des Bauches, Frostgefühl, Niedergeschlagenheit, Verzagtheit und Melancholie. (Der LYC.-Patient ist überhaupt immer niedergeschlagen.)[Br., Lippe]
Konkordanz Gemüth und Geist: Acon., *Anac.*, Ars., *Aur.*, Bar-c., *Bell.*, Calc., Caust., Cham., Cic., Cocc., Graph., Hell., *Hyos.*, *Ign.*, Lach., Nat-c., Nat-m., Nux-v., Op., Phos., Ph-ac., *Plat., Puls.*, Rhus-t., Sep., Sil., *Stram.*, Sulph., *Verat.* [PB]

Geist

Verminderte Thätigkeit des Geistes.[VHA]
Abendlicher, halbseitiger Kopfschmerz, durch Geistesarbeit sehr erhöht.[VHA]
Milder, schweigsamer, weinerlicher Wahnsinn, mit religiöser Schwermuth und verschlossenem Grübeln.[HA 22]
Konkordanz Gemüth und Geist: Acon., *Anac.*, Ars., *Aur.*, Bar-c., *Bell.*, Calc., Caust., Cham., Cic., Cocc., Graph., Hell., *Hyos.*, *Ign.*, Lach., Nat-c., Nat-m., Nux-v., Op., Phos., Ph-ac., *Plat., Puls.*, Rhus-t., Sep., Sil., *Stram.*, Sulph., *Verat.* [PB]

Schwindel

Drehender Schwindel beim Bücken und in heißen Stuben.[VHA]
Schwindel in heißen Stuben.[HA 17]

Innerer Kopf

BLUTDRANG nach dem Kopfe.[VHA]
BLUTDRANG zum Kopfe.[KEU 37]
Abendlicher, halbseitiger Kopfschmerz, durch Geistesarbeit sehr erhöhet.[VHA]
Betäubender Kopfschmerz mit Hitze in den Schläfen und an den Ohren und Trockenheit des Mundes und der Lippen, Abends von 4 bis 8 Uhr, beim Aufrichten und nach dem Niederlegen schlimmer. – Stilles, grämliches, weinerliches Gemüth; Menschenscheu; frühes Grauwerden der Haare und Kahlköpfigkeit; abendliche Gesichtsblässe mit tiefen Falten; große Neigung zu SÜßEM; SAURER Geschmack der Speisen und SAURES Aufstoßen; Vollheit und Aufgetriebenheit des Magens und Unterleibes; langwierige Verstopfung; trockener Husten, am meisten Nachts; Leberflecken auf der Brust; Gliederreißen Nachts und in der Ruhe; abendliche Wallung im BLUTE mit Unruhe und Zittern; Gefühl, als stände der BLUTLAUF stille.[HA 35-36]
Er klagt über ein betäubendes Kopfweh, mit Hitzegefühl in den Schläfen und Ohren sowie Trockenheit des Mundes und der Lippen. Diese Symptome verschlimmern sich von 4 bis 8 Uhr abends, durch Bücken, Niederlegen, durch Anstrengung des Geistes und hinterlassen das Gefühl großer Schwäche.[Br., Lippe]

Kopfweh nach dem Frühstück. (NUX-M. und LYC. sind hier die Hauptmittel.)[Br., Lippe]

Drückender Kopfschmerz im Scheitel und Hinterkopfe, Nachmittags von 4 bis 8 Uhr, und von Bücken, Liegen und Kopfanstrengung verschlimmert, mit nachfolgender Schwäche.[HA 48-49]

Nächtliches Reissen, Bohren und Schaben am äußern Kopfe.[VHA]

Alle Nachmittage, (auch bei Nacht), Reissen in der Stirn, hin und her.[VHA]

Reißen in der Stirn oder von der rechten Kopfseite zum Nacken herab, Nachmittags von 4 bis 8 Uhr, mit Reißen im Gesichte, in den Augen und Zähnen rechter Seite, von Aufrichten verschlimmert, im Liegen und beim Gehen im Freien gebessert.[HA 75]

Rucke durch den Kopf.[KEU 37]

Spannende Kopfschmerzen, Nachts im Liegen im Bette und bei Erhitzung im Freien verschlimmert, nach dem Aufstehen verschlimmert, bei mäßiger Bewegung im Freien, von Kälte und Entblößung des Kopfs gebessert.[HA 81]

Stechen in den Schläfen, zumeist in der Rechten, wie von Innen heraus, Abends und Nachts, beim Liegen im Bette und in der Wärme, so wie von Kopfanstrengung verschlimmert, von Aufrichten, Gehen im Freien und von Kaltwerden gebessert.[HA 84-85]

Stösse in den Schläfen.[KEU 37]

Aeusserer Kopf

Eiternderm übelriechender Kopfausschlag.[VHA]

Feuchter, unter der Kruste übelriechend-eiternder, leicht BLUTENDER, brennender und reißender Ausschlag vom Scheitel zu dem Hinterkopf herab, Nachts verschlimmert, von Kratzen mehr nässend und dickere Krusten bildend.[HA 96]

Kriechend fressendes und brennendes Jucken auf dem Haarkopfe, mit zuckendem Reißen untermischt, am meisten vom Scheitel bis zum Hinterkopfe, von Kratzen stark nässende Beulen, welche einen dicken, aber für sich schmerzlosen Schorf bilden, bei Erhitzung am Tage und Abends im Bette verschlimmert.[HA 116]

Grauwerden der Haare.[VHA]

Frühes Grauwerden der Haare und Kahlköpfigkeit.[HA 35]

Grauwerden der Haare in jüngeren Jahren.[Br., Lippe]

Kahlköpfigkeit.[VHA]

Kahlköpfigkeit, Ausfallen der Haare, zuerst am Scheitel, später an den Schläfen, oder nach Krankheiten der Bauchorgane.[Br., Lippe]

Kahlköpfigkeit nach einer Geburt, mit heftig brennender, juckender Kopfhaut, besonders wenn der Kranke durch Bewegung während des Tages warm wird.[Br., Lippe]

Starkes Ausfallen der früh grauwerdenden Haare bloß am Kopfe, auf dem Scheitel und an den Schläfen anfangend, bis zur Kahlköpfigkeit, bei Erzeugung und Vermehrung der selben an anderen Stellen, nach eiterndem Kopfausschlage oder grobem, brennenden Ausschlag im Nacken, auch nach Unterleibs-Krankheiten, so wie bei Wöchnerinnen, mit heftigem, brennend fressendem Jucken der Kopfhaut bei Erhitzung am Tage, nach Kratzen Beulen.[HA 111]

Ausfallen der Haare, sobald man sie anrührt: NAT-M. (vergleiche LYC.).[Br., Lippe]

Bohrendes und schabendes Reißen am äußern Kopfe, besonders in den Schläfen und Kopfseiten, Abends von 4 bis 8 Uhr, und Nachts im Bette verschlimmert, von Bewegung und von Entblößung des Kopfs beim gleichzeitigen Warmwerden des übrigen Körpers im Bette gebessert.[HA 124]

Verifikationen und klinische Symptome

Augen

Stechen und Schründen in den Augen, Abends bei LICHTE.[VHA]

Stiche und Schmerzhaftigkeit der Augen, besonders abends und wenn man ins LICHT sieht; dabei sind aber die Augen nicht rot oder entzündet.[Br., Lippe]

Entzündung der Augen, mit Thränen am Tage und nächtlichem Zuschwären.[VHA]

Entzündung der Augen, mit viel Tränen während des Tages und Zusammenkleben der Lider des Nachts. Die Augen sind voll von Schleim, so daß der Kranke reiben muß, um sie klar zu machen.[Br., Lippe]

Trübsichtigkeit, wie Federn vor den Augen.[VHA]

Weitsichtigkeit.[VHA]

Senkrechte Halbsichtigkeit.[VHA]

LICHTSCHEU.[VHA]

Heilungsberichte

Cl. G. aus M., 10 Jahr alt, leidet bereits seit 1 1/2 Jahre an scrophulöser Augenentzündung, wovon beide Pupillen stark grauweiß getrübt, die Sehkraft fast ganz verloren war, mit Stechen und Brennen in den Augen, besonders Morgens, und starker Röthung des Weißen im Auge. Dabei Geschwulst der Lippen, besonders der Oberlippe, starker Hunger und viel Durst auf kaltes WASSER, Dicke und Härte des ganzen Unterleibes, leichtes Schwitzen und das Gemüth sehr verdrießlich und eigensinnig. – Am 14. May 1835 erhielt sie eine Gabe CALC. 30°°, wonach sich alles sehr bedeutend besserte, so daß am 9. Juli, wo die Besserung still stand, nur noch eine schwache Trübung der Pupillen sichtbar war, welche nach einer Gabe LYC. 30°° sich nach einigen Wochen ganz verlor. – (Die Augenlider blieben fortwährend gut, und nur 2 Jahre später zeigte sich Kyphosis, welche in 3 Monaten durch SULPH., CALC. und SIL., von jedem eine Gabe 30°°, ebenfalls geheilt wurde).[ACS 17 (1838) 1, 14-15]

Mad. St. in M., eine starke, korpulente Frau von 47 Jahren, leidet seit 8 bis 9 Jahren an einer Thränenfistel des rechten Auges, welche bereits im Durchmesser eines Zolles die umliegenden Theile angefressen hat und wässerigen Eiter ergießt, welcher die Haut korrodirt. – Dabei seit 2 Jahren fehlende Periode und sehr rauhe Haut der Hände. Sie lebt in kummervollen Verhältnissen. – Eine Gabe CALC. 30°, am 12. Jan. 1835 gereicht, brachte bis zum 9. März ansehnliche Besserung. Nun LYC. 30°, besserte bis zum 15. May, wo abermals CALC. 30°, bis auf die fehlende Periode alles Krankhafte wegnahm. Eine nun noch gegebene Gabe GRAPH. 30°° nützte nichts und es war, bei ihrem sonstigen Wohlbefinden, anzunehmen, daß in ihrem Alter von fernerem Mediziniren für diese Beschwerde nichts mehr zu erwarten sey.[ACS 17 (1838) 1, 15]

Ohren

FEUCHTIGKEIT und wunde Stellen hinter den Ohren: GRAPH. (vergl. LYC.).[Br., Lippe]

FEUCHTER, eiternder Schorf an und hinter den Ohren (vergl. GRAPH.).[Br., Lippe]

Auslaufen der Ohren.[VHA]

Brausen vor den Ohren.[VHA]

Schwerhörigkeit.[VHA]

Dieser [Rest seines Uebels] bestand nämlich in leisen Stichen in den Fußgelenken, Schwierigkeit, die Hand zuzumachen, wie von Vollheit in derselben, und etwas Schwerhörigkeit, – Beschwerden, die nun nach einer Gabe LYC. 30°° in 14 Tagen ebenfalls verschwunden waren.[ACS 18 (1840) 2, 18]

Ueberempfindlichkeit des Gehörs.[VHA]

Nase

Geschwürige Nasenlöcher.[VHA]

Fächerartige Bewegung der Nasenflügel.[Br., Lippe]

Ueberempfindlichkeit des Geruchs.[VHA]

Geröthete Nase

Heilungsbericht: Zwei Gaben SULPH. 60°° und 30°° brachten vom 12. Aug. bis 5. Okt. 1835 einige Besserung an den Augen und den Stuhlgang in Ordnung, zugleich aber Ausschlag auf dem Haarkopfe. Eine nun gereichte Gabe CALC. tilgte alles dauerhaft bis auf die geröthete Nase, welche auch auf eine, am 24. Dez. gegebene Gabe LYC. 30°° sich bald verlor.[ACS 17 (1838) 1, 16-17]

Antlitz

Gesichtsblässe, besonders gegen Abend.[VHA]

Gesichtsblässe mit tiefen Furchen, besonders abends. Während des Fiebers werden die

Verifikationen und klinische Symptome

Wangen kalt.[Br., Lippe]
Abendliche Gesichtsblässe.[HA 17-18]
Abendliche Gesichtsblässe mit tiefen Falten.[HA 35]
Erdfahle, gelbliche Gesichtsfarbe mit tiefen Falten, blaurandigen Augen und blauen Lippen.[VHA]
Durchfall der Schwangeren bei erdfahler Gesichtsfarbe.[VHA]
Blaue Ränder um die Augen.[KEU 37]
Blaue Lippen.[KEU 37]
Gelbe Gesichtsblässe mit umschriebener Wangenröthe.[KEU 37]
Oeftere Anfälle von Gesichtshitze.[VHA]
Glühende Röthe des ganzen Gesichts, mit feinen Adernetzen, wie marmorirt: Thuj. (CALC., CARB-V., LYC.)[KMS 723]
Eiternder und nässender Gesichtsausschlag.[VHA]
Sommersprossen.[VHA]
Tiefe Falten im Gesichte.[KEU 37]
Bei scrophulösen Uebeln hat CALC. den Vorzug, wenn des Morgens Verschlimmerung, LYC., wenn sie des Abends eintritt.[Chargé, Bönn.]
Geschwulst der Unterkieferdrüsen.[VHA]

Zähne

Gelbwerden der Zähne.[VHA]
Rucke in den Zähnen beim Essen.[VHA]
Rucke durch die Zähne.[KEU 37]
Reißendes Zahnweh an der linken Seite. Der Kranke kann nichts am Rande der Zähne ertragen: SULPH. (vergleiche LYC.).[Br., Lippe]
Zahnweh mit Backengeschwulst, durch Warmes und Bettwärme gelindert.[VHA]
Zahnfistel.[VHA]

Mund

Fauliger Mundgestank.[VHA]
Fauler Mundgeruch.[KEU 37]
Mundtrockenheit ohne Durst, mit Steifigkeit der Zunge und undeutlicher Sprache.[VHA]
Durstlosigkeit bei Trockenheit im Munde.[VHA]
Entzündliche Röthe im Schlunde.[KEU 37]
Halsentzündung mit Stichen beim Schlingen.[VHA]
Stiche im Halse.[KEU 37]
Bei LYC. fängt die Entzündung auf der rechten Seite an und breitet sich nach links aus. (Die Halsentzündung und Geschwürsbildung fängt links an und breitet sich erst später auf die rechte Seite aus: LACH.)[Br., Lippe]
Geschwulst und Eiterung der inneren Halsdrüsen.[VHA]
Kleine Geschwüre an den Mandeln, die sich beständig erneuern, verlangen PLB.; trockene Geschwüre weisen auf LYC..[Br., Lippe]
Mandelgeschwüre, die an der rechten Seite beginnen. (LACH. fängt links an.)[Br., Lippe]
Die Mandeln scheinen mit tiefen, runden oder kleinen, knotigen Stellen besetzt zu sein. Von rechts nach links weist auf LYC., von links nach rechts auf LACH..[Br., Lippe]
Steifigkeit der Zunge mit erschwerter (undeutlicher) Sprache.[VHA], [KEU 37]
Zuckungen der Zunge weisen auf LYC.. (Der Kranke kann die Zunge infolge von Kraftlosigkeit nicht herausbringen: LACH..)[Br., Lippe]
Zuckungen der Zunge. (CHAM. und LYC. haben beide dieses Symptom.)[Br., Lippe]
Gähnen.[KEU 37]

Genüsse

Heißhunger.[VHA]
Appetit beim ersten Bissen vergehend.[VHA]

Heilungsbericht

Daher säumte ich nicht, am 4. Okt. eine Gabe SULPH. 60°° und 5 Tage später eine Gabe CALC. 30°° zu reichen, welche letztere bis zum 4. Dez. alles, bis auf etwas Durst und schnell vergehenden Appetit beim Essen, tilgte, so daß zur Fortschaffung dieses letzten Restes nur noch eine Gabe LYC. 30°° nöthig war. Seit der Zeit hat sich die *C. L.* beständig des besten Wohlseins erfreut.[ACS 17 (1839) 3, 3-4]

Verifikationen und klinische Symptome

Verifikationen und klinische Symptome

Der Kranke hat großen Appetit, aber schon eine kleine Menge Nahrung sättigt ihn, und er fühlt sich wie aufgeblasen, hat aber trotzdem Verlangen nach mehr Speise. (Dies ist ein äußerst charakteristisches Symptom von LYC..[Br., Lippe]

Der LYC.-Patient hat Verlangen nach kalten Speisen und Getränken, allein sie verursachen Husten.[Br., Lippe]

Widerwillen gegen KAFFEE und RAUCHEN sowie gegen gekochte, warme Speisen. Der Kranke will nie etwas Warmes haben.[Br., Lippe]

Gelüste nach kalten AUSTERN. (LACH., LYC. und RHUS-T. sind die drei Mittel für dieses Symptom.)[Br., Lippe]

LYC. paßt auch in der sogenannten AUSTERN-Krankheit, das heißt er kann nie AUSTERN essen, ohne böse Folgen davon zu haben.[Br., Lippe]

Allzu große Neigung zu SÜßEM.[VHA]

Große Neigung zu SÜßEM.[HA 35]

MILCH erregt Durchfall.[VHA]

Durstlosigkeit bei Trockenheit im Munde.[VHA]

Nachtheil von ZWIEBELN: Thuj. (LYC., PULS.)[KMS 724]

Drücken und Spannen in der Leber, besonders nach Sattessen.[VHA]

Geschmack

Verlorener Geschmack.[VHA]

Früh MUNDBITTERKEIT mit Uebelkeit.[VHA]

Magendrücken nach jedem Essen, mit BITTEREM Geschmack im Munde.[VHA]

SAURER Geschmack der Speisen.[VHA]

SAURER Geschmack der Speisen und SAURES Aufstoßen.[HA 35-36]

Aufstoßen

SAURES Aufstoßen.[VHA]

SAURER Geschmack der Speisen und SAURES Aufstoßen.[HA 35-36]

Soodbrennen.[VHA]

Heftiges Schluchzen in Anfällen.[VHA]

Uebelkeit

Oeftere Uebelkeiten.[VHA]

Uebelkeit, früh nüchtern und beim Fahren.[VHA]

Nächtliches Speise- und Gall-Erbrechen.[VHA]

Früh MUNDBITTERKEIT mit Uebelkeit.[VHA]

Erbrechen, erst Speise, dann Galle.[KEU 37]

Magen

Magendrücken nach jedem Essen, mit BITTEREM Geschmack im Munde.[VHA]

Magendrücken.[KEU 37]

Magenkrebs.[VHA]

Geschwulst und Empfindlichkeit der Herzgrube bei Berührung und gegen feste Kleider.[VHA]

Beschwerliche Vollheit und Aufgetriebenheit des Magens und des Unterleibes.[VHA]

Vollheit und Aufgetriebenheit des Magens und Unterleibes.[HA 36]

Hypochonder

Spannung um die Hypochondern, wie von einem Reife.[VHA]

Stiche in den Hypochondern.[KEU 37]

Leberentzündung.[VHA]

Leberschmerzen.[KEU 37]

Verhärtung der Leber.[VHA]

Drücken und Spannen in der Leber, besonders nach Sattessen.[VHA]

Bauch

(Der CARB-V.- Kranke will nichts als essen und essen und fühlt sich elend nachher; der LYC.-Kranke kommt mit großem Hunger zum Mittagessen, er setzt sich an den Tisch und glaubt einen erstaunlichen Appetit zu haben, allein schon ein paar Bissen sättigen ihn; trotzdem sieht er mit begehrenden Augen auf die Speise, die vor ihm steht. Der CHINA- Patient ist ebenso voll von Gasen, aber er kann eine volle Mahlzeit essen und fühlt die Wirkungen davon erst später).[Br., Lippe]

Beschwerliche Vollheit und Aufgetriebenheit des Magens und des Unterleibes.[VHA]

Bauchauftreibung.[KEU 37]

Verhärtungen im Unterleibe.[VHA]

Leibschneiden im Oberbauche.[VHA]

Leibweh in beiden Seiten.[KEU 37]

Mastdarm-Krämpfe.[VHA]

Kneipen im Unterleibe.[VHA]

Bauch-WASSERSUCHT.[VHA]

Leistenbrüche.[VHA]

Herzklopfen, vorzüglich bei der Verdauung.[VHA]

Anhaltende Leibesverstopfung.[VHA]

Hartleibigkeit, mit vergeblichem Stuhldrange.[VHA]

Langwierige Verstopfung.[HA 36]

LYC. scheint bei Erkrankung der Gekröse von großem Nutzen zu sein; ebenso nach Masern, wenn das Kind von Kräften kommt, schlecht genährt ist und Gefahr durch Auszehrung droht.[Br., Lippe]

Typhus

LYC., paßt häufig im Unterleibs-Typhus und bei vernachlässigter Lungenentzündung mit Hepatisation der Lungen. (LYC. , SULPH., PHOS. und LACHN. sind die vier wichtigsten Arzneimittel für solche Fälle.)[Br., Lippe]

Blähungen

Blähungsversetzung.[VHA]

Mangel an Blähungsabgang.[VHA]

Beständiges Kollern und Kulkern im Bauche.[VHA]

Ansammlung von GASEN; WINDE, die nicht abgehen können und viel Schmerz verursachen (im Typhus), erleichtert LYC.. Die WINDE sind geruchlos. (Bei übelriechenden WINDEN ist CARB-V. angezeigt.)[Br., Lippe]

Kleine Ausleerungen, mit dem Gefühl, als ob viel zurückgeblieben wäre, mit darauffolgender übermäßiger und schmerzhafter Ansammlung von (geruchlosen) GASEN.[Br., Lippe]

Die LYC.-Blähungen haben keinen Geruch. (Eingeklemmte WINDE, die mit Schwierigkeiten abgehen. Die Blähungen sind sehr übelriechend: SIL..)[Br., Lippe]

Stuhl

Anhaltende Leibesverstopfung.[VHA]

Hartleibigkeit, mit vergeblichem Stuhldrange.[VHA]

Langwierige Verstopfung.[HA 36]

Verstopfung.[KEU 37]

Durchfall der Schwangeren bei erdfahler Gesichtsfarbe.[VHA]

Blasse, faulicht stinkende Stühle.[VHA]

Kleine Ausleerungen, mit dem Gefühl, als ob viel zurückgeblieben wäre, mit darauffolgender übermäßiger und schmerzhafter Ansammlung von (geruchlosen) GASEN.[Br., Lippe]

After

Jücken und Spannen im After.[VHA]

Jucken am After: CALC. (vergleiche LYC.). (Wenn das Kind Würmer hat und des Nachts viel schreit, mit heftigem Jucken am After, ist FERR. indiziert).[Br., Lippe]

Mastdarm-Krämpfe.[VHA]

Die Aderknoten am After schwellen an, brennen und BLUTEN nach jeder Ausleerung: NIT-AC. (SULPH. und LYC. haben BLUTEN während des Stuhlganges.)[Br., Lippe]

Gleichzeitige Stiche im Blasenhals und After. (Dieses Symptom ist häufig durch Erkrankung der Vorsteherdrüse verursacht.)[Br., Lippe]

Verifikationen und klinische Symptome

Nieren – Harn

Bei Nierenkoliken denke man an erster Linie an BERB. und LYC. Das letztere hat Verschlimmerung von 16 - 20 Uhr.[Hub.; AHZ 210]

Oefterer Harndrang mit häufigem Harnen.[VHA]

BLUTHARNEN.[VHA]

Dunkler Harn mit vermindertem Abgange.[VHA]

Schaumiger Harn: Thuj. (KALI-C., LACH., LYC.)[KMS 725]

Schaumiger Urin; der Schaum bleibt lange auf dem Harn: THUJ. (vergleiche LACH. und LYC.).[Br., Lippe]

Nierengries.[VHA]

Häufiges Ablassen großer Mengen blassen Urines während der Nacht, mit geringen und seltenen Ausscheidungen während des Tages.[Br., Lippe]

Der Urin hat einen roten, sandigen Niederschlag, oder es befinden sich fettige Häutchen darin. (Blasser, gelber Sand im Harn, mit viel Schmerzen bei Abgang, weist auf SARS..)[Br., Lippe]

Heilungsbericht: Die folgende Krankengeschichte führt *Dr. Lippe* in einem besondern Artikel „on the importance of a single symptom" als Beispiel an, wie oft ein einzelnes Symptom bei der Mittelwahl den Ausschlag geben kann. Es war ein Fall von bösartigem Typhus (ship fever). Der Patient war bereits 9 Tage krank, als *Dr. L.* ihn zum ersten Male besuchte, er lag auf dem Rücken vollkommen bewusstlos, mit weit geöffneten, starr nach der Decke gerichteten Augen und weiten Pupillen, Wangen roth und heiss, Mund weit offen, der Unterkiefer herabhängend, Lippen trocken, schwarz und rissig. Puls 200, dabei Zupfen an den Betttüchern. *Dr. Lippe* fragt nun, was er in einem solchen Falle nach pathologisch-anatomischen Indicationen, welche die sogenannte Fortschrittspartei unter den Homöopathen (von ihm „retrograding physicians" genannt) als hauptsächlich maassgebend bei der Mittelwahl ansieht, hätte geben sollen, da hier offenbar eine Hirnlähmung im Anzuge war. Etwa MORPH. oder HELON. (?) oder HYDR. und OP. im Wechsel und in starken Gaben? Die Bewusstlosigkeit deutete auf BELL., HYOS., MUR-AC., OP., RHUS-T. und STRAM. Das Aussehen der Augen würde BELL., HYOS., OP. und STRAM. indicirt haben. Zunge und Lippen ARS., LYC. und OP.. Das Herabhangen des Unterkiefers sprach für ARS., LYC., OP. Das Zupfen an den Betttüchern sprach für ARN., ARS., HYOS., OP. und STRAM. Da ich nun (so fährt *Dr. L.* fort) nicht im Stande war, ein Mittel zu wählen, so examinirte ich weiter und fand, dass Patient in der Nacht den Urin hatte unwillkührlich ins Bett laufen lassen; dieses Symptom sprach aber wieder für mehrere Mittel ARN., ARS., BELL., HYOS. und RHUS-T. Bei weiterer Untersuchung fand ich aber einen röthlichen, ziegelmehlfarbigen Sandniederschlag auf dem Leintuche. Dieses für den Fall und für ein mittel charakteristische Symptom veranlasste mich, LYC. zu geben und zwar 6 glob. LYC. 200. in 1/2 Glas WASSER gelöst, zweistündlich 1 Löffel voll, welcher dem bewusstlosen Patienten eingeschüttet werden musste. Bei meinem zweiten Besuche Nachtmittags 2 Uhr am selben Tage fand ich den Patienten in einem natürlichen Schlafe mit festgeschlossenen Augen und Munde und in starker Transpiration. Patient genas und wurde vollkommen gesund.[Lippe, AHZ 72 (1866) 4, 32]

Der Harn ist weißlich wie geronnene Milch, er wird jedoch bald trübe und hat einen ziegelroten Satz, mit einem schillernden Häutchen an der Oberfläche: PHOS. (vergleiche LYC..)[Br., Lippe]

Gleichzeitige Stiche im Blasenhals und After. (Dieses Symptom ist häufig durch Erkrankung der Vorsteherdrüse verursacht.)[Br., Lippe]

Geschlechtstheile

Gleichzeitige Stiche im Blasenhals und After. (Dieses Symptom ist häufig durch Erkrankung der Vorsteherdrüse verursacht.)[Br., Lippe]

Uebertriebener oder mangelnder Geschlechtstrieb.[VHA]

Schwaches Geschlechtsvermögen oder Impotenz: SULPH. (vergleiche LYC.).[Br., Lippe]

Mehrjährige Impotenz.[VHA]

Gegen Impotenz SEL. und LYC..[Chargé, Bönn.]

Eichel-Tripper.[VHA]

Langwierige Trockenheit der Scheide.[VHA]

Brennen in der Scheide beim Beischlafe.[VHA]

Wehadern an den Schaamtheilen.[VHA]

Schwangerschaft – Beschwerden der Mütter

Durchfall der Schwangeren bei erdfahler Gesichtsfarbe.[VHA]

Starkes Ausfallen der früh grauwerdenden Haare bloß am Kop-

Verifikationen und klinische Symptome

fe, auf dem Scheitel und an den Schläfen anfangend, bis zur Kahlköpfigkeit, bei Erzeugung und Vermehrung der selben an anderen Stellen, nach eiterndem Kopfausschlage oder grobem, brennenden Ausschlag im Nacken, auch nach Unterleibs-Krankheiten, so wie bei Wöchnerinnen, mit heftigem, brennend fressendem Jucken der Kopfhaut bei Erhitzung am Tage, nach Kratzen Beulen. [HA 111]

Beschwerden der Kinder

Es giebt eben nicht gar viele Mittel, welche gleichmässig dem kindlichen und Greisenalter entsprechen. Zu diesen aber gehört, (neben der, die gegenseitig mangelnden Symptome ersetzenden und daher so oft vor- oder nachher wohlthätig wirkenden CALC.), vorzugsweise das LYC. und findet daher häufige Anwendung auch bei dieser Krankheit. [KEU 37]

Kurzäthmigkeit bei Kindern, besonders im Schlafe. [VHA], [Br., Lippe]

Wundwerden der Kinder, mit Nässen. [VHA]

LYC. scheint bei Erkrankung der Gekröse von großem Nutzen zu sein; ebenso nach Masern, wenn das Kind von Kräften kommt, schlecht genährt ist und Gefahr durch Auszehrung droht. [Br., Lippe]

Regel

Monatliches zu stark und zu lange dauernd. [VHA]

Allzu schwache Regel. [VHA]

Traurigkeit vor der Regel. [VHA]

LYC. ist angezeigt bei durch Furcht unterdrückten Regeln, auch wenn sie lange Zeit unterdrückt sind. (Vergleiche ACON..) [Br., Lippe]

Vor Eintritt der Regeln klagt die Kranke über Aufgedunsenheit des Bauches, Frostgefühl, Niedergeschlagenheit, Verzagtheit und Melancholie. (Der LYC.-Patient ist überhaupt immer niedergeschlagen.) [Br., Lippe]

Fressender Weißfluß. [VHA]

Schnupfen

Stockschnupfen mit Verstopfung beider Nasenlöcher. [VHA]

Stockschnupfen. [KEU 37]

Verstopfung der Nase an der Wurzel, so daß der Kranke nur durch den Mund atmen kann. (Ausscheidung verhärteter Klumpen aus der Nase.) [Br., Lippe]

Schnupfen mit beißender Ausscheidung, die die Oberlippe wund macht. Dies ist ein wichtiges, aber gefährliches Symptom im Scharlachfieber. (LYC., NIT-AC. und besonders ARUM-T. sind die wichtigsten Arzneimittel für diesen Zustand). [Br., Lippe]

Beißender, wundmachender Ausfluß aus der Nase, oder Verstopfung der Nase: Sil. (Vergleiche LYC., NIT-AC., ARUM-T., ARS. und KALI-J..) [Br., Lippe]

Athem

Kurzäthmigkeit bei Kindern, besonders im Schlafe. [VHA], [Br., Lippe]

Athemmangel. [KEU 37]

Athemversetzung. [KEU 37]

Kurzäthmigkeit. [KEU 37]

Jede Arbeit verkürzt ihm den Athem. [VHA]

Brustbeklemmung, durch Gehen im Freien verschlimmert. [VHA]

Kitzel-Husten von Tief-Athmen. [VHA]

Drohende Lungenlähmung. [KEU 37]

Gähnen. [KEU 37]

Husten

Während des Hustens Schmerz im Kehlkopf und Stechen im Halse; Stiche in der rechten Seite der Brust, besonders in dem untern Teil; Funkensehen; keuchendes Atmen; Asthma. (Stiche in der linken Seite der Brust: CHEL., in der rechten Seite: LYC.. Diese sind mit KALI-C. die drei Hauptmittel für Zustände, welche oben angeführte Symptome aufweisen.) [Br., Lippe]

Der Husten verschlimmert sich von 4 bis 6 Uhr abends; er tritt häufig alle anderen Tage auf

Verifikationen und klinische Symptome

Verifikationen und klinische Symptome

und wird ärger durch Anstrengung, Ausstrecken der Arme, Bücken, Niederliegen und beim Liegen auf der linken Seite. (Der Kranke kann gar nicht auf der linken Seite liegen). Sein Zustand verschlimmert sich ferner vom Essen und Trinken kalter Sachen; von WIND oder im warmen Zimmer. Der LYC.-Patient hat Verlangen nach kalten Speisen und Getränken, allein sie verursachen Husten.[Br., Lippe]

Trockner Husten, Tag und Nacht.[VHA]

Trockener Husten, am meisten Nachts.[HA 36]

Nachthusten, der den Magen angreift.[VHA]

Husten, Nachts ohne, am Tage mit Auswurf.[VHA]

Kitzel-Husten von Tief-Athmen.[VHA]

Husten mit kopiösem, eiterigem Auswurfe.[VHA]

Husten mit grauem, SALZIG schmeckendem Auswurfe.[VHA]

BLUTHUSTEN.[VHA]

Beim Abendhusten nach dem Niederlegen löst sich der Auswurf leichter, wenn er sich von der linken Seite auf die rechte wendet: Thuj. (KALI-C., LYC., PHOS., SEP.)[KMS 726]

Der Auswurf schmeckt wie alter KÄSE: Thuj. (CHIN., KALI-C., LYC.)[KMS 726]

Keuchhusten

Keuchhusten von Reiz in der Luftröhre, wie von Schwefeldampf erregt, Abends und Nachts ohne, Morgens und am Tage mit eiterartigem (citrongelbem, grauem, grünlichem, weisslichem), oder BLUTIGEM Schleimauswurfe von SALZIGEM, (oder auch BITTEREM, FADEM, FAULIGEM, SÜSSLICHEM oder SAUREM) Geschmacke und üblem Geruche.[KEU 36-37]

Verschlimmerung: Abends von 4 bis 8 Uhr und wieder gegen Mitternacht; oft einen Tag um den Andern. – Anstrengung. Ausstrecken der Arme. Bücken. Niederlegen. Liegen auf der (linken) Seite. Essen und Trinken von Kaltem. Windige LUFT. Warme Stuben. Tiefathmen. Schlafen. Weinen.[KEU 37]

Begleitung: Verschlossene Grämlichkeit. Weinen und weinerliche Empfindlichkeit. Angst. Menschenscheue Gereiztheit. BLUTDRANG zum Kopfe. Stösse in den Schläfen. Rucke durch den Kopf. Blaue Ränder um die Augen. Gelbe Gesichtsblässe mit umschriebener Wangenröthe. Tiefe Falten im Gesichte. Blaue Lippen. Rucke durch die Zähne. Fauler Mundgeruch. Entzündliche Röthe im Schlunde. Stiche im Halse. Steifigkeit der Zunge mit erschwerter Sprache. Erbrechen, erst Speise, dann Galle. Magendrücken. Stiche in den Hypochondern. Leberschmerzen. Bauchauftreibung. Leibweh in beiden Seiten. Verstopfung. Stockschnupfen. Athemmangel. Athemversetzung. Engbrüstigkeit. Kurzäthmigkeit. Heiserkeit. Erschütterung und Stösse in der Brust. Schleimrasseln in der Brust. Rauhheit, Wundheitsschmerz und Spannung in der Brust. Drohende Lungenlähmung. Aengstliches Herzklopfen. Kalte Füsse. Abmagerung. Zuckungen der Glieder. Gähnen. Tages-Schläfrigkeit bei nächtlicher Schlaflosigkeit. Abendliche BLUTWALLUNG. Ueberlaufende Hitze. Klebrige Nachtschweisse.[KEU 37]

Es giebt eben nicht gar viele Mittel, welche gleichmässig dem kindlichen und Greisenalter entsprechen. Zu diesen aber gehört, (neben der, die gegenseitig mangelnden Symptome ersetzenden und daher so oft vor- oder nachher wohlthätig wirkenden CALC.), vorzugsweise das LYC. und findet daher häufige Anwendung auch bei dieser Krankheit.[KEU 37]

Heilungsberichte

Am 10. Sept. 1836, wo sie bei mir war, gab ich eine Gabe SULPH. 60°° und eine Gabe CALC. 30°°, letztere nach 5 Tagen zu nehmen, worauf das Kriebeln und das Gefühl von Taubheit sich bald völlig verlor. Der Husten aber blieb unverändert [...ein schon früher bestehender Husten mit Auswurf schlimmer geworden...], und verlangte eine Gabe LYC. 30°°, wonach die Patientin sich bis heute ganz wohl befindet.[ACS 17 (1839) 3,29-30]

W. Soh. W.-, Landwirt, siebenunddreißig Jahre alt, leidet seit drei oder vier Monaten an Stichen in der linken Seite, die sich verschlimmern, wenn sich der Patient viel bewegt, hart arbeitet, oder sich aufregt; Ruhe wird als angenehm empfunden; Herzklopfen, besonders beim Erwachen. Morgens Husten, mit putridem, gelbem Auswurf (früher war dieser von schwarzen Streifen durchzogen); Atembeklemmung im warmen Zimmer. – (Vor achtzehn Monaten wurde der Patient auf den Feldern durch und durch naß, worin die ursprüngliche Ursache seiner Krankheit besteht, im letzten Sommer hatte er Fieber, in dessen Folge es ihm für einige Monate einigermaßen erträglich ging). Er fühlt sich abends schlechter; er spürt abends ein Unbehagen in den Gliedern. Kälte führt bei ihm zu einer Verschlimmerung. Jucken an den Schulterblättern und im

Brustkorb. Der Patient kann keinerlei Hinweise bezüglich der allopathischen Mittel machen, die er anwendete, bevor er zu mir kam. – 10. März, 1851 - 1, RHUS-T; 2, BRY.; 3, RHUS-T., 200 (id est von jedem Arzneimittel zwei Globuli, befeuchtet mit der 200. Dynamisation der Zentesimalskala). Eine Dosis ist jeden fünften Abend einzunehmen. – 30. März. Verbesserung aller Symptome, aber keines von ihnen ist vollständig beseitigt. 1. CALC., 2000 (Jenichen); 2 bis 4 § (Saccharum lactis - das Symbol wurde von *Hahnemann* für die Anwendung dieser Substanz verwendet). Eine Dosis ist jeweils jeden fünften Abend einzunehemen. – 18. April. Beträchtliche Besserung. 1 bis 4 §. Eine Dosis jeden fünften Abend. – 8 Mai. Keine weitere Verbesserung. Angst und Bedrückung beim Sich-Niederlegen nach den Mahlzeiten. Schlaflosigkeit im ersten Teil der Nacht. 1. LYC. 2000 (Jenichen); 2 bis 4 §. Eine Dosis jeden fünften Abend. – 3. Mai. Einige Furunkel an den Armen; ansonsten durchaus wohlauf. 1 bis 4 §. Eine Dosis jeden fünften Abend. Vollständig geheilt.[Vol. 78, S.116; KMSS 22-23]

Innerer Hals – Kehlkopf

Heiserkeit.[KEU 37]
Halsentzündung mit Stichen beim Schlingen.[VHA]
Entzündliche Röthe im Schlunde.[KEU 37]
Geschwulst und Eiterung der inneren Halsdrüsen.[VHA]
Stiche im Halse.[KEU 37]

Aeusserer Hals

Genicksteifigkeit.[VHA]
Gelbe Haut im Nacken.[VHA]
Geschwulst und Steifigkeit einer Halsseite.[VHA]
Drüsengeschwulst am Halse.[VHA]

Heilungsbericht: *L. St.* von Da., ein junger Mann von 21 Jahren, blassen, gedunsenen Ansehens, hatte zweimal die Krätze, welche beide Male verschmiert war. Nach dem zweiten Male bekam er eine ungeheure harte Geschwulst der ganzen rechten Halsseite, vom Ohr bis zur Achsel herab, nach unten hin am dicksten, welche schon ein Paar Jahre gedauert hatte, als er am 24. Juli 1836, nach langem vergeblichen Medizinen, endlich bei der Homöopathie Hülfe suchte und sich deshalb an mich wendete. Außer dem obigen Uebel, litt er noch an starkem, schmerzlosem Gesichtsausschlage, Schwerathmigkeit und Engbrüstigkeit, sowohl im Sitzen, als bei der Arbeit, Brennen in der Brust, und viel Schweiß am Tage bei der Arbeit und Nachts im Bette. – Ich reichte ihm sogleich eine Gabe PULS. 30°°° und 3 Tage darauf eine Gabe LYC. 30°°, wonach bis zum 13. Aug. die Schwerathmigkeit gehoben und die Geschwulst weicher und etwas kleiner geworden war. Nun CALC. 30°° in einer Gabe, welche ganz auffallend die Geschwulst verminderte und den Schweiß fortnahm, bis er sich verleiten ließ, gegen eine durch Erkältung entstandene Augenentzündung Augen-WASSER zu brauchen, worauf die Augen nicht besser wurden, die sonstige Besserung sofort stille stand, und nun ein Husten mit vielem Auswurf eintrat, welcher eine Gabe PHOS. 30°° forderte und davon auch, sammt dem Augenübel, in 8 Tagen gehoben war. Er erhielt nun wieder abwechselnd CALC. 30°° und LYC. 30°°, alle Tage eine Gabe, und bis zum 3. Dec. war alles Krankhafte dauerhaft verschwunden.[ACS 17 (1839) 3, 14-15]

Fettige, braune Haut im Nacken: Thuj. (APISIN., LYC.)[KMS 726]

Innere Brust

Beständiger Druck in der Brust.[VHA]
Engbrüstigkeit.[KEU 37]
Stiche in der linken Brust und (nervöse oder vernachlässigte) Lungenentzündung.[VHA]
LYC., paßt häufig im Unterleibs-Typhus und bei vernachlässigter Lungenentzündung mit Hepatisation der Lungen. (LYC. , SULPH., PHOS. und LACHN. sind die vier wichtigsten Arzneimittel für solche Fälle.)[Br., Lippe]
Stiche in der linken Seite der Brust: CHEL., in der rechten Seite: LYC..[Br., Lippe]
Drohende Lungenlähmung.[KEU 37]
Brust-WASSERSUCHT.[VHA]
Brustbeklemmung, durch Gehen im Freien verschlimmert.[VHA]
Erschütterung und Stösse in der Brust.[KEU 37]
Schleimrasseln in der Brust.[KEU 37]
Rauhheit, Wundheitsschmerz und Spannung in der Brust.[KEU 37]
Herzklopfen, vorzüglich bei der Verdauung.[VHA]

Verifikationen und klinische Symptome

Verifikationen und klinische Symptome

Aengstliches Herzklopfen.[KEU 37]

Aeussere Brust

Leberflecken auf der Brust.[VHA], [HA 36]

Bräunliche Flecken auf der Brust: Thuj. (LYC., PHOS., SEP.)[KMS 726]

Nässen der Brustwarzen.[VHA]

Rücken

Nächtliches Ziehen und Stechen im Rücken.[VHA]

Heilungsbericht: Ich gab eine Gabe SULPH. 30°° und eine Gabe CALC. 30°°, letztere vierzehn Tage nach der ersten zu nehmen. Am 9. Dec. kam der Mann wieder und referirte, daß das erste Pülverchen im Wesentlichen nichts gebessert habe, aber von dem zweiten sei seine Frau ein Paar Tage, wie ich es vorhergesagt, sehr angegriffen und leidender, als früher gewesen, mit dem dritten Tage aber habe die Besserung angefangen, und sei bis jetzt stets fortgeschritten, so daß sie nun von ihrer Gicht befreit sei. Nur die Stiche in der rechten Seite seien noch da, und oft klage sie über Schmerzen in den Lenden. Eine nun gereichte Gabe LYC. 30°° reichte hin, auch diesen Rest völlig und dauerhaft zu tilgen, so daß sie sich seitdem ganz wohl befindet.[ACS 17 (1839) 3,27-28]

Klopfen und Pulsiren im Rücken: Thuj. (BAR-C., LYC., PHOS.)[KMS 726]

Tabes dorsualis: Ref. theilte einige Erfahrungen und Erfolge in Betreff der wahren Tabes dorsualis mit, welchein den Niederlanden zu den nicht seltene Krankheiten gehört, und bekanntlich von der Allopathie für durchaus unheilbar erklärt wird. Ref. beabsichtigt darüber in dieser Zeitung [AHZ 57 (1858) 3-6,12-13] ausführlichere Mittheilung zu machen [siehe: Alluminium metallicum] glaubte aber bei dieser Gelegenheit auf ein Paar Heilmittel aufmerksam machen zu müssen, welche bisher für solche Krankheiten noch wenig in Anwendung gezogen sind, nämlich: RUTA, STANN. und STRAM.. Dies letztere Mittel zeigte in mehren Fällen eine entscheidende Besserung in der, dieser Krankheit eigenthümlichen Unsicherheit in der Bewegung und Stellung der Unterglieder im Finstern, während besonders das erste eine grosse und heilsame Wirkung auf das Rückenmark und die Unterglieder ausübe. Auch darf dabei TARAX. nicht vergessen werden, wenigstens als Zwischenmittel bei den Hauptmitteln von langer Wirkungsdauer: CALC., LYC. und RHUS-T..[AHZ 51 (1856) 63]

Oberglieder

Nächtlicher Knochenschmerz im Arme.[VHA]

Leichtes Einschlafen der Arme und Finger.[VHA]

Knacken der Gelenke beim Ausstrecken derselben: Thuj. (LYC., RHUS-T.)[KMS 727]

Trockne Haut der Hände.[VHA]

Weisskrustige Flechten auf dem Handrücken und auf den Fingern: Thuj. (LYC., SEP.)[KMS 726-727]

Röthe, Geschwulst und Reissen in den Fingergelenken.[VHA]

Ziehen und Reissen in den Gliedern, besonders in der Ruhe und Nachts, oder einen Nachmittag um den Andern.[VHA]

Gliederreißen Nachts und in der Ruhe.[HA 36]

LYC. hat ebenfalls Steifigkeit in den Gelenken. (Spannung, Steifigkeit und Stiche in den Gelenken; dieselben sind schlimmer beim Aufstehen von einem Sitz, besser durch Bewegung; RHUS-T.. Bewegung verschlimmert den Zustand des BRY.-Kranken.)[Br., Lippe]

Krummziehen einzelner Glieder.[VHA]

Taubheit der Glieder.[VHA]

Zuckungen der Glieder.[KEU 37]

Zucken in den Armen und Schultern.[VHA]

Dieser [Rest seines Uebels] bestand nämlich in leisen Stichen in den Fußgelenken, Schwierigkeit, die Hand zuzumachen, wie von Vollheit in derselben, und etwas Schwerhörigkeit, – Beschwerden, die nun nach einer Gabe LYC. 30°° in 14 Tagen ebenfalls verschwunden waren.[ACS 18 (1840) 2, 18]

Panaritium (Umlauf, Fingerwurm); die Schmerzen werden durch Breiumschläge verschlimmert. (Der für ARS. passende Patient, der an Panaritium leidet, fühlt sich besser nach sehr heißen Breiumschlägen.)[Br., Lippe]

Unterglieder

Nächtliches Reissen in den Beinen.[VHA]

Gliederreißen Nachts und in der Ruhe.[HA 36]

Knacken der Gelenke beim Ausstrecken derselben: Thuj. (LYC., RHUS-T.)[KMS 727]

LYC. hat ebenfalls Steifigkeit in den Gelenken. (Spannung, Steifigkeit und Stiche in den Gelenken; dieselben sind schlimmer beim Aufstehen von einem Sitz, besser durch Bewegung; RHUS-T.. Bewegung verschlimmert den Zustand des BRY.-Kranken.)[Br., Lippe]

Weiße Schenkelgeschwulst.[VHA]

Geschwulst und Steifigkeit des Knies.[VHA]

LYC. hat schmerzlose Geschwulst. (Kniegeschwulst: SIL..)[Br., Lippe]

Anschwellung des Knies, mit Schweiß um die Gelenke.[Br., Lippe]

Zusammenziehschmerz in den Waden beim Gehen.[VHA]

Zuckungen der Glieder.[KEU 37]

Alte Schenkelgeschwüre mit nächtlichem Reissen, Jücken und Brennen.[VHA]

WASSERSÜCHTIGE Geschwulst der Füße.[VHA]

Kalter Fußschweiß.[VHA]

Kalte Füsse.[KEU 37]

Ziehen und Reissen in den Gliedern, besonders in der Ruhe und Nachts, oder einen Nachmittag um den Andern.[VHA]

Taubheit der Glieder.[VHA]

Tabes dorsualis: Ref. theilte einige Erfahrungen und Erfolge in Betreff der wahren Tabes dorsualis mit, welche in den Niederlanden zu den nicht seltene Krankheiten gehört, und bekanntlich von der Allopathie für durchaus unheilbar erklärt wird. Ref. beabsichtigt darüber in dieser Zeitung [AHZ 57 (1858) 3-6,12-13] ausführlichere Mittheilung zu machen [siehe: Alluminium metallicum] glaubte aber bei dieser Gelegenheit auf ein Paar Heilmittel aufmerksam machen zu müssen, welche bisher für solche Krankheiten noch wenig in Anwendung gezogen sind, nämlich: RUTA, STANN. und STRAM.. Dies letztere Mittel zeigte in mehren Fällen eine entscheidende Besserung in der, dieser Krankheit eigenthümlichen Unsicherheit in der Bewegung und Stellung der Unterglieder im Finstern, während besonders das erste eine grosse und heilsame Wirkung auf das Rückenmark und die Unterglieder ausübe. Auch darf dabei TARAX. nicht vergessen werden, wenigstens als Zwischenmittel bei den Hauptmitteln von langer Wirkungsdauer: CALC., LYC. und RHUS-T..[AHZ 51 (1856) 63]

Krummziehen einzelner Glieder.[VHA]

Adernetze, wie marmorirt, auf dem Fussrücken: Thuj. (CAUST., LYC.)[KMS 727]

[LYC. 30°°] wegen eines Knieschwammes [Pilzbefalles], welcher danach sich verlor.[ACS 22 (1845) 1, 92], [KMS 465], [KMSS 40]

Dieser [Rest seines Uebels] bestand nämlich in leisen Stichen in den Fußgelenken, Schwierigkeit, die Hand zuzumachen, wie von Vollheit in derselben, und etwas Schwerhörigkeit, – Beschwerden, die nun nach einer Gabe LYC. 30°° in 14 Tagen ebenfalls verschwunden waren.[ACS 18 (1840) 2, 18]

Drüsen

Geschwulst, Entzündung und Eiterung der Drüsen.[VHA]

Geschwulst der Unterkieferdrüsen.[VHA]

Geschwulst und Eiterung der inneren Halsdrüsen.[VHA]

Drüsengeschwulst am Halse.[VHA]

Krebsmittel: Ref. machte die Bemerkung, dass bei Festsitzen, sowohl der Drüsen, als der Haut am Knochen, wie solches beim wahren Krebs oft beobachtet werde, ausser den schon bekannten Mitteln, noch besonders CLEM., CON., LYC., SEP. und SULPH-AC. an sich sehr heilsam zeigten, mithin unter den Krebsmitteln nicht zu vergessen wären.[AHZ 59 (1859) 61]

Knochen

Entzündung der Knochen, mit nächtlichen Schmerzen.[VHA]

Knochenkrümmungen.[VHA]

Knochenfraß.[VHA]

Knochenerweichungen.[VHA]

Nächtlicher Knochenschmerz im Arme.[VHA]

Verifikationen und klinische Symptome

Haut

Fressendes Jücken bei Erhitzung am Tage.[VHA]

NÄSSENDE, eiternde Flechten.[VHA]

Weisslich-abschülfernde, trockene Mehlflechten: Thuj. (ARS., CALC., DULC., LYC., SEP., SIL.)[KMS 728]

Weisskrustige Flechten auf dem Handrücken und auf den Fingern: Thuj. (LYC., SEP.)[KMS 726-727]

[LYC. 30°°] wegen eines Pilzbefalles am Knie, der daraufhin verschwand.[KMSS 40]

Jücken und Spannen im After.[VHA]

Wundwerden der Kinder, mit NÄSSEN.[VHA]

BLUTSCHWÄRE.[VHA]

Leberflecke.[VHA]

Leberflecken auf der Brust.[VHA], [HA 36]

Bräunliche Flecken auf der Haut: Thuj. (ANT-C., CARB-V., LYC., MEZ., NIT-AC., PHOS., SEP.)[KMS 728]

Bräunliche Flecken auf der Brust: Thuj. (LYC., PHOS., SEP.)[KMS 726]

Sommersprossen.[VHA]

Sommersprossen (im Gesichte).[VHA]

Glühende Röthe des ganzen Gesichts, mit feinen Adernetzen, wie marmorirt: Thuj. (CALC., CARB-V., LYC.)[KMS 723]

Wehadern.[VHA]

Gichtknoten.[VHA]

Haut-WASSERSUCHT einzelner Theile oder des ganzen Körpers.[VHA]

Grauwerden der Haare.[VHA]

Kahlköpfigkeit.[VHA]

Eiternderm übelriechender Kopfausschlag.[VHA]

Gesichtsblässe, besonders gegen Abend.[VHA]

Erdfahle, gelbliche Gesichtsfarbe mit tiefen Falten, blaurandigen Augen und blauen Lippen.[VHA]

Eiternder und nässender Gesichtsausschlag.[VHA]

Trockne Haut der Hände.[VHA]

Röthe, Geschwulst und Reissen in den Fingergelenken.[VHA]

[LYC. 30°°] wegen eines Knieschwammes [Pilzbefalles], welcher danach sich verlor.[ACS 22 (1845) 1, 92], [KMS 465], [KMSS 40]

Weiße Schenkelgeschwulst.[VHA]

Geschwulst und Steifigkeit des Knies.[VHA]

Feine Adernetze, wie marmorirt: Thuj. (CARB-V., CAUST., LYC., PLAT.)[KMS 728]

Adernetze, wie marmorirt, auf dem Fussrücken: Thuj. (CAUST., LYC.)[KMS 727]

WASSERSÜCHTIGE Geschwulst der Füße.[VHA]

Kalter Fußschweiß.[VHA]

Grosse, zackige, oft gestielte Warzen, die feuchten und leicht BLUTEN: Thuj. (CAUST., LYC., NIT-AC., PH-AC., RHUS-T., STAPH.)[KMS 728]

Geschwüre, die Nachts Reissen und Jücken und bei Berührung Brennen.[VHA]

Flache Geschwüre, mit bläulich weissem Boden: Thuj. (ARS., LACH., LYC., SEP., SIL.)[KMS 728]

Geschwüre, die des Nachts reißende, juckende Schmerzen verursachen und die bei Berührung brennen. QUECKSILBER-Geschwüre; obgleich die Geschwüre sonst schmerzlos sind, verursachen sie beim Verbinden BLUTEN und Brennen. Der Schmerz im Geschwür wird durch Wärme gebessert und durch Kälte verschlimmert. (ARS. paßt gerade für das Gegenteil.)[Br., Lippe]

Alte Schenkelgeschwüre mit nächtlichem Reissen, Jücken und Brennen.[VHA]

Bei scrophulösen Uebeln hat CALC. den Vorzug, wenn des Morgens Verschlimmerung, LYC., wenn sie des Abends eintritt.[Chargé, Bönn.]

Krebsmittel: Ref. machte die Bemerkung, dass bei Festsitzen, sowohl der Drüsen, als der Haut am Knochen, wie solches beim wahren Krebs oft beobachtet werde, ausser den schon bekannten Mitteln, noch besonders CLEM., CON., LYC., SEP. und SULPH-AC. an sich sehr heilsam zeigten, mithin unter den Krebsmitteln nicht zu vergessen wären.[AHZ 59 (1859) 61]

Verifikationen und klinische Symptome

Der Schweiß ist häufig kalt, riecht sauer oder wie Zwiebel, oder ist BLUTIG. (NUX- M. und LYC. die einzigen zwei Arzneimittel, die BLUTIGEN Schweiß haben.)[Br., Lippe]

Neigung zu Schweiß

Heilungsbericht: Er erhielt an obigem Tage zwei Gaben CALC., jede zu 30°°, nebst einer Zwischengabe SULPH. 30°°, alle 14 Tage eine zu nehmen, wonach sich bis zum 27. Julius bis auf die, noch nicht ganz gehobene, wiewohl sehr verminderte Neigung zu Schweiß, alle Beschwerden verloren hatten, und eine Gabe LYC. 30°° hinreichte, auch diesen Rest dauerhaft zu tilgen.[ACS 17 (1839) 3, 9]

Schlaf

Tagesschläfrigkeit bei spätem Einschlafen, wegen Gedankenzudrang.[VHA]
Tages-Schläfrigkeit bei nächtlicher Schlaflosigkeit.[KEU 37]
Alle Nachmittage, (auch bei Nacht), Reissen in der Stirn, hin und her.[VHA]
Nächtliches Reissen, Bohren und Schaben am äußern Kopfe.[VHA]
Entzündung der Augen, mit Thränen am Tage und nächtlichem Zuschwären.[VHA]
Nächtliches Speise- und Gall-Erbrechen.[VHA]
Trockner Husten, Tag und Nacht.[VHA]
Nachthusten, der den Magen angreift.[VHA]
Husten, Nachts ohne, am Tage mit Auswurf.[VHA]
Nächtliches Ziehen und Stechen im Rücken.[VHA]
Kurzäthmigkeit bei Kindern, besonders im Schlafe.[VHA], [Br., Lippe]
Entzündung der Knochen, mit nächtlichen Schmerzen.[VHA]
Gliederreißen Nachts und in der Ruhe.[HA 36]
Nächtlicher Knochenschmerz im Arme.[VHA]
Nächtliches Reissen in den Beinen.[VHA]
Geschwüre, die Nachts Reissen und Jücken und bei Berührung Brennen.[VHA]
Ziehen und Reissen in den Gliedern, besonders in der Ruhe und Nachts, oder einen Nachmittag um den Andern.[VHA]
Abendliche Gesichtsblässe.[HA 18]
Abendliche BLUTWALLUNG.[HA 18], [KEU 37]
Gähnen.[KEU 37]

Konkordanz Schlaf und Träume: Arn., A r s . , B e l l . , B r y . , C a l c . , Carb-an., Chin., Cic., Graph., Hep., *Ign.*, Kali-c., Merc., Mur-ac., *Nux-v.*, *Phos.*, *P u l s .*, Ran-b., *Rhus-t.*, Sel., S e p . , S i l . , *Sulph.*, Teucr. [PB]

Träume

Unruhiger Schlaf mit ängstlichen Träumen und öfterem Erwachen.[VHA]
Aengstliche Träume, wenn er auf der linken Seite liegt: Thuj. (LYC., PHOS., PULS., SEP.)[KMS 729]

Konkordanz Schlaf und Träume: Arn., A r s . , B e l l . , B r y . , C a l c . , Carb-an., Chin., Cic., Graph., Hep., *Ign.*, Kali-c., Merc., Mur-ac., *Nux-v.*, *Phos.*, *P u l s .*, Ran-b., *Rhus-t.*, Sel., S e p . , S i l . , *Sulph.*, Teucr. [PB]

Fieber

Mangel an natürlicher Lebenswärme.[VHA]
Ueberlaufende Hitze.[VHA], [KEU 37]
Am Tage Schweiß bei geringer Bewegung, besonders im Gesichte.[VHA]
Gesichtsblässe mit tiefen Furchen, besonders abends. Während des Fiebers werden die Wangen kalt.[Br., Lippe]
Klebrige Nachtschweiße.[VHA], [KEU 37]
Abendliche Wallung im BLUTE, mit Unruhe und Zittern.[VHA], [HA 36]
Abendliche BLUTWALLUNG: Thuj. (LYC.)[KMS 729]
Abendliche BLUTWALLUNG.[HA 18], [KEU 37]
Gefühl, als stände der BLUTLAUF still.[VHA], [HA 18], [HA 36], [WF 30]

Tertianfieber

Tertianfieber (dreitägiges Wechselfieber), mit saurem Erbrechen, schlimmer zwischen Frost und Hitze; dem Frost folgt Aufgedunsenheit von Gesicht und Händen.[Br., Lippe]

Wechselfieber

Wechselfieber mit Erbrechen zwischen Frost und Hitze.[Br., Lippe]

Verifikationen und klinische Symptome

Fieberstadien

1. P u l s nur Abends und nach dem Essen etwas beschleunigt. – Abendliche Wallung im BLUTE, mit Unruhe und Zittern. – Gefühl, als stände der BLUTLAUF still.[WF 30]
2. F r o s t Nachmittags und Abends (von 4 bis 8 Uhr), mit Absterben der Hände und Füsse. – Frost Abends im Bette, das Einschlafen verhindernd. – Halbseitiger Frost, meistens an der linken Seite. – Frost, und darauf gleich Schweiss, ohne vorgängige Hitze. – Frost mit Hitze wechselnd. – Mangel an natürlicher Lebenswärme.[WF 30]
3. Ueberlaufende H i t z e über den ganzen Körper, am Meisten gegen Abend, mit öfterem, aber jedesmal wenigem Trinken, vielem Uriniren und Stuhlverstopfung. – Hitze des einen (linken) Fusses, bei Kälte des Andern (Rechten).[WF 30]
4. Starker S c h w e i s s am Tage bei der mindesten Bewegung, am Stärksten im Gesichte. – Nacht-und Morgen-Schweisse, oft mit Kälte des Gesichts. – Klebrige Nachtschweisse. – Der Schweiss ist oft kalt, säuerlich- oder übelriechend, oder mit BLUT- oder ZWIEBEL-Geruch.[WF 30]

Fieberhafte Zustände aber, die es [LYC.] gewöhnlich in hohem Grade erregt, lassen sich vorzüglich durch PULS. dämpfen.[CK 4, 73]

Konkordanz Fieber: *Acon.*, A r s . , Aur., *Bry.*, *C a l c .*, Chin., F e r r . , Graph., Jod., Kali-c., Merc., Nat-m., N u x - v . , Op., *P h o s .*, *Puls.*, Rhus-t., S e p . , Spig., S u l p h . , Verat. [PB]

Gemeinsames

Gefühl, als stände der BLUTLAUF still.[VHA], [HA 18], [HA 36], [WF 30]

Ziehen und Reissen in den Gliedern, besonders in der Ruhe und Nachts, oder einen Nachmittag um den Andern.[VHA]

Taubheit der Glieder.[VHA]

Krummziehen einzelner Glieder.[VHA]

K n a c k e n d e r G e l e n k e b e i m A u s s t r e c k e n d e r s e l b e n: Thuj. (LYC., RHUS-T.)[KMS 727]

Zuckungen durch den Körper.[VHA]

Ungemeine Abmagerung.[VHA]

Abmagerung.[KEU 37]

Große, innere Kraftlosigkeit.[VHA]

In der Ruhe fühlt man die Schwäche am stärksten und scheuet doch jede Bewegung.[VHA]

Großes Verlangen zur freien LUFT, oder Abneigung dagegen.[VHA]

Leichte Verkältlichkeit.[VHA]

Die Beschwerden erhöhen sich Nachmittags um 4 Uhr, aber um 8 Uhr Abends ist es, mit Ausnahme der Schwäche, wieder besser.[VHA]

Krebsmittel

Magenkrebs.[VHA]

Verhärtung der Leber.[VHA]

Verhärtungen im Unterleibe.[VHA]

Ref. machte die Bemerkung, dass bei F e s t s i t z e n , sowohl der D r ü s e n , als der H a u t a m K n o c h e n , wie solches beim wahren Krebs oft beobachtet werde, ausser den schon bekannten Mitteln, noch besonders CLEM., CON., LYC., SEP. und SULPH-AC. an sich sehr heilsam zeigten, mithin unter den Krebsmitteln nicht zu vergessen wären.[AHZ 59 (1859) 61]

Geschwulst

Geschwulst der Unterkieferdrüsen.[VHA]

Zahnweh mit Backengeschwulst, durch Warmes und Bettwärme gelindert.[VHA]

Geschwulst und Eiterung der inneren Halsdrüsen.[VHA]

Drüsengeschwulst am Halse.[VHA]

Geschwulst und Empfindlichkeit der Herzgrube bei Berührung und gegen feste Kleider.[VHA]

Geschwulst und Steifigkeit einer Halsseite.[VHA]

Geschwulst, Entzündung und Eiterung der Drüsen.[VHA]

Weiße Schenkelgeschwulst.[VHA]

Geschwulst und Steifigkeit des Knies.[VHA]

WASSERSÜCHTIGE Geschwulst der Füße.[VHA]

WASSERSUCHT

Bauch-WASSERSUCHT.[VHA]

Verifikationen und klinische Symptome

Brust-WASSERSUCHT.[VHA]
Haut-WASSERSUCHT einzelner Theile oder des ganzen Körpers.[VHA]
WASSERSÜCHTIGE Geschwulst der Füße.[VHA]

Besserung der Beschwerden

Im Freien.[HA 81]
Bei mäßiger Bewegung.[HA 81]
Von Bewegungt.[HA 124]
Gehen im Freien.[HA 75], [HA 85]
Im Liegen.[HA 75]
Von Kaltwerden.[HA 85]
Von Kälte.[HA 81]
Entblößung des Kopfs.[HA 81]
Von Entblößung des Kopfs beim gleichzeitigen Warmwerden des übrigen Körpers im Bette gebessert.[HA 124]
Solange der Kranke auf dem Rücken oder der rechten Seite liegt: NAT-M. (vergleiche LYC.).[Br., Lippe]

Verschlimmerung der Beschwerden

Als Beispiel von diesem Letzten [wo Zeitpunkte des Anfangs und des Endes scharf begrenzt sind] wollen wir Kürze halber nur die ziemlich konstante allgemeine Verschlimmerung von 4 bis 8 Uhr Abends anführen, die wir bisher nur zweien Mitteln, dem HELL. und dem LYC., beobachtet haben, und die oft allein hinreicht, um bei der Mittelwahl den Ausschlag zu geben, wo oft viele Andere mit den beiden Genannten um den Vorrang streiten.[AHP 215]
Die Symptome verschlimmern sich beim Niederlegen, während man sitzt, beim Aufstehen von einem Sitz und wenn man anfängt zu gehen (vergleiche RHUS-T.); sie verschlimmern sich ferner nach dem Essen, wenn man seinen Appetit gestillt hat; nach dem Genuß von AUSTERN, nach salziger Nahrung, nach kaltem Essen und Trinken; durch nasse, warme Umschläge; durch den Druck der Kleider, durch starke Gerüche und während des Harnlassens.[Br., Lippe]
Die Beschwerden erhöhen sich Nachmittags um 4 Uhr, aber um 8 Uhr Abends ist es, mit Ausnahme der Schwäche, wieder besser.[VHA]
Diese Symptome verschlimmern sich von 4 bis 8 Uhr abends, durch Bücken, Niederlegen, durch Anstrengung des Geistes und hinterlassen das Gefühl großer Schwäche.[Br., Lippe]
Abends von 4 bis 8 Uhr und wieder gegen Mitternacht; oft einen Tag um den Andern.[KEU 37]
Abends und Nachts.[HA 84]
Erhöhung aller Beschwerden von 4 bis 8 Uhr Abends.[HA 17]
Nachmittags von 4 bis 8 Uhr.[HA 35, [HA 75], [HA 48], [HA 124]
Von Kopfanstrengung.[HA 48], [HA 85]
Anstrengung.[KEU 37]
Ausstrecken der Arme.[KEU 37]
Bücken.[HA 48], [KEU 37]
Beim Aufrichten.[HA 35], [HA 75]
Nach dem Aufstehen.[HA 81]
Beim Aufstehen von eine Sitz: RHUS-T. (vergleiche LYC. und PULS.).[Br., Lippe]
RHUS-T., LYC., SULPH. und PULS. haben Verschlimmerung beim Aufstehen von einem Sitze; nach Schweiß und in einem Zimmer, das mit Leuten angefüllt ist; vergleiche CON..[Br., Lippe]
Nach dem Niederlegen.[HA 35], [KEU 37]
Beim Liegen.[HA 48], [HA 84]
Der Kranke kann gar nicht auf der linken Seite liegen. Sein Zustand verschlimmert sich ferner vom Essen und Trinken kalter Sachen; von WIND oder im warmen Zimmer.[Br., Lippe]
Nachts im Liegen im Bette.[HA 81]
Nachts im Bette.[HA 124]
Abends im Bette.[HA116]
Liegen auf der (linken) Seite.[KEU 37]
Essen und Trinken von Kaltem.[KEU 37]
WINDIGE LUFT.[KEU 37]

Verifikationen und klinische Symptome

In der Wärme.[HA 84-85]
Warme Stuben.[KEU 37]
Bei Erhitzung im Freien.[HA 81], [HA116]
Tiefathmen.[KEU 37]
Schlafen.[KEU 37]
Weinen.[KEU 37]

Konkordanzen

Verschlimmerung nach der Zeit: Alum., Ant-c., *Bell.*, Canth., Ign., Kali-n., Nit-ac., *Puls.*, Ran-b., Sil., Staph., Thuj., Valer. [PB]

Verschlimmerung nach Lage und Umständen: Acon., Am-c., Arn., Ars., Aur., Bell., Bor., *Bry., Calc.*, Caps., Carb-v., Caust., Cham., Chin., Cocc., Colch., *Con.*, Dros., Dulc., Euph., Ferr., Graph., Hep., Ign., Jod., Kali-c., Merc., Nat-c., Nat-m., *Nux-v.*, Petr., *Phos.*, Ph-ac., Plat., *Puls.*, Rhod., *Rhus-t.*, Ruta, Sabad., Samb., *Sep., Sil.*, Spig., Staph., *Sulph.*, Verat. [PB]

Arzneiverwandtschaften von Lycopodium clavatum

Ambr., Am-c., (Am-m.), Ars., (Bar-c.), Bell., Bry., Calc., Canth., Caps., Carb-v., Caust., Cham., Cic., Con., Graph., (Ip.), Led., (M-arct.), Mag-c., Mag-m., Mang., Merc., Mur-ac., (Nat-c.), Nat-m., Nit-ac., Nux-v., Petr., Plat., Phos., Ph-ac., Puls., Rhod., Rhus-t., Sep., Sil., (Spig.), Staph., Sulph., Thuj., (Verat.) [VHA]

Acon., Arn., Ars., Aur., *Bell.*, Bry., *Calc.*, Carb-v., Caust., Cham., Chin., Cocc., Con., Ferr., Graph., Hep., Hyos., Ign., Kali-c., *Merc.*, Nat-m., Nit-ac., *Nux-v., Phos.*, Ph-ac., Plat., *Puls., Rhus-t., Sep., Sil.*, Spig., Staph., Stram., *Sulph.*, Verat. [PB]

Acon., *Agar.*, Agn., Alum., Ambr., Ang., *Apisin., Ars., Bry., Calc., Canth.*, Caust., Cham., Chel., Chin., Cic., *Con., Cupr.*, Euph., *Graph.*, Hep., Ign., Jod, *Kali-c., Lach.*, Led., Mag-m., *Mang.*, Merc., *Mur-ac., Nat-c.*, Nit-ac., *Nux-v., Petr.*, Phos., Ph-ac., *Puls., Rhus-t., Sep.*, Sil. [KV]

Antidote von Lycopodium clavatum: Acon., Camph., Caust., Cham., Puls.– Kaffeetrank

Camph., Puls. [SRA]

Gewöhnlich mässigt KAMPFER die allzuheftige Wirkung von LYCOPODIUM, die fieberhaften Zustände aber, die es gewöhnlich in hohem Grade erregt, lassen sich vorzüglich durch PULSATILLA dämpfen, so wie die üble Laune, Uebelnehmigkeit, Misstrauen, Vorwürfe-Machen u.s.w. durch CAUSTICUM hinweggenommen wird. KAFFEETRANK verhindert und löscht die Wirkung des LYCOPODIUMS aus. [CK 4, 73]

Acon., Camph., Cham., Puls. [PB]

Lycopodium clavatum ist Folgemittel von: Bry., Calc., Lach., Lach.[Br., Lippe], Puls., Rhus-t.

Nach CALCAREA vorzüglich wirksam.[SRA]

Vorzüglich wirkt es heilbringend, wenn es nach verflosssener Wirkung der KALKERDE homöopathisch angezeigt ist.[CK 4, 73]

Am 14. May 1835 erhielt sie eine Gabe CALC. 30°°, wonach sich alles sehr bedeutend besserte, so daß am 9. Juli, wo die Besserung still stand, nur noch eine schwache Trübung der Pupillen sichtbar war, welche nach einer Gabe LYC. 30°° sich nach einigen Wochen ganz verlor. – (Die Augenlider blieben fortwährend gut, und nur 2 Jahre später zeigte sich Kyphosis, welche in 3 Monaten durch SULPH., CALC. und SIL., von jedem eine Gabe 30°°, ebenfalls geheilt wurde).[ACS 17 (1838) 1, 14-15]

Zwei Gaben SULPH. 60°° und 30°° brachten vom 12. Aug. bis 5. Okt. 1835 einige Besserung an den Augen und den Stuhlgang in Ordnung, zugleich aber Ausschlag auf dem Haarkopfe. Eine nun gereichte Gabe CALC. tilgte alles dauerhaft bis auf die geröthete Nase, welche auch auf eine, am 24. Dez. gegebene Gabe LYC. 30°° sich bald verlor.[ACS 17 (1838) 1, 16-17]

Daher säumte ich nicht, am 4. Okt. eine Gabe SULPH. 60°° und 5 Tage später eine Gabe CALC. 30°° zu reichen, welche letztere bis zum 4. Dez. alles, bis auf etwas Durst und schnell vergehenden Appetit beim Essen, tilgte, so daß zur Fortschaffung dieses letzten Restes nur noch eine Gabe LYC. 30°° nöthig war. Seit der Zeit hat sich die *C. L.* beständig des besten Wohlseins erfreut.[ACS 17 (1839) 3, 3-4]

Eine sogleich gereichte Gabe BRY. 30°°, so wie eine andere, 14 Tage später gereichte Gabe LYC. 30°°

Verifikationen und klinische Symptome

brachten sehr ansehnliche Besserung hervor.[ACS 17 (1839) 3, 5-6]

Er erhielt an obigem Tage zwei Gaben CALC., jede zu 30°°, nebst einer Zwischengabe SULPH. 30°°, alle 14 Tage eine zu nehmen, wonach sich bis zum 27. Julius bis auf die, noch nicht ganz gehobene, wiewohl sehr verminderte Neigung zu Schweiß, alle Beschwerden verloren hatten, und eine Gabe LYC. 30°° hinreichte, auch diesen Rest dauerhaft zu tilgen.[ACS 17 (1839) 3, 9]

Ich reichte ihm sogleich eine Gabe PULS. 30°°° und 3 Tage darauf eine Gabe LYC. 30°°, wonach bis zum 13. Aug. die Schwerathmigkeit gehoben und die Geschwulst weicher und etwas kleiner geworden war. [ACS 17 (1839) 3, 14-15]

Am 4. Dec. 1836 reichte ich zuerst eine Gabe ARS. 30° und eine Gabe SULPH. 30°°, diese nach 8 Tagen zu nehmen, wonach sich bloß das Allgemeinbefinden besserte, im Wesentlichen aber keine Veränderung zu bemerken war. Am 4. Jan. 1837, gab ich eine Gabe CALC. 30°° und eine Gabe LYC. 30°°, alle 14 Tage eine zu nehmen, wonach sehr auffallende Besserung erfolgte, so daß am 6. Febr. der Hals weniger schief und weit beweglicher geworden war.[ACS 17 (1839) 3, 15]

Ich gab eine Gabe SULPH. 30°° und eine Gabe CALC. 30°°, letztere vierzehn Tage nach der ersten zu nehmen. Am 9. Dec. kam der Mann wieder und referirte, daß das erste Pülverchen im Wesentlichen nichts gebessert habe, aber von dem zweiten sei seine Frau ein Paar Tage, wie ich es vorhergesagt, sehr angegriffen und leidender, als früher gewesen, mit dem dritten Tage aber habe die Besserung angefangen, und sei bis jetzt stets fortgeschritten, so daß sie nun von ihrer Gicht befreit sei. Nur die Stiche in der rechten Seite seien noch da, und oft klage sie über Schmerzen in den Lenden. Eine nun gereichte Gabe LYC. 30°° reichte hin, auch diesen Rest völlig und dauerhaft zu tilgen, so daß sie sich seitdem ganz wohl befindet.[ACS 17 (1839) 3,27-28]

Am 10. Sept. 1836, wo sie bei mir war, gab ich eine Gabe SULPH. 60°° und eine Gabe CALC. 30°°, letztere nach 5 Tagen zu nehmen, worauf das Kriebeln und das Gefühl von Taubheit sich bald völlig verlor. Der Husten aber blieb unverändert, und verlangte eine Gabe LYC. 30°°, wonach die Patientin sich bis heute ganz wohl befindet.[ACS 17 (1839) 3,29-30]

Es giebt eben nicht gar viele Mittel, welche gleichmässig dem kindlichen und Greisenalter entsprechen. Zu diesen aber gehört, (neben der, die gegenseitig mangelnden Symptome ersetzenden und daher so oft vor- oder nachher wohlthätig wirkenden CALC.), vorzugsweise das LYC. und findet daher häufige Anwendung auch bei dieser Krankheit.[KEU 37]

1. LACH. 200°° 2 - 4. § alle 3 Abende. Am 28. Febr. Zuweilen noch Stiche in dem Handrücken, wo die Haut an den geheilten Geschwürstellen am Knochen festsitzt. – 1. LYC. 200° 2 – 4. §. alle 3 Abende.[Vol. 81, S.194; AHZ 48 (1854) 52]

Dieser bestand nämlich in leisen Stichen in den Fußgelenken, Schwierigkeit, die Hand zuzumachen, wie von Vollheit in derselben, und etwas Schwerhörigkeit, – Beschwerden, die nun nach einer Gabe LYC. 30°° in 14 Tagen ebenfalls verschwunden waren.[ACS 18 (1840) 2, 18]

Nach einem ersten Verweise, den ich ihm deshalb gab, reichte ich ihm eine Gabe CALC. 30°°, wonach bis zum 31. Mai [1841] das Herzklopfen verschwunden, der Gesichtsausschlag aber wieder etwas schlimmer geworden war. Am letztgenannten Tage erhielt er nun eine Gabe LYC. 30°°, und bis zum 15. Juni war das ganze Leiden geheilt und kehrte bis heute nicht wieder.[ACS 19 (1842) 3, 47]

LYC. folgt gut auf LACH..[Br., Lippe]

LACH. und LYC. folgen gut aufeinander.[Br., Lippe]

Folgemittel von Lycopodium clavatum: Calc., Lach.[Br., Lippe], Puls., Sil., Sulph.

[...daß] ich sehr oft von CALC. n a c h LYC. die ausgezeichnetste Wirkung gesehen habe, wenn der Symptomen-Komplex sich anfangs so gestaltete, daß LYC. den Vorzug verdiente und nach verflossener Wirkungsdauer desselben CALC. dem Reste der Krankheit noch entsprach, was freilich nicht immer der Fall ist. Auch im Archiv d. h. H. [ACS] sind m e h r e Fälle mitgetheilt, wo CALC. nach LYC. überaus wohltätig wirkte, so wie andere, wo LYC. nach CALC. Nachtheil brachte.[VHA 4]

Eine sogleich gereichte Gabe BRY. 30°°, so wie eine andere, 14 Tage später gereichte Gabe LYC. 30°° brachten sehr ansehnliche Besserung hervor. Am 19. März zeigte sich die Kranke wieder, und ich erfuhr, daß der Husten nun ein sehr mäßiger, und zwar mit SÜßLICHEM Auswurfe, geworden war, daß aber der BITTERE Mundgeschmack, der häufige Durst, die zu starke Regel und die immerwährende Frostigkeit unverändert geblieben. Ich reichte nun eine Gabe SULPH. 30°° und 8 Tage darauf eine Gabe CALC. 30°° welche bis Ende April völlige und dauerhafte Genesung brachte, so daß weiter keine Arznei erforderlich war.[ACS 17 (1839) 3, 5-6]

Ich reichte ihm sogleich eine Gabe PULS. 30°°° und 3 Tage darauf eine Gabe LYC. 30°°, wonach bis zum 13. Aug. die Schwerathmigkeit gehoben und die Geschwulst weicher und etwas kleiner geworden war. Nun CALC. 30°° in einer Gabe, welche ganz auffallend die Geschwulst verminderte und den Schweiß fortnahm.[ACS 17 (1839) 3, 14-15]

Verifikationen und klinische Symptome

Verifikationen und klinische Symptome

Am 4. Jan. 1837, gab ich eine Gabe CALC. 30°° und eine Gabe LYC. 30°°, alle 14 Tage eine zu nehmen, wonach sehr auffallende Besserung erfolgte, so daß am 6. Febr. der Hals weniger schief und weit beweglicher geworden war. Nun waren aber zwei alte Narben wieder aufgebrochen, weshalb ich 2 Gaben SIL. 30°° und eine Zwischengabe SEP. 30°°, alle 8 Tage eine zu nehmen, reichte, welche die Geschwüre heilen ließen, aber sonst nichts besserten.[ACS 17 (1839) 3, 15]

Es giebt eben nicht gar viele Mittel, welche gleichmässig dem kindlichen und Greisenalter entsprechen. Zu diesen aber gehört, (neben der, die gegenseitig mangelnden Symptome ersetzenden und daher so oft vor- oder nachher wohlthätig wirkenden CALC.), vorzugsweise das LYC. und findet daher häufige Anwendung auch bei dieser Krankheit.[KEU 37]

LYC. 200° 2 – 4. §. alle 3 Abende. Am 17. März: Die Geschwüre sind alle geheilt und die Haut nicht mehr festsitzend, auch der Handrücken nicht mehr geschwollen, aber Abends in warmer Stube noch zuweilen Geschwürschmerz an diesen Stellen. 1. PULS. 200°°. 2 – 4. §. alle 3 Abende.[Vol. 81, S.194; AHZ 48 (1854) 52]

LACH. und LYC. folgen gut aufeinander.[Br., Lippe]

Lycopodium clavatum ist Wechselmittel mit: Calc.

Er erhielt nun wieder abwechselnd CALC. 30°° und LYC. 30°°, alle Tage eine Gabe, und bis zum 3. Dec. war alles Krankhafte dauerhaft verschwunden.[ACS 17 (1839) 3, 14-15]

Lycopodium clavatum ist Zwischenmittel von: Calc.

Eine Gabe CALC. 30°, am 12. Jan. 1835 gereicht, brachte bis zum 9. März ansehnliche Besserung. Nun LYC. 30°, besserte bis zum 15. May, wo abermals CALC. 30°, bis auf die fehlende Periode alles Krankhafte wegnahm.[ACS 17 (1838) 1, 15]

Am 6. May 1835 erhielt er CALC. 30°°, worauf eine Art von Nesselausschlag hervorkam, das Gehör sich bedeutend verbesserte und der Husten ganz verlor. LYC. 30°° am 24. Juni gereicht, besserte gleichfalls, aber eine zweite Gabe CALC. 30°° stellte ihn ganz wieder her, obwohl dem Vater für den Nothfall noch eine Gabe NIT-AC. 30°° mitgegeben wurde, die aber nicht mehr genommen worden ist.[ACS 17 (1838) 1, 31]

Ich gab ihr daher nun eine Gabe LYC. 30°° und eine zweite Gabe CALC. 30°°, diese 8 Tage nach der ersten zu nehmen. Ich sah die Frau nicht wieder, erfuhr aber von Nachbarn, daß es ihr wohl gehe, und daß man von der Kropfgeschwulst nichts mehr bemerke.[ACS 17 (1839) 3, 13-14]

Am 18. Juni darauf mußte ich nochmals zwei Gaben CALC., jede zu 30°°, und eine Zwischengabe LYC. 30°° reichen, welche aber hinreichten, in 6 Wochen das Kind vollkommen herzustellen und selbst das verloren geachtete und bedeutend verkleinerte Auge zu retten, so daß nun zwischen beiden kein Unterschied mehr zu sehen ist.[ACS 17 (1839) 3,50]

Am 18. Mai gab ich 1. CALC. 30°°, 2. LYC. 30°° und 3. CALC. 30°°, alle 14 Tage ein Pulver, und schon nach dem ersten besserte es sich auffallend, und nach 6 Wochen war sie von allen Beschwerden befreit.[ACS 17 (1839) 3,54-55]

Zwischenmittel von Lycopodium clavatum: Tarax.

Auch darf dabei TARAX. nicht vergessen werden, wenigstens als Zwischenmittel bei den Hauptmitteln von langer Wirkungsdauer: CALC., LYC. und RHUS-T..[AHZ 51 (1856) 63]

Konkordanzen der homöopathischen Arzneien

I. Gemüth und Geist: Acon., *Anac.*, Ars., *Aur.*, Bar-c., *Bell.*, Calc., Caust., Cham., Cic., Cocc., Graph., Hell., *Hyos.*, *Ign.*, Lach., Nat-c., Nat-m., Nux-v., Op., Phos., Ph-ac., *Plat.*, *Puls.*, Rhus-t., Sep., Sil., *Stram.*, Sulph., *Verat.* [PB]

II. Körpertheile und Organe: Acon., Agn., Alum., Arn., *Ars.*, Aur., Bar-c., *Bell.*, Bry., *Calc.*, Canth., Caps., Carb-v., Caust., Cham., *Chin.*, Clem., Cocc., Con., Cupr., Dulc., Ferr., Graph., Hep., Hyos., Ign., Ip., Kali-c., *Merc.*, Nat-c., Nat-m., Nit-ac., *Nux-v.*, Op., Petr., *Phos.*, Ph-ac., Plb., *Puls.*, Rhus-t., Ruta, Sabad., Sec., Sel., *Sep.*, *Sil.*, Spig., Stann., Staph., Stram., *Sulph.*, Thuj., Verat., Zinc. [PB]

III. Empfindungen und Beschwerden

1. **Aeussere und innere Körpertheile im Allgemeinen:** Acon., Anac., Arn., Ars., Asaf., Aur., Bar-c., *Bell.*, Bry., *Calc.*, Canth., Caps., Carb-v., *Caust.*, Cham., Chel.,

Chin., Cocc., Con., Cupr., Ferr., Graph., Hyos., Ign., Jod., Ip., Kali-c., M-austr., Merc., Nat-c., Nat-m., Nit-ac., Nux-v., Olnd., Op., Petr., Phos., Ph-ac., Plat., Puls., Rhus-t., Sec., Sep., Sil., Spig., Spong., Stann., Stram., Stront., Sulph., Zinc. [PB]

2. **Drüsen:** Arn., Bell., Bry., Calc., Carb-an., Con., Hep., Merc., Nit-ac., Phos., Puls., Rhus-t., Sep., Sil., Spong., Sulph. [PB]
3. **Knochen:** Asaf., Bell., Calc. Hep., Merc., Mez., Nit-ac., Phos., Ph-ac., Puls., Sep., Sil., Staph., Sulph. [PB]
4. **Haut und Aeusseres:** Acon., Agn., Anac., Ant-c., Arn., Ars., Bell., Bry., Calc., Carb-v., Caust., Chin., Cocc., Con., Dulc., Graph., Hep., Kali-c., Lach., Led., Merc., Nit-ac., Olnd., Phos., Ph-ac., Plat., Puls., Rhus-t., Sec., Sep., Sil., Staph., Sulph. [PB]

IV. Schlaf und Träume:
Arn., Ars., Bell., Bry., Calc., Carb-an., Chin., Cic., Graph., Hep., Ign., Kali-c., Merc., Mur-ac., Nux-v., Phos., Puls., Ran-b., Rhus-t., Sel., Sep., Sil., Sulph., Teucr. [PB]

V. Fieber:
Acon., Ars., Aur., Bry., Calc., Chin., Ferr., Graph., Jod., Kali-c., Merc., Nat-m., Nux-v., Op., Phos., Puls., Rhus-t., Sep., Spig., Sulph., Verat. [PB]

VI. Änderung des Befindens

1. **Verschlimmerung nach der Zeit:** Alum., Ant-c., Bell., Canth., Ign., Kali-n., Nit-ac., Puls., Ran-b., Sil., Staph., Thuj., Valer. [PB]
2. **Verschlimmerung nach Lage und Umständen:** Acon., Am-c., Arn., Ars., Aur., Bell., Bor., Bry., Calc., Caps., Carb-v., Caust., Cham., Chin., Cocc., Colch., Con., Dros., Dulc., Euph., Ferr., Graph., Hep., Ign., Jod., Kali-c., Merc., Nat-c., Nat-m., Nux-v., Petr. Phos., Ph-ac., Plat., Puls., Rhod., Rhus-t., Ruta, Sabad., Samb., Sep., Sil., Spig., Staph., Sulph., Verat. [PB]

VII. Konkordanz der homöopathischen Arzneien

Acon., Arn., Ars., Aur., Bell., Bry., Calc., Carb-v., Caust., Cham., Chin., Cocc., Con., Ferr., Graph., Hep., Hyos., Ign., Kali-c., Merc., Nat-m., Nit-ac., Nux-v., Phos., Ph-ac., Plat., Puls., Rhus-t., Sep., Sil., Spig., Staph., Stram., Sulph., Verat. [PB]

Acon., Agar., Agn., Alum., Ambr., Ang., Apisin., Ars., Bry., Calc., Canth., Caust., Cham., Chel., Chin., Cic., Con., Cupr., Euph., Graph., Hep., Ign., Jod, Kali-c., Lach., Led., Mag-m., Mang., Merc., Mur-ac., Nat-c., Nit-ac., Nux-v., Petr., Phos., Ph-ac., Puls., Rhus-t., Sep., Sil. [KV]

Verifikationen und klinische Symptome

Magnesia carbonica (Bittersalzerde)
(Mag-c.)

Synonyma
Magnesia carbonica, Bittersalzerde [SRA]

Antipsorische Arznei
[SRA]

Arzneiwirkungsdauer
Wirkt 40 bis 50 Tage.[SRA]
Zählt zur 4. Klasse derjenigen Mittel, welche eine lange Wirkungsdauer besitzen.[AHZ 49 (1855) 82]

Hinweis
Seit einiger Zeit bedient sich Verf. der, von dem zuverlässigen Apotheker *W. Lehrmann* zu Schöningen (bei Braunschweig) bereiteten Arznei von dem MAGNESIUM METALLICUM, und findet solche noch wirksamer, als die bisherige.[KEU 38, Anm.]

Eigenthümlichkeiten und Hauptwirkungen

Gemüth
Angst und Furchtsamkeit mit Zittern und Hitze.[VHA]
Angst.[KEU 38]
Furchtsamkeit.[KEU 38]
Abendliche Verdrießlichkeit.[VHA]
Nächtliche, ängstliche, innere Hitze, mit Unruhe und Scheu vor Entblößung (bei Fieber).[VHA]
Konkordanz Gemüth und Geist: C a l c . , Phos. [PB]

Geist
Druckschmerz über den Kopf mit Kopfbefangenheit bei geistigen Arbeiten.[VHA]
Konkordanz Gemüth und Geist: C a l c . , Phos. [PB]

Kopf
Druckschmerz über den Kopf mit Kopfbefangenheit bei geistigen Arbeiten.[VHA]
Nachts, Stiche im Kopfe, auf der Seite, worauf er liegt.[VHA]
BLUTDRANG zum Kopfe.[KEU 38]
Spannen im Hinterkopfe.[KEU 38]
Schuppen auf dem Haarkopfe, die bei nassem Wetter jücken.[VHA]

Augen
Augenentzündung mit Verdunklung der Hornhaut.[VHA]
Früh, Zuschwären der Augen.[VHA]
Geschwulst des Augapfels.[VHA]
Schwarze Flecke vor dem Gesichte.[VHA]
Grauer Staar.[VHA]

Ohren
Schwerhörigkeit.[VHA]
Empfindlichkeit gegen Geräusch.[VHA]
Gehörverminderung, besonders im Zimmer, mit Sumsen und Brausen im Ohre.[VHA]

Antlitz
Mißfarbiges, erdfahles Gesicht.[VHA]
Wechselnde Farbe.[VHA]
Wechselnde Gesichtsfarbe.[KEU 38]
Gesichtsblässe und andere Beschwerden bei der Regel.[VHA]
Spannung im Gesichte, als wenn Eiweiß darauf trocknete.[VHA]
Aufgedunsenheit und knollige Geschwülste im Gesichte.[VHA]
Gesichtsgedunsenheit.[KEU 38]

Gesichtsschmerz: nächtliches Reissen, Bohren und Wühlen im Jochbeine, in der Ruhe unerträglich.[VHA]
Schmerzen im Jochbeine.[KEU 38]

Zähne

Zahnweh beim Fahren.[VHA]
Abends und Nachts im Bette, Brennen in den Zähnen, in der Ruhe unerträglich und zum Aufstehen nöthigend.[VHA]
Zahnweh mit großer Unruhe des Körpers.[VHA]
Nach dem Essen, Stechen in den Zähnen.[VHA]
Zahnweh der Schwangeren.[VHA]
Kälte erhöhet die Zahnschmerzen.[VHA]

Mund

Nächtliche Trockenheit im Munde.[VHA]
Blasenausschlag im Munde und an der Zunge.[VHA]
Stechendes Halsweh beim Sprechen und Schlingen.[VHA]
Stechen im Halse.[KEU 38]
Rauhheit im Halse, wie von Gerstengrannen.[KEU 38]
Oft plötzlich stockende Sprache.[VHA]
Völlige Nasenverstopfung, zum Oeffnen des Mundes zwingend.[VHA]

Genüsse

Starker Appetit auf GEWÄCHSSPEISEN und Abneigung gegen FLEISCH.[VHA]
Verlangen nach VEGETABILIEN und Widerwillen gegen FLEISCH.[KEU 38]
Nächtlicher, starker Durst auf WASSER.[VHA]
Durst auf WASSER.[KEU 38]

Geschmack

SAURER Mundgeschmack.[VHA]
Geschmacklosigkeit der Speisen; sie schmecken wie STROH.[VHA]

Magen

Drückendes Zusammenziehen im Magen mit SAUREM Aufstoßen.[VHA]
Magenkrampf.[KEU 38]

Bauch

Unterleibskrämpfe beim Monatlichen und bei Weißflußabgang.[VHA]

Stuhl

Hartleibigkeit und verhaltener Stuhl.[VHA]
Grüne, schaumige Durchfälle, mit Leibschneiden.[VHA]
Grüner, schaumiger, sauerriechender Durchfall.[KEU 38]
Sauerriechende Durchfälle der Kinder.[VHA]

Harn

Sehr vermehrter, und blasser oder grünlicher Harn.[VHA]
Harnrhur.[VHA]
Harnruhr mit blassem, grünlichem Harne.[KEU 38]
Unwillkührlicher Harnabgang.[KEU 38]

Geschlechtstheile

Verminderter Geschlechtstrieb.[VHA]
Mangel an Erektionen.[VHA]
Unterleibskrämpfe beim Monatlichen und bei Weißflußabgang.[VHA]

Schwangerschaft – Beschwerden der Mütter

Zahnweh der Schwangeren.[VHA]

Verifikationen und klinische Symptome

Verifikationen und klinische Symptome

Beschwerden der Kinder

Dieses, dem kindlichen Alter überhaupt sehr zusagende Mittel scheint bei dieser Krankheit, vielleicht unverdienter Maasen, noch zu wenig angewendet zu sein. Dem Verf. hat es nicht selten in dieser Krankheit [Keuchhusten] sehr wesentliche Dienste geleistet.[KEU 38]
Abmagerung der Kinder.[KEU 38]
Sauerriechende Durchfälle der Kinder.[VHA]

Regel

Monatliches zögernd oder ganz unterdrückt.[VHA]
Gesichtsblässe und andere Beschwerden bei der Regel.[VHA]
Weißschleimiger, beissender Weißfluß.[VHA]
Unterleibskrämpfe beim Monatlichen und bei Weißflußabgang.[VHA]

Schnupfen

Völlige Nasenverstopfung, zum Oeffnen des Mundes zwingend.[VHA]
Stockschnupfen.[KEU 38]

Husten

Starker Husten, von Kitzel im Halse, mit dünnem, salzigem Auswurfe.[VHA]
Nächtlicher Krampfhusten.[VHA]
BLUT-Husten.[VHA]

Keuchhusten

Krampfhusten von Kitzel im Kehlkopfe, in der Luftröhre und in der Schilddrüsengegend erregt, Abends und Nachts ohne, Morgens und am Tage mit Auswurf gelben, dünnen, aber zähen Schleims, oder dunkeln BLUTS, von etwas SALZIGEM Geschmacke.[KEU 38]

Verschlimmerung: Abends bis über Mitternacht hinaus. – Lange Ruhe. Sitzen. Aufstehen vom Sitze. Liegen im Bette. Erhitzung. Treppensteigen. Stuben-LUFT. NASSE Kälte. TABACKS-Dampf. Kalte Speisen.[KEU 38]

Begleitung: Angst. Furchtsamkeit. BLUTDRANG zum Kopfe. Spannen im Hinterkopfe. Wechselnde Gesichtsfarbe. Gesichtsgedunsenheit. Schmerzen im Jochbeine. Stechen im Halse. Rauhheit im Halse, wie von Gerstengrannen. Durst auf WASSER. Verlangen nach VEGETABILIEN und Widerwillen gegen FLEISCH. Magenkrampf. Grüner, schaumiger, sauerriechender Durchfall. Harnruhr mit blassem, grünlichem Harne. Unwillkührlicher Harnabgang. Stockschnupfen. Brustbeklemmung. Wundheitsschmerz in der Brust. Zerschlagenheit des Kreuzes und Rückens. Aufgesprungene Hände. Unruhe in den Beinen. Nächtlicher Wadenklamm. Abmagerung der Kinder. Tagesschläfrigkeit bei nächtlicher Schlaflosigkeit. Aufschreien im Schlafe. Abends Frost. Fettiger, übelriechender Nachtschweiss.[KEU 38]

Dieses, dem kindlichen Alter überhaupt sehr zusagende Mittel scheint bei dieser Krankheit, vielleicht unverdienter Maasen, noch zu wenig angewendet zu sein. Dem Verf. hat es nicht selten in dieser Krankheit sehr wesentliche Dienste geleistet.[KEU 38]

Innerer Hals

Stechendes Halsweh beim Sprechen und Schlingen.[VHA]
Stechen im Halse.[KEU 38]
Rauhheit im Halse, wie von Gerstengrannen.[KEU 38]

Hals

C. v. Bönninghausen rühmt die Wirkung der MAG-C. in Hochpotenzen gegen den Kropf.[AHZ 42 (1851) 134]

Brust

Brustbeklemmung.[KEU 38]
Wundheitsschmerz in der Brust.[KEU 38]

Rücken

Nachts, heftiger Zerschlagenheitsschmerz in Kreuz und Rücken.[VHA]
Zerschlagenheit des Kreuzes und Rückens.[KEU 38]

Oberglieder

Nächtliches Reissen in der Achsel, mit Kriebeln bis in die Finger.[VHA]
Aufgerissene Haut der Hände.[VHA]
Aufgesprungene Hände.[KEU 38]
Stechende Freßblasen an Händen und Fingern.[VHA]
Entzündliche Geschwulst und Röthe der Finger.
Freßblasen an Händen und Fingern.[VHA]

Unterglieder

Brennende Flecke am Schienbeine.[VHA]
BLUTSCHWÄRE am Unterschenkel.[VHA]
Unruhe in den Beinen.[KEU 38]
Nächtlicher Wadenklamm.[KEU 38]

Drüsen

Konkordanz Drüsen: Con., Lyc., P h o s . [PB]

Knochen

Konkordanz Knochen: Caust. [PB]

Haut

Freßblasen an Händen und Fingern.[VHA]
Stechende Freßblasen an Händen und Fingern.[VHA]
Entzündliche Geschwulst und Röthe der Finger.
Aufgerissene Haut der Hände.[VHA]
Aufgesprungene Hände.[KEU 38]
Kleine, rothe, später sich abschuppende, schmerzlose Flechten.[VHA]
Heftiges Jücken.[VHA]
Schuppen auf dem Haarkopfe, die bei nassem Wetter jücken.[VHA]
Trockenheit der Haut.[VHA]
Kleine BLUTSCHWÄRE.[VHA]
BLUTSCHWÄRE am Unterschenkel.[VHA]
Mißfarbiges, erdfahles Gesicht.[VHA]
Spannung im Gesichte, als wenn Eiweiß darauf trocknete.[VHA]
Aufgedunsenheit und knollige Geschwülste im Gesichte.[VHA]
Brennende Flecke am Schienbeine.[VHA]
Fettiger, übelriechender Nachtschweiss.[KEU 38]
Konkordanz Haut und Aeusseres: Am-c., Arn., B e l l . , Bry., C a l c . , Chin., Clem., Con., *Dulc.*, L e d . , Lyc., *Merc.*, Nat-m., Nit-ac., Olnd., Petr., P h o s . , P h - a c . , Puls., R h u s - t . , Sec., S e p . , *Sil.*, Staph., Sulph., V e r a t . [PB]

Schlaf

Tagesschläfrigkeit.[VHA]
Tagesschläfrigkeit bei nächtlicher Schlaflosigkeit.[KEU 38]
Unerquicklicher Nachtschlaf.[VHA]
Schlaflosigkeit von nächtlicher Beklemmung im Unterbauche.[VHA]
Aengstliche Träume.
Nachts, Stiche im Kopfe, auf der Seite, worauf er liegt.[VHA]
Gesichtsschmerz: nächtliches Reissen, Bohren und Wühlen im Jochbeine, in der Ruhe unerträglich.[VHA]
Abends und Nachts im Bette, Brennen in den Zähnen, in der Ruhe unerträglich und zum Aufstehen nöthigend.[VHA]
Nächtliche Trockenheit im Munde.[VHA]
Nächtlicher, starker Durst auf WASSER.[VHA]
Nächtlicher Krampfhusten.[VHA]
Nachts, heftiger Zerschlagenheitsschmerz in Kreuz und Rücken.[VHA]
Nächtliches Reissen in der Achsel, mit Kriebeln bis in die Finger.[VHA]
Abends und Nachts, so wie in der Ruhe, entstehen oder erhöhen sich die meisten Beschwerden.[VHA]

Verifikationen und klinische Symptome

Nächtliche, ängstliche, innere Hitze, mit Unruhe und Scheu vor Entblößung (bei Fieber).[VHA]
Fettiger, übelriechender Nachtschweiss.[KEU 38]
Aufschreien im Schlafe.[KEU 38]
Konkordanz Schlaf und Träume: Arn., *Ars.*, Bry., Graph., Kali-c., *Nux-v.*, *Phos.*, Puls., Sep., Sil. [PB]

Fieber

Abends Frost.[VHA], [KEU 38]
Nächtliche, ängstliche, innere Hitze, mit Unruhe und Scheu vor Entblößung.[VHA]
Fettiger, übelriechender Nachtschweiss.[KEU 38]
Saurer, oder fettiger und stinkender Schweiß.[VHA]

Fieberstadien

1. Puls bloss in der Nacht etwas beschleunigt.[WF 30]
2. Frost und Schauder, mit äusserer Kälte, Abends und nach dem Niederlegen, nur langsam vergehend. – Frost den Rücken herablaufend, selten von den Füssen aufsteigend.[WF 30-31]
3. Hitze am Meisten Vormittags, oft mit Schweiss bloss am Kopfe. – Hitze Abends nach dem Froste. – Nächtliche, ängstliche, innere Hitze mit Unruhe und Scheue vor Entblössung.[WF 31]
4. Schweiss die ganze Nacht, am Stärksten in der Morgenzeit. – Der Schweiss ist fettig, die Wäsche gelbfärbend, und dabei sauer- und übelriechend.[WF 31]

Konkordanz Fieber: Ars., Bry., Chin., Colch., Graph., Hep., Merc., Nit-ac., Nux-m., Rhus-t., Sil., Squil., [PB]

Gemeinsames

Schmerzloses Zucken hier und da.[VHA]
Abmagerung und Schlaffheit des Körpers.[VHA]
Allgemeine Schmerzhaftigkeit des ganzen Körpers.[VHA]
Neuralgien entsprechen CHININUM, wenn sie sich auf leichte Berührung hin verschlechtern oder nach veralteter Malaria auftreten. MAG-C., wenn sie sich durch Bewegung bessern.[Hub.; AHZ 210]
Gefühl großer Müdigkeit im Sitzen.[VHA]
Plötzliches zu Boden Fallen, mit Bewußtsein.[VHA]
Abends, nach langem Sitzen, Unruhe in den Gliedern, die zum Aufstehen nöthigt.[VHA]

Besserung der Beschwerden

Bewegung.[Hub.; AHZ 210]

Verschlimmerung der Beschwerden

Abends, nach langem Sitzen, Unruhe in den Gliedern, die zum Aufstehen nöthigt.[VHA]
Abends und Nachts, so wie in der Ruhe, entstehen oder erhöhen sich die meisten Beschwerden.[VHA]
Abends bis über Mitternacht hinaus.[KEU 38]
Lange Ruhe.[KEU 38]
Sitzen.[KEU 38]
Aufstehen vom Sitze.[KEU 38]
Liegen im Bette.[KEU 38]
Erhitzung.[KEU 38]
Treppensteigen.[KEU 38]
Stuben-LUFT.[KEU 38]
NASSE Kälte.[KEU 38]
TABACKS-Dampf.[KEU 38]
Kalte Speisen.[KEU 38]

Konkordanzen

Verschlimmerung nach der Zeit: Arn., Ars., Mang., Merc., Nit-ac., Stront. [PB]

Verschlimmerung nach Lage und Umständen: Acon., Alum., Am-c., Ars., Aur., Bell., Caps., Dulc., Hell., Hep., Hyos., Ign., Kali-c., *Lyc.*, Mag-m., Nux-v., Phos., *Puls.*, Rhus-t., Sabad., Sabin., *Sep.*, Sil., Spong., Stront., Sulph. [PB]

Verifikationen und klinische Symptome

Arzneiverwandtschaften von Magnesia carbonica

Bar-c., Bry., Calc., (Caust.), Cham., (Croc.), G r a p h ., K a l i - c ., (Jod.), Lyc., (Merc.), M a g - m ., Nit-ac., (Nux-m.), Nux-v., Phos., (Plat.), Rhus-t., Sil., (Spong.), Squil., Sulph. [VHA]

Am-c., Arn., A r s ., Aur., B e l l ., Bry., C a l c ., C a u s t ., Chin., Cocc., C o n ., Dulc., Graph., Hell., Hep., Ign., K a l i - c ., L y c ., Mag-m., *Merc.*, N a t - m ., Nit-ac., N u x - v ., *P h o s .*, Ph-ac., *Puls.*, R h u s - t ., *Sep.*, *Sil.*, Stann., Staph., Stront., S u l p h ., Zinc. [PB]

Ars., B r o m ., *Cham.*, C o f f ., *Coloc.*, G r a p h ., *Kali-c.*, M a g - m ., *Nux-v.*, *Puls.*, *Rheum.* [KV]

Die grosse Aehnlichkeit der Wirkungen dieses Mittels [MAG-M.] mit denen des vorhergehenden (MAG-C.) ist unverkennbar;um so mehr sind deshalb die wenigen Unterschiede genau zu beachten.[KEU 39]

Antidot von Magnesia carbonica

? [SRA]
? [PB]

Konkordanzen der homöopathischen Arzneien

I. Gemüth und Geist: C a l c ., Phos. [PB]

II. Körpertheile und Organe: Agn., A m - c ., Am-m., Ant-c., B e l l ., Bry., *Calc.*, *Caust.*, Cham., Cocc., C o n ., Ferr., *Graph.*, Hep., Hyos., *Kali-c.*, Kreos., L y c ., *Merc.*, *Nat-m.*, Nit-ac., N u x - v ., Petr., *Phos.*, Ph-ac., Plb., *P u l s .*, R h u s - t ., Ruta, Sabin., *S e p .*, *Sil.*, Stann., Staph., *S u l p h .*, Zinc. [PB]

III. Empfindungen und Beschwerden

1. **Aeussere und innere Körpertheile im Allgemeinen:** Alum., Am-m., Arg., A r n ., Ars., Asaf., Asar., Aur., Bar-c., *Bell.*, Bov., B r y ., *Calc.*, C a n t h ., Carb-v., *C a u s t .*, C h i n ., C o c c ., C o n ., Dros., Dulc., Graph., Hell., H e p ., I g n ., *Kali-c.*, L y c ., Mag-m., *Merc.*, Mez., Nat-c., *Nat-m.*, N i t - a c ., N u x - v ., *Phos.*, P h - a c ., P l a t ., *Puls.*, R h o d ., R h u s - t ., Ruta, Sars., *Sep.*, S i l ., S p i g ., *Stann.*, Staph., Stront., *Sulph.*, Tarax., Z i n c . [PB]
2. **Drüsen:** Con., Lyc., P h o s . [PB]
3. **Knochen:** Caust. [PB]
4. **Haut und Aeusseres:** Am-c., Arn., B e l l ., Bry., C a l c ., Chin., Clem., Con., *Dulc.*, L e d ., Lyc., *Merc.*, Nat-m., Nit-ac., Olnd., Petr., P h o s ., P h - a c ., Puls., R h u s - t ., Sec., S e p ., *Sil.*, Staph., Sulph., V e r a t . [PB]

IV. Schlaf und Träume: A r n ., *Ars.*, Bry., Graph., Kali-c., *Nux-v.*, *P h o s .*, Puls., Sep., S i l . [PB]

V. Fieber: Ars., Bry., Chin., Colch., Graph., Hep., M e r c ., Nit-ac., Nux-m., Rhus-t., S i l ., Squil., [PB]

VI. Änderung des Befindens

1. **Verschlimmerung nach der Zeit:** Arn., Ars., Mang., Merc., Nit-ac., Stront. [PB]
2. **Verschlimmerung nach Lage und Umständen:** A c o n ., Alum., Am-c., Ars., A u r ., Bell., C a p s ., Dulc., H e l l ., Hep., Hyos., Ign., K a l i - c ., *Lyc.*, M a g - m ., N u x - v ., Phos., *P u l s .*, R h u s - t ., Sabad., Sabin., *Sep.*, Sil., Spong., Stront., Sulph. [PB]

VII. Konkordanz der homöopathischen Arzneien

Am-c., Arn., A r s ., Aur., B e l l ., Bry., C a l c ., C a u s t ., Chin., Cocc., C o n ., Dulc., Graph., Hell., Hep., Ign., K a l i - c ., L y c ., Mag-m., *Merc.*, N a t - m ., Nit-ac., N u x - v ., *P h o s .*, Ph-ac., *Puls.*, R h u s - t ., *Sep.*, *Sil.*, Stann., Staph., Stront., S u l p h ., Zinc. [PB]

Ars., B r o m ., *Cham.*, C o f f ., *Coloc.*, G r a p h ., *Kali-c.*, M a g - m ., *Nux-v.*, *Puls.*, *Rheum.* [KV]

Verifikationen und klinische Symptome

Magnesia muriatica (Kochsalzsaure Bittererde)

(Mag-m.)

Synonyma

Magnesia muriatica, Murias Magnesiae, Kochsalzsaure Bittererde [SRA]

Antipsorische Arznei

[SRA]

Nach meinen Erfahrungen kann ich nicht umhin, diese Arznei als antipsorisches Mittel hochzuschätzen und zur ferneren Ausprüfung ihrer eigenthümlichen Symptome aufzumuntern.[CK 4, 178]

Arzneiwirkungsdauer

Wirkt 40 bis 50 Tage.[SRA]

Zählt zur 3. Klasse derjenigen Mittel, welche eine mittlere Wirkungsdauer besitzen.[AHZ 49 (1855) 82]

Eigenthümlichkeiten und Hauptwirkungen

Gemüth

Aengstliche und weinerliche Stimmung.[VHA]

Aengstliches, weinerliches Gemüth.[HA 86]

Aengstlichkeit.[KEU 39]

Verdrießlicher Mißmuth.[VHA]

Hysterische Krampf-Anfälle.[VHA]

Hysterische Mutter- und Unterleibskrämpfe, die sich bis in die Oberschenkel erstrecken und Abgang von Weißfluß zur Folge haben.[VHA]

Weinerlichkeit.[KEU 39]

Konkordanz Gemüth und Geist: Calc., Ign., Nat-c., Nux-v., Ph-ac., P u l s . , *Sil.*, Sulph. [PB]

Geist

Konkordanz Gemüth und Geist: Calc., Ign., Nat-c., Nux-v., Ph-ac., P u l s . , *Sil.*, Sulph. [PB]

Schwindel

Taumeligkeit im Kopfe, mit Schwere desselben, besonders früh.[VHA]

Kopf

Spannendes Drücken im Vorderkopfe beim Erwachen.[VHA]

Abends im Bette, Greifen und Toben in den Schläfen.[VHA]

Taubheitsgefühl in der Stirn.[VHA]

T a u b h e i t s g e f ü h l i n d e r S t i r n , m i t B e t ä u b u n g d e s K o p f s , f r ü h b e i m E r w a c h e n u n d i m L i e g e n v e r s c h l i m m e r t , v o n B e w e g u n g i n f r e i e r LUFT u n d v o n w a r m E i n h ü l l e n d e s K o p f s g e b e s s e r t . – Aengstliches, weinerliches Gemüth; blasse, gelbliche Gesichtsfarbe; Verbranntheitsgefühl des ganzen inneren Mundes; Heißhunger und Hungergefühl im Magen; Aufsteigen im Schlunde wie eine Kugel; bei und nach dem Essen heftiges Schlucksen mit Magenschmerzen; Leberschmerzen; Bauchauftreibung mit Verstopfung; nächtlicher Krampfhusten mit Kitzel im Halse; Herzklopfen, von Bewegung vergehend; Unruhe im Körper nach dem Niederlegen und beim Schließen der Augen; Nachts und im Sitzen erhöhete Beschwerden; nächtliche Schlaflosigkeit wegen Unruhe, Hitze und Durst.[HA 86]

Das Kopfweh wird durch warmes Einhüllen gelindert.[VHA]

BLUTDRANG zum Kopfe mit Brausen darin.[KEU 39]

Augen

Augenentzündung mit Röthe des Weißen und starkem Brennen beim Sehen ins Helle.[VHA]

Nächtliches Zuschwären der Augen.[VHA]

Gilbe des Weißen im Auge.[VHA]

Verifikationen und klinische Symptome

Ohren

Pulsiren im Ohre.[VHA]

Taubhörigkeit, als läge etwas vor den Ohren.[VHA]

Allgemeines Krankheits- und Zerschlagenheits-Gefühl, mit großer Empfindlichkeit gegen Geräusch.[VHA]

Klopfen in den Ohren.[KEU 39]

Nase

Geschwulst der Nasenflügel.[VHA]

Geruchmangel, bei Schorfen in den Nasenlöchern, die bei Berührung heftig schmerzen.[VHA]

Antlitz

Bleiche, gelbliche Gesichtsfarbe.[VHA]

Blasse, gelbliche Gesichtsfarbe.[HA 86]

Gelbliche Blässe des Gesichts.[KEU 39]

Gesichtsausschlag, der bei Berührung heftig schmerzt.[VHA]

Klammschmerz in den Gesichtsknochen.[VHA]

Große, helle Blasen im Rothen der Lippe.[VHA]

Aufgesprungene Lippen.[KEU 39]

Zähne

Schmerzhaftigkeit der oberen Schneidezähne, mit Gefühl, als wären sie zu lang.[VHA]

Zahnweh, durch Berührung der Speisen sehr verschlimmert.[VHA]

Geschwollenes, schmerzhaftes, leicht BLUTENDES Zahnfleisch.[VHA]

Mund

Verbranntheitsgefühl des ganzen innern Mundes.[VHA], [HA 86]

Verbranntheitsgefühl des innern Mundes.[KEU 39]

Rohheits- und Wundheitsschmerz im Schlunde.[KEU 39]

Dicker, zäher, schwer los zu räuspernder Schleim im Halse.[VHA]

Aufsteigen im Schlunde wie eine Kugel.[HA 86]

Genüsse

Heißhunger und Hungergefühl im Magen.[VHA], [HA 86]

Hunger, ohne zu wissen, worauf.[VHA]

Neigung zum Naschen.[VHA]

Häufiger Durst.[VHA]

Viel Durst.[KEU 39]

Appetitlosigkeit.[KEU 39]

Verschlimmerung der Beschwerden: Essen; FETTE Speisen; OBST.[KEU 39]

Aufstoßen

Aufsteigen in den Schlund, wie eine Kugel, durch Aufstoßen vergehend.[VHA]

Heftiges Schluchzen bei und nach dem Mittagsessen, daß der Magen davon wehe thut.[VHA]

Bei und nach dem Essen heftiges Schlucksen mit Magenschmerzen.[HA 86]

Magen

Geschwür- und Zerschlagenheitsschmerz im Magen, mit äußerer Empfindlichkeit bei Berührung.[VHA]

Geschwürschmerz im Magen.[KEU 39]

Heftiges Schluchzen bei und nach dem Mittagsessen, daß der Magen davon wehe thut.[VHA]

Hypochonder

Chronische Entzündung der Leber.[VHA]

Stiche in der Lebergegend.[VHA]

Drückender Leberschmerz, am schlimmsten beim Liegen auf der rechten Seite.[VHA]

Schmerzhafte Leber.[KEU 39]

Leberschmerzen.[HA 86]

Heilungsbericht: *Mad. Schl.* in H., 40 Jahr alt, von starkem Körperbau und sanfter Gemüthsart, lei-

Verifikationen und klinische Symptome

det schon seit vielen Jahren an h y s t e r i s c h e n U n t e r l e i b s k r ä m p f e n und schmerzhafter A u f t r e i b u n g d e r L e b e r mit Stechen und Drücken darin. Sie hatte bisher stets medizinirt, aber ohne allen Erfolg in Betreff der Hauptbeschwerden, und zugleich war nun die Verdauung sehr geschwächt und das Nervensystem überreizt. – Am 29. Jan. 1835 reichte ich zuerst eine Gabe SEP. 30°°, welche heftig wirkte, BLUTWALLUNG und Abendfieber hervorbrachte, aber im Verfolge wesentlich nichts besserte. Am ersten Febr. gab ich eine Gabe CAUST. 30°°, wonach alle Beschwerden allmählich minder wurden und nach 6 Wochen völlige Genesung erfolgte, welche bis zum 7. Aug. anhielt, wo in Folge von heftigen, mit Aerger verbundenen Gemüthsbewegungen das Leberleiden wieder auftrat, aber durch eine Gabe MAG-M. 30°° in wenigen Tagen beschwichtigt wurde. Seitdem genießt sie einer ungestörten Gesundheit.[ACS 17 (1838) 1, 55]

Bauch

Stete, hohe Aufgetriebenheit des Bauchs, mit Verstopfung.[VHA]

Bauchauftreibung mit Verstopfung.[HA 86]

Aufgetriebener Unterleib.[KEU 39]

Reissen im Bauche.[VHA]

Alte, schmerzhafte Härte in der rechten Unterleibsseite.[VHA]

Krämpfe im Unterleibe.[KEU 39]

Hysterische Mutter- und Unterleibskrämpfe, die sich bis in die Oberschenkel erstrecken und Abgang von Weißfluß zur Folge haben.[VHA]

Heilungsbericht: *Mad. Schl.* in H., 40 Jahr alt, von starkem Körperbau und sanfter Gemüthsart, leidet schon seit vielen Jahren an h y s t e r i s c h e n U n t e r l e i b s k r ä m p f e n und schmerzhafter A u f t r e i b u n g d e r L e b e r mit Stechen und Drücken darin. Sie hatte bisher stets medizinirt, aber ohne allen Erfolg in Betreff der Hauptbeschwerden, und zugleich war nun die Verdauung sehr geschwächt und das Nervensystem überreizt. – Am 29. Jan. 1835 reichte ich zuerst eine Gabe SEP. 30°°, welche heftig wirkte, BLUTWALLUNG und Abendfieber hervorbrachte, aber im Verfolge wesentlich nichts besserte. Am ersten Febr. gab ich eine Gabe CAUST. 30°°, wonach alle Beschwerden allmählich minder wurden und nach 6 Wochen völlige Genesung erfolgte, welche bis zum 7. Aug. anhielt, wo in Folge von heftigen, mit Aerger verbundenen Gemüthsbewegungen das Leberleiden wieder auftrat, aber durch eine Gabe MAG-M. 30°° in wenigen Tagen beschwichtigt wurde. Seitdem genießt sie einer ungestörten Gesundheit.[ACS 17 (1838) 1, 55]

Stuhl

Knolliger, harter, schwieriger, ungenüglicher und zögernder Stuhl.[VHA]

Harter, knotiger Stuhl.[KEU 39]

MAG-M. [verordnet man], wenn der Stuhl wie Schafskot aussieht und Erleichterung durch Bewegung eintritt.[Hub.; AHZ 210]

Durchfall mit Schleim und BLUT.[VHA]

Harn

Verminderter Harnabgang.[KEU 39]

Regel

Monatliches zu früh und zu stark, mit heftigen Kreuzschmerzen und auffallender Blässe des Gesichts.[VHA]

Unterdrückte Regel.[VHA]

Weißfluß, besonders bei Bewegung.[VHA]

Hysterische Mutter- und Unterleibskrämpfe, die sich bis in die Oberschenkel erstrecken und Abgang von Weißfluß zur Folge haben.[VHA]

Schnupfen

Schnupfen mit Geruchs- und Geschmacks-Verminderung, und mit gelbem, widrig riechendem Nasenschleim.[VHA]

Nächtlicher Stockschnupfen.[KEU 39]

Husten

Trockner Husten, Abends und Nachts.[VHA]

Nächtlicher Krampfhusten mit Kitzel im Halse.[VHA], [HA 86]

Oefteres Erwachen von Husten.[KEU 39]

Verifikationen und klinische Symptome

Keuchhusten

Anfälle von Krampfhusten, von Kitzel im Halse erregt, Abends und Nachts ohne, am Tage mit WÄSSERIGEM, aber zähem, gelblichem, zuweilen eiterigem, mit BLUTKLUMPEN gemischtem Schleimauswurfe von FETTIGEM Geschmacke und üblem Geruche.[KEU 39]

Verschlimmerung: Abends bis nach Mitternacht. – Ruhe. Sitzen. Liegen im Bette. Tiefathmen. Stuben-LUFT. Essen. Treppensteigen. Sprechen. FETTE Speisen. OBST.[KEU 39]

Begleitung: Aengstlichkeit. Weinerlichkeit. BLUTDRANG zum Kopfe mit Brausen darin. Klopfen in den Ohren. Gelbliche Blässe des Gesichts. Aufgesprungene Lippen. Verbranntheitsgefühl des innern Mundes. Rohheits- und Wundheitsschmerz im Schlunde. Aufsteigen im Schlunde, wie eine Kugel. Appetitlosigkeit. Viel Durst. Geschwürschmerz im Magen. Schmerzhafte Leber. Aufgetriebener Unterleib. Krämpfe im Unterleibe. Harter, knotiger Stuhl. Verminderter Harnabgang. Nächtlicher Stockschnupfen. Rauhheit und Trockenheit der Kehle. Brennen in der Kehle. Heiserkeit. Brustbeklemmung in der Herzgegend. Brennender Wundheitsschmerz in der Brust. Geschwürschmerz in der Brust. Herzklopfen, bei Bewegung aufhörend. Stiche am Herzen. Unruhe im Körper. Nachts Rucke durch den Körper im Wachliegen. Tagesschläfrigkeit, bei nächtlicher Schlaflosigkeit. Oefteres Erwachen von Husten. Abends Frost. Nachts Hitze mit Durst.[KEU 39]

Die grosse Aehnlichkeit der Wirkungen dieses Mittels mit denen des vorhergehenden (MAG-C.) ist unverkennbar; um so mehr sind deshalb die wenigen Unterschiede genau zu beachten.[KEU 39]

Innerer Hals – Kehlkopf

Rauhheit und Trockenheit der Kehle.[KEU 39]
Brennen in der Kehle.[KEU 39]
Heiserkeit.[KEU 39]

Brust

Mit Ausnahme der Brustbeschwerden fühlt man sich im Freien wohler.[VHA]
Stiche am Herzen, die den Athem versetzen.[VHA]
Stiche am Herzen.[KEU 39]
Herzklopfen im Sitzen, welches bei Bewegung vergeht.[VHA]
Herzklopfen, von Bewegung vergehend.[HA 86]
Herzklopfen, bei Bewegung aufhörend.[KEU 39]
Brustbeklemmung in der Herzgegend.[KEU 39]
Brennender Wundheitsschmerz in der Brust.[KEU 39]
Geschwürschmerz in der Brust.[KEU 39]

Rücken

Brennen im Rücken, besonders nach dem Beischlafe.[VHA]

Oberglieder

Eingeschlafenheit der Arme, früh beim Erwachen.[VHA]

Unterglieder

Im Sitzen, Unruhe in den Oberschenkeln.[VHA]
Fußschweiß.[VHA]
Hysterische Mutter- und Unterleibskrämpfe, die sich bis in die Oberschenkel erstrecken und Abgang von Weißfluß zur Folge haben.[VHA]

Drüsen

Konkordanz Drüsen: Bell., Bry., Carb-an., Clem., Con., Graph., Lyc., Puls. [PB]

Knochen

Konkordanz Knochen: Bell., Lyc., Merc., Staph. [PB]

Haut

Bleiche, gelbliche Gesichtsfarbe.[VHA]
Gesichtsausschlag, der bei Berührung heftig schmerzt.[VHA]
Geschwulst der Nasenflügel.[VHA]

Große, helle Blasen im Rothen der Lippe.[VHA]
Fußschweiß.[VHA]
Konkordanz Haut und Aeusseres: Bry., Lyc., Nat-m., Puls., Sep. [PB]

Schlaf

Große Tagesschläfrigkeit, mit Gähnen und Trägheit.[VHA]
Nächtliche Schlaflosigkeit wegen Hitze, mit großer Unruhe und starkem Durste.[VHA]
Spätes Einschlafen.[VHA]
Nächtliches Zuschwären der Augen.[VHA]
Nächtlicher Krampfhusten mit Kitzel im Halse.[VHA]
Nächtlicher Stockschnupfen.[KEU 39]
Unruhe im ganzen Körper, sobald sie Abends im Bette die Augen schließt.[VHA]
Die meisten Beschwerden entstehen Nachts und in der Ruhe, besonderrs im Sitzen, und werden durch gelinde Bewegung erleichtert.[VHA]
Nachts und im Sitzen erhöhete Beschwerden.[HA 86]
Nachts Rucke durch den Körper im Wachliegen.[KEU 39]
Tagesschläfrigkeit, bei nächtlicher Schlaflosigkeit.[KEU 39]
Nachtschweiß nach Mitternacht (bei Fieber).[VHA]
Nächtliche Schlaflosigkeit wegen Unruhe, Hitze und Durst.[HA 86]
Oefteres Erwachen von Husten.[KEU 39]
Konkordanz Schlaf und Träume: Bry., Calc., Chin., Con., *Graph.*, Mgs., Merc., Nux-v., *Phos.*, Ph-ac., Puls., Rhus-t., *Sep.*, Sil., *Sulph.* [PB]

Fieber

Abendlicher Frost, im Bette vergehend.[VHA]
Abends Frost.[KEU 39]
Nachtschweiß nach Mitternacht.[VHA]
Nächtliche Schlaflosigkeit wegen Unruhe, Hitze und Durst.[HA 86]
Nachts Hitze mit Durst.[KEU 39]

Fieberstadien

1. Puls etwas beschleunigt, mit BLUTWALLUNG im Sitzen.[WF 31]
2. Frost Abends zwischen 4 und 8 Uhr, selbst beim warmen Ofen, nach dem Niederlegen langsam vergehend.[WF 31]
3. Hitze, nach dem Froste, Abends bis Mitternacht. – Abendliche Hitze, mit Schweiss bloss am Kopfe.[WF 31]
4. Schweiss mit Durst, von Mitternacht bis zum Morgen anhaltend. – Früh-Schweisse.[WF 31]

Gemeinsames

Unruhe im ganzen Körper, sobald sie Abends im Bette die Augen schließt.[VHA]
Unruhe im Körper nach dem Niederlegen und beim Schließen der Augen.[HA 86]
Unruhe im Körper.[KEU 39]
Allgemeines Krankheits- und Zerschlagenheits-Gefühl, mit großer Empfindlichkeit gegen Geräusch.[VHA]

Hysterische Krampf-Anfälle

Hysterische Krampf-Anfälle.[VHA]
Hysterische Mutter- und Unterleibskrämpfe, die sich bis in die Oberschenkel erstrecken und Abgang von Weißfluß zur Folge haben.[VHA]

Die meisten Beschwerden entstehen Nachts und in der Ruhe, besonderrs im Sitzen, und werden durch gelinde Bewegung erleichtert.[VHA]
Mit Ausnahme der Brustbeschwerden fühlt man sich im Freien wohler.[VHA]

Besserung der Beschwerden

Gelinde Bewegung erleichtert.[VHA]
Erleichterung durch Bewegung.[Hub.; AHZ 210]
Von Bewegung in freier LUFT.[HA 86]
Mit Ausnahme der Brustbeschwerden fühlt man sich im Freien wohler.[VHA]
Von warm Einhüllen des Kopfs.[HA 86]

Verifikationen und klinische Symptome

Verschlimmerung der Beschwerden

Die meisten Beschwerden entstehen Nachts und in der Ruhe, besonderrs im Sitzen, und werden durch gelinde Bewegung erleichtert.[VHA]
Abends bis nach Mitternacht.[KEU 39]
Nachts und im Sitzen erhöhete Beschwerden.[HA 86]
Früh beim Erwachen.[HA 86]
Ruhe.[KEU 39]
Sitzen.[KEU 39]
Im Liegen.[HA 86]
Liegen im Bette.[KEU 39]
Tiefathmen.[KEU 39]
Stuben-LUFT.[KEU 39]
Essen.[KEU 39]
Treppensteigen.[KEU 39]
Sprechen.[KEU 39]
FETTE Speisen.[KEU 39]
OBST.[KEU 39]

Konkordanzen

Verschlimmerung nach der Zeit: Acon., Ars., Calc., Carb-an., Cham., Dulc., Hep., Ign., Jod., Kali-c., Led., Mang., Merc., Sil. [PB]

Verschlimmerung nach Lage und Umständen: Acon., Ambr., Am-c., Am-m., Arg., Ars., Asaf., Aur., Bar-c., Bell., Bry., Calc., *Caps.*, Carb-v., Cham., Chin., Clem., Cocc., *Con.*, Cycl., *Dros.*, *Dulc.*, Euph., *Ferr.*, Graph., Hell., Hep., Kali-c., *Lyc.*, Mgs., Mag-c., *Meny.*, Merc., Mosch., Nat-c., Nit-ac., Nux-v., Phos., *Ph-ac.*, Plat., *Puls.*, *Rhod.*, *Rhus-t.*, Ruta, *Sabad.*, Samb., *Sep.*, Spong., Sulph., *Tarax.*, Valer., Verb., Viol-t. [PB]

Verifikationen und klinische Symptome

Arzneiverwandtschaften von Magnesia muriatica

(Acon.), (Bar-c.), (Bell.), Calc., Carb-an., (Caust.), Cham., Con., (Cycl.), (Ferr.), Graph., (Hyos.), Lyc., Mag-c., Nux-v., Petr., (Plb.), Puls., (Spig.), Staph., Sulph., (Sulph-ac.), (Verat.) [VHA]

Bell., Bry., *Calc.*, Cham., Chin., Cocc., Con., Dulc., Ferr., Graph., Ign., Kali-c., *Lyc.*, *Merc.*, Nat-c., Nat-m., Nux-v., *Phos.*, Ph-ac., *Puls.*, Rhus-t., *Sep.*, *Sil.*, *Sulph.* [PB]

Calc., Lyc., Mag-c., Nux-v., *Sep.*, Sulph. [KV]

Die grosse Aehnlichkeit der Wirkungen dieses Mittels mit denen des vorhergehenden (MAG-C.) ist unverkennbar; um so mehr sind deshalb die wenigen Unterschiede genau zu beachten.[KEU 39]

Antidot von Magnesia muriatica: Camph.

Camph. [SRA]
Camph. [PB]

Konkordanzen der homöopathischen Arzneien

I. Gemüth und Geist: Calc., Ign., Nat-c., Nux-v., Ph-ac., Puls., *Sil.*, Sulph. [PB]

II. Körpertheile und Organe: Alum., Am-c., Ars., Bell., Bry., *Calc.*, Carb-v., Caust., Cham., *Chin.*, Cocc., Graph., Ign., *Kali-c.*, Lyc., *Merc.*, Mez., Nat-c., *Nat-m.*, Nit-ac., *Nux-v.*, Op., *Phos.*, Puls., Rhus-t., Sep., Sil., Staph., *Sulph.*, Thuj., Verat., Zinc. [PB]

III. Empfindungen und Beschwerden

1. Aeussere und innere Körpertheile im Allgemeinen: Arn., Asaf., Aur., *Bell.*, Bov., Bry., *Calc.*, Canth., Carb-v., Caust., Cham., Chin., Cocc., Con., Ferr., Graph., Hep., Ign., Kali-c., Lyc., M-arct., Merc., Nat-c., Nat-m., Nux-v., Phos., Plat., *Puls.*, Rhus-t., Sabin., *Sep.*, *Sil.*, Spig., Stann., Staph., Stront., *Sulph.*, Thuj., Verat., Zinc. [PB]

2. **Drüsen:** Bell., Bry., Carb-an., Clem., Con., Graph., Lyc., Puls. [PB]
3. **Knochen:** Bell., Lyc., Merc., Staph. [PB]
4. **Haut und Aeusseres:** Bry., Lyc., Nat-m., Puls., Sep. [PB]

IV. Schlaf und Träume: Bry., Calc., Chin., Con., *Graph.*, Mgs., Merc., Nux-v., *Phos.*, Ph-ac., Puls., Rhus-t., *Sep.*, Sil., *Sulph.* [PB]

V. Fieber: ? [PB]

VI. Änderung des Befindens

1. **Verschlimmerung nach der Zeit:** Acon., Ars., Calc., Carb-an., Cham., Dulc., Hep., Ign., Jod., Kali-c., Led., Mang., Merc., Sil. [PB]
2. **Verschlimmerung nach Lage und Umständen:** Acon., Ambr., Am-c., Am-m., Arg., Ars., Asaf., Aur., Bar-c., Bell., Bry., Calc., *Caps.*, Carb-v., Cham., Chin., Clem., Cocc., *Con.*, Cycl., *Dros.*, *Dulc.*, Euph., *Ferr.*, Graph., Hell., Hep., Kali-c., *Lyc.*, Mgs., Mag-c., *Meny.*, Merc., Mosch., Nat-c., Nit-ac., Nux-v., Phos., *Ph-ac.*, Plat., *Puls.*, *Rhod.*, *Rhus-t.*, Ruta, *Sabad.*, Samb., *Sep.*, Spong., Sulph., *Tarax.*, Valer., Verb., Viol-t. [PB]

VII. Konkordanz der homöopathischen Arzneien

Bell., Bry., *Calc.*, Cham., Chin., Cocc., Con., Dulc., Ferr., Graph., Ign., Kali-c., *Lyc.*, *Merc.*, Nat-c., Nat-m., Nux-v., *Phos.*, Ph-ac., *Puls.*, Rhus-t., *Sep.*, *Sil.*, *Sulph.* [PB]

Calc., Lyc., Mag-c., Nux-v., *Sep.*, Sulph. [KV]

Verifikationen und klinische Symptome

Magnetis artificialis (Magnet bei gleichzeitiger Einwirkung beider Pole)

(Mgs.)

Synonyma

Magnet bei gleichzeitiger Einwirkung beider Pole [SRN]
Magnes artificialis, Magnes (uterque polus) [PB]

Nicht-Antipsorische Arznei

[SRN]

Arzneiwirkungsdauer

Die Wirkung einer mäßigen Gabe MAGNETKRAFT reicht über 10 Tage.[RA 2, 196]
Wirkt 10 bis 14 Tage.[SRN]
Zählt zur 2. Klasse derjenigen Mittel, welche eine kurze Wirkungsdauer besitzen.[AHZ 49 (1855) 82]

Anweisung zur Herstellung des Magnets als Heilmittel

Wenn der Arzt seinen entfernten Kranken den MAGNET als Heilmittel zu überschicken hat, so kann er, wenn er will, ihn leicht selbst verfertigen nach folgender Anweisung, die ich nach vielfältigen Versuchen als die zweckmäßigste gefunden habe.

Er braucht dazu nur etwa 8 Zoll lange Stahlstäbchen von gutem deutschen oder englischen Stahle, etwa 2 oder 2 1/2 Linien breit und eine Linie dick, welche federhart (nicht glashart) gehärtet sind und ein etwas starkes, MAGNETISCHES HUFEISEN, was ungefähr zehn bis zwölf Pfund ziehen kann.

Um nun mit letzterm einem Stahlstäbchen die stärkste (ihm hiedurch nur irgend beizubringende MAGNETKRAFT leicht und schnell zu erteilen, ist das gewöhnliche Bestreichen ohne Ordnung und gerade über den Stab weg, so daß der Bestreiche-Pol des HUFEISENS zuletzt am Ende des Stäbchens gleichsam abgerissen wird, sehr zweckwidrig und nimmt dem Stabe auf diese Art, die ihm während des Strichs mitgeteilte Kraft zum größten Theile wieder weg, was durch öftere Wiederholung des Streichens ihm gar nicht wieder ersetzt werden kann.

Deshalb muß der jedesmalige Bestreiche-Pol des HUFEISENS, wenn er fast an's Ende des Stäbchens kommt, über ein zugeschärftes, das äußerste Ende des Stäbchens bedeckendes, weiches Eisenblech herüber leiten, wodurch ein unmerklicher, unschädlicher Übergang vom Stahle auf's Blech bewirkt wird, da man dann das HUFEISEN jedesmal ohne Nachtheil des mit seinem Ende drunter liegenden, zu MAGNETISIRENDEN STÄBCHENS entfernen kann.

Doch muß das Blech, wo das eine Ende des Stäbchens bedeckt, umgebogen auch unter dem Stäbchen hinlaufen und so auch zugleich das gegenseitige Ende des Stäbchens auf gleiche Art bedecken, damit durch diese Blechstriefe eine Verbindung des MAGNETISCHEN STROMS zwischen beiden Polen des Stäbchens unterhalten werde.

Es wird also eine Striefe ganz dünnen, weichen Eisenblechs, welche etliche Linien länger, als das zu MAGNETISIRENDE STAHLSTÄBCHEN ist, hin – und das Stäbchen darauf gelegt, dann die Enden der Blechstriefe herauf und um die Enden des Stäbchens herüber hakenförmig gebogen, welche dann die Pole des Stäbchens nur ganz knapp bedecken, aber doch auf denselben dicht aufliegen, und zwar, weil sie an den Enden zugeschärft sind, ganz dünn aufliegen, damit beim Streichen das HUFEISEN fast unmerklich, dicht vor dem Ende des STAHLSTÄBCHENS, auf die Blech-Enden gelangen, über letztere hinüber gleiten und so vom Blech-Ende unschädlich abgezogen werden könne.

Jedes der beiden, hakenförmig umgebogenen Blech-Enden wird bezeichnet, das eine mit N (Nord), das andre mit S (Süd), um es wagerecht in die Richtung nach Norden mit seinem N-Ende legen und so bis zum Beschlusse der MAGNETISIRUNG des STAHLSTÄBCHEN liegen lassen zu können.

Das Stäbchen selbst wird mit Kreide, Dinte u. dgl. genau in seiner Mitte bezeichnet, die nun entstandnen beiden Hälften aber, jede noch mit zwei Strichen bezeichnet, deren einer beim zweiten Drittel des noch übrigen Stücks angezeichnet wird nach folgenden Punkten:

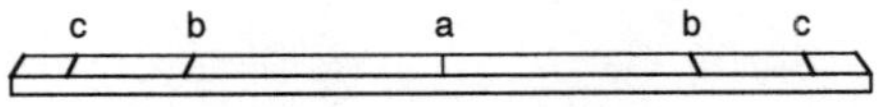

Verifikationen und klinische Symptome

Die Blech-Klammer.

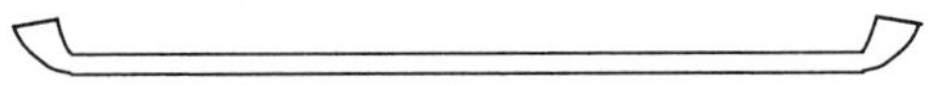

Das Stäbchen in seine Blech-Klammer eingeschoben,

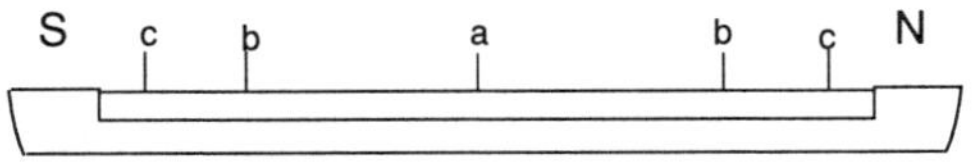

während diese mit ihrem N-Ende nach Norden zugekehrt liegen bleibt. Dann wird der SÜDPOL des Hufeisens bei der Mitte des Stäbchen's (bei a) senkrecht aufgesetzt und damit auf dem Stäbchen hingestrichen über die ganze Nord-Hälfte hin bis über das übergebogene Blech-Ende (N), und von da abgezogen, in großem Bogen in der LUFT wieder zurück geführt und wieder beim zweiten Punkte des Stäbchens (bei b) aufgesetzt, abermals damit hinausgestrichen bis über das Blech-Ende (N) hinüber, von da abgefahren und, nach nochmaligem Erheben des HUFEISENS in einem Bogen, dasselbe zuletzt auch im dritten und letzten Punkte (bei c) mit seinem SÜDPOLE aufgesetzt und, diesen kurzen Raum hin, wieder hinaus über aufliegende Blech-Ende (N) gestrichen und daselbst abgezogen.

Nun nimmt man das Stäbchen heraus aus der Blech-Klammer, welche unverrückt liegen bleibt, und bezeichnet das gestrichene Ende des Stäbchen mit N: es ist NORDPOL geworden. Man kehrt hierauf das Stäbchen um und schiebt es so in die Blech-Klammer, daß das schon gestrichene Nord-Ende des Stäbchens unter dem mit S bezeichneten Ende des Blechs zu liegen kommt, das noch zu streichende Ende des Stäbchens aber unter dem N-Ende des Blechs.

Das nun beginnende Streichen des SÜDPOLS des Stäbchens wird dann ebenfalls in der Richtung nach der Nordgegend des Himmels vollführt (ob es gleich der SÜDPOL ist, der nun noch zu streichen ist) über das N-Ende der Blech-Klammer hin; denn diese bleibt, nach wie vor, unverrückt nach Norden zu mit ihrem N-Ende liegen (nur das Stäbchen ward herum gekehrt).

Man nimmt den NORDPOL des HUFEISENS, setzt ihn an der Mitte (a) an und streicht wieder nach Norden zu auf dem Stäbchen hin und über das N-Ende des Bleches weg, setzt dann wieder bei (b) der Südseite des Stäbchens an, streicht hinaus und setzt zuletzt in (c) an, um hinaus zu streichen ebenfalls über das N-Ende des Blechs, wodurch nun der SÜDPOL des Stäbchens ebenfalls verfertigt ist, mit S (SÜDPOL) zu bezeichnen.

Das jetzt aus der Blech-Klammer herausgenommene Stahlstäbchen ist nun so MAGNETISCH, als es vor der Hand durch dieses HUFEISEN nur irgend werden kann, durch diese sechs Striche geworden (auf jeder Hälfte drei).

In ein Stück Leiste von Tannenholz, welches die Lange des Stäbchens hat, wird vom Tischler eine Nuhde gezogen, in welche Vertiefung dann das MAGNETSTÄBCHEN passend fest eingelegt und an den Kranken verschickt wird, mit dem äußerlich angezeichneten NORDPOLE (N) des Stäbchens auf der Leiste.

Der Kranke berührt, auf eine Gabe, den nöthigen Pol eines solchen (allenfalls auch in der Leiste liegen bleibenden) MAGNETSTÄBCHENS eine halbe, ganze, bis anderthalb Minuten lang, je nachdem der Krankheitsfall und die Kräfte des davon ergriffenen Kranken beschaffen sind.[RA 2, 197-200]

Eigenthümlichkeiten und Hauptwirkungen

Gemüth

Ueberthätigkeit und Uebereiltheit bei großer Erschöpfung.[VHA]
Unentschlossenheit.[VHA]
Zornmüthigkeit und Geneigtheit sich zu ereifern.[VHA]
Scharfer Druck, wie von einem Nagel oder scharfen Körper, auf einer Stelle des Gehirns, nach Aerger.[VHA]
Wundheitsschmerz im Kopfe nach Aerger.[VHA]
Konkordanz Gemüth und Geist: Carb-an., Nux-v., R a n - s . , Sep., Spig., V e r a t . [PB]

Verifikationen und klinische Symptome

Geist

Konkordanz Gemüth und Geist: Carb-an., Nux-v., Ran-s., Sep., Spig., Verat. [PB]

Kopf

Zerschlagenheits-Kopfschmerz, früh beim ersten Erwachen.[VHA]
Scharfer Druck, wie von einem Nagel oder scharfen Körper, auf einer Stelle des Gehirns, nach Aerger.[VHA]
Wundheitsschmerz im Kopfe nach Aerger.[VHA]

Augen

Erweiterte Pupillen.[VHA]
Feuerfunken vor den Augen.[VHA]
Außerhalb der Sehlinie, weiße fippernde LICHTPARTHIEN vor den Augen.[VHA]

Ohren

Taubhörigkeit, ohne Geräusch im Ohre.[VHA]

Nase

Dumpfiger Geruch vor der Nase.[VHA]

Antlitz

Häufiger Gesichtsschweiß.[VHA]
Abends, unerträgliche, brennende Stiche in den Gesichtsmuskeln.[VHA]
Verrenkschmerz im Kiefergelenke.[VHA]
Schmerzhafte Empfindlichkeit rings um den Lippenrand.[VHA]
Abends Speichelfluß mit geschwollenen Lippen.[VHA]

Zähne

Zerschlagenheits- oder Wundheitsschmerz in den Wurzeln der Unter-Schneidezähne.[VHA]
Zahnweh von Kalttrinken und Eindringen kalter LUFT.[VHA]

Mund

Früh übler Mundgeruch.[VHA]
Abends Speichelfluß mit geschwollenen Lippen.[VHA]
Baldige Sättigung, auch von TABAK, welcher auf die Zunge beißt.[VHA]

Genüsse

Baldige Sättigung, auch von TABAK, welcher auf die Zunge beißt.[VHA]
Abends, starker Hunger.[VHA]

Geschmack

DUMPFIGER, SCHLEIMIGER Geschmack einiger Dinge.[VHA]
Aufstoßen mit dem Geschmack von VERDORBENEN Speisen.[VHA]

Aufstoßen

Aufstoßen mit dem Geschmack von VERDORBENEN Speisen.[VHA]

Magen

Knistern in der Herzgrube.[VHA]
Magendrücken mit Unruhe und Kälte des Körpers.[VHA]

Bauch

Drücken, wie von einem Steine, im Oberbauche.[VHA]

Blähungen

Viele Blähungsbeschwerden.[VHA]
Abgang vieler heißer und sehr stinkender Blähungen.[VHA]

Verifikationen und klinische Symptome

Verifikationen und klinische Symptome

Stuhl
Leibesverstopfung, als wäre der Mastdarm zu enge.[VHA]
Unschmerzhafter Kothdurchfall.[VHA]

After
Jückende Afteraderknoten.[VHA]
Mastdarmvorfall beim Stuhlgange.[VHA]

Geschlechtstheile
Brennen in der Ruthe und in der Gegend der Samenbläschen.[VHA]
Erhöhter Geschlechtstrieb.[VHA]

Regel
Monatliches zu früh oder zu stark.[VHA]
MUTTERBLUTFLUß.[VHA]

Athem
Nächtliche Engbrüstigkeit von Schleim in der Luftröhre, der sich früh leicht auswerfen läßt.[VHA]

Husten
Abends und Nachts (vor Mitternacht), heftige Anfälle trocknen Hustens.[VHA]
Konvulsivischer Husten.[VHA]
Krampfhusten nach Mitternacht.[VHA]

Hals
Steifigkeit und Knacken in den Halswirbeln.[VHA]

Brust
Unerträgliche, brennende Stiche in den Seitenmuskeln der Brust.[VHA]

Oberglieder
Ziehen und Brennen in den Armen.[VHA]
Zuckungen und Stöße in den Armen.[VHA]
Zerschlagenheitsschmerz in den Gelenken, besonders der Seite, worauf man nicht liegt.[VHA]
Eingeschlafenheit der Glieder.[VHA]

Unterglieder
Ziehen und Brennen in den Beinen.[VHA]
Zerschlagenheitsschmerz in den Gelenken, besonders der Seite, worauf man nicht liegt.[VHA]
Eingeschlafenheit der Glieder.[VHA]

Drüsen
Konkordanz Drüsen: Merc., P h o s ., S u l p h . [PB]

Haut
Erneuertes BLUTEN frischer Wunden.[VHA]
BLUTSCHWÄRE.[VHA]
Rother Ausschlag, rothe Flecken (MESM.): Mgs.[Caspari, MM 1,172]
An der Stelle der Auflegung höchst juckender Ausschlag: brennendes Jucken, welches nöthigt bis aufs BLUT zu kratzen (MESM.): Mgs.[Caspari, MM 1,172]
Konkordanz Haut und Aeusseres: Bry., Con., L y c ., Merc., Phos., P u l s ., Rhus-t., Sep., *Sil., Sulph.*, Sulph-ac. [PB]

Schlaf
Betäubter Schlummer, früh nach SONNEN-Aufgang.[VHA]
Gegen Morgen wachende Schlaftrunkenheit.[VHA]
Schnarchen im Schlafe.[VHA]
Nächtliche Engbrüstigkeit von Schleim in der Luftröhre, der sich früh leicht auswerfen läßt.[VHA]
Abends und Nachts (vor Mitternacht), heftige Anfälle trocknen Hustens.[VHA]

Krampfhusten nach Mitternacht.[VHA]

Konkordanz Schlaf und Träume: Bry., C a l c ., *Con.*, Graph., Ign., Nat-c., *Nux-v.*, Op., *P h o s ., Ph-ac.*, *Puls.*, Sep., Sil., Sulph. [PB]

Fieber

Nächtliche Hitze, ohne Durst, welche Entblößung sucht und verträgt.[VHA]

Große Verkältlichkeit.[VHA]

Gemeinsames

Unerträgliches, innerliches Brennen vom Kopfe bis zu den Füßen, ohne äußere Hitze oder Röthe.[VHA]

Zuckungen und Stöße durch den Körper.[VHA]

Zerschlagenheitsschmerz in den Gelenken, besonders der Seite, worauf man nicht liegt.[VHA]

Eingeschlafenheit der Glieder.[VHA]

Große Verkältlichkeit.[VHA]

Verschlimmerung der Beschwerden

Konkordanzen

Verschlimmerung nach der Zeit: Ambr., Am-m., Ant-c., Ant-t., Arn., Calc., Croc., Euhr., K a l i - n ., Nit-ac., *Phos.*, Rhod., Rhus-t., Sep. [PB]

Verschlimmerung nach Lage und Umständen: A c o n ., A m b r ., Arg., Aur., Bor., Bry., C a l c ., C a p s ., Cham., Coloc., *Con.*, C y c l ., D r o s ., Dulc., *Euph.*, Euphr., *F e r r .*, I g n ., Jod., Kali-c., *L y c .*, M - a r c t ., M-austr., Mag-m., Meny., Mosch., Nux-v., Phos., P h - a c ., P l a t ., *P u l s ., Rhod., Rhus-t.*, S a b a d ., Samb., *Sep.*, S p i g ., Sulph., T a r a x ., Valer., Verb., V i o l - t . [PB]

Arzneiverwandtschaften von Magnetis artificialis

I g n ., Zinc. [VHA]

Acon., Ambr., Arn., B r y ., *Calc.*, Carb-v., Caust., Chin., C o n ., Ferr., Graph., I g n ., Kali-c., *Lyc.*, M-arct., M-austr., Merc., Nat-c., Nat-m., Nit-ac., *Nux-v., P h o s .*, Ph-ac., *P u l s .*, Rhod., *Rhus-t., Sep.*, S i l ., *Spig.*, Staph., *S u l p h ., V e r a t .* [PB]

Ign., Z i n c . [KV]

Antidote von Magnetis artificialis: Elec., Galv., I g n . – Zinkplatte

Bei unrechter Wahl des MAGNETS werden die entstehenden, oft sehr bedeutenden Beschwerden durch kleine ELEKTRISCHE Doppelfunken von Zeit zu Zeit wenigstens beschwichtigt, anhaltend wirksam aber und noch allgemeiner durch Auflegung der flachen Hand auf eine etwas große ZINK-Platte (1/2 Stunde lang fortgesetzt) gehoben. [RA 2, 196-197]

Ign. [SRN]

ELEKTRIZITÄT, Auflegen einer ZINK-Platte [SRN]

I g n . [PB]

Electr., Galvan. [PB]

Konkordanzen der homöopathischen Arzneien

I. Gemüth und Geist: Carb-an., Nux-v., R a n - s ., Sep., Spig., V e r a t . [PB]

II. Körpertheile und Organe: Ambr., Ant-c., A r n ., Ars., Bell., B r y ., *Calc.*, Canth., Carb-an., *Carb-v.*, C a u s t ., Cham., *Chin.*, Dulc., *Graph.*, Hell., *Ign.*, Kali-c., Kreos., Lach., Led., *Lyc.*, M-arct., M - a u s t r ., Merc., Nat-c., N a t - m ., *Nit-ac.*, *N u x - v .*, Par., Petr., *P h o s .*, Plb., *P u l s .*, R h u s - t ., S a b i n ., *Sep.*, *Sil.*, *Spig.*, S q u i l ., *Staph.*, S t r a m ., *S u l p h .*, Teucr., Thuj., *Verat.*, Zinc. [PB]

III. Empfindungen und Beschwerden

1. Aeussere und innere Körpertheile im Allgemeinen: A c o n ., Alum., Anac., *Arn.*, Ars., Asaf., B e l l ., B r y ., *Calc.*, Carb-v., C a u s t ., Cham., C h i n ., C o c c ., Croc., Hep., Hyos., *Ign.*, K a l i - c ., L y c ., M - a r c t ., M - a u s t r ., *Merc.*, Mez., N a t - c ., N a t -

Verifikationen und klinische Symptome

m., Nit-ac., Nux-m., *Nux-v.*, Olnd., Petr., *Phos.*, Ph-ac., Plat., *Puls.*, Rhod., Rhus-t., Ruta, *Sep.*, Sil., *Spig.*, Stann., Staph., Stram., *Sulph.*, Sulph-ac., Verat., Zinc. [PB]

2. Drüsen: Merc., Phos., Sulph. [PB]

3. Knochen: ? [PB]

4. Haut und Aeusseres: Bry., Con., Lyc., Merc., Phos., Puls., Rhus-t., Sep., *Sil.*, *Sulph.*, Sulph-ac. [PB]

IV. Schlaf und Träume: Bry., Calc., *Con.*, Graph., Ign., Nat-c., *Nux-v.*, Op., *Phos.*, *Ph-ac.*, *Puls.*, Sep., Sil., Sulph. [PB]

V. Fieber: ? [PB]

VI. Änderung des Befindens

1. Verschlimmerung nach der Zeit: Ambr., Am-m., Ant-c., Ant-t., Arn., Calc., Croc., Euhr., Kali-n., Nit-ac., *Phos.*, Rhod., Rhus-t., Sep. [PB]

2. Verschlimmerung nach Lage und Umständen: Acon., Ambr., Arg., Aur., Bor., Bry., Calc., Caps., Cham., Coloc., *Con.*, Cycl., Dros., Dulc., *Euph.*, Euphr., *Ferr.*, Ign., Jod., Kali-c., *Lyc.*, M-arct., M-austr., Mag-m., Meny., Mosch., Nux-v., Phos., Ph-ac., Plat., *Puls.*, *Rhod.*, *Rhus-t.*, Sabad., Samb., *Sep.*, Spig., Sulph., Tarax., Valer., Verb., Viol-t. [PB]

VII. Konkordanz der homöopathischen Arzneien

Acon., Ambr., Arn., Bry., *Calc.*, Carb-v., Caust., Chin., Con., Ferr., Graph., Ign., Kali-c., *Lyc.*, M-arct., M-austr., Merc., Nat-c., Nat-m., Nit-ac., *Nux-v.*, *Phos.*, Ph-ac., *Puls.*, Rhod., *Rhus-t.*, *Sep.*, Sil., *Spig.*, Staph., *Sulph.*, *Verat.* [PB]

Ign., Zinc. [KV]

Verifikationen und klinische Symptome

Magnetis polus arcticus (Nordpol des Magnets)
(M-arct.)

Synonyma
Magnes arcticus, Nordpol des Magnets [SRN]
Magnetis polus arcticus [VHA], [PB]

Nicht-Antipsorische Arznei
[SRN]

Arzneiwirkungsdauer
Wirkt 10 bis 14 Tage.[SRN]
Zählt zur 2. Klasse derjenigen Mittel, welche eine kurze Wirkungsdauer besitzen.[AHZ 49 (1855) 82]

Hinweise
Der Kräfte des MAGNETS kann man sich schon sicherer zum Heilen bedienen, nach den in der reinen Arzneimittellehre (RA) dargelegten, positiven Wirkungen des NORD- und des SÜDPOL'S eines kräftigen MAGNETSTABES. Obwohl beide POLE gleich kräftig sind, stehen sie doch in der Art ihrer Wirkung einander gegenüber. Die Gaben lassen sich mäßigen durch die kürzere oder längere Zeit des Anlegens des einen oder des andern POL'S, je nachdem mehr die Symptome des SÜD- oder die des NORDPOL'S angezeigt sind. Als Antidot einer allzuheftigen Wirkung, dient die Auflegung einer Platte blanken ZINKS.[ORG VI, §. 287.]
Ein milderes Gemüth oder eine Neigung zur Frostigkeit des zu Behandelnden leitet den Künstler zuerst zum NORDPOLE hin, wenn er die dem zu heilenden Übel ähnlichen Symptome nur unter den allgemeinen Magnetsymptomen antreffen konnte.[RA 2, 196]
Zwischenmittel bei chronischen Krankheiten: M-ARCT. bei Ueberreizung mit Zittern, unsteter Unruhe in den Gliedmaßen, großer Aufgetriebenheit des Unterleibes, ängstlicher Bedenklichkeit und Besorgtheit des Gemüthes und großer Nervenschwäche.[SRA]

Eigenthümlichkeiten und Hauptwirkungen

Gemüth
Aengstliches, zaghaftes, mildes Gemüth mit Frostigkeit.[VHA]
Aengstliche, sorgenvolle Bedenklichkeit.[VHA]
Ueberreiztheit und Zittern, große Unruhe in den Gliedern und große Nervenschwäche.[VHA]
Weinerlichkeit.[VHA]
Zaghaftigkeit und Muthlosigkeit.[VHA]
M-ARCT. bei Ueberreizung mit Zittern, unsteter Unruhe in den Gliedmaßen, großer Aufgetriebenheit des Unterleibes, ängstlicher Bedenklichkeit und Besorgtheit des Gemüthes und großer Nervenschwäche.[SRA]
Ein milderes Gemüth oder eine Neigung zur Frostigkeit des zu Behandelnden leitet den Künstler zuerst zum NORDPOLE hin, wenn er die dem zu heilenden Übel ähnlichen Symptome nur unter den allgemeinen Magnetsymptomen antreffen konnte.[RA 2, 196]
Konkordanz Gemüth und Geist: Calad., Ign., Lyc., Mgs., Puls., Sulph. [PB]

Geist
Früh 2 Uhr halbes Erwachen mit vielem innern Bewußtsein, großer Gedankenfülle und lebhaftem Gedächtnisse: er denkt einen wichtigen Gegenstand in bester Form, in einer fremden, ihm sonst nicht geläufigen Sprache, fast wie im ZOOMAGNETISCHEN Schlafrednerzustande durch, kann sich aber beim Erwachen des Gedachten nicht mehr deutlich erinnern (MESM.): M-arct.[Caspari, MM 1,172]
Konkordanz Gemüth und Geist: Calad., Ign., Lyc., Mgs., Puls., Sulph. [PB]

Schwindel
Trunkenheitsschwindel beim Gehen im Freien.[VHA]

Kopf
Zerschlagenheits-Kopfschmerz von Aufheben und Bewegen der Augen.[VHA]
Drücken im Kopfe, wie auf eine zerschlagene Stelle.[VHA]

Verifikationen und klinische Symptome

Nach Treppensteigen, Gefühl im Kopfe, wie der Pendelschlag einer Uhr.[VHA]
Spannung der Kopfhaut, als wenn sie zu fest aufläge.[VHA]
Heftiges Nasen-BLUTEN nach vorgängigem Kopfweh in der Stirn.[VHA]

Augen

Zucken und Ziehen in den Augenlidern.[VHA]
Kälte des schwachen Auges, als wenn ein Stück Eis in der Augenhöhle läge.[VHA]
Thränen der Augen.[VHA]
Unruhige Bewegung des Auges.[VHA]
Starrer Blick.[VHA]
Zerschlagenheits-Kopfschmerz von Aufheben und Bewegen der Augen.[VHA]

Ohren

Taubhörigkeit mit Spannung im Trommelfelle.[VHA]

Nase

Heftiges Nasen-BLUTEN nach vorgängigem Kopfweh in der Stirn.[VHA]
Geruch in der Nase wie nach faulen Eiern, oder frischer Kalktünche.[VHA]

Antlitz

Gesichtsblässe.[VHA]
Spannen im Gesichte.[VHA]
Beim Zahnweh, einzelne Rucke in der Beinhaut des Kinnbackens.[VHA]
Beim (heftigen, krampfhaften) Gähnen, Schmerz im Kiefergelenke, als würde es ausgerenkt.[VHA]
Heftiges, krampfhaftes Gähnen, mit Schmerz im Kiefergelenke, als würde es ausgerenkt.[VHA]
Kinnbackenkrampf.[VHA]

Zähne

Empfindlichkeit der Schneidezähne beim Einathmen.[VHA]
Zahnweh in hohlen Zähnen, mit entzündetem, geschwollenem Zahnfleische, und geschwollener, rother, heißer Backe.[VHA]
Klammartiger Schmerz der hohlen Zähne, mit einzelnen Rucken im (rechten) Unterkiefer.[VHA]
Zahnschmerz in heftigem Rucken, als würde der Zahn herausgerissen.[VHA]

Zahnschmerzen, klopfende

Heilungsbericht: Ein auffallend schnell wirkendes Mittel bei einigen klopfenden Zahnschmerzen ist der NORDPOL des MAGNETS. Dieses Klopfen ist gewöhnlich mit Gefühl von Brennen verbunden, hat seinen Sitz im Unterkiefer, und ist mit geschwollener, heißer und rother Backe verbunden. Es wird in der Wärme und nach dem Essen schlimmer. Meistens ist es auch mit Frostigkeit des übrigen Körpers, Ueberreiztheit, Zittern und Unruhe in den Gliedern vergesellschaftet. Im Frühjahre und Herbste war seither diese Art von klopfendem Zahnweh eine der gewöhnlichsten und ihre Heilung jedesmal in einer Minute vollendet, wenn der Kranke mit dem Zeigefinger nur eben so lange den NORDPOL des MAGNETS berührt, bis sich eine geringe Erhöhung des Schmerzes zeigt.

Ich kann nicht umhin, hier der verehrten Gesellschaft einen, freilich fehlgeschlagenen Versuch mit dem MAGNETE mitzutheilen, der aber doch die starke Wirkung desselben, selbst wo er nicht paßt, darthut. – Mein voriger Bedienter kam eines Abends weinend und zitternd auf meine Stube, wo eben meine Frau auch gegenwärtig war, und bat mich, ihn von seinem Zahnschmerz zu befreien, der ihn seit 4 Uhr Nachmittags auf's fürchterlichste quäle und noch immer im Zunehmen begriffen sei. Der Schmerz war klopfend, saß aber in dem Oberkiefer. Da alles Uebrige, mit Ausnahme des letzteren Umstandes, für den NORDPOL des MAGNETS sprach, wählte ich ungesäumt diesen, nemlich ein MAGNETISCHES Stahlstäbchen, welches höchstens 4 Loth tragen kann. Kaum hatte er aber mit der Fingerspitze denselben berührt, als er mit der andern Hand an die Backe fuhr und rief: Sapperment, da springts nach unten! Der Schmerz war nemlich aus dem Oberkiefer in den Unterkiefer gefahren, aber sonst ganz, wie früher, geblieben. Um ganz sicher zu sein, daß diese Metastase – (denn Heilung konnte nun nicht mehr davon erwartet werden) – wirklich vom NORDPOL des MAGNETS herrühre, ließ ich ihn mit dem Finger den SÜDPOL berühren, welcher erfahrungsgemäß sogleich die Wirkungen des NORDPOLS aufhebt. Das Erwartete geschah: kaum hatte er diesen POL berührt, so fuhr er wieder mit der Hand nach dem Gesichte und rief: Sapperment, da springts wieder nach Oben! Somit war meine Frage beantwortet, und gleich darauf ließ ich den armen Teufel an PULSA-

TILLA riechen, worauf er in wenigen Minuten seiner Schmerzen quitt war. – Das war doch wohl keine Einbildung![KMS 82-83]

Der Zahnschmerz verschlimmert sich nach dem Essen und in der warmen Stube, und bessert sich im Freien.[VHA]

Mund

Uebler Mundgeruch.[VHA]

Vermehrter Speichelfluß.[VHA]

Genüsse

Abendliche Eßbegierde.[VHA]

Aufstoßen

Soodbrennen, besonders nach dem Abendbrode.[VHA]

Bauch

Empfindlichkeit der Oberbauchgegend.[VHA]

Hier und da im Unterleibe ein Druck, wie auf eine zerschlagene Stelle.[VHA]

Leistenbrüche, mit herausbohrenden Schmerzen.[VHA]

Von Tage zu Tage vermehrte Erschlaffung des Bauchringes: ein Bruch will hervortreten (MESM.): M-arct.[Caspari, MM 1,172]

Aufgetriebenheit des Unterleibes.[VHA]

M-ARCT. bei Ueberreizung mit Zittern, unsteter Unruhe in den Gliedmaßen, großer Aufgetriebenheit des Unterleibes, ängstlicher Bedenklichkeit und Besorgtheit des Gemüthes und großer Nervenschwäche.[SRA]

Blähungen

Glucksen im Unterleibe, wie von Blähungen.[VHA]

Abendliche Blähungskolik.[VHA]

Stuhl

Hartleibigkeit, mit dick geformtem, selten und schwierig abgehendem Stuhle.[VHA]

Harn

Dunkler Harn.[VHA]

Geschlechtstheile

Uebermäßige Erektionen und POLLUTIONEN.[VHA]

Regel

Monatliches zu gering.[VHA]

Athem

Empfindlichkeit der Schneidezähne beim Einathmen.[VHA]

Husten

Dämpfiger, erstickender Husten, im Freien verschlimmert.[VHA]

Abends nach dem Niederlegen und gegen Mitternacht, erstickender, trockner Krampfhusten, bloß durch Unterdrückung des Hustens zu lindern.[VHA]

Husten von TABAK-Rauchen.[VHA]

Hals

Knistern und Knacken in den Halswirbeln.[VHA]

Rücken

Knistern und Knacken in den Halswirbeln.[VHA]

Zerschlagenheitsschmerz im Rücken beim Rückwärtsbiegen.[VHA]

Verifikationen und klinische Symptome

Verifikationen und klinische Symptome

Oberglieder

Schwere in den Armen.[VHA]

Kalter Schweiß der Hände.[VHA]

M-ARCT. bei Ueberreizung mit Zittern, unsteter Unruhe in den Gliedmaßen, großer Aufgetriebenheit des Unterleibes, ängstlicher Bedenklichkeit und Besorgtheit des Gemüthes und großer Nervenschwäche.[SRA]

Mattigkeit und Zerschlagenheit in den Gliedern, im Freien schlimmern.[VHA]

Große Mattigkeit in den Gliedern (MESM.): M-arct.[Caspari, MM 1,172]

Panaritien.[VHA]

Schwere einzelner Glieder, mit Gefühl von vermehrter Kraft in denselben.[VHA]

Ueberreiztheit und Zittern, große Unruhe in den Gliedern und große Nervenschwäche.[VHA]

Unterglieder

Kalter Schweiß der Fußsohlen.[VHA]

M-ARCT. bei Ueberreizung mit Zittern, unsteter Unruhe in den Gliedmaßen, großer Aufgetriebenheit des Unterleibes, ängstlicher Bedenklichkeit und Besorgtheit des Gemüthes und großer Nervenschwäche.[SRA]

Mattigkeit und Zerschlagenheit in den Gliedern, im Freien schlimmern.[VHA]

Große Mattigkeit in den Gliedern (MESM.): M-arct.[Caspari, MM 1,172]

Schwere einzelner Glieder, mit Gefühl von vermehrter Kraft in denselben.[VHA]

Ueberreiztheit und Zittern, große Unruhe in den Gliedern und große Nervenschwäche.[VHA]

Drüsen

Konkordanz Drüsen: Bell., C a l c . , Con., Merc., Phos., S p o n g . , Sulph. [PB]

Knochen

Ziehen in der Beinhaut der Knochen.[VHA]

Konkordanz Knochen: C h i n . , Merc., *Ph-ac.*, Puls., Rhod., Ruta [PB]

Haut

Konkordanz Haut und Aeusseres: Arn., Bar-c., Bry., Calc., Caust., Ign., Lyc., Plat., P u l s . , Ran-s., R h u s - t . , *Sep.*, S i l . , Spig., Spong., *S u l p h .* [PB]

Schlaf

Gegen Morgen, tiefer, fester Schlaf.[VHA]

Große Tagesschläfrigkeit, wie Schlafsucht.[VHA]

Immer schläfrig (MESM.): M-arct.[Caspari, MM 1,172]

Schlafbetäubung.[VHA]

Schlafbetäubung; es war mehrmals plötzlich, als zöge es ihm die Augen zu und wollte ihn jähling in einen angenehmen Schlaf versetzen: unwiderstehliche Empfindung, die ihn schnell bewußtlos zu machen strebt (MESM.): M-arct.[Caspari, MM 1,172]

Heftiges, krampfhaftes Gähnen, mit Schmerz im Kiefergelenke, als würde es ausgerenkt.[VHA]

Beim (heftigen, krampfhaften) Gähnen, Schmerz im Kiefergelenke, als würde es ausgerenkt.[VHA]

Abends nach dem Niederlegen und gegen Mitternacht, erstickender, trockner Krampfhusten, bloß durch Unterdrückung des Hustens zu lindern.[VHA]

Früh 2 Uhr halbes Erwachen mit vielem innern Bewußtsein, großer Gedankenfülle und lebhaftem Gedächtnisse: er denkt einen wichtigen Gegenstand in bester Form, in einer fremden, ihm sonst nicht geläufigen Sprache, fast wie im ZOOMAGNETISCHEN Schlafrednerzustande durch, kann sich aber beim Erwachen des Gedachten nicht mehr deutlich erinnern (MESM.): M-arct.[Caspari, MM 1,172]

Konkordanz Schlaf und Träume: Ant-t., Ars., B r y . , Calc., Caust., Con., Croc., H e p . , I g n . , Kali-c., Lyc., N u x - v . , Op., P h o s . , P u l s . , R h u s - t . , S e p . , Sil., Sulph. [PB]

Träume

Erscheinung einer Person im Traume, die sie Tags darauf wirklich zum ersten Male zu sehen bekommt (MESM.): M-arct.[Caspari, MM 1,172]

Konkordanz Schlaf und Träume: Ant-t., Ars., B r y . , Calc., Caust., Con., Croc., H e p . ,

Ign., Kali-c., Lyc., Nux-v., Op., Phos., Puls., Rhus-t., Sep., Sil., Sulph. [PB]

Fieber

Vorwaltende Frostigkeit und Froststschauder, den ganzen Tag.[VHA]

Frostigkeit bei den Beschwerden.[VHA]

Aengstliches, zaghaftes, mildes Gemüth mit Frostigkeit.[VHA]

Konkordanz Fieber: *Acon.*, Arn., Bry., Calc., Cocc., Hep., Ip., Kali-n., *Lyc.*, Mur-ac., Nux-v., Phos., Puls., Rhus-t., Sabad., Sep., *Spig.*, Sulph., *Verat.* [PB]

Gemeinsames

Ueberreiztheit und Zittern, große Unruhe in den Gliedern und große Nervenschwäche.[VHA]

Mattigkeit und Zerschlagenheit in den Gliedern, im Freien schlimmern.[VHA]

Schwere einzelner Glieder, mit Gefühl von vermehrter Kraft in denselben.[VHA]

Verschlimmerung der Beschwerden

Konkordanzen

Verschlimmerung nach der Zeit: Kali-n., Phos. [PB]

Verschlimmerung nach Lage und Umständen: Acon., Ambr., Am-c., Bor., Calc., Ferr., Jod., Kali-c., *Lyc.*, *Mgs.*, M-austr., Merc., Nux-v., Phos., Puls., Rhus-t., Sep., Sil., *Spig.*, Sulph., Verat. [PB]

Arzneiverwandtschaften von Magnetis polus arcticus

Bell., (Croc.), Ign., (Lyc.,) M-austr., Nux-v., (Petr.), Puls., Stram., Teucr., Zinc. [VHA]

Acon., Arn., Bell., Bry., *Calc.*, Caust., Cham., Chin., Cocc., Con., Graph., Hep., Ign., Kali-c., *Lyc.*, *Mgs.*, M-austr., Merc., Nat-c., *Nux-v.*, *Phos.*, Ph-ac., Plat., *Puls.*, *Rhus-t.*, Sep., Sil., *Spig.*, Spong., Staph., *Sulph.*, Verat. [PB]

Bell., *Ign.*, *M-austr.*, *Puls.*, *Zinc.* [KV]

Antidote von Magnetis polus arcticus: Galv., Ign., M-austr., Zinc.

Ign., M-austr., Zinc. [SRN]

Ign., M-austr. – Galvan. [PB]

Als Antidot einer allzuheftigen Wirkung, dient die Auflegung einer Platte blanken ZINKS.[ORG VI, §. 287.]

Um ganz sicher zu sein, daß diese Metastase – (denn Heilung konnte nun nicht mehr davon erwartet werden) – wirklich vom NORDPOL des MAGNETS herrühre, ließ ich ihn mit dem Finger den SÜDPOL berühren, welcher erfahrungsgemäß sogleich die Wirkungen des NORDPOLS aufhebt.[KMS 83]

Magnetis polus arcticus ist Antidot von: M-austr.

Zwischenmittel bei chronischen Krankheiten

M-ARCT. bei Ueberreizung mit Zittern, unsteter Unruhe in den Gliedmaßen, großer Aufgetriebenheit des Unterleibes, ängstlicher Bedenklichkeit und Besorgtheit des Gemüthes und großer Nervenschwäche.[SRA]

Konkordanzen der homöopathischen Arzneien

I. Gemüth und Geist: Calad., Ign., Lyc., Mgs., Puls., Sulph. [PB]

II. Körpertheile und Organe: Arn., Aur., Bell., Bry., Calc., Canth., Carb-v., Caust., Cham., Chin., Cocc., Graph., Ign., Kali-c., Lyc., Mgs., M-austr., Merc., Nat-c., Nit-ac., Nux-v., Phos., Plat., Plb., Puls., Rhus-t., Sep., Sil., Staph., Sulph., Thuj., Verat., Zinc. [PB]

III. Empfindungen und Beschwerden

1. Aeussere und innere Körpertheile im Allgemeinen: Acon., Alum., Arn., Asaf., Bar-c., Bell., Calc., Cann-s., Caust., Chin., Cocc., Con., Croc., Graph., Ign., Kali-c.,

Verifikationen und klinische Symptome

Lyc., *Mgs.*, M-austr., Merc., Nat-c., Nat-m., Nit-ac., Nux-m., *Nux-v.*, Olnd., Par., *Phos.*, Plat., *Puls.*, Rhod., *Rhus-t.*, Sabad., Sep., Sil., *Spig.*, Spong., Stann., Staph., *Sulph.*, Tarax., Thuj., Verat. [PB]

2. **Drüsen:** Bell., Calc., Con., Merc., Phos., Spong., Sulph. [PB]
3. **Knochen:** Chin., Merc., *Ph-ac.*, Puls., Rhod., Ruta [PB]
4. **Haut und Aeusseres:** Arn., Bar-c., Bry., Calc., Caust., Ign., Lyc., Plat., Puls., Ran-s., Rhus-t., *Sep.*, Sil., Spig., Spong., *Sulph.* [PB]

IV. Schlaf und Träume: Ant-t., Ars., Bry., Calc., Caust., Con., Croc., Hep., Ign., Kali-c., Lyc., Nux-v., Op., Phos., Puls., Rhus-t., Sep., Sil., Sulph. [PB]

V. Fieber: *Acon.*, Arn., Bry., Calc., Cocc., Hep., Ip., Kali-n., *Lyc.*, Mur-ac., Nux-v., Phos., Puls., Rhus-t., Sabad., Sep., *Spig.*, Sulph., *Verat.* [PB]

VI. Änderung des Befindens

1. **Verschlimmerung nach der Zeit:** Kali-n., Phos. [PB]
2. **Verschlimmerung nach Lage und Umständen:** Acon., Ambr., Am-c., Bor., Calc., Ferr., Jod., Kali-c., *Lyc.*, *Mgs.*, M-austr., Merc., Nux-v., Phos., Puls., Rhus-t., Sep., Sil., *Spig.*, Sulph., Verat. [PB]

VII. Konkordanz der homöopathischen Arzneien

Acon., Arn., Bell., Bry., *Calc.*, Caust., Cham., Chin., Cocc., Con., Graph., Hep., Ign., Kali-c., *Lyc.*, *Mgs.*, M-austr., Merc., Nat-c., *Nux-v.*, *Phos.*, Ph-ac., Plat., *Puls.*, *Rhus-t.*, Sep., Sil., *Spig.*, Spong., Staph., *Sulph.*, Verat. [PB]

Bell., *Ign.*, *M-austr.*, *Puls.*, *Zinc.* [KV]

Verifikationen und klinische Symptome

Magnetis polus australis (Südpol des Magnets)
(M-austr.)

Synonyma
Magnes australis, Südpol des Magnets [SRN]
Magnes polus australis [VHA], [PB]

Nicht-Antipsorische Arznei
[SRN]

Arzneiwirkungsdauer
Wirkt 10 bis 14 Tage.[SRN]
Zählt zur 2. Klasse derjenigen Mittel, welche eine kurze Wirkungsdauer besitzen.[AHZ 49 (1855) 82]

Hinweis
Der Kräfte des MAGNETS kann man sich schon sicherer zum Heilen bedienen, nach den in der reinen Arzneimittellehre (RA) dargelegten, positiven Wirkungen des NORD- und des SÜDPOL'S eines kräftigen MAGNETSTABES. Obwohl beide POLE gleich kräftig sind, stehen sie doch in der Art ihrer Wirkung einander gegenüber. Die Gaben lassen sich mäßigen durch die kürzere oder längere Zeit des Anlegens des einen oder des andern POL'S, je nachdem mehr die Symptome des SÜD- oder die des NORDPOL'S angezeigt sind. Als Antidot einer allzuheftigen Wirkung, dient die Auflegung einer Platte blanken ZINKS.[ORG VI, §. 287.]

Eigenthümlichkeiten und Hauptwirkungen

Gemüth
Auffahrendes Gemüth.[VHA]
Barschheit im Reden und Handeln.[VHA]
Heftigkeit und Zornmüthigkeit.[VHA]
Drückender Brustschmerz, mit Angst.[VHA]
Eine Unfestigkeit und Unstätigkeit des Geistes: die Ideen lassen sich nicht gehörig festhalten, die Gegenstände schweben nur halbbemerkt vor den Sinnen hin und ohne sich gehörig betrachten und würdigen zu lassen und die Urtheile und Entschlüsse sind wankend, welches eine Art ängstlichen und unruhigen Gemüthszustandes erzeugt.[RA 2, Nr. 2]

Beachte: Die Berührung des METALLISCHEN ZINKES bringt diese Geistesverstimmung wieder in Ordnung.[RA 2, 227]

Konkordanz Gemüth und Geist: Acon., Aur., Cham., Lyc., Merc., Nux-v., Phos., Puls., Sep., Sulph. [PB]

Geist
Unfestigkeit und Unstätigkeit des Geistes; die Ideen lassen sich nicht gehörig festhalten und die Gegenstände schweben nur halbbemerkt vorüber.[VHA]
Kopfweh von Geistesanstrengung.[VHA]
Magendrücken von Geistesanstrengung.[VHA]
Konkordanz Gemüth und Geist: Acon., Aur., Cham., Lyc., Merc., Nux-v., Phos., Puls., Sep., Sulph. [PB]

Schwindel
Torkelig und wankend im Gehen.[VHA]

Kopf
BLUTDRANG zum Kopfe (ohne Hitze).[VHA]
Andrang des BLUTES nach dem Kopfe (MESM.): M-austr.[Caspari, MM 1,172]
Kriebeln im Gehirn, in der Nasenwurzel und den Schläfen.[VHA]
Kopfweh von Geistesanstrengung.[VHA]

Augen
Schmerzhafte, schründende Trockenheit der Augenlider.[VHA]
Thränen der Augen.[VHA]

Verifikationen und klinische Symptome

Ohren
Gefühl, als wenn kalter (oder warmer) WIND an die Ohren ginge.[VHA]
Große Verkältlichkeit; bei geringer Kälte erfrieren Nase, Ohren, Hände und Füße, die in der Stube heiß werden; jücken und kriebeln.[VHA]

Nase
Große Verkältlichkeit; bei geringer Kälte erfrieren Nase, Ohren, Hände und Füße, die in der Stube heiß werden; jücken und kriebeln.[VHA]

Antlitz
Gefühl eines kalten Anhauchens im Gesichte.[VHA]

Zähne
Abends, reissendes Zucken in der Oberkinnlade (oder in einem oberen Augenzahne) nach dem Auge zu.[VHA]
Stiche in hohlen Zähnen.[VHA]
Das Zahnweh verschlimmert sich durch warme Getränke.[VHA]

Mund
Früh, übler Mundgeruch.[VHA]
Speichelfluß.[VHA]
Erschwerte Sprache.[VHA]

Genüsse
Gleichgültigkeit gegen Essen, Trinken und TABAK-Rauchen.[VHA]
Starker Abend-Appetit.[VHA]
Heißhunger im Fieberfroste.[VHA]
Das Zahnweh verschlimmert sich durch warme Getränke.[VHA]

Magen
Magendrücken von Geistesanstrengung.[VHA]
Magenschmerz, als wenn man auf eine zerschlagene Stelle drückt.[VHA]

Stuhl
Durchfall nach Leibschneiden und Frost.[VHA]

Harn
Nächtlicher, unwillkührlicher Harnabgang von Schwäche der Harnorgane.[VHA]
Unaufhaltsamkeit des Harns von Schwäche des Blasenschließmuskels.
Tropfweises, unterbrochenes Harnen, mit Gefühllosigkeit der Harnröhre.[VHA]
Schwacher Harnstrahl.[VHA]

Geschlechtstheile
Ziehen und Zucken im Samenstrange.[VHA]
Krampfhaft heraufgezogene Hoden.[VHA]
Heftig aufgeregter Geschlechtstrieb.[VHA]
Impotenz wegen plötzlichen Vergehens des Wollustgefühls im Beischlafe.[VHA]

Schwangerschaft – Beschwerden der Mütter
Wehadern der Schwangeren.[VHA]

Regel
Monatliches zu früh und zu stark, mit hellem, WÄSSERIGEM BLUTE.[VHA]
MUTTERBLUTFLÜSSE.[VHA]

Schnupfen
Unterdrückter Schnupfenfluß.[VHA]

Verifikationen und klinische Symptome

Athem

Kurzäthmigkeit, wie von der Herzgrube aus.[VHA]

Seufzendes Tiefathmen, mit unwillkührlichem Schlingen dabei.[VHA]

Langsames, laut schniebendes Ausathmen vor Mitternacht und eben solches Einathmen nach Mitternacht.[VHA]

Brust

Drückender Brustschmerz, mit Angst.[VHA]

Starkes Herzklopfen.[VHA]

Oberglieder

Kollern und Gluckern den Arm hinab.[VHA]

Große Verkältlichkeit; bei geringer Kälte erfrieren Nase, Ohren, Hände und Füße, die in der Stube heiß werden; jücken und kriebeln.[VHA]

Große Mattigkeit der Glieder (MESM.): M-austr.[Caspari, MM 1,172]

Panaritien mit Klopfen in den Fingerspitzen.[VHA]

Unterglieder

Einwachsen der Zehnägel in das Fleisch.[VHA]

Lähmiges Ziehen in den Beinen.[VHA]

Leichtes Verrenken des Unterfußgelenkes.[VHA]

Große Verkältlichkeit; bei geringer Kälte erfrieren Nase, Ohren, Hände und Füße, die in der Stube heiß werden; jücken und kriebeln.[VHA]

Große Mattigkeit der Glieder (MESM.): M-austr.[Caspari, MM 1,172]

Wehadern der Schwangeren.[VHA]

Drüsen

Konkordanz Drüsen: Bell., Puls., Rhus-t., Spong. [PB]

Haut

Jucken der Haut (MESM.): M-austr.[Caspari, MM 1,172]

Große Verkältlichkeit; bei geringer Kälte erfrieren Nase, Ohren, Hände und Füße, die in der Stube heiß werden; jücken und kriebeln.[VHA]

Konkordanz Haut und Aeusseres: Arn., Caust., *Graph.*, Mgs., M-arct., Merc., Puls., Rhus-t., Sil., *Sulph.* [PB]

Schlaf

Schlaflosigkeit bei Schläfrigkeit vor Mitternacht.[VHA]

Nächtlicher, unwillkührlicher Harnabgang von Schwäche der Harnorgane.[VHA]

Langsames, laut schniebendes Ausathmen vor Mitternacht und eben solches Einathmen nach Mitternacht.[VHA]

Konkordanz Schlaf und Träume: Hep., Ign., Rhus-t., Sep. [PB]

Fieber

Wärme über und über.[VHA]

Beständig vorwaltende Wärme.[VHA]

Heißhunger im Fieberfroste.[VHA]

Konkordanz Fieber: Ars., Caust., Merc., Nux-m., Nux-v., Plat., Puls., *Rhus-t.*, Sabad., Samb., Verat. [PB]

Gemeinsames

Große Verkältlichkeit; bei geringer Kälte erfrieren Nase, Ohren, Hände und Füße, die in der Stube heiß werden; jücken und kriebeln.[VHA]

Große Abneigung gegen freie LUFT.[VHA]

Gefühl, wie kaltes Anwehen am ganzen Körper.[VHA]

Zuckende Schmerzen hier und da.[VHA]

Zerschlagenheitsschmerz der Theile, worauf man nicht liegt.[VHA]

Viele Beschwerden erhöhen sich durch Bewegung.[VHA]

Verifikationen und klinische Symptome

Verschlimmerung der Beschwerden

Konkordanzen

Verschlimmerung nach der Zeit: Kali-n., Phos. [PB]

Verschlimmerung nach Lage und Umständen: Agn., Ambr., Arn., Bell., *Bry.*, Carb-an., Cham., Kali-c., Mgs., M-arct., Merc., Nat-m., Nux-v., *Phos.*, Puls. [PB]

Arzneiverwandtschaften von Magnetis polus australis

(Bell.), Ign., M-arct., Nux-v., Petr., (Sabin.), Zinc. [VHA]

Acon., Agn., Arn., Ars., Bell., Bry., Calc., Canth., Caust., Cham., Chin., Graph., Ign., Lyc., Mgs., M-arct., Merc., Nat-c., Nat-m., *Nux-v.*, *Phos.*, *Puls.*, *Rhus-t.*, Sep., Sil., Staph., *Sulph.*, Zinc. [PB]

Ign., *M-arct.*, *Nux-v.*, *Zinc.* [KV]

Antidote von Magnetis polus australis: Galv., Ign., M-arct., Zinc.

Die Berührung des METALLISCHEN ZINKES bringt diese Geistesverstimmung wieder in Ordnung. [RA 2, 227]

Ign., M-arct., Zinc. [SRN]

Ign., M-arct., Zinc. – Galvan. [PB]

Als Antidot einer allzuheftigen Wirkung, dient die Auflegung einer Platte blanken ZINKS.[ORG VI, §. 287.]

Magnetis polus australis ist Antidot von: M-arct.

Konkordanzen der homöopathischen Arzneien

I. Gemüth und Geist: Acon., Aur., Cham., Lyc., Merc., Nux-v., Phos., Puls., Sep., Sulph. [PB]

II. Körpertheile und Organe: Ars., Bell., Calc., *Canth.*, Chin., Croc., Hyos., Ign., Lyc., Mgs., M-arct., Nat-m., *Nux-v.*, Phos., Puls., Rhus-t., Sabin., Sec., Sep., *Staph.*, Sulph., Verat., Zinc. [PB]

III. Empfindungen und Beschwerden

1. **Aeussere und innere Körpertheile im Allgemeinen:** Acon., Agn., Alum., Ambr., Arn., Ars., Asaf., Bell., Bry., *Calc.*, Carb-an., Caust., Cham., Chin., Cocc., Colch., Ferr., Graph., Hyos., Ign., Kali-c., *Lyc.*, *Mgs.*, M-arct., Merc., *Nat-c.*, Nat-m., Nit-ac., Nux-v., Petr., *Phos.*, Plat., *Puls.*, Rhod., *Rhus-t.*, Ruta, Sep., Sil., Spig., Spong., Stann., *Sulph.*, Thuj., Zinc. [PB]
2. **Drüsen:** Bell., Puls., Rhus-t., Spong. [PB]
3. **Knochen:** ? [PB]
4. **Haut und Aeusseres:** Arn., Caust., *Graph.*, Mgs., M-arct., Merc., Puls., Rhus-t., Sil., *Sulph.* [PB]

IV. Schlaf und Träume: Hep., Ign., Rhus-t., Sep. [PB]

V. Fieber: Ars., Caust., Merc., Nux-m., Nux-v., Plat., Puls., *Rhus-t.*, Sabad., Samb., Verat. [PB]

VI. Änderung des Befindens

1. **Verschlimmerung nach der Zeit:** Kali-n., Phos. [PB]
2. **Verschlimmerung nach Lage und Umständen:** Agn., Ambr., Arn., Bell., *Bry.*, Carb-an., Cham., Kali-c., Mgs., M-arct., Merc., Nat-m., Nux-v., *Phos.*, Puls. [PB]

VII. Konkordanz der homöopathischen Arzneien

Acon., Agn., Arn., Ars., Bell., Bry., Calc., Canth., Caust., Cham., Chin., Graph., Ign., Lyc., Mgs., M-arct., Merc., Nat-c., Nat-m., *Nux-v.*, *Phos.*, *Puls.*, *Rhus-t.*, Sep., Sil., Staph., *Sulph.*, Zinc. [PB]

Ign., *M-arct.*, *Nux-v.*, *Zinc.* [KV]

Verifikationen und klinische Symptome

Magnetismus (Thierischer Magnetismus, Mesmerismus)

(Mesm.)

Synonyma

Magnetismus, Thierischer Magnetismus, Animalischer Magnetismus, Zoomagnetismus, Mesmerismus

Literatur

Caspari, C. G.: Der Mesmerismus als Heilmittel, S. 145 - 178. Bibliothek für die homöopathische Medizin und Materia medika. 1. Band. Die homöopathische Pathologie der Erfahrung gemäß dargestellt nebst einer Abhandlung über die Wirkung des Mesmerismus auf Gesunde und dessen rationelle Anwendung in Krankheiten. Leipzig 1827. – Die im Text verwendete Abkürzung ist Caspari, MM 1.

Haehl, Richard. Samuel Hahnemann. Sein Leben und Schaffen. Bd. 1 - 2. Leipzig 1922.

Hering, Constantin: Über Seide. ACS 14 (1834) 2, 98. – Die im Text verwendete Abkürzung ist Hering, ACS 14.

Kurtz: Über seidene Bedeckung. HYG 14 (1841) 457. – Die im Text verwendete Abkürzung ist Kurtz, HYG 14.

Wolff, Eleonore: Der homöopathische Rathgeber für das Haus, nebst einem Anhange über den Mesmerismus und tabellarische Uebersicht der, in diesem Buche vorkommenden Arzeneien. Leipzig 1834.

Zwerina: Der thierische Magnetismus als homöopathisches Heilmittel. OZH 2 (1845) 1, 113 - 117. – Die im Text verwendete Abkürzung ist Zwerina, OZH 2.

Arzneiwirkungsdauer

Die Wirkungsdauer ist verschieden, je nachdem die Krankheit so beschaffen ist, daß sie ganz durch den MESMERISMUS gehoben werden kann oder nicht. Im ersteren Falle, wo der Organismus intensiv davon ergriffen werden kann, wirkt er auf mehrere Tage lang fort ohne wiederholt worden zu sein, in letzterem erstreckt sich seine Wirkungsdauer wohl kaum über 6 - 8 Stunden. Auch der Grad, in welchem er angewendet worden ist, hat Einfluß darauf, doch erstreckt sich in Fällen, wo man den MESMERISM. nur aplliativ anwendet, die längere Wirkungsdauer einer sträkeren Gabe mehr auf die Verschlimmerung als auf die nachfolgende Besserung.[Caspari, MM 1, 162]

Hinweise

Zwischenmittel bei chronischen Krankheiten: MESMERISMUS bei Nervenschwäche überhaupt.[SRA]

Große Empfindlichkeit des Nervensystems: alle Gegenstände des Gesichts, Geruchs, Gehörs, Geschmacks sind zu stark, beleidigen das innere Gefühl und sind dem Gemüthe empfindlich (ACON., ARN., ASAR., BELL., CHAM., CHIN., CINA, COFF., DIG., PH-AC.): Mesm.[Caspari, MM 1, 173]

Wenn der PHOS.-Kranke sich in einem Zustand von großer Schwäche befindet, und man MESMERIRT ihn, ehe er Arznei nimmt, wird letztere viel wirksamer sein. Besonders bei Lungenleiden, wenn Patient auf PHOS. nicht reagiert, obwohl PHOS. bestimmt das angezeigte Mittel ist, oder wenn der Kranke dem Tode nahe ist und seine Kräfte rasch sinken, wird die Arznei viel sicherer wirken, wenn der Kranke zuerst leicht MAGNETISIRT wird. Dies gilt auch für andere, passend gewählte Arzneimittel.[Br., Lippe]

Die mitgetheilten Symptome deuten schon an, daß der MESMERISMUS in nicht wenigen Krankheitsfällen als Heilmittel dienen könne, und er ist auch schon häufig benutzt worden, diese Krankheiten kommen meistentheils bei Personen mit einem reizbaren Nervensystem, bei Kindern und Frauenzimmern vor, doch leistet er auch manchmahl bei Mannspersonen, besonders, wenn sie sich durch anhaltende Kopfarbeiten krank gemacht haben, sehr gute Dienste.[Caspari, MM 1, 153]

Im Allgemeinen sind die Krankheiten mit hoher Aufregung des Nervensystems und mangelnder Kraft desselben für den MESM. geeignet, daher eine große Menge Schmerzen, manche unbestimmte Kränklichkeiten, die in einer zu großen Empfindlichkeit des ganzen Körpers gegen die äußeren Einflüsse bestehen, hysterische Leiden, Krämpfe, manche Schwerhörigkeiten, einige rheumatische Schmerzen, unnatürliche Aufgeregtheit der Geschlechtstheile und daher entstehende POLLUTIONEN, so wie auch die davon abhängige Körperschwäche, Schlaflosigkeiten, Zustände von natürlichem Somnambulismus, manche Geschwüre, einzelne Gattungen Husten, asthmatische Beschwerden, die krampfhaften Anfälle im Croup, Darmbrüche.[Caspari, MM 1, 155]

Sehr sensible Kranke, welche schon mehrmals mit Nutzen MESMERIRT worden sind, bestimmen biswei-

Verifikationen und klinische Symptome

Verifikationen und klinische Symptome

len selbst, daß gegen einen Zufall dieses Mittel angewendet werden soll. Ich kenne eine Dame, welche den MESMERISMUS häufig nöthig hatte. Einst hatte sie den ganzen Tag an allgemeine Aufregung und Unruhe, besonders in den Handgelenken, gelitten; gegen Abend war sie sehr empfindlich, ärgerlich, konnte nicht einschlafen, warf sich umher, es entstand Kopfschmerz auf dem Wirbel als ob es da leer, taub oder gar nichts da sei. Plötzlich fühlt sie ein unbeschreibliches Verlangen MESMERIRT zu werden und verlangt es: sie erhielt einen einzigen Strich, worauf nur eine geringe Verschlimmerung von 5 Minuten folgte: dann war sie ruhig, der Kopfschmerz verschwand allmählig und nach 2 Stunden fiel sie in einen ruhigen Schlaf.[Caspari, MM 1, 156-157]

Sehr reizbare Kranke vertragen und bedürfen gewöhnlich nur einen, höchstens zwei Striche zur vollkommnen Wirkung, ein Mehr macht of eine empfindliche Verschlimmerung. Bei chronischen Uebeln ohne sehr gesteigerte Sensibilität kann man ein Paar Minuten lang die Manipulationen fortsetzen. Sollte man ja bei sensiblen Subjecten ein Mal zu weit gegangensein, so wird schon das Riechen an die Tinktur des KAFFEE das Uebermaaß der Wirkung beseitigen.[Caspari, MM 1, 162]

Alle die gedachten Arten von Ausübung des MESMERISM'S, beruhen auf einer dynamischen Einströmung von mehr oder weniger Lebenskraft in den Leidenden, und werden daher positiver MESMERISM genannt. Eine dem entgegengesetze Ausübung des MESMERISMUS aber verdient, da sie das Gegentheil bewirkt, n e g a t i v e r MESMERISM genannt zu werden. Hierher gehören die Striche, welche zur Erweckung aus dem Nachtwandlerschlafe gebraucht werden, so wie alle die Handverrichtungen, welche mit den Namen C a l m i r e n und V e n t l i r e n belegt worden sind. Am sichersten und einfachsten wird diese E n t l a d u n g der, ungeschwächten Personen in einem einzelnen Theile übermäßig angehäuften Lebenskraft, durch den negativen MESMERISM bewirkt, mittels einer sehr schnellen Bewegung der flachen, ausgestreckten rechten Hand, etwa paralell, einen Zoll entfernt vom Körper, vom Scheitel herab bis über die Fuß-Spitzen geführt* [siehe Hinweise zur seid. Bekleid.]. Je schneller dieser Strich vollführt wird, eine desto stärkere Entladung bewirkt er. So wird z. B. beim Scheintode einer vordem gesunden Frauensperson, wenn ihre dem Ausbruche nahe Menstruation plötzlich durch eine heftige Gemüthserschütterung gehemmt worden war, die, wahrscheinlich in den Präcordien angehäufte Lebenskraft, durch einen solchen negativen Schnellstrich entladen und wieder im ganzen Organismus ins Gleichgewicht gesetzt, so daß gewöhnlich die Wiederbelebung allsogleich erfolgt. So mildert auch zuweilen ein gelinder, weniger schneller Negativstrich, bei sehr reizbaren Personen, die zuweilen allzu große Unruhe und ängstliche Schlaflosigkeit, welche von einem allzu kräftig gegebnen positiven Striche herrührte us.w.[ORG VI, § 289 ohne Anmerk.]

Hinweise zur SEIDENEN Bekleidung

Der Kranke darf nicht von SEIDE an sich haben, (auch ist es besser nicht von METALL bei sich zu tragen), und die Kopfbedeckung muß unterdeß entfernt werden. Auf den Fußboden muß eine SEIDENE Decke gebreitet, darauf ein Stuhl, und hierauf der Patient gesetzt werden; dessen Füße müssen, unbeschuhet, auf der SEIDENEN Decke ruhen und derjenige, welcher MESMERIREN will, muß ebenfalls unbeschuhet auf die Decke treten.[Wolff; 169]

*Daß die, entweder positiv oder negativ zu MESMERIRENDE Person, an keinem Theile mit SEIDE bekleidet seyn dürfe, ist eine schon bekannte Regel; aber weniger bekannt ist es, daß der MESMERIRER, wenn er selbst auf SEIDE steht, seine Lebenskraft in vollerem Maße dem Kranken mittheilen kann, als wenn er auf dem blanken Fußboden steht.[ORG 6, 266]

S E I D E ist sehr wichtig, ja unentbehrlich in der Schwindsucht.[Hering: ACS 14 (1834) 2, 98]

SEIDENE Bedeckung, dicht auf der Haut, leistet während feuchten kalten Winters die erspriesslichsten Dienste. Hypochondr. und nervösen Individuen nützt solche Bekleidung mehr als die stärksten Tonica; Heiterkeit des Gemüths und allgemeine angenehme Wärme sind die Folge dieses Verfahrens.[Kurtz: HYG 14 (1841) 457]

Technik des Mesmerirens

Der Kranke darf nicht von SEIDE an sich haben, (auch ist es besser nicht von METALL bei sich zu tragen), und die Kopfbedeckung muß unterdeß entfernt werden. Auf den Fußboden muß eine SEIDENE Decke gebreitet, darauf ein Stuhl, und hierauf der Patient gesetzt werden; dessen Füße müssen, unbeschuhet, auf der SEIDENEN Decke ruhen und derjenige, welcher MESMERIREN will, muß ebenfalls unbeschuhet auf die Decke treten. Seine Hände müssen flach ausgestreckt werden und mit den Ballen (der Hände), die sauber des Kranken Hautoberfläche berühren müssen, fängt er auf dessen entblößtem Haupte an, fährt langsam über den Kopf, an den Schultern, wo die Ballen, so wie an den Gelenken, vorzüglich aber an kranken Theilen, ein wenig, ohne völlig aufzuliegen, ruhen müssen, dann an den, an dem Körper angeschmiegten Armen und von da an den Seiten, Beinen bis zu den großen Fußzehen herunter, zieht hierauf langsam beide Hände, auf sich zu, von der Seite über den Kopf in die Höhe, fährt langsam aber entfernt am Vordertheile seines eignen Kopfes, während er von der SEIDENEN

Decke zurück tritt, und fährt dann noch einmal, aber schnell und lediglich mit der rechten Hand, ohne mit derselben des Kranken Körper zu berühren, von dessen Haupte an über den ganzen vordern Körper bis zu den Füßen herab, damit die Lebenskraft nicht zu mächtig einströmt.

Das MESMERIREN auf beschriebene Weise ist jedoch nicht immer dringend erforderlich, sondern oft sogar ein Schnellstrich hinlänglich. Derselbe wird auf folgende Weise gemacht: Man läßt den Kranken niedersetzen, stellt sich vor ihn hin, und fährt ihm mit der rechten ausgebreiteten flachen Hand so schnell als möglich von der Stirn über das Gesicht und über den ganzen Körper herunter, ohne jedoch irgend einen Theil des Körpers zu berühren

Alten schwachen Personen oder solchen, welche an der Abzehrung leiden, gebe man mehrere Monate hindurch aller 8 Tage einen solchen Schnellstrich; deßgleichen denen, bei welchen augenblicklich, also ehe man eine Arznei anzuwenden im Stande ist, ein BLUT- oder Nervenschlag zu befürchten stehe.[Wolff: 169-170]

Zum andern rät *Hahnemann* einen lokal angebrachten MESMERISMUS, indem eine gesunde Person täglich eine bis zwei Minuten lang den Daumen über die dicht vereinten Fingerspitzen sehr nahe gegen die kranke Stelle richte, wodurch die Lebenskraft auch hier geweckt und unterstützt werde.[Haehl II, S. 276. Anlage 117]

Arzneiprüfung

Gemüth

MESMERISMUS bei Nervenschwäche überhaupt.[SRA]

Große Empfindlichkeit des Nervensystems: alle Gegenstände des Gesichts, Geruchs, Gehörs, Geschmacks sind zu stark, beleidigen das innere Gefühl und sind dem Gemüthe empfindlich (ACON., ARN., ASAR., BELL., CHAM., CHIN., CINA, COFF., DIG., PH-AC.): Mesm.[Caspari, MM 1, 173]

Beim Lesen einer gar nicht erschütternden Geschichte, starker Schauder, vorzüglich in beiden Seiten. Abends (d. 1. Tag).[Caspari, MM 1, Nr. 79]

Furcht vor einem Unglück – Ahnung: er sagt, „Jetzt muß meine (11 Meilen entfernte) Geliebte dieselbe schwere Stelle, die ich eben sang, gesungen haben," was wirklich, nur 5 Stunden früher, geschehen war: Acon. (MESM.)[Caspari, MM 1,171]

Abends Furchtsamkeit: Valer. (MESM.)[Caspari, MM 1,172]

Klagende Befürchtung eines nahen Todes: Acon. (MESM.)[Caspari, MM 1,171]

Befürchtungen: Bry. (MESM.)[Caspari, MM 1,171]

Gemüthsunruhe, als sollte er eine traurige Nachricht erfahren: Mang. (MESM.)[Caspari, MM 1,171]

Geist

Starke Aufregung des Geistes, so daß er bei einbrechender nacht, wo er sonst sehr schnell einschlief, äußerst munter war und mit der größten Leichtigkeit arbeitete (den 1. Tag und 3. Tag).[Caspari, MM 1, Nr. 2]

Eigne Erhöhung der Seelenkräfte, feinere Empfindung aller Veränderungen und Umstände im Körper, ein gewisses Vorgefühl von den in demselben zu erwartenden Vorfällen, deutlicheres Bewustsein der Natur und Beschaffenheit der Krankheit, der Wirkung, des Einflusses mancher Dinge und Begebenheiten auf denselben, verstärktes Erinnerungsvermögen, schneller fassendes und fester haltendes Gedächtniß.[Caspari, MM 1, 176]

Oeftere Neigung zu Erektion bei ruhigem Geiste, ohne Geilheit (den 12. Tag).[Caspari, MM 1, Nr. 36]

Viel hellere und deutlichere Gedanken während dem Schlafe.[Caspari, MM 1, 173]

Erkennen des Innern des Körpers, alle Theile sind wie mit LICHT durchströmt.[Caspari, MM 1, 173]

Sie sehen das BLUT fließen.[Caspari, MM 1, 173]

Farben wurden im Schlafe durch leises Berühren mit den Fingerspitzen erkannt. (Analog der Verfeinerung des Gefühls bei Blinden).[Caspari, MM 1, 173]

Sieht im nicht MAGNETISCHEN Schlafe einen fürchterlichen Kerl und verlangt, daß er weggeschafft werde.[Caspari, MM 1, 176]

Sieht einen großen Hund auf sein Bett zukommen.[Caspari, MM 1, 176]

Müdigkeit und schlafähnlicher Zustand.[Caspari, MM 1, 176]

Vorhersagungen von Todesfällen anderer Kranken.[Caspari, MM 1, 173]

Uebelsein, ohnmächtig.[Caspari, MM 1, 175]

Früh 2 Uhr halbes Erwachen mit vielem innern Bewußtsein, großer Gedankenfülle und lebhaftem Gedächtnisse: er denkt einen wichtigen Gegenstand in bester Form, in einer fremden, ihm sonst nicht geläufigen Sprache, fast wie im ZOOMAGNETISCHEN Schlafrednerzustande

Verifikationen und klinische Symptome

durch, kann sich aber beim Erwachen des Gedachten nicht mehr deutlich erinnern: M-arct. (MESM.)[Caspari, MM 1,172]

Verifikationen und klinische Symptome

Schwindel

Betäubung, verbunden mit einer angenehmen Empfindung auf dem behaarten Kopfteile.[Zwerina, OZH 2, 114]

Hitze vor der Stirn, Betäubung des Kopfs.[Caspari, MM 1, 173]

Schwindel.[Caspari, MM 1, 173]

Heilungsbericht

Eine 47 Jahre alte Frau, immer noch rüstig, lebhaft, drei Monate ohne Menstruen, litt seit 3 Wochen unausgesetzt an Schwindel. In der Nacht wurde sie von allgemeinen Convulsionen befallen. Ich magnetisierte sie, worauf in 5 Minuten die Convulsionen verschwanden; der Schwindel blieb. Die folgende Nacht traten die Katamenien ein. Sie wurde von mit täglich MAGNETISIRT, und am fünften Tage verlor sich der Schwindel gänzlich. Die Frau ist seitdem gesund.[Zwerina, OZH 2, 115]

Kopf

Kopfweh während der Manipulation (d. 1. Tag).[Caspari, MM 1, Nr. 1]

Betäubung, verbunden mit einer angenehmen Empfindung auf dem behaarten Kopfteile.[Zwerina, OZH 2, 114]

Ziehen am Kopfe nach den Füßen.[Caspari, MM 1, 175]

Drückende, später über stechende Kopfschmerzen und starkes Magendrücken.[Zwerina, OZH 2, 114]

Heilungsbericht: Eine 50 Jahre alte Frau, in den klimakterischen Jahren, starken Körperbaues, sanguinisch-cholerischen Temperaments, litt jeden Donnerstag an halbseitigen drückend-stechenden Kopfschmerzen. Ich MAGNETISIRTE sie täglich einmal. Die erste Woche trat der Kopfschmerz im verstärkten Grade ein, die zweite Woche blieb er aus, und nun sind es bereits 12 Wochen, daß er nicht wieder erschien.[Zwerina, OZH 2, 115]

Bei Kaninchen

Kopf gänzlich auf den Tisch gelegt.[Caspari, MM 1, 169]

Bewegung der untern Kinnlade, wie den wiederkäuendenThieren, nur schneller und heftiger.[Caspari, MM 1, 170]

Zittern der Glieder, vorzüglich des Kopfes.[Caspari, MM 1, 170]

Innerer Kopf

Spannend ziehender Schmerz im Gehirne.[Zwerina, OZH 2, 114]

In der Stirn das Gefühl des Schraubens.[Zwerina, OZH 2, 115]

Gefühl von Pulsation im Kopfe.[Caspari, MM 1, 173]

Andrang des BLUTES nach dem Kopfe: M-austr. (MESM.)[Caspari, MM 1,172]

Epilepsie

Heilungsbericht: Ein 26jähriger Beamter, sanguinisch-cholerischen Temperaments, wurde alle 14 Tage von einem epileptischen Anfalle überrascht. Er litt an dieser Krankheit seit seinem achten Lebensjahre. Ein ätiologischer Grund war nicht zu ermitteln. Er wurde durch 4 Wochen täglich MAGNETISIRT. Nun sind es bereits 8 Wochen und der Anfall erschien noch nicht.[Zwerina, OZH 2, 115]

Hirnentzündung

Heilungsbericht: Der D. *Adams* in Petersburg wandte den MESMERISM. mit dem glücklichen Erfolge bei einer Hirnentzündung an, wo viele diesem Mittel entsprechende Symptome vorkamen, z. B. Ahnungen, Vorhersagungen, ungeheure Aufgeregtheit des ganzen Nervensystems.[Caspari, MM 1,157]

Wie Schlaf und Mattigkeit im Kopfe: Stann. (MESM.)[Caspari, MM 1,171]

Aeusserer Kopf

Hitze vor der Stirn, Betäubung des Kopfs.[Caspari, MM 1, 173]

Betäubung, verbunden mit einer angenehmen Empfindung auf dem behaarten Kopfteile.[Zwerina, OZH 2, 114]

Ziehen in der Kopfhaut; es war ihm, als wenn Jemand dieselbe spannen möchte. Ein Druck in beide Augen hob obiges Gefühl auf.[Zwerina, OZH 2, 114]

Augen

Beachte: Wenn ein Theil, wie Ohr oder Auge MESMERIRT werden soll, und man steht noch in keinem Rapport mit dem Kranken, so ist es besser, erst einige allgemeine Streiche zu geben und dann erst den leidenden Theil besonders durch Auflegung der hohlen Hand oder eines Paares Finger zu MESMERIREN.[Caspari, MM 1, 162]

Gewisse schmerzhafte Leiden der Augen mit Verminderung der Sehkraft und gestörter Reproduktion des Organs erfordern durchaus den MESMERISM., ehe ein anderes Mittel gebraucht wird, und seine spätere Anwendung als Zwischenmittel.[Caspari, MM 1, 156]

Die Augen schienen ihre umwölkt, umschleiert.[Zwerina, OZH 2, 114]

Sie sah LICHTSTRAHLEN von meinen Fingerspitzen ausgehen.[Zwerina, OZH 2, 114]

Früh schmerzen die Augen beim Oeffnen sehr heftig und vertragen LICHT und LUFT nur allmählich (d. 9. Tag).[Caspari, MM 1, Nr. 5]

Krampfhaft geschlossene Augenlieder, weder durch eigne noch durch fremde Gewalt zu öffnen. Vordere Fläche des Augapfels ganz unter dem oberen Rande der Augenhöhle verborgen, oder in einem erstarrten Zustande: Pupille erweitert, gegen das LICHT unempfindlich.[Caspari, MM 1, 173-174]

Blitze vor den Augen.[Caspari, MM 1, 174]

Heller Schein vor den Augen.[Caspari, MM 1,Tag 174]

Leuchten der Augen: Valer. (MESM.)[Caspari, MM 1,171]

Funken vor den Augen: Valer. (MESM.)[Caspari, MM 1,171]

Abends im Finstern LEUCHTEN vor den Augen: daß ganz verschlossene dunkle Zimmer schien ihm wie im Dämmerschein erleuchtet, so daß er fast die Gegenstände in demselben zu unterscheiden glaubte: zugleich eine Art Ferngefühl des Tastsinnes, wodurch er, wenn er auch die Augen nicht hinrichtete, die Nähe der Gegenstände fühlte, wie sie sich ihm bei der Nachsuchung dann ergaben: Valer. (MESM.)[Caspari, MM 1,171-172]

Große Empfindlichkeit der Augen gegen das LICHT, die sich mit dem Einschlafen verlor.[Caspari, MM 1, 174]

Kranke sagen, daß sie nicht sehen können .[Caspari, MM 1, 174]

Neigung die Augen zu schließen.[Caspari, MM 1, 174]

Neigung die Augen zu schließen mit einiger Schläfrigkeit (d. 6. Tag).[Caspari, MM 1, Nr. 3]

Zufallen der Augenlieder mit Schläfrigkeit und Gähnen (d. 7. Tag).[Caspari, MM 1, Nr. 4]

Die Augen fallen ihm zu: Stann. (MESM.)[Caspari, MM 1,171]

Sie öffneten die Augen wieder, wenn er seine Hände von den Füßen aufwärts führte.[Caspari, MM 1, 174]

Sie kann während dem somnambülen Zustande nicht weinen.[Caspari, MM 1, 174]

Heilungsberichte

Ferner heilte er [*Mesmer*] den Prof. *Bauer* in Wien von einer inveterirten Augenentzündung, und den Direktor *Osterwald* in München von schwarzem Staare mit Lähmung der Glieder.[Caspari, MM 1,Tag 154]

Er [*Wolfart*] rettete dadurch in Hanau einen ertrunkenen Scheintodten Knaben, hob den grauen Staar, Flecken der Hornhaut, Staphylome, Contrakturen, die nach Wunden entstanden waren, Fußgeschwüre, Kropf, rachitische Verkrümmungen und Scirren der Brust.[Caspari, MM 1, 154-155]

Bei Kaninchen

Matte Augen.[Caspari, MM 1, 169]

Pupille etwas verengert.[Caspari, MM 1, 169]

Augenlieder fallen zu, schließen sich aber nicht gänzlich.[Caspari, MM 1, 169]

Das rechte Auge schließt sich weit mehr als das linke: dieß geschieht vorzugsweis, wenn man die Hand länger auf das Heiligenbein legt.[Caspari, MM 1, 169]

Rechtes Augenlied etwas herabgefallen.[Caspari, MM 1, 170]

Oefteres Blinken des rechten Auges.[Caspari, MM 1, 170]

Ohren

Beachte: Wenn ein Theil, wie Ohr oder Auge MESMERIRT werden soll, und man steht noch in keinem Rapport mit dem Kranken, so ist es besser, erst einige allgemeine Streiche zu geben und dann erst den leidenden Theil besonders durch Auflegung der hohlen Hand oder eines Paares Finger zu MESMERIREN.[Caspari, MM 1, 162]

Sausen im rechten Ohre.[Zwerina, OZH 2, 114]

Das linke Ohr wird sehr roth und heiß (d. 8. Tag).[Caspari, MM 1, Nr. 11]

Plötzliches Klingen im linken Ohre (d. 8. Tag).[Caspari, MM 1, Nr. 12]

Schmerzen im Innern des rechten Ohres, aussetzend und Nachts wiederkehrend (d. 26. Tag).[Caspari, MM 1, Nr. 13]

Verfeinertstes und empfindlicheres Gehör, bisweilen verlorenes Gehör, verändertes Gehör, so daß das gewöhnliche Sprechen unbekannt vorkam.[Caspari, MM 1, 174]

Er hörte eine schöne Musik, welche so entfernt von ihm war, daß niemand sie wahrnehmen konnte.[Caspari, MM 1, 174]

Verifikationen und klinische Symptome

Bei Kaninchen

Ohren werden blaß und kalt, da vorher die BLUTGEFÄßE deutlich wahrzunehmen waren.[Caspari, MM 1, 169]

Blässe der Ohren.[Caspari, MM 1, 169]

Blaßwerden der Ohren.[Caspari, MM 1, 170]

Nase

Eine kleine harte Stelle neben der Nase, kaum sichtbar, aber stumpf schmerzend (den 6. Tag).[Caspari, MM 1, Nr. 7]

Neben der Nase eine Pustel voll gelben Eiter. (d. 10. Tag).[Caspari, MM 1, Nr. 9]

Nasen-BLUTEN, mit Röthe im Gesichte.[Caspari, MM 1, 174]

Antlitz

Die Augenlider wurden ihr schwer und fielen unwillkürlich zu.[Zwerina, OZH 2, 114]

Neigung die Augen zu schließen mit einiger Schläfrigkeit (d. 6. Tag).[Caspari, MM 1, Nr. 3]

Zufallen der Augenlieder mit Schläfrigkeit und Gähnen (d. 7. Tag).[Caspari, MM 1, Nr. 4]

Gelblicher Schleim wird von den Augenliedern abgesondert (d. 9. Tag).[Caspari, MM 1, Nr. 6]

Sie empfand ein Prickeln, ein Ameisenlaufen in der Wange, in der Gegend des Gänsefußes.[Zwerina, OZH 2, 114]

Fliegende Röthe und Wärme im Gesicht.[Caspari, MM 1, 173]

Nasen-BLUTEN, mit Röthe im Gesichte.[Caspari, MM 1, 174]

Zähne

Beachte: Bei [Krampfanfällen beim Zahngeschäft sind] gewöhnlich ein Paar Striche von der Stirn bis über den Kehlkopf herab hinreichend, um den Krampf zu heben.[Caspari, MM 1, 157]

Die Zähne wurden empfindlich, in den Zahnhöhlen begann es zu stechen.[Zwerina, OZH 2, 114]

Heilungsberichte

Zahnschmerzen jeder Art; rheumatische, congestive u.Tag w. habe ich mehrere Male augenblicklich mittelst des MAGNETISM. zum Verschwinden gebracht.[Zwerina, OZH 2, 115]

Bei einem 7 Monate alten Knaben hob ich die in Folge des schweren Zahnens eingetretenen Fraisen ebenfalls augenblicklich.[Zwerina, OZH 2, 115]

Bei Kaninchen

Zähneknirschen bei 2., 4, 5., 6, 7. u. 8. Kaninchen.[Caspari, MM 1, 169-170]

Zähneklappern wie bei heftig Frierenden.[Caspari, MM 1, 170]

Mund

Starkes Zusammenlaufen des WASSERS im Munde (d. 8. Tag).[Caspari, MM 1, Nr. 10]

Unangenehmes Gefühl im Unterleibe und WASSERZUSAMMENLAUFEN im Munde (d. 8. Tag).[Caspari, MM 1, Nr. 44]

Ein äußerst unangenehmes, nicht leicht zu beschreibendes Gefühl im Unterleibe, welches WASSERZUSAMMENLAUFEN im Munde mit sich bringt (d. 12. Tag).[Caspari, MM 1, Nr. 52]

Veränderung der Sprache.[Caspari, MM 1, 174]

Unfähigkeit einige Worte oder Buchstaben auszusprechen, schweres Sprechen, ungewöhnliche Construktion und Accentuation, gebrochnes Sprechen, als wenn man eine Sprache erst lernt, besseres Sprechen, feinerer Dialekt, geläufiges Sprechen in fremden Sprachen.[Caspari, MM 1, 174]

Große Schwierigkeit Namen auszusprechen.[Caspari, MM 1, 174]

Sie sang alles, was sie sagen wollte.[Caspari, MM 1, 174]

Zunge starr, steif.[Caspari, MM 1, 174]

Bei Kaninchen

Ausfluß dünnen Speichels.[Caspari, MM 1, 169]

Genüsse

Etwas verminderter Appetit (d. 4. Tag).[Caspari, MM 1, Nr. 48]

Nach dem Mittagsessen ungemeine Schwäche und Zittern der Hände (d. 5. Tag).[Caspari, MM 1, Nr. 49]

Durst, in dem Augenblicke, wo sein MAGNETISEUR Durst bekam.[Caspari, MM 1, 175]

Verifikationen und klinische Symptome

Geschmack

Gewöhnliches WASSER schmeckt kurz vor dem Einschlafen unangenehm.[S., Caspari, MM 1, 174]

Übelkeit

Nach dem Mittagsessen Neigung zum Brechen, Zusammendrücken im Unterleibe und Trägheit (den 4. Tag).[Caspari, MM 1, Nr. 39]

Uebelsein, ohnmächtig.[D., Caspari, MM 1, 175]

Magen

In der Magengegend ein Zusammenziehen mit leichter Übligkeit.[Zwerina, OZH 2, 114]

Drückende, später über stechende Kopfschmerzen und starkes Magendrücken.[Zwerina, OZH 2, 114]

Hypochonder

Stiche und Brennen in der Herzgrube, große Aengstlichkeit, Respiration schneller und kürzer, Athem sichtbar schwerer und unterdrückter, wirkliches Asthma convulsivum.[Caspari, MM 1, 174-175]

Bauch

Nach dem Mittagsessen Neigung zum Brechen, Zusammendrücken im Unterleibe und Trägheit (den 4. Tag).[Caspari, MM 1, Nr. 39]

Im Unterleibe die Empfindung, wie wenn sie eine Diarrhöe bekommen sollte.[Zwerina, OZH 2, 114]

Ziehen im Unterleibe.[Zwerina, OZH 2, 115]

Gefühl, als wäre sie um die Weichen festgebunden.[Zwerina, OZH 2, 115]

Früh zusammenziehende und drückende Schmerzen im Unterleibe (den 3. Tag).[Caspari, MM 1, Nr. 38]

Die ganze Nacht hindurch im ganzen Unterleibe kurze, oft wiederholte aber sehr empfindliche und den Schlaf hindernde schneidende Schmerzen, Poltern und stinkende Blähungen die 4. Nacht.[Caspari, MM 1, Nr. 42]

Die ganze Nacht Kneipen und Kollern (den 5. Tag).[Caspari, MM 1, Nr. 43]

Drückende Schmerzen im rechten Bauchringe (den 12. Tag).[Caspari, MM 1, Nr. 51]

Im linken Bauchringe zusammendrückender Schmerz mit Gefühl, als sollte etwas aus dem Leibe herausgetrieben werden: dasselbe zu Mittag und späterhin (den 8. Tag).[Caspari, MM 1, Nr. 45]

Von Tage zu Tage vermehrte Erschlaffung des Bauchringes: ein Bruch will hervortreten: M-arct. (MESM.)[Caspari, MM 1,172]

Zwei Stiche im rechten Bauchringe (den 3. Tag).[Caspari, MM 1, Nr. 46]

Ziehende Schmerzen im rechten Bauchringe, absetztend und oft wiederholt (d. 4. Tag).[Caspari, MM 1, Nr. 47]

In der Bauchhaut plötzliche heftige erschreckende Schmerzen, als wenn Ameisen da bissen; bald darauf entstand daselbst Röthe (den 10. Tag).[Caspari, MM 1, Nr. 50]

Unangenehmes Gefühl im Unterleibe und WASSERZUSAMMENLAUFEN im Munde (den 8. Tag).[Caspari, MM 1, Nr. 44]

Ein äußerst unangenehmes, nicht leicht zu beschreibendes Gefühl im Unterleibe, welches WASSERZUSAMMENLAUFEN im Munde mit sich bringt (den 12. Tag).[Caspari, MM 1, Nr. 52]

Vermehrte Thätigkeit der Verdauungs-Organe.[Caspari, MM 1, 175]

Starkes Poltern im Unterleibe, krampfhaftes Auf- und Niedergehen desselben.[Caspari, MM 1,175]

Hitze im Unterleibe und bisweilen Stiche wie von einer Nadel.[Caspari, MM 1, 175]

Heftige Zusammenziehungen im Mastdarme, sehr schmerzhaft.[Caspari, MM 1, 175]

Heftige Schmerzen im Rücken mit Zusammenziehung im Mastdarm.[Caspari, MM 1, 175]

Angenehmes Gefühl von Stärke, Erleichterung im Unterleibe.[Caspari, MM 1, 175]

Bei Kaninchen

Knurren im Bauche und eigenthümliche Ausstreckung aller Füße nach der Länge.[Caspari, MM 1, 169]

Knurren im Leibe.[Caspari, MM 1, 170]

Kollern im Unterleibe.[Caspari, MM 1, 169]

Stuhl

Stinkende Blähungen (den 4. Tag).[Caspari, MM 1, Nr. 40]

Unmittelbar nach dem MAGNETISIREN ein dünnflüssiger Stuhl.[Zwerina, OZH 2, 114]

Gegen Abend nach starkem Stuhldrange geringer flüssiger Durchfall, so daß nur einige Tropfen herausgepreßt wurden (den 4. Tag).[Caspari, MM 1, Nr. 41]

After

Abgang von schwarzem BLUT durch den After.[Caspari, MM 1, 175]

Hämorrhoiden

Heilungsbericht: *Mesmer* heilte in Paris den Verfasser der Urwelt, *Court de Gebelin* von einem alten Hämorrhoidalübel mit ungeheurer Geschwulst und Geschwüren des einen und Abmagerung des anderen Schenkels, schrecklichen Blähungsbeschwerden, hartnäckiger Verstopfung, Mangel an Appetit und unauslöschlichem Durste in wenigen Wochen.[Caspari, MM 1, 154]

Geschlechtstheile

Beachte: Großen Nutzen hat er mir in geschlechtlichen Leiden von Mannspersonen geleistet, welche sich durch Onanie häufige POLLUTIONEN zugezogen hatten; er hebt nicht nur diese, sondern mindert auch die davon abhängigen Leiden, z. B. die Kopfschmerzen, Geistesbenommenheit, das Zittern der Hände. Die häufigen und schmerzhaften Erektionen und Schlaflosigkeiten beim Tripper werden auch von ihm gemindert.[Caspari, MM 1, 159]

Ausgezeichnez sind die Wirkungen auf die Geschlechtsorgane, und sie haben sich mir auch in andern Fällen bestätigt. Ich MESMERIRTE einen jungen Mann während einer Gonorrhöe, von welcher er mir nichts gesagt hatte, und er bekam darauf die heftigsten nächtlichen Erketionen, Schlaflosigkeit und viel stärkeren Ausfluß als vorher.[Caspari, MM 1, 151]

POLLUTION (die 3. Nacht).[Caspari, MM 1, Nr. 30]

POLLUTION (die 4. Nacht).[Caspari, MM 1, Nr. 31]

POLLUTION (die 5. Nacht) mit großem Schweiße den folgenden Tag.[Caspari, MM 1, Nr. 32]

Zwei POLLUTIONEN (die 8. Nacht) mit geilen Träumen.[Caspari, MM 1, Nr. 33]

POLLUTION (die 13. Nacht).[Caspari, MM 1, Nr. 37]

POLLUTIONEN.[Caspari, MM 1, 175]

POLLUTIONEN: Stann. (MESM.)[Caspari, MM 1,171]

Starke Steifigkeiten (die 8. Nacht).[Caspari, MM 1, Nr. 34]

Beständige Erektionen die ganze Nacht, ohne Geilheit (die 9. Nacht).[Caspari, MM 1, Nr. 35)

Oeftere Neigung zu Erektion bei ruhigem Geiste, ohne Geilheit (den 12. Tag).[Caspari, MM 1, Nr. 36]

Geschwüre wie Chancre, am praeputio.[Caspari, MM 1, 175]

Geschwulst der Genitalien.[Caspari, MM 1, 175]

Bubonen.[Caspari, MM 1, 175]

Beschwerden der Kinder

Beachte: Convulsionen der Kinder, welche beim Zahngeschäft, von Schreck und heftigen Schmerzen entstehen, asthmatische Leiden, namentlich das oft so bald tödtliche Millarsche Asthma erfordern den MESMERISM., bevor andere Mittel gebraucht werden, wenn sie einen sehr hohen Grad erreicht haben, denn alle andere Mittel im Anfalle selbst gegeben erregen eine zu starke Verschlimmerung und wirken zu langsam.[Caspari, MM 1, 157-158]

Bei kleinen Kindern, welche an fieberlosen Krankheiten starben, habe ich einigemal bemerkt, daß der Puls, wenn er einige Stunden vor dem Tode an der Handwurzel schon nicht mehr zu fühlen war, wiederkam, wenn ich den ganzen Vorderam mit der Hand umfaßte und eine Zeitlang so hielt.[Caspari, MM 1, 151]

Regel

Ausbruch des Monatlichen. (Es blieb aber weiterhin wieder aus, wie vor dem MESMERIREN, weil der Ausbruch bloße Primärwirkung war). Sie kam während der Menstruation nie in Schlaf.[H.u.P., Caspari, MM 1, 175]

Heilungsberichte

Eine 47 Jahre alte Frau, immer noch rüstig, lebhaft, drei Monate ohne Menstruen, litt seit 3 Wochen unausgesetzt an Schwindel. In der Nacht wurde sie von allgemeinen Convulsionen befallen. Ich MAGNETISIERTE sie, worauf in 5 Minuten die Convulsionen verschwanden; der Schwindel blieb. Die folgende Nacht traten die Katamenien ein. Sie wurde von mit täglich MAGNETISIRT, und am fünften Tage verlor sich der Schwindel gänzlich. Die Frau ist seitdem gesund.[Zwerina, OZH 2, 115]

Ein Mädchen von 23 Jahren, schlank, groß, zarten Baues, reizbar, klagte über folgenden Anstand bei ihren Menstruen: Der Eintritt der Regel ist schmerzlos; nach einer Stunde hört der Fluß auf, worauf sie solche Krämpfe im Unterleib bekommt, daß sie aus einer Ohnmacht in die andere fällt. Dieser Krampfanfall dauert jedesmal 4 - 5 Stunden; hierauf tritt der Fluß wieder ein, die Krämpfe mindern sich, ohne jedoch ganz zu verschwinden. Durch 5 Jahre wurde sie von den Autoritäten Wiens allöopathisch ohne Erfolg behandelt. Sie wurde von mir 8 Tage vor der Eintrittszeit der Reinigung täglich MAGNETISIRT, und nach Verlauf von 8 Tagen stellten sich die Menstruen ohne jeden Abstand, ohne die mindeste Unannehmlichkeit ein, flossen und hörten ebenfalls schmerzlos auf. Bereits sind sie zum dritten Male eingetreten und immer ohne das geringste Leiden.[Zwerina, OZH 2, 115]

Wolfart heilte damit eine Gebärende von einem Mutter-BLUTFLUSSE, der sie schon fast getödtet hatte, und sie verfiel sogleich, als er aufgehört hatte, in eine Art von MAGNETISCHEN Schlaf.[Caspari, MM 1, 154]

Weißfluß

Weißfluß.[Caspari, MM 1, 175]

Heilungsbericht: Ein Mädchen von 18 Jahren, robust, VOLLBLÜTIG, hatte jedesmal vor der Reinigung den weißen Fluß, beim Eintritte selbst Drücken und Ziehen im Unterleibe, Kopfschmerzen, und während der ganzen Dauer der Regeln, die stark flossen und 8 Tage andauerten, einen unauslöschbaren Durst. Zwölf Tage vor den Menstruen wurde sie täglich MAGNETISIRT, worauf die Reinigung ohne den weißen Fluß, ohne Durst und ohne die übrigen Beschwerden eintrat. Nun ist sie seitdem zweimal ohne alle Anstände erschienen.[Zwerina, OZH 2, 115]

Schnupfen

Starke Absonderung von Schleim in der Nase (d. 5. Tag).[Caspari, MM 1, Nr. 8]

Athem

Stiche und Brennen in der Herzgrube, große Aengstlichkeit, Respiration schneller und kürzer, Athem sichtbar schwerer und unterdrückter, wirkliches Asthma convulsivum.[Caspari, MM 1, 174-175]

Husten

Beachte: Manche Husten, namentlich der Keichusten mit Krämpfen, eignen sich sehr für den MESMERISMUS: in den Anfällen selbst ist er andern Mitteln weit vorzuziehen.[Caspari, MM 1, 158]

Trockner, weniger und kurzer Husten (d. 1. Tag).[Caspari, MM 1, Nr. 14]

Husten vermehrt (d. 2. Tag).[Caspari, MM 1, Nr. 15]

Husten, trocken mit Wundheitsschmerze: der letztere kehrt Abends zurück (d. 4. Tag).[Caspari, MM 1, Nr. 17]

Husten mit Wundheitsschmerz (d. 8. Tag).[Caspari, MM 1, Nr. 23]

Trockner Husten ohne Schmerz (d. 5. Tag).[Caspari, MM 1, Nr. 18]

Trockner Husten (d. 12. Tag).[Caspari, MM 1, Nr. 25]

Reiz in der Luftröhre erregt Husten (d. 5. Tag).[Caspari, MM 1, Nr. 19]

Spät Abends starker und trockner Husten wie von innerem Reiz der Luftröhre (d. 12. Tag).[Caspari, MM 1, Nr. 29]

Schleimauswurf d. 5. Tag und Wiederkehr des stumpfen Schmerzes in der rechten Seite, Nachmittags.[Caspari, MM 1, Nr. 21]

Luftröhre – Kehlkopf

Reiz in der Luftröhre erregt Husten (d. 5. Tag).[Caspari, MM 1, Nr. 19]

Spät Abends starker und trockner Husten wie von innerem Reiz der Luftröhre (d. 12. Tag).[Caspari, MM 1, Nr. 29]

Ein Zusammenschnüren im Kehlkopfe.[Zwerina, OZH 2, 115]

Croup

Beachte: Bei demjenigen Croup, wo öftere krampfhafte Anfälle in der Luftröhre eintreten, sind gewöhnlich ein Paar Striche von der Stirn bis über den Kehlkopf herab hinreichend, um den Krampf zu heben; eben so, wenn diese Krampfanfälle beim Zahngeschäft vorkommen.[Caspari, MM 1, 157]

Hals

Zusammenschnüren des Halses mit Beängstigung.[Caspari, MM 1, 174]

Bei Kaninchen

Besondere Bewegungen der Halsmuskeln, wie zum Erbrechen.[Caspari, MM 1, 169]

Verifikationen und klinische Symptome

Brust

Auf der Brust wurde es ihr schwer, der Herzschlag ward beschleunigt.[Zwerina, OZH 2, 114]

Druck auf der Brust.[Zwerina, OZH 2, 114]

Auf der Brust ein Leichtigkeitsgefühl.[Zwerina, OZH 2, 114]

Herzklopfen.[Zwerina, OZH 2, 114], [Caspari, MM 1, 175]

Herzzittern.[Zwerina, OZH 2, 114]

In der Brust ein Gefühl von fliegender Hitze, das die Brustorgane von oben nach abwärts durchlief.[Zwerina, OZH 2, 114]

Ein starkes Beengen auf der Brust (deshalb schwerer Atem).[Zwerina, OZH 2, 115]

Im oberen Theile der Brust ein reizendes Kitzeln (den 2. Tag).[Caspari, MM 1, Nr. 16]

Beim tieferen Einathmen stumpfer Schmerz in der rechten Seite, vorzüglich in der Gegend der ersten Ribbe (den 5. Tag).[Caspari, MM 1, Nr.20]

Schleimauswurf den 5. Tag und Wiederkehr des stumpfen Schmerzes in der rechten Seite, Nachmittags.[Caspari, MM 1, Nr. 21]

Jucken auf der Brust den 6. Tag gelindes Reiben mit der Hand macht eine erysipelatöse Röthe.[Caspari, MM 1, Nr. 22]

Abends sehr beschwerliches Jucken auf der Brust, scharlachrothe Flecke, deren größte wie eine Kirsche (den 8. Tag).[Caspari, MM 1, Nr. 24]

Gegen Abend äußerst beschwerliches Jucken auf der Brust und scharlachrothe Flecke (den 10. Tag).[Caspari, MM 1, Nr. 27]

Nachts stumpfe Schmerzen in der rechten Lunge, durch jede Bewegung vermehrt. Dieselben zeigten sich früh.[Caspari, MM 1, Nr. 26]

Nachts stumpfe Brustschmerzen: Abends Jucken auf der Brust und rosenrothe Flecke (den 11. Tag).[Caspari, MM 1, Nr. 28]

Rücken

Sie klagte über einen Schauer von der Rückensäule ausgehend.[Zwerina, OZH 2, 114]

Heilung der Skoliosis (Wirbelsäulenverkrümmung): Was das schiefe Mädchen angeht, so würde ich nie zu Maschinen rathen, die so viel ich sie kenne, gar weit davon entfernt sind, ihre Absicht zu erreichen, daß sie im Gegentheile weit mehr schaden, und da überdem diese der Skoliosis zu Grunde liegende Knochenweiche eine rein psorische Krankheit ist, so geben Sie am besten nach Tinct. SULPH.°,°°,°°° erst CALC., dann PH-AC., dann BAR-C. und PHOS. und SIL., wobei sie in freier LUFT zu Fuße ergehen und mehrmals täglich mit beiden Händen an einen hohen horizontal befestigten Stab anhängen, einige Minuten hin- und herschwanken und so baumeln soll. Dass sie KAFFEE, THEE und GEWÄCHSSÄURE vermeide, werden Sie wohl anbefehlen. Mit MESMERITISCHEN Händen die gekrümmten Theile bestreichen, hat oft allein geholfen und man sollte es wenigstens zu Hilfe nehmen. Leben Sie recht wohl und behalten Sie lieb
Ihren S. Hahnemann.

Cöthen, den 23. September 1831.[Gerstel, AHZ 53 (1856) 14, 107]

Leichte ziehende Schmerzen im Rücken und der rechten Hand (d. 11. Tag).[Caspari, MM 1, Nr. 64]

Heftige Schmerzen im Rücken mit Zusammenziehung im Mastdarm.[Caspari, MM 1, 175]

Bei Kaninchen

Das rechte Auge schließt sich weit mehr als das linke: dieß geschieht vorzugsweis, wenn man die Hand länger auf das Heiligenbein legt.[Caspari, MM 1, 169]

Plötzliche und kurze Bewegungen der Rückenmuskeln.[Caspari, MM 1, 170]

Sichtbare starke Bewegungen der Rückenmuskeln, wie vom GALVANISMUS erregt.[Caspari, MM 1, 170]

Oberglieder

Beachte: Gliederschmerzen, welche vorzugsweise die Nacht exacerbiren und den Schlaf rauben, finden im Mesmerismus ein sehr gutes Heilmittel. Ein junger Mann von 28 Jahren, welcher schon früher kleine Anfälle von Gicht gehabt hatte, bekam im Winter 1825 einen neuen, welcher dießmal den rechten Arm befiel: vom Ellnbogen bis in die Fingerspitzen entstanden reißende Schmerzen, welche die Nacht schlimmer wurden und den Schlaf raubten; nach Mitternacht konnte er nicht mehr im Bette bleiben; der heftigste Schmerz war in und um den Ellbogen: der Arm war halb gekrümmt und unbeweglich: jeder Versuch ihn zu biegen war äußerst schmerzhaft, so wie auch die Berührung: er konnte den Arm nicht lange auf einer Stelle liegen lassen: die Finger waren etwas geschwollen und er konnte nichts damit halten: die Schmerzen erhöheten sich Anfallsweis und benahmen bisweilen fast die Sinne. Er erhielt zuerst ein Quintelliontheil CHIN., die Nacht darauf schlief er gut und braucht nicht aufzustehen: früh hatte er fast gar keinen Schmerz mehr, aber die Steifheit blieb. Die zweite Nacht war wieder unru-

Verifikationen und klinische Symptome

higer und es zeigten sich Schmerzen. Am andern Morgen gab ich ihm 6 MESMERISCHE Striche. Die Nacht darauf schlief er ganz ruhig, schmerzlos, den andern Morgen ließ sich der Arm etwas biegen und nach 4 Tagen war er vollkommen hergestellt.[Caspari, MM 1, 158]

Zittern der oberen Extremitäten.[Zwerina, OZH 2, 115]

Nach dem Mittagsessen ungemeine Schwäche und Zittern der Hände (den 5. Tag).[Caspari, MM 1, Nr. 49]

Große Mattigkeit in den Gliedern: M-arct. (MESM.)[Caspari, MM 1,172]

Große Mattigkeit der Glieder: M-austr. (MESM.)[Caspari, MM 1,172]

Zucken in allen Extremitäten.[Zwerina, OZH 2, 114]

Leichte ziehende Schmerzen im Rücken und der rechten Hand (d. 11. Tag).[Caspari, MM 1, Nr. 64]

Schmerz am Arm, wo sein MAGNETISEUR einen gleichen hatte.[Caspari, MM 1, 175]

Heftiges Jucken und Brennen auf dem 3. und 4. Finger der linken Hand weckt ihn aus dem Schlafe öfters auf (den 7. Tag).[Caspari, MM 1, Nr. 53]

Eiterbläschen auf dem linken Arme (den 11. Tag).[Caspari, MM 1, Nr. 54]

Auf dem ersten Goldfinger kleine Bläschen, wie von der Hitze erregt, mit brennendem Jucken (den 14. u. folgende Tage).[Caspari, MM 1, Nr. 55]

Bei Kaninchen

Zittern der Glieder, vorzüglich des Kopfes.[Caspari, MM 1, 170]

Unterglieder

Zucken in allen Extremitäten.[Zwerina, OZH 2, 114]

Leichte Zuckungen in den Schenkelmuskeln (den 4. Tag).[Caspari, MM 1, Nr. 56]

Ueber dem linken Knie entstanden gelbe Eiterbläschen, die mit einem rothen Ringe umgeben sind, und ohne daß sie eine Kruste gebildet hätten, schnell zusammenfallen (d. 10. Tag).[Caspari, MM 1, Nr. 57]

Große Mattigkeit in den Gliedern: M-arct. (MESM.)[Caspari, MM 1,172]

Große Mattigkeit der Glieder: M-austr. (MESM.)[Caspari, MM 1,172]

Die Kniee können das Gewicht des Körpers kaum ertragen: große Schwäche (den 6. Tag).[Caspari, MM 1, Nr. 58]

Große Schwäche der Kniee und allgemeines Sinken der Kräfte (den 7. Tag).[Caspari, MM 1, Nr. 59]

Allgemeines Sinken der Kräfte, besonders Schwäche der Kniee (den 7. Tag).[Caspari, MM 1, Nr. 69]

Gegen Abend große Schwäche der Füße (den 8. Tag).[Caspari, MM 1, Nr. 60]

Abends große Mattigkeit der Füße (den 9. Tag.).[Caspari, MM 1, Nr. 70]

Wärme in den Armen beim Herunterfahren mit der Hand.[Caspari, MM 1, 175]

Unangenehme Hitze in den Spitzen der Daumen, als ginge FEUER aus einem in den anderen.[Caspari, MM 1, 175]

Beim Erwachen aus dem Schlafe die heftigsten Schmerzen in der rechten großen Zehe: jede Bewegung, selbst die Berührung sind schmerzhaft, etwa so, wie bei einer Verrenkung: er konnte daher einige Tage keine Stiefeln tragen d. 10. Tag verschwand erst nach einen Paar Monaten gänzlich.[Caspari, MM 1, Nr. 63]

Auf den Füßen entstehen feuchte Stellen, welche nicht heilen, sich mit Eiter füllen und um sich greifen; endlich bedecken sie sich mit einer Kruste, welche nach dem Abfallen einen rothen Fleck zurückläßt: den 9. Tag. Nach 8 Tagen brach eine dieser Stellen auf dem linken Fuße wieder auf, indem aufs Neue eine feuchtende Stelle mit nagendem Schmerze entstand.[Caspari, MM 1, Nr. 61]

Mit Anfang der Nacht entsteht eine rosenartige Entzündung der Zehen und auf ihrem inneren und unteren Rande Wasserbläschen mit brennendem Schmerze. Nach einer Stunde verschwindet dieser Schmerz, die Bläschen vergehen und es bleibt eine geringe Röthe der Zehen zurück. Der Zufall kommt täglich Abends um 9 Uhr wieder (den 11. Tag).[Caspari, MM 1, Nr. 62]

Bei Kaninchen

Knurren im Bauche und eigenthümliche Ausstreckung aller Füße nach der Länge.[Caspari, MM 1,Tag 169]

Geringere Ausstreckung der Füße.[Caspari, MM 1, 169]

Zittern der Glieder, vorzüglich des Kopfes.[Caspari, MM 1, 170]

Haut

Jucken fast auf dem ganzen Körper, wegen dem brennenden Schmerze sehr empfindlich (den 15. Tag).[Caspari, MM 1, Nr. 65]

Jucken der Haut: M-austr. (MESM.)[Caspari, MM 1,172]

Verifikationen und klinische Symptome

Beim öfteren Erwachen aus dem Schlafe fühlt er das Brennen und Jucken besonders auf den Armen und Füßen (den 16. Tag). Dieses Jucken blieb mit Intermissionen noch einen Monat lang.[Caspari, MM 1, Nr. 66]

Heftiges Jucken und Brennen auf dem 3. und 4. Finger der linken Hand weckt ihn aus dem Schlafe öfters auf (den 7. Tag).[Caspari, MM 1, Nr. 53]

Eiterbläschen auf dem linken Arme (den 11. Tag).[Caspari, MM 1, Nr. 54]

Auf dem ersten Goldfinger kleine Bläschen, wie von der Hitze erregt, mit brennendem Jucken (den 14. und folgende Tage).[Caspari, MM 1, Nr. 55]

Auf den Füßen entstehen feuchte Stellen, welche nicht heilen, sich mit Eiter füllen und um sich greifen; endlich bedecken sie sich mit einer Kruste, welche nach dem Abfallen einen rothen Fleck zurückläßt: d. 9. Tag. Nach 8 Tagen brach eine dieser Stellen auf dem linken Fuße wieder auf, indem aufs Neue eine feuchtende Stelle mit nagendem Schmerze entstand.[Caspari, MM 1, Nr. 61]

Mit Anfang der Nacht entsteht eine rosenartige Entzündung der Zehen und auf ihrem inneren und unteren Rande Wasserbläschen mit brennendem Schmerze. Nach einer Stunde verschwindet dieser Schmerz, die Bläschen vergehen und es bleibt eine geringe Röthe der Zehen zurück. Der Zufall kommt täglich Abends um 9 Uhr wieder (den 11. Tag).[Caspari, MM 1, Nr. 62]

Vermehrte Schmerzen der an Gicht und Rheumatismen leidenden Kranken, gewaltiges Jucken und Brennen der Haut, durch Reiben in Frieselausschlag übergehend.[Caspari, MM 1, 175]

Rother Ausschlag, rothe Flecken: Mgs. (MESM.)[Caspari, MM 1,172]

An der Stelle der Auflegung höchst juckender Ausschlag: brennendes Jucken, welches nöthigt bis aufs BLUT zu kratzen: Mgs. (MESM.)[Caspari, MM 1,172]

Vermehrte Transpiration.[Caspari, MM 1, 176]

Schweiß.[Caspari, MM 1, 176]

Puls

Bei kleinen Kindern, welche an fieberlosen Krankheiten starben, habe ich einigemal bemerkt, daß der Puls, wenn er einige Stunden vor dem Tode an der Handwurzel schon nicht mehr zu fühlen war, wiederkam, wenn ich den ganzen Vorderam mit der Hand umfaßte und eine Zeitlang so hielt.[Caspari, MM 1, 151]

Schlaf

Beachte: Auf Schlaflosigkeiten mit Aufregung der äußeren Sinne und der Phantasie, wie sie bei nervenschwachen Personen, in Nervenfiebern, bei Kindern sehr oft vorkommen, wirkt der MESMERISM. ungemein wohlthätig und schnell. Ich habe ihn oft im Verlauf solcher Krankheiten einen Tag um den andern mit dem größten Nutzen gebraucht. Eben so wohlthätig zeigt er sich gegen die starken Congestionen nach dem Kopfe, denen diese Kranken häufig unterworfen sind und die gewöhnlich große Mattigkeit und Abgespanntheit, Zittern der Glieder und Unruhe mit sich bringen.[Caspari, MM 1, 157]

Gähnen: Stann. (MESM.)[Caspari, MM 1,171]

Abends im Finstern LEUCHTEN vor den Augen: daß ganz verschlossene dunkle Zimmer schien ihm wie im Dämmerschein erleuchtet, so daß er fast die Gegenstände in demselben zu unterscheiden glaubte: zugleich eine Art Ferngefühl des Tastsinnes, wodurch er, wenn er auch die Augen nicht hinrichtete, die Nähe der Gegenstände fühlte, wie sie sich ihm bei der Nachsuchung dann ergaben: Valer. (MESM.)[Caspari, MM 1,171-172]

Abends Furchtsamkeit: Valer. (MESM.)[Caspari, MM 1,172]

Schläfrigkeit.[Zwerina, OZH 2, 114]

Schläfrigkeit – Gähnen, Dehnen, Schwererwerden der obern Augenlieder, Unvermögen dieselben offen zu halten, tiefe Seufzer, völliges Schließen der Augen, Einschlafen.[Caspari, MM 1, 176]

Wurde bald ungewöhnlich schläfrig.[Zwerina, OZH 2, 114]

Mattigkeit: kann dem Schlafe nicht widerstehen: Stann. (MESM.)[Caspari, MM 1,171]

Sie kann während dem somnambülen Zustande nicht weinen.[Caspari, MM 1, 174]

Neigung die Augen zu schließen mit einiger Schläfrigkeit (den 6. Tag).[Caspari, MM 1, Nr. 3]

Zufallen der Augenlieder mit Schläfrigkeit und Gähnen (den 7. Tag).[Caspari, MM 1, Nr. 4]

Die Augen fallen ihm zu: Stann. (MESM.)[Caspari, MM 1,171]

Redete im Schlafe und entschied über die Hülflosigkeit eines äußeren Mittels für ein inneres Uebels, wie im Nachtwandlerzustande: Stann. (MESM.)[Caspari, MM 1,171]

Gegen Abend keine Neigung zu schlafen, Munterkeit (den 1. und 3. Tag).[Caspari, MM 1, Nr. 71]

Neigung zu schlafen und die Augen zu schließen, beim fünften Versuche.[Caspari, MM 1, Nr. 72]

Früh Neigung zu schlafen, Zufallen der Augenlieder, Gähnen, beim sechsten Versuche.[Caspari, MM 1, Nr. 73]

Früh Neigung zu schlafen (den 10. Tag).[Caspari, MM 1, Nr. 75]

Früh ungemein müde und schläfrig, daß er kaum aufstehen konnte (den 12. und 13. Tag).[Caspari, MM 1, Nr. 77]

Während der Manipulation Gähnen (den 14. Tag).[Caspari, MM 1, Nr. 78]

Müdigkeit und schlafähnlicher Zustand.[Caspari, MM 1, 176]

Schlief bis in den Tag hinein, wie sonst nach starken Ermüdungen (den 8. Tag.).[Caspari, MM 1, Nr. 74]

Schlief spät ein (den 11. Tag).[Caspari, MM 1, Nr. 76]

Schlafbetäubung; es war mehrmals plötzlich, als zöge es ihm die Augen zu und wollte ihn jähling in einen angenehmen Schlaf versetzen: unwiderstehliche Empfindung, die ihn schnell bewußtlos zu machen strebt: M-arct. (MESM.)[Caspari, MM 1,172]

Immer schläfrig: M-arct. (MESM.)[Caspari, MM 1,172]

Nachts stumpfe Schmerzen in der rechten Lunge, durch jede Bewegung vermehrt. Dieselben zeigten sich früh.[Caspari, MM 1, Nr. 26]

Nachts stumpfe Brustschmerzen: Abends Jucken auf der Brust und rosenrothe Flecke (den 11. Tag).[Caspari, MM 1, Nr. 28]

Die ganze Nacht hindurch im ganzen Unterleibe kurze, oft wiederholte aber sehr empfindliche und den Schlaf hindernde schneidende Schmerzen, Poltern und stinkende Blähungen die 4. Nacht.[Caspari, MM 1, Nr. 42]

Die ganze Nacht Kneipen und Kollern (den 5. Tag).[Caspari, MM 1, Nr. 43]

Beim öfteren Erwachen aus dem Schlafe fühlt er das Brennen und Jucken besonders auf den Armen und Füßen (den 16. Tag). Dieses Jucken blieb mit Intermissionen noch einen Monat lang.[Caspari, MM 1, Nr. 66]

Viel hellere und deutlichere Gedanken während dem Schlafe.[Caspari, MM 1, 173]

Erkennen des Innern des Körpers, alle Theile sind wie mit LICHT durchströmt.[Caspari, MM 1, 173]

Sie sehen das BLUT fließen.[Caspari, MM 1, 173]

Sieht im nicht MAGNETISCHEN Schlafe einen fürchterlichen Kerl und verlangt, daß er weggeschafft werde.[Caspari, MM 1,Tag 176]

Sieht einen großen Hund auf sein Bett zukommen.[Caspari, MM 1, 176]

Farben wurden im Schlafe durch leises Berühren mit den Fingerspitzen erkannt. (Analog der Verfeinerung des Gefühls bei Blinden).[Caspari, MM 1, 173]

Nachwandeln: sie steht im Traume auf und geht zur Thüre: Bry. (MESM.)[Caspari, MM 1,171]

Früh 2 Uhr halbes Erwachen mit vielem innern Bewußtsein, großer Gedankenfülle und lebhaftem Gedächtnisse: er denkt einen wichtigen Gegenstand in bester Form, in einer fremden, ihm sonst nicht geläufigen Sprache, fast wie im ZOOMAGNETISCHEN Schlafrednerzustande durch, kann sich aber beim Erwachen des Gedachten nicht mehr deutlich erinnern: M-arct. (MESM.)[Caspari, MM 1,172]

Träume

Nachwandeln: sie steht im Traume auf und geht zur Thüre: Bry. (MESM.)[Caspari, MM 1,171]

Die ganze Nacht sehr lebhafter Traum von genauer Besorgung seiner Tagesgeschäfte: Bry. (MESM.)[Caspari, MM 1,171]

Träume, in denen er viel sprach: Acon. (MESM.)[Caspari, MM 1,170]

Träume gegen Morgen sehr lebhaft einen Traum, der ihm genauen Aufschluß über eine Angelegenheit giebt, welche ihm im Wachen ein unerklärliches Räthsel war: Acon. (MESM.)[Caspari, MM 1,170]

Nach Mitternacht 3 Uhr im Bette glaubte er wachend und bei seinem Aerzte zu sein, wie im lebhaftesten Bewußtsein: Mang. (MESM.)[Caspari, MM 1,171]

Sehr lebhafte ängstliche Träume, als geschähe alles im Wachen: Mang. (MESM.)[Caspari, MM 1,171]

Träumet sehr lebhaft von 2 Personen, die den folgenden Tag kommen sollten und auch wirklich kamen: Mang. (MESM.)[Caspari, MM 1,171]

Erscheinung einer Person im Traume, die sie Tags darauf wirklich zum ersten Male zu sehen bekommt: M-arct. (MESM.)[Caspari, MM 1,172]

Viele helle Träume: Stann. (MESM.)[Caspari, MM 1,171]

Verifikationen und klinische Symptome

Fieber

Fieberregungen, oft mit regelmäßigen Perioden.[Caspari, MM 1, 176]

Fieberhafte Erscheinungen.[Caspari, MM 1, 176]

Puls

Puls voller, schneller, etwas härtlich.[Caspari, MM 1, 176]

Frost

Sie klagte über einen Schauer von der Rückensäule ausgehend.[Zwerina, OZH 2, 114]

Frostigkeit: Stann. (MESM.)[Caspari, MM 1,171]

Bei Kaninchen: Schaudern in der warmen Stube.[Caspari, MM 1, 169]

Schauder bei 3. u. 6. Kaninchen.[Caspari, MM 1, 169]

Förmlicher Fieberschauder.[Caspari, MM 1, 169]

Fieberschauder.[Caspari, MM 1, 170]

Schweiß

Vermehrte Transpiration.[Caspari, MM 1, 176]

Schweiß.[Caspari, MM 1, 176]

Gemeinsames

Eigne Erhöhung der Seelenkräfte, feinere Empfindung aller Veränderungen und Umstände im Körper, ein gewisses Vorgefühl von den in demselben zu erwartenden Vorfällen, deutlicheres Bewustsein der Natur und Beschaffenheit der Krankheit, der Wirkung, des Einflusses mancher Dinge und Begebenheiten auf denselben, verstärktes Erinnerungsvermögen, schneller fassendes und fester haltendes Gedächtniß.[Caspari, MM 1, 176]

Große Empfindlichkeit des Nervensystems: alle Gegenstände des Gesichts, Geruchs, Gehörs, Geschmacks sind zu stark, beleidigen das innere Gefühl und sind dem Gemüthe empfindlich (ACON., ARN., ASAR., BELL., CHAM., CHIN., CINA, COFF., DIG., PH-AC.): Mesm.[Caspari, MM 1, 173]

Fremdartiges unbehagliches Gefühl, das später in ein höchst angenehmes überging.[Zwerina, OZH 2, 114]

Eine allgemeine Kränklichkeit, Empfindlichkeit gegen die LUFT, blässeres Aussehen, Mangel an Kräften, Trägheit, Unwohlsein, hielt lange an (den 8. Tag).[Caspari, MM 1, Nr. 67]

Große Schwäche (den 7. Tag).[Caspari, MM 1, Nr. 68]

Allgemeine Kränklichkeit, Blässe, Schwäche: Stann. (MESM.)[Caspari, MM 1,171]

Allgemeines Sinken der Kräfte, besonders Schwäche der Kniee (den 7. Tag).[Caspari, MM 1, Nr. 69]

Allgemeine vermehrte Wärme und bisweilen etwas beschwerliche Hitze.[Caspari, MM 1, 176]

Krankhafte Aufgereiztheit der Nerven: ob er gleich munterer und kräftiger scheint als vorher, so fühlt er sich doch sehr matt in den Augen, Armen, Kniekehlen: Valer. (MESM.)[Caspari, MM 1,172]

Unverweigerlicher Hang sich niederzulegen: Acon. (MESM.)[Caspari, MM 1,171]

Krampf.[Caspari, MM 1, 175]

Zuckungen.[Caspari, MM 1, 175]

Vermehrte Schmerzen der an Gicht und Rheumatismen leidenden Kranken, gewaltiges Jucken und Brennen der Haut, durch Reiben in Frieselausschlag übergehend.[Caspari, MM 1, 175]

Scheintod

Er [*Wolfart*] rettete dadurch in Hanau einen ertrunkenen Scheintodten Knaben, hob den grauen Staar, Flecken der Hornhaut, Staphylome, Contrakturen, die nach Wunden entstanden waren, Fußgeschwüre, Kropf, rachitische Verkrümmungen und Scirren der Brust.[Caspari, MM 1, 154-155]

Während der Manipulation Gähnen (den 14. Tag).[Caspari, MM 1, Nr. 78]

Müdigkeit und schlafähnlicher Zustand.[Caspari, MM 1, 176]

Bei Thieren

Kaninchen: Allgemeine Ausstreckung: dauerte noch eine halbe Stunde nach der Manipulation fort.[Caspari, MM 1, 169]

Krebse: Ich selbst stellte Versuche mit einem Krebse an, wobei sich durchaus nichts constantes ergab, als daß er bei jeder Manipulation vorwärts an Statt rückwärts ging.[Caspari, MM 1, 169]

Arzneisymptome der Thiere

Kaninchen

Knurren im Bauche und eigenthümliche Ausstreckung aller Füße nach der Länge.[Caspari, MM 1, 169]

Zähneknirschen: Ausfluß dünnen Speichels: Schaudern in der warmen Stube: allgemeine Aus-

Verifikationen und klinische Symptome

streckung: dauerte noch eine halbe Stunde nach der Manipulation fort.[Caspari, MM 1, 169]

Geringere Ausstreckung der Füße; Kopf gänzlich auf den Tisch gelegt: förmlicher Fieberschauder: besondere Bewegungen der Halsmuskeln, wie zum Erbrechen: Zähneknirschen.[Caspari, MM 1, 169]

Zähneknirschen: matte Augen: Augenlieder fallen zu, schließen sich aber nicht gänzlich: Pupille etwas verengert: Ohren werden blaß und kalt, da vorher die BLUTGEFÄßE deutlich wahrzunehmen waren.[Caspari, MM 1, 169]

Zähneknirschen: Kollern im Unterleibe: Schauder: Blässe der Ohren: das rechte Auge schließt sich weit mehr als das linke: dieß geschieht vorzugsweis, wenn man die Hand länger auf das Heiligenbein legt.[Caspari, MM 1, 169]

Krebse

Ich selbst stellte Versuche mit einem Krebse an, wobei sich durchaus nichts constantes ergab, als daß er bei jeder Manipulation vorwärts an Statt rückwärts ging.[Caspari, MM 1, 169]

Besserung von Magnetismus

Acon., B a r - c . , *Bell.*, Chin., C o n . , *C u p r .* , G r a p h . , Ign., Jod, M-arct., N a t - c . , *Nux-v.*, *P h o s .* , Sabin., S e p . , *Sil.*, Sulph., *Teucr.*, V i o l - o . [PB]

Arzneiverwandtschaften von Magnetismus

Acon., Arn., Asar., Bar-c., Bry., Calc., Cham., Chin., Cina, Dig., M-arct., M-austr., Mang., Ph-ac., Phos., Sil., Stann., Sulph. Valer. [Caspari, MM 1, 170-173]

Große Empfindlichkeit des Nervensystems: alle Gegenstände des Gesichts, Geruchs, Gehörs, Geschmacks sind zu stark, beleidigen das innere Gefühl und sind dem Gemüthe empfindlich (ACON., ARN., ASAR., BELL., CHAM., CHIN., CINA, COFF., DIG., PH-AC.): Mesm.[Caspari, MM 1, 173]

Was das schiefe Mädchen angeht, so würde ich nie zu Maschinen rathen, die so viel ich sie kenne, gar weit davon entfernt sind, ihre Absicht zu erreichen, daß sie im Gegentheile weit mehr schaden, und da überdem diese der Skoliosis zu Grunde liegende Knochenweiche eine rein psorische Krankheit ist, so geben Sie am besten nach Tinct. SULPH.°,°°,°°° erst CALC., dann PH-AC., dann BAR-C. und PHOS. und SIL., wobei sie in freier LUFT zu Fuße ergehen und mehrmals täglich mit beiden Händen an einen hohen horizontal befestigten Stab anhängen, einige Minuten hin- und herschwanken und so baumeln soll. Dass sie KAFFEE, THEE und GEWÄCHSSÄURE vermeide, werden Sie wohl anbefehlen. Mit MESMERITISCHEN Händen die gekrümmten Theile bestreichen, hat oft a l l e i n geholfen und man sollte es wenigstens zu Hilfe nehmen. Leben Sie recht wohl und behalten Sie lieb

Ihren S. Hahnemann.

C ö t h e n , den 23. September 1831.[Gerstel, AHZ 53 (1856) 14, 107]

Antidote von Magnetismus: Bry., Coff., Metalle, Seta

Nach den Beobachtungen des Herrn D. *Trinks* gehört die BRY. unter die Gegenmittel des MESM.; er beseitigt damit den künstlichen Schlaf sehr bald und zum großen Vortheil der MESMERIRTEN.[Caspari, MM 1, 152]

Sollte man ja bei sensiblen Subjecten ein Mal zu weit gegangen sein, so wird schon das Riechen an die Tinktur des KAFFEE das Uebermaaß der Wirkung beseitigen.[Caspari, MM 1, 162]

SEIDE.[Wolff; 169], [ORG 6, 266]

SEIDE isolirt nicht das MAGNETISCHE AGENS [wenngleich sein Ausströmen verzögert wird].[Caspari, MM 1, 150]

Magnetismus ist Folgemittel von: Chin.

Erhahrungsmäßig macht die CHINA den Organismus für die Eindrücke des MESM. sehr geschickt, und wird die Homöopathen nicht in Verwunderung setzen, da die Primärwirkungen derselben denen des MESM. auf das Nervensystem so sehr gleichen. Sie haben selbst die Störung der Nachtruhe, welche fürt die CHINA so charakteristisch ist, mit einander gemein. Daher können sie auch sehr passend in Krankheiten nach einander angewendet werden.[Caspari, MM 1, 152]

Er erhielt zuerst ein Quintelliontheil CHIN., die Nacht darauf schlief er gut und braucht nicht aufzustehen: früh hatte er fast gar keinen Schmerz mehr, aber die Steifheit blieb. Die zweite Nacht war wieder unruhiger und es zeigten sich Schmerzen. Am andern Morgen gab ich ihm 6 MESMERISCHE Striche.[Caspari, MM 1, 158]

Folgemittel von Magnetismus: Phos.[Br., Lippe]

Wenn der PHOS.-Kranke sich in einem Zustand von großer Schwäche befindet, und man MES-

Verifikationen und klinische Symptome

MERIRT ihn, ehe er Arznei nimmt, wird letztere viel wirksamer sein. Besonders bei Lungenleiden, wenn Patient auf PHOS. nicht reagiert, obwohl PHOS. bestimmt das angezeigte Mittel ist, oder wenn der Kranke dem Tode nahe ist und seine Kräfte rasch sinken, wird die Arznei viel sicherer wirken, wenn der Kranke zuerst leicht MAGNETISIRT wird. Dies gilt auch für andere, passend gewählte Arzneimittel.[Br., Lippe]

Verifikationen und klinische Symptome

Manganum (Braunstein)

(Mang.)

Synonyma

Manganum, Manganesium, Braunstein [SRA]

Antipsorische Arznei

[SRA]

Arzneiwirkungsdauer

Wirkt über 40 Tage.[SRA]
Zählt zur 4. Klasse derjenigen Mittel, welche eine lange Wirkungsdauer besitzen.[AHZ 49 (1855) 82]

Eigenthümlichkeiten und Hauptwirkungen

Gemüth

Gemüthsunruhe, als sollte er eine traurige Nachricht erfahren (MESM.): Mang.[Caspari, MM 1,171]
Stille, in sich gekehrte Verdrießlichkeit.[VHA]
Konkordanz Gemüth und Geist: Acon., A n a c ., Ign., L y c ., Merc., Nux-v., Ph-ac., *Puls.*, Sil., Sulph. [PB]

Geist

Konkordanz Gemüth und Geist: Acon., A n a c ., Ign., L y c ., Merc., Nux-v., Ph-ac., *Puls.*, Sil., Sulph. [PB]

Kopf

BLUTDRANG zum Kopfe.[VHA]
Schmerzhafte Erschütterung des Gehirns bei Bewegung.[VHA]
Stechendes oder spannendes Kopfweh.[VHA]
Die in der Stube entstandenen Kopfschmerzen bessern sich im Freien und umgekehrt.[VHA]

Augen

Brennende Hitze und Trockenheit der Augen.[VHA]
Kurzsichtigkeit.[VHA]

Ohren

Heftiger Ohrenzwang.[VHA]
Knallen in den Ohren beim Schnauben und Schlingen.[VHA]
Schwerhörigkeit, wie von Verstopfung der Ohren, mit der Witterung sich bessernd und verschlimmernd.[VHA]
Stechender Schmerz in den Ohren beim Sprechen, Lachen, Schlingen und stark Gehen.[VHA]
Von anderen Theilen zieht sich der Schmerz in das Ohr.[VHA]

Angesicht

Blasses, eingefallenes Gesicht.[VHA]
Dürre Lippen.[VHA]
Geschwürige Mundwinkel.[VHA]

Zähne

Schmerzhafte Empfindlichkeit der Zähne.[VHA]
Schründendes Zahnweh, von Kaltem bis zum Unerträglichen erhöhet.[VHA]
Heftige (reissende) Zahnschmerzen, welche schnell auf andere Theile, besonders auf die Ohren, überspringen.[VHA]

Mund

Beim Schlucken, ein stumpfer Stich zu beiden Seiten des Kehlkopfs, bis ins Ohr.[VHA]
Halsweh, wie schneidende Wundheit, außer dem Schlingen.[VHA]
Chronische Halsentzündung.[VHA]
Knötchen und brennende Bläschen an der Zunge.[VHA]

Verifikationen und klinische Symptome

Genüsse
Widerwillen gegen Essen und Sattheitsgefühl.[VHA]
Durstlosigkeit.[VHA]

Geschmack
LÄTSCHIGER, ÜBLER Geschmack im Munde.[VHA]

Magen
Brennen im Magen, bis in die Brust hinauf, mit großer Unruhe.[VHA]

Stuhl
Leibesverstopfung.[VHA]
Trockner, knotiger, schwieriger Stuhl.[VHA]

Harn
Oefterer Drang zum Harnen.[VHA]
Erdiger, violetter Bodensatz.[VHA]

Geschlechtstheile
Zuckendes Ziehen in den Samensträngen, mit Schwächegefühl in den Geschlechtstheilen.[VHA]

Regel
Monatliches zu früh.[VHA]

Schnupfen
Stockschnupfen mit Verstopfung beider Nasenlöcher.[VHA]

Athem
Heißer Athem mit unangenehmer Wärme in der Brust.[VHA]

Husten
Trockner Husten von Lautlesen und Sprechen, mit schmerzhafter Trockenheit und Rauhheit im Kehlkopfe.[VHA]
Früh, leichter Auswurf vielen, graulich gelben Schleims in Klümpchen.[VHA]

Luftröhre
Früh im Freien, rauhe, heisere Sprache von habituell gewordenem Luftröhrleiden.[VHA]
Luftröhrschwindsucht.[VHA]

Brust
Stiche in der Brust und im Brustbeine, herauf und herunter fahrend.[VHA]
Widrige Wärme in der Brust.[VHA]
Von oben herunter kommende Stöße am Herzen.[VHA]

Oberglieder
Heftiges Ziehen und Reissen in den Extremitäten.[VHA]
Unerträgliche, nächtlich wühlende Schmerzen in den Gelenken.[VHA]
Nach Verkältung, glänzend rothe Geschwulst der Gelenke.[VHA]
Gelenkgicht mit Stechen, Zucken und Wühlen, am meisten die Nacht, oft halbseitig oder über Kreuz, bei glänzend rother Geschwulst der Gelenke.[VHA]

Unterglieder
Heftiges Ziehen und Reissen in den Extremitäten.[VHA]
Unerträgliche, nächtlich wühlende Schmerzen in den Gelenken.[VHA]
Nach Verkältung, glänzend rothe Geschwulst der Gelenke.[VHA]
Gelenkgicht mit Stechen, Zucken und Wühlen, am meisten die Nacht, oft halbseitig oder über Kreuz, bei glänzend rother Geschwulst der Gelenke.[VHA]

Verifikationen und klinische Symptome

Drüsen

Konkordanz Drüsen: B e l l ., Carb-an., Lyc., Merc. [PB]

Knochen

Unerträgliches, nächtliches Wühlen in den Knochen und der Knochenhaut.[VHA]
Entzündung der Knochen und Knochenhaut.[VHA]
Konkordanz Knochen: B e l l ., C a l c ., Chin., *Merc.*, Phos., *Puls.*, R u t a , Sil., S t a p h . [PB]

Haut

Wundheit und tiefe Schrunden in der Haut der Gelenkbeugen.[VHA]
Jückende Flechten.[VHA]
Unheilsamkeit der Haut.[VHA]
Konkordanz Haut und Aeusseres: Alum., B r y ., *Calc.*, Graph., H e p ., N a t - m ., P e t r ., Phos., *P u l s .*, *Rhus-t.*, *Sep.*, S u l p h ., Zinc. [PB]

Schlaf

Abends, 8 Uhr, große Schlafmüdigkeit.[VHA]
Viele, sehr lebhafte und deutlich erinnerliche Träume.[VHA]
Gelenkgicht mit Stechen, Zucken und Wühlen, am meisten die Nacht, oft halbseitig oder über Kreuz, bei glänzend rother Geschwulst der Gelenke.[VHA]
Viele Beschwerden bessern und verschlimmern sich mit der Witterung, sind aber immer Nachts am heftigsten.[VHA]
Konkordanz Schlaf und Träume: Ars., Kali-c., Mag-c., Nat-c., N u x - v ., Sep., S i l . [PB]

Träume

Nach Mitternacht 3 Uhr im Bette glaubte er wachend und bei seinem Aerzte zu sein, wie im lebhaftesten Bewußtsein (MESM.): Mang.[Caspari, MM 1,171]
Sehr lebhafte ängstliche Träume, als geschähe alles im Wachen (MESM.): Mang.[Caspari, MM 1,171]
Träumet sehr lebhaft von 2 Personen, die den folgenden Tag kommen sollten und auch wirklich kamen (MESM.): Mang.[Caspari, MM 1,171]
Konkordanz Schlaf und Träume: Ars., Kali-c., Mag-c., Nat-c., N u x - v ., Sep., S i l . [PB]

Fieber

Abendlicher Schüttelfrost mit stechendem Kopfweh, ohne Durst.[VHA]
Jückender Nachtschweiß, (oft nur am Halse oder an den Unterschenkeln).[VHA]
Fieberstadien

1. P u l s sehr ungleich und unregelmässig, bald schnell, bald langsam, aber stets weich und schwach.[WF 31]
2. F r o s t meistens Abends, mit eiskalten Händen und Füssen. – Frost mit Hitze des Kopfs und Kopfweh in der Stirne, welches auch nach dem Froste noch lange anhält.[WF 31]
3. Plötzliche, fliegende H i t z e im Gesichte, auf der Brust und über den Rücken.[WF 31]
4. Starker S c h w e i s s über und über, mit kurzem, ängstlichem Athem. – Jückende Nachtschweisse, oft nur am Halse und an den Unterschenkeln.[WF 31]

Konkordanz Fieber: Ars., Nux-v., Sabad., Sep. [PB]

Gemeinsames

Heftiges Ziehen und Reissen in den Extremitäten.[VHA]
Unerträgliche, nächtlich wühlende Schmerzen in den Gelenken.[VHA]
Nach Verkältung, glänzend rothe Geschwulst der Gelenke.[VHA]
Gelenkgicht mit Stechen, Zucken und Wühlen, am meisten die Nacht, oft halbseitig oder über Kreuz, bei glänzend rother Geschwulst der Gelenke.[VHA]
Geschwürschmerz des ganzen Körpers bei Berührung.[VHA]
Viele Beschwerden bessern und verschlimmern sich mit der Witterung, sind aber immer Nachts am heftigsten.[VHA]

Verifikationen und klinische Symptome

Verschlimmerung der Beschwerden

Konkordanzen

Verschlimmerung nach der Zeit: Hep., Sil. [PB]

Verschlimmerung nach Lage und Umständen: *Am-c.*, Ars., Aur., Bell., Bor., *Bry.*, *Calc.*, Cham., Chin., Cocc., Coloc., Con., Dros., Dulc., Graph., Hep., Ign., Kali-c., *Lyc.*, *Merc.*, Nat-c., *Nux-m.*, Nux-v., *Phos.*, Rhod., *Rhus-t.*, Ruta, *Sep.*, Sil., Spig., Stront., *Sulph.*, Thuj., *Verat.* [PB]

Arzneiverwandtschaften von Manganum

Am-c., (Am-m.), (Calc.), Coff., Con., (Kali-c.), Lyc., Plat., Puls., (Sabads.), (Sars.), Thuj., Verat. [VHA]

Am-c., Ars., Bell., Bry., *Calc.*, Caust., Chin., Con., Graph., Hep., Kali-c., *Lyc.*, *Merc.*, Nat-m., Nux-v., *Phos.*, *Puls.*, *Rhus-t.*, Ruta, *Sep.*, Sil., Spig., Staph., Stront., *Sulph.*, Verat. [PB]

Bry., *Lyc.*, Puls. [KV]

Antidot von Manganum: Coff.

Coff. [SRA]

Coff. [PB]

Konkordanzen der homöopathischen Arzneien

I. Gemüth und Geist: Acon., Anac., Ign., Lyc., Merc., Nux-v., Ph-ac., *Puls.*, Sil., Sulph. [PB]

II. Körpertheile und Organe: Am-c., Anac., Asaf., Bell., Bry., Calc., Canth., Carb-v., *Caust.*, Chin., Con., Dros., Graph., Hep., Kali-c., Kreos., Laur., Lyc., *Merc.*, Nat-m., *Phos.*, Ph-ac., Plat., *Puls.*, Rhus-t., Sabad., Sabin., Sars., *Sep.*, Sil., Spig., Spong., Stann., Staph., Stront., Sulph., Verat., Zinc. [PB]

III. Empfindungen und Beschwerden

1. **Aeussere und innere Körpertheile im Allgemeinen:** Acon., Alum., Arn., Ars., *Bell.*, Bry., *Calc.*, Canth., Caust., Cham., Chin., Cocc., Con., Dros., Graph., Ign., Kali-c., Lyc., Merc., Mez., Nat-c., Nat-m., Nit-ac., Nux-v., Phos., Plat., *Puls.*, Rhus-t., Sep., Sil., Spig., Spong., Stann., Staph., Stront., *Sulph.*, Thuj., Verat., Zinc. [PB]
2. **Drüsen:** Bell., Carb-an., Lyc., Merc. [PB]
3. **Knochen:** Bell., Calc., Chin., *Merc.*, Phos., *Puls.*, Ruta, Sil., Staph. [PB]
4. **Haut und Aeusseres:** Alum., Bry., *Calc.*, Graph., Hep., Nat-m., Petr., Phos., *Puls.*, *Rhus-t.*, *Sep.*, Sulph., Zinc. [PB]

IV. Schlaf und Träume: Ars., Kali-c., Mag-c., Nat-c., Nux-v., Sep., Sil. [PB]

V. Fieber: Ars., Nux-v., Sabad., Sep. [PB]

VI. Änderung des Befindens

1. **Verschlimmerung nach der Zeit:** Hep., Sil. [PB]
2. **Verschlimmerung nach Lage und Umständen:** *Am-c.*, Ars., Aur., Bell., Bor., *Bry.*, *Calc.*, Cham., Chin., Cocc., Coloc., Con., Dros., Dulc., Graph., Hep., Ign., Kali-c., *Lyc.*, *Merc.*, Nat-c., *Nux-m.*, Nux-v., *Phos.*, Rhod., *Rhus-t.*, Ruta, *Sep.*, Sil., Spig., Stront., *Sulph.*, Thuj., *Verat.* [PB]

VII. Konkordanz der homöopathischen Arzneien

Am-c., Ars., Bell., Bry., *Calc.*, Caust., Chin., Con., Graph., Hep., Kali-c., *Lyc.*, *Merc.*, Nat-m., Nux-v., *Phos.*, *Puls.*, *Rhus-t.*, Ruta, *Sep.*, Sil., Spig., Staph., Stront., *Sulph.*, Verat. [PB]

Bry., *Lyc.*, Puls. [KV]

Verifikationen und klinische Symptome

Menyanthes trifoliata (Bitterklee, Fieberklee)

(Meny.)

Synonyma

Menyanthes trifoliata L., Trifolium fibrinum der Alten, Bitterklee, Fieberklee [SRN]

Arzneiwirkungsdauer

Wirkt 2 bis 3 Wochen.[SRN]

Zählt zur 2. Klasse derjenigen Mittel, welche eine kurze Wirkungsdauer besitzen.[AHZ 49 (1855) 82]

Nicht-Antipsorische Arznei

[SRN]

Hinweis

Den kleinsten Theil eines Tropfens des unverdünnten Saftes habe ich als eine, in jedem Falle genügende Gabe zu homöopathischem Gebrauche gefunden; fernere Anwendung wird vielleicht zeigen, daß für zärtliche Personen oder Kinder auch eine weitere Verdünnung nöthig seyn wird.[RA 5, 18]

Eigenthümlichkeiten und Hauptwirkungen

Gemüth

Banges Gefühl ums Herz, als wenn etwas Böses bevorstände.[VHA]

Wehmütige, weinerliche Stimmung.[VHA]

Schauder, ohne Frost und ohne Durst, (wie z.B. beim Anhören grausiger Erzählungen), mehr an den oberen Theilen des Körpers (bei Fieber).[VHA]

Konkordanz Gemüth und Geist: Bell., Hell., Hyos., Ign., Lyc., Merc., Nat-c., Op., Phos., Puls., Sil., Staph., Stram., Zinc. [PB]

Geist

Konkordanz Gemüth und Geist: Bell., Hell., Hyos., Ign., Lyc., Merc., Nat-c., Op., Phos., Puls., Sil., Staph., Stram., Zinc. [PB]

Kopf

Anhaltende Schwere des Kopfes.[VHA]

Drückender Kopfschmerz, durch äußern Druck mit der Hand nachlassend, nach dem Essen und beim Treppensteigen erhöhet.[VHA]

Von beiden Seiten zusammenpressendes Kopfweh.[VHA]

Augen

Drücken in den Augen.[VHA]

Erstarren des Augenlides, wie tonischer Krampf.[VHA]

Schwarzwerden vor den Augen, beim Lesen.[VHA]

Ohren

Stiche in den Ohren.[VHA]

Ausfluß aus den Ohren.[VHA]

*Knacken in dem Ohre beim Kauen.[VHA]

Nase

Spannen in der Nasenwurzel.[VHA]

Faul-Eier-Geruch vor der Nase.[VHA]

Antlitz

Röthe und Hitze des Gesichts im Schlafe.[VHA]

Schmerzloses Zucken in den Gesichtsmuskeln.[VHA]

Hitze im Gesichte bei kalten Füßen.[VHA]

*Beim Kauen, Schmerz und Knacken im Kiefergelenke.[VHA]

Verifikationen und klinische Symptome

Verifikationen und klinische Symptome

Mund

Große Trockenheit im Halse, ohne Durst.[VHA]

Beim Gähnen und Husten, Empfindung, als wäre die linke Seite des Gaumens gelähmt.[VHA]

Genüsse

Heißhunger, der nach dem Essen vergeht.[VHA]

Heftiger Hunger nach vorgängiger Hitze im Magen.[VHA]

Verlangen nach FLEISCH und Abneigung gegen BUTTER-BROD.[VHA]

Große Trockenheit im Halse, ohne Durst.[VHA]

Magen

Knurren und Leerheitsgefühl im Magen.[VHA]

Bauch

Kältegefühl im Unterleibe.[VHA]

Wundheitsschmerz der äußern Bauchbedeckungen.[VHA]

Stuhl

Hartleibigkeit und Leibesverstopfung.[VHA]

Harn

Oefterer Harndrang mit vermindertem Abgange.[VHA]

Geschlechtstheile

Starker Geschlechtstrieb ohne Ruthensteifigkeit.[VHA]

Schnupfen

Fließschnupfen mit Verstopftheitsgefühl der Nase.[VHA]

Luftröhre

Rauhe, heisere Sprache, mit verstopften Ohren.[VHA]

Krampfhafte Verengerung des Kehlkopfes, wobei die Anstrengung beim Athemholen zum Husten reizt.[VHA]

Hals

Genicksteifigkeit.[VHA]

Lähmiges Spannen in den Nackenmuskeln.[VHA]

Brust

Zusammenpressen der Brust von beiden Seiten, mit Stichen, durch Einathmen sehr verschlimmert.[VHA]

Stiche in der Herzgegend.[VHA]

Banges Gefühl ums Herz, als wenn etwas Böses bevorstände.[VHA]

Rücken

Im Sitzen und beim Bücken, Zerschlagenheitsschmerz im Kreuze.[VHA]

Oberglieder

Klammartiger Schmerz in den Armen, Händen und Fingern.[VHA]

Aufgetriebene Adern an den Händen und Unterarmen. [VHA]

Sichtbares, aber unschmerzhaftes Muskelzucken in verschiedenen Theilen, am meisten in der Ruhe.[VHA]

Klammartige Schmerzen in den Extremitäten.[VHA]

Kneipendes Stechen in den Gliedern und Gelenken.[VHA]

Unterglieder

Klammartiger Schmerz in den Beinen.[VHA]

Zerschlagenheit der Oberschenkel.[VHA]

Ungemein kalte Füße.[VHA]

Hitze im Gesichte bei kalten Füßen.[VHA]
Sichtbares, aber unschmerzhaftes Muskelzucken in verschiedenen Theilen, am meisten in der Ruhe.[VHA]
Klammartige Schmerzen in den Extremitäten.[VHA]
Kneipendes Stechen in den Gliedern und Gelenken.[VHA]

Drüsen

Konkordanz Drüsen: *Calc.*, Clem., Rhod., Spong. [PB]

Haut

Konkordanz Haut und Aeusseres: Led., L y c ., S t a p h . [PB]

Schlaf

Röthe und Hitze des Gesichts im Schlafe.[VHA]

Fieber

Schauder, ohne Frost und ohne Durst, (wie z.B. beim Anhören grausiger Erzählungen), mehr an den oberen Theilen des Körpers.[VHA]
Abendliche Hitze ohne Durst.[VHA]
Wechselfieber mit Kälte im Unterleibe.[VHA]

Fieberstadien

1. P u l s beim Froste langsam, bei der Hitze beschleunigt.[WF 32]
2. F r o s t vorherrschend. – Frost mit Schauder über den Rücken, Eiskälte der Hände und Füsse, und Kältegefühl im Unterleibe. – Allgemeiner Frost, der beim warmen Ofen vergeht, nur im Rücken bleibt. – Ueberlaufender Schauder, ohne Frost (wie vom Anhören grausiger Erzählungen), nur am Oberkörper. – Frostgefühl an den Fingern und Unterschenkeln.[WF 32]
3. Abends allgemeine H i t z e , am Stärksten am Kopfe, mit kalten Füssen. – Gefühl von Hitze, besonders im Rücken, mit untermischtem Gefühl von Kälte, besonders im Unterleibe.[WF 32]
4. S c h w e i s s Abends im Bette, gleich nach dem Niederlegen, oft die ganze Nacht anhaltend.[WF 32]

Konkordanz Fieber: A r s ., Bell., Calc., H e l l ., Lyc., Nux-m., Nux-v., P h o s ., Puls., *Sep., Spig.*, Sulph. [PB]

Gemeinsames

Sichtbares, aber unschmerzhaftes Muskelzucken in verschiedenen Theilen, am meisten in der Ruhe.[VHA]
Klammartige Schmerzen in den Extremitäten.[VHA]
Kneipendes Stechen in den Gliedern und Gelenken.[VHA]
Die meisten Beschwerden erhöhen sich in der Ruhe und gegen Abend, und bessern sich durch Bewegung und Handauflegen.[VHA]

Verschlimmerung der Beschwerden

Konkordanzen

Verschlimmerung nach der Zeit: B e l l ., B r y ., Caps., Caust., L a c h ., L y c ., Mez., P u l s ., Ran-s., Stront. [PB]

Verschlimmerung nach Lage und Umständen: Am-m., Arg., Asaf., A u r ., *C a p s .*, Cham., C o n ., *Cycl.*, D r o s ., *Dulc.*, E u p h ., Euphr., F e r r ., *Lyc.*, M g s ., *Mag-m.*, M o s c h ., Mur-ac., P h - a c ., P l a t ., *Puls.*, R h o d ., *R h u s - t .*, *Sabad.*, Samb., *Sep., Tarax.*, V a l e r ., V e r b ., Viol-t. [PB]

Arzneiverwandtschaften von Menyanthes trifoliata

Asar., Chin., Op., Puls. [VHA]
Bell., Bry., *Calc.*, Caps., Caust., Ign., *L y c .*, Merc., Nux-v., Phos., *P u l s .*, R h u s - t ., Sabad., *Sep.*, Sil., Spig., Staph., S u l p h ., Tarax. [PB]
A s a f ., C a l c ., C a n n - s ., P l a t ., S e p . [KV]

Verifikationen und klinische Symptome

Antidot von Menyanthes trifoliata: Camph.
Camph. [SRN]

Konkordanzen der homöopathischen Arzneien

I. Gemüth und Geist: Bell., Hell., Hyos., Ign., Lyc., Merc., Nat-c., Op., Phos., Puls., Sil., Staph., Stram., Zinc. [PB]

II. Körpertheile und Organe: Bell., Bry., Calc., Carb-an., Carb-v., Caust., Chel., Chin., Con., Graph., Ign., Kali-c., Lyc., Merc., Mez., Nat-m., Nit-ac., Nux-v., Petr., Phos., *Puls.*, Rhus-t., *Sep.*, *Sil.*, Spig., Staph., *Sulph.*, Verat., Zinc. [PB]

III. Empfindungen und Beschwerden

1. **Aeussere und innere Körpertheile im Allgemeinen:** Alum., Arn., Asaf., *Bell.*, Bry., *Calc.*, Caust., Chin., Cocc., Graph., *Ign.*, Kali-c., Lyc., M-arct., Merc., Mur-ac., Nat-c., Nat-m., Nux-v., Phos., Plat., Puls., Rhus-t., Sabad., Sep., Sil., Spig., Spong., *Stann.*, Staph., *Sulph.*, Tarax., Thuj., Zinc. [PB]
2. **Drüsen:** *Calc.*, Clem., Rhod., Spong. [PB]
3. **Knochen:** vacat. [PB]
4. **Haut und Aeusseres:** Led., Lyc., Staph. [PB]

IV. Schlaf und Träume: ? [PB]

V. Fieber: Ars., Bell., Calc., Hell., Lyc., Nux-m., Nux-v., Phos., Puls., *Sep.*, *Spig.*, Sulph. [PB]

VI. Änderung des Befindens

1. **Verschlimmerung nach der Zeit:** Bell., Bry., Caps., Caust., Lach., Lyc., Mez., Puls., Ran-s., Stront. [PB]
2. **Verschlimmerung nach Lage und Umständen:** Am-m., Arg., Asaf., Aur., *Caps.*, Cham., Con., *Cycl.*, Dros., *Dulc.*, Euph., Euphr., Ferr., *Lyc.*, Mgs., *Mag-m.*, Mosch., Mur-ac., Ph-ac., Plat., *Puls.*, Rhod., *Rhus-t.*, *Sabad.*, Samb., *Sep.*, *Tarax.*, Valer., Verb., Viol-t. [PB]

VII. Konkordanz der homöopathischen Arzneien

Bell., Bry., *Calc.*, Caps., Caust., Ign., *Lyc.*, Merc., Nux-v., Phos., *Puls.*, Rhus-t., Sabad., *Sep.*, Sil., Spig., Staph., Sulph., Tarax. [PB]

Asaf., Calc., Cann-s., Plat., Sep. [KV]

Verifikationen und klinische Symptome

Mercurius corrosivus (Quecksilber-Sublimat)

(Merc-c.)

Synonyma

Mercurius corrosivus, Mercurius sublimatus
Quecksilber-Sublimat [RA 1, 422]
Mercurius sublimatus corrosivus, Ätzendes Quecksilbersublimat [Br., Lippe]

Literatur

Hahnemann, Samuel: Reine Arzneimittellehre. Erster Theil. Dritte, vermehrte Auflage: (Quecksilber-Sublimat), S. 422 - 423. Dresden und Leipzig 1830. – Die im Text verwendete Abkürzung ist RA 1.

Arzneiprüfung – Eigenthümlichkeiten und Hauptwirkungen

Gemüth

Oeftere mißmuthige Laune, daß man ihm nichts zu Danke gemacht haben soll, – mit Heiterkeit abwechselnd.[RA 1, Nr. 51]

Er kann Nachts auf keiner Stelle ruhen, wegen Gefühl von Hitze und Aengstlichkeit.[RA 1, Nr. 50]

Geist

Schwäche des Verstandes; er sieht uns mit großen Augen an und versteht uns nicht (n. 2 St.).[RA 1, Nr. 1]

Kopf

Kopfschmerz, Stechen mit Drücken gemischt, über dem linken Auge, durch Vorbücken verschlimmert.[RA 1, Nr. 2]

Augen

Entzündung der Augen, die aus ihren Höhlen hervortreten.[RA 1, Nr. 4]

Stierer Blick.[RA 1, Nr. 5]

Schwäche des Verstandes; er sieht uns mit großen Augen an und versteht uns nicht (n. 2 St.).[RA 1, Nr. 1]

Verzerrung des Gesichts.[RA 1, Nr. 6]

Reißen in der obern Kinnlade (der Highmorischen Höhle) gegen das Auge zu, mit darauf folgender Geschwulst.[RA 1, Nr. 7]

Ohren

Ein Wuwwern im linken Ohre, so wie der Puls geht.[RA 1, Nr. 3]

Antlitz

Reißen in der obern Kinnlade (der Highmorischen Höhle) gegen das Auge zu, mit darauf folgender Geschwulst.[RA 1, Nr. 7]

Knochenbrand am Oberkiefer. (Wenn am Unterkiefer, paßt PHOS..)[Br., Lippe]

Die Unterlippe sehr aufgeschwollen und die innere Seite so nach außen gekehrt, daß der Rand derselben auf dem Kinne ruhete.[RA 1, Nr. 9]

Geschwulst der Lippen, der Zunge, des Halses.[RA 1, Nr. 10]

Rauhigkeit im Halse, welche das Reden, aber nicht das Schlingen beschwerlich macht.[RA 1, Nr. 11]

Zähne

Am Zahnfleische und im Munde, ein brennender Schmerz.[RA 1, Nr. 8]

Mund

Am Zahnfleische und im Munde, ein brennender Schmerz.[RA 1, Nr. 8]

Geschwulst der Lippen, der Zunge, des Halses.[RA 1, Nr. 10]

Speichelfluß.[RA 1, Nr. 13]

Schmerzhaftes Brennen vom Munde bis in die Magen-Gegend.[RA 1, Nr. 19]

Verifikationen und klinische Symptome

Anschwellung des Schlundes, so daß der Kranke beinahe erstickt; er kann nichts Flüssiges schlucken und klagt über Hitze im Munde, der Zunge und des Schlundes (vergleiche BELL.).[Br., Lippe]

Genüsse
Unauslöschlicher Durst.[RA 1, Nr. 14]

Genüsse
SALZIGER Geschmack im Munde (nach 2 Stunden).[RA 1, Nr. 12]
Speichelfluß.[RA 1, Nr. 13]

Uebelkeit
Erbrechen.[RA 1, Nr. 15]

Magen
Drückendes Gefühl in der Magen-Gegend und der Brust.[RA 1, Nr. 16]
Schmerzhaftes Brennen vom Munde bis in die Magen-Gegend.[RA 1, Nr. 19]

Bauch
Gleich nach dem Stuhlgange, Herabpressen vorne unter dem Nabel, welches einige Zeit anhält.[RA 1, Nr. 17]
Schneiden im Leibe (sogleich) mit Frostigkeit in freier, obgleich warmer LUFT.[RA 1, Nr. 18]
Sehr aufgetriebner, schmerzhafter Unterleib.[RA 1, Nr. 20]
Ungemeine Auftreibung des Unterleibes (n. 12 St.).[RA 1, Nr. 21]
Unter fast stetem Leibschneiden und unerträglichem, schmerzhaftem fast vergeblichem Pressen, Drängen und Stuhlzwange, öfterer Abgang wenigen BLUTIGEN Schleimes, bei Tag und Nacht.[RA 1, Nr. 24]
(Früh, auf den Armen und am Leibe unschmerzhafte Blasen, die am Tage vergehen.)[RA 1, Nr. 43]

Stuhl
Stuhlgang zähen Kothes.[RA 1, Nr. 22]
Stuhlgang dünn geformten Kothes.[RA 1, Nr. 23]
Unter fast stetem Leibschneiden und unerträglichem, schmerzhaftem fast vergeblichem Pressen, Drängen und Stuhlzwange, öfterer Abgang wenigen BLUTIGEN Schleimes, bei Tag und Nacht.[RA 1, Nr. 24]
Herbstrhuren und scharfe Durchfälle.[SRN XV]
Schmerzhaftes, fast erfolgloses Pressen, Anstrengungen und Zwang zum Stuhlgang mit unerträglichem, schneidendem Schmerz im Bauche, und Ausleerung kleiner Quantitäten BLUTIGEN Schleimes; paßt daher besonders bei Ruhr. (Im COLOC.-Stuhlzwang lehnt der Kranke nach vorwärts und krümmt sich zusammen. In einem derartigen Zustande sollte man keine MILCH geben; die beste Diät ist beef-tea [beef-tea kann nicht mit Bouillon übersetzt werden; es ist ein durch Auskochen von Rind- oder Ochsen-FLEISCH im WASSER-Bade gewonnener Extrakt (*R. Haehl*).]; man erlaube weder BROT noch irgend welche feste Nahrung.[Br., Lippe]
Bei intermittierendem Pulse in der Ruhr ist MERC-C. das beste Arzneimittel, das wir haben.[Br., Lippe]
Stuhlzwang mit ruhrartigen Ausleerungen, Erbrechen von Galle, Wadenkrämpfen und Stichen in der Seite.[Br., Lippe]
Ausleerung von Koth mit Schleim und dunklem, geronnenem BLUT vermischt.[RA 1, Nr. 25]
Durchfall.[RA 1, Nr. 26]
Tenesmus.[RA 1, Nr. 27]
Verschlimmerung abends und nachts (bei Diarrhoe und ruhrartigen Stuhlgängen).[Br., Lippe]

Harn
Tenesmus.[RA 1, Nr. 27]
Harnstrenge.[RA 1, Nr. 28]
Der Harn wird nur tropfenweise und mit viel Schmerz gelassen (vergl. CANTH.).[Br., Lippe]

Verifikationen und klinische Symptome

Geschlechtstheile

Jücken vorne in der Harnröhre.[RA 1, Nr. 29]

Harnröhrtripper, erst dünn, dann dicker; zuletzt beißender Schmerz beim Harnlassen und Stiche durch die Harnröhre hin.[RA 1, Nr. 30]

Weißer Fluß, blaßgelb von ekelhaft süßlichem Geruche.[RA 1, Nr. 31]

(Bei Berührung des Muttermundes im Beischlafe, wie drückender Schmerz, worauf ein Pressen erfolgt.)[RA 1, Nr. 32]

Schnupfen

Ungeheurer Schnupfen.[RA 1, Nr. 33]

Husten

Trockner Husten.[RA 1, Nr. 34]

Hohler, angreifender, trockner Husten (n. 2 St.).[RA 1, Nr. 35]

Brust

Nächtlicher stechender Schmerz quer durch die ganze Brust.[RA 1, Nr. 36]

Beklemmung auf der Brust.[RA 1, Nr. 37]

Um die Brustwarzen herum, schmerzhafte Drüsengeschwülste.[RA 1, Nr. 38]

Herz – Puls

Puls klein, schwach und oft aussetzend; zuweilen zitternd.[WF 33]

Der Puls ist schwach, klein, aussetzend und manchmal zitternd.[Br., Lippe]

Der Puls ist klein und schnell und setzt alle vier oder fünf Schläge aus: NUX-V. (vergleiche NAT-M. und MERC-C.).[Br., Lippe]

Bei intermittierendem Pulse in der Ruhr ist MERC-C. das beste Arzneimittel, das wir haben.[Br., Lippe]

Oberglieder

(Früh, auf den Armen und am Leibe unschmerzhafte Blasen, die am Tage vergehen.)[RA 1, Nr. 43]

Die Extremitäten sind kalt und haben ein purpurnes Aussehen; der Puls ist klein, krampfhaft und beschleunigt (vergleiche BELL.).[Br., Lippe]

Rheumatische Schmerzen in der linken Schulter und im Schulterblatte (vergleiche FERR.).[Br., Lippe]

Unterglieder

Stechender Schmerz im Hüft-Gelenke bei Bewegung und Ruhe.[RA 1, Nr. 39]

Empfindung von Eingeschlafenheit des Unterschenkels.[RA 1, Nr. 40]

Eiskalte Füße (n. 2 St.).[RA 1, Nr. 41]

Drüsen

Um die Brustwarzen herum, schmerzhafte Drüsengeschwülste.[RA 1, Nr. 38]

Knochen

Gegen Abend, unangenehmes Gefühl in der Beinhaut aller Knochen, wie beim Eintritt eines Wechselfiebers, mit Hitz-Gefühl im Kopfe (n. 6 St.).[RA 1, Nr. 42]

Erkrankungen der Knochenhaut: MERC-C., PH-AC., SABIN..[LWB 183]

Knochenbrand am Oberkiefer. (Wenn am Unterkiefer, paßt PHOS..)[Br., Lippe]

Haut

(Früh, auf den Armen und am Leibe unschmerzhafte Blasen, die am Tage vergehen.)[RA 1, Nr. 43]

Schlaf

Er kann Nachts auf keiner Stelle ruhen, wegen Gefühl von Hitze und Aengstlichkeit.[RA 1, Nr. 50]

Fieber

Er friert an den Kopf.[RA 1, Nr. 46]

Verifikationen und klinische Symptome

Gegen Abend, unangenehmes Gefühl in der Beinhaut aller Knochen, wie beim Eintritt eines Wechselfiebers, mit Hitz-Gefühl im Kopfe (n. 6 St.).[RA 1, Nr. 42]

Bei der mindesten Bewegung, schon im Aufstehen vom Sitze, Frost und Leibschmerzen.[RA 1, Nr. 47]

Von freier, obgleich warmer LUFT, die ihr sehr zuwider ist, Frost, Leibschneiden und Stuhlzwang.[RA 1, Nr. 48]

Beim Vorbücken Hitze, beim Wiederaufrichten Kühlung.[RA 1, Nr. 49]

Er kann Nachts auf keiner Stelle ruhen, wegen Gefühl von Hitze und Aengstlichkeit.[RA 1, Nr. 51]

Fieberstadien

1. P u l s klein, schwach und oft aussetzend; zuweilen zitternd.[WF 33]
2. F r o s t von der mindesten Bewegung und im Freien, fast stets mit Leibschneiden. – Abends Frostigkeit, besonders im Kopfe. – Frost Nachts im Bette.[WF 33]
3. Aeusserliche H i t z e mit Gilbe der Haut. – Brennende und stechende Hitze in der Haut. – Hitze beim Bücken und Kälte beim Aufrichten.[WF 33]
4. Nacht-S c h w e i s s. – Gegen Morgen wird der Schweiss übelriechend. – Kalter Schweiss, oft nur an der Stirn. – Die ganze Haut mit kaltem ängstlichen Schweisse bedeckt.[WF 33]

Gemeinsames

Fein stechender Schmerz hie und da in den Muskeln, bei Tage.[RA 1, Nr. 44]

Er fährt beim Einschlafen heftig zusammen mit einer Erschütterung des ganzen Körpers (n. 8 St.).[RA 1, Nr. 45]

Für BLUTUNG von Polypen vergleiche PHOS. mit SANG. und MERC-C..[Br., Lippe]

Verschlimmerung der Beschwerden

Verschlimmerung abends und nachts (bei Diarrhoe und ruhrartigen Stuhlgängen).[Br., Lippe]

Verifikationen und klinische Symptome

Mercurius vivus (Quecksilber)
(Merc.)

Synonyma
Mercurius vivus, Quecksilber [SRA]
Metallisches Quecksilber [Br., Lippe]

Antisyphilitische und antisykotische Arznei
[SRA], [AHP 262]

Arzneiwirkungsdauer
Wirkt 2 bis 3 Wochen.[SRA]
Zählt zur 3. Klasse derjenigen Mittel, welche eine mittlere Wirkungsdauer besitzen.[AHZ 49 (1855) 82]

Hinweise
In syphilitischen Krankheiten reiner Art fand ich gewöhnlich eine einzige Gabe QUECKSILBER-Metall (X°) zulänglich, doch waren auch nicht selten zwei oder drei solcher Gaben nöthig, wo nur die mindeste Komplikation mit Psora ersichtlich war, in Zeiträumen den 6, 8 Tagen gereicht.[Hahnemann, SRA XXVII]

Das im Text in eckige Klammer gesetzte PLB.-Symptom „Aphthen, unreine Geschwüre und schwarzblaue Flecken im Munde und auf der Zungenspitze, (wie von QUECKSILBER-Mißbrauch): Plb.[VHA]" wurde unter die Rubrik **Mund** mit aufgenommen, da *C. von Bönninghausen* eindeutig den Vergleich mit QUECKSILBER eingeht. – Außerdem wird hiermit aufgezeigt, daß die neuerdings unter den Laien zunehmenden Indikationen von homöopathischem MERCUR bei Symptomen wie QUECKSILBER-Geschmack im Munde oder bei AMALGAM-Füllungen in den geschädigten Zähnen, die aufgrund von Assoziationen und nicht durch den Materia medica-Vergleich erfaßt wurden, falsch sind und die Findung des Simile verhindern.

Schweiß während des Schlafes. (Fettiger Schweiß, der keine Erleichterung verschafft). (Auf dieses Symptom legte Dr. *Lippe* hohen Wert.). Dieser Schweiß begleitet alle Beschwerden.[Br., Lippe]

In Tiefpotenzen Eiterung beschleunigend, in hohen [Potenzen] verhindernd.[Dalal; AHZ 200, 188]

Eigenthümlichkeiten und Hauptwirkungen

Gemüth
Große geistige (und körperliche) Unruhe, besonders Abends und Nachts.[VHA]
Große Schwäche und Angegriffenheit mit Zittern von geringer Arbeit.[HA 6]
Nächtliche Angst und Bangigkeit.[VHA]
Nächtliche Angst und Bangigkeit, mit Neigung zum Entfliehen.[HA 46]
Nächtliche Schlaflosigkeit mit Angst und Unruhe.[KEU 41]
Gram mit nächtlicher Angst, Zanksucht und Klagen über seine Verwandten und Umgebungen.[HA 8]
Aengstlichkeit und Unruhe.[KEU 40]
Eigensinn und Ungeduld.[VHA]
Eigensinn und Ungeduld (der Kinder).[KEU 40]
Neigung zu Zank und Widerspruch.[VHA]
Zanksucht.[HA 6]
Unzufriedenheit und Klagen über die ganze Welt; Neigung zu entfliehen.[HA 6]
Lebensüberdruß.[VHA]
Monatliches zu stark mit Angst und Leibschmerzen.[VHA]
Schreck mit nachbleibender Aengstlichkeit und Nachtbeschwerden. – Große Schwäche und Angegriffenheit mit Zittern von geringer Arbeit; Erhöhung sämmtlicher Beschwerden Nachts in der Bettwärme; Einschlafen verhindert durch schreckhafte Phantasiebilder; Frost, wie mit kaltem Wasser übergossen; Zanksucht; Unzufriedenheit und Klagen über die ganze Welt; Neigung zu entfliehen; übelriechender Athem und Speichelfluß; Verdauungsschwäche bei stetem Hunger; Durchfall mit Tenesmus; scharfem Fließschnupfen; nächtliches Gliederreißen.[HA 6]
Heimweh mit nächtlicher Angst und Schweiß.[HA 8]

Verifikationen und klinische Symptome

Konkordanz Gemüth und Geist: Acon., Anac., Calc., Hell., Ign., Lyc., Nat-c., Nux-v., Op., Phos., Ph-ac., Puls., Rhus-t., *Sep.*, Sil., Staph., Stram., Sulph. [PB]

Geist

Einschlafen verhindert durch schreckhafte Phantasiebilder.[HA 6]

Ohnmacht nach SÜßLICHEM Aufsteigen im Halse und mit nachfolgendem Schlafe.[HA 28]

Konkordanz Gemüth und Geist: Acon., Anac., Calc., Hell., Ign., Lyc., Nat-c., Nux-v., Op., Phos., Ph-ac., Puls., Rhus-t., *Sep.*, Sil., Staph., Stram., Sulph. [PB]

Schwindel

Schwindel mit Uebelkeit.[VHA]

Drehender Schwindel beim Liegen auf dem Rücken, mit Kopfweh, Uebelkeit, Schwarzwerden vor den Augen und Hitze.[HA 28]

Kopf

Haarausfallen.[VHA]

Ausfallen der Haare, am meisten an den Schläfen und Kopfseiten, nach nässenden Kopfausschlägen oder nach klebrigen Schweißen des Kopfs, mit Jucken desselben Nachts in der Bettwärme, von Kratzen verschlimmert und brennend, bei großer Neigung zu Schweiß.[HA 111]

Innerer Kopf

BLUTDRANG zum Kopfe.[KEU 40]

Kopfweh, als sollte der Kopf zerspringen.[VHA]

Reissend brennender Kopfschmerz in den Schläfen.[VHA]

Nächtliches, halbseitiges Reissen im Kopfe.[VHA]

Brennen im Kopfe, besonders in der linken Schläfe, mit Reißen darin, Nachts im Liegen im Bette verschlimmert, von Aufsitzen gebessert. – Nächtliche Angst und Bangigkeit, mit Neigung zum Entfliehen; Entzündung der Augen mit Unerträglichkeit des Feuerscheins; Ohrenzwang mit Brausen in den Ohren; erdfahle, schmutzige Gesichtsfarbe; geschwüriges Zahnfleisch; Geschwulst der Zunge; Speichelfluß; Durchfall mit Tenesmus; Fließschnupfen mit scharfem, WÄSSERIGEN Ausflusse; nächtliches Reißen in den Gliedern, mit beständigem Schwitzen; Abends zitterige Unruhe in den Gliedern ungemeine Erhöhung der Schmerzen in der Bettwärme; Frostschauder, wie mit kaltem Wasser übergossen; sauerriechender Nachtschweiß.[HA 46]

Zusammendrückender Kopfschmerz, wie eingeschraubt, oder als wäre er mit einem Bande zusammengeschnürt, mit WÄSSERN der Augen, gegen Abend und Nachts im Bette bis zum Unerträglichen verschlimmert, von Aufstehen aus dem Bette gebessert.[HA 60-61]

Entzündung des Gehirns, mit Brennen, Wallen und Klopfen im Vorderkopfe, mit dem Gefühle, als wäre er mit einem Bande umgeben, Nachts im Bette verschlimmert, von Aufstehen gebessert.[HA 62]

Gehirnentzündung mit Brennen und Pulsieren der Stirne und dem Gefühl, als ob ein eisernes Band den Kopf zusammenschnürte. (Vergleiche SULPH..) Dieses Symptom ist schlimmer nachts und besser nach dem Ausfahren. (Der APIS-Kranke verlangt eine enganliegende Binde um den Kopf).[Br., Lippe]

Geschwürschmerz im ganzen Kopfe, Nachts im Liegen und Warmwerden im Bette verschlimmert, nach dem Aufstehen und beim ruhigen Sitzen in der warmen Stube gebessert.[HA 64]

Reißen in einer, meist der linken Kopfhälfte und Schläfe vom Nacken herauf, mit unerträglicher Hitze und Schweiß, Nachts und in der Bettwärme verschlimmert, gegen Morgen im ruhigen Liegen gebessert.[HA 75]

Verifikationen und klinische Symptome

Spannen quer über der Stirn, wie von einem Bande oder Reife, Nachts im Liegen und Warmwerden im Bette verschlimmert, nach dem Aufstehen aus dem Bette, von Handauflegen, und im Sitzen in der warmen Stube gebessert.[HA 81]

Zersprengungsschmerz des Kopfes.[KEU 40]

Aeusserer Kopf

Gefühl, als wenn ein Band um den Kopf läge.[VHA]

Wie ein Reif um den Kopf gespannt.[KEU 40]

Trockner, übelriechender, stechend-brennender Ausschlag, wie gelbliche Krusten, auf dem Vorderkopfe und an den Schläfen, von Kratzen Entzündung und Rothlauf.[HA 97]

Knochenbeulen auf dem Haarkopfe, mit Unterköthigkeitsschmerz bei Berührung, leicht in Knochenfraß übergehend, Nachts im Liegen im Bette am schmerzhaftesten.[HA 99]

Schmerzhafte Empfindlichkeit des ganzen äußeren Kopfs, als wäre er wund oder unterschworen, Nachts beim Warmwerden im Bette und von Berührung verschlimmert, so wie auch nach Kratzen, wonach leicht BLUT folgt.[HA 104]

Offenbleibende Fontanellen bei schmutziger Gesichtsfarbe, geschwollenem Zahnfleische, Aphthen im Munde und faulem Geruche aus demselben, scharfem, wundmachendem Durchfall, unruhigem Schlafe und sauren Nachtschweißen.[HA 107]

BLUTIGE Kopfgeschwulst (der Kinder) mit Entzündung und starker Röthe, Fieber mit Durst, Schlaflosigkeit wegen Hitze und Unruhe und stets feuchter Haut, bei nächtlicher Verschlimmerung.[HA 108]

Wollüstig kitzelndes und kriebelndes Jucken auf dem Vorderkopfe und an den Schläfen, von Kratzen leicht BLUTEND und in rothlaufartige Entzündung übergehend, Abends beim Warmwerden im Bette und Nachts verschlimmert.[HA 116]

Starker Frost mit äußerlich reißenden und zusammenziehenden Schmerzen am Haarkopfe von der Stirn bis zum Nacken, früh und Abends bis Mitternacht, beim Liegen im Bette und im Freien verschlimmert.[HA 119]

Stechende und reißende Knochenschmerzen am Schädel, wie von einem Geschwüre, leicht in Entzündung und Knochenfraß mit Auflockerung der Knochensubstanz übergehend, mit großer Neigung zu schwitzen, von Berührung und in der Bettwärme verschlimmert.[HA 121]

Heftiges Reißen in der Kopfhaut und in den Muskeln, besonders im vordern Theile des Kopfs, oder bloß an einer Seite, mit Schweiß des leidenden Theils, Nachts und in der Bettwärme verschlimmert, bei trocknem Wetter, in der Ruhe und von Reiben gebessert.[HA 124]

Stinkender, sauerriechender, öliger Schweiß am Kopfe und an der eiskalten Stirne, mit Brennen in der Haut, Athemmangel, Stichen in der Lebergegend, Uebelkeit und Herzklopfen, Nachts im Bette verschlimmert, nach dem Aufstehen gebessert.[HA 128]

Stinkende, sauer riechende, ölige Ausdünstung am Kopf und an der eisig kalten Stirne, mit brennen in der Haut; schlimmer des nachts im Bette, besser nach dem Aufstehen. (Kalter Schweiß an der Stirne ist ein sehr charakteristisches Symptom von VERAT..)[Br., Lippe]

Haarausfallen.[VHA]

Ausfallen der Haare, am meisten an den Schläfen und Kopfseiten, nach nässenden Kopfausschlägen oder nach klebrigen Schweißen des Kopfs, mit Jucken desselben Nachts in der Bettwärme, von Kratzen verschlimmert und brennend, bei

Verifikationen und klinische Symptome

großer Neigung zu Schweiß.[HA 111]

Verifikationen und klinische Symptome

Augen

Geschwürige und schorfige Augenlidränder mit Schorfen um die Augen.[VHA]
Die Ränder der Augenlider sind mit Schorf und Geschwüren bedeckt; vor dem linken Auge erscheint alles nebelig und düster, wie vom schwarzen Star.[Br., Lippe]
Augenentzündung mit Unerträglichkeit des FEUERSCHEINS.[VHA]
Entzündung der Augen mit Unerträglichkeit des FEUERSCHEINS.[HA 46]
Augenentzündung, mit Röte des Augenschweiß und großer Schmerzhaftigkeit, wenn der Kranke in das helle LICHT sieht. (Dieses Symptom kann man besonders häufig bei skrofulösen Kindern wahrnehmen.)[Br., Lippe]
Starkes Thränen der Augen.[VHA]
Scharfes Thränen der Augen.[KEU 40]
Schmerz, wie von einem schneidenden Körper unter den Augenlidern.[VHA]
Beissen und Brennen in den Augen, besonders im Freien.[VHA]
Schwarze Punkte vor den Augen.[VHA]
Angehender schwarzer Staar.[VHA]
Scheu vor LICHT und FEUERSCHEIN.[VHA]
Heftiges Zusammenziehen der Augelider; infolge der LICHTSCHEU kann der Kranke kaum seine Augen öffnen. Die Augen sind von kleinen Bläschen umgeben.[Br., Lippe]
MERC. paßt gut bei triefenden Augen, bei heftigem Tränen des Abends, bei Pusteln der Augenbindehaut und Hornhautgeschwüren (vergl. CALC. und SACCH.).[Br., Lippe]
Der Kranke sieht schwarze Fliegen, Funken und Nebel vor den Augen, Krampfhaftes Zusammenziehen der Augenlider. (Diesem Zustand, den man so häufig bei skrofulösen und vernachlässigten Kindern sieht, liegt häufig eine vererbte Syphilis zu Grunde.)[Br., Lippe]

Ohren

Ohrenzwang mit reissendem oder stechendem Schmerze.[VHA]
Ohrenzwang mit Brausen in den Ohren.[HA 46]
Geschwürigkeit der Ohrmuschel.[VHA]
Ausfluß von BLUT und übelriechendem Eiter aus den Ohren.[VHA]
Eiterausfluß vom Ohr, mit Geschwürbildung des äußeren Ohres. (Der CHAM.-Eiter ist dünn, der PULS.-Eiter ist grün und dick.)[Br., Lippe]
Schwammige Auswüchse im Ohre.[VHA]
Geschwulst der Ohrdrüsen.[VHA]
Schwerhörigkeit, nach Schnauben gebessert.[VHA]
Rauschen in den Ohren.[VHA]

Nase

Rothe, glänzende Geschwulst der Nase.[VHA]
Nasen-BLUTEN.[VHA]
Nasen-BLUTEN mit schnell gerinnendem BLUTE.[KEU 40]
Nasen-BLUTEN während des Schlafes, oder beim Husten (vergleiche ACON.).[Br., Lippe]
Schorfige Nasenlöcher, die zu BLUTEN anfangen, sobald man sie reinigt (skrofulöse Kinder!).[Br., Lippe]

Antlitz

Erdfahle, schmutzige Gesichtsfarbe.[VHA], [HA 46]
Todtenblässe des Gesichts.[KEU 40]
Schmutzig gelbe Krusten im Gesichte, die nach Kratzen BLUTEN.[VHA]
Blüthenausschlag am Kinne.[VHA]
Halbseitige Backengeschwulst.[VHA]
Schrundige, schwärende Lippen.[VHA]
Aufgesprungene, schwärende Lippen.[KEU 40]
Harte Geschwulst der Unterkiefer- (Ohr- und Hals-) Drüsen.[VHA]

Zähne

Geschwollenes, klaffendes Zahnfleisch, mit nächtlichem Brennen und Wundheitsschmerze, besonders bei Berührung und Essen.[VHA]

Geschwüriges Zahnfleisch, mit hervorragenden Zacken.[VHA]
Geschwüriges Zahnfleisch.[HA 46]
Das Zahnfleisch ist schwammig und BLUTET leicht; es tritt von den Zähnen zurück.[Br., Lippe]
Geschwollenes Zahnfleisch mit Lockerheit der Zähne.[KEU 40]
Lockerheit und Ausfallen der Zähne.[VHA]
Die Zähne sind locker und schmerzhaft, wenn man sie mit der Zunge berührt; sie fallen leicht aus (nach starkem Speichelfluß).[Br., Lippe]
Nächtliche, reissende Zahnschmerzen, durch kalte LUFT, Essen, so wie durch kalt und warm Trinken erregt.[VHA]
Stiche in den Zähnen.[VHA]
Die Zahnschmerzen wüthen am heftigsten Abends und die Nacht und werden in der Bettwärme ganz unerträglich.[VHA]
Zahnweh, das durch heiße und kalte LUFT sowie durch Essen, abend und nachts sich verschlimmert. Die Bettwärme macht die Schmerzen unerträglich.[Br., Lippe]

Mund

Fauler Mundgeruch.[VHA], [KEU 40]
Brennende Geschwüre oder Aphthen im Munde.[VHA]
Brennen im Halse wie von heißem Dampfe, der vom Magen aufsteigt, mit Gefühl von Trockenheit im Schlunde beim Schlucken; fortgesetztes Verlangen zum Schlingen mit WASSERANSAMMLUNG im Munde.[Br., Lippe]
Brennen im Schlunde.[VHA]
[Aphthen, unreine Geschwüre und schwarzblaue Flecken im Munde und auf der Zungenspitze, (wie von QUECKSILBER-Mißbrauch): Plb.[VHA]]
Die Gaumen sind geschwollen, weiß und BLUTEND, wie man es bei Trunkenbolden und häufig in bösartigen Fiebern findet: NUX-V. (vergl. MERC.).[Br., Lippe]
Geschwulst des weichen Gaumens und des Schlundes.[VHA]
Entzündung und Eiterung des Schlundes.[VHA]
Entzündung des Schlundes.[KEU 40]
Röte und Schmerz im Schlunde; rosenartige Entzündung alle Weichteile des Mundes und Schlundes (vergleiche BELL., APIS, ARS.).[Br., Lippe]
Fortgesetzte schmerzhafte Trockenheit des Schlundes, während der Mund voll von WASSER ist (vergleiche PHOS.).[Br., Lippe]
Beim Schlingen, stechender Schmerz im Halse und in den Mandeln.[VHA]
Schlingschmerz, als ob man einen Fremdkörper hinunterschlucke. (Gefühl, wie wenn man über einen Klumpfen schlingen würde, verlangt IGN..)[Br., Lippe]
Angina, besonders mit stechenden Schmerzen. Verschlimmerung durch leeres Schlucken, des Nachts, und in kalter LUFT. (IGN. hat das Gegenteil.)[Br., Lippe]
Geschwüre im Halse und den entzündeten Mandeln: LACH. (vergl. MERC., BELL., NIT- AC., KALI- BI.).
Stete Neigung zu schlingen.[VHA], [KEU 40]
Halsentzündung mit dem Gefühl eines Klumpens, der Räuspern verursacht, von dunkler Röte und Schwellung des weichen Gaumens begleitet: BELL. (Der MERC.-Kranke versucht den Klumpen hinunterzuschlucken).[Br., Lippe]
Weiche Anschwellung der Zunge, mit Speichelfluß und Eindrücken von den Zähnen, deutet auf MERC. (Starke Anschwellung der Zunge, die den ganzen Mund ausfüllt: LACH.).[Br., Lippe]
Die Zunge ist weich und geschwollen, und die Ränder derselben sind durch den Eindruck der Zähne gezackt. (Speichelfluß). (Vergl. ARS., JOD..)[Br., Lippe]
Geschwulst der Zunge.[VHA], [HA 46], [KEU 40]
Verhärtung und Eiterung der Zunge.[VHA]
Fröschleingeschwulst.[Br., Lippe]
Unvermögen zu sprechen.[VHA]
Heisere, unreine Sprache.[VHA]
Unreine Sprache.[KEU 40]
Kopiöser, stinkender Speichelfluß.[VHA]
Stinkender Speichelfluss.[KEU 40]
Speichelfluß.[HA 46]

Heilungsbericht: [D]aß der Husten sich verlor, der Speichelfluß aber nicht, und daß am 21. Juni [1841] dabei eine bedeutende P a r o t i t i s auftrat, welche nach dreien Gaben MERC., jede zu

Verifikationen und klinische Symptome

30°°, in einem Paar Tagen, sammt dem Speichelfluß gehoben waren. Es blieb nun gut bis zum 28. Aug., wo eine heftige, mit Leibweh verbundene D i a r r h ö e sich einstellte, wogegen RHEUM, CHAM. und ARS. nichts nutzten, welche aber durch zwei Gaben MERC. 30°° und einer Zwischengabe SULPH. 60°° bis zum 11. Sept. gänzlich gehoben war.[ACS 19 (1842) 3, 44-45]

Beinahe vollständige Unbeweglichkeit des Kiefers, so daß der Kranke kaum imstande ist, den Mund zu öffnen, mit heftigem Schmerz und entzündlicher Anschwellung des Unterkiefers. Man sieht dies oft bei Angina (Halsbräune).[Br., Lippe]

Trockenheit im Halse Tag und Nacht: PHOS. (vergleiche MERC.).[Br., Lippe]

Verifikationen und klinische Symptome

Genüsse

Heißhunger.[VHA], [KEU 40]

Der Kranke klagt, selbst nach dem Essen, über einen Wolfshunger.[Br., Lippe]

Widerwillen gegen alle Speisen.[VHA]

Unauslöschlicher, brennender Durst.[VHA]

Heftiger Durst auf kalte Getränke.[VHA]

Steter Durst.[KEU 40]

N a c h t h e i l v o n Z U C K E R : Thuj. (MERC., SEL.)[KMS 724]

Er verlangt SÜßIGKEITEN, die aber verschlimmern.[Br., Lippe]

Abneigung gegen WEIN; Verlangen nach BIER (vergl. SULPH.).[Br., Lippe]

Geschmack

FAULIGER (auch SALZIGER oder SÜßLICHER) Geschmack.[VHA]

O h n m a c h t n a c h S Ü ß L I C H E M A u f s t e i g e n i m H a l s e u n d m i t n a c h f o l g e n d e m S c h l a f e .[HA 28]

Übelkeit

Brecherlichkeit mit SÜßLICHEM Geschmack im Halse.[VHA]

Brecherlichkeit und Brechwürgen.[KEU 40]

Nächtliches Gallerbrechen.[KEU 40]

Magen

Große Verdauungsschwäche bei stetem Hunger.[VHA], [HA 6]

Magendrücken, mit Gefühl von Herabziehen desselben nach jedem Genusse.[VHA]

Drücken und Gefühl von Herabziehen im Magen.[KEU 40]

Hypochonder

Entzündung und Härte der Leber mit stechendem Schmerze.[VHA]

Stiche in der Leber.[KEU 40]

Bauch

Entzündung des Unterleibs mit Aufgetriebenheit.[VHA]

Auftreibung des Bauches.[KEU 40]

Schneiden und Kneipen im Bauche nach Verkältung.[VHA]

Schneiden und Gefühl, wie von etwas Lebendigem im Unterleibe.[KEU 40]

Bauch-WASSERSUCHT (nach Entzündung der Gekrösdrüsen).[VHA]

Entzündliche Geschwulst und Eiterung der Leistendrüsen.[VHA]

Rothlauf (Gürtel) um den Leib.[VHA]

Monatliches zu stark mit Angst und Leibschmerzen.[VHA]

Infolge von kalter Abend-LUFT entstandene Kolik, der Diarrhoe folgt. (Wenn diese infolge zu schnellen Abkühlens entstand, denke man an DULC..)[Br., Lippe]

Stuhl

Oefteres, vergebliches Noththun mit Zwängen, besonders Nachts.[VHA]

Rhurartige Durchfälle mit Tenesmus.[VHA]

MERC. hat auch <u>nächtliche Diarrhoe, die aber nicht erleichtert</u>. Der SULPH.-Kranke, der an der <u>Ruhr</u> leidet, liegt gewöhnlich auf dem Rücken. <u>Der MERC.-Kranke ist immer im Schweiß</u>. (Nächtliche Diarrhoe, mit heftigem Bauchschmerz, der durch eine Ausleerung oder durch Liegen auf dem Bauche erleichtert wird: RHUS-T..)[Br., Lippe]

Unwillkührlicher Stuhlabgang.[KEU 40]

Durchfall mit Tenesmus.[HA 6], [HA 46], [KEU 40]

Heilungsbericht

[D]aß der Husten sich verlor, der Speichelfluß aber nicht, und daß am 21. Juni [1841] dabei eine bedeutende P a r o t i t i s auftrat, welche nach dreien Gaben MERC., jede zu 30°°, in einem Paar Tagen, sammt dem Speichelfluß gehoben waren. Es blieb nun gut bis zum 28. Aug., wo eine heftige, mit Leibweh verbundene D i a r r h ö e sich einstellte, wogegen RHEUM, CHAM. und ARS. nichts nutzten, welche aber durch zwei Gaben MERC. 30°° und einer Zwischengabe SULPH. 60°° bis zum 11. Sept. gänzlich gehoben war.[ACS 19 (1842) 3, 44-45]

Scharfe, BLUTIGSCHLEIMIGE Stühle.[VHA]

Scharfer, wundmachender Durchfall.[KEU 40]

Sauerriechende, grüne, den After wundmachende Stühle.[VHA]

Schleimige Ausleerungen des Mastdarmes (vergl. PHOS.).

(Für dünnschleimige Ausleerungen bei sykotischem Leiden gib THUJ..)[Br., Lippe]

Infolge von kalter Abend-LUFT entstandene Kolik, der Diarrhoe folgt. (Wenn diese infolge zu schnellen Abkühlens entstand, denke man an DULC..)[Br., Lippe]

Weisser Durchfall

Der (tödtliche) w e i s s e D u r c h f a l l der Ferkel, der bei MERC. 3 Gr. j. sich oft ein Paar Tage hinschleppt, ist von MERC. 200. glob. j. in 5 bis 6 Stunden geheilt.[AHZ 59 (1859) 172]

Heilungsberichte von Schweinen: *Kinnebrock's* 8 F e r k e l , w e i s s e n D u r c h f a l l : Merc. C 200°° in 2 Gaben, je eine für 4 Ferkel. – Geheilt.[KMS 780]

Sudhof's F e r k e l leiden seit einigen Tagen am w e i s s e n D u r c h f a l l : Merc. C 200°° – Geheilt.[KMS 781]

After

Mastdarmvorfall beim Drängen auf den Stuhl und nach demselben.[VHA]

Nach dem Stuhlgange oder selbst vom Drängen und Pressen beim Stuhlgang entsteht Aftervorfall (vergl. IGN. und SEP.).[Br., Lippe]

Schmerzhaftes, fast erfolgloses Pressen, Anstrengungen und Zwang zum Stuhlgang mit unerträglichem, schneidendem Schmerz im Bauche, und Ausleerung kleiner Quantitäten BLUTIGEN Schleimes; paßt daher besonders bei Ruhr. Im COLOC.-Stuhlzwang lehnt der Kranke nach vorwärts und krümmt sich zusammen. In einem derartigen Zustande sollte man keine MILCH geben; die beste Diät ist beef-tea [beef-tea kann nicht mit Bouillon übersetzt werden; es ist ein durch auskochen von Rind- oder Ochsen-FLEISCH im WASSER-Bade gewonnener Extrakt; man erlaube weder BROT noch irgend welche feste Nahrung.[Br., Lippe]

Stuhlzwang mit ruhrartigen Ausleerungen, Erbrechen von Galle, Wadenkrämpfen und Stichen in der Seite.[Br., Lippe]

Ausscheidung von BLUT vor, während und nach dem Stuhlgange, selbst wenn letzterer weich ist.[Br., Lippe]

Ausscheidungen von BLUTIGEM Schleim, von Kolik und Zwang begleitet; paßt daher bei Ruhr.[Br., Lippe]

Brennender Schmerz im After bei leichtem Stuhlgang.[Br., Lippe]

Harn

Häufiger, schneller Harndrang mit geringem Abgange.[VHA]

Harndrang mit vielem Urinlassen.[KEU 40]

Uebermäßiges Harnen.[VHA]

Dunkelrother, sehr übelriechender Harn.[VHA]

Geschlechtstheile

Eicheltripper.[VHA]

Tripperähnlicher Ausfluß aus der Ruthe, besonders Nachts.[VHA]

Dicker, grüner oder gelber Tripperausfluß aus der Harnröhre, besonders reichlich während der Nacht. MERC. ist besonders angezeigt, wenn ein solcher Fall chronisch geworden ist. (Bei weißem Tripperausfluß gebe man SULPH..)[Br., Lippe]

MERC. und SULPH. sind zwei äußerst wichtige Mittel bei einem derartigen Zustand.[Br., Lippe]

Geschwulst der Eichel und Vorhaut.[VHA]

Eichel- und Vorhaut-Geschwüre, mit käsigem, speckigem Boden und harten Rändern.[VHA]

MERC. paßt auch bei Geschwülsten an der Eichel besonders wenn sie einen käsigen Grund haben.[Br., Lippe]

Verifikationen und klinische Symptome

Schanker, schankerähnliche Geschwüre an der Vorhaut und Eichel sprechen besonders für MERC. In Verbindung mit diesem Symptom machte Dr. *Lippe* folgende Vergleichungen:

COR-R. paßt bei schmerzhaftem Schanker, und wenn die Geschwüre rot und flach sind, mit einer dünnen, widrigen, jauchigen Ausscheidung. Leicht BLUTENDE Geschwüre der Vorhaut, die gegen Druck sehr empfindlich sind und sich durch brennende, stechende und nagende Schmerzen auszeichnen.[Br., Lippe]

JAC. ist angezeigt bei Phymosis; Eiterung der Eichel; bei Prickeln und Schmerz der Vorhaut, Jucken an der Eichel.[Br., Lippe]

JUG-R. paßt bei einem Geschwür, das harte, hohe Ränder und weißen Grund hat und leicht BLUTET, sowie bei reichlicher Eiterung zwischen Eichel und Vorhaut.[Br., Lippe]

KALI -BI. : Die Geschwüre werden sehr tief, breiten sich aber nicht im Umkreise aus.[Br., Lippe]

Für MERC-J-F. passen schmerzlose Geschwüre.[Br., Lippe]

NIT-AC.: Tiefes Geschwür an der Eichel, mit erhöhten Rändern; dasselbe ist hellfarbig und empfindlich, mit prickelnden, stechenden Schmerzen, gerade als ob kleine Splitter darin steckten.[Br., Lippe]

PHOS. paßt bei Geschwür an der Vorhaut.[Br., Lippe]

SIL. : Geschwüre mit viel Gewebszerstörung.[Br., Lippe]

Für SULPH. paßt ein tiefes, eiterndes Geschwür an der Eichel und Vorhaut mit angeschwollenen Rändern.[Br., Lippe]

THUJ. hat rote, schwarze, schmutzig aussehende Geschwüre an der corona glandis.[Br., Lippe]

MERC. wird häufig angewandt bei kleinen Knaben, die beständig an der Vorhaut ziehen (*H. R. Guernsey*).[Br., Lippe]

Nächtliche, schmerzhafte Erektionen.[VHA]

Vorfall der Gebärmutter.[VHA]

Verifikationen und klinische Symptome

Schwangerschaft – Beschwerden der Mütter

Schlechte, dem Säuglinge widerstehende MILCH.[VHA]

Beschwerden der Kinder

Schlechte, dem Säuglinge widerstehende MILCH.[VHA]

Das Kind verschmäht die MILCH; letztere nimmt quantitativ ab, oder ist verdorben. (Einen solchen Zustand sollte man nie durch Auflegen von Umschlägen behandeln.)[Br., Lippe]

Offenbleibende Fontanellen bei schmutziger Gesichtsfarbe, geschwollenem Zahnfleische, Aphthen im Munde und faulem Geruche aus demselben, scharfem, wundmachendem Durchfall, unruhigem Schlafe und sauren Nachtschweißen.[HA 107]

BLUTIGE Kopfgeschwulst (der Kinder) mit Entzündung und starker Röthe, Fieber mit Durst, Schlaflosigkeit wegen Hitze und Unruhe und stets FEUCHTER Haut, bei nächtlicher Verschlimmerung.[HA 108]

Schorfige Nasenlöcher, die zu BLUTEN anfangen, sobald man sie reinigt (skrofulöse Kinder!).[Br., Lippe]

Eigensinn und Ungeduld (der Kinder).[KEU 40]

Regel

Monatliches zu stark mit Angst und Leibschmerzen.[VHA]

Eiterartiger, fressender Weißfluß.[VHA]

Schnupfen

Heftiger Fließschnupfen mit scharfem, WÄSSERIGEM Ausflusse.[VHA]

Scharfem Fließschnupfen.[HA 6]

Fließschnupfen mit scharfem, WÄSSERIGEN Ausflusse.[HA 46], [KEU 40]

Reichlicher Fließschnupfen mit viel Ausscheidung von WÄSSERIGEM, ätzendem Schleim. (Vergleiche ARS..)[Br., Lippe]

Niessen. Athemversetzung.[KEU 40]

Schwerhörigkeit, nach Schnauben gebessert.[VHA]

Athem

Kurzäthmigkeit beim Treppensteigen und schnell Gehen.[VHA]

Kurzäthmigkeit.[KEU 40]
Übelriechender Athem und Speichelfluß.[HA 6]
Athemversetzung. [KEU 40]

Husten

Trockner, angreifender Husten, als sollte er Kopf und Brust zersprengen.[VHA]

Heilungsbericht: *Elis. G.* aus L., ein Mädchen von viertehalb Jahren, von sehr scrophulösem Aussehen, hatte früher an eiternden Geschwüren am Halse und auf dem Rücken gelitten, welche durch äußere allopathische Mittel, die ich nicht erfahren konnte, beseitigt waren. Nun war aber ein trockner, sehr angreifender Husten, Lähmung der Glieder, besonders der Beine, die ganz schief geworden, und starker Nachtschweiß eingetreten, wobei der bisherige Arzt keine Besserung hatte erwirken können. Sie war selbst nicht hier. – Am 18. April [1841] zwei Gaben SULPH. 30°° und eine Zwischengabe MERC. 30°°, alle 5 Tage eins zu geben, mit dem Erfolge, daß der Husten fast ganz verschwunden, die Lähmung sichtbar und das Allgemeinbefinden, so wie der Appetit bedeutend gebessert waren. Als früher nicht mitgetheilte Zeichen erfuhr ich nun noch: Kopfschweiß und Nachtdurst. Am 8. Mai eine Gabe CALC. 30°°, wonach Ausschlag entstand, und bald nach dem Erscheinen desselben alle anderen Beschwerden sammt der Lähmung verschwanden. Am 7. Juni eine Gabe Puls. 3/30 und acht Tage darauf wieder eine Gabe CALC. 30°°. Am 17. Juli führte mit der dankbare Vater das völlig geheilte, muntere und blühende Mädchen zu dessen Beine auch wieder gerade waren.[ACS 19 (1842) 3, 53]

Krampfartiger Husten; zwei Anfälle folgen immer rasch aufeinander, dieselben werden durch einen Kitzel im Kehlkopf und dem oberen Teil der Brust verursacht, besonders nachts, der Kranke hustet nicht tagsüber; Husten mit Auswurf von gelbem Schleim, der manchmal mit geronnenem BLUT vermischt ist und salzig oder übel schmeckt.[Br., Lippe]
Husten von Reiz im Kehlkopfe.[VHA]
BLUT-Husten.[VHA]
Stiche in der Brust, bis zum Rücken durch, von Husten verschlimmert.[VHA]

Keuchhusten

Krampfhusten in je zwei, bald auf einander folgenden Anfällen, von Reiz im Kehlkopfe und im obern Theile der Brust erregt, Nachts ohne, am Tage mit Auswurf dünnen, scharfen, gelbeiterigen. Oft mit hellrothem, theils geronnenem BLUTE vermischten Schleims, von WIDRIGFAULIGEM oder SALZIGEM Geschmacke und üblem Geruche.[KEU 40]

Verschlimmerung: Nachts, auch wohl Abends. – ABENDLUFT. Anstrengung. Bewegung. Schnell Gehen. Laufen. Treppensteigen. Sprechen. Vor dem Einschlafen. Bettwärme. Liegen auf der (linken) Seite.[KEU 40]

Begleitung: Aengstlichkeit und Unruhe. Eigensinn und Ungeduld (der Kinder). BLUTDRANG zum Kopfe. Zersprengungsschmerz des Kopfes. Wie ein Reif um den Kopf gespannt. Scharfes Thränen der Augen. Nasen-BLUTEN mit schnell gerinnendem BLUTE. Todtenblässe des Gesichts. Aufgesprungene, schwärende Lippen. Geschwollenes Zahnfleisch mit Lockerheit der Zähne. Fauler Mundgeruch. Stete Neigung zu Schlingen. Entzündung des Schlundes. Stinkender Speichelfluss. Geschwulst der Zunge. Unreine Sprache. Heisshunger. Steter Durst. Brecherlichkeit und Brechwürgen. Nächtliches Gallerbrechen. Drücken und Gefühl von Herabziehen im Magen. Stiche in der Leber. Auftreibung des Bauches. Schneiden und Gefühl, wie von etwas Lebendigem im Unterleibe. Durchfall mit Tenesmus. Scharfer, wundmachender Durchfall. Unwillkührlicher Stuhlabgang. Harndrang mit vielem Urinlassen. Fliessschnupfen mit scharfem, WÄSSERIGEM Ausflusse. Niessen. Athemversetzung. Engbrüstigkeit. Kurzäthmigkeit. Heiserkeit, bis zur Stimmlosigkeit. Zersprengungsschmerz in der Brust. Brennen und Wundheitsschmerz in der Brust. Stiche in der Brust. Trockenheitsgefühl in der Brust. Brustkrampf. Herzklopfen. Zerschlagenheit der Schulterblätter, Rücken und Kreuz. Nächtliche Schlaflosigkeit mit Angst und Unruhe. Schlummersucht am Tage. Frost, wie mit kaltem WASSER übergossen. Frost und Hitze wechselnd. Innerer Frost, mit Gesichtshitze. Starke, saure Nachtschweisse.[KEU 40-41]

Der für MERC. passende Krampfhusten ist meistens wie eine Art von bösartiger Grippe, und verlangt nachher noch eine Gabe CARB-V. oder SULPH. zur Vollendung der Heilung.[KEU 41]

Hals – Kehlkopf

Heiserkeit, bis zur Stimmlosigkeit.[KEU 40]
Geschwulst der Halsdrüsen mit stechendem Schmerze.[VHA]

Verifikationen und klinische Symptome

Harte Geschwulst der Unterkiefer- (Ohr- und Hals-) Drüsen.[VHA]

Parotitis

Heilungsbericht: [D]aß der Husten sich verlor, der Speichelfluß aber nicht, und daß am 21. Juni [1841] dabei eine bedeutende Parotitis auftrat, welche nach dreien Gaben MERC., jede zu 30°°, in einem Paar Tagen, sammt dem Speichelfluß gehoben waren. Es blieb nun gut bis zum 28. Aug., wo eine heftige, mit Leibweh verbundene Diarrhöe sich einstellte, wogegen RHEUM, CHAM. und ARS. nichts nutzten, welche aber durch zwei Gaben MERC. 30°° und einer Zwischengabe SULPH. 60°° bis zum 11. Sept. gänzlich gehoben war.[ACS 19 (1842) 3, 44-45]

Brust

Engbrüstigkeit.[KEU 40]
Brustkrämpfe[VHA]
Stiche in der Brust, bis zum Rücken durch, von Husten verschlimmert.[VHA]
Stiche in der Brust.[KEU 40]
Stiche in der Brust, besonders der rechten Seite, die vom Schulterblatt durchgehen; Lungenentzündung. (Stiche, die von dem Schulterblatt nach der Brust hingehen, verlangen MERC., aber wenn dieselben von der Brust durch die Schulterblätter durchgehen, gebe man BOR.).[Br., Lippe]
Zersprengungsschmerz in der Brust.[KEU 40]
Brennen und Wundheitsschmerz in der Brust.[KEU 40]
Brennen in der Brust.[VHA]
Trockenheitsgefühl in der Brust.[KEU 40]
Brustkrampf.[KEU 40]
Lungenentzündung.[VHA]
Herzklopfen.[VHA], [KEU 40]
Mißgestaltete, eiternde Brustwarzen.[VHA]
Harte Geschwulst und Eiterung der Brüste, mit wunden Schmerzen; an der Brustwarze befindet sich ein Geschwür.[Br., Lippe]
Schlechte, dem Säuglinge widerstehende MILCH.[VHA]
Das Kind verschmäht die MILCH; letztere nimmt quantitativ ab, oder ist verdorben. (Einen solchen Zustand sollte man nie durch Auflegen von Umschlägen behandeln.)[Br., Lippe]

Rücken

Zerschlagenheit der Schulterblätter, Rücken und Kreuz.[KEU 40-41]

Oberglieder

Zerschlagenheit der Schulterblätter, Rücken und Kreuz.[KEU 40-41]
Nächtliches Reissen in den Schultern und Oberarmen.[VHA]
Nächtliche reissende Schmerzen in den Extremitäten, mit beständigem Schwitzen.[VHA]
Nächtliches Gliederreißen.[HA 6]
Nächtliches Reißen in den Gliedern, mit beständigem Schwitzen.[HA 46]
Abendliche Unruhe in den Gliedern.[VHA]
Abends zitterige Unruhe in den Gliedern.[HA 46]

Hinweis: Langsame Vergiftungen durch QUECKSILBER, besonders das Zittern der Vergolder, sollen ihre Hülfe auch in der ELEKTRISITÄT gefunden haben. [Hahnemann, RA 1, 355]

Rothe, heiße Geschwulst des Unterarmes.[VHA]
Hautschrunden an den Fingern.[VHA]
Neidnägel.[VHA]
Nächtliche reissende Schmerzen in den Extremitäten, mit beständigem Schwitzen.[VHA]
Stechende Schmerzen in den Gliedern und Gelenken.[VHA]
Gelenkgicht mit Geschwulst und Kältegefühl der leidenden Theile.[VHA]

Unterglieder

Nächtliches Reissen in den Beinen.[VHA]
Nächtliche reissende Schmerzen in den Extremitäten, mit beständigem Schwitzen.[VHA]
Nächtliches Gliederreißen.[HA 6]
Nächtliches Reißen in den Gliedern, mit beständigem Schwitzen.[HA 46]
Abendliche Unruhe in den Gliedern.[VHA]
Abends zitterige Unruhe in den Gliedern.[HA 46]

Verifikationen und klinische Symptome

Verifikationen und klinische Symptome

Hinweis: Langsame Vergiftungen durch QUECKSILBER, besonders das Zittern der Vergolder, sollen ihre Hülfe auch in der ELEKTRISITÄT gefunden haben. [RA 1, 355]

WASSERSÜCHTIGE Geschwulst der (Ober- und) Unterschenkel.[VHA]

Schmerzhafte Knochengeschwulst an den Füßen.[VHA]

Nächtliche reissende Schmerzen in den Extremitäten, mit beständigem Schwitzen.[VHA]

Stechende Schmerzen in den Gliedern und Gelenken.[VHA]

Gelenkgicht mit Geschwulst und Kältegefühl der leidenden Theile.[VHA]

Fußschweiß: Dr. *Stens* rühmte sehr die schon von *Hahnemann* gelehrte Heilkraft der SIL. bei den oft gefährlichen Folgen des unterdrückten Fussschweisses. Es war ihm gelungen, selbst einen weit gediehenen Phthisiker damit herzustellen. – Ref. bemerkte dazu, dass seinen Beobachtunegn gemäss, bei unterdrücktem, übelriechendem Fussschweiss SIL. oder BAR-C., bei solchem, der geruchlos gewesen, MERC. das Hauptmittel sei, in beiden Fällen aber, bei tiefem Brustleiden, KALI-C. wohl nie zur gründlichen Heilung entbehrt werden könne. Am Gefährlichsten wären die Fälle, wo der Fussschweiss durch oft wiederholte kalte Fussbäder vertrieben wäre.[AHZ 53 (1856) 12]

Drüsen

Entzündungsgeschwulst und Verhärtung der Drüsen.[VHA]

Eiternde Drüsen.[VHA]

Geschwulst der Ohrdrüsen.[VHA]

Harte Geschwulst der Unterkiefer- (Ohr- und Hals-) Drüsen.[VHA]

Bauch-WASSERSUCHT (nach Entzündung der Gekrösdrüsen).[VHA]

Entzündliche Geschwulst und Eiterung der Leistendrüsen.[VHA]

Geschwulst der Halsdrüsen mit stechendem Schmerze.[VHA]

Parotitis.[ACS 19 (1842) 3, 44]

Konkordanz Drüsen: *Bell.*, Bry., Calc., Lyc., *Phos.*, Puls., Sil., Spong., *Sulph.*[PB]

Knochen

Bei Krankheiten der Knochen: MERC. ist das Hauptheilmittel.[LWB 182]

Schmerzhaftigkeit aller Knochen.[VHA]

Entzündung der Knochen, mit nächtlichen Schmerzen.[VHA]

Knochenanschwellung und Entzündung, mit nächtlichen Schmerzen.[Br., Lippe]

Knocheneiterungen.[VHA]

Knochenbeulen auf dem Haarkopfe, mit Unterköthigkeitsschmerz bei Berührung, leicht in Knochenfraß übergehend, Nachts im Liegen im Bette am schmerzhaftesten.[HA 99]

Offenbleibende Fontanellen bei schmutziger Gesichtsfarbe, geschwollenem Zahnfleische, Aphthen im Munde und faulem Geruche aus demselben, scharfem, wundmachendem Durchfall, unruhigem Schlafe und sauren Nachtschweißen.[HA 107]

Stechende und reißende Knochenschmerzen am Schädel, wie von einem Geschwüre, leicht in Entzündung und Knochenfraß mit Auflockerung der Knochensubstanz übergehend, mit großer Neigung zu schwitzen, von Berührung und in der Bettwärme verschlimmert.[HA 121]

Rhachitis.[VHA]

Rachitis und Beinfraß.[Br., Lippe]

Schmerzhafte Knochengeschwulst an den Füßen.[VHA]

Konkordanz Knochen: *Asaf.*, Bell., *Calc.*, Chin., Hep., Lyc., Nit-ac., Phos., Ph-ac., Puls., Sep., *Sil.*, Staph., Sulph. [PB]

Haut

Nächtliches, in der Bettwärme vermehrtes Jücken.[VHA]

Jucken über den ganzen Körper, besonders des nachts im Bette beim Warmwerden.[Br., Lippe]

Sogenannte fette Krätze.[VHA]

Trockner, frieselartiger, beim Kratzen BLUTENDER Ausschlag.[VHA]

Heilungsbericht von Pferden: [Am 24. März 1863] Lüf's Stute, seit ein Paar Jahren im Frühjahre Jucken mit Verlust der Haare: Sulph. – 28. April. War besser, fängt aber wieder an: Thuj. – 23. Mai. Von der THUJA nicht gebessert und wird sehr von Fliegen geplagt: Sulph. – 2.Ju-

ni. Auch diesmal ohne Erfolg und BLUTET, wo es sich schauert: Merc. [je C 200°°] – Worauf es endlich geheilt.[KMS 781]
Nach Kratzen brennende Ausschläge.[VHA]
Eiterungen
In Tiefpotenzen Eiterung beschleunigend, in hohen verhindernd.[Dalal; AHZ 200, 188]
Heiße Entzündungen mit zögernder Eiterbildung.[VHA]
MERC. heilt BLUTIGEN Eiter.[Hub.; AHZ 210]
Eiternde Drüsen.[VHA]
Syphilitische Geschwüre.[VHA]
Geschwüre mit speckigem Grund weisen auf MERC..[Br., Lippe]
Pocken (Blattern): Thuj. (ANT-C., ANT-T., ARS., BELL., NIT-AC., MERC., RHUS-T.)[KMS 728]
Rothlauf (Gürtel) um den Leib.[VHA]
Leberflecke.[VHA]
Haarausfallen (am Kopf).[VHA]
Geschwürige und schorfige Augenlidränder mit Schorfen um die Augen.[VHA]
Rothe, glänzende Geschwulst der Nase.[VHA]
Erdfahle, schmutzige Gesichtsfarbe.[VHA]
Schmutzig gelbe Krusten im Gesichte, die nach Kratzen BLUTEN.[VHA]
Blüthenausschlag am Kinne.[VHA]
Schrundige, schwärende Lippen.[VHA]
Rothe, heiße Geschwulst des Unterarms.[VHA]
Hautschrunden an den Fingern.[VHA]
Neidnägel (Finger).[VHA]
Schweiß während des Schlafes. (Fettiger Schweiß, der keine Erleichterung verschafft). (Auf dieses Symptom legte Dr. *Lippe* hohen Wert.). Dieser Schweiß begleitet alle Beschwerden.[Br., Lippe]
Konkordanz Haut und Aeusseres: Acon., *Ars.*, Asaf., Bell., Bry., Calc., Caust., Dulc., Graph., *Hep.*, Lach., Lyc., Nit-ac., Phos., *Puls.*, *Rhus-t.*, *Sep.*, *Sil.*, Staph., *Sulph.*, Thuj., Verat. [PB]

Schlaf

Spätes Einschlafen wegen Unruhe und Aengstlichkeit.[VHA]
Einschlafen verhindert durch schreckhafte Phantasiebilder.[HA 6]
Sehr leiser Schlaf.[VHA]
Schlummersucht.[VHA]
Schlummersucht am Tage.[KEU 40]
Nächtliche Angst und Bangigkeit.[VHA]
Nächtliche Schlaflosigkeit mit Angst und Unruhe.[KEU 41]
Gram mit nächtlicher Angst, Zanksucht und Klagen über seine Verwandten und Umgebungen.[HA 8]
Heimweh mit nächtlicher Angst und Schweiß.[HA 8]
Nasen-BLUTEN während des Schlafes, oder beim Husten. (Vergleiche ACON..)[Br., Lippe]
Geschwollenes, klaffendes Zahnfleisch, mit nächtlichem Brennen und Wundheitsschmerze, besonders bei Berührung und Essen.[VHA]
Nächtliche, reissende Zahnschmerzen, durch kalte LUFT, Essen, so wie durch kalt und warm Trinken erregt.[VHA]
Die Zahnschmerzen wüthen am heftigsten Abends und in die Nacht und werden in der Bettwärme ganz unerträglich.[VHA]
Oefteres, vergebliches Noththun mit Zwängen, besonders Nachts.[VHA]
Tripperähnlicher Ausfluß aus der Ruthe, besonders Nachts.[VHA]
Sauerriechender Nachtschweiß.[HA 46]
Schweiß während des Schlafes. (Fettiger Schweiß, der keine Erleichterung verschafft). (Auf dieses Symptom legte Dr. *Lippe* hohen Wert.). Dieser Schweiß begleitet alle Beschwerden.[Br., Lippe]
Nächtliches Gallerbrechen.[KEU 40]
Nächtliche, schmerzhafte Erektionen.[VHA]
Nächtliches Reissen in den Schultern und Oberarmen.[VHA]
Entzündung der Knochen, mit nächtlichen Schmerzen.[VHA]
Nächtliches Reissen in den Beinen.[VHA]

Verifikationen und klinische Symptome

Nächtliche reissende Schmerzen in den Extremitäten, mit beständigem Schwitzen.[VHA]
Nächtliches Reißen in den Gliedern, mit beständigem Schwitzen.[HA 46]
Nächtliches Gliederreißen.[HA 6]
Abendliche Unruhe in den Gliedern.[VHA]
Abends zitterige Unruhe in den Gliedern.[HA 46]
Nächtliche (und abendliche) Verschlimmerung der Beschwerden.[VHA]
Bettwärme erhöht die Schmerzen bis zum Unerträglichen.[VHA]
Nächtliches, in der Bettwärme vermehrtes Jücken.[VHA]
Jucken über den ganzen Körper, besonders des nachts im Bette beim Warmwerden.[Br., Lippe]
Große geistige (und körperliche) Unruhe, besonders Abends und Nachts.[VHA]

Konkordanz Schlaf und Träume: Acon., Ars., Bell., *Bry.*, *Calc.*, Caust., Cham., Chin., Con., Graph., Hep., Ign., Kali-c., Lyc., Mgs., Nat-c., Nux-v., *Phos.*, Ph-ac., *Puls.*, Rhus-t., *Sep.*, *Sil.*, *Sulph.*[PB]

Fieber

Gib nie MERC. gegen Nachtschweiß während des Typhusfiebers, sondern halte dich an SIL..[Br., Lippe]
Große Neigung zu Schweiß und beständig NASSE Haut bei den Schmerzen.[VHA]
Abends und Nachts besonders, Frostschauder, wie mit kaltem Wasser übergossen, so daß er sich selbst am warmen Ofen nicht erwärmen kann.[VHA]
Frost, wie mit kaltem WASSER übergossen.[HA 6], [KEU 41]
Frost, wie mit kaltem WASSER begossen: Thuj. (MERC., MEZ., PULS., RHUS-T.)[KMS 729]
Frostschauder, wie mit kaltem WASSER übergossen.[HA 46]
Starker Frost mit äußerlich reißenden und zusammenziehenden Schmerzen am Haarkopfe von der Stirn bis zum Nacken, früh und Abends bis Mitternacht, beim Liegen im Bette und im Freien verschlimmert.[HA 119]
Frost und Hitze wechselnd..[KEU 40]
Innerer Frost, mit Gesichtshitze.[KEU 41]
Starker, saurer Nachtschweiß.[VHA]
Starke, saure Nachtschweisse.[KEU 41]
Sauerriechender Nachtschweiß.[HA 46]

Fieberstadien

1. Puls unregelmässig, meistens voll und beschleunigt, mit starkem Klopfen in den Adern; zuweilen matt, langsam und zitternd; selten aussetzend. – Verschwundener Puls, bei Wärme des Körpers. – BLUTWALLUNG mit Zittern von geringer Anstrengung.[WF 32]
2. Frost schon Früh beim Aufstehen, aber am Meisten Abends nach dem Niederlegen, wie mit kaltem WASSER übergossen, und am warmen Ofen nicht zu tilgen. – Nächtlicher-Frost mit öfterem Uriniren. – Frost mit Hitze abwechselnd, oft nur an einzelnen Theilen. – Innerer Frost, bei Hitze des Gesichts.[WF 33]
3. Hitze im Bette und ausser demselben Frost. – Hitze nach Mitternacht, mit heftigem Durste auf Kaltes.– Aengstliche Hitze mit Zusammenpressen der Brust, abwechselnd mit Frost. – Frost mit Hitze abwechselnd, oft nur an einzelnen Theilen. – Innerer Frost, bei Hitze des Gesichts.[WF 33]
4. Gegen Morgen Schweiss, mit Durst und Herzklopfen. – Viel Schweiss bei der geringsten Bewegung, selbst beim Essen. – Schweiss Abends im Bette, vor dem Einschlafen. – Starke Nachtschweisse. – Sehr ermattende Schweisse. – Sauer oder übelriechende, auch kalte, fettige oder klebrige, und auf der Haut brennende Schweisse. – Fast bei allen Schmerzen Schweiss oder mindestens Feuchtigkeit der Haut.[WF 33]

Konkordanz Fieber: *Acon.*, *Ars.*, *Bell.*, *Bry.*, Calc., Carb-v., Cham., Chin., Cocc., Cupr., Graph., Hep., Ign., Jod., Ip., Laur., Mosch., *Nux-v.*, *Phos.*, Ph-ac., Plat., *Puls.*, *Rhus-t.*, Sec., Sel., Sep., Sil., Sulph., Valer., *Verat.*[PB]

Gemeinsames

Nächtliche reissende Schmerzen in den Extremitäten, mit beständigem Schwitzen.[VHA]
Nächtliches Gliederreißen.[HA 6]
Nächtliches Reißen in den Gliedern, mit beständigem Schwitzen.[HA 46]
Stechende Schmerzen in den Gliedern und Gelenken.[VHA]
Gelenkgicht mit Geschwulst und Kältegefühl der leidenden Theile.[VHA]

Verifikationen und klinische Symptome

Abendliche Unruhe in den Gliedern.[VHA]
Große Angegriffenheit und Schwäche von geringer Anstrengung.[VHA]
Große Schwäche und Angegriffenheit mit Zittern von geringer Arbeit.[HA 6]
Große Zerschlagenheit und Schwäche, mit Zittern und BLUTWALLUNGEN von der kleinsten Anstrengung.[Br., Lippe]
Rheumatische und gichtische Beschwerden, mit ziehenden und stechenden Schmerzen, besonders in den Gliedern und Gelenken, schlimmer des nachts mit starkem Schweiß, der nicht erleichtert. (Widerwillen gegen freie LUFT).[Br., Lippe]
Nächtliche (und abendliche) Verschlimmerung der Beschwerden.[VHA]

Besserung der Beschwerden

Nach dem Aufstehen aus dem Bette.[HA 61], [HA 62], [HA 64], [HA 81], [HA 128]
Gegen Morgen im ruhigen Liegen.[HA 75]
Morgens, in der Ruhe, beim Hinlegen und besonders morgens, wenn man auf dem Rücken liegt.[Br., Lippe]
Aufsitzen gebessert.[HA 46]
Von Handauflegen.[HA 81]
Beim ruhigen Sitzen.[HA 64]
Im Sitzen.[HA 81]
Warme Stube.[HA 64], [HA 81]
Bei trocknem Wetter.[HA 124]
In der Ruhe.[HA 124]
Von Reiben.[HA 124]

Verschlimmerung der Beschwerden

Früh und Abends bis Mitternacht.[HA 119]
Abends.[HA 116]
Nächtliche (und abendliche) Verschlimmerung der Beschwerden.[VHA]
Abends und nachts; von der Bettwärme, direkt vor dem Einschlafen; vom Kerzen-LICHT (auf die Augen); während des Schweißes und durch Bewegungen in der freien LUFT.[Br., Lippe]
Nachts, auch wohl Abends.[KEU 40]
Nachts.[HA 75], [HA 104], [HA 108], [HA 116], [HA 124]
Nachts im Liegen.[HA 46], [HA 62], [HA 64], [HA 81], [HA 119]
Nachts im Bette verschlimmert.[HA 128]
Bettwärme.[HA 64], [HA 75], [HA 81], [HA 104], [HA 116], [HA 121], [HA 124], [KEU 40]
Gegen Abend und Nachts im Bette bis zum Unerträglichen.[HA 60-61]
Bettwärme erhöht die Schmerzen bis zum Unerträglichen.[VHA]
Erhöhung sämmtlicher Beschwerden Nachts in der Bettwärme.[HA 6]
Ungemeine Erhöhung der Schmerzen in der Bettwärme.[HA 46]
Abend-LUFT.[KEU 40]
Im Freien.[HA 119]
Große Angegriffenheit und Schwäche von geringer Anstrengung.[VHA]
Anstrengung.[KEU 40]
Bewegung.[KEU 40]
Schnell Gehen.[KEU 40]
Laufen.[KEU 40]
Treppensteigen.[KEU 40]
Sprechen.[KEU 40]
Vor dem Einschlafen.[KEU 40]
Liegen auf der (linken) Seite.[KEU 40]
Kratzen.[HA 104], [HA 111]
Berührung.[HA 104], [HA 121]

Konkordanzen

Verschlimmerung nach der Zeit: Ars., Ferr., Hep., Ign., Kali-c., Mag-c., Mang., Nit-ac., Rhus-t., Samb., Thuj. [PB]
Verschlimmerung nach Lage und Umständen: Acon., Am-c., Ant-c., Arn., Ars., Aur., *Bell.*, Bor., *Bry.*, *Calc.*, Canth., Carb-v., Caust., Cham., Chin., Cocc., Colch., Coloc., Con., Dros., Graph., *Hep.*, Ign., Jod., Ip., Kali-c., Lach., Led.,

Verifikationen und klinische Symptome

Lyc., Mang., Nat-m., Nit-ac., *Nux-v.*, *Phos.*, Ph-ac., *Puls.*, *Rhus-t.*, Sabad., *Sep.*, Sil., *Spig.*, Staph., Stront., *Sulph.*, Verat. [PB]

Beschwerden der Thiere

Pferde

[Am 24. März 1863] Lülf's Stute, seit ein Paar Jahren im Frühjahre Jucken mit Verlust der Haare: Sulph. – 28. April. War besser, fängt aber wieder an: Thuj. – 23. Mai. Von der THUJA nicht gebessert und wird sehr von Fliegen geplagt: Sulph. – 2.Juni. Auch diesmal ohne Erfolg und BLUTET, wo es sich schauert: Merc. [je C 200°°] – Worauf es endlich geheilt.[KMS 781]

Schweine

Der (tödtliche) weisse Durchfall der Ferkel, der bei MERC. 3 Gr. j. sich oft ein Paar Tage hinschleppt, ist von MERC. 200. glob. j. in 5 bis 6 Stunden geheilt.[AHZ 59 (1859) 172]

Kinnebrock's 8 Ferkel, weissen Durchfall: Merc. C 200°° in 2 Gaben, je eine für 4 Ferkel. – Geheilt.[KMS 780]

Sudhof's Ferkel leiden seit einigen Tagen am weissen Durchfall: Merc. C 200°° – Geheilt.[KMS 781]

Arzneiverwandtschaftenen von Mercurius vivus

Acon., Am-m., Ant-c., Arg., Arn., Ars., Asaf., Aur., Bar-c., Bell., Bov., Bry., Calad., Calc., Carb-an., Carb-v., Caust., Cham., Chin., Cic., Clem., Cocc., Coff., Colch., Con., Cupr., Dig., Dulc., Euph., Euphr., (Ferr.), (Graph.), Guaj., Hep., Jod, Lach., Laur., (Led.), Lyc., (Mag-c.), Mez., Nat-c., (Nat-m.), Nit-ac., Nux-v., Op., (Phos.), Ph-ac., Puls., Rhus-t., (Sabad.), Sars., Sel., Sep., Sil., (Spong.), Staph., Stram., Stront., Sulph., Thuj., Valer., Verat., (Viol-t.) [VHA]

Acon., Ars., Asaf., *Bell.*, Bry., *Calc.*, Carb-v., Caust., Cham., Chin., Con., Graph., Hep., Ign., Jod., Kali-c., Lyc., Mang., Nat-c., Nat-m., Nit-ac., Nux-v., *Phos.*, Ph-ac., *Puls.*, *Rhus-t.*, *Sep.*, *Sil.*, Spig., Staph., *Sulph.*, Thuj., Verat. [PB]

Acon., Agn., *Ant-c.*, Apisin., Arg., Arn., Ars., Asaf., *Aur.*, *Bell.*, Bry., *Calc.*, *Carb-v.*, *Chin.*, Cic., Cina, Clem., Coff., Colch., *Cupr.*, Dig., *Dulc.*, *Euph.*, Guaj., *Hep.*, *Jod.*, *Lach.*, Laur., Lyc., *Mez.*, *Nit-ac.*, Nux-v., Op., Ph-ac., Plat., *Puls.*, Rheum, Rhod., Rhus-t., *Sars.*, Sel., Sep., *Sil.*, *Spig.*, *Staph.*, *Sulph.*, *Thuj.*, Valer., Verat., *Zinc.* [KV]

Antidote von Mercurius vivus: Arg., Asaf., Aur., Bell., Calc., Camph., Caust., Carb-v., Chin., Elec., *Hep.*, Hep.[Br., Lippe], Jod.[Br., Lippe], Kali-c.[Br., Lippe], Kali-j.[Br., Lippe], Lach., Lach.[Br., Lippe], Mez., *Nit-ac.*, Nit-ac.[Br., Lippe], Op., Puls., Sars., Sars.[Br., Lippe], Sep., Sil., Sil.[Br., Lippe], Staph., Sulph., Sulph.[Br., Lippe], Thuj.

Wenn selbst die reinste QUECKSILBER-Bereitung fürden unrechten Krankheitsfall, also unhomöopathisch gewählt, – Nachtheile bringt, so dient nach Beschaffenheit der entstandnen, widrigen Symptome, als Gegenmittel entweder SCHWEFELLEBER, oder SCHWEFEL, oder KAMPHER, oder MOHNSAFT, oder CHINARINDE, oder SALPETERSÄURE, alle diese jedoch schon in sehr kleiner Gabe, und nach den vorhandnen Symptomen ausgewählt. [RA 1, 356]

Langsame Vergiftungen durch QUECKSILBER, besonders das Zittern der Vergolder, sollen ihre Hülfe auch in der ELEKTRISITÄT gefunden haben. [RA 1, 355]

Asaf., Camph., Chin., Electr., Hep., Mez., Nit-ac., Op., Sars., Sulph. [SRA]

Asaf., Aur., Bell., Camph., Carb-v., Chin., *Hep.*, Lach., Mez., *Nit-ac.*, Op., Sars., Sep., Sil., Staph., Sulph. – Electr. [PB]

Entzündung und Verengerung des Halses (nach MERKUR- Mißbrauch), so daß die Speisen nicht recht durchgehen: Arg.[VHA]

Nachtheile von QUECKSILBER-Mißbrauch (und Onanie): Arg.[VHA]

MERKURIAL-Geschwüre, welche auch die Knochen angreifen: Aur.[VHA]

Zahlreiche andere Heilungen von Augenentzündungen, bald nach, mit MERC. verschmierter Krätze entstanden, die ihr spezifisches Heilmittel in der CALC. fanden, übergehe ich hier, bemerke aber, daß in diesen Fällen durchgängig der Erfolg am günstigsten ausfiel, wenn Schwerhörigkeit mit dem Augenleiden zugleich aufgetreten war.[ACS 17 (1838) 1, 20]

Ausfallen der Haare (nach schweren Krankheiten oder QUECKSILBER-Mißbrauch), mit

Verifikationen und klinische Symptome

Verifikationen und klinische Symptome

großer Empfindlichkeit der Kopfhaut gegen Druck und heftigem Jucken derselben Abends beim Warmwerden im Bette, bei großer Abgespanntheit und Schläfrigkeit besonders Vormittags: Carb-v.[HA 109-110]

HEP. abwechselnd mit NIT-AC. bei Ueberreizung durch Mißbrauch von QUECKSILBER.[SRA]

LACH. paßt auch bei syphilitisch-MERCURIELLEN Geschwüren, oder überhaupt bei Geschwüren, die mit QUECKSILBER behandelt, aber nicht geheilt wurden. Ebenso ist es ein wichtiges Mittel bei sekundärer Syphilis.[Br., Lippe]

Augenentzündung (nach unterdrückter Syphilis oder MERKUR-Mißbrauch): Nit-ac.[VHA]

Schwerhörigkeit (nach MERKUR-Mißbrauch): Nit-ac.[VHA]

(Syphilitische und MERKURIALISCHE) Mund- und Rachengeschwüre: Nit-ac.[VHA]

Feigwarzen-Krankheit durch QUECKSILBER verschlimmert: Nit-ac.[VHA]

MERKURIAL-Geschwüre (der Haut): Nit-ac.[VHA]

Ueberreiztheit (nach MERKUR-Mißbrauch): Nit-ac.[VHA]

Dieses Mittel passt weit seltener für Kinder, als für Erwachsene und Greise, besonders für magere Personen und für solche, welche früher viel QUECKSILBER gebraucht haben: Nit-ac.[KEU 45-46]

Ausfallen der Haare bei NÄSSENDEM, von Berührung wie von einem eingestoßenen Splitter stechend schmerzendem Kopfausschlage, auch an den Geschlechtstheilen, besonders nach QUECKSILBER-Mißbrauch oder nervösen Kopfschmerzen, bei großer Abmagerung, straffer Faser, dunkeln Haaren und beständiger Frostigkeit: Nit-ac.[HA 111]

HEP. abwechselnd mit NIT-AC. bei Ueberreizung durch Mißbrauch von QUECKSILBER.[SRA]

Unterdrückter Tripper-Ausfluß (nach MERKUR-Mißbrauch): Sars.[VHA]

Geschwüre (von QUECKSILBER-Mißbrauch): Sars.[VHA]

(Nachwehen von QUECKSILBER-Mißbrauch oder von Onanie): Staph.[HA 5]

Missbrauch von SCHWEFEL und QUECKSILBER: Thuj. (CAUST., PULS., SEP.)[KMS 727]

SEP. und CAUST. verdienen den Vorzug gegen die Beschwerden einer frischen, allopathisch, d. h. innerlich mit SCHWEFEL und äußerlich mit MERKUR behandelten Krätze; giebt man in diesem Falle zuerst SCHWEFEL, so nützt er nicht, sondern schadet.[Chargé, Bönn.]

Vierzehn Tage später wurde er von der Krätze angesteckt, welche in wenigen Tagen mit SULPH. innerlich und MERC. äußerlich als Salbe vertrieben wurde, worauf er nach abermals 14 Tagen heiser wurde, welches so zunahm, daß er bis zum 25. Febr. die Stimme gänzlich verloren hatte, so daß er auch kein lautes Wort mehr herausbringen konnte, unter stetem Sausen und Brausen im Kopfe und in den Ohren. Er nahm nun eiligst wieder seine Zuflucht zu mir, und es glückte mir auch, durch 2 Gaben CAUST. 30°°, und einer Zwischengabe PSOR. 30°, alle 5 Tage eine zu nehmen, ihn dauerhaft herzustellen, so daß schon am dritten Tage nach der ersten Gabe CAUST. die Stimme wieder da war, das Brausen im Kopfe sich verlor, und seitdem nichts Krankhaftes geblieben ist.[ACS 17 (1839) 3, 12-13]

F. S. von L., ein Mädchen von 9 Monaten, bekam Geschwüre über den ganzen Körper und viele feurig rothe Flecke, welche heftig juckten. Ein Homöopath (?!); welcher den Kranken Zettel giebt, worauf auch die Ordination verzeichnet steht, hatte dagegen 3 Gaben MERKUR verordnet, welcher das Kind ungemein angegriffen hatte, so daß es am Ende Konvulsionen bekam. Es wurde nun bei mir Hülfe gesucht, und ich gab am 4. Febr. 1836 eine Gabe SULPH. 30°°, wonach sogleich die Konvulsionen aufhörten [...].[ACS 17 (1839) 3,64]

In der Behandlung der MERCURIELLEN Syphilis ist NIT-AC. sehr nützlich.[Br., Lippe]

Die Zähne werden gelb und locker infolge von QUECKSILBER-Mißbrauch: Nit-ac.[Br., Lippe]

Ausfallen der Haaren an den Genitalien infolge von Syphilis und QUECKSILBER: Nit-ac.[Br., Lippe]

NIT-AC. ist ein vorzügliches Arzneimittel bei QUECKSILBER-Mißbrauch.[Br., Lippe]

KALI-J. ist ein Antidot zu MERC..[Br., Lippe]

Antidote gegen chronische Wirkungen von MERC. sind: NIT-AC., LACH., SULPH., HEP., JOD., KALI-C., SARS.[Br., Lippe]

SIL. ist ein Antidot gegen MERC., wenn letzterer, in großen Gaben verabreicht, Schaden angerichtet hat.[Br., Lippe]

Mercurius vivus ist Antidot von: Ant-c., Asaf., Aur., Chin., Cupr., Dulc., Elec., Lach., Mez., Op., Rheum, Sars., Sulph., Thuj.

Ungemein hat mich die Entdeckung über die wohlthätige Wirkung des MERCUR, nach SCHWEFEL-Missbrauch gefreut, und ich bin überzeugt, dass nun manchen Unglücklichen zu helfen sein wird, die man für jetzt als Opfer der Allöopathie aufgeben musste.[Bönn., Juli 1832]

KALK-SCHWEFELLEBER und MERKUR sollen, nach Dr. *Hartlaub*, Antidote des SCHWEFEL-SPISSGLANZES seyn.[CK 2, 191]

Die Antidote gegen verschluckte KUPFERIGE Dinge sind Auflösungen von (KALIEN-SEIFE und) KALKARTIGER SCHWEFELLEBER, so wie das von *Orfila* aus Erefahrung gerühmte EIWEISS. Die dynamischen, von allzu heftigwirkender KUPFER-Arznei entstandenen Beschwerden lassen sich meist und am besten durch öfteres Riechen an KAMPHER-Auflösung in WEINGEIST beseitigen doch zählt man noch BELL., CHIN., COCC., DULC., HEP., IP., MERC., und NUX-V. unter seine Antidote.[CK 3, 213]

Einige andere Mittel dienen [ELEC.] als Antidot gegen ihr Uebermaas. MERKUR heilt die Wundheit im Munde, den Zahnschmerz, die Mattigkeit und zittrige Unfestigkeit der Glieder, den Appetitmangel und Durst, welchen sie erzeugt, NUX-V. die Halsentzündung, die catarrhalischen entzündlichen Beschwerden CHAM..[Caspari, MM 2, 140]

Mercurius vivus ist Folgemittel von: Sulph.

Am 31. März 1836 erhielt er zuerst eine Gabe SEP. 30°° mit einigem, aber nicht dauernden Erfolge. Auf SULPH. 60°°, welches er am 1. May erhielt, besserten sich die Harnbeschwerden, aber es erschien ein grauweißer Durchfall, wogegen er am 21. May eine Gabe MERC. 30°° erhielt, wonach der Stuhl wieder natürlich wurde, aber die Harnbeschwerden wieder eintraten. Am 27. May, eine Gabe CALC. 30°°, beseitigte in 3 Wochen alle Beschwerden dauerhaft.[ACS 17 (1838) 1, 59-60]

Folgemittel von Mercurius vivus: Calc., Carb-v., Lach.[Br., Lippe], Sulph.

SIL. folgt aber nicht gut auf (homöopathischen) MERC., noch folgt letzterer gut auf SIL.[Br., Lippe]

Am 31. März 1836 erhielt er zuerst eine Gabe SEP. 30°° mit einigem, aber nicht dauernden Erfolge. Auf SULPH. 60°°, welches er am 1. May erhielt, besserten sich die Harnbeschwerden, aber es erschien ein grauweißer Durchfall, wogegen er am 21. May eine Gabe MERC. 30°° erhielt, wonach der Stuhl wieder natürlich wurde, aber die Harnbeschwerden wieder eintraten. Am 27. May, eine Gabe CALC. 30°°, beseitigte in 3 Wochen alle Beschwerden dauerhaft.[ACS 17 (1838) 1, 59-60]

Der für M E R C . passende Krampfhusten ist meistens wie eine Art von bösartiger Grippe, und verlangt nachher noch eine Gabe CARB-V. oder SULPH. zur Vollendung der Heilung.[KEU 41]

LACH. paßt gut nach ARS., BELL. und MERC..[Br., Lippe]

Verschlimmerung von Quecksilber-Dämpfen: Carb-v., *Chin.*, P u l s ., *Stram.*

Carb-v., *Chin.*, P u l s ., *Stram.* [PB]

Verschlimmerung durch Quecksilber-Missbrauch: Acon., Agn., *Ant-c.*, *Arg.*, Arn., Ars., *Asaf.*, *A u r .*, *Bell.*, B r y ., C a l a d ., *Calc.*, *C a r b - v .*, *Chin.*, Cic., Cina, *Clem.*, C o c c ., Coff., *Colch.*, *Cupr.*, Dig., D u l c ., *Euph.*, Euphr., Ferr., G r a p h ., *Guaj.*, *H e p .*, *Jod*, *L a c h .*, Laur., *Led.*, *Mez.*, Nat-m., *N i t - a c .*, Nux-v., O p ., P h - a c ., Plat., *Puls.*, Rheum, R h o d ., R h u s - t ., Sabad., *Sars.*, Sel., S e p ., *Sil.*, Spong., *S t a p h .*, Stram., Stront., *S u l p h .*, T h u j ., V a l e r ., Verat., Viol-t., Z i n c .

Acon., Agn., *Ant-c.*, *Arg.*, Arn., Ars., *Asaf.*, *A u r .*, *Bell.*, B r y ., C a l a d ., *Calc.*, *C a r b - v .*, *Chin.*, Cic., Cina, *Clem.*, C o c c ., Coff., *Colch.*, *Cupr.*, Dig., D u l c ., *Euph.*, Euphr., Ferr., G r a p h ., *Guaj.*, *H e p .*, *Jod*, *L a c h .*, Laur., *Led.*, *Mez.*, Nat-m., *N i t - a c .*, Nux-v., O p ., P h - a c ., Plat., *Puls.*, Rheum, R h o d ., R h u s - t ., Sabad., *Sars.*, Sel., S e p ., *Sil.*, Spong., *S t a p h .*, Stram., Stront., *S u l p h .*, T h u j ., V a l e r ., Verat., Viol-t., Z i n c . [PB]

Entzündung und Verengerung des Halses (nach MERKUR- Mißbrauch), so daß die Speisen nicht recht durchgehen: Arg.[VHA]

Nachtheile von QUECKSILBER-Mißbrauch (und Onanie): Arg.[VHA]

MERKURIAL-Geschwüre, welche auch die Knochen angreifen: Aur.[VHA]

HEP. abwechselnd mit NIT-AC. bei Ueberreizung durch Mißbrauch von QUECKSILBER.[SRA]

Augenentzündung (nach unterdrückter Syphilis oder MERKUR-Mißbrauch): Nit-ac.[VHA]

Schwerhörigkeit (nach MERKUR-Mißbrauch): Nit-ac.[VHA]

(Syphilitische und MERKURIALISCHE) Mund- und Rachengeschwüre: Nit-ac.[VHA]

Feigwarzen-Krankheit durch QUECKSILBER verschlimmert: Nit-ac.[VHA]

MERKURIAL-Geschwüre (der Haut): Nit-ac.[VHA]

Ueberreiztheit (nach MERKUR-Mißbrauch): Nit-ac.[VHA]

HEP. abwechselnd mit NIT-AC. bei Ueberreizung durch Mißbrauch von QUECKSILBER.[SRA]

Unterdrückter Tripper-Ausfluß (nach MERKUR-Mißbrauch): Sars.[VHA]

Geschwüre (von QUECKSILBER-Mißbrauch): Sars.[VHA]

(Nachwehen von QUECKSILBER-Mißbrauch oder von Onanie): Staph.[HA]

Verifikationen und klinische Symptome

Mercurius vivus ist Zwischenmittel von: Sulph.

Am 5. Dez. 1835 erhielt sie zwei Gaben SULPH. 30°° und 0°°, nebst einer Zwischengabe MERC. 30°°, alle 14 Tage eine zu nehmen, wonach bis zum 6. Febr. 1836, die Stiche im Ohr ganz verschwunden und die andern Symptome sämmtlich vermindert waren. Eine nun gereichte Gabe CAUST. 30°° nahm in wenigen Wochen Alles dauerhaft fort.[ACS 17 (1838) 1, 38]

Am 1. Jan. 1836 reichte ich zwei Gaben SULPH. 30°° und 0°°, und eine Zwischengabe MERC. 30°°, alle 14 Tage eine zu nehmen. Am 2. März, wo sie wieder vorkam, war alles beim Alten, nur fühlte sie sich im Ganzen wohler und das Aussehen war merklich gebessert. Sie erhielt nun zwei Gaben CAUST. 30°°, und eine Zwischengabe BELL. 30°°, alle 14 Tage, und gegen Mitte April war sie völlig geheilt.[ACS 17 (1838) 1, 38]

[Und] gegen das sonstige alte Leiden gab ich zwei Dosen SULPH., jede zu 30°° und eine Zwischengabe MERC. 30°°, alle 14 Tage eine zu nehmen.[ACS 17 (1839) 3,33]

Am obigen Tage reichte ich ihr zwei Gaben SULPH., jede zu 30°°, und eine Zwischengabe MERC. 30°°, alle 8 Tage einen Tag eine davon zu nehmen, worauf so bedeutende Besserung eintrat, daß sie, mit Ausnahme der durchgegangenen, aber noch nicht völlig verheilten Drüsenknoten, ein ganzes Jahr lang sich wohl befand.[ACS 17 (1839) 3,37]

Am 27. Dec. 1835 gab ich ihm 2 Dosen SULPH., jede zu 30°°, und eine Zwischengabe MERC. 30°°, alle 5 Tage eine zu nehmen.[ACS 17 (1839) 3,68]

Am 18. Apr. [1841] zwei Gaben SULPH. 30°° und eine Zwischengabe MERC. 30°°, alle 5 Tage eins zu geben, mit dem Erfolge, daß der Husten fast ganz verschwunden, die Lähmung sichtbar und das Allgemeinbefinden, so wie der Appetit bedeutend gebessert waren.[ACS 19 (1842) 3, 53]

Am 18. Apr. [1841] übersendete ich ihm, nebst der erforderlichen Weisung in Betreff der Diät, vier Pulverchen, Nro. 1 PSOR. 30°°, Nro. 2 und 4 SULPH. 30°°, Nro. 3 MERC. 30°°, um davon alle 8 Tage der Nummer nach ein Pulver zu nehmen.[ACS 19 (1842) 3, 60]

Zwischenmittel von Mercurius vivus: Sulph.

[...] zwei Gaben MERC. 30°° und einer Zwischengabe SULPH. 60°° bis zum 11. Sept. [1841] gänzlich gehoben war.[ACS 19 (1842) 3, 45]

Konkordanzen der homöopathischen Arzneien

I. Gemüth und Geist: Acon., Anac., Calc., Hell., Ign., Lyc., Nat-c., Nux-v., Op., Phos., Ph-ac., Puls., Rhus-t., *Sep.*, Sil., Staph., Stram., Sulph. [PB]

II. Körpertheile und Organe: Acon., Alum., Arn., Ars., Aur., *Bell.*, Bor., Bry., *Calc.*, Canth., Carb-v., Caust., Cham., Chin., Clem., Con., Graph., Hep., Kali-c., Kreos., Lyc., Nat-c., Nat-m., Nit-ac., Nux-v., Petr., *Phos.*, Ph-ac., Plat., Plb., *Puls.*, *Rhus-t.*, Ruta, Sabad., Sel., *Sep.*, *Sil.*, Spig., Staph., Stram., *Sulph.*, Thuj., Verat. [PB]

III. Empfindungen und Beschwerden

1. **Aeussere und innere Körpertheile im Allgemeinen:** Acon., Arn., Ars., Asaf., *Bell.*, Bry., *Calc.*, Canth., Carb-v., Caust., Cham., Chin., Cic., Cocc., Con., Croc., Ferr., Graph., Hell., Hep., Hyos., Ign., Kali-c., Lyc., Nat-c., Nat-m., Nit-ac., *Nux-v.*, *Phos.*, Plat., *Puls.*, Rhod., *Rhus-t.*, Sabad., *Sep.*, Sil., Spig., Staph., *Sulph.*, Thuj., Verat., Zinc. [PB]
2. **Drüsen:** *Bell.*, Bry., Calc., Lyc., *Phos.*, Puls., Sil., Spong., *Sulph.* [PB]
3. **Knochen:** *Asaf.*, Bell., *Calc.*, Chin., Hep., Lyc., Nit-ac., Phos., Ph-ac., Puls., Sep., *Sil.*, Staph., Sulph. [PB]
4. **Haut und Aeusseres:** Acon., *Ars.*, Asaf., Bell., Bry., Calc., Caust., Dulc., Graph., *Hep.*, Lach., Lyc., Nit-ac., Phos., *Puls.*, *Rhus-t.*, *Sep.*, *Sil.*, Staph., *Sulph.*, Thuj., Verat. [PB]

IV. Schlaf und Träume: Acon., Ars., Bell., *Bry.*, *Calc.*, Caust., Cham., Chin., Con., Graph., Hep., Ign., Kali-c., Lyc., Mgs., Nat-c., Nux-v., *Phos.*, Ph-ac., *Puls.*, Rhus-t., *Sep.*, *Sil.*, *Sulph.* [PB]

Verifikationen und klinische Symptome

V. Fieber: Acon., Ars., Bell., Bry., Calc., Carb-v., Cham., Chin., Cocc., Cupr., Graph., Hep., Ign., Jod., Ip., Laur., Mosch., Nux-v., Phos., Ph-ac., Plat., Puls., Rhus-t., Sec., Sel., Sep., Sil., Sulph., Valer., Verat.[PB]

VI. Änderung des Befindens

1. **Verschlimmerung nach der Zeit:** Ars., Ferr., Hep., Ign., Kali-c., Mag-c., Mang., Nit-ac., Rhus-t., Samb., Thuj. [PB]
2. **Verschlimmerung nach Lage und Umständen:** Acon., Am-c., Ant-c., Arn., Ars., Aur., Bell., Bor., Bry., Calc., Canth., Carb-v., Caust., Cham., Chin., Cocc., Colch., Coloc., Con., Dros., Graph., Hep., Ign., Jod., Ip., Kali-c., Lach., Led., Lyc., Mang., Nat-m., Nit-ac., Nux-v., Phos., Ph-ac., Puls., Rhus-t., Sabad., Sep., Sil., Spig., Staph., Stront., Sulph., Verat. [PB]

VII. Konkordanz der homöopathischen Arzneien

Acon., Ars., Asaf., Bell., Bry., Calc., Carb-v., Caust., Cham., Chin., Con., Graph., Hep., Ign., Jod., Kali-c., Lyc., Mang., Nat-c., Nat-m., Nit-ac., Nux-v., Phos., Ph-ac., Puls., Rhus-t., Sep., Sil., Spig., Staph., Sulph., Thuj., Verat. [PB]

Acon., Agn., Ant-c., Apisin., Arg., Arn., Ars., Asaf., Aur., Bell., Bry., Calc., Carb-v., Chin., Cic., Cina, Clem., Coff., Colch., Cupr., Dig., Dulc., Euph., Guaj., Hep., Jod., Lach., Laur., Lyc., Mez., Nit-ac., Nux-v., Op., Ph-ac., Plat., Puls., Rheum, Rhod., Rhus-t., Sars., Sel., Sep., Sil., Spig., Staph., Sulph., Thuj., Valer., Verat., Zinc. [KV]

Verifikationen und klinische Symptome

Mezereum (Seidelbast, Kellerhals)

(Mez.)

Synonyma

Daphne Mezereum, Mezereum, Seidelbast, Kellerhals [SRA]
Kellerhalsrinde, Kellerhalsseidelbast [Hahnemann, HUF 5, 20-21]
Mezereum, Daphne Mezereum, Kellerhals [CK 4, 240]

Antipsorische Arznei

[SRA]

Arzneiwirkungsdauer

Wirkt 45 bis 50 Tage.[SRA]
Zählt zur 3. Klasse derjenigen Mittel, welche eine mittlere Wirkungsdauer besitzen.[AHZ 49 (1855) 82]

Hinweise

Bisher erwies sich diese Arznei dienlich in Krankheiten, in denen auch folgende Beschwerden zugegen waren: Nässend jückender Ausschlag auf dem Kopf und hinter den Ohren; Augen-Entzündung; Langjähriger Weissfluss; Verkürzung des Beines; Nächtliches Jücken am Körper.[CK 4, 240]
MEZ. hat in der Vorgeschichte unterdrückte Ausschläge.[Hub.; AHZ 210]
(WEIN und KAFFEE heben diese Arznei nicht auf.)[PB]

Eigenthümlichkeiten und Hauptwirkungen

Gemüth

Verdrießlichkeit.[VHA]
Unruhe in der Einsamkeit und Sehnsucht nach Gesellschaft.[VHA], [HA 116]
Hypochondrische Stimmung mit Traurigkeit und Weinen.[VHA], [HA 116]
Angst.[KEU 41]
Weinerliche Traurigkeit.[KEU 41]
Will nicht allein sein.[KEU 41]
Konkordanz Gemüth und Geist: Acon., Bell., Calc., Cham., Cocc., C o n ., Hell., *Ign.*, L y c ., M e r c ., Nat-c., Nat-m., Nux-v., *Op.*, Phos., *Ph-ac., Puls.*, R h u s - t ., S e p ., *Sil.*, Staph., Stram. [PB]

Geist

Abstumpfung des Geistes.[VHA]
Abgestumpfter Geist, wie berauscht.[HA 116]
Oefteres Vergehen der Gedanken.[VHA]
Konkordanz Gemüth und Geist: Acon., Bell., Calc., Cham., Cocc., C o n ., Hell., *Ign.*, L y c ., M e r c ., Nat-c., Nat-m., Nux-v., *Op.*, Phos., *Ph-ac., Puls.*, R h u s - t ., S e p ., *Sil.*, Staph., Stram. [PB]

Schwindel

Er ist wie berauscht.[VHA]
Abgestumpfter Geist, wie berauscht.[HA 116-117]
T r u n k e n h e i t , w i e b e r a u s c h t , m i t P r e s s e n i n d e n S c h l ä f e n u n d ü b e r d e n A u g e n u n d D u m m h e i t i m K o p f e , n a c h d e m E s s e n b e s s e r . [HA 31]

Innerer Kopf

Kopfschmerzen mit Schauder und Frostigkeit, im Freien erhöhet.[VHA]
Kopfschmerzen mit Frost, im Freien schlimmer.[HA 116]
Halbseitiger, betäubend drückender Kopfschmerz.[VHA]
T r u n k e n h e i t , w i e b e r a u s c h t , m i t P r e s s e n i n d e n S c h l ä f e n u n d ü b e r d e n A u g e n u n d D u m m h e i t i m K o p f e , n a c h d e m E s s e n b e s s e r . [HA 31]

Verifikationen und klinische Symptome

Aeusserer Kopf

Knochenschmerz am Schädel, durch Berührung verschlimmert.[VHA]

Knochenschmerzen am Schädel, zu beiden Seiten des Wirbels, oft in Geschwulst und Knochenfraß übergehend, mit großer Empfindlichkeit gegen Kälte, von Berührung, Bewegung und Abends verschlimmert.[HA 122]

NÄSSEND jückender Ausschlag auf dem Kopf und hinter den Ohren.[CK 4, 240]

NÄSSENDER und jückender Ausschlag auf dem Kopfe.[VHA]

Brennend beißendes Jucken auf dem Haarkopfe, am meisten auf dem Scheitel, von Kratzen die Stelle verändernd und sich verschlimmernd, mit nachfolgenden wundschmerzenden Beulen und nässendem Ausschlage, Abends beim Auskleiden und nach dem Niederlegen verschlimmert. – Unruhe in der Einsamkeit und Verlangen nach Gesellschaft; hypochondrische Stimmung mit Traurigkeit und Weinen; abgestumpfter Geist, wie berauscht; Kopfschmerzen mit Frost, im Freien schlimmer; Brennen im Munde, Magen und Unterleibe; Mastdarmvorfall beim Stuhle; verminderter Harn mit Flocken und röthlichem Bodensatze; Abends und Nachts im Liegen viel trockener Husten mit Würgen; lähmiges Spannen und Strammen in den Gliedern; Empfindlichkeit gegen kalte LUFT; Verschlimmerung Abends und von Bewegung; große Tagesschläfrigkeit; nächtliches Alpdrücken; innere Hitze, bei äußerer Kälte, mit heftigem Durste.[HA 116-117]

Taubheitsgefühl der Kopfhaut, mit Ziehen darin, an einer, selten an beiden Kopfseiten, Abends, in der Kälte und von Berührung verschlimmert, in der Wärme gebessert.[HA 133]

Augen

Augen-Entzündung.[CK 4, 240]

Drücken in den Augen, als wäre der Augapfel zu groß.[VHA]

Muskelzucken um die Augen.[VHA]

Gegen die rothen Ränder der Augenlider MEZ. und DIG.[Chargé, Bönn.]

Ohren

NÄSSEND jückender Ausschlag auf dem Kopf und hinter den Ohren.[CK 4, 240]

Nase

Wundheit der Nasenhöhlen.[VHA]

Verminderter Geruch.[VHA]

Fließschnupfen mit Brennen und Wundheit der Nase und Oberlippe.[VHA]

Antlitz

Klemmender, betäubender Druck auf den Backenknochen bis in die Schläfe.[VHA]

Schmerzen im Jochbeine.[KEU 41]

Gegen die rothen Ränder der Augenlider MEZ. und DIG.[Chargé, Bönn.]

Geschwollene, aufgesprungene Unterlippe.[VHA]

Fließschnupfen mit Brennen und Wundheit der Nase und Oberlippe.[VHA]

Gesichtsblässe.[KEU 41]

Zähne

Stechendes Zahnweh, welches sich bis in die Backenknochen und Schläfe verbreitet.[VHA]

Bohrendes Stechen in hohlen Zähnen, bis in das Jochbein herauf.[VHA]

Schnelles Hohlwerden der Zähne.[VHA]

Faulwerden der Zahnwurzeln: Thuj. (MEZ.)[KMS 724]

Hohlwerden der Zähne von der Seite, bei unverletzter Krone derselben: Thuj. (MEZ., STAPH.)[KMS 724]

Stumpfheit der Zähne.[VHA]

Mund

Anhaltendes Brennen im Munde und Schlunde.[VHA]

Verengerung und Zusammenschnürung des Schlundkopfes.[VHA]

Erschwertes Sprechen.[VHA]

Verifikationen und klinische Symptome

Erschwerte Sprache.[KEU 41]
Gallertartige Fröschleingeschwulst: Thuj. (MEZ., NIT-AC., STAPH.)[KMS 724]
Trockenheit im hinteren, bei Speichel im vorderen Munde.[KEU 41]
Brennen im Munde und Schlunde.[KEU 41]
Brennen im Munde, Magen und Unterleibe.[HA 116]
Speichelfluss.[KEU 41]
Weissbelegte Zunge.[KEU 41]
Zungenlähmung: MEZ. wirkt sehr gut.[LWB 183]

Lippen und Kinn

Flache, weißliche Geschwüre an der Innenseite der Lippen und in den Mundwinkeln: Thuj. (GRAPH., MEZ.)[KMS 723]
Aufspringen der Unterlippe.[KEU 41]

Genüsse

BIER schmeckt BITTER und wird weggebrochen.[VHA]
Verschlimmerung der Beschwerden: BIER-Trinken.[KEU 41]
Starker Hunger, Mittags und Abends.[VHA]
Appetitlosigkeit bei stetem Durste.[KEU 41]

Aufstoßen

Oefteres, leeres Aufstoßen.[VHA]

Uebelkeit

Uebelkeit mit Schauder und Würmerbeseigen.[VHA]
Würmerbeseigen.[KEU 41]
BLUTBRECHEN.[VHA]
Abends und Nachts, trockner Husten, mit Würgen und Erbrechen.[VHA]
FETTIGES Erbrechen: Thuj. (ARS., MEZ., JOD, NUX-V.)[KMS 724]
Brechwürgen.[KEU 41]
Erbrechen BITTEREN, WÄSSERIGEN Schleims.[KEU 41]

Magen – Milz

Brennen im Magen.[VHA]
Brennen im Munde, Magen und Unterleibe.[HA 116]
Brennen im Magen und Unterleibe.[KEU 41]
Heftiges Magendrücken.[VHA]
Verhärtung des Magens: Thuj. (MEZ.)[KMS 724]
Milzschmerzen.[KEU 41]

Bauch

Brennen im Unterleibe.[VHA]
Brennen im Munde, Magen und Unterleibe.[HA 116]
Brennen im Magen und Unterleibe.[KEU 41]
Harter, gespannter Unterleib.[VHA]
Reissendes Leibweh.[VHA]
Heftige, kleine Durchfälle mit unerträglichen Leibschmerzen.[VHA]
Kleine Durchfälle mit heftigen Leibschmerzen.[KEU 41]

Blähungen

Blähungskolik mit Athembeengung und Frost.[VHA]

Stuhl

Heftige, kleine Durchfälle mit unerträglichen Leibschmerzen.[VHA]
Kleine Durchfälle mit heftigen Leibschmerzen.[KEU 41]
Frostschauder vor und nach dem Stuhlgange.[VHA]

After

Mastdarmvorfall beim Stuhle, welcher wegen Zuschnürung des Afters schwer wieder zurück-

Verifikationen und klinische Symptome

zubringen ist.[VHA]
Mastdarmvorfall beim Stuhle.[HA 116]

Harn

Verminderte Harnabsonderung.[VHA]
Verminderter Harn mit Flocken und röthlichem Bodensatze.[HA 116-117]
Harn mit Flocken und röthlichem Bodensatze.[VHA]
Blasser Urin, mit rothem Bodensatze.[KEU 41]
BLUT-Harnen.[VHA], [KEU 41]

Geschlechtstheile

Eicheltripper.[VHA]
Hodengeschwulst.[VHA]
Langjähriger Weissfluss.[CK 4, 240]

Schnupfen

Fließschnupfen mit Brennen und Wundheit der Nase und Oberlippe.[VHA], [KEU 41]

Athem

Engbrüstigkeit, als wäre die Brust zu enge, und mit dem Gefühl, als wären die Lungen angewachsen.[VHA]
Stiche in der Brust, durch Einathmen verschlimmert.[VHA]
Blähungskolik mit Athembeengung und Frost.[VHA]

Husten

Abends und Nachts, trockner Husten, mit Würgen und Erbrechen.[VHA]
Abends und Nachts im Liegen viel trockener Husten mit Würgen.[HA 117]
Heftiger Husten im Liegen.[VHA]
BLUT-Husten.[VHA]

Keuchhusten

Krampfartiger, gewaltsamer Keuchhusten, durch einen Reiz vom Kehlkopfe bis in die Brust herab erregt, Abends ohne, Morgens mit Auswurf eines gelben, oder eiweissartigen zähen Schleims, wie alter Schnupfen, oder etwas SALZIG schmeckend.[KEU 41]

Verschlimmerung: Abends bis Mitternacht. – Bewegung. Tiefathmen. Sprechen. Liegen. Warme Stuben. Kalte LUFT. Essen oder Trinken von Heissem. BIER-Trinken.[KEU 41]

Begleitung: Angst. Weinerliche Traurigkeit. Will nicht allein sein. Gesichtsblässe. Schmerzen im Jochbeine. Aufspringen der Unterlippe. Trockenheit im hinteren, bei Speichel im vorderen Munde. Brennen im Munde und Schlunde. Speichelfluss. Weissbelegte Zunge. Erschwerte Sprache. Appetitlosigkeit bei stetem Durste. Würmerbeseigen. Brechwürgen. Erbrechen bitteren, WÄSSERIGEN Schleims. Brennen im Magen und Unterleibe. Milzschmerzen. Kleine Durchfälle mit heftigen Leibschmerzen. Blasser Urin, mit rothem Bodensatze. BLUTHARNEN. Fliessschnupfen mit Brennen und Wundheit der Nase und Oberlippe. Engbrüstigkeit. Brennen und Trockenheitsgefühl in der Luftröhre. Heiserkeit. Gefühl, wie von Angewachsenheit der Lunge. Stiche in der Brust. Spannen in den Brustmuskeln. Wundheitsschmerz und Brennen in den Brustknochen. Am Tage stets schläfrig. Frösteln mit Durst. Aeusserer Frost, bei innerer Hitze. Kalte Schweisse.[KEU 41-42]

MEZ. ist nur selten anwendbar, und für sich allein zur gänzlichen Heilung eines Keuchhustens schwerlich genügend.[KEU 42]

Luftröhre

Heiserkeit mit Brennen und Trockenheit in der Luftröhre.[VHA]
Brennen und Trockenheitsgefühl in der Luftröhre.[KEU 41]
Heiserkeit.[KEU 41]

Athem

Athembeengung, wie von Angewachsenheit der Lunge in der Brust: Thuj. (MEZ.)[KMS 725]
Gefühl, wie von Angewachsenheit der Lunge.[KEU 41]

Verifikationen und klinische Symptome

Engbrüstigkeit, als wäre die Brust zu enge, und mit dem Gefühl, als wären die Lungen angewachsen.[VHA]

Innerer Hals

Geschwulst und Verengrungsgefühl im Halse: Thuj. (APISIN., MEZ.)[KMS 726]

Brust

Stiche in der Brust, durch Einathmen verschlimmert.[VHA]
Stiche in der Brust.[KEU 41]
Schmerzhafte Spannung in den Brustmuskeln.[VHA]
Spannen in den Brustmuskeln.[KEU 41]
Gefühl, wie von Angewachsenheit der Lunge.[KEU 41]
Engbrüstigkeit, als wäre die Brust zu enge, und mit dem Gefühl, als wären die Lungen angewachsen.[VHA]
Engbrüstigkeit.[KEU 41]
Wundheitsschmerz und Brennen in den Brustknochen.[KEU 41]

Oberglieder

Lähmiges Spannen und Strammen in den Gliedern.[VHA], [HA 117]
Zucken und Fippern in den Muskeln.[VHA]
Schwere in den Gliedern.[VHA]

Unterglieder

Hüftweh mit zuckendem Schmerze und Verkürzung des Beines.[VHA]
Verkürzung des Beines.[CK 4, 240]
Lähmiges Spannen und Strammen in den Gliedern.[VHA], [HA 117]
Zucken und Fippern in den Muskeln.[VHA]
Schwere in den Gliedern.[VHA]
Die Innenseite des Schienbeines ist äußerst schmerzhaft bei Berührung; dumpfer, klopfender Schmerz mit Anschwellung des Knochens: SIL. (vergl. ASAF., MEZ.).[Br., Lippe]

Drüsen

Konkordanz Drüsen: Bell., Bry., Con., Phos., Sulph. [PB]

Knochen

Knochengeschwülste.[VHA]
Knochenfraß.[VHA]
Knochenschmerz am Schädel, durch Berührung verschlimmert.[VHA]
Knochenschmerzen am Schädel, zu beiden Seiten des Wirbels, oft in Geschwulst und Knochenfraß übergehend, mit großer Empfindlichkeit gegen Kälte, von Berührung, Bewegung und Abends verschlimmert.[HA 122]
Klemmender, betäubender Druck an den Backenknochen bis in die Schläfe.[VHA]
Stechendes Zahnweh, welches sich bis in die Backenknochen und Schläfe verbreitet.[VHA]
Die Innenseite des Schienbeines ist äußerst schmerzhaft bei Berührung; dumpfer, klopfender Schmerz mit Anschwellung des Knochens: SIL. (vergl. ASAF., MEZ.).[Br., Lippe]
Konkordanz Knochen: Asaf., Calc., Lyc., Merc., Ph-ac., Sil., Staph., Sulph. [PB]

Haut

MEZ. hat in der Vorgeschichte unterdrückte Ausschläge.[Hub.; AHZ 210]
Nächtliches Jücken, nach Kratzen Geschwulst und baldiges, heftigeres Jücken.[VHA]
Nächtliches Jücken am Körper.[CK 4, 240]
Fessendes Jucken in der Haut, von Kratzen gebessert, aber dennoch brennend: Thuj. (CAUST., LACH., MEZ., RHUS-T., SULPH.)[KMS 729]
Abschälung der Haut des ganzen Körpers.[VHA]
Bräunliche Flecken auf der Haut: Thuj. (ANT-C., CARB-V., LYC., MEZ., NIT-AC., PHOS., SEP.)[KMS 728]
Brennen und Stechen in den Geschwüren, mit Entzündung.[VHA]

Verifikationen und klinische Symptome

Entzündungen, die in Eiterung übergehen.[VHA]
NÄSSEND jückender Ausschlag auf dem Kopf und hinter den Ohren.[CK 4, 240]
NÄSSENDER und jückender Ausschlag auf dem Kopfe.[VHA]
Gegen die rothen Ränder der Augenlider MEZ. und DIG.[Chargé, Bönn.]
Konkordanz Haut und Aeusseres: Acon., Am-c., Am-m., Ant-c., Ars., Bell., *Bry.*, Calc., Carb-v., *Caust.*, Con., Dulc., Euph., Hep., Ip., *Lach.*, Led., *Lyc.*, *Merc.*, Nux-v., Olnd., Petr., Phos., *Puls.*, *Rhus-t.*, Sep., *Sil.*, Spong., Staph., *Sulph.*, Verat. [PB]

Schlaf

Große Tagesschläfrigkeit.[VHA], [HA 117]
Am Tage stets schläfrig.[KEU 41-42]
Nach Mitternacht, Erwachen von Alpdrücken.[VHA]
Nächtliches Alpdrücken.[HA 117]
Nächtliches Jücken, nach Kratzen Geschwulst und baldiges, heftigeres Jücken.[VHA]
Nächtliches Jücken am Körper.[CK 4, 240]
Abends und Nachts, trockner Husten, mit Würgen und Erbrechen.[VHA]

Fieber

Vorwaltende, aber mehr äußerliche Kälte und Frostigkeit, mit heftigem Durste, aber ohne Verlangen nach Erwärmung.[VHA]
Frostigkeit und Schauder bei den meisten Beschwerden.[VHA]
Frösteln mit Durst.[KEU 42]
Aeusserer Frost, bei innerer Hitze.[KEU 42]
Innere Hitze bei äußerer Kälte.[VHA]
Innere Hitze, bei äußerer Kälte, mit heftigem Durste.[HA 117]
Kalte Schweisse.[KEU 42]

Fieberstadien

1. Puls voll und hart, Abends beschleunigt, zuweilen aussetzend.[WF 34]
2. Frost vorherrschend, selbst in der warmen Stube. – Frost mit äusserer Kälte und Durst auf kaltes WASSER, ohne Verlangen nach Wärme. – Beim Froste stets Durst, mit Trockenheit hinten und Speichelvermehrung vorne im Munde, aber ohne Verlangen zu trinken. – Frostigkeit und Schauder bei fast allen Beschwerden. – Grosse Empfindlichkeit gegen kalte LUFT. – Frost von den Oberarmen den Rücken herab bis in die Füsse laufend.[WF 34] – Frost, wie mit kaltem WASSER begossen: Thuj. (MERC., MEZ., PULS., RHUS-T.)[KMS 729]
3. Hitze im Bette, am Meisten am Kopfe. – Innere Hitze bei äusserer Kälte.[WF 34]
4. Schweiss mit Schlaf, gleich nach dem Froste, ohne vorgängige Hitze.[WF 34]

Konkordanz Fieber: *Acon.*, *Arn.*, *Ars.*, Bell., *Bry.*, *Calc.*, Canth., *Cham.*, Chin., Hep., Ign., Lyc., *Merc.*, Nat-m., Nit-ac., *Nux-v.*, Phos., *Puls.*, *Rhus-t.*, Sep., Sil., Sulph., Verat. [PB]

Gemeinsames

Lähmiges Spannen und Strammen in den Gliedern.[VHA]
Zucken und Fippern in den Muskeln.[VHA]
Brennen der inneren Theile bei äußerm Froste.[VHA]
Schwere in den Gliedern.[VHA]
Empfindlichkeit gegen kalte LUFT.[VHA], [HA 117]
Berührung und Bewegung erhöht die Beschwerden.[VHA]
Gewöhnlich wird nur eine Körperhälfte ganz oder theilweise ergriffen.[VHA]
Abmagerung und Absterben der leidenden Theile: Thuj. (ARS., CARB-V., GRAPH., MEZ., PLB., SEL.)[KMS 727]

Besserung der Beschwerden

Nach dem Essen.[HA 31]
Wärme.[HA 133]

Verifikationen und klinische Symptome

Verschlimmerung der Beschwerden

Abends ist ihm am unwohlsten.[VHA]
Abends bis Mitternacht.[KEU 41]
A b e n d s . [HA 122], [HA 133]
A b e n d s b e i m A u s k l e i d e n . [HA 116]
Verschlimmerung Abends und von Bewegung.[HA 117]
N a c h d e m N i e d e r l e g e n . [HA 116]
Liegen.[KEU 41]
Berührung und Bewegung erhöht die Beschwerden.[VHA]
B e r ü h r u n g . [HA 122], [HA 133]
B e w e g u n g . [HA 122], [KEU 41]
Tiefathmen.[KEU 41]
Sprechen.[KEU 41]
Warme Stuben.[KEU 41]
Empfindlichkeit gegen kalte LUFT.[VHA]
Kalte LUFT.[KEU 41]
K ä l t e . [HA 133]
Essen oder Trinken von Heissem.[KEU 41]
BIER-Trinken.[KEU 41]

Konkordanzen

Verschlimmerung nach der Zeit: Ant-t., Bell., Bry., Caust., Lach., Lyc., Phos., Puls., Stront. [PB]

Verschlimmerung nach Lage und Umständen: Ambr., *Anac.*, B e l l . , Bry., C a p s . , Carb-v., Caust., Cham., Colch., Con., Euph., Ign., K a l i - c . , Lach., Led., Lyc., Mag-m., M e r c . , Nux-v., P h o s . , *Puls.*, Sil. [PB]

Arzneiverwandtschaften von Mezereum

(Ambr.), (Canth.), (Caps.), (Cham.), Euph., Hell., Hyos., Ign., M e r c . , N i t - a c . , (Puls.), (Staph.), Verat., (Zinc.) [VHA]

Acon., Arn., A r s . , Asaf., *Bell., Bry., Calc.*, Carb-v., C a u s t . , Cham., Chin., Cocc., C o n . , Hep., *Ign.*, K a l i - c . , Lach., *Lyc., M e r c .* , Nat-m., *Nux-v., Phos.*, Ph-ac., *P u l s . , Rhus-t., Sep., Sil.*, S t a p h . , *Sulph.*, Verat., Zinc. [PB]

Bry., E u p h . , *Merc.*, M u r - a c . , *Nit-ac., Rhus-t.*, S i l . , V e r b . [KV]

Antidote von Mezereum: Bry., Camph., M e r c . , Rhus-t. – A c e t u m

KAMPHER: Gegen gewisse Beschwerden hatte ein sonst robuster Mann KELLERHALSRINDE innerlich gebraucht. Als er aber den Gebrauch dieses Mittels auch nach Verschwindung jener Beschwerden fortsetzte, so befiel ihn ein unerträgliches Jucken über den ganzen Körper, welches ihm keine Stunde Schlaf vergönnete. Er setzte die Arzney aus, und kam 36 Stunden nachher zu mir, und versicherte: das noch stündlich steigene Jucken (die erste direkte Wirkung des KELLERHALSSEIDELBAST ist sehr lang anhaltend) nicht mehr ertragen zu können. Ich gab ihm 30 Gran KAMPHER, alle sechs Stunden zu sechs Gran auf die Gabe zu brauchen, und ehe diese Portion verzehrt war, war sein Jucken schon verschwunden. [Hahnemann, HUF 5, S. 20-21]

Camph., Merc. [SRA]
Bry., Camph., M e r c . , Rhus-t. [PB]
A C E T U M [PB]
(WEIN und KAFFEE heben diese Arznei nicht auf.) [PB]

Mezereum ist Antidot von: Merc., Nit-ac.

Konkordanzen der homöopathischen Arzneien

I. Gemüth und Geist: Acon., Bell., Calc., Cham., Cocc., C o n . , Hell., *I g n .* , L y c . , M e r c . , Nat-c., Nat-m., Nux-v., *Op.*, Phos., *Ph-ac.*, *Puls.*, R h u s - t . , S e p . , *Sil.*, Staph., Stram. [PB]

II. Körperteile und Organe: Am-c., A r n . , A r s . , Bar-c., B e l l . , Bry., *Calc.*, C a n t h . ,

Verifikationen und klinische Symptome

Caps., Carb-v., Caust., Cham., Chin., Cocc., Con., Graph., Hep., Ign., Kali-c., *Lyc.*, *Merc.*, Nat-c., Nat-m., Nit-ac., Nux-v., Par., Petr., *Phos.*, Ph-ac., Puls., Rhus-t., Ruta, Sabin., *Sep.*, Sil., Spig., Stann., Staph., *Sulph.*, Thuj., Verat., *Zinc.* [PB]

III. Empfindungen und Beschwerden

1. **Aeussere und innere Körperteile im Allgemeinen:** Acon., Alum., Arg., Arn., Asaf., *Bell.*, Bry., *Calc.*, Carb-v., Caust., Chin., Cocc., Con., Ign., *Kali-c.*, Lyc., Merc., Nat-c., Nat-m., *Nux-v.*, Phos., Plat., *Puls.*, *Rhus-t.*, *Sep.*, Spig., Spong., Stann., Staph., Stront., *Sulph.*, Thuj., Zinc. [PB]
2. **Drüsen:** Bell., Bry., Con., Phos., Sulph. [PB]
3. **Knochen:** Asaf., Calc., Lyc., Merc., Ph-ac., Sil., Staph., Sulph. [PB]
4. **Haut und Aeusseres:** Acon., Am-c., Am-m., Ant-c., Ars., Bell., *Bry.*, Calc., Carb-v., *Caust.*, Con., Dulc., Euph., Hep., Ip., *Lach.*, Led., *Lyc.*, *Merc.*, Nux-v., Olnd., Petr., Phos., *Puls.*, *Rhus-t.*, Sep., *Sil.*, Spong., Staph., *Sulph.*, Verat. [PB]

IV. Schlaf und Träume: ? [PB]

V. Fieber: *Acon.*, *Arn.*, *Ars.*, Bell., *Bry.*, *Calc.*, Canth., *Cham.*, Chin., Hep., Ign., Lyc., *Merc.*, Nat-m., Nit-ac., *Nux-v.*, Phos., *Puls.*, *Rhus-t.*, Sep., Sil., Sulph., Verat. [PB]

VI. Änderung des Befindens

1. **Verschlimmerung nach der Zeit:** Ant-t., Bell., Bry., Caust., Lach., Lyc., Phos., Puls., Stront. [PB]
2. **Verschlimmerung nach Lage und Umständen:** Ambr., *Anac.*, Bell., Bry., Caps., Carb-v., Caust., Cham., Colch., Con., Euph., Ign., Kali-c., Lach., Led., Lyc., Mag-m., Merc., Nux-v., Phos., *Puls.*, Sil. [PB]

VII. Konkordanz der homöopathischen Arzneien

Acon., Arn., Ars., Asaf., *Bell.*, *Bry.*, *Calc.*, Carb-v., Caust., Cham., Chin., Cocc., Con., Hep., *Ign.*, Kali-c., Lach., *Lyc.*, *Merc.*, Nat-m., *Nux-v.*, *Phos.*, Ph-ac., *Puls.*, *Rhus-t.*, *Sep.*, *Sil.*, Staph., *Sulph.*, Verat., Zinc. [PB]

Bry., Euph., *Merc.*, Mur-ac., *Nit-ac.*, *Rhus-t.*, Sil., Verb. [KV]

Verifikationen und klinische Symptome

Millefolium (Schaafgarbe)
(Mill.)

Synonyma
Millefolium [KV]
Achillaea Millefolium, die Schaafgarbe

Hinweis
Ref. glaubte auf die unlängst erschienenen und noch nicht, wie es scheint, hinlänglich verbreiteten „Amerikanischen Arzneiprüfungen" (Leipzig bei *E. Schäfer*) [von *Constantin Hering*], wovon bis jetzt 4 Hefte erschienen, aufmerksam machen zu müssen. Insbesondere dürften das BIENENGIFT [APISINUM] und die SCHAAFGARBE [ACHILLEA MILLEFOLIUM] eine große Lücke in unserer bisherigen Arzneimittellehre ausfüllen. Das Studium besonders dieser beiden Mittel scheint nicht dringend genug empfohlen werden zu können.[AHZ 46 (1853) 9, 133]

Arzneiverwandtschaften von Millefolium
Acon., Apisin., Arn., *Bry.*, Chin., *Nux-v.*, *Puls.*, *Squil.* [KV]

Verifikationen und klinische Symptome

Moschus moschiferus (Bisam)

(Mosch.)

Synonyma

Moschus moschiferus, Moschus, Bisam [SRN]

Nicht-Antipsorische Arznei

[SRN]

Arzneiwirkungsdauer

Wirkt längstens 1 Tag.[SRN]

Zählt zur 1. Klasse derjenigen Mittel, welche die allerkürzeste Wirkungsdauer besitzen.[AHZ 49 (1855) 82]

Hinweise

Man wird große Heilkräfte von ihm erfahren in dem gespannten, tonisch krampfhaften Zustande der meisten hypochondrischen Personen, wenn man ihn nicht, wie bisher, in großen, sondern in den kleinsten, hoch potenzirten Gaben, wenigstens als ein homöopathisches Zwischen-Mittel, bei ihnen gebrauchen wird. – Zu dieser Absicht wird ein Gran guter MOSCHUS mit 3 Mal 100 Granen MILCHZUCKER binnen 3 Stunden zur millionfachen Pulver-Verdünnung gerieben und die Auflösung eines Granes derselben in 100 Tropfen GEWÄSSERTEM WEINGEISTE, nach zwei Schüttel-Schlägen, ferner durch noch 25 Verdünnungs-Gläser (jedes zu zwei Dritteln mit 100 Tropfen WEINGEIST gefüllt) zur decillionfachen Kraft-Entwickelung gebracht (nach der Anleitung im zweiten Theile des Buchs von den chron. Krankh.), womit ein feinstes Streukügelchen befeuchtet wird zur Gabe beim homöopathischen Gebrauche. – Seine Geschlechtstrieb erregenden Kräfte sind Erstwirkung und bringen das gerade Gegentheil in der Nachwirkung hervor, so wie Personen, die MOSCHUS an sich tragen, um sich wohlriechend zumachen, durch den ersten Einfluß dießes heftigen Geruchs auf ihre Nerven, sich schwächen und eine Menge Nerven-Erregungen zuziehn. – Der Geruch des MOSCHUS, Kleidern und Geräthen mitgetheilt, vergeht auch in noch so vielen Jahren nicht, und wird kaum durch Hülfe von Hitze vertrieben, weßhalb dergleichen Dinge von langwierig Kranken sorgfältig entfernt werden müssen.[RA 1, 315]

Zwischenmittel bei chronischen Krankheiten: OPIUM (X° R.) bei nervöser Unreizbarkeit und mangelnder Reaction der Lebenskraft. (Hier auch zuweilen CARB-V. X° R., LAUR. X° R., MOSCH. X° R., NIT-AC. X° R., oder SULPH. X° R.)[SRA]

Das im Text in eckige Klammer gesetzte AGN.-Symptom „Geruch vor der Nase, wie von MOSCHUS oder Heringen: Agn.[VHA]" wurde unter die Rubrik **Geruch** mit aufgenommen, da *von Bönninghausen* eindeutig den Vergleich mit MOSCHUS eingeht. – Außerdem wird hiermit aufgezeigt, daß die neuerdings unter den Laien zunehmenden Indikationen von homöopathischem MOSCHUS bei Symptomen, die aufgrund von Assoziationen und nicht durch den Materia medica-Vergleich erfaßt wurden, falsch sind und die Findung des Simile verhindern.

Eigenthümlichkeiten und Hauptwirkungen

Gemüth

Hypochondrische Aengstlichkeit und Verdrießlichkeit.[VHA]

Hypochondrische Aengstlichkeit.[HA 36]

Tonische Krämpfe der Hypochondristen.[VHA]

Aengstliche Vollheit und Beengung im Unterleibe, mit Unruhe.[VHA]

Aengstliches Herzklopfen.[VHA], [HA 36], [KEU 42]

Aengstlichkeit und Angst vor dem Tode.[KEU 42]

Hysterische Unterleibs- (und Mutter-) Krämpfe.[VHA]

Schlaflosigkeit hysterischer Personen.[VHA]

Konkordanz Gemüth und Geist: Acon., Ars., B e l l ., Bry., *Calc.*, Con., Laur., M e r c ., N a t - m ., *Nux-v.*, Op., *Phos.*, Ph-ac., *Puls.*, Rhus-t., S i l ., *Stram.*, Sulph., V e r a t ., Zinc. [PB]

Verifikationen und klinische Symptome

Geist

Betäubungsartige Eingenommenheit des Kopfs.[VHA]

Betäubung mit Sprachlosigkeit, doch sieht und hört er Alles, was um ihn her vorgeht.[HA 25]

Ohnmacht mit nachfolgenden Kopfschmerzen.[VHA]

Ohnmacht.[KEU 42]

Konkordanz Gemüth und Geist: Acon., Ars., Bell., Bry., *Calc.*, Con., Laur., Merc., Nat-m., *Nux-v.*, Op., *Phos.*, Ph-ac., *Puls.*, Rhus-t., Sil., *Stram.*, Sulph., Verat., Zinc. [PB]

Schwindel

Schwindel bei der geringsten Bewegung des Kopfs.[VHA]

Schwindel mit Sprachlosigkeit, doch hört und sieht er Alles.[KEU 42]

Ohnmachtartiger Schwindel bei der geringsten Bewegung des Kopfes, mit Uebelkeit und Sprachlosigkeit, bei ungehindertem Gehöre und Gesichte.[HA 29]

Kopf

Starker BLUTDRANG zum Kopfe.[VHA]

BLUTDRANG zum Kopfe.[KEU 42]

Drückender Kopfschmerz, besonders in der Stirn, mit Uebelkeit.[VHA]

Schwere des Kopfs.[VHA]

Spannung im Hinterkopfe, bis in den Nacken.[VHA]

Spannen in Stirn und Hinterkopf.[KEU 42]

Ohnmacht mit nachfolgenden Kopfschmerzen.[VHA]

Ohnmacht mit nachfolgenden Kopfschmerzen.[HA 28]

Betäubungsartige Eingenommenheit des Kopfs, von Bewegung desselben und in der kalten, freien LUFT verschlimmert.[HA 26]

Betäubend zusammendrückender Kopfschmerz, von Bewegung des Kopfs und in der Stube schlimmer, beim Gehen im Freien gebessert. – Hypochondrische Aengstlichkeit; Nasen-BLUTEN mit Kriebeln in der Nasenspitze; Vollheit und Beengung im Magen und Unterleibe; Athembeengung in der Kälte; ängstliches Herzklopfen; Zittern und Beben durch den ganzen Körper; Schmerzen in den Theilen, worauf er liegt; die freie LUFT scheint ihm empfindlich kalt; Vormittags große Schläfrigkeit; voller, beschleunigter Puls.[HA 36]

Spannen im Hinterkopfe und Nacken, mit Uebelkeit, Abends im Sitzen in der Stube und von Kaltwerden verschlimmert, von Bewegung im Freien und von Warmwerden gebessert.[HA 81]

Schauder, welcher sich vom Haarkopfe aus über den ganzen Körper verbreitet.[VHA]

Schauder, vom Kopfe ausgehend.[KEU 42]

Nase

Krabbeln in der Nasenspitze.[VHA]

Nasen-BLUTEN mit Kriebeln in der Nasenspitze.[HA 36]

Nasen-BLUTEN.[VHA], [KEU 42]

Geruch

[Geruch vor der Nase, wie von MOSCHUS oder Heringen: Agn.[VHA]]

Antlitz

Die eine Backe heiss ohne Röthe, die Andere roth ohne Hitze.[KEU 42]

Mund

Schwindel mit Sprachlosigkeit, doch hört und sieht er Alles.[KEU 42]

Sprachlosigkeit.[KEU 42]

Aufstoßen

Oefteres gewaltsames LUFT-Aufstoßen.[VHA]

Gewaltsames Aufstossen.[KEU 42]

Verifikationen und klinische Symptome

Uebelkeit
Drückender Kopfschmerz, besonders in der Stirn, mit Uebelkeit.[VHA]

Magen
Vollheit und Beengung in der Magengegend.[VHA]
Vollheit und Beengung im Magen und Unterleibe.[HA 36]
Drücken in der Herzgrube bis hindurch in den Rücken.[VHA]
Magendrücken.[KEU 42]

Bauch
Aengstliche Vollheit und Beengung im Unterleibe, mit Unruhe.[VHA]
Vollheit und Beengung im Magen und Unterleibe.[HA 36]
Spannung und Drücken im Unterleibe, vom Magen ausgehend.[VHA]
Hysterische Unterleibs- (und Mutter-) Krämpfe.[VHA]

Blähungen
*Versetzte, sich fest stemmende Blähungen.[VHA]

Stuhl
Mehrtägige Stuhlverstopfung.[VHA]
Süßlich fade riechende Stuhlabgänge.[VHA]
Nächtliche, unbewußte Durchfälle.[KEU 42]

Harn
Stechend ammoniakalisch riechender Harn.[VHA]

Geschlechtstheile
Heftig aufgeregter Geschlechtstrieb.[VHA]
Hysterische Unterleibs- (und Mutter-) Krämpfe.[VHA]

Regel
Monatliches zu früh und zu stark.[VHA]

Schnupfen
Stockschnupfen.[KEU 42]

Athem
Athembeengung von erstickender Zusammenschnürung der Brust, *sobald er kalt wird.[VHA]
Athembeengung in der Kälte.[HA 36]
Die Beschwerden, besonders der Respiration, verschlimmern sich beim Kaltwerden.[VHA]
Asthma siccum: Dr. *Stens* referirte aus seiner Erfahrung, dass Anfälle von Asthma siccum oft schnell durch MOSCH. zu beseitigen wären, dadurch aber niemalsa dauerhaft geheilt würden; wobei Ref. an das eigenthümliche Charakteristikum des MOSCH. erinnerte, wonach halbseitige Blässe mit Hitze, und Röthe mit Kälte, sowohl im Gesichte als an den Händen, dabei beobachtet wurde, welches auffallende Zeichen, so viel bekannt, bei keinem andern Mittel vorkäme.[AHZ 63 (1861) 54]

Husten
Keuchhusten
Krampfhusten, wie von Zusammenschnürung der Brust und der Luftröhre, wie von SCHWEFEL-Dampf, erregt, ohne allen Auswurf.[KEU 42]
Verschlimmerung: Von bald nach Mittag bis gegen Mitternacht. – Bewegung. Essen. Freie LUFT. Kälte und besonders Kaltwerden.[KEU 42]
Begleitung: Aengstlichkeit und Angst vor dem Tode. Schwindel mit Sprachlosigkeit, doch hört und sieht er Alles. BLUTDRANG zum Kopfe. Spannen in Stirn und Hinterkopf. Nasen-BLUTEN. Die eine Backe heiss ohne Röthe, die Andere roth ohne Hitze. Sprachlosigkeit. Gewaltsames Aufstossen. Magendrücken. Nächtliche, unbewußte Durchfälle. Stockschnupfen. Zusammenschnüren der Luftröhre und der Brust. Brustkrampf. Aengstliches Herzklopfen. Die eine Hand heiss, die Andere kalt.

Verifikationen und klinische Symptome

Schwere in den Gliedern. Ohnmacht. Starrkrampf. Vormittags Schläfrigkeit, wie Schlummersucht. Schauder, vom Kopfe ausgehend. Früh Schweiss.[KEU 42]

So wenig zahlreich auch die Zeichen dieses, noch ungenügend geprüften Mittels sind, so ist doch ein Fehlgriff kaum denkbar. Es kann wohl nur im letzten Stadium, bei gänzlich stockendem Auswurfe, in dieser Krankheit angezeigt sein. Es steht der IP. am nächsten.[KEU 42]

Luftröhre

Gefühl in der Kehle, wie von SCHWEFEL-Dampf, mit Zusammenschnürung der Luftröhre.[VHA]
Zusammenschnüren der Luftröhre und der Brust.[KEU 42]

Hals

Spannung im Hinterkopfe, bis in den Nacken.[VHA]

Brust

Krampfartige Zusammenschürung der Brust ohne Husten, *besonders wenn er kalt wird.[VHA]
Zusammenschnüren der Luftröhre und der Brust.[KEU 42]
*Schmerzhaftigkeit der Brust unter den Armen, wenn er darauf drückt.[VHA]
Aengstliches Herzklopfen.[VHA], [HA 36], [KEU 42]
Brustkrampf.[KEU 42]

Oberglieder

Klammartige Schmerzen in den Gliedern.[VHA]
Prickeln in den Gliedern, *mit Schwere in denselben.[VHA]
Die eine Hand heiss, die Andere kalt.[KEU 42]
Schwere in den Gliedern.[KEU 42]

Unterglieder

Kältegefühl auf dem Schienbeine.[VHA]
Unruhe in den Unterschenkeln, mit Gefühl, als wollte er erstarren, zum Bewegen des Beins nöthigend.[VHA]
Klammartige Schmerzen in den Gliedern.[VHA]
Prickeln in den Gliedern, *mit Schwere in denselben.[VHA]

Haut

Unerträgliches Brennen in den Flechten.[VHA]
Konkordanz Haut und Aeusseres: Acon., Am., Bell., *Bry.*, Calc., Caust., Merc., Phos., Plat., Puls., *Rhus-t.*, Sep., Verat. [PB]

Schlaf

Große Schläfrigkeit, besonders Vormittags.[VHA], [HA 36]
Vormittags Schläfrigkeit, wie Schlummersucht.[KEU 42]
Schlaflosigkeit hysterischer Personen.[VHA]
Schlummersucht.[VHA]
Nächtliche, unbewußte Durchfälle.[KEU 42]
Konkordanz Schlaf und Träume: Bry., Con., Hep., Ign., Nux-v., Phos., Puls., Rhus-t., Sep., Sulph. [PB]

Fieber

Voller beschleunigter Puls.[VHA], [HA 36]
Schauder, welcher sich vom Haarkopfe aus über den ganzen Körper verbreitet.[VHA]
Schauder, vom Kopfe ausgehend.[KEU 42]
Früh Schweiss.[KEU 42]
Alle Morgen gelinder Schweiß.[VHA]

Fieberstadien

1. Puls sehr voll und beschleunigt, mit starker BLUTWALLUNG. – Grosser BLUTMANGEL mit schwachem Pulse und Ohnmachten.[WF 34]
2. Frost mit Schauder, welcher sich vom Haarkopfe aus über den ganzen Körper verbreitet. – Gefühl von Anwehen kalter LUFT, besonders an entblössten Theilen. – Aeussere Kälte bei innerer Hitze. – Schauder mit Hitze wechselnd. – Eine Backe heiss ohne Rö-

Verifikationen und klinische Symptome

the, die andere roth ohne Hitze.[WF 34]

3. Brennende Hitze im Bette, oft nur an der rechten Seite, mit Unruhe und Neigung sich zu entblössen. – Die eine Hand brennend heiss (und blass), die Andere kalt (und roth).[WF 34]
4. Klebriger Schweiss, der nach BISAM riecht, in der Morgenzeit.[WF 34]

Konkordanz Fieber: *Acon.*, Arn., Ars., *Bell.*, *Bry.*, Calc., Caust., Cham., Chel., Chin., Hyos., M-austr., *Merc.*, Nux-v., Phos., Ph-ac., Plat., Puls., Rhus-t., Sep., Sil., Stann., Stram., Verat. [PB]

Gemeinsames

OPIUM (X° R.) bei nervöser Unreizbarkeit und mangelnder Reaction der Lebenskraft. (Hier auch zuweilen CARB-V. X° R., LAUR. X° R., MOSCH. X° R., NIT-AC. X° R., oder SULPH. X° R.)[SRA]

Schwäche, welche mehr in der Ruhe, als in der Bewegung fühlbar ist.[VHA]

Klammartige Schmerzen in den Gliedern.[VHA]

Prickeln in den Gliedern, *mit Schwere in denselben.[VHA]

Zittern und Beben durch den ganzen Körper.[VHA], [HA 36]

Ohnmacht mit nachfolgenden Kopfschmerzen.[VHA]

Ohnmacht.[KEU 42]

Starrkrämpfe.[VHA], [KEU 42[

Tonische Krämpfe der Hypochondristen.[VHA]

Der Theil, worauf er liegt, schmerzt wie verrenkt oder zerbrochen.[VHA]

Schmerzen in den Theilen, worauf er liegt.[HA 36]

Die Beschwerden, besonders der Respiration, verschlimmern sich beim Kaltwerden.[VHA]

Athembeengung von erstickender Zusammenschnürung der Brust, *sobald er kalt wird.[VHA]

Krampfartige Zusammenschürung der Brust ohne Husten, *besonders wenn er kalt wird.[VHA]

Die freie LUFT scheint ihm empfindlich kalt.[VHA]

Besserung der Beschwerden

Beim Gehen im Freien.[HA 36]

Bewegung im Freien.[HA 81]

Warmwerden.[HA 81]

Verschlimmerung der Beschwerden

Von bald nach Mittag bis gegen Mitternacht.[KEU 42]

Abends.[HA 81]

Bewegung des Kopfs.[HA 26], [HA 36]

Bewegung.[KEU 42]

Essen.[KEU 42]

Kalte, freie LUFT.[HA 26]

Freie LUFT.[KEU 42]

Die freie LUFT scheint ihm empfindlich kalt.[HA 36]

Kaltwerden.[HA 81]

Kälte und besonders Kaltwerden.[KEU 42]

In der Stube.[HA 36]

Sitzen in der Stube.[HA 81]

Die Beschwerden, besonders der Respiration, verschlimmern sich beim Kaltwerden.[VHA]

Athembeengung von erstickender Zusammenschnürung der Brust, *sobald er kalt wird.[VHA]

Krampfartige Zusammenschürung der Brust ohne Husten, *besonders wenn er kalt wird.[VHA]

Konkordanzen

Verschlimmerung nach der Zeit: Ign., Ran-b., Sel., Thuj., Valer. [PB]

Verschlimmerung nach Lage und Umständen: Acon., Agar., *Ars.*, *Aur.*, Bar-c., Bell., Camph., *Caps.*, Caust., Cocc., Con., Cycl., Dros., *Dulc.*, Euph., Ferr., Hell., Hep., Hyos., Kali-c., *Lyc.*, Mgs., Mag-m., Meny., Nux-m., *Nux-v.*, Phos., Ph-ac., Plat., Puls., Rhod., *Rhus-t.*, *Sabad.*, *Sep.*, Stront., Tarax., Valer., Verb., Viol-t. [PB]

Verifikationen und klinische Symptome

Arzneiverwandtschaften von Moschus moschiferus

Asaf., Bry., Cocc., Con., Croc., Ign., Op., Puls., Spig., Staph., Stram. [VHA]

Acon., Arn., Ars., Aur., *Bell., Bry.*, Calc., Caps., Carb-v., Caust., Cham., Chin., Cocc., Con., Dulc., Hep., Hyos., Ign., Ip., Kali-c., Lyc., Mag-m., Merc., Nat-m., *Nux-v.*, Op., *Phos.*, Ph-ac., Plat., *Puls., Rhus-t.*, Sabad., *Sep.*, Sil., Stram., Sulph., Valer, Verat. [PB]

Bell., Cocc., Coff., Nux-v., Op., Phos. [KV]

Antidot von Moschus moschiferus: Camph.

Camph. [SRN]

Camph. [PB]

Moschus moschiferus ist Antidot von: Elec.

Anhaltendes convulsivisches Leiden von einer Erschütterung, wogegen BISAM gute Dienste that: Elec.[Caspari, MM 2, Nr. 270]

Zwischenmittel bei chronischen Krankheiten

OPIUM (X° R.) bei nervöser Unreizbarkeit und mangelnder Reaction der Lebenskraft. (Hier auch zuweilen CARB-V. X° R., LAUR. X° R., MOSCH. X° R., NIT-AC. X° R., oder SULPH. X° R.)[SRA]

Konkordanzen der homöopathischen Arzneien

I. Gemüth und Geist: Acon., Ars., Bell., Bry., *Calc.*, Con., Laur., Merc., Nat-m., *Nux-v.*, Op., *Phos.*, Ph-ac., *Puls.*, Rhus-t., Sil., *Stram.*, Sulph., Verat., Zinc. [PB]

II. Körpertheile und Organe: Acon., Ant-c., Ars., *Bell.*, Bry., *Calc.*, Carb-v., Caust., Cham., Chin., Cocc., Con., Cupr., Hell., Ign., Ip., Kali-c., Lyc., Merc., Nat-c., Nat-m., Nit-ac., *Nux-v.*, Olnd., Op., *Phos.*, Ph-ac., Plat., *Puls.*, Sabin., Seneg., *Sep.*, Sil., Spig., Staph., Stram., Sulph., Sulph-ac., Verat., Zinc. [PB]

III. Empfindungen und Beschwerden

1. **Aeussere und innere Körpertheile im Allgemeinen:** Acon., Anac., Ang., Arn., Asaf., *Bell.*, Bry., Calc., Canth., Carb-v., Caust., Cham., Chin., *Cocc.*, Con., Dros., Hyos., *Ign.*, Ip., Kali-c., *Lyc.*, Mag-m., Nat-m., Nux-m., *Nux-v.*, Olnd., Op., Petr., *Phos.*, Ph-ac., *Plat.*, *Puls.*, Rhus-t., Sabin., Sec., *Sep.*, Sil., Stann., Staph., Stram., Sulph., Sulph-ac., Valer., Verat. [PB]
2. **Drüsen:** vacat [PB]
3. **Knochen:** vacat [PB]
4. **Haut und Aeusseres:** Acon., Arn., Bell., *Bry.*, Calc., Caust., Merc., Phos., Plat., Puls., *Rhus-t.*, Sep., Verat. [PB]

IV. Schlaf und Träume: Bry., Con., Hep., Ign., Nux-v., Phos., Puls., Rhus-t., Sep., Sulph. [PB]

V. Fieber: *Acon.*, Arn., Ars., *Bell.*, *Bry.*, Calc., Caust., Cham., Chel., Chin., Hyos., M-austr., *Merc.*, Nux-v., Phos., Ph-ac., Plat., Puls., Rhus-t., Sep., Sil., Stann., Stram., Verat. [PB]

VI. Änderung des Befindens

1. **Verschlimmerung nach der Zeit:** Ign., Ran-b., Sel., Thuj., Valer. [PB]
2. **Verschlimmerung nach Lage und Umständen:** Acon., Agar., *Ars.*, *Aur.*, Bar-c., Bell., Camph., *Caps.*, Caust., Cocc., Con., Cycl., Dros., *Dulc.*, Euph., Ferr., Hell., Hep., Hyos., Kali-c., *Lyc.*, Mgs., Mag-m., Meny., Nux-m., *Nux-v.*, Phos., Ph-ac., Plat., Puls., Rhod., *Rhus-t.*, *Sabad.*, *Sep.*, Stront., Tarax., Valer., Verb., Viol-t. [PB]

Verifikationen und klinische Symptome

VII. Konkordanz der homöopathischen Arzneien

Acon., Arn., Ars., Aur., *Bell.*, *Bry.*, Calc., Caps., Carb-v., Caust., Cham., Chin., Cocc., Con., Dulc., Hep., Hyos., Ign., Ip., Kali-c., Lyc., Mag-m., Merc., Nat-m., *Nux-v.*, Op., *Phos.*, Ph-ac., Plat., *Puls.*, *Rhus-t.*, Sabad., *Sep.*, Sil., Stram., Sulph., Valer, Verat. [PB]

Bell., Cocc., Coff., Nux-v., Op., Phos. [KV]

Verifikationen und klinische Symptome

Muriaticum acidum (Kochsalzsäure)

(Mur-ac.)

Synonyma

Muriaticum acidum, Acidum hydrochloricum, Kochsalzsäure [CK 4, 270]
Muriaticum acidum, Kochsalzsäure [SRA]
Muriatis acidum, Salzsäure [Br., Lippe]

Antipsorische und antisykotische Arznei

[SRA], [AHP 262]

Arzneiwirkungsdauer

Wirkt über 5 Wochen.[SRA]
Zählt zur 3. Klasse derjenigen Mittel, welche eine mittlere Wirkungsdauer besitzen.[AHZ 49 (1855) 82]

Hinweis

[Die Kochsalzsäure] erwies sich bisher hülfreich in Krankheiten bei übrigens passender Symptome-Wahl, wo folgende Beschwerden mit zugegen waren: Senkrechte Halbsichtigkeit; Gefühllosigkeit im innern Gehörgange; Pochen im Ohre; Taubheit; Blüthen-Ausschlag im Gesichte; Sommersprossen; Halsweh; Aufstossen; Widerwille gegen FLEISCH; Aufgetriebenheit und Vollheit des Bauches; Unterleibs-Krämpfe; Stuhl zu dünn geformt; Nasen-Verstopfung; Drückendes Ziehen in den Oberarmen und Knieen; Kälte der Füsse; Empfindlichkeit gegen feuchte Witterung.[CK 4, 270]

Eigenthümlichkeiten und Hauptwirkungen

Gemüth

In sich gekehrte Stille, mit ängstlicher Besorgniß.[VHA], [HA 88]
In sich gekehrte Stille.[KEU 43]
Anfälle von Angst.[KEU 43]
Traurigkeit.[VHA]
Neigung zu Zorn.[VHA]
Konkordanz Gemüth und Geist: Ign., Ph-ac., Puls., Sil., Sulph. [PB]

Geist

Konkordanz Gemüth und Geist: Ign., Ph-ac., Puls., Sil., Sulph. [PB]

Kopf

Schwere im Hinterkopfe, mit Düsterheit vor den Augen.[VHA]
Kopfweh, als wenn das Gehirn zerrissen oder zertrümmert wäre.[VHA]
Gefühl von Zerreissung oder Zertrümmerung im Kopfe.[KEU 43]
Kopfschmerz, als wäre das Gehirn zerrissen oder zertrümmert, von Aufrichten im Bette und Bewegung der Augen verschlimmert, von Bewegung des Körpers gebessert. – In sich gekehrte Stille mit ängstlicher Besorgniß; Düsterheit vor den Augen; beim Gehen in der LUFT glühend rothe Backen; große Trockenheit im Munde; Schwere der Zunge und wie Lähmung derselben beim Sprechen; übermäßige Eß- und Trinklust; Leerheitsgefühl im Magen und Unterleibe; Durchfall und unwillkürlich abgehender WÄSSERIGER Stuhl; übermäßiger Abgang WÄSSERIGEN Harns; keuchender Husten, mit nachfolgendem Kollern in die Brust hinab; Herzklopfen, im Gesichte fühlbar; ungeheure Mattigkeit und Tagesschläfrigkeit; Schnarchen, Stöhnen, Sprechen, Umherwerfen und Hinabrutschen im Bette; Schweiß Abends bis Mitternacht.[HA 88-89]
Stechendes Kopfweh.[VHA]
Kopfweh vom Aufrichten im Bette und Bewegen der Augen.[VHA]

Augen

Geschwulst und Röthe der Augenlider.[VHA]
Senkrechte Halbsichtigkeit.[CK 4, 270], [VHA]
Schwere im Hinterkopfe, mit Düsterheit vor den Augen.[VHA]

Düsterheit vor den Augen.[HA 88]
Kopfweh vom Aufrichten im Bette und Bewegen der Augen.[VHA]
Ungeheure Mattigkeit; sobald man sich setzt, fallen die Augen zu.[VHA]

Ohren
Klammartiges Reissen im Ohre.[VHA]
Gefühllosigkeit im innern Gehörgange.[CK 4, 270]
Gefühllosigkeit des inneren Gehörganges.[VHA]
Schwerhörigkeit.[VHA]
Taubheit.[CK 4, 270]
Empfindlichkeit gegen Geräusch.[VHA]
Pochen im Ohre.[CK 4, 270]

Nase
Nasen-BLUTEN.[KEU 43]

Antlitz
Glühend rothe Backen beim Gehen im Freien, ohne Durst.[VHA]
Glühende Röthe des Gesichts und der Backen.[KEU 43]
Beim Gehen in der LUFT glühend rothe Backen.[HA 88]
Blüthen-Ausschlag im Gesichte.[CK 4, 270]
Schorfiger Blüthenausschlag im Gesichte, besonders um den Mund.[VHA]
Sommersprossen.[CK 4, 270], [VHA]
Dicke, geschwollene Unterlippe.[VHA]
Geschwulst der Unterlippe.[KEU 43]
Nachts so starker Herzschlag, daß man ihn im Gesichte fühlt.[VHA]
Herzklopfen, im Gesichte fühlbar.[HA 89], [KEU 43]

Zähne
Kriebeln in den (untern) Zähnen. [VHA]
Klopfendes Zahnweh, von Kalttrinken verschlimmert, durch Wärme gebessert. [VHA]
Geschwollenes, leicht BLUTENDES und schwärendes Zahnfleisch.[VHA]

Mund
Große Trockenheit der ganzen Mundhöhle.[VHA]
Große Trockenheit im Munde.[HA 88]
Trockenheit im Munde.[KEU 43]
Die Zunge ist beim Sprechen so schwer, als wenn Blei darin wäre.[VHA]
Schwere der Zunge und wie Lähmung derselben beim Sprechen.[HA 88-89]
Schwere und wie Lähmung der Zunge, die Sprache erschwerend.[KEU 43]
Tiefe Geschwüre an der Zunge.[VHA]
Lähmung der Zunge und erschwertes Sprechen.[VHA]
Brennen, Rohhheit und Wundheitsschmerz im Schlunde.[KEU 43]

Genüsse
Gefräßigkeit und beständige Neigung zu trinken.[VHA]
Übermäßige Eß- und Trinklust.[HA 88]
Steter Durst.[KEU 43]
W i d e r w i l l e g e g e n F L E I S C H.[CK 4, 270]

Aufstoßen
Aufstossen.[CK 4, 270]
FAULIGES (oder BITTERES) Aufstoßen.[VHA]

Magen
Leerheitsgefühl im Magen.[VHA]
Leerheitsgefühl im Magen und Unterleibe.[HA 88]
Leerheitsgefühl in der Speiseröhre, im Magen und im Unterleibe.[KEU 43]
Unangenehmes Krankheitsgefühl im Magen.[VHA]

Hypochonder
Spannendes Klemmen (oder Leerheitsgefühl) in den Hypochondern.[VHA]

Bauch
Aufgetriebenheit und Vollheit des Bauches.[CK 4, 270]
Aufgetriebenheit des Unterleibes.[VHA]
Unterleibs-Krämpfe.[CK 4, 270]
Unterleibskrämpfe mit Kneipen von der Nabelgegend nach den Seiten hin.[VHA]
Unangenehmes Gefühl von Leerheit und Unbehaglichkeit im Unterleibe.[VHA]
Leerheitsgefühl im Magen und Unterleibe.[HA 88]
Leerheitsgefühl in der Speiseröhre, im Magen und im Unterleibe.[KEU 43]

Stuhl
Kothdurchfall mit Schründen und Brennen im After.[VHA]
Unwillkührlicher Abgang WÄSSERIGEN Stuhls, beim Harnlassen.[VHA]
Unwillkührlicher Durchfall.[KEU 43]
Durchfall und unwillkürlich abgehender WÄSSERIGER Stuhl.[HA 88-89]
Stuhl zu dünn geformt.[CK 4, 270]
Allzu dünn geformter Stuhl.[VHA]
BLUT beim Stuhle.[VHA]

After
Fließende Hämorrhoiden.[VHA]
Dickgeschwollene und entzündete Afteraderknoten mit brennendem Wundheitsschmerze.[VHA]
Mastdarm-Vorfall beim Harnen.[VHA]

Harn
Oefterer Harndrang mit reichlichem Abgange.[VHA]
Uebermäßiger Abgang WÄSSERIGEN Harns.[VHA], [HA 89]
Uebermässiger Harnabgang.[KEU 43]
Häufig fruchtloser Harndrang; der Urin kann nur während einer Stuhlentleerung gelassen werden: ALUM. (Für den umgekehrten Zustand vergleiche MUR-AC..)[Br., Lippe]
Erschlaffung der Blase und des Blasenhalses.[VHA]

Geschlechtstheile
Impotenz und schlafender Geschlechtstrieb.[VHA]

Regel
Monatliches zu früh und zu stark.[VHA]

Schnupfen
Nasen-Verstopfung.[CK 4, 270]
Stockschnupfen.[KEU 43]

Athem
Tiefer, stöhnender Athem.[VHA]
Athem- und Brustbeklemmung.[KEU 43]

Husten
Heftiger, keuchender Husten, mit nachfolgendem Kollern in die Brust hinab.[VHA]
Keuchender Husten, mit nachfolgendem Kollern in die Brust hinab.[HA 89]
BLUT-Husten.[VHA]

Keuchhusten
Heftige Anfälle von keuchendem Husten, von Kitzel in der Brust erregt, Nachmittags und Abends ohne, Morgens mit etwas Lösung von gelbem, oder WÄSSERIGEM ungekochtem Schleime von FETTIGEM Geschmacke, welchen er niederschlingen muss und nicht auswirft, zuweilen auch Auswurf dunkeln BLUTES.[KEU 42-43]

Verifikationen und klinische Symptome

Verifikationen und klinische Symptome

Verschlimmerung: Gleich Nachmittags und wieder Abends in den Stunden vor Mitternacht. – Bewegung. Sprechen. Lachen. Tiefathmen. Gähnen. Kälte und Kaltwerden. Nasskaltes Wetter.[KEU 43]

Begleitung: Anfälle von Angst. In sich gekehrte Stille. Gefühl von Zerreissung oder Zertrümmerung im Kopfe. Nasen-BLUTEN. Glühende Röthe des Gesichts und der Backen. Geschwulst der Unterlippe. Trockenheit im Munde. Brennen, Rohhheit und Wundheitsschmerz im Schlunde. Schwere und wie Lähmung der Zunge, die Sprache erschwerend. Steter Durst. Leerheitsgefühl in der Speiseröhre, im Magen und im Unterleibe. Unwillkührlicher Durchfall. Uebermässiger Harnabgang. Stockschnupfen. Athem- und Brustbeklemmung. Heiserkeit. In der Brust Zersprengungsschmerz, Zerschlagenheit, Wundheitsschmerz und Stiche. Herzklopfen, im Gesichte fühlbar. Herabrutschen im Bette während des Schlafs. Vor Mitternacht im Bette Schnarchen, Stöhnen und Sprechen im Schlafe. Aussetzender Puls. Schweiss im ersten Schlafe bis gegen Mitternacht. – Nach den Anfällen: Hörbares Kollern und Gluckern in der Brust herunter.[KEU 43]

Die seltenen Fälle, in denen dieses Mittel angezeigt ist, und die zu den bösartigsten im letzten Stadium gehören, lassen sich ohne Schwierigkeit aus den angeführten Symptomen erkennen, wovon Mehrere derselben ganz eigenthümlich sind und bei Andern kaum vorkommen.[KEU 43]

Hals – Luftröhre

Halsweh.[CK 4, 270]
Anhaltende Heiserkeit.[VHA]
Heiserkeit.[KEU 43]

Brust

Stechen in der Brust und Herzgegend beim Athmen und bei starker Bewegung.[VHA]
Schneidende Stöße in der Mitte der Brust, mit stumpfem Drücken hinten in der Brusthöhle.[VHA]
Athem- und Brustbeklemmung.[KEU 43]
In der Brust Zersprengungsschmerz, Zerschlagenheit, Wundheitsschmerz und Stiche.[KEU 43]
Nachts so starker Herzschlag, daß man ihn im Gesichte fühlt.[VHA]
Herzklopfen, im Gesichte fühlbar.[HA 89], [KEU 43]
Nach den [Keuchhusten-] Anfällen: Hörbares Kollern und Gluckern in der Brust herunter.[KEU 43]

Puls

Aussetzender Puls.[KEU 43]
Puls schwach und langsam, oft jeden dritten Schlag aussetzend.[WF 35], [Br., Lippe]
Wenn jeder dritte Schlag aussetzt, ist MUR-AC. angezeigt.[Br., Lippe]

Rücken

Heftig drückender Rückenschmerz, wie von Verheben.[VHA]

Oberglieder

Schwere der Arme, besonders der Vorderarme.[VHA]
Drückendes Ziehen in den Oberarmen und Knieen.[CK 4, 270]
Ziehen in den Oberarmen.[VHA]
Schorfiger Ausschlag auf dem Hand- und Finger-Rücken.[VHA]
Nächtliche Taubheit der Finger.[VHA]
Ziehendes Reissen in den Extremitäten in der Ruhe, von Bewegung gelindert.[VHA]
Zerschlagenheitsschmerz aller Gelenke.[VHA]

Unterglieder

Krampfhaftes Reissen in den Oberschenkeln.[VHA]
Wankender Gang, wegen Schwäche der Oberschenkel.[VHA]
Drückendes Ziehen in den Oberarmen und Knieen.[CK 4, 270]
Ziehendes Reissen in den Extremitäten in der Ruhe, von Bewegung gelindert.[VHA]
Zerschlagenheitsschmerz aller Gelenke.[VHA]
Faule Geschwüre an den Unterschenkeln.[VHA]
Geschwollene, brennende Zehspitzen.[VHA]
Rothe Geschwulst der Zehenspitzen: Thuj. (CHIN., MUR-AC.)[KMS 727]
Kälte der Füsse.[CK 4, 270]

Drüsen

Konkordanz Drüsen: Bry., Phos., Puls., Rhus-t. [PB]

Knochen

Die Beinhaut aller Knochen schmerzt, wie in Wechselfiebern.[VHA]

Haut

Schorfige Ausschläge, die besonders in der Bettwärme jücken.[VHA]
Schorfiger Blüthenausschlag im Gesichte, besonders um den Mund.[VHA]
Schorfiger Ausschlag auf dem Hand- und Finger-Rücken.[VHA]
Schmerzhafte, faule Geschwüre, welche in ihrem Umfange brennen.[VHA]
Bei Berührung stechende BLUTSCHWÄRE.[VHA]
Schwarze Blattern.[VHA]
Sommersprossen.[VHA]
Dicke, geschwollene Unterlippe.[VHA]
Faule Geschwüre an den Unterschenkeln.[VHA]
Geschwollene, brennende Zehspitzen.[VHA]
Rothe Geschwulst der Zehenspitzen: Thuj. (CHIN., MUR-AC.)[KMS 727]
Konkordanz Haut und Aeusseres: Arn., Ars., Asaf., Bar-c., Bell., Bry., *Calc.*, Chin., Con., Cycl., Dulc., Graph., *Hep.*, Kali-c., *Lyc., Merc.*, Nat-m., Nit-ac., Phos., Ph-ac., Puls., Rhus-t., Sabad., Sec., Sep., *Sil.*, Staph., *Sulph.*, Thuj. [PB]

Schlaf

Große Tagesschläfrigkeit, welche sich bei Bewegung sogleich verliert.[VHA]
Ungeheure Mattigkeit und Tagesschläfrigkeit.[HA 89]
Besonders vor Mitternacht, stets Schnarchen, Stöhnen, Umherwerfen und Sprechen, mit Herunterrutschen im Bette.[VHA]
Herabrutschen im Bette während des Schlafs.[KEU 43]
Vor Mitternacht im Bette Schnarchen, Stöhnen und Sprechen im Schlafe.[KEU 43]
Schnarchen, Stöhnen, Sprechen, Umherwerfen und Hinabrutschen im Bette.[HA 89]
Oefteres zeitiges Erwachen von Frost im Bette.[VHA]
Nachts so starker Herzschlag, daß man ihn im Gesichte fühlt.[VHA]
Nächtliche Taubheit der Finger.[VHA]
Schweiss im ersten Schlafe bis gegen Mitternacht.[KEU 43]
Schweiß Abends bis Mitternacht.[HA 89]
Konkordanz Schlaf und Träume: *Ars.*, Bell., Bry., Calc., Chin., Graph., Hep., Ign., Kali-c., Kreos., Lyc., Meny., *Nux-v., Phos.*, Puls., Ran-b., *Rhus-t.*, Sabad., *Sep., Sil.*, Sulph. [PB]

Fieber

Aussetzender Puls.[KEU 43]
Schüttelfrost ohne Durst, mit Gähnen und Dehnen.[VHA]
Hitze ohne Durst, mit Neigung sich zu entblößen.[VHA]
Schweiß, Abends beim Einschlafen bis Mitternacht.[VHA]
Schweiß Abends bis Mitternacht.[HA 89]
Schweiss im ersten Schlafe bis gegen Mitternacht.[KEU 43]

Fieberstadien

1. Puls schwach und langsam, oft jeden dritten Schlag aussetzend.[WF 35]
2. Frost vorherrschend. – Abendlicher Frost mit Kältegefühl im Rücken, bei äusserer Wärme und Brennen im Gesichte. – Schauder über den ganzen Körper mit heissen Wangen und kalten Händen. – Frost und Hitze ohne Durst.[WF 35]
3. Innerliche Hitze mit Neigung sich zu entblössen und Unruhe im ganzen Körper. – Brennende Hitze, besonders der Handteller und Fusssohlen.[WF 35]
4. Schweiss im ersten Schlafe, bis Mitternacht, besonders an Kopfe und Rücken. – Nacht- und Früh-Schweiss. – Abends im Bette ist der Schweiss an den Füssen Anfangs kalt.[WF 35]

Konkordanz Fieber: *Acon.*, Bry., Chin., M-arct., Op., Sabad., Samb., *Spig.* [PB]

Verifikationen und klinische Symptome

Gemeinsames

Ziehendes Reissen in den Extremitäten in der Ruhe, von Bewegung gelindert.[VHA]
Zerschlagenheitsschmerz aller Gelenke.[VHA]
Ungeheure Mattigkeit; sobald man sich setzt, fallen die Augen zu.[VHA]
Ungeheure Mattigkeit und Tagesschläfrigkeit.[HA 89]

Verschlimmerung der Beschwerden

Gleich Nachmittags und wieder Abends in den Stunden vor Mitternacht.[KEU 43]
Bewegung.[KEU 43]
Sprechen.[KEU 43]
Lachen.[KEU 43]
Tiefathmen.[KEU 43]
Gähnen.[KEU 43]
Empfindlichkeit gegen FEUCHTE Witterung.[CK 4, 270]
Große Empfindlichkeit gegen FEUCHTE Witterung.[VHA]
Kälte und Kaltwerden.[KEU 43]
NASSKALTES Wetter.[KEU 43]

Konkordanzen

Verschlimmerung nach der Zeit: Bell., Lach., Lyc., Puls., Ran-b., Valer. [PB]
Verschlimmerung nach Lage und Umständen: Am-m., Arn., Ars., *Asaf.*, Bry., Calc., Caps., Cham., Cina, Con., *Cycl.*, Dros., Dulc., Ferr., Ign., Lach., Lyc., Mgs., Mag-m., Mang., Meny., Nat-c., Nux-v., *Phos.*, Ph-ac., Puls., Rhod., *Rhus-t.*, Ruta, Sabad., Sep., Sulph., Viol-t. [PB]

Arzneiverwandtschaften von Muriaticum acidum

Ars., Bell., Bry., Calc., Chin., Lyc., Nat-m., Nux-v., Rhus-t., Squil., Viol-o. [VHA]
Acon., Arn., Ars., Asaf., Bell., Bry., *Calc.*, Carb-v., Caust., Chin., Con., Cycl., Graph., Hep., Ign., Kali-c., *Lyc.*, Meny., Merc., Nat-c., Nat-m., Nux-v., *Phos.*, Ph-ac., *Puls.*, *Rhus-t.*, Sabad., *Sep.*, Sil., Spig., Staph., *Sulph.*, Zinc. [PB]
Ars., *Bry.*, *Lyc.* [KV]*
*In diesen Tabellen der Verwandtschaften wird bei MURIATICUM ACIDUM [KV, S. 19] unter den Abkürzungen der Homöopathischen Arzneien auch „M. ac." erwähnt, was wahrscheinlich ein Irrtum ist.

Antidote von Muriaticum acidum: Camph., Bry.
? [SRA]
Camph., Bry. [PB]

Muriaticum acidum ist Antidot von: Bry.

Konkordanzen der homöopathischen Arzneien

I. Gemüth und Geist: Ign., Ph-ac., Puls., Sil., Sulph. [PB]

II. Körpertheile und Organe: Anac., Ang., Ant-c., Arg., Arn., Ars., Asaf., Bar-c., Bell., Bry., *Calc.*, Camph., Canth., Carb-v., *Caust.*, Cham., *Chin.*, Graph., Hep., Hyos., Ign., *Kali-c.*, Kreos., *Lyc.*, Merc., Nat-c., Nat-m., Nux-v., Olnd., Petr., *Phos.*, Ph-ac., *Puls.*, Rhus-t., Sabad., Sabin., *Sep.*, Sil., Spig., Squil., Staph., *Sulph.*, Thuj., Zinc. [PB]

III. Empfindungen und Beschwerden

1. **Aeussere und innere Körpertheile im Allgemeinen:** Acon., Alum., Am-m., Arn., Ars., Asaf., *Bell.*, Bry., *Calc.*, Carb-v., *Caust.*, Chin., Cocc., Con., Dros., Dulc., Graph., Hell., Hep., *Ign.*, *Kali-c.*, Lyc., M-arct., Meny., *Merc.*, Mez., *Nat-c.*, Nat-m., Nit-ac., *Nux-v.*, Phos., Ph-ac., Plat., *Puls.*, Rhod., *Rhus-t.*, Ruta, Sabad., *Sep.*, Sil., *Spig.*, Spong., Stann., *Staph.*, *Sulph.*, Tarax., Teucr., Thuj., Zinc. [PB]
2. **Drüsen:** Bry., Phos., Puls., Rhus-t. [PB]

Verifikationen und klinische Symptome

3. Knochen: ? [PB]

4. Haut und Aeusseres: Arn., Ars., Asaf., Bar-c., Bell., Bry., *Calc.*, Chin., Con., Cycl., Dulc., Graph., *Hep.*, Kali-c., *Lyc.*, *Merc.*, Nat-m., Nit-ac., Phos., Ph-ac., Puls., Rhus-t., Sabad., Sec., Sep., *Sil.*, Staph., *Sulph.*, Thuj. [PB]

IV. Schlaf und Träume: *Ars.*, Bell., Bry., Calc., Chin., Graph., Hep., Ign., Kali-c., Kreos., Lyc., Meny., *Nux-v.*, *Phos.*, Puls., Ran-b., *Rhus-t.*, Sabad., *Sep.*, *Sil.*, Sulph. [PB]

V. Fieber: *Acon.*, Bry., Chin., M-arct., Op., Sabad., Samb., *Spig.* [PB]

VI. Änderung des Befindens

1. Verschlimmerung nach der Zeit: Bell., Lach., Lyc., Puls., Ran-b., Valer. [PB]

2. Verschlimmerung nach Lage und Umständen: Am-m., Arn., Ars., *Asaf.*, Bry., Calc., Caps., Cham., Cina, Con., *Cycl.*, Dros., Dulc., Ferr., Ign., Lach., Lyc., Mgs., Mag-m., Mang., Meny., Nat-c., Nux-v., *Phos.*, Ph-ac., Puls., Rhod., *Rhus-t.*, Ruta, Sabad., Sep., Sulph., Viol-t. [PB]

VII. Konkordanz der homöopathischen Arzneien

Acon., Arn., Ars., Asaf., Bell., Bry., *Calc.*, Carb-v., Caust., Chin., Con., Cycl., Graph., Hep., Ign., Kali-c., *Lyc.*, Meny., Merc., Nat-c., Nat-m., Nux-v., *Phos.*, Ph-ac., *Puls.*, *Rhus-t.*, Sabad., *Sep.*, Sil., Spig., Staph., *Sulph.*, Zinc. [PB]

Ars., *Bry.*, *Lyc.* [KV]

Verifikationen und klinische Symptome

Natrum carbonicum (Mineralisches Laugensalz)

(Nat-c.)

Synonyma

Natrum, Mineralisches Laugensalz [SRA]
Natrum carbonicum [PB]
Natrium muriaticum, Soda [Br., Lippe]

Antipsorische Arznei

[SRA]

Arzneiwirkungsdauer

Wirkt 30 bis 40 Tage.[SRA]
Zählt zur 4. Klasse derjenigen Mittel, welche eine lange Wirkungsdauer besitzen.[AHZ 49 (1855) 82]

Eigenthümlichkeiten und Hauptwirkungen

Gemüth

Große Angegriffenheit des Gemüths, wo jedes Ereignis, (z.B. Musik), Zittern erregt.[VHA]
Große Angegriffenheit des Gemüths und davon Zittern.[HA 36]
Unruhe, mit Anfällen von Aengstlichkeit, besonders bei Gewitter-LUFT.[VHA]
Ängstliche Unruhe bei Gewittern.[HA 36]
Scheu vor Menschen und Gesellschaft.[VHA]
Hypochondrische Laune.[VHA]
Nächtliches, ängstliches Herzklopfen, wenn man auf der linken Seite liegt.[VHA]
Bei den Schmerzen, Angst, Zittern und kalter Schweiß.[VHA]
Kalter Angstschweiß mit Zittern bei den Schmerzen (bei Fieber).[VHA]
Angst, Zittern und kalter Schweiß bei den Schmerzen.[HA 36]
Ungemeine Verdauungsschwäche, welche nach dem geringsten Diätfehler, oder schon nach jedem Essen, Mißmuth und allgemeines Unbehagen hervorbringt.[VHA]
Konkordanz Gemüth und Geist: Anac., Ars., Aur., Bell., Calc., Con., Croc., Hyos., Ign., *Lyc.*, Merc., *Op.*, Phos., *Ph-ac.*, Puls., Rhus-t., Sep., Sil., Staph., Stram., Sulph. [PB]

Geist

Düsterkeit im Kopfe mit Unfähigkeit zu denken und zu Kopfarbeiten, besonders in der Stube und in der Ruhe.[VHA]
Unfähigkeit zu denken (vergleiche CALC.) oder irgend welche geistige Arbeit zu verrichten.[Br., Lippe]
Kopfschmerzen von Geistesanstrengung.[VHA]
Der Kopf ist bei jedem Versuch, sich anzustrengen, wie betäubt.[Br., Lippe]
Gehörtes oder Gelesenes zu verstehen, oder Ideen zu verbinden, ist äußerst schwierig.[Br., Lippe]
Schwindel von WEIN-Trinken und Geistesanstrengung.[VHA]
Abends große Unruhe im Körper, wenn er sich nicht geistig beschäftigt.[VHA]
Konkordanz Gemüth und Geist: Anac., Ars., Aur., Bell., Calc., Con., Croc., Hyos., Ign., *Lyc.*, Merc., *Op.*, Phos., *Ph-ac.*, Puls., Rhus-t., Sep., Sil., Staph., Stram., Sulph. [PB]

Schwindel

Schwindel von WEIN-Trinken und Geistesanstrengung.[VHA]
Trunkenheit von geringem geistigen Getränke, mit dumpfem betäubenden Drucke in der Stirn, von Kopf- und Körper-Anstrengung, sowie in der Stube und beim Gehen in der SONNE schlimmer.[HA 31]

Innerer Kopf

Kopfschmerzen von Geistesanstrengung.[VHA]
Kopfweh in der SONNE.[VHA]
Verschlimmerung des Morgens während eines Gewitters; von der kleinsten Anstrengung, in den SONNENSTRAHLEN (Kopfweh).[Br., Lippe]

Verifikationen und klinische Symptome

Betäubender Kopfschmerz in der Stirn, mit nachfolgender Hitze im Kopfe, in der Ruhe und von Geistesanstrengung verschlimmert, durch Bewegung im Freien gebessert. – Große Angegriffenheit des Gemüths und davon Zittern; ängstliche Unruhe bei Gewittern; viele gelbe Flecken und Sommersprossen im Gesichte; große Empfindlichkeit der untern Schneidezähne; Neigung zu Näschereien; große Schwäche der Verdauung; ungemeine Blähungserzeugung; Schnupfen mit Heiserkeit von der mindesten Erkältung; früh und nach wenigem Gehen große Mattigkeit; Angst, Zittern und kalter Schweiß bei den Schmerzen; große Tagesschläfrigkeit, bei abendlichem späten Einschlafen.[HA 36]

Betäubendes Kopfweh, das besonders morgens nach dem Essen und in der SONNE auftritt: NUX-V. (vergleiche GLON., LACH. und NAT-C..)[Br., Lippe]

Kopfweh mit Stechen zu den Augen heraus.[VHA]

Stechendes Kopfweh in der Stirn, zu den Augen heraus, mit Hitze in der Stirn und ängstlichem Schweiße, in der SONNE verschlimmert, von Bewegung gebessert.[HA 85]

Aeusserer Kopf

Reissen, äußerlich am Vorderkopfe, zu gewissen Stunden des Tages.[VHA]

Klammartiges Reißen in den Kopfmuskeln, besonders am Vorderkopfe, mit Zittern und kaltem Schweiße, in der Ruhe und bei Gewitter-LUFT verschlimmert, von Bewegung, Druck und Reiben gebessert.[HA 124-125]

Augen

Stechen in den Augen von Innen heraus.[VHA]

Kopfweh mit Stechen zu den Augen heraus.[VHA]

Entzündliche Geschwulst der Augenlider.[VHA]

Hornhautgeschwüre.[VHA]

Er kann keine kleine Schrift lesen.[VHA]

LICHTSCHEU.[VHA]

Schwarze Punkte oder blendende Blitze vor den Augen.[VHA]

Ohren

Schwerhörigkeit.[VHA]

Empfindlichkeit gegen Geräusch.[VHA]

Nase

Empfindlichkeit der Nase.[VHA]

Die Haut schält sich ab auf der Nase.[VHA]

Antlitz

Gelbe Flecken auf der Stirn und Oberlippe.[VHA]

Viele Sommersprossen im Gesichte.[VHA]

Viele gelbe Flecken und Sommersprossen im Gesichte.[HA 36]

Hellbraune Flecken, (Sommersprossen) im Gesichte: Thuj. (ANT-C., CALC., GRAPH., KALI-C., NAT-C., NIT-AC., PHOS.)[KMS 723]

Hitze des Gesichts, mit Röthe desselben.[VHA]

Nässender, flechtenartiger Ausschlag an der Nase und um den Mund.[VHA]

Zähne

Aeußerste Empfindlichkeit der untern (Schneide-) Zähne.[VHA]

Große Empfindlichkeit der untern Schneidezähne.[HA 36]

Zahnweh beim Essen von Süßem oder OBST.[VHA]

Mund

Brennende, flache Geschwüre und Blasen im Munde.[VHA]

Stottern, wegen Schwere der Zunge.[VHA]

Genüsse

Vormittags, wilder Hunger.[VHA]

Verifikationen und klinische Symptome

Neigung zum Naschen.[VHA]
Neigung zu Näschereien.[HA 36]
Heftiger, anhaltender Durst.[VHA]
Nachtheile von kalt Trinken.[VHA]
Zahnweh beim Essen von SÜßEM oder OBST.[VHA]
Schwindel von WEIN-Trinken und Geistesanstrengung.[VHA]
Ungemeine Verdauungsschwäche, welche nach dem geringsten Diätfehler, oder schon nach jedem Essen, Mißmuth und allgemeines Unbehagen hervorbringt.[VHA]
Schweiß während des Essens (vergleiche NIT-AC.).[Br., Lippe]

Geschmack

BITTERER, (oder SAURER) Mundgeschmack.[VHA]

Uebelkeit

Stete, wabbliche Uebelkeit.[VHA]

Magen

Ungemeine Verdauungsschwäche, welche nach dem geringsten Diätfehler, oder schon nach jedem Essen, Mißmuth und allgemeines Unbehagen hervorbringt.[VHA]
Magendrücken nach jedem Essen.[VHA]
Empfindlichkeit der Herzgrube gegen Berührung.[VHA]

Hypochonder

Stiche in der Milz oder Lebergegend.[VHA]

Bauch

Aufgetriebener Unterleib.[VHA]
Kolik mit eingezogenem Nabel.[VHA]
Monatliches zu früh, mit Kreuz- und Unterleibs-Schmerzen.[VHA]
Starker Weißfluß nach vorgängigen Leibschmerzen.[VHA]
Große Schwäche der Verdauung.[HA 36]

Blähungen

Ungemeine Blähungserzeugung, mit schmerzhaftem Umgehen im Bauche.[VHA]
Ungemeine Blähungserzeugung.[HA 36]
Abgang sauer oder faul riechender WINDE.[VHA]

Stuhl

Oefterer, vergeblicher Stuhldrang.[VHA]
Ungenüglicher Stuhl.[VHA]
BLUTIGE Stühle.[VHA]
Stuhlzwang beim weichen Stuhle.[VHA]
Diarrhoe mit Austreiben blaßgelben Harnes und Abgang vieler geräuschvoller WINDE: THUJ. (vergleiche NAT-C., SULPH. und ALOE.)[Br., Lippe]

Harn

Stinkender, Schleim absetzender Harn.[VHA]
Oefterer starker Harndrang mit übermäßigem Abgange.[VHA]
Brennen in der Harnröhre bei und nach dem Harnen.[VHA]

Geschlechtstheile

Sehr erhöheter Geschlechtstrieb, wie eine Art Priapismus.[VHA]
Quetschungsschmerz in den Hoden.[VHA]
Wundheit am Hodensacke.[VHA]
Pressen und Drängen nach den weiblichen Geschlechtstheilen, als wenn da Alles heraus wollte.[VHA]

Regel

Monatliches zu früh, mit Kreuz- und Unterleibs-Schmerzen.[VHA]

Verifikationen und klinische Symptome

Starker Weißfluß nach vorgängigen Leibschmerzen.[VHA]

Schnupfen

Nasenverstopfung mit hartem, übelriechendem Schleime.[VHA]
Schnupfen mit Heiserkeit von dem mindesten LUFTZUGE, nur nach Schweiß vergehend.[VHA]
Schnupfen mit Heiserkeit von der mindesten Erkältung.[HA 36]

Athem

Kurzäthmigkeit und Engbrüstigkeit, von Spannen auf der Brust.[VHA]

Husten

Husten mit SALZIG-eiterigem Auswurfe.[VHA]
Heftiger, trockner Husten, wenn er aus der Kälte in die Wärme kommt.[VHA]
Heftiger, trockener Husten beim Eintreten in ein warmes Zimmer, wenn man von der kalten LUFT kommt (vergleiche BRY.).[Br., Lippe]
Husten im warmen Zimmer weist auf NAT-C.; Husten in der kalten LUFT auf PHOS..[Br., Lippe]

Hals

Geschwulst der Halsdrüsen.[VHA]
Harter Geschwulst der Schilddrüse.[VHA]

Brust

Steter Frost in der linken Seite.[VHA]
Nächtliches, ängstliches Herzklopfen, wenn man auf der linken Seite liegt.[VHA]
SPIG. und NAT-C. thut gut in organischen Herzkrankheiten.[Chargé, Bönn.]
Kurzäthmigkeit und Engbrüstigkeit, von Spannen auf der Brust.[VHA]

Rücken

Monatliches zu früh, mit Kreuz- und Unterleibs-Schmerzen.[VHA]

Oberglieder

Reissen in den Schultern mit Mattigkeit der Arme.[VHA]
Brennende Blasen an den Fingern.[VHA]
Unwillkührliches Zucken in den Muskeln und Gliedern.[VHA]
Besonders früh, große Schwäche und Mattigkeit in den Gliedern.[VHA]
Flechten oder Warzen auf dem Handrücken.[VHA]
Die Haut an den Händen ist trocken und aufgesprungen: NAT-C.. (Für trockene, kalte Hände paßt NAT- C.; bei FEUCHTEN, kalten Händen ist SULPH. indiziert.)[Br., Lippe]

Unterglieder

Schwere in den Beinen und Füßen.[VHA]
Unsicheres Gehen.[VHA]
Verkürzung der Kniekehlflechsen.[VHA]
Flechten an den Kniekehlen.[VHA]
Leichtes Vertreten und Verrenken des Unterfußgelenks.[VHA]
Der Kranke verrenkt das Fußgelenk sehr leicht; dasselbe ist so schwach, daß es nachgibt; der Fuß biegt sich, wenn man darauf tritt.[Br., Lippe]
Kalte Füße.[VHA]
Chronische Fersengeschwüre, aus Freßblasen entstanden.[VHA]
Blasen an den Zehespitzen und Wundheit zwischen den Zehen.[VHA]
Unwillkührliches Zucken in den Muskeln und Gliedern.[VHA]
Besonders früh, große Schwäche und Mattigkeit in den Gliedern.[VHA]
NAT-C. hat Schwäche in den Fußgelenken. (Große Schwäche in den Knien: CHIN.. Der FERR.-Kranke hat Schwäche in den Schenkeln.).[Br., Lippe]
Früh und nach wenigem Gehen große Mattigkeit.[HA 36]

Drüsen

Geschwulst und Verhärtung der Drüsen.[VHA]

Verifikationen und klinische Symptome

Quetschungsschmerz in den Hoden.[VHA]
Geschwulst der Halsdrüsen.[VHA]
Harter Geschwulst der Schilddrüse.[VHA]
Konkordanz Drüsen: Arn., *Bell.*, B r y . , *Calc.*, Carb-an.,, Chin., Clem., C o n . , Kali-c., *Lyc.*, M e r c . , P h o s . , P u l s . , Rhus-t., S e p . , S i l . , Spong., S u l p h . [PB]

Haut

Trockenheit der Haut, aber sogleich starker Schweiß bei der geringsten Anstrengung.[VHA]
Schweiß während des Essens (vergleiche NIT-AC.).[Br., Lippe]
Die Flechten vergrößern sich und eitern.[VHA]

Ringflechten

Gelbe Ringe von Flechten.[VHA]
Ringflechten: Thuj. (GRAPH., JOD, NAT-C., SEP.)[KMS 728]
Dr. *Stens* berichtete über die heilsame Wirkung des eben erwähnten Mittels (SEP.) bei R i n g f l e c h t e n ; wobei Ref. bemerkte, dass ihm gegen dieses oft hartnäckige Uebel, ausser den in seinem „therapeutischen Taschenbuch" [PB, 228: CLEM., MAG-C., *NAT-C.*, N A T - M . , *S E P.*] angegebenen Mitteln, auch noch GRAPH. und JOD gute Dienste geleistet hätten.[AHZ 63 (1861) 60]

Geschwüre mit Geschwulst und Entzündungsröthe an den leidenden Theilen.[VHA]
Die Haut schält sich ab auf der Nase.[VHA]
Gelbe Flecken auf der Stirn und Oberlippe.[VHA]
Viele Sommersprossen im Gesichte.[VHA]
Viele gelbe Flecken und Sommersprossen im Gesichte.[HA 36]
Hellbraune Flecken, (Sommersprossen) im Gesichte: Thuj. (ANT-C., CALC., GRAPH., KALI-C., NAT-C., NIT-AC., PHOS.)[KMS 723]
Nässender, flechtenartiger Ausschlag an der Nase und um den Mund.[VHA]
Wundheit am Hodensacke.[VHA]
Flechten oder Warzen auf dem Handrücken.[VHA]
Die Haut an den Händen ist trocken und aufgesprungen: NAT-C.. (Für trockene, kalte Hände paßt NAT- C.; bei feuchten, kalten Händen ist SULPH. indiziert).[Br., Lippe]
Brennende Blasen an den Fingern.[VHA]
Chronische Fersengeschwüre, aus Freßblasen entstanden.[VHA]
Blasen an den Zehespitzen und Wundheit zwischen den Zehen.[VHA]
Konkordanz Haut und Aeusseres: Am-c., Ant-c., Arn., A r s . , Bar-c., B e l l . , Bry., *Calc.*, Cham., Clem., Con., *Dulc.*, G r a p h . , Hep., *Lyc.*, M e r c . , *Nit-ac.*, *Phos.*, Ph-ac., *Rhus-t.*, Sel., *S e p .* , S i l . , Squil., Staph., *Sulph.*, Viol-t. [PB]

Schlaf

Unüberwindliche Tagesschläfrigkeit, bei abendlichem späten Einschlafen.[VHA]
Unwiderstehliche Schläfrigkeit während des Tages; schwieriges Einschlafen nachts und schwieriges Erwachen des Morgens (vergleiche NUX-V.).[Br., Lippe]
Große Tagesschläfrigkeit, bei abendlichem späten Einschlafen.[HA 36]
Nächtliche Unruhe.[VHA]
Zucken und Rucken im Schlafe.[VHA]
Viele, lebhafte Träume.[VHA]
Nächtliches, ängstliches Herzklopfen, wenn man auf der linken Seite liegt.[VHA]
Konkordanz Schlaf und Träume: Ars., Aur., C a l c . , Cann-s., Chin., Con., Graph., Hep., Ign., *Kali-c.*, *N u x - v .* , Op., P h o s . , Puls., Sabad., *S e p .* , S i l . , Sulph., Sulph-ac. [PB]

Fieber

Frostschauder ohne Durst, bald mit kalten Händen und warmen Backen, bald umgekehrt.[VHA]
Nachtschweiß mit Haut-Trockenheit wechselnd.[VHA]
Kalter Angstschweiß mit Zittern bei den Schmerzen.[VHA]
Angst, Zittern und kalter Schweiß bei den Schmerzen.[HA 36]

Fieberstadien

1. Der P u l s am Meisten in der Nacht gereizt, mit BLUTWALLUNG im Körper.[WF 35]
2. F r o s t und innere Frostigkeit mit Schauder, den ganzen Tag, am Meisten Vormittags, mit kalten Händen und Füssen bei heissem Kopfe, oder umgekehrt mit warmen Händen

Verifikationen und klinische Symptome

und kalten Backen. – Abendliches Frösteln mit Eingenommenheit des Kopfes und nachfolgender Hitze mit Schlaf.[WF 35]

3. Hitze mit Mattigkeit und Schlaf (ohne Kopfweh, welches bei NAT-M. sehr heftig ist). – Ueberlaufende Hitze vom Nacken den Rücken herunter, mit grosser Verstimmung des Gemüths. – Hitze mit gleichzeitigem Schweisse über den ganzen Körper.[WF 35]
4. Starker, ängstlicher Schweiss bei jeder geringen Bewegung. – Brennender Schweiss an der Stirn, wo der Hut drückt. – Starke Nachtschweisse. – Nachtschweisse mit Trockenheit der Haut wechselnd. – Kalter Angstschweiss mit Zittern bei den Schmerzen.[WF 35-36]

Konkordanz Fieber: Kali-c., Lyc., Sep., *Sulph.*[PB]

Gemeinsames

Unwillkührliches Zucken in den Muskeln und Gliedern.[VHA]
Leichtes Verheben und Verrenken.[VHA]
Schlaffheit und Unfestigkeit des ganzen Körpers.[VHA]
Besonders früh, große Schwäche und Mattigkeit in den Gliedern.[VHA]
Nach wenigem Gehen, Mattigkeit zum Umfallen.[VHA]
Große Zerschlagenheit; ein kleiner Spaziergang ermüdet sehr (vergleiche KALI-C.); Klavierspielen verursacht Zittern.[Br., Lippe]
Leichte Verkältlichkeit.[VHA]
Scheu vor der freien LUFT.[VHA]
Gewitter-LUFT erhöht die Beschwerden.[VHA]
Abends große Unruhe im Körper, wenn er sich nicht geistig beschäftigt.[VHA]
Die meisten Beschwerden entstehen im Sitzen, und vergehen durch Bewegung, Drücken und Reiben.[VHA]
Bei den Schmerzen, Angst, Zittern und kalter Schweiß.[VHA]

Besserung der Beschwerden

Die meisten Beschwerden entstehen im Sitzen, und vergehen durch Bewegung, Drücken und Reiben.[VHA]
Bewegung.[HA 85], [HA 125]
Bewegung im Freien[HA 36]
Druck.[HA 125]

Verschlimmerung der Beschwerden

Die meisten Beschwerden entstehen im Sitzen, und vergehen durch Bewegung, Drücken und Reiben.[VHA]
Verschlimmerung des Morgens während eines Gewitters; von der kleinsten Anstrengung, in den SONNENSTRAHLEN (Kopfweh); vor dem Essen durch Sprechen, durch Rauchen, durch Genuß von ALKOHOLHALTIGER Getränke, sowie durch das Herabhängen des erkrankten Gliedes. (Vergleiche PULS.).[Br., Lippe]
Gewitter-LUFT.[VHA], [HA 125]
In der SONNE.[HA 31], [HA 85]
Geistesanstrengung.[HA 36]
Kopf- und Körper-Anstrengung.[HA 31]
In der Stube.[HA 31]
Beim Gehen.[HA 31]
In der Ruhe.[HA 36], [HA 125]

Konkordanzen

Verschlimmerung nach der Zeit: Guaj., Hep., Sep., Sulph-ac. [PB]

Verschlimmerung nach Lage und Umständen: Acon., Ant-c., Arn., Ars., Asaf., Bell., Bry., *Calc.*, Carb-v., Caust., Cham., Chel., Chin., *Con.*, Cycl., Dros., Graph., Ign., Kali-c., *Lyc.*, Mag-m., Merc., Nat-m., *Nux-v., Phos.*, Ph-ac., Plb., *Puls.*, Rhus-t., Ruta, Sabad., Sel., *Sep.*, Sil., *Sulph.*, Thuj. [PB]

Arzneiverwandtschaften von Natrum carbonicum

(Alum.), (Ant-t.), Arn., Ars., (Cocc.), (Lyc.), Merc., Plat., (Ran-b.), Rhus-t., (Sabad.), Sep., Sil., Sulph. [VHA]

Verifikationen und klinische Symptome

Acon., Arn., Ars., Aur., Bell., Bry., *Calc.*, Carb-v., Caust., Chin., Con., Graph., Ign., Kali-c., *Lyc.*, Merc., Nat-m., Nit-ac., Nux-v., *Phos.*, Ph-ac., *Puls.*, Rhus-t., Sabad., *Sep.*, *Sil.*, Staph., *Sulph.* [PB]
Calc., Caust., *Graph.*, Kali-c., *Lyc.*, *Nat-m.*, *Puls.*, *Sep.*, Sil., *Spig.*, Sulph. [KV]

Antidote von Natrum carbonicum: Camph. – Spir. nitr. dulc.

Camph. [SRA]

KAMPHER mindert eine allzu heftige Wirkung des NATRUMS sehr gut. [CK 4, 299]

Camph. – Spir. nitr. dulc. [PB]

Natrum carbonicum ist Antidot von: Chin.

Konkordanzen der homöopathischen Arzneien

I. Gemüth und Geist: Anac., Ars., Aur., Bell., Calc., Con., Croc., Hyos., Ign., *Lyc.*, Merc., *Op.*, Phos., *Ph-ac.*, Puls., Rhus-t., Sep., Sil., Staph., Stram., Sulph. [PB]

II. Körperteile und Organe: Acon., Ambr., Am-c., Am-m., Anac., Arn., Ars., Aur., Bar-c., Bell., Bry., *Calc.*, Canth, Carb-v., *Caust.*, Cham., *Chin.*, Con., Graph., Hep., Ign., *Kali-c.*, Kreos., Lyc., *Merc.*, Nat-m., Nit-ac., *Nux-v.*, Petr., Phos., Ph-ac., Plat., Plb., *Puls.*, *Rhus-t.*, Sabad., Sabin., Sel., *Sep.*, *Sil.*, Spig., Stann., Staph., *Sulph.*, Thuj., Verat., Zinc. [PB]

III. Empfindungen und Beschwerden

1. **Aeussere und innere Körperteile im Allgemeinen:** Acon., Alum., Anac., Arn., Ars., Asaf., Aur., Bar-c., *Bell.*, Bry., *Calc.*, Canth., Carb-v., Caust., Cham., Chin., Cocc., Coff., Con., Cupr., Dulc., Graph., Hep., Ign., Kali-c., *Lyc.*, M-arct., M-austr., *Merc.*, Mez., Nat-m., Nit-ac., *Nux-v.*, Petr., *Phos.*, Ph-ac., Plat., *Puls.*, Rhod., *Rhus-t.*, Sabad., *Sep.*, Sil., Spig., Spong., Stann., Staph., *Sulph.*, Tarax., Thuj., Valer., Verat., Zinc. [PB]
2. **Drüsen:** Arn., *Bell.*, Bry., *Calc.*, Carb-an.,, Chin., Clem., Con., Kali-c., *Lyc.*, Merc., Phos., Puls., Rhus-t., Sep., Sil., Spong., Sulph. [PB]
3. **Knochen:** ? [PB]
4. **Haut und Aeusseres:** Am-c., Ant-c., Arn., Ars., Bar-c., Bell., Bry., *Calc.*, Cham., Clem., Con., *Dulc.*, Graph., Hep., *Lyc.*, Merc., *Nit-ac.*, *Phos.*, Ph-ac., *Rhus-t.*, Sel., *Sep.*, Sil., Squil., Staph., *Sulph.*, Viol-t. [PB]

IV. Schlaf und Träume: Ars., Aur., Calc., Cann-s., Chin., Con., Graph., Hep., Ign., *Kali-c.*, *Nux-v.*, Op., Phos., Puls., Sabad., *Sep.*, Sil., Sulph., Sulph-ac. [PB]

V. Fieber: Kali-c., Lyc., Sep., *Sulph.*[PB]

VI. Änderung des Befindens

1. **Verschlimmerung nach der Zeit:** Guaj., Hep., Sep., Sulph-ac. [PB]
2. **Verschlimmerung nach Lage und Umständen:** Acon., Ant-c., Arn., Ars., Asaf., Bell., Bry., *Calc.*, Carb-v., Caust., Cham., Chel., Chin., *Con.*, Cycl., Dros., Graph., Ign., Kali-c., *Lyc.*, Mag-m., Merc., Nat-m., *Nux-v.*, *Phos.*, Ph-ac., Plb., *Puls.*, Rhus-t., Ruta, Sabad., Sel., *Sep.*, Sil., *Sulph.*, Thuj. [PB]

VII. Konkordanz der homöopathischen Arzneien

Acon., Arn., Ars., Aur., Bell., Bry., *Calc.*, Carb-v., Caust., Chin., Con., Graph., Ign., Kali-c., *Lyc.*, Merc., Nat-m., Nit-ac., Nux-v., *Phos.*, Ph-ac., *Puls.*, Rhus-t., Sabad., *Sep.*, *Sil.*, Staph., *Sulph.* [PB]
Calc., Caust., *Graph.*, Kali-c., *Lyc.*, *Nat-m.*, *Puls.*, *Sep.*, Sil., *Spig.*, Sulph. [KV]

Verifikationen und klinische Symptome

Natrum muriaticum (Kochsalz)
(Nat-m.)

Synonyma
Natrum muriaticum, Natrium chloratum, Sal culinare, Kochsalz [CK 4, 347]
Natrum muriaticum, Kochsalz [SRA]

Antipsorische Arznei
Das reine KOCHSALZ (wie andre homöopathische Körper-Kraft dynamisirt), ist eine der kräftigsten antipsorischen Arzneien, wie die hier folgenden, eigenthümlichen Wirkungen desselben auf den gesunden menschlichen Körper zu erkennen geben.[CK 4, 348]
KAMPFER hat wenig antidotische Kraft gegen allzu stürmische Wirkungen dieses Antipsoricums [...].[CK 4, 352]
[SRA]

Arzneiwirkungsdauer
Wirkt 40 bis 50 Tage.[SRA]
Zählt zur 3. Klasse derjenigen Mittel, welche eine mittlere Wirkungsdauer besitzen.[AHZ 49 (1855) 82]

Hinweis
Das so zubereitete NATRUM MURIATICUM lässt sich nach einem Zwischenmittel auch mit Vortheil wiederholen, wenn es noch homöopathisch angezeigt ist.[CK 4, 351]

Eigenthümlichkeiten und Hauptwirkungen

Gemüth
Ärgerliche Reizbarkeit und leichtes Auffahren.[VHA], [HA 18]
Aergerliche Reizbarkeit.[KEU 44]
Böse Folgen von Ärger.[VHA]
Der Kranke wird wegen Kleinigkeiten sehr böse.[Br., Lippe]
Neigung zu zornigem Auffahren.[HA 61]
Übereilung in allen Bewegungen.[Br., Lippe]
Erhöhung der Kopfschmerzen früh, bei Bewegung, von kalter LUFT und nach Ärger.[VHA]
Weinerliche Traurigkeit, durch Trostzuspruch verschlimmert.[VHA]
Weinerliche Traurigkeit, von Zuspruch vermehrt.[KEU 44]
Melancholie mit vielem Weinen, von Trostzuspruch bis zu heftigen Zornausbrüchen verschlimmert. – Aergerliche Reizbarkeit und leichtes Auffahren; Haß gegen ehemalige Beleidiger; große Zerstreutheit; Ungeschicktheit; viel und mehre Arten von Kopfweh; Gesichtsschwäche; Geruchs- und Geschmacksverlust; gelbliches, fettglänzendes Gesicht; wie ein Knollen im Halse; Gefühl eines Haars auf der Zunge; starker Appetit Mittags und Abends; Unbehaglichkeit im Unterleibe; starker Harndrang; unregelmäßiges Monatliche; heißer Athem; aussetzender Herzschlag; große BLUTWALLUNG bei Bewegung; Beschwerden von vielem Sprechen; Frostigkeit; oft aussetzender Puls.[HA 18]
Melancholische Traurigkeit mit Unlust zur Arbeit.[HA 61]
Starkes, ängstliches Herzklopfen, am schlimmsten beim Liegen auf der linken Seite.[VHA]
Aengstliches Herzklopfen.[KEU 44]
Ängstlichkeit und Schreckhaftigkeit.[VHA]
Ängstliche Träume.[VHA]
Haß gegen Personen, die ihn ehemals beleidigt haben.[VHA]
Haß gegen ehemalige Beleidiger.[HA 18]
Hypochondrische Unbehaglichkeit im Unterbauche.[VHA]
Hysterische Beschwerden.[VHA]
Hastigkeit und Ungeduld.[HA 61]
Linkisches Wesen.[Br., Lippe]
Leidenschaftliche Heftigkeit.[Br., Lippe]
Besorgtheit wegen der Zukunft.[KEU 44]
Der Kranke ist für seine Zukunft sehr besorgt. (Besorgnis wegen der Gesundheit oder wegen großer Unnanehmlichkeiten weist auf CALC..)[Br., Lippe]

Verifikationen und klinische Symptome

Konkordanz Gemüth und Geist: Acon., Alum., Anac., *Bell.*, Bry., Calc., Cic., Con., Cupr., Graph., Hell., *Hyos.*, Ign., Laur., Lyc., Nux-m., Nux-v., Op., Petr., Phos., Ph-ac., Plat., Puls., Rhus-t., Sep., Sil., *Stram.*, Sulph., *Verat.* [PB]

Verifikationen und klinische Symptome

Geist

Verstandes- und Gedächtniß-Schwäche.[VHA]
Gedankenlosigkeit und Zerstreutheit.[VHA]
Große Zerstreutheit.[HA 18]
Ungeschicktheit.[VHA]
Schwindel mit Rucken im Kopfe und Unbesinnlichkeit.[VHA]
Große Abspannung aller Geistes- und Körper-Kräfte nach Anstrengung.[VHA]
Konkordanz Gemüth und Geist: Acon., Alum., Anac., *Bell.*, Bry., Calc., Cic., Con., Cupr., Graph., Hell., *Hyos.*, Ign., Laur., Lyc., Nux-m., Nux-v., Op., Petr., Phos., Ph-ac., Plat., Puls., Rhus-t., Sep., Sil., *Stram.*, Sulph., *Verat.* [PB]

Schwindel

Schwindel mit Rucken im Kopfe und Unbesinnlichkeit.[VHA]
Schmerzhafte Düseligkeit im Kopfe.[VHA]
Schwindel mit Düseligkeit.[KEU 44]

Kopf

Das NAT-M., welches sich besonders durch den eigenthümlichen Kopfschmerz, der sich namentlich bei der Hitze bis zum Unerträglichen steigert, und durch einige andere Zeichen charakterisirt, findet auch gegen den Keuchhusten bei Jung und Alt öftere Anwendung, besonders in Zeitperioden, wo auch die Wechselfieber dieses Heilmittel verlangen.[KEU 44]
Kopfgichtanfälle mit Übelkeit und Erbrechen.[VHA]
Verkältlichkeit des Kopfs; die fast stets mit heftigen Kopfschmerzen verbundenen Beschwerden Nachts oder Morgen und in der Bettwärme verschlimmert, von Aufsitzen und ruhigem Verhalten gebessert.[HA 134]
Der Kranke ist sehr zu Erkältung des Kopfes geneigt (vergleiche BELL., SIL.). (Erkältung, die durch Haarschneiden verursacht wurde, verlangt BELL. Eine Dosis dieses Arzneimittels ist imstande, eine derartige Erkältung zu verhindern.)[Br., Lippe]
Kopfweh, oft ungeheurer Art, bei den meisten anderen Beschwerden.[VHA]
Viel und mehre Arten von Kopfweh.[HA 18]
Das Kopfweh vergeht auf einer Seite des Kopfes, besteht aber um so heftiger auf der anderen Seite fort (vergl. PULS.).[Br., Lippe]
Erhöhung der Kopfschmerzen früh, bei Bewegung, von kalter LUFT und nach Ärger.[VHA]
Kopfweh vor, bei und nach der Regel.[VHA]
Periodische Kopfschmerzen während, nach oder vor der Regel.[Br., Lippe]

Innerer Kopf

Heftiges Kopfweh, als sollte der Kopf zerspringen.[VHA]
Heftige Rucke und Stösse im Kopfe.[KEU 44]
Zersprengungsschmerz in der Stirne.[KEU 44]

Heilungsbericht: Am 11. Mai [1835] war neben der, noch nicht ganz gehobenen Schwäche, SAURER Mundgeschmack und ein krampfartiger Husten mit Schmerz im Kopfe, als sollte er zersprengt werden, vorhanden, und eine Gabe NAT-M. 30°° reichte hin, auch diesen Rest dauerhaft und schnell zu beseitigen.[ACS 18 (1840) 2, 11-12]

Heftiges Kopfweh, als ob der Kopf zerspringen wollte oder als ob der Kopf in einen Schraubstock gezwängt wäre (vergleiche SUPH.); dies zeigt sich besonders morgens und bessert sich beim Niederlegen. (Wenn das Gehirn sich wie zermalmt fühlt, ist GELS. angezeigt).[Br., Lippe]
Klopfen und Hämmern im Kopfe.[KEU 44]
Klopfen und Hämmern im Kopfe, am meisten in der Stirne, mit Uebelkeit und Erbrechen, früh und von Bewegung verschlimmert, im ruhigen Liegen, besonders hoch mit dem Kopfe, und nach Schweiß gebessert.[HA 69]
Schmerzhafte Stiche durch den Kopf, die wie ein Ruck hindurch fahren.[VHA]

Reißen im Kopfe, von der Nasenwurzel die Stirn hinauf, mit Uebelkeit, Erbrechen und Gesichtsverdunkelung, früh beim Erwachen aus dem Schlafe, von Geistesanstrengung und Bewegung verschlimmert, bei ruhigem Sitzen und im Liegen gebessert.[HA 75]

Tägliche Kopfschwere, besonders im Hinterkopfe, die Augen zuziehend.[VHA]

Schwere im Hinterkopfe, mit Zuziehen der Augen, früh beim Erwachen, bei Bewegung und in der Wärme verschlimmert, im ruhigen Sitzen und Liegen, und von Schweiß gebessert.[HA 79]

Schwindel mit Rucken im Kopfe und Unbesinnlichkeit.[VHA]

Zusammendrückender Kopfschmerz von beiden Seiten her, als säße der Kopf in einem Schraubstocke, früh, und von Lesen, Schreiben, Sprechen und angestrengtem Sehen verschlimmert, nach dem Niederlegen gebessert. – Melancholische Traurigkeit mit Unlust zur Arbeit; Neigung zu zornigem Auffahren; Hastigkeit und Ungeduld; beißende Thränen in den Augen; Schwerhörigkeit mit Klingen und Sausen in den Ohren; gelbe Gesichtsfarbe, mit fettigem Glanze der Haut; Halsweh beim Schlingen; abendlicher Hunger; Soodbrennen und Würmerbeseigen; Drücken im Magen und Unterleibe; schwieriger Stuhlabgang; erhöhter Geschlechtstrieb; zu starke Regel; Husten mit Kopfschmerzen; früh Mattigkeit und Zerschlagenheit der Glieder; Tagesschläfrigkeit bei nächtlicher Schlaflosigkeit; beständige Frostigkeit.[HA 61]

Aeusserer Kopf

Starkes Ausfallen der Haare, selbst aus dem Backenbarte.[VHA]

Ausfallen der Haare, so wie man sie nur anfasset, am meisten am Vorderkopfe und an den Schläfen, aber auch am Backenbarte und an den Gesichtstheilen, vorzüglich bei Wöchnerinnen nicht selten, bei großer Empfindlichkeit der Kopfhaut, fettig glänzendem Gesichte und häufigen Kopfschmerzen früh und in kalter LUFT.[HA 111]

Ausfallen der Haare, sobald man sie anrührt (vergleiche LYC.), namentlich am Vorderkopf, den Schläfen, dem Bart und den Genitalien, besonders während des Wochenbettes; die Kopfhaut ist sehr empfindlich gegen Berührung, das Gesicht ist fettig und glänzend; häufiges Kopfweh, morgens und von kalter LUFT.[Br., Lippe]

Wundheitsschmerz des Haarkopfs bei Berührung, besonders an der Haargränze der Schläfen und der Stirne, in der warmen Stube verschlimmert, im Freien gebessert.[HA 136]

Zusammenziehende Empfindung an der Kopfhaut, als seie der Kopf wie umstrickt, bei Bewegung in kalter LUFT und von Sprechen verschlimmert, in ruhigem Sitzen oder Liegen gebessert.[HA 137]

Augen

Augenentzündung mit geschwürigen Augenlidern und klebrigem Schleime in den (äußern) Augenwinkeln.[VHA]

Jucken in den Augen, oder letztere stechen, schmerzen und brennen (vergleiche APIS-M.); krampfhafte Zusamenziehung der Augenlider, besonders abends. (Bei Steifheit der Augenlider gebe man SEP.).[Br., Lippe]

Scharfe Thränen in den Augen.[VHA]

Scharfes Thränen der Augen.[KEU 44]

Beißende Thränen in den Augen.[HA 61]

Abendliche Verschließung der Augenlider.[VHA]

Tägliche Kopfschwere, besonders im Hinterkopfe, die Augen zuziehend.[VHA]

Angehender schwarzer Staar.[VHA]

Gesichtsschwäche.[HA 18]

Verdunklung der Sehkraft beim Bücken und Gehen oder Lesen und Schreiben.[Br., Lippe]

Zusammenlaufen der Buchstaben beim Lesen.[VHA]

Beim Lesen fließen die Buchstaben zusammen. (Wenn die Buchstaben näher treten und sich wieder entfernen, gebe man CIC.. – CIC. ist nützlich bei Astigmatismus [Astigmatismus wörtlich Brennpunktmangel. Man sieht alles verzerrt infolge der verschiedenen Krümmung der Meridiane der Hornhaut und der Linse.], wo es schwierig ist, geeignete Gläser zu finden.)[Br., Lippe]

Doppeltsehen (vergleiche GELS.). Die eine Hälfte des Gegenstandes ist sichtbar, die andere Hälfte erscheint dunkel.[Br., Lippe]

Der Kranke sieht schwarze Punkte oder LICHTSTREIFEN vor den Augen.[Br., Lippe]

FEURIGE Zickzack-Erscheinung um alle Gegenstände. (Dies ist manchmal ein Vorzeichen von Schlagfluß).[Br., Lippe]

Ohren

Geschwulst und Hitze des äußern Ohres.[VHA]

Eiteriger Ausfluß aus den Ohren.[VHA]

Sausen in den Ohren.[VHA]

Schwerhörigkeit.[VHA]

Schwerhörigkeit mit Klingen und Sausen in den Ohren.[HA 61]

Vorübergehender Verlust des Gehöres verlangt GELS..[Br., Lippe]

Nase

Trockenheit der innern Nase.[VHA]

Halbseitige Taubheit der Nase.[VHA]

Schmerzhafte Geschwulst einer Nasenhälfte.[VHA]

Geruchsmangel.[VHA]

Geruchs- und Geschmacksverlust.[HA 18]

Gänzlicher Verlust von Geruch und Geschmack weist auf NAT-M.. (Der Geruch ist vermindert: CALC..)[Br., Lippe]

Verlust von Geruch und Geschmack. (Für verminderten Geruch ist CALC. angezeigt. Vorübergehender Verlust des Gehöres verlangt GELS..)[Br., Lippe]

Früh, Stock- (oder Fließ-) Schnupfen mit Geruchs- und Geschmacks-Verlust.[VHA]

Antlitz

Gilblich erdfahle Gesichtsfarbe.[VHA]

Gelbe, erdfahle Gesichtsfarbe.[KEU 44]

Gelbliches, fettglänzendes Gesicht.[HA 18]

Gelbe Gesichtsfarbe, mit fettigem Glanze der Haut.[HA 61]

Scharfer Weißfluß bei Gilbe des Gesichts.[VHA]

Fettglänzendes Gesicht.[VHA]

Fettige Haut des Gesichts: Thuj. (NAT-M., SEL.)[KMS 723]

Glänzendes Gesicht, wie von Fett, ist äußerst charakteristisch für NAT-M..[Br., Lippe]

Schweiß im Gesichte beim Essen.[VHA]

Flechtenausschlag um den Mund.[VHA]

Starkes Ausfallen der Haare, selbst aus dem Backenbarte.[VHA]

Ausfallen der Haare, so wie man sie nur anfasset, am meisten am Vorderkopfe und an den Schläfen, aber auch am Backenbarte und an den Gesichtstheilen, vorzüglich bei Wöchnerinnen nicht selten, bei großer Empfindlichkeit der Kopfhaut, fettig glänzendem Gesichte und häufigen Kopfschmerzen früh und in kalter LUFT.[HA 111]

Rissige und geschwürige Lippen.[VHA]

Aufgesprungene Lippen.[KEU 44]

Trockene, aufgesprungene Lippen mit Schrunden oder wunden, leicht BLUTENDEN Stellen und Geschwüren, von Brennen, schmerzhaften Ausschlägen und Grinden begleitet.[Br., Lippe]

Die Lippen sind voll von Fieberbläschen.[Br., Lippe]

Flechtenartige Ausschläge um den Mund.[Br., Lippe]

Anschwellung der Oberlippe (vergleiche CALC. und BELL.). (Bei Anschwellung der Unterlippe paßt PULS..)[Br., Lippe]

Geschwulst der Unterkieferdrüsen.[VHA]

Zähne

Große Empfindlichkeit der Zähne gegen LUFT und Berührung.[VHA]

Ziehendes Zahnweh, bis in die Ohren und den Schlund.[VHA]
Zahnfleischgeschwulst, mit Empfindlichkeit gegen Kaltes und Warmes.[VHA]
Fauliges, leicht BLUTENDES Zahnfleisch.[VHA]
Zahnfistel.[VHA]

Mund

Brennende Blasen im Munde und auf der Zunge.[VHA]
Blasen und Geschwüre im Mund und an der Zunge, mit stechenden, brennendem Schmerz, sobald sie von der Speise berührt werden.[Br., Lippe]
Gefühl von einem Haar auf der Zunge (vergleiche SIL., ARS. und KALI- BI.).[Br., Lippe]
Gefühl, als ob ein Haar auf der Zungespitze läge: SIL. (siehe auch NAT-M. und KALI-Bi.).[Br., Lippe]
Langwieriges Halsweh, als müsse sie über einen Knollen wegschlucken.[VHA]
Wie ein Knollen im Halse.[HA 18]
Wie ein Pflock im Schlunde.[KEU 44]
Halsentzündung mit stechenden Schmerzen.[VHA]
Stechendes Halsweh.[KEU 44]
Halsweh beim Schlingen.[HA 61]
Früh, Schleimrahksen.[VHA]
Taubheit einer Zungenhälfte.[VHA]
Schwieriges Sprechen, wegen Schwere der Zunge.[VHA]
Beschwerden von vielem Sprechen.[HA 18]
Empfindung, wie von einem Haare auf der Zunge.[VHA]
Gefühl eines Haars auf der Zunge.[HA 18]
Blasen auf der Zunge.[KEU 44]
Herpes (flechtenartiger Ausschlag) an der Zunge, durch SEE-BÄDER hervorgerufen.[Br., Lippe]
Trockenheit der Zunge mit beständigem Durste.[KEU 44]
Speichelfluss.[KEU 44]

Genüsse

Übermäßiger Mittags- und Abend-Appetit.[VHA]
Starker Appetit Mittags und Abends.[HA 18]
Abendlicher Hunger.[HA 61]
Abneigung gegen BROD und FETTES.[VHA]
Neigung zu BITTEREM.[VHA]
Nachtheile von SAUREN Speisen und BROD.[VHA]
Beständiger Durst, mit Beschwerden nach Trinken.[VHA]
Der Patient trinkt nicht oft, aber sehr viel auf einmal: BRY. (Der ARS.-Durstige verlangt wenig, aber oft; der NAT-M.-Durstige liebt SALZIGE Speisen und starke GEWÜRZE und will anhaltend trinken).[Br., Lippe]
Verschlimmerung bei Keuchhusten: SAURE Genüsse.[KEU 44]
Hofmedicus Dr. *Weber* sprach über die Beschwerden, welche als Folge des zu reichlichen Gebrauchs des KOCHSALZES entstehen, und wobei er nur durch SPIR. NITRI DULCIS, dem bekannten Antidote des NAT-M., Besserung habe bewirken können. Ref. konnte dies bestätigen und beifügen, dass diese SALZ-Krankheit in den Niederlanden ziemlich häufig vorkomme.[AHZ 51 (1865) 62]
Trockenheit der Zunge mit beständigem Durste.[KEU 44]

Geschmack

Geschmacksverlust.[VHA]
Geruchs- und Geschmacksverlust.[HA 18]
Gänzlicher Verlust von Geruch und Geschmack weist auf NAT-M..[Br., Lippe]
Verlust von Geruch und Geschmack. (Für verminderten Geruch ist CALC. angezeigt. Vorübergehender Verlust des Gehöres verlangt GELS..)[Br., Lippe]
Früh, Stock- (oder Fließ-) Schnupfen mit Geruchs- und Geschmacks-Verlust.[VHA]
Neigung zu BITTEREM.[VHA]
FAULER oder SAURER Mundgeschmack.[VHA]
Langer Nachgeschmack von SAUREN Speisen.[VHA]
Nachtheile von SAUREN Speisen und BROD.[VHA]

Verifikationen und klinische Symptome

Verifikationen und klinische Symptome

Beständiger Durst, mit Beschwerden nach Trinken.[VHA]
Verschlimmerung bei Keuchhusten: SAURE Genüsse.[KEU 44]

Aufstoßen
SAURES Aufstoßen nach dem Essen.[VHA]
Nach dem Essen, viel leeres Aufstoßen und Soodbrennen.[VHA]
Würmerbeseigen.[VHA]
Soodbrennen und Würmerbeseigen.[HA 61]
Brechwürgen.[KEU 44]
Erbrechen, erst Speisen, dann Galle.[KEU 44]

Übelkeit
Früh Übelkeit.[VHA]
Erbrechen, zuerst der Speisen, dann Galle.[VHA]
Erbrechen, zuerst von viel Galle und dann von Flüssigkeit: BRY. (Wenn zuerst Galle, dann Nahrung erbrochen wird, gebe man NAT-M.).[Br., Lippe]
Kopfgichtanfälle mit Übelkeit und Erbrechen.[VHA]
Drücken im Magen, wie von einem Steine, mit Übelkeit.[VHA]
Zusammenziehender Magenkrampf mit Übelkeit.[VHA]

Magen
Drücken im Magen, wie von einem Steine, mit Übelkeit.[VHA]
Drücken im Magen und Unterleibe.[HA 61]
Magendrücken.[KEU 44]
Gefühl von einem Stein im Magen, das bis nach dem Rücken geht.[Br., Lippe]
Zusammenziehender Magenkrampf mit Übelkeit.[VHA]
Greifen in der Herzgrube.[VHA]
Empfindlichkeit der geschwollenen Herzgrube.[VHA]
Rucke und Stösse in der Herzgrube.[KEU 44]
Rothe Flecken auf der Herzgrube.[VHA]

Hypochonder
Rucke und Stösse in der Herzgrube.[KEU 44]
Chronische Entzündung der Leber mit stechendem Schmerze.[VHA]
Stiche in der Leber.[KEU 44]

Bauch
Aufgetriebenheit des Unterleibes.[VHA]
Hypochondrische Unbehaglichkeit im Unterbauche.[VHA]
Tägliches Schneiden und Kneipen im Unterleibe.[VHA]
Rucke und Stösse im Unterleibe.[KEU 44]
Unbehaglichkeit im Unterleibe.[HA 18]
Drücken im Magen und Unterleibe.[HA 61]

Blähungen
Lautes Knurren und Kollern im Bauche.[VHA]
Blähungs-Versetzung, mit Schneiden und Kneipen.[VHA]

Stuhl
Vergeblicher Stuhldrang.[VHA]
Schwieriger Stuhlabgang.[HA 61]
Leibesverstopfung.[VHA]
Stuhlverstopfung.[KEU 44]
Schwieriger Stuhlgang mit Stichen im Mastdarme.[VHA]
Unwillkührliche Stühle.[VHA]

After
Brennen im After und Mastdarme bei und nach dem Stuhlgange.[VHA]
Stechende After-Aderknoten.[VHA]

Flechte am After.[VHA]

Jucken, Brennen und Stechen am After und Mastdarm: NIT-AC. (Schmerzhaftigkeit und Flechten am After verlangt NAT-M..)[Br., Lippe]

Wundheitsgefühl an und um den After herum, besonders beim Gehen.[Br., Lippe]

Aftervorfall mit Ausleerung einer großen Quantität BLUTIGEN WASSERS; brennende Schmerzen, die den Schlaf verhindern.[Br., Lippe]

Harn

Stiche in der Blase während des Harnlassens; Stechen und Brennen in der Harnröhre, Stechen und Brennen in der weiblichen Scham; krampfhafte Zusammenziehung im Bauche nach dem Urinieren; Brennen, Ziehen und Schneiden in der Harnröhre, von einem dicken, klebrigen Ausfluß begleitet. (Nach Einspritzungen von ARG-N. beim Tripper wird NAT- M. den Fall heilen).[Br., Lippe]

Starker Harndrang, Tag und Nacht, mit reichlichem Abgange.[VHA]

Unwillkührlicher Abgang des Urins beim Husten, Niesen, Gehen.[VHA]

Unwillkührlicher Harnabgang.[KEU 44]

Geschlechtstheile

Eicheltripper.[VHA]

Nachtripper.[VHA]

Jücken in der Schaam.[VHA]

Von einigen (3) Gaben, anfangs davon zum Versuche eingenommen, (da ich der Substanz, wovon ich vielleicht schon einen Zentner in meinem langen Leben ohne Beschwerde genossen hatte, nicht viel Arzneikräfte zutraute) erlitt ich ein ganzes Vierteljahr hindurch das quälende Jucken auch oben am Oberschenkel, dicht am Scrotum, so daß ich glaubte, es würde mich umbringen, und hatte viel zu tun, ehe ich's wieder los ward, was noch zuletzt PETR. bewirkte. Den hypothetischen Leugner, daß so feine Gaben das Mindeste wirken könnten, sollte man einladen, nur einen Tag um den andern NAT-M. 30 4, 5 Mal einzunehmen, und sie sollten mit Schmerzen ihren hartnäckigen Unglauben schon verlieren.[Hahnemann, 22. April 1831]

Übermäßiger Geschlechtstrieb bei Impotenz.[VHA]

Erhöhter Geschlechtstrieb.[HA 61]

Unfruchtbarkeit bei zu früher und zu starker Regel.[VHA]

Schwangerschaft – Beschwerden der Mütter

Ausfallen der Haare, so wie man sie nur anfasset, am meisten am Vorderkopfe und an den Schläfen, aber auch am Backenbarte und an den Gesichtstheilen, vorzüglich bei Wöchnerinnen nicht selten, bei großer Empfindlichkeit der Kopfhaut, fettig glänzendem Gesichte und häufigen Kopfschmerzen früh und in kalter LUFT.[HA 111]

Ausfallen der Haare, sobald man sie anrührt (vergleiche LYC.), namentlich am Vorderkopf, den Schläfen, dem Bart und den Genitalien, besonders während des Wochenbettes; die Kopfhaut ist sehr empfindlich gegen Berührung, das Gesicht ist fettig und glänzend; häufiges Kopfweh, morgens und von kalter LUFT.[Br., Lippe]

Beschwerden der Kinder

Große Abmagerung des Nackens, besonders bei Kindern.[Br., Lippe]

Regel

Monatliches zu früh und zu stark, (oder zu spät und zu geringe).[VHA]

Zu starke Regel.[HA 61]

Unregelmäßiges Monatliche.[VHA]

Unterdrückte Regel.[VHA]

Zögernder Durchbruch der Regel bei Jungfrauen.[VHA]

Kopfweh vor, bei und nach der Regel.[VHA]

Periodische Kopfschmerzen während, nach oder vor der Regel.[Br., Lippe]

Scharfer Weißfluß bei Gilbe des Gesichts.[VHA]

Unfruchtbarkeit bei zu früher und zu starker Regel.[VHA]

Verifikationen und klinische Symptome

Schnupfen

Früh, Stock- (oder Fließ-) Schnupfen mit Geruchs- und Geschmacks-Verlust.[VHA]

Stockschnupfen.[KEU 44]

Versagendes Niessen.[KEU 44]

Athem

Engbrüstigkeit bei Händearbeit und schnell Gehen.[VHA]

Der Athem scheint ihm heiß zu sein.[VHA]

Athemversetzung.[KEU 44]

Erstickungsanfälle.[KEU 44]

Husten

Langwieriger, kurzer Husten, mit Schnärcheln auf der Brust.[VHA]

Früh-Husten.[VHA]

Kurzer, hackender, trockener Husten, der durch Kitzel im Hals oder in der Magengrube entsteht; der Kranke hustet Tag und Nacht, besonders beim Gehen und Tiefatmen.[Br., Lippe]

Tag und Nacht, Husten, von Kitzel in der Herzgrube.[VHA]

Husten mit Kopfschmerzen.[HA 61]

Heilungsbericht: Am 11. Mai [1835] war neben der, noch nicht ganz gehobenen Schwäche, SAURER Mundgeschmack und ein krampfartiger Husten mit Schmerz im Kopfe, als sollte er zersprengt werden, vorhanden, und eine Gabe NAT-M. 30°° reichte hin, auch diesen Rest dauerhaft und schnell zu beseitigen.[ACS 18 (1840) 2, 11-12]

Magenhusten: Von NAT-M. hatte Dr. *Weber* seine sehr häufige und nützliche Anwendung bei derjenigen Art von H u s t e n gefunden, welche man gewöhnlich M a g e n h u s t e n nennt, und wobei der kitzelnde Reiz in der Herzgrube liegt. Dr. *Stens* bestätigte dies aus eigner Erfahrung; so wie ebenfalls Ref., welcher nur dabei bemerkte, dass es auch noch andere Mittel gäbe, welche durch dieses Symptom angezeigt werden könnten. Namentlich fänden sich in des Letztern: KEU, 73 ausserdem noch angegeben: BAR-C., BRY., CHAM., HEP., LACH., NIT-AC. und PHOS., denen er noch: BELL., IGN., PULS. und SEP., als ebenfalls durch die Erfahrung bestätigt, hinzufügen könne.[AHZ 63 (1861) 54]

Husten mit Auswürgen BLUTIGEN Schleims.[VHA]

Beim Husten, Kopfschmerz, welcher die Stirn zersprengen will, und Brust-Stechen.[VHA]

Heilungsbericht

Am 16. Aug. [1835] war das letztgenannte Symptom verschwunden und überhaupt schon sehr bedeutende Besserung eingetreten, aber der Husten war noch nicht ganz fort, und sie hatte dabei Kopfweh und ein Schneiden durch die Brust von oben nach unten. Dabei war sie etwas heiser, und hatte im Halse das Gefühl von einem Knollen. Ich gab nun eine Dosis NAT-M. 30°°, und hatte am 14. Sept. die Freude, diese Frau ganz geheilt vor mir zu sehen.[ACS 18 (1840) 2, 31-32]

Keuchhusten

K r a m p f h a f t e r K e u c h h u s t e n , v o n K i t z e l i m H a l s e u n d i n d e r H e r z g r u b e e r r e g t , A b e n d s o h n e , M o r g e n s m i t A u s w u r f g e l b e n , o f t BLUTSTREIFIGEN S c h l e i m s v o n g e w ö h n l i c h FADEM, z u w e i l e n SÄUERLICHEM, s e l t e n e r SALZIGEM G e s c h m a c k e .[KEU 43-44]

Verschlimmerung: Abends nach dem Niederlegen, weniger Morgens. – Bewegung. Schnell Gehen. Anstrengung. Händearbeit. Aufrecht Sitzen oder Stehen. Tiefathmen. Liegen im Bette. Warmwerden im Bette. Leer-Schlingen. Trinken. Saure Genüsse. Stuben-LUFT.[KEU 44]

Begleitung: Aergerliche Reizbarkeit. Weinerliche Traurigkeit, von Zuspruch vermehrt. Besorgtheit wegen der Zukunft. Schwindel mit Düseligkeit. Zersprengungsschmerz in der Stirne. Heftige Rucke und Stösse im Kopfe. Klopfen und Hämmern im Kopfe. Scharfes Thränen der Augen. Gelbe, erdfahle Gesichtsfarbe. Aufgesprungene Lippen. Wie ein Pflock im Schlunde. Stechendes Halsweh. Speichelfluss. Blasen auf der Zunge. Trockenheit der Zunge mit beständigem Durste. Brechwürgen. Erbrechen, erst Speisen, dann Galle. Magendrücken. Rucke und Stösse in der Herzgrube. Stiche in der Leber. Rucke und Stösse im Unterleibe. Stuhlverstopfung. Unwillkührlicher Harnabgang. Stockschnupfen. Versagendes Niessen. Athemversetzung. Engbrüstigkeit. Erstickungsanfälle. Wundheitsschmerz und Trockenheitsgefühl in Kehlkopf und Luftröhre. Heiserkeit. Schmerzen in den Halsdrüsen. Schnärcheln und Röcheln in der Brust. Spannen, Schneiden und Stechen in der Brust. Aengstliches Herzklopfen. Flatterndes Gefühl am Herzen. Zerschlagenheit im Kreuze. Schweissige Hände. Abmagerung. Tagesschläfrigkeit bei nächtlicher Schlaflosigkeit. Aussetzender Puls, aber mit heftigen, den ganzen Körper erschütternden Schlägen. Hitze, stets mit den heftigsten Kopfschmerzen.[KEU 44]

Das NAT-M., welches sich besonders durch den eigenthümlichen Kopfschmerz, der sich namentlich bei der Hitze bis zum Unerträglichen steigert, und durch einige andere Zeichen charakterisirt, findet auch gegen den Keuchhusten bei Jung und Alt öftere Anwendung, besonders in Zeitperioden, wo auch die Wechselfieber dieses Heilmittel verlangen.[KEU]

Hals – Kehlkopf

Am 16. Aug. [1835] war das letztgenannte Symptom verschwunden und überhaupt schon sehr bedeutende Besserung eingetreten, aber der Husten war noch nicht ganz fort, und sie hatte dabei Kopfweh und ein Schneiden durch die Brust von oben nach unten. Dabei war sie etwas heiser, und hatte im Halse das Gefühl von einem Knollen. Ich gab nun eine Dosis NAT-M. 30°°, und hatte am 14. Sept. die Freude, diese Frau ganz geheilt vor mir zu sehen.[ACS 18 (1840) 2, 31-32]

Wundheitsschmerz und Trockenheitsgefühl in Kehlkopf und Luftröhre.[KEU 44]

Heiserkeit.[KEU 44]

Heiserkeit mit Trockenheit im Kehlkopf, nachdem derselbe mit Höllenstein geätzt wurde.[Br., Lippe]

Schmerzen in den Halsdrüsen.[KEU 44]

Brust

Stiche in der Brust und den Brustseiten.[VHA]

Engbrüstigkeit bei Händearbeit und schnell Gehen.[VHA]

Engbrüstigkeit.[KEU 44]

Langwieriger, kurzer Husten, mit Schnärcheln auf der Brust.[VHA]

Schnärcheln und Röcheln in der Brust.[KEU 44]

Spannen, Schneiden und Stechen in der Brust.[KEU 44]

Herz – Puls

Dr. *Rath* fand NAT-M. äusserst hilfreich bei Herzleiden mit Schlaflosigkeit, wobei Ref. bemerkte, dass dies hauptsächlich dann der Fall sei, wenn gleichzeitig der Pulsschlag unregelmässig und in einzelnen Schlägen aussetzend wäre, wogegen bei regelmässigem Pulse ACON. und PULS., vorzüglich aber CALC. in der Regel den Vorzug verdienten.[AHZ 63 (1861) 54]

Starkes, ängstliches Herzklopfen, am schlimmsten beim Liegen auf der linken Seite.[VHA]

Aengstliches Herzklopfen.[KEU 44]

Flatterndes Gefühl am Herzen.[KEU 44]

Flatternde Bewegung des Herzens; unregelmäßige, intermittierende Herzschläge, oder Stiche in der Herzgegend.[Br., Lippe]

Unregelmäßiger, oft aussetzender Herzschlag.[VHA]

Aussetzender Herzschlag; oft aussetzender Puls.[HA 18]

Aussetzender Puls, aber mit heftigen, den ganzen Körper erschütternden Schlägen.[KEU 44]

Der Puls ist klein und schnell und setzt alle vier oder fünf Schläge aus: NUX-V. (vergleiche NAT-M. und MERC-C.).[Br., Lippe]

Puls äusserst unregelmässig, oft aussetzend, besonders im Liegen und auf der linken Seite, mit Klopfen in den Adern und Auftreibung derselben.[WF 36]

Puls bald schnell und schwach, bald voll und langsam.[WF 36]

Die Pulsschläge erschüttern auffallend den ganzen Körper.[WF 36]

Rücken

Schmerzhafte Steifheit des Nackens (vergleiche LACHN. und BELL..)[Br., Lippe]

Große Abmagerung des Nackens, besonders bei Kindern.[Br., Lippe]

Allgemeine Abmagerung, die im Nacken anfängt.[Br., Lippe]

Lähmige Zerschlagenheit im Rücken.[VHA]

Ziehen im Rücken.[VHA]

Zerschlagenheit im Kreuze.[KEU 44]

Kreuzschmerz, während der Kranke ruhig sitzt oder liegt; körperliche Bewegung oder Liegen auf einem harten Gegenstand bringt Erleichterung: RHUS-T. (vergleiche NAT-M.).[Br., Lippe]

Verifikationen und klinische Symptome

Der Rückenschmerz bessert sich, wenn der Kranke auf etwas Hartem liegt.[Br., Lippe]

Oberglieder

Mattigkeit und lähmige Schwere in den Armen.[VHA]
Früh, große Zerschlagenheit und Mattigkeit der Glieder.[VHA]
Früh Mattigkeit und Zerschlagenheit der Glieder.[HA 61]
PLB. und CUPR. gegen Rheumatismus und Lähmung der Streckmuskeln; NAT-M. und CAUST. erstrecken ihre Wirkung blos auf die Beugemuskeln.[Chargé, Bönn.]
Spannung in den Gliederbeugen mit dem Gefühl, als ob die Sehnen verkürzt wären; schmerzhafte Zusammenziehung der Knieflechsen.[Br., Lippe]
Warzen im Handteller.[VHA]
Schweißige Hände.[VHA], [KEU 44]
Eingeschlafenheit und Kriebeln in den Fingern.[VHA]
Viele Neidnägel.[VHA]

Unterglieder

Früh, große Zerschlagenheit und Mattigkeit der Glieder.[VHA]
Früh Mattigkeit und Zerschlagenheit der Glieder.[HA 61]
Verrenkschmerz im Hüftgelenke.[VHA]
Ziehschmerz in den Beinen.[VHA]
Schmerzhafte Verkürzung der Kniekehlflechsen.[VHA]
PLB. und CUPR. gegen Rheumatismus und Lähmung der Streckmuskeln; NAT-M. und CAUST. erstrecken ihre Wirkung blos auf die Beugemuskeln.[Chargé, Bönn.]
Spannung in den Gliederbeugen mit dem Gefühl, als ob die Sehnen verkürzt wären; schmerzhafte Zusammenziehung der Knieflechsen.[Br., Lippe]
Schwere der Unterschenkel und Füße.[VHA]
Stiche in den Hühneraugen.[VHA]

Jucken am Oberschenkel

Von einigen (3) Gaben, anfangs davon zum Versuche eingenommen, (da ich der Substanz, wovon ich vielleicht schon einen Zentner in meinem langen Leben ohne Beschwerde genossen hatte, nicht viel Arzneikräfte zutraute) erlitt ich ein ganzes Vierteljahr hindurch das quälende Jucken auch oben am Oberschenkel, dicht am Scrotum, so daß ich glaubte, es würde mich umbringen, und hatte viel zu tun, ehe ich's wieder los ward, was noch zuletzt PETR. bewirkte. Den hypothetischen Leugner, daß so feine Gaben das Mindeste wirken könnten, sollte man einladen, nur einen Tag um den andern NAT-M. 30 4, 5 Mal einzunehmen, und sie sollten mit Schmerzen ihren hartnäckigen Unglauben schon verlieren.[Hahnemann, 22. April 1831]

Drüsen

Geschwulst der Unterkieferdrüsen.[VHA]
Schmerzen in den Halsdrüsen.[KEU 44]
Konkordanz Drüsen: Bell., Calc., Phos., *Puls.*, Sulph. [PB]

Knochen

Konkordanz Knochen: Asaf., Aur., Calc., Chin., L y c., Nit-ac., *Puls.*, Sil., S u l p h. [PB]

Haut

Nesselausschlag nach starker Bewegung.[VHA]
BLUTSCHWÄRE.[VHA]
Warzen.[VHA]
Warzen im Handteller.[VHA]
Nagelgeschwüre und Neidnägel.[VHA]
Viele Neidnägel (der Hände).[VHA]
Schmerzhafte Geschwulst einer Nasenhälfte.[VHA]
Gilblich erdfahle Gesichtsfarbe.[VHA]
Scharfer Weißfluß bei Gilbe des Gesichts.[VHA]
Fettglänzendes Gesicht.[VHA]
F e t t i g e H a u t d e s G e s i c h t s: Thuj. (NAT-M., SEL.)[KMS 723]
Schweiß im Gesichte beim Essen.[VHA]
Rissige und geschwürige Lippen.[VHA]

Verifikationen und klinische Symptome

Rothe Flecken auf der Herzgrube.[VHA]
Jücken in der Schaam.[VHA]
Jucken am Skrotum
Von einigen (3) Gaben, anfangs davon zum Versuche eingenommen, (da ich der Substanz, wovon ich vielleicht schon einen Zentner in meinem langen Leben ohne Beschwerde genossen hatte, nicht viel Arzneikräfte zutraute) erlitt ich ein ganzes Vierteljahr hindurch das quälende Jucken auch oben am Oberschenkel, dicht am Scrotum, so daß ich glaubte, es würde mich umbringen, und hatte viel zu tun, ehe ich's wieder los ward, was noch zuletzt PETR. bewirkte. Den hypothetischen Leugner, daß so feine Gaben das Mindeste wirken könnten, sollte man einladen, nur einen Tag um den andern NAT-M. 30 4, 5 Mal einzunehmen, und sie sollten mit Schmerzen ihren hartnäckigen Unglauben schon verlieren.[Hahnemann, 22. April 1831]
Schweißige Hände.[VHA]
Stiche in den Hühneraugen.[VHA]
Flechten
Flechtenausschlag um den Mund.[VHA]
Flechte am After.[VHA]
Ringflechten: Dr. *Stens* berichtete über die heilsame Wirkung des eben erwähnten Mittels (SEP.) bei Ringflechten; wobei Ref. bemerkte, dass ihm gegen dieses oft hartnäckige Uebel, ausser den in seinem „therapeutischen Taschenbuch" [PB, 228: CLEM., MAG-C., *NAT-C.*, NAT-M., *SEP.*] angegebenen Mitteln, auch noch GRAPH. und JOD gute Dienste geleistet hätten.[AHZ 63 (1861) 60]
Starkes Ausfallen der Haare, selbst aus dem Backenbarte.[VHA]
Ausfallen der Haare, so wie man sie nur anfasset, am meisten am Vorderkopfe und an den Schläfen, aber auch am Backenbarte und an den Gesichtstheilen, vorzüglich bei Wöchnerinnen nicht selten, bei großer Empfindlichkeit der Kopfhaut, fettig glänzendem Gesichte und häufigen Kopfschmerzen früh und in kalter LUFT.[HA 111]
Nesselausschlag nach heftigen, körperlichen Anstrengungen.[Br., Lippe]
Jucken und Prickeln in der Haut; rote Hitzeblattern die heftig jucken; Ausschlag über den ganzen Körper, der von einem stechenden Gefühl in der Haut begleitet ist (vergleiche APIS-M..)[Br., Lippe]
Warzen in der Handfläche (vergleiche RUTA.)[Br., Lippe]
Konkordanz Haut und Aeusseres: Alum., Ars., Bell., Bry., *Calc.*, Chin., Con., *Graph.*, Hep., Kali-c., Lyc., *Merc.*, Nit-ac., Petr., Phos., Ph-ac., *Puls.*, *Rhus-t.*, Sel., *Sep.*, Sil., *Sulph.*, Thuj. [PB]

Schlaf

Tagesschläfrigkeit.[VHA]
Tagesschläfrigkeit bei nächtlicher Schlaflosigkeit.[KEU 44], [HA 61]
Nächtliche Schlaflosigkeit mit vergeblichem Haschen nach Schlaf.[VHA]
Dr. *Rath* fand NAT-M. äusserst hilfreich bei Herzleiden mit Schlaflosigkeit, wobei Ref. bemerkte, dass dies hauptsächlich dann der Fall sei, wenn gleichzeitig der Pulsschlag unregelmässig und in einzelnen Schlägen aussetzend wäre, wogegen bei regelmässigem Pulse ACON. und PULS., vorzüglich aber CALC. in der Regel den Vorzug verdienten.[AHZ 63 (1861) 54]
Früh, Unausgeschlafenheit.[VHA]
Schwärmerischer Schlaf.[VHA]
Ängstliche Träume.[VHA]
Starker Harndrang, Tag und Nacht, mit reichlichem Abgange.[VHA]
Tag und Nacht, Husten, von Kitzel in der Herzgrube.[VHA]
Die nächtlichen Schmerzen benehmen den Athem und verursachen eine Art halbseitiger Lähmung.[VHA]
Konkordanz Schlaf und Träume: Bry., Calc., Caust., Chin., Con., Ign., Nux-v., Op., Phos., Sep., *Sil.*, *Sulph.*[PB]

Fieber

Unregelmäßiger, oft aussetzender Puls.[VHA]
Aussetzender Puls, aber mit heftigen, den ganzen Körper erschütternden Schlägen.[KEU 44]

Verifikationen und klinische Symptome

Verifikationen und klinische Symptome

Stete Frostigkeit und Mangel an Lebenswärme.[VHA]
Hitze, stets mit den heftigsten Kopfschmerzen.[KEU 44]
Beständige Frostigkeit.[HA 61]
Frösteln mit zunehmendem Kopfweh in der Stirne; es tritt jeden Tag um 9 Uhr morgens bis gegen Mittag auf; nachher Hitze mit allmählich erscheinendem Schweiß und Durst, worauf das Kopfweh langsam abnimmt.[Br., Lippe]
Frösteln um 10 Uhr morgens; es fängt gewöhnlich an den Füßen an mit nachfolgendem Schweiße.[Br., Lippe]
Starkes Frösteln und Kältegefühl in den Händen und dem Gesicht, besonders vormittags um 10 Uhr: PETR. (vergleiche NAT-M.).[Br., Lippe]
Durst im Froste, aber noch stärker in der Hitze.[VHA]

Wechselfieber

Wechselfieber mit heftigen Kopfschmerzen, besonders in der Hitze.[VHA]

Im Jahre 1832,[...] grassirten die Wechselfieber in dieser Gegend ungemein häufig, und vom Anfange März bis gegen Ende Mai war CALC. fast immer das Heilmittel, welches in einer einzigen Gabe half, wo nur im Froste schon der Durst gegenwärtig war. Vom Beginn des Junius an bis zum Herbste, wo die ungeheuersten Kopfschmerzen das Fieber begleiteten und besonders in der Hitze fürchterlich waren, war NAT-M. das Heilmittel.[ACS 17 (1839) 3,71-72]

Das NAT-M., welches sich besonders durch den eigenthümlichen Kopfschmerz, der sich namentlich bei der Hitze bis zum Unerträglichen steigert, und durch einige andere Zeichen charakterisirt, findet auch gegen den Keuchhusten bei Jung und Alt öftere Anwendung, besonders in Zeitperioden, wo auch die Wechselfieber dieses Heilmittel verlangen.[KEU 44]

Wechselfieber; Frösteln mit viel Durst und nachfolgender großer Hitze; mit Durst und äußerst heftigem Kopfweh; zuletzt tritt reichlicher Schweiß ein, durch den die Schmerzen erleichtert werden. (Das ARS.-Kopfweh besteht nach dem Fieber fort).[Br., Lippe]

Wechselfieber nach CHIN.-Mißbrauch, oder mit gelber Gesichtsfarbe, großer Kraftlosigkeit, ziehendem Schmerz in den Gliedern, Kopfweh (schlimmer während es Hitzestadiums), Druck im Magen, Appetitlosigkeit, übermäßigem Durst und Fieberbläschen an den Lippen.[Br., Lippe]

Fieberstadien

1. Puls äusserst unregelmässig, oft aussetzend, besonders im Liegen und auf der linken Seite, mit Klopfen in den Adern und Auftreibung derselben. – Puls bald schnell und schwach, bald voll und langsam. – Die Pulsschläge erschüttern auffallend den ganzen Körper.[WF 36]
2. Frost vorherrschend, meistens innerer, wie von Mangel an Lebenswärme, mit Eiskälte der Hände und Füsse, am Meisten Abends. – Langdauernder Frost von Morgens bis Mittags.[WF 36]
3. Ueberlaufende Hitze mit den heftigsten Kopfschmerzen, oft mit Schauder über den Rücken, und Schweiss der Achselgruben und Fusssohlen. – Langdauernde Hitze, Nachmittags, mit den ungeheuersten Kopfschmerzen und Unbesinnlichkeit, welche beim nachfolgenden Schweisse sich allmählich wieder verlieren. – Bei der Hitze meistens heftiger Durst.[WF 36]
4. Starker Schweiss, wobei die beim Fieber entstandenen Beschwerden sich verlieren. – Am Tag viel Schweiss und grosse Neigung dazu bei jeder Bewegung. – Nacht- und Früh-Schweiss. – Ermattende, etwas sauerriechende Schweisse.[WF 36]

Konkordanz Fieber: *Acon.*, Ars., Bell., *Bry.*, Calc., Cham., *Chin.*, Dig., Ferr., Hep., Hyos., Kali-c., Lyc., Nux-v., Op., Phos., Ph-ac., Puls., Rhus-t., Samb., Sec., Sep., Stram., *Sulph.* [PB]

Gemeinsames

Große Abspannung aller Geistes- und Körper-Kräfte nach Anstrengung.[VHA]
Jede Bewegung erregt ungemein den BLUTLAUF.[VHA]
Früh, große Zerschlagenheit und Mattigkeit der Glieder.[VHA]
Ungemeine Magerkeit.[VHA]
Abmagerung.[KEU 44]
Allgemeine Abmagerung, die im Nacken anfängt.[Br., Lippe]
Leichte Verkältlichkeit.[VHA]

Beschwerden von vielem Sprechen.[VHA]
Böse Folgen von Ärger.[VHA]
Erhöhung der Kopfschmerzen früh, bei Bewegung, von kalter LUFT und nach Ärger.[VHA]
Ärgerliche Reizbarkeit und leichtes Auffahren.[VHA]
Flechsenverkürzungen.[VHA]
PLB. und CUPR. gegen Rheumatismus und Lähmung der Streckmuskeln; NAT-M. und CAUST. erstrecken ihre Wirkung blos auf die Beugemuskeln.[Chargé, Bönn.]

Rucke und Stösse

Schwindel mit Rucken im Kopfe und Unbesinnlichkeit.[VHA]
Schmerzhafte Stiche durch den Kopf, die wie ein Ruck hindurch fahren.[VHA]
Heftige Rucke und Stösse im Kopfe.[KEU 44]
Rucke und Stösse in der Herzgrube.[KEU 44]
Rucke und Stösse im Unterleibe.[KEU 44]
Oefteres Aufzucken des Oberkörpers: Thuj. (NAT-M., NIT-AC., SEP.)[KMS 727]
Zucken in den Muskeln und Gliedern.[VHA]
Lähmungen.[VHA]
Hysterische Beschwerden.[VHA]
Die nächtlichen Schmerzen benehmen den Athem und verursachen eine Art halbseitiger Lähmung.[VHA]
Am mattesten ist man früh im Bette.[VHA]

Besserung der Beschwerden

Von Aufsitzen.[HA 134]
Im ruhigen Liegen, besonders hoch mit dem Kopfe.[HA 69]
Im ruhigen Sitzen.[HA 79], [HA 137]
Im Liegen.[HA 75], [HA 79], [HA 137]
Nach dem Niederlegen.[HA 61]
Hinliegen.[Br., Lippe]
Ruhiges Verhalten.[HA 134]
Ruhigem Sitzen.[HA 75]
Nach Schweiß.[HA 69], [HA 79]
Sämtliche Symptome werden durch Schwitzen gebessert.[Br., Lippe]
Im Freien.[HA 136]
Durch Aufstoßen.[Br., Lippe]
Besserung während des Fastens.[Br., Lippe]
Solange der Kranke auf dem Rücken oder der rechten Seite liegt (vergleiche LYC.).[Br., Lippe]

Verschlimmerung der Beschwerden

Abends nach dem Niederlegen, weniger Morgens.[KEU 44]
Nachts.[HA 134]
Morgens.[HA 61], [HA 69], [HA 111], [HA 134]
Früh beim Erwachen aus dem Schlafe.[HA 75]
Geistesanstrengung.[HA 75]
Lesen.[HA 61]
Schreiben.[HA 61]
Sprechen.[HA 61], [HA 137]
Beschwerden von vielem Sprechen.[HA 18]
Angestrengtes Sehen.[HA 61]
Bewegung.[HA 69], [KEU 44], [HA 75], [HA 137]
Schnell Gehen.[KEU 44]
Anstrengung.[KEU 44]
Händearbeit.[KEU 44]
Aufrecht Sitzen oder Stehen.[KEU 44]
Tiefathmen.[KEU 44]
Liegen im Bette.[KEU 44]
Warmwerden im Bette.[KEU 44]
Bettwärme.[HA 134]
In der warmen Stube.[HA 136]
Leer-Schlingen.[KEU 44]

Verifikationen und klinische Symptome

Trinken.[KEU 44]
SAURE Genüsse.[KEU 44]
Stuben-LUFT.[KEU 44]
Kalte LUFT.[HA 111], [HA 137]
Trostzuspruch.[HA 18]
Heftige Zornausbrüche.[HA 18]
Verschlimmerung um 10 Uhr morgens, durch jede Anstrengung, weil dadurch der Blutkreislauf beschleunigt wird; wenn der Kranke seine Augen beständig auf einen Gegenstand heftet; durch Sprechen (bei Schwäche), Schreiben oder Lesen (vergleiche CALC. und APIS); nach dem Essen.[Br., Lippe]

Konkordanzen

Verschlimmerung nach der Zeit: Calc., Carb-v., Nux-v., Rhod., Rhus-t., Sep., Staph. [PB]

Verschlimmerung nach Lage und Umständen: Acon., Am-m., Ant-c., Arn., Ars., Bell., *Bry.*, *Calc.*, Cann-s., Carb-v., Caust., Cham., Chin., Cic., Cina, Cocc., Con., Ferr., Graph., Hep., Ign., Ip., Kali-c., *Lyc.*, Merc., Nat-c., Nit-ac., *Nux-v.*, Olnd., *Phos.*, Ph-ac., Puls., Rhus-t., Ruta, Sel., *Sep.*, *Sil.*, Spig., Squil., Staph., *Sulph.* [PB]

Verifikationen und klinische Symptome

Arzneiverwandtschaften von Natrum muriaticum

Agn., Arn., Ars., (Bell.), (Calc.), (Caps.), Carb-an., Carb-v., Caust., (Cham.), Chin., (Cocc.), Ign., Kali-c., Kali-n., Lyc., (Merc.), Mur-ac., (Nux-v.), Par., Plb., Puls., Sabad., Sep., Spig., (Squil.), Sulph., (Viol-t.) [VHA]

Acon., Arn., Ars., Bell., *Bry.*, *Calc.*, Carb-v., Caust., Chin., Cocc., Con., Ferr., Graph., Hep., Hyos., Ign., Kali-c., *Lyc.*, Merc., Nit-ac., Nux-v., Op., Petr., *Phos.*, Ph-ac., *Puls.*, *Rhus-t.*, *Sep.*, *Sil.*, Staph., *Sulph.*, Verat. [PB]

Agn., Alum., Anac., *Ars.*, Brom., Cann-s., *Carb-v.*, *Chin.*, *Kali-c.*, *Kreos.*, *Nat-c.*, Nux-v., Petr., *Puls.*, *Ruta*, Spig. [KV]

Antidote von Natrum muriaticum: Camph., Petr. – Spir. nitr. dulc.

Petr.: Von einigen (3) Gaben, anfangs davon zum Versuche eingenommen, (da ich der Substanz, wovon ich vielleicht schon einen Zentner in meinem langen Leben ohne Beschwerde genossen hatte, nicht viel Arzneikräfte zutraute) erlitt ich ein ganzes Vierteljahr hindurch das quälende Jucken auch oben am Oberschenkel, dicht am Scrotum, so daß ich glaubte, es würde mich umbringen, und hatte viel zu tun, ehe ich's wieder los ward, was noch zuletzt PETROLEUM bewirkte. Den hypothetischen Leugner, daß so feine Gaben das Mindeste wirken könnten, sollte man einladen, nur einen Tag um den andern NAT-M. 30 4, 5 Mal einzunehmen, und sie sollten mit Schmerzen ihren hartnäckigen Unglauben schon verlieren. [Hahnemann, 22. April 1831]

KAMPFER hat wenig antidotische Kraft gegen allzu stürmische Wirkungen dieses Antipsoricums, öfteres Riechen an versüssten SALPETER-Geist aber bei weitem mehr. [CK 4, 352]

Spir. nitr. dulc., Camph. [SRA]

Camph., Spir. nitr. dulc. [PB]

Hofmedicus Dr. *Weber* sprach über die Beschwerden, welche als Folge des zu reichlichen Gebrauchs des KOCHSALZES entstehen, und wobei er nur durch SPIR. NITRI DULCIS, dem bekannten Antidote des NAT-M., Besserung habe bewirken können. Ref. konnte dies bestätigen und beifügen, dass diese SALZ-Krankheit in den Niederlanden ziemlich häufig vorkomme.[AHZ 51 (1865) 62]

Natrum muriaticum ist Antidot von: Apis-m.[Br., Lippe], Arg-n.[Br., Lippe], Chin., Chin-s.[Br., Lippe]

Nach Einspritzungen von ARG-N. beim Tripper wird NAT- M. den Fall heilen.[Br., Lippe]

Heiserkeit mit Trockenheit im Kehlkopf, nachdem derselbe mit HÖLLENSTEIN geätzt wurde.[Br., Lippe]

Wechselfieber nach CHIN.-Mißbrauch, oder mit gelber Gesichtsfarbe, großer Kraftlosigkeit, ziehendem Schmerz in den Gliedern, Kopfweh (schlimmer während es Hitzestadiums), Druck im Magen, Appetitlosigkeit, übermäßigem Durst und Fieberbläschen an den Lippen.[Br., Lippe]

NAT-M. ist ein Antidot gegen ARG-N., besonders nach lokalen Anwendungen desselben; ebenso gegen CHIN-S.. Es wird mit Vorteil vor und nach APIS-M. gegeben, zu dem es ebenfalls ein Antidot ist.[Br., Lippe]

Natrum muriaticum ist Folgemittel von: Alumin., Apis-m.[Br., Lippe], Ars., Sulph.

Eine Dosis ARS. 30°° nahm schon in 24 Stunden Schweiß und Durchfall gänzlich fort und die Kräfte besserten sich zusehends. Am 11. Mai [1835] war neben der, noch nicht ganz gehobenen Schwäche, SAURER Mundgeschmack und ein krampfartiger Husten mit Schmerz im Kopfe, als sollte er zersprengt werden, vorhanden, und eine Gabe NAT-M. 30°° reichte hin, auch diesen Rest dauerhaft und schnell zu beseitigen.[ACS 18 (1840) 2, 11-12]

Am 16. Aug. [1835] war das letztgenannte Symptom [durch SULPH. 30°°] verschwunden und überhaupt schon sehr bedeutende Besserung eingetreten, aber der Husten war noch nicht ganz fort, und sie hatte dabei Kopfweh und ein Schneiden durch die Brust von oben nach unten. Dabei war sie etwas heiser, und hatte im Halse das Gefühl von einem Knollen. Ich gab nun eine Dosis NAT-M. 30°°, und hatte am 14. Sept. die Freude, diese Frau ganz geheilt vor mir zu sehen.[ACS 18 (1840) 2, 31-32]

Am 10. März [1858] wieder ALUMIN. 200. wie vorher. – Mit den Untergliedern geht es vortrefflich; aber die Stimme ist Abends noch oft erloschen, und die Sprache schwierig und sehr ermüdend. Es erscheint also, dass die allzu öftere Wiederholung dieses Mittels, ohne Zwischenmittel, die Heilung nicht rasch genug gefördert. Es ist dies eine Erscheinung, die namentlich bei chronischen Leiden, wo die Symptome nur gelinder werden, ohne sich im Wesentlichen zu verändern, nicht selten vorkommt. Daher am 15. März NAT-M. 200. ebenso zu nehmen.[AHZ 57 (1858) 1, 12]

Es wird mit Vorteil vor und nach APIS-M. gegeben, zu dem es ebenfalls ein Antidot ist.[Br., Lippe]

Folgemittel von Natrum muriaticum: Alum.

Daher am 15. März [1858] NAT-M. 200. ebenso zu nehmen. – Die Wirkung davon war gut, aber doch nicht so auffallend günstig, wie von dem vorigen. Vielleicht ist die Aehnlichkeit der Wirkungen von diesem und dem ALUMIN. allzu gross, eine Erscheinung, die man oft bei der unmittelbaren Folge allzunahe verwandter Mittel, (wie IGN., NUX-V. u. PULS.) zu beobachten Gelegenheit hat. Indessen hatte die Besserung doch abermals einen solchen Fortschritt gemacht, dass die Patientin am 21. März ohne Anstrengung den Weg zu mir zu Fuss zurücklegen konnte und mich persönlich besuchte. Sie erhielt jetzt ALUM. 3000. (von *Jenichen*).[AHZ 57 (1858) 1, 12]

Konkordanzen der homöopathischen Arzneien

I. Gemüth und Geist: Acon., Alum., Anac., *Bell.*, Bry., Calc., Cic., Con., Cupr., Graph., Hell., *Hyos.*, Ign., Laur., Lyc., Nux-m., Nux-v., Op., Petr., Phos., Ph-ac., Plat., Puls., Rhus-t., Sep., Sil., *Stram.*, Sulph., *Verat.* [PB]

II. Körpertheile und Organe: Acon., Anac., Ant-c., Arn., Ars., Aur., Bar-c., *Bell.*, Bry., *Calc.*, Carb-v., *Caust.*, Chin., Cocc., Con., Dulc., Ferr., Graph., Hep., Hyos., Ign., *Kali-c.*, Kreos., Led., *Lyc.*, Merc., Nit-ac., Nux-v., Petr., *Phos.*, Ph-ac., Plat., *Puls.*, *Rhus-t.*, Ruta, Sec., *Sep.*, *Sil.*, Spig., Staph., *Sulph.*, Verat., Zinc. [PB]

III. Empfindungen und Beschwerden

1. **Aeussere und innere Körpertheile im Allgemeinen:** Acon., Ambr., Arn., Ars., Aur., *Bell.*, Bry., *Calc.*, Carb-v., *Caust.*, Cham., Chin., Cocc., Con., Ferr., Graph., Ign., Kali-c., *Lyc.*, Merc., Mez., Nat-c., Nit-ac., *Nux-v.*, Petr., *Phos.*, Plat., *Puls.*, Rhod., *Rhus-t.*, Ruta, *Sep.*, Sil., Spig., Stann., Staph., *Sulph.*, Thuj., Verat., Zinc. [PB]
2. **Drüsen:** Bell., Calc., Phos., *Puls.*, Sulph. [PB]
3. **Knochen:** Asaf., Aur., Calc., Chin., Lyc., Nit-ac., *Puls.*, Sil., Sulph. [PB]
4. **Haut und Aeusseres:** Alum., Ars., Bell., Bry., *Calc.*, Chin., Con., *Graph.*, Hep., Kali-c., Lyc., *Merc.*, Nit-ac., Petr., Phos., Ph-ac., *Puls.*, *Rhus-t.*, Sel., *Sep.*, Sil., *Sulph.*, Thuj. [PB]

„... erlitt ich ein ganzes Vierteljahr hindurch das quälende Jucken auch oben am Oberschenkel, dicht am Scrotum, so daß ich glaubte, es würde mich umbringen, und hatte viel zu tun, ehe ich's wieder los ward, was noch zuletzt PETROLEUM bewirkte."[Hahnemann, 1831]

IV. Schlaf und Träume: Bry., Calc., Caust., Chin., Con., Ign., Nux-v., Op., Phos., Sep., *Sil.*, *Sulph.*[PB]

V. Fieber: *Acon.*, Ars., Bell., *Bry.*, Calc., Cham., *Chin.*, Dig., Ferr., Hep., Hyos., Kali-c., Lyc., Nux-v., Op., Phos., Ph-ac., Puls., Rhus-t., Samb., Sec., Sep., Stram., *Sulph.* [PB]

Verifikationen und klinische Symptome

VI. Änderung des Befindens

1. **Verschlimmerung nach der Zeit:** Calc., Carb-v., Nux-v., Rhod., Rhus-t., Sep., Staph. [PB]
2. **Verschlimmerung nach Lage und Umständen:** Acon., Am-m., Ant-c., Arn., Ars., Bell., *Bry.*, *Calc.*, Cann-s., Carb-v., Caust., Cham., Chin., Cic., Cina, Cocc., Con., Ferr., Graph., Hep., Ign., Ip., Kali-c., *Lyc.*, Merc., Nat-c., Nit-ac., *Nux-v.*, Olnd., *Phos.*, Ph-ac., Puls., Rhus-t., Ruta, Sel., *Sep.*, *Sil.*, Spig., Squil., Staph., *Sulph.* [PB]

VII. Konkordanz der homöopathischen Arzneien

Acon., Arn., Ars., Bell., *Bry.*, *Calc.*, Carb-v., Caust., Chin., Cocc., Con., Ferr., Graph., Hep., Hyos., Ign., Kali-c., *Lyc.*, Merc., Nit-ac., Nux-v., Op., Petr., *Phos.*, Ph-ac., *Puls.*, *Rhus-t.*, *Sep.*, *Sil.*, Staph., *Sulph.*, Verat. [PB]

Agn., Alum., Anac., *Ars.*, Brom., Cann-s., *Carb-v.*, *Chin.*, *Kali-c.*, *Kreos.*, *Nat-c.*, Nux-v., Petr., *Puls.*, *Ruta*, Spig. [KV]

Verifikationen und klinische Symptome

Nitri acidum (Salpetersäure)
(Nit-ac.)

Synonyma
Nitri acidum, Salpetersäure [SRA]

Antipsorische und antisykotische Arznei
[SRA], [AHP 262]

Nur dieser drei potenzirten Verdünnungen [VI, VIII und X] bedient sich der homöopathische Arzt zu antipsorischen Zwecken, zu 1, 2 damit befeuchteter, kleinster Streukügelchen auf die Gabe – für die schwächsten Kranken nur der Decillion-Verdünnung.[CK 4, 407]

Arzneiwirkungsdauer
Wirkt über 40 Tage.[SRA]

Zählt zur 3. Klasse derjenigen Mittel, welche eine mittlere Wirkungsdauer besitzen.[AHZ 49 (1855) 82]

Hinweise
Man wird finden, dass diese Arznei mehr für Kranke von straffer Faser (Brünette), aber weniger für die von schlaffer Faser (Blondine) wohltäthig wirkt. Auch eignet sie sich mehr für solche Kranke, welche sehr zu weichen Stühlen geneigt sind, während sie bei, zu Leib-Verstopfung aufgelegten Kranken selten anwendbar ist.[CK 4, 407-408]

(Dunkelbraune oder schwarze Haare.)[VHA]

(Seltener bei blondhaarigen Personen anwendbar.)[VHA]

Paß besonders nach Alkalien, und für magere Personen von dunkler Hautfarbe, schwarzen Haaren und Augen. (Dies wurde schon von *Hahnemann* als sehr charakteristisch bezeichnet. CALC. ist gerade das Gegenteil.)[Br., Lippe]

Zwischenmittel bei chronischen Krankheiten

HEP. abwechselnd mit NIT-AC. bei Ueberreizung durch Mißbrauch von QUECKSILBER.[SRA]

OPIUM (X° R.) bei nervöser Unreizbarkeit und mangelnder Reaction der Lebenskraft. (Hier auch zuweilen CARB-V. X° R., LAUR. X° R., MOSCH. X° R., NIT-AC. X° R., oder SULPH. X° R.)[SRA]

Eigenthümlichkeiten und Hauptwirkungen

Gemüth
Aengstlichkeit über seine Krankheit, mit Furcht vor dem Tode.[VHA]

Angst mit Furcht vor dem Tode.[KEU 45]

Er ist sehr beängstigt wegen seiner Krankheit und hat große Furcht vor dem Tode. (Vergleiche ACON.. Beängstigung über seinen zukünftigen Zustand verlangt CALC..)[Br., Lippe]

Besorgtheit wegen der Krankheit, mit Furcht vor dem Tode.[HA 50]

Aergerlichkeit und Eigensinn.[VHA]

Aergerlichkeit und Eigensinn.[KEU 45]

Ärgerlicher Eigensinn.[HA 50]

Hysterische Beschwerden.[VHA]

Der Kranke ist traurig, niedergeschlagen und lebensmüde.[Br., Lippe]

HEP. abwechselnd mit NIT-AC. bei Ueberreizung durch Mißbrauch von QUECKSILBER.[SRA]

Langer Groll gegen Beleidiger.[VHA], [KEU 45]

Anfälle von Wuth mit Fluchen und Verwünschungen.[VHA]

Nach dem Stuhle, Ueberreiztheit und Abgespanntheit.[VHA]

BLUTDRANG zur Brust mit Hitze und ängstlichem Herzklopfen.[VHA]

Anfälle von Raserei und Verzweiflung mit Fluchen und Verwünschungen (vergleiche ANAC.).[Br., Lippe]

Ueberreiztheit (nach MERKUR-Mißbrauch).[VHA]

Unheiterkeit und Traurigkeit.[VHA]

Traurigkeit und Aengstlichkeit.[HA 50]

Konkordanz Gemüth und Geist: Acon., *Anac.*, Ars., Aur., Bar-c., Bell., Calc., Caust., Cupr., Graph., Hell., Hyos., Ign., *Lyc.*, Nat-c., Nat-m., Nux-m., Nux-v., Ph-ac., *Puls.*, Rhus-t., Stram., Sulph. [PB]

Verifikationen und klinische Symptome

Geist

Konkordanz Gemüth und Geist: Acon., *Anac.*, Ars., Aur., Bar-c., Bell., Calc., Caust., Cupr., Graph., Hell., Hyos., Ign., *Lyc.*, Nat-c., Nat-m., Nux-m., Nux-v., Ph-ac., *Puls.*, Rhus-t., Stram., Sulph. [PB]

Innerer Kopf

BLUTDRANG nach dem Kopfe, mit vieler Hitze darin.[VHA]

BLUTDRANG zum Kopfe, mit Klopfen und Hitze darin.[KEU 45]

Klopfendes Kopfweh.[VHA]

Stiche im Kopfe, zum Liegen nöthigend.[VHA]

Drückendes oder stechendes Kopfweh.[KEU 45]

Drückender Kopfschmerz von Außen herein, mit Spannen bis in die Augen, Uebelkeit und Erbrechen, Abends und von Geräusch verschlimmert, beim Fahren im Wagen und im Liegen gebessert. – Traurigkeit und Aengstlichkeit; Besorgtheit wegen der Krankheit, mit Furcht vor dem Tode; ärgerlicher Eigensinn; Stiche in den Augen und Ohren; Nasen-BLUTEN und übler Geruch aus derselben; Ausschlag an Stirn und Schläfen; Lockerheit der Zähne; Geschwüre im Schlunde; Schweiß bei und nach dem Essen; stinkender Urin; Stockschnupfen und Verstopfung der Nase; Geschwulst der Hals-, Achsel- und Leistendrüsen; große Abmagerung; leichte Verkältlichkeit; beständige Frostigkeit; übelriechende Nachtschweiße.[HA 50]

Kopfgicht-Anfälle mit großer Empfindlichkeit gegen Wagengerassel.[VHA]

Große Empfindlichkeit des Kopfes gegen das Rasseln der Wagen besonders auf gepflasterten Straßen, und gegen hartes Auftreten; es paßt daher gut bei Fieber und Gehirnleiden.[Br., Lippe]

Aeusserer Kopf

Knochenschmerz des Schädels.[VHA]

Knochenschmerzen am Schädel, mit dem Gefühle, als würden sie mit einem Bande zusammngeschnürt, leicht in Entzündung und Knochenfraß übergehend, Abends und Nachts verschlimmert, bei kühler LUFT und Fahren im Wagen gebessert. [HA 122]

NÄSSENDER Kopfausschlag.[VHA]

FEUCHTER, stechend juckender Ausschlag auf dem Scheitel und an den Schläfen bis zum Backenbarte herunter, von Kratzen leicht BLUTEND, und davon, so wie auf der Seite, worauf er liegt, Wundheitsschmerz. [HA 97]

Ausfallen der Haare; FEUCHTER Ausschlag mit einem Schmerz, als ob Splitter in der Haut steckten; dieselbe Erscheinung an den Genitalien nach (QUECKSILBER-Mißbrauch, mit nervösem Kopfweh, großer Schwäche und Abmagerung verbunden.).[Br., Lippe]

(Dunkelbraune oder schwarze Haare.)[VHA]

(Seltener bei blondhaarigen Personen anwendbar.)[VHA]

Starkes Ausfallen der Haare.[VHA]

Ausfallen der Haare bei NÄSSENDEM, von Berührung wie von einem eingestoßenen Splitter stechend schmerzendem Kopfausschlage, auch an den Geschlechtstheilen, besonders nach QUECKSILBER-Mißbrauch oder nervösen Kopfschmerzen, bei großer Abmagerung, straffer Faser, dunkeln Haaren und beständiger Frostigkeit. [HA 111]

Schmerzhaftigkeit der Kopfhaut bei Berührung und an den Theilen, worauf er liegt: Thuj. (NIT-AC., RHUS-T.)[KMS 723]

Schmerzhafte Empfindlichkeit des Kopfs gegen Berührung und Druck, selbst des Huts, mit Aengstlichkeit, Abends und an den Stellen, worauf er liegt, verschlimmert. [HA 104]

Entzündete Knochenbeulen auf dem Haarkopfe, in Eiterung und Knochenfraß übegehend, von äußerem Druck und beim darauf Liegen am schmerzhaftesten. [HA 99]

Verifikationen und klinische Symptome

Augen

Drücken und Stechen in den Augen.[VHA]
Stiche in den Augen und Ohren.[HA 50]
Augenentzündung (nach unterdrückter Syphilis oder MERKUR-Mißbrauch).[VHA]
Augenentzündungen besonders nach unterdrückter Syphilis oder QUECKSILBER-Mißbrauch.[Br., Lippe]
In scrophulösen Augenentzündungen PULS. und NIT-AC. im Wechsel. ARS. hilft nur in den Fällen, wo sich Verschwärungen auf der innern Seite der Augenlider finden.[Chargé, Bönn.]
Hornhautflecke.[VHA]

Heilungsbericht: Am 21. Nov. erhielt das Kind eine Gabe CALC. 30°°, welche bis zum 10. Febr. 1836 alle Beschwerden gänzlich hob, bis auf einen Hornhaut-Flecken auf dem linken Auge, welcher sich auf NIT-AC. 30°° bald verlor.[ACS 17 (1838) 1, 17-18]

Thränen der Augen, besonders im Freien, die aber nicht abfliessen, sondern im Auge stehen bleiben: Thuj. (CAUST., NIT-AC., SEP.)[KMS 723]
Thränenfistel.[VHA]
Ref. bemerkte, dass ihm solche Heilungen [bei Thränenfisteln] am schnellsten durch abwechselnde kleinste Gaben von CALC. und NIT-AC. gelungen seien.[AHZ 59 (1859) 62]
Kurzsichtigkeit.[VHA]
Schwarze Punkte vor den Augen.[VHA]

Ohren

Pochen und Brausen in den Ohren.[VHA]
Stechen in den Ohren.[VHA]
Stechen in den Ohren und in der Nase.[KEU 45]
Stiche in den Augen und Ohren.[HA 50]
Kopfgicht-Anfälle mit großer Empfindlichkeit gegen Wagengerassel.[VHA]
Auslaufen der Ohren.[VHA]
Schwerhörigkeit (nach MERKUR-Mißbrauch).[VHA]
Beachte: Taubhörigkeit, (nach NIT-AC.): Petr.[VHA]

Nase

Rothe, schorfige Nasenspitze.[VHA]
Stechen in der Nase, wie von einem Splitter.[VHA]
Stiche in der Nase beim bloßen Berühren wie von Splittern.[Br., Lippe]
Stechen in den Ohren und in der Nase.[KEU 45]
Schorfe in der Nase.[VHA]
Früh, Nasen-BLUTEN.[VHA]
Nasen-BLUTEN mit dunklem, geronnenem BLUTE.[KEU 45]
Nasen-BLUTEN und übler Geruch aus derselben.[HA 50]
Gestank aus der Nase.[VHA]
Niessen.[KEU 45]

Antlitz

Gilbe des Gesichts.[VHA]
Tiefliegende, gelb umränderte Augen.[VHA]
Gelbbraune Ränder um die Augen.[KEU 45]
Dunkelgelbe, fast bräunliche Gesichtsfarbe.[VHA]
Bräunliche Gesichtsfarbe.[KEU 45]
Gelbe Hautfarbe, oder Gelbheit um die Augen bei roten Wangen.[Br., Lippe]
Hellbraune Flecken, (Sommersprossen) im Gesichte: Thuj. (ANT-C., CALC., GRAPH., KALI-C., NAT-C., NIT-AC., PHOS.)[KMS 723]
Ausschlagsblüthen im Gesichte.[VHA]
Ausschlag an Stirn und Schläfen.[HA 50]
Geschwollene Lippen.[VHA]
Geschwüre im Rothen der Lippe.[VHA]
Geschwüre am roten Teil der Lippen. Das Geschwür beginnt immer an unteren Teil der Lippen.[Br., Lippe]
Schmerzhafte Geschwulst der Unterkiefer-Drüsen.[VHA]

Verifikationen und klinische Symptome

Verifikationen und klinische Symptome

Zähne

Lockerheit und Gelbwerden der Zähne.[VHA]

Lockerheit der Zähne.[HA 50]

Die Zähne werden gelb und locker infolge von QUECKSILBER-Mißbrauch.[Br., Lippe]

Weißes Zahnfleisch.[VHA]

Zahnschmerzen, klopfende

Heilungsbericht: Ich weiß nicht, ob es venerische Zahnschmerzen klopfender Art giebt, wogegen dann der MERCUR das passendste Heilmittel sein würde, weil er die Fähigkeit hat, sämmtliche wesentliche Erscheinungen der Syphilis an gesunden Menschen hervorzubringen. Aber es giebt ein klopfendes Zahnweh, welches durch Mißbrauch des MERCUR entsteht, am ärgsten Abends im Bette erscheint und dann bis Mitternacht, auch wohl die ganze Nacht hindurch, allen Schlaf verscheucht. Gegen dieses Zahnweh ist ACIDUM NITRI das am gewöhnlichsten passende spezifische Mittel. – Es sind jetzt ungefähr 2 Monate, als ein junger Mann meine Hülfe in Anspruch nahm, der, in einem unreinen Beischlafe angesteckt und mit einem Tripper behaftet, sich einem jungen, und wahrscheinlich noch unerfahrenen Arzte anvertraut hatte. Er war wie in Verzweiflung, als er in meine Stube trat, redete anfangs blos von seiner unglücklichen Lage, ohne zu sagen, was ihm fehlte, von Todtschießen, Ersäufen u. dgl. Nachdem ich ihm Trost und Muth zugesprochen, klagte er mit seine Leiden und zeigte mir seinen von schankerartigen Geschwüren zerfressenen Rachen, das schwammige, zackige und geschwürige Zahnfleisch, und die dicke, aufgeschwollene, ganz mit gelblicher Kruste belegte und besonders an den Rändern tief geschwürige Zunge, worin er das Gefühl hatte, als wolle sie abfallen. Der Verlust dieses Gliedes, den er unvermeidlich hielt, ängstigte ihn hauptsächlich, und, wie er unverholen äußerte, bis zum Lebensüberdruß. Der Tripper, der nach der Beschreibung nicht einmal syphilitischer Natur gewesen, war verschwunden, statt dessen aber das erzählte Leiden aufgetreten. Es war mir sogleich klar, daß ich hier eine der vielen Formen des QUECKSILBER-Siechthums vor mir hatte. Ich reichte ihm daher zuerst eine kleinste Gabe HEPAR SULPHUR. CALC., wonach am andern Tage schon die Mundhöhle ein ganz anderes Ansehen bekommen hatte und die Lust am Leben wiedergekehrt war. Zwei Tage später trat plötzlich das oben beschriebene Zahnweh ein, wogegen ich ihm ACIDUM NITRI in höchster Potenz reichen ließ, und am vierten Tage zeigte sich mir der vorher so schwer Leidende als völlig genesen. Ich sah ihn später noch mehrere Male wider, wo er sich so wohl fühlte, als jemals vorher, nachdem ich den nun wieder erschienen Tripper durch eine Gabe PETROLEUM in 8 Tagen geheilt hatte.[KMS 83-84]

Mund

Fauler, aashafter Mundgestank.[VHA]

Aashaft riechender Athem.[KEU 45]

Keuchender Athem.[KEU 45]

(Syphilitische und MERKURIALISCHE) Mund- und Rachengeschwüre.[VHA]

Geschwüre im Schlunde.[HA 50]

Halsentzündung mit Brennen und Wundheitsschmerz.[VHA]

Schmerzhafte Wundheit des Gaumens, der Zunge und des inneren Zahnfleisches.[VHA]

Geschwüre im Halse und den entzündeten Mandeln: LACH. (Vergleiche MERC., BELL., NIT-AC., KALI- BI..)

Gallertartige Fröschleingeschwulst: Thuj. (MEZ., NIT-AC., STAPH.)[KMS 724]

Speichelfluß.[VHA], [KEU 45]

Speichelfistel.[VHA]

Speichelfluß, manchmal mit Geschwüren in der Rachenhöhle, oder in Fieberanfällen. (Bei BLUTIGEM Speichelfluß denke man an PHOS.)[Br., Lippe]

Stechen im Schlunde.[KEU 45]

Kratzen und Stechen in der Luftröhre, mit Heiserkeit, besonders nach langem Sprechen.[VHA]

Die Zunge ist äußerst empfindlich; selbst milde Speisen verursachen ein schmerzhaftes Gefühl. (Vergleiche NAT-M.)[Br., Lippe]

Die Zunge ist grün belegt, mit Speichelfluß. (Bei grüner Gesichtsfarbe ist oft CARB-V. angezeigt.)[Br., Lippe]

Lippen und Kinn

Knacken im Kiefergelenke: Thuj. (NIT-AC., RHUS-T.)[KMS 724]

Knacken in den Gelenken.[VHA]

Genüsse
Neigung zu ERDE, KREIDE, KALK.[VHA]

Der Kranke hat Verlangen nach FETTER Nahrung, HERINGEN, KREIDE, KALK oder ERDE.[Br., Lippe]

Paßt sehr gut für skrofulöse Kinder; das Kind nimmt GIPS von der Wand und ißt ihn.[Br., Lippe]

Uebelbekommen der MILCH.[VHA]

Heftiger Durst.[VHA]

Schweiß während des Essens: NAT-C. (vergleiche NIT-AC.).[Br., Lippe]

Geschmack
BITTERER Mundgeschmack.[VHA]

SAURER Geschmack mit Brennen im Halse.[VHA]

Aufstoßen
Beständiges Aufstoßen beim Essen: Thuj. (NIT-AC.)[KMS 724]

Uebelkeit
Speise-Erbrechen.[KEU 45]

Magen
Beim Schlingen der Speisen, Schmerz im obern Magenmunde.[VHA]

Stiche im Magen, in den Hypochondern und im Unterleibe.[KEU 45]

Stiche in der Herzgrube.[VHA]

Hypochonder
Drücken und Stechen in der Milzgegend.[VHA]

Stiche im Magen, in den Hypochondern und im Unterleibe.[KEU 45]

Bauch
Kneipen, Schneiden und Stechen im Unterleibe.[VHA]

Stiche im Magen, in den Hypochondern und im Unterleibe.[KEU 45]

Geschwürschmerz im Unterbauche.[VHA]

Leibweh von Erkältung.[VHA]

Erkältungskolik; alle Erkältungen ziehen nach dem Bauche, wo sie Kolik und häufig auch Diarrhoe verursachen.[Br., Lippe]

Kolik vor dem Stuhlgang; nach demselben Nervosität und Gefühl als ob noch mehr zu entleeren wäre. (RHUS-T. hat Erleichterung nach dem Stuhlgange.)[Br., Lippe]

Leistenbrüche.[VHA]

Bei der Regel, Unterleibskrämpfe und Drängen nach den Geschlechtstheilen.[VHA]

Bauchring
Geschwulst und Eiterung der Leistendrüsen.[VHA]

G e s c h w u l s t d e r S c h o o s s d r ü s e n :Thuj. (CALC., NIT-AC., RHUS-T., STAPH.)[KMS 724]

Blähungen
Blähungsanhäufung im Bauche.[VHA]

Blähungsversetzung, früh und Abends.[VHA]

Stuhl
Auch eignet sie sich mehr für solche Kranke, welche sehr zu weichen Stühlen geneigt sind, während sie bei, zu Leib-Verstopfung aufgelegten Kranken selten anwendbar ist.[CK 4, 407-408]

Durchfällige, oft schleimige oder faulriechende Stühle.[VHA]

Rhurartige, BLUTIGE Stühle, mit Tenesmus.[VHA]

Kolik vor dem Stuhlgang; nach demselben Nervosität und Gefühl als ob noch mehr zu entleeren wäre. (RHUS-T. hat Erleichterung nach dem Stuhlgange.)[Br., Lippe]

Hartleibigkeit und trockner Stuhl.[VHA]

Nach dem Stuhle, Ueberreiztheit und Abgespanntheit.[VHA]

Verifikationen und klinische Symptome

Verifikationen und klinische Symptome

After

Jücken und Brennen im After.[VHA]
Jucken, Brennen und Stechen am After und Mastdarm. (Schmerzhaftigkeit und Flechten am After verlangt NAT-M..)[Br., Lippe]
Feigwarzen am After: Thuj. (NIT-AC., SABIN., STAPH.)[KMS 725]
Geschwollene Aderknoten, welche bei jedem Stuhlgange BLUTEN.[VHA]
Stiche im Mastdarme.[KEU 45]
Die Aderknoten am After schwellen an, brennen und BLUTEN nach jeder Ausleerung. (SULPH. und LYC. haben BLUTEN während des Stuhlganges.)[Br., Lippe]
FEUCHTIGKEIT am After (vergl. THUJ. und sieh, ob es nicht die Folge von Syphilis ist).[Br., Lippe]

Harn

Abgang wenigen, dunkeln, stinkenden Harns.[VHA]
Der Urin geht kalt von ihm.[VHA]
Gestank des Urins.[VHA]
Stinkender Urin.[HA 50]
Unaufhaltsamkeit des Urins.[VHA]
Unwillkührlicher Harnabgang.[KEU 45]
Kalt abgehender, stinkender Harn.[KEU 45]
Geschwüre in der Harnröhre (in Tripperfällen).[Br., Lippe]

Geschlechtstheile

Feigwarzen und Feigwarzen-Tripper.[VHA]
Feigwarzenbildung (vergl. THUJ.).[Br., Lippe]
Rote, schorfige Flecken an der Eichelkrone (vergl. COR-R.).[Br., Lippe]
Tiefe Geschwüre an der Eichel mit erhöhten, bleifarbigen, äußerst empfindlichen Rändern. (Für tieferfressende Geschwüre siehe KALI- BI..)[Br., Lippe]
Kleine, juckende Bläschen an der Vorhaut, die bald aufspringen und einen Schorf bilden.[Br., Lippe]
Schankerähnliche Geschwüre an der Vorhaut und Eichel.[VHA]
Schankerähnliche Geschwüre an der Vorhaut und Eichel mit stechenden Schmerzen.[Br., Lippe]
Entzündung und Geschwulst der Hoden, von wo sich der Schmerz durch die Samenstränge herauszieht.[VHA]
Entzündliche Anschwellung der Hoden mit schmerzhaftem Ziehen die Samenstränge hinauf bis in den Bauch. (Bei Tripper, oder wenn die Hoden sehr weit herabhängen.)[Br., Lippe]
Haarausfallen am Schaamberge.[VHA]
Ausfallen der Haare; feuchter Ausschlag mit einem Schmerz, als ob Splitter in der Haut steckten; dieselbe Erscheinung an den Genitalien nach (QUECKSILBER-Mißbrauch, mit nervösem Kopfweh, großer Schwäche und Abmagerung verbunden.).[Br., Lippe]
Ausfallen der Haaren an den Genitalien infolge von Syphilis und QUECKSILBER.[Br., Lippe]
Mangelnder oder erhöhter Geschlechtstrieb, mit schmerzhaften, nächtlichen Erektionen.[VHA]
In der Behandlung der MERCURIELLEN Syphilis ist NIT-AC. sehr nützlich.[Br., Lippe]

Beschwerden der Kinder

Paßt sehr gut für skrofulöse Kinder; das Kind nimmt GIPS von der Wand und ißt ihn.[Br., Lippe]

Regel

Monatliches zu früh.[VHA]
Unterdrücktes Monatliche.[VHA]
Bei der Regel, Unterleibskrämpfe und Drängen nach den Geschlechtstheilen.[VHA]

Schnupfen

Niessen.[KEU 45]
Viel Schleim in den Choanen: Thuj. (EUPHR., NIT-AC., ZINC.)[KMS 725]
Der Nasenschleim fliesst bloss durch die Choanen ab.[KEU 45]
Stockschnupfen mit Verstopfung der Nasenlöcher.[VHA]
Stockschnupfen und Verstopfung der Nase.[HA 50]
Stockschnupfen.[KEU 45]
Fließschnupfen nach Erkältung.[VHA]

Schnupfen mit trockenem Husten, Kopfweh, Heiserkeit und Stichen im Halse wie von einem Splitter.[Br., Lippe]

Schnupfen mit beißender Ausscheidung, die die Oberlippe wund macht. Dies ist ein wichtiges, aber gefährliches Symptom im Scharlachfieber. (LYC., NIT-AC. und besonders ARUM -T. sind die wichtigsten Arzneimittel für diesen Zustand).[Br., Lippe]

Beißender, wundmachender Ausfluß aus der Nase, oder Verstopfung der Nase: Sil. (Vergleiche LYC., NIT-AC., ARUM-T., ARS. und KALI-J..)[Br., Lippe]

Athem

Fauler, aashafter Mundgestank.[VHA]

Aashaft riechender Athem.[KEU 45]

Keuchender Athem.[KEU 45]

Keuchendes Athemholen.[VHA]

Athemversetzung.[KEU 45]

Engbrüstigkeit und Athemmangel beim Gehen und Treppensteigen.[VHA]

Husten

Kurzer Husten, mit Auswurf schwarzen, geronnenen BLUTES.[VHA]

Abendlicher, trockner, bellender Husten, nach dem Niederlegen.[VHA]

Beim Husten, Stiche im Kreuze.[VHA]

Eiteriger Lungenauswurf beim Husten.[VHA]

Er hustet blos am Tage, auch Früh nach dem Aufstehen und Abends nach dem Niederlegen, aber selten in der Nacht: Thuj. (EUPHR., FERR., LACH., NIT-AC., STAPH.)[KMS 726]

Keuchhusten

Erschütternder, bellender Krampfhusten, von einem Kitzel in der Luftröhre und in der Herzgrube erregt, Abends und Nachts ohne, Morgens und am Tage mit Auswurf dunklen, mit geronnenen Stücken vermischten BLUTS, oder gelben, scharfen Eiters, von BITTEREM, SÄUERLICHEM oder SALZIGEM Geschmacke und üblem Geruche.[KEU 45]

Verschlimmerung: Abends bis Mitternacht, selten bloss am Tage. – Anfangende Bewegung. Tiefathmen. Sprechen. Laut-Lesen. Lachen. Niederlegen. Im Schlafe. Im Freien. Nasskalte LUFT. Witterungswechsel. Durchnässung. Kalt-Baden.[KEU 45]

Begleitung: Angst mit Furcht vor dem Tode. Aergerlichkeit und Eigensinn. Langer Groll gegen Beleidiger. BLUTDRANG zum Kopfe, mit Klopfen und Hitze darin. Drückendes oder stechendes Kopfweh. Stechen in den Ohren und in der Nase. Nasen-BLUTEN mit dunklem, geronnenem BLUTE. Gelbbraune Ränder um die Augen. Bräunliche Gesichtsfarbe. Stechen im Schlunde. Speichelfluss. Speise-Erbrechen. Stiche im Magen, in den Hypochondern und im Unterleibe. Stiche im Mastdarme. Unwillkührlicher Harnabgang. Kalt abgehender, stinkender Harn. Stockschnupfen. Der Nasenschleim fliesst bloss durch die Choanen ab. Niessen. Aashaft riechender Athem. Keuchender Athem. Athemversetzung. Engbrüstigkeit. Stechen in der Luftröhre. Heiserkeit. Stiche und Wundheitsschmerz in der Brust. Herzklopfen. Stiche zwischen den Schulterblättern und im Kreuze. Schüsse in das Knie. Grosse Abmagerung. Die stechenden Schmerzen sind wie von einem eingestossenen Splitter. Knacken der Gelenke. Spätes Einschlafen. Am Tage Frost, Nachts trockene Hitze. Uebelriechende Nachtschweisse, wie Urin.[KEU 45]

Dieses Mittel passt weit seltener für Kinder, als für Erwachsene und Greise, besonders für magere Personen und für solche, welche früher viel QUECKSILBER gebraucht haben.[KEU 45-46]

Luftröhre

Kratzen und Stechen in der Luftröhre, mit Heiserkeit, besonders nach langem Sprechen.[VHA]

Stechen in der Luftröhre.[KEU 45]

Luftröhr-Schwindsucht.[VHA]

Heiserkeit.[KEU 45]

Brust

BLUTDRANG zur Brust mit Hitze und ängstlichem Herzklopfen.[VHA]

Stiche durch die Brust und Brustseiten.[VHA]

Stiche und Wundheitsschmerz in der Brust.[KEU 45]

Verifikationen und klinische Symptome

Verifikationen und klinische Symptome

Wundheitsschmerz in der Brust beim Athmen und Husten.[VHA]
Schwinden der weiblichen Brüste.[VHA]
Engbrüstigkeit und Athemmangel beim Gehen und Treppensteigen.[VHA]
Engbrüstigkeit.[KEU 45]
Herzklopfen.[KEU 45]

Puls

Puls ungemein ungleich: nach einem gehörigen Schlage folgen oft zwei Kleine und Schnelle, und der Vierte setzt ganz aus. – Abwechselnd harte, schnelle und kleine Schläge.[WF 37]
Der Puls ist sehr unregelmäßig; einem normalen Pulsschlag folgen häufig zwei kleine, schnelle Schläge, der vierte seht ganz aus; abwechselnde harte, schnelle und kleine Schläge. (Wenn jeder dritte Schlag aussetzt, ist MUR-AC. angezeigt.)[Br., Lippe]

Rücken

Stiche in und zwischen den Schulterblättern mit Steifigkeit im Nacken.[VHA]
Stiche zwischen den Schulterblättern und im Kreuze.[KEU 45]
Kreuz- und Rückenschmerzen nach Verkältung.[VHA]

Oberglieder

Ziehen und Reissen in den Armen, besonders den Vorderarmen und Händen.[VHA]
Frostbeulen an den Händen und Fingern.[VHA]
Flechten zwischen den Fingern.[VHA]
Weiße Flecken auf den Nägeln.[VHA]
Warzen an den Händen: Thuj. (LACH., NIT-AC., RHUS-T.)[KMS 727]
Verkrüppelte, abbröckelnde und missfarbige Nägel auf den Fingern: Thuj. (GRAPH., NIT-AC., SIL.)[KMS 727]
Verkrüppelte Nägel an Fingern und Zehen: Thuj. (CAUST., GRAPH., NIT-AC., SABAD., SIL.)[KMS 728-729]
Gliederreissen nach Verkältung.[VHA]
Knacken in den Gelenken.[VHA]

Unterglieder

Ziehen und Reissen in den Beinen.[VHA]
Kälte der ganzen Beine.[VHA]
Abendliche Unruhe in den Beinen.[VHA]
Schwäche in den Knien.[VHA]
Schüsse in das Knie.[KEU 45]
Wadenklamm beim Gehen.[VHA]
Stinkender Fußschweiß.[VHA]
Uebelriechender Schweiss an den Zehen: Thuj. (BAR-C., GRAPH., KALI-C., NIT-AC., PULS., SIL.)[KMS 727]
Widrigriechender oder unterdrückter Fußschweiß; auch sauerriechender, wundmachender Fußschweiß.[Br., Lippe]
Reichlicher Schweiß an den Fußsohlen, der Schmerzhaftigkeit und kneifende Schmerzen verursacht (vergleiche SIL.).[Br., Lippe]
Frostbeulen an den Zehen.[VHA]
Gliederreissen nach Verkältung.[VHA]
Knacken in den Gelenken.[VHA]
Verkrüppelte Nägel an Fingern und Zehen: Thuj. (CAUST., GRAPH., NIT-AC., SABAD., SIL.)[KMS 728-729]

Drüsen

Entzündung, Geschwulst und Eiterung der Drüsen.[VHA]
Entzündung und Geschwulst der Hoden, von wo sich der Schmerz durch die Samenstränge herauszieht.[VHA]
Schmerzhafte Geschwulst der Unterkiefer-Drüsen.[VHA]
Geschwulst und Eiterung der Leistendrüsen.[VHA]
Geschwulst der Hals-, Achsel- und Leistendrüsen.[HA 50]
Geschwulst der Schoossdrüsen: Thuj. (CALC., NIT-AC., RHUS-T., STAPH.)[KMS 724]

Schwinden der weiblichen Brüste.[VHA]
Speichelfistel.[VHA]
Konkordanz Drüsen: *Bell.*, Bry., C a l c ., Carb-an., Cham., Chin., *Con.*, Dulc., Ign., Kali-c., Lyc., *Merc.*, Nux-v., *Phos.*, P u l s ., R h u s - t ., *Sil.*, Spong., *S u l p h .* [PB]

Knochen

Schmerzhaftigkeit und Entzündung der Knochen.[VHA]
Knochenfraß.[VHA]
Erweichung und Krümmung der Knochen.[VHA]
Knochenschmerz des Schädels.[VHA]
Knacken in den Gelenken.[VHA]
Knacken der Gelenke.[KEU 45]
Knacken im Kiefergelenke: Thuj. (NIT-AC., RHUS-T.)[KMS 724]
D a s F l e i s c h w i e l o s g e s c h l a g e n v o n d e n K n o c h e n : Thuj. (APISIN., LACH., NIT-AC., RHUS-T.)[KMS 727]
Konkordanz Knochen: Asaf., Calc., Con., Graph., L y c ., M e r c ., P h o s ., *Puls.*, Rhus-t., Ruta, Sep., S i l ., Staph., *S u l p h .* [PB]

Haut

Schwarze Schweißlöcher.[VHA]
Bei geringer Kälte, erfrorene, entzündete, jückende Glieder.[VHA]
Schmerzhafte Frostbeulen.[VHA]
Bräunliche Flecken auf der Haut: Thuj. (ANT-C., CARB-V., LYC., MEZ., NIT-AC., PHOS., SEP.)[KMS 728]
B r ä u n r ö t h l i c h e (NIT-AC., PHOS.) o d e r b r ä u n l i c h w e i s s e F l e c k e n : Thuj. (ARS., PHOS., SEP., SIL.)[KMS 728]
Braunröthliche Flecken und dunkle Sommersprossen.[VHA]
Hellbraune Flecken, (Sommersprossen) im Gesichte: Thuj. (ANT-C., CALC., GRAPH., KALI-C., NAT-C., NIT-AC., PHOS.)[KMS 723]
Große BLUTSCHWÜRE.[VHA]
P o c k e n (Blattern): Thuj. (ANT-C., ANT-T., ARS., BELL., MERC., NIT-AC., RHUS-T.)[KMS 728]
Wunden und Geschwüre, bei Berührung stichlicht schmerzend, wie von eingestoßenen Splittern.[VHA]
Heftig BLUTENDE Gechwüre oder Wunden mit stechendem Schmerz wie von Splittern, oder mit Brennen, besonders beim Berühren.[Br., Lippe]
MERKURIAL-Geschwüre.[VHA]
NÄSSENDER Kopfausschlag.[VHA]
(Dunkelbraune oder schwarze Haare.)[VHA]
(Seltener bei blondhaarigen Personen anwendbar.)[VHA]
Starkes Ausfallen der Haare.[VHA]
Haarausfallen am Schaamberge.[VHA]
Ausfallen der Haare; FEUCHTER Ausschlag mit einem Schmerz, als ob Splitter in der Haut steckten; dieselbe Erscheinung an den Genitalien nach (QUECKSILBER-Mißbrauch, mit nervösem Kopfweh, großer Schwäche und Abmagerung verbunden).[Br., Lippe]
Rothe, schorfige Nasenspitze.[VHA]
Gilbe des Gesichts.[VHA]
Tiefliegende, gelb umränderte Augen.[VHA]
Dunkelgelbe, fast bräunliche Gesichtsfarbe.[VHA]
Ausschlagsblüthen im Gesichte.[VHA]
Ausschlag an Stirn und Schläfen.[HA 50]
Geschwollene Lippen.[VHA]
Geschwüre im Rothen der Lippe.[VHA]
Schankerähnliche Geschwüre an der Vorhaut und Eichel.[VHA]
Frostbeulen an den Händen und Fingern.[VHA]
Flechten zwischen den Fingern.[VHA]
Weiße Flecken auf den Nägeln (der Finger).[VHA]
V e r k r ü p p e l t e , a b b r ö c k e l n d e u n d m i s s f a r b i g e N ä g e l a u f d e n F i n g e r n : Thuj. (GRAPH., NIT-AC., SIL.)[KMS 727]
V e r k r ü p p e l t e N ä g e l a n F i n g e r n u n d Z e h e n : Thuj. (CAUST., GRAPH., NIT-

Verifikationen und klinische Symptome

AC., SABAD., SIL.)[KMS 728-729]
Schweiß bei und nach dem Essen.[HA 50]
Schweiß während des Essens: NAT-C. (vergleiche NIT-AC.).[Br., Lippe]
Stinkender Fußschweiß.[VHA]
Uebelriechender Schweiss an den Zehen: Thuj. (BAR-C., GRAPH., KALI-C., NIT-AC., PULS., SIL.)[KMS 727]
Frostbeulen an den Zehen.[VHA]
Bleich- und Gelbsucht.[VHA]
Feigwarzen und Feigwarzen-Tripper.[VHA]
Feigwarzen am After: Thuj. (NIT-AC., SABIN., STAPH.)[KMS 725]
Feigwarzen-Krankheit durch QUECKSILBER verschlimmert.[VHA]
Warzen mit stechenden Schmerzen. Das Gefühl eines Splitters geht durch alle Symptome dieses Arzneimittels, und Dr. *Lippe* machte auf dessen Wichtigkeit ganz besonders aufmerksam.[Br., Lippe]
Warzen an den Händen: Thuj. (LACH., NIT-AC., RHUS-T.)[KMS 727]
Grosse, zackige, oft gestielte Warzen, die FEUCHTEN und leicht BLUTEN: Thuj. (CAUST., LYC., NIT-AC., PH-AC., RHUS-T., STAPH.)[KMS 728]
Konkordanz Haut und Aeusseres: Ars., Asaf., Bar-c., Bell., Bry., Calc., Carb-v., Caust., Cham., Con., Dulc., Graph., *Hep., Lyc., Merc.*, Petr., Phos., *Puls., Rhus-t.,* Sep., *Sil.,* Staph., *Sulph.*, Thuj. [PB]

Schlaf

Schwindliche Tagesschläfrigkeit.[VHA]
Abends spätes Einschlafen.[VHA]
Spätes Einschlafen.[KEU 45]
Nachtunruhe und öfteres Erwachen.[VHA]
Erhöhung der Beschwerden Abends und Nachts.[VHA]
Die Schmerzen sind im Schlafe fühlbar.[VHA]
Der Kranke fühlt die Schmerzen während des Schlafes (der nicht fest ist.)[Br., Lippe]
Konkordanz Schlaf und Träume: Ars., Calc., Caust., Con., Hep., Ign., Phos., Puls., Sep., Sil., Sulph. [PB]

Fieber

Allgemeine, äußere Kälte.[VHA]
Stete Frostigkeit.[VHA]
Beständige Frostigkeit.[HA 50]
Am Tage Frost, Nachts trockene Hitze.[KEU 45]
Nach dem Essen, Hitze und Schweiß mit großer Mattigkeit.[VHA]
Nächtliche, trockne Hitze, mit vielem Durste.[VHA]
Stinkende, säuerliche Nachtschweiße.[VHA]
Übelriechende Nachtschweiße.[HA 50]
Uebelriechende Nachtschweisse, wie Urin.[KEU 45]

Fieberstadien

1. Puls ungemein ungleich: nach einem gehörigen Schlage folgen oft zwei Kleine und Schnelle, und der Vierte setzt ganz aus. – Abwechselnd harte, schnelle und kleine Schläge.[WF 37]
2. Frost am Meisten Nachmittags und Abends, so wie nach dem Niederlegen. – Frost mit gleichzeitiger innerer Hitze. – Früh im Bette Frost, nach vorgängiger Hitze.[WF] Stete Frostigkeit.[WF 37]
3. Hitze besonders im Gesichte und an den Händen. – Ueberlaufende Hitze mit schweissigen Händen. – Nächtliche, innere, trockene Hitze, mit Neigung sich zu entblössen. – Nach dem Essen Hitze mit Schweiss und grosser Mattigkeit.[WF 37]
4. Schweiss jede Nacht, oder Eine um die Andere, am Stärksten auf der Seite, worauf er liegt. – Saurer, übelriechender, oder wie Pferdeurin riechender Schweiss.[WF 37] – Schweiss am Stärksten am Oberkörper: Thuj. (CARB-V., NIT-AC., NUX-V., SEC., SEP., SULPH-AC.)[KMS 729]

Konkordanz Fieber: *Acon.,* Arn., Ars., Bell., Bry., Calc., Carb-v., Cham., Chin., Graph., Hep., Hyos., Ign., Ip., Kali-c., Led., Lyc., *Merc.*, Nat-c., Nat-m., *Nux-v.*, Op., Petr., *Phos.*, Ph-ac., *Puls.*, Ran-b., *Rhus-t.*, Sabad., *Sep.*, Sil., Spong.,

Verifikationen und klinische Symptome

Stram., *S u l p h .*, Verat. [PB]

Gemeinsames

Dieses Mittel passt weit seltener für Kinder, als für Erwachsene und Greise, besonders für magere Personen und für solche, welche früher viel QUECKSILBER gebraucht haben.[KEU 45-46]

(NIT-AC. ist ein vorzügliches Arzneimittel bei QUECKSILBER-Mißbrauch, bei sekundärer und tertiärer Syphilis, für schorfige Ausschläge, stechende Geschwüre und die ganze Reihe von Symptomen, die einer syphilitischen Vergiftung folgen, selbst wenn dieselbe angeerbt ist.[Br.])[Br., Lippe]

OPIUM (X° R.) bei nervöser Unreizbarkeit und mangelnder Reaction der Lebenskraft. (Hier auch zuweilen CARB-V. X° R., LAUR. X° R., MOSCH. X° R., NIT-AC. X° R., oder SULPH. X° R.)[SRA]

Paß besonders nach Alkalien, und für m a g e r e P e r s o n e n v o n d u n k l e r H a u t f a r b e , s c h w a r z e n H a a r e n u n d A u g e n . (Dies wurde schon von *Hahnemann* als sehr charakteristisch bezeichnet. CALC. ist gerade das Gegenteil.)[Br., Lippe]

Ungemeine Abmagerung.[VHA]

Große Abmagerung.[HA 50], [KEU 45]

Straffe Faser.[VHA]

Große Mattigkeit mit Zittern, besonders früh.[VHA]

O e f t e r e s A u f z u c k e n d e s O b e r k ö r p e r s : Thuj. (NAT-M., NIT-AC., SEP.)[KMS 727]

D a s F l e i s c h w i e l o s g e s c h l a g e n v o n d e n K n o c h e n : Thuj. (APISIN., LACH., NIT-AC., RHUS-T.)[KMS 727]

Erkältungen

Leichte Verkältlichkeit.[VHA], [HA 50]

Leibweh von Erkältung.[VHA]

Fließschnupfen nach Erkältung.[VHA]

Kreuz- und Rückenschmerzen nach Verkältung.[VHA]

Gliederreissen nach Verkältung.[VHA]

Beschwerden von Witterungswechsel.[VHA]

Gliederreissen nach Verkältung.[VHA]

Knacken in den Gelenken.[VHA]

Hysterische Beschwerden.[VHA]

Bleich- und Gelbsucht.[VHA]

Feigwarzen-Krankheit durch QUECKSILBER verschlimmert.[VHA]

Erhöhung der Beschwerden Abends und Nachts.[VHA]

Die Schmerzen sind im Schlafe fühlbar.[VHA]

Fahren im Wagen bessert die meisten Beschwerden.[VHA]

(Seltener bei blondhaarigen Personen anwendbar.)[VHA]

Stechende Schmerzen wie von einem eingestossenen Splitter

Die stechenden Schmerzen sind wie von einem eingestossenen Splitter.[KEU 45]

Stiche im Kopfe, zum Liegen nöthigend.[VHA]

Drückendes oder stechendes Kopfweh.[KEU 45]

Stechen in den Ohren.[VHA]

Stechen in den Ohren und in der Nase.[KEU 45]

Stechen in der Nase, wie von einem Splitter.[VHA]

Stechen im Schlunde.[KEU 45]

Kratzen und Stechen in der Luftröhre, mit Heiserkeit, besonders nach langem Sprechen.[VHA]

Stiche durch die Brust und Brustseiten.[VHA]

Stiche in der Herzgrube.[VHA]

Stiche im Magen, in den Hypochondern und im Unterleibe.[KEU 45]

Kneipen, Schneiden und Stechen im Unterleibe.[VHA]

Stiche im Mastdarme.[KEU 45]

Drücken und Stechen in der Milzgegend.[VHA]

Kratzen und Stechen in der Luftröhre, mit Heiserkeit, besonders nach langem Sprechen.[VHA]

Stechen in der Luftröhre.[KEU 45]

Stiche durch die Brust und Brustseiten.[VHA]

Verifikationen und klinische Symptome

Stiche in und zwischen den Schulterblättern mit Steifigkeit im Nacken.[VHA]
Stiche zwischen den Schulterblättern und im Kreuze.[KEU 45]
Das Gefühl eines Splitters geht durch alle Symptome dieses Arzneimittels, und Dr. *Lippe* machte auf dessen Wichtigkeit ganz besonders aufmerksam.[Br., Lippe]

Besserung der Beschwerden
Fahren im Wagen bessert die meisten Beschwerden.[VHA]
Beim Fahren im Wagen.[HA 50], [HA 122]
Im Liegen.[HA 50]
Kühle LUFT.[HA 122]

Verschlimmerung der Beschwerden
Der Kranke fühlt die Schmerzen während des Schlafes (der nicht fest ist.)[Br., Lippe]
Feigwarzen-Krankheit durch QUECKSILBER verschlimmert.[VHA]
Abends bis Mitternacht, selten bloss am Tage.[KEU 45]
Abends.[VHA], [HA 50], [HA 104], [HA 122]
Nachts.[VHA], [HA 122]
Im Schlafe.[KEU 45]
Niederlegen.[KEU 45]
Beim darauf Liegen.[HA 99], [HA 104]
Von äußerem Druck.[HA 99]
Anfangende Bewegung.[KEU 45]
Tiefathmen.[KEU 45]
Sprechen.[KEU 45]
Laut-Lesen.[KEU 45]
Lachen.[KEU 45]
Von Geräusch.[HA 50]
Im Freien.[KEU 45]
NASSKALTE LUFT.[KEU 45]
Beschwerden von Witterungswechsel.[VHA]
Witterungswechsel.[KEU 45]
DURCHNÄSSUNG.[KEU 45]
Kalt-Baden.[KEU 45]

Konkordanzen
Verschlimmerung nach der Zeit: Ant-c., Bell., Kali-n., Lyc., Puls. [PB]
Verschlimmerung nach Lage und Umständen: Acon., Ars., Bar-c., Bell., *Bry.*, Calc., *Carb-v.*, Cham., Chin., Colch., Con., Graph., *Hep.*, Ign., Kali-c., *Lyc.*, Merc., Nat-m., *Nux-v., Phos., Puls., Rhus-t., Sep.*, Sil., Staph., *Sulph.*, Verat. [PB]

Arzneiverwandtschaften von Nitri acidum
Acon., Agn., Ant-t., (Arn.), Aur., Bell., (Bry.), Calad., Calc., Chel., (Cina), Con., (Graph.), Hep., Kali-c., Lyc., Mag-c., Merc., Mez., Op., Petr., (Phos.), Plat., Puls., Rhus-t., (Sabad.), Sel., Sep., Sulph., Thuj., Viol-t. [VHA]
Acon., Anac., Arn., Ars., Aur., Bell., Bry., *Calc.*, Carb-v., Caust., Cham., Chin., Con., Dulc., Graph., Hep., Hyos., Ign., Kali-c., *Lyc., Merc.*, Nat-c., Nat-m., Nux-v., *Phos.*, Ph-ac., *Puls., Rhus-t., Sep., Sil.*, Staph., Stram., *Sulph.*, Verat. [PB]
Agar., *Asaf., Bell.*, Bov., *Calc., Cann-s.*, Carb-v., *Con., Fl-ac.*, Graph., *Hep., Kali-c.*, Lyc., *Merc.*, Mez., *Petr.*, *Puls., Rhus-t., Sep.*, Sulph., *Thuj.* [KV]

Antidote von Nitri acidum: Camph., Hep., Mez., Petr., Sulph.
Camph. [SRA]
Taubhörigkeit, (nach NIT-AC.): Petr.[VHA]
Camph., Hep., Mez., Sulph. [PB]

Nitri acidum ist Antidot von: Calc., Con., Dig., Merc., Merc.[Br., Lippe]

Verifikationen und klinische Symptome

Verifikationen und klinische Symptome

Wenn vorher gereichte SALPETERSÄURE, obgleich anscheinend passend gewählt, doch einigermassen ungünstig wirkte, dann ist gewöhnlich die KALKERDE mit Vortheil anzuwenden, so wie auch ungünstige Wirkung der obschon anscheinend homöopathisch gewählten KALKERDE durch nachgängig gereichte SALPETERSÄURE wieder aufgehoben und in eine wohlthätigere verwandelt wird.[CK 2, 312]

Vorzüglich wird durch KALKERDE erregte Uebelkeit von Riechen an hoch potenzirte SALPETERSÄURE, so wie auch andre Beschwerden von Gebrauch der KALKERDE durch Riechen an versüsste SALPETERSÄURE fast specifisch und weit erfolgreicher aufgehoben werden, als durch Riechen an KAMPHER. Es giebt jedoch Beschwerden, die die homöopathische Anwendung des Riechens an KRÄHENAUGEN zu ihrer Tilgung verlangen.[CK 2, 312]

Wenn selbst die reinste QUECKSILBER-Bereitung fürden unrechten Krankheitsfall, also unhomöopathisch gewählt, – Nachtheile bringt, so dient nach Beschaffenheit der entstandnen, widrigen Symptome, als Gegenmittel entweder SCHWEFELLEBER, oder SCHWEFEL, oder KAMPHER, oder MOHNSAFT, oder CHINARINDE, oder SALPETERSÄURE, alle diese jedoch schon in sehr kleiner Gabe, und nach den vorhandnen Symptomen ausgewählt.[RA 1, 355]

Augenentzündung (nach unterdrückter Syphilis oder MERKUR-Mißbrauch).[VHA]

Schwerhörigkeit (nach MERKUR-Mißbrauch).[VHA]

(Syphilitische und MERKURIALISCHE) Mund- und Rachengeschwüre.[VHA]

Feigwarzen-Krankheit durch QUECKSILBER verschlimmert.[VHA]

MERKURIAL-Geschwüre (der Haut).[VHA]

Ueberreiztheit (nach MERKUR-Mißbrauch).[VHA]

Auch eine dritte Gabe CALC. 30°°, welche nun gegeben wurde, so wie eine vierte Gabe CALC. 24°°°, am 31. Oct. gegebene, besserten noch, aber immer schwächer, so daß ich von nun an dieses Mittel stets nur im Wechsel mit NIT-AC. 30°° reiche, und dann von beiden jedesmal, aber freilich nur für einige Wochen, die erwünschte Wirkung sehe. – So viel ich weiß, ist bis jetzt weder CALC. noch NIT-AC. als Gegenmittel gegen solche FINGERHUT-Wirkungen angewendet.[ACS 17 (1839) 3, 15-17]

Ausfallen der Haare bei nässendem, von Berührung wie von einem eingestoßenen Splitter stechend schmerzendem Kopfausschlage, auch an den Geschlechtstheilen, besonders nach QUECKSILBER-Mißbrauch oder nervösen Kopfschmerzen, bei großer Abmagerung, straffer Faser, dunkeln Haaren und beständiger Frostigkeit.[HA 111]

Dieses Mittel passt weit seltener für Kinder, als für Erwachsene und Greise, besonders für magere Personen und für solche, welche früher viel QUECKSILBER gebraucht haben.[KEU 45-46]

In der Behandlung der MERCURIELLEN Syphilis ist NIT-AC. sehr nützlich.[Br., Lippe]

Die Zähne werden gelb und locker infolge von QUECKSILBER-Mißbrauch.[Br., Lippe]

Ausfallen der Haaren an den Genitalien infolge von Syphilis und QUECKSILBER.[Br., Lippe]

(NIT-AC. ist ein vorzügliches Arzneimittel bei QUECKSILBER-Mißbrauch.)[Br., Lippe]

Antidote gegen chronische Wirkungen von MERC. sind: NIT-AC., LACH., SULPH., HEP., JOD., KALI-C., SARS.[Br., Lippe]

Nitri acidum ist Folgemittel von: Calc., Kali-c.

Nach KALI-C. vorzüglich wirksam.[SRA]

Oft ist nach KALI die SALPETER-SÄURE homöopathisch angezeigt.[CK 4, 3]

Am 21. Nov. erhielt das Kind eine Gabe CALC. 30°°, welche bis zum 10. Febr. 1836 alle Beschwerden gänzlich hob, bis auf einen Hornhaut-Flecken auf dem linken Auge, welcher sich auf NIT-AC. 30°° bald verlor.[ACS 17 (1838) 1, 17-18]

Folgemittel von Nitri acidum: Calc.

Wenn vorher gereichte SALPETERSÄURE, obgleich anscheinend passend gewählt, doch einigermassen ungünstig wirkte, dann ist gewöhnlich die KALKERDE mit Vortheil anzuwenden, so wie auch ungünstige Wirkung der obschon anscheinend homöopathisch gewählten KALKERDE durch nachgängig gereichte SALPETERSÄURE wieder aufgehoben und in eine wohlthätigere verwandelt wird.[CK 2, 312]

[...] 3. NIT-AC. 30°° und 4. CALC. 30°°, alle 8 Tage ein Pulver zu nehmen.[ACS 17 (1839) 3,54]

Nitri acidum ist Wechselmittel mit: Calc., Hep., Puls.

HEP. abwechselnd mit NIT-AC. bei Ueberreizung durch Mißbrauch von QUECKSILBER.[SRA]

In scrophulösen Augenentzündungen PULS. und NIT-AC. im Wechsel.[Chargé, Bönn.]

Auch eine dritte Gabe CALC. 30°°, welche nun gegeben wurde, so wie eine vierte Gabe CALC. 24°°°, am 31. Oct. gegebene, besserten noch, aber immer schwächer, so daß ich von nun an dieses Mittel stets nur im Wechsel mit NIT-AC. 30°° reiche, und dann von beiden jedesmal, aber freilich nur für einige Wochen, die erwünschte Wirkung sehe.[ACS 17 (1839) 3, 15-17]

Ref. bemerkte, dass ihm solche Heilungen [bei Thränenfisteln] am schnellsten durch abwechselnde kleinste Gaben von CALC. und NIT-AC. gelungen seien.[AHZ 59 (1859) 62]

Zwischenmittel bei chronischen Krankheiten

HEP. abwechselnd mit NIT-AC. bei Ueberreizung durch Mißbrauch von QUECKSILBER.[SRA]

OPIUM (X° R.) bei nervöser Unreizbarkeit und mangelnder Reaction der Lebenskraft. (Hier auch zuweilen CARB-V. X° R., LAUR. X° R., MOSCH. X° R., NIT-AC. X° R., oder SULPH. X° R.)[SRA]

Nitri acidum ist Zwischenmittel von: Calc.

Am 14. Juli 1836 eine Gabe NUX-V. 30°° nahm bloß das Früh-Kopfweh fort. 14 Tage darauf SULPH. 30°° besserten nichts; daher 14 Tage darauf CALC. 30°°, worauf sich alles so besserte, daß am 29. Oct. nur noch einige kleine Knoten vorhanden waren, welche sich auch verloren, nachdem ich ihm, nach vorgängigem NIT-AC. 30°°, eine zweite Dosis CALC. 30°°° gegeben hatte.[ACS 17 (1838) 1, 59]

Schädliche Substanzen und Arzneimittel (Nocentia) bei der Behandlung mit Nitri acidum: Lach.

Lach. [PB]

Konkordanzen der homöopathischen Arzneien

I. Gemüth und Geist: Acon., *Anac.*, Ars., Aur., Bar-c., Bell., Calc., Caust., Cupr., Graph., Hell., Hyos., Ign., *Lyc.*, Nat-c., Nat-m., Nux-m., Nux-v., Ph-ac., *Puls.*, Rhus-t., Stram., Sulph. [PB]

II. Körpertheile und Organe: Alum., Arn., Ars., Aur., *Bell.*, Bry., *Calc.*, Canth., Carb-an., *Carb-v.*, Caust., Cham., Chin., Clem., Con., Dulc., Ferr., Graph., Hep., Hyos., Ign., Kali-c., Kreos., Lyc., *Merc.*, Nat-c., Nat-m., *Nux-v.*, *Phos.*, Ph-ac., *Puls.*, Rhus-t., Ruta, *Sep.*, Sil., Spig., Stann., Staph., Stram., *Sulph.*, Sulph-ac., Thuj., Verat., Zinc. [PB]

III. Empfindungen und Beschwerden

1. **Aeussere und innere Körpertheile im Allgemeinen:** Acon., Anac., Arn., Ars., Asaf., Aur., *Bell.*, Bry., *Calc.*, Canth., Carb-v., Caust., Cham., *Chin.*, Cocc., Con., Dulc., Ferr., Graph., Hyos., Ign., Kali-c., *Lyc.*, Merc., Nat-c., *Nat-m.*, *Nux-v.*, Petr., *Phos.*, Ph-ac., Plat., Plb., *Puls.*, Rhod., Rhus-t., Ruta, *Sep.*, Sil., Spig., Spong., Stann., Staph., Stram., Stront., *Sulph.*, Verat., Zinc. [PB]
2. **Drüsen:** *Bell.*, Bry., Calc., Carb-an., Cham., Chin., *Con.*, Dulc., Ign., Kali-c., Lyc., *Merc.*, Nux-v., *Phos.*, Puls., Rhus-t., *Sil.*, Spong., *Sulph.* [PB]
3. **Knochen:** Asaf., Calc., Con., Graph., Lyc., Merc., Phos., *Puls.*, Rhus-t., Ruta, Sep., Sil., Staph., *Sulph.* [PB]
4. **Haut und Aeusseres:** Ars., Asaf., Bar-c., Bell., Bry., Calc., Carb-v., Caust., Cham., Con., Dulc., Graph., *Hep.*, *Lyc.*, *Merc.*, Petr., Phos., *Puls.*, *Rhus-t.*, Sep., *Sil.*, Staph., *Sulph.*, Thuj. [PB]

IV. Schlaf und Träume: Ars., Calc., Caust., Con., Hep., Ign., Phos., Puls., Sep., Sil., Sulph. [PB]

V. Fieber: *Acon.*, Arn., Ars., Bell., Bry., Calc., Carb-v., Cham., Chin., Graph., Hep., Hyos., Ign., Ip., Kali-c., Led., Lyc., *Merc.*, Nat-c., Nat-m., *Nux-v.*, Op., Petr., *Phos.*, Ph-ac., *Puls.*, Ran-b., *Rhus-t.*, Sabad., *Sep.*, Sil., Spong., Stram., *Sulph.*, Verat. [PB]

VI. Änderung des Befindens

1. **Verschlimmerung nach der Zeit:** Ant-c., Bell., Kali-n., Lyc., Puls. [PB]
2. **Verschlimmerung nach Lage und Umständen:** Acon., Ars., Bar-c., Bell., *Bry.*, Calc., *Carb-v.*, Cham., Chin., Colch., Con., Graph., *Hep.*, Ign., Kali-c., *Lyc.*,

Verifikationen und klinische Symptome

Merc., Nat-m., *Nux-v.*, *Phos.*, *Puls.*, *Rhus-t.*, *Sep.*, Sil., Staph., *Sulph.*, Verat. [PB]

VII. Konkordanz der homöopathischen Arzneien

Acon., Anac., Arn., Ars., Aur., Bell., Bry., *Calc.*, Carb-v., Caust., Cham., Chin., Con., Dulc., Graph., Hep., Hyos., Ign., Kali-c., *Lyc.*, *Merc.*, Nat-c., Nat-m., Nux-v., *Phos.*, Ph-ac., *Puls.*, *Rhus-t.*, *Sep.*, *Sil.*, Staph., Stram., *Sulph.*, Verat. [PB]

Agar., *Asaf.*, *Bell.*, Bov., *Calc.*, *Cann-s.*, Carb-v., *Con.*, *Fl-ac.*, Graph., *Hep.*, *Kali-c.*, Lyc., *Merc.*, Mez., *Petr.*, *Puls.*, *Rhus-t.*, *Sep.*, Sulph., *Thuj.* [KV]

Verifikationen und klinische Symptome

Nux moschata (Muskatnuß)
(Nux-m.)

Synonyma
Nux moschata, die Frucht der Myristica moschata Thunb., Muskatnuß [SRN]
Myristica [PB]

Nicht-Antipsorische Arznei
[SRN]

Arzneiwirkungsdauer
Wirkt 6 bis 8 Tage.[SRN]
Zählt zur 2. Klasse derjenigen Mittel, welche eine kurze Wirkungsdauer besitzen.[AHZ 49 (1855) 82]

Hinweis
Eine allgemeine Unempfindlichkeit mit Schwinden der Sinne und wiederkehrenden Ohnmachten. Dagegen dient erfahrungsgemäß die MUSKATNUß (NUX MOSCHATA) in der kleinsten Gabe, deren heilbringende Wirkung schon innerhalb einer Stunde sichtbar ist.[ZNH 5 (1832) 140]

Eigenthümlichkeiten und Hauptwirkungen

Gemüth
Große Unschlüssigkeit und Wanken in seinen Vorsätzen.[VHA]
Große Veränderlichkeit und Unschlüssigkeit in seinen Vorsätzen.[HA 72]
Neigung zum Lachen.[VHA], [HA 72]
Steter Zudrang lästiger Einfälle.[VHA]
Veränderlichkeit, wobei man bald dies, bald jenes will.[VHA]
Hysterische Beschwerden.[VHA]
Hysterie mit schnell wechselnder Gemüthsstimmung, großer Schläfrigkeit und Neigung zu Ohnmachten. – Oefteres Vergehen der Gedanken, wie beim Einschlafen; Gedankenlosigkeit mit langsam wiederkehrender Besinnung; Eingenommenheit im Vorderkopfe; Schwindel wie von Trunkenheit; Schlafsucht und Schlummersucht; wie von Trunkenheit; Gefühl im Kopfe, als wenn das Gehirn los wäre; Schmerzhaftigkeit der Theile, worauf man einige Zeit liegt; Beschwerden von NAßKALTER Witterung; Veilchengeruch des Urins; weicher Stuhlgang.[HA 15]
Konkordanz Gemüth und Geist: Alum., *Bell.*, Bry., Cann-s., Carb-an., Con., Cycl., Graph., *Hell., Hyos.*, Ign., Kali-c., Laur., Lyc., Merc., Nat-c., *Nat-m.*, Nux-v., *Op.*, Phos., Ph-ac., *Plat.*, Puls., *Rhus-t.*, Sep., Sil., Spig., *Stram.*, Sulph-ac., Thuj., Verat., Zinc. [PB]

Geist
Vergehen der Gedanken, wie beim Einschlafen.[VHA]
Oefteres Vergehen der Gedanken, wie beim Einschlafen.[HA 15]
Unbesinnlichkeit.[VHA]
Gedankenlosigkeit mit langsam wiederkehrender Besinnung.[VHA], [HA 15]
Große Vergeßlichkeit.[VHA]
Düselige Eingenommenheit des Kopfs, mit Vergehen der Gedanken und betäubter Schlummersucht.[HA 26]
Eingenommenheit im Vorderkopfe.[HA 15]
Blödsinn.[VHA]
Verstandesverwirrung.[VHA]

Neigung zu Ohnmachten
Neigung zu Ohnmachten.[VHA], [HA 72]
Herzklopfen mit Anfällen von Ohnmacht.[VHA]
Eine allgemeine Unempfindlichkeit mit Schwinden der Sinne und wiederkehrenden Ohnmachten. Dagegen dient erfahrungsgemäß die MUSKATNUß (NUX MOSCHATA) in der kleinsten Gabe, deren heilbringende Wirkung schon innerhalb einer Stunde sichtbar ist.[ZNH 5 (1832) 140]

Verifikationen und klinische Symptome

Ohnmacht mit Herzklopfen und nachfolgendem Schlafe.[HA 28]
Hysterie mit schnell wechselnder Gemüthsstimmung, großer Schläfrigkeit und Neigung zu Ohnmachten.[HA 15]
Konkordanz Gemüth und Geist: Alum., *Bell.*, Bry., Cann-s., Carb-an., Con., Cycl., Graph., *Hell., Hyos.*, Ign., Kali-c., Laur., Lyc., Merc., Nat-c., *Nat-m.*, Nux-v., *Op.*, Phos., Ph-ac., *Plat.*, Puls., *Rhus-t.*, Sep., Sil., Spig., *Stram.*, Sulph-ac., Thuj., Verat., Zinc. [PB]

Schwindel
Trunkenheitsschwindel.[VHA]
Schwindel wie von Trunkenheit.[HA 15]
Taumeliger Trunkenheitsschwindel.[HA 72]
Ungemeine Düseligkeit und Eingenommenheit des Kopfes.[VHA]
Düselige Eingenommenheit des Kopfs, mit Vergehen der Gedanken und betäubter Schlummersucht.[HA 26]
Taumeligkeit.[VHA]

Kopf
Wackeln im Kopfe, beim Schütteln desselben, mit dem Gefühle, als wenn das Gehirn anschlüge.[VHA]
Gefühl im Kopfe, als wenn das Gehirn los wäre.[HA 15]
Drückende Eingenommenheit des Kopfes in der Stirn.[VHA]
Kopfweh von Magenverderbniß, am heftigsten nach dem Frühstücke.[VHA]
Kopfweh nach dem Frühstück: LYC. (NUX-M. und LYC. sind hier die Hauptmittel.)[Br., Lippe]
Empfindlichkeit der Schläfe gegen Berührung.[VHA]
Lockerheitsgefühl des Gehirns mit Wackeln desselben im Kopfe, als wenn es beim Bewegen und Schütteln des Kopfs anschlüge, mit Schläfrigkeit , nach jedem Essen und von Kälte verschlimmert, von Wärme gebessert. – Große Veränderlichkeit und Unschlüssigkeit in seinen Vorsätzen; Neigung zum Lachen; taumeliger Trunkenheitsschwindel; Gesichtshitze; übermäßiger Appetit, bei Durstlosigkeit; Uebelkeit beim Fahren; Neigung zu Durchfall; Veilchengeruch des Urins; Neigung zu Ohnmachten; große Mattigkeit im Kreuze und in den Knieen; Schmerzhaftigkeit der Theile, worauf man liegt; große Empfindlichkeit gegen NAßKALTE LUFT; unwiderstehliche Schläfrigkeit bei allen Beschwerden; Frösteln mit Gesichtsblässe in freier, besonders naßkalter LUFT und von Entblößung.[HA 72]

Augen
Trockenheitsgefühl in den Augen.[VHA]

Antlitz
Hitze und Röthe der Backen.[VHA]
Gesichtshitze.[HA 72]
Gesichtsblässe, mit blauen Rändern um die Augen.[VHA]
Frösteln mit Gesichtsblässe in freier (besonders NAßKALTER) LUFT und bei Entblößung (bei Fieber).[VHA]
Viele Sommersprossen im Gesichte.[VHA]

Zähne
Stechender Zahnschmerz, durch äußere Wärme gebessert.[VHA]
Zahnweh von NAßKALTER Abend-LUFT, ein Drücken, als wenn die Zähne mit einer Zange gefaßt würden.[VHA]
Empfindlichkeit und Schmerzhaftigkeit der Schneide- und vorderen Backen-Zähne.[VHA]
Stumpfheit der Zähne, als wären sie mit Kalk überzogen.[VHA]
NAßKALTE LUFT verschlimmert die Zahnschmerzen.[VHA]

Mund
Große Trockenheit und Trockenheits-Empfindung im Munde, Halse und auf der Zunge, ohne Durst.[VHA]
Ohne Durst spannt es hinten im Halse, wie von Trockenheit.[VHA]

Verifikationen und klinische Symptome

Erschwertes Schlingen, wie von Lähmung des Schlundes.[VHA]

Genüsse

Übermäßiger Appetit.[VHA]
Übermäßiger Appetit, bei Durstlosigkeit.[HA 72]
Durstlosigkeit.[VHA]
Große Trockenheit und Trockenheits-Empfindung im Munde, Halse und auf der Zunge, ohne Durst.[VHA]
Ohne Durst spannt es hinten im Halse, wie von Trockenheit.[VHA]

Geschmack

KREIDEARTIGER Geschmack.[VHA]
Geschmack im Munde, wie nach Genuß stark GESALZENER Speisen.[VHA]

Uebelkeit

Uebelkeit beim Fahren.[VHA], [HA 72]
Erbrechen der Schwangeren.[VHA]

Magen

Vollheit im Magen mit Athembeklemmung.[VHA]
Magenschwäche (besonders alter Leute).[VHA]
Kopfweh von Magenverderbniß, am heftigsten nach dem Frühstücke.[VHA]

Bauch

Abgespannter Unterleib und Schweregefühl in der oberen Bauchgegend.[VHA]
Schneiden im Leibe und Winden um den Nabel, wie von Würmern, mit Schläfrigkeit.[VHA]
Blähungsauftreibung des Unterleibes, welche den Schlaf stört.[VHA]

Blähungen

Blähungsauftreibung des Unterleibes, welche den Schlaf stört.[VHA]

Stuhl

Durchfall von Schwäche oder nach Erkältung.[VHA]
Durchfall, wie gehackte Eier, mit Appetitlosigkeit und Schläfrigkeit (bei Kindern).[VHA]
Weiche, aber schwer abgehende Stühle.[VHA]
Neigung zu Durchfall.[HA 72]

Harn

Geringer, sehr gesättigter Harn.[VHA]
Der Harn riecht wie Veilchen.[VHA]
Veilchengeruch des Urins.[HA 72]

Geschlechtstheile

Neigung zum Beischlafe bei erschlafften Geschlechtstheilen.[VHA]
SAMENFLUß.[VHA]
Krampfhafte, falsche Wehen.[VHA]

Schwangerschaft – Beschwerden der Mütter

Erbrechen der Schwangeren.[VHA]
Husten der Schwangeren.[VHA]

Beschwerden der Kinder

Krämpfe und Eklampsien der Kinder.[VHA]
Durchfall, wie gehackte Eier, mit Appetitlosigkeit und Schläfrigkeit (bei Kindern).[VHA]

Regel

Unregelmäßiges Monatliche, mit dickem, dunklem BLUTE.[VHA]
Mutter-BLUTFLUß.[VHA]
Kreuzschmerzen vor der Regel.[VHA]

Verifikationen und klinische Symptome

Verifikationen und klinische Symptome

Schnupfen
Stockschnupfen: völlig (oder halbseitig) verstopfte Nase.[VHA]

Athem
Brustbeklemmung, wie aus der Herzgrube kommend.[VHA]
Beklemmung auf der Brust mit BLUTDRANG zum Herzen.[VHA]
Erstickungsanfälle.[VHA]
Kurzäthmigkeit nach dem Essen.[VHA]

Husten
Trockner Husten mit Athemversetzung, (nach Erkältung im WASSER).[VHA]
Trockner Husten bei Erhitzung und Warmwerden im Bette.[VHA]
Wenn der Husten schlimmer wird beim Warmwerden, denke an ARS. oder NUX-M.. (Der Husten ist besser, sobald sich der Kranke im Bett befindet und warm wird: CHAM..)[Br., Lippe]
Husten der Schwangeren.[VHA]

Luftröhre
Heiserkeit, durch Gehen gegen den WIND entstehend.[VHA]

Brust
Drücken auf der Brust, wie von einer Last.[VHA]
Zusammenschnüren der Brust.[VHA]
Herzklopfen mit Anfällen von Ohnmacht.[VHA]
Ohnmacht mit Herzklopfen und nachfolgendem Schlafe.[HA 28]

Rücken
Kreuz- (und Rücken-) Schmerzen, wie zerschlagen.[VHA]
Rückenschmerz beim Fahren.[VHA]
Rückenmarks-Schwindsucht.[VHA]
Große Mattigkeit, besonders im Kreuze und in den Knien, mit Schläfrigkeit.[VHA]
Große Mattigkeit im Kreuze und in den Knieen.[HA 72]

Unterglieder
Große Mattigkeit, besonders im Kreuze und in den Knien, mit Schläfrigkeit.[VHA]
Große Mattigkeit im Kreuze und in den Knieen.[HA 72]
Gliederschmerzen, durch Einwirkung NASSER Kälte entstanden.[VHA]

Drüsen
Konkordanz Drüsen: Bell., Cham., Jod., Puls., Rhus-t., Sec., Spong. [PB]

Haut
Kalte, trockne Haut und Mangel an Ausdünstung.[VHA]
Ungemeine Empfindlichkeit gegen NAẞKALTE LUFT.[VHA]
Hitze und Röthe der Backen.[VHA]
Gesichtsblässe, mit blauen Rändern um die Augen.[VHA]
Viele Sommersprossen im Gesichte.[VHA]
NUX- M. und LYC. die einzigen zwei Arzneimittel, die BLUTIGEN Schweiß haben.[Br., Lippe]
Konkordanz Haut und Aeusseres: Arn., *Bell.*, Bry., *Calc., Chin.*, Led., *Lyc.*, Nit-ac., Nux-v., *Phos.*, Ph-ac., Puls., *Rhus-t.*, Sec., *Sep.*, Sil., *Sulph.*[PB]

Schlaf
Unwiderstehliche Neigung zum Schlafe.[VHA]
Unwiderstehliche Schläfrigkeit bei allen Beschwerden.[HA 72]
Betäubte Schlummersucht, wie von Trunkenheit.[VHA]
Schläfrigkeit bei fast allen Beschwerden.[VHA]
Schneiden im Leibe und Winden um den Nabel, wie von Würmern, mit Schläfrigkeit.[VHA]
Blähungsauftreibung des Unterleibes, welche den Schlaf stört.[VHA]
Durchfall, wie gehackte Eier, mit Appetitlosigkeit und Schläfrigkeit (bei Kindern).[VHA]
Große Mattigkeit, besonders im Kreuze und in den Knien, mit Schläfrigkeit.[VHA]

Konkordanz Schlaf und Träume: *Ant-t.*, Bry., Con., Croc., Kali-c., *Op.*, Phos., Ph-ac., Puls., Rhus-t., Verat. [PB]

Fieber

Frösteln mit Gesichtsblässe in freier (besonders naßkalter) LUFT und bei Entblößung.[VHA]
Frösteln mit Gesichtsblässe in freier, besonders naßkalter LUFT und von Entblößung.[HA 72]
Wechselfieber mit Schläfrigkeit und in der Hitze Durstlosigkeit bei trocknem Munde und Halse.[VHA]

Fieberstadien

1. Puls etwas beschleunigt, wie von BLUTWALLUNG.[WF 37]
2. Frost von jeder Entblössung und Frostigkeit in der freien, besonders nasskalten LUFT, mit starker Gesichtsblässe, in der warmen Stube sogleich vergehend. – Kältegefühl in den Füssen, bei Hitze in den Händen. – Abendliches Frösteln mit grosser Schläfrigkeit. – Frost und Schlafsucht vorherrschend.[WF 37]
3. Vormittags Hitze im Gesichte und an den Händen, mit hypochondrischer Gemüthsstimmung und Durstlosigkeit, bei Trockenheit des Mundes und Schlundes.[WF 37-38]
4. Wenig Schweiss, der aber zuweilen roth, wie BLUTIG, ist.[WF 38]

Konkordanz Fieber: *Ars.*, Bry., Cham., Chin., Colch., Hep., Lyc., Nux-v., Phos., Puls., Rhus-t., Sabad., Sil., *Spig.*, Sulph. [PB]

Gemeinsames

Neigung zu Ohnmachten

Neigung zu Ohnmachten.[VHA], [HA 72]
Herzklopfen mit Anfällen von Ohnmacht.[VHA]
Eine allgemeine Unempfindlichkeit mit Schwinden der Sinne und wiederkehrenden Ohnmachten. Dagegen dient erfahrungsgemäß die MUSKATNUß (NUX MOSCHATA) in der kleinsten Gabe, deren heilbringende Wirkung schon innerhalb einer Stunde sichtbar ist.[ZNH 5 (1832) 140]
Hysterie mit schnell wechselnder Gemüthsstimmung, großer Schläfrigkeit und Neigung zu Ohnmachten.[HA 15]
Ohnmacht mit Herzklopfen und nachfolgendem Schlafe.[HA 28]

Große Mattigkeit, besonders im Kreuze und in den Knien, mit Schläfrigkeit.[VHA]
Hysterische Beschwerden.[VHA]
Krämpfe und Eklampsien der Kinder.[VHA]
Große Empfindlichkeit des Körpers und Schmerz der Theile, worauf man liegt.[VHA]
Schmerzhaftigkeit der Theile, worauf man liegt.[HA 72]

Besserung der Beschwerden

Äußere Wärme lindert die Beschwerden.[VHA]
Von Wärme.[HA 72]

Verschlimmerung der Beschwerden

Freie, besonders NAßKALTE LUFT erhöht die Beschwerden.[VHA]
Von Kälte.[HA 72]

NAßKALTE LUFT

Beschwerden von NAßKALTER Witterung.[VHA]
NAßKALTE LUFT verschlimmert die Zahnschmerzen.[VHA]
Ungemeine Empfindlichkeit gegen NAßKALTE LUFT.[VHA]
Frösteln mit Gesichtsblässe in freier (besonders NAßKALTER) LUFT und bei Entblößung (Bei Fieber).[VHA]
Große Empfindlichkeit gegen NAßKALTE LUFT.[HA 72]
Gliederschmerzen, durch Einwirkung NASSER Kälte entstanden.[VHA]

Nach jedem Essen.[HA 72]

Konkordanzen

Verschlimmerung nach der Zeit: Hep., Mang., Nat-c., Sil. [PB]

Verschlimmerung nach Lage und Umständen: Agar., Am-c., Ars., Aur., Bar-c., Bell., Bor., Bry., Calc., Camph., Caust., Cham., Chel., Chin., Cic., Cocc., Coff., Colch., Con., Dulc., Guaj., Hep., Hyos., Ign., Kreos., Lach., Lyc., Mang., Merc., *Nux-v.*, Petr., Ran-b., Rhod., *Rhus-t.*, Ruta, Sabad., Sel., *Sil.*, Spig., Stram., Stront., Sulph., Verat. [PB]

Verifikationen und klinische Symptome

Arzneiverwandtschaften von Nux moschata

(Con.), Ign., (Mag-c.), Nux-v., Sep., (Sulph.) [VHA]
Ant-t., Arn., Ars., *Bell.*, Bry., Calc., Cham., Chin., Cocc., Con., Graph., Hep., Hyos., Ign., Kali-c., *Lyc.*, Merc., Nat-c., Nat-m., *Nux-v.*, Op., *Phos.*, Ph-ac., Plat., *Puls.*, *Rhus-t.*, Sabad., Sep., *Sil.*, Spig., Stram., *Sulph.*, Verat. [PB]
Cocc., Ign., Nux-v., Sep. [KV]

Antidote von Nux moschata: Camph. – Sem. carvi.
Kümmel ?, Camph.? [SRN]
Camph., Sem. carvi. [PB]

Konkordanzen der homöopathischen Arzneien

I. Gemüth und Geist: Alum., *Bell.*, Bry., Cann-s., Carb-an., Con., Cycl., Graph., *Hell.*, *Hyos.*, Ign., Kali-c., Laur., Lyc., Merc., Nat-c., *Nat-m.*, Nux-v., *Op.*, Phos., Ph-ac., *Plat.*, Puls., *Rhus-t.*, Sep., Sil., Spig., *Stram.*, Sulph-ac., Thuj., Verat., Zinc. [PB]

II. Körpertheile und Organe: Anac., Ant-c., Arn., Bell., Bry., *Calc.*, Carb-v., Caust., Cham., Chin., Cocc., Con., Graph., Hyos., Ign., Ip., Kali-c., Kreos., Lyc., Merc., Nat-c., Nat-m., Nit-ac., *Nux-v.*, Op., *Phos.*, Ph-ac., Plat., Plb., *Puls.*, Rhus-t., *Sep.*, Sil., Spig., Stann., Staph., Stram., *Sulph.*, *Verat.* [PB]

III. Empfindungen und Beschwerden

1. **Aeussere und innere Körpertheile im Allgemeinen:** Acon., Arn., Ars., Asar., Bar-c., *Bell.*, Bry., Calc., Camph., Canth., Caust., Cham., Chin., Cocc., Coff., Con., Cupr., Hyos., Ign., Jod., Ip., Kali-c., Laur., Lyc., Merc., Mosch., Nat-c., *Nux-v.*, Olnd., Op., Phos., Ph-ac., Plat., *Puls.*, *Rhus-t.*, Ruta, Sabad., Sep., Sil., Spig., Stann., Stram., *Sulph.*, Sulph-ac., Valer., Verat. [PB]
2. **Drüsen:** Bell., Cham., Jod., Puls., Rhus-t., Sec., Spong. [PB]
3. **Knochen:** ? [PB]
4. **Haut und Aeusseres:** Arn., *Bell.*, Bry., *Calc.*, *Chin.*, Led., *Lyc.*, Nit-ac., Nux-v., *Phos.*, Ph-ac., Puls., *Rhus-t.*, Sec., *Sep.*, Sil., *Sulph.* [PB]

IV. Schlaf und Träume: *Ant-t.*, Bry., Con., Croc., Kali-c., *Op.*, Phos., Ph-ac., Puls., Rhus-t., Verat. [PB]

V. Fieber: *Ars.*, Bry., Cham., Chin., Colch., Hep., Lyc., Nux-v., Phos., Puls., Rhus-t., Sabad., Sil., *Spig.*, Sulph. [PB]

VI. Änderung des Befindens

1. **Verschlimmerung nach der Zeit:** Hep., Mang., Nat-c., Sil. [PB]
2. **Verschlimmerung nach Lage und Umständen:** Agar., Am-c., Ars., Aur., Bar-c., Bell., Bor., Bry., Calc., Camph., Caust., Cham., Chel., Chin., Cic., Cocc., Coff., Colch., Con., Dulc., Guaj., Hep., Hyos., Ign., Kreos., Lach., Lyc., Mang., Merc., *Nux-v.*, Petr., Ran-b., Rhod., *Rhus-t.*, Ruta, Sabad., Sel., *Sil.*, Spig., Stram., Stront., Sulph., Verat. [PB]

VII. Konkordanz der homöopathischen Arzneien

Ant-t., Arn., Ars., *Bell.*, Bry., Calc., Cham., Chin., Cocc., Con., Graph., Hep., Hyos., Ign., Kali-c., *Lyc.*, Merc., Nat-c., Nat-m., *Nux-v.*, Op., *Phos.*, Ph-ac., Plat., *Puls.*, *Rhus-t.*, Sabad., Sep., *Sil.*, Spig., Stram., *Sulph.*, Verat. [PB]
Cocc., Ign., Nux-v., Sep. [KV]

Verifikationen und klinische Symptome

Nux vomica (Brechnuß, Krähenaugen)

(Nux-v.)

Verifikationen und klinische Symptome

Synonyma

Krähenaugen, Samen von Strychnos, Nux vomica [RA 1, 192]
Nux vomica, Strychnos Nux vomica L., Brechnuß, Krähenaugen [SRN]
Strychnos [PB]

Nicht-Antipsorische Arznei – Antisykotische Arznei

[SRN], [AHP 262]

Arzneiwirkungsdauer

Wirkt 10 bis 12 Tage.[SRN]

Zählt zur 2. Klasse derjenigen Mittel, welche eine kurze Wirkungsdauer besitzen.[AHZ 49 (1855) 82]

Hinweise

So wird bei einem stillen, gleichförmig gelassenen Gemüthe, der NAPELL-STURMHUT selten oder n i e eine, weder schnelle noch dauerhafte Heilung bewirken, eben so wenig, als die KRÄHENAUGEN bei einem milden, phlegmatischen, die PULSATILLE bei einem frohen, heitern und hartnäckigen, oder die IGNAZBOHNE bei einem unwandelbaren, weder zu Schreck, noch zu Aergerniss geneigten Gemüthszustande.[ORG IV, §. 210. Anm.]

Hierher gehört, daß diejenigen Personen sie öfter bedürfen, welche sehr sorgfältigen, eifrigen, feurigen, hitzigen Temperamentes sind, oder tückischen, boshaften, zornigen Gemüths.

Pflegt die Monatsreinigung einige Tage zu früh sich einzustellen und auch wohl zu häufig fließen, so sind die nach ihrem Verfluß zurück bleibenden oder entstehenden Uebel ganz für KRÄHENAUGEN geeignet.

Man findet, daß diese Arznei, einige Stunden vor Schlafengehen eingegeben, gelinder wirkt, als zu andern Tageszeiten gereicht; doch macht das dringende Bedürfnis Ausnahme. Am beschwerlichsten ist bei sehr empfindlichen Personen ihre Anwendung früh nüchtern, weil sie ihre häufigsten und stärksten Symptome früh, gleich nach dem Erwachen entwickelt.

Nächstdem erfolgen ihre Zufälle noch am häufigsten bald oder gleich nach dem Essen und bei Kopfanstrengung, daher man sie mit Unrecht gleich nach der Mahlzeit eingeben würde, wenn man es vermeiden kann, und eben deßhalb dürfen auch gleich nach ihrer Einnahme (wie auch nach Einnehmen aller andern Arzneien nöthig ist) keine Geistesarbeiten, keine Meditationen oder Deklamationen, kein Lesen oder Schreiben vorgenommen werden; man muß damit wenigstens ein Paar Stunden warten, wenn man nicht ihrer Wirkung eine schiefe, nachtheilige Richtung geben will.

Unter andern finden viele chronische Leiden, auch die von vielem KAFFEE- und WEIN-Trinken, besonders bei gewöhnlichem Aufenthalte in Stuben-LUFT, auch die von anhaltenden Geistesarbeiten entstandnen Uebel durch diesen Samen Hülfe; so auch mehrere epidemische Seuchen und andre akute Fieber, besonders die, welche Hitze vor dem Froste oder mit demselben untermischt enthalten.

Wichtige Erkältungs-Beschwerden werden oft durch sie gehoben.

So passet diese Arznei auch dann am vorzüglichsten, wenn das Befinden des Kranken früh am schlimmsten ist und wenn er schon früh um 3 Uhr aufwacht, dann mehrere Stunden mit Zudrang unabweislicher Ideen wachen muß und erst am hellen Morgen unwillkürlich in einen Schlaf voll schwerer Träume geräth, von welchen er ermüdeter, als er sich Abends niederlegte, ungern aufsteht, so wie auch bei denen, welche Abends mehrere Stunden vor Schlafzeit sich des Einschlafens, selbst sitzend, nicht erwehren können.

Man trifft bei dieser, so wie noch bei einigen andern Arzneien Symptome an, welche einander ganz oder zum Theil entgegengesetzt zu seyn scheinen, die W e c h s e l w i r k u n g e n , welche gleichwohl Erstwirkungen sind, und die KRÄHENAUGEN für eine Menge Krankheitszustände sehr anwendbar und hülfreich machen.

Wenn sie wegen allzu großer Gabe, oder wegen unhomöopathischer Anwendung beträchtliche Nachtheile zuwege bringt, so kann ihre Kraft doch schnell durch etwas weniges WEIN, BRANNTWEIN und KAMPHER gänzlich aufgehoben werden; sonst ist auch gegen das davon erregte Kopfweh und die Appetitlosigkeit, KAFFEE, gegen die entstandnen Lähmungszufälle, KOCKEL, gegen die davon herrührende Ueberempfindlichkeit und Engbrüstigkeit, STURMHUT und gegen die große Verdrießlichkeit und Aergerlichkeit, CHAMILLE als Gegenmittel hülfreich.

Die Aerzte, welche die Kräfte der Arzneien und ihre Gegenmittel bisher bloß auf der Studirstube zu erdenken und zu fingiren pflegten, gaben den ESSIG und andre Gewächssäuren gegen die KRÄHENAUGEN und andre heftig vegetabilische Substanzen als die sichersten Gegenmittel an. In Absicht der KRÄHENAUGEN ist dieß ganz wider alle Erfahrung, die ich bei Menschen und Thieren zu machen Gelegenheit hatte.[RA 1, 193-195]

Jedes Arzneimittel mit Gemütssymptomen von übler Laune, Neigung, Fehler zu finden, zu schimpfen usw., wie sie NUX-V. aufweist, entspricht auch einem der NUX-V. ähnlichen Monatsfluß).[Br., Lippe]

Überempfindlichkeit der Sinnesorgane, besonders wenn durch KAFFEE-Trinken und Betäubungsmittel hervorgebracht. (NUX-V. und CHAM. sind für diesen Zustand die zwei wichtigsten Arzneimittel.)[Br., Lippe]

Am besten abends, wenn der Organismus zur Ruhe kommt.[Dalal; AHZ 200, 188]

Zwischenmittel bei chronischen Krankheiten

NUX-V. (X° R.) bei großer Angegriffenheit und Gereiztheit des Nervensystems, Ueberempfindlichkeit der Sinnenwerkzeuge, Schreckhaftigkeit, Aengstlichkeit, Hang zum Liegen, Widerwillen gegen freie LUFT, heftigem, störrischem, widerspenstigem Sinne, und wenn das Monatliche zu früh erscheint oder zu lange sich hinschleppt.[SRA]

PULSATILLA (X° R.) in einigen Fällen, in gehörigen Zwischenräumen, abwechselnd mit NUX-V., zur Tilgung zu hoher Reizbarkeit.[SRA]

Störungen der antipsorischen Kur

Ausgetretene Brüche: – am gewöhnlichsten Nux-v. X° R.[SRA]

Verkältungen überhaupt: Nux-v. X° R.[SRA]

Beschwerden nach einem WEIN-Rausche: Nux-v. X° R.[SRA]

In allen Fällen, wo viel Arznei genommen worden war, gebe man zuerst NUX-V. und später erst das für die wirkliche Krankheit angezeigte Arzneimittel. Kranke, die mit großen Dosen von Arzneimitteln behandelt wurden, oder die viel ARS., SULPH., PLB., CALC. einnahmen, oder viel ZWIEBELN, GEWÜRZE oder INGWER genossen haben, sollten zuerst NUX-V. erhalten.[Br., Lippe]

Eigenthümlichkeiten und Hauptwirkungen

Gemüth

So wird bei einem stillen, gleichförmig gelassenen Gemüthe, der NAPELL-STURMHUT selten oder nie eine, weder schnelle noch dauerhafte Heilung bewirken, eben so wenig, als die KRÄHENAUGEN bei einem milden, phlegmatischen, die PULSATILLE bei einem frohen, heitern und hartnäckigen, oder die IGNAZBOHNE bei einem unwandelbaren, weder zu Schreck, noch zu Aergerniss geneigten Gemüthszustande.[ORG IV, §. 210. Anm.]

Abends, große Angst und Unruhe.[VHA]

Uebertriebene, ängstliche Bedenklichkeit.[VHA], [HA 36]

Übergroße ängstliche Bedenklichkeit.[HA 15]

Angst mit Heftigkeit und Selbstmordgedanken, bei Furcht vor dem Tode.[HA 20]

Angst und Unruhe.[KEU 46]

Eifriges, hitziges Temperament.[VHA], [HA 36]

Grosse Heftigkeit und Reizbarkeit.[KEU 46]

Der Kranke ist sehr reizbar, er ärgert sich leicht, wird böse und äußerst hitzig. (Tobsucht), worunter er nachher zu leiden hat; es tut ihm dann leid: PHOS.. (Dem NUX-V.-Kranken tut es nie leid.)[Br., Lippe]

Boshaftes, tückisches Gemüth.[VHA]

Aerger mit habitueller Zornmüthigkeit und Bosheit. – Aergerliche Heftigkeit und Jähzorn; Zanksucht; große Gereiztheit des ganzen Nervensystems; Ueberempfindlichkeit der Sinne; Schreckhaftigkeit; störrische Widerspenstigkeit; Widerwillen gegen freie LUFT; Neigung zum Liegen; Morgens schlimmeres Befinden als Abends; Tagesschläfrigkeit; Anfälle von Schwindel; Stuhlverstopfung; Monatliches zu stark; Brustkrämpfe nach Mitternacht; Herzklopfen; Kreuzschmerzen.[HA 4]

Aergerliche Heftigkeit und Jähzorn.[HA 4]

Jähzornige Heftigkeit und Bosheit.[HA 15]

Säufer-Wahnsinn mit Ueberempfindlichkeit und Ueberreiztheit der Sinne und boshafter Heftigkeit.[HA 22-23]

Verifikationen und klinische Symptome

Säuferwahnsinn (delirium tremens) mit nervöser Überempfindlichkeit, Erregbarkeit und heimtückischer Gewälttätigkeit.[Br., Lippe]

Der Kranke ist geneigt, an allem Fehler zu finden und zu schimpfen.[Br., Lippe]

Der NUX-V.- Kranke hat für niemand ein gutes Wort; er steht mürrisch auf und wird erst gegen Abend, wenn sich die Symptome bessern, etwas angenehmer.[Br., Lippe]

Er ist mißmutig, widerspenstig und überempfindlich gegen äußere Eindrücke, wie Lärm oder Gerüche.[Br., Lippe]

Verdriesslichkeit.[KEU 46]

Schreckhaftigkeit.[VHA], [HA 4]

*Selbstmordgedanken: beim Anblick eines Messers möchte er sich erstechen, beim Anblick von WASSER sich ersäufen, und doch Scheu vor dem Tode.[VHA]

Furcht und Unruhe abends.[Br., Lippe]

Der Kranke ist in einer qualvollen Furcht, er sieht Leute, die Fragen an ihn stellen (vergleiche CALC., CANN- I.).[Br., Lippe]

Aengstliches Herzklopfen.[VHA], [KEU 47]

*Reissen im Hinterkopfe, bis in den Nacken, mit Angstschweiß.[VHA]

Warme Aufwallung in der Brust, mit Würmerbeseigen, Aengstlichkeit und Hitze.[VHA]

Starrer, ängstlicher Blick.[VHA]

Ueberempfindlichkeit gegen äußere Eindrücke.[VHA]

Ueberempfindlichkeit der Sinne.[HA 4]

Große Gereiztheit des ganzen Nervensystems.[HA 4]

Nervöse Ueberreiztheit.[HA 15]

Hypochondrische Unbehaglichkeit und Angegriffenheit nach dem Essen.[VHA]

Die Zeit wird ihm sehr lang.[VHA]

Nach Zorn, Frost mit Hitze wechselnd, Durst und Gallerbrechen, früh schlimmer.[HA 10]

Zorn mit einer heimtückischen, gehässigen Anlage.[Br., Lippe]

Neigung zu Vorwürfen.[VHA]

Mürrische Widerspenstigkeit.[VHA]

Störrische Widerspenstigkeit.[HA 4]

Zanksucht.[HA 4]

NUX-V. (X° R.) bei großer Angegriffenheit und Gereiztheit des Nervensystems, Ueberempfindlichkeit der Sinnenwerkzeuge, Schreckhaftigkeit, Aengstlichkeit, Hang zum Liegen, Widerwillen gegen freie LUFT, heftigem, störrischem, widerspenstigem Sinne, und wenn das Monatliche zu früh erscheint oder zu lange sich hinschleppt.[SRA]

Jedes Arzneimittel mit Gemütssymptomen von übler Laune, Neigung, Fehler zu finden, zu schimpfen usw., wie sie NUX-V. aufweist, entspricht auch einem der NUX-V. ähnlichen Monatsfluß).[Br., Lippe]

PULSATILLA (X° R.) in einigen Fällen, in gehörigen Zwischenräumen, abwechselnd mit NUX-V., zur Tilgung zu hoher Reizbarkeit.[SRA]

Konkordanz Gemüth und Geist: *Acon.*, Anac., Ars., Aur., Bell., Bry., *Calc.*, Cham., Cocc., Hyos., Lyc., Nat-m., Op., Phos., Puls., Rhus-t., Sep., Stram., Sulph., *Verat.*[PB]

Geist

Starke Angegriffenheit des Kopfs von geistigen Arbeiten.[VHA]

Kopfweh von Geistesanstrengung.[VHA]

Große Angegriffenheit des Kopfs von Geistesanstrengung.[HA 15]

Wundheitsschmerz oder bohrendes Wühlen in den Zähnen, durch Kopfanstrengung erhöhet.[VHA]

Nachtheile von anhaltenden Geistesanstrengungen, Nachtwachen und Stubenleben.[VHA]

Jede Kopfanstrengung steigert oder erregt die Beschwerden.[VHA]

Spätes Einschlafen, wegen Gedanken-Zudrang.[VHA]

Hypochondrie der (gelehrten) Stubensitzer und Nachtschwärmer, mit Unterleibsbeschwerden und Verstopfung. – Große Angegriffenheit des Kopfs von Geistesanstrengung; drehender Schwindel; Beneblung des Kopfs, wie von Trunkenheit; jähzornige Heftigkeit und Bosheit; übergroße ängstliche Bedenklichkeit; nervöse Ueberreiztheit; Scheu vor Bewegung und Neigung zum Liegen; Scheu vor der freien LUFT; frühes Erwachen mit nachfolgenden betäubenden Schlummer; blasse Gesichtsfarbe; SAURES Aufstoßen und Erbre-

Verifikationen und klinische Symptome

chen; Zusammenschnürung des Oberbauchs; chronische Hartleibigkeit; zu frühe, zu starke und zu langdauernde Regel mit nachfolgenden Beschwerden; Zerschlagenheit im Kreuze.[HA 15]

Säufer-Wahnsinn mit Ueberempfindlichkeit und Ueberreiztheit der Sinne und boshafter Heftigkeit.[HA 22-23]

Säuferwahnsinn (delirium tremens) mit nervöser Überempfindlichkeit, Erregbarkeit und heimtückischer Gewälttätigkeit.[Br., Lippe]

Trunkenheit von gestrigem Rausche, mit Vergehen von Sehen und Hören, nach dem Mittagsessen und in der SONNE schlimmer.[HA 31]

Trunkener, drehender Schwindel, mit Bewußtlosigkeit und Vergehen des Gesichts und Gehörs.[HA 29]

Er ist noch von dem Rausche des vorhergehenden Tages betrunken; Sehen und Höhren vergehen ihm; sein Zustand ist schlimmer nach dem Mittagessen und in der SONNE.[Br., Lippe]

Für die eigenthliche Besoffenheit nach übermäßigem Genusse geistiger Getränke: Wo dieses der Fall ist, da hilft am ersten und schnellsten bei BIER-Rausch: THEE, und darauf RHUS-T. oder NUX-V.; bei WEIN-Rausch: zuerst eine BITTERE Mandel, und dann NUX-V. nach Maßgabe der oben angeführten Zeichen.[HA 32]

Konvulsionen und Krämpfe; epilepsieähnliche Anfälle bei vollem Bewußtsein.[Br., Lippe]

Konkordanz Gemüth und Geist: *Acon.*, Anac., Ars., Aur., Bell., Bry., *Calc.*, Cham., Cocc., Hyos., Lyc., Nat-m., Op., Phos., Puls., Rhus-t., Sep., Stram., Sulph., *Verat.*[PB]

Schwindel

Früh und nach dem Mittagsessen, trunkner Schwindel.[VHA]

Trunkene Beneblung des Kopfs.[VHA]

Nachwehen vom gestrigen Rausche.[VHA]

Früh, schwindliche Schwere des Kopfs.[VHA]

Drehender Schwindel; Beneblung des Kopfs, wie von Trunkenheit.[HA 15]

Trunkener, drehender Schwindel, mit Bewußtlosigkeit und Vergehen des Gesichts und Gehörs.[HA 29]

Trunkenheit von gestrigem Rausche, mit Vergehen von Sehen und Hören, nach dem Mittagsessen und in der SONNE schlimmer.[HA 31]

Schwindel.[KEU 46]

Schwindelanfälle stellen sich morgens und nach dem Mittagessen ein, mit Vergehen des Sehens und Verlust des Gehörs verbunden (momentane Bewußtlosigkeit).[Br., Lippe]

Kopf

BLUTDRANG zum Kopfe, mit großer Hitze darin.[VHA], [KEU 46]

BLUTDRANG zum Kopfe, mit Brennen darin und Hitze und Röthe des aufgedunsenen Gesichts, früh, von Bewegung des Kopfs und beim Gehen im Freien verschlimmert.[HA 41]

Früh, schwindliche Schwere des Kopfs.[VHA]

Kopfweh früh im Bette, nach dem Aufstehen vergehend.[VHA]

Das Kopfweh verschlimmert sich beim Gehen im Freien.[VHA]

Die Kopfsymptome verschlimmern sich morgens früh bei Bewegung des Kopfes, beim Gehen in der freien LUFT und durch geistige Anstrengung; sie bessern sich morgens nach dem Aufstehen, während des Tages, im warmen Zimmer und beim Ruhigsitzen oder Liegen. (Die PULS.-Symptome sind gerade entgegengesetzt.)[Br., Lippe]

Innerer Kopf

Kopfweh von Geistesanstrengung.[VHA]

Starke Angegriffenheit des Kopfs von geistigen Arbeiten.[VHA]

Halbseitiges Kopfweh der KAFFEE-Trinker.[VHA]

Zerschlagenheitsschmerz des Gehirns.[VHA]

Kopfschmerz morgens, nach einer schwelgerischen Nacht, und nachdem man einige Zeit auf ist, weist auf NUX-V.. (Schmerz beim Erwachen, im ganzen Kopf, verlangt LACH.. Schmerzen über den Augen beim Erwachen weist auf GELS..)[Br., Lippe]

Verifikationen und klinische Symptome

*Reissen im Hinterkopfe, bis in den Nacken, mit Angstschweiß.[VHA]

Kopfweh mit Gall- oder SAUREM Erbrechen.[VHA], [HA 36]

Betäubender Kopfschmerz früh, nach dem Essen und beim Gehen im Freien, besonders im SONNENSCHEINE, in der warmen Stube und im Liegen im Bette vergehend. – Eifriges, hitziges Temperament; übertriebene, ängstliche Bedenklichkeit; Kopfweh mit Gall- oder SAUREM Erbrechen, am heftigsten früh; rothes, aufgedunsenes, oder blasses, erdfahles Gesicht; Nachtheil von BROD und SAUREN Speisen; SAURER Geschmack im Munde; Uebelkeit und Erbrechen früh und nach dem Essen; Magenschmerzen von heißem Trinken gebessert; langwierige Verstopfung; am Tage Fließschnupfen; früh im Bette allgemeine Zerschlagenheit; Scheu vor Bewegung und freier LUFT; frühes Erwachen und dann Morgenschlummer mit nachfolgendem erhöhten Unwohlsein.[HA 36]

Betäubendes Kopfweh, das besonders morgens nach dem Essen und in der SONNE auftritt (vergleiche GLON., LACH. und NAT-C..)[Br., Lippe]

Brennen in der Stirn, früh beim Erwachen und nach dem Essen, so wie bei Bewegung im Freien und von Kopfanstrengung verschlimmert, in der Ruhe und in der warmen Stube gebessert.[HA 46]

Drückender Kopfschmerz in der Stirn, mit SAUREM Erbrechen, früh im Bette und beim Gehen im Freien verschlimmert, von Auflegen des Kopfs und in der Rückenlage gebessert.[HA 49]

Drücken im Kopfe, als wenn etwas Schweres in der Stirn oder im Kopfe heruntersänke, früh, nach dem Essen und von Bücken und Bewegung verschlimmert, in der Ruhe und in der warmen Stube gebessert.[HA 54]

Drückender Kopfschmerz im Scheitel, wie von einem von oben herab eingetriebenen Nagel, von Bewegung im Freien, nach dem Essen und von Geistesanstrengung verschlimmert, von ruhigem Sitzen in der warmen Stube gebessert.[HA 56]

Drückender Kopfschmerz, wie auseinander Pressen, früh, bei Geistesanstrengung, beim Gehen im Freien und nach dem Essen verschlimmert, beim ruhigen Sitzen in der warmen Stube gebessert.[HA 58]

Geschwürschmerz im Hinterkopfe, früh, nach dem Essen und bei Bewegung im Freien verschlimmert, in der Ruhe und in der warmen Stube gebessert.[HA 64]

Schütteln und Dröhnen des Gehirns, beim Gehen und Laufen im Freien verschlimmert, beim Festeinhüllen des Kopfs, so wie in der Stube und in der Ruhe gebessert.[HA 73]

Reißen im Kopfe mit Uebelkeit und SAUREM Erbrechen, früh, nach dem Essen und von Bewegung im Freien verschlimmert, im Sitzen oder Liegen in der Stube gebessert.[HA 75]

Schwere des Kopfs, mit Schwindel wie von Trunkenheit, früh, nach dem Essen und von Bewegung im Freien verschlimmert, im ruhigen Liegen und Sitzen, und in der warmen Stube gebessert.[HA 79]

Spannen in der Stirn, als wäre sie eingeklemmt, Nachts und in der Morgenzeit, so wie beim Gehen im Freien und Kaltwerden verschlimmert, gegen Abend und in der warmen Stube gebessert.[HA 81]

Zerreißungsschmerz im Kopfe bis zur Nasenwurzel und zum Oberkiefer, von Gehen im Freien und in der Kälte verschlimmert, im Sitzen oder Liegen in der warmen Stube gebessert.[HA 89]

Kopfweh, wie Zerschlagenheit des Gehirns, meistens halbseitig (rechts), früh und von Bewegung im Freien verschlimmert, in der Ruhe, in der warmen Stube und im Liegen auf der unschmerzhaften Seite gebessert[HA 90]

Gefühl, als ob der Hinterkopf zerquetscht wäre. (Für quetschenden Schmerz über die ganze Kopfhaut siehe PULS..)[Br., Lippe]

Verifikationen und klinische Symptome

Verifikationen und klinische Symptome

Zersprengungsschmerz im Kopfe.[KEU 46]

Heilungsbericht

J. A. K. zu H., ein Kaufmann von 36 Jahren, cholerischen Temperaments, litt an sogenannten blinden Hämorrhoiden, welche besonders Abends in der Wärme sehr heftig juckten und dicke, zum Theil Nußgroße Knoten bildeten. Dabei früh Kopfweh, am meisten nach BRANNTWEIN und wenn er lange nüchtern in der Kirche ist, nebst öfterem FAULEN oder BITTEREN Aufstoßen. – Am 14. Juli 1836 eine Gabe NUX-V. 30°° nahm bloß das Früh-Kopfweh fort. 14 Tage darauf SULPH. 30°° besserten nichts; daher 14 Tage darauf CALC. 30°°, worauf sich alles so besserte, daß am 29. Oct. nur noch einige kleine Knoten vorhanden waren, welche sich auch verloren, nachdem ich ihm, nach vorgängigem NIT-AC. 30°°, eine zweite Dosis CALC. 30°°° gegeben hatte.[ACS 17 (1838) 1, 59]

Aeusserer Kopf

Empfindlichkeit des äußern Kopfs gegen leise Berührung.[VHA]

Empfindlichkeit des Kopfs, wie von Wundheit desselben, besonders gegen leise Berührung, im WINDE, in der Kälte und nach dem Niederlegen verschlimmert, von festem Drucke und von äußerer Wärme gebessert.[HA 104]

Drückender Schmerz am Scheitel, als ob ein Nagel eingeschlagen wäre. (Das Gefühl eines Nagels in der Seite des Kopfes weist auf IGN..)[Br., Lippe]

Frostgefühl um den Kopf und das Gesicht, oft mit Hitze abwechselnd, früh, von der mindesten Bewegung im Freien, so wie durch Berührung des Kopfs verschlimmert.[HA 119]

Periodisches Kopfweh über der Stirne, das einen Schmerz wie von einem Geschwür verursacht, mit Stuhlverstopfung (vergleiche CALC. und PHOS..) (Periodische Stuhlverstopfung, die sich alle drei oder vier Wochen am selben Tage einstellt, erfordert KALI-BI..)[Br., Lippe]

Perlschweiss an der Stirn.[Hahnemann, ZHK 4 (1855) 16, S. 150]

Schweiss bei Bewegung.[Hahnemann, ZHK 4 (1855) 16, S. 150]

Stinkender Schweiß einer Hälfte des Kopfs und Gesichts, welche kalt anzufühlen ist, mit Verminderung der Schmerzen, Angst und Scheu vor Entblößung, nach Mitternacht und gegen Morgen verschlimmert, bei ruhigem Sitzen in der warmen Stube und von Waschen gebessert.[HA 128]

Verkältlichkeit des Kopfs, am meisten in trocknem WINDE und von ZUGLUFT; die Beschwerden Morgens, im Freien und in der Bewegung verschlimmert, von ruhigem Sitzen oder Liegen gebessert.[HA 134]

Wundheitsschmerz des ganzen Haarkopfs, im rauhen WINDE und von leiser Berührung der Haare verschlimmert, von warmem Einhüllen des Kopfs gebessert.[HA 136]

Augen

Ueberempfindlichkeit der Sinne.[HA 4]

LICHT und Musik sind ihm unerträglich und greifen ihn sehr an.[Br., Lippe]

*Entzündete Bindehaut, mit Stichen und Scheu vor SONNENLICHT.[VHA]

Entzündung der Sklerotika, mit Stichen und Scheu vor dem SONNENLICHTE.[Br., Lippe]

Schmerzlose, umschriebenerote Flecke wie von BLUTAUSTRITT in das Weiße des Auges.[Br., Lippe]

BLUTUNTERLAUFUNGEN im Weißen der Augen und BLUTEN derselben.[VHA]

Heilungsbericht: *Ferd. F.* hier, ein Knabe von 4 Jahren, war vor mehren Wochen auf den Kopf gefallen und hatte seit dieser Zeit ein rothes, BLUTIGES Extravasat in der Bindehaut des rechten Auges, wie einen BLUTFLECKEN, der nicht weichen wollte. – Uebrigens ganz gesund und stark. – Was, außer kalte Umschläge von WASSER, angewendet war, konnte ich nicht erfahren. – Am 17. Febr. 1852 erhielt der Knabe 1. und 3. ARN. 200°°, 2. NUX-V. 200°. 4. §., alle Abende ein Pulver zu nehmen. Nach dem dritten Pulver war der Fleck verschwunden.[Vol. 81, S.228; AHZ 48 (1854) 53]

Herauspressen in den Ohren, BLUTEN aus Nase und Mund, selbst aus den Augen.[KEU 46]

*Gilbe, besonders der untern Hälfte des Augapfels.[VHA]

Gilbe um Nase und Mund, oder um die Augen.[VHA]

Gilbe um den Mund, die Nase und die Augen.[KEU 46]

Früh, Unerträglichkeit des Tages-LICHTES.[VHA]

Starrer, ängstlicher Blick.[VHA]
Streifen wie Blitze vor den Augen.[Br., Lippe]
Optische Täuschungen in hellen Farben.[Br., Lippe]
*Wie Wetterleuchten vor den Augen.[VHA]

Heilungsbericht

E. H. aus L., ein junger Bauer von 27 Jahren, robuster Konstitution, der in der Jugend die Krätze gehabt und verschmiert hatte, bekam vor 6 Wochen heftig e n t z ü n d e t e , thränende A u g e n , die Anfangs nach Augen-WASSER sich etwas besserten, nun aber nicht mehr, und wobei d i e S e h k r a f t von Tage zu Tage mehr a b n a h m , so daß ihm nun Alles wie in dickem Nebel gehüllt erschien, am schlimmsten morgens früh, im freien und vorzüglich im SONNENLICHTE. Außerdem schmerzten ihm morgens beim Aufstehen die Oberschenkel, welche dann ganz steif waren. – Am 18. Apr. [1841] reichte ich ihm drei Pulver, Nro. 1 NUX-V. 30°°, Nro. 2 SULPH. 30°° und Nro. 3 CALC. 30°°, und habe seitdem nichts wieder von ihm gehört, als von seinen Nachbarn die Aussage, daß es ihm ganz gut gehe.[ACS 19 (1842) 3, 62]

Ohren

Ueberempfindlichkeit der Sinne.[HA 4]
LICHT und Musik sind ihm unerträglich und greifen ihn sehr an.[Br., Lippe]
Ohrenschmerz, der sich nach dem Eintritt in ein Zimmer und im Bette verschlimmert.[Br., Lippe]
Reissend stechender Ohrenzwang.[VHA]
*Spannen in den Ohren, wenn er das Gesicht aufrichtet.[VHA]
*Beim Schlingen, Schmerz in den Ohren, als wenn es herausgepreßt würde.[VHA]
Herauspressen in den Ohren, BLUTEN aus Nase und Mund, selbst aus den Augen.[KEU 46]

Nase

Ueberempfindlichkeit der Sinne.[HA 4]
Das Jucken der Nase ist vorzüglich von NUX-V. beobachtet worden.[Hahnemann, ZHK 4 (1855) 16, S. 150]
Empfindlichkeit und Entzündungsröthe der innern Nase.[VHA]
Herauspressen in den Ohren, BLUTEN aus Nase und Mund, selbst aus den Augen.[KEU 46]
Früh, Nasen-BLUTEN.[VHA]
Nasen-BLUTEN, besonders morgens (vergleiche BRY.). (In einem Falle von fortgesetztem, <u>tropfenweisem Nasen-BLUTEN aus der linken Nasenhöhle</u>, das zwei Stunden gedauert hatte, half NUX-V., nachdem andere Arzneimittel, Druck, kaltes WASSER usw. nutzlos versucht worden waren. Es stellte sich am nächsten Tage noch einmal ein, und NUX-V. half zum zweitenmal.)[Br., Lippe]
Geruch vor der Nase, wie fauler Käse, oder wie Schwefel, oder wie glimmende Lichtschnuppen.[VHA]
Gilbe um Nase und Mund, oder um die Augen.[VHA]
Gilbe um den Mund, die Nase und die Augen.[KEU 46]

Antlitz

Perlschweiss an der Stirn.[Hahnemann, ZHK 4 (1855) 16, 150]
Schweiss bei Bewegung.[Hahnemann, ZHK 4 (1855) 16, 150]
S t i n k e n d e r S c h w e i ß e i n e r H ä l f t e d e s K o p f s u n d G e s i c h t s , w e l c h e k a l t a n z u f ü h l e n i s t , m i t V e r m i n d e r u n g d e r S c h m e r z e n , A n g s t u n d S c h e u v o r E n t b l ö ß u n g , n a c h M i t t e r n a c h t u n d g e g e n M o r g e n v e r s c h l i m m e r t , b e i r u h i g e m S i t z e n i n d e r w a r m e n S t u b e u n d v o n W a s c h e n g e b e s s e r t .[HA 128]
F r o s t g e f ü h l u m d e n K o p f u n d d a s G e s i c h t , o f t m i t H i t z e a b w e c h s e l n d , f r ü h , v o n d e r m i n d e s t e n B e w e g u n g i m F r e i e n , s o w i e d u r c h B e r ü h r u n g d e s K o p f s v e r s c h l i m m e r t .[HA 119]
Blasse, gilbliche oder erdfahle Gesichtsfarbe.[VHA]
Blasse Gesichtsfarbe.[HA 15]
Gilbe um Nase und Mund, oder um die Augen.[VHA]
Gilbe um den Mund, die Nase und die Augen.[KEU 46]
Gelbheit um Mund, Nase oder Augen (siehe auch SEP.).[Br., Lippe]
Bei gelben Flecken an der Brust gebe man SEP., und wenn um den Mund, NUX-V.. (Große, gelbe Flecken am Bauche: PHOS.)[Br., Lippe]

Verifikationen und klinische Symptome

Rothes, geschwollenes Gesicht.[VHA]
Rothes, aufgedunsenes, oder blasses, erdfahles Gesicht.[HA 36]
Blaurothes Gesicht.[KEU 46]
Gilbe um den Mund, die Nase und die Augen.[KEU 46]
Halbseitige Backengeschwulst.[VHA]
Reissen im Jochbeine.[VHA]
Schmerzhaftes Abschälen der Lippen.[VHA]
Schorfe an den Lippen.[VHA]
Kinnbacken-Klamm.[VHA]
Geschwollene, beim Schlingen stechende Unterkieferdrüsen.[VHA]

Zähne

Wundheitsschmerz oder bohrendes Wühlen in den Zähnen, durch Kopfanstrengung erhöhet.[VHA]
*Brennendes Stechen in einer ganzen Zahnreihe.[VHA]
Reissen in den Zähnen und Kinnladen, bis durch die Gesichtsknochen, durch kaltes Getränk erneuert, durch Wärme gelindert.[VHA]
Zahnweh der WEIN- und KAFFEE-Trinker.[VHA]
Zahnweh von Erkältung.[VHA]
Weißliches, geschwollenes Zahnfleisch.[VHA]
Faules, BLUTENDES Zahnfleisch.[VHA]

Mund

Gilbe um Nase und Mund, oder um die Augen.[VHA]
Blaurothes Gesicht. Gilbe um den Mund, die Nase und die Augen.[KEU 46]
Fäule und Gestank des Mundes.[VHA]
Uebler Mundgeruch.[KEU 46]
Schwämmchen im Munde (bei Kindern).[VHA]
Entzündliche Geschwulst der Gaumendecke und des Schlundes.[VHA]
Entzündung des Gaumens und Schlundes.[KEU 46]
Die Gaumen sind geschwollen, weiß und BLUTEND, wie man es bei Trunkenbolden und häufig in bösartigen Fiebern findet (vergleiche MERC.).[Br., Lippe]
Spannen im Schlunde.[KEU 46]
Halsweh, wie von einem Pflock im Halse.[VHA]
Wundheitsschmerz im Halse beim Einziehen kalter LUFT.[VHA]
Beim Schlingen stichts im Halse *und er ist wie zu enge.[VHA]
Entzündungsgeschwulst und Stechen im Zäpfchen.[VHA]
*Dick weiß belegte Zunge.[VHA]
Herauspressen in den Ohren, BLUTEN aus Nase und Mund, selbst aus den Augen.[KEU 46]

Genüsse

Hunger mit Widerwillen gegen Speisen, besonders gegen BROD, KAFFEE und TABAK.[VHA]
Heißhunger nach BIER-Trinken.[VHA]
Früh, Durst.[VHA]
Durst bei Ekel vor WASSER und BIER.[VHA]
*Verlangen auf BRANNTWEIN oder KREIDE.[VHA]
*Uebelbekommen von BROD und SAUREN Speisen; die FETTESTEN Speisen verträgt er gut.[VHA]
Nachtheil von BROD und SAUREN Speisen.[HA 36]
*Warme Genüsse lindern viele Beschwerden vorübergehend.[VHA]
Besserung durch warmes Essen verlangt NUX-V. und COCC., Verschlimmerung durch kalte Speisen ARS..[Chargé, Bönn.]
Überempfindlichkeit der Sinnesorgane, besonders wenn durch KAFFEE-Trinken und Betäubungsmittel hervorgebracht. (NUX-V. und CHAM. sind für diesen Zustand die zwei wichtigsten Arzneimittel.)[Br., Lippe]
Halbseitiges Kopfweh der KAFFEE-Trinker.[VHA]
Zahnweh der WEIN- und KAFFEE-Trinker.[VHA]
*BROD schmeckt BITTER.[VHA]
Reissen in den Zähnen und Kinnladen, bis durch die Gesichtsknochen, durch kaltes Getränk

Verifikationen und klinische Symptome

erneuert, durch Wärme gelindert.[VHA]
Jedes Getränk beschwert den Magen.[VHA]
Magenkrämpfe der BRANNTWEIN und KAFFEE-Trinker.[VHA]
Nachwehen vom gestrigen Rausche.[VHA]
Beschwerden nach einem WEIN-Rausche: NUX-V. X° R.[SRA]
WEIN-Rausch: Für die eigenthliche Besoffenheit nach übermäßigem Genusse geistiger Getränke. Wo dieses der Fall ist, da hilft am ersten und schnellsten bei BIER-Rausch: THEE, und darauf RHUS-T. oder NUX-V.; bei WEIN-Rausch: zuerst eine BITTERE Mandel, und dann NUX-V., nach Maßgabe der oben angeführten Zeichen.[HA 32]
BIER-Rausch: Für die eigenthliche Besoffenheit nach übermäßigem Genusse geistiger Getränke. Wo dieses der Fall ist, da hilft am ersten und schnellsten bei BIER-Rausch: THEE, und darauf RHUS-T. oder NUX-V. nach Maßgabe der oben angeführten Zeichen.[HA 32]
NUX-V. paßt gut nach dem Genuß von neuem oder schlechtem WEIN, wenn der Kranke die Wirkung erst am nächsten Tage fühlt.[Br., Lippe]
Abneigung gegen WEIN; Verlangen nach BIER: MERC. (vergleiche SULPH..)[Br., Lippe]
Verschlimmerung bei Keuchhusten: SAURE Genüsse. TABACK.[KEU 46]
Hypochondrische Unbehaglichkeit und Angegriffenheit nach dem Essen.[VHA]
NUX-V. paßt sehr gut für schlimme Folgen von KAFFEE-, TABAK- und SPIRITUOSEN-Genuß sowie von Überanstrengung des Geistes, von sitzender Lebensweise, von Schlafmangel und von zu vielem Essen. (Schlimme Folgen von KAFFEE- und TABAK-Genuß können manchmal auch CHAM. erfodern.)[Br., Lippe]

Verifikationen und klinische Symptome

Geschmack

Ueberempfindlichkeit der Sinne.[HA 4]
SAURER Geschmack im Munde, besonders früh und nach Essen und Trinken.[VHA]
SAURER Geschmack im Munde.[HA 36]
SAURER Geschmack.[KEU 46]
Früh, FAULIGER Mundgeschmack.[VHA]
*BROD schmeckt BITTER.[VHA]

Aufstoßen

BITTERES, SAURES Aufstoßen, das Erleichterung bringt (vergleiche CHAM.).[Br., Lippe]
SAURES Aufstoßen.[VHA]
SAURES Aufstoßen und Erbrechen.[HA 15]
*BLUTAUFSCHWULKEN.[VHA]
Würmerbeseigen (bei vielen Beschwerden).[VHA]
Heftiges Schluchzen.[VHA]
*Ranziges Soodbrennen nach SAUREN und FETTEN Speisen.[VHA]

Heilungsbericht

F. Sch. aus H., ein Dienstmädchen von 32 Jahren, leidet seit 3 bis 4 Monaten an einem überaus heftigen, lauten Aufstoßen, mit fortwährendem Schleimauswurfe, ohne Husten, und Brennen zwischen den Schulterblättern, in der Ruhe und im Liegen auf dem Rücken besser, aber von der mindesten Bewegung ungemein verschlimmert, so wie auch von WEIN oder andern hitzigen Getränken. Außerdem die Periode sehr stark, und stets große innere Angst und Schreckhaftigkeit. – Während der ganzen Zeit war beständig und viel Arznei gebraucht, viel KAMILLENTHEE, OL. CAJEP., CASTOREUM, LAUROC., NAPHT. ACET., POTIO RIV., HYOS. RHABARB. OPIUM, am meisten aber VALERIANA, BISMUTH und MAGNESIA in sehr großen Gaben, wonach es eher schlimmer als besser geworden war. – Am 19. Apr. [1841] vier Pulver: Nro. 1 und 3 BRY. 30°°°, Nro. 2 PULS. 30°°, Nro. 4 SEP. 30°°, alle drei Tage eins. Am 3. Mai war die Hauptbeschwerde das Aufstoßen, noch dasselbe, und die Kranke gab ferner an: Schründen und Wundheitsschmerz im Schlunde, am schlimmsten außer dem Schlingen; das Aufstoßen tritt sogleich ein, wenn der Hals äußerlich berührt wird; Mastdarmvorfall nach jedem Stuhlgange. Nun wieder vier Pulver: Nro. 1 und 3 IGN. 30°°°, Nro. 2 und 4 LACH. 30°°°, alle drei Tage ein Pulver. am 15. Mai die letzterwähnten Zeichen verschwunden, das Hauptübel beim Alten und nun 3 Pulver, Nro. 1 und 3 SULPH. 30°°, und Nro. 2 CALC., alle 5 Tage ein Pulver, ohne Besserung bis zum 6. Juni, und nun dabei Reißen im Gesichte und im Nacken, und beim Stillsitzen Jucken im Rückgrat. Ich gab nun: Nro. 1 und 3 PETR. 30°° und Nro. 2 und 4 NUX-V. 30°°, und habe seitdem nun von Andern erfahren, daß sie besser sein soll, kann aber nicht behaupten, ob in Folge dieser oder anderer Mittel, weil ich von ihr selbst seitdem nichts wieder gehört oder gesehen habe, und sie fünf Meilen von hier wohnt. Nur muß ich hinterher bedauern, daß ich die letzten Mittel nicht gleich anfangs gegeben habe.[ACS 19 (1842) 3, 66-67]

Verifikationen und klinische Symptome

Uebelkeit

Uebelkeit früh und nach dem Essen.[VHA]
Uebelkeit und Erbrechen früh und nach dem Essen.[HA 36]
Uebelkeit und Erbrechen der Schwangeren.[VHA]
Uebelkeit, Brecherlichkeit und Brechwürgen.[KEU 46]
Leeres Brechwürgen (der Söffer).[VHA]
Brechwürgen bei Trunkenbolden. Große Übelkeit mit Brechwürgen; er kann aber anfangs nur WASSER erbrechen und erst nach vielen Versuchen das Essen. (Der IP.-Kranke erbricht die Speise sofort. Das Erbrechen bei PULS. ist die Folge des Mißbrauchs von Gefrorenem oder von FETTEN Speisen und bei NUX-V. die Folge des Genusses von HUMMER-Salat, BRANNTWEIN usw.)[Br., Lippe]
Erbrechen des Genossenen.[VHA]
Erbrechen der Getränke.[KEU 46]
BLUT-Erbrechen.[VHA]
Erbrechen dunklen, klumpigen BLUTS.[KEU 46]
Erbrechen erst der Speisen, dann Schleim oder BLUT; oder, erst WASSER, und dann Speisen. Erbrechen dunklen, klumpigen BLUTS.[KEU 46]
FETTIGES Erbrechen: Thuj. (ARS., MEZ., JOD, NUX-V.)[KMS 724]
Gall-Erbrechen.[VHA]
Kopfweh mit Gall- oder SAUREM Erbrechen.[VHA]
Periodische Anfälle von Erbrechen von Speise, sauerriechendem Schleim, oder dunkelm, geronnenem BLUTE, und während der Schwangerschaft.[Br., Lippe]

Magen

Beachte: In chronischen Magenleiden mißbraucht man die BRECHNUß, indem man ihr zumuthet, was sie wegen ihrer Wirkungsphäre nicht leisten kann. COCC., ARS., COLCH., PH-AC. und SEP. finden häufig Anwendung; COLCH. ist das Hauptmittel gegen Kältegefühl [Es ist sonderbar, daß gerade dieses Gefühl hervorgehoben wird, was in unserer Gegend höchst selten vorkommt. Sollte es in Westphalen vielleicht häufig sein? R-l.] im Magen, wenn dieses Symptom allein vorkommt; wenn es mit Kollern verbunden, paßt PH-AC.; begleiten die Kälte verschiedene und abwechselnde Beschwerden, dann hilft SEP..[Chargé, Bönn.]
Besserung durch warmes Essen verlangt NUX-V. und COCC., Verschlimmerung durch kalte Speisen ARS..[Chargé, Bönn.]
Früh, nüchtern und nach dem Essen, Magenkrampf und Magendrücken, welches bis zwischen die Schultern zieht.[VHA]
Einige Stunden nach dem Mittagessen stellt sich Druck im Magen, Stumpfheit im Kopfe und hypochondrische Stimmung ein. Paßt daher gut für Schwerverdaulichkeit. (KALI-BI. hat Schmerz unmittelbar nach dem Essen).[Br., Lippe]
Brennen in der Magengegend und am Magenmunde.[VHA]
Zusammenziehender Magenkrampf, meistens mit Würmerbeseigen.[VHA]
Jedes Getränk beschwert den Magen.[VHA]
Magenkrämpfe der BRANNTWEIN und KAFFEE-Trinker.[VHA]
Beschwerden nach einem WEIN-Rausche: Nux-v. R.[SRA]
Magenkrämpfe, à la *Rademacher* mit NUX-V. in allopathischen Gaben ohne Erfolg behandelt, habe derselbe [Dr. *Gauwerky*] mit NUX-V. 60. geheilt. – Ref. bemerkte, dass in diesen, wie in vielen anderen Krankheiten, wenn die Symptome passten, die Hochpotenzen der gemissbrauchten Arzneien gleichzeitig als Antidote und als wahre Heilmittel treffliche Wirkung thäten.[AHZ 59 (1859) 62-63]
Auftreibung und Druck im Magen und der Magengrube wie von einem Stein, besonders nach dem Essen.[Br., Lippe]
Kolik und Druck im Magen, der sich bis nach den Schultern erstreckt, besonders morgens, beim Fasten und nach dem Essen; schlimmer nach dem Stuhlgang.[Br., Lippe]
Paßt gut bei der Kolik der BRANNTWEIN- und KAFFEE-Trinker. (Die Kolik, die auf RHUS-T. und COLOC. weist, ist besser nach dem Stuhlgang).[Br., Lippe]
*Drücken und Spannen in der Herzgrube und gegenüber Spannen zwischen den Schulterblättern.[VHA]

Aufgetriebenheit der Herzgrube, welche bei (leiser) Berührung schmerzt.[VHA]
Magenverderbniß von Uebersättigung.[VHA]
Unverdaulichkeit nach Erkältung.[VHA]
Magenverhärtung.[VHA]
Magenschmerzen von heißem Trinken gebessert.[HA 36]

Hypochonder

Unerträglichkeit fester Kleider um die Hypochondern.[VHA]
Die Kranken können keine engen Kleider um die Hüften ertragen.[Br., Lippe]
Hypochondrische Unbehaglichkeit und Angegriffenheit nach dem Essen.[VHA]
Schmerzen in den Hypochondern.[KEU 46]
Leberentzündung.[VHA]
Drücken und Stechen in der Lebergegend.[VHA]
Verhärtung der Leber.[VHA]
Zerreissungsschmerzen in der Nabelgegend und im Unterbauche.[KEU 46]

Bauch

Vollheit im Unterleibe nach wenigem Essen.[VHA]
Einige Stunden nach dem Mittagessen stellt sich Druck im Magen, Stumpfheit im Kopfe und hypochondrische Stimmung ein. Paßt daher gut für Schwerverdaulichkeit. (KALI - BI. hat Schmerz unmittelbar nach dem Essen).[Br., Lippe]
Zusammenschnürung des Oberbauchs.[VHA]
Große Empfindlichkeit des Bauchs, besonders gegen leise Berührung.[VHA]
Leibweh von Verkältung.[VHA]
Zerreissungsschmerzen in der Nabelgegend und im Unterbauche.[KEU 46]
Wehenartige Krämpfe im Unterleibe und in der Bärmutter, *die sich bis in die Beine verbreiten.[VHA]
Krämpfe wie Geburtswehen, im Leibe und in der Gebärmutter, die sich nach den Beinen erstrecken; es ist deshalb bei falschen Geburtswehen angezeigt.[Br., Lippe]
Entzündung des Unterleibs.[VHA]
Drängen im Unterbauche nach den Geschlechtstheilen.[VHA]
*Schmerzhaftigkeit der Bauchmuskeln beim Bewegen, Drücken, Husten, Lachen u.s.w.[VHA]
Zerschlagenheitsschmerz der Bauchmuskeln.[KEU 46]

Brüche

Ausgetretene Brüche: – am gewöhnlichsten NUX-V. X° R.[SRA]
In der Behandlung der Brüche nimmt NUX-V. den ersten Platz ein; SCHWEFELSÄURE übertrifft hier den SCHWEFEL.[Chargé, Bönn.]
Austreten des Leistenbruchs.[KEU 46]
Nabel- und Leistenbrüche.[VHA]
Brüche, besonders eingeklemmte Brüche. (Bei Nabel- oder Leistenbrüchen der Kinder lege man ein Bruchband an und gebe NUX-V..)[Br., Lippe]

Heilungsbericht

W. S. in L., ein Landmann von 42 Jahren, dem Äußern nach von robuster Konstitition, klagte am 5. Dez. 1835 über sehr heftigen Husten, der gar nicht zu Athem kommen lasse, früh und nach dem Essen am heftigsten, mit wenigem Auswurfe von brenzlichem Geschmacke, mit bitterm Nachgeschmacke im Munde und mit Brustschmerzen. Von der großen Anstrengung beim Husten war schon ein Leistenbruch entstanden und Patient litt fortwährend an großer Trockenheit im Halse. Eine sogleich verordnete Gabe DROS. 30°° brachte sehr ansehnliche Besserung: die Trockenheit im Halse verschwand gänzlich, der Husten verlor sehr viel von seiner Heftigkeit und der Athem wurde dabei nicht mehr beengt. Da nun die Bruchbeschwerden noch unverändert waren, der Hustenauswurf einen süßlichen Geschmack angenommen und der Brustschmerz beim Husten stechend geworden war, reichte ich am 2. Jan. 1836 eine Gabe NUX-V. 30°°, welche in der That den Bruch vollkommen heilte aber auf den Husten nur geringe Wirkung hatte. Ich ließ daher am 6. Febr.1836 eine Gabe SULPH. 60°°, und drei Tage später eine Gabe CALC. 30°° nehmen, welche letztere bis gegen die Mitte des Monats März alle Krankheits-Symptome tilgte und ein Wohlbefinden herbeiführte, welches bis jetzt noch nicht wieder getrübt wurde.[ACS 17 (1839) 3, 4-5]

Wundheit in der Schaambuge.[VHA]
Blähungskolik im Oberbauche, im Liegen vergehend.[VHA]
Langwierige Hartleibigkeit.[VHA]

Verifikationen und klinische Symptome

Chronische Hartleibigkeit.[HA 15]
Entzündung des Unterleibs.[VHA]
Leibesverstopfung, wie von Unthätigkeit der Gedärme.[VHA]
*Schmerzhafter Durchfall mit Hartleibigkeit wechselnd.[VHA]

Blähungen

Blähungskolik im Oberbauche, im Liegen vergehend.[VHA]

Stuhl

Langwierige Verstopfung.[HA 36]
Stuhlverstopfung.[KEU 46]
Stuhlverstopfung, ungenügender, harter Stuhlgang, oft mit BLUT gestreift wie von Untätigkeit der Gedärme, mit schmerzhaften, vergeblichen Anstrengungen zum Stuhlgang; dieses Symptom trifft man auch häufig bei kleinen Kindern (vergleiche ALUM.). (Wenn mit jedem Stuhlgang BLUT abgeht, paßt SULPH..)[Br., Lippe]
Allzu geringe, schwärzliche Stuhlausleerungen.[VHA]
Leibesverstopfung, wie von Unthätigkeit der Gedärme.[VHA]

Heilungsbericht: *E. A.* zu O., eine junge Bauerfrau von 25 Jahren, kam vor fünf Wochen nieder und ward wenige Tage darauf krank, wobei sie von einem allopathischen Arzte mit stets zunehmender Verschlimmerung behandelt wurde. Sie liegt jetzt beständig im Bette, hat Fieber, rothen Ausschlag über den ganzen Körper, entzündete, harte Brüste mit dicken, feuerrothen und sehr schmerzhaften Knoten und wunden, eiternden Brustwarzen; dabei stete Verstopfung. – Daß ich sie selbst nicht sehen konnte, versteht sich von selbst, weil sie über 3 Meilen von hier wohnt. – Am 19. April [1841] Nro. 1 ACON. 30°°°, Nro. 2 NUX-V. 30°°, Nro. 3 PHOS. 30°°, Nro. 4 und 5 SACCH. LACT., alle 24 Stunden ein Pulver zu nehmen. Am 24. April: die Brust ist nun aufgegangen und eitert gut. Ziehen in den Beinen, Abends schlimmer. Nun Nro. 1 und 3 BRY. 30°°, Nro. 2 und 4 PULS. 30°°°, Nro. 5 SACCH. LACT., wieder alle 24 Stunden ein Pulver. Am 1. Mai. Die Brust ist geheilt, aber die MILCH läuft von selbst heraus; Frost beim Aufstehen aus dem Bette, der Ausschlag noch da. An diesem Tage: Nro. 1 SULPH. 60°°, Nro. 2 und 4 SACCH. LACT., Nro. 3 CALC. 30°°, alle 5 Tage ein Pulver. Nach 3 Wochen war die Frau wieder ganz gesund und blieb es bis zur heutigen Stunde.[ACS 19 (1842) 3, 64]

Heilungsberichte von Kühen: [Am 17. Juni 1863] *Hermann's* Rind, erst BLUTHARNEN, nun hartnäckige Verstopfung: NUX-V. – 18. Juni. Jetzt schwarzer und grüner Abgang, frisst aber wieder: 1. IP., 2. NUX-V., alle 12 Stunden [je C 200°°]. – Geheilt.[KMS 783]
[Am 9. Juni 1863] *Stegemöller's* Kuh, verstopft, aufgebläht und gänzlich gelähmt (vom Thierarzte verloren gegeben): 1. NUX-V., 2. PULS.; alle 12 Stunden. – 10. Juni. Besserung, aber starker Mastdarmvorfall: 1. IGN., 2. NUX-V., alle 12 Stunden [je C 200°°]. – Geheilt.[KMS 782-783]

Vergeblicher Stuhldrang.[VHA]
Rhurartige, kleine Durchfälle mit Tenesmus (nach Erkältung).[VHA]
*Schmerzhafter Durchfall mit Hartleibigkeit wechselnd.[VHA]

After

Schmerzhafte, trockne After-Aderknochen.[VHA]
Nach dem Stuhlgang treten Hämorrhoidal-Geschwüre hervor, mit Zusammenziehung des Afterschließmuskels. LACH. ist sehr angezeigt für Hämorrhoidal-Knoten – besonders mit starken BLUTUNGEN – bei Personen, die viele geistige Getränke genießen. (Für trockene Hämorrhoiden gebe man NUX-V..)[Br., Lippe]
NUX-V., ARS. und LACH. sind drei wichtige Arzneimittel in Hämorrhoidalleiden. Für BLUTENDE Hämorrhoiden vergleiche SULPH..[Br., Lippe]
Schmerzhafte, blinde Hämorrhoidalgeschwülste. Sehr charakteristisch bei diesen NUX-V.-Geschwülsten ist, daß sie nicht BLUTEN; wenn NUX-V. eine BLUTUNG herbeiführen sollte, lasse man sie ruhig BLUTEN.[Br., Lippe]
Die NUX-V.-Hämorrhoiden BLUTEN nicht. (Ausscheidung von BLUT aus dem Mastdarm, oder während einer Stuhlentleerung: PHOS..)[Br., Lippe]
NUX-V. hat trockene, schmerzhafte Hämorrhoiden. (Fortgesetzte Röte um den After zeigt SULPH. an [*H.N. Guernsey*].)[Br., Lippe]

Harn

Harnverhaltung.[VHA]

Vergeblicher, schmerzhafter Harndrang.[VHA]

NUX-V., IGN. und CHAM. haben beide, doch letztere mehr, Schmerz b e i m Harnlassen. PULS. aber den meisten Schmerz v o r dem Harnen.[Hahnemann, ZHK 4 (1855) 16, 150]

*Harndrang mit Abgang weniger Tropfen rothen brennenden Harns.[VHA]

Ausscheidung von klebrigem, eiterigem Schleim aus der Blase während und nach dem Harnlassen.[Br., Lippe]

Vor dem Urinieren Druck in der Blase und Schmerzen im Blasenhals, wie man es bei Trunkenbolden findet.[Br., Lippe]

BLUTHARNEN.[VHA]

Heilungsberichte von Kühen: *Bolten's* einjähriges R i n d, B L U T H A R N E N; 1. IP., 2. NUX-V., alle 24 Stunden [je C 200°°]. – Geheilt.[KMS 782]

[Am 17.Juni 1863] *Hermann's* R i n d, erst B L U T H A R N E N, nun hartnäckige V e r s t o p f u n g: NUX-V. – 18. Juni. Jetzt s c h w a r z e r und grüner A b g a n g, frisst aber wieder: 1. IP., 2. NUX-V., alle 12 Stunden [je C 200°°]. – Geheilt.[KMS 783]

Hermann's K u h, seit heute Morgen B L U T H A R N E N: 1. IP., 2. NUX-V., alle 12 Stunden [je C 200°°]. – Geheilt.[KMS 783]

Geschlechtstheile

Eicheltripper mit vermehrter Absonderung der Eichel-Schmiere.[VHA]

Entzündliche Geschwulst der Hoden.[VHA]

Entzündung und Anschwellung der Hoden mit stechenden und krampfhaften Zusammenziehungen nach den Samensträngen hin; die Hoden sind hart und hinaufgezogen.[Br., Lippe]

Hoden-WASSERBRUCH.[VHA]

Gebärmuttervorfall.[VHA]

Wehenartige Krämpfe im Unterleibe und in der Bärmutter, *die sich bis in die Beine verbreiten.[VHA]

BLUTDRANG mit Drängen zu den weiblichen Geschlechtstheilen.[VHA]

BLUTANDRANG und Herabhängen der Gebärmutter.[Br., Lippe]

Entzündung der Gebärmutter sowie der äußeren Teile; Gebärmutter-Vorfall.[Br., Lippe]

NUX-V., SEP. und BELL. sind drei sehr wichtige Arzneimittel für jenes unangenehme Gefühl von Drängen nach unten, als ob alles herausfallen würde, wie man es so oft bei überarbeiteten Frauen antrifft.[Br., Lippe]

Sehr erhöheter Geschlechtstrieb.[VHA]

Schwangerschaft – Beschwerden der Mütter

Uebelkeit und Erbrechen der Schwangeren.[VHA]

Periodische Anfälle von Erbrechen von Speise, sauerriechendem Schleim, oder dunkelm, geronnenem BLUTE, und während der Schwangerschaft.[Br., Lippe]

Krämpfe wie Geburtswehen, im Leibe und in der Gebärmutter, die sich nach den Beinen erstrecken; es ist deshalb bei falschen Geburtswehen angezeigt.[Br., Lippe]

Falsche und unzureichende Geburtswehen (vergleiche PULS.), mit häufigem Drange zum Harnlassen und Stuhlgang. Sie muß alle paar Minuten auf den Nachtstuhl gehen, entweder hat sie Drang zum Harnlassen oder zum Stuhlgang.[Br., Lippe]

Allzu heftige Nachwehen.[VHA]

Nachwehen, die zu stark und von zu langer Dauer sind.[Br., Lippe]

Beschwerden der Kinder

Schwämmchen im Munde (bei Kindern).[VHA]

Stuhlverstopfung, ungenügender, harter Stuhlgang, oft mit BLUT gestreift wie von Untätigkeit der Gedärme, mit schmerzhaften, vergeblichen Anstrengungen zum Stuhlgang; dieses Symptom trifft man auch häufig bei kleinen Kindern (vergleiche ALUM.).[Br., Lippe]

Brüche, besonders eingeklemmte Brüche. (Bei Nabel- oder Leistenbrüchen der Kinder lege man ein Bruchband an und gebe NUX-V..)[Br., Lippe]

Verifikationen und klinische Symptome

Regel

Pflegt die Monatsreinigung einige Tage zu früh sich einzustellen und auch wohl zu häufig fließen, so sind die nach ihrem Verfluß zurück bleibenden oder entstehenden Uebel ganz für KRÄHENAUGEN geeignet.[RA 1, 193]

Zu frühe, zu starke und zu langdauernde Regel mit nachfolgenden Beschwerden.[HA 15]

Monatliches zu früh und zu stark, mit dunklem, schwarzem BLUTE.[VHA]

Die Regeln treten zu früh ein und sind zu stark; dunkles, schwarzes BLUT geht ab. (Die PULS.-Regeln kommen zu spät und sind zu spärlich.)[Br., Lippe]

Jedes Arzneimittel mit Gemütssymptomen von übler Laune, Neigung, Fehler zu finden, zu schimpfen usw., wie sie NUX-V. aufweist, entspricht auch einem der NUX-V. ähnlichen Monatsfluß).[Br., Lippe]

Absatzweise erneueter BLUTABGANG nach Aufhören der Regel.[VHA]

Erscheinung neuer und Erhöhung alter Beschwerden (bei und) nach dem Monatlichen.[VHA]

NUX-V. (X° R.) bei großer Angegriffenheit und Gereiztheit des Nervensystems, Ueberempfindlichkeit der Sinnenwerkzeuge, Schreckhaftigkeit, Aengstlichkeit, Hang zum Liegen, Widerwillen gegen freie LUFT, heftigem, störrischem, widerspenstigem Sinne, und wenn das Monatliche zu früh erscheint oder zu lange sich hinschleppt.[SRA]

Heilungsbericht

C. M. L. von L., eine Bauerfrau von 24 Jahren, ließ mich durch ihren Mann um Hülfe bitten gegen übermäßigen B L U T A B G A N G a u s d e r S c h e i d e, welcher fast ununterbrochen fortdauert, beinahe alle 8 Tage, nach kaum 24stündigem Aufhören wieder erschien und sie sehr entkräftete. Mit Mühe war sonst von dem Manne noch zu erfahren, daß seine Frau früh nüchtern sich am schlechtesten befinde und viel über Pochen und Klopfen im Kopfe beklagte. – Am 18. Apr. [1841] erhielt sie Nro. 1 NUX-V. 30°°, Nro. 2 SULPH. 30°° und Nro. 3 CALC. 30°°. Nur durch Nachbarn erfuhr ich zwei Monate später, daß ihr Uebel vollständig gehoben sei.[ACS 19 (1842) 3, 59-60]

Schnupfen

Am Tage Fließschnupfen, *in der Wärme schlimmer, im kühlen Freien besser.[VHA]

Am Tage Fließschnupfen, Nachts Stockschnupfen.[HA 36]

Am Tage und im Hause Fliess-, Nachts und im Freien Stockschnupfen.[KEU 46]

Nächtlicher Stockschnupfen.[VHA]

Niessen.[KEU 46]

Athem

Der Kranke kann nicht schnell gehen, da er gleich außer Atem kommt.[Br., Lippe]

B e i den Keuchhusten-Anfällen Gähnen.[AHZ 61 (1860) 54]

Das laute Athmen ist von CHIN. und NUX-V. beobachtet worden, bei letzterer vorzüglich im Schlafen.[Hahnemann, ZHK 4 (1855) 16, S. 150]

Erstickungsanfälle von krampfhafter Zusammenschnürung der Kehle, nach Mitternacht.[VHA]

Athemmangel.[KEU 46]

Erstickungsanfälle.[KEU 46]

Asthmatische Engbrüstigkeit von Zusammenschnürung des unteren Theiles der Brust.[VHA]

Heilungsbericht von Pferden: *Gr. Schürmann's* P f e r d wieder d ä m p f i g, nachdem es im vorigen Jahre am 26. Juli mit NUX-V. und am 19. Aug. mit BRY. davon hergestellt war, nun am 16. Mai [1863] ARS., welches am 25. Juli d. J. wiederholt werden musste [je C 200°°].Seitdem wohl.[KMS 782]

Husten

Trockner Husten, am meisten Nachts oder früh nüchtern.[VHA]

Trockner Husten von Körperbewegung und Kopfanstrengung.[VHA]

Loser Husten mit vielem Auswurf, sobald sich der Kranke hinlegt, weist auf NUX-V. oder THUJ..)[Br., Lippe]

Abends und Nachts, trockner Husten, am Tage mit Auswurf.[VHA]

Beim Husten, zersprengender Kopfschmerz und Zerschlagenheit in den Bauchmuskeln.[VHA]

Heilungsbericht

H. S., ein vierunddreißigjähriger Goldschmied; litt seit drei Jahren an einem schlimmen Husten, einhergehend mit Würgen, ofmals auch mit Erbrechen, das dann Erleichterung verschafft; der Auswurf ist spärlich und geschmacklos. Der Husten stellt sich jeden Morgen sofort ein, wenn der Patient Speisen oder Getränke zu sich genommen hat; auch nach dem Rauchen, am schlimmsten aber nach dem Genuß von WEIN. Der Patient schreibt dem schnellen Trinken sehr heißen KAFFEES eine ur-

Verifikationen und klinische Symptome

sächliche Wirkung für den Husten zu. Früher litt er unter der Krätze, die mit SULFUR und SEIFE behandelt wurde; ebenso litt er an Gonorrhö, die mit COPAIVA und QUECKSILBER (letzteres in Dosen von 6 Gran) unterdrückt wurde. – Ich konnte vom Patienten nicht erfahren, welche Medikamente er bis zu Beginn der Betreuung durch mich eingenommen hatte. Er informierte mich lediglich darüber, daß Oleum CROTONIS und PIMPINELLE darunter waren, ohne daß er allerdings auch nur den geringsten Nutzen von irgendeinem der ihm verschriebenen Arzneimittel gezogen hätte. – 22. März, 1851. 1, NUX-V. 200; 2, IP. 200; 3, NUX-V. 200; 4, §. Je ein Pulver zur Einnahme jeden dritten Abend. – 14. April. Vierundzwanzig Stunden nach der Einnahme des ersten Pulvers manifestierte sich von selbst eine beträchtliche Besserung, welche bis heute anhält. Die morbiden Symptome zeigen sich jetzt nur noch nach dem Trinken und nicht mehr nach dem Essen. Der Patient empfindet eine Art Verengung oder auch Zusammenziehen in der Urethra beim Harnlassen. 1, ARS. 3000; 2 bis 4 §. Ein Pulver zur Einnahme jeden fünften Abend. – Drei Wochen später fühlte er sich vollständig genesen; und da ich ihn seitdem nicht wieder gesehen habe oder von ihm gehört habe, obwohl er innerhalb einer Stunde mit der Eisenbahn zu mit gelangen könnte, darf ich wohl annehmen, daß er sich weiterhin guter Gesundheit erfreut.[Vol. 78, S.151; KMSS 29-30]

Keuchhusten

Heftiger, anstrengender Keuchhusten, von Kitzel am Gaumen und Kehlkopfe erregt, Nachts und Morgens ohne, am Tage und Abends mit Auswurf von gelbem oder grauem, oft kaltem Schleime, meistens SÄUERLICHEN oder SÜSSLICHEN, zuweilen BITTERN, FAULEN oder METALLISCHEN Geschmacks, oder endlich von reinem dunkelrothem BLUTE.[KEU 46]

Verschlimmerung: Nach Mitternacht und früh Morgens. Bewegung. Freie LUFT, Liegen auf dem Rücken. Essen und Trinken. Gähnen. Erwachen aus dem Schlafe. Aerger. Kopfanstrengung. Ausathmen. Entblössung. Kaltwerden. SAURE Genüsse. TABACK.[KEU 46]

Begleitung: Angst und Unruhe. Verdriesslichkeit. Grosse Heftigkeit und Reizbarkeit. Schwindel. BLUTDRANG zum Kopfe, mit Hitze darin. Zersprengungsschmerz im Kopfe. Herauspressen in den Ohren, BLUTEN aus Nase und Mund, selbst aus den Augen. Blaurothes Gesicht. Gilbe um den Mund, die Nase und die Augen. Uebler Mundgeruch. Entzündung des Gaumens und Schlundes. Spannen im Schlunde. SAURER Geschmack. Uebelkeit, Brecherlichkeit und Brechwürgen. Erbrechen der Getränke. Erbrechen erst der Speisen, dann Schleim oder BLUT; oder, erst WASSER, und dann Speisen. Erbrechen dunklen, klumpigen BLUTS. Schmerzen in den Hypochondern. Zerreissungsschmerzen in der Nabelgegend und im Unterbauche. Zerschlagenheitsschmerz der Bauchmuskeln. Austreten des Leistenbruchs. Stuhlverstopfung. Am Tage und im Hause Fliess-, Nachts und im Freien Stockschnupfen. Niessen. Athemmangel. Engbrüstigkeit. Erstickungsanfälle. Zusammenschnüren der Kehle. Jücken in der Luftröhre. Rohheits- und Wundheitsschmerz in der Luftröhre. Schmerz im Halsgrübchen. Rohheits- und Wundheitsschmerz in der Brust. Stiche und Stösse in der Brust. Gefühl, als risse sich in der Brust etwas los. Zusammenschnüren im untern Theile der Brust. Aengstliches Herzklopfen. Adernauftreibung an den Händen. Früh allgemeine Zerschlagenheit der Glieder. Abzehrung und Abmagerung. Gähnen. Schlaflosigkeit nach Mitternacht. Unerquicklicher Frühschlaf. Frost mit Hitze wechselnd. Erleichternde Frühschweisse.[KEU 46-47] – Bei den Anfällen Gähnen.[AHZ 61 (1860) 54]

Nicht selten beginnt der Keuchhusten der Kinder wie ein gewöhnlicher Katarrhusten, und es gelingt dann oft, auch mit diesem Mittel, wenn nur die Zeichen überall ganz genau zutreffen, schon im ersten Stadium die ganze Krankheit abzuschneiden und in wenigen Tagen vollständig zu heilen, was aber beim ausgebildeten Keuchhusten wohl nie der Fall ist.[KEU 47]

Heilungsbericht

J. H. Sch., von H. bei B., ein Landmann von 51 Jahren, schwindsüchtigen Ansehens, leidet seit einem Jahre an einem heftigen Husten, früh mit sehr vielem geschmacklosen Auswurfe, von Bewegung verschlimmert, und bei demselben Brustschmerz und Hitze um den Nabel, welcher sich einzieht. Große Beengung der Brust, wenn er auf der Seite, nicht aber, wenn er auf dem Rücken liegt. Sehr viel Durst. Im Sitzen Reißen in den Beinen. Bis jetzt hatte er einen geschickten allop. Arzt, aber ohne die mindeste Besserung gebraucht. – Am 19. Apr. [1841] erhielt er von mir vier Pulver, Nro. 1 und 3 NUX-V. 30°°, Nro. 2 RHUS-T. 30°°, und Nro. 4 SULPH., 30°°°, um alle 5 Tage eines zu nehmen. Am 8. Mai kam er wieder. Sein Befinden hatte sich ungemein gebessert und der Husten mit den Nebenbeschwerden hatte ihn gänzlich verlassen. Er fühlte jetzt nur noch Abends im Sitzen eine große Müdigkeit und Beengung der Brust. Ich gab ihm nun zwei Gaben

Verifikationen und klinische Symptome

Puls. 2/30 und eine Zwischengabe BRY. 30°°, alle 5 Tage eine Dosis, welche hinreichten, um auch diesen Krankheitsrest völlig fortzunehmen.[ACS 19 (1842) 3, 63]

Luftröhre

*Scharrigkeit in der Luftröhre, nach Erkältung.[VHA]
Scharrige, unreine Stimme.[VHA]
Katarrhalische Heiserkeit mit Kratzen im Halse.[VHA]
Katarrhalische Heiserkeit, durch Kratzen im Halse verursacht, mit klebrigem Schleim im Kehlkopf und in der Brust.[Br., Lippe]
Zusammenschnüren der Kehle.[KEU 46]
Jücken in der Luftröhre.[KEU 46]
Rohheits- und Wundheitsschmerz in der Luftröhre.[KEU 46-47]

Hals

Schmerz im Halsgrübchen..[KEU 47]
Genicksteifigkeit.[VHA]
(Abendliches) Reissen im Nacken.[VHA]

Brust

Drückender Schmerz in der Brust, wie von einer Last.[VHA]
Schwerer, drückender Schmerz in der Brust , wie von einer schweren Last. (Beachte, ob dieses Symptom nicht die Folge von Kongestion ist).[Br., Lippe]
Engbrüstigkeit.[KEU 46]
Rohheits- und Wundheitsschmerz in der Brust.[KEU 47]
Stiche und Stösse in der Brust.[KEU 47]
Gefühl, als risse sich in der Brust etwas los.[KEU 47]
Zusammenschnüren im untern Theile der Brust.[KEU 47]
Warme Aufwallung in der Brust, mit Würmerbeseigen, Aengstlichkeit und Hitze.[VHA]
Schwindsucht: Im verwichenen Winter und Frühjahr hatte ich das Glück, einige im höchsten Grade Schwindsüchtige zu heilen, und fand dabei, daß PHOS. (in wiederholten Gaben nach jedesmal vorgangiger Gabe NUX-V.) denen half, deren übrige Symptome für NUX-V. passten; so wie STANN. (ebenfalls wiederholt, und jedes Mal eine Gabe PULS. vorher) Denjenigen, welche sich als PULS.-Patienten zu erkennen gaben.[Bönn., Juli 1832]
Für Anschwellung der Brüste vergleiche NUX-V. und CALC..[Br., Lippe]

Herz – Puls

Aengstliches Herzklopfen.[VHA], [KEU 47]
Ein unbedeutender Streit verursacht ihm Herzklopfen.[Br., Lippe]
Banges Herzklopfen, häufig dem Genuß berauschender Getränke folgend.[Br., Lippe]
Der Puls ist klein und schnell und setzt alle vier oder fünf Schläge aus (vergleiche NAT-M. und MERC-C.).[Br., Lippe]
P u l s voll, hart und beschleunigt, besonders bei der Hitze.[WF 38]
Puls klein und schnell, wobei oft der vierte oder fünfte Schlag aussetzt.[WF 38]
Puls unfühlbar.[WF 38]

Rücken

*Spannen zwischen den Schulterblättern.[VHA]
*Brennen, Drücken oder Stechen zwischen den Schulterblättern.[VHA]
Ziehen aus dem Kreuze durch den Rücken bis in die Schultern.[VHA]
Zerschlagenheitsschmerz im Rücken und Kreuze, daß er sich nicht rühren darf.[VHA]
Zerschlagenheit im Kreuze.[HA 15]
Lähmigkeit und lähmiger Schmerz im Kreuze, (auch nach schweren Geburten).[VHA]
Schmerzen in der Kreuzgegend und dem Rücken wie von einer Quetschung; die Schmerzen sind so heftig, daß sich der Kranke nicht bewegen kann; er kann sich infolge des Rückenschmerzes nicht einmal im Bett herumdrehen.[Br., Lippe]

Heilungsbericht

Karl R., ein Färber zu H. 43 Jahre alt, bekam vor 3 Wochen, nach H e b e n eines Kranken, heftige Schmerzen im Kreuze, wie Verrenkschmerz und Spannen darin, von Bücken und Krummsitzen auf dem Stuhle verschlimmert. Oeftere Stiche in beiden Hypochondern. Seit 2 Jahren häufige Leib-

Verifikationen und klinische Symptome

schmerzen, welche sich jedesmal in der Wärme besonders von Warmwerden im Bette besserten. Sehr zu Schweiß geneigt. Uebrigens wohl. – Mehrere Einreibungen, besonders mit KAMPHER und OPODELDOC hatten nichts gefruchtet. – Am 27. Dez. 1852: 1. und 3. RHUS-T. 200°, 2. NUX-V. 200°, 3. §., alle 3 Abende ein Pulver zu nehmen. War schnell geheilt und bedurfte keiner weitern Arznei.[Vol. 84, S.60; AHZ 48 (1854) 62-63]

Oberglieder

Zerschlagenheit im Schultergelenke.[VHA]
Ziehender Schmerz in den Armen.[VHA]
Ziehen in den Armen, das sich von den Schultern in die Finger erstreckt, mit dem Gefühl, als ob der Arm eingeschlafen wäre.[Br., Lippe]
Der Kranke kann, besonders nachts, den Arm nicht bewegen; die Hände schlafen ein und sind wie abgestorben (vergleiche ACON.).[Br., Lippe]
Eingeschlafenheit und Abgestorbenheit der Hände.[VHA]
*Aufgelaufene Adern an Händen und Armen.[VHA]
Adernauftreibung an den Händen.[KEU 47]
Gliederreissen, *besonders bei stürmischem Wetter.[VHA]
Früh allgemeine Zerschlagenheit der Glieder.[KEU 47]
Die Gliederschmerzen werden durch Ausbruch von Schweiß erleichtert. Der Schweiß nimmt während des Essens zu und vermindert sich während des Schlafes.[Br., Lippe]

Unterglieder

Früh allgemeine Zerschlagenheit der Glieder.[KEU 47]
Taubheit, Steifigkeit und Spannung in den Beinen.[VHA]
Gefühl von Lähmung in den Beinen, mit einem schmerzhaften Streifen an der innern Seite des Schenkels herunter.[VHA]

Heilungsbericht von Kühen: *Eilker's* K a l b , seit mehreren Tagen ganz g e l ä h m t und kann nicht mehr stehen, Abends schlimmer: 1. NUX-V., 2. BRY., alle 48 Stunden [je C 200°°]. – Geheilt.[KMS 780]

Wanken im Gehen und Unstetigkeit der Beine.[VHA]
Knicken der Knie.[VHA]
Schmerzhafte Anschwellung der Kniegelenke.[VHA]
Wadenklamm Nachts im Bette.[VHA]
Eingeschlafenheit und Absterben der Unterfüße.[VHA]
Schleppen der Füße beim Gehen: er kann sie nicht in die Höhe heben.[VHA]
Der Kranke schleppt beim Gehen seine Füße, er kann sie nicht heben. (Dies ist ein Zeichen von Spinal-Irritation.)[Br., Lippe]
Gliederreissen, *besonders bei stürmischem Wetter.[VHA]
Die Gliederschmerzen werden durch Ausbruch von Schweiß erleichtert. Der Schweiß nimmt während des Essens zu und vermindert sich während des Schlafes.[Br., Lippe]

Drüsen

Geschwollene, beim Schlingen stechende Unterkieferdrüsen.[VHA]
Entzündlicher Geschwulst der Hoden.[VHA]
Hoden-WASSERBRUCH.[VHA]
Konkordanz Drüsen: Arn., *Bell.*, Bry., Calc., C h i n . , Con., I g n . , J o d . , Lyc., M e r c . , Phos., *P u l s .* , S i l . , Spong., *Sulph.* [PB]

Knochen

Konkordanz Knochen: C h i n . , Cocc., Dros., Merc., *Puls.,* R u t a . [PB]

Haut

Gelbsüchtige Hautfarbe.[VHA]
Frostbeulen.[VHA]
*Blaue Flecke von BLUTUNTERLAUFUNG nach Quetschungen.[VHA]
Blasse, gilbliche oder erdfahle Gesichtsfarbe.[VHA]
Gilbe um Nase und Mund, oder um die Augen.[VHA]
Rothes, geschwollenes Gesicht.[VHA]
Halbseitige Backengeschwulst.[VHA]

Verifikationen und klinische Symptome

Schmerzhaftes Abschälen der Lippen.[VHA]
Schorfe an den Lippen.[VHA]
Wundheit in der Schaambuge.[VHA]
Kältegefühl der Haut nach dem Trinken.[Br., Lippe]
Alte Narben fangen infolge von kalter, freier LUFT, von STÜRMISCHEM Wetter oder im Winter zu schmerzen an.[Br., Lippe]
Saurer Geruch ist durchweg eine Hauptindikation für dieses Arzneimittel.[Br., Lippe]
Der Schweiß riecht sauer und unangenehm.[Br., Lippe]
Perlschweiss an der Stirn.[Hahnemann, ZHK 4 (1855) 16, 150]
Schweiss bei Bewegung.[Hahnemann, ZHK 4 (1855) 16, 150]
Überhaupt Schweiss und Schlaf.[Hahnemann, ZHK 4 (1855) 16, 150]
Schweiß nur an einer, besonders der rechten Körperseite, oder nur am oberen Teil des Körpers, oder am Rücken. (Schweiß an der Wange, auf der der Kranke liegt, weist auf ACON.. Schweiß an der Seite, auf der der Kranke nicht liegt, verlangt SIL..)[Br., Lippe]
Die Gliederschmerzen werden durch Ausbruch von Schweiß erleichtert. Der Schweiß nimmt während des Essens zu und vermindert sich während des Schlafes.[Br., Lippe]
Konkordanz Haut und Aeusseres: Acon., Arn., Ars., Bell., *Bry.*, Calc., Carb-v., Caust., Con., Hep., Ip., Kali-c., Lach., Led., Lyc., Led., *Lyc.*, Merc., Mez., Nit-ac., Phos., *Puls.*, Ran-b., *Rhus-t.*, Sec., *Sep.*, *Sil.*, Squil., Staph., *Sulph.* [PB]

Schlaf

Große Tages- und Abend-Schläfrigkeit.[VHA]
Unwiderstehliche Schläfrigkeit während des Tages; schwieriges Einschlafen nachts und schwieriges Erwachen des Morgens: NAT-C. (vergleiche NUX-V.).[Br., Lippe]
Spätes Einschlafen, wegen Gedanken-Zudrang.[VHA]
Er erwacht nach Mitternacht (gegen 3 Uhr) und fällt dann mit Tagesanbruch in einen taumeligen Schlaf voll schwerer Träume, woraus er sehr ermüdet erwacht.[VHA]
Der Morgenschlaf erhöhet jedesmal das Unwohlsein.[VHA]
Frühes Erwachen und dann Morgenschlummer mit nachfolgendem erhöhten Unwohlsein.[HA 36]
Frühes Erwachen mit nachfolgenden betäubenden Schlummer.[HA 15]
Das laute Athmen ist von CHIN. und NUX-V. beobachtet worden, bei letzterer vorzüglich im Schlafen.[Hahnemann, ZHK 4 (1855) 16, 150]
Nächtlicher Stockschnupfen.[VHA]
Am Tage und im Hause Fliess-, Nachts und im Freien Stockschnupfen.[KEU 46]
Erstickungsanfälle von krampfhafter Zusammenschnürung der Kehle, nach Mitternacht.[VHA]
Nachtheile von anhaltenden Geistesanstrengungen, Nachtwachen und Stubenleben.[VHA]
Wadenklamm Nachts im Bette.[VHA]
Schweiss im Schlafe, im Wachen sogleich vergehend(bei Fieber): Thuj. (EUPHR., NUX-V., PHOS., PULS.)[KMS 729]
Als etwas Charakteristisches fand ich in allen für COCC. passenden und hilfreichen Fällen nur zwei Symptome, die niemals fehlten: 1) der hellfarbige, blasse Stuhl, der nur am Tage, entweder als Durchfall oder auch wohl hart erfolgte, und 2) dass die Kranken, ungefähr wie bei der NUX-V., sich Nachts eines ungestörten Schlafs erfreuten und sich viel wohler fühlten, als am Tage.[AHZ 68 (1864) 58]
Gähnen.[KEU 47]
Bei den Keuchhusten-Anfällen Gähnen.[AHZ 61 (1860) 54]
Schlaflosigkeit nach Mitternacht.[KEU 47]
Unerquicklicher Frühschlaf.[KEU 47]
Der NUX-V.-Kranke erwacht unerfrischt.[Br., Lippe]
Infolge von Gedankenzudrang schläft der Kranke spät ein (CALC.), er erwacht um 3 Uhr morgens, liegt wach bis Anbruch des Tages, worauf er wieder in einen dumpfen, träumerischen Schlaf fällt, von dem er schwer zu erwecken ist; er wacht spät auf und fühlt sich müde. Der Morgenschlaf verschlimmert alle seine Beschwerden.[Br., Lippe]
Er fürchtet sich einzuschlafen und glaubt, er werde sterben, sobald er einschläft. NUX -V. wird dieses Symptom schleunig beseitigen.[Br., Lippe]

Verifikationen und klinische Symptome

Konkordanz Schlaf und Träume: Ant-t., *Ars.*, Bell., Bry., *Calc.*, Chin., *Con.*, Croc., *Graph.*, Hep., *Ign.*, *Kali-c.*, Kreos., *Nat-c.*, *Phos.*, *Puls.*, *Rhus-t.*, *Sep.*, Sil., Sulph. [PB]

Fieber

Wenn die in Sibirien einheimische Influenza zuweilen bis zu uns gelangt, da dient, wenn schon die Hitze eingetreten ist, der KAMPHER nur als Palliativ, aber als ein schätzbares Palliativ, da die Krankheit nur einen kurzen Verlauf hat, in öftern, aber immer erhöheten Gaben, auf obige Art in WASSER aufgelöst. Er verkürzt zwar dann die Dauer der Krankheit nicht, mildert sie aber ungemein und geleitet sie so gefahrlos bis zu ihrem Abschiede. (Von KRÄHENAUGEN hingegen wird sie schon mit einer einzigen Gabe, die aber von möglichster Kleinheit seyn soll, oft binnen wenigen Stunden homöopathisch aufgehoben.)[RA 4, 151-152]

Frost mit oder ohne Durst, (meistens mit Kreuzschmerzen).[VHA]

Frost bei der mindesten Bewegung.[VHA]

Hitze mit oder ohne Durst.[VHA]

Frost mit Hitze wechselnd.[KEU 47]

Frösteln und Kältegefühl, das durch äußere Wärme keine Erleichterung findet.[Br., Lippe]

Nach dem Frost schläft der Kranke, bis das Stadium der Hitze anfängt; er klagt über Hunger während des Frostes.[Br., Lippe]

Frost und Hitze sind geringer während des Essens (Schläfrigkeit während des Hitzestadiums verlangt APIS-M..)[Br., Lippe]

Heftiger Schüttelfrost, der durch Trinken zunimmt, mit nachfolgender Hitze und Schweiß.[Br., Lippe]

Hitze vor dem Froste und während desselben.[VHA]

Früh-Schweiß.[VHA]

Erleichternde Frühschweisse.[KEU 47]

Uebelriechender Schweiß.[VHA]

*Schweiß, wonach die Gliederschmerzen gebessert werden.[VHA]

NUX-V. abwechselnd mit RHUS-T. gegeben [bei Nervenfieber], und Niemand war über 7 Tage krank.[ACS 18 (1840) 2, 16]

Das Wechseln mit BRY. und RHUS-T. in nervösen Fiebern ist kaum so oft anwendbar, als das mit BRY. und PULS., oder mit RHUS-T. und NUX-V..[ACS 18 (1840) 2, 15]

Fieberstadien

1. Puls voll, hart und beschleunigt, besonders bei der Hitze. – Puls klein und schnell, wobei oft der vierte oder fünfte Schlag aussetzt. – Puls unfühlbar.[WF 38]
2. Frost und Kälte, durch äussere Wärme nicht zu tilgen. – Frost mit Schauder, Abends und die Nacht im Bette bis zum Morgen, von jeder Bewegung und vom Trinken vermehrt. – Frost mit Gesichtshitze. – Frost mit Hitze abwechselnd. – Frost und Schauder bei Bewegung in der kalten freien LUFT. – Zwischen Frost und Hitze Schlaf.[WF 38]
3. Allgemeine innere, brennende Hitze. – Nächtliche Hitze ohne Durst. – Hitze, welche von der mindesten Anstrengung oder Bewegung, auch im Freien, immer heftiger wird. – Hitze mit Scheu vor Entblössung, und davon gleich Frost. – Hitze mit Neigung sich zu entblössen, wovon aber sogleich sich Beschwerden einstellen. – Hitze vor dem Froste. – Hitze einzelner Theile, bei Frost und Schauder an den Andern. – Hitze wie aus dem Halse herausströmend.[WF 38]
4. Schweiss nach Mitternacht und in der Morgenzeit. – Sauer-oder übelriechende Schweisse. – Schweiss halbseitig, oder bloss am Oberkörper. – Kalter, klebriger Schweiss im Gesichte. – Schweiss mit Erleichterung, besonders der Gliederschmerzen.[WF 38] – Schweiss am Stärksten am Oberkörper: Thuj. (CARB-V., NIT-AC., NUX-V., SEC., SEP., SULPH-AC.)[KMS 729] – Schweiss im Schlafe, im Wachen sogleich vergehend: Thuj. (EUPHR., NUX-V., PHOS., PULS.)[KMS 729]

Konkordanz Fieber: *Acon.*, *Ars.*, Bar-c., *Bell.*, *Bry.*, *Calc.*, Caps., Caust., *Cham.*, *Chin.*, Dulc., *Hep.*, Ign., Ip., *Lyc.*, *Merc.*, Nat-m., Op., *Phos.*, Ph-ac., *Puls.*, *Rhus-t.*, Sabad., Samb., *Sep.*, Sil., Spig., *Sulph.*, Verat. [PB]

Gemeinsames

Zuckende Stiche durch den ganzen Körper.[VHA]

Konvulsionen und Krämpfe; epilepsieähnliche Anfälle bei vollem Bewußtsein.[Br., Lippe]

Früh im Bette, allgemeine Zerschlagenheit.[VHA]

Verifikationen und klinische Symptome

Hypochondrische Unbehaglichkeit und Angegriffenheit nach dem Essen.[VHA]
Große Angegriffenheit des ganzen Nervensystems.[VHA]
NUX-V. (X° R.) bei großer Angegriffenheit und Gereiztheit des Nervensystems, Ueberempfindlichkeit der Sinnenwerkzeuge, Schreckhaftigkeit, Aengstlichkeit, Hang zum Liegen, Widerwillen gegen freie LUFT, heftigem, störrischem, widerspenstigem Sinne, und wenn das Monatliche zu früh erscheint oder zu lange sich hinschleppt.[SRA]

Schwindsucht

Im verwichenen Winter und Frühjahr hatte ich das Glück, einige im höchsten Grade Schwindsüchtige zu heilen, und fand dabei, daß PHOS. (in wiederholten Gaben nach jedesmal vorgangiger Gabe NUX-V.) denen half, deren übrige Symptome für NUX-V. passten; so wie STANN. (ebenfalls wiederholt, und jedes Mal eine Gabe PULS. vorher) Denjenigen, welche sich als PULS.-Patienten zu erkennen gaben.[Bönninghausen, Juli 1832]

Periodisch wiederkehrende Anfälle von Unwohlsein.[VHA]
Große Neigung zum Sitzen oder Liegen, mit Scheu vor Bewegung und freier LUFT.[VHA]
Neigung zum Sitzen und Liegen mit Unlust zu körperlicher Arbeit und Bewegung in freier LUFT. (Verlangen nach freier LUFT und langsamer Bewegung weist auf PULS..)[Br., Lippe]
Neigung zum Liegen.[HA 4]
Scheu vor Bewegung und Neigung zum Liegen.[HA 15]
Scheu vor der freien LUFT.[HA 15]

Leichte Verkältlichkeit und Empfindlichkeit gegen ZUGLUFT und Beschwerden von Erkältung

Verkältungen überhaupt: NUX-V. X° R.[SRA]
Leichte Verkältlichkeit und Empfindlichkeit gegen ZUGLUFT und Beschwerden von Erkältung.[VHA]
Neigung zur Erkältung und zu großer Empfindlichkeit gegen einen LUFTZUG mit Scheu vor freier LUFT.[Br., Lippe]
Anlage zu Erkältung, gewöhnlich durch kalten WIND oder LUFTZUG verursacht. (Für Erkältung durch LUFTZUG siehe auch BELL.. Erkältung durch NAßWERDEN des Kopfes verlangt PULS..)[Br., Lippe]
Zahnweh von Erkältung.[VHA]
*Scharrigkeit in der Luftröhre, nach Erkältung.[VHA]
Unverdaulichkeit nach Erkältung.[VHA]
Leibweh von Verkältung.[VHA]
Rhurartige, kleine Durchfälle mit Tenesmus (nach Erkältung).[VHA]

Gliederreissen, *besonders bei STÜRMISCHEM Wetter.[VHA]
*Abwechselnd Gefühl von Schwere und Leichtigkeit im Körper.[VHA]
Magerkeit und schlanke Figur.[VHA]
Abzehrung und Abmagerung.[KEU 47]
Nachtheile von anhaltenden Geistesanstrengungen, Nachtwachen und Stubenleben.[VHA]
Jeder Kopfanstrengung steigert oder erregt die Beschwerden.[VHA]
Früh beim Erwachen und nach dem Essen sind die Beschwerden am heftigsten.[VHA]
Die im Freien und in der Bewegung entstandenen Beschwerden mildern sich in der Stube und in der Ruhe; aber auch umgekehrt.[VHA]
Ausgetretene Brüche: – am gewöhnlichsten NUX-V. X° R.[SRA]
NUX-V. paßt sehr gut für schlimme Folgen von KAFFEE-, TABAK- und SPIRITUOSEN-Genuß sowie von Überanstrengung des Geistes, von sitzender Lebensweise, von Schlafmangel und von zu vielem Essen. (Schlimme Folgen von KAFFEE- und TABAK-Genuß können manchmal auch CHAM. erfodern.)[Br., Lippe]

Besserung der Beschwerden

Gegen Abend.[HA 81]
Von äußerer Wärme.[HA 104]
In der warmen Stube.[HA 36], [HA 46], [HA 54], [HA 56], [HA 58], [HA 64], [HA 79], [HA 81], [HA 89], [HA 90], [HA 128]
In der Stube.[HA 73], [HA 75]
In der Ruhe.[HA 46], [HA 54], [HA 64], [HA 73], [HA 90]
Ruhiges Sitzen.[HA 56], [HA 58], [HA 79], [HA 128]
Die Beschwerden, die in der freien LUFT und durch Bewegung entstehen, bessern sich im Zimmer und in der Ruhe; gelegentlich ist aber auch das Gegenteil der Fall. Auf-

stoßen bringt immer Erleichterung.[Br., Lippe]
Im Liegen.[HA 75], [HA 79], [HA 89], [HA 134]
Im Liegen im Bette.[HA 36]
Im Liegen auf der unschmerzhaften Seite.[HA 90]
Auflegen des Kopfs.[HA 49]
Festeinhüllen des Kopfs.[HA 73]
Warmes Einhüllen des Kopfs.[HA 136]
Von festem Drucke.[HA 104]
Starker Druck erleichtert die Beschwerden.[Br., Lippe]
Rückenlage.[HA 49]
Im Sitzen.[HA 89]
Ruhiges Sitzen.[HA 134]
Von Waschen.[HA 128]

Verschlimmerung der Beschwerden

Nach Mitternacht und früh Morgens.[HA 128], [KEU 46]
Nachts und in der Morgenzeit.[HA 81]
Morgens.[HA 134]
Morgens schlimmeres Befinden als Abends.[HA 4]
Die meisten Symptome sind am schlimmsten morgens beim Erwachen, sowie nach dem Essen und Trinken.[Br., Lippe]
Früh.[HA 10], [HA 36], [HA 41], [HA 54], [HA 58], [HA 64], [HA 75], [HA 79], [HA 90], [HA 119]
Früh im Bette.[HA 49]
Früh im Bette allgemeine Zerschlagenheit.[HA 36]
Früh beim Erwachen und nach dem Essen sind die Beschwerden am heftigsten.[VHA]
Erwachen aus dem Schlafe.[KEU 46]
Der Morgenschlaf erhöhet jedesmal das Unwohlsein.[VHA]
Nachtheile von anhaltenden Geistesanstrengungen, Nachtwachen und Stubenleben.[VHA]
Jede geistige Anstrengung verursacht oder verschlimmert die Symptome.[Br., Lippe]
Nach dem Niederlegen.[HA 104]
Nach dem Mittagsessen.[HA 31]
Nach dem Essen.[HA 36], [HA 46], [HA 54], [HA 56], [HA 58], [HA 64], [HA 75], [HA 79]
Nachtheil von BROD und SAUREN Speisen.[HA 36]
Essen und Trinken.[KEU 46]
SAURE Genüsse.[KEU 46]
TABACK.[KEU 46]
Halbseitiges Kopfweh der KAFFEE-Trinker.[VHA]
Zahnweh der WEIN- und KAFFEE-Trinker.[VHA]
*BROD schmeckt BITTER.[VHA]
Reissen in den Zähnen und Kinnladen, bis durch die Gesichtsknochen, durch kaltes Getränk erneuert, durch Wärme gelindert.[VHA]
Magenkrämpfe der BRANNTWEIN und KAFFEE-Trinker.[VHA]
Nachwehen vom gestrigen Rausche.[VHA]
Beschwerden nach einem WEIN-Rausche: Nux-v. R.[SRA]
Verschlimmerung der Beschwerden durch Bewegung und leise Berührung, wogegen fester Druck eher Linderung bringt.[VHA]
Bewegung und leichte Berührung.[Br., Lippe]
Sein Zustand ist schlimmer nach dem Mittagessen.[Br., Lippe]
Leise Berührung.[HA 104], [HA 119], [HA 136]
Bewegung.[HA 54], [KEU 46], [HA 134]
Bewegung im Freien.[HA 46], [HA 56], [HA 64], [HA 73], [HA 75], [HA 79], [HA 90], [HA 119]
Von Bewegung des Kopfs.[HA 41]
Bücken.[HA 54]
Im Freien.[HA 134]
Scheu vor Bewegung und freier LUFT.[HA 36]
Freie LUFT, Liegen auf dem Rücken.[KEU 46]
Widerwillen gegen freie LUFT.[HA 4]
Im WINDE.[HA 104]
Gehen im Freien.[HA 36], [HA 41], [HA 49], [HA 58], [HA 73], [HA 81], [HA 89]

Verifikationen und klinische Symptome

Verifikationen und klinische Symptome

Gehen und Laufen im Freien.[HA 73]
In der SONNE.[HA 31], [Br., Lippe]
Im SONNENSCHEINE.[HA 36]
Gähnen.[KEU 46]
Aerger.[KEU 46]
Jede Kopfanstrengung steigert oder erregt die Beschwerden.[VHA]
Kopfanstrengung.[HA 46], [KEU 46]
Geistesanstrengung.[HA 56], [HA 58]
Ausathmen.[KEU 46]
Entblössung.[KEU 46]
Kaltwerden.[HA 81], [HA 89], [HA 104], [KEU 46]

Konkordanzen

Verschlimmerung nach der Zeit: Ars., Chel., Dros., Ferr., Ign., Kali-c., *Kali-n., Rhus-t.*, Squil., Thuj. [PB]

Verschlimmerung nach Lage und Umständen: Acon., Am-m., Arn., *Ars.*, Asar., Aur., *Bell., Bry., Calc.*, Carb-v., *Caust., Cham.*, Chin., Cocc., Coff., Colch., Con., Graph., *Hep.*, Hyos., Ign., Ip., Kali-c., Lach., Led., *Lyc.*, Merc., Mosch., Nat-c., Nat-m., Nit-ac., Nux-m., Op., *Phos., Puls.*, Ran-b., *Rhus-t.*, Sabad., Sel., *Sep., Sil.*, Spig., *Sulph.* [PB]

Beschwerden der Thiere

Pferde

Gr. Schürmann's Pferd wieder dämpfig, nachdem es im vorigen Jahre am 26. Juli mit NUX-V. und am 19. Aug. mit BRY. davon hergestellt war, nun am 16. Mai [1863] ARS., welches am 25. Juli d. J. wiederholt werden musste [je C 200°°]. Seitdem wohl.[KMS 782]

Rinder

Eilker's Kalb, seit mehreren Tagen ganz gelähmt und kann nicht mehr stehen, Abends schlimmer: 1. NUX-V., 2. BRY., alle 48 Stunden [je C 200°°]. – Geheilt.[KMS 780]

Bolten's einjähriges Rind, BLUTHARNEN; 1. IP., 2. NUX-V., alle 24 Stunden [je C 200°°]. – Geheilt.[KMS 782]

[Am 9. Juni 1863] *Stegemöller's* Kuh, verstopft, aufgebläht und gänzlich gelähmt (vom Thierarzte verloren gegeben): 1. NUX-V., 2. PULS.; alle 12 Stunden. – 10. Juni. Besserung, aber starker Mastdarmvorfall: 1. IGN., 2. NUX-V., alle 12 Stunden [je C 200°°]. – Geheilt.[KMS 782-783]

[Am 17. Juni 1863] *Hermann's* Rind, erst BLUTHARNEN, nun hartnäckige Verstopfung: NUX-V. – 18. Juni. Jetzt schwarzer und grüner Abgang, frisst aber wieder: 1. IP., 2. NUX-V., alle 12 Stunden [je C 200°°]. – Geheilt.[KMS 783]

Hermann's Kuh, seit heute Morgen BLUTHARNEN: 1. IP., 2. NUX-V., alle 12 Stunden [je C 200°°]. – Geheilt.[KMS 783]

Arzneiverwandtschaften von Nux vomica

Acon., Alum., Ambr., Am-m., (Ant-c.), Ant-t., Arg., Arn., Ars., Bism., (Bov.), Bry., Calc., Cann-s., Caps., Carb-v., Caust., Cham., Chin., Cocc., Coff., Colch., Con., Cupr., (Cycl.), Dig., Dros., Dulc., Ferr., Graph., Guaj., Hyos., Ign., Ip., Lach., Laur., Lyc., M-arct., M-austr., Mag-c., Mag-m., Merc., Mur-ac., (Nat-m.), Nux-m., Op., Par., Petr., Phos., Plb., Puls., Ran-b., Rheum, Rhod., Rhus-t., Ruta, Sabad., Samb., Sep., (Spig.), Squil., Stram., Sulph., Tarax., (Thuj.), Valer., Viol-o. [VHA]

Acon., Arn., *Ars.*, Aur., *Bell., Bry., Calc.*, Carb-v., Caust., Cham., *Chin.*, Cocc., Con., Ferr., Graph., Hep., Hyos., Ign., Ip., Kali-c., *Lyc.*, Merc., Nat-c., Nat-m., Nit-ac., Op., *Phos., Puls., Rhus-t., Sep.*, Sil., Spig., Staph., *Sulph.*, Verat. [PB]

Acon., Agar., Ambr., Am-m., *Ars.*, Asar., Aur., Bar-c., *Bell.*, Calad., *Calc.*, Caps., Carb-v., *Caust., Cham.*, Chin., *Cocc., Coff., Colch.*, Con., *Cupr., Dig.*, Dros., Dulc., *Euphr., Graph.*, Guaj., *Ign., Ip.*, Kali-c., Kreos., *Lach., Lyc.*, M-austr., Mag-c., Merc., *Mill.*, Mosch., Mur-ac., Nat-m., *Op.*, Par., *Petr., Phos.*, Plb., *Puls., Rheum, Rhus-t., Sel.*, Sep., Sil., *Stram., Sulph., Valer.* [KV]

Antidote von Nux vomica: Acon., Camph., Cham., Cocc., C o f f ., I g n ., Puls. – S p i r i t u o s a , Vinum

ESSIG: Gegen eine Vergiftung der KRÄHENAUGEN würde ich ebenfalls ESSIG in Vorschlag bringen, da sie erstern [IGN.] in der natürlichen Ordnung nahe stehen. [Hahnemann, HUF 5, S. 16]

Wenn sie wegen allzu großer Gabe, oder wegen unhomöopathischer Anwendung beträchtliche Nachtheile zuwege bringt, so kann ihre Kraft doch schnell durch etwas weniges WEIN, BRANNTWEIN und KAMPHER gänzlich aufgehoben werden; sonst ist auch gegen das davon erregte Kopfweh und die Appetitlosigkeit, KAFFEE, gegen die entstandnen Lähmungszufälle, KOCKEL, gegen die davon herrührende Ueberempfindlichkeit und Engbrüstigkeit, STURMHUT und gegen die große Verdrießlichkeit und Aergerlichkeit, CHAMILLE als Gegenmittel hülfreich. [RA 1, 194-195]

IGN.: [W]enn man nur nicht IGN. auf NUX-V. oder NUX-V. auf IGN. unmittelbar folgen lässt, die sich nicht wohl hintereinander schicken, weil sie sich allzu ähnliche Arzneien sind....[Hahnemann, ZHK 4 (1855) 16, 150-151]

Acon., Camph., Cham., Cocc., Coff., Puls. [SRN]

WEIN und alle geistigen Getränke. [SRN]

Acon., Camph., Cham., Cocc., C o f f ., I g n ., Puls. [PB]

S P I R I T U O S A , VINUM [PB]

Nux vomica ist Antidot von: Acon., Ambr., Am-m., Ars., Bry., Calc., Carb-an., Caust., Cham., Cocc., Coff., Colch., Cupr., Dig., Elec., Graph., Ign., Ip., Kreos., Lach., Petr., Phos., Phos.[Br., Lippe], Plb.[Br., Lippe], Puls., Rheum, Stram., Sulph.[Br., Lippe] – ZITRONENSAURE MAGNESIA.[Br., Lippe]

Kranke, die mit großen Dosen von Arzneimitteln behandelt wurden, oder die viel ARS., SULPH., PLB., CALC. einnahmen, oder viel ZWIEBELN, GEWÜRZE oder INGWER genossen haben, sollten zuerst NUX-V. erhalten.[Br., Lippe]

[AMBRA C 3 ...] oft noch allzu kräftig befunden und in letzterm Falle nur durch mehre kleine Gaben KAMPHER, in vielen Fällen aber, je nach den sich hervortretenden Symptomen, von KRÄHENAUGEN, in seltern Fällen von PULSATILLE gemäßigt wird.[RA 6, 2]

IGN.: [W]enn man nur nicht IGN. auf NUX-V. oder NUX-V. auf IGN. unmittelbar folgen lässt, die sich nicht wohl hintereinander schicken, weil sie sich allzu ähnliche Arzneien sind.[Hahnemann, ZHK 4 (1855) 16, 150-151]

Hätte er aber ja aus menschlicher Schwachheit die Wahl nicht genau getroffen, so wird ein- oder mehrmaliges Riechen an IPEKAKUANHA, oder an KALK-SCHWEFELLEBER, oder an KRÄHENAUGEN, je nach den Umständen, die Beschwerden [durch ARS.] heben.[CK 5, 497]

Die Nachtheile von ihrer Anwendung in zu grossen Gaben und am unrechten Orte werden, je nachdem die Symptome sind, theils von r o h e m K A F F E E , theils von I G N A T Z S A A M E N , theils von P U L S A T I L L E – ; sind es aber durch Bewegung des leidenden Theils sich mindernde, reissende und ziehende Schmerzen, von S T U R M H U T bald gehoben. K A F F E E nimmt, wenn er nicht tägliches Getränk des Kranken war, ebenfalls viele CHAMILLEN-Beschwerden hinweg, so wie er selbst in der CHAMILLE oft (wo nicht vielmehr K R Ä H E N A U G E N , den Symptomen nach, angezeigt sind) ein kräftiges Antidot seiner Nachtheile findet. Wenn jedoch die Schädlichkeit des täglich fortgesetzten KAFFEE-Tranks ununterbrochen sich erneuert, da kann freilich die CHAMILLE den KAFFEE-Trinker so wenig krankheitsfrei machen, als das Abtrocknen bei fortdauerndem Regen hilft.[RA 3, 68-69]

Vorzüglich wird durch KALKERDE erregte Uebelkeit von Riechen an hoch potenzirte SALPETERSÄURE, so wie auch andre Beschwerden von Gebrauch der KALKERDE durch Riechen an versüsste SALPETERSÄURE fast specifisch und weit erfolgreicher aufgehoben werden, als durch Riechen an KAMPHER. Es giebt jedoch Beschwerden, die die homöopathische Anwendung des Riechens an KRÄHENAUGEN zu ihrer Tilgung verlangen.[CK 2, 312]

Die Antidote gegen verschluckte KUPFERIGE Dinge sind Auflösungen von (KALIEN-SEIFE und) KALKARTIGER SCHWEFELLEBER, so wie das von *Orfila* aus Erfahrung gerühmte EIWEISS. Die dynamischen, von allzu heftigwirkender KUPFER-Arznei entstandenen Beschwerden lassen sich meist und am besten durch öfteres Riechen an KAMPHER-Auflösung in WEINGEIST beseitigen doch zählt man noch BELL., CHIN., COCC., DULC., HEP., IP., MERC., und NUX-V. unter seine Antidote.[CK 3, 213]

Sie bedarf nur der kleinsten Gabe in ihrer homöopathischen Anwendung, und wenn selbst eine solche noch allzu heftige Wirkungen hervorbrächte, so dient öfteres Riechen an KAMPHER-Auflösung zur Milderung derselben. Andre wollen KRÄHENAUGEN, Andre MOHNSAFT als Antidote des FINGERHUTS befunden haben. Ein behutsamer Arzt hat aber fast nie der Antidote nöthig.[CK 3, 230-231]

Auch eine ganz feine Gabe KRÄHENAUGEN hebt mehrere Beschwerden von GRAPHIT.[CK 3, 294]

Riechen an ein Hanfsamen grosses Streukügelchen mit hochpotenzirter KRÄHENAUGEN-Tinktur befeuchtet, hat sich als das hülfreichste Antidot des BERGÖLS erwiesen.[CK 4, 500]

Verifikationen und klinische Symptome

Verifikationen und klinische Symptome

Wäre die PULSATILLE je einmal in zu großer Gabe oder am unpaßlichen Orte angewendet worden, und erzeugte sie folglich widrige Zufälle, so werden diese, je nachdem sie von der einen oder andern Art sind, theils in der CHAMILLE (vorzüglich wo Schläfrigkeit, Mattigkeit und Sinnenverminderung hervorragt), theils im KAFFEE-Trank, (z. B. bei der zagenden Aengstlichkeit), theils in der IGNAZBOHNE, theils im KRÄHENAUGENSAMEN ihre Tilgung finden.[RA 2, 275]

Einige andere Mittel dienen [ELEC.] als Antidot gegen ihr Uebermaas. MERKUR heilt die Wundheit im Munde, den Zahnschmerz, die Mattigkeit und zittrige Unfestigkeit der Glieder, den Appetitmangel und Durst, welchen sie erzeugt, NUX-V. die Halsentzündung, die catarrhalischen entzündlichen Beschwerden CHAM..[Caspari, MM 2, 140]

NUX-V. bewirkte in 1 St. starke Ausleerung von BLUT und Eiter; am andern Tage verschwanden die Beschwerden fast gänzlich. Die Person war von sehr heftigem Temperamente und straffer Faser: Elec.[Caspari, MM 2, Nr. 107]

NUX-V. ist ein Antidot gegen fast alle narkotischen Mittel, starke Laxanzen und pflanzliche Arzneimittel und besonders gegen ZITRONENSAURE MAGNESIA.[Br., Lippe]

Bei PHOS.-Vergiftung gebe man zuerst ein Brechmittel, dann entweder NUX-V., COFF. oder CAMPH.[Br., Lippe]

Kaffeetrank

M. L. von L., eine Bauernfrau von 60 Jahren, etwas zu Zorn geneigten Temperaments [...] genießt fast nichts als KAFFEE.– Um sie ohne Nachtheil von letzterem zu entwöhnen, reichte ich am 8. Dec. 1835 eine Gabe NUX-V. 30°°, mit der Weisung nun gewissenhaft den KAFFEE zu meiden. 14 Tage später stellte sie sich wieder ein, und versicherte, daß sie ihre vorigen Beschwerden noch unvermindert hätte, von dem Meiden des KAFFEE-Trankes aber keine Beschwerden gespürt habe und jetzt nicht mehr daran denke. Ich gab nun eine Gabe SULPH. 60°° und 8 Tage später eine Gabe CALC. 30°°, worauf in 3 Wochen alle Beschwerden dauerhaft gewichen waren.[ACS 17 (1838) 1, 64]

[*C. P.* von L.] war eine KAFFEE-Trinkerin und erhielt daher zuerst, am 24. Februar 1836, eine Gabe NUX-V. 30°° und 14 Tage darauf eine Gabe CALC. 30°°, wovon sie in 4 Wochen ihre frühere Gesundheit wieder erhielt und bis jetzt, bei fortdauernder Vermeidung des KAFFEES, ganz gesund blieb.[ACS 17 (1838) 1, 65]

15. Mai. Sein Zustand war viel besser, obwohl er nach der Einnahme der vier Pulver KAFFEE getrunken hatte, nun klagt er über einen stechenden Schmerz im Brustkorb, und beschreibt die Empfindung, als wenn dort etwas fortgerissen worden wäre: schlimmer am Morgen und am Mittag, besser nach einer Mahlzeit. 1, NUX-V. 2000; 2 bis 4, §. 3, PHOS. 4000. Wie zuvor, nachmalig fühlte er sich vollkommen gesund.[Vol. 78, S. 275; KMSS 37]

Nux vomica ist Folgemittel von: Acon., Ars., Bell., Dros., Hep.

Patient litt fortwährend an großer Trockenheit im Halse. Eine sogleich verordnete Gabe DROS. 30°° brachte sehr ansehnliche Besserung: die Trockenheit im Halse verschwand gänzlich, der Husten verlor sehr viel von seiner Heftigkeit und der Athem wurde dabei nicht mehr beengt. Da nun die Bruchbeschwerden noch unverändert waren, der Hustenauswurf einen SÜßLICHEN Geschmack angenommen und der Brustschmerz beim Husten stechend geworden war, reichte ich am 2. Jan. 1836 eine Gabe NUX-V. 30°°, welche in der That den Bruch vollkommen heilte aber auf den Husten nur geringe Wirkung hatte. Ich ließ daher am 6. Febr. 1836 eine Gabe SULPH. 60°°, und drei Tage später eine Gabe CALC. 30°° nehmen, welche letztere bis gegen die Mitte des Monats März alle Krankheits-Symptome tilgte und ein Wohlbefinden herbeiführte, welches bis jetzt noch nicht wieder getrübt wurde.[ACS 17 (1839) 3, 4-5]

Die auf HEP. passende Form des Keuchhustens, die schon in wenigen Tagen leicht tödtlich wird und überall an den (gleichzeitig grassirenden) Kroup der Kinder erinnert, ist erst in den letzten Jahren, glücklicher Weise nicht oft, beobachtet worden, aber jedesmal durch dieses Mittel geheilt. Dem zuweilen nachbleibenden Katarrhhusten entspricht meistens BELL., seltener NUX-V..[KEU 28]

Selten und nur dann, wenn diese Hülfe verspätet, ist am folgenden Tage noch eine Gabe NUX-V. nöthig.[AHP 522]

Am 19. April [1841] Nro. 1 ACON. 30°°°, Nro. 2 NUX-V. 30°°, Nro. 3 PHOS. 30°°, Nro. 4 und 5 SACCH. LACT., alle 24 Stunden ein Pulver zu nehmen.[ACS 19 (1842) 3, 64]

Am 19. Apr. [1841] gab ich für das Kind fünf Pulver, Nro. 1 und 2 IP. 30°°°°°, Nro. 3 ARS. 30°, Nro. 4 NUX-V. 30°°° und Nro. 5 SULPH. 60°°, wovon alle 24 Stunden ein Pulver zu geben.[ACS 19 (1842) 3, 65]

Folgemittel von Nux vomica: Ars., Bry., Calc., Hell., Kali-c., Phos., Sep., Sulph.

[D]aß PHOS. (in wiederholten Gaben nach jedesmal vorgängiger Gabe NUX-V.) denen half, deren übrige Symptome für NUX-V. passten[Bönn., Juli 1832]

Verifikationen und klinische Symptome

Gr. Schürmann's P f e r d wieder d ä m p f i g , nachdem es im vorigen Jahre am 26. Juli mit NUX-V. und am 19. Aug. mit BRY. davon hergestellt war, nun am 16. Mai [1863] ARS., welches am 25. Juli d. J. wiederholt werden musste [je C 200°°]. Seitdem wohl.[KMS 782]

Am 26. März 1836 gab ich ihr eine Gabe NUX-V. 30°° mit einigem, aber nur vorübergehenden Erfolge, und 14 Tage später eine Gabe CALC. 30°°, worauf sie nach 5 Wochen über nichts mehr zu klagen hatte und bis heute gesund blieb.[ACS 17 (1838) 1, 50]

Am obigen Tage gab ich ihr eine Gabe NUX-V. 30° und eine Gabe SEP. 30°°, letzere 8 Tage später zu nehmen, worauf sich bis zum 23. Jan. 1836 alle obige Beschwerden verloren hatten, nun aber ein, an B L U T F L U ß g r ä n z e n d e r M o n a t s f l u ß sich eingestellt hatte, welcher jetzt in 3 Wochen zum zweiten Male wiedergekehrt war. Eine Gabe CALC. 30°° heilte diese Beschwerden schnell und dauerhaft.[ACS 17 (1838) 1, 63-64]

M. L. von L., eine Bauernfrau von 60 Jahren, etwas zu Zorn geneigten Temperaments [...] genießt fast nichts als KAFFEE.– Um sie ohne Nachtheil von letzterem zu entwöhnen, reichte ich am 8. Dec. 1835 eine Gabe NUX-V. 30°°, mit der Weisung nun gewissenhaft den Kaffee zu meiden. 14 Tage später stellte sie sich wieder ein, und versicherte, daß sie ihre vorigen Beschwerden noch unvermindert hätte, von dem Meiden des KAFFEE-Trankes aber keine Beschwerden gespürt habe und jetzt nicht mehr daran denke. Ich gab nun eine Gabe SULPH. 60°° und 8 Tage später eine Gabe CALC. 30°°, worauf in 3 Wochen alle Beschwerden dauerhaft gewichen waren.[ACS 17 (1838) 1, 64]

Da nun die Bruchbeschwerden noch unverändert waren, der Hustenauswurf einen süßlichen Geschmack angenommen und der Brustschmerz beim Husten stechend geworden war, reichte ich am 2. Jan. 1836 eine Gabe NUX-V. 30°°, welche in der That den Bruch vollkommen heilte aber auf den Husten nur geringe Wirkung hatte. Ich ließ daher am 6. Februar 1836 eine Gabe SULPH. 60°°, und drei Tage später eine Gabe CALC. 30°° nehmen, welche letztere bis gegen die Mitte des Monats März alle Krankheits-Symptome tilgte und ein Wohlbefinden herbeiführte, welches bis jetzt noch nicht wieder getrübt wurde.[ACS 17 (1839) 3, 4-5]

Am 10. März 1836 erhielt er von mir eine Gabe NUX-V. 30°°, welche wenig besserte. Acht Tage darauf eine Gabe SULPH. 30°°, und wieder 8 Tage später eine Gabe CALC. 30°°, welche letztere schon am dritten Tage begann auffallende Besserung zu zeigen und allmählig in dieser einzigen Gabe, bei pflichtmäßiger Diät, bis gegen Ende April alle Beschwerden dauerhaft getilgt hatte, so daß weiter keine Arznei nöthig war.[ACS 17 (1839) 3, 7-8]

Am 12. Juni 1835 suchte die etwa 40jährige Frau *T.* aus O., eine vollendete KAFFEE-Trinkerin, die auch seit einigen Jahren mit KAMILLEN-Thee viel Mißbrauch getrieben, meine Hülfe gegen beständige Schmerzen im Leibe, wie Wesen, welche sie Tag und nacht quälten. Dabei stets heftiger Durst, oft trockenes Husten mit Seitenschmerzen und große Schwäche. Nachdem 2 Gaben PULS. 30°° und eine Zwischengabe NUX-V. 30° bis zum 2. Julius diese Beschwerden vollkommen beseitigt hatten, bekam sie die Mundhöhle und Zunge mit schmerzhaften Blasen besetzt, welche nach eine Gabe HELL. 30°° in wenigen Tagen verschwanden.[ACS 17 (1839) 3,31-32]

C. W. W., eine Magd auf dem Lande von 24 Jahren, war im Nov. 1835 durch eine Gabe NUX-V. 30°° und eine Gabe PHOS. 30°° in 14 Tagen von folgenden, sie bereits zwei Jahre lang quälenden Beschwerden geheilt: [...][ACS 17 (1839) 3,68]

1, NUX-V. 200; 2, KALI-C. 2000; 4 §. Je ein Pulver zur Einnahme jeden fünften Abend. – Nach der Einnahme dieser Arzneimittel erlangte der Patient die vollständige Gesundheit wieder.[Vol. 80, S.138; KMSS 27]

22. März, 1851. 1, NUX-V. 200; 2, IP. 200; 3, NUX-V. 200; 4, §. Je ein Pulver zur Einnahme jeden dritten Abend. – 14. April. Vierundzwanzig Stunden nach der Einnahme des ersten Pulvers manifestierte sich von selbst eine beträchtliche Besserung, welche bis heute anhält. Die morbiden Symptome zeigen sich jetzt nur noch nach dem Trinken und nicht mehr nach dem Essen. Der Patient empfindet eine Art Verengung oder auch Zusammenziehen in der Urethra beim Harnlassen. 1, ARS. 3000; 2 bis 4 §. Ein Pulver zur Einnahme jeden fünften Abend.[Vol. 78, S.151; KMSS 29-30]

12. April, 1851. 1, NUX-V. 1000; 2 bis 4 §. Jeden fünften Abend. – 12. Mai. Sie blieb bis zum Ende der vergangenen Woche zu ihrem großen Erstaunen frei von Kopfschmerzen; sie traten dann jedoch mit heftigem Stechen (nicht Pressen) auf dem Scheitel erneut auf, begleitet von saurem und bitterem Erbrechen; Ausschlag an der rechten Augenbraue. 1, SEP. 200; 2 bis 4, §. Von jedem Pulver, aufgelöst in WASSER, während dreier aufeinanderfogender Abende einen Löffel voll; an den zwei folgenden Abenden nichts.[Vol. 78, S. 220; KMSS 34]

15. Mai. Sein Zustand war viel besser, obwohl er nach der Einnahme der vier Pulver KAFFEE getrunken hatte, nun klagt er über einen stechenden Schmerz im Brustkorb, und beschreibt die Empfindung, als wenn dort etwas fortgerissen worden wäre: schlimmer am Morgen und am Mittag, besser nach einer Mahlzeit. 1, NUX-V. 2000; 2 bis 4, §. 3, PHOS. 4000. Wie zuvor, nachmalig fühlte er sich vollkommen gesund.[Vol. 78, S. 275; KMSS 37]

Verifikationen und klinische Symptome

Ich gab nun (8. Mai 1841) eine Gabe NUX-V. 30°°° und eine Gabe CALC. 30°°, letztere zehn bis vierzehn Tage später zu nehmen, und erfuhr am 20. Juni, daß sich nach beiden Mitteln das Uebel sehr gebessert und nach dem letzten eine Woche lang ganz verloren habe, nun aber wiederholt gekommen sei.[ACS 19 (1842) 3, 54]

Am 18. Apr. [1841] erhielt sie Nro. 1 NUX-V. 30°°, Nro. 2 SULPH. 30°° und Nro. 3 CALC. 30°°. Nur durch Nachbarn erfuhr ich zwei Monate später, daß ihr Uebel vollständig gehoben sei.[ACS 19 (1842) 3, 60]

Am 18. Apr. [1841] reichte ich ihm drei Pulver, Nro. 1 NUX-V. 30°°, Nro. 2 SULPH. 30°° und Nro. 3 CALC. 30°°, und habe seitdem nichts wieder von ihm gehört, als von seinen Nachbarn die Aussage, daß es ihm ganz gut gehe.[ACS 19 (1842) 3, 62]

Am 19. Apr. [1841] erhielt er von mir vier Pulver, Nro. 1 und 3 NUX-V. 30°°, Nro. 2 RHUS-T. 30°°, und Nro. 4 SULPH., 30°°°, um alle 5 Tage eines zu nehmen. [ACS 19 (1842) 3, 63]

Am 19. Apr. [1841] gab ich für das Kind fünf Pulver, Nro. 1 und 2 IP. 30°°°°°, Nro. 3 ARS. 30°, Nro. 4 NUX-V. 30°°° und Nro. 5 SULPH. 60°°, wovon alle 24 Stunden ein Pulver zu geben.[ACS 19 (1842) 3, 65]

Nux vomica ist Wechselmittel mit: Bry., Ign., Ip., Petr., Phos., Puls., Rhus-t.

NUX-V. abwechselnd mit RHUS-T. gegeben [bei Nervenfieber], und Niemand war über 7 Tage krank.[ACS 18 (1840) 2, 16]

Das Wechseln mit BRY. und RHUS-T. in nervösen Fiebern ist kaum so oft anwendbar, als das mit BRY. und PULS., oder mit RHUS-T. und NUX-V..[ACS 18 (1840) 2, 15]

Eilker's K a l b , seit mehreren Tagen ganz g e l ä h m t und kann nicht mehr stehen, Abends schlimmer: 1. NUX-V., 2. BRY., alle 48 Stunden [je C 200°°]. – Geheilt.[KMS 780]

Bolten's einjähriges R i n d , BLUTHARNEN; 1. IP., 2. NUX-V., alle 24 Stunden [je C 200°°]. – Geheilt.[KMS 782]

[Am 9. Juni 1863] *Stegemöller's* K u h , v e r s t o p f t , a u f g e b l ä h t und gänzlich g e l ä h m t (vom Thierarzte verloren gegeben): 1. NUX-V., 2. PULS.; alle 12 Stunden. – 10. Juni. Besserung, aber starker M a s t d a r m v o r f a l l : 1. IGN., 2. NUX-V., alle 12 Stunden [je C 200°°]. – Geheilt.[KMS 782-783]

[Am 17. Juni 1863] *Hermann's* R i n d , erst BLUTHARNEN, nun hartnäckige V e r s t o p f u n g : NUX-V. – 18. Juni. Jetzt s c h w a r z e r und grüner A b g a n g , frisst aber wieder: 1. IP., 2. NUX-V., alle 12 Stunden [je C 200°°]. – Geheilt.[KMS 783]

Hermann's K u h , seit heute Morgen BLUTHARNEN: 1. IP., 2. NUX-V., alle 12 Stunden [je C 200°°]. – Geheilt.[KMS 783]

Am 19. Apr. [1841] erhielt er von mir vier Pulver, Nro. 1 und 3 NUX-V. 30°°, Nro. 2 RHUS-T. 30°°, und Nro. 4 SULPH., 30°°°, um alle 5 Tage eines zu nehmen. [ACS 19 (1842) 3, 63]

Am 19. April [1841] Nro. 1 ACON. 30°°°, Nro. 2 NUX-V. 30°°, Nro. 3 PHOS. 30°°, Nro. 4 und 5 SACCH. LACT., alle 24 Stunden ein Pulver zu nehmen.[ACS 19 (1842) 3, 64]

Ich gab nun: Nro. 1 und 3 PETR. 30°° und Nro. 2 und 4 NUX-V. 30°°, und habe seitdem nun von Andern erfahren, daß sie besser sein soll, kann aber nicht behaupten, ob in Folge dieser oder anderer Mittel, weil ich von ihr selbst seitdem nichts wieder gehört oder gesehen habe, und sie fünf Meilen von hier wohnt. Nur muß ich hinterher bedauern, daß ich die letzten Mittel nicht gleich anfangs gegeben habe.[ACS 19 (1842) 3, 67]

Zwischenmittel bei chronischen Krankheiten

NUX-V. (X° R.) bei großer Angegriffenheit und Gereiztheit des Nervensystems, Ueberempfindlichkeit der Sinnenwerkzeuge, Schreckhaftigkeit, Aengstlichkeit, Hang zum Liegen, Widerwillen gegen freie LUFT, heftigem, störrischem, widerspenstigem Sinne, und wenn das Monatliche zu früh erscheint oder zu lange sich hinschleppt.[SRA]

PULSATILLA (X° R.) in einigen Fällen, in gehörigen Zwischenräumen, abwechselnd mit NUX-V., zur Tilgung zu hoher Reizbarkeit. – In seltenen Fällen wird man bei solchen Ueberreizungen des Nervensystems zu ASAR., CHIN., IGN., TEUCR. oder VALER., eben so angewendet, seine Zuflucht nehmen müssen, wenn nämlich diese Mittel dem Gesammtzustande besser entsprechen.[SRA]

Zwischenmittel von Nux vomica: Ip., Sulph.

Am 17. Febr. 1837 gab ich 3 Gaben NUX-V. 30°°, 12°°und 4°°, und nach der ersten eine Gabe SULPH. 30°°, um alle 3 Tage eine zu nehmen.[ACS 17 (1839) 3,74]

22. März, 1851. 1, NUX-V. 200; 2, IP. 200; 3, NUX-V. 200; 4, §. Je ein Pulver zur Einnahme jeden dritten Abend.[Vol. 78, S.151; KMSS 29-30]

Nux vomica ist Zwischenmittel von: Arn., Calc., Cocc., Phos., Puls., Rhus-t.

Eine am 2. Sept. 1835 gereichte Gabe CALC. 30°°° verminderte bis zum 21. Okt. alle Symptome ziemlich bedeutend, mit der Veränderung jedoch, daß sie, wiewohl viel schwächer, nun auch früh beim Erwachen eintraten. Eine neu gegebene Gabe NUX-V. 30°° und 8 Tage später eine Gabe CALC. 30°° nahmen Alles dauerhaft fort.[ACS 17 (1838) 1,9]

Zwischengaben von NUX-V. und HEP. SULPH. CALC., beide in eben so hoher Verdünnung [wie PHOS.] und gleich gemäßigter Gabe.[ACS 21 (1844) 1,111]

Am 12. Juni 1835 suchte die etwa 40jährige Frau *T.* aus O., eine vollendete KAFFEE-Trinkerin, die auch seit einigen Jahren mit KAMILLEN-Thee viel Mißbrauch getrieben, meine Hülfe gegen beständige Schmerzen im Leibe, wie Wesen, welche sie Tag und nacht quälten. Dabei stets heftiger Durst, oft trockenes Husten mit Seitenschmerzen und große Schwäche. Nachdem 2 Gaben PULS. 30°° und eine Zwischengabe NUX-V. 30° bis zum 2. Julius diese Beschwerden vollkommen beseitigt hatten, bekam sie die Mundhöhle und Zunge mit schmerzhaften Blasen besetzt, welche nach eine Gabe HELL. 30°° in wenigen Tagen verschwanden.[ACS 17 (1839) 3,31-32]

Am 23. März 1836 erhielt sie 1. SULPH. 30°°, 2. NUX-V. 18°°, SULPH. 0°°, um, (der langen Dauer des Leidens wegen), alle 14 Tage ein Pulver zu nehmen.[ACS 17 (1839) 3,63]

Am 17. Febr. 1852 erhielt der Knabe 1. und 3. ARN. 200°°, 2. NUX-V. 200°. 4. §., alle Abende ein Pulver zu nehmen. Nach dem dritten Pulver war der Fleck verschwunden.[Vol. 81, S.228; AHZ 48 (1854) 53]

Am 27. Dez. 1852: 1. und 3. RHUS-T. 200°, 2. NUX-V. 200°, 3. §., alle 3 Abende ein Pulver zu nehmen. War schnell geheilt und bedurfte keiner weitern Arznei.[Vol. 84, S.60; AHZ 48 (1854) 62-63]

Am 18. Apr. [1841] zwei Gaben COCC. 30°°° und eine Zwischengabe NUX-V. 30°°, alle 3 Tage ein Pulver zu nehmen, brachte bis zum 24. Mai so viel Besserung, daß sie wieder aufstehen und am Stocke gehen konnte.[ACS 19 (1842) 3,59]

Schädliche Substanzen und Arzneimittel (Nocentia) bei der Behandlung mit Nux vomica: A c e t u m, Zinc.

ESSIG erhöhet die Beschwerden. [SRN]

A c e t u m, Zinc. [PB]

Konkordanzen der homöopathischen Arzneien

I. Gemüth und Geist: *Acon.*, A n a c., Ars., A u r., B e l l., Bry., *Calc.*, C h a m., Cocc., Hyos., L y c., Nat-m., Op., Phos., P u l s., R h u s - t., Sep., S t r a m., Sulph., *Verat.* [PB]

II. Körpertheile und Organe: A c o n., Arn., *Ars.*, Aur., *Bell.*, B o r., *Bry.*, *Calc.*, Canth., Carb-v., C a u s t., *Cham.*, *Chin.*, Cocc., Coff., C o n., Croc., Cupr., Euphr., Ferr., Graph., Hep., Hyos., I g n., I p., K a l i - c., Kreos., *Lyc.*, *Merc.*, Nat-c., N a t - m., Nit-ac., Op., Petr., *Phos.*, Ph-ac., Plat., Plb., *P u l s.*, R h u s - t., Sabin., *Sep.*, S i l., Spig., S t a p h., Stram., *S u l p h.*, V e r a t. [PB]

III. Empfindungen und Beschwerden

1. Aeussere und innere Körpertheile im Allgemeinen: *Acon.*, Ambr., A r n., Ars., Asaf., Aur., *B e l l.*, B r y., *Calc.*, Canth., Carb-v., C a u s t., C h a m., *Chin.*, Cina, *Cocc.*, Coff., Con., F e r r., Graph., Hep., Hyos., I g n., Jod., Ip., K a l i - c., *Lyc.*, *Merc.*, Mez., Nat-c., N a t - m., Nit-ac., Petr., *Phos.*, P l a t., *P u l s.*, *R h u s - t.*, Ruta, Sabad., *S e p.*, S i l., S p i g., Spong., S t a n n., S t a p h., Stront., *Sulph.*, Teucr., V e r a t., Zinc. [PB]

2. Drüsen: Arn., *Bell.*, Bry., Calc., C h i n., Con., I g n., J o d., Lyc., M e r c., Phos., *P u l s.*, S i l., Spong., *Sulph.* [PB]

3. Knochen: C h i n., Cocc., Dros., Merc., *Puls.*, R u t a. [PB]

4. Haut und Aeusseres: A c o n., Arn., A r s., B e l l., *Bry.*, C a l c., Carb-v., C a u s t., Con., Hep., Ip., Kali-c., Lach., Led., Lyc., Led., *L y c.*, M e r c., M e z., Nit-ac., P h o s., *Puls.*, Ran-b., *R h u s - t.*, Sec., *S e p.*, *Sil.*, Squil., Staph., *S u l p h.* [PB]

IV. Schlaf und Träume: Ant-t., A r s., Bell., Bry., *Calc.*, Chin., C o n., Croc., *Graph.*, Hep., *Ign.*, *Kali-c.*, Kreos., N a t - c., *Phos.*, *Puls.*, *R h u s - t.*, S e p., Sil., Sulph. [PB]

V. Fieber: *Acon.*, *A r s.*, Bar-c., *B e l l.*, *B r y.*, *Calc.*, Caps., Caust., *Cham.*, *Chin.*, Dulc., H e p., Ign., Ip., L y c., M e r c., Nat-m., Op., *Phos.*, Ph-ac., *P u l s.*, *R h u s - t.*,

Verifikationen und klinische Symptome

Sabad., Samb., *Sep.*, Sil., Spig., *Sulph.*, Verat. [PB]

VI. Änderung des Befindens

1. **Verschlimmerung nach der Zeit:** Ars., Chel., Dros., Ferr., Ign., Kali-c., *Kali-n.*, *Rhus-t.*, Squil., Thuj. [PB]
2. **Verschlimmerung nach Lage und Umständen:** Acon., Am-m., Arn., *Ars.*, Asar., Aur., *Bell.*, *Bry.*, *Calc.*, Carb-v., *Caust.*, *Cham.*, Chin., Cocc., Coff., Colch., Con., Graph., *Hep.*, Hyos., Ign., Ip., Kali-c., Lach., Led., *Lyc.*, Merc., Mosch., Nat-c., Nat-m., Nit-ac., Nux-m., Op., *Phos.*, *Puls.*, Ran-b., *Rhus-t.*, Sabad., Sel., *Sep.*, *Sil.*, Spig., *Sulph.* [PB]

VII. Konkordanz der homöopathischen Arzneien

Acon., Arn., *Ars.*, Aur., *Bell.*, *Bry.*, *Calc.*, Carb-v., Caust., Cham., *Chin.*, Cocc., Con., Ferr., Graph., Hep., Hyos., Ign., Ip., Kali-c., *Lyc.*, Merc., Nat-c., Nat-m., Nit-ac., Op., *Phos.*, *Puls.*, *Rhus-t.*, *Sep.*, Sil., Spig., Staph., *Sulph.*, Verat. [PB]

Acon., *Agar.*, *Ambr.*, Am-m., *Ars.*, Asar., Aur., Bar-c., *Bell.*, Calad., *Calc.*, Caps., Carb-v., *Caust.*, *Cham.*, Chin., *Cocc.*, *Coff.*, *Colch.*, Con., *Cupr.*, *Dig.*, Dros., Dulc., *Euphr.*, *Graph.*, Guaj., *Ign.*, *Ip.*, Kali-c., Kreos., *Lach.*, *Lyc.*, M-austr., Mag-c., Merc., *Mill.*, Mosch., Mur-ac., Nat-m., *Op.*, Par., *Petr.*, *Phos.*, Plb., *Puls.*, *Rheum*, *Rhus-t.*, *Sel.*, Sep., Sil., *Stram.*, *Sulph.*, *Valer.* [KV]

Verifikationen und klinische Symptome

Oleander (Gemeiner Oleander)

(Olnd.)

Synonyma

Nerium Oleander L., Gemeiner Oleander [SRN]

Antipsorische Arznei

Die [...] bezeichneten Arzneien scheinen zu den antipsorischen Mitteln gezählt werden zu dürfen. Wenigstens habe ich sie in chronischen Beschwerden (psorischen Ursprungs) vorzugsweise wirksam befunden.[SRN]

Arzneiwirkungsdauer

Wirkt 3 bis 4 Wochen.[SRN]

Zählt zur 3. Klasse derjenigen Mittel, welche eine mittlere Wirkungsdauer besitzen.[AHZ 49 (1855) 82]

Hinweis

Er wird sich in einigen Arten von Geisteszerrüttungen z. B. der Zerstreutheit, und in gewissen Arten schmerzloser Lähmungen, bei Kopfausschlägen und einigen äußern Kopfleiden, wo nicht als vollkommenes, doch als unentbehrliches Zwischenmittel erweisen, und so wird der homöopathische Arzt noch andre Heilkräfte aus den Beschwerden, die er für sich angesunden Personen erzeugt, sich von ihm zu Nutze zu machen wissen.[RA 1, 326-327]

Eigenthümlichkeiten und Hauptwirkungen

Gemüth

Trägheit und Unlust zur Arbeit.[VHA]

Trägheit und Unlust zur Arbeit, mit mangelndem Selbstvertrauen. [HA 117]

Mangelndes Selbstvertrauen.[VHA]

Widerspruch ist ihm unerträglich.[VHA]

Schnelle Zornaufwallung, die ihn aber sogleich gereuet.[VHA]

Schnelle, aber bald bereute Zornaufwallungen. [HA 117]

Nachts, beim Liegen im Bette, Ziehen in den Backenzähnen, mit Angst, Brecherlichkeit und häufigem Harnen.[VHA]

Ängstliches Herzklopfen.[VHA]

Konkordanz Gemüth und Geist: Acon., Arn., Bar., *Bell.*, Bry., Cann-s., Cham., Cic., Cocc., *Con.*, *Hell.*, Hyos., Ign., Laur., *Lyc.*, Merc., *Nat-m.*, Nux-m., Nux-v., Op., Phos., *Ph-ac.*, Puls., *Rhus-t.*, *Sep.*, Sil., *Stram.*, Sulph., *Verat.* [PB]

Geist

Stumpfsinnigkeit.[VHA]

Große Zerstreutheit und Mangel an Aufmerksamkeit.[VHA]

Goße Zerstreutheit. [HA 117]

Verminderte Fassungskraft.[VHA], [HA 117]

Geisteszerrüttung.[VHA]

Ohnmachtartige Mattigkeit und Schwäche des ganzen Körpers: *beim Stehen zittern die Knie, beim Schreiben die Hände.[VHA]

Ohnmachtanfälle, wie von Schwäche, (mit und ohne Verlust der Besinnung), *nach Schweiß vergehend.[VHA]

Ohnmachtsanfälle, wie von Schwäche, nach Schweiß vergehend.[HA 117]

Konkordanz Gemüth und Geist: Acon., Arn., Bar., *Bell.*, Bry., Cann-s., Cham., Cic., Cocc., *Con.*, *Hell.*, Hyos., Ign., Laur., *Lyc.*, Merc., *Nat-m.*, Nux-m., Nux-v., Op., Phos., *Ph-ac.*, Puls., *Rhus-t.*, *Sep.*, Sil., *Stram.*, Sulph., *Verat.* [PB]

Schwindel

Schwindel beim Aufstehen vom Liegen oder vor sich nieder Sehen.[VHA]

Innerer Kopf

Betäubend drückender Kopfschmerz in der Stirn.[VHA]

Verifikationen und klinische Symptome

Aeusserer Kopf

Große Schwere des Kopfes, im Liegen gebessert.[VHA], [HA 117]
Fressendes Jücken auf dem Haarkopfe.[VHA]
Schuppiger, nässender Kopfgrind mit fressendem Jücken, besonders am Hinterkopfe.[VHA]
Fressendes Jucken auf dem Haarkopfe, wie von Ungeziefer, am meisten am Hinterkopfe und hinter den Ohren, nach Kratzen anfangs gebessert, dann aber brennend und wundschmerzend, und bald darauf wieder in Beißen und Fressen übergehend, Abends beim Auskleiden verschlimmert. – Trägheit und Unlust zur Arbeit, mit mangelndem Selbstvertrauen; schnelle, aber bald bereute Zornaufwallungen; große Zerstreutheit; verminderte Fassungskraft; Schwere des Kopfs, im Liegen gebessert; abwechselnde Blässe und tiefe Röthe des Gesichts; Empfindlichkeit der Zähne, bloß beim Kauen; Heißhunger und hastiges Essen, ohne Appetit; viel Durst auf kaltes WASSER; Hunger und Durst nach Erbrechen; Leerheits- und Kältegefühl im Oberbauche und in der Brust; stumpfes, betäubendes Drücken in den Gliedern; schmerzlose Steifigkeit und Lähmigkeit der Glieder; mangelnde Lebenswärme in den Gliedern; Ohnmachtsanfälle, wie von Schwäche, nach Schweiß vergehend; veränderlicher Puls; Hitzegefühl mit Frost des ganzen Körpers, ohne Durst.[HA 117]

Augen

Brennen und Spannen in den Augenlidern beim Lesen.[VHA]
Thränen der Augen beim Lesen.[VHA]
Doppelsehen.[VHA]

Ohren

Flechten und Geschwüre an und um die Ohren.[VHA]
Singen und Wummern um die Ohren.[VHA]

Nase

Stumpfes, betäubendes Drücken an der Nase.[VHA]

Antlitz

Früh, blasses, verstörtes, eingefallenes Gesicht, mit blauen Rändern um die Augen.[VHA]
*Abwechselnde Blässe und tiefe Röthe des Gesichts.[VHA]
Abwechselnde Blässe und tiefe Röthe des Gesichts.[HA 117]
Betäubender Druck auf und unter dem Jochbeine.[VHA]
Taubes Gefühl in der Oberlippe.[VHA]

Zähne

Nachts, beim Liegen im Bette, Ziehen in den Backenzähnen, mit Angst, Brecherlichkeit und häufigem Harnen.[VHA]
Empfindlichkeit der Zähne bloß beim Kauen.[VHA], [HA 117]
Bläulich weißes Zahnfleisch.[VHA]

Mund

Schmutzigweiße, aufgerichtete Zungenwärzchen.[VHA]
Verlornes Sprachvermögen.[VHA]

Genüsse

Heißhunger und hastiges Essen, ohne Appetit.[VHA], [HA 117]
Hunger und Durst nach Erbrechen.[HA 117]
Viel Durst, besonders auf kaltes WASSER.[VHA]
Viel Durst auf kaltes WASSER.[HA 117]
*Häufiges Harnen, besonders nach KAFFEE-Trinken.[VHA]

Aufstoßen

Heftiges, leeres Aufstoßen.[VHA]

Verifikationen und klinische Symptome

Übelkeit
Erbrechen von bitterem, grünlichem WASSER.[VHA]
Nach dem Erbrechen großer Hunger und Durst.[VHA]
Nachts, beim Liegen im Bette, Ziehen in den Backenzähnen, mit Angst, Brecherlichkeit und häufigem Harnen.[VHA]
Hunger und Durst nach Erbrechen.[HA 117]

Magen
Klopfen in der Herzgrube, wie nach starker Erhitzung.[VHA]

Bauch
Leerheitsgefühl im Oberbauche.[VHA]
Leerheits- und Kältegefühl im Oberbauche und in der Brust.[HA 117]
Nagender Schmerz in der Nabelgegend.[VHA]

Blähungen
Knurren und Poltern im Bauche, mit Abgang vieler, faulriechender Blähungen.[VHA]

Stuhl
Vergeblicher Stuhldrang.[VHA]
Träger Stuhl.[VHA]
Unverdaute, WÄSSERIGE Stühle.[VHA]
Lose, WÄSSERIGE, gelbschleimige, schwärzliche, gallige, weiße Ausleerungen oder Abgang von unverdauter Speise: CHIN. (Die unverdaute Speise geht beim CHIN.-Kranken ein bis zwei Stunden nach dem Essen ab; bei OLND.-Patienten nach zehn bis zwölf Stunden).[Br., Lippe]

Harn
*Brauner, brennender Harn mit nachherigem, weißem Bodensatze.[VHA]
*Häufiges Harnen, besonders nach KAFFEE-Trinken.[VHA]
Nachts, beim Liegen im Bette, Ziehen in den Backenzähnen, mit Angst, Brecherlichkeit und häufigem Harnen.[VHA]

Athem
*Matter Athem.[VHA]
*Brustbeklemmung im Liegen, als wäre die Brust zu enge, mit langen und tiefen Athemzügen.[VHA]

Husten
Erschütternder Husten von Kitzel im Luftröhrkopfe.[VHA]

Hals
Heftiges, fühlbares, aber langsames Pulsiren der Karotiden.[VHA]
Reißen im Nacken, Abends und Nachts.[VHA]

Brust
Leerheits- und Kältegefühl in der Brust.[VHA]
Leerheits- und Kältegefühl im Oberbauche und in der Brust.[HA 117]
Stumpfe Stiche in der linken Brust und im Brustbeine, anhaltend beim Ein- und Ausathmen, *am schlimmsten beim Tiefathmen.[VHA]
Stiche im Zwergfelle.[VHA]
Ängstliches Herzklopfen.[VHA]

Oberglieder
Ohnmachtartige Mattigkeit und Schwäche des ganzen Körpers: *beim Stehen zittern die Knie, beim Schreiben die Hände.[VHA]
Klammartiges Ziehen in den Armen.[VHA]
Stumpfes, betäubendes Drücken an den Unterarmen und Händen.[VHA]
Stumpfes, betäubendes Drücken in den Gliedern.[VHA], [HA 117]

Verifikationen und klinische Symptome

Aufgetriebene Adern an den Händen.[VHA]
Schmerzlose Steifigkeit und Lähmigkeit der Glieder.[VHA], [HA 117]
Mangelnde Lebenswärme in den Gliedern.[VHA], [HA 117]

Unterglieder

Großes Schwächegefühl in den Beinen, besonders in den Knien.[VHA]
Ohnmachtartige Mattigkeit und Schwäche des ganzen Körpers: *beim Stehen zittern die Knie, beim Schreiben die Hände.[VHA]
Schmerzlose Steifigkeit und Lähmigkeit der Beine, besonders in den Oberschenkeln.[VHA]
Eine surrende oder wummernde Empfindung in den Beinen, *besonders in den Fußsohlen.[VHA]
*Stets kalte Füße.[VHA]
Stumpfes, betäubendes Drücken in den Gliedern.[VHA], [HA 117]
Schmerzlose Steifigkeit und Lähmigkeit der Glieder.[VHA], [HA 117]
Mangelnde Lebenswärme in den Gliedern.[VHA], [HA 117]

Heilungsbericht

Herr *N.*, ein höherer evangelischer Geisticher, war schon mehre Male von einer Art Podagra befallen worden. Gegen das Ende des Febr. 1836 war er schnell geheilt durch eine Gabe ARN. 24°° und eine Gabe SABIN. 18°°. Aber im Jahre 1837 trat in demselben Monate ein heftiger Anfall auf, mit entzündlicher Geschwulst, auch des Zehen-Ballens, Spannen und Brennen in der großen Zehe und großer Abgeschlagenheit des Geistes und Körpers. Diesmal thaten die beiden obigen Mittel nichts, aber zwei Gaben CAUST., zu 30°° eine jede, nebst einer Zwischengabe OLND. 30°° brachten in 8 Tagen dauerhafte Heilung, so daß das jährlich im Winter wiederkehrende Leiden bis jetzt ausgeblieben ist.[ACS 17 (1839) 3,35-36]

Haut

Große Empfindlichkeit der Haut gegen Reibung, wovon sie gleich roth und wund wird.[VHA]
Beißendes Jücken beim Auskleiden, nach Kratzen brennend.[VHA]
Fressendes Jücken auf dem Haarkopfe.[VHA]
Schuppiger, nässender Kopfgrind mit fressendem Jücken, besonders am Hinterkopfe.[VHA]
Flechten und Geschwüre an und um die Ohren.[VHA]
Früh, blasses, verstörtes, eingefallenes Gesicht, mit blauen Rändern um die Augen.[VHA]
*Abwechselnde Blässe und tiefe Röthe des Gesichts.[VHA]

Konkordanz Haut und Aeusseres: Agn., Am-m., Anac., Ars., Bar-c., Bry., Calc., Caust., Ip., Lach., Led., *Lyc.*, Mez., Ph-ac., Plat., Puls., Rhus-t., Sec., Sil., Spong., *Staph.*, *Sulph.* [PB]

Schlaf

Öfteres Gähnen, mit nachfolgendem Schauder und Zittern.[VHA]
Unruhige, geile Träume und öfteres Erwachen.[VHA]
Nachts, beim Liegen im Bette, Ziehen in den Backenzähnen, mit Angst, Brecherlichkeit und häufigem Harnen.[VHA]
Reißen im Nacken, Abends und Nachts.[VHA]

Konkordanz Schlaf und Träume: Ign., *Nux-v.*, Phos., Sabad. [PB]

Fieber

Sehr ungleicher und veränderlicher Puls.[VHA]
Veränderlicher Puls.[HA 117]
Hitzgefühl mit Frost des ganzen Körpers, ohne Durst.[VHA], [HA 117]
Herausdringende Hitze bei geistiger Beschäftigung.[VHA]

Fieberstadien

1. Puls sehr veränderlich und unregelmässig. – Puls Abends voll und beschleunigt, Morgens schwach und langsam.[WF 38]
2. Frost und Schauder über den ganzen Körper, in Anfällen, mit Gesichtshitze und kalten Händen. – Frostigkeit und mangelnde natürliche Lebenswärme. – Aeusseres Frostgefühl, mit gleichzeitiger innerer Hitze.[WF 39]
3. Fliegende Hitze, in Anfällen ausbrechend, besonders bei geistiger oder körperlicher Anstrengung.[WF 39]
4. Schweiss fehlt ganz.[WF 39]

Verifikationen und klinische Symptome

Konkordanz Fieber: Acon., *Ars.*, Bell., Bry., Calc., Lyc., Nux-v., Ph-ac., Sep., Sulph. [PB]

Gemeinsames

Stumpfes, betäubendes Drücken in den Gliedern.[VHA]
Schmerzlose Steifigkeit und Lähmigkeit der Glieder.[VHA]
*Eine surrende oder wummernde Empfindung durch den ganzen Körper.[VHA]
Gewaltsames Eindrücken, wie Klemmen, an mehren Stellen.[VHA]
*Spannen durch den ganzen Körper.[VHA]
Gefühllosigkeit des ganzen Körpers.[VHA]
Mangelnde Lebenswärme in den Gliedern.[VHA]
Schmerzlose Lähmungen.[VHA]
Ohnmachtartige Mattigkeit und Schwäche des ganzen Körpers: *beim Stehen zittern die Knie, beim Schreiben die Hände.[VHA]
Ohnmachtanfälle, wie von Schwäche, (mit und ohne Verlust der Besinnung), *nach Schweiß vergehend.[VHA]

Besserung der Beschwerden

Ohnmachtanfälle, wie von Schwäche, (mit und ohne Verlust der Besinnung), *nach Schweiß vergehend.[VHA]

Verschlimmerung der Beschwerden

Abends beim Auskleiden.[HA 117]

Konkordanzen

Verschlimmerung nach der Zeit: Acon., Con., Hep., Nit-ac. [PB]

Verschlimmerung nach Lage und Umständen: Acon., Arn., Bar-c., Bell., *Bry., Calc.*, Caps., Carb-v., Caust., Cham., Chin., Cina, Cocc., Colch., Con., Cupr., Graph., Hep., *Ign.*, Kali-c., Lach., Led., *Lyc.*, *Nat-m., Nux-v.*, Phos., Puls., Rhod., *Rhus-t.*, Ruta, Sep., *Sil., Spig.*, Staph., Sulph., Thuj., Verat. [PB]

Arzneiverwandtschaften von Oleander

Agn., Anac., (Chin.), (Cina), Cocc., (Puls.), (Sabad.) [VHA]
Acon., Anac., Arn., Ars., Bar-c., *Bell., Bry., Calc.*, Caust., Chin., Cocc., Con., Graph., Hell., Hep., Ign., Kali-c., Laur., *Lyc.*, Merc., Nat-m., Nux-m., *Nux-v.*, Op., Phos., Ph-ac., Plat., *Puls., Rhus-t.*, Ruta, Sabad., *Sep.*, Sil., Spig., Staph., *Sulph.*, Verat. [PB]
Agn., Cocc. [KV]

Antidot von Oleander: Camph.

Camph. [SRN]
Camph. [PB]

Oleander ist Zwischenmittel von: Caust.

[- Aber] zwei Gaben CAUST., zu 30°° eine jede, nebst einer Zwischengabe OLND. 30°° brachten in 8 Tagen dauerhafte Heilung, so daß das jährlich im Winter wiederkehrende Leiden bis jetzt ausgeblieben ist.[ACS 17 (1839) 3,36]

Konkordanzen der homöopathischen Arzneien

I. Gemüth und Geist: Acon., Arn., Bar., *Bell.*, Bry., Cann-s., Cham., Cic., Cocc., *Con.*, *Hell.*, Hyos., Ign., Laur., *Lyc.*, Merc., *Nat-m.*, Nux-m., Nux-v., Op., Phos., *Ph-ac.*, Puls., *Rhus-t.*, *Sep.*, Sil., *Stram.*, Sulph., *Verat.* [PB]

II. Körpertheile und Organe: Anac., Ang., Arn., Ars., Aur., Bar-c., *Bell.*, Bry., *Calc.*, Caps., Caust., Chel., *Chin.*, Cic., Cina, Cocc., Con., Ferr., Graph., Hep., Hyos., Ign., Ip., Kali-c., Lyc., Merc., Mez., Nat-m., Nux-v., Op., Petr., *Phos.*, Ph-ac.,

Verifikationen und klinische Symptome

Puls., Rhus-t., Ruta, Sabad., Sec., Sep., *Sil.*, Spig., Stann., *Staph.*, Sulph., Verat. [PB]

III. Empfindungen und Beschwerden

1. **Aeussere und innere Körpertheile im Allgemeinen:** Acon., Alum., Anac., Arg., Arn., Ars., Asaf., *Bell.*, Bism., Bry., *Calc.*, Caps., Caust., *Cocc.*, *Con.*, Cupr., Hell., Ign., Kali-c., Laur., *Lyc.*, Merc., Nat-m., Nux-m., Nux-v., Op., Phos., Ph-ac., *Plat.*, *Puls.*, *Rhus-t.*, Ruta, Sabad., *Sep.*, Sil., Spig., Stann., Staph., *Sulph.*, Sulph-ac., Tarax., Thuj., Verat., Verb. [PB]
2. **Drüsen:** vacat [PB]
3. **Knochen:** ? [PB]
4. **Haut und Aeusseres:** Agn., Am-m., Anac., Ars., Bar-c., Bry., Calc., Caust., Ip., Lach., Led., *Lyc.*, Mez., Ph-ac., Plat., Puls., Rhus-t., Sec., Sil., Spong., *Staph.*, *Sulph.* [PB]

IV. Schlaf und Träume: Ign., *Nux-v.*, Phos., Sabad. [PB]

V. Fieber: Acon., *Ars.*, Bell., Bry., Calc., Lyc., Nux-v., Ph-ac., Sep., Sulph. [PB]

VI. Änderung des Befindens

1. **Verschlimmerung nach der Zeit:** Acon., Con., Hep., Nit-ac. [PB]
2. **Verschlimmerung nach Lage und Umständen:** Acon., Arn., Bar-c., Bell., *Bry.*, *Calc.*, Caps., Carb-v., Caust., Cham., Chin., Cina, Cocc., Colch., Con., Cupr., Graph., Hep., *Ign.*, Kali-c., Lach., Led., Lyc., *Nat-m.*, *Nux-v.*, Phos., Puls., Rhod., *Rhus-t.*, Ruta, Sep., *Sil.*, *Spig.*, Staph., Sulph., Thuj., Verat. [PB]

VII. Konkordanz der homöopathischen Arzneien

Acon., Anac., Arn., Ars., Bar-c., *Bell.*, *Bry.*, *Calc.*, Caust., Chin., Cocc., Con., Graph., Hell., Hep., Ign., Kali-c., Laur., *Lyc.*, Merc., Nat-m., Nux-m., *Nux-v.*, Op., Phos., Ph-ac., Plat., *Puls.*, *Rhus-t.*, Ruta, Sabad., *Sep.*, Sil., Spig., Staph., *Sulph.*, Verat. [PB]

Agn., Cocc. [KV]

Verifikationen und klinische Symptome

Opium (Mohnsaft)
(Op.)

Synonyma
Opium, Papaver somniferum L., Mohnsaft [SRN]

Nicht-Antipsorische Arznei
[SRN]

Arzneiwirkungsdauer
Einige Erstwirkungen des MOHNSAFTES dauern nur ein Paar Stunden, andre vorzüglich von größeren Gaben, länger, wenn sie indeß nicht tödten.[RA 1, 277]

Wirkt: nur wenige Stunden.[SRN]

Zählt zur 1. Klasse derjenigen Mittel, welche die allerkürzeste Wirkungsdauer besitzen.[AHZ 49 (1855) 82]

Hinweise
Dieses Mittel hilft nur dann sicher, wenn es unmittelbar nach dem Schreck gegeben werden kann.[HA 6]

Auffallend ist die Aehnlichkeit zwischen den Wirkungen von PLUMBUM und OPIUM.[VHA]

An sich gehört MOHNSAFT zu denjenigen Arzneien, deren Erstwirkungen selten in den menschlichen Krankheiten homöopathische Anwendung finden; dann dient aber ein sehr kleiner Theil eines Tropfens decillionfacher potenzirter Verdünnung zur Gabe.[RA 1, 277]

Wo der Kranke (was jedoch höchst selten in chronischen, wohl aber in acuten Krankheiten statt findet) bei ganz geringen Symptomen sich dennoch sehr übel befindet, so daß man diesen Zustand mehr der Betäubtheit der Nerven beimessen kann, welche die Schmerzen und Beschwerden beim Kranken nicht zur deutlichen Wahrnehmung kommen läßt, da tilgt MOHNSAFT diese Betäubung des innern Gefühls-Sinnes und die Symptome der Krankheit kommen in der Nachwirkung deutlich zum Vorscheine.[ORG V, §. 183. Anm.]

Unempfindlichkeit und Mangel an Reaktion auf gegebene Arzneimittel (vergleiche OP. und SULPH..)[Br., Lippe]

OP. bei einem Zustand von Lähmung des Nervensystems, nachdem andere Mittel ihre Wirkung verfehlten. (Wenn ein gut gewähltes Arzneimittel die gewünschte Wirkung nicht hervorgebracht, wird eine Gabe SULPH. häufig die schlummernde Reaktion wecken. Dies ist besonders bei akuten Krankheiten der Fall.)[Br., Lippe]

Mangel an Empfindlichkeit: OP., besonders bei plethorischen Personen.[LWB 182]

Störungen der antipsorischen Kur: Schreck, welcher Furcht erzeugte und gleich nach demselben: Op. X°R.[SRA]

Zwischenmittel bei chronischen Krankheiten: OPIUM (X° R.) bei nervöser Unreizbarkeit und mangelnder Reaction der Lebenskraft. (Hier auch zuweilen CARB-V. X° R., LAUR. X° R., MOSCH. X° R., NIT-AC. X° R., oder SULPH. X° R.)[SRA]

Öfteres passend bei Trinkern und Greisen.[VHA]

Es paßt besonders für alte, abgemagerte, mitgenommene Personen.[Br., Lippe]

Schmerzlosigkeit aller Beschwerden ist eine Hauptanzeige für dieses Mittel; der Kranke klagt über nichts und fragt nach nichts.[Br., Lippe]

Eigenthümlichkeiten und Hauptwirkungen

Gemüth
OPIUM (X° R.) bei nervöser Unreizbarkeit und mangelnder Reaction der Lebenskraft. (Hier auch zuweilen CARB-V. X° R., LAUR. X° R., MOSCH. X° R., NIT-AC. X° R., oder SULPH. X° R.)[SRA]

Zufriedenheit und Sorglosigkeit.[VHA]

Heiterkeit und fröhliche Laune.[VHA]

Unerschrockenheit und Verwegenheit.[VHA]

Nachtheile von Schreck mit Furcht, (sogleich).[VHA]

Dieses Mittel hilft nur dann sicher, wenn es unmittelbar nach dem Schreck gegeben werden kann.[HA 6]

Schreck, welcher Furcht erzeugte und gleich nach demselben: Op. X° R.[SRA]

Verifikationen und klinische Symptome

Verifikationen und klinische Symptome

Schreck mit Furcht, Kopfhitze und Krämpfen. – Konvulsionen oder Starrkrämpfe; betäubte Schlafsucht mit Schnarchen; innere Hitze mit Betäubung; brennende Gesichtsröthe; Bewußtlosigkeit; Stirnkopfschmerzen; erweiterte Pupillen mit Gesichtsverdunkelung; Zucken um den Mund; SAURES Aufstoßen oder Erbrechen; unwillkürlicher Stuhlabgang; Durchfall; Athemversetzung mit großer Angst; Zittern und Zucken der Glieder; Erstarrung der Glieder. – (Dieses Mittel hilft nur dann sicher, wenn es unmittelbar nach dem Schreck gegeben werden kann.)[HA 6]

Schreck mit Furcht; danach Hitze im Kopf und Konvulsionen. (Diarrhoe, die durch Furcht entstand, weist auf GELS..)[Br., Lippe]

Zittern der Glieder nach Schreck.[VHA]

Konvulsionen mit plötzlichem lauten Geschrei.[VHA]

Konvulsionen oder Starrkrämpfe.[HA 6]

Todesangst.[VHA]

Ängstliche Athembeklemmung.[VHA]

Athemversetzung mit großer Angst.[HA 6]

Vergessen der Leiden über angenehme Phantasiebilder.[VHA]

Phantasietäuschungen und Fratzenbilder vor den Augen.[VHA]

Somnambulismus: ZOOMAGNETISCHER Zustand mit gesteigerter Einbildungskraft und Abstumpfung des Gemeingefühls.[HA 20]

Gram wegen Kränkung und nachfolgenden Krämpfen.[HA 8]

Konkordanz Gemüth und Geist: Acon., Arn., Ars., Aur., Bar-c., *Bell.*, Cocc., *Coff.*, *Hyos.*, *Ign.*, Lach., Lyc., Nat-c., Nat-m., Nux-v., Phos., Ph-ac., Puls., Rhus-t., Sep., Sil., *Stram.*, *Verat.* [PB]

Geist

Lebhafte Phantasien und erhöheter Muth bei Betäubung und Abstumpfung des Gemeingefühls.[VHA]

Gesteigerte Einbildungskraft bis zu Exstasen.[VHA]

Blödsinn und Dummheit.[VHA]

Bewußtlosigkeit und Stumpfheit des Geistes und der Sinne.[VHA]

Bewußtlosigkeit.[HA 6]

Betäubung zum Liegen zwingend, mit schnarchendem Schlafe bei halboffnen Augen.[HA 25]

Schlagfluß mit Schwindelgefühl, Summen in den Ohren und Verlust des Bewußtseins. Das Gesicht ist rot, aufgedunsen und heiß; die Augen rot und halbgeschlossen, mit erweiterten, unempfindlichen Pupillen; Schaum vor dem Munde; konvulsivische Bewegungen der Glieder, und langsame, schnarchende Atmung.[Br., Lippe]

Trunkene Kopfbetäubung.[HA 13]

Delirium tremens mit verminderter Empfindlichkeit der Sinne und Betäubung mit viel Schnarchen.

Phantasietäuschungen und Fratzenbilder vor den Augen.[VHA]

Phantasietäuschungen mit großem Zudrang ungeregelter Ideen.[HA 13]

Vergessen der Leiden über angenehme Phantasiebilder.[VHA]

Wahnsinn und Delirien (besonders der Söffer).[VHA]

Geschwätzige Delirien mit offenen Augen und rothem Gesichte. – Trunkene Kopfbetäubung; Phantasietäuschungen mit großem Zudrang ungeregelter Ideen; Schreckhaftigkeit; Verwegenheit; Stumpfsinnigkeit; gänzliche Bewußtlosigkeit, starker BLUTDRANG zum Kopfe; stierer Blick mit erweiterten Pupillen; dunkle Röthe des aufgedunsenen Gesichts; Stuhl- und Harnverhaltung; betäubte Schlafsucht mit Schnarchen.[HA 13]

Somnambulismus: ZOOMAGNETISCHER Zustand mit gesteigerter Einbildungskraft und Abstumpfung des Gemeingefühls.[HA 20]

Wahnsinn der Säufer: Säufer-Wahnsinn mit verminderter Empfindlichkeit der Sinne und Schlafsucht mit Schnarchen. Von allen bis jetzt zu Gebote stehenden Mitteln scheint nicht nur OPIUM das am öftersten gegen den Säufer-Wahnsinn passende und hilfreiche Mittel zu sein, sondern auch wirksamer, als alle Andern, die zur Krankheit gewordene Trunksucht zu heilen. Man gibt zu dem Ende dem Trunksüchtigen einige Morgen nach einander jedesmal 2 bis 3 Tropfen der einfachen OPIUM-Tinktur (Tinct. Opii simpl.) im gewohnten KAFFEE, selbst ohne daß er es weiß, und wiederholt dies, so oft das unwiderstehliche Bedürfniß sich wieder einstellt. Nicht selten habe ich erfahren, daß dadurch nicht nur die Neigung und das Bedürfniß zum Trunk ausgetilgt wird, sondern daß selbst ein entschiedener Widerwille gegen geistige

Getränke danach entsteht, wie man es oft bei den türkischen OPIUM-Essern findet. Den Rest der Krankheit wird der homöopathische Arzt (durch ARS., NAT-M., SEL., SPIG., oder Andere) leicht zu heben wissen.[HA 23]

Betäubung und Eingenommenheit des Kopfes, wie von Trunkenheit.[VHA]

Innere Hitze mit Betäubung.[HA 6]

Liegt der Besoffene aber da mit dunkelrothem Gesichte, stieren Augen und Zuckungen im Gesichte, so gebe man abwechselnd alle Viertelstunden OP. und BELL., bis er sich erholt, und dann dasjenige, was nach den Symptomen angezeigt ist.[HA 32]

Konkordanz Gemüth und Geist: Acon., Arn., Ars., Aur., Bar-c., *Bell.*, Cocc., *Coff.*, *Hyos.*, *Ign.*, Lach., Lyc., Nat-c., Nat-m., Nux-v., Phos., Ph-ac., Puls., Rhus-t., Sep., Sil., *Stram.*, *Verat.* [PB]

Schwindel

Beim Aufrichten, betäubter Schwindel, zum Liegen zwingend.[VHA]

Betäubung und Eingenommenheit des Kopfes, wie von Trunkenheit.[VHA]

Trunkene Eingenommenheit des Kopfs, mit schnarchendem Schlafe bei halboffenen Augen.[HA 26]

Betäubte Trunkenheit, wie von Rauch im Gehirne, mit trockener Hitze und Brennen in den Augen.[HA 31]

Trunkene Kopfbetäubung.[HA 13]

Bei Schwindel und bei Aberwitz, wie man dies oft bei alten Leuten trifft, wird OP. immer günstig einwirken.[Br., Lippe]

Innerer Kopf

Starker BLUTDRANG zum Kopfe.[VHA]

Schlagfluß mit Schwindelgefühl, Summen in den Ohren und Verlust des Bewußtseins. Das Gesicht ist rot, aufgedunsen und heiß; die Augen rot und halbgeschlossen, mit erweiterten, unempfindlichen Pupillen; Schaum vor dem Munde; konvulsivische Bewegungen der Glieder, und langsame, schnarchende Atmung.[Br., Lippe]

Ungemeine Schwere des Kopfes.[VHA]

*Kopfweh durch Bewegung der Augen verschlimmert.[VHA]

Dr. *von der Heyden* hatte eine 20jährige Epilepsie, bei einem 46jährigen Manne, mit OP. 6., Abends ein Körnchen, geheilt. Die Anfälle kamen blos in der Nacht, von starkem Schnarchen begleitet. – Dieser Fall verdient sicher die grösste Aufmerksamkeit, da die Heilung vieljähriger Epilepsien gewöhnlich schwierig ist und nur mittels Anwendung langwirkender Mittel zu gelingen pflegt.[AHZ 59 (1859) 62]

Betäubung und Eingenommenheit des Kopfes, wie von Trunkenheit.[VHA]

Trunkene Kopfbetäubung.[HA 13]

Trunkene Eingenommenheit des Kopfs, mit schnarchendem Schlafe bei halboffenen Augen.[HA 26]

Betäubte Trunkenheit, wie von Rauch im Gehirne, mit trockener Hitze und Brennen in den Augen.[HA 31]

Stirnkopfschmerzen.[HA 6]

Aeusserer Kopf

Zuckendes Zittern des Kopfs (der Arme und der Hände) mit untermischten Rucken darin, wie von Ueberthätigkeit der Beugemuskeln, bei allgemeiner äußerer Kälte des Körpers und betäubter Schlafsucht, von Bewegung und Entblößung des Kopfs gebessert.[HA 137]

Augen

Rothe, entzündete Augen.[VHA]

Brennen: Betäubte Trunkenheit, wie von Rauch im Gehirne, mit trockener Hitze und Brennen in den Augen.[HA 31]

Schlaffes Herabhangen der oberen Augenlider.[VHA]

Halboffene, nach oben gedrehte Augen.[VHA]

Stierer Blick.[VHA]

Erweiterte, unbewegliche Pupillen.[VHA]

Verifikationen und klinische Symptome

Erweiterte Pupillen mit Gesichtsverdunkelung[HA 6]
Verdunklung der Augen: schwarzer (und grauer) Staar.[VHA]
Phantasietäuschungen und Fratzenbilder vor den Augen.[VHA]
*Kopfweh durch Bewegung der Augen verschlimmert.[VHA]
Betäubter Schlaf, mit halboffenen Augen und schnarchendem (Ein- oder Aus-) Athmen.[VHA]

Antlitz

Aufgedunsenes, dunkelrothes, heißes Gesicht.[VHA]
Dunkle Röthe des aufgedunsenen Gesichts.[HA 13]
Brennende Gesichtsröthe[HA 6]
Bläulich blasses und erdfarbiges Gesicht.[VHA]
Aufgetriebene Adern im Gesichte.[VHA]
Erschlaffung aller Gesichtsmuskeln und *Herabhangen der Unterlippe.[VHA]
Starker Schweiß im Gesichte.[VHA]
Krämpfe in den Gesichtsmuskeln, besonders um den Mund.[VHA]
Kinnbackenkrampf.[VHA]
Zucken um den Mund.[HA 6]

Mund

Trockenheit im Munde (mit und ohne Durst).[VHA]
Unvermögen zu schlingen.[VHA]
Starker Speichelfluß.[VHA]
Lähmung der Zunge und erschwerte Sprache.[VHA]
Zucken um den Mund.[HA 6]

Genüsse

Abscheu vor allen Speisen.[VHA]
Heftiger Durst.[VHA]
Durstlosigkeit.[VHA]
Gewohnheitsmäßige Betrunkenheit: Die beste Art, Widerwillen gegen WEIN hervorzurufen, ist, drei Tropfen von LAUDANUM oder Tinktur von OPIUM in einer Tasse KAFFEE zu verabreichen.[LWB 182]
ANT-C. ist das beste Gegenmittel gegen die Wirkungen von SAUREM WEIN.[LWB 182]

Übelkeit

Vergebliches Brechwürgen.[VHA]
Erbrechen des Genossenen (nach Gemüthsbewegungen), mit heftigen Magenschmerzen und Konvulsionen.[VHA]
Koth- und Harn-Erbrechen.[VHA]
SAURES Aufstoßen oder Erbrechen.[HA 6]

Magen

Schwere und Drücken im Magen.[VHA]
*Unthätigkeit der Verdauungsorgane.[VHA]

Bauch

Harter, aufgetriebener Unterleib.[VHA]
Schwere im Bauche, wie von einer Last.[VHA]
BLEI-Kolik.[VHA]
Eingeklemmte Leistenbrüche.[VHA]
*Unthätigkeit der Verdauungsorgane.[VHA]

Stuhl

Leibesverstopfung von Unthätigkeit der Gedärme.[VHA]
Krampfhafte Zurückhaltung des Darmkoths, besonders in den oberen Gedärmen.[VHA]
Unwillkürlicher Abgang übelriechender Stühle.[VHA]
Unwillkürlicher Stuhlabgang.[HA 6]
Stuhlzwang.[VHA]
Stuhl- und Harnverhaltung.[HA 13]

Verifikationen und klinische Symptome

Koth- und Harn-Erbrechen.[VHA]
Durchfall.[HA 6]

Harn

Unterdrückter Harnabgang, wie von Unthätigkeit der Blase.[VHA]
Stuhl- und Harnverhaltung.[HA 13]
Wenig dunkelrother Harn mit Bodensatz.[VHA]
Koth- und Harn-Erbrechen.[VHA]

Geschlechtstheile

Heftig aufgeregter Geschlechtstrieb und starke Erektionen.[VHA]
Krampfhafte, wehenartige Schmerzen in der Gebärmutter.[VHA]

Schwangerschaft – Beschwerden der Mütter

Aufhörende Wehen der Kreisenden, bei Schlafsucht und Zuckungen.[VHA]
Krämpfe der Wöchnerinnen während und nach der Geburt mit Verlust des Bewußtseins und Schläfrigkeit oder Schlafsucht zwischen den Anfällen.[Br., Lippe]

Athem

Röchelnder Athem.[VHA]
Tiefes, schnarchendes Athmen mit offenem Munde.[VHA]
*Schwieriges und aussetzendes Athmen, wie von Lähmung der Lunge.[VHA]
Ängstliche Athembeklemmung.[VHA]
Athemversetzung mit großer Angst.[HA 6]
Erstickungs-Anfälle im Schlafe, wie Alpdrücken.[VHA]
Betäubter Schlaf, mit halboffenen Augen und schnarchendem (Ein- oder Aus-) Athmen.[VHA]

Husten

Husten mit Athemversetzung und Blauwerden im Gesichte.[VHA]
Husten mit schäumendem Auswurfe von BLUT und Schleim.[VHA]

Luftröhre

Starke Heiserkeit von Trockenheit im Halse.[VHA]

Hals

Am Halse aufgetriebene Adern und starkes Pulsieren der Karotiden.[VHA]

Brust

Spannung und Zusammenschnürung der Brust.[VHA]
Es ist ein wichtiges Mittel für alte Säufer, besonders bei <u>Entzündung der Lungen</u>.[Br., Lippe]

Rücken

Ziehen in den Rückenmuskeln.[VHA]
*Rückwärtsbiegung des Rückens.[VHA]
Kreuzschmerzen.[VHA]

Oberglieder

*Aufgetriebene Adern an den Händen.[VHA]
Zuckungen und Konvulsionen in den Armen.[VHA]
Zittern der Arme und Hände.[VHA]
Zittern am ganzen Körper, mit äußerer Kälte desselben und Rucken und Zucken in den Gliedern.[VHA]
Zittern und Zucken der Glieder.[HA 6]
Erstarrung der Glieder.[HA 6]
Gefühllosigkeit des Körpers und der Glieder.[VHA]

Unterglieder

Zuckungen und Konvulsionen in den Beinen.[VHA]

Verifikationen und klinische Symptome

Verifikationen und klinische Symptome

Zittern am ganzen Körper, mit äußerer Kälte desselben und Rucken und Zucken in den Gliedern.[VHA]
Zittern und Zucken der Glieder.[HA 6]
Erstarrung der Glieder.[HA 6]
Gefühllosigkeit des Körpers und der Glieder.[VHA]

Haut

Trockne, brennende Haut.[VHA]
Hydropische Geschwulst des ganzen Körpers.[VHA]
Röthe und Jucken der Haut.[VHA]
Blaue Flecke auf der Haut.[VHA]
Konkordanz Haut und Aeusseres: Acon., *Arn., Ars., Bell., Bry.*, Calc., Chin., Con., Dig., Dulc., Graph., Hyos., Kali-c., Lach., Led., *Lyc., Merc.*, Nux-v., Ph-ac., *Puls.*, Rhus-t., Sec., Sep., Sil., Squil., *Sulph.*, Verat. [PB]

Schlaf

Betäubter, unerquicklicher Schlummer.[VHA]
Betäubter Schlaf, mit halboffenen Augen und schnarchendem (Ein- oder Aus-) Athmen.[VHA]
Betäubte Schlafsucht mit Schnarchen.[HA 6], [HA 13]
Innere Hitze mit Betäubung.[HA 6]
Betäubung zum Liegen zwingend, mit schnarchendem Schlafe bei halboffnen Augen.[HA 25]
Schnarchender Schlaf mit halbgeöffneten Augen.[Br., Lippe]
Schlafsucht mit Träumen, woraus er nicht zu ermuntern ist.[VHA]
Die Kranke zupft während des Schlafes häufig an den Bettüchern, stöhnt viel, hat geile Träume und liegt gewöhnlich auf dem Rücken.[Br., Lippe]
*Er ist besonders früh nicht zu ermuntern.[VHA]
*Schlaf nach jedem Anfalle.[VHA]
Aufhörende Wehen der Kreisenden, bei Schlafsucht und Zuckungen.[VHA]
Erstickungs-Anfälle im Schlafe, wie Alpdrücken.[VHA]
Säufer-Wahnsinn mit verminderter Empfindlichkeit der Sinne und Schlafsucht mit Schnarchen.[HA 23]
Konkordanz Schlaf und Träume: Acon., *Ant-t.*, Ars., Bell., *Bry.*, Calc., *Con., Croc.*, Hep., Ign., Laur., M-arct., Nat-c., Nat-m., *Nux-m.*, Nux-v., Phos., Ph-ac., Puls., Sep., Staph., Sulph., Verat. [PB]

Träume

Schlafsucht mit Träumen, woraus er nicht zu ermuntern ist.[VHA]
Die Kranke zupft während des Schlafes häufig an den Bettüchern, stöhnt viel, hat geile Träume und liegt gewöhnlich auf dem Rücken.[Br., Lippe]
Konkordanz Schlaf und Träume: Acon., *Ant-t.*, Ars., Bell., *Bry.*, Calc., *Con., Croc.*, Hep., Ign., Laur., M-arct., Nat-c., Nat-m., *Nux-m.*, Nux-v., Phos., Ph-ac., Puls., Sep., Staph., Sulph., Verat. [PB]

Fieber

Voller, langsamer Puls.[VHA]
Kalter, *ganz steifer Körper. Trockne, brennende Hitze der Haut.[VHA]
Brennende Hitze des schwitzenden Körpers mit glühender Gesichtsröthe.[VHA]
Unbändige, heiße Schweiße.[VHA]
Hitzige Fieber, mit betäubter Schlafsucht, Schnarchen, Gliederzucken, unterdrückten Ausleerungen und heißem Schweiße.[VHA]
Innere Hitze mit Betäubung.[HA 6]

Fieberstadien

1. Puls sehr verschieden: voll und langsam bei schwerem, schnarchendem Athem; schnell und hart bei Hitze und schnellem, ängstlichem Athem; gegen das Ende schwach und aussetzend.[WF 39]
2. Frost und verminderte Lebenswärme, mit Betäubung und schwachem, kaum fühlbarem Pulse. – Der ganze Körper ist steif und kalt. – Kälte bloss der äusseren Gliedmaassen.[WF 39]

3. H i t z e mit schweissiger Haut vorherrschend, vom Kopfe oder vom Magen aus sich über den ganzen Körper verbreitend. – Brennende Hitze des ganzen schwitzenden Körpers, mit starker Röthe des Gesichts und nachfolgendem, schnarchendem Schlafe. – Hitze mit Neigung sich zu entblössen.[WF 39]
4. Viel und starker S c h w e i s s über den ganzen, brennend heissen Körper, mit schnarchendem Schlafe. – Früh allgemeiner, starker, heisser Schweiss, mit Neigung sich zu entblössen. – Schweiss des Oberkörpers, bei trockener Hitze des Unterkörpers. – Kalter Schweiss an der Stirne.[WF 39]

Konkordanz Fieber: *A c o n .*, *Ars.*, B e l l ., B r y ., Calc., Caps., C a r b - v ., *Cham.*, C h i n ., Cocc., Cupr., Dig., Ferr., Hep., Hyos., Jod., Ip., K a l i - c ., L y c ., Merc., N a t - m ., N u x - v ., P h o s ., P h - a c ., Puls., *Rhus-t.*, Samb., Sec., *Sep.*, Sil., Spig., *Stram.*, S u l p h ., *Verat.* [PB]

Verifikationen und klinische Symptome

Gemeinsames

Fast nur bei neuerdings entstandenen Beschwerden anwendbar.[VHA]

Wo der Kranke (was jedoch höchst selten in chronischen, wohl aber in acuten Krankheiten statt findet) bei ganz geringen Symptomen sich dennoch sehr übel befindet, so daß man diesen Zustand mehr der Betäubtheit der Nerven beimessen kann, welche die Schmerzen und Beschwerden beim Kranken nicht zur deutlichen Wahrnehmung kommen läßt, da tilgt MOHNSAFT diese Betäubung des innern Gefühls-Sinnes und die Symptome der Krankheit kommen in der Nachwirkung deutlich zum Vorscheine.[ORG V, §. 183. Anm.]

OPIUM (X° R.) bei nervöser Unreizbarkeit und mangelnder Reaction der Lebenskraft. (Hier auch zuweilen CARB-V. X° R., LAUR. X° R., MOSCH. X° R., NIT-AC. X° R., oder SULPH. X° R.)[SRA]

Erhöhete Reizbarkeit und Thätigkeit der dem Willen unterworfenen Muskeln, bei Verminderung derselben in denen, welche dem Willen nicht unterworfen sind.[VHA]

Zittern am ganzen Körper, mit äußerer Kälte desselben und Rucken und Zucken in den Gliedern.[VHA]

Zittern der Glieder nach Schreck.[VHA]

Konvulsionen mit plötzlichem lauten Geschrei.[VHA]

Konvulsionen oder Starrkrämpfe.[HA 6]

Steifwerden des ganzen Körpers bei den Anfällen.[VHA]

Dr. *von der Heyden* hatte eine 20jährige Epilepsie, bei einem 46jährigen Manne, mit OP. 6., Abends ein Körnchen, geheilt. Die Anfälle kamen blos in der Nacht, von starkem Schnarchen begleitet. – Dieser Fall verdient sicher die grösste Aufmerksamkeit, da die Heilung vieljähriger Epilepsien gewöhnlich schwierig ist und nur mittels Anwendung langwirkender Mittel zu gelingen pflegt.[AHZ 59 (1859) 62]

*Gefühl von Surren und Sumsen durch den ganzen Körper.[VHA]

Gefühllosigkeit des Körpers und der Glieder.[VHA]

Schmerzlosigkeit bei den Beschwerden: er klagt über nichts und verlangt nichts.[VHA]

S c h m e r z l o s i g k e i t a l l e r B e s c h w e r d e n ist eine Hauptanzeige für dieses Mittel; der Kranke klagt über nichts und fragt nach nichts.[Br., Lippe]

Alle Beschwerden sind von tiefem Schlafe begleitet. Die Symptome erscheinen wieder und verschlimmern sich wenn der Kranke warm wird.[Br., Lippe]

Ruhiges darnieder Liegen.[VHA]

Unempfindlichkeit gegen äußere Eindrücke und Arzneien, mit mangelnder Reaktion der Lebenskraft.[VHA]

Lähmungen ohne Schmerz.[VHA]

Inneres Gefühl von Stärke und Kräftigkeit.[VHA]

*Erneuerung und Erhöhung der Beschwerden von Erhitzung.[VHA]

Es ist ein wichtiges Mittel für alte Säufer, besonders bei Entzündung der Lungen.[Br., Lippe]

OP. paßt sehr oft für Personen, die dem Trunke ergeben sind, und für alte Leute. (Bei Schwindel und bei Aberwitz, wie man dies oft bei alten Leuten trifft, wird OP. immer günstig einwirken.)[Br., Lippe]

Öfteres passend bei Trinkern und Greisen.[VHA]

Es paßt besonders für alte, abgemagerte, mitgenommene Personen.[Br., Lippe]

Stupor (Gefühllosigkeit, Starrheit), der den Kranken zum Hinliegen nötigt.[Br., Lippe]

Verschlimmerung der Beschwerden

Konkordanzen

Verschlimmerung nach der Zeit: Con., Rhus-t. [PB]

Verschlimmerung nach Lage und Umständen: Acon., Ant-c., Ars., Bell., Bry., Caust., Cham., Coff., Ferr., Hep., Ign., Kali-c., Lach., Lyc., Merc., Nat-m., *Nux-v.*, Phos., Plat., *Puls.*, Ran-b., Rhus-t., Sabad., Sep., Sil., Spig., Stram., Sulph., Verat., Zinc. [PB]

Arzneiverwandtschaften von Opium

Acon., (Ant-t.), Bell., Bry., Camph., Cann-s., (Cham.), Chin., Cic., Coff., Colch., (Con.), Croc., Dig., Hep., Hyos., Ip., Meny., Merc., Mosch., Nit-ac., Nux-v., Phos., Ph-ac., Plb., Puls., Ruta, Samb., Stram., Verat. [VHA]

Acon., Ant-t., Arn., *Ars.*, *Bell.*, *Bry.*, Calc., Cham., Chin., Cocc., Coff., Con., Cupr., Dig., Hep., *Hyos.*, Ign., Kali-c., Lach., Laur., *Lyc.*, Merc., Nat-m., Nux-m., *Nux-v.*, Phos., Ph-ac., *Puls.*, *Rhus-t.*, Sec., Sep., Sil., *Stram.*, *Sulph.*, *Verat.* [PB]

Acon., *Ant-t.*, *Bell.*, Brom., *Camph.*, Carb-v., Cic., *Coff.*, Colch., *Croc.*, *Cupr.*, *Dig.*, Hyos., *Ip.*, *Merc.*, Mosch., *Nux-v.*, Phos., Ph-ac., *Plb.*, Stram. [KV]

Auffallend ist die Aehnlichkeit zwischen den Wirkungen von PLUMBUM und OPIUM.[VHA]

Antidote von Opium: Camph., Coff., Con., Ip., Merc., Plb. – Vinum, Vanilla arom.

KAFFEE: So bemerkt man nach einer Vergiftung mit MOHNSAFT, durch eine ansehnliche Menge KAFFEE gehoben, eine ungemeine Harnabsonderung, selbst bey Personen, bey denen der angewöhnte KAFFEE diese Wirkung vor sich nicht hat, und ein Gran MOHNSAFT mit dem Aufgusse von einem bis anderthalb (je nachdem der Kranke mehr oder weniger schon an KAFFEE gewöhnt ist) Loth KAFFEE, ein oder einige Mahle täglich eingenommen, giebt vielleicht das gewisseste und stärkste Diuretikum ab, was die Heilkunde besitzt. [Hahnemann, HUF 5, S. 19-20]

Nur wo eine starke Vergiftung mit einer großen Gabe MOHNSAFT zu besiegen ist, muß eine große Gabe IPEKAKUANHA-Tinctur (zu 30, 40, 60 Tropfen der starken Tinctur) angewendet werden – wo nicht vielmehr starker CAFFEETRANK (oder KAMPHER) den Umständen nach angezeigt ist.[Hahnemann, RA 3, 250]

Wer durch eine grosse Gabe KAMPHER in Gefahr geräth, dem dient MOHNSAFT als Gegenmittel; so wie im Gegentheile bei MOHNSAFT-Vergiftungen KAMPHER ein grosses Rettungsmittel ist; so sehr hebt die eine dieser Substanzen die Wirkungen der andern auf. Es ist daher zu verwundern, wie man bisher in Recepten MOHNSAFT zugleich mit KAMPHER mischen lassen konnte! [RA 4, 152]

Camph., Coff., Ip., Plb. [SRN]

Auffallend ist die Aehnlichkeit zwischen den Wirkungen von PLUMBUM und OPIUM.[VHA]

WEIN [SRN]

Camph., Coff., Con., Ip., Merc., Plb. [PB]

Vinum, Vanilla arom. [PB]

Alkalien gegen verschluckte Mineralsäuren, SCHWEFELLEBER gegen Metallgifte, KAFFEE und CAMPHER (und IPECACUANHA) gegen OPIUM-Vergiftungen, u. s. w.[ORG V, §. 67. Anm.]

Man gibt zu dem Ende dem Trunksüchtigen einige Morgen nach einander jedesmal 2 bis 3 Tropfen der einfachen OPIUM-Tinktur (Tinct. Opii simpl.) im gewohnten KAFFEE, selbst ohne daß er es weiß, und wiederholt dies, so oft das unwiderstehliche Bedürfniß sich wieder einstellt. Nicht selten habe ich erfahren, daß dadurch nicht nur die Neigung und das Bedürfniß zum Trunk ausgetilgt wird, sondern daß selbst ein entschiedener Widerwille gegen geistige Getränke danach entsteht, wie man es oft bei den türkischen OPIUM-Essern findet. Den Rest der Krankheit wird der homöopathische Arzt (durch ARS., NAT-M., SEL., SPIG., oder Andere) leicht zu heben wissen.[HA 23]

Opium ist Antidot von: Ant-t., Bell., Camph., Cic., Croc., Dig., Laur., Merc., Plb., Sec.

Die lähmigen Zufälle und Bauchschmerzen von BELLADONNA stillt MOHNSAFT, obschon nur antipathisch und palliativ, höchst wahrscheinlich hebt er auch die Schlummersucht davon, in sehr kleinen Gaben gereicht.[RA 1, 14]

Sie bedarf nur der kleinsten Gabe in ihrer homöopathischen Anwendung, und wenn selbst eine solche noch allzu heftige Wirkungen hervorbrächte, so dient öfteres Riechen an KAMPHER-Auflösung zur Milderung derselben. Andre wollen KRÄHENAUGEN, Andre MOHNSAFT als Antidote des FINGERHUTS befunden haben.[CK 3, 230-231]

Wenn selbst die reinste QUECKSILBER-Bereitung fürden unrechten Krankheitsfall, also unhomöopathisch

Verifikationen und klinische Symptome

gewählt, – Nachtheile bringt, so dient nach Beschaffenheit der entstandnen, widrigen Symptome, als Gegenmittel entweder SCHWEFELLEBER, oder SCHWEFEL, oder KAMPHER, oder MOHNSAFT, oder CHINARINDE, oder SALPETERSÄURE, alle diese jedoch schon in sehr kleiner Gabe, und nach den vorhandnen Symptomen ausgewählt.[RA 1, 355]

BLEI-Kolik.[VHA]

Auffallend ist die Aehnlichkeit zwischen den Wirkungen von PLUMBUM und OPIUM.[VHA]

Folgemittel von Opium: Ars., Nat-m., Sel., Spig.

Den Rest der Krankheit wird der homöopathische Arzt (durch ARS., NAT-M., SEL., SPIG., oder Andere) leicht zu heben wissen.[HA 23]

Opium ist Wechselmittel mit: Bell.

Liegt der Besoffene aber da mit dunkelrothem Gesichte, stieren Augen und Zuckungen im Gesichte, so gebe man abwechselnd alle Viertelstunden OP. und BELL., bis er sich erholt, und dann dasjenige, was nach den Symptomen angezeigt ist.[HA 32]

Zwischenmittel bei chronischen Krankheiten

OPIUM (X° R.) bei nervöser Unreizbarkeit und mangelnder Reaction der Lebenskraft. (Hier auch zuweilen CARB-V. X° R., LAUR. X° R., MOSCH. X° R., NIT-AC. X° R., oder SULPH. X° R.)[SRA]

Von solchen Präparaten, sowohl von meinen gewöhnlichen 200-, als von den *Jenichen*'schen 1000-Potenzen des KAMPHERS habe ich selbst in chronischen, durch viele unpassende und heftige Mittel verhunzten Krankheiten nicht nur überhaupt die besten Resultate, sondern auch noch die Wirkungsdauer einer Gabe, die gewöhnlich auf höchstens 15 Minuten angegeben wird, über 48 Stunden anhalten gesehen, und, nach Zwischengaben von OP., mehrere Male mit dem günstigsten Erfolge wiederholen können. Diese Erfahrungen sind um so weniger gering zu schätzen, als wir nur gar zu viele, mit allopathischen Arzneien überschwemmte Patienten zu behandeln bekommen, wobei man solcher Hilfe bedarf.[AHZ 68 (1864) 74]

Konkordanzen der homöopathischen Arzneien

I. Gemüth und Geist: Acon., Arn., Ars., Aur., Bar-c., *Bell.*, Cocc., *Coff.*, *Hyos.*, *Ign.*, Lach., Lyc., Nat-c., Nat-m., Nux-v., Phos., Ph-ac., Puls., Rhus-t., Sep., Sil., *Stram.*, *Verat.* [PB]

II. Körpertheile und Organe: Acon., Arn., Ars., *Bell.*, Bry., Calc., Camph., Canth., Caps., Caust., Cham., Chin., Cocc., Con., Cupr., Dig., Dulc., Graph., *Hep.*, *Hyos.*, Ign., Ip., Kali-c., Laur., Lyc., Nat-m., Nit-ac., *Nux-v.*, Phos., Ph-ac., Plb., *Puls.*, Rhus-t., Ruta, Samb., Sec., Sep., Sil., Spong., Staph., *Stram.*, *Sulph.*, Verat. [PB]

III. Empfindungen und Beschwerden

1. **Aeussere und innere Körpertheile im Allgemeinen:** Acon., Anac., Arn., Ars., *Bell.*, Bry., Calc., Camph., Carb-v., Cham., Chin., Cic., *Cocc.*, Coff., Con., Cupr., Dig., Ferr., *Hyos.*, Ign., Jod., Ip., Kali-c., Lach., Laur., *Lyc.*, Merc., Nux-m., Nux-v., Olnd., Phos., Ph-ac., Plat., Plb., Puls., *Rhus-t.*, Samb., *Sec.*, Sep., Sil., Spig., *Stram.*, Sulph., Verat. [PB]
2. **Drüsen:** vacat [PB]
3. **Knochen:** ? [PB]
4. **Haut und Aeusseres:** Acon., *Arn.*, *Ars.*, *Bell.*, *Bry.*, Calc., Chin., Con., Dig., Dulc., Graph., Hyos., Kali-c., Lach., Led., *Lyc.*, *Merc.*, Nux-v., Ph-ac., *Puls.*, Rhus-t., Sec., Sep., Sil., Squil., *Sulph.*, Verat. [PB]

IV. Schlaf und Träume: Acon., *Ant-t.*, Ars., Bell., *Bry.*, Calc., *Con.*, *Croc.*, Hep., Ign., Laur., M-arct., Nat-c., Nat-m., *Nux-m.*, Nux-v., Phos., Ph-ac., Puls., Sep., Staph., Sulph., Verat. [PB]

Verifikationen und klinische Symptome

V. Fieber: *Acon.*, *Ars.*, Bell., Bry., Calc., Caps., Carb-v., *Cham.*, Chin., Cocc., Cupr., Dig., Ferr., Hep., Hyos., Jod., Ip., Kali-c., Lyc., Merc., Nat-m., Nux-v., Phos., Ph-ac., Puls., *Rhus-t.*, Samb., Sec., *Sep.*, Sil., Spig., *Stram.*, Sulph., *Verat.* [PB]

VI. Änderung des Befindens

1. **Verschlimmerung nach der Zeit:** Con., Rhus-t. [PB]
2. **Verschlimmerung nach Lage und Umständen:** Acon., Ant-c., Ars., Bell., Bry., Caust., Cham., Coff., Ferr., Hep., Ign., Kali-c., Lach., Lyc., Merc., Nat-m., *Nux-v.*, Phos., Plat., *Puls.*, Ran-b., Rhus-t., Sabad., Sep., Sil., Spig., Stram., Sulph., Verat., Zinc. [PB]

VII. Konkordanz der homöopathischen Arzneien

Acon., Ant-t., Arn., *Ars.*, *Bell.*, *Bry.*, Calc., Cham., Chin., Cocc., Coff., Con., Cupr., Dig., Hep., *Hyos.*, Ign., Kali-c., Lach., Laur., *Lyc.*, Merc., Nat-m., Nux-m., *Nux-v.*, Phos., Ph-ac., *Puls.*, *Rhus-t.*, Sec., Sep., Sil., *Stram.*, *Sulph.*, *Verat.* [PB]

Acon., *Ant-t.*, *Bell.*, Brom., *Camph.*, Carb-v., Cic., *Coff.*, Colch., *Croc.*, *Cupr.*, *Dig.*, Hyos., *Ip.*, *Merc.*, Mosch., *Nux-v.*, Phos., Ph-ac., *Plb.*, Stram. [KV]

Verifikationen und klinische Symptome

Paris quadrifolia (Einbeere)

(Par.)

Synonyma

Paris quadrifolia L., Einbeere [SRN]

Nicht-Antipsorische Arznei

[SRN]

Arzneiwirkungsdauer

Wirkt 2 bis 4 Tage.[SRN]

Zählt zur 1. Klasse derjenigen Mittel, welche die allerkürzeste Wirkungsdauer besitzen.[AHZ 49 (1855) 82]

Eigenthümlichkeiten und Hauptwirkungen

Gemüth

Ungemeine Redseligkeit: er plaudert in einem fort, aber mit läppischem, unzusammenhängendem Geschwätze.[VHA]

Neigung, Andere zu verhöhnen und verächtlich zu behandeln.[VHA]

Neigung zu Aerger.[VHA]

Konkordanz Gemüth und Geist: A n a c., B e l l., Cupr., *Hyos.*, Lach., *Lyc.*, P l a t., *Stram.*, V e r a t. [PB]

Geist

Geschwätziger Wahnsinn.[VHA]

Drückendes Kopfweh, durch Geistesanstrengung verschlimmert.[VHA]

Konkordanz Gemüth und Geist: A n a c., B e l l., Cupr., *Hyos.*, Lach., *Lyc.*, P l a t., *Stram.*, V e r a t. [PB]

Kopf

Drückendes Kopfweh, durch Geistesanstrengung verschlimmert.[VHA]

Stiche im Kopfe.[VHA]

Kopfweh von TABAK-Rauchen.[VHA]

Spannung der Kopfhaut an Stirn und Hinterhaupt.[VHA]

Wundheitsschmerz auf dem Wirbel, bei Berührung.[VHA]

Kopfgrind.[VHA]

Ausfallen der Haare.[VHA]

Augen

Brennen in den Augen und Augenwinkeln.[VHA]

Thränen der Augen.[VHA]

Der Augapfel scheint ihm zu groß und zu dick zu sein.[VHA]

Unstäter Blick.[VHA]

Ohren

Gefühl von Auseinanderpressen und Herausreißen des Ohrs.[VHA]

Ohrenklingen.[VHA]

Nase

MILCH und BROD riechen wie faules Fleisch.[VHA]

Antlitz

Ausschlagsblüthen an der Stirn und Oberlippe.[VHA]

Abendliches, ungeheures jückendes Fressen und Brennen an der Seite des Unterkiefers, oft mit rothem, kleinem, leicht BLUTENDEM Ausschlage.[VHA]

Flechten rings um den Mund.[VHA]

Verifikationen und klinische Symptome

Zähne

Kitzelndes Zahnweh, am schlimmsten Nachts, durch Kaltes und Warmes verschlimmert.[VHA]
Runzliches, wie verbranntes Zahnfleisch.[VHA]

Mund

Früh, beim Erwachen, Trockenheit des Mundes.[VHA]
Geschwulst, Schmerzhaftigkeit und Abschälen des harten Gaumens.[VHA]
Schleimrahksen.[VHA]
HERBER, zusammenziehender Speichel.[VHA]
Brennen im Halse.[VHA]

Genüsse

Hunger, schon bald nach dem Essen.[VHA]

Magen

Magendrücken, wie von einem Steine, durch Aufstoßen erleichtert.[VHA]
Brennen im Magen, bis zum Bauche herunter.[VHA]
Schwache, langsame Verdauung.[VHA]

Bauch

Drücken im Unterleibe, wie von einem Steine.[VHA]
Abends im Bette, Bohren und Schneiden in der Bauchseite, worauf er liegt.[VHA]

Blähungen

Knurren und Poltern im Unterleibe.[VHA]
Blähungskolik.[VHA]

Stuhl

Öftere, weiche Stühle.[VHA]
Stinkende Durchfallstühle, wie faules Fleisch.[VHA]

Harn

Öfteres Harnen mit Brennen.[VHA]
Dunkler, feuriger Harn, der nach dem Stehen trübe wird, mit einem schillernden Fetthäutchen.[VHA]
Scharfer, wundmachender Harn.[VHA]

Schnupfen

Abwechselnd Stockschnupfen und Fließschnupfen.[VHA]
Ausschnauben grünlichen und röthlichen Nasenschleims.[VHA]

Husten

Husten, wie von SCHWEFELDAMPF in der Luftröhre.[VHA]
Husten mit Auswurf zähen, schwer sich lösenden grünlichen Schleims, früh und Abends nach dem Niederlegen.[VHA]

Luftröhre

Früh, beim Erwachen, ist die Luftröhre ganz ausgedörrt, mit Heiserkeit.[VHA]
Rauhheit der Luftröhre und tiefe Baßstimme.[VHA]
Periodische, schmerzlose Heiserkeit.[VHA]
Ausrahksen zähen, grünlichen Schleims aus der Luftröhre.[VHA]
Brennen im Kehlkopfe.[VHA]
Luftröhrschwindsucht.[VHA]

Brust

Stiche in der Brust.[VHA]
Herzklopfen in Ruhe und Bewegung.[VHA]

Verifikationen und klinische Symptome

Rücken

Stechen im Rücken, zwischen den Schulterblättern und im Steißbeine.[VHA]

Oberglieder

Stechende Schmerzen im Rumpfe und in den Gliedern.[VHA]
Klammartiges Zwängen in den Gelenken.[VHA]
Beim Bewegen, Gefühl, als wären die Gelenke zerbrochen.[VHA]

Unterglieder

Stechende Schmerzen im Rumpfe und in den Gliedern.[VHA]
Klammartiges Zwängen in den Gelenken.[VHA]
Beim Bewegen, Gefühl, als wären die Gelenke zerbrochen.[VHA]

Drüsen

Konkordanz Drüsen: Merc., Spong. [PB]

Knochen

Konkordanz Knochen: Phos., Ruta [PB]

Haut

Wundheitsschmerz der ganzen Haut beim Befühlen.[VHA]
Kriebeln unter der Haut, ohne Jücken.[VHA]
Nagelgeschwüre an den Fingern.[VHA]
Ausschlagsblüthen an der Stirn und Oberlippe.[VHA]
Abendliches, ungeheures jückendes Fressen und Brennen an der Seite des Unterkiefers, oft mit rothem, kleinem, leicht BLUTENDEM Ausschlage.[VHA]
Flechten rings um den Mund.[VHA]
Konkordanz Haut und Aeusseres: Am-c., Ars., Bar-c., Bell., *Bry.*, Calc., Caust., Cham., Clem., Con., *Graph.*, Hep., Kali-c., Lach., Lyc., Merc., Mez., Nit-ac., Olnd., Petr., Phos., Puls., Ran-b., *Rhus-t.*, *Sep.*, *Sil.*, Spig., Squil., Staph., *Sulph.*, Viol-t. [PB]

Schlaf

Nachmittags, Schläfrigkeit.[VHA]
Halbschlaf mit beständiger Unruhe.[VHA]
Konkordanz Schlaf und Träume: Bry., Ign., Nux-v., Phos., Rhus-t., Sulph. [PB]

Fieber

Abends Frost mit innerlichem Zittern.[VHA]
Kältegefühl und Frösteln mit dem Gefühle von Zusammenziehen verbunden.[VHA]
Nachts im Bette, kalte Füße.[VHA]
Halbseitige Kälte, bei Wärme der andern Körperhälfte.[VHA]
Früh, beißend jückender Schweiß.[VHA]

Fieberstadien

1. Puls voll, aber langsam.[WF 39]
2. Frost am Meisten gegen Abend, mit innerem Zittern. – Halbseitige Kälte rechts, bei Wärme der anderen Körperhälfte. – Beim Froste Gefühl von Zusammenziehen der Haut und aller Körpertheile. – Frösteln mit Gänsehaut. – Nachts im Bette fast beständig kalte Füsse.[WF 39-40]
3. Hitze vom Genicke aus den Rücken herunter. – Hitze mit Schweiss am Oberkörper.[WF 40]
4. Schweiss früh beim Erwachen, mit beissendem Jücken.[WF 40]

Konkordanz Fieber: Ars., Bell., *Bry.*, Lyc., *Nux-v.*, Puls., Rhus-t., Sep., Sulph. [PB]

Gemeinsames

Stechende Schmerzen im Rumpfe und in den Gliedern.[VHA]
Klammartiges Zwängen in den Gelenken.[VHA]

Verifikationen und klinische Symptome

Beim Bewegen, Gefühl, als wären die Gelenke zerbrochen.[VHA]
Schwere durch den ganzen Körper.[VHA]

Verschlimmerung der Beschwerden

Konkordanzen

Verschlimmerung nach der Zeit: Hep., Nat-c., Sep. [PB]
Verschlimmerung nach Lage und Umständen: Acon., Am-c., Anac., Arn., Bar-c., Bry., Calc., Caps., Carb-v., Graph., Hep., Ign., Lach., Lyc., Nat-c., Nat-m., Nux-v., Phos., Puls., Sep., Spig., Spong., *Sulph.* [PB]

Arzneiverwandtschaften von Paris quadrifolia

Hell., Ign., (Kali-c.), Nat-m., Nux-v., Puls., Sabad. [VHA]
Anac., Arn., Ars., Bar-c., Bell., *Bry.*, *Calc.*, Caust., Chin., Graph., Hep., Ign., Kali-c., *Lyc.*, Merc., Nat-c., *Nux-v.*, *Phos.*, *Puls.*, *Rhus-t.*, *Sep.*, Sil., Spig., Staph., *Sulph.*, Verat. [PB]
Jod., Nux-v., Phos. [KV]

Antidote von Paris quadrifolia: Camph., Coff.
Camph. ?, Coff. [SRN]
Camph., Coff. [PB]

Konkordanzen der homöopathischen Arzneien

I. Gemüth und Geist: Anac., Bell., Cupr., *Hyos.*, Lach., *Lyc.*, Plat., *Stram.*, Verat. [PB]

II. Körpertheile und Organe: Alum., Anac., Ant-c., Arg., Arn., Ars., Bar-c., Bell., Bry., *Calc.*, Carb-v., *Caust.*, Cham., Chin., Graph., Hep., Kali-c., Kreos., Lyc., Merc., Mez., Nat-c., Nat-m., Nit-ac., Nux-v., Petr., *Phos.*, Ph-ac., *Puls.*, *Rhus-t.*, Sabad., Sabin., Seneg., *Sep.*, Sil., Stann., *Staph.*, Squil., *Sulph.*, Thuj., Verat., Zinc. [PB]

III. Empfindungen und Beschwerden

1. **Aeussere und innere Körpertheile im Allgemeinen:** Acon., Alum., Arg., Arn., Ars., Bar-c., *Bell.*, Bry., *Calc.*, Canth., Caust., Cham., Chin., Cocc., Con., Dros., Graph., Ign., Kali-c., Lyc., M-arct., *Merc.*, Nat-c., Nat-m., *Nux-v.*, *Phos.*, Plat., *Puls.*, *Rhus-t.*, Ruta, *Sep.*, Sil., *Spig.*, Spong., Stann., Staph., Stront., *Sulph.*, Tarax., Verat., Zinc. [PB]
2. **Drüsen:** Merc., Spong. [PB]
3. **Knochen:** Phos., Ruta [PB]
4. **Haut und Aeusseres:** Am-c., Ars., Bar-c., Bell., *Bry.*, Calc., Caust., Cham., Clem., Con., *Graph.*, Hep., Kali-c., Lach., Lyc., Merc., Mez., Nit-ac., Olnd., Petr., Phos., Puls., Ran-b., *Rhus-t.*, *Sep.*, *Sil.*, Spig., Squil., Staph., *Sulph.*, Viol-t. [PB]

IV. Schlaf und Träume: Bry., Ign., Nux-v., Phos., Rhus-t., Sulph. [PB]

V. Fieber: Ars., Bell., *Bry.*, Lyc., *Nux-v.*, Puls., Rhus-t., Sep., Sulph. [PB]

VI. Änderung des Befindens

1. **Verschlimmerung nach der Zeit:** Hep., Nat-c., Sep. [PB]
2. **Verschlimmerung nach Lage und Umständen:** Acon., Am-c., Anac., Arn., Bar-c., Bry., Calc., Caps., Carb-v., Graph., Hep., Ign., Lach., Lyc., Nat-c., Nat-m., Nux-v., Phos., Puls., Sep., Spig., Spong., *Sulph.* [PB]

Verifikationen und klinische Symptome

VII. Konkordanz der homöopathischen Arzneien

Anac., Arn., Ars., Bar-c., Bell., *Bry.*, *Calc.*, Caust., Chin., Graph., Hep., Ign., Kali-c., *Lyc.*, Merc., Nat-c., *Nux-v.*, *Phos.*, *Puls.*, *Rhus-t.*, *Sep.*, Sil., Spig., Staph., *Sulph.*, Verat. [PB]

Jod., Nux-v., Phos. [KV]

Verifikationen und klinische Symptome

Petroleum (Bergöl, Steinöl)

(Petr.)

Synonyma

Petroleum, Oleum Petrae, Bergöl, Steinöl [SRA]

Antipsorische Arznei

[SRA]

Arzneiwirkungsdauer

Wirkt 40 bis 50 Tage.[SRA]

Zählt zur 4. Klasse derjenigen Mittel, welche eine lange Wirkungsdauer besitzen.[AHZ 49 (1855) 82]

Hinweis

PETR. und CAUST. wirken sehr langsam.[LWB 182]

Eigenthümlichkeiten und Hauptwirkungen

Gemüth

Aufgeregtes, jähzorniges Gemüth, mit Schimpfen.[VHA], [HA 105]

Schreckhaftigkeit.[VHA]

Große Unentschlossenheit und Besorglichkeit wegen der Zukunft.[VHA]

Große Besorglichkeit und Unentschlossenheit.[HA 105]

Kopfweh von Aerger.[VHA]

Nach Spazierengehen oder nach geringem Aerger, fliegende Hitze, BLUTWALLUNG und Schweiß.[VHA]

Nachts schwärmerischer Schlummer mit ängstlicher Hitze und vielen Träumen.[VHA]

Konkordanz Gemüth und Geist: Acon., Anac., *Bell.*, Bry., Calc., Con., Graph., Hell., Hyos., Laur., Lyc., Merc., *Nat-m.*, Nux-m., Nux-v., Op., Phos., Ph-ac., Puls., *Rhus-t.*, *Sep.*, Sil., Spig., *Stram.*, *Sulph.*, Verat. [PB]

Geist

Unaufgelegtheit zum Denken.[VHA]

Gedächtnißschwäche.[VHA]

Ohnmacht bei Gewitter, mit Zittern.[HA 28]

Delirium; Einbildungen; der Kranke glaubt, eine andere Person liege mit ihm im Bett; oder er spricht fortgesetzt im Delirium über denselben betäubenden und unangenehmen Gegenstand (im Typhusfieber).[Br., Lippe]

Konkordanz Gemüth und Geist: Acon., Anac., *Bell.*, Bry., Calc., Con., Graph., Hell., Hyos., Laur., Lyc., Merc., *Nat-m.*, Nux-m., Nux-v., Op., Phos., Ph-ac., Puls., *Rhus-t.*, *Sep.*, Sil., Spig., *Stram.*, *Sulph.*, Verat. [PB]

Schwindel

Schwindel beim Bücken.[VHA]

Kopf

Klopfen im Hinterkopfe.[VHA]

Drückendes Stechen im Hinterkopfe.[VHA]

Kopfweh im Vorderkopfe; jede geistige Anstrengung greift ihn sehr an. (Vergleiche CALC. für Kopfweh infolge geistiger Anstrengung.)[Br., Lippe]

Gefühl, als wenn Alles im Kopfe lebendig wäre.[VHA]

Kopfweh von Aerger.[VHA]

Herr Dr. *Stens* führte einige Fälle von Kopfschmerzen im Hinterkopfe anfangend und zum Vorderkopfe herübergehend an, nebst gleichzeitigen Störungen in der Sphäre der Geschlechtsorgane, welche in mehren Fällen in PETR. ihr wahres Mittel gefunden hätten. – Ref. bemerkte dabei, daß auch er ähnliche Erfahrungen gemacht, daß aber wohl noch häufiger in seiner Gegend, namentlich bei Frauen, ein ganz ähnlicher Hinterkopfschmerz mit derselben Charakteristik vorkomme, nur daß er tiefer im Nacken, wie an dem Uebergange des Rückenmarks in das kleine Gehirn entstehe und dann in der BELL. eben

Verifikationen und klinische Symptome

so schnelle und dauerhafte Hilfe fände.[AHZ 48 (1854) 116]

Aeusserer Kopf

Schmerz der Kopfhaut beim Befühlen, wie unterschworen oder zerschlagen.[VHA]
Ausschlag auf dem Kopfe, besonders nach dem Nacken hin.[VHA]
Empfindlichkeit der Kopfhaut an beiden Seiten, mit dem Gefühle beim Berühren, als wäre sie unterschworen oder wie zerschlagen, mit nachfolgendem Taubheitsgefühl, nach Kratzen wie wund schmerzend, in der Morgenzeit und bei Erhitzung am Tage verschlimmert. – Aufgeregtes Gemüth, mit Neigung zu Jähzorn und Schimpfen; große Besorglichkeit und Unentschlossenheit; Thränenfistel; Taubhörigkeit mit Trockenheitsgefühl im Ohre und in der Nase; blaßgelbe Gesichtsfarbe; Gesichtshitze nach dem Essen; übler Mundgeruch, wie nach Knoblauch; Trockenheit im Halse; übermäßiger Hunger und Durst; Ekel vor FLEISCH und FETT; Uebelkeit im Fahren; Schmerz in der Herzgrube, als wollte da etwas abreißen; unwillkürliches Harnsickern, mit Verengerung der Harnröhre; Wundheit und Nässen zwischen den Beinen; Athembeengung bei kalter LUFT; Flechten auf der Brust; Knacken und Knarren der Gelenke; allgemeines Krankheitsgefühl mit Zittern und Mattigkeit; Frostigkeit im Freien; nächtliche Hitze.[HA 104-105]

Augen

Entzündung mit Jücken in den Augen.[VHA]
Thränenfistel.[VHA], [HA 105]
Langsichtigkeit.[VHA]
Wie ein Flor vor den Augen.[VHA]
Tränengangfistel (Fistula lachrymalis). Eine Heilung kann manchmal erlangt werden mit Hilfe von PETR. und SIL. im Wechsel. PETR. und CAUST. wirken sehr langsam.[LWB 182]

Ohren

Lästiges Trockenheitsgefühl im Ohre.[VHA]
BLUT- und Eiter-Ausfluß aus den Ohren.[VHA]
NÄSSEN hinter den Ohren.[VHA]
Für Wundheit hinter den Ohren bei Kindern vergleiche GRAPH..[Br., Lippe]
Taubhörigkeit, (nach NIT-AC.).[VHA]
Taubhörigkeit mit Trockenheitsgefühl im Ohre und in der Nase.[HA 105]

Nase

Lästiges Trockenheitsgefühl der innern Nase.[VHA]
Taubhörigkeit mit Trockenheitsgefühl im Ohre und in der Nase.[HA 105]

Antlitz

Blaßgelbe Gesichtsfarbe.[HA 105]
Gilbliche, blasse Gesichtsfarbe.[VHA]
Gesichtshitze nach dem Essen.[VHA], [HA 105]
Schorfe um den Mund.[VHA]
Früh im Bette, leichtes Verrenken des Kiefergelenkes, unter großen Schmerzen.[VHA]
Geschwollene Unterkieferdrüsen.[VHA]

Zähne

Zahnweh mit Backengeschwulst, Nachts und beim Zutritt der freien LUFT.[VHA]
Geschwüre an der Innenseite der Wange, schmerzhaft, wenn man die Zähne zusammenbringt.[Br., Lippe]
Taubheit der Zähne.[VHA]
Zahnfistel.[VHA]

Mund

Uebler Mundgeruch, wie nach Knoblauch.[VHA], [HA 105]
Geschwüre an der Innenseite der Wange, schmerzhaft, wenn man die Zähne zusammenbringt.[Br., Lippe]
Früh, große Trockenheit im Munde und Halse, mit vielem Durste (auf BIER).[VHA]
Große Trockenheit des innern Halses.[VHA]

Verifikationen und klinische Symptome

Trockenheit im Halse.[HA 105]
Stechendes Halsweh beim Schlingen.[VHA]
Beim Schlingen der Speisen dringen diese in die hinteren Nasenöffnungen.[VHA]
Weißbelegte Zunge.[VHA]

Genüsse

Heißhunger und Gefräßigkeit.[VHA]
Übermäßiger Hunger und Durst.[HA 105]
Großer Ekel vor FLEISCH und FETT.[VHA], [HA 105]
Heftiger Durst (auf BIER).[VHA]
Früh, große Trockenheit im Munde und Halse, mit vielem Durste (auf BIER).[VHA]

Geschmack

FAULIGER, LÄTSCHIGER, SCHLEIMIGER Geschmack.[VHA]
BITTERER Mundgeschmack.[VHA]

Aufstoßen

SAURES oder BITTERES Aufstoßen und Aufschwulken.[VHA]
Würmerbeseigen.[VHA]

Heilungsbericht

F. Sch. aus H., ein Dienstmädchen von 32 Jahren, leidet seit 3 bis 4 Monaten an einem überaus heftigen, l a u t e n A u f s t o ß e n , mit fortwährendem Schleimauswurfe, ohne Husten, und Brennen zwischen den Schulterblättern, in der Ruhe und im Liegen auf dem Rücken besser, aber von der mindesten Bewegung ungemein verschlimmert, so wie auch von WEIN oder andern hitzigen Getränken. Außerdem die Periode sehr stark, und stets große innere Angst und Schreckhaftigkeit. – Während der ganzen Zeit war beständig und viel Arznei gebraucht, viel KAMILLENTHEE, OL. CAJEP., CASTOREUM, LAUROC., NAPHT. ACET., POTIO RIV., HYOS. RHABARB. OPIUM, am meisten aber VALERIANA, BISMUTH und MAGNESIA in sehr großen Gaben, wonach es eher schlimmer als besser geworden war. – Am 19. Apr. [1841] vier Pulver: Nro. 1 und 3 BRY. 30°°°, Nro. 2 PULS. 30°°, Nro. 4 SEP. 30°°, alle drei Tage eins. Am 3. Mai war die Hauptbeschwerde das Aufstoßen, noch dasselbe, und die Kranke gab ferner an: Schründen und Wundheitsschmerz im Schlunde, am schlimmsten außer dem Schlingen; das Aufstoßen tritt sogleich ein, wenn der Hals äußerlich berührt wird; Mastdarmvorfall nach jedem Stuhlgange. Nun wieder vier Pulver: Nro. 1 und 3 IGN. 30°°°, Nro. 2 und 4 LACH. 30°°°, alle drei Tage ein Pulver. am 15. Mai die letzterwähnten Zeichen verschwunden, das Hauptübel beim Alten und nun 3 Pulver, Nro. 1 und 3 SULPH. 30°°, und Nro. 2 CALC., alle 5 Tage ein Pulver, ohne Besserung bis zum 6. Juni, und nun dabei Reißen im Gesichte und im Nacken, und beim Stillsitzen Jucken im Rückgrat. Ich gab nun: Nro. 1 und 3 PETR. 30°° und Nro. 2 und 4 NUX-V. 30°°, und habe seitdem nun von Andern erfahren, daß sie besser sein soll, kann aber nicht behaupten, ob in Folge dieser oder anderer Mittel, weil ich von ihr selbst seitdem nichts wieder gehört oder gesehen habe, und sie fünf Meilen von hier wohnt. Nur muß ich hinterher bedauern, daß ich die letzten Mittel nicht gleich anfangs gegeben habe.[ACS 19 (1842) 3, 66-67]

Uebelkeit

Häufige Uebelkeiten.[VHA]
Uebelkeit vom Fahren.[VHA], [HA 105]
Fahren in einem Gefährt verursacht Übelkeit (vergleiche COCC.).[Br., Lippe]
Übelkeit und Erbrechen bei schwangeren Frauen (vergleiche COCC. und COLCH.).[Br., Lippe]
BITTERES Erbrechen.[VHA]

Magen

Magendrücken.[VHA]
Große Verdauungsschwäche.[VHA]
Empfindlichkeit der Herzgrube bei Berührung.[VHA]
Schmerz in der Herzgrube, als wolle da etwas abreissen.[VHA]

Bauch

Leibschneiden, bald nach dem Essen.[VHA]
Oeftere durchfällige Stuhle des Tages, nach vorgängigen Leibschmerzen.[VHA]
K o l i k m i t n a c h f o l g e n d e r D i a r r h o e , a b e r n u r w ä h r e n d d e s T a g e s .

Verifikationen und klinische Symptome

Verifikationen und klinische Symptome

(PETR. ist das einzige Mittel, das dieses Symptom hat.)[Br., Lippe]

Leistenbrüche: Dr. *Gauwerky* erwähnte zuvörderst einige Heilungen von Leistenbrüchen durch VERAT., namentlich solcher, welche zuerst durch Husten entstanden seien und wobei die Hustenstösse selbst jedesmal der Bruchstelle Schmerzen erregten. – (CALC., PETR., und STAPH. können in solchen Fällen auch angezeigt und hilfreich sein. Ref.) – Uebrigens sei und bleibe SULPH-AC. das Hauptmittel bei Leistenbrüchen, was auch von mehren Andern bestätigt wurde.[AHZ 57 (1858) 71]

Stuhl

Harter, ungenüglicher Stuhl.[VHA]

Oeftere durchfällige Stuhle des Tages, nach vorgängigen Leibschmerzen.[VHA]

BLUTIGE Schleimstühle.[VHA]

Harn

Oefteres Harnen mit geringem Abgange braunen, stinkenden Harns.[VHA]

Unwillkührliches Harnsiekern.[VHA]

Unwillkürliches Harnsickern, mit Verengerung der Harnröhre.[HA 105]

Verengerung der Harnröhre.[VHA]

Harnröhrenkontraktion: PETR. wird bei Harnröhrenkontraktion (urethral contraction) empfohlen.[LWB 183]

Ich sah ihn später noch mehrere Male wieder, wo er sich so wohl fühlte, als jemals vorher, nachdem ich den nun wieder erschienen Tripper durch eine Gabe PETR. in 8 Tagen geheilt hatte.[KMS 84]

Geschlechtstheile

Röthe, Wundheit und NÄSSEN des Hodensacks und neben demselben.[VHA]

Jückende und und NÄSSENDE Flechten am Hodensacke und Mittelfleische.[VHA]

Wundheit und NÄSSEN an der weiblichen Schaam und in der Schaambuge.[VHA]

Wundheit und NÄSSEN zwischen den Beinen.[HA 105]

Abneigung vor Beischlaf.[VHA]

Schwangerschaft – Beschwerden der Mütter

Übelkeit und Erbrechen bei schwangeren Frauen (vergleiche COCC. und COLCH.).[Br., Lippe]

Beschwerden der Kinder

Für Wundheit hinter den Ohren bei Kindern vergleiche GRAPH..[Br., Lippe]

Regel

Monatliches zu früh, mit Jücken erregendem BLUTE.[VHA]

Schwieriger Durchbruch der ersten Regel.[VHA]

Athem

Röchelnder und schnärchelnder Athem.[VHA]

Kalte LUFT erregt ein athembeengendes Gefühl auf der Brust.[VHA]

Athembeengung bei kalter LUFT.[HA 105]

Nächtliche Brustbeklemmung.[VHA]

Husten

Nächtlicher (oder abendlicher), trockner, tief aus der Brust kommender Husten, durch Kratzen im Halse erregt.[VHA]

Dr. *Gauwerky* erwähnte zuvörderst einige Heilungen von Leistenbrüchen durch VERAT., namentlich solcher, welche zuerst durch Husten entstanden seien und wobei die Hustenstösse selbst jedesmal der Bruchstelle Schmerzen erregten. – (CALC., PETR., und STAPH. können in solchen Fällen auch angezeigt und hilfreich sein. Ref.)[AHZ 57 (1858) 71]

Brust

Nächtliche Brustbeklemmung.[VHA]

Flechten auf der Brust.[VHA], [HA 105]

Jucken der Brustwarzen, die wie bestäubt aussehen (mealy covering). (Aufspringen und

Jucken der Brustwarzen weist auf SULPH..)[Br., Lippe]
Schmerz in der Herzgrube, als wollte da etwas abreißen. [HA 105]

Rücken

Schwäche und Steifheit im Kreuze und Rücken.[VHA]
Rückenweh, daß er sich nicht rühren darf.[VHA]
Kreuzschmerz, daß er nicht stehen kann.[VHA]

Oberglieder

Braune und gelbe Flecke am Arme.[VHA]
Brennen in den Handtellern.[VHA]
Im Winter, rissige Haut der Hände und Finger, voll tiefer, BLUTIGER Schrunden.[VHA]
Gichtisch steife Fingergelenke.[VHA]
Knacken, Knarren und gichtische Steifheit der Gelenke.[VHA]
Knacken und Knarren der Gelenke.[HA 105]
Eingeschlafenheit und Starrwerden der Glieder.[VHA]
Zuckungen in den Gliedern.[VHA]
Frostbeulen.[VHA]
Ihre erfrorenen Finger können Sie sich mit etwas PETROLEUM oder gutem BERGÖLE aus der Apotheke bestreichen.[Schuchardt, 1886, 37]

Unterglieder

Wundheit und Nässen zwischen den Beinen.[HA 105]
Stiche im Knie.[VHA]
Brennen in den heiß geschwollenen Fußsohlen.[VHA]
Schmerzhafte Geschwulst und Röthe der Ferse.[VHA]
Knacken, Knarren und gichtische Steifheit der Gelenke.[VHA]
Knacken und Knarren der Gelenke.[HA 105]
Eingeschlafenheit und Starrwerden der Glieder.[VHA]
Zuckungen in den Gliedern.[VHA]

Drüsen

Drüsenleiden, besonders nach Quetschungen.[VHA]
Geschwollene Unterkieferdrüsen.[VHA]
Konkordanz Drüsen: Bell., Carb-an., *Lyc.*, Merc., Phos., Puls. [PB]

Knochen

Konkordanz Knochen: Asaf., Calc., Con., Merc., Nit-ac., *Puls.*, Ruta, Sil., Sulph. [PB]

Haut

Ungemeine Empfindlichkeit der Hautoberfläche.[VHA]
Unheilsamkeit der Haut.[VHA]
Leichtes Wundwerden.[VHA]
Ausschlag auf dem Kopfe, besonders nach dem Nacken hin.[VHA]
BLUTSCHWÄRE.[VHA]
Flechten auf der Brust.[VHA], [HA 105]
Frostbeulen.[VHA]
Gilbliche, blasse Gesichtsfarbe.[VHA]
Braune und gelbe Flecke am Arme.[VHA]
Geschwüre mit stechenden Schmerzen, oder mit wildem Fleische.[Br., Lippe]
Hühneraugen.[VHA]
NÄSSENDE, hautlose Stellen.[VHA]
NÄSSENDE Flechten.[VHA]
NÄSSEN hinter den Ohren.[VHA]
Röthe, Wundheit und NÄSSEN des Hodensacks und neben demselben.[VHA]
Jückende und und NÄSSENDE Flechten am Hodensacke und Mittelfleische.[VHA]
Juckende, wunde und FEUCHTE Hautflächen.[Br., Lippe]
Wundheit und NÄSSEN an der weiblichen Schaam und in der Schaambuge.[VHA]

Verifikationen und klinische Symptome

Wundheit und NÄSSEN zwischen den Beinen.[HA 105]
Für Wundheit hinter den Ohren bei Kindern vergleiche GRAPH..[Br., Lippe]
Die Haut heilt sehr schwer (vergleiche HEP.).[Br., Lippe]
Hitzbläschen, die sehr jucken.[Br., Lippe]
Schorfe um den Mund.[VHA]
Wildfleisch in den Geschwüren.[VHA]
Im Winter, rissige Haut der Hände und Finger, voll tiefer, BLUTIGER Schrunden.[VHA]

Konkordanz Haut und Aeusseres: Ant-c., Ars., Asaf., Bar-c., Bell., Bov., Bry., *Calc.*, Carb-v., Caust., C h a m ., Clem., Con., Dulc., *Graph., Hep.*, K r e o s ., *Lach.*, Led., *Lyc.*, M e r c ., Mez., Nat-m., N i t - a c ., Olnd., Phos., Ph-ac., P u l s ., *Rhus-t.*, Sars., *S e p .*, *S i l .*, Squil., S t a p h ., *S u l p h .*, Verat. [PB]

Heilungsbericht

C. S., ein dreizehnjähriges Mädchen, von zarter Konstitution; bekam zunächst Diarrhö, die mit allopathischen Arzneimitteln unter Kontrolle gehalten werden konnte; hierauf folgte ein schlimmer, harter, trockener Husten, der über mehr als vier Monate lang anhielt; am schlimmsten war der Husten abends und an der frischen LUFT; der Allgemeinzustand des Kindes ist reduziert; Schmerzen im Brustkorb beim Husten, und starker Schweiß am Abend im Bett. Das Kind fühlt sich sehr viel wohler in einem warmen Zimmer; Stiche an den Schläfen beim Husten, Abneigung gegen FETT und Gemüse; sie hat einen feuchten Ausschlag um das Kinn herum, wo noch einige rote Flecken zu sehen sind; feuchte Ausschläge am Kopf. Die Mutter hatte während sie mit dem Kind schwanger war, einen Ausschlag am ganzen Körper. Die Anwendung der allopathischen Arzneimittel blieb ohne Erfolg, unter ihnen befanden sich insbesondere AMMONIUM MURIATICUM, COLUMBUSWURZEL, OPIUM, RHEUM, CASCARILLA und Spiritus MINDERERI. Als letzte Möglichkeit wurde Zuflucht bei der Homöopathie gesucht. – 10. April, 1851. 1 bis 3, HEP.; 2, SPONG., jeweils in der 200. Potenz; 4, §. Eine Dosis jeden fünften Abend. – 3. Mai. Etwas besser; trockener Husten am Abend, hervorgerufen besonders von TABAKRAUCH. 1, PETR. 200; 2 bis 4, §. Wie zuvor. – 26. Mai. Besser in jeder Hinsicht. 1, PETR. 2000; 2 bis 4, §. Hiernach trat vollständige Wiederherstellung der Gesundheit ein.[Vol. 78, S.217; KMSS 33]

Schlaf

Schläfrigkeit am Tage und Abends im Stillsitzen.[VHA]
Nachts schwärmerischer Schlummer mit ängstlicher Hitze und vielen Träumen.[VHA]
S c h l a f m i t p e i n l i c h e n T r ä u m e n u n d d e m G e f ü h l , a l s o b j e m a n d n e b e n i h m i m B e t t e l ä g e . (Dieses Symptom findet man nur bei PETR..)[Br., Lippe]
Früh, Unausgeschlafenheit.[VHA]
Zahnweh mit Backengeschwulst, Nachts und beim Zutritt der freien LUFT.[VHA]
Nächtliche Brustbeklemmung.[VHA]
Nächtlicher (oder abendlicher), trockner, tief aus der Brust kommender Husten, durch Kratzen im Halse erregt.[VHA]

Konkordanz Schlaf und Träume: Bry., C a l c ., Con., Ign., Lyc., Nux-v., *Sil.*, Sulph. [PB]

Fieber

Frostigkeit im Freien.[VHA], [HA 105]
Frost mir Kopfweh, und Kälte des Gesichts und der Hände.[VHA]
Starkes Frösteln und Kältegefühl in den Händen und dem Gesicht, besonders vormittags um 10 Uhr (vergleiche NAT-M.); eine halbe Stunde später Hitze im Gesicht, besonders in den Augen, mit Durst.[Br., Lippe]
Anfälle von Schüttelfrost jeden Abend um 7 Uhr, dem S c h w e i ß f o l g t ; l e t z t e r e r e r s c h e i n t z u e r s t i m G e s i c h t , s p ä t e r ü b e r a l l , m i t A u s n a h m e d e r B e i n e , d i e g a n z k a l t b l e i b e n . PETR. ist das einzige Arzneimittel mit diesen Symptomen.[Br., Lippe]
Gleich nach dem Froste, Schweiß.[VHA]
Oeftere fliegende Hitze.[VHA]
Nächtliche Hitze.[VHA], [HA 105]

Typhusfieber

Delirium; Einbildungen; der Kranke glaubt, eine andere Person liege mit ihm im Bett; oder er spricht fortgesetzt im Delirium über denselben betäubenden und unangenehmen Gegenstand (im Typhusfieber).[Br., Lippe]

Verifikationen und klinische Symptome

Fieberstadien

1. Puls von jeder Bewegung verstärkt, voll und beschleunigt, in der Ruhe sogleich wieder verlangsamt.[WF 40]
2. Frost am meisten gegen Abend, bald früher, bald später. – Frösteln durch den ganzen Körper, mit nachfolgendem starken Jücken. – Abends innerlicher Frost und Hitze gleichzeitig. – Frostigkeit in der freien LUFT. – Frost mit Kopfweh und mit auffallender Kälte des Gesichts und der Hände.[WF 40]
3. Hitze Abends nach dem Froste, mit kalten Füssen. – Hitze Nachmitternacht und Morgens im Bette. – Fliegende Hitze über den ganzen Körper in mehreren (6 bis 10) Anfällen am Tage. – Hitzgefühl über den ganzen Körper, mit starkem Brennen in der Haut.[WF 40]
4. Starker Schweiss jede Nacht. – Leichtes Schwitzen, besonders der Vorderarme und Unterschenkel. – Schweiss unmittelbar nach dem Froste, ohne vorgängige Hitze.[WF 40]

Konkordanz Fieber: Acon., Arn., Ars., *Bell.*, Bry., Calc., Carb-v., Cham., Chin., Hep., Ign., Merc., Nit-ac., *Nux-v.*, Phos., Ph-ac., Puls., *Rhus-t.*, Sep., Sil., Stann., *Sulph.* [PB]

Gemeinsames

Knacken, Knarren und gichtische Steifheit der Gelenke.[VHA]

Eingeschlafenheit und Starrwerden der Glieder.[VHA]

Zuckungen in den Gliedern.[VHA]

Mattigkeit früh und Abends.[VHA]

Große Abmagerung.[VHA]

Abneigung gegen freie LUFT.[VHA]

Wenn die Beschwerden während eines Gewitters entstehen, ist PETR. häufig angezeigt (vergleiche PHOS.).[Br., Lippe]

Leichte Verkältlichkeit.[VHA]

Nach Spazierengehen oder nach geringem Aerger, fliegende Hitze, BLUTWALLUNG und Schweiß.[VHA]

Allgemeines inneres, unleidliches Krankheitsgefühl, mit zitterigem Wesen und großer Mattigkeit.[VHA]

Allgemeines Krankheitsgefühl mit Zittern und Mattigkeit.[HA 105]

Verschlimmerung der Beschwerden

Beschwerden vom Fahren im Wagen und auf dem Schiffe.[VHA]

Ebenso bei Beschwerden vom Fahren in einem Gefährt oder in einem Schiffe. (Ist daher ein Mittel bei Seekrankheit [*R. Haehl*].)[Br., Lippe]

Konkordanzen

Verschlimmerung nach der Zeit: Ant-t., Phos., Ran-b., Rhus-t. [PB]

Verschlimmerung nach Lage und Umständen: Acon., Agar., Am-c., Ars., Aur., Bar-c., Bell., *Bry.*, *Calc.*, Camph., Caps., Carb-v., Caust., Chin., *Cocc.*, Con., Dulc., Ferr., Hell., *Hep.*, Ign., Kali-c., *Lyc.*, Mang., Merc., Mosch., Nat-m., Nit-ac., Nux-m., *Nux-v.*, *Phos.*, Puls., Rhod., Rhus-t., Sabad., *Sep.*, Sil., Spig., Stront., Sulph., Verat. [PB]

Arzneiverwandtschaften von Petroleum

(Bell.), Calc., Cann-s., Cham., (Dig.), Ign., Lyc., (M-arct.), M-austr., Mag-m., Nit-ac., Nux-v., Phos., Puls., Sep., Sil., (Spig.), (Spong.), (Verat,) [VHA]

Acon., Arn., Ars., Bar-c., *Bell.*, *Bry.*, *Calc.*, Carb-v., Caust., Cham., Chin., Cocc., Con., Graph., Hep., Ign., Kali-c., *Lyc.*, Merc., Nat-m., Nit-ac., *Nux-v.*, *Phos.*, *Puls.*, *Rhus-t.*, *Sep.*, *Sil.*, Spig., Staph., *Sulph.*, Verat. [PB]

Agar., *Ars.*, *Calc.*, Carb-v., Cham., *Lyc.*, Nat-m., *Nit-ac.*, *Nux-v.*, Phos., Puls., *Sil.*, Sulph., *Thuj.* [KV]

Antidot von Petroleum: Nux-v.

Nux-v. [SRA]

Riechen an ein Hanfsamen grosses Streukügelchen mit hochpotenzirter KRÄHENAUGEN-Tinktur befeuch-

Verifikationen und klinische Symptome

tet, hat sich als das hülfreichste Antidot des BERGÖLS erwiesen. [CK 4, 500]

Nux-v. [PB]

Petroleum ist Antidot von: Nat-m., Nit-ac.

Taubhörigkeit, (nach NIT-AC.).[VHA]

Petroleum ist Wechselmittel mit: Nux-v., Sil.

Tränengangfistel (Fistula lachrymalis). Eine Heilung kann manchmal erlangt werden mit Hilfe von PETR. und SIL. im Wechsel.[LWB 182]

Ich gab nun: Nro. 1 und 3 PETR. 30°° und Nro. 2 und 4 NUX-V. 30°°, und habe seitdem nun von Andern erfahren, daß sie besser sein soll, kann aber nicht behaupten, ob in Folge dieser oder anderer Mittel, weil ich von ihr selbst seitdem nichts wieder gehört oder gesehen habe, und sie fünf Meilen von hier wohnt. Nur muß ich hinterher bedauern, daß ich die letzten Mittel nicht gleich anfangs gegeben habe.[ACS 19 (1842) 3, 67]

Konkordanzen der homöopathischen Arzneien

I. Gemüth und Geist: Acon., Anac., *Bell.*, Bry., Calc., Con., Graph., Hell., Hyos., Laur., Lyc., Merc., *Nat-m.*, Nux-m., Nux-v., Op., Phos., Ph-ac., Puls., *Rhus-t.*, *Sep.*, Sil., Spig., *Stram.*, *Sulph.*, Verat. [PB]

II. Körpertheile und Organe: Acon., Ang., Ant-c., Arn., Ars., Bar-c., *Bell.*, Bor., Bry., *Calc.*, Carb-v., *Caust.*, Cham., Chel., Chin., Con., Dulc., *Graph.*, Hep., Ign., *Kali-c.*, Kreos., Led., *Lyc.*, *Merc.*, Mez., Mur-ac., Nat-c., Nat-m., Nit-ac., *Nux-v.*, Olnd., *Phos.*, Ph-ac., *Puls.*, *Rhus-t.*, Ruta, Sabad., Sabin., *Sep.*, *Sil.*, Spig., Staph., *Sulph.*, Thuj., Verat., Zinc. [PB]

III. Empfindungen und Beschwerden

1. **Aeussere und innere Körpertheile im Allgemeinen:** Ambr., Ang., Arn., Aur., Bell., Bry., *Calc.*, Caust., Cham., Chin., Cic., Cocc., Graph., *Ign.*, Ip., Kali-c., *Lyc.*, Merc., Nat-c., *Nat-m.*, Nit-ac., Nux-v., Phos., Plat., Puls., *Rhus-t.*, *Sep.*, Sil., Spig., Stann., *Sulph.*, Thuj., Verat. [PB]
2. **Drüsen:** Bell., Carb-an., *Lyc.*, Merc., Phos., Puls. [PB]
3. **Knochen:** Asaf., Calc., Con., Merc., Nit-ac., *Puls.*, Ruta, Sil., Sulph. [PB]
4. **Haut und Aeusseres:** Ant-c., Ars., Asaf., Bar-c., Bell., Bov., Bry., *Calc.*, Carb-v., Caust., Cham., Clem., Con., Dulc., *Graph.*, *Hep.*, Kreos., *Lach.*, Led., *Lyc.*, Merc., Mez., Nat-m., Nit-ac., Olnd., Phos., Ph-ac., Puls., *Rhus-t.*, Sars., *Sep.*, *Sil.*, Squil., Staph., *Sulph.*, Verat. [PB]

IV. Schlaf und Träume: Bry., Calc., Con., Ign., Lyc., Nux-v., *Sil.*, Sulph. [PB]

V. Fieber: Acon., Arn., Ars., *Bell.*, Bry., Calc., Carb-v., Cham., Chin., Hep., Ign., Merc., Nit-ac., *Nux-v.*, Phos., Ph-ac., Puls., *Rhus-t.*, Sep., Sil., Stann., *Sulph.* [PB]

VI. Änderung des Befindens

1. **Verschlimmerung nach der Zeit:** Ant-t., Phos., Ran-b., Rhus-t. [PB]
2. **Verschlimmerung nach Lage und Umständen:** Acon., Agar., Am-c., Ars., Aur., Bar-c., Bell., *Bry.*, *Calc.*, Camph., Caps., Carb-v., Caust., Chin., *Cocc.*, Con., Dulc., Ferr., Hell., *Hep.*, Ign., Kali-c., *Lyc.*, Mang., Merc., Mosch., Nat-m., Nit-ac., Nux-m., *Nux-v.*, *Phos.*, Puls., Rhod., Rhus-t., Sabad., *Sep.*, Sil., Spig., Stront., Sulph., Verat. [PB]

VII. Konkordanz der homöopathischen Arzneien

Acon., Arn., Ars., Bar-c., *Bell.*, *Bry.*, *Calc.*, Carb-v., Caust., Cham., Chin., Cocc., Con., Graph., Hep., Ign., Kali-c., *Lyc.*, Merc., Nat-m., Nit-ac., *Nux-v.*, *Phos.*, *Puls.*, *Rhus-t.*, *Sep.*, *Sil.*, Spig., Staph., *Sulph.*, Verat. [PB]

Agar., *Ars.*, *Calc.*, Carb-v., Cham., *Lyc.*, Nat-m., *Nit-ac.*, *Nux-v.*, Phos., Puls., *Sil.*, Sulph., *Thuj.* [KV]

Verifikationen und klinische Symptome

Phosphoricum acidum (Phosphorsäure)

(Ph-ac.)

Synonyma

Phosphoricum acidum, Phosphorsäure [SRA]

Antipsorische und antisykotische Arznei

[SRA], [AHP 262]

Arzneiwirkungsdauer

Wirkt über 40 Tage.[SRA]

Zählt zur 3. Klasse derjenigen Mittel, welche eine mittlere Wirkungsdauer besitzen.[AHZ 49 (1855) 82]

Hinweise

Dieses, dem PHOS. ähnlich wirkende, aber durch die angeführten Zeichen deutlich davon verschiedene Mittel (Diese Unterschiede liefern den sichersten Beweis, dass durch eine dreistündige Verreibung des PHOS. mit Milchzucker, wie solches geschieht, den Gesetzen der Chemie entgegen, keine PHOSPHORSÄURE entstanden ist) findet noch seltener Anwendung, als Jenes, und nur gegen das Ende der Behandlung [des Keuchhustens].[KEU 49]

In Fällen, wo die gehörig potenzirte PHOSPHORSÄURE indicirt ist, heilte sie zugleich auch folgende Beschwerden: Früh-Kopfweh; Unerträglichkeit des Geräusches und Gespräches; Schorfe auf dem Nasenrücken; Gestank aus der Nase; Brennen in den Backen; Blüthen am Kinne; Blüthen um Stirne und Kinn; Brennen im Unterbauche; Nacht-Harnen; Bei der Regel, Leberschmerz; Rauhheit der Kehle; Zum Husten reizendes Kratzen am Kehlkopfe; Kurzäthmigkeit und Unfähigkeit, anhaltend zu sprechen; Schwäche der Brust von Sprechen; Blüthen-Ausschläge an den Armen; Fuß-Schweiß; Flechten; Hühneraugen; Nacht-Schweiß.

Dr. *Hering* heilte damit: Unfähigkeit zu Geistes-Arbeit mit großem Mißmuthe und Trägheit des Geistes und Körpers; Kopfschwere als wäre er voll Wasser; Augen-Entzündung mit Brennen; Thränen; Scheu vor SONNENLICHT; Gelbwerden der Zähne; Anhaltende Übelkeit im Halse; Nach dem Essen, wie Schwanken des Magens, auf und nieder; Zähes Schleim-Rachsen; Nagender Hodenschmerz; Schleim-Hüsteln, früh; Öftere Stuhlgänge; BLUTSCHWÄRE auf den Hinterbacken und unter den Achseln; Geschwulst am Hinterbacken; Fuß-Geschwulst; Hodenschmerz beim Anrühren; Jücken des Geschwürs; Flache, schmerzlose Geschwüre am Unterschenkel, ohne Röthe, mit zackig unebenem Grunde und schmutzigem Eiter; Große Müdigkeit nach Gehen; Milch-Harnen.[CK 5, 80]

Eigenthümlichkeiten und Hauptwirkungen

Gemüth

Stille Verdrießlichkeit und Redeunlust.[VHA]

Höchste Gleichgültigkeit.[VHA]

Gleichgültigkeit und Unlust zu sprechen.[KEU 49]

Gleichgültigkeit.[HA 8]

Große Gleichgültigkeit mit Zerstreutheit und stiller Traurigkeit; Gedankenlosigkeit und Stumpfsinn. Unlust zu reden oder selbst eine Frage zu beantworten. Diese Symptome findet man häufig im Typhusfieber.[Br., Lippe]

Stille Verdrießlichkeit und Redeunlust.[HA 99]

In sich gekehrte, stille Verdrießlichkeit.[HA 8]

Unvermögen anhaltend zu sprechen, wegen Brustschwäche; Kriebeln im Rücken.[HA 8]

Unlust zum Sprechen.[HA 8]

Keine Lust zu sprechen weist auf PH-AC.. (Der LACH.- Kranke spricht unaufhörlich.)[Br., Lippe]

Heilungsbericht: Der Berichterstatter [Br.] erinnert sich eines einschlägigen Falles: Ein Mann war an Typhus krank gewesen; das Schlimmste war vorüber; Patient lag ohne Beschwerden im Bett, nur hatte er den Wunsch, allein gelassen zu werden; es war sehr schwierig auch nur ein Wort aus ihm herauszubringen. Unter dem Gebrauch von PH-AC. erholte er sich und zwar in sehr kurzer Zeit.[Br., Lippe]

Nachtheile von Onanie. [VHA]

Traurigkeit und Besorgtheit wegen der Zukunft oder wegen seiner Krankheit.[VHA]

Verifikationen und klinische Symptome

Heimweh mit Weinerlichkeit.[VHA]
Heimweh mit Abzehrung, Schlafsucht und Frühschweiß.[HA 8]
Gram und Weinerlichkeit.[KEU 49]
Folgen von Gram, Kummer oder unglücklicher Liebe.[VHA]
Gram und Kummer mit Abmagerung, Schläfrigkeit und Morgenschweissen. – In sich gekehrte, stille Verdrießlichkeit; Gleichgültigkeit; Unlust zum Sprechen; Gedankenlosigkeit und Stumpfheit des Geistes; abendlicher Schwindel; abendliche Fieberhitze ohne Durst; Schlafsucht; (fallsüchtige Anfälle); Früh Kopfweh; langer Nachgeschmack und oft Erbrechen des Genossenen; Magendrücken nach jedem Essen; Kollern und Poltern im Unterleibe; Durchfall; schwächende POLLUTIONEN; Unvermögen anhaltend zu sprechen, wegen Brustschwäche; Kriebeln im Rücken.[HA 8]
Nachtheilige Folgen von Gram, Kummer oder unglücklicher Liebe.[HA 99]
Unglückliche Liebe mit Abmagerung, Schlafsucht und Morgenschweißen.[HA 9]
Unfähigkeit zu Geistes-Arbeit mit großem Mißmuthe und Trägheit des Geistes und Körpers [*C. Hering*].[CK 5, 80]
*Angst und Unruhe vor dem Harnen.[VHA]
Aengstliche Träume.[VHA]
Konkordanz Gemüth und Geist: Acon., Anac., Ars., *Bell.*, Bry., Calc., Cann-s., Cic., Cocc., Con., Hell., *Hyos.*, Ign., Kali-c., Laur., Lyc., Merc., Mez., Nat-c., Nat-m., Nux-m., Nux-v., *Op.*, Phos., *Puls.*, *Rhus-t.*, Sabad., *Sep.*, *Sil.*, Staph., *Stram.*, Sulph., Verat. [PB]

Geist

Unvermögen zu denken.[VHA]
Gedankenlosigkeit.[VHA]
Gedankenlosigkeit und Stumpfheit des Geistes.[HA 8]
Gedankenlosigkeit und Stumpfsinn. Unlust zu reden oder selbst eine Frage zu beantworten. Große Gleichgültigkeit mit Zerstreutheit und stiller Traurigkeit. Diese Symptome findet man häufig im Typhusfieber.[Br., Lippe]
Stumpfheit des Geistes, ohne Phantasie.[VHA]
Stumpfheit des Geistes und Gedankenlosigkeit.[HA 99]
Unfähigkeit zu Geistes-Arbeit mit großem Mißmuthe und Trägheit des Geistes und Körpers [*C. Hering*].[CK 5, 80]
Taumelige Eingenommenheit des Kopfes in der Stirn.[VHA]
Taumelige Kopfeingenommenheit.[KEU 49]
Taumelige Eingenommenheit der Stirn, mit Schlaf ohne Schnarchen und bei verschlossenen Augen.[HA 26]
Das Kopfweh wird erhöhet von Erschütterungen oder Getöse, so wie durch Kopfanstrengung.[VHA]
Betäubtes darnieder Liegen.[VHA]
Stille Delirien mit großer Betäubung und Eingenommenheit des Kopfes (bei Nervenfieber). – Höchste Gleichgültigkeit; stille Verdrießlichkeit; Gedankenlosigkeit und Stumpfsinn; Unlust zu reden und zu antworten; taumeliger Schwindel, besonders Abends; Abendfieber; anhaltende Schläfrigkeit, wie Schlafsucht; große Schwäche und schnelle Abnahme der Kräfte bei Schmerzlosigkeit.[HA 13]
Betäubung in der Stirn, mit Schlafsucht ohne Schnarchen und bei verschlossenen Augen.[HA 25]
(Fallsüchtige Anfälle).[HA 8]
Konkordanz Gemüth und Geist: Acon., Anac., Ars., *Bell.*, Bry., Calc., Cann-s., Cic., Cocc., Con., Hell., *Hyos.*, Ign., Kali-c., Laur., Lyc., Merc., Mez., Nat-c., Nat-m., Nux-m., Nux-v., *Op.*, Phos., *Puls.*, *Rhus-t.*, Sabad., *Sep.*, *Sil.*, Staph., *Stram.*, Sulph., Verat. [PB]

Schwindel

Abendlicher Schwindel.[HA 8]
Taumelige Eingenommenheit des Kopfes in der Stirn.[VHA]
Taumelige Eingenommenheit der Stirn, mit Schlaf ohne Schnarchen und bei verschlossenen Augen.[HA 26]

Verifikationen und klinische Symptome

Taumeliger Schwindel, besonders Abends.[HA 13]
Abendlicher Schwindel.[HA 8]
Trunkenheit Abends in der warmen Stube, mit Sumsen im Kopfe und Zersprengungsschmerz desselben beim Husten.[HA 31]

Innerer Kopf

Früh-Kopfweh.[CK 5, 80], [HA 8]
Klemmend drückender Kopfschmerz, besonders in der Seite, worauf er liegt.[VHA]
Ungemeine Schwere des Kopfs.[VHA]
Reissen im Kopfe.[VHA]
Zersprengungsschmerz im Kopfe.[KEU 49]
Kopfschwere als wäre er voll Wasser [*C. Hering*].[CK 5, 80]
Stiche über dem (rechten Auge).[KEU 49]
Stiche über einem (oft dem rechten) Auge.[VHA]
Das Kopfweh wird erhöhet von Erschütterungen oder Getöse, so wie durch Kopfanstrengung.[VHA]
Taumelige Eingenommenheit des Kopfes in der Stirn.[VHA]
Taumelige Kopfeingenommenheit.[KEU 49]
Trunkenheit Abends in der warmen Stube, mit Sumsen im Kopfe und Zersprengungsschmerz desselben beim Husten.[HA 31]
Husten mit Kopfweh, Brecherlichkeit und Erbrechen.[VHA]

Aeusserer Kopf

Flachsige, zu weiche, oder graue Haare.[VHA]
Flachsartige oder graue Haare.[HA 99]
Schmerzhafte Geschwulst auf dem Haarkopfe, wie aus der Knochenhaut entstanden, mit Zerschlagenheitsschmerz bei Berührung und nächtlichem Brennen darin. – Stille Verdrießlichkeit und Redeunlust; nachtheilige Folgen von Gram, Kummer oder unglücklicher Liebe; Stumpfheit des Geistes und Gedankenlosigkeit; flachsartige oder graue Haare; Unerträglichkeit von Musik; kranke Gesichtsfarbe mit eingefallenen, blaurandigen Augen; Durst von Trockenheitsgefühl durch den ganzen Körper; langer Nachgeschmack des BRODES; Durchfall mit vielen Blähungen, besonders nach SAUREM; Husten bei kalter LUFT; Gliederreißen von jeder Erkältung; Brennen durch den ganzen Unterkörper, von der Herzgrube abwärts; erhöhete Beschwerden in der Ruhe; große Schlafsucht; heftige BLUTWALLUNGEN mit Unruhe; starke Schweiße, am meisten früh im Bette.[HA 99]
Starkes Ausfallen der flachsigen, zeitig graugewordenen, sehr fettigen Haare, auch des Bartes, besonders nach Gram und Kummer, bei kranker Gesichtsfarbe mit eingefallenen, blaurandigen Augen, Kriebeln in den Gliedern in der Ruhe und großer Schlafsucht.[HA 112]
Frostgefühl an den Schläfen, an der Stirn und am Gesichte, wie von Anwehen eines kühlen Windes, mit kalten, blauen Fingerspitzen, Vormittags und Abends, und im Freien verschlimmert.[HA 120]
Knochenschmerzen am Schädel, anfangs wie Schaben mit einem Messer auf der geschwollenen und sehr schmerzhaften Beinhaut, dann besonders schmerzhaftes Brennen, zuletzt in Knochenfraß übergehend, mit großer Schwäche, in der Ruhe verschlimmert, von Bewegung gebessert.[HA 122]

Augen

Gläserne, glanzlose Augen.[VHA]
Drücken in den Augen, als wäre der Augapfel zu groß.[VHA]
Kälte der innern Augenlidränder.[VHA]
Brennen in den Augenlidern und Winkeln, besonders Abends bei LICHTE.[VHA]
*Entzündung der Augenlider, nicht des Augapfels.[VHA]
Augen-Entzündung mit Brennen [*C. Hering*].[CK 5, 80]
Eingefallene, blaurandige Augen.[KEU 49]
Blendern der Augen von hellen Gegenständen.[VHA]

Verifikationen und klinische Symptome

Scheu vor SONNENLICHT [*C. Hering*].[CK 5, 80]
Kurzsichtigkeit.[VHA]
Thränen [*C. Hering*].[CK 5, 80]

Ohren

Stiche in den Ohren, nur von Musik verschlimmert.[VHA]
Unerträglichkeit des Geräusches und Gespräches.[CK 5, 80]
Unerträglichkeit von jedem Geräusche, besonders von Musik.[VHA]
Unerträglichkeit jedes Geräusches, besonders von Musik.[KEU 49]
Unerträglichkeit von Musik.[HA 99]
Die Töne schallen zu stark im Ohre.[VHA]
Schwerhörigkeit in der Entfernung.[VHA]

Nase

Ausfluß von BLUTIGEM Eiter aus der Nase.[VHA]
Gestank aus der Nase.[CK 5, 80]
Schorfe auf dem Nasenrücken.[CK 5, 80], [VHA]
Neigung, in die Nase zu bohren.[VHA]

Antlitz

Kranke Gesichtsfarbe, mit matten, eingefallenen, blaurandigen Augen und spitzer Nase.[VHA]
Kranke Gesichtsfarbe mit eingefallenen, blaurandigen Augen[HA 99]
Heißes Spannen in der Gesichtshaut, wie von trocknendem Eiweiß.[VHA]
Brennen in den Backen.[CK 5, 80]
Blüthen um Stirne und Kinn.[CK 5, 80]
Blüthen am Kinne.[CK 5, 80]
Schorfige, schwärende Lippen.[VHA]
Trockne Lippen.[VHA]
Oefterer Harndrang mit geringem Abgange, *bei Gesichtsblässe, Hitze und Durst.[VHA]
Frostgefühl an den Schläfen, an der Stirn und am Gesichte, wie von Anwehen eines kühlen WINDES, mit kalten, blauen Fingerspitzen, Vormittags und Abends, und im Freien verschlimmert.[HA 120]

Zähne

Besonders Nachts, brennen in den Vorderzähnen, in der Bettwärme, so wie durch Heißes und Kaltes erhöhet.[VHA]
Nächtliches Reissen in den Zähnen.[VHA]
Gelbwerden der Zähne.[VHA]
Gelbwerden der Zähne [*C. Hering*].[CK 5, 80]
BLUTENDES Zahnfleisch.[VHA]
Schmerzhafte Knoten am Zahnfleische.[VHA]

Mund

Geschwürigkeit des Gaumenvorhanges, mit brennendem Schmerze.[VHA]
Zäher, klebriger Schleim im Munde und auf der Zunge.[VHA]
Geschwulst der Zunge.[VHA]
Nachts beißt er sich unwillkührlich in die Zunge.[VHA]
Erschwerte Sprache.[VHA]
Unvermögen anhaltend zu sprechen, wegen Brustschwäche.[HA 8]
Unlust zum Sprechen.[HA 8]
Stille Verdrießlichkeit und Redeunlust.[VHA]
Gleichgültigkeit und Unlust zu sprechen.[KEU 49]

Genüsse

*Neigung zu etwas Erquickendem und Saftigem; BROD ist zu trocken.[VHA]
Langer Nachgeschmack der Speisen, besonders des BRODES.[VHA]
Langer Nachgeschmack des BRODES.[HA 99]
Langer Nachgeschmack und oft Erbrechen des Genossenen.[HA 8]

Verifikationen und klinische Symptome

*Unauslöschlicher Durst von Trockenheitsgefühl durch den ganzen Körper.[VHA]
Durst von Trockenheitsgefühl durch den ganzen Körper.[HA 99]
Nachtheile von sauren Speisen und Getränken.[VHA]

Geschmack

Langer Nachgeschmack der Speisen, besonders des BRODES.[VHA]
Langer Nachgeschmack des BRODES.[HA 99]
Früh FAULEIER-Geschmack im Munde: Thuj. (ARN., HEP., PHOS., PH-AC.)[KMS 724]
Langer Nachgeschmack und oft Erbrechen des Genossenen.[HA 8]

Aufstoßen

Brennend SÄUERLICHES Aufstoßen.[VHA]
*BITTERES Aufstoßen nach Genuß SAURER Speisen.[VHA]
Zähes Schleim-Rachsen [*C. Hering*].[CK 5, 80]

Uebelkeit

Anhaltende Uebelkeit im Halse.[VHA]
A n h a l t e n d e Ü b e l k e i t i m H a l s e [*C. Hering*].[CK 5, 80]
Husten mit Kopfweh, Brecherlichkeit und Erbrechen.[VHA]
Langer Nachgeschmack und oft Erbrechen des Genossenen.[HA 8]

Magen

Beachte: In chronischen Magenleiden mißbraucht man die BRECHNUß, indem man ihr zumuthet, was sie wegen ihrer Wirkungsphäre nicht leisten kann. COCC., ARS., COLCH., PH-AC. und SEP. finden häufig Anwendung; COLCH. ist das Hauptmittel gegen Kältegefühl [Es ist sonderbar, daß gerade dieses Gefühl hervorgehoben wird, was in unserer Gegend höchst selten vorkommt. Sollte es in Westphalen vielleicht häufig sein? *R-l.*] im Magen, wenn dieses Symptom a l l e i n vorkommt; wenn es mit Kollern verbunden, paßt PH-AC.; begleiten die Kälte verschiedene und abwechselnde Beschwerden, dann hilft SEP..[Chargé, Bönn.]
Magendrücken, wie von einer Last, mit Schläfrigkeit, besonders nach jedem Essen und bei Berührung der Herzgrube.[VHA]
Magendrücken nach jedem Essen.[HA 8]
Nach dem Essen, wie Schwanken des Magens, auf und nieder [*C. Hering*].[CK 5, 80]

Bauch

Klemmender oder zusammenziehender Schmerz um den Nabel.[VHA]
Bei der Regel, Leberschmerz.[CK 5, 80]
Gluckern im Unterleibe, wie von Wasser.[VHA]
Bauch-WASSERSUCHT.[VHA]
Kollern und Poltern im Unterleibe.[HA 8]
Brennen im Unterbauche.[CK 5, 80]
Brennen durch den ganzen Unterkörper, von der Herzgrube abwärts.[HA 99]

Blähungen

Ungemeines Kollern und Poltern im Unterleibe.[VHA]
*Die Blähungen vermehren sich besonders nach SAUREN Speisen.[VHA]
Auftreibung der Gebärmutter, wie von LUFT.[VHA]

Stuhl

Durchfälliger, (nicht schwächender) Stuhl.[VHA]
Durchfall mit vielen Blähungen, besonders nach SAUREM.[HA 99]
Durchfall.[HA 8]
Schleimdurchfall.[VHA]
Unverdaute Stühle.[VHA]
Grünlich weißer Durchfall.[VHA]
Schwieriger Abgang, selbst des weichen Stuhls.[VHA]
Öftere Stuhlgänge [*C. Hering*].[CK 5, 80]
Der PH-AC.-Diarrhoe folgt keine Schwäche. (Schmerzlose, aber schwächend Diarrhoe, schlimmer morgens: PHOS..)[Br., Lippe]

Verifikationen und klinische Symptome

Harn

*Schneller, unwiderstehlicher Harndrang.[VHA]
Nacht-Harnen.[CK 5, 80]
Oefterer Harndrang mit geringem Abgange, *bei Gesichtsblässe, Hitze und Durst.[VHA]
Husten mit unwillkührlichem Fortspritzen des Harns.[VHA]
*Verminderter, tropfweiser Abgang braunen Harns.[VHA]
Schmerzhaft schneidender (oder brennender) Abgang WASSERHELLEN Harns, *besonders Nachts von 10 bis 3 Uhr.[VHA]
Milchweißer Harn, mit gallertartigen Klumpen.[VHA]
Milch-Harnen [*C. Hering*].[CK 5, 80]
*Zuckerige Harnrhur.[VHA]
*Angst und Unruhe vor dem Harnen.[VHA]
*Brennen nach dem Harnen.[VHA]

Geschlechtstheile

Nagender Hodenschmerz [*C. Hering*].[CK 5, 80]
Hodenschmerz beim Anrühren [*C. Hering*].[CK 5, 80]
Geschwulst der Hoden, mit Geschwulst und Spannung am Samenstrange.[VHA]
Stechender Schmerz in der Eichel.[VHA]
Feigwarzen.[VHA]
Kriebeln und Nässen um das Fleischbändchen.[VHA]
Häufige, sehr schwächende POLLUTIONEN.[VHA]
Schwächende POLLUTIONEN; Kriebeln im Rücken.[HA 8]
Böse Folgen von geschlechtlichen Ausschweifungen; Säfteverluste (vergl. CHIN.).[Br., Lippe]
Nachtheile von Onanie. [VHA]
Nachtheile von geschlechtlichen Ausschweifungen.[VHA]
Mangelnder Geschlechtstrieb.[VHA]
Auftreibung der Gebärmutter, wie von LUFT.[VHA]

Regel

Bei der Regel, Leberschmerz.[CK 5, 80]

Luftröhre – Kehlkopf

Rauhheit der Kehle.[CK 5, 80]
Zum Husten reizendes Kratzen am Kehlkopfe.[CK 5, 80]

Athem

Kurzäthmigkeit und Unfähigkeit, anhaltend zu sprechen.[CK 5, 80]
Schwäche der Brust von Sprechen.[CK 5, 80]
Kurzäthmigkeit und Unvermögen anhaltend zu sprechen, wegen Schwäche der Brust.[VHA]

Husten

Husten von Kitzel im Herz- oder Hals-Grübchen, früh mit, Abends ohne Auswurf.[VHA]
Husten mit Kopfweh, Brecherlichkeit und Erbrechen.[VHA]
Husten mit eiterartigem, sehr übelriechendem Auswurfe.[VHA]
Husten bei kalter LUFT.[HA 99]
Husten mit unwillkührlichem Fortspritzen des Harns.[VHA]
Zähes Schleim-Rachsen [*C. Hering*].[CK 5, 80]
Schleim-Hüsteln, früh [*C. Hering*].[CK 5, 80]

Keuchhusten

Krampfhafter Kitzelhusten, wie von Federstaub im Kehlkopfe, im Halsgrübchen und in der ganzen Brust bis zur Herzgrube herab erregt, Abends ohne, Morgens mit Auswurf dunklen BLUTS, oder zähen, weisslichen Schleims von SÄUERLICH - KRÄUTERIGEM Geschmacke, selten übelriechenden Eiters.[KEU 48-49]

Verschlimmerung: Morgens und Abends. – Ruhe. Langes Sitzen und Liegen. Nach Schlafen. Gehen im Freien. Ausathmen. Sprechen. Kalte LUFT. SCHWARZBROD. Gram und Kummer. Säfteverlust.[KEU 49]

Verifikationen und klinische Symptome

Begleitung: Gleichgültigkeit und Unlust zu sprechen. Gram und Weinerlichkeit. Taumelige Kopfeingenommenheit. Stiche über dem (rechten Auge). Zersprengungsschmerz im Kopfe. Eingefallene, blaurandige Augen. Unerträglichkeit jedes Geräusches, besonders von Musik. Zäher Schleim im Munde und Schlunde. Unauslöschlicher Durst. Brecherlichkeit. Speise-Erbrechen. Kollern und Poltern im Leibe. Leibschmerzen. Starker Harndrang. Unwillkührlicher Harnabgang. Schnupfen-Ausfluss BLUTIGEN Eiters. Uebelriechender Athem. Kurzäthmigkeit. Athemmangel beim Sprechen, wegen Schwäche der Brust. Heiserkeit. Zusammenziehen im Halsgrübchen. Brennen und Drücken in der Brust. Brennen in der untern Hälfte des Körpers. Betäubtes Darnieder-Liegen. Grosse, schmerzlose Schwäche. Trockenheitsgefühl durch den ganzen Körper. Schlafsucht. Starke Schweisse.[KEU 49]

Dieses, dem PHOS. ähnlich wirkende, aber durch die angeführten Zeichen deutlich davon verschiedene Mittel (Diese Unterschiede liefern den sichersten Beweis, dass durch eine dreistündige Verreibung des PHOSPHORS mit Milchzucker, wie solches geschieht, den Gesetzen der Chemie entgegen, keine PHOSPHORSÄURE entstanden ist.) findet noch seltener Anwendung, als Jenes, und nur gegen das Ende der Behandlung.[KEU 49]

Luftröhre

Starke Heiserkeit.[VHA]

Zusammenziehender Schmerz im Halsgrübchen.[VHA]

Brust

Klemmendes Drücken in der Brust.[VHA]

Schwäche der Brust von Sprechen.[CK 5, 80]

Unvermögen anhaltend zu sprechen, wegen Brustschwäche.[HA 8]

Rücken

Kriebeln im Rücken und Kreuze, wie von Ameisen.[VHA]

Schwächende POLLUTIONEN; Kriebeln im Rücken.[HA 8]

BLUTSCHWÄRE an den Hinterbacken.[VHA]

Oberglieder

Zuckendes Reissen in den Armen.[VHA]

Ueberbeine auf dem Handrücken.[VHA]

Dürre, runzliche Haut der Hände und Finger.[VHA]

Halbseitiges, scharf begrenztes Absterben der Finger.[VHA]

Zerschlagenheitsschmerz im Körper und in den Gliedern, wie vom Wachsen, besonders früh.[VHA]

*Brennen durch die ganze Unterhälfte des Körpers, von dem Kreuze und der Herzgrube abwärts, bei kalt anzufühlenden Gliedern.[VHA]

Gliederreißen von jeder Erkältung.[HA 99]

Blüthen-Ausschläge an den Armen.[CK 5, 80]

B L U T S C H W Ä R E auf den Hinterbacken und unter den Achseln [*C. Hering*].[CK 5, 80]

Unterglieder

BLUTSCHWÄRE an den Hinterbacken.[VHA]

B L U T S C H W Ä R E auf den Hinterbacken und unter den Achseln [*C. Hering*].[CK 5, 80]

Geschwulst am Hinterbacken [*C. Hering*].[CK 5, 80]

Schmerzhafter Krampf im Hüftgelenke.[VHA]

*Schwäche der Unterglieder: er fällt leicht beim Fehltreten oder Anstoßen mit dem Fuße.[VHA]

*Sumsen durch den ganzen Schenkel, mit Kälteüberlaufen.[VHA]

Nächtliches Brennen im Schienbeine und den Fußsohlen.[VHA]

Geschwulst und brennendes Klopfen im großen Zehe-Knöchel.[VHA]

Zerschlagenheitsschmerz im Körper und in den Gliedern, wie vom Wachsen, besonders früh.[VHA]

*Brennen durch die ganze Unterhälfte des Körpers, von dem Kreuze und der Herzgrube abwärts, bei kalt anzufühlenden Gliedern.[VHA]

Gliederreißen von jeder Erkältung.[HA 99]

Verifikationen und klinische Symptome

Flache, schmerzlose Geschwüre am Unterschenkel, ohne Röthe, mit zackig unebenem Grunde und schmutzigem Eiter [*C. Hering*].[CK 5, 80]
Alte jückende Unterschenkel-Geschwüre.[VHA]
Fuß-Geschwulst [*C. Hering*].[CK 5, 80]
Fuß-Schweiß.[CK 5, 80]

Drüsen

Geschwulst der Drüsen.[VHA]
Geschwulst der Hoden, mit Geschwulst und Spannung am Samenstrange.[VHA]
Nagender Hodenschmerz [*C. Hering*].[CK 5, 80]
Hodenschmerz beim Anrühren [*C. Hering*].[CK 5, 80]
Konkordanz Drüsen: Bell., *Con.*, Plat., Rhus-t., *Sep.*, Spong., Sulph. [PB]

Knochen

Schmerz, wie Schaben mit einem Messer auf der Beinhaut aller Knochenröhren.[VHA]
Erkrankungen der Knochenhaut: MERC-C., PH-AC., SABIN..[LWB 183]
Entzündung mit nächtlichem Brennen der Knochen.[VHA]
Knochenauftreibung.[VHA]
Knochenfraß, mit schründendem Schmerze.[VHA]
Nächtliches Brennen im Schienbeine und den Fußsohlen.[VHA]
Geschwulst und brennendes Klopfen im großen Zehe-Knöchel.[VHA]
Knochenschmerzen am Schädel, anfangs wie Schaben mit einem Messer auf der geschwollenen und sehr schmerzhaften Beinhaut, dann besonders schmerzhaftes Brennen, zuletzt in Knochenfraß übergehend, mit großer Schwäche, in der Ruhe verschlimmert, von Bewegung gebessert.[HA 122]

Kyphosis

[Daß gegen Kyphosis die CALC. zu den vorzüglichsten Mitteln gehört, wissen alle guten Homöopathen, aber obwohl ich mehre Heilungen dieses Uebels bei Kindern vollbracht habe, reichte ich doch niemals mit diesem Mittel allein aus, sondern mußte stets noch verschiedene andere anwenden, um nach Jahr und Tag das Ziel zu erreichen. Am wohlthätigsten zeigte sich, wenn die Nebensymptome passen, CALC. im Wechsel einmal mit SIL., das andere Mal mit Ph-AC. gereicht.][ACS 17 (1839) 3, 23]

Konkordanz Knochen: *Asaf.*, Calc., Merc., Puls., Sil., Staph., Sulph. [PB]

Haut

Scharlach-Ausschlag.[VHA]
Truppweise beisammenstehender, feiner Frieselausschlag.[VHA]
Ausschlag mit brennendem oder Wundheitsschmerze.[VHA]
Jückende und schründende Geschwüre.[VHA]
Jücken des Geschwürs [*C. Hering*].[CK 5, 80]
Blüthen-Ausschläge an den Armen.[CK 5, 80]
BLUTSCHWÄRE.[VHA]
BLUTSCHWÄRE an den Hinterbacken.[VHA]
BLUTSCHWÄRE auf den Hinterbacken und unter den Achseln [*C. Hering*].[CK 5, 80]
Flechten.[CK 5, 80]
Frostbeulen.[VHA]
Ueberbeine.[VHA]
Stechende und brennende Hühneraugen.[VHA]
Hühneraugen.[CK 5, 80]
Schorfe auf dem Nasenrücken.[VHA]
Schorfige, schwärende Lippen.[VHA]
Trockne Lippen.[VHA]
Kranke Gesichtsfarbe, mit matten, eingefallenen, blaurandigen Augen und spitzer Nase.[VHA]
Heißes Spannen in der Gesichtshaut, wie von trocknendem Eiweiß.[VHA]
Alte jückende Unterschenkel-Geschwüre.[VHA]
Flache, schmerzlose Geschwüre am Unterschenkel, ohne Röthe, mit zackig unebenem Grunde und schmutzigem Eiter [*C. Hering*].[CK 5, 80]
Konkordanz Haut und Aeusseres: Acon., Arn., *Ars.*, Asaf., Bell., Bry., Calc., Chin.,

Verifikationen und klinische Symptome

Con., Dulc., Graph., Hep., Lach., *Lyc.*, Merc., Nit-ac., Olnd., Petr., Phos., Puls., Rhus-t., Sec., Sel., *Sep., Sil., Sulph.*, Thuj., Verat. [PB]

Verifikationen und klinische Symptome

Schlaf

Schlaflosigkeit infolge zuströmender Ideen und Projektemacherei: CHIN. (Bei CALC. ist es eine bestimmte Idee, bei PH-AC. ein fortgesetztes Zählen von Figuren, das den Kranken nicht einschlafen läßt).[Br., Lippe]

Schlafsucht

Schlafsucht.[VHA], [HA 8]

Große Schlafsucht.[HA 99]

Heimweh mit Abzehrung, Schlafsucht und Frühschweiß.[HA 8]

Unglückliche Liebe mit Abmagerung, Schlafsucht und Morgenschweißen.[HA 9]

Betäubung in der Stirn, mit Schlafsucht ohne Schnarchen und bei verschlossenen Augen.[HA 25]

Große Schlafsucht.[HA 99]

Abends zeitige Schläfrigkeit.[VHA]

Tiefer und fester Schlaf, so daß er kaum zu ermuntern ist.[VHA]

Aengstliche Träume.[VHA]

Besonders Nachts, brennen in den Vorderzähnen, in der Bettwärme, so wie durch Heißes und Kaltes erhöhet.[VHA]

Nächtliches Reissen in den Zähnen.[VHA]

Nachts beißt er sich unwillkührlich in die Zunge.[VHA]

Magendrücken, wie von einer Last, mit Schläfrigkeit, besonders nach jedem Essen und bei Berührung der Herzgrube.[VHA]

Schmerzhaft schneidender (oder brennender) Abgang WASSERHELLEN Harns, *besonders Nachts von 10 bis 3 Uhr.[VHA]

Nächtliches Brennen im Schienbeine und den Fußsohlen.[VHA]

Konkordanz Schlaf und Träume: Acon., Ant-t., Ars., Bell., Bry., Calc., Cham., Chin., *Con.*, Croc., Hep., Ign., Kali-c., Mgs., Merc., Nat-c., Nux-m., *Nux-v.*, Op., *Phos.*, *Puls.*, Sabad., Sep., Sil., Sulph. [PB]

Fieber

Heftige BLUTWALLUNGEN mit großer Unruhe.[VHA]

Heftige BLUTWALLUNGEN mit Unruhe.[HA 99]

Abendlicher Fieberfrost, ohne Durst.[VHA]

Abendliche Fieberhitze ohne Durst.[HA 8]

Abendliche Fieberhitze, ohne Durst, mit Angst und heftiger BLUTWALLUNG.[VHA]

Abendfieber.[HA 13]

Nacht-Schweiß.[CK 5, 80]

Früh-Schweiß.[VHA]

Starke Schweiße, am meisten früh im Bette.[HA 99]

Nervenfieber: Stille Delirien mit großer Betäubung und Eingenommenheit des Kopfes (bei Nervenfieber).[HA 13]

Typhusfieber: Gedankenlosigkeit und Stumpfsinn. Unlust zu reden oder selbst eine Frage zu beantworten. Große Gleichgültigkeit mit Zerstreutheit und stiller Traurigkeit. Diese Symptome findet man häufig im Typhusfieber.[Br., Lippe]

Fieberstadien

1. Puls unregelmässig: zuweilen einen oder zwei Schläge aussetzend, am Meisten klein, schwach, aber beschleunigt; oft aber auch voll und stark. – Heftige BLUTWALLUNG mit grosser Unruhe. – Aufgetriebene Adern.[WF 41]
2. Frost mit Schauder und Schütteln, durchgängig Abends. – Frost und Hitze abwechselnd, in öfteren Anfällen. – Halbseitiges Kältegefühl im Gesichte. – Beim Froste ein besonderes, empfindliches Kältegefühl in den Fingerspitzen und im Unterleibe.[WF 41]
3. Innerliche, trockene Hitze, ohne Durst und ohne Klage, zu jeder Tageszeit. – Allgemeine Hitze mit Bewusstlosigkeit und Schlafsucht. – Abendliche ängstliche Hitze, mit starker BLUTWALLUNG. – Kopfhitze, bei kalten Füssen.[WF 41]
4. Schweiss am Meisten am Hinterkopfe und im Nacken, beim Schlafen am Tage. – Starke Nacht- und Morgen-Schweisse, mit Aengstlichkeit. –Tag und Nacht ungemeine

Neigung zu Schweiss. – Klebrige Schweisse.[WF 41-42]

Konkordanz Fieber: *Acon., Ars.*, Bell., *Bry.*, Calc., Cham., *Chin.*, Dig., Hep., Hyos., Ign., Jod, *Merc.*, Nat-m., Nux-v., Op., *Phos.*, Puls., Rhus-t., Sec., Sep., Sil., Stann., *Stram.*, Sulph. [PB]

Heilungsbericht

Elisabeth Schl., 21 Jahre alt, Dienstmagd zu St., seit 5 Tagen krank und ohne Zweifel von einer Nervenfieberkranken, die sie gepflegt, angesteckt: Anfangs heftige Gliederschmerzen, die nun verschwunden sind; Duseligkeit im Kopfe und Schwindel zum Umfallen, wenn sie sich aufrichtet am schlimmsten; starke Röthe des Gesichts; viel Hitze und Schweiß; beständiges, schlummersüchtiges Darniederlegen; schwache Delirien, wie Träume mit Sprechen; Abends Unruhe und Umherwerfen im Bette, ohne zu erwachen; klagt über gar keine Schmerzen, wenn sie gefragt wird. 17. Sept. 1853. 1. PH-AC., 2., 4. §., 3. BELL. 200° alle 24 Stunden. 22. Sept. Ganz hergestellt und war nichts mehr nöthig.[AHZ 47 (1854) 9,68]

Verifikationen und klinische Symptome

Gemeinsames

Unfähigkeit zu Geistes-Arbeit mit großem Mißmuthe und Trägheit des Geistes und Körpers [*C. Hering*].[CK 5, 80]

Zerschlagenheitsschmerz im Körper und in den Gliedern, wie vom Wachsen, besonders früh.[VHA]

Kriebeln, wie Ameisenlaufen, hier und da am Körper.[VHA]

*Brennen durch die ganze Unterhälfte des Körpers, von dem Kreuze und der Herzgrube abwärts, bei kalt anzufühlenden Gliedern.[VHA]

Brennen durch den ganzen Unterkörper, von der Herzgrube abwärts.[HA 99]

Große Magerkeit.[VHA]

Betäubtes darnieder Liegen.[VHA]

(Fallsüchtige Anfälle).[HA 8]

Große Müdigkeit nach Gehen [*C. Hering*].[CK 5, 80]

Schwäche (von Säfteverlust) *ohne Schmerz, nur mit Brennen.[VHA]

Säfteverlust der verschiedensten Art [...] unter welcher CALC., CARB-V., PH-AC., PULS., SEP. und STAPH. fast eben so oft zur Wahl kommen, als die CHINA, und ausser diesen steht uns noch eine lange Reihe von andern Arzneien zu Gebote, welche unter besonderen Umständen selbst noch vor den eben Genannten den Vorzug verdienen, je nachdem die individuellen Symptome dafür eine maassgebende Anzeige darbieten. [AHP (1863) 276-277]

Nachtheile von geschlechtlichen Ausschweifungen.[VHA]

- Häufige, sehr schwächende POLLUTIONEN.[VHA]
- Schwächende POLLUTIONEN; Kriebeln im Rücken.[HA 8]
- Nachtheile von Onanie. [VHA]
- Böse Folgen von geschlechtlichen Ausschweifungen; Säfteverluste (vergleiche CHIN.).[Br., Lippe]

Folgen von Gram, Kummer oder unglücklicher Liebe.[VHA]

Besserung der Beschwerden

Die Schmerzen sind fast bloß in der Ruhe bedeutend und mindern sich durch Bewegung.[VHA]

Bewegung. [HA 122]

Der Kranke fühlt die meisten Schmerzen während der Ruhe; durch Bewegung werden sie um vieles erleichtert (vergl. RHUS -T.).[Br., Lippe]

Verschlimmerung der Beschwerden

Vormittags und Abends. [HA 120]

Morgens und Abends.[KEU 49]

Die Schmerzen sind fast bloß in der Ruhe bedeutend und mindern sich durch Bewegung.[VHA]

Der Kranke fühlt die meisten Schmerzen während der Ruhe; durch Bewegung werden sie um vieles erleichtert (vergl. RHUS -T.).[Br., Lippe]

Erhöhete Beschwerden in der Ruhe.[HA 99]

In der Ruhe. [HA 112], [HA 122], [KEU 49]

Erhöhete Beschwerden in der Ruhe.[HA 99]

Langes Sitzen und Liegen.[KEU 49]

Nach Schlafen.[KEU 49]

Im Freien. [HA 120]

Gehen im Freien.[KEU 49]
Ausathmen.[KEU 49]
Sprechen.[KEU 49]
Kalte LUFT.[KEU 49]
SCHWARZBROD.[KEU 49]
Gram und Kummer.[KEU 49]
Säfteverlust.[KEU 49]

Konkordanzen

Verschlimmerung nach der Zeit: Ign., Rhus-t. [PB]

Verschlimmerung nach Lage und Umständen: Acon., Am-m., Arn., Ars., Aur., Bar-c., Bell., Bry., *Calc.*, Caps., Carb-v., Cham., *Chin.*, Cocc., *Con.*, Cycl., Dros., Dulc., Euph., Ferr., Graph., Hep., Ign., Jod, Kali-c., *Lyc.*, Mgs., Mag-m., Meny., Merc., Mosch., Nat-c., Nat-m., Nux-v., Phos., Plat., *Puls.*, Rhod., Rhus-t., Sabad., Samb., *Sep.*, Sil., Spig., Staph., *Sulph.*, Tarax., Valer., Verat., Verb. [PB]

Arzneiverwandtschaften von Phosphoricum acidum

Asaf., Bell., Caust., Chin., Coff., Con., Ign., Lach., (Led.), Lyc., Merc., Op., Rhus-t., Sep., Staph., Sulph., Thuj., Verat. [VHA]

Acon., Alum., Arn., *Ars.*, Asaf., *Bell.*, Bry., *Calc.*, Carb-v., Caust., Cham., *Chin.*, Cocc., *Con.*, Graph., Hep., Hyos., Ign., Kali-c., *Lyc., Merc.*, Nat-c., Nat-m., Nit-ac., Nux-v., Op., *Phos.*, Plat., *Puls., Rhus-t.*, Sec., *Sep., Sil.*, Spig., Stann., Staph., Stram., *Sulph.*, Verat., Zinc. [PB]

Acon., *Ars., Asaf., Bell., Calc., Chin.*, Cupr., *Dig.*, Dulc., *Hyos.*, Ign., *Lach.*, Lyc., Merc., Op., *Rheum*, Rhus-t., *Staph.*, Verat., *Zinc.* [KV]

Antidote von Phosphoricum acidum: Camph., Coff.

Camph., Coff. [SRA]

Eine allzuheftige Wirkung der PHOSPHORSÄURE wird durch KAMPHER gemildert. [CK 5, 79]

Camph., Coff. [PB]

Phosphoricum acidum ist Antidot von: Lach.

Phosphoricum acidum ist Folgemittel von: Calc.

Was das schiefe Mädchen angeht, so würde ich nie zu Maschinen rathen, die so viel ich sie kenne, gar weit davon entfernt sind, ihre Absicht zu erreichen, daß sie im Gegentheile weit mehr schaden, und da überdem diese der Skoliosis zu Grunde liegende Knochenweiche eine rein psorische Krankheit ist, so geben Sie am besten nach Tinct. Sulph.°,°°,°°° erst CALC., dann PH-AC., dann BAR-C. und PHOS. und SIL., wobei sie in freier LUFT zu Fuße ergehen und mehrmals täglich mit beiden Händen an einen hohen horizontal befestigten Stab anhängen, einige Minuten hin- und herschwanken und so baumeln soll. Daß sie KAFFEE, THEE und GEWÄCHSSÄURE vermeide, werden Sie wohl anbefehlen. Mit MESMERISCHEN Händen die gekrümmten Theile bestreichen, hat oft allein geholfen und man sollte es wenigstens zu Hülfe nehmen. Leben Sie recht wohl und behalten Sie lieb
Ihren S. Hahnemann. Cöthen, den 23. September 1831.[Gerstel, AHZ 53 (1856) 14, 107]

Folgemittel von Phosphoricum acidum: Bar-c.

Was das schiefe Mädchen angeht, so würde ich nie zu Maschinen rathen, die so viel ich sie kenne, gar weit davon entfernt sind, ihre Absicht zu erreichen, daß sie im Gegentheile weit mehr schaden, und da überdem diese der Skoliosis zu Grunde liegende Knochenweiche eine rein psorische Krankheit ist, so geben Sie am besten nach Tinct. Sulph.°,°°,°°° erst CALC., dann PH-AC., dann BAR-C. und PHOS. und SIL., wobei sie in freier LUFT zu Fuße ergehen und mehrmals täglich mit beiden Händen an einen hohen horizontal befestigten Stab anhängen, einige Minuten hin- und herschwanken und so baumeln soll. Daß sie KAFFEE, THEE und GEWÄCHSSÄURE vermeide, werden Sie wohl anbefehlen. Mit MESMERISCHEN Händen die gekrümmten Theile bestreichen, hat oft allein geholfen und man sollte es wenigstens zu Hülfe nehmen. Leben Sie recht wohl und behalten Sie lieb
Ihren S. Hahnemann. Cöthen, den 23. September 1831.[Gerstel, AHZ 53 (1856) 14, 107]

Verifikationen und klinische Symptome

Phosphoricum acidum ist Wechselmittel mit: Calc.

Am wohlthätigsten zeigte sich, wenn die Nebensymptome passen, CALC. im Wechsel einmal mit SIL., das andere mal mit PH-AC. gereicht.][ACS 17 (1839) 3, 23]

Zwischenmittel von Phosphoricum acidum: Bell.

17. Sept. 1853. 1. PH-AC., 2., 4. §., 3. BELL. 200° alle 24 Stunden. 22. Sept. Ganz hergestellt und war nichts mehr nöthig.[AHZ 47 (1854) 9,68]

Konkordanzen der homöopathischen Arzneien

I. Gemüth und Geist: Acon., Anac., Ars., Bell., Bry., Calc., Cann-s., Cic., Cocc., Con., Hell., Hyos., Ign., Kali-c., Laur., Lyc., Merc., Mez., Nat-c., Nat-m., Nux-m., Nux-v., Op., Phos., Puls., Rhus-t., Sabad., Sep., Sil., Staph., Stram., Sulph., Verat. [PB]

II. Körpertheile und Organe: Acon., Alum., Anac., Arg., Arn., Ars., Aur., Bar-c., Bell., Bry., Calc., Canth., Carb-v., Caust., Cham., Chin., Cocc., Con., Croc., Cupr., Dros., Dulc., Ferr., Graph., Hep., Ign., Kali-c., Kali-n., Kreos., Led., Lyc., Mag-c., Merc., Mur-ac., Nat-c., Nat-m., Nit-ac., Nux-v., Petr., Phos., Plat., Plb., Puls., Rhus-t., Ruta, Sars., Sec., Seneg., Sep., Sil., Spig., Squil., Stann., Staph., Stram., Sulph., Thuj., Valer., Verat., Verb., Zinc. [PB]

III. Empfindungen und Beschwerden

1. **Aeussere und innere Körpertheile im Allgemeinen:** Acon., Alum., Ambr., Anac., Arg., Arn., Ars., Bar-c., Bell., Bry., Calc., Canth., Carb-v., Caust., Cham., Chin., Cocc., Con., Cupr., Dros., Ferr., Graph., Ign., Jod, Kali-c., Laur., Lyc., Mag-c., Merc., Nat-c., Nat-m., Nit-ac., Nux-v., Olnd., Op., Phos., Plat., Plb., Puls., Rhus-t., Sars., Sec., Sep., Sil., Spig., Stann., Staph., Stram., Stront., Sulph., Sulph-ac., Tarax., Teucr., Thuj., Verat., Zinc. [PB]
2. **Drüsen:** Bell., Con., Plat., Rhus-t., Sep., Spong., Sulph. [PB]
3. **Knochen:** Asaf., Calc., Merc., Puls., Sil., Staph., Sulph. [PB]
4. **Haut und Aeusseres:** Acon., Arn., Ars., Asaf., Bell., Bry., Calc., Chin., Con., Dulc., Graph., Hep., Lach., Lyc., Merc., Nit-ac., Olnd., Petr., Phos., Puls., Rhus-t., Sec., Sel., Sep., Sil., Sulph., Thuj., Verat. [PB]

IV. Schlaf und Träume: Acon., Ant-t., Ars., Bell., Bry., Calc., Cham., Chin., Con., Croc., Hep., Ign., Kali-c., Mgs., Merc., Nat-c., Nux-m., Nux-v., Op., Phos., Puls., Sabad., Sep., Sil., Sulph. [PB]

V. Fieber: Acon., Ars., Bell., Bry., Calc., Cham., Chin., Dig., Hep., Hyos., Ign., Jod, Merc., Nat-m., Nux-v., Op., Phos., Puls., Rhus-t., Sec., Sep., Sil., Stann., Stram., Sulph. [PB]

VI. Änderung des Befindens

1. **Verschlimmerung nach der Zeit:** Ign., Rhus-t. [PB]
2. **Verschlimmerung nach Lage und Umständen:** Acon., Am-m., Arn., Ars., Aur., Bar-c., Bell., Bry., Calc., Caps., Carb-v., Cham., Chin., Cocc., Con., Cycl., Dros., Dulc., Euph., Ferr., Graph., Hep., Ign., Jod, Kali-c., Lyc., Mgs., Mag-m., Meny., Merc., Mosch., Nat-c., Nat-m., Nux-v., Phos., Plat., Puls., Rhod., Rhus-t., Sabad., Samb., Sep., Sil., Spig., Staph., Sulph., Tarax., Valer., Verat., Verb. [PB]

VII. Konkordanz der homöopathischen Arzneien

Acon., Alum., Arn., Ars., Asaf., Bell., Bry., Calc., Carb-v., Caust., Cham., Chin., Cocc., Con., Graph., Hep., Hyos., Ign., Kali-c., Lyc., Merc., Nat-c., Nat-m., Nit-ac., Nux-v., Op., Phos., Plat., Puls., Rhus-t., Sec., Sep., Sil., Spig., Stann., Staph., Stram., Sulph., Verat., Zinc. [PB]

Acon., Ars., Asaf., Bell., Calc., Chin., Cupr., Dig., Dulc., Hyos., Ign., Lach., Lyc., Merc., Op., Rheum, Rhus-t., Staph., Verat., Zinc. [KV]

Verifikationen und klinische Symptome

Phosphorus (Phosphor)
(Phos.)

Synonyma
Phosphorus, Phosphor [SRA]

Antipsorische Arznei
[SRA]
PHOSPHOR [...] gehörig potenzirt ist eine der unentbehrlichsten homöopathischen und vorzüglich antipsorischen Arzneien.[CK 5, 1]
[Dieses w]ahre P o l y c h r e s t .[AHP 485]

Arzneiwirkungsdauer
Wirkt über 40 Tage.[SRA]
Zählt zur 5. Klasse derjenigen Mittel, welche die allerlängste Wirkungsdauer besitzen.[AHZ 49 (1855) 83]

Hinweise
Doch wird sie in Fällen chronischer (unvenerischer) Krankheiten, wo sich Mangel an Geschlechts-Triebe und Schwäche der Zeugungs-Theile kenntlich macht, oder die weibliche Periode allzu spät zurückkehrt, selten angemessen gefunden werden und eben so wenig überhaupt bei allzu grosser Schwäche und Armuth an Lebens-Kräften. Sollte sie in letzterm Falle doch übrigens homöopathisch passen, so muss bei ihrer Anwendung, um die Kräfte möglichst aufrecht zu erhalten, die Einflössung der Lebenskraft von einem Gesunden MESMERISM (Nach dem Namen ihres ersten, thätigsten Verbreiters, *Mesmer*, dankbar so zu benennen.) mit zu Hülfe genommen werden, indem von Zeit zu Zeit eine gutmeinende, kräftige, gesunde Person mit ihren Händen die Hände des schwachen Kranken, mit auf ihn gerichtetem, mitleidigem und möglichst wohlwollendem Gemüthe, ein Paar Minuten lang hält, oder sie auf den geschwächtesten, leidensten Theil seines Körpers auflegt unter Entfernung alles, die Aufmerksamkeit des Kräfte-Mittheilers und des Kranken störenden Geräusches umher oder des Zudrängens Anderer,
Bei langwierig weichem oder dünnem Stuhlgange ist diese Arznei am passendsten.[CK 5, 1-2]
Wenn der PHOS.-Kranke sich in einem Zustand von großer Schwäche befindet, und man MESMERIRT ihn, ehe er Arznei nimmt, wird letztere viel wirksamer sein. Besonders bei Lungenleiden, wenn Patient auf PHOS. nicht reagiert, obwohl PHOS. bestimmt das angezeigte Mittel ist, oder wenn der Kranke dem Tode nahe ist und seine Kräfte rasch sinken, wird die Arznei viel sicherer wirken, wenn der Kranke zuerst leicht MAGNETISIRT wird. Dies gilt auch für andere, passend gewählte Arzneimittel.[Br., Lippe]
Z u n e h m e n d e s g e s c h l e c h t l i c h e s V e r l a n g e n m i t u n w i d e r s t e h l i c h e m T r i e b z u m B e i s c h l a f . Dies ist die Hauptanzeige für PHOS..[Br., Lippe]
Ref. erwähnte dabei, dass diese Arznei [AMBR.], ebenso wie PHOS., am Entschiedensten auf die r e c h t e Seite des O b e r k ö r p e r s und auf die l i n k e Seite des U n t e r k ö r p e r s wirke.[AHZ 55 (1857) 30]
Der gelehrte und verdienstvolle *Rau* hat nämlich in seinem Organon behauptet, es sei ein „Köhlerglauben", wenn Jemand die Versicherung *Hahnemanns* annähme, daß der hochpotenzirte PHOSPHOR in der lockern Papierkapsel mit Milchzucker Jahr und Tag aufbewahrt, seine Arzneikraft unvermindert behalte, und zufällig stoße ich eben in meinem Journale auf einen Fall, welcher mit dieser Erfahrung des Stifters der Homöopathie in nahem Einklang zu stehen scheint.[ACS 18 (1840) 2, 24]
Paßt besonders für magere, große, schlanke Personen.[Br., Lippe]
Gib nie CAUST. nach PHOS., oder umgekehrt![Br., Lippe]
PHOS. ist unverträglich mit CAUST.. Nicht kurz nacheinander verwenden.[Dalal; AHZ 200, 188]

Eigenthümlichkeiten und Hauptwirkungen

Gemüth
Große Reizbarkeit und leicht zorniges Auffahren, mit nachfolgenden Beschwerden.[VHA]
Große Reizbarkeit und Geneigtheit zum Zorne.[HA 37]
Grosse Reizbarkeit und zorniges Auffahren.[KEU 47]

Verifikationen und klinische Symptome

Der Kranke ist sehr reizbar, er ärgert sich leicht, wird böse und äußerst hitzig. (Tobsucht), worunter er nachher zu leiden hat; es tut ihm dann leid. (Dem NUX-V.-Kranken tut es nie leid.)[Br., Lippe]
Große Angst und Unruhe, besonders beim Alleinsein.[VHA]
Angst und Unruhe beim Alleinsein. [HA 20], [HA 37]
Angst und Unruhe stört Nachts den Schlaf.[KEU 48]
Aengstliche Träume, wenn er auf der linken Seite liegt:Thuj.(LYC., PHOS., PULS., SEP.)[KMS 729]
Empfindung, als wenn an der Stirn die Haut zu enge wäre, mit Aengstlichkeit.[VHA]
Schweräthmigkeit mit Angst in der Brust.[VHA]
Angst in der Brust.[KEU 47]
Furchtsamkeit beim Gewitter, besonders gegen Abend.[VHA]
Furchtsamkeit beim Gewitter.[KEU 47]
Große Furcht und Unruhe, besonders in der Einsamkeit und während eines Gewitters.[Br., Lippe]
Arbeitsscheu.[VHA]
Menschenhaß.[VHA]
Somnambuler Zustand, Schaamlosigkeit.[VHA]
Somnambulismus: ZOOMAGNETISCHER Zustand mit Hellsehen und Erhöhung des Gemeingefühls. [HA 20]
Paßt für ZOOMAGNETISCHE Zustände und Hellseherei.[Br., Lippe]
BLUTDRANG zur Brust und heftiges Herzklopfen, besonders bei jeder Gemüthsbewegung.[VHA]
Herzklopfen bei jeder Gemüthsbewegung, besonders nach Aerger.[HA 20]
Herzklopfen bei jeder Gemüthsbewegung.[HA 37]
Abends spätes Einschlafen und nächtliche Schlaflosigkeit wegen Angst und Unruhe.[VHA]
Schwäche des Kopfs, welche Starkauftreten, Musik, Lachen u. dgl. nicht verträgt.[VHA]
Nachtheile von Ereiferung.[VHA]
Der Kranke haßt das Alleinsein; der PULS.-Kranke wünscht allein zu sein.[Br., Lippe]
Konkordanz Gemüth und Geist: *Acon.*, Aur., *Bell.*, Bry., Calc., Cham., Coff., Con., Hell., Hyos., Ign., Lach., Laur., Lyc., Merc., Mosch., Nat-c., Nat-m., *Nux-v.*, Op., *Ph-ac.*, Plat., *Puls.*, Rhus-t., Sep., Sil., Staph., *Stram.*, Sulph., Valer., *Verat.*, Zinc. [PB]

Geist

Sommnambuler Zustand, Schamlosigkeit.[VHA]
Somnambulismus: ZOOMAGNETISCHER Zustand mit Hellsehen und Erhöhung des Gemeingefühls. – Große Reizbarkeit; Angst und Unruhe beim Alleinsein; Furchtsamkeit bei Gewittern; häufige Anfälle von Schwindel; Gefühl von Spannen in der Stirnhaut; blasse Gesichtsfarbe; viele Blähungen; langwierige Weichleibigkeit, nach vorgängigem Kollern im Leibe; erhöhter Geschlechtstrieb; zu frühe und zu starke Regel; angreifender Husten; Heiserkeit; Herzklopfen bei jeder Gemüthsbewegung, besonders nach Aerger; Zittern der Glieder von jeder Anstrengung; große Tagesschläfrigkeit; Frühschweiß.[HA 20]
Paßt für ZOOMAGNETISCHE Zustände und Hellseherei.[Br., Lippe]
Er fürchtet den Verstand zu verlieren oder vom Schlage getroffen zu werden. (Furcht vor der Cholera weist auf LACH.).[Br., Lippe]
Verzückung; großer Hang zur Liebe, starker Geschlechtstrieb und lebhaftes Gedächtnis.[Br., Lippe]
Konkordanz Gemüth und Geist: *Acon.*, Aur., *Bell.*, Bry., Calc., Cham., Coff., Con., Hell., Hyos., Ign., Lach., Laur., Lyc., Merc., Mosch., Nat-c., Nat-m., *Nux-v.*, Op., *Ph-ac.*, Plat., *Puls.*, Rhus-t., Sep., Sil., Staph., *Stram.*, Sulph., Valer., *Verat.*, Zinc. [PB]

Schwindel

Drehender Schwindel, früh beim Aufstehen aus dem Bette.[VHA]
Drehender Schwindel mit drückendem Kopfweh und Uebelkeit. [HA 29]
Leerheitsgefühl im Kopfe mit Schwindel, in der warmen Stube verschlimmert, von Bewegung in der freien, kalten LUFT gebessert. [HA 65]
Oefterer Schwindel zu allen Tageszeiten.[VHA]

Verifikationen und klinische Symptome

Häufige Anfälle von Schwindel.[HA 20, 37]
Schwindel mit Uebelkeit und drückendem Kopfweh.[VHA]
Schwindel.[KEU 48]
Schwindel des Morgens beim Aufstehen vom Bett; beim Aufstehen vom Sitzen überkommt ihn eine Ohnmacht und er fällt auf den Boden; dies ist schlimmer morgens und nach einer Mahlzeit.[Br., Lippe]

Kopf

BLUTDRANG zum Kopfe, mit Brennen und Klopfen in der Stirn.[VHA], [KEU 48]
BLUTDRANG zum Kopfe, mit Brennen, Brummen, Sumsen und Klopfen im Kopfe, Gesichtsröthe und Geschwulst unter den Augen, früh im Sitzen und Abends im Bette verschlimmert.[HA 41]
Dr. *Hendrichs* hatte ein Geheimmittel analysirt, welches sich in mehren Fällen von halbseitigen Lähmungen (rechts) nach Schlagfluss sehr heilsam bewiesen hatte, und darin AMBR. gefunden. Ref. erwähnte dabei, dass diese Arznei, ebenso wie PHOS., am Entschiedensten auf die rechte Seite des Oberkörpers und auf die linke Seite des Unterkörpers wirke.[AHZ 55 (1857) 30]
Kopfweh, früh gleich nach dem Erwachen.[VHA]
Kopfweh nach Aerger.[VHA]
Schwäche des Kopfs, welche Starkauftreten, Musik, Lachen u. dgl. nicht verträgt.[VHA]

Innerer Kopf

Betäubender Kopfschmerz, früh, bei Bewegung und vom Bücken verschlimmert, nach dem Essen auf kurze Zeit aufhörend, im Liegen und bei kühler LUFT gebessert. – Große Reizbarkeit und Geneigtheit zum Zorne; Angst und Unruhe beim Alleinsein; häufige Anfälle von Schwindel; Gesichtsblässe; Aufgedunsenheit unter den Augen; Hunger nach dem Essen; Qual von Blähungen, von den Hypochondern ausgehend; chronischer Durchfall; angreifender Husten, von kalter Luft oder laut Lesen erregt; Herzklopfen bei jeder Gemüthsbewegung; große Magerkeit; schlafsuchtartige Tagesschläfrigkeit; starke BLUTWALLUNGEN.[HA 37]
BLUTDRANG zum Kopfe, mit Brennen und Klopfen in der Stirn.[VHA], [KEU 48]
BLUTDRANG zum Kopfe, mit Brennen, Brummen, Sumsen und Klopfen im Kopfe, Gesichtsröthe und Geschwulst unter den Augen, früh im Sitzen und Abends im Bette verschlimmert.[HA 41]
Drückend betäubender Kopfschmerz bei blassem Gesichte.[VHA]
Drehender Schwindel mit drückendem Kopfweh und Uebelkeit.[HA 29]
Schwindel mit Uebelkeit und drückendem Kopfweh.[VHA]
Brennen in der Stirn mit Klopfen, früh beim Erwachen und Nachmittags nach dem Essen, so wie in der warmen Stube verschlimmert, vom Gehen in freier, kühler LUFT gebessert.[HA 46]
Drückender Kopfschmerz, wie von Innen heraus, mit Schwere und Vollheit des Kopfs und BLUTWALLUNG bei Blässe des Gesichts, in der Ruhe in der warmen Stube verschlimmert, beim Gehen in der kühlen, freien LUFT und nach Schlafen gebessert.[HA 52-53]
Entzündung des Gehirns, mit Pochen und Sausen im Kopfe, vom Rücken her hereinsteigend, und Hitze, welche sich von da über den ganzen Körper bis zu den Füßen verbreitet, in der warmen Stube verschlimmert, von Bewegung in der freien, kühlen LUFT gebessert.[HA 63]
Kältegefühl im Hinterkopfe, oft mit Hitze abwechselnd, mit dem Gefühle von Erstarrung des Gehirns, in der warmen Stube verschlimmert, in der kalten, freien LUFT gebessert.[HA 66]
Klopfen im Kopfe, mit Sausen und Brennen darin, am meisten in der Stirne, mit Uebelkeit und Erbrechen, früh bis zum Mit-

Verifikationen und klinische Symptome

Verifikationen und klinische Symptome

tage, von Musik, Kauen und in der warmen Stube verschlimmert, in der freien, kühlen LUFT gebessert.[HA 69]

Leerheitsgefühl im Kopfe mit Schwindel, in der warmen Stube verschlimmert, von Bewegung in der freien, kalten LUFT gebessert.[HA 65]

Reißen in einer Schläfe oder Kopfseite, in Schwindel übergehend, im Sitzen in der Wärme verschlimmert, von äußerem Druck nur vorübergehend, beim Gehen in kühler, freier LUFT und nach Schlafen ganz gebessert.[HA 75]

Stechen im Kopfe, bald hier, bald da, nach dem Mittagsessen, Abends, von Anstrengung des Kopfs und im Sitzen in der warmen Stube verschlimmert, von Bewegung in kühler freier LUFT und von Reiben gebessert.[HA 83]

Stösse und Drücken im Kopfe.[KEU 48]

Zersprengungsschmerz im Kopfe.[KEU 48]

Kältegefühl im Kleingehirn und Gefühl von Starrheit im Gehirn, besonders nach geschlechtlichen Ausschweifungen.[Br., Lippe]

Das Kopfweh verschlimmert sich durch Musik, durch Lachen, Bücken und im warmen Zimmer. (Das BELL.-Kopfweh wird schlimmer vom Hinliegen, das PHOS.-Kopfweh wird besser davon).[Br., Lippe]

Aeusserer Kopf

Empfindung, als wenn an der Stirn die Haut zu enge wäre, mit Aengstlichkeit.[VHA]

Stiche über einem Auge.[VHA], [KEU 48]

Ausfallen der Kopfhaare.[VHA]

Ausfallen der Haare in ganzen Büscheln am Vorderkopfe und an den Kopfseiten über den Ohren, mit Vertrocknung der Haarwurzeln, vielen Schuppen und von Kratzen verschlimmertem Jucken auf der Kopfhaut, bei Spannen der Stirnhaut und öfteren Schwindelanfällen.[HA 111-112]

Trockne, brennend schmerzende Hitze des äußeren Kopfs, mit Neigung zum Entblößen desselben, bei gewöhnlicher Wärme des übrigen Körpers, Angst, Appetitlosigkeit und Nöthigung sich Niederzulegen.[HA 115]

Brennendes Jucken auf dem mit Schuppen besetzten Kopfe, von Kratzen sogleich und bedeutend gebessert, hinterher aber wieder brennend und wie unterköthig schmerzend, in der Nacht verschlimmert.[HA 117]

Klebriger Schweiß bloß des Kopfs und der Handteller, mit vielem Abgange trüben Harns, in der Stube nach der Bewegung im Freien und beim Essen warmer Suppen, so wie bei Witterungswechsel und Gewitter verschlimmert, bei der Mahlzeit gebessert.[HA 128]

Spannen der Haut an der Stirn und im Gesichte, als wenn sie zu enge wäre, oft nur halbseitig, mit Aengstlichkeit, früh und Abends im Bette, so wie bei Witterungswechsel und während des Essens verschlimmert, nach dem Essen gebessert.[HA 130]

Augen

Brennen in den Augen, mit starkem Thränen derselben im Winde.[VHA]

Brennen in den Augen mit reichlichem Tränen derselben im WINDE.[Br., Lippe]

Schmerz in den Augenhöhlen.[Br., Lippe]

Große LICHTSCHEU.[Br., Lippe]

Verengung der Pupillen. (BELL. hat erweiterte Pupillen).[Br., Lippe]

Trübes Sehen.[Br., Lippe]

Blödsichtigkeit.[Br., Lippe]

Schleier vor den Augen.[Br., Lippe]

Um jedes Kerzenlicht ist ein Hof.[Br., Lippe]

Momentaner Sehverlust wie von einer Ohnmacht (vergleiche PULS.).[Br., Lippe]

Grüner Star.[Br., Lippe]
Drücken in den Augen, wie von einem Sandkorne, bei Entzündungen desselben.[VHA]
Geschwulst des obern Augenlides, mit Schwerbeweglichkeit desselben.[VHA]
Kurzsichtigkeit.[VHA]
Schwarze, vor dem Gesichte schwebende Flecken.[VHA]
Schwarze Punkte fliegen vor den Augen umher (mouches volantes) (vergl. CALC. und SULPH.).[Br., Lippe]
Tagesblindheit, wobei Alles wie eine graue Decke erscheint.[VHA]

Ohren

Heftiges Reissen und Stechen in den Ohren.[VHA]
Klopfen, Pochen und Sausen in den Ohren.[VHA]
Ohrensausen.[KEU 48]
Schwerhörigkeit, besonders für Menschensprache.[VHA]
Heilungsbericht: *C. W. W.*, eine Magd auf dem Lande von 24 Jahren, war im Nov. 1835 durch eine Gabe NUX-V. 30°° und eine Gabe PHOS. 30°° in 14 Tagen von folgenden, sie bereits zwei Jahre lang quälenden Beschwerden geheilt: Schwerhörigkeit, besonders für Menschensprache; Verstopfung der Nase; gänzliche Appetitlosigkeit; Regel zu lange dauernd, mit Schmerzen im Unterbauche; Stiche im Kreuze bei jeder Bewegung, früh alles schlimmer.[ACS 17 (1839) 3,68-69]
Zu starkes Schallen der Worte und Dröhnen im Ohre davon.[VHA]
Schwäche des Kopfs, welche Starkauftreten, Musik, Lachen u. dgl. nicht verträgt.[VHA]

Nase

Geschwulst und Röthe der Nase.[VHA]
BLUTEN aus Nase und Mund.[KEU 48]
Nasen-BLUTEN und BLUT-Schnauben.[VHA]
Nasen-BLUTEN während des Stuhlganges.[Br., Lippe]
Leicht BLUTENDE Nasenpolypen (vergl. CALC. und SANG.).[Br., Lippe]
So oft er sich schneuzt, kommt BLUT.[Br., Lippe]
Lästige Trockenheit der Nase.[VHA]
Uebler Geruch aus der Nase.[VHA]
Viele Sommersprossen auf der Nase.[VHA]

Antlitz

Blasse, schmutzige Gesichtsfarbe.[VHA]
Blasse Gesichtsfarbe.[HA 20]
Gesichtsblässe.[HA 37]
Viele Sommersprossen auf der Nase.[VHA]
Hellbraune Flecken, (Sommersprossen) im Gesichte: Thuj. (ANT-C., CALC., GRAPH., KALI-C., NAT-C., NIT-AC., PHOS.)[KMS 723]
Tiefliegende, blaurandige Augen.[KEU 48]
Eingesunkene Augen mit blauen Rändern.[Br., Lippe]
Gedunsenheit des Gesichts, besonders unter den Augen mit tiefliegenden, blaurandigen Augen.[VHA]
Aufgeblasenes Gesicht mit Aufgedunsenheit unter den Augen (vergleiche APIS). (Aufgedunsenheit über den Augen und Husten weist auf KALI-C..)[Br., Lippe]
Aufgedunsenheit unter den Augen.[HA 37]
Gedunsenheit unter den Augen.[KEU 48]
KALI-C. zeichnet sich durch ein Symptom aus, das sich bei keiner andern Arznei findet, eine Geschwulst und Aufgedunsenheit über den Augen zwischen Augenbrauen und Lidern; die nämliche Geschwulst unter den Augen ist dem PHOS. eigenthümlich.[Chargé, Bönn.]
Spannen in der (einen Hälfte der) Gesichtshaut, beim Oeffnen des Mundes.[VHA]
Gefühl von Spannen in der Stirnhaut.[HA 20]
Reissen in den Gesichtsknochen.[VHA]
Nekrose (Knochenfraß) des linken Unterkiefers; Anschwellung der Kieferknochen.[Br., Lippe]
Knochenbrand am Unterkiefer, paßt PHOS.. (Knochenbrand am Oberkiefer: MERC-C..)[Br., Lippe]
Geschwürige Mundwinkel.[VHA]

Verifikationen und klinische Symptome

Zähne

Reissendes oder stechendes Zahnweh, im Freien und von warmen Speisen verschlimmert.[VHA]
Früh, beim Kauen, Schmerzhaftigkeit der Zähne, als wären sie unterschworen.[VHA]
Geschwollenes, sehr leicht BLUTENDES Zahnfleisch.[VHA]
Geschwollenes, leicht BLUTENDES Zahnfleisch, oder entzündetes, mit Geschwüren daran.[Br., Lippe]
Zahnweh nach einer Wäsche.[Br., Lippe]

Mund

Tag und Nacht, Trockenheit im Halse.[VHA]
Kratzen und Brennen im Halse.[VHA]
Fortgesetzte schmerzhafte Trockenheit des Schlundes, während der Mund voll von WASSER ist: MERC. (vergleiche PHOS.).[Br., Lippe]
Kitzeln in der Mundhöhle und am Gaumen.[SRA 68,69]

Heilungsbericht: *S. W. St.*, ein 11jähriges Mädchen aus L., leidet seit fünf Viertel-Jahren an einer Art F a l l s u c h t, dem ein Kitzeln in der Mundhöhle vorangeht. Die Anfälle kommen meistens bei Nacht, doch auch zuweilen am Tage. Nach den Anfällen ist das Mädchen wieder ganz munter, nur bleibt die Zunge nachher noch einige Zeit steif, so daß sie nicht gut sprechen kann. – Zwei allopathische Aerzte hatten bis jetzt vergeblich ihre Kunst bei dieser Kranken versucht, und unter Anderm sehr viel VALERIANA, ANISUM STELLATUM und KALI ACET. ohne den mindesten Erfolg angewendet. – Von mir erhielt sie sogleich drei Pulver, Nro. 1 SULPH. 30°°, Nro. 2 NUX-V. 30°°° und Nro. 3 PHOS. 30°°, um alle 8 Tage in dieser Reihefolge eins zu nehmen. – Am 9. Mai [1841] erhielt ich Nachricht, daß die Fallsucht sogleich ausgeblieben sei, und das Mädchen sich nun ganz wohl befinde, mit Ausnahme eines harten, stechend schmerzenden Drüsenknotens am Unterkiefer. Gegen diese Beschwerde gab ich eine Gabe CARB-AN. 30°° und habe seitdem von dieser, 8 Stunden Wegs von mir entfernt wohnenden Patientin nichts weiter gehört.[ACS 19 (1842) 3, 42]

Vermehrter, SALZIG SÜßLICHER Speichel.[VHA]
BLUTAUSSPEIEN.[VHA]
BLUTEN aus Nase und Mund.[KEU 48]
Bei BLUTIGEM Speichelfluß denke man an PHOS.. (Speichelfluß, manchmal mit Geschwüren in der Rachenhöhle, oder in Fieberanfällen: NIT-AC.)[Br., Lippe]
Früh, Schleimrahksen.[VHA]
Verschlimmerung bei Keuchhusten: Lachen, Sprechen oder Laut-Lesen.[KEU 47]
Trockene, weiße oder mit weißem Schleim bedeckte Zunge. Der Belag ist nicht dick.[Br., Lippe]
Brennen in der Speiseröhre.[Br., Lippe]
Trockenheit im Halse Tag und Nacht (vergleiche MERC.).[Br., Lippe]
Krampfhafte Verengung der Speiseröhre (vergleiche BELL.).[Br., Lippe]

Genüsse

Appetitlosigkeit von Vollheitsgefühl oben im Halse.[VHA]
Hunger nach dem Essen.[VHA], [HA 37]
Bald nach dem Essen stellt sich wieder Hunger ein.[Br., Lippe]
Lechzen nach etwas Erquickendem.[VHA]
Der Kranke hat Verlangen nach SAUREN Speisen.[Br., Lippe]
Durst bei Appetitlosigkeit.[VHA], [KEU 48]

Geschmack

SAURER Geschmack nach dem Essen.[VHA]
Früh FAULEIER-Geschmack im Munde: Thuj. (ARN., HEP., PHOS., PH-AC.)[KMS 724]
Krampfhaftes Aufstoßen mit Schmerz am Magenmunde, als wolle da etwas abreissen.[VHA]
SAURES Aufstoßen.[VHA], [Br., Lippe]
SAURES Erbrechen fester Speisen.[KEU 48]

Uebelkeit

Nächtliches Gallerbrechen.[VHA]
Früh, Uebelkeit mit Hunger.[VHA]
Erbrechen mit heftigen Magenschmerzen.[VHA]

Verifikationen und klinische Symptome

Erbrechen erst Speisen, dann Galle.[KEU 48]

Erbrechen des kalten, im Magen erwärmten Getränkes.[KEU 48]

Erbrechen, sobald das Getränk warm im Magen wird, weist auf PHOS.. (Erbrechen, sobald sich der Kranke bewegt, oder wenn er trinkt: VERAT..)[Br., Lippe]

Wenn das WASSER im Magen bleibt, bis es warm wird, und der Kranke sich dann erbricht, ist PHOS. stark indiziert. (Der ARS.-Kranke erbricht sofort nach dem Trinken).[Br., Lippe]

Erbrechen der eingenommenen Nahrung nach jeder Mahlzeit oder nach Trinken; Erbrechen mit Diarrhoe nach Trinken der kleinsten Quantität. (Bei Erbrechen unmittelbar nach dem Trinken gib ARS.; Erbrechen, sobald das WASSER eine Zeitlang im Magen liegt und warm wird, verlangt PHOS..)[Br., Lippe]

Erbrechen der genossenen Speisen.[Br., Lippe]

Erbrechen von Galle.[Br., Lippe]

Erbrechen der Getränke, sobald dieselben warm im Magen werden.[Br., Lippe]

Erbrechen von BLUT.[Br., Lippe]

SAURES Aufstoßen.[VHA], [Br., Lippe]

SAURES Erbrechen fester Speisen.[KEU 48]

Magen

Vollheit und Drücken im Magen.[VHA]

Brennen im Magen und in der Herzgrube.[VHA]

Schmerzhaftigkeit des Magens bei Berührung.[VHA]

Krampfhaftes Aufstoßen mit Schmerz am Magenmunde, als wolle da etwas abreissen.[VHA]

Verengerung des obern Magenmundes.[VHA]

Verengung des Magenmundes; die kaum genossene Speise kommt wieder herauf (vergleiche BRY. und ALUM.).[Br., Lippe]

Stechen und Drücken im Magen.[KEU 48]

Genuß kalter Speisen, Gefrorenes oder EIS erleichtern die Magenschmerzen. (Der ARS.-Kranke befindet sich schlimmer nach dem Genuß von kalten Speisen).[Br., Lippe]

Hypochonder

Stechen in den Hypochondern.[VHA], [KEU 48]

Qual von Blähungen, von den Hypochondern ausgehend.[HA 37]

Bauch

Aufgetriebenheit des Bauches nach dem Mittagsessen.[VHA]

Brennen im Unterleibe.[VHA]

Vollheit und Schmerzen im Unterleibe.[KEU 48]

Früh im Bette, reissender Leibschmerz.[VHA]

Gelbe Flecke am Unterleibe.[VHA]

Gelbe oder bräunliche Flecke auf der Haut, besonders auf der Brust und am Unterleibe.[VHA]

Große, gelbe Flecken am Bauche. (Bei gelben Flecken an der Brust gebe man SEP., und wenn um den Mund, NUX-V..)[Br., Lippe]

Chronische Dünn- und Weichleibigkeit, wie von Lähmung des Darmkanals, nach vorgängigem Kollern im Leibe.[VHA]

Langwierige Weichleibigkeit, nach vorgängigm Kollern im Leibe.[HA 20]

Typhus

LYC., paßt häufig im Unterleibs-Typhus und bei vernachlässigter Lungenentzündung mit Hepatisation der Lungen. (LYC. , SULPH., PHOS. und LACHN. sind die vier wichtigsten Arzneimittel für solche Fälle.)[Br., Lippe]

Blähungen

Qual von Blähungen im Unterleibe, von der Unterribbengegend ausgehend, besonders nach dem Mittagsessen.[VHA]

Qual von Blähungen, von den Hypochondern ausgehend.[HA 37]

Blähungskolik tief im Unterleibe.[VHA]

Blähungsversetzung.[VHA]

Viele Blähungen.[HA 20]

Verifikationen und klinische Symptome

Verifikationen und klinische Symptome

Stuhl

Bei langwierig weichem oder dünnem Stuhlgange ist diese Arznei am passendsten.[Hahnemann, CK 5, 2]

Chronische Dünn- und Weichleibigkeit, wie von Lähmung des Darmkanals, nach vorgängigem Kollern im Leibe.[VHA]

Chronischer Durchfall.[HA 37]

Unverdaute Durchfallstühle.[VHA]

Schmerzlose, aber schwächend Diarrhoe, schlimmer morgens. (Der PH-AC.-Diarrhoe folgt keine Schwäche.)[Br., Lippe]

Schwarze oder grüne Stuhlentleerungen; WÄSSERIG mit Schleimflocken; BLUTIG; unfreiwillig; unverdaut. Habituelle Weichleibigkeit. Bei Stuhlverstopfung ist PHOS. selten angezeigt. (Dr. *H. N. Guernsey* gab als charakteristisch für eine PHOS.-Stuhlverstopfung: großer, magerer Mann, mit fortlaufenden, dünnen Kotmassen).[Br., Lippe]

Schleimausfluß aus dem stets geöffneten After.[VHA]

Ausscheidung von Schleim aus dem weit offenen After, besonders nach Lungenentzündungen und im letzten Stadium von Krankheiten.[Br., Lippe]

Unwillkührlicher, weicher Stuhlabgang.[KEU 48]

WÄSSERIGER (oft grünlicher), schleimiger Durchfall.[VHA]

WÄSSERIGER Durchfall mit Flocken.[VHA]

BLUTUNGEN vom After.[KEU 48]

BLUTABGANG beim Stuhle.[VHA]

Nasen-BLUTEN während des Stuhlganges.[Br., Lippe]

Heilungsbericht: Am 4. Juli lautete nun die Nachricht besser. Der Ausschlag war allmählich stärker geworden, dabei hatten sich die frühern Erscheinungen allmählig verloren und nun, ohne daß letztere sich wieder verschlimmert, war der Ausschlag ebenfalls abgeheilt. Die Brustbeklemmung war nun fast gehoben, aber die BLUTIGEN Stühle, wovon früher nichts erwähnt, die aber schon seit einem halben Jahre da waren, bestanden noch. Am 4. Juli eine Gabe PHOS. 30°° und dies war die letzte; denn nach etwa 14 Tagen war der Mann so vollkommen hergestellt, daß seitdem viele andere Kranke von dort, wo man früher von dieser Heilart nichts erfahren hatte, zu mir ihre Zuflucht genommen und die Homöopathie auch in dieser Gegend in guten Ruf gebracht haben.[ACS 19 (1842) 3, 60-61]

After

Leicht BLUTENDE Mastdarm- und After-Aderknoten.[VHA]

Leicht BLUTENDE Hämorrhoidalknoten.[Br., Lippe]

BLUTUNGEN vom After.[KEU 48]

Ausscheidung von BLUT aus dem Mastdarm, oder während einer Stuhlentleerung. (Die NUX-V.-Hämorrhoiden BLUTEN nicht.)[Br., Lippe]

Paßt auch bei unterdrückter Menstruation mit BLUTENDEN Hämorrhoidalknoten.[Br., Lippe]

Lähmung des Afterschließmuskels.[VHA]

Schleimausfluß aus dem stets geöffneten After.[VHA]

Harn

Vermehrter, WÄSSERIGER Harn.[VHA]

Oefteres, aber jedesmal weniges Harnen.[VHA]

BLUT-Harnen.[VHA]

Schillerndes Fetthäutchen auf dem Harn.[VHA]

Der Harn ist weißlich wie geronnene Milch, er wird jedoch bald trübe und hat einen ziegelroten Satz, mit einem schillernden Häutchen an der Oberfläche (vergleiche LYC.).[Br., Lippe]

ZUCKERHALTIGER Harn: Thuj. (CHIN., PHOS.)[KMS 725]

Brennartiges Zucken in der Harnröhre, außer dem Harnen.[VHA]

Geschlechtstheile

Zunehmendes geschlechtliches Verlangen mit unwiderstehlichem Trieb zum Beischlaf. Dies ist die Hauptanzeige für PHOS..[Br., Lippe]

Doch wird sie in Fällen chronischer (unvenerischer) Krankheiten, wo sich Mangel an Geschlechts-Triebe und Schwäche der Zeugungs-Theile kenntlich macht, oder die weibliche

Periode allzu spät zurückkehrt, selten angemessen gefunden werden und eben so wenig überhaupt bei allzu grosser Schwäche und Armuth an Lebens-Kräften.[CK 5, 1]

Sehr erhöhter Geschlechtstrieb.[VHA]

Allzu häufige POLLUTIONEN.[VHA]

Stiche in der Mutterscheide, bis in die Bärmutter. [VHA]

Unfruchtbarkeit wegen übertriebener Geilheit.[VHA]

Polypen

Für Gebärmutterpolypen vergleiche PHOS. mit CALC.. Die CALC.-Polypen BLUTEN nicht; wenn sie eine Ausscheidung haben, so ist sie schleimig).[Br., Lippe]

Schwangerschaft – Beschwerden der Mütter

BLUTABGANG bei Schwangeren.[VHA]

Beschwerden der Kinder

Verschlimmerung der Beschwerden: Weinen der Kinder.[KEU 47]

Die Kinder schreien, wenn sie husten, infolge der Schmerzen.[Br., Lippe]

Regel

Monatliches zu früh, zu stark und zu lange dauernd.[VHA]

Der Monatsfluß komm zu früh, ist zu stark (vergleiche CALC. und NUX-V.) und von zu langer Dauer; manchmal ist er auch zu früh und zu spärlich (vergleiche SIL.) und sehr WÄSSERIG.[Br., Lippe]

Paßt auch bei unterdrückter Menstruation mit BLUTENDEN Hämorrhoidalknoten.[Br., Lippe]

Unfruchtbarkeit infolge übertriebener Wollust oder zu spät kommender und zu starker Regeln (vergleiche SIL.).[Br., Lippe]

Beissender, blasenziehender Weißfluß.[VHA]

Schnupfen

Stockschnupfen.[VHA]

Stockschnupfen, mit Trockenheitsgefühl der Nase.[KEU 48]

Steter, grüngelber Ausfluß aus der Nase.[VHA]

Athem

Schweräthmigkeit mit Angst in der Brust.[VHA]

Asthma: Abendliche Anfälle: PULS.; morgentliche Anfälle: ARS.; wenn die Symptome hauptsächlich im Hals sind, SPONG.; in der Brust, PHOS.; krampfartig, IP..[LWB 182]

Krampfhafte Engbrüstigkeit.[VHA]

Nächtliche Erstickungsanfälle.[VHA], [KEU 48]

Heilungsbericht

H. B., ein junger Mann, achtzehn Jahre alt, litt seit zwei Jahren (nach dem Tod seines Bruders, der an Schwindsucht gestorben war, und in dessen Bett er bis zum letzten Augenblick gelegen hatte) an kurzem Atem, als wäre der Brustkorb von einem Band eingeengt; am Morgen leidet er unter Auswurf von süßlichem, putridem Eiter; großen Hunger, bei allgemeinem körperlichem Verfall, nach den Mahlzeiten geht es ihm für die Dauer einer halben Stunde ein wenig besser, ansonsten geht es ihm von neun Uhr morgens bis sieben Uhr abends, wenn er sich zur Ruhe begibt, schlechter. – Er nahm eine große Anzahl von Medikamenten über einen Zeitraum von zwei Jahren, konnte aber nicht genau sagen, um welche es sich dabei gehandelt hatte. – 28. April. 1, PHOS. 2000; 2 bis 4, §. Jedes Pulver ist in drei Teelöffeln voll WASSER aufzulösen, und jeweils an drei aufeinanderfolgenden Abenden einzunehmen, dann wird für zwei Abende pausiert. – 15. Mai. Sein Zustand war viel besser, obwohl er nach der Einnahme der vier Pulver KAFFEE getrunken hatte, nun klagt er über einen stechenden Schmerz im Brustkorb, und beschreibt die Empfindung, als wenn dort etwas fortgerissen worden wäre: schlimmer am Morgen und am Mittag, besser nach einer Mahlzeit. 1, NUX-V. 2000; 2 bis 4, §. 3, PHOS. 4000. Wie zuvor, nachmalig fühlte er sich vollkommen gesund.[Vol. 78, S. 275; KMSS 36-37]

Husten

Der Husten ist schlimmer abends und nachts. (Der ARS.-Husten ist schlimmer vor, der PHOS.-Husten schlimmer nach Mitternacht.)[Br., Lippe]

Husten von Kitzel oder Jücken in der Brust.[VHA]

Verifikationen und klinische Symptome

Husten mit Rohheit und Heiserkeit in der Brust, oder mit Stechen im Halse.[VHA]

Krampfhusten.[VHA]

Trockner, angreifender Husten, mit zersprengendem Kopfweh, von kalter LUFT oder laut Lesen erregt.[VHA]

Angreifender Husten, von kalter LUFT oder laut Lesen erregt.[HA 37]

Schmerz in den Luftröhren beim Husten; der Kranke hat das Gefühl, als ob er ganz wund wäre; der Husten klingt, als ob er sehr schmerzhaft wäre.[Br., Lippe]

Die Kinder schreien, wenn sie husten, infolge der Schmerzen.[Br., Lippe]

Trockener Husten durch einen Kitzel im Halse und in der Brust, oder durch kalte LUFT (vergleiche NUX-V.), oder durch lautes Lesen und Sprechen, durch Lachen, durch Essen und Trinken, durch Witterungswechsel, durch starke Gerüche, oder durch Liegen auf der linken Seite oder dem Rücken schlimmer wird, ist eine Hauptanzeige für PHOS.. (Husten im warmen Zimmer weist auf NAT-C.; Husten in der kalten LUFT auf PHOS..)[Br., Lippe]

Husten mit SALZIGEM, eiterigem Auswurfe.[VHA]

Heilungsbericht: Am 15. Mai erschien er wieder, und zwar ungemein gebessert, nur das Kitzeln und Jucken in der Brust war noch ganz da, und der Husten nur vermindert, aber dabei mit SALZIG schmeckenden, kopiöserem Auswurfe. Eine einzige, an dem letzten Tage gereichte Gabe PHOS. 30°° war hinlänglich, um ihn vollkommen herzustellen.[ACS 19 (1842) 3, 62]

Husten, mit Auswurf von BLUT oder zähem Schleime.[VHA]

Beim Abendhusten nach dem Niederlegen löst sich der Auswurf leichter, wenn er sich von der linken Seite auf die rechte wendet: Thuj. (KALI-C., LYC., PHOS., SEP.)[KMS 726]

Keuchhusten

Hohler, kächzender, krampfhafter Kitzelhusten, vorzüglich von einem kitzelnden Jücken in der Brust erregt, Abends und Nachts ohne, Morgens und am Tage mit Auswurf zähen weisslichen, wie mit Staub vermengten, oder gelben, eiterartigen, oder rostfarbigen, oft kalten Schleims, von saurem, salzigem oder süsslichem Geschmacke, oder hellrothen, schaumigen BLUTS.[KEU 47]

Verschlimmerung: Abends und Nachts. – Bewegung. Sitzen und Liegen. Liegen auf dem Rücken, oder auf der linken Seite. Kalte, freie LUFT. Essen und Trinken. Lachen, Sprechen, oder Laut-Lesen. Singen. Weinen der Kinder. Starke Gerüche. Witterungs-Wechsel. Gewitter-LUFT.[KEU 47]

Begleitung: Angst in der Brust. Grosse Reizbarkeit und zorniges Auffahren. Furchtsamkeit bei Gewitter. Schwindel. BLUTDRANG zum Kopfe, mit Klopfen in der Stirne. Zersprengungsschmerz im Kopfe. Stösse und Drücken im Kopfe. Stiche über einem Auge. Tiefliegende, blaurandige Augen. Ohrensausen. BLUTEN aus Nase und Mund. Gedunsenheit unter den Augen. Wie weicher Pelz oder Sammet im Schlunde. Trockenheit und Brennen im Halse. Durst bei Appetitlosigkeit. SAURES Erbrechen fester Speisen. Erbrechen des kalten, im Magen erwärmten Getränkes. Erbrechen erst Speisen, dann Galle. Stechen und Drücken im Magen. Stechen in den Hypochondern. Vollheit und Schmerzen im Unterleibe. Unwillkührlicher, weicher Stuhlabgang. BLUTUNGEN vom After. Stockschnupfen, mit Trockenheitsgefühl der Nase. Nächtliche Erstickungsanfälle. Krampfhafte Engbrüstigkeit. Brustbeklemmung. Stiche im Kehlkopfe. Wie eine loshängende Haut oder ein Stück Fleisch im Kehlkopfe. Wundheitsschmerz, Rauhheit und Trockenheitsgefühl in der Luftröhre. Heiserkeit, bis zur Stimmlosigkeit. Brennen, Stechen, Wundheitsschmerz und Spannen in der Brust. Herzklopfen. Zerbrochenheitsschmerz im Kreuze. Adernauftreibung der Hände. Taubheit der Finger- und Zehe-Spitzen. Brennen in allen Körpertheilen. Heftiges Zittern des ganzen Körpers. Gähnen. Schlafsuchtartige Tagesschläfrigkeit. Angst und Unruhe stört Nachts den Schlaf. Aussetzender Puls. Frost. Fliegende Hitze. Klebrige Nachtschweisse.[KEU 47-48]

So wenig der PHOS. dem eigentlichen Keuchhusten entspricht, so wichtig wird er oft gegen das Ende der Krankheit, wenn sie eine unheilvolle Wendung zu nehmen droht.[KEU 48]

Heilungsbericht

E. R. B. von L., ein Mann von 49 Jahren, etwas schwachsinnig von Jugend auf, und eben so lange an Schwerhörigkeit leidend, litt nun auch an einem chronischen Nachthusten mit saurem Auswurfe. Da er selbst nicht da war, konnte nichts weiter ermittelt werden, als daß er sehr blonde Haare habe und von etwas aufgedunsener zum Schweiße geneigter Statur sei. Am 2. März 1835 übersendete ich ihm, der eine starke Tagesreise von hier entfernt wohnte, zwei Gaben CALC., jede zu 30°° und eine Zwischengabe PHOS. 30°°, alle 3 Wochen eine zu nehmen. Erst am 4. Juni erhielt ich wieder Nachricht, die aber so günstig war, daß meine, diesmal sehr bescheidenen Erwartungen sehr bedeutend übertroffen wurden. Der Husten war nemlich viel gemindert nun mit faulem Auswurfe, aber noch immer Morgens am meisten da. Beim Husten kollerte es im Magen. Die Schwerhörigkeit, welche ganz verschwunden gewesen, war wieder da, und nun mit Klopfen und Pochen vor den Ohren. Ich gab nun zuerst eine Gabe SULPH. 30°° sogleich, und dann alle 14 Tage eine Gabe CALC. – PHOS. – CALC., jede zu 30°°, worauf bis gegen Ende August obige Beschwerden, bis auf die (wohl unheilbare) Schwachsinnigkeit, sämmtlich gewichen waren und in Betreff seines körperlichen Befindens dem Patienten nichts zu wünschen übrig blieb.[ACS 17 (1839) 3, 6-7]

Innerer Hals – Luftröhre – Kehlkopf

Langwierige Heiserkeit und Rauhheit der Kehle.[VHA]
Völlige Stimmlosigkeit mit Trockenheit der Luftröhre.[VHA]
Heiserkeit, bis zur Stimmlosigkeit.[KEU 48]
Heiserkeit mit Stimmlosigkeit. Die Stimme ist zischend und bebend. Große Schmerzhaftigkeit des Kehlkopfes, die das Sprechen verhindert. Wegen dieser Symptome ist PHOS. häufig bei akuter Bronchitis angezeigt.[Br., Lippe]
Kehlkopfschwindsucht.[VHA]
Gefühl, wie von einer Haut im Kehlkopfe: Thuj. (LACH., PHOS.)[KMS 726]
Wie eine loshängende Haut oder ein Stück Fleisch im Kehlkopfe.[KEU 48]
Häutige Bräune.[VHA]
Stiche im Kehlkopfe.[KEU 48]
Wundheitsschmerz, Rauhheit und Trockenheitsgefühl in der Luftröhre.[KEU 48]
Wie weicher Pelz oder Sammet im Schlunde.[KEU 48]
Angina diphtheritica: Nach dem Wenigen, was uns darüber mitgetheilt wurde, dürfte dabei in der Höhe der Krankheit zunächst an PHOS. gedacht werden könne, und zwar wegen der apathischen, schlummersüchtigen Nebenbeschwerden, und besonders wegen der rothen, sammetartigen Flecken, welche unter dem weissen, eiweissartigen Ueberzuge sich zeigen, sobald man Diesen ablöst. Im ersten Stadium soll APIS-M. schnelle Hilfe gebracht haben.[AHP 399]
Croup: PHOS. 19. Potenz, zwei Gaben in 24 Stunden, hat es manchem Kinde ermöglicht, den ganzen Winter ohne Croup, welcher früher häufige Anfälle machte, zuzubringen.[Gue.; AHZ 115]
Trockenheit und Brennen im Halse.[KEU 48]

Hals

Dicker Hals.[VHA]
Geschwulst der Hals- (und Achsel-) Drüsen.[VHA]
Schmerzhafte Steifigkeit im Nacken.[VHA]

Brust

BLUTDRANG zur Brust und heftiges Herzklopfen, besonders bei jeder Gemüthsbewegung.[VHA]
Herzklopfen bei jeder Gemüthsbewegung, besonders nach Aerger.[HA 20]
Herzklopfen bei jeder Gemüthsbewegung.[HA 37]
Herzklopfen.[KEU 48]
Heisses Aufsteigen in der Brust herauf: Thuj. (PHOS.)[KMS 726]
Lungenentzündung mit Stichen in den Brustseiten.[VHA]
Schwere, Vollheit und Spannen auf der Brust.[VHA]
Angst in der Brust.[KEU 47]
Brustkrämpfe.[VHA]
Krampfhafte Engbrüstigkeit.[KEU 48]
Brustbeklemmung.[KEU 48]
Wenn der PHOS.-Kranke sich in einem Zustand von großer Schwäche befindet, und man MESMERIRT ihn, ehe er Arznei nimmt, wird letztere viel wirksamer sein. Besonders bei Lungenleiden, wenn Patient auf PHOS. nicht reagiert, obwohl PHOS. bestimmt das angezeigte Mittel ist, oder wenn der Kranke dem Tode nahe ist und seine Kräfte rasch sinken, wird die Arznei viel sicherer wirken, wenn der Kranke zuerst leicht MAGNETISIRT wird. Dies gilt auch für andere, passend gewählte Arzneimittel.[Br., Lippe]
Lungeneiterung.[VHA]
Schleimschwindsucht.[VHA]

Verifikationen und klinische Symptome

Verifikationen und klinische Symptome

Schwindsucht: Im verwichenen Winter und Frühjahr hatte ich das Glück, einige im höchsten Grade Schwindsüchtige zu heilen, und fand dabei, daß PHOS. (in wiederholten Gaben nach jedesmal vorgangiger Gabe NUX-V.) denen half, deren übrige Symptome für NUX-V. passten; so wie STANN. (ebenfalls wiederholt, und jedes Mal eine Gabe PULS. vorher) Denjenigen, welche sich als PULS.-Patienten zu erkennen gaben.[Bönn., Juli 1832]

Heilungsbericht: Seit dem 9. Juli 1842 hat sich ein Landwirth, *Th. B.* von C., meiner Sorge anvertraut, nachdem in dem Verlaufe von 17 bis 18 Jahren bei allöopathischer Behandlung sein chronischer Husten sich in dem Maße verschlimmert hatte, daß nunmehro sowohl Aerzte, als sonstige Angehörige ihn, als im höchsten Grade s c h w i n d s ü c h t i g , verloren gegeben haben. Mein Journal, welches ausdrücklich die Bemerkung enthält: „Scheint nicht mehr zu retten zu sein!" führt nur die wenigen Zeilen, wie von einem Hoffnungslosen, neben der 17 – 18jährigen Dauer des Hustens, den weißen, zähen, SÜßLICHEN, ungekochten Auswurf, die jedem Hustenanfalle vorhergehende starke Kurzathmigkeit, die Verschlimmerung desselben von jeder Bewegung, und als Nebenzeichen nur noch an, daß jeden Morgen die Nase verstopft ist, viel Jucken im After stattfindet, SAUERKRAUT große Aufblähung macht, und das Befinden gegen Abend sich bessert. Von dieser Zeit an erhielt er alle 2 bis 3 Monate eine Gabe PHOS., SULPH., JOD., ARS., LYC. (wegen eines Knieschwammes, welcher danach sich verlor), SEP., NAT-M., alle in der dreißigsten Dynamisation zu je zwei Streukügelchen, einige davon zwei-, PHOS., dreimal, ohne weiteren Erfolg, als daß er am Leben blieb und sich mindestens nicht verschlimmerte. Gegen Ende Sept. 1844 schien indessen die Sache eine schlimmere Wendung nehmen zu wollen, und ich reichte ihm nun eine Gabe PHOS. 200°°, um solche in einer Obertasse WASSER aufzulösen und davon fünf Abende nach einander jedesmal einen Theelöffel voll zu nehmen. Schon nach dem dritten Einnehmen entstand eine so h e f t i g e V e r s c h l i m m e r u n g , daß die Angehörigen stündlich dessen Tod erwarteten. Ich ließ daher mit dem Einnehmen dieser Auflösung aufhören und gab S. LACT. Nun besserte es sich allmählig, und sechs Wochen später war dieser, schon vor drittehalb Jahren von der Allöopathie an der S c h w i n d s u c h t verloren gegebene Kranke s o v o l l s t ä n d i g g e h e i l t , daß er seitdem, bis heute, zu den gesundesten und kräftigsten Personen seiner Umgebung gehört.[ACS 22 (1845) 1, 91-92], [KMS 465-466], [KMSS 40]

Brennen, Stechen, Wundheitsschmerz und Spannen in der Brust.[KEU 48]

Rothlauf mit Brennen und Stechen an den weiblichen Brüsten.[VHA]

Eiternde Geschwüre an den Brüsten oder Unterköthigkeitsschmerz derselben nach Rothlauf.[VHA]

Heilungsbericht: *E. A.* zu O., eine junge Bauerfrau von 25 Jahren, kam vor fünf Wochen nieder und ward wenige Tage darauf krank, wobei sie von einem allopathischen Arzte mit stets zunehmender Verschlimmerung behandelt wurde. Sie liegt jetzt beständig im Bette, hat Fieber, r o t h e n A u s s c h l a g über den ganzen Körper, e n t z ü n d e t e , harte B r ü s t e mit dicken, feuerrothen und sehr schmerzhaften Knoten und wunden, eiternden Brustwarzen; dabei stete Verstopfung. – Daß ich sie selbst nicht sehen konnte, versteht sich von selbst, weil sie über 3 Meilen von hier wohnt. – Am 19. April [1841] Nro. 1 ACON. 30°°°, Nro. 2 NUX-V. 30°°, Nro. 3 PHOS. 30°°, Nro. 4 und 5 SACCH. LACT., alle 24 Stunden ein Pulver zu nehmen. Am 24. April: die Brust ist nun aufgegangen und eitert gut. Ziehen in den Beinen, Abends schlimmer. Nun Nro. 1 und 3 BRY. 30°°, Nro. 2 und 4 PULS. 30°°°, Nro. 5 SACCH. LACT., wieder alle 24 Stunden ein Pulver. Am 1. Mai. Die Brust ist geheilt, aber die MILCH läuft von selbst heraus; Frost beim Aufstehen aus dem Bette, der Ausschlag noch da. An diesem Tage: Nro. 1 SULPH. 60°°, Nro. 2 und 4 SACCH. LACT., Nro. 3 CALC. 30°°, alle 5 Tage ein Pulver. Nach 3 Wochen war die Frau wieder ganz gesund und blieb es bis zur heutigen Stunde.[ACS 19 (1842) 3, 64]

Schliesslich theilte [Dr. Graf *zur Lippe*] zur APIS noch mit, dass BLUTIGE MILCH in den Brüsten ebenfalls eine Anzeige für die Anwendung dieses Mittels abgebe, welches Ref. allein bei der IP. und beim PHOS. gefunden hatte.[AHZ 61 (1860) 54]

Gelbe oder bräunliche Flecke auf der Haut, besonders auf der Brust und am Unterleibe.[VHA]

B r ä u n l i c h e F l e c k e n a u f d e r B r u s t: Thuj. (LYC., PHOS., SEP.)[KMS 726]

Heilungsbericht

C. E. W. von H., 38 Jahre alt, früher von mir (durch SEP.) von einem chronischen Kopfweh mit Verschließung beider Augen befreit, bekam im Wochenbette um Mitte Decembers v. J. eine heftige E n t z ü n d u n g d e r l i n k e n m a m m a mit den unerträglichsten Schmerzen. Eine Dosis PHOS. 200°° in einer Obertasse voll WASSER aufgelöst, und davon täglich nur e i n Theelöffel voll, war hinreichend, das ganze Uebel in 48 S t u n d e n v o l l k o m m e n zu beseitigen.[ACS 22 (1845) 1, 93-94], [KMS 465], [KMSS 41]

Rücken

Stechen in den Schulterblättern.[VHA]
Kreuz- und Rückenschmerzen, wie zerbrochen, jede Bewegung hindernd.[VHA]
Zerbrochenheitsschmerz im Kreuze.[KEU 48]
Brennen im Kreuze.[VHA]
Brennen vom Kreuze herauf bis zu den Schulterblättern: Thuj. (PHOS., SEP.)[KMS 726]
Klopfen und Pulsiren im Rücken: Thuj. (BAR-C., LYC., PHOS.)[KMS 726]

Oberglieder

Zittern der Arme und Hände, wenn er etwas hält.[VHA]
Zittern der Glieder bei geringer Anstrengung.[VHA], [HA 20]
Zittern der Glieder bei jeder Anstrengung. Wenn der Kranke etwas hält, zittern seine Hände.[Br., Lippe]
Abmagerung der Hände: Phos. (GRAPH.) (Abmagerung der Füße weist auf CAUST..)[Br., Lippe]
Brennen im Körper und in den Gliedern.[VHA]
Brennen der Hände, mit aufgelaufenen Adern.[VHA]
Adernauftreibung der Hände.[KEU 48]
Die Venen (BLUTADERN) der Hände sind erweitert.[Br., Lippe]
Steifigkeit in den Armen.[VHA]
Taubheit der Fingerspitzen.[VHA]
Taubheit und Gefühllosigkeit der Finger.[Br., Lippe]
Taubheit der Finger- und Zehe-Spitzen.[KEU 48]
Leichtes Verkälten und davon besonders nächtliches Reissen und Stechen in den Gliedern: sogenannter Kalender im Körper.[VHA]
Schwere und lähmige Schwäche der Glieder.[VHA]
Lähmung der Finger.[VHA]
Flechten am Ellbogen: Thuj. (PHOS., SEP., STAPH.)[KMS 726]
Frostbeulen an den Fingern.[VHA]

Unterglieder

Verrenkschmerz im Hüftgelenke.[VHA]
Ziehen und Rissen im Knie.[VHA]
Mattigkeit der Beine, besonders der Unterschenkel.[VHA]
Knochengeschwulst am Schienbeine.[VHA]
Schmerzhafte Fußgeschwulst Abends oder nach Spaziren.[VHA]
Taubheit der Zehespitzen.[VHA]
Taubheit der Finger- und Zehe-Spitzen.[KEU 48]
Leichtes Verkälten und davon besonders nächtliches Reissen und Stechen in den Gliedern: sogenannter Kalender im Körper.[VHA]
Zittern der Glieder bei geringer Anstrengung.[VHA], [HA 20]
Brennen im Körper und in den Gliedern.[VHA]
Schwere und lähmige Schwäche der Glieder.[VHA]
Wenn er aufsteht hat er das Gefühl als ob die Beine zu lang wären (PHOS.).[KMS 541]
Rheumatische Schmerzen, die sich vom Knie nach dem Fuß erstrecken. (Vom Fuß nach dem Knie hinauf weist auf LED..)[Br., Lippe]
Schmerzen in den Fußsohlen, als ob sie gequetscht wären (vergleiche LED.).[Br., Lippe]
Frostbeulen und Hühneraugen an den Zehen.[VHA]
Hühneraugen und Frostbeulen an den Zehen mit brennenden Schmerzen.[Br., Lippe]

Heilungsbericht

J. H. H. von L., ein Landmann von 53 Jahren, der am 2. März 1836 bei mir Hülfe suchte, litt seit 1 1/2 Jahren an einem Hüftschmerz, den er wie Verrenkschmerz in dem rechten Hüftgelenk bezeichnete, am meisten beim Heben des Beines und beim seitwärts Schreiten; wenn er aber sitzt oder auf der schmerzhaften Hüfte liegt, fühlt er nichts. Außerdem hatte er seit vielen Jahren eine schorfige Flechte auf der rechten Wange. – Zwei Gaben CAUST., jede zu 30°°, und eine Zwischengabe PHOS. 30°°, alle 8 Tage eine zu nehmen, hoben beide Uebel in 3 Wochen vollständig und dauerhaft, wie er mir selbst am 6. Mai 1839 berichtete, wo er durch CAUST. 30°°, in Einer Gabe, von einer Vertretung des Fußgelenks geheilt wurde.[ACS 17 (1839) 3,36]

Verifikationen und klinische Symptome

Verifikationen und klinische Symptome

Drüsen

Drüsenleiden, besonders nach Quetschungen.[VHA]

Eiternde Geschwüre an den Brüsten oder Unterköthigkeitsschmerz derselben nach Rothlauf.[VHA]

Geschwulst der Hals- (und Achsel-) Drüsen.[VHA]

Rothlauf mit Brennen und Stechen an den weiblichen Brüsten.[VHA]

Konkordanz Drüsen: Arn., Ars., Bar-c., *Bell.*, Bry., Calc., Carb-an., Caust., *Con.*, Hep., Lyc., *Merc.*, Puls., Rhus-t., Sil., Spong., *Sulph.* [PB]

Knochen

STAPH. wirkt mehr auf die Enden der Knochen, sowie PHOS. auf die Mitte derselben wirkt.[AHZ 48 (1854) 114]

Knochengeschwülste.[VHA]

Rhachitische Beschwerden.[VHA]

Reissen in den Gesichtsknochen.[VHA]

Nekrose (Knochenfraß) des linken Unterkiefers; Anschwellung der Kieferknochen.[Br., Lippe]

Knochenbrand am Unterkiefer, paßt PHOS.. (Knochenbrand am Oberkiefer: MERC-C..)[Br., Lippe]

Knochengeschwulst am Schienbeine.[VHA]

Konkordanz Knochen: Asaf., Bell., Calc., *Lyc., Merc.*, Mez., Nit-ac., Ph-ac., Puls., Sil., Staph., Sulph. [PB]

Haut

Wechselwirkung des PHOS. ist Schweiß und Trockenheit der Haut; in beiden Fällen ist er außerordentlich nützlich.[Chargé, Bönn.]

Bräunliche Flecken auf der Haut: Thuj. (ANT-C., CARB-V., LYC., MEZ., NIT-AC., PHOS., SEP.)[KMS 728]

Bräunröthliche (NIT-AC., PHOS.) oder bräunlichweisse Flecken: Thuj. (ARS., PHOS., SEP., SIL.)[KMS 728]

Gelbe oder bräunliche Flecke auf der Haut, besonders auf der Brust und am Unterleibe.[VHA]

Gelbe Flecke am Unterleibe.[VHA]

Große, gelbe Flecken am Bauche. (Bei gelben Flecken an der Brust gebe man SEP., und wenn um den Mund, NUX-V..)[Br., Lippe]

Trockne, schuppige Flechten.[VHA]

Starkes BLUTEN kleiner Wunden.[VHA]

Kleine Wunden BLUTEN stark; der kleinste Hautschnitt BLUTET stark; alte Geschwüre brechen auf und BLUTET leicht.[Br., Lippe]

BLUTSCHWÄRE.[VHA]

BLUTSCHWÄREN. (ARN. hat BLUTSCHWÄREN mit einem Schmerz wie von Quetschung.)[Br., Lippe]

BLUTSCHWAMM.[VHA], [Br., Lippe]

Aber die freiwilligen BLUTUNGEN, so wie der von *Hey* also benannte BLUTSCHWAMM (Fungus haematodes), wobei das BLUT oft bis zur äussersten Erschöpfung, ja bis zum Tode selbst unaufhaltsdam ausfliesst, bilden eine eigenthümliche, höchst gefährliche Krankheit, welche wohl nie ohne PHOS. geheilt werden kann, mit Hülfe dieses wahren Polychrests aber, zuweilen, wenn es besonders angezeigt ist, mit Zwischengaben von ARS., CARB-AN., SIL. oder einigen andern Mitteln, in mehrern Fällen in der Tat glücklich geheilt worden ist.[AHP 485]

Polypen (Für BLUTUNG von Polypen vergleiche SANG. und MERC-C.. Für Gebärmutterpolypen vergleiche CALC.. Die CALC.-Polypen BLUTEN nicht ; wenn sie eine Ausscheidung haben, so ist sie schleimig).[Br., Lippe]

Petechien (Petechien sind rundliche, kleine, bis fingernagelgroße, rote Hautflecken).[Br., Lippe]

PHOS. ist manchmal bei Masern und Scharlachfieber angezeigt, wenn dergleichen rote Flecken auftreten. (Petechien bei alten Personen weisen auf CON..)[Br., Lippe]

Ueberbeine.[VHA]

Frostbeulen.[VHA]

Frostbeulen an den Fingern.[VHA]

Frostbeulen und Hühneraugen an den Zehen.[VHA]

Hühneraugen.[VHA]

Ausfallen der Kopfhaare.[VHA]
Geschwulst und Röthe der Nase.[VHA]
Viele Sommersprossen auf der Nase.[VHA]
Hellbraune Flecken, (Sommersprossen) im Gesichte: Thuj. (ANT-C., CALC., GRAPH., KALI-C., NAT-C., NIT-AC., PHOS.)[KMS 723]
Blasse, schmutzige Gesichtsfarbe.[VHA]
Gedunsenheit des Gesichts, besonders unter den Augen mit tiefliegenden, blaurandigen Augen.[VHA]
KALI-C. zeichnet sich durch ein Symptom aus, das sich bei keiner andern Arznei findet, eine Geschwulst und Aufgedunsenheit über den Augen zwischen Augenbrauen und Lidern; die nämliche Geschwulst unter den Augen ist dem PHOS. eigenthümlich.[Chargé, Bönn.]
Spannen in der (einen Hälfte der) Gesichtshaut, beim Oeffnen des Mundes.[VHA]
Gelbe Flecke am Unterleibe.[VHA]
Rothlauf mit Brennen und Stechen an den weiblichen Brüsten.[VHA]
Eiternde Geschwüre an den Brüsten oder Unterköthigkeitsschmerz derselben nach Rothlauf.[VHA]
Flechten am Ellbogen: Thuj. (PHOS., SEP., STAPH.)[KMS 726]
Frühschweiß.[HA 20]
Konkordanz Haut und Aeusseres: Acon., Am-c., Arn., *Ars.*, Asaf., Bell., Bry., Calc., Carb-an., Carb-v., Caust., Clem., Con., Dulc., Graph., Hep., Kali-c., *Lach.*, *Lyc.*, Merc., Nat-c., Nat-m., Nit-ac., Ph-ac., *Puls.*, Rhus-t., Sep., *Sil.*, Staph., Stront., *Sulph.*, Thuj. [PB]

Schlaf

Schlafsuchtartige Tagesschläfrigkeit.[VHA], [HA 37], [KEU 48]
Abends spätes Einschlafen und nächtliche Schlaflosigkeit wegen Angst und Unruhe.[VHA]
Angst und Unruhe stört Nachts den Schlaf.[KEU 48]
Früh Unausgeschlafenheit.[VHA]
Große Schläfrigkeit und Trägheit nach dem Essen.[VHA]
Große Tagesschläfrigkeit.[HA 20]
Gähnen.[KEU 48]
Der Kranke leidet an Schlaflosigkeit vor Mitternacht; er schläft spät ein. (Die Schlaflosigkeit bei BELL. ist von Schläfrigkeit begleitet.)[Br., Lippe]
Der PHOS.-Kranke schläft spät, vielleicht um 1 Uhr morgens ein und erwacht schwach, aber doch erfrischt. (Der NUX-V.-Kranke erwacht unerfrischt. Schlaflosigkeit nach Mitternacht weist auf ARS..)[Br., Lippe]
Nachtwandeln.[VHA]
Nächtliches Gallerbrechen.[VHA]
Nächtliche Erstickungsanfälle.[VHA], [KEU 48]
Leichtes Verkälten und davon besonders nächtliches Reissen und Stechen in den Gliedern: sogenannter Kalender im Körper.[VHA]
Spätes Einschlafen wegen Unruhe und Hitze: Thuj. (BRY., PHOS., RHUS-T.)[KMS 729]
Schweiss im Schlafe, im Wachen sogleich vergehend(bei Fieber): Thuj. (EUPHR., NUX-V., PHOS., PULS.)[KMS 729]
Konkordanz Schlaf und Träume: Acon., Ant-t., Ars., Bell., *Bry., Calc.*, Caust., Cham., Chin., Con., Croc., Graph., Hep., Ign., Kali-c., M-arct., Mag-c., Merc., Nat-m., Nux-m., *Nux-v.*, Op., Ph-ac., *Puls., Rhus-t.*, Sars., *Sep.*, Sil., *Sulph.* [PB]

Träume

Fürchterliche, schreckliche Träume.[VHA]
Aengstliche Träume, wenn er auf der linken Seite liegt:Thuj.(LYC., PHOS., PULS., SEP.)[KMS 729]
Konkordanz Schlaf und Träume: Acon., Ant-t., Ars., Bell., *Bry., Calc.*, Caust., Cham., Chin., Con., Croc., Graph., Hep., Ign., Kali-c., M-arct., Mag-c., Merc., Nat-m., Nux-m., *Nux-v.*, Op., Ph-ac., *Puls., Rhus-t.*, Sars., *Sep.*, Sil., *Sulph.* [PB]

Fieber

Sollten mir Nervenfieber zu kommen, so werde ich nach Ihrer schönen Erfahrung von PHOS. Gebrauch machen mit vielem Danke.[Hahnemann, 13. Mai 1832]
Oeftere, starke BLUTWALLUNGEN und beschleunigter Puls.[VHA]

Verifikationen und klinische Symptome

Aussetzender Puls.[KEU 48]
Starke BLUTWALLUNGEN.[HA 37]
Abends im Bette, Frost ohne Durst.[VHA]
Inneres Kältegefühl.[VHA]
Frost.[KEU 48]
Fliegende Hitze.[VHA], [KEU 48]
Nächtliche Hitze.[VHA]
Klebrige Nachtschweiße.[VHA], [KEU 48]
Frühschweiß.[VHA]

Wechselfieber

Wechselfieber mit Hitze und Schweiß des Nachts, mit Ohnmacht und Wolfshunger, der aber durch Essen nicht gestillt werden kann; nachher kommt Frösteln mit Zähneklappern und äußerer Kälte. Dem Frösteln folgt immer Hitze, besonders in den Händen, während die äußere Kälte fortbesteht.[Br., Lippe]

Fieberstadien

1. Puls verschieden: gewöhnlich beschleunigt, und dabei voll und hart, zuweilen aber auch matt und klein; seltener langsam oder aussetzend. – Starke BLUTWALLUNG und Klopfen der Karotiden.[WF 40]
2. Frost fast nur Abends, ohne Durst, mit Scheu vor jeder Entblössung und sehr aufgetriebenen Adern an den Händen. – Innerer Frost und Schauder, durch Ofenwärme nicht zu tilgen. – Nachts Frost und Hitze abwechselnd. – Abendliche Frostigkeit bis Mitternacht, mit grosser Mattigkeit und Schlaf. – Nächtlicher Frost mit Durchfall. – Frost den Rücken herauflaufend.[WF 40-41]
3. Fliegende Hitze über den ganzen Körper, aber zuerst in den Händen. – Nachmittags und Abends allgemeine, ängstliche Hitze, mit Brennen in den Händen und im Gesichte. – Nächtliche, den Schlaf störende Hitze, am Meisten nach Mitternacht. – Im Rücken herauf steigende Hitze. – Hitze mit Schlummersucht. – Nachts Frost und Hitze abwechselnd.[WF 41]
4. Schweiss, am stärksten an Kopf, Händen und Füssen, mit vielem Uriniren. – Schweiss blos an der vorderen Körperseite. – Nach Mitternacht und in der Morgenzeit heftige Schweisse, mit nachfolgender grosser Ermattung. – Klebrige Schweisse. – Die Ausdünstung riecht oft nach SCHWEFEL.[WF 41] – Schweiss im Schlafe, im Wachen sogleich vergehend (bei Fieber): Thuj. (EUPHR., NUX-V., PHOS., PULS.)[KMS 729]

Konkordanz Fieber: *Acon.*, Arn., *Ars., Bell.,* Bry., Calc., Carb-v., Cham., Chin., Croc., Ferr., Graph., Hyos., Jod., Kali-c., *Lyc., Merc.*, Nat-m., *Nux-v.*, Op., *Ph-ac., Puls.*, Rhus-t., Sep., Sil., Spig., Stann., Stram., Sulph., Thuj., Verat. [PB]

Gemeinsames

Paßt besonders für magere, große, schlanke Personen.[Br., Lippe]
Große Magerkeit.[VHA], [HA 37]
Leichtes Verkälten und davon besonders nächtliches Reissen und Stechen in den Gliedern: sogenannter Kalender im Körper.[VHA]
Große Empfindlichkeit gegen kühle Witterung.[VHA]
Erhöhete Beschwerden bei Witterungswechseln und Gewitter.[VHA]
Gefühl von großer Schwäche und Schläfrigkeit während eines Gewitters: SIL. (vergleiche PHOS., RHOD.).[Br., Lippe]
Brennen im Körper und in den Gliedern.[VHA]
Brennen in allen Körpertheilen.[KEU 48]
Heftige BLUTWALLUNGEN und Kongestionen.[VHA]

BLUTUNGEN aus verschiedenen Organen

BLUTUNGEN aus verschiedenen Organen.[VHA]
BLUTEN aus Nase und Mund.[KEU 48]
Nasen-BLUTEN und BLUTSCHNAUBEN.[VHA]
Geschwollenes, sehr leicht BLUTENDES Zahnfleisch.[VHA]
Geschwollenes, leicht BLUTENDES Zahnfleisch, oder entzündetes, mit Geschwüren daran.[Br., Lippe]
BLUTAUSSPEIEN.[VHA]

Verifikationen und klinische Symptome

BLUTABGANG beim Stuhle.[VHA]
Leicht BLUTENDE Mastdarm- und After-Aderknoten.[VHA]
Leicht BLUTENDE Hämorrhoidalknoten.[Br., Lippe]
BLUTUNGEN vom After.[KEU 48]
BLUT-Harnen.[VHA]
BLUTABGANG bei Schwangeren.[VHA]
Husten, mit Auswurf von BLUT oder zähem Schleime.[VHA]
Starkes BLUTEN kleiner Wunden.[VHA]

Allgemeine Nervenschwäche.[VHA]

Große Kraftlosigkeit und Schwäche, sobald der Kranke die kleinste Anstrengung macht. (Für diesen Zustand sind ARS., PHOS. und CARB-V. die drei Hauptmittel. Der ARS.- und der CARB-V.-Kranke weiß nicht, wie schwach er ist, bis er sich zu bewegen versucht. Der PHOS.-Kranke dagegen glaubt schwächer zu sein, als er tatsächlich ist, und will sich gar nicht bewegen.[Br.]).[Br., Lippe]

Der PHOS.-Kranke dagegen glaubt viel schwächer zu sein, als er wirklich ist, und will sich deshalb gar nicht bewegen. (Er weiß nicht, wie schwach er ist, bis er versucht, sich zu bewegen: ARS..)[Br., Lippe]

Schwere und lähmige Schwäche der Glieder.[VHA]

Große Abmagerung mit Schwäche. Die große Schwäche bei PHOS. wird besser durch Essen. Der PHOS.-Kranke glaubt schwächer zu sein, als er wirklich ist, und scheut deshalb jede Bewegung. (Der ARS.-Kranke hat Verlangen nach Bewegung und glaubt stärker zu sein, als er wirklich ist).[Br., Lippe]

Zittern der Glieder bei geringer Anstrengung.[VHA]

Heftiges Zittern des ganzen Körpers.[KEU 48]

Schwindsucht: Im verwichenen Winter und Frühjahr hatte ich das Glück, einige im höchsten Grade Schwindsüchtige zu heilen, und fand dabei, daß PHOS. (in wiederholten Gaben nach jedesmal vorgangiger Gabe NUX-V.) denen half, deren übrige Symptome für NUX-V. passten; so wie STANN. (ebenfalls wiederholt, und jedes Mal eine Gabe PULS. vorher) Denjenigen, welche sich als PULS.-Patienten zu erkennen gaben.[Bönninghausen, Juli 1832]

Die meisten Beschwerden früh und Abends im Bette, so wie nach dem Essen.[VHA]

Viele Beschwerden erscheinen beim Essen und hören nach demselben wieder auf.[VHA]

Nachtheile von Ereiferung.[VHA]

Ref. erwähnte dabei, dass diese Arznei [AMBR.], ebenso wie PHOS., am Entschiedensten auf die rechte Seite des Oberkörpers und auf die linke Seite des Unterkörpers wirke.[AHZ 55 (1857) 30]

Besserung der Beschwerden

Nach Schlafen.[HA 53], [HA 75]
Nach dem Schlafe (mit Ausnahme der Schwäche).[Br., Lippe]
Im Dunkeln.[Br., Lippe]
Während des ZWIELICHTES
Bei der Mahlzeit.[HA 128]
Nach dem Essen auf kurze Zeit aufhörend.[HA 37]
Nach dem Essen.[HA 130]
Nach dem Essen von etwas Kaltem.[Br., Lippe]
Nach Trinken, besonders von WEIN.[Br., Lippe]
Im Liegen.[HA 37]
Liegen auf der rechten Seite.[Br., Lippe]
Bewegung.[HA 65], [HA 83]
Gehen.[HA 46], [HA 53], [HA 63], [HA 75]
Wärme und warme LUFT.[Br., Lippe]
Kühle LUFT.[HA 37], [HA 46], [HA 83]
Kühle, freie LUFT.[HA 53], [HA 63], [HA 65], [HA 66], [HA 69], [HA 75]
Die Kopf- und Gesichtssymptome werden besser durch kalte LUFT, die Husten- und Brustsymptome dagegen schlimmer.[Br., Lippe]
Bei trockenem Wetter.[Br., Lippe]
Reiben.[HA 83], [Br., Lippe]
Durch Berührung.[Br., Lippe]
Von äußerem Druck nur vorübergehend.[HA 75]

Verifikationen und klinische Symptome

Bei trockenem Wetter.[Br., Lippe]

Verschlimmerung der Beschwerden

Die meisten Beschwerden früh und Abends im Bette, so wie nach dem Essen.[VHA]
Abends und Nachts.[KEU 47]
Abends, nachts, besonders vor Mitternacht (nach Mitternacht weist auf ARS.).[Br., Lippe]
Vor Mitternacht RHUS-T. und PHOS..[Br., Lippe]
Abends im Bette.[HA 41], [HA 130]
Abends.[HA 83]
Nacht.[HA 117]
Früh.[HA 37], [HA 41], [HA 130]
Früh beim Erwachen.[HA 46]
Nachmittags nach dem Essen.[HA 46]
Bewegung.[HA 37], [KEU 47]
Nach der Bewegung.[HA 128]
Bücken.[HA 37]
Sitzen.[HA 41], [HA 75], [HA 83]
In der Stube.[HA 128]
Warmen Stube.[HA 46], [HA 53], [HA 63], [HA 65], [HA 66], [HA 69], [HA 83]
Wärme.[HA 75]
Im Freien.[HA 128]
In der Ruhe.[HA 53]
Sitzen und Liegen.[KEU 47]
Beim Aufstehen vom Sitzen.[Br., Lippe]
Liegen auf dem Rücken, oder auf der linken Seite.[KEU 47]
Viele Beschwerden erscheinen beim Essen und hören nach demselben wieder auf.[VHA]
Nach dem Frühstück.[Br., Lippe]
Beim Essen warmer Suppen.[HA 128]
Während des Essens.[HA 130]
Essen und Trinken.[KEU 47]
Nach dem Essen, besonders von etwas Warmem.[Br., Lippe]
Aufstoßen.[Br., Lippe]
Gehen.[Br., Lippe]
Druck.[Br., Lippe]
Lachen, Sprechen, oder Laut-Lesen.[KEU 47]
Anstrengung des Kopfs.[HA 83]
LICHT.[Br., Lippe]
Singen.[KEU 47], [Br., Lippe]
Lachen und starke Gerüche (besonders der Husten verschlimmert sich dadurch.[Br., Lippe]
Musik.[HA 69]
Weinen der Kinder.[KEU 47]
In der Einsamkeit (der Kranke will überhaupt nie allein sein).[Br., Lippe]
Starke Gerüche.[KEU 47], [Br., Lippe]
Große Empfindlichkeit gegen kühle Witterung.[VHA]
Erhöhete Beschwerden bei Witterungswechseln und Gewitter.[VHA], [Br., Lippe]
Wenn die Beschwerden während eines Gewitters entstehen, ist PETR. häufig angezeigt (vergleich PHOS.).[Br., Lippe]
Zittern der Glieder bei geringer Anstrengung.[VHA]
Witterungswechsel.[HA 128], [HA 130], [KEU 47]
Gewitter.[HA 128]
Gewitter-LUFT.[KEU 47]
Kalte, freie LUFT.[KEU 47]

Konkordanzen

Verschlimmerung nach der Zeit: Ant-t., Carb-v., Staph. [PB]

Verschlimmerung nach Lage und Umständen: Acon., Agn., Am-c., Arn., Ars., Asaf., Bar-c., Bell., *Bry.*, Calad., *Calc.*, Cann-s., Carb-v., Caust., Cham., Chin., Cocc., Colch., Con., Dros., Euphr., Graph., Hep., Ign., Jod., Ip., Kali-c., Lach., *Lyc.*, Mang., Merc., Nat-c., Nat-m., Nit-ac., *Nux-v.*, Ph-ac., *Puls.*, *Rhus-t.*, Sabad., Sel., *Sep.*, Sil., Spig., Squil., Staph., *Sulph.*, Thuj. [PB]

Arzneiverwandtschaften von Phosphorus

Acon., Agar., A l u m ., Ambr., A m - c ., Am-m., Ars., Bell., (Calad.), C a l c ., Caust., Cham., Chin., C i n a , Coff., Con., (Dulc.), G r a p h ., Hell., Hyos., Jod, I p ., K a l i - c ., L y c ., Mag-c., (Merc.), (Nit-ac.), N u x - v ., O p ., P e t r ., Plb., Puls., R h u s - t ., (Ruta), (Sars.), Sep., S i l ., (Spig.), Spong., Sulph., Verat., Viol-o. [VHA]

A c o n ., Arn., A r s ., Asaf., Bar-c., *Bell., Bry., Calc.*, Carb-v., Caust., Cham., C h i n ., C o n ., Graph., Hep., Ign., Jod., Ip., Kali-c., Lach., *Lyc., Merc.,* Nat-c., Nat-m., Nit-ac., *Nux-v.*, Op., P h - a c ., Plat., *P u l s .*, R h u s - t ., *Sep., Sil.*, Spig., Stann., Staph., Stram., *S u l p h .*, Thuj., Verat. [PB]

A c o n ., A g a r ., A l u m ., *Am-c., Ars.,* A u r ., B r o m ., *Calc., Caust.*, C h i n ., C i n a , D i g ., *Graph.*, H e l l . *Jod,* I p ., *Kali-c.,* L y c ., M o s c h ., *N u x - v .*, O p ., P a r ., P e t r ., *P u l s .*, S e c ., *Sep.*, S i l ., S t r o n t ., V e r a t ., V e r b . [KV]

Verifikationen und klinische Symptome

Antidote von Phosphorus: Camph., Coff., N u x - v .– VINUM

Camph., Coff., Nux-v. [SRA]

VINUM [SRA]

Camph., Coff., N u x - v . [PB]

VINUM [PB]

Bei PHOS.-Vergiftung gebe man zuerst ein Brechmittel, dann entweder NUX-V., COFF. oder CAMPH.[Br., Lippe]

Phosphorus ist Antidot von: Camph.[Br., Lippe], Jod.

(Nach Mißbrauch von CAMPH. gebe PHOS..)[Br., Lippe]

PHOS. ist ein Antidot gegen zu große Gaben von KAMPFER.[Br., Lippe]

Phosphorus ist Folgemittel von: Jod., Kali-c., Mesm.[Br., Lippe], Nux-v.

Gib nie CAUST. nach PHOS., oder umgekehrt![Br., Lippe]

Nach KALI-C. vorzüglich wirksam.[SRA]

[D]aß PHOS. (in wiederholten Gaben nach jedesmal vorgängiger Gabe NUX-V.) denen half, deren übrige Symptome für NUX-V. passten[Bönn., Juli 1832]

C. W. W., eine Magd auf dem Lande von 24 Jahren, war im Nov. 1835 durch eine Gabe NUX-V. 30°° und eine Gabe PHOS. 30°° in 14 Tagen von folgenden, sie bereits zwei Jahre lang quälenden Beschwerden geheilt: [...][ACS 17 (1839) 3,68]

15. Mai. Sein Zustand war viel besser, obwohl er nach der Einnahme der vier Pulver KAFFEE getrunken hatte, nun klagt er über einen stechenden Schmerz im Brustkorb, und beschreibt die Empfindung, als wenn dort etwas fortgerissen worden wäre: schlimmer am Morgen und am Mittag, besser nach einer Mahlzeit. 1, NUX-V. 2000; 2 bis 4, §. 3, PHOS. 4000. Wie zuvor, nachmalig fühlte er sich vollkommen gesund.[Vol. 78, S. 275; KMSS 37]

Am 27. Juni erhielt sie nun eine Gabe IOD. 30°°, welche auf den Puls einigen bessernden Einfluß zeigte und am 18. Juli wieder eine Gabe PHOS. 30°°, welche diesen letzten Rest ihrer schweren und gefährlichen Krankheit so vollkommen beseitigte, daß sie seitdem vollkommen wohl ist und sich gesünder befindet, als jemals früher.[ACS 19 (1842) 3, 50]

Er erhielt nun eine Gabe BRY. 30°°° und fünf Tage später noch eine Gabe JOD. 30°°, wonach bis zum 5. Juni [1841] die Besserung weitere Fortschritte machte und er nur über Schwere im Unterleibe und schleimige Stuhlgänge klagte. Eine Gabe PHOS. 30°° hob diese Beschwerden ganz bis zu Ende des Monats [...].[ACS 19 (1842) 3, 51-52]

Wenn der PHOS.-Kranke sich in einem Zustand von großer Schwäche befindet, und man MESMERIRT ihn, ehe er Arznei nimmt, wird letztere viel wirksamer sein. Besonders bei Lungenleiden, wenn Patient auf PHOS. nicht reagiert, obwohl PHOS. bestimmt das angezeigte Mittel ist, oder wenn der Kranke dem Tode nahe ist und seine Kräfte rasch sinken, wird die Arznei viel sicherer wirken, wenn der Kranke zuerst leicht MAGNETISIRT wird. Dies gilt auch für andere, passend gewählte Arzneimittel.[Br., Lippe]

Folgemittel von Phosphorus: Bry.

Nun Nro. 1 und 3 BRY. 30°°, Nro. 2 und 4 PULS. 30°°°, Nro. 5 SACCH. LACT., wieder alle 24 Stunden ein Pulver. Am 1. Mai..[ACS 19 (1842) 3, 64]

Phosphorus ist Zwischenmittel von: Calc., Caust.

Am 2. März 1835 übersendete ich ihm, der eine starke Tagesreise von hier entfernt wohnte, zwei Gaben

CALC., jede zu 30°° und eine Zwischengabe PHOS. 30°°, alle 3 Wochen eine zu nehmen.[ACS 17 (1839) 3, 6]

Zwei Gaben CAUST., jede zu 30°°, und eine Zwischengabe PHOS. 30°°, alle 8 Tage eine zu nehmen, hoben beide Uebel in 3 Wochen vollständig und dauerhaft, wie er mir selbst am 6. Mai 1839 berichtete.[ACS 17 (1839) 3,36]

Zwischenmittel von Phosphorus: Ars., Carb-an., Hep., Nux-v., Sil.

Zwischengaben von NUX-V. und HEP. SULPH. CALC., beide in eben so hoher Verdünnung [wie PHOS.] und gleich gemäßigter Gabe.[ACS 21 (1844) 1, S. 111]

[BLUTSCHWAMM...] eine eigenthümliche, höchst gefährliche Krankheit, welche wohl nie ohne PHOS. geheilt werden kann, mit Hülfe dieses wahren Polychrests aber, zuweilen, wenn es besonders angezeigt ist, mit Zwischengaben von ARS., CARB-AN., SIL. oder einigen andern Mitteln, in mehrern Fällen in der Tat glücklich geheilt worden ist.[AHP 485]

Schädliche Substanzen und Arzneimittel (Nocentia) bei der Behandlung mit Phosphorus: Caust.[Br., Lippe], [Dalal; AHZ 200, 188], Rhus-t. ? [PB]

Rhus-t. ? [PB]

Gib nie CAUST. nach PHOS., oder umgekehrt![Br., Lippe]

PHOS. ist unverträglich mit CAUST.. Nicht kurz nacheinander verwenden.[Dalal; AHZ 200, 188]

Konkordanzen der homöopathischen Arzneien

I. Gemüth und Geist: *Acon.*, Aur., *Bell.*, Bry., Calc., Cham., Coff., Con., Hell., Hyos., Ign., Lach., Laur., Lyc., Merc., Mosch., Nat-c., Nat-m., *Nux-v.*, Op., *Ph-ac.*, Plat., *Puls.*, Rhus-t., Sep., Sil., Staph., *Stram.*, Sulph., Valer., *Verat.*, Zinc. [PB]

II. Körpertheile und Organe: Acon., Alum., Anac., Ant-c., Arn., *Ars.*, Aur., Bar-c., *Bell.*, Bry., *Calc.*, Carb-v., Caust., Cham., Chel., *Chin.*, Con., Dros., Ferr., Graph., Hep., Hyos., Ign., Ip., Kali-c., Kreos., Led., *Lyc.*, *Merc.*, Mez., Nat-m., Nit-ac., *Nux-v.*, Olnd., Par., Petr., Ph-ac., Plat., Plb., *Puls.*, Rhus-t., Ruta, *Sep.*, *Sil.*, Spig., Spong., Squil., Stann., Staph., Stram., *Sulph.*, Sulph-ac., Verat., Zinc. [PB]

III. Empfindungen und Beschwerden

1. **Aeussere und innere Körpertheile im Allgemeinen:** Acon., Alum., Arn., Ars., Asaf., Bar-c., *Bell.*, *Bry.*, *Calc.*, Canth., Carb-v., Caust., Cham., *Chin.*, Cocc., Con., Dros., Ferr., Graph., *Ign.*, Jod., Ip., Kali-c., *Lyc.*, *Merc.*, Mosch., Nat-c., Nat-m., Nit-ac., *Nux-v.*, Par., Petr., Ph-ac., Plat., *Puls.*, *Rhus-t.*, Ruta, Sabad., *Sep.*, Sil., Spig., Spong., Stann., Staph., Stront., *Sulph.*, Sulph-ac., Thuj., Verat., Zinc. [PB]
2. **Drüsen:** Arn., Ars., Bar-c., *Bell.*, Bry., Calc., Carb-an., Caust., *Con.*, Hep., Lyc., *Merc.*, Puls., Rhus-t., Sil., Spong., *Sulph.* [PB]
3. **Knochen:** Asaf., Bell., Calc., *Lyc.*, *Merc.*, Mez., Nit-ac., Ph-ac., Puls., Sil., Staph., Sulph. [PB]
4. **Haut und Aeusseres:** Acon., Am-c., Arn., *Ars.*, Asaf., Bell., Bry., Calc., Carb-an., Carb-v., Caust., Clem., Con., Dulc., Graph., Hep., Kali-c., *Lach.*, *Lyc.*, Merc., Nat-c., Nat-m., Nit-ac., Ph-ac., *Puls.*, Rhus-t., Sep., *Sil.*, Staph., Stront., *Sulph.*, Thuj. [PB]

IV. Schlaf und Träume: Acon., Ant-t., Ars., Bell., *Bry.*, *Calc.*, Caust., Cham., Chin., Con., Croc., Graph., Hep., Ign., Kali-c., M-arct., Mag-c., Merc., Nat-m., Nux-m., *Nux-v.*, Op., Ph-ac., *Puls.*, *Rhus-t.*, Sars., *Sep.*, Sil., *Sulph.* [PB]

V. Fieber: *Acon.*, Arn., *Ars.*, *Bell.*, *Bry.*, Calc., Carb-v., Cham., Chin., Croc., Ferr., Graph., Hyos., Jod., Kali-c., *Lyc.*, *Merc.*, Nat-m., *Nux-v.*, Op., *Ph-ac.*, *Puls.*, Rhus-t., Sep., Sil., Spig., Stann., Stram., Sulph., Thuj., Verat. [PB]

Verifikationen und klinische Symptome

VI. Änderung des Befindens

1. **Verschlimmerung nach der Zeit:** Ant-t., Carb-v., Staph. [PB]
2. **Verschlimmerung nach Lage und Umständen:** Acon., Agn., Am-c., Arn., Ars., Asaf., Bar-c., Bell., Bry., Calad., Calc., Cann-s., Carb-v., Caust., Cham., Chin., Cocc., Colch., Con., Dros., Euphr., Graph., Hep., Ign., Jod., Ip., Kali-c., Lach., Lyc., Mang., Merc., Nat-c., Nat-m., Nit-ac., Nux-v., Ph-ac., Puls., Rhus-t., Sabad., Sel., Sep., Sil., Spig., Squil., Staph., Sulph., Thuj. [PB]

VII. Konkordanz der homöopathischen Arzneien

Acon., Arn., Ars., Asaf., Bar-c., Bell., Bry., Calc., Carb-v., Caust., Cham., Chin., Con., Graph., Hep., Ign., Jod., Ip., Kali-c., Lach., Lyc., Merc., Nat-c., Nat-m., Nit-ac., Nux-v., Op., Ph-ac., Plat., Puls., Rhus-t., Sep., Sil., Spig., Stann., Staph., Stram., Sulph., Thuj., Verat. [PB]

Acon., Agar., Alum., Am-c., Ars., Aur., Brom., Calc., Caust., Chin., Cina, Dig., Graph., Hell., Jod, Ip., Kali-c., Lyc., Mosch., Nux-v., Op., Par., Petr., Puls., Sec., Sep., Sil., Stront., Verat., Verb. [KV]

Verifikationen und klinische Symptome

Drei Cautelen Hahnemann's. [ACS 21 (1844), H. 1, S. 105 - 112]

„Der zweite Fall betraf meinen ältesten Sohn [Clemens Ludwig Bernhard Hubert], geboren am 15. September 1814, gegenwärtig Referendar bei der hiesigen Königlichen Regierung.

Wenig Monate nach seiner Geburt zeigte sich in seinem Gesichte ein milch-artiger Ausschlag, der schnell zunahm und bald dasselbe mit einer dicken Borke bedeckte; wie sich dieser Ausschlag in seiner schlimmsten Form zeigt. Zu gleicher Zeit bekam die Mutter eine schwärende Brust, die in Eiterung überging, und zu deren Wiederherstellung, die ohnedem sehr unvollständig war, ein langer Zeitraum erfordert wurde.

Meinen wiederholten und dringenden Warnungen ungeachtet, – weil wir mehre nachtheilige Folgen von Vertreibung solcher Ausschläge auf dem, damals allein noch bekannten allopathischen Wege bekannt waren, – wurden von verschiedenen braven und geschickten Aerzten allerlei Mittel, „blutreinigende" Kräuterabsude, „unschuldige Schmiereien von Oel oder Rahm", „wurmtötende" Abführmittel, „hautstärkende" Bäder u. dgl. mehr in Vorschlag gebracht und „Versuchsweise", oft ohne mein Wissen, angewendet. So hartnäckig sich auch der Ausschlag zeigte, so mußte er doch am Ende so vielseitigen Angriffen weichen, zur nicht geringen Freude seiner trefflichen Mutter. Aber diese Freude währte nicht lange. Wenige Monate nach dem Verschwinden der Milchborke und als nun eben auch die länger röthlich gebliebenen Flecken ihre natürliche Hautfarbe wieder angenommen hatten, entstanden anfangs gelinde, dann allmählig stärkere Anfälle von Brustbeengung, welche schon nach Ablauf eines halben Jahres eine solche Höhe erreicht hatte, daß man während der, alle 8 bis 14 Tage auf mehrere Tage sich ausdehenden Anfalls-Perioden stündlich das Hinscheiden des armen Kindes gewärtigen mußte.

Gegen dieses, das Leben so ernstlich bedrohende Leiden wurde nun in der Nähe und Ferne bei berühmten und unberühmten Aerzten Hülfe gesucht, aber nirgends gefunden. Die Anfälle kehrten immer in gleicher Art wieder, und wenn sie auch in spätern Jahren meistens nur alle 4 Wochen erschienen, so dauerten sie nun auch 6, 8 und oft mehrere Tage, während welcher der Leidende nur in sitzender Stellung und mit der größten Anstrengung, die ihm fortwährend den Angstschweiß ausspreßte, Athem holen konnte. Er vermochte dann weder zu sprechen, noch sich im mindesten zu bewegen, ohne das Krampf-Asthma, (wie es die Aerzte nannten,) zu verschlimmern, und mußte die ganze 8tägige Dauer auf dem dem Stuhle sitzend, mit nach vorn überlehntem Oberkörper, meistens ganz ohne Schlaf zubringen.

Während ich diesen Jammer an meinem, damals noch einzigen Sohne, erlebte, und für den Fall, daß er sämmtliche nächstfolgende Anfälle glücklich überleben würde, dennoch einer traurigen Zukunft für ihn entgegen sehen mußte; in dieser für mich trostlosen Zeit traf mich das zweite Unglück, daß sich in der früher durchgeschworenen Brust meiner Frau ein Scirrhus bildete.

Alle darüber konsultirten Aerzte entschieden sich zur möglichst schleunigen Operation, „damit die bösen (durch den Scirrhus erst gebildeten ?) Säfte sich nicht weiter verbreiten und das Uebel unheilbar machen möchten." Ich wußte zwar, daß die Exstirpation von der scirrhösen Brustdrüse keine Heilung bringen konnte, vermochte aber, unbekannt mit der damals kaum entdeckten Homöopathie, nichts besseres anzugeben, und ließ geschehen, was nicht zu vermeiden war. Der Erfolg war der gewöhnliche; nach Ablauf von anderthalb Jahren war ich Wittwer und Vater eines Knaben, dessen Tod ich alle 3 bis 4 Wochen zu befürchten hatte.

Ich übergehe einen Zeitraum von mehren Jahren, während dessen ich zur zweiten Ehe geschritten, Vater mehrer Kinder geworden und in Verhältnisse gekommen war, wo ich den Rath noch sehr vieler anderer allopathischen Aerzte über den unverändert gebliebenen asthmatischen Zustand meines ältesten Sohnes einholen konnte, ohne auch nur den mindesten Erfolg zu sehen.

Endlich im Jahre 1828, hatte ich das Glück, nicht nur von den Vorzügen und Leistungen der Homöopathie Kunde zu erhalten, sondern auch mich selbst, den von den ausgezeichneten allopathischen Aerzten verloren gegebenen, vom Tode gerettet zu sehen. Aber es fehlte hier gänzlich an Homöopathen, die Allopathen zeigten entschiedenen und beharrlichen Widerwillen gegen die neue Kunst, von der sie gar nichts verstanden, und nach wiederholten, fruchtlosen Versuchen, irgend einen der bisherigen Aerzte zum Studium der neuen Heillehre zu vermögen, blieb mir nichts andres übrig, als selbst Hand ans Werk zu legen und meine sämmtlichen Mußestunden dieser schweren Wissenschaft zu widmen, wozu ich durch meine, von Jugend auf mit großer Vorliebe gepflegten naturhistorischen Studien und durch ziemlich genauer Kenntniß der bisherigen Medizin, über deren verschiedene Zweige ich früher auf der Universität die meisten Collegien besucht hatte, mehr als andere befähigt war, welche sich nicht vorzugsweise die Heilkunst zu ihrem Berufe gewählt haben.

Indessen nahete der Zeitpunkt heran, wo mein Sohn die Universität besuchen sollte, und da ein Paar Mittel von kurzer Wirkungsdauer, die ich ihm gleichsam versuchsweise reichte, ohne Erfolg blieben, auch das Uebel in seinen bisherigen Schranken blieb, und ich die Ueberzeugung gewonnen hatte, daß nur vermittelst einer anhaltenden und sorgfältig durchgeführten Kur das Ziel zu erreichen stand: so beschloß ich, diese so lange auszusetzen, bis er wieder in den Schooß meiner Familie zurückgekehrt sei,und ich selbst inmittelst meine Bekanntschaft mit der Homöopathie in dem Grade erweitert haben würde, daß ich vor Fehlgriffen sicher sein konnte.

Als nun endlich dieser Augenblick erschien, war es grade um die Zeit, wo das Unglück – ich kann es nicht anders nennen – der großen und oft wiederholten Gaben über Deutschland hereingebrochen war und auch micht erfaßt hatte. Ich muß in der That dies für mich ein wahres Unglück nennen, denn ungeachtet des, für diesen Fall ganz treffend homöopathisch gewählten Mittels, welches PHOSPHOR war, sah ich bei meinen, alle 8 Tage wiederholten Gaben von niedrigen Verdünnungen, nicht nur keinen erwünschten Erfolg, sondern bedeutende Verschlimmerungen und das Auftreten sehr vieler, früher von meinem Sohne niemals bemerkten PHOSPHOR-Symptome. Von den letzten erwähne ich hier nur (nach der zweiten Ausgabe) Folgende: No. 10, 17, 21, 44, 87, 100, 105, 118, 141, 147, 245, 300, 390, 455, 580, 625, 665, 668, 931, 933, 950, 971, 1009, 1012, 1032, 1034, 1075, 1084, 1126, 1140, 1153, 1202, 1203, 1210, 1221, 1225, 1226, 1232, 1252, 1266, 1508, 1530, 1555, 1615, 1670, 1685, 1686, 1725, 1753, 1781, 1791, 1822, 1823 und 1886; und bemerke dabei, daß selbst die angeführten Brust-Symptome vor dieser Zeit außer den Asthma-Perioden entweder gar nicht oder nur in geringem Maaße vorhanden waren, jetzt aber beständig fortdauerten.

Zwei Monate lang war ich unbesonnen genug, in dieser Weise fortzufahren und gewahrte dann erst den großen Fehler, den ich gemacht hatte. Welche bittere Reue würde mir erspart sein, wenn damals ein warnender Freund mir zur Seite gestanden hätte! – Denn bekannt mit den Lehren und Ansichten des mir ununterbrochen eng befreundeten Lehrers *Hahnemann*, hatte ich es anfangs nicht gewagt, ihm davon Nachricht zu geben, und scheute mich später noch mehr, solches zu thun.

Das ganze Uebel meines Sohnes war durch meine Schuld sehr bedeutend verschlimmert, und die bei jeder geringen Veranlassung öfter als je und heftiger als je, auch außer der gewöhnlichen Zeit, wiederkehrenden Anfälle, welche mein Gemüth aufs heftigste erschütterten, mögen mit dazu beigetragen haben, so bald jenen Fehler zu erkennen. – Möge die gütige Vorsehung jeden Homöopathen vor solchen Gewissensbissen bewahren, wie ich sie in jener Zeit zu erdulden hatte!

Nun aber handelte es sich darum, zunächst den gemachten Fehler wieder gut zu machen. Wiederholte Gaben von COFF. und NUX-V., dann später IP., CHIN., VERAT. und ARS., thaten alle etwas, aber nur sehr wenig, und es verliefen viele Monate, ehe und bevor alle, früher nicht beobachteten Nebensymptome verschwunden waren und das alte Asthma wieder in seiner ganzen frühern Gestalt da stand.

Als dieser Zustand endlich eingetreten war, ließ ich meinen Sohn noch während des Zeitraums von vollen drei Monaten gänzlich ohne Arznei, und erst nach Ablauf dieser Frist begann ich aufs Neue die Kur, die ich mit einer kleinen Dosis SULPH. 60 für 4 Wochen, und einer Dosis NUX-V. 30 für 14 Tage, (von beiden Mitteln nur zwei Streukügelchen) eröffnete. Dann nahm ich abermals ein genaues Krankheitsbild auf, welches genau mit dem, zuerst vor einem Jahre auzfgezeichneten übereinstimmte, zum sichern Zeichen, nicht nur, daß hier noch der PHOSPHOR eben so wie früher indizirt war, sondern auch, daß er in den wiederholt gegebenen großen Gaben nichts gebessert hatte. Nicht ohne Furcht vor zu heftiger Wirkung und mit Zittern reichte ich nun, gleich nach

Verifikationen und klinische Symptome

einem Asthmaanfalle gewöhnlicher Art, eine kleine Gabe PHOSPHOR. 30, nämlich zwei feinste Streukügelchen (Ich gebe in der Regel zwei Streukügelchen, nicht, weil ich eins für unzureichend halte, sondern, weil ich befürchte, daß bei dem Befeuchten derselben in Masse ein oder anderes könnte trocken mithin unarzneilich geblieben sein.) und der Erfolg zeigte, daß meine Besorgniß nicht ungegründet gewesen war, indem ich nach 5 Tagen eine heftige Erstwirkung des alten Leidens und zugleich von dem oben verzeichneten PHOSPHOR-Symptomen alle durch Sperrschrift ausgezeichnete und noch mehr der übrigen wieder zum Vorschein kamen. Indessen dauerte diese homöopathische Verschlimmerung nur kurze Zeit, und gleich darauf trat eine sichtliche Besserung ein, welche mit nur wenigen, einige Stunden langen Unterbrechungen, und mit Abnahmne der Dauer und Heftigkeit der gewöhnlichen asthmatischen Anfälle, über drei Monate lang fortschritt.

Sonach war also PHOSPHOR, welcher in den übergroßen, wenn auch im Vergleiche mit allopathischen Verordnungen unerhört kleinen Gaben so großen und dauernden Schaden gebracht hatte, als die am besten homöopathisch passende Arznei, hier immer noch das wahre Heilmittel und bewährte vollkommen dasjenige, was der scharfsinnige Vater der Homöopathie im ersten Bande seines Buchs „über die chronischen Krankheiten" Seite 149 für solche Fälle gelehrt hatte.

Ich erwähne nun nur noch mit wenigen Worten, daß der PHOSPHOR bis zu Ende der Kur das einzig angezeigte und Heilung befördernde Mittel blieb, bei dessen Fortgebrauch, jedesmal nach 3, 4 Monaten eine solche kleinste Gabe, und einem paar nöthig scheinenden Zwischengaben von NUX-V. und HEP. SULPH. CALC., beide in eben so hoher Verdünnung und gleich gemäßigter Gabe, ich nach anderthalb Jahren die große Freude erlebte, meinen Sohn von seinem, der Allopathie durchaus unzulänglichem asthmatischen Brustübel so vollkommen und so dauerhaft geheilt zu sehen, daß heute nicht die mindeste Spur mehr davon aufzufinden ist. Er kann sich jetzt jeder Anstrenung, wie Fußreisen, Jagden, Tanzen u. s. w. ungestraft unterziehen, er kann sich erhitzen, erkälten, in froher Gesellschaft ein Glas WEIN über das gebührende Maaß trinken; dies Alles, was sonst sogleich den Ausbruch des Asthma zur Folge hatte, schadet ihm nicht im Mindesten mehr. Selbst der eigenthümliche Habitus der asthmatischen Personen, die eingefallene Brust, die aufgezogenen Schultern, die vorgeneigte Haltung des Oberkörpers u. s. w., dies Alles hat sich im Verlaufe der Kur so gänzlich verloren, daß Niemand von denen, welche ihn jetzt erst sehen, glauben kann, daß er von Jugend auf an einem Uebel solcher Art gelitten hat."

Platiña metallica (Platin)

(Plat.)

Synonyma

Platina metallica[PB], Platina, Platiña*, Platin [SRA]

*Die Orthographie *Hahnemann's* (CK V, 115, der zweiten Ausgabe): Platiña zu schreiben, statt Platina, wie dies Wort gewöhnlich geschrieben wird, ist ohne Zweifel die Richtigere. Die Spanier nämlich, welche 1736 dieses Metall zuerst in Süd-Amerika entdeckten, hielten es Anfangs für eine Art SILBER, welches bei ihnen PLATA heisst, und bezeichneten den bald erkannten Unterschied mit dem angehängten Dininutiv-Laute. Dadurch entstand das Wort Platiña, und gab Veranlassung zu dem PLATIGNE der Franzosen, wie dies ebenfalls von Einigen geschrieben wird. (S. Blumenbach, Handb. d. Naturgesch. II S. 225.) – Am Ural wurde dieses Metall weit später, und zwar erst im Jahre 1823 entdeckt.[WF 42]

Platiña, Platigne [CK 5, 115]

Antipsorische Arznei

[SRA]

Arzneiwirkungsdauer

Wirkt über 5 bis 6 Wochen.[SRA]

Zählt zur 4. Klasse derjenigen Mittel, welche eine lange Wirkungsdauer besitzen.[AHZ 49 (1855) 82]

Hinweise

Besonders für das weibliche Geschlecht passend.[HA 6]

Die Gemüths- und Geistes-Symptome wechseln oft mir denen des Körpers ab.[VHA]

Wenn die PLATIGNE homöopathisch in einem Krankheits-Falle gehörig angezeigt war, hob sie zugleich folgende, etwa zugleich gegenwärtige Beschwerden:

Appetitlosigkeit; Aufstossen nach dem Essem; Leib-Verstopfung auf Reisen; Abgang von Prostata-Saft; Verhärtung der Bärmutter; Mattigkeit der Beine; Kalte Füsse; Stockschnupfen.[CK 5, 115]

Eigenthümlichkeiten und Hauptwirkungen

Gemüth

Die Gemüths- und Geistes-Symptome wechseln oft mir denen des Körpers ab.[VHA]

Wechsel zwischen Frost und den Symptomen des Geistes und des Gemüths.[WF 42]

Abendliche Traurigkeit und Weinerlichkeit.[VHA]

Abendliche, weinerliche Traurigkeit.[HA 12]

Oefteres unwillkührliches Weinen.[VHA]

Große Traurigkeit und Weinerlichkeit, besonders Abends.[HA 6]

Traurige Weinerlichkeit, Abends.[HA 51]

Stolz und Ueberschätzung seiner selbst, mit Verachtung alles Andern, auch des Geliebtesten und Ehrwürdigsten.[VHA]

Stolz und Verachtung Anderer.[HA 6]

Stolz und Ueberschätzung seiner selbst, mit Verachtung anderer.[HA 12]

Große Gleichgültigkeit.[HA 6]

D e l i r i e n m i t A n g s t u n d T o d e s f u r c h t, o f t m i t S t o l z u n d U e b e r s c h ä t z u n g s e i n e r s e l b s t w e c h s e l n d.[HA 13]

Delirien mit Furcht vor Menschen.[HA 12]

Geistesverwirrung von Schreck, oder von Zorn erregendem Aerger.[VHA]

Heißhunger und hastiges Essen bei Verächtlichkeitslaune.[VHA]

Widerwillen gegen Essen aus Traurigkeit.[VHA]

Langdauernde Uebelkeit mit Aengstlichkeit, Mattigkeit und Zittern.[VHA]

Tiefes, ängstliches Athemholen.[VHA]

Kurzäthmigkeit, als wäre die Brust zu fest geschnürt, mit ängstlichem, warmem Aufsteigen.[VHA]

Aengstliches Herzklopfen.[VHA]

Angst vor dem nahe geglaubten Tode.[HA 6]

Große Herzensangst mit Furcht vor dem nahe geglaubten Tode.[VHA]

Verifikationen und klinische Symptome

Große Herzensangst mit Todesfurcht.[HA 51]
Hysterische Starrkrämpfe mit vollem Bewußtsein.[VHA]
Hysterie mit übermäßigem Geschlechtstriebe, unwillkührlichem Weinen und hoffärtiger Gemüthsart.[HA 16]
Nachtheile von Schreck und Kränkung, oder von Zorn erregendem Aerger.[VHA]
Schreck mit nachfolgender Geistesverwirrung. – Große Traurigkeit und Weinerlichkeit, besonders Abends; Angst vor dem nahe geglaubten Tode; Stolz und Verachtung Anderer; große Gleichgültigkeit; kleiner Erscheinen der Gegenstände um sich her; Röthe des Gesichts; Widerwillen gegen Essen; widernatürlich aufgeregter Geschlechtstrieb; zu frühe und zu starke Menstruation; Mutter-BLUTFLÜSSE. – (Besonders für das weibliche Geschlecht passend.)[HA 6]
Nach Zorn, abwechselndes Lachen und Weinen, große Angst und Todesfurcht.[HA 6]
Abwechselndes Lachen und Weinen.[HA 12]
Konkordanz Gemüth und Geist: Alum., Aur., Bell., Graph., *Hyos.*, *Ign.*, *Lyc.*, *Phos.*, Puls., Sil., *Stram.*, Sulph., *Verat.*, Zinc. [PB]

Geist

Die Gemüths- und Geistes-Symptome wechseln oft mir denen des Körpers ab.[VHA]
Wechsel zwischen Frost und den Symptomen des Geistes und des Gemüths.[WF 42]
Bewußtlosigkeit.[VHA]
Irrereden.[VHA]
Delirien mit Angst und Todesfurcht, oft mit Stolz und Ueberschätzung seiner selbst wechselnd.[HA 13]
Delirien mit Furcht vor Menschen.[HA 12]
Geistesverwirrung von Schreck, oder von Zorn erregendem Aerger.[VHA]
Schreck mit nachfolgender Geistesverwirrung.[HA 6]
Hysterische Starrkrämpfe mit vollem Bewußtsein.[VHA]
Todesahnung mit großer Furcht vor demselben und ungeheurer Herzensangst. – Abendliche, weinerliche Traurigkeit; Stolz und Ueberschätzung seiner selbst, mit Verachtung anderer; Delirien mit Furcht vor Menschen; abwechselndes Lachen und Weinen; Taubheitsgefühl im Kopfe und Gesichte; widernatürlich aufgeregten Geschlechtstrieb; Mutter-BLUTFLÜSSE oder zu starke Regel.[HA 12]
Hoffärtiger, tadelsüchtiger Wahnsinn, mit unzüchtigen Reden, Zittern und tonischen Krämpfen.[HA 22]
Hoffarth und Ueberschätzung seiner selbst.[HA 51]
Stolz und Selbstüberschätzung; hochmütiges Herabsehen auf andere. (Für zu hohe Wertschätzung der eigenen Person siehe PALL..)[Br., Lippe]
Illusionen; alles um den Patienten herum ist sehr klein, und jedermann ist geistig und körperlich geringer als sie.[Br., Lippe]
Wahnsinn mit großem Stolz; die Kranke findet überall Fehler; Wahnsinn mit unkeuschen Reden, Zittern und klonischen Krämpfen, die durch Zorn oder Furcht verursacht werden.[Br., Lippe]
Konkordanz Gemüth und Geist: Alum., Aur., Bell., Graph., *Hyos.*, *Ign.*, *Lyc.*, *Phos.*, Puls., Sil., *Stram.*, Sulph., *Verat.*, Zinc. [PB]

Innerer Kopf

Die Kopfschmerzen steigen allmählig und nehmen eben so wieder ab.[VHA]
Empfindung wie von einem Pflocke in den Seitenknochen des Kopfs.[VHA]
Drückender Kopfschmerz, wie von Außen nach Innen, in der Stirn und in den Schläfen, allmählig zu und wieder abnehmend, Abends, von Bücken und in der Ruhe in der Stube verschlimmert, von Bewegung im Freien gebessert. – Traurige Weinerlichkeit, Abends; große Herzensangst mit Todesfurcht; Hoffarth und Ueberschätzung seiner selbst; blasses Gesicht, mit Taubheitsgefühl darin; Magendrücken nach dem Essen; Zusammenziehen, wie Klamm, im Magen und Unterleibe; Stuhlverstopfung; widernatürlich erhöhter Geschlechtstrieb; zu frühe und zu starke Regel; Zusammenschnürung der Brust, mit Athembeengung; klammartige, zusammenschnürende Schmerzen in vielen Theilen; krampfhaftes Gähnen; stetes Frösteln.[HA 51]
Klammartiger Schmerz, wie einwärts Pressen, in den Schläfen und im Vorderkopfe.[VHA]
Zusammendrückender, klammartiger Kopfschmerz in der Stirne,

Verifikationen und klinische Symptome

wie mit einem Bande zusammengeschnürt, mit Taubheitsgefühl im Gehirne, fliegender Hitze und großer Verdrießlichkeit, von Bücken und Bewegung verschlimmert.[HA 61]

Kriebeln in der (rechten oder linken) Schläfe, wie Ameisenlaufen, und von da nach dem Unterkiefer herab, mit Kältegefühl an dieser Stelle, Abends und in der Ruhe verschlimmert, von Reiben gebessert.[HA 71]

Taubheitsgefühl im Kopfe.[VHA]

Taubheitsgefühl im Kopfe und Gesichte.[HA 12]

Taubheitsgefühl, sowohl im Kopfe, als auch äußerlich auf dem Scheitel, nach vorgängigem Gefühle von Zusammenziehen des Gehirns und der Kopfhaut, Abends im Sitzen und Liegen verschlimmert, von Bewegung im Freien gebessert.[HA 86]

Taubheitsgefühl auf dem Scheitel, mit gleichzeitigem Taubheits- und Erstarrungsgefühl des inneren Kopfes, Abends und in der Stube verschlimmert, von Bewegung im Freien gebessert.[HA 133]

Aeusserer Kopf

Gefühl von Zusammenziehen der Haut auf dem Scheitel.[VHA]

Gefühl von Zusammenziehung der Haut auf dem Scheitel, allmählig sich verstärkend und wieder abnehmend, Abends und in der Ruhe verschlimmert, von mäßiger Bewegung im Freien gebessert.[HA 137-138]

Taubheitsgefühl auf dem Scheitel, mit gleichzeitigem Taubheits- und Erstarrungsgefühl des inneren Kopfes, Abends und in der Stube verschlimmert, von Bewegung im Freien gebessert.[HA 133]

Augen

Klammartiger Schmerz am Augenhöhlrande.[VHA]

Fippern oder kunvulsivisches Zittern der Augenlider.[VHA]

Kältegefühl in den Augen.[VHA]

Kriebeln in den Augenwinkeln.[VHA]

Schründen in den Augen.[VHA]

Sehkraft

Die Gegenstände erscheinen kleiner, als sie wirklich sind.[VHA]

Die Gegenstände erscheinen immer kleiner: Thuj. (PLAT., STRAM.)[KMS 723]

Kleiner Erscheinen der Gegenstände um sich her.[HA 6]

Ohren

Kältegefühl in den Ohren.[Br., Lippe]

Klammschmerz in den Ohren, wie Ohrenzwang.[VHA]

Taubheitsempfindung in den Ohren, welche sich durch die Backen bis zu den Lippen verbreitet.[VHA]

Taubheitsempfindung, die sich bis zu den Wangen und Lippen erstreckt.[Br., Lippe]

Wuwwern und Rollen in den Ohren, wie von einem Wagen.[VHA]

Nase

Klammschmerz mit Taubheitsgefühl an der Nase.[VHA]

Antlitz

Röthe und brennende Hitze des Gesichts, mit heftigem Durste, besonders gegen Abend.[VHA]

Röthe des Gesichts.[HA 6]

Blasses, eingefallenes Gesicht.[VHA]

Blasses Gesicht, mit Taubheitsgefühl darin.[HA 51]

Klammschmerz mit Taubheitsgefühl an den Jochbeinen.[VHA]

Betäubender, stumpfer Druck am Jochbeine.[VHA]

Verifikationen und klinische Symptome

Kinnbackenkrampf.[VHA]
Kältegefühl, am meisten um den Mund.[VHA]
Blaurothes Adernetz am Kinne.[VHA]
Taubheitsgefühl im Kopfe und Gesichte.[HA 12]

Zähne

Klammartiges, ruckweises Ziehen in den Zähnen.[VHA]

Zahnschmerzen, klopfende

Heilungsbericht: Nur erst einmal ist mir der Fall vorgekommen, wo ich durch PLATINA ein klopfendes Zahnweh heilen mußte. Es war ein klopfendes Wühlen durch die ganze rechte Kinnlade, welches besonders Abends und in der Ruhe schlimmer wurde, wobei die Leidende oft in unwillkührliches Weinen ausbrach. Mir schien demnach zuerst die PULSATILLA angemessen, aber sie that nichts. Ich erkundige mich nun am andern Tage, wo eine Freundin mir ferner Nachricht brachte, etwas genauer nach den begleitenden Symptomen, und erfuhr bald, weshalb die PULSATILLA hier nicht helfen konnte. Es war nemlich mit dem Klopfen eine Art klammartiges Taubheitsgefühl verbunden, welches die ganze schmerzhafte Gesichtsseite einnahm. Dabei war ihre Regel zu früh und zu stark gewesen und in ihrem Gemüthe war kürzlich ein früher nie bemerkter gewisser Stolz, mit Ueberschätzung ihrer selbst und Verachtung alles Anderen um sie her sichtbar gewesen. Hier hätte jeder Homöopath, so wie ich, PLATINA gegeben, welches auch nicht nur in wenigen Stunden das ganze Zahnweh wegnahm, sondern auch das Gemüth besserte und die Menstruation zu der früheren Regelmäßigkeit zurückführte.[KMS 84-85]

Schrunden im Zahnfleische.[VHA]

Mund

Klammartiges Ziehen im Halse, als wäre er zugeschnürt.[VHA]
Schleim-Rahksen.[VHA]
Verbranntheitsgefühl auf der Zunge.[VHA]

Stottern

Ein 3jähriges scrophulöses, zart gebautes Mädchen fing mit einem Male an zu stottern, nachdem es bisher sehr deutlich gesprochen hatte. Das Stottern zeigte sich besonders im Anfange der Rede und zwar bisweilen auch wohl bei den Lippenlauten, aber doch vornehmlich bei den Kehl-, Gaumen- und Zungenlauten. Das Sprechen klang oft, als hätte das Kind etwas im Munde, und die hinteren Sprachorgane erschienen wie belegt und ungelenkig. Ich wendete die bekannten Mittel, als: EUPHR., CALC., BOV., NAT-C. gegen das Uebel an, aber vergebens. Endlich erinnerte ich mich der amerikanischen Beobachtung über PLATINS und gab drei Dosen von der 30sten Potenz, und zwar alle 4 Tage eine, worauf der Zufall allmälig spurlos verschwand.[Groß, ACS 16 (1837) 1]

Genüsse

Appetitlosigkeit.[CK 5, 115]
Heißhunger und hastiges Essen bei Verächtlichkeitslaune.[VHA]
Widerwillen gegen Essen aus Traurigkeit.[VHA]
Widerwillen gegen Essen.[HA 6]
Durstlosigkeit.[VHA]

Geschmack

SÜßLICHER Geschmack auf der Zungenspitze.[VHA]

Aufstoßen

Vergebliche Neigung zum Aufstoßen.[VHA]
Aufstossen nach dem Essem.[CK 5, 115]
Aufsteigen einer widerlichen, BITTERSÜßEN Flüssigkeit, woran man sich leicht verschluckt.[VHA]

Uebelkeit

Langdauernde Uebelkeit mit Aengstlichkeit, Mattigkeit und Zittern.[VHA]

Magen

Magendrücken nach dem Essen.[VHA], [HA 51]
Zusammenziehender Schmerz in der Herzgrube, wie zu fest geschürt.[VHA]
Zusammenziehen, wie Klamm, im Magen und Unterleibe.[HA 51]

Verifikationen und klinische Symptome

Stöße in der Herzgrube.[VHA]

Verifikationen und klinische Symptome

Bauch

Zusammenziehender Schmerz im Bauche.[VHA]
Zusammenziehen, wie Klamm, im Magen und Unterleibe.[HA 51]
Stumpf stoßendes Drücken im Bauche.[VHA]
Brennen vom Halsgrübchen bis in den Bauch herunter.[VHA]
Kneipen in der Nabelgegend.[VHA]
Pressen im Unterleibe nach den Schößen und Geschlechtstheilen herunter.[VHA]
Ziehen vom Kreuze her nach beiden Schößen herab.[VHA]
BLEI-Kolik.[VHA]

Stuhl

Leibesverstopfung.[VHA]
Leib-Verstopfung auf Reisen.[CK 5, 115]
Stuhlverstopfung.[HA 51]
Stuhlverstopfung infolge von BLEI-Vergiftung oder während einer Reise.[Br., Lippe]
Häufiges Drängen zum Stuhl, aber nur kleine Portionen Exkremente werden mit großer Anstrengung entleert.[Br., Lippe]
Nach dem Stuhlgange, Schwächegefühl im Unterleibe oder Schauder.[VHA]

After

Abendliches Jücken, Kriebeln und Zwängen im After.[VHA]

Harn

Oefteres Harnen mit schwachem Harnstrale.[VHA]
Seine Beschwerden bestanden dermalen nur noch aus Schauder bei jedem Harnen und öfteren Zusammenschrecken im Schlafe, welches auch nach einer Gabe PLAT. 30°° verschwand.[ACS 17 (1839) 3,48]

Geschlechtstheile

Schmerzhafte Empfindlichkeit der Geschlechtstheile, innerlich und äußerlich.[VHA]
Wollüstiges Kriebeln in den Geschlechtstheilen (und im Unterleibe).[VHA]
Pressen und Drängen nach den Geschlechtstheilen.[VHA]
Herabpressen in die Genitalien während des Monatsflusses; dieses Gefühl breitet sich von den Schamleisten durch die Hüften nach dem Rücken zu aus, wo sich der Schmerz alsdann festsetzt.[Br., Lippe]

Heilungsbericht: Mrs. *D.* 28 Jahr alt wohl gebaut, Mutter zweier Kinder beklagt sich seit der Geburt des nun 10 Jahre alten ersten Kindes über Prolapsus uteri, sie hatte alle Arten von Bandagen (supporters) getragen und alle möglich hom. Mittel in größeren Gaben von verschiedenen Aerzten ohne den mindesten Erfolg genommen. Sie hatte sich seit Jahre des Teppensteigens ganz enthalten müssen, da ihr selbiges viele Beschwerden verursachte. Jetzt klagt sie nun über Schweregefühl und Herabpressen nach den Geburtstheilen, viel schlimmer bei und nach Gehen besonders aber nach Treppensteigen. – Viel schmerzloser Weißfluß, häufige Stuhlverstopfung. Sie erhielt PLAT. 200°° worauf sich Alles auf 2 Tage lang um vieles verschlimmerte, dann besserte sich Alles und hat sie sich seit einem Jahr nicht über das Herabpressen noch über den Weißfluß zu beklagen gehabt.[Rum., Lippe]

Verhärtung der Bärmutter.[CK 5, 115]
Abgang von Prostata-Saft.[CK 5, 115]

Erhöheter Geschlechtstrieb

Erhöheter Geschlechtstrieb.[VHA]
Widernatürlich aufgeregter Geschlechtstrieb. – (Besonders für das weibliche Geschlecht passend.)[HA 6]
Widernatürlich aufgeregten Geschlechtstrieb.[HA 12]
Widernatürlich erhöhter Geschlechtstrieb.[HA 51]
Hysterie mit übermäßigem Geschlechtstriebe, unwillkührlichem Weinen und hoffärtiger Gemüthsart.[HA 16]
Nymphomanie (Mutterwut, Mannsucht).[Br., Lippe]
Unnatürliche Erregbarkeit der Geschlechtslust (vergleiche SACCH.), besonders bei

Verifikationen und klinische Symptome

Wöchnerinnen, mit wollüstigem Jucken in den äußeren und inneren Geschlechtsorganen. (Onanie und wollüstiges Verlangen bei Frauen weist häufig auf ORIG-V.. [SAL-N. ist ebenfalls ein vorzügliches Mittel für diesen Zustand (*R. Haehl*)].)[Br., Lippe]

MUTTERBLUTFLUß mit großer Aufregung des Geschlechtstriebes.[VHA]

Heilungsbericht von Pferden: *Sieveneck's* 3jährige Stute, Unruhe wegen Geilheit: Plat. C 200°° – Geheilt.[KMS 780]

Schwangerschaft – Beschwerden der Mütter

Nymphomanie und widernatürliche Aufregung des Geschlechtstriebes, besonders auch bei Wöchnerinnen.[VHA]

Widernatürlich aufgeregter Geschlechtstrieb. – (Besonders für das weibliche Geschlecht passend.)[HA 6]

BLUTFLÜSSE nach Fehlgeburten.[VHA]

Beschwerden der Kinder

Hysterische Krämpfe mit vollem Bewußtsein früh morgens.[Br., Lippe]

Krampfhaftes Gähnen, Verdrehen der Augen und unfreiwillige Bewegung der Mundwinkel und Augenlider.[Br., Lippe]

In der Zwischenzeit der Krämpfe liegen die Kinder auf dem Rücken und versuchen die Beine aufzudecken; die Knie sind an den Bauch herangezogen; das Gesicht ist bleich und eingesunken.[Br., Lippe]

Die Schmerzen fangen leicht an, nehmen allmählich zu und nehmen in derselben langsamen Weise wieder ab.[Br., Lippe]

Regel

Monatliches zu früh und zu stark, (bei allzu kurzer Dauer), mit dickem, dunklem BLUTE.[VHA]

Zu frühe und zu starke Menstruation.[HA 6]

Zu frühe und zu starke Regel.[HA 51]

MUTTERBLUTFLUß mit großer Aufregung des Geschlechtstriebes.[VHA]

MUTTERBLUTFLÜSSE.[HA 6]

MUTTERBLUTFLÜSSE oder zu starke Regel.[HA 12]

BLUTFLÜSSE nach Fehlgeburten.[VHA]

Krämpfe bei Eintritt des Monatlichen.[VHA]

Schnupfen

Stockschnupfen.[CK 5, 115]

Fliessschnupfen im Freien und Stockschnupfen in der Stube: Thuj. (JOD, PLAT., PULS.)[KMS 725]

Athem

Tiefes, ängstliches Athemholen.[VHA]

Kurzäthmigkeit, als wäre die Brust zu fest geschnürt, mit ängstlichem, warmem Aufsteigen.[VHA]

Zusammenschnürung der Brust, mit Athembeengung.[HA 51]

Neigung zum Tiefathmen, durch Schwächegefühl in der Brust verhindert.[VHA]

Nachmittags krampfartiges Gähnen.[VHA]

Krampfhaftes Gähnen.[HA 51]

Luftröhre

Stimmlosigkeit.[VHA]

Hals

Genicksteifigkeit.[VHA]

Spannendes, klammartiges Taubheitsgefühl im Nacken.[VHA]

Brust

Stumpf stoßendes Drücken in der Brust.[VHA]

Klammschmerz, wie äußerlich an der Brust, allmählich zu und wieder abnehmend.[VHA]

Große Herzensangst mit Furcht vor dem nahe geglaubten Tode.[VHA]

Aengstliches Herzklopfen.[VHA]
Große Herzensangst mit Todesfurcht.[HA 51]
Kurzäthmigkeit, als wäre die Brust zu fest geschnürt, mit ängstlichem, warmem Aufsteigen.[VHA]
Zusammenschnürung der Brust, mit Athembeengung.[HA 51]
Neigung zum Tiefathmen, durch Schwächegefühl in der Brust verhindert.[VHA]

Rücken

Spannendes, klammartiges Taubheitsgefühl im Rücken und Kreuze.[VHA]
Zerschlagenheitsschmerz, im Rücken und Kreuze, besonders beim darauf Drücken oder rückwärts Biegen.[VHA]

Oberglieder

Lähmiges Ziehen und Schwächegefühl in den Armen.[VHA]
Klammschmerz in den Armen und Händen.[VHA]
Erstarrungsgefühl in den Vorderarmen.[VHA]
Geschwüre an den Fingern.[VHA]
Klammartige Schmerzen, besonders in den Extremitäten und Gelenken.[VHA]
Spannen in den Gliedern, als wären sie fest umwickelt.[VHA]
Lähmige Schwäche und Müdigkeit in den Gliedern, besonders in der Ruhe.[VHA]

Unterglieder

Klammschmerz in den Beinen.[VHA]
Zerschlagenheit und Schwäche in den Oberschenkeln und Knien.[VHA]
Erstarrungsgefühl in den Unterschenkeln.[VHA]
Geschwulst des Zehballens, mit nächtlichem Reissen.[VHA]
Geschwüre an den Zehen.[VHA]
Klammartige Schmerzen, besonders in den Extremitäten und Gelenken.[VHA]
Spannen in den Gliedern, als wären sie fest umwickelt.[VHA]
Lähmige Schwäche und Müdigkeit in den Gliedern, besonders in der Ruhe.[VHA]
Mattigkeit der Beine.[CK 5, 115]
Kalte Füsse.[CK 5, 115]

Drüsen

Konkordanz Drüsen: Arn., Calc., *Con.*, Rhus-t., *Sep.*, Spong. [PB]

Haut

Wundschmerzendes Fressen, oder prickelndes Brennen hier und da.[VHA]
Röthe und brennende Hitze des Gesichts, mit heftigem Durste, besonders gegen Abend.[VHA]
Blasses, eingefallenes Gesicht.[VHA]
Feine Adernetze, wie marmorirt: Thuj. (CARB-V., CAUST., LYC., PLAT.)[KMS 728]
Die Haut hat ein purpurnes, netzförmiges Aussehen.[Br., Lippe]
Blaurothes Adernetz am Kinne.[VHA]
Geschwüre an den Fingern.[VHA]
Geschwüre an den Zehen.[VHA]
Konkordanz Haut und Aeusseres: Acon., Agn., Arn., Bar-c., Bell., Bry., Calc., Caust., Colch., Graph., Led., *Lyc.*, Merc., Nit-ac., Nux-v., *Olnd.*, Phos., Ph-ac., *Puls.*, Ran-s., *Rhus-t.*, Sabad., Sec., Sep., Sil., Spig., Spong., *Staph.*, *Sulph.* [PB]

Schlaf

Nachmittags krampfartiges Gähnen.[VHA]
Geile Träume.[VHA]
Geschwulst des Zehballens, mit nächtlichem Reissen.[VHA]
Seine Beschwerden bestanden dermalen nur noch aus Schauder bei jedem Harnen und öfteren Zusammenschrecken im Schlafe, welches auch nach einer Gabe PLAT. 30°° verschwand.[ACS 17 (1839) 3,48]
Konkordanz Schlaf und Träume: Ign., Rhus-t., Sep. [PB]

Verifikationen und klinische Symptome

Fieber

Stetes Frösteln.[HA 51]

Fieberstadien

1. P u l s klein und schwach, oft zitternd.[WF 42]
2. Abendlicher F r o s t , mit Zittern und Zittergefühl durch den ganzen Körper. – Schüttelfrost beim Eintritt aus dem Zimmer in die freie, selbst warme LUFT. – Frost und Frostigkeit vorherrschend, mit Verdriesslichkeit, welche später bei der Hitze vergeht. – Wechsel zwischen Frost und den Symptomen des Geistes und des Gemüths.[WF 42]
3. H i t z e mit Gefühl von brennender Gesichtsröthe, ohne dass diese zu bemerken oder vorhanden wäre. – Fliegende Hitze, mit Schauder untermischt. – Allmählich steigende und ebenso wieder abnehmende Hitze.[WF 42]
4. S c h w e i s s blos während des Schlafs, nach dem Erwachen sogleich vergehend.[WF 42]

Konkordanz Fieber: *Acon.,* Ars., Bell., Calc., Carb-v., Cham., Cocc., Cupr., *Merc.*, Op., Rhus-t., S e c . , Sil., *Verat.* [PB]

Gemeinsames

Die Gemüths- und Geistes-Symptome wechseln oft mir denen des Körpers ab.[VHA]

Wechsel zwischen Frost und den Symptomen des Geistes und des Gemüths.[WF 42]

Klammartige Schmerzen

Klammartige Schmerzen, besonders in den Extremitäten und Gelenken.[VHA]

Klammartige, zusammenschnürende Schmerzen in vielen Theilen.[HA 51]

Klammartiger Schmerz, wie einwärts Pressen, in den Schläfen und im Vorderkopfe.[VHA]

Klammartiger Schmerz am Augenhöhlrande.[VHA]

Klammschmerz in den Ohren, wie Ohrenzwang.[VHA]

Klammschmerz mit Taubheitsgefühl an der Nase.[VHA]

Klammschmerz mit Taubheitsgefühl an den Jochbeinen.[VHA]

Klammartiges, ruckweises Ziehen in den Zähnen.[VHA]

Spannendes, klammartiges Taubheitsgefühl im Nacken.[VHA]

Klammschmerz, wie äußerlich an der Brust, allmählich zu und wieder abnehmend.[VHA]

Klammschmerz in den Armen und Händen.[VHA]

Klammschmerz in den Beinen.[VHA]

Stumpf stoßende oder einwärts drückende Schmerzen, wie von einem aufgesetzten Pflocke.[VHA]

Spannen in den Gliedern, als wären sie fest umwickelt.[VHA]

Lähmiges Taubheits- und Erstarrungsgefühl an verschiedenen Theilen, meistens mit Kältegefühl verbunden.[VHA]

Lähmige Schwäche und Müdigkeit in den Gliedern, besonders in der Ruhe.[VHA]

Hysterische Starrkrämpfe mit vollem Bewußtsein.[VHA]

Hysterische Krämpfe mit vollem Bewußtsein früh morgens.[Br., Lippe]

Krampfhaftes Gähnen, Verdrehen der Augen und unfreiwillige Bewegung der Mundwinkel und Augenlider.[Br., Lippe]

In der Zwischenzeit der Krämpfe liegen die Kinder auf dem Rücken und versuchen die Beine aufzudecken; die Knie sind an den Bauch herangezogen; das Gesicht ist bleich und eingesunken.[Br., Lippe]

Die Schmerzen beginnen schwach, nehmen allmählig zu und verschwinden eben so langsam wieder.[VHA]

Die Schmerzen fangen leicht an, nehmen allmählich zu und nehmen in derselben langsamen Weise wieder ab.[Br., Lippe]

Nachtheile von Schreck und Kränkung, oder von Zorn erregendem Aerger.[VHA]

Besserung der Beschwerden

B e w e g u n g .[HA 51], [HA 86], [HA 133]

V o n m ä ß i g e r B e w e g u n g .[HA 138]

I m F r e i e n .[HA 51], [HA 86], [HA 133], [HA 138]

R e i b e n .[HA 71]

Verschlimmerung der Beschwerden

A b e n d s .[HA 51], [HA 71], [HA 86], [HA 133], [HA 138]

Die meisten Beschwerden erhöhen sich Abends und in der Ruhe.[VHA]

Verifikationen und klinische Symptome

Lähmige Schwäche und Müdigkeit in den Gliedern, besonders in der Ruhe.[VHA]
In der Ruhe.[HA 51], [HA 71], [HA 138]
Bewegung.[HA 61]
Von Bücken.[HA 51], [HA 61]
Im Sitzen.[HA 86]
Liegen.[HA 86]
In der Stube.[HA 51], [HA 133]

Konkordanzen

Verschlimmerung nach der Zeit: Caps., Sulph-ac. [PB]

Verschlimmerung nach Lage und Umständen: Acon., Am-m., Ars., *Aur.*, Bar-c., Bell., Calc., *Caps.*, Cham., *Con.*, Cycl., Dros., *Dulc.*, Euph., Euphr., Ferr., Graph., Ign., Lach., *Lyc.*, Mgs., Mag-m., Meny., Mosch., Nat-c., Nit-ac., Nux-v., Ph-ac., *Puls.*, Rhod., Rhus-t., *Sabad.*, Samb., *Sep.*, Sil., Spig., Stront., Sulph., *Tarax.*, Valer., *Verb.*, Viol-t. [PB]

Beschwerden der Thiere

Pferde

Sieveneck's 3jährige Stute, Unruhe wegen Geilheit: Plat. C 200°° – Geheilt.[KMS 780]

Arzneiverwandtschaften von Platiña metallica

Agn., Ang., Asaf., Bell., Canth., (Carb-an.), Croc., (Ferr.), Hyos., Lyc., Mag-c., Mang., Nat-c., Nit-ac., Plb., Puls., Rhus-t., Sabad., Stront., Valer., Verb., Viol-o. [VHA]

Acon., Alum., Anac., Arn., Ars., Aur., Bar-c., *Bell.*, *Calc.*, Caps., Caust., Cham., Chin., Cocc., Con., Ferr., Graph., Hyos., *Ign.*, Kali-c., *Lyc.*, *Merc.*, Nit-ac., Nux-v., Olnd., Phos., Ph-ac., *Puls.*, *Rhus-t.*, Sabad., Sec., *Sep.*, Sil., Spig., Staph., Stram., *Sulph.*, Verat., Zinc. [PB]

Agn., Asaf., Bell., *Caust.*, Croc., *Dig.*, *Ign.*, *Lach.*, Meny., Merc., *Plb.*, *Puls.*, Sabad., Sabin., Stront. [KV]

Antidote von Platiña metallica: Puls., Spir. nitr. dulc.

Puls. [SRA]

Allzuheftige Wirkungen der PLATIGNE werden durch PULSATILLE und Riechen an versüssten SALPTERGEIST gemildert. [CK 5, 115]

Puls. [PB]

Platiña metallica ist Antidot von: Plb.

BLEI-Kolik.[VHA]

Platiña metallica ist Folgemittel von: Calc.

Am 28. April 1836 sandte ich ihm 1. SULPH. 30°° und 2. CALC. 30°°, jedes in einer Gabe, nur alle 14 Tage ein Pulver zunehmen. Erst am 2. Juli darauf wurde mir berichtet, daß nach No. 2 (CALC.) ein sehr heftiger Anfall erschienen sei, dann aber keiner wieder. Seine Beschwerden bestanden dermalen nur noch aus Schauder bei jedem Harnen und öfteren Zusammenschrecken im Schlafe, welches auch nach einer Gabe PLAT. 30°° verschwand.[ACS 17 (1839) 3,48]

Konkordanzen der homöopathischen Arzneien

I. Gemüth und Geist: Alum., Aur., Bell., Graph., *Hyos.*, *Ign.*, *Lyc.*, *Phos.*, Puls., Sil., *Stram.*, Sulph., *Verat.*, Zinc. [PB]

II. Körpertheile und Organe: Acon., Alum., Anac., Arn., Ars., Asaf., Asar., Bar-c., *Bell.*, Bor., Bry., *Calc.*, Canth., Carb-v., Caust., *Cham.*, *Chin.*, Cina, Cocc., Coff., Con., Croc., Ferr., Graph., Hyos., Ign., Ip., *Kali-c.*, Kreos., Lyc., Mang., *Merc.*, Nat-c., Nat-m., Nux-m., *Nux-v.*, Op., Petr., *Phos.*, Ph-ac., Plb., *Puls.*, *Rhus-t.*, Sabad., *Sabin.*, Sec., *Sep.*, Sil., Spig., Stann., Staph., Stram., *Sulph.*, Sulph-ac., Thuj., Verat., Zinc. [PB]

Verifikationen und klinische Symptome

III. Empfindungen und Beschwerden

1. **Aeussere und innere Körpertheile im Allgemeinen:** Acon., Alum., *Anac.*, Arn., Ars., Asaf., Asar., *Bell.*, Bry., *Calc.*, Cann-s., Caust., Cham., Chin., Cic., Cina, Cocc., Con., Graph., Hyos., *Ign.*, Ip., Kali-c., Kreos., Lyc., Merc., Mez., Mosch., Nat-c., Nat-m., Nit-ac., Nux-m., *Nux-v.*, Olnd., Op., Petr., Phos., *Puls.*, Rhus-t., Sabad., Sec., *Sep.*, Spig., Stann., Staph., Stram., *Sulph.*, Sulph-ac., Thuj., Verat., Zinc. [PB]
2. **Drüsen:** Arn., Calc., *Con.*, Rhus-t., *Sep.*, Spong. [PB]
3. **Knochen:** ? [PB]
4. **Haut und Aeusseres:** Acon., Agn., Arn., Bar-c., Bell., Bry., Calc., Caust., Colch., Graph., Led., *Lyc.*, Merc., Nit-ac., Nux-v., *Olnd.*, Phos., Ph-ac., *Puls.*, Ran-s., *Rhus-t.*, Sabad., Sec., Sep., Sil., Spig., Spong., *Staph.*, *Sulph.* [PB]

IV. Schlaf und Träume: Ign., Rhus-t., Sep. [PB]

V. Fieber: *Acon.*, Ars., Bell., Calc., Carb-v., Cham., Cocc., Cupr., *Merc.*, Op., Rhus-t., Sec., Sil., *Verat.* [PB]

VI. Änderung des Befindens

1. **Verschlimmerung nach der Zeit:** Caps., Sulph-ac. [PB]
2. **Verschlimmerung nach Lage und Umständen:** Acon., Am-m., Ars., *Aur.*, Bar-c., Bell., Calc., *Caps.*, Cham., *Con.*, Cycl., Dros., *Dulc.*, Euph., Euphr., Ferr., Graph., Ign., Lach., *Lyc.*, Mgs., Mag-m., Meny., Mosch., Nat-c., Nit-ac., Nux-v., Ph-ac., *Puls.*, Rhod., Rhus-t., *Sabad.*, Samb., *Sep.*, Sil., Spig., Stront., Sulph., *Tarax.*, Valer., *Verb.*, Viol-t. [PB]

VII. Konkordanz der homöopathischen Arzneien

Acon., Alum., Anac., Arn., Ars., Aur., Bar-c., *Bell.*, *Calc.*, Caps., Caust., Cham., Chin., Cocc., Con., Ferr., Graph., Hyos., *Ign.*, Kali-c., *Lyc.*, *Merc.*, Nit-ac., Nux-v., Olnd., Phos., Ph-ac., *Puls.*, *Rhus-t.*, Sabad., Sec., *Sep.*, Sil., Spig., Staph., Stram., *Sulph.*, Verat., Zinc. [PB]

Agn., Asaf., Bell., *Caust.*, Croc., *Dig.*, *Ign.*, *Lach.*, Meny., Merc., *Plb.*, *Puls.*, Sabad., Sabin., Stront. [KV]

Verifikationen und klinische Symptome

Plumbum metallicum (Blei)
(Plb.)

Synonyma
Plumbum metallicum, Blei [SRN]

Antipsorische Arznei
Die [...] bezeichneten Arzneien scheinen zu den antipsorischen Mitteln gezählt werden zu dürfen. Wenigstens habe ich sie in chronischen Beschwerden (psorischen Ursprungs) vorzugsweise wirksam befunden.[SRN]

Arzneiwirkungsdauer
Wirkt 3 bis 4 Wochen.[SRN]
Zählt zur 3. Klasse derjenigen Mittel, welche eine mittlere Wirkungsdauer besitzen.[AHZ 49 (1855) 82]

Hinweis
Auffallend ist die Aehnlichkeit zwischen den Wirkungen von PLUMBUM und OPIUM.[VHA]

Eigenthümlichkeiten und Hauptwirkungen

Gemüth
Große Angst und Unruhe, mit öfterem Seufzen.[VHA]
Niedergeschlagenheit und Melancholie.[VHA]
Langeweile.[VHA]
Delirien mit Wuth und wildem Aussehen.[VHA]
Aengstliches Herzklopfen.[VHA]
Aengstliche, aufsteigende Hitze (bei Fieber).[VHA]
Konkordanz Gemüth und Geist: Ars., Aur., B e l l . , *Hyos., L y c .* , Nat-c., Op., P u l s . , S t r a m . , Sulph-ac., Verat. [PB]

Geist
Geistes- und Gedächtnißschwäche.[VHA]
Delirien mit Wuth und wildem Aussehen.[VHA]
Verwirrtes Aussehen (im Gesicht).[VHA]
Wahnsinn.[VHA]
Betäubung mit bewußtlosem Niederfallen.[VHA]
Epileptische Beschwerden.[VHA]
Konkordanz Gemüth und Geist: Ars., Aur., B e l l . , *Hyos., L y c .* , Nat-c., Op., P u l s . , S t r a m . , Sulph-ac., Verat. [PB]

Schwindel
Schwindel beim Bücken und in die Höhe Sehen.[VHA]
Betäubung mit bewußtlosem Niederfallen.[VHA]

Kopf
BLUTDRANG zum Kopfe, mit aufsteigender Hitze in demselben.[VHA]
Schwere des Kopfs, besonders im Hinterkopfe.[VHA]
Stechendes Kopfweh.[VHA]
Große Trockenheit der Kopfhaare.[VHA]
Ausfallen der Haare, auch aus dem Barte und den Augenbrauen.[VHA]

Augen
Entzündung der Augen mit BLUTDRANG zu denselben.[VHA]
Drücken in den Augen, als wäre der Augapfel zu groß.[VHA]
Lähmung der oberen Augenlider.[VHA]
Gilbe des Weißen im Auge.[VHA]
Verengerte Pupillen.[VHA]
Kurzsichtigkeit.[VHA]

Verifikationen und klinische Symptome

Nebelige Trübsichtigkeit.[VHA]
Schwarzer Staar.[VHA]

Ohren
Reissen in den Ohren.[VHA]
Schwerhörigkeit.[VHA]

Nase
Rosenartige Entzündung an der Nase.[VHA]
Verminderter Geruch.[VHA]
Widerlicher Geruch in der Nase.[VHA]

Antlitz
Todtenähnliche Blässe des Gesichts.[VHA]
Fettig glänzende Haut im Gesichte.[VHA]
Aufgedunsenes Gesicht.[VHA]
Verwirrtes Aussehen.[VHA]
Delirien mit Wuth und wildem Aussehen.[VHA]
Schmerzloses Abschälen der Lippen.[VHA]
Reissen in den Kieferknochen.[VHA]

Zähne
Die Zähne werden schwarz und mürbe.[VHA]
Bleiches, geschwollenes Zahnfleisch.[VHA]
Schmerzhafte Knoten am Zahnfleische.[VHA]

Mund
Trockenheit im Munde.[VHA]
Aphthen, unreine Geschwüre und schwarzblaue Flecken im Munde und auf der Zungenspitze, (wie von QUECKSILBER-Mißbrauch).[VHA]
Kleine Geschwüre an den Mandeln, die sich beständig erneuern, verlangen PLB.; trockene Geschwüre weisen auf LYC..[Br., Lippe]
Gefühl im Schlunde, wie von Geschwulst oder von einem fremden Körper.[VHA]
Aufsteigen im Halse, wie eine Kugel.[VHA]
Zusammenschnürung des Schlundes.[VHA]
Lähmung des Schlundes, mit Unvermögen zu schlingen.[VHA]
Viel SÜßLICHER Speichel im Munde.[VHA]
Lähmung der Zunge und erschwerte Sprache.[VHA]

Genüsse
Appeitlosigkeit.[VHA]
Vermehrter Appetit.[VHA]
Neigung zu BROD und Gebackenem.[VHA]
Heftiger Durst, besonders auf kaltes WASSER.[VHA]
Sehr stinkende Blähungen, besonders nach Genuß von FISCHEN.[VHA]

Geschmack
SÜßLICHER Geschmack im Munde.[VHA]

Aufstoßen
SÜßLICHES Aufstoßen.[VHA]
Aufschwulken SÜßLICHEN WASSERS.[VHA]

Uebelkeit
Oefteres Brechwürgen.[VHA]
Ungeheures Erbrechen des Genossenen oder mißfarbiger Stoffe, mit heftigen Magen- und Leibschmerzen.[VHA]
Kotherbrechen bei Kolik und Verstopfung.[VHA]

Verifikationen und klinische Symptome

Magen

Heftiger, zusammenziehender Magenkrampf.[VHA]
Heftiges Drücken im Magen.[VHA]
Stechen von der Herzgrube bis in den Rücken hindurch.[VHA]

Hypochonder

Stiche in der Leber.[VHA]
Nierenschmerzen.[VHA]

Bauch

Heftige Kolik mit starker Einziehung des Bauchs, besonders des Nabels.[VHA]
Kotherbrechen bei Kolik und Verstopfung.[VHA]
Zusammenschnürung der Gedärme, mit starker Einziehung des Nabels und Afters.[VHA]
Entzündung der Eingeweide.[VHA]
Harte Knoten im Unterleibe.[VHA]
Nächtliche Schlaflosigkeit wegen Unterleibskrämpfe.[VHA]
Ungeheures Erbrechen des Genossenen oder mißfarbiger Stoffe, mit heftigen Magen- und Leibschmerzen.[VHA]

Blähungen

Knurren und Poltern im Bauche.[VHA]
Sehr stinkende Blähungen, besonders nach Genuß von FISCHEN.[VHA]

Stuhl

Hartnäckige Stuhlverstopfung.[VHA]
Kotherbrechen bei Kolik und Verstopfung.[VHA]
Harte, knotige, schwer abgehende Stühle.[VHA]

After

Zusammenschnürung und Eingezogenheit des Afters.[VHA]

Harn

Harnverhaltung.[VHA]
Harnzwang.[VHA]
Schwieriger, tropfweiser Harnabgang.[VHA]

Geschlechtstheile

Entzündungsgeschwulst der Geschlechtstheile.[VHA]
Zusammenschnürung der Hoden.[VHA]
Sehr erhöheter Geschlechtstrieb.[VHA]

Athem

Schwerer, keuchender Athem.[VHA]
Krampfhafte Engbrüstigkeit.[VHA]

Husten

Trockner, konvulsivischer Husten.[VHA]
Husten mit Auswurf von BLUT oder Eiter.[VHA]

Luftröhre

Heiserkeit und Rauhheit der Kehle.[VHA]
Zusammenschnürung der Kehle.[VHA]

Brust

Zusammenschnürung der Brust.[VHA]
Krampfhafte Engbrüstigkeit.[VHA]
Stiche in der Brust.[VHA]
Stiche in den weiblichen Brüsten.[VHA]
Aengstliches Herzklopfen.[VHA]

Verifikationen und klinische Symptome

Verifikationen und klinische Symptome

Rücken

Stiche im Rücken und im Kreuze.[VHA]

Oberglieder

Die Gliederschmerzen sind Nachts erhöhet, und werden durch Reiben gelindert.[VHA]

PLB. und CUPR. gegen Rheumatismus und Lähmung der Streckmuskeln; NAT-M. und CAUST. erstrecken ihre Wirkung blos auf die Beugemuskeln.[Chargé, Bönn.]

Lähmungen der Glieder.[VHA]

Zuckendes Reissen in den Armen.[VHA]

Ueberbeine auf dem Handrücken.[VHA]

Stechen und Reissen in den Gliedern.[VHA]

Zuckungen in den Gliedern.[VHA]

Unterglieder

Die Gliederschmerzen sind Nachts erhöhet, und werden durch Reiben gelindert.[VHA]

PLB. und CUPR. gegen Rheumatismus und Lähmung der Streckmuskeln; NAT-M. und CAUST. erstrecken ihre Wirkung blos auf die Beugemuskeln.[Chargé, Bönn.]

Lähmiges Gefühl in den Hüft-, Knie- und Fußgelenken.[VHA]

Lähmung der Unterglieder.[VHA]

Lähmungen der Glieder.[VHA]

Stechen und Reissen in den Gliedern.[VHA]

Zuckungen in den Gliedern.[VHA]

Beim Gehen sind die Beine wie von Holz: Thuj. (PLB., RHUS-T.)[KMS 727]

Stinkender Fußschweiß.[VHA]

Drüsen

Stiche in den weiblichen Brüsten.[VHA]

Zusammenschnürung der Hoden.[VHA]

Konkordanz Drüsen: *Bell.*, Bry., Con., Merc., Nux-v., Phos., *Puls.*, S u l p h . [PB]

Knochen

Kriebelnde Schmerzen, wie innerlich auf dem Knochen.[VHA]

Reissen in den Kieferknochen.[VHA]

Konkordanz Knochen: *Asaf.*, B e l l . , C a l c . , *Lyc.*, *M e r c .*, N i t - a c . , *P h o s .*, P u l s . , Sep., *Sil.*, Staph., *Sulph.* [PB]

Haut

Empfindlichkeit der Haut gegen freie LUFT.[VHA]

Gelbliche oder blaß-bläuliche Hautfarbe.[VHA]

Dunkelbraune Flecke am Körper.[VHA]

Hautlose Stellen.[VHA]

Durchliegen.[VHA]

Brennen in den Geschwüren.[VHA]

Kalter Brand.[VHA]

Große Trockenheit der Kopfhaare.[VHA]

Ausfallen der Haare, auch aus dem Barte und den Augenbrauen.[VHA]

Rosenartige Entzündung der Nase.[VHA]

Todtenähnliche Blässe des Gesichts.[VHA]

Fettig glänzende Haut im Gesichte.[VHA]

Schmerzloses Abschälen der Lippen.[VHA]

Konkordanz Haut und Aeusseres: *A r s .*, A s a f . , B e l l . , *Bry.*, C a l c . , Carb-v., Cham., C h i n . , C o n . , Dulc., Ferr., Hep., Kali-c., Lach., Laur., *Lyc.*, *Merc.*, Nat-m., Nit-ac., Op., P h o s . , Ph-ac., Puls., *Sec.*, S e p . , *S i l .*, Squil., *S u l p h .* [PB]

Schlaf

Schlafsucht.[VHA]

Betäubte Schlummersucht.[VHA]

Ungemeine Tagesschläfrigkeit.[VHA]

Nächtliche Schlaflosigkeit wegen Unterleibskrämpfe.[VHA]

Konkordanz Schlaf und Träume: Ant-t., Nux-m., O p., Verat. [PB]

Fieber

Kälte in freier LUFT und bei Bewegung.[VHA]
Frostigkeit in den Gliedern.[VHA]
Aengstliche, aufsteigende Hitze.[VHA]
Zäher, klebriger Schweiß.[VHA]

Fieberstadien

1. Puls sehr verschieden und ungleich: meistens klein, zusammengezogen und langsam; zuweilen hart und langsam; zuweilen auch klein und beschleunigt; selten voll und fieberhaft, oder aussetzend.[WF 42]
2. Frost vorherrschend, welcher gegen Abend zunimmt, mit heftigem Durste und Gesichtsröthe. – Abends innerer Frost bei äusserer Hitze. – Frostigkeit in allen Gliedern. – Kälte in der freien LUFT und bei Bewegung.[WF 43]
3. Hitze mit Durst, Angst, Gesichtsröthe und Schläfrigkeit. – Abends und Nachts innere Hitze, mit Gilbe der ganzen inneren Mundhöhle.[WF 43]
4. Schweiss ängstlich, kalt, oder zähe und klebrig.[WF 43]

Konkordanz Fieber: Acon., Cham., O p., Phos. [PB]

Gemeinsames

Stechen und Reissen in den Gliedern.[VHA]
PLB. und CUPR. gegen Rheumatismus und Lähmung der Streckmuskeln; NAT-M. und CAUST. erstrecken ihre Wirkung blos auf die Beugemuskeln.[Chargé, Bönn.]
Lähmungen der Glieder.[VHA]
Zusammenschnürende Empfindungen innerer Theile.[VHA]
Epileptische Beschwerden.[VHA]
Zuckungen in den Gliedern.[VHA]
Große Schwäche und Abmagerung.[VHA]
Abmagerung und Absterben der leidenden Theile: Thuj. (ARS., CARB-V., GRAPH., MEZ., PLB., SEL.)[KMS 727]
WASSERSÜCHTIGE Anschwellungen.[VHA]
Die Gliederschmerzen sind Nachts erhöhet, und werden durch Reiben gelindert.[VHA]
Am dritten Tage setzen die Wirkungen aus.[VHA]

Konkordanzen

Verschlimmerung nach der Zeit: Arn., Ars. [PB]
Verschlimmerung nach Lage und Umständen: Ars., Asaf., *Calc.*, Caps., Cham., Cocc., Con., Cycl., Dros., Graph., Ign., Lyc., Mang., Nat-c., Nux-v., *Phos.*, Puls., Rhus-t., Sabad., *Sep.*, Sulph., Thuj., Verat. [PB]

Arzneiverwandtschaften von Plumbum metallicum

Alum., Bell., Chin., Con., (Ferr.), Hyos., (Mag-m.), Nat-m., Nux-v., Op., Phos., Plat., Puls., Ruta, Sabad., Sep., Stram., (Sulph.), (Sulph-ac.), Zinc. [VHA]
Acon., Ars., Asaf., *Bell.*, Bry., *Calc.*, Cham., Chin., Cocc., Con., Hyos., Ign., Kali-c.,. Laur., *Lyc.*, *Merc.*, Nat-c., Nit-ac., Nux-v., *Op.*, *Phos.*, *Puls.*, Rhus-t., Sec., *Sep.*, *Sil.*, Stram., *Sulph.*, Verat. [PB]
Alum., *Ars.*, *Bell.*, Chin., *Hyos.*, Nat-m., *Nux-v.*, *Op.*, *Plat.*, *Stram.*, Sulph., *Sulph-ac.* [KV]
Auffallend ist die Aehnlichkeit zwischen den Wirkungen von PLUMBUM und OPIUM.[VHA]

Antidote von Plumbum metallicum: Alum., Bell., Elec., Galv., Hyos., Nux-v.[Br., Lippe], *Op.*, Plat., Stram.

Dr. *Bremser* in Wien hob Lähmung [durch GALV.], die von BLEI-KOLIK zurückgeblieben war. [Caspari, MM 3, 176]
Op., Plat. [SRN]
Auffallend ist die Aehnlichkeit zwischen den Wirkungen von PLUMBUM und OPIUM. [VHA]
Alum., Bell., Hyos., Op., Plat., Stram. [PB]
Electricitas [PB]
Die ELECTRIZITÄT wirkt auf eben genommene Arzneimittel stark erhöhend und dient daher in Fällen, wo

Verifikationen und klinische Symptome

es dem Organismus an Reactionskraft darauf fehlt, sie hebt aber auch die nachtheiligen Wirkungen vieler Arzneien, besonders METALLISCHER, wie des QUECKSILBERS, GOLDES, BLEIES auf.[Caspari, MM 2, 140]

Gardani heilte [mit ELEC.] einen BLEI-Arbeiter, der nach überstandener BLEY-Kolik eine lähmungsartig Erschlaffung der oberen Extremitäten behalten hatte. [Caspari, MM 2, 157]

Kranke, die mit großen Dosen von Arzneimitteln behandelt wurden, oder die viel ARS., SULPH., PLB., CALC. einnahmen, oder viel ZWIEBELN, GEWÜRZE oder INGWER genossen haben, sollten zuerst NUX-V. erhalten.[Br., Lippe]

Plumbum metallicum ist Antidot von: Alum., Op., Plat.,

BLEI-Kolik: Alum.[VHA]

BLEI-Kolik: Op.[VHA]

Auffallend ist die Aehnlichkeit zwischen den Wirkungen von PLUMBUM und OPIUM. [VHA]

BLEI-Kolik: Plat.[VHA]

Konkordanzen der homöopathischen Arzneien

I. Gemüth und Geist: Ars., Aur., Bell., *Hyos.*, *Lyc.*, Nat-c., Op., Puls., Stram., Sulph-ac., Verat. [PB]

II. Körpertheile und Organe: Acon., Arn., Ars., Aur., *Bell.*, *Bry.*, Calc., Canth., Caust., Cham., Chin., Cocc., Graph., Hep., Hyos., Ign., Kali-c., Laur., *Lyc.*, Merc., Nat-c., Nit-ac., *Nux-v.*, *Op.*, *Phos.*, Ph-ac., *Puls.*, Rhus-t., Ruta, *Sep.*, Sil., Stann., Staph., Stram., *Sulph.*, Thuj., Verat., Verb., Zinc. [PB]

III. Empfindungen und Beschwerden

1. **Aeussere und innere Körpertheile im Allgemeinen:** Acon., Alum., Arn., Ars., *Bell.*, Bry., *Calc.*, Canth., Caust., Cham., *Chin.*, Cic., Cocc., Con., Cupr., Hyos., Ign., Kali-c., Lach., Laur., Lyc., Merc., Mosch., Nat-m., Nit-ac., *Nux-v.*, Olnd., Op., Phos., Puls., Rhus-t., Ruta, Sabin., Sec., Sep., Sil., Stram., *Sulph.*, Verat. [PB]
2. **Drüsen:** *Bell.*, Bry., Con., Merc., Nux-v., Phos., *Puls.*, Sulph. [PB]
3. **Knochen:** *Asaf.*, Bell., Calc., *Lyc.*, *Merc.*, Nit-ac., *Phos.*, Puls., Sep., *Sil.*, Staph., *Sulph.* [PB]
4. **Haut und Aeusseres:** *Ars.*, Asaf., Bell., *Bry.*, Calc., Carb-v., Cham., Chin., Con., Dulc., Ferr., Hep., Kali-c., Lach., Laur., *Lyc.*, *Merc.*, Nat-m., Nit-ac., Op., Phos., Ph-ac., Puls., *Sec.*, Sep., *Sil.*, Squil., *Sulph.* [PB]

IV. Schlaf und Träume: Ant-t., Nux-m., Op., Verat. [PB]

V. Fieber: Acon., Cham., Op., Phos. [PB]

VI. Änderung des Befindens

1. **Verschlimmerung nach der Zeit:** Arn., Ars. [PB]
2. **Verschlimmerung nach Lage und Umständen:** Ars., Asaf., *Calc.*, Caps., Cham., Cocc., Con., Cycl., Dros., Graph., Ign., Lyc., Mang., Nat-c., Nux-v., *Phos.*, Puls., Rhus-t., Sabad., *Sep.*, Sulph., Thuj., Verat. [PB]

VII. Konkordanz der homöopathischen Arzneien

Acon., Ars., Asaf., *Bell.*, Bry., *Calc.*, Cham., Chin., Cocc., Con., Hyos., Ign., Kali-c., Laur., *Lyc.*, *Merc.*, Nat-c., Nit-ac., Nux-v., *Op.*, *Phos.*, *Puls.*, Rhus-t., Sec., *Sep.*, *Sil.*, Stram., *Sulph.*, Verat. [PB]

Alum., *Ars.*, *Bell.*, Chin., *Hyos.*, Nat-m., *Nux-v.*, *Op.*, *Plat.*, *Stram.*, Sulph., *Sulph-ac.* [KV]

Verifikationen und klinische Symptome

Pulsatilla pratensis (Wiesen-Küchenschelle)
(Puls.)

Synonyma
Pulsatilla pratensis Mill., Pulsatilla nigricans Stoerk, Anemone pratensis L., (nicht: Anemone Pulsatilla L.), Wiesen-Küchenschelle [SRN]
Pulsatille, (Anemone pratensis.) [RA 2, 273]
Schwarze Küchenschelle, Osterblume [Br., Lippe]

Antipsorische und antisykotische Arznei
Die [...] bezeichneten Arzneien scheinen zu den antipsorischen Mitteln gezählt werden zu dürfen. Wenigstens habe ich sie in chronischen Beschwerden (psorischen Ursprungs) vorzugsweise wirksam befunden.[SRN]
Seit mehreren Jahren befestigt sich bei uns immermehr die Ueberzeugung, dass die grösste Zahl der Harnbeschwerden, nebst denen der uropoetischen Organe, in dem Boden der Sycosis, oder, was wir für dasselbe ansehen, der Pocken (Variola) wurzelt, und nur durch solche Mittel dauerhaft geheilt werden kann, welche diesem Grundübel entsprechen. Die Zahl dieser Mittel ist aber bei Weitem grösser, als man gewöhnlich annimmt, und viele der sogenannten antipsorischen Arzneien, insbesondere: PULS. [...] und Andere haben in diesen verschiedenen Krankheitsformen ihre Heilkraft dargethan.[AHP 262]

Arzneiwirkungsdauer
Sie dient eben sowohl in akuten, als in chronischen Krankheiten, da ihre Wirkungsdauer, auch in kleinen Gaben, 10 bis 12 Tage dauert.[RA 2, 274]
Von der dreißigsten Kraft-Entwicklung bedarf man zur Gabe nur ein feines Streukügelchen, höchstens alle 24 Stunden wiederholt; in akuten Fällen ist das Riechen an ein Senfsamen großes Streukügelchen vorzuziehen.[RA 2, 275]
Wirkt 8 bis 14 Tage.[SRN]
Zählt zur 2. Klasse derjenigen Mittel, welche eine kurze Wirkungsdauer besitzen.[AHZ 49 (1855) 82]

Hinweise
Man kann sie daher ohne Widerrede unter die vielnützigen (Polychrest-)Mittel zählen.[RA 2, 274]
Am zweckmäßigsten ist die homöopathische Anwendung sowohl aller übrigen Arzneien, als insbesondere dieser, wenn nicht bloß die körperlichen Beschwerden von der Arznei den ähnlichen körperlichen Symptomen der Krankheit entsprechen, sondern wenn auch die der Arznei eignen Geistes – und Gemüthsveränderungen ähnliche in der zu heilenden Krankheit, oder doch in dem Temperamente der zu heilenden Person antreffen.[RA 2, 274]
Es wird daher auch der arzneiliche Gebrauch der PULSATILLE um desto hülfreicher seyn, wenn in Uebeln, zu denen in Rücksicht der Körperzufälle dieses Kraut paßt, zugleich ein schüchternes, weinerliches, zu innerlicher Kränkung und stiller Aergerniß geneignetes, wenigstens mildes und nachgiebiges Gemüth im Kranken zugegen ist, zumal, wenn er in gesunden Tagen gutmüthig und mild (auch wohl leichtsinnig und gutherzig schalkhaft) war. Vorzüglich passen daher dazu langsame, phlegmatische Temperamente, dagegen am wenigsten Menschen von schneller Entschließung und rascher Beweglichkeit, wenn sie auch gutmüthig zu seyn scheinen.[RA 2, 274]
Am besten ist's, wenn auch untermischte Frostigkeit nicht fehlt, und Durstlosigkeit zugegen ist.[RA 2, 274]
Bei Frauenzimmern paßt sie vorzüglich dann, wenn ihre Monatszeit einige Tage über die rechte Zeit einzutreten pflegt; so auch besonders, wenn der Kranke Abends lange liegen muß, ehe er in Schlaf gerathen kann, und wo der Kranke sich Abends am schlimmsten befindet. Sie dient in den Nachtheilen vom Genuß des Schweine-FLEISCHES.[RA 2, 274-275]
So wird bei einem stillen, gleichförmig gelassenen Gemüthe, der NAPELL-STURMHUT selten oder n i e eine, weder schnelle noch dauerhafte Heilung bewirken, eben so wenig, als die KRÄHENAUGEN bei einem milden, phlegmatischen, die PULSATILLE bei einem frohen, heitern und hartnäckigen, oder die IGNAZBOHNE bei einem unwandelbaren, weder zu Schreck, noch zu Aergerniss geneigten Gemüthszustande.[ORG IV, §. 210. Anm.]
PULS.-Kranke lachen nie.[Br., Lippe]
Dieses Düseligwerden vom Riechen an einer sehr hohen Dynamisation der PULSATILLA, wenn sie übrigens dem Krankheitszustand entspricht, habe ich so oft erfahren , daß ich

Verifikationen und klinische Symptome

Verifikationen und klinische Symptome

diesen Versuch in der Regel da anstelle, wo ich über die richtige Wahl des Mittels noch einige Zweifel habe, welche wegen Mangel an charakteristischen Symptomen nicht gelöst werden können. Einige andere Mittel geben auf ähnliche Weise durch schnelle Wirkung besonderer Art ihre Angemessenheit zu erkennen.[ACS 17 (1838) 1, 66]

Zwischenmittel bei chronischen Krankheiten: PULSATILLA (X° R.) in einigen Fällen, in gehörigen Zwischenräumen, abwechselnd mit NUX-V., zur Tilgung zu hoher Reizbarkeit.[SRA]

Störungen der antipsorischen Kur

Magenverkältung, z. B. mit FRÜCHTEN: Ars. X° R. (zuweilen auch PULS. X° R.)[SRA]

Magenverderbniß mit FETTEM, besonders Schweine-FLEISCH: Puls. X ° R.[SRA]

Verkältung, und darauf Schnupfen mit Geruchs- und Geschmacksverlust: Puls. X° R.[SRA]

Eigenthümlichkeiten und Hauptwirkungen

Gemüth

Es wird daher auch der arzneiliche Gebrauch der PULSATILLE um desto hülfreicher seyn, wenn in Uebeln, zu denen in Rücksicht der Körperzufälle dieses Kraut paßt, zugleich ein schüchternes, weinerliches, zu innerlicher Kränkung und stiller Aergerniß geneignetes, wenigstens mildes und nachgiebiges Gemüth im Kranken zugegen ist, zumal, wenn er in gesunden Tagen gutmüthig und mild (auch wohl leichtsinnig und gutherzig schalkhaft) war. Vorzüglich passen daher dazu langsame, phlegmatische Temperamente, dagegen am wenigsten Menschen von schneller Entschließung und rascher Beweglichkeit, wenn sie auch gutmüthig zu seyn scheinen.[RA 2, 274]

So wird bei einem stillen, gleichförmig gelassenen Gemüthe, der NAPELL-STURMHUT selten oder nie eine, weder schnelle noch dauerhafte Heilung bewirken, eben so wenig, als die KRÄHENAUGEN bei einem milden, phlegmatischen, die PULSATILLE bei einem frohen, heitern und hartnäckigen, oder die IGNAZBOHNE bei einem unwandelbaren, weder zu Schreck, noch zu Aergerniss geneigten Gemüthszustande.[ORG IV, §. 210. Anm.]

PULS., wenn stilles Gemüth und abendliche weinerliche Laune und übleres abendliches Befinden überhaupt herrscht.[Hahnemann, ZHK 4 (1855) 16, S. 150]

PULSATILLA (X° R.) in einigen Fällen, in gehörigen Zwischenräumen, abwechselnd mit NUX-V., zur Tilgung zu hoher Reizbarkeit. – In seltenen Fällen wird man bei solchen Ueberreizungen des Nervensystems zu ASAR., CHAM., CHIN., IGN., TEUCR. oder VALER., eben so angewendet, seine Zuflucht nehmen müssen, wenn nämlich diese Mittel dem Gesammtzustande besser entsprechen.[SRA]

Aengstlichkeit mit Unruhe und Todesfurcht.[VHA]

Aengstlichkeit mit Todesfurcht.[KEU 50]

Angst bis zur Selbstentleibung.[VHA]

Stille Herzensangst, mit Neigung sich zu ertränken, bei Furcht vor dem Tode.[HA 20]

Einen Monat später wurde sie wieder schwanger, wobei sich im Sept. 1836 wieder etwas Angst um das Herz einstellte, welche einer Gabe PULS. 30°° schnell wich.[ACS 17 (1838) 1, 7]

Menschenfurcht.[VHA]

Bange Furcht, als wenn der Tod nahe wäre (vergleiche ACON.).[Br., Lippe]

Schüchternes, weinerliches Gemüth.[VHA]

Sanftes, nachgiebiges Gemüth.[HA 18], [KEU 50]

Sanftes, schüchternes, weinerliches Gemüth.[HA 37]

Paßt besonders für sanfte, schüchterne, nachgiebige Personen, die zum Weinen geneigt sind.[Br., Lippe]

Sie ertragen ihre Leiden mit Sanftmut und sind von Natur aus sanfte, gutmütige Personen.[Br., Lippe]

Milde Nachgiebigkeit.[VHA]

Melancholie mit Traurigkeit, ängstlicher Besorgheit um Häusliches, Verzagtheit, Weinerlichkeit und steter Frostigkeit ohne Durst. – Sanftes, nachgiebiges Gemüth; Mißtrauen; Habsucht und Ungenügsamkeit; Zerstreutheit mit vielem Ideenzudrange; Dummlichkeit in der warmen Stube; Kopfweh Abends und in der warmen Stube; Trübsichtigkeit bei Erhitzung; blaßgelbe Gesichtsfarbe, abendliches Zahnweh, von Wärme schlimmer; Nachtheil von Fetten und SCHWEINE-FLEISCH; Erbrechen nach jedem Essen; Pulsiren in der Herzgrube; Durchfall; zu geringe und zu späte Regel; Husten, früh mit, Abends ohne Auswurf;

ängstliches Herzklopfen; Frostbeulen an Händen und Füßen; spätes Einschlafen; vorherrschender Frost.[HA 18]

Weinerlichkeit.[KEU 50]

Schluchzen.[KEU 50]

Schreck mit nachfolgendem Durchfall, bei innerer Hitze und äußerer Kälte des Körpers. – Verschlimmerung Abends, in der warmen Stube und in der Ruhe des Körpers; sanftes, schüchternes, weinerliches Gemüth; abendliches spätes Einschlafen und Nachtunruhe; abendliche Ohr- und Zahnschmerzen; Nachtheil von Fetten; Durstlosigkeit; zu spätes und zu schwaches Monatliche; ängstliches Herzklopfen, besonders Abends und im Sitzen; abendliche Geschwulst der Füße.[HA 6-7]

Geneigtheit zu innerlicher Kränkung und stillem Aerger.[VHA]

Nach Zorn, innerlicher Frost ohne Durst, mit Düseligkeit, Abends schlimmer.[HA 10]

Sorgenvollheit über häusliche Angelegenheiten.[VHA], [HA 37]

Sorgenvolle Ungenügsamkeit.[KEU 50]

Habsucht und Ungenügsamkeit.[VHA], [HA 18]

Habsucht, zum Beispiel bei Geizhälsen; paßt auch für Leute, die immer von Gold und Geld träumen.[Br., Lippe]

Das PULS.-Kind will immer etwas haben; wenn man es ihm gibt, ist es nicht damit zufrieden, ohne jedoch heftig zu sein.[Br., Lippe]

Mißtrauen.[VHA], [HA 18]

Heilungsbericht von Pferden: *Borgert's* Wallach, stillen Koller nur im Stalle, mit Zittern: Puls. C 200°°. – Geheilt.[KMS 782]

Der PULS.-Kranke wünscht allein zu sein; der PHOS.-Kranke haßt das Alleinsein.[Br., Lippe]

PULS.-Kranke lachen nie; Die PULS.-Kranke lacht nie.[Br., Lippe]

Verdrießliches Wesen, das sich bis zum Weinen steigert, mit Frösteln und Durstlosigkeit. Düstere, melancholische Stimmung, voll von Sorgen. (Wenn sich der Kranke wegen Kleinigkeiten aufregt, denke man an SIL..)[Br., Lippe]

Der Kranke ist voll Mißtrauen und Menschenfurcht.[Br., Lippe]

Konkordanz Gemüth und Geist: *Acon.*, Anac., Arn., Ars., Aur., Bar-c., *Bell.*, Bry., *Calc.*, Cann-s., Caust., Cham., Cic., *Cocc.*, Con., Graph., Hell., Hyos., *Ign.*, Lach., Laur., *Lyc.*, Merc., Nat-c., Nat-m., *Nux-v.*, Op., *Phos.*, *Ph-ac.*, Plat., *Rhus-t.*, Sep., *Sil.*, *Stram.*, Sulph., *Verat.* [PB]

Geist

Zerstreutheit.[VHA]

Zerstreutheit mit vielem Ideenzudrange.[HA 18]

Viele, aber sehr wandelbare Ideen im Kopfe.[VHA]

Bewußtlosigkeit.[VHA]

Delirien.[VHA]

Angegriffenheit des Kopfs von Geistesanstrengung.[VHA]

*Ohnmachtsanfälle mit Leichenblässe des Gesichts.[VHA]

Ohnmachtsanfälle beim Eintritt in die warme Stube, mit Leichenblässe des Gesichts.[HA 28]

*Fallsuchtanfälle (nach unterdrückter Regel) mit heftigem Schlagen der Glieder, darauf mit Erschlaffung derselben, Brecherlichkeit und Aufstoßen.[VHA]

Heilungsbericht: *C. M.* von G., eine etwas schwächliche und reizbare Frau von 35 Jahren, leidet seit 4 Jahren an einer, im Wochenbette erhaltenden Geistesverwirrung mit schrecklichen Erscheinungen vor den Augen und großer Herzensangst, wobei sie an ihrem Seelenheile verzweifelt, oft bis zu dem Grade, daß sie sich erstechen will. Oft kann sie ihre Kinder gar nicht leiden, und durchgängig ist sie besorgt wegen der Zukunft und glaubt zu verarmen, obwohl es ihrer Familie an Auskommen in keiner Weise fehlt. Das Gesicht ist blaß und etwas aufgedunsen. Die Periode fehlt nun seit 2 1/2 Monat ganz. – Zwei am 7. März 1836 gegebene Gaben PULS. 30°°, und eine Gabe SULPH. 30° besserten nur wenig. Eine Gabe CALC. 30°°, am 17. April 1836 gereicht, hob die Geistesverwirrung ganz, brachte die Periode in Ordnung und trieb eine beträchtliche Menge Bandwurm ab, welchen man früher nicht geahndet hatte. Einen Monat später wurde sie wieder schwanger, wobei sich im Sept. 1836 wieder etwas Angst um das Herz einstellte, welche einer Gabe PULS. 30°° schnell wich.[ACS 17 (1838) 1, 7]

Konkordanz Gemüth und Geist: *Acon.*, Anac., Arn., Ars., Aur., Bar-c., *Bell.*, Bry., *Calc.*,

Verifikationen und klinische Symptome

Verifikationen und klinische Symptome

Cann-s., Caust., Cham., Cic., *Cocc.*, Con., Graph., Hell., Hyos., *Ign.*, Lach., Laur., *Lyc.*, Merc., Nat-c., Nat-m., *Nux-v.*, Op., *Phos.*, *Ph-ac.*, Plat., *Rhus-t.*, Sep., *Sil.*, *Stram.*, Sulph., *Verat.* [PB]

Heilungsbericht

[...] Auch dies besserte sich schnell und sie [*Therese Sch.* zu Gl.] blieb ganz wohl, bis sie am 17. Sept. des folgendes Jahres 1853, bei unterdrückter Regel in eine Geistesverwirrung fiel, mit Unruhe, Angst und Neigung sich zu entleiben, was ebenfalls in wenigen Tagen durch eine Gabe PULS. 200°° und eine Gabe SULPH. 200° geheilt wurde.[Vol. 81, S.196; AHZ 48 (1854) 53]

Schwindel

Abends, Trunkenheitsschwindel.[VHA]

Abendliche Trunkenheit in der warmen Stube, mit Gefühl von Zerrissenheit im Gehirne und Gefühl, als wenn die Stirnknochen zu dünne wären.[HA 31]

Beim Bücken, Schwindel mit Übelkeit.[VHA]

Betäubte Eingenommenheit des Kopfs.[VHA]

Abendliche Betäubung in der warmen Stube, mit frostigem Ueberlaufen, ohne Schüttelfrost.[HA 25]

Abendlicher betäubter Schwindel beim Bücken in die Höhe sehen, mit Kopfweh, Brecherlichkeit, Vergehen des Gesichts und Gehörs, und Fieberhitze.[HA 29]

Dummlichkeit und Wüstheit im Kopfe, am meisten in der warmen Stube.[VHA]

Abendliche Dummlichkeit in der geheizten Stube.[HA 37]

Angegriffenheit des Kopfs von Geistesanstrengung.[VHA]

Schwindel und Wüstheit im Kopfe.[KEU 50]

Beim Aufstehen von einem Sitze überkommt den Kranken ein Schwindelgefühl, wie wenn er berauscht wäre; ebenso beim Bücken, nach dem Essen und beim Aufschlagen der Augen.[Br., Lippe]

Dieses Düseligwerden vom Riechen an einer sehr hohen Dynamisation der PULSATILLA, wenn sie übrigens dem Krankheitszustand entspricht, habe ich so oft erfahren , daß ich diesen Versuch in der Regel da anstelle, wo ich über die richtige Wahl des Mittels noch einige Zweifel habe, welche wegen Mangel an charakteristischen Symptomen nicht gelöst werden können. Einige andere Mittel geben auf ähnliche Weise durch schnelle Wirkung besonderer Art ihre Angemessenheit zu erkennen.[ACS 17 (1838) 1, 66]

Innerer Kopf

Große Schwere des Kopfs.[VHA]

Abendliches klopfendes Kopfweh.[VHA]

Abends im Bette, zuckend reißendes Kopfweh, am meisten in den Schläfen *und im Hinterkopfe.[VHA]

Stechender Schmerz in den Schläfen.[VHA]

Kopfweh, als wenn das Gehirn zerrissen wäre.[VHA]

Schwindel und Wüstheit im Kopfe.[KEU 50]

Leerheitsgefühl im Kopfe.[VHA]

Die Kopfschmerzen verschlimmern sich Abends, so wie bei heißer LUFT und in warmen Stuben.[VHA]

Ziehender Schmerz in der Kopfhaut beim Zurückstreichen der Haare.[VHA]

Betäubte Eingenommenheit des Kopfs.[VHA]

Betäubte Eingenommenheit des Kopfs, Abends in der warmen Stube, mit Frostüberlaufen, ohne Schütteln.[HA 26]

Abendliche Betäubung in der warmen Stube, mit frostigem Ueberlaufen, ohne Schüttelfrost.[HA 25]

Abendliche Trunkenheit in der warmen Stube, mit Gefühl von Zerrissenheit im Gehirne und Gefühl, als wenn die Stirnknochen zu dünne wären.[HA 31]

Dummlichkeit und Wüstheit im Kopfe, am meisten in der warmen Stube.[VHA]

Abendliche Dummlichkeit in der geheizten Stube.[HA 37]

Betäubender Kopfschmerz mit Frostüberlaufen, Abends und in der warmen Stube schlimmer, von Gehen im Freien und in kühler LUFT besser. – Sanftes, schüchternes, weinerliches Gemüth; Sorgenvollheit über häusliche Angelegenheiten; abendliche Dummlichkeit in der geheizten Stube; blaßgelbe Gesichtsfarbe; abendliches Zahnweh, von Warmen verschlimmert; Nachtheile von FETTEN und SCHWEINE-FLEISCH; Erbrechen des Genossenen; schleimiger Durchfall; zu späte und zu schwache Regel; Schnupfen mit Frost und Verlust von Geschmack und Geruch; kurzer, trockner Husten, sobald er warm wird; von einem Theile zum andern überspringende Schmerzen mit Geschwulst; Durstlosigkeit und Frost bei den meisten Beschwerden; abendliche Erhöhung der Beschwerden, besonders in warmer Stuben-LUFT und in der Ruhe; spätes Einschlafen; je stärker die Schmerzen, desto heftiger der Frost; Schweiß bloß im Gesichte und am Haarkopfe.[HA 37]

BLUTDRANG zum Kopfe, mit Wüstheit darin, wie von Rausch oder von Nachtwachen, mit gelblicher Gesichtsfarbe und Frost des übrigen Körpers, Abends, in der Ruhe und in der warmen Stube schlimmer, von Gehen im Freien und Festbinden des Kopfs gebessert.[HA 41]

Drückender Kopfschmerz, als sollte die Stirn zerspringen, mit Druck auf den Augen, Uebelkeit und Frost, bei Bewegung des Kopfs und der Augen, in der Ruhe und in der warmen Stube verschlimmert, von Bewegung in der freien, kühlen LUFT gebessert.[HA 58]

Geschwürschmerz in einer, oder in beiden Schläfen, Abends, in der Ruhe und in der warmen Stube verschlimmert, beim Gehen im Freien gebessert.[HA 64]

Klopfen im Kopfe, Abends, in der warmen Stube, auch von Bücken und Geistesanregung verschlimmert, von Gehen im Freien, Aufrichten und von äußerem Druck gebessert.[HA 69]

Knistern im Kopfe, nach dem Takte des Pulses, bei Bewegung des Kopfs und im Gehen, Abends in der Stube verschlimmert, im Freien gebessert.[HA 70]

Ziehender, zuckender Schmerz in der Schläfe, auf der man liegt; derselbe geht auf die andere Seite über, sobald man sich herumdreht; er ist schlimmer abends, und wenn man die Augen nach oben richtet.[Br., Lippe]

Zuckendes Reißen in der Schläfe, worauf man nicht liegt, beim Umlegen in die andere Schläfe überspringend, Abends beim Niederlegen und in die Höherichten der Augen verschlimmert, von Gehen im Freien und äußerem Druck gebessert.[HA 75]

Zuckendes Reissen in den Schläfen.[KEU 50]

Zuckende Rucke in einer Kopfseite, wie von straffem Anziehen und dann plötzlich Loslassen, Abends, bei heißer LUFT und in der warmen Stube verschlimmert, beim Gehen im Freien gebessert.[HA 76]

Zersprengungs- und Zerreissungsschmerz im Kopfe.[KEU 50]

Kopfschmerz, als wäre das Gehirn zerrissen, bei und gleich nach dem Erwachen, so wie im Sitzen in der warmen Stube verschlimmert, nach dem Aufstehen und von Bewegung im Freien gebessert.[HA 89]

Schneidender Kopfschmerz, Abends, in der Ruhe und in der Wärme verschlimmert, von Bewegung und im Freien gebessert.[HA 78]

Spannen in der Stirn, wie eingeschraubt, Abends, nach dem Niederlegen, in der Wärme und von Aufheben der Augen verschlimmert, beim Gehen in freier, kühler LUFT gebessert.[HA 82]

Halbseitige Stiche im Kopfe, meistens in einer Schläfe oder im Hinterkopfe, mit Schwindel, Ohrensausen und Vergehen des Gesichts, Abends, in der warmen Stube und im Liegen auf der schmerzlosen Seite verschlimmert, von Aufrichten und Gehen im Freien gebessert.[HA 83]

Bei dem oder bald nach dem Erwachen leidet der Kranke an einem Kopfschmerz, als ob das Gehirn zerrissen wäre. (Schmerzen über den Augen beim Erwachen weist auf GELS. – Schmerz beim Erwachen, im ganzen Kopf, verlangt LACH.. Kopfschmerz mor-

Verifikationen und klinische Symptome

gens, nach einer schwelgerischen Nacht, und nachdem man einige Zeit auf ist, weist auf NUX-V..)[Br., Lippe]

Das Kopfweh vergeht auf einer Seite des Kopfes, besteht aber um so heftiger auf der anderen Seite fort: NAT-M. (vergleiche PULS.).[Br., Lippe]

Aeusserer Kopf

Neigung zur Erkältung des unbedeckten Kopfes, besonders vom Naßwerden, mit viel Ausdünstung am Kopf.[Br., Lippe]

Knochenbeulen auf dem Haarkopfe, welche in Eiterung übergehen und den Schädelknochen anfressen, im Liegen auf der entgegengesetzten Seite am meisten schmerzend.[HA 99]

Kriebelnd beißendes und stechendes Jucken auf dem Haarkopfe, am meisten an den Schläfen und hinter den Ohren, von Kratzen unverändert, oder gar verschlimmert, mit nachfolgender Geschwulst und Ausschlag, welcher wie geschwürig schmerzt, Abends beim Auskleiden und beim Warmwerden im Bette verschlimmert.[HA 117]

Zuckendes Reißen am äußern Kopfe, besonders in der Gegend der Schläfen und hinter den Ohren, Abends bis Mitternacht, in der Ruhe, Wärme und von Berührung der Haare verschlimmert, von mäßiger Bewegung, Waschen des Kopfs und in der freien, kühlen LUFT gebessert.[HA 125]

Stinkender, oft kalter Schweiß, zuweilen bloß an einer Seite des Kopfs und Gesichts, mit großer Aengstlichkeit und betäubtem Schlummer, Nachts und gegen Morgen verschlimmert, beim Erwachen und nach dem Aufstehen gebessert.[HA 128]

Verkältlichkeit des leicht und ausschließlich schwitzenden Kopfes, besonders bei Naßwerden desselben; die Beschwerden Abends in der warmen Stube und in der Ruhe verschlimmert, Morgens und in der freien, kühlen LUFT gebessert.[HA 135]

Für quetschenden Schmerz über die ganze Kopfhaut siehe PULS.. (Gefühl, als ob der Hinterkopf zerquetscht wäre: NUX-V..)[Br., Lippe]

*Schweiß bloß im Gesichte und am Haarkopfe (bei Fieber).[VHA], [HA 37]

Schweiss bloss am Kopfe und im Gesichte (bei Fieber).[KEU 50]

Augen

Augenentzündung mit nächtlichem Zuschwären der Augen.[VHA]

In scrophulösen Augenentzündungen PULS. und NIT-AC. im Wechsel. ARS. hilft nur in den Fällen, wo sich Verschwärungen auf der innern Seite der Augenlider finden.[Chargé, Bönn.]

Augenentzündung mit Ausscheidung von dickem Schleim und nächtlichem Zusammenkleben der Augenlider. Morgens muß er die Augen mittels warmen WASSERS öffnen.[Br., Lippe]

Schmerzhafte Entzündung der Augen und der Meibomschen Drüsen.[Br., Lippe]

PULS. ist ein wichtiges Mittel bei Augenentzündung, die durch unterdrückten Tripper entstand.[Br., Lippe]

Brennen und Jucken in den Augen, das den Kranken zum Reiben und Kratzen veranlaßt. Er will seine Augen leicht, aber beständig reiben.[Br., Lippe]

Röthe der Bindehaut, ohne Geschwulst der Augenlider.[VHA]

Stechen in den Augen, *besonders bei LICHTE und im SONNENSCHEINE.[VHA]

Trockenheit der Augen und Augenlider.[VHA]

Trockenheit der Augen und Augenlider mit dem Gefühl, als ob Schleim vor den Augen wäre, der Trübung des Sehens verursacht, und der weggewischt werden sollte.[Br., Lippe]

Thränen der Augen.[KEU 50]

Tränen der Augen, besonders in freier LUFT und im WIND (vergleiche SIL.).[Br., Lippe]

Thränenfistel, welche beim Aufdrücken Eiter ergießt.[VHA]

Tränenfistel mit Ausfluß von Eiter beim Draufdrücken. Der charakteristische PULS.-Eiter ist dick, pappig und gelb.[Br., Lippe]

Gerstenkorn, *besonders am obern Augenlide.[VHA], [Br., Lippe]

*Trübsichtigkeit, wenn sie bei Bewegung warm wird.[VHA]

Verifikationen und klinische Symptome

Wie Flor vor den Augen, durch Wischen gebessert.[VHA]

Momentaner Sehverlust wie von einer Ohnmacht: PHOS. (vergleiche PULS.).[Br., Lippe]

[S]o deutet doch das Jucken der Augen, welches vorzüglich von PULS. mit auf das Reiben folgender Röthe im äussern Winkel erzeugt wird, mit Zukleben derselben am Morgen, mehr auf PULS., wenn nicht IGN., welche auch Jucken und Röthe im innern Augenwinkel und Frühzukleben erzeugt, vorgezogen werden müsste, im Falle des Kindes Laune sehr abwechselnd bald in übermässiger Lustigkeit, bald mürrischem Weinen bestünde, welches IGN. bewirkt, und früh nach Oeffnung der Augen grosse Empfindlichkeit gegen das Tages-LICHT zugegen wäre, welches ebenfalls von IGN. erzeugt wird; oder PULS., wenn stilles Gemüth und abendliche weinerliche Laune und übleres abendliches Befinden überhaupt herrscht.[Hahnemann, ZHK 4 (1855) 16, S. 150]

Angehender schwarzer und grauer Staar.[VHA]

Verdunklung der Hornhaut.[VHA]

Trübung der Hornhaut, als ob sich ein Schleier vor den Augen befände; besser nach vielem Reiben und Wischen der Augen.[Br., Lippe]

Heilungsbericht

M. C. P. von H., eine Bauerfrau von 56 Jahren, die ebenfalls nicht hier war, ist von Jugend auf mit dem linken Auge ganz blind, hat aber nun auch, seit wann?, war nicht zu ermitteln, auf dem rechten Auge eine Haut bekommen, so daß sie auch mit diesem fast gar nichts mehr sieht. Außerdem hat sie Abends Reißen in den Gliedern und Geschwulst der Füße; auch oft Abends Schwindel. Ob sie schon Arznei gebraucht, wußte der Bote nicht. – Am 19. April sendete ich ihr fünf Pulverchen, Nro. 1, 3 und 5 CANN-S. 30°°°, und Nro. 2 und 4 PULS. 30°°, daß sie nun wieder ganz wohl sei, und mit dem rechten Auge wieder so gut sehe, als früher.[ACS 19 (1842) 3, 62-63]

Verifikationen und klinische Symptome

Ohren

Zuckendes Reißen oder Stechen in den Ohren.[VHA]

Zuckendes Reissen in den Ohren.[KEU 50]

Heilungsberichte: Am 28. Mai 1836 kam *S.St.* von L., eine junge, 30jährige Bauernfrau von gesundem Aussehn zu mir, weil sie jeden Abend Zahnweh bekam, mit Stichen im Ohre und drückendem Schmerz in den Schläfen, welches sie schon seit 6 Wochen ungemein belästigte. Außerdem hatte sie stets wie Nebel vor den Augen, am meisten Abends, ein zitterndes, ängstliches Herzklopfen, auch im Sitzen, und die Regeln sehr stark und mit Leibweh begleitet. – Die sogleich gereichte Gabe PULS. 30°° nahm das Zahnweh, nebst den Kopf- und Ohrenschmerzen sofort dauerhaft fort, aber nach 14 Tagen, wo sie wieder vorkam, war das Uebrige unverändert, nur mit dem Unterschiede, daß sie sich jetzt im Ganzen morgens am unwohlsten fühlte. Ich reichte daher nun eine Gabe SULPH. 30°° und, acht Tage darauf zu nehmen, eine Gabe CALC. 30°°, welche den Rest dauerhaft fornahm, so daß weiter nichts mehr nöthig war.[ACS 17 (1839) 3, 17-18]

Am 30. Juli darauf erschien er wieder, und berichtete freudig, daß nicht nur alle Symptome bedeutend gemindert wären, sondern in den letzten 8 Tagen gar keine POLLUTION mehr erfolgt sei, nur habe er seit gestern beständig Stiche in einem Ohre, welches abends schlimmer wurde. Einmaliges Riechen an PULS. 30 in trocknen Streukügelchen, nahm das Letzte in einem Paar Minuten fort, und ich gab ihm für den nächsten Morgen dieselbe Dosis SEP., wonach in 14 Tagen alle Krankheitszeichen verschwunden waren, und er bis heute sich der besten Gesundheit freut.[ACS 18 (1840) 2, 27-28]

Entzündung der Ohren.[VHA]

Entzündung des äußeren und inneren Ohres mit Röte, Hitze und Anschwellung. Paßt besonders bei Kindern nach Masern.[Br., Lippe]

Ausfluß von Schleim oder dickem Eiter aus dem linken Ohr. (Bei Entzündung und Röte des ganzen Gesichtes, mit Beschwerden im rechten Ohr, siehe BELL.).[Br., Lippe]

Eiterausfluß aus den Ohren.[VHA]

Eiterausfluß vom Ohr, mit Geschwürbildung des äußeren Ohres: MERC. (Der CHAM.-Eiter ist dünn, der PULS.-Eiter ist grün und dick.)[Br., Lippe]

Schmerz in den Ohren, als wenn etwas herausdrängte.[VHA]

*Verhärtetes, schwarzes Ohrenschmalz.[VHA]

Schwerhörigkeit, als ob die Ohren verstopft wären; dies ist häufig die Folge von Erkältung, vom Haarschneiden, oder nach unterdrückten Masern. (Wenn sich Abszesse im Ohr bilden, ist MERC. indiziert).[Br., Lippe]

Taubhörigkeit, wie von Verstopfung der Ohren, *nach Verkältung.[VHA]

Heilungsbericht: *Fr. H.* von L., ein blaß aussehender, schwächlicher Jüngling von 18 Jahren, leidet

Verifikationen und klinische Symptome

seit 1/2 Jahre an nächtlichem Durchfalle mit Schleimabgange, am heftigsten um die andere Nacht. Dabei etwas Schwerhörigkeit mit Ohrenfluß und abendlicher Frost. Er erhielt dagegen von mir am 6. Jan. 1836 zwei Gaben PULS. 30°° und eine Zwischengabe SULPH. 60°, alle 24 Stunden eine zu nehmen, wonach in 4 Tagen Alles, auch die Schwerhörigkeit, gehoben war.[ACS 17 (1839) 3, 12-13]

Nase

Nasen-BLUTEN.[VHA]

Nasen-BLUTEN mit dunklem BLUTE.[KEU 50]

Nasen-BLUTEN mit Ausfluß von geronnenem BLUT und trockenem Nasenkatarrh, wie man es häufig bei schwachen Regeln, während des Typhusfiebers und bei Kindern findet.[Br., Lippe]

Geschwürigkeit und Feuchten der Nasenflügel.[VHA]

Antlitz

*Ohnmachtsanfälle mit Leichenblässe des Gesichts.[VHA]

Blaßgelbe Gesichtsfarbe, mit tief liegenden Augen.[VHA]

Blaßgelbe Gesichtsfarbe.[HA 37], [KEU 50]

*Rothlauf im Gesichte, mit stechendem Schmerze und nachherigem Abschälen der Haut.[VHA]

Halbseitiger Schauder im Gesichte.[VHA]

Schmerzhafte Empfindlichkeit der Gesichtshaut.[VHA]

Fressen und Nagen um den Mund herum.[VHA]

Geschwulst der Unterlippe.[VHA]

Bei Anschwellung der Unterlippe paßt PULS.. (Anschwellung der Oberlippe: NAT-M. (vergleiche CALC. und BELL..)[Br., Lippe]

Reißen im Unterkiefer.[VHA]

Geschwulst der Unterkieferdrüsen.[VHA]

*Schweiß bloß im Gesichte und am Haarkopfe (bei Fieber).[VHA], [HA 37]

Schweiss bloss am Kopfe und im Gesichte (bei Fieber).[KEU 50]

Zähne

Abendliches Zahnweh, von Warmen verschlimmert.[HA 37]

Zuckend reißender Zahnschmerz, verschlimmert durch Bettwärme und warme Stuben-LUFT, durch kühle LUFT und kaltes WASSER gebessert.[VHA]

*Zucken von den Zähnen bis ins Ohr.[VHA]

Klopfen und Stechen im Zahnfleische, in der Ofenwärme verschlimmert.[VHA]

Zahnschmerz von Erkältung, (im Frühjahre, bei anfangender Wärme), mit Ohrenreißen, Gesichtsblässe und Frost.[VHA]

Zahnschmerzen, klopfende

Heilungsberichte: An eine Heilung klopfender Zahnschmerzen durch PULSATILLA, welche zu der gewöhnlichsten gehört, knüpft sich eine mir noch jetzt erfreuliche Erinnerung, die ich ebenfalls kürzlich mittheilen werde. – Es sind nun etwa 3 Jahre, als ich auf meinen Reisen Abends in einem Gasthofe eintraf, wo ich, weil es eben Sonntag war, mehrere Freunde aus der Nachbarschaft und auch den noch jungen Hausarzt fand. Ich hatte mich kaum in der Gaststube niedergesetzt, als die älteste Tochter des Hauses mich bat, sie von ihrem Zahnweh zu befreien, welches sie seit mehr als 14 Tagen jeden Abend nach Sonnenuntergang befalle und bis Mitternacht dauerte. Bisher sei alles vergeblich gewesen, was auch der hinzutretende Arzt bestätigte, und nur dadurch könne sie sich Linderung verschaffen, daß sie vor der Thür ins Freie gehe oder sich ins offene Fenster lege. Es war nicht der Ort, wo über sonstige Beschwerden und insbesondere über die weiblichen Heimlichkeiten ein umständliches Examen angestellt werden konnte, und in der Ueberzeugung, daß, wenn es auch nicht Hülfe, doch kein Nachtheil zu befürchten sei, nahm ich aus meinem Reise-Etui das Fläschchen mit der Dezillion-Potenzierung der PULSATILLA und ließ einmal daran riechen. Der Erfolg übertraf meine eigene Erwartung, denn während ich mein Etui wieder verschloß und beisteckte, rief sie zur Verwunderung der ganzen Gesellschaft: Mein Gott, ich fühle nichts mehr! Dem jungen, noch nicht lange von der Universität zurückgekehrtem Hausarzte war dieser Erfolg so überraschend, daß er sagte: diese Heilung, wenn sie von Dauer wäre, sei in der That höchst merkwürdig. Ich schloß nun aber rückwärts: w e i l die PULSATILLA so schnell half, so m u ß t e das Charakteristische dieses Mittels vorhanden sein, und entgegnete demzufolge: Wenn die Patientin etwa acht bis zehn Tage die Vorschriften der homöopathischen Diät befolgte, so würde nicht nur der Zahnschmerz nicht wiederkehren, sondern sie würde auch von ihren übrigen Beschwerden befreit werden. Dieß machte den jungen Aeskulapen noch stutziger, und er fragte: welche andere Beschwerden? Ich nannte ihm nun mehrere Eigenthümlichkeiten dieses Heilmittels, die vorwaltende Frostigkeit, die Durstlosigkeit, das weinerliche Gemüth, die Unerträglichkeit des Ofens und der Ofenwärme, die Schlaflosigkeit vor Mitternacht und den betäubten, unerquicklichen Schlaf in der Morgenzeit, den Abscheu gegen fette Speisen und dgl. mehr. Er behauptete darauf, ich hätte dieß Alles von ihr erfahren, und wie nun bezeugt wurde, daß ich, erst eben angekommen, noch nichts mir ihr oder über sie und ihr Befinden geredet, als was er in der Gaststube selbst gehört habe, behauptete er, etwas ärgerlich und vorlaut, die Kranke und deren Angehörige redeten mir nach dem Munde, weil es sonst unmöglich sei, solches zu wissen. Ich entgegnete ihm darauf, ich wolle ihm etwas ins Geheim vertrauen, und er sollte dann selber fragen, ob ich Recht hätte, und da er darauf einging, sagte ich ihm, die eben Gebesserte litte am Durchfall, meistens schleimiger Art, und ihre Regel erschien zu spät, etwa alle fünf Wochen, dauerte nur ein Paar Tage und seie mit Kreuzschmerzen und Unterleibskrämpfen verbunden. Er ging nun zu ihr, und gab absichtlich vor, ich hätte ihm gesagt, sie litte an Verstopfung und zu früher und zu kopiöser Regel, worauf er zur Antwort erhielt, darin hätte ich mich doch geirrt, denn es wäre gerade das Gegentheil davon – und was sie ihm auf seine nähere Nachfrage darüber mittheilte, entsprach, wie er mit lobenswerther Offenheit gestand, ganz genau meinen Aussagen. – Ein Paar Monate später, wo ich dieses Mädchen wiedersah, kam es fröhlich mir entgegen, dankte für die ihr gegebene Hülfe und sagte, ich hätte auch darin Recht gehabt, als ich ihr das Verschwinden ihrer übrigen Beschwerden versprochen, denn ihr fehle nun nichts mehr. – Ob jener junge Arzt sich später mit der Homöopathie bekannt gemacht hat, weiß ich nicht, bezweifle es aber, da ich nichts davon erfahren habe.[KMS 85-87]

Da alles Uebrige, mit Ausnahme des letzteren Umstandes [Der Schmerz war klopfend, saß aber in dem Oberkiefer.], für den NORDPOL des MAGNETS sprach, wählte ich ungesäumt diesen, nemlich ein MAGNETISCHES Stahlstäbchen, welches höchstens 4 Loth tragen kann. Kaum hatte er aber mit der Fingerspitze denselben berührt, als er mit der andern Hand an die Backe fuhr und rief: Sapperment, da springts nach unten! Der Schmerz war nemlich aus dem Oberkiefer in den Unterkiefer gefahren, aber sonst ganz, wie früher, geblieben. Um ganz sicher zu sein, daß diese Metastase – (denn Heilung konnte nun nicht mehr davon erwartet werden) – wirklich vom NORDPOL des MAGNETS herrühre, ließ ich ihn mit dem Finger den SÜDPOL berühren, welcher erfahrungsgemäß sogleich die Wirkungen des NORDPOLS aufhebt. Das Erwartete geschah: kaum hatte er diesen POL berührt, so fuhr er wieder mit der Hand nach dem Gesichte und rief: Sapperment, da springts wieder nach Oben! Somit war meine Frage beantwortet, und gleich darauf ließ ich den armen Teufel an PULSATILLA riechen, worauf er in wenigen Minuten seiner Schmerzen quitt war. – Das war doch wohl keine Einbildung![KMS 82-83]

*Lockerheit der schmerzhaften Zähne.[VHA]

Mund

FAULIGER Geruch aus dem Munde, besonders früh.[VHA]
SÜßLICHER Speichelfluß.[VHA]
Schleimige Zunge.[KEU 50]
Schnupfen mit Geruchs- und Geschmacks-Verlust, bei beständiger Frostigkeit.[VHA]
Verkältung, und darauf Schnupfen mit Geruchs- und Geschmacksverlust: Puls. X° R.[SRA]
Die Zunge ist trocken, klebrig und zähe, in der Mitte mit dem Gefühl wie verbrannt.[Br., Lippe]
Dunkle Röthe und variöse Geschwulst des Schlundes.[VHA]
Halsweh, als wenn er roh wäre.[VHA]
Stechendes Halsweh beim Schlingen.[VHA]
Drücken und Spannen im Halse beim Leer-Schlingen.[VHA]
Früh, zäher Schleim im Halse.[VHA]
Halsentzündung mit erweiterten Venen. Die Entzündung breitet sich über den Rachen, den harten und weichen Gaumen aus (vergleiche KALI-BI.).[Br., Lippe]

Genüsse

Am besten ist's, wenn auch untermischte Frostigkeit nicht fehlt, und Durstlosigkeit zugegen ist.[RA 2, 274]
Heißhunger.[VHA]
Beständiger Hunger, ohne zu wissen, worauf.[VHA]
Abneigung gegen BROD und BUTTER.[VHA]
Ekel vor FETTEN Speisen, BUTTER, FLEISCH, BROT und MILCH. (Ekel vor Speise weist

Verifikationen und klinische Symptome

auf ARS..)[Br., Lippe]
Durstlosigkeit.[VHA], [HA 7], [KEU 50]
Verlangen nach kräftigen, geistigen Getränken.[VHA]
Der Kranke ist hungrig und verlangt zu essen, ohne jedoch zu wissen, was; wenn man ihm die Speise bringt, will er sie nicht haben. (Ekel vor Speise weist auf ARS..)[Br., Lippe]
*Durst bei FAULIGEM Aufstoßen.[VHA]
Durst vor dem Frost, oder vor der Hitze, aber selten während der Hitze.[Br., Lippe]
Schweißausbruch besonders im Fieber, Verlangen nach BIER.[Br., Lippe]
BROD schmeckt BITTER, (oder SAUER, oder zu trocken).[VHA]
*FLEISCHBRÜHE schmeckt FAULIG.[VHA]
Magendrücken, *besonders nach BROD.[VHA]
Magenverkältung durch GEFRORENES, FRÜCHTE u. d. gl.[VHA]
Magenverderbniß von FETTEN Speisen.[VHA]
Nachtheil von FETTEN.[HA 7]
Sie dient in den Nachtheilen vom Genuß des Schweine-FLEISCHES.[RA 2, 275]
Nachtheil von FETTEN und Schweine-FLEISCH.[HA 18], [HA 37]
Magenverderbniß mit FETTEM, besonders Schweine-FLEISCH: Puls. X ° R.[SRA]
Ausschlag (wie Spitzpocken) nach SPECK und FETTEM Schweine-FLEISCH.[VHA]
Nachtheil von ZWIEBELN: Thuj. (LYC., PULS.)[KMS 724]
BRANNTWEIN-Rausch: Für die eigenthliche Besoffenheit nach übermäßigem Genusse geistiger Getränke. Wo dieses der Fall ist, da hilft am ersten und schnellsten bei BRANNTWEIN-Rausch: SALZWASSER und später PULS. nach Maßgabe der oben angeführten Zeichen.[HA 32]
Gänzliche Appetitlosigkeit.[VHA]
Heilungsberichte von Rindern: *Hölling's* Kuh hat vor 14 Tagen gekalbt und ist seitdem lahm und frisst nicht: Puls. C 200°°. – Geheilt.[KMS 782]

Geschmack

Verminderter Geschmack der Speisen und Getränke.[VHA]
BITTERER Geschmack nach Essen, Trinken, Kauen und Erbrechen.[VHA]
BROD schmeckt BITTER, (oder SAUER, oder zu trocken).[VHA]
Früh Geschmack im Munde, wie FAULES FLEISCH.[VHA]
*FLEISCHBRÜHE schmeckt FAULIG.[VHA]
Verkältung, und darauf Schnupfen mit Geruchs- und Geschmacksverlust: Puls. X° R.[SRA]
Erbrechen der Speisen, und dann Schleim, mit BITTEREM Geschmacke.[KEU 50]

Aufstoßen

Aufstoßen nach dem Genossenen.[VHA]
Aufstoßen wie nach verdorbenen Speisen.[VHA]
FAULIGES oder BITTERES Aufstoßen.[VHA]

Übelkeit

Brechübelkeit, wie aus dem Oberbauche.[VHA]
Chronisches Erbrechen des Genossenen nach jeder Mahlzeit.[VHA]
Erbrechen des Genossenen.[HA 37]
Abendliches und nächtliches Speise-Erbrechen.[VHA]
*Früh, BITTERES Erbrechen.[VHA]
Das Erbrechen bei PULS. ist die Folge des Mißbrauchs von Gefrorenem oder von FETTEN Speisen und bei NUX-V. die Folge des Genusses von HUMMER-Salat, BRANNTWEIN usw. (Der IP.-Kranke erbricht die Speise sofort.)[Br., Lippe]
Uebelkeit.[KEU 50]
Brecherlichkeit.[KEU 50]
Erbrechen der Speisen, und dann Schleim, mit BITTEREM Geschmacke.[KEU 50]

Magen

Magenverkältung, z. B. mit FRÜCHTEN: Ars. X° R. (zuweilen auch PULS. X° R.)[SRA]
Magenverderbniß mit FETTEM, besonders Schweine-FLEISCH: Puls. X ° R.[SRA]
Der Magen und die Verdauung sind infolge des Genusses von FETTER Speise, Schweine-FLEISCH oder Pasteten außer Ordnung gebracht.[Br., Lippe]

Verifikationen und klinische Symptome

Magenverderbniß von FETTEN Speisen.[VHA]

Heilungsbericht: Sie kam erst am 11. Juni wieder, wo sie freudig berichtete, daß sie von ihrem frühern Leiden nichts mehr wisse, nun aber seit einigen Tagen an Durchfall mit Leibweh leide, besonders wenn sie Vizebohnen, SAUERKRAUT oder sehr FETTES genossen habe. Ich gab ihr nun zwei Gaben BRY. 30°°° und eine Zwischengabe PULS. 30°°, und habe seitdem nichts wieder von ihr gehört.[ACS 19 (1842) 3, 54-55]

Magendrücken, *besonders nach BROD.[VHA]

Magendrücken.[KEU 50]

Magenverkältung durch GEFRORENES, FRÜCHTE u. d. gl.[VHA]

Magenkrampf mit Übelkeit und nach Erbrechen aufhörend.[VHA]

Fühlbares Pulsiren in der Herzgrube.[VHA]

Hypochonder

Pulsiren in der Herzgrube.[HA 18]

Mattigkeitsgefühl in den Hypochondern.[KEU 50]

Stechen in der Lebergegend *im Gehen.[VHA]

Milzdrücken.[KEU 50]

*Unschmerzhaftes Glucksen im Oberbauche.[VHA]

Glucksen im Oberbauche.[KEU 50]

Heilungsbericht

J. M. von St., ein Mann von 44 Jahren, der sehr zu Aerger mit Heftigkeit geneigt ist, war in Folge eines solchen erkrankt und litt nun an den gewöhnlichen Beschwerden eines G a l l e n f i e b e r s : BITTEREM Geschmack für sich und besonders des KAFFEES, großer Verdauungsschwäche, mit Erbrechen des Genossenen, Durchfall, Rückenschmerzen. FETTES, besonders SCHWEINE-FLEISCH und OEL, kann er gar nicht vertragen, und in der Ruhe befindet er sich weit schlimmer, als in mäßiger Bewegung. Auch früh morgens fühlt er sich am unwohlsten. Er hatte früher oft allopathisch gebraucht, wo sich sein Leiden dann meistens auf fünf bis sechs Wochen Dauer ausdehnte, diesmal aber noch nichts, und wollte es nun einmal mit der Homöopathie versuchen. – Am 19. Apr. [1841] erhielt er Nro. 1 CHAM. 30°°°, Nro. 2 und 4 PULS. 30°° und Nro. 3 BRY. 30°°, um alle 2 Tage ein Pulver zu nehmen, und nach acht Tagen fehlte ihm nichts mehr.[ACS 19 (1842) 3, 65-66]

Bauch

Abendliches Stechen und Schneiden im Unterleibe, besonders im Stillsitzen.[VHA]

Stösse im Unterleibe.[KEU 50]

*Unschmerzhaftes Glucksen im Oberbauche.[VHA]

Unterleibs-Entzündungen.[VHA]

Unterleibskrämpfe und wehenartige Leibschmerzen der Schwangeren.[VHA]

*Leibschmerzen mit Frostigkeit zur Zeit der ausgebliebenen Regel.[VHA]

Empfindlichkeit und Geschwulst der Bauchbedeckungen.[VHA]

Harnzwang der Schwangeren, mit Ziehen im Unterleibe.[VHA]

BLUT-Harnen, mit Brennen an der Mündung der Harnröhre und Zusammenziehen in der Nabelgegend.[VHA]

Blähungen

Abendliche Blähungskolik.[VHA]

Blähungsgetöse im Unterleibe.[VHA]

Heilungsbericht von Rindern: [Am 9. Juni 1863] *Stegemöller's* K u h , v e r s t o p f t , a u f g e b l ä h t und gänzlich g e l ä h m t (vom Thierarzte verloren gegeben): 1. NUX-V., 2. PULS.; alle 12 Stunden. – 10. Juni. Besserung, aber starker M a s t d a r m v o r f a l l : 1. IGN., 2. NUX-V., alle 12 Stunden [je C 200°°]. – Geheilt.[KMS 782-783]

Stuhl

Durchfällige Stühle mit vielem Schleime.[VHA]

Durchfall mit vielem Schleim.[KEU 50]

Nächtlicher, grüner, WÄSSERIGER Durchfall.[VHA]

Übelriechender Durchfall.[VHA]

Schwieriger, wenngleich weicher Stuhl, mit Pressen und Rückenschmerzen.[VHA]

Weißer Stuhl.[VHA]

Schleimiger Durchfall.[HA 37]

Verifikationen und klinische Symptome

Verifikationen und klinische Symptome

Hartleibigkeit mit Durchfall abwechselnd.[VHA]

Heilungsbericht von Vögeln

Ich möchte mit dem Bericht über die Heilung eines Vogels schließen. Der Sprachlehrer meiner Kinder erzählte mir vor acht Tagen, daß zwei seiner Kanarienvögel gestorben waren, und der dritte, anscheinend an der gleichen Krankheit leidend, ebenfalls zu sterben drohte. Der Vogel futterte im Käfig ständig, doch verlor er alles wieder unverdaut. PULS. 2000, heilte ihn vollständig, zum großen Erstaunen des Lehrers.[KMSS 37]

After

Starkes BLUTEN aus dem After beim Stuhlgange.[VHA]

Afteraderknoten mit Wundheitsschmerz.[VHA]

Harn

Öfterer Harndrang mit geringem Abgange.[VHA]

Harnzwang, Tenesmus der Blase.[VHA]

Harnzwang der Schwangeren, mit Ziehen im Unterleibe.[VHA]

Bettpissen.[VHA]

Ref. war mit SULPH. [bei Incontinentia urinae nocturna] allein nicht so glücklich gewesen, und hatte sich oft genöthigt gesehen, noch andere Mittel in Anwendung zu ziehen, namentlich SEP. bei Onanisten, KREOS. bei tiefem Schlafe, PULS. bei Verschlimmerung im Herbste und Winter und SIL. bei Wurmbeschwerden.[AHZ 57 (1858) 71]

Unwillkührlicher Harnabgang.[KEU 50]

BLUTHARNEN, mit Brennen an der Mündung der Harnröhre und Zusammenziehen in der Nabelgegend.[VHA]

Dunkler Harn mit violettem Schaumringe.[VHA]

Bei schmerzhafter Urinverhaltung hatte Dr. *Stens* die PULS. am hülfreichsten gefunden, und Ref. fügte dem hinzu, daß dieses Mittel fast immer das Beste sei, wo bei jungen Mädchen, in Folge von NASSEN Füßen bei der Periode, diese aufhört und dabei Harnbeschwerden verschiedener Art eingetreten wären.[AHZ 46 (1853) 135]

NUX-V., IGN. und CHAM. haben beide, doch letztere mehr, Schmerz beim Harnlassen. PULS. aber den meisten Schmerz vor dem Harnen.[Hahnemann, ZHK 4 (1855) 16, S. 150]

Heilungsbericht

A. v. K. zu H., ein Jüngling von 12 Jahren, für sein Alter ungemein schwächlich gebaut, von blasser Gesichtsfarbe, litt von Jugend auf an incontinentia urinae, meistens jede Nacht zweimal, einmal Abends im ersten Schlafe, und zum zweiten Male in der Morgenzeit. Von sonstigen Zeichen war nichts anderes zu ermitteln, als ein seltenes, trocknes Hüsteln, öfteres Ziehen in den Beinen beim Gehen, und eine entschiedene Neigung zu SAUREM. – Am 22. Juli 1835 erhielt er eine Gabe SULPH. 60°°°, worauf ansehnliche Besserung erfolgte, denn das Bettpissen hörte schon nach 4 Tagen ganz auf, so wie auch das Hüsteln, und das Ziehen ward in den letzten Tagen auch nicht mehr bemerkt, nur die große Neigung zum SAUREN blieb unverändert. Am 24. Aug. ließ ich ihn an PULS. 30 riechen und gab ihm für den andern Tag eine Gabe SULPH. 30°°. Nach dieser zweiten Gabe SCHWEFEL stellte sich das Bettpissen ein paar Mal wieder ein, nun aber blos Abends. Am 9. Sept. eine Gabe SEP. 30°° nahm dies sammt allem Andern fort, sein Aussehen wurde blühender, und da keine Zeichen vorlagen, konnte ich auch keine fernere Arznei wählen, obwohl ich sicher war, daß es nicht so bleiben würde. Dennoch blieb er frisch und wohl, und nahm sichtlich an Fülle zu, bis am 6. Okt. des folgenden Jahres die Entdeckung gemacht wurde, daß die linke Brustdrüse, gerade unter der Warze, bedeutend geschwollen und bei Berührung schmerzhaft sei. Eine Gabe SULPH. 30°°, und 8 Tage darauf eine Gabe GRAPH. 30°° beseitigten in 3 Wochen dieses Uebel, und er blieb wieder wohl bis zum Febr. 1837, wo ohne aufzufindende Ursache plötzlich wieder das Bettpissen eintrat, und die Nase anschwoll. Am 12. Febr.1837 erhielt er von mir eine Gabe ARN. 30°°, wonach die Geschwulst der Nase bis zum 19. Febr. gänzlich verschwunden war. Eine an diesem Tage gereichte Gabe PULS. 30°°° hob nun gleich das Bettpissen, und seit der Zeit befindet er sich so wohl, daß er sich dem Militairstande gewidmet hat und als Fähnrich bereits eingetreten ist. Ob dies Stand halten wird, bezweifle ich doch noch immer.[ACS 18 (1840) 2, 33-34]

Geschlechtstheile

Anschwellung, Verhärtung und Entzündung der Vorsteherdrüse. PULS. und THUJ. sind die zwei wichtigsten Arzneimittel für diesen Zustand.[Br., Lippe]

Verifikationen und klinische Symptome

Hoden und Samenstränge schmerzhaft geschwollen, mit Abgang von Vorsteherdrüsensaft.[VHA]

Der linke Hoden ist heraufgezogen: THUJ. (Vergleiche CALC., CROT-T. und ZINC.. Wenn der rechte Hoden heraufgezogen ist, vergleiche CLEM. und PULS.).[Br., Lippe]

*Brennen in den Hoden ohne Geschwulst.[VHA]

Hodenentzündung, besonders nach Quetschung.[VHA]

Entzündung und Anschwellung der Hoden mit Anschwellung des Hodensackes, entweder als Folge einer Quetschung oder eines unterdrückten Trippers (vergleiche CON.). Wenn die Anschwellung von einer Quetschung herrührt, wird PULS. heilen; wenn sie aber von einem Tripper herkommt, wird sich ein Ausfluß einstellen, sobald die Arznei ihre Wirkung begonnen hat.[Br., Lippe]

WASSERBRUCH.[VHA]

Entzündung der Vorsteherdrüse.[VHA]

Große Aufregung des Geschlechtstriebes.[VHA]

Allzu schwache Wehen.[VHA]

Magelnde Wehen mit heftigen Kreuzschmerzen.[VHA]

Zögernde Nachgeburt.[VHA]

Nachwehen.[VHA]

Schwangerschaft – Stillzeit

Schmerzhafte, wunde Krampfadern an den unteren Extremitäten, besonders während der Schwangerschaft. Die Beschwerden an den Beinen sind schlimmer, wenn man sie hinabhängen läßt. Die Kranken, Mann oder Frau, fühlen sich deshalb immer am bequemsten, wenn sie die Füße auf einen gegenüberstehenden Stuhl auflegen.[Br., Lippe]

Harnzwang der Schwangeren, mit Ziehen im Unterleibe.[VHA]

Unterleibskrämpfe und wehenartige Leibschmerzen der Schwangeren.[VHA]

Allzu schwache Wehen.[VHA]

Kreuzschmerzen der Gebärenden bei nachlassenden Wehen.[VHA]

Magelnde Wehen mit heftigen Kreuzschmerzen.[VHA]

Falsche und unzureichende Geburtswehen (vergleiche PULS.), mit häufigem Drange zum Harnlassen und Stuhlgang: NUX-V..[Br., Lippe]

Zögernde Nachgeburt.[VHA]

Nachwehen.[VHA]

Fehlende Lochien.[VHA]

Vergehen der MILCH der Stillenden.[VHA]

Beschwerden der Kinder

Das PULS.-Kind will immer etwas haben; wenn man es ihm gibt, ist es nicht damit zufrieden, ohne jedoch heftig zu sein.[Br., Lippe]

PULS: Besserung durch Kälte, weinerliche, doch nicht widerborstige Kinder.[Hub.; AHZ 210]

Entzündung des äußeren und inneren Ohres mit Röte, Hitze und Anschwellung. Paßt besonders bei Kindern nach Masern.[Br., Lippe]

Der Kranke schläft mit den Armen über dem Bauch, oder mit den Händen über dem Kopf; ein Symptom, das man häufig bei Kindern findet.[Br., Lippe]

Regel

Bei Frauenzimmern paßt sie vorzüglich dann, wenn ihre Monatszeit einige Tage über die rechte Zeit einzutreten pflegt.[RA 2, 274-275]

Monatliches zu spät und zu gering mit dickem, schwarzem, klumpigem, oder *dünnem, WÄSSERIGEM BLUTE.[VHA]

Zu spätes und zu schwaches Monatliche.[HA 7]

Zu späte und zu schwache Regel.[HA 37]

Die PULS.-Regeln kommen zu spät und sind zu spärlich. (Die Regeln treten zu früh ein und sind zu stark; dunkles, schwarzes BLUT geht ab: NUX-V..)[Br., Lippe]

Der Monatsfluß kommt zu spät, ist zu schwach, von zu kurzer Dauer und von Krämpfen im Unterleib begleitet.[Br., Lippe]

Das BLUT ist dick, schwarz und klumpig, oder dünn und WÄSSERIG.[Br., Lippe]

Unterdrückung der Regeln, besonders durch Erkältung und naßwerden der Füße. Wenn Schwangerschaft die Ursache des Ausbleiben ist, werden dieselben auf PULS. natürlich nicht eintreten; sind sie aber infolge von Erkältung usw. unterdrückt, so werden sie sich bald nach Anwendung dieses Mittels einstellen.[Br., Lippe]

Unterdrückte Regel, *besonders nach Verkältung.[VHA]

Heilungsbericht: [...] Auch dies besserte sich schnell und sie [*Therese Sch.*zu Gl.] blieb ganz wohl, bis sie am 17. Sept. des folgendes Jahres 1853, bei unterdrückter Regel in eine G e i s t e s v e r - w i r r u n g fiel, mit Unruhe, Angst und Neigung sich zu entleiben, was ebenfalls in wenigen Tagen durch eine Gabe PULS. 200°° und eine Gabe SULPH. 200° geheilt wurde.[Vol. 81, S.196; AHZ 48 (1854) 53]

Bei s c h m e r z h a f t e r U r i n v e r h a l t u n g hatte Dr. *Stens* die PULS. am hülfreichsten gefunden, und Ref. fügte dem hinzu, daß dieses Mittel fast immer das Beste sei, wo bei jungen Mädchen, in Folge von nassen Füßen bei der Periode, diese aufhört und dabei Harnbeschwerden verschiedener Art eingetreten wären.[AHZ 46 (1853) 135]

Schwieriger, zögernder Durchbruch der ersten Regel bei Jungfrauen.[VHA]

Verzögerung der ersten Menstruation. (Nasen-BLUTEN anstatt des Monatsflusses weist auf BRY..)[Br., Lippe]

MUTTERBLUTFLUß mit falschen Wehen.[VHA]

Dünner, brennender, oder dicker, unschmerzhafter Weißfluß.[VHA]

*Leibschmerzen mit Frostigkeit zur Zeit der ausgebliebenen Regel.[VHA]

Kreuzschmerzen mit Frostigkeit, zur Zeit der ausbleibenden Regel.[VHA]

BLUT-Husten (schwarzen, geronnenen BLUTS bei unterdrückter Regel).[VHA]

Schnupfen

Schnupfen mit Geruchs- und Geschmacks-Verlust, bei beständiger Frostigkeit.[VHA]

Schnupfen mit Frost und Verlust von Geschmack und Geruch.[HA 37]

Schnupfen mit Verlust des Geruchs und Geschmacks; oder chronischer Schnupfen mit zähem, gelblich-grünem Ausfluß.[Br., Lippe]

V e r k ä l t u n g , und darauf Schnupfen mit Geruchs- und Geschmacksverlust: Puls. X° R.[SRA]

Grüner, stinkiger oder eiteriger Ausfluß aus der Nase.[VHA]

Grüner, stinkender Ausfluß aus der Nase wie von einem seit Jahren bestehenden alten Katarrh, mit einem widerlichen Geruch, den man schon aus der Entfernung wahrnehmen kann.[Br., Lippe]

F l i e s s s c h n u p f e n i m F r e i e n u n d S t o c k s c h n u p f e n i n d e r S t u b e: Thuj. (JOD, PLAT., PULS.)[KMS 725]

Abends Stock-, früh Fliess-Schnupfen.[KEU 50]

Athem

B e i den Keuchhusten-Anfällen Gähnen.[AHZ 61 (1860) 54]

Faulriechender Athem.[VHA]

Stöhnendes und röchelndes Athmen.[VHA]

Röchelnder, stöhnender Athem.[KEU 50]

Engbrüstigkeit, besonders im Liegen auf dem Rücken.[VHA]

Engbrüstigkeit von krampfhafter Spannung im untern Theile der Brust, unter den falschen Ribben.[VHA]

Heilungsbericht: Er fühlte jetzt nur noch Abends im Sitzen eine große Müdigkeit und Beengung der Brust. Ich gab ihm nun zwei Gaben PULS. 30°° und eine Zwischengabe BRY. 30°°, alle 5 Tage eine Dosis, welche hinreichten, um auch diesen Krankheitsrest völlig fortzunehmen.[ACS 19 (1842) 3, 63]

Heilungsbericht von Pferden: [Am 11. März 1863] *Lüff's* P f e r d ist seit 2 Monaten d ä m p f i g , mit H u s t e n , und von sehr hitzigem Temperamente: Nux-v. – 24. März besonders der Husten sehr gebessert, aber der D a m p f , wiewohl in geringerm Grade, noch da: Ars. – 15. April. Der H u s t e n wieder gekommen und nun mehr in der Ruhe und nach dem Fressen: Puls. – 28. April. Jetzt ist der Husten in der Morgenzeit wieder schlimmer: Nux-v. – 23. Mai. Viel gebessert, aber der Husten noch da und dabei viel S c h l e i m aus der Nase: Puls. – 2. Juni. Der Husten seltner, aber der N a s e n s c h l e i m , der nun auch s c h a r f ist, vermehrt: Ars. [je C 200°°] – Geheilt.[KMS 781]

*Schweräthmigkeit beim Gehen.[VHA]

Athemmangel.[KEU 50]

Atemnot mit dem Gefühl von krampfhafter Spannung im unteren Teil der Brust, unterhalb der falschen Rippen.[Br., Lippe]

Athemversetzung.[KEU 50]

Atembeschwerden beim Gehen.[Br., Lippe]

Nächtliches Asthma, wie von SCHWEFEL-Dampf.[VHA], [Br., Lippe]

Asthma: Abendliche Anfälle: PULS.; morgentliche Anfälle: ARS.; wenn die Symptome hauptsächlich im Hals sind, SPONG.; in der Brust, PHOS.; krampfartig, IP..[LWB 182]

Husten

Kurzer, trockner Husten, *sobald er warm wird.[VHA], [HA 37]

*Trockner Husten nach jedem Schlafe.[VHA]

Trockener Husten beim Erwachen vom Schlafe; derselbe vergeht beim Aufsitzen im Bett und kommt zurück, sobald man sich wieder hinlegt.[Br., Lippe]

Husten, früh mit, am Tage und Nachts ohne Auswurf.[VHA]

Husten, früh mit, Abends ohne Auswurf.[HA 18]

Heilungsbericht: *G.* und *F. R.* aus A., zwei Mädchen, ersteres 8, das zweite 5 Jahre alt, hatten einige Monate bei einem, vor kurzem an der allopathisch behandelten, angeblichen Schwindsucht gestorbenen Schwesterchen von 14 Jahren geschlafen, und litten nun seit ein paar Wochen an einem sehr verdächtigen trocknen Husten mit Neigung zum Erbrechen und steter Frostigkeit. Jedes dieser Kinder erhielt am 17. April [1841] zwei Gaben PULS. 30°° und eine Zwischengabe SULPH. 30°°, um alle 5 Tage eins zu nehmen. – Vierzehn Tage später, am 2. Mai, war die Besserung, die schon nach 8 Tagen, am 25. Apr. sichtbar geworden, sehr bedeutend, das Ansehn beider Kinder weit wohler und die Frostigkeit ganz verschwunden. Nur kam noch zuweilen etwas trockner Husten vor, weshalb ich an diesem Tage jedem Kinde noch zwei Pulverchen verordnete, nämlich erst noch eine Dosis SULPH. 30°° und eine zweite, erst nach 12 Tagen zu nehmende Dosis KALI-C. 30°°. Der Erfolg war, daß seitdem beide Mädchen ganz wohl sind und für Bilder der Gesundheit gelten können.[ACS 19 (1842) 3, 42]

Husten mit kopiösem, gelbem, BITTERSCHMECKENDEM Schleimauswurfe.[VHA]

SALZIGER, unangenehmer, widriger Auswurf mit einem Geschmack wie von der Ausscheidung eines chronischen Katarrhs.[Br., Lippe]

BLUT-Husten (schwarzen, geronnenen BLUTS bei unterdrückter Regel).[VHA]

Husten von Trockenheit und Kratzen in der Brust erregt, mit Brecherlichkeit und Würgen.[VHA]

Bei den trocknen, kurzen Hustenstößen, Brustschmerz.[VHA]

Beim Husten, Kopfweh, Stöße im Bauche und Kreuzschmerzen.[VHA]

Keuchhusten

Keuchhusten (zu Anfange) Abends und Nachts trocken, früh mit vielem, meist bitterem Auswurfe, in der Wärme und warmen Stube verschlimmert, mit Engbrüstigkeit im untern Theile der Brust, von Aufsitzen oder Aufstehen aus dem Bette gebessert.[AHZ 53 (1856) 86]

Erschütternder, krampfhafter Keuchhusten, oft in je zwei Stössen, von jückendem Kratzen mit Trockenheitsgefühl und wie von SCHWEFEL-Dampf in der Luftröhre und in der Brust erregt, Abends und Nachts ohne, Morgens und am Tage mit Auswurf vielen gelben oder grünlichen Schleims von verschiedenem (WIDERLICHEM, BITTEREM, BRÄNZLICHEM, FADEM, FAULEM, FETTIGEM, SALZIGEM, SAUREM, wie alter Schnupfen, oder wie TABACKS-Saft) Geschmacke, oft auch von dunklem, klumpigem BLUTE.[KEU 49-50]

Verschlimmerung: Abends bis Mitternacht. – Wärme. Warme Stuben-LUFT. Essen von Warmem. Warmwerden im Bette. Ruhe des Körpers. Sitzen oder Liegen. Nach dem Niederlegen. Liegen auf der (linken) Seite oder tief mit dem Kopfe. Nach Schlafen.[KEU 50]

Begleitung: Sanftes, nachgiebiges Gemüth. Aengstlichkeit mit Todesfurcht. Weinerlichkeit. Sorgenvolle Ungenügsamkeit. Schwindel und Wüstheit im Kopfe. Zuckendes Reissen in den Schläfen. Zersprengungs- und Zerreissungsschmerz im Kopfe. Thränen der Augen. Zuckendes Reissen in den Ohren. Nasen-BLUTEN mit dunklem BLUTE. Blass-gelbe Gesichtsfarbe. Schleimige Zunge. Durstlosigkeit. Schluchzen. Uebelkeit. Brecherlichkeit. Erbrechen der Speisen, und dann Schleim, mit BITTEREM Geschmacke. Magendrücken. Mattigkeitsgefühl in den Hypochondern. Milzdrücken. Glucksen im Oberbauche. Stösse im Unterleibe. Durchfall mit vielem Schleim. Unwillkührlicher Harnabgang. Abends Stock-, früh Fliess-Schnupfen. Faulriechender Athem. Röchelnder, stöhnender Athem. Athemmangel. Athemversetzung. Brustbeklemmung. Kitzel am Schildknorpel. Engbrüstigkeit, von Spannung im unteren Theile der Brust. Brennen und Stechen in der Brust. Aengstliches Herzklopfen. Stiche im Rücken und in den Seiten. Kreuzschmerzen. Stiche in der Schulter. Zuckendes Reissen in den Armen und Beinen. Aufgetriebene Adern auf den Händen. Ohnmachten. Abmagerung. Schlaflosigkeit vor Mitternacht. Frostigkeit, wie mit Wasser übergossen. Hitze des Körpers,

Verifikationen und klinische Symptome

bei Kälte der Extremitäten. Schweiss bloss am Kopfe und im Gesichte.[KEU 50] – B e i den Anfällen Gähnen.[AHZ 61 (1860) 54]

Die P U L S . ist ein Hauptmittel im ersten Stadium des Keuchhustens, noch öfterer anwendbar, als die NUX-V. , und, bei genau überall zutreffenden Zeichen, nicht selten vermögend, die ganze Krankheit in wenigen Tagen vollständig zu heilen.[KEU 51]

Heilungsbericht: *N. L.*, ein achtjähriger Junge, war seit vier Jahren kränklich; sein Zustand verschlimmerte sich aber in den letzten zwei Monaten infolge eines Keuchhustens; heftiger Husten, mit SÜßLICHEM Auswurf, der sich beim Umhergehen im Zimmer und nach Gehen an frischer LUFT verschlimmert; häufiges Übergeben am Abend und nachts, meistens Schleim, aber zuweilen auch BLUT, Abneigung gegen FETT; friert sehr; kein Durst, häufiges Nasen-BLUTEN nachts; sehr schüchtern und ängstlich. Er wurde im Winter von den Masern befallen, worauf er dann den Keuchhusten bekam. Er wurde lange Zeit allopathisch behandelt und hatte eine Vielzahl von Medikamenten eingenommen; in letzter Zeit viel FERRUM AVETICUM und AMMONIUM MURIATICUM. – 18. April, 1851. 1 bis 3, PULS.; 2, SULPH., jeweils in der 200. Potenz, 4, §. Eine Dosis jeden fünften Abend. – 9. Mai. Beträchtliche Besserung; der Junge ist kaum wiederzuerkennen. 1, SULPH. 2000; 2 bis 4, §; 3, PULS. 200. Diese Arzneimittel reichten aus, um alle Symptome der Krankheit zu bekämpfen, und seine Gesundheit ist nunmehr besser als es jemals zuvor der Fall war.[Vol. 78, S. 230; KMSS 35]

Luftröhre

Heiserkeit, daß sie kein lautes Wort reden kann.[VHA]

Kitzel am Schildknorpel.[KEU 50]

Hals

Ziehend spannender Schmerz im Nacken.[VHA]

Geschwulst und Schmerz im Halse und Nacken, wie von einem Geschwüre.[VHA]

Heilungsbericht: *L. St.* von Da., ein junger Mann von 21 Jahren, blassen, gedunsenen Ansehens, hatte zweimal die Krätze, welche beide Male verschmiert war. Nach dem zweiten Male bekam er eine ungeheure harte G e s c h w u l s t d e r g a n z e n r e c h t e n H a l s s e i t e , vom Ohr bis zur Achsel herab, nach unten hin am dicksten, welche schon ein Paar Jahre gedauert hatte, als er am 24. Juli 1836, nach langem vergeblichen Mediziren, endlich bei der Homöopathie Hülfe suchte und sich deshalb an mich wendete. Außer dem obigen Uebel, litt er noch an starkem, schmerzlosem Gesichtsausschlage, Schwerathmigkeit und Engbrüstigkeit, sowohl im Sitzen, als bei der Arbeit, Brennen in der Brust, und viel Schweiß am Tage bei der Arbeit und Nachts im Bette. – Ich reichte ihm sogleich eine Gabe PULS. 30°°° und 3 Tage darauf eine Gabe LYC. 30°°, wonach bis zum 13. Aug. die Schwerathmigkeit gehoben und die Geschwulst weicher und etwas kleiner geworden war. Nun CALC. 30°° in einer Gabe, welche ganz auffallend die Geschwulst verminderte und den Schweiß fortnahm, bis er sich verleiten ließ, gegen eine durch Erkältung entstandene Augenentzündung Augenwasser zu brauchen, worauf die Augen nicht besser wurden, die sonstige Besserung sofort stille stand, und nun ein Husten mit vielem Auswurf eintrat, welcher eine Gabe PHOS. 30°° forderte und davon auch, sammt dem Augenübel, in 8 Tagen gehoben war. Er erhielt nun wieder abwechselnd CALC. 30°° und LYC. 30°°, alle Tage eine Gabe, und bis zum 3. Dec. war alles Krankhafte dauerhaft verschwunden.[ACS 17 (1839) 3, 14-15]

Brust

Krampfhafte Zusammenschnürung und Spannung in der Brust.[VHA]

Bange und krampfhafte Brustbeklemmung; die Brust fühlt sich, als ob sie voll wäre, der Kehlkopf ist zusammengeschnürt; dies zeigt sich besonders abends und nachts.[Br., Lippe]

Stiche in der Brust, besonders beim Husten und *Tiefathmen.[VHA]

Schwindsucht: Im verwichenen Winter und Frühjahr hatte ich das Glück, einige im höchsten Grade Schwindsüchtige zu heilen, und fand dabei, daß PHOS. (in wiederholten Gaben nach jedesmal vorgangiger Gabe NUX-V.) denen half, deren übrige Symptome für NUX-V. passten; so wie STANN. (ebenfalls wiederholt, und jedes Mal eine Gabe PULS. vorher) Denjenigen, welche sich als PULS.-Patienten zu erkennen gaben. Durch 3 Gaben der letzten beiden Mittel rettete ich unter anderem einen Mann, der von den Ärzten aufgegeben war, fortwährend in kolliquntiven Schweissen, mit kopiösem eitrigem Auswurfe und der grössten Schwäche, stündlich seine Auflösung erwartete.[Bönn., Juli 1832]

Heilungsbericht: *H. L.* aus R., ein 21jähriges Mädchen aus den höheren Ständen, war die letzte, aber zugleich gefährlichste Kranke, welche an dem genannten Tage zum ersten Male bei mir Hülfe

Verifikationen und klinische Symptome

suchte. – Sie war bis zu meinem Hause gefahren und hatte nur langsam und in mehren Absätzen die Treppe bis zu meinem Zimmer erstiegen [„Kranke, welche ausgehen oder ausfahren können, müssen zu mir auf's Zimmer kommen, sie mögen so vornehm sein, als sie wollen; denn ich achte es unter der Würde des wahren Arztes, Leuten nachzulaufen, die kommen können."— Dies schrieb mir der ehrwürdige *Hahnemann* noch am 7. Juni dieses Jahres [1841], und ich habe es immer auch so damit gehalten. Wenn die Kranken es einmal nicht anders wissen, so thun sie es gern, und es sichert und erleichtert ungemein die Wahl der Mittel, wenn man die Hilfsmittel zur Lösung etwaiger Zweifel gleich bei der Hand hat.], fand sich aber schon von dieser geringen Bewegung so erschöpft, daß sie nicht sprechen konnte und sich erst eine Weile auf dem Sopha ausruhen mußte. Sie war schlank gewachsen, aber blaß und fast zum Gerippe abgemagert, mit eingefallner Brust, vielem trocknen Husten, beständigem Herzklopfen, äußerst beschleunigtem Puls und überhaupt das Bild eines s e h r w e i t g e d i e h e n e n P h t h y s i k e r s, so daß ihre Begleitung mich insgeheim versicherte, die Aerzte hätten keine Hoffnung mehr, und sie wendeten sich hauptsächlich nur deshalb zur Homöopathie, weil die Kranke die vielen Arzneien nicht mehr nehmen könne und wolle. Außer dem Gesagten ergaben sich noch folgende Zeichen: – Schwindel von starken Gerüchen und zwischen vielen Menschen; nach dem Frühstücke und Mittagsessen Uebelkeit und Erbrechen alles Genossenen, sowohl Speisen als Getränke, zuweilen mit SAUREM Geschmacke; Milchspeisen waren gar nicht zu vertragen; Neigung zu Kräftigem und SÄUERLICHEM; Abneigung gegen SÜßES und Mehlspeisen; Verstopfung oft zu mehreren Tagen, welches sich besonders in der letzten Zeit der allopathischen Behandlung sehr verschlimmert hatte; die Periode fehlt schon längere Zeit, war früher stets schwach und von Schwindel und Uebelkeit begleitet; mitten in der Brust liegt es ihr stets wie ein schwerer Stein; Herzklopfen und Athemmangel mit heftig schlagendem Pulse von der mindesten Bewegung sehr erhöht; spätes Einschlafen, und überhaupt wenig Schlaf, stetes Frieren. – Es braucht wohl nicht gesagt zu werden, daß ich die Behandlung dieser Kranken nur mit sehr wenig Hoffnung auf Erfolg übernahm und jede Verantwortlichkeit um so mehr ablehnte, als ich die bisher gebrauchten Rezepte nicht sehen konnte. Ich halte es für Gewissenssache, bei solchen Fällen wenigstens den Angehörigen die Wahrheit zu sagen, wenn es auch rathsam ist, dem Kranken selbst Hoffnung zu geben. – Am genannten 17. Apr. erhielt sie zuerst zwei Gaben BRY. 30°° und eine Zwischengabe PULS. 30°°, um davon jeden zweiten Tag ein Pulver zu nehmen. Der Erfolg dieser Mittel übertraf meine Erwartung und ließ einige Hoffnung auf Rettung bei mir aufkommen. Es war nemlich nach 8 Tagen Besserung in allen Erscheinungen, mit Ausnahme des beschleunigten Pulses, eingetreten und das Erbrechen fand nun nur noch nach dem Mittagsessen statt, wo nicht das Flüssige, sondern bloß die festen Speisen noch weggebrochen wurden. Nach dem zweiten Pulver (PULS.) hatte das Erbrechen zwei Jahre lang ganz aufgehört. Ich reichte nun zwei Gaben PULS. 30°° und eine Zwischengabe SULPH. 60°°, alle zwei Tage ein Pulver, wonach die Besserung bedeutend fortzuschreiten schien und das Erbrechen ganz aufhörte. Am 2. Mai 2 Gaben SULPH. 30°° und eine Zwischengabe PULS. 30°°, alle 3 Tage ein Pulver, ebenfalls mit günstigem Erfolge; doch klagte sie über Kopfweh, besonders im Hause und über öfteres Leibweh. Demungeachtet ließ ich mich verleiten, am 9. Mai abermals zwei Gaben PULS. 30°° und als Zwischengabe 60° zu geben, weil diese Mittel so gut gewirkt hatten, jedoch mit der Vorsicht, daß nun nur alle 5 Tage ein Pulver genommen werden sollte. Indessen lautete der Bericht am 23. Mai nicht gut; es war überhaupt wieder schlimmer geworden; seit einigen Tagen hatte sich früh saures Erbrechen eingestellt, und die Beschleunigung des Pulses und die Schwäche war ebenfalls wieder vermehrt. Ich reichte daher an diesem Tage eine Gabe ARS. 30°°, wonach wieder ansehnliche Besserung eintrat und am 30. Mai eine Gabe PHOS. 30°°, welche in den ersten 6 bis 7 Tagen die Kranke stark angriff, [Da ich fast täglich Gelegenheit habe, selbst von meinen kleinen Gaben, solche anfängliche Verschlimmerungen zu beobachten, so werden sich meine verehrten Kollegen nicht wundern, wenn ich sie versichere, daß ich bei den jüngsten Behauptungen für und gegen die Erstwirkungen und Verschlimmerungen der homöopathischen Arzneien oft – recht herzlich gelacht habe.] aber k e i n e n e u e Erscheinungen aufkommen ließ, so daß ich von der richtigen Wahl des Mittels überzeugt blieb und weder am 6. noch am 13. Juni etwas überzeugt blieb und weder am 6. noch am 13. Juni etwas anderes, als jedesmal, zur Beruhigung der Kranken, ein Paar MILCHZUCKER-Pulverchen reichte. Während der Wirkung dieser ungemein tief eingreifenden Arznei war in dem Befinden der Kranken eine so erfreuliche Besserung eingetreten, daß ich nun erst ihr selbst und ihren Angehörigen die Gewißheit einer vollständigen Genesung geben konnte. Bis auf den, noch immer sehr beschleunigten, fieberhaften Puls, hatten sich nemlich nicht nur sämmtliche Beschwerden verloren, sondern auch die Periode war in der letzten Woche da gewesen, und hatte nur einige Beschwerden mit sich gebracht, welche auf PULS. passen, weshalb ich meiner Kranken etwa am 20. Juni eine Gabe zu 30°° reichte. Am 27. Juni erhielt sie nun eine Gabe JOD. 30°°, welche auf den Puls einigen bessernden Einfluß zeigte und am 18. Juli wieder eine Gabe PHOS. 30°°, welche diesen letzten Rest ihrer schweren und gefährlichen Krankheit so vollkommen beseitigte, daß sie seitdem vollkommen wohl ist und sich gesünder befindet, als jemals früher. – Wahrlich, am Abende des 17. Aprils, als ich diese Kranke zuerst in meine Behandlung bekam, hatte ich wenig Hoffnung, sie in so kurzer Zeit und so vollkommen herzustellen.[ACS 19 (1842) 3, 47-50]

Schmerz in der Brust, (oder auf dem Brustbeine), wie von einem Geschwüre.[VHA]
*Zerschlagenheitsschmerz der Brust.[VHA]
*Anfälle von Brennen in der Brust.[VHA]
Aengstliches Herzklopfen.[VHA], [KEU 50]
Stille Herzensangst, mit Neigung sich zu ertränken, bei Furcht vor dem Tode.[HA 20]
Einen Monat später wurde sie wieder schwanger, wobei sich im Sept. 1836 wieder etwas Angst um das Herz einstellte, welche einer Gabe PULS. 30°° schnell wich.[ACS 17 (1838) 1, 7]
Vergehen der MILCH der Stillenden.[VHA]
*Schmerzhafte, stechende Geschwulst der warzlosen Brüste, mit Ausfluß dünner, scharfer MILCH, bei unmannbaren Mädchen.[VHA]
Engbrüstigkeit von krampfhafter Spannung im untern Theile der Brust, unter den falschen Ribben.[VHA]
Engbrüstigkeit, von Spannung im unteren Theile der Brust. Brennen und Stechen in der Brust.[KEU 50]
Brustbeklemmung.[KEU 50]
Empfindlichkeit und Gefühl von Wundheit in der Brust, bei Tiefatmen und bei Berührung: CALC. (vergleiche PULS.). (Wundheitsgefühl in der Brust mit Auswurf, am häufigsten morgens, weist auf STANN..)[Br., Lippe]

Rücken

Auftreibung und Krümmung der oberen Rücken- (und Hals-) Wirbel.[VHA]
*Rückenschmerz, wenn er mit der Hand auf die Brust drückt.[VHA]
Kreuzschmerzen.[KEU 50]
Kreuzschmerz nach Sitzen.[VHA]
Kreuzschmerzen der Gebärenden bei nachlassenden Wehen.[VHA]
Kreuzschmerzen mit Frostigkeit, zur Zeit der ausbleibenden Regel.[VHA]
Stiche im Rücken und in den Seiten.[KEU 50]

Oberglieder

Lähmiges Gefühl im Schultergelenke beim Heben des Armes.[VHA]
Stiche in der Schulter.[KEU 50]
Zuckendes Reißen durch die Arme.[VHA]
Zuckendes Reissen in den Armen und Beinen.[KEU 50]
Schwere der Arme mit Taubheit der Hände.[VHA]
*Geschwulst des Ellbogens nach Quetschung.[VHA]
Angeschwollene Adern am Vorderarme und auf der Hand.[VHA]
Aufgetriebene Adern auf den Händen.[KEU 50]
Steifigkeit im Handgelenke.[VHA]
Jückende Frostbeulen an den Fingern.[VHA]
Reißen in den Gliedern, wie ein kurzes Spannen, welches sich jedesmal mit einem reißenden Zucken auflöst.

Unterglieder

Jückendes Reißen in den Beinen.[VHA]
Zittern der Beine, *besonders bei den Schmerzen.[VHA]
Zuckendes Reissen in den Armen und Beinen.[KEU 50]
Heiße, entzündliche Kniegeschwulst, (*besonders über der Kniescheibe), mit stechendem Schmerze.[VHA]
Schwere der Unterschenkel.[VHA]
*Ziehen in den Schienbeinröhren.[VHA]
Wehadern am Unterschenkel.[VHA]
Rothe, heiße Geschwulst der Füße, bis zur Wade herauf, mit stechendem Schmerze.[VHA]
Geschwulst der Beine nach Nervenfieber: Es eigne sich die weiße, harte Geschwulst für BRY.,

Verifikationen und klinische Symptome

Ziehen in den Beinen, Abends schlimmer. Nun Nro. 1 und 3 BRY. 30°°, Nro. 2 und 4 PULS. 30°°°, Nro. 5 SACCH. LACT., wieder alle 24 Stunden ein Pulver.[ACS 19 (1842) 3, 64]

in den meisten Fällen die bläuliche für LACH. und die rothe für PULS..[AHZ 46 (1853) 134-135]

Varicöse Geschwüre, die oftmals sehr hartnäckig und schwer zu heilen sind, besserten sich des Ref. Mittheilung am Meisten nach PULS. und ZINC..[AHZ 51 (1856) 63]

Schmerzhafte, wunde Krampfadern an den unteren Extremitäten, besonders während der Schwangerschaft. Die Beschwerden an den Beinen sind schlimmer, wenn man sie hinabhängen läßt. Die Kranken, Mann oder Frau, fühlen sich deshalb immer am bequemsten, wenn sie die Füße auf einen gegenüberstehenden Stuhl auflegen.[Br., Lippe]

Von Dr. *von der Heyden* Heilung von Unterschenkelgeschwüren mit PULS. und ARN.. – Ref. bemerkte dabei, das alte Geschwüre dieser Art zu ihrer Heilung meistens langwirkender (antipsorischer) Mittel bedürften, worunter eins zu wenig beachtet würde, nämlich KALI-C., welches dann, auch in anderen chronischen Leiden, von entschiedener Heilkraft sei, wenn der Patient mit grossen und schmerzhaften Afteraderknoten behaftet wäre, die sich auffallend durch Reiten vorübergehend besserten und dabei nicht schmerzten.[AHZ 59 (1859) 62]

*Beim Gehen sticht's, beim Sitzen zuckt's in den Fußknöcheln.[VHA]

Geschwulst des Fußrückens.[VHA]

Geschwürschmerz der Fußsohlen.[VHA]

Frostbeulen.[VHA]

Reißen in den Gliedern, wie ein kurzes Spannen, welches sich jedesmal mit einem reißenden Zucken auflöst.

Uebelriechender Schweiss an den Zehen: Thuj. (BAR-C., GRAPH., KALI-C., NIT-AC., PULS., SIL.)[KMS 727]

Heilungsbericht

A. Kath. U. zu Gl., eine Bauernfrau von 46 Jahren hatte sich durch einen Quacksalber gewaltsamer Weise ein angebliches Hühnerauge auf der mittlern Fußzehe herausreißen lassen und in Folge davon hatte sich der ganze Fuß entzündet, mit starker Geschwulst und heftigem Brennen darin, welches Abends, besonders nach dem Niederlegen im Bette schlimmer war. Das davon entstandene Geschwür auf dem Zehgelenke eitert ziemlich stark. Von Kaltwerden wird der Fuß schmerzhafter, in der Wärme besser. Stets Frost. Kein Durst. Abneigung gegen Fettes und Schweinefleisch. Verstopfung. – Außer Umschlägen und ROGGENMEHL mit KAMILLE, waren auch noch Salben gebraucht, mit steter Verschlimmerung. – Am 15. März 1852 erhielt sie 1. SEP. 200°°. 2 – 4. §., alle 3 Abende ein Pulver zu nehmen, mit der Anweisung, (wie gewöhnlich), das Geschwür nur mit einem Läppchen zu bedecken.Am 9. April bedeutende Besserung, Heilung des Geschwürs und nur noch spannende Geschwulst des Fußrückens und Knöchels. 1. PULS. 200°° 2 – 4. §., alle 3 Abende ein Pulver. Darauf Heilung binnen 14 Tagen.[Vol. 82, S.9; AHZ 48 (1854) 53-54]

Drüsen

Entzündungen der Schleimhäute.[VHA]

Geschwulst der Unterkieferdrüsen.[VHA]

Hoden und Samenstränge schmerzhaft geschwollen, mit Abgang von Vorsteherdrüsensaft.[VHA]

*Brennen in den Hoden ohne Geschwulst.[VHA]

Hodenentzündung, besonders nach Quetschung.[VHA]

Entzündung der Vorsteherdrüse.[VHA]

*Schmerzhafte, stechende Geschwulst der warzlosen Brüste, mit Ausfluß dünner, scharfer MILCH, bei unmannbaren Mädchen.[VHA]

Konkordanz Drüsen: Acon., Arn., *Bell.*, *Bry.*, Calc., Carb-an., Chin., Con., Lyc., *Merc.*, *Phos.*, Rhus-t., Sil., Spong., *Sulph.* [PB]

Knochen

*Zerschlagenheit in den Röhrknochen.[VHA]

Knochen-Krümmungen.[VHA]

Knochenfraß.[VHA]

Ziehen in den Schienbeinröhren.[VHA]

*Beim Gehen sticht's, beim Sitzen zuckt's in den Fußknöcheln.[VHA]

Konkordanz Knochen: Asaf., Bell., Calc., Con., Hep., Merc., *Nit-ac.*, Sep., Sil., *Sulph.* [PB]

Verifikationen und klinische Symptome

Haut

Spitzpocken: Thuj. (ANT-C., ANT-T., CARB-V., PULS., SEP.)[KMS 728]
*Beißendes Jücken, wie von Ameisenstich.[VHA]
Jücken Abends (und Nachts) in der Bettwärme, durch Kratzen verschlimmert.[VHA]
Ausschlag (wie Spitzpocken) nach SPECK und FETTEM Schweine-FLEISCH.[VHA]
Ausschläge mit heftigem Jucken im Bett nach dem Genuß von viel Schweine-FLEISCH.[Br., Lippe]
Masernähnliche Ausschläge.[Br., Lippe]
Die Ausschläge von PULS. sind gewöhnlich feucht.[Br., Lippe]
Wundheitsschmerz beim Anfassen der leidenden Theile.[VHA]
*Aufspringen der Haut beim Befeuchten derselben.[VHA]
WASSERSÜCHTIGE Geschwulst.[VHA]
*Flache, faule Geschwüre.[VHA]
Leicht BLUTENDE Geschwüre.[VHA]
Stiche in den Geschwüren.[VHA]
Gerstenkorn, *besonders am obern Augenlide.[VHA], [Br., Lippe]
Blaßgelbe Gesichtsfarbe, mit tief liegenden Augen.[VHA]
*Rothlauf im Gesichte, mit stechendem Schmerze und nachherigem Abschälen der Haut.[VHA]
Schmerzhafte Empfindlichkeit der Gesichtshaut.[VHA]
Geschwulst der Unterlippe.[VHA]
Jückende Frostbeulen an den Fingern.[VHA]
Varicöse Geschwüre, die oftmals sehr hartnäckig und schwer zu heilen sind, bessern sich des Ref. Mittheilung am Meisten nach PULS. und ZINC..[AHZ 51 (1856) 63]
Frostbeulen (Unterglieder).[VHA]
Uebelriechender Schweiss an den Zehen: Thuj. (BAR-C., GRAPH., KALI-C., NIT-AC., PULS., SIL.)[KMS 727]

Konkordanz Haut und Aeusseres: Acon., Am-m., Arn., *Ars.*, *Asaf.*, Bell., *Bry.*, *Calc.*, Carb-v., Caust., Clem., Con., Euph., Graph., *Hep.*, *Lach.*, Led., *Lyc.*, *Merc.*, Nit-ac., Phos., Plat., *Rhus-t.*, *Sep.*, *Sil.*, Spong., Staph., *Sulph.* [PB]

Heilungsberichte

Am 22. Jan.1836 suchten 3 Mädchen von L., *M. K.* von 21 Jahren, deren Schwester *W. K.* von 18 Jahren, und ihre Nichte *E. F.* von 20 Jahren, bei mir Hülfe gegen Krätze, welche Abends in der Wärme unerträglich juckte, und bereits über ein Jahr lang mit allerlei Mitteln, sowohl innerlich als äußerlich, ohne den mindesten Erfolg, behandelt war. Alle 3 waren sonst gesund, nur daß die *E. F.* eine gelbliche Blässe des Gesichts hatte. Ich reichte jeder derselben eine Gabe PULS. 30°°, eine Gabe CAUST. 30°° und eine Gabe SEP. 30°°, um die erste Arznei (PULS.) 8, jede der anderen aber 14 Tage wirken zu lassen, die letzte (SEP.) aber nicht eher zu nehmen, bis die zweite (CAUST.) keine weitere Besserung brächte. Der Erfolg war über Erwarten gut, denn nur die dritte (*E. F.*) mit dem gelblichen Gesichte, war nach CAUST. noch nicht geheilt, sondern mußte die SEP. nehmen, die beiden Ersten hatten es nicht nöthig, und ließen meiner Weisung zufolge das dritte Pülverchen liegen, weil ihnen nichts mehr fehlte. Bis jetzt blieben alle drei gesund.[ACS 17 (1839) 3,69-70]

Joseph Sch. zu Gl., ein 9jähriger Knabe, hatte sich heute Abend 7 Uhr durch Zerbrechen einer Flasche mit SCHWEFELSÄURE das ganze Gesicht „verbrannt", und in Folge dessen die heftigsten Schmerzen bekommen, welche besonders beide Augenlider angegriffen. – (Der Bote war Abends um 10 Uhr hier und hatte den 6stündigen Weg in 2 1/2 Stunde zu Pferde zurückgelegt.) – Am 22. Aug. 1852: 1, 3. PULS., 2. RHUS-T., 4. SEP., von jedem 200°°, um alle 24 Stunden ein Pulver zu nehmen und durchaus nichts Äußerliches anzuwenden. – 28. Aug. Danach ganz bedeutende Besserung und besonders die Augen auch gut geblieben. Auf den tiefer geätzten Stellen befinden sich noch Krusten, aber schmerzlos. – 1. PULS. 200°, 2, 4. §., 3. ARS. 200°, alle 2 Tage ein Pulver zu nehmen. Nach 8 Tagen völlige Heilung.[Vol. 83, S.117; AHZ 48 (1854) 62]

Schlaf

Bei den Keuchhusten-Anfällen Gähnen.[AHZ 61 (1860) 54]
So auch besonders, wenn der Kranke Abends lange liegen muß, ehe er in Schlaf gerathen kann.[RA 2, 275]
Abends spätes Einschlafen.[VHA]
Spätes Einschlafen.[HA 37]
Schlaflosigkeit vor Mitternacht.[KEU 50]
Das öftere Aufwachen die Nacht deutet mehr auf IGN. als auf PULS., denn letztere erzeugt

Verifikationen und klinische Symptome

mehr ein späteres Einschlafen.[Hahnemann, ZHK 4 (1855) 16, S. 150]

Schlafsucht.[VHA]

Nächtliche Schlaflosigkeit wegen Angst, Unruhe und Hitze.[VHA]

Abendliches klopfendes Kopfweh.[VHA]

Abends im Bette, zuckend reißendes Kopfweh, am meisten in den Schläfen *und im Hinterkopfe.[VHA]

Abendliche Blähungskolik.[VHA]

Sanftes, schüchternes, weinerliches Gemüth; abendliches spätes Einschlafen und Nachtunruhe; abendliche Ohr- und Zahnschmerzen; ängstliches Herzklopfen, besonders Abends und im Sitzen; abendliche Geschwulst der Füße.[HA 6-7]

Die Kopfschmerzen verschlimmern sich Abends, so wie bei heißer LUFT und in warmen Stuben.[VHA]

Nächtliches Asthma, wie von SCHWEFEL-Dampf.[VHA]

Bettpissen.[VHA]

Zuckendes Reißen in den Muskeln, als würden sie gezerrt, besonders Nachts und in der Ruhe.[VHA]

Erhöhung der Beschwerden Abends und in den Stunden vor Mitternacht, wie in der Ruhe des Körpers und in der Wärme, besonders in warmer Stuben-LUFT; Linderung im Freien, in der Rückenlage und bei mäßiger Bewegung.[VHA]

Aengstliche Träume, wenn er auf der linken Seite liegt:Thuj.(LYC., PHOS., PULS., SEP.)[KMS 729]

Der Kranke schläft mit den Armen über dem Bauch, oder mit den Händen über dem Kopf; ein Symptom, das man häufig bei Kindern findet.[Br., Lippe]

Der Kranke zieht während des Schlafes seine Füße herauf und ist sehr unruhig; trotz der Schläfrigkeit kann er vor Mitternacht nicht einschlafen, häufig wird es sogar 2 Uhr morgens.[Br., Lippe]

Während des Schlafes fährt er plötzlich auf; er erwacht, wie aus Angst, und weiß nicht, wo er ist.[Br., Lippe]

Er spricht während des Schlafes oder deliriert und bewegt sich immer umher.[Br., Lippe]

Konkordanz Schlaf und Träume: Ant-t., Ars., Bell., *Bry.*, *Calc.*, Carb-v., Cham., Chin., Con., Croc., Graph., Hep., Ign., Led., Merc., Nux-m., Nux-v., Op., *Phos.*, Ph-ac., Rhus-t., *Sep.*, Sil., Stram., Sulph., Verat. [PB]

Fieber

Inneres Hitzegefühl ohne Durst und ohne äußere Hitze.[VHA]

Hitze des Körpers, bei Kälte der Extremitäten.[KEU 50]

Am besten ist's, wenn auch untermischte Frostigkeit nicht fehlt, und Durstlosigkeit zugegen ist.[RA 2, 274]

Zahnschmerz von Erkältung, (im Frühjahre, bei anfangender Wärme), mit Ohrenreißen, Gesichtsblässe und Frost.[VHA]

Vorherrschender Frost (ohne Schütteln und) ohne Durst.[VHA]

Frostigkeit, wie mit Wasser übergossen.[KEU 50]

Durstlosigkeit und Frost bei den meisten Beschwerden.[HA 37]

Durst vor dem Frost, oder vor der Hitze, aber selten während der Hitze.[Br., Lippe]

*Je stärker die Schmerzen, desto heftiger der Frost.[VHA], [HA 37]

*Abends und Vormitternacht beständiges frostiges Überrieseln, ohne Schütteln.[VHA]

Halbseitige Kälte des Körpers mit Taubheitsgefühl.[VHA]

Frostigkeit bei unterlaufender Wärme.[VHA]

*Schweiß bloß im Gesichte und am Haarkopfe.[VHA], [HA 37]

Schweiss bloss am Kopfe und im Gesichte.[KEU 50]

Schweißausbruch besonders im Fieber, Verlangen nach BIER.[Br., Lippe]

Starker Nachtschweiß, Schweißausbruch während des Schlafes, derselbe hört aber bald nach dem Erwachen auf. Schweiß beginnt mit Eintritt des Schlafes. (Wenn der Kranke nachts, wenn er wacht, schwitzt, aber nicht solange er schläft, ist SAMB. angezeigt).[Br., Lippe]

Nachtschweiß mit betäubtem Schlummer.[VHA]

BRY. im Wechsel mit PULS. [bei Nervenfieber], und Niemand war über 7 Tage krank.[ACS 18 (1840) 2, 15]

Das Wechseln mit BRY. und RHUS-T. in nervösen Fiebern ist kaum so oft anwendbar, als das mit BRY. und PULS., oder mit RHUS-T. und NUX-V..[ACS 18 (1840) 2, 15]

Verifikationen und klinische Symptome

Verifikationen und klinische Symptome

Fieberstadien

1. Puls schwach und klein, oft kaum fühlbar, aber beschleunigt; selten langsam. – Abendliches Klopfen in den Adern. – Aufgetriebene Adern bei der Abendhitze.[WF 43]
2. Frost, Kälte und Schauder vorherrschend. – Beständige innere Frostigkeit, selbst in der warmen Stube. – Vermehrter Frost gegen Abend. – Frost bei den Schmerzen. – Frostigkeit mit unterlaufender Wärme. – Halbseitige Kälte mit Taubheitsgefühl. – Abendliches kaltes Ziehen durch den Rücken. – Abends und Vormitternacht beständiges frostiges Ueberlaufen, ohne Schütteln. – Durst vor dem Froste oder vor der Hitze, selten während derselben.[WF 43] – Abends und Nachts läuft es oft kalt durch den Rücken: Thuj. (ARS., PULS., RHUS-T.)[KMS 729] – Frost, wie mit kaltem WASSER begossen: Thuj. (MERC., MEZ., PULS., RHUS-T.)[KMS 729]
3. Hitze nach dem Froste, mit Angst und Gesichtsröthe. – Allgemeine, innere, trockene Hitze, ohne äussere Hitze, Abends oder Nachts. – Hitze des Gesichts, oder einer Hand, bei Kälte der Andern. – Hitze des Körpers bei Kälte der Extremitäten. – Aengstliche Hitzanfälle, wie mit heissem WASSER begossen.[WF 43]
4. Starker Schweiss in der Nacht oder Morgens. – Schweiss während des Schlafes, beim Erwachen bald vergehend. – Leichtes Schwitzen am Tage. – Halbseitiger Schweiss, zuweilen blos im Gesichte und am Haarkopfe. – Nachtschweiss mit betäubter Schlummersucht. – Der Schweiss riecht oft süsslich-sauer, oder dumpfig, oder wie BISAM, und ist zuweilen kalt.[WF 43-44] – Süsslich, wie Honig riechender Schweiss: Thuj. (BRY.?, PULS.?, SEL.?)[KMS 729] – Schweiss im Schlafe, im Wachen sogleich vergehend: Thuj. (EUPHR., NUX-V., PHOS., PULS.)[KMS 729]

Konkordanz Fieber: *Acon.*, Arn., *Ars.*, Bell., *Bry.*, Calc., Caust., Chin., Hell., Ign., Ip., Lyc., Merc., *Nux-v.*, *Phos.*, *Rhus-t.*, Sep., Spig., Staph., Sulph., Verat. [PB]

Heilungsberichte

Die Wechselfieber grassieren noch immer fort, und verlangen fast überall ein anderes Mittel. Jetzt fängt der CALC. wieder an öfters zu passen; doch auch CARB-V. und NAT-M.. Im verwichenen Winter und Frühjahr hatte ich das Glück, einige im höchsten Grade Schwindsüchtige zu heilen, und fand dabei, daß PHOS. (in wiederholten Gaben nach jedesmal vorgängiger Gabe NUX-V.) denen half, deren übrige Symptome für NUX-V. passten; so wie STANN. (ebenfalls wiederholt. und jedes Mal eine Gabe PULS. vorher) Denjenigen, welche sich als PULSATILLA-Patienten zu erkennen gaben. Durch 3 Gaben der letzten beiden Mittel rettete ich unter anderem einen Mann, der von den Aerzten aufgegeben war, fortwährend in kolliquntiven Schweissen, mit kopiösem eitrigem Auswurfe und der grössten Schwäche, stündlich seine Auflösung erwartete. Ich konnte nichts anderes dazwischen reichen, weil nichts anderes passte.[Bönn., Juli 1832]

J. L. von Gl., ein junger Mann von 28 Jahren, hatte vor 5 Jahren ein Wechselfieber, welches mit CHINA unterdrückt war, und worauf nun folgende Beschwerden gefolgt waren, die allopathischen Mitteln seither nicht hatten weichen wollen: – Stete Hitze im Kopfe, bei Kälte des Körpers, Kriebeln im Unterleibe und Reißen in den Gliedern; alles Abends und in der Ruhe schlimmer. Eine Gabe PULS. 30°°, welche er am 10. Sept. 1835 von mir erhielt, hob dieses Uebel und er blieb wohl bis zum Frühjahr, wo folgende Beschwerden eintraten: – Früh Wechselfieber, alle Tage, erst Frost, dann Hitze, beide mit Durst, dann heftiger Schweiß, welcher auch in der Nacht wiederkehrte. Außerdem: Ziehen im Scheitel und Ausfallen der Kopfhaare; Ziehen im Unterleibe, und dabei jedesmal Herzklopfen; chronischer Durchfall; Harnbrennen; Gliederreißen; Schlaflosigkeit wegen Leibschmerz und trocknen Hustens. Auch hiergegen hatte er sich, da er 10 Stunden Wegs von hier wohnte, verleiten lassen, allopathische Mittel anzuwenden, wahrscheinlich auch CHINA, aber ohne den mindesten Erfolg. Am 30. Sept. 1836 war alles noch, wie oben bemerkt, und er kam nun reumüthig wieder zu mir. Er erhielt 2 Gaben CALC., jede zu 30°°, und eine Zwischengabe SULPH. 30°°, und es bedurfte keiner weitern Arznei, um ihn völlig und dauerhaft herzustellen.[ACS 17 (1839) 3,73]

Gemeinsames

Verlangen nach freier LUFT und langsamer Bewegung weist auf PULS.. (Neigung zum Sitzen und Liegen mit Unlust zu körperlicher Arbeit und Bewegung in freier LUFT: NUX-V..)[Br., Lippe]

Zuckendes Reißen in den Muskeln, als würden sie gezerrt, besonders Nachts und in der Ruhe.[VHA]

*Geschwulst der Glieder mit Taubheitsgefühl oder stechendem Schmerze.[VHA]

Schnell auf einen andern Theil überspringende Schmerzen, mit Geschwulst des leidenden Theils.[VHA]

Von einem Theile zum andern überspringende Schmerzen mit Geschwulst.[HA 37]

Reißen in den Gliedern, wie ein kurzes Spannen, welches sich jedesmal mit einem reißenden Zucken auflöst.

Schmerz wie von etwas Bösem oder einem inneren Geschwüre.[VHA]

Abmagerung.[KEU 50]

Schwindsucht: Im verwichenen Winter und Frühjahr hatte ich das Glück, einige im höchsten Grade Schwindsüchtige zu heilen, und fand dabei, daß PHOS. (in wiederholten Gaben nach jedesmal vorgangiger Gabe NUX-V.) denen half, deren übrige Symptome für NUX-V. passten; so wie STANN. (ebenfalls wiederholt, und jedes Mal eine Gabe PULS. vorher) Denjenigen, welche sich als PULS.-Patienten zu erkennen gaben. Durch 3 Gaben der letzten beiden Mittel rettete ich unter anderem einen Mann, der von den Ärzten aufgegeben war, fortwährend in kolliquntiven Schweissen, mit kopiösem eitrigem Auswurfe und der grössten Schwäche, stündlich seine Auflösung erwartete.[Bönn., Juli 1832]

Entzündung innerer Theile, mit Neigung zu Eiterung.[VHA]

Unterleibs-Entzündungen.[VHA]

Hodenentzündung, besonders nach Quetschung.[VHA]

Entzündung der Vorsteherdrüse.[VHA]

Folgen von Stoß, Fall oder Quetschung

*Folgen von Stoß, Fall oder Quetschung.[VHA]

Hodenentzündung, besonders nach Quetschung.[VHA]

*Geschwulst des Ellbogens nach Quetschung.[VHA]

*Ohnmachtsanfälle mit Leichenblässe des Gesichts.[VHA]

Ohnmachten.[KEU 50]

*Fallsuchtanfälle (nach unterdrückter Regel) mit heftigem Schlagen der Glieder, darauf mit Erschlaffung derselben, Brecherlichkeit und Aufstoßen.[VHA]

S ä f t e v e r l u s t der verschiedensten Art [...] unter welcher CALC., CARB-V., PH-AC., PULS., SEP. und STAPH. fast eben so oft zur Wahl kommen, als die CHINA, und ausser diesen steht uns noch eine lange Reihe von andern Arzneien zu Gebote, welche unter besonderen Umständen selbst noch v o r den eben Genannten den Vorzug verdienen, je nachdem die individuellen Symptome dafür eine maassgebende Anzeige darbieten. [AHP (1863) 276-277]

Die Schmerzen sind meistens mit Durstlosigkeit und Frostigkeit (ohne Schütteln) verbunden, als würden die leidenden Theile mit kaltem Wasser übergossen.[VHA]

Erhöhung der Beschwerden Abends und in den Stunden vor Mitternacht, wie in der Ruhe des Körpers und in der Wärme, besonders in warmer Stuben-LUFT; Linderung im Freien, in der Rückenlage und bei mäßiger Bewegung.[VHA]

Erkältungen

V e r k ä l t u n g , und darauf Schnupfen mit Geruchs- und Geschmacksverlust: Puls. X° R.[SRA]

Erkältung durch Naßwerden des Kopfes verlangt PULS.. (Anlage zu Erkältung, gewöhnlich durch kalten WIND oder LUFTZUG verursacht: NUX-V.. Für Erkältung durch LUFTZUG siehe auch BELL..)[Br., Lippe]

Neigung zur Erkältung des unbedeckten Kopfes, besonders vom Naßwerden, mit viel Ausdünstung am Kopf.[Br., Lippe]

PULS. und BELL. sind angezeigt bei Personen, die sich beim Wechseln des Hutes und der Stiefel erkälten. (Der Kranke erkältet sich leicht, besonders bei unbedecktem Kopf und bloßen Füßen: SIL..)[Br., Lippe]

Taubhörigkeit, wie von Verstopfung der Ohren, *nach Verkältung.[VHA]

Zahnschmerz von Erkältung, (im Frühjahre, bei anfangender Wärme), mit Ohrenreißen, Gesichtsblässe und Frost.[VHA]

Magenverkältung durch GEFRORENES, FRÜCHTE u. d. gl.[VHA]

M a g e n v e r d e r b n i ß mit FETTEM, besonders Schweine-FLEISCH: Puls. X ° R.[SRA]

Unterdrückte Regel, *besonders nach Verkältung.[VHA]

Schnupfen mit Geruchs- und Geschmacks-Verlust, bei beständiger Frostigkeit.[VHA]

Missbrauch von SCHWEFEL und QUECKSILBER: Thuj. (CAUST., PULS., SEP.)[KMS 727]

Die Symptome sind häufig von Frostgefühl, Durstlosigkeit und Brustbeklemmung begleitet.[Br., Lippe]

Verifikationen und klinische Symptome

Heilungsberichte

C. Sch. B. von S., ein Knabe von 11 Jahren, bekam vor drei Jahren das Wechselfieber, welches, trotz CHINA und CHININ, achtzehn Wochen dauerte. Als dieses Fieber aber endlich aufhörte, war seine früher so gute Gesundheit dahin, und ungeachtet des, die ganzen drei Jahre hindurch stets fortgesetzten Medizinirens, ist er jetzt noch leidender, als zu Anfange. Von dem hier deutlich ausgesprochenen CHINA-Siechthum zeichnete ich bloß folgendes auf: Entzündete und eiternde Augen; Ohrenschmerzen mit Schwerhörigkeit; Uebelkeit in der Kirche, besonders vom Weihrauch; alles FETTE schadet; Abends alle Symptome erhöht. – Am 18. Apr. [1841] erhielt er zwei Gaben PULS. 30°°, nebst einer Zwischengabe SULPH. 30°°, welche, in Zwischenräumen von je fünf Tagen genommen, schon ganz bedeutende Besserung in allen Erscheinungen gebracht hatten, als der Kranke am 8. Mai wieder vorkam, und hauptsächlich noch klagte, daß er täglich Nachmittags ein schmerzhaftes Ziehen um den Nabel bekomme. Er erhielt nun vier Pulver, Nro. 1 und 3 ARN. 30°°° und Nro. 2 und 4 PULS. 30°°°, wieder alle fünf Tage eins zu nehmen, und seitdem ist er von allen seinen Beschwerden befreit.[ACS 19 (1841) 3, 55-56]

Mr. *S.* 26 Jahre alt hat seit 6 Jahren jedes Frühjahr und Herbst Wechselfieber-Anfälle gehabt die allemal dem angewendeten CHININ in einigen Wochen wichen, um mit Sicherheit dann zur bestimmten Zeit zurückzukehren jetzt tägliches Fieber, Anfälle nachmittags, vorsetzend, Vorherrschen des Frosts, während des Frosts BITTERES Erbrechen – dann Hitze mit Kopfschmerz, Durst sehr geringer – Mundtrockenheit, Stuhlverstopfung – PULS. 2000°° beseitigt Alles in 3 Tagen.[Rum., Lippe]

Besserung der Beschwerden

Die PULS.-Symptome sind besser in der Zeit von Mitternacht bis Mittag und schlimmer von Mittag bis Mitternacht.[Br., Lippe]

Linderung im Freien, in der Rückenlage und bei mäßiger Bewegung.[VHA]

Besser durch Hochlegen des ergriffenen Glieds: PULS. (Besserung der Symptome im Dunkeln und wenn man das angegriffene Glied herabhängen läßt: CON..)[Br., Lippe]

Im Freien.[HA 70], [HA 78]

Gehen im Freien.[HA 37], [HA 41], [HA 64], [HA 69], [HA 75], [HA 76], [HA 82], [HA 83], [HA 89]

Kühle LUFT.[HA 37]

Freie, kühle LUFT.[HA 58], [HA 82], [HA 125]

In der freien LUFT.[Br., Lippe]

An einem kühlen Ort.[Br., Lippe]

Bewegung.[HA 58], [HA 78]

Mäßige Bewegung.[HA 125], [Br., Lippe]

Festbinden des Kopfs.[HA 41]

Waschen des Kopfs.[HA 125]

Aufrichten.[HA 69], [HA 83]

Äußerer Druck.[HA 69], [HA 75]

Nach dem Aufstehen.[HA 89], [HA 128]

Beim Erwachen.[HA 128]

Während des Liegens auf der schmerzhaften Seite.[Br., Lippe]

Verschlimmerung der Beschwerden

Die PULS.-Symptome sind besser in der Zeit von Mitternacht bis Mittag und schlimmer von Mittag bis Mitternacht.[Br., Lippe]

PULS. bei Verschlimmerung im Herbste und Winter.[AHZ 57 (1858) 71]

Wo der Kranke sich Abends am schlimmsten befindet.[RA 2, 275]

Verschlimmerung Abends, in der warmen Stube und in der Ruhe des Körpers.[HA 6-7]

Abends bis Mitternacht.[HA 125], [KEU 50]

Abends.[HA 26], [HA 31], [HA 37], [HA 41], [HA 64], [HA 69], [HA 70], [HA 76], [HA 78], [HA 83], [HA 117], [HA 135], [Br., Lippe]

Abends beim Niederlegen.[HA 75]

Abends, nach dem Niederlegen.[HA 82]

Abendliches Zahnweh, von Warmen verschlimmert.[HA 37]

Erhöhung der Beschwerden Abends und in den Stunden vor Mitternacht, wie in der Ruhe des Körpers und in der Wärme, besonders in warmer Stuben-LUFT.[VHA]

Abendliche Erhöhung der Beschwerden, besonders in warmer Stuben-LUFT und in der Ruhe.[HA 37]

Nachts und gegen Morgen.[HA 128]

Wärme.[HA 78], [HA 82], [HA 125], [KEU 50]

Verifikationen und klinische Symptome

Ziehen in den Beinen, Abends schlimmer. Nun Nro. 1 und 3 BRY. 30°°, Nro. 2 und 4 PULS. 30°°°, Nro. 5 SACCH. LACT., wieder alle 24 Stunden ein Pulver.[ACS 19 (1842) 3, 64]

Warme Stuben-LUFT.[HA 37], [KEU 50]
Heiße LUFT.[HA 76]
In der warmen Stube.[HA 25], [HA 26], [HA 31], [HA 37], [HA 41], [HA 58], [HA 64], [HA 69], [HA 76], [HA 83], [HA 89], [HA 135], [Br., Lippe]
In der Stube.[HA 70]
Während des Ausatmens.[Br., Lippe]
Nach dem Genuß von Früchten.[Br., Lippe]
Gefrorenem.[Br., Lippe]
Schweinefleisch.[Br., Lippe]
Backwerk oder warmen Speisen.[Br., Lippe]
Essen von Warmem.[KEU 50]
Bei und gleich nach dem Erwachen.[HA 89]
Warmwerden im Bette.[HA 117], [KEU 50]
Ruhe des Körpers.[HA 41], [HA 58], [HA 64], [HA 78], [HA 125], [HA 135], [KEU 50]
Bücken.[HA 69]
Im Sitzen.[HA 89]
Sitzen oder Liegen.[KEU 50]
RHUS-T., LYC., SULPH. und PULS. haben Verschlimmerung beim Aufstehen von einem Sitze; nach Schweiß und in einem Zimmer, das mit Leuten angefüllt ist; vergleiche CON..[Br., Lippe]
Nach dem Niederlegen.[KEU 50]
Liegen auf der (linken) Seite oder tief mit dem Kopfe.[KEU 50]
Liegen auf der schmerzlosen Seite.[HA 83]
Im Liegen auf der entgegengesetzten Seite am meisten schmerzend.[HA 99]
Beim Aufstehen von eine Sitz: RHUS-T. (vergleiche LYC. und PULS.).[Br., Lippe]
Nach Schlafen.[KEU 50]
Berührung der Haare.[HA 125]
Geistesanregung.[HA 69]
In die Höherichten der Augen.[HA 75]
Aufheben der Augen.[HA 82]
Während des Schweißausbruches.[Br., Lippe]

Konkordanzen

Verschlimmerung nach der Zeit: Ant-c., Bell., Canth., Ign., *Lyc.*, Ran-b., Rhus-t., Sabad., Staph., Valer. [PB]

Verschlimmerung nach Lage und Umständen: Acon., Ambr., Am-c., Anac., Arn., *Ars.*, Aur., Bell., *Bry.*, *Calc.*, Cann-s., *Caps.*, Carb-v., Caust., Cham., Chin., Colch., Coloc., *Con.*, Croc., Cupr., Cycl., Dulc., Euph., *Ferr.*, Graph., Hep., Hyos., *Ign.*, Ip., *Jod*, Kali-c., Led., *Lyc.*, Mag-c., Merc., Nat-c., Nat-m., Nit-ac., Nux-v., Op., *Phos.*, Ph-ac., Plat., *Rhus-t.*, Sabad., Sabin., Samb., *Sep.*, Sil., Spig., Staph., Stram., Stront., *Sulph.*, Tarax., Thuj., Valer., Verat., Viol-t. [PB]

Beschwerden der Thiere

Pferde

[Am 11. März 1863] *Lülf's* Pferd ist seit 2 Monaten dämpfig, mit Husten, und von sehr hitzigem Temperamente: Nux-v. – 24. März besonders der Husten sehr gebessert, aber der Dampf, wiewohl in geringerm Grade, noch da: Ars. – 15. April. Der Husten wieder gekommen und nun mehr in der Ruhe und nach dem Fressen: Puls. – 28. April. Jetzt ist der Husten in der Morgenzeit wieder schlimmer: Nux-v. – 23. Mai. Viel gebessert, aber der Husten noch da und dabei viel Schleim aus der Nase: Puls. – 2. Juni. Der Husten seltner, aber der Nasenschleim, der nun auch scharf ist, vermehrt: Ars. [je C 200°°] – Geheilt.[KMS 781]

Borgert's Wallach, stillen Koller nur im Stalle, mit Zittern: Puls. C 200°°. – Geheilt.[KMS 782]

Rinder

[Am 16. März 1863] *Stroband's* Kuh, nach Kalben heftiges (MILCH?)Fieber mit versiegter MILCH und Zittern: 1. Acon., 2. Cham., alle 6 Stunden. – 27. März . Die MILCH wieder da, aber nun am ganzen Körper gelähmt, so dass sie weder stehen, noch fressen kann: Puls. [je C 200°°] – Am andern Tage völlig geheilt.[KMS 781]

Hölling's Kuh hat vor 14 Tagen gekalbt und ist seitdem lahm und frisst nicht: Puls. C 200°°. – Geheilt.[KMS 782]

Verifikationen und klinische Symptome

Verifikationen und klinische Symptome

[Am 9. Juni 1863] *Stegemöller's* Kuh, verstopft, aufgebläht und gänzlich gelähmt (vom Thierarzte verloren gegeben): 1. NUX-V., 2. PULS.; alle 12 Stunden. – 10. Juni. Besserung, aber starker Mastdarmvorfall: 1. IGN., 2. NUX-V., alle 12 Stunden [je C 200°°]. – Geheilt.[KMS 782-783]

Vögel

Ich möchte mit dem Bericht über die Heilung eines Vogels schließen. Der Sprachlehrer meiner Kinder erzählte mir vor acht Tagen, daß zwei seiner Kanarienvögel gestorben waren, und der dritte, anscheinend an der gleichen Krankheit leidend, ebenfalls zu sterben drohte. Der Vogel futterte im Käfig ständig, doch verlor er alles wieder unverdaut. PULS. 2000, heilte ihn vollständig, zum großen Erstaunen des Lehrers.[KMSS 37]

Arzneiverwandtschaften von Pulsatilla pratensis

Acon., Agar., Ambr., Am-c., Am-m., Ant-c., Ant-t., Arn., Ars., Asaf., Aur., Bell., Bov., Bry., Calc., Camph., Cann-s., Canth., Caps., Carb-v., Cic., Cham., Chin., Cocc., Coff., Colch., Con., Cupr., Cycl., Dig., (Dros.), Euphr., Ferr., Graph., (Hyos.), Ign., Ip., Kali-c., Lach., Led., Lyc., M-arct., Mag-m., Mang., Meny., Merc., (Mez.), Mosch., Nat-c., Nat-m., Nit-ac., Nux-v., (Olnd.), Op., Par., Petr., Phos., Plat., Plb., Ran-b., Ran-s., Rheum, Rhus-t., Ruta, Sabad., Sabin., Sars., Sel., Sep., Sil., (Spig.), (Spong.), Squil., Stann., Staph., Stram., Sulph., Sulph-ac., Thuj., Valer., Verat., Zinc. [VHA]

Acon., Arn., *Ars.*, Asaf., *Bell.*, *Bry.*, *Calc.*, Canth., Caps., Carb-v., Caust., Cham., Chin., Cocc., Con., Ferr., Graph., Hep., Hyos., Ign., Jod, Kali-c., Lach., *Lyc.*, *Merc.*, Nat-m., Nit-ac., *Nux-v.*, *Phos.*, Ph-ac., Plat., *Rhus-t.*, Sabad., *Sep.*, *Sil.*, Spig., Spong., Staph., Stram., *Sulph.*, Thuj., Verat. [PB]

Acon., *Agar.*, Agn., *Alum.*, *Ambr.*, Am-m., Ant-c., *Ant-t.*, *Apisin.*, *Arn.*, *Asaf.*, *Aur.*, *Bell.*, *Bry.*, *Calc.*, Cann-s., *Canth.*, Caps., Carb-v., *Caust.*, *Cham.*, Chel., *Chin.*, *Coff.*, *Colch.*, *Con.*, *Cupr.*, *Cycl.*, *Dig.*, Dulc., *Euph.*, *Ferr.*, *Graph.*, Ign., *Ip.*, *Kali-c.*, *Lach.*, Led., *Lyc.*, M-arct., Mag-c., Mang., Merc., *Mill.*, *Nat-c.*, *Nat-m.*, *Nit-ac.*, *Nux-v.*, Petr., *Phos.*, *Plat.*, *Ran-b.*, Rheum, *Rhus-t.*, *Sabad.*, *Sep.*, *Sil.*, Spig., *Stann.*, *Sulph.*, *Sulph-ac.*, Valer., Verb. [KV]

Antidote von Pulsatilla pratensis: Cham., Coff., Ign., Nux-v. – Acetum

Wäre die PULSATILLE je einmal in zu großer Gabe oder am unpaßlichen Orte angewendet worden, und erzeugte sie folglich widrige Zufälle, so werden diese, je nachdem sie von der einen oder andern Art sind, theils in der CHAMILLE (vorzüglich wo Schläfrigkeit, Mattigkeit und Sinnenverminderung hervorragt), theils im KAFFEE-Trank, (z. B. bei der zagenden Aengstlichkeit), theils in der IGNAZBOHNE, theils im KRÄHENAUGENSAMEN ihre Tilgung finden. Das Fieber, die Weinerlichkeit und die Schmerzen von PULSATILLE werden von der Tinctur des rohen KAFFEES am schnellsten mit allen Nachwehen getilgt. [RA 2, 275]

Cham., Coff., Ign., Nux-v. [SRN]

ESSIG [SRN]

Cham., Coff., Ign., Nux-v. [PB]

ACETUM [PB]

Pulsatilla pratensis ist Antidot von: Agar., Alum., Ambr., Ant-t., Asaf., Aur., Bell., Bry., Cham., Chin., Coff., Colch., Cycl., Ferr., Ign., Lyc., Merc., Nux-v., Plat., Puls., Sabad., Sabin., Sel., Spig., Stram., Sulph-ac., Sulph., Thuj., Valer.

[AMBRA C 3 ...] oft noch allzu kräftig befunden und in letzterm Falle nur durch mehre kleine Gaben KAMPHER, in vielen Fällen aber, je nach den sich hervortretenden Symptomen, von KRÄHENAUGEN, in seltern Fällen von PULSATILLE gemäßigt wird.[RA 6, 2]

Wenn eine kleine Gabe BELLADONNE, unhomöopathisch gewählt, Weinerlichkeit mit Frost und Kopfweh hervorgebracht hat, so hilft eine eben so kleine Gabe PULSATILLE.[RA 1, 14]

Die Nachtheile von ihrer Anwendung in zu grossen Gaben und am unrechten Orte werden, je nachdem die Symptome sind, theils von rohem KAFFEE, theils von IGNATZSAAMEN, theils von PULSATILLE –; sind es aber durch Bewegung des leidenden Theils sich mindernde, reissende und ziehende Schmerzen, von STURMHUT bald gehoben.[RA 3, 68-69]

Langwierige Verderbungen der Gesundheit durch EISEN werden zum großen Theile durch (KALKARTIGE)

SCHWEFELLEBER (1/100, 1/1000 Gran in einer oder ein paar Gaben), gebessert, und die meisten der übrigen Beschwerden durch PULSATILLE, wenn die Symptome (wie in einigen Fällen) nicht von der Art und der Verbindung zusammen sich finden, daß eine andre Arznei nach Aehnlichkeits-Wirkung vorzugsweise dagegen zu wählen wäre.[RA 2, 122-123]

Wo sie in einem allzu reizbaren Körper, vielleicht auch in allzu großer Gabe gereicht, eine Ueberempfindlichkeit, oder einen ängstlichen, erhöheten Zustand der Empfindung, eine Uebereiltheit u. s. w. zuwege bringt, da dient KAFFEE als homöopathisches Gegenmittel; – wo sie aber unpassend gewählt war, so daß ihre Symptome denen der Krankheit nicht in naher Aehnlichkeit entsprechen, da können die entstehenden Beschwerden, je nachdem sie waren, durch PULSATILLE oder CHAMILLE, in seltnern Fällen von KOCKELSAMEN, WOHLVERLEIH, KAMPFER oder ESSIG antidotisch getilgt werden.[RA 2, 140-141]

Missbrauch von SCHWEFEL und QUECKSILBER: Thuj. (CAUST., PULS., SEP.)[KMS 727]

Die fieberhaften Zustände aber, die es gewöhnlich in hohem Grade erregt, lassen sich vorzüglich durch PULSATILLA dämpfen.[CK 4, 73]

Allzuheftige Wirkungen der PLATIGNE werden durch PULSATILLE und Riechen an versüssten SALPTERGEIST gemildert.[CK 5, 115]

Am 12. Juni 1835 suchte die etwa 40jährige Frau *T.* aus O., eine vollendete KAFFEE-Trinkerin, die auch seit einigen Jahren mit KAMILLEN-Thee viel Mißbrauch getrieben, meine Hülfe gegen beständige Schmerzen im Leibe, wie Wesen, welche sie Tag und nacht quälten. Dabei stets heftiger Durst, oft trockenes Husten mit Seitenschmerzen und große Schwäche. Nachdem 2 Gaben PULS. 30°° und eine Zwischengabe NUX-V. 30° bis zum 2. Julius diese Beschwerden vollkommen beseitigt hatten, bekam sie die Mundhöhle und Zunge mit schmerzhaften Blasen besetzt, welche nach eine Gabe HELL. 30°° in wenigen Tagen verschwanden.[ACS 17 (1839) 3,31-32]

Sehr bald darauf wurde sie mit der K r ä t z e angesteckt und ließ sich, weil sie weit von hier wohnte, von einem nahen Arzte verleiten, dagegen MERKURIAL-Salbe einzureiben und SCHWEFEL einzunehmen. Aber das Uebel wurde schlimmer, und am 29. Febr. 1836 suchte sie bei mir Hülfe. Ich reichte ihr nun eine Gabe PULS. 18°° und 8 Tage später eine Gabe CAUST. 30°°, und nach 3 Wochen war sie ganz geheilt und blieb es bis zur heutigen Stunde.[ACS 17 (1839) 3,68-69]

J. L. von Gl., ein junger Mann von 28 Jahren, hatte vor 5 Jahren ein W e c h s e l f i e b e r , welches mit CHINA unterdrückt war, und worauf nun folgende Beschwerden gefolgt waren, die allopathischen Mitteln seither nicht hatten weichen wollen: – Stete Hitze im Kopfe, bei Kälte des Körpers, Kriebeln im Unterleibe und Reißen in den Gliedern; alles Abends und in der Ruhe schlimmer. Eine Gabe PULS. 30°°, welche er am 10. Sept. 1835 von mir erhielt, hob dieses Uebel und er blieb wohl bis zum Frühjahr.[ACS 17 (1839) 3,73]

Joseph Sch. zu Gl., ein 9jähriger Knabe, hatte sich heute Abend 7 Uhr durch Zerbrechen einer Flasche mit S C H W E F E L S Ä U R E das ganze Gesicht „v e r b r a n n t", und in Folge dessen die heftigsten Schmerzen bekommen, welche besonders beide Augenlider angegriffen. – (Der Bote war Abends um 10 Uhr hier und hatte den 6stündigen Weg in 2 1/2 Stunde zu Pferde zurückgelegt.) – Am 22. Aug. 1852: 1, 3. PULS., 2. RHUS-T.. 4. SEP., von jedem 200°°, um alle 24 Stunden ein Pulver zu nehmen und durchaus nichts Äußerliches anzuwenden.[Vol. 83, S.117; AHZ 48 (1854) 62]

Am 11. Juli 1835 suchte *J. W.*, Husar aus einer nahen Garnisonstadt, bei mir Hülfe gegen Wechselfieber, welches ihm schon einige Male mit CHINA vertrieben war, aber immer wiederkehrte. Dieses bestand aus wenig Frost mit Durst und Kopfweh, darauf lang anhaltende Hitze mit vermehrtem Durste und unleidlichem Zersprengungs-Kopfschmerz, Duseligkeit und Schweiß von dumpfigem Geruche. Ich gab ihm, um zuerst der CHINA entgegen zu wirken, eine Gabe PULS. 4°°, und eine NAT-M. 30°°, welche letzte aber, wie ihm ausdrücklich bemerkt wurde, nicht eher genommen werden sollte, als wenn nach dem ersten Mittel das Fieber in 3 Tagen nicht aufhörte oder wenn dasselbe in derselben Art wiederkäme. Gegen meine Erwartung blieb das Fieber sogleich nach der PULS. aus.[ACS 18 (1840) 2, 19-20]

Pulsatilla pratensis ist Folgemittel von: Alumin., Arn., Cham., Sep., Sulph.

[Am 16. März 1863] *Stroband's* K u h , nach Kalben heftiges (MILCH?)F i e b e r mit v e r s i e g t e r M I L C H und Zittern: 1. Acon., 2. Cham., alle 6 Stunden. – 27. März . Die MILCH wieder da, aber nun am ganzen Körper g e l ä h m t , so dass sie weder stehen, noch fressen kann: Puls. [je C 200°°] – Am andern Tage völlig geheilt.[KMS 781]

Am 15. März 1852 erhielt sie 1. SEP. 200°°. 2 – 4. §., alle 3 Abende ein Pulver zu nehmen, mit der Anweisung, (wie gewöhnlich), das Geschwür nur mit einem Läppchen zu bedecken. Am 9. April bedeutende Besserung, Heilung des Geschwürs und nur noch spannende Geschwulst des Fußrückens und Knöchels. 1. PULS. 200°° 2 – 4. §., alle 3 Abende ein Pulver. Darauf Heilung binnen 14 Tagen.[Vol. 82, S.9; AHZ 48 (1854) 53-54]

Joseph Sch. zu Gl., ein 9jähriger Knabe, hatte sich heute Abend 7 Uhr durch Zerbrechen einer Flasche

Verifikationen und klinische Symptome

Verifikationen und klinische Symptome

mit SCHWEFELSÄURE das ganze Gesicht „verbrannt", und in Folge dessen die heftigsten Schmerzen bekommen, welche besonders beide Augenlider angegriffen. – (Der Bote war Abends um 10 Uhr hier und hatte den 6stündigen Weg in 2 1/2 Stunde zu Pferde zurückgelegt.) – Am 22. Aug. 1852: 1, 3. PULS., 2. RHUS-T., 4. SEP., von jedem 200°°, um alle 24 Stunden ein Pulver zu nehmen und durchaus nichts Äußerliches anzuwenden.[Vol. 83, S.117; AHZ 48 (1854) 62]

1, SULPH. 2000; 2 bis 4, §; 3, PULS. 200. Diese Arzneimittel reichten aus, um alle Symptome der Krankheit zu bekämpfen, und seine Gesundheit ist nunmehr besser als es jemals zuvor der Fall war.[Vol. 78, S. 230; KMSS 35]

[E]r blieb wieder wohl bis zum Febr. 1837, wo ohne aufzufindende Ursache plötzlich wieder das Bettpissen eintrat, und die Nase anschwoll. Am 12. Febr.1837 erhielt er von mir eine Gabe ARN. 30°°, wonach die Geschwulst der Nase bis zum 19. Febr. gänzlich verschwunden war. Eine an diesem Tage gereichte Gabe PULS. 30°°° hob nun gleich das Bettpissen, und seit der Zeit befindet er sich so wohl, daß er sich dem Militairstande gewidmet hat und als Fähnrich bereits eingetreten ist.[ACS 18 (1840) 2, 33-34]

Nur wegen seltenen, besonders gegen Abend noch eintretenden Kriebelns, verbunden mit einer Art von vorübergehender Gefühllosigkeit in den Fusssohlen gab ich am 20. April [1858] noch eine Gabe ALUMIN. 200., am 28. April eine Gabe PULS. 200., und endlich am 7. Mai eine Gabe SULPH. 200.[AHZ 57 (1858) 1, 13]

Am 19. Apr. [1841] erhielt er Nro. 1 CHAM. 30°°°, Nro. 2 und 4 PULS. 30°° und Nro. 3 BRY. 30°°, um alle 2 Tage ein Pulver zu nehmen, und nach acht Tagen fehlte ihm nichts mehr.[ACS 19 (1842) 3, 65-66]

Folgemittel von Pulsatilla pratensis: Caust., Cupr., Jod., Lyc., Sep., Sep.[Br., Lippe], Stann., Sulph.

[S]o wie STANN. (ebenfalls wiederholt, und jedes Mal eine Gabe PULS. vorher) Denjenigen [half], welche sich als PULSATILLA-Patienten zu erkennen gaben.[Bönn., Juli 1832]

Darauf überschickte ich ihm unter obigen Datum eine Gabe PULS. 30°°°° und zwei Gaben CAUST. 30°°, wonach in 3 Wochen alle Beschwerden verschwanden.[ACS 17 (1838) 1, 26-27]

Am 12. Dec. 1835 gab ich zwei Gaben PULS. 30°° und 18°° mit einer Zwischengabe CHIN. 12°°°°, alle 8 Tage eine, in dieser Reihefolge, zu nehmen. Demnach trat bedeutende Besserung in allen Erscheinungen ein, welche aber nur bis zur Mitte Febr. 1836 anhielt, wo ich eine Gabe CAUST. 30°° reichte, welche alles dauerhaft beseitigte.[ACS 17 (1838) 1, 66-67]

Ich reichte ihm sogleich eine Gabe PULS. 30°°° und 3 Tage darauf eine Gabe LYC. 30°°, wonach bis zum 13. Aug. die Schwerathmigkeit gehoben und die Geschwulst weicher und etwas kleiner geworden war.[ACS 17 (1839) 3, 14-15]

Die sogleich gereichte Gabe PULS. 30°° nahm das Zahnweh, nebst den Kopf- und Ohrenschmerzen sofort dauerhaft fort, aber nach 14 Tagen, wo sie wieder vorkam, war das Uebrige unverändert, nur mit dem Unterschiede, daß sie sich jetzt im Ganzen morgens am unwohlsten fühlte. Ich reichte daher nun eine Gabe SULPH. 30°° und, acht Tage darauf zu nehmen, eine Gabe CALC. 30°°, welche den Rest dauerhaft fornahm, so daß weiter nichts mehr nöthig war.[ACS 17 (1839) 3, 17-18]

Am 13. Juni 1836 zuvörderst eine Gabe PULS. 30°°, wonach der Stuhl geregelt und natürlich wurde und der Frühschweiß aufhörte, übrigens das Hauptleiden unverändert blieb. – Am 22. Juni eine Gabe SULPH. 60°° und vier Tage darauf eine Gabe CALC. 30°°, welche bis Ende des folgenden Monats alle Beschwerden dauerhaft getilgt hatte.[ACS 17 (1839) 3, 18-19]

Am 12. März 1836 reichte ich ihr eine Gabe PULS. 30°°, wonach sehr bedeutende Besserung eintrat, welche aber nur bis Ende dieses Monats anhielt, wo ungeachtet der stets befolgten hom. Diät die alten Leiden wiederkehrten und von Tage zu Tage sich wieder erhöheten. Auch die Regel wollte nicht wieder erscheinen. Am 8. April 1836 griff ich daher zu antipsorischen Mitteln und gab der Patientin eine Gabe SULPH. 30°° und acht Tage darauf eine Gabe CAUST. 30°°.[ACS 17 (1839) 3, 20-21]

Ich reichte ihr nun eine Gabe PULS. 18°° und 8 Tage später eine Gabe CAUST. 30°°, und nach 3 Wochen war sie ganz geheilt und blieb es bis zur heutigen Stunde.[ACS 17 (1839) 3,69]

Ich reichte jeder derselben eine Gabe PULS. 30°°, eine Gabe CAUST. 30°° und eine Gabe SEP. 30°°, um die erste Arznei (PULS.) 8, jede der anderen aber 14 Tage wirken zu lassen, die letzte (SEP.) aber nicht eher zu nehmen, bis die zweite (CAUST.) keine weitere Besserung brächte.[ACS 17 (1839) 3,70]

[...] was ebenfalls in wenigen Tagen durch eine Gabe PULS. 200°° und eine Gabe SULPH. 200° geheilt wurde.[Vol. 81, S.196; AHZ 48 (1854) 53]

Joseph Sch. zu Gl., ein 9jähriger Knabe, hatte sich heute Abend 7 Uhr durch Zerbrechen einer Flasche mit SCHWEFELSÄURE das ganze Gesicht „verbrannt", und in Folge dessen die heftigsten Schmerzen bekommen, welche besonders beide Augenlider angegriffen. – (Der Bote war Abends um 10 Uhr hier und hatte den 6stündigen Weg in 2 1/2 Stunde zu Pferde zurückgelegt.) – Am 22. Aug.

1852: 1, 3. PULS., 2. RHUS-T., 4. SEP., von jedem 200°°, um alle 24 Stunden ein Pulver zu nehmen und durchaus nichts Äußerliches anzuwenden. – 28. Aug. Danach ganz bedeutende Besserung und besonders die Augen auch gut geblieben. Auf den tiefer geätzten Stellen befinden sich noch Krusten, aber schmerzlos. – 1. PULS. 200°, 2, 4. §., 3. ARS. 200°, alle 2 Tage ein Pulver zu nehmen. Nach 8 Tagen völlige Heilung.[Vol. 83, S.117; AHZ 48 (1854) 62]

Am 18. Mai 1835 gab ich ihr, wo eben die Periode vorüber war, eine Gabe PULS. 30°° und am 22. Mai eine Gabe CUPR. 30°°, wonach kein Anfall wiederkehrte und das ganze Leiden dauerhaft gehoben war.[ACS 18 (1840) 2, 14]

Nur wegen seltenen, besonders gegen Abend noch eintretenden Kriebelns, verbunden mit einer Art von vorübergehender Gefühllosigkeit in den Fusssohlen gab ich am 20. April [1858] noch eine Gabe ALUMIN. 200., am 28. April eine Gabe PULS. 200., und endlich am 7. Mai eine Gabe SULPH. 200.[AHZ 57 (1858) 1, 13]

[...] welche auf PULS. passen, weshalb ich meiner Kranken etwa am 20. Juni eine Gabe zu 30°° reichte. Am 27. Juni erhielt sie nun eine Gabe IOD. 30°°, welche auf den Puls einigen bessernden Einfluß zeigte und am 18. Juli wieder eine Gabe PHOS. 30°°, welche diesen letzten Rest ihrer schweren und gefährlichen Krankheit so vollkommen beseitigte, daß sie seitdem vollkommen wohl ist und sich gesünder befindet, als jemals früher.[ACS 19 (1842) 3, 47-50]

SEP. folgt gut auf PULS..[Br., Lippe]

Pulsatilla pratensis ist Wechselmittel mit: Arn., Ars., Bry., Cann-s., Nit-ac., Nux-v.

PULSATILLA (X° R.) in einigen Fällen, in gehörigen Zwischenräumen, abwechselnd mit NUX-V., zur Tilgung zu hoher Reizbarkeit.[SRA]

In scrophulösen Augenentzündungen PULS. und NIT-AC. im Wechsel.[Chargé, Bönn.]

BRY. im Wechsel mit PULS. [bei Nervenfieber], und Niemand war über 7 Tage krank.[ACS 18 (1840) 2, 15]

Das Wechseln mit BRY. und RHUS-T. in nervösen Fiebern ist kaum so oft anwendbar, als das mit BRY. und PULS., oder mit RHUS-T. und NUX-V..[ACS 18 (1840) 2, 15]

[Am 11. März 1863] *Lülf's* Pferd ist seit 2 Monaten dämpfig, mit Husten, und von sehr hitzigem Temperamente: Nux-v. – 24. März besonders der Husten sehr gebessert, aber der Dampf, wiewohl in geringerm Grade, noch da: Ars. – 15. April. Der Husten wieder gekommen und nun mehr in der Ruhe und nach dem Fressen: Puls. – 28. April. Jetzt ist der Husten in der Morgenzeit wieder schlimmer: Nux-v. – 23. Mai. Viel gebessert, aber der Husten noch da und dabei viel Schleim aus der Nase: Puls. – 2. Juni. Der Husten seltner, aber der Nasenschleim, der nun auch scharf ist, vermehrt: Ars. [je C 200°°] – Geheilt.[KMS 781]

[Am 9. Juni 1863] *Stegemöller's* Kuh, verstopft, aufgebläht und gänzlich gelähmt (vom Thierarzte verloren gegeben): 1. NUX-V., 2. PULS.; alle 12 Stunden. – 10. Juni. Besserung, aber starker Mastdarmvorfall: 1. IGN., 2. NUX-V., alle 12 Stunden [je C 200°°]. – Geheilt.[KMS 782-783]

Er erhielt nun vier Pulver, Nro. 1 und 3 ARN. 30°°° und Nro. 2 und 4 PULS. 30°°°, wieder alle fünf Tage eins zu nehmen, und seitdem ist er von allen seinen Beschwerden befreit.[ACS 19 (1841) 3, 56]

Am 19. April [1841] sendete ich ihr fünf Pulverchen, Nro. 1, 3 und 5 CANN-S. 30°°°, und Nro. 2 und 4 PULS. 30°°, daß sie nun wieder ganz wohl sei, und mit dem rechten Auge wieder so gut sehe, als früher.[ACS 19 (1842) 3, 63]

Er fühlte jetzt nur noch Abends im Sitzen eine große Müdigkeit und Beengung der Brust. Ich gab ihm nun zwei Gaben PULS. 30°° und eine Zwischengabe BRY. 30°°, alle 5 Tage eine Dosis, welche hinreichten, um auch diesen Krankheitsrest völlig fortzunehmen.[ACS 19 (1842) 3, 63]

Nun Nro. 1 und 3 BRY. 30°°, Nro. 2 und 4 PULS. 30°°°, Nro. 5 SACCH. LACT., wieder alle 24 Stunden ein Pulver.[ACS 19 (1842) 3, 64]

Pulsatilla pratensis ist Zwischenmittel von: Bry., Calc., Caust., Puls., Rhus-t., Sep., Sulph.

Da erschien der 4. Band von *Hahnemanns* Chronischen Krankheiten und ich fand im CAUSTICUM sämmtliche, damals sorgfältig gesammelte Nebensymptome gedeckt. Meine Erwartung wurde aber in der That übertroffen, als schon 8 Tage nach der ersten Gabe (30°) die auffallendste günstige Veränderung, sowohl an den Augen, als im ganzen Befinden eintrat, und es nur zweier Gaben dieses Mittels, mit einer Gabe PULS. zwischen Beiden bedurfte, um in 4 Monaten das ganze Leiden so zu beseitigen, daß auch nicht einmal eine Schwäche an den Augen zurückgeblieben ist.[ACS 17 (1838) 1, 27]

Am 11. März 1836 erhielt er zwei Gaben CAUST. 30°°, nebst einer Zwischengabe SULPH. 30°°, alle 4 Wochen eine zu nehmen. Als er am 20 Juni wieder zu mir kam, hatte sich das Sehen bedeutend verbessert, aber 14 Tage nach dem letzten Mittel hatte sich, wahrscheinlich in Folge eines großen Diätfehlers, in dem linken Auge Entzündung mit Hitze und Jucken eingestellt, wogegen SULPH. 60°° und

Verifikationen und klinische Symptome

BELL. 30°° mit schnellem, guten Erfolge gegeben wurde. Nun erhielt er nochmals CAUST. 30°° in zweien Gaben und dazwischen eine Gabe PULS. 30°°, wonach beide Augen vollkommen und dauerhaft geheilt waren.[ACS 17 (1838) 1, 29-30]

Am 31. Jan. 1837 erhielt sie von mir zwei Gaben SULPH. 30°° und eine Zwischengabe PULS. 30°°°°, alle 14 Tage eine zu nehmen, wonach sich am 22. März Folgendes ergab: – Das Erbrechen ist fort, der Husten noch da, Abends der Geschmack faul, Monatliches stärker, aber noch zu blaß, Durchfall nur noch nach FLEISCH-Genuß, etwas Ausschlag auf den Hüften und Verschlimmerung vom WASSER und Waschen. Ich reichte nun am letztgenannten Tage zwei Gaben CALC. 30°°, und eine Zwischengabe SARS. 30°°°, abermals alle 14 Tage eine zu nehmen, wonach bis zur Mitte des Monats May alle Beschwerden gewichen waren und die langjährige Kranke bis jetzt sich der besten Gesundheit erfreut.[ACS 17 (1839) 3, 12]

Am 1. Juni 2 Gaben CAUST., jede zu 30°° und eine Zwischengabe PULS. 30°°, alle 14 Tage ein Pulver.[ACS 17 (1839) 3, 63]

Am oben genannten Tage erhielt sie 2 Gaben RHUS-T., jede zu 30°, und eine Zwischengabe PULS. 30°, um alle 8 Tage ein Pulver zu nehmen.[ACS 18 (1840) 2, 25]

Die SEP. war hier offenbar angezeigt, und da ich mir die 1500fache Dilution angefertigt hatte, so gab ich ihm 3 damit befeuchtete Streukügelchen am 16. Juli 1835. Am 30. Juli darauf erschien er wieder, und berichtete freudig, daß nicht nur alle Symptome b e d e u t e n d g e m i n d e r t wären, sondern in den letzten 8 Tagen g a r k e i n e P O L L U T I O N mehr erfolgt sei, nur habe er seit gestern beständig Stiche in einem Ohre, welches abends schlimmer wurde. Einmaliges Riechen an PULS. 30 in trocknen Streukügelchen, nahm das Letzte in einem Paar Minuten fort, und ich gab ihm für den nächsten Morgen d i e s e l b e D o s i s SEP., w o n a c h i n 1 4 T a g e n a l l e K r a n k h e i t s z e i c h e n v e r s c h w u n d e n w a r e n, und er bis heute sich der besten Gesundheit freut.[ACS 18 (1840) 2, 27-28]

Am 24. Aug. ließ ich ihn an PULS. 30 riechen und gab ihm für den andern Tag eine Gabe SULPH. 30°°. Nach dieser zweiten Gabe SCHWEFEL stellte sich das Bettpissen ein paar Mal wieder ein, nun aber blos Abends.[ACS 18 (1840) 2, 33]

Am genannten 17. Apr. [1841] erhielt sie zuerst zwei Gaben BRY. 30°° und eine Zwischengabe PULS. 30°°, um davon jeden zweiten Tag ein Pulver zu nehmen.[ACS 19 (1842) 49]

Ich reichte nun zwei Gaben PULS. 30°° und eine Zwischengabe SULPH. 60°°, alle zwei Tage ein Pulver, wonach die Besserung bedeutend fortzuschreiten schien und das Erbrechen ganz aufhörte. Am 2. Mai 2 Gaben SULPH. 30°° und eine Zwischengabe PULS. 30°°, alle 3 Tage ein Pulver, ebenfalls mit günstigem Erfolge.[ACS 19 (1842) 3, 49]

Am 7. Juni [1841] eine Gabe PULS. 30°°° und acht Tage darauf wieder eine Gabe CALC. 30°°. Am 17. Juli führte mit der dankbare Vater das völlig geheilte, muntere und blühende Mädchen zu dessen Beine auch wieder gerade waren.[ACS 19 (1842) 3, 53]

Sie kam erst am 11. Juni wieder, wo sie freudig berichtete, daß sie von ihrem frühern Leiden nichts mehr wisse, nun aber seit einigen Tagen an Durchfall mit Leibweh leide, besonders wenn sie Vizebohnen, SAUERKRAUT oder sehr FETTES genossen habe. Ich gab ihr nun zwei Gaben BRY. 30°°° und eine Zwischengabe PULS. 30°°, und habe seitdem nichts wieder von ihr gehört.[ACS 19 (1842) 3, 55]

Zwischenmittel bei chronischen Krankheiten

PULSATILLA (X° R.) in einigen Fällen, in gehörigen Zwischenräumen, abwechselnd mit NUX-V., zur Tilgung zu hoher Reizbarkeit. – In seltenen Fällen wird man bei solchen Ueberreizungen des Nervensystems zu ASAR., CHAM., CHIN., IGN., TEUCR. oder VALER., eben so angewendet, seine Zuflucht nehmen müssen, wenn nämlich diese Mittel dem Gesammtzustande besser entsprechen.[SRA]

Zwischenmittel von Pulsatilla pratensis: Ars., Bry., Chin., Nux-v., Rhus-t., Sulph.

Am 12. Dec. 1835 gab ich zwei Gaben PULS. 30°° und 18°° mit einer Zwischengabe CHIN. 12°°°°, alle 8 Tage eine, in dieser Reihefolge, zu nehmen. Demnach trat bedeutende Besserung in allen Erscheinungen ein, welche aber nur bis zur Mitte Febr. 1836 anhielt, wo ich eine Gabe CAUST. 30°° reichte, welche alles dauerhaft beseitigte.[ACS 17 (1838) 1, 66-67]

Er erhielt dagegen von mir am 6. Jan. 1836 zwei Gaben PULS. 30°° und eine Zwischengabe SULPH. 60°, alle 24 Stunden eine zu nehmen, wonach in 4 Tagen Alles, auch die Schwerhörigkeit, gehoben war. [ACS 17 (1839) 3, 12-13]

Am 12. Juni 1835 suchte die etwa 40jährige Frau *T.* aus O., eine vollendete KAFFEE-Trinkerin, die auch seit einigen Jahren mit KAMILLEN-Thee viel Mißbrauch getrieben, meine Hülfe gegen beständige Schmerzen im Leibe, wie Wesen, welche sie Tag und nacht quälten. Dabei stets heftiger Durst, oft trockenes Husten mit Seitenschmerzen und große Schwäche. Nachdem 2 Gaben PULS. 30°° und eine Zwischengabe NUX-V. 30° bis zum 2. Julius diese Beschwerden vollkommen beseitigt hatten, bekam sie die Mundhöhle und Zunge mit schmerzhaften Blasen besetzt, welche nach eine Gabe HELL. 30°° in wenigen Tagen verschwanden.[ACS 17 (1839) 3,31-32]

Joseph Sch. zu Gl., ein 9jähriger Knabe, hatte sich heute Abend 7 Uhr durch Zerbrechen einer Flasche mit SCHWEFELSÄURE das ganze Gesicht „verbrannt", und in Folge dessen die heftigsten Schmerzen bekommen, welche besonders beide Augenlider angegriffen. – (Der Bote war Abends um 10 Uhr hier und hatte den 6stündigen Weg in 2 1/2 Stunde zu Pferde zurückgelegt.) – Am 22. Aug. 1852: 1, 3. PULS., 2. RHUS-T., 4. SEP., von jedem 200°°, um alle 24 Stunden ein Pulver zu nehmen und durchaus nichts Äußerliches anzuwenden. – 28. Aug. Danach ganz bedeutende Besserung und besonders die Augen auch gut geblieben. Auf den tiefer geätzten Stellen befinden sich noch Krusten, aber schmerzlos. – 1. PULS. 200°, 2, 4. §., 3. ARS. 200°, alle 2 Tage ein Pulver zu nehmen. Nach 8 Tagen völlige Heilung.[Vol. 83, S.117; AHZ 48 (1854) 62]

18. April, 1851. 1 bis 3, PULS.; 2, SULPH., jeweils in der 200. Potenz, 4, §. Eine Dosis jeden fünften Abend. – 9. Mai. Beträchtliche Besserung; der Junge ist kaum wiederzuerkennen. 1, SULPH. 2000; 2 bis 4, §; 3, PULS. 200.[Vol. 78, S. 230; KMSS 35]

Jedes dieser Kinder erhielt am 17. April zwei Gaben PULS. 30°° und eine Zwischengabe SULPH. 30°°, um alle 5 Tage eins zu nehmen.[ACS 19 (1842) 3, 42]

Ich reichte nun zwei Gaben PULS. 30°° und eine Zwischengabe SULPH. 60°°, alle zwei Tage ein Pulver, wonach die Besserung bedeutend fortzuschreiten schien und das Erbrechen ganz aufhörte. Am 2. Mai 2 Gaben SULPH. 30°° und eine Zwischengabe PULS. 30°°, alle 3 Tage ein Pulver, ebenfalls mit günstigem Erfolge.[ACS 19 (1842) 3, 49]

Am 18. Apr. [1841] erhielt er zwei Gaben PULS. 30°°, nebst einer Zwischengabe SULPH. 30°°, welche, in Zwischenräumen von je fünf Tagen genommen.[ACS 19 (1841) 3, 55]

Am 19. Apr. [1841] erhielt er Nro. 1 CHAM. 30°°°, Nro. 2 und 4 PULS. 30°° und Nro. 3 BRY. 30°°, um alle 2 Tage ein Pulver zu nehmen, und nach acht Tagen fehlte ihm nichts mehr.[ACS 19 (1842) 3, 65-66]

Verifikationen und klinische Symptome

Konkordanzen der homöopathischen Arzneien

I. Gemüth und Geist: *Acon.*, Anac., Arn., Ars., Aur., Bar-c., *Bell.*, Bry., *Calc.*, Cann-s., Caust., Cham., Cic., *Cocc.*, Con., Graph., Hell., Hyos., *Ign.*, Lach., Laur., *Lyc.*, Merc., Nat-c., Nat-m., *Nux-v.*, Op., *Phos.*, *Ph-ac.*, Plat., *Rhus-t.*, Sep., *Sil.*, *Stram.*, Sulph., *Verat.* [PB]

II. Körpertheile und Organe: Acon., Arn., Ars., Asaf., Bell., Bry., *Calc.*, Cann-s., Canth., Carb-v., Caust., Cham., Chin., Cocc., Con., Cupr., Cycl., Dulc., Euphr., Graph., Hyos., Ign., Ip., Kali-c., Lyc., *Merc.*, Nat-c., Nat-m., Nit-ac., *Nux-v.*, Par., Petr., *Phos.*, Ph-ac., Plat., Plb., Rhus-t., Sabad., Sabin., Sec., *Sep.*, *Sil.*, Spig., Spong., Stann., Staph., *Sulph.*, Thuj., Valer., Verat. [PB]

III. Empfindungen und Beschwerden

1. **Aeussere und innere Körpertheile im Allgemeinen:** Acon., Anac., Arn., Ars., Asaf., Aur., Bar-c., *Bell.*, *Bry.*, *Calc.*, Canth., Caps., Carb-v., *Caust.*, Cham., *Chin.*, Cic., *Cocc.*, Colch., Con., Croc., Cupr., Ferr., Graph., Hyos., Ign., Jod., Kali-c., Kreos., Laur., *Lyc.*, M-arct., *Merc.*, Mez., Nat-m., Nit-ac., Nux-m., *Nux-v.*, Olnd., Par., Petr., *Phos.*, Plat., *Rhus-t.*, Sabad., Sabin., Sec., *Sep.*, Sil., *Spig.*, Stann., Staph., Stram., Stront., *Sulph.*, Tarax., Thuj., Verat., Zinc. [PB]
2. **Drüsen:** Acon., Arn., *Bell.*, *Bry.*, Calc., Carb-an., Chin., Con., Lyc., *Merc.*, *Phos.*, Rhus-t., Sil., Spong., *Sulph.* [PB]
3. **Knochen:** Asaf., Bell., Calc., Con., Hep., Merc., *Nit-ac.*, Sep., Sil., *Sulph.* [PB]
4. **Haut und Aeusseres:** Acon., Am-m., Arn., *Ars.*, *Asaf.*, Bell., *Bry.*, *Calc.*, Carb-v., Caust., Clem., Con., Euph., Graph., *Hep.*, *Lach.*, Led., *Lyc.*, *Merc.*, Nit-ac., Phos., Plat., *Rhus-t.*, *Sep.*, *Sil.*, Spong., Staph., *Sulph.* [PB]

IV. Schlaf und Träume: Ant-t., Ars., Bell., *Bry.*, *Calc.*, Carb-v., Cham., Chin., Con., Croc., Graph., Hep., Ign., Led., Merc., Nux-m., Nux-v., Op., *Phos.*, Ph-ac., Rhus-t., *Sep.*, Sil., Stram., Sulph., Verat. [PB]

V. Fieber: Acon., Arn., Ars., Bell., Bry., Calc., Caust., Chin., Hell., Ign., Ip., Lyc., Merc., Nux-v., Phos., Rhus-t., Sep., Spig., Staph., Sulph., Verat. [PB]

VI. Änderung des Befindens

1. **Verschlimmerung nach der Zeit:** Ant-c., Bell., Canth., Ign., Lyc., Ran-b., Rhus-t., Sabad., Staph., Valer. [PB]
2. **Verschlimmerung nach Lage und Umständen:** Acon., Ambr., Am-c., Anac., Arn., Ars., Aur., Bell., Bry., Calc., Cann-s., Caps., Carb-v., Caust., Cham., Chin., Colch., Coloc., Con., Croc., Cupr., Cycl., Dulc., Euph., Ferr., Graph., Hep., Hyos., Ign., Ip., Jod, Kali-c., Led., Lyc., Mag-c., Merc., Nat-c., Nat-m., Nit-ac., Nux-v., Op., Phos., Ph-ac., Plat., Rhus-t., Sabad., Sabin., Samb., Sep., Sil., Spig., Staph., Stram., Stront., Sulph., Tarax., Thuj., Valer., Verat., Viol-t. [PB]

VII. Konkordanz der homöopathischen Arzneien

Acon., Arn., Ars., Asaf., Bell., Bry., Calc., Canth., Caps., Carb-v., Caust., Cham., Chin., Cocc., Con., Ferr., Graph., Hep., Hyos., Ign., Jod, Kali-c., Lach., Lyc., Merc., Nat-m., Nit-ac., Nux-v., Phos., Ph-ac., Plat., Rhus-t., Sabad., Sep., Sil., Spig., Spong., Staph., Stram., Sulph., Thuj., Verat. [PB]

Acon., Agar., Agn., Alum., Ambr., Am-m., Ant-c., Ant-t., Apisin., Arn., Asaf., Aur., Bell., Bry., Calc., Cann-s., Canth., Caps., Carb-v., Caust., Cham., Chel., Chin., Coff., Colch., Con., Cupr., Cycl., Dig., Dulc., Euph., Ferr., Graph., Ign., Ip., Kali-c., Lach., Led., Lyc., M-arct., Mag-c., Mang., Merc., Mill., Nat-c., Nat-m., Nit-ac., Nux-v., Petr., Phos., Plat., Ran-b., Rheum, Rhus-t., Sabad., Sep., Sil., Spig., Stann., Sulph., Sulph-ac., Valer., Verb. [KV]

Verifikationen und klinische Symptome

Ranunculus bulbosus (Knolliger Hahnenfuß)

(Ran-b.)

Synonyma

Ranunculus bulbosus L., Knolliger Hahnenfuß [SRN]

Antipsorische Arznei

Die [...] bezeichneten Arzneien scheinen zu den antipsorischen Mitteln gezählt werden zu dürfen. Wenigstens habe ich sie in chronischen Beschwerden (psorischen Ursprungs) vorzugsweise wirksam befunden.[SRN]

Arzneiwirkungsdauer

Wirkt 4 bis 6 Wochen.[SRN]

Zählt zur 2. Klasse derjenigen Mittel, welche eine kurze Wirkungsdauer besitzen.[AHZ 49 (1855) 82]

Eigenthümlichkeiten und Hauptwirkungen

Gemüth

Aergerlichkeit und Zanksucht.[VHA]

Zanksüchtige Aegerlichkeit.[HA 58]

Abendliche Gespensterfurcht.[VHA]

Zittern der Glieder (mit Athembeklemmung) nach Aerger.[VHA]

Konkordanz Gemüth und Geist: Bell., Con., Laur., Lyc., Nat-c., Phos., Ph-ac., Sep., Sil., Stram., Sulph. [PB]

Geist

Beim Nachdenken vergehen die Gedanken.[VHA]

Stumpfsinningkeit.[VHA]

Epileptische Anfälle.[VHA]

Konkordanz Gemüth und Geist: Bell., Con., Laur., Lyc., Nat-c., Phos., Ph-ac., Sep., Sil., Stram., Sulph. [PB]

Schwindel

Schwindel von BLUTDRANG zum Kopfe.[VHA]

Kopf

BLUTDRANG zum Kopfe.[VHA]

Kopfweh mit Uebelkeit und Schläfrigkeit.[VHA]

Die Kopfschmerzen werden besonders erregt und erhöhet durch Wechsel der Temperatur.[VHA]

Innerer Kopf

Gefühl von Vergrößerung und Aufgetriebenheit des ganzen Kopfs.[VHA]

Auseinander pressender Kopfschmerz, am meisten in der Stirn.[VHA]

Drückender Kopfschmerz in Stirn und Scheitel, weit auseinandersprengend, mit Druck auf die Augäpfel und Schläfrigkeit, gegen Abend, so wie beim Eintritte aus der warmen Stube in die Kälte und umgekehrt verschlimmert. – Zanksüchtige Aegerlichkeit; trockene Gesichtshitze mit Backenröthe; kratziges Brennen im Halse; Speichelfluß mit Kupfergeschmack; krampfhaftes Schluchzen; Wundheitsschmerz im Magen und Unterleibe; abendliche Kurzäthmigkeit mit Brustbeklemmung; Zerschlagenheit des ganzen Körpers, von Dehnen und Renken verschlimmert; spätes Einschlafen; Frost mit Gesichtshitze Abends und nach dem Mittagsessen.[HA 58]

Kopfweh, wie Zerschlagenheit des Gehirns, mit ohnmachtartiger Schwäche, beim Austritt aus der Wärme in die Kälte, oder umgekehrt, verschlimmert, nach dem Aufstehen aus dem Bette und in gleichmäßiger Temperatur gebessert.[HA 90]

Verifikationen und klinische Symptome

Augen
Wundschmerzendes Beissen in den Augen und Augenwinkeln.[VHA]
Drücken in den Augen.[VHA]

Ohren
Stiche in den Ohren.[VHA]
Krampfartiger Ohrenzwang.[VHA]

Nase
Rothe, spannende Entzündungsgeschwulst der Nase.[VHA]
Schorfige Nasenlöcher.[VHA]
Kriebeln im Gesichte, besonders um das Kinn und die Nase.[VHA]

Antlitz
Trockene Gesichtshitze mit Backenröthe.[VHA], [HA 58]
Kriebeln im Gesichte, besonders um das Kinn und die Nase.[VHA]
Krämpfe in den Lippen.[VHA]

Zähne
Gefühl von auseinander Drängen in den Backenzähnen.[VHA]

Mund
Kratziges Brennen im Gaumen und Halse.[VHA]
Kratziges Brennen im Halse.[HA 58]
Abends vermehrte Absonderung zähen Schleims im Halse.[VHA]
Zusammenlaufen vielen, nach KUPFER schmeckenden Speichels im Munde.[VHA]
Speichelfluß mit KUPFERGESCHMACK.[HA 58]
Speichelfluß.[VHA]

Genüsse
Nachmittags, vermehrter Durst.[VHA]

Aufstoßen
Krampfhaftes Schluchzen.[VHA], [HA 58]

Uebelkeit
Uebelkeit, am meisten Nachmittags und Abends.[VHA]
Kopfweh mit Uebelkeit und Schläfrigkeit.[VHA]

Magen
Brennen am Magenmunde.[VHA]
Drücken und Wundheitsschmerz in der Herzgrube bei Berührung.[VHA]
Wundheitsschmerz im Magen und Unterleibe.[HA 58]

Hypochonder
Wundheits- und Zerschlagenheits-Schmerz in den Hypochondern.[VHA]
Stechende Leberschmerzen bis in die rechte Brustseite.[VHA]

Bauch
Kneipendes Leibweh, mit Brustschmerzen abwechselnd.[VHA]
Brennender Wundheitsschmerz im Unterleibe.[VHA]
Unterköthigkeitsschmerz in den Gedärmen.[VHA]
Empfindlichkeit des Unterleibes bei Berührung.[VHA]
Wundheitsschmerz im Magen und Unterleibe.[HA 58]

Stuhl
Weicher, leichter Stuhl, ohne Schmerzen.[VHA]

Verifikationen und klinische Symptome

Regel
Scharfer, fressender Weißfluß.[VHA]

Athem
Abendliche Kurzäthmigkeit mit Brustbeklemmung.[VHA], [HA 58]

Starke Beklommenheit, wie nach tiefer Kränkung, als könne er nicht genug Athem einziehen; er muß oft tief athmen.[VHA]

Zittern der Glieder (mit Athembeklemmung) nach Aerger.[VHA]

Brust
Unterköthigkeitsschmerz der ganzen Brust, bei der geringsten Bewegung des Oberkörpers und bei Berührung.[VHA]

Unterköthigkeitsschmerz mit Stichen in der Brust, bis in die Bauchseite herunter.[VHA]

Heftige Stiche in der rechten Brust, bis in die Lebergegend herunter.[VHA]

Stiche in der Brust und der rechten Brustseite, die sich nach der Leber zu ausdehnen. (Es ist ein wichtiges Mittel in Pleurodynie [Rheumatismus der Brustmuskeln]).[Br., Lippe]

Die Brustschmerzen sind mehr äußerlich und werden durch Bewegung und Berührung erhöhet.[VHA]

Abendliche Kurzäthmigkeit mit Brustbeklemmung.[VHA], [HA 58]

Wundheitsgefühl in der Brust mit Schmerzen, als ob sich Geschwüre unter der Haut bildeten; oder rheumatische Schmerzhaftigkeit der Zwischenrippenmuskeln.[Br., Lippe]

Rücken
Stiche in und zwischen den Schulterblättern.[VHA]

Oberglieder
Stiche in Armen und Händen.[VHA]

Flechten in den Handtellern.[VHA]

Flechten oder blaue Bläschen an den Fingern.[VHA]

Fingergeschwüre.[VHA]

Zittern der Glieder (mit Athembeklemmung) nach Aerger.[VHA]

Unterglieder
Ziehen in den Oberschenkeln herabwärts.[VHA]

Stechendes Podagra in den Füßen und Zehen.[VHA]

Zittern der Glieder (mit Athembeklemmung) nach Aerger.[VHA]

Haut
Blasenausschlag, wie von Verbrennung.[VHA]

Brennend jückende, dunkelblaue, in Gruppen beisammen stehende Bläschen.[VHA]

RAN-B. ist das große Mittel nach Herpes zoster.[Hub.; AHZ 210]

Flache, brennend stechende Geschwüre, mit fressender Jauche.[VHA]

Hornartige Auswüchse.[VHA]

Flechten.[VHA]

Flechten in den Handtellern.[VHA]

Flechten oder blaue Bläschen an den Fingern.[VHA]

Fingergeschwüre.[VHA]

Rothe, spannende Entzündungsgeschwulst der Nase.[VHA]

Konkordanz Haut und Aeusseres: *Ant-c., Ars.*, Bell., B r y . , C a u s t . , Clem., Con., Dulc., G r a p h . , Hep., L a c h . , L y c . , M e r c . , Phos., Puls., *R h u s - t .*, S e p . , *Sil.*, Staph., *Sulph.*, Viol-t. [FB]

Schlaf
Abends spätes Einschlafen.[VHA]

Spätes Einschlafen.[HA 58]

Schlaflosigkeit, wie von Munterkeit.[VHA]

Nachts, öfteres Erwachen und schwieriges wieder Einschlafen.[VHA]

Kopfweh mit Uebelkeit und Schläfrigkeit.[VHA]

Uebelkeit, am meisten Nachmittags und Abends.[VHA]

Verifikationen und klinische Symptome

Abendliche Kurzäthmigkeit mit Brustbeklemmung.[VHA]
Abendliche (oder morgendliche) Erhöhung der Beschwerden; bei einigen auch nach dem Essen.[VHA]
Abendliche Gespensterfurcht.[VHA]
Konkordanz Schlaf und Träume: *Ars.*, Bell., Bor., Calc., Carb-an., Chin., Hep., I g n . , *K a l i - c .*, Lyc., M e r c ., Mur-ac., N u x - v ., P h o s ., P u l s ., Rhus-t., *Sep., Sil.*, S u l p h . [PB]

Fieber

Häufiges Frösteln nach dem Mittagsessen.[VHA]
Abendlicher Frost mit Gesichtshitze.[VHA]
Frost mit Gesichtshitze Abends und nach dem Mittagsessen.[HA 58]
Abendliches Wechselfieber, bloß aus Frost bestehend.[VHA]
Nachtheile von Erkältung.[VHA]

Fieberstadien

1. P u l s Abends hart, voll und beschleunigt, Morgens langsamer.[WF 44]
2. F r o s t vorherrschend, mit Gesichtshitze, am Meisten Nachmittags und Abends. – Nach dem (Mittags-) Essen Frösteln mit Gesichtshitze. – Im Freien friert er am Meisten äusserlich an der (bekleideten) Brust. – Das Fieber besteht oft blos aus Frost.[WF 44]
3. Abends H i t z e , besonders im Gesichte, oft nur halbseitig rechts, mit kalten Händen (und Füssen). – Hitze mit gleichzeitigem, innerlichem Froste.[WF 44]
4. S c h w e i s s sehr wenig, und nur früh beim Erwachen.[WF 44]

Konkordanz Fieber: Acon., Arn., A r s ., B r y ., Calc., C h i n ., Lyc., Nat-m., Nit-ac., N u x - v ., P h o s ., *Puls., Rhus-t.*, Sep., Sil., Spig., S u l p h ., Verat. [PB]

Gemeinsames

Zerschlagenheit des ganzen Körpers.[VHA]
Zerschlagenheit des ganzen Körpers, von Dehnen und Renken verschlimmert.[HA 58]
Zittern der Glieder (mit Athembeklemmung) nach Aerger.[VHA]
Epileptische Anfälle.[VHA]
Abendliche (oder morgentliche) Erhöhung der Beschwerden; bei einigen auch nach dem Essen.[VHA]
Veränderung der Temperatur und Wechsel von Wärme und Kälte, so wie Berührung, Bewegung und Dehnen des Körpers verschlimmert viele Beschwerden, besonders die des Rumpfs.[VHA]
Nachtheile von Erkältung.[VHA]

Besserung der Beschwerden

N a c h d e m A u f s t e h e n a u s d e m B e t t e .[HA 90]
I n g l e i c h m ä ß i g e r T e m p e r a t u r .[HA 90]

Verschlimmerung der Beschwerden

Abendliche (oder morgentliche) Erhöhung der Beschwerden; bei einigen auch nach dem Essen.[VHA]
G e g e n A b e n d .[HA 58]
Veränderung der Temperatur und Wechsel von Wärme und Kälte, so wie Berührung, Bewegung und Dehnen des Körpers verschlimmert viele Beschwerden, besonders die des Rumpfs.[VHA]
B e i m A u s t r i t t a u s d e r W ä r m e i n d i e K ä l t e , o d e r u m g e k e h r t .[HA 58], [HA 90]

Konkordanzen

Verschlimmerung nach der Zeit: Ant-c., Ign., Kali-n., Nit-ac., Staph. [PB]
Verschlimmerung nach Lage und Umständen: Arn., A r s ., Bar-c., *Bell.*, Calc., C a n n - s ., C h e l ., C o l c h ., Hell., H e p ., Ign., J o d , Lach., L e d ., Nat-m., *N u x - v .*, R h u s - t ., Sabad., S e l ., Sep., Sil., *Spig., Staph.* [PB]

Verifikationen und klinische Symptome

Arzneiverwandtschaften von Ranunculus bulbosus

(Alum.), Bry., Carb-v., (Ign.), (Nat-c.), Nux-v., Puls., Ran-s., Rhus-t., Sabad., Sars., Sep., (Staph.) [VHA]

Acon., Ant-c., *Ars.*, *Bell.*, *Bry.*, Calc., Caust., Chin., Hep., *Ign.*, Kali-c., Lach., *Lyc.*, Merc., Nat-m., *Nux-v.*, Phos., *Puls.*, *Rhus-t.*, *Sep.*, *Sil.*, Spig., Staph., *Sulph.*, Verat., Zinc. [PB]

Bry., *Puls.*, Staph., Sulph., Verb. [KV]

Antidote von Ranunculus bulbosus: Bry., Camph., Rhus-t.

Camph. [SRN]

Bry., Camph., Rhus-t. [PB]

Schädliche Substanzen und Arzneimittel (Nocentia) bei der Behandlung mit Ranunculus bulbosus: Acetum, Spir. nitr. dulc., Spir. vini, Staph., Sulph., Vinum

Viele Beschwerden werden erhöhet durch STAPH., SULPH. [SRN]

Viele Beschwerden werden erhöhet durch WEIN, BRANNTWEIN und ESSIG. [SRN]

Staph., Sulph. [PB]

Acetum, Spir. nitr. dulc., Spir. vini, Vinum [PB]

Konkordanzen der homöopathischen Arzneien

I. Gemüth und Geist: Bell., Con., Laur., Lyc., Nat-c., Phos., Ph-ac., Sep., Sil., Stram., Sulph. [PB]

II. Körpertheile und Organe: Acon., Arn., Asaf., Aur., Bell., *Bry.*, *Calc.*, Canth., Carb-v., Caust., *Chin.*, Cocc., Dulc., Hep., *Ign.*, Kali-c., Lach., Laur., *Lyc.*, Merc., Mez., Nat-c., Nat-m., *Nux-v.*, Phos., *Puls.*, Rhus-t., Sabad., *Sep.*, Sil., *Spig.*, Squil., Stann., *Staph.*, *Sulph.*, Thuj., Verat., *Zinc.* [PB]

III. Empfindungen und Beschwerden

1. **Aeussere und innere Körpertheile im Allgemeinen:** Acon., Alum., Asaf., Bell., *Bry.*, Calc., Canth., Carb-v., Caust., Chin., Cocc., *Ign.*, Kali-c., Lyc., Merc., Nat-m., *Nux-v.*, Pat., Phos., *Puls.*, *Rhus-t.*, Sabad., *Sep.*, Sil., Spig., Spong., Stann., Sulph., Verat., Zinc. [PB]
2. **Drüsen:** ? [PB]
3. **Knochen:** vacat. [PB]
4. **Haut und Aeusseres:** *Ant-c.*, *Ars.*, Bell., Bry., Caust., Clem., Con., Dulc., Graph., Hep., Lach., Lyc., Merc., Phos., Puls., *Rhus-t.*, Sep., *Sil.*, Staph., *Sulph.*, Viol-t. [PB]

IV. Schlaf und Träume: *Ars.*, Bell., Bor., Calc., Carb-an., Chin., Hep., Ign., *Kali-c.*, Lyc., Merc., Mur-ac., Nux-v., Phos., Puls., Rhus-t., *Sep.*, *Sil.*, Sulph. [PB]

V. Fieber: Acon., Arn., Ars., Bry., Calc., Chin., Lyc., Nat-m., Nit-ac., Nux-v., Phos., *Puls.*, *Rhus-t.*, Sep., Sil., Spig., Sulph., Verat. [PB]

VI. Änderung des Befindens

1. **Verschlimmerung nach der Zeit:** Ant-c., Ign., Kali-n., Nit-ac., Staph. [PB]
2. **Verschlimmerung nach Lage und Umständen:** Arn., Ars., Bar-c., *Bell.*, Calc., Cann-s., Chel., Colch., Hell., Hep., Ign., Jod, Lach., Led., Nat-m., *Nux-v.*, Rhus-t., Sabad., Sel., Sep., Sil., *Spig.*, *Staph.* [PB]

VII. Konkordanz der homöopathischen Arzneien

Acon., Ant-c., *Ars.*, *Bell.*, *Bry.*, Calc., Caust., Chin., Hep., *Ign.*, Kali-c., Lach., *Lyc.*, Merc., Nat-m., *Nux-v.*, Phos., *Puls.*, *Rhus-t.*, *Sep.*, *Sil.*, Spig., Staph., *Sulph.*, Verat., Zinc. [PB]

Bry., *Puls.*, Staph., Sulph., Verb. [KV]

Verifikationen und klinische Symptome

Ranunculus sceleratus (Böser Hahnenfuß)

(Ran-s.)

Synonyma

Ranunculus sceleratus L., böser Hahnenfuß, Froschpfeffer [SRN]

Antipsorische Arznei

Die [...] bezeichneten Arzneien scheinen zu den antipsorischen Mitteln gezählt werden zu dürfen. Wenigstens habe ich sie in chronischen Beschwerden (psorischen Ursprungs) vorzugsweise wirksam befunden.[SRN]

Arzneiwirkungsdauer

Wirkt 5 bis 6 Wochen.[SRN]

Zählt zur 3. Klasse derjenigen Mittel, welche eine mittlere Wirkungsdauer besitzen.[AHZ 49 (1855) 82]

Eigenthümlichkeiten und Hauptwirkungen

Gemüth

Früh, Trägheit und Unlust zu Geistesanstrengung.[VHA]

Abends traurige, wehmüthige Stimmung.[VHA]

Sardonisches Lachen.[VHA]

Konkordanz Gemüth und Geist: Acon., Bell., Calc., Laur., Mosch., Nat-m., Nux-v., Phos., Puls., Rhus-t., Stram., Verat. [PB]

Geist

Ohnmacht bei den Schmerzen.[VHA]

Konkordanz Gemüth und Geist: Acon., Bell., Calc., Laur., Mosch., Nat-m., Nux-v., Phos., Puls., Rhus-t., Stram., Verat. [PB]

Kopf

Nagendes Kopfweh in der Scheitel-, (oder Schläfen-) Gegend.[VHA]

Gefühl von Auftreibung und Dickerwerden des Kopfs.[VHA]

Zusammenziehen der Kopfhaut.[VHA]

Beissendes Jucken auf dem Haarkopfe.[VHA]

Ohrenzwang mit drückendem oder nagendem Kopfweh und Ziehen in den Zähnen.[VHA]

Augen

Beissendes Nagen in den Augen und Augenwinkeln.[VHA]

Schmerzhaftes Drücken in den Augäpfeln.[VHA]

Ohren

Ohrenzwang mit drückendem oder nagendem Kopfweh und Ziehen in den Zähnen.[VHA]

Nase

Beissen und Kriebeln in der Nase.[VHA]

Antlitz

Leises Ziehen im Gesichte, mit Kältegefühl, die Backen herab.[VHA]

Gefühl im Gesichte, als wäre es mit Spinnweben überzogen.[VHA]

Beben um den Mund, (vor dem Erbrechen).[VHA]

Sardonisches Lachen.[VHA]

Geschwulst der Mandeln mit flüchtigen Stichen.[VHA]

Zähne

Nachmittags und Abends, empfindliches, zuckendes Ziehen in den obern Backzähnen.[VHA]

Stechendes Ziehen in den Zähnen.[VHA]

Ohrenzwang mit drückendem oder nagendem Kopfweh und Ziehen in den Zähnen.[VHA]

Verifikationen und klinische Symptome

Verifikationen und klinische Symptome

Mund
Brennen im Schlunde.[VHA]
Scharrigkeit im Halse.[VHA]
Speichelfluß.[VHA]

Aufstoßen
Nach dem Essen, Aufstoßen nach dem Genossenen.[VHA]

Uebelkeit
Uebelkeit, besonders nach Mitternacht.[VHA]
Beben um den Mund, (vor dem Erbrechen).[VHA]

Magen
Wundes Brennen gleich über der Herzgrube.[VHA]
Druck und Vollheitsgefühl in der Herzgrube, durch äußern Druck verschlimmert.[VHA]

Hypochonder
Stechen und Drücken in der Leber-, Milz- oder Nierengegend.[VHA]

Bauch
Früh, Gefühl wie von einem Pflock hinter dem Nabel.[VHA]
Nächtlicher, zusammendrehender Druck hinter dem Nabel.[VHA]
Zuckungen in den Bauchbedeckungen.[VHA]

Stuhl
Oeftere, durchfällige, sehr übelriechende Stühle.[VHA]

Athem
Athemversetzung von Nagen unter dem Brustbeine.[VHA]

Brust
Abendliche, periodisch wiederkehrende Zerschlagenheit der ganzen Brust.[VHA]
Stiche in der Brust und in den Brustmuskeln.[VHA]
Nagen in der Bust.[VHA]
Empfindlichkeit der äußern Brustbedeckungen und des Brustbeins.[VHA]

Rücken
Lähmige Zerschlagenheit im Kreuze.[VHA]

Oberglieder
Stechen, Bohren und Nagen in den Armen, am heftigsten in den Fingern, (Chiragra).[VHA]
Geschwulst der Finger.[VHA]
Konvulsivische Zuckungen in den Gliedern.[VHA]

Unterglieder
Stechen, Bohren und Nagen in den Beinen, am heftigsten in den großen Zehen, (Podagra).[VHA]
Konvulsivische Zuckungen in den Gliedern.[VHA]

Drüsen
Konkordanz Drüsen: Bell., Merc., Phos., Puls., S p o n g . [PB]

Haut
Blasenausschlag mit scharfer, WÄSSERIGER Jauche.[VHA]
Zusammenziehen der Kopfhaut.[VHA]
Beissendes Jucken auf dem Haarkopfe.[VHA]
Konkordanz Haut und Aeusseres: Ars., Asaf., B r y ., Calc., C a u s t ., Hep., *Lyc.*, Merc., Nux-v., Plat., P u l s ., *R h u s - t .*, S e p ., *S i l .*, Staph., *Sulph.* [PB]

Schlaf

Bohren und Nagen an verschiedenen Theilen des Körpers, besonders Abends und vor Mitternacht.[VHA]

Die Schmerzen erhöhen sich gegen Abend und lindern sich nach Mitternacht, wogegen alsdann Schlaflosigkeit eintritt.[VHA]

Schlaflosigkeit nach Mitternacht, mit Beängstigung, Hitze und Durst.[VHA]

Schlaflosigkeit nach Mitternacht, wegen Munterkeit und großer Körperunruhe.[VHA]

Nach Mitternacht Halbschlummer.[VHA]

Uebelkeit, besonders nach Mitternacht.[VHA]

Nachmittags und Abends, empfindliches, zuckendes Ziehen in den obern Backzähnen.[VHA]

Nächtlicher, zusammendrehender Druck hinter dem Nabel.[VHA]

Konkordanz Schlaf und Träume: Ars., Coff.,Kali-c., Sil. [PB]

Fieber

Frösteln während des Essens.[VHA]

Nach Mitternacht, Fieberhitze mit Durst und beschleunigtem Pulse, darauf Schweiß, besonders an der Stirn.[VHA]

Abendliche Gesichtshitze in der Stube, nach Gehen im Freien.[VHA]

Fieberstadien

1. Puls schnell, voll, aber weich, bei nächtlicher Hitze.[WF 44]
2. Frost und Frösteln während des Essens.[WF 44]
3. Hitze Abends in der Stube, nach Gehen im Freien. – Nächtliche, trockene Hitze, mit heftigem Durste und starker BLUTWALLUNG, am Meisten Nachmitternacht. – Die Hitze ist vorherrschend.[WF 44]
4. Schweiss nach der Hitze, gegen Morgen, am Stärksten an der Stirne.[WF 44]

Konkordanz Fieber: *Acon.*, Ars., Bell., Bry., Cham., Chin., Hep., Hyos., Nat-m. [PB]

Gemeinsames

Bohren und Nagen an verschiedenen Theilen des Körpers, besonders Abends und vor Mitternacht.[VHA]

Konvulsivische Zuckungen in den Gliedern.[VHA]

Ohnmacht bei den Schmerzen.[VHA]

Die Schmerzen erhöhen sich gegen Abend und lindern sich nach Mitternacht, wogegen alsdann Schlaflosigkeit eintritt.[VHA]

Verschlimmerung der Beschwerden

Konkordanzen

Verschlimmerung nach der Zeit: Mang., Rhus-t. [PB]

Verschlimmerung nach Lage und Umständen: Acon., Agn., Alum., Croc., Hell., Mag-c., Puls., Sabin., Spong. [PB]

Beschwerden der Thiere

Schweine

[Am 16. Juni 1863] *Schening's* 4 Ferkel, Hinterbrand: 1. Ran-s., 2. Spong., 3. Ars., alle 4 Tage. – 9. Juli. Sehr bedeutend gebessert: 1. Ran-s., 2. Sulph. [je C 200°°] – Geheilt.[KMS 783]

Arzneiverwandtschaften von Ranunculus sceleratus

Bov., Puls., Ran-b., Sil., Verat. [VHA]

Acon., Am-c., Ars., *Bell.*, Bry., Calc., Caust., Chin., Kali-c., Lyc., Merc., Nat-m., Nux-v., Phos., Plat., *Puls.*, *Rhus-t.*, Sep., *Sil.*, Spig., Spong., *Sulph.*, Zinc. [PB]

Ars., Puls., Verat. [KV]

Antidot von Ranunculus sceleratus: Camph.

Camph. [SRN]

Camph. [PB]

Verifikationen und klinische Symptome

Folgemittel von Ranunculus bulbosus: Spong., Sulph.

[Am 16. Juni 1863] *Schening's* 4 Ferkel, Hinterbrand: 1. Ran-s., 2. Spong., 3. Ars., alle 4 Tage. – 9. Juli. Sehr bedeutend gebessert: 1. Ran-s., 2. Sulph. [je C 200°°] – Geheilt.[KMS 783]

Ranunculus bulbosus ist Folgemittel von: Ars.

[Am 16. Juni 1863] *Schening's* 4 Ferkel, Hinterbrand: 1. Ran-s., 2. Spong., 3. Ars., alle 4 Tage. – 9. Juli. Sehr bedeutend gebessert: 1. Ran-s., 2. Sulph. [je C 200°°] – Geheilt.[KMS 783]

Konkordanzen der homöopathischen Arzneien

I. Gemüth und Geist: Acon., Bell., Calc., Laur., Mosch., Nat-m., Nux-v., Phos., Puls., Rhus-t., Stram., Verat. [PB]

II. Körpertheile und Organe: *Am-c.*, Aur., Bry., Calc., Carb-an., Carb-v., Caust., Chin., Graph., Kali-c., Kreos., Lyc., Merc., Mez., Nat-m., Nit-ac., *Phos.*, Ph-ac., Rhus-t., Sil., *Spig.*, Sulph., Thuj., Verat., *Zinc.*[PB]

III. Empfindungen und Beschwerden

1. **Aeussere und innere Körpertheile im Allgemeinen:** Alum., Arn., *Bell.*, Calc., Canth., Carb-v., Caust., Chin., Cocc., Con., Dros., Graph., Hell., Ign., Kali-c., Laur., Merc., Mez., Nat-c., Nat-m., Nit-ac., Nux-v., Phos., Ph-ac., *Plat.*, *Puls.*, Rhus-t., Sars., *Sep.*, Sil., Spig., Spong., Stann., Staph., *Sulph.*, Zinc. [PB]
2. **Drüsen:** Bell., Merc., Phos., Puls., Spong. [PB]
3. **Knochen:** ? [PB]
4. **Haut und Aeusseres:** Ars., Asaf., Bry., Calc., Caust., Hep., *Lyc.*, Merc., Nux-v., Plat., Puls., *Rhus-t.*, Sep., *Sil.*, Staph., *Sulph.* [PB]

IV. Schlaf und Träume: Ars., Coff.,Kali-c., Sil. [PB]

V. Fieber: *Acon.*, Ars., Bell., Bry., Cham., Chin., Hep., Hyos., Nat-m. [PB]

VI. Änderung des Befindens

1. **Verschlimmerung nach der Zeit:** Mang., Rhus-t. [PB]
2. **Verschlimmerung nach Lage und Umständen:** Acon., Agn., Alum., Croc., Hell., Mag-c., Puls., Sabin., Spong. [PB]

VII. Konkordanz der homöopathischen Arzneien

Acon., Am-c., Ars., *Bell.*, Bry., Calc., Caust., Chin., Kali-c., Lyc., Merc., Nat-m., Nux-v., Phos., Plat., *Puls.*, *Rhus-t.*, Sep., *Sil.*, Spig., Spong., *Sulph.*, Zinc. [PB]

Ars., Puls., Verat. [KV]

Verifikationen und klinische Symptome

Rheum (Rhabarber)
(Rheum)

Synonyma
Rheum (undulatum L.?), Rhabarber [SRN]
Rheum, Rhabarbarum [PB]

Nicht-Antipsorische Arznei
[SRN]

Arzneiwirkungsdauer
Wirkt 2 bis 3 Tage.[SRN]
Zählt zur 1. Klasse derjenigen Mittel, welche die allerkürzeste Wirkungsdauer besitzen.[AHZ 49 (1855) 82]

Eigenthümlichkeiten und Hauptwirkungen

Gemüth
Mürrische Trägheit und stilles vor sich hin Brüten.[VHA]
Das Kind verlangt Mancherlei mit Ungestüm und Weinen.[VHA]
Das Kind verlangt mit Heftigkeit und Weinen verschiedene Sachen. (Wenn es die Sachen wegwirft, denke man an STAPH..)[Br., Lippe]
Unruhe und Weinerlichkeit.[VHA]
Todesangst.[VHA]
Viele traurig ängstliche Träume.[VHA]
Konkordanz Gemüth und Geist: Acon., Ars., *Bell.*, Bry., Calc., Con., Hell., Laur., Nat-m., Nux-v., Op., Phos., Ph-ac., *Puls.*, Rhus-t., Sep., Sil., Stram., Sulph., Verat., Zinc. [PB]

Geist
Konkordanz Gemüth und Geist: Acon., Ars., *Bell.*, Bry., Calc., Con., Hell., Laur., Nat-m., Nux-v., Op., Phos., Ph-ac., *Puls.*, Rhus-t., Sep., Sil., Stram., Sulph., Verat., Zinc. [PB]

Kopf
Schwere des Kopfs mit darin aufsteigender Hitze.[VHA]
Verdüsterndes, betäubendes Kopfweh mit aufgedunsenen Augen.[VHA]
Klopfendes Kopfweh.[VHA]
Nach dem Schlafe, Unbesinnlichkeit, Kopfschmerz, übler Mundgeruch u.d.gl.[VHA]

Augen
Schmerzhaftes Klopfen in den Augen.[VHA]
WÄSSERIGE Augen.[VHA]
Verdüsterndes, betäubendes Kopfweh mit aufgedunsenen Augen.[VHA]
Verengerte Pupillen.[VHA]
Schwäche der Augen und Blödsichtigkeit.[VHA]

Ohren
Glucksen im Ohre (und in den Halsmuskeln).[VHA]
Klopfen in den Ohren.[VHA]

Nase
Kriebeln in der Nasenspitze.[VHA]
Kühler Schweiß um Mund und Nase.[VHA]

Antlitz
Spannen in der Gesichtshaut.[VHA]
Neigung zum Runzeln der Stirn.[VHA]
Ziehend quellende (oder fast gluckernde) Empfindung vom Unterkiefer bis in die Schläfe.[VHA]

Verifikationen und klinische Symptome

Kühler Schweiß um Mund und Nase.[VHA]

Zähne
Schwieriges Zahnen der Kinder.[VHA]
Kältegefühl in den Zähnen, mit Zusammenfluß vielen Speichels.[VHA]

Mund
Kühler Schweiß um Mund und Nase.[VHA]
Nach dem Schlafe, Unbesinnlichkeit, Kopfschmerz, übler Mundgeruch u.d.gl.[VHA]

Genüsse
Hunger ohne Appetit.[VHA]
Appetit zu Mancherlei, aber beim ersten Bissen widersteht es.[VHA]
Ekel vor FETTEN, lätschigen Speisen.[VHA]
KAFFEE widersteht ihm, wenn er nicht sehr süß gemacht ist.[VHA]
Starker Durst.[VHA]

Geschmack
FADER, SCHLEIMIGER Geschmack.[VHA]
BITTERKEIT der Speisen, so lange man sie im Munde hat.[VHA]

Uebelkeit
Uebelkeit, wie aus dem Magen und Unterleibe.[VHA]

Magen
Spannung in der Magengegend.[VHA]
Vollheit im Magen, wie von Ueberladung desselben.[VHA]

Bauch
Gespanntheit und Aufgetriebenheit des Unterleibes.[VHA]
Heftiges Leibschneiden, besonders in der Lendengegend, zum Krummliegen nöthigend.[VHA]
Leibschneiden vor und während des Stuhlganges.[VHA]
Durchfällige Stühle mit Leibschneiden und nachfolgendem Stuhlzwange.[VHA]
Quellend gluckernde Empfindung in den Bauchmuskeln.[VHA]

Blähungen
Kollern und Schneiden im Unterleibe von Blähungen.[VHA]

Stuhl
Oefterer, vergeblicher Stuhldrang.[VHA]
Kolikartig drängender Stuhl, durch Bewegung erhöht.[VHA]
Leibschneiden vor und während des Stuhlganges.[VHA]
Durchfällige Stühle mit Leibschneiden und nachfolgendem Stuhlzwange.[VHA]
Breiartige, sauerriechende Stühle mit Schauder.[VHA]

Heilungsbericht: *Th. B.* aus M., ein Knäbchen von 14 Monaten, hatte an schwierigem Zahnen gelitten, wogegen viel CHAMILLEN-Thee getrunken wurde. Darauf trat D u r c h f a l l ein, am meisten Nachts und m i t s a u r e m G e r u c h e, welcher nun schon 5 Wochen ununterbrochen fortwährte und das Kind ungemein abgeschwächt hatte. – Am ersten Sept. 1835 gab ich eine Gabe RHEUM 30°°°, worauf schon in der folgenden Nacht der Durchfall ausblieb; indessen kehrte er nach 6 Tagen wieder, obwohl ohne den sauren Geruch, und mehr in der Morgenzeit, weshalb ich am 7. Sept. eine Gabe SULPH. 60°° und 24 Stunden darauf eine Gabe CALC. 30°° reichte, worauf sich alles in kurzer Zeit besserte und das Kind bis heute gesund geblieben, auch der Durchbruch der damals noch fehlenden Augen - und Backenzähne ohne alle Beschwerden erfolgte.[ACS 17 (1838) 1, 56]

Schleimige Durchfälle.[VHA]
Schwächende Durchfälle.[VHA]
Häufiger, erfolgloser Stuhldrang, schlimmer durch Bewegung und beim Gehen.[Br., Lippe]
Dünne, sauerriechende, diarrhöische Ausleerungen; vor denselben Zwang, nachher mit kolikähnlichem, zusammenziehendem Schneiden im Bauche, und Frösteln während des Stuhles.[Br., Lippe]

Verifikationen und klinische Symptome

Schleimige Diarrhoe; die Ausleerungen sind braun und mit Schleim vermischt; paßt besonders bei der Diarrhoe der Wöchnerinnen oder Kinder.[Br., Lippe]

Harn

Vermehrter Harnabgang.[VHA]
Rothgelber oder grünlicher Harn.[VHA]
Schwacher Harnabgang, wie von Blasenlähmung.[VHA]

Schwangerschaft – Beschwerden der Mütter

Gelbe, BITTERE MILCH der Stillenden.[VHA]
Die MILCH stillender Frauen ist gelb und BITTER; das Kind verweigert die Brust (vergleiche SIL. und CINA).[Br., Lippe]
Schleimige Diarrhoe; die Ausleerungen sind braun und mit Schleim vermischt; paßt besonders bei der Diarrhoe der Wöchnerinnen oder Kinder.[Br., Lippe]

Beschwerden der Kinder

Das Kind verlangt Mancherlei mit Ungestüm und Weinen.[VHA]
Das Kind verlangt mit Heftigkeit und Weinen verschiedene Sachen. (Wenn es die Sachen wegwirft, denke man an STAPH.).[Br., Lippe]
Schleimige Diarrhoe; die Ausleerungen sind braun und mit Schleim vermischt; paßt besonders bei der Diarrhoe der Wöchnerinnen oder Kinder.[Br., Lippe]
Die MILCH stillender Frauen ist gelb und BITTER; das Kind verweigert die Brust (vergleiche SIL. und CINA).[Br., Lippe]

Athem

Engbrüstigkeit, wie von einer Last auf dem obern Theile der Brust.[VHA]

Brust

Knisterndes oder gluckerndes Quellen, wie von kleinen Bläschen, in den Brustmuskeln.[VHA]
Stiche in den Brustwarzen.[VHA]
Gelbe, BITTERE MILCH der Stillenden.[VHA]
Die MILCH stillender Frauen ist gelb und BITTER; das Kind verweigert die Brust (vergleiche SIL. und CINA).[Br., Lippe]

Rücken

Steifigkeit im Kreuze und in den Hüften.[VHA]
Heftiges Leibschneiden, besonders in der Lendengegend, zum Krummliegen nöthigend.[VHA]

Oberglieder

Zucken in den Armen und Händen.[VHA]
Quellend gluckernde Empfindung, wie von kleinen Bläschen, in den Muskeln und Gelenken.[VHA]
Quellend gluckernde Empfindung, besonders im Ellbogen.[VHA]
Aufgetriebene Adern an den Händen.[VHA]
Kalter Schweiß im Handteller.[VHA]
Alle Gelenke schmerzen bei Bewegung.[VHA]
Einschlafen der Glieder, worauf man liegt.[VHA]

Unterglieder

Müdigkeit der Oberschenkel, wie von Ueberanstrengung.[VHA]
Quellend gluckernde Empfindung, wie von kleinen Bläschen, in den Muskeln und Gelenken.[VHA]
Quellendes Gluckern von der Kniekehle bis zur Ferse.[VHA]
Alle Gelenke schmerzen bei Bewegung.[VHA]
Einschlafen der Glieder, worauf man liegt.[VHA]

Drüsen

Konkordanz Drüsen: Bell., Calc., Merc., Phos., Spong., Sulph. [PB]

Verifikationen und klinische Symptome

Schlaf

Tagesschläfrigkeit.
Nächtliche Schlaflosigkeit und Unruhe, mit Schreien und Herumwerfen (bei den Kindern).[VHA]
Nach dem Schlafe, Unbesinnlichkeit, Kopfschmerz, übler Mundgeruch u.d.gl.[VHA]
Viele traurig ängstliche Träume.[VHA]

Fieber

Vorherrschende Hitze, ohne Durst.[VHA]
Bei geringer Anstrengung, Schweiß an der Stirn und auf dem Haarkopfe.[VHA]
Kühler Schweiß um den Mund.[VHA]

Fieberstadien

1. Puls nur wenig beschleunigt.[WF 44]
2. Frost mit Hitze abwechselnd. – Eine Backe roth, die Andere blass. – Innerer Schauder bei äusserer Wärme.[WF 44]
3. Hitze über den ganzen Körper, am Stärksten an Händen und Füssen, mit kaltem Gesichte. – Hitze vorherrschend.[WF 44-45]
4. Schweiss bei geringer Anstrengung. – Kalter Schweiss um Mund und Nase. – Schweiss an der Stirn und am Haarkopfe. – Der Schweiss ist gelbfärbend und nach RHABARBER riechend.[WF 45]

Konkordanz Fieber: *Cham.*, Chin., Hep., Ip., Merc., Sep., Sulph., *Verat.* [PB]

Gemeinsames

Quellend gluckernde Empfindung, wie von kleinen Bläschen, in den Muskeln und Gelenken

Quellend gluckernde Empfindung, wie von kleinen Bläschen, in den Muskeln und Gelenken.[VHA]
Glucksen im Ohre (und in den Halsmuskeln).[VHA]
Quellend gluckernde Empfindung in den Bauchmuskeln.[VHA]
Quellend gluckernde Empfindung, besonders im Ellbogen.[VHA]
Quellendes Gluckern von der Kniekehle bis zur Ferse.[VHA]
Sprudelndes Gefühl von Aufwallen, wie von kleinen Blasen, in den Muskeln und Gelenken. (RHEUM ist das einzige Arzneimittel, das dieses Symptom hat.)[Br., Lippe]

Alle Gelenke schmerzen bei Bewegung.[VHA]
Einschlafen der Glieder, worauf man liegt.[VHA]
Schwäche und Schwere im ganzen Körper, wie wenn man aus einem tiefen Schlafe erwacht.[VHA]

Verschlimmerung der Beschwerden

Konkordanzen

Verschlimmerung nach der Zeit: Ars., Dros., Ferr., Ign., Kali-c., Kali-n., Nux-v., Rhus-t., Thuj. [PB]

Verschlimmerung nach Lage und Umständen: Arn., *Bell., Bry.*, Calad., Chin., Cocc., Coff., Colch., Croc., Graph., Hep., Ign., Jod., Led., Lyc., *Merc.*, Nat-m., *Nux-v.*, Phos., Puls., Sil., Spig., Spong., Squil., Staph., Sulph. [PB]

Arzneibeziehungen von Rheum

(Ant-t.), Ars., Bry., (Carb-v.), Cham., Nux-v., Puls., Rhus-t., (Samb.) [VHA]

Arn., Ars., *Bell.*, Bry., Calc., Cham., Chin., Hep., Ign., Kali-c., Lyc., *Merc.*, Nat-m., *Nux-v.*, Phos., Ph-ac., *Puls.*, *Rhus-t.*, Sep., Staph., *Sulph.*, Verat. [PB]

Bell., Cham., Coloc., Mag-c., *Merc., Nux-v., Ph-ac., Puls.* [KV]

Antidote von Rheum: Camph., Cham., Coloc., Merc., Nux-v., Puls.

Camph., Cham., Nux-v. [SRN]

Camph., Cham., Coloc., Merc., Nux-v., Puls. [PB]

Verifikationen und klinische Symptome

Konkordanzen der homöopathischen Arzneien

I. Gemüth und Geist: Acon., Ars., *Bell.*, Bry., Calc., Con., Hell., Laur., Nat-m., Nux-v., Op., Phos., Ph-ac., *Puls.*, Rhus-t., Sep., Sil., Stram., Sulph., Verat., Zinc. [PB]

II. Körpertheile und Organe: Ant-c., Arn., Ars., Bell., Bor., *Bry.*, Calc., Canth., Carb-v., *Cham.*, *Chin.*, Dulc., Graph., Hep., Ign., Kali-c., Lyc., *Merc.*, Nat-c., Nat-m., Nit-ac., *Nux-v.*, *Phos.*, Ph-ac., *Puls.*, *Rhus-t.*, Sep., Spig., Staph., *Sulph.*, *Verat.* [PB]

III. Empfindungen und Beschwerden

1. **Aeussere und innere Körpertheile im Allgemeinen:** Acon., Arn., Asaf., *Bell.*, *Calc.*, Caust., Cham., Chin., Cocc., Colch., Con., Graph., Ign., Kali-c., Lyc., Merc., Mez., Nat-c., Nat-m., *Nux-v.*, Phos., Plat., *Puls.*, Rhus-t., *Sep.*, *Stann.*, Staph., *Sulph.*, Verat. [PB]
2. **Drüsen:** Bell., Calc., Merc., Phos., Spong., Sulph. [PB]
3. **Knochen:** vacat [PB]
4. **Haut und Aeusseres:** ? [PB]

IV. Schlaf und Träume: ? [PB]

V. Fieber: *Cham.*, Chin., Hep., Ip., Merc., Sep., Sulph., *Verat.* [PB]

VI. Änderung des Befindens

1. **Verschlimmerung nach der Zeit:** Ars., Dros., Ferr., Ign., Kali-c., Kali-n., Nux-v., Rhus-t., Thuj. [PB]
2. **Verschlimmerung nach Lage und Umständen:** Arn., *Bell.*, *Bry.*, Calad., Chin., Cocc., Coff., Colch., Croc., Graph., Hep., Ign., Jod., Led., Lyc., *Merc.*, Nat-m., *Nux-v.*, Phos., Puls., Sil., Spig., Spong., Squil., Staph., Sulph. [PB]

VII. Konkordanz der homöopathischen Arzneien

Arn., Ars., *Bell.*, Bry., Calc., Cham., Chin., Hep., Ign., Kali-c., Lyc., *Merc.*, Nat-m., *Nux-v.*, Phos., Ph-ac., *Puls.*, *Rhus-t.*, Sep., Staph., *Sulph.*, Verat. [PB]

Bell., *Cham.*, *Coloc.*, Mag-c., *Merc.*, *Nux-v.*, *Ph-ac.*, *Puls.* [KV]

Verifikationen und klinische Symptome

Rhododendron chrysanthum (Sibirische Schneerose)
(Rhod.)

Synonyma
Rhododendron chrysanthum, Sibirische Schneerose [SRA]

Antipsorische Arznei
[SRA]

Arzneiwirkungsdauer
Wirkt 5 bis 6 Wochen. [SRA]

Zählt zur 3. Klasse derjenigen Mittel, welche eine mittlere Wirkungsdauer besitzen.[AHZ 49 (1855) 82]

Eigenthümlichkeiten und Hauptwirkungen

Gemüth
Mürrisches, düsteres Wesen.[VHA]

Mürrisches, düsteres, gleichgültiges Gemüth.[HA 88]

Große Gleichgültigkeit.[VHA]

Konkordanz Gemüth und Geist: Acon., Ars., *Bell.*, Bov., Bry., Calc., Cocc., Con., Hell., Hyos., Kali-c., Laur., Nat-m., Nux-m., Nux-v., Op., Phos., *Ph-ac.*, *Puls.*, Rhus-t., Sep., Sil., Stram., Sulph., Verat., Zinc. [PB]

Geist
Große Vergeßlichkeit.[VHA]

Konkordanz Gemüth und Geist: Acon., Ars., *Bell.*, Bov., Bry., Calc., Cocc., Con., Hell., Hyos., Kali-c., Laur., Nat-m., Nux-m., Nux-v., Op., Phos., *Ph-ac.*, *Puls.*, Rhus-t., Sep., Sil., Stram., Sulph., Verat., Zinc. [PB]

Schwindel
Früh, nach dem Aufstehen, Eingenommenheit des Kopfs mit Schläfrigkeit.[VHA]

Früh nach dem Aufstehen Eingenommenheit des Kopfs.[HA 88]

Innerer Kopf
Drückender Schmerz im Vorderkopfe und in den Schläfen, wie in den Knochen.[VHA]

Wühlen in der Stirn und in den Schläfen, beim ruhigen Liegen früh im Bette, nach WEIN-Trinken und bei naßkalter Witterung verschlimmert, nach dem Aufstehen und in der Bewegung gebessert. – Mürrisches, düsteres, gleichgültiges Gemüth; früh nach dem Aufstehen Eingenommenheit des Kopfs; Wuwwern und Summen in den Ohren, durch Schlingen vermehrt; öfteres Nasen-BLUTEN; vermindert Geruchs- und Geschmackssinn; Schauder über das Gesicht; Magendrücken nach kaltem WASSER; Auftreibung des Oberbauchs mit Athembeengung; Neigung zu Durchfall; Fließschnupfen in der freien LUFT; Reißen in den Gliedern bei NAẞKALTEM Wetter, wie in der Knochenhaut; Schlaflosigkeit nach Mitternacht mit trockner Hitze; Frost mit Hitze abwechselnd; kräuterig riechender Schweiß.[HA 88]

Spannen in der Stirn.[VHA]

WEIN und NAẞKALTE Witterung erhöhen die Kopfschmerzen.[VHA]

Aeusserer Kopf
Unterköthigkeits- oder Quetschungsschmerz des äußern Kopfes.[VHA]

Abendliches beissendes Jücken auf dem Haarkopfe.[VHA]

Drückender Schmerz im Vorderkopfe und in den Schläfen, wie in den Knochen.[VHA]

Reissen im Kopfe, wie auf den Knochen.[VHA]

Heftiges Ziehen und Reißen in den Knochen und in der Knochenhaut des Schädels, in der Ruhe, bei NAẞKALTEM, stürmischem Wetter und bei Gewitter, so wie in den Morgenstunden verschlimmert.[HA 122]

Heftiges Reißen in den äußern Kopftheilen, besonders in der

Verifikationen und klinische Symptome

K n o c h e n h a u t , in der Ruhe, bei NAßKALTEM Wetter und GEWITTERLUFT verschlimmert, bei trockner Wärme und von warm Einhüllen, so wie bei Bewegung gebessert.[HA 125]

Augen
Periodisch wiederkehrendes, trocknes Brennen in den Augen, besonders bei hellem Tages-LICHTE und scharf Sehen.[VHA]
Krampfhaftes Zusammenziehen der Augenlider.[VHA]
Trübsichtigkeit beim Lesen und Schreiben.[VHA]

Ohren
Heftiger, zuckend reissender Ohrenzwang.[VHA]
Gefühl im Ohre, wie von einem Wurme.[VHA]
Wuwwern in den Ohren, durch Schlingen vermehrt.[VHA]
Wuwwern und Summen in den Ohren, durch Schlingen vermehrt.[HA 88]

Nase
Nasen-BLUTEN.[VHA]
Öfteres Nasen-BLUTEN.[HA 88]
Verminderter Geruchs- (und Geschmacks-) Sinn.[VHA]
Vermindert Geruchs- und Geschmackssinn.[HA 88]
Fließschnupfen mit halbseitiger Nasenverstopfung in der Nasenwurzel, nebst Geruchs- und Geschmacks-Verlust.[VHA]

Antlitz
Schauder über das Gesicht.[VHA], [HA 88]
Brennende Trockenheit der Lippen.[VHA]
Bläschen an der innern Seite der Unterlippe, mit Wundheitsschmerz beim Essen.[VHA]

Zähne
Nächtlicher Zahnschmerz mit Ohrenzwang.[VHA]
Ziehend reissender Schmerz in den Backzähnen, vor oder bei Gewitter und naßkalter Witterung, durch Berührung verschlimmert.[VHA]
Geschwulst und Wundheitsgefühl zwischen dem untern Zahnfleische und dem Backen.[VHA]

Mund
Zusammenschnüren und Brennen im Schlunde.[VHA]
Viel Speichelzusammenlaufen, bei Trockenheit des Gaumens.[VHA]
Verminderter Geruchs- (und Geschmacks-) Sinn.[VHA]
Vermindert Geruchs- und Geschmackssinn.[HA 88]
Fließschnupfen mit halbseitiger Nasenverstopfung in der Nasenwurzel, nebst Geruchs- und Geschmacks-Verlust.[VHA]

Genüsse
Baldige Sättigung mit nachfolgender Unbehaglichkeit.[VHA]
Vermehrter Durst.[VHA]
WEIN und naßkalte Witterung erhöhen die Kopfschmerzen.[VHA]
Magendrücken nach Trinken von kaltem WASSER.[VHA]
Durchfall nach OBST oder bei NASSKALTEM Wetter.[VHA]

Geschmack
Geschmacklosigkeit der Speisen.[VHA]

Uebelkeit
Brecherliche Uebelkeit mit Magendrücken und Würmerbeseigen, durch Aufstoßen gelindert.[VHA]

Magen
Nächtliches Magendrücken.[VHA]

Verifikationen und klinische Symptome

Magendrücken nach Trinken von kaltem WASSER.[VHA]
Magendrücken nach kaltem WASSER.[HA 88]
Drücken in der Herzgrube, mit Athembeengung.[VHA]

Hypochonder
Klammschmerz unter den kurzen Ribben.[VHA]
Milzstechen von Schnellgehen.[VHA]
Spannen in der Milzgegend beim Bücken.[VHA]
Schmerzhafte Blähungsversetzung in den Hypochondern und im Kreuze.[VHA]
Athembeengung von Druck in den Hypochondern.[VHA]
Drücken in der Herzgrube, mit Athembeengung.[VHA]

Bauch
Aufgetriebenheit des Oberbauchs, mit Athembeengung.[VHA], [HA 88]
Athembeengung von Druck in den Hypochondern.[VHA]
Viel Knurren und Poltern im Bauche.[VHA]

Blähungen
Schmerzhafte Blähungsversetzung in den Hypochondern und im Kreuze.[VHA]
Viel Knurren und Poltern im Bauche.[VHA]

Stuhl
Breiige, weiche, aber schwierig abgehende Stühle, nach vorgängigem starken Drängen.[VHA]
Durchfall nach OBST oder bei naßkaltem Wetter.[VHA]
Neigung zu Durchfall.[HA 88]

Harn
Oefterer Harndrang mit Ziehen in der Blasengegend.[VHA]
Vermehrter Abgang sehr übel riechenden Harns.[VHA]

Geschlechtstheile
Ziehen aus dem Mastdarme in die Geschlechtstheile.[VHA]
Heraufgezogene, geschwollene Hoden.[VHA]
Verhärtung der Hoden.[VHA]
Quetschungsschmerz der Hoden.[VHA]
Zusammenschrumpfen (oder WASSERSUCHT) des Hodensacks.[VHA]
Abneigung gegen Beischlaf.[VHA]
Wundheitsschmerz am Oberschenkel, zunächst der Geschlechtstheile.[VHA]

Regel
Monatliches zu früh und zu stark.[VHA]
Unterdrückte Regel.[VHA]

Schnupfen
Fließschnupfen mit halbseitiger Nasenverstopfung in der Nasenwurzel, nebst Geruchs- und Geschmacks-Verlust.[VHA]
Verminderter Geruchs- (und Geschmacks-) Sinn.[VHA]
Im Freien vermehrter Schleimfluß aus der Nase.[VHA]
Fließschnupfen in der freien LUFT.[HA 88]

Athem
Athembeengung von Zusammenschnürung der Brust.[VHA]
Athembeengung von Druck in den Hypochondern.[VHA]
Drücken in der Herzgrube, mit Athembeengung.[VHA]

Husten
Nachts und früh, angreifender, trockner Husten, mit Brustbeengung und Rauhheit im Halse.[VHA]

Verifikationen und klinische Symptome

Hals

Rheumatisches Spannen in den Halsmuskeln, mit Genicksteifigkeit.[VHA]

Brust

Drückender Brustschmerz mit Athembeengung.[VHA]
Starker BLUTDRANG zur Brust.[VHA]
Zerschlagenheitsschmerz der äußern Brust.[VHA]
Nachts und früh, angreifender, trockner Husten, mit Brustbeengung und Rauhheit im Halse.[VHA]

Rücken

Zerschlagenheit und Reissen im Rücken und Kreuze.[VHA]
Schmerzhafte Blähungsversetzung in den Hypochondern und im Kreuze.[VHA]
Rheumatisches Spannen in den Halsmuskeln, mit Genicksteifigkeit.[VHA]

Oberglieder

Reissen in den Vorderarmen, wie in der Knochenhaut, bei naßkalter Witterung.[VHA]
Reißen in den Gliedern bei naßkaltem Wetter, wie in der Knochenhaut.[HA 88]
Eine am 15. Juli [1836] gereichte Gabe RHOD. 30°°, wegen heftiger Gliederschmerzen bei Gewittern, worüber sie früher nicht geklagt hatte, nahm diese fort, änderte aber sonst nichts.[ACS 17 (1838) 1, 47]
Gefühl wie BLUTSTOCKUNG in den Armen.[VHA]
Vermehrte Wärme in den Händen.[VHA]
Heftiges rheumatisches Reissen in den Gliedern, wie in der Knochenhaut, am meisten in den Vorderarmen und Unterschenkeln, in der Ruhe der Theile und bei naßkalter Witterung verschlimmert.[VHA]
Gefühl von Ameisenkriechen in den Gliedern.[VHA]
In der Ruhe, lähmige Schwäche in den Gliedern.[VHA]
Wühlendes Ziehen in den Gelenken, als wären sie verrenkt, mit Gichtknoten und Geschwulst an denselben.[VHA]

Unterglieder

Wundheitsschmerz am Oberschenkel, zunächst der Geschlechtstheile.[VHA]
Kältegefühl und Zusammenschrumpfen der Haut an den Unterschenkeln.[VHA]
WASSERSÜCHTIGE Geschwulst der Unterschenkel und Füße.[VHA]
Reissen in den Unterschenkeln und Füßen, wie in der Knochenhaut, am schlimmsten in der Ruhe und bei naßkaltem Wetter.[VHA]
Reißen in den Gliedern bei naßkaltem Wetter, wie in der Knochenhaut.[HA 88]
Eine am 15. Juli [1836] gereichte Gabe RHOD. 30°°, wegen heftiger Gliederschmerzen bei Gewittern, worüber sie früher nicht geklagt hatte, nahm diese fort, änderte aber sonst nichts.[ACS 17 (1838) 1, 47]
Heftiges rheumatisches Reissen in den Gliedern, wie in der Knochenhaut, am meisten in den Vorderarmen und Unterschenkeln, in der Ruhe der Theile und bei naßkalter Witterung verschlimmert.[VHA]
Gefühl von Ameisenkriechen in den Gliedern.[VHA]
In der Ruhe, lähmige Schwäche in den Gliedern.[VHA]
Wühlendes Ziehen in den Gelenken, als wären sie verrenkt, mit Gichtknoten und Geschwulst an denselben.[VHA]
Ungemein kalte Füße.[VHA]

Drüsen

Heraufgezogene, geschwollene Hoden.[VHA]
Verhärtung der Hoden.[VHA]
Quetschungsschmerz der Hoden.[VHA]
Konkordanz Drüsen: *Arn.*, Bell., Bry., Calc., Chin., Clem., *Con.*, Puls., Spong., Sulph. [PB]

Verifikationen und klinische Symptome

Knochen

Ziehen und Reissen in der Knochenhaut.[VHA]
Reissen im Kopfe, wie auf den Knochen.[VHA]
Drückender Schmerz im Vorderkopfe und in den Schläfen, wie in den Knochen.[VHA]
Heftiges Ziehen und Reißen in den Knochen und in der Knochenhaut des Schädels, in der Ruhe, bei NAẞKALTEM, stürmischem Wetter und bei Gewitter, so wie in den Morgenstunden verschlimmert.[HA 122]
Heftiges Reißen in den äußern Kopftheilen, besonders in der Knochenhaut, in der Ruhe, bei NAẞKALTEM Wetter und GEWITTERLUFT verschlimmert, bei trockner Wärme und von warm Einhüllen, so wie bei Bewegung gebessert.[HA 125]
Reissen in den Vorderarmen, wie in der Knochenhaut, bei NAẞKALTER Witterung.[VHA]
Reissen in den Unterschenkeln und Füßen, wie in der Knochenhaut, am schlimmsten in der Ruhe und bei NAẞKALTEM Wetter.[VHA]
Konkordanz Knochen: *Asaf.*, Bell., Calc., Chin., *Merc.*, Phos., Ph-ac., Puls., Ruta, Sil., Sulph. [PB]

Haut

WASSERSÜCHTIGE Anschwellungen
WASSERSÜCHTIGE Anschwellungen.[VHA]
WASSERSÜCHTIGE Geschwulst der Unterschenkel und Füße.[VHA]
Zusammenschrumpfen (oder WASSERSUCHT) des Hodensacks.[VHA]
Abendliches beissendes Jucken auf dem Haarkopfe.[VHA]
Brennende Trockenheit der Lippen.[VHA]
Bläschen an der innern Seite der Unterlippe, mit Wundheitsschmerz beim Essen.[VHA]
Kältegefühl und Zusammenschrumpfen der Haut an den Unterschenkeln.[VHA]
Konkordanz Haut und Aeusseres: Ant-c., Ars., Bry., Calc., Caust., Chin., *Lyc.*, Merc., Plat., Puls., *Rhus-t.*, *Sec.*, Sep., Sil., Staph., Sulph., Verat. [PB]

Schlaf

Große Tagesschläfrigkeit mit Brennen in den Augen.[VHA]
Vor Mitternacht, guter, fester Schlaf; nach Mitternacht aber Schlaflosigkeit mit trockner Hitze.[VHA]
Schlaflosigkeit nach Mitternacht mit trockner Hitze.[HA 88]
Gegen Morgen Unruhe und öfteres Erwachen.[VHA]
Früh, nach dem Aufstehen, Eingenommenheit des Kopfs mit Schläfrigkeit.[VHA]
Nächtlicher Zahnschmerz mit Ohrenzwang.[VHA]
Nächtliches Magendrücken.[VHA]
Nachts und früh, angreifender, trockner Husten, mit Brustbeengung und Rauhheit im Halse.[VHA]
Abendliches beissendes Jücken auf dem Haarkopfe.[VHA]
Konkordanz Schlaf und Träume: Ars., Con., Ign., Kali-c., Op., Puls., Sep., Sil. [PB]

Fieber

Frost mit Hitze abwechselnd.[VHA], [HA 88]
Gewürzhaft riechender Schweiß.[VHA]
Kräuterig riechender Schweiß.[HA 88]
Schweiß mit Jücken und Ameisenkriechen in der Haut.[VHA]

Fieberstadien

1. Puls schwach und langsam.[WF 45]
2. Frost über den ganzen Körper Morgens im Bette und am Tage beim Anwehen einer kalten LUFT. – Frost mit Hitze wechselnd. – Abends und nach dem Niederlegen noch lange im Bette eiskalte Füsse.[WF 45]
3. Hitze Abends, mit kalten Füssen. – Wärmegefühl, besonders an den Händen, obwohl sie kalt anzufühlen sind. – Abends fieberhafte Hitze, mit Brennen im Gesichte.[WF 45]
4. Sehr starker, ermattender Schweiss, besonders bei Bewegung im Freien. – Uebelriechender Schweiss der Achselgruben. – Gewürzhaft riechender Schweiss. – Beim Schweisse jückt und kriebelt es in der Haut, wie von Ameisen.[WF 45]

Verifikationen und klinische Symptome

Konkordanz Fieber: *Ars.*, Bry., Calc., Caust., Chin., Con., Merc., *Nux-v.*, Phos., Ph-ac., Puls., Rhus-t., *Sep.*, Staph., Sulph. [PB]

Gemeinsames

Heftiges rheumatisches Reissen in den Gliedern, wie in der Knochenhaut, am meisten in den Vorderarmen und Unterschenkeln, in der Ruhe der Theile und bei NAßKALTER Witterung verschlimmert.[VHA]

Reissen in den Vorderarmen, wie in der Knochenhaut, bei NAßKALTER Witterung.[VHA]

Reissen in den Unterschenkeln und Füßen, wie in der Knochenhaut, am schlimmsten in der Ruhe und bei NAßKALTEM Wetter.[VHA]

Gefühl von Ameisenkriechen in den Gliedern.[VHA]

In der Ruhe, lähmige Schwäche in den Gliedern.[VHA]

Wühlendes Ziehen in den Gelenken, als wären sie verrenkt, mit Gichtknoten und Geschwulst an denselben.[VHA]

Gewitter

Eine am 15. Juli [1836] gereichte Gabe RHOD. 30°°, wegen heftiger Gliederschmerzen bei Gewittern, worüber sie früher nicht geklagt hatte, nahm diese fort, änderte aber sonst nichts.[ACS 17 (1838) 1, 47]

Gefühl von großer Schwäche und Schläfrigkeit während eines Gewitters: SIL. (vergleiche PHOS., RHOD.).[Br., Lippe]

Die Schmerzen werden erregt und erhöhet durch NAßKALTE Witterung und Gewitter.[VHA]

Naßkalte Witterung

Die Schmerzen werden erregt und erhöhet durch NAßKALTE Witterung und Gewitter.[VHA]

WEIN und NAßKALTE Witterung erhöhen die Kopfschmerzen.[VHA]

Ziehend reissender Schmerz in den Backzähnen, vor oder bei Gewitter und NAßKALTER Witterung, durch Berührung verschlimmert.[VHA]

Durchfall nach OBST oder bei NAßKALTEM Wetter.[VHA]

Reissen in den Vorderarmen, wie in der Knochenhaut, bei NAßKALTER Witterung.[VHA]

Reissen in den Unterschenkeln und Füßen, wie in der Knochenhaut, am schlimmsten in der Ruhe und bei NAßKALTEM Wetter.[VHA]

In der Ruhe sind die Schmerzen am heftigsten.[VHA]

Die Zufälle setzen oft ein paar Tage aus und stellen sich dann wieder ein.[VHA]

Besserung der Beschwerden

Trockene Wärme.[HA 125]

Warm Einhüllen.[HA 125]

Bewegung.[HA 125]

Verschlimmerung der Beschwerden

Früh erscheinen die meisten Beschwerden.[VHA]

In den Morgenstunden.[HA 122]

Ruhe.[VHA], [HA 125]

Während der Ruhe: RHUS-T. (vergleiche RUTA und RHOD.).[Br., Lippe]

Stürmisches Wetter.[HA 122]

NAßKALTES Wetter.[VHA], [HA 122], [HA 125]

Gewitter.[VHA], [HA 122], [ACS 17 (1838) 1, 47]

GEWITTERLUFT.[HA 125]

Die Schmerzen werden erregt und erhöhet durch NAßKALTE Witterung und Gewitter.[VHA]

Konkordanzen

Verschlimmerung nach der Zeit: Ant-c., Arn., Calc., Ign., Rhus-t., Sep. [PB]

Verschlimmerung nach Lage und Umständen: Acon., Am-c., Ars., *Aur.*, Bell., Bry., Calc., *Caps.*, Carb-v., Cham., Cina, Cocc., *Con.*, Dros., Dulc., Euph., Ferr., Graph., Hep., Ign., *Kali-c.*, Led., *Lyc.*, Mgs., Mag-m., Mang., Merc., Mosch., Nat-m., Nux-m., *Nux-v.*, Olnd., Phos., Ph-ac., Plat., *Puls.*, *Rhus-t.*, Ruta, Sabad., Samb., Seneg., *Sep.*, *Sil.*, *Spig.*, Stront., Sulph., Tarax., Valer., *Verat.*, Verb. [PB]

Verifikationen und klinische Symptome

Arzneiverwandtschaften von Rhododendron chrysanthum

Calc., Canth., Carb-an., Carb-v., (Led.), Lyc., Nux-v., Rhus-t., Sep., Sil., (Sulph.) [VHA]

Acon., Arn., Ars., Asaf., Aur., Bell., Bry., *Calc.*, Carb-v., Caust., Chin., Cocc., *Con.*, Graph., Ign., Kali-c., *Lyc.*, *Merc.*, Nat-m., *Nux-v.*, Phos., Ph-ac., Plat., *Puls.*, *Rhus-t.*, Ruta, *Sep.*, *Sil.*, Staph., *Sulph.*, Verat., Zinc. [PB]

Bry., Calc., Carb-an., Carb-v., *Caust.*, *Clem.*, Merc., Nux-v., *Rhus-t.*, Sep. [KV]

Antidote von Rhododendron chrysanthum: Bry., Camph., Clem., Rhus-t.

Camph., Clem., Rhus-t. [SRA]

Bry., Camph., Clem., Rhus-t. [PB]

Rhododendron chrysanthum ist Folgemittel von: Staph.

Am 3. Juni 1836 reichte ich 3 Gaben STAPH. 30°°, wovon die erste sichtbare Besserung brachte, die zwei folgenden aber nicht mehr. Eine am 15. Juli gereichte Gabe RHOD. 30°°, wegen heftiger Gliederschmerzen bei Gewittern, worüber sie früher nicht geklagt hatte, nahm diese fort, änderte aber sonst nichts. Darauf am 6. Aug. eine Gabe CALC. 30°° tilgte dauerhaft das ganze Halsübel in 4 Wochen.[ACS 17 (1838) 1, 47]

Folgemittel von Rhododendron chrysanthum: Calc.

Eine am 15. Juli gereichte Gabe RHOD. 30°°, wegen heftiger Gliederschmerzen bei Gewittern, worüber sie früher nicht geklagt hatte, nahm diese fort, änderte aber sonst nichts. Darauf am 6. Aug. eine Gabe CALC. 30°° tilgte dauerhaft das ganze Halsübel in 4 Wochen.[ACS 17 (1838) 1, 47]

Rhododendron chrysanthum ist Zwischenmittel von: Calc.

Sie erhielt sogleich zwei Gaben CALC., jede zu 30°°, und eine Zwischengabe RHOD. 30°°, alle 8 Tage eine zu nehmen, und bedurfte weiter keiner Arznei, um von ihren Leiden dauerhaft erlöset zu werden.[ACS 17 (1839) 3,29]

Konkordanzen der homöopathischen Arzneien

I. Gemüth und Geist: Acon., Ars., *Bell.*, Bov., Bry., Calc., Cocc., Con., Hell., Hyos., Kali-c., Laur., Nat-m., Nux-m., Nux-v., Op., Phos., *Ph-ac.*, *Puls.*, Rhus-t., Sep., Sil., Stram., Sulph., Verat., Zinc. [PB]

II. Körpertheile und Organe: Acon., Am-c., Am-m., Arn., Asaf., Aur., Bar-c., Bry., *Calc.*, Carb-v., Caust., Cham., Chin., Clem., Con., Graph., Hep., Ign., Kali-c., Lyc., *Merc.*, Mez., Nat-c., Nat-m., Nit-ac., Nux-v., Petr., *Phos.*, Ph-ac., *Puls.*, *Rhus-t.*, Sabin., *Sep.*, *Sil.*, Spig., Stann., *Staph.*, Stront., *Sulph.*, Thuj., Verat., Zinc. [PB]

III. Empfindungen und Beschwerden

1. **Aeussere und innere Körpertheile im Allgemeinen:** Acon., Alum., Ambr., Arg., Arn., Asaf., Bell., Bry., *Calc.*, Canth., Carb-v., Caust., Cham., Chin., Cocc., Con., Croc., Dros., Dulc., Graph., Hell., Ign., Ip., *Kali-c.*, *Lyc.*, Meny., *Merc.*, Mez., Nat-c., Nat-m., Nit-ac., Nux-v., Olnd., Phos., Ph-ac., Plat., *Puls.*, *Rhus-t.*, Ruta, Sabad., *Sep.*, Sil., Spig., Spong., Stann., Staph., *Sulph.*, Tarax., Thuj., Verat., Zinc. [PB]
2. **Drüsen:** *Arn.*, Bell., Bry., Calc., Chin., Clem., *Con.*, Puls., Spong., Sulph. [PB]
3. **Knochen:** *Asaf.*, Bell., Calc., Chin., *Merc.*, Phos., Ph-ac., Puls., Ruta, Sil., Sulph. [PB]
4. **Haut und Aeusseres:** Ant-c., Ars., Bry., Calc., Caust., Chin., *Lyc.*, Merc., Plat., Puls., *Rhus-t.*, *Sec.*, Sep., Sil., Staph., Sulph., Verat. [PB]

IV. Schlaf und Träume: Ars., Con., Ign., Kali-c., Op., Puls., Sep., Sil. [PB]

Verifikationen und klinische Symptome

V. Fieber: *Ars.*, Bry., Calc., Caust., Chin., Con., Merc., *Nux-v.*, Phos., Ph-ac., Puls., Rhus-t., *Sep.*, Staph., Sulph. [PB]

VI. Änderung des Befindens

1. **Verschlimmerung nach der Zeit:** Ant-c., Arn., Calc., Ign., Rhus-t., Sep. [PB]
2. **Verschlimmerung nach Lage und Umständen:** Acon., Am-c., Ars., *Aur.*, Bell., Bry., Calc., *Caps.*, Carb-v., Cham., Cina, Cocc., *Con.*, Dros., Dulc., Euph., Ferr., Graph., Hep., Ign., *Kali-c.*, Led., *Lyc.*, Mgs., Mag-m., Mang., Merc., Mosch., Nat-m., Nux-m., *Nux-v.*, Olnd., Phos., Ph-ac., Plat., *Puls.*, *Rhus-t.*, Ruta, Sabad., Samb., Seneg., *Sep.*, *Sil.*, *Spig.*, Stront., Sulph., Tarax., Valer., *Verat.*, Verb. [PB]

VII. Konkordanz der homöopathischen Arzneien

Acon., Arn., Ars., Asaf., Aur., Bell., Bry., *Calc.*, Carb-v., Caust., Chin., Cocc., *Con.*, Graph., Ign., Kali-c., *Lyc.*, *Merc.*, Nat-m., *Nux-v.*, Phos., Ph-ac., Plat., *Puls.*, *Rhus-t.*, Ruta, *Sep.*, *Sil.*, Staph., *Sulph.*, Verat., Zinc. [PB]

Bry., Calc., Carb-an., Carb-v., *Caust.*, *Clem.*, Merc., Nux-v., *Rhus-t.*, Sep. [KV]

Verifikationen und klinische Symptome

Rhus toxicodendron (Gift-Sumach)

(Rhus-t.)

Synonyma

Rhus Toxicodendron L. (und Rhus radicans L., welche*) die Botaniker – ob mit Recht? – für eine bloße Varietät der Ersten ansehen), Gift-Sumach, Wurzel-Sumach [SRN]

*Mit Unrecht ist selbst bei vielen Botanikern Rhus generis neutrius, während die Griechen, von denen das Wort (ρους) herkommt, es nur in genere feminino brauchen.[SRA]

Wurzel-Sumach, (Rhus radicans oder auch toxicodendron genannt). [RA 2, 357]

Antipsorische und antisykotische Arznei

Die [...] bezeichneten Arzneien scheinen zu den antipsorischen Mitteln gezählt werden zu dürfen. Wenigstens habe ich sie in chronischen Beschwerden (psorischen Ursprungs) vorzugsweise wirksam befunden.[SRN]

[AHP 262]

Arzneiwirkungsdauer

Die Wirkungsdauer großer Gaben WURZELSUMACH dehnt sich auf sechs Wochen hin aus, die der kleinern vermindert sich nach Maßgabe der Kleinheit derselben. Dieser langwierigen Wirkung wegen ist auch die anfängliche homöopathische Symptomenerhöhung von längerer Dauer, als bei den meisten der übrigen Gewächsarzneien, so daß man, selbst beim Gebrauche der kleinsten Gaben, oft erst 24 Stunden nach der Einnahme des Mittels die Besserung hervorkommen sieht. Deshalb muß, wenn bei irgend einer andern, so besonders bei der Wahl dieser Arznei das homöopathische Gesetz sorgfältig zur Führerin genommen werden.[RA 2, 359]

Wirkt 3 bis 6 Wochen.[SRN]

Zählt zur 3. Klasse derjenigen Mittel, welche eine mittlere Wirkungsdauer besitzen.[AHZ 49 (1855) 82]

Hinweise

Bei genauer Erwägung und Vergleichung der Symptome dieser merkwürdigen und schätzbaren Arzneisubstanz lassen sich ungemein viel charakteristische Eigenheiten derselben wahrnehmen.

Um nur eine anzuführen, so wird man jene (bei nur sehr wenigen andern Arzneien und bei letztern auch nie in so hohem Grade anzutreffende Wirkung bewundern: die stärksten Zufälle und Beschwerden dann zu erregen, wann der Körper oder das Glied am meisten in Ruhe und möglichst unbewegt gehalten wird. Weit seltener ist das Gegentheil zu beobachten, als Wechselwirkung, nämlich der Erhöhung der Zufälle bei Bewegung.[RA 2, 357]

In den letzten Jahren hat auch vielfältige Erfahrung gelehrt, daß der WURZELSUMACH das hülfreichste und specifische Mittel ist für die oft tödtlichen Uebel von Verheben, übermäßiger Anstrengung der Muskeln, und Quetschungen; ein einmaliges Riechen an ein Senfsamen großes, mit der dreißigsten Kraft-Entwicklung befeuchtetes Kügelchen bewirkt diese zauberähnliche Heilung.[RA 2, 360]

Störungen der antipsorischen Kur: Verrenken oder Verheben: – in einigen Fällen: Arn. X° R.; – am gewissesten: Rhus-t. X° R.[SRA]

Es giebt einige Arzneien (z. B. IGNAZSAMEN, auch wohl ZAUNRÜBE und WURZELSUMACH, zum Theil auch BELLADONNE), deren Veränderungskraft des Befindens der Menschen, größtentheils in Wechsel-Wirkungen – einer Art sich zum Theil entgegengesetzter Erstwirkungs-Symptome – besteht. Fände da, bei Verordnung einer derselben nach strenger homöopathischer Wahl, der Heilkünstler dennoch keine Besserung, so wird er (in acuten Krankheiten, schon nach einigen Stunden) durch eine neue, eben so feine Gabe desselben Mittels, in den meisten Fällen, bald seinen Zweck erreichen.[ORG V, §. 251.]

Wir besitzen in unserm ganzen Arzneischatze kein einziges Heilmittel, welches nach seinen Wirkungen am gesunden Menschen so vollständig den Symptomen entspricht, die auftraten, wenn Jemand, besonders während er in Schweiß war, durchnässet worden, als RHUS TOXICODENDRON.[ACS 18 (1840) 2, 18]

DULC. ist viel zu sehr gepriesen in Fällen, wo Krankheiten von feuchter Verkältung entstanden, RHUS-T. ist vorzuziehen.[Chargé, Bönn.]

Verifikationen und klinische Symptome

Eigenthümlichkeiten und Hauptwirkungen

Gemüth

Traurige Aengstlichkeit und Weinerlichkeit.[VHA], [HA 37]
Angst, wie Todesangst.[VHA]
Angst mit steter Unruhe.[KEU 51]
Abendliche traurige Angst mit Weinen und Neigung allein zu sein.[HA 13]
Aengstliche Sucht, sich zu entleiben.[VHA]
Große Unruhe, die ihn nicht still sitzen läßt.[VHA]
Große Schreckhaftigkeit.[HA 13]
Aengstliches Herzklopfen im Sitzen.[VHA]
Aengstliches Herzklopfen.[KEU 52]
Aengstliches Herzklopfen früh beim Erwachen: Thuj. (RHUS-T., SPIG.)[KMS 726]
Furcht vor Vergiftung.[HA 13]
Lebensüberdruß.[HA 13]
Kopfbetäubung mit Unruhe, die ihn in beständiger Bewegung hält, und Todesangst mit Sucht sich zu entleiben.[HA 18]
Unruhe.[HA 37]
Weinerlichkeit.[KEU 51]

Konkordanz Gemüth und Geist: Acon., Anac., Arn., Ars., *Bell.*, Bry., Calc., Cann-s., Cic., Cocc., *Con.*, Graph., *Hell.*, Hyos., Ign., Kali-c., Laur., *Lyc.*, Mez., Nat-c., Nat-m., Nux-m., *Nux-v.*, *Op.*, Petr., Phos., *Ph-ac.*, *Puls.*, Sep., Sil., Spig., Staph., *Stram.*, Sulph., Verat. [PB]

Geist

Unbesinnlichkeit.[VHA], [KEU 51]
Stumpfsinnigkeit.[VHA]
Delirien.[VHA]
Stille Delirien mit Unbesinnlichkeit (bei Nervenfieber). – Abendliche traurige Angst mit Weinen und Neigung allein zu sein; große Schreckhaftigkeit; Furcht vor Vergiftung; Lebensüberdruß; Unruhe und Umherwerfen im Bette und im Sitzen; trunkene Eingenommenheit des Kopfes; Gefühl wie Kriebeln oder Zerrissenheit im Kopfe; Erhöhung der Schmerzen in der Ruhe und von besonders NASSER Kälte.[HA 13]
Betäubung.[KEU 51]

Konkordanz Gemüth und Geist: Acon., Anac., Arn., Ars., *Bell.*, Bry., Calc., Cann-s., Cic., Cocc., *Con.*, Graph., *Hell.*, Hyos., Ign., Kali-c., Laur., *Lyc.*, Mez., Nat-c., Nat-m., Nux-m., *Nux-v.*, *Op.*, Petr., Phos., *Ph-ac.*, *Puls.*, Sep., Sil., Spig., Staph., *Stram.*, Sulph., Verat. [PB]

Schwindel

Trunkenheitsschwindel, als sollte er (vorwärts oder rückwärts) fallen, beim Aufstehen aus dem Bette.[VHA]
Trunkenheitsschwindel.[HA 37-38]
Trunkenheitsschwindel beim Aufstehen, als sollte er vor- oder rückwärtsfallen, mit Angst und Betäubung.[HA 30]
Trunkene Eingenommenheit des Kopfes.[HA 13]
Trunkenheit früh beim Aufstehen aus dem Bette, mit Frost und Drücken hinter den Augen bei Bewegung derselben.[HA 31]
Betäubte Eingenommenheit des Kopfes, mit Dummlichkeit und Düsterkeit.[VHA]
Dummlichkeit.[KEU 51]
Eigenthliche Besoffenheit nach übermäßigem Genusse geistiger Getränke. Wo dieses der Fall ist, da hilft am ersten und schnellsten bei BIER-Rausch: THEE, und darauf RHUS-T. oder NUX-V. nach Maßgabe der oben angeführten Zeichen.[HA 32]

Kopf

BLUTDRANG zum Kopfe.[VHA], [KEU 51]
BLUTDRANG zum Kopfe, mit brennendem Kriebeln und Klopfen darin und dem Gefühle, wie von Schwanken im Gehirne, glän-

Verifikationen und klinische Symptome

zender Röthe des Gesichts und großer Unruhe des Körpers, früh, in der Ruhe und nach dem Essen verschlimmert.[HA 41]

Schwere des Kopfs.[VHA]

Kopfweh nach kalt Baden.[VHA]

Innere Kopfschmerzen

Hitze im Kopfe, (besonders nach BIER-Trinken).[VHA]

Betäubte Eingenommenheit des Kopfes, mit Dummlichkeit und Düsterkeit.[VHA]

Kopfbetäubung mit Unruhe, die ihn in beständiger Bewegung hält, und Todesangst mit Sucht sich zu entleiben.[HA 20]

Betäubung mit Kriebeln im Kopfe und Gliederschmerzen, welche durch Bewegung sich bessern.[HA 25]

Betäubende Kopfschmerzen mit Sumsen im Kopfe, früh, im ruhigen Sitzen oder Liegen, so wie in der Kälte schlimmer, von Bewegung und äußerer Wärme gebessert. – Traurige Aengstlichkeit und Weinerlichkeit; Unruhe; Trunkenheitsschwindel; krankes, blasses Gesicht; Appetitlosigkeit bei unauslöschlichem Durste; FAULIGER Mundgeschmack; Uebelkeit mit Heißhunger; Gefühl von Abreißen im Magen oder im Unterleibe; WÄSSERIGER Durchfall; Ausschlag an den Geschlechtstheilen; zu frühe und zu lange anhaltende Regel; Verrenkschmerzen im Rücken und in den Gliedern; Empfindlichkeit der Haut gegen kalte, freie LUFT; beständiges Frösteln; bei den Schmerzen Schweiß mit Zittern.[HA 37-38]

Trunkene Eingenommenheit des Kopfes.[HA 13]

Dummliche Eingenommenheit des Kopfs, mit Kriebeln und Gliederschmerzen, die in der Bewegung sich bessern.[HA 26-27]

Drückendes Kopfweh in der Stirn, als wenn das Gehirn daselbst herausgedrückt würde, in kalter LUFT, so wie im Liegen und Sitzen verschlimmert, durch Bewegung und in der Wärme gebessert.[HA 53]

Drücken im Kopfe, als wenn etwas Schwere darin läge und beim Bücken in die Stirn herabfiele, mit Gesichtshitze, in der Ruhe nach der Bewegung verschlimmert, bei Bewegung und in der Wärme gebessert.[HA 54]

Schmerzhaftes Kriebeln im Gehirne.[VHA]

Gefühl von Zerrissenheit des Gehirns.[VHA]

Heilungsbericht: Am 15. Juli 1835 kam eine 45jährige Frau von L., Namens *A. C. Sch.* zu mir und klagte folgende Beschwerden: – Alle zwei bis längstens 3 Tage ein heftiges Kopfweh, als würde das Gehirn im Kopfe zerrissen, plötzlich entstehend und dann sehr langsam im Laufe mehrer Stunden erst wieder vergehend, gewöhnlich Abends nach dem Niederlegen, wobei es gleichzeitig im Kopfe brennt und sticht, beinahe immer halbseitig, mit Röthe der Backe an der leidenden Seite. Die Periode erscheint stets zu früh und zu stark; vor derselben wehenartige Schmerzen im Unterleibe. Uebrigens war alles normal. – Am oben genannten Tage erhielt sie 2 Gaben RHUS-T., jede zu 30°, und eine Zwischengabe PULS. 30°, um alle 8 Tage ein Pulver zu nehmen. Ungeachtet der Kleinheit der Gaben, war am 12. Aug., wo sie wiederkam, das Kopfweh beinahe ganz verschwunden, und die Periode ohne Schmerzen eingetreten; nur im obersten Theile der Brust waren Stiche wiedergekommen, woran sie vor mehren Jahren einmal lange gelitten hatte. Ich gab nun wieder eine Gabe PULS. 30° und 8 Tage darauf eine Gabe RHUS-T. 30°, wonach bis zum 9. Sept. sämmtliche Krankheitssymptome verschwunden waren, mit Ausnahme der Periode, welche zwar nun schmerzlos aber noch zu stark war. Ich weiß nicht mehr, was mich bewog, ihr gegen diesen Rest ihres mehrjährigen Leidens eine Gabe PHOS. 30°° zu geben, aber daß ich der Sache nicht gewiß war, geht daraus hervor, daß ich, wie im Journale angemerkt ist, dabei die Weisung ertheilte, dieses Pulver nicht eher zu nehmen, als bis sie von nun an zum zweiten Male wieder ihre Regel in gleicher Stärke gehabt hätte. Demzufolge blieb das Pülverchen PHOS. vom 9. Sept. bis zur Mitte des Monats Nov. in der lockern Kapsel liegen, mithin volle zwei Monate, ehe es genommen wurde. Demungeachtet hatte es seine Wirkungskraft nicht nur nicht verloren, sondern schon an demselben Tage stellte sich Abends ein ungeheures Kopfweh ein, welches die ganze Nacht dauerte, gegen Morgen an Heftigkeit zunahm, und mit großer Unruhe im Bette und halbseitiger Backenröthe verbunden war. Diese Nachtbeschwerden erschienen von da an jede Nacht und waren noch in gleicher Stärke da, als sie am 22. Nov. wieder zu mir kam. Ich sah nun

Verifikationen und klinische Symptome

deutlich, daß ich mich in der Wahl des Mittels geirrt hatte, gab wieder, wie am 15. Juli, zwei Gaben RHUS-T. und eine Zwischengabe PULS. in gleicher Dosis, und hatte die Freude, 3 Wochen später ihre vollkommne Heilung zu erfahren, die auch bis heute Stand gehalten hat. – es scheint mir nicht, daß man mit einigem haltbaren Grunde dieses Kopfweh einer andern Ursache zuschreiben kann, da es von dem früheren, besonders in Betreff der Zeit seiner Verschlimmerung, verschieden und in dieser Art niemals von der Patientin empfunden war, und von der hier antidotarisch wirkenden RHUS-T. schnell gehoben wurde. War dieses Kopfweh aber, wie es allerdings den Anschein hat, eine Erstwirkung des PHOS., so ist dabei zu erwägen, daß zur Erregung solcher Krankheitszeichen in der Regel eine noch stärkere Arzneipotenz erforderlich ist, als zur Tilgung natürlicher Krankheiten.[ACS 18 (1840) 2, 24-26]

Schwanken und Schwappern des Gehirns im Kopfe bei jedem Tritte, als sei das Gehirn locker, von Schütteln des Kopfs, Treppensteigen und Kaltwerden verschlimmert, in der Wärme und bei gelinder Bewegung gebessert.[HA 73]

BLUTDRANG zum Kopfe, mit brennendem Kriebeln und Klopfen darin und dem Gefühle, wie von Schwanken im Gehirne, glänzender Röthe des Gesichts und großer Unruhe des Körpers, früh, in der Ruhe und nach dem Essen verschlimmert.[HA 41]

Gefühl wie Kriebeln oder Zerrissenheit im Kopfe.[HA 13]

Schmerzhaftes Kriebeln im Kopfe, besonders im Hinterkopfe, nach Gehen im Freien in der Ruhe verschlimmert, von Bewegung gebessert.[HA 71]

Beim Steigen fühlt sie jeden Tritt im Kopfe.[VHA]

Stechendes Kopfweh.[VHA]

Stechendes Kopfweh von Innen nach Außen, bis in die Ohren und das Jochbein, in der Ruhe und von Kaltwerden, besonders bei naßkalter Witterung verschlimmert, in mäßiger Bewegung und durch Wärme gebessert.[HA 85]

Schwere und Vollheit in der Stirn, als wenn beim Bücken ein Gewicht darin vorfiele, mit Gesichtshitze, beim Bücken und in der Ruhe nach dem Gehen verschlimmert, von Bewegung und in der Wärme gebessert.[HA 79]

Kopfschmerz, wie von Zerrissenheit des Gehirns hinter den Augen und im Hinterkopfe, beim Erwachen, durch Bewegung der Augen und von Kaltwerden des Kopfs verschlimmert, von Gehen und in der Wärme gebessert.[HA 89]

Erschütterung und Stösse im Kopfe.[KEU 51]

Die Kopfschmerzen bessern sich überhaupt von Bewegung im Freien, von Sehen in die Höhe und von Rückwärtsbiegen des Kopfs: Thuj. (APISIN., BELL., RHUS-T.)[KMS 722-723]

Aeusserer Kopf

Drücken in den Schläfen, am schlimmsten Abends im Bette.[VHA]

Drücken in den Schläfen.[KEU 51]

Kopfweh im Hinterkopfe, *besonders in den Hinterhauptshöckern.[VHA]

Geschwulst des Kopfs (und Gesichts).[VHA]

Dickborkiger, die Haare wegfressender, Nachts unerträglich jückender Kopfgrind.[VHA]

FEUCHTER, eiteriger, dickborkiger, die Haare wegfressender und übelriechender, Nachts am meisten kriebelnd-juckender Ausschlag auf dem ganzen Kopfe, mit Verdickung der Kopfhaut, von Kratzen mehr nässend und weniger empfindlich.[HA 97]

Trockne Flechten auf dem Haarkopfe.[VHA]

Ausfallen der Haare von dickborstigem eiterndem Ausschlage auf dem Kopfe und an den Geschlechtstheilen, mit abendlichem brennenden-stechendem Jucken, besonders beim Warmwerden im Bette, von Kratzen verschlimmert und die Haut sich verdickend, und großer Empfindlichkeit des äußern Kopfs gegen Kälte.[HA 112]

*Kleine, weiche Beulen auf dem Haarkopfe.[VHA]

Verifikationen und klinische Symptome

Schmerzhaftigkeit der Kopfhaut bei Berührung und an den Theilen, worauf er liegt: Thuj. (NIT-AC., RHUS-T.)[KMS 723]

Er will stets den Kopf dicht eingehüllt haben: Thuj. (LACH., RHUS-T.)[KMS 723]

Schmerzhafte Empfindlichkeit der Haut, wie von BLUTSCHWÄR, mit äußerer Geschwulst des Kopfs, von Berührung, Zurückstreichen der Haare, von Warmwerden im Bette und auf der Seite, worauf er nicht liegt, verschlimmert.[HA 105]

Kriebelnd fressendes und stechendes Jucken, am meisten an den Schläfen und hinter den Ohren, von Kratzen anfangs gebessert, aber darauf NÄSSEND und brennend, mit Verdickung der entzündeten Haut, und dicke schmerzhafte Borke zurücklassend, Abends beim Warmwerden im Bette und beim Schweiße verschlimmert.[HA 118]

Reißender Schmerz am äußern Kopfe, besonders am Vorderkopfe und an den Schläfen, bis zu den Ohren herab, mit großer Unruhe, Nachts und früh, so wie in der Ruhe und von Kaltwerden verschlimmert, von Bewegung, warm Einhüllen, nach Schweiß und bei trocknem Wetter gebessert.[HA 125]

Faul oder sauer riechender Frühschweiß, entweder bloß des Kopfs und Gesichts, oder bloß des Körpers ohne den Kopf, mit Geschwulst des Körpers und Gesichts, beim Gehen in freier, kalter LUFT verschlimmert, in der Wärme gebessert.[HA 128-129]

Spannender Schmerz in der geschwollenen Haut des Kopfs und Gesichts, mit Kriebeln und Taubheitsgefühl, früh, in der Kälte und Ruhe verschlimmert, von Bewegung und in der Wärme, so wie von Erhitzung gebessert.[HA 130]

Verkältlichkeit des Kopfs, besonders von NASSWERDEN desselben bei Erhitzung; die Beschwerden Morgens, in der Ruhe und von Kaltwerden verschlimmert, bei fortgesetzter Bewegung und in der Wärme gebessert.[HA 135]

Gefühl, als würde äußerlich die Kopfhaut zusammengezogen, wie von Raufen an den Haaren, in der Ruhe und Kälte verschlimmert, in der Wärme und besonders nach Schweiß gebessert.[HA 138]

Augen

Augenentzündung mit Röthe des Weißen im Auge.[VHA]

Entzündliche Auflockerung der innern Lidfläche: Thuj. (RHUS-T.)[KMS 723]

Granulöse Augenentzündung (Trachom des Dr. *Arlt*), deren besonderes Kennzeichen darin besteht, daß die innere Fläche des Augenlids aufgelockert und wie mit Froschlaich bedeckt erscheint. Für Augenentzündungen dieser Art scheinen sich vorzüglich ARS. und RHUS-T. zu eignen.[AHZ 48 (1854) 115]

Angehender schwarzer Staar.[VHA]

Oedematöse Geschwulst des Auges und seiner Umgebung.[VHA]

Nachts zuschwärende Augen.[VHA]

Lähmige Starrheit der Augenlider, am meisten Abends.[VHA]

Bleiches Gesicht.[VHA]

Krankes, blasses Gesicht, mit spitzer Nase und blaurandigen Augen.[VHA]

Thränen der Augen.[KEU 51]

Ohren

BLUTIG eiteriger Ausfluß aus den Ohren, mit Schwerhörigkeit.[VHA]

Entzündliche Geschwulst der Ohrdrüse.[VHA]

Nase

Krankes, blasses Gesicht, mit spitzer Nase und blaurandigen Augen.[VHA]

Nasen-BLUTEN Nachts und beim Bücken.[VHA]

Nasen-BLUTEN.[KEU 51]

Verifikationen und klinische Symptome

Geschwürige Nasenlöcher mit stinkendem Eiterausfluß.[VHA]
Rothlaufartige Geschwulst der Nase, *welche sich seitwärts unter dem Auge weiter verbreitet.[VHA]
Ausschlag in den Nasenwinkeln: Thuj. (EUPHR., RHUS-T.)[KMS 723]

Antlitz

Krankes, blasses Gesicht, mit spitzer Nase und blaurandigen Augen.[VHA]
Krankes, blasses Gesicht.[HA 38]
Krankhafte Gesichtsblässe.[KEU 51]
Bleiches Gesicht.[VHA]
Entstelltes, verzogenes Gesicht.[VHA]
*Gilbe des Gesichts nach jedem Anfalle.[VHA]
Blasenrose im Gesichte, mit Bläschen voll gelber Feuchtigkeit und brennendem Kriebeln.[VHA]
*Gesichtskupfer bei reiner Haut.[VHA]
Rotlaufartige Anschwellung des Kopfes und Gesichtes (Erysipelas) mit Blasen, die abtrocknen und einen brennenden, juckenden Schorf bilden (vergleiche BELL. und APIS).[Br., Lippe]
Erysipelas (Rotlauf) mit Blasen, die gelbes WASSER enthalten (vergleiche EUPH. und CANTH.).[Br., Lippe]
Jauchiger Gesichtsausschlag.[VHA]
Klammartiger Schmerz im Kiefergelenke, oder als wenn es ausgerenkt würde, besonders beim Gähnen.[VHA]
Entzündliche Geschwulst der Unterkieferdrüsen.[VHA]
Faul oder sauer riechender Frühschweiß, entweder bloß des Kopfs und Gesichts, oder bloß des Körpers ohne den Kopf, mit Geschwulst des Körpers und Gesichts, beim Gehen in freier, kalter LUFT verschlimmert, in der Wärme gebessert.[HA 128-129]
Geschwulst des Gesichts, mit glänzender Röthe.[VHA]
Geschwulst und blaue Ränder um die Augen.[KEU 51]
Spannender Schmerz in der geschwollenen Haut des Kopfs und Gesichts, mit Kriebeln und Taubheitsgefühl, früh, in der Kälte und Ruhe verschlimmert, von Bewegung und in der Wärme, so wie von Erhitzung gebessert.[HA 130]

Zähne

Abends und Nachts stechend zuckender Zahnschmerz.[VHA]
Kriebeln in den Zähnen.[VHA]
Zahnschmerz, durch Wärme gelindert, durch Kälte verschlimmert.[VHA]
Fressendes Nagen in den hohlen Zähnen, von Kaltem verschlimmert: Thuj. (RHUS-T., STAPH.)[KMS 724]
Lockerheit, besonders der unteren Schneidezähne.[VHA]
Zahnweh nach Baden.[VHA]

Mund

*Gefühl im Halse, als wenn da etwas abrisse.[VHA]
Abreissungsschmerz im Schlunde.[KEU 51]
Trockenheit im Halse, mit unauslöschlichem Durste.[KEU 51]
*Schmerzhaftes Schlingen fester Speisen.[VHA]
Schwieriges Schlingen fester Speisen.[KEU 51]
*Verengerung des Schlundes und der Speiseröhre: (Eine sehr wichtige, auch von mir schon zweimal durch die Erfahrung bestätigte Beobachtung.) er kann nur FLÜSSIGES herunterbringen.[VHA]
Stechen und Drücken im Halse beim Leer-Schlingen.[VHA]
Schmerzhaftes Schlingen, am Meisten wenn er leer oder Speichel schlingt: Thuj. (LACH., RHUS-T.)[KMS 724]
Wundheitsschmerz im Schlunde.[KEU 51]
Schmerzhafter Hals wie von innerlicher Anschwellung, mit quetschendem Schmerz; oder weher Hals während des Sprechens, mit Druck und Stechen beim Schlingen. (Gefühl

Verifikationen und klinische Symptome

von Schmerzhaftigkeit im Rücken beim Essen. Auf ihrem Weg in den Magen stößt die Speise auf einen wunden Fleck[*H.N. Guernsey*].)[Br., Lippe]

Ein Gefühl von Zusamenschnüren macht das Schlingen fester Speise schwierig. (Der LACH.-Kranke kann feste Nahrung, aber keine Flüssigkeit schlucken).[Br., Lippe]

*BRANNTWEIN brennt heftigt durch den Schlund.[VHA]

SALZIGER Schleim im Munde.[VHA]

BITTERER, oder BLUTGESCHMACK im Munde.[KEU 51]

Schleimrahksen.[VHA]

Speichelfluß.[VHA]

*Gefühl, wie ein Fell auf der Zunge.[VHA]

Lippen und Kinn

Knacken im Kiefergelenke: Thuj. (NIT-AC., RHUS-T.)[KMS 724]

Knacken im Kiefergelenk mit unfreiwilligem heftigem Gähnen.[Br., Lippe]

Genüsse

Gänzliche Appetitlosigkeit mit Widerwillen gegen alle Genüsse, besonders BROD und FLEISCH.[VHA]

Appetitlosigkeit bei unauslöschlichem Durste.[HA 38]

Trockenheit im Halse, mit unauslöschlichem Durste.[KEU 51]

*BRANNTWEIN brennt heftigt durch den Schlund.[VHA]

BITTERGESCHMACK der Speisen, besonders des BRODES.[VHA]

BROD schmeckt TROCKEN und BITTER: Thuj. (FERR., RHUS-T.)[KMS 724]

*Magendrücken nach BROD-Essen.[VHA]

Hitze im Kopfe, (besonders nach BIER-Trinken).[VHA]

BIER-Rausch: Eigenthliche Besoffenheit nach übermäßigem Genusse geistiger Getränke. Wo dieses der Fall ist, da hilft am ersten und schnellsten bei BIER-Rausch: THEE, und darauf RHUS-T. oder NUX-V. nach Maßgabe der oben angeführten Zeichen.[HA 32]

Durch Trinken nicht zu löschender Durst von Trockenheit im Munde oder Halse.[VHA]

Nächtlicher Fieberdurst.[VHA]

Durst besonders nachts infolge von Trockenheit im Munde; Verlangen nach kaltem WASSER oder kalter MILCH (charakteristisches Symptom bei Fiebern).[Br., Lippe]

Gelüste nach kalten AUSTERN. (LACH., LYC. und RHUS-T. sind die drei Mittel für dieses Symptom.)[Br., Lippe]

Geschmack

FAULER Geschmack im Munde, bei Richtigem der Speisen.[VHA]

FAULIGER Mundgeschmack.[HA 38]

*SÜßLICHER Mundgeschmack.[VHA]

BITTERGESCHMACK der Speisen, besonders des BRODES.[VHA]

BITTERER, oder BLUTGESCHMACK im Munde.[KEU 51]

BROD schmeckt TROCKEN und BITTER: Thuj. (FERR., RHUS-T.)[KMS 724]

Aufstoßen

Heftiges Aufstoßen beim Aufrichten, wobei es im Magen kriebelt.[VHA]

*Würmerbeseigen.[VHA]

Uebelkeit

Uebelkeit mit Heißhunger, nach Essen vergehend.[VHA]

Uebelkeit mit Heißhunger.[HA 38]

Nächtliche gastrische Beschwerden.[VHA]

*Schnelles Erbrechen während des Essens.[VHA]

*Erbrechen der Speisen, wenn er in der Rückenlage husten muß.[VHA]

Erbrechen alles Genossenen, besonders in der Rückenlage.[KEU 51]

Magen

Bei Berührung, Klopfen und Schmerz in der Herzgrube, *wie von einem reifen Geschwüre.[VHA]

Verifikationen und klinische Symptome

Verifikationen und klinische Symptome

Drücken und Geschwürschmerz in der Herzgrube.[KEU 51]
Aengstliche Beklemmung des Athems, *in der Herzgrube.[VHA]
Athembeklemmung von der Herzgrube aus.[KEU 52]
*Kältegefühl im Magen, mit dem Gefühl, als wenn er voll Steine wäre.[VHA]
Gefühl von Abreißen im Magen oder im Unterleibe.[HA 38]
Abreissungsschmerz im Magen und Unterleibe.[KEU 51]
Vollheit im Magen nach dem Essen.[VHA]
*Magendrücken nach BROD-Essen.[VHA]
*Beim Bücken oder Fehltreten, Gefühl, als wenn in der Herzgrube etwas abrisse.[VHA]
Heftiges Aufstoßen beim Aufrichten, wobei es im Magen kriebelt.[VHA]
Beim Husten, Stiche in der Brust, Schweiß über und über und Magenschmerz.[VHA]
Die [Magen-] Kolik, die auf RHUS-T. und COLOC. weist, ist besser nach dem Stuhlgang (NUX-V. paßt gut bei der Kolik der BRANNTWEIN- und KAFFEE-Trinker.).[Br., Lippe]

Bauch

Schmerzhafte Aufgetriebenheit des Unterleibes nach dem Essen.[VHA]
*Gefühl von Abreissen im Unterleibe, oder als wollte er abfallen.[VHA]
Gefühl von Abreißen im Magen oder im Unterleibe.[HA 38]
Abreissungsschmerz im Magen und Unterleibe.[KEU 51]
Zusammenziehende Krämpfe im Unterleibe, besonders in der Nabelgegend.[VHA]
Kolik, die den Kranken zu gebücktem Gehen oder zum Vorwärtsbücken nötigt. (Die Kolik von COLOC. nötigt den Kranken zum Zusammenkrümmen und Ruhigliegen, er hat kein Verlangen nach Bewegung. Die BELL.-Kolik zwingt den Kranken, sich gegen etwas Hartes anzudrücken; der RHUS-T.-Kranke läuft während der kolikähnlichen Schmerzen umher.)[Br., Lippe]
Entzündung des Unterleibes.[VHA]
Gefühl, als wenn ein schwerer Klump im Unterleibe läge.[VHA]
Nächtlicher Durchfall mit Leibschmerzen.[VHA]

Bauchbedeckung

Scharlachröthe des Unterbauchs bis zum Nabel.[VHA]
Geschwürschmerz der Bauchbedeckungen beim Dehnen.[VHA]
Schmerz in der Bauchdecke, besonders morgens beim Sichstrecken.[Br., Lippe]
Wundheit des Nabels: Thuj. (RHUS-T.)[KMS 724]
Gürtelrose: Thuj. (GRAPH., RHUS-T.)[KMS 724]

Bauchring

Geschwulst der Schoossdrüsen: Thuj.(CALC., NIT-AC., RHUS-T., STAPH.)[KMS 724]

Stuhl

WÄSSERIGE Durchfallstühle.[VHA], [HA 38]
Nächtliche, WÄSSERIGE Durchfälle.[KEU 51]
Nächtlicher Durchfall mit Leibschmerzen.[VHA]
Nächtliche Diarrhoe, mit heftigem Bauchschmerz, der durch eine Ausleerung oder durch Liegen auf dem Bauche erleichtert wird. (MERC. hat auch nächtliche Diarrhoe, die aber nicht erleichtert. Der SULPH.-Kranke, der an der Ruhr leidet, liegt gewöhnlich auf dem Rücken. Der MERC.-Kranke ist immer im Schweiß).[Br., Lippe]
Abendfieber mit Durchfall.[VHA]
Gehackte oder schaumige Stühle.[VHA]
Rhurartige Durchfälle mit Tenesmus.[VHA]
*Durchfälle mit Verstopfung abwechselnd.[VHA]
*Harter, zögernder Stuhl.[VHA]
*Vergeblicher Stuhldrang.[VHA]
Kurzäthmigkeit vor dem Stuhlgange.[VHA]
Kurzatmigkeit während des Stuhlgangs.[Br., Lippe]
Kolik vor dem Stuhlgang; nach demselben Nervosität und Gefühl als ob noch mehr zu entleeren wäre: NIT-AC. (RHUS-T. hat Erleichterung nach dem Stuhlgange.)[Br., Lippe]

Harn

*Verminderter Harnabgang, bei vielem Trinken.[VHA]

Oefteres und reichliches Lassen WÄSSERIGEN Harns.[VHA]

Heißer Harn.[VHA]

Unwillkührlicher Harnabfluß in der Ruhe.[VHA]

Unwillkührlicher Harnabgang.[KEU 51]

Am 7. Mai 1835 eine Gabe BRY. 30° besserte bis zum 16. dieses Monats alles so bedeutend, daß an diesem Tage nur der Urin noch dick und trübe war, und eine Gabe RHUS-T. 30° hinreichte, dieses ganz große Leiden gänzlich und dauerhaft auszulöschen.[ACS 18 (1840) 2, 12]

Geschlechtstheile

Fürchterlicher Ausschlag an den Geschlechtstheilen.[VHA]

Ausschlag an den Geschlechtstheilen.[HA 38]

Verdickung des Hodensacks.[VHA]

Feuchtender Ausschlag am Hodensacke.[VHA]

Geschwulst der Vorhaut und Eichel.[VHA]

Verschwellung der Harnröhre.[VHA]

Erhöhter Geschlechtstrieb.[VHA]

Prolapsus uteri (Gebärmuttervorfall) als Folge von Überanstrengung oder Schwerheben.[Br., Lippe]

Schwangerschaft – Beschwerden der Mütter

Dr. *Rath* hatte gegen das nicht selten vorkommende, sehr belästigende Schaamjucken der Schwangeren mit dem besten Erfolge KALI-C. angewendet. Ref. hatte solches wiederholt von SEP. oder THUJ., sowie Dr. *Stens* von RHUS-T. erfahren. Aber das ist, wie dabei bemerkt, hier wie überall nur individuell, und solche allgemeinen Bezeichnungen, die aller Charakteristik entbehren, verlieren allen Werth für die Praxis, wobei jeder Zeit nur allein der gesammte Zeicheninbegriff maassgebend sein kann.[AHZ 65 (1862) 77-78]

BLUTABGANG der Schwangeren.[VHA]

Vergehen der MILCH in den Brüsten, *bei brennender Hitze über den Körper.[VHA]

Auslaufen der MILCH aus den Brüsten.[VHA]

Die Lochien (Wochenfluß) werden während des Wochenbettes wieder BLUTIG und riechen unangenehm.[Br., Lippe]

Zu lange andauernde Nachwehen nach einer schweren Geburt, die mit übergroßer Anstrengung verbunden war. (Diese Nachwehen sind die Folgen der Überanstrengung).[Br., Lippe]

Regel

Monatliches zu früh und zu stark.[VHA]

Zu frühe und zu lange anhaltende Regel.[HA 37-38]

*Monatliches zu lange anhaltend, kaum mit einigen Tagen Unterbrechung.[VHA]

BLUTABGANG der Schwangeren.[VHA]

*Abgang geronnenen BLUTES in Klumpen aus der Bärmutter, mit wehenartigen Schmerzen.[VHA]

Athem

Aengstliche Beklemmung des Athems, *in der Herzgrube.[VHA]

*Athembeengung von Druck und Schmerzhaftigkeit in der Herzgrube.[VHA]

Athembeklemmung von der Herzgrube aus.[KEU 52]

Athemmangel.[KEU 51-52]

Kurzäthmigkeit vor dem Stuhlgange.[VHA]

Kurzatmigkeit während des Stuhlgangs.[Br., Lippe]

Heißer Athem.[VHA], [KEU 51]

Husten

Abendlicher Kitzelhusten, wovon es im Halse trocken wird.[VHA]

Trockner Husten bis Mitternacht.[VHA]

Trockner Husten, früh beim Erwachen.[VHA]

BLUT-Husten mit Auswurf hellrothen BLUTES.[VHA]

Verifikationen und klinische Symptome

Verifikationen und klinische Symptome

Beim Husten, Stiche in der Brust, Schweiß über und über und Magenschmerz.[VHA]

Keuchhusten

Krampfhafter, erschütternder Husten, von kitzelndem Kriebeln im Kehlkopfe, in der Luftröhre und in der Brust erregt, Abends ohne, die übrige Zeit mit Auswurf scharfen Eiters, oder grau-grünlichen, kühlen Schleims von FAULIGEM, FADEM, METALLISCHEM, SAUREM oder SALZIGEM Geschmacke, oder von hellfarbigem, klumpigem, zuweilen bräunlichem BLUTE.[KEU 51]

Verschlimmerung: Abends bis Mitternacht. – Erkältung nach Erhitzung. Durchnässung. Kalt-Baden. Entblössung eines Theils. z. B. der Hand. Kalte LUFT. Kaltwerden. Erbrechen. Ruhe. Liegen im Bette. Sprechen. Essen und Trinken, besonders von kaltem WASSER und BIER.[KEU 51]

Begleitung: Angst mit steter Unruhe. Weinerlichkeit. Betäubung. Dummlichkeit. Unbesinnlichkeit. BLUTDRANG zum Kopfe. Erschütterung und Stösse im Kopfe. Drücken in den Schläfen. Thränen der Augen. Nasen-BLUTEN. Krankhafte Gesichtsblässe. Geschwulst und blaue Ränder um die Augen. Abreissungsschmerz im Schlunde. Schwieriges Schlingen fester Speisen. Wundheitsschmerz im Schlunde. Trockenheit im Halse, mit unauslöschlichem Durste. BITTERER, oder BLUT-Geschmack im Munde. Erbrechen alles Genossenen, besonders in der Rückenlage. Drücken und Geschwürschmerz in der Herzgrube. Abreissungsschmerz im Magen und Unterleibe. Nächtliche, WÄSSERIGE Durchfälle. Unwillkührlicher Harnabgang. Heisser Athem. Athemmangel. Engbrüstigkeit. Brustbeklemmung. Athembeklemmung von der Herzgrube aus. Trockenheit in der Luftröhre. Stiche in der Brust. Erschütterung in der Brust. Zersprengungsschmerz der Brust. Spannung und Zusammenschnürung der oberen Brust, beim Halsgrübchen. Aengstliches Herzklopfen. Adernauftreibung der Hände. Verrenkschmerz in der Hüfte. Erschütterung des ganzen Körpers. Beständiges Umherwerfen. Krampfhaftes Gähnen und Dehnen. Schlaflosigkeit. Frost mit Gesichtsröthe. Frost mit Hitze abwechselnd. Der Körper hinten kalt und vorne heiss. Schweiss über und über.[KEU 51-52]

Die beiden Schwester-Arzneien BRY. und RHUS-T. unterscheiden sich bekanntlich im Wesentlichen durch Erhöhung der Beschwerden in Bewegung oder Ruhe, in der Wärme und in der Kälte, und dieser Charakter bleibt auch für den Husten bestehen, mit Ausnahme der sich bei beiden gleich bleibenden Tageszeit. Im Uebrigen gilt hier das bei BRY. Gesagte.[KEU 52]

Heilungsbericht

J. H. Sch., von H. bei B., ein Landmann von 51 Jahren, schwindsüchtigen Ansehens, leidet seit einem Jahre an einem heftigen Husten, früh mit sehr vielem geschmacklosen Auswurfe, von Bewegung verschlimmert, und bei demselben Brustschmerz und Hitze um den Nabel, welcher sich einzieht. Große Beengung der Brust, wenn er auf der Seite, nicht aber, wenn er auf dem Rücken liegt. Sehr viel Durst. Im Sitzen Reißen in den Beinen. Bis jetzt hatte er einen geschickten allop. Arzt, aber ohne die mindeste Besserung gebraucht. – Am 19. Apr. [1841] erhielt er von mir vier Pulver, Nro. 1 und 3 NUX-V. 30°°, Nro. 2 RHUS-T. 30°°, und Nro. 4 SULPH., 30°°°, um alle 5 Tage eines zu nehmen. Am 8. Mai kam er wieder. Sein Befinden hatte sich ungemein gebessert und der Husten mit den Nebenbeschwerden hatte ihn gänzlich verlassen. Er fühlte jetzt nur noch Abends im Sitzen eine große Müdigkeit und Beengung der Brust. Ich gab ihm nun zwei Gaben Puls. 2/30 und eine Zwischengabe BRY. 30°°, alle 5 Tage eine Dosis, welche hinreichten, um auch diesen Krankheitsrest völlig fortzunehmen.[ACS 19 (1842) 3, 63]

Innerer Hals – Luftröhre

Trockenheit im Halse, mit unauslöschlichem Durste.[KEU 51]
Trockenheit in der Luftröhre.[KEU 52]

Hals

Genicksteifigkeit.[VHA]
*Verhebungsschmerz im Nacken und zwischen den Schulterblättern herunter.[VHA]
Gefühl von Zuschnürung der Brust, in der Gegend des Halsgrübchens.[VHA]

Brust

Gefühl von Zuschnürung der Brust, in der Gegend des Halsgrübchens.[VHA]
Spannung und Zusammenschnürung der oberen Brust, beim Halsgrübchen.[KEU 52]
Engbrüstigkeit.[KEU 52]
Brustbeklemmung.[KEU 52]
Stiche in der Brust, in der Ruhe verschlimmert, *so wie beim Niessen und Athmen.[VHA]

Stiche in der Brust.[KEU 52]
Weichlichkeitsgefühl in dem untern Theile der Brust.[VHA]
Aengstliches Herzklopfen im Sitzen.[VHA]
Aengstliches Herzklopfen.[KEU 52]
A e n g s t l i c h e s H e r z k l o p f e n f r ü h b e i m E r w a c h e n: Thuj. (RHUS-T., SPIG.)[KMS 726]
Herzzittern.[VHA]
Stiche im Herzen, mit schmerzhafter Lähmung und Taubheit des linken Armes. (ACON. und RHUS-T. sind die beiden Arzneimittel bei diesem Zustand.)[Br., Lippe]
Herzkrankheit, die durch einen unterdrückten Ausschlag entstand.[Br., Lippe]
Vergehen der MILCH in den Brüsten, *bei brennender Hitze über den Körper.[VHA]
Auslaufen der MILCH aus den Brüsten.[VHA]
Beim Husten, Stiche in der Brust, Schweiß über und über dem Magenschmerz.[VHA]
Erschütterung in der Brust.[KEU 52]
Zersprengungsschmerz der Brust.[KEU 52]

Rücken

Schmerzhaftes Spannen *und Klemmen zwischen den Schulterblättern.[VHA]
*Verhebungsschmerz in den Schultern und im Rücken.[VHA]
Verrenkschmerzen im Rücken und in den Gliedern.[HA 38]

Heilungsbericht von Pferden: Ein altes aber kräftiges Pferd verrenkte sich im Kreuz, indem es einen Wagen Mist aus einem tiefen Hofe ziehen sollte. Das Thier war unvermögend von der Stelle zu gehen und mußte in den Stall geschoben werden. RHUS-T. stellte das Pferd binnen 3 Stunden vollkommen her. Allerdings wird man nicht immer so schnell und so glücklich heilen. Ist eine Verrenkung veraltet und hat sich bereits eine Knorpelsubstanz gebildet, dann ist die Heilung schwieriger. Für dergleichen Fälle empfehle ich nach vieler Erfahrung SULPH., CALC., SIL., PETR., CON., LYC., CAUST., und mehrere Gaben RHUS-T.. Selbst SEP. leistete in einem solchen Falle große Dienste. Daß namentlich die äußere Anwendung der ARN. nicht übersehen werden darf, versteht sich von selbst.[S.,R.; THU 5, 39-40]

*Ueberlaufende Kälte im Rücken.[VHA]
Kreuzschmerz, während der Kranke ruhig sitzt oder liegt; körperliche Bewegung oder Liegen auf einem harten Gegenstand bringt Erleichterung (vergleiche NAT-M.).[Br., Lippe]
Zerschlagenheit im Kreuze, wenn er still sitzt oder darauf liegt, *durch Liegen auf etwas Hartem gelindert.[VHA]

Tabes dorsualis: Ref. theilte einige Erfahrungen und Erfolge in Betreff der wahren T a b e s d o r s u a l i s mit, welche in den Niederlanden zu den nicht seltenen Krankheiten gehört, und bekanntlich von der Allopathie für durchaus unheilbar erklärt wird. Ref. beabsichtigt darüber in dieser Zeitung [siehe: AHZ 57 (1858) 3-6, 12-13] ausführlichere Mittheilung zu machen [siehe: Aluminium metallicum] glaubte aber bei dieser Gelegenheit auf ein Paar Heilmittel aufmerksam machen zu müssen, welche bisher für solche Krankheiten noch wenig in Anwendung gezogen sind, nämlich: RUTA, STANN. und STRAM.. Dies letztere Mittel zeigte in mehren Fällen eine entscheidende Besserung in der, dieser Krankheit eigenthümlichen Unsicherheit in der Bewegung und Stellung der Unterglieder i m F i n s t e r n, während besonders das erste eine grosse und heilsame Wirkung auf das Rückenmark und die Unterglieder ausübe. Auch darf dabei TARAX. nicht vergessen werden, wenigstens als Zwischenmittel bei den Hauptmitteln von langer Wirkungsdauer: CALC., LYC. und RHUS-T..[AHZ 51 (1856) 63]

Beständiges Herumwerfen im Bette, wobei einige Glieder wie gelähmt sind.[VHA]

Heilungsbericht

Fr. S., ein unverheirathetes Mädchen von 21 Jahren, wohnhaft zu L. hatte sich vor 3 Wochen v e r h o b e n und in Folge dessen heftige Leberschmerzen mit Athemmangel bekommen, welches Abends und im Liegen im Bette schlimmer, am Schlimmsten im Liegen auf der linken (unschmerzhaften) Seite war, sich aber von Liegen auf dem Rücken bessert. – Auch im Sitzen (und Gehen) ist es schlimmer. – Es zieht dabei quer durch den Bauch bis zur linken Seite. – Verstopfung. – Periode sehr stark. – Abends Alles verschlimmert. Ein Paar aufgelegte Pflaster hatten nicht den mindesten Erfolg gehabt. Am 3. Jan.1852. 1 und 3. BRY. 200°°, 2. RHUS-T. 200°°, 4. §.; alle 3 Abende ein Pulver nach der Reihe der Nummern zu nehmen. Vollständige Heilung![Vol. 81, S.104; AHZ 48 (1854) 44]

Verifikationen und klinische Symptome

Oberglieder

Reissen und Brennen in der Schulter, mit Lähmung des Armes, in der Ruhe verschlimmert.[VHA]
Verrenkschmerzen im Rücken und in den Gliedern.[HA 38]
Verrenkung der Schulter.[VHA]
Lähmung des Armes mit Kälte und Gefühllosigkeit desselben.[VHA]
Zittern der Arme von mäßiger Anstrengung.[VHA]
Achseldrüsengeschwulst.[VHA]
Rothlaufgeschwulst an den Armen.[VHA]
Rothlaufartige Geschwulst der Fingerspitzen, mit Kriebeln darin: Thuj. (RHUS-T.)[KMS 727]
Abendliche, heiße Geschwulst der Hände.[VHA]
Aufgetriebene Adern an den Händen.[VHA]
Adernauftreibung der Hände.[KEU 52]
Hautrisse auf dem Handrücken.[VHA]
Warzen.[VHA]
Warzen an den Händen: Thuj. (LACH., NIT-AC., RHUS-T.)[KMS 727]
Neidnägel.[VHA]
Beständiges Herumwerfen im Bette, wobei einige Glieder wie gelähmt sind.[VHA]
Früh im Bette, Zerschlagenheit der Glieder, auf denen er nicht liegt.[VHA]
Spannen, Ziehen und Reissen in den Gliedern, meistens mit Taubheitsgefühl, besonders in der Ruhe.[VHA]
*Taubheit in den Extremitäten, nach vorgängigem Zucken und Kriebeln darin.[VHA]
Knacken der Gelenke beim Ausstrecken derselben: Thuj. (LYC., RHUS-T.)[KMS 727]
Spannung, Steifigkeit und Stiche in den Gelenken; dieselben sind schlimmer beim Aufstehen von einem Sitz, besser durch Bewegung. (Bewegung verschlimmert den Zustand des BRY.-Kranken. LYC. hat ebenfalls Steifigkeit in den Gelenken.)[Br., Lippe]

Unterglieder

Spannung, Steifigkeit und Stiche in den Gelenken; dieselben sind schlimmer beim Aufstehen von einem Sitz, besser durch Bewegung. (Bewegung verschlimmert den Zustand des BRY.-Kranken. LYC. hat ebenfalls Steifigkeit in den Gelenken.)[Br., Lippe]
Hüftweh beim Aufstehen vom Sitze und Treppensteigen.[VHA]
*Hüftschmerz nach übermäßiger Anstrengung.[VHA]
Schmerzhafte Rucke im Oberschenkel beim Vorwärtssetzen der Beine im Gehen, wie eine Art Krampf.[VHA]
Verrenkschmerz im (Hüft-, Knie- und Fußgelenke).[VHA]
Verrenkschmerzen im Rücken und in den Gliedern.[HA 38]
Verrenkschmerz in der Hüfte.[KEU 52]
Schmerzhafte Geschwulst (oberhalb) der Knie.[VHA]
Schmerzhafte Anschwellung über dem Knie. Vergrößerung des Schleimbeutels am Kniegelenk infolge einer Quetschung.[Br., Lippe]
Abendliche Geschwulst der Füße.[VHA]
Wir wollen noch dabei bemerken, was nicht allgemein bekannt sein scheint, dass bei derjenigen WASSERSUCHT der untern Extrtemitäten, wobei das WASSER freiwillig stets in Menge abfliesst, ohne zu versiegen, so dass der Fuss beständig wie im Wasser steht, RHUS-T. von keinem andern Mittel übertroffen wird, und nur höchst selten durch irgend ein Anderes ersetzt werden kann.[AHP 497]
Früh im Bette, Zerschlagenheit der Glieder, auf denen er nicht liegt.[VHA]
Spannen, Ziehen und Reissen in den Gliedern, meistens mit Taubheitsgefühl, besonders in der Ruhe.[VHA]
*Taubheit in den Extremitäten, nach vorgängigem Zucken und Kriebeln darin.[VHA]
Beim Gehen sind die Beine wie von Holz: Thuj. (PLB., RHUS-T.)[KMS 727]
Hüftweh mit Längerwerden des Beins: Thuj. (COLOC., RHUS-T.)[KMS 727]
Tabes dorsualis: Ref. theilte einige Erfahrungen und Erfolge in Betreff der wahren Tabes dorsualis mit, welche in den Niederlanden zu den nicht seltenen Krankheiten gehört, und bekanntlich von der Allopathie für durchaus unheilbar erklärt wird. Ref. beabsichtigt darüber in dieser Zeitung [AHZ 57 (1858) 3-6, 12-13] ausführlichere Mittheilung zu machen

Verifikationen und klinische Symptome

Verifikationen und klinische Symptome

[siehe: Alluminium metallicum] glaubte aber bei dieser Gelegenheit auf ein Paar Heilmittel aufmerksam machen zu müssen, welche bisher für solche Krankheiten noch wenig in Anwendung gezogen sind, nämlich: RUTA, STANN. und STRAM.. Dies letztere Mittel zeigte in mehren Fällen eine entscheidende Besserung in der, dieser Krankheit eigenthümlichen Unsicherheit in der Bewegung und Stellung der Unterglieder im Finstern, während besonders das erste eine grosse und heilsame Wirkung auf das Rückenmark und die Unterglieder ausübe. Auch darf dabei TARAX. nicht vergessen werden, wenigstens als Zwischenmittel bei den Hauptmitteln von langer Wirkungsdauer: CALC., LYC. und RHUS-T..[AHZ 51 (1856) 63]

Knacken der Gelenke beim Ausstrecken derselben: Thuj. (LYC., RHUS-T.)[KMS 727]

Brennende Hühneraugen: Thuj. (AM-C., BAR-C., PH-AC., RHUS-T.)[KMS 727]

Unterdrückter Fussschweiss: Thuj. (APISIN., KALI-C., RHUS-T., SEP., SIL.)[KMS 727]

Drüsen

Entzündung, Geschwulst und Verhärtung der Drüsen.[VHA]

Entzündliche Geschwulst der Ohrdrüse.[VHA]

Entzündliche Geschwulst der Unterkieferdrüsen.[VHA]

Achseldrüsengeschwulst.[VHA]

Geschwulst der Schoossdrüsen: Thuj.(CALC., NIT-AC., RHUS-T., STAPH.)[KMS 724]

Konkordanz Drüsen: *Bell.*, Bry., *Con.*, Dulc., Hep., Lyc., Merc., *Phos.*, *Puls.*, *Spong.*, Sulph. [PB]

Knochen

Gliederschmerz, als wäre das Fleisch von den Knochen losgeschlagen, oder als würde auf dem Knochen geschabt.[VHA]

Das Fleisch wie losgeschlagen von den Knochen: Thuj. (APISIN., LACH., NIT-AC., RHUS-T.)[KMS 727]

Schmerz, als ob das Fleisch von den Knochen losgerissen wäre, oder als ob die Knochen mit einem Messer geschabt würden. Dieses Symptom findet man bei keinem anderen Arzneimittel.[Br., Lippe]

Entzündung und Geschwulst der Röhrknochen.[VHA]

Knacken im Kiefergelenke: Thuj. (NIT-AC., RHUS-T.)[KMS 724]

Konkordanz Knochen: Arg., *Asaf.*, Calc., Chin., Lyc., Merc., Nit-ac., Phos., Ph-ac., *Puls.*, Ruta, Sil., Staph., *Sulph.* [PB]

Haut

Pocken (Blattern): Thuj. (ANT-C., ANT-T., ARS., BELL., NIT-AC., MERC., RHUS-T.)[KMS 728]

Schmerzhafte Empfindlichkeit der Haut gegen kalte, freie LUFT.[VHA], [HA 38]

Schmerzhafte Empfindlichkeit der Haut, wie von BLUTSCHWÄR, mit äußerer Geschwulst des Kopfs, von Berührung, Zurückstreichen der Haare, von Warmwerden im Bette und auf der Seite, worauf er nicht liegt, verschlimmert. [HA 105]

Wichtige diagnostische Bemerkung [von Dr. Graf *zur Lippe*]: APIS brennt und sticht, RHUS-T. brennt und juckt, und ARS. fast allein brennt.[AHZ 61 (1860) 54]

Brennender Blasen-Ausschlag.[VHA]

Nessel-Ausschlag mit brennendem Jücken.[VHA]

Brennendes Jücken, besonders an den behaarten Theilen.[VHA]

Fessendes Jucken in der Haut, von Kratzen gebessert, aber dennoch brennend: Thuj. (CAUST., LACH., MEZ., RHUS-T., SULPH.)[KMS 729]

MILCH-Schorf.[Br., Lippe]

Brennen in den Geschwüren.[VHA]

Flechtenausschläge, mit rhurartigen Stühlen und Brustbeschwerden abwechselnd.[VHA]

Verdickung und Härte der Haut.[VHA]

Warzen.[VHA]

Grosse, zackige, oft gestielte Warzen, die feuchten und leicht BLUTEN: Thuj. (CAUST., LYC., NIT-AC., PH-AC., RHUS-T., STAPH.)[KMS 728]

Juckende, krustige Flechten: Thuj. (GRAPH., RHUS-T., SEP.)[KMS 728]

Jucken über den ganzen Körper, besonders an den behaarten Teilen; schlimmer beim

Schwitzen.[Br., Lippe]
Stechen und Kribbeln in der Haut, Kratzen verursacht Brennen.[Br., Lippe]
Schrunden in der Haut.[VHA]
Der Kranke hat infolge der Kälte jeden Winter Schrunden an den Händen.[Br., Lippe]
Frostbeulen.[VHA]
Geschwulst des Kopfs (und Gesichts).[VHA]
Dickborkiger, die Haare wegfressender, Nachts unerträglich jückender Kopfgrind.[VHA]
FEUCHTER, eiteriger, dickborkiger, die Haare wegfressender und übelriechender, Nachts am meisten kriebelnd-juckender Ausschlag auf dem ganzen Kopfe, mit Verdickung der Kopfhaut,von Kratzen mehr NÄSSEND und weniger empfindlich.[HA 97]
Trockne Flechten auf dem Haarkopfe.[VHA]
Ausfallen der Haare von dickborstigem eiterndem Ausschlage auf dem Kopfe und an den Geschlechtstheilen, mit abendlichem brennenden-stechendem Jucken, besonders beim Warmwerden im Bette, von Kratzen verschlimmert und die Haut sich verdickend, und großer Empfindlichkeit des äußern Kopfs gegen Kälte.[HA 112]
Kriebelnd fressendes und stechendes Jucken, am meisten an den Schläfen und hinter den Ohren, von Kratzen anfangs gebessert, aber darauf nässend und brennend, mit Verdickung der entzündeten Haut, und dicke schmerzhafte Borke zurücklassend, Abends beim Warmwerden im Bette und beim Schweiße verschlimmert.[HA 118]
*Kleine, weiche Beulen auf dem Haarkopfe.[VHA]
Rothlaufartige Geschwulst der Nase, *welche sich seitwärts unter dem Auge weiter verbreitet.[VHA]
Rotlaufartige Anschwellung des Kopfes und Gesichtes (Erysipelas) mit Blasen, die abtrocknen und einen brennenden, juckenden Schorf bilden (vergleiche BELL. und APIS).[Br., Lippe]
Rothlaufgeschwulst an den Armen.[VHA]
Rothlaufartige Geschwulst der Fingerspitzen, mit Kriebeln darin: Thuj. (RHUS-T.)[KMS 727]
Blasiger Rotlauf; Gürtelrose.[Br., Lippe]
RHUS-T. paßt, wenn neuralgische Schmerzen nach Rotlauf zurückbleiben, oder in Theilen, die von Gürtelrose ergriffen waren.[Br., Lippe]
Erysipelas (Rotlauf) mit Blasen, die gelbes WASSER enthalten (vergleiche EUPH. und CANTH.).[Br., Lippe]
Ausschlag in den Nasenwinkeln: Thuj. (EUPHR., RHUS-T.)[KMS 723]
Krankes, blasses Gesicht, mit spitzer Nase und blaurandigen Augen.[VHA]
Bleiches Gesicht.[VHA]
*Gilbe des Gesichts nach jedem Anfalle.[VHA]
Geschwulst des Gesichts, mit glänzender Röthe.[VHA]
Blasenrose im Gesicht, mit Bläschen voll gelber FEUCHTIGKEIT und brennendem Kriebeln.[VHA]
*Gesichtskupfer bei reiner Haut.[VHA]
Jauchiger Gesichtsausschlag.[VHA]
Scharlachröthe des Unterbauchs bis zum Nabel.[VHA]
Wundheit des Nabels: Thuj. (RHUS-T.)[KMS 724]
Gürtelrose: Thuj. (GRAPH., RHUS-T.)[KMS 724]
Fürchterlicher Ausschlag an den Geschlechtstheilen.[VHA]
Verdickung des Hodensacks.[VHA]
FEUCHTER Ausschlag am Hodensacke.[VHA]
Geschwulst der Vorhaut und Eichel.[VHA]
Verschwellung der Harnröhre.[VHA]
Abendliche, heiße Geschwulst der Hände.[VHA]
Aufgetriebene Adern an den Händen.[VHA]
Hautrisse auf dem Handrücken.[VHA]
Warzen.[VHA]
Warzen an den Händen: Thuj. (LACH., NIT-AC., RHUS-T.)[KMS 727]

Verifikationen und klinische Symptome

Neidnägel (der Finger).[VHA]
Brennende Hühneraugen: Thuj. (AM-C., BAR-C., PH-AC., RHUS-T.)[KMS 727]
Schweiß mit heftigem Jucken des Ausschlages (bei allen Ausschlagskrankheiten).[Br., Lippe]
Unterdrückter Fussschweiss: Thuj. (APISIN., KALI-C., RHUS-T., SEP., SIL.)[KMS 727]
Faul oder sauer riechender Frühschweiß, entweder bloß des Kopfs und Gesichts, oder bloß des Körpers ohne den Kopf, mit Geschwulst des Körpers und Gesichts, beim Gehen in freier, kalter LUFT verschlimmert, in der Wärme gebessert.[HA 128-129]

Rheumatismus acutus: Dr. *Kummacher* sprach über die, in der Gegend von Bremen häufig vorkommende Art von Rheumatismus acutus, wobei die Schmerzen schnell von einer Stelle des Körpers auf die andere überspringen, und welche er am Schnellsten und Dauerhaftesten mit PULS. 12 geheilt habe. Die DDr. *Stens* und *Hendrichs* hatten in dieser Krankheit am Besten mit MERC. in der niedrigsten (2.) Verreibung ihren Zweck erreicht. Dr. *Mankiewitz*, bei einem ähnlichen Falle, aber mit Herzleiden complicirt, hatte von AUR. vollständigen Erfolg gesehen. Dr. *Schönfeld* bei heftigen Schweissen stets RHUS-T. angezeigt gefunden.[AHZ 57 (1858) 56]

Konkordanz Haut und Aeusseres: Acon., Arn., *Ars.*, Bar-c., Bell., Bor., Bry., Calc., Carb-v., *Caust.*, Clem., Dulc., *Graph.*, Kali-c., Lach., *Lyc.*, *Merc.*, Mez., Nat-m., Nit-ac., Phos., Plat., *Puls.*, Ran-b., Sec., Sel., *Sep.*, Sil., Spong., Staph., *Sulph.*, Verat., Viol-t. [PB]

Schlaf

Erhöhung der Beschwerden Abends und Nachts, in der Ruhe und von Kälte oder Kaltwerden.[VHA]
Krampfhaftes Gähnen mit Verrenkschmerz im Kiefergelenke.[VHA]
Krampfhaftes Gähnen und Dehnen.[KEU 52]
Krampfhaftes Gähnen ohne Neigung zum Schlaf, mit Strecken der Glieder und Schmerz wie von einer Verrenkung des Kieferngelenkes (bei Hysterie).[Br., Lippe]
Der Kranke schläft spät, selten vor Mitternacht, ein und erwacht spät am Morgen. (Verschlimmerung vor Mitternacht weist auf RHUS-T. und PHOS.; Verschlimmerung nach Mitternacht weist auf ARS..)[Br., Lippe]
Spätes Einschlafen wegen Unruhe und Hitze: Thuj. (BRY., PHOS., RHUS-T.)[KMS 729]
Ungemeine Schläfrigkeit nach dem Essen.[VHA]
Schlaflosigkeit vor Mitternacht.[VHA]
Schlaflosigkeit.[KEU 52]
Er kann Nachts nur auf dem Rücken liegen.[VHA]
Beständiges Umherwerfen.[KEU 52]
Drücken in den Schläfen, am schlimmsten Abends im Bette.[VHA]
Dickborkiger, die Haare wegfressender, Nachts unerträglich jückender Kopfgrind.[VHA]
Nachts zuschwärende Augen.[VHA]
Nasen-BLUTEN Nachts und beim Bücken.[VHA]
Abends und Nachts stechend zuckender Zahnschmerz.[VHA]
Nächtliche gastrische Beschwerden.[VHA]
Nächtlicher Durchfall mit Leibschmerzen.[VHA]
Abendfieber mit Durchfall.[VHA]
Beständiges Herumwerfen im Bette, wobei einige Glieder wie gelähmt sind.[VHA]
Unruhe und Umherwerfen im Bette und im Sitzen.[HA 13]
Nächtlicher Fieberdurst.[VHA]

Konkordanz Schlaf und Träume: Ars., Bry., Calc., Carb-v., Chin., Hep., Ign., Lyc., Merc., *Nux-v.*, Phos., Plat., Puls., *Sep.*, *Sulph.* [PB]

Fieber

Abendfieber mit Durchfall.[VHA]
Brennende Hitze der Haut, schnell mit Schüttelfrost abwechselnd.[VHA]
*Überlaufende Hitze.[VHA]
*Schweißausbruch im Sitzen, oft mit heftigem Zittern.[VHA]
*Schweiß bei den Schmerzen.[VHA]
Bei den Schmerzen Schweiß mit Zittern.[HA 38]

Verifikationen und klinische Symptome

*Nachtschweiß mit gleichzeitigem feinen, jückenden Ausschlage.[VHA]
*Schnell überlaufende Hitze mit Schweißausbruch, vom Nabel aus sich verbreitend, mit eben so schnell entstehendem Froste abwechselnd.[VHA]
*Kälte mit Blässe und Hitze mit Röthe des Gesichts abwechselnd.[VHA]
Nächtlicher Fieberdurst.[VHA]
Beständiges Frösteln.[VHA], [HA 38]
Frost mit Gesichtsröthe.[KEU 52]
Frost mit Hitze abwechselnd.[KEU 52]
Der Körper hinten kalt und vorne heiss.[KEU 52]
*Beständiges Frostüberlaufen, als würde er mit kaltem Wasser übergossen.[VHA]
*Kältegefühl bei jeder Bewegung.[VHA]
Brennende Hitze der Haut, schnell mit Schüttelfrost abwechselnd.[VHA]
*Schnell überlaufende Hitze mit Schweißausbruch, vom Nabel aus sich verbreitend, mit eben so schnell entstehendem Froste abwechselnd.[VHA]
*Kälte mit Blässe und Hitze mit Röthe des Gesichts abwechselnd.[VHA]
Wir haben nur wenige Mittel, welche b e i m Schweiße und so lange dieser währt, die Beschwerden schweigen lassen (BRY., CALAD. und RHUS-T.). [ACS 18 (1840) 2, 7]
*Schweißausbruch im Sitzen, oft mit heftigem Zittern.[VHA]
*Schweiß bei den Schmerzen.[VHA]
Schweiss über und über.[KEU 52]
*Nachtschweiß mit gleichzeitigem feinen, jückenden Ausschlage.[VHA]

Nervenfieber

Im Nervenfieber paßt RHUS-T., wenn das Befinden am Morgen besser, BRY. bei Verschlimmerung am Abend.[Chargé, Bönn.]

S t i l l e D e l i r i e n m i t U n b e s i n n l i c h k e i t (bei Nervenfieber).[HA 13]

Heilungsbericht: In der zweiten Hälfte es Sommers [1835] wurde auch meine Familie von einem hier grassirenden Nervenfieber befallen. Bei 4 Kindern gestaltete es sich so, daß PH-AC. das Heilmittel war, bei meiner Frau war es NUX-V. abwechselnd mit RHUS-T. gegeben, bei zweien weiblichen Dienstboten BRY. im Wechsel mit PULS. (Das Wechseln mit BRY. und RHUS-T. in nervösen Fiebern ist kaum so oft anwendbar, als das mit BRY. und PULS., oder mit RHUS-T. und NUX-V.. In diesem Winter und auch heute noch haben sehr zahlreich, schnelle Heilungen der verschiedenartigsten Beschwerden die Richtigkeit dieser, von mir schon vor mehren Jahren gemachten Beobachtungen bestätigt. Alle Krankheiten haben nämlich bei uns seit einem Paar Monaten die Tendenz, nervös zu werden und fast jedesmal, wo Aderlässe oder Abführungsmittel angewendet wurden, nahm die Krankheit eine höchst gefährliche Wendung, die zahlreiche Todesfälle zur Folge hatte. Dabei gestalteten sich die Beschwerden jedesmal so, daß sie entweder in BRY. und PULS. oder in RHUS-T. und NUX-V. ein Simile fanden, n i e a b e r a l l e i n i n B R Y. u n d R H U S - T.. Bei solchen Krankheitskonstitutionen ist es dann wichtig, jedesmal die näheren Indikationen scharf ins Auge zu fassen, und sich durch zufällige und unwesentliche Nebensymptome nicht irre führen zu lassen; gleichzeitig lernt man aber dann auch den ungeheuren Schatz und den großen Umfang von Heilkraft, welche den Arzneien eigen ist, würdigen und die Wirksamkeit der kleinsten Gaben erkennen.) und Niemand war über 7 Tage krank.[ACS 18 (1840) 2, 15-17]

Wechselfieber

Dr. *Bolle* hatte im Laufe des Sommers öfters Gelegenheit gehabt, W e c h s e l f i e b e r mit Lippenausschlag, welche nach Durchnässung entstanden waren, vermittels der starken Tinctur von RHUS-T. in wiederholten Gaben zu heilen. – Dr. *Stens* versicherte, ähnliche Fälle durch Hochpotenzen desselben Mittels in seltenen Gaben geheilt zu haben, wo vorher die niedrigsten Verdünnungen bereits vergeblich angendet waren. – Ref. bemerkte dazu, dass seiner Meinung nach, gestützt auf die RAML, nicht so sehr der Lippenausschlag, welcher bei den Fiebern weit mehr für ARS., IGN., NAT-M. und NUX-V. spreche, und sonst noch vielen anderen Mitteln zukomme, als das anamnestische Zeichen für Durchnässung das massgebende Zeichen für RHUS-T. gewesen sei, zumal wenn diese, wie oft im Sommer, bei schwitzender Haut stattgefunden habe, wo dieses Mittel bekanntlich der erste Rang gebühre.[AHZ 63 (1861) 61]

Heilungsbericht: *D. H. L.*, von Profession ein Wagenmacher, einige 40 Jahre alt, litt seit 8 Tagen vor Ostern d. J. an Wechselfieber, wogegen ein hiesiger Arzt ihm beständig CHINA, in den verschiedenen üblichen Präparaten und Mischungen, meistens in großen Gaben gegeben hatte, ohne bis heute, den 19. Julius 1835, wo er bei mir Hülfe suchte, davon befreit werden zu können; vielmehr waren neue Beschwerden hinzu getreten. Das Krankheitsbild, wie ich es aufgezeichnet habe, ist

Verifikationen und klinische Symptome

folgendes: – Wechselfieber, dreitägig: vor dem Fieber Gähnen, Durst und Husten mit süßlich-fauligem Auswurfe; dann Frost ohne Durst mit Schläfrigkeit, dann Hitze mit Durst und Ziehen in den Knien und Unterschenkeln; dann endlich Schweiß im Uebermaaße von dumpfigem Geruche, ohne Durst. außerdem in der Apyrerie: blos des Morgens Durst, Durchfall mit etwas Leibschmerz, Husten mit BLUTIG-eiterigem Auswurfe, Frühschweiß alle Tage. – Diese Symptomengruppe sprach in vielen Stücken so sehr für PULS., daß ich, die Gegenanzeigen, die da waren, nicht beachtend, dem Kranken um so mehr davon eine Gabe 30°°°° reichte, um sie nach dem nächsten Anfalle zu nehmen, als jene einestheils eins unserer wirksamsten Mittel gegen CHINA-Siechthum ist, und auch der Husten und der Durchfall ihr zu entsprechen schien. Und doch war die Wahl der Arznei durchaus verfehlt. Das Gähnen vor dem Fieber, die Schläfrigkeit beim Froste, die Gliederschmerzen in der Hitze, wie ich jetzt erst erfuhr, eine besondere Unruhe in den leidenden Theilen, so wie der Umstand, daß nur in den Morgenstunden Durst eintrat, alle diese Zeichen entsprachen weder der PULS. noch irgend einem der andern bekannten Antidote der CHINA, (– denn von dem zunächst passenden ARS. trifft der Frühdurst nicht zu, –) sondern am besten dem RHUS-T., wovon auch eine einzige Gabe zu 30°° hinreichte, den Kranken schnell und dauerhaft herzustellen.[ACS 18 (1840) 2, 28-29]

Fieberstadien

1. Puls unregelmässig: gewöhnlich beschleunigt, aber schwach, matt und weich; zuweilen unfühlbar und aussetzend.[WF 45]
2. Frost am Häufigsten Abends, oft von den Füssen oder von den Schulterblättern ausgehend. – Frost, als würde er mit kaltem WASSER übergossen, oder als liefe das BLUT kalt durch die Adern. – Kältegefühl bei jeder Bewegung. – Frost mit erhöheten Schmerzen, besonders in den Gliedern. – Frost mit Hitze und Röthe des Gesichts. – Frost und Hitze in schnellem Wechsel. – Halbseitiger Frost: Kälte der rechten, bei Hitze der linken Seite. – Kälte des Kopfes und der hinteren Körperseite, bei Hitze der Vorderen. – Kälte mit Blässe und Hitze mit Röthe des Gesichts wechselnd.[WF 45-46] – Abends und Nachts läuft es oft kalt durch den Rücken: Thuj. (ARS., PULS., RHUS-T.)[KMS 729] – Frost, wie mit kaltem WASSER begossen: Thuj. (MERC., MEZ., PULS., RHUS-T.)[KMS 729]
3. Hitze nach dem Froste, oft mit gleichzeitigem Schweisse und Nachlass der Nebenbeschwerden und Gliederschmerzen. – Allgemeine Hitze, wie mit heissem WASSER übergossen, oder als liefe nun das BLUT heiss durch die Adern. – Fliegende Hitze mit Schweiss, vom Nabel ausgehend, oft mit Frost wechselnd. – Hitze mit Nessel-Ausschlag.[WF 46]
4. Allgemeiner Schweiss, meistens schon während der Hitze, oft mit Ausnahme des Gesichts. – Starker Nacht- und Früh-Schweiss. – Dumpfig-, faulig-, oder sauerriechender Schweiss. – Schweiss im Sitze bei den Schmerzen. – Beim Schweisse, heftiges Jücken des Ausschlags.[WF 46] – Allgemeiner Schweiss, nur nicht am Kopfe: Thuj. (BELL., RHUS-T., SAMB.)[KMS 729]

Konkordanz Fieber: *Acon.*, *Ars.*, *Bell.*, *Bry.*, Calc., Caps., Caust., *Cham.*, Chin., *Hep.*, Ign., Ip., *Merc.*, Nit-ac., *Nux-v.*, Op., Phos., *Puls.*, Sabad., Samb., Sec., Sep., Sil., Spig., Stram., *Sulph.*, *Verat.* [PB]

Gemeinsames

Große Schwäche, Mattigkeit und Zerschlagenheit, besonders im Sitzen und überhaupt in der Ruhe.[VHA]

Große Unruhe, mit Unmöglichkeit, ruhig sitzen zu bleiben; der Kranke liegt nie still, ausgenommen wenn er sich vor Schwäche nicht bewegen kann. (Der BRY.-Kranke scheut sich infolge von Schmerz vor jeder Bewegung.)[Br., Lippe]

Beständiges Herumwerfen im Bette, wobei einige Glieder wie gelähmt sind.[VHA]

Früh im Bette, Zerschlagenheit der Glieder, auf denen er nicht liegt.[VHA]

Spannen, Ziehen und Reissen in den Gliedern, meistens mit Taubheitsgefühl, besonders in der Ruhe.[VHA]

*Gefühl von Abreissen innerer Theile.[VHA]

Erschütterung des ganzen Körpers.[KEU 52]

Unerträglichkeit der kalten (freien) LUFT und davon besonders Stiche in den Gelenken.[VHA]

Heilungsbericht: *A. M. St.* von A., eine Bauerfrau von 36 Jahren, leidet seit einem Jahr an folgenden Beschwerden: Reißen und Brennen im Kopfe, früh und im Freien schlimmer, in der Ruhe besser; nächtliches Auftreiben des Unterleibes und Drängen zur Brust, mit Athembeengung; Nachtheil

Verifikationen und klinische Symptome

von GEMÜSEN, FLEISCH, SPECK und SÄUREN; abwechselnd Durchfall und mehrtägige Verstopfung; Gliederreißen in der Ruhe, am heftigsten nach angestrengter Arbeit; Leichtes Schwitzen. – Die meisten Homöopathen würden mit mir am 18. Apr. [1841]eine Gabe RHUS-T., aber vielleicht mehr als 30°° gegeben haben. Ich reichte ihr aber außerdem noch eine Gabe SEP. 30°°, um diese nach 8 Tagen zu nehmen, weil sie mehre Stunden von hier wohnte. Der Erfolg entsprach von beiden Mitteln ganz meinen Erwartungen, und ihr Befinden hatte sich ganz bedeutend gebessert, als sie am 8. Mai wieder zu mir kam. Indessen war in ihrem Benehmen und Wesen noch etwas, was auf stillen Verdruß zu deuten schien, und auf mein Befragen gestand sie, daß ihr Unwohlsein von Aerger mit Gram und innerm Verdrusse entstanden sei. Ich gab deshalb und weil die Beschwerden schon lange da gewesen, noch vier Pulver, nemlich Nro. 1 und 3 IGN. 30°°° und Nr. 2 und 4 SULPH. , alle 5 Tage eins zu nehmen, nach deren Gebrauch alles Krankhafte völlig getilgt war und sie bis jetzt ganz gesund blieb.[ACS 19 (1842) 3, 56]

Im Nervenfieber paßt RHUS-T., wenn das Befinden am Morgen besser, BRY. bei Verschlimmerung am Abend.[Chargé, Bönn.]

Verrenken – Verheben – Verstauchen

In den letzten Jahren hat auch vielfältige Erfahrung gelehrt, daß der WURZELSUMACH das hülfreichste und specifische Mittel ist für die oft tödtlichen Uebel von Verheben, übermäßiger Anstrengung der Muskeln, und Quetschungen; ein einmaliges Riechen an ein Senfsamen großes, mit der dreißigsten Kraft-Entwicklung befeuchtetes Kügelchen bewirkt diese zauberähnliche Heilung.[RA 2, 360]

Verrenken oder Verheben: – in einigen Fällen: Arn. X° R.; – am gewissesten: Rhus-t. X° R.[SRA]

Verrenkungen und Verrenkschmerzen in den Gelenken.[VHA]

Schmerz in den äußeren Teilen wie von Verstauchung.[Br., Lippe]

Disposition zu Verstauchung beim Heben schwerer Lasten (vergleiche CALC.).[Br., Lippe]

Verstauchungen von Schwerheben, besonders nach Durchnässung.[Br., Lippe]

Verstauchung nach jedem Verheben; der Kranke ist zu Verstauchungen geneigt, er versucht zu tun, was er kurz zuvor noch getan hat, ist jedoch schwächer und kann es nicht mehr tun CALC. (vergleiche RHUS-T.).[Br., Lippe]

Die Hauptmittel bei äußeren Verletzungen scheinen sich, außer mehren anderen, jedem derselben eigenthümlichen Anzeigen, auch noch besonders darin zu unterscheiden, daß

1. ARNICA mehr den Quetschungen der weichen Theile, mit gewaltsamer Zerreissung und BLUTUNG derselben,
2. CONIUM MACULATUM mehr den Drüsen,
3. RHUS den Gelenken und deren Bändern,
4. RUTA den Knochen und der Knochenhaut,
5. STAPHYSAGRIA den Wunden weicher Theile von schneidenden Instrumenten, ohne eigentliche Zerquetschung, und
6. SULPHURICUM ACIDUM den bloßen BLUT-Unterlaufungen und davon hauptsächlich abhängigen Schmerzen entspricht.[VHA]

Heilungsbericht: *Karl R.*, ein Färber zu H. 43 Jahre alt, bekam vor 3 Wochen, nach Heben eines Kranken, heftige Schmerzen im Kreuze, wie Verrenkschmerz und Spannen darin, von Bücken und Krummsitzen auf dem Stuhle verschlimmert. Oeftere Stiche in beiden Hypochondern. Seit 2 Jahren häufige Leibschmerzen, welche sich jedesmal in der Wärme besonders von Warmwerden im Bette besserten. Sehr zu Schweiß geneigt. Uebrigens wohl. – Mehrere Einreibungen, besonders mit KAMPHER und OPODELDOC hatten nichts gefruchtet. – Am 27. Dez. 1852: 1. und 3. RHUS-T. 200°, 2. NUX-V. 200°, 3. §., alle 3 Abende ein Pulver zu nehmen. War schnell geheilt und bedurfte keiner weitern Arznei.[Vol. 84, S.60; AHZ 48 (1854) 62-63]

Verrenkung der Schulter.[VHA]

Verrenkschmerzen im Rücken und in den Gliedern.[HA 38]

Verrenkschmerz im (Hüft-, Knie- und Fußgelenke).[VHA]

Verrenkschmerz in der Hüfte.[KEU 52]

Folgen von übermäßiger Anstrengung der Muskeln und von Verheben.[VHA]

Folgen von kurz dauernder Überanstrengung verlangen RHUS-T..)[Br., Lippe]

Wenn die Soldaten eine Nacht im Felde lagen, steif erwachen und Übungen machen müssen, um wieder gelenkig zu werden, sollte man an RHUS-T. denken; Schmerz und Steifigkeit verschwindet nach körperlicher Übung; RHUS-T. ist auch nützlich für alte, abgetriebene Pferde, die kaum laufen können, wenn man sie zum Stall herausführt.[Br., Lippe]

Folgen von Quetschungen, mit Anstrengung verbunden.[VHA]

Bei Erschütterung infolge von Trauma (Stoß, Fall, Schlag, Verletzung) kann man RHUS-T. mit Nutzen anwenden; bei einfachen Quetschungen gebe man ARN. Wenn der Kranke von der Erschütterung, die auf Trauma folgt, zittert, ist RHUS-T. stark indiziert.[Br., Lippe]

*Taubheit in den Extremitäten, nach vorgängigem Zucken und Kriebeln darin.[VHA]

Konvulsivische Zuckungen und andere Beschwerden nach kalt Baden.[VHA]

Erhöhung der Beschwerden Abends und Nachts, in der Ruhe und von Kälte oder Kaltwerden.[VHA]

Das Fleisch wie losgeschlagen von den Knochen: Thuj. (APISIN., LACH., NIT-AC., RHUS-T.)[KMS 727]

Leichtigkeitsgefühl im Körper beim Gehen: Thuj. (CHIN., RHUS-T., SPIG.)[KMS 727]

Knacken der Gelenke beim Ausstrecken derselben: Thuj. (LYC., RHUS-T.)[KMS 727]

Rheumatismus acutus: Dr. *Krummacher* sprach über die, in der Gegend von Bremen häufig vorkommende Art von Rheumatismus acutus, wobei die Schmerzen schnell von einer Stelle des Körpers auf die andere überspringen, und welche er am Schnellsten und Dauerhaftesten mit PULS. 12 geheilt habe. Die DDr. *Stens* und *Hendrichs* hatten in dieser Krankheit am Besten mit MERC. in der niedrigsten (2.) Verreibung ihren Zweck erreicht. Dr. *Mankiewitz*, bei einem ähnlichen Falle, aber mit Herzleiden complicirt, hatte von AUR. vollständigen Erfolg gesehen. Dr. *Schönfeld* bei heftigen Schweissen stets RHUS-T. angezeigt gefunden. – Ref. bemerkte, dass das schnelle Ueberspringen der Schmerzen an und für sich und allein keine hinreichende Indication für ein Mittel gäbe, indem solches auch noch anderen Mitteln, namentlich ANT-T., ARN., ARS., BELL., CALC., DULC., MANG., NUX-M., SABIN. und SULPH. zukomme, und in solchen Fällen die Nebenbeschwerden, wie oben bei AUR. und RHUS-T. erwähnt, sowie die Bedingungen der Besserung ohne Verschlimmerung der Schmerzen den Ausschlag geben müssen.[AHZ 57 (1858) 56]

Wichtige diagnostische Bemerkung [von Dr. Graf *zur Lippe*]: APIS brennt und sticht, RHUS-T. brennt und juckt, und ARS. fast allein brennt.[AHZ 61 (1860) 54]

Folgen von kalt Baden

Kopfweh nach kalt Baden.[VHA]

Kopfweh von BADEN oder TABAK-Rauchen: ANT-C..[VHA]

Konvulsivische Zuckungen und andere Beschwerden nach kalt Baden.[VHA]

Krampfhaftes Zucken nach Kaltbaden. (Ein durch Baden entstandenes Kopfweh weist auf ANT-C..)[Br., Lippe]

Zahnweh nach Baden.[VHA]

Nur im Beginnen des Jahres 1839 hatte sie das Unglück, ins WASSER zu fallen, worauf sich wieder ein Reißen im Hüftgelenke einstelte, welches einer Gabe RHUS-T. 30°° in 48 Stunden wich.[ACS 17 (1839) 3,41]

Folgen von Durchnässung

DULC. ist viel zu sehr gepriesen in Fällen, wo Krankheiten von FEUCHTER Verkältung entstanden, RHUS-T. ist vorzuziehen.[Chargé, Bönn.]

Böse Folgen von DURCHNÄSSUNG, besonders wenn der Kranke zuvor erhitzt war, oder böse Folgen von körperlicher Überanstrengung, von Quetschungen und Verrenkungen, vom schweren Fallen, oder von Erschütterung des Körpers, wie beim Ausgleiten auf dem Eis. (Symptome, die vom Kalt- oder Naßwerden herrühren, weisen auf DULC., wenn sie durch Kalt- oder Naßwerden in erhitztem Zustande entstanden, ist RHUS-T. indiziert; böse Folgen von einer langen, ermüdenden Bewegung weisen auf ARS.; Folgen von kurz dauernder Überanstrengung verlangen RHUS-T..)[Br., Lippe]

Ich habe RHUS-T. oft bei Holzfuhrleuten, die so häufig dem nassen Wetter und der Überanstrengung ausgesetzt sind, von wohltätiger Wirkung gefunden.[Br., Lippe]

DURCHNÄSSUNG.[KEU 51]

Heilungsbericht: Zu den hartnäckigsten Leiden gehören bekannter Maaßen die schmerzlosen Lähmungen, und dies zwar um so mehr, da es gemeinlich an einer hinreichenden Anzahl charakteristischer Zeichen fehlt, welche allein die Wahl der Heilmittel sichern kann. Hier also noch mehr, als bei andern Beschwerden, ist es nöthig, die anamnestischen Zeichen zu erforschen, welche oft allein den Ausschlag geben müssen. Folgendes Beispiel gehört hierher. – *Fr. B.* zu L., ein Landwirth von 60 Jahren, war seit einem halben Jahre plötzlich von einer allgemeinen,

Verifikationen und klinische Symptome

Verifikationen und klinische Symptome

schmerzlosen Lähmung befallen, am meisten der Vorderarme und Unterschenkel, mit öfteren Kriebeln in den Händen und Fingern. Weiteres war in dem Briefe, den ein anderer geschrieben, nichts enthalten, und aus den, ohne den mindesten Erfolg gebrauchten allopathischen Rezepten konnte ich nur entnehmen, daß MERC-CORR., ARNICA, NUX-V., ACON., OPIUM, und die gewöhnlichen Lieblingsmittel unserer Zeit: AMM-MUR., MAGN-SULF. bereits in großen Gaben angewendet waren. Unter diesen Umständengab ich in Berücksichtigung der kriebelnden Empfindung zuerst am 27. Juni 1835 SEC. 30°°, wonach in der That merkliche Besserung eintrat. Eine Wiederholung dieses Mittels am 13. Juli nutzte nur sehr wenig, eben so wie die, vom 6. Aug. an genommene SULPH. 60°° und COCC. 30°°, letzteres zweimal. Erst am 21. Oct., wo der Kranke noch nicht im Stand war, den Arm zu heben, erfuhr ich, was vorher stets geläugnet war, daß er einige Tage vor der eingetretenen Lähmung von einem heftigen Regen überfallen und ganz durchnässet zu Hause gekommen sei. Ich sendete ihm nun 3 Gaben RHUS-T. [Wir besitzen in unserm ganzen Arzneischatze kein einziges Heilmittel, welches nach seinen Wirkungen am gesunden Menschen so vollständig den Symptomen entspricht, die auftraten, wenn Jemand, besonders während er in Schweiß war, durchnässet worden, als RHUS TOXICODENDRON, mithin keines, welches für diesen Fall so hülfreich sein mußte. Freilich giebt es Fälle, wo ACON., ANT-T., ARS., BELL., BRY., CALC., CAMPH., COLCH., HEP., IP., NIT-AC., NUX-M., PULS., SARS., SEP. oder VERAT., unter besonderen Umständen und Zeichen den Vorrang verdienen, aber jene gehören zu den Seltenheiten, und selten wird man im Stande sein, ohne Anwendung von RHUS-T., mit kleinen Gaben, denen ich jederzeit den Vorzug gebe, die Krankheit vollständig zu löschen. Von den, bei anderen Verkältungen so nützlichen Mitteln, wie CHAM., DULC., HYOS., NUX-V., PHOS. und SIL. habe ich bei Durchnässung niemals genügende Wirkung gesehen, wie es auch nach ihren reinen Wirkungen nicht zu erwarten ist.], jede zu 30°°, welche Wunder zu thun schienen. Die Lähmung verschwand nun von Tage zu Tage mehr, und am 5. Dec. kam er selbst, 8 starke Landstunden weit, zu Fuße zu mir, um von dem geringen Reste seines Uebels gänzlich befreit zu werden. Dieser bestand nämlich in leisen Stichen in den Fußgelenken, Schwierigkeit, die Hand zuzumachen, wie von Vollheit in derselben, und etwas Schwerhörigkeit, – Beschwerden, die nun nach einer Gabe LYC. 30°° in 14 Tagen ebenfalls verschwunden waren.[ACS 18 (1840) 2, 17-18]

Heilungsabericht von Pferden: Ungefähr um dieselbe Zeit kam ein armer Kötter (Käthner) aus dem Kirchspiele Amelsbüren, zwei Stunden von hier, wenn ich mich recht erinnere, Namens *Rövekamp* hülfesuchend zu mir, indem er an einem Stricke ein Pferd hinter sich her schleppte, welches zum Gerippe abgemagert und mit struppigen Haaren kaum einen Fuß vor den andern setzen konnte. Das Pferd war seit 3 Monaten krank und trotz aller von verschiedenen Veterinär-Aerzten angewendeten Mitteln, die ihm überdem viel Geld gekostet hatten, immer elender geworden. „Ich hätte," sprach er, „so manchem von den Aerzten aufgegebenen Menschen auch in seiner Nachbarschaft geholfen, daß er hoffe, ich würde mich nicht zu vornehm halten, mich auch seines armen Thiers zu erbarmen, dessen Verlust er nicht zu ersetzen wisse." Auf Befragen erfuhr ich, daß das Pferd bei Erdefahren, wobei es in Schweiß gerathen, von einem starken Schauer Regen mit Schnee untermischt überfallen, dadurch stark verkältet, und schon am folgenden Tage krank geworden sei. Diese Anamnese, verbunden mit den übrigen, mir nicht mehr genau erinnerlichen und nicht aufgeschriebenen Zeichen sprachen deutlich auf RHUS-T., wovon ich eine Gabe 200°°°, und dabei zwei Gaben Sacch. lact. gab, mit der Weisung alle 5 Tage eins, der Reihe nach und (wie bei 1) mit WASSER geschüttelt, dem Pferde einzugeben. Drei Wochen später hielt vor meinem Hause ein Bauer mit einer einspännigen, schwer beladenen Karre und ließ mich freundlich bitten, ich möchte doch einmal zu ihm herunter kommen. Es war derselbe Kötter mit demselben Pferde, was ich nicht mehr kannte, damals so erbärmlich und elend, nun gut genährt, glatt in den Haaren und munteren Auges, und dabei die Versicherung des Eigenthümers, daß schon 24 Stunden nach dem ersten Pulver die Besserung sichtbar geworden, dann ferner von Tage zu Tage fortgeschritten und das Pferd nun gesunder und kräftiger sei, als jemals. Er dankte herzlich u. s. w.[AHZ 38 (1850) 362]

Hundeseuche

Des Freiherrn *von Wendt-Crassenstein* Wachtelhündchen war von der sogenannten Hundeseuche befallen und bei allöopathischer Veterinär-Behandlung am 20. Jan. 1849 so weit gebracht, daß mit jeder Stunde der Tod zu erwarten war, als noch eben vor Thoresschluß meine Hülfe für den Liebling seines Herrn angerufen wurde. Ohne große Hoffnung und mit Verwahrung gegen jede böse Nachrede, wenn der Erfolg ungünstig ausfallen sollte, gab ich sogleich RHUS-T. 200°°°, worauf sogleich anscheinend Besserung erfolgte, und am folgenden Tage KALI-C. 200°° mit so entschiedener und schleuniger Besserung, daß er am 22. wieder gehörig fraß und am 23. Jan. als vollkommen geheilt angesehen werden konnte. – Mit gleichem schnellem und vollständigem Erfolge habe ich später noch mehrere Hunde, auch meinen eigenen, mit obigen Mitteln behandelt; nur mußte ich bei zweien, statt RHUS-T., BRY. zuerst geben, stets aber alle Mittel in der angegebenen Hochpotenz.[AHZ 38 (1850) 363-364]

Besserung der Beschwerden

Rückwärtsbiegen des Kopfs: Thuj. (APISIN., BELL., RHUS-T.)[KMS 723]
Bewegung.[HA 25], [HA 27], [HA 37], [HA 53], [HA 54], [HA 71], [HA 85], [HA 125], [HA 130]
Fortgesetzte Bewegung.[HA 135]
Gelinde Bewegung.[HA 73]
Leichte Bewegung.[Hub.; AHZ 21C]
Mäßige Bewegung.[HA 85]
Durch Bewegung der angegriffenen Teile.[Br., Lippe]
Gehen.[HA 89]
Fortgesetztes Gehen.[Br., Lippe]
Strecken der Glieder.[Br., Lippe]
Der Kranke fühlt die meisten Schmerzen während der Ruhe; durch Bewegung werden sie um vieles erleichtert: PH-AC. (vergleiche RHUS -T.).[Br., Lippe]
Äußerer Wärme.[HA 37], [HA 53], [HA 54],[HA 73], [HA 85], [HA 89], [HA 129], [HA 130], [HA 135], [HA 138], [Br., Lippe]
Warme LUFT.[Br., Lippe]
Warmes Einhüllen des Körpers (wenn der Kranke seinen Kopf immer sehr warm halten muß, siehe SIL.).[Br., Lippe]
Trockenes, warmes Wetter.[Br., Lippe]
Von Erhitzung.[HA 130]
Besonders nach Schweiß.[HA 125], [HA 138]
Warm Einhüllen.[HA 125]
Trocknes Wetter.[HA 125]

Verschlimmerung der Beschwerden

Die stärksten Zufälle und Beschwerden dann zu erregen, wann der Körper oder das Glied am meisten in Ruhe und möglichst unbewegt gehalten wird.[RA 2, 357]
Erhöhung der Beschwerden Abends und Nachts, in der Ruhe und von Kälte oder Kaltwerden.[VHA]
Früh.[HA 37], [HA 41], [HA 125], [HA 130], [HA 135]
Abends.[HA 118]
Abends bis Mitternacht.[KEU 51]
Vor Mitternacht RHUS-T. und PHOS..[Br., Lippe]
Nach Mitternacht.[Br., Lippe]
Nachts.[HA 125]
Morgens.[Br., Lippe]
Erkältung nach Erhitzung.[KEU 51]
DURCHNÄSSUNG.[KEU 51], [Br., Lippe]
Kalt-Baden.[VHA], [KEU 51]
Kaltes WASSER.[Br., Lippe]
NASSER Kälte.[HA 13]
NASSES Wetter.[Br., Lippe]
NAßKALTER Witterung.[HA 85]
Kalte LUFT.[HA 53], [KEU 51], [Br., Lippe]
Freie, kalte LUFT.[HA 129]
Vor einem Sturm.[Hub.; AHZ 210]
Kaltwerden.[HA 73], [HA 85], [HA 125], [HA 135], [KEU 51]
Kaltwerden des Kopfs.[HA 89]
In der Kälte.[HA 37], [HA 112], [HA 130], [HA 138], [Br., Lippe]
Witterungswechsel.[Br., Lippe]
Entblössung eines Theils. z. B. der Hand.[KEU 51]
Nichtbedecken des Kopfes (vergleiche BELL.).[Br., Lippe]
Warmwerden im Bette.[HA 105], [HA 112]
Erbrechen.[KEU 51]
Ruhe.[HA 13], [HA 41], [HA 54], [HA 71], [HA 79], [HA 125], [HA 130], [HA 135], [HA 138], [KEU 51]

Verifikationen und klinische Symptome

A. M. D. von A., eine Bauerfrau von 46 Jahren, liegt seit 4 Wochen zu Bette an einem Hüftweh, welches vergeblich und mit Verschlimmerung allopathisch behandelt ist, und Abends und bei Bewegung am schmerzhaftesten ist. – Genauere Notizen und Zeichen waren von dem hierher geschickten Boten, da ich sie selbst nicht sehen konnten, nicht zu erfragen. – Ich verordnete 2 Gaben BRY. 30°°° und eine Zwischengabe COLOC. 30°°, alle 3 Tage eine Gabe zu nehmen, aber ohne allen Erfolg. Am 25. April [1841], wo ich letzteres erfuhr, ließ die Kranke mir sagen, daß äußere Kälte die Schmerzen am meisten verschlimmerte, worauf ich ihr zwei Gaben ARN. 30°° und 2 Gaben RHUS-T. 30°° überschickte, um alle 3 Tage davon eins im Wechsel zu nehmen. Diesmal war der Erfolg besser, und mit dem letzten Pulverchen war sie von ihren Schmerzen befreit.[ACS 19 (1842) 45-46]

Während der Ruhe (vergleiche RUTA und RHOD.).[Br., Lippe]

Der Kranke fühlt die meisten Schmerzen während der Ruhe; durch Bewegung werden sie um vieles erleichtert: PH-AC. (vergleiche RHUS -T.).[Br., Lippe]

RHUS-T., LYC., SULPH. und PULS. haben Verschlimmerung beim Aufstehen von einem Sitze; nach Schweiß und in einem Zimmer, das mit Leuten angefüllt ist; vergleiche CON..[Br., Lippe]

Abends beim Warmwerden im Bette.[HA 118]

Im ruhigen Sitzen.[HA 37], [HA 53]

Beim Aufstehen von eine Sitz (vergleiche LYC. und PULS.).[Br., Lippe]

Liegen.[HA 37], [HA 53], [Br., Lippe]

Liegen im Bette.[KEU 51]

Im Bette und auf der Seite, worauf er nicht liegt.[HA 105]

Nach dem Aufstehen vom Bett.[Br., Lippe]

Nach der Bewegung.[HA 54]

Beim Gehen.[HA 129]

Nach dem Gehen.[HA 79]

Nach Gehen im Freien.[HA 71]

Bewegung der Augen.[HA 89]

Schütteln des Kopfs.[HA 73]

Treppensteigen.[HA 73]

Beim Bücken.[HA 79]

Hartauftreten.[Br., Lippe]

Sprechen.[KEU 51]

Essen und Trinken, besonders von kaltem WASSER und BIER.[KEU 51]

Nach dem Essen.[HA 41]

Von Kratzen.[HA 112]

Beim Schweiße.[HA 118]

Konkordanzen

Verschlimmerung nach der Zeit: Ars., Dros., Ign., Kali-c., Kali-n., *Nux-v.*, Ph-ac., Samb., Squil., Thuj. [PB]

Verschlimmerung nach Lage und Umständen: Acon., Agn., Am-c., Am-m., Ant-t., Arn., *Ars.*, Aur., Bell., Bor., *Bry.*, Calc., Caps., Caust., Cham., Cic., Clem., Cocc., Con., Dulc., Euph., Ferr., Hep., Kali-c., *Lyc.*, Merc., Mosch., Nat-m., Nit-ac., Nux-m., *Nux-v.*, Phos., *Puls.*, Sabad., Sabin., Samb., *Sep.*, *Sil.*, Spig., Squil., Stront., *Sulph.*, Viol-t. [PB]

Beschwerden der Thiere

Hunde

Des Freiherrn *von Wendt-Crassenstein* Wachtelhündchen war von der sogenannten Hundeseuche befallen und bei allöopathischer Veterinär-Behandlung am 20. Jan. 1849 so weit gebracht, daß mit jeder Stunde der Tod zu erwarten war, als noch eben vor Thoresschluß meine Hülfe für den Liebling seines Herrn angerufen wurde. Ohne große Hoffnung und mit Verwahrung gegen jede böse Nachrede, wenn der Erfolg ungünstig ausfallen sollte, gab ich sogleich RHUS-T. 200°°°, worauf sogleich anscheinend Besserung erfolgte, und am folgenden Tage KALI-C. 200°° mit so entschiedener und schleuniger Besserung, daß er am 22. wieder gehörig fraß und am 23. Jan. als vollkommen geheilt angesehen werden konnte. – Mit gleichem schnellem und vollständigem Erfolge habe ich später noch mehrere Hunde, auch meinen eigenen, mit obigen Mitteln behandelt; nur mußte ich bei zweien, statt RHUS-T., BRY. zuerst geben, stets aber alle Mittel in der angegebenen Hochpotenz.[AHZ 38 (1850) 363-364]

Pferde

Nützlich für alte, abgetriebene Pferde, die kaum laufen können, wenn man sie zum Stall herausführt.[Br., Lippe]

Ungefähr um dieselbe Zeit kam ein armer Kötter (Käthner) aus dem Kirchspiele Amelsbüren, zwei Stunden von hier, wenn ich mich recht erinnere, Namens *Rövekamp* hülfesuchend zu mir, indem er an einem Stricke ein Pferd hinter sich her schleppte, welches zum Gerippe abgemagert und mit struppigen Haaren kaum einen Fuß vor den andern setzen konnte. Das Pferd war seit 3 Monaten krank und trotz aller von verschiedenen Veterinär-Aerzten angewendeten Mitteln, die ihm überdem viel Geld gekostet hatten, immer elender geworden. „Ich hätte," sprach er, „so manchem von den

Aerzten aufgegebenen Menschen auch in seiner Nachbarschaft geholfen, daß er hoffe, ich würde mich nicht zu vornehm halten, mich auch seines armen Thiers zu erbarmen, dessen Verlust er nicht zu ersetzen wisse." Auf Befragen erfuhr ich, daß das Pferd bei Erdefahren, wobei es in Schweiß gerathen, von einem starken Schauer Regen mit Schnee untermischt überfallen, dadurch stark verkältet, und schon am folgenden Tage krank geworden sei. Diese Anamnese, verbunden mit den übrigen, mir nicht mehr genau erinnerlichen und nicht aufgeschriebenen Zeichen sprachen deutlich auf RHUS-T., wovon ich eine Gabe 200°°°, und dabei zwei Gaben SACCH. LACT. gab, mit der Weisung alle 5 Tage eins, der Reihe nach und (wie bei 1) mit WASSER geschüttelt, dem Pferde einzugeben. Drei Wochen später hielt vor meinem Hause ein Bauer mit einer einspännigen, schwer beladenen Karre und ließ mich freundlich bitten, ich möchte doch einmal zu ihm herunter kommen. Es war derselbe Kötter mit demselben Pferde, was ich nicht mehr kannte, damals so erbärmlich und elend, nun gut genährt, glatt in den Haaren und munteren Auges, und dabei die Versicherung des Eigenthümers, daß schon 24 Stunden nach dem ersten Pulver die Besserung sichtbar geworden, dann ferner von Tage zu Tage fortgeschritten und das Pferd nun gesunder und kräftiger sei, als jemals. Er dankte herzlich u. s. w.[AHZ 38 (1850) 362]

Ein altes aber kräftiges Pferd verrenkte sich im Kreuz, indem es einen Wagen Mist aus einem tiefen Hofe ziehen sollte. Das Thier war unvermögend von der Stelle zu gehen und mußte in den Stall geschoben werden. RHUS-T. stellte das Pferd binnen 3 Stunden vollkommen her. Allerdings wird man nicht immer so schnell und so glücklich heilen. Ist eine Verrenkung veraltet und hat sich bereits eine Knorpelsubstanz gebildet, dann ist die Heilung schwieriger. Für dergleichen Fälle empfehle ich nach vieler Erfahrung SULPH., CALC., SIL., PETR., CON., LYC., CAUST., und mehrere Gaben RHUS-T.. Selbst SEP. leistete in einem solchen Falle große Dienste. Daß namentlich die äußere Anwendung der ARN. nicht übersehen werden darf, versteht sich von selbst.[S.,R.; THU 5, 39-40]

Arzneiverwandtschaften von Rhus toxicodendron

Alum., Am-c., Ant-c., Arn., Ars., Asaf., Bell., Bry., Camph., Canth., Caust., Cham., Chin., Clem., Cocc., Coff., Con., Cupr., Cycl., (Dros.), Dulc., Graph., Hyos., Ign., Jod, Kali-c., Lach., Laur., Led., Lyc., Mag-c., Merc., Mur-ac., Nat-c., Nit-ac., Nux-v., Phos., Ph-ac., Plat., Puls., Ran-b., Rheum, Rhod., Ruta, Sabad., Samb., Sel., Sep., Sil., Squil., Sulph., Verat., Viol-t. [VHA]

Acon., Arn., Ars., Bell., *Bry.*, Calc., Caust., Cham., Chin., Con., Graph., Hep., Ign., Kali-c., Lyc., Merc., Nat-m., Nit-ac., *Nux-v.*, Phos., Ph-ac., *Puls.*, Sabad., *Sep.*, Sil., Spig., Staph., Stram., *Sulph.*, Verat. [PB]

Acon., Am-m., *Ang.*, Arn., *Ars.*, *Bell.*, *Bry.*, *Calc.*, *Caust.*, Cham., Cic., *Clem.*, *Coff.*, Dulc., Euph., *Hep.*, *Lyc.*, Merc., *Mez.*, Nit-ac., *Nux-v.*, Phos., Ph-ac., *Puls.*, *Rhod.*, Samb., *Sep.*, Sil., *Sulph.*, Verat. [KV]

Die Aehnlichkeit seiner Wirkung mit vielen Symptomen von WURZELSUMACH läßt sich nicht verkennen; ich habe ihrer im Vorworte zu letztgenannter Arznei [RHUS-T.] gebührend erwähnt.[RA 2, 418]

Die beiden Schwester-Arzneien BRY. und RHUS-T. unterscheiden sich bekanntlich im Wesentlichen durch Erhöhung der Beschwerden in Bewegung oder Ruhe, in der Wärme und in der Kälte, und dieser Charakter bleibt auch für den Husten bestehen, mit Ausnahme der sich bei beiden gleich bleibenden Tageszeit.[KEU 52]

Antidote von Rhus toxicodendron: Anac., Bell., Bry., Camph., Coff., Sulph.

Die Nachtheile der verfehlten Wahl hebt oft die ZAUNREBE, zuweilen der SCHWEFEL, zuweilen der KAMPHER oder der rohe KAFFEE, je nach den erregten übeln Zufällen. [RA 2, 359]

Bry., Camph., Coff., Sulph. [SRN]

Bell., Bry., Camph., Coff., Sulph. [PB]

Paßt sehr für Ausschläge, die durch Vergiftung mit RHUS-T. enstanden sind: ANAC. (vergl. CROT-T.).[Br., Lippe]

Rhus toxicodendron ist Antidot von: Bry., Chin., Mez., Ran-b., Rhod., Sulph., Viol-t.

Wo sie [BRY.] wirklich unrecht und nicht treffend homöopathisch gewählt war, hebt WURZELSUMACH den Nachtheil gewöhnlich auf, oder eine auf die erregten Uebel nach Umständen noch genauer passende Arznei andrer Art, wenigstens KAMPHER. [Hahnemann, RA 2, 418]

Diese Symptomengruppe sprach in vielen Stücken so sehr für PULS., daß ich, die Gegenanzeigen, die da waren, nicht beachtend, dem Kranken um so mehr davon eine Gabe 30°°°° reichte, um sie nach dem nächsten Anfalle zu nehmen, als jene einestheils eins unserer wirksamsten Mittel gegen CHINA-Siech-

Verifikationen und klinische Symptome

Verifikationen und klinische Symptome

thum ist, und auch der Husten und der Durchfall ihr zu entsprechen schien. Und doch war die Wahl der Arznei durchaus verfehlt. Das Gähnen vor dem Fieber, die Schläfrigkeit beim Froste, die Gliederschmerzen in der Hitze, wie ich jetzt erst erfuhr, eine besondere Unruhe in den leidenden Theilen, so wie der Umstand, daß nur in den Morgenstunden Durst eintrat, alle diese Zeichen entsprachen weder der PULS. noch irgend einem der andern bekannten Antidote der CHINA, [...] sondern am besten dem RHUS-T., wovon auch eine einzige Gabe zu 30°° hinreichte, den Kranken schnell und dauerhaft herzustellen.[ACS 18 (1840) 2, 28-29]

Rhus toxicodendron ist Folgemittel von: Bry.

Am 7. Mai 1835 eine Gabe BRY. 30° besserte bis zum 16. dieses Monats alles so bedeutend, daß an diesem Tage nur der Urin noch dick und trübe war, und eine Gabe RHUS-T. 30° hinreichte, dieses ganz große Leiden gänzlich und dauerhaft auszulöschen.[ACS 18 (1840) 2, 12]

Folgemittel von Rhus toxicodendron: Caust., Kali-c., Lyc., Sep., Sulph.

Da sonst nichts regelwidriges zu erfahren war, schickte ich derselben eine Gabe RHUS -T. 30°°, welche auch in der That Besserung brachte, aber das Uebel nicht ganz tilgte. Nach 14 Tagen verlangte sie daher wieder durch einen Boten fernere Arznei und bemerkte auf einem Zettel, daß ihre Periode viel zu stark sei, mit Weißfluß vor und nach derselben, daß sie leicht schwitzte und den ganzen Tag kaltes WASSER trinken müsse, um den Durst zu löschen. Ich sendete ihr daher nun eine Gabe SULPH. 30°° und eine Gabe CALC. 30°°, diese acht Tage später zu nehmen, worauf die Kreuzschmerzen zusammt den übrigen Symptomen, in 3 Wochen dauerhaft verschwanden.[ACS 17 (1839) 3, 22]

[Er erhielt], alle 8 Tage zu nehmen, 1. und 3. RHUS-T. 24°° und 2. CAUST. 30°°, mit der Weisung, das dritte Pulver (RHUS-T.) nicht eher zu nehmen, als bis er von dem zweiten keine Besserung weiter verspürte. Dieser Rath war nicht überflüssig, denn nach dem zweiten Pulver besserte es sich so auffallend und vollständig, daß er das dritte gar nicht eingenommen hat.[ACS 17 (1839) 3,39]

Ohne große Hoffnung und mit Verwahrung gegen jede böse Nachrede, wenn der Erfolg ungünstig ausfallen sollte, gab ich sogleich RHUS-T. 200°°°, worauf sogleich anscheinend Besserung erfolgte, und am folgenden Tage KALI-C. 200°° mit so entschiedener und schleuniger Besserung, daß er am 22. wieder gehörig fraß und am 23. Jan. als vollkommen geheilt angesehen werden konnte.[AHZ 38 (1850) 363-364]

Dieser bestand nämlich in leisen Stichen in den Fußgelenken, Schwierigkeit, die Hand zuzumachen, wie von Vollheit in derselben, und etwas Schwerhörigkeit, – Beschwerden, die nun nach einer Gabe LYC. 30°° in 14 Tagen ebenfalls verschwunden waren.[ACS 18 (1840) 2, 18]

Die meisten Homöopathen würden mit mir am 18. Apr. [1841]eine Gabe RHUS-T., aber vielleicht mehr als 30°° gegeben haben. Ich reichte ihr aber außerdem noch eine Gabe SEP. 30°°, um diese nach 8 Tagen zu nehmen, weil sie mehre Stunden von hier wohnte. Der Erfolg entsprach von beiden Mitteln ganz meinen Erwartungen, und ihr Befinden hatte sich ganz bedeutend gebessert, als sie am 8. Mai wieder zu mir kam.[ACS 19 (1842) 3, 56]

Rhus toxicodendron ist Wechselmittel mit: Arn., Bry., Caust., Nux-v.

Am 23. Jan. 1838 zweimal BRY. 30°° und RHUS-T. 30°° im Wechsel zu 48 Stunden gegeben, besserten alles, auch die Kreuzschmerzen, nur die Hüft- und Oberschenkelbeschwerden waren noch dieselben und dem Berichte gemäß, weil ich die Leidende nicht gesehen, ganz unleidlich.[ACS 17 (1839) 3,41]

Am 5. Juli erhielt er deshalb 2 Gaben CAUST., jede zu 30°°, und eine Gabe RHUS-T. 30°°, alle 5 Tage ein Pulver zu nehmen, und nach 3 Wochen waren beide Beschwerden dauerhaft verschwunden.[ACS 17 (1839) 3,64]

NUX-V. abwechselnd mit RHUS-T. gegeben [bei Nervenfieber], und Niemand war über 7 Tage krank.[ACS 18 (1840) 2, 16]

Das Wechseln mit BRY. und RHUS-T. in nervösen Fiebern ist kaum so oft anwendbar, als das mit BRY. und PULS., oder mit RHUS-T. und NUX-V..[ACS 18 (1840) 2, 15]

Am 25. April [1841], wo ich letzteres erfuhr, ließ die Kranke mir sagen, daß äußere Kälte die Schmerzen am meisten verschlimmerte, worauf ich ihr zwei Gaben ARN. 30°° und 2 Gaben RHUS-T. 30°° überschickte, um alle 3 Tage davon eins im Wechsel zu nehmen. Diesmal war der Erfolg besser, und mit dem letzten Pulverchen war sie von ihren Schmerzen befreit.[ACS 19 (1842) 46]

Am 19. Apr. [1841] erhielt er von mir vier Pulver, Nro. 1 und 3 NUX-V. 30°°, Nro. 2 RHUS-T. 30°°, und Nro. 4 SULPH., 30°°°, um alle 5 Tage eines zu nehmen. [ACS 19 (1842) 3, 63]

Rhus toxicodendron ist Zwischenmittel von: Bry., Caust., Puls.

Am 24. Nov.1837, wo sie bei mir Hülfe suchte, erhielt sie 1. und 3. CAUST. und 2. (als Zwischenmittel) RHUS-T., jedes Mittel zu 30°°, alle 5 Tage eins zu nehmen, und am 12. Dez. 1837 dankte sie mir schriftlich ihre Genesung.[ACS 17 (1839) 3,40]

Am 3. Jan.1852. 1 und 3. BRY. 200°°, 2. RHUS-T. 200°°, 4. §.; alle 3 Abende ein Pulver nach der Reihe der Nummern zu nehmen. Vollständige Heilung![Vol. 81, S.104; AHZ 48 (1854) 44]

Joseph Sch. zu Gl., ein 9jähriger Knabe, hatte sich heute Abend 7 Uhr durch Zerbrechen einer Flasche mit SCHWEFELSÄURE das ganze Gesicht „verbrannt", und in Folge dessen die heftigsten Schmerzen bekommen, welche besonders beide Augenlider angegriffen. – (Der Bote war Abends um 10 Uhr hier und hatte den 6stündigen Weg in 2 1/2 Stunde zu Pferde zurückgelegt.) – Am 22. Aug. 1852: 1, 3. PULS., 2. RHUS-T., 4. SEP., von jedem 200°°, um alle 24 Stunden ein Pulver zu nehmen und durchaus nichts Äußerliches anzuwenden.[Vol. 83, S.117; AHZ 48 (1854) 62]

Verifikationen und klinische Symptome

Zwischenmittel von Rhus toxicodendron: Bry., Nux-v., Puls., Tarax.

Auch darf dabei TARAX. nicht vergessen werden, wenigstens als Zwischenmittel bei den Hauptmitteln von langer Wirkungsdauer: CALC., LYC. und RHUS-T..[AHZ 51 (1856) 63]

Am 27. Dez. 1852: 1. und 3. RHUS-T. 200°, 2. NUX-V. 200°, 3. §., alle 3 Abende ein Pulver zu nehmen. War schnell geheilt und bedurfte keiner weitern Arznei.[Vol. 84, S.60; AHZ 48 (1854) 62-63]

1, RHUS-T; 2, BRY.; 3, RHUS-T., 200 (id est von jedem Arzneimittel zwei Globuli, befeuchtet mit der 200. Dynamisation der Zentesimalskala). Eine Dosis ist jeden fünften Abend einzunehmen.[Bd 78, S.116; KMSS 22-23]

Am oben genannten Tage erhielt sie 2 Gaben RHUS-T., jede zu 30°, und eine Zwischengabe PULS. 30°, um alle 8 Tage ein Pulver zu nehmen.[ACS 18 (1840) 2, 25]

Schädliche Substanzen und Arzneimittel (Nocentia) bei der Behandlung mit Rhus toxicodendron: Phos. ? [PB]

Phos. ? [PB]

Konkordanzen der homöopathischen Arzneien

I. Gemüth und Geist: Acon., Anac., Arn., Ars., *Bell.*, Bry., Calc., Cann-s., Cic., Cocc., *Con.*, Graph., *Hell.*, Hyos., Ign., Kali-c., Laur., *Lyc.*, Mez., Nat-c., Nat-m., Nux-m., *Nux-v.*, *Op.*, Petr., Phos., *Ph-ac.*, *Puls.*, Sep., Sil., Spig., Staph., *Stram.*, Sulph., Verat. [PB]

II. Körpertheile und Organe: Acon., Ant-c., Arg., Arn., Ars., Bar-c., Bell., Bry., *Calc.*, Carb-v., *Caust.*, Cham., Chin., Graph., Hep., Ign., Ip., Kali-c., Kreos., Led., Lyc., *Merc.*, Mur-ac., Nat-c., Nat-m., Nit-ac., Nux-v., Olnd., Petr., Phos., Ph-ac., Plat., *Puls.*, Sabad., Sabin., Sel., *Sep.*, Sil., Spig., Squil., Staph., *Sulph.*, Valer., Verat., Verb. [PB]

III. Empfindungen und Beschwerden

1. **Aeussere und innere Körpertheile im Allgemeinen:** *Acon.*, Alum., Am-m., Anac., Ant-c., Arg., Arn., Ars., Asaf., Bar-c., *Bell.*, *Bry.*, *Calc.*, Canth., Caps., Carb-v., Caust., Cham., *Chin.*, Cic., *Cocc.*, Colch., Con., Croc., Dros., Ferr., Graph., Hyos., Ign., Kali-c., Kreos., Led., *Lyc.*, M-arct., *Merc.*, Nat-c., Nat-m., Nit-ac., Nux-m., *Nux-v.*, Olnd., Par., Petr., Phos., Ph-ac., Plat., *Puls.*, Sabad., Sabin., Sel., *Sep.*, Sil., *Spig.*, Spong., Stann., Staph., Stram., Stront., *Sulph.*, Sulph-ac., Thuj., Zinc. [PB]
2. **Drüsen:** *Bell.*, Bry., *Con.*, Dulc., Hep., Lyc., Merc., *Phos.*, *Puls.*, *Spong.*, Sulph. [PB]
3. **Knochen:** Arg., *Asaf.*, Calc., Chin., Lyc., Merc., Nit-ac., Phos., Ph-ac., *Puls.*, Ruta, Sil., Staph., *Sulph.* [PB]
4. **Haut und Aeusseres:** Acon., Arn., *Ars.*, Bar-c., Bell., Bor., Bry., Calc., Carb-v., *Caust.*, Clem., Dulc., *Graph.*, Kali-c., Lach., *Lyc.*, *Merc.*, Mez., Nat-m., Nit-ac., Phos., Plat., *Puls.*, Ran-b., Sec., Sel., *Sep.*, Sil., Spong., Staph., *Sulph.*, Verat., Viol-t. [PB]

IV. Schlaf und Träume: Ars., Bry., Calc., Carb-v., Chin., Hep., Ign., Lyc., Merc., *Nux-v.*, Phos., Plat., Puls., *Sep.*, *Sulph.* [PB]

V. Fieber: *Acon.*, *Ars.*, *Bell.*, *Bry.*, Calc., Caps., Caust., *Cham.*, Chin., *Hep.*, Ign., Ip., *Merc.*, Nit-ac., *Nux-v.*, Op., Phos., *Puls.*, Sabad., Samb., Sec., Sep., Sil., Spig., Stram., *Sulph.*, *Verat.* [PB]

VI. Änderung des Befindens

1. **Verschlimmerung nach der Zeit:** Ars., Dros., Ign., Kali-c., Kali-n., *Nux-v.*, Ph-ac., Samb., Squil., Thuj. [PB]
2. **Verschlimmerung nach Lage und Umständen:** Acon., Agn., Am-c., Am-m., Ant-t., Arn., *Ars.*, Aur., Bell., Bor., *Bry.*, Calc., Caps., Caust., Cham., Cic., Clem., Cocc., Con., Dulc., Euph., Ferr., Hep., Kali-c., *Lyc.*, Merc., Mosch., Nat-m., Nit-ac., Nux-m., *Nux-v.*, Phos., *Puls.*, Sabad., Sabin., Samb., *Sep.*, *Sil.*, Spig., Squil., Stront., *Sulph.*, Viol-t. [PB]

VII. Konkordanz der homöopathischen Arzneien

Acon., Arn., Ars., Bell., *Bry.*, Calc., Caust., Cham., Chin., Con., Graph., Hep., Ign., Kali-c., Lyc., Merc., Nat-m., Nit-ac., *Nux-v.*, Phos., Ph-ac., *Puls.*, Sabad., *Sep.*, Sil., Spig., Staph., Stram., *Sulph.*, Verat. [PB]

Acon., Am-m., *Ang.*, Arn., *Ars.*, *Bell.*, *Bry.*, *Calc.*, *Caust.*, Cham., Cic., *Clem.*, *Coff.*, Dulc., Euph., *Hep.*, *Lyc.*, Merc., *Mez.*, Nit-ac., *Nux-v.*, Phos., Ph-ac., *Puls.*, *Rhod.*, Samb., *Sep.*, Sil., *Sulph.*, Verat. [KV]

Verifikationen und klinische Symptome

Ruta graveolens (Raute)
(Ruta)

Synonyma
Ruta graveolens L., Raute [SRN]

Nicht-Antipsorische Arznei
[SRN]

Arzneiwirkungsdauer
Wirkt 8 bis 14 Tage.[SRN]
Zählt zur 2. Klasse derjenigen Mittel, welche eine kurze Wirkungsdauer besitzen.[AHZ 49 (1855) 82]

Eigenthümlichkeiten und Hauptwirkungen

Gemüth
Befürchtende Aengstlichkeit.[VHA]
Nachmittags und Abends, Mißmuth und Melancholie.[VHA]
Gegen Abend melancholische Stimmung.[HA 100]
*Schwermuth und geistige Abspannung.[VHA]
Aengstliche Schwermuth und geistige Abspannung.[HA 100]
Große Hitze im Kopfe mit ängstlicher Unruhe.[VHA]
Aengstliche Athemversetzung von Stichen in der Brust.[VHA]
*Aengstliches Herzklopfen.[VHA]
Hysterisches Aufstoßen.[VHA]
Hitze im Kopfe, mit ängstlicher Unruhe.[HA 100]
Konkordanz Gemüth und Geist: Anac., Ars., Aur., Bell., Calc., Con., Graph., Hell., *Ign.*, *Lyc.*, Merc., Nat-c., Nux-v., Phos., Ph-ac., *Puls.*, Rhus-t., Sep., Sil., Staph., Stram., Sulph. [PB]

Geist
*Schwermuth und geistige Abspannung.[VHA]
Aengstliche Schwermuth und geistige Abspannung.[HA 100]
Konkordanz Gemüth und Geist: Anac., Ars., Aur., Bell., Calc., Con., Graph., Hell., *Ign.*, *Lyc.*, Merc., Nat-c., Nux-v., Phos., Ph-ac., *Puls.*, Rhus-t., Sep., Sil., Staph., Stram., Sulph. [PB]

Innerer Kopf
Große Hitze im Kopfe mit ängstlicher Unruhe.[VHA]
Hitze im Kopfe, mit ängstlicher Unruhe.[HA 100]
Klopfender (oder *reissender) Schmerz in der Stirn.[VHA]
Kopfweh, wie von einem eingetriebenen Nagel.[VHA]
Kopfweh nach übermäßigem Genusse geistiger Getränke.[VHA]

Aeusserer Kopf
Außerlicher Schmerz am Kopfe, wie von einem Stoße oder Schlage.[VHA]
Spannend ziehender Schmerz an den Seitentheilen des Kopfs, wie nach einem Schlage oder Stoße, mit Betäubung und Zerschlagenheit der Seite, worauf man liegt, in der Ruhe und bei NAßKALTEM Wetter verschlimmert, von Bewegung gebessert.[HA 130]
Schmerz in der Beinhaut des Kopfes, wie von einem Falle.[VHA]
Spannend ziehender Schmerz in der Knochenhaut des Schädels, wie nach einem Falle oder Stoße, mit bei Berührung schmerzhaften Beulen auf dem Haarkopfe, in der Ruhe, im Liegen auf dem schmerzenden Theil und bei NAßKALTEM Wetter verschlimmert, von Bewegung gebessert.[HA 122]
Dicke, bei Berührung unterköthig schmerzende Beulen auf dem Haarkopfe.[VHA]
Fressend jückende Geschwüre auf dem Haarkopfe.[VHA]

Verifikationen und klinische Symptome

NÄSSENDE Schorfe auf dem Kopfe, wie Kopfgrind.[VHA]
Geschwüre und Schorfe auf dem Kopfe.[HA 100]
Große, schmerzhafte Beulen auf dem Haarkopfe, wie aus der Knochenhaut entstanden, nach vorgängigem Reißen an der Stelle, bei Berührung wie unterköthig schmerzend.– Aengstliche Schwermuth und geistige Abspannung; gegen Abend melancholische Stimmung; Hitze im Kopfe, mit ängstlicher Unruhe; Geschwüre und Schorfe auf dem Kopfe; Thränen der Augen im Freien; Trübsichtigkeit, wie Flor vor den Augen; Schweiß des Nasenrückens; Nachmittags viel Durst auf kaltes WASSER; Magenschmerzen von rohen Speisen; Nagen und Fressen im Magen und Unterleibe; weicher, aber schwer abgehender Stuhl; Nagen und Fressen in der Brust; große Schwäche in den Beinen, nach Gehen; Schwäche in den Knieen, besonders beim Heruntersteigen; Zerschlagenheit der Theile, worauf man liegt, von Bewegung gebessert; Wundwerden von Gehen und Reiten; Schläfrigkeit nach dem Essen; Frost mit Durst, Gesichtshitze und Dummlichkeit; Hitze ohne Durst, mit ängstlicher Unruhe und Athembeschwerden.[HA 100]
Halbseitige Kälte des Kopfs und Gesichts, mit herauf- und herabfahrender Kälteempfindung im Rücken, vielem Gähnen und Dehnen, undSpannen in den Seitentheilen des Kopfs, in der Ruhe und Kälte verschlimmert.[HA 120]

Augen
Flecken auf der Hornhaut.[VHA]
Krämpfe im untern Augenlide, wobei der Randknorpel sich hin und her zieht.[VHA]
Kurzsichtigkeit.[VHA]
Hitze in den Augen, Abends beim Lesen bei LICHTE.[VHA]
Schmerz in den Augen, als wenn sie zu stark angestrengt wären.[VHA]
Thränen und WÄSSERN der Augen *im Freien, nicht in der Stube.[VHA]
Thränen der Augen im Freien.[HA 100]
Trübsichtigkeit von zu vielem Lesen, wie Flor oder Nebel vor den Augen.[VHA]
Trübsichtigkeit, wie Flor vor den Augen.[HA 100]
*Abends grüner Kreis um das LICHT.[VHA]

Ohren
Quetschungsschmerz im Ohrknorpel.[VHA]
Schmerz, wie von Stoß oder Fall unter dem Zitzfortsatze.[VHA]

Nase
Nasen-BLUTEN mit Druck in der Nasenwurzel.[VHA]
Schweiß auf dem Nasenrücken.[VHA]
Schweiß des Nasenrückens.[HA 100]

Antlitz
Geschwulst und Rothlauf an der Stirn.[VHA]
Gesichtsschmerz, wie von Stoß oder Quetschung in der Beinhaut des Jochbeins.[VHA]

Zähne
Wühlender Schmerz in den unteren Zähnen.[VHA]
Leichtes BLUTEN des Zahnfleisches.[VHA]

Mund
Klebrige Trockenheit des Mundes.[VHA]
Wie ein Knollen im Halse, beim Leer-Schlingen.[VHA]
*Krampf in der Zunge, mit erschwerter Sprache.[VHA]

Genüsse
Appetit beim Essen sogleich vergehend, mit Ekel vor den Speisen.[VHA]
Nachmittags unauslöschlicher Durst auf kaltes WASSER.[VHA]
Nachmittags viel Durst auf kaltes WASSER.[HA 100]
*FAULES Aufstoßen nach FLEISCH-Genuß.[VHA]
Kneipen im Magen nach BROD.[VHA]

Verifikationen und klinische Symptome

Kopfweh nach übermäßigem Genusse geistiger Getränke.[VHA]

Geschmack

*Geschmacklosigkeit der Speisen.[VHA]

Aufstoßen

*FAULES Aufstoßen nach FLEISCH-Genuß.[VHA]
Hysterisches Aufstoßen.[VHA]

Uebelkeit

Uebelkeit in der Herzgrube.
*Beim Essen, plötzliche Uebelkeit und Erbrechen der Speisen.[VHA]
Erbrechen der Kinder (von Würmern).[VHA]
Gewaltsamer Husten mit zähem Schleimauswurfe und Brecherlichkeit.[VHA]

Magen

Nagendes Gefühl von Leere im Magen, wie von Hunger.[VHA]
Nagen und Fressen im Magen und Unterleibe.[HA 100]
Magenschmerzen von rohen oder schwerverdaulichen Speisen.[VHA]
Magenschmerzen von rohen Speisen.[HA 100]
Kneipen im Magen nach BROD.[VHA]
Magenschwäche von Erbrechen.[VHA]

Hypochonder

Drückendes Nagen in der Lebergegend.[VHA]
Schmerzhafte Geschwulst der Milz.[VHA]

Bauch

Nagen und Fressen in der Nabelgegend.[VHA]
Im Sitzen, nach Gehen, Zerschlagenheitsschmerz in der Lendengegend.[VHA]
Leibweh von Würmern bei Kindern.[VHA]

Stuhl

Weicher, aber schwierig abgehender Stuhl, wegen Unthätigkeit des Mastdarms.[VHA]
Weicher, aber schwer abgehender Stuhl.[HA 100]
*Schleimiger, gäschiger Durchfall, mit Verstopfung abwechselnd.[VHA]
*Oefterer Stuhldrang, mit kleinen, weichen Abgängen.[VHA]
Oefterer, vergeblicher Stuhldrang, mit Vorfall des Mastdarms.[VHA]
*Mastdarmvorfall bei jedem (harten oder weichen) Stuhlgange.[VHA]

After

Reissen und Stechen im Mastdarme.[VHA]
*Mastdarmvorfall bei jedem (harten oder weichen) Stuhlgange.[VHA]
Weicher, aber schwierig abgehender Stuhl, wegen Unthätigkeit des Mastdarms.[VHA]
Oefterer, vergeblicher Stuhldrang, mit Vorfall des Mastdarms.[VHA]

Harn

Oefterer Harndrang mit geringem, *grünem Abgange.[VHA]
Starkes Pressen auf die Blase, als wenn sie immer voll wäre.[VHA]
*Auch nach dem Harnen noch immer Harndrang.[VHA]
Harnverhaltung.[VHA]
Unwillkührlicher Harnabgang, Nachts im Bette und am Tage bei Bewegung.[VHA]
Oefteres Nachtharnen.[VHA]
Nierengries.[VHA]

Beschwerden der Kinder

Leichtes Wundwerden von Gehen und Reiten, auch der Kinder.[VHA]
Wurmbeschwerden bei Kindern.[VHA]
Erbrechen der Kinder (von Würmern).[VHA]

Verifikationen und klinische Symptome

Leibweh von Würmern bei Kindern.[VHA]

Regel

*Sehr unordentliches Monatliche.[VHA]
*Schwacher, nur 2 Tage anhaltender BLUTABGANG; vor und nachher milder Weißfluß.[VHA]
(Monatliches zu früh und zu stark).[VHA]
*Fressender Weißfluß nach verschwundenem Monatlichen.[VHA]

Athem

Kurzäthmigkeit.[VHA]
Aengstliche Athemversetzung von Stichen in der Brust.[VHA]

Husten

Gewaltsamer Husten mit zähem Schleimauswurfe und Brecherlichkeit.[VHA]
Husten mit kopiösem Eiterauswurfe.[VHA]
*Fast ohne Husten, Auswurf dicken, gelben Schleims, bei Schwächegefühl in der Brust.[VHA]

Luftröhre

Schmerz im Kehlkopfe, wie von Stoß oder Quetschung.[VHA]

Brust

Aetzendes Fressen und Nagen in der Brust.[VHA]
Stiche in der Brust.[VHA]
Geschwürige Lungensucht (nach Brustverletzung).[VHA]
*Aengstliches Herzklopfen.[VHA]
*Auf dem Brustbeine eine schmerzhafte Stelle, welche beim Aufdrücken wehe thut.[VHA]
Aengstliche Athemversetzung von Stichen in der Brust.[VHA]
*Fast ohne Husten, Auswurf dicken, gelben Schleims, bei Schwächegefühl in der Brust.[VHA]
Nagen und Fressen in der Brust.[HA 100]

Rücken

Zerschlagenheitsschmerz im Rücken und Kreuze.[VHA]

Tabes dorsualis: Ref. theilte einige Erfahrungen und Erfolge in Betreff der wahren Tabes dorsualis mit, welche in den Niederlanden zu den nicht seltenen Krankheiten gehört, und bekanntlich von der Allopathie für durchaus unheilbar erklärt wird. Ref. beabsichtigt darüber in dieser Zeitung [AHZ 57 (1858) 3-6, 12-13] ausführlichere Mittheilung zu machen [siehe: Aluminium metallicum] glaubte aber bei dieser Gelegenheit auf ein Paar Heilmittel aufmerksam machen zu müssen, welche bisher für solche Krankheiten noch wenig in Anwendung gezogen sind, nämlich: RUTA, STANN. und STRAM.. Dies letztere Mittel zeigte in mehren Fällen eine entscheidende Besserung in der, dieser Krankheit eigenthümlichen Unsicherheit in der Bewegung und Stellung der Unterglieder im Finstern, während besonders das erste eine grosse und heilsame Wirkung auf das Rückenmark und die Unterglieder ausübe. Auch darf dabei TARAX. nicht vergessen werden, wenigstens als Zwischenmittel bei den Hauptmitteln von langer Wirkungsdauer: CALC., LYC. und RHUS-T..[AHZ 51 (1856) 63]

Schmerz im Kreuze und Steißbeine, wie von Schlag oder Stoß.[VHA]
*Stiche im Kreuze beim Gehen und Bücken.[VHA]
*Stiche im Kreuze im Sitzen, beim Aufdrücken und in der Rückenlage unschmerzhaft.[VHA]

Oberglieder

Schmerz wie von einem Stoße im Ellbogengelenke und in den Fingern.[VHA]
Zerschlagenheitsschmerz und Reissen in der Ellbogenröhre und in den Handknochen, beim Drücken darauf.[VHA]
Lähmigkeit und Steifigkeit des Handgelenks nach Verrenkung, *am meisten bei naßkalter Witterung.[VHA]
*Verrenkschmerz oder Stiche im Handgelenke.[VHA]
*Schmerzhaftigkeit des Handgelenks beim Heben einer Last.[VHA]
*Taubheit und Kriebeln in den Händen, nach Anstrengung.[VHA]
Aufgelaufene Adern auf der Hand.[VHA]

Verifikationen und klinische Symptome

Ruhe erhöhet, Bewegung lindert die Gliederschmerzen.[VHA]
Warzen in der Handfläche: NAT-M. (vergleiche RUTA).[Br., Lippe]

Unterglieder

Hüftweh, als wären die Knochen zerschlagen, oder wie von Stoß oder Fall, besonders bei Bewegung.[VHA]

Zerschlagenheit der Oberschenkel, als wären die Röhrknochen mitten durchgeschlagen und zerbrochen.[VHA]

Unruhe und Schwere in den Beinen.[VHA]

*Müdigkeit und Schwäche in den Beinen, nach Gehen.[VHA]

Große Schwäche in den Beinen, nach Gehen.[HA 100]

Schwäche in den Knieen, besonders beim Heruntersteigen.[HA 100]

Tabes dorsualis: Ref. theilte einige Erfahrungen und Erfolge in Betreff der wahren Tabes dorsualis mit, welche in den Niederlanden zu den nicht seltenen Krankheiten gehört, und bekanntlich von der Allopathie für durchaus unheilbar erklärt wird. Ref. beabsichtigt darüber in dieser Zeitung [AHZ 57 (1858) 3-6, 12-13] ausführlichere Mittheilung zu machen [siehe: Alluminium metallicum] glaubte aber bei dieser Gelegenheit auf ein Paar Heilmittel aufmerksam machen zu müssen, welche bisher für solche Krankheiten noch wenig in Anwendung gezogen sind, nämlich: RUTA, STANN. und STRAM.. Dies letztere Mittel zeigte in mehren Fällen eine entscheidende Besserung in der, dieser Krankheit eigenthümlichen Unsicherheit in der Bewegung und Stellung der Unterglieder im Finstern, während besonders das erste eine grosse und heilsame Wirkung auf das Rückenmark und die Unterglieder ausübe. Auch darf dabei TARAX. nicht vergessen werden, wenigstens als Zwischenmittel bei den Hauptmitteln von langer Wirkungsd.: CALC., LYC. und RHUS-T..[AHZ 51 (1856) 63]

*Gefühl von Verkürzung der Kniekehlflechsen und Schwäche darin, besonders beim Heruntersteigen fühlbar.[VHA]

Lähmung der Fußgelenke nach Verrenkung.[VHA]

Fistulöse Geschwüre am Unterschenkel.[VHA]

Aetzendes Brennen in den Fußknochen beim Auftreten.[VHA]

Ruhe erhöhet, Bewegung lindert die Gliederschmerzen.[VHA]

Drüsen

Konkordanz Drüsen: Arn., Carb-an., Con., Phos., Rhus-t. [PB]

Knochen

Schmerz der Röhrknochen, als wenn sie zerbrochen wären.[VHA]

Quetschungen und Verletzungen der Knochen und Knochenhaut

Quetschungen und Verletzungen der Knochen und Knochenhaut.[VHA]

Die Hauptmittel bei äußeren Verletzungen scheinen sich, außer mehren anderen, jedem derselben eigenthümlichen Anzeigen, auch noch besonders darin zu unterscheiden, daß

1. ARNICA mehr den Quetschungen der weichen Theile, mit gewaltsamer Zerreissung und BLUTUNG derselben,
2. CONIUM MACULATUM mehr den Drüsen,
3. RHUS den Gelenken und deren Bändern,
4. RUTA den Knochen und der Knochenhaut,
5. STAPHYSAGRIA den Wunden weicher Theile von schneidenden Instrumenten, ohne eigentliche Zerquetschung, und
6. SULPHURICUM ACIDUM den bloßen BLUT-Unterlaufungen und davon hauptsächlich abhängigen Schmerzen entspricht.[VHA]

Schmerz in der Beinhaut des Kopfes, wie von einem Falle.[VHA]

Spannend ziehender Schmerz in der Knochenhaut des Schädels, wie nach einem Falle oder Stoße, mit bei Berührung schmerzhaften Beulen auf dem Haarkopfe, in der Ruhe, im Liegen auf dem schmerzenden Theil und bei NAßKALTEM Wetter verschlimmert, von Bewegung gebessert.[HA 122]

Zerschlagenheitsschmerz und Reissen in der Ellbogenröhre und in den Handknochen, beim Drücken darauf.[VHA]

Hüftweh, als wären die Knochen zerschlagen, oder wie von Stoß oder Fall, besonders bei Bewegung.[VHA]

Verifikationen und klinische Symptome

Zerschlagenheit der Oberschenkel, als wären die Röhrknochen mitten durchgeschlagen und zerbrochen.[VHA]
Aetzendes Brennen in den Fußknochen beim Auftreten.[VHA]
Konkordanz Knochen: *Asaf.*, Bell., C a l c ., C h i n ., Dros,., Hep., Lyc., *Merc.*, Nit-ac., Phos., *P h - a c .*, P u l s ., Sep., *Sil.*, Staph., S u l p h . [PB]

Haut

Die Hauptmittel bei äußeren Verletzungen scheinen sich, außer mehren anderen, jedem derselben eigenthümlichen Anzeigen, auch noch besonders darin zu unterscheiden, daß
1. ARNICA mehr den Q u e t s c h u n g e n d e r w e i c h e n T h e i l e, mit gewaltsamer Z e r r e i s s u n g und BLUTUNG derselben,
2. CONIUM MACULATUM mehr den D r ü s e n,
3. RHUS den G e l e n k e n und deren B ä n d e r n,
4. RUTA den K n o c h e n und der K n o c h e n h a u t,
5. STAPHYSAGRIA den Wunden w e i c h e r T h e i l e von s c h n e i d e n d e n I n s t r u m e n t e n, ohne eigentliche Zerquetschung, und
6. SULPHURICUM ACIDUM den bloßen B L U T - U n t e r l a u f u n g e n und davon hauptsächlich abhängigen Schmerzen entspricht.[VHA]

Fressendes Jücken in der Haut.[VHA]
Leichtes Wundwerden von Gehen und Reiten, auch der Kinder.[VHA]
Wundwerden von Gehen und Reiten.[HA 100]
Entzündete Geschwüre.[VHA]
Haut-WASSERSUCHT.[VHA]
Warzen.[VHA]
Warzen in der Handfläche: NAT-M. (vergleiche RUTA).[Br., Lippe]
Dicke, bei Berührung unterköthig schmerzende Beulen auf dem Haarkopfe.[VHA]
Fressend jückende Geschwüre auf dem Haarkopfe.[VHA]
NÄSSENDE Schorfe auf dem Kopfe, wie Kopfgrind.[VHA]
Geschwulst und Rothlauf an der Stirn.[VHA]
Fistulöse Geschwüre am Unterschenkel.[VHA]
Konkordanz Haut und Aeusseres: *Arn.*, Ars., Asaf., *Bry.*, Calc., Caust., Chin., Dulc., Kali-c., Lach., *Led.*, *L y c .*, Mang., M e r c ., Phos., Ph-ac., *Puls.*, *Rhus-t.*, *Sep.*, S i l ., *Staph.*, *Sulph.* [PB]

Schlaf

Schläfrigkeit, besonders nach dem Essen.[VHA]
Schläfrigkeit nach dem Essen.[HA 100]
Schlafsucht.[VHA]
Hitze in den Augen, Abends beim Lesen bei LICHTE.[VHA]
Unwillkührlicher Harnabgang, Nachts im Bette und am Tage bei Bewegung.[VHA]
Oefteres Nachtharnen.[VHA]

Fieber

Frost und Schauder mit heftigem Durste, Gesichtshitze und Dummlichkeit im Kopfe.[VHA]
Frost mit Durst, Gesichtshitze und Dummlichkeit.[HA 100]
Frostschauder über den Rücken.[VHA]
Hitze ohne Durst, mit Unruhe, Angst und Athemversetzung.[VHA]
Hitze ohne Durst, mit ängstlicher Unruhe und Athembeschwerden.[HA 100]
*Oeftere, schnell überlaufende Hitze.[VHA]

Fieberstadien
1. P u l s bloss bei der Hitze etwas beschleunigt.[WF 46]
2. Innerlicher F r o s t, mit Schauder und Schütteln, selbst beim warmen Ofen. – Halbseitige, überlaufende Kälte des Kopfes. – Frost, am Meisten im Rücken, und darin herauf und herunter fahrend. – Frost mit Gesichtshitze und heftigem Durste.[WF 46]
3. H i t z e über den ganzen Körper, am Meisten Nachmittags, ohne Durst, aber mit Angst, Unruhe und Athemversetzung. – Aeussere und innere Gesichtshitze, mit rothen Wangen und kalten Händen und Füssen. – Oeftere Anfälle von schnell überlaufender Hitze.[WF 46]
4. Kalter Gesichts-S c h w e i s s, früh im Bette. – Allgemeiner Schweiss nach Gehen im Freien.[WF 46]

Konkordanz Fieber: Ars., Cham., C h i n ., Merc., Puls., Rhus-t., *S e p .*, S u l p h ., Verat. [PB]

Gemeinsames

Ruhe erhöhet, Bewegung lindert die Gliederschmerzen.[VHA]

Zerschlagenheitsschmerz, oder wie von Stoß, Fall oder Quetschung, in den Gliedern und Gelenken

Zerschlagenheitsschmerz, oder wie von Stoß, Fall oder Quetschung, in den Gliedern und Gelenken.[VHA]

Zerschlagenheit der Theile, worauf man liegt, von Bewegung gebessert.[HA 100]

Aeußerlicher Schmerz am Kopfe, wie von einem Stoße oder Schlage.[VHA]

Schmerz in der Beinhaut des Kopfes, wie von einem Falle.[VHA]

Quetschungsschmerz im Ohrknorpel.[VHA]

Schmerz, wie von Stoß oder Fall unter dem Zitzfortsatze.[VHA]

Gesichtsschmerz, wie von Stoß oder Quetschung in der Beinhaut des Jochbeins.[VHA]

Schmerz im Kehlkopfe, wie von Stoß oder Quetschung.[VHA]

Geschwürige Lungensucht (nach Brustverletzung).[VHA]

Schmerz im Kreuze und Steißbeine, wie von Schlag oder Stoß.[VHA]

Schmerz wie von einem Stoße im Ellbogengelenke und in den Fingern.[VHA]

Hüftweh, als wären die Knochen zerschlagen, oder wie von Stoß oder Fall, besonders bei Bewegung.[VHA]

Quetschungen und Verletzungen der Knochen und Knochenhaut.[VHA]

Zerschlagenheitsschmerz

Zerschlagenheit der Theile, worauf man liegt.[VHA]

Schmerzhafte Müdigkeit, wie Zerschlagenheit, nach mäßiger Anstrengung.[VHA]

Zerschlagenheitsschmerz im Rücken und Kreuze.[VHA]

Zerschlagenheitsschmerz und Reissen in der Ellbogenröhre und in den Handknochen, beim Drücken darauf.[VHA]

Zerschlagenheit der Oberschenkel, als wären die Röhrknochen mitten durchgeschlagen und zerbrochen.[VHA]

Schmerzhafte Müdigkeit, wie Zerschlagenheit, nach mäßiger Anstrengung.[VHA]

Lähmungen nach Verrenkungen

Lähmungen nach Verrenkungen, (besonders der Fuß- und Hand-Gelenke).[VHA]

Lähmigkeit und Steifigkeit des Handgelenks nach Verrenkung, *am meisten bei NAßKALTER Witterung.[VHA]

*Verrenkschmerz oder Stiche im Handgelenke.[VHA]

Lähmung der Fußgelenke nach Verrenkung.[VHA]

Besserung der Beschwerden

Bewegung lindert die Gliederschmerzen.[VHA]

B e w e g u n g . [HA 122], [HA 130]

Verschlimmerung der Beschwerden

NAßKALTES Wetter verschlimmert die Beschwerden.[VHA]

N A ß K A L T E S W e t t e r . [HA 122], [HA 130]

K ä l t e . [HA 120]

R u h e .[VHA], [HA 120], [HA 130]

Während der Ruhe: RHUS-T. (vergleiche RUTA und RHOD.).[Br., Lippe]

Konkordanzen

Verschlimmerung nach der Zeit: ? [PB]

Verschlimmerung nach Lage und Umständen: Am-c., Arn., A s a f ., Bar-c., B r y ., *C a l c .*, C a p s ., Chin., C i n a, Cocc., Con., Cycl., Dros., Dulc., *Hep.*, Kali-c., L a c h ., *L y c .*, Mang., M e r c ., N a t - c ., *Nat-m.*, Nux-m., N u x - v ., P h o s ., Ph-ac., *Puls.*, R h o d ., *Rhus-t.*, S e p ., *Sil.*, Spig., Stront., *Sulph.*, T h u j ., Verat., Zinc. [PB]

Verifikationen und klinische Symptome

Arzneiverwandtschaften von Ruta graveolens

Acon., (Ambr.), Arn., Ars., Asaf., Bell., Bry., Con., (Cupr.), Hyos., Ign., Nux-v., Op., (Phos.), Plb., Puls., Rhus-t., (Sel.), (Staph.), Stram., Verat. [VHA]

Arn., Asaf., Bell., Bry., *Calc.*, Caust., Chin., Cocc., Con., Dros., Hep., Ign., Kali-c., Led., *Lyc.*, *Merc.*, Nat-c., Nat-m., Nux-v., Phos., Ph-ac., *Puls.*, *Rhus-t.*, *Sep.*, *Sil.*, Staph., *Sulph.*, Verat. [PB]

Ign., *Nat-m.* [KV]

Antidot von Ruta graveolens: Camph.

Die allzu heftigen Wirkungen der RAUTE nimmt der KAMPHER hinweg. [RA 4, 200]

Camph. ? [SRN]

Camph. ? [PB]

Konkordanzen der homöopathischen Arzneien

I. Gemüth und Geist: Anac., Ars., Aur., Bell., Calc., Con., Graph., Hell., *Ign.*, *Lyc.*, Merc., Nat-c., Nux-v., Phos., Ph-ac., *Puls.*, Rhus-t., Sep., Sil., Staph., Stram., Sulph. [PB]

II. Körpertheile und Organe: Acon., Alum., Anac., *Arn.*, Ars., Aur., Ba-c., *Bell.*, Bry., *Calc.*, Canth., Caps., Carb-v., *Caust.*, Chin., Cocc., Con., Dig., Dros., Euphr., Graph., Hep., Hyos., Ign., Kali-c., Kreos., Led., *Lyc.*, *Merc.*, Nat-m., Nit-ac., Nux-v., Op., Petr., *Phos.*, Ph-ac., Plb., *Puls.*, Rhus-t., Sabad., Sars., Sec., Seneg., *Sep.*, *Sil.*, Spig., Squil., Staph., Stram., *Sulph.*, Thuj., Verat., Zinc. [PB]

III. Empfindungen und Beschwerden

1. **Aeussere und innere Körpertheile im Allgemeinen:** Acon., Alum., Anac., Arg., *Arn.*, Bell., Bry., Calc., Canth., Carb-v., *Caust.*, Chin., Cic., *Cocc.*, Con., Cupr., Dros., Dulc., Hell., Hep., Ign., Kali-c., Led., Lyc., Mgs., Merc., Mez., Nat-c., Nat-m., Nit-ac., Nux-m., *Nux-v.*, Olnd., *Phos.*, Ph-ac., Plat., Plb., Puls., Rhod., Rhus-t., Sabad., *Sep.*, Sil., Spig., Stann., Staph., *Sulph.*, Sulph-ac., Teucr., *Verat.*, Verb., Zinc. [PB]
2. **Drüsen:** Arn., Carb-an., Con., Phos., Rhus-t. [PB]
3. **Knochen:** *Asaf.*, Bell., Calc., Chin., Dros,., Hep., Lyc., *Merc.*, Nit-ac., Phos., *Ph-ac.*, Puls., Sep., *Sil.*, Staph., Sulph. [PB]
4. **Haut und Aeusseres:** *Arn.*, Ars., Asaf., *Bry.*, Calc., Caust., Chin., Dulc., Kali-c., Lach., *Led.*, *Lyc.*, Mang., Merc., Phos., Ph-ac., *Puls.*, *Rhus-t.*, *Sep.*, Sil., *Staph.*, *Sulph.* [PB]

IV. Schlaf und Träume: ? [PB]

V. Fieber: Ars., Cham., Chin., Merc., Puls., Rhus-t., *Sep.*, Sulph., Verat. [PB]

VI. Änderung des Befindens

1. **Verschlimmerung nach der Zeit:** ? [PB]
2. **Verschlimmerung nach Lage und Umständen:** Am-c., Arn., Asaf., Bar-c., Bry., *Calc.*, Caps., Chin., Cina, Cocc., Con., Cycl., Dros., Dulc., *Hep.*, Kali-c., Lach., *Lyc.*, Mang., Merc., Nat-c., *Nat-m.*, Nux-m., Nux-v., Phos., Ph-ac., *Puls.*, Rhod., *Rhus-t.*, Sep., *Sil.*, Spig., Stront., *Sulph.*, Thuj., Verat., Zinc. [PB]

VII. Konkordanz der homöopathischen Arzneien

Arn., Asaf., Bell., Bry., *Calc.*, Caust., Chin., Cocc., Con., Dros., Hep., Ign., Kali-c., Led., *Lyc.*, *Merc.*, Nat-c., Nat-m., Nux-v., Phos., Ph-ac., *Puls.*, *Rhus-t.*, *Sep.*, *Sil.*, Staph., *Sulph.*, Verat. [PB]

Ign., *Nat-m.* [KV]

Verifikationen und klinische Symptome

Sabadilla (Mexikanischer Läuse-Samen)

(Sabad.)

Synonyma

Sabadilla, Veratrum Sabadilla Retz., Semen Sabadillae, Sabadille, mexikanischer Läuse-Samen [SRN]

Antipsorische Arznei

Die [...] bezeichneten Arzneien scheinen zu den antipsorischen Mitteln gezählt werden zu dürfen. Wenigstens habe ich sie in chronischen Beschwerden (psorischen Ursprungs) vorzugsweise wirksam befunden.[SRN]

Arzneiwirkungsdauer

Wirkt 2 bis 3 Wochen.[SRN]

Zählt zur 2. Klasse derjenigen Mittel, welche eine kurze Wirkungsdauer besitzen.[AHZ 49 (1855) 82]

Hinweise

Gefühlstäuschungen an seinem eigenen Körper.[VHA]

Wechselnde Gemüths- und Geistes-Zustände.[KEU 52]

Nur da, wo eine derartige periodische Wiederkehr scharf und bestimmt sich ausspricht, wie z. B. Abends nur von 4 bis 8 Uhr (HELL. und LYC.), oder genau um dieselbe Stunde (ANT-T., IGN., SABAD.) ist ein besonderes Gewicht darauf zu legen und nur dafür zu sorgen, dass keine Gegenanzeigen dabei vernachlässigt werden.[AHZ 60 (1869) 99]

Eigenthümlichkeiten und Hauptwirkungen

Gemüth

Aengstliche Unruhe.[VHA], [KEU 52]

Aengstliche Unruhe und Schreckhaftigkeit.[HA 38]

Aergerlichkeit.[VHA]

Eingebildete Krankheitszustände.[VHA]

Einbildungen von nicht vorhandenen Beschwerden.[KEU 52]

Gefühlstäuschungen an seinem eigenen Körper.[VHA]

Geistesstumpfheit mit Frohsinn abwechselnd mit aufgewecktem Geiste bei Unempfindlichkeit des Gemüths.[VHA]

Schreckhaftigkeit bei dem mindesten Geräusche.[VHA]

Schreckhaftigkeit bei Geräusch.[KEU 52]

Täuschungen des Gefühls an seinem eigenen Körper.[HA 38]

Wechselnde Gemüths- und Geistes-Zustände.[KEU 52]

Konkordanz Gemüth und Geist: Acon., Anac., Ars., *Bell.*, Bry., Calc., Cann-s., Cocc., Hell., Hyos., Ign., Laur., Lyc., Nat-c., Nat-m., Nux-v., Op., Phos., *Ph-ac.*, Puls., Rhus-t., Sep., Sil., Staph., *Stram.*, Sulph., Verat., Zinc. [PB]

Geist

Geistesstumpfheit mit Frohsinn abwechselnd mit aufgewecktem Geiste bei Unempfindlichkeit-des Gemüths.[VHA]

Wechselnde Gemüths- und Geistes-Zustände.[KEU 52]

Kopfweh von Geistesanstrengung.[VHA]

Fixe Ideen; der Kranke glaubt, [..] daß ein lebendes Tier in seinem Bauche sei: THUJ. (vergleiche SABAD.).[Br., Lippe]

Konkordanz Gemüth und Geist: Acon., Anac., Ars., *Bell.*, Bry., Calc., Cann-s., Cocc., Hell., Hyos., Ign., Laur., Lyc., Nat-c., Nat-m., Nux-v., Op., Phos., *Ph-ac.*, Puls., Rhus-t., Sep., Sil., Staph., *Stram.*, Sulph., Verat., Zinc. [PB]

Schwindel

Ohnmachtartiger Schwindel mit Schwarzwerden vor den Augen.[VHA]

Innerer Kopf

Schmerzhaftes Drücken mit Düseligkeit, im Vorderkopfe und in den Schläfen.[VHA]

Verifikationen und klinische Symptome

Kopfweh von Geistesanstrengung.[VHA]
Das Kopfweh verbreitet sich von der rechten Seite aus.[VHA]
Betäubender Kopfschmerz mit Fließschnupfen, Jucken und Brennen des äußeren Kopfes und allgemeinem Hitzegefühl des ganzen Körpers, Vormittags am schlimmsten. – Aengstliche Unruhe und Schreckhaftigkeit. Täuschungen des Gefühls an seinem eigenen Körper; Thränen der Augen; brennende Hitze und Röthe des Gesichts; Durstlosigkeit bei Mundtrockenheit; Brecherlichkeit vor dem Essen; Brennen im Magen und Unterleibe; Husten, sobald er sich niederlegt; Stiche in den Muskeln der Arme und Oberschenkel; Verschlimmerung der Beschwerden Vormittags, in der Ruhe und in der Kälte; Frost und Hitze ohne, nur zwischen beiden Durst.[HA 38]
Drückender Kopfschmerz von Innen zur (rechten) Schläfe heraus, mit Düseligkeit, von Kopfanstrengung und im Sitzen in der Stube nach Gehen im Freien verschlimmert, von äußerem Druck, im Liegen und nach dem Essen gebessert.[HA 53]

Aeusserer Kopf
Brennen und kriebelndes Jücken auf dem Haarkopfe, wie von Ungeziefer.[VHA]
Brennendes Jucken, am meisten auf dem Vorderkopfe und hinter den Ohren, von wo sich das Hitzegefühl über den ganzen Körper ausbreitet, nach Kratzen heftig kitzelnd und stechend und rothe Flecken bildend, welche sich später mit Schorfe bedecken, bei Erhitzung und Schweiß am Tage verschlimmert.[HA 118]
Kurzes, erschütterndes Niessen mit Kopfschmerz.[VHA]
Dämpfiger Husten mit Stichen im Scheitel, Erbrechen und Magenschmerzen.[VHA]
Stiche im Scheitel.[KEU 52]

Augen
Druck auf die Augäpfel beim in die Höhe Sehen.[VHA]
Thränen der Augen bei fast jeder Veranlassung und sonstigen Schmerzen.[VHA]
Thränen der Augen.[HA 38], [KEU 52]
Trockner Husten, wobei er heiß wird, schwitzt und die Augen voll WASSER laufen.[VHA]

Ohren
Kitzeln an den Ohren.[VHA]
Knallen vor den Ohren, welches lange darin nachklingt.[VHA]
Schreckhaftigkeit bei dem mindesten Geräusche.[VHA]
Schreckhaftigkeit bei Geräusch.[KEU 52]

Nase
Angenehmes Kitzeln an den Nasenflügeln.[VHA]
Trockne Empfindlichkeit oben in der Nase.[VHA]
Nasen-BLUTEN.[VHA]
Nasen-BLUTEN hellrothen BLUTS.[KEU 52]
Auswurf hellrothen BLUTES, welches aus den hinteren Nasenöffnungen kommt.[VHA]
Unerträglichkeit des Geruchs von KNOBLAUCH.[VHA]

Antlitz
Brennende Hitze und Röthe des Gesichts.[VHA], [HA 38]
Gesichtshitze nach WEIN-Trinken.[VHA]
Gesichts-Hitze und Röthe.[KEU 52]
Fleckige Haut im Gesichte, wie Schwinden.[VHA]
Knacken in beiden Kiefergelenken beim weiten Öffnen des Mundes.[VHA]

Zähne
Ziehen in den Zähnen, besonders beim Gehen im Freien.[VHA]
Stechender Schmerz in den unteren Backenzähnen.[VHA]
Bläuliches Zahnfleisch.[VHA]

Verifikationen und klinische Symptome

Mund

Mundtrockenheit.[VHA]
Durstlosigkeit bei Mundtrockenheit.[HA 38]
Brennende Trockenheit im Halse.[VHA]
Brennende Trockenheit im Schlunde.[KEU 52]
Rauhheit und Scharrigkeit im Halse, mit stetem Drange zum Schlingen.[VHA]
Rauhheit und Scharrigkeit im Halse.[KEU 52-53]
Kratzen im Halse.[VHA]
Gefühl im Halse, wie von einem Knollen, der zum Schlingen nöthigt.[VHA]
Erschwertes Schlingen.[VHA]
Stete Neigung zu Schlingen.[KEU 53]
Viel SÜßLICHER Speichel im Munde.[VHA]
Dick gelblich belegte Zunge.[VHA]
Wundheitsschmerz an der Zungenspitze.[VHA]

Genüsse

Appetitlosigkeit.[VHA]
Heftiges Verlangen, wie Heißhunger, nach SÜßEM, HONIG oder MEHL-Speisen.[VHA]
Grosse Neigung zu SÜSSEM.[KEU 53]
Abscheu vor KAFFEE, WEIN, FLEISCH, und SAUREM.[VHA]
Durst, besonders Abends, auf kaltes WASSER.[VHA]
Gänzliche Durstlosigkeit.[VHA]
Durstlosigkeit bei Mundtrockenheit.[HA 38]
Unerträglichkeit des Geruchs von KNOBLAUCH.[VHA]
Gesichtshitze nach WEIN-Trinken.[VHA]

Geschmack

BITTERER oder ekelhaft SÜßER Geschmack im Munde.[VHA]

Aufstoßen

Soodbrennen.[VHA]
Würmerbeseigen.[VHA]

Uebelkeit

Weichlichkeit im Magen mit Schauder.[VHA]
Brecherlichkeit vor dem Essen, nach demselben gebessert.[VHA]
Brecherlichkeit vor dem Essen.[HA 38]
Erbrechen von Spulwürmern.[VHA]
Gallerbrechen.[KEU 53]
Dämpfiger Husten mit Stichen im Scheitel, Erbrechen und Magenschmerzen.[VHA]

Magen

Brennen (oder Kältegefühl) im Magen.[VHA]
Brennen im Magen und Unterleibe.[HA 38]
Wundheitsschmerz unter der Herzgrube beim Aufdrücken.[VHA]
Wundheitsschmerz im Magen.[KEU 53]
Dämpfiger Husten mit Stichen im Scheitel, Erbrechen und Magenschmerzen.[VHA]

Hypochonder

Brennen und Wühlen in der Lebergegend.[VHA]
Stechen in den Hypochondern.[KEU 53]

Bauch

Brennen (oder Kältegefühl) im Unterleibe.[VHA]
Drehen und Winden im Unterleibe (von Würmern).[VHA]
Brennen im Magen und Unterleibe.[HA 38]
Stechen im Unterleibe.[VHA]
Schneiden im Bauche, wie mit Messern.[VHA]
Schneiden im Unterleibe.[KEU 53]

Verifikationen und klinische Symptome

Verifikationen und klinische Symptome

Hellgelber Durchfall, nach Leibschneiden Vormittags.[KEU 53]
Leibweh von (Band- und Spul-) Würmern.[VHA]
Rothe Flecke auf dem Bauche.[VHA]

Blähungen

Kollern und Knurren im Bauche, wie von Leerheit.[VHA]

Stuhl

Harter, zögernder Stuhl.[VHA]
Heftiger Stuhldrang mit geringem Abgange.[VHA]
Flüssiger Durchfall mit Schleim und BLUT gemischt, welcher auf dem WASSER schwimmt.[VHA]
Früh oder Vormittags Durchfall, zur selben Stunde wiederkehrend: Thuj. (APISIN., SABAD.)[KMS 725]
Hellgelber Durchfall, nach Leibschneiden Vormittags.[KEU 53]
Abgang von (Band- und Spul-) Würmern.[VHA]

After

Heftiges Jücken und Kriebeln im Mastdarme.[VHA]

Harn

Harndrang mit geringem Abgange und Brennen in der Harnröhre.[VHA]
Dicker, trüber, heißer Harn.[VHA]

Geschlechtstheile

Verminderter Geschlechtstrieb.[VHA]

Beschwerden der Kinder

Die SABAD. ist ein, oft dem ersten [Keuchhusten-] Stadium entsprechendes Heilmittel, besonders für Kinder und Personen, welche an Würmern (und Ungeziefer) leiden.[KEU 53]

Regel

Monatliches vermindert und unterbrochen.

Schnupfen

Kurzes, erschütterndes Niessen mit Kopfschmerz.[VHA]
Verstopfung bald des einen, bald des andern Nasenlochs.[VHA]
Ausrahksen hellrothen BLUTES, welches aus den hinteren Nasenöffnungen kommt.[VHA]
Fliessschnupfen.[KEU 52]
Halbseitige Nasenverstopfung, bald rechts, bald links.[KEU 53]

Athem

Heißer Athem.[VHA]
Heisser, pfeifender Athem.[KEU 53]
Pfeiffender Athem.[VHA]
Kurzäthmigkeit.[KEU 53]

Husten

Husten, sobald man sich niederlegt.[VHA], [HA 38]
Trockner Husten, wobei er heiß wird, schwitzt und die Augen voll WASSER laufen.[VHA]
Dämpfiger Husten mit Stichen im Scheitel, Erbrechen und Magenschmerzen.[VHA]

Keuchhusten

Kurzer, dämpfiger Kitzelhusten, von Rauhheit und Scharrigkeit im Halse erregt, Nachts ohne, am Tage mit Auswurf zähen, gelblichen Schleims von widerlich SÜSSEM Geschmacke, oder hellrothen BLUTS.[KEU 52]

Verschlimmerung: Vormittags und Vormitternacht, meistens um dieselbe Stunde heftigere Anfälle. – Kälte. Kaltwerden. Ruhe. Nach dem Niederlegen. Liegen und Sitzen. ● Neu- und ○ Voll-MOND.[KEU 52]

Begleitung: Aengstliche Unruhe. Schreckhaftigkeit bei Geräusch. Wechselnde Gemüths- und Geistes-Zustände. Einbildungen von nicht vorhandenen Beschwerden. Stiche im Scheitel. Thränen der Augen. Nasen-BLUTEN hellrothen BLUTS. Gesichts-Hitze und Röthe. Brennende Trockenheit im Schlunde. Rauhheit und Scharrigkeit im Halse. Stete Neigung zu Schlingen. Grosse Neigung zu Süssem. Gallerbrechen. Wundheitsschmerz im Magen. Stechen in den Hypochondern. Schneiden im Unterleibe. Hellgelber Durchfall, nach Leibschneiden Vormittags. Fliessschnupfen. Halbseitige Nasenverstopfung, bald rechts, bald links. Heisser, pfeifender Athem. Kurzäthmigkeit. Kratzen im Kehlkopfe. Heiserkeit. Dämpfigkeit in der Brust. Stiche in der Brust. Brustschmerzen von der Schulter aus. Zerschlagenheit im Kreuze und im Rücken. Schlaflosigkeit. Abends, um dieselbe Stunde, Frost. Frostschauder, von unten heraufsteigend. Innerliche, trockene Hitze. Schweiss im Schlafe.[KEU 52-53]

Die SABAD. ist ein, oft dem ersten Stadium entsprechendes Heilmittel, besonders für Kinder und Personen, welche an Würmern (und Ungeziefer) leiden. Beim ausgebildeten Keuchhusten thut sie nichts mehr.[KEU 53]

Verifikationen und klinische Symptome

Luftröhre

Kratzen in der Kehle.[VHA], [KEU 53]
Ausrahksen hellrothen BLUTES, welches aus den hinteren Nasenöffnungen kommt.[VHA]
Heisere, unreine Stimme.[VHA]
Kratzen im Kehlkopfe.[KEU 53]
Heiserkeit.[KEU 53]

Brust

Brennen in der Brust.[VHA]
Stechen in der Brust, durch Husten und tief Athmen vermehrt, ohne Fieber und ohne Durst.[VHA]
Stiche in der Brust.[KEU 53]
Schmerz von der rechten Schulter bis in die Brust, als würde durch eine Band der Umlauf des BLUTS gehemmt.[VHA]
Brustschmerzen von der Schulter aus.[KEU 53]
Dämpfigkeit in der Brust.[KEU 53]

Rücken

Zerschlagenheit im Kreuze und im Rücken, besonders im Sitzen.[VHA]
Zerschlagenheit im Kreuze und im Rücken.[KEU 53]

Oberglieder

Schmerz von der rechten Schulter bis in die Brust, als würde durch eine Band der Umlauf des BLUTS gehemmt.[VHA]
Brustschmerzen von der Schulter aus.[KEU 53]
Stiche in den Armmuskeln.[VHA]
Stiche in den Muskeln der Arme und Oberschenkel.[HA 38]
Konvulsivisches in die Höhe Werfen der Arme.[VHA]
Rothe Flecke auf den Armen und Händen.[VHA]
Abschälen der Haut an den Seiten der Nägel.[VHA]
Dicke, rippige Nägel.[VHA]
Verkrüppelte Nägel an Fingern und Zehen: Thuj. (CAUST., GRAPH., NIT-AC., SABAD., SIL.)[KMS 728-729]

Unterglieder

Stiche in den Muskeln der Oberschenkel.[VHA]
Stiche in den Muskeln der Arme und Oberschenkel.[HA 38]
Lähmigkeit, besonders in den Knien.[VHA]
Spannen in den Waden.[VHA]
Geschwulst der Füße, mit Empfindlichkeit der Fußsohlen beim Auftreten.[VHA]
Dicke, verkrüppelte, entzündete Zehnägel.[VHA]
Spröde, verkrüppelte Zehennägel: Thuj. (ARS., GRAPH., SABAD., SEP.)[KMS 727]
Verkrüppelte Nägel an Fingern und Zehen: Thuj. (CAUST., GRAPH., NIT-AC., SABAD., SIL.)[KMS 728-729]

Drüsen

Konkordanz Drüsen: B e l l ., B r y ., *Calc.*, Con., Merc., P h o s ., Puls., Spong., S u l p h . [PB]

Knochen

Schmerzhaftes Ziehen in den Gliedern, wie in den Knochen.[VHA]

Schmerz in den Knochen, besonders der Gelenke, als schabte oder schnitte man mit einem Messer inwendig darin herum.[VHA]

Konkordanz Knochen: Asaf., C h i n ., M e r c ., Puls., R h u s - t ., Ruta, Sep., S i l . [PB]

Haut

Pergamentartige Trockenheit der Haut.[VHA]

Rothe Flecken und Streifen, die in der Kälte stärker hervortreten.[VHA]

Heftige Nadelstiche unter der Haut.[VHA]

Brennen und kriebelndes Jücken auf dem Haarkopfe, wie von Ungeziefer.[VHA]

Angenehmes Kitzeln an den Nasenflügeln.[VHA]

Brennende Hitze und Röthe des Gesicht.[VHA]

Gesichtshitze nach WEIN-Trinken.[VHA]

Fleckige Haut im Gesichte, wie Schwinden.[VHA]

Rothe Flecke auf dem Bauche.[VHA]

Rothe Flecke auf den Armen und Händen.[VHA]

Geschwulst der Füße, mit Empfindlichkeit der Fußsohlen beim Auftreten.[VHA]

Abschälen der Haut an den Seiten der Nägel.[VHA]

Dicke, rippige (Finger-) Nägel.[VHA]

Dicke, verkrüppelte, entzündete Zehnägel.[VHA]

S p r ö d e , v e r k r ü p p e l t e Z e h e n n ä g e l : Thuj. (ARS., GRAPH., SABAD., SEP.)[KMS 727]

V e r k r ü p p e l t e N ä g e l a n F i n g e r n u n d Z e h e n : Thuj. (CAUST., GRAPH., NIT-AC., SABAD., SIL.)[KMS 728-729]

Konkordanz Haut und Aeusseres: Arn., B a r - c ., Bell., B r y ., Calc., Cocc., *Graph.*, Lyc., *M e r c .*, P l a t ., Puls., *Rhus-t.*, Sec., Sep., *S i l .*, S t a p h ., *S u l p h .*, Viol-t. [PB]

Schlaf

Große Tagesschläfrigkeit, besonders Vormittags.[VHA]

Schlaflosigkeit.[KEU 53]

Konkordanz Schlaf und Träume: Ant-c., Graph., *Ign.*, *N u x - v .*, Olnd., Phos., Puls., Rhus-t., S e p ., Staph., Sulph. [PB]

Fieber

Abendliche Frostigkeit.[VHA]

Abends, um dieselbe Stunde, Frost.[KEU 53]

Frösteln und Schaudern mit Gesichtshitze ohne Durst.[VHA]

Frost und Hitze ohne, nur zwischen beiden Durst.[HA 38]

Frostschauder, von unten heraufsteigend.[KEU 53]

Aufwärts laufender Schauder, am meisten im Rücken.[VHA]

Innerliche Hitze (bloß Nachts und früh), mit mäßigem Durste.[VHA]

Innerliche, trockene Hitze.[KEU 53]

Abendfieber, bloß aus Kälte bestehend, mit Appetitlosigkeit.[VHA]

Zur nämlichen Stunde wiederkehrende Wechselfieber mit Durstlosigkeit in Frost und Hitze; nur zwischen beiden Durst.[VHA]

Im Schweiße, Schlaf.[VHA]

Schweiss im Schlafe.[KEU 53]

Fieberstadien

1. P u l s klein, aber etwas krampfhaft. – Starke BLUTWALLUNG und Klopfen in den Adern. – Gefühl von BLUTSTOCKUNG.[WF 47]
2. F r o s t Nachmittags oder Abends, genau zu derselben Stunde wiederkehrend, oft ohne nachfolgende Hitze. – Frost vorherrschend, besonders an den Extremitäten, mit Hitze des Gesichts. – Die Frostschauder laufen stets von Unten nach Oben. – Der Frost lässt sich durch Ofenwärme tilgen.[WF 47]
3. H i t z e , am meisten am Kopfe und im Gesichte, oft von Frostschauder unterbrochen,

Verifikationen und klinische Symptome

stets zu derselben Stunde wiederkehrend. – Durst nur zwischen Frost und Hitze. – Oft schon bei der Hitze Schweiss. – Nachts und in der Morgenzeit innerliche Hitze.[WF 47]

4. Schweiss in der Morgenzeit, und dabei Schlaf. – Heisser Schweiss im Gesichte, bei Kälte des ganzen übrigen Körpers.[WF 47]

Konkordanz Fieber: Acon., *Ars.*, Bell., Bry., Calc., Camph., Cham., Chin., Hell., Ign., Ip., Kali-n., Lyc., Merc., *Nux-m.*, *Nux-v.*, Phos., Ph-ac., Puls., *Rhus-t.*, Sep., Spig., Sulph., Verat. [PB]

Gemeinsames

Große Müdigkeit, Schwere und Schlaffheit des Körpers.[VHA]

Täppiges, torkeliges Wesen in Gang und Bewegung.[VHA]

Empfindlichkeit gegen Kälte, welche auch die Beschwerden erhöhet.[VHA]

Viele Schmerzen ziehen sich von Rechts nach Links.[VHA]

Erneuerung oder Erhöhung der Beschwerden in den Vormittags- oder Vormitternachts-Stunden, so wie in der Ruhe.[VHA]

Manche Beschwerden erscheinen besonders beim ● Neu- und ○ Voll-MONDE.[VHA]

Wurmbefall

Die SABAD. ist ein, oft dem ersten [Keuchhusten-] Stadium entsprechendes Heilmittel, besonders für Kinder und Personen, welche an Würmern (und Ungeziefer) leiden.[KEU 53]

Erbrechen von Spulwürmern.[VHA]

Drehen und Winden im Unterleibe (von Würmern).[VHA]

Leibweh von (Band- und Spul-) Würmern.[VHA]

Abgang von (Band- und Spul-) Würmern.[VHA]

Besserung der Beschwerden

Äußerer Druck.[HA 53]

Im Liegen.[HA 53]

Nach dem Essen.[HA 53]

Verschlimmerung der Beschwerden

Erneuerung oder Erhöhung der Beschwerden in den Vormittags- oder Vormitternachts-Stunden, so wie in der Ruhe.[VHA]

Vormittags und Vormitternacht, meistens um dieselbe Stunde heftigere Anfälle.[KEU 52]

Verschlimmerung der Beschwerden Vormittags, in der Ruhe und in der Kälte.[HA 38]

Vormittags.[HA 38]

Am Tage.[HA 118]

Bei Erhitzung.[HA 118]

Empfindlichkeit gegen Kälte, welche auch die Beschwerden erhöhet.[VHA]

Kälte.[KEU 52]

Kaltwerden.[KEU 52]

Ruhe.[KEU 52]

Nach dem Niederlegen.[KEU 52]

Liegen und Sitzen.[KEU 52]

Im Sitzen in der Stube.[HA 53]

Nach Gehen im Freien.[HA 53]

Manche Beschwerden erscheinen besonders beim ● Neu- und ○ Voll-MONDE.[VHA]

● Neu- und ○ Voll-MOND.[KEU 52]

Kopfanstrengung.[HA 53]

Schweiß.[HA 118]

Konkordanzen

Verschlimmerung nach der Zeit: Carb-v., Lyc., Puls., Sep., Staph. [PB]

Verschlimmerung nach Lage und Umständen: Acon., Am-m., Arn., *Ars.*, Asar., Aur., Bar-c., Bor., Bry., Calc., Camph., *Caps.*, Carb-v., *Caust.*, Cham., Chel., Con., Cycl., *Dulc.*, Euph., *Ferr.*, Graph., Hep., Ign., Ip., Jod, Kali-c., Lach., *Lyc.*, Meny., Merc., Mosch., Nat-c., Nux-m., *Nux-v.*, Phos., Plat., *Puls.*, Ran-b., *Rhus-t.*, Samb., *Sep.*, Sil., Spig., Spong., Stront., Sulph., Tarax., Valer., Verb. [PB]

Verifikationen und klinische Symptome

Arzneiverwandtschaften von Sabadilla

Ambr., Ant-c., Ars., (Bell.), Caps., Cham., Chin., Cina, Con., Ign., (Kali-c.), (Mang.), (Merc.), (Nat-c.), Nat-m., (Nit-ac.), Nux-v., (Olnd.), Par., Plat., Plb., Puls., Rhus-t., (Sars.), Sep., (Sil.), (Spig.), Verat. [VHA]

Acon., Arn., Ars., Bar-c., Bell., Bry., *Calc.*, Carb-v., Caust., Cham., Chin., Cocc., Con., Graph., Ign., Kali-c., Lyc., *Merc.*, Nat-c., Nux-m., *Nux-v.*, *Phos.*, Ph-ac., Plat., *Puls.*, *Rhus-t.*, *Sep.*, *Sil.*, Spig., Staph., *Sulph.*, Verat. [PB]

Plat., *Puls.* [KV]

Antidote von Sabadilla: Camph., Puls.

Camph., Puls. [SRN]

Camph., Puls. [PB]

Konkordanzen der homöopathischen Arzneien

I. Gemüth und Geist: Acon., Anac., Ars., *Bell.*, Bry., Calc., Cann-s., Cocc., Hell., Hyos., Ign., Laur., Lyc., Nat-c., Nat-m., Nux-v., Op., Phos., *Ph-ac.*, Puls., Rhus-t., Sep., Sil., Staph., *Stram.*, Sulph., Verat., Zinc. [PB]

II. Körpertheile und Organe: Acon., Alum., Arn., Ars., Bar-c., Bell., Bry., *Calc.*, Canth., Carb-v., Caust., Cham., Chin., Cina, Cocc., Con., Graph., Ign., Kali-c., Kreos., Lyc., *Merc.*, Nat-c., Nat-m., Nit-ac., Nux-v., Olnd., Petr., Phos., Ph-ac., *Puls.*, Rhus-t., Sep., *Sil.*, Spig., Staph., *Sulph.*, Verat. [PB]

III. Empfindungen und Beschwerden

1. **Aeussere und innere Körpertheile im Allgemeinen:** Acon., Alum., Arn., Asaf., Bell., Bry., *Calc.*, Canth., Caust., Chin., Cocc., Graph., Ign., Kali-c., Laur., Lyc., *Merc.*, Mez., Nat-c., Nat-m., *Nux-v.*, Olnd., *Phos.*, *Plat.*, *Puls.*, Rhod., *Rhus-t.*, Ruta, Sep., Sil., Stann., Staph., *Sulph.*, Sulph-ac., Thuj., Verat. [PB]
2. **Drüsen:** Bell., Bry., *Calc.*, Con., Merc., Phos., Puls., Spong., Sulph. [PB]
3. **Knochen:** Asaf., Chin., Merc., Puls., Rhus-t., Ruta, Sep., Sil. [PB]
4. **Haut und Aeusseres:** Arn., Bar-c., Bell., Bry., Calc., Cocc., *Graph.*, Lyc., *Merc.*, Plat., Puls., *Rhus-t.*, Sec., Sep., *Sil.*, Staph., *Sulph.*, Viol-t. [PB]

IV. Schlaf und Träume: Ant-c., Graph., *Ign.*, *Nux-v.*, Olnd., Phos., Puls., Rhus-t., Sep., Staph., Sulph. [PB]

V. Fieber: Acon., *Ars.*, Bell., Bry., Calc., Camph., Cham., Chin., Hell., Ign., Ip., Kali-n., Lyc., Merc., *Nux-m.*, *Nux-v.*, Phos., Ph-ac., Puls., *Rhus-t.*, Sep., Spig., Sulph., Verat. [PB]

VI. Änderung des Befindens

1. **Verschlimmerung nach der Zeit:** Carb-v., Lyc., Puls., Sep., Staph. [PB]
2. **Verschlimmerung nach Lage und Umständen:** Acon., Am-m., Arn., *Ars.*, Asar., Aur., Bar-c., Bor., Bry., Calc., Camph., *Caps.*, Carb-v., *Caust.*, Cham., Chel., Con., Cycl., *Dulc.*, Euph., *Ferr.*, Graph., Hep., Ign., Ip., Jod, Kali-c., Lach., *Lyc.*, Meny., Merc., Mosch., Nat-c., Nux-m., *Nux-v.*, Phos., Plat., *Puls.*, Ran-b., *Rhus-t.*, Samb., *Sep.*, Sil., Spig., Spong., Stront., Sulph., Tarax., Valer., Verb. [PB]

VII. Konkordanz der homöopathischen Arzneien

Acon., Arn., Ars., Bar-c., Bell., Bry., *Calc.*, Carb-v., Caust., Cham., Chin., Cocc., Con., Graph., Ign., Kali-c., Lyc., *Merc.*, Nat-c., Nux-m., *Nux-v.*, *Phos.*, Ph-ac., Plat., *Puls.*, *Rhus-t.*, *Sep.*, *Sil.*, Spig., Staph., *Sulph.*, Verat. [PB]

Plat., *Puls.* [KV]

Verifikationen und klinische Symptome

Sabina (Sadebaum)
(Sabin.)

Synonyma
Juniperus Sabina L., Sabina, Sadebaum [SRN]

Antipsorische und antisykotische Arznei
Die [...] bezeichneten Arzneien scheinen zu den antipsorischen Mitteln gezählt werden zu dürfen. Wenigstens habe ich sie in chronischen Beschwerden (psorischen Ursprungs) vorzugsweise wirksam befunden.[SRN]

Seit mehreren Jahren befestigt sich bei uns immermehr die Ueberzeugung, dass die grösste Zahl der Harnbeschwerden, nebst denen der uropoetischen Organe, in dem Boden der Sycosis, oder, was wir für dasselbe ansehen, der Pocken (Variola) wurzelt, und nur durch solche Mittel dauerhaft geheilt werden kann, welche diesem Grundübel entsprechen. Die Zahl dieser Mittel ist aber bei Weitem grösser, als man gewöhnlich annimmt, und viele der sogenannten antipsorischen Arzneien, insbesondere: SABIN. [...] und Andere haben in diesen verschiedenen Krankheitsformen ihre Heilkraft dargethan.[AHP 262]

Arzneiwirkungsdauer
Wirkt 3 bis 4 Wochen.[SRN]

Zählt zur 3. Klasse derjenigen Mittel, welche eine mittlere Wirkungsdauer besitzen.[AHZ 49 (1855) 82]

Eigenthümlichkeiten und Hauptwirkungen

Gemüth
Hypochondrischer Mißmuth.[VHA]

Niedergeschlagenheit und Freudelosigkeit mit Gefühl von allgemeiner Ermattung.[VHA]

Sehr erhöheter, bis zur Nymphomanie gesteigerter Geschlechtstrieb.[VHA]

Konkordanz Gemüth und Geist: Acon., Ars., Bell., C a l c ., Graph., Hyos., L a c h ., Merc., Mosch., Nat-m., Nux-v., Op., P h o s ., P u l s ., Sil., Staph., S t r a m ., V e r a t ., Zinc. [PB]

Geist
Konkordanz Gemüth und Geist: Acon., Ars., Bell., C a l c ., Graph., Hyos., L a c h ., Merc., Mosch., Nat-m., Nux-v., Op., P h o s ., P u l s ., Sil., Staph., S t r a m ., V e r a t ., Zinc. [PB]

Kopf
Auseinander pressender Kopfschmerz, besonders im Stirnhügel und in den Schläfen rechter Seite, plötzlich entstehend und langsam abnehmend.[VHA]

Stechendes Kopfweh.[VHA]

Düseligkeit mit BLUTWALLUNG und Hitze im Kopfe[VHA]

Schwindel
Düseligkeit mit BLUTWALLUNG und Hitze im Kopfe[VHA]

Augen
Matte, glanzlose Augen.[VHA]

Beissendes Thränen der Augen.[VHA]

Es zieht wie Wolken vor den Augen in die Höhe.[VHA]

Nase
Kleine Bläschen um die Nasenwurzel, wie Körnchen.[VHA]

Schwarze Schweißlöcher im Gesichte und auf der Nase.[VHA]

Antlitz
Blasses Gesicht, mit glanzlosen, blau umränderten Augen.[VHA]

Ein rother Hof auf den Wangen, neben den Nasenflügeln.[VHA]

Verifikationen und klinische Symptome

Schwarze Schweißlöcher im Gesichte und auf der Nase.[VHA]

Zähne

Ziehender Zahnschmerz, fast bloß durch Kauen erregt.[VHA]

Nächtliches Zahnweh, als sollte er zersprengt werden, in der Bettwärme verschlimmert.[VHA]

Zahnschmerzen, klopfende

Heilungsbericht: Zu den seltner angezeigten Heilmitteln gegen klopfendes Zahnweh gehört auch die SABINA. Doch sind mir schon ein Paar Fälle vorgekommen, wo es das einzige Spezifikum war und schnelle Hülfe brachte. Dieses Zahnweh erscheint ebenfalls gegen Abend und in der Nacht, besonders in der Bettwärme und nach dem Essen, und es ist damit das Gefühl verbunden, als wenn der Zahn gesprengt werden sollte. Dabei findet sich ein Klopfen in allen Adern, öfteres leeres Aufstoßen und besonders beim weiblichen Geschlechte, wobei ich es bisher allein beobachtete, starker BLUTABGANG, selbst außer der Regel, mit hellrothem BLUTE. Bei Einer war ein podagrischer Schmerz in der großen Zehe durch äußere Mittel vertrieben und darauf dieses Zahnweh entstanden, welches durch eine Gabe SABINA schnell geheilt wurde, ohne daß auch jener Schmerz wiederkehrte, beides meiner Vorhersagung gemäß, weil auch die verschwundenen podagrischen Schmerzen genau von den Symptomen der SABINA gedeckt wurden.[KMS 87-88]

Geschwollenes Zahnfleisch um abgebrochene, hohle Zähne.[VHA]

Mund

Wundheitsschmerz im Halse beim Schlingen.[VHA]

Würgendes Drücken im Halse, wie von innerer Geschwulst.[VHA]

Weisser, beim Sprechen schaumig werdender Speichel.[VHA]

BLUTIGER Speichel.[VHA]

Alle Morgen nach hinten dick gelblich belegte Zunge.[VHA]

Genüsse

Verlangen auf SAURES, besonders LIMONADE.[VHA]

BITTERER Geschmack der Speisen, der MILCH und des KAFFEES.[VHA]

Geschmack

FETTIGER Mundgeschmack.[VHA]

BITTERER Geschmack der Speisen, der MILCH und des KAFFEES.[VHA]

Aufstoßen

Häufiges leeres Aufstoßen.[VHA]

Uebelkeit

Gall-Erbrechen.[VHA]

Erbrechen der Tages vorher genossenen, noch unverdauten Speisen.[VHA]

Magen

Magendrücken.[VHA]

Stiche von der Herzgrube bis zum Rücken heraus.[VHA]

Bauch

Ungeheure Aufgetriebenheit des Bauchs.[VHA]

Leibweh, wie von Erkältung, mit dem Gefühle, als sollte Durchfall entstehen.[VHA]

Wehenartige Leibschmerzen.[VHA]

Zusammenziehender Schmerz in der Gebärmuttergegend.[VHA]

Drängen nach den Geschlechstheilen.[VHA]

Zerschlagenheitsschmerz der Bauchmuskeln.[VHA]

Stuhl

Durchfall mit vielen Blähungen.[VHA]

Abgang von BLUT mit Schleim.[VHA]

After

BLUTENDE Afteraderknoten.[VHA]

Verifikationen und klinische Symptome

Kriebeln im After.[VHA]
Feigwarzen am After: Thuj. (NIT-AC., SABIN., STAPH.)[KMS 725]

Harn
Oefterer, heftiger Harndrang mit reichlichem Abgange.[VHA]
Harnverhaltung mit tropfweisem, brennendem Abgange.[VHA]

Geschlechtstheile
Entzündlicher Tripper mit Eiter-Ausfluß.[VHA]
Knorpelartige Geschwulst auf (dem Rücken) der Ruthe.[VHA]
Brennender Wundheitsschmerz der Feigwarzen.[VHA]
Zusammenziehender Schmerz in der Gebärmuttergegend.[VHA]
Drängen nach den Geschlechstheilen.[VHA]
Stiche tief in der Mutterscheide.[VHA]
Entzündung der Gebärmutter nach der Geburt.[VHA]
Sehr erhöheter, bis zur Nymphomanie gesteigerter Geschlechtstrieb.[VHA]

Schwangerschaft – Beschwerden der Mütter
Abortus, besonders im dritten Monate der Schwangerschaft.[VHA]
Abortus im dritten Monate: Thuj. (APISIN., SABIN., SEC.)[KMS 725]
Schliesslich möchte ich noch einige Vorbeugungsmittel gegen den Abortus erwähnen: KALI-C., im 2. und 3. Monat, SABIN. im 3. Monat und SEP. im 7. Monat.[Gue.; AHZ 115]
Wir alle wissen, daß CALC. ein vorzügliches Kindermittel ist, aber die Meisten vergessen, daß sie eben so passend für Weiber ist zur Zeit, wo die Regeln aufhören. Im Wechsel mit SEP. entspricht sie fast allen Schwangerschaftsbeschwerden, die SABIN. nicht zu vergessen, fügt der Verf. hinzu.[Chargé, Bönn.]

Nachgeburt
Heilungsberichte von Kühen
Laumanns Kuh, nach Kalben vor 8 Tagen, zurückgebliebene Nachgeburt: 1., 3. SABIN., 2. SEC., alle 24 Stunden [je C 200°°]. – Geheilt.[KMS 780]
Schröder's Kuh, nach Kalben zögernde Nachgeburt: 1., 3. SABIN., 2. SEC., alle 12 Stunden [je C 200°°]. – Geheilt.[KMS 780]
Werlemann's Kuh hat ein todtes Kalb geboren und die Nachgeburt ist zurückgeblieben: 1., 3. SEC., 2. SABIN., alle 8 Stunden [je C 200°°]. – Geheilt.[KMS 781]
Bei Kühen, bei denen nach dem Kalben die Nachgeburt nicht folgen will, und wovon im vorigen Frühjahr sieben Fälle hier in der Nähe (bei Nickotter, Rieke, Vennemann, Frörd, Maykotter, Wappendrups und Wilhelmers) längstens in zwölf Stunden durch zwei Gaben SEC. und einer Zwischengabe SABIN., alle in 30°°°, geheilt wurden, wovon ich alle drei Stunden eine Gabe mit WASSER geschüttelt eingeben ließ.[AHZ 38 (1850) 364-365]

Regel
Monatliches zu früh und zu stark.[VHA]
MUTTERBLUTFLUß mit theils hellrothem, theils klumpigem, oder mit dünnflüssigem, mißfarbigem, übelriechendem BLUTE.[VHA]
Uebelriechender Weißfluß nach unterdrückter Regel.[VHA]

Athem
Stechender Schmerz im Hüftgelenke, früh und beim Einathmen.[VHA]

Husten
Trocknes Hüsteln von Kitzel in der Luftröhre.
BLUTSPEIEN (mit und ohne Husten).[VHA]

Brust
Gefühl von unschmerzhaftem Zittern und Knistern unter dem Brustbeine.[VHA]
Fühlbares Anschwellen der Brüste.[VHA]
Kriebeln an den Brustwarzen.[VHA]

Verifikationen und klinische Symptome

Rücken
Rückenschmerz, der zum Rückwärtsbiegen und Einziehen des Theils nöthigt.[VHA]
Wehenartiger Schmerz, vom Kreuze bis in den Schooß ziehend.[VHA]
Lähmige Kreuzschmerzen.[VHA]
Stiche von der Herzgrube bis zum Rücken heraus.[VHA]

Oberglieder
Verrenkschmerz im Schultergelenke.[VHA]
Steifigkeit des Handgelenks, mit Geschwulst und Stichen, durch Hängenlassen der Hand bis zum Unerträglichen erhöht.[VHA]
Lähmiger Schmerz der Gelenke nach Anstrengung.[VHA]
Reissendes Stechen in den Gelenken, nach Geschwulst derselben.[VHA]
Rothe, glänzende Geschwulst der leidenden Theile.[VHA]
Zuckendes Klopfen in den Adern.[VHA]

Unterglieder
Stechender Schmerz im Hüftgelenke, früh und beim Einathmen.[VHA]
Speckige Geschwüre am Schienbeine.[VHA]
Podagra: Geschwulst, Röthe und Stiche in der großen Zehe.[VHA]
Lähmiger Schmerz der Gelenke nach Anstrengung.[VHA]
Reissendes Stechen in den Gelenken, nach Geschwulst derselben.[VHA]
Rothe, glänzende Geschwulst der leidenden Theile.[VHA]
Zuckendes Klopfen in den Adern.[VHA]

Drüsen
Konkordanz Drüsen: Bell., Bry., Calc., *Con.*, Merc., Phos., Puls., Rhus-t., *Spong.*, Sulph. [PB]

Knochen
Ziehender Schmerz durch die Röhrknochen.[VHA]
Erkrankungen der Knochenhaut: MERC-C., PH-AC., SABIN..[LWB 183]
Dr. *Hendrichs* [berichtete] über eine, ihm auffallend schnell gelungene Heilung von Gelenkgicht (mit rother, glänzender Geschwulst) und gleichzeitigem BLUTFLUSS mit hellrothem BLUTE durch 2 Gaben SABIN.. – Ref. bemerkte dazu, dass dieses Mittel sich ihm in den, zwar nur wenigen Fällen des echten Podagra's, die er behandelt, als das Hilfreichste erwiesen habe und wegen der demselben bekanntlich angehörigen Feigwarzen der Vermuthung Raum gebe, dass diese, von unseren Vorfahren so arg gefürchtete Krankheit eine sykotische Anamnese habe.[AHZ 65 (1862) 78]
Konkordanz Knochen: *Asaf.*, Bell., Calc., Chin., Cycl., Lyc., *Merc.*, Mez., Phos., *Ph-ac.*, Puls., Ruta, Sil., Staph., Sulph. [PB]

Haut
Kleine Bläschen um die Nasenwurzel, wie Körnchen.[VHA]
Blasses Gesicht, mit glanzlosen, blau umränderten Augen.[VHA]
Ein rother Hof auf den Wangen, neben den Nasenflügeln.[VHA]
Schwarze Schweißlöcher im Gesichte und auf der Nase.[VHA]
Entzündlicher Tripper mit Eiter-Ausfluß.[VHA]
Knorpelartige Geschwulst auf (dem Rücken) der Ruthe.[VHA]
Feigwarzen am After: Thuj. (NIT-AC., SABIN., STAPH.)[KMS 725]
BLUTENDE Afteraderknoten.[VHA]
Brennender Wundheitsschmerz der Feigwarzen.[VHA]
Speckige Geschwüre am Schienbeine.[VHA]
Podagra: Geschwulst, Röthe und Stiche in der großen Zehe.[VHA]
Rothe, glänzende Geschwulst der leidenden Theile.[VHA]
Konkordanz Haut und Aeusseres: Ant-c., Arn., *Ars.*, Bar-c., Bell., *Bry.*, Calc., Camph., Caust., Con., Graph., Hep., Lach., Led., Lyc., *Merc.*, Nit-ac., Phos., *Puls.*, Ran-b., *Rhus-t.*, Sec., Sep., Sil., Staph., *Sulph.* [PB]

Verifikationen und klinische Symptome

Schlaf

Schlaflosigkeit und Unruhe nach Mitternacht, mit großer Unruhe, Hitze und starkem Schweiße.[VHA]

Nächtliches Zahnweh, als sollte er zersprengt werden, in der Bettwärme verschlimmert.[VHA]

Konkordanz Schlaf und Träume: Ars., Aur., Bell., Bry., Chin., Hep., Ign., Kali-c., Lyc., Nat-m., Nux-v., Phos., Rhus-t., Sep., Sil., *Sulph.* [PB]

Fieber

Schauder mit Schwarzwerden vor den Augen und nachfolgender Schläfrigkeit.[VHA]

Gesichtshitze bei Frost und Kälte des übrigen Körpers.[VHA]

Fieberstadien

1. Puls ungleich: meistens schnell, stark und gespannt. – Starkes Klopfen der Adern im ganzen Körper.[WF 47]
2. Abends Frost, mit wiederholtem Frostschauder. – Starke Frostigkeit am Tage. – Schauder mit Schwarzwerden vor den Augen und nachfolgender Schläfrigkeit. – Kältegefühl im ganzen (rechten) Beine.[WF 47]
3. Unerträgliche, brennende Hitze im ganzen Körper, mit grosser Unruhe. – Fliegende Gesichtshitze, bei Frost des ganzen übrigen Körpers und kalten Händen und Füssen.[WF 47]
4. Schweiss jede Nacht.[WF 47]

Konkordanz Fieber: Acon., *Ars.*, Bell., Bry., Nux-v., Puls., *Rhus-t.*, Sabad., Spig., Verat. [PB]

Gemeinsames

Lähmiger Schmerz der Gelenke nach Anstrengung.[VHA]

Reissendes Stechen in den Gelenken, nach Geschwulst derselben.[VHA]

Rothe, glänzende Geschwulst der leidenden Theile.[VHA]

Zuckendes Klopfen in den Adern.[VHA]

Arterielle BLUTUNGEN: Dr. *Gauwerky*: über die vorzügliche BLUTSTILLENDE Kraft des ERGOT., zunächst bei arteriellen BLUTUNGEN, z. B. nach BLUTIGEN Operationen, aber auch bei anderen BLUTUNGEN, wie BLUT-Husten, BLUTSTÜRZEN, Fersengeschwüren mit starken BLUTUNGEN, Nasen-BLUTUNGEN und dergl. in mehreren sehr interessanten Fällen. Ref. erwähnte dazu die Heilung von alten Zehengeschwüren, mit starken BLUTUNGEN und Brand. Dr. *Weber* hatte bei arteriellen BLUTUNGEN von der Anwendung der SABIN. öfters einen ähnlichen glücklichen Heilerfolg gesehen. Es ist dabei noch zu bemerken, dass das oft vorhandene Kriebeln in den Gliedern zunächst auf SEC. oder ERGOT., dagegen das Reissen, oft mit Geschwulst an den Gelenken, zunächst auf SABIN. deutet, welchen beiden das hellrothe, oder mindestens dünnflüssigen BLUT eigen ist.[AHZ 53 (1856) 11-12]

Verschlimmerung der Beschwerden

Konkordanzen

Verschlimmerung nach der Zeit: Ign., Kali-c., Ph-ac. [PB]

Verschlimmerung nach Lage und Umständen: *Acon.*, Agn., Alum., Am-c., Anac., Ant-c., Ant-t., Arn., Ars., Asar., Bell., Bor., *Bry.*, Calc., Caps., Carb-v., *Cham.*, Cocc., Croc., Hell., Hep., Hyos., Ign., Jod, Led., Lyc., Mag-c., Mag-m., Merc., Phos., Ph-ac., *Puls.*, Ran-b., *Rhus-t.*, Samb., Sec., Sep., Sil., Spig., Spong., Squil., Staph., Sulph. [PB]

Beschwerden der Thiere

Rinder

Laumanns Kuh, nach Kalben vor 8 Tagen, zurückgebliebene Nachgeburt: 1., 3. SABIN., 2. SEC., alle 24 Stunden [je C 200°°]. – Geheilt.[KMS 780]

Schröder's Kuh, nach Kalben zögernde Nachgeburt: 1., 3. SABIN., 2. SEC., alle 12 Stunden [je C 200°°]. – Geheilt.[KMS 780]

Werlemann's Kuh hat ein todtes Kalb geboren und die Nachgeburt ist zurückgeblieben: 1., 3. SEC., 2. SABIN., alle 8 Stunden [je C 200°°]. – Geheilt.[KMS 781]

Bei Kühen, bei denen nach dem Kalben die Nachgeburt nicht folgen will, und wovon im vorigen Frühjahr sieben Fälle hier in der Nähe (bei Nickotter, Rieke, Vennemann, Frörd, Maykotter, Wappendrups und Wilhelmers) längstens in zwölf Stunden durch zwei Gaben SEC. und einer Zwischengabe

Verifikationen und klinische Symptome

SABIN., alle in 30°°°, geheilt wurden, wovon ich alle drei Stunden eine Gabe mit WASSER geschüttelt eingeben ließ.[AHZ 38 (1850) 364-365]

Arzneiverwandtschaften von Sabina

Acon., Arn., Bell., Cham., Cocc., Graph., (Hyos.), (Jod), Ip., (M-austr.), Puls., (Sars.), (Spig.), Thuj., Verat. [VHA]

Acon., Arn., Ars., Asaf., *Bell.*, Bry., Calc., Caust., Cham., Chin., Con., Graph., Hep., Ign., Kali-c., Lyc., Merc., Nat-m., Nit-ac., Nux-v., Phos., Ph-ac., *Puls.*, *Rhus-t.*, Sec., Sep., Sil., Spong., Staph., Sulph., Zinc. [PB]

Arn., Calc., Plat. [KV]

Antidote von Sabina: Camph., Puls.

Camph. [SRN]

Camph., Puls. [PB]

Sabina ist Folgemittel von: Arn.

Herr *N.*, ein höherer evangelischer Geisticher, war schon mehre Male von einer Art Podagra befallen worden. Gegen das Ende des Febr. 1836 war er schnell geheilt durch eine Gabe ARN. 24°° und eine Gabe SABIN. 18°°.[ACS 17 (1839) 3,35-36]

Sabina ist Wechselmittel mit: Sec.

Laumanns Kuh, nach Kalben vor 8 Tagen, zurückgebliebene Nachgeburt: 1., 3. SABIN., 2. SEC., alle 24 Stunden [je C 200°°]. – Geheilt.[KMS 780]

Schröder's Kuh, nach Kalben zögernde Nachgeburt: 1., 3. SABIN., 2. SEC., alle 12 Stunden [je C 200°°]. – Geheilt.[KMS 780]

Werlemann's Kuh hat ein todtes Kalb geboren und die Nachgeburt ist zurückgeblieben: 1., 3. SEC., 2. SABIN., alle 8 Stunden [je C 200°°]. – Geheilt.[KMS 781]

Sabina ist Zwischenmittel von: Sec.

Bei Kühen, bei denen nach dem Kalben die Nachgeburt nicht folgen will, und wovon im vorigen Frühjahr sieben Fälle hier in der Nähe (bei Nickotter, Rieke, Vennemann, Frörd, Maykotter, Wappendrups und Wilhelmers) längstens in zwölf Stunden durch zwei Gaben SEC. und einer Zwischengabe SABIN., alle in 30°°°, geheilt wurden, wovon ich alle drei Stunden eine Gabe mit WASSER geschüttelt eingeben ließ.[AHZ 38 (1850) 364-365]

Konkordanzen der homöopathischen Arzneien

I. Gemüth und Geist: Acon., Ars., Bell., Calc., Graph., Hyos., Lach., Merc., Mosch., Nat-m., Nux-v., Op., Phos., Puls., Sil., Staph., Stram., Verat., Zinc. [PB]

II. Körpertheile und Organe: Arn., Ars., *Bell.*, Bry., *Calc.*, Canth., Carb-v., Caust., Cham., *Chin.*, Cocc., Colch., Con., Croc., Ferr., Graph., Hyos., Ign., Ip., *Kali-c.*, Kreos., Led., Lyc., Merc., Mez., Mosch., Nat-c., Nat-m., Nit-ac., *Nux-v.*, Petr., Phos., Ph-ac., Plat., *Puls.*, *Rhus-t.*, Ruta, Sabad., Sec., *Sep.*, Sil., Staph., Stram., *Sulph.*, Thuj., Zinc. [PB]

III. Empfindungen und Beschwerden

1. **Aeussere und innere Körpertheile im Allgemeinen:** Arn., Asaf., Aur., Bar-c., *Bell.*, Bry., Calc., Canth., Carb-v., Caust., Chin., Cocc., Colch., Con., Cycl., Ferr., Graph., Ign., *Kali-c.*, Lyc., Merc., Nat-m., Nit-ac., Nux-v., Phos., *Puls.*, *Rhus-t.*, *Sep.*, Sil., Spong., Staph., Stront., *Sulph.*, Thuj., Zinc. [PB]
2. **Drüsen:** Bell., Bry., Calc., *Con.*, Merc., Phos., Puls., Rhus-t., *Spong.*, Sulph. [PB]
3. **Knochen:** *Asaf.*, Bell., Calc., Chin., Cycl., Lyc., *Merc.*, Mez., Phos., *Ph-ac.*, Puls., Ruta, Sil., Staph., Sulph. [PB]

Verifikationen und klinische Symptome

4. Haut und Aeusseres: Ant-c., Arn., *A r s .*, B a r - c ., B e l l ., *Bry.*, Calc., Camph., Caust., Con., Graph., H e p ., Lach., Led., L y c ., *Merc.*, N i t - a c ., Phos., *Puls.*, R a n - b ., *Rhus-t.*, S e c ., Sep., S i l ., S t a p h ., *S u l p h .* [PB]

IV. Schlaf und Träume: A r s ., Aur., Bell., Bry., Chin., Hep., Ign., Kali-c., Lyc., Nat-m., Nux-v., P h o s ., Rhus-t., S e p ., S i l ., *Sulph.* [PB]

V. Fieber: Acon., *Ars.*, B e l l ., Bry., Nux-v., P u l s ., *Rhus-t.*, Sabad., Spig., Verat. [PB]

VI. Änderung des Befindens

1. Verschlimmerung nach der Zeit: Ign., Kali-c., Ph-ac. [PB]

2. Verschlimmerung nach Lage und Umständen: *Acon.*, A g n ., A l u m ., Am-c., Anac., Ant-c., Ant-t., Arn., Ars., Asar., Bell., Bor., *Bry.*, Calc., C a p s ., Carb-v., *Cham.*, Cocc., C r o c ., Hell., Hep., Hyos., Ign., Jod, Led., L y c ., Mag-c., Mag-m., Merc., Phos., Ph-ac., *P u l s .*, Ran-b., *R h u s - t .*, Samb., Sec., S e p ., Sil., Spig., Spong., Squil., Staph., S u l p h . [PB]

VII. Konkordanz der homöopathischen Arzneien

Acon., Arn., A r s ., Asaf., *Bell.*, B r y ., C a l c ., Caust., Cham., Chin., Con., Graph., Hep., Ign., Kali-c., L y c ., M e r c ., Nat-m., Nit-ac., Nux-v., P h o s ., Ph-ac., *P u l s .*, *Rhus-t.*, Sec., S e p ., S i l ., Spong., S t a p h ., Sulph., Zinc. [PB]

A r n ., C a l c ., P l a t . [KV]

Verifikationen und klinische Symptome

Sambucus nigra (Hollunder)
(Samb.)

Synonyma
Sambucus nigra L., Sambucus, Flieder, Hollunder [SRN]

Nicht-Antipsorische Arznei
[SRN]

Arzneiwirkungsdauer
Wirkt 3 bis 4 Stunden.[SRN]

Zählt zur 1. Klasse derjenigen Mittel, welche die allerkürzeste Wirkungsdauer besitzen.[AHZ 49 (1855) 82]

Hinweise
Homöopathisch angewandt bedarf man nur eines kleinen Theils eines Tropfens des oben beschriebenen Saftes [Der frisch aus den Blättern und Blumen ausgepreßte Saft, mit gleichen Theilen Weingeist gemischt.] zur Gabe, um alles auszurichten, was heilsamlich mit ihm ausgerichtet werden kann; große Töpfe FLIEDER-Thees hingegen ausgetrunken können in den angemessenen Fällen auch nicht mehr thun, als die homöopathischen Uebel heben; sie schaden aber auf der andern Seite durch übergroße Erregung von Hitze und unbändigem Schweiß, welcher den Kranken seiner Kräfte beraubt, so daß er längere Zeit braucht, um sich wieder zu erholen.[RA 5, 63]

So war der Zustand, [...] nachdem er sich mit einem Beile die linke Hand schwer verletzt hatte. Letzteres war durch ein Paar Gaben ARN. [Die Dosis ist zwar nicht angezeichnet, aber ich kann doch versichern, daß sie nicht größer als einige wenige, mit der 24. Dilution befeuchtete Streukügelchen, ohne alle äußere Anwendung war, weil ich seit einigen Jahren auch dieses Mittel nicht anders reiche und durch zahlreiche vergleichende Versuche die feste Ueberzeugung gewonnen habe, daß man durch massivere Gaben mindestens nicht schneller das Ziel erreicht. Selbst TARAX., EUPHR., VERB. und SAMB., welche Hr. M. R. *Trinks* (AHZ 15 (1839) 270) in den höchsten Verdünnungen als „ganz wirkungslos" bezeichnet, wende ich nur allein so an, aber nur da, wo sie genau passen, und sehe dann nicht nur jederzeit genügenden Erfolg, sondern oft sehr starke Ein- (Erst-?) Wirkung. So steigerten einmal TARAX. 30°° Schmerzen in den Beinen etwa 1/2 Stunde lang bis zum Unerträglichen, und bloßes Riechen in ein Gläschen mit Streukügelchen, welche vor einem Jahre mit VERB. 30 befeuchtet waren, plötzlich bis zur Ohnmacht einen zwei Jahre alten Gesichtsschmerz bei einem Offiziere der Königlichen Garde zu Berlin, worauf in beiden Fällen die vollkommenste und dauerhafteste Heilung, ohne Anwendung irgend eines anderen Mittels oder einer stärkeren Dosis erfolgte]. – in einem Paar Tagen beseitigt.[ACS 17 (1839) 3,32-33]

Charakteristische Zeichen, besonders: Trockene Hitze während des Schlafes. Heftiger Schweiss im Wachen.[KEU 54]

Eigenthümlichkeiten und Hauptwirkungen

Gemüth
Unsägliche Angst mit Zittern.[VHA]

Ungemeine Schreckhaftigkeit.[VHA]

Schreckhaftigkeit.[KEU 53]

Schreck mit nachfolgenden Erstickungs-Anfällen und bläulich aufgedunsenem Gesichte. – Abendliche BLUTWALLUNG mit Zittern; Schläfrigkeit ohne Schlaf; öfteres Erbrechen mit Erstickungsanfällen und ängstlichem Zittern; Hitze ohne Durst; Delirien mit schreckhaften Phantasien; viel und öfteres Harnen; pfeifender, giemender Athem; nächtliche krankhafte Erstickungs-Anfälle, mit Weinen und Umsichgreifen.[HA 7]

Anhaltende Verdrießlichkeit.[VHA]

Druck auf der Brust, wie von einer schweren Last, mit Erstickungsangst.[VHA]

Allgemeines Zittern von Angst und BLUTWALLUNG.[VHA]

Zitternde Angst und Unruhe.[KEU 53]

Öfteres Erbrechen mit Erstickungsanfällen und ängstlichem Zittern.[HA 7]

Verifikationen und klinische Symptome

Nächtliche krankhafte Erstickungs-Anfälle, mit Weinen und Umsichgreifen.[HA 7]
Schreien und Weinen.[KEU 53]
Konkordanz Gemüth und Geist: Bell., Hyos., Lyc., Op., Phos., Plat., Stram., Sulph. [PB]

Geist
Periodische Delirien mit Visionen und Phantasietäuschungen.[VHA]
Delirien mit schreckhaften Phantasien.[HA 7]
Konkordanz Gemüth und Geist: Bell., Hyos., Lyc., Op., Phos., Plat., Stram., Sulph. [PB]

Schwindel
Düseligkeit, früh beim Aufstehen.[VHA]

Kopf
Drückend betäubendes Kopfweh, wie von Trunkenheit.[VHA]
BLUTDRANG zum Kopfe.[KEU 53]
Kopf rückwärts gebogen.[KEU 53]

Antlitz
Aufgedunsenes, dunkelbläuliches Gesicht.[VHA]
Rauher, hohler Husten mit großer Unruhe und Bläue des Gesichts.[VHA]
Bräunlich-blaue Gesichtsfarbe.[KEU 53]
Schreck mit nachfolgenden Erstickungs-Anfällen und bläulich aufgedunsenem Gesichte.[HA 7]
Rothe, brennende Flecke auf den Wangen.[VHA]
Umschriebene Backenröthe.[KEU 53]
Starke Gesichtshitze.[VHA]
Hitze und Schweiss im Gesichte.[KEU 53]
Tauber Spannschmerz, wie von Geschwulst, in den Wangen und der Nase.[VHA]
Reissen und Stechen in den Zähnen, mit Gefühl von Geschwulst der Backen.[VHA]

Zähne
Reissen und Stechen in den Zähnen, mit Gefühl von Geschwulst der Backen.[VHA]

Mund
Trockenheit im Munde und Schlunde, ohne Durst.[KEU 53]
Halsschmerzen.[KEU 53]

Genüsse
Durstlosigkeit bei Trockenheit am Gaumen.[VHA]

Uebelkeit
Öfteres Erbrechen mit Erstickungsanfällen und ängstlichem Zittern.[HA 7]
Erbrechen, erst des Genossenen und dann Galle.[KEU 53]
Brustbeklemmung mit Magendrücken und Uebelkeit.[VHA]
Uebelkeit.[KEU 53]

Magen
Stumpfer Druck in der Magengegend.[VHA]
Brustbeklemmung mit Magendrücken und Uebelkeit.[VHA]
Magendrücken.[KEU 53]

Hypochonder
Stechen in den Hypochondern.[KEU 53]

Bauch
Bauchkneipen mit Abgang vieler Blähungen, nach Erkältung.[VHA]
Drückender Schmerz im Bauche, mit Uebelkeit, beim Anlehnen des Bauchs an eine scharfe Kante.[VHA]

Verifikationen und klinische Symptome

Harn
Häufiger Harndrang mit geringem Abgange.[VHA]
Viel und öfteres Harnen.[HA 7]
Harndrang, mit vielem Harnabgange.[KEU 53]
Dünner Harnstral.[VHA]

Geschlechtstheile
Geschwulst des Hodensacks (nach Verletzung).[VHA]

Beschwerden der Kinder
Stockschnupfen (besonders der Säuglinge), welcher das Athmen durch die Nase verhindert.[VHA]

Regel
Vermehrung des Monatlichen bis zum Mutter-BLUTSTURZE.[VHA]

Schnupfen
Stockschnupfen (besonders der Säuglinge), welcher das Athmen durch die Nase verhindert.[VHA]
Stockschnupfen.[KEU 53]

Athem
Schneller, pfeifender, krähender Athem.[VHA]
Pfeifender, giemender Athem.[HA 7]
Röchelnder, pfeifender, krähender Athem.[KEU 53-54]
Nächtliche krankhafte Erstickungs-Anfälle, mit Weinen und Umsichgreifen.[HA 7]
Beim Erwachen nach Mitternacht (aus Schlummer mit halboffenen Augen und Munde), Erstickungsanfall (wie Millarsches Asthma), mit aufgetriebenen blauen Händen und Gesichte, und Hitze ohne Durst.[VHA]
Öfteres Erbrechen mit Erstickungsanfällen und ängstlichem Zittern.[HA 7]
Heftige Erstickungsanfälle.[KEU 54]
Häutige Bräune.[VHA]
Brustbeklemmung mit Magendrücken und Uebelkeit.[VHA]
Auffahren aus dem Schlafe mit Angst und Kurzathmigkeit zum Ersticken, und Zittern.[VHA]
Erwachen von Athemversetzung.[KEU 54]
Athemversetzung.[KEU 54]

Husten
Anfälle von Stickhusten mit Schreien.[VHA]
Rauher, hohler Husten mit großer Unruhe und Bläue des Gesichts.[VHA]

Keuchhusten
Erstickender, hohler, tiefer Keuchhusten, von Brustkrampf erregt, Nachts ohne, am Tage mit wenigem, zähem, schleimigem Auswurfe von SÜSSLICH-FAULEM oder etwas SALZIGEM Geschmacke.[KEU 53]

Verschlimmerung: Um, oder gleich nach Mitternacht. – Ruhe. Liegen im Bette. Tiefliegen mit dem Kopfe. Schlafen. Trockene Kälte. Nord- und Ost-WIND.[KEU 53]

Begleitung: Zitternde Angst und Unruhe. Schreckhaftigkeit. Schreien und Weinen. BLUTDRANG zum Kopfe. Kopf rückwärts gebogen. Bräunlich-blaue Gesichtsfarbe. Umschriebene Backenröthe. Hitze und Schweiss im Gesichte. Halsschmerzen. Trockenheit im Munde und Schlunde, ohne Durst. Uebelkeit. Erbrechen, erst des Genossenen und dann Galle. Magendrücken. Stechen in den Hypochondern. Harndrang, mit vielem Harnabgange. Stockschnupfen. Röchelnder, pfeifender, krähender Athem. Heftige Erstickungsanfälle. Athemversetzung. Engbrüstigkeit. Schleim im Kehlkopfe. Brustdrücken, wie von einer Last. Zusammenschnüren der Brustseiten. Aufgetriebene, blaue Hände. Brennen in den Handtellern. Kälte der Füsse. Zittern des ganzen Körpers. Schlummer mit halboffenen Augen und offenem Munde. Erwachen von Athemversetzung. Aussetzender Puls. Trockene Hitze während des Schlafes. Heftiger Schweiss im Wachen.[KEU 53-54]

Der krampfhafte Husten, welcher für SAMB. passt, hat viele Zeichen, die dem letzten Stadium des Kroups und dem Millarschen Asthma angehören. Glücklicher Weise sind solche Fälle eben nicht

Verifikationen und klinische Symptome

Erstickungsanfälle, die immer nur Nachts während des Schlaf kamen. – Beim Nachlasse beständiges LUFT-Aufstossen. – Bei einem Manne, der früher jahrelang an Asthma gelitten, aber erst seit 3 Wochen wieder alle Nächte diese Anfälle hatte. SPIG., ARS., CARB-V., etc. ohne Erfolg. SAMB. beseitigte die Anfälle sogleich die erste Nacht.[Bruckner: Aphorismen aus der Praxis. AHZ 72 (1866) 109]

häufig, obwohl schnell und sicher zu heilen, wenn die charakteristischen Zeichen, besonders die der trockenen Hitze und des Schweisses genau zutreffen.[KEU 54]

Luftröhre – Kehlkopf

Entzündung der Luftröhre.[VHA]
Viel zäher Schleim im Halse.[VHA]
Schleim im Kehlkopfe.[KEU 54]

Brust

Druck auf der Brust, wie von einer schweren Last, mit Erstickungsangst.[VHA]
Nächtliche krankhafte Erstickungs-Anfälle, mit Weinen und Umsichgreifen.[HA 7]
Engbrüstigkeit.[KEU 54]
Brustdrücken, wie von einer Last.[KEU 54]
Zusammenschnüren der Brustseiten.[KEU 54]
Lungenschwindsucht mit profusen, ermattenden Schweißen.[VHA]

Rücken

Stiche unter den Schulterblättern, von Innen heraus.[VHA]
Drückender Schmerz im Rückgrate.[VHA]

Oberglieder

Dunkelblaue Aufgedunsenheit der Unterarme und Hände.[VHA]
Aufgetriebene, blaue Hände.[KEU 54]
Stiche in den beiden Handgelenken.[VHA]
Um sich Werfen mit den Händen.[VHA]
Brennen in den Handtellern.[KEU 54]

Unterglieder

Scharfe, tiefe Stiche am Schienbeine.[VHA]
Gefühl von Absterben, Eingeschlafenheit und Kälte in der Mitte des (rechten) Schienbeines.[VHA]
Eiskälte der Füße bei warmem Körper.[VHA]
Kälte der Füsse.[KEU 54]

Drüsen

Konkordanz Drüsen: Phos., Puls., Sulph. [PB]

Haut

Anschwellungen und dunkelrothe Geschwulst mit Spannung nach Quetschungen.[VHA]
Aufgedunsenes, dunkelbläuliches Gesicht.[VHA]
Rauher, hohler Husten mit großer Unruhe und Bläue des Gesichts.[VHA]
Rothe, brennende Flecken auf den Wangen.[VHA]
Dunkelblaue Aufgedunsenheit der Unterarme und Hände.[VHA]
Konkordanz Haut und Aeusseres: Acon., Arn., Ars., *Bell.*, Bry., Caust., Chin., Dig., Dulc., Kali-c., Lach., Led., Lyc., *Merc.*, Op., Phos., *Puls., Rhus-t.*, Sabin., Sep., Sil., *Sulph.*, Verat. [PB]

Schlaf

Charakteristische Zeichen, besonders: Trockene Hitze während des Schlafes. Heftiger Schweiss im Wachen.[KEU 54]
Schlaflosigkeit bei Schläfrigkeit.[VHA]
Schläfrigkeit ohne Schlaf.[HA 7]
Schlummer mit halbgeöffneten Augen und Munde.[VHA]
Schlummer mit halboffenen Augen und offenem Munde.[KEU 54]
Auffahren aus dem Schlafe mit Angst und Kurzäthmigkeit zum Ersticken, und Zittern.[VHA]
Erwachen von Athemversetzung.[KEU 54]
Nächtliche krankhafte Erstickungs-Anfälle, mit Weinen und Umsichgreifen.[HA 7]
Durch Aufsitzen im Bette fühlt man Erleichterung.[VHA]
Konkordanz Schlaf und Träume: Ars., Hep., Kali-c., Sep., Sil. [PB]

Verifikationen und klinische Symptome

Heilungsbericht

Der Kaufmann *Ph. M.*, 32 Jahre alt, hatte sich im vorigen Winter auf einer Reise eine Erkältung zugezogen, die Anfangs unbeachtet blieb, aber allmählig bei steigenden Beschwerden ärztliche Hilfe verlangte. Eine allopathische Behandlung war ohne Erfolg geblieben, vielmehr hatte sich während dieser dreimonatlichen Cur fast Alles erheblich verschlimmert, so dass nun, wie dies gewöhnlich geschieht, beschlossen wurde, bei der Homöopathie Hilfe zu suchen. Das aufgenommene Krankheitsbild giebt folgende Symptome:

Seit 3 - 4 Wochen starken, hohlen, trocknen Husten, mit Heiserkeit und vielem zähen Schleim im Kehlkopfe, am Heftigsten die Nacht hindurch. – Brustbeklemmung mit Stichen in der linken Seite, wenn er auf dieser Seite liegt. – Innerliche Hitze, ohne Durst. – Starke ermattende Schweisse. – Auffallende Schreckhaftigkeit. – Grosse Schläfrigkeit, aber unruhiger Schlaf mit öfterem Erwachen, wobei eine innere Angst das Wiedereinschlafen verhindert. – Angesicht blass und eingefallen, mit umschriebener, brennender Röthe der Wangen. – Magendrücken nach dem Essen, besonders nach Milch, oft mir Erbrechen, zuerst des Genossenen und dann Galle. – Vermehrter WÄSSRIGER Urin. – Ungemeine Abmagerung. – Wärme liebt und verträgt er am Besten. – Bei mässiger Bewegung fühlt er sich wohler, als in anhaltender Ruhe. – Früher war er nie erheblich unwohl, niemals ernstlich krank gewesen. – Er konnte ohne Beschwerde tief athmen, und hatte oft ein Bedürfniss dazu. – Von den allopathischen Mitteln war nichts zu erfahren.

Nach reichlicher Erwägung und sorgfältiger Vergleichung sämmtlicher vorstehender Zeichen mit unseren Arzneischatze wird jeder Homöopath mit mir darüber einverstanden sein, dass in diesem Falle der Phosphor unter allen Mitteln am Meisten und zwar so entschieden angezeigt schien, dass damit keine einzige von allen übrigen Arzneien irgend in Concurrenz treten konnte. Ich trug daher nicht das mindeste Bedenken, dem Kranken von diesem vielnützigen und äusserst wirksamen Heilmittel meine gewöhnliche Gabe (Hochpotenzen) zu geben, den Gebrauch derselben ebenfalls in der üblichen Weise (in Auflösung in WASSER) anzuordnen, unter Anempfehlung der bekannten Diät, und mit der Weisung, nach 14 Tagen persönlich über den Erfolg zu berichten.

Aber wie arg und schmerzlich fand ich mich in meinen besten Erwartungen getäuscht, als der Kranke sich nach abgelaufener Frist wieder bei mir einstellte. Er war auch in keiner einzigen Beziehung gebessert, vielmehr hatte sein übles Aussehen mit der drohenden Röthe auf den Wangen zugenommen und die Fiebererscheinungen waren in verdächtiger Weise immer stärker hervorgetreten. Das Mittel war indessen ganz nach Vorschrift gebraucht, und in der Diät und Lebensweise nichts versehen. Wo lag denn nun der Grund dieser gänzlichen Erfolglosigkeit? – Sie konnte unter solchen Umständen nur in einer mangelhaften oder unrichtigen Aufnahme der Zeichen liegen, welche daher der Reihe nach einzeln wieder durchgegangen wurden. Hierbei fand sich nun in der That der Fehler bei den nur flüchtig angedeuteten Fiebererscheinungen, die sich bei dem Patienten in einer ungewöhnlichen, daher unbeachteten Eigenthümlichkeit gestalteten, welche zugleich sehr charakteristisch war. Er litt nämlich beständig w ä h r e n d d e s S c h l a f e s an einer t r o c k n e n , b r e n n e n d e n H i t z e , die b e i m E r w a c h e n sogleich in sehr p r o f u s e n S c h w e i s s überging, der im w a c h e n d e n Z u s t a n d e o h n e U n t e r b r e c h u n g a n h i e l t , bis er wieder in Schlaf fiel, wo sich dann a b e r m a l s s o f o r t d i e t r o c k e n e H i t z e e i n s t e l l t e . Hiermit war nun das ganze Rätsel gelöst. Diese Erscheinung findet sich, wie der geübte Homöopath weiss, nur allein bei SAMB. [Hahnemann, RA 5, Nr. 14, 15, 16, 19, (97)], während das gerade Gegentheil davon bei PHOS. beobachtet wird. Da nun auch alle übrigen Zeichen zutrafen, erhielt mein Patient sofort eine Gabe meiner gewöhnlichen Hochpotz. von SAMB., wie die vorige zu nehmen, und der Erfolg war in der That so vollständig, dass er nach 14 Tagen von sämmtlichen Beschwerden befreit war und sich so wohl fühlte wie jemals vorher.[AHZ 59 (1859) 126]

Fieber

Abendliche BLUTWALLUNG mit Zittern.[HA 7]
Aussetzender Puls.[KEU 54]
Frostschauder mit sehr kalten Händen und Füßen.[VHA]
Brennendes Hitzegefühl im Gesichte, bei eiskalten Füßen, ohne Durst.[VHA]
Bald nach dem Niederlegen, allgemeine Hitze ohne Durst, mit Scheu vor Entblößen.[VHA]
Wenn die Hitze eine Weile vorüber ist, Schweiß, zuerst im Gesichte.[VHA]
Hitze ohne Durst.[HA 7]
Trockene Hitze während des Schlafes.[KEU 54]
Heftiger Schweiss im Wachen.[KEU 54]
Starker Schweiß nach Mitternacht.[VHA]
Wechselfieber mit ungeheurem, ermattendem Schweiße.[VHA]

Verifikationen und klinische Symptome

Unter den Wechselfiebern, welche im Laufe des Sommers vorkommen, waren einige durch profusen Schweiss, der auch lange nach dem eigentlichen Fieber paroxysmus anhielt, ausgezeichnet. Dr. *v. Bönninghausen* jun. hatte deren ein Paar durch je einer Gabe SAMB. 30°° geheilt, und Ref. nur einmal nöthig gefunden, eine Gabe SEP. 200°° folgen zu lassen.[AHZ 51 (1856) 63]

Fieberstadien

1. Puls verschieden: am Meisten klein und sehr schnell; zuweilen aussetzend; oft auch voll und langsam. – Starke BLUTWALLUNG im Körper.[WF 48]
2. Frost den ganzen Körper überlaufend, mit Kriebeln hier und da. – Frostschauder mit sehr kalten Händen und Füssen.[WF 48]
3. Trockene Hitze über den ganzen Körper, sobald er nach dem Niederlegen einschläft, mit Scheu vor Entblössung und ohne Durst. – Brennende Gesichtshitze bei eiskalten Füssen.[WF 48]
4. Ungemein starker Schweiss, Tag und Nacht, aber nur im Wachen, zuerst im Gesichte ausbrechend, selbst in der Apyrexie noch fortdauernd. – Aeusserst ermattende Schweisse. – Allgemeine Nachtschweisse, mit Ausnahme des Kopfes, gegen Morgen vermehrt. – Beständiger Schweiss im Wachen, während des Schlafes sofort in trockene Hitze übergehend.[WF 48] – Allgemeiner Schweiss, nur nicht am Kopfe: Thuj. (BELL., RHUS-T., SAMB.)[KMS 729] – [Aengstlicher, stinkender, oder sauer-, oder wie HOLLUNDER riechender Schweiss: Sep.][WF 51]

Konkordanz Fieber: *Acon.*, *Ars.*, Aur., Bell., Bry., Calc., Carb-v., Cham., Chin., Hell., Hep., Jod, Kali-c., Kreos., Lyc., Merc., Nat-m., Nux-m., *Nux-v.*, Op., Phos., *Ph-ac.*, Puls., *Rhus-t.*, Sabad., *Sep.*, Sil., Spig., Squil., Stann., Stront., Sulph., Verat. [PB]

Gemeinsames

Charakteristische Zeichen, besonders: Trockene Hitze während des Schlafes. Heftiger Schweiss im Wachen.[KEU 54]

Allgemeines Zittern von Angst und BLUTWALLUNG.[VHA]

Abendliche BLUTWALLUNG mit Zittern.[HA 7]

Zittern des ganzen Körpers.[KEU 54]

WASSERSUCHT.[VHA]

Schwindsucht.[VHA]

Durch Aufsitzen im Bette fühlt man Erleichterung.[VHA]

Die meisten Beschwerden erscheinen in der Ruhe des Körpers und vergehen durch Bewegung.[VHA]

Verschlimmerung der Beschwerden

Um, oder gleich nach Mitternacht.[KEU 53]

Die meisten Beschwerden erscheinen in der Ruhe des Körpers und vergehen durch Bewegung.[VHA]

Ruhe.[KEU 53]

Liegen im Bette.[KEU 53]

Tiefliegen mit dem Kopfe.[KEU 53]

Schlafen.[KEU 53]

Trockene Kälte.[KEU 53]

Nord- und Ost-WIND.[KEU 53]

Konkordanzen

Verschlimmerung nach der Zeit: Ant-c., Arn., Ars., Calc., Caps., Ign., Kali-c., Lyc., Mag-c., Mang., Merc., Plb., Puls., Rhus-t., Sulph., Thuj. [PB]

Verschlimmerung nach Lage und Umständen: Acon., Ambr., Am-m., Ars., *Aur.*, *Caps.*, Carb-v., Cham., *Con.*, Cycl., Dulc., *Euph.*, *Ferr.*, Hep., Hyos., *Lyc.*, Mgs., Mag-m., Meny., Mosch., Nux-v., Phos., Ph-ac., Plat., *Puls.*, Rhod., *Rhus-t.*, Sabad., Sep., Sil., Squil., Stront., Sulph., Tarax., Valer., Verb. [PB]

Arzneiverwandtschaften von Sambucus nigra

(Ant-t.), Arn., Ars., (Bell.), Chin., (Cupr.), Nux-v., Op., (Rheum), Rhus-t. [VHA]

Acon., Arn., *Ars.*, Aur., *Bell.*, Bry., Calc., Caps., Carb-v., Cham., Chin., Con., Ferr.,

Verifikationen und klinische Symptome

Hep., Hyos., Ign., Kali-c., Lyc., Merc., Nux-v., Op., Phos., Ph-ac., *Puls.*, *Rhus-t.*, *Sep.*, Sil., Squil., *Sulph.*, Verat. [PB]
Arn., *Ars.*, Chin., Rhus-t. [KV]

Antidote von Sambucus nigra: Ars., Camph.
Ars., Camph. [SRN]
Ars., Camph. [PB]

Sambucus nigra ist Antidot von: Ars.

Folgemittel von Sambucus nigra: Sep.
Dr. *v. Bönninghausen* jun. hatte deren [Wechselfieber] ein Paar durch je einer Gabe SAMB. 30°° geheilt, und Ref. nur einmal nöthig gefunden, eine Gabe SEP. 200°° folgen zu lassen.[AHZ 51 (1856) 63]

Konkordanzen der homöopathischen Arzneien

I. Gemüth und Geist: Bell., Hyos., Lyc., Op., Phos., Plat., Stram., Sulph. [PB]

II. Körpertheile und Organe: Acon., Arn., Ars., Aur., *Bell.*, *Bry.*, *Calc.*, Carb-v., Caust., Cham., *Chin.*, Con., Cupr., *Hep.*, Hyos., Ign., Ip., Kali-c., Lyc., Merc., Nit-ac., Nux-v., Op., *Phos.*, Ph-ac., *Puls.*, Rhus-t., *Sep.*, Sil., Spig., Spong., Squil., Stann., Stram., *Sulph.*, Verat. [PB]

III. Empfindungen und Beschwerden
1. **Aeussere und innere Körpertheile im Allgemeinen:** Acon., Ars., *Bell.*, Bry., Calc., Chin., Con., Cupr., Ferr., Ign., Jod, Lach., Lyc., Merc., *Nux-v.*, *Op.*, Phos., Puls., *Rhus-t.*, Sep., Sulph., Verat. [PB]
2. **Drüsen:** Phos., Puls., Sulph. [PB]
3. **Knochen:** ? [PB]
4. **Haut und Aeusseres:** Acon., Arn., Ars., *Bell.*, Bry., Caust., Chin., Dig., Dulc., Kali-c., Lach., Led., Lyc., *Merc.*, Op., Phos., *Puls.*, *Rhus-t.*, Sabin., Sep., Sil., *Sulph.*, Verat. [PB]

IV. Schlaf und Träume: Ars., Hep., Kali-c., Sep., Sil. [PB]

V. Fieber: *Acon.*, *Ars.*, Aur., Bell., Bry., Calc., Carb-v., Cham., Chin., Hell., Hep., Jod, Kali-c., Kreos., Lyc., Merc., Nat-m., Nux-m., *Nux-v.*, Op., Phos., *Ph-ac.*, Puls., *Rhus-t.*, Sabad., *Sep.*, Sil., Spig., Squil., Stann., Stront., Sulph., Verat. [PB]

VI. Änderung des Befindens
1. **Verschlimmerung nach der Zeit:** Ant-c., Arn., Ars., Calc., Caps., Ign., Kali-c., Lyc., Mag-c., Mang., Merc., Plb., Puls., Rhus-t., Sulph., Thuj. [PB]
2. **Verschlimmerung nach Lage und Umständen:** Acon., Ambr., Am-m., Ars., *Aur.*, *Caps.*, Carb-v., Cham., *Con.*, Cycl., Dulc., *Euph.*, *Ferr.*, Hep., Hyos., *Lyc.*, Mgs., Mag-m., Meny., Mosch., Nux-v., Phos., Ph-ac., Plat., *Puls.*, Rhod., *Rhus-t.*, Sabad., Sep., Sil., Squil., Stront., Sulph., Tarax., Valer., Verb. [PB]

VII. Konkordanz der homöopathischen Arzneien
Acon., Arn., *Ars.*, Aur., *Bell.*, Bry., Calc., Caps., Carb-v., Cham., Chin., Con., Ferr., Hep., Hyos., Ign., Kali-c., Lyc., Merc., Nux-v., Op., Phos., Ph-ac., *Puls.*, *Rhus-t.*, *Sep.*, Sil., Squil., *Sulph.*, Verat. [PB]
Arn., *Ars.*, Chin., Rhus-t. [KV]

Verifikationen und klinische Symptome

Sarsaparilla (Sassaparille)
(Sars.)

Synonyma
Smilax Sassaparilla, Sarsaparilla, Sassaparille [SRA]

Antipsorische Arznei
[SRA]

Arzneiwirkungsdauer
Sie scheint über zwei Wochen lang in einer einzigen, nicht zu kleinen, Gabe zu wirken. Zu einer homöopathischen Gabe ist die unverdünnte Tinctur [Die geistige Tinctur der gepülverten Wurzel von Smilax Sarsaparilla.], selbst nur zu Einem Tropfen gegeben, noch viel zu stark.[RA 4, 223,224]

Wirkt über 5 Wochen.[SRA]

Zählt zur 3. Klasse derjenigen Mittel, welche eine mittlere Wirkungsdauer besitzen.[AHZ 49 (1855) 82]

Eigenthümlichkeiten und Hauptwirkungen

Gemüth
Mürrische Verdrießlichkeit, bei Aufgelegtheit zur Arbeit.[VHA]
Oefters wechselnde Laune.[VHA]
Die Schmerzen greifen den Geist sehr an und drücken ihn darnieder.[VHA]
Konkordanz Gemüth und Geist: Aur., Ign., Lyc., Phos., Plat. [PB]

Geist
Die Schmerzen greifen den Geist sehr an und drücken ihn darnieder.[VHA]
Schwieriger und schmerzhafter Stuhl, mit Anwandlung von Ohnmacht.[VHA]
Appetitlosigkeit: es ekelt ihn, wenn er nur an Speisen denkt.[VHA]
Konkordanz Gemüth und Geist: Aur., Ign., Lyc., Phos., Plat. [PB]

Schwindel
Schwindel bei langem Sehen auf einen Gegenstand.[VHA]

Kopf
Klopfendes oder stechendes Kopfweh mit Uebelkeit und SAUREM Erbrechen.[VHA]
Dröhnen im Kopfe, wie vom Anschlagen einer Glocke, beim Sprechen.[VHA]
Empfindlichkeit der Kopfhaut.[VHA]
Haarausfallen.[VHA]

Augen
Stechen in den Augen.[VHA]
Schmerz der Augen beim Tages-LICHTE.[VHA]
Die inneren Augenwinkel sind blau angelaufen.[VHA]
Trübsichtigkeit, wie durch Nebel.[VHA]
Abends hat das Papier einen rothen Schein.[VHA]
Schwindel bei langem Sehen auf einen Gegenstand.[VHA]

Ohren
Dröhnen im Kopfe, wie vom Anschlagen einer Glocke, beim Sprechen.[VHA]

Antlitz
Ausschlag im Gesichte, wie Milchschorf.[VHA]
Steifheit und Spannen in den Kaumuskeln und im Kiefergelenke.[VHA]
Flechte auf der Oberlippe.[VHA]

Zähne
Empfindlichkeit der oberen Schneidezähne.[VHA]
Reissen in den Zähnen von kalter LUFT und kaltem Getränke.[VHA]

Verifikationen und klinische Symptome

Mund
Früh, Trockenheit und Rauhigkeit im Halse.[VHA]
Krampfhafte Zuschnürung des Halses, mit Athembeschwerden.[VHA]
Dröhnen im Kopfe, wie vom Anschlagen einer Glocke, beim Sprechen.[VHA]

Genüsse
Appetitlosigkeit: es ekelt ihn, wenn er nur an Speisen denkt.[VHA]
Brennen im Magen, besonders nach BROD-Essen.[VHA]

Geschmack
MUNDBITTERKEIT.[VHA]
Geschmacklosigkeit der Speisen.[VHA]

Aufstoßen
BITTERES (oder saures) Aufstoßen bei und nach dem Essen.[VHA]
Klopfendes oder stechendes Kopfweh mit Uebelkeit und SAUREM Erbrechen.[VHA]

Übelkeit
Klopfendes oder stechendes Kopfweh mit Uebelkeit und SAUREM Erbrechen.[VHA]

Magen
Brennen im Magen, besonders nach BROD-Essen.[VHA]
Gefühllosigkeit des Magens nach dem Essen, als hätte er gar nichts gegessen.[VHA]

Bauch
Leerheitsgefühl und Kollern im Unterleibe.[VHA]
Stechen in der (linken) Bauchseite.[VHA]
Brennen (oder Kältegefühl) im Unterleibe.[VHA]

Stuhl
Harter, geringer und zögernder Stuhl.[VHA]
Schwieriger und schmerzhafter Stuhl, mit Anwandlung von Ohnmacht.[VHA]

Harn
Oefterer, vergeblicher Harndrang.[VHA]
Verminderter Harnabgang.[VHA]
Harnzwang mit weißer, scharfer Materie und Schleim.[VHA]
Reichlicher Abgang blassen Harns.[VHA]
Blasser, gelber Sand im Harn, mit viel Schmerzen bei Abgang, weist auf SARS.. (Der Urin hat einen roten, sandigen Niederschlag, oder es befinden sich fettige Häutchen darin: LYC..)[Br., Lippe]
Schmerzhaftes Zusammenschnüren der Harnblase.[VHA]
Blasen- und Nieren-Steine.[VHA]
Nieren-Gries.[VHA]
Chronische Gichtschmerzen, nach Verkältung im WASSER (und stockendem Tripper-Ausflusse), mit verminderter Harnabsonderung.[VHA]

Geschlechtstheile
Heftiger Gestank der Geschlechtstheile.[VHA]
Unterdrückter Tripper-Ausfluß (nach MERKUR-Mißbrauch).[VHA]

Regel
Monatliches zu gering, zu spät und scharf.

Athem
Große Engbrüstigkeit, wobei man Halsbinde und Weste lösen muß, um Athem zu bekommen.[VHA]
Brustbeengung, wie von Krampf, mit Verhinderung des Athems.[VHA]
Oefteres Tiefathmen.[VHA]

Verifikationen und klinische Symptome

Krampfhafte Zuschnürung des Halses, mit Athembeschwerden.[VHA]

Rücken

Stiche im Rücken bei der mindesten Bewegung.[VHA]

Oberglieder

Stiche in den Arm- , Hand- und Finger-Gelenken, besonders bei jeder Bewegung.[VHA]
Tiefe Schrunden in den Fingern, mit brennendem Schmerze.[VHA]
Unterköthigkeitsschmerz der Fingerspitzen.[VHA]
Lähmiges Reissen in allen Gliedern und Gelenken.[VHA]
Chronische Gichtschmerzen, nach Verkältung im WASSER (und stockendem Tripper-Ausflusse), mit verminderter Harnabsonderung.[VHA]
Zittern an Händen und Füßen.[VHA]
Unbeweglichkeit der Glieder, wie Lähmung.[VHA]

Unterglieder

Stechende Schmerzen in den Beinen, besonders bei jeder Bewegung.[VHA]
Mattigkeit in den Oberschenkeln und Kniegelenken.[VHA]
Rothe Flechten an den Waden.[VHA]
Ungemein kalte Füße.[VHA]
Lähmiges Reissen in allen Gliedern und Gelenken.[VHA]
Chronische Gichtschmerzen, nach Verkältung im WASSER (und stockendem Tripper-Ausflusse), mit verminderter Harnabsonderung.[VHA]
Zittern an Händen und Füßen.[VHA]
Unbeweglichkeit der Glieder, wie Lähmung.[VHA]

Drüsen

Konkordanz Drüsen: Acon., *Bell.*, M e r c ., P h o s ., Sil., S u l p h . [PB]

Knochen

Konkordanz Knochen: Bell., Caust., M e r c ., Puls., Sep. [PB]

Haut

Trockner Blüthenausschlag, welcher nur in der Wärme juckt.[VHA]
Frieselausschlag, sobald er aus der wamen Stube in die kalte LUFT tritt.[VHA]
Geschwüre (von QUECKSILBER-Mißbrauch).[VHA]
Tiefe Hautschrunden.[VHA]
Empfindlichkeit der Kopfhaut.[VHA]
Haarausfallen.[VHA]
Ausschlag im Gesichte, wie Milchschorf.[VHA]
Flechte auf der Oberlippe.[VHA]
Tiefe Schrunden in den Fingern, mit brennendem Schmerze.[VHA]
Rothe Flechten an den Waden.[VHA]
Große Abmagerung, so daß die Haut schrumpfig und faltig wird.[VHA]
Konkordanz Haut und Aeusseres: Ant-c., Bar-c., Bell., *Calc.*, Dulc., Hep., Led., Lyc., *Merc.*, Petr., Puls., R h u s - t ., *Sep.*, S i l ., Staph., S u l p h ., Verat. [PB]

Schlaf

Nächtliche Schlaflosigkeit und öfteres Erwachen.[VHA]
Fürchterliche Träume.[VHA]
Konkordanz Schlaf und Träume: Bell., Bry., Chin., Graph., Ign., Kali-c., Kreos., Lyc., Merc., Nux-v., P h o s ., Puls., Rhus-t., Sep., Sil., Sulph. [PB]

Fieber

Frost bei Tag und Nacht.[VHA]
Kälte, selbst in der Nähe des Ofens, am ganzen Körper, mit Ausnahme des Gesichts und der Brust.[VHA]
Abendliche Hitze, mit BLUTWALLUNG, Herzklopfen und Stirnschweiß.[VHA]

Verifikationen und klinische Symptome

Verifikationen und klinische Symptome

Fieberstadien

1. Puls etwas beschleunigt, bei starker BLUTWALLUNG, am Meisten gegen Abend.[WF 48]
2. Frost vorherrschend, Tag und Nacht. – Häufige Frostschauder, am Meisten Vormittags, von Unten nach Aufwärts laufend. – Kälte am ganzen Körper, am meisten an den Füssen, mit Ausnahme des Gesichts und der Brust, auch selbst beim warmen Ofen. – Während des Frostes befindet er sich am Schlechtesten.[WF 48]
3. Abends Hitze mit BLUTWALLUNG und Herzklopfen. – Abendliches Wärmegefühl, mit erhöhtem Wohlbefinden.[WF 48]
4. Schweiss Abends bei der Hitze, aber blos an der Stirne.[WF 48]

Konkordanz Fieber: Bov., Sep. [PB]

Gemeinsames

Lähmiges Reissen in allen Gliedern und Gelenken.[VHA]

Chronische Gichtschmerzen, nach Verkältung im WASSER (und stockendem Tripper-Ausflusse), mit verminderter Harnabsonderung.[VHA]

Zittern an Händen und Füßen.[VHA]

Unbeweglichkeit der Glieder, wie Lähmung.[VHA]

Große Abmagerung, so daß die Haut schrumpfig und faltig wird.[VHA]

Appetitlosigkeit: es ekelt ihn, wenn er nur an Speisen denkt.[VHA]

Verschlimmerung der Beschwerden

Konkordanzen

Verschlimmerung nach der Zeit: Ant-c., Ign., Nux-v., Staph. [PB]

Verschlimmerung nach Lage und Umständen: Arn., Bell., *Bry.*, *Calc.*, Cann-s., Carb-an., Carb-v., Colch., Croc., Graph., *Hep.*, Ip., Jod., *Lyc.*, Merc., Nat-m., Nit-ac., Nux-v., Phos., Puls., Rhus-t., *Sep.*, Spig., Staph., Sulph. [PB]

Arzneiverwandtschaften von Sarsaparilla

Am-m., Cham., Cocc., (Con.), (Mang.), Merc., (Phos.), Puls., Ran-b., (Sabad.), (Sabin.), Sep., Sil., Sulph. [VHA]

Arn., *Bell.*, Bry., Calc., Caust., Chin., Graph., Hep., Ign., Kali-c., Lyc., *Merc.*, Nux-v., *Phos.*, Ph-ac., Puls., Rhus-t., *Sep.*, Sil., Staph., *Sulph.*, Sulph-ac. [PB]

Bell., *Calc.*, *Merc.*, Sulph. [KV]

Antidote von Sarsaparilla: Bell., Merc.

? [SRA]

Bell., Merc. [PB]

Sarsaparilla ist Antidot von: Merc., Merc.[Br., Lippe]

Unterdrückter Tripper-Ausfluß (nach MERKUR-Mißbrauch).[VHA]

Geschwüre (von QUECKSILBER-Mißbrauch).[VHA]

Antidote gegen chronische Wirkungen von MERC. sind: NIT-AC., LACH., SULPH., HEP., JOD., KALI-C., SARS.[Br., Lippe]

Sarsaparilla ist Zwischenmittel von: Calc.

Ich reichte nun am letztgenannten Tage zwei Gaben CALC. 30°°, und eine Zwischengabe SARS. 30°°°, abermals alle 14 Tage eine zu nehmen, wonach bis zur Mitte des Monats May alle Beschwerden gewichen waren und die langjährige Kranke bis jetzt sich der besten Gesundheit erfreut.[ACS 17 (1839) 3, 12]

Konkordanzen der homöopathischen Arzneien

I. Gemüth und Geist: Aur., Ign., Lyc., Phos., Plat. [PB]

II. Körpertheile und Organe: Acon., Alum., Arn., Asaf., Bar-c., Bell., Bry., Calc., Canth., Carb-v., *Caust.*, Chin., Con., Graph., Hep., Ign., Kali-c., Kali-n., Laur., Lyc., Merc., Nat-c., Nat-m., Nux-v., Petr., *Phos.*, *Ph-ac.*, *Puls.*, Rhus-t., Ruta,

Sep., Sil., Spig., Squil., Staph., Stront., Sulph., Sulph-ac., Thuj., Verat., Zinc. [PB]

III. Empfindungen und Beschwerden

1. **Aeussere und innere Körpertheile im Allgemeinen:** Alum., Anac., Arn., Asaf., Bar-c., Bell., Bry., *Calc.*, Caust., *Chin.*, Cocc., Dros., Graph., Hell., Ign., Kali-c., Laur., Lyc., Merc., Nat-c., Nat-m., Nux-v., Phos., Ph-ac., Plat., Puls., Rhus-t., Sep., Sil., Stann., Staph., Stront., *Sulph.*, Sulph-ac., Thuj., Zinc. [PB]
2. **Drüsen:** Acon., *Bell.*, Merc., Phos., Sil., Sulph. [PB]
3. **Knochen:** Bell., Caust., Merc., Puls., Sep. [PB]
4. **Haut und Aeusseres:** Ant-c., Bar-c., Bell., *Calc.*, Dulc., Hep., Led., Lyc., *Merc.*, Petr., Puls., Rhus-t., *Sep.*, Sil., Staph., Sulph., Verat. [PB]

IV. Schlaf und Träume:
Bell., Bry., Chin., Graph., Ign., Kali-c., Kreos., Lyc., Merc., Nux-v., Phos., Puls., Rhus-t., Sep., Sil., Sulph. [PB]

V. Fieber:
Bov., Sep. [PB]

VI. Änderung des Befindens

1. **Verschlimmerung nach der Zeit:** Ant-c., Ign., Nux-v., Staph. [PB]
2. **Verschlimmerung nach Lage und Umständen:** Arn., Bell., *Bry.*, *Calc.*, Cann-s., Carb-an., Carb-v., Colch., Croc., Graph., *Hep.*, Ip., Jod., *Lyc.*, Merc., Nat-m., Nit-ac., Nux-v., Phos., Puls., Rhus-t., *Sep.*, Spig., Staph., Sulph. [PB]

VII. Konkordanz der homöopathischen Arzneien

Arn., *Bell.*, Bry., Calc., Caust., Chin., Graph., Hep., Ign., Kali-c., Lyc., *Merc.*, Nux-v., *Phos.*, Ph-ac., Puls., Rhus-t., *Sep.*, Sil., Staph., *Sulph.*, Sulph-ac. [PB] *Bell.*, *Calc.*, *Merc.*, Sulph. [KV]

Verifikationen und klinische Symptome

Secale cornutum (Mutterkorn)

(Sec.)

Synonyma

Secale cornutum, Clavus secalinus, Mutterkorn [SRN]

Nicht-Antipsorische Arznei – Antisykotische Arznei

[SRN], [AHP 262]

Arzneiwirkungsdauer

Wirkt 2 bis 3 Wochen.[SRN]

Zählt zur 2. Klasse derjenigen Mittel, welche eine kurze Wirkungsdauer besitzen.[AHZ 49 (1855) 82]

Eigenthümlichkeiten und Hauptwirkungen

Gemüth

Ungeheure Angst.[VHA]

Will sich ersäufen.[HA 14]

Raserei, mit Neigung, sich zu ersäufen.[VHA]

Raserei und Tobsucht, mit Beißen.[HA 14]

Tobsucht.[VHA]

Wahnsinn, mit Neigung zu beißen.[VHA]

Heftige Angst und Brennen in der Herzgrube, mit großer Empfindlichkeit derselben gegen Berührung.[VHA]

Schwerer, ängstlicher Athem, mit Seufzen und Schluchzen.[VHA]

Melancholische Traurigkeit.[HA 13]

Muthlosigkeit mit Furcht vor dem Tode.[HA 13]

Konkordanz Gemüth und Geist: Acon., *Anac., Ars., Bell.*, Croc., Cupr., Hell., *Hyos.*, Ign., Lach., *Lyc.*, Merc., *Nat-c.*, Nat-m., Nux-m., Nux-v., *Op.*, Par., Phos., Ph-ac., Plat., Rhus-t., Sabad., Sep., Sil., Staph., *Stram.*, Sulph., Verat. [PB]

Geist

Schwaches Denkvermögen.[VHA]

Phantasie- und Sinnes-Täuschungen.[VHA]

Delirien und Raserei.[VHA]

Wahnsinn, mit Neigung zu beißen.[VHA]

Bewußtlosigkeit und Betäubung.[VHA]

Bewußtlose, ängstliche, oft in Wuth übergehende Delirien (bei Wöchnerinnen). – Melancholische Traurigkeit; Muthlosigkeit mit Furcht vor dem Tode; will sich ersäufen; Raserei und Tobsucht, mit Beißen; Schwindel; Schlafsucht; tonische Krämpfe und Konvulsionen; Kopfschmerz im Hinterkopfe; mißfarbiges, blasses Gesicht; heftiger Durst; schwächender Durchfall; Mutter-BLUTFLUß; Kriebeln in den Extremitäten.[HA 13-14]

Bewußtlosigkeit mit tiefem Schlafe, nach vorgängigem Kriebeln in Kopf und Gliedern (bei Mutter-BLUTSTURZ).[HA 26]

Konkordanz Gemüth und Geist: Acon., *Anac., Ars., Bell.*, Croc., Cupr., Hell., *Hyos.*, Ign., Lach., *Lyc.*, Merc., *Nat-c.*, Nat-m., Nux-m., Nux-v., *Op.*, Par., Phos., Ph-ac., Plat., Rhus-t., Sabad., Sep., Sil., Staph., *Stram.*, Sulph., Verat. [PB]

Schwindel

Taumeliger Schwindel, wie von Trunkenheit.[VHA]

Bewußtlosigkeit und Betäubung.[VHA]

Schwindel.[HA 14]

Betäubung mit Kriebeln im Kopfe und Gliederschmerzen, welche sich durch Bewegung verschlimmern.[HA 25]

Kopf

Betäubung mit Kriebeln im Kopfe und Gliederschmerzen, welche sich durch Bewegung verschlimmern.[HA 25]

Verifikationen und klinische Symptome

B e w u ß t l o s i g k e i t m i t t i e f e m S c h l a f e , n a c h v o r g ä n g i g e m K r i e b e l n i n K o p f u n d G l i e d e r n (bei MUTTERBLUTSTURZ).[HA 26]
Dumpfer Schmerz im Hinterkopfe.[VHA]
Kopfschmerz im Hinterkopfe.[HA 14]
Starkes Ausfallen der Haare.[VHA]

Augen
Wilder, stierer Blick.[VHA]
Verdrehte Augen.[VHA]
Tief in ihre Höhlen zurückgedrängte Augen.[VHA]
Verdunklung des Gesichts.[VHA]
Phantasie- und Sinnes-Täuschungen.[VHA]

Ohren
Vorübergehende Taubheit.[VHA]
Phantasie- und Sinnes-Täuschungen.[VHA]

Nase
Nasen-BLUTEN.[VHA]
Phantasie- und Sinnes-Täuschungen.[VHA]

Antlitz
Blasse, gilbliche Gesichtsfarbe.[VHA]
Mißfarbiges, blasses Gesicht.[HA 14]
Dunkle Röthe des Gesichts.[VHA]
Blaue Ringe um die tiefliegenden Augen.[VHA]
Eingefallenes, verzogenes Gesicht.[VHA]
Krampfhafte Verzerrung des Mundes.[VHA]
Kriebeln im Gesichte, wie von Ameisen.[VHA]
Kinnbackenzwang.[VHA]

Zähne
Lockerwerden und Ausfallen der Zähne.[VHA]
Zähneknirschen.[VHA]

Mund
BLUTIGER oder mißfarbiger Schaum vor dem Munde.[VHA]
Unerträgliches Kriebeln im Halse und in der Zunge.[VHA]
Geschwulst der Zunge.[VHA]
Mißfarbige (braune oder schwärzliche) Zunge.[VHA]
Schleimig belegte Zunge.[VHA]
Schwache, stammelnde Sprache, wie von Lähmung der Zunge.[VHA]
Wahnsinn, mit Neigung zu beißen.[VHA]

Genüsse
Große Neigung zu SAUREM.[VHA]
Heftiger Durst.[VHA], [HA 14]

Geschmack
PAPPIGER Geschmack im Munde.[VHA]

Uebelkeit
Beständige Uebelkeit und Brecherlichkeit nach jedem Essen.[VHA]
Galligtes Erbrechen.[VHA]
Schleimerbrechen.[VHA]
Schmerzloses Erbrechen ohne alle Anstrengung.[VHA]

Verifikationen und klinische Symptome

Verifikationen und klinische Symptome

Magen

Ungeheures Magendrücken, wie von einer Last.[VHA]

Heftige Angst und Brennen in der Herzgrube, mit großer Empfindlichkeit derselben gegen Berührung.[VHA]

Brand des Magens.[VHA]

Hypochonder

Entzündung und Brand der Leber.[VHA]

Bauch

Brennen (oder Kältegefühl) im Unterleibe.[VHA]

Kolik mit Konvulsionen.[VHA]

Schmerz in der Lendengegend, wie falsche Wehen.[VHA]

Blähungen

Kollern und Poltern im Unterleibe.[VHA]

Stuhl

WÄSSERIGER Durchfall.[VHA]

Unwillkührlicher Abgang flüssigen Stuhls.[VHA]

Schwächende Durchfälle.[VHA], [HA 14]

Harn

Vermindertes oder ganz unterdrücktes Harnen.[VHA]

WÄSSERIGER Harn.[VHA]

Geschlechtstheile

Mangelnde Wehen und statt derselben Zuckungen und Krämpfe.[VHA]

Zu starke und schmerzhafte Wehen.[VHA]

BLUTDRANG zum Uterus.[VHA]

Gebärmutter-BLUTUNG mit Ausscheidung von schwarzem, FLÜSSIGEM BLUT; die BLUTUNG nimmt bei Bewegung zu.[Br., Lippe]

Entzündung des Uterus nach unterdrückten Lochien oder Regeln.[VHA]

MUTTERBLUTFLUß.[HA 14]

Bewußtlosigkeit mit tiefem Schlafe, nach vorgängigem Kriebeln in Kopf und Gliedern (bei MUTTERBLUTSTURZ).[HA 26]

Schwangerschaft – Beschwerden der Mütter

BLUTABGANG bei Schwangeren.[VHA]

Die Geburtswehen hören vor der Niederkunft auf; die Frau ist sehr schwach.[Br., Lippe]

Fehlgeburt (besonders im dritten Monate der Schwangerschaft).[VHA]

Abortus im dritten Monate: Thuj. (APISIN., SABIN., SEC.)[KMS 725]

Entzündung des Uterus nach unterdrückten Lochien oder Regeln.[VHA]

Zu lange BLUTIGE Lochien.[VHA]

Bewußtlose, ängstliche, oft in Wuth übergehende Delirien (bei Wöchnerinnen).[HA 13]

Verschlimmerung durch Wärme, durch Warmwerden im Bett, durch Zudecken, nach warmen Umschlägen auf die angegriffenen Teile; während der Schwangerschaft, der Geburt und des Wochenbettes.[Br., Lippe]

Nachgeburt

Heilungsberichte von Kühen

Laumanns Kuh, nach Kalben vor 8 Tagen, zurückgebliebene Nachgeburt: 1., 3. SABIN., 2. SEC., alle 24 Stunden [je C 200°°] – Geheilt.[KMS 780]

Schröder's Kuh, nach Kalben zögernde Nachgeburt: 1., 3. SABIN., 2. SEC., alle 12 Stunden [je C 200°°]. – Geheilt.[KMS 780]

Werlemann's Kuh hat ein todtes Kalb geboren und die Nachgeburt ist zurückgeblieben: 1., 3. SEC., 2. SABIN., alle 8 Stunden [je C 200°°]. – Geheilt.[KMS 781]

Verifikationen und klinische Symptome

Bei Kühen, bei denen nach dem Kalben die Nachgeburt nicht folgen will, und wovon im vorigen Frühjahr sieben Fälle hier in der Nähe (bei Nickotter, Rieke, Vennemann, Frörd, Maykotter, Wappendrups und Wilhelmers) längstens in zwölf Stunden durch zwei Gaben SEC. und einer Zwischengabe SABIN., alle in 30°°°, geheilt wurden, wovon ich alle drei Stunden eine Gabe mit WASSER geschüttelt eingeben ließ.[AHZ 38 (1850) 364-365]

Regel

Monatliches zu stark und zu lange dauernd, mit hellrothem (oder schwarzem), dünnflüssigem BLUTE.[VHA]
Mutter-BLUTFLÜSSE.[VHA]
Bewußtlosigkeit mit tiefem Schlafe, nach vorgängigem Kriebeln in Kopf und Gliedern (bei MUTTERBLUTSTURZ).[HA 26]
Entzündung des Uterus nach unterdrückten Lochien oder Regeln.[VHA]

Athem

Schwerer, ängstlicher Athem, mit Seufzen und Schluchzen.[VHA]
Stickflußartige Brustbeklemmung.[VHA]

Husten

BLUTAUSWURF mit und ohne Husten.[VHA]

Luftröhre

Hohle, heisere Stimme.[VHA]

Brust

Krampfhaftes Herzklopfen.[VHA]
Stickflußartige Brustbeklemmung.[VHA]

Rücken

Kälte im Rücken (und in den Gliedern).[VHA]
Fühllosigkeit und Kriebeln vom Rücken bis in die Fingerspitzen.[VHA]

Oberglieder

Taubheit der Glieder.[VHA]
Taubheit und Absterben der Hände.[VHA]
Brennen in den Händen.[VHA]
Brandiges Absterben der Finger.[VHA]
Kälte im Rücken (und in den Gliedern).[VHA]
Zerschlagenheit der Glieder.[VHA]
Ziehen und Reissen in den Gliedern mit Kriebeln.[VHA]
Fühllosigkeit und Kriebeln vom Rücken bis in die Fingerspitzen.[VHA]
Kriebeln in den Extremitäten.[HA 14]
Konvulsivische Zuckungen der Glieder.[VHA]
Krampfhaftes Krummziehen der Glieder, durch starkes Ausstrecken derselben gebessert.[VHA]
Betäubung mit Kriebeln im Kopfe und Gliederschmerzen, welche sich durch Bewegung verschlimmern.[HA 25]

Unterglieder

Taubheit der Glieder.[VHA]
Heftige Wadenkrämpfe.[VHA]
Brennen in den geschwollenen Füßen.[VHA]
Ziehen und Reissen in den Gliedern mit Kriebeln.[VHA]
Kriebeln in den Extremitäten.[HA 14]
Kriebeln in den Zehen.[VHA]
Brandiges Absterben der Zehen.[VHA]
Kälte im Rücken (und in den Gliedern).[VHA]
Zerschlagenheit der Glieder.[VHA]
Konvulsivische Zuckungen der Glieder.[VHA]
Krampfhaftes Krummziehen der Glieder, durch starkes Ausstrecken derselben gebessert.[VHA]

Betäubung mit Kriebeln im Kopfe und Gliederschmerzen, welche sich durch Bewegung verschlimmern.[HA 25]

Drüsen

Konkordanz Drüsen: Cham., Con., Jod, Nit-ac. [PB]

Knochen

Konkordanz Knochen: Ars., Sep. [PB]

Haut

Runzliche, mißfarbige, dürre Haut.[VHA]
Taubheit und Gefühllosigkeit der Haut.[VHA]
Abschuppung der ganzen Oberhaut.[VHA]
Brandige BLUTBLASEN.[VHA]
Starkes Ausfallen der Haare (am Kopfe).[VHA]
Blasse, gilbliche Gesichtsfarbe.[VHA]
Dunkle Röthe des Gesichts.[VHA]
Blaue Ringe um die tiefliegenden Augen.[VHA]
Eingefallenes, verzogenes Gesicht.[VHA]
Kriebeln im Gesichte, wie von Ameisen.[VHA]
Kriebeln in den Zehen.[VHA]
Brennen in den Händen.[VHA]
Brandiges Absterben der Finger.[VHA]
Brandiges Absterben der Zehen.[VHA]

Konkordanz Haut und Aeusseres: Acon., Arn., *Ars.*, Asaf., Bell., Bry., Calc., Chin., Dulc., Jod, Kali-c., Lach., *Lyc.*, *Merc.*, Olnd., Phos., *Ph-ac.*, Plat., Plb., Puls., *Rhus-t.*, Sabin., Sep., *Sil.*, Squil., *Sulph.*, Verat. [PB]

Schlaf

Große Schläfrigkeit.[VHA]
Schlafsucht.[VHA], [HA 14]
Tiefer, betäubter Schlaf.[VHA]

Konkordanz Schlaf und Träume: Ant-t., Bell., Bry., Con., Croc., Ign., Led., *Nux-m.*, Nux-v., *Op.*, Phos., Ph-ac., Puls., Verat. [PB]

Fieber

Heftiger Frost mit nachfolgender brennender Hitze und heftigem Durste.[VHA]
Kalte Schweiße.[VHA]

Fieberstadien

1. Puls oft ganz unverändert, selbst bei den heftigsten Anfällen. – Puls meistens langsam und zusammengezogen, zuweilen aussetzend oder unterdrückt; nur bei der Hitze etwas beschleunigt.[WF 49]
2. Heftiger, aber kurzdauernder Frost, mit bald darauf folgender innerer, brennender Hitze, mit grossem Durste. – Unangenehmes Kältegefühl im Rücken, im Unterleibe und in den Gliedern.[WF 49]
3. Starke und lange anhaltende, trockene Hitze, mit grosser Unruhe und heftigem Durste.[WF 49]
4. Schweiss vorzüglich am Oberkörper. – Allgemeine kalte und klebrige Schweisse.[WF 49] – Schweiss am Stärksten am Oberkörper: Thuj. (CARB-V., NIT-AC., NUX-V., SEC., SEP., SULPH-AC.)[KMS 729]

Konkordanz Fieber: *Acon.*, Arn., Ars., *Bell.*, *Bry.*, *Calc.*, Cham., Chin., Cocc., Dulc., Hep., Hyos., Kali-c., Lach., Led., Lyc., *Merc.*, Nat-m., Nux-v., Op., Phos., *Ph-ac.*, Plat., Puls., *Rhus-t.*, Samb., Sep., Sil., Stann., Stram., *Sulph.*, Verat. [PB]

Gemeinsames

Zerschlagenheit der Glieder.[VHA]
Brennen in allen Körpertheilen, als wenn Funken darauf fielen.[VHA]
Taubheit der Glieder.[VHA]

Verifikationen und klinische Symptome

Große Mattigkeit und Trägheit.[VHA]
Konvulsivische Zuckungen der Glieder.[VHA]
Krampfhaftes Krummziehen der Glieder, durch starkes Ausstrecken derselben gebessert.[VHA]
Tonische Krämpfe und Konvulsionen.[HA 14]
Starrkrämpfe.[VHA]
Krampfhafte Verzerrung des Mundes.[VHA]
Kolik mit Konvulsionen (im Bauch).[VHA]
Mangelnde Wehen und statt derselben Zuckungen und Krämpfe.[VHA]
Heftige Wadenkrämpfe.[VHA]
Krampfhaftes Krummziehen der Glieder, durch starkes Ausstrecken derselben gebessert.[VHA]

Arterielle BLUTUNGEN: Dr. *Gauwerky*: über die vorzügliche BLUTSTILLENDE Kraft des ERGOT., zunächst bei arteriellen BLUTUNGEN, z. B. nach BLUTIGEN Operationen, aber auch bei anderen BLUTUNGEN, wie BLUT-Husten, BLUTSTÜRZEN, Fersengeschwüren mit starken BLUTUNGEN, Nasen-BLUTUNGEN und dergl. in mehreren sehr interessanten Fällen. Ref. erwähnte dazu die Heilung von alten Zehengeschwüren, mit starken BLUTUNGEN und Brand. Dr. *Weber* hatte bei arteriellen BLUTUNGEN von der Anwendung der SABIN. öfters einen ähnlichen glücklichen Heilerfolg gesehen. Es ist dabei noch zu bemerken, dass das oft vorhandene Kriebeln in den Gliedern zunächst auf SEC. oder ERGOT., dagegen das Reissen, oft mit Geschwulst an den Gelenken, zunächst auf SABIN. deutet, welchen beiden das hellrothe, oder mindestens dünnflüssigen BLUT eigen ist.[AHZ 53 (1856) 11-12]

Kriebeln, wie von Ameisen
Betäubung mit Kriebeln im Kopfe und Gliederschmerzen, welche sich durch Bewegung verschlimmern.[HA 25]
Bewußtlosigkeit mit tiefem Schlafe, nach vorgängigem Kriebeln in Kopf und Gliedern (bei Mutter-BLUTSTURZ).[HA 26]
Kriebeln im Gesichte, wie von Ameisen.[VHA]
Unerträgliches Kriebeln im Halse und in der Zunge.[VHA]
Fühllosigkeit und Kriebeln vom Rücken bis in die Fingerspitzen.[VHA]
Ziehen und Reissen in den Gliedern mit Kriebeln.[VHA]
Kriebeln in den Extremitäten.[HA 14]
Kriebeln in den Zehen.[VHA]

Verschlimmerung der Beschwerden
Kalte LUFT.[Br., Lippe]
Abkühlen.[Br., Lippe]

Verschlimmerung der Beschwerden
Bewegung.[HA 25]
Wärme. (Die Symptome sind alle besser in der Wärme: ARS..)[Br., Lippe]
Warmwerden im Bett.[Br., Lippe]
Durch Zudecken.[Br., Lippe]
Nach warmen Umschlägen auf die angegriffenen Teile.[Br., Lippe]

Konkordanzen
Verschlimmerung nach der Zeit: ? [PB]
Verschlimmerung nach Lage und Umständen: Ant-t., Bell., Bry., Calc., Caps., *Cham.*, Cocc., Croc., Dros., Hyos., Jod, Led., Lyc., Nux-m., Plat., *Puls.*, *Rhus-t.*, *Sabin.*, Sep., Sulph., Verat. [PB]

Beschwerden der Thiere
Rinder
Laumanns Kuh, nach Kalben vor 8 Tagen, zurückgebliebene Nachgeburt: 1., 3. SABIN., 2. SEC., alle 24 Stunden [je C 200°°]. – Geheilt.[KMS 780]
Schröder's Kuh, nach Kalben zögernde Nachgeburt: 1., 3. SABIN., 2. SEC., alle 12 Stunden [je C 200°°]. – Geheilt.[KMS 780]
Werlemann's Kuh hat ein todtes Kalb geboren und die Nachgeburt ist zurückgeblieben: 1., 3. SEC., 2. SABIN., alle 8 Stunden [je C 200°°]. – Geheilt.[KMS 781]
Bei Kühen, bei denen nach dem Kalben die Nachgeburt nicht folgen will, und wovon im vorigen Frühjahr sieben Fälle hier in der Nähe (bei Nickotter, Rieke, Vennemann, Fröd, Maykotter, Wappen-

Verifikationen und klinische Symptome

drups und Wilhelmers) längstens in zwölf Stunden durch zwei Gaben SEC. und einer Zwischengabe SABIN., alle in 30°°°, geheilt wurden, wovon ich alle drei Stunden eine Gabe mit WASSER geschüttelt eingeben ließ.[AHZ 38 (1850) 364-365]

Arzneiverwandtschaften von Secale cornutum

Arn., Camph., Ign., Laur., Verat. [VHA]

Acon., Ant-t., Arn., *Ars.*, ***Bell.***, Bry., Calc., Cham., Chin., Cocc., Con., Croc., Cupr., Hyos., Ign., Ip., Jod., Kali-c., Led., *Lyc.*, Merc., Nat-m., Nux-m., Nux-v., *Op.*, Phos., Ph-ac., Plat., *Puls.*, *Rhus-t.*, Sabin., Sep., Sil., Stram., *Sulph.*, Verat. [PB]

Am-c., *Ars.*, *Bell.*, *Coloc.*, Phos., Verat. [KV]

Antidote von Secale cornutum: Camph., Op., (Sol-n.)

Camph., (Sol-n.) [SRN]

Camph., Op. [PB]

Secale cornutum ist Wechselmittel mit: Sabin.

Laumanns Kuh, nach Kalben vor 8 Tagen, zurückgebliebene Nachgeburt: 1., 3. SABIN., 2. SEC., alle 24 Stunden [je C 200°°]. – Geheilt.[KMS 780]

Schröder's Kuh, nach Kalben zögernde Nachgeburt: 1., 3. SABIN., 2. SEC., alle 12 Stunden [je C 200°°]. – Geheilt.[KMS 780]

Werlemann's Kuh hat ein todtes Kalb geboren und die Nachgeburt ist zurückgeblieben: 1., 3. SEC., 2. SABIN., alle 8 Stunden [je C 200°°]. – Geheilt.[KMS 781]

Zwischenmittel von Secale cornutum: Sabin.

Bei Kühen, bei denen nach dem Kalben die Nachgeburt nicht folgen will, und wovon im vorigen Frühjahr sieben Fälle hier in der Nähe (bei Nickotter, Rieke, Vennemann, Frörd, Maykotter, Wappendrups und Wilhelmers) längstens in zwölf Stunden durch zwei Gaben SEC. und einer Zwischengabe SABIN., alle in 30°°°, geheilt wurden, wovon ich alle drei Stunden eine Gabe mit WASSER geschüttelt eingeben ließ.[AHZ 38 (1850) 364-365]

Konkordanzen der homöopathischen Arzneien

I. Gemüth und Geist: Acon., *Anac.*, *Ars.*, *Bell.*, Croc., Cupr., Hell., *Hyos.*, Ign., Lach., *Lyc.*, Merc., *Nat-c.*, Nat-m., Nux-m., Nux-v., *Op.*, Par., Phos., Ph-ac., Plat., Rhus-t., Sabad., Sep., Sil., Staph., *Stram.*, Sulph., Verat. [PB]

II. Körpertheile und Organe: Acon., Arn., *Ars.*, *Bell.*, Bry., *Calc.*, Canth., Caust., *Cham.*, Chel., *Chin.*, Cic., Cocc., Con., Croc., Cupr., Dig., Ferr., Hep., *Hyos.*, Ign., *Ip.*, Kali-c., Led., *Lyc.*, Merc., Nat-m., Nit-ac., *Nux-v.*, *Op.*, *Phos.*, Ph-ac., Plat., Plb., *Puls.*, Rhus-t., Sabin., *Sep.*, Sil., Squil., *Stram.*, *Sulph.*, Verat. [PB]

III. Empfindungen und Beschwerden

1. **Aeussere und innere Körpertheile im Allgemeinen:** Acon., Arn., Ars., *Bell.*, Bry., Calc., Caust., *Cham.*, Chel., Chin., Cic., Cocc., Con., *Cupr.*, Ferr., Graph., *Hyos.*, Ign., Ip., Lyc., Merc., *Nux-v.*, *Op.*, Phos., Ph-ac., Plat., Plb., Puls., Rhus-t., Sep., Sil., Stram., Sulph., Verat., Zinc. [PB]
2. **Drüsen:** Cham., Con., Jod, Nit-ac. [PB]
3. **Knochen:** Ars., Sep. [PB]
4. **Haut und Aeusseres:** Acon., Arn., *Ars.*, Asaf., Bell., Bry., Calc., Chin., Dulc., Jod, Kali-c., Lach., *Lyc.*, *Merc.*, Olnd., Phos., *Ph-ac.*, Plat., Plb., Puls., *Rhus-t.*, Sabin., Sep., *Sil.*, Squil., *Sulph.*, Verat. [PB]

IV. Schlaf und Träume: Ant-t., Bell., Bry., Con., Croc., Ign., Led., *Nux-m.*, Nux-v., *Op.*, Phos., Ph-ac., Puls., Verat. [PB]

Verifikationen und klinische Symptome

V. Fieber: *Acon.*, Arn., Ars., *Bell.*, *Bry.*, *Calc.*, Cham., Chin., Cocc., Dulc., Hep., Hyos., Kali-c., Lach., Led., Lyc., *Merc.*, Nat-m., Nux-v., Op., Phos., *Ph-ac.*, Plat., Puls., *Rhus-t.*, Samb., Sep., Sil., Stann., Stram., *Sulph.*, Verat. [PB]

VI. Änderung des Befindens

1. **Verschlimmerung nach der Zeit:** ? [PB]
2. **Verschlimmerung nach Lage und Umständen:** Ant-t., Bell., Bry., Calc., Caps., *Cham.*, Cocc., Croc., Dros., Hyos., Jod, Led., Lyc., Nux-m., Plat., *Puls.*, *Rhus-t.*, *Sabin.*, Sep., Sulph., Verat. [PB]

VII. Konkordanz der homöopathischen Arzneien

Acon., Ant-t., Arn., *Ars.*, *Bell.*, Bry., Calc., *Cham.*, Chin., Cocc., Con., Croc., Cupr., Hyos., Ign., Ip., Jod., Kali-c., Led., *Lyc.*, Merc., Nat-m., Nux-m., Nux-v., *Op.*, Phos., Ph-ac., Plat., *Puls.*, *Rhus-t.*, Sabin., Sep., Sil., Stram., *Sulph.*, Verat. [PB]

Am-c., *Ars.*, *Bell.*, *Coloc.*, Phos., Verat. [KV]

Verifikationen und klinische Symptome

Selenium (Selen)

(Sel.)

Synonyma

Selenium, Selen [SRN]

Antipsorische und antisykotische Arznei

Die [...] bezeichneten Arzneien scheinen zu den antipsorischen Mitteln gezählt werden zu dürfen. Wenigstens habe ich sie in chronischen Beschwerden (psorischen Ursprungs) vorzugsweise wirksam befunden.[SRN]

[AHP 262]

Arzneiwirkungsdauer

Wirkt 5 bis 6 Wochen.[SRN]

Zählt zur 4. Klasse derjenigen Mittel, welche eine lange Wirkungsdauer besitzen.[AHZ 49 (1855) 82]

Hinweis

CHIN. steigert die Beschwerden bis zum Unerträglichen.[VHA]

Eigenthümlichkeiten und Hauptwirkungen

Gemüth

Ungemeine Redseligkeit und Schwatzhaftigkeit.[VHA], [HA 112]

Konkordanz Gemüth und Geist: Anac., Bell., C o n . , Hell., H y o s . , Ign., *Lyc.*, Merc., Nat-c., Nat-m., Op., Rhus-t., *Stram.*, V e r a t . [PB]

Geist

Große Angegriffenheit und Abspannung von spät bis in die Nacht fortgesetzten Kopfarbeiten.[VHA]

Große Angegriffenheit von nächtlichen Kopfarbeiten.[HA 112]

Ungemeine Vergeßlichkeit im wachenden Zustande, bei klarer Erinnerung im Halbschlafe.[VHA]

Konkordanz Gemüth und Geist: Anac., Bell., C o n . , Hell., H y o s . , Ign., *Lyc.*, Merc., Nat-c., Nat-m., Op., Rhus-t., *Stram.*, V e r a t . [PB]

Innerer Kopf

Heftig stechendes Kopfweh über dem linken Auge, von Gehen in der SONNE und starken Gerüchen erregt.[VHA]

Jeden Nachmittag Kopfweh.[VHA]

Kopfweh von LIMONADE, WEIN und THEE.[VHA], [HA 112]

Aeusserer Kopf

Ausfallen der Haare, (auch aus den Augenbrauen, dem Backenbarte und an den Schaamtheilen).[VHA]

A u s f a l l e n d e r H a a r e b e i m K ä m m e n , a u c h d e r A u g e n b r a u e n , d e s B a c k e n b a r t s u n d a n d e n G e s c h l e c h t s t h e i l e n , m i t a b e n d l i c h e m , k r i e b e l n d e m J u c k e n a u f d e m H a a r k o p f e , v o n K r a t z e n n ä s s e n d u n d m i t d e m G e f ü h l e v o n Z u s a m m e n z i e h e n d e r K o p f h a u t , b e i A b m a g e r u n g d e s G e s i c h t s u n d d e r H ä n d e . – Ungemeine Redseligkeit und Schwatzhaftigkeit; große Angegriffenheit von nächtlichen Kopfarbeiten; Kopfweh von LIMONADE, WEIN und THEE; fettig glänzende Haut im Gesichte; Widerwillen gegen stark GESALZENES; Schluchzen und Aufstoßen von TABACK-Rauchen; Verstopfung; öfteres, seufzendes Tiefathmen; große Abmagerung, besonders im Gesichte, an den Händen und Schenkeln; Verschlimmerung der meisten Beschwerden nach Schlafen, besonders an heißen Tagen; langes Nässen aufgekratzter Stellen; Abends spätes Einschlafen; Frost und Hitze abwechselnd; Schweiß im Nachmittagsschlafe.[HA 112]

Augen

Jückende Bläschen am Augenlidrande und an den Augenbrauen.[VHA]

Verifikationen und klinische Symptome

Ohren
Vermehrtes Ohrschmalz.[VHA]

Nase
Neigung in die Nase zu bohren.[VHA]
Heftig stechendes Kopfweh über dem linken Auge, von Gehen in der SONNE und starken Gerüchen erregt.[VHA]

Antlitz
Fettig glänzende Haut im Gesichte.[VHA], [HA 112]
F e t t i g e H a u t d e s G e s i c h t s : Thuj. (NAT-M., SEL.)[KMS 723]
Auffallende Magerkeit des Gesichts.[VHA]
Große Abmagerung, besonders im Gesichte, an den Händen und Schenkeln.[VHA], [HA 112]
A b m a g e r u n g d e s G e s i c h t s u n d d e r H ä n d e .[HA 112]
Ausfallen der (Kopf-) Haare, (auch aus den Augenbrauen, dem Backenbarte und an den Schaamtheilen).[VHA]

Zähne
Bohren in den Backenzähnen mit Reissen im Unterkiefer.[VHA]
Zahnweh von THEE-Trinken: Thuj. (FERR., SEL.)[KMS 724]
Schleimige Zähne.[VHA]

Mund
Nach TABAK-Rauchen widerlich SÜßER Geschmack an den Lippen.[VHA]

Genüsse
Früh, Appetitlosigkeit mit weißbelegter Zunge.[VHA]
Widerwillen gegen (stark) GESALZENES.[VHA]
Widerwillen gegen stark GESALZENES.[HA 112]
Große Neigung zu BRANNTWEIN.[VHA]
Kopfweh von LIMONADE, WEIN und THEE.[VHA], [HA 112]
N a c h t h e i l v o n T H E E : Thuj. (CHIN., FERR., SEL.)[KMS 724]
Zahnweh von THEE-Trinken: Thuj. (FERR., SEL.)[KMS 724]
N a c h t h e i l v o n Z U C K E R : Thuj. (MERC., SEL.)[KMS 724]
Nach TABAK-Rauchen widerlich SÜßER Geschmack an den Lippen.[VHA]
Schluchzen und Aufstoßen beim TABAK-Rauchen.[VHA]

Geschmack
Nach TABAK-Rauchen widerlich SÜßER Geschmack an den Lippen.[VHA]

Aufstoßen
Schluchzen und Aufstoßen beim TABAK-Rauchen.[VHA]
Schluchzen und Aufstoßen von TABACK-Rauchen.[HA 112]

Hypochonder
Leberschmerzen beim Einathmen.[VHA]
Frieselausschlag in der Lebergegend.[VHA]
Milzstechen beim Gehen.[VHA]

Bauch
Nach dem Essen, fühlbares Klopfen der ADERN im Unterleibe (und im ganzen Körper).[VHA]

Stuhl
Hartleibigkeit.[VHA]
Leibesverstopfung.[VHA]
Verstopfung.[HA 112]
Vorsteherdrüsensaft-Abgang im Schlafe und beim Stuhlgange.[VHA]

Verifikationen und klinische Symptome

Harn
Dunkler, verminderter Harn.[VHA]
Harn, nach jedem Stuhlgange.[VHA]
Bodensatz, wie rother, grobkörniger Sand.[VHA]
Nachtröpfeln nach dem Harnen: Thuj. (LACH., SEL.)[KMS 725]

Geschlechtstheile
Langsame und unvollkommene Erektionen, mit zu frühem SAMENERGUSSE und lange anhaltendem Wollustgefühle.[VHA]
Vorsteherdrüsensaft-Abgang im Schlafe und beim Stuhlgange.[VHA]
Impotenz bei Geilheit.[VHA]
Gegen Impotenz SEL. und LYC..[Chargé, Bönn.]
Ausfallen der (Kopf-) Haare, (auch aus den Augenbrauen, dem Backenbarte und an den Schaamtheilen).[VHA]

Schnupfen
Abendlicher Fließschnupfen.[VHA]
Gelber, dicker, gallertartiger Nasenschleim.[VHA]

Athem
Oefteres, seufzendes Tiefathmen.[VHA], [HA 112]
Athembeengung von Seitenstichen.[VHA]
Leberschmerzen beim Einathmen.[VHA]
Kurzathmigkeit von Verschleimung der Luftröhre: Thuj. (SEL.)[KMS 725]

Husten
Früh-Husten, welcher die Brust angreift, mit BLUTIGEM Schleimauswurfe.[VHA]

Luftröhre
Ausrahksen BLUTIGEN Schleims.[VHA]
Heisere, unreine Stimme.[VHA]

Hals
Genicksteifigkeit beim Drehen des Kopfs.[VHA]

Rücken
Früh, lähmiger Schmerz im Kreuze.[VHA]
Genicksteifigkeit beim Drehen des Kopfs.[VHA]

Oberglieder
Nächtliches Reissen in den Händen.[VHA]
Kratzbläschen an den Kanten der Hand und zwischen den Fingern.[VHA]
Beissen in den Handtellern.[VHA]
Große Abmagerung, besonders im Gesichte, an den Händen und Schenkeln.[VHA], [HA 112]
Unerträglichkeit der ZUGLUFT und leichtes Verkälten, wornach Reissen in den Gliedern.[VHA]

Unterglieder
Abendliches Jücken um die Knöchel und an den Füßen.[VHA]
Klamm in den Waden und Fußsohlen.[VHA]
Flache Geschwüre an den Unterschenkeln.[VHA]
Große Abmagerung, besonders im Gesichte, an den Händen und Schenkeln.[VHA], [HA 112]
Abmagerung des Gesichts und der Hände.[HA 112]
Unerträglichkeit der ZUGLUFT und leichtes Verkälten, wornach Reissen in den Gliedern.[VHA]

Drüsen
Konkordanz Drüsen: Arn., Bell., Bry., Carb-an., Caust., Chin., Kali-c., Lyc., Merc., Puls., Sil., Sulph. [PB]

Verifikationen und klinische Symptome

Haut

Hitze in der Haut, wie eine feurige Gluth, an einzelnen Stellen des Körpers.[VHA]
Langes Nässen aufgekratzter Stellen.[VHA], [HA 112]
Flache Geschwüre.[VHA]
Ausfallen der (Kopf-) Haare, (auch aus den Augenbrauen, dem Backenbarte und an den Schaamtheilen).[VHA]
Ausfallen der Haare beim Kämmen, auch der Augenbrauen, des Backenbarts und an den Geschlechtstheilen, mit abendlichem, kriebelndem Jucken auf dem Haarkopfe, von Kratzen nässend und mit dem Gefühle von Zusammenziehen der Kopfhaut, bei Abmagerung des Gesichts und der Hände.[HA 112]
Jückende Bläschen am Augenlidrande und an den Augenbrauen.[VHA]
Fettig glänzende Haut im Gesichte.[VHA]
Fettige Haut des Gesichts: Thuj. (NAT-M., SEL.)[KMS 723]
Frieselausschlag in der Lebergegend.[VHA]
Kratzbläschen an den Kanten der Hand und zwischen den Fingern.[VHA]
Beissen in den Handtellern.[VHA]
Abendliches Jücken um die Knöchel und an den Füßen.[VHA]
Flache Geschwüre an den Unterschenkeln.[VHA]
Konkordanz Haut und Aeusseres: Ars., Asaf., Bry., Carb-v., Caust., Chin., Graph., Kali-c., Kreos., Lach., Lyc., Merc., Nat-c., Ph-ac., *Rhus-t.*, *Sep.*, Sil., Staph., Sulph. [PB]

Schlaf

Abends spätes Einschlafen.[VHA], [HA 112]
Erwachen von dem mindesten Geräusche.[VHA]
Erwachen jedesmal zu derselben Stunde.[VHA]
Unwiderstehlicher Hang zum Schlafen, wornach sich alle Beschwerden erhöhen.[VHA]
Ungemeine Vergeßlichkeit im wachenden Zustande, bei klarer Erinnerung im Halbschlafe.[VHA]
Vorsteherdrüsensaft-Abgang im Schlafe und beim Stuhlgange.[VHA]
Nächtliches Reissen in den Händen.[VHA]
Abendliches Jücken um die Knöchel und an den Füßen.[VHA]
Nach Schlaf, besonders an heißen Tagen, wozu er große Neigung hat, verschlimmern sich alte Beschwerden.[VHA]
Verschlimmerung der meisten Beschwerden nach Schlafen, besonders an heißen Tagen.[HA 112]
Konkordanz Schlaf und Träume: Ars., Bell., Bor., *Bry.*, Calc., Carb-v., Chin., Graph., Hep., Ign., Kali-c., Lach., Lyc., Merc., Nux-v., Phos., Puls., Rhus-t., *Sep.*, Sil., Spig., Sulph. [PB]

Fieber

Stets Frost und Hitze abwechselnd.[VHA]
Frost und Hitze abwechselnd.[HA 112]
Leichtes Schwitzen im Gehen.[VHA]
Schweiß im Nachmittags-Schlafe.[VHA], [HA 112]

Fieberstadien

1. Puls wenig beschleunigt, selbst bei starker BLUTWALLUNG.[WF 49]
2. Frost beständig mit Hitze abwechselnd.[WF 49]
3. Bloss äusserliche Hitze, wie Brennen in der Haut, und nur an einzelnen Stellen.[WF 49]
4. Sehr starker Schweiss, besonders auf der Brust, in den Achselhöhlen und an den Geschlechtstheilen. – Schweiss bei der geringsten Bewegung. – Schweiss in jedem Schlafe, sowohl Nachts wie am Tage. – Uebermässig leichtes Schwitzen. – Der Schweiss macht gelbliche oder weisse, steife Flecke in der Wäsche.[WF 50] – Süsslich, wie Honig riechender Schweiss: Thuj. (BRY.?, PULS., SEL.?)[KMS 729] – Braungelb färbender Schweiss: Thuj. (ARS., BELL., CARB-AN., GRAPH., LACH., SEL.) [KMS 729]

Konkordanz Fieber: Acon., Ant-t., Ars., Bell., Bry., *Calc.*, Cham., Chin., Graph., Hep., Kali-c., Lyc., *Merc.*, Nux-v., Phos., Puls., Rhus-t., *Sep.*, *Sulph.*, Thuj., Verat. [PB]

Verifikationen und klinische Symptome

Gemeinsames

Große Abmagerung, besonders im Gesichte, an den Händen und Schenkeln.[VHA]

Abmagerung und Absterben der leidenden Theile: Thuj. (ARS., CARB-V., GRAPH., MEZ., PLB., SEL.)[KMS 727]

A b m a g e r u n g d e s G e s i c h t s u n d d e r H ä n d e .[HA 112]

Unerträglichkeit der ZUGLUFT und leichtes Verkälten, wornach Reissen in den Gliedern.[VHA]

CHIN. steigert die Beschwerden bis zum Unerträglichen.[VHA]

Verschlimmerung der Beschwerden

Nach Schlaf, besonders an heißen Tagen, wozu er große Neigung hat, verschlimmern sich alte Beschwerden.[VHA]

Verschlimmerung der meisten Beschwerden nach Schlafen, besonders an heißen Tagen.[HA 112]

Konkordanzen

Verschlimmerung nach der Zeit: Nit-ac., Sil. [PB]

Verschlimmerung nach Lage und Umständen: Agar., Arn., *Bell.*, *Bry.*, Calad., *Calc.*, Camph., Cann-s., Carb-an., C a r b - v . , Cham., C h e l . , *Chin.*, *Cocc.*, C o f f . , Colch., Ferr., Graph., H e p . , Ign., Ip., J o d , K a l i - c . , L a c h . , Led., L y c . , Merc., Nat-c., *Nat-m.*, Nux-m., *N u x - v .*, P h o s . , P u l s . , R a n - b . , R h u s - t . , S e p . , S i l . , *Spig.*, Spong., Staph., Sulph., Verat. [PB]

Arzneiverwandtschaften von Selenium

(Agn.), (Ambr.), (Bry.), Carb-an., (Graph.), Ign., Lach., Merc., Nit-ac., Puls., Rhus-t., (Ruta), Thuj. [VHA]

Acon., Ars., B e l l . , B r y . , C a l c . , Carb-v., Caust., *Chin.*, Cocc., Con., Graph., Hep., Ign., Jod, K a l i - c . , Lach., *Lyc.*, *Merc.*, Nat-c., Nat-m., N u x - v . , P h o s . , P u l s . , R h u s - t . , *Sep.*, S i l . , Spig., Staph., *Sulph.*, Verat. [PB]

A l u m . , Bry., Bov., Calc., Ign., M e r c . , *Nux-v.*, *Puls.*, *Sep.*, S u l p h . , T h u j . [KV]

Antidote von Selenium: Ign., Puls.

Ign., Puls. [SRN]

Ign., Puls. [PB]

Selenium ist Antidot von: Chinin

Wenn der Kranke nach Einnehmen von CHININ nicht im LUFTZUG sitzen kann, gebe man SEL..[Br., Lippe]

Schädliche Substanzen und Arzneimittel (Nocentia) bei der Behandlung mit Selenium: Chin., Thee, Vinum

CHIN. erhöhet die Beschwerden. [SRN]

CHIN. steigert die Beschwerden bis zum Unerträglichen.[VHA]

CHIN., Vinum [PB]

Wenn die Wirkung des ZINK durch WEIN, oder die des SELEN durch THEE gestört ist, so zeigt sich die (unmittelbare) Wiederholung dieser Mittel niemals vortheilhaft. – Ref. hat dasselbe von mehreren anderen Mitteln ebenfalls beobachtet, aber zugleich befunden, dass eine solche Störung dann einen weniger nachtheiligen Einfluss übt, wenn eine H o c h p o t e n z in WASSER aufgelöst und davon, n a c h j e d e s m a l v o r g ä n g i g e m S c h ü t t e l n , mehre Tage nacheinander eingenommen wird. Bei Behandlung von Patienten aus den höheren Ständen, wo solche Störungen oft ganz unvermeidlich sind, ist daher diese letzterwähnte Methode von grossem Werth.[AHZ 61(1860) 62]

Konkordanzen der homöopathischen Arzneien

I. Gemüth und Geist: Anac., Bell., C o n . , Hell., H y o s . , Ign., *Lyc.*, Merc., Nat-c., Nat-m., Op., Rhus-t., *Stram.*, V e r a t . [PB]

II. Körpertheile und Organe: Acon., Agn., Ant-c., Arn., Ars., Bell., B r y . , Calad., *Calc.*, Canth., Caps., Carb-v., C a u s t . , *Chin.*, *Con.*, *Graph.*, Hep., Ip., *Kali-c.*, L a c h . , *Lyc.*,

Verifikationen und klinische Symptome

Merc., Nat-c., Nat-m., Nit-ac., Nux-v., Petr., Phos., Puls., Rhus-t., Sep., Sil., Spig., Stann., Staph., Sulph., Thuj., Verat. [PB]

III. Empfindungen und Beschwerden

1. **Aeussere und innere Körpertheile im Allgemeinen:** Acon., Asar., Aur., Bar-c., Bell., Calc., Chin., Cocc., Coff., Ign., Jod, Kali-c., Lyc., Merc., Mez., Nat-c., Nux-v., Phos., Puls., Rhus-t., Sep., Stann., Sulph. [PB]
2. **Drüsen:** Arn., Bell., Bry., Carb-an., Caust., Chin., Kali-c., Lyc., Merc., Puls., Sil., Sulph. [PB]
3. **Knochen:** vacat [PB]
4. **Haut und Aeusseres:** Ars., Asaf., Bry., Carb-v., Caust., Chin., Graph., Kali-c., Kreos., Lach., Lyc., Merc., Nat-c., Ph-ac., Rhus-t., Sep., Sil., Staph., Sulph. [PB]

IV. Schlaf und Träume:
Ars., Bell., Bor., Bry., Calc., Carb-v., Chin., Graph., Hep., Ign., Kali-c., Lach., Lyc., Merc., Nux-v., Phos., Puls., Rhus-t., Sep., Sil., Spig., Sulph. [PB]

V. Fieber:
Acon., Ant-t., Ars., Bell., Bry., Calc., Cham., Chin., Graph., Hep., Kali-c., Lyc., Merc., Nux-v., Phos., Puls., Rhus-t., Sep., Sulph., Thuj., Verat. [PB]

VI. Änderung des Befindens

1. **Verschlimmerung nach der Zeit:** Nit-ac., Sil. [PB]
2. **Verschlimmerung nach Lage und Umständen:** Agar., Arn., Bell., Bry., Calad., Calc., Camph., Cann-s., Carb-an., Carb-v., Cham., Chel., Chin., Cocc., Coff., Colch., Ferr., Graph., Hep., Ign., Ip., Jod, Kali-c., Lach., Led., Lyc., Merc., Nat-c., Nat-m., Nux-m., Nux-v., Phos., Puls., Ran-b., Rhus-t., Sep., Sil., Spig., Spong., Staph., Sulph., Verat. [PB]

VII. Konkordanz der homöopathischen Arzneien

Acon., Ars., Bell., Bry., Calc., Carb-v., Caust., Chin., Cocc., Con., Graph., Hep., Ign., Jod, Kali-c., Lach., Lyc., Merc., Nat-c., Nat-m., Nux-v., Phos., Puls., Rhus-t., Sep., Sil., Spig., Staph., Sulph., Verat. [PB]

Alum., Bry., Bov., Calc., Ign., Merc., Nux-v., Puls., Sep., Sulph., Thuj. [KV]

Verifikationen und klinische Symptome

Senega (Senegawurzel)
(Seneg.)

Synonyma
Polygala Senega, Senegawurzel [SRA]

Antipsorische Arznei
[SRA]

Arzneiwirkungsdauer
Wirkt über 4 Wochen.[SRA]

Zählt zur 3. Klasse derjenigen Mittel, welche eine mittlere Wirkungsdauer besitzen.[AHZ 49 (1855) 82]

Hinweise
Schlaffe, vollsaftige, phlegmatische Konstitution.[VHA]

Die Anwendung dieses, mehr der Verschleimung der Brust angemessenen Mittels wird wohl kaum anders, als bei erwachsenen und älteren Personen von phlegmatischer Constitution angezeigt sein.[KEU 56]

Eigenthümlichkeiten und Hauptwirkungen

Gemüth
Große Angst, bei schnellem Athem.[VHA]

Angst.[KEU 55]

Melancholische Gemüthsstimmung, bei leichter Gereiztheit nach Beleidigungen.[VHA]

Heiterkeit bei großer Reizbarkeit, die in Zorn und Wuth übergeht.[VHA]

Reizbarkeit von Beleidigungen, in heftige Wuth übergehend.[KEU 55]

Hypochondrische Aengstlichkeit und Melancholie.[HA 53]

Leichtes Zorn-Aufbrausen.[HA 53]

Konkordanz Gemüth und Geist: *Anac.*, Ars., Aur., *Bell.*, Calc., Coff., Croc., Hyos., Lyc., Merc., Nat-c., Op., *Phos.*, Ph-ac., Sep., Stram., Sulph., Zinc. [PB]

Geist
Wüstheit und Eingenommenheit des Kopfs, mit Drücken in den Augen und Trübsichtigkeit.[VHA]

Eingenommenheit des Kopfs, mit Drücken in den Augen, Trübsichtigkeit und Brustbeschwerden.[HA 27]

Konkordanz Gemüth und Geist: *Anac.*, Ars., Aur., *Bell.*, Calc., Coff., Croc., Hyos., Lyc., Merc., Nat-c., Op., *Phos.*, Ph-ac., Sep., Stram., Sulph., Zinc. [PB]

Kopf
Dumpfes Drücken in der Stirn und in den Augenhöhlen, mit Empfindlichkeit der Augen.[VHA]

BLUTDRANG zum Kopfe mit Klopfen darin, besonders beim Bücken.[VHA]

BLUTDRANG zum Kopfe, mit Klopfen darin.[KEU 55]

Rucke und Stösse in der Stirne.[KEU 55]

Der Kopfschmerz erstreckt sich stets bis zu den Augen, erhöht sich in der warmen Stube und wird durch Kälte gelindert.[VHA]

Schauder auf dem Haarkopfe.[VHA]

Wüstheit und Eingenommenheit des Kopfs, mit Drücken in den Augen und Trübsichtigkeit.[VHA]

Eingenommenheit des Kopfs, mit Drücken in den Augen, Trübsichtigkeit und Brustbeschwerden.[HA 27]

Drückender Kopfschmerz in der Stirn und in den Augenhöhlen, als würde das Gehirn mitsamt den Augen herausgedrückt, in der Ruhe und in der warmen Stube verschlimmert, beim Gehen in der kalten, freien LUFT gebessert. – Hypochondrische Aengstlichkeit und Melancholie; leichtes Zorn-Aufbrausen; Thränen der Augen im Freien und früh Schleimkrusten an den Lidern; Trübsichtigkeit mit Trübung der Hornhaut; Eitergeruch vor der Nase; metallischer Geschmack im Munde; Appetitlosigkeit bei großem Durste; trockner Husten im Freien, im Hause mit zähem Schleimauswurfe; Brustbeklemmung beim Gehen im Freien; große Schwäche, welche von der

Verifikationen und klinische Symptome

Brust ausgeht; fester, betäubter Schlaf bis Mitternacht; Frost und Schauder bei Gesichtshitze.[HA 53]

Hohligkeits- und Leerheitsgefühl im Kopfe, mit Angegriffenheit der Augen, in der warmen Stube verschlimmert, in der freien, kalten LUFT gebessert.[HA 65]

Augen

Herausdrückender Schmerz in den Augenhöhlen, als würden die Augäpfel ausgedehnt, besonders Abends bei LICHTE.[VHA]

Beim Bücken, BLUTDRANG zu den Augen, mit Brennen in denselben.[VHA]

BLUTDRANG zu den Augen, mit Gefühl von Herauspressen.[KEU 56]

Brennen in den Augen.[KEU 56]

Geschwulst der Augenlider, mit Kriebeln darin.[VHA]

Früh, verhärteter Schleim in den Augenwimpern.[VHA]

Thränen der Augen im Freien und beim scharf Sehen.[VHA]

Thränen der Augen im Freien und früh Schleimkrusten an den Lidern.[HA 53]

Trübung der Hornhaut.[VHA]

Trübsichtigkeit mit Trübung der Hornhaut.[HA 53]

Empfindlichgkeit der Augen gegen LICHT.[VHA]

Blödigkeit des Gesichts und Flimmern vor den Augen.[VHA]

Wüstheit und Eingenommenheit des Kopfs, mit Drücken in den Augen und Trübsichtigkeit.[VHA]

Dumpfes Drücken in der Stirn und in den Augenhöhlen, mit Empfindlichkeit der Augen.[VHA]

Der Kopfschmerz erstreckt sich stets bis zu den Augen, erhöht sich in der warmen Stube und wird durch Kälte gelindert.[VHA]

Ohren

Schmerzhafte Empfindlichkeit des Gehörs.[VHA]

Nase

Geruch in der Nase, wie von einem Geschwüre.[VHA]

Eitergeruch vor der Nase.[HA 53]

Antlitz

Gesichtshitze.[VHA], [KEU 56]

Frösteln mit Gesichtshitze.[KEU 56]

Brennende Bläschen an der Oberlippe und in den Mundwinkeln.[VHA]

Blödigkeit des Gesichts und Flimmern vor den Augen.[VHA]

Mund

Brennen am Gaumen, im Halse und an der Zungenspitze.[VHA]

Brennen am Gaumen und im Schlunde.[KEU 56]

Entzündliche Geschwulst des Rachens und Zäpfchens.[VHA]

Trockenheit der Mundhöhle, mit zähem Schleim im Halse.[VHA]

Rauhheit im Halse.[KEU 56]

Vermehrter Speichel.[VHA]

Genüsse

Völlige Appetitlosigkeit.[VHA]

Vermehrter Durst.[VHA]

Appetitlosigkeit bei großem Durste.[HA 53]

Durst bei Appetitlosigkeit.[KEU 56]

Geschmack

METALLISCHER oder URINARTIGER Geschmack im Munde.[VHA]

METALLISCHER Geschmack im Munde.[HA 53]

SÜSSER, METALLISCHER oder URINARTIGER Geschmack.[KEU 56]

Uebelkeit

Uebelkeit aus dem Magen mit Brecherlichkeit und Würgen.[VHA]

Brecherlichkeit.[KEU 56]

Verifikationen und klinische Symptome

Brechwürgen. (Selten Erbrechen von Schleim).[KEU 56]

Magen

Brennen im Magen.[VHA]
Krampfartiges Magendrücken.[VHA]
Uebelkeit aus dem Magen mit Brecherlichkeit und Würgen.[VHA]
Wärmegefühl im Magen und Unterleibe.[KEU 56]

Bauch

Wärme und Beklommenheit im Oberbauche beim Einathmen.[VHA]
Bohrendes Wühlen im Oberbauche.[VHA]
Ziehen in den Bauchbedeckungen, wie von einem fremden Körper.[VHA]
Wärmegefühl im Magen und Unterleibe.[KEU 56]

Stuhl

Zögernder, harter und zu geringer Stuhl.[VHA]

Harn

Verminderter Harnabgang.[VHA]
Nächtliches Bettpissen.[VHA]
Harn mit Schleimfäden vermischt, nach dem Erkalten trübe und wolkig.[VHA]
Schleimfäden im Urin.[KEU 56]
Brennen und Stechen in der Harnröhre bei und nach dem Harnen.[VHA]

Geschlechtstheile

Vermehrter Geschlechtstrieb mit schmerzhaften Erektionen.[VHA]

Athem

Schweräthmigkeit, wie von Stockung in den Lungen.[VHA]
Athembeengung, als wäre die Brust zu enge, besonders im Freien und beim Vorbücken.[VHA]
Athemmangel.[KEU 56]
Schweräthmigkeit.[KEU 56]
Kurzäthmigkeit von Schleimanhäufung in der Brust und Luftröhre.[VHA]
Wärme und Beklommenheit im Oberbauche beim Einathmen.[VHA]
Stiche in der Brust beim Husten und Einathmen.[VHA]

Husten

Trockner, erschütternder Husten von Kitzel im Kehlkopfe, besonders im Freien.[VHA]
Trockner Husten im Freien, im Hause mit zähem Schleimauswurfe.[HA 53]
Husten mit kopiösem Auswurfe zähen Schleims.[VHA]
Stiche in der Brust beim Husten und Einathmen.[VHA]

Keuchhusten

Erschütternder Husten, wie Keuchhusten, von Brennen und Kitzeln im Kehlkopfe erregt, Abends ohne, Morgens mit vielem zähem, schleimigem, eiweissartigem Auswurfe von etwas üblem Geruche.[KEU 55]

Verschlimmerung: Abends und Nachts. – Ruhe. Wärme. Warme Stuben-LUFT. Sitzen. Liegen auf der (linken) Seite. Steigen. Schnell Gehen und Laufen. Tiefathmen. Bücken. Niessen. (Bewegung im Freien).[KEU 55]

Begleitung: Angst. Reizbarkeit von Beleidigungen, in heftige Wuth übergehend. BLUTDRANG zum Kopfe, mit Klopfen darin. Rucke und Stösse in der Stirne. BLUTDRANG zu den Augen, mit Gefühl von Herauspressen. Brennen in den Augen. Gesichtshitze. Brennen am Gaumen und im Schlunde. Rauhheit im Halse. Durst bei Appetitlosigkeit. Süsser, metallischer oder urinartiger Geschmack. Brecherlichkeit. Brechwürgen. (Selten Erbrechen von Schleim). Wärmegefühl im Magen und Unterleibe. Schleimfäden im Urin. Brustbeklemmung. Athemmangel. Schweräthmigkeit. Engbrüstigkeit. Viel zäher Schleim im Kehlkopfe und in der Luftröhre. Heiserkeit. BLUTDRANG zur Brust, mit Klopfen darin. Stechen und Wundheitsschmerz in der Brust. Die Brust wie zu enge, oder wie eine Stockung darin. Verschleimung der Brust. Erschütterndes Herzklopfen. Zersprengungsschmerz unter dem (rechten) Schulterblatte. Ungemeine Mattigkeit der Beine. Grosse Schwäche, die von der Brust aus-

Verifikationen und klinische Symptome

geht. Abends betäubter Schlaf; früh Erwachen von Brustbeschwerden. Frösteln mit Gesichtshitze. Schauder über den Rücken.[KEU 55-56]

Die Anwendung dieses, mehr der Verschleimung der Brust angemessenen Mittels wird wohl kaum anders, als bei erwachsenen und älteren Personen von phlegmatischer Constitution angezeigt sein.[KEU 56]

Luftröhre

Ungemein viel Schleim im Kehlkopfe und in der Luftröhre.[VHA]
Viel zäher Schleim im Kehlkopfe und in der Luftröhre.[KEU 56]
Schleimige Halsbräune.[VHA]
Luftröhrschwindsucht.[VHA]
Heiserkeit.[VHA], [KEU 56]

Brust

BLUTDRANG zur Brust im Sitzen.[VHA]
BLUTDRANG zur Brust, mit Klopfen darin.[KEU 56]
Die Brust wie zu enge, oder wie eine Stockung darin.[KEU 56]
Brustbeklemmung beim Gehen im Freien.[HA 53]
Brustbeklemmung.[KEU 56]
Engbrüstigkeit.[KEU 56]
Die Brust wie zu enge, oder wie eine Stockung darin.[KEU 56]
Drückender Schmerz in der Brust, am meisten in der Ruhe.[VHA]
Große Empfindlichkeit der innern Brust, auch bei äußerer Berührung.[VHA]
Stiche in der Brust beim Husten und Einathmen.[VHA]
Stechen und Wundheitsschmerz in der Brust.[KEU 56]
Wundheitsschmerz in der Brust, durch äußern Druck, Niessen, Husten u. dgl. erhöht.[VHA]
Die meisten Brustbeschwerden erhöhen sich in der Ruhe und haben keinen Einfluß auf das Athmen.[VHA]
Die Anwendung dieses, mehr der Verschleimung der Brust angemessenen Mittels wird wohl kaum anders, als bei erwachsenen und älteren Personen von phlegmatischer Constitution angezeigt sein.[KEU 56]
Brustverschleimung.[VHA]
Verschleimung der Brust.[KEU 56]
Schleimschwindsucht.[VHA]
Brust-WASSERSUCHT.[VHA]
Heftiges, erschütterndes Herzklopfen.[VHA]
Erschütterndes Herzklopfen.[KEU 56]
Große Schwäche, die besonders aus der Brust zu entstehen scheint.[VHA]
Grosse Schwäche, die von der Brust ausgeht.[HA 53], [KEU 56]
Abends betäubter Schlaf; früh Erwachen von Brustbeschwerden.[KEU 56]

Rücken

Zersprengungsschmerz unter dem (rechten) Schulterblatte.[KEU 56]
Schauder über den Rücken.[KEU 56]

Unterglieder

Großes Mattigkeitsgefühl in den Untergliedern, mit Zittern derselben.[VHA]
Lähmige Müdigkeit in den Gelenken der Unterglieder.[VHA]
Ungemeine Mattigkeit der Beine.[KEU 56]

Haut

Bißwunden giftiger Thiere.[VHA]
Haut-WASSERSUCHT.[VHA]
Geschwulst der Augenlider, mit Kriebeln darin.[VHA]
Früh, verhärteter Schleim in den Augenwimpern.[VHA]
Brennende Bläschen an der Oberlippe und in den Mundwinkeln.[VHA]
Konkordanz Haut und Aeusseres: Ars., Bell., Bry., Calc., C h i n ., Led., Lyc., Puls., Sil. [PB]

Verifikationen und klinische Symptome

Schlaf

Abends, nach dem Niederlegen, sogleich fester, gleichsam betäubter Schlaf; gegen Morgen öfteres Erwachen von Brustbeschwerden.[VHA]
Abends betäubter Schlaf; früh Erwachen von Brustbeschwerden.[KEU 56]
Fester, betäubter Schlaf bis Mitternacht.[HA 53]
Nächtliches Bettpissen.[VHA]
Konkordanz Schlaf und Träume: B e l l . , Ign., Puls., Verat. [PB]

Fieber

Frösteln, mit Mattigkeit in den Beinen, Gesichtshitze und Schweräthmigkeit.[VHA]
Frost und Schauder bei Gesichtshitze.[HA 53]
Frösteln mit Gesichtshitze.[KEU 56]
Schauder über den Rücken.[KEU 56]

Fieberstadien

1. P u l s ungleich: meistens hart und beschleunigt, bei starker BLUTWALLUNG; selten weich.[WF 50]
2. F r o s t und Frösteln, fast bloss im Freien, mit Mattigkeit in den Beinen und Schweräthmigkeit. – Schauder über den Rücken, bei Hitze im Gesichte, Brustbeschwerden und anderen Leiden.[WF 50] – Frösteln mit Gesichtshitze, Schauder über den Rücken.[KEU 56]
3. Bloss schnell überlaufende H i t z e .[WF 50]
4. S c h w e i s s fehlt ganz und erscheint nur in der Nachwirkung.[WF 50]

Konkordanz Fieber: *Acon.*, A r n . , *Bell.*, *Bry.*, *C a l c .*, Carb-v., Chin., Ferr., Jod, Kali-c., *L y c .*, Op., *Phos.*, Ph-ac., Rhus-t., Sep., Sil., *Sulph.* [PB]

Gemeinsames

Die Anwendung dieses, mehr der Verschleimung der Brust angemessenen Mittels wird wohl kaum anders, als bei erwachsenen und älteren Personen von phlegmatischer Constitution angezeigt sein.[KEU 56]
Schlaffe, vollsaftige, phlegmatische Konstitution.[VHA]
Ungemeine geistige und körperliche Abspannung.[VHA]
Große Schwäche, die besonders aus der Brust zu entstehen scheint.[VHA]
Krankheiten der Schleimhäute.[VHA]
WASSERSUCHT innerer Theile, (besonders nach Entzündungen).[VHA]
Brust-WASSERSUCHT.[VHA]
Haut-WASSERSUCHT.[VHA]

Besserung der Beschwerden

B e i m G e h e n .[HA 53]
K a l t e , f r e i e L U F T .[HA 53], [HA 65]

Verschlimmerung der Beschwerden

Abends und Nachts.[KEU 56]
R u h e .[HA 53], [KEU 56]
Wärme.[KEU 56]
Warme Stuben-LUFT.[KEU 56]
Warme Stube.[HA 53], [HA 65]
Sitzen.[KEU 56]
Liegen auf der (linken) Seite.[KEU 56]
Steigen.[KEU 56]
Schnell Gehen und Laufen.[KEU 56]
Tiefathmen.[KEU 56]
Bücken.[KEU 56]
Niessen.[KEU 56]
(Bewegung im Freien).[KEU 56]

Konkordanzen

Verschlimmerung nach der Zeit: ? [PB]
Verschlimmerung nach Lage und Umständen: Acon., Ang., Bar-c., Bor., *Bry.*, C a l c . , Cina, Dros., Jod, K a l i - c . , Led., *Lyc.*, M e r c . , Nat-m., P u l s . , R h o d . , Rhus-t., Ruta, Sep., Sil., S p i g . , Sulph. [PB]

Verifikationen und klinische Symptome

Arzneiverwandtschaften von Senega

Arn., Ars., Bar-c., Bell., Bry., Canth., Euphr., (Lach.), Squil., Stann., Sulph. [VHA]
Acon., Ars., *Bell.*, *Bry.*, *Calc.*, Carb-v., Caust., Chin., Kali-c., *Lyc.*, Merc., Nux-v., *Phos.*, Puls., Rhus-t., Sep., Sil., *Sulph.* [PB]
Arn., *Bell.*, *Bry.*, Stann. [KV]

Antidote von Senega: Arn., Bell., Bry., Camph.
Arn., Bell., Bry., Camph. [SRA]
Arn., Bell., Bry., Camph. [PB]

Senega ist Antidot von: Arn., Bry.

Konkordanzen der homöopathischen Arzneien

I. Gemüth und Geist: *Anac.*, Ars., Aur., *Bell.*, Calc., Coff., Croc., Hyos., Lyc., Merc., Nat-c., Op., *Phos.*, Ph-ac., Sep., Stram., Sulph., Zinc. [PB]

II. Körpertheile und Organe: Acon., Arg., Ars., Bell., *Bry.*, *Calc.*, Carb-v., Caust., Cham., Chin., Hep., Ign., Jod, Kali-c., Lach., Lyc., *Merc.*, Nit-ac., *Nux-v.*, Par., *Phos.*, Ph-ac., *Puls.*, Rhus-t., Ruta, *Sep.*, Sil., Spig., Spong., Stann., *Sulph.*, Thuj., Verat., Zinc. [PB]

III. Empfindungen und Beschwerden

1. **Aeussere und innere Körpertheile im Allgemeinen:** Acon., Alum., Ars., Aur., *Bell.*, Bry., *Calc.*, Caps., Carb-v., Caust., Chin., Cocc., Con., Croc., Ferr., Graph., Hyos., Kali-c., *Lyc.*, Merc., Nat-m., Nux-v., Phos., *Puls.*, Rhus-t., Sep., Sil., Stann., *Sulph.*, Zinc. [PB]
2. **Drüsen:** ? [PB]
3. **Knochen:** vacat [PB]
4. **Haut und Aeusseres:** Ars., Bell., Bry., Calc., Chin., Led., Lyc., Puls., Sil. [PB]

IV. Schlaf und Träume: Bell., Ign., Puls., Verat. [PB]

V. Fieber: *Acon.*, Arn., *Bell.*, *Bry.*, *Calc.*, Carb-v., Chin., Ferr., Jod, Kali-c., *Lyc.*, Op., *Phos.*, Ph-ac., Rhus-t., Sep., Sil., *Sulph.* [PB]

VI. Änderung des Befindens

1. **Verschlimmerung nach der Zeit:** ? [PB]
2. **Verschlimmerung nach Lage und Umständen:** Acon., Ang., Bar-c., Bor., *Bry.*, Calc., Cina, Dros., Jod, Kali-c., Led., *Lyc.*, Merc., Nat-m., Puls., Rhod., Rhus-t., Ruta, Sep., Sil., Spig., Sulph. [PB]

VII. Konkordanz der homöopathischen Arzneien

Acon., Ars., *Bell.*, *Bry.*, *Calc.*, Carb-v., Caust., Chin., Kali-c., *Lyc.*, Merc., Nux-v., *Phos.*, Puls., Rhus-t., Sep., Sil., *Sulph.* [PB]
Arn., *Bell.*, *Bry.*, Stann. [KV]

Verifikationen und klinische Symptome

Sepia succus (Sepiensaft)

(Sep.)

Verifikationen und klinische Symptome

Synonyma

Sepiae succus, Sepia succus, Sepiensaft [SRA]

Antipsorische und antisykotische Arznei

[SRA], [AHP 262]

Da er vor etwa 4 Jahren die Krätze lange gehabt und endlich mit Salben verschmiert hatte, glaubte ich nur von antipsorischen Mitteln kräftige Hülfe erwarten zu dürfen und gab dem Patienten [...] SEP. 30°° zu reichen.[ACS 17 (1839) 3,21-22]

SEPIA völlig homöopathisch antipsorisch.[ACS 21 (1844) 1,96]

Arzneiwirkungsdauer

Wirkt über 40 bis 50 Tage.[SRA]

Zählt zur 5. Klasse derjenigen Mittel, welche die allerlängste Wirkungsdauer besitzen.[AHZ 49 (1855) 83]

100 Tage [Hahnemann]

Anmerkung von *Hahnemann*: „Ich habe z. B. in einem Falle, wo SEPIA völlig homöopathisch antipsorisch für einen besondern, in Anfällen erscheinenden Kopfschmerz sich gezeigt und das Uebel an Stärke und Dauer vermindert, auch die Pausen der Wiederkunft der Anfälle um Vieles verlängert hatte, als sie sich wieder zeigte, eine abermalige Gabe davon verordnet, welche die Anfälle 100 Tage aufhob, (folglich so lange fortwirkte,) bis sich wieder ein Wenig davon zeigte, was noch eine Gabe nöthig machte, nach welcher kein Anfall wieder, unter Fortdauer der übrigen vollkommenen Gesundheit, seit 7 Jahren erschienen ist."[ACS 21 (1844) 1,96]

Hinweise

Von den andern antipsorischen Mitteln (außer etwa PHOS. X), hat man weniger Gaben in ähnlichen Zwischenräumen zu reichen nöthig [als bei SULPH.], (von SEP. und SIL. in längern, ohne Zwischenmittel, wo sie homöopathisch angezeigt sind), um die Absicht zu erreichen, alles von der angezeigten Arznei überhaupt im gegebenen Falle Heilbare zu heilen. [Hahnemann, SRA XXVI-XXVII]

Die SEP., welche unter unseren Polychresten überhaupt schon eine so hervorragende Stelle einnimmt, verdient eine solche auch unter den Keuchhusten-Mitteln, wo man sie noch viel zu selten angewendet findet. Wir hoffen, dass die vorstehende Charakteristik etwas dazu beitragen wird, dieselbe öfterer zu benutzen.[KEU 58]

Paßt besonders für Personen mit dunklem Haar; für Frauen, besonders während der Schwangerschaft, im Wochenbette und während der Periode des Stillens.[Br., Lippe]

Eigenthümlichkeiten und Hauptwirkungen

Gemüth

Aengstlichkeit, Abends im Bette.[VHA]
Angst.[KEU 57]
Angst mit fliegender Hitze.[VHA], [HA 44]
Schreckhaftigkeit.[VHA]
Gleichgültigkeit gegen die Seinigen.[VHA]
Aergerliche Empfindlichkeit und Reizbarkeit.[VHA]
Ärgerliche Reizbarkeit.[HA 44]
Große Aufgeregtheit in Gesellschaften.[VHA], [HA 44]
Stechendes oder ziehendes Zahnweh, mit großer Aufregung.[VHA]
Lähmigkeit der Beine, besonders nach Aerger.[VHA]
Große Nachtheile von Aerger.[VHA]
Aufschreien.[KEU 57]
Verdriesslichkeit.[KEU 57]
Muthlose Besorgtheit wegen der Gesundheit.[KEU 57]

Konkordanz Gemüth und Geist: Acon., Anac., Ars., Aur., *Bell.*, Bry., Calc., Caust., Cham., Cocc., Con., Graph., Hell., Hyos., *Ign.*, *Lyc.*, Merc., Nat-c., Nat-m., Nux-v., Op., Phos., *Ph-ac.*, *Puls.*, Rhus-t., Sil., Stram., Sulph., Verat. [PB]

Geist

Unfähigkeit zu geistigen Arbeiten.[VHA], [HA 44]
Zerstreutheit.[VHA]
Große Gedächtnisschwäche.[VHA]
Nach Durchnässung, heftiger Fieberfrost, dann Ohnmachtsanfälle und darauf Schnupfen.[VHA]
Stiche in der Brust beim Athmen und bei Kopfanstrengung.[VHA]
Ohnmachtsanfälle nach Durchnässung oder beim Fahren im Wagen, und beim Knieen in der Kirche.[HA 28]
Ohnmachtsanfälle.[KEU 57]
Konkordanz Gemüth und Geist: Acon., Anac., Ars., Aur., *Bell.*, Bry., Calc., Caust., Cham., Cocc., Con., Graph., Hell., Hyos., *Ign.*, *Lyc.*, Merc., Nat-c., Nat-m., Nux-v., Op., Phos., *Ph-ac.*, *Puls.*, Rhus-t., Sil., Stram., Sulph., Verat. [PB]

Schwindel

Schwindel, als bewegten sich alle Gegenstände, besonders im Freien.[VHA]
Schwindel im Freien, als bewegten sich alle Gegenstände, oder als schwebte man in der LUFT, mit Unbesinnlichkeit.[HA 30]
Dummlichkeit im Kopfe.[KEU 57]

Kopf

Anfälle von zum Schreien zwingendem, bohrendem, mit Erbrechen begleitetem Kopfweh, bloß durch Ruhe und äußern Druck etwas zu besänftigen.[VHA]
Abends nach dem Niederlegen (oder früh), einseitiges, reissendes Kopfweh.[VHA]
Von früh bis Mittag Kopfweh mit Uebelkeit.[VHA]
BLUTDRANG zum Kopfe.[KEU 57]
Beim Bücken, heftiger BLUTDRANG zum Kopfe, mit klopfendem oder auseinander pressendem Schmerze.[VHA]

Heilungsbericht

T. P., eine unverheiratete fünfzigjährige Dame; litt seit ihrer Jugend an Kopfschmerzen. Konsultierte viele Ärzte, ohne den geringsten Nutzen aus deren Behandlung ziehen zu können; sie fügte sich deshalb in ihr Schicksal und nahm keine Medikamente mehr ein. Von ihren Bekannten wurde ihr geraten, mich zu konsultieren; sie rief mich zu sich, war jedoch in höchstem Maße skeptisch. Der oben erwähnte Kopfschmerz ist immer noch vorhanden; Druck auf dem Scheitel, grundsätzlich schlechter vor der Mittagszeit, oft aber auch zunehmend gegen Abend, auch während Bewegung; schlimmer in einem warmen Zimmer; sie erbricht alles, mit Ausnahme von Tierfutter; kurzatmig beim Gehen; sie schläft gut; die mittlerweile nicht mehr eintretende Menses war früher spärlich; oftmals entkräftende Hitze; heftiges und nervöses Temperament, und während der Kopfschmerzen weint sie viel. Sie wurde seit ihrer Jugend durch Anfälle von Erbrechen heimgesucht. – 12. April, 1851. 1, NUX-V. 1000; 2 bis 4 §. Jeden fünften Abend. – 12. Mai. Sie blieb bis zum Ende der vergangenen Woche zu ihrem großen Erstaunen frei von Kopfschmerzen; sie traten dann jedoch mit heftigem Stechen (nicht Pressen) auf dem Scheitel erneut auf, begleitet von SAUREM und BITTEREM Erbrechen; Ausschlag an der rechten Augenbraue. 1, SEP. 200; 2 bis 4, §. Von jedem Pulver, aufgelöst in WASSER, während dreier aufeinanderfogender Abende einen Löffel voll; an den zwei folgenden Abenden nichts. – 29. Mai. Sie hatte einen sehr schlimmen Anfall, der aber nur einen Tag lang andauerte; etwas Kopfschmerzen, jedoch morgens, im Bett, ein Gefühl von Kriechen und Kribbeln in den Händen. 1, SEP. 2000; 2 bis 4, §. Wie zuvor. – 20. Juni. Kein Kopfschmerz, sie fühlt sich jetzt wohl. 1, SEP. 4000; 2 bis 4, §. Wie zuvor. Es war keine weitere Medikation nötig; alle Leiden, die sie über so viele Jahre hinweg begleitet hatten, waren vollständig verschwunden. Sie hat nunmehr vollstes Vertrauen in unser Heilverfahren.[Vol. 78, S. 220; KMSS 33-34]

Innerer Kopf

Kopfweh, wie von Lockerheit des Gehirns, beim Schütteln desselben.[VHA]
Bohrender Schmerz von Innen nach Außen, mit Erbrechen, von Vormittags bis gegen die Nacht, von Bewegung und Bücken verschlimmert, in der Ruhe, vom Schließen der Augen, von äußerem Drucke und nach Schlafen gebessert. – Angst mit fliegender Hitze; große Aufgeregtheit in Gesellschaften; ärgerliche Reizbarkeit; Unfähigkeit zu geistigen Arbeiten; unwillkürliches Zucken mit dem Kopfe; Herabsinken, wie Lähmung eines obern Augenlides; Gilbe des

Verifikationen und klinische Symptome

Weißen im Auge; Gilbe um den Mund und quer über Wangen und Nase; Widerwillen gegen FLEISCH und MILCH; Durstlosigkeit; Uebelkeit beim Fahren; Leerheitsgefühl im Magen und Unterleibe; Leberschmerzen bei Bewegung und im Fahren; Stuhlverstopfung; Durchfall nach MILCH; Bettpissen im ersten Schlafe; erhöheter Geschlechtstrieb bei Schwäche der stets schwitzenden Geschlechtstheile; Periode zu früh und zu stark; Herzklopfen; die Schmerzen ziehen aus andern Theilen nach dem Rücken; Uebelbefinden bei kalter Nord-LUFT und nach Durchnässung; Schauder bei den Schmerzen.[HA 44]

Drückender Kopfschmerz, als sollte er zerspringen und die Augen herausfallen, mit Uebelkeit, von Bücken, Bewegen und Schütteln des Kopfes verschlimmert, von anhaltender, starker Bewegung gebessert.[HA 59]

Dummlichkeit im Kopfe.[KEU 57]

Kältegefühl im Scheitel, von Bewegung des Kopfs und von Bücken verschlimmert, in der Ruhe und im Freien gebessert.[HA 67]

Klopfender Kopfschmerz im Hinterkopfe, von früh bis Mittag und gegen Abend, so wie von der mindesten Bewegung, Drehen der Augen und Liegen auf dem Rücken verschlimmert, im Dunkeln, von Schließen der Augen und in der Ruhe gebessert.[HA 69]

Gefühl im Kopfe,wie von einer darin herumrollenden Kugel.[HA 71]

Lockerheitsgefühl und Erschütterung des Gehirns im Kopfe, beim Anstoßen mit dem Fuße, Bewegen und Schütteln des Kopfes verschlimmert, bei mäßiger Bewegung und von Aufrichten gebessert.[HA 73]

Lockerheitsgefühl des Gehirns im Kopfe.[KEU 57]

Halbseitiger, stechender Kopfschmerz.[VHA]

Halbseitiges stechendes Kopfweh, wie von Innen nach Außen, in der Stirn oder einer Kopfseite, am meisten der linken, mit Brecherlichkeit und Zusammenziehen des Auges, von Schnellgehen und in der Stube verschlimmert, im Freien und im Liegen auf der schmerzhaften Seite gebessert.[HA 85]

Heilungsbericht: *C. N.* aus Gl., unverheiratet, 53 Jahre alt, sanften Charakters, leidet seit vielen Jahren jede Nacht an heftigem Stechen und Reißen durch den ganzen Kopf, mit stetem Sausen und Brausen darin. Dabei öfters vergeblicher Stuhldrang und nächtliche Eingeschlafenheit der Arme, oft mit Klemmschmerz und am Tage Kriebeln darin. – Am 8. Dez. 1835 erhielt sie, alle 14 Tage eine zu nehmen, zwei Gaben SULPH. 30°° und eine Gabe MERC. 30° dazwischen, wonach das Kopfweh sich nur wenig, das andere gar nicht besserte und eine Art von hysterischern Unterleibskrämpfen sich dazu gesellte. – Eine am 17. Jan. 1836 gereichte Gabe SEP. 30°° besserte nicht nur nichts, sondern vermehrte im Gegentheile das Stechen im Kopfe und erregte Jucken auf den Achseln, Oberarm und Oberschenkeln. Zwei am 28. Febr. gereichte Gaben CAUST. 30°°, und dazwischen eine Gabe SEP. 30°, alle 14 Tage eine zu nehmen, hob das Leiden gänzlich und dauerhaft bis heute.[ACS 17 (1838) 1, 10]

Klopfen und Geschwürschmerz im Hinterkopfe.[KEU 57]

Schwere in den Schläfen und in der Stirne, mit BLUTDRANG zum Kopfe, Abends nach dem Niederlegen in (halbseitigen) Kopfschmerz übergehend, im Liegen und Sitzen verschlimmert, beim Aufstehen, von mäßiger Bewegung und in der Wärme gebessert.[HA 79-80]

Zersprengungsschmerz im Kopfe.[KEU 57]

Aeusserer Kopf

Geschwulst an einer Kopfseite, über der Schläfe, mit abendlichem Jucken, Kältegefühl und Reißen darin, von Berührung verschlimmert, von Aufstehen aus dem Bette und im darauf Liegen gebessert.[HA 100]

Unwillkührliches Zucken mit dem Kopfe.[VHA], [HA 44]

Unwillkürliches, wiederholtes Rückwärts- (und Vorwärts-) Zucken des Kopfs, am meisten früh und Vormittags bei ruhigem Sitzen.[HA 102]

Verifikationen und klinische Symptome

Verifikationen und klinische Symptome

Unwillkührliches Vor- und Rückwärtszucken mit dem Kopfe.[KEU 57]

Schmerzhafte Empfindlichkeit der Haarwurzeln, gegen Abend, bei Berührung, bei kalter Nord-LUFT und auf der Seite, worauf er nicht liegt, verschlimmert, nach Kratzen brennend.[HA 105]

Offenbleibende Fontanellen bei Zucken mit dem Kopfe, blasser Aufgedunsenheit des Gesichts, Mundfäule, grünen Durchfällen, nächtlichen BLUTWALLUNGEN und Schlaflosigkeit mit saurem Frühschweiße.[HA 107]

Kriebelndes Jucken, am meisten am Hinterkopfe und hinter den Ohren, von Kratzen verschlimmert, und danach Blüthenausschlag, hautlose Stellen mit Verdickung der Haut und empfindlicher Wundheitsschmerz, früh und Abends am schlimmsten.[HA 118]

Sauerriechender Schweiß des Kopfs (und des ganzen Körpers), mit ohnmachtartiger Schwäche, Abends vor dem Einschlafen, in der Morgenzeit und im Sitzen nach vorgängiger Bewegung verschlimmert, in der Bewegung gebessert.[HA 129]

Verkältlichkeit des Kopfs bei trocknem, kaltem WINDE und beim NAßWERDEN desselben; die Beschwerden früh, Abends und in der Ruhe verschlimmert, von angestrengter Bewegung gebessert.[HA 135]

Trockner, übelriechender, stechend-juckender und kriebelnder Ausschlag mit Schrunden auf dem Scheitel und am Hinterkopfe bis hinter den Ohren, von Kratzen wundschmerzend.[HA 98]

Augen

Herabsinken des obern Augenlides, wie von Lähmung.[VHA]

Herabsinken, wie Lähmung eines obern Augenlides.[HA 44]

Bei Steifheit der Augenlider gebe man SEP..[Br., Lippe]

Unvermögen, Nachts die Augen zu öffnen.[VHA]

Heilungsbericht: *C. E. W.* von H., 38 Jahre alt, früher von mir (durch SEP.) von einem chronischen Kopfweh mit Verschließung beider Augen befreit, bekam im Wochenbette um Mitte Decembers v. J. eine heftige Entzündung der linken mamma mit den unerträglichsten Schmerzen. Eine Dosis PHOS. 200°° in einer Obertasse voll WASSER aufgelöst, und davon täglich nur ein Theelöffel voll, war hinreichend, das ganze Uebel in 48 Stunden vollkommen zu beseitigen.[ACS 22 (1845) 1, 93-94], [KMS 465], [KMSS 41]

Entzündungsgeschwulst der Augenlider.[VHA]

Thränen der Augen, besonders im Freien, die aber nicht abfliessen, sondern im Auge stehen bleiben: Thuj. (CAUST., NIT-AC., SEP.)[KMS 723]

Entzündung und Stechen in den Augen, mit Empfindlichkeit derselben gegen Tages-LICHT.[VHA]

Gilbe des Weißen im Auge.[VHA], [HA 44]

Weitsichtigkeit.[VHA]

Flor oder schwarze Flecke vor den Augen.[VHA]

Funken vor den Augen.[KEU 57]

Abends grüner Schein um das Kerzen-LICHT.[VHA]

Heilungsbericht: *A. C. D.* eine arme Tagelöhnerfrau von einigen 40 Jahren, leidet an einer Entzündung des linken Auges, mit scharfen Thränen und Stichen darin. Abends hat sie einen grünen Schein um das LICHT. Aus der Umgebung des Auges fahren oft schmerzhafte Stiche in Absätzen in den Kopf. Abends und Nachts ist alles schlimmer. – Eine Gabe SEP. 30°°, am 23. Nov. 1835 gereicht, brachte bedeutende Besserung, ohne Aenderung in den Beschwerden, Daher nach 4 Wochen, wo Stillstand zu bemerken war, eine zweite Gabe, aber nun ganz ohne Erfolg, und es zeigte sich dennoch Ausschlag auf dem Körper [Sollten nicht manche meiner aufmerksamen Kollegen gleich mir oft die Erfahrung gemacht haben, daß eine, zum erstenmale gerichte und nun sehr wohlthätig wirkende Arznei, zum zweiten Male gegeben, wenig oder nichts bessert, und daß ferner unmittelbare Wiederholungen derselben Arznei offenbaren Nachtheil bringen? Ich bin deshalb, wie man aus diesen Krankheitsgeschichten sieht, ein großer Freund von passenden Zwischenmitteln und werde dabei bleiben, bis ich die neuesten Vorschriften unsers *Hahnemann* an der Erfahrung geprüft und noch vorzüglich befunden habe.]. Am 23. Jan. 1836 zwei Gaben SULPH.

60°° und 30°° mit Verschlimmerung, so daß das Uebel beinahe die alte Höhe wieder erreicht hatte. Am 20. Febr. 1836 eine Gabe CAUST. 30°°, wonach bald alles sich besserte und keine weitere Arznei nöthig war.[ACS 17 (1838) 1, 27-28]

Ohren

Stechen in den Ohren.[VHA]

Unempfindlichkeit des Gehörs bei Musik.[VHA]

Nase

Entzündete und geschwollene Nasenspitze.[VHA]

Geschwürige Nasenlöcher.[VHA]

Nasenkrebs.[VHA]

Geruchsmangel.[VHA]

Nasen-BLUTEN.[KEU 57]

Antlitz

Gilbe des Gesichts, besonders um den Mund und quer über Wangen und Nase.[VHA]

Gilbe um den Mund und quer über Nase und Backen. [HA 44], [KEU 57]

Gelbheit um Mund, Nase oder Augen: NUX-V. (siehe auch SEP.).[Br., Lippe]

Gelber Sattel über Nase und Gesicht.[Br., Lippe]

Gelber Sattel über der Nase weist auf SEP.. (Flechten bilden einen Sattel über die Nase: SULPH..)[Br., Lippe]

Blassgelbe Aufgedunsenheit des Gesichts.[KEU 57]

Blasse Aufgedunsenheit des Gesichts.[VHA]

Rothe Rauhheit der Gesichtshaut.[VHA]

Bei einer Frau hatte SEP. und CAUST. in 14tägigem Zwischenraume gegeben einen 10jährigen schorfigen pruriginösen Gesichtsausschlag so weit geheilt, daß die Schorfe abgefallen waren und die Haut stellenweise ihre natürliche Farbe wieder angenommen hatte.[Chargé, Bönn.]

Kleine, rote Finnen an der Stirne; die Stirne ist rauh. Die Finnen breiten sich über das Gesicht aus. (Finnen, wie bei Schnapstrinkern, weisen auf LED..)[Br., Lippe]

Die Augenlider schmerzen des Morgens beim Erwachen, wie wenn sie zu schwer wären und der Kranke sie nicht offen halten könnte. SEP. ist ein wichtiges Mittel bei Steifigkeit der Augenlider.[Br., Lippe]

Milchschorf.[VHA]

Schorfe an den Lippen und um das Kinn.[VHA]

Zähne

Stechendes oder ziehendes Zahnweh, mit großer Aufregung.[VHA]

Zahnschmerzen, klopfende

Heilungsbericht: Oefterer kommt ein chronisches klopfendes Zahnweh vor, meistens mit stechendem Schmerze verbunden, welches in der SEPIA – (nicht der o s s a sondern dem s u c c u s S e p i a e) – sein Spezifikum findet. Es befällt am meisten Personen von gelblicher Gesichtsfarbe, verbreitet sich gewöhnlich bis in die Ohren und den Arm hindurch bis in die Finger, worin es kriebelt, und ist am häufigsten mit Athembeschwerden, Backengeschwulst, Husten und Geschwulst der Unterkieferdrüsen verbunden. Namentlich bei klopfenden Zahnschmerzen der Schwangern habe ich dieses kräftige Heilmittel oft angezeigt und heilsam befunden. Selbst nach der kleinsten Gabe tritt, leider! die Besserung selten eher, als nach Verlauf von mehreren Stunden ein, hält dann aber auch für lange Zeit an.[KMS 88]

Geschwulst und BLUTEN des Zahnfleisches.[VHA]

Hohlwerden der Zähne.[VHA]

Mund

Mundfäule.[VHA]

Gefühl beim Schlingen, als stecke ein Knollen im Halse.[VHA]

Stechendes Halsweh beim Schlingen.[VHA]

Weißbelegte Zunge.[VHA]

Verifikationen und klinische Symptome

Genüsse
Große Eßgierde und Gefräßigkeit.[VHA]
Wolfshunger und Gefühl und Leere im Magen (vergleiche IGN.).[Br., Lippe]
Widerwillen gegen Speisen, besonders gegen FLEISCH und MILCH.[VHA]
Widerwillen gegen FLEISCH und MILCH.[HA 44]
Durchfall nach MILCH.[VHA]
Durstlosigkeit.[VHA], [HA 44]
Nachtheil von BIER, FETTEM, SAUREM, SÜßEM, TABACK, T H E E, WEIN und Z W I E B E L N: Thuj. (ARS., CHIN., FERR., LACH., SEP.)[KMS 728]
Verschlimmerung durch: SAURE Genüsse und ESSIG.[KEU 57]

Heilungsbericht
Diarrhö nach dem Genuß ÖLIGER Nahrungsmittel. 1, SEP. 2000 (Jenichen); 2 bis 4 §. Je ein Pulver zur Einnahme jeden fünften Abend. Vollständige Heilung.[Vol. 80, S.131; KMSS 25-26]

Geschmack
SAURER (oder FAULIGER) Geschmack im Munde.[VHA]
Die Speisen schmecken wie zu stark GESALZEN.[VHA]

Aufstoßen
SAURES Aufstoßen.[VHA]
Schmerzhaftes Aufstoßen.[VHA]

Uebelkeit
Früh nüchtern und beim Fahren, Uebelkeit.[VHA]
Uebelkeit beim Fahren.[HA 44]
Uebelkeit.[KEU 57]
Uebelbefinden bei kalter Nord-LUFT und nach DURCHNÄSSUNG.[HA 44]
Gallerbrechen.[VHA]
Erbrechen der Schwangeren.[VHA]
Brechwürgen.[KEU 57]
BITTERES (Gall-)Erbrechen.[KEU 57]
Erbrechen erst BITTERES WASSER, dann der Speisen.[KEU 57]
Von früh bis Mittag Kopfweh mit Uebelkeit.[VHA]
Trockner (Magen-) Husten, mit Uebelkeit mit bitterem Erbrechen, Abends im Bette.[VHA]

Magen
Beachte: In chronischen Magenleiden mißbraucht man die BRECHNUß, indem man ihr zumuthet, was sie wegen ihrer Wirkungsphäre nicht leisten kann. COCC., ARS., COLCH., PH-AC. und SEP. finden häufig Anwendung; COLCH. ist das Hauptmittel gegen Kältegefühl [Es ist sonderbar, daß gerade dieses Gefühl hervorgehoben wird, was in unserer Gegend höchst selten vorkommt. Sollte es in Westphalen vielleicht häufig sein? *R-I.*] im Magen, wenn dieses Symptom a l l e i n vorkommt; wenn es mit Kollern verbunden, paßt PH-AC.; begleiten die Kälte verschiedene und abwechselnde Beschwerden, dann hilft SEP..[Chargé, Bönn.]
Brennen im Magen.[VHA]
Krampfartiges Magendrücken.[VHA]
Wolfshunger und Gefühl und Leere im Magen (vergleiche IGN.).[Br., Lippe]
Stechen oder Klopfen in der Herzgrube.[VHA]
Stechen im Magen.[KEU 57]
Beim Niederschlingen der Speisen ein arger Schmerz am obern Magenmunde.[VHA]
Leerheitsgefühl im Magen und Unterleibe.[VHA], [HA 44]

Hypochonder
Stechen in den Hypochondern.[KEU 57]
Stechen in der Lebergegend bei Bewegung.[VHA]
Stiche in der Leber.[KEU 57]
Leberschmerz im Fahren.[VHA]
Leberschmerzen bei Bewegung und im Fahren.[HA 44]
Bei Gelbsucht mit Schmerz der Leber und der Oberbauchgegend (Epigastrium) gab er AUR. und bemerkte, daß er SEP. verordnet haben würde, wenn der Schmerz auf die Leber sich

Verifikationen und klinische Symptome

beschränkt hätte.[Chargé, Bönn.]

Milzschmerzen, stechende

Heilungsbericht: *T. B.*, eine unverheiratete fünfunddreißigjährige Frau; seit einigen Jahren von Schmerzen in der Milz befallen, die Stichen ähneln und sich von der Milz zur linken Seite des Brustkorbes hin ausbreiten; die Schmerzen sind am schlimmsten am Abend und nach jeglicher Anstrengung. Geschwollene Füße, am Abend. Zittern der Gliedmaßen. Sie schwitzt leicht und reichlich, besonders nachts und beim Sich-Niederlegen nach jeder Anstrengung. Sie verträgt keine FETTTIGE Nahrung. Verstopfung. Die Patientin war in der Hand mehrerer allopathischer Ärzte, welche ihr eine große Anzahl von Medikamenten gaben, die ihrerseits kein anderes Ergebnis hervorbrachten, als die Befindlichkeit der Patientin vom Schlechten zum noch Schlechteren hin zu verändern. FERRUM und VALERIANA schienen die bevorzugten Mittel der Quacksalbertherapie gewesen zu sein. – 15. März, 1851. 1, SEP. 200; 2, IGN., 200; 3, SEP. 200; 4 §. Je ein Pulver zur Einnahme jeden fünften Abend. – 21. April. Beträchtliche Verbesserung, wenngleich noch keine vollständige Wiederherstellung der Gesundheit. Diarrhö nach dem Genuß ÖLIGER Nahrungsmittel. 1, SEP. 2000 (Jenichen); 2 bis 4 §. Je ein Pulver zur Einnahme jeden fünften Abend. Vollständige Heilung.[Vol. 80, S.131; KMSS 25-26]

Bauch

Stiche im Ober- und Unterbauche.[KEU 57]
Gefühl von Festsitzen und Härte im Unterleibe.[VHA]
Gefühl, wie Festsitzen im Unterleibe.[KEU 57]
Brennen und Stechen im Unterleibe.[VHA]
Dickheit des Unterleibs (bei Müttern).[VHA]
Reissende Schmerzen, welche sich aus dem Unterleibe bis in die Brust und die Oberschenkel verbreiten.[VHA]
Leerheitsgefühl im Magen und Unterleibe.[VHA], [HA 44]

Bauchbedeckung

Gelbe oder bräunliche Flecken auf dem Bauche: Thuj. (SEP.)[KMS 724]

Blähungen

Kollern und Knurren im Bauche nach dem Essen.[VHA]

Stuhl

Heftiger Stuhldrang, wornach bloß Schleim abgeht.[VHA]
Zögernder Stuhl und Leibesverstopfung.[VHA]
Stuhlverstopfung.[HA 44]
Verstopfung.[KEU 57]
Allzu weicher Stuhl.[VHA]
Schwächender Durchfall.[VHA]
Durchfall nach MILCH.[VHA], [HA 44]
Grüner Durchfall (bei Kindern).[VHA], [KEU 57]

Heilungsbericht

Diarrhö nach dem Genuß ÖLIGER Nahrungsmittel. 1, SEP. 2000 (Jenichen); 2 bis 4 §. Je ein Pulver zur Einnahme jeden fünften Abend. Vollständige Heilung.[Vol. 80, S.131; KMSS 25-26]

After

Mastdarmvorfall beim Stuhlgange.[VHA]

Heilungsbericht: *S. W.*, Dienstmagd in M., war im Anfange des Jahres 1835 von mir durch eine einzige Gabe SEP. 30°° von Beschwerden geheilt worden, wovon Mastdarmvorfall bei jedem Stuhlgange, unerträgliches Jucken in der Vagina, seit einem Jahre unterdrückte Periode, abendlicher Schauder und Frost mit großer Traurigkeit, die Hauptzeichen waren.[ACS 17 (1839) 3,66]

Nach dem Stuhlgange oder selbst vom Drängen und Pressen beim Stuhlgang entsteht Aftervorfall: MERC.. (Vergleiche IGN. und SEP..)[Br., Lippe]
Austreten und BLUTEN der Afteraderknoten.[VHA]

Harn

Häufiger Harndrang mit Unvermögen zu harnen.[VHA]
Unwillkührlicher Harnabgang im ersten Schlafe.[VHA]

Verifikationen und klinische Symptome

Bettpissen im ersten Schlafe.[HA 44]

SEP. heilt das Bettpissen im ersten Schlafe, muß aber wiederholt werden; bei diesem Uebel, wenn die Kinder sehr schwer aus dem Schlafe zu ermuntern sind, KREOS..[Chargé, Bönn.]

Ref. war mit SULPH. [bei Incontinentia urinae nocturna] allein nicht so glücklich gewesen, und hatte sich oft genöthigt gesehen, noch andere Mittel in Anwendung zu ziehen, namentlich SEP. bei Onanisten, KREOS. bei tiefem Schlafe, PULS. bei Verschlimmerung im Herbste und Winter und SIL. bei Wurmbeschwerden.[AHZ 57 (1858) 71]

Dunkler Harn.[VHA]

Schründen in der Harnröhre beim Harnen.[VHA]

Geschlechtstheile

Erhöheter Geschlechtstrieb.[VHA]

Erhöheter Geschlechtstrieb bei Schwäche der stets schwitzenden Geschlechtstheile.[HA 44]

Schwäche der stets schwitzenden Geschlechtstheile.[VHA]

Ref. erinnerte bei dieser Gelegenheit an ein sehr häufig zu verwerthendes charakteristisches Zeichen der SEP., welches sonst fast nur bei dem SULPH-AC. zu finden ist, nämlich: den stärker hervorbrechenden Schweiss in der auf jede Bewegung oder Anstrengung folgenden Ruhe des Körpers, welcher dann bei der SEP. am Heftigsten an den Geschlechtstheilen sich zeigt, während er bei dem SULPH-AC. sich mehr über den ganzen Körper oder nur am Oberkörper ausbreitet. Dadurch wird das erste Mittel (auch nach des Hippokrates Aphorismen [AHP IV. 38]) von unschätzbarem Werthe gegen die traurigen Folgen der Onanie bei beiden Geschlechtern.[AHZ 63 (1861) 60]

Gebärmutter-Vorfall.[VHA]

Athembeengendes Pressen in der Bärmutter nach Unten zu.[VHA]

NUX-V., SEP. und BELL. sind drei sehr wichtige Arzneimittel für jenes unangenehme Gefühl von Drängen nach unten, als ob alles herausfallen würde, wie man es so oft bei überarbeiteten Frauen antrifft.[Br., Lippe]

Heftig jückender Ausschlag an den innern Schaamlefzen.[VHA]

Wundheit in den Schaambugen.[VHA]

Heilungsbericht

C. W., ein der Theologie beflissener junger Mann von 23 Jahren, hatte sich ein Paar Jahre lang durch das Laster der Selbstbefleckung geschwächt, dieses nun zwar seit zwei Jahren nicht mehr gethan, litt aber seit dieser Zeit an fast jede Nacht eintretenden, sehr schwächenden POLLUTIONEN; selten schlug es eine Nacht über. Die Nebenbeschwerden waren folgende: öfteres halbseitiges Stechen in der Stirn; fast beständig ein SÜßLICH-WIDERLICHER, FAULIGER Geschmack im Munde; stete Trockenheit im Munde ohne besondern Durst; harter Stuhl mit vorgängigen Leibschmerzen, sobald die Anregung dazu kommt; Abends spätes Einschlafen wegen Müdigkeitsgefühl und Unruhe in den Beinen, besonders in den Unterschenkeln. – Die SEP. war hier offenbar angezeigt, und da ich mir die 1500fache Dilution angefertigt hatte, so gab ich ihm 3 damit befeuchtete Streukügelchen am 16. Juli 1835. Am 30. Juli darauf erschien er wieder, und berichtete freudig, daß nicht nur alle Symptome bedeutend gemindert wären, sondern in den letzten 8 Tagen gar keine POLLUTION mehr erfolgt sei, nur habe er seit gestern beständig Stiche in einem Ohre, welches abends schlimmer wurde. Einmaliges Riechen an PULS. 30 in trocknen Streukügelchen, nahm das Letzte in einem Paar Minuten fort, und ich gab ihm für den nächsten Morgen dieselbe Dosis SEP., wonach in 14 Tagen alle Krankheitszeichen verschwunden waren, und er bis heute sich der besten Gesundheit freut. – Ich will gerne zugeben, daß dieser junge Mann eine ungewöhnlich große Empfindlichkeit für Arzneien besitzt; aber wenn durch die so hoch gesteigerte Dilution, wie manche mit gelehrter Miene behaupten, die ganze Kraft vernichtet war, so konnte doch keine Heilung von einem, zwei Jahre bestehendem Leiden in 4 Wochen erfolgen.[ACS 18 (1840) 2, 27-28]

Schwangerschaft – Beschwerden der Mütter

Paßt besonders für Personen mit dunklem Haar; für Frauen, besonders während der Schwangerschaft, im Wochenbette und während der Periode des Stillens.[Br., Lippe]

Wir alle wissen, daß CALC. ein vorzügliches Kindermittel ist, aber die Meisten vergessen, daß sie eben so passend für Weiber ist zur Zeit, wo die Regeln aufhören. Im Wechsel mit SEP. entspricht sie fast allen Schwangerschaftsbeschwerden, die SABIN. nicht zu vergessen, fügt der Verf. hinzu.[Chargé, Bönn.]

Schliesslich möchte ich noch einige Vorbeugungsmittel gegen den Abortus erwähnen: KALI-

C., im 2. und 3. Monat, SABIN. im 3. Monat und SEP. im 7. Monat.[Gue.; AHZ 115]

Erbrechen der Schwangeren.[VHA]

Dr. *Rath* hatte gegen das nicht selten vorkommende, sehr belästigende Schaamjucken der Schwangeren mit dem besten Erfolge KALI-C. angewendet. Ref. hatte solches wiederholt von SEP. oder THUJ., sowie Dr. *Stens* von RHUS-T. erfahren. Aber das ist, wie dabei bemerkt, hier wie überall nur individuell, und solche allgemeinen Bezeichnungen, die aller Charakteristik entbehren, verlieren allen Werth für die Praxis, wobei jeder Zeit nur allein der gesammte Zeicheninbegriff maassgebend sein kann.[AHZ 65 (1862) 77-78]

Dickheit des Unterleibs (bei Müttern).[VHA]

Beschwerden der Kinder

Offenbleibende Fontanellen bei Zucken mit dem Kopfe, blasser Aufgedunsenheit des Gesichts, Mundfäule, grünen Durchfällen, nächtlichen BLUTWALLUNGEN und Schlaflosigkeit mit saurem Frühschweiße.[HA 107]

SEP. heilt das Bettpissen im ersten Schlafe, muß aber wiederholt werden; bei diesem Uebel, wenn die Kinder sehr schwer aus dem Schlafe zu ermuntern sind, KREOS..[Chargé, Bönn.]

Ref. war mit SULPH. [bei Incontinentia urinae norturna] allein nicht so glücklich gewesen, und hatte sich oft genöthigt gesehen, noch andere Mittel in Anwendung zu ziehen, namentlich SEP. bei Onanisten, KREOS. bei tiefem Schlafe, PULS. bei Verschlimmerung im Herbste und Winter und SIL. bei Wurmbeschwerden.[AHZ 57 (1858) 71]

Grüner Durchfall (bei Kindern).[VHA], [KEU 57]

Regel

Monatliches zu früh und zu stark, mit dunklem BLUTE und erhöheten Beschwerden.[VHA]

Periode zu früh und zu stark.[HA 44]

Unterdrückte Regel.[VHA]

Fressender Weißfluß.[VHA]

Schnupfen

Schnupfen mit Heiserkeit.[VHA]

Trockenheit der verstopften Nase.[VHA]

Nach Durchnässung, heftiger Fieberfrost, dann Ohnmachtsanfälle und darauf Schnupfen.[VHA]

Fliessschnupfen.[KEU 57]

Niessen.[KEU 57]

Athem

Brustbeklemmung, (sowohl von stockendem, als von zu häufigem Auswurfe).[VHA]

Engbrüstigkeit Nachts und beim Gehen.[VHA]

Athembeengendes Pressen in der Bärmutter nach Unten zu.[VHA]

Athemmangel.[KEU 57]

Kann nicht zu Athem kommen.[KEU 57]

Stiche in der Brust beim Athmen und bei Kopfanstrengung.[VHA]

Uebelriechender Athem.[KEU 57]

Husten

Früh und Abends, Husten mit salzigem Auswurfe.[VHA]

Husten mit kopiösem, früh und Abends BLUTIGEM, am Tage (MILCHARTIG) schleimigem, salzig oder faulig schmeckendem Auswurfe.[VHA]

Trockner (Magen-) Husten, mit Uebelkeit mit bitterem Erbrechen, Abends im Bette.[VHA]

Beim Abendhusten nach dem Niederlegen löst sich der Auswurf leichter, wenn er sich von der linken Seite auf die rechte wendet: Thuj. (KALI-C., LYC., PHOS., SEP.)[KMS 726]

Schwer sich lösender Husten-Auswurf.[VHA]

Keuchhusten

Anfälle von keuchhustenartigem Krampfhusten in schnell aufeinander folgenden Stössen, von Kitzel in der Brust, vom Kehlkopfe bis zum Magen, erregt, am Tage ohne, Morgens, Abends und Nachts mit Auswurf von gelbem, grünem oder

Verifikationen und klinische Symptome

grauem Eiter, oder von milchfarbig weissem, zähem Schleime, mit meistens SALZIGEM, oft BITTEREM, FAULIGEM, FADEM, SAUREM, oder WIDERLICH SÜSSEM Geschmacke und üblem Geruche, der niedergeschluckt wird, oder endlich von dunklem BLUTE.[KEU 56]

Verschlimmerung: Vormittags und Abends bis Mitternacht, periodisch wiederkehrend. – Ruhe. Stehen und Sitzen. Liegen im Bette, oder auf der (linken) Seite. Nach schnell Gehen. Steigen. Aerger. Durchnässung. Verkältung. Kirchen- und Keller-LUFT. Kalter Nord-WIND. Tiefathmen. Essen. SAURE Genüsse und ESSIG.[KEU 57]

Begleitung: Angst. Aufschreien. Verdriesslichkeit. Muthlose Besorgtheit wegen der Gesundheit. Dummlichkeit im Kopfe. BLUTDRANG zum Kopfe. Zersprengungsschmerz im Kopfe. Lockerheitsgefühl des Gehirns im Kopfe. Klopfen und Geschwürschmerz im Hinterkopfe. Unwillkührliches Vor- und Rückwärtszucken mit dem Kopfe. Funken vor den Augen. Nasen-BLUTEN. Blassgelbe Aufgedunsenheit des Gesichts. Gilbe um den Mund und quer über Nase und Backen. Uebelkeit. Brechwürgen. BITTERES (Gall-)Erbrechen. Erbrechen erst BITTERES WASSER, dann der Speisen. Stechen im Magen. Stechen in den Hypochondern. Stiche in der Leber. Stiche im Ober- und Unterbauche. Gefühl, wie Festsitzen im Unterleibe. Verstopfung. Grüne Durchfälle (bei Kindern). Fliessschnupfen. Niessen. Uebelriechender Athem. Brustbeklemmung. Athemmangel. Engbrüstigkeit. Kann nicht zu Athem kommen. Rauhheit und Wundheitsschmerz im Kehlkopfe und Halse. Heiserkeit. Ziehen und Stechen im Nacken. BLUTDRANG zur Brust. Stösse und Stiche in der Brust. Zusammenschnüren der Brust. Schwere und Vollheit in der Brust. Röcheln in der Brust. Rauhheit und Wundheitsschmerz in der Brust. Jücken und Kitzeln in der Brust. Leerheitsgefühl in der Brust. Herzklopfen. (Die Brustbeschwerden nöthigen zum, und bessern sich von Aufdrücken mit der Hand.) Drücken und Stechen in den Schulterblättern. Stechen im Rücken. Gefühl von Festsitzen im Kreuze. Brennen der Handteller. Ziehen in den Oberschenkeln. Kälte der Beine und Füsse. Ohnmachtsanfälle. Rucke und Zucken in den Gliedern. Geschwüre auf den Finger- und Zehe-Knöcheln. Wundwerden in allen Gelenkbeugen. Frost bei jeder Bewegung. Hitzüberlaufen in der Ruhe. Schweiss in der Ruhe, nach der Bewegung.[KEU 57]

Die SEP., welche unter unseren Polychresten überhaupt schon eine so hervorragende Stelle einnimmt, verdient eine solche auch unter den Keuchhusten-Mitteln, wo man sie noch viel zu selten angewendet findet. Wir hoffen, dass die vorstehende Charakteristik etwas dazu beitragen wird, dieselbe öfterer zu benutzen.[KEU 58]

Verifikationen und klinische Symptome

Brust

(Die Brustbeschwerden nöthigen zum, und bessern sich von Aufdrücken mit der Hand.)[KEU 57]
Brustbeklemmung, (sowohl von stockendem, als von zu häufigem Auswurfe).[VHA]
Brustbeklemmung.[KEU 57]
Engbrüstigkeit.[KEU 57]
Jücken und Kitzeln in der Brust.[KEU 57]
Leerheitsgefühl in der Brust.[KEU 57]
Rauhheit und Wundheitsschmerz in der Brust.[KEU 57]
Röcheln in der Brust.[KEU 57]
Schwere und Vollheit in der Brust.[KEU 57]
Zusammenschnüren der Brust.[KEU 57]
Stösse und Stiche in der Brust.[KEU 57]
Stiche in der Brust beim Athmen und bei Kopfanstrengung.[VHA]

Heilungsbericht: *W. H.* aus L., ein Ackersmann von 56 Jahren hatte vor einem Paar Jahren die Krätze verschmiert, darauf wiederholte Brustfieber bekommen, die jedesmal allopathisch behandelt waren, aber Stiche in der Brust zurückgelassen hatten, welche keiner Arznei weichen wollten. Dabei war große Schwerhörigkeit und starke Anschwellung des Gesichts entstanden, welche beide Beschwerden noch stets im Zunehmen begriffen waren. — Welche Arzneien er gebraucht, war nicht zu erfahren, aber gegen die Krätze innerlich SCHWEFEL und äußerlich MERKURIAL-Salbe angewendet, und diese dadurch „beseitigt". – Ich gab ihm 3 Pulverchen, Nro. 1 und 3 CAUST. 30°° und Nro. 2 SEP. 30°°, um alle 5 Tage nach der Nummer eins zu nehmen. – Auch dieser Mann kam am 9. Mai [1841] wieder und zeigte ganz bedeutende Besserung in allen Theilen, welches mich veranlaßte, die frühern Mittel zu wiederholen, jedoch in der Art, daß er jetzt zwei Gaben SEP. und eine Gabe CAUST. erhielt. –Er selbst kam nicht wieder, und von seinen Nachbarn erfuhr ich, daß er ganz geheilt sei und auch wieder eben so gut höre, als vor seiner Krankheit.[ACS 19 (1842) 3, 43-44]

Lungenschwindsucht (nach Brustentzündungen).[VHA]
BLUTDRANG zur Brust.[KEU 57]
Heftige Wallung in der Brust, mit starkem Herzklopfen.[VHA]
Starke, nächtliche BLUTWALLUNG, mit Herzklopfen.[VHA]
Herzklopfen.[HA 44], [KEU 57]
Bräunliche Flecken auf der Brust: Thuj. (LYC., PHOS., SEP.)[KMS 726]
Bei gelben Flecken an der Brust gebe man SEP., und wenn um den Mund, NUX-V.. (Große, gelbe Flecken am Bauche: PHOS.)[Br., Lippe]

Heilungsbericht

C. E. H. in L., eine Bauernfrau von starker Konstitution und cholerischem Temperamente, klagt schon geraume Zeit über heftiges Magendrücken, welches sich schmerzhaft bis in die linke Brust und in die Schulterblätter verbreitet, in der Morgenzeit am schlimmsten. Dabei Ziehen im Hinter- und Vorderkopfe, BITTERER Geschmack, SAURES Aufstoßen und SAURES Erbrechen, harter Stuhl und das Monatliche alle 14 Tage und zu stark. – Es schien demnach NUX-V. das passende Mittel zu sein, und sie erhielt von mir am 18. Jan. 1836 etwa zwei Gaben, jede 30°°, mit einer Zwischengabe SULPH. 30°°, aber ohne allen Erfolg, und wie sie am 5. März wieder vorkam, klagte sie noch zu den vorigen Symptomen über ein Gefühl von Zittern in der Herzgegend. Ich gab darauf CALC. 30°° in zwei Gaben und zwischen beiden eine Gabe SEP. 30°°, wonach völliges und dauerhaftes Wohlbefinden folgte.[ACS 17 (1838) 1, 48-49]

Innerer Hals – Kehlkopf

Rauhheit und Wundheitsschmerz im Kehlkopfe und Halse.[KEU 57]
Heiserkeit.[KEU 57]

Rücken

Steifigkeit im Rücken bis zum Nacken herauf.[VHA]
Ziehen und Stechen im Nacken.[KEU 57]
Brennendes Reissen im Kreuze.[VHA]
Brennen vom Kreuze herauf bis zu den Schulterblättern: Thuj. (PHOS., SEP.)[KMS 726]
Drücken und Stechen in den Schulterblättern.[KEU 57]
Die Schmerzen ziehen aus andern Theilen nach dem Rücken.[HA 44]
Stechen im Rücken.[KEU 57]
Gefühl von Festsitzen im Kreuze.[KEU 57]

Oberglieder

Ungelenkheit der Hand-, Knie- und Fußgelenke.[VHA]
Stechende Schmerzen in den Gliedern.[VHA]
Unruhe und Klopfen in allen Gliedern.[VHA]
Rucke und Zucken in den Gliedern.[KEU 57]
Brennen in den Handtellern.[VHA]
Brennen der Handteller.[KEU 57]
Flechten am Ellbogen: Thuj. (PHOS., SEP., STAPH.)[KMS 726]
Abschilfernde Flechten an den Ellbogen.[Br., Lippe]
Abschälen der Haut am Handteller.[VHA]
Schorfe an den Händen.[VHA]
Krätze und Schorf an den Händen.[Br., Lippe]
Weisskrustige Flechten auf dem Handrücken und auf den Fingern: Thuj. (LYC., SEP.)[KMS 726-727]
Kaltschweissige Hände: Thuj. (SEP.)[KMS 727]
Schmerzlose Geschwüre auf den Gelenken und an den Spitzen der Finger.[VHA]
Geschwüre auf den Finger- und Zehe-Knöcheln.[KEU 57]
Panaritien.[VHA]
Wundheit in den Gelenk-Beugen.[VHA]
Wundwerden in allen Gelenkbeugen.[KEU 57]

Unterglieder

Lähmigkeit der Beine, besonders nach Aerger.[VHA]
Steifigkeit der Beine nach einigem Sitzen.[VHA]

Verifikationen und klinische Symptome

Rucke und Zucken in den Gliedern.[KEU 57]
Kälte der Beine und Füße.[VHA], [KEU 57]
Ziehen in den Oberschenkeln. Kälte der Beine und Füsse.[KEU 57]
Freßblasen und schmerzlose Geschwüre an der Ferse, so wie auf den Gelenken und Spitzen der Zehen.[VHA]
Geschwüre auf den Finger- und Zehe-Knöcheln.[KEU 57]
Ungelenkheit der Hand-, Knie- und Fußgelenke.[VHA]
Stechende Schmerzen in den Gliedern.[VHA]
Unruhe und Klopfen in allen Gliedern.[VHA]
Verkrüppelte Zehnägel.[VHA]
Spröde, verkrüppelte Zehennägel: Thuj. (ARS., GRAPH., SABAD., SEP.)[KMS 727]
Unterdrückter Fussschweiss: Thuj. (APISIN., KALI-C., RHUS-T., SEP., SIL.)[KMS 727]

Heilungsbericht

A. Kath. U. zu Gl., eine Bauernfrau von 46 Jahren hatte sich durch einen Quacksalber gewaltsamer Weise ein angebliches Hühnerauge auf der mittlern Fußzehe herausreißen lassen und in Folge davon hatte sich der ganze Fuß entzündet, mit starker Geschwulst und heftigem Brennen darin, welches Abends, besonders nach dem Niederlegen im Bette schlimmer war. Das davon entstandene Geschwür auf dem Zehgelenke eitert ziemlich stark. Von Kaltwerden wird der Fuß schmerzhafter, in der Wärme besser. Stets Frost. Kein Durst. Abneigung gegen FETTES und Schweine-FLEISCH. Verstopfung. – Außer Umschlägen und ROGGENMEHL mit KAMILLE, waren auch noch Salben gebraucht, mit steter Verschlimmerung. – Am 15. März 1852 erhielt sie 1. SEP. 200°°. 2 – 4. §., alle 3 Abende ein Pulver zu nehmen, mit der Anweisung, (wie gewöhnlich), das Geschwür nur mit einem Läppchen zu bedecken.Am 9. April bedeutende Besserung, Heilung des Geschwürs und nur noch spannende Geschwulst des Fußrückens und Knöchels. 1. PULS. 200°° 2 – 4. §., alle 3 Abende ein Pulver. Darauf Heilung binnen 14 Tagen.[Vol. 82, S.9; AHZ 48 (1854) 53-54]

Wundheit in den Gelenk-Beugen.[VHA]
Wundwerden in allen Gelenkbeugen.[KEU 57]

Drüsen

Krebsmittel: Ref. machte die Bemerkung, dass bei Festsitzen, sowohl der Drüsen, als der Haut am Knochen, wie solches beim wahren Krebs oft beobachtet werde, ausser den schon bekannten Mitteln, noch besonders CLEM., CON., LYC., SEP. und SULPH-AC. an sich sehr heilsam zeigten, mithin unter den Krebsmitteln nicht zu vergessen wären.[AHZ 59 (1859) 61]

Konkordanz Drüsen: Arn., Bell., Bry., Calc., *Con.*, Ign., Lyc., Merc., Phos., Plat., Rhus-t., *Sil.*, Spong., *Sulph.* [PB]

Knochen

Offenbleibende Fontanellen bei Zucken mit dem Kopfe, blasser Aufgedunsenheit des Gesichts, Mundfäule, grünen Durchfällen, nächtlichen BLUTWALLUNGEN und Schlaflosigkeit mit saurem Frühschweiße.[HA 107]

Konkordanz Knochen: Asaf., Bell., *Calc.*, Hep., Lyc., *Merc.*, Nit-ac., Puls., Sil., Sulph. [PB]

Haut

SEP. und CAUST. verdienen den Vorzug gegen die Beschwerden einer frischen, allopathisch, d. h. innerlich mit SCHWEFEL und äußerlich mit MERKUR behandelten Krätze; giebt man in diesem Falle zuerst SCHWEFEL, so nützt er nicht, sondern schadet.[Chargé, Bönn.]
Geschwüre auf den Finger- und Zehe-Knöcheln.[KEU 57]
Schmerzlose Geschwüre.[VHA]

Heilungsbericht: Am 4. Jan. 1837, gab ich eine Gabe CALC. 30°° und eine Gabe LYC. 30°°, alle 14 Tage eine zu nehmen, wonach sehr auffallende Besserung erfolgte, so daß am 6. Febr. der Hals weniger schief und weit beweglicher geworden war. Nun waren aber zwei alte Narben wieder aufgebrochen, weshalb ich 2 Gaben SIL. 30°° und eine Zwischengabe SEP. 30°°, alle 8 Tage eine zu nehmen, reichte, welche die Geschwüre heilen ließen, aber sonst nichts besserten.[ACS 17 (1839) 3, 15]

Wundheit in den Gelenk-Beugen.[VHA]
Wundwerden in allen Gelenkbeugen.[KEU 57]
Nässende Flechten mit Jücken und Brennen.[VHA]

Verifikationen und klinische Symptome

Verifikationen und klinische Symptome

In vielen Fällen, die ich besonders in der neuesten Zeit sah, [hat] die SEPIA die Heilung [bei Krätze] vollendet, wenn CAUSTICUM zur Besserung gebracht hatte, aber nicht vermögend war, das ganze Uebel auszulöschen.[ACS 17 (1839) 3,71]

Ungemeine Empfindlichkeit der Haut.[VHA]

Trockner, übelriechender, stechend-juckender und kriebelnder Ausschlag mit Schrunden auf dem Scheitel und am Hinterkopfe bis hinter den Ohren, von Kratzen wundschmerzend.[HA 98]

Entzündungsgeschwulst der Augenlider.[VHA]

Geschwürige Nasenlöcher.[VHA]

Nasenkrebs.[VHA]

Krebsmittel: Ref. machte die Bemerkung, dass bei Festsitzen, sowohl der Drüsen, als der Haut am Knochen, wie solches beim wahren Krebs oft beobachtet werde, ausser den schon bekannten Mitteln, noch besonders CLEM., CON., LYC., SEP. und SULPH-AC. an sich sehr heilsam zeigten, mithin unter den Krebsmitteln nicht zu vergessen wären.[AHZ 59 (1859) 61]

Gilbe des Gesichts, besonders um den Mund und quer über Wangen und Nase.[VHA]

Heilungsbericht: Am 22. Jan.1836 suchten 3 Mädchen von L., *M. K.* von 21 Jahren, deren Schwester *W. K.* von 18 Jahren, und ihre Nichte *E. F.* von 20 Jahren, bei mir Hülfe gegen Krätze, welche Abends in der Wärme unerträglich juckte, und bereits über ein Jahr lang mit allerlei Mitteln, sowohl innerlich als äußerlich, ohne den mindesten Erfolg, behandelt war. Alle 3 waren sonst gesund, nur daß die *E. F.* eine gelbliche Blässe des Gesichts hatte. Ich reichte jeder derselben eine Gabe PULS. 30°°, eine Gabe CAUST. 30°° und eine Gabe SEP. 30°°, um die erste Arznei (PULS.) 8, jede der anderen aber 14 Tage wirken zu lassen, die letzte (SEP.) aber nicht eher zu nehmen, bis die zweite (CAUST.) keine weitere Besserung brächte. Der Erfolg war über Erwarten gut, denn nur die dritte (*E. F.*) mit dem gelblichen Gesichte, war nach CAUST. noch nicht geheilt, sondern mußte die SEP. nehmen, die beiden Ersten hatten es nicht nöthig, und ließen meiner Weisung zufolge das dritte Pülverchen liegen, weil ihnen nichts mehr fehlte. Bis jetzt blieben alle drei gesund.[ACS 17 (1839) 3,69-70]

Blasse Aufgedunsenheit des Gesichts.[VHA]

Rothe Rauhheit der Gesichtshaut.[VHA]

Milchschorf (im Antlitz).[VHA]

Bei einer Frau hatte SEP. und CAUST. in 14tägigem Zwischenraume gegeben einen 10jährigen schorfigen pruriginösen Gesichtsausschlag so weit geheilt, daß die Schorfe abgefallen waren und die Haut stellenweise ihre natürliche Farbe wieder angenommen hatte.[Chargé, Bönn.]

Schorfe an den Lippen und um das Kinn.[VHA]

Gelbe oder bräunliche Flecken auf dem Bauche: Thuj. (SEP.)[KMS 724]

Bräunliche Flecken auf der Brust: Thuj. (LYC., PHOS., SEP.)[KMS 726]

Bräunliche Flecken auf der Haut: Thuj. (ANT-C., CARB-V., LYC., MEZ., NIT-AC., PHOS., SEP.)[KMS 728]

Bräunröthliche (NIT-AC., PHOS.) oder bräunlichweisse Flecken: Thuj. (ARS., PHOS., SEP., SIL.)[KMS 728]

Spitzpocken: Thuj. (ANT-C., ANT-T., CARB-V., PULS., SEP.)[KMS 728]

Juckende, krustige Flechten: Thuj. (GRAPH., RHUS-T., SEP.)[KMS 728]

Heilungsbericht von Pferden: *Wolmer's* Stute, Schweif- und Mähnejucken: Sep. C 200°° – Geheilt.[KMS 782]

Weisslich-abschülfernde, trockene Mehlflechten: Thuj. (ARS., CALC., DULC., LYC., SEP., SIL.)[KMS 728]

Ringflechten: Thuj. (GRAPH., JOD, NAT-C., SEP.)[KMS 728]

Dr. *Stens* berichtete über die heilsame Wirkung des eben erwähnten Mittels (SEP.) bei Ringflechten; wobei Ref. bemerkte, dass ihm gegen dieses oft hartnäckige Uebel, ausser den in seinem „therapeutischen Taschenbuch" [PB, S. 228: CLEM., MAG-C., *NAT-C.*, NAT-M., *SEP.*] angegebenen Mitteln, auch noch GRAPH. und JOD gute Dienste geleistet hätten.[AHZ 63 (1861) 60]

Flache Geschwüre, mit bläulich weissem Boden: Thuj. (ARS., LACH., LYC., SEP., SIL.)[KMS 728]

Schwäche der stets schwitzenden Geschlechtstheile.[VHA]

Heftig jückender Ausschlag an den innern Schaamlefzen.[VHA]

Wundheit in den Schaambeugen.[VHA]

Verifikationen und klinische Symptome

Flechten am Ellbogen: Thuj. (PHOS., SEP., STAPH.)[KMS 726]
Weisskrustige Flechten auf dem Handrücken und auf den Fingern: Thuj. (LYC., SEP.)[KMS 726-727]
Brennen in den Handtellern.[VHA]
Abschälen der Haut am Handteller.[VHA]
Abschilfernde Flechten an den Ellbogen.[Br., Lippe]
Schorfe an den Händen.[VHA]
Krätze und Schorf an den Händen.[Br., Lippe]
Schmerzlose Geschwüre auf den Gelenken und an den Spitzen der Finger.[VHA]
Panaritien (der Finger).[VHA]
Freßblasen und schmerzlose Geschwüre an der Ferse, so wie auf den Gelenken und Spitzen der Zehen.[VHA]
Verkrüppelte Zehnägel.[VHA]
Spröde, verkrüppelte Zehennägel: Thuj. (ARS., GRAPH., SABAD., SEP.)[KMS 727]

Schweiss

Ref. erinnerte bei dieser Gelegenheit an ein sehr häufig zu verwerthendes charakteristisches Zeichen der SEP., welches sonst fast nur bei dem SULPH-AC. zu finden ist, nämlich: den stärker hervorbrechenden Schweiss in der auf jede Bewegung oder Anstrengung folgenden Ruhe des Körpers, welcher dann bei der SEP. am Heftigsten an den Geschlechtstheilen sich zeigt, während er bei dem SULPH-AC. sich mehr über den ganzen Körper oder nur am Oberkörper ausbreitet. Dadurch wird das erste Mittel (auch nach des Hippokrates Aphorismen [AHP IV. 38]) von unschätzbarem Werthe gegen die traurigen Folgen der Onanie bei beiden Geschlechtern.[AHZ 63 (1861) 60]
Kaltschweissige Hände: Thuj. (SEP.)[KMS 727]
Unterdrückter Fussschweiss: Thuj. (APISIN., KALI-C., RHUS-T., SEP., SIL.)[KMS 727]
SEP., wenn der Kranke stark schwitzt im Sitzen nach Gehen.[Chargé, Bönn.]

Konkordanz Haut und Aeusseres: Am-c., Ant-c., Arn., *Ars.*, Bar-c., Bell., Bov., Bry., *Calc.*, Carb-v., Caust., Chin., Clem., Con., Dulc., Graph., Hep., Ign., Kali-c., Lach., Led., *Lyc.*, *Merc.*, Nat-c., Nat-m., Nit-ac., Nux-v., Petr., Phos., Ph-ac., Plat., *Puls.*, *Rhus-t.*, Sel., *Sil.*, Spig., Staph., *Sulph.*, Thuj., Verat., Zinc. [PB]

Heilungsbericht von Schweinen

Ich habe einmal, ich weiß nicht mehr wo, die Behauptung gelesen, daß man am wenigsten bei Schweinen mit hohen Verdünnungen und kleinen Gaben etwas ausrichten könne. Daß damit meine Erfahrung nicht übereinstimmt, möge der nachstehende Fall beweisen. Am 22. April 1849 sprach der Colon *Brederweg* von Amelsbüren, zwei Stunden von hier, meine Hülfe an für einen ganzen Wurf junger Ferkel, acht an der Zahl, welche plötzlich sämmtlich mit einem Ausschlag befallen waren, der schon mehrere Schweine in der Nachbarschaft in kurzer Zeit getödtet hatte und sich wie das bekannte sogenannte Antoniusfeuer gestaltete. Ich gab ihm sogleich 1. SULPH.°°°, 2. SEP.°°°, 3. ARS.°°° jedes zu 200, um jedes Pulver in einem halben Quart WASSER mittelst tüchtigen Schüttelns aufzulösen und jedem Ferkel davon einen Eßlöffel voll zu geben, und zwar von Nr. 1 sogleich, von Nr. 2 und nach 6 Stunden und eben so lange darauf von Nr. 3. Als der Mann zu Hause kam, war eins der Ferkel schon krepirt, mit den übrigen machte er es genau nach meiner Vorschrift, und am folgenden Tage waren diese alle sieben völlig genesen. Am 29. April 1849 wurde ein erwachsenes Schwein bei demselben Colon von derselben Krankheit befallen, und mein *Bredeweg* hatte natürlich nichts eiliger zu thun, als wieder bei mir Hülfe zu holen. Dieselben Mittel, in derselben Zeit gegeben und in derselben Potenz, aber nur zwei Streukügelchen von jedem, halfen eben so schnell und vollständig.[AHZ 38 (1850) 365]

Schlaf

Große Tagesschläfrigkeit.[VHA]
Spätes Einschlafen.[VHA]
Unruhiger Schlaf wegen BLUTWALLUNG.[VHA]
Abends nach dem Niederlegen (oder früh), einseitiges, reissendes Kopfweh.[VHA]
Unvermögen, Nachts die Augen zu öffnen.[VHA]
Unwillkührlicher Harnabgang im ersten Schlafe.[VHA]
Engbrüstigkeit Nachts und beim Gehen.[VHA]
Trockner (Magen-) Husten, mit Uebelkeit mit bitterem Erbrechen, Abends im Bette.[VHA]
Aengstlichkeit, Abends im Bette.[VHA]

Aengstliche Träume, wenn er auf der linken Seite liegt: Thuj. (LYC., PHOS., PULS., SEP.)[KMS 729]
Starke, nächtliche BLUTWALLUNG, mit Herzklopfen.[VHA]
Konkordanz Schlaf und Träume: A r s . , Bell., B r y . , *C a l c .*, Carb-v., Caust., C h a m . , Chin., G r a p h . , H e p . , Kali-c., M e r c . , Nat-c., N u x - v . , *Phos.*, *Puls.*, *Rhus-t.*, Sil., S u l p h . [PB]

Fieber

Schauder bei den Schmerzen.[VHA], [HA 44]
Frostigkeit und Mangel an natürlicher Lebenswärme.[VHA]
Frost bei jeder Bewegung.[KEU 57]
Hitzanfälle im Sitzen und beim Gehen im Freien.[VHA]
Hitzüberlaufen in der Ruhe.[KEU 57]
Wechselfieber mit Durst schon im Froste.[VHA]
Starker Schweiß bei mäßiger Bewegung.[VHA]
Schweiss in der Ruhe, nach der Bewegung.[KEU 57]
Unter den W e c h s e l f i e b e r n , welche im Laufe des Sommers vorkommen, waren einige durch p r o f u s e n S c h w e i s s , der auch lange nach dem eigentlichen Fieber paroxysmus anhielt, ausgezeichnet. Dr. *v. Bönninghausen* jun. hatte deren ein Paar durch je einer Gabe SAMB. 30°° geheilt, und Ref. nur einmal nöthig gefunden, eine Gabe SEP. 200°° folgen zu lassen.[AHZ 51 (1856) 63]
Saurer Frühschweiß.[VHA]
Nach Durchnässung, heftiger Fieberfrost, dann Ohnmachtsanfälle und darauf Schnupfen.[VHA]

Fieberstadien

1. P u l s in der Nacht schnell und voll, und dann oft aussetzend; am Tage langsam. – Der Puls wird besonders von Aerger und Bewegung beschleunigt. – Starke BLUTWALLUNG und Klopfen in den Adern.[WF 50]
2. F r o s t häufig erst nach vorgängiger Hitze eintretend. – Frösteln Abends im Freien und bei jeder Bewegung. – Frost mit Hitze abwechselnd. – Beim Froste mehr Durst, als bei der Hitze. – Frostschauder bei den Schmerzen. – Mangel an natürlicher Lebenswärme.[WF 50]
3. Fliegende H i t z e in Anfällen am Tage, besonders Nachmittags und Abends, sowohl im Sitzen, als beim Gehen im Freien, und bei Gemüthsaufregungen, meistens mit Durst und Gesichtsröthe. – Hitzanfälle, wie mit heissem WASSER begossen.[WF 50]
4. Starker S c h w e i s s , mehr nach, als während der Bewegung. – Anhaltende, ermattende Schweisse. – Beständige Nacht- und Früh-Schweisse. – Schweisse bloss des Oberkörpers. – Aengstlicher, stinkender, oder sauer-, oder wie HOLLUNDER riechender Schweiss.[WF 51] – S c h w e i s s a m S t ä r k s t e n a m O b e r k ö r p e r : Thuj. (CARB-V., NIT-AC., NUX-V., SEC., SEP., SULPH-AC.)[KMS 729]

Konkordanz Fieber: *Acon.*, A r n . , *Ars.*, *Bell.*, *Bry.*, C a l c . , Carb-v., Caust., C h a m . , C h i n . , Dig., Ferr., Graph., H e p . , Hyos., Ign., Ip., Jod, K a l i - c . , Kreos., Lach., *Lyc.*, M e r c . , Nat-c., N a t - m . , Nit-ac., *N u x - v .*, O p . , *Phos.*, P h - a c . , P u l s . , *Rhus-t.*, Sabin., Samb., Sel., Sil., S p i g . , Stann., S t r a m . , *S u l p h .*, Thuj., V e r a t . [PB]

Heilungsbericht

L. G. -, Haushälterin, neununddreißigjährig, unverheiratet, wohnt in Münster. Leidet seit den letzten fünfzehn Monaten an g a s t r i s c h e m F i e b e r (Die Benennung erfolgte von seiten der allopathischen Schule), begleitet von reichlichem Schwitzen (daher auch als s c h w i t z e n d e s F i e b e r bezeichnet). Am Morgen beim Aufstehen, schleimiger Auswurf. Sie verträgt keine fettige Nahrung. Hartnäckige Verstopfung; sie muß gezwungenermaßen zu Abführmitteln greifen, um Stuhl absetzen zu können. Kreuzschmerzen, beides beim Herumgehen und beim Sitzen oder Liegen. Schwere in der Stirn. Starke Schweiße im Bett zur Mitte der Nacht und früh am Morgen; Schweiße beim Sich-Niedersetzen, nach der kleinsten Anstrengung, reichlich am Rücken, unter den Achseln und an den Genitalien. Kein Durst. Gefühl der Mattigkeit am frühen Morgen. Kopfschmerzen nach den Mahlzeiten. Disposition zu Melancholie. Sie bezweifelt ihre mögliche Genesung. Seit dem Beginn der Krankheit, bis hin zu der Zeit, in der ich sie betreute, wurde die Patientin allopathisch behandelt und wurde dabei buchstäblich durchtränkt mit allen Arten von Arzneien, die wohl, wie auch immer, lediglich bewirkten, daß sich ihr Befinden von einem schlechten zu einem noch schlechteren Zustand entwickelte. Die Verordnungen bestanden im eher willkürlichen Gebrauch besonders nachfolgender Mittel: POTIO RIVERI, SPIRITUS MINDERI, RHEUM, SPIRITUS SALISDULCIS, AMMONIUM MURIATICUM, ACIDUM MURUARICUM, SENNA, COLCHICUM AUTUMNALE, KALIUM ACETICUM und SUL-

Verifikationen und klinische Symptome

FUR, VALERIANA etc. – 12. März. 1851. 1. SEP. 2000 (Jenichen); 2 bis 4 §. Das Pulver ist in drei Teelöffel mit WASSER aufzulösen; ein Teelöffel voll ist jede Nacht einzunehmen. – 29. März. Erhebliche Besserung in jeder Hinsicht. 1, SEP. 4000 (Jenichen); 2 bis 4 §. Zur Einnahme wie zuvor. – 16. April. Noch etwas Kreuzschmerzen und Kopfschmerzen nach jeglicher Anstrengung; in den letzten vier Tagen Schwitzen während des Schlafes. 1, SULPH. 400 (Jenichen); 2 bis 4 §. Zur Einnahme wie zuvor. – 5. Mai. Das Fieber, das sie letztes Jahr zu Beginn ihrer Krankheit hatte, trat gestern erneut auf. Nachts mit Durst und Kopfschmerzen; sie fühlt sich heute dennoch besser. 1, SEP. 6000; 2 bis 4 §. Zur Einnahme wie zuvor. – Vollständige Genesung. Sie fühlt sich wohler, als jemals zuvor in ihrem Leben.[VOL. 78, S.120; KMSS 23-24]

Verifikationen und klinische Symptome

Gemeinsames

Ungelenkheit der Hand-, Knie- und Fußgelenke.[VHA]

Stechende Schmerzen in den Gliedern.[VHA]

Schmerzhafte Empfindlichkeit aller Theile des ganzen Körpers.[VHA]

Große Empfindlichkeit gegen kalte Nord-LUFT.[VHA]

Leichte Verkältlichkeit.[VHA]

Nach DURCHNÄSSUNG, heftiger Fieberfrost, dann Ohnmachtsanfälle und darauf Schnupfen.[VHA]

SEP., wenn der Kranke stark schwitzt im Sitzen nach Gehen.[Chargé, Bönn.]

Starke, nächtliche BLUTWALLUNG, mit Herzklopfen.[VHA]

Oefteres Aufzucken des Oberkörpers: Thuj. (NAT-M., NIT-AC., SEP.)[KMS 727]

Unruhe und Klopfen in allen Gliedern.[VHA]

Brennschmerz an vielen Stellen des Körpers.[VHA]

Mangel an natürlicher Körperwärme.[VHA]

Große Nachtheile von Aerger.[VHA]

Kraftlosigkeit beim Erwachen.[VHA]

Schauder bei den Schmerzen.[VHA], [HA 44]

Die Symptome schweigen bei starker Bewegung (ausgenommen beim Reiten), erscheinen aber am heftigsten beim ruhigen Sitzen Vormittags und Abends.[VHA]

Missbrauch von SCHWEFEL und QUECKSILBER: Thuj. (CAUST., PULS., SEP.)[KMS 727]

Nachtheil von BIER, FETTEM, SAUREM, SÜßEM, TABACK, THEE, WEIN und ZWIEBELN: Thuj. (ARS., CHIN., FERR., LACH., SEP.)[KMS 728]

Krebsmittel: Ref. machte die Bemerkung, dass bei Festsitzen, sowohl der Drüsen, als der Haut am Knochen, wie solches beim wahren Krebs oft beobachtet werde, ausser den schon bekannten Mitteln, noch besonders CLEM., CON., LYC., SEP. und SULPH-AC. an sich sehr heilsam zeigten, mithin unter den Krebsmitteln nicht zu vergessen wären.[AHZ 59 (1859) 61]

Säfteverlust der verschiedensten Art [...] unter welcher CALC., CARB-V., PH-AC., PULS., SEP. und STAPH. fast eben so oft zur Wahl kommen, als die CHINA, und ausser diesen steht uns noch eine lange Reihe von andern Arzneien zu Gebote, welche unter besonderen Umständen selbst noch vor den eben Genannten den Vorzug verdienen, je nachdem die individuellen Symptome dafür eine maassgebende Anzeige darbieten. [AHP (1863) 276-277]

Heilungsbericht

S. W. V., im Königreich der Niederlande wohnend, hat aus Mißmuth und Gewissensunruhe schon seit mehreren Jahren die allop. Praxis aufgegeben und ein anderes Gewerbe ergriffen. Vor einigen Jahren hat er auch einen Schanker mit MERC. und einen Bubo mit JOD. vertrieben. Seitdem entstand Husten, BLUTSPEIEN, Herzklopfen u. s. w., und bei allöopathischer Behandlung, die er theilweise selbst geleitet, ist sein Befinden immer schlechter geworden. Am 19. März 1843 vertraute er sich meiner Behandlung an, verdarb aber durch eigenes Einschreiten und den Rath eines unwissenden Halbhomöopathen dasiger Gegend meine Verordnungen so oft, daß erst zu Anfange des Jahres 1844, wo ich ernstlich gedrohet hatte, ihn seinem unvermeidlichen Schicksale zu überlassen, wenn er meinen Vorschriften nicht die pünktlichste Folge gebe, einige Besserung erzielt wurde. Diese Besserung, die nun beim Gebrauch von LYC., SULPH., LYC. und Phosph., in dieser Reihenfolge und jedesmal davon 200°° und in WASSER aufzulösen gegeben, ohne Unterbrechung in Fortschreiten blieb, hatten das Leiden derartig umgestaltet, daß nun Sepia angezeigt war. Deshalb sendete ich ihm am 1. Dec. 1844, 1. NUX-V. 200°°°, 2 und 4. S. LACT., 3. SEP. 200°°, mit der Weisung, alle acht Tage ein Pulver in WASSER aufzulösen, und davon fünf Abende nach einander jedesmal einen Theelöffel voll zu nehmen. Vor einigen Tagen erhalte ich nun schriftliche Nachricht von dem Erfolge, worin er mir sagt: „Sechs Tage nach dem Einnehmen von Nr. 3

(SEP.), traten gänzliche Appetitlosigkeit, Gliederreißen, dickgespannter Bauch, vergeblicher Stuhldrang, Brecherlichkeit Abends, tödtliche (doodelyke) Brustbeengung mit Schweiß und Unterleibskrämpfen, Kälte mit Hitze wechselnd u. s. w. ein, welches auch noch an den drei folgenden Tagen anhielt, mit zunehmendem Schweiße und auffallender Gleichgültigkeit (onverschilligheid), dann aber allmählige und so entschiedene Besserung, wie er solche früher nicht bekommen habe."[ACS 22 (1845) 1, 96-97]

Besserung der Beschwerden

In der Ruhe.[HA 44], [HA 67], [HA 69]
Im Dunkeln.[HA 69]
Schließen der Augen.[HA 44], [HA 69]
Von äußerem Drucke.[HA 44]
Nach Schlafen.[HA 44]
Im Liegen auf der schmerzhaften Seite.[HA 85]
Darauf Liegen.[HA 100]
Mäßige Bewegung.[HA 73], [HA 80]
In der Bewegung.[HA 129]
Von angestrengter Bewegung.[HA 135]
Von anhaltender, starker Bewegung.[HA 59]
Aufrichten.[HA 73]
Beim Aufstehen.[HA 80]
Aufstehen aus dem Bette.[HA 100]
Im Freien.[HA 67], [HA 85]
Wärme.[HA 80]

Verschlimmerung der Beschwerden

Die Symptome schweigen bei starker Bewegung (ausgenommen beim Reiten), erscheinen aber am heftigsten beim ruhigen Sitzen Vormittags und Abends.[VHA]
Vormittags und Abends bis Mitternacht, periodisch wiederkehrend.[KEU 57]
In der Morgenzeit.[HA 129]
Von früh bis Mittag.[HA 69]
Früh.[HA 102], [HA 118], [HA 135]
Vormittags.[HA 102]
Abends.[HA 69], [HA 118], [HA 135]
Abends vor dem Einschlafen.[HA 129]
Ruhe.[HA 135], [KEU 57]
Stehen und Sitzen.[KEU 57]
Sitzen.[HA 80], [HA 129]
Ruhiges Sitzen.[HA 102]
Liegen im Bette, oder auf der (linken) Seite.[KEU 57]
Liegen auf dem Rücken.[HA 69]
Liegen.[HA 80]
Auf der Seite, worauf er nicht liegt.[HA 105]
Nach schnell Gehen.[KEU 57]
Nach vorgängiger Bewegung.[HA 129]
Beim Knieen.[HA 28]
Beim Fahren im Wagen.[HA 28]
Steigen.[KEU 57]
Bücken.[HA 59], [HA 67]
Bewegen.[HA 59], [HA 73]
Schnellgehen.[HA 85]
Von der mindesten Bewegung.[HA 69]
Bewegung des Kopfs.[HA 67]
Schütteln des Kopfes.[HA 73]
Drehen der Augen.[HA 69]
Schütteln des Kopfes.[HA 59]
Aerger.[KEU 57]
DURCHNÄSSUNG.[HA 28], [KEU 57]

Verifikationen und klinische Symptome

Verkältung.[KEU 57]
B e r ü h r u n g . [HA 100]
K r a t z e n . [HA 98], [HA 118]
I n d e r S t u b e . [HA 85]
I n d e r K i r c h e .[HA 28]
Kirchen- und Keller-LUFT.[KEU 57]
Große Empfindlichkeit gegen kalte Nord-LUFT.[VHA]
Uebelbefinden bei kalter Nord-LUFT und nach DURCHNÄSSUNG.[HA 44]
Kalter Nord-WIND.[KEU 57]
K a l t e N o r d - L U F T . [HA 105]
Tiefathmen.[KEU 57]
Essen.[KEU 57]
SAURE Genüsse und ESSIG.[KEU 57]

Konkordanzen

Verschlimmerung nach der Zeit: Carb-v., Nat-c., Nat-m., Sabad., Staph., Sulph-ac. [PB]

Verschlimmerung nach Lage und Umständen: Acon., Ambr., Am-c., Ant-c., A r s . , Bar-c., B e l l . , *Bry.*, Calad., *C a l c .*, Caps., Carb-v., C a u s t . , C h a m . , C h i n . , Cocc., Colch., Coloc., C o n . , Cupr., Cycl., Dulc., Hep., I g n . , Kali-c., L y c . , Mang., Merc., N a t - c . , Nat-m., Nit-ac., *Nux-v.*, *Phos.*, Ph-ac., Plat., *P u l s .*, *Rhus-t.*, Sabin., Sel., S i l . , Spig., Staph., *Sulph.*, Thuj., Verb., Viol-t. [PB]

Beschwerden der Thiere

Pferde

Wolmer's S t u t e , S c h w e i f - und M ä h n e j u c k e n : Sep. C 200°° – Geheilt.[KMS 782]

Schweine

Ich habe einmal, ich weiß nicht mehr wo, die Behauptung gelesen, daß man am wenigsten bei Schweinen mit hohen Verdünnungen und kleinen Gaben etwas ausrichten könne. Daß damit meine Erfahrung nicht übereinstimmt, möge der nachstehende Fall beweisen. Am 22. April 1849 sprach der Colon *Brederweg* von Amelsbüren, zwei Stunden von hier, meine Hülfe an für einen ganzen Wurf junger Ferkel, acht an der Zahl, welche plötzlich sämmtlich mit einem Ausschlag befallen waren, der schon mehrere Schweine in der Nachbarschaft in kurzer Zeit getödtet hatte und sich wie das bekannte sogenannte A n t o n i u s f e u e r gestaltete. Ich gab ihm sogleich 1. SULPH.°°°, 2. SEP.°°°, 3. ARS.°°° jedes zu 200, um jedes Pulver in einem halben Quart WASSER mittelst tüchtigen Schüttelns aufzulösen und jedem Ferkel davon einen Eßlöffel voll zu geben, und zwar von Nr. 1 sogleich, von Nr. 2 und nach 6 Stunden und eben so lange darauf von Nr. 3. Als der Mann zu Hause kam, war eins der Ferkel schon krepirt, mit den übrigen machte er es genau nach meiner Vorschrift, und am folgenden Tage waren diese alle sieben völlig genesen. Am 29. April 1849 wurde ein erwachsenes Schwein bei demselben Colon von derselben Krankheit befallen, und mein *Bredeweg* hatte natürlich nichts eiliger zu thun, als wieder bei mir Hülfe zu holen. Dieselben Mittel, in derselben Zeit gegeben und in derselben Potenz, aber nur zwei Streukügelchen von jedem, halfen eben so schnell und vollständig.[AHZ 38 (1850) 365]

Arzneiverwandtschaften von Sepia succus

A c o n . , Ambr., (Am-c.), Ant-c., A n t - t . , A r s . , B a r - c . , B e l l . , Bov., Calc., C a r b - v . , C a u s t . , Cham., C h i n . , Coff., Con., (Dros.), Ferr., Graph., (Hyos.), Ign., (Ip.), Led., L y c . , M e r c . , Nat-c., Nat-m., N i t - a c . , Nux-m., N u x - v . , Petr., Phos., Ph-ac., Plb., P u l s . , Ran-b., R h o d . , R h u s - t . , Sabad., Sars., S i l . , (Spong.), S u l p h . , V e r a t . , Zinc. [VHA]

A c o n . , Ant-c., Arn., A r s . , Aur., Bar-c., *Bell.*, *Bry.*, *C a l c .*, Carb-v., C a u s t . , C h a m . , C h i n . , Cocc., C o n . , Dulc., Graph., H e p . , I g n . , K a l i - c . , Lach., Led., *Lyc.*, *Merc.*, N a t - c . , N a t - m . , N i t - a c . , *Nux-v.*, Op., Petr., *Phos.*, P h - a c . , Plat., *P u l s .*, *R h u s - t .*, Sabin., Sel., *Sil.*, Spig., Stann., Staph., Stram., *S u l p h .*, Thuj., V e r a t . , Zinc. [PB]

A c o n ., A g a r . , A g n . , A n t - c . , *Ant-t.*, Apisin., *Ars.*, A s a f . , B a r - c . , *B e l l .*, B r y . , *Calc.*, C a r b - v . , *C a u s t .*, *C h i n .*, C l e m . , C u p r . , D r o s . , *Dulc.*, Euph., *Graph.*, *Hep.*, *Kreos.*, *Lyc.*, *M a g - m .*, M e n y . , M e r c . , *Nat-c.*, *N i t - a c .*, N u x - v . , *Phos.*, *P u l s .*, R h o d . , *R h u s - t .*, S e l . , *S i l .*, *S u l p h .*, V e r a t . [KV]

Verifikationen und klinische Symptome

Antidote von Sepia succus: Acon., Ant-c., Ant-t. – A c e t u m v e g . , S p i r . n i t r . d u l c .

Acon. [SRA]

Stib., Acid. veget., Spir. nitr. aether [SRA]

Eine allzustarke Wirkung der SEPIA scheint sich durch GEWÄCHS-SÄURE zu mindern, aber das kräftigste Antidot ist das Riechen in versüssten SALPETER-GEIST, weniger das Riechen an die Billion-Verdünnung des rohen SPIESSGLANZES; in Fällen aber, wo der BLUTLAUF zu sehr erregt worden, Riechen in eine ACONIT-Dynamisation. [CK 5, 172-173]

Acon., Ant-c., Ant-t. [PB]

A c e t u m v e g . , S p i r . n i t r . d u l c . [PB]

Sepia succus ist Antidot von: Ant-t., Chin., Cic., Merc., Sulph.

Missbrauch von SCHWEFEL und QUECKSILBER: Thuj. (CAUST., PULS., SEP.)[KMS 727]

SEP. und CAUST. verdienen den Vorzug gegen die Beschwerden einer frischen, allopathisch, d. h. innerlich mit SCHWEFEL und äußerlich mit MERKUR behandelten Krätze; giebt man in diesem Falle zuerst SCHWEFEL, so nützt er nicht, sondern schadet.[Chargé, Bönn.]

Sepia succus ist Folgemittel von: Carb-v., Caust., Nux-v., Puls.[Br., Lippe], Rhus-t., Samb., Sulph.

Am obigen Tage gab ich ihr eine Gabe NUX-V. 30° und eine Gabe SEP. 30°°, letzere 8 Tage später zu nehmen, worauf sich bis zum 23. Januar 1836 alle obige Beschwerden verloren hatten, nun aber ein, an B L U T F L U ß g r ä n z e n d e r M o n a t s f l u ß sich eingestellt hatte, welcher jetzt in 3 Wochen zum zweiten Male wiedergekehrt war. Eine Gabe CALC. 30°° heilte diese Beschwerden schnell und dauerhaft.[ACS 17 (1838) 1, 63-64]

Da er vor etwa 4 Jahren die Krätze lange gehabt und endlich mit Salben verschmiert hatte, glaubte ich nur von antipsorischen Mitteln kräftige Hülfe erwarten zu dürfen und gab demPatienten zuerst am 20. Oct. 1836 eine Gabe CARB-V. 30°°°, welche schon in einigen Stunden große Besserung brachte, aber schon am 5ten Tage alles wieder auf den vorigen Stand kommen ließ. Ich säumte daher, eingedenk der Lehren unsers scharfsinnigen Meisters, keinen Augenblick, ein anderes zunächst passendes Mittel, nemlich SEP. 30°° zu reichen, welche auch in der That bis gegen Ende November große Linderung brachte, aber nichts wahrhaft heilte.[ACS 17 (1839) 3, 21-22]

Am obigen Tage gab ich ihr, weil sie sehr weit entfernt wohnte, 1. ARS. 30°°, 2. CAUST. 30°° und 3. SEP. 30°°, alle 14 Tage eins in dieser Reihenfolge zu nehmen.[ACS 17 (1839) 3,39]

Ich reichte jeder derselben eine Gabe PULS. 30°°, eine Gabe CAUST. 30°° und eine Gabe SEP. 30°°, um die erste Arznei (PULS.) 8, jede der anderen aber 14 Tage wirken zu lassen, die letzte (SEP.) aber nicht eher zu nehmen, bis die zweite (CAUST.) keine weitere Besserung brächte.[ACS 17 (1839) 3,70]

In vielen Fällen, die ich besonders in der neuesten Zeit sah, [hat] die SEP. die Heilung [bei Krätze] vollendet, wenn CAUST. zur Besserung gebracht hatte, aber nicht vermögend war, das ganze Uebel auszulöschen.[ACS 17 (1839) 3,71]

Ich gab ihm sogleich 1. SULPH.°°°, 2. SEP.°°°, 3. ARS.°°° jedes zu 200, um jedes Pulver in einem halben Quart WASSER mittelst tüchtigen Schüttelns aufzulösen und jedem Ferkel davon einen Eßlöffel voll zu geben, und zwar von Nr. 1 sogleich, von Nr. 2 und nach 6 Stunden und eben so lange darauf von Nr. 3.[AHZ 38 (1850) 365]

12. April, 1851. 1, NUX-V. 1000; 2 bis 4 §. Jeden fünften Abend. – 12. Mai. Sie blieb bis zum Ende der vergangenen Woche zu ihrem großen Erstaunen frei von Kopfschmerzen; sie traten dann jedoch mit heftigem Stechen (nicht Pressen) auf dem Scheitel erneut auf, begleitet von SAUREM und BITTEREM Erbrechen; Ausschlag an der rechten Augenbraue. 1, SEP. 200; 2 bis 4, §. Von jedem Pulver, aufgelöst in WASSER, während dreier aufeinanderfogender Abende einen Löffel voll; an den zwei folgenden Abenden nichts.[Vol. 78, S. 220 KMSS 34]

Am gedachten Tage (18. Apr. 1841) gab ich ihr vier Pulver, Nro. 1 und 3 SULPH. 30°°, Nro. 2 CAUST. 30°° und Nro. 4 SEP. 30°°, um alle 8 Tage davon eins zu nehmen.[ACS 19 (1842) 3, 55]

Die meisten Homöopathen würden mit mir am 18. Apr. [1841]eine Gabe RHUS-T., aber vielleicht mehr als 30°° gegeben haben. Ich reichte ihr aber außerdem noch eine Gabe SEP. 30°°, um diese nach 8 Tagen zu nehmen, weil sie mehre Stunden von hier wohnte. Der Erfolg entsprach von beiden Mitteln ganz meinen Erwartungen, und ihr Befinden hatte sich ganz bedeutend gebessert, als sie am 8. Mai wieder zu mir kam.[ACS 19 (1842) 3, 56]

Dr. *v. Bönninghausen* jun. hatte deren [Wechselfieber] ein Paar durch je einer Gabe SAMB. 30°° geheilt, und Ref. nur einmal nöthig gefunden, eine Gabe SEP. 200°° folgen zu lassen.[AHZ 51 (1856) 63]

Wir sehen hier denselben Gegensatz, wie bei SEP. und SIL., wovon die erste in dieser Beziehung mit

Verifikationen und klinische Symptome

CALC., die zweite mit CAUST. in Uebereinstimmung steht, und woher es wohl kommen mag, dass wegen der mindern Aehnlichkeit SIL. öfters nach CALC. und SEP. nach CAUST. wohlthätig wirkt.[AHZ 63 (1861) 93-94]

SEP. folgt gut auf PULS..[Br., Lippe]

Folgemittel von Sepia succus: Ars., Calc., Caust., Puls., Sep., Spong.[Br., Lippe], Sulph.

Am 31. März 1836 erhielt er zuerst eine Gabe SEP. 30°° mit einigem, aber nicht dauernden Erfolge. Auf SULPH. 60°°, welches er am 1. May erhielt, besserten sich die Harnbeschwerden, aber es erschien ein grauweißer Durchfall, wogegen er am 21. May eine Gabe MERC. 30°° erhielt, wonach der Stuhl wieder natürlich wurde, aber die Harnbeschwerden wieder eintraten. Am 27. May, eine Gabe CALC. 30°°, beseitigte in 3 Wochen alle Beschwerden dauerhaft.[ACS 17 (1838) 1, 59-60]

Er erhielt am 6. Februar 1836 zwei Gaben SEP. 30°° und dazwischen eine Gabe CARB-V. 30°°, alle 14 Tage eine zu nehmen, wonach obige Beschweden sich bald verloren und er bis Mitte Aprils davon ganz frei blieb. Um diese Zeit bekam er einen krätzartigen Ausschlag, ohne eine neue Ansteckung auch nur im mindesten vermuthen zu können, und das Bettpissen erschien gleichzeitig wieder. Eine am 23. April gegebene Dosis CAUST. 30°° heilte beides dauerhaft in 14 Tagen.[ACS 17 (1838) 1, 61]

Am obigen Tage gab ich ihr eine Gabe NUX-V. 30° und eine Gabe SEP. 30°°, letzere 8 Tage später zu nehmen, worauf sich bis zum 23. Januar 1836 alle obige Beschwerden verloren hatten, nun aber ein, an BLUTFLUß gränzender Monatsfluß sich eingestellt hatte, welcher jetzt in 3 Wochen zum zweiten Male wiedergekehrt war. Eine Gabe CALC. 30°° heilte diese Beschwerden schnell und dauerhaft.[ACS 17 (1838) 1, 63-64]

Ich säumte daher, eingedenk der Lehren unsers scharfsinnigen Meisters, keinen Augenblick, ein anderes zunächst passendes Mittel, nemlich SEP. 30°° zu reichen, welche auch in der That bis gegen Ende November große Linderung brachte, aber nichts wahrhaft heilte. Am 28. des letzten Monats reichte ich daher eine Gabe CAUST. 30°°, welche schon nach wenigen Tagen durch eintretendes Besserbefinden ihre Angemessenheit zu erkennen gab und ohne Wiederholung oder andere Arzneien bis zu Ende des Jahres das beste Wohlsein herbeiführte.[ACS 17 (1839) 3, 21-22]

Am obigen Tage gab ich ihr, weil sie sehr weit entfernt wohnte, 1. ARS. 30°°, 2. CAUST. 30°° und 3. SEP. 30°°, alle 14 Tage eins in dieser Reihenfolge zu nehmen. Am 24. September darauf kam sie wieder und referirte, daß sie sich nach dem ersten und zweiten Pülverchen ansehnlich gebessert habe, das dritte (SEP.) habe aber die Beschwerden wieder zunehmen lassen. Ich gab ihr daher nun wieder eine Gabe CAUST. 30°°, welche in 5 Wochen alle Symptome fortnahm.[ACS 17 (1839) 3,38-39]

Am 15. März 1852 erhielt sie 1. SEP. 200°°. 2 – 4. §., alle 3 Abende ein Pulver zu nehmen, mit der Anweisung, (wie gewöhnlich), das Geschwür nur mit einem Läppchen zu bedecken.Am 9. April bedeutende Besserung, Heilung des Geschwürs und nur noch spannende Geschwulst des Fußrückens und Knöchels. 1. PULS. 200°° 2 – 4. §., alle 3 Abende ein Pulver. Darauf Heilung binnen 14 Tagen.[Vol. 82, S.9; AHZ 48 (1854) 53-54]

Ich gab ihm sogleich 1. SULPH.°°°, 2. SEP.°°°, 3. ARS.°°° jedes zu 200, um jedes Pulver in einem halben Quart WASSER mittelst tüchtigen Schüttelns aufzulösen und jedem Ferkel davon einen Eßlöffel voll zu geben, und zwar von Nr. 1 sogleich, von Nr. 2 und nach 6 Stunden und eben so lange darauf von Nr. 3.[AHZ 38 (1850)365]

SPONG. folgt gut nach SEP..[Br., Lippe]

Sepia succus ist Wechselmittel mit: Calc., Caust.

Bei einer Frau hatte SEP. und CAUST. in 14tägigem Zwischenraume gegeben einen 10jährigen schorfigen pruriginösen Gesichtsausschlag so weit geheilt, daß die Schorfe abgefallen waren und die Haut stellenweise ihre natürliche Farbe wieder angenommen hatte.[Chargé, Bönn.]

Wir alle wissen, daß CALC. ein vorzügliches Kindermittel ist, aber die Meisten vergessen, daß sie eben so passend für Weiber ist zur Zeit, wo die Regeln aufhören. Im Wechsel mit SEP. entspricht sie fast allen Schwangerschaftsbeschwerden, die SABIN. nicht zu vergessen, fügt der Verf. hinzu.[Chargé, Bönn.]

Sepia succus ist Zwischenmittel von: Calc., Caust., Sil.

Eine am 17. Jan. 1836 gereichte Gabe SEP. 30°° besserte nicht nur nichts, sondern vermehrte im Gegentheile das Stechen im Kopfe und erregte Jucken auf den Achseln, Oberarm und Oberschenkeln. Zwei am 28. Febr. gereichte Gaben CAUST. 30°°, und dazwischen eine Gabe SEP. 30°, alle 14 Tage eine zu nehmen, hob das Leiden gänzlich und dauerhaft bis heute.[ACS 17 (1838) 1, 10]

Er erhielt am 25. Febr. 1836 zwei Gaben CAUST. 30°° und dazwischen eine Gabe SEP. 30°°, alle 4 Wochen eine zu nehmen, und in drei Monaten war das linke Auge gerettet und viel klarer, als es seit 20 Jahren gewesen war.[ACS 17 (1838) 1, 29]

Verifikationen und klinische Symptome

Am 23. April 1836 eine Gabe PSOR. 30°°, welche etwas, 4 Wochen darauf eine SULPH. 30°°, welche gar nichts besserte. Darauf CAUST. 30°°, wonach zuerst die Iris eine regelmäßigere Form annahm und die Sehkraft in geringerem Grade wieder erschien. Nach 3 Gaben CAUST. jede zu 30°°, und dazwischen jedesmal eine Gabe SEP. 30°° brachten die Frau so weit, daß sie in ihrem Hause und auf dem Felde ihre gewöhnlichen Arbeiten wieder verrichten konnte, und des Himmels Segen für den Mann erflehte, welcher die kleinen, SÜßEN Pülverchen erfunden hatte.[ACS 17 (1838) 1, 30]

Am 15. May 1836 erhielt sie drei Pulver, um alle 14 Tage eins zu nehmen, nemlich 2 Gaben CAUST. 30°° und dazwischen eine Gabe SEP. 30°°, und der Erfolg war so vollständig, daß sie weiter nichts brauchte.[ACS 17 (1838) 1, 40-41]

Am 15. May 1836 reichte ich CARB-V. 30°°, welches wenig besserte, aber die MUNDBITTERKEIT wegnahm. 14 Tage später SEP. 30°°, besserte auch an der Nase nichts, und brachte Reißen in den Zähnen und in der Backe rechter Seite. Darauf am 17. Juni 2 Gaben CAUST. 30°° und eine Zwischengabe SEP. 30°°, welche nach 6 Wochen in gleicher Art wiederholt wurden, und nach Ablauf von abermals 6 Wochen war nichts Krankhaftes mehr zu finden und das Mädchen dauerhaft hergestellt.[ACS 17 (1838) 1, 41]

Am 1. May 1836, eine Gabe NIT-AC. 30°°°, welche gar nichts besserte, und wonach er bemerkt hatte, daß bei anstehendem Regenwetter der Husten am schlimmsten sei und er dabei einen übeln Geruch aus dem Halse verspüre. Da hier von CAPS. keine Rede sein konnte, reichte ich demselben 3 Gaben CAUST. 30°° und zwei Gaben SEP. 30°° um alle 8, und wenn die Besserung jedesmal länger anhalten sollte, alle 14 Tage davon ein Pulver zu nehmen. Gegen Mitte Juli war er, bis auf das verlorne und unersetzliche Stück der Nase, vollkommen geheilt und befindet sich bis heute ganz wohl.[ACS 17 (1838) 1, 41-42]

Ich gab darauf CALC. 30°° in zwei Gaben und zwischen beiden eine Gabe SEP. 30°°, wonach völliges und dauerhaftes Wohlbefinden folgte.[ACS 17 (1838) 1, 49]

Ich erfuhr nun erst, daß auch bei jeder Erschütterung des Körpers der Urin u n w i l l k ü h r l i c h a b g i n g , und gab daher zwei Gaben CAUST. 30°°, wovon die erste diese Beschwerde wegnahm, d i e z w e i t e s o l c h e a b e r s o g l e i c h w i e d e r h e r v o r r i e f , und beständigen Schweiß der Geschlechtstheile damit verband. Ich gab daher am 5. May eine Gabe SEP. 30°°, welche diesen Schweiß beseitigte, und 14 Tage darauf eine Gabe CAUST. 30°°, welche das Bettpissen endlich dauerhaft heilte.[ACS 17 (1838) 1, 60-61]

Am 3. Febr. 1836 eine Gabe SEP. 30°°, welche ziemliche Besserung brachte, aber nichts ganz tilgte. Darauf am 14. März zwei Gaben CAUST. 30°° und eine Zwischengabe SEP. 30°°, alle 14 Tage eine zu nehmen, beseitigten in 6 Wochen alle Beschwerden dauerhaft.[ACS 17 (1838) 1, 67]

Nun waren aber zwei alte Narben wieder aufgebrochen, weshalb ich 2 Gaben SIL. 30°° und eine Zwischengabe SEP. 30°°, alle 8 Tage eine zu nehmen, reichte, welche die Geschwüre heilen ließen, aber sonst nichts besserten.[ACS 17 (1839) 3, 15]

Am 3. Febr. 1836 wurde von mir Hüfe begehrt für zwei Familien in L., wovon die eine aus 4., die andere aus 7 Personen bestand, und die sämmtlich schon 1/2 Jahr an K r ä t z e litten.[...] Die andere Familie (die in meinem Journale mit B. bezeichnet ist), bestehend aus 3 Erwachsenen und 4 Kindern, hatte innerlich SCHWEFEL und äußerlich rothe PRÄZIPITAL-Salbe gemißbraucht. Ich reichte jedem derselben 2 Gaben CAUST. 30°° und eine Zwischengabe SEP. 30°°, alle 8 Tage eine zu nehmen, und am 16. März erhielt ich schon die Nachricht von der völligen Heilung sämmtlicher 7 Personen, die seitdem sich ganz wohl befinden.[ACS 17 (1839) 3,70]

Ich gab ihm 3 Pulverchen, Nro. 1 und 3 CAUST. 30°° und Nro. 2 SEP. 30°°, um alle 5 Tage nach der Nummer eins zu nehmen.[ACS 19 (1842) 3, 43-44]

Zwischenmittel von Sepia succus: Carb-v., Caust., Ign., Puls., Sulph.

Er erhielt am 6. Febr. 1836 zwei Gaben SEP. 30°° und dazwischen eine Gabe CARB-V. 30°°, alle 14 Tage eine zu nehmen, wonach obige Beschweden sich bald verloren und er bis Mitte Aprils davon ganz frei blieb. Um diese Zeit bekam er einen krätzartigen Ausschlag, ohne eine neue Ansteckung auch nur im mindesten vermuthen zu können, und das Bettpissen erschien gleichzeitig wieder. Eine am 23. April gegebene Dosis CAUST. 30°° heilte beides dauerhaft in 14 Tagen.[ACS 17 (1838) 1, 61]

1, SEP. 4000 (Jenichen); 2 bis 4 §. Zur Einnahme wie zuvor. – 16. April. Noch etwas Kreuzschmerzen und Kopfschmerzen nach jeglicher Anstrengung; in den letzten vier Tagen Schwitzen während des Schlafes. 1, SULPH. 400 (Jenichen); 2 bis 4 §. Zur Einnahme wie zuvor. – 5. Mai. Das Fieber, das sie letztes Jahr zu Beginn ihrer Krankheit hatte, trat gestern erneut auf. Nachts mit Durst und Kopfschmerzen; sie fühlt sich heute dennoch besser. 1, SEP. 6000; 2 bis 4 §. Zur Einnahme wie zuvor. – Vollständige Genesung. Sie fühlt sich wohler, als jemals zuvor in ihrem Leben.[Vol. 78, S.120; KMSS 23-24]

15. März, 1851. 1, SEP. 200; 2, IGN., 200; 3, SEP. 200; 4 §. Je ein Pulver zur Einnahme jeden fünften

Abend.[Vol. 80, S.131; KMSS 25-26]

Die SEP. war hier offenbar angezeigt, und da ich mir die 1500fache Dilution angefertigt hatte, so gab ich ihm 3 damit befeuchtete Streukügelchen am 16. Juli 1835. Am 30. Juli darauf erschien er wieder, und berichtete freudig, daß nicht nur alle Symptome bedeutend gemindert wären, sondern in den letzten 8 Tagen gar keine POLLUTION mehr erfolgt sei, nur habe er seit gestern beständig Stiche in einem Ohre, welches abends schlimmer wurde. Einmaliges Riechen an PULS. 30 in trocknen Streukügelchen, nahm das Letzte in einem Paar Minuten fort, und ich gab ihm für den nächsten Morgen dieselbe Dosis SEP., wonach in 14 Tagen alle Krankheitszeichen verschwunden waren, und er bis heute sich der besten Gesundheit freut.[ACS 18 (1840) 2, 27-28]

Auch dieser Mann kam am 9. Mai [1841] wieder und zeigte ganz bedeutende Besserung in allen Theilen, welches mich veranlaßte, die frühern Mittel zu wiederholen, jedoch in der Art, daß er jetzt zwei Gaben SEP. und eine Gabe CAUST. erhielt.[ACS 19 (1842) 3, 44]

Verifikationen und klinische Symptome

Schädliche Substanzen und Arzneimittel (Nocentia) bei der Behandlung mit Sepia succus: Lac.
Lac. [PB]

Konkordanzen der homöopathischen Arzneien

I. Gemüth und Geist: Acon., Anac., Ars., Aur., *Bell.*, Bry., Calc., Caust., Cham., Cocc., Con., Graph., Hell., Hyos., *Ign.*, *Lyc.*, Merc., Nat-c., Nat-m., Nux-v., Op., Phos., *Ph-ac.*, *Puls.*, Rhus-t., Sil., Stram., Sulph., Verat. [PB]

II. Körpertheile und Organe: Acon., Arn., Ars., Aur., Bell., Bry., *Calc.*, Canth., Carb-v., *Caust.*, Cham., Chin., Con., Cupr, Graph., Hep., Ign., Ip., *Kali-c.*, Kreos., Led., *Lyc.*, Mag-c., *Merc.*, Nat-c., Nat-m., Nit-ac., *Nux-v.*, Petr., *Phos.*, Ph-ac., Plat., Plb., *Puls.*, *Rhus-t.*, Sabin., Sec., Sil., Spig., Stann., Staph., Stram., *Sulph.*, Thuj., Valer., Verat., Zinc. [PB]

III. Empfindungen und Beschwerden

1. **Aeussere und innere Körpertheile im Allgemeinen:** Acon., Alum., Anac., Arn., Ars., Aur., Bar-c., *Bell.*, Bry., *Calc.*, Canth., Carb-v., *Caust.*, Cham., *Chin.*, Cic., Cocc., Con., Dros., Ferr., Graph., *Ign.*, Jod, *Kali-c.*, *Lyc.*, *Merc.*, Nat-c., Nat-m., Nit-ac., *Nux-v.*, Petr., *Phos.*, Ph-ac., Plat., Plb., *Puls.*, Rhod., *Rhus-t.*, Sabad., Sec., Sil., Spig., Stann., Staph., Stram., *Sulph.*, Valer., Verat., Zinc. [PB]
2. **Drüsen:** Arn., Bell., Bry., Calc., *Con.*, Ign., Lyc., Merc., Phos., Plat., Rhus-t., *Sil.*, Spong., *Sulph.* [PB]
3. **Knochen:** Asaf., Bell., *Calc.*, Hep., Lyc., *Merc.*, Nit-ac., Puls., Sil., Sulph. [PB]
4. **Haut und Aeusseres:** Am-c., Ant-c., Arn., *Ars.*, Bar-c., Bell., Bov., Bry., *Calc.*, Carb-v., Caust., Chin., Clem., Con., Dulc., Graph., Hep., Ign., Kali-c., Lach., Led., *Lyc.*, *Merc.*, Nat-c., Nat-m., Nit-ac., Nux-v., Petr., Phos., Ph-ac., Plat., *Puls.*, *Rhus-t.*, Sel., *Sil.*, Spig., Staph., *Sulph.*, Thuj., Verat., Zinc. [PB]

IV. Schlaf und Träume: Ars., Bell., Bry., *Calc.*, Carb-v., Caust., Cham., Chin., Graph., Hep., Kali-c., Merc., Nat-c., Nux-v., *Phos.*, *Puls.*, *Rhus-t.*, Sil., Sulph. [PB]

V. Fieber: *Acon.*, Arn., *Ars.*, *Bell.*, *Bry.*, *Calc.*, Carb-v., Caust., Cham., Chin., Dig., Ferr., Graph., Hep., Hyos., Ign., Ip., Jod, Kali-c., Kreos., Lach., *Lyc.*, Merc., Nat-c., Nat-m., Nit-ac., *Nux-v.*, Op., *Phos.*, Ph-ac., Puls., *Rhus-t.*, Sabin., Samb., Sel., Sil., Spig., Stann., Stram., *Sulph.*, Thuj., Verat. [PB]

VI. Änderung des Befindens

1. **Verschlimmerung nach der Zeit:** Carb-v., Nat-c., Nat-m., Sabad., Staph., Sulph-ac. [PB]
2. **Verschlimmerung nach Lage und Umständen:** Acon., Ambr., Am-c., Ant-c., Ars., Bar-

c., Bell., Bry., Calad., Calc., Caps., Carb-v., Caust., Cham., Chin., Cocc., Colch., Coloc., Con., Cupr., Cycl., Dulc., Hep., Ign., Kali-c., Lyc., Mang., Merc., Nat-c., Nat-m., Nit-ac., Nux-v., Phos., Ph-ac., Plat., Puls., Rhus-t., Sabin., Sel., Sil., Spig., Staph., Sulph., Thuj., Verb., Viol-t. [PB]

VII. Konkordanz der homöopathischen Arzneien

Acon., Ant-c., Arn., Ars., Aur., Bar-c., Bell., Bry., Calc., Carb-v., Caust., Cham., Chin., Cocc., Con., Dulc., Graph., Hep., Ign., Kali-c., Lach., Led., Lyc., Merc., Nat-c., Nat-m., Nit-ac., Nux-v., Op., Petr., Phos., Ph-ac., Plat., Puls., Rhus-t., Sabin., Sel., Sil., Spig., Stann., Staph., Stram., Sulph., Thuj., Verat., Zinc. [PB]

Acon., Agar., Agn., Ant-c., Ant-t., Apisin., Ars., Asaf., Bar-c., Bell., Bry., Calc., Carb-v., Caust., Chin., Clem., Cupr., Dros., Dulc., Euph., Graph., Hep., Kreos., Lyc., Mag-m., Meny., Merc., Nat-c., Nit-ac., Nux-v., Phos., Puls., Rhod., Rhus-t., Sel., Sil., Sulph., Verat. [KV]

Verifikationen und klinische Symptome

Silicea terra (Kieselerde)
(Sil.)

Synonyma
Silicea terra, Kieselerde [SRA]

Antipsorische und antisykotische Arznei
[SRA], [AHP 262]

Arzneiwirkungsdauer
Wirkt über 40 bis 50 Tage.[SRA]

Zählt zur 5. Klasse derjenigen Mittel, welche die allerlängste Wirkungsdauer besitzen.[AHZ 49 (1855) 83]

Hinweise
Von den andern antipsorischen Mitteln (außer etwa PHOS. X), hat man weniger Gaben in ähnlichen Zwischenräumen zu reichen nöthig [als bei SULPH.], (von SEP. und SIL. in längern, ohne Zwischenmittel, wo sie homöopathisch angezeigt sind), um die Absicht zu erreichen, alles von der angezeigten Arznei überhaupt im gegebenen Falle Heilbare zu heilen.[Hahnemann, SRA XXVI-XXVII]

Seit einiger Zeit bedient Verf. sich des SILICIUM METALLICUM, und zwar mit dem grössten Erfolge. Das Präparat ist auch von *H. Lehrmann*.[KEU 58, Anm.]

CALC-M., BERB., SIL. und SULPH. sollen Schutzmittel sein für Solche, die an BLUTSCHWÄREN leiden und deren Wiederkehr fürchten.[Gue.; AHZ 115]

Der Verfasser glaubt warnen zu müssen vor Hochpotenzen bei Tuberkulose.[Dalal; AHZ 200, 188]

Eigenthümlichkeiten und Hauptwirkungen

Gemüth
Aengstlichkeit.[VHA], [KEU 58]

Wenn sich der Kranke wegen Kleinigkeiten aufregt, denke man an SIL..[Br., Lippe]

Unmuth und Verzagtheit mit innerem Lebensüberdrusse.[VHA]

Der Kranke ist niedergeschlagen, melancholisch, lebensmüde und arbeitsscheu.[Br., Lippe]

Großer Eigensinn (bei Kindern); bei gütlichem Zureden weinen sie gleich.[VHA]

Eigensinn (der Kinder) mit Weinen von Zureden.[KEU 58]

Das Kind wird halsstarrig und eigensinnig; es schreit, wennman ganz freundlich zu ihm spricht (diesem Symptom begegnet man häufig bei skrofulösen Kindern).[Br., Lippe]

Nachgiebiges, ängstliches Gemüth.[VHA]

Nachgiebiges, ängstliches, verzagtes Gemüth.[HA 47]

Verzagtheit mit Lebensüberdruss.[KEU 58]

Alle Gemütssymptome werden durch Lesen und Schreiben verschlimmert; er kann gar nicht denken.[Br., Lippe]

Konkordanz Gemüth und Geist: Bell., Calc., Cann-s., Cocc., *Con.*, Hyos., *Ign.*, Laur., *Lyc.*, Merc., Nat-m., Nux-v., Op., *Phos.*, *Ph-ac.*, Plat., *Puls.*, *Rhus-t.*, Sep., Staph., *Stram.*, Sulph., Verat. [PB]

Geist
Angegriffenheit von Geistesanstrengung.[VHA]

Alle Gemütssymptome werden durch Lesen und Schreiben verschlimmert; er kann gar nicht denken.[Br., Lippe]

Gewissensbisse wegen Kleinigkeiten; dies ist ein seltenes, aber charakteristisches Symptom.[Br., Lippe]

Abendliche Trunkenheit und Wüstheit des Kopfs, ohne Schmerz, mit Uebelkeit und öfterem Verreden.[HA 31-32]

Konkordanz Gemüth und Geist: Bell., Calc., Cann-s., Cocc., *Con.*, Hyos., *Ign.*, Laur., *Lyc.*, Merc., Nat-m., Nux-v., Op., *Phos.*, *Ph-ac.*, Plat., *Puls.*, *Rhus-t.*, Sep., Staph., *Stram.*, Sulph., Verat. [PB]

Verifikationen und klinische Symptome

Schwindel

Schwindelanfälle, wie durch das Genick in den Kopf steigend.[VHA]

Schwindel vom Nacken herüber.[KEU 58]

Schwindel zum Vorwärtsfallen, beim Bücken, Fahren oder in die Höhesehen, durch den Nacken in den Kopf steigend, mit Uebelkeit und Brecherlichkeit.[HA 30]

Schwindel im Fahren.[VHA]

Abends große Düseligkeit, wie betrunken.[VHA]

Heilungsbericht: Nach einer, am 22 März 1836, gereichten Gabe SULPH. 30°°, wonach die Stiche in der Stirn aufhörten und statt dessen heftiger Schweiß nach den Anfällen auftrat, und 8 Tage darauf CALC. 30°°, ebenfalls in einer Gabe, erschienen nun die Fallsuchtanfälle nicht mehr, und es war nur noch eine starke Duseligkeit im Kopfe zurückgeblieben, welche einer Gabe SIL. 30°° wich, welche ich am 27. Mai darauf reichte.[ACS 17 (1839) 3,47]

Kopf

BLUTDRANG mit Hitze im Kopfe und klopfendem Kopfschmerz.[VHA]

BLUTDRANG zum Kopfe, mit Klopfen darin.[KEU 58]

Abendliche Trunkenheit und Wüstheit des Kopfs, ohne Schmerz, mit Uebelkeit und öfterem Verreden.[HA 31-32]

Kopfweh infolge von Erkältung, oder nach Haarschneiden, oder durch kalte LUFT, welcher der Kranke ausgesetzt war: BELL. (Wenn die Erkältung davon herrührt, daß die Füße der Kälte ausgesetzt weren, indem man die Stiefel mit dünnen Hausschuhen vertauscht, gebe man SIL.).[Br., Lippe]

Kopfschmerz, der sich alle sieben Tage wiederholt: SULPH. (vergleiche SACCH. und SIL.).[Br., Lippe]

Innerer Kopf

Schwindelanfälle, wie durch das Genick in den Kopf steigend.[VHA]

Nächtlicher Kopfschmerz vom Genick bis zum Wirbel.[VHA]

Brennen im Kopf mit Pulsieren und Schwitzen des Kopfes; schlimmer nachts, durch geistige Arbeit und durch Sprechen.[Br., Lippe]

Warmeinhüllen des Kopfes erleichtert sehr.[Br., Lippe]

Der Kranke fühlt Kopfschmerzen bei jedem Schritt.[Br., Lippe]

Die Kopfschmerzen verschlimmern sich beinahe alle durch geistige Anstrengung, Bücken, Sprechen und durch kalte LUFT, und werden besser im warmen Zimmer und durch warmes Einhüllen des Kopfes.[Br., Lippe]

Kopfschmerz vom Nacken herüber.[KEU 58]

Täglich Vormittags, Reißen mit Hitze in der Stirn.[VHA]

Täglich, von Mittag bis Abend, eine Schwere, die zur Stirn heraus will.[VHA]

Kopfweh von Erhitzung.[VHA]

Brennen im Kopfe mit Klopfen und Schweiß des Kopfs, Nachts, von Kopfanstrengung und Sprechen verschlimmert, von warmem Einhüllen des Kopfs und in der Wärme gebessert. – Nachgiebiges, ängstliches, verzagtes Gemüth; Empfindlichkeit der äußern Kopfhaut; Thränen der Augen im Freien; blasses, erdfahles Gesicht; Durst bei Appetitlosigkeit; verlorener Geruchs- und Geschmackssinn; Ekel vor FLEISCH und warmen Speisen; Leibweh, von warmen Umschlägen gelindert; Verstopfung; viel Nießen mit starkem Fließschnupfen; Einschlafen der Theile, worauf man liegt; Unheilsamkeit der Haut; viele Geschwüre; Schlaflosigkeit wegen BLUTWALLUNGEN, Unruhe und Hitze im Kopfe; beschleunigter Puls, Frost und Mangel an Lebenwärme, selbst bei jeder Bewegung.[HA 47]

Drückender Kopfschmerz, wie zum Zerspringen, vom Genicke heran bis zur Stirne, mit großer Mattigkeit, von Kopfanstrengung, Bücken, Sprechen und Erhitzung, so wie Abends und Nachts verschlimmert, in der Stube und von Einhüllen gebessert.[HA 59]

Klopfen und Pochen, am stärksten in Stirn und Scheitel, mit Frost, Nachmittags, von Bücken, Geistesanstrengung und Erhitzung verschlimmert, in der Wärme und von fest Einhüllen des Kopfes gebessert.[HA 69]

Reißende Kopfschmerzen, oft nur halbseitig rechts, mit Sti-

Verifikationen und klinische Symptome

chen zu den Augen heraus und in den Gesichtsknochen, Hitze in der Stirn und großer Unruhe, von ZUGLUFT und Bewegung verschlimmert, von äußerer Kälte und Festbinden des Kopfs gebessert. [HA 76]

Schmerzhafte Rucke mitten in der Stirne, von schnellem Umdrehen, Bücken und Sprechen erneuert und verschlimmert, von Festbinden und warm Einhüllen des Kopfs gebessert. [HA 76]

Schwere des Kopfs, die zur Stirne heraus will, von Mittag bis Abend, von Hartauftreten, Entblößen und Kaltwerden des Kopfs im Freien oder im ZUGWINDE verschlimmert, in der warmen Stube und von warm Einhüllen des Kopfs gebessert. [HA 80]

Stiche in den Schläfen. [VHA]

Stechen in der Stirn und in den Schläfen, am meisten in der rechten, wie von Innen nach Außen, Nachts, von Bewegung der Augen, Sprechen und Schreiben verschlimmert, von warm Einhüllen des Kopfs und in der warmen Stube gebessert. [HA 85]

Heilungsbericht

Am 23. Mai 1840 suchte ein 23jähriger, sonst robuster junger Mann, *H. H. V.* aus dem Hannöverschen, Hülfe bei mir gegen Fallsucht, womit er seit mehr als fünf Jahren behaftet war. Die Anfälle erschienen alle 4 bis 5 Wochen. Vor denselben jedesmal Schütteln und Krummziehen des linken Armes und Verlust der Besinnung. Nachher Kopfweh und Gallerbrechen. In gesunden Tagen mußte er sich oft nach gelben Möhren, Sauerkraut, Vizebohnen u. dergl. erbrechen. Er erhielt eine Gabe SULPH. 30°°, zwei Gaben CALC. 30°° und zwischen den beiden letzteren eine Gabe LYC. 30°°, wonach die Anfälle ausblieben bis zu Ende Octobers, wo er eine Art Nervenfieber bekam, welches (Entfernung halber von hier) allöopathisch behandelt wurde. Eine Dosis CALC. 30°° war hinreichend, das Uebel bis zum 17. April 1841 zu beseitigen, wo nach Genuß hitziger Getränke bei Gelegenheit der Kirmeß wieder ein paar Anfälle erschienen, welche abermals durch eine Gabe AGAR. 30°° und einer folgenden CALC. 30°° für ein halbes Jahr beseitigt wurde. Indessen blieb das Befinden nicht für die Dauer ungestört, und ich hatte etwa alle 5 bis 6 Monate nöthig, ihm eine Gabe entweder CALC. oder SIL. 30°°, je nach den Umständen, zu reichen. Endlich erhielt er am 30. März 1844 von mir eine Gabe SIL. 200°°, worauf acht Tage lang eine heftige Verschlimmerung eintrat, so daß täglich ein oder zwei ungewöhnlich starke Anfälle erschienen, am schlimmsten jedesmal in der Nacht, und seitdem ist bis heute keiner wiedergekehrt, wie er mich selbst im November v. J. und durch einen Nachbar noch vor Kurzem benachrichtigte. [ACS 22 (1845) 1, 93-94], [KMS 466], KMSS 40-41]

Paßt bei skrofulösen Kindern im Anfang von Hydrocephalus (WASSER-Kopf). [Br., Lippe]

Aeusserer Kopf

Knollenartige Erhöhungen auf der Kopfhaut. [VHA]

Jückender, eiteriger Kopfgrind. [VHA]

Juckende Knoten und knollenartige Erhöhungen auf dem Haarkopfe und im Nacken, gegen äußeren Druck, Berührung und im Liegen darauf sehr empfindlich, von warm Einhüllen erträglicher. [HA 100]

Trockner, übelriechender, krustiger, brennend-(oder stechend-) juckender Ausschlag am Hinterkopfe und hinter den Ohren, von Kratzen eiternd, mehr brennend und unterköthig-schmerzend. [HA 98]

Empfindlichkeit der Kopfhaut: die Hutbedeckung schmerzt. [VHA]

Empfindlichkeit der äußern Kopfhaut. [HA 47]

Empfindlichkeit der Kopfhaut gegen Druck, z. B. des Huts, und gegen Berührung, Abends beim Warmwerden im Bette und auf der Seite, worauf er liegt, verschlimmert, auch nach Kratzen schlimmer und dann heftig brennend. [HA 105]

Brennendes und kitzelndes Jucken, am meisten am Hinterkopfe, von Kratzen verschlimmert und davon heftiges Brennen mit Unterköthigkeitsschmerz, Abends beim Auskleiden und Nachts beim Warmwerden im Bette am schlimmsten. [HA 118]

Verifikationen und klinische Symptome

Reißende Schmerzen in den äußeren Kopftheilen, besonders am Hinterkopfe und Nacken, Nachts, von Witterungs- und ● MOND-Wechsel und von äußerem Drucke verschlimmert, von warm Einhüllen und in der warmen Stube gebessert.[HA 125]

Vergrößerung des Kopfs mit ungeschlossenen Fontanellen.[VHA]

Offenbleibende Fontanellen mit Dickheit des Kopfs bei Abmagerung des übrigen Körpers, blasser Wachsfarbe des Gesichts, heißem, aufgetriebenem Unterleibe und stinkenden Stühlen.[HA 107]

Heilungsbericht: *L. A. L.* von O., ein Mädchen von 4 Jahren, kränkelte schon von den ersten Monaten ihres Lebens an und alle bisher angewendeten allopathischen Mittel haben gar nichts gebessert. Der Kopf ist ungewöhnlich dick, die Fontanellen sind noch offen und beständig ist der behaarte Theil naß von Schweiß. Die Augen entzündet, besonders an der innern Fläche der Augenlider, mit Thränen und LICHTSCHEU. Viel Durst. Dicker, harter Bauch. Feiner Ausschlag über den ganzen Körper. Leichtes Schwitzen bei er mindesten Bewegung und Nachts. Sie kann noch weder gehen noch stehen. – Am 16. Juli 1836 erhielt sie eine Gabe ARS. 30° und 14 Tage später eine Gabe SULPH. 30°°, wonach die Augenentzündung verschwand und das Allgemeinbefinden sich besserte, aber der Schweiß in dem Kopfhaar und die offenen Fontanellen, nebst dem dicken Bauche und dem Ausschlage blieben unverändert bis zum 20. Sep., wo das Kind wieder hergebracht wurde. Sie erhielt nun zwei Gaben CALC. 30°° und dazwischen eine Gabe SIL. 30°°, in Zwischenräumen von 3 Wochen zu nehmen, wonach bis Ende des Jahres 1836 alle Beschwerden gehoben waren und weiter nichts gegeben zu werden brauchte.[ACS 17 (1838) 1, 12-13]

Leichtes Verkälten, besonders beim Entblößen der Füße und des Kopfs.[VHA]

Verkältlichkeit des Kopfs, welcher durchaus keine Entblößung erträgt; die Beschwerden bei ○ Voll- und ● Neu-MOND, so wie Nachts und in der Kälte verschlimmert, von warmem Einhüllen und in der Wärme gebessert.[HA 135]

Der Kranke ist sehr zu Erkältung des Kopfes geneigt: NAT-M. (vergleiche BELL., SIL.). (Erkältung, die durch Haarschneiden verursacht wurde, verlangt BELL. Eine Dosis dieses Arzneimittels ist imstande, eine derartige Erkältung zu verhindern.)[Br., Lippe]

Neigung zu Erkältung des Kopfes; letzterer darf unter keinen Umständen ohne Bedeckung sein.[Br., Lippe]

Der Kranke kann seinen Hut nicht einmal für einen Augenblick abnehmen, er zieht sich sofort eine Erkältung des Kopfes zu.[Br., Lippe]

Abendlicher Kopfschweiß.[VHA]

Starker, sauerriechender Schweiß bloß am Kopfe, mit großer Empfindlichkeit der Kopfhaut, Gesichtsblässe und Abmagerung, Abends, Nachts und bei Gewitter-LUFT verschlimmert, bei trocknem, warmem Wetter gebessert.[HA 129]

Starker, sauerriechender Schweiß nur am Kopf, besonders abends und nachts, mit großer Empfindlichkeit der Kopfhaut, bleichem Gesicht und Abmagerung.[Br., Lippe]

Augen

Thränen der Augen im Freien.[VHA], [HA 47]

Zuschwären der Augen.[VHA]

Beissen in den Augenwinkeln.[VHA]

Geschwulst der Thränendrüse.[VHA]

Tränengangfistel (Fistula lachrymalis). Eine Heilung kann manchmal erlangt werden mit Hilfe von PETR. und SIL. im Wechsel. PETR. und CAUST. wirken sehr langsam.[LWB 182]

Tränen der Augen, besonders in freier LUFT und im WIND: PULS. (vergleiche SIL.).[Br., Lippe]

Geschwüre (und BLUTSCHWAMM) auf der Hornhaut.[VHA]

Schwarzer Staar.[VHA]

Schwarze, vor dem Gesichte schwebende Flecke.[VHA]

Langsichtigkeit.[VHA]

Ohren

Verstopfung der Ohren, die zuweilen mit einem Knalle aufgehen.[VHA]

Verifikationen und klinische Symptome

Verstopfung der Ohren; dieselben öffnen sich manchmal mit einem lauten Knall.[Br., Lippe]
Mehr oder weniger starkes Krachen in den Ohren, als ob man ein Gewehr abschießen hörte.[Br., Lippe]
Beim Kauen verspürt er Krachen in den Ohren: CALC.. (Wenn der Kranke das Gefühl hat, als ob sich das Ohr mit einem Knalle öffnete, ist SIL. angezeigt).[Br., Lippe]
Schwerhörigkeit, besonders für Menschensprache und beim ○ Voll-MONDE.[VHA]
Ueberempfindlichkeit des Gehörs gegen Geräusch.[VHA]

Nase

Nasen-BLUTEN.[VHA]
Nasen-BLUTEN, mit scharfem, beissendem BLUTE.[KEU 58]
Lästiges Trockenheitsgefühl in der Nase[VHA].
Nagender Schmerz und Geschwüre hoch oben in der Nase, mit großer Empfindlichkeit dieser Stelle bei Berührung.[VHA]
Nagender Schmerz mit Geschwüren hoch oben in der Nase; die Stelle ist sehr empfindlich bei Berührung; viel Nasenausfluß. (Geschwüre im unteren Teil der Nase mit einer Kruste, die ausgeschneuzt werden muß, weist auf THUJ.. Vergleiche auch KALI-BI..)[Br., Lippe]
Scharfer, wundmachender Nasenausfluß.[VHA]
Geruchsmangel.[VHA]
Verlorener Geruchs- und Geschmackssinn.[HA 47]

Antlitz

Blasses, erdfahles Gesicht.[VHA], [HA 47]
Blasses, wachsfarbiges Gesicht.[KEU 58]
Weiße oder brennend rothe Flecke im Gesichte, besonders an den Wangen.[VHA]
Umschriebene, brennende Backenröthe (nach Tische).[KEU 58]
Rissige Haut im Gesichte.[VHA]
Schmerzhafte Schorfe an den Lippen.[VHA]
Flechten am Kinne.[VHA]
Knochengeschwulst am Unterkiefer.[VHA]
Schmerzhafte Geschwulst der Unterkieferdrüsen.[VHA]

Zähne

Reißender Schmerz in den Zähnen, am schlimmsten Nachts.[VHA]
Nächtliches, stechendes Zahnweh, durch Kaltes und Warmes verschlimmert.[VHA]

Zahnschmerzen, klopfende

Heilungsbericht: Nahe verwandt mit diesem SEPIA-Zahnschmerz [KMS 88], sowohl in Hinsicht der Empfindung als der Nebenbeschwerden, ist derjenige, welcher durch eine hohe Potenzirung der K I E S E L E R D E (SILICEA) bald und dauerhaft geheilt wird. Doch ist der letztere am füglichsten daran zu erkennen, daß statt der Drüsen, der Knochen oder die Knochenhaut des Unterkiefers selbst geschwollen ist, der Schmerz mehr darin als im Zahne seinen Sitz hat und der Leidende gewöhnlich Nachts wegen allgemeiner Hitze nicht schlafen kann. Meistens ist auch eine unheilsame Haut damit verbunden, wo jede geringe Verletzung sogleich zum fressenden Geschwüre wird. Ich selbst wurde vor einigen Monaten von diesem Zahnschmerze befallen, wobei eine Knochenauftreibung von der Größe einer halben Wallnuß am linken Unterkiefer sich zeigte. Sobald ich dieses wahrnahm, roch ich sofort an der höchsten Potenzirung von SILICEA, wonach sogleich der Schmerz verschwand und, nach einer ruhig durchschlafenen Nacht, am andern Tage die ganze Knochengeschwulst ebenfalls vergangen war, ohne zum Durchbruch zu kommen, oder nachher auch nur die mindeste Spur zurückzulassen.[KMS 89]

Zahnfistel

Heilungsbericht: *E. P.* aus L., ein Bauer von 37 Jahren, untersetzter Statur, litt bereits seit einem Jahre an einer Z a h n f i s t e l im linken Unterkiefer, mit starkem Eiterausflusse und beständigen drückenden und klemmenden Schmerzen. Der Knochen des Unterkiefers war an der leitenden Stelle deutlich aufgetrieben. Dabei öfters Brennen im Magen und Drücken in der Nabelgegend nach Essen und Trinken. – Er erhielt vom 18. Jan. 1836 an, alle 3 Wochen eine Gabe, die erste und letzte CALC. 30°°, die zweite SIL. 30°°, und war bis Mitte März dauerhaft geheilt.[ACS 17 (1838) 1, 44-45]

Verifikationen und klinische Symptome

Mund

Trockenheit im Munde.[VHA]
Viel Schleim im Halse.[VHA]
Früh, MUNDBITTERKEIT.[VHA]
BITTERGESCHMACK im Munde.[KEU 58]
Ö f t e r e s V e r r e d e n .[HA 31-32]
Gefühl von einem Haar auf der Zunge: NAT-M. (vergleiche SIL., ARS. und KALI- BI.).[Br., Lippe]
Gefühl, als ob ein Haar auf der Zungespitze läge (siehe auch NAT-M. und KALI-Bi.).[Br., Lippe]

Genüsse

Appetitlosigkeit bei großem Durste.[VHA]
Durst bei Appetitlosigkeit.[HA 47]
Heißhunger bei Appetitlosigkeit.[VHA]
Abneigung gegen gekochte warme Speisen; er will nur Kaltes genießen.[VHA]
Ekel vor FLEISCH (und MILCH).[VHA]
Ekel vor FLEISCH und warmen Speisen.[HA 47]
BLUTWALLUNG und Durst von wenigem WEIN-Trinken.[VHA]

Geschmack

Früh, MUNDBITTERKEIT.[VHA]
BITTERGESCHMACK im Munde.[KEU 58]
Mangelnder Geschmackssinn.[VHA]
Verlorener Geruchs- und Geschmackssinn.[HA 47]

Aufstoßen

Aufstoßen nach dem Genossenen (oder saures).[VHA]
Würmerbeseigen mit Schauder.[VHA]
Magendrücken, Würmerbeseigen und Erbrechen nach einander auf jedes Essen.[VHA]

Übelkeit

Stete Übelkeit und Erbrechen, am schlimmsten früh.[VHA]
Erbrechen auf jedes Trinken.[VHA]
Erbrechen der (kalten) Getränke.[KEU 58-59]
Erbrechen erst WASSER, dann Speisen.[KEU 59]
Erbrechen erst der Speisen, dann BITTEREN Schleims.[KEU 59]
Magendrücken, Würmerbeseigen und Erbrechen nach einander auf jedes Essen.[VHA]

Magen

Magendrücken wie von einem Steine.[VHA], [KEU 59]
Magendrücken, Würmerbeseigen und Erbrechen nach einander auf jedes Essen.[VHA]
Schmerzhaftigkeit der Herzgrube beim Aufdrücken.[VHA]

Bauch

Aufgespannter, harter und heißer Unterleib, (besonders bei Kindern).[VHA]
Harter, brennender Unterleib (bei Kindern).[KEU 59]
Schneidender Bauchschmerz (Kolik) mit Stuhlverstopfung.[Br., Lippe]
Schneiden im Unterbauche (ohne Durchfall, vielmehr mit Verstopfung), durch warme Umschläge gelindert.[VHA]
Leibschneiden.[KEU 59]
Leibweh, wobei die Hände gelb und die Nägel blau werden.[VHA]
Kolik mit gelben Händen und blauen Fingernägeln.[Br., Lippe]
Leibweh, von warmen Umschlägen gelindert.[HA 47]
Leibweh von Würmern (der Kinder).[VHA]
Schmerzhafter Leistenbruch.[VHA]

Blähungen

Viel Blähungsgetöse im Unterleibe, mit Abgang sehr stinkender Winde.[VHA]
Blähungsversetzung.[VHA]
Eingeklemmte Winde, die mit Schwierigkeiten abgehen. Die Blähungen sind sehr übel-

Verifikationen und klinische Symptome

riechend. (Die LYC.-Blähungen haben keinen Geruch).[Br., Lippe]

Stuhl

Hartleibigkeit und Verstopfung.[VHA]
Verstopfung.[HA 47]
Stuhlverstopfung; schwieriger, harter Stuhlgang. Die Kotmassen sind dick geformt, und wenn schon teilweise entleert, schlüpfen sie wieder zurück, als ob die notwendige Kraft zur Entleerung fehlte; selbst weiche Kotmassen können nur mit Schwierigkeit entleert werden. (Pfeifenrohrartiger, harter Stuhlgang, der nur schwer zu entleeren ist, weist auf ALUM..)[Br., Lippe]
Schneiden im Unterbauche (ohne Durchfall, vielmehr mit Verstopfung), durch warme Umschläge gelindert.[VHA]
Oeftere, breiige, aashaft stinkende Stühle.[VHA]
Abgang von Würmern.[KEU 59]
SIL. bei Wurmbeschwerden.[AHZ 57 (1858) 71]

After

Jücken und Stechen im After und Mastdarme.[VHA]

Harn

Harnzwang.[VHA]
Ref. war mit SULPH. [bei Incontinentia urinae nocturna] allein nicht so glücklich gewesen, und hatte sich oft genöthigt gesehen, noch andere Mittel in Anwendung zu ziehen, namentlich SEP. bei Onanisten, KREOS. bei tiefem Schlafe, PULS. bei Verschlimmerung im Herbste und Winter und SIL. bei Wurmbeschwerden.[AHZ 57 (1858) 71]

Geschlechtstheile

Jückende und nässende Flecke an den Geschlechtstheilen, besonders am Hodensacke.[VHA]
Schweiß des Hodensacks.[VHA]
Hoden-WASSERBRUCH.[VHA]
Übertriebener Geschlechtstrieb.[VHA]

Schwangerschaft – Beschwerden der Mütter

Abortus (Fehlgeburt).[VHA], [Br., Lippe]
Die Frau kann während der letzten Monate ihrer Schwangerschaft kaum die Bewegungen des Kindes ertragen.[Br., Lippe]
Entzündung der Brustwarzen.[VHA]
Eiternde Brüste der Stillenden.[VHA]
Die MILCH stillender Frauen ist gelb und BITTER; das <u>Kind verweigert die Brust</u>: RHEUM. (vergleiche SIL. und CINA).[Br., Lippe]

Beschwerden der Kinder

Vergrößerung des Kopfs mit ungeschlossenen Fontanellen.[VHA]
Offenbleibende Fontanellen mit Dickheit des Kopfs bei Abmagerung des übrigen Körpers, blasser Wachsfarbe des Gesichts, heißem, aufgetriebenem Unterleibe und stinkenden Stühlen.[HA 107]
Paßt bei skrofulösen Kindern im Anfang von Hydrocephalus (WASSER-Kopf).[Br., Lippe]
SIL. paßt besonders für <u>skrofulöse Kinder</u>, die auch von Würmern zu leiden haben, und für Kinder während der Periode des Zahnens.[Br., Lippe]
Großer Eigensinn (bei Kindern); bei gütlichem Zureden weinen sie gleich.[VHA]
Das Kind wird halsstarrig und eigensinnig; es schreit, wennman ganz freundlich zu ihm spricht (diesem Symptom begegnet man häufig bei skrofulösen Kindern).[Br., Lippe]
Eigensinn (der Kinder) mit Weinen von Zureden.[KEU 58]
Aufgespannter, harter und heißer Unterleib, (besonders bei Kindern).[VHA]
Harter, brennender Unterleib (bei Kindern).[KEU 59]
Leibweh von Würmern (der Kinder).[VHA]
Ref. war mit SULPH. [bei Incontinentia urinae norturna] allein nicht so glücklich gewesen, und hatte sich oft genöthigt gesehen, noch andere Mittel in Anwendung zu ziehen, namentlich

Verifikationen und klinische Symptome

SEP. bei Onanisten, KREOS. bei tiefem Schlafe, PULS. bei Verschlimmerung im Herbste und Winter und SIL. bei Wurmbeschwerden.[AHZ 57 (1858) 71]
Das Kind lernt das Laufen sehr spät (vergleiche CALC.).[Br., Lippe]

Regel
Monatliches zu früh, aber zu gering (oder zu stark).[VHA]
Mehrmonatliches Ausbleiben der Regel.[VHA]
MUTTERBLUTFLUß.[VHA]
Scharfer, beißender, wundfressender Weißfluß.[VHA]
Abortus.[VHA]

Schnupfen
Übermäßiges oder zu öfteres Niessen, bei Ausfluß dünnen, scharfen Nasenschleims.[VHA]
Viel Nießen mit starkem Fließschnupfen.[HA 47]
Viel Niessen.[KEU 59]
Fliessschnupfen mit scharfem, wundmachendem Ausflusse.[KEU 59]
Beißender, wundmachender Ausfluß aus der Nase, oder Verstopfung der Nase: Sil. (Vergleiche LYC., NIT-AC., ARUM-T., ARS. und KALI-J..)[Br., Lippe]
Stockschnupfen und vieljährige Nasenverstopfung durch verhärtete Schleimpfropfen.[VHA]

Athem
Engbrüstigkeit in der Ruhe.[VHA]
Engbrüstigkeit.[KEU 59]
Kurzäthmigkeit und Keuchen beim schnell Gehen und bei Händearbeit.[VHA]
Tiefes, seufzendes Athmen.[VHA]
Seufzendes Tiefathmen.[KEU 59]
Keuchender Athem.[KEU 59]
Athemversetzung.[KEU 59]
Kurzäthmigkeit.[KEU 59]
Erstickungsanfälle.[KEU 59]

Husten
Zehrhusten mit kopiösem Eiterauswurfe.[VHA]
Erstickender Nachthusten von Kitzel im Halsgrübchen.[VHA]
Hohler, krampfhafter, erstickender Husten von einem Kitzel im Halse, besonders im Halsgrübchen, mit Auswurf nur während des Tages. Der Auswurf ist reichlicher, gelblich-grüner Eiter, oder zäher, MILCHIGER, beißender Schleim; manchmal ist es auch blasses, schäumiges BLUT, das gewöhnlich FETTIG schmeckt und unangenehm riecht.[Br., Lippe]
Husten von Kalttrinken.[VHA]
Keuchhusten
Hohler, krampfhafter Stickhusten, von Kitzel in der Luftröhre, besonders in der Gegend des Halsgrübchens erregt, Abends und Nachts ohne, Morgens und am Tage mit vielem gelbem, etwas grünlichem, eiterartigem, oder zähem, zuweilen milchweissem, scharfem Schleim-Auswurfe, seltener hellen, schaumigen BLUTS gewöhnlich FETTIG schmeckend und übelriechend.[KEU 58]
Verschlimmerung: Abends und Nachts. – Anstrengung. Anfangene Bewegung. Schnell Gehen im Freien. Laufen. Lange Ruhe. Tiefathmen. Sprechen. Bücken. Liegen auf dem Rücken. Kalte LUFT. Kaltwerden eines Theils. Verkältung nach Schweiss. Entblössung bei Erhitzung, besonders von Kopf oder Füssen. Temperatur-Wechsel. Gewitter-LUFT. ● Neu-MOND. Essen und Trinken von Kaltem oder hastig.[KEU 59]
Begleitung: Aengstlichkeit. Eigensinn (der Kinder) mit Weinen von Zureden. Verzagtheit mit Lebensüberdruss. Schwindel vom Nacken herüber. BLUTDRANG zum Kopfe, mit Klopfen darin. Kopfschmerz vom Nacken herüber. Nasen-BLUTEN, mit scharfem, beissendem BLUTE. Blasses, wachsfarbiges Gesicht. Umschriebene, brennende Backenröthe (nach Tische). Durst bei Appetitlosigkeit. BITTERGESCHMACK im Munde. Erbrechen der (kalten) Getränke. Erbrechen erst der Speisen, dann BITTEREN Schleims. Erbrechen erst WASSER, dann Speisen. Magendrücken, wie von einem Steine.

Verifikationen und klinische Symptome

Harter, brennender Unterleib (bei Kindern). Leibschneiden. Abgang von Würmern. Fliessschnupfen mit scharfem, wundmachendem Ausflusse. Viel Niessen. Seufzendes Tiefathmen. Keuchender Athem. Athemversetzung. Kurzäthmigkeit. Engbrüstigkeit. Erstickungsanfälle. Heiserkeit. Röcheln in der Brust. Drücken und Wundheitsschmerz in der Brust. Stiche in der Brust bis zum Rücken durch. Zerschlagenheit des Brustkastens. Krampfhafte Kreuzschmerzen. Morgens Geschwulst der Füsse. Fusskälte. Stinkender Fussschweiss. Starke Abmagerung. Unheilsamkeit der Haut. Schlaflosigkeit von BLUTWALLUNG. Aufschrecken und Zucken im Schlafe. Steter Frost. Nächtliche trockene Hitze. Schweiss bloss am Kopfe.[KEU 58-59]

Manche Homöopathen pflegen sich der S I L . fast ausschliesslich bei Geschwüren zu bedienen, wo sie allerdings in der ersten Linie steht. Wenn man aber dieses schätzbare Heilmittel gegen einige Krampfhusten der gefährlichsten Art, sowohl bei Kindern, als bei Erwachsenen, wo die obigen Zeichen genau passen, anwendet: so wird man auch hier mit Verwunderung dessen grosse Heilkraft erfahren.[KEU 59]

Verifikationen und klinische Symptome

Brust

Drücken auf der Brust.[VHA]
Drücken und Wundheitsschmerz in der Brust.[KEU 59]
Engbrüstigkeit in der Ruhe.[VHA]
Engbrüstigkeit.[KEU 59]
Röcheln in der Brust.[KEU 59]
Zerschlagenheit des Brustkastens.[KEU 59]
Stechen von der Brust bis zum Rücken hindurch.[VHA]
Stiche in der Brust bis zum Rücken durch.[KEU 59]
Eiterige Lungenschwindsucht.[VHA]
Eiternde Brüste der Stillenden.[VHA]
Entzündung der Brustwarzen.[VHA]
Die MILCH stillender Frauen ist gelb und BITTER; das Kind verweigert die Brust: RHEUM. (vergleiche SIL. und CINA.)[Br., Lippe]
Brustkrebs.[VHA]

Kehlkopf

Heiserkeit.[KEU 59]

Rücken

Nächtlicher Kopfschmerz vom Genick bis zum Wirbel.[VHA]
Kopfschmerz vom Nacken herüber.[KEU 58]
Schwindelanfälle, wie durch das Genick in den Kopf steigend.[VHA]
Schwindel vom Nacken herüber.[KEU 58]
Auftreibung und Schiefheit der Rückenwirbel.[VHA]
Krampfhaft ziehender Kreuzschmerz.[VHA]
Krampfhafte Kreuzschmerzen.[KEU 59]
Stechen von der Brust bis zum Rücken hindurch.[VHA]
Stiche in der Brust bis zum Rücken durch.[KEU 59]

Rückgrathkrümmung

Heilungsberichte: Die Augenlider blieben fortwährend gut, und nur 2 Jahre später zeigte sich Kyphosis, welche in 3 Monaten durch SULPH., CALC. und SIL., von jedem eine Gabe 30°°, ebenfalls geheilt wurde.[ACS 17 (1838) 1, 14-15]

Erst im folgenden Jahre kam sie wieder, wegen bisher nicht bemerkter geringer Krümmung des Rückgraths, wo wieder zwei Gaben CALC. 30°° und eine Zwischengabe SIL. 30°° nun wohl bis zu Anfang dieses Jahres, wo das Drüsenleiden wieder auftrat, woran sie in der ersten Jugend viel gelitten.[ACS 17 (1839) 3,65-66]

So haben wir selbst vor vier Jahren die Heilung einer Kyphosis mit Athembeschwerden bei einem achtjährigen Mädchen von schwächlicher Konstitution und wachsartiger Blässe des Gesichts von einer einzigen Gabe SIL. 200 erfolgen sehen, die so vollständig war, dass das damals wirklich elende Kind jetzt ganz gerade und blühend geworden ist, ohne alle weitere Arznei.[AHP 423]

Rückenmarksentzündung

CALC. und SIL., die in Abständen von 5 Monaten gegeben wurden, haben fünf Fälle von Entzündung des Rückenmarks (Myelitis) geheilt.[LWB 183]

Verifikationen und klinische Symptome

Oberglieder

Einschlafen der Arme beim darauf Liegen.[VHA]
Einschlafen der Theile, worauf man liegt.[HA 47]
Anfangende Lähmung des Unterarms und der Hand.[VHA]
Eine wachsartige Hautfarbe mit Kälte der Beine und Arme, die sich auch beim Befühlen bemerkbar macht, sind die charakteristischen Anzeichen für SIL..[Chargé, Bönn.]
Brennen in den Fingerspitzen.[VHA]
Brennen in den Fingerspitzen, Steifigkeit der Finger, so daß er dieselben kaum beugen kann.[Br., Lippe]
Gelbe, verkrüppelte, spröde Fingernägel.[VHA]
Verkrüppelte, abbröckelnde und missfarbige Nägel auf den Fingern: Thuj. (GRAPH., NIT-AC., SIL.)[KMS 727]
Verkrüppelte Nägel an Fingern und Zehen: Thuj. (CAUST., GRAPH., NIT-AC., SABAD., SIL.)[KMS 728-729]
Panaritien.[VHA]
Panaritium: SULPH. und SIL., vier Tage Abstand.[LWB 183]
Panaritium. (Am Anfang des Fingergeschwüres ist APIS-M. sehr nützlich, später ist aber SIL. mehr hilfreich, da es das Geschwür zur Heilung bringt (vergleiche auch HEP.).[Br., Lippe]
Leibweh, wobei die Hände gelb und die Nägel blau werden.[VHA]
Kolik mit gelben Händen und blauen Fingernägeln.[Br., Lippe]
Abendliche Lähmigkeit der Glieder.[VHA]
Nächtliches Stechen in allen Gelenken.[VHA]

Heilungsbericht

Gertr. O., Frau des Lehrers zu K., 36 Jahre alt, hatte sich vor 14 Tage die rechte Hand schwer verletzt und die Haut abgestoßen, welche nun nach vielerlei Hausmitteln, Umschlägen, Salben und Pflaster äußerst bösartig geworden war. Die ganze Hand, am Meisten der Handrücken war dick geschwollen und mit um sich fressenden Geschwüren bedeckt, welche gelben, aber übelriechenden Eiter ausleerten und am Meisten bei Nacht brannten, stachen und spannten. Uebrigens war die Frau wohl. – Was gebraucht war, konnte ich nicht erfahren. – Am 3. Febr. 1852. 1. SIL. 200°, 2 – 4. §., alle 3 Abende ein Pulver zu nehmen und die eiternden Stellen mit einfache Talgläppchen zu bedecken. Am 13. Febr. Ansehnliche Besserung in allen Erscheinungen und die Schmerzen bedeutend gelindert. – 1. LACH. 200°° 2 - 4. § alle 3 Abende. Am 28. Febr. Zuweilen noch Stiche in dem Handrücken, wo die Haut an den geheilten Geschwürstellen am Knochen festsitzt. – 1. 200° 2 – 4. §. alle 3 Abende. Am 17. März: Die Geschwüre sind alle geheilt und die Haut nicht mehr festsitzend, auch der Handrücken nicht mehr geschwollen, aber Abends in warmer Stube noch zuweilen Geschwürschmerz an diesen Stellen. 1. PULS. 200°°. 2 – 4. §. alle 3 Abende. Danach Alles wohl und seitdem ganz gut geblieben.[Vol. 81, S.194; AHZ 48 (1854) 52]

Unterglieder

Das Kind lernt das Laufen sehr spät (vergleiche CALC.).[Br., Lippe]
Einschlafen der Theile, worauf man liegt.[HA 47]
Eine wachsartige Hautfarbe mit Kälte der Beine und Arme, die sich auch beim Befühlen bemerkbar macht, sind die charakteristischen Anzeichen für SIL..[Chargé, Bönn.]
BLUTSCHWÄRE am Oberschenkel.[VHA]
Kniegeschwulst.[VHA]
Kniegeschwulst. (LYC. hat schmerzlose Geschwulst.)[Br., Lippe]
Bei Affektionen des Kniegelenkes, die mit großer Empfindlichkeit gegen Schmerz verbunden sind, ist SIL. ein wichtiges Mittel [*H. N. Guernsey*].[Br., Lippe]
Morgens Geschwulst der Füsse.[KEU 59]
Geschwüre am Unterschenkel, besonders über dem Schienbein.[Br., Lippe]
Knochenfraß am Schienbein.[Br., Lippe]
Die Innenseite des Schienbeines ist äußerst schmerzhaft bei Berührung; dumpfer, klopfender Schmerz mit Anschwellung des Knochens. (Vergleiche ASAF., MEZ..)[Br., Lippe]
Fußschweiß mit Wundheit zwischen den Zehen.[VHA]
Uebelriechender Schweiss an den Zehen: Thuj. (BAR-C., GRAPH., KALI-C., NIT-AC., PULS., SIL.)[KMS 727]
Stinkende Füße.[VHA]
Stinkender Fussschweiss.[KEU 59]

Stinkender Fußschweiß mit Wundheit zwischen den Zehen.[Br., Lippe]

Geschwürigkeit der großen Zehe mit stechenden Schmerzen.[Br., Lippe]

WILDFLEISCH bei Geschwürsbildungen der Zehen und eingewachsenen Nägeln – in solchen Fällen denke an Tuberculosis. (Gegen eingewachsene Nägel vergleiche auch SACCH., GRAPH. und TEUCR..)[Br., Lippe]

Ein Mann war vor einem Jahre von stinkenden Füßgeschwüren durch HEP. und SIL. geheilt worden, jetzt kam er wieder mit allgemeiner Haut-WASSERSUCHT und erhielt dieselben Mittel. Der Nutzen des Mittels in frühern Leiden beweise eine große Wirksamkeit desselben gegen das Wesen der Krankheit und möge sich die Form auch noch so ändern, die Grundursache bleibt dieselbe und man werde es immer nützlich finden, jene frühern Mittel zu wiederholen.[Chargé, Bönn.]

Unterdrückter Fussschweiss: Thuj. (APISIN., KALI-C., RHUS-T., SEP., SIL.)[KMS 727]

Dr. *Stens* rühmte sehr die schon von *Hahnemann* gelehrte Heilkraft der SIL. bei den oft gefährlichen Folgen des unterdrückten Fussschweisses. Es war ihm gelungen, selbst einen weit gediehenen Phthisiker damit herzustellen. – Ref. bemerkte dazu, dass seinen Beobachtungen gemäss, bei unterdrücktem, übelriechendem Fussschweiss SIL. oder BAR-C., bei solchem, der geruchlos gewesen, MERC. das Hauptmittel sei, in beiden Fällen aber, bei tiefem Brustleiden, KALI-C. wohl nie zur gründlichen Heilung entbehrt werden könne. Am Gefährlichsten wären die Fälle, wo der Fussschweiss durch oft wiederholte kalte Fussbäder vertrieben wäre.[AHZ 53 (1856) 12]

Geschwürigkeit der (großen) Zehen.[VHA]

Verkrüppelte Nägel an Fingern und Zehen: Thuj. (CAUST., GRAPH., NIT-AC., SABAD., SIL.)[KMS 728-729]

Abendliche Lähmigkeit der Glieder.[VHA]

Nächtliches Stechen in allen Gelenken.[VHA]

Heilungsbericht

Kath. L., hier wohnhaft, eine bejahrte, übrigens gesunde Frau von 70 Jahren, hatte in Folge einer ziemlich starken Verletzung, vor 10 Monaten, erst eine Wunde an der Ferse, die nach verschiedenen Salben zu einem bösartig aussehenden Geschwüre geworden war, wie es besonders Abends und Nachts heftig brannte und stach. – Uebrigens über nichts zu klagen. Von den Pflastern und Salben war nichts Näheres zu erfahren. – Am 15. Jan. 1852: 1, 3. SIL. 200°°, 3. HEP. 200°°. 4. §. alle 5 Abende; und zur Bedeckung des Geschwürs ein Talgläppchen. – 25. Febr. 1852. War Alles ohne weitere Arznei vollkommen geheilt.[Vol. 81, S.133; AHZ 48 (1854) 52]

Kälte der Füße.[VHA]

Fusskälte.[KEU 59]

Leichtes Verkälten, besonders beim Entblößen der Füße und des Kopfs.[VHA]

Der Kranke erkältet sich leicht, besonders bei unbedecktem Kopf und bloßen Füßen. (PULS. und BELL. sind angezeigt bei Personen, die sich beim Wechseln des Hutes und der Stiefel erkälten.)[Br., Lippe]

Drüsen

Schmerzlose Drüsengeschwülste, die nur lästiges Jücken verursachen.[VHA]

Schmerzlose Anschwellung der Drüsen; dieselben verursachen nur ein unangenehmes Jucken.[Br., Lippe]

Drüseneiterungen.[VHA]

Eiterung der Drüsen.[Br., Lippe]

Lymphatische Anschwellung mit Eiterung.[Br., Lippe]

Schmerzhafte Geschwulst der Unterkieferdrüsen.[VHA]

Eiternde Brüste der Stillenden.[VHA]

Brustkrebs.[VHA]

Konkordanz Drüsen: Arn., Ars., *Bell.*, Bry., Calc., Carb-an., Chin., Con., *Hep.*, Lyc., Merc., *Phos.*, Puls., Sep., *Sulph.* [PB]

Knochen

Geschwulst und Krümmung der Knochen.[VHA]

Heilungsbericht: Erst im folgenden Jahre kam sie wieder, wegen bisher nicht bemerkter geringer Krümmung des Rückgraths, wo wieder zwei Gaben CALC. 30°° und eine Zwischengabe SIL. 30°° nun wohl bis zu Anfang dieses Jahres, wo das Drüsenleiden wieder auftrat, woran sie in der ersten Jugend viel gelitten.[ACS 17 (1839) 3,65-66]

Verifikationen und klinische Symptome

Knochenentzündungen.[VHA]

Die Knochen sind geschwollen und entzündet.[Br., Lippe]

Knochenfraß.[VHA], [Br., Lippe]

Knochenfraß am Schienbein.[Br., Lippe]

Die Innenseite des Schienbeines ist äußerst schmerzhaft bei Berührung; dumpfer, klopfender Schmerz mit Anschwellung des Knochens (vergleiche ASAF., MEZ.).[Br., Lippe]

Rückenmarksentzündung

CALC. und SIL., die in Abständen von 5 Monaten gegeben wurden, haben fünf Fälle von Entzündung des Rückenmarks (Myelitis) geheilt.[LWB 183]

Vergrößerung des Kopfs mit ungeschlossenen Fontanellen.[VHA]

Knochengeschwulst am Unterkiefer.[VHA]

Kyphosis

(Die Augenlider blieben fortwährend gut, und nur 2 Jahre später zeigte sich Kyphosis, welche in 3 Monaten durch SULPH., CALC. und SIL., von jedem eine Gabe 30°°, ebenfalls geheilt wurde).[ACS 17 (1838) 1, 14-15]

[Daß gegen Kyphosis die CALC. zu den vorzüglichsten Mitteln gehört, wissen alle guten Homöopathen, aber obwohl ich mehre Heilungen dieses Uebels bei Kindern vollbracht habe, reichte ich doch niemals mit diesem Mittel allein aus, sondern mußte stets noch verschiedene andere anwenden, um nach Jahr und Tag das Ziel zu erreichen. Am wohlthätigsten zeigte sich, wenn die Nebensymptome passen, CALC. im Wechsel einmal mit SIL., das andere Mal mit Ph-AC. gereicht.][ACS 17 (1839) 3, 23]

Konkordanz Knochen: *Asaf.*, Bell., *Calc.*, Hep., Lyc., *Merc.*, Nit-ac., Phos., Ph-ac., Puls., Sep., Staph., Sulph. [PB]

Heilungsbericht

H. H., zweiundzwanzig Jahre alt; litt seit zehn Jahren an Karies und Vergrößerung der Knochen des gesamten rechten Beines, samt der Zehen; das Bein ist beträchtlich angeschwollen, es schmerzt und brennt; aus sechs Hautöffnungen fließt beständig ein WÄSSERIGES, manchmal BLUTIGES und sehr eitriges Sekret. Im Winter läßt der Schmerz im Bein nach, während er dann an einem schlimmen Husten leidet. Wenn der Frühling kommt, verschlimmern sich die Schmerzen am Bein und der Husten hört auf. Er kann nur mit Hilfe von Krücken gehen. Er war zehn Jahre lang in allopathischer Behandlung ohne jedoch den geringsten Nutzen daraus gezogen zu haben. – 27. April, 1851. 1 bis 3, SIL.; 2, HEP., jeweils in der 200. Potenz; 4, §. Je ein Pulver jeden fünften Abend; die eiternden Hautöffnungen sind mit Talg und Scharpie [gezupfte Verbandleinwand] zu bedecken. – 25. Mai. Viel besser. 1, HEP. 2000; 2 bis 4, §. Einzunehmen wie zuvor. – 15. Juni. Weitere Besserung; noch immer fließt Eiter. 1, SIL. 4000; 2 bis 4, §. Wie zuvor. – 3. Aug. Weitere Besserung. 1, SIL. 6000; 2 bis 4, §. Wie zuvor. – 31. Aug. Nochmals ein beträchtlicher Fortschritt. Er kann noch nicht ganz auf die Krücken verzichten, ging aber heute eine Entfernung von sechs Meilen und möchte am Nachmittag nochmals die gleiche Entfernung zurücklegen. 1 bis 4, §. Wie zuvor. – 28. Sept. Deutliche Besserung der Gesundheit; aber zwei Hautöffnungen eitern noch immer, vor allem die an der großen Zehe; alle anderen sind verschlossen, und der vormals mächtig geschwollene Fuß hat nun seine gewöhnliche Größe wieder angenommen. 1 bis 4, §. Wie zuvor. – 19. Okt. Seit acht Tagen scheint die Besserung aufgehalten zu werden; immer noch eitert eine Hautöffnung, der Schmerz ist völlig verschwunden; er unternimmt über den Tag verteilt einige körperliche Anstrengungen. 1, HEP. 3000; 2 bis 4, §. Einzunehmen wie die anderen. Wenngleich die Heilung noch nicht ganz vollzogen ist, haben wir doch keinen Zweifel daran, daß das Ergebnis günstig ausfallen wird. Ich möchte diesen Fall mitteilen, um aufzuzeigen, daß die Hochpotenzen auch bei Beschwerden dieser Art ihre Wirkung zeigen.[Vol. 78, S. 275; KMSS 35-36]

Haut

Eine wachsartige Hautfarbe mit Kälte der Beine und Arme, die sich auch beim Befühlen bemerkbar macht, sind die charakteristischen Anzeichen für SIL..[Chargé, Bönn.]

Schmerzhafte Empfindlichkeit der Haut.[VHA]

Unheilsamkeit der Haut.[HA 47], [KEU 59]

Die Haut ist schmerzhaft und empfindlich.[Br., Lippe]

Viele Geschwüre.[HA 47]

Eiternde Geschwüre aller Art, sowohl mit gutem, als mit schlechtem Eiter, besonders in membranösen Theilen.[VHA]

Eiterung; Geschwüre mit mildem oder bösartigem Eiter, besonders an membranösen Teilen.[Br., Lippe]

Die Haut heilt schlecht, selbst eine kleine Verletzung eitert lange.[Br., Lippe]

HEP. mit SIL. sind die beiden Eiterung-fördernden Arzneimittel.[Br., Lippe]

Heilungsbericht: *Ferd. S.* zu Gl., ein junger Landmann von 27 Jahren hatte sich vor 8 Tagen einen Holzsplitter in die Hand gestoßen, welcher zwar ausgezogen war, aber eine heftige und äußerst schmerzhafte Geschwulst der ganzen Hand, mit beständigem Brennen darin hervorgebracht hatte. – Am 9. Febr. 1852. 1. 3. LACH. 200°°., 2. SIL. 200°°. 4. §. Alle 2 Abende ein Pulver. Nach 8 Tagen war Alles geheilt.[Vol. 81, S.207; AHZ 48 (1854) 53]

Gestank der Geschwüre.[VHA]

Aber die freiwilligen BLUTUNGEN, so wie der von *Hey* also benannte BLUTSCHWAMM (Fungus haematodes), wobei das BLUT oft bis zur äussersten Erschöpfung, ja bis zum Tode selbst unaufhaltsdam ausfliesst, bilden eine eigenthümliche, höchst gefährliche Krankheit, welche wohl nie ohne PHOS. geheilt werden kann, mit Hülfe dieses wahren Polychrests aber, zuweilen, wenn es besonders angezeigt ist, mit Zwischengaben von ARS., CARB-AN., SIL. oder einigen andern Mitteln, in mehrern Fällen in der Tat glücklich geheilt worden ist.[AHP 485]

Wildfleisch in den Geschwüren.[VHA]

Heilungsberichte: Nun waren aber zwei alte Narben wieder aufgebrochen, weshalb ich 2 Gaben SIL. 30°° und eine Zwischengabe SEP. 30°°, alle 8 Tage eine zu nehmen, reichte, welche die Geschwüre heilen ließen, aber sonst nichts besserten.[ACS 17 (1839) 3, 15]

Bern. D. B. zu O., ein Landmann von 35 Jahren, hatte sich vor einem Paar Wochen mit dem Stiele eines Gartenwerkzeuges die Hand gequetscht, darauf von einem alten Weibe gequacksalbert und endlich, nachdem die Schmerzen sich bis zum Unerträglichen gesteigert hatten, die Hand aufschneiden und bepflastern lassen, wobei das Uebel immer größer und schmerzhafter geworden war. – Die angewendeten Mittel waren nicht zu erfahren. – Am 28. Aug. 1852: 1 und 2. ARN. 200°°, 3. SIL. 200°°, 4. §., alle 24 Stunden ein Pulver, und äußerlich nichts. – 31. Aug. Die Hand ist nun schmerzlos und entleert gutartigen Eiter. – 1. SULPH. 200°, 2, 4. §., 3. SIL. 200°°, alle 2 Abende ein Pulver. Mehr war nicht nöthig, und gegen Mitte September war die Hand völlig geheilt.[Vol. 83, S.122; AHZ 48 (1854) 62]

Stechen in den Geschwüren.[VHA]

Schwammiger Wulst und Schmerzhaftigkeit um die Geschwüre.[VHA]

Brand-Schwäre.[VHA]

SIL. paßt bei allen Arten von Geschwüren, ebenso bei MERC.-Mißbrauch. (Geschwüre, die schlimmer durch Kälte und besser in der Hitze sind, weisen auf ARN. und SIL.; werden sie besser durch Kälte und schlimmer durch Hitze, so ist FL- AC. angezeigt. Der FL. AC.- Kranke hat Verlangen, den angegriffenen Teil mit kaltem WASSER zu waschen.)[Br., Lippe]

Die Geschwüre haben einen widrigen Geruch; es bildet sich WILDFLEISCH und stinkender, beißender, bösartiger Eiter mit Stechen, Brennen, Drücken, Jucken und großer Schmerzhaftigkeit.[Br., Lippe]

Geschwürigkeit der (großen) Zehen.[VHA]

BLUTSCHWÄRE am Oberschenkel.[VHA]

Panaritien (der Finger).[VHA]

Panaritium: SULPH. und SIL., vier Tage Abstand.[LWB 183]

SIL. paßt bei Panaritium, BLUTSCHWÄREN, Karbunkeln, Warzen, krebsartigen und fistulösen Geschwüren sowie bei Gesichtskrebs und Beschwerden vom Impfen.[Br., Lippe]

CALC-M., BERB., SIL. und SULPH. sollen Schutzmittel sein für Solche, die an BLUTSCHWÄREN leiden und deren Wiederkehr fürchten.[Gue.; AHZ 115]

Ueberbeine.[VHA]

Abendlicher Kopfschweiß.[VHA]

Jückender, eiteriger Kopfgrind.[VHA]

Knollenarrige Erhöhungen auf der Kopfhaut.[VHA]

Empfindlichkeit der Kopfhaut: die Hutbedeckung schmerzt.[VHA]

Blasses, erdfahles Gesicht.[VHA]

Weisslich-abschülfernde, trockene Mehlflechten: Thuj. (ARS., CALC., DULC., LYC., SEP., SIL.)[KMS 728]

Weiße oder brennend rothe Flecke im Gesichte, besonders an den Wangen.[VHA]

Bräunröthliche (NIT-AC., PHOS.) oder bräunlichweisse Flecken: Thuj. (ARS., PHOS., SEP., SIL.)[KMS 728]

Rissige Haut im Gesichte.[VHA]

Schmerzhafte Schorfe an den Lippen.[VHA]

Verifikationen und klinische Symptome

Flechten am Kinne.[VHA]
Jückende und nässende Flecke an den Geschlechtstheilen, besonders am Hodensacke.[VHA]
Schweiß des Hodensacks.[VHA]
Leibweh, wobei die Hände gelb und die Nägel blau werden.[VHA]
Gelbe, verkrüppelte, spröde Fingernägel.[VHA]
Verkrüppelte, abbröckelnde und missfarbige Nägel auf den Fingern: Thuj. (GRAPH., NIT-AC., SIL.)[KMS 727]
Verkrüppelte Nägel an Fingern und Zehen: Thuj. (CAUST., GRAPH., NIT-AC., SABAD., SIL.)[KMS 728-729]
Kniegeschwulst.[VHA]
Morgens Geschwulst der Füsse.[KEU 59]
Schweiß an der Seite, auf der der Kranke nicht liegt, verlangt SIL.. (Schweiß an der Wange, auf der der Kranke liegt, weist auf ACON.. Schweiß nur an einer, besonders der rechten Körperseite, oder nur am oberen Teil des Körpers, oder am Rücken: NUX-V..)[Br., Lippe]
Fußschweiß mit Wundheit zwischen den Zehen.[VHA]
Uebelriechender Schweiss an den Zehen: Thuj. (BAR-C., GRAPH., KALI-C., NIT-AC., PULS., SIL.)[KMS 727]
Stinkende Füße.[VHA]
Stinkender Fussschweiss.[KEU 59]
Fußschweiß: CALC. (hier ist in Betracht zu ziehen SIL., BAR-C. und CARB-V.).[Br., Lippe]
Unterdrückter Fussschweiss: Thuj. (APISIN., KALI-C., RHUS-T., SEP., SIL.)[KMS 727]
Ein Mann war vor einem Jahre von stinkenden Füßgeschwüren durch HEP. und SIL. geheilt worden, jetzt kam er wieder mit allgemeiner Haut-WASSERSUCHT und erhielt dieselben Mittel. Der Nutzen des Mittels in frühern Leiden beweise eine große Wirksamkeit desselben gegen das Wesen der Krankheit und möge sich die Form auch noch so ändern, die Grundursache bleibt dieselbe und man werde es immer nützlich finden, jene frühern Mittel zu wiederholen.[Chargé, Bönn.]
Flache Geschwüre, mit bläulich weissem Boden: Thuj. (ARS., LACH., LYC., SEP., SIL.)[KMS 728]
Konkordanz Haut und Aeusseres: Acon., *Ars.*, Asaf., Bar-c., Bell., Bry., *Calc.*, Carb-an., Carb-v., Caust., Cham., Chin., Clem., Con., Dulc., Graph., *Hep.*, *Lach.*, Led., *Lyc.*, *Merc.*, Nit-ac., Petr., Phos., *Puls.*, *Rhus-t.*, *Sep.*, Staph., Squil., *Sulph.*, Verat. [PB]
Heilungsbericht
A. C., ein dreizehnjähriger Junge, leidet seit zwei Jahren unter Tinea favosa, am behaarten Kopfbereich, und an kleieartigem Bläschenausschlag (Pityriasis), der sich in kleinen isolierten Flecken über den ganzen Körper verteilt. Ansonsten ist der Junge gesund. – In diesem Fall wurden diverse Salben, ÖLE und SEIFEN verwendet, auch QUECKSILBER, alles jedoch ohne die gewünschte Wirkung – 23. März, 1851. 1, SULPH. 2000; 2, SULPH. 4000; 3, §. Je ein Pulver zur Einnahme jeden achten Tag. – 19. April. Beträchtliche Besserung. 1, SULPH. 6000, 2 bis 4 §. Ein Pulver zur Einnahme jeden achten Tag. – 26. Mai. Besserung, aber weniger deutlich, als beim letzten Mal. 1, CALC. 2000; 2 bis 4, §. Ein Pulver zur Einnahme jeden achten Tag. – 7. Juli. Weiterhin beträchtliche Besserung. Die meisten der Flecken sind vollständig ausgeheilt. 1, SIL. 4000; 2 bis 4, §. Ein Pulver zur Einnahme jeden achten Tag. Danach verschwand der Ausschlag vollständig. Die Haut nahm wieder ihre natürliche gesunde Farbe an und bis zum heutigen Tage erfreut sich der Junge guter Gesundheit.[Vol. 78, S.153; KMSS 30-31]

Schlaf
Zeitige Abendschläfrigkeit.[VHA]
Schlaflosigkeit bei Schläfrigkeit.[VHA]
Schlaflosigkeit von großer BLUTWALLUNG, Unruhe und Hitze im Kopfe.[VHA]
Schlaflosigkeit wegen BLUTWALLUNGEN, Unruhe und Hitze im Kopfe.[HA 47]
Schlaflosigkeit von BLUTWALLUNG.[KEU 59]
Oefteres Aufschrecken und Zucken im Schlafe.[VHA]
Aufschrecken und Zucken im Schlafe.[KEU 59]
Viele ängstliche Träume.[VHA]
Nachtwandeln.[VHA]
Nachtwandeln; der Kranke steht im Schlafe auf, geht umher und legt sich wieder hin.[Br., Lippe]

Verifikationen und klinische Symptome

Nächtlicher Kopfschmerz vom Genick bis zum Wirbel.[VHA]
Reißender Schmerz in den Zähnen, am schlimmsten Nachts.[VHA]
Nächtliches, stechendes Zahnweh, durch Kaltes und Warmes verschlimmert.[VHA]
Nächtliches Stechen in allen Gelenken.[VHA]
Große Müdigkeit und Schläfrigkeit bei Gewitter.[VHA]
Abends große Düseligkeit, wie betrunken.[VHA]
Abendlicher Kopfschweiß.[VHA]
Abendliche Lähmigkeit der Glieder.[VHA]
Konkordanz Schlaf und Träume: *Ars.*, Bell., *Bry.*, Calc., Caust., Chin., Hep., Ign., Kali-c., Lyc., Mag-c., Merc., Nat-m., *Nux-v.*, Op., *Phos.*, Puls., Rhus-t., *Sep.*, *Sulph.* [PB]

Fieber

Beschleunigter Puls.[VHA], [HA 47]
Frostigkeit und Mangel an Lebenswärme, selbst bei jeder Bewegung.[VHA], [HA 47]
Steter Frost.[KEU 59]
Nachmittags und Nachts, Hitze mit Durst.[VHA]
Nächtliche trockene Hitze.[KEU 59]
Wenig Schweiß; nur am Kopfe ist er stark.[VHA]
Schweiss bloss am Kopfe.[KEU 59]
Saurer Nachtschweiß.[VHA]
Gib nie MERC. gegen Nachtschweiß während des Typhusfiebers, sondern halte dich an SIL..[Br., Lippe]
Wechselfieber mit vorwaltender Hitze.[VHA]

Fieberstadien

1. Puls klein, aber hart und schnell; oft unregelmässig und dann mitunter auch langsam. – Das BLUT geräth sehr leicht in Wallung.[WF 51]
2. Starker Frost Abends im Bette, von jeder Entblössung vermehrt. – Grosse Frostigkeit, besonders bei jeder Bewegung. – Beständige innerliche Frostigkeit und Mangel an Lebenswärme.[WF 51]
3. Hitze vorherrschend. – Oefters am Tage kurze Anfälle von fliegender Hitze, am Stärksten im Gesichte. – Nachmittags, Abends, oder die ganze Nacht hindurch allgemeine starke Hitze, mit heftigem Durste. – Am Tage typisch wiederkehrende Hitze, ohne vorgängigen Frost, und mit nachfolgendem geringen Schweisse.[WF 51]
4. Ermattender Schweiss in der Nacht, oder bloss in der Morgenzeit. – Schweiss von mässiger Bewegung, am Stärksten am Kopfe und im Gesichte. – Nur am Kopfe starker Schweiss. – Nächtlicher sauer- oder übelriechender Schweiss. – Gänzlicher Mangel an Schweiss.[WF 51]

Konkordanz Fieber: *Acon.*, Arn., *Ars.*, Aur., *Bell.*, *Bry.*, Calc., Carb-v., Cham., Chin., Colch., Cupr., Hep., Hyos., Ign., Ip., Jod., Kali-c., Kreos., Lyc., Merc., Nat-m., Nux-m., Nux-v., Op., *Phos.*, Ph-ac., Puls., *Rhus-t.*, Samb., Sec., Sep., Spig., Stram., Sulph., Verat. [PB]

Gemeinsames

Leichtes Verkälten, besonders beim Entblößen der Füße und des Kopfs.[VHA]
Nächtliches Stechen in allen Gelenken.[VHA]
Wurmbeschwerden der Skrophulösen.[VHA]
Leibweh von Würmern (der Kinder).[VHA]
Abgang von Würmern.[KEU 59]
SIL. bei Wurmbeschwerden.[AHZ 57 (1858) 71]
Abendliche Lähmigkeit der Glieder.[VHA]
Große Müdigkeit und Schläfrigkeit bei Gewitter.[VHA]
Gefühl von großer Schwäche und Schläfrigkeit während eines Gewitters (vergleiche PHOS., RHOD.).[Br., Lippe]
BLUTWALLUNG und Durst von wenigem WEIN-Trinken.[VHA]
Unruhe nach langem Sitzen.[VHA]
Große Nervenschwäche.[VHA]
Große Abmagerung.[VHA]

Verifikationen und klinische Symptome

Starke Abmagerung.[KEU 59]
Schwerhörigkeit, besonders für Menschensprache und beim ◯ Voll-MONDE.[VHA]

Besserung der Beschwerden

Äußere Kälte.[HA 76]
Wärme.[HA 47], [HA 69]
Warm Einhüllen.[HA 100], [HA 125]
Warmes Einhüllen des Kopfs.[HA 47], [HA 76], [HA 80], [HA 85], [Br., Lippe]
Wenn der Kranke seinen Kopf immer sehr warm halten muß, siehe SIL.. (Warmes Einhüllen des Körpers: RHUS-T..)[Br., Lippe]
Fest Einhüllen des Kopfes.[HA 69]
Festbinden des Kopfs.[HA 76]
Einhüllen.[HA 59]
In der Stube.[HA 59]
Warme Stube.[HA 80], [HA 85], [HA 125]
Trocknes, warmes Wetter.[HA 129]

Verschlimmerung der Beschwerden

Erhöhung der Beschwerden Nachts, zum (◯ Voll- und) ● Neu-MONDE und bei Witterungswechsel.[VHA]
● Neu-MOND.[KEU 58]
● MOND-Wechsel.[HA 125]
◯ Voll- und ● Neu-MOND.[HA 135]
Mittag bis Abend.[HA 80]
Nachmittags.[HA 69]
Abends.[HA 59], [HA 105], [HA 118], [HA 129], [KEU 58]
Nachts.[HA 47], [HA 59], [HA 85], [HA 118], [HA 125], [HA 129], [HA 135], [KEU 58]
Anstrengung.[KEU 58]
Geistesanstrengung.[HA 69]
Kopfanstrengung.[HA 47], [HA 59]
Bücken.[HA 59], [HA 69]
Bewegung.[HA 76]
Bewegung der Augen.[HA 85]
Anfangene Bewegung.[KEU 58]
Schnelles Umdrehen.[HA 76]
Schnell Gehen im Freien.[KEU 58]
Laufen.[KEU 58]
Hartauftreten.[HA 80]
Lange Ruhe.[KEU 58]
Tiefathmen.[KEU 58]
Sprechen.[HA 47], [HA 59], [HA 76], [HA 85], [KEU 58]
Schreiben.[HA 85]
Bücken.[KEU 58]
Liegen auf dem Rücken.[KEU 58]
Liegen darauf.[HA 100]
Auf der Seite, worauf er liegt.[HA 105]
Warmwerden im Bette.[HA 105], [HA 118]
Im Freien.[HA 80]
Kälte.[HA 135]
Kalte LUFT.[KEU 58]
ZUGLUFT.[HA 76]
ZUGWIND.[HA 80]
Gewitter-LUFT.[HA 129], [KEU 58]
Temperatur-Wechsel.[KEU 58]
Witterungswechsel.[HA 125]
Kaltwerden eines Theils.[KEU 58]
Kaltwerden des Kopfs.[HA 80]
Verkältung nach Schweiss.[KEU 58]
Entblößen des Kopfs.[HA 80]

Verifikationen und klinische Symptome

Entblössung bei Erhitzung, besonders von Kopf oder Füssen.[KEU 58]
Beim Auskleiden.[HA 116]
Erhitzung.[HA 59], [HA 69]
Essen und Trinken von Kaltem oder hastig.[KEU 58]
Äußerer Druck.[HA 100], [HA 125]
Berührung.[HA 100]
Nach Kratzen.[HA 105]

Konkordanzen

Verschlimmerung nach der Zeit: Hep., Mang., Staph., Sulph-ac. [PB]

Verschlimmerung nach Lage und Umständen: Acon., Arn., Ars., Bar-c., Bell., Bor., Bry., Calad., *Calc.,* Caps., Carb-v., Caust., Cham., Chin., Cina, Cocc., *Con.*, Ferr., Graph., *Hep.,* Hyos., Ign., Jod., *Kali-c.*, Led., *Lyc.*, Nat-m., Nit-ac., *Nux-m., Nux-v.*, Phos., Ph-ac., Puls., Rhod., *Rhus-t.*, Ruta, Sabad., Samb., Sep., Spig., Stront., *Sulph.*, Verat. [PB]

Verifikationen und klinische Symptome

Arzneiverwandtschaften von Silicea terra

(Alum.), (Ambr.), Am-c., Bell., Bov., Calc., Carb-an., (Caust.), Cic., (Cina), Cycl., (Dros.), Graph., Hep., (Ign.), Kali-c., Lyc., Mag-c., Merc., Nat-c., Petr., Phos., Puls., Ran-s., Rhod., Rhus-t., (Sabad.), Sars., Sep., Spig., Sulph., Verat. [VHA]

Acon., Arn., Ars., Asaf., Aur., Bar-c., *Bell.*, Bry., *Calc.*, Carb-v., Caust., Cham., Chin., Cocc., Con., Graph., *Hep.*, Hyos., Ign., Kali-c., *Lyc., Merc.*, Nat-m., Nit-ac., Nux-m., Nux-v., Op., Petr., *Phos.*, Ph-ac., *Puls., Rhus-t.*, Sec., *Sep.*, Spig., Staph., Stram., *Sulph.*, Verat. [PB]

Agar., Ars., Bell., *Bor., Calc., Caust.*, Cupr., *Fl-ac.*, Graph., *Hep.*, Jod, Kali-c., Lyc., *Merc.*, Mez., Nat-c., Nux-v., *Petr.*, Phos., *Puls.*, Rhus-t., *Sep., Staph.*, Sulph. [KV]

Antidote von Silicea terra: Camph., Fl-ac.[Br., Lippe], Hep.

FL-AC. paßt gut nach SIL., und wirkt als Gegenmittel, wenn SIL. zu häufig wiederholt wurde.[Br., Lippe]

Camph., Hep. [SRA]

Camph., Hep. [PB]

Ich habe bloss die KALKERDIGE SCHWEFEL-LEBER als Antidot der KIESELERDE gefunden. Oefteres Riechen an einer Verdünnung derselben ist zu diesem Behufe hinreichend, je nach den Umständen wiederholt. KAMPHER mildert nur unbedeutend wenig.[CK 5, 244-245]

Silicea terra ist Antidot von: Hep., Merc., Merc.[Br., Lippe]

SIL. ist ein Antidot gegen MERC., wenn letzterer, in großen Gaben verabreicht, Schaden angerichtet hat.[Br., Lippe]

Silicea terra ist Folgemittel von: Arn., Calc., Lyc., Sulph.

SIL. folgt aber nicht gut auf (homöopathischen) MERC., noch folgt letzterer gut auf SIL.[Br., Lippe]

(Die Augenlider blieben fortwährend gut, und nur 2 Jahre später zeigte sich Kyphosis, welche in 3 Monaten durch SULPH., CALC. und SIL.,von jedem eine Gabe 30°°, ebenfalls geheilt wurde).[ACS 17 (1838) 1, 15]

Am 4. Jan. 1837, gab ich eine Gabe CALC. 30°° und eine Gabe LYC. 30°°, alle 14 Tage eine zu nehmen, wonach sehr auffallende Besserung erfolgte, so daß am 6. Febr. der Hals weniger schief und weit beweglicher geworden war. Nun waren aber zwei alte Narben wieder aufgebrochen, weshalb ich 2 Gaben SIL. 30°° und eine Zwischengabe SEP. 30°°, alle 8 Tage eine zu nehmen, reichte, welche die Geschwüre heilen ließen, aber sonst nichts besserten.[ACS 17 (1839) 3, 15]

Nach einer, am 22 März 1836, gereichten Gabe SULPH. 30°°, wonach die Stiche in der Stirn aufhörten und statt dessen heftiger Schweiß nach den Anfällen auftrat, und 8 Tage darauf CALC. 30°°, ebenfalls in einer Gabe, erschienen nun die Fallsuchtanfälle nicht mehr, und es war nur noch eine starke Duseligkeit im Kopfe zurückgebieben, welche einer Gabe SIL. 30°° wich, welche ich am 27. Mai darauf reichte.[ACS 17 (1839) 3,47]

Am 28. Aug. 1852: 1 und 2. ARN. 200°°, 3. SIL. 200°°, 4. §., alle 24 Stunden ein Pulver, und äußerlich nichts. – 31. Aug. Die Hand ist nun schmerzlos und entleert gutartigen Eiter. – 1. SULPH. 200°, 2, 4. §., 3. SIL. 200°°, alle 2 Abende ein Pulver. Mehr war nicht nöthig, und gegen Mitte Sept. war die Hand völlig geheilt.[Vol. 83, S.122; AHZ 48 (1854) 62]

CALC. und SIL., die in Abständen von 5 Monaten gegeben wurden, haben fünf Fälle von Entzündung des Knochenmarks (Myelitis) geheilt.[LWB 183]

P a n a r i t i u m : SULPH. und SIL., vier Tage Abstand.[LWB 183]

1, CALC. 2000; 2 bis 4, §. Ein Pulver zur Einnahme jeden achten Tag. – 7. Juli. Weiterhin beträchtliche Besserung. Die meisten der Flecken sind vollständig ausgeheilt. 1, SIL. 4000; 2 bis 4, §. Ein Pulver zur Einnahme jeden achten Tag. Danach verschwand der Ausschlag vollständig.[Vol. 78, S.153; KMSS 30-31]

Wir sehen hier denselben Gegensatz, wie bei SEP. und SIL., wovon die erste in dieser Beziehung mit CALC., die zweite mit CAUST. in Uebereinstimmung steht, und woher es wohl kommen mag, dass wegen der mindern Aehnlichkeit SIL. öfters nach CALC. und SEP. nach CAUST. wohlthätig wirkt.[AHZ 63 (1861) 93-94]

Folgemittel von Silicea terra: Calc., Fl-ac.[Br., Lippe], Lach.

FL-AC. paßt gut nach SIL., und wirkt als Gegenmittel, wenn SIL. zu häufig wiederholt wurde.[Br., Lippe]

Nun waren aber zwei alte Narben wieder aufgebrochen, weshalb ich 2 Gaben SIL. 30°° und eine Zwischengabe SEP. 30°°, alle 8 Tage eine zu nehmen, reichte, welche die Geschwüre heilen ließen, aber sonst nichts besserten. Am 3. April zeigte sie sich wieder, wo ich zwei Gaben CALC. 30°° und eine Zwischengabe CUPR. 30°° gab, welche das ganze Uebel, bis auf die entstandenen Narben am Halse und auf der Brust, völlig beseitigten.[ACS 17 (1839) 3, 15]

Am 3. Febr. 1852. 1. SIL. 200°, 2 – 4. §., alle 3 Abende ein Pulver zu nehmen und die eiternden Stellen mit einfachem TALG-Läppchen zu bedecken. Am 13. Febr. Ansehnliche Besserung in allen Erscheinungen und die Schmerzen bedeutend gelindert. – 1. LACH. 200°° 2 - 4. § alle 3 Abende. Am 28. Febr. Zuweilen noch Stiche in dem Handrücken, wo die Haut an den geheilten Geschwürstellen am Knochen festsitzt.[Vol. 81, S.194; AHZ 48 (1854) 52]

Silicea terra ist Wechselmittel mit: Calc., Hep., Petr.

Am wohlthätigsten zeigte sich, wenn die Nebensymptome passen, CALC. im Wechsel einmal mit SIL., das andere mal mit PH-AC. gereicht.[ACS 17 (1839) 3, 23]

T r ä n e n g a n g f i s t e l (Fistula lachrymalis). Eine Heilung kann manchmal erlangt werden mit Hilfe von PETR. und SIL. im Wechsel.[LWB 182]

27. April, 1851. 1 bis 3, SIL.; 2, HEP., jeweils in der 200. Potenz; 4, §. Je ein Pulver jeden fünften Abend; die eiternden Hautöffnungen sind mit Talg und Scharpie [gezupfte Verbandleinwand] zu bedecken. – 25. Mai. Viel besser. 1, HEP. 2000; 2 bis 4, §. Einzunehmen wie zuvor. – 15. Juni. Weitere Besserung; noch immer fließt Eiter. 1, SIL. 4000; 2 bis 4, §. Wie zuvor. – 3. Aug. Weitere Besserung. 1, SIL. 6000; 2 bis 4, §. Wie zuvor. – 31. Aug. Nochmals ein beträchtlicher Fortschritt. Er kann noch nicht ganz auf die Krücken verzichten, ging aber heute eine Entfernung von sechs Meilen und möchte am Nachmittag nochmals die gleiche Entfernung zurücklegen. 1 bis 4, §. Wie zuvor. – 28. Sept. Deutliche Besserung der Gesundheit; aber zwei Hautöffnungen eitern noch immer, vor allem die an der großen Zehe; alle anderen sind verschlossen, und der vormals mächtig geschwollene Fuß hat nun seine gewöhnliche Größe wieder angenommen. 1 bis 4, §. Wie zuvor. – 19. Okt. Seit acht Tagen scheint die Besserung aufgehalten zu werden; immer noch eitert eine Hautöffnung, der Schmerz ist völlig verschwunden; er unternimmt über den Tag verteilt einige körperliche Anstrengungen. 1, HEP. 3000; 2 bis 4,§.[Vol. 78, S. 275; KMSS 36]

Silicea terra ist Zwischenmittel von: Calc., Lach., Phos., Sulph.

Sie erhielt nun zwei Gaben CALC. 30°° und dazwischen eine Gabe SIL. 30°°, in Zwischenräumen von 3 Wochen zu nehmen, wonach bis Ende des Jahres 1836 alle Beschwerden gehoben waren und weiter nichts gegeben zu werden brauchte.[ACS 17 (1838) 1, 12-13]

Er erhielt vom 18. Jan. 1836 an, alle 3 Wochen eine Gabe, die erste und letzte CALC. 30°°, die zweite SIL. 30°°, und war bis Mitte März dauerhaft geheilt.[ACS 17 (1838) 1, 44-45]

[Z]wei Gaben CALC. 30°° und eine Zwischengabe SIL. 30°°, alle 8 Tage eine zu nehmen, reichte, worauf 4 Wochen alles Krankhafte verschwunden war und Patient seitdem vollkommen gesund blieb.[ACS 17 (1839) 3, 1-2]

[BLUTSCHWAMM...] eine eigenthümliche, höchst gefährliche Krankheit, welche wohl nie ohne PHOS. geheilt werden kann, mit Hülfe dieses wahren P o l y c h r e s t s aber, zuweilen, wenn es besonders angezeigt ist, mit Zwischengaben von ARS., CARB-AN., SIL. oder einigen andern Mitteln, in mehrern Fällen in der Tat glücklich geheilt worden ist.[AHP 485]

Den 8. Mai zwei Gaben CALC. 30°° und eine Zwischengabe SIL. 30°°, alle 8 Tage ein Pulver, brachten alles so zur Besserung, daß nicht nur alle Nebensymptome verschwanden, sondern auch die Geschwü-

Verifikationen und klinische Symptome

Dürckheim (p.321): „SIL. riechen hier, darauf abends eine lange Klage von ihr geschrieben durch ihn, und nun einmal HEP. riechen" – *Schmidt* (p.319): „Zur Milderung der SIL. HEP. jetzt gerochen..."[Hahnemann; Fischbach-Sabel: 34.Krankenj. Bd. 2, 139]

re sämmtlich abheilten.[ACS 17 (1839) 3,65]

Erst im folgenden Jahre kam sie wieder, wegen bisher nicht bemerkter geringer Krümmung des Rückgraths, wo wieder zwei Gaben CALC. 30°° und eine Zwischengabe SIL. 30°° nun wohl bis zu Anfang dieses Jahres, wo das Drüsenleiden wieder auftrat, woran sie in der ersten Jugend viel gelitten.[ACS 17 (1839) 3,65-66]

Am 21. Oct. ebenso 2 Gaben CALC. 30°° nebst einer Zwischengabe SIL. 30°°, und mit Ende Nov. war das Kind ganz geheilt und befindet sich bis jetzt ganz vortrefflich.[ACS 17 (1839) 3,66]

Am 9. Febr. 1852. 1. 3. LACH. 200°°., 2. SIL. 200°°. 4. §. Alle 2 Abende ein Pulver. Nach 8 Tagen war Alles geheilt.[Vol. 81, S.207; AHZ 48 (1854) 53]

1. SULPH. 200°, 2, 4. §., 3. SIL. 200°°, alle 2 Abende ein Pulver.[Vol. 83, S.122; AHZ 48 (1854) 62]

Zwischenmittel von Silicea terra: Calc., Hep., Sep., Sulph.

Am 4. März 1836 erhielt er zwei Gaben SIL. 30°°, und eine Zwischengabe CALC. 30°°, alle 14 Tage eine zu nehmen, worauf Obiges verschwand und bis Anfangs März des folgenden Jahres nicht wieder kam. Dann aber erkältete er sich sehr stark und die Schwerhörigkeit, wiewohl im mindern Grade, trat wieder ein, aber ohne Ohrenausfluß und ohne Brausen im Kopfe. Dabei kam sehr öfteres nächtliches Bettpissen, was früher fehlte. Am 8. März 1837 erhielt er eine Gabe SULPH. 30°°, welche das Letztere fortnahm, und 3 Wochen darauf eine Gabe CALC. 30°°, worauf die Schwerhörigkeit sich sehr bald gänzlich verlor.[ACS 17 (1838) 1, 35]

Nun waren aber zwei alte Narben wieder aufgebrochen, weshalb ich 2 Gaben SIL. 30°° und eine Zwischengabe SEP. 30°°, alle 8 Tage eine zu nehmen, reichte, welche die Geschwüre heilen ließen, aber sonst nichts besserten..[ACS 17 (1839) 3, 15]

Am 29. Nov. 1935 erhielt sie zwei Gaben SIL., jede zu 30°°, und eine Zwischengabe SULPH. 30°°, alle 14 Tage ein Pulver zu nehmen.[ACS 17 (1839) 3,64]

Am 15. Jan. 1852: 1, 3. SIL. 200°°, 3. HEP. 200°°. 4. §. alle 5 Abende; und zur Bedeckung des Geschwürs ein Talgläppchen.[Vol. 81, S.133; AHZ 48 (1854) 52]

Konkordanzen der homöopathischen Arzneien

I. Gemüth und Geist: Bell., C a l c ., Cann-s., C o c c ., *Con.*, Hyos., *Ign.*, Laur., *Lyc.*, Merc., N a t - m ., Nux-v., O p ., *Phos.*, *P h - a c .*, Plat., *P u l s .*, *Rhus-t.*, S e p ., Staph., *Stram.*, S u l p h ., Verat. [PB]

II. Körpertheile und Organe: Acon., Am-c., Am-m., Ant-c., A r n ., A r s ., Asaf., A u r ., Bar-c., *Bell.*, B r y ., *C a l c .*, Canth., Carb-an., C a r b - v ., *Caust.*, Cham., Chel., Chin., Cina, C o c c ., *Con.*, Cupr., Dros., Dulc., Euphr., *Graph.*, Hep., H y o s ., Ign., Ip., *Kali-c.*, Kreos., *L y c .*, *Merc.*, Mez., Nat-c., *Nat-m.*, N i t - a c ., *Nux-v.*, Op., P e t r ., *Phos.*, Plat., *P u l s .*, Rhod., *Rhus-t.*, Ruta, S a b a d ., S e c ., *Sep.*, Spig., Stann., *Staph.*, Stram., *S u l p h .*, Thuj., V e r a t ., Zinc. [PB]

III. Empfindungen und Beschwerden

1. Aeussere und innere Körpertheile im Allgemeinen: A c o n ., Arn., Ars., Aur., Bar-c., *Bell.*, B r y ., *C a l c .*, Canth., Carb-v., C a u s t ., Cham., C h i n ., C o c c ., Coff., Con., Croc., Cupr., Dulc., Ferr., Graph., Hep., Hyos., I g n ., K a l i - c ., *Lyc.*, M-arct., M e r c ., Mez., Nat-c., N a t - m ., Nit-ac., *Nux-v.*, Petr., P h o s ., Ph-ac., P u l s ., *Rhus-t.*, Sec., *Sep.*, S p i g ., Spong., S t a n n ., Staph., Stront., *Sulph.*, Thuj., Valer., Verat., Zinc. [PB]

2. Drüsen: Arn., Ars., *B e l l .*, Bry., Calc., Carb-an., Chin., C o n ., *Hep.*, L y c ., M e r c ., *Phos.*, Puls., Sep., *Sulph.* [PB]

3. Knochen: *A s a f .*, Bell., *Calc.*, Hep., L y c ., *M e r c .*, N i t - a c ., Phos., Ph-ac., P u l s ., Sep., S t a p h ., S u l p h . [PB]

4. Haut und Aeusseres: Acon., *A r s .*, A s a f ., Bar-c., B e l l ., Bry., *Calc.*, Carb-an., Carb-v., C a u s t ., C h a m ., Chin., Clem., C o n ., Dulc., G r a p h ., *H e p .*, *Lach.*, Led., *L y c .*, *M e r c .*, N i t - a c ., P e t r ., P h o s ., *Puls.*, *Rhus-t.*, *Sep.*, S t a p h ., Squil., *S u l p h .*, Verat. [PB]

Ein Mann war vor einem Jahre von stinkenden Fußgeschwüren durch HEP. und SIL. geheilt worden, jetzt kam er wieder mit allgemeiner Haut-WASSERSUCHT und erhielt dieselben Mittel. Der Nutzen des Mittels in frühern Leiden beweise eine große Wirksamkeit desselben gegen das Wesen der

Verifikationen und klinische Symptome

Krankheit und möge sich die Form auch noch so ändern, die Grundursache bleibt dieselbe und man werde es immer nützlich finden, jene frühern Mittel zu wiederholen.[Chargé, Bönn.]

IV. Schlaf und Träume: *Ars.*, Bell., *Bry.*, Calc., Caust., Chin., Hep., Ign., Kali-c., Lyc., Mag-c., Merc., Nat-m., *Nux-v.*, Op., *Phos.*, Puls., Rhus-t., *Sep.*, *Sulph.* [PB]

V. Fieber: *Acon.*, Arn., *Ars.*, Aur., *Bell.*, *Bry.*, Calc., Carb-v., Cham., Chin., Colch., Cupr., Hep., Hyos., Ign., Ip., Jod., Kali-c., Kreos., Lyc., Merc., Nat-m., Nux-m., Nux-v., Op., *Phos.*, Ph-ac., Puls., *Rhus-t.*, Samb., Sec., Sep., Spig., Stram., Sulph., Verat. [PB]

VI. Änderung des Befindens

1. **Verschlimmerung nach der Zeit:** Hep., Mang., Staph., Sulph-ac. [PB]
2. **Verschlimmerung nach Lage und Umständen:** Acon., Arn., Ars., Bar-c., Bell., Bor., Bry., Calad., *Calc.*, Caps., Carb-v., Caust., Cham., Chin., Cina, Cocc., *Con.*, Ferr., Graph., *Hep.*, Hyos., Ign., Jod., *Kali-c.*, Led., *Lyc.*, Nat-m., Nit-ac., *Nux-m.*, *Nux-v.*, Phos., Ph-ac., Puls., Rhod., *Rhus-t.*, Ruta, Sabad., Samb., Sep., Spig., Stront., *Sulph.*, Verat. [PB]

VII. Konkordanz der homöopathischen Arzneien

Acon., Arn., Ars., Asaf., Aur., Bar-c., *Bell.*, Bry., *Calc.*, Carb-v., Caust., Cham., Chin., Cocc., Con., Graph., *Hep.*, Hyos., Ign., Kali-c., *Lyc.*, *Merc.*, Nat-m., Nit-ac., Nux-m., Nux-v., Op., Petr., *Phos.*, Ph-ac., *Puls.*, *Rhus-t.*, Sec., *Sep.*, Spig., Staph., Stram., *Sulph.*, Verat. [PB]

Agar., Ars., Bell., *Bor.*, *Calc.*, *Caust.*, Cupr., *Fl-ac.*, Graph., *Hep.*, Jod, Kali-c., Lyc., *Merc.*, Mez., Nat-c., Nux-v., *Petr.*, Phos., *Puls.*, Rhus-t., *Sep.*, *Staph.*, Sulph. [KV]

Verifikationen und klinische Symptome

Spigelia anthelmia (Wurm-Spigelie)

(Spig.)

Synonyma

Spigelia Anthelmia L., Spigelia, Wurm-Spigelie [SRN]
Spigelie (Spigelia Anthelmia) [RA 5, 238]

Antipsorische Arznei

Die [...] bezeichneten Arzneien scheinen zu den antipsorischen Mitteln gezählt werden zu dürfen. Wenigstens habe ich sie in chronischen Beschwerden (psorischen Ursprungs) vorzugsweise wirksam befunden.[SRN]

Arzneiwirkungsdauer

Die SPIGELIE wirkt auch in einer kleinen Gabe über vier Wochen lang, und eben dieser großen, lang dauernden Wirkung wegen dar sie nie anders, als nach sorgfältiger Wahl, bei welcher die mit Besonderheit bezeichneten, charakteristischen Symptome des Krankheitsfalles sehr ähnliche unter den der SPIGELIE eignen antreffen, als Heilmittel gegeben werden, wodurch dann sehr schwierige Krankheiten besiegt werden können.[RA 5, 240]

Wirkt 3 bis 4 Wochen.[SRN]

Zählt zur 3. Klasse derjenigen Mittel, welche eine mittlere Wirkungsdauer besitzen.[AHZ 49 (1855) 82]

Hinweis

SPIG. hat stechende Nervenschmerzen.[Hub.; AHZ 210]

Eigenthümlichkeiten und Hauptwirkungen

Gemüth

Unruhe, Aengstlichkeit und Besorgtheit wegen der Zukunft.[VHA]

Aengstlichkeit und Besorgtheit wegen der Zukunft.[HA 44]

Mißmuth bis zur Selbstentleibung.[VHA]

Schnupfenfieber mit Weinerlichkeit und trockner Hitze ohne Durst.[VHA]

Ungemein starkes, (sichtbares und hörbares), ängstliches Herzklopfen, durch Vorbiegen der Brust verschlimmert.[VHA]

Erstickungsanfälle mit Angst, heftigem Herzklopfen und Brustschmerzen.[VHA]

Aengstliches Herzklopfen früh beim Erwachen: Thuj. (RHUS-T., SPIG.)[KMS 726]

Ängstliches Herzklopfen, von Bücken verschlimmert.[HA 45]

Konkordanz Gemüth und Geist: Acon., Anac., Ars., *Bell.*, Bry., Calc., Carb-an., Con., Cycl., *Graph.*, Hell., Hyos., Ign., *Lyc.*, Merc., *Nat-c.*, Nat-m., Nux-m., Op., Petr., Phos., Plat., Puls., *Rhus-t.*, Sep., *Stram.*, Sulph., Thuj., Verat. [PB]

Geist

Erschwertes Denken und Unaufgelegtheit zu Kopfarbeiten.[VHA]

Große Gedächtnisschwäche.[VHA]

Oeftere Erektionen mit wollüstigen Gedanken, aber ohne Wollustreiz.[VHA]

Konkordanz Gemüth und Geist: Acon., Anac., Ars., *Bell.*, Bry., Calc., Carb-an., Con., Cycl., *Graph.*, Hell., Hyos., Ign., *Lyc.*, Merc., *Nat-c.*, Nat-m., Nux-m., Op., Petr., Phos., Plat., Puls., *Rhus-t.*, Sep., *Stram.*, Sulph., Thuj., Verat. [PB]

Schwindel

Schwindel beim Niederblicken.[VHA]

Innerer Kopf

Bohrende Kopfschmerzen von Innen nach Außen, in der Stirn, im Scheitel, oder im Hinterkopfe, Abends, von Bewegung, Kopfanstrengung, Geräusch und Waschen verschlimmert, von äußerem Druck und Handauflegen gebessert. – Aengstlichkeit und Besorgtheit wegen der Zukunft; Spannen in der äußeren Kopfhaut; Schmerzhaftigkeit der Augäpfel bei

Verifikationen und klinische Symptome

Bewegung derselben, und Gefühl als wären sie zu groß; Thränen der Augen; Appetitlosigkeit bei heftigem Durste; Drücken im Magen oder in der Nabelgegend, wie von einem harten Klumpen; viel Schleim in den hintern Nasenöffnungen, bei Trockenheit und Verstopftheit der vorderen Nase; ängstliches Herzklopfen, von Bücken verschlimmert; Stiche in den Gelenken der Arme und Beine; Empfindlichkeit von Berührung und Schauder an den berührten Stellen; Frösteln bei der mindesten Bewegung.[HA 44-45]

Drückend pressende Kopfschmerzen, besonders beim Bücken.[VHA]

Drückender Kopfschmerz, gewöhnlich in der rechten Schläfe, wie von Außen nach Innen, von der geringsten Bewegung, Bücken, Geräusch und Oeffnen des Mundes verschlimmert, in der Ruhe und von Hochliegen mit dem Kopfe gebessert.[HA 51]

Drückender Kopfschmerz in der Stirne, wie heraus Pressen des Gehirns, von Bücken, Bewegen, Husten, Sprechen und Gehen im Freien verschlimmert, von Augenschließen, Entblößung des Kopfs und in der Stube gebessert.[HA 59]

Geschwürschmerz im Vorderkopfe und Scheitel, Abends, von Bücken, Bewegung der Augen und beim Gehen im Freien verschlimmert, durch Handauflegen und äußern Druck, so wie im Liegen hoch mit dem Kopfe gebessert.[HA 64]

Schütteln im Gehirn, bei Auftreten und Bewegung des Kopfs, und beim Gehen im Freien verschlimmert, im Liegen hoch mit dem Kopfe, in der Stube und nach Waschen gebessert.[HA 73]

Stöße und Rucke im Kopfe beim Gehen im Freien.[VHA]

Stoßweises Reißen in der Stirn, mit Starrstehen der Augen, von Stehen, Sitzen, Fehltreten und Oeffnen des Mundes verschlimmert, im Liegen und Anlehnen des Kopfs gebessert.[HA 76]

Stumpf stechender Schmerz, von Innen nach Außen, auf dem Scheitel, im Wechsel mit Geschwürschmerz daselbst, von Berührung und nach Waschen verschlimmert, beim Waschen gebessert.[HA 131]

Schmerzhaftigkeit des Hinterkopfs mit Genicksteifigkeit.[VHA]

Wühlen im Kopfe, besonders im Vorderkopfe, Scheitel und Hinterkopfe, von Bücken, Bewegung im Freien und Geräusch verschlimmert, von äußerem Druck und im Liegen gebessert.[HA 88]

Jede Bewegung oder Anstrengung erhöht die Schmerzen.[VHA]

Aeusserer Kopf

Schmerzhafte Empfindlichkeit der Kopfhaut und der Haare von Bewegung der Kopfhaut, bei Berührung wie geschwürig und brennend schmerzend, von Entblößung des Kopfs gebessert.[HA 105]

Spannung in der äußern Kopfhaut.[VHA], [HA 44]

Spannen in der äußeren Kopfhaut, mit überlaufendem Schauder bei Berührung der leidenden Stellen, nach Waschen verschlimmert, bei Entblößung des Kopfs und während des Waschens desselben gebessert.[HA 131]

Stumpf stechender Schmerz, von Innen nach Außen, auf dem Scheitel, im Wechsel mit Geschwürschmerz daselbst, von Berührung und nach Waschen verschlimmert, beim Waschen gebessert.[HA 132]

Augen

Schmerzhaftigkeit der Augen in ihren Höhlen, bei Bewegung derselben.[VHA]

Schmerzhaftigkeit der Augäpfel bei Bewegung derselben, und Gefühl als wären sie zu groß.[HA 44-45]

Gefühl, als sey der Augapfel zu groß.[VHA]

Herabhängen der Augenlider, wie hart und unbeweglich.[VHA]

Schwieriges Oeffnen der Augen.[VHA]

Verifikationen und klinische Symptome

Entzündung der Augenlidränder.[VHA]
Brennen in den Augen mit Röthe des Augenweißen und aufgetriebenen Adern.[VHA]
Scharfes Thränen der Augen.[VHA]
Thränen der Augen.[HA 45]
Erweiterte Pupillen.[VHA]
Langsichtigkeit.[VHA]
Schwindel beim Niederblicken.[VHA]

Ohren

Ohrenzwang: ein drückendes Pressen im Ohre, wie von einem Pflocke.[VHA]
Gefühl von Verstopfung der Ohren.[VHA]
Taubhörigkeit.[VHA]

Nase

Kitzelndes Jücken an der Nase.[VHA]
Flechtenausschlag an der Nase, mit Wundheitsschmerz.[VHA]

Antlitz

Blasse Gedunsenheit des Gesichts, mit entstellten Zügen, besonders früh beim Erwachen aus dem Schlafe.[VHA]
Gelbe Ränder um die Augen.[VHA]
Gesichtsröthe.[VHA]
Gesichtsschweiß.[VHA]
Zuckend reissendes Drücken und Brennen an den Jochbeinen.[VHA]
Drückender Schmerz im Unterkiefer.[VHA]

Heilungsbericht

Mad. *H.* in M., die Gemahlin eines hohen Beamten, litt seit mehreren Wochen an einem heftigen Gesichtsschmerze, der sich bei allöop. Behandlung bis zur Verzweiflung gesteigert hatte und genau auf SPIGELIA paßte. Bei der ungemeinen Angegriffenheit der Dame ließ ich SPIG. 200°° in einer Obertasse mit WASSER auflösen, und von dieser umgerührten Auflösung einen Theelöffel voll in eine zweite Tasse mit WASSER einrühren und von letzterem einen Theelöffel voll sogleich nehmen. Trotz meiner Vorsicht war die Wirkung ungemein heftig. Unmittelbar darauf erschien ein Anfall von solcher Stärke, wie er früher nicht dagewesen war, und von etwa fünf Minuten Dauern, aber auch der letzte, und schon am Abende desselben Tages war sie so vollkommen von ihrem langen Leiden befreiet, daß sie eine Gesellschaft besuchte, wo dieser Erfolg nicht wenig Aufsehen machte und seitdem, es sind nun acht Monate, ist das Leiden nicht wiedergekehrt.[ACS 22 (1845) 1, 94], [KMS 467], [KMSS 41-42]

Zähne

Pochend reissender Zahnschmerz, von kaltem WASSER und Zutritt der LUFT verschlimmert.[VHA]
Gleich nach dem Essen (und Nachts) Zahnweh, als würden sie herausgerissen.[VHA]

Zahnschmerzen, klopfende

Heilungsbericht: Eins der trefflichsten und oft Anwendung findenden Mittel bei klopfenden Zahnschmerzen ist die SPIGELIA. Wo dieses Mittel das Spezifikum ist, findet sich fast jedesmal eine Art Gesichtsschmerz damit verbunden, ein zuckendes Reissen und Brennen im Jochbeine, wobei das Gesicht bleich, aufgedunsen ist, mit gelblichen (nicht bläulichen) Rändern um die Augen. Außerdem leiden die Patienten dabei gewöhnlich an Augenschmerzen, häufigem Harndrang mit vielem Abgange, heftigem Herzklopfen, oft mit Gefühl in der Brust, wie das Surren oder sogenannte Spinnen der Katzen, Frostigkeit und großer Unruhe. Im verwichenen Jahre heilte ich durch eine einzige kleinste Gabe dieses Mittels eine sonst kräftige Frau von den genannten Beschwerden, worunter die Zahnschmerzen und die Prosopalgie die heftigsten waren, und letztere namentlich seit mehreren Jahren jede Woche ein oder zwei Mal erschien und dann jedesmal bis zu einer fürchterlichen Höhe sich steigerte. Beide Uebel sind seitdem nicht wiedergekehrt.[KMS 89-90]

Mund

Uebler Mundgeruch.[VHA]
FAULIGER, STINKIGER Geschmack im Munde.[VHA]
Viel, weißer, schaumiger Speichel im Munde und im Rachen.[VHA]

Verifikationen und klinische Symptome

Risse in der Zunge.[VHA]

Genüsse
Appetitlosigkeit bei heftigem Durste.[VHA], [HA 45]
Heißhunger mit Uebelkeit.[VHA]
Hitze mit Durst, (besonders auf BIER) (bei Fieber).[VHA]

Geschmack
FAULIGER, STINKIGER Geschmack im Munde.[VHA]

Magen
Empfindlichkeit der Herzgrube bei Berührung.[VHA]
Drücken im Magen, wie von einem harten Klumpen.[VHA]
Drücken im Magen oder in der Nabelgegend, wie von einem harten Klumpen.[HA 45]

Bauch
Drücken in der Nabelgegend, wie von einem harten Klumpen.[VHA]
Drücken im Magen oder in der Nabelgegend, wie von einem harten Klumpen.[HA 45]
Stiche im Unterleibe.[VHA]
Leibweh von Würmern.[VHA]

Stuhl
Oefterer, vergeblicher Stuhldrang.[VHA]
Abgang großer Schleimstücke, ohne Koth.[VHA]
Abgang von Koth mit Würmern.[VHA]

Harn
Oefterer Harndrang mit reichlichem Abgange, auch Nachts.[VHA]
Harn mit weißlichem Bodensatze.[VHA]

Geschlechtstheile
Oeftere Erektionen mit wollüstigen Gedanken, aber ohne Wollustreiz.[VHA]
Erhöhung der Beschwerden nach Waschen und nach Befriedigung des Geschlechtstriebes.[VHA]

Schnupfen
Schnupfenfieber mit Weinerlichkeit und trockner Hitze ohne Durst.[VHA]
Viel Schleimabfluß durch die hinteren Nasenöffnungen, bei Trockenheit und Verstopftheit der vordern Nase.[VHA], [HA 45]

Athem
Erstickungsanfälle mit Angst, heftigem Herzklopfen und Brustschmerzen.[VHA]
Kurzäthmigkeit, besonders beim Steigen.[VHA]
Zusammenziehen der Brust mit erschwertem Athem.[VHA]
Kneipende Stiche im Zwergfelle, mit Athemversetzung.[VHA]
Stechender Schmerz im Rücken, besonders beim Athmen.[VHA]

Husten
Trockner, hohler Husten mit Athemversetzung.[VHA]
Heftiger Husten mit Erstickungsanfällen.[VHA]

Hals
Harte, schmerzhafte Geschwulst der Halsdrüsen.[VHA]

Brust
Stiche in der Brust.[VHA]
Zusammenziehen der Brust mit erschwertem Athem.[VHA]
Zerreissungsschmerz in der Brust.[VHA]
Zitteriges Gefühl in der Brust, von der mindesten Bewegung verschlimmert.[VHA]

Verifikationen und klinische Symptome

Kneipende Stiche im Zwergfelle, mit Athemversetzung.[VHA]
Ungemein starkes, (sichtbares und hörbares), ängstliches Herzklopfen, durch Vorbiegen der Brust verschlimmert.[VHA]
BLUTWALLUNG und hörbares Herzklopfen: Thuj. (DIG., JOD, SPIG.)[KMS 726]
Erstickungsanfälle mit Angst, heftigem Herzklopfen und Brustschmerzen.[VHA]
Aengstliches Herzklopfen früh beim Erwachen: Thuj. (RHUS-T., SPIG.)[KMS 726]
Ängstliches Herzklopfen, von Bücken verschlimmert.[HA 45]
SPIG. und NAT-C. thut gut in organischen Herzkrankheiten.[Chargé, Bönn.]

Rücken

Stechender Schmerz im Rücken, besonders beim Athmen.[VHA]
Schmerzhaftigkeit des Hinterkopfs mit Genicksteifigkeit.[VHA]

Oberglieder

Stiche in den Arm- und Hand-Gelenken.[VHA]
Stiche in den Gelenken der Arme und Beine.[HA 45]
Stechender Schmerz in den Gliedern und besonders in den Gelenken.[VHA]
Harte, brennende, juckende Knötchen in den Handtellern.[VHA]

Unterglieder

Stechen in den Gelenken der Unterglieder und in den Oberschenkeln beim Gehen.[VHA]
Stiche in den Gelenken der Arme und Beine.[HA 45]
Leichtigkeitsgefühl im Körper beim Gehen: Thuj. (CHIN., RHUS-T., SPIG.)[KMS 727]
Stechender Schmerz in den Gliedern und besonders in den Gelenken.[VHA]
Warzenähnliche Auswüchse an den Zehen.[VHA]

Drüsen

Schmerzhafte Drüsengeschwülste.[VHA]
Harte, schmerzhafte Geschwulst der Halsdrüsen.[VHA]
Konkordanz Drüsen: Arn., Aur., *Bell.*, Carb-an., Chin., Con., Jod, Lyc., Phos., Puls. [PB]

Knochen

Konkordanz Knochen: Chin., Ph-ac., *Puls.* [PB]

Haut

Blasse, runzliche Haut des Körpers.[VHA]
Spannung in der äußern Kopfhaut.[VHA]
Flechtenausschlag an der Nase, mit Wundheitsschmerz.[VHA]
Blasse Gedunsenheit des Gesichts, mit entstellten Zügen, besonders früh beim Erwachen aus dem Schlafe.[VHA]
Gelbe Ränder um die Augen.[VHA]
Gesichtsröthe.[VHA]
Gesichtsschweiß.[VHA]
Harte, brennende, juckende Knötchen in den Handtellern.[VHA]
Warzenähnliche Auswüchse an den Zehen.[VHA]
Konkordanz Haut und Aeusseres: Acon., Arn., Ars., Bar-c., Bell., *Bry.*, Calc., Caust., Chin., Con., Hep., Kali-c., Lyc., Merc., Nat-m., Nux-v., Phos., Plat., *Puls.*, *Rhus-t.*, *Sep.*, Sil., *Sulph.* [PB]

Schlaf

Gestörter Nachtschlaf wegen Unruhe des Körpers.[VHA]
Unerquicklicher Nachtschlaf und darauf früh Schläfrigkeit.[VHA]
Gleich nach dem Essen (und Nachts) Zahnweh, als würden sie herausgerissen.[VHA]
Oefterer Harndrang mit reichlichem Abgange, auch Nachts.[VHA]
Konkordanz Schlaf und Träume: Phos., Sulph. [PB]

Verifikationen und klinische Symptome

Fieber

Frösteln bei der mindesten Bewegung.[VHA], [HA 45]
Hitze mit Durst, (besonders auf BIER).[VHA]
Schnupfenfieber mit Weinerlichkeit und trockner Hitze ohne Durst.[VHA]
Kalte Schweiße.[VHA]

Fieberstadien

1. Puls unregelmässig, meistens stark, aber langsam. – Zitternder Puls. – Der Puls geht Abends schneller, Morgens langsamer.[WF 51]
2. Frost oft Morgens zu derselben Stunde wiederkehrend. – Frost mit Hitze, oder auch mit Schweiss wechselnd. – Frost einzelner Theile, bei Wärme der Andern. – Allgemeiner, überlaufender Frost, bei gleichzeitiger Hitze. – Frösteln von der mindesten Bewegung. – Der Frost geht von der Brust aus.[WF 51-52]
3. Hitze vorzüglich im Rücken. – Nächtliche, fliegende Hitze, mit Durst auf BIER. – Hitze im Gesichte und an den Händen, bei Frost im Rücken.[WF 52]
4. Nächtlicher, übelriechender Schweiss, bei gleichzeitiger Hitze. – Klebriger Schweiss an den Händen. – Kalte Schweisse.[WF 52] – Schweiss, entweder blos der bedeckten Theile des Körpers (BELL., CHIN., SPIG.), oder blos der Unbedeckten: Thuj. (?)[KMS 729]

Konkordanz Fieber: Acon., *Ars.*, Bell., Bry., Calc., Cham., Hell., Ign., Lyc., Merc., Nux-m., Nux-v., Phos., *Puls.*, Rhus-t., *Sep.*, Verat. [PB]

Gemeinsames

Leichtigkeitsgefühl im Körper beim Gehen: Thuj. (CHIN., RHUS-T., SPIG.)[KMS 727]
SPIG. hat stechende Nervenschmerzen.[Hub.; AHZ 210]
Stechender Schmerz in den Gliedern und besonders in den Gelenken.[VHA]
Schwere und Zerschlagenheit im ganzen Körper beim Aufstehen vom Sitze.[VHA]
Allgemeine Mattigkeit, besonders nach geringer Bewegung im Freien.[VHA]
Schmerzhafte Empfindlichkeit des ganzen Körpers bei Berührung, mit Schauder an den berührten Stellen, oder mit krabbelndem Laufen durch den ganzen Körper.[VHA]
Empfindlichkeit von Berührung und Schauder an den berührten Stellen.[HA 45]

Wurmbefall

Leibweh von Würmern.[VHA]
Abgang von Koth mit Würmern.[VHA]

Besserung der Beschwerden

Äußerer Druck.[HA 44], [HA 64], [HA 88]
Handauflegen.[HA 44], [HA 64]
Hochliegen mit dem Kopfe.[HA 51], [HA 64], [HA 73]
Anlehnen des Kopfs.[HA 76]
Ruhe.[HA 51]
Im Liegen.[HA 76], [HA 88]
Augenschließen.[HA 59]
Entblößung des Kopfs.[HA 59], [HA 105], [HA 131]
In der Stube.[HA 59], [HA 73]
Beim Waschen.[HA 131]
Nach Waschen.[HA 73]

Verschlimmerung der Beschwerden

Abends.[HA 44], [HA 64]
Geringe Bewegung im Freien.[VHA]
Von der geringsten Bewegung.[HA 51]
Bewegung.[HA 44], [HA 59], [HA 88]
Bewegung der Augen.[HA 64]
Bewegung des Kopfs.[HA 73]
Im Freien.[HA 59], [HA 64], [HA 73], [HA 88]
Bei Auftreten.[HA 73]
Gehen.[HA 59], [HA 64], [HA 73]
Bücken.[HA 51], [HA 59], [HA 64], [HA 88]

Verifikationen und klinische Symptome

Stehen.[HA 76]
Sitzen.[HA 76]
Fehltreten.[HA 76]
Kopfanstrengung.[HA 44]
Geräusch.[HA 44], [HA 51], [HA 86]
Waschen.[HA 44]
Nach Waschen.[HA 131], [HA 132]
Erhöhung der Beschwerden nach Waschen und nach Befriedigung des Geschlechtstriebes.[VHA]
Oeffnen des Mundes.[HA 51], [HA 76]
Husten.[HA 59]
Sprechen.[HA 59]
Berührung.[HA 105], [HA 132]

Konkordanzen

Verschlimmerung nach der Zeit: Carb-v., Mang., Sabad., Staph., Valer. [PB]

Verschlimmerung nach Lage und Umständen: Acon., Am-m., Arn., Ars., Asar., *Bell.*, Bor., *Bry.*, *Calc.*, Caps., Carb-v., *Cham.*, Chel., Chin., Cocc., Coff., *Colch.*, Con., Croc., Ferr., Graph., Hep., *Ign.*, *Jod*, Kali-c., Kali-n., Lach., Led., *Lyc.*, M-arct., *Merc.*, Nat-c., Nat-m., *Nux-v.*, Phos., *Puls.*, Ran-b., Rhus-t., Sabad., Sel., *Sep.*, Sil., Staph., Sulph., Verat. [PB]

Verifikationen und klinische Symptome

Arzneiverwandtschaften von Spigelia anthelmia

Acon., (Ambr.), Aur., (Bart-c.), Bov., Chin., Dig., Euphr., (Hyos.), Laur., (Lyc.), (Mag-m.), (Mosch.), Nat-m., (Nux-v.), (Petr.), (Phos.), (Puls.) (Sabad.), (Sabin.), Sil., Spong., (Stram.), Tarax., Verat. [VHA]

Acon., Arn., Ars., Aur., *Bell.*, *Bry.*, *Calc.*, Carb-v., Caust., Cham., Chin., Con., Graph., Hep., Ign., Jod, Kali-c., *Lyc.*, Merc., Nat-c., Nat-m., Nux-v., *Phos.*, Ph-ac., Plat., *Puls.*, *Rhus-t.*, *Sep.*, Sil., Staph., *Sulph.*, Verat. [PB]

Bism., Dig., Euphr., Laur., *Merc.*, *Nat-c.*, Nat-m., Puls., Verat. [KV]

Antidote von Spigelia anthelmia: Camph., Puls.

Oft und gehörig lang wiederholte, kleine Gaben KAMPHER heben nach und nach das Uebermaß der Wirkungen dieser wichtigen Arznei auf. [RA 5, 240]

Camph. [SRN]

Camph., Puls. [PB]

Spigelia anthelmia ist Antidot von: Aur.

Konkordanzen der homöopathischen Arzneien

I. Gemüth und Geist: Acon., Anac., Ars., *Bell.*, Bry., Calc., Carb-an., Con., Cycl., *Graph.*, Hell., Hyos., Ign., *Lyc.*, Merc., *Nat-c.*, Nat-m., Nux-m., Op., Petr., Phos., Plat., Puls., *Rhus-t.*, Sep., *Stram.*, Sulph., Thuj., Verat. [PB]

II. Körpertheile und Organe: Acon., Anac., Arn., Ars., Aur., Bell., Bry., *Calc.*, Carb-v., *Caust.*, Chin., Con., Graph., Hep., Ign., *Kali-c.*, Kreos., Led., Lyc., Merc., Nat-c., Nat-m., Nux-v., Petr., Phos., Ph-ac., *Puls.*, Ran-b., *Rhus-t.*, Sabin., Seneg., *Sep.*, Sil., Squil., Staph., *Sulph.*, Valer., Verat., Zinc. [PB]

III. Empfindungen und Beschwerden

1. **Aeussere und innere Körpertheile im Allgemeinen:** Acon., Arn., Ars., Asaf., Aur., *Bell.*, Bry., *Calc.*, Carb-v., Caust., Cham., Chin., Cocc., Con., Hep., Ign., Kali-c., Lyc., M-arct., Merc., Mez., Nat-c., Nat-m., *Nux-v.*, *Phos.*, Plat., *Puls.*, Rhod., *Rhus-t.*, *Sep.*, Sil., Spong., Stann., Staph., Stront., *Sulph.*, Sulph-ac., Thuj., Zinc. [PB]
2. **Drüsen:** Arn., Aur., *Bell.*, Carb-an., Chin., Con., Jod, Lyc., Phos., Puls. [PB]
3. **Knochen:** Chin., Ph-ac., *Puls.* [PB]

4. **Haut und Aeusseres:** Acon., Arn., Ars., Bar-c., Bell., *Bry.*, Calc., Caust., Chin., Con., Hep., Kali-c., Lyc., Merc., Nat-m., Nux-v., Phos., Plat., *Puls.*, *Rhus-t.*, *Sep.*, Sil., *Sulph.* [PB]

IV. Schlaf und Träume: Phos., Sulph. [PB]

V. Fieber: Acon., *Ars.*, Bell., Bry., Calc., Cham., Hell., Ign., Lyc., Merc., Nux-m., Nux-v., Phos., *Puls.*, Rhus-t., *Sep.*, Verat. [PB]

VI. Änderung des Befindens

1. **Verschlimmerung nach der Zeit:** Carb-v., Mang., Sabad., Staph., Valer. [PB]
2. **Verschlimmerung nach Lage und Umständen:** Acon., Am-m., Arn., Ars., Asar., *Bell.*, Bor., *Bry.*, *Calc.*, Caps., Carb-v., *Cham.*, Chel., Chin., Cocc., Coff., *Colch.*, Con., Croc., Ferr., Graph., Hep., *Ign.*, *Jod*, Kali-c., Kali-n., Lach., Led., *Lyc.*, M-arct., *Merc.*, Nat-c., Nat-m., *Nux-v.*, Phos., *Puls.*, Ran-b., Rhus-t., Sabad., Sel., *Sep.*, Sil., Staph., Sulph., Verat. [PB]

VII. Konkordanz der homöopathischen Arzneien

Acon., Arn., Ars., Aur., *Bell.*, *Bry.*, *Calc.*, Carb-v., Caust., Cham., Chin., Con., Graph., Hep., Ign., Jod, Kali-c., *Lyc.*, Merc., Nat-c., Nat-m., Nux-v., *Phos.*, Ph-ac., Plat., *Puls.*, *Rhus-t.*, *Sep.*, Sil., Staph., *Sulph.*, Verat. [PB]

Bism., Dig., Euphr., Laur., *Merc.*, *Nat-c.*, Nat-m., Puls., Verat. [KV]

Verifikationen und klinische Symptome

Spiritus nitri dulcis (Salpetergeist)
(Nit-s-d.)

Synonyma
Spiritus nitri dulcis
Versüßter Salpetergeist, Ätherische Salpetersäure, Nitri dulcis, Naphtha nitri, Spiritus aetheris nitrosi, Spiritus nitrico-aethereus

Literatur
Fielitz: Spiritus nitri dulcis. AHZ 4 (1834) 17, 266. – Die im Text verwendete Abkürzung ist Fielitz, AHZ 4 (1834).
Lembke, James: Fragmentarische Prüfungen. Spir. nitr. dulc. AHZ 49 (1855) 24, 186 - 187. – Die im Text verwendete Abkürzung ist Lembke, AHZ 49 (1855).
Lembke, James: Spiritus nitri dulcis. Prüfung. ZHK 4 (1855) 16, 145 - 147. – Die im Text verwendete Abkürzung ist Lembke, ZHK 4 (1855).

Arzneiprüfung

Schwindel
Schwindel.[Lembke, ZHK 4 (1855) 146]
Kopf benommen, schwindlig, schwer.[Lembke, AHZ 49 (1855) 186]
Vorderkopf benommen.[Lembke, ZHK 4 (1855) 146]
Im Kopfe eine Empfindung als entstehe Schwindel, was sich einige Male wiederholt.[Lembke, ZHK 4 (1855) 145]
Beim Sitzen das Gefühl als wanke der Oberkörper.[Lembke, ZHK 4 (1855) 145]

Kopf
Bohren in Kopfknochen, in der Brustwand.[Lembke, AHZ 49 (1855) 186]
Bald nach dem Einnehmen Schwere im Hinterkopf, mit Hitze.[Lembke, ZHK 4 (1855) 145]
Vorderkopf benommen.[Lembke, ZHK 4 (1855) 146]
Kopf wüst.[Lembke, ZHK 4 (1855) 146]

Innerer Kopf
Druck im Hinterhaupt.[Lembke, ZHK 4 (1855) 145]
Kopf benommen, schwindlig, schwer.[Lembke, AHZ 49 (1855) 186]
Bald nach dem Einnehmen benommen im Kopf, Druck im Vorderkopf, an verschiedenen Stellen.[Lembke, ZHK 4 (1855) 146]
Im Kopfe eine Empfindung als entstehe Schwindel, was sich einige Male wiederholt.[Lembke, ZHK 4 (1855) 145]
Beim Sitzen das Gefühl als wanke der Oberkörper.[Lembke, ZHK 4 (1855) 145]
Hitze im Kopf und Gesicht, im Rücken, dann Schweiss, danach Frösteln.[Lembke, AHZ 49 (1855) 186]
8 Uhr Morgens, in der rechten Schläfe einwärtsgehender Druck, wie mit einem stumpfen Instrument.[Lembke, ZHK 4 (1855) 146]
Mehrmals Druck im Kopf, in den Knochen auf dem linken Fussrücken.[Lembke, ZHK 4 (1855) 146]

Aeusserer Kopf
Druck an verschiedenen Stellen des Vorderkopfes.[Lembke, ZHK 4 (1855) 145]
Druck in der linken Schläfe.[Lembke, ZHK 4 (1855) 146]
Druck in der rechten Schläfe, 7 Uhr.[Lembke, ZHK 4 (1855) 146]
Druck in Schläfen, Stirnbein, Brustbein, Knien.[Lembke, ZHK 4 (1855) 146]
Griseln in der Kopfhaut.[Lembke, ZHK 4 (1855) 146]
Ziehen in der Kopfhaut mit Druck an verschiedenen Stellen des Schädels, 8 Uhr.[Lembke, ZHK 4 (1855) 146]

Augen
Speichelfluss und Thränen.[Lembke, AHZ 49 (1855) 186]

Ohren
Das linke Ohr fällt zu ohne Schmerz und Geschwulst 8 Uhr, dauert über eine Stunde, war

Verifikationen und klinische Symptome

wohl nur der Anfang eines starken Schnupfens, der sich noch denselben Tag ausbildete.[Lembke, ZHK 4 (1855) 145]

Antlitz

Hitze im Kopf und Gesicht, im Rücken, dann Schweiss, danach Frösteln.[Lembke, AHZ 49 (1855) 186]

Hitze im Gesicht, mehr innerlich als äusserlich, dann im ganzen Körper, Schweiss in den Händen und stark aufgelaufene Adern an ihnen, obgleich gar keine Bewegung vorhergegangen war; dauert 1/4 Stunde.[Lembke, ZHK 4 (1855) 145]

Hitze ins Gesicht steigend, mehr innerlich, dann im Vorderkopf auch, mit Druck.[Lembke, ZHK 4 (1855) 145]

Sehr häufig sichtbares Zucken im rechten obern Augenlid und im linken Theil der Oberlippe, nach dem Laufe des Lippenrandes.[Lembke, AHZ 49 (1855) 186]

Seit dem Gebrauch des NIT-S-D. täglich und häufig Zucken im rechten obern Augenlid, an dessen Rande; den 20. Mai [1849] sichtbares Zucken einige Minuten lang im linken Theil der Oberlippe, nach dem Laufe des Lippenrandes.[Lembke, ZHK 4 (1855) 146]

Bis zum 10. Juni [1849] hatte das Fippern im Augelide aufgehört, die hier und da in den Gliedern umherziehenden Schmerzen zeigten sich manchen Tag gar nicht, und schienen von nassem Wetter wieder zu entstehen.[Lembke, ZHK 4 (1855) 147]

Stechen in den Kaumuskeln.[Lembke, ZHK 4 (1855) 146]

Ziehen im rechten Oberkiefer.[Lembke, ZHK 4 (1855) 146]

Zähne

Reissen in den oberen Eck- und Schneidezähnen rechts, 12 Uhr.[Lembke, ZHK 4 (1855) 146]

Mund

Stechen in den Kaumuskeln.[Lembke, ZHK 4 (1855) 146]

Stechen in der Zungenspitze.[Lembke, AHZ 49 (1855) 186], [Lembke, ZHK 4 (1855) 146]

Stechen in der Zunge, 1/2 6 Uhr Abends.[Lembke, ZHK 4 (1855) 146]

Feines Stechen in der Zungenspitze am 8., 11., 25. Mai [1849].[Lembke, ZHK 4 (1855) 145 u. 146]

Feines Stechen auf der Zungenseite, 9 Morgens.[Lembke, ZHK 4 (1855) 145]

Stiche in der Tiefe der Zungenmasse.[Lembke, ZHK 4 (1855) 146]

Am Morgen des 26. Mai [1849] scharfes Stechen in der Zunge.[Lembke, ZHK 4 (1855) 146]

Schneiden vorn in der Tiefe der Zunge.[Lembke, ZHK 4 (1855) 145]

Viel Speichelzufluss und dabei Hunger.[Lembke, AHZ 49 (1855) 186]

Viel Speichel.[Lembke, ZHK 4 (1855) 146]

Viel dünner Speichel und anhaltend SALZIGER Geschmack auf der Zungenspitze.[Lembke, ZHK 4 (1855) 146]

Speichelfluss und Thränen.[Lembke, AHZ 49 (1855) 186]

Anhaltend viel Schleim im Munde, und Geschmack wie LAUGE.[Lembke, ZHK 4 (1855) 146]

Nach den grösseren und auch kleineren Gaben floss häufig klarer Speichel im Munde zusammen.[Lembke, ZHK 4 (1855) 145]

Wehgefühl wie vor Uebelkeit; zugleich mehr Schleim im Munde.[Lembke, ZHK 4 (1855) 146]

Sehr fader Mundgeruch.[Lembke, ZHK 4 (1855) 146]

Geschmack

Sark SALZIGER Geschmack.[Lembke, AHZ 49 (1855) 186]

Viel dünner Speichel und anhaltend SALZIGER Geschmack auf der Zungenspitze.[Lembke, ZHK 4 (1855) 146]

Paar Mal SALZIGER Geschmack auf der Zunge und Speicheln.[Lembke, ZHK 4 (1855) 146]

Anhaltend viel Schleim im Munde, und Geschmack wie LAUGE.[Lembke, ZHK 4 (1855) 146]

Übelkeit

Uebelkeit, Weichlichkeit.[Lembke, AHZ 49 (1855) 186]

Etwas übel.[Lembke, ZHK 4 (1855) 145]

Mehrmals Uebelkeit.[Lembke, ZHK 4 (1855) 146]

Viel Speichelzufluss und dabei Hunger.[Lembke, AHZ 49 (1855) 186]

Wehgefühl wie vor Uebelkeit; zugleich mehr Schleim im Munde.[Lembke, ZHK 4 (1855) 146]

An den vorhergehenden Tagen, besonders aber heute, Uebelkeit, eigenes Weichlichtkeitsgefühl im Magen, Speichelzufluss und dabei Hunger, der mit dem Nachlassen jener Symptome auch aufhört.[Lembke, ZHK 4 (1855) 147]

Verifikationen und klinische Symptome

Speiseröhre

Krampf in der Speiseröhre, von unten nach oben gehend, wie den 11. Mai [1849].[Lembke, ZHK 4 (1855) 146]

Stumpfes Drücken in der Speiseröhre.[Lembke, AHZ 49 (1855) 186]

Stumpf drückendes Gefühl tief hinter dem Brustbein, wie in der Speiseröhre.[Lembke, ZHK 4 (1855) 145]

Krampf in der Speiseröhre von unten nach oben gehend.[Lembke, AHZ 49 (1855) 186]

Aufsteigender Krampf in der Speiseröhre, mit absatzweise nach der obern Brustwand hinziehendem Schmerz, (1/2 10 Uhr) LUFT-Aufstossen.[Lembke, ZHK 4 (1855) 146]

Magen

Druck im Magen.[Lembke, ZHK 4 (1855) 146]

Der Magendruck ist wie mit einem stumpfen Werkzeuge, nimmt zu durch starkes Einathmen, Druck und gerade Haltung des Körpers, gelindert durch Einbiegen des Leibes, welcher ganz weich anzufühlen.[Lembke, ZHK 4 (1855) 146]

Um 10 Uhr nahm der Schmerz zu, schneidend, ging bis zur Nabelgegend, wurde selbst durch leises Einathmen vermehrt.[Lembke, ZHK 4 (1855) 146]

Gefühl von Schwere und Vollheit in der Magengrube.[Lembke, ZHK 4 (1855) 145]

Schwere und Vollheit in der Magengrube.[Lembke, AHZ 49 (1855) 186]

In der Magengrube Schwere, Vollheit und Beklemmung, wie den 11. Mai [1849].[Lembke, ZHK 4 (1855) 146]

Weichlichkeitsgefühl in der Magengrube, nimmt zu, steigt in den Mund hinauf, zugleich viel Schleim im Munde.[Lembke, ZHK 4 (1855) 146]

Eigenes Wehgefühl in der Magengrube, viel Speichel, anhaltend, allgemeine Mattigkeit bis 9 Uhr Morgens.[Lembke, ZHK 4 (1855) 146]

Um 1/2 5 Uhr ruckweise heftiges Schneiden tief in der Magengrube mit Hitzeüberlaufen und allgemeinem heissem Schweiss, Stechen in der Zunge, 1/2 6 Uhr Abends.[Lembke, ZHK 4 (1855) 146]

Hypochonder

Plötzliches Stechen links unten vom Nabel, nach der Harnblase hin, 9 Uhr.[Lembke, ZHK 4 (1855) 145]

Bauch

Poltern im Leibe.[Lembke, AHZ 49 (1855) 186]

Viel LUFT-Geräusch im Leibe.[Lembke, ZHK 4 (1855) 145]

Viel LUFT sammelte sich im Unterleibe, nach deren Entleerung der Schmerz nachliess.[Lembke, ZHK 4 (1855) 146]

Leibschmerz hielt mässig bis 1/2 2 Uhr an, wurde durchs Essen sehr vermehrt, schneidend.[Lembke, ZHK 4 (1855) 146]

Harn

Um 7 Uhr Verlangen zum Uriniren, Urin wenig, von gewöhnlicher Qualität.[Lembke, ZHK 4 (1855) 145]

Reiz zum Harnen.[Lembke, ZHK 4 (1855) 145]

Häufiger Harndrang.[Lembke, ZHK 4 (1855) 146]

Der um 10 Uhr gel. Urin ist sehr hell; bis 2 Uhr häufiges Drängen zum Uriniren, und der um 2 Uhr gelassene hell, an Menge nicht mehr als sonst.[Lembke, ZHK 4 (1855) 145]

Stechen in der Spitze der Harnröhre, auch gestern.[Lembke, ZHK 4 (1855) 146]

Geschlechtstheile

Stechen in der Eichel.[Lembke, ZHK 4 (1855) 145]

Husten

Kitzeln im Kehlkopf und trockener Husten.[Lembke, AHZ 49 (1855) 186]

Kitzeln im Kehlkopf, trockener stossender Husten, 8 Uhr Abends.[Lembke, ZHK 4 (1855) 146]

Um 1/2 11 Uhr Abends viel Stechen im Kehlkopf, Reiz zum Husten, welcher trocken.[Lembke, ZHK 4 (1855) 145]

An einigen Morgen kurzer trockener Husten.[Lembke, ZHK 4 (1855) 146]

Verifikationen und klinische Symptome

Kehlkopf – Luftröhre

Um 1/2 11 Uhr Abends viel Stechen im Kehlkopf, Reiz zum Husten, welcher trocken.[Lembke, ZHK 4 (1855) 145]

Kitzeln im Kehlkopf und trockener Husten.[Lembke, AHZ 49 (1855) 186]

Kitzeln im Kehlkopf, trockener stossender Husten, 8 Uhr Abends.[Lembke, ZHK 4 (1855) 146]

Stechen und Zusammenziehen im Kehlkopf 5 Uhr Nachmittags.[Lembke, ZHK 4 (1855) 146]

Viel Stechen und Kitzeln im Kehlkopf mit dünnem Speichel, Thränen der Augen und kurzem trockenem Husten.[Lembke, ZHK 4 (1855) 146]

Innerer Hals

Mehr Schleim im Halse.[Lembke, ZHK 4 (1855) 145]

Anhaltend trocken im Halse.[Lembke, ZHK 4 (1855) 146]

Brust

Drücken links oben in der Brustwand, vergeht und kommt wieder, Athmen und Bewegung ohne Einfluss.[Lembke, ZHK 4 (1855) 145]

Druck über den untern Theil der Brustwand.[Lembke, ZHK 4 (1855) 146]

Um 12 Uhr in der linken Brustwand oben stechender Schmerz, Athmen ohne Einfluss.[Lembke, ZHK 4 (1855) 145]

Stumpf drückendes Gefühl tief hinter dem Brustbein, wie in der Speiseröhre.[Lembke, ZHK 4 (1855) 145]

Absetzend stechende Schmerzen oben in der linken Brustwand, dann rechts, Athmen ohne Einfluss.[Lembke, ZHK 4 (1855) 146]

Herumziehendes Drücken im obern Theile der Brustwand.[Lembke, ZHK 4 (1855) 146]

Heilungsbericht

Im Monat Dec. v. JH. zeigte sich mehrmals eine Art Pleuritis rheumatica mit Uebergang in Status nervosus. Frau *Sp.*, eine consumirte 55jährige Weberin, wurde von Seitenstichen mit Durchfall, Husten und Fieber befallen. MERC. und BELL. beseitigten diese Zufälle, allein es trat hierauf eine entsetzliche Schwäche, kurzer Athem, besonders beim Aus-und Einsteigen in's Bett, erneute Stiche in der Seite, Angst, Kollern im Unterleibe, Durchfall in der Nacht mit Leibschneiden, nicht zu löschender Durst, trockne Zunge, Schwerhörigkeit und Rauschen in den Ohren ein. ARS. beseitigte sämmtliche Zufälle, bis auf folgende: stieres, verstörtes Auge; sie hört nicht; dürre braune Lippen; verlangt nichts, fühlt kaum ihre natürlichen Bedürfnisse; höchste Schwäche; Murmeln und Phantasiren im Schlafe; sie ist nicht recht zu sich zu bringen und ziemlich gefühllos. Gegen diesen Status nervosus stupidus gab ich SPIR. NITRI DULC. gtt. ij. Aq. dest. [.]j. S. in 24 St. Theelöffelweise zu brauchen. Wie umgewandelt durch einen Zauberschlag war am anderen Tage die Kranke. Sie war völlig bei sich, das Auge matt aber natürlich, sie sah freundlich aus, begehrte etwas zu genießen, hatte keine Beschwerden außer allgemeiner Schwäche, und ihr Puls ging schwach aber regelmäßig.[Fielitz, AHZ 4 (1834) 266]

Rücken

Hitze im Kopf und Gesicht, im Rücken, dann Schweiss, danach Frösteln.[Lembke, AHZ 49 (1855) 186]

Frösteln durch den Rücken in die Beine.[Lembke, AHZ 49 (1855) 186]

Frösteln durch den Rücken.[Lembke, ZHK 4 (1855) 146]

Frösteln durch den Rücken bis in die Beine, mit kalten Händen.[Lembke, ZHK 4 (1855) 146]

Frösteln im Rücken und starker warmer Schweiss in den Handflächen, Frösteln nimmt zu, die Hände werden kalt und auch der Schweiss in den Handflächen.[Lembke, ZHK 4 (1855) 146]

Zu mehren Malen Frösteln durch den Rücken.[Lembke, ZHK 4 (1855) 145]

Starkes Frösteln im Rücken und den Gliedern.[Lembke, ZHK 4 (1855) 145]

Um 3/4 7 Uhr Frösteln durch die Wirbelsäule; nimmt zu mit kalten Händen.[Lembke, ZHK 4 (1855) 145]

Durch den Rücken Gefühl als laufe heisses WASSER von unten nach oben, hält 1/4 Stunde an.[Lembke, ZHK 4 (1855) 145]

Gleich nach dem Einnehmen steigt Hitze aus dem Halstheil des Rückenmarkes ins Hinterhaupt; es geht wie ein Nebel über in den obern Theil des Gesichtskreises hin; die Venen schwellen ohne vorhergegangene Bewegung sehr an, Puls frequenter, hält 1/2 Stunde an.[Lembke, ZHK 4 (1855) 145]

Rieseln unter der Haut vom Kreuz nach den Beinen, 1/2 8 Uhr.[Lembke, ZHK 4 (1855) 146]

Starkes Stechen auf den Dornfortsätzen der untersten Brust- und oberen Lendenwirbel, 1/2 7 Uhr.[Lembke, ZHK 4 (1855) 145]

Verifikationen und klinische Symptome

Stechen auf den Dornfortsätzen der mittleren Brustwirbel.[Lembke, ZHK 4 (1855) 146]
Ziehen in den Rückenmuskeln, an verschiedenen Stellen.[Lembke, ZHK 4 (1855) 146]

Oberglieder

Auf dem 1. und 2. Gliede des 3. Fingers links plötzlich heftig stechend brennender Schmerz mit Geschwulst. Röthe und stark blau durchscheinende Vene, Bewegung ohne Schmerz, Druck steigert alle Zufälle sogleich sehr, doch nur auf einige Minuten, Röthe und Geschwulst bleiben dauernd bis zum Abend, und auch am folgenden Morgen (12. Mai [1849]), starker Druck bringt jetzt wieder obigen Schmerz hervor, doch milder.[Lembke, AHZ 49 (1855) 186-187]
Brennendes Stechen auf dem Rücken einiger Fingergelenke, Drücken und Bohren in den Handgelenken, Tibien, Fussgelenken, Kopf und Gesichtsknochen.[Lembke, ZHK 4 (1855) 146]
Druck im linken Ellbogengelenk, im rechten Vorderarm.[Lembke, ZHK 4 (1855) 145]
Drückender Steifigkeitsschmerz vorn am linken Oberarmgelenk und am Schulterblattende des Schlüsselbeines, durch Bewegung vermehrt, 9 Uhr Abends.[Lembke, ZHK 4 (1855) 146]
Drücken im linken Schultergelenk, nach dem Oberarm ziehend, 10 Uhr.[Lembke, ZHK 4 (1855) 146]
Drücken auf den Fussrücken, in den Handgelenken.[Lembke, ZHK 4 (1855) 146]
Starker Druck wie mit einem Pflock in der Mitte des linken Vorderarms, mehr in den Weichtheilen.[Lembke, ZHK 4 (1855) 147]
Inneres Drücken auf dem Rücken der linken Handwurzel.[Lembke, ZHK 4 (1855) 146]
Mattigkeit in der rechten Hand mit Stechen in einigen Gelenken derselben, dann matt im rechten Schultergelenk.[Lembke, ZHK 4 (1855) 146]
Pressen in den Fusswurzelknochen rechts, im rechten Vorderarm.[Lembke, ZHK 4 (1855) 145]
Reissen in Gelenken, besonders der Finger, Fussknöchel, Zehen.[Lembke, AHZ 49 (1855) 186]
Reissen in den Fingern und Zehen, Schmerz im rechten Hüftgelenk 1/2 8 Uhr (n. 1St.).[Lembke, ZHK 4 (1855) 145]
Reissen und Drücken in den Fingern links.[Lembke, ZHK 4 (1855) 146]
Starkes Reissen in den Fingern rechts.[Lembke, ZHK 4 (1855) 146]
Abends 10 Uhr im Bett heftiges Reissen in der Tiefe des linken Vorderarmes, bis ins Handgelenk hinein.[Lembke, ZHK 4 (1855) 146]
Schwäche im ganzen rechten Arm, er ist wie schwer zu heben, und als sei er zu dick oder voll.[Lembke, ZHK 4 (1855) 146]
Schwere und Schwäche in den Armen.[Lembke, AHZ 49 (1855) 186]
Schwere und Mattigkeit in beiden Armen.[Lembke, ZHK 4 (1855) 146]
Stechen in den Zehenspitzen und im zweiten Gelenk des rechten kleinen Fingers.[Lembke, ZHK 4 (1855) 146]
Stechen an der Innenseite des linken Oberarms, im linken Handgelenk, zwischen den Schulterblättern.[Lembke, ZHK 4 (1855) 146]
Stechen in der Spitze des linken Daumens, 9 Uhr.[Lembke, ZHK 4 (1855) 146]
Einzelne Stiche durch den linken Daumen und rechten Zeiger, 1 Uhr.[Lembke, ZHK 4 (1855) 146]
Stechen auf dem zweiten Gelenk des rechten kleinen Fingers.[Lembke, ZHK 4 (1855) 146]
Ziehen in den Fingern.[Lembke, ZHK 4 (1855) 146]
Ziehen in einzelnen Gelenken und Gliedern der Finger.[Lembke, ZHK 4 (1855) 146]
Starkes schmerzhaftes Mattigkeitsgefühl in der linken Schulter, in einzelnen Fingern, mehrmals am Tage.[Lembke, ZHK 4 (1855) 146]
In den Händen unsicheres Gefühl, wie Zittern beim Ergreifen und Halten von Gegenständen.[Lembke, ZHK 4 (1855) 145]
Um 3/4 7 Uhr Frösteln durch die Wirbelsäule; nimmt zu mit kalten Händen.[Lembke, ZHK 4 (1855) 145]
Starkes Frösteln im Rücken und den Gliedern.[Lembke, ZHK 4 (1855) 145]
Starker Schmerz in der rechten Schulter.[Lembke, ZHK 4 (1855) 146]
3/4 7 Uhr [11.Mai 1849] Abends auf dem Rücken des Gelenkes zwischen dem 1. und 2. Gliede des dritten Fingers links plötzlich heftig stechend brennender Schmerz mit Geschwulst, Röthe und stark blau durchscheinender Vene, Bewegung ist ungehindert und ohne allen Schmerz, Druck aber steigert alle Zufälle sogleich bedeutend, doch nur auf einige Minuten; nur Röthe und Geschwulst bleiben dauernd bis zum Schlafengehen, und auch am Morgen des 12. Mai [1849]; nur starkes Drücken bringt jetzt wieder obigen Schmerz hervor, doch viel milder als gestern.[Lembke, ZHK 4 (1855) 145-146]
Dieselbe Affection des dritten Fingers links, wie den 11. Mai [1849] Abends.[Lembke, ZHK 4 (1855) 146]

Verifikationen und klinische Symptome

Unterglieder

Bohren auf der rechten Tibia, 1/2 4 Uhr Nachmittags.[Lembke, ZHK 4 (1855) 145]
Bohren auf der linken Tibia, 4 Uhr, auf den Fussrücken.[Lembke, ZHK 4 (1855) 146]
Bohren auf der linken Tibia.[Lembke, ZHK 4 (1855) 146]
Drücken im ersten Gelenk der rechten grossen Zehe.[Lembke, ZHK 4 (1855) 145]
Drücken im ersten Gelenk der linken grossen Zehe, im rechten Fussgelenk, besonders im äussern Knöchel.[Lembke, ZHK 4 (1855) 146]
Drücken im linken Proc. mastideus, auf den Fussrücken, Nachmittags.[Lembke, ZHK 4 (1855) 146]
Drücken auf den Fussrücken, in den Handgelenken.[Lembke, ZHK 4 (1855) 146]
Etwas Drücken im linken Knie und später im rechten Vorderarm 1/2 10 Uhr (n. 90 Min.).[Lembke, ZHK 4 (1855) 145]
Mehrmals Druck im Kopf, in den Knochen auf dem linken Fussrücken.[Lembke, ZHK 4 (1855) 146]
Frösteln durch den Rücken in die Beine.[Lembke, AHZ 49 (1855) 186]
Starkes Frösteln im Rücken und den Gliedern.[Lembke, ZHK 4 (1855) 145]
Kriebeln in der Haut vorn am rechten Schienbein.[Lembke, ZHK 4 (1855) 145]
Pressen in den Fusswurzelknochen rechts, im rechten Vorderarm.[Lembke, ZHK 4 (1855) 145]
Reissen in Gelenken, besonders der Finger, Fussknöchel, Zehen.[Lembke, AHZ 49 (1855) 186]
Reissen in den Fingern und Zehen, Schmerz im rechten Hüftgelenk 1/2 8 Uhr (n. 1St.).[Lembke, ZHK 4 (1855) 145]
Reissen auf der rechten Tibia.[Lembke, ZHK 4 (1855) 145]
Reissen auf der linken Tibia.[Lembke, ZHK 4 (1855) 146]
Reissen in den Zehen links.[Lembke, ZHK 4 (1855) 147]
Stechen auf den Tibien.[Lembke, ZHK 4 (1855) 146]
Stechen in den Zehenspitzen und im zweiten Gelenk des rechten kleinen Fingers.[Lembke, ZHK 4 (1855) 146]
Stechen in allen Zehenspitzen links.[Lembke, ZHK 4 (1855) 146]
Um 11 Uhr im Bett starkes Stechen vor im linken Knie und starker Schmerz im linken Ellbogen und Oberarm.[Lembke, ZHK 4 (1855) 146]
Ziehen im rechten Oberschenkel.[Lembke, ZHK 4 (1855) 146]
Ziehen, Drücken in den Fussgelenken, stärker bei Bewegung, lange anhaltend.[Lembke, AHZ 49 (1855) 186]
Ziehen in den Wadenmuskeln, auf der linken Tibia, 3/4 10 Uhr Morgens.[Lembke, ZHK 4 (1855) 145]
Ziehen und Drücken in den Knochen auf beiden Fussrücken.[Lembke, ZHK 4 (1855) 145]
Ziehen auf dem rechten Fussrücken und stark im rechten Knie.[Lembke, ZHK 4 (1855) 146]
Ziehen in den Fersen, 1 Uhr.[Lembke, ZHK 4 (1855) 146]
Ziehen und Schwere in den Waden und Kniekehlen.[Lembke, ZHK 4 (1855) 146]
Um 4 Nachmittags Ziehen auf dem linken Fussrücken, im Gelenk des 1. Metacarpus links.[Lembke, ZHK 4 (1855) 145]
Am Morgen des 14. Mai [1849] lange anhaltender Schmerz im ganzen linken Unterschenkel und Fussgelenk, besonders bei Bewegung des Fussgelenkes, schmerzhafter gegen den äussern Knöchel hin.[Lembke, ZHK 4 (1855) 146]
Starker Schmerz in den Fusswurzel- und Mittelfußknochen rechts, anhaltend, im Sitzen stärker, 1/2 9 Uhr.[Lembke, ZHK 4 (1855) 146]

Haut

Rieseln an verschiedenen Stellen unter der Haut.[Lembke, AHZ 49 (1855) 186]
Rieseln unter der Haut vom Kreuz nach den Beinen, 1/2 8 Uhr.[Lembke, ZHK 4 (1855) 146]
Auf dem 1. und 2. Gliede des 3. Fingers links plötzlich heftig stechend brennender Schmerz mit Geschwulst. Röthe und stark blau durchscheinende Vene, Bewegung ohne Schmerz, Druck steigert alle Zufälle sogleich sehr, doch nur auf einige Minuten, Röthe und Geschwulst bleiben dauernd bis zum Abend, und auch am folgenden Morgen (12. Mai [1849]), starker Druck bringt jetzt wieder obigen Schmerz hervor, doch milder.[Lembke, AHZ 49 (1855) 186-187]

Schlaf

In der Nacht auf den 14. Mai [1849] viele Träume von Feuerschaden, zu denen vorher keine Ursache.[Lembke, ZHK 4 (1855) 146]

Verifikationen und klinische Symptome

Fieber

Der Puls bis 1/2 9 Uhr etwas voller und langsamer als sonst (n. 30 Min.).[Lembke, ZHK 4 (1855) 145]

Der Puls in der ersten Viertelstunde zuweilen ungleich, die Schläge im Ganzen voller und stärker. Um 8 Uhr inneres Frösteln, kalte Hände, Verlangen zum Uriniren, hielt fast bis 10 Uhr Morgens an.[Lembke, ZHK 4 (1855) 145]

Hitze im Kopf und Gesicht, im Rücken, dann Schweiss, danach Frösteln.[Lembke, AHZ 49 (1855) 186]

Frösteln durch den Rücken in die Beine.[Lembke, AHZ 49 (1855) 186]

Starkes Frösteln im Rücken und den Gliedern.[Lembke, ZHK 4 (1855) 145]

Gemeinsames

Schmerz in verschiedenen Muskeln.[Lembke, AHZ 49 (1855) 186]

In allen Tagen Ziehen, Drücken in einigen Gelenken.[Lembke, ZHK 4 (1855) 146]

Sehr matt.[Lembke, ZHK 4 (1855) 146]

Brennendes Stechen auf dem Rücken einiger Fingergelenke, Drücken und Bohren in den Handgelenken, Tibien, Fussgelenken, Kopf und Gesichtsknochen.[Lembke, ZHK 4 (1855) 146]

Verschlimmerung der Beschwerden

Vorzüglich Morgens.[Lembke, AHZ 49 (1855) 187], [Lembke, ZHK 4 (1855) 146]

Abends im Bett.[Lembke, AHZ 49 (1855) 187], [Lembke, ZHK 4 (1855) 146]

Feuchtes Wetter.[Lembke, ZHK 4 (1855) 146]

Feuchtes Wetter stärker hervorgerufen ohne Rücksicht auf Tageszeit.[Lembke, AHZ 49 (1855) 187]

Nasses Wetter.[Lembke, ZHK 4 (1855) 147]

Bewegung.[Lembke, AHZ 49 (1855) 186]

Arzneiverwandtschaften von Spiritus nitri dulcis

Spiritus nitri dulcis ist Antidot von: Camph.[PB], Carb-v.[PB], Caust.[PB], Con.[PB], Dig.[PB], Kali-c.[PB], Kali-n.[PB], Nat-c.[PB], Nat-m.[PB], Plat.[Hahnemann], Sep.[PB]

Man hat ARSENIK, CAMPHER und rohen KAFFEE als Antidote der HOLZKOHLE befunden; ätherische SALPETERSÄURE aber scheint hülfreicher.[CK 3, 34]

Eine allzu strake Wirkung [von CARB-V.] wird durch wiederholtes Riechen an KAMPHER, und noch gewisser, an versüssten SALPETER-GEIST, bald hinweg genommen.[CK 3, 36]

Als Antidot seiner [CAUST.] allzu stürmischen Wirkung bei sehr erregbaren Kranken dient das ein- bis zweimalige Riechen an versüsstem SALPETERGEIST, vermuthlich auch, an Tinktur des rohen KAFFEES.[CK 3, 85]

Mehr oder weniger Riechen an versüsstem SALPETERGEIST, in einigen Fällen auch wohl etwas KAFFEE-Trank mindert allzu stürmische Wirkungen derselben [CON.].[CK 3, 177]

Allzuheftige Wirkungen der PLATIGNE werden durch PULSATILLE und Riechen an versüssten SALPTERGEIST gemildert.[CK 5, 115]

Eine allzustarke Wirkung der SEPIA scheint sich durch GEWÄCHS-SÄURE zu mindern, aber das kräftigste Antidot ist das Riechen in versüssten SALPETER-GEIST, weniger das Riechen an die Billion-Verdünnung des rohen SPIESSGLANZES; in Fällen aber, wo der BLUTLAUF zu sehr erregt worden, Riechen in eine ACONIT-Dynamisation.[CK 5, 172-173]

Spongia officinalis (Röstschwamm)
(Spong.)

Synonyma
Spongia officinalis L., Spongia marina tosta, Spongia, Röstschwamm, gerösteter Badeschwamm [SRN]

Antipsorische Arznei
Die [...] bezeichneten Arzneien scheinen zu den antipsorischen Mitteln gezählt werden zu dürfen. Wenigstens habe ich sie in chronischen Beschwerden (psorischen Ursprungs) vorzugsweise wirksam befunden.[SRN]

Arzneiwirkungsdauer
Wirkt 3 bis 4 Wochen.[SRN]

Zählt zur 3. Klasse derjenigen Mittel, welche eine mittlere Wirkungsdauer besitzen.[AHZ 49 (1855) 82]

Hinweise
Wo ja die bisherige Praxis noch den RÖSTSCHWAMM zur Kropf-Heilung anwendete, da gab sie ihn in den Gemischen (mit PFEFFER, GLANZRUß u.s.w.) zu halben und ganzen Quentchen täglich auf die Gabe, während ich gegentheils fand, daß schon eine oder zwei Gaben des kleinsten Theils eines Tröpfchens der mehrfach verdünnten Tinktur zur Heil-Absicht völlig hinreichend sey.

Zu andern homöopathischen Heil-Zwecken fand ich fernere und fernere Verdünnung und Verminderung der Gabe nöthig – zuletzt einen sehr kleinen Theil eines Tropfens decillionfacher Verdünnung zur Gabe.

Die merkwürdige Heil-Anwendung des RÖST-SCHWAMMES hat die Homöopathie gegen die fürchterliche akute Krankheit, häutige Bräune genannt, gefunden, theils in andern Symptomen dieser Arznei, theils und vorzüglich in dem Symptome (145.) [Schweres Athemholen, als ob ein Stöpsel in der Kehle steckte und der Athem durch die Verengerung des Kehlkopfs nicht hindurch könnte (n. 1/2 St.). (*Lehmann*)], doch so daß die Lokal-Entzündung zuvörderst durch eine möglichst kleine Gabe innerlich gegebnen AKONITS gemindert oder getilgt worden sey. [Je kleiner die Arznei-Gaben zum Behufe akuter und der akutesten Uebel sind, desto schneller vollführen sie ihre Wirkung. In obigem Falle erreicht das einmalige Riechen an ein Senfsamen großes Streukügelchen, mit AKONIT-Saft, dreißigster Verdünnung, befeuchtet diese Absicht am vollkommensten und besten.] Den Neben-Gebrauch einer kleinen Gabe KALKERDIGER SCHWEFEL-LEBER wird man selten dabei nöthig finden.[RA 6, 198-199]

Eigenthümlichkeiten und Hauptwirkungen

Gemüth
Anfälle von Angst.[VHA], [HA 41], [KEU 60]

Anfälle von ängstlicher, trockener Hitze.[KEU 60]

Aengstliche Verzogenheit der Gesichtsmuskeln.[KEU 60]

Aengstliche, trockne Hitze, mit Weinerlichkeit und Untröstlichkeit.[VHA], [HA 42]

Eigensinn.[VHA], [KEU 60]

Große Schreckhaftigkeit.[VHA]

Ueberlustigkeit.[VHA]

Ueberlustigkeit mit Neigung zum Singen.[HA 41]

Große Neigung zum Singen.[VHA]

Singen und Trällern.[KEU 60]

Röthe des Gesichts mit ängstlichem Ausdruck in den Mienen.[VHA]

Von geringer Anstrengung, starke BLUTWALLUNG in der Brust, mit Athemversetzung, Angst und Uebelkeit.[VHA]

Weinerlichkeit.[KEU 60]

Konkordanz Gemüth und Geist: Alum., Anac., Aur., Bell., Calc., Cann-s., Carb-an., Caust., Cham., Con., Hyos., Ign., Lyc., Merc., *Nat-c.*, Op., Phos., Ph-ac., Plat., Puls., Rhus-t., Sep., Sil., Spig., Staph., Stram., Sulph., Verat. [PB]

Verifikationen und klinische Symptome

Geist

Große Abgespanntheit des Geistes und Körpers.[VHA]

Konkordanz Gemüth und Geist: Alum., Anac., Aur., Bell., Calc., Cann-s., Carb-an., Caust., Cham., Con., Hyos., Ign., Lyc., Merc., *Nat-c.*, Op., Phos., Ph-ac., Plat., Puls., Rhus-t., Sep., Sil., Spig., Staph., Stram., Sulph., Verat. [PB]

Innerer Kopf

BLUTDRANG zum Kopfe mit Pressen in der Stirn.[VHA]

BLUTDRANG zum Kopfe, mit Pressen, Klopfen und Pulsiren in der Stirn und Gesichtsröthe mit ängstlicher Miene, von wagerechtem Liegen gebessert. – Anfälle von Angst; Ueberlustigkeit mit Neigung zum Singen; unersättlicher Hunger und Durst; BITTERER Geschmack im Halse (nicht im Munde); harter, geringer Stuhl mit Zwängen im After; Athembeschwerde, wie von einem Stöpsel oder Ventil in der Kehle, ohne Röcheln; trockner, bellender Husten; Schwerfälligkeit des Körpers; große Abgespanntheit; trockne, heiße Haut; harter, beschleunigter Puls; ängstliche, trockne Hitze mit Weinerlichkeit und Untröstlichkeit.[HA 41-42]

BLUTDRANG zum Kopfe, mit Klopfen und Drücken in der Stirne.[KEU 60]

Drückend pressender Kopfschmerz, als sollte er zerspringen.[VHA]

Drückender Kopfschmerz im (rechten) Stirnhügel, von Innen nach Außen, im Sitzen, beim Eintritt in die warme Stube nach Gehen im Freien und von scharf auf etwas Sehen verschlimmert, im wagerechten Liegen, besonders auf dem Rücken, gebessert.[HA 53]

Klopfen und Pulsiren im Kopfe, besonders in der Stirn.[VHA]

Zersprengungsschmerz im Kopfe.[KEU 60]

Aeusserer Kopf

Rückwärtsbiegen und Sinken des Kopfs mit schmerzhafter Genicksteifigkeit, pfeifendem, ängstlichem Einathmen und trocknem, bellendem Husten (bei Bräune).[HA 102-103]

Gefühl, als sträubten sich die Haare.[VHA]

Augen

Drücken und Stechen in den Augen.[VHA]

Gesichtsblässe mit eingefallenen Augen.[VHA], [KEU 60]

Von anhaltendem Starrsehen auf einen Punkt, Thränen der Augen mit Kopfweh.[VHA]

Schwere und Zuziehen der Augenlider.[VHA]

Ohren

Geschwürigkeit des äußern Ohrs.[VHA]

Schwerhörigkeit.[VHA]

Nase

Nasen-BLUTEN.[KEU 60]

Antlitz

Aengstliche Verzogenheit der Gesichtsmuskeln.[KEU 60]

Ausschlag an den Lippen.[VHA]

Backengeschwulst.[VHA]

Geschwulst und Spannung der Unterkieferdrüsen.[VHA]

Gesichtsblässe mit eingefallenen Augen.[VHA], [KEU 60]

Röthe des Gesichts mit ängstlichem Ausdruck in den Mienen.[VHA]

Mund

Schmerzhafte Bläschen an der Innseite der Backen und an der Zunge.[VHA]

Speichelfluß.[VHA], [KEU 60]

Braune, trockne Zunge.[VHA]

Unreine, schwache, beim Sprechen und Singen versagende Stimme.[VHA]

Verifikationen und klinische Symptome

Genüsse

Unauslöschlicher Durst.[VHA]
Unersättlicher Hunger.[VHA]
Unersättlicher Hunger und Durst.[HA 41], [KEU 60]

Uebelkeit

Von geringer Anstrengung, starke BLUTWALLUNG in der Brust, mit Athemversetzung, Angst und Uebelkeit.[VHA]
Erbrechen nach MILCH.[KEU 60]
Uebelkeit.[KEU 60]

Geschmack

BITTERER Geschmack im Halse (nicht im Munde).[VHA], [HA 41]

Magen

Unleidlichkeit enger Bekleidung um die Magengegend.[VHA]
Unerträglichkeit fester Kleider auf dem Magen.[KEU 60]
Stiche in der Magengegend von dem mindesten Drucke daselbst.[VHA]
Schlaffheit und Gefühl von Offenstehen des Magens.[KEU 60]

Bauch

Drücken in den Hypochondern.[KEU 60]
Geschwulst der Schooßdrüsen.[VHA]
Pfeiffendes, rasselndes, ängstliches Einathmen mit heftigem Arbeiten der Bauchmuskeln.[VHA]
Heftiges Arbeiten der Bauchmuskeln beim Einathmen.[KEU 60]
Taubheitsgefühl der untern Körperhälfte.[VHA]
Ziehende Leibschmerzen in der Lendengegend, vom Kreuze ausgehend.[VHA]

Blähungen

Knurren und Murksen im Bauche.[VHA]

Stuhl

Harter, geringer Stuhl.[VHA]
Harter, geringer Stuhl mit Zwängen im After.[HA 41-42]

After

Zwängen im After beim Stuhle.[VHA]
Harter, geringer Stuhl mit Zwängen im After.[HA 41-42]
Kriebeln im After und Abgang von Mastdarmmaden.[VHA]
Madenwürmer.[KEU 60]

Harn

Oefterer Harndrang mit geringem Abgange.[VHA]
Unwillkührlicher Harnabgang.[KEU 60]

Geschlechtstheile

Geschwulst der Hoden und der Samenstränge.[VHA]

Regel

Monatliches zu früh und zu stark.[VHA]
Herzklopfen vor der Regel.[VHA]

Schnupfen

Stockschnupfen.[KEU 60]

Athem

Pfeiffendes, rasselndes, ängstliches Einathmen mit heftigem Arbeiten der Bauchmuskeln.[VHA]
Pfeifendes (nicht rasselndes) Einathmen.[KEU 60]
Trockenes, keuchendes, pfeifendes Atmen weist auf SPONG.; der HEP.-Kranke hat mehr

Verifikationen und klinische Symptome

Schleimrasseln beim Atmen. Wenn das Kind nach Mitternacht vom Schlafe erwacht und wie ein Hund bellt, ist RUMX. angezeigt. (Rasselndes Atmen während des Schlafes: HEP. (vergleiche ANT-T., CALC., LYC., SIL.).[Br., Lippe]

Heftiges Arbeiten der Bauchmuskeln beim Einathmen.[KEU 60]

Erschwertes Athmen, wie von einem Stöpsel in der Kehle.[VHA]

Athembeschwerde, wie von einem Stöpsel oder Ventil in der Kehle, ohne Röcheln.[HA 42]

Heilungsbericht: *B. H.*, ein vierundzwanzigjähriger Student, wohnhaft in Münster; laborierte seit über einem Jahr an einer eigentümlichen Form von Atembeschwerden; es fühlt sich so an, als befände sich in seinem Rachen eine Art Klappe, welche seinen Atemweg behindert; dieses tritt am schlimmsten abends im Bett auf, wobei sich der Patient oftmals fühlt, als wäre er dabei, zu ersticken. Husten, der nicht von Schmerzen begleitet ist; spärlicher Auswurf, der sich nur mühevoll löst. Empfindung von Mattigkeit im Brustkorb. Beim Atemholen empfindet der Patient den Brustkorb als zu eng. In den frühen Morgenstunden fühlt er sich besser. – Der Patient war in allopathischer Behandlung. Das letzte von seinem Arzt verabreichte Arzneimittel war LICHEN ISLANDICUS, wobei er davon, wie auch von allen anderen ihm verabreichten Medikamenten, nicht den geringsten Nutzen hatte. – 19. März, 1851. 1, SPONG. 200; 2, HEP. 200; 3, SPONG. 200. 4 §. Je ein Pulver zur Einnahme jeden achten Tag. – 16. April. Die Empfindung, als ob er eine Klappe im Rachen hätte, ist völlig verschwunden. Die Atembeschwerden sind etwas besser und beschränken sich lediglich auf den Morgen. Husten beim tiefen Atemholen. Kopfschmerzen am Morgen. Empfinden von Kälte im Magen. 1, PHOS. 2000; 2 bis 4 §. Ein Pulver zur Einnahme jeden achten Tag. – 14. Mai. Besserung aller Symptome. 1, KALI-C. 2000; 2 bis 4 §. Ein Pulver zur Einnahme jeden achten Tag. – 18. Juni. Das KALI-C. scheint nicht das richtige Mittel gewesen zu sein; vielleicht war dessen Verschreibung verfrüht. Der Patient friert und fröstelt sehr, vor allem morgens; die Empfindung als ob sich in seinem Rachen eine Klappe befände, kehrte zurück und wird nun vor allem beim Ausatmen besonders verspührt. Herzklopfen kam hinzu. 1, SPONG. 2000; 2 bis 4 §. Je ein Pulver zur Einnahme jeden achten Tag. Nach der Einnahme dieser Arzneimittel trat vollständige Heilung ein.[Vol. 78, S.142; KMSS 28]

Athembeklemmung durch Vorbeugen des Oberkörpers gebessert.[VHA]

Athembeklemmung.[KEU 60]

Athemversetzung.[KEU 60]

Zusammenschnürung der Brust, mit heftiger Athembeklemmung.[VHA]

Erstickungsanfälle.[KEU 60]

Asthma: Abendliche Anfälle: PULS.; morgentliche Anfälle: ARS.; wenn die Symptome hauptsächlich im Hals sind, SPONG.; in der Brust, PHOS.; krampfartig, IP..[LWB 182]

Schweräthmigkeit.[KEU 60]

Von geringer Anstrengung, starke BLUTWALLUNG in der Brust, mit Athemversetzung, Angst und Uebelkeit.[VHA]

Rückwärtsbiegen und Sinken des Kopfs mit schmerzhafter Genicksteifigkeit, pfeifendem, ängstlichem Einathmen und trocknem, bellendem Husten (bei Bräune).[HA 102-103]

Heilungsbericht von Pferden

Der Lieutenant *von Grüter* beim damals noch hier in Garnison stehenden 11. Husaren-Regimente hatte ein englisches Vollblutpferd, und zwar zu einem äußerst niedrigen Preise gekauft, weil es an einer Kehlkopfs-Affektion litt, viel hustete, von geringer Anstrengung im Halse röchelte und kächzte und bald den Athem verlor. Dieses Uebel bestand schon geraume Zeit und war von verschiedenen Thierärzten ohne den mindesten Erfolg, sowohl beim frühern als beim gegenwärtigen Besitzer, behandelt. Endlich kam nun, wie gewöhnlich, die Homöopathie an die Reihe, nachdem alle andere Aussicht auf Besserung verschwunden war, und das Pferd wurde meiner Behandlung anvertraut. Die Natur der Krankheit und die früher allöopathisch angewendeten Mittel, worunter jedoch nur wiederholte MERKURIAL-Einreibungen mit Sicherheit zu entnehmen waren, gestatteten keinen Zweifel über das zunächst angezeigte Heilmittel. Ich ließ demnach, – wie ich es fast immer bei Thieren anzuordnen pflege, – HEP. 200°°°, (soll heißen drei, mit der 200-fachen Potenz getränkte Streukügelchen) in einem halben Ort reines, kaltes WASSER bis zur Auflösung schütteln und dies mittelst einer Flasche dem Pferde eingeben. In der Fütterung wurde nichts geändert, und das Pferd, wie früher, täglich eine Stunde im Schritt spazieren geritten. Schon nach 8 Tagen war die wohlthätige Wirkung dieser Arznei auffallend und der Husten hatte ganz aufgehört; das Röcheln und Kächzen aber noch da, und der Athem, obwohl freier, doch noch beengt. SPONG. 200., eben so nunmehro gegeben, machte weitere Fortschritte in der Besserung, und 8 Tage später eine nochmalige Gabe HEP. 200 hob den Rest des Leidens an diesem Pferde so vollkommen, daß es etwa 3 Wo-

Verifikationen und klinische Symptome

chen später bei einem Wettrennen, woran mehrere ausgezeichnete Vollblutpferde Theil nahmen, an einem und demselben Tage die beiden Preise gewann. Kurze Zeit nachher wurde es um den vierfachen Preis an einen andern Officier (den Grafen *von der Gröben* verkauft, dessen bestes Pferd dieses noch heute sein soll, wie mir noch vor wenigen Tagen von einem seiner Bekannten versichert wurde.[AHZ 38 (1850) 361-362]

Husten

Tag und Nacht, trockner, hohler, bellender Husten.[VHA]

Trockner, bellender Husten.[HA 42]

Rückwärtsbiegen und Sinken des Kopfs mit schmerzhafter Genicksteifigkeit, pfeifendem, ängstlichem Einathmen und trocknem, bellendem Husten (bei Bräune).[HA 102-103]

Husten mit Wundheitsschmerz und Brennen in der Brust.[VHA]

Keuchhusten

Tiefer, hohler, bellender Keuchhusten, von einem Reize oben im Kehlkopfe, wie von einem Stöpsel oder Ventile erregt, nur allein Morgens mit weniger, zum Niederschlingen nöthigender Lösung eines zähen, gelben oder verhärteten Schleims, von kaum merklichem SÄUERLICHEM Geschmacke.[KEU 59]

Verschlimmerung: Abends bis Mitternacht. – Kalte LUFT. Kaltwerden. Nord- und Ost-WIND. Aufregung. Bewegung. Steigen. Drehen des Kopfes. Bücken. Aufrecht Sitzen. Tiefliegen mit dem Kopfe. Sprechen und Singen. TABACKS-Dampf. – (Essen und Trinken bessert.)[KEU 59-60]

Begleitung: Anfälle von Angst. Eigensinn. Singen und Trällern. Weinerlichkeit. BLUTDRANG zum Kopfe, mit Klopfen und Drücken in der Stirne. Zersprengungsschmerz im Kopfe. Nasen-BLUTEN. Gesichtsblässe, mit eingefallenen Augen. Aengstliche Verzogenheit der Gesichtsmuskeln. Speichelfluss. Unersättlicher Hunger und Durst. Uebelkeit. Erbrechen nach MILCH. Unerträglichkeit fester Kleider auf dem Magen. Schlaffheit und Gefühl von Offenstehen des Magens. Drücken in den Hypochondern. Heftiges Arbeiten der Bauchmuskeln beim Einathmen. Madenwürmer. Unwillkührlicher Harnabgang. Stockschnupfen. Pfeifendes (nicht rasselndes) Einathmen. Athembeklemmung. Schweräthmigkeit. Erstickungsanfälle. Athemversetzung. Gefühl im Kehlkopfe, wie von einem Ventile oder Stöpsel. Empfindlichkeit des Kehlkopfes gegen Berührung. Rauhheit und Trockenheit im Halse. Zusammenschnüren der Luftröhre. Heiserkeit. Unreine, oft versagende Stimme beim Sprechen und Singen. BLUTWALUNG in der Brust. Brennen und Wundheitsschmerz in der Brust. Krampfhafte Zusammenschnürung der Brust. Drückende Kreuzschmerzen. Taubheit der Fingerspitzen. Grosse Abgespanntheit. Taubheitsgefühl der unteren Körperhälfte. Anfälle von ängstlicher, trockener Hitze. Früh-Schweiss über und über.[KEU 60]

Der Krampfhusten, welcher SPONG. verlangt, hat grosse Aehnlichkeit mit dem, welcher für HEP. passt. Indessen wird eine Vergleichung der beiderseitigen Zeichen sehr leicht und bestimmt die Unterschiede herausstellen. Nur in sporadischen Fällen fand Verf. sie angezeigt.[KEU 60]

Luftröhre – Kehlkopf

Brennende Trockenheit mit Gefühl von Zusammenschnüren im Kehlkopfe und in der Luftröhre.[VHA]

Entzündung der Schleimhaut der Luftröhre.[VHA]

Zusammenschnüren der Luftröhre.[KEU 60]

Häutige Bräune.[VHA]

Heiserkeit.[VHA], [KEU 60]

Kehlkopf- und Luftröhren-Schwindsucht.[VHA]

Empfindlichkeit des Kehlkopfes gegen Berührung.[KEU 60]

Erschwertes Athmen, wie von einem Stöpsel in der Kehle.[VHA]

Athembeschwerde, wie von einem Stöpsel oder Ventil in der Kehle, ohne Röcheln.[HA 42]

Schweres Athemholen, als ob ein Stöpsel in der Kehle steckte und der Athem durch die Verengerung des Kehlkopfs nicht hindurch könnte (n. 1/2 St.) (*Lehmann*).[RA 6, Nr. 145]

Gefühl im Kehlkopfe, wie von einem Ventile oder Stöpsel.[KEU 60]

Empfindlichkeit des Kehlkopfes gegen Berührung.[KEU 60]

Rauhheit und Trockenheit im Halse.[KEU 60]

Unreine, schwache, beim Sprechen und Singen versagende Stimme.[VHA]

Unreine, oft versagende Stimme beim Sprechen und Singen.[KEU 60]

Verifikationen und klinische Symptome

Eine Frau in H., (3 Stunden von hier), welche, wie sehr viele andere Mütter hier zu Lande, die fraglichen Pülverchen stets vorräthig liegen hatte, kam eines Morgens zu mir, um Neue zu holen. Sie erzählte bei dieser Veranlassung folgen-

Croup (Häutige Bräune, Angina membranancea)

Mein Verfahren bei der häutigen Bräune.[AHZ 63 (1861), 127-128]

1. sind die Nummern 1 und 2 zur Beseitigung des entzündlichen Zustandes, also beide ACON. wovon 1 : 200 glob. j., 2 : 200 glob. ij. enthält.
2. muss und kann unbesorgt schon dem ersten Pulver ein Zeitraum von ein Paar Stunden vergönnt werden, damit solches wirken könne, (also ja nicht alle 1/2 Stunden), und Nr. **2** darf
3. nicht vor Ablauf von 2 Stunden, und auch nur dann gegeben werden, wenn die obigen Erscheinungen sich wieder erneuern.
4. Die ferneren 3 Pulver, welche HEPAR und SPONGIA enthalten, haben etwas längere Wirkungen, und es muss ihnen 3 bis 5 Stunden Zeit vergönnt werden, ehe ein neues gegeben wird.

Die genaue Befolgung dieser Anweisung hat sich noch stets aufs Vollkommendste bewährt, und ich kann Ihnen die ehrliche Versicherung geben, dass ich bis zur heutigen Stunde auch noch nicht einen unglücklich abgelaufenen Fall erlebt habe.

Anweisung zum Gebrauch der Bräunepulver .

Die unter dem Namen Croup (häutige Bräune, Angina membranacea), bekannte Kinderkrankheiten erscheint plötzlich, meistens mitten in der Nacht, und verlangt jedesmal die schleunigste Hilfe. Beim sofortigen Gebrauche der beiliegenden Pulver ist die Herstellung aber so schnell als sicher; unsicher aber und langsamer, wenn damit gezögert wird, oder wenn bereits andere Mittel dagegen angewendet waren.

Sobald also ein Kind, mindestens nach kurzem Schlafe, aufwacht mit rothem Gesichte, fieberhafter Unruhe, trockenem und heiserem Husten, pfeifendem oder rasselndem Athem, und dadurch den Anfang einer Entzündung des Kehlkopfes oder der Luftröhre befürchteten lässt: dann ist es nöthig, sogleich mit dem Gebrauche der Pulver anzufangen, indem insbesondere die beiden ersten, (Nr. 1. und 2.), allen ähnlichen entzündlichen Zuständen entsprechen, diese in kurzer Zeit beseitigen und niemals schaden können.

Zu diesem Zwecke wird das Pulver Nr. 1 in einem Theelöffel mit einigen Tropfen reinen, kalten WASSERS angefeuchtet, (damit das Kind solches nicht weghusten oder wegblasen kann), und demselben auf die Zunge gegeben. Darauf muss und kann man unbesorgt ein Paar Stunden die Wirkung abwarten, besonders wenn, wie gewöhnlich, das Kind wieder einschläft und ruhig wird, – ein zuverlässiges Merkmal, dass die Arznei ihre Heilwirkung begonnen hat.

Sehr oft ist schon nach diesem ersten Pulver alle Gefahr beseitigt und Nr. 2 darf in keinem Falle eher gereicht werden, als bis die obigen Erscheinungen sich wieder erneuern, niemals aber früher, als nach Ablauf von zwei Stunden.

In hartnäckigen Fällen, meistens in solchen, wo man zu lange gezögert hatte, oder bereits andere Mittel angewendet waren, oder endlich, wo früher eine andere (nicht homöopathische) Behandlung stattgefunden, ist es oft nöthig, auch noch von den folgenden Nummern 3, 4 oder 5 in derselben Weise Gebrauch zu machen, indessen diese drei letzten mit dem Unterschiede, dass jedem derselben eine Wirkungsdauer von 3 bis 5 Stunden gelassen wird, oder länger, wenn es sich bessert.

Unter mehr als 100 Bräunefälle wird kaum einer vorkommen, wo es nöthig sein wird, alle 5 Pulver anzuwenden, indem der, oft noch einen oder ein Paar Tage nachdauernde Husten von ganz anderer Natur und völlig gefahrlos ist, und ohne weitere Mittel von selbst vergeht.

Hals

Schmerzhafte Genick- und Hals-Steifigkeit, vorzüglich beim Drehen des Kopfs fühlbar.[VHA]

Dicke Kropfgeschwulst mit Drücken und Kriebeln darin.[VHA]

Heilungsbericht: *H. A.* aus W., ein armer studirender Jüngling von 19 Jahren, hat seit seiner frühesten Jugend eine, bis jetzt bedeutend zugenommene Kropfgeschwulst. Außerdem: Große Blässe des Gesichts, ungewöhnlichen Hunger und große Eßlust, abwechselnd Durchfall mit Tenesmus und Verstopfung, Afteraderknoten mit Schneiden und Brennen, Schwächegefühl in der Brust, Einwachsen der Zehnägel in das Fleisch und große Verkältlichkeit. – Am 28. April 1835 erhielt er eine Dosis JOD. 30°°, worauf erst nach Ablauf von beinahe 11 Tagen Besserung in allen Erscheinungen eintrat, mit Ausnahme des Kropfs, welcher bis zum 2. Juni ganz unverändert war. An diesem Tage erhielt er eine Gabe SPONG. 30°, und bis zum 9. Juli war der Kropf ver-

Verifikationen und klinische Symptome

de Thatsache: – seit 2 Tagen sei eines Nachbars Kind von der Bräune befallen, und der nächste Arzt, dem später noch ein zweiter zu Hülfe gekommen, hätten Beide gethan, was möglich gewesen wäre, aber gestern Abend das Kind verloren gegeben. Da hätten die verzweifelnden Eltern sie (die Frau) um ihre Pülverchen gebeten, welche sie ihnen auch, nebst Gebrauchs-Anweisung gegeben, und nach Anwendung derselben während des Laufes der Nacht wäre das Kind heute morgen außer Gefahr und so gut wie hergestellt gewesen. – Acht Tage später erfuhr ich noch von einem anderen Patienten von dort das völlige Wohlbefinden jenes verloren gegebenen Kindes.[PZH 2 (1856) 52-53]

Vor etwa vier Jahren besuchte mich eine Frau aus dem mittleren Stande hiesiger Stadt in Begleitung ihres Töchterchens, welches seit drei Jahren völlig stimmlos war. Diese Stimmlosigkeit war unmittelbar auf einen allopathisch-behandelten Anfall von Bräune gefolgt, und hatte bisher keinem Mittel, – und es waren deren Viele von mehreren Aerzten gebraucht, – weichen wollen. Der angegebene Umstand veranlaßte mich, dem Mädchen dasjenige von den Bräunemitteln zu geben, welches, wie die Homöopathen wissen, am meisten der schleimigen Ausschwitzung in der Luftröhre entspricht, und zwar in einer einzigen Gabe. Schon am dritten Tage führte mir die glückliche Mutter ihr kleines Mädchen wieder vor, welches nun wieder, wie vor der Bräune, mit lauter und völlig reiner Stimme redete. Gestern Abend, – so erzählte sie, – habe das Kind plötzlich einen starken Anfall von Husten bekommen und dabei ein bedeutendes, rosenförmiges, sehr zähes Stück Schleim herausgewürgt, worauf unmittelbar sich die so lange verlorne Stimme wieder eingestellt habe. Sie brachte das Losgehustete mit, und es war ganz unverkennbar, daß es in der That die Schleimröhre war, welche sich bei der Bräune in der Luftröhre gebildet hatte, und die jetzt durch die Wirkung des Mittels gelöset und zum Auswurf gebracht war.[PZH 2 (1856) 52-53]

I. Fall. Am 1. Sept. 1860, 9 1/4 Uhr Abends wurde *W.* zu einem 4 1/2 Jahre alten Kinde gerufen, welches deutliche Croupsymptome darbot: Respiration schwer, sägend, röchelnd, heftiger und ofter Husten mit dem charakteristischen Croupton; grosse Unruhe, angstvoller Gesichtsausdruck, der Körper über und über mit heissem Schweisse bedeckt, Puls 130, voll und hart; übler Mundgeruch. Verf. bereitete die *Bönninghausen*'schen Pulver (Nr. 1 ACON. 200., Nr. 2 u. 4 HEP. 200., Nr. 3 u. 5 SPONG. 200) und gab sofort Nr. 1, in 1/2 Stunde Nr. 2 und nach Verlauf einer weiteren 1/2 Stunde Nr. 3. Darauf wurde das Kind ruhiger, die Haut kühler, der Schweiss geringer, der Husten seltener, das Sägegeräusch verschwand und der kleine Patient, der bisher auf dem Schoosse der Mutter gelegen hatte, verlangte ins Bett zu gehen. *W.* entfernte sich mit der Weisung, die zwei noch übrigen Pulver zu geben, sobald das Athmen wieder schwerer würde. Um 2 Uhr Nachts wurde Verf. abermals gerufen, da das Kind fast im Sterben läge. Die Respiration war wieder sehr schwer, laut und sägend, der Husten oft, heftig, trocken und mit dem bekannten Croupton, starker Schweiss, grosse Angst. Die linke Tonsille mit einem membranösen Exsudate bedeckt. Die Mutter hatte das 4. und 5. Pulver ohne Erleichterung gegeben. *W.* reichte jetzt noch eine Gabe SPONG. 200.

s c h w u n d e n , aber die wechselnde Verstopfung mit Durchfall wiedergekehrt, welche nun nach zweien Gaben SULPH. zu 60°° und 30°° in 8 Tagen ebenfalls beseitigt war, ohne daß der Kropf wieder erschien. – Sollte man nicht glauben, daß das Schwinden der Drüsen, was man beim Gebrauche der JODINE bemerkt, zu den E r s t - und n i c h t zu den N a c h - W i r k u n g e n dieses Mittels gehört? Aehnliche Erfahrungen haben auch schon Andere gemacht.[ACS 18 (1840) 2, 5]

Rauhheit und Trockenheit im Halse.[KEU 60]

BITTERER Geschmack im Halse (nicht im Munde).[VHA], [HA 41]

Brust

Von geringer Anstrengung, starke BLUTWALLUNG in der Brust, mit Athemversetzung, Angst und Uebelkeit.[VHA]

BLUTWALUNG in der Brust.[KEU 60]

Zusammenschnürung der Brust, mit heftiger Athembeklemmung.[VHA]

Krampfhafte Zusammenschnürung der Brust.[KEU 60]

Brennen in der Brust.[VHA]

Brennen und Wundheitsschmerz in der Brust.[KEU 60]

Herzklopfen vor der Regel.[VHA]

Rücken

Schmerzhafte Genick- und Hals-Steifigkeit, vorzüglich beim Drehen des Kopfs fühlbar.[VHA]

Drückende Kreuzschmerzen.[KEU 60]

Oberglieder

Große Blasen am Vorderarme.[VHA]

Geschwulst und Röthe einzelner Fingergelenke, mit Strammen beim Biegen.[VHA]

Steifigkeit in den Extremitäten.[VHA]

Taubheit der Fingerspitzen.[VHA], [KEU 60]

Zerschlagenheit in Armen und Beinen.[VHA]

Unterglieder

Steifigkeit in den Extremitäten.[VHA]

Taubheitsgefühl der untern Körperhälfte.[VHA]

Zerschlagenheit in Armen und Beinen.[VHA]

Drüsen

Geschwulst und Verhärtung der Drüsen.[VHA]

Geschwulst und Spannung der Unterkieferdrüsen.[VHA]

Geschwulst der Hoden und der Samenstränge.[VHA]

Dicke Kropfgeschwulst mit Drücken und Kriebeln darin.[VHA]

Konkordanz Drüsen: B e l l . , B r y . , Calc., Caust., *C o n .* , Ign., Lyc., *Merc.*, P h o s . , P l a t . , *Puls.*, *Rhus-t.*, Sabin., Sep., Sil., Staph., Sulph. [PB]

Knochen

Konkordanz Knochen: Arg., Bell., Cupr., Cycl., Kali-c., Lyc., Merc., Ph-ac., Sabin., S t a p h . [PB]

Haut

Trockne, heiße Haut.[VHA], [HA 42]

Juckendes Stechen in der Haut beim Warmwerden im Bette.[VHA]

Flechten.[VHA]

Gesichtsblässe mit eingefallenen Augen.[VHA]

Röthe des Gesichts mit ängstlichem Ausdruck in den Mienen.[VHA]

Backengeschwulst.[VHA]

Ausschlag an den Lippen.[VHA]

Große Blasen am Vorderarme.[VHA]

Geschwulst und Röthe einzelner Fingergelenke, mit Strammen beim Biegen.[VHA]

Konkordanz Haut und Aeusseres: Am-m., Arn., B a r - c . , Bell., *Bry.*, C a l c . , *Caust.*, Chin., Cocc., Colch., Con., Cycl., Euph., G r a p h . , Ip., Kali-c., Lach., L e d . , *Lyc.*,

Verifikationen und klinische Symptome

(*Lehrmann*); die darauf eingetretene geringe Besserung hielt aber nur kurze Zeit an. Unter dem nunmehrigen Gebrauche von BROM. von 4 Uhr Früh bis 7 Uhr Abend in 1/2 stündigen Intervallen stieg das Fieber, ohne dass der Husten und die Respiration besser wurden. Nun erinnerte sich *W.*, dass, als er das Kind um 2 Uhr Nachts wiedergesehen, er bemerkt habe, dass die Füsse und Beine des Kinds, welches sich im Schlafe aufgedeckt hatte, kalt waren. Er betrachtete daher diesen zweiten Anfall nicht als eine Fortsetzung des ersten, sondern als einen neuen, durch Erkältung entstandenen. Er reichte dieserhalb abermals die drei ersten Pulver und in zwei Stunden waren alle Croupsymptome verschwunden, ohne wiederzukehren. Gegen den zurückgebliebenen katarrhalischen Husten bedurfte es nur noch PHOS. 200. Das membranöse Exsudat auf derTonsille war bis zum andern Tag gänzlich geschwunden.[Wells, P. P.: Croupheilungen, nach Bönninghausen's Verfahren vollzogen. AHZ 63 (1861) 103-104]

II. Fall (dem Verf. von Dr. *Dunham* in Newburgh mitgetheilt). Am Abend des 24. Jan. erhielt *D.* die Nachricht, dass ein kleiner, 1 1/2 Jahre alter, sonst gesunder Knabe etwas fiebere und heiser sei. Er sandte ACON. 12., mit der Weisung, sofort ihn wieder zu benachrichtigen, sobalb Croupsympto me aufträten. Am nächsten Morgen wurde sein Besuch verlangt. Schon beim Eintritt in die Hausflur vernahm *D.* das laute und heisere Athmen des im zweiten Stock befindlichen Knaben, der unterdem Ausdrucke grosser Angst und mit sehr beklommener Respiration (35 Athemzüge in der Minute) in seiner Wiege sass. Husten selten, trocken und hohl, Gesicht turgescirt, purpurroth. Die Hände wurden öfters krampfhaft nach dem Larynx geführt. Haut feucht und heiss, nur die Stirn kalt; Puls hart, nicht voll, 130. Während der Nacht hatte das Kind einmal gebrochen und ein Stückchen fester Membran mit herausbefördert. Der Fall war unbedingt ein schwerer und alle Zeichen und besonders die grosse Hinfälligkeit des Knaben deuteten schon auf den Beginn einer unvollkommenen Entkohlung des BLUTS hin. Dieserhalb zögerte *D.* die *Bönninghausen*'schen Pulver zu geben und reichte BROM. 1. (Centes.) in WASSER alle 1/4 Stunde einen Theelöffel voll. Nach 2 Stunden war der Zustand nicht nur nicht besser, sondern der Puls häufiger und schwächer, die Respiration 40 in der Minute. HEP. 3. mit BROM. im Wechsel. Nach nochmals 2 Stunden hatte die Krankheit bereits die Höhe erreicht, dass selbst *Guersant* und *Trousseau* die Tracheotomie für zu spät gehalten hätten, da bereits das Allgemeinbefinden zu sehr mit ergriffen war und ein tödtlicher Ausgang nahe bevorzustehn schien. Unter solchen Umständen entschloss sich *D.* die *Bönninghausen*'schen Pulver zu geben, und fuhr damit von 1/2 zu 1/2 Stunde immer in der festgesetzten Reihenfolge bis Nachmittag 5 Uhr fort. Um 7 Uhr war eine bedeutende Besserung eingetreten, die Respiration freier, nur noch 30, nicht mehr so rauh, der Husten öfter und lockerer. *D.* liess eine zweite Reihe der Pulver zurück, stündlich eins zu nehmen. Um 11 Uhr Nachts schlief das Kind und war am nächsten Morgen so gebessert, dass keine Arznei mehr nöthig schien. Am 5. Tage war das Kind vollkommen genesen. Verf. hat nie einen so schweren Fall von Croup heilen sehn und glaubt, das das Kind die Erhaltung seines Lebens nur den *Bönning-*

M e r c . , Mez., Nit-ac., O l n d . , Phos., Plat., *P u l s .*, Ran-s., *Rhus-t.*, Sabad., Sep., Sil., Spig., S t a p h . , *Sulph.*, V i o l - t . [PB]

Schlaf

Schwärmen und Phantasiren im Schlafe.[VHA]

Tag und Nacht, trockner, hohler, bellender Husten.[VHA]

Konkordanz Schlaf und Träume: Hep., Lach., Phos., Sulph. [PB]

Fieber

Aengstliche, trockne Hitze, mit Weinerlichkeit und Untröstlichkeit.[VHA], [HA 42]

Allgemeiner Frost, am meisten im Rücken.[VHA]

Anfälle von ängstlicher, trockener Hitze.[KEU 60]

Früh-Schweiss über und über.[KEU 60]

Harter, beschleunigter Puls.[VHA], [HA 42]

Fieberstadien

1. P u l s sehr schnell, voll und hart. – Starke BLUTWALLUNG und Auftreibung der Adern.[WF 52]
2. F r o s t mit Schütteln, selbst beim warmen Ofen, am meisten über den Rücken.[WF 52]
3. Starke H i t z e bald nach dem Froste, mit trockner, brennender Haut über den ganzen Körper, mit Ausnahme der Oberschenkel, welche kalt, taub und frostig bleiben. – Anfälle von überlaufender, fliegender Hitze. – Aengstliche Hitze, mit rothem Gesichte und weinerlicher, untröstlicher Gemüthsstimmung.[WF 52]
4. Abends kühler S c h w e i s s im Gesichte.– Frühschweiss über den ganzen Körper.[WF 52]

Konkordanz Fieber: *Acon.*, *Arn.*, A r s . , *Bell.*, *B r y .*, Calc., Carb-v., Chin., G r a p h . , H y o s . , Ign., Lyc., Merc., N i t - a c . , Nux-v., *Phos.*, Ph-ac., Puls., R h u s - t . , S e p . , S i l . , Stann., S t r a m . , S u l p h . [PB]

Gemeinsames

Steifigkeit in den Extremitäten.[VHA]

Zerschlagenheit in Armen und Beinen.[VHA]

Schwerfälligkeit des Körpers.[VHA], [HA 42]

Taubheitsgefühl der untern Körperhälfte.[VHA], [KEU 60]

Große Abgespanntheit des Geistes und Körpers.[VHA]

Große Abgespanntheit.[HA 42], [KEU 60]

Besserung der Beschwerden

Viele Beschwerden, mit Ausnahme jedoch jener der Respiration, werden gebessert durch Ruhe in wagerechter Lage.[VHA]

W a g e r e c h t e s L i e g e n . [HA 41], [HA 53]

B e s o n d e r s a u f d e m R ü c k e n . [HA 53]

(Essen und Trinken bessert.).[KEU 60]

Verschlimmerung der Beschwerden

Abends bis Mitternacht.[KEU 59]

Kalte LUFT.[KEU 59]

Kaltwerden.[KEU 59]

Nord- und Ost-WIND.[KEU 59]

E i n t r i t t i n d i e w a r m e S t u b e . [HA 53]

Aufregung.[KEU 59]

N a c h G e h e n i m F r e i e n . [HA 53]

Bewegung.[KEU 59]

Steigen.[KEU 59]

Drehen des Kopfes.[KEU 59]

Bücken.[KEU 60]

I m S i t z e n . [HA 53]

Aufrecht Sitzen.[KEU 60]

Tiefliegen mit dem Kopfe.[KEU 60]

S c h a r f a u f e t w a s S e h e n . [HA 53]

Sprechen und Singen.[KEU 60]

TABACKS-Dampf.[KEU 60]

Verifikationen und klinische Symptome

hausen'schen Pulvern zu verdanken habe.[Wells, P. P.: Croupheilungen, nach Bönninghausen's Verfahren vollzogen. AHZ 63 (1861) 111-112]

Konkordanzen

Verschlimmerung nach der Zeit: Cham., Graph., Mang., Stront. [PB]

Verschlimmerung nach Lage und Umständen: Acon., Am-m., Anac., Ant-c., Arn., Ars., Asaf., *Asar.*, Bor., *Bry.*, Calc., Caps., Carb-v., Caust., Cic., Croc., Hell., *Hep.*, Ign., Ip., Kali-c., Lach., Lyc., Mag-c., Mag-m., Merc., Nat-m., *Nux-v.*, Phos., *Puls.*, Rhus-t., Ruta, Sabad., Sabin., Sel., Sep., Sil., Valer. [PB]

Beschwerden der Thiere

Pferde

[Am 15. Jan. 1863] *Mennemann's* Pferd – (hatte am 11. Dec. vor. J. wegen Druse mit Halsweh, welche schon 8 Monate bestanden und Abends schlimmer war, BELL. erhalten) – nun sehr bedeutend gebessert, nur Abends noch etwas Husten: Hep. [je C 200°°] – Geheilt.[KMS 780]

[Am 25. Jan. 1863] *Reer's* Füllen. Halsbräune, woran auch die Mutter gelitten: 1. Acon., 2. Bell., 3. Hep., alle 12 Stunden. – Am 31. Jan. viel besser, aber nun Druse mit scharfem Nasenausflusse: Ars. [je C 200°°] – Geheilt.[KMS 780]

Der Lieutenant *von Grüter* beim damals noch hier in Garnison stehenden 11. Husaren-Regimente hatte ein englisches Vollblutpferd, und zwar zu einem äußerst niedrigen Preise gekauft, weil es an einer Kehlkopfs-Affektion litt, viel hustete, von geringer Anstrengung im Halse röchelte und kächzte und bald den Athem verlor. Dieses Uebel bestand schon geraume Zeit und war von verschiedenen Thierärzten ohne den mindesten Erfolg, sowohl beim frühern als beim gegenwärtigen Besitzer, behandelt. Endlich kam nun, wie gewöhnlich, die Homöopathie an die Reihe, nachdem alle andere Aussicht auf Besserung verschwunden war, und das Pferd wurde meiner Behandlung anvertraut. Die Natur der Krankheit und die früher allöopathisch angewendeten Mittel, worunter jedoch nur wiederholte MERKURIAL-Einreibungen mit Sicherheit zu entnehmen waren, gestatteten keinen Zweifel über das zunächst angezeigte Heilmittel. Ich ließ demnach, – wie ich es fast immer bei Thieren anzuordnen pflege, – HEP. 200°°°, (soll heißen drei, mit der 200-fachen Potenz getränkte Streukügelchen) in einem halben Ort reines, kaltes WASSER bis zur Auflösung schütteln und dies mittelst einer Flasche dem Pferde eingeben. In der Fütterung wurde nichts geändert, und das Pferd, wie früher, täglich eine Stunde im Schritt spazieren geritten. Schon nach 8 Tagen war die wohlthätige Wirkung dieser Arznei auffallend und der Husten hatte ganz aufgehört; das Röcheln und Kächzen aber noch da, und der Athem, obwohl freier, doch noch beengt. SPONG. 200., eben so nunmehro gegeben, machte weitere Fortschritte in der Besserung, und 8 Tage später eine nochmalige Gabe HEP. 200 hob den Rest des Leidens an diesem Pferde vollkommen.[AHZ 38 (1850) 361-362]

Schweine

[Am 16. Juni 1863] *Schening's* 4 Ferkel, Hinterbrand: 1. Ran-s., 2. Spong., 3. Ars., alle 4 Tage. – 9. Juli. Sehr bedeutend gebessert: 1. Ran-s., 2. Sulph. [je C 200°°] – Geheilt.[KMS 783]

Arzneiverwandtschaften von Spongia officinalis

(Alum.), (Ars.), (Bell.), (Cocc.), (Cupr.), Dros., Hep., (Ign.), Jod, (Mag-c.), (Merc.), (Petr.), Phos., (Puls.), (Sep.), (Squil.), Spig., (Valer.) [VHA]

Acon., Arn., Ars., *Bell.*, *Bry.*, *Calc.*, Carb-v., Caust., Cham., Chin., *Con.*, Graph., Hep., Hyos., *Ign.*, Ip., Jod, Kali-c., *Lyc.*, *Merc.*, Nat-c., Nat-m., Nit-ac., *Nux-v.*, *Phos.*, Plat., *Puls.*, *Rhus-t.*, Sabin., *Sep.*, Sil., Spig., Stann., Staph., Stram., *Sulph.* [PB]

Brom., *Dros.*, *Hep.*, Jod [KV]

Antidot von Spongia officinalis: Camph.

Das kräftigste Gegenmittel des RÖST-SCHWAMMS ist KAMPHER. [RA 6, 198]

Camph. [SRN]

Camph. [PB]

Folgemittel von Spongia officinalis: Ars., Hep., Sulph.

[Am 16. Juni 1863] *Schening's* 4 Ferkel, Hinterbrand: 1. Ran-s., 2. Spong., 3. Ars., alle 4 Tage. – 9. Juli. Sehr bedeutend gebessert: 1. Ran-s., 2. Sulph. [je C 200°°] – Geheilt.[KMS 783]

[...] SPONG. 30°, und bis zum 9. Juli war der Kropf verschwunden, aber die wechselnde Verstopfung mit Durchfall wiedergekehrt, welche nun nach zweien Gaben SULPH. zu 60°° und 30°° in 8 Tagen ebenfalls beseitigt war, ohne daß der Kropf wieder erschien.[ACS 18 (1840) 2, 5]

Den Neben-Gebrauch einer kleinen Gabe KALKERDIGER SCHWEFEL-LEBER wird man selten dabei nöthig finden.[RA 6, 199]

Verifikationen und klinische Symptome

Spongia officinalis ist Folgemittel von: Hep., Ran-s.

[Am 16. Juni 1863] *Schening's* 4 Ferkel, Hinterbrand: 1. Ran-s., 2. Spong., 3. Ars., alle 4 Tage. – 9. Juli. Sehr bedeutend gebessert: 1. Ran-s., 2. Sulph. [je C 200°°] – Geheilt.[KMS 783]

Die ferneren 3 Pulver [nach ACON.], welche HEPAR und SPONGIA enthalten, haben etwas längere Wirkungen, und es muss ihnen 3 bis 5 Stunden Zeit vergönnt werden, ehe ein neues gegeben wird.[AHZ 63 (1861), 127]

Spongia officinalis ist Zwischenmittel von: Hep.

Ich ließ demnach, – wie ich es fast immer bei Thieren anzuordnen pflege, – HEP. 200°°°, (soll heißen drei, mit der 200-fachen Potenz getränkte Streukügelchen) in einem halben Ort reines, kaltes WASSER bis zur Auflösung schütteln und dies mittelst einer Flasche dem Pferde eingeben. In der Fütterung wurde nichts geändert, und das Pferd, wie früher, täglich eine Stunde im Schritt spazieren geritten. Schon nach 8 Tagen war die wohlthätige Wirkung dieser Arznei auffallend und der Husten hatte ganz aufgehört; das Röcheln und Kächzen aber noch da, und der Athem, obwohl freier, doch noch beengt. SPONG. 200., eben so nunmehro gegeben, machte weitere Fortschritte in der Besserung, und 8 Tage später eine nochmalige Gabe HEP. 200 hob den Rest des Leidens an diesem Pferde vollkommen.[AHZ 38 (1850) 361-362]

Den Neben-Gebrauch einer kleinen Gabe KALKERDIGER SCHWEFEL-LEBER wird man selten dabei nöthig finden.[RA 6, 199]

Konkordanzen der homöopathischen Arzneien

I. Gemüth und Geist: Alum., Anac., Aur., Bell., Calc., Cann-s., Carb-an., Caust., Cham., Con., Hyos., Ign., Lyc., Merc., *Nat-c.*, Op., Phos., Ph-ac., Plat., Puls., Rhus-t., Sep., Sil., Spig., Staph., Stram., Sulph., Verat. [PB]

II. Körpertheile und Organe: Acon., Ang., Arn., Ars., *Bell.*, Bry., *Calc.*, *Carb-v.*, Caust., Cham., *Chin.*, Cina, Con., *Dros.*, Graph., *Hep.*, Hyos., *Ign.*, Ip., Jod., Kali-c., Kreos., Laur., Mang., *Merc.*, Nat-c., Nat-m., Nit-ac., *Nux-v.*, Petr., *Phos.*, *Puls.*, Rhus-t., Sabin., Samb., Seneg., Sep., Sil., Spig., Stann., Staph., *Sulph.*, Thuj., Verat., Zinc. [PB]

III. Empfindungen und Beschwerden

1. **Aeussere und innere Körpertheile im Allgemeinen:** Acon., Alum., Arn., Ars., Asaf., *Bell.*, Bry., *Calc.*, Cann-s., Canth., Carb-v., Caust., Cham., Chin., Cocc., Con., Dulc., Graph., Hep., Ign., Jod, Kali-c., Lyc., Meny., Merc., Mez., Nat-c., Nat-m., Nit-ac., *Nux-v.*, *Phos.*, Plat., *Puls.*, *Rhus-t.*, *Sep.*, Sil., Spig., Stann., Staph., *Sulph.*, Thuj., Valer., Zinc. [PB]
2. **Drüsen:** Bell., Bry., Calc., Caust., *Con.*, Ign., Lyc., *Merc.*, Phos., Plat., *Puls.*, *Rhus-t.*, Sabin., Sep., Sil., Staph., Sulph. [PB]
3. **Knochen:** Arg., Bell., Cupr., Cycl., Kali-c., Lyc., Merc., Ph-ac., Sabin., Staph. [PB]
4. **Haut und Aeusseres:** Am-m., Arn., Bar-c., Bell., *Bry.*, Calc., *Caust.*, Chin., Cocc., Colch., Con., Cycl., Euph., Graph., Ip., Kali-c., Lach., Led., *Lyc.*, Merc., Mez., Nit-ac., Olnd., Phos., Plat., *Puls.*, Ran-s., *Rhus-t.*, Sabad., Sep., Sil., Spig., Staph., *Sulph.*, Viol-t. [PB]

IV. Schlaf und Träume: Hep., Lach., Phos., Sulph. [PB]

V. Fieber: *Acon.*, *Arn.*, Ars., *Bell.*, *Bry.*, Calc., Carb-v., Chin., Graph., Hyos., Ign., Lyc., Merc., Nit-ac., Nux-v., *Phos.*, Ph-ac., Puls., Rhus-t., Sep., Sil., Stann., Stram., Sulph. [PB]

VI. Änderung des Befindens

1. **Verschlimmerung nach der Zeit:** Cham., Graph., Mang., Stront. [PB]
2. **Verschlimmerung nach Lage und Umständen:** Acon., Am-m., Anac., Ant-c., Arn., Ars., Asaf., *Asar.*, Bor., *Bry.*, Calc., Caps., Carb-v., Caust., Cic., Croc., Hell., *Hep.*, Ign., Ip., Kali-c., Lach., Lyc., Mag-c., Mag-m., Merc., Nat-m., *Nux-v.*, Phos., *Puls.*, Rhus-t., Ruta, Sabad., Sabin., Sel., Sep., Sil., Valer. [PB]

Verifikationen und klinische Symptome

VII. Konkordanz der homöopathischen Arzneien

Acon., Arn., Ars., *Bell.*, *B r y .*, *Calc.*, Carb-v., C a u s t ., Cham., Chin., *Con.*, Graph., H e p ., Hyos., *Ign.*, Ip., Jod, Kali-c., *Lyc.*, *Merc.*, Nat-c., Nat-m., Nit-ac., *Nux-v.*, *P h o s .*, Plat., *P u l s .*, *Rhus-t.*, Sabin., *Sep.*, S i l ., Spig., Stann., S t a p h ., Stram., *Sulph.* [PB]

Brom., *Dros.*, *H e p .*, J o d [KV]

Verifikationen und klinische Symptome

Squilla maritima (Meerzwiebel)

(Squil.)

Synonyma

Scilla maritima L., Ornithogalum Squilla Gawl., Squilla der Alten, Squilla maritima, Meerzwiebel [SRN]

Squille. [Hahnemann, HUF 5, 9]

Nicht-Antipsorische Arznei

[SRN]

Arzneiwirkungsdauer

Die Wirkungsdauer der SQUILLE geht in großen Gaben auf 14 Tage; in kleinen ist sie verhältnismäßig kürzer.[RA 3, 266]

Wirkt 2 bis 3 Wochen.[SRN]

Zählt zur 2. Klasse derjenigen Mittel, welche eine kurze Wirkungsdauer besitzen.[AHZ 49 (1855) 82]

Eigenthümlichkeiten und Hauptwirkungen

Gemüth

Große Aengstlichkeit des Gemüths, mit Furcht vor dem Tode.[VHA]

Aengstlichkeit, mit Todesfurcht.[KEU 54]

Aergerlichkeit über Kleinigkeiten.[VHA]

Abneigung gegen alle geistige und körperliche Thätigkeit.[VHA]

Aengstliche Engbrüstigkeit mit Stichen in der Brust.[VHA]

Konkordanz Gemüth und Geist: Acon., *Anac.*, Ars., *Bell.*, Calc., Con., Ign., Lyc., *Nat-c.*, Nat-m., Nux-v., Op., *Phos.*, Ph-ac., Plat., *Puls.*, Sep., Sil., Staph., Stram., *Sulph.*, Verat., Zinc. [PB]

Geist

Scheu gegen geistige und körperliche Arbeit.[KEU 54]

Konkordanz Gemüth und Geist: Acon., *Anac.*, Ars., *Bell.*, Calc., Con., Ign., Lyc., *Nat-c.*, Nat-m., Nux-v., Op., *Phos.*, Ph-ac., Plat., *Puls.*, Sep., Sil., Staph., Stram., *Sulph.*, Verat., Zinc. [PB]

Schwindel

Nebelige Düseligkeit im Kopfe.[VHA]

Kopf

Früh, beim Erwachen, drückende Schwere des Kopfs.[VHA]

Ziehender Kopfschmerz (von der rechten nach der linken Seite).[VHA]

*Klopfen im Kopfe beim Aufrichten.[VHA]

Stechendes Kopfweh.[VHA]

Früh, schmerzhafte Empfindlichkeit des Oberhauptes.[VHA]

Empfindlichkeit im Scheitel.[KEU 54]

*Beim Husten Kopfweh und Athemversetzung.[VHA]

Augen

Starrer Blick mit weitgeöffneten Augen.[VHA]

Stierer Blick.[KEU 54]

Das linke Auge ist sichtbar kleiner, als das Rechte.[VHA]

Verengerte Pupillen.[VHA]

Nase

Wundheitsschmerz an den Rändern der Nasenlöcher.[VHA]

Antlitz

Wechselnde Züge und Farbe des Gesichts.[VHA]

Wechselnde Gesichtsfarbe.[KEU 54]

Verifikationen und klinische Symptome

Dunkle Gesichtsröthe.[KEU 54]
*Bei der Hitze Gesichtsröthe, dann Blässe ohne Frost.[VHA]
Verzerrte, gespannte Gesichtszüge mit Backenröthe, ohne Durst.[VHA]
Verzerrung der Gesichtszüge.[KEU 54]
Nässender, um sich fressender Ausschlag auf der Oberlippe.[VHA]
*Schwarze Lippen und Zähne.[VHA]
Schwarze, aufgesprungene Lippen.[KEU 54]

Mund
*Offener, trockner Mund.[VHA], [KEU 54]
Viel klebriger Schleim im Munde.[VHA]
Rauh und kratzig am obern Gaumen.[VHA]
Brennen am Gaumen und im Halse.[VHA], [KEU 54]
*Schwarze Lippen und Zähne.[VHA]

Genüsse
Unersättlicher Hunger.[VHA]
Gänzliche Appetitlosigkeit.[VHA]
*Abscheu vor Speisen.[VHA]
*Neigung zu SAUREM.[VHA]
*Durst auf kaltes WASSER.[VHA]
*Stets Durst, aber sie kann wegen Athemmangel nur jedesmal einen Schluck trinken.[VHA]
Viel Durst, kann aber des Athems wegen nur einzelne Schlucke trinken.[KEU 54-55]
BITTERKEIT der Speisen, besonders des BRODES.[VHA]
Widrig SÜßLICHER Geschmack aller Speisen, besonders der FLEISCH-Speisen.[VHA]

Geschmack
BITTERKEIT der Speisen, besonders des BRODES.[VHA]
Widrig SÜßLICHER Geschmack aller Speisen, besonders der FLEISCH-Speisen.[VHA]

Aufstoßen
Viel leeres Aufstoßen.[VHA]

Uebelkeit
Brecherlichkeit und Brechwürgen.[KEU 55]
Brechreiz in der Magengegend.[VHA]
Uebelkeit in der Magengegend.[KEU 55]
Beständiger Wechsel zwischen Brecherlichkeit in der Herzgrube und Durchfall-Regung im Unterbauche.[VHA]
Früh, beim Husten, anhaltene Uebelkeit.[VHA]

Magen
Brechreiz in der Magengegend.[VHA]
Uebelkeit in der Magengegend.[KEU 55]
Magendrücken, wie von einem Steine.[VHA]
Drücken im Magen, wie von einem Steine.[KEU 55]

Bauch
Schneidendes Kneipen im Unterbauche, wie von Blähungen.[VHA]
Leibschmerz im Unterbauche, wie zu Durchfall.[VHA]
*Schmerzhafte Empfindlichkeit des Unterbauches in der Blasengegend.[VHA]
Beständiger Wechsel zwischen Brecherlichkeit in der Herzgrube und Durchfall-Regung im Unterbauche.[VHA]
Husten mit Stichen in der Brustseite, Leibschmerz und innerm Hitzegefühle.[VHA]
Aufgetriebenheit des Bauchs.[KEU 55]
Stösse im Unterleibe.[KEU 55]
Erschütterung im Unterbauche und Gefühl, wie von Herauspressen der Gedärme.[KEU 55]
Zusammenziehende Schmerzen in den Bauchmuskeln.[KEU 55]

Verifikationen und klinische Symptome

°Steter Durst, aber sie kann wegen Athemmangel jedesmal nur einen Schluck trinken. Drei Fälle. SCILLA beseitigte schnell das Symptom von Athemnot beim Trinken, ohne den sonstigen Zustand zu bessern.[S., AHZ 72 (1866) 109]

Blähungen

Häufiger Abgang sehr übelriechender Blähungen.[VHA]

Stuhl

Durchfälliger, sehr übelriechender Stuhl.[VHA]
Uebelriechender, oft schwarzbrauner Durchfall.[KEU 55]
*Schwarzer Durchfall.[VHA]
*Schmerzlose Leibesverstopfung.[VHA]
Beständiger Wechsel zwischen Brecherlichkeit in der Herzgrube und Durchfall-Regung im Unterbauche.[VHA]

Harn

Großer Harndrang, mit Abgang vielen WASSERHELLEN Urins.[VHA]
*Steter Harndrang, mit Abgang rothen, brennenden Harns.[VHA]
Heisser, rother Harn.[KEU 55]
Harnfluß.[VHA]
Oefteres, aber geringes Harnen.[VHA]
*Oefteres Nachtharnen.[VHA]
*Beständiges Drücken auf die Blase, welche sehr empfindlich ist.[VHA]
*Beim Husten drückt es auf die Blase, und der Harn spritzt unwillkührlich fort.[VHA]
Druck auf die Blase.[KEU 55]
Unwillkührlicher Harnabgang.[KEU 55]

Schnupfen

Früh, heftiger Fließschnupfen mit geschwürigen Nasenlöchern.[VHA]
Früh scharfer, wundfressender Fliessschnupfen.[KEU 55]

Athem

Giemender, röchelnder Athem.[VHA], [KEU 55]
*Stöhnender Athem bei offenem Munde.[VHA], [KEU 55]
Kurzäthmigkeit von jeder Anstrengung und von Gehen, besonders von Steigen.[VHA]
Kurzäthmigkeit.[KEU 55]
Aengstliche Engbrüstigkeit mit Stichen in der Brust.[VHA]
Athembeengung, welche zum Aufsitzen nöthigt.[VHA]
*Stets Durst, aber sie kann wegen Athemmangel nur jedesmal einen Schluck trinken.[VHA]
*Beim Husten Kopfweh und Athemversetzung.[VHA]
Athemmangel.[KEU 55]
Athemversetzung.[KEU 55]

Husten

Früh, Husten mit kopiösem Auswurfe dünnen, *oft röthlich gefärbten Schleims.[VHA]
*Husten mit geringem Auswurfe weißen Schleims.[VHA]
*Abends und Nachts, trockner Husten.[VHA]
*BLUTAUSWURF beim Husten.[VHA]
*Husten durch Kriebeln in der Brust erregt.[VHA]
*Husten nach Kalt-Trinken.[VHA]
Husten von jeder Anstrengung.[VHA]
Husten mit Stichen in der Brustseite, Leibschmerz und innerm Hitzegefühle.[VHA]
*Beim Husten Kopfweh und Athemversetzung.[VHA]
*Beim Husten drückt es auf die Blase, und der Harn spritzt unwillkührlich fort.[VHA]
Früh, beim Husten, anhaltende Uebelkeit.[VHA]

Keuchhusten

Heftige, kurze Anfälle von Krampfhusten, von Schleim in der Luftröhre und von Kriebeln in der Brust erregt, Abends ohne, Morgens mit schwierigem Auswurfe sehr vielen weisslichen oder röthlich gefärbten Schleims, von widerlich SÜSSLICHEM, zuweilen BRÄNZLICHEM Geschmacke und etwas üblem Geruche.[KEU 54]

Verschlimmerung: Nach Mitternacht und Morgens. – Anstrengung. Bewegung. Schnell Gehen.

Verifikationen und klinische Symptome

°Steter Durst, aber sie kann wegen Athemmangel jedesmal nur einen Schluck trinken. Drei Fälle. SCILLA beseitigte schnell das Symptom von Athemnot beim Trinken, ohne den sonstigen Zustand zu bessern.[Bruckner: Aphorismen aus der Praxis. AHZ 72 (1866)109]

Steigen. Tiefathmen. Sprechen. Husten Kalt-Trinken. Erwachen. Liegen im Bette.[KEU 54]

Begleitung: Aengstlichkeit, mit Todesfurcht. Scheu gegen geistige und körperliche Arbeit. Empfindlichkeit im Scheitel. Stierer Blick. Wechselnde Gesichtsfarbe. Dunkle Gesichtsröthe. Verzerrung der Gesichtszüge. Schwarze, aufgesprungene Lippen. Offener, trockener Mund. Brennen am Gaumen und im Halse. Viel Durst, kann aber des Athems wegen nur einzelne Schlucke trinken. Uebelkeit in der Magengegend. Brecherlichkeit und Brechwürgen. Drücken im Magen, wie von einem Steine. Aufgetriebenheit des Bauchs. Stösse im Unterleibe. Erschütterung im Unterbauche und Gefühl, wie von Herauspressen der Gedärme. Zusammenziehende Schmerzen in den Bauchmuskeln. Uebelriechender, oft schwarzbrauner Durchfall. Heisser, rother Harn. Druck auf die Blase. Unwillkührlicher Harnabgang. Früh scharfer, wundfressender Fliessschnupfen. Stöhnender Athem, mit offenem Munde. Giemender, röchelnder Athem. Athemmangel. Athemversetzung. Kurzäthmigkeit. Engbrüstigkeit. Stechen in der Schilddrüse. BLUTDRANG zur Brust. Drücken auf die Brust. Stiche in den Brustseiten. Kalte Hände und Füsse. Kaltschweissige Füsse. Schlaflosigkeit. Frost bei jeder Entblössung. Innerer Frost bei äusserer Hitze. Innere Hitze mit kalten Füssen. Gänzlich Schweissmangel.[KEU 54-55]

Es gehört, ausser anderen angeführten Zeichen, zu den Eigenthümlichkeiten der SQUIL., dass die Periode des Hustens in der Morgenzeit, wo der Schleim, freilich mühsam, sich löset, den Kranken weit heftiger angreift, als die des Abends, wo er trocken ist.[KEU 55]

Hals

Genicksteifigkeit.[VHA]
Empfindlichkeit und Wundheitsschmerz der Haut des Halses.[VHA]
Ausschlag am Halse.[VHA]
Stechen in der Schilddrüse.[KEU 55]

Brust

Engbrüstigkeit.[KEU 55]
Stiche in der Brust, besonders beim Einathmen und Husten.[VHA]
Stiche in den Brustseiten.[KEU 55]
Hitziges Seitenstich-Fieber (Lungen- und Ribbenfell-Entzündung).[VHA]
*Früh sind die Brustschmerzen erhöhet.[VHA]
(Nachwehen von Aderlaß bei Brustentzündungen.)[VHA]
Aengstliche Engbrüstigkeit mit Stichen in der Brust.[VHA]
Husten mit Stichen in der Brustseite, Leibschmerz und innerm Hitzegefühle.[VHA]
BLUTDRANG zur Brust.[KEU 55]
Drücken auf die Brust.[KEU 55]

Rücken

Ausschlag auf dem Rücken, mit brennend stechendem Jücken nach Kratzen.[VHA]
Quellendes Gluckern in mehren Theilen des Körpers (in den Schulterblättern, im Rücken und in den Armen).[VHA]

Oberglieder

Achselgrubenschweiß.[VHA]
Konvulsivische Zuckungen und Bewegungen der Glieder.[VHA]
Konvulsivische Zuckungen der Arme.[VHA]
Eiskalte Hände.[VHA]
Kalte Hände und Füsse.[KEU 55]
Reissen und Unruhe in den Ober- und Untergliedern.[VHA]
Quellendes Gluckern in mehren Theilen des Körpers (in den Schulterblättern, im Rücken und in den Armen).[VHA]
Wundwerden in den Beugefalten der Glieder.[VHA]

Unterglieder

Konvulsivische Zuckungen und Bewegungen der Glieder.[VHA]
Konvulsivische Zuckungen in den Beinen.[VHA]
Eiskalte Füße.[VHA]
Kalte Hände und Füsse.[KEU 55]
*Kaltschweißige Füße.[VHA], [KEU 55]

Verifikationen und klinische Symptome

Schweiß der Fußzehen.[VHA]
Reissen und Unruhe in den Ober- und Untergliedern.[VHA]
Wundwerden in den Beugefalten der Glieder.[VHA]

Drüsen

Geschwulst und Verhärtung der Drüsen.[VHA]
Stechen in der Schilddrüse.[KEU 55]
Konkordanz Drüsen: Ars., *Bell.*, Carb-an., C o n . , Hep., L y c . , Merc., P h o s . , Puls., S i l . , *Sulph.* [PB]

Haut

Eine Art sogenannter fetter Krätze mit brennendem Jucken.[VHA]
Wundwerden in den Beugefalten der Glieder.[VHA]
Kalter Brand.[VHA]
Nässender, um sich fressender Ausschlag auf der Oberlippe.[VHA]
*Schwarze Lippen und Zähne.[VHA]
Empfindlichkeit und Wundheitsschmerz der Haut des Halses.[VHA]
Ausschlag am Halse.[VHA]
Achselgrubenschweiß.[VHA]
Ausschlag auf dem Rücken, mit brennend stechendem Jücken nach Kratzen.[VHA]
*Kaltschweißige Füße.[VHA]
Schweiß der Fußzehen.[VHA]
Konkordanz Haut und Aeusseres: Arn., *Ars.*, Asaf., B e l l . , *Bry.*, C a l c . , C a u s t . , Chin., Dulc., Graph., Hep., Ign., Kali-c., Lach., Led., L y c . , *Merc.*, Nit-ac., P h o s . , Ph-ac., P u l s . , *R h u s - t .* , Sec., *Sep.*, *S i l .* , *Staph.* [PB]

Schlaf

Häufiges Gähnen und Recken ohne Schläfrigkeit.[VHA]
Unruhiger Schlaf mit vielem Herumwerfen im Bette.[VHA]
*Oefteres Nachtharnen.[VHA]
*Abends und Nachts, trockner Husten.[VHA]
Schlaflosigkeit.[KEU 55]

Fieber

Nachts, innerlicher Frost mit äußerer Hitze, ohne Durst.[VHA]
Frost bei jeder Entblössung.[KEU 55]
Innerer Frost bei äusserer Hitze.[KEU 55]
Innere Hitze ohne Durst, bei kalten Füßen.[VHA]
Innere Hitze mit kalten Füssen.[KEU 55]
*Sobald er sich in der Hitze entblößt, bekommt er sogleich Frost und Schmerzen. (Bei ACON. findet gerade das Gegenteil statt: Unaufhörlicher Schweiß, besonders der bedeckten Theile. *Hitze mit Neigung, sich zu entblößen: Acon.)[VHA]
Trockne, brennende Hitze und Mangel an Schweiß.[VHA]
Gänzlich Schweissmangel.[KEU 55]
Fieberstadien
1. P u l s klein und langsam, aber etwas hart.[WF 49]
2. Nächtlicher, innerlicher F r o s t , bei äusserer Hitze. – Frostigkeit gegen Abend im Gehen, nicht im Sitzen.[WF 49]
3. Vorherrschend trockene, brennende, innerliche H i t z e des ganzen Körpers, mit kalten Händen und Füssen, und Unerträglichkeit der Entblössung. – Nachmittags und Abends grosses Hitzgefühl im ganzen Körper, meistens mit kalten Füssen. – Von jeder Entblössung in der Hitze sogleich Frost und Schmerzen.[WF 49]
4. S c h w e i s s fehlt ganz. – Mangel an aller Ausdünstung, selbst bei der ärgsten brennenden Hitze.[WF 49]

Konkordanz Fieber: Acon., Arn., *Ars.*, Bell., Bry., Calc., Cocc., Coff., Hell., Ign., Kali-c., L a c h . , Lyc., Merc., Nux-m., N u x - v . , Op., Phos., Ph-ac., Puls., R h u s - t . , S a m b . , S e p . , S i l . , Spig., Sulph. [PB]

Verifikationen und klinische Symptome

Gemeinsames

Scheu gegen geistige und körperliche Arbeit.[KEU 54]
Reissen und Unruhe in den Ober- und Untergliedern.[VHA]
Dumpfe, rheumatische Schmerzen, in der Ruhe vermindert, durch Bewegung erhöhet.[VHA]
Konvulsivische Zuckungen und Bewegungen der Glieder.[VHA]
Konvulsivische Zuckungen der Arme.[VHA]
Konvulsivische Zuckungen in den Beinen.[VHA]
Quellendes Gluckern in mehren Theilen des Körpers (in den Schulterblättern, im Rücken und in den Armen).[VHA]

Verschlimmerung der Beschwerden

Die meisten Beschwerden sind füh Morgens und bei Bewegung schlimmer.[VHA]
Nach Mitternacht und Morgens.[KEU 54]
Dumpfe, rheumatische Schmerzen, in der Ruhe vermindert, durch Bewegung erhöhet.[VHA]
Anstrengung.[KEU 54]
Bewegung.[KEU 54]
Schnell Gehen.[KEU 54]
Steigen.[KEU 54]
Tiefathmen.[KEU 54]
Sprechen.[KEU 54]
Husten.[KEU 54]
Kalt-Trinken.[KEU 54]
Erwachen.[KEU 54]
Liegen im Bette.[KEU 54]

Konkordanzen

Verschlimmerung nach der Zeit: Kali-n., Nux-v., Rhus-t. [PB]

Verschlimmerung nach Lage und Umständen: Acon., Agn., Arn., Ars., Asar., Bell., *Bry.*, Calad., Calc., Cann-s., Chin., Cic., Cocc., Colch., Con., Dig., Graph., *Hep.*, Ip., Jod, Led., Lyc., Merc., Nat-m., *Nux-v.*, Phos., Ran-b., *Rhus-t.*, Sabin., Samb., Sel., Sil., Spig., Staph., Stront., Sulph. [PB]

Arzneiverwandtschaften von Squilla maritima

Bry., (Dros.), (Hyos.), (Jod), Mag-c., Mur-ac., (Nat-m.), Nux-v., Puls., Rheum, Rhus-t., Seneg., (Spong.) [VHA]

Acon., Arn., *Ars.*, *Bell.*, Bry., Calc., Cham., Chin., Con., Hep., Ign., Kali-c., Lyc., Merc., Nat-m., Nux-v., Op., *Phos.*, Ph-ac., Puls., *Rhus-t.*, Samb., Sep., *Sil.*, Spig., Staph., *Sulph.*, Verat. [PB]

Arn., *Ars.*, Bry., *Mill.* [KV]

Antidot von Squilla maritima: Camph.

KAMPHER: Der KAMPHER als Gegengift der KANTHARIDEN und der SQUILLE ist durch Andrer Bemerkungen bekannt. [Hahnemann, HUF 5, 9]

Murray und *Tissot* rühmen den KAMPHER als Antidot der MEERZWIEBEL, welches mit meinen Beobachtungen überein kommt. [RA 3, 266]

Camph. [SRN]

Camph. [PB]

Konkordanzen der homöopathischen Arzneien

I. Gemüth und Geist: Acon., *Anac.*, Ars., *Bell.*, Calc., Con., Ign., Lyc., *Nat-c.*, Nat-m., Nux-v., Op., *Phos.*, Ph-ac., Plat., *Puls.*, Sep., Sil., Staph., Stram., *Sulph.*, Verat., Zinc. [PB]

II. Körpertheile und Organe: Acon., Arg., Arn., Ars., Bar-c., *Bell.*, Bry., *Calc.*, Canth., Caps., Carb-v., Caust., Cham., Chin., Dig., Graph., Hep., *Ign.*, Kali-c., Lyc., Merc., Mur-ac., Nat-m., Nux-v., *Phos.*, Ph-ac., Plb., *Puls.*, Ran-b., *Rhus-t.*, Sabad., Sep., Sil., Spig., Stann., Staph., Stram., Sulph., Verat., Zinc. [PB]

Verifikationen und klinische Symptome

III. Empfindungen und Beschwerden

1. **Aeussere und innere Körpertheile im Allgemeinen:** Acon., *Ars.*, *Bell.*, Bry., Calc., Canth., Cham., *Chin.*, Con., Ferr., Hyos., *Ign.*, Merc., Nat-m., Nux-v., Op., Phos., Plb., Puls., Rhus-t., Sec., Sep., *Sulph.*, Verat. [PB]
2. **Drüsen:** Ars., *Bell.*, Carb-an., Con., Hep., Lyc., Merc., Phos., Puls., Sil., *Sulph.* [PB]
3. **Knochen:** vacat [PB]
4. **Haut und Aeusseres:** Arn., *Ars.*, Asaf., Bell., *Bry.*, Calc., Caust., Chin., Dulc., Graph., Hep., Ign., Kali-c., Lach., Led., Lyc., *Merc.*, Nit-ac., Phos., Ph-ac., Puls., *Rhus-t.*, Sec., *Sep.*, *Sil.*, *Staph.* [PB]

IV. Schlaf und Träume: ? [PB]

V. Fieber:
Acon., Arn., *Ars.*, Bell., Bry., Calc., Cocc., Coff., Hell., Ign., Kali-c., Lach., Lyc., Merc., Nux-m., Nux-v., Op., Phos., Ph-ac., Puls., Rhus-t., Samb., Sep., Sil., Spig., Sulph. [PB]

VI. Änderung des Befindens

1. **Verschlimmerung nach der Zeit:** Kali-n., Nux-v., Rhus-t. [PB]
2. **Verschlimmerung nach Lage und Umständen:** Acon., Agn., Arn., Ars., Asar., Bell., *Bry.*, Calad., Calc., Cann-s., Chin., Cic., Cocc., Colch., Con., Dig., Graph., *Hep.*, Ip., Jod, Led., Lyc., Merc., Nat-m., *Nux-v.*, Phos., Ran-b., *Rhus-t.*, Sabin., Samb., Sel., Sil., Spig., Staph., Stront., Sulph. [PB]

VII. Konkordanz der homöopathischen Arzneien

Acon., Arn., *Ars.*, *Bell.*, Bry., Calc., Cham., Chin., Con., Hep., Ign., Kali-c., Lyc., Merc., Nat-m., Nux-v., Op., *Phos.*, Ph-ac., Puls., *Rhus-t.*, Samb., Sep., *Sil.*, Spig., Staph., *Sulph.*, Verat. [PB]

Arn., *Ars.*, Bry., *Mill.* [KV]

Verifikationen und klinische Symptome

Stannum (Zinn)
(Stann.)

Synonyma
Stannum, Zinn [SRA]

Antipsorische Arznei
[SRA]

Arzneiwirkungsdauer
Wirkt über 5 Wochen.[SRA]
Zählt zur 4. Klasse derjenigen Mittel, welche eine lange Wirkungsdauer besitzen.[AHZ 49 (1855) 82]

Hinweise
In Fällen wo ZINN homöopathisch angezeigt war, hob es auch folgende zugleich gegenwärtige Beschwerden: Drückende Schwere in der Stirn; Leibschmerz bei der Regel; Drücken und Stechen im linken Hypochonder; Brennschmerz in der Lebergengend; Überreiztheit der Nerven; unerträgliche Unruhe, daß man sich nicht zu lassen weiss.[CK 5, 293]

Eigenthümlichkeiten und Hauptwirkungen

Gemüth
Ungemeine Unruhe und Angst.[VHA]
Angstanfälle.[KEU 61]
Angst und Schwermuth vor der Regel.[VHA]
Abends starke Engbrüstigkeit mit Angst, zum Lösen der Kleider nöthigend.[VHA]
Große Angst, Unruhe und Muthlosigkeit.[HA 77]
Aengstliches Hitzgefühl bei der mindesten Bewegung (bei Fieber).[VHA]
Hoffnungslosigkeit.[VHA], [KEU 61]
Muthlosigkeit.[VHA]
Aergerliche, stille Verdrießlichkeit mit Menschenscheu und Unlust zu sprechen.[VHA]
Menschenscheu und Unlust zum Sprechen.[HA 77]
Verdriesslichkeit mit Menschenscheue.[KEU 61]
Hysterische und hypochondrische Krämpfe, mit Schmerzen im Unterleibe und in der Zwergfellgegend.[VHA]
Schnell vorübergehende Zornaufwallung.[VHA]
Konkordanz Gemüth und Geist: Acon., Ambr., Anac., Ars., Aur., Bar-c., *Bell.*, Bry., Calc., Caust., Cham., Chin., Cic., Cocc., Con., Graph., Hell., Hyos., *Ign.*, *Lyc.*, Merc., Mur-ac., Nat-c., Nat-m., Nux-m., Nux-v., Op., Phos., Ph-ac., Plat., *Puls.*, Rhus-t., Sabad., Sec., Sep., Sil., Staph., Stram., *Sulph.* [PB]

Geist
Ungeheure Mattigkeit des Körpers (und Geistes), mit Zitterigkeit, am meisten bei langsamen Bewegungen fühlbar.[VHA]
Konkordanz Gemüth und Geist: Acon., Ambr., Anac., Ars., Aur., Bar-c., *Bell.*, Bry., Calc., Caust., Cham., Chin., Cic., Cocc., Con., Graph., Hell., Hyos., *Ign.*, *Lyc.*, Merc., Mur-ac., Nat-c., Nat-m., Nux-m., Nux-v., Op., Phos., Ph-ac., Plat., *Puls.*, Rhus-t., Sabad., Sec., Sep., Sil., Staph., Stram., *Sulph.* [PB]

Innerer Kopf
Drückende Schwere in der Stirn.[CK 5, 293]
Drückend betäubendes Kopfweh, in der Stirn umherziehend.[VHA]
Brennen in der Stirn, mit Uebelkeit, im Freien besser.[VHA]
Klopfen in den Schläfen.[VHA]
Schmerzhafte Rucke durch die (linke) Schläfe, Stirn und Hinterkopf, ein stumpfes Drücken zurücklassend, in der Ruhe verschlimmert, von Bewegung gebessert. – Große Angst, Unruhe und Muthlosigkeit; Menschenscheu und Unlust zum Sprechen; trübe eingefallene Augen; blasses Gesicht; übler Mundgeruch; großer Hunger und Durst; BITTERGESCHMACK aller Speisen; Magenkrämpfe mit bitte-

Verifikationen und klinische Symptome

rem Aufstoßen, Hunger und Durchfall; harter Stuhl mit vergeblichem Stuhldrang; sparsamer Harnabgang, mit Gefühllosigkeit der Harnblase; abendliche Engbrüstigkeit mit vielem trocknen Husten; Leerheits- und Schwächegefühl in der Brust; Mattigkeit in den Oberschenkeln; Abends Geschwulst der Hände und Füße; brennende Hitze in den Gliedern und ängstliches Hitzegefühl bei der mindesten Bewegung.[HA 77]

Wie Schlaf und Mattigkeit im Kopfe: Stann. (MESM.)[Caspari, MM 1,171]

Augen

Matte, trübe, eingefallene Augen.[VHA]
Matte, eingefallene Augen.[KEU 61]
Trübe eingefallene Augen.[HA 77]
Nächtliches Zuschwären der Augen.[VHA]
Stechen und Drücken in den Augenlidern.[VHA]
Thränenfistel.[VHA]
Gerstenkorn.[VHA]
Die Augen fallen ihm zu: Stann. (MESM.)[Caspari, MM 1,171]

Ohren

Geschwürigkeit des Ringloches im Ohrläppchen.[VHA]
Schreien in den Ohren beim Schnauben.[VHA]

Nase

Verstopfung der oberen Nasenhöhlen.[VHA]

Antlitz

Blasses, eingefallenes Gesicht, mit tiefliegenden Augen.[VHA]
Blasses Gesicht.[HA 77]
Blasses, eingefallenes Gesicht.[KEU 61]
Ziehender Gesichtsschmerz am Jochbeine und an der Augenhöhle.[VHA]
Geschwulst der Oberkiefer und Backen.[VHA]
Klamm in den Kinnladen.[VHA]
Schmerzhafte Unterkieferdrüsen-Geschwulst.[VHA]

Mund

Uebler Geruch aus dem Munde.[VHA]
Übler Mundgeruch.[HA 77]
Stechendes Trockenheitsgefühl im Halse.[VHA]
Trockenheit im Schlunde.[KEU 61]
Schleimrahksen mit Wundheitsschmerz im Halse.[VHA]
Nach Schleimrahksen, größere Höhe der Gesangstimme.[VHA]
Höhere Stimme nach jedem Auswurfe.[KEU 61]
Schwierige und matte Sprache von Kraftlosigkeit.[VHA]
Mattigkeit der Sprache.[KEU 61]
Große Angegriffenheit und nachtheilige Folgen von anhaltendem Sprechen.[VHA]
Abendliche Fallsuchtanfälle, (auch der Kinder beim Zahnen).[VHA]
SÜSSES Aufsteigen im Halse.[KEU 61]

Genüsse

Vermehrter Hunger und Durst.[VHA]
Großer Hunger und Durst.[HA 77]
Starker Hunger und Durst, nur nicht Abends.[KEU 61]
Abendliche Appetitlosigkeit.[VHA]

Geschmack

BITTERER Geschmack aller Genüsse.[VHA], [HA 77]
Alles schmeckt BITTER.[KEU 61]
SÜSSES Aufsteigen im Halse.[KEU 61]

Verifikationen und klinische Symptome

Übelkeit
BITTERES Erbrechen nach dem Essen.[VHA]
Heftiges Brechwürgen und darauf Erbrechen unverdauter Speisen.[VHA]
Brechwürgen und Speise-Erbrechen.[KEU 61]
BLUTERBRECHEN.[VHA]
Brennen in der Stirn, mit Uebelkeit, im Freien besser.[VHA]

Magen
Heftiges Magendrücken mit Geschwürschmerz desselben bei Berührung.[VHA]
Magenkrämpfe mit BITTEREM Aufstoßen, Hungergefühl im Magen und Durchfall.[VHA]
Magenkrämpfe mit BITTEREM Aufstoßen, Hunger und Durchfall.[HA 77]
Leerheitsgefühl im Magen und Unterleibe.[KEU 61]
Zerschlagenheit in der Herzgrube.[KEU 61]

Bauch
Drücken und Stechen im linken Hypochonder.[CK 5, 293]
Brennschmerz in der Lebergengend.[CK 5, 293]
Krampfartiges Leibweh, unter und über dem Nabel.[VHA]
Krampfhaftes Leibweh um den Nabel.[KEU 61]
Hysterische Unterleibskrämpfe.[VHA]
Hysterische und hypochondrische Krämpfe, mit Schmerzen im Unterleibe und in der Zwergfellgegend.[VHA]
Leibschmerz bei der Regel.[CK 5, 293]
Leerheits- (oder Vollheits-) Gefühl im Unterleibe.[VHA]
Empfindlichkeit des Unterleibs gegen Berührung.[VHA]
Die Anregung zum Harnen fehlt, wie von Gefühllosigkeit der Blase, nur eine Vollheit im Unterleibe deutet dies Bedürfniß an.[VHA]

Blähungen
Blähungsauftreibung des Unterleibes.[VHA]
Blähungsversetzung.[VHA]

Stuhl
Oefterer, vergeblicher Stuhldrang.[VHA]
Stuhl hart, trocken und knotig.[VHA]
Harter Stuhl mit vergeblichem Stuhldrang.[HA 77]
Geringer, grünlicher Stuhl.[VHA]
Schleimdurchfälle.[VHA]
Magenkrämpfe mit BITTEREM Aufstoßen, Hungergefühl im Magen und Durchfall.[VHA]

Harn
Die Anregung zum Harnen fehlt, wie von Gefühllosigkeit der Blase, nur eine Vollheit im Unterleibe deutet dies Bedürfniß an.[VHA]
Mangelnder Harndrang, wie von Gefühllosigkeit der Blase.[KEU 61]
Sparsamer Harnabgang.[VHA]
Sparsamer Harnabgang, mit Gefühllosigkeit der Harnblase.[HA 77]

Geschlechtsteile
Erhöhter Geschlechtstrieb.[VHA]
Heftiger, wollüstiger Reiz zur SAMENENTLEERUNG.[VHA]
POLLUTIONEN: Stann. (MESM.)[Caspari, MM 1,171]

Beschwerden der Kinder
Abendliche Fallsuchtanfälle, (auch der Kinder beim Zahnen).[VHA]

Regel
Monatliches verstärkt.[VHA]
Angst und Schwermuth vor der Regel.[VHA]
Leibschmerz bei der Regel.[CK 5, 293]

Verifikationen und klinische Symptome

Schwächender, schleimiger Weißfluß.[VHA]

Schnupfen

Halbseitiger Stockschnupfen mit entzündeten Nasenhöhlen.[VHA]
Stockschnupfen.[KEU 61]

Athem

Abends starke Engbrüstigkeit mit Angst, zum Lösen der Kleider nöthigend.[VHA]
Abendliche Engbrüstigkeit mit vielem trocknen Husten.[HA 77]
Athemmangel bei jeder Bewegung, aber auch im Liegen.[VHA]
Athemmangel.[KEU 61]
Tiefathmen gibt ein kurzes Gefühl von angenehmer Leichtigkeit.[VHA]
Krähender, schnärchelnder Athem.[KEU 61]
Uebelriechender Athem.[KEU 61]
Neigung zum (erleichternden) Tiefathmen.[KEU 61]

Husten

Abends im Bette, bis Mitternacht, heftiger, trockner Husten.[VHA]
Husten am Tage, mit kopiösem, grünlichem, SÜßLICHEM Auswurfe.[VHA]
Husten mit salzigem oder faulschmeckendem Auswurfe.[VHA]
Grosses Schwächegefühl in der Brust, dass er nicht durchhusten kann.[KEU 61]
Schleimschwindsucht.[VHA]

Keuchhusten

Periodisch wiederkehrender, tiefer, hohler, erschütternder Kitzelhusten, in je drei auf einander folgenden Stössen, von Schleim in der Brust und (Abends) von Stichen und Trockenheit in der Luftröhre erregt, Abends bis Mitternacht ohne, die übrige Zeit mit Auswurf vielen, zähen, eiweissartigen Schleims, oder grünlich-gelben Eiters, von widerlich SÜSSLICH-FAULEM, zuweilen SÄUERLICHEM oder SALZIGEM Geschmacke, und üblem Geruche.[KEU 60-61]

Verschlimmerung: Abends bis Mitternacht. – Liegen, besonders auf er (rechten) Seite. Ruhe. Starke Bewegung. Schnell Gehen. Steigen. Lachen. Sprechen. Laut Lesen. Singen. Reizende Genüsse. Warmtrinken. Feste Kleider.[KEU 61]

Begleitung: Angstanfälle. Hoffnungslosigkeit. Verdriesslichkeit mit Menschenscheue. Matte, eingefallene Augen. Blasses, eingefallenes Gesicht. Trockenheit im Schlunde. Mattigkeit der Sprache. Starker Hunger und Durst, nur nicht Abends. Alles schmeckt BITTER. SÜSSES Aufsteigen im Halse. Brechwürgen und Speise-Erbrechen. Zerschlagenheit in der Herzgrube. Leerheitsgefühl im Magen und Unterleibe. Krampfhaftes Leibweh um den Nabel. Mangelnder Harndrang, wie von Gefühllosigkeit der Blase. Stockschnupfen. Krähender, schnärchelnder Athem. Uebelriechender Athem. Neigung zum (erleichternden) Tiefathmen. Abendliche heftige Engbrüstigkeit. Athemmangel. Kitzeln und Wundheitsschmerz im Kehlkopfe. Wundheitschmerz in der Luftröhre. Heiserkeit. Höhere Stimme nach jedem Auswurfe. Grosses Schwächegefühl in der Brust, dass er nicht durchhusten kann. Kitzelndes Jücken in der Brust. Leerheitsgefühl, Stechen und Wundheitsschmerz in der Brust. Schmerzhafte Spannung im ganzen Brustkasten. Abendliche Geschwulst der Hände und Füsse. Abmagerung. Mattigkeit mit Zittern. Langsam steigende, und ebenso wieder abnehmende Gliederschmerzen. Spätes Einschlafen. Trockene Hitze bei geringer Bewegung. Ermattende Nachtschweisse.[KEU 61]

Die Anwendung von STANN., die nur bei Anwesenheit der vorstehenden Zeichen Erfolg verspricht, gehört wohl zu den Seltenern bei dieser Krankheit.[KEU 61]

Hals – Luftröhre - Kehlkopf

Stechendes Trockenheitsgefühl im Halse.[VHA]
Trockenheit im Schlunde.[KEU 61]
Schleimrahksen mit Wundheitsschmerz im Halse.[VHA]
SÜSSES Aufsteigen im Halse.[KEU 61]
Rauhheit und Heiserkeit in der Kehle.[VHA]
Viel Schleim in der Luftröhre, welcher leicht ausgeworfen wird.[VHA]
Luftröhren-Schwindsucht.[VHA]

Verifikationen und klinische Symptome

Kitzeln und Wundheitsschmerz im Kehlkopfe.[KEU 61]
Wundheitschmerz in der Luftröhre.[KEU 61]
Nach Schleimrahksen, größere Höhe der Gesangstimme.[VHA]
Höhere Stimme nach jedem Auswurfe.[KEU 61]
Schwierige und matte Sprache von Kraftlosigkeit.[VHA]
Mattigkeit der Sprache.[KEU 61]
Heiserkeit.[KEU 61]

Brust

Stiche in der linken Brust beim Athmen und Liegen auf dieser Seite.[VHA]
Leerheits- und Schwäche-Gefühl in der Brust.[VHA], [HA 77]
Leerheitsgefühl, Stechen und Wundheitsschmerz in der Brust.[KEU 61]
Grosses Schwächegefühl in der Brust, dass er nicht durchhusten kann.[KEU 61]
Geschwürige Lungensucht.[VHA]
Schwindsucht: Im verwichenen Winter und Frühjahr hatte ich das Glück, einige im höchsten Grade Schwindsüchtige zu heilen, und fand dabei, daß PHOS. (in wiederholten Gaben nach jedesmal vorgangiger Gabe NUX-V.) denen half, deren übrige Symptome für NUX-V. passten; so wie STANN. (ebenfalls wiederholt, und jedes Mal eine Gabe PULS. vorher) Denjenigen, welche sich als PULS.-Patienten zu erkennen gaben. Durch 3 Gaben der letzten beiden Mittel rettete ich unter anderem einen Mann, der von den Aerzten aufgegeben war, fortwährend in kolliquntiven Schweissen, mit kopiösem eitrigem Auswurfe und der grössten Schwäche, stündlich seine Auflösung erwartete.[Bönninghausen, Juli 1832]
Brust-WASSERSUCHT.[VHA]
Spannung und Schmerzhaftigkeit durch die ganze äußere Brust.[VHA]
Schmerzhafte Spannung im ganzen Brustkasten.[KEU 61]
Abends starke Engbrüstigkeit mit Angst, zum Lösen der Kleider nöthigend.[VHA]
Hysterische und hypochondrische Krämpfe, mit Schmerzen im Unterleibe und in der Zwergfellgegend.[VHA]
Abendliche heftige Engbrüstigkeit.[KEU 61]
Kitzelndes Jücken in der Brust.[KEU 61]
Empfindlichkeit und Gefühl von Wundheit in der Brust, bei Tiefatmen und bei Berührung: CALC. (vergleiche PULS.). (Wundheitsgefühl in der Brust mit Auswurf, am häufigsten morgens, weist auf STANN.).[Br., Lippe]

Rücken

Tabes dorsualis: Ref. theilte einige Erfahrungen und Erfolge in Betreff der wahren Tabes dorsualis mit, welche in den Niederlanden zu den nicht seltenen Krankheiten gehört, und bekanntlich von der Allopathie für durchaus unheilbar erklärt wird. Ref. beabsichtigt darüber in dieser Zeitung [AHZ 57 (1858) 3-6, 12-13] ausführlichere Mittheilung zu machen [siehe: Alluminium metallicum] glaubte aber bei dieser Gelegenheit auf ein Paar Heilmittel aufmerksam machen zu müssen, welche bisher für solche Krankheiten noch wenig in Anwendung gezogen sind, nämlich: RUTA, STANN. und STRAM.. Dies letztere Mittel zeigte in mehren Fällen eine entscheidende Besserung in der, dieser Krankheit eigenthümlichen Unsicherheit in der Bewegung und Stellung der Unterglieder im Finstern, während besonders das erste eine grosse und heilsame Wirkung auf das Rückenmark und die Unterglieder ausübe. Auch darf dabei TARAX. nicht vergessen werden, wenigstens als Zwischenmittel bei den Hauptmitteln von langer Wirkungsdauer: CALC., LYC. und RHUS-T..[AHZ 51 (1856) 63]

Oberglieder

Abendliche Geschwulst der Hände.[VHA]
Abends Geschwulst der Hände und Füße.[HA 77], [KEU 61]
Brennende Hitze in den Gliedern.[VHA]
Brennende Hitze in den Gliedern und ängstliches Hitzegefühl bei der mindesten Bewegung.[HA 77]
Heftiges Brennen in den Händen.[VHA]
Langsam steigende, und ebenso wieder abnehmende Gliederschmerzen.[KEU 61]
Lähmungsartige Schwere in den Extremitäten.[VHA]
Lähmungen der Arme und Beine.[VHA]

Verifikationen und klinische Symptome

Drückendes Ziehen in den Gliedern.[VHA]
Frostbeulen.[VHA]
Neidnägel.[VHA]

Unterglieder

Große Mattigkeit in den Oberschenkeln.[VHA]
Mattigkeit in den Oberschenkeln.[HA 77]
Abends Geschwulst der Hände und Füße.[HA 77], [KEU 61]
Abendliche Geschwulst der Fußknöchel.[VHA]
Brennende Hitze in den Gliedern.[VHA]
Brennende Hitze in den Gliedern und ängstliches Hitzegefühl bei der mindesten Bewegung.[HA 77]
Heftiges Brennen in den Füßen.[VHA]
Langsam steigende, und ebenso wieder abnehmende Gliederschmerzen.[KEU 61]
Lähmungsartige Schwere in den Extremitäten.[VHA]
Lähmungen der Arme und Beine.[VHA]

Tabes dorsualis: Ref. theilte einige Erfahrungen und Erfolge in Betreff der wahren T a b e s d o r s u a l i s mit, welche in den Niederlanden zu den nicht seltenen Krankheiten gehört, und bekanntlich von der Allopathie für durchaus unheilbar erklärt wird. Ref. beabsichtigt darüber in dieser Zeitung [AHZ 57 (1858) 3-6, 12-13] ausführlichere Mittheilung zu machen [siehe: Alluminium metallicum] glaubte aber bei dieser Gelegenheit auf ein Paar Heilmittel aufmerksam machen zu müssen, welche bisher für solche Krankheiten noch wenig in Anwendung gezogen sind, nämlich: RUTA, STANN. und STRAM.. Dies letztere Mittel zeigte in mehren Fällen eine entscheidende Besserung in der, dieser Krankheit eigenthümlichen Unsicherheit in der Bewegung und Stellung der Unterglieder i m F i n s t e r n , während besonders das erste einew grosse und heilsame Wirkung auf das Rückenmark und die Unterglieder ausübe. Auch darf dabei TARAX. nicht vergessen werden, wenigstens als Zwischenmittel bei den Hauptmitteln von langer Wirkungsdauer: CALC., LYC. und RHUS-T..[AHZ 51 (1856) 63]

Drückendes Ziehen in den Gliedern.[VHA]
Brennende Hitze in den Gliedern.[VHA]

Drüsen

Schmerzhafte Unterkieferdrüsen-Geschwulst.[VHA]
Konkordanz Drüsen: *Bell.*, C a l c . , Merc., Phos., R h o d . , Sulph. [PB]

Haut

Blasses, eingefallenes Gesicht, mit tiefliegenden Augen.[VHA]
Frostbeulen.[VHA]
Neidnägel (Finger).[VHA]
Abendliche Geschwulst der Hände.[VHA]
Abendliche Geschwulst der Fußknöchel.[VHA]
Konkordanz Haut und Aeusseres: A r n . , B r y . , Calc., Chin., C o c c . , Cycl., Graph., Lyc., *Merc.*, Nit-ac., Nux-v., Phos., P u l s . , *R h u s - t .*, S e p . , S i l . , Staph., *S u l p h .*, Sulph-ac., Thuj. [PB]

Schlaf

Tagesschläfrigkeit.[VHA]
Mattigkeit: kann dem Schlafe nicht widerstehen: Stann. (MESM.)[Caspari, MM 1,171]
Wie Schlaf und Mattigkeit im Kopfe: Stann. (MESM.)[Caspari, MM 1,171]
Gähnen: Stann. (MESM.)[Caspari, MM 1,171]
Die Augen fallen ihm zu: Stann. (MESM.)[Caspari, MM 1,171]
Spätes Einschlafen.[VHA], [KEU 61]
Nächtliche Unruhe mit sehr vielen Träumen.[VHA]
Abends starke Engbrüstigkeit mit Angst, zum Lösen der Kleider nöthigend.[VHA]
Abends im Bette, bis Mitternacht, heftiger, trockener Husten.[VHA]
Abendliche Geschwulst der Hände.[VHA]
Abendliche Geschwulst der Fußknöchel.[VHA]
Abendliche Fallsuchtanfälle, (auch der Kinder beim Zahnen).[VHA]

Verifikationen und klinische Symptome

Redete im Schlafe und entschied über die Hülflosigkeit eines äußeren Mittels für ein inneres Uebels, wie im Nachtwandlerzustande: Stann. (MESM.)[Caspari, MM 1,171]
Viele helle Träume: Stann. (MESM.)[Caspari, MM 1,171]
Konkordanz Schlaf und Träume: Ars., Bell., B r y ., Calc., Chin., I g n ., L y c ., Mur-ac., Nat-c., Nux-v., P h o s ., *Puls.*, R h u s - t ., Sabad., S e p ., S i l ., Sulph. [PB]

Fieber

Puls klein und schnell.[VHA]
Frostigkeit: Stann. (MESM.)[Caspari, MM 1,171]
Aengstliches Hitzgefühl bei der mindesten Bewegung.[VHA]
Trockene Hitze bei geringer Bewegung.[KEU 61]
Sehr schwächende Nachtschweiße.[VHA]
Ermattende Nachtschweisse.[KEU 61]

Fieberstadien

1. P u l s klein und schnell.[WF 52]
2. Abends F r o s t , besonders über den Rücken, nach vorgängiger Hitze mit Schweiss. – Täglich Vormittags (gegen 10 Uhr) Frostschauder. – Frost bloss am Kopfe. – Bei geringem Frostschauder, starkes Zähneklappern, wie von Konvulsionen in den Kaumuskeln. – Vormittags, beim Frostschauder, auffallendes Taubheitsgefühl in den Fingerspitzen.[WF 52]
3. H i t z e Nachmittags (von 4 bis 5 Uhr), täglich wiederkehrend, mit gleichzeitigem Schweisse. – Brennende Hitze in den Gliedern, am Stärksten in den Händen, jeden Abend. – Aengstliche Hitze, als wollte Schweiss ausbrechen, in wiederholten Anfällen. – Aengstliches Gefühl von Hitze bei der mindesten Bewegung. – Vorherrschendes inneres Hitzgefühl.[WF53]
4. Sehr ermattender S c h w e i s s Nachts und in der Morgenzeit, am Stärksten am Halse. – Sehr ermattende, allgemeine Schweisse bei geringer Bewegung. – Dumpfig oder mulstrig riechende Schweisse.[WF 53]

Konkordanz Fieber: *A c o n .*, A r n ., *Ars.*, B e l l ., *Bry.*, C a l c ., C a r b - v ., C o c c ., Hell., *Jod*, K a l i - c ., L y c ., *Merc.*, N u x - v ., O p ., Petr., *P h o s .*, *Ph-ac.*, P u l s ., R h u s - t ., S a m b ., Sec., *Sep.*, S i l ., Spong., Staph., Stram., S u l p h ., Verat. [PB]

Gemeinsames

Überreiztheit der Nerven.[CK 5, 293]
Allgemeine Kränklichkeit, Blässe, Schwäche: Stann. (MESM.)[Caspari, MM 1,171]
Große Angegriffenheit und nachtheilige Folgen von anhaltendem Sprechen.[VHA]
Unerträgliche Unruhe, daß man sich nicht zu lassen weiss.[CK 5, 293]
Lähmungsartige Schwere in den Extremitäten.[VHA]
Lähmungen der Arme und Beine.[VHA]
Drückendes Ziehen in den Gliedern.[VHA]
Brennende Hitze in den Gliedern.[VHA]

Mattigkeit

Ungeheure Mattigkeit des Körpers (und Geistes), mit Zitterigkeit, am meisten bei langsamen Bewegungen fühlbar.[VHA]
Mattigkeit mit Zittern.[KEU 61]
Mattigkeit: kann dem Schlafe nicht widerstehen: Stann. (MESM.)[Caspari, MM 1,171]
Wie Schlaf und Mattigkeit im Kopfe: Stann. (MESM.)[Caspari, MM 1,171]
Matte, trübe, eingefallene Augen.[VHA]
Matte, eingefallene Augen.[KEU 61]

Abmagerung.[VHA], [KEU 61]
Hysterische und hypochondrische Krämpfe, mit Schmerzen im Unterleibe und in der Zwergfellgegend.[VHA]
Abendliche Fallsuchtanfälle, (auch der Kinder beim Zahnen).[VHA]
Die (drückend ziehenden) Schmerzen steigen und verschwinden langsam und allmählig.[VHA]
Schwindsucht: Im verwichenen Winter und Frühjahr hatte ich das Glück, einige im höchsten Grade Schwindsüchtige zu heilen, und fand dabei, daß PHOS. (in wiederholten Gaben nach jedesmal vorgängiger Gabe NUX-V.) denen half, deren übrige Symptome für NUX-V. passten; so wie STANN. (ebenfalls wiederholt, und jedes Mal eine Gabe PULS. vorher) Denjenigen, welche sich als PULS.-Patienten zu erkennen gaben. Durch 3 Gaben der letzten beiden Mittel rettete ich unter anderem einen Mann, der

Verifikationen und klinische Symptome

von den Ärzten aufgegeben war, fortwährend in kolliquntiven Schweissen, mit kopiösem eitrigem Auswurfe und der grössten Schwäche, stündlich seine Auflösung erwartete.[Bönninghausen, Juli 1832]

Verschlimmerung der Beschwerden

Abends bis Mitternacht.[KEU 61]
Bewegung bessert, Ruhe verschlimmert; nur die Mattigkeit ist im Gehen fühlbarer.[VHA]
Liegen, besonders auf er (rechten) Seite.[KEU 61]
Ruhe.[KEU 61]
Starke Bewegung.[KEU 61]
Schnell Gehen.[KEU 61]
Steigen.[KEU 61]
Lachen.[KEU 61]
Sprechen.[KEU 61]
Laut Lesen.[KEU 61]
Singen.[KEU 61]
Reizende Genüsse.[KEU 61]
Warmtrinken.[KEU 61]
Feste Kleider.[KEU 61]

Konkordanzen

Verschlimmerung nach der Zeit: ? [PB]

Verschlimmerung nach Lage und Umständen: Anac., Bell., *Bry.*, *Calc.*, Cann-s., C a r b - v ., Caust., Cham., C h i n ., Hep., I g n ., K a l i - c ., Lyc., Phos., P u l s ., R h u s - t ., Sep., Sulph. [PB]

Arzneiverwandtschaften von Stannum

(Arg.), Ars., Bell., Cann-s., Cham., C h i n ., (Croc.), Hell., Ign., P u l s ., S e n e g ., Stram., Valer., Verb. [VHA]

Acon., Anac., Arn., A r s ., *Bell.*, *Bry.*, *Calc.*, Carb-v., Caust., Cham., C h i n ., C o c c ., Con., Graph., I g n ., Jod, K a l i - c ., *Lyc.*, M e r c ., Nat-c., Nat-m., N u x - v ., Op., *Phos.*, Ph-ac., *P u l s .*, *Rhus-t.*, *Sep.*, S i l ., Staph., *Sulph.*, Verat. [PB]

A r s ., C h i n ., *Lach.*, *P u l s .*, S e n e g ., S u l p h ., V a l e r . [KV]

Antidot von Stannum: Puls.

Puls. [SRA]
Puls. [PB]

Stannum ist Folgemittel von: Puls.

[S]o wie STANN. (ebenfalls wiederholt, und jedes Mal eine Gabe PULS. vorher) Denjenigen [half], welche sich als PULSATILLA-Patienten zu erkennen gaben.[Bönn., Juli 1832]

Konkordanzen der homöopathischen Arzneien

I. Gemüth und Geist: A c o n ., Ambr., A n a c ., A r s ., Aur., Bar-c., *Bell.*, Bry., C a l c ., Caust., Cham., Chin., Cic., C o c c ., C o n ., Graph., Hell., Hyos., *Ign.*, *Lyc.*, M e r c ., Mur-ac., N a t - c ., Nat-m., Nux-m., Nux-v., O p ., P h o s ., P h - a c ., Plat., *Puls.*, R h u s - t ., Sabad., Sec., S e p ., S i l ., S t a p h ., S t r a m ., *Sulph.* [PB]

II. Körpertheile und Organe: Acon., Arn., A r s ., B e l l ., B r y ., *Calc.*, Carb-v., C a u s t ., Cham., C h i n ., Cocc., Con., Cupr., Dros., Ferr., Graph., Hep., Ign., Ip., K a l i - c ., L y c ., M e r c ., Nat-c., Nat-m., *Nux-v.*, Petr., *P h o s .*, Ph-ac., *P u l s .*, Rhus-t., *Sep.*, Sil., Spig., Spong., Staph., *Sulph.*, Sulph-ac., Thuj., Verat. [PB]

III. Empfindungen und Beschwerden

1. Aeussere und innere Körpertheile im Allgemeinen: Alum., Arn., Ars., Asaf., *Bell.*, B r y ., *C a l c .*, Canth., Carb-v., *Caust.*, Cham., *Chin.*, C o c c ., Con., Cupr., Dulc., Ferr., Graph., Hyos., *Ign.*, Ip., J o d , *Kali-c.*, *Lyc.*, M e r c ., Mez., N a t - c ., N a t - m ., *N u x - v .*, *Phos.*, Ph-ac., Plat., *P u l s .*, R h u s - t ., *Sep.*, S i l ., S p i g ., Spong.,

Verifikationen und klinische Symptome

Staph., Stront., *Sulph.*, Valer., Verat., Zinc. [PB]

2. Drüsen: *Bell.*, Calc., Merc., Phos., Rhod., Sulph. [PB]

3. Knochen: ? [PB]

4. Haut und Aeusseres: Arn., Bry., Calc., Chin., Cocc., Cycl., Graph., Lyc., *Merc.*, Nit-ac., Nux-v., Phos., Puls., *Rhus-t.*, Sep., Sil., Staph., *Sulph.*, Sulph-ac., Thuj. [PB]

IV. Schlaf und Träume: Ars., Bell., Bry., Calc., Chin., Ign., Lyc., Mur-ac., Nat-c., Nux-v., Phos., *Puls.*, Rhus-t., Sabad., Sep., Sil., Sulph. [PB]

V. Fieber: *Acon.*, Arn., *Ars.*, Bell., *Bry.*, Calc., Carb-v., Cocc., Hell., *Jod*, Kali-c., Lyc., *Merc.*, Nux-v., Op., Petr., *Phos.*, *Ph-ac.*, Puls., Rhus-t., Samb., Sec., *Sep.*, Sil., Spong., Staph., Stram., Sulph., Verat. [PB]

VI. Änderung des Befindens

1. Verschlimmerung nach der Zeit: ? [PB]

2. Verschlimmerung nach Lage und Umständen: Anac., Bell., *Bry.*, *Calc.*, Cann-s., Carb-v., Caust., Cham., Chin., Hep., Ign., Kali-c., Lyc., Phos., Puls., Rhus-t., Sep., Sulph. [PB]

VII. Konkordanz der homöopathischen Arzneien

Acon., Anac., Arn., Ars., *Bell.*, *Bry.*, *Calc.*, Carb-v., Caust., Cham., Chin., Cocc., Con., Graph., Ign., Jod, Kali-c., *Lyc.*, Merc., Nat-c., Nat-m., Nux-v., Op., *Phos.*, Ph-ac., *Puls.*, *Rhus-t.*, *Sep.*, Sil., Staph., *Sulph.*, Verat. [PB]

Ars., Chin., *Lach.*, *Puls.*, Seneg., Sulph., Valer. [KV]

Verifikationen und klinische Symptome

Staphysagria (Stephanskörner)
(Staph.)

Synonyma
Staphysagria, Delphinium Staphysagria L., Stephanskörner [SRN]

Antipsorische und antisykotische Arznei
Die [...] bezeichneten Arzneien scheinen zu den antipsorischen Mitteln gezählt werden zu dürfen. Wenigstens habe ich sie in chronischen Beschwerden (psorischen Ursprungs) vorzugsweise wirksam befunden.[SRN]
[AHP 262]

Arzneiwirkungsdauer
Ich habe die Wirkung einer größern Gabe über drei Wochen anhalten gesehn.[RA 5, 293]
Wirkt 3 bis 4 Wochen.[SRN]
Zählt zur 3. Klasse derjenigen Mittel, welche eine mittlere Wirkungsdauer besitzen.[AHZ 49 (1855) 82]

Hinweise
Sowohl ältere Personen, als heranwachsende Kinder werden oft nach Aerger und Beleidigungen mit Indignation, worüber meistens nur durch behutsame Erkundigungen Aufschluss zu erhalten ist, von dem oben beschriebenen [Keuchhusten] Krampfhusten befallen, wogegen STAPH. schnelle Hilfe bringt. Wo eine solche Gelegenheits-Ursache fehlt, wird man dieses Mittel nur selten angezeigt finden.[KEU 63]
Störungen der antipsorischen Kur: Aergerniß, mit Indigantion (und Fortwerfen dessen, was man eben in der Hand hält): Staph. X° R.[SRA]

Eigenthümlichkeiten und Hauptwirkungen

Gemüth
Nachtheile von Aerger mit Kummer oder mit Indignation, (wobei man fortwirft, was man eben in der Hand hat).[VHA]
Aergerniß mit Indignation (und Fortwerfen dessen, was man eben in der Hand hält): Staph. X° R.[SRA]
Indignation mit gerechten Zornausbrüchen und von sich Stoßen oder Werfen, was er zur Hand hat.[HA 9]
Das Kind verlangt mit Heftigkeit und Weinen verschiedene Sachen: RHEUM.. (Wenn es die Sachen wegwirft, denke man an STAPH..)[Br., Lippe]

Aergerlichkeit
Große Aergerlichkeit.[VHA]
Große, verdrießliche Aergerlichkeit.[HA 16]
Aergerlichkeit mit Wegwerfen, was ihm zur Hand ist.[HA 54]
Aergerlichkeit mit Indignation und Fortwerfen dessen, was man eben zur Hand hat.[KEU 62]
Der Kranke ist voll Zorn und Indignation, er stößt oder wirft weg, was er gerade in den Händen hat. Für diesen Zustand ist es das einzige Mittel.[Br., Lippe]
Nach dem letzten Mittel erlitt er einen schweren, ihn tief kränkenden Aerger, was zunächst die Veranlassung war, ihn am 26. März 1835 an STAPH. 30 riechen zu lassen, weil die aufgetretenen Beschwerden diesem Mittel am Besten entsprachen. Nun veränderte sich die ganze Scene. Nach 24 Stunden waren die neu aufgetretenen Beschwerden von dem Aerger verschwunden.[ACS 17 (1838) 1, 38-39]
*Gefühl von Druck und Zusammenschnürung im Halsgrübchen nach Aerger, durch Schlingen erhöht.[VHA]
Matte Sprache wegen Schwäche der Sprachorgane und *nach Aerger.[VHA]
*Halbseitige Lähmung von Aerger.[VHA]
*Braun- und Blauwerden des Gesichts bei Aerger.[VHA]
Aerger mit Indignation und Fortwerfen dessen, was man eben in der Hand hält. – Großer Unmuth über das Geschehene; begründeter Unwillen über fremde oder eigene Thaten; Traurigkeit und Weinen über die befürchteten Folgen; steter Gram und

Verifikationen und klinische Symptome

Sorge wegen der Zukunft; Tagesschläfrigkeit bei nächtlichem Wachen; beständiges Schwitzen; Ausfallen der Haare; matte Sprache; Verstopfung; Stockschnupfen; Herzklopfen von der geringsten Bewegung; (Nachwehen von QUECKSILBER-Mißbrauch oder von Onanie).[HA 4]

Furcht vor der Zukunft.[VHA]

Steter Gram und Sorge wegen der Zukunft.[HA 4-5]

Gram und Kummer mit Befürchtungen wegen der Zukunft und Tagesschläfrigkeit.[HA 8]

Weinerliche Traurigkeit, mit Gram.[HA 54]

Unruhe und Traurigkeit; Gedächtnisschwäche.[HA 16]

Früh nüchtern, beängstigendes, athembeengendes Drücken und Spannen quer über die Hypochondern.[VHA]

Hypochondrie und Hysterie, nach unverdienten Beleidigungen (oder gemißbrauchtem Geschlechtstriebe) mit Blähungsbeschwerden. – Große, verdrießliche Aergerlichkeit; hypochondrische Gleichgültigkeit (der Onanisten); Unruhe und Traurigkeit; Gedächtnisschwäche; große Tagesschläfrigkeit; Schweiß Tag und Nacht; faulriechende Nachtschweiße; krankes Gesicht, mit hohlen, blaurandigen Augen; schmerzhaftes Zahnfleisch; Heißhunger, selbst bei vollem Magen; früh nüchtern, Spannen quer über die Hypochondren; Harndrang mit geringem Abgange; fortwährende Neigung zum Liegen.[HA 16]

Hypochondrische Gleichgültigkeit (der Onanisten).[VHA], [HA 16]

Nachtheile von Onanie.[VHA]

(Nachwehen von QUECKSILBER-Mißbrauch oder von Onanie): Staph.[HA 4]

Nach dem Mittagsschlafe, Schwere in den Gliedern und Düsterkeit.[VHA]

Nach Mitternacht ängstliche, gefahrvolle Träume.[VHA]

Großer Unmuth über das Geschehene.[HA 4]

Begründeter Unwillen über fremde oder eigene Thaten.[HA 4]

Unglückliche Liebe mit Indignation und unverdienter Kränkung.[HA 9]

Nach Zorn über unverdiente Kränkung, Tagesschläfrigkeit bei nächtlicher Schlaflosigkeit, mit Schmerzhaftigkeit des ganzen Körpers.[HA 10]

Uebelnehmigkeit.[KEU 62]

Konkordanz Gemüth und Geist: Acon., Anac., *Bell.*, Calc., Cham., Chin., Cocc., *Con.*, Graph., Hell., Hyos., *Ign.*, *Lyc.*, Merc., Nat-c., *Nat-m.*, Nux-v., Op., *Phos.*, *Ph-ac.*, Plat., *Puls.*, Rhus-t., Sep., *Sil.*, *Stram.*, *Sulph.*, Verat., Zinc. [PB]

Geist

Gedächtnißschwäche.[VHA]

Kummervolle Gedanken.[KEU 62]

Ohnmacht.[KEU 62]

Unfähigkeit zu jeder Geistesarbeit.[VHA]

Wüstheit des Kopfs und Unfähigkeit zu geistigen Arbeiten.[HA 54]

Konkordanz Gemüth und Geist: Acon., Anac., *Bell.*, Calc., Cham., Chin., Cocc., *Con.*, Graph., Hell., Hyos., *Ign.*, *Lyc.*, Merc., Nat-c., *Nat-m.*, Nux-v., Op., *Phos.*, *Ph-ac.*, Plat., *Puls.*, Rhus-t., Sep., *Sil.*, *Stram.*, *Sulph.*, Verat., Zinc. [PB]

Aeusserer Kopf

Jückende Schuppen auf dem Haarkopfe.[VHA]

NÄSSENDER, übelriechender, jückender Kopfgrind, am stärksten im Nacken und hinter den Ohren.[VHA]

Schmerzhafte Empfindlichkeit der Kopfhaut gegen Berührung, mit Abschuppung der Oberhaut, und Jucken und Fressen, Abends und von Warmwerden verschlimmert, von Kratzen die Stelle verändernd und brennend.[HA 106]

Ausfallen der Haare.[HA 4]

Ausfallen der Haare, am meisten im Nacken und hinter den Ohren, mit NÄSSENDEM, übelriechendem Kopfausschlage oder Schuppen auf der Kopfhaut, (auch nach Krankheit von Aer-

Verifikationen und klinische Symptome

ger), Abends beim Warmwerden im Bette heftig stechend-fressendem Jucken auf dem Kopfe, von Kratzen verschlimmert und brennend.[HA 112-113]

Fressendes und kriechendes Jucken auf dem Haarkopfe, am meisten an den Kopfseiten und hinter den Ohren, von Kratzen die Stelle verändernd und verschlimmert, mit FEUCHTEN der gekratzten Stelle und nachfolgendem Schorfe.[HA 118]

FEUCHTER (selten trockner), übelriechender, fressend-juckender Ausschlag an dem Hinterkopfe und den Kopfseiten hinter den Ohren, das Jucken von Kratzen die Stelle verändernd und der Ausschlag davon noch stärker FEUCHTEND.[HA 97]

Drückend stechender und reißender Knochen- und Knochenhautschmerz am Schädel, in Geschwulst und Knocheneiterung übergehend, mit faulriechendem Schweiße Tag und Nacht, von Berührung und Bewegung verschlimmert.[HA 123]

Drückend-zuckendes Reißen am äußern Kopfe, besonders am Hinterkopfe und hinter den Ohren, Nachts und beim Aufstehen, zumal nach dem Mittagsschlafe, so wie von Berührung und Bewegung verschlimmert, nach dem Niederlegen und nach dem Frühstücke gebessert.[HA 125]

Brennendes Stechen am äußern Kopfe, besonders an den Kopfseiten und hinter den Ohren, von Berührung und Warmeinhüllen des Kopfs verschlimmert, nach dem Frühstücke und von Anlehnen des Kopfs gebessert.[HA 131]

Innere Kopfschmerzen

Betäubend drückendes Kopfweh, als wenn das Gehirn zusammengepreßt würde.[VHA]

Kopfschmerz beim Bücken, als sollte der Kopf zerspringen, *besonders im Vorderkopfe.[VHA]

Kopfschmerz, wie von Zerrissenheit des Gehirns, früh beim Erwachen und in der Bewegung verschlimmert, in der Ruhe und in der Wärme gebessert, unter vielem Gähnen nach dem Frühstück vergehend.[HA 89]

Schmerz im Scheitel, wie von einem eingetriebenen Nagel: Thuj. (HELL., STAPH.)[KMS 722]

Drücken in der Stirn, wie von einem schweren Klumpen, der vom Schütteln nicht los will, früh, von Bewegung und Bücken verschlimmert, von Anlehnen des Kopfes und in der Ruhe gebessert. – Weinerliche Traurigkeit, mit Gram; Aergerlichkeit mit Wegwerfen, was ihm zur Hand ist; Wüstheit des Kopfs und Unfähigkeit zu geistigen Arbeiten; Entzündung der Augenlidränder; Eingefallenheit des Gesichts mit blaurandigen Augen; BLUTENDES, geschwüriges Zahnfleisch; Verstopfung; Verstopfung der obern Nasenhöhlen; große Tagesschläfrigkeit bei spätem Einschlafen; Schweiß, selbst im Sitzen; übelriechende Nachtschweiße.HA 54-55]

Gefühl in der Stirn, wie von einer darin festsitzenden Kugel.[HA 71]

Zersprengungsschmerz in der Stirne.[KEU 62]

Wüstheit des Kopfs und Unfähigkeit zu geistigen Arbeiten.[HA 54]

Augen

Beissen und Brennen in den (inneren) Augenwinkeln.[VHA]

Trockenheit der Augäpfel und Augenlider.[VHA]

Entzündete Augenlidränder, mit nächtlichem Zuschwären.[VHA]

Entzündung der Augenlidränder.[HA 54-55]

Gerstenkörner.[Br., Lippe]

Knoten in den Augenlidrändern.[VHA]

Knoten an den Augenlidern; wenn solche immer wiederkehren, ist STAPH. das einzige Arzneimittel.[Br., Lippe]

Trübsichtigkeit.[VHA]

Abendlicher Schein um das Kerzen-LICHT.[VHA]

Heftiges Gähnen und Dehnen, mit Thränen der Augen.[VHA]

Thränen der Augen.[KEU 62]

Verifikationen und klinische Symptome

Ohren

NÄSSENDER, übelriechender, jückender Kopfgrind, am stärksten im Nacken und hinter den Ohren.[VHA]

Nase

Nase- (und Ohren-) Polyp.[VHA]

N a s e n - P o l y p e n , welche bekanntlich in der CALC. ihr vorzüglichstes Heilmittel finden: Staph.[ACS 17 (1838) 1, 38-39]

Heilungsbericht: In der Periode, woraus diese Krankheitsgeschichten entnommen sind, kommen keine N a s e n - P o l y p e n vor, welche bekanntlich in der CALC. ihr vorzüglichstes Heilmittel finden, dagegen ein Fall, wo dieses Mittel nicht half, sondern ein anderes, welches früher, so viel bekannt, dagegen nicht angewendet wurde. – *H. E.* in O., ein junger Mann von 27 Jahren, starken, gesunden Aussehens, litt seit mehren Jahren an einem P o l y p i n d e r l i n k e n N a s e n - h ö h l e . Sonst war er ganz gesund, und zeigte nirgends etwas Abnormes. – Am 3. Jan. 1836, eine Gabe SULPH. 30°° und 14 Tage darauf eine Gabe CALC. 30°° thaten gar keine Wirkung. Eben so wenig die von 14 zu 14 Tagen gereichten Gaben PHOS. 30°° und CON. 30°°°°. Nach dem letzten Mittel erlitt er einen schweren, ihn tief kränkenden Aerger, was zunächst die Veranlassung war, ihn am 26. März 1835 an STAPH. 30 riechen zu lassen, weil die aufgetretenen Beschwerden diesem Mittel am Besten entsprachen. Nun veränderte sich die ganze Scene. Nach 24 Stunden waren die neu aufgetretenen Beschwerden von dem Aerger verschwunden, dagegen stellte sich ein reißendes Kopfweh in der Stirn ein, gerade über der Nase, mit einem Wundheitsschmerz in derselben, welches mich bewog, die Wirkung abzuwarten, weil hier eine Verbindung mit dem Polyp nicht zu verkennen war: Der Erfolg bestätigte meine Ansicht, denn bis zum 9. April war der Polyp über die Hälfte kleiner geworden und das Kopfweh verschwunden. Ich wiederholte nun dies Mittel in zweien Gaben zu STAPH. 30°° eine jede, worauf der Polyp nach einem paar Wochen ganz verschwunden war. Indessen war er doch gegen Ende des Jahres wieder etwas hervorgekommen, und nun that STAPH., wovon er z w ö l f Gaben erhielt, gar nichts mehr, und nur nach dreien Gaben SULPH. 60°°, 30°° und 0°° war er in 4 Wochen geheilt und es ist bis jetzt geblieben. – Seitdem hat mir STAPH. noch einige Male bei diesem Uebel wesentliche Dienste geleistet, und dieses Mittel verdient sehr unter die Zahl derjenigen aufgenommen zu werden, welche gegen dieses, oft sehr hartnäckige Uebel angewendet worden.[ACS 17 (1838) 1, 38-39]

Geschwürige Nasenlöcher.[VHA]

Antlitz

Kalter Stirnschweiss.[KEU 62]

Krankes, wie verschwärmt aussehendes Gesicht, mit hohlen, blaurandigen Augen.[VHA]

Krankes Gesicht, mit hohlen, blaurandigen Augen.[HA 16]

Kranke, übernächtige Gesichtsfarbe, mit hohlen, blaurandigen Augen.[KEU 62]

Eingefallenheit des Gesichts mit blaurandigen Augen.[HA 55]

*Braun- und Blauwerden des Gesichts bei Aerger.[VHA]

Bläuliche Röthe des Gesichts.[KEU 62]

Entzündung der Gesichtsknochen.[VHA]

Schorfige, brennend schmerzende Lippen.[VHA]

Leichtes Ausrenken des Kiefergelenks.[VHA]

Schmerzhaftigkeit der Unterkieferdrüsen mit (*und ohne) Geschwulst.[VHA]

Zähne

Schwarzwerden und Abblättern der Zähne.[VHA]

A b b r ö c k e l n d e r Z ä h n e : Thuj. (BOR., LACH., STAPH.)[KMS 724]

H o h l w e r d e n d e r Z ä h n e v o n d e r S e i t e , b e i u n v e r l e t z t e r K r o n e d e r s e l b e n : Thuj. (MEZ., STAPH.)[KMS 724]

Große Empfindlichkeit der Zähne gegen Berührung und kaltes Getränk, nicht gegen starkes Zusammenbeissen.[VHA]

Fressendes Nagen in den hohlen Zähnen, von Kaltem verschlimmert: Thuj. (RHUS-T., STAPH.)[KMS 724]

Auswüchse und Knötchen am Zahnfleisch.[Br., Lippe]

Die Zähne sind gegen Berührung und gegen kalte Getränke äußerst empfindlich (vergleiche SULPH.).[Br., Lippe]

Verifikationen und klinische Symptome

Mund

Mundfäule.[VHA]
Schmerzhafte, weißliche Geschwulst und Geschwürigkeit des Zahnfleisches.[VHA]
Schmerzhaftes Zahnfleisch.[HA 16]
BLUTENDES, geschwüriges Zahnfleisch.[HA 55]
Aftergebilde und Auswüchse am Zahnfleische.[VHA]
Hals und Rachen trocken und scharrig, mit Wundheitsschmerz beim Reden und Schlingen.[VHA]
Rauhheit und Trockenheit im Schlunde.[KEU 62]
*Schmerzhaftes Ziehen vom Zungenbeine in den Hals herunter.[VHA]
Gallertartige Fröschleingeschwulst: Thuj. (MEZ., NIT-AC., STAPH.)[KMS 724]
Speichelfluß.[VHA]
Matte Sprache wegen Schwäche der Sprachorgane und *nach Aerger.[VHA]
Matte Sprache.[HA 4]
*Näselnde Sprache wegen Verstopfung der Choanen.[VHA], [KEU 62]
*Beim Sprechen schluckt sie beständig.[VHA]
*Rohheit in der Luftröhre von vielem Sprechen.[VHA]
Stetes Schlucken beim Sprechen.[KEU 62]

Genüsse

Uebermäßiger Appetit.[VHA], [KEU 62]
Heißhunger, selbst bei vollem Magen, *mit Würmerbeseigen.[VHA]
Heißhunger, selbst bei vollem Magen.[HA 16]
Heisshunger, selbst nach dem Essen.[KEU 62]
*Neigung bloß zu dünnen, FLÜSSIGEN Speisen.[VHA]
*Große Neigung zu BRANNTWEIN und TABAK.[VHA]
Große Empfindlichkeit der Zähne gegen Berührung und kaltes Getränk, nicht gegen starkes Zusammenbeissen.[VHA]
*BITTER-SALZIGES Aufstoßen nach FLEISCH-Genuß.[VHA]

Geschmack

FADER Geschmack im Munde.[VHA]
*Alle Speisen schmecken BITTER.[VHA]

Aufstoßen

*BITTER-SALZIGES Aufstoßen nach FLEISCH-Genuß.[VHA]
*BITTERES Aufstoßen nach SAUREN Speisen.[VHA]
BITTERES Aufstossen.[KEU 62]
*Schluchzendes Aufstoßen, wobei BITTERES WASSER in den Mund kommt.[VHA]
Würmerbeseigen.[VHA], [KEU 62]
Heißhunger, selbst bei vollem Magen, *mit Würmerbeseigen.[VHA]

Hypochonder

Früh nüchtern, beängstigendes, athembeengendes Drücken und Spannen quer über die Hypochondern.[VHA]
Früh nüchtern, Spannen quer über die Hypochondren.[HA 16]
Spannen in den Hypcochondern.[KEU 62]

Bauch

Krampfhaftes Schneiden im Leibe nach jedem Essen und Trinken.[VHA]
Einwärtsziehen des Oberbauchs: Thuj. (APISIN., STAPH.)[KMS 724]
*Schwächegefühl im Unterleibe, als wenn er wegfallen sollte.[VHA]
Schwächegefühl im Bauche, als sollte er abfallen.[KEU 62]
Zusammengezogener Unterleib.[VHA]
Dicker Unterleib, (besonders bei Kindern).[VHA]
Kolik mit Harndrang.[VHA]
Athemverkürzung von Vollheit und Zusammenziehn in den Hypochondern und im Oberbauche: Thuj. (STAPH.)[KMS 725]

Verifikationen und klinische Symptome

Verifikationen und klinische Symptome

Bauchring

Schmerzhafte Geschwulst der Schooßdrüsen.[VHA]

G e s c h w u l s t d e r S c h o o s s d r ü s e n: Thuj.(CALC., NIT-AC., RHUS-T., STAPH.)[KMS 724]

Leistenbrüche

Dr. *Gauwerky* erwähnte zuvörderst einige Heilungen von L e i s t e n b r ü c h e n durch VERAT., namentlich solcher, welche zuerst durch Husten entstanden seien und wobei die Hustenstösse selbst jedesmal der Bruchstelle Schmerzen erregten. – (CALC., PETR., und STAPH. können in solchen Fällen auch angezeigt und hilfreich sein. Ref.) – Uebrigens sei und bleibe SULPH-AC. das Hauptmittel bei L e i s t e n b r ü c h e n, was auch von mehren Andern bestätigt wurde.[AHZ 57 (1858) 71]

Leistenbruch beim Husten austretend.[VHA]

Austreten eines Leistenbruchs.[KEU 62]

Blähungen

Blähungen mit Fauleier-Geruch.[VHA]

Stuhlgang mit vielen Blähungen.[VHA]

Stuhl

Leibesverstopfung mit Stuhldrang.[VHA]

Verstopfung.[HA 5], [HA 55]

Verstopfung mit Stuhldrang.[KEU 62]

*Zögernder, obwohl weicher Stuhl.[VHA]

*Stuhldrang, bald mit hartem, bald mit weichem Stuhle.[VHA]

Rhurartige Stühle.[VHA]

Stuhlgang mit vielen Blähungen.[VHA]

After

F e i g w a r z e n a m A f t e r: Thuj. (NIT-AC., SABIN., STAPH.)[KMS 725]

Schmerzhafte Zusammenziehung des Afters beim Stuhle: Thuj. (STAPH.)[KMS 725]

Harn

Harndrang mit tropfweisem und schmerzhaftem Abgange wenigen dunkeln, rothen Harns.[VHA]

*Harndrang mit Abgang vielen hellen, WÄSSERIGEN Harns.[VHA]

Harndrang mit geringem Abgange.[HA 16]

Unwillkührlicher Harnabgang beim Husten.[VHA]

Unwillkürlicher Harnabgang.[KEU 62]

(Bauch-) Kolik mit Harndrang.[VHA]

Geschlechtstheile

Entzündung der Hoden (und der Ovarien).[VHA]

Schmerzhafte Empfindlichkeit der weiblichen Geschlechtstheile, besonders im Sitzen.[VHA]

Aufgeregtheit des Geschlechtstriebes.[VHA]

Häufige POLLUTIONEN.[VHA]

Nachtheile von Selbstbefleckung

Nachtheile von Onanie.[VHA]

(Nachwehen von QUECKSILBER-Mißbrauch oder von Onanie): Staph.[HA 5]

Hypochondrische Gleichgültigkeit (der Onanisten).[VHA], [HA 16]

Beschwerden der Kinder

Dicker Unterleib, (besonders bei Kindern).[VHA]

Sowohl ältere Personen, als heranwachsende Kinder werden oft nach Aerger und Beleidigungen mit Indignation, worüber meistens nur durch behutsame Erkundigungen Aufschluss zu erhalten ist, von dem oben beschriebenen [Keuchhusten] Krampfhusten befallen, wogegen STAPH. schnelle Hilfe bringt. Wo eine solche Gelegenheits-Ursache fehlt, wird man dieses Mittel nur selten angezeigt finden.[KEU 63]

Das Kind verlangt mit Heftigkeit und Weinen verschiedene Sachen: RHEUM.. (Wenn es die Sachen wegwirft, denke man an STAPH.).[Br., Lippe]

Schnupfen

Schnupfen mit geschwürigen Nasenlöchern.[VHA]
Stockschnupfen.[HA 5]
Verstopfung der obern Nasenhöhlen.[HA 55]
Scharfer Fliessschnupfen, mit Verstopfung der Choanen.[KEU 62]
Niessen.[KEU 62]

Athem

Früh nüchtern, beängstigendes, athembeengendes Drücken und Spannen quer über die Hypochondern.[VHA]
Athemverkürzung von Vollheit und Zusammenziehn in den Hypochondern und im Oberbauche: Thuj. (STAPH.)[KMS 725]
Faulriechender Athem.[KEU 62]

Husten

Nächtlicher Husten, mit gelbem, eiterartigem Schleime.[VHA]
*Trockner, hohler Husten von Kriebeln im Kehlkopfe.[VHA]
Leistenbruch beim Husten austretend.[VHA]
Dr. *Gauwerky* erwähnte zuvörderst einige Heilungen von Leistenbrüchen durch VERAT., namentlich solcher, welche zuerst durch Husten entstanden seien und wobei die Hustenstösse selbst jedesmal der Bruchstelle Schmerzen erregten. – (CALC., PETR., und STAPH. können in solchen Fällen auch angezeigt und hilfreich sein. Ref.)[AHZ 57 (1858) 71]
Unwillkührlicher Harnabgang beim Husten.[VHA]
Er hustet blos am Tage, auch Früh nach dem Aufstehen und Abends nach dem Niederlegen, aber selten in der Nacht: Thuj. (EUPHR., FERR., LACH., NIT-AC., STAPH.)[KMS 726]

Keuchhusten

Anfälle von hohlem Krampfhusten, von Kitzel im Kehlkopfe und in der Luftröhre erregt, am Tage meistens ohne, Nachts mit Auswurf eiterartigen, zähen, gelben Schleims von FADEM Geschmacke.[KEU 62]

Verschlimmerung: Am Tage, Vor- und Nachmittags und Vormitternacht, theils auch früh nüchtern. – Aerger mit Indignation. Kälte. Einziehen kalter LUFT, Ausathmen. Aufstossen. Essen, besonders von FLEISCH. Trinken von Kaltem. TABACKS-Dampf. Bewegung. Gehen in freier kalter LUFT. Fahren im offenen Wagen. Steigen. Nach dem Niederlegen. Liegen im Bette. Nach dem Mittagsschlafe. Berührung des Halses. Bücken. Gähnen. Säfteverlust.[KEU 62]

Begleitung: Aergerlichkeit mit Indignation und Fortwerfen dessen, was man eben zur Hand hat. Uebelnehmigkeit. Kummervolle Gedanken. Zersprengungsschmerz in der Stirne. Thränen der Augen. Kranke, übernächtige Gesichtsfarbe, mit hohlen, blaurandigen Augen. Bläuliche Röthe des Gesichts. Kalter Stirnschweiss. Rauhheit und Trockenheit im Schlunde. Näselnde Sprache, wegen Verstopfung der Choanen. Stetes Schlucken beim Sprechen. Uebermässiger Appetit. Heisshunger, selbst nach dem Essen. BITTERES Aufstossen. Würmerbeseigen. Spannen in den Hypcochondern. Schwächegefühl im Bauche, als sollte er abfallen. Austreten eines Leistenbruchs. Verstopfung mit Stuhldrang. Unwillkürlicher Harnabgang. Scharfer Fliessschnupfen, mit Verstopfung der Choanen. Niessen. Faulriechender Athem. Zusammenschnürende Brustbeklemmung. Zerreissungsschmerz im Kehlkopfe und in der Luftröhre. Wundheitsschmerz in der Luftröhre. Zusammenschnüren im Halsgrübchen. Heiserkeit. Kratzen und Geschwürschmerz in der Brust. Wundheitsschmerz in der Brust. Krampf im Zwergfelle. Bebendes Herzklopfen. Taubheit der Fingerspitzen. Kalter Fussschweiß. Ohnmacht. Unheilsamkeit der Haut. Tagesschläfrigkeit bei Schlaflosigkeit vor Mitternacht. Beständiger Frost, oder (in Wechselwirkung) Tag und Nacht Schweiss.[KEU 62-63]

Sowohl ältere Personen, als heranwachsende Kinder werden oft nach Aerger und Beleidigungen mit Indignation, worüber meistens nur durch behutsame Erkundigungen Aufschluss zu erhalten ist, von dem oben beschriebenen Krampfhusten befallen, wogegen STAPH. schnelle Hilfe bringt. Wo eine solche Gelegenheits-Ursache fehlt, wird man dieses Mittel nur selten angezeigt finden.[KEU 63]

Luftröhre – Kehlkopf

Festsitzender Schleim im Kehlkopfe und in der Luftröhre.[VHA]
*Gefühl von Druck und Zusammenschnürung im Halsgrübchen nach Aerger, durch Schlingen erhöhet.[VHA]

Verifikationen und klinische Symptome

*Rohheit in der Luftröhre von vielem Sprechen.[VHA]
Zerreissungsschmerz im Kehlkopfe und in der Luftröhre.[KEU 62]
Wundheitsschmerz in der Luftröhre.[KEU 62]
Zusammenschnüren im Halsgrübchen.[KEU 62]
Heiserkeit.[KEU 62]

Hals
Genicksteifigkeit.[VHA]
Schmerzhafte, geschwollene Drüsen am Halse und ir. Nacken.[VHA]

Brust
Wundheits- oder Geschwürschmerz in der Brust, besonders beim Husten.[VHA]
Große Unruhe in der Brust.[VHA]
*Krampf im Zwergfellle nach Aerger.[VHA]
Krampf im Zwergfelle.[KEU 62]
Stechen in der Brust nach Kalttrinken: Thuj. (STAPH.)[KMS 726]
Kratzen und Geschwürschmerz in der Brust.[KEU 62]
Wundheitsschmerz in der Brust.[KEU 62]
Zusammenschnürende Brustbeklemmung.[KEU 62]
Bebendes Herzklopfen von jeder Bewegung und von Musik.[VHA]
Herzklopfen von der geringsten Bewegung.[HA 5]
Bebendes Herzklopfen.[KEU 62]

Rücken
Kreuzschmerz, wie zerbrochen, in der Ruhe und beim Aufstehen vom Sitze.[VHA]
Nässender, übelriechender, jückender Kopfgrind, am stärksten im Nacken und hinter den Ohren.[VHA]
Genicksteifigkeit.[VHA]
Schmerzhafte, geschwollene Drüsen am Halse und im Nacken.[VHA]
Früh, große Müdigkeit und Steifigkeit aller Gelenke, am meisten der Achseln, des Kreuzes und der Hüften.[VHA]

Oberglieder
Schmerzhafte geschwollene Achseldrüsen.[VHA]
Lähmig drückendes Ziehen in den Armen.[VHA]
Borkige Flechten an den Ellenbogen.[VHA]
Flechten am Ellbogen: Thuj. (PHOS., SEP., STAPH.)[KMS 726]
Gefühllosigkeit der Fingerspitzen.[VHA]
Taubheit der Fingerspitzen.[KEU 62]
Gichtknoten der Gelenke.[VHA]
Gichtknoten an den Fingern.[VHA]
Schmerzhaftigkeit der Muskeln bei Berührung und der Gelenke bei Bewegung.[VHA]
Früh, große Müdigkeit und Steifigkeit aller Gelenke, am meisten der Achseln, des Kreuzes und der Hüften.[VHA]
Nach dem Mittagsschlafe, Schwere in den Gliedern und Düsterkeit.[VHA]
*Trockene, borkige Flechten auf den Gelenken.[VHA]

Unterglieder
Schmerzhaftigkeit der Muskeln bei Berührung und der Gelenke bei Bewegung.[VHA]
Früh, große Müdigkeit und Steifigkeit aller Gelenke, am meisten der Achseln, des Kreuzes und der Hüften.[VHA]
Schlaffheit in den Hüftgelenken: Thuj. (APISIN., CALC., STAPH.)[KMS 727]
Nach dem Mittagsschlafe, Schwere in den Gliedern und Düsterkeit.[VHA]
Fortwährende Neigung zum Liegen.[HA 16]
*Trockene, borkige Flechten auf den Gelenken.[VHA]
Gichtknoten der Gelenke.[VHA]
Kalter Fussschweiß.[KEU 62]

Verifikationen und klinische Symptome

Drüsen

Schmerzhafte (*und schmerzlose) Drüsengeschwülste.[VHA]
Schmerzhaftigkeit der Unterkieferdrüsen mit (*und ohne) Geschwulst.[VHA]
Entzündung der Hoden (und der Ovarien).[VHA]
Schmerzhafte, geschwollene Drüsen am Halse und im Nacken.[VHA]
Schmerzhafte geschwollene Achseldrüsen.[VHA]
Schmerzhafte Geschwulst der Schooßdrüsen.[VHA]
Geschwulst der Schoossdrüsen: Thuj.(CALC., NIT-AC., RHUS-T., STAPH.)[KMS 724]
Konkordanz Drüsen: Aur., *Bell.*, Bry., Calc., Ign., Lyc., Merc., Phos., Puls., Rhus-t., *Spong.*, Sulph., Zinc. [PB]

Knochen

Gauwerky fand die andauernd gute Wirkung einer gleichen kleinste Gabe von STAPH. 200°° sowohl die Steifigkeit der Gelenkknorren, als bei Knochenfraß des Metatarsus in mehren Fällen erfahren. Es wurde dabei die wichtige, aus der Praxis Mehrer bestätigte Beobachtung gemacht, daß die STAPH. mehr auf die Enden der Knochen, sowie PHOS. auf die Mitte derselben wirke.[AHZ 48 (1854) 114]
Knochen- und Knochenhaut-Geschwulst und Eiterung.[VHA]
Entzündung der Gesichtsknochen.[VHA]
Leichtes Ausrenken des Kiefergelenks.[VHA]
Konkordanz Knochen: Arg., *Asaf.*, Calc., Cycl., Lyc., *Merc.*, Mez., Nit-ac., Phos., *Ph-ac.*, Puls., Ruta, *Sil.*, Sulph. [PB]

Haut

Abends jückende Flechten, welche nach Kratzen brennen.[VHA]
*Trockene, borkige Flechten auf den Gelenken.[VHA]
Chronische Frieselausschläge, *mit nächtlichen Zuckungen.[VHA]
Unheilsame, süchtige Haut.[VHA]
Unheilsamkeit der Haut.[KEU 63]

Schnittwunden

Die Hauptmittel bei äußeren Verletzungen scheinen sich, außer mehren anderen, jedem derselben eigenthümlichen Anzeigen, auch noch besonders darin zu unterscheiden, daß

1. ARNICA mehr den Quetschungen der weichen Theile, mit gewaltsamer Zerreissung und BLUTUNG derselben,
2. CONIUM MACULATUM mehr den Drüsen,
3. RHUS den Gelenken und deren Bändern,
4. RUTA den Knochen und der Knochenhaut,
5. STAPHYSAGRIA den Wunden weicher Theile von schneidenden Instrumenten, ohne eigentliche Zerquetschung, und
6. SULPHURICUM ACIDUM den bloßen BLUTUNTERLAUFUNGEN und davon hauptsächlich abhängigen Schmerzen entspricht.[VHA]

Schnittwunden.[VHA]
Gichtknoten der Gelenke.[VHA]
Gichtknoten an den Fingern.[VHA]
Jückende Schuppen auf dem Haarkopfe.[VHA]
NÄSSENDER, übelriechender, jückender Kopfgrind, am stärksten im Nacken und hinter den Ohren.[VHA]
FEUCHTER (selten trockner), übelriechender, fressend-juckender Ausschlag an dem Hinterkopfe und den Kopfseiten hinter den Ohren, das Jucken von Kratzen die Stelle verändernd und der Ausschlag davon noch stärker FEUCHTEND.[HA 97]
Entzündete Augenlidränder, mit nächtlichem Zuschwären.[VHA]
Knoten in den Augenlidrändern.[VHA]
Krankes, wie verschwärmt aussehendes Gesicht, mit hohlen, blaurandigen Augen.[VHA]
*Braun- und Blauwerden des Gesichts bei Aerger.[VHA]
Schorfige, brennend schmerzende Lippen.[VHA]
Borkige Flechten an den Ellenbogen.[VHA]
Flechten am Ellbogen: Thuj. (PHOS., SEP., STAPH.)[KMS 726]
Feigwarzen am After: Thuj. (NIT-AC., SABIN., STAPH.)[KMS 725]

Verifikationen und klinische Symptome

Verifikationen und klinische Symptome

Grosse, zackige, oft gestielte Warzen, die FEUCHTEN und leicht BLUTEN: Thuj. (CAUST., LYC., NIT-AC., PH-AC., RHUS-T., STAPH.)[KMS 728]
Kalter Fussschweiß.[KEU 62]
Konkordanz Haut und Aeusseres: Acon., Am-m., Ant-c., Ars., Asaf., Bar-c., Bell., Bov., Bry., Calc., Carb-v., Caust., Cham., Clem., Con., Dulc., Graph., Hep., Kali-c., Lach., Led., *Lyc.*, *Merc.*, Mez., Nat-c., Nit-ac., Nux-v., Olnd., Petr., Phos., Ph-ac., Plat., *Puls.*, *Rhus-t.*, Sabad., Sec., *Sep.*, *Sil.*, Spong., *Sulph.*, Sulph-ac., Thuj., Viol-t. [PB]

Schlaf

Heftiges Gähnen und Dehnen, mit Thränen der Augen.[VHA]
*Schlaflosigkeit vor Mitternacht.[VHA]
Entzündete Augenlidränder, mit nächtlichem Zuschwären.[VHA]
Nächtlicher Husten, mit gelbem, eiterartigem Schleime.[VHA]
*Nächtliche Zuckungen.[VHA]
Chronische Frieselausschläge, *mit nächtlichen Zuckungen.[VHA]

Tagesschläfrigkeit

Ungemeine Tagesschläfrigkeit.[VHA]
Tagesschläfrigkeit bei nächtlichem Wachen.[HA 4]
Tagesschläfrigkeit bei Schlaflosigkeit vor Mitternacht.[KEU 63]
Große Tagesschläfrigkeit.[HA 16]
Große Tagesschläfrigkeit bei spätem Einschlafen.[HA 55]
Gram und Kummer mit Befürchtungen wegen der Zukunft und Tagesschläfrigkeit.[HA 8]
Nach Zorn über unverdiente Kränkung, Tagesschläfrigkeit bei nächtlicher Schlaflosigkeit, mit Schmerzhaftigkeit des ganzen Körpers.[HA 10]

Nach Mitternacht ängstliche, gefahrvolle Träume.[VHA]
Nach dem Mittagsschlafe, Schwere in den Gliedern und Düsterkeit.[VHA]
Konkordanz Schlaf und Träume: Ars., Calc., Caust., Chin., Graph., *Ign.*, Nit-ac., *Nux-v.*, Op., Phos., Ph-ac., Puls., Rhus-t., Sabad., Sulph. [PB]

Fieber

Vorherrschender Frost und Schauder, ohne Durst.[VHA]
Beständiger Frost, oder (in Wechselwirkung) Tag und Nacht Schweiss.[KEU 63]
Hitze mit heftigem Durste und profusem Schweiße.[VHA]
Nächtliche Hitze, besonders in Händen und Füßen, mit Neigung zum Entblößen.[VHA]
Große Neigung zu Schweiß am Tage, selbst im Sitzen.[VHA]
Beständiges Schwitzen.[HA 4]
*Bei der größten Anstrengung kann er nicht in Schweiß kommen; anstatt dessen erfolgt Gesichtsblässe und Kopfweh.[VHA]
Schweiß, selbst im Sitzen.[HA 55]
Faulriechende Nachtschweiße.[VHA], [HA 16]
Übelriechende Nachtschweiße.[HA 55]
Faulriechende Nachtschweiße.[VHA]
*Kalter Schweiß an Stirn und Füßen.[VHA]
Beständiger Frost, oder (in Wechselwirkung) Tag und Nacht Schweiss.[KEU 63]
Wechselfieber fast bloß aus Kälte bestehend.[VHA]
Vor und nach dem Wechselfieber, heftiger Hunger.[VHA]

Fieberstadien

1. Puls sehr beschleunigt, aber klein und oft zitternd.[WF 53]
2. Frost und Kälte vorherrschend. – Abends Frost und Kälte, oft ohne nachfolgende Hitze. – Abendlicher, heftiger Frost mit Schauder und Schütteln und mit Gesichtshitze. – Frostschauder Nachmittags (3 Uhr) von Bewegung im Freien gebessert. – Frost vom Rücken über den Kopf hinauf, selbst beim warmem Ofen. – Frost den Rücken herab laufend.[WF 53]
3. Aeussere Hitze mit Durst nach Mitternacht, worauf gegen Morgen Frost folgt. – Nächtliche, brennende Hitze, mit Neigung sich zu entblössen, besonders an Händen und Füssen.[WF 53]

4. Reichlicher S c h w e i s s , und grosse Neigung dazu. – (Unmöglichkeit, in Schweiss zu gerathen, mit Kopfweh und Gesichtsblässe.). – Nachtschweisse mit Fauleier-Geruch. – Kalter Schweiss an der Stirne und an den Füssen.[WF 53]

Konkordanz Fieber: Acon., Arn., *Ars.*, Bar-c., *Bell.*, B r y . , C a l c . , Caust., Cham., C h i n . , Cocc., Graph., Ign., Kali-c., L y c . , M e r c . , Nux-v., Phos., Ph-ac., *Puls.*, R h u s - t . , *Sep.*, S p i g . , Squil., S u l p h . , Verat. [PB]

Gemeinsames

Schmerzhaftigkeit der Muskeln bei Berührung und der Gelenke bei Bewegung.[VHA]

*Halbseitige Lähmung von Aerger.[VHA]

Früh, große Müdigkeit und Steifigkeit aller Gelenke, am meisten der Achseln, des Kreuzes und der Hüften.[VHA]

*Fortwährend Neigung zum Liegen.[VHA]

Fortwährende Neigung zum Liegen.[HA 16]

Nach dem Mittagsschlafe, Schwere in den Gliedern und Düsterkeit.[VHA]

*Nächtliche Zuckungen.[VHA]

S ä f t e v e r l u s t der verschiedensten Art [...] unter welcher CALC., CARB-V., PH-AC., PULS., SEP. und STAPH. fast eben so oft zur Wahl kommen, als die CHINA, und ausser diesen steht uns noch eine lange Reihe von andern Arzneien zu Gebote, welche unter besonderen Umständen selbst noch v o r den eben Genannten den Vorzug verdienen, je nachdem die individuellen Symptome dafür eine maassgebende Anzeige darbieten. [AHP (1863) 276-277]

Besserung der Beschwerden

R u h e . [HA 54], [HA 89]

W ä r m e . [HA 89]

N a c h d e m N i e d e r l e g e n . [HA 125]

A n l e h n e n d e s K o p f s . [HA 54], [HA 131]

N a c h d e m F r ü h s t ü c k . [HA 89], [HA 125], [HA 131]

V i e l G ä h n e n . [HA 89]

Verschlimmerung der Beschwerden

Am Tage, Vor- und Nachmittags und Vormitternacht, theils auch früh nüchtern.[KEU 62]

N a c h t s . [HA 125]

F r ü h b e i m E r w a c h e n . [HA 89]

F r ü h . [HA 54]

Aerger mit Indignation.[KEU 62]

Kälte.[KEU 62]

Einziehen kalter LUFT, Ausathmen.[KEU 62]

Aufstossen.[KEU 62]

Essen, besonders von FLEISCH.[KEU 62]

Trinken von Kaltem.[KEU 62]

TABACKS-Dampf.[KEU 62]

B e i m A u f s t e h e n , z u m a l n a c h d e m M i t t a g s s c h l a f e . [HA 125]

B e w e g u n g . [HA 54], [HA 89], [HA 125], [KEU 62]

Gehen in freier kalter LUFT.[KEU 62]

Fahren im offenen Wagen.[KEU 62]

Steigen.[KEU 62]

Nach dem Niederlegen.[KEU 62]

Liegen im Bette.[KEU 62]

Nach dem Mittagsschlafe.[KEU 62]

B e r ü h r u n g . [HA 125], [HA 131]

Berührung des Halses.[KEU 62]

B ü c k e n . [HA 54], [KEU 62]

Gähnen.[KEU 62]

Säfteverlust.[KEU 62]

K r a t z e n . [HA 113]

W a r m e i n h ü l l e n d e s K o p f s . [HA 131]

Konkordanzen

Verschlimmerung nach der Zeit: Bell., C a r b - v . , L y c . , Puls., Sabad., V a l e r . [PB]

Verifikationen und klinische Symptome

Verschlimmerung nach Lage und Umständen: Arn., Bell., Bry., *Calc.*, Cann-s., *Carb-v.*, Chel., Chin., Cocc., Colch., Coloc., Con., Croc., Dig., Graph., *Hep.*, *Ign.*, *Jod*, Lach., Lyc., Merc., Nat-m., *Nux-v.*, Olnd., Phos., *Ph-ac.*, *Puls.*, Ran-b., *Sep.*, Sil., *Spig.*, Sulph. [PB]

Arzneiverwandtschaften von Staphysagria

Ambr., Arn., Coloc., Con., Ign., (Kali-c.), Lyc., Mag-m., Merc., Mez., Mosch., Ph-ac., Puls., (Ran-b.), (Ruta), Sabin., Thuj., (Verat.) [VHA]

Acon., Arn., Asaf., Bar-c., Bell., Bry., *Calc.*, Carb-v., Caust., Cham., Chin., Cocc., Con., Graph., Hep., Ign., Kali-c., Lach., *Lyc.*, *Merc.*, Mez., Nat-c., Nat-m., Nit-ac., Nux-v., Olnd., Phos., Ph-ac., Plat., *Puls.*, Rhus-t., Ruta, Sabad., Sep., Sil., Spig., Spong., *Sulph.*, Thuj., Verat., Zinc. [PB]

Ars., Bism., *Coloc.*, *Merc.*, *Ph-ac.*, Ran-b., *Sil.*, Sulph., Thuj. [KV]

Antidot von Staphysagria: Camph.

KAMPHER dämpft das etwanige Uebermaß der Wirkung dieser Arznei und ist ein Haupt-Antidot der STEPHANSKÖRNER. [RA 5, 293]

Camph. [SRN]

Camph. [PB]

Staphysagria ist Antidot von: Ambr., Coloc., Merc.

Man giebt CAMPHER, CAUSTICUM, rohen KAFFEE, und STAPHISAGRIA als Antidote der KOLOQUINTE an.[CK 3, 159]

Der Haupt-Charakter der KOLOQUINTE ist, Klamm-Schmerzen zu erregen, in innern und äussern Theilen, d. i. tonische Krämpfe, mit klemmend drückenden Schmerzen, und dann ist STAPHISAGRIA das Antidot. Auch (KAFFEE-Trank und) KAMPHER heben nachtheilige Wirkungen derselben auf.[CK 3, 159]

(Nachwehen von QUECKSILBER-Mißbrauch oder von Onanie): Staph.[HA 5]

Folgemittel von Staphysagria: Rhod.

Am 3. Juni 1836 reichte ich 3 Gaben STAPH. 30°°, wovon die erste sichtbare Besserung brachte, die zwei folgenden aber nicht mehr. Eine am 15. Juli gereichte Gabe RHOD. 30°°, wegen heftiger Gliederschmerzen bei Gewittern, worüber sie früher nicht geklagt hatte, nahm diese fort, änderte aber sonst nichts. Darauf am 6. Aug. eine Gabe CALC. 30°° tilgte dauerhaft das ganze Halsübel in 4 Wochen.[ACS 17 (1838) 1, 47]

Schädliche Substanzen und Arzneimittel (Nocentia) bei der Behandlung mit Staphysagria: Ran-b.

Ran-b. [PB]

Konkordanzen der homöopathischen Arzneien

I. Gemüth und Geist: Acon., Anac., *Bell.*, Calc., Cham., Chin., Cocc., *Con.*, Graph., Hell., Hyos., *Ign.*, *Lyc.*, Merc., Nat-c., *Nat-m.*, Nux-v., Op., *Phos.*, *Ph-ac.*, Plat., *Puls.*, Rhus-t., Sep., *Sil.*, *Stram.*, *Sulph.*, Verat., Zinc. [PB]

II. Körpertheile und Organe: Acon., Ant-c., Arn., Ars., Asaf., Aur., Bar-c., *Bell.*, Bry., *Calc.*, Canth., Carb-v., *Caust.*, Cham., Chin., Clem., Cocc., Con., Dig., Dulc., Graph., Hep., Ign., Kali-c., Kreos., Lach., *Lyc.*, *Merc.*, Mez., Nat-c., Nat-m., Nit-ac., *Nux-v.*, Olnd., Petr., Phos., Ph-ac., *Puls.*, Rhod., *Rhus-t.*, Ruta, Sabad., Sars., *Sep.*, Sil., Spig., Squil., Stann., *Sulph.*, Thuj., Verat., Zinc. [PB]

III. Empfindungen und Beschwerden

1. Aeussere und innere Körpertheile im Allgemeinen: Acon., Anac., Arg., Ars., Asaf., *Bell.*, Bry., *Calc.*, Canth., Carb-v., Caust., Cham., Chin., Cocc., Con., Graph., Hell., Ign., *Kali-c.*, Lyc., *Merc.*, Mez., Mur-ac., Nat-c., Nat-m., Nit-ac., *Nux-v.*, *Phos.*, Plat., *Puls.*, Rhod., *Rhus-t.*, Ruta, Sabad., Sabin., *Sep.*, Sil., Spig.,

Verifikationen und klinische Symptome

Spong., Stann., Stront., *Sulph.*, Sulph-ac.,Tarax., Teucr., Thuj., Valer., Verat., Zinc. [PB]

2. **Drüsen:** Aur., *Bell.*, Bry., Calc., Ign., Lyc., Merc., Phos., Puls., Rhus-t., *Spong.*, Sulph., Zinc. [PB]
3. **Knochen:** Arg., *Asaf.*, Calc., Cycl., Lyc., *Merc.*, Mez., Nit-ac., Phos., *Ph-ac.*, Puls., Ruta, *Sil.*, Sulph. [PB]
4. **Haut und Aeusseres:** Acon., Am-m., Ant-c., Ars., Asaf., Bar-c., Bell., Bov., Bry., Calc., Carb-v., Caust., Cham., Clem., Con., Dulc., Graph., Hep., Kali-c., Lach., Led., *Lyc.*, *Merc.*, Mez., Nat-c., Nit-ac., Nux-v., Olnd., Petr., Phos., Ph-ac., Plat., *Puls.*, *Rhus-t.*, Sabad., Sec., *Sep.*, *Sil.*, Spong., *Sulph.*, Sulph-ac., Thuj., Viol-t. [PB]

IV. Schlaf und Träume: Ars., Calc., Caust., Chin., Graph., *Ign.*, Nit-ac., *Nux-v.*, Op., Phos., Ph-ac., Puls., Rhus-t., Sabad., Sulph. [PB]

V. Fieber: Acon., Arn., *Ars.*, Bar-c., *Bell.*, Bry., Calc., Caust., Cham., Chin., Cocc., Graph., Ign., Kali-c., Lyc., Merc., Nux-v., Phos., Ph-ac., *Puls.*, Rhus-t., *Sep.*, Spig., Squil., Sulph., Verat. [PB]

VI. Änderung des Befindens

1. **Verschlimmerung nach der Zeit:** Bell., Carb-v., Lyc., Puls., Sabad., Valer. [PB]
2. **Verschlimmerung nach Lage und Umständen:** Arn., Bell., Bry., *Calc.*, Cann-s., *Carb-v.*, Chel., Chin., Cocc., Colch., Coloc., Con., Croc., Dig., Graph., *Hep.*, *Ign.*, *Jod*, Lach., Lyc., Merc., Nat-m., *Nux-v.*, Olnd., Phos., *Ph-ac.*, *Puls.*, Ran-b., *Sep.*, Sil., *Spig.*, Sulph. [PB]

VII. Konkordanz der homöopathischen Arzneien

Acon., Arn., Asaf., Bar-c., Bell., Bry., *Calc.*, Carb-v., Caust., Cham., Chin., Cocc., Con., Graph., Hep., Ign., Kali-c., Lach., *Lyc.*, *Merc.*, Mez., Nat-c., Nat-m., Nit-ac., Nux-v., Olnd., Phos., Ph-ac., Plat., *Puls.*, Rhus-t., Ruta, Sabad., Sep., Sil., Spig., Spong., *Sulph.*, Thuj., Verat., Zinc. [PB]

Ars., Bism., *Coloc.*, *Merc.*, *Ph-ac.*, Ran-b., *Sil.*, Sulph., Thuj. [KV]

Verifikationen und klinische Symptome

Stramonium (Stechapfel)
(Stram.)

Synonyma
Stramonium, Datura Stramonium L., Stechapfel [SRN]

Nicht-Antipsorische Arznei
[SRN]

Arzneiwirkungsdauer
Mäßige Gaben wirken nur 36 bis 48 Stunden, kleine, kürzere Zeit. Von sehr großen hat man mehrtägige Nachtheile zu befürchten, die theils Primär-, theils Nachwirkungen sind.[RA 3, 288]

Wirkt 1/2 bis 1 Tag.[SRN]

Zählt zur 1. Klasse derjenigen Mittel, welche die allerkürzteste Wirkungsdauer besitzen.[AHZ 49 (1855) 82]

Hinweis
So gewiß es verschiedene Abweichungen der WASSERSCHEU vom Bisse wüthiger Thiere giebt, so gewiß ist es, daß wir sie nicht alle mit einer einzigen Arznei heilen können, und daß wir BELLADONNA in einigen, BILSENKRAUT in andern, und wider in andern Fällen STECHAPFEL zu ihrer Heilung bedürfen, je nachdem der Inbegriff der Krankheitszeichen mit des einen, des andern oder des dritten Gewächses Symptomen die meiste Aehnlichkeit hat.[RA 3, 288]

Eigenthümlichkeiten und Hauptwirkungen

Gemüth
Affektirtes Vornehmthun.[VHA]

Angst und Furchtsamkeit spricht sich in Mienen und Geberden aus.[VHA]

Aengstlichkeit in der Herzgrube mit Athembeengung.[VHA]

Beständige Unruhe.[VHA]

Beständige Unruhe und Angst.[HA 42], [KEU 63]

Ungeheure Angst.[VHA]

Melancholie.[VHA]

Melancholie mit großer, bis zu gewaltthätiger Wuth sich steigernder Aufgeregtheit und Verlangen nach Gesellschaft, LICHT und SONNENSCHEIN.[HA 18]

Traurigkeit mit Todesangst und Weinen.[VHA]

Todesahnung mit Wuthanfällen abwechselnd.[HA 12]

Todesahnung; Vorgefühl von ausbrechender Wut; lächerliche Gebärden und Melancholie; affektierter Hochmut und Untröstlichkeit, lautes Lachen und Stöhnen wechseln miteinander ab.[Br., Lippe]

Untröstlichkeit über Kleinigkeiten.[VHA]

Verlangen nach LICHT und Gesellschaft.[VHA], [HA 12], [HA 23], [HA 42], [KEU 63], [Br., Lippe]

Furchtsamer oder geschwätziger Wahnsinn.[VHA]

Wechsel von lächerlichen Possen und traurigen Geberden.[VHA], [HA 42]

Abwechselnde Possenreisserei und Ernsthaftigkeit.[VHA]

Unbändige Wuth mit großer Kraftanstrengung.[VHA]

Unbändige Wuth mit Heulen und um sich Schlagen.[HA 42]

Um sich Schlagen und Heulen, mit hoher, kreischender Stimme. [VHA]

Wüthendes um sich Schlagen und Heulen.[KEU 63]

Unaufhörliches Schwatzen.[KEU 63]

Große Geschwätzigkeit (vergl. STAM.) mit Argwohn, Neigung zum Spotten, und schrecklichen Einbildungen: Lach.[Br., Lippe]

Die Stimmung des Kranken wechselt häufig.[Br., Lippe]

Konkordanz Gemüth und Geist: Acon., Anac., Ars., Aur., *Bell.*, Cann-s., Cic., Cocc., Con., Cupr., Hell., *Hyos.*, Ign., Laur., *Lyc.*, Nat-c., Nat-m., Nux-v., *Op.*, Phos., Ph-ac., Plat., Puls., Rhus-t., Sep., Sil., Sulph., *Verat.* [PB]

Verifikationen und klinische Symptome

Geist

Beachte: TABAK-Rauchen mindert sehr die Geistesbenebelung von STECHAPFEL. Auch soll der WEINGEIST, nach *Falck*, und kaltes Fußbad, nach *Plehwe*, dienlich dagegen seyn.[RA 3, 288]

Geistesstörungen, (besonders der Söffer).[VHA], [Br., Lippe]

Phantasietäuschungen.[VHA]

Delirien.[VHA]

Verschiedenartige (schreckhafte, geschwätzige, unzüchtige, lachende, hoffärtige) Delirien in abwechselnder Folge.[HA 14]

Der STRAM.-Kranke sieht Schreckensobjekte bei offenen Augen. (Delirien mit schreckhaften Gestalten und Einbildungen, sobald er die Augen schließt: BELL..)[Br., Lippe]

Geschwätziges Delirium und Manie (Tobsucht) mit Wutanfällen, in denen er Personen schlägt.[Br., Lippe]

Geiler oder hoffärtiger Wahnsinn.[VHA], [KEU 63]

Furchtsamer oder geschwätziger Wahnsinn.[VHA]

Rasender, gewaltthätiger Wahnsinn, mit schreckhaften Phantasiebildern und Visionen, Zittern und klonischen Krämpfen.[HA 22]

Unempfindlichkeit gegen sinnliche Eindrücke.[VHA], [HA 42]

Gedächtnißmangel.[VHA]

Todesahnung mit Wuthanfällen abwechselnd. – Großer Wechsel in den Erscheinungen; lächerliche Possen mit traurigen Geberden abwechselnd; geschwätziger Wahnsinn; Wuthanfälle mit Schlagen und Stoßen; Verlangen nach Gesellschaft und LICHT; affektirtes Vornehmthun; Untröstlichkeit; lautes Lachen und Stöhnen und Jammern abwechselnd; konvulsivische Bewegungen des Kopfs; erweiterte Pupillen; verzerrte Gesichtszüge.[HA 12]

Säufer-Wahnsinn mit klonischen Krämpfen bei Bewußtsein und Verlangen nach LICHT und Gesellschaft.[HA 23]

Ohnmacht mit Gesichtsblässe, Trockenheit im Halse und nachfolgender Gesichtsröthe.[HA 28]

Konkordanz Gemüth und Geist: Acon., Anac., Ars., Aur., *Bell.*, Cann-s., Cic., Cocc., Con., Cupr., Hell., *Hyos.*, Ign., Laur., *Lyc.*, Nat-c., Nat-m., Nux-v., *Op.*, Phos., Ph-ac., Plat., Puls., Rhus-t., Sep., Sil., Sulph., *Verat.* [PB]

Schwindel

Taumeliger Schwindel mit Verdunklung der Augen und Kopfweh.[VHA]

Betäubung mit Vergehen des Gesichts und des Gehörs und mit konvulsivischen Bewegungen des Kopfs.[HA 25]

Taumeliger Schwindel mit Kopfweh, Verdunkelung vor Augen, Gesichtsröthe, Leibweh und Durchfall.[HA 30]

Kopf

Ungeheurer BLUTDRANG zum Kopfe.[VHA]

Starker BLUTDRANG zum Kopfe, mit Vergehen des Gesichts.[KEU 63]

BLUTDRANG zum Kopfe mit Klopfen im Scheitel, Vergehen des Gesichts und Gehörs, geschwollenem, von BLUT strotzendem Gesichte und gänzlicher Bewußt- und Schmerzlosigkeit. – Beständige Unruhe und Angst; Verlangen nach LICHT und Gesellschaft; Wechsel von lächerlichen Possen und traurigen Gebärden; unbändige Wuth mit Heulen und um sich Schlagen; Unempfindlichkeit gegen sinnliche Eindrücke; konvulsivische Bewegungen mit dem Kopfe; stierer, funkelnder Blick mit entzündeten Augen; dumme oder verstörte Miene; Knirschen mit den Zähnen; Durst mit Abscheu vor WASSER; aufgetriebener Unterleib; unterdrückte Stuhl- und Harn-Ausleerung; Krämpfe und Konvulsionen von jeder Berührung; betäubte Schlummersucht mit Schnarchen; schreckhafte Phantasien im Schlafe.[HA 42]

Kopfschmerz mit Vergehen des Gesichts und Gehörs.[VHA]

Ohnmacht mit Gesichtsblässe, Trockenheit im Halse und nachfolgender Gesichtsröthe.[HA 28]

Taumeliger Schwindel mit Kopfweh, Verdunkelung vor Augen, Gesichtsröthe, Leibweh und Durchfall.[HA 28]

Taumeliger Schwindel mit Verdunklung der Augen und Kopfweh.[VHA]

Verifikationen und klinische Symptome

Innerer Kopf

Entzündung des Gehirns, mit Hitze und Klopfen im Scheitel, Ohnmachtsanfällen, Vergehen des Gesichts und Gehörs, konvulsivischen Bewegungen mit dem Kopfe und öfterem Aufrichten desselben, im ruhigen Liegen gebessert.[HA 63-64]

Gehirn-WASSERSUCHT.[VHA]

WASSERSUCHT des Gehirns mit konvulsivischen Bewegungen des Kopfs, Vergehen des Gesichts und Gehörs, Gefühl von Leichtigkeit im Kopfe und öfterem Aufrichten desselben, im ruhigen Liegen gebessert.[HA 87]

Aeusserer Kopf

Klopfen auf dem Wirbel mit Ohnmachtsanfällen.[VHA]

Konvulsivische Bewegungen mit dem Kopfe.[VHA], [HA 42]

Konvulsivisches hin und her Bewegen und öfteres Aufrichten des Kopfs, mit Rückwärtsbiegung des Körpers, von jeder Berührung verschlimmert (bei Gehirnentzündung).[HA 103]

Betäubung mit Vergehen des Gesichts und des Gehörs und mit konvulsivischen Bewegungen des Kopfs.[HA 25]

Schmerzlose, hochrothe Geschwulst des von BLUT strotzenden Kopfs und Gesichts, mit konvulsivischer Bewegung und öfterem Aufrichten desselben, Delirien und Phantasietäuschungen und Verlangen nach LICHT und Gesellschaft.[HA 108]

Heißer Kopf und glühende Röthe des Gesichts, mit Scheu vor Entblößung, bei kalten Händen und Füßen, großer Angst, heftigem Durst, Erbrechen von Schleim und Galle und konvulsivischen Zuckungen des Körpers von jeder Berührung.[HA 115]

Augen

Rothe, entzündete Augen.[VHA]

Rote, entzündete, geschwollene Augen, oder starrende, glänzende Augen.[Br., Lippe]

Entzündungs-Röthe der Augen.[KEU 63]

Entzündung der Augenlidränder.[VHA]

Erweiterte, unempfindliche Pupillen.[VHA]

Stierer, funkelnder Blick.[VHA], [KEU 63]

Stierer, funkelnder Blick mit entzündeten Augen.[HA 42]

Verdrehung der Augen.[VHA], [KEU 63]

Verdrehung der Augenlider.[VHA]

Sehkraft

Kurzsichtigkeit.[VHA]

Gesichts- (und Gehörs-) Täuschungen.[VHA]

Die Gegenstände sehen blau aus.[VHA]

Kopfschmerz mit Vergehen des Gesichts und Gehörs.[VHA]

Starker BLUTDRANG zum Kopfe, mit Vergehen des Gesichts.[KEU 63]

Betäubung mit Vergehen des Gesichts und des Gehörs und mit konvulsivischen Bewegungen des Kopfs.[HA 25]

Taumeliger Schwindel mit Verdunklung der Augen und Kopfweh.[VHA]

Die Gegenstände erscheinen immer kleiner: Thuj. (PLAT., STRAM.)[KMS 723]

Ohren

Kopfschmerz mit Vergehen des Gesichts und Gehörs.[VHA]

Betäubung mit Vergehen des Gesichts und des Gehörs und mit konvulsivischen Bewegungen des Kopfs.[HA 25]

Antlitz

Rothes, geschwollenes, von BLUT strotzendes Gesicht. [VHA]

BLUTROTHES Gesicht.[KEU 63]

Verifikationen und klinische Symptome

Wechsel von Blässe und tiefer Röthe des Gesichts.[KEU 63]
Schmerzlose, hochrothe Geschwulst des von BLUT strotzenden Kopfs und Gesichts, mit konvulsivischer Bewegung und öfterem Aufrichten desselben, Delirien und Phantasietäuschungen und Verlangen nach LICHT und Gesellschaft.[HA 108]
Heißer Kopf und glühende Röthe des Gesichts, mit Scheu vor Entblößung, bei kalten Händen und Füßen, großer Angst, heftigem Durst, Erbrechen von Schleim und Galle und konvulsivischen Zuckungen des Körpers von jeder Berührung.[HA 115]
Dumme, verstörte Miene.[VHA]
Dumme oder verstörte Miene.[HA 42]
Verzerrte Gesichtszüge.[HA 12]
Stupider, verzerrter Gesichtsausdruck; oder Ausdruck von Angst und Furcht.[Br., Lippe]
Stottern mit Gesichtsverzerrung.[VHA], [Br., Lippe]
Feine, kreischende Stimme.[KEU 64]
Angst und Furchtsamkeit spricht sich in Mienen und Geberden aus.[VHA]
Tiefe Falten und Runzeln im Gesichte.[VHA]
Tiefe Falten im Gesichte.[KEU 63]
Verzogener Mund.[VHA]
Gelber Streif im Rothen der Lippen.[VHA]
BLUTIGER Schaum vor dem Munde.[VHA], [KEU 63]

Zähne
Neigung, mit den Zähnen zu knirschen.[VHA]
Knirschen mit den Zähnen.[HA 42]

Mund
Mundtrockenheit.[VHA]
BLUTIGER Schaum vor dem Munde.[VHA], [KEU 63]
Schwieriges Schlingen wegen krampfhafter Zusammenschnürung des Schlundes und Trockenheit desselben.[VHA], [Br., Lippe]
Zusammenschnürung des Schlunde.[KEU 63]
Geschwulst und Lähmung der Zunge.[VHA]
Stottern mit Gesichtsverzerrung.[VHA], [Br., Lippe]
Gänzliche Sprachlosigkeit.[VHA]
Sprachlosigkeit.[Br., Lippe]
Lähmung der Zunge mit Stottern, bis zur Sprachlosigkeit.[KEU 63]
Lähmung der Zunge mit Stottern, bis zur Sprachlosigkeit.[KEU 63]
Krampfhaftes Schluchzen.[KEU 63]

Genüsse
Heftiger Durst.[VHA]
Heftiger Durst, mit Abscheu vor (glänzenden) Flüssigkeiten.[KEU 63-64]
Furcht oder Abscheu vor WASSER und jeder Flüssigkeit.[VHA]
Durst mit Abscheu vor WASSER.[HA 42]

Geschmack
Geschmacklosigkeit der Speisen; sie haben gar keinen Geschmack.[VHA]
MUNDBITTERKEIT.[VHA]

Uebelkeit
Saures Schleimerbrechen.[VHA]
Grünes Gallerbrechen.[VHA]
Erbrechen SAUREN Schleims oder Galle.[KEU 64]

Magen
Aengstlichkeit in der Herzgrube mit Athembeengung.[VHA]

Verifikationen und klinische Symptome

Bauch

Harter, gespannter, aufgetriebener Unterleib.[VHA]
Aufgetriebener Unterleib.[HA 42]
Schmerzhaftigkeit des Bauchs bei Berührung und Bewegung.[VHA]
Leibweh, als würde der Nabel herausgerissen.[VHA]
Hysterische Unterleibskrämpfe.[VHA]

Stuhl

Unterdrückte Stuhlausleerung.[VHA]
Unterdrückte Stuhl- und Harn-Ausleerung.[HA 42]
Stuhl- und Harnabgang unterdrückt.[KEU 64]
Aashaft stinkende Stühle.[VHA]
BLUTABGANG vom After.[VHA]

Harn

Unterdrückte Harnausleerung.[VHA]
Unterdrückte Stuhl- und Harn-Ausleerung.[HA 42]
Stuhl- und Harnabgang unterdrückt.[KEU 64]
Unwillkührlicher Harnabgang.[KEU 64]

Schwangerschaft – Beschwerden der Mütter

Allzu reichliche MILCHABSONDERUNG der Stillenden.[VHA]

Beschwerden der Kinder

S T R A M. dient nur in seltenen Fällen als Zwischenmittel bei allzu heftiger Wirkung der BELL. bei Kindern, oder bei den Hustenanfällen der Erwachsenen, welche dem Trunke ergeben sind. Die Zeichen sind aber bestimmt genug, um keinem Zweifel Raum zu lassen.[KEU 64]

Regel

Verstärktes Monatliche mit geronnenem, schwarzem BLUTE.[VHA]
MUTTERBLUTFLUSS.[VHA]
Bei der Regel geiler Gestank des Körpers.[VHA]

Athem

Athemmangel.[KEU 64]
Athembeengung.[KEU 64]
Erstickende Athemversetzung.[KEU 64]
Schwerer, beengter Athem.[VHA]
Seufzender Athem.[KEU 64]
Oefteres Seufzen.[VHA]
Aengstlichkeit in der Herzgrube mit Athembeengung.[VHA]

Husten

Keuchhusten

P e r i o d i s c h w i e d e r k e h r e n d e A n f ä l l e v o n s c h m e r z l o s e m , b e l l e n d e m K r a m p f h u s t e n i n f e i n e m , k r e i s c h e n d e m T o n e , v o n Z u s a m m e n s c h n ü r u n g d e s K e h l k o p f e s u n d d e r B r u s t e r r e g t , o h n e A u s w u r f .[KEU 63]

Verschlimmerung: Morgens. – Erwachen aus, und noch im Schlafe. Aufrichten. Tiefathmen. Berührung des Halses. Kalte LUFT. Gehen im Freien, und im WINDE. In Gewölben (Kirchen, Kellern). Trinken von WASSER, oder geistiger Getränke. Sehen von WASSER oder Glänzendes. Nach einem Rausche. Nach Schreck. Sprechen.[KEU 63]

Begleitung: Beständige Angst und Unruhe. Verlangen nach LICHT und Gesellschaft. Wüthendes um sich Schlagen und Heulen. Unaufhörliches Schwatzen. Geiler und hoffärtiger Wahnsinn. Starker BLUTDRANG zum Kopfe, mit Vergehen des Gesichts. Entzündungs-Röthe der Augen. Verdrehen der Augen. Stierer, funkelnder Blick. BLUTROTHES Gesicht. Wechsel von Blässe und tiefer Röthe des Gesichts. Tiefe Falten im Gesichte. BLUTIGER Schaum vor dem Munde. Zusammenschnürung des Schlunde. Lähmung der Zunge mit Stottern, bis zur Sprachlosigkeit. Krampfhaftes Schluchzen. Heftiger Durst, mit Abscheu vor (glänzenden) Flüssigkeiten. Erbrechen SAUREN Schleims oder Gal-

Verifikationen und klinische Symptome

le. Stuhl- und Harnabgang unterdrückt. Unwillkührlicher Harnabgang. Seufzender Athem. Erstickende Athemversetzung. Athemmangel. Athembeengung. Feine, kreischende Stimme. Zusammenziehen des Kehlkopfes und der Brustmuskeln. Zittern der Glieder. Zuckungen und Konvulsionen. Betäubte Schlummersucht mit Schnarchen. Hitze, mit kalten Händen und Füssen. Nächtliche, starke Schweisse.[KEU 63-64]

STRAM. dient nur in seltenen Fällen als Zwischenmittel bei allzu heftiger Wirkung der BELL. bei Kindern, oder bei den Hustenanfällen der Erwachsenen, welche dem Trunke ergeben sind. Die Zeichen sind aber bestimmt genug, um keinem Zweifel Raum zu lassen.[KEU 64]

Verifikationen und klinische Symptome

Kehlkopf – Luftröhre

Feine, kreischende Stimme.[KEU 64]
Zusammenziehen des Kehlkopfes und der Brustmuskeln.[KEU 64]

Brust

Krämpfe in den Brustmuskeln.[VHA]
Zusammenziehen des Kehlkopfes und der Brustmuskeln.[KEU 64]
Allzu reichliche MILCHABSONDERUNG der Stillenden.[VHA]

Rücken

Rückwärtsbeugung des Rückens.[VHA]

Tabes dorsualis: Ref. theilte einige Erfahrungen und Erfolge in Betreff der wahren Tabes dorsulais mit, welche in den Niederlanden zu den nicht seltenen Krankheiten gehört, und bekanntlich von der Allopathie für durchaus unheilbar erklärt wird. Ref. beabsichtigt darüber in dieser Zeitung [AHZ 57 (1858) 3-6, 12-13] ausführlichere Mittheilung zu machen [siehe: Aluminium metallicum] glaubte aber bei dieser Gelegenheit auf ein Paar Heilmittel aufmerksam machen zu müssen, welche bisher für solche Krankheiten noch wenig in Anwendung gezogen sind, nämlich: RUTA, STANN. und STRAM.. Dies letztere Mittel zeigte in mehren Fällen eine entscheidende Besserung in der, dieser Krankheit eigenthümlichen Unsicherheit in der Bewegung und Stellung der Unterglieder im Finstern, während besonders das erste eine grosse und heilsame Wirkung auf das Rückenmark und die Unterglieder ausübe. Auch darf dabei TARAX. nicht vergessen werden, wenigstens als Zwischenmittel bei den Hauptmitteln von langer Wirkungsdauer: CALC., LYC. und RHUS-T..[AHZ 51 (1856) 63]

Oberglieder

Konvulsivische Bewegungen der Arme über dem Kopf.[Br., Lippe]
Kriebeln in den Gliedern.[VHA]
Zittern der Hände; die Hände sind zu einer Faust geballt.[Br., Lippe]
Zittern der Glieder (auch bei Söffern).[VHA]
Zittern der Glieder.[KEU 64]
Zuckungen in den Gliedern.[VHA], [Br., Lippe]

Unterglieder

Er fällt über seine eigenen Beine.[VHA]

Tabes dorsualis: Ref. theilte einige Erfahrungen und Erfolge in Betreff der wahren Tabes dorsualis mit, welche in den Niederlanden zu den nicht seltenen Krankheiten gehört, und bekanntlich von der Allopathie für durchaus unheilbar erklärt wird. Ref. beabsichtigt darüber in dieser Zeitung [AHZ 57 (1858) 3-6, 12-13] ausführlichere Mittheilung zu machen [siehe: Aluminium metallicum] glaubte aber bei dieser Gelegenheit auf ein Paar Heilmittel aufmerksam machen zu müssen, welche bisher für solche Krankheiten noch wenig in Anwendung gezogen sind, nämlich: RUTA, STANN. und STRAM.. Dies letztere Mittel zeigte in mehren Fällen eine entscheidende Besserung in der, dieser Krankheit eigenthümlichen Unsicherheit in der Bewegung und Stellung der Unterglieder im Finstern, während besonders das erste eine grosse und heilsame Wirkung auf das Rückenmark und die Unterglieder ausübe. Auch darf dabei TARAX. nicht vergessen werden, wenigstens als Zwischenmittel bei den Hauptmitteln von langer Wirkungsdauer: CALC., LYC. und RHUS-T..[AHZ 51 (1856) 63]

Kriebeln in den Gliedern.[VHA]
Zittern der Glieder (auch bei Söffern).[VHA]

Zittern der Glieder.[KEU 64]
Zuckungen in den Gliedern.[VHA], [Br., Lippe]

Drüsen

Konkordanz Drüsen: Bell., Calc., Lyc., Merc., Spong., Sulph. [PB]

Haut

Folgen von unterdrückten Hautausschlägen.[VHA]
Tiefe Falten und Runzeln im Gesichte.[VHA]
Gelber Streif im Rothen der Lippen.[VHA]
Konkordanz Haut und Aeusseres: *Ars.*, *Bell.*, B r y . , H y o s . , Lyc., Puls., Rhus-t., Sulph. [PB]

Schlaf

Betäubte Schlummersucht mit Schnarchen.[VHA], [HA 42], [KEU 64]
Schreckhafte Phantasien im Schlafe.[VHA], [HA 42]
Konkordanz Schlaf und Träume: A r s . , *Bell.*, B r y . , Cham., H e p . , H y o s . , Ign., Lyc., Merc., O p . , Phos., Ph-ac., P u l s . , Sil., Sulph., V e r a t . [PB]

Fieber

Kleiner, beschleunigter Puls.[VHA]
Entzündungsfieber mit Delirien.[VHA]
Kälte der Glieder mit Frostschütteln durch den ganzen Körper und Zuckungen.[VHA]
Heiße Röthe des Gesichts, bei kalten Händen und Füßen.[VHA]
Hitze, mit kalten Händen und Füssen.[KEU 64]
Hitze mit Angst, Durst und Erbrechen.[VHA]
Häufige, starke Schweiße.[VHA]
Nächtliche, starke Schweisse.[KEU 64]

Fieberstadien

1. P u l s äusserst unregelmässig: meistens voll, hart und beschleunigt; dann wieder klein und schnell; zuweilen langsam und kaum fühlbar; auch wohl aussetzend und zitternd.[WF 53-54]
2. F r o s t und allgemeine Kälte, mit Röthe des Gesichts und Zuckungen, oft sehr lange anhaltend. – Nachmittags allgemeine Kälte, nach vorgängiger Hitze des Kopfes und Gesichts, und darauf nachfolgende allgemeine Hitze. – Beim Froste ungemeine Empfindlichkeit gegen Entblössung. – Frost den Rücken herab.[WF 54]
3. H i t z e des ganzen Körpers, mit lebhafter Gesichtsröthe und meistens gleichzeitigem Schweisse. – Heisse Röthe des Gesichts, mit kalten Händen und Füssen. – Aengstliche Hitze mit Erbrechen.[WF 54]
4. Reichlicher S c h w e i s s , schon bei der Hitze, über den ganzen Körper, mit grossem Durste. – Fettig-ölige faulriechende Schweisse. – Allgemeine kalte Schweisse.[WF 54]

Konkordanz Fieber: *A c o n .*, Ars., *Bell.*, *B r y .*, Calc., Carb-v., Cham., C h i n . , D i g . , Ferr., H y o s . , Kali-c., Lyc., Merc., Nat-m., Nit-ac., N u x - v . , O p . , *Phos.*, P h - a c . , Puls., *Rhus-t.*, S e p . , Sil., Spong., Stann., S u l p h . , Verat. [PB]

Gemeinsames

Zittern der Glieder (auch bei Söffern).[VHA]
Der Kranke kann keine Schmerzen ertragen, er klagt beständig darüber: HEP. (Vergleiche BELL., LACH., STRAM.).[Br., Lippe]
Vermehrte und leichtere Beweglichkeit der dem Willen unterworfenen Muskeln.[VHA]
Zuckungen in den Gliedern.[VHA]
Zuckungen und Konvulsionen.[KEU 64]
Kriebeln in den Gliedern.[VHA]
Krampfanfälle.[VHA]
Krämpfe und Konvulsionen von jeder Berührung.[HA 42]
Konvulsionen.[VHA]
Veitstanz.[VHA]
Eklampsie.[VHA]

Verifikationen und klinische Symptome

Die Konvulsionen entstehen nach jeder Berührung, so wie durch LICHT und glänzende Dinge.[VHA]
Steife Unbeweglichkeit des Körpers mit Bewußtsein.[VHA]
Rückwärtsbiegung des Körpers, bei verzerrten Gesichtszügen.[VHA]
Unempfindlichkeit.[VHA]
Unterdrückung aller Sekretionen und Exkretionen.[Br., Lippe]
Schmerzlosigkeit bei den (meisten) Beschwerden.[VHA]

WASSERSCHEU

So gewiß es verschiedene Abweichungen der WASSERSCHEU vom Bisse wüthiger Thiere giebt, so gewiß ist es, daß wir sie nicht alle mit einer einzigen Arznei heilen können, und daß wir BELLADONNA in einigen, BILSENKRAUT in andern, und wider in andern Fällen STECHAPFEL zu ihrer Heilung bedürfen, je nachdem der Inbegriff der Krankheitszeichen mit des einen, des andern oder des dritten Gewächses Symptomen die meiste Aehnlichkeit hat.[RA 3, 288]

Verifikationen und klinische Symptome

Besserung der Beschwerden

Im ruhigen Liegen.[HA 64], [HA 87]

Verschlimmerung der Beschwerden

Morgens.[KEU 63]
Erwachen aus, und noch im Schlafe.[KEU 63]
Aufrichten.[KEU 63]
Tiefathmen.[KEU 63]
Die Konvulsionen entstehen nach jeder Berührung, so wie durch LICHT und glänzende Dinge.[VHA]
Von jeder Berührung (bei Gehirnentzündung).[HA 103]
Berührung des Halses.[KEU 63]
Kalte LUFT.[KEU 63]
Gehen im Freien, und im WINDE.[KEU 63]
In Gewölben (Kirchen, Kellern).[KEU 63]
Der Kranke fühlt sich schlimmer im Dunkeln. (Er kann nichts Schwarzes, wie zum Beispiel schwarze Kleider usw. ertragen. In einem Falle von Nymphomanie von Dr. *Bradford* bestätigt.)[Br., Lippe]
Trinken von WASSER, oder geistiger Getränke.[KEU 63]
Sehen von WASSER oder Glänzendes.[KEU 63]
Nach einem Rausche.[KEU 63]
Nach Schreck.[KEU 63]
Sprechen.[KEU 63]

Konkordanzen

Verschlimmerung nach der Zeit: Kali-n., Nux-v., Rhus-t. [PB]

Verschlimmerung nach Lage und Umständen: Acon., Agar., *Ars., Bell.*, Bry., Calc., Carb-v., Cham., Chel., Chin., Coff., Con., Graph., Hep., Ign., Kreos., Lach., Lyc., Merc., Nat-c., Nux-m., *Nux-v.*, Op., Phos., *Puls.*, Rhus-t., Sel., Sep., Sil., Spig., Sulph., Verat. [PB]

Arzneiverwandtschaften von Stramonium

Acon., Asar., Bell., Bry., Camph., Canth., Carb-v., Cham., Cocc., Hell., Hep., Hyos., M-arct., Merc., Mosch., Nux-v., Op., Plb., Puls., Ruta, (Spig.), Stann., Verat., Zinc. [VHA]

Acon., *Ars., Bell., Bry.*, Calc., Carb-v., Cham., Chin., Cic., Con., Cupr., Hep., *Hyos.*, Ign., *Lyc.*, Merc., Nat-m., Nit-ac., Nux-v., *Op.*, Phos., Ph-ac., Plat., *Puls.*, Rhus-t., Sec., Sep., Sil., *Sulph.*, Verat. [PB]

Bell., Cham., Cic., Hell., *Hyos.*, Ign., *Nux-v.*, Op., *Plb.*, Verat. [KV]

Antidote von Stramonium: Bell., Hyos., Nux-v. – Acetum, Acet. veg., Citri succus, Tabacum

WEINESSIG, ZITRONENSÄURE: Bey einem etwas bejahrten Frauenzimmer entstanden von zwey Gran STECHAPFELEXTRACT, binnen 8 Stunden in zwey Gaben eingenommen, Betäubung, Aengstlichkeit, Konvulsionen in den Gliedmassen und unwillkührliches Weinen (Zufälle, die durch den Genuss des

KAFFEES fürchterlich erhöhet worden waren). Sie verschwanden schnell auf den Genuß einiger Unzen starken WEINESSIGS. – Ausser dem ESSIG ist auch die ZITRONENSÄURE ein spezifisches Gegenmittel des STECHAPFELS, wie ich von dem Genuß der JOHANNISBEEREN, die leztere enthalten, an einem andern Orte gezeigt habe, und ich müsste mich sehr irren, wenn nicht das wahre Antidotum aller Solanacearum ESSIG, ZITRONENSAFT, und AEPFELSÄURE wäre. [Hahnemann, HUF 5, S. 15]

Die allzu heftigen Erstwirkungen tilgt CITRONENSÄURE oder die sie enthaltenden Beeren (JOHANNISBEEREN, BERBERITZEN, u.s.w.) weit kräftiger, als ESSIG. TABAK-Rauchen mindert sehr die Geistesbenebelung von STECHAPFEL. Auch soll der WEINGEIST, nach *Falck*, und kaltes Fußbad, nach *Plehwe*, dienlich dagegen seyn. [RA 3, 288]

Nux-v., Tab. [SRN]

Citri succ., ESSIG, GEWÄCHSSÄURE [SRN]

Bell., Hyos., Nux-v. [PB]

Acetum, Acet. veg., Citri succus, Tabacum [PB]

Stramonium ist Antidot von: Hyos., Plb.

Stramonium ist Zwischenmittel von: Bell.

STRAM. dient nur in seltenen Fällen als Zwischenmittel bei allzu heftiger Wirkung der BELL. bei Kindern, oder bei den Hustenanfällen der Erwachsenen, welche dem Trunke ergeben sind. Die Zeichen sind aber bestimmt genug, um keinem Zweifel Raum zu lassen.[KEU 64]

Konkordanzen der homöopathischen Arzneien

I. Gemüth und Geist: Acon., Anac., Ars., Aur., *Bell.*, Cann-s., Cic., Cocc., Con., Cupr., Hell., *Hyos.*, Ign., Laur., *Lyc.*, Nat-c., Nat-m., Nux-v., *Op.*, Phos., Ph-ac., Plat., Puls., Rhus-t., Sep., Sil., Sulph., *Verat.* [PB]

II. Körpertheile und Organe: Acon., Arn., Ars., Aur., *Bell.*, Bry., *Calc.*, Camph., Canth., Carb-v., Cham., Chin., Cic., Cocc., Con., Cupr., Hep., *Hyos.*, Ign., Ip., Lach., *Lyc.*, Merc., Nat-m., Nit-ac., Nux-v., *Op.*, *Phos.*, Ph-ac., *Puls.*, Rhus-t., Ruta, Sec., Sep., Sil., Squil., *Sulph.*, Verat. [PB]

III. Empfindungen und Beschwerden

1. **Aeussere und innere Körpertheile im Allgemeinen:** Acon., Anac., Arn., Ars., *Bell.*, Bry., Calc., Caust., Cham., Chin., Cic., Cocc., Con., Cupr., *Hyos.*, Ign., Ip., Jod, Kali-c., Lyc., Merc., Nat-m., Nit-ac., Nux-v., *Op.*, Phos., Plat., Puls., Rhus-t., Sec., Sep., Sil., Sulph., Verat. [PB]
2. **Drüsen:** Bell., Calc., Lyc., Merc., Spong., Sulph. [PB]
3. **Knochen:** vacat [PB]
4. **Haut und Aeusseres:** *Ars.*, *Bell.*, Bry., Hyos., Lyc., Puls., Rhus-t., Sulph. [PB]

IV. Schlaf und Träume: Ars., *Bell.*, Bry., Cham., Hep., Hyos., Ign., Lyc., Merc., Op., Phos., Ph-ac., Puls., Sil., Sulph., Verat. [PB]

V. Fieber: *Acon.*, Ars., *Bell.*, *Bry.*, Calc., Carb-v., Cham., Chin., Dig., Ferr., Hyos., Kali-c., Lyc., Merc., Nat-m., Nit-ac., Nux-v., Op., *Phos.*, Ph-ac., Puls., *Rhus-t.*, Sep., Sil., Spong., Stann., Sulph., Verat. [PB]

VI. Änderung des Befindens

1. **Verschlimmerung nach der Zeit:** Kali-n., Nux-v., Rhus-t. [PB]
2. **Verschlimmerung nach Lage und Umständen:** Acon., Agar., *Ars.*, *Bell.*, Bry., Calc., Carb-v., Cham., Chel., Chin., Coff., Con., Graph., Hep., Ign., Kreos., Lach., Lyc., Merc., Nat-c., Nux-m., *Nux-v.*, Op., Phos., *Puls.*, Rhus-t., Sel., Sep., Sil., Spig., Sulph., Verat. [PB]

VII. Konkordanz der homöopathischen Arzneien

Acon., *Ars.*, *Bell.*, *Bry.*, Calc., Carb-v., Cham., Chin., Cic., Con., Cupr., Hep., *Hyos.*, Ign., *Lyc.*, Merc., Nat-m., Nit-ac., Nux-v., *Op.*, Phos., Ph-ac., Plat.,

Verifikationen und klinische Symptome

Puls., Rhus-t., Sec., Sep., Sil., *Sulph.*, Verat. [PB]
Bell., Cham., Cic., Hell., *Hyos.*, Ign., *Nux-v.*, Op., *Plb.*, Verat. [KV]

Verifikationen und klinische Symptome

Strontiana carbonica (Kohlensaurer Strontian)

(Stront.)

Synonyma

Strontiana carbonica, Kohlensaurer Strontian [SRA]

Antipsorische Arznei

[SRA]

Arzneiwirkungsdauer

Wirkt über 40 Tage.[SRA]

Zählt zur 4. Klasse derjenigen Mittel, welche eine lange Wirkungsdauer besitzen.[AHZ 49 (1855) 82]

Eigenthümlichkeiten und Hauptwirkungen

Gemüth

Bänglichkeit und Aengstlichkeit.[VHA]

Hitzgefühl im Kopfe und Gesichte, mit Gesichtsröthe, Angst und Schläfrigkeit.[VHA]

Verdrießlichkeit mit Neigung zu Zorn und Heftigkeit.[VHA], [HA 82]

Konkordanz Gemüth und Geist: Acon., Anac., Ars., Aur., Bar-c., Bell., Bry., *Calc.*, C h a m . , Hep., I g n . , Ip., L y c . , Merc., N u x - v . , P h o s . , P u l s . , Sep., S t r a m . , S u l p h . , Verat. [PB]

Geist

Konkordanz Gemüth und Geist: Acon., Anac., Ars., Aur., Bar-c., Bell., Bry., *Calc.*, C h a m . , Hep., I g n . , Ip., L y c . , Merc., N u x - v . , P h o s . , P u l s . , Sep., S t r a m . , S u l p h . , Verat. [PB]

Innerer Kopf

Abends pressendes oder spannendes Kopfweh.[VHA]

S p a n n e n v o m S c h e i t e l b i s z u m O b e r k i e f e r , a l s w ü r d e d e r K o p f v o n I n n e n a u s g e s p a n n t u n d d i e K o p f h a u t z u e n g e , A b e n d s b e i m T i e f l i e g e n m i t d e m K o p f e i m B e t t e v e r s c h l i m m e r t u n d a l l m ä h l i g s t e i g e n d u n d a b n e h m e n d , i n d e r W ä r m e g e b e s s e r t . – Verdrießlichkeit, mit Neigung zu Zorn und Heftigkeit; Gesichtsröthe mit brennender Hitze; bohrender oder reißender Gesichtschmerz; Hunger nach dem Mittagsessen; starker Durst auf BIER; ERDIGER Geschmack im Munde; Uebelkeit mit Gesichtshitze; harter, mit Schmerzen im After abgehender Stuhl; Engbrüstigkeit mit Gesichtshitze, beim Gehen; Abends und Nachts im Bette reißende Gelenkschmerzen; große Abmagerung; besonderes Wohlbefinden im warmen SONNENSCHEINE; Schweiß der leidenden Theile.[HA 82]

Stechendes Kopfweh.[VHA]

Hitzgefühl im Kopfe und Gesichte, mit Gesichtsröthe, Angst und Schläfrigkeit.[VHA]

Aeusserer Kopf

F r o s t s c h a u d e r ü b e r d e n H a a r k o p f u n d ü b e r d e n o b e r n T h e i l d e s R ü c k e n s u n d d e r S c h u l t e r b l ä t t e r , A b e n d s u n d N a c h t s u n d i n d e r K ä l t e v e r s c h l i m m e r t .[HA 120]

Augen

Drückender Schmerz auf der obern Fläche des Augapfels.[VHA]

Brennen in den Augen.[VHA]

Nach Reiben der Augen, Druckschmerz darin, wobei man blaue und rothe Ränder sieht.[VHA]

Im Dunkeln grüne Flecke vor den Augen.[VHA]

Augenschwäche.[VHA]

Nase

Zuckern und Fippern an der Nase.[VHA]

Verhärteter, BLUTIGER Nasenschleim.[VHA]

Hitze, die aus Mund (und Nase) kommt, mit Durst.[VHA]

Verifikationen und klinische Symptome

Antlitz

Gesichtsröthe mit brennender Hitze.[VHA], [HA 82]
Hitzgefühl im Kopfe und Gesichte, mit Gesichtsröthe, Angst und Schläfrigkeit.[VHA]
Uebelkeit mit brennender Gesichtshitze.[VHA]
Engbrüstigkeit mit Gesichtshitze, beim Gehen.[HA 82]
Uebelkeit mit Gesichtshitze.[HA 82]
Beim Gehen, Engbrüstigkeit mit Brennen des Gesichts.[VHA]
Reissender Schmerz in den Jochbeinen, Wangen und Unterkiefern.[VHA]
Heftig bohrender Schmerz im (rechten) Wangenbeine.[VHA]
Bohrender oder reißender Gesichtschmerz.[HA 82]

Zähne

Zuckender Zahnschmerz.[VHA]
Heftiges Reissen in den Zähnen, nach vorgängiger Speichelvermehrung im Munde.[VHA]
Zahnweh, wie Zusammenschrauben.[VHA]

Mund

Taubheitsgefühl im Munde.[VHA]
ERDIGER Geschmack im Munde.[HA 82]
Entzündung des Rachens und Halses.[VHA]
Hitze, die aus Mund (und Nase) kommt, mit Durst.[VHA]
Heftiges Reissen in den Zähnen, nach vorgängiger Speichelvermehrung im Munde.[VHA]

Genüsse

Hunger nach dem Mittagsessen.[VHA], [HA 82]
Starker Durst, besonders auf BIER.[VHA]
Starker Durst auf BIER.[HA 82]
Hitze, die aus Mund (und Nase) kommt, mit Durst.[VHA]

Uebelkeit

Uebelkeit mit brennender Gesichtshitze.[VHA]
Uebelkeit mit Gesichtshitze.[HA 82]

Magen

Magendrücken, welches nach dem Essen vergeht.[VHA]

Bauch

Leibschmerz in der Nabelgegend.[VHA]
Leibschneiden mit Durchfall und Frost.[VHA]
Vollheitsgefühl im Unterleibe.[VHA]

Stuhl

Stuhl zögernd, fest und in Knoten, mit Anstrengung und unter großen Schmerzen abgehend.[VHA]
Harter, mit Schmerzen im After abgehender Stuhl.[HA 82]
Durchfall gelben WASSERS.[VHA]
Nach dem Stuhlgange, Brennen im After.[VHA]

Harn

Verminderter Harnabgang.[VHA]
Blasser, stark ammoniakalisch riechender Harn.[VHA]

Regel

Monatliches verspätet, erst wie Fleischwasser, dann in Stücken abgehend.[VHA]

Athem

Beim Gehen, Engbrüstigkeit mit Brennen des Gesichts.[VHA]

Verifikationen und klinische Symptome

Husten

Nächtlicher starker, trockner Husten von Reiz in der Luftröhre.[VHA]
Nachts, öfteres Erwachen, besonders von Husten.[VHA]

Brust

Drückender Brustschmerz.[VHA]
Engbrüstigkeit mit Gesichtshitze, beim Gehen.[HA 82]
Herzklopfen.[VHA]
Ziehender Schmerz in den rechten Brustmuskeln.[VHA]

Oberglieder

Besonders Abends und Nachts im Bette, reissende Schmerzen in den Gelenken.[VHA]
Abends, halbseitig (rechts) gehemmter Gebrauch der Glieder, wie von Lähmung.[VHA]
Abends und Nachts im Bette reißende Gelenkschmerzen.[HA 82]

Unterglieder

Besonders Abends und Nachts im Bette, reissende Schmerzen in den Gelenken.[VHA]
Abends, halbseitig (rechts) gehemmter Gebrauch der Glieder, wie von Lähmung.[VHA]
Abends und Nachts im Bette reißende Gelenkschmerzen.[HA 82]

Rücken

Abends, Ziehschmerz im Rücken und in den Lenden.[VHA]
Zerschlagenheitsschmerz, im Kreuze und Rücken, durch Bücken und Berührung verschlimmert.[VHA]
Frostschauder über den Haarkopf und über den obern Theil des Rückens und der Schulterblätter, Abends und Nachts und in der Kälte verschlimmert.[HA 120]

Drüsen

Konkordanz Drüsen: Bar-c., *Bry.*, Caust., *Con.*, Graph., Kali-c., *Phos., Puls., Rhus-t.*, Spong., *Sulph.* [PB]

Knochen

Konkordanz Knochen: Bell., Chin., Dros., Kali-c., Merc., Ruta [PB]

Haut

Jücken, welches durch Kratzen schlimmer wird.[VHA]
Abendliches Spannen der Haut an vielen Theilen des Körpers.[VHA]
Gesichtsröthe mit brennender Hitze.[VHA]
Hitzgefühl im Kopfe und Gesichte, mit Gesichtsröthe, Angst und Schläfrigkeit.[VHA]
Konkordanz Haut und Aeusseres: Arn., Bar-c., *Caust.*, Con., Kali-c., Lach., Led., Merc., Nux-v., Phos., Plat., *Puls.*, Rhus-t., Sep., Sil., Sulph. [PB]

Schlaf

Aufschrecken und Zucken im Körper beim Einschlafen.[VHA]
Nachts, öfteres Erwachen, besonders von Husten.[VHA]
Nächtlicher starker, trockner Husten von Reiz in der Luftröhre.[VHA]
Abends pressendes oder spannendes Kopfweh.[VHA]
Abends, Ziehschmerz im Rücken und in den Lenden.[VHA]
Besonders Abends und Nachts im Bette, reissende Schmerzen in den Gelenken.[VHA]
Abends und Nachts im Bette reißende Gelenkschmerzen.[HA 82]
(Früh und) Abends, mattes, zitteriges Gefühl im Körper.[VHA]
Abends, halbseitig (rechts) gehemmter Gebrauch der Glieder, wie von Lähmung.[VHA]
Abends ist das Befinden am schlimmsten.[VHA]
Konkordanz Schlaf und Träume: Calc., Hep., Kali-c., Phos., Puls., Sep., Sulph. [PB]

Fieber

Starkes Klopfen der Adern im Körper.[VHA]
Abends, halbseitig (rechts) gehemmter Gebrauch der Glieder, wie von Lähmung.[VHA]

Verifikationen und klinische Symptome

Nächtliche, trockne Hitze.[VHA]
Starker Nachtschweiß, und bei Entblößung eines Gliedes, sogleich Schmerzen darin.[VHA]
Schweiß des leidenden Theils.[VHA], [HA 82]

Fieberstadien

1. P u l s voll und hart, mit starkem Klopfen in den Adern.[WF 54]
2. Vormittags F r o s t , vom Kreutze abwärts an der hintern Seite der Oberschenkel herunter. – Frostschauder über den Kopf und die Schulterblätter.[WF 54]
3. Nachts trockne H i t z e mit Durst. – Hitze, welche gleichsam aus der Nase und aus dem Munde herausströmt.[WF 54]
4. S c h w e i s s in der Morgenzeit. – Nächtlicher Schweiss, am Meisten an den leidenden Theilen, mit vermehrten Schmerzen von Entblössung derselben.[WF 54]

Konkordanz Fieber: Acon., A r s . , B e l l . , Bry., Calc., Colch., H e p . , Kali-c., M e r c . , *Nux-v.*, Phos., *Rhus-t.*, Samb., Sep., Sil., Squil., Sulph. [PB]

Gemeinsames

Besonders Abends und Nachts im Bette, reissende Schmerzen in den Gelenken.[VHA]
(Früh und) Abends, mattes, zitteriges Gefühl im Körper.[VHA]
Abends, halbseitig (rechts) gehemmter Gebrauch der Glieder, wie von Lähmung.[VHA]
Große Abmagerung.[VHA], [HA 82]
Die Schmerzen sind gleichsam geistig schwebend, so daß man kaum die Stelle anzugeben weiß; doch scheinen die Meisten in den Röhrknochen und im Marke zu sitzen.[VHA]
Die Beschwerden steigen allmählig und nehmen eben so langsam wieder ab.[VHA]
Die rechte Seite wird am stärksten angegriffen.[VHA]
Im Freien, besonders in der warmen SONNE, wie auch sonst in der Wärme, befindet er sich besser.[VHA]
Besonderes Wohlbefinden im warmen SONNENSCHEINE.[HA 82]

Verschlimmerung der Beschwerden

Besonders Abends und Nachts im Bette, reissende Schmerzen in den Gelenken.[VHA]
(Früh und) Abends, mattes, zitteriges Gefühl im Körper.[VHA]
Abends ist das Befinden am schlimmsten.[VHA]
Abends und Nachts im Bette.[HA 82]
A b e n d s u n d N a c h t s .[HA 120]
K ä l t e .[HA 120]

Konkordanzen

Verschlimmerung nach der Zeit: Cham., Mang., Puls. [PB]

Verschlimmerung nach Lage und Umständen: Am-c., A r s . , A u r . , Bell., C a l c . , Caps., Caust., Cham., Clem., Colch., Con., D u l c . , *Hep.*, Hyos., Kali-c., L y c . , Merc., Mosch., N u x - m . , N u x - v . , Plat., Puls., *R h u s - t .*, S a b a d . , S a m b . , S e p . , S i l . , Squil., Sulph., Verat. [PB]

Arzneiverwandtschaften von Strontiana carbonica

Bov., Merc., Plat. [VHA]
Acon., Ars., Bar-c., B e l l . , B r y . , *Calc.*, *Caust.*, Cham., C o n . , Graph., H e p . , Ign., *Kali-c.*, L y c . , *Merc.*, Nat-m., *Nux-v.*, *Phos.*, Plat., *P u l s .*, *R h u s - t .*, *Sep.*, S i l . , *S u l p h .*, Zinc. [PB]
P h o s . , P l a t . , S u l p h . [KV]

Antidot von Strontiana carbonica: Camph.

Camph. [SRA]
Camph. [PB]

Konkordanzen der homöopathischen Arzneien

I. Gemüth und Geist: Acon., Anac., Ars., Aur., Bar-c., Bell., Bry., *Calc.*, C h a m . , Hep., I g n . , Ip., L y c . , Merc., N u x - v . , P h o s . , P u l s . , Sep., S t r a m . , S u l p h . , Verat. [PB]

Verifikationen und klinische Symptome

II. Körpertheile und Organe: Acon., Arn., Bell., Bry., *Calc.*, *Caust.*, Cham., Chin., Con., Ferr., Graph., Ign., *Kali-c.*, Led., Lyc., *Merc.*, Nat-c., Nat-m., Nux-v., Par., Petr., Phos., Ph-ac., *Puls.*, Rhod., *Rhus-t.*, Sabin., *Sep.*, Sil., Spig., Staph., *Sulph.*, Sulph-ac., Thuj., Verat., Zinc. [PB]

III. Empfindungen und Beschwerden

1. **Aeussere und innere Körpertheile im Allgemeinen:** Acon., Alum., Am-c., Anac., Arn., Ars., Asaf., Bar-c., *Bell.*, Bry., *Calc.*, *Caust.*, Cham., Chin., Cocc., Con., Graph., Hep., Hyos., Ign., *Kali-c.*, Lyc., *Merc.*, Mez., Nat-c., Nat-m., Nit-ac., *Nux-v.*, Par., Phos., Ph-ac., Plat., *Puls.*, *Rhus-t.*, Sabin., Sars., *Sep.*, Sil., Spig., Stann., Staph., *Sulph.*, Sulph-ac., Thuj., Zinc. [PB]
2. **Drüsen:** Bar-c., *Bry.*, Caust., *Con.*, Graph., Kali-c., *Phos.*, *Puls.*, *Rhus-t.*, Spong., *Sulph.* [PB]
3. **Knochen:** Bell., Chin., Dros., Kali-c., Merc., Ruta [PB]
4. **Haut und Aeusseres:** Arn., Bar-c., *Caust.*, Con., Kali-c., Lach., Led., Merc., Nux-v., Phos., Plat., *Puls.*, Rhus-t., Sep., Sil., Sulph. [PB]

IV. Schlaf und Träume: Calc., Hep., Kali-c., Phos., Puls., Sep., Sulph. [PB]

V. Fieber: Acon., Ars., Bell., Bry., Calc., Colch., Hep., Kali-c., Merc., *Nux-v.*, Phos., *Rhus-t.*, Samb., Sep., Sil., Squil., Sulph. [PB]

VI. Änderung des Befindens

1. **Verschlimmerung nach der Zeit:** Cham., Mang., Puls. [PB]
2. **Verschlimmerung nach Lage und Umständen:** Am-c., Ars., Aur., Bell., Calc., Caps., Caust., Cham., Clem., Colch., Con., Dulc., *Hep.*, Hyos., Kali-c., Lyc., Merc., Mosch., Nux-m., Nux-v., Plat., Puls., *Rhus-t.*, Sabad., Samb., Sep., Sil., Squil., Sulph., Verat. [PB]

VII. Konkordanz der homöopathischen Arzneien

Acon., Ars., Bar-c., Bell., Bry., *Calc.*, *Caust.*, Cham., Con., Graph., Hep., Ign., *Kali-c.*, Lyc., *Merc.*, Nat-m., *Nux-v.*, *Phos.*, Plat., *Puls.*, *Rhus-t.*, *Sep.*, Sil., *Sulph.*, Zinc. [PB]

Phos., Plat., Sulph. [KV]

Verifikationen und klinische Symptome

Sulphur (Schwefel)
(Sulph.)

Synonyma
Sulphur, Schwefel [SRA]

Sowohl in philologischer, als in medicinischer Beziehung verdient der SCHWEFEL vor Andern das Prädikat des Göttlichen, indem bekanntlich το θειον im Griechischen nicht nur den SCHWEFEL, sondern auch das Göttliche bezeichnet, und schon *Homer* (Odyss. XXII. 481.) solchen das Heilmittel des Bösen (κακων ακος) nennt, mithin auch Krankeiten in seinen Bereich zieht.[KEU 65]

Es ist mindestens erinnerungswerth, dass unser Haupt-Antipsorikum, der S C H W E F E L , im Griechischen (το θειον) eben so geschrieben wird, wie das Göttliche (το θειον), und dass schon der alte *Homer* (Odyss. XXII, 481) ihn κακων ακος, das Heilmittel des Bösen, nennt. Sehr treffend und ganz im Geiste der griechischen Sprache übersetzt *I. H. Voss* dieses Wort mit „fluchtabwendend", indem bei *Homer* (Odyss. XVII, 384) unter κακος sowohl körperliche Uebel, Krankheiten, selbst Wunden, wie alles andere Böse begriffen ist. Ueber die Bedeutung dieses Wortes im Hippokrates (προγνωστ. I, 3) sind zwar die Ausleger nicht einig; indessen scheint (zufolge Galen. 18. C. 21) darunter mehr ein rätselhafter, unbegreiflicher Luftzustand begriffen zu sein. Vergl. auch Foesius oecon. Hippoc. pag. 301 und 302.[WF 54-55]

Antipsorische und antisykotische Arznei
[SRA], [AHP 262]

BAR-C. ist nach dem SCHWEFEL das erste Antipsoricum.[Chargé, Bönn.]

Das vorzüglichste antipsorische SCHWEFEL-Präparat.[CK 4 (1830) 338]

Am 8. April 1836 griff ich daher zu antipsorischen Mitteln und gab der Patientin eine Gabe SULPH. 30°° und acht Tage darauf eine Gabe CAUST. 30°°.[ACS 17 (1839) 3, 20-21]

Unser Haupt-Antipsorikum, der S C H W E F E L . [WF 54]

König der Antipsorica.[Dalal; AHZ 200, 188]

Arzneiwirkungsdauer
Wirkt über 40 bis 50 Tage.[SRA]

Zählt zur 5. Klasse derjenigen Mittel, welche die allerlängste Wirkungsdauer besitzen.[AHZ 49 (1855) 83]

Arzneizubereitung
Nach der neuesten Verbesserung wird das vorzüglichste antipsorische SCHWEFEL-Präparat so zubereitet: Fünf Gran der so, wie oben gesagt, mit WEINGEIST gewaschenen SCHWEFELBLUMEN werden in ein Gläschen, was mit 100 Tropfen des besten WEINGEISTES zu zwei Dritteln seines Raumes gefüllt ist, eingetragen, das Gläschen wird verstopft, mit zwei Arm-Schlägen geschüttelt und 24 Stunden zur Absetzung des SCHWEFEL-Pulvers hingestellt, hierauf aber das Helle in ein reines Gläschen abgegossen (s p i r i t u s v i n i s u l p h u r a t u s , oder, besser, t i n c t u r a s u l p h u r i s zu nennen), aus welchem man dann Einen Tropfen in ein zweites Gläschen mit 100 Tropfen frischem WEINGEISTE fallen läßt und es wieder zweimal schüttelt. Und so fährt man fort, das Produkt weiter zu verdünnen und jedesmal mit zwei Armschlägen zu potenziren, bis das letzte, dreißigste Glas die potenzirte Decillion-Verdünnung des ersten, angewendeten Tropfens (also t i n c t . s u l p h . X) enthält – nicht nur das gelindeste SCHWEFEL-Präparat, sondern auch zugleich das in seinen antipsorischen Kräften möglichst entwickeltste. Ich ziehe es deshalb, aus Erfahrung allen andern SCHWEFEL-Bereitungen bei weitem vor. Man reicht hievon zur Gabe auf 40, 50 Tage Wirkungs-Dauer, 1, 2, 3 mit dieser letzten Verdünnung befeuchtete, feinste Streukügelchen, deren 300 einen Gran wiegen (t i n c t . s u l p h . X°°°°°°°°).[CK 4 (1830) 338]

Hinweise
Ich erkannte, daß man, um die rechte Mittelstraße zu finden, sich nach der Natur der verschiedenen Arzneimittel sowohl, als auch nach der Körper-Beschaffenheit des Kranken und der Größe seiner Krankheit richten müsse, so daß, – um ein Beispiel am Gebrauche des SCHWEFELS in chronischen (psorischen) Krankheiten zu geben, – die feinste Gabe desselben (TINCT. SULPH. X°) selbst bei robusten Personen und bei entwickelter Psora nur selten öfter, als alle 7 Tage, mit Vortheil zu wiederholen sei, ein Zeitraum, den man um so mehr noch zu verlängern hat, wenn schwächlichere und erregbare Kranke dieser Art zu be-

Verifikationen und klinische Symptome

Verifikationen und klinische Symptome

handeln sind, da man dann wohl thut, nur alle 9, 12, 14 Tage eine solche Gabe zu reichen, was man nun so lange wiederholt, bis die Arznei aufhört, dienlich zu sein. Da findet man dann, (um den SCHWEFEL als Beispiel beizubehalten), daß in psorischen Krankheiten selten weniger als 4, oft aber 6, 8, auch wohl 10 solcher Gaben (TINCT. SULPH. X°) zur vollständigen Vernichtung des ganzen, von SCHWEFEL überhaupt tilgbaren Theils der chronischen Krankheit erfordert werden, in solchen Zeiträumen nach einander zu reichen, – vorausgesetzt, daß noch kein allöopathischer Mißbrauch des SCHWEFELS vorausgegangen ist. So läßt sich selbst ein frisch entstandener (primärer) Krätz-Ausschlag bei nicht allzuschwächlichen Personen, auch wenn er den ganzen Körper überzogen hätte, durch eine alle 7 Tage gereichte Gabe TINCT. SULPH. X° binnen 10, 12, Wochen (also mit 10, 12 Kügelchen) rein heilen, so daß man nicht oft noch ein Paar Gaben CARB-V. X°, (ebenfalls jede Woche eine gegeben), zu Hülfe zu nehmen nöthig hat, ohne die mindeste äußere Behandlung, als öftere reine Wäsche und gute Lebensordnung. – Wenn auch für andere chronische Krankheiten, allem Ermessen nach, 8, 9, 10 Gaben Tinct. SULPH. (zu X°) erforderlich geachtet würden, so ists in solchen Fällen doch vorzüglicher, statt sie in einer unmittelbaren Aufeinander-Folge zu reichen, nach jeden drei Gaben, eine Gabe anderer, nächst dem SCHWEFEL hier vorzüglich homöopathisch dienlicher Arznei einzuschieben, und diese ebenfalls 8, 9, 12, 14 Tage wirken zu lassen, ehe man wieder eine Reihe von drei Gaben SCHWEFEL anfängt. Diese Zwischen-Arznei ist am besten eine solche, die, wenn man die SCHWEFEL-Gaben beendigt, noch ein Paarmal nach einander (in Zwischenräumen von 8 bis 14 Tagen) zu geben dienlich erachtet werden wird. – Nicht selten sträubt sich jedoch die Lebenskraft, mehre Gaben SCHWEFEL, so erforderlich sie auch für das chronische Uebel wären, selbst in den angegebenen Zwischenräumen, ruhig auf sich wirken zu lassen, und deutet dies Widerstreben durch einige, obschon mäßige SCHWEFEL-Symptome an, die sie in der Kur am Kranken laut werden läßt. Da ist es zuweilen rathsam, eine kleine Gabe NUX-V. X°, auf 8 bis 12 Tage Wirkung zu reichen, um die Natur geneigt zu machen, den SCHWEFEL in fortgesetzten Gaben wieder ruhig und mit gutem Erfolge wirken zu lassen. In geeigneten Fällen ist PULS. X° vorzuziehen. – Am widerspenstigsten zeigt sich aber die Lebenskraft, den, obschon höchst indizirten SCHWEFEL heilsam auf sich wirken zu lassen, zeigt sogar sichtbare Verschlimmerung des chronischen Uebels, selbst auf die kleinste SCHWEFEL-Gabe, ja sogar auf das Riechen an ein Senfsamen großes, mit TINCT. SULPH. X befeuchtetes Streukügelchen, wenn der SCHWEFEL schon vorher, (sogar Jahrelang vorher), in großen Gaben allöopathisch gemißbraucht worden war. Dies ist ein, die beste ärztliche Behandlung der chronischen Krankheiten fast unmöglich machender, beklagenswerther Umstand unter den vielen, die uns die allgewöhnliche Verpfuschung der chronischen Krankheiten durch die alte Schule betrauen lassen würde, wenn es hier nicht einige Abhülfe gäbe. – Man darf in solchen Fällen den Kranken nur an ein Senfsamen großes Streukügelchen, mit MERC. METALL. X befeuchtet, ein einziges Mal stark riechen, und dies Riechen etwa 9 Tage wirken zu lassen, um die Lebenskraft wieder geneigt zu machen, dem SCHWEFEL (wenigstens durch Riechen an TINCT. SULPH. X°) wohlthätigen Einfluß auf sich zu verstatten, – eine Entdeckung, die wir dem Herrn Dr. *Grießelich* in Carlsruhe zu verdanken haben.[Hahnemann, SRA XXIV-XXVI]

Manche Neulinge in der Homöopathie werden sich vielleicht darüber wundern, daß in den meisten hier erzählten Fällen eine Dosis SCHWEFEL vorhergeschickt wurde. Es ist dies aber eine Folge der von dem Beginne meiner Praxis an durchgängig und auf's entschiedenste gemachten Erfahrungen, wonach in chronischen (psorischen) Krankheiten, wenn sonst die Symptome nicht widersprechen und der SCHWEFEL nicht schon gemißbraucht ist, dieses Heilmittel die wohlthätige Wirkung der spätern antipsorischen Arzneien und namentlich des KALKS, eben so befördert, als der STURMHUT in akuten entzündlichen Krankheiten.[ACS 17 (1838) 1, 23]

Wenn der Krätz-Kranke nach Einnahme des SCHWEFELS über vermehrten Ausschlag klagt, so tröstet ihn der Arzt, der hievon die Ursache nicht weiß, mit der Versicherung, daß die Krätze erst recht herauskommen müsse, ehe sie heilen könne; er weiß aber nicht, daß dieß SCHWEFEL-Ausschlag ist, der den Schein vermehrter Krätze annimmt.[ORG V, §. 160.] Anm.]

Nach meinen wiederholten Erfahrungen bringt PSOR. sehr erwünschte Wirkung in den Fällen, wo bloß SCHWEFEL gegen Krätze angewendet, sehr selten aber da, wo zugleich QUECKSILBER gegeben wurde. Gegen diese Komplikation scheint PSOR. nur ausnahmsweise ein hülfreiches simile darzubieten, und dann CAUST. einen entschiedenen Vorzug zu verdienen.[ACS 17 (1839) 3,69]

Doch [ist es] gar nicht selten, daß die genannten Beschwerden [KMS 91-92] eine Folge von SCHWEFEL-Mißbrauch sind, wo dann eine Gabe hochpotenzirte SCHWEFEL-Arznei bald eine ungemeine Verschlimmerung hervorbringt, die nicht leicht zu beseitigen ist. Ueberhaupt sind die Nachtheile von anhaltendem Mißbrauch langwirkender Arzeneien, wie unter andern der SCHWEFEL ist, sehr schwierig und dem Homöopathen oft ganz unmöglich zu heilen.[KMS 92]

Unempfindlichkeit und Mangel an Reaktion auf gegebene Arzneimittel (vergleiche OP. und SULPH.).[Br., Lippe]

SULPH. paßt besonders für herunterqekommene Personen mit gebücktem Gang. Wenn ein gut gewähltes Arzneimittel die gewünschte Wirkung nicht hervorgebracht, wird eine Gabe SULPH. häufig die schlummernde Reaktion wecken. Dies ist besonders bei akuten Krankheiten der Fall. (Vergleiche OP. bei einem Zustand von Lähmung des Nervensystems, nachdem andere Mittel ihre Wirkung verfehlten.)[Br., Lippe]

Vorsicht mit Tiefpotenzen bei Schwindsucht.[Dalal; AHZ 200, 188]

Wirkt am besten morgens.[Dalal; AHZ 200, 188]

Zwischenmittel bei chronischen Krankheiten: OPIUM (X° R.) bei nervöser Unreizbarkeit und mangelnder Reaction der Lebenskraft. (Hier auch zuweilen CARB-V. X° R., LAUR. X° R., MOSCH. X° R., NIT-AC. X° R., oder SULPH. X° R.)[SRA]

Vorbeugungsmittel

Gegen Frostbeulen: Sulph.[Gue.; AHZ 115]

LACH., CAMPH. und SULPH. werden als Vorbeugungsmittel der Cholera genannt.[Gue.; AHZ 115]

CALC-M., BERB., SIL. und SULPH. sollen Schutzmittel sein für Solche, die an BLUTSCHWÄREN leiden und deren Wiederkehr fürchten.[Gue.; AHZ 115]

Diejenigen, welche gebückt gehen und daher an Dyspepsie leiden, wird eine Gabe SULPH. graderichten und von dyspeptischen Anfällen befreien.[Gue.; AHZ 115]

Die im Text in eckige Klammer gesetzten drei Symptome „Nächtliches Asthma, wie von SCHWEFEL-Dampf: Puls.[VHA]", „Gefühl in der Kehle, wie von SCHWEFEL-Dampf, mit Zusammenschnürung der Luftröhre: Mosch.[VHA]" und „Abendlicher trockner Husten von Reiz im Halsgrübchen, wie von Federstaub oder von SCHWEFEL-Dampf, durch fortgesetztes Husten immer zunehmend: Ign.[VHA]" wurden unter die jeweiligen Rubriken mit aufgenommen, da *von Bönninghausen* eindeutig den Vergleich mit SCHWEFEL-Dampf eingeht. – Außerdem wird hiermit aufgezeigt, daß die neuerdings unter den Laien zunehmenden Indikationen von homöopathischem SCHWEFEL bei Symptomen, die aufgrund von Assoziationen und nicht durch den Materia medica-Vergleich erfaßt wurden, falsch sind und die Findung des Simile verhindern.

Eigenthümlichkeiten und Hauptwirkungen

Gemüth

Große Reizbarkeit und Aergerlichkeit bei BLUTREICHEM Körper.[VHA]

Große Reizbarkeit bei BLUTREICHEM Körper.[HA 18]

Große Reizbarkeit, Aergerlichkeit und Unruhe.[HA 42]

Reizbarkeit und Aergerlichkeit.[KEU 64]

Niedergeschlagenheit und Muthlosigkeit.[VHA]

Unruhe und Hastigkeit.[VHA], [HA 18]

Unruhiges, hastiges Wesen.[KEU 64]

Abendliche Aengstlichkeit.[VHA]

Reißen in den Gliedern (*mit Gähnen und Angstschweiß).[VHA]

Schreckhaftigkeit.[VHA]

Scheu (der Kinder) vor Waschen.[VHA]

Scheu vor Waschen (der Kinder).[KEU 64]

Melancholie mit Besorgtheit wegen seines Seelenheils.[VHA]

Melancholie mit religiösen Schwärmereien, Besorgtheit wegen des Seelenheils und Gleichgültigkeit gegen das Schicksal Anderer. – Große Reizbarkeit bei BLUTREICHEM Körper; Unruhe und Hastigkeit; philosophische und religiöse Schwärmereien; BLUTDRANG zum Kopfe; entzündete Augen; Blässe oder fleckige Röthe des Gesichts; Geschwulst der Oberlippe; Mundfäule; allzustarker Appetit; viel Kollern und Knurren im Bauche; zu frühe und zu starke Regel; unterdrücktes Monatliche mit BLUTDRANG zu andern Theilen; Engbrüstigkeit mit sichtbarem Herzklopfen; Angegriffenheit vom Sprechen; Empfindlichkeit gegen freie

Verifikationen und klinische Symptome

LUFT; Unvermögen lange zu stehen; Neigung zu verschiedenartigen Ausschlägen; heftige BLUTWALLUNGEN im ganzen Körper; große Neigung zu Schweiß.[HA 18-19]

Reißen in den Gliedern (*mit Gähnen und Angstschweiß).[VHA]

Weinen.[KEU 64]

Konkordanz Gemüth und Geist: Acon., Anac., Ars., Aur., *Bell.*, Bry., *Calc.*, Caust., Cham., Cic., Cocc., Con., Graph., Hell., Hyos., *Ign.*, *Lyc.*, Merc., Nat-c., Nat-m., Nux-v., Op., Petr., Phos., Ph-ac., Plat., *Puls.*, *Rhus-t.*, Sabad., Sep., Sil., Staph., *Stram.*, Verat. [PB]

Geist

Gedächtnisschwäche.[VHA]

Kopfbefangenheit mit erschwertem Denken.[VHA]

Neigung zu religiösen und politischen Schwärmereien.[HA 42]

Philosophische und religiöse Schwärmereien.[VHA], [HA 18]

Melancholie mit religiösen Schwärmereien, Besorgtheit wegen des Seelenheils und Gleichgültigkeit gegen das Schicksal Anderer.[HA 18]

Um 10 oder 11 Uhr morgens überkommt den Kranken eine Ohnmacht: er muß etwas zu essen haben und kann unmöglich bis zum Mittagessen warten. Gefühl von Leere im Epigastrium.[Br., Lippe]

Konkordanz Gemüth und Geist: Acon., Anac., Ars., Aur., *Bell.*, Bry., *Calc.*, Caust., Cham., Cic., Cocc., Con., Graph., Hell., Hyos., *Ign.*, *Lyc.*, Merc., Nat-c., Nat-m., Nux-v., Op., Petr., Phos., Ph-ac., Plat., *Puls.*, *Rhus-t.*, Sabad., Sep., Sil., Staph., *Stram.*, Verat. [PB]

Schwindel

Schwindel, besonders im Sitzen.[VHA]

Schwindel im Sitzen, mit Vergehen des Gesichts und Nasenbluten.[HA 30]

Heilungsbericht: *Fr. S.* aus L., ein junger Mann von 23 Jahren, robuster, etwas vollsaftiger Konstitution, leitet schon seit zweien Jahren an Schwindel mit Herzklopfen, am meisten früh bald nach dem Aufstehen, so lange er nüchtern ist. Er darf dann gar nicht hoch steigen, weil er sofort von seinem Schwindel befallen wird, welcher ihn schon einige Male in Lebensgefahr gebracht hat. Gewöhnlich leidet er auch früh, so lange er nichts gegessen hat, an einem unschmerzhaften Herumgehen im Leibe, wie zu Durchfall, welcher zu Zeiten sich auch wirklich einstellt, nach Essen aber verschwindet. – Eine am 6. März 1863 gereichte Gabe SULPH. 60°°, und 8 Tage darauf eine Gabe CALC. 30° nahm binnen 3 Wochen alles fort, ohne bis heute wiederzukehren.[ACS 17 (1838)1, 5-6]

Kopf

Das Kopfweh wird (meistens) in der LUFT schlimmer, im Zimmer gelinder.[VHA]

Gebücktheit des Kopfs beim Gehen.[VHA]

Kopfbefangenheit mit erschwertem Denken.[VHA]

Kopfschmerz, der sich alle sieben Tage wiederholt (vergleiche SACCH. und SIL.).[Br., Lippe]

Kopfschmerz vor der Regel.[VHA]

Heilungsbericht

C. W., ein vierzehnjähriges Mädchen vom Lande. Sie ist bettlägerig und befindet sich seit einem Jahr im Zustande schlechter Gesundheit; früher litt sie an einem Hautausschlag auf dem Scheitel, der allopathisch durch die Anwendung von Salben unterdrückt wurde; seit dieser Zeit hat sie beständig Kopfschmerzen, mit Übelkeit, schlimmer am Abend und durch Bewegung; Schmerzen in der Hüfte; Übelkeit nach jeder Mahlzeit; Kälte; sie schwitzt im Bett nicht; Verlangen nach SALZ; Abneigung gegen MILCH; große Schwäche, so daß sie es kaum aushält, sich für einige Augenblicke außerhalb des Bettes aufzuhalten. Sie wurde über lange Zeit hin allopathisch behandelt, ohne den geringsten Nutzen davon zu haben. – 14. April, 1851. 1, SULPH. 2000; 2, SULPH. 4000; 3 und 4, §. Ein Pulver jeden fünften Abend. – 12. Mai. Beträchtliche Besserung. 1, SULPH. 6000; 2 bis 4, §. Wie zuvor. Diese vormals beständig leidende Person erfreut sich nun exzellenter Gesundheit. SULPHUR, in Hochpotenzen verabreicht, war das einzige dazu notwendige Arzneimittel.[Vol. 78, S. 225; KMSS 34-35]

Innerer Kopf

BLUTDRANG und Hitze im Kopfe, mit glucksend klopfendem Kopfschmerz.[VHA]

Verifikationen und klinische Symptome

BLUTDRANG zum Kopfe, mit Brennen, Brausen und Klopfen im Kopfe, Verminderung des Gehörs und fliegender Hitze im Gesichte, im Freien und beim selbst weichen Stuhlgange schlimmer, in der Stube gebessert. – Große Reizbarkeit, Aergerlichkeit und Unruhe; Neigung zu religiösen und politischen Schwärmereien; öftere Entzündung der Augenlider; Hitze und fleckige Röthe des Gesichts; häufiger, oft vergeblicher Stuhldrang; Engbrüstigkeit mit sichtbarem Herzklopfen; Vollheit auf der Brust; große Angegriffenheit vom Sprechen; Erhöhung der Beschwerden von längerem Stehen; Kälte erhöht, Wärme lindert die Beschwerden; Neigung zu, oder Verschwinden von Hautausschlägen; große Tages- und abendliche Schläfrigkeit; heftige BLUTWALLUNGEN im ganzen Körper; viel Neigung zu Schweiß.[HA 42]

BLUTDRANG zum Kopfe, von der Brust herauf, mit Klopfen.[KEU 64]

Sumsen und Brausen im Kopfe.[VHA]

Brennen im Kopfe, früh beim Erwachen und Abends, mit Klopfen darin und Brausen vor den Ohren, von Bücken, Sprechen und im Freien verschlimmert, beim Sitzen in der warmen Stube gebessert.[HA 47]

BELL. und HYOS. im Wechsel, aller 24 bis 48 Stunden gegeben, heilen allein die meisten Fälle von akutem und chronischem Hydrocephalus [SULPH. nicht zu vergessen *R-l.*].[Chargé, Bönn.]

Hohligkeitsgefühl im Hinterkopfe, im Freien und von Sprechen verschlimmert, in der Stube gebessert.[HA 65-66]

Klopfen im Kopfe mit Hitze im Gehirne, und Klopfen am Halse und in der Herzgegend, früh beim Erwachen und Abends, so wie von Bewegung, Bücken, Sprechen und im Freien verschlimmert, in der Ruhe und in der warmen Stube gebessert.[HA 70]

Gehirnentzündung mit Brennen und Pulsieren der Stirne und dem Gefühl, als ob ein eisernes Band den Kopf zusammenschnürte: MERC.. (Vergleiche SULPH..) Dieses Symptom ist schlimmer nachts und besser nach dem Ausfahren. (Der APIS-Kranke verlangt eine enganliegende Binde um den Kopf.)[Br., Lippe]

Der Kranke klagt viel über Pulsieren im Kopfe mit Hitze im Gehirn.[Br., Lippe]

Pulsieren der Karotiden (Kopfschlagadern) (vergleiche BELL.) und des Herzens, schlimmer beim Erwachen des Morgens, beim Umhergehen, beim Bücken, beim Sprechen und in der freien LUFT; besser in der Ruhe und im warmen Zimmer.[Br., Lippe]

Pulsieren in der Scheitelgegend.[Br., Lippe]

Schmerzhaftes Kriebeln im Scheitel und in den Schläfen, in der freien LUFT verschlimmert, in der Stube gebessert.[HA 71]

Reißen in der Stirne, mit Hitzgefühl darin, beim Gehen in der freien LUFT und von Bücken verschlimmert, von Bewegung des Kopfs, äußerem Druck und in der Stube gebessert.[HA 76]

Schwere und Vollheit in der Stirn, von Aufrichten und Bewegen des Kopfs und nach Schlafen und Sprechen verschlimmert, im Sitzen oder Liegen hoch mit dem Kopfe gebessert.[HA 80]

Spannen in der Stirn und in den Augen, bei jeder Kopfanstrengung, von Aufheben der Augen und nach Schlafen verschlimmert, im Sitzen in der Stube gebessert.[HA 82]

Stechen und Drücken in der Stirn.[VHA]

Stechen in der Stirn, wie von Innen nach Außen, von Bücken und nach dem Essen verschlimmert, von Bewegung des Kopfs und Zusammendrücken desselben gebessert.[HA 85]

Stiche und Zerschlagenheit im Kopfe.[KEU 64-65]

Zersprengungsschmerz im Kopfe.[KEU 65]

Heilungsbericht

C. Sp., eine noch unverheirathete Person von 25 Jahren, litt seit einigen Jahren an Fallsucht ohne Verlust des Bewußtseins, wovon fast jeden Abend ein Anfall kam, der ungefähr 1/4 Stunde anhielt. Während desselben hörte und sah sie alles, konnte aber nicht reden und ihre Glieder nicht brauchen. War der Anfall vorüber, so fehlte ihr nichts mehr und auch sonst war nichts Innormales aufzufinden. – Am 11. April 1935 gab ich ihr SULPH. 30°°, wonach sogleich schon früh ein Anfall erschien, und dann für's Erste nicht wieder. Aber in den ersten Tagen des Mai wurde sie von einer Art Wechselfieber befallen: Frost ohne, dann Hitze mit Durst und Kopfweh; beim Fro-

Verifikationen und klinische Symptome

ste heiße Hände, welches die am 4. Mai gereichte PULS. unverändert ließ, und noch Husten mit schneidendem Schmerze in der Milzgegend hinzufügte. Eine am 6. Mai gereichte Gabe ARS. 30°° heilte nun dieses Fieber und die Fallsucht blieb fort. Am 9. Okt. klagte sie über Halsweh mit äußerer Geschwulst und starker Gesichtsröthe, wogegen ich zwei Gaben BELL., jede zu 30°° verordnete, und auch hier war die Heilung in 1 1/2 Tag vollendet, ohne daß die Fallsucht wiederkehrte. Erst am 12. Nov. 1837 kam sie wieder, und klagte, daß sie nun wieder, und zwar um den andern Tag, zwei Fallsucht-Anfälle, gerade wie die früheren, gehabt habe, und auch nun reichte eine einzige Gabe SULPH. 30°° hin, das Uebel zu heben. Es blieb nun gut bis zum 14. Dec. 1839, wo wieder zwei ganz leise Anfälle erschienen waren. SULPH. 30°° hinderten die Wiederkehr, und zur Vorsorge gab ich 8 Tage darauf eine Gabe SULPH. 0°°, zweifle aber doch, ob diese stärkere Gabe vermögend sein wird, den Keim des Uebels ganz auszulöschen, weil ich noch niemals gesehen, daß bei ähnlichen chronischen Leiden eine niedere Dynamisation eines Arzneimittels tiefer und dauerhafter eingegriffen hat, als eine höhere.[ACS 18 (1840) 2, 7-8]

Verifikationen und klinische Symptome

Aeusserer Kopf

Aeußerliche Kälte im Kopfe.[VHA]

Frost über den Kopf, welcher vom Kreuze aus über den Rücken dahin hinauf steigt, Nachmittags und Abends und von Warmwerden im Bette verschlimmert.[HA 120]

Trockner (seltener FEUCHTER), übelriechender, krustiger, leicht BLUTENDER, brennender und wundschmerzender Ausschlag am Hinterkopfe und hinter den Ohren, mit Schrunden, von Kratzen gebessert.[HA 98]

Trockner (und nässender) Kopfgrind.[VHA]

Heilungsbericht von Pferden: *Waltermann's* Stute war am 10. Oct. 1862 durch SULPH. von einem alten Ausschlag in Mähnen und Schweif befreit, der sich am 17. Mai [1863] wieder einstellt: Sulph. [je C 200°°] – Geheilt.[KMS 782]

Haarausfallen.[VHA]

Ausfallen der Haare, mit und ohne NÄSSENDEM Kopfausschlage, große Dürre der Haare, Schmerzhaftigkeit der Kopfhaut bei Berührung und heftigem abendlichen Jucken derselben beim Warmwerden im Bette, nach Kratzen brennend und leicht BLUTEND, bei geschwollenen Nackendrüsen und äußerlicher Kälte am Kopfe, auch bei Wöchnerinnen.[HA 113]

Empfindlichkeit des Scheitels, bei Berührung drückend, Abends in der Bettwärme und früh beim Erwachen verschlimmert, von Kratzen daselbst beißend und brennend.[HA 106]

Bei Hitze am Wirbel vergleiche SULPH., CALC. und HYPER.. Kältegefühl auf dem Wirbel, als ob Eis darauf läge, mit eiskalten Füßen und Übelkeit; schlimmer beim Aufstehen vom Bett, besser durch äußeren Druck und vom Rückwärtslegen des Kopfes: VERAT.)[Br., Lippe]

Zusammenschnürender Schmerz, als ob ein Band um den Schädel läge.[Br., Lippe]

Ein Gefühl von Brennen auf dem Wirbel des Kopfes mit Druck wie von einer Hand, die hart auf den Kopf drückt, ist eine wichtige Indikation für SULPH..[Br., Lippe]

Offenbleibende Fontanellen mit Augenentzündung, Geschwulst der Oberlippe, allgemeiner Abmagerung, Drüsengeschwülsten an den Unterkiefern, Wundwerden in den Hautfalten, und nächtlichem Rucken und Zucken des Körpers im Schlafe.[HA 107]

Spannender Schmerz in der Kopfhaut, Abends im Stillsitzen, so wie in der Kälte und bei NASSEM Wetter verschlimmert, durch Bewegung und Wärme gebessert.[HA 131]

Wollüstig kriebelndes Jucken am Kopfe, am meisten am Hinterkopfe und hinter den Ohren, von Kratzen gebessert, aber davon zuerst leichtes BLUTEN, dann Ausschlag oder Geschwüre, welche Brennen und wie wund schmerzen, früh beim Erwachen und Abends beim Warmwerden im Bette verschlimmert.[HA 118-119]

Wundheitsschmerz der Kopfhaut, wenn sie beim Jucken gekratzt wird, Nachts und früh, besonders in der Bettwärme verschlimmert, in kühler LUFT gebessert.[HA 136]

Zusammenziehender Knochenschmerz am Schädel, wie von einem Bande darum, mit dem Gefühle, als wenn das Fleisch daran los wäre, in Entzündung, Geschwulst und Knochenfraß übergehend, bei NAßKALTEM Wetter und in der Ruhe verschlimmert, von Bewegung gebessert.[HA 123]

Augen

Entzündung der Augenlider mit Brennen und starker Schleimabsonderung.[VHA]

Heilungsbericht: Als er am 20 Juni wieder zu mir kam, hatte sich das Sehen bedeutend verbessert, aber 14 Tage nach dem letzten Mittel hatte sich, wahrscheinlich in Folge eines großen Diätfehlers, in dem linken Auge Entzündung mit Hitze und Jucken eingestellt, wogegen SULPH. 60°° und BELL. 30°° mit schnellem, guten Erfolge gegeben wurde. Nun erhielt er nochmals CAUST. 30°° in zweien Gaben und dazwischen eine Gabe PULS. 30°°, wonach beide Augen vollkommen und dauerhaft geheilt waren.[ACS 17 (1838) 1, 29-30]

Öftere Entzündung der Augenlider.[HA 42]

Geschwürige Augenlider.[VHA]

Geschwürbildung an den Rändern der Augenlider.[Br., Lippe]

Jucken der Augenbrauen.[Br., Lippe]

Gerstenkörner an den unteren Augenlidern.[Br., Lippe]

Schlaffheit und Herabhängen der Augenlider.[VHA]

Schmerz und Entzündung von einem, vor kurzem ins Auge gekommenen fremden Körper.[VHA]

Stiche in den Augen, besonders im SONNENSCHEINE und beim Kerzen-LICHTE.[VHA]

LICHTSCHEU mit Stichen, *bei schwüler LUFT am schlimmsten.[VHA]

Heilungsberichte: *Fr. H.* in L., jetzt 25 Jahr alt, von kräftiger Konstitution, hatte sich vor 4 Jahren die Krätze verschmiert. Er wurde bald darauf als Rekrut eingestellt und von der, in den Regimentern damals stark herrschenden sogenannten ägyptischen Augenkrankheit befallen, welche nach langer, vergeblicher Behandlung seine Entlassung und Untauglichkeits-Erklärung zum Militärdienste zur Folge hatte. Sein Leiden gestaltet sich nun folgender Art: Auf beiden Augen ist die Cornea getrübt und er sieht nur wie durch einen dicken Nebel oder Rauch. Bei feuchter Witterung werden überdem die Augen entzündet und stark geröthet, mit heftigen Stichen darin. SONNENLICHT kann er gar nicht vertragen, besser Lampen-LICHT. Zuweilen jückt es in den Kniekehlen und Ellbogen, mehre Tage, am meisten Abends, wo dann die Augen besser sind. – Am 24. Ap. 1837 gab ich eine Gabe PSOR. 30°°, eine SULPH. 30°° und eine CALC. 30°°, in dieser Reihenfolge alle 14 Tage eine zu nehmen; (denn er wohnte weit von hier). Das erste Mittel besserte nicht, wohl aber das Zweite, am meisten jedoch das Dritte. Am 17. Juni 1837 war nur noch etwas Trübung der Hornhaut und Empfindlichkeit gegen SONNENLICHTvorhanden, und einige Male hatte er stechenden Schmerz in den untern Backzähnen gehabt. Ich gab nun noch 2 Gaben SULPH. 30°° und 2 Gaben CALC. 30°° um abwechelnd von dem einen und dem andern alle 14 Tage ein Pulver zu nehmen, aber es war zur völligen Genesung nur 1 Gabe von jedem Mittel nöthig und die Zweite wurde gar nicht genommen.[ACS 17 (1838) 1, 23-24]

G. v. d. L. von Gl., eine verheirathete Frau von 36 Jahren, starker, etwas schwammiger Konstitution, stark menstruirt und Mutter mehrer gesunder Kinder, suchte am 28. Febr. 1836 bei mir Hülfe gegen chronische Entzündung der Augen, mit Röthe der Augäpfel und Stechen und Jucken darin, bei großer LICHTSCHEU, wovon sie durch eine Gabe SULPH. 60°° und 48 Stunden später eine Gabe BELL. 30°° in 6 Tagen befreit war.[ACS 17 (1839) 3, 5-6]

*Im Freien starkes Tränen der Augen; in der Stube lästige Trockenheit derselben.[VHA]

Im Freien thränende, in der Stube trockene Augen.[KEU 65]

Verdunklung der Hornhaut.[VHA]

Bläschen auf der Hornhaut.[VHA]

Verlorene Sehkraft, wie verloschene Augen.[VHA]

Eine ähnliche Heilung des grauen Stars, aber am linken Auge, war dem Ref. durch abwechselnde Gaben von SULPH. und THUJ., alle sechs Wochen eine, und jede in der 200. Potenz, in dem Zeitraume von nicht völlig sieben Monaten gelungen. – Es wurde dabei bemerkt, dass namentlich bei den edleren Organen die beiden Körperseiten am Meisten der Beachtung zu bedürfen scheinen.[AHZ 63 (1861) 61]

Florig vor den Augen.[VHA]

Verifikationen und klinische Symptome

Verifikationen und klinische Symptome

Langsichtigkeit.[VHA]
Oefterer ist der Gebrauch der KALKERDE nach Anwendung des SCHWEFELS dienlich, und wenn die Pupillen sehr zur Erweiterung geneigt sind.[CK 2, 312]
Tiefliegende, blaurandige Augen.[VAH], [KEU 65]

Heilungsbericht

E. H. aus L., ein junger Bauer von 27 Jahren, robuster Konstitution, der in der Jugend die Krätze gehabt und verschmiert hatte, bekam vor 6 Wochen heftig e n t z ü n d e t e , thränende A u g e n , die Anfangs nach Augen-WASSER sich etwas besserten, nun aber nicht mehr, und wobei d i e S e h - k r a f t von Tage zu Tage mehr a b n a h m , so daß ihm nun Alles wie in dickem Nebel gehüllt erschien, am schlimmsten morgens früh, im freien und vorzüglich im SONNENLICHTE. Außerdem schmerzten ihm morgens beim Aufstehen die Oberschenkel, welche dann ganz steif waren. – Am 18. Apr. [1841] reichte ich ihm drei Pulver, Nro. 1 NUX-V. 30°°, Nro. 2 SULPH. 30°° und Nro. 3 CALC. 30°°, und habe seitdem nichts wieder von ihm gehört, als von seinen Nachbarn die Aussage, daß es ihm ganz gut gehe.[ACS 19 (1842) 3, 62]

Augenentzündung – Mondfluß

Heilungsbericht von Tieren: Eins meiner Pferde bekam in jedem Monate, ein paar Tage vor dem ○ V o l l - M O N D , eine Augenentzündung, die in der Thierheilkunde Mondfluß genannt wird. Ich ließ ihm SIL. X°°°°°° eingeben, worauf die Entzündung einen Monat ausblieb, den nächsten aber wieder kam. Diese ließ ich vorüber gehen, und dann dem Pferde SULPH. X°°°°°°° geben, die schon in zwei Tagen – zur ungewöhnlichen Zeit – eine stürmische Augenentzündung – ein Beweis, daß die Gabe zu groß war – hervorrief, welche auch noch einmal so lange, als die gewöhnliche dauerte, aber auch, – die letzte war. Seitdem sind 7 Monate verstrichen, ohne daß der Mondfluß sich wieder einstellte.[ACS 12 (1833) 3, 154]

Ohren

Eiterausfluß aus den Ohren.[VHA]

Heilungsbericht: *Fr. H.* von L., ein blaß aussehender, schwächlicher Jüngling von 18 Jahren, leidet seit 1/2 Jahre an nächtlichem Durchfalle mit Schleimabgange, am heftigsten um die andere Nacht. Dabei etwas Schwerhörigkeit mit Ohrenfluß und abendlicher Frost. Er erhielt dagegen von mir am 6. Jan. 1836 zwei Gaben PULS. 30°° und eine Zwischengabe SULPH. 60°, alle 24 Stunden eine zu nehmen, wonach in 4 Tagen Alles, auch die Schwerhörigkeit, gehoben war.[ACS 17 (1839) 3, 12-13]

Ziehen und Stechen in den Ohren.[VHA]
Sausen und Brausen in den Ohren.[VHA]
Schwerhörigkeit oder Überempfindlichkeit des Gehöres. Die Schwerhörigkeit fängt stets im linken Ohr an und geht aufs rechte über.[Br., Lippe]
Überempfindlichkeit des Gehörs.[VHA]

Nase

Geschwulst und Entzündung der Nase.[VHA]
Flechte quer über die Nase.[VHA]
Flechten bilden einen Sattel über die Nase. (Gelber Sattel über der Nase weist auf SEP..)[Br., Lippe]
Geruch in der Nase, wie von altem Schnupfen.[VHA]
S c h w i n d e l i m S i t z e n , m i t V e r g e h e n d e s G e s i c h t s u n d N a s e n - B L U T E N .[HA 30]
Nasen-BLUTEN.[KEU 65]

Antlitz

Blasse, kranke Gesichtsfarbe.[VHA], [KEU 65]
Hitze und fleckige Röte des Gesichts.[VHA], [HA 42]
Rothe Flecken im Gesichte.[KEU 65]
Tiefliegende, blaurandige Augen.[VHA], [KEU 65]
Gesichtsrose.[VHA]
NÄSSENDE Flechten im Gesichte.[VHA]
Milchschorf.[VHA]
Geschwulst der Oberlippe.[VHA], [KEU 65]
Lippenkrebs.[VHA]
Geschwulst der Unterkieferdrüsen.[VHA]
Brennen in der Brust, bis zum Gesichte heran.[VHA]

Brennen im Gesichte von der Brust aus.[KEU 65]
Kalter Gesichtsschweiss.[KEU 65]

Zähne

Abendliches Zahnweh.[VHA]

Zahnschmerzen, klopfende

Heilungsbericht: Auch der SCHWEFEL ist ein sehr wirksames Heilmittel bei einigen klopfenden Zahnschmerzen, namentlich solchen, welche nach unterdrückten oder verschmierten Hautausschlägen entstanden sind. Wenn dieses Mittel hülfreich sein soll, so muß das Zahnfleisch dabei geschwollen sein, und eben so, wie der Zahn, klopfend schmerzen. Gewöhnlich ist damit verbunden eine große Empfindlichkeit in den Zahnspitzen, BLUTDRANG zum Kopfe, mit klopfendem Kopfweh, besonders Abends, rothe, entzündete Augen und Nase, Stiche in den Ohren, häufiger vergeblicher Stuhldrang und Verstopfung, Kreuzschmerzen, Unruhe in den Gliedern, Tagesschläfrigkeit, Frostigkeit und dergl. mehr. Doch ist es gar nicht selten, daß die genannten Beschwerden eine Folge von SCHWEFEL-Mißbrauch sind, wo dann eine Gabe hochpotenzirte SCHWEFEL-Arznei bald eine ungemeine Verschlimmerung hervorbringt, die nicht leicht zu beseitigen ist. Ueberhaupt sind die Nachtheile von anhaltendem Mißbrauch langwirkender Arzeneien, wie unter andern der SCHWEFEL ist, sehr schwierig und dem Homöopathen oft ganz unmöglich zu heilen.[KMS 91-92]

Empfindlichkeit der Zahnspitzen.[VHA]

Die Zähne sind gegen Berührung und gegen kalte Getränke äußerst empfindlich: STAPH. (vergleiche SULPH.).[Br., Lippe]

Große Empfindlichkeit der Zähne, besonders an deren oberen Rande. Gefühl, als ob die Zähne zu lang wären.[Br., Lippe]

Reißendes Zahnweh an der linken Seite. Der Kranke kann nichts am Rande der Zähne ertragen (vergleiche LYC.).[Br., Lippe]

Das SULPH.-Zahnweh ist schlimmer in kalter LUFT. (Zahnschmerz, der im warmen Zimmer sich verschlimmert und zunimmt, wenn man die Zähne aufeinander beißt: HEP.)[Br., Lippe]

Zahnfleischgeschwulst mit klopfendem Schmerze.[VHA]

Zahnfistel.[VHA]

Mund

Mundfäule.[VHA]

Aphthen der Kinder.[VHA]

Langwierige Empfindung eines Pflocks oder Knollens im Halse.[VHA]

Speichelfluß.[VHA], [KEU 65]

Trockenheit im Schlunde.[KEU 65]

Schaumig schleimige Zunge.[VHA]

Der SULPH.-Kranke zieht die Zunge zurück und stößt sie regelmäßig hervor. (Die Zunge schnellt mit Schnelligkeit vor und zurück, wie bei einer Schlange: CUPR-A..)[Br., Lippe]

Angegriffenheit von Sprechen.[VHA]

Große Angegriffenheit vom Sprechen.[HA 42]

Reißen in den Gliedern (*mit Gähnen und Angstschweiß).[VHA]

Genüsse

Allzu starker Appetit.[VHA]

Appetit, ohne zu wissen, worauf.[VHA]

Steter Durst.[VHA]

*Viel Trinken, wenig Essen.[VHA]

Viel Durst bei geringem Appetite.[KEU 65]

Am 15. April zwei Gaben ARS. 30°° und eine Zwischengabe SULPH. 30°° hatten auf die epileptischen Anfälle gar keinen Einfluß, bewirkten aber, daß er seitdem einen Abscheu gegen BRANNTWEIN bekam und sich nicht mehr im Trunke übernahm.[ACS 17 (1839) 3,56]

Heisshunger.[KEU 65]

Geschmack

SÜßLICH FAULIGER oder SAURER Mundgeschmack.[VHA]

Heilungsbericht: [...Außerdem nach dem Essen FAULIGER Geschmack...] Eine am 16. April 1836 gereichte Gabe SULPH. 30°° brachte im Wesentlichen keine Besserung hervor, nur verlor sich darauf der faule Geschmack. Am 5. Mai 1836 gab ich eine Gabe CALC. 30°°, worauf schon in 8 Tagen

Verifikationen und klinische Symptome

die Periode sich wieder zeigte und nach 5 Wochen alle Beschwerden dauerhaft gewichen waren.[ACS 17 (1838) 1, 65-66]

Aufstoßen

Übelriechendes Aufstoßen die Nacht im Schlafe.[VHA]
SAURES Aufstoßen.[VHA]
*Lautes Aufstoßen, sobald sie auf den Leib drückt.[VHA]
Aufschwulken des Genossenen.[VHA]
Soodbrennen.[VHA]

Übelkeit

Übelkeit nach dem Essen.[VHA]
*Weichlichkeit in der Herzgrube nach dem Essen.[VHA]
SAURES oder BITTERES Erbrechen, mit kaltem Gesichtsschweiße.[VHA]
SAURES Erbrechen des Genossenen.[KEU 65]
Brechwürgen.[KEU 65]
BITTERES Erbrechen.[KEU 65]
BLUT-Erbrechen.[KEU 65]
Erbrechen erst WASSER, dann fester Speisen.[KEU 65]

Magen

Wühlen in der Herzgrube.[VHA]
Empfindlichkeit der Herzgrube.[VHA]
Brennen im Magen.[VHA]
Diejenigen, welche gebückt gehen und daher an Dyspepsie leiden, wird eine Gabe SULPH. graderichten und von dyspeptischen Anfällen befreien.[Gue.; AHZ 115]
Drücken und Stechen im Magen.[KEU 65]
Stiche im Magen, die durch und durch nach dem linken Schulterblatt gehen. (Ein Schmerz, der durch und durch nach dem rechten Schulterblatt geht, verlangt BOR..)[Br., Lippe]
Zusammenziehender Magenkrampf nach dem Essen.[VHA]
Um 10 oder 11 Uhr morgens überkommt den Kranken eine Ohnmacht: er muß etwas zu essen haben und kann unmöglich bis zum Mittagessen warten. Gefühl von Leere im Epigastrium.[Br., Lippe]

Hypochonder

Stiche in beiden Hypochondern.[KEU 65]
Stechen in der Lebergegend.[VHA]
Milzstechen.[KEU 65]

Bauch

Stechen in der (linken) Bauchseite beim Gehen.[VHA]
Stiche im Unterleibe.[KEU 65]
Leibweh nach Trinken.[VHA]
Hämorrhoidal-Kolik.[VHA]
Bauch-WASSERSUCHT.[VHA]
Wehenartige Schmerzen über dem Schaambogen.[VHA]
Eingeklemmte Brüche.[VHA]
Lautes Kollern und Knurren im Bauche.[VHA]
Blähungsversetzung mit Drücken in der (linken) Bauchseite.[VHA]
Wie ein harter Klump im Unterleibe.[KEU 65]
Ref. bestätigt [dass nach Abgang von Hautstücken durch den Stuhl], dies am Meisten da erfolge, wo das Gefühl eines K l u m p e n s im Unterleibe vorhanden sei, und welches mit zu den Hauptanzeigen für SULPH., (obwohl auch zuweilen ARS., CARB-AN., CHIN., GRAPH., PHOS., RHUS-T., SEC. oder SPIG.) gehört.[AHZ 57 (1858) 70]

Typhus

LYC., paßt häufig im Unterleibs-Typhus und bei vernachlässigter Lungenentzündung mit Hepatisation der Lungen. (LYC. , SULPH., PHOS. und LACHN. sind die vier wichtigsten Arzneimittel für solche Fälle.)[Br., Lippe]

Verifikationen und klinische Symptome

Blähungen

Lautes Kollern und Knurren im Bauche.[VHA]

Blähungsversetzung mit Drücken in der (linken) Bauchseite.[VHA]

Stuhl

Häufiger, vergeblicher Stuhldrang.[VHA]

Häufiger, oft vergeblicher Stuhldrang.[HA 42]

Harter, knotiger Stuhl.[VHA]

Mehrtägige Leibesverstopfung.[VHA]

Vergeblicher Stuhldrang mit Verstopfung.[KEU 65]

Schmerzhafte Morgendiarrhoe, die den Kranken vom Bett heraustreibt. Die Ausleerungen sind WÄSSERIG; weißer Schleim, sauerriechend und unverdaut. Unfreiwillige Stuhlentleerungen, besonders während des Harnlassens. (Diese frühe Morgendiarrhoe, die den Kranken eilends zum Stuhle treibt, ist eine Hauptanzeige für SULPH..)[Br., Lippe]

Diarrhoe mit Austreiben blaßgelben Harnes und Abgang vieler geräuschvoller Winde: THUJ. (vergleiche NAT-C., SULPH. und ALOE).[Br., Lippe]

Weicher Stuhl mit BLUTSTREIFEN.[VHA]

BLUTSTREIFIGER Durchfall.[KEU 65]

[...] SPONG. 30°, und bis zum 9. Juli [1835] war der Kropf verschwunden, aber die wechselnde Verstopfung mit Durchfall wiedergekehrt, welche nun nach zweien Gaben SULPH. zu 60°° und 30°° in 8 Tagen ebenfalls beseitigt war, ohne daß der Kropf wieder erschien.[ACS 18 (1840) 2, 5]

Ruhrartige Stühle mit heftigem Stuhlzwange.[VHA]

Der SULPH.-Kranke, der an der <u>Ruhr</u> leidet, liegt gewöhnlich auf dem Rücken. (Der MERC.-Kranke ist immer im Schweiß. MERC. hat auch nächtliche Diarrhoe, die aber nicht erleichtert. Nächtliche Diarrhoe, mit heftigem Bauchschmerz, der durch eine Ausleerung oder durch Liegen auf dem Bauche erleichtert wird: RHUS-T..)[Br., Lippe]

Ref. bestätigt [dass nach Abgang von Hautstücken durch den Stuhl], dies am Meisten da erfolge, wo das Gefühl eines Klumpens im Unterleibe vorhanden sei, und welches mit zu den Hauptanzeigen für SULPH., (obwohl auch zuweilen ARS., CARB-AN., CHIN., GRAPH., PHOS., RHUS-T., SEC. oder SPIG.) gehört.[AHZ 57 (1858) 70]

Nachthusten (*mit Neigung zu Durchfall).[VHA]

Unwillkührlicher Stuhl- und Harnabgang.[KEU 65]

Wurmleiden – Durchfall

Heilungsberichte: *J. H. Sch.* zu H., ein Ackersmann von 44 Jahren, leidet zugleich am Bandwurm und einer ungeheuren Menge Madenwürmern, unter den bekannten Beschwerden im Unterleibe und Mastdarm. Dabei stete Verstopfung und leichtes Schwitzen und Frieren. – Am 27. Dec. 1835 gab ich eine Gabe SULPH. 60°° und eine Gabe CALC. 30°°, diese 8 Tage später zu nehmen, und weiter war nichts zu seiner vollständigen und dauerhaften Herstellung erforderlich.[ACS 17 (1838) 1, 58]

L. M. aus W., ein schwächliches, überaus abgemagertes Mädchen von 11 Jahren, litt schon geraume Zeit an einer großen Menge von Madenwürmern, mit den gewöhnlich damit verbundenen Beschwerden. Dabei sehr viel stechendes Kopfweh. – Am 7. Aug. 1836 eine Gabe SULPH. 60°° und 8 Tage später eine Gabe CALC. 30°° beseitigten beides dauerhaft.[ACS 17 (1838) 1, 58]

H. M. v. L., ein Landmann von 32 Jahren, leidet seit drei Jahren an einem, von den Aerzten für schwindsüchtig erklärten und vergebens bekämpften Husten, am Tage und Nachts ohne, früh mit vielem Auswurf und drückenden Schmerzen in der Brust. Die Anregung zum Husten kommt zuweilen, wie von Staub im Halse, zuweilen aber wie von einem Gefühl von Jucken und Kitzeln in der Brust. Außerdem gehen ihm oft Stücke von Bandwurm ab; am Tage ist er stets schläfrig und schwitzt sehr leicht, am meisten auf der Brust. Früh Morgens, so lange er noch nüchtern ist, fühlt er sich am unwohlsten. Was er im Verlaufe der drei Jahre gebraucht hatte, war nicht zu erfahren. – Am 18. Apr. [1841] erhielt er eine Gabe SULPH. 30°° und eine Gabe CALC. 30°°, um erstere sogleich, letztere acht Tage später zu nehmen. Am 15. Mai erschien er wieder, und zwar ungemein gebessert, nur das Kitzeln und Jucken in der Brust war noch ganz da, und der Husten nur vermindert, aber dabei mit SALZIG schmeckenden, kopiöserem Auswurfe. Eine einzige, an dem letzten Tage gereichte Gabe PHOS. 30°° war hinlänglich, um ihn vollkommen herzustellen.[ACS 19 (1842) 3, 61-62]

Heilungsberichte von Thieren: *Nettmann's* Pferd hatte am 11. Juli 1862 wegen Wurmlei-

Verifikationen und klinische Symptome

den eine Gabe THUJA bekommen und war seitdem wohl. Am 10. März d. J. [1863] war das Leiden wieder erschienen: Sulph. [je C 200°°] – Geheilt.[KMS 781]

[Am 19. Mai 1863] *Cildeg's* Kuh, Harnverhaltung nach schwerem Kalben: Arn. – 21. Mai. Nun Durchfall und Geschwulst unter dem Bauche: Sulph. [je C 200°°] – Geheilt.[KMS 782]

Verifikationen und klinische Symptome

After

Jücken, Stechen und Brennen im After.[VHA]

Mastdarmvorfall.[VHA]

Geschwollene Afteraderknoten.[VHA]

Die Aderknoten am After schwellen an, brennen und BLUTEN nach jeder Ausleerung: NIT-AC. (SULPH. und LYC. haben BLUTEN während des Stuhlganges.)[Br., Lippe]

NUX-V., ARS. und LACH. sind drei wichtige Arzneimittel in Hämorrhoidalleiden. Für BLUTENDE Hämorrhoiden vergleiche SULPH..[Br., Lippe]

BLUTENDE Hämorrhoiden mit Anschwellung, Schmerzhaftigkeit, Stechen und Jucken des Afters. (NUX-V. hat trockene, schmerzhafte Hämorrhoiden.) (Fortgesetzte Röte um den After zeigt SULPH. an [*H.N. Guernsey*].)[Br., Lippe]

Stuhlverstopfung, ungenügender, harter Stuhlgang, oft mit BLUT gestreift wie von Untätigkeit der Gedärme, mit schmerzhaften, vergeblichen Anstrengungen zum Stuhlgang; dieses Symptom trifft man auch häufig bei kleinen Kindern: NUX-V. (vergl. ALUM.). (Wenn mit jedem Stuhlgang BLUT abgeht, paßt SULPH..)[Br., Lippe]

Harn

Häufiges, nächtliches Harnen, mit vielem, in heftigem Strale abgehenden Harne.[VHA]

Nächtliches Bettpissen.[VHA]

Ref. war mit SULPH. [bei Incontinentia urinae nocturna] allein nicht so glücklich gewesen, und hatte sich oft genöthigt gesehen, noch andere Mittel in Anwendung zu ziehen, namentlich SEP. bei Onanisten, KREOS. bei tiefem Schlafe, PULS. bei Verschlimmerung im Herbste und Winter und SIL. bei Wurmbeschwerden.[AHZ 57 (1858) 71]

Unwillkührlicher Stuhl- und Harnabgang.[KEU 65]

Geschlechtstheile

Schwaches Geschlechtsvermögen.[VHA]

Schwaches Geschlechtsvermögen oder Impotenz (vergl. LYC.).[Br., Lippe]

Geschwulst der Hoden.[VHA]

Hoden-WASSERBRUCH.[VHA]

NÄSSEN des Hodensacks.[VHA]

Kältegefühl an Penis und Vorhaut.[Br., Lippe]

Entzündung, Anschwellung und Phimosie der Vorhaut, mit tiefen Rhagades (Schrunden), Brennen und Röte. Dies ist nicht immer ein Zeichen von Syphilis.[Br., Lippe]

Tiefe, eiternde Geschwüre an der Eichel und Vorhaut mit angeschwollenen Rändern.[Br., Lippe]

Bei weißem Tripperausfluß gebe man SULPH.. (Dicker, grüner oder gelber Tripperausfluß aus der Harnröhre, besonders reichlich während der Nacht. MERC. ist besonders angezeigt, wenn ein solcher Fall chronisch geworden ist MERC..)[Br., Lippe]

MERC. und SULPH. sind zwei äußerst wichtige Mittel bei einem derartigen Zustand.[Br., Lippe]

Pressen auf die Geburtstheile.[VHA]

Herabpressen in das Becken; BLUTANDRAG nach der Gebärmutter. Das Herabpressen verschlimmert sich durch Gehen.[Br., Lippe]

*Geschwulst und Schmerzhaftigkeit der Schaamlefzen und der Mutterscheide im Sitzen.[VHA]

Schwangerschaft – Beschwerden der Mütter

Ausfallen der Haare, mit und ohne NÄSSENDEM Kopfausschlage, große Dürre der Haare, Schmerzhaftigkeit der Kopfhaut bei Berührung und heftigem abendlichen Jucken derselben beim Warmwerden im Bette, nach Kratzen brennend und leicht BLUTEND, bei geschwollenen Nackendrüsen und äußerlicher Kälte am Kopfe, auch bei Wöchnerinnen.[HA 113]

Beschwerden der Kinder

Aphthen der Kinder.[VHA]
Scheu (der Kinder) vor Waschen.[VHA]
Scheu vor Waschen (der Kinder).[KEU 64]
Der Kranke scheut sich vor dem Waschen. Paßt besonders für Kinder, die plötzlich eine Abneigung gegen das Waschen zeigen.[Br., Lippe]
Wundwerden der Kinder.[VHA]

Skrophulöse Kinder

Keuchhusten (skrophulöser Kinder) mit kurz aufeinander folgenden Stössen, Nachts ohne, am Tage mit Auswurf, Gesichtsblässe, Brustkrampf und Brechwürgen, bei NASSKALTER Witterung und in der Kälte verschlimmert.[AHZ 53 (1856) 86]

Regel

Monatliches zu früh und zu stark.[VHA]
Unterdrückte Regel mit BLUTDRANG nach anderen Theilen.[VHA]
Kopfschmerz vor der Regel.[VHA]
Schleimiger, oder scharfer, milchartiger Weißfluß.[VHA]

Heilungsbericht

C. M. L. von L., eine Bauerfrau von 24 Jahren, ließ mich durch ihren Mann um Hülfe bitten gegen übermäßigen BLUTABGANG aus der Scheide, welcher fast ununterbrochen fortdauert, beinahe alle 8 Tage, nach kaum 24stündigem Aufhören wieder erschien und sie sehr entkräftete. Mit Mühe war sonst von dem Manne noch zu erfahren, daß seine Frau früh nüchtern sich am schlechtesten befinde und viel über Pochen und Klopfen im Kopfe beklagte. – Am 18. Apr. [1841] erhielt sie Nro. 1 NUX-V. 30°°, Nro. 2 SULPH. 30°° und Nro. 3 CALC. 30°°. Nur durch Nachbarn erfuhr ich zwei Monate später, daß ihr Uebel vollständig gehoben sei.[ACS 19 (1842) 3, 59-60]

Schnupfen

Trockenheit der Nase *und Vertrocknung des Nasenschleims in derselben.[VHA]
Fließschnupfen mit Ausfluß brennenden WASSERS.[VHA]
Brennender Fliessschnupfen im Freien, Stockschnupfen in der Stube.[KEU 65]

Athem

Schwieriges Athemholen *von schmerzloser Beengung der Brust.[VHA]
Nächtliche Erstickungsanfälle.[VHA], [KEU 65]
Engbrüstigkeit mit sichtbarem Herzklopfen und Schnärcheln auf der Brust.[VHA]
Brustbeklemmung, wenn er die Arme vorn zusammenbringt.[VHA]
[Nächtliches Asthma, wie von SCHWEFEL-Dampf: Puls.[VHA]]
Uebelriechender Athem.[KEU 65]
Schweräthmigkeit.[KEU 65]

Husten

Tag und Nacht, trockener Husten mit Brustkrampf und Brechwürgen.[VHA]

Heilungsberichte

C. L. von Gl., ein zwanzigjähriges Mädchen, früher stark und kräftig, war seit beinahe zwei Jahren in der Behandlung zweier renommirter Allopathen gewesen, und hatte während diese Zeit ununterbrochen mit steter Verschlimmerung medizinirt. Als am 30. August 1835 meine Hülfe nachgesucht wurde, bestand das Leiden hauptsächlich aus Folgendem: – Beständiger, schwindsuchtartiger Husten, meistens trocken, zuweilen mit etwas Auswurf, der dann sehr salzig schmeckt, mit großer Kurzathmigkeit, am meisten Abends und bei der mindesten Anstrengung. Dabei: Durstlosigkeit, harter, knotiger, mit Schleim bezogener Stuhl, seit einem Jahr mangelnde Regel, Herzklopfen und beständige Frostigkeit. An obigem Tage erhielt Patientin von mir eine Gabe PULS. 30°°° sogleich, und eine Gabe NUX-V. 30°° nach 14, oder wenn keine Besserung nach jener erfolgte, schon nach 8 Tagen zu nehmen. Die Besserung erfolgte auf PULS. wirklich, aber die 14 Tage später genommene NUX-V. ließ das Uebel wieder schlimmer werden, weshalb ich 8 Tage darauf wieder PULS. 6°°° gab, nun aber ohne den mindesten Erfolg. Der Husten war nemlich in der frühern Heftigkeit wiedergekehrt, und nun mit Durst und Kopfweh verbunden, die Oeffnung hart und schwarz, und die Periode fehlte noch immer. Daher säumte ich nicht, am 4. Okt. eine Gabe SULPH. 60°° und 5 Tage später eine Gabe CALC. 30°° zu reichen, welche letztere bis zum 4. Dez. alles, bis auf etwas Durst und schnell vergehenden Appetit beim Essen, tilgte, so daß zur Fortschaffung dieses letzten Restes nur

Verifikationen und klinische Symptome

noch eine Gabe LYC. 30°° nöthig war. Seit der Zeit hat sich die *C. L.* beständig des besten Wohlseins erfreut.[ACS 17 (1839) 3, 3-4]

M. A. E. zu O., eine Frau von 40 Jahren, hatte in ihrer Jugend die Krätze, die von rationellen Aerzten verschmiert war, später viel Ausschlag, der auch nach ähnlicher Causal-Methode behandelt wurde, und als dieser endlich vor einem halben Jahre glücklich beseitigt war, wurde sie recht, wie sie sagte, von Herzen krank. Wofür der sie behandelnde Arzt anfangs die Krankheit angesehen, ließ sich aus den vorgezeigten Recepten nicht entnehmen, worin sich ein Schwanken nicht verkennen ließ. OPIUM, DIGITALIS, LAUROCERASUS, CHIN-SULPH. kamen oft vor, und am Ende wurde Thee von LICH. ISLAND. verschrieben, wonach die Frau einsah, daß sie zur Schwindsucht verurtheilt sei und nun Hals über Kopf zu mir ihre Zuflucht nahm. Sie kam am 22. Juli 1835 vor und zeigte in der That das vollendetste Konterfei einer Phthisis consummata. Die Untersuchung ergab: – Jeden Morgen um 9 beginnt ein Fieber erst mit ängstlicher Brustbeklemmung und Husten ohne Auswurf, dann Schauder über den ganzen Körper, und endlich Hitze, am meisten in Händen und Füßen, ohne Schweiß. Außerdem Schründen im Halse beim Schlingen und fehlende Periode nun seit 4 Monaten. Ein Mehreres findet sich nicht angeschrieben. Ich gab sogleich eine Gabe PSOR. 30°°, wonach das Fieber schon nach einigen Tagen verschwunden war. Am 5. Aug. war noch trockner Husten da, am meisten gegen Abend, und während desselben entging ihr der Urin unwillkührlich, deshalb eine Gabe SULPH. 30°°. Am 16. Aug. war das letztgenannte Symptom verschwunden und überhaupt schon sehr bedeutende Besserung eingetreten, aber der Husten war noch nicht ganz fort, und sie hatte dabei Kopfweh und ein Schneiden durch die Brust von oben nach unten. Dabei war sie etwas heiser, und hatte im Halse das Gefühl von einem Knollen. Ich gab nun eine Dosis NAT-M. 30°°, und hatte am 14. Sept. die Freude, diese Frau ganz geheilt vor mir zu sehen.[ACS 18 (1840) 2, 31-32]

[Abendlicher trockner Husten von Reiz im Halsgrübchen, wie von Federstaub oder von SCHWEFEL-Dampf, durch fortgesetztes Husten immer zunehmend: Ign.[VHA]]

Nachthusten (*mit Neigung zu Durchfall).[VHA]

Husten, Nachts ohne, am Tage mit Auswurf.[VHA]

Husten von Kriebeln im Kehlkopfe.[VHA]

Kurz auf einander folgende Hustenstöße, wie Keuchhusten.[VHA]

Heilungsbericht

W. S. in L., ein Landmann von 42 Jahren, dem Äußern nach von robuster Konstitition, klagte am 5. Dez. 1835 über sehr heftigen Husten, der gar nicht zu Athem kommen lasse, früh und nach dem Essen am heftigsten, mit wenigem Auswurfe von BRENZLICHEM Geschmacke, mit BITTERM Nachgeschmacke im Munde und mit Brustschmerzen. Von der großen Anstrengung beim Husten war schon ein Leistenbruch entstanden und Patient litt fortwährend an großer Trockenheit im Halse. Eine sogleich verordnete Gabe DROS. 30°° brachte sehr ansehnliche Besserung: die Trockenheit im Halse verschwand gänzlich, der Husten verlor sehr viel von seiner Heftigkeit und der Athem wurde dabei nicht mehr beengt. Da nun die Bruchbeschwerden noch unverändert waren, der Hustenauswurf einen SÜßLICHEM Geschmack angenommen und der Brustschmerz beim Husten stechend geworden war, reichte ich am 2. Jan. 1836 eine Gabe NUX-V. 30°°, welche in der That den Bruch vollkommen heilte aber auf den Husten nur geringe Wirkung hatte. Ich ließ daher am 6. Februar 1836 eine Gabe SULPH. 60°°, und drei Tage später eine Gabe CALC. 30°° nehmen, welche letztere bis gegen die Mitte des Monats März alle Krankheits-Symptome tilgte und ein Wohlbefinden herbeiführte, welches bis jetzt noch nicht wieder getrübt wurde.[ACS 17 (1839) 3, 4-5]

Eiterauswurf beim Husten.[VHA]

Keuchhusten

Keuchhusten (skrophulöser Kinder) mit kurz aufeinander folgenden Stössen, Nachts ohne, am Tage mit Auswurf, Gesichtsblässe, Brustkrampf und Brechwürgen, bei NASSKALTER Witterung und in der Kälte verschlimmert.[AHZ 53 (1856) 86]

Krampfhafter Keuchhusten in je zwei Anfällen kurz aufeinander und mit schnell sich folgenden Stössen von Kitzel im Kehlkopfe, wie von Federstaub, erregt, Abends und Nachts ohne, Morgens und am Tage mit Auswurf dunklen BLUTS, oder gelben, grünlichen, eiterartigen, oft kalten, oder milchweissen WÄSSERIGEN Schleims, von gewöhnlich SÄUERLICHEM, oder FAULIG-FADEM, oder SALZIGEM Geschmacke, oder wie übelriechender alter Schnupfen.[KEU 64]

Verschlimmerung: Vom Nachmittage bis Mitternacht. – Kälte. NASSKALTES Wetter. Freie, kalte LUFT. Fahren in offenem Wagen. Nach Schlafen. Ruhe. Liegen auf der Seite. Stehen. Sprechen. Nach Essen. Von scharfen Genüssen. ESSIG und alles SAURE. Vor der Periode.[KEU 64]

Begleitung: Reizbarkeit und Aergerlichkeit. Unruhiges, hastiges Wesen. Weinen. Scheu vor Waschen (der Kinder). BLUTDRANG zum Kopfe, von der Brust herauf, mit Klopfen. Stiche und Zerschlagenheit im Kopfe. Zersprengungsschmerz im Kopfe. Im Freien thränende, in der Stube trockene Augen. Tiefliegende, blaurandige Augen. Nasen-BLUTEN. Brennen im Gesichte von der Brust aus. Kranke, blasse Gesichtsfarbe. Rothe Flecken im Gesichte. Kalter Gesichtsschweiss. Geschwulst der Oberlippe. Trockenheit im Schlunde. Speichelfluss. Viel Durst bei geringem Appetite. Heisshunger. Brechwürgen. BITTERES Erbrechen. Erbrechen erst WASSER, dann fester Speisen. SAURES Erbrechen des Genossenen. BLUT-Erbrechen. Drücken und Stechen im Magen. Stiche in beiden Hypochondern. Milzstechen. Stiche im Unterleibe. Wie ein harter Klump im Unterleibe. Vergeblicher Stuhldrang mit Verstopfung. BLUTSTREIFIGER Durchfall. Unwillkührlicher Stuhl- und Harnabgang. Brennender Fliessschnupfen im Freien, Stockschnupfen in der Stube. Uebelriechender Athem. Schweräthmigkeit. Brustbeengung. Schnärcheln in der Luftröhre. Tiefe, rauhe Stimme. Nächtliche Erstickungsanfälle. Engbrüstigkeit und Brustbeklemmung, wenn man vorn die Arme zusammenbringt. Brennen von der Brust herauf bis zum Gesichte. BLUTDRANG zur Brust. Brustkrampf. Rauhheit und Wundheitsschmerz in der Brust. Drücken, Spannen, Stechen, Schneiden, Zusammenziehen und wie Zersprengungsschmerz in der Brust. Sichtbares Herzklopfen. Gefühl, als wenn die Lunge den Rücken berührte. Schmerzen des ganzen Brustkastens. Stechen und Spannen im Kreuze. Stiche in den Schulterblättern. Schmerzen, wie verrenkt oder zerschlagen in der (linken) Schulter. Kalte, zitternde Hände. Schweissige Hände. Zerschlagenheit oder Verrenkschmerz der (linken) Hüfte. Kalte oder kaltschweissige Füsse. Spätes Einschlafen. Tagesschläfrigkeit bei nächtlicher Schlaflosigkeit. Frostigkeit. Trockene Hitze mit starker BLUTWALLUNG. Viel Neigung zu Schweiss. Saurer Nachtschweiss.[KEU 64-65]

Dieses „göttliche" (Sowohl in philologischer, als in medicinischer Beziehung verdient der SCHWEFEL vor Andern das Prädikat des Göttlichen, indem bekanntlich το θειον im Griechischen nicht nur den SCHWEFEL, sondern auch das Göttliche bezeichnet, und schon Homer (Odyss. XXII. 481.) solchen das Heilmittel des Bösen (κακον ακος) nennt, mithin auch Krankheiten in seinen Bereich zieht.) Mittel findet, wie bei vielen anderen bösen Krankheiten, so auch bei Keuch- und Krampfhusten der gefährlichsten Art häufige Anwendung, und zwar nicht allein bei den, in Gemässheit der Zeichen spezifisch vor Andern darauf hinweisenden Fällen, sondern auch als Zwischenmittel bei solchen, wo die übrigens sorgfältig ausgewählte Arznei ihre Wirkung versagt, und vorab eine fremde dominirende Potenz (Psora) niedergehalten werden muss, um dem andern Mittel eine freiere Kraftentfaltung zu verschaffen. Jeder erfahrene Homöopath weiss, wie mächtig oft eine solche Zwischengabe von SULPH. die Heilung beschleunigt, und wie nicht selten dadurch noch Rettung möglich wird, wo die passendst gewählte Arznei nicht anschlagen will, ohne dass eben eine auffallende Unempfänglichkeit für Arznei-Reize überhaupt vorhanden ist.[KEU 65-66]

Eine Hauptanzeige dafür [für BROM.] dürfte das Kältegefühl am Kehlkopfe abgeben, obwohl solches auch bei SULPH. beobachtet ist.[KEU 10]

[CALC.] ist selten während des wahren Keuchhustens angezeigt, um so häufiger aber gegen die oft nachfolgenden Beschwerden, besonders da, wo IP., BELL., oder SULPH. angezeigt war.[KEU 12]

Wegen vieler Wechselwirkungen [von DROS.] ist, ohne Zwischen-Mittel, (wozu sich vorzüglich SULPH. und VERAT. eignen), eine unmittelbare zweite Gabe von DROS. selten wohlthätig.[KEU 24]

Heilungsberichte: *N. L.*, ein achtjähriger Junge, war seit vier Jahren kränklich; sein Zustand verschlimmerte sich aber in den letzten zwei Monaten infolge eines Keuchhustens; heftiger Husten, mit SÜßLICHEM Auswurf, der sich beim Umhergehen im Zimmer und nach Gehen an frischer LUFT verschlimmert; häufiges Übergeben am Abend und nachts, meistens Schleim, aber zuweilen auch BLUT, Abneigung gegen FETT; friert sehr; kein Durst, häufiges Nasen-BLUTEN nachts; sehr schüchtern und ängstlich. Er wurde im Winter von den Masern befallen, worauf er dann den Keuchhusten bekam. Er wurde lange Zeit allopathisch behandelt und hatte eine Vielzahl von Medikamenten eingenommen; in letzter Zeit viel FERRUM AVETICUM und AMMONIUM MURIATICUM. – 18. April, 1851. 1 bis 3, PULS.; 2, SULPH., jeweils in der 200. Potenz, 4, §. Eine Dosis jeden fünften Abend. – 9. Mai. Beträchtliche Besserung; der Junge ist kaum wiederzuerkennen. 1, SULPH. 2000; 2 bis 4, §; 3, PULS. 200. Diese Arzneimittel reichten aus, um alle Symptome der Krankheit zu bekämpfen, und seine Gesundheit ist nunmehr besser als es jemals zuvor der Fall war.[Vol. 78, S. 230; KMSS 35]

Im Sommer 1835 grassirte hier unter den Kindern eine Art von K e u c h h u s t e n , welcher j e d e s m a l , um geheilt zu werden, z w e i e r Mittel bedurfte, und größtentheils zweierlei ziemlich konstante Formen darbot. Die erste und häufigste Form war die, daß bei dem Anfange eines jeden Hu-

Verifikationen und klinische Symptome

Verifikationen und klinische Symptome

stenanfallens sogleich Athemmangel und Speiseerbrechung eintritt, mit starker Gesichtsröthe, gegen Ende desselben aber viel Schleim ohne BLUT losgehustet wurde. Die erste und häufigste Form war die, daß bei dem Anfange eines jeden Hustenanfallens sogleich Athemmangel und Speiseerbrechung eintritt, mit starker Gesichtsröthe, gegen Ende desselben aber viel Schleim ohne BLUT losgehustet wurde. Hier waren zuerst ein oder zwei Gaben IP. nöthig, worauf dann eine Gabe DROS., alle in 30°° gereicht, in 5 bis 6 Tagen alles beseitigten. Die andere Form war daran zu erkennen, daß, anstatt des Athemmangels, Brustschmerzen verschiedener Art zugegen waren, und das Gesicht nicht roth, sondern vielmehr blässer wie sonst wurde, wenn der Husten eintrat. Gegen diese Form bewährte sich zuerst eine Dosis SULPH., welche ich jedesmal zu 60°° reichte, und nach 48 Stunden DROS. 30°°, worauf dann die Besserung eben so schnell erfolgte.[ACS 18 (1840) 2, 14-15]

Heilungsberichte

H. M. v. L., ein Landmann von 32 Jahren, leidet seit drei Jahren an einem, von den Aerzten für schwindsüchtig erklärten und vergebens bekämpften Husten, am Tage und Nachts ohne, früh mit vielem Auswurf und drückenden Schmerzen in der Brust. Die Anregung zum Husten kommt zuweilen, wie von Staub im Halse, zuweilen aber wie von einem Gefühl von Jucken und Kitzeln in der Brust. Außerdem gehen ihm oft Stücke von Bandwurm ab; am Tage ist er stets schläfrig und schwitzt sehr leicht, am meisten auf der Brust. Früh Morgens, so lange er noch nüchtern ist, fühlt er sich am unwohlsten. Was er im Verlaufe der drei Jahre gebraucht hatte, war nicht zu erfahren. – Am 18. Apr. [1841] erhielt er eine Gabe SULPH. 30°° und eine Gabe CALC. 30°°, um erstere sogleich, letztere acht Tage später zu nehmen. Am 15. Mai erschien er wieder, und zwar ungemein gebessert, nur das Kitzeln und Jucken in der Brust war noch ganz da, und der Husten nur vermindert, aber dabei mit SALZIG schmeckenden, kopiöserem Auswurfe. Eine einzige, an dem letzten Tage gereichte Gabe PHOS. 30°° war hinlänglich, um ihn vollkommen herzustellen.[ACS 19 (1842) 3, 61-62]

J. H. Sch., von H. bei B., ein Landmann von 51 Jahren, schwindsüchtigen Ansehens, leidet seit einem Jahre an einem heftigen Husten, früh mit sehr vielem geschmacklosen Auswurfe, von Bewegung verschlimmert, und bei demselben Brustschmerz und Hitze um den Nabel, welcher sich einzieht. Große Beengung der Brust, wenn er auf der Seite, nicht aber, wenn er auf dem Rücken liegt. sehr viel Durst. Im Sitzen Reißen in den Beinen. Bis jetzt hatte er einen geschickten allop. Arzt, aber ohne die mindeste Besserung gebraucht. – Am 19. Apr. [1841] erhielt er von mir vier Pulver, Nro. 1 und 3 NUX-V. 30°°, Nro. 2 RHUS-T. 30°°, und Nro. 4 SULPH., 30°°°, um alle 5 Tage eines zu nehmen. Am 8. Mai kam er wieder. Sein Befinden hatte sich ungemein gebessert und der Husten mit den Nebenbeschwerden hatte ihn gänzlich verlassen. Er fühlte jetzt nur noch Abends im Sitzen eine große Müdigkeit und Beengung der Brust. Ich gab ihm nun zwei Gaben Puls. 2/30 und eine Zwischengabe BRY. 30°°, alle 5 Tage eine Dosis, welche hinreichten, um auch diesen Krankheitsrest völlig fortzunehmen.[ACS 19 (1842) 3, 63]

Luftröhre – Kehlkopf

[Gefühl in der Kehle, wie von SCHWEFEL-Dampf, mit Zusammenschnürung der Luftröhre: Mosch.[VHA]]

Eine Hauptanzeige dafür [für BROM.] dürfte das Kältegefühl am Kehlkopfe abgeben, obwohl solches auch bei SULPH. beobachtet ist.[KEU 10]

Schnärcheln in der Luftröhre.[KEU 65]

Tiefe, rauhe Stimme.[KEU 65]

Stimmlosigkeit

Heilungsbericht: *Ferd. J.* zu H., ein Knabe von 10 Jahren, sonst robuster Natur und von blühendem Aussehen, aber in den ersten Lebensjahren mit Ausschlag behaftet, hatte vor zwei Monaten plötzlich die Stimme verloren, so daß er keinen ordentlichen Laut mehr von sich geben konnte. Gleichzeitig war er von Tage zu Tage immer magerer geworden und hatte einen auffallenden Widerwillen gegen alles SÜßE. Allopathische Mittel hatten nichts gefruchtet. – Am 6. Mai 1835 erhielt er von mir eine Gabe SULPH. 60°°, worauf nach 24 Stunden die Stimme wieder erschien und sein übriges Befinden sich so besserte, daß er weiter nichts bedurfte und, außer eine Gabe BELL. 30° gegen Magenverderb mit Gallerbrechen, Kopfweh und Ziehen in den Beinen, im Herbste desselben Jahres bis jetzt keine Arznei weiter erhalten hat.[ACS 18 (1840) 2, 10]

Brust

Vollheit auf der Brust.[VHA], [HA 42]

BLUTDRANG zur Brust.[KEU 65]

Brennen in der Brust, bis zum Gesichte heran.[VHA]
Brennen im Gesichte von der Brust aus.[KEU 65]
Brustbeengung.[KEU 65]
Brustbeklemmung, wenn er die Arme vorn zusammenbringt.[VHA]
Engbrüstigkeit und Brustbeklemmung, wenn man vorn die Arme zusammenbringt.[KEU 65]
Engbrüstigkeit mit sichtbarem Herzklopfen und Schnärcheln auf der Brust.[VHA]
Engbrüstigkeit mit sichtbarem Herzklopfen.[HA 42]
Drücken, Spannen, Stechen, Schneiden, Zusammenziehen und wie Zersprengungsschmerz in der Brust.[KEU 65]
Nach einigen Genüssen, Beklemmung über die Brust, wie eine Last.[VHA]
Lungeneiterung.[VHA]
Schwindsucht
Lungenschwindsucht.[VHA]
Vorsicht mit Tiefpotenzen bei Schwindsucht.[Dalal; AHZ 200, 188]
Gefühl, als wenn die Lunge den Rücken berührte.[KEU 65]
Geschwulst und Knoten in den Brüsten.[VHA]
Brustkrebs.[VHA]
Brustkrampf.[KEU 65]
Heilungsbericht: Dennoch blieb er frisch und wohl, und nahm sichtlich an Fülle zu, bis am 6. Okt. des folgenden Jahres [1836] die Entdeckung gemacht wurde, daß die linke Brustdrüse, gerade unter der Warze, b e d e u t e n d g e s c h w o l l e n und b e i B e r ü h r u n g s c h m e r z h a f t sei. Eine Gabe SULPH. 30°°, und 8 Tage darauf eine Gabe GRAPH. 30°° beseitigten in 3 Wochen dieses Uebel, und er blieb wieder wohl bis zum Febr. 1837, wo ohne aufzufindende Ursache plötzlich wieder das B e t t p i s s e n eintrat, und die N a s e a n s c h w o l l.[ACS 18 (1840) 2, 33]
Wundheit der Brustwarzen.[VHA]
Aufspringen und Jucken der Brustwarzen weist auf SULPH.. (Jucken der Brustwarzen, die wie bestäubt aussehen [mealy covering]: PETR.). [Br., Lippe]
Rauhheit und Wundheitsschmerz in der Brust.[KEU 65]
Schwieriges Athemholen *von schmerzloser Beengung der Brust.[VHA]
Schmerzen des ganzen Brustkastens.[KEU 65]
Stiche durch die Brust, die sich in das linke Schulterblatt erstrecken; schlimmer durch Liegen auf dem Rücken, während der geringsten Bewegung, beim Tiefatmen, beim Hochhalten der Arme.[Br., Lippe]

Herz – Puls

Heftiges, sichtbares Herzklopfen.[VHA]
Sichtbares Herzklopfen.[KEU 65]
P u l s voll, hart und beschleunigt, zuweilen aussetzend.[WF 54]
Der [BRY.]-Puls ist beschleunigt während der Nacht und langsam am Tage. (Der SULPH.- und ARS.-Puls ist schneller am Morgen und langsamer abends; dies trifft besonders bei Fieber von langer Dauer zu.)[Br., Lippe]

Rücken

Ziehen im Rücken.[VHA]
Stiche in den Schulterblättern.[KEU 65]
Schmerzen, wie verrenkt oder zerschlagen in der (linken) Schulter.[KEU 65]
Der Kranke ist gezwungen, auf den Rücken zu liegen.[Br., Lippe]
Er hat einen gebückten Gang, sein Kopf und die Schultern sind beim Gehen nach vorwärts gebeugt. Gebückt, mager, abgezehrt und dabei schmutzige Haut sind Hauptanzeigen für SULPH..[Br., Lippe]
Wirbelsäulenverkrümmung
Krümmung des Rückgrats.[VHA]
Heilung der Skoliosis (Wirbelsäulenverkrümmung): Was das schiefe Mädchen angeht, so würde ich nie zu Maschinen rathen, die so viel ich sie kenne, gar weit davon entfernt sind, ihre Absicht zu erreichen, daß sie im Gegentheile weit mehr schaden, und da überdem diese der Skoliosis zu Grunde liegende Knochenweiche eine rein psorische Krankheit ist, so geben Sie am besten nach Tinct. SULPH.°,°°,°°° erst CALC., dann PH-AC., dann BAR-C. und PHOS. und SIL., wobei sie in freier LUFT zu Fuße ergehen und mehrmals täglich mit beiden Händen an einen hohen horizontal befestigten Stab anhängen, einige Minuten hin- und herschwanken und so baumeln soll. Daß sie

Verifikationen und klinische Symptome

KAFFEE, THEE und GEWÄCHSSÄURE vermeide, werden Sie wohl anbefehlen. Mit MESMERISCHEN Händen die gekrümmten Theile bestreichen, hat oft allein geholfen und man sollte es wenigstens zu Hülfe nehmen. Leben Sie recht wohl und behalten Sie lieb Ihren S. Hahnemann. Cöthen, den 23. September 1831.[Gerstel, AHZ 53 (1856) 14, 107]

Kyphosis: (Die Augenlider blieben fortwährend gut, und nur 2 Jahre später zeigte sich Kyphosis, welche in 3 Monaten durch SULPH., CALC. und SIL.,von jedem eine Gabe 30°°, ebenfalls geheilt wurde).[ACS 17 (1838) 1, 15]

Kreuzschmerzen im Gehen, oder beim Aufstehen vom Sitze.[VHA]

Stechen und Spannen im Kreuze.[KEU 65]

Der SULPH.- Kranke kann von der gebückten Stellung nicht aufstehen. (KALI-C. ist ein wichtiges Mittel bei Verletzungen des Rückenmarks, Steifheit des Rückens, so daß sich der Kranke nicht bücken kann.)[Br., Lippe]

Tabes dorsalis

Heilungsbericht: Der Müller *Wilhelm Korbach* aus Balve [im Orig. Bulve] (Bezirk Arnsberg, Provinz Westfalen), 27 Jahre alt, klein aber robust, in weitgehend gutem Allgemeinzustand, litt während seiner ersten Lebensjahre an geschwollenen und eiternden Drüsen. Vor neun Jahren verschwand dieses Leiden, und an seiner Statt trat ein fortdauerndes Magenleiden auf, das von schlechter Verdauung begleitet war und sonst keine weiteren charakteristischen Merkmale aufwies. – Hier nun sein Zustand am 2. Okt. 1858. Seit ungefähr drei Monaten verspürte der Kranke Rückenschmerzen, von unten nach oben ziehend, einhergehend mit Stechen und Stumpfheit; er hat nicht die Empfindung einer Verbrennung; Zunahme der Schmerzen am Morgen; Verschlechterung durch Bewegung, vor allem durch Anstrengung beim Anheben schwerer Gegenstände (wie etwa Kornsäcke). Des weiteren empfindet der Patient während des Gehens eine andauernde Schwäche in den Beinen, besonders wenn er friert; Herzklopfen mit Angst bei jeder Bewegung, besonders abends direkt nach dem Sich-Niederlegen, häufiges Nasen-BLUTEN, aber nur vormittags; schwere harte Stühle; andauernder Durst und häufiger Harndrang. – Die besonderen Rücken- und Beinsymptome regten weitere Nachforschungen meinerseits an, und ich stieß auf nachfolgende unzweifelhafte deutliche Anzeichen einer beginnenden Tabes dorsalis: Inertia der Fußsohlen, Gefühl, als seien sie auf ein weiches Kissen gelagert; Mangel an Sensibilität, von der Art, daß der Kranke nicht weiß, ob seine Füße auf der Erde stehen, oder nicht; es ist ihm unmöglich im Dunkeln zu gehen, ohne sich dabei festzuhalten, weil die natürliche Empfindung für die Stellung der Beine fehlt. – Ich konnte nicht in Erfahrung bringen, welche Medikamente bei der Behandlung der Drüsenschwellungen und Magenbeschwerden zur Anwendung gekommen waren. Die letzten vom Kranken eingenommenen Arzneimittel, welche die Leiden allerdings nur verschlimmerten und sogar weiter hervorriefen, bestanden in Abführmitteln wie: RHEUM [im Orig. „rhenun"] , NATRIUM SULFURICUM, etc...; zwischenzeitlich hatte er KALIUM NITRICUM, HYOSCYAMUS und ACONITUM genommen; die beiden letztgenannten Substanzen beginnen, eine große Rolle in den Verschreibungen der Allopathen dieser Gegend zu spielen; leider werden sie fast ausschließlich dann verwendet, wenn sie keinerlei Nutzen zu bringen vermögen. Glücklicherweise hatte man dem Kranken weder JOD, das nur sehr schwer zu neutralisieren ist, noch etwa die mörderischen Alkalien verabreicht. – Entsprechend meiner kürzlich gemachten Erfahrung betrachtete ich die Tabes dorsalis nicht als eine determinierte Krankheit sui generis und gab, streng der Vorschrift similia similibus folgend, dem Kranken am 2. Okt. dieses Jahres, eine Dosis SULPH. in der 200. Potenz, zur Einnahme in gewöhnlicher Weise (mit WASSER verdünnt), in Übereinstimmung mit dem Gesamtbild aller vorhandenen Symptome. – Am 24. Okt. sah ich den Patienten erneut; außerordentlich erstaunt konnte ich feststellen, daß von allen Symptomen gerade diejenigen vollständig verschwunden waren, welche die Tabes dorsalis angezeigt hatten. – Eine detailliertere, entsprechend den Aufzeichnungen in meinem Krankenjournal, durchgeführte Untersuchung, überzeugte mich davon, daß lediglich der frühere durch Bewegung und Anstrengung verschlimmerte Magendruck, das Herzklopfen während der Arbeit und beim Sich-Niederlegen, sowie die leichte Schwäche in den Beinen geblieben waren, und alle anderen charakteristischen Symptome, insbesondere die Empfindungen im Rücken und an den Füßen, annähernd verschwunden waren. – Dieser in der Tat überraschende Heilerfolg bei einer nach allopathischer Vorgehensweise und aus der Sicht ihrer Anhänger selbst so gut wie unheilbaren Krankheit, erzielt durch die Gabe eines einzigen Arzneimittels, welches in diesem Falle nur auf Grund sehr weniger deutlicher Merkmale angezeigt war, versetzte mich in großes Erstaunen. Doch beweißt dieser Sachverhalt in überzeugender Weise, daß:

1. Die Summe (die Gesamtheit) der charakteristischen Symptome, nicht der Krankheit,

Verifikationen und klinische Symptome

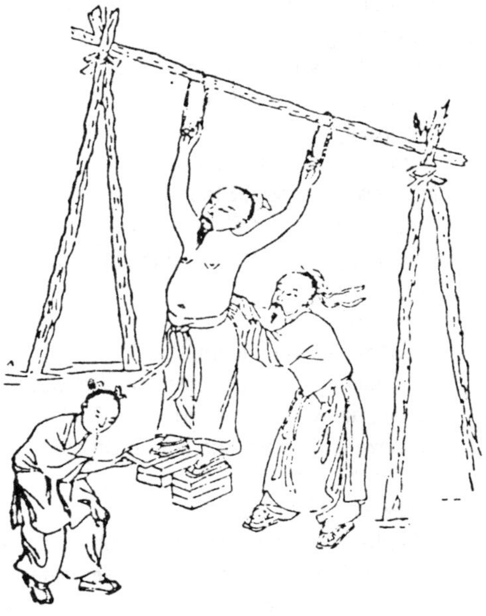

Streckapparat für Wirbelsäulenerkrankungen

Die moderne Streckbehandlung in der Glissonschlinge zur Stärkung und Streckung der Wirbelsäule und ähnliche Methoden werden von einer chinesischen Apparatur, die gleichen Zwecken dient, vorweggenommen. Das Gerät besteht aus einem aus festen Stäben aufgebauten Gerüst, durch das man eine Querstange mit starken herabhängenden Stricken zieht (Abbildung). Unterhalb der Querstange legt man in geringer Entfernung voneinander je drei größere Ziegelsteine. Der Patient muß sich auf diese Steine stellen und mit den Armen die Strickschlingen erfassen. Während ein Helfer ihn von rückwärts festhält, nimmt ein anderer je einen Stein vorsichtig unter den Füßen weg, so daß der Patient gezwungen ist, sich stark zu strecken. Je nach den Umständen werden dann nach und nach auch die übrigen Ziegelsteine entfernt.[Wallnöfer/Rottauscher, 150-151]

sondern vielmehr des Arzneimittels, das Entscheidende, ja sogar beinahe das Einzige ist, worauf der Blick mit größter Aufmerksamkeit gerichtet werden muß;

2. Wenn diese erste Anweisung befolgt werden konnte und befolgt wurde, die geringste und seltenste? (möglichst selten gegebene) Dosis ausreicht, um Heilung zu erzielen. Wir behandeln diesen letztgenannten Punkt vielleicht in einer späteren Ausgabe dieser Zeitschrift.

Ich habe weiter nichts hinzuzufügen, als daß eine Dosis CALC., in der 200. Potenz, verschrieben am 24. Okt., die alten Magenbeschwerden und das Herzklopfen zu besiegen vermochte, und daß die vollständige Heilung dieser chronischen Krankheit durch die Verabreichung von zwei Medikamenten, jeweils in einer Hochpotenz und in einer einzigen Dosis, erreicht werden konnte. Mitteilungen aus den letzten Tagen zufolge befindet sich der Patient weiterhin wohlauf.[Vol. 102, S. 70; KMSS 54-56]

Frost über den Kopf, welcher vom Kreuze aus über den Rücken dahin hinauf steigt, Nachmittags und Abends und von Warmwerden im Bette verschlimmert.[HA 120]

Heilungsbericht

Das 2 1/2 jährige Kind von *W. B.* in L., welche ich schnell von einer schweren Wochenbett-Krankheit geheilt hatte, bekam im Frühjahr 1836 nach der Grippe Schmerzen im Kreuze und eine damit verbundene Schwäche, daß es aufhörte zu gehen und zu stehen, und nun in Folge von allopahischen und Haus-Mitteln so weit heruntergebracht war, daß es auch nichts mehr zu essen vertragen konnte, als am 30. Sept. meine Hülfe verlangt wurde. Ich gab eine Gabe SULPH. 30° und acht Tage darauf eine Gabe CAUST. 30°°, wodurch das frühere Wohlbefinden hergestellt wurde, bis auf nun eingetretenes heftiges Jücken Abends im Bette, welches ebenfalls bald einer Gabe SULPH. 0°° wich.[ACS 17 (1839) 3, 24]

Oberglieder

Unangenehme Ausdünstung in der Armhöhle. (Wenn dieses Symptom bei jungen Mädchen mit der ersten Menstruation auftritt, ist TELL. angezeigt.)[Br., Lippe]

Ziehen in den Arm-, Hand- und Finger-Gelenken.[VHA]

Hautschrunden an den Händen, besonders zwischen den Fingern und in den Handtellern.[VHA]

Die Haut an den Händen ist trocken und aufgesprungen: NAT-C.. (Für trockene, kalte Hände paßt NAT- C.; bei FEUCHTEN, kalten Händen ist SULPH. indiziert.)[Br., Lippe]

Rothlaufgeschwulst an den Fingern.[VHA]

Neidnägel.[VHA]

Unruhe in den Gliedern.[VHA]

Stechende Schmerzen in den Gelenken.[VHA]

Reißen in den Gliedern (*mit Gähnen und Angstschweiß).[VHA]

Heilungsbericht: *A. C. V.* in G., eine alte Kaffeeschwester von 75 Jahren, welche gleich erklärte, daß sie ohne KAFFEE nicht leben könne, litt seit mehren Jahren an nächtlichen Kopfschmerzen reißender und wühlender Art, mit stetem Sausen und Brausen im Kopfe. Dabei Laufen in den Armen und in der Bewegung Reißen in allen Gliedern. – Am 22. April 1836 erhielt sie 5 Gaben SULPH. 30°, alle 14 Tage eine zu nehmen, worauf sich bis zum 27. Juli, trotz des täglichen KAFFEE-Genusses, die Gliederschmerzen ganz verloren hatten. Die ihr nun eben so gereichten 5 Gaben CAUST. 30° nahmen auch die Kopfschmerzen fort, und kehrten bis heute nicht wieder, wo sie doch stets dreimal im Tage KAFFEE trinkt.[ACS 17 (1838) 1, 11-12]

Gelenkgicht mit Geschwulst und Hitze.[VHA]

Herumziehende, oft für eine zeitlang schnell verschwindende Gliederschmerzen.[VHA]

Lähmungen der Glieder.[VHA]

Kalte, zitternde Hände.[KEU 65]

Schweissige Hände.[KEU 65]

Unterglieder

Zerschlagenheit oder Verrenkschmerz der (linken) Hüfte.[KEU 65]

Schwere der Beine.[VHA]

Rothlauf am Unterschenkel.[VHA]

Steifigkeit des Fußgelenkes.[VHA]

Unruhe in den Gliedern.[VHA]

Stechende Schmerzen in den Gelenken.[VHA]

Reißen in den Gliedern (*mit Gähnen und Angstschweiß).[VHA]

Heilungsbericht: *A. C. V.* in G., eine alte Kaffeeschwester von 75 Jahren, welche gleich erklärte,

Verifikationen und klinische Symptome

Verifikationen und klinische Symptome

daß sie ohne KAFFEE nicht leben könne, litt seit mehren Jahren an nächtlichen Kopfschmerzen reißender und wühlender Art, mit stetem Sausen und Brausen im Kopfe. Dabei Laufen in den Armen und in der Bewegung Reißen in allen Gliedern. – Am 22. April 1836 erhielt sie 5 Gaben SULPH. 30°, alle 14 Tage eine zu nehmen, worauf sich bis zum 27. Juli, trotz des täglichen KAFFEE-Genusses, die Gliederschmerzen ganz verloren hatten. Die ihr nun eben so gereichten 5 Gaben CAUST. 30° nahmen auch die Kopfschmerzen fort, und kehrten bis heute nicht wieder, wo sie doch stets dreimal im Tage KAFFEE trinkt.[ACS 17 (1838) 1, 11-12]

Gelenkgicht mit Geschwulst und Hitze.[VHA]

Herumziehende, oft für eine zeitlang schnell verschwindende Gliederschmerzen.[VHA]

Lähmungen der Glieder.[VHA]

Heilungsbericht von Rindern: [Am 28. Jan. 1863] Pastor *von Altenberge* Rind, Aufblähung und gänzlicher Mangel an Fresslust, wogegen schon CHAMOMILLA gebraucht wurde: 1. Nux-v., 2. Ars., alle 48 Stunden mit geringer Besserung. – 30, Jan. Dabei wie lautes Knacken der Gelenke und beständiges Scheuern wegen Jucken am Körper: Sulph. [je C 200°°] – Geheilt.[KMS 780]

Kalte oder kaltschweissige Füsse.[KEU 65]

Drüsen

Entzündung, Geschwulst, Verhärtung und Eiterung der Drüsen.[VHA]

Geschwulst der Unterkieferdrüsen.[VHA]

Geschwulst und Knoten in den Brüsten.[VHA]

Brustkrebs.[VHA]

Konkordanz Drüsen: *Bell.*, Bry., Calc., Con., Hep., Lyc., *Merc.*, *Phos.*, Puls., Rhus-t., *Sil.*, Spong. [PB]

Knochen

Knochenschmerz, als wenn das Fleisch daran lose wäre.[VHA]

Knochen-Entzündung und Geschwulst.[VHA]

Knochenfraß.[VHA]

Knochenkrümmungen und Rhachitis.[VHA]

Wirbelsäulenverkrümmung

Krümmung des Rückgrats.[VHA]

Heilung der Skoliosis (Wirbelsäulenverkrümmung): Was das schiefe Mädchen angeht, so würde ich nie zu Maschinen rathen, die so viel ich sie kenne, gar weit davon entfernt sind, ihre Absicht zu erreichen, daß sie im Gegentheile weit mehr schaden, und da überdem diese der Skoliosis zu Grunde liegende Knochenweiche eine rein psorische Krankheit ist, so geben Sie am besten nach Tinct. SULPH.°,°°,°°° erst CALC., dann PH-AC., dann BAR-C. und PHOS. und SIL., wobei sie in freier LUFT zu Fuße ergehen und mehrmals täglich mit beiden Händen an einen hohen horizontal befestigten Stab anhängen, einige Minuten hin- und herschwanken und so baumeln soll. Dass sie KAFFEE, THEE und GEWÄCHSSÄURE vermeide, werden Sie wohl anbefehlen. Mit MESMERITISCHEN Händen die gekrümmten Theile bestreichen, hat oft allein geholfen und man sollte es wenigstens zu Hilfe nehmen. Leben Sie recht wohl und behalten Sie lieb
Ihren S. Hahnemann.

Cöthen, den 23. September 1831.[Gerstel, AHZ 53 (1856) 14, 107]

Kyphosis: (Die Augenlider blieben fortwährend gut, und nur 2 Jahre später zeigte sich Kyphosis, welche in 3 Monaten durch SULPH., CALC. und SIL.,von jedem eine Gabe 30°°, ebenfalls geheilt wurde).[ACS 17 (1838) 1, 15]

Konkordanz Knochen: *Asaf.*, *Calc.*, Lyc., Merc., *Nit-ac.*, Phos., Ph-ac., *Puls.*, Rhus-t., Sil., Staph. [PB]

Haut

Neigung zu, oder Verschwinden von Hautausschlägen.[HA 42]

Wenn der Krätz-Kranke nach Einnahme des SCHWEFELS über vermehrten Ausschlag klagt, so tröstet ihn der Arzt, der hievon die Ursache nicht weiß, mit der Versicherung, daß die Krätze erst recht herauskommen müsse, ehe sie heilen könne; er weiß aber nicht, daß dieß SCHWEFEL-Ausschlag ist, der den Schein vermehrter Krätze annimmt.[ORG V, §. 160. Anm.]

Nach meinen wiederholten Erfahrungen bringt PSOR. sehr erwünschte Wirkung in den Fällen, wo bloß SCHWEFEL gegen Krätze angewendet, sehr selten aber da, wo zugleich QUECKSILBER gegeben wurde. Gegen diese Komplikation scheint PSORICUM nur ausnahmswei-

Verifikationen und klinische Symptome

se ein hülfreiches simile darzubieten, und dann CAUSTICUM einen entschiedenen Vorzug zu verdienen.[ACS 17 (1839) 3,69]
Rosenartige Entzündungen, mit blasser, heißer Geschwulst.[VHA]
Nesselausschlag.[VHA]
Schwarze Schweißlöcher.[VHA]
Jückende und brennende Flechten.[VHA]
Schuppenflechten.[VHA]
Krätze mit wollüstigem Jucken und Kribbeln; nach dem Kratzen stellt sich ein Gefühl von Brennen oder Wundheit ein (besonders um die Gelenke).[Br., Lippe]
Unerträgliches Jücken, *besonders in der Wärme.[VHA]
[E]rst gegen Ende des nächsten Monats Juli bekam er einigen groben (psorischen) Ausschlag auf den Vorderarmen, welcher sich nach einer einzigen Gabe SULPH. 200° sehr bald verlor.[Vol. 82, S.253; AHZ 48 (1854) 61]
Krätze, welche besonders Abends und in der Wärme heftig jückt (und *oft jedes Frühjahr wiederkehrt).[VHA]
Heilungsbericht von Rindern: [Am 28. Jan. 1863] Pastor *von Altenberge* Rind, Aufblähung und gänzlicher Mangel an Fresslust, wogegen schon CHAMOMILLA gebraucht wurde: 1. Nux-v., 2. Ars., alle 48 Stunden mit geringer Besserung. – 30, Jan. Dabei wie lautes Knacken der Gelenke und beständiges Scheuern wegen Jucken am Körper: Sulph. [je C 200°°] – Geheilt.[KMS 780]
Leberflecke.[VHA]
BLUTSCHWÄRE, (besonders am Gesäße).[VHA]
CALC-M., BERB., SIL. und SULPH. sollen Schutzmittel sein für Solche, die an BLUTSCHWÄREN leiden und deren Wiederkehr fürchten.[Gue.; AHZ 115]
Schwammiges Wildfleisch in den Geschwüren.[VHA]
WASSERSUCHT.[VHA]
Hautschrunden.[VHA]
Wundwerden der Kinder.[VHA]
Frostbeulen: Vorbeugungsmittel gegen Frostbeulen: Sulph.[Gue.; AHZ 115]
Haarausfallen.[VHA]
Trockner (und NÄSSENDER) Kopfgrind.[VHA]
Flechte quer über die Nase.[VHA]
Blasse, kranke Gesichtsfarbe.[VHA]
Hitze und fleckige Röte des Gesichts.[VHA]
Tiefliegende, blaurandige Augen.[VHA]
Gesichtsrose.[VHA]
NÄSSENDE Flechten im Gesichte.[VHA]
Milchschorf (im Gesichte).[VHA]
Geschwulst der Oberlippe.[VHA]
Lippenkrebs.[VHA]
Brustkrebs.[VHA]
Wundheit der Brustwarzen.[VHA]
Hautschrunden an den Händen, besonders zwischen den Fingern und in den Handtellern.[VHA]
Die Haut an den Händen ist trocken und aufgesprungen: NAT-C.. (Für trockene, kalte Hände paßt NAT- C.; bei FEUCHTEN, kalten Händen ist SULPH. indiziert).[Br., Lippe]
Rothlaufgeschwulst an den Fingern.[VHA]
Neidnägel (der Finger).[VHA]
Panaritien.[VHA]
Panaritium: SULPH. und SIL., vier Tage Abstand.[LWB 183]
Rothlauf am Unterschenkel.[VHA]
Fessendes Jucken in der Haut, von Kratzen gebessert, aber dennoch brennend: Thuj. (CAUST., LACH., MEZ., RHUS-T., SULPH.)[KMS 729]
Konkordanz Haut und Aeusseres: Acon., Am-c., Ant-c., Arn., *Ars.*, Asaf., Bar-c., Bell., Bry., *Calc.*, Carb-v., Caust., Cham., Chin., Colch., Con., Cycl., Dulc., Ferr., Graph., Hell., Hep., Kali-c., Kreos., Lach., Led., *Lyc.*, *Merc.*, Nat-c., Nat-m., Nit-ac., Petr., Phos., Ph-ac., Plat., *Puls.*, *Rhus-t.*, Sabad., Sec., *Sep.*, *Sil.*, Spig., Spong., Squil., Staph., Verat. [PB]
Heilungsberichte
A. A., ein zwölf Monate altes Kind, Sohn eines Lehrers; vor sechs Monaten traten rote Flecken rund

um die Augen herum auf, später auch im Gesicht, an den Händen und Armen. Die dem Kind verschriebenen allopathischen Medikamente bewirkten, daß sich der Ausschlag auf die restlichen Körperregionen weiter ausdehnte. Der weitere Verlauf und die Art und Weise in der sich der Ausschlag zeigte, sind folgendermaßen zu beschreiben. Zuerst wird die Haut rot, und ein wenig Ausfluß tritt auf; danach bildet sich eine gelbe Kruste, unter der sich Eiter befindet; nach Ablauf einiger Tage wird die Kruste dunkelbraun oder schwarz, um sich schließlich abzulösen, wobei sie schnell durch einen erneuten roten Fleck ersetzt wird, der sich dann in gleicher Weise entwickelt, und so weiter. Der Vater, die Mutter und die Großmutter des Kindes litten zu ihrer Zeit an ähnlichen Ausschlägen. Ich konnte von den Eltern nicht in Erfahrung bringen, welche allopathischen Medikamente dem Kind vormals verschrieben worden waren. Sie konnten mich lediglich darüber informieren, daß der arme kleine Patient reichlich Tee aus VIOLA TRICOLOR (Jacea) zu trinken bekommen hatte. – 29. März, 1851. 1, SULPH. 2000; 2, PSOR. 2000; 3, SULPH. 4000; 4, §. Je ein Pulver zur Einnahme jeden fünften Tag. – 26. April. Beträchtliche Besserung aller Symptome. 1, CALC. 2000; 2 bis 4, §. Ein Pulver zur Einnahme jeden fünften Tag. Danach verschwand der Ausschlag ganz und gar und das Kind ist bis zum heutigen Tage gesund.[Vol. 78, S.174; KMSS 31]

Am 1. Mai. [1841] Die Brust ist geheilt, aber die MILCH läuft von selbst heraus; Frost beim Aufstehen aus dem Bette, der Ausschlag noch da. An diesem Tage: Nro. 1 SULPH. 60°°, Nro. 2 und 4 SACCH. LACT., Nro. 3 CALC. 30°°, alle 5 Tage ein Pulver. Nach 3 Wochen war die Frau wieder ganz gesund und blieb es bis zur heutigen Stunde.[ACS 19 (1842) 3, 64]

Heilungsbericht von Schweinen

Am 22. April 1849 sprach der Colon *Brederweg* von Amelsbüren, zwei Stunden von hier, meine Hülfe an für einen ganzen Wurf junger Ferkel, acht an der Zahl, welche plötzlich sämmtlich mit einem Ausschlag befallen waren, der schon mehrere Schweine in der Nachbarschaft in kurzer Zeit getödtet hatte und sich wie das bekannte sogenannte A n t o n i u s f e u e r gestaltete. Ich gab ihm sogleich 1. SULPH.°°°, 2. SEP.°°°, 3. ARS.°°° jedes zu 200, um jedes Pulver in einem halben Quart WASSER mittelst tüchtigen Schüttelns aufzulösen und jedem Ferkel davon einen Eßlöffel voll zu geben, und zwar von Nr. 1 sogleich, von Nr. 2 und nach 6 Stunden und eben so lange darauf von Nr. 3. Als der Mann zu Hause kam, war eins der Ferkel schon krepirt, mit den übrigen machte er es genau nach meiner Vorschrift, und am folgenden Tage waren diese alle sieben völlig genesen. Am 29. April 1849 wurde ein erwachsenes Schwein bei demselben Colon von derselben Krankheit befallen, und mein *Bredeweg* hatte natürlich nichts eiliger zu thun, als wieder bei mir Hülfe zu holen. Dieselben Mittel, in derselben Zeit gegeben und in derselben Potenz, aber nur zwei Streukügelchen von jedem, halfen eben so schnell und vollständig.[AHZ 38 (1850) 365]

Schlaf

Große Tagesschläfrigkeit, besonders Nachmittags und nach SONNEN-Untergang.[VHA]
Große Tages- und abendliche Schläfrigkeit.[HA 42]
Tagesschläfrigkeit bei nächtlicher Schlaflosigkeit.[KEU 65]
Spätes Einschlafen.[VHA], [KEU 65]
Langer, aber unerquicklicher Frühschlaf.[VHA]
Nächtliches Rucken und Zucken im Körper während des Schlafes.[VHA]
Alpdrücken.[VHA]
Übelriechendes Aufstoßen die Nacht im Schlafe.[VHA]
Abendliches Zahnweh.[VHA]
Häufiges, nächtliches Harnen, mit vielem, in heftigem Strale abgehenden Harne.[VHA]
Nächtliches Bettpissen.[VHA]
Nächtliche Erstickungsanfälle.[VHA], [KEU 65]
Tag und Nacht, trockener Husten mit Brustkrampf und Brechwürgen.[VHA]
Husten, Nachts ohne, am Tage mit Auswurf.[VHA]
Nachthusten (*mit Neigung zu Durchfall).[VHA]
Abendliche Ängstlichkeit.[VHA]
Saurer Nachtschweiss.[KEU 65]

Konkordanz Schlaf und Träume: *Ars.*, B e l l . , *Bry., Calc.*, Carb-v., Cham., C h i n . , Con., Graph., *Hep.*, Ign., Kali-c., L y c . , M e r c . , Nat-m., N u x - v . , Op., *P h o s . , P u l s .*, *Rhus-t., Sep., Sil.* [PB]

Fieber

Heftige BLUTWALLUNGEN im ganzen Körper.[VHA], [HA 42]
Frostigkeit und mangelnde Lebenswärme.[VHA]

Frostigkeit.[KEU 65]
Trockne Hitze mit vielem Durste.[VHA]
Trockene Hitze mit starker BLUTWALLUNG.[KEU 65]
In der Nacht saurer Schweiß.[VHA]
Jeden Morgen Schweiß.[VHA]
Starker Schweiß bei der Arbeit.[VHA]
Viel Neigung zu Schweiß.[HA 42], [KEU 65]
Kalter Gesichtsschweiss.[KEU 65]
Saurer Nachtschweiss.[KEU 65]

Fieberstadien

1. Puls voll, hart und beschleunigt, zuweilen aussetzend.[WF 54]
2. Frost und Frostigkeit, meistens innerlich und ohne Durst, vorzüglich Abends, aber auch zu andern Tageszeiten. – Aeusserer Frost mit gleichzeitiger innerer Hitze und Röthe des Gesichts. – Starker nächtlicher Frost im Bette. – Vormittags Frost, Nachmittags Hitze mit kalten Füssen. – Frost mit Durst nach vorgängiger Hitze. – Frost von den Zehen ausgehend. – Frost den Rücken herauf.[WF 55]
3. Nachmittags und Abends Hitze, mit trockner Haut und vielem Durste. – Oeftere Anfälle von fliegender Hitze. – Nächtliche starke Hitze ohne Durst, nach vorgängigem Froste mit Durst.[WF 55]
4. Schweiss in der Nacht und in der Morgenzeit. – Starke, säuerlich riechende Schweisse die ganze Nacht. – Abendlicher Schweiss, am Meisten an den Händen. – Starkes Schwitzen bei geringer Bewegung. – Aengstlicher, ermattender, bränzlich-sauer, seltener übel-riechender, zuweilen auch kalter Schweiss. – Nachtschweiss nur am Nacken und Hinterkopfe.[WF 55]

Konkordanz Fieber: *Acon.*, Ambr., Arn., *Ars.*, *Bell.*, *Bry.*, *Calc.*, Caps., Carb-v., Caust., Cham., *Chin.*, Cocc., Dig., Ferr., *Hep.*, Hyos., Ign., Ip., Jod, Kali-c., *Lyc.*, *Merc.*, Nat-m., Nit-ac., *Nux-v.*, Op., Petr., *Phos.*, Ph-ac., *Puls.*, *Rhus-t.*, Samb., Sec., *Sep.*, Sil., Spig., Stann., Stram., Thuj., Verat. [PB]

Gemeinsames

OPIUM (X° R.) bei nervöser Unreizbarkeit und mangelnder Reaction der Lebenskraft. (Hier auch zuweilen CARB-V. X° R., LAUR. X° R., MOSCH. X° R., NIT-AC. X° R., oder SULPH. X° R.)[SRA]

SULPH. paßt besonders für heruntergekommene Personen mit gebücktem Gang. Wenn ein gut gewähltes Arzneimittel die gewünschte Wirkung nicht hervorgebracht, wird eine Gabe SULPH. häufig die schlummernde Reaktion wecken. Dies ist besonders bei akuten Krankheiten der Fall. (Vergleiche OP. bei einem Zustand von Lähmung des Nervensystems, nachdem andere Mittel ihre Wirkung verfehlten).[Br., Lippe]

Angegriffenheit von Sprechen.[VHA]
Abmagerung.[VHA]
Empfindlichkeit gegen freie LUFT.[VHA]
Der Kranke scheut sich vor dem Waschen. Paßt besonders für Kinder, die plötzlich eine Abneigung gegen das Waschen zeigen.[Br., Lippe]
Der Kranke ist gezwungen, auf den Rücken zu liegen.[Br., Lippe]
Er hat einen gebückten Gang, sein Kopf und die Schultern sind beim Gehen nach vorwärts gebeugt. Gebückt, mager, abgezehrt und dabei schmutzige Haut sind Hauptanzeigen für SULPH..[Br., Lippe]
Unruhe in den Gliedern.[VHA]
Stechende Schmerzen in den Gelenken.[VHA]
Reißen in den Gliedern (*mit Gähnen und Angstschweiß).[VHA]
Gelenkgicht mit Geschwulst und Hitze.[VHA]
Herumziehende, oft für eine zeitlang schnell verschwindende Gliederschmerzen.[VHA]
Lähmungen der Glieder.[VHA]
Epileptische Zuckungen, wobei es von den Armen oder aus dem Rücken gelaufen kommt, wie eine Maus.[VHA]

Heilungsberichte

Marie B. hier, ein Dienstmädchen von 27 Jahren, litt schon seit 1 1/2 Jahren nach Verheben und schwer Tragen an folgenden Beschwerden: Brennen, Drücken und Stechen von der Mitte der Brust bis in zum Magen herab, von Aufstoßen gebessert. Stiche in der Milzgegend. Schwere im

Verifikationen und klinische Symptome

Verifikationen und klinische Symptome

Magen und Empfindlichkeit desselben gegen jeden geringen Druck. Periode viel zu stark und 10 Tage dauernd, zu Anfange derselben jedesmal Kopfschmerzen, Uebelkeit, Erbrechen, Leib- und Kreuzschmerzen; vor und nach derselben etwas Weißfluß. Früher Ausschlag, der auch jetzt noch auf den Schulterblättern ziemlich stark ist. Oft Gefühl von Jucken und Kriebeln am Herzen. Von den mancherlei Arzneien, die bisher gebraucht waren, war nichts zu erfahren, indem die Rezepte verloren gegangen. – Am 2. März 1852 erhielt sie 1. SULPH. 200°, 2, 4. §., 3. CALC. 200°, alle 8 Tage (mit Ausschluß der Periode) ein Pulver zu nehmen. – Am 12. Apr. meldete sie sich wieder vollkommen hergestellt, und erhielt deshalb weiter nichts.[Vol. 81, S.228; AHZ 48 (1854) 53]

H. J. in F., (über 12 Meilen von hier und im Auslande wohnend), ein 56jähriger Mann, hatte von meinen Heilungen Kunde erhalten, und wendete sich nun, wo er andere (allopathische) Hülfe bisher vergeblich versucht, schriftlich an mich. Aus seinem Briefe war nur folgendes Brauchbare zu entnehmen: Vor mehreren Jahren hatte er offenen Fußschaden, und nachdem dieser (durch äußere Mittel?) zugeheilt war, entstand bald darauf eine Vollheit und „Benautheit" (Beklemmung) in der Brust, mit Husten und kopiösem Auswurfe und Stoßen in der Stirn, früh morgens am schlimmsten, auch im Winter schlimmer; Abends schwellen ihm die Füße und Unterschenkel. – Am 18. Apr. [1841] übersendete ich ihm, nebst der erforderlichen Weisung in Betreff der Diät, vier Pulverchen, Nro. 1 PSOR. 30°°, Nro. 2 und 4 SULPH. 30°°, Nro. 3 MERC. 30°°, um davon alle 8 Tage der Nummer nach ein Pulver zu nehmen. Am 30. Mai erhielt ich Nachricht über den Erfolg, welcher aber den Erwartungen nur zum Theil entsprach. Denn obwohl ein erwünschter Ausschlag entstanden war, so war die Besserung doch noch sehr gering und die Brustbeklemmung beim Gehen noch sehr stark. Die letzten Tage zwei Gaben ARS. 30°° und eine Zwischengabe SULPH. 60°°, wieder alle 8 Tage ein Pulver zu nehmen. Am 4. Juli lautete nun die Nachricht besser. Der Ausschlag war allmählich stärker geworden, dabei hatten sich die frühern Erscheinungen allmählig verloren und nun, ohne daß letztere sich wieder verschlimmert, war der Ausschlag ebenfalls abgeheilt. Die Brustbeklemmung war nun fast gehoben, aber die BLUTIGEN Stühle, wovon früher nichts erwähnt, die aber schon seit einem halben Jahre da waren, bestanden noch. Am 4. Juli eine Gabe PHOS. 30°° und dies war die letzte; denn nach etwa 14 Tagen war der Mann so vollkommen hergestellt, daß seitdem viele andere Kranke von dort, wo man früher von dieser Heilart nichts erfahren hatte, zu mir ihre Zuflucht genommen und die Homöopathie auch in dieser Gegend in guten Ruf gebracht haben.[ACS 19 (1842) 3, 60-61]

Krebs

Lippenkrebs.[VHA]
Brustkrebs.[VHA]

Besserung der Beschwerden

Wärme.[HA 70], [HA 131]
Kühle LUFT.[HA 136]
In der Stube.[HA 42], [HA 47], [HA 66],[HA 70], [HA 71], [HA 76], [HA 82]
Ruhe.[HA 70]
Sitzen.[HA 47], [HA 80], [HA 82]
Die Beschwerden entstehen meistens in der Ruhe und verschwinden durch Bewegung.[VHA]
Bewegung.[HA 76], [HA 85], [HA 123], [HA 131]
Liegen hoch mit dem Kopfe.[HA 80]
Äußerer Druck.[HA 76], [HA 85]
Kratzen.[HA 98]

Verschlimmerung der Beschwerden

Nachts.[HA 136]
Vom Nachmittage bis Mitternacht.[KEU 64]
Abends.[HA 70], [HA 106], [HA 120], [HA 113], [HA 119]
Früh beim Erwachen.[HA 70], [HA 106], [HA 119]
Früh.[HA 136]
Nach Schlafen.[HA 80], [HA 82], [KEU 64]
Warmwerden im Bette.[HA 106], [HA 120], [HA 113], [HA 119], [HA 136]
Witterungsveränderung, besonders nasses Wetter, erhöhet die Beschwerden.[VHA]
Kälte erhöht, Wärme lindert die Schmerzen.[VHA]
Kälte.[HA 131], [KEU 64], [AHZ 53 (1856) 86]
NASSES Wetter.[HA 131]
NASSKALTES Wetter.[HA 123], [KEU 64], [AHZ 53 (1856) 86]

Im Freien.[HA 42], [HA 47], [HA 66], [HA 70]
Empfindlichkeit gegen freie LUFT.[VHA]
Freie LUFT.[HA 71], [HA 76]
Freie, kalte LUFT.[KEU 64]
Das Kopfweh wird (meistens) in der LUFT schlimmer, im Zimmer gelinder.[VHA]
LICHTSCHEU mit Stichen, *bei schwüler LUFT am schlimmsten.[VHA]
Kälte erhöht, Wärme lindert die Beschwerden.[HA 42]
Bei jeder Kopfanstrengung.[HA 82]
Sprechen.[HA 47], [HA 66], [HA 80], [KEU 64]
Fahren in offenem Wagen.[KEU 64]
Die Beschwerden entstehen meistens in der Ruhe und verschwinden durch Bewegung.[VHA]
RHUS-T., LYC., SULPH. und PULS. haben Verschlimmerung beim Aufstehen von einem Sitze; nach Schweiß und in einem Zimmer, das mit Leuten angefüllt ist; vergleiche CON..[Br., Lippe]
Ruhe.[HA 123], [KEU 64]
Liegen auf der Seite.[KEU 64]
Stehen verschlimmert am meisten.[VHA]
Stehen.[KEU 64]
Erhöhung der Beschwerden von längerem Stehen.[KEU 64]
Bücken.[HA 47], [HA 70], [HA 76] [HA 85]
Bewegung.[HA 70]
Aufheben der Augen.[HA 82]
Gehen.[HA 76]
Nach dem Essen.[HA 85], [KEU 64]
Von scharfen Genüssen.[KEU 64]
ESSIG und alles SAURE.[KEU 64]
Vor der Periode.[KEU 64]
Beim selbst weichen Stuhlgange.[HA 42]

Konkordanzen

Verschlimmerung nach der Zeit: Ant-c., Arn., Ars., Calc., Caps., Ign., Lyc., Plb., Puls., Rhus-t. [PB]

Verschlimmerung nach Lage und Umständen: Acon., Ambr., Am-c., Am-m., Ang., Ant-c., Arn., *Ars.*, Bar-c., Bell., *Bry.*, *Calc.*, Cann-s., Carb-v., Caust., Cham., Chin., Cocc., Colch., Con., Cupr., Dros., Graph., Hep., Ign., Kali-c., Led., *Lyc.*, Mang., Merc., Nat-c., Nat-m., Nit-ac., *Nux-v.*, Op., Phos., Ph-ac., *Puls.*, *Rhus-t.*, Ruta, Sabin., *Sep.*, Sil., Spig., Staph., Stram., Thuj., Verat. [PB]

Beschwerden der Thiere

Pferde

Nettmann's Pferd hatte am 11. Juli 1862 wegen Wurmleiden eine Gabe THUJA bekommen und war seitdem wohl. Am 10. März d. J. [1863] war das Leiden wieder erschienen: Sulph. [je C 200°°] – Geheilt.[KMS 781]

[Am 24. März 1863] Lülf's Stute, seit ein Paar Jahren im Frühjahre Jucken mit Verlust der Haare: Sulph. – 28. April. War besser, fängt aber wieder an: Thuj. – 23. Mai. Von der THUJA nicht gebessert und wird sehr von Fliegen geplagt: Sulph. – 2.Juni. Auch diesmal ohne Erfolg und BLUTET, wo es sich schauert: Merc. [je C 200°°] – Worauf es endlich geheilt.[KMS 781]

Waltermann's Stute war am 10. Oct. 1862 durch SULPH. von einem alten Ausschlag in Mähnen und Schweif befreit, der sich am 17. Mai [1863] wieder einstellt: Sulph. [je C 200°°] – Geheilt.[KMS 782]

Eins meiner Pferde bekam in jedem Monate, ein paar Tage vor dem ○ Voll-MOND, eine Augenentzündung, die in der Thierheilkunde Mondfluß genannt wird. Ich ließ ihm SIL. X°°°°°° eingeben, worauf die Entzündung einen Monat ausblieb, den nächsten aber wieder kam. Diese ließ ich vorüber gehen, und dann dem Pferde SULPH. X°°°°°°° geben, die schon in zwei Tagen – zur ungewöhnlichen Zeit – eine stürmische Augenentzündung – ein Beweis, daß die Gabe zu groß war – hervorrief, welche auch noch einmal so lange, als die gewöhnliche dauerte, aber auch, – die letzte war. Seitdem sind 7 Monate verstrichen, ohne daß der Mondfluß sich wieder einstellte.[ACS 12 (1833) 3, 154]

Verifikationen und klinische Symptome

Verifikationen und klinische Symptome

Rinder

[Am 19. Mai 1863] *Cildeg's* Kuh, Harnverhaltung nach schwerem Kalben: Arn. – 21. Mai. Nun Durchfall und Geschwulst unter dem Bauche: Sulph. [je C 200°°] – Geheilt.[KMS 782]

Schweine

[Am 28. Jan. 1863] Pastor *von Altenberge* Rind, Aufblähung und gänzlicher Mangel an Fresslust, wogegen schon CHAMOMILLA gebraucht wurde: 1. Nux-v., 2. Ars., alle 48 Stunden mit geringer Besserung. – 30, Jan. Dabei wie lautes Knacken der Gelenke und beständiges Scheuern wegen Jucken am Körper: Sulph. [je C 200°°] – Geheilt.[KMS 780]

[Am 16. Juni 1863] *Schening's* 4 Ferkel, Hinterbrand: 1. Ran-s., 2. Spong., 3. Ars., alle 4 Tage. – 9. Juli. Sehr bedeutend gebessert: 1. Ran-s., 2. Sulph. [je C 200°°] – Geheilt.[KMS 783]

Ich habe einmal, ich weiß nicht mehr wo, die Behauptung gelesen, daß man am wenigsten bei Schweinen mit hohen Verdünnungen und kleinen Gaben etwas ausrichten könne. Daß damit meine Erfahrung nicht übereinstimmt, möge der nachstehende Fall beweisen. Am 22. April 1849 sprach der Colon *Brederweg* von Amelsbüren, zwei Stunden von hier, meine Hülfe an für einen ganzen Wurf junger Ferkel, acht an der Zahl, welche plötzlich sämmtlich mit einem Ausschlag befallen waren, der schon mehrere Schweine in der Nachbarschaft in kurzer Zeit getödtet hatte und sich wie das bekannte sogenannte Antoniusfeuer gestaltete. Ich gab ihm sogleich 1. SULPH.°°°, 2. SEP.°°°, 3. ARS.°°° jedes zu 200, um jedes Pulver in einem halben Quart WASSER mittelst tüchtigen Schüttelns aufzulösen und jedem Ferkel davon einen Eßlöffel voll zu geben, und zwar von Nr. 1 sogleich, von Nr. 2 und nach 6 Stunden und eben so lange darauf von Nr. 3. Als der Mann zu Hause kam, war eins der Ferkel schon krepirt, mit den übrigen machte er es genau nach meiner Vorschrift, und am folgenden Tage waren diese alle sieben völlig genesen. Am 29. April 1849 wurde ein erwachsenes Schwein bei demselben Colon von derselben Krankheit befallen, und mein *Bredeweg* hatte natürlich nichts eiliger zu thun, als wieder bei mir Hülfe zu holen. Dieselben Mittel, in derselben Zeit gegeben und in derselben Potenz, aber nur zwei Streukügelchen von jedem, halfen eben so schnell und vollständig.[AHZ 38 (1850) 365]

Arzneiverwandtschaften von Sulphur

Acon., Am-m., Ant-c., Ars., Bar-c., Bell., Bry., Calc., Canth., Caps., Caust., Cham., Chin., Coff., Con., Cupr., Dulc., Graph., Ign., Ip., Jod, Lach., Lyc., Mag-c., Mag-m., Merc., Nat-c., Nat-m., Nit-ac., (Nux-m.), Nux-v., Ph-ac., (Plb.), Puls., (Rhod.), Rhus-t., Sars., Seneg., Sep., Sil., Sulph-ac., Verat., Viol-t. [VHA]

Acon., Ant-c., Arn., *Ars., Bell., Bry., Calc.*, Carb-v., Caust., Cham., Chin., Cocc., Con., Ferr., Graph., Hep., Hyos., Ign., Kali-c., *Lyc., Merc.*, Nat-c., Nat-m., Nit-ac., Nux-v., Op., Petr., *Phos.*, Ph-ac., *Puls., Rhus-t.*, Sec., *Sep., Sil.*, Spig., Staph., Stram., Verat. [PB]

Acon., Agn., Ambr., *Ant-c., Apisin., Ars.*, Bell., Bor., *Calc., Carb-v., Caust., Cham.*, Chel., *Chin.*, Coff., Dulc., *Ferr.*, Graph., Hep., Jod, *Kreos., Merc.*, Nit-ac., *Nux-v.*, Petr., *Puls.*, Ran-b., Rhus-t., Sars., Sel., *Sep.*, Sil., Stann., Staph., Stront., *Thuj., Valer.* [KV]

Antidote von Sulphur: Acon., Camph., Caust., Cham., Chin., Merc., Nux-v.[Br., Lippe], Psor., *Puls.*, Rhus-t., Sep., Thuj.

Camph., Cham., Puls., Sep., Nux-v. [SRA]

Acon., Camph., Cham., Chin., Merc., *Puls.*, Rhus-t., Sep. [PB]

Ungemein hat mich die Entdeckung über die wohlthätige Wirkung des MERCUR, nach SCHWEFEL-Missbrauch gefreut, und ich bin überzeugt, dass nun manchen Unglücklichen zu helfen sein wird, die man für jetzt als Opfer der Allöopathie aufgeben musste.[Bönn., Juli 1832]

Missbrauch von SCHWEFEL und QUECKSILBER: Thuj. (CAUST., PULS., SEP.)[KMS 727]

SEP. und CAUST. verdienen den Vorzug gegen die Beschwerden einer frischen, allopathisch, d. h. innerlich mit SCHWEFEL und äußerlich mit MERKUR behandelten Krätze; giebt man in diesem Falle zuerst SCHWEFEL, so nützt er nicht, sondern schadet.[Chargé, Bönn.]

Vierzehn Tage später wurde er von der Krätze angesteckt, welche in wenigen Tagen mit SULPH. innerlich und MERC. äußerlich als Salbe vertrieben wurde, worauf er nach abermals 14 Tagen heiser wurde, welches so zunahm, daß er bis zum 25. Febr. die Stimme gänzlich verloren hatte, so daß er auch kein lautes Wort mehr herausbringen konnte, unter stetem Sausen und Brausen im Kopfe und in den Ohren. Er nahm nun eiligst wieder seine Zuflucht zu mir, und es glückte mir auch, durch 2 Gaben CAUST. 30°°, und einer Zwischengabe PSOR. 30°, alle 5 Tage eine zu nehmen, ihn dauerhaft herzustellen, so daß schon am dritten Tage nach der ersten Gabe CAUST. die Stimme wieder da war, das Brausen im Kopfe sich verlor, und seitdem nichts Krankhaftes geblieben ist.[ACS 17 (1839) 3, 12-13]

Im Mai 1837 wurde sie von der Krätze angesteckt, welche mit SCHWEFEL schnell verschmiert wurde, worauf aber Knoten erschienen, wie Nesselausschlag, in der Wärme juckend und nach Kratzen vorübergehend verschwindend, aber bald wiederkehrend. – Am 3. Sept. 1837 erhielt sie von mir eine Gabe CAUST. 30°°, und 8 Tage darauf war nichts Innormales mehr zu finden, und es kam solches auch bis heute nicht wieder.[ACS 17 (1839) 3,66-67]

A. B. in M., ein 6jähriges Mädchen, dem vor einem Jahre die Krätze mit SCHWEFEL, innerlich und äußerlich, vertrieben war, hatte nun einen Ausschlag über den ganzen Körper bekommen, welcher in der Wärme heftig jückte und nach Kratzen nässete. – Eine, am 23. Juli 1835 gereichte Dosis CAUST. 30°° reichte hin, das ganze Leiden in 3 Wochen zu heilen, und seitdem ist das Kind ganz gesund.[ACS 17 (1839) 3,67]

Nach meinen wiederholten Erfahrungen bringt PSOR. sehr erwünschte Wirkung in den Fällen, wo bloß SCHWEFEL gegen Krätze angewendet, sehr selten aber da, wo zugleich QUECKSILBER gegeben wurde. Gegen diese Komplikation scheint PSOR. nur ausnahmsweise ein hülfreiches simile darzubieten, und dann CAUST.einen entschiedenen Vorzug zu verdienen.[ACS 17 (1839) 3,69]

Am 3. Febr. 1836 wurde von mir Hüfe begehrt für zwei Familien in L., wovon die eine aus 4., die andere aus 7 Personen bestand, und die sämmtlich schon 1/2 Jahr an Krätze litten. Die erste Familie, welche ich mit A. bezeichne, hatte bloß innerlich SCHWEFEL gebraucht, und erhielt jeder eine Gabe PSOR. 30°° und 8 Tage darauf eine Gabe SULPH. 30°°, wovon die 2 Erwachsenen geheilt wurden, die zwei Kinder aber noch einer Gabe CAUST. 30°° bedurften.[ACS 17 (1839) 3,70]

Kranke, die mit großen Dosen von Arzneimitteln behandelt wurden, oder die viel ARS., SULPH., PLB., CALC. einnahmen, oder viel ZWIEBELN, GEWÜRZE oder INGWER genossen haben, sollten zuerst NUX-V. erhalten.[Br., Lippe]

Sulphur ist Antidot von: Am-c., Calc., Chin., Jod., Merc., Merc.[Br., Lippe], Nit-ac., Thuj., Rhus-t.

F. S. von L., ein Mädchen von 9 Monaten, bekam Geschwüre über den ganzen Körper und viele feurig rothe Flecke, welche heftig juckten. Ein Homöopath (?!); welcher den Kranken Zettel giebt, worauf auch die Ordination verzeichnet steht, hatte dagegen 3 Gaben MERKUR verordnet, welcher das Kind ungemein angegriffen hatte, so daß es am Ende Konvulsionen bekam. Es wurde nun bei mir Hülfe gesucht, und ich gab am 4. Febr. 1836 eine Gabe SULPH. 30°°, wonach sogleich die Konvulsionen aufhörten [...] [ACS 17 (1839) 3, 64]

Wenn selbst die reinste QUECKSILBER-Bereitung fürden unrechten Krankheitsfall, also unhomöopathisch gewählt, – Nachtheile bringt, so dient nach Beschaffenheit der entstandnen, widrigen Symptome, als Gegenmittel entweder SCHWEFELLEBER, oder SCHWEFEL, oder KAMPHER, oder MOHNSAFT, oder CHINARINDE, oder SALPETERSÄURE, alle diese jedoch schon in sehr kleiner Gabe, und nach den vorhandnen Symptomen ausgewählt.[RA 1, 355]

Die Nachtheile der verfehlten Wahl [von RHUS-T.] hebt oft die ZAUNREBE, zuweilen der SCHWEFEL, zuweilen der KAMPHER oder der rohe KAFFEE, je nach den erregten übeln Zufällen.[RA 2, 359]

Antidote gegen chronische Wirkungen von MERC. sind: NIT-AC., LACH., SULPH., HEP., JOD., KALI-C., SARS.[Br., Lippe]

Sulphur ist Folgemittel von: Alum., Arn., Ars., Bry., Ign., Lyc., Merc., Nux-v., Psor., Puls., Ran-s., Rhus-t., Sep., Spong., Thuj., Tinein

Der für MERC. passende Krampfhusten ist meistens wie eine Art von bösartiger Grippe, und verlangt nachher noch eine Gabe CARB-V. oder SULPH. zur Vollendung der Heilung.[KEU 41]

Nettmann's Pferd hatte am 11. Juli 1862 wegen Wurmleiden eine Gabe THUJA bekommen und war seitdem wohl. Am 10. März d. J. [1863] war das Leiden wieder erschienen: Sulph. [je C 200°°] – Geheilt.[KMS 781]

[Am 19. Mai 1863] *Cildeg's* Kuh, Harnverhaltung nach schwerem Kalben: Arn. – 21. Mai. Nun Durchfall und Geschwulst unter dem Bauche: Sulph. [je C 200°°] – Geheilt.[KMS 782]

[Am 16. Juni 1863] *Schening's* 4 Ferkel, Hinterbrand: 1. Ran-s., 2. Spong., 3. Ars., alle 4 Tage. – 9. Juli. Sehr bedeutend gebessert: 1. Ran-s., 2. Sulph. [je C 200°°] – Geheilt.[KMS 783]

Am 31. März 1836 erhielt er zuerst eine Gabe SEP. 30°° mit einigem, aber nicht dauernden Erfolge. Auf SULPH. 60°°, welches er am 1. May erhielt, besserten sich die Harnbeschwerden, aber es erschien ein grauweißer Durchfall, wogegen er am 21. May eine Gabe MERC. 30°° erhielt, wonach der Stuhl wieder natürlich wurde, aber die Harnbeschwerden wieder eintraten. Am 27. May, eine Gabe CALC. 30°°, beseitigte in 3 Wochen alle Beschwerden dauerhaft.[ACS 17 (1838) 1, 59-60]

Verifikationen und klinische Symptome

Verifikationen und klinische Symptome

M. L. von L., eine Bauernfrau von 60 Jahren, etwas zu Zorn geneigten Temperaments [...] genießt fast nichts als KAFFEE. – Um sie ohne Nachtheil von letzterem zu entwöhnen, reichte ich am 8. Dec. 1835 eine Gabe NUX-V. 30°°, mit der Weisung nun gewissenhaft den KAFFEE zu meiden. 14 Tage später stellte sie sich wieder ein, und versicherte, daß sie ihre vorigen Beschwerden noch unvermindert hätte, von dem Meiden des KAFFEE-Trankes aber keine Beschwerden gespürt habe und jetzt nicht mehr daran denke. Ich gab nun eine Gabe SULPH. 60°° und 8 Tage später eine Gabe CALC. 30°°, worauf in 3 Wochen alle Beschwerden dauerhaft gewichen waren.[ACS 17 (1838) 1, 64]

Eine sogleich gereichte Gabe BRY. 30°°, so wie eine andere, 14 Tage später gereichte Gabe LYC. 30°° brachten sehr ansehnliche Besserung hervor. Am 19. März zeigte sich die Kranke wieder, und ich erfuhr, daß der Husten nun ein sehr mäßiger, und zwar mit SÜßLICHEM Auswurfe, geworden war, daß aber der BITTERE Mundgeschmack, der häufige Durst, die zu starke Regel und die immerwährende Frostigkeit unverändert geblieben. Ich reichte nun eine Gabe SULPH. 30°° und 8 Tage darauf eine Gabe CALC. 30°° welche bis Ende April völlige und dauerhafte Genesung brachte, so daß weiter keine Arznei erforderlich war.[ACS 17 (1839) 3, 5-6]

Am 10. März 1836 erhielt er von mir eine Gabe NUX-V. 30°°, welche wenig besserte. Acht Tage darauf eine Gabe SULPH. 30°°, und wieder 8 Tage später eine Gabe CALC. 30°°, welche letztere schon am dritten Tage begann auffallende Besserung zu zeigen und allmählig in dieser einzigen Gabe, bei pflichtmäßiger Diät, bis gegen Ende April alle Beschwerden dauerhaft getilgt hatte, so daß weiter keine Arznei nöthig war.[ACS 17 (1839) 3, 7-8]

Eine Gabe IGN. 30°° nahm in acht Tagen die schneidenden Schmerzen fort, ließ aber den Husten unverändert. Er erhielt nun von mir eine Gabe SULPH. 60°° und vier Tage darauf eine Gabe CALC. 30°°, welche auch in 8 Tagen den Husten tilgte und den Stuhlgang in Ordnung brachte, so daß weiter nichts nöthig war.[ACS 17 (1839) 3, 10]

Am 4. Dec. 1836 reichte ich zuerst eine Gabe ARS. 30° und eine Gabe SULPH. 30°°, diese nach 8 Tagen zu nehmen, wonach sich bloß das Allgemeinbefinden besserte, im Wesentlichen aber keine Veränderung zu bemerken war.[ACS 17 (1839) 3, 15]

An obigem Tage gab ich zuvörderst eine Dosis PSOR. 30°°, welche etwas Ausschlag und damit Besserung brachte, welche aber nicht Stand hielt. Vierzehn Tage später war sie wieder da mit ihren alten Leiden, und ich gab nun eine Gabe SULPH. 60°°° und eine Gabe CALC. 30°°, diese 8 Tage später zu nehmen, worauf in Zeit von fünf Wochen sich sämmtliche Beschwerden verloren, und die Frau bis wenigstens vor etwa 14 Tagen, wo eine Nachbarin bei mir war, ganz gesund blieb.[ACS 17 (1839) 3, 17]

Die sogleich gereichte Gabe PULS. 30°° nahm das Zahnweh, nebst den Kopf- und Ohrenschmerzen sofort dauerhaft fort, aber nach 14 Tagen, wo sie wieder vorkam, war das Uebrige unverändert, nur mit dem Unterschiede, daß sie sich jetzt im Ganzen morgens am unwohlsten fühlte. Ich reichte daher nun eine Gabe SULPH. 30°° und, acht Tage darauf zu nehmen, eine Gabe CALC. 30°°, welche den Rest dauerhaft fornahm, so daß weiter nichts mehr nöthig war.[ACS 17 (1839) 3, 17-18]

Am 13. Juni 1836 zuvörderst eine Gabe PULS. 30°°, wonach der Stuhl geregelt und natürlich wurde und der Frühschweiß aufhörte, übrigens das Hauptleiden unverändert blieb. – Am 22. Juni eine Gabe SULPH. 60°° und vier Tage darauf eine Gabe CALC. 30°°, welche bis Ende des folgenden Monats alle Beschwerden dauerhaft getilgt hatte.[ACS 17 (1839) 3, 18-19]

Am 12. März 1836 reichte ich ihr eine Gabe PULS. 30°°, wonach sehr bedeutende Besserung eintrat, welche aber nur bis Ende dieses Monats anhielt, wo ungeachtet der stets befolgten hom. Diät die alten Leiden wiederkehrten und von Tage zu Tage sich wieder erhöheten. Auch die Regel wollte nicht wieder erscheinen. Am 8. April 1836 griff ich daher zu antipsorischen Mitteln und gab der Patientin eine Gabe SULPH. 30°° und acht Tage darauf eine Gabe CAUST. 30°°.[ACS 17 (1839) 3, 20-21]

Da sonst nichts regelwidriges zu erfahren war, schickte ich derselben eine Gabe RHUS -T. 30°°, welche auch in der That Besserung brachte, aber das Uebel nicht ganz tilgte. Nach 14 Tagen verlangte sie daher wieder durch einen Boten fernere Arznei und bemerkte auf einem Zettel, daß ihre Periode viel zu stark sei, mit Weißfluß vor und nach derselben, daß sie leicht schwitzte und den ganzen Tag kaltes WASSER trinken müsse, um den Durst zu löschen. Ich sendete ihr daher nun eine Gabe SULPH. 30°° und eine Gabe CALC. 30°°, diese acht Tage später zu nehmen, worauf die Kreuzschmerzen zusammt den übrigen Symptomen, in 3 Wochen dauerhaft verschwanden.[ACS 17 (1839) 3, 22]

Am 28. Febr. 1837 [...] sendete ich der Entfernten zuvörderst drei Mittel, 1. PSOR. 30°°, 2. ARS. 30° und 3. SULPH. 60°°°, alle 14 Tage eins in dieser Reihenfolge zu nehmen.[ACS 17 (1839) 3, 25]

Am 1. April 1838 erhielt sie eine Gabe PSOR. 30°° und 14 Tage darauf eine Gabe SULPH. 30°°, welche im Wesentlichen nicht viel besserten, aber den unterdrückten Ausschlag wieder zum Vorschein brachten, der nach Kratzen brannte und schründete.[ACS 17 (1839) 3,30-31]

ARS. und SULPH., jedes zu einer kleinsten Gabe, stellten sie in 8 Tagen wieder her, und von der früheren Fallsucht kam nichts zum Vorschein.[ACS 17 (1839) 3,54-55]

Verifikationen und klinische Symptome

Dagegen gab ich am 28. Juli: 1. PSOR. 30°°, 2. SULPH. 30°° und 3. SULPH. 0°°, alle 14 Tage ein Pulver zu nehmen, worauf auch dieser bis Anfangs Sept. geheilt war, und dem Mädchen seitdem nichts mehr fehlt.[ACS 17 (1839) 3,54]

[...] was ebenfalls in wenigen Tagen durch eine Gabe PULS. 200°° und eine Gabe SULPH. 200° geheilt wurde.[Vol. 81, S.196; AHZ 48 (1854) 53]

Es schien also nun, daß die Lähmung lediglich im Hufe ihren Sitz hatte und ich gab deshalb am 3. Sept. ARS. 200°°° mit entschiedener, aber doch nicht dauerhafter Besserung, weshalb ich dasselbe Mittel in gleicher Dosis am 17. und 24. wiederholte, und als sich nun weiter nicht die mindeste Spur des alten Uebels wahrnehmen ließ, beschloß ich am 1. Oct. 1849 die Kur mit einer Gabe SULPH. 200°°°, – diese, sowie alle früheren Arzneien in der bei 1 [AHZ 38 (1850) 361] angegebenen Weise in WASSER aufgelöst. Seitdem ist das Pferd ganz wohl, wie ich dies noch vor wenigen Tagen aus dem Munde des Eigenthümers selbst erfuhr, welcher billig genug ist, den kleinen Pülverchen, deren noch weit kleinern arzneilichen Inhalt er nicht einmal ahnt, seine volle Anerkennung zu schenken.[AHZ 38 (1850) 363]

[...] SPONG. 30°, und bis zum 9. Juli war der K r o p f v e r s c h w u n d e n, aber die wechselnde Verstopfung mit Durchfall wiedergekehrt, welche nun nach zweien Gaben SULPH. zu 60°° und 30°° in 8 Tagen ebenfalls beseitigt war, ohne daß der Kropf wieder erschien.[ACS 18 (1840) 2, 5]

[S]o gab ich zuerst eine Gabe TINEIN. 30°°, wovon ich das Präparat von Hn. *Lux* erhalten hatte. Der Erfolg war in der That sehr groß. Schon nach wenigen Tagen zeigte sich hier und da auf dem Haarkopfe NÄSSENDER Ausschlag und mit dem Erscheinen desselben nahmen nicht nur sämmtliche Krankheitszeichen ab, sondern auch dieser vertrocknete allmählig, ohne daß die letztern sich wieder verschlimmerten. Am 12. Aug. [1835] erhielt die Kranke daher blos ein Pülverchen Sacch-lact. und als 14 Tage später der Kopfausschlag ganz abgeheilt, die früheren hysterischen Leiden spurlos verschwunden waren und sich in den letzten Tagen nur ein Jucken in der Haut mit einigen feinen Blütchen, besonders über den Hüften eingestellt hatte, gab ich noch eine Gabe SULPH. 30°°, wonach die Frau ganz gesund wurde und es bis heute blieb.[ACS 18 (1840) 2, 21-22]

Er erhielt sogleich BRY. 30°°. Am 27. Juli [1835] fühlte er sich schon viel besser und erhielt eine Gabe SULPH. 60°°, welche ungemein wohlthätig wirkte.[ACS 18 (1840) 2, 30-31]

Ich gab sogleich eine Gabe PSOR. 30°°, wonach das Fieber schon nach einigen Tagen verschwunden war. Am 5. Aug. war noch trockner Husten da, am meisten gegen Abend, und während desselben entging ihr der Urin unwillkührlich, deshalb eine Gabe SULPH. 30°°.[ACS 18 (1840) 2, 31]

Nur wegen seltenen, besonders gegen Abend noch eintretenden Kriebelns, verbunden mit einer Art von vorübergehender Gefühllosigkeit in den Fusssohlen gab ich am 20. April [1858] noch eine Gabe ALUMIN. 200., am 28. April eine Gabe PULS. 200., und endlich am 7. Mai eine Gabe SULPH. 200.[AHZ 57 (1858) 1, 13]

[...] Man übersandte ihm ALUM. in der 2000. Potenz, einzunehemen wie bisher. – Am 12. Sept. erschien der Kranke wieder selbst und hatte durchaus nichts zu beklagen. Er hatte die g e s a m t e S t r e c k e (von 8 Wegstunden) zu Fuß ohne bedeutende Ermüdungserscheinungen zurückgelegt, und hegte die Absicht noch am selbigen Tage etwa die Hälfte des Rückweges zu bewältigen. Alle oben aufgezählten vormaligen schweren Symptome waren vollständig verschwunden. – Das Rückgrat, der Rücken und die Beine waren schmerzfrei und kräftig, wie vormals; die Sprache war flüssig und das Reden weder ermüdend noch anstrengend. In der Dunkelheit konnte er sich mit gleicher Sicherheit wie früher bewegen. Er präsentierte sich mir, kurzum, als ein völlig gesunder Mensch. – Unter diesen Umständen war es vielleicht unnötig, weiteres zu unternehmen, doch veranlaßten die speziellen Eigentümlichkeiten dieses Leidens [...] den Doktor dazu, dem Kranken noch eine Dosis SULPH. in der 200. Potenz zu geben, verbunden mit der Empfehlung, noch für einige Zeit die verschriebene Diät einzuhalten.[KMSS 48-49]

Am 18. Apr. [1841] erhielt sie Nro. 1 NUX-V. 30°°, Nro. 2 SULPH. 30°° und Nro. 3 CALC. 30°°. Nur durch Nachbarn erfuhr ich zwei Monate später, daß ihr Uebel vollständig gehoben sei.[ACS 19 (1842) 3,60]

Am 18. Apr. [1841] übersendete ich ihm, nebst der erforderlichen Weisung in Betreff der Diät, vier Pulverchen, Nro. 1 PSOR. 30°°, Nro. 2 und 4 SULPH. 30°°, Nro. 3 MERC. 30°°, um davon alle 8 Tage der Nummer nach ein Pulver zu nehmen.[ACS 19 (1842) 3, 60]

Am 18. Apr. [1841] reichte ich ihm drei Pulver, Nro. 1 NUX-V. 30°°, Nro. 2 SULPH. 30°° und Nro. 3 CALC. 30°°, und habe seitdem nichts wieder von ihm gehört, als von seinen Nachbarn die Aussage, daß es ihm ganz gut gehe.[ACS 19 (1842) 3, 62]

Am 19. Apr. [1841] erhielt er von mir vier Pulver, Nro. 1 und 3 NUX-V. 30°°, Nro. 2 RHUS-T. 30°°, und Nro. 4 SULPH., 30°°°, um alle 5 Tage eines zu nehmen.[ACS 19 (1842) 3, 63]

Am 19. Apr. [1841] gab ich für das Kind fünf Pulver, Nro. 1 und 2 IP. 30°°°°°, Nro. 3 ARS. 30°, Nro. 4 NUX-V. 30°°° und Nro. 5 SULPH. 60°°, wovon alle 24 Stunden ein Pulver zu geben.[ACS 19 (1842) 3, 65]

Folgemittel von Sulphur: Bell., Calc., Caust., Dros., Graph., Kali-c., Merc., Nat-m., Psor., Puls., Sep., Sil.

Oefterer ist der Gebrauch der KALKERDE nach Anwendung des SCHWEFELS dienlich, und wenn die Pupillen sehr zur Erweiterung geneigt sind.[CK 2, 312]

Dros. – (Oft nach SULPH.)[KMS 527]

Es ist dies aber eine Folge der von dem Beginne meiner Praxis an durchgängig und auf's entschiedenste gemachten Erfahrungen, wonach in chronischen (psorischen) Krankheiten, wenn sonst die Symptome nicht wiedersprechen und der SCHWEFEL nicht schon gemißbraucht ist, dieses Heilmittel die wohlthätige Wirkung der spätern antipsorischen Arzneien und namentlich des KALKS, eben so befördert, als der STURMHUT in akuten entzündlichen Krankheiten.[KMS 121]

Eine am 6. März 1863 gereichte Gabe SULPH. 60°°, und 8 Tage darauf eine Gabe CALC. 30° nahm binnen 3 Wochen alles fort, ohne bis heute wiederzukehren.[ACS 17 (1838)1, 5-6]

(Die Augenlider blieben fortwährend gut, und nur 2 Jahre später zeigte sich Kyphosis, welche in 3 Monaten durch SULPH., CALC. und SIL.,von jedem eine Gabe 30°°, ebenfalls geheilt wurde).[ACS 17 (1838) 1, 15]

Die am 17. Aug.1835 gereichte PULS. besserte gar nichts. Daher nach 3 Tagen, nach vorgängigem Riechen an SULPH. 30., eine Gabe CAUST. 30°°, welche den gerade anwesenden Anfall heftigerer Art in wenigen Stunden beseitigte und bis jetzt die Wiederkehr verhütet hat.[ACS 17 (1838) 1, 43]

Am 28. März 1836 erhielt er von mir eine Gabe SULPH. 60°° und 5 Tage darauf eine Gabe CALC. 30°°, welche alles dauerhaft tilgte.[ACS 17 (1838) 1, 51]

Ich reichte ihr am 5. März 1836 eine Gabe SULPH. 30°° und, 8 Tage später zu nehmen, eine Gabe CAUST. 30°°, worauf alles Krankhafte dauerhaft verschwand.[ACS 17 (1838) 1, 52]

Am 31. Okt. 1835 gab ich ihr eine Gabe SULPH. 30°° und 8 Tage darauf eine Gabe CALC. 30°°, welche in wenigen Tagen alle Beschwerden so vollkommen beseitigten, daß ich das Kind, welches ich ein Jahr später zufällig wiedersah, nicht wieder erkannte. Sie ist bis heute gesund geblieben.[ACS 17 (1838) 1, 56-57]

Am 27. Dec. 1835 gab ich eine Gabe SULPH. 60°° und eine Gabe CALC. 30°°, diese 8 Tage später zu nehmen, und weiter war nichts zu seiner vollständigen und dauerhaften Herstellung erforderlich.[ACS 17 (1838) 1, 58]

Am 7. Aug. 1836 eine Gabe SULPH. 60°° und 8 Tage später eine Gabe CALC. 30°° beseitigten beides dauerhaft.[ACS 17 (1838) 1, 58]

Am 4. April 1836 zwei Gaben SULPH., die erste zu 60°°, die zweite 8 Tage später zu nehmen, zu 30°°, brachte den Ausschlag in geringem Grade wieder hervor, aber der Mastdarmvorfall blieb unverändert. Am 1. May 1836 eine Gabe CALC. 30°°, hob beide Uebel dauerhaft in nicht völlig 3 Wochen.[ACS 17 (1838) 1, 58-59]

Am 31. März 1836 erhielt er zuerst eine Gabe SEP. 30°° mit einigem, aber nicht dauernden Erfolge. Auf SULPH. 60°°, welches er am 1. May erhielt, besserten sich die Harnbeschwerden, aber es erschien ein grauweißer Durchfall, wogegen er am 21. May eine Gabe MERC. 30°° erhielt, wonach der Stuhl wieder natürlich wurde, aber die Harnbeschwerden wieder eintraten. Am 27. May, eine Gabe CALC. 30°°, beseitigte in 3 Wochen alle Beschwerden dauerhaft.[ACS 17 (1838) 1, 59-60]

Am 8. Febr. 1836 erhielt das Kind zuerst SULPH. 30°°, wonach ein allgemeiner Ausschlag hervorkam, ohne sonst etwas zu bessern. Am 28. Febr. 1836 eine Gabe CALC. 30°° beseitigte alles in 3 Wochen, und zwar zuerst die Geschwürigkeit der Schaamlefzen. Seitdem ist das Kind gesund geblieben.[ACS 17 (1838) 1, 61-62]

Ich gab nun eine Gabe SULPH. 60°° und 8 Tage später eine Gabe CALC. 30°°, worauf in 3 Wochen alle Beschwerden dauerhaft gewichen waren.[ACS 17 (1838) 1, 64]

Am 25. Jan. erhielt sie von mir eine Gabe SULPH. 30°° und 8 Tage später, als gerade die Periode, die wieder eben so langegedauert, aufgehört hatte, eine Gabe CALC. 30°°, worauf sich beiderlei Beschwerden dauerhaft verloren.[ACS 17 (1838) 1, 64-65]

Eine am 16. April 1836 gereichte Gabe SULPH. 30°° brachte im Wesentlichen keine Besserung hervor, nur verlor sich darauf der faule Geschmack. Am 5. Mai 1836 gab ich eine Gabe CALC. 30°°, worauf schon in 8 Tagen die Periode sich wieder zeigte und nach 5 Wochen alle Beschwerden dauerhaft gewichen waren.[ACS 17 (1838) 1, 65-66]

[I]ch gab ihr daher eine Gabe SULPH. 30° und eine Gabe CALC. 30°°, letztere 8 Tage später zu nehmen, welches zur Folge hatte, daß nach 14 Tagen die Periode eintrat, der Verdacht der Eltern verschwand und das Mädchen seitdem ganz gesund blieb.[ACS 17 (1838) 1, 66]

Am 10. Febr. 1836 erhielt sie von mir eine Gabe SULPH. 30°° und 14 Tage später eine Gabe CALC. 30°°, wonach bis gegen Ende März sämmtliche Beschwerden in dem Maaße abgenommen hatten, daß Patientin, um den KAFFEE nicht länger entbehren zu müssen, vorerst aufzuhören versuchte, mit dem Vorbehalt jedoch, sich wieder zu melden, sobald die Beschwerden wieder zunähmen, was aber bis heute nicht geschehen ist.[ACS 17 (1839) 3, 3]

Verifikationen und klinische Symptome

Daher säumte ich nicht, am 4. Okt. eine Gabe SULPH. 60°° und 5 Tage später eine Gabe CALC. 30°° zu reichen, welche letztere bis zum 4. Dez. alles, bis auf etwas Durst und schnell vergehenden Appetit beim Essen, tilgte, so daß zur Fortschaffung dieses letzten Restes nur noch eine Gabe LYC. 30°° nöthig war. Seit der Zeit hat sich die *C. L.* beständig des besten Wohlseins erfreut.[ACS 17 (1839) 3, 3-4]

Ich reichte nun eine Gabe SULPH. 30°° und 8 Tage darauf eine Gabe CALC. 30°° welche bis Ende April völlige und dauerhafte Genesung brachte, so daß weiter keine Arznei erforderlich war.[ACS 17 (1839) 3, 6]

G. v. d. L [...] Mutter mehrer gesunder Kinder, suchte am 28. Febr. 1836 bei mir Hülfe gegen chronische Entzündung der Augen, mit Röthe der Augäpfel und Stechen und Jucken darin, bei großer LICHTSCHEU, wovon sie durch eine Gabe SULPH. 60°° und 48 Stunden später eine Gabe BELL. 30°° in 6 Tagen befreit war. Sie kam nun, nach so erfreulichem Erfolge, nach 8 Tagen wieder,und bat mich, sie von ihrem, schon lange bestandenen H u s t e n auch zu befreien. Dieser trat am heftigsten früh auf, mir geringem Auswurfe salzigen Geschmacks und begleitet von WÄSSERIGEM Erbrechen. Eine einzige Gabe CALC. 30°° nahm auch diese Beschwerden in Zeit von 3 Wochen völlig und dauerhaft fort.[ACS 17 (1839) 3, 5-6]

Ich gab nun zuerst eine Gabe SULPH. 30°° sogleich, und dann alle 14 Tage eine Gabe CALC. – PHOS. – CALC., jede zu 30°°, worauf bis gegen Ende Aug. obige Beschwerden, bis auf die (wohl unheilbare) Schwachsinnigkeit, sämmtlich gewichen waren und in Betreff seines körperlichen Befindens dem Patienten nichts zu wünschen übrig blieb.[ACS 17 (1839) 3, 6-7]

Am 10. März 1836 erhielt er von mir eine Gabe NUX-V. 30°°, welche wenig besserte. Acht Tage darauf eine Gabe SULPH. 30°°, und wieder 8 Tage später eine Gabe CALC. 30°°, welche letztere schon am dritten Tage begann auffallende Besserung zu zeigen und allmählig in dieser einzigen Gabe, bei pflichtmäßiger Diät, bis gegen Ende April alle Beschwerden dauerhaft getilgt hatte, so daß weiter keine Arznei nöthig war.[ACS 17 (1839) 3, 7-8]

Er erhielt sogleich von mir eine Gabe SULPH. 30°° und eine Gabe CALC. 30°°, letztere nach 14 Tagen zu nehmen, worauf sich alle Beschwerden, auch die Engbrüstigkeit und die periodische Geschwulst der Unterkieferdrüsen, so vollständig verloren, daß ihm bis heute nichts mehr fehlt.[ACS 17 (1839) 3, 8-9]

[I]ch schickte ihr an demselben Tage eine Gabe SULPH. 30°° und eine Gabe CALC. 30°°, letztere 14 Tage nach der ersten zu nehmen und mir nach vier Wochen weitere Nachricht zu geben. Es verflossen aber über zwei Monate, bevor ich diese erhielt, wo sie sich ganz hergestellt fühlte und es, ohne weitere Arznei, geblieben ist.[ACS 17 (1839) 3, 9-10]

In Betracht, daß sie weit von mir entfernt wohnte, erhielt sie am 11. Juni 1836 eine Gabe SULPH. 30°°, eine Gabe CALC. 30°°, und eine Gabe LYC. 30°°, alle vierzehn Tage in dieser Reihe ein Pulver zu nehmen, wenn es sich aber nach dem zweiten Pulver (CALC.) bedeutend besserte, das dritte nicht eher zu nehmen, bis keine Besserung weiter erfolgte, und mir dann zuvor Nachricht zu geben. Nach sechs Wochen erhielt ich Nachricht, welche meine Erwartung übertraf, denn sie war ganz gesund geworden, und weil nichts Krankhaftes mehr aufzufinden war, wurde LYC. nicht genommen und auch später nichts mehr nöthig.[ACS 17 (1839) 3, 10-11]

Am 4. Dec. 1836 reichte ich zuerst eine Gabe ARS. 30° und eine Gabe SULPH. 30°°, diese nach 8 Tagen zu nehmen, wonach sich bloß das Allgemeinbefinden besserte, im Wesentlichen aber keine Veränderung zu bemerken war. Am 4. Jan. 1837, gab ich eine Gabe CALC. 30°° und eine Gabe LYC. 30°°, alle 14 Tage eine zu nehmen, wonach sehr auffallende Besserung erfolgte, so daß am 6. Febr. der Hals weniger schief und weit beweglicher geworden war.[ACS 17 (1839) 3, 15]

[I]ch gab nun eine Gabe SULPH. 60°°° und eine Gabe CALC. 30°°, diese 8 Tage später zu nehmen, worauf in Zeit von fünf Wochen sich sämmtliche Beschwerden verloren, und die Frau bis wenigstens vor etwa 14 Tagen, wo eine Nachbarin bei mir war, ganz gesund blieb.[ACS 17 (1839) 3, 17]

Ich reichte daher nun eine Gabe SULPH. 30°° und, acht Tage darauf zu nehmen, eine Gabe CALC. 30°°, welche den Rest dauerhaft fornahm, so daß weiter nichts mehr nöthig war.[ACS 17 (1839) 3, 17-18]

Am 22. Juni eine Gabe SULPH. 60°° und vier Tage darauf eine Gabe CALC. 30°°, welche bis Ende des folgenden Monats alle Beschwerden dauerhaft getilgt hatte.[ACS 17 (1839) 3, 18-19]

Ich gab ihr sogleich eine Gabe SULPH. 30°° und 8 Tage später eine zweite Gabe SULPH. 0°°, welche beide im Wesentlichen nichts besserten. Am 15. Sept. eine Gabe CALC. 30°°, welche so wohlthätig wirkte, daß bis Ende Oct. alle obige Beschwerden verschwunden waren und Patientin bis jetzt gesund blieb.[ACS 17 (1839) 3, 18]

Am 22. Mai erhielt nun die Kranke eine Gabe SULPH. 30°° und acht Tage darauf eine Gabe CALC. 30°°, worauf die Beschwerden dauerhaft wichen und s e l b s t d i e ü b e r m ä ß i g e K o r p u l e n z b e d e u t e n d a b n a h m . Sie fühlt sich bis jetzt so wohl, daß sie seitdem nichts Arzneiliches weiter genommen hat.[ACS 17 (1839) 3, 19]

Ich ließ versuchsweise an PULS. riechen, und da sich kein Zeichen ergab, daß davon etwas zu hoffen war, gab ich sogleich SULPH. 60°° und 48 Stunden darauf CALC. 30°°, wonach schon nach einigen Ta-

Verifikationen und klinische Symptome

Verifikationen und klinische Symptome

gen sich MILCH einstellte, welche bis zum zehnten Tage sich so vermehrt hatte, daß sie das Kind nicht mehr zu füttern brauchte, und auch die übrigen Beschwerden, ohne sonstige Arznei oder Wiederholung der Gabe, sich allmählig verloren.[ACS 17 (1839) 3, 19-20]

Am 8. April 1836 griff ich daher zu antipsorischen Mitteln und gab der Patientin eine Gabe SULPH. 30°° und acht Tage darauf eine Gabe CAUST. 30°°.[ACS 17 (1839) 3, 20-21]

Ich sendete ihr daher nun eine Gabe SULPH. 30°° und eine Gabe CALC. 30°°, diese acht Tage später zu nehmen, worauf die Kreuzschmerzen zusammt den übrigen Symptomen, in 3 Wochen dauerhaft verschwanden.[ACS 17 (1839) 3, 22]

Am 10. Sept. 1836, wo sie bei mir war, gab ich eine Gabe SULPH. 60°° und eine Gabe CALC. 30°°, letztere nach 5 Tagen zu nehmen, worauf das Kriebeln und das Gefühl von Taubheit sich bald völlig verlor.[ACS 17 (1839) 3,29-30]

Am 17. Jan. 1836, 1. SULPH. 30° und 8 Tage darauf 2. BELL. 30°°. bewirkten nur, daß erst am 21. Febr. darauf ein Anfall wiederkam. Ich reichte nun eine Gabe CALC. 30°°, womit das ganze Leiden dauerhaft gehoben war.[ACS 17 (1839) 3,45]

Am 24. März 1836 gab ich ihr eine Gabe SULPH. 30°°, welche nur das Allgemeinbefinden besserte und die Periode zum Vorschein brachte, und 3 Wochen später eine Gabe CALC. 30°°, wonach sie, ohne weitere Arznei in 3 Wochen geheilt war und bis jetzt ganz gesund blieb.[ACS 17 (1839) 3,47]

Am 31. März 1838 erhielt sie SULPH. 30°° und 8 Tage darauf CALC. 30°°, worauf sie nach 3 Wochen von ihren sämmtlichen Beschwerden dauerhaft geheilt war.[ACS 17 (1839) 3,53-54]

Am 29. Febr. 1836 SULPH. 60°° und 5 Tage darauf CALC. 30°° hoben in 14 Tagen das Leiden ganz und dauerhaft, ohne daß die Augen wieder schlimmer wurden.[ACS 17 (1839) 3,61]

Am 22. Juni 1836 erhielt er eine Gabe SULPH. 60°° und 5 Tage darauf eine Gabe CALC. 30°°, worauf nach 3 Wochen sämmtliche Leiden gehoben waren, und er sich seitdem wohlbefindet.[ACS 17 (1839) 3,61-62]

Am 9. Aug. 1836 eine Gabe SULPH. 60°° und 5 Tage darauf eine Gabe CALC. 30°° waren hinreichend, dieses Leiden in 14 Tagen dauerhaft zu heben.[ACS 17 (1839) 3,62]

Am 8. März 1836 erhielt er eine Gabe SULPH. 30°° und 8 Tage darauf eine Gabe CAUST. 30°°.[ACS 17 (1839) 3,63]

[I]ch gab am 4. Febr. 1836 eine Gabe SULPH. 30°°, wonach sogleich die Konvulsionen aufhörten, und am 11. Febr. CALC. 30°°, wonach in 14 Tagen die Geschwüre geheilt und die rothen, juckenden Flecke verschwunden waren.[ACS 17 (1839) 3,64]

[I]ch ihm eine Gabe SULPH. 30°°, eine Gabe CALC. 30°°, und zwei Pulver SACCH.LACT., um in dieser Reihenfolge alle 14 Tage eins zu nehmen.[ACS 17 (1839) 3,65]

Am 24. Dec. 1835 erhielt er eine Dosis SULPH. 30°° und 14 Tage später eine Gabe PSOR. 30°°, wonach der Ausschlag wieder in der frühern Stärke erschien und das Jucken zu dem frühern Maaße zurückgeführt wurde.[ACS 17 (1839) 3,68]

Dieses Mittel [CALC.] ist selten während des wahren Keuchhustens angezeigt, um so häufiger aber gegen die oft nachfolgenden Beschwerden, besonders da, wo IP., BELL., oder SULPH. angezeigt war.[KEU 12]

Was das schiefe Mädchen angeht, so würde ich nie zu Maschinen rathen, die so viel ich sie kenne, gar weit davon entfernt sind, ihre Absicht zu erreichen, daß sie im Gegentheile weit mehr schaden, und da überdem diese der Skoliosis zu Grunde liegende Knochenweiche eine rein psorische Krankheit ist, so geben Sie am besten nach Tinct. Sulph.°,°°,°°° erst CALC., dann PH-AC., dann BAR-C. und PHOS. und SIL., wobei sie in freier LUFT zu Fuße ergehen und mehrmals täglich mit beiden Händen an einen hohen horizontal befestigten Stab anhängen, einige Minuten hin- und herschwanken und so baumeln soll. Daß sie KAFFEE, THEE und GEWÄCHSSÄURE vermeide, werden Sie wohl anbefehlen. Mit MESMERISCHEN Händen die gekrümmten Theile bestreichen, hat oft a l l e i n geholfen und man sollte es wenigstens zu Hülfe nehmen. Leben Sie recht wohl und behalten Sie lieb
Ihren S. Hahnemann. C ö t h e n , den 23. September 1831.[Gerstel, AHZ 53 (1856) 14, S. 107]

P a n a r i t i u m : SULPH. und SIL., vier Tage Abstand.[LWB 183]

Ich gab ihm sogleich 1. SULPH.°°°, 2. SEP.°°°, 3. ARS.°°° jedes zu 200, um jedes Pulver in einem halben Quart WASSER mittelst tüchtigen Schüttelns aufzulösen und jedem Ferkel davon einen Eßlöffel voll zu geben, und zwar von Nr. 1 sogleich, von Nr. 2 und nach 6 Stunden und eben so lange darauf von Nr. 3. Als der Mann zu Hause kam, war eins der Ferkel schon krepirt, mit den übrigen machte er es genau nach meiner Vorschrift, und am folgenden Tage waren diese alle sieben völlig genesen.[AHZ 38 (1850)365]

1, SULPH. 6000, 2 bis 4 §. Ein Pulver zur Einnahme jeden achten Tag. – 26. Mai. Besserung, aber weniger deutlich, als beim letzten Mal. 1, CALC. 2000; 2 bis 4, §. Ein Pulver zur Einnahme jeden achten Tag. – 7. Juli. Weiterhin beträchtliche Besserung.[Vol. 78, S.153; KMSS 30-31]

29. März, 1851. 1, SULPH. 2000; 2, PSOR. 2000; 3, SULPH. 4000; 4, §. Je ein Pulver zur Einnahme jeden fünften Tag. – 26. April. Beträchtliche Besserung aller Symptome. 1, CALC. 2000; 2 bis 4, §. Ein Pulver

zur Einnahme jeden fünften Tag.[Vol. 78, S.174; KMSS 31]

1, SULPH. 2000; 2 bis 4, §; 3, PULS. 200. Diese Arzneimittel reichten aus, um alle Symptome der Krankheit zu bekämpfen, und seine Gesundheit ist nunmehr besser als es jemals zuvor der Fall war.[Vol. 78, S. 230; KMSS 35]

Ich habe weiter nichts hinzuzufügen, als daß eine Dosis CALC., in der 200. Potenz, verschrieben am 24. Okt., die alten Magenbeschwerden und das Herzklopfen zu besiegen vermochte, und daß die vollständige Heilung dieser chronischen Krankheit durch die Verabreichung von zwei Medikamenten, jeweils in einer Hochpotenz und in einer einzigen Dosis, erreicht werden konnte.[Vol. 102, S. 70; KMSS 56]

Gegen diese Form [des Keuchhustens] bewährte sich zuerst eine Dosis SULPH., welche ich jedesmal zu 60°° reichte, und nach 48 Stunden DROS. 30°°, worauf dann die Besserung eben so schnell erfolgte.[ACS 18 (1840) 2, 14-15]

Am 5. Aug. war noch trockner Husten da, am meisten gegen Abend, und während desselben entging ihr der Urin unwillkührlich, deshalb eine Gabe SULPH. 30°°. Am 16. Aug. [1835] war das letztgenannte Symptom verschwunden und überhaupt schon sehr bedeutende Besserung eingetreten, aber der Husten war noch nicht ganz fort, und sie hatte dabei Kopfweh und ein Schneiden durch die Brust von oben nach unten. Dabei war sie etwas heiser, und hatte im Halse das Gefühl von einem Knollen. Ich gab nun eine Dosis NAT-M. 30°°, und hatte am 14. Sept. die Freude, diese Frau ganz geheilt vor mir zu sehen.[ACS 18 (1840) 2, 31-32]

Eine Gabe SULPH. 30°°, und 8 Tage darauf eine Gabe GRAPH. 30°° beseitigten in 3 Wochen dieses Uebel, und er blieb wieder wohl bis zum Februar 1837, wo ohne aufzufindende Ursache plötzlich wieder das Bettpissen eintrat, und die Nase anschwoll.[ACS 18 (1840) 2, 32]

[E]ine Dosis SULPH. 30°° und eine zweite, erst nach 12 Tagen zu nehmende Dosis KALI-C. 30°°. Der Erfolg war, daß seitdem beide Mädchen ganz wohl sind und für Bilder der Gesundheit gelten können.[ACS 19 (1842) 3, 42]

Am 18. Apr. [1841] zwei Gaben SULPH. 30°° und eine Zwischengabe MERC. 30°°, alle 5 Tage eins zu geben, mit dem Erfolge, daß der Husten fast ganz verschwunden, die Lähmung sichtbar und das Allgemeinbefinden, so wie der Appetit bedeutend gebessert waren. Als früher nicht mitgetheilte Zeichen erfuhr ich nun noch: Kopfschweiß und Nachtdurst. Am 8. Mai eine Gabe CALC. 30°°, wonach Ausschlag entstand, und bald nach dem Erscheinen desselben alle anderen Beschwerden sammt der Lähmung verschwanden.[ACS 19 (1842) 3, 53]

Am gedachten Tage (18. Apr. 1841) gab ich ihr vier Pulver, Nro. 1 und 3 SULPH. 30°°, Nro. 2 CAUST. 30°° und Nro. 4 SEP. 30°°, um alle 8 Tage davon eins zu nehmen.[ACS 19 (1842) 3, 55]

Am 18. Apr. [1841] erhielt sie Nro. 1 NUX-V. 30°°, Nro. 2 SULPH. 30°° und Nro. 3 CALC. 30°°. Nur durch Nachbarn erfuhr ich zwei Monate später, daß ihr Uebel vollständig gehoben sei.[ACS 19 (1842) 3, 60]

Am 18. Apr. [1841] erhielt er eine Gabe SULPH. 30°° und eine Gabe CALC. 30°°, um erstere sogleich, letztere acht Tage später zu nehmen.[ACS 19 (1842) 3, 61-62]

Am 18. Apr. [1841] reichte ich ihm drei Pulver, Nro. 1 NUX-V. 30°°, Nro. 2 SULPH. 30°° und Nro. 3 CALC. 30°°, und habe seitdem nichts wieder von ihm gehört, als von seinen Nachbarn die Aussage, daß es ihm ganz gut gehe.[ACS 19 (1842) 3, 62]

Am 1. Mai. [1841] Die Brust ist geheilt, aber die MILCH läuft von selbst heraus; Frost beim Aufstehen aus dem Bette, der Ausschlag noch da. An diesem Tage: Nro. 1 SULPH. 60°°, Nro. 2 und 4 SACCH. LACT., Nro. 3 CALC. 30°°, alle 5 Tage ein Pulver. [ACS 19 (1842) 3, 64]

Sulphur ist Wechselmittel mit: Calc., Ign.

Ich gab nun noch 2 Gaben SULPH. 30°° und 2 Gaben CALC. 30°° um abwecheInd von dem einen und dem andern alle 14 Tage ein Pulver zu nehmen, aber es war zur völligen Genesung nur 1 Gabe von jedem Mittel nöthig und die Zweite wurde gar nicht genommen.[ACS 17 (1838) 1, 23-24]

Indessen war in ihrem Benehmen und Wesen noch etwas, was auf stillen Verdruß zu deuten schien, und auf mein Befragen gestand sie, daß ihr Unwohlsein von Aerger mit Gram und innerm Verdrusse entstanden sei. Ich gab deshalb und weil die Beschwerden schon lange da gewesen, noch vier Pulver, nemlich Nro. 1 und 3 IGN. 30°°° und Nr. 2 und 4 SULPH. , alle 5 Tage eins zu nehmen, nach deren Gebrauch alles Krankhafte völlig getilgt war und sie bis jetzt ganz gesund blieb.[ACS 19 (1842) 3, 56]

Sulphur als Schutzmittel vor der Kuhpocken-Impfung

C. v. Bönninghausen brachte die Kuhpockenimpfung zur Sprache und fand darin, wie solche jetzt in der Regel zur Ausführung gebracht wird, die Hauptursache der zu unsern Zeiten in beunruhigender Weise überhand nehmenden, sogenannten scrophulösen Krankheiten. Die Anwesenden theilten überall die vorgetragenen Ansichten und versprachen diesem wichtigen Gegenstande eine besondere Aufmerksamkeit zu widmen, um im nächsten Jahre im Stande zu sein, der Sache weitere Folge zu geben. Bis-

Verifikationen und klinische Symptome

Verifikationen und klinische Symptome

her hatte es hier an Gelegenheit gefehlt, die Entdeckung des *v. B.* über die Heilkraft der THUJA bei den Menschenblattern, die sich in Frankreich bestätigt hat, zu erproben, und es dürfte erwartet werden, daß sich eine solche im Laufe des Jahres auch wohl bei uns darbieten werde. – Es dürfte hierbei erwähnenswerth sein, daß nach der Versicherung eines französischen Arztes (aus Lyon), welcher eben einige Tage bei dem Ref. zugebracht hat, außer den mit THUJA gemachten und günstig ausgefallenen Versuchen, solche auch mit SULPHUR v o r der Impfung gemacht seien, welche zu wiederholten Malen das Resultat gehabt, daß die Kuhpocke gar nicht angeschlagen sei, wenn einige Tage v o r h e r dem Kinde dieses Mittel gereicht worden.[AHZ 39 (1850) 346]

B. Sch. von H., ein Knäbchen von 2 1/2 Jahren, bekam nach den eingeimpften Kuhpocken, die sonst angeblich gut verlaufen waren, t ä g l i c h e Anfälle von heftigem F i e b e r, die früh eintraten, zwei bis zwei und eine halbe Stunde dauerten, und nun schon seit 8 Monaten keinem allopathischen Mittel auch nur im mindesten weichen wollten. Das Fieber gestaltet sich folgendermaßen: – es tritt sogleich Hitze ein, ohne vorgängigen Frost, mit starker Gesichtsröthe, viel Durst, besonders auf MILCH, heftigem Hunger und mit einem an Wahnsinn gränzenden Gemüthszustande voll Wuth und Eigensinn; nachher Schweiß, der sich auch die Nacht wiederholt. Dabei stest harter, aufgetriebener Unterleib und stete Verstopfung. – Am 1. Juli 1836 gab ich 2 Gaben CALC., jede zu 30°°, und eine Zwischengabe SULPH. 30°°, alle 8 Tage eine zu reichen. Schon nach den ersten Gaben trat sichtliche, bedeutende Besserung ein. Nach No. 2 (SULPH.) verschlimmerte sich das Uebel wieder; aber nach dem dritten Pulver verlor sich das Uebel in Zeit von 8 Tagen ganz, und seitdem ist der Knabe gesund und blühend.[ACS 17 (1839) 3,72]

Sulphur ist Zwischenmittel von: Arn., Ars., Bell., Bry., Calc., Caust., Cham., Dros., Kali-c., Merc., Nux-v., Puls., Sep., Sil.

Sie erhielt am 29. Okt. 1836 zwei Gaben CALC. 30°°, alle 14 Tage eine davon, und acht Tage nach der ersten Gabe SULPH. 60°° zu nehmen, wonach sie binnen 3 Wochen von ihren Beschwerden dauerhaft geheilt war.[ACS 17 (1838) 1, 10]

Am 11. März 1836 erhielt er zwei Gaben CAUST. 30°°, nebst einer Zwischengabe SULPH. 30°°, alle 4 Wochen eine zu nehmen. Als er am 20 Juni wieder zu mir kam, hatte sich das Sehen bedeutend verbessert, aber 14 Tage nach dem letzten Mittel hatte sich, wahrscheinlich in Folge eines großen Diätfehlers, in dem linken Auge Entzündung mit Hitze und Jucken eingestellt, wogegen SULPH. 60°° und BELL. 30°° mit schnellem, guten Erfolge gegeben wurde. Nun erhielt er nochmals CAUST. 30°° in zweien Gaben und dazwischen eine Gabe PULS. 30°°, wonach beide Augen vollkommen und dauerhaft geheilt waren.[ACS 17 (1838) 1, 29-30]

Ich gab ihr am 6. Juli 1835 zwei Gaben CALC. 30°° und eine Zwischengabe SULPH. 60°° um alle 3 Wochen eine davon zu nehmen. Es bedurfte weiter nichts und sie ist seitdem ganz gesund.[ACS 17 (1838) 1, 32]

Am 24. Nov. 1835 erhielt er zwei Gaben SULPH. 30°° und 0°°, wonach der Husten, die Aufblähung und die Schmerzen in den Ohren sich etwas minderten, die Stiche in den Schläfen und der Ausfluß aus den Ohren aber unverändert blieben. Am 20. Januar 1836 erhielt er CAUST. 30°°, wonach bedeutende Besserung eintrat, so daß am 1. März nur noch ganz schwacher Ausfluß da war. An diesem Tage eine Gabe SULPH. 60°° und acht Tage später CAUST. 30°° beseitigten nun alles dauerhaft.[ACS 17 (1838) 1, 37]

Er erhielt nun von mir zwei Gaben CAUST. 30°° und eine Zwischengabe SULPH. 60°°, alle Tage eine zu nehmen, wonach bis zum 15. November sämmtliche Beschwerden dauerhaft verschwanden.[ACS 17 (1839) 3, 2-3]

E. R. B. von L., ein Mann von 49 Jahren, etwas schwachsinnig von Jugend auf, und eben so lange an Schwerhörigkeit leidend, litt nun auch an einem chronischen N a c h t h u s t e n mit SAUREM Auswurfe. Da er selbst nicht da war, konnte nichts weiter ermittelt werden, als daß er sehr blonde Haare habe und von etwas aufgedunsener zum Schweiße geneigter Statur sei. Am 2. März 1835 übersendete ich ihm, der eine starke Tagesreise von hier entfernt wohnte, zwei Gaben CALC., jede zu 30°° und eine Zwischengabe PHOS. 30°°, alle 3 Wochen eine zu nehmen. Erst am 4. Juni erhielt ich wieder Nachricht, die aber so günstig war, daß meine, diesmal sehr bescheidenen Erwartungen sehr bedeutend übertroffen wurden. Der Husten war nemlich viel gemindert nun mit FAULEM Auswurfe, aber noch immer Morgens am meisten da. Beim Husten kollerte es im Magen. Die Schwerhörigkeit, welche ganz verschwunden gewesen, war wieder da, und nun mit Klopfen und Pochen vor den Ohren. Ich gab nun zuerst eine Gabe SULPH. 30°° sogleich, und dann alle 14 Tage eine Gabe CALC. – PHOS. – CALC., jede zu 30°°, worauf bis gegen Ende Aug. obige Beschwerden, bis auf die (wohl unheilbare) Schwachsinnigkeit, sämmtlich gewichen waren und in Betreff seines körperlichen Befindens dem Patienten nichts zu wünschen übrig blieb.[ACS 17 (1839) 3, 6-7]

Er erhielt an obigem Tage zwei Gaben CALC., jede zu 30°°, nebst einer Zwischengabe SULPH. 30°°, alle 14 Tage eine zu nehmen, wonach sich bis zum 27. Julius bis auf die, noch nicht ganz gehobene, wiewohl sehr verminderte Neigung zu Schweiß, alle Beschwerden verloren hatten, und eine Gabe LYC. 30°° hinreichte, auch diesen Rest dauerhaft zu tilgen.[ACS 17 (1839) 3, 9]

Sie erhielt sogleich eine Gabe SULPH. 30°° und acht Tage später eine Gabe CALC. 30°°, wonach bis zum 31. Okt. ganz ungemeine Besserung eingetreten war. Ich gab nun noch einmal eine Gabe SULPH. 0°° und vierzehn Tage darauf CALC. 30°°, worauf alles Krankhafte völlig verschwand und die Frau seitdem ganz gesund blieb.[ACS 17 (1839) 3, 11-12]

Wegen vieler Wechselwirkungen ist, ohne Zwischen-Mittel, (wozu sich vorzüglich SULPH. und VERAT. eignen), eine unmittelbare zweite Gabe von DROS. selten wohlthätig.[KEU 24]

Er erhielt dagegen von mir am 6. Jan. 1836 zwei Gaben PULS. 30°° und eine Zwischengabe SULPH. 60°, alle 24 Stunden eine zu nehmen, wonach in 4 Tagen Alles, auch die Schwerhörigkeit, gehoben war.[ACS 17 (1839) 3, 12-13]

Nach zweien, sogleich gereichten Gaben BRY., jede zu 30°°° und einer Zwischengabe SULPH. 30°° verloren sich die Stiche in den Armen und die Magenbeschwerden, mit Ausnahme des Heißhungers.[ACS 17 (1839) 3,32-33]

Sie erhielt zuerst am 29. August 1835 zwei Gaben BELL., jede zu 30°°, und eine Zwischengabe SULPH. 60°°, alle 5 Tage eine zu nehmen.[ACS 17 (1839) 3,43]

Sie erhielt nun 1. CALC. 30 °°, 2. SULPH. 30°° und 3. CALC. 30°°, alle 14 Tage ein Pulver zu nehmen, und seitdem ist sie wohl.[ACS 17 (1839) 3,43]

Am 21. März 1836 erhielt er 1. und 3. BELL. 30°° und 2. SULPH. 30°° (?), alle acht Tage ein Pulver zu nehmen.[ACS 17 (1839) 3,46]

Am 18. Oct. darauf zwei Gaben CALC., jede zu 30°°, und eine Zwischengabe SULPH. 30°°, wonach nur noch nur noch ein Anfall von besonderer Stärke sich zeigte, und dann keiner wieder, und auch alle Nebenbeschwerden verschwanden, so daß das Mädchen bis jetzt ganz gesund ist.[ACS 17 (1839) 3,52-53]

Am 15. April zwei Gaben ARS. 30°° und eine Zwischengabe SULPH. 30°° hatten auf die epileptischen Anfälle gar keinen Einfluß, bewirkten aber, daß er seitdem einen Abscheu gegen BRANNTWEIN bekam und sich nicht mehr im Trunke übernahm.[ACS 17 (1839) 3,56]

Am 24. Febr. 1836 erhielt er 2 Gaben CAUST., jede zu 30°°, und eine Zwischengabe SULPH. 30°°, alle 8 Tage eine zu nehmen, worauf er nach 5 Wochen vollkommen und dauerhaft geheilt war.[ACS 17 (1839) 3,62]

Am 29. Nov. 1935 erhielt sie zwei Gaben SIL., jede zu 30°°, und eine Zwischengabe SULPH. 30°°, alle 14 Tage ein Pulver zu nehmen.[ACS 17 (1839) 3,64]

Am 16. Sept. 1837 erhielt es 2 Gaben CALC. 30°° und eine Zwischengabe SULPH. 30°°, alle 8 Tage ein Pulver, wonach schon bedeutende Besserung sich zeigte.[ACS 17 (1839) 3,66]

Am 1. Juli 1836 gab ich 2 Gaben CALC., jede zu 30°°, und eine Zwischengabe SULPH. 30°°, alle 8 Tage eine zu reichen.[ACS 17 (1839) 3,72]

Er erhielt 2 Gaben CALC., jede zu 30°°, und eine Zwischengabe SULPH. 30°°.[ACS 17 (1839) 3,73]

Am 17. Febr. 1837 gab ich 3 Gaben NUX-V. 30°°, 12°°und 4°°, und nach der ersten eine Gabe SULPH. 30°°, um alle 3 Tage eine zu nehmen.[ACS 17 (1839) 3,74]

Am 14. Aug. 1852 gab ich ihm: 1 und 3. ARN. 200°°, 2. SULPH. 200°, 4. §., um davon, der Reihe nach, jedes Pulver in 6 Theelöffel voll WASSER aufzulösen, davon 3 Abende, jeden folgenden einen Theelöffel mehr, einzunehmen und 2 Abende darauf zu pausiren; äußerlich aber durchaus nichts anzuwenden.[Vol. 83, S.97; AHZ 48 (1854) 62]

1, SEP. 4000 (Jenichen); 2 bis 4 §. Zur Einnahme wie zuvor. – 16. April. Noch etwas Kreuzschmerzen und Kopfschmerzen nach jeglicher Anstrengung; in den letzten vier Tagen Schwitzen während des Schlafes. 1, SULPH. 400 (Jenichen); 2 bis 4 §. Zur Einnahme wie zuvor. – 5. Mai. Das Fieber, das sie letztes Jahr zu Beginn ihrer Krankheit hatte, trat gestern erneut auf. Nachts mit Durst und Kopfschmerzen; sie fühlt sich heute dennoch besser. 1, SEP. 6000; 2 bis 4 §. Zur Einnahme wie zuvor. – Vollständige Genesung. Sie fühlt sich wohler, als jemals zuvor in ihrem Leben.[Bd. 78, S.120; KMSS 24]

16. März, 1851. 1, KALI-C. 200; 2, SULPH. 200; 3, KALI-C. 200; 4, §. Je ein Pulver zur Einnahme jeden fünften Abend.[Vol. 80, S.138; KMSS 27]

18. April, 1851. 1 bis 3, PULS.; 2, SULPH., jeweils in der 200. Potenz, 4, §. Eine Dosis jeden fünften Abend. – 9. Mai. Beträchtliche Besserung; der Junge ist kaum wiederzuerkennen. 1, SULPH. 2000; 2 bis 4, §; 3, PULS. 200.[Vol. 78, S. 230; KMSS 35]

Jedes dieser Kinder erhielt am 17. April zwei Gaben PULS. 30°° und eine Zwischengabe SULPH. 30°°, um alle 5 Tage eins zu nehmen.[ACS 19 (1842) 3, 42]

Ich gab am genannten Tage sogleich eine Gabe CHAM. 30°°° auf die Zunge, und hinterließ noch zwei Pulver, nemlich Nro. 1 SULPH. 60°° und Nr. 2 CHAM. 30°°°, um dem Kinde diese Mittel in Zwischenräu-

Verifikationen und klinische Symptome

men von je 3 Tagen zu reichen.[ACS 19 (1842) 3, 44]

[...] zwei Gaben MERC. 30°° und einer Zwischengabe SULPH. 60°° bis zum 11. Sept. [1841] gänzlich gehoben war.[ACS 19 (1842) 3, 45]

Ich reichte nun zwei Gaben PULS. 30°° und eine Zwischengabe SULPH. 60°°, alle zwei Tage ein Pulver, wonach die Besserung bedeutend fortzuschreiten schien und das Erbrechen ganz aufhörte. Am 2. Mai 2 Gaben SULPH. 30°° und eine Zwischengabe PULS. 30°°, alle 3 Tage ein Pulver, ebenfalls mit günstigem Erfolge.[ACS 19 (1842) 3, 49]

Am 18. Apr. [1841] erhielt er zwei Gaben PULS. 30°°, nebst einer Zwischengabe SULPH. 30°°, welche, in Zwischenräumen von je fünf Tagen genommen.[ACS 19 (1841) 3, 55]

Die letzten Tage zwei Gaben ARS. 30°° und eine Zwischengabe SULPH. 60°°, wieder alle 8 Tage ein Pulver zu nehmen. Am 4. Juli [1841] lautete nun die Nachricht besser.[ACS 19 (1842) 3, 60-61]

Zwischenmittel bei chronischen Krankheiten

OPIUM (X° R.) bei nervöser Unreizbarkeit und mangelnder Reaction der Lebenskraft. (Hier auch zuweilen CARB-V. X° R., LAUR. X° R., MOSCH. X° R., NIT-AC. X° R., oder SULPH. X° R.)[SRA]

Zwischenmittel von Sulphur: Calc, Caust., Kreos., Merc., Nux-v., Psor., Puls.

Am 5. Dez.1835 erhielt sie zwei Gaben SULPH. 30°° und 0°°, nebst einer Zwischengabe MERC. 30°°, alle 14 Tage eine zu nehmen, wonach bis zum 6. Febr. 1836, die Stiche im Ohr ganz verschwunden und die andern Symptome sämmtlich vermindert waren. Eine nun gereichte Gabe CAUST. 30°° nahm in wenigen Wochen Alles dauerhaft fort.[ACS 17 (1838) 1, 38]

Am 1. Jan. 1836 reichte ich zwei Gaben SULPH. 30°° und 0°°, und eine Zwischengabe MERC. 30°°, alle 14 Tage eine zu nehmen. Am 2. März, wo sie wieder vorkam, war alles beim Alten, nur fühlte sie sich im Ganzen wohler und das Aussehen war merklich gebessert. Sie erhielt nun zwei Gaben CAUST. 30°°, und eine Zwischengabe BELL. 30°°, alle 14 Tage, und gegen Mitte April war sie völlig geheilt.[ACS 17 (1838) 1, 38]

Am 31. Jan. 1837 erhielt sie von mir zwei Gaben SULPH. 30°° und eine Zwischengabe PULS. 30°°°°, alle 14 Tage eine zu nehmen, wonach sich am 22. März Folgendes ergab: – Das Erbrechen ist fort, der Husten noch da, Abends der Geschmack faul, Monatliches stärker, aber noch zu blaß, Durchfall nur noch nach FLEISCH-Genuß, etwas Ausschlag auf den Hüften und Verschlimmerung vom WASSER und Waschen. Ich reichte nun am letztgenannten Tage zwei Gaben CALC. 30°°, und eine Zwischengabe SARS. 30°°°, abermals alle 14 Tage eine zu nehmen, wonach bis zur Mitte des Monats May alle Beschwerden gewichen waren und die langjährige Kranke bis jetzt sich der besten Gesundheit erfreut.[ACS 17 (1839) 3, 12]

Ich gab eine Gabe SULPH. 30° und acht Tage darauf eine Gabe CAUST. 30°°, wodurch das frühere Wohlbefinden hergestellt wurde, bis auf nun eingetretenes heftiges Jücken Abends im Bette, welches ebenfalls bald einer Gabe SULPH. 0°° wich.[ACS 17 (1839) 3, 24]

Ich sendete daher an diesem Tage zwei Gaben CAUST., jede zu 30°°, und eine Zwischengabe SULPH. 30°°, alle acht Tage eine zu nehmen, und fünf Wochen später waren alle Beschwerden spurlos und dauerhaft verschwunden.[ACS 17 (1839) 3, 24-25]

[Und] gegen das sonstige alte Leiden gab ich zwei Dosen SULPH., jede zu 30°° und eine Zwischengabe MERC. 30°°, alle 14 Tage eine zu nehmen.[ACS 17 (1839) 3,33]

Am obigen Tage reichte ich ihr zwei Gaben SULPH., jede zu 30°°, und eine Zwischengabe MERC. 30°°, alle 8 Tage einen Tag eine davon zu nehmen, worauf so bedeutende Besserung eintrat, daß sie, mit Ausnahme der durchgegangenen, aber noch nicht völlig verheilten Drüsenknoten, ein ganzes Jahr lang sich wohl befand.[ACS 17 (1839) 3,37]

Am 23. März 1836 erhielt sie 1. SULPH. 30°°, 2. NUX-V. 18°°, SULPH. 0°°, um, (der langen Dauer des Leidens wegen), alle 14 Tage ein Pulver zu nehmen.[ACS 17 (1839) 3,63]

Am 27. Dec. 1835 gab ich ihm 2 Dosen SULPH., jede zu 30°°, und eine Zwischengabe MERC. 30°°, alle 5 Tage eine zu nehmen.[ACS 17 (1839) 3,68]

Am 2. März 1852 erhielt sie 1. SULPH. 200°, 2, 4. §., 3. CALC. 200°, alle 8 Tage (mit Ausschluß der Periode) ein Pulver zu nehmen.[Vol. 81, S.228; AHZ 48 (1854) 53]

29. März, 1851. 1, SULPH. 2000; 2, PSOR. 2000; 3, SULPH. 4000; 4, §. Je ein Pulver zur Einnahme jeden fünften Tag.[Vol. 78, S.174; KMSS 31]

Am 24. Aug. ließ ich ihn an PULS. 30 riechen und gab ihm für den andern Tag eine Gabe SULPH. 30°°. Nach dieser zweiten Gabe SCHWEFEL stellte sich das Bettpissen ein paar Mal wieder ein, nun aber blos Abends.[ACS 18 (1840) 2, 33]

Ich reichte nun zwei Gaben PULS. 30°° und eine Zwischengabe SULPH. 60°°, alle zwei Tage ein Pulver, wonach die Besserung bedeutend fortzuschreiten schien und das Erbrechen ganz aufhörte. Am 2. Mai 2 Gaben SULPH. 30°° und eine Zwischengabe PULS. 30°°, alle 3 Tage ein Pulver, ebenfalls mit günstigem Erfolge.[ACS 19 (1842) 3, 49]

Es gehört in der That Glück dazu, wenn man bei solchen unbestimmten Angaben Hülfe bringt, und ich war meiner Sache nicht gewiß, als ich am 18. Apr. [1841] zwei Gaben SULPH. 30°° und eine Zwischengabe KREOS. 24°°° dem Boten mitgab, um dem Kranken alle fünf Tage eine davon zu reichen. [ACS 19 (1842) 3, 54]

Am gedachten Tage (18. Apr. 1841) gab ich ihr vier Pulver, Nro. 1 und 3 SULPH. 30°°, Nro. 2 CAUST. 30°° und Nro. 4 SEP. 30°°, um alle 8 Tage davon eins zu nehmen.[ACS 19 (1842) 3, 55]

Am 18. Apr. [1841] übersendete ich ihm, nebst der erforderlichen Weisung in Betreff der Diät, vier Pulverchen, Nro. 1 PSOR. 30°°, Nro. 2 und 4 SULPH. 30°°, Nro. 3 MERC. 30°°, um davon alle 8 Tage der Nummer nach ein Pulver zu nehmen.[ACS 19 (1842) 3, 60]

Konkordanzen der homöopathischen Arzneien

I. Gemüth und Geist: Acon., Anac., Ars., Aur., *Bell.*, Bry., *Calc.*, Caust., Cham., Cic., Cocc., Con., Graph., Hell., Hyos., *Ign.*, *Lyc.*, Merc., Nat-c., Nat-m., Nux-v., Op., Petr., Phos., Ph-ac., Plat., *Puls.*, *Rhus-t.*, Sabad., Sep., Sil., Staph., *Stram.*, Verat. [PB]

II. Körpertheile und Organe: Acon., Am-c., Arn., Ars., Bar-c., *Bell.*, Bor., Bry., *Calc.*, Cann-s., Canth., Carb-v., *Caust.*, Cham., Chin., Cina, Cocc., Con., Cupr., Dig., Dulc., Euph., Euphr., Ferr., Graph., Hep., Hyos., Ign., Ip., Kali-c., Kreos., Led., *Lyc.*, Merc., Nat-c., Nat-m., Nit-ac., *Nux-v.*, Petr., *Phos.*, Ph-ac., Plb., *Puls.*, *Rhus-t.*, Ruta, Sabad., Sabin., Sec., *Sep.*, *Sil.*, Spig., Stann., Staph., Stram., Thuj., Valer., Verat., Zinc. [PB]

III. Empfindungen und Beschwerden

1. **Aeussere und innere Körpertheile im Allgemeinen:** Acon., Ambr., Am-c., Anac., Ant-c., Arn., *Ars.*, Asaf., Bar-c., *Bell.*, *Bry.*, *Calc.*, Cann-s., Canth., Caps., Carb-v., *Caust.*, Cham., *Chin.*, Cic., Cocc., Colch., Con., Croc., Cupr., Dulc., Ferr., Graph., Hep., Hyos., Ign., Jod, Ip., *Kali-c.*, *Lyc.*, *Merc.*, Nat-c., *Nat-m.*, Nit-ac., Nux-m., *Nux-v.*, Op., Petr., *Phos.*, Ph-ac., Plat., Plb., *Puls.*, Rhod., *Rhus-t.*, Sabad., Sec., *Sep.*, Sil., Spig., Spong., Stann., Staph., Stram., Stront., Tarax., Thuj., Verat., Zinc. [PB]
2. **Drüsen:** *Bell.*, Bry., Calc., Con., Hep., Lyc., *Merc.*, *Phos.*, Puls., Rhus-t., *Sil.*, Spong. [PB]
3. **Knochen:** *Asaf.*, *Calc.*, Lyc., Merc., *Nit-ac.*, Phos., Ph-ac., *Puls.*, Rhus-t., Sil., Staph. [PB]
4. **Haut und Aeusseres:** Acon., Am-c., Ant-c., Arn., *Ars.*, Asaf., Bar-c., Bell., Bry., *Calc.*, Carb-v., Caust., Cham., Chin., Colch., Con., Cycl., Dulc., Ferr., Graph., Hell., Hep., Kali-c., Kreos., Lach., Led., *Lyc.*, *Merc.*, Nat-c., Nat-m., Nit-ac., Petr., Phos., Ph-ac., Plat., *Puls.*, *Rhus-t.*, Sabad., Sec., *Sep.*, *Sil.*, Spig., Spong., Squil., Staph., Verat. [PB]

IV. Schlaf und Träume: *Ars.*, Bell., *Bry.*, *Calc.*, Carb-v., Cham., Chin., Con., Graph., *Hep.*, Ign., Kali-c., Lyc., Merc., Nat-m., Nux-v., Op., *Phos.*, *Puls.*, *Rhus-t.*, *Sep.*, *Sil.* [PB]

V. Fieber: *Acon.*, Ambr., Arn., *Ars.*, *Bell.*, *Bry.*, *Calc.*, Caps., Carb-v., Caust., Cham., *Chin.*, Cocc., Dig., Ferr., *Hep.*, Hyos., Ign., Ip., Jod, Kali-c., *Lyc.*, *Merc.*, Nat-m., Nit-ac., *Nux-v.*, Op., Petr., *Phos.*, Ph-ac., *Puls.*, *Rhus-t.*, Samb., Sec., *Sep.*, Sil., Spig., Stann., Stram., Thuj., Verat. [PB]

VI. Änderung des Befindens

1. **Verschlimmerung nach der Zeit:** Ant-c., Arn., Ars., Calc., Caps., Ign., Lyc., Plb., Puls., Rhus-t. [PB]
2. **Verschlimmerung nach Lage und Umständen:** Acon., Ambr., Am-c., Am-m., Ang.,

Verifikationen und klinische Symptome

Ant-c., Arn., *Ars.*, Bar-c., Bell., *Bry.*, *Calc.*, Cann-s., Carb-v., Caust., Cham., Chin., Cocc., Colch., Con., Cupr., Dros., Graph., Hep., Ign., Kali-c., Led., *Lyc.*, Mang., Merc., Nat-c., Nat-m., Nit-ac., *Nux-v.*, Op., Phos., Ph-ac., *Puls.*, *Rhus-t.*, Ruta, Sabin., *Sep.*, Sil., Spig., Staph., Stram., Thuj., Verat. [PB]

VII. Konkordanz der homöopathischen Arzneien

Acon., Ant-c., Arn., *Ars.*, Asaf., *Bell.*, *Bry.*, *Calc.*, Carb-v., Caust., Cham., Chin., Cocc., Con., Ferr., Graph., Hep., Hyos., Ign., Kali-c., *Lyc.*, *Merc.*, Nat-c., Nat-m., Nit-ac., Nux-v., Op., Petr., *Phos.*, Ph-ac., *Puls.*, *Rhus-t.*, Sec., *Sep.*, *Sil.*, Spig., Staph., Stram., Verat. [PB]

Acon., Agn., Ambr., *Ant-c.*, *Apisin.*, *Ars.*, Bell., Bor., *Calc.*, *Carb-v.*, *Caust.*, *Cham.*, Chel., *Chin.*, Coff., Dulc., *Ferr.*, Graph., Hep., Jod, *Kreos.*, *Merc.*, Nit-ac., *Nux-v.*, Petr., *Puls.*, Ran-b., Rhus-t., Sars., Sel., *Sep.*, Sil., Stann., Staph., Stront., *Thuj.*, *Valer.* [KV]

Verifikationen und klinische Symptome

Sulphuricum acidum (Schwefelsäure)

(Sulph-ac.)

Synonyma

Sulphuricum acidum, Schwefelsäure [SRA]

Sulphuricum acidum. Schwefel-Säure. Vitriol-Säure [CK 5, 405]

Die bekannte, jetzt aus dem SCHWEFEL selbst bereitete, in konzentrirtem Zustande äußerst ätzende SÄURE, welche ehedem aus dem EISEN-VITRIOLE durch Destillation gezogen ward und daher VITRIOL-SÄURE ganannt ward.[CK 5, 405]

Antipsorische Arznei

[SRA]

Arzneiwirkungsdauer

Wirkt über 4 Wochen.[SRA]

Zählt zur 3. Klasse derjenigen Mittel, welche eine mittlere Wirkungsdauer besitzen.[AHZ 49 (1855) 82]

Hinweise

Wo sie homöopathisch angezeigt war, hob sie auch folgende, mit gegenwärtige Beschwerden:

Spannung, früh, in den Augenlidern; Kurzsichtigkeit; Schwerhörigkeit; Leistenbruch; Chronische Weichleibigkeit; Allzustarke Regel; MUTTERBLUTFLUSS; Rauhigkeit im Halse; Engbrüstigkeit; Fuß-Geschwulst; Kälte der Füße.[CK 5, 405]

Die Anwendung des SULPH-AC. ist weit beschränkter, als die des SULPH., passt aber ganz vorzüglich für das weibliche Geschlecht, besonders in den klimakterischen Jahren. Die erste und fast nie trügende Anzeige geben die Erhöhung der meisten Beschwerden von dem Geruche (nicht von dem Genusse) des KAFFEES, und die plötzlich verschwindenden Schmerzen.[KEU 67]

Böse Folgen von mechanischen Verletzungen wie von Quetschung, Fall, Stoß, Druck durch stumpfe Instrumente und Kontusionen, besonders bei alten Frauen.[Br., Lippe]

Eigenthümlichkeiten und Hauptwirkungen

Gemüth

Verdrießlichkeit.[VHA]

Ernsthaftigkeit mit allzu großer Spaßhaftigkeit abwechselnd.[VHA]

Wechselnde Gemüthsstimmung, bald sehr ernsthaft, bald überlustig.[HA 73]

Wechselnde Stimmung.[KEU 66]

Große Weinerlichkeit.[VHA]

Weinerlichkeit.[KEU 66]

Unruhe und Ungeduld.[VHA], [KEU 66]

Ungeduld und Reizbarkei.[HA 73]

Große Reizbarkeit.[VHA]

Herzklopfen mit und ohne Angst.[VHA]

Konkordanz Gemüth und Geist: Alum., Anac., Aur., *Bar-c., Bell.*, Carb-an., Caust., Cic., Con., Ferr., Graph., Hell., Hyos., *Ign., Lyc.*, Merc., Nat-c., Phos., Plat., *Puls.*, Sep., Sulph., Zinc. [PB]

Geist

Konkordanz Gemüth und Geist: Alum., Anac., Aur., *Bar-c., Bell.*, Carb-an., Caust., Cic., Con., Ferr., Graph., Hell., Hyos., *Ign., Lyc.*, Merc., Nat-c., Phos., Plat., *Puls.*, Sep., Sulph., Zinc. [PB]

Innerer Kopf

Gefühl in einer Kopfseite, wie von Rauch.[VHA]

Lockerheitsgefühl des Gehirns.[VHA]

Lockerheitsgefühl des Gehirns in der Stirn, als wenn es hin und her fiele, beim Gehen im Freien verschlimmert, von ru-

Verifikationen und klinische Symptome

higem Sitzen in der warmen Stube gebessert. – Wechselnde Gemüthsstimmung, bald sehr ernsthaft, bald überlustig; Ungeduld und Reizbarkeit; Thränen der Augen beim Lesen; abendliches Nasen-BLUTEN; Verlangen nach frischem Obste; starkes Soodbrennen; Erbrechen, zuerst von WASSER, dann der Speisen; harter Stuhl und oft vergeblicher Drang dazu; viel trockener Husten in freier LUFT; Vormittags und dann wieder gegen Abend schlimmeres Befinden; leichtes Wundwerden von Gehen oder Reiten; vorwaltende Wärme im Körper.[HA 73]

Erschütterung des Gehirns, wie von Lockerheit.[KEU 66]

Kopfweh, wie schnelles Einstoßen eines Pflocks in immer tiefer eindringenden Stößen.[VHA]

Schmerzhafte Rucke und Stöße in der Stirne oder Schläfe, Vormittags und Abends im Stehen und Sitzen und in der freien LUFT verschlimmert, in der Stube und Wärme gebessert.[HA 77]

Steigende und dann plötzlich verschwindende, stumpf stechende oder drückende Kopfschmerzen.[VHA]

Stösse im Kopfe.[KEU 66]

Stumpfstechendes Kopfweh.[KEU 66]

Aeusserer Kopf

Ausfallen der früh grauwerdenden Haare, mit Ausschlag und fressendem Geschwürschmerz auf der Kopfhaut, welcher von Kratzen auf eine andre Stelle übergeht, bläulichen Flecken am Körper, wie von BLUTUNTERLAUFUNG, und Unerträglichkeit der freien LUFT.[HA 113]

Augen

Brennendes Drücken in den Augen.[VHA]

Schweres Oeffnen der Augenlider.[VHA]

Thränen der Augen beim Lesen.[VHA], [HA 73]

Kurzsichtigkeit.[VHA], [CK 5, 405]

Spannung, früh, in den Augenlidern.[CK 5, 405]

Ohren

Gehörverminderung, als wenn ein Blatt vorläge.[VHA]

Schwerhörigkeit.[CK 5, 405]

Abendliches Sausen in den Ohren.[VHA]

Nase

Abendliches Nasen-BLUTEN.[VHA], [HA 73]

Nasen-BLUTEN, mit dunklem BLUTE.[KEU 66]

Die erste und fast nie trügende Anzeige geben die Erhöhung der meisten Beschwerden von dem Geruche (nicht von dem Genusse) des KAFFEES, und die plötzlich verschwindenden Schmerzen.[KEU 67]

Antlitz

Spannung, früh, in den Augenlidern.[CK 5, 405]

Gesichtsblässe.[VHA], [KEU 66]

Anschwellungsgefühl im Gesichte, zugleich mit der Empfindung, als wenn Eiweiß darauf trocknete.[VHA]

Abschulfern der Lippen.[VHA]

Schmerz im Unterkiefer bis in die Zunge, als wären die Drüsen geschwollen.[VHA]

Unterkieferdrüsen-Geschwulst.[VHA]

Ziehen und Reissen im ganzen Körper, selbst im Gesichte.[VHA]

Zähne

Stumpfheit der Zähne.[VHA]

Reissender Zahnschmerz, am heftigsten Abends nach dem Niederlegen, durch Kälte erhöhet, durch Wärme gelindert.[VHA]

Verifikationen und klinische Symptome

Mund

Trockenheitsgefühl im Munde.[VHA]
Mundschwämmchen der Kinder.[VHA]
Rauhheit im Halse.[VHA], [CK 5, 405], [KEU 66]
Brennen im Schlunde.[KEU 66]
Starker Speichelfluß.[VHA]
Speichelfluss.[KEU 66]
Stockschnupfen mit Geruchs- und Geschmacks-Verlust.[VHA]

Genüsse

Neigung zu frischem OBSTE, besonders PFLAUMEN.[VHA]
Verlangen nach frischem OBSTE.[HA 73]
Ohne Zusatz von etwas Geistigem erkältet jedes Getränk den Magen.[VHA]

Aufstoßen

SAURES (oder BITTERES) Aufstoßen.[VHA]
SAURES Aufstossen oder SÜSSLICHES Speise-Aufschwulken (nach jedem Husten).[KEU 66]
Heilungsbericht: SULPH-AC. 6°°° besserte den SAUREN Geschmack des Erbrochenen, ohne das Erbrechen zu heben. Am 6. Febr. 1836 eine Gabe CALC. 30 °° beseitigte alles dauerhaft nach einigen Tagen.[ACS 17 (1838) 1, 49]
Starkes Sodbrennen.[VHA], [HA 73]
Soodbrennen.[KEU 66]
Nach dem Husten, jedesmal Aufstoßen.[VHA]

Uebelkeit

Uebelkeit im Magen mit Frost.[VHA]
Erbrechen, zuerst von WASSER, dann der Speisen.[VHA], [HA 73], [KEU 66]

Magen

Abendliches Magenraffen, wie von Verkältung.[VHA]
Empfindlichkeit der Herzgrube.[VHA]
Drücken in der Herzgrube.[KEU 66-67]
Ohne Zusatz von etwas Geistigem erkältet jedes Getränk den Magen.[VHA]

Hypochonder

Stiche in beiden Hypochondern.[KEU 677]
Stiche in der Lebergegend.[VHA]
Milzstechen.[VHA]

Bauch

Wärmegefühl in der Nabelgegend.[VHA]
Nächtliches Leibschneiden.[VHA]
Chronische Weichleibigkeit.[CK 5, 405]
Wehenartiger Leibschmerz, der sich bis in die Hüften und in das Kreuz erstreckt.[VHA]
Blähungskolik im Unterbauche, mit dem Gefühle, als sollte ein Bruch entstehen.[VHA]

Leistenbrüche

In der Behandlung der Brüche nimmt NUX-V. den ersten Platz ein; SCHWEFELSÄURE übertrifft hier den SCHWEFEL.[Chargé, Bönn.]

Dr. *Gauwerky* erwähnte zuvörderst einige Heilungen von Leistenbrüchen durch VERAT., namentlich solcher, welche zuerst durch Husten entstanden seien und wobei die Hustenstösse selbst jedesmal der Bruchstelle Schmerzen erregten. – (CALC., PETR., und STAPH. können in solchen Fällen auch angezeigt und hilfreich sein. Ref.) – Uebrigens sei und bleibe SULPH-AC. das Hauptmittel bei Leistenbrüchen, was auch von mehren Andern bestätigt wurde.[AHZ 57 (1858) 71]

Blähungskolik im Unterbauche, mit dem Gefühle, als sollte ein Bruch entstehen.[VHA]
Starkes Hervordrängen eines Leistenbruchs.[VHA]
Leistenbruch.[CK 5, 405]
Leistenbruch-Austreten.[KEU 67]

Verifikationen und klinische Symptome

Verifikationen und klinische Symptome

Stuhl

Vergeblicher Stuhldrang.[VHA]
Stuhl verspätet, fest, hart, knotig und schwarz.[VHA]
Harter Stuhl und oft vergeblicher Drang dazu.[HA 73]
Gehackte Stühle (bei Kindern).[VHA]
Grüne, gehackte, wie faule Eier riechende Durchfälle (bei Kindern).[KEU 67]
Sehr übelriechende Stühle.[VHA]
Schwarzer, harter Stuhl.[KEU 67]

Harn

Verminderter Abgang braunen Harns, der im Stehen trübe wird, wie Lehmwasser.[VH

Beschwerden der Wechseljahre

Anfälle von überlaufender Hitze mit gleichzeitigem Schweisse (in den klimakterischen Jahren).[WF 56]

Beschwerden der Kinder

Mundschwämmchen der Kinder.[VHA]
Gehackte Stühle (bei Kindern).[VHA]
Grüne, gehackte, wie faule Eier riechende Durchfälle (bei Kindern).[KEU 67]

Regel

Monatliches zu früh und zu stark.[VHA]
Allzustarke Regel.[CK 5, 405]
MUTTERBLUTFLUSS.[CK 5, 405]
Scharfer, brennender Weißfluß.[VHA]

Schnupfen

Stockschnupfen mit Geruchs- und Geschmacks-Verlust.[VHA]
Stockschnupfen.[KEU 67]

Husten

Trockner Husten, früh nach dem Aufstehen.[VHA]
Viel trockener Husten in freier LUFT.[HA 73]
Chronischer BLUT-Husten.[VHA]
Husten am meisten in freier LUFT.[VHA]
Nach dem Husten, jedesmal Aufstoßen.[VHA]
SAURES Aufstossen oder SÜSSLICHES Speise-Aufschwulken (nach jedem Husten).[KEU 66]

Keuchhusten

Anfälle von dämpfigem Keuchhusten, von einem Reize in der Brust erregt, Abends ohne, Morgens mit Auswurf dunklen Bluts, oder eines dünnen, gelblichen, zuweilen BLUTSTREIFIGEN Schleims, der gewöhnlich SÄUERLICH, aber auch oft SALZIG oder SÜSSLICH schmeckt.[KEU 66]

Verschlimmerung: Abends bis Mitternacht und Vormittags. – Freie LUFT. Kälte. NASSKALTES Wetter. Bewegung. Gehen im Freien. Laufen. Reiten. Sprechen. Erwachen und Aufstehen aus dem Bette. KAFFEE-Geruch. Kaltes WASSER. MILCH. TABACKS-Dampf.[KEU 66]

Begleitung: Unruhe und Ungeduld. Weinerlichkeit. Wechselnde Stimmung. Erschütterung des Gehirns, wie von Lockerheit. Stumpfstechendes Kopfweh. Stösse im Kopfe. Nasen-BLUTEN, mit dunklem BLUTE. Gesichtsblässe. Brennen im Schlunde. Rauhheit im Halse. Speichelfluss. SAURES Aufstossen oder SÜSSLICHES Speise-Aufschwulken (nach jedem Husten). Soodbrennen. Erbrechen, erst WASSER, dann Speisen. Drücken in der Herzgrube. Stiche in beiden Hypochondern. Leistenbruch-Austreten. Schwarzer, harter Stuhl. Grüne, gehackte, wie faule Eier riechende Durchfälle (bei Kindern). Stockschnupfen. Rauhheit im Kehlkopfe. Heiserkeit. Schwächegefühl in der Brust. Engbrüstigkeit. Brustbeklemmung. Stiche in der Brust und in der Herzgegend. Herzklopfen. Langsam steigende und dann plötzlich verschwindende drückende Schmerzen in mehren Theilen. Kurzer Schlaf. Ueberlaufende Hitze mit Schweiss in Anfällen. Nach Essen warmer Speisen, sogleich kalter Schweiss.[KEU 66-67]

Die Anwendung des SULPH-AC. ist weit beschränkter, als die des SULPH., passt aber ganz vorzüglich für das weibliche Geschlecht, besonders in den klimakterischen Jahren. Die erste und fast nie trügende Anzeige geben die Erhöhung der meisten Beschwerden von dem Geruche (nicht von dem Genusse) des KAFFEES, und die plötzlich verschwindenden Schmerzen.[KEU 67]

Kehlkopf

Rauhheit im Kehlkopfe.[KEU 67]
Heiserkeit.[KEU 67]

Brust

Stiche in der Brust.[VHA]
Stiche in der Brust und in der Herzgegend.[KEU 67]
Stiche am Herzen.[VHA]
Herzklopfen mit und ohne Angst.[VHA]
Herzklopfen.[KEU 67]
Ungemeines Schwächegefühl in der Brust.[VHA]
Schwächegefühl in der Brust.[KEU 67]
Engbrüstigkeit.[CK 5, 405], [KEU 67]
Brustbeklemmung.[KEU 67]

Rücken

Früh beim Aufstehen, Steifigkeit im Rücken.[VHA]
Wehenartiger Leibschmerz, der sich bis in die Hüften und in das Kreuz erstreckt.[VHA]

Oberglieder

Stiche in den Gelenken.[VHA]

Unterglieder

Wehenartiger Leibschmerz, der sich bis in die Hüften und in das Kreuz erstreckt.[VHA]
Stiche in den Gelenken.[VHA]
Fuß-Geschwulst.[CK 5, 405]
Kälte der Füße.[CK 5, 405]

Drüsen

Schmerzhafte Empfindlichkeit der Drüsen.[VHA]
Schmerz im Unterkiefer bis in die Zunge, als wären die Drüsen geschwollen.[VHA]
Unterkieferdrüsen-Geschwulst.[VHA]

Krebsmittel: Ref. machte die Bemerkung, dass bei Festsitzen, sowohl der Drüsen, als der Haut am Knochen, wie solches beim wahren Krebs oft beobachtet werde, ausser den schon bekannten Mitteln, noch besonders CLEM., CON., LYC., SEP. und SULPH-AC. an sich sehr heilsam zeigten, mithin unter den Krebsmitteln nicht zu vergessen wären.[AHZ 59 (1859) 61]

Konkordanz Drüsen: Arn., Ars., Aur., Bell., *Carb-an., Con.*, Hep., Ign., Jod, Lach., Lyc., Nux-v., Phos., Puls., *Sep.*, Sulph. [PB]

Haut

Bläuliche Flecke, wie von BLUTUNTERLAUFUNG nach Quetschungen.[VHA]

Die Hauptmittel bei äußeren Verletzungen scheinen sich, außer mehren anderen, jedem derselben eigenthümlichen Anzeigen, auch noch besonders darin zu unterscheiden, daß

1. ARNICA mehr den Quetschungen der weichen Theile, mit gewaltsamer Zerreissung und BLUTUNG derselben,
2. CONIUM MACULATUM mehr den Drüsen,
3. RHUS den Gelenken und deren Bändern,
4. RUTA den Knochen und der Knochenhaut,
5. STAPHYSAGRIA den Wunden weicher Theile von schneidenden Instrumenten, ohne eigentliche Zerquetschung, und
6. SULPHURICUM ACIDUM den bloßen BLUTUNTERLAUFUNGEN und davon hauptsächlich abhängigen Schmerzen entspricht.[VHA]

Folgen von Druck, Stoß oder Quetschung von stumpfen Instrumenten.[VHA]
Leichtes Wundwerden von Gehen und Reiten.[VHA], [HA 73]
Freie LUFT.[KEU 66]

Verifikationen und klinische Symptome

Rothe, jückende Flecke (am Schienbeine).[VHA]
Frostbeulen.[VHA]
Fressender Schmerz in den Geschwüren.[VHA]
Gesichtsblässe.[VHA]
Anschwellungsgefühl im Gesichte, zugleich mit der Empfindung, als wenn Eiweiß darauf trocknete.[VHA]
Abschulfern der Lippen.[VHA]
Krebsmittel: Ref. machte die Bemerkung, dass bei Festsitzen, sowohl der Drüsen, als der Haut am Knochen, wie solches beim wahren Krebs oft beobachtet werde, ausser den schon bekannten Mitteln, noch besonders CLEM., CON., LYC., SEP. und SULPH-AC. an sich sehr heilsam zeigten, mithin unter den Krebsmitteln nicht zu vergessen wären.[AHZ 59 (1859) 61]

Schweiss

Ref. erinnerte bei dieser Gelegenheit an ein sehr häufig zu verwerthendes charakteristisches Zeichen der SEP., welches sonst fast nur bei dem SULPH-AC. zu finden ist, nämlich: den stärker hervorbrechenden Schweiss in der auf jede Bewegung oder Anstrengung folgenden Ruhe des Körpers, welcher dann bei der SEP. am Heftigsten an den Geschlechtstheilen sich zeigt, während er bei dem SULPH-AC. sich mehr über den ganzen Körper oder nur am Oberkörper ausbreitet. Dadurch wird das erste Mittel (auch nach des Hippokrates Aphorismen [AHP IV. 38]) von unschätzbarem Werthe gegen die traurigen Folgen der Onanie bei beiden Geschlechtern.[AHZ 63 (1861) 60]

Konkordanz Haut und Aeusseres: Am-m., *Arn.*, Ars., Bell., *Bry.*, Calc., Carb-v., Chin., Cic., Con., Cycl., Graph., Hep., Ign., Kali-c., Lach., Lyc., Merc., Mez., Nit-ac., Nux-v., Petr., Phos., Ph-ac., *Puls.*, *Rhus-t.*, Ruta, Sec., Sep., Sil., Staph., *Sulph.*, Thuj. [PB]

Schlaf

Spätes Einschlafen und zeitiges Erwachen.[VHA]
Schlaflosigkeit wie von Munterkeit.[VHA]
Kurzer Schlaf.[KEU 67]
Abendliches Sausen in den Ohren.[VHA]
Abendliches Nasen-BLUTEN.[VHA]
Reissender Zahnschmerz, am heftigsten Abends nach dem Niederlegen, durch Kälte erhöhet, durch Wärme gelindert.[VHA]
Abendliches Magenraffen, wie von Verkältung.[VHA]
Nächtliches Leibschneiden.[VHA]
Konkordanz Schlaf und Träume: Ars., Graph., Kali-c., Mag-c., Nat-c., *Nux-v.*, Phos., Sep., Sil. [PB]

Fieber

Kleiner, schwacher Puls.[VHA]
Vorwaltendes Wärmegefühl im Körper.[VHA]
Vorwaltende Wärme im Körper.[HA 73]
Ueberlaufende Hitze mit Schweiss in Anfällen.[KEU 67]
Bei jeder Bewegung, Schweiß.[VHA]
Nach dem Essen warmer Speisen, sogleich kalter Schweiß.[VHA]
Nach Essen warmer Speisen, sogleich kalter Schweiss.[KEU 67]
Starker Frühschweiß.[VHA]

Fieberstadien

1. Puls klein und schwach, aber beschleunigt.[WF 55]
2. Frost am Tage, am meisten in der Stube, von Bewegung im Freien gebessert. – Häufige, den Körper herablaufende Schauder.[WF 55]
3. Abends Hitze, auch nach dem Niederlegen im Bette. – Abendliches, öfteres Hitzüberlaufen, besonders nach der Bewegung. – Anfälle von überlaufender Hitze mit gleichzeitigem Schweisse (in den klimakterischen Jahren).[WF 56]
4. Viel Schweiss, am Stärksten am Oberkörper. – Starker Frühschweiss. – Schweiss von jeder Bewegung, welcher nachher im Sitzen noch lange fortdauert. – Säuerlicher

Verifikationen und klinische Symptome

Schweiss. – Kalter Schweiss, sogleich nach dem Essen warmer Speisen.[WF 56] – Schweiss am Stärksten am Oberkörper: Thuj. (CARB-V., NIT-AC., NUX-V., SEC., SEP., SULPH-AC.)[KMS 729]

Konkordanz Fieber: Acon., Bell., Calc., Cham., Chin., Kali-c., Merc., Phos., Rhus-t., Sep., Sulph., Verat. [PB]

Gemeinsames

Mattigkeit des ganzen Körpers, mit dem Gefühle, als wenn man zitterte.[VHA]

Im Freien ist man unwohler.[VHA]

Die linke Seite wird vorzugsweise angegriffen.[VHA]

Die meisten Beschwerden erscheinen oder verschlimmern sich Vormittags und Abends.[VHA]

Ziehen und Reissen im ganzen Körper, selbst im Gesichte.[VHA]

Stiche in den Gelenken.[VHA]

Steigender, dann plötzlich verschwindender Schmerz, wie von einem angestemmten Instrumente.[VHA]

Langsam steigende und dann plötzlich verschwindende drückende Schmerzen in mehren Theilen.[KEU 67]

Brüche

In der Behandlung der Brüche nimmt NUX-V. den ersten Platz ein; SCHWEFELSÄURE übertrifft hier den SCHWEFEL.[Chargé, Bönn.]

Dr. *Gauwerky* erwähnte zuvörderst einige Heilungen von Leistenbrüchen durch VERAT., namentlich solcher, welche zuerst durch Husten entstanden seien und wobei die Hustenstösse selbst jedesmal der Bruchstelle Schmerzen erregten. – (CALC., PETR., und STAPH. können in solchen Fällen auch angezeigt und hilfreich sein. Ref.) – Uebrigens sei und bleibe SULPH-AC. das Hauptmittel bei Leistenbrüchen, was auch von mehren Andern bestätigt wurde.[AHZ 57 (1858) 71]

Blähungskolik im Unterbauche, mit dem Gefühle, als sollte ein Bruch entstehen.[VHA]

Starkes Hervordrängen eines Leistenbruchs.[VHA]

Leistenbruch.[CK 5, 405]

Leistenbruch-Austreten.[KEU 67]

Folgen von Druck, Stoß oder Quetschung von stumpfen Instrumenten.[VHA]

Die Hauptmittel bei äußeren Verletzungen scheinen sich, außer mehren anderen, jedem derselben eigenthümlichen Anzeigen, auch noch besonders darin zu unterscheiden, daß

1. ARNICA mehr den Quetschungen der weichen Theile, mit gewaltsamer Zerreissung und BLUTUNG derselben,
2. CONIUM MACULATUM mehr den Drüsen,
3. RHUS den Gelenken und deren Bändern,
4. RUTA den Knochen und der Knochenhaut,
5. STAPHYSAGRIA den Wunden weicher Theile von schneidenden Instrumenten, ohne eigentliche Zerquetschung, und
6. SULPHURICUM ACIDUM den bloßen BLUTUNTERLAUFUNGEN und davon hauptsächlich abhängigen Schmerzen entspricht.[VHA]

Heilungsbericht: *H. H. C.*, ein Landmann von 40 Jahren hatte vor 14 Tagen von einem Pferde einen heftigen Schlag gleich unter dem Knie bekommen, welche Stelle fortwährend und besonders bei Bewegung so schmerzhaft war, daß er kaum an einem Stocke geben konnte. – Es waren BLUTIGEL und Salben verschiedener Art, aber ohne Erfolg angewendet. – Am 24. Apr. 1852 erhielt er von mir: 1, 3. ARN. 200°°, 2. SULPH-AC. 200°°, 4. §., um davon alle 2 Abende ein Pulver zu nehmen, aber nichts Aeußerliches anzuwenden. Nach 8 Tagen waren alle Schmerzen verschwunden.[Vol. 82, S.114; AHZ 48 (1854) 61]

Böse Folgen von mechanischen Verletzungen wie von Quetschung, Fall, Stoß, Druck durch stumpfe Instrumente und Kontusionen, besonders bei alten Frauen.[Br., Lippe]

Krebsmittel: Ref. machte die Bemerkung, dass bei Festsitzen, sowohl der Drüsen, als der Haut am Knochen, wie solches beim wahren Krebs oft beobachtet werde, ausser den schon bekannten Mitteln, noch besonders CLEM., CON., LYC., SEP. und SULPH-AC. an sich sehr heilsam zeigten, mithin unter den Krebsmitteln nicht zu vergessen wären.[AHZ 59 (1859) 61]

Besserung der Beschwerden

Ruhiges Sitzen.[HA 73]

Verifikationen und klinische Symptome

Wärme.[HA 73], [HA 77]
Stube.[HA 73], [HA 77]

Verschlimmerung der Beschwerden

Die meisten Beschwerden erscheinen oder verschlimmern sich Vormittags und Abends.[VHA]
Abends bis Mitternacht und Vormittags.[KEU 66]
Vormittags und dann wieder gegen Abend schlimmeres Befinden.[HA 73]
Vormittags.[HA 77]
Abends.[HA 77]
Kälte.[KEU 66]
NASSKALTES Wetter.[KEU 66]
Bewegung.[KEU 66]
Laufen.[KEU 66]
Leichtes Wundwerden von Gehen oder Reiten.[HA 73]
Gehen im Freien.[HA 73], [KEU 66]
Stehen.[HA 77]
Sitzen.[HA 77]
Freie LUFT.[HA 77], [HA 113], [KEU 66]
Reiten.[KEU 66]
Sprechen.[KEU 66]
Erwachen und Aufstehen aus dem Bette.[KEU 66]
KAFFEE-Geruch.[KEU 66]
Die erste und fast nie trügende Anzeige geben die Erhöhung der meisten Beschwerden von dem Geruche (nicht von dem Genusse) des KAFFEES, und die plötzlich verschwindenden Schmerzen.[KEU 67]
Kaltes WASSER.[KEU 66]
MILCH.[KEU 66]
TABACKS-Dampf.[KEU 66]

Konkordanzen

Verschlimmerung nach der Zeit: Cann-s., Hep., Mang., Nat-c., Sabad., Sep., Sil. [PB]

Verschlimmerung nach Lage und Umständen: Am-c., *Arn.*, Ars., Bell., *Bry.*, Calc., Camph., Carb-v., Cham., Chel., Chin., Cocc., *Con.*, Dulc., Graph., Hep., Kali-c., Lach., Led., Lyc., Mang., Merc., Nat-c., Nat-m., Nit-ac., Nux-m., *Nux-v.*, Phos., Puls., *Rhus-t.*, Ruta, Sel., Sep., Sil., Spig., Stront., *Sulph.* [PB]

Arzneiverwandtschaften von Sulphuricum acidum

Arn., (Chel.), Con., Dig., (Mag-m.), (Plb.), Puls., Ruta, Sulph. [VHA]
Alum., Arn., Ars., Aur., Bell., Bry., Calc., Carb-an., Carb-v., Caust., Cham., Chin., Cocc., Con., Graph., Hep., Ign., Kali-c., Lach., *Lyc.*, Merc., Nat-c., Nat-m., Nit-ac., *Nux-v., Phos.*, Plat., *Puls., Rhus-t., Sep.*, Sil., Spig., Stann., Staph., *Sulph.*, Verat., Zinc. [PB]
Ars., Chin., Dig., Ferr., Ip., *Plb.*, *Puls.* [KV]

Antidot von Sulphuricum acidum: Puls.

Puls. [SRA]
Puls. [PB]

Folgemittel von Sulphuricum acidum: Calc.

SULPH-AC. 6°°° besserte den SAUREN Geschmack des Erbrochenen, ohne das Erbrechen zu heben. Am 6. Februar 1836 eine Gabe CALC. 30°° beseitigte alles dauerhaft nach einigen Tagen.[ACS 17 (1838) 1, 49]

Sulphuricum acidum ist Zwischenmittel von: Arn.

Am 24. Apr. 1852 erhielt er von mir: 1, 3. ARN. 200°°, 2. SULPH-AC. 200°°, 4. §., um davon alle 2 Abende ein Pulver zu nehmen, aber nichts Aeußerliches anzuwenden.[Vol. 82, S.114; AHZ 48 (1854) 61]

Verifikationen und klinische Symptome

Konkordanzen der homöopathischen Arzneien

I. Gemüth und Geist: Alum., Anac., Aur., Bar-c., Bell., Carb-an., Caust., Cic., Con., Ferr., Graph., Hell., Hyos., Ign., Lyc., Merc., Nat-c., Phos., Plat., Puls., Sep., Sulph., Zinc. [PB]

II. Körpertheile und Organe: Alum., Am-c., Am-m., Aur., Bell., Bry., Calc., Carb-v., Caust., Cham., Chin., Cocc., Con., Graph., Ign., Ip., Kali-c., Kreos., Lyc., Mag-m., Merc., Nat-c., Nat-m., Nit-ac., Nux-v., Petr., Phos., Ph-ac., Plat., Plb., Puls., Rhus-t., Sep., Sil., Spig., Stann., Staph., Sulph., Thuj., Verat., Verb., Zinc. [PB]

III. Empfindungen und Beschwerden

1. **Aeussere und innere Körpertheile im Allgemeinen:** Acon., Alum., Anac., Arg., Arn., Asaf., Asar., Bell., Bry., Calc., Canth., Carb-v., Caust., Chin., Cic., Cocc., Dros., Graph., Ign., Kali-c., Laur., Lyc., Merc., Mez., Mosch., Nat-m., Nit-ac., Nux-m., Nux-v., Olnd., Phos., Ph-ac., Plat., Puls., Rhus-t., Ruta, Sabad., Sabin., Sars., Sep., Sil., Spig., Stann., Staph., Sulph., Verat., Zinc. [PB]
2. **Drüsen:** Arn., Ars., Aur., Bell., Carb-an., Con., Hep., Ign., Jod, Lach., Lyc., Nux-v., Phos., Puls., Sep., Sulph. [PB]
3. **Knochen:** ? [PB]
4. **Haut und Aeusseres:** Am-m., Arn., Ars., Bell., Bry., Calc., Carb-v., Chin., Cic., Con., Cycl., Graph., Hep., Ign., Kali-c., Lach., Lyc., Merc., Mez., Nit-ac., Nux-v., Petr., Phos., Ph-ac., Puls., Rhus-t., Ruta, Sec., Sep., Sil., Staph., Sulph., Thuj. [PB]

IV. Schlaf und Träume: Ars., Graph., Kali-c., Mag-c., Nat-c., Nux-v., Phos., Sep., Sil. [PB]

V. Fieber: Acon., Bell., Calc., Cham., Chin., Kali-c., Merc., Phos., Rhus-t., Sep., Sulph., Verat. [PB]

VI. Änderung des Befindens

1. **Verschlimmerung nach der Zeit:** Cann-s., Hep., Mang., Nat-c., Sabad., Sep., Sil. [PB]
2. **Verschlimmerung nach Lage und Umständen:** Am-c., Arn., Ars., Bell., Bry., Calc., Camph., Carb-v., Cham., Chel., Chin., Cocc., Con., Dulc., Graph., Hep., Kali-c., Lach., Led., Lyc., Mang., Merc., Nat-c., Nat-m., Nit-ac., Nux-m., Nux-v., Phos., Puls., Rhus-t., Ruta, Sel., Sep., Sil., Spig., Stront., Sulph. [PB]

VII. Konkordanz der homöopathischen Arzneien

Alum., Arn., Ars., Aur., Bell., Bry., Calc., Carb-an., Carb-v., Caust., Cham., Chin., Cocc., Con., Graph., Hep., Ign., Kali-c., Lach., Lyc., Merc., Nat-c., Nat-m., Nit-ac., Nux-v., Phos., Plat., Puls., Rhus-t., Sep., Sil., Spig., Stann., Staph., Sulph., Verat., Zinc. [PB]

Ars., Chin., Dig., Ferr., Ip., Plb., Puls. [KV]

Verifikationen und klinische Symptome

Taraxacum officinale (Löwenzahn)

(Tarax.)

Synonyma

Leontodon Taraxacum L., Taraxacum officinale Mönch., Löwenzahn [SRN]

Nicht-Antipsorische Arznei

[SRN]

Arzneiwirkungsdauer

Wirkt 2 bis 3 Wochen.[SRN]

Zählt zur 1. Klasse derjenigen Mittel, welche die allerkürzeste Wirkungsdauer besitzen.[AHZ 49 (1855) 82]

Hinweis

So war der Zustand, [...] nachdem er sich mit einem Beile die linke Hand schwer verletzt hatte. Letzteres war durch ein Paar Gaben ARN. [Die Dosis ist zwar nicht angezeichnet, aber ich kann doch versichern, daß sie nicht größer als einige wenige, mit der 24. Dilution befeuchtete Streukügelchen, ohne alle äußere Anwendung war, weil ich seit einigen Jahren auch dieses Mittel nicht anders reiche und durch zahlreiche vergleichende Versuche die feste Ueberzeugung gewonnen habe, daß man durch massivere Gaben mindestens nicht schneller das Ziel erreicht. Selbst TARAX., EUPHR., VERB. und SAMB., welche Hr. M. R. *Trinks* (AHZ 15 (1839) 270) in den höchsten Verdünnungen als „ganz wirkungslos" bezeichnet, wende ich nur allein so an, aber nur da, wo sie genau passen, und sehe dann nicht nur jederzeit genügenden Erfolg, sondern oft sehr starke Ein- (Erst-?) Wirkung. So steigerten einmal TARAX. 30°° Schmerzen in den Beinen etwa 1/2 Stunde lang bis zum Unerträglichen, und bloßes Riechen in ein Gläschen mit Streukügelchen, welche vor einem Jahre mit VERB. 30 befeuchtet waren, plötzlich bis zur Ohnmacht einen zwei Jahre alten Gesichtsschmerz bei einem Offiziere der Königlichen Garde zu Berlin, worauf in beiden Fällen die vollkommenste und dauerhafteste Heilung, ohne Anwendung irgend eines anderen Mittels oder einer stärkeren Dosis erfolgte]. – in einem Paar Tagen beseitigt.[ACS 17 (1839) 3,32-33]

Eigenthümlichkeiten und Hauptwirkungen

Gemüth

Unentschlossenheit.[VHA]

Muthlosigkeit und Unzufriedenheit.[VHA]

Arbeitsscheu.[VHA]

Redseligkeit und Neigung zu Scherz und Lachen.[VHA]

Uebelkeit mit Angst und Kopfweh.[VHA]

Konkordanz Gemüth und Geist: Aur., Bell., Cann-s., Carb-an., Cic., Croc., Cupr., Hyos., Ign., Nat-c., *Op.*, Phos., Spong., Stram., Verat., Zinc. [PB]

Geist

Schläfrigkeit und Einschlafen beim Anhören wissenschaftlicher Vorträge.[VHA]

Konkordanz Gemüth und Geist: Aur., Bell., Cann-s., Carb-an., Cic., Croc., Cupr., Hyos., Ign., Nat-c., *Op.*, Phos., Spong., Stram., Verat., Zinc. [PB]

Kopf

Drückende Kopfschmerzen.[VHA]

Gefühl von Zusammenschnürung oder Ausdehung des Gehirns.[VHA]

Reissen im Hinterkopfe.[VHA]

Nur im (Gehen und) Stehen ist der Kopfschmerz fühlbar.[VHA]

Uebelkeit mit Angst und Kopfweh.[VHA]

Schwindel

Düseliger Schwindel beim Gehen im Freien.[VHA]

Verifikationen und klinische Symptome

Augen

Stechendes Brennen in den Augen.[VHA]
LICHTSCHEU.[VHA]

Ohren

Stechen und Reissen in und hinter den Ohren.[VHA]
Reissen vom Ohre herabwärts an der Halsseite herunter.[VHA]

Antlitz

Röthe des Gesichts mit Hitzempfindung.[VHA]
Eiterbläschen an den Wangen, Nasenflügeln und Mundwinkeln.[VHA]
Aufgesprungene Oberlippe.[VHA]

Zähne

Aus den hohlen Zähnen kommt SAURES BLUT.[VHA]
Stumpfheit der Zähne.[VHA]
Ziehen in hohlen Zähnen bis in die Augenbrauen.[VHA]

Mund

Trockenheitheitsgefühl im Halse.[VHA]
Empfindung, als wäre der Kehlkopf zugedrückt..[VHA]
Ausrahksen SAUREN, die Zähne stumpfmachenden Schleims.[VHA]
Zusammenfluß SAUREN WASSERS im Munde.[VHA]
Dick weißbelegte, sich stückweise abschälende und darnach sehr empfindliche Zunge.[VHA]
Redseligkeit und Neigung zu Scherz und Lachen.[VHA]

Genüsse

Widerwille gegen Rauch-TABAK.[VHA]
SALZIG-SAURER Geschmack der Speisen, besonders der BUTTER und des FLEISCHES.[VHA]
Uebelkeit und Brecherlichkeit nach FETTEN Speisen.[VHA]

Geschmack

Vor dem Essen, BITTERER Geschmack im Munde.[VHA]
SALZIG-SAURER Geschmack der Speisen, besonders der BUTTER und des FLEISCHES.[VHA]

Uebelkeit

Uebelkeit mit Angst und Kopfweh.[VHA]
Uebelkeit und Brecherlichkeit nach FETTEN Speisen.[VHA]

Bauch

Stechendes Leibweh, besonders in den Bauchseiten.[VHA]
Gefühl im Unterleibe, wie von platzenden Blasen.[VHA]

Stuhl

Vergeblicher Stuhldrang.[VHA]
Schwieriger Abgang, selbst des nicht harten Stuhls.[VHA]

After

Wollüstiges, zum Kratzen reizendes Jücken am Mittelfleische.[VHA]

Harn

Häufiger Harndrang mit reichlichem Abgange.[VHA]
Harnfluß.[VHA]

Hals

Zucken und Stechen in den Muskeln des Halses und Nackens.[VHA]
Reissen vom Ohre herabwärts an der Halsseite herunter.[VHA]

Verifikationen und klinische Symptome

Athem

Drückendes Stechen im Rückgrate und im Kreuze, mit Athembeengung.[VHA]

Brust

Drückender Schmerz in der Brust.[VHA]

Stechen in der Brust.[VHA]

Zucken in den Ribbenmuskeln.[VHA]

Rücken

Gluckern und Kollern in den Schulterblättern, mit Frost über den ganzen Körper.[VHA]

Drückendes Stechen im Rückgrate und im Kreuze, mit Athembeengung.[VHA]

Tabes dorsualis: Ref. theilte einige Erfahrungen und Erfolge in Betreff der wahren Tabes dorsualis mit, welche in den Niederlanden zu den nicht seltenen Krankheiten gehört, und bekanntlich von der Allopathie für durchaus unheilbar erklärt wird. Ref. beabsichtigt darüber in dieser Zeitung [AHZ 57 (1858) 3-6, 12-13] ausführlichere Mittheilung zu machen [siehe: Aluminium metallicum] glaubte aber bei dieser Gelegenheit auf ein Paar Heilmittel aufmerksam machen zu müssen, welche bisher für solche Krankheiten noch wenig in Anwendung gezogen sind, nämlich: RUTA, STANN. und STRAM.. Dies letztere Mittel zeigte in mehren Fällen eine entscheidende Besserung in der, dieser Krankheit eigenthümlichen Unsicherheit in der Bewegung und Stellung der Unterglieder im Finstern, während besonders das erste eine grosse und heilsame Wirkung auf das Rückenmark und die Unterglieder ausübe. Auch darf dabei TARAX. nicht vergessen werden, wenigstens als Zwischenmittel bei den Hauptmitteln von langer Wirkungsdauer: CALC., LYC. und RHUS-T..[AHZ 51 (1856) 63]

Oberglieder

Zucken in den Armmuskeln.[VHA]

Eiskalte Fingerspitzen.[VHA]

Die Glieder sind zwar beweglich; es ist ihm aber dabei, als wenn die bewegende Kraft gebunden wäre.[VHA]

Schmerzhaftigkeit aller Glieder bei Berührung und in unrechter Lage.[VHA]

Unterglieder

Stechen in den Oberschenkeln, Waden und Fußsohlen.[VHA]

Brennen in den Knien, Unterschenkeln und Zehen.[VHA]

Die Glieder sind zwar beweglich; es ist ihm aber dabei, als wenn die bewegende Kraft gebunden wäre.[VHA]

Tabes dorsualis: Ref. theilte einige Erfahrungen und Erfolge in Betreff der wahren Tabes dorsualis mit, welche in den Niederlanden zu den nicht seltenen Krankheiten gehört, und bekanntlich von der Allopathie für durchaus unheilbar erklärt wird. Ref. beabsichtigt darüber in dieser Zeitung [AHZ 57 (1858) 3-6, 12-13] ausführlichere Mittheilung zu machen [siehe: Aluminium metallicum] glaubte aber bei dieser Gelegenheit auf ein Paar Heilmittel aufmerksam machen zu müssen, welche bisher für solche Krankheiten noch wenig in Anwendung gezogen sind, nämlich: RUTA, STANN. und STRAM.. Dies letztere Mittel zeigte in mehren Fällen eine entscheidende Besserung in der, dieser Krankheit eigenthümlichen Unsicherheit in der Bewegung und Stellung der Unterglieder im Finstern, während besonders das erste eine grosse und heilsame Wirkung auf das Rückenmark und die Unterglieder ausübe. Auch darf dabei TARAX. nicht vergessen werden, wenigstens als Zwischenmittel bei den Hauptmitteln von langer Wirkungsdauer: CALC., LYC. und RHUS-T..[AHZ 51 (1856) 63]

Schmerzhaftigkeit aller Glieder bei Berührung und in unrechter Lage.[VHA]

Haut

Röthe des Gesichts mit Hitzempfindung.[VHA]

Eiterbläschen an den Wangen, Nasenflügeln und Mundwinkeln.[VHA]

Aufgesprungene Oberlippe.[VHA]

Wollüstiges, zum Kratzen reizendes Jücken am Mittelfleische.[VHA]

Konkordanz Haut und Aeusseres: Bar-c., *Bry.*, Caust., Cycl., Graph.,

Verifikationen und klinische Symptome

Lyc., Merc., Olnd., Puls., *Rhus-t.*, Sabad., *Sep.*, Sil., Spong., *Staph.*, Sulph., Viol-t. [PB]

Schlaf

Schläfrigkeit und Einschlafen beim Anhören wissenschaftlicher Vorträge.[VHA]
Tagesschläfrigkeit und Gähnen im Sitzen.[VHA]
Konkordanz Schlaf und Träume: Ign., Lyc., Nux-v., Phos., Rhus-t., Sil., Sulph. [PB]

Fieber

Große Frostigkeit nach (Essen und) Trinken.[VHA]
Frost mit drückendem Kopfschmerze.[VHA]
Abends beim Einschlafen, sogleich allgemeiner Schweiß.[VHA]
Beissender Schweiß beim Erwachen[VHA]

Fieberstadien

1. Puls: ?
2. Frost und Frostigkeit, besonders nach Essen und Trinken. – Allgemeiner Frost mit Kopfweh. – Frostschauder im Freien.[WF 56]
3. Hitze Nachts beim Erwachen, besonders im Gesichte und an den Händen.[WF 56]
4. Sehr starker Schweiss die ganze Nacht hindurch; am Heftigsten vor Mitternacht im ersten Schlafe. – Sehr ermattender und auf der Haut beissender Schweiss.[WF 56]

Nervenfieber

[...] Niemand war über 7 Tage krank, als ein 3tes Dienstmädchen, wo die Homöopathie ihren, bei Nervenfiebern so wohlbegründeten Ruf nicht zu bewähren schien. Bei dieser, einem Mädchen von 19 Jahren, blieb die Krankheit, trotz der angemessen scheinenden BRY. und RHUS-T., die ich endlich in größern Dosen gab, fortwährend im Steigen, so daß ich am Abende des 8ten Tages meinen Hrn. Kollegen *L.* zu mir bitten ließ, um mit ihm über diesen Fall zu konsultiren. Aber auch dieser war rathlos, fand nur die beiden genannten Mittel, die nichts thaten, passend, und wollte bis zum andern Tage abwarten, ob sich nach den gegebenen ganzen Tropfen nicht Besserung zeige. Ich war indessen zu innig davon überzeugt, daß da, wo Streukügelchen-Dosen nicht bessern, das Mittel nicht das richtige ist, und setzte mich nach Abgange meines Freundes daran, weiter in der R.A.M.L. nachzusuchen. Ich fand nun zwar in RHUS-T. die besonders in der Ruhe unerträglich reißenden Schmerzen in den Beinen, aber auch, was hier nicht der Fall war, ebenso in den Armen und Schultern; ferner nicht das Delirium mit Duseligkeit, wie es RHUS-T. hat, sondern ein stets vor sich hin murmeln, was dem, übrigens hier nicht passenden HYOS. eigen ist; dann in heftiges Reißen im Hinterkopfe, was keins der genannten Mittel in solcher Heftigkeit angiebt; endlich ein starker Frost nach jedem Genusse, was ebenfalls dort fehlt. Allen diesen Zeichen entsprach aber TARAX., wovon ich also sogleich Abends eine Gabe 30°° der Kranken auf die Zunge legte. Der Erfolg übertraf jede Erwartung und wie wunderte sich mein Freund am andern Morgen, die Kranke, die er 12 Stunden früher verloren geachtet hatte, zur Hälfte hergestellt zu sehen, noch mehr aber, als ich ihm das angewendete Mittel nannte. Auch war zur gänzlichen Herstellung weder eine zweite Gabe, noch ein anderes Mittel nöthig, sondern die Besserung schritt unaufhaltsam und rasch vorwärts, und 5 Tage später besorgte sie wieder alle ihre häuslichen Arbeiten.[ACS 18 (1840) 2, 15-17]

Konkordanz Fieber: Ars., Caps., Cham., Nux-v., Op., Rhus-t., Sep. [PB]

Gemeinsames

Die Glieder sind zwar beweglich; es ist ihm aber dabei, als wenn die bewegende Kraft gebunden wäre.[VHA]
Schmerzhaftigkeit aller Glieder bei Berührung und in unrechter Lage.[VHA]
Mattigkeitsgefühl durch den ganzen Körper, mit Neigung zum Sitzen oder Liegen und mit vermindertem Bewußtsein.[VHA]
Die meisten Beschwerden erscheinen im Sitzen oder Stehen und verschwinden im Gehen.[VHA]

Verschlimmerung der Beschwerden

Konkordanzen

Verschlimmerung nach der Zeit: Dros., Kali-c., Nux-v., Rhus-t. [PB]
Verschlimmerung nach Lage und Umständen: Ars., Aur., Bry., Caps., Carb-v., Cham., Con., *Cycl.*, Dros., Dulc., Euph., *Ferr.*, Ign., Lach., Lyc., Mgs.,

Verifikationen und klinische Symptome

Mag-m., Meny., Phos., Ph-ac., Plat., *Puls.*, Rhod., *Rhus-t.*, Sabad., Samb., *Sep.*, Sulph., Valer., Verb., Viol-t. [PB]

Arzneiverwandtschaften von Taraxacum officinale

(Carb-v.), (Cocc.), Con., Kali-c., Nux-v., Puls., Spig., Valer. [VHA]

Arn., Asaf., Bell., Bry., Calc., Caust., Cham., Chin., Cycl., Ign., Kali-c., *Lyc.*, Merc., Nat-c., *Nux-v.*, Op., Phos., *Puls.*, *Rhus-t.*, Sabad., *Sep.*, Sil., Spig., Spong., Staph., Sulph., Zinc. [PB]

Con., Kali-c., Puls., Valer. [KV]

Antidot von Taraxacum officinale: Camph. ?

Camph. ? [SRN]

Camph. ? [PB]

Taraxacum officinale ist Zwischenmittel von: Calc., Lyc., Rhus-t.

Auch darf dabei TARAX. nicht vergessen werden, wenigstens als Zwischenmittel bei den Hauptmitteln von langer Wirkungsdauer: CALC., LYC. und RHUS-T..[AHZ 51 (1856) 63]

Konkordanzen der homöopathischen Arzneien

I. Gemüth und Geist: Aur., Bell., Cann-s., Carb-an., Cic., Croc., Cupr., Hyos., Ign., Nat-c., *Op.*, Phos., Spong., Stram., Verat., Zinc. [PB]

II. Körpertheile und Organe: Arn., Asaf., Bell., Bry., Calc., Carb-v., *Caust.*, Cham., *Chin.*, Cocc., Cupr., Cycl., Graph., Hep., Ign., Kali-c., Led., *Lyc.*, *Merc.*, Mur-ac., Nat-c., Nat-m., Nit-ac., *Nux-v.*, Petr., *Phos.*, Ph-ac., *Puls.*, Rhod., Rhus-t., Sabin., Sep., Sil., Spig., Stann., Staph., *Sulph.*, Thuj., Verat., Zinc. [PB]

III. Empfindungen und Beschwerden

1. **Aeussere und innere Körpertheile im Allgemeinen:** Acon., Alum., Arg., Arn., Ars., *Asaf.*, Asar., *Bell.*, Bry., *Calc.*, Carb-v., Caust., Chin., Cocc., Con., Hell., Ign., *Kali-c.*, *Lyc.*, *Merc.*, Mez., Nat-c., Nat-m., Nit-ac., *Nux-v.*, Olnd., Phos., Plat., *Puls.*, *Rhus-t.*, Sabad., Sep., Sil., *Spig.*, Spong., Stann., Staph., *Sulph.*, Thuj., Zinc. [PB]
2. **Drüsen:** vacat. [PB]
3. **Knochen:** ? [PB]
4. **Haut und Aeusseres:** Bar-c., *Bry.*, Caust., Cycl., Graph., *Lyc.*, Merc., Olnd., Puls., *Rhus-t.*, Sabad., *Sep.*, Sil., Spong., *Staph.*, Sulph., Viol-t. [PB]

IV. Schlaf und Träume: Ign., Lyc., Nux-v., Phos., Rhus-t., Sil., Sulph. [PB]

V. Fieber: Ars., Caps., Cham., Nux-v., Op., Rhus-t., Sep. [PB]

VI. Änderung des Befindens

1. **Verschlimmerung nach der Zeit:** Dros., Kali-c., Nux-v., Rhus-t. [PB]
2. **Verschlimmerung nach Lage und Umständen:** Ars., Aur., Bry., Caps., Carb-v., Cham., Con., *Cycl.*, Dros., Dulc., Euph., *Ferr.*, Ign., Lach., Lyc., Mgs., Mag-m., Meny., Phos., Ph-ac., Plat., *Puls.*, Rhod., *Rhus-t.*, Sabad., Samb., *Sep.*, Sulph., Valer., Verb., Viol-t. [PB]

VII. Konkordanz der homöopathischen Arzneien

Arn., Asaf., Bell., Bry., Calc., Caust., Cham., Chin., Cycl., Ign., Kali-c., *Lyc.*, Merc., Nat-c., *Nux-v.*, Op., Phos., *Puls.*, *Rhus-t.*, Sabad., *Sep.*, Sil., Spig., Spong., Staph., Sulph., Zinc. [PB]

Con., Kali-c., Puls., Valer. [KV]

Verifikationen und klinische Symptome

Teucrium marum (Katzenkraut)

(Teucr.)

Synonyma

Teucrium Marum L., Marum verum der Alten, Katzenkraut [SRN]

Nicht-Antipsorische Arznei

[SRN]

Arzneiwirkungsdauer

Wirkt 2 bis 3 Wochen.[SRN]

Zählt zur 2. Klasse derjenigen Mittel, welche eine kurze Wirkungsdauer besitzen.[AHZ 49 (1855) 82]

Hinweis

Zwischenmittel bei chronischen Krankheiten: PULSATILLA (X° R.) in einigen Fällen, in gehörigen Zwischenräumen, abwechselnd mit NUX-V., zur Tilgung zu hoher Reizbarkeit. – In seltenen Fällen wird man bei solchen Ueberreizungen des Nervensystems zu ASAR., CHAM., CHIN., IGN., TEUCR. oder VALER., eben so angewendet, seine Zuflucht nehmen müssen, wenn nämlich diese Mittel dem Gesammtzustande besser entsprechen.[SRA]

Eigenthümlichkeiten und Hauptwirkungen

Gemüth

Trägheit: er ist weder zu geistiger noch zu körperlicher Anstrengung aufgelegt.[VHA]

Nach dem Essen, erhöhete Reizbarkeit.[VHA]

Ungemeine Aufgeregtheit und Empfindlichkeit.[VHA]

Unwiderstehliche Neigung zum Singen.[VHA]

Aengstliche Beklemmung in der Herzgrube.[VHA]

In seltenen Fällen wird man bei solchen Ueberreizungen des Nervensystems zu ASAR., CHAM., CHIN., IGN., TEUCR. oder VALER., eben so angewendet, seine Zuflucht nehmen müssen, wenn nämlich diese Mittel dem Gesammtzustande besser entsprechen.[SRA]

Konkordanz Gemüth und Geist: Anac., Aur., Cham. [PB]

Geist

Konkordanz Gemüth und Geist: Anac., Aur., Cham. [PB]

Kopf

Drückender Schmerz im Vorderkopfe, durch Bücken verschlimmert.[VHA]

Augen

Die Augen sehen wie verweint aus, mit Beissen in den Winkeln und Röthe der Bindehaut.[VHA]

Beissendes Thränen der Augen im Freien.[VHA]

Ohren

Ohrenzwang mit stechendem Schmerze.[VHA]

Trockne Flechte am Ohrläppchen.[VHA]

Ein zischender Ton im Ohre, durch Ueberstreichen mit der Hand, Sprechen oder LUFTEINZIEHEN durch die Nase erregt.[VHA]

Nase

Heftiges Kriebeln in der Nase.[VHA]

Stechendes Reissen hoch oben in der Nase.[VHA]

Gefühl in einem Nasenloche, als sei es zur Hälfte zugestopft.[VHA]

Nasen-Polyp.[VHA]

Ein zischender Ton im Ohre, durch Ueberstreichen mit der Hand, Sprechen oder LUFTEINZIEHEN durch die Nase erregt.[VHA]

Antliz

Blasse Gesichtsfarbe.[VHA]

Verifikationen und klinische Symptome

Im Gesichte öfters Gefühl von überlaufender Hitze, ohne Röthe.[VHA]
An der innern Fläche der Unterlippe, zu beiden Seiten, ein paar tiefe Furchen mit erhabenen Rändern.[VHA]

Zähne
Heftiges Reissen in den Wurzeln der unteren Schneidezähne und in deren Zahnfleische.[VHA]

Mund
Beissen und Kratzen hinten im Rachen und an der Zungenwurzel.[VHA]
Stechendes oder drückendes Halsweh, mit verhindertem Schlingen.[VHA]
Viel Schleim im Munde.[VHA]

Genüsse
Hungergefühl, früh und Abends.[VHA]
Leibschneiden nach Trinken (von BIER oder WASSER).[VHA]

Geschmack
MODERIGER Geschmack im Munde, nach Schleimrahksen.[VHA]

Aufstoßen
Aufschwulken des Genossenen mit BITTEREM Geschmacke.[VHA]

Magen
Leerheitsgefühl mit Knurren im Magen.[VHA]
Aengstliche Beklemmung in der Herzgrube.[VHA]

Bauch
Leibschneiden nach Trinken (von BIER oder WASSER).[VHA]

Blähungen
Häufiger Abgang stiller, heißer, hepatisch riechender Blähungen.[VHA]
Blähungsversetzung.[VHA]

Stuhl
Reichlicher Abgang breiigen, übelriechenden Kothes.[VHA]
Abgang vieler Madenwürmer.[VHA]

After
Unaufhörliches Jücken und Kriebeln im After.[VHA]

Harn
Vermehrter Abgang wässerigen Harns.[VHA]

Geschlechtstheile
Sehr verminderter Geschlechtstrieb.[VHA]

Schnupfen
Häufiges Niessen mit Kriebeln in der Nase, ohne Schnupfen.[VHA]
Schnupfen mit Verstopfung der Nasenhöhlen.[VHA]

Husten
Abends, nach dem Niederlegen, kurzer, trockner, Reizhusten von Kitzel im oberen Theile der Luftröhre, (oder wie von Staub darin), der durch das Husten selbst schlimmer wird.[VHA]

Brust
Beengendes Gefühl in der Brust, (ohne Bezug auf den Athem).[VHA]
Belegte Brust mit Trockenheitsgefühl in der Luftröhre.[VHA]

Verifikationen und klinische Symptome

Oberglieder
Rheumatisches Reissen in den Armen, besonders in den Knochen und Gelenken.[VHA]
Leichtes Ueberknicken der Finger.[VHA]
Brennen in den Fingerspitzen.[VHA]
Panaritien.[VHA]
Eingeschlafenheit der Glieder.[VHA]

Unterglieder
Rheumatisches Reissen in den Beinen, besonders in den Knochen und Gelenken.[VHA]
Geschwürige, ins Fleisch gewachsene Zehnägel.[VHA]
Eingeschlafenheit der Glieder.[VHA]

Drüsen
Konkordanz Drüsen: Con., Ign., M e r c . , Rhus-t., S p o n g . [PB]

Knochen
Reissen in den Knochen.[VHA]
Rheumatisches Reissen in den Armen, besonders in den Knochen und Gelenken.[VHA]

Haut
Trockne Flechte am Ohrläppchen.[VHA]
Blasse Gesichtsfarbe.[VHA]
Im Gesichte öfters Gefühl von überlaufender Hitze, ohne Röthe.[VHA]
An der innern Fläche der Unterlippe, zu beiden Seiten, ein paar tiefe Furchen mit erhabenen Rändern.[VHA]
Panaritien (der Finger).[VHA]
Geschwürige, ins Fleisch gewachsene Zehnägel.[VHA]
Konkordanz Haut und Aeusseres: C a l c . , Dulc., G r a p h . , Led., Lyc., M-austr., *Merc.*, P h o s . , Sabad., *S i l .* , Staph., *Sulph.*[PB]

Schlaf
Nachtunruhe und Schlaflosigkeit von Aufgeregtheit, besonders vor Mitternacht.[VHA]
Spätes Einschlafen.[VHA]
Konkordanz Schlaf und Träume: Bell., Bry., Calc., Ign., Lyc., Merc., Phos., Puls., Rhus-t., Sep., Sil., Sulph. [PB]

Fieber
Frostigkeit und Mangel an Lebenswärme.[VHA]
Frösteln nach dem Essen und beim Sprechen über unangenehme Dinge.[VHA]
Abends erhöhete Wärme mit Exaltation und großer Redseligkeit.[VHA]
Fieberstadien
1. P u l s gegen Abend etwas beschleunigt.[WF 32]
2. F r o s t nach dem Essen, welcher sich wie aus dem Unterleibe, verbreitet. – Frost mit Zittern Abends, besonders beim Sprechen über unangenehme Dinge. – Mangel an natürlicher Lebenswärme.[W 32F]
3. H i t z e gegen Abend, mit grosser Aufregung und Redseligkeit.[WF 32]
4. S c h w e i s s fehlt.[WF 32]

Konkordanz Fieber: Kali-c., Lyc., Phos., Sulph. [PB]

Gemeinsames
Rheumatisches Reissen in den Gliedern, besonders in den Knochen und Gelenken.[VHA]
Eingeschlafenheit der Glieder.[VHA]
Nervös aufgeregtes, zitteriges Gefühl im ganzen Körper.[VHA]
Um die Mittagszeit, allgemeines Gefühl von Abspannung.[VHA]
Verlangen nach Bewegung im Freien, die nicht ermüdet und ihm sehr wohl bekommt.[VHA]

Verifikationen und klinische Symptome

Verschlimmerung der Beschwerden

Konkordanzen

Verschlimmerung nach der Zeit: Carb-v., Kali-n., Lyc., Mang., Mur-ac., Puls., Ran-b., Sabad., Spig., Staph., Valer. [PB]

Verschlimmerung nach Lage und Umständen: Agar., Bry., Calc., Carb-v., Cham., Chin., Cina, Cocc., Ferr., Guaj., Hep., Ign., Lach., *Nux-v.*, Petr., *Sil.*, Spig., Spong., Sulph., *Valer.* [PB]

Arzneiverwandtschaften von Teucrium marum

Con., Ign., M-arct. [VHA]

Bry., Calc., Carb-v., Caust., Cham., *Chin.*, Cocc., Graph., Ign., Kali-c., *Lyc.*, *Merc.*, *Nux-v.*, *Phos.*, Ph-ac., *Puls.*, Rhus-t., Sabad., Sep., *Sil.*, Spig., Spong., Staph., *Sulph.*, Valer. [PB]

Coff., Ign. [KV]

Antidot von Teucrium marum: Camph. ?

Camph. ? [SRN]

Camph. ? [PB]

Zwischenmittel bei chronischen Krankheiten

PULSATILLA (X° R.) in einigen Fällen, in gehörigen Zwischenräumen, abwechselnd mit NUX-V., zur Tilgung zu hoher Reizbarkeit. – In seltenen Fällen wird man bei solchen Ueberreizungen des Nervensystems zu ASAR., CHAM., CHIN., IGN., TEUCR. oder VALER., eben so angewendet, seine Zuflucht nehmen müssen, wenn nämlich diese Mittel dem Gesammtzustande besser entsprechen.[SRA]

Konkordanzen der homöopathischen Arzneien

I. Gemüth und Geist: Anac., Aur., Cham. [PB]

II. Körpertheile und Organe: Am-m., Arn., Aur., Bry., Calc., Carb-v., Caust., Cham., *Chin.*, Cycl., Dulc., Graph., Ign., Kali-c., Kreos., Lyc., Merc., Nit-ac., *Nux-v.*, Phos., Ph-ac., Plb., *Puls.*, Ran-b., Rhus-t., Ruta, Sabad., Sep., Sil., Spig., Stann., Staph., *Sulph.*, Sulph-ac., Verat. [PB]

III. Empfindungen und Beschwerden

1. **Aeussere und innere Körpertheile im Allgemeinen:** Ambr., Arg., Ars., Bell., Bry., Calc., Canth., Carb-v., Caust., Cham., *Chin.*, Cocc., Colch., Con., Cupr., Ign., Jod., *Kali-c.*, *Lyc.*, M-arct., *Merc.*, Nat-m., *Nux-v.*, *Phos.*, *Ph-ac.*, *Puls.*, Rhod., Rhus-t., Ruta, *Sep.*, Sil., Stann., Staph., Sulph., Zinc. [PB]
2. **Drüsen:** Con., Ign., Merc., Rhus-t., Spong. [PB]
3. **Knochen:** ? [PB]
4. **Haut und Aeusseres:** Calc., Dulc., Graph., Led., Lyc., M-austr., *Merc.*, Phos., Sabad., *Sil.*, Staph., *Sulph.* [PB]

IV. Schlaf und Träume: Bell., Bry., Calc., Ign., Lyc., Merc., Phos., Puls., Rhus-t., Sep., Sil., Sulph. [PB]

V. Fieber: Kali-c., Lyc., Phos., Sulph. [PB]

VI. Änderung des Befindens

1. **Verschlimmerung nach der Zeit:** Carb-v., Kali-n., Lyc., Mang., Mur-ac., Puls., Ran-b., Sabad., Spig., Staph., Valer. [PB]
2. **Verschlimmerung nach Lage und Umständen:** Agar., Bry., Calc., Carb-v., Cham., Chin., Cina, Cocc., Ferr., Guaj., Hep., Ign., Lach., *Nux-v.*, Petr., *Sil.*, Spig., Spong., Sulph., *Valer.* [PB]

Verifikationen und klinische Symptome

VII. Konkordanz der homöopathischen Arzneien

Bry., C a l c . , C a r b - v . , Caust., Cham., *Chin.*, Cocc., Graph., I g n . , Kali-c., *Lyc.*, *Merc.*, *Nux-v.*, *Phos.*, Ph-ac., *Puls.*, Rhus-t., Sabad., Sep., *S i l .* , Spig., Spong., S t a p h . , *Sulph.*, Valer. [PB]

C o f f . , I g n . [KV]

Verifikationen und klinische Symptome

Thuja occidentalis (Abendländischer Lebensbaum)

(Thuj.)

Synonyma

Thuja occidentalis, Lebensbaum [SRA]

Antisykotische Arznei

[SRA]

Dagegen ist, so viel mir bekannt, eine derartige Anwendung unseres H a u p t s y c o t i c u m, nämlich der THUJA, bisher nicht üblich gewesen, und es dürfte nicht unwichtig sein, die Aufmerksamkeit darauf zu lenken.[KMS 715]

Arzneiwirkungsdauer

Die Wirkungsdauer selbst der kleinsten Gaben reicht fast bis zu drei Wochen.[RA 5, 124]

Wirkt 3 Wochen.[SRA]

Zählt zur 3. Klasse derjenigen Mittel, welche eine mittlere Wirkungsdauer besitzen.[AHZ 49 (1855) 82]

Hinweise

C. v. Bönninghausen brachte die Kuhpockenimpfung zur Sprache und fand darin, wie solche jetzt in der Regel zur Ausführung gebracht wird, die Hauptursache der zu unsern Zeiten in beunruhigender Weise überhand nehmenden, sogenannten scrophulösen Krankheiten. Die Anwesenden theilten überall die vorgetragenen Ansichten und versprachen diesem wichtigen Gegenstande eine besondere Aufmerksamkeit zu widmen, um im nächsten Jahre im Stande zu sein, der Sache weitere Folge zu geben. Bisher hatte es hier an Gelegenheit gefehlt, die Entdeckung des *v. B.* über die Heilkraft der THUJA bei den Menschenblattern, die sich in Frankreich bestätigt hat, zu erproben, und es dürfte erwartet werden, daß sich eine solche im Laufe des Jahres auch wohl bei uns darbieten werde. – Es dürfte hierbei erwähnenswerth sein, daß nach der Versicherung eines französischen Arztes (aus Lyon), welcher eben einige Tage bei dem Ref. zugebracht hat, außer den mit THUJA gemachten und günstig ausgefallenen Versuchen, solche auch mit SULPHUR v o r der Impfung gemacht seien, welche zu wiederholten Malen das Resultat gehabt, daß die Kuhpocke gar nicht angeschlagen sei, wenn einige Tage v o r h e r dem Kinde dieses Mittel gereicht worden.[AHZ 39 (1850) 346]

THUJ. ist ein gutes Mittel gegen die Krankheiten der TEE-Prüfer.[Br., Lippe]

Eigenthümlichkeiten und Hauptwirkungen

Gemüth

Unruhe.[VHA]

Große Niedergeschlagenheit.[VHA]

Nachdenklichkeit über jede Kleinigkeit, mit ängstlicher Besorgtheit wegen der Zukunft.[VHA]

Niedergeschlagenheit und Nachdenklichkeit über jede Kleinigkeit: langsames Sprechen und Suchen nach Worten beim Reden.[HA 56]

Mißmuth.[VHA]

Lebensüberdruß.[VHA]

Ängstliche Beengung des Athems, mit heftigem Durste auf kaltes WASSER.[VHA]

Ängstliche Träume beim Liegen auf der linken Seite.[VHA]

A e n g s t l i c h e s H e r z k l o p f e n f r ü h b e i m E r w a c h e n. (RHUS-T., SPIG.)[KMS 726]

S c h l a f l o s i g k e i t m i t G e i s t e r e r s c h e i n u n g e n, s o b a l d e r d i e A u g e n s c h l i e s s t, b e i m O e f f n e n d e r s e l b e n s o g l e i c h v e r g e h e n d. (APISIN.?, LACH.?)[KMS 729]

Gefühl, als ob eine andere Person neben ihm im Bett wäre, und jene Person scheint ein Teil von ihm selbst zu sein.[Br., Lippe]

Konkordanz Gemüth und Geist: Acon., Anac., Ars., Aur., Bar-c., C a l c., Caust., C h a m., C o c c., C o n., G r a p h., Hell., *I g n.*, *L y c.*, *Merc.*, *Nat-c.*, N u x - v., Op., Phos., Ph-ac., Plat., *P u l s.*, R h u s - t., *Sep.*, S i l., Staph., S t r a m., S u l p h., Verat. [PB]

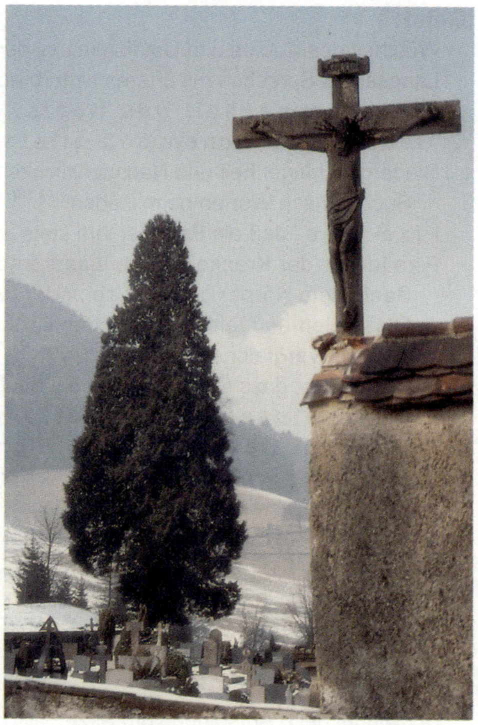

Thuja occidentalis (Abendländischer Lebensbaum)

Geist

Wüstheit des Kopfes und Unfähigkeit zu denken.[VHA]

Langsames Sprechen mit öfteren Unterbrechungen, weil man nach Worten suchen muß.[VHA]

Eingenommenheit des Kopfs, mit Unfähigkeit zu denken, langsamem Sprechen und öfterem Suchen nach Worten[HA 27]

Niedergeschlagenheit und Nachdenklichkeit über jede Kleinigkeit: langsames Sprechen und Suchen nach Worten beim Reden.[HA 56]

Fixe Idee, daß ein Fremder ihm stets zur Seite wäre. (ANAC.)[KMS 722]

Fixe Ideen; der Kranke glaubt, eine fremde Person sei an seiner Seite; oder daß die Seele vom Körper getrennt sei; oder daß sein Körper und besonders die Glieder von Glas seien und leicht zerbrechen könnten; oder daß ein lebendes Tier in seinem Bauche sei (vergleiche SABAD.).[Br., Lippe]

Fixe Idee, dass Geist und Körper voneinander getrennt wären. (ANAC.)[KMS 722]

Fixe Idee,dass der Körper, und besonders die Glieder, wie von Glas und leicht zerbrechlich wären. (?)[KMS 722]

Wahnsinn, wo der Kranke seine Glieder leicht zerbrechlich und von Glas wähnt.[HA 23]

Konkordanz Gemüth und Geist: Acon., Anac., Ars., Aur., Bar-c., Calc., Caust., Cham., Cocc., Con., Graph., Hell., *Ign.*, *Lyc.*, *Merc.*, *Nat-c.*, Nux-v., Op., Phos., Ph-ac., Plat., *Puls.*, Rhus-t., *Sep.*, Sil., Staph., Stram., Sulph., Verat. [PB]

Schwindel

Schwindel beim Aufstehen vom Sitze.[VHA]

Schwindel, als würde man geschaukelt.[VHA]

Schwindel beim Schliessen der Augen, welcher beim Oeffnen derselben gleich wieder vergeht. (APISIN., LACH.)[KMS 722]

Kopf

Heftiger BLUTDRANG zum Kopfe.[VHA]

Früh, Schwere des Hinterkopfs.[VHA]

Wüstheit des Kopfes und Unfähigkeit zu denken.[VHA]

Innerer Kopf

Taubheitsempfindung im Gehirne.[VHA]

Taubheits- und Leerheitsgefühl, blos im Oberkopf und im Scheitel. (?)[KMS 722]

Kopfschmerz, wie von einem im Scheitel eingedrückten Nagel.[VHA]

Schmerz im Scheitel, wie von einem eingetriebenen Nagel. (HELL., STAPH.)[KMS 722]

Die Kopfschmerzen bessern sich überhaupt von Bewegung im Freien, von Sehen in die Höhe und von Rückwärtsbiegen des Kopfs. (APISIN., BELL., RHUS-T.)[KMS 722]

Drückender Kopfschmerz im Scheitel, wie von einem Nagel, Nachmittags und Nachmitternacht 3 Uhr, und in der Ruhe verschlimmert, bei Bewegung und nach Schweiß gebessert. – Niedergeschlagenheit und Nachdenklichkeit über jede Kleinigkeit: langsames Sprechen und Suchen nach Worten beim Reden; Thränen der Augen im Freien; BLUTIGE Krusten in der Nase und BLUT-Schnauben; Hitze und Röthe des Gesichts; Verstopfung mit vergeblichem Stuhldrang; starkes Herzklopfen; aufgetriebene Hautvenen; unerquicklicher Schlaf wegen vieler, ängstlicher Träume; abendliche Hitze, am meisten am Kopfe und im Gesichte; Schweiß der unbedeckten, bei Trockenheit der bedeckten Theile.[HA 56]

Schwere im Hinterkopfe, mit Verdrießlichkeit und Unlust zu sprechen, früh beim Erwachen und gegen Abend, so wie in der Bewegung verschlimmert, von Entblößung des Kopfs und nach Schweiß gebessert.[HA 80]

Aeusserer Kopf

Jücken und ätzendes Fressen auf dem Haarkopfe.[VHA]

Feuchter, ätzend-fressender, auf der Seite, worauf er liegt,

Verifikationen und klinische Symptome

stechend-juckender Ausschlag am Hinterkopfe und an den Schläfen, von Kratzen gebessert.[HA 97]

Äußere Schmerzhaftigkeit der Kopfseite, worauf er liegt.[VHA]

Schmerzhafte Empfindlichkeit des äußern Kopfs, Abends und auf der Seite, worauf er liegt, verschlimmert, von Berührung, Kratzen und Reiben gebessert.[HA 106]

Schmerzhaftigkeit der Kopfhaut bei Berührung und an den Theilen, worauf er liegt. (NIT-AC., RHUS-T.)[KMS 723]

Kriebelnd fressendes oder stechendes Jucken am Hinterkopfe und an den Schläfen, wie von Ungeziefer, von Kratzen gebessert, später aber brennenden oder stechenden Ausschlag zurücklassend, welcher sich mit Schorfe bedeckt, Abends und Nachts im Bette verschlimmert.[HA 119]

Er will stets den Kopf dicht eingehüllt haben. (LACH., RHUS-T.)[KMS 723]

Starke brennende oder reißende Stiche am Kopfe, am meisten in der (linken) Schläfengegend, in der Bettwärme und im Liegen darauf, so wie Nachts und Nachmittags 3 Uhr verschlimmert, von Berührung, Drücken und Reiben gebessert.[HA 132]

Süßlich, honigartig riechender Schweiß der entblößten Theile des Kopfs, des Gesichts und der Hände, bei Trockenheit der bedeckten Theile und derjenigen, worauf man liegt, am meisten zu Anfange des Schlafs, nach dem Aufstehen gebessert.[HA 129]

Augen

Entzündungsgeschwulst der Augenlider.[VHA]

Entzündliche Auflockerung der innern Lidfläche. (RHUS-T.)[KMS 723]

Brennen in den Augen.[VHA]

Röthe des Weißen im Auge.[VHA]

Thränen der Augen im Freien.[VHA], [HA 56]

Thränen der Augen, besonders im Freien, die aber nicht abfliessen, sondern im Auge stehen bleiben. (CAUST., NIT-AC., SEP.)[KMS 723]

Das Auge muß warm bedeckt sein; sobald man es aufdeckt, schmerzt es, und der Kranke hat dann ein Gefühl, als ob durch das Auge kalte LUFT aus dem Kopf strömen würde.[Br., Lippe]

Sehkraft

Kurzsichtigkeit.[VHA]

Seitwärts neben dem Auge, im Finstern herabfallende Blitze oder Funken, am Tage im Hellen wie dunkle Tropfen. (?)[KMS 723]

Die Gegenstände erscheinen immer kleiner. (PLAT., STRAM.)[KMS 723]

Eine ähnliche Heilung des grauen Stars, aber am linken Auge, war dem Ref. durch abwechselnde Gaben von SULPH. und THUJ., alle sechs Wochen eine, und jede in der 200. Potenz, in dem Zeitraume von nicht völlig sieben Monaten gelungen. – Es wurde dabei bemerkt, dass namentlich bei den edleren Organen die beiden Körperseiten am Meisten der Beachtung zu bedürfen scheinen.[AHZ 63 (1861) 61]

Ohren

Klammschmerz im äußern Ohre.[VHA]

Stiche vom Halse bis ins Ohr.[VHA]

Gehör

Geräusch im Ohre, wie siedendes WASSER. (DIG.)[KMS 723]

Nase

Nasen-BLUTEN bei Erhitzung.[VHA]

Schmerzhafte Schorfe in der Nase.[VHA]

BLUTIGE Krusten in der Nase und BLUT-Schnauben.[HA 56]

Geschwüre im unteren Teil der Nase mit einer Kruste, die ausgeschneuzt werden muß,

Verifikationen und klinische Symptome

Verifikationen und klinische Symptome

weist auf THUJ.. Vergleiche auch KALI-BI.. (Nagender Schmerz mit Geschwüren hoch oben in der Nase; die Stelle ist sehr empfindlich bei Berührung; viel Nasenausfluß: SIL..)[Br., Lippe]

Beim Schneuzen der Nase kommt eine große Menge dicken, grünen Schleims, mit Eiter und BLUT gemischt; später trockene, braune Krusten mit Schleim. Letztere kommen von der Stirnhöhle und kleben stark an dem geschwollenen oberen Teil der Nasenlöcher.[Br., Lippe]

Paßt gut bei schmerzhaften Krusten und wenn man immer Krusten aus der Nase schneuzt.[Br., Lippe]

Warzen an der Nase. (CAUST.)[KMS 723]

Ausschlag in den Nasenwinkeln. (EUPHR., RHUS-T.)[KMS 723]

Geschwulst und Härte der Nasenflügel. (?)[KMS 723]

Geruch

Geruch in der Nase,wie von Heringslake, oder wie von gährendem BIERE. (AGN., BELL.)[KMS 723]

Antlitz

Brennende Hitze und Röthe des Gesichts.[VHA]

Hitzüberlaufen im Gesichte.[VHA]

Hitze und Röthe des Gesichts.[HA 56]

Aufgetriebene Adern an den Schläfen.[VHA]

Adernauftreibung an den Schläfen. (CHIN., FERR.)[KMS 723]

Gesichtsblüthen.[VHA]

Gesichtsschweiß, (besonders der Seite, worauf er nicht liegt).[VHA]

Süßlich, honigartig riechender Schweiß der entblößten Theile des Kopfs, des Gesichts und der Hände, bei Trockenheit der bedeckten Theile und derjenigen, worauf man liegt, am meisten zu Anfange des Schlafs, nach dem Aufstehen gebessert. [HA 129]

Bohrender Schmerz am Jochbeine, durch Berührung gelindert.[VHA]

Glühende Röthe des ganzen Gesichts, mit feinen Adernetzen, wie marmorirt. (CALC., CARB-V., LYC.)[KMS 723]

Hitze und Röte des ganzen Gesichtes, mit einem feinen Netz von BLUTADERN, wodurch das Gesicht wie marmoriert aussieht.[Br., Lippe]

Ausschlag im Gesichte, mit nachbleibenden bläulichen Flecken. (FERR., LACH.)[KMS 723]

Hellbraune Flecken, (Sommersprossen) im Gesichte. (ANT-C., CALC., GRAPH., KALI-C., NAT-C., NIT-AC., PHOS.)[KMS 723]

Fettige Haut des Gesichts. (NAT-M., SEL.)[KMS 723]

Abschuppung der Gesichsthaut. (APISIN.)[KMS 723]

Lippen und Kinn

Zuckungen in den Lippen.[VHA]

Blüthen an der Oberlippe und am Kinne.[VHA]

Flache, weissliche Geschwüre an der Innenseite der Lippen und in den Mundwinkeln. (GRAPH., MEZ.)[KMS 723]

Knacken im Kiefergelenke. (NIT-AC., RHUS-T.)[KMS 724]

Zähne

Fressendes Nagen in den Zähnen, durch Kauen und kalte Genüsse verschlimmert.[VHA]

Zahnweh von THEE-Trinken. (FERR., SEL.)[VHA], [KMS 724], [Br., Lippe]

Geschwollenes, wundschmerzendes Zahnfleisch.[VHA]

Abbröckeln der Zähne. (BOR., LACH., STAPH.)[KMS 724]

Faulwerden der Zahnwurzeln. (MEZ.)[KMS 724]

Hohlwerden der Zähne von der Seite, bei unverletzter Krone derselben. (MEZ., STAPH.)[KMS 724]

Beim Ausschnauben ein pressender Schmerz im hohlen Zahne (seitwärts).[RA 5, Nr.59]

[Die Praxis hat] uns gelehrt, dass sich das „seitwärts" auf den hohlen Zahn bezieht und das Hohlwerden der Zähne von der Seite (nicht in der Krone) andeutet, – ein sehr wichtiges und brauchbares Symptom, welches fast nur bei solchen chronischen Krankheiten vorkommt, wogegen sich die THU-

JA als das vorzüglichste und unentbehrtlichste Heilmittel ausgewiesen hat. – Solcher wahrhaften Goldkörner liegen noch viele in den „zu purifizirenden" *Hahnemannschen* Arzneiprüfungen, die man aber unbeachtet unter den Kehricht wirft und damit kurzweg ausfegt.[AHP 559]

Ref. erwähnte, dass THUJ. das einzige ihm bekannte hilfreiche Mittel sei bei einer schmerzhaften Affection der Zähne, wobei blos die Zahnwurzeln angegriffen seien, soweit sie vom Zahnfleische eingehüllt waren, allmählig locker wurden und endlich von selbst ausfielen, während die Krone derselben sich ganz gesund zeigte.[AHZ 57 (1858) 78]

Fressendes Nagen in den hohlen Zähnen, von Kaltem verschlimmert. (RHUS-T., STAPH.)[KMS 724]

Mund

Wundheitsschmerz im Halse, beim Speichelschlingen.[VHA]

Schmerzhaftes Schlingen, am Meisten wenn er leer oder Speichel schlingt. (LACH., RHUS-T.)[KMS 724]

Bläschen und Schwämmchen im Munde.[VHA]

Geschwulst der Zunge.[VHA]

Blaue Geschwulst unter der Zunge. Fröschleingeschwulst.[Br., Lippe]

Fröschleingeschwulst unter der Zunge.[VHA]

Gallertartige Fröschleingeschwulst. (MEZ., NIT-AC., STAPH.)[KMS 724]

Langsame Sprache.[VHA]

Langsames Sprechen mit öfteren Unterbrechungen, weil man nach Worten suchen muß.[VHA]

Abneigung gegen KARTOFFELN. (ALUM.?)[KMS 724]

Nachtheil von THEE. (CHIN., FERR., SEL.)[KMS 724]

Nachtheil von ZUCKER. (MERC., SEL.)[KMS 724]

Nachtheil von ZWIEBELN. (LYC., PULS.)[KMS 724]

Nachteile von Genuß von FETT und ZWIEBELN (vergleiche PULS.).[Br., Lippe]

Genüsse

Schnelle Sättigung beim Essen.[VHA]

Neigung zu kalten Speisen und Getränken.[VHA]

RANZIGES Aufstoßen nach FETTEN Speisen.[VHA]

Heftiger Durst, besonders Nachts und früh Morgens.[VHA]

Ängstliche Beengung des Athems, mit heftigem Durste auf kaltes WASSER.[VHA]

Nach kalt Trinken, Stiche in der Brust.[VHA]

Abneigung gegen KARTOFFELN. (ALUM.?)[KMS 724]

BROD schmeckt TROCKEN und BITTER. (FERR., RHUS-T.)[KMS 724]

Zahnweh von THEE-Trinken.[VHA], [Br., Lippe]

THUJ. ist ein ausgezeichnetes Gegenmittel gegen TEE-Vergiftung.[Br., Lippe]

Nachtheile von FETTEN Genüssen (und ZWIEBELN).[VHA]

THUJ. ist ebenfalls [wie NUX-V.] ein Antidot gegen ZWIEBEL.[Br., Lippe]

Nachtheil von THEE. (CHIN., FERR., SEL.)[KMS 724]

Nachtheil von ZWIEBELN. (LYC., PULS.)[KMS 724]

Nachtheil von ZUCKER. (MERC., SEL.)[KMS 724]

Nachtheil von BIER, FETTEM, SAUREM, SÜSSEM, TABACK, THEE, WEIN und ZWIEBELN. (ARS., CHIN., FERR., LACH., SEP.)[KMS 728]

Geschmack

LÄTSCHIGER Geschmack.[VHA]

Unschmackhaftigkeit der Speisen, als fehlte das SALZ daran.[VHA]

Beim Kauen werden die Speisen ganz trocken.[VHA]

Die Speisen schmecken wie zu wenig GESALZEN. (ARS., CALC., COCC.)[KMS 724]

BROD schmeckt TROCKEN und BITTER. (FERR., RHUS-T.)[KMS 724]

Früh FAULEIERGESCHMACK im Munde. (ARN., HEP., PHOS., PH-AC.)[KMS 724]

Der [Husten-] Auswurf schmeckt wie ALTER KÄSE. (CHIN., KALI-C., LYC.)[KMS 726]

Aufstoßen

BITTERES Aufstoßen.[VHA]

RANZIGES Aufstoßen nach FETTEN Speisen.[VHA]

Aufstoßen nach dem Genossenen.[VHA]

Verifikationen und klinische Symptome

Verifikationen und klinische Symptome

Beständiges Aufstoßen beim Essen. (NIT-AC.)[KMS 724]
Aufstossen, sowie Anfälle von Fliessschnupfen mit Niessen bringen gleich darauf Erleichterung.[KMS 728]

Uebelkeit
FETTIGES Erbrechen. (ARS., MEZ., JOD, NUX-V.)[KMS 724]

Magen
Schmerzhaftes Drücken in der Herzgrube.[VHA]
Abendlicher Magenkrampf.[VHA]
Verhärtung des Magens. (MEZ.)[KMS 724]
Die Getränke fallen mit Geräusch (plumpsend) in den Magen. (?)[KMS 724]
Das Getränk fällt mit einem Geräusch in den Magen. (Wenn die Flüssigkeit mit einem Glucken hinabgeht, vergleiche APIS und CUPR.. Bei THUJ. fallen die Getränke mit einem Platsch in den Magen.)[Br., Lippe]

Bauch
Aufblähung des Unterleibes.[VHA]
Leibweh im Unterbauche.[VHA]
Gefühl im Unterbauche, wie von etwas Lebendigem.[VHA]
Bewegung im Unterleibe wie von etwas Lebendigem; oder Heraustreibung der Bauchmuskeln wie von einem Kinderarm. Dieses Gefühl verursacht aber keine Schmerzen.[Br., Lippe]
LUFT-Bewegung im Leibe, als ob ein Tier im Bauch schreien würde.[Br., Lippe]
Leibweh von Verschlingung und Verwickelung der Gedärme.[VHA]
Verhärtungen im Unterbauche.[VHA]
Einwärtsziehen des Oberbauchs. (APISIN., STAPH.)[KMS 724]
(Fast) specifische Heilkraft für Volvulus.[KMS 721]

Bauchbedeckung
Wundheit des Nabels. (RHUS-T.)[KMS 724]
Gürtelrose. (GRAPH., RHUS-T.)[KMS 724]
Gelbe oder bräunliche Flecken auf dem Bauche. (SEP.)[KMS 724]

Bauchring
Schmerzhafte Geschwulst der Leistendrüsen.[VHA]
Geschwulst der Schoossdrüsen. (CALC., NIT-AC., RHUS-T., STAPH.)[KMS 724]

Blähungen
Wie ein schreiendes Thier im Bauche. (ARG. ?)[KMS 725]

Stuhl
Hartnäckige Verstopfung, wie von Unthätigkeit oder Verschlingung der Gedärme.[VHA]
Vergebliches Pressen auf den Stuhl.[VHA]
Verstopfung mit vergeblichem Stuhldrang.[HA 56]
Schwieriger Abgang eines harten, dicken und knotigen Stuhls.[VHA]
Vergeblicher Stuhldrang mit Erectionen. (IGN. ?)[KMS 725]
Früh oder Vormittags Durchfall, zur selben Stunde wiederkehrend. (APISIN., SABAD.)[KMS 725]
Morgendiarrhoe unmittelbar nach dem Frühstück (Prüfungsresultat der 2. Centesimalpotenz); oder morgens zu derselben Stunde wiederkehrende Diarrhoe. (Diarrhoe nach KAFFEE-Trinken weist auf OX-AC..)[Br., Lippe]
Diarrhoe mit Austreiben blaßgelben Harnes und Abgang vieler geräuschvoller Winde (vergleiche NAT-C., SULPH. und ALOE.)[Br., Lippe]
Fette, ölartige Stühle. (CAUST.)[KMS 725]
Die Stuhlentleerungen sind schmierig oder fettig. (Harte, vom Schleim überzogene Ausleerungen weisen auf CAUST..)[Br., Lippe]

Wurmleiden

Heilungsbericht von Pferden: *Nettmann's* Pferd hatte am 11. Juli 1862 wegen Wurmleiden eine Gabe THUJA bekommen und war seitdem wohl. Am 10. März d. J. [1863] war das Leiden wieder erschienen: Sulph. [je C 200°°] – Geheilt.[KMS 781]

Verifikationen und klinische Symptome

After

Zusammenziehung des Afters.[VHA]

Feigwarzen am After.[VHA]

Feigwarzen am After. (NIT-AC., SABIN., STAPH.)[KMS 725]

Mastdarmfistel.[VHA]

Übelriechender Schweiss am After und in der Kerbe. (?)[KMS 725]

Feuchtigkeit am After: NIT-AC. (Vergleiche THUJ. und sieh, ob es nicht die Folge von Syphilis ist.)[Br., Lippe]

Schmerzhafte Zusammenziehung des Afters beim Stuhle. (STAPH.)[KMS 725]

Die Blase und der Mastdarm sind wie gelähmt und haben nicht die Kraft, ihren Inhalt auszustoßen (vergleiche CLEM.).[Br., Lippe]

Mittelfleisch

Schweiss des Mittelfleisches. (ALUM., CARB-AN.)[KMS 725]

Knotige Wülste und Wundheit am Mittelfleische. (?)[KMS 725]

Blase – Harn

Reichlicher Harnabgang.[VHA]

Häufiger Drang zum Harnlassen mit reichlichem Harnen, besonders abends, oder gegen Abend. (Manchmal ist es am stärksten um 7 Uhr abends und von 5 bis 10 Uhr morgens).

Schaumiger Harn: Thuj. (KALI-C., LACH., LYC.)[KMS 725]

Schaumiger Urin; der Schaum bleibt lange auf dem Harn (vergleiche LACH. und LYC.).[Br., Lippe]

Harn mit wolkigem Bodensatze.[VHA]

ZUCKERHALTIGER Harn. (CHIN., PHOS.)[KMS 725]

(Fast) specifische Heilkraft für die ZUCKERHARNRUHR.[KMS 721]

Nachtröpfeln nach dem Harnen. (LACH., SEL.)[KMS 725]

Unfreiweilliges Harnlassen, besonders nachts und beim Husten; oder tropfenweiser Abgang von Urin nach dem Harnen (vergleiche LACH. und CAUST.).[Br., Lippe]

Brennen und Jücken in der Harnröhre.[VHA]

Die Blase und der Mastdarm sind wie gelähmt und haben nicht die Kraft, ihren Inhalt auszustoßen (vergleiche CLEM.).[Br., Lippe]

Geschlechtstheile

Anschwellung, Verhärtung und Entzündung der Vorsteherdrüse. PULS. und THUJ. sind die zwei wichtigsten Arzneimittel für diesen Zustand.[Br., Lippe]

Der linke Hoden ist heraufgezogen: THUJ. (vergleiche CALC., CROT-T. und ZINC.. Wenn der rechte Hoden heraufgezogen ist, vergleiche CLEM. und PULS.).[Br., Lippe]

Geschwulst der Vorhaut.[VHA]

Feigwarzen an der Eichel und Vorhaut, die besonders bei zunehmendem ◐ MONDE NÄSSEN und eitern.[VHA]

Feigwarzenbildung: NIT-AC. (vergleiche THUJ.).[Br., Lippe]

Feigwarzen; sykotische Auswüchse an der Eichel und dem Bändchen; Anschwellung der Vorhaut und Entzündung der Eichel. (THUJ. ist die beste Arznei bei Feigwarzen. Einen Fall, in dem die Eichel und Innenseite der Vorhaut tatsächlich von kleinen Feigwarzen mit langen Stielen überdeckt waren, heilte THUJ..)[Br., Lippe]

Feigwarzentripper.[VHA]

Eicheltripper.[VHA]

Tripper mit WÄSSERIGEM, reichlichem Ausfluß aus der Harnröhre.[Br., Lippe]

WÄSSERIGER, kopiöser Ausfluß aus der Ruthe.[VHA]

Gefühl, als wenn ein Tropfen durch die Harnröhre liefe.[VHA], [Br., Lippe]

Stiche in der Ruthe mit Harndrang.[VHA]

Stiche in der Harnröhre mit Harndrang.[Br., Lippe]

Verifikationen und klinische Symptome

Vergeblicher Stuhldrang mit Erectionen. (IGN. ?)[KMS 725]
Nächtliche Erektionen, die den Schlaf verhindern.[Br., Lippe]
Nächtliche, schmerzhafte Erektionen.[VHA]
Geile Träume mit schmerzhaften Erektionen.[VHA]
Dr. *C. W. Roberts* behauptet, daß 5-7 Tropfen der THUJ.-Tinktur imstande sind, SAMENERGIEßUNGEN einzuschränken).[Br., Lippe]
Starker Schweiß des Hodensacks.[VHA]
Starker, süsslich-honigartig-riechender und gelblich färbender Schweiss an den Geschlechtstheilen. (?)[KMS 725]
Geschwulst und Wundheit der Schaamlefzen.[VHA]
Feigwarzen an den weiblichen Geschlechtstheilen.[VHA]

Schwangerschaft – Beschwerden der Mütter

Abortus im dritten Monate: Thuj. (APISIN., SABIN., SEC.)[KMS 725]
Dr. *Rath* hatte gegen das nicht selten vorkommende, sehr belästigende Schaamjucken der Schwangeren mit dem besten Erfolge KALI-C. angewendet. Ref. hatte solches wiederholt von SEP. oder THUJ., sowie Dr. *Stens* von RHUS-T. erfahren. Aber das ist, wie dabei bemerkt, hier wie überall nur individuell, und solche allgemeinen Bezeichnungen, die aller Charakteristik entbehren, verlieren allen Werth für die Praxis, wobei jeder Zeit nur allein der gesammte Zeicheninbegriff maassgebend sein kann.[AHZ 65 (1862) 77-78]

Beschwerden der Kinder

(Fast) specifische Heilkraft für einige bösartige Aphthen der Kinder.[KMS 721]

Regel

Starker Schweiss vor der Regel. (VERAT.?)[KMS 725]

Schnupfen

In der Stube Stockschnupfen mit Kopfweh, im Freien Fließschnupfen.[VHA]
Fliessschnupfen im Freien und Stockschnupfen in der Stube. (JOD, PLAT., PULS.)[KMS 725]
Fliessschnupfen und Niessen bringen sogleich bedeutende Erleichterung. (LACH.)[KMS 725]
Aufstossen, sowie Anfälle von Fliessschnupfen mit Niessen bringen gleich darauf Erleichterung.[KMS 728]
Viel Schleim in den Choanen. (EUPHR., NIT-AC., ZINC.)[KMS 725]

Athem

Aengstliche Beengung des Athems, mit heftigem Durste auf kaltes WASSER.[VHA]
Athembeengung, wie von Angewachsenheit der Lunge in der Brust. (MEZ.)[KMS 725]
Athemverkürzung von Vollheit und Zusammenziehn in den Hypochondern und im Oberbauche. (STAPH.)[KMS 725]
Kurzathmigkeit von Verschleimung der Luftröhre. (SEL.)[KMS 725]
Heilungsbericht von Pferden: [Am 14. März 1863] *Samson's* 7jähriges Pferd dämpfig: Ars. 3. April. Bedeutend gebessert und nur noch beim anfangenden Gehen: Thuj. [je C 200°°] – Geheilt.[KMS 781]

Husten

Husten von Erhitzung.[VHA]
Husten abends nach dem Hinliegen; der Auswurf löst sich; der Kranke fühlt sich besser, wenn er sich von der linken auf die rechte Seite dreht. (Loser Husten mit vielem Auswurf, sobald sich der Kranke hinlegt, weist auf NUX-V. oder THUJ..)[Br., Lippe]
Nachmittags (und Nachts, jedesmal gegen 3 Uhr) Husten mit gelblichem Schleimauswurfe und Schmerzen in der Herzgrube.[VHA]
Er hustet blos am Tage, auch Früh nach dem Aufstehen und Abends nach dem Niederlegen, aber selten in der Nacht. (EUPHR., FERR., LACH., NIT-AC., STAPH.)[KMS 726]
Beim Abendhusten nach dem Niederlegen löst sich der Auswurf leichter, wenn er sich von der linken Seite auf die rechte wendet. (KALI-C., LYC., PHOS., SEP.)[KMS 726]

Der Auswurf schmeckt wie ALTER KÄSE. (CHIN., KALI-C., LYC.)[KMS 726]

Innerer Hals

Geschwulst und Verengrungsgefühl im Halse. (APISIN., MEZ.)[KMS 726]
G e f ü h l , w i e v o n e i n e r H a u t i m K e h l k o p f e . (LACH., PHOS.)[KMS 726]

Aeusserer Hals

Aufgetriebene Adern am Halse.[VHA]
Blaue Auftreibung der Halsadern. (ARS., LACH.)[KMS 726]
F e t t i g e , b r a u n e H a u t i m N a c k e n . (APISIN., LYC.)[KMS 726]
Spannung in der Nackenhaut.[VHA]

Innere Brust

Brustbeklemmung, mit dem Gefühle, als wenn in der Brust etwas angewachsen wäre.[VHA]
Nach kalt Trinken, Stiche in der Brust.[VHA]
S t e c h e n i n d e r B r u s t n a c h K a l t t r i n k e n . (STAPH.)[KMS 726]
Starke BLUT-Wallung in der Brust, mit starkem, hörbarem Herzklopfen.[VHA]
Heisses Aufsteigen in die Brust herauf. (PHOS.)[KMS 726]
W i e h e r a b f a l l e n d e T r o p f e n i n d e r B r u s t . (?)[KMS 726]
BLUTWALLUNG und hörbares Herzklopfen. (DIG., JOD, SPIG.)[KMS 726]
A e n g s t l i c h e s H e r z k l o p f e n f r ü h b e i m E r w a c h e n . (RHUS-T., SPIG.)[KMS 726]
Starkes Herzklopfen; aufgetriebene Hautvenen.[HA 56]

Aeussere Brust

Bläue der Haut am Schlüsselbeine.[VHA]
Bläue am Schlüsselbeine. (LACH. ?)[KMS 726]
B l a u e F a r b e d e r H a u t d e s S c h l ü s s e l b e i n s ; hier ist THUJ. das einzige Arzneimittel.[Br., Lippe]
B r ä u n l i c h e F l e c k e n a u f d e r B r u s t . (LYC., PHOS., SEP.)[KMS 726]

Rücken

BLUTSCHWÄRE auf dem Rücken.[VHA]
BLUTSCHWÄRE auf dem Rücken. (CAUST., GRAPH., HEP.)[KMS 726]
Drückender Schmerz in der Nierengegend.[VHA]
Klammartiger Schmerz im Kreuze.[VHA]
B r e n n e n v o m K r e u z e h e r a u f b i s z u d e n S c h u l t e r b l ä t t e r n . (PHOS., SEP.)[KMS 726]
Gefühl von Brennen, das sich vom Kreuz bis zwischen die Schulterblätter erstreckt. (Rückenmarksleiden.)[Br., Lippe]
Klopfen und Pulsiren im Rücken. (BAR-C., LYC., PHOS.)[KMS 726]

Oberglieder

Stechender Schmerz in den Armen und deren Gelenken.[VHA]
Stechen in den Gliedern und Gelenken.[VHA]
Muskelzucken in den Armen.[VHA]
Aufgetriebene Adern am Arme.[VHA]
Eingeschlafenheit der Glieder.[VHA]
F i x e I d e e , d a s s d e r K ö r p e r , u n d b e s o n d e r s d i e G l i e d e r , w i e v o n G l a s u n d l e i c h t z e r b r e c h l i c h w ä r e n . (?)[KMS 722]
K n a c k e n d e r G e l e n k e b e i m A u s s t r e c k e n d e r s e l b e n . (LYC., RHUS-T.)[KMS 727]
Flechten am Ellbogen. (PHOS., SEP., STAPH.)[KMS 726]
Schweiß der Hände.[VHA]
Schmerzhafte Geschwulst und Röthe der Fingerspitzen.[VHA]
THUJ. zeigt in seiner reinen Wirkung zwei hervorstechende Symptome, Anschwellung der Finger- und Zehenspitzen; *v. B.* erkannte bei einem Kinde, das ihm wegen einer Mundaffektion zugeführt wurde nicht nur sogleich dieses Symptom, sondern erklärte das Kind für behaftet mit erblicher Sykosis.[Chargé, Bönn.]

Verifikationen und klinische Symptome

Verifikationen und klinische Symptome

Rothlaufartige Geschwulst der Fingerspitzen, mit Kriebeln darin. (RHUS-T.)[KMS 727]
Kälte und Absterben der Finger und Fingerspitzen.[VHA]
Braune Farbe des Handrückens. (JOD ?)[KMS 726]
Weisskrustige Flechten auf dem Handrücken und auf den Fingern. (LYC., SEP.)[KMS 726-727]
Kaltschweissige Hände. (SEP.)[KMS 727]
Warzen an den Händen. (LACH., NIT-AC., RHUS-T.)[KMS 727]
Hände wie mit Warzen übersät. (Auch FERR. hat dieses Symptom.[*R.H.*]).[Br., Lippe]
Verkrüppelte, abbröckelnde und missfarbige Nägel auf den Fingern. (GRAPH., NIT-AC., SIL.)[KMS 727]
Verkrüppelte Nägel an Fingern und Zehen. (CAUST., GRAPH., NIT-AC., SABAD., SIL.)[KMS 728-729]

Unterglieder

Leichtigkeitsgefühl im Körper beim Gehen. (CHIN., RHUS-T., SPIG.)[KMS 727]
Stiche in den Muskeln und Gelenken der Beine.[VHA]
Stechen in den Gliedern und Gelenken.[VHA]
Mattigkeit der Beine beim Treppensteigen.[VHA]
Eingeschlafenheit der Glieder.[VHA]
Fixe Idee, dass der Körper, und besonders die Glieder, wie von Glas und leicht zerbrechlich wären. (?)[KMS 722]
Schlaffheit in den Hüftgelenken. (APISIN., CALC., STAPH.)[KMS 727]
Beim Gehen sind die Beine wie von Holz. (PLB., RHUS-T.)[KMS 727]
Hüftweh mit Längerwerden des Beins. (COLOC., RHUS-T.)[KMS 727]
Knacken der Gelenke beim Ausstrecken derselben. (LYC., RHUS-T.)[KMS 727]
Braune Haut an den Beinen, besonders an der Innenseite der Oberschenkel. (?)[KMS 727]
Rothmarmorirte Flecke auf dem Fußrücken.[VHA]
Adernetze, wie marmorirt, auf dem Fussrücken. (CAUST., LYC.)[KMS 727]
Schmerzhafte, entzündliche Geschwulst und Röthe des Fußrückens und der Zehespitzen.[VHA]
THUJ. zeigt in seiner reinen Wirkung zwei hervorstechende Symptome, Anschwellung der Finger- und Zehenspitzen; *v. B.* erkannte bei einem Kinde, das ihm wegen einer Mundaffektion zugeführt wurde nicht nur sogleich dieses Symptom, sondern erklärte das Kind für behaftet mit erblicher Sykosis.[Chargé, Bönn.]
Rothe Geschwulst der Zehenspitzen. (CHIN., MUR-AC.)[KMS 727]
Spröde, verkrüppelte Zehennägel. (ARS., GRAPH., SABAD., SEP.)[KMS 727]
Verkrüppelte Nägel an Fingern und Zehen. (CAUST., GRAPH., NIT-AC., SABAD., SIL.)[KMS 728-729]
Unterdrückter Fussschweiss. (APISIN., KALI-C., RHUS-T., SEP., SIL.)[KMS 727]
Uebelriechender Schweiss an den Zehen. (BAR-C., GRAPH., KALI-C., NIT-AC., PULS., SIL.)[KMS 727]
Frostbeulen.[VHA]
Brennende Hühneraugen. (AM-C., BAR-C., PH-AC., RHUS-T.)[KMS 727]

Drüsen

Schmerzhafte Geschwulst der Leistendrüsen.[VHA]
Geschwulst der Schoossdrüsen. (CALC., NIT-AC., RHUS-T., STAPH.)[KMS 724]
(Fast) specifische Heilkraft für die Zuckerharnruhr.[KMS 721]
Konkordanz Drüsen: Ars., Bell., Bry., Calc., Carb-an., Clem., Con., Hep., Kali-c., Lach., Lyc., *Merc., Phos.*, Puls., Rhus-t., Sil., Spong., *Sulph.* [PB]

Knochen

Bohrender Schmerz am Jochbeine, durch Berührung gelindert.[VHA]
Rhachitische Knochenleiden.[KMS 728]
Konkordanz Knochen: Ars., Asaf., Bell., Kali-c., *Merc.*, Ph-ac., Rhus-t., Ruta, Sabin., Sil., Staph., Sulph. [PB]

Haut

Verifikationen und klinische Symptome

Schmutzig-bräunliche Farbe der Haut. (FERR., JOD)[KMS 728]

Bräunliche Flecken auf der Haut. (ANT-C., CARB-V., LYC., MEZ., NIT-AC., PHOS., SEP.)[KMS 728]

Bräunröthliche (NIT-AC., PHOS.) oder bräunlichweisse Flecken. (ARS., PHOS., SEP., SIL.)[KMS 728]

Feine Adernetze, wie marmorirt. (CARB-V., CAUST., LYC., PLAT.)[KMS 728]

Ausschlag blos an den bedeckten Theilen. (LED.)[KMS 728]

(Fast) specifische Heilkraft für einige bösartige Aphthen der Kinder.[KMS 721]

(Fast) specifische Heilkraft für die Pockenkrankheit.[KMS 721]

Pocken (Blattern). (ANT-C., ANT-T., ARS., BELL., NIT-AC., MERC., RHUS-T.)[KMS 728]

Menschenblattern (Ueber die Heilkraft der THUJA gegen Menschenblattern)[AHZ 37 (1849) 21-22]

Ich glaube Sie von einer Erfahrung in Kenntniß setzen zu müssen, welche ich im Verlaufe des Winters gemacht habe und die mir der weitern Bekanntmachung nicht unwerth zu sein scheint. – Seit etwa einem halben Jahre traten hier und in der Umgegend die Menschenblattern an einigen Orten ziemlich heftig auf, und obwohl in Folge unserer weisen Gesetze über die Absperrung u. s. w. die Krankheit vielfach verheimlicht wurde, so gelangten doch mehrere Fälle zu meiner Behandlung. – Die mehrfach gemachte Erfahrung, daß bei solchen Epidemieen häufig bei den Pferden die Maucke beobachtet wurde, bracht mich auf den Gedanken, mit den Symptomen der Blattern das Specifikum dieser Thierkrankheit (die THUJA) genauer zu vergleichen, und das Ergebniß war so entschieden günstig, daß ich dasselbe gleich bei dem ersten Blatternkranken (Dies war ein 24jähriges Mädchen, welches ich vor einem Jahre von veralteten, krustigen Flechten auf beiden Backen geheilt hatte. Heute ist ihr Gesicht ganz glatt und rein und der Spiegel der Gesundheit), der meiner Behandlung anvertraut wurde, in Anwendung brachte. Der Erfolg übertraf meine Erwartung. Am vierten Tage waren die Blattern sämmtlich trocken, am 8ten abgefallen und von Narben war nichts zu sehen. – Dieser entschieden glückliche Erfolg bewog mich, nicht nur bei allen folgenden Blatterkranken dasselbe Verfahren zu beobachten, sondern auch in einigen Häusern, wo die Krankheit ausgebrochen war, dasselbe Mittel als Prophylaktikum zu versuchen, und siehe! auch hier war der Erfolg günstig und mir ist kein Fall bekannt geworden, wo beim Gebrauche der THUJA noch ein anderes Glied der Familie von der Krankheit ergriffen ist. – Seit 5 Jahren fast nur Hochpotenzen und zwar mit solchen Erfolgen anwendend, daß ich wohl nie wieder zu tieferen Dynamisationen zurückkehren werde, habe ich auch in allen Blatterfällen die THUJA nur in der 200 Potenz zu ein Paar Streukügelchen, alle 2 Abende eine Gabe, nehmen lassen, und nur in zwei Fällen, wo es angezeigt war, eine einzige Gabe MERC. 200°° dazwischen eingeschoben, wodurch dem Anscheine nach die Wirksamkeit der THUJA befördert wurde. – Am meisten auffallend war die Abwesenheit der sonst unvermeidlichen, so manches hübsche Gesicht verunstaltenden Blatternarben und selbst das schnellere Vergehen der Röthe der Blatterstellen. Ob solches bei jeder Blatternepidemie zu erreichen, muß spätere Erfahrung lehren; wenn es aber der Fall wäre, so könnte dadurch die in leichtfertigen Händen so gefährliche, das Scrophelgift ohne allen Zweifel ungemein verbreitende Vakzine auf die beste Art ersetzt werden. – Daß von meinen Blatterkranken keiner gestorben ist, versteht sich von selbst. Den Allopathen sind, obwohl die Epidemie nicht zu den gefährlichsten gehörte, dennoch mehrere gestorben, alle aber tragen für den Rest ihres Lebens die Erinnerung daran in ihrem Gesichte; und der Verlauf der Krankheit war der gewöhnliche, langwierige. Nur so viel für diesmal![AHZ 37 (1849) 21-22]

Specifische Heilkraft für die Pockenkrankheit.[KMS 716]

Pusteln und Pocken (vergleiche ANT-T.. Dr. *Bönninghausen* gab in solchen Fällen nur eine Dose THUJ. in hoher Potenz!)[Br., Lippe]

THUJA (nach *Bönninghausen*), als Abortivmittel in vielen Fällen von Variola.[Wurmb, ZOM I, 11]

Einer unserer Kollegen hatte das Glück, in der THUJA OCCIDENTALIS das wahre spezifische Arzneimittel gegen die Variole zu erkennen und seit dieser glücklichen Entdeckung, welche in den homöopathischen Zeitschriften sehr bald publiziert wurde, hatten verschiedene Ärzte die Gelegenheit, diesen Sachverhalt zu überprüfen und als der Wahrheit entsprechend zu bestätigen. Ein Arzneimittel, das ausreichend wirksam ist, um diese Krasnkheit ohne Schmerzen und ohne die geringste Gefahr in weniger als 8 Tagen der Heilung zuzuführen, ohne daß dabei irgendeine Deformität oder eine sonstige Spur auf der Haut zurückbliebe und auch ohne irgendeinen Keim einer anderen Krankheit in den menschlichen Körper einzubringen, welcher oft im Ergebnis eine noch schlimmere Krankheit hervorruft, als die Variole selbst, ist unserer Meinung nach jeglichem Impfstoff vorzuziehen, sogar demjenigen, bei dem das Virus unmittelbar zuvor der Kuh entnommen worden ist.[AHZ 48 (1854) 173, übers. von M. Stahl]

Spitzpocken. (ANT-C., ANT-T., CARB-V., PULS., SEP.)[KMS 728]
Alle Ausschläge brennen heftig nach Kaltwaschen. (?) [KMS 728]

Feigwarzen

Feigwarzen.[VHA]
Feigwarzen: Thuj. (ANT-C., ANT-T., CALC., CAPS., CAUST., CHAM., DULC., EUPHR., HEP., JOD, LACH., LYC., MERC., NIT-AC., NUX-V., PH-AC., RAN-B., SABAD., SARS., SEC., SEP., SIL., STAPH., SULPH.) [Die gesperrt gedruckten Arzneimittel haben bereits auch bei Feigwarzen factisch unzweifelhaften Nutzen gewährt, die anderen aber sämmtlich die deutlichsten Andeutungen von sykotischen Beschwerden enthalten.][AHZ 63 (1861) 149-150]
Feigwarzen: Thuj. (ANT-T., APISIN., *BAR-C.*, BELL., BRY., *CALC.*, *CAUST.*, *CHAM.*, *DULC.*, *EUPHR.*, HEP., *JOD*, *LACH.*, LYC., MEZ., NIT-AC., *NUX-V.*, PETR., *PH-AC.*, *RHUS-T.*, *SABIN.*, SEC., SEL., *SEP.*, *SIL.*, STAPH., *SULPH.*[AHZ 65 (1862) 104]
Feigwarzen, die oft wie fauler Käse oder wie Heringslake riechen. (CALC., GRAPH., HEP.)[KMS 728]
Feigwarzen an der Eichel und Vorhaut, die besonders bei zunehmendem ◐ MONDE nässen und eitern.[VHA]
Feigwarzen an den weiblichen Geschlechtstheilen.[VHA]
Feigwarzen am After.[VHA]
Feigwarzen am After. (NIT-AC., SABIN., STAPH.)[KMS 725]
Feigwarzentripper.[VHA]
Große, zackige, häufig mit Stielchen versehene Feigwarzen. (Geschwüre mit speckigem Grund weisen auf MERC..)[Br., Lippe]
Feigwarzenbildung: NIT-AC. (vergleiche THUJ.).[Br., Lippe]
Feigwarzen; sykotische Auswüchse an der Eichel und dem Bändchen; Anschwellung der Vorhaut und Entzündung der Eichel. (THUJ. ist die beste Arznei bei Feigwarzen. Einen Fall, in dem die Eichel und Innenseite der Vorhaut tatsächlich von kleinen Feigwarzen mit langen Stielen überdeckt waren, heilte THUJ..)[Br., Lippe]

Grosse, zackige, oft gestielte Warzen, die feuchten und leicht BLUTEN. (CAUST., LYC., NIT-AC., PH-AC., RHUS-T., STAPH.)[KMS 728]
Warzen an der Nase. (CAUST.)[KMS 723]
Warzen an den Händen. (LACH., NIT-AC., RHUS-T.)[KMS 727]
Hände wie mit Warzen übersät. (Auch FERR. hat dieses Symptom.[*R.H.*]).[Br., Lippe]
Juckende, krustige Flechten. (GRAPH., RHUS-T., SEP.)[KMS 728]
Weisslich-abschülfernde, trockene Mehlflechten. (ARS., CALC., DULC., LYC., SEP., SIL.)[KMS 728]
Ringflechten. (GRAPH., JOD, NAT-C., SEP.)[KMS 728]
Flache Geschwüre, mit bläulich weissem Boden. (ARS., LACH., LYC., SEP., SIL.)[KMS 728]
Fessendes Jucken in der Haut, von Kratzen gebessert, aber dennoch brennend. (CAUST., LACH., MEZ., RHUS-T., SULPH.)[KMS 729]
Stechendes Jücken in der Haut.[VHA]
Schmerzhafte Empfindlichkeit der Haut.[VHA]
Die Hautbeschwerden besonders, (aber auch einige Andere) werden durch Berührung gelindert.[VHA]
Jücken und ätzendes Fressen auf dem Haarkopfe.[VHA]
Entzündungsgeschwulst der Augenlider.[VHA]
Ausschlag in den Nasenwinkeln. (EUPHR., RHUS-T.)[KMS 723]
Geschwuls und Härte der Nasenflügel. (?)[KMS 723]
Brennende Hitze und Röthe des Gesichts.[VHA]
Hitzüberlaufen im Gesichte.[VHA]
Aufgetriebene Adern an den Schläfen.[VHA]
Adernauftreibung an den Schläfen. (CHIN., FERR.)[KMS 723]
Gesichtsblüthen.[VHA]
Gesichtsschweiß, (besonders der Seite, worauf er nicht liegt).[VHA]
Süßlich, honigartig riechender Schweiß der entblößten Theile des Kopfs, des Gesichts und der Hände, bei Trockenheit der

Verifikationen und klinische Symptome

bedeckten Theile und derjenigen, worauf man liegt, am meisten zu Anfange des Schlafs, nach dem Aufstehen gebessert. [HA 129]

Der Schweiß riecht süßlich; Schwitzen an den unbedeckten Teilen des Kopfes, des Gesichts und der Hände mit Trockenheit der bedeckten Körperteile und derjenigen, auf denen der Kranke liegt; dieses Symptom tritt gewöhnlich auf, wenn der Kranke am Einschlafen ist, und bessert sich nach dem Aufstehen. THUJ. ist das einzige Arzneimittel, welches dem süßlich riechenden Schweiß entspricht.[Br., Lippe]

Glühende Röthe des ganzen Gesichts, mit feinen Adernetzen, wie marmorirt. (CALC., CARB-V., LYC.)[KMS 723]

Ausschlag im Gesichte, mit nachbleibenden bläulichen Flecken. (FERR., LACH.)[KMS 723]

Hellbraune Flecken, (Sommersprossen) im Gesichte. (ANT-C., CALC., GRAPH., KALI-C., NAT-C., NIT-AC., PHOS.)[KMS 723]

Fettige Haut des Gesichts. (NAT-M., SEL.)[KMS 723]

Abschuppung der Gesichtshaut. (APISIN.)[KMS 723]

Zuckungen in den Lippen.[VHA]

Blüthen an der Oberlippe und am Kinne.[VHA]

Übelriechender Schweiss am After und in der Kerbe. (?)[KMS 725]

Geschwulst der Vorhaut.[VHA]

Starker Schweiß des Hodensacks.[VHA]

Geschwulst und Wundheit der Schaamlefzen.[VHA]

Aufgetriebene Adern am Halse.[VHA]

Spannung in der Nackenhaut.[VHA]

Bläue der Haut am Schlüsselbeine.[VHA]

Bläue am Schlüsselbeine. (LACH. ?)[KMS726]

Bräunliche Flecken auf der Brust. (LYC., PHOS., SEP.)[KMS 726]

BLUTSCHWÄRE auf dem Rücken.[VHA]

BLUTSCHWÄRE auf dem Rücken. (CAUST., GRAPH., HEP.)[KMS 726]

Schweiß der Hände.[VHA]

Schmerzhafte Geschwulst und Röthe der Fingerspitzen.[VHA]

Flechten am Ellbogen. (PHOS., SEP., STAPH.)[KMS 726]

Kälte und Absterben der Finger und Fingerspitzen.[VHA]

Braune Farbe des Handrückens. (JOD ?)[KMS 726]

Weisskrustige Flechten auf dem Handrücken und auf den Fingern. (LYC., SEP.)[KMS 726-727]

Kaltschweissige Hände. (SEP.)[KMS 727]

Rothlaufartige Geschwulst der Fingerspitzen, mit Kriebeln darin. (RHUS-T.)[KMS 727]

THUJ. zeigt in seiner reinen Wirkung zwei hervorstechende Symptome, Anschwellung der Finger- und Zehenspitzen; *v. B.* erkannte bei einem Kinde, das ihm wegen einer Mundaffektion zugeführt wurde nicht nur sogleich dieses Symptom, sondern erklärte das Kind für behaftet mit erblicher Sykosis.[Chargé, Bönn.]

Verkrüppelte, abbröckelnde und missfarbige Nägel auf den Fingern. (GRAPH., NIT-AC., SIL.)[KMS 727]

Verkrüppelte Nägel an Fingern und Zehen. (CAUST., GRAPH., NIT-AC., SABAD., SIL.)[KMS 728-729]

Die Nägel an den Zehen sind verkrüppelt und spröde. (Bei Pferden mit verkrüppelten und spröden Hufen reibe man die Hufe mit ZWIEBEL, oder gebe THUJ. od. ALL-C. innerlich).[Br., Lippe]

Rothmarmorirte Flecke auf dem Fußrücken.[VHA]

Schmerzhafte, entzündliche Geschwulst und Röthe des Fußrückens und der Zehespitzen.[VHA]

Frostbeulen (Unterglieder).[VHA]

Brennende Hühneraugen. (AM-C., BAR-C., PH-AC., RHUS-T.)[KMS 727]

Unterdrückter Fussschweiss. (APISIN., KALI-C., RHUS-T., SEP., SIL.)[KMS 727]

Wuchernder Haarwuchs auf sonst unbehaarten Stellen. (?)[KMS 729]

Konkordanz Haut und Aeusseres: Acon., Ant-c., Arn., Ars., Asaf., Bell., Bry., Calc., Carb-an., Carb-v., Caust., Chin., Con., Cycl., Dulc., Graph., Hep., Hyos., Kali-c., Lach., *Lyc.*, *Merc.*, Mez., Mur-ac., Nat-c., Nat-m., Nit-ac., Petr., Phos., Ph-ac., *Puls.*, *Rhus-t.*, *Sep.*, *Sil.*, Staph., *Sulph.* [PB]

Verifikationen und klinische Symptome

Schlaf

Spätes Einschlafen wegen Unruhe und trockner Hitze.[VHA]
Spätes Einschlafen wegen Unruhe und Hitze. (BRY., PHOS., RHUS-T.)[KMS 729]
Unerquicklicher Schlaf wegen vieler, ängstlicher Träume.[HA 56]
Zuckungen im Schlafe.[VHA]
Nächtliche, schmerzhafte Erektionen.[VHA]
Abendlicher Magenkrampf.[VHA]
Nachmittags (und Nachts, jedesmal gegen 3 Uhr) Husten mit gelblichem Schleimauswurfe und Schmerzen in der Herzgrube.[VHA]
Bettwärme erhöhet viele Beschwerden.[VHA]
Anhaltende Schlaflosigkeit, mit Schmerzen der Theile, worauf er liegt. (HEP.)[KMS 729]
Schlaflosigkeit mit Geistererscheinungen, sobald er die Augen schliesst, beim Oeffnen derselben sogleich vergehend. (API-SIN.?, LACH.?)[KMS 729]
Die Zufälle erhöhen sich gewöhnlich Nachmittags und Nachts, jedesmal gegen 3 Uhr, so wie auch Abends, und werden durch Ruhe gelindert.[VHA]
Konkordanz Schlaf und Träume: Ars., Bry., Chin., Graph., Ign., Kali-c., *Nux-v.*, Phos., Puls., Sulph. [PB]

Träume

Aengstliche Träume beim Liegen auf der linken Seite.[VHA]
Aengstliche Träume, wenn er auf der linken Seite liegt. (LYC., PHOS., PULS., SEP.)[KMS 729]
Unerquicklicher Schlaf wegen vieler, ängstlicher Träume.[HA 56]
Geile Träume mit schmerzhaften Erektionen.[VHA]
Konkordanz Schlaf und Träume: Ars., Bry., Chin., Graph., Ign., Kali-c., *Nux-v.*, Phos., Puls., Sulph. [PB]

Fieber

Auftreibung der Adern.[VHA]
Frost und Durst.[VHA]
Hitze morgens und abends (Frösteln). (Dieses Symptom hat nur THUJ..)[Br., Lippe]
Abendliche Hitze, am meisten im Gesichte.[VHA]
Abendliche Hitze, am meisten am Kopfe und im Gesichte.[HA 56]
Schweiß der unbedeckten, bei Trockenheit der bedeckten Theile.[HA 56]
Schweiß zu Anfange des Schlafes.[VHA]
Schweiß der unbedeckten Theile des Körpers, bei Trockenheit der Bedeckten.[VHA]
Schweiß an den unbedeckten Körperteilen mit trockener Hitze der bedeckten Teile: THUJ. (SIL. hat gerade das Gegenteil.)[Br., Lippe]
Der Schweiß ist manchmal fettig oder stinkend, oder hat einen süßlichen Geruch wie Honig (vergleiche BRY.).[Br., Lippe]

Fieberstadien

1. Puls Morgens langsam und schwach, Abends beschleunigt und voll. – Abendliches starkes Klopfen in den Adern. – Starke Auftreibung der Adern.[WF 56] – Abends heftige BLUTWALLUNG mit Klopfen in den Adern.[VHA] – Abendliche BLUTWALLUNG. (LYC.)[KMS 729]
2. Frost in Anfällen zu verschiedenen Tageszeiten, am Meisten gegen Abend. – Halbseitiger Frost an der linken, auch kalt anzufühlenden Seite. – Nachmitternacht und Früh, Frost ohne Durst. – Innerer Frost mit äusserer Hitze und starkem Durste.[WF 56] – Abends und Nachts läuft es oft kalt durch den Rücken. (ARS., PULS., RHUS-T.)[KMS 729] – Frost, wie mit kaltem WASSER begossen. (MERC., MEZ., PULS., RHUS-T.)[KMS 729]
3. Abendliche Hitze, besonders im Gesichte. – Brennen im Gesichte, ohne Röthe desselben. – Trockne Hitze der bedeckten Theile.[WF 56] – Trockene Hitze im Schlafe (SAMB.)[KMS 729]
4. Schweiss zu Anfang des Schlafes. – Schweiss der entblössten Theile des Körpers bei trockener Hitze der Bedeckten; aber auch umgekehrt. – Aengstlicher, zuweilen kalter Schweiss. – Schweiss unmittelbar nach dem Froste, ohne Hitze. – Der Schweiss ist oft fettig, zuweilen stinkend oder süsslich-honigartig riechend.[WF 57] – Süsslich, wie

Verifikationen und klinische Symptome

Honig riechender Schweiss. (BRY.?, PULS.?, SEL.?)[KMS 729] – Braungelb färbender Schweiss. (ARS., BELL., CARB-AN., GRAPH., LACH., MAG-C., SEL.) [KMS 729] – Leichenartige Ausdünstung der Haut. (?)[KMS 729] – Allgemeiner Schweiss, nur nicht am Kopfe. (BELL., RHUS-T., SAMB.)[KMS 729] – Früh, beim Gehen im Freien, starker Schweiss, am Meisten am Kopfe. (CALC.)[KMS 729] – Schweiss am Stärksten am Oberkörper. (CARB-V., NIT-AC., NUX-V., SEC., SEP., SULPH-AC.)[KMS 729] – Schweiss, entweder blos der bedeckten Theile des Körpers (BELL., CHIN., SPIG.), oder blos der Unbedeckten. (?)[KMS 729] – Schweiss im Schlafe, im Wachen sogleich vergehend. (EUPHR., NUX-V., PHOS., PULS.)[KMS 729]

Konkordanz Fieber: *Acon.*, Ambr., Ars., *Bell.*, Bry., *Calc.*, Caust., Cham., Chin., Ferr., Graph., Hep., Jod., Ip., Kali-c., *Lyc.*, Merc., Nit-ac., *Nux-v.*, Op., *Phos.*, Puls., Rhus-t., Sel., *Sep.*, Spig., Sulph., *Verat.* [PB]

Gemeinsames

Zuckungen, besonders im Oberkörper.[VHA]

Stechen in den Gliedern und Gelenken.[VHA]

Eingeschlafenheit der Glieder.[VHA]

Abneigung gegen Bewegung.[VHA]

Die Beschwerden sind oft nur halbseitig, besonders an der linken Seite.[VHA]

Die Zufälle erhöhen sich gewöhnlich Nachmittags und Nachts, jedesmal gegen 3 Uhr, so wie auch Abends, und werden durch Ruhe gelindert.[VHA]

Abmagerung und Absterben der leidenden Theile. (ARS., CARB-V., GRAPH., MEZ., PLB., SEL.)[KMS 727]

Oefteres Aufzucken des Oberkörpers. (NAT-M., NIT-AC., SEP.)[KMS 727]

Das Fleisch wie losgeschlagen von den Knochen. (APISIN., LACH., NIT-AC., RHUS-T.)[KMS 727]

Leichtigkeitsgefühl im Körper beim Gehen. (CHIN., RHUS-T., SPIG.)[KMS 727]

Zartheits- und Zerbrechlichkeitsgefühl im Körper. (?)[KMS 727]

Fixe Idee, dass der Körper, und besonders die Glieder, wie von Glas und leicht zerbrechlich wären. (?)[KMS 722]

Knacken der Gelenke beim Ausstrecken derselben. (LYC., RHUS-T.)[KMS 727]

Kalte Nässe verschlimmert, warme Nässe bessert.[KMS 728]

Aufstossen, sowie Anfälle von Fliessschnupfen mit Niessen bringen gleich darauf Erleichterung.[KMS 728]

(Fast) specifische Heilkraft für Volvulus.[KMS 721]

Nachtheil von BIER, FETTEM, SAUREM, SÜßEM, TABACK, THEE, WEIN und ZWIEBELN. (ARS., CHIN., FERR., LACH., SEP.)[KMS 728]

Missbrauch von SCHWEFEL und QUECKSILBER. (CAUST., PULS., SEP.)[KMS 727]

Besserung der Beschwerden

Berührung.[HA 106], [HA 132]

Drücken.[HA 132]

Kratzen.[HA 97], [HA 106]

Reiben.[HA 106], [HA 132]

Bewegung.[HA 56]

Rückwärtsbiegen des Kopfs: Thuj. (APISIN., BELL., RHUS-T.)[KMS 723]

Oeffnen der [Augen]: Thuj. (APISIN.?, LACH.?)[KMS 722], [KMS 729]

Entblößung des Kopfs.[HA 80]

Nach dem Aufstehen gebessert.[HA 129]

Manche (innere und äussere) Beschwerden werden gelindert, wenn er sich von der linken auf die rechte Seite legt.[KMS 728]

Warme Nässe.[KMS 728]

Schweiß.[HA 56], [HA 80]

Verschlimmerung der Beschwerden

Zunehmender ◐ MOND.[VHA]

Die Zufälle erhöhen sich gewöhnlich Nachmittags und Nachts, jedesmal gegen 3 Uhr, so wie

Verifikationen und klinische Symptome

auch Abends, und werden durch Ruhe gelindert.[VHA]
Wiederkehr der Beschwerden nach Jahresfrist: Thuj. (ARS.)[KMS 727-728]
Erhöhung einiger Beschwerden um 3 Uhr Früh und Nachmittags.[KMS 728]
Nachmittags.[HA 56]
Abends.[HA 80], [HA 106], [HA 119], [KMS 728]
Nachts.[HA 119], [HA 132], [KMS 728]
Nachmitternacht 3 Uhr.[HA 56], [HA 132]
Anfange des Schlafs.[HA 129]
Im Bette.[HA 119]
Bettwärme erhöhet viele Beschwerden.[VHA]
Bettwärme.[HA 132]
Worauf man liegt.[HA 97], [HA 106], [HA 129], [HA 132]
In der Ruhe.[HA 56]
In der Bewegung.[HA 80]
Kalte NÄSSE.[KMS 728]

Konkordanzen

Verschlimmerung nach der Zeit: Ars., Dros., Ferr., Kali-c., Kali-n., Nux-v., Rhus-t. [PB]

Verschlimmerung nach Lage und Umständen: Acon., Alum., Am-c., Asaf., Bar-c., Bell., *Bry.*, Calc., Canth., Caps., Carb-v., Cham., Chin., Cocc., Con., Cycl., Dros., Graph., *Hep.*, Lyc., Mang., Merc., Nat-c., Nat-m., Nit-ac., Nux-v., Olnd., Phos., Ph-ac., *Puls.*, Rhus-t., Ruta, *Sep.*, Sil., *Sulph.*, Verat. [PB]

Beschwerden der Thiere

Pferde

Bei Pferden mit verkrüppelten und spröden Hufen reibe man die Hufe mit ZWIEBEL, oder gebe THUJ. od. ALL-C. innerlich.[Br., Lippe]

Nettmann's Pferd hatte am 11. Juli 1862 wegen Wurmleiden eine Gabe THUJA bekommen und war seitdem wohl. Am 10. März d. J. [1863] war das Leiden wieder erschienen: Sulph. [je C 200°°] – Geheilt.[KMS 781]

[Am 14. März 1863] *Samson's* 7jähriges Pferd dämpfig: Ars. 3. April. Bedeutend gebessert und nur noch beim anfangenden Gehen: Thuj. [je C 200°°] – Geheilt.[KMS 781]

[Am 10. Juni 1863] *Milte's* Stute, dämpfig geworden und Husten (nach einer Arznei vom Thierarzte): Ars. – 27. Juni. Ansehnliche Besserung, aber wieder verschlimmert: Thuj. – 9. Juli. Fast ganz hergestellt, aber noch Husten: Ars. [je C 200°°] – Geheilt.[KMS 783]

[Am 1. Juli 1863] General *v. Hobe's* Reitpferd, seit 10 Wochen buglahm rechts und mehrere Thierärzte ohne Erfolg gebraucht: Ars. – 26. Juli. Auffallend besser und lahmt nur noch etwas im Trabe auf Pflaster und hartem Boden: Ars. – 11. August. So gut wie geheilt; zur Vorsorge: Thuj. [je C 200°°][KMS 783]

Rinder

Leppermann's Kuh, bösartige Maul- und Klauenseuche: 1. Ars., 2. Thuj., alle 3 Tage [je C 200°°]. – War in 8 Tagen völlig geheilt. – (In den vorigen Jahren kamen mehrere derartige Fälle hier vor, welche in derselben Weise sehr bald geheilt wurden.)[KMS 783]

Arzneiverwandtschaften von Thuja occidentalis

(Acon.), Asaf., Bry., Cann-s., Chin., Cic., Ferr., (Lach.), Led., Lyc., Mang., Merc., Nit-ac., (Nux-v.), Ph-ac., Puls., Sabin., Sel., Staph. [VHA]

Acon., Arn., Ars., Asaf., Bar-c., Bell., Bry., *Calc.*, Canth., Carb-an., Carb-v., Caust., Cham., Chin., Cocc., Con., Dros., Graph., Hep., Ign., Kali-c., Lyc., *Merc.*, Nat-c., Nat-m., Nit-ac., Nux-v., *Phos.*, Ph-ac., *Puls.*, *Rhus-t.*, Ruta, Sep., *Sil.*, Spig., Staph., *Sulph.*, Verat., Zinc. [PB]

Cann-s., Carb-an., Hep., Graph., Merc., Nit-ac., Petr., Puls., Sel., Staph., *Sulph.* [KV]

Anac., Ant-c., *Apisin.*, *Ars.*, Bar-c., Bell., *Calc.*, Carb-an., Carb-v., *Caust.*, *Chin.*, Euphr., *Ferr.*, *Graph.*, Hep., *Jod*, Kali-c., Lach., Lyc., *Mez.*, Nit-ac., *Phos.*, Ph-ac., Plat., Plb., *Puls.*, Rhus-t., Sabad., *Sel.*, Sep., *Sil.*, Spig., Staph. [KMS 730]

Antidote von Thuja occidentalis: Camph., M e r c . , Puls., Sulph.

KAMPHER scheint die übermäßige Wirkung dieses Saftes in größern Gaben noch am besten zu hemmen. [RA 5, 124]

Camph. [SRA]

Camph., M e r c . , Puls., Sulph. [PB]

Thuja occidentalis ist Antidot von: Zwiebeln

THUJ. ist ebenfalls [wie NUX-V.] ein Antidot gegen ZWIEBEL.[Br., Lippe]

Folgemittel von Thuja occidentalis: Sulph.

Nettmann's P f e r d hatte am 11. Juli 1862 wegen W u r m l e i d e n eine Gabe THUJA bekommen und war seitdem wohl. Am 10. März d. J. [1863] war das Leiden wieder erschienen: Sulph. [je C 200°°] – Geheilt.[KMS 781]

Thuja occidentalis ist Folgemittel von: Ars.

[Am 14. März 1863] *Samson's* 7jähriges P f e r d d ä m p f i g : Ars. 3. April. Bedeutend gebessert und nur noch beim anfangenden Gehen: Thuj. [je C 200°°] – Geheilt.[KMS 781]

[Am 1. Juli 1863] General *v. Hobe's* R e i t p f e r d , seit 10 Wochen b u g l a h m rechts und mehrere Thierärzte ohne Erfolg gebraucht: Ars. – 26. Juli. Auffallend besser und lahmt nur noch etwas im Trabe auf Pflaster und hartem Boden: Ars. – 11. August. So gut wie geheilt; zur Vorsorge: Thuj. [je C 200°°][KMS 783]

Thuja occidentalis ist Wechselmittel mit: Ars.

Leppermann's K u h , bösartige M a u l - und K l a u e n s e u c h e : 1. Ars., 2. Thuj., alle 3 Tage [je C 200°°]. – War in 8 Tagen völlig geheilt. – (In den vorigen Jahren kamen mehrere derartige Fälle hier vor, welche in derselben Weise sehr bald geheilt wurden.)[KMS 783]

Die Thuja occidentalis als Zwischenmittel

Jeder Homöopath kennt den Nutzen, ja die Unentbehrlichkeit einer Zwischengabe hochpotenzirten SCHWEFELS in manchen Fällen, wo ein genau homöopathisch passendes Mittel, namentlich in acuten, aber auch in chronischen Krankheiten, seine Wirkung versagt. Man mag diese Erfahrung zu erklären suchen, wie man will, so viel ist sicher, dass sie oft genug vorkommt und dass der günstige Erfolg oft wahrhaft überraschend ist. Etwas Aehnliches haben mit mir auch wohl einige Andere in der secundären Syphilis, ja selbst in MERCURIAL-Krankheiten erfahren, wenn nur die neue QUECKSILBER-Gabe in einer der höchsten Potenzen und in den feinsten Dosen gereicht wurde, worauf dann die übrigen, den Zeichen entsprechenden, grösstentheils antidotarischen Mittel auf's Neue ihre Heilkraft ungehindert zu entfalten pflegen.

Dagegen ist, so viel mir bekannt, eine derartige Anwendung unseres H a u p t s y c o t i c u m , nämlich der THUJA, bisher nicht üblich gewesen, und es dürfte nicht unwichtig sein, die Aufmerksamkeit darauf zu lenken.

Wenn es wahr ist, dass

1. die M e n s c h e n - (und Kuh-) P o c k e n ihrer Natur nach zur S y k o s i s gehören; dass
2. diese miasmatische Gift durch die üblichen Im p f u n g e n eine ungeheure Verbreitung erlangt haben muss, und dass endlich
3. viele c h r o n i s c h e B e s c h w e r d e n der schlimmsten Art hartnäckig unseren besten Mitteln Widerstand leisten und nicht selten erst dann Besserung annehmen, wenn Mittel zur Anwendung gebracht werden, welche auch gegen sykotische Krankheiten Hilfe zu bringen die Kraft haben; – so scheint der Gegenstand erheblich genug, um ihm ein kurzes Wort zu gönnen.

Zu dem Ende mögen die vorstehenden drei Punkte einer kurzen Erörterung unterworfen werden.

Zu 1. Wenn ich zuvörderst die Vermuthung ausspreche, dass der reine F e i g w a r z e n t r i p p e r und die M e n s c h e n – (oder Kuh-) P o c k e n zu einer und derselben Krankheit gehören, so begründe ich solche darauf, dass sie Beide, so lange sie ohne sonstige Complication vorhanden sind, in einem und demselben Mittel, nämlich in dem Safte der THUJA OCCIDENTALIS, und in keinem andern, ihre sicherste und vollständigste Heilung finden. Diese, so viel ich weiss, für die P o c k e n - zuerst von mir erprobte und [AHZ 37 (1849), H. 2, S. 21 u. 22] veröffentlichte specifische Heilkraft dieser Arznei hat sich später vielfach bewährt, wie mir von verschiedenen Seiten berichtet ist. Wenn auch die Erfolge jener Allopathen, welche, durch jene Bekanntmachung verleitet, ihre Pockenkranken mit dem Safte des LEBENSBAUMS wuschen und bestrichen, davon beklagenswerthe Resultate erndteten, so wird dieses keinen Homöopathen Wunder nehmen, und darum die wiederholten, bestätigen-

Verifikationen und klinische Symptome

Verifikationen und klinische Symptome

den Thatsachen bei richtiger Anwendung desselben in Zweifel stellen. Soviel ist im Gegentheile sicher, dass auch nicht ein einziges von allen unseren zahlreichen Arzneimitteln eine ebenso grosse und gleichmässige Heilkraft gegen die Pocken besitzt, und dass mithin der obige Schluss nicht ohne Berechtigung dasteht, wenn auch dadurch ein unumstösslicher Beweis noch nicht geführt sein mag. Ueberdem stehn ganz auf unsrer Seite die tiefen Forschungen des erfahrenen Dr. *C. W. Wolf* [Homöopathische Erfahrungen 2. - 5. Heft; Berlin 1860], welche mit den meinigen übereinstimmen.

Zu 2. Die allgemeine Verbreitung dieses s y k o t i s c h e n , schon von *Hahnemann* [CK I, 2. Aufl., S. 104 ff.] als eins derjenigen Miasmen bezeichneten Gifts, woraus chronische Leiden entstehn, durch die K u h p o c k e n i m p f u n g , bedarf in der Voraussetzung, dass der erste Schluss richtig ist, keiner weitern Ausführung. Nur dürfte hier noch an die tausendfältige Erfahrung erinnert werden müssen, dass viele Kinder, die vorher ganz gesund waren, nicht lange nach der Impfung zu kränkeln anfangen, und zwar, was das Merkwürdigste ist, an jener Art von chronischen Uebeln, die fast am Häufigsten auf solche Mittel hinweisen, welche mit der THUJA verwandt sind und auch gegen wirkliche Feigwarzen Anwendung finden können.

Es verdient daher hier kurz aufgeführt zu werden, welche Mittel dies sind, und meine langjährige Erfahrung hat mich die folgenden besonders kennen lernen lassen:

Ant-c, A n t - t, C a l c ., Caps., C a u s t ., C h a m ., D u l c ., E u p h r ., Hep., J o d , Lach., L y c ., Merc., N i t - a c ., Nux-v., P h - a c ., Ran-b., S a b a d ., Sars., S e c ., S e p ., S i l ., S t a p h ., S u l p h . und T h u j ., wovon die gesperrt gedruckten bereits auch bei Feigwarzen factisch unzweifelhaften Nutzen gewährt haben, die anderen aber sämmtlich die deutlichsten Andeutungen von sykotischen Beschwerden enthalten.

In den therapeutischen Schriften unserer Vorfahren finden wir ausserdem noch die folgenden gegen Feigwarzen ausdrücklich angegeben: ACHILLEA MELLEFOLIUM, ALOE (PERFOLIATA), ANETHUM GRAVEOLENS, ARTEMISIA VULGARIS, BALLOTA NIGRA, CYNOGLOSSUM OFFICINALE, FICARIA RANUNLOIDES, GERANIUM ROBERTIANUM, JUGLANS REGIA, NICOTIANA TABACUM, PLANTAGO MAJOR, PRIMULA OFFICINALIS, RUTA GRAVEOLENS und VALERIANA OFFICINALIS. Man sieht, dass Einige davon (ARTEMISIA, JUGLANS und VALERIANA) noch heutigen Tags bei der sogenannten Scrophulosis von der Allopathie mit Erfolg angewendet werden.

Zu 3. Wenn nun, wie Jeder von uns erfahren haben muss, manche chronische Leiden den anscheinend genau homöopathisch gewählten und richtig angewendeten Mitteln hartnäckigen Widerstand leisten, und häufig nur erst bei Anwendung der einen oder andern von den obengenannten Arzneinen einige, oft aber auch nur ungenügende Besserung zeigen, so liegt, wie es scheint, der Schluss ganz nahe, dass – risum teneatis, amici! – hier die S y k o s i s ebenso, wie anderwärts die S y p h i l i s oder die P s o r a , im Hintergrunde liegt und die heilkräftige Wirkung verhindert.

Es scheint daher für die Erfolge der Praxis von nicht geringer Erheblichkeit, in geeigneten Fällen und besonders in solchen, wo die obengenannten Arzneien angezeigt sind, bei zögernder oder ungenügender Wirkung derselben, eine Z w i s c h e n g a b e v o n h o c h p o t e n z i r t e r THUJA zu reichen, wie solches bisher schon mit dem SCHWEFEL und dem QUECKSILBER geschah. Die Vortheile eines solchen Verfahrens darf ich aus eigner wiederholter Erfahrung vollkommen bestätigen, und wenn auch gegen die Richtigkeit der obigen Schlussfolgerungen Mancherlei eingewendet werden kann, so sprechen doch hier unleugbare Thatsachen, die für uns ein grösseres Gewicht haben, als jedes blasse Räsonnement oder eine individuelle Ansicht.

Ich wünsche daher, dass vorkommenden Falls meine Versuche wiederholt und an der Erfahrung geprüft, und dass demnächst die Ergebnisse davon redlich und offen mitgetheilt werden, sie mögen ausfallen, wie sie wollen.[KMS 715-718]

[Am 10. Juni 1863] *Milte's* S t u t e , dämpfig geworden und H u s t e n (nach einer Arznei vom Thierarzte): Ars. – 27. Juni. Ansehnliche Besserung, aber wieder verschlimmert: Thuj. – 9. Juli. Fast ganz hergestellt, aber noch Husten: Ars. [je C 200°°] – Geheilt.[KMS 783]

Konkordanzen der homöopathischen Arzneien

I. Gemüth und Geist: Acon., Anac., Ars., Aur., Bar-c., C a l c ., Caust., C h a m ., C o c c ., C o n ., G r a p h ., Hell., *I g n .*, *L y c .*, *Merc.*, *Nat-c.*, N u x - v ., Op., Phos., Ph-ac., Plat., *P u l s .*, R h u s - t ., *Sep.*, S i l ., Staph., S t r a m ., S u l p h ., Verat. [PB]

II. Körpertheile und Organe: Am-m., A r n ., Ars., A u r ., Bar-c., Bell., Bry., C a l c ., C a n n - s ., *Canth.*, Carb-v., *Caust.*, C h i n ., C l e m ., Cocc., Cycl., Graph., Hep., I g n ., *K a l i - c .*, K r e o s ., Led., L y c ., *M e r c .*, Mez., N a t - c ., Nat-m., *Nit-ac.*,

Nux-v., Par., Phos., Ph-ac., Plat., Puls., Rhus-t., Sabin., Sep., Sil., Spig., Staph., Sulph., Zinc. [PB]

III. Empfindungen und Beschwerden

1. **Aeussere und innere Körpertheile im Allgemeinen:** Acon., Alum., Arn., Ars., Asaf., Bar-c., Bell., Bry., Calc., Carb-an., Caust., Chin., Cocc., Coloc., Con., Croc., Dros., Ferr., Graph., Hell., Hep., Ign., Kali-c., Lyc., M-arct., Meny., Merc., Mez., Mur-ac., Nat-c., Nat-m., Nit-ac., Nux-v., Par., Petr., Phos., Ph-ac., Plat., Puls., Rhus-t., Ruta, Sabad., Sabin., Sars., Sep., Sil., Spig., Spong., Stann., Staph., Stront., Sulph., Tarax., Verat., Zinc. [PB]
2. **Drüsen:** Ars., Bell., Bry., Calc., Carb-an., Clem., Con., Hep., Kali-c., Lach., Lyc., Merc., Phos., Puls., Rhus-t., Sil., Spong., Sulph. [PB]
3. **Knochen:** Ars., Asaf., Bell., Kali-c., Merc., Ph-ac., Rhus-t., Ruta, Sabin., Sil., Staph., Sulph. [PB]
4. **Haut und Aeusseres:** Acon., Ant-c., Arn., Ars., Asaf., Bell., Bry., Calc., Carb-an., Carb-v., Caust., Chin., Con., Cycl., Dulc., Graph., Hep., Hyos., Kali-c., Lach., Lyc., Merc., Mez., Mur-ac., Nat-c., Nat-m., Nit-ac., Petr., Phos., Ph-ac., Puls., Rhus-t., Sep., Sil., Staph., Sulph. [PB]

IV. Schlaf und Träume: Ars., Bry., Chin., Graph., Ign., Kali-c., Nux-v., Phos., Puls., Sulph. [PB]

V. Fieber: Acon., Ambr., Ars., Bell., Bry., Calc., Caust., Cham., Chin., Ferr., Graph., Hep., Jod., Ip., Kali-c., Lyc., Merc., Nit-ac., Nux-v., Op., Phos., Puls., Rhus-t., Sel., Sep., Spig., Sulph., Verat. [PB]

VI. Änderung des Befindens

1. **Verschlimmerung nach der Zeit:** Ars., Dros., Ferr., Kali-c., Kali-n., Nux-v., Rhus-t. [PB]
2. **Verschlimmerung nach Lage und Umständen:** Acon., Alum., Am-c., Asaf., Bar-c., Bell., Bry., Calc., Canth., Caps., Carb-v., Cham., Chin., Cocc., Con., Cycl., Dros., Graph., Hep., Lyc., Mang., Merc., Nat-c., Nat-m., Nit-ac., Nux-v., Olnd., Phos., Ph-ac., Puls., Rhus-t., Ruta, Sep., Sil., Sulph., Verat. [PB]

VII. Konkordanz der homöopathischen Arzneien

Acon., Arn., Ars., Asaf., Bar-c., Bell., Bry., Calc., Canth., Carb-an., Carb-v., Caust., Cham., Chin., Cocc., Con., Dros., Graph., Hep., Ign., Kali-c., Lyc., Merc., Nat-c., Nat-m., Nit-ac., Nux-v., Phos., Ph-ac., Puls., Rhus-t., Ruta, Sep., Sil., Spig., Staph., Sulph., Verat., Zinc. [PB]

Cann-s., Carb-an., Hep., Graph., Merc., Nit-ac., Petr., Puls., Sel., Staph., Sulph. [KV]

Anac., Ant-c., Apisin., Ars., Bar-c., Bell., Calc., Carb-an., Carb-v., Caust., Chin., Euphr., Ferr., Graph., Hep., Jod, Kali-c., Lach., Lyc., Mez., Nit-ac., Phos., Ph-ac., Plat., Plb., Puls., Rhus-t., Sabad., Sel., Sep., Sil., Spig., Staph. [KMS 730]

Zur Anamnese der Sykosis

„Jeder homöopathische Arzt, nicht minder der Neu- als der Alt-Homöopath, kennen und würdigen nach Verdienst dasjenige, was man unter Anamnese versteht.

Diese Anamnese beschränkt sich bekanntlich nicht blos auf die äußeren Beschädigungen, wie Fall, Stoss, Quetschung, Verrenkung, Verbrennung, Durchnässung u. s. w., noch auf vorausgegangene Krankheiten, wie Masern, Scharlach u. dgl., noch endlich auf verschiedene Gemüthsbewegungen oder all die sonstigen mannigfaltigen Veranlassungen, denen oft schwere Erkrankungen folgen. Man bedient sich derselben ebensowohl mit dem entschiedensten Erfolge zur prophylactischen Behandlung bei ansteckenden Seuchen, ohne dass man den Eintritt, oder gar eine Steigerung der Krankheit abzuwarten braucht, wofern sich aus den Zeichen einer bereits vollständig ausgebildeten Krankheit in der Umgebung

Verifikationen und klinische Symptome

das Heilmittel mit Gewissheit erkennen lässt, und diese nun auch als das sicherste Schutzmittel gegen Ansteckung von derselben Krankheit anzuwenden ist.

Wenn man die Richtigkeit des Vorstehenden einräumt und nach den constantesten bisherigen Erfahrungen einräumen muss, so kann der gesunde Menschenverstand nur eine grosse Inconsequenz darin finden, wenn man bei chronischen Krankheiten dasjenige läugnen will, was man bei acuten in Wahrheit bestehend und erprobt gefunden hat. Und doch ist die so viel geschmähete und bespottete sogenannte Theorie der drei Miasmen (Psora, Syphilis und Sykosis) unseres Stifters der Homöopathie nichts Anderes, als eine folgerichtige Anwendung der Lehre von der Anamnese auf die chronischen Krankheiten, wie solches mit den deutlichsten Worten in §. 5. und §. 206. des Organons (5. Auflage) ausgesprochen ist. Es ist daher unbegreiflich, wie man dies so ganz und gar hat übersehen können, wofern nicht andere, eben nicht sehr lobenswerthe Motive dabei mit ins Spiel gekommen sind. Denn alle die schönen Redensarten von der ausschliesslichen Befolgung des Grundprincips der homöopathischen Heilmethode sind nicht im Stande, den geübten Practiker zu täuschen und ihm einzureden, dass er mit bogenlangen Krankheitsbildern, worin oft nichts Therapeutisch-Charakteristisches zu finden, überall für die angemessenste Mittelwahl ausreichen könne.

Ich will keineswegs in Abrede stellen, dass es vielleicht, ausser den drei genannten anamnestischen Anzeigen und ausser den wahren Arzneisiechthümern, nicht noch ein oder andere Miasmen geben könne, welchem ein ähnlicher chronischer Einfluss auf die Gesundheit zugeschrieben werden darf. Indessen ist ein Solches bisher noch nicht mit beweisenden Belegen nachgewiesen und muss daher vorläufig zukünftigen Forschungen überlassen bleiben. Wenn wir uns aber an dasjenige halten, was wir bereits vor Augen haben, und die Erfolge der homöopathischen Praxis in der Behandlung chronischer Krankheiten bei Befolgung der *Hahnemann*'schen Lehren einer unbefangenen Betrachtung würdigen, so lässt sich doch nicht bestreiten, dass die Leistungen unserer jungen Wissenschaft die ihrer ältern Schwester übertreffen.

Die scharfsinnigen Untersuchungen und deren Resultate, welche unser *Wolf* in seinen „Homöopathische Erfahrungen" [2. - 5. Heft; Berlin 1860] niedergelegt hat, und worin das Gebiet der Sykosis so allgemein erweitert ist, erklären zur Genüge das Fehlschlagen mancher hierher gehöriger Curen, weil man dabei die wahre Anamnese nicht kannte und daher nicht in Anwendung bringen konnte. Seitdem nun aber die Identität der Pockenkrankheit mit der Sykosis, wie es scheint, hinreichend nachgewiesen, und die grosse Verbreitung dieses Miasmas durch die Impfungen ausser Zweifel gesetzt ist, so hat dadurch die Behandlung zahlreicher chronischer Krankheiten, für deren Anamnese bisher irrthümlich die Psora gehalten wurde, eine ganz andere Gestalt und eine weit grössere Sicherheit gewonnen.

Indessen ist anderntheils auch nicht zu verkennen, dass eben aus dem genannten Umstande für die Praxis wieder eine neue Schwierigkeit dadurch erwächst, dass es uns bisher noch an sicheren Zeichen mangelt, woran wir mit Zuverlässigkeit die Herrschaft des einen oder des andern Miasmas erkennen können. Denn die bei Weitem grösste Zahl der Symptome bei chronischen Krankheiten befinden sich unter denen von allen Dreien, und es fehlt uns zur Zeit noch an der erforderlichen Sichtung und Trennung derselben, insofern manche von ihnen dem einen oder dem andern Miasma ausschliesslich angehören und eben dadurch zur Feststellung des so überaus wichtigen anamnestischen Moments dienen können.

Da ich wahrscheinlich länger und in grösserer Ausdehnung, als die jetzt noch lebenden Homöopathen, von der THUJA Gebrauch gemacht, auch zuerst deren (fast) specifische Heilkraft für die Pockenkrankheit, für die Zuckerharnruhr, für einige bösartige Aphthen der Kinder, für Volvulus u. A. gefunden habe, so wird man es von meiner Seite als keine Anmaassung ansehn, wenn ich im Nachfolgenden mir erlaube, einen Beitrag zu liefern zu den der THUJA und der erweiterten Sykosis gemeinschaftlich zukommenden Zeichen, welche in vielen Fällen dazu dienen können, die Natur des fraglichen anamnestischen Miasmas zu erkennen und gleich von vornherein die Behandlung in entsprechender Weise einzurichten.

Hierbei muss es sich aber weniger um dasjenige handeln, was, wenn auch hervorragend, bei zweien oder dreien der Grundkrankheiten gemeinschaftlich beobachtet wird, als vielmehr um dasjenige, was allein und ausschliesslich der einen oder der andern eigenthümlich ist. Eine solche Aussonderung des Speciellen macht es begreiflich, dass das Gesammtkrankheitsbild an und für sich allerdings sehr unvollständig und lückenhaft werden muss, aber um desto deutlicher diejenigen Zeichen hervorhebt und vor Augen bringt, welche das anamnestische Miasma kennzeichnen.

Bei dieser Bearbeitung habe ich natürlich zunächst die Hauptmittel für die einfachen drei erwähnten Miasmen (SULPHUR, MERCUR und THUJA) miteinander verglichen und Alles fortgelassen, was die beiden ersten gleichmässig in dieser Beziehung darbieten. Aber eben bei dieser Vergleichung ergiebt es sich gleichzeitig, dass mehrere von denjenigen Arzneimitteln, welche *Hahnemann* zu den antipsorischen gezählt hat, ebenso gut zu den antisykotischen gerechnet werden dürfen. Diese sind daher bei den Symptomen, wo sie vorkommen, eingeklammert beigefügt, und erweitern auf diese Weise die Reihe der antisykotischen Mittel um eine sehr beträchtliche Anzahl, die besonders dann von Wichtigkeit ist, wenn man es mit Complicationen der verschiedenen Grundmiasmen zu thun hat, wo man mit einem Hauptmittel allein nicht mehr ausreicht.

Wenn einmal von den Hauptantisyphiliticum (MERCUR) eine ähnliche Zusammenstellung angelegt und das Bild der Psora, wie *Hahnemann* solches in den „Chronischen Krankheiten" [I., S. 58. und 67. ff.] aufgestellt, vermittelst der ausgeschiedenen Zeichen des QUECKSILBERS und des LEBENSBAUMS auf seine engere Charakteristik beschränkt ist, so muss, wie ich glaube, die Behandlung der chronischen Krankheiten dadurch eine ungemeine Erleichterung und Sicherheit erlangen. Ich glaube daher hoffen zu dürfen, dass man sowohl der vorstehenden Auffassung, als dem nachfolgenden bescheidenen Versuche nicht allen Beifall versagen, sondern vielmehr auf den Grund weiterer Erfahrungen das Ganze läutern und weiter ausbauen werde. [Siehe die aufgeführten speciellen Symptome des Lebensbaums im Arzneiwirkungsbild.[KMS 722 - 729]]

Aus der vorstehenden Symptomenreihe, welche man vielleicht als das Wesentlichste aus den bisher bekannt gewordenen eigenthümlichen Zeichen der THUJA (und der reinen Sykosis?) ansehen kann, ergiebt sich deren grössere oder geringere Verwandtschaft mit den folgenden Mitteln:

Anac., Ant-c., *A p i s i n .*, *A r s .*, Bar-c., Bell., *Calc.*, Carb-an., Carb-v., *Caust.*, *Chin.*, Euphr., *Ferr.*, *G r a p h .*, Hep., *Jod*, Kali-c., L a c h ., L y c ., *M e z .*, N i t - a c ., *P h o s .*, Ph-ac., Plat., Plb., *Puls.*, R h u s - t ., Sabad., *S e l .*, S e p ., *Sil.*, Spig., S t a p h .

Sowie diese eben durch solche Concurrenz auf eine s y k o t i s c h e A n a m n e s e hindeuten, so ist auch, wie die Erfahrung es bereits in zahlreichen Fällen bestätigt hat, die Anwendung derselben bei den, nachweislich aus dieser Quelle entstandenen Beschwerden vor anderen hilfreich, wenn sie auch jedesmal in Gemässheit des homöopathischen Grundprincips andersweitig richtig gewählt sind. Denn äusserst selten gelingt es in der Praxis durch die THUJA allein das ganze sykotische Miasma in seinen vielfachen Proteusformen zu zerstören, ebensowenig, wie es mit dem SCHWEFEL allein bei der Psora, oder mit dem QUECKSILBER bei der Syphilis und deren mannichfaltigen Folgebeschwerden der Fall ist. Noch weniger ist dies aber da zu erwarten, wo, wie so oft, Complicationen von den zwei oder drei Miasmen vorkommen, wovon *Hahnemann* in seinen „Chronischen Krankheiten" [I., S. 115, 2.Aufl.) spricht, und die in der That nicht so selten sind, als man glauben sollte. Am Allerwenigsten ist aber dann die Heilung mit nur wenigen Mitteln zu bewirken, wenn bereits viele andere Mittel gebraucht sind, und wenn dadurch, wie es im „Organon §. 75" heisst, eine „Verhunzung des menschlichen Befindens" hervorgebracht ist, die, „ wenn sie zu einiger Höhe getrieben", daselbst für unheilbar durch Arzneien allein erklärt und deshalb eine lange Cur in Aussicht gestellt ist.

Es bleibt schliesslich merkwürdig, dass in solchen Fällen die vorgenannten Arzneien durchgängig den Vorzug verdienen selbst vor den übrigen Mitteln, die gleichwohl sykotische Zeichen und namentlich F e i g w a r z e n (meistens aber von verschiedener Art) unter ihren Zeichen führen. Zu diesen gehören besonders:

Ant-t., Apisin., *Bar-c.*, Bell., Bry., *C a l c .*, *C a u s t .*, *Cham.*, *D u l c .*, *E u p h r .*, Hep., *Jod*, *L a c h .*, L y c ., Mez., N i t - a c ., *Nux-v.*, Petr., *P h - a c .*, *Rhus-t.*, *S a b i n .*, Sec., Sel., *Sep.*, *Sil.*, Staph., *Sulph.*

Sollte es vielleicht auch Feigwarzen geben, welche ebenso, wie manche Tripper, nicht eigentlich sykotischer Natur sind, und damit im Wesentlichen nichts gemein haben? So gross und auffallend nämlich auch im Ganzen die Aehnlichkeit zwischen diesen beiden Mittelreihen ist, so finden sich doch erhebliche Verschiedenheiten sowohl in Bezug auf jene selbst, als auch ihren relativen Werth. Indessen darf dabei nicht vergessen werden, dass die sykotische Anamnese in ihrer dermaligen Ausdehnung ein neueres Ergebniss der sich immer blühender entfaltenden Homöopathie ist, und dass nach Ablauf einiger Jahre, wo weitere

Verifikationen und klinische Symptome

Erfahrungen darüber vorliegen werden, noch manche Aenderungen und Vervollständigungen in dieser Hinsicht zu erwarten sind.

Uebrigens muss es Jedem einleuchten, dass dieser Gegenstand von der grössten Wichtigkeit, und dass wir Ursache haben, ihm eine sorgfältige Beachtung zuzuwenden, indem es mehr als wahrscheinlich ist, dass die rein homöopathische Anamnese uns auf den richtigen Weg führen wird, um die Heilung einiger, bisher auch für uns noch unheilbaren chronischen Krankheiten möglich zu machen. Wem daher an dem weitern Ausbaue unserer gesegneten Wissenschaft und an der Linderung mancher verzweifelten Leiden unserer Mitmenschen ernstlich und redlich gelegen ist, der wird diese Mittheilung nicht von vornherein gänzlich unbeachtet und ungeprüpft bei Seite legen." [AHZ 65 (1862), H. 13, S. 100 - 104]

Drei Cautelen Hahnemann's. [ACS 21 (1844) 1, 100-105]

„Der erste Fall betraf mich selbst im Mai des Jahres 1833. Nach übermäßiger Geistesanstrengung, zu vielem Sitzen und Nachtwachen im Laufe des Winters, veranlaßt durch viele Dienstarbeiten, welche mir, damals noch mit einem geschäftvollem Amte bekleidet, oblagen, und neben welchen ich, gleichsam zur Erholung, meine Studien über Homöopathie und Botanik zu anhaltend fortgesetzt hatte, fühlte ich mich schon zu Ende Februar unwohl, mit verlornem Appetit, Abmagerung, trägem Stuhl u. dgl., ohne eigentlich krank zu sein. Aus Mangel an charakteristischen Zeichen nahm ich keine Arznei, sondern änderte nur meine Lebensweise und Diät, in der Hoffnung, dadurch wieder gut zu machen, was durch offenbare Fehlerhaftigkeit der frühern verdorben war. Indessen ward meine Erwartung getäuscht: meine Beschwerden nahmen von Tag zu Tag zu und wurden vermehrt durch einen krampfhaft zusammenschnürenden, sehr heftigen Schmerz in der rechten Unterleibs-Seite mit starker Auftreibung desselben und gänzlicher Verstopfung. Ich versuchte nun einmal Riechen an NUX-V. 30., aber ohne den mindesten Erfolg, ja gar mit Verschlimmerung. Meine Leiden steigerten sich indessen immer mehr; ich hatte nun schon in 11 Tagen keine Öffnung mehr gehabt, die Schmerzen der Unterleibsseite waren fürchterlich, und andere Zeichen gaben deutlich zu erkennen, daß ich eine Art von Ineinanderschlingung der Gedärme (Ileus) an den schmerzhaften Stellen litt. Dieser Zustand war um so verzweifelter, als das während der letzten Hälfte des Verlaufs meiner Krankheit genau gezeichnete und von Tag zu Tag vervollständigte Symptomenbild, welches ich, als auf einen besonderen Bogen geschrieben, eben jetzt nicht wiederfinden kann, keinem einzigen von allen den homöopathischen Mitteln in Ähnlichkeit entsprach, die sich bisher gegen diese Art von Leiden hülfreich erwiesen hatten. In dieser Noth, welche nun den höchsten Grad erreicht hatte, besuchten mich, außer zweien hiesigen, von mir zur Homöopathie bekehrten ältern Aerzten, zwei andere, entfernt wohnende, – welche, (wenn sie dieses lesen, sich gewiß dessen noch mit Freude erinnern werden), – und alle vier riethen zu NUX-V. in größeren Gaben, als das in solchen Fällen am öftersten dienliche Arzneimittel. Ich befolgte, obwohl gegen meine Überzeugung, diesen einstimmigen Rath und nahm am 11ten Tage Abends einen ganzen Tropfen NUX-V. 12, aber nicht nur ohne Erfolg, sondern mit einer Verschlimmerung und mit Hinzutritt neuer, deutlich als Erstwirkungen dieser Arznei zu erkennenden Symptome, welche die Unangemessenheit derselben, wie ich es vorhersah, bewiesen. Am folgenden (12ten) Tage kamen meine Freunde wieder zu mir, erkannten den Mißgriff und riethen nun zu COCCULUS, wovon ich sogleich einen Tropfen von der 6ten Verdünnung nahm. Diese, ebenfalls den Symptomen nicht entsprechende Arznei that gar keine Wirkung und bei dem am Nachmittage wiederholten Versuche, wo sie in wohlmeinender Absicht noch andere, ebenfalls unpassende Arzneien zum Versuche in Vorschlag brachten, erklärte ich rund heraus, ich würde nun nicht eher wieder ein anderes homöopathisches Mittel nehmen, als bis mir die homöopathisch richtige Wahl deutlich und bestimmt erwiesen wäre. – So standen am Abend des 12ten Tages die Sachen und es blieb nur wenig Hoffnung übrig, mich meiner zahlreichen Familie erhalten zu sehen, als ich mit der angestrengtesten Willenskraft meine ungeheuern, bis jetzt stets im Zunehmen begriffenen Unterleibsschmerzen überwindend, mein Symptomenbild zur Hand nahm und beschloß, nicht eher nachzulassen, bis ich entweder ein passendes Mittel gefunden hätte, oder durch den Tod von meinen Qualen befreit wäre. Es war Mitternacht geworden, ehe ich damit zu Stande kam, in der THUJA eine Arznei zu finden, in deren Symptomen das Charakteristische meiner Beschwerden so deutlich enthalten war, daß ich mir sofort das Etui reichen ließ und mit jedem Nasenloche nur einmal an die vor Jahr und Tag mit der 30sten Verdünnung derselben befeuchteten Streukügelchen aufroch. Wer beschreibt des Verzweifelnden Freude, wenn er sich gerettet sieht? – Schon nach 5 Minuten verminderten sich meine Schmerzen in der leidenden Stelle des rechten Unterbauchs, und nach 10 Minuten hatte ich eine sehr reichliche Stuhlausleerung nach einer 13tägigen Verstopfung. Ich fiel gleich darauf in einen erquickenden, so lange entbehrten Schlaf, und als meine Freunde am folgenden Tag mich wieder besuchten, waren sie nicht weniger erfreut als erstaunt, als ich ihnen den Hergang von der letzten Nacht erzählte. Die Besserung meines Befindens behielt nun ohne weitere Arznei ihren ruhigen Fortgang, und schon wenige Tage darauf konnte ich meinem theuern Freunde und Lehrer *Hahnemann* von meiner Rettung aus der drohenden Todesgefahr Nachricht geben.

Ich könnte hier diese für mich und meine Freunde so sehr lehrreiche Erzählung schließen, wenn es mich nicht drängte, den Verehrern unsers verewigten Vaters *Hahnemann* einen neuen Beweis von dessen seltenen medizinischen Einsichten mitzutheilen, welcher eben hierdurch veranlaßt wurde. Mein zuletzt erwähntes Schreiben traf nämlich in einem Augenblicke in Cöthen ein, wo *Hahnemann* selbst schwer erkrankt war, so daß seine Antwort vom 28. April 1833 in den ersten Tagen des Monats Mai in meine Hände gelangte. Was er mir darin über seine eigene und über meine Krankheit schreibt, werde ich mit des ehrwürdigen Mannes eigenen Worten anführen: –

„So sehr ich mich zusammengenommen habe, so mag doch einiger Ärger über – – – *) dazu beigetragen haben, daß mich ein Erstickungs-Katarrh befiel, der 7 Tage vor dem 10. April **) und 14 Tage nach demselben mich zu erdrosseln drohte in augenblicklichen Anfällen von unerträglichem Jücken im Kehlkopfe, was zu Krampfhusten zwingen wollte, aber allen Oden benahm, nur Brechreiz mit dem Finger brachte langsam den Oden wieder mit anderer schwerer Krankhaftigkeit – sehr kurzem Oden (ohne Engbrüstigkeit), gänzlichem Mangel an Appetit und Durst, Abscheu vor TABAK, Zerschlagenheit und Mattigkeit aller Glieder, stäte Schlummersucht, Unfähigkeit zur mindesten Beschäftigung und Ahnung des Todes etc. Die ganze Gegend umher bewies mir große Liebe durch so häufige Erkundigungen nach meinem Befinden, daß ich mich beschämt fühlte. Erst seit 4 Tagen fühlte ich mich gerettet, erst durch zweimaliges Riechen an COFF. X°, dann an CALC.; auch AMBRA that das ihrige. – Und so wird der höchste Beschützer alles Wahren und Guten ferner mir noch so viel Erdenleben gewähren, als seiner Weisheit beliebt." –

„Von Herzen habe ich bedauert, daß sie so krank gewesen sind, und – – – ***). Soll ich nun noch einen nachgängigen Rath für die Herstellung der Thätigkeit Ihrer Gedärme geben, so würde ich Sie auf CONIUM und LYCOPODIUM aufmerksam machen, und auf tägliche Spaziergänge in freier LUFT. Schön, daß sie der soviel nützigen THUJA Gerechtigkeit durch Ihr Beispiel haben wiederfahren lassen." – Ich bemerke hiezu, daß ich wenige Tage nach Absendung meines Briefes, worin ich mir weder Rath erbeten noch von etwa einer erforderlichen Nachkur geredet hatte, daß homöopathisch angezeigte LYCOPODIUM, und etwa eben so etwa 8 Tage vor Empfang des Schreibens von unserm *Hahnemann*, CONIUM, beide in kleinster und einfacher Gabe, und sonst gar nichts genommen habe, als zu derselben Jahreszeit im folgenden Jahre noch einmal eine kleinste Gabe LYCOPODIUM, wonach jede Spur dieses Leidens auf immer verschwunden ist. – Welche Masse von Beobachtungen und Erfahrungen und welche seltsame divinatorische Gabe gehört dazu, um nach einem, nur in den Hauptumrissen und seiner Charakteristik mitgeteilten Krankheitsbilde und der bloßen Nennung des ersten Hülfszeichen des Arzneimittels, im Stande zu sein, zur Vollendung der Heilung im Voraus zwei Mittel anzugeben, welche sich in der Folge durch ihre Symptome so bestimmt und entschieden als homöopathisch passend anzeigten, daß von der ganzen übrigen Zahl der Arzneien keine andere zur Konkurrenz kam, und der Erfolg die Richtigkeit der Vorhersagung schon bestätigt hatte, als sie mir bekannt wurde."

*) Ich halte mich nicht für befugt, die hier angeführten Namen zu nennen.

**) Bekanntlich der Geburtstag *Hahnemanns.*

***) Bescheidenheit verbietet mir den Schluß dieses Satzes und den ganzen folgenden mitzutheilen.

Verifikationen und klinische Symptome

Valeriana officinalis (Baldrian)

(Valer.)

Synonyma

Valeriana officinalis L. (nicht Valer. minor der Alten, welches Valeriana dioica L. ist; Linné selbst hat keine Valeriana minor), Baldrian [SRN]

Nicht-Antipsorische Arznei

[SRN]

Arzneiwirkungsdauer

Wirkt 8 bis 10 Tage.[SRN]

Zählt zur 2. Klasse derjenigen Mittel, welche eine kurze Wirkungsdauer besitzen.[AHZ 49 (1855) 82]

Hinweis

Zwischenmittel bei chronischen Krankheiten: PULSATILLA (X° R.) in einigen Fällen, in gehörigen Zwischenräumen, abwechselnd mit NUX-V., zur Tilgung zu hoher Reizbarkeit. – In seltenen Fällen wird man bei solchen Ueberreizungen des Nervensystems zu ASAR., CHAM., CHIN., IGN., TEUCR. oder VALER., eben so angewendet, seine Zuflucht nehmen müssen, wenn nämlich diese Mittel dem Gesammtzustande besser entsprechen.[SRA]

Eigenthümlichkeiten und Hauptwirkungen

Gemüth

Aengstlichkeit.[VHA]

Aufgeregtheit mit Zittern.[VHA]

Furchtsamkeit Abends im Dunkeln.[VHA], [HA 16]

Abends Furchtsamkeit (MESM.): Valer.[Caspari, MM 1,172]

Hypochondrische Unruhe.[VHA], [HA 16]

Hysterische Beschwerden.[VHA]

Hysterisches Kopfweh: Stechen oder Drücken in der Stirn, bis in die Augenhöhlen.[VHA]

Hysterische Unterleibskrämpfe (auch nach unterdrückter Regel).[VHA]

Hysterie mit zitteriger Ueberempfindlichkeit der Nerven und großem Wechsel im Gemüthszustande und in den Ideen. – Hypochondrische Unruhe; Furchtsamkeit, Abends im Dunkeln; übermäßige Aufgeregtheit des Geistes; Schlaflosigkeit mit Unruhe und Umherwerfen; vorwaltende Hitze; schnell eintretender und wieder vergehender Schweiß; Backenröthe mit Gesichtshitze; aufgetriebener Unterleib; Neigung zu Durchfall; Gliederreißen in der Ruhe; Ueberempfindlichkeit aller Sinnesorgane.[HA 16]

Ungemein wechselnde Gemüthsstimmung.[VHA]

Verzweifelndes Gemüth.[VHA]

Aeußerst wechselnde Gemüthsstimmung: bald hypochondrische Aengstlichkeit, bald zitterige Aufgeregtheit.[HA 61]

Krankhafte Aufgeregtheit und Ueberreiztheit.[VHA]

In seltenen Fällen wird man bei solchen Ueberreizungen des Nervensystems zu ASAR., CHAM., CHIN., IGN., TEUCR. oder VALER., eben so angewendet, seine Zuflucht nehmen müssen, wenn nämlich diese Mittel dem Gesammtzustande besser entsprechen.[SRA]

Konkordanz Gemüth und Geist: Acon., Ang., Aur., *Bell.*, Bry., Calc., Cic., Coff., Ferr., *Hyos.*, Ign., Lach., Lyc., Nat-m., Nux-v., *Op.*, *Phos.*, Ph-ac., Plat., Puls., Rhus-t., *Stram.*, Sulph., *Verat.*, Zinc. [PB]

Geist

Uebermäßige Aufgeregtheit des Geistes, mit Täuschungen des Gesichts, Gehörs und Gemeingefühls, (wie in hitzigen Fiebern).[VHA]

Übermäßige Aufgeregtheit des Geistes.[HA 16]

Ungewöhnlich schneller Ideenwechsel.[VHA]

Konkordanz Gemüth und Geist: Acon., Ang., Aur., *Bell.*, Bry., Calc., Cic., Coff., Ferr., *Hyos.*, Ign., Lach., Lyc., Nat-m., Nux-v., *Op.*, *Phos.*, Ph-ac., Plat., Puls., Rhus-t., *Stram.*, Sulph., *Verat.*, Zinc. [PB]

Verifikationen und klinische Symptome

Schwindel

Schwindel wie von Trunkenheit und Betäubung.[VHA]

Betäubte Trunkenheit, in Stirnkopfweh übergehend, besonders Abends und vom Bücken, mit Fieberhitze und Gesichtsröthe. [HA 32]

Innerer Kopf

Starker BLUTDRANG zum Kopfe.[VHA]

Abendlicher, halbseitiger, ziehend drückender Kopfschmerz bis in die Augenhöhlen, mit Gesichtshitze.[VHA]

Hysterisches Kopfweh: Stechen oder Drücken in der Stirn, bis in die Augenhöhlen.[VHA]

Drücken im Kopfe, wie von einem betäubenden Zusammenziehen in der Stirne und bis in die Augenhöhlen, mit Gesichtsblässe, Abends, im Freien und in der Ruhe verschlimmert, von Bewegung, Veränderung der Lage und in der Stube gebessert. – Aeußerst wechselnde Gemüthsstimmung: bald hypochondrische Aengstlichkeit, bald zitterige Aufgeregtheit; Leuchten vor den Augen im Dunkeln; Geruch und Geschmack wie von stinkendem Talge; Aufstoßen mit FAULEIER-Geschmack; Aufblähungsgefühl im Unterleibe, mit Neigung ihn einzuziehen; Durchfall; öfteres und vieles Harnen; Zittern der Hände; allgemeine Ueberreiztheit der Nerven; Schlaflosigkeit ; vorherrschende Hitze; viel Schweiß im Gesicht und an der Stirne.[HA 61]

Betäubte Trunkenheit, in Stirnkopfweh übergehend, besonders Abends und vom Bücken, mit Fieberhitze und Gesichtsröthe. [HA 32]

Von ZUGLUFT sogleich halbseitiger, ziehender Kopfschmerz.[VHA]

Kopfweh in der SONNE.[VHA]

Ruckweise, plötzlich eintretende Kopfschmerzen.[VHA]

Nach kurzem Froste, lang anhaltende Hitze mit Kopfeingenommenheit und heftigem Durste.[VHA]

Oefters schnell entstehender und eben so wieder verschwindender Schweiß, besonders im Gesichte und an der Stirn (bei Fieber).[VHA]

Aeusserer Kopf

Kältegefühl in der obern Kopfhälfte, beim Aufdrücken des Hutes.[VHA]

Kältegefühl im ganzen Oberkopfe, besonders beim fest Aufdrücken des Huts, im Freien und in der Ruhe verschlimmert, in der Stube und bei Bewegung gebessert. [HA 67]

Augen

Ueberempfindlichkeit aller Sinne.[VHA]

Ueberempfindlichkeit aller Sinnesorgane.[HA 16]

Entzündungs der Augenlidränder, mit Beissen und Stechen.[VHA]

Kurzsichtigkeit.[VHA]

Trübsichtigkeit.[VHA]

Schwarze Punkte vor den Augen.[VHA]

Leuchten vor den Augen im Dunkeln.[HA 61]

Leuchten der Augen (MESM.): Valer.[Caspari, MM 1,171]

Abends, im Finstern, Leuchten vor den Augen, als könne man die Gegenstände sehen.[VHA]

Funken vor den Augen (MESM.): Valer.[Caspari, MM 1,171]

Abends im Finstern leuchten vor den Augen: daß ganz verschlossene dunkle Zimmer schien ihm wie im Dämmerschein erleuchtet, so daß er fast die Gegenstände in demselben zu unterscheiden glaubte: zugleich eine Art Ferngefühl des Tastsinnes, wodurch er, wenn er auch die Augen nicht hinrichtete, die Nähe der Gegenstände fühlte, wie sie sich ihm bei der Nachsuchung dann ergaben (MESM.): Valer.[Caspari, MM 1,171-172]

Gesichtstäuschungen.[VHA]

Uebermäßige Aufgeregtheit des Geistes, mit Täuschungen des Gesichts, Gehörs und Gemeingefühls, (wie in hitzigen Fiebern).[VHA]

Abendlicher, halbseitiger, ziehend drückender Kopfschmerz bis in die Augenhöhlen, mit Gesichtshitze.[VHA]

Hysterisches Kopfweh: Stechen oder Drücken in der Stirn, bis in die Augenhöhlen.[VHA]

Verifikationen und klinische Symptome

Ohren

Ueberempfindlichkeit aller Sinne.[VHA]
Ueberempfindlichkeit aller Sinnesorgane.[HA 16]
Uebermäßige Aufgeregtheit des Geistes, mit Täuschungen des Gesichts, Gehörs und Gemeingefühls, (wie in hitzigen Fiebern).[VHA]
Geschmacks-, (Geruchs- und Gehörs-) Täuschungen.[VHA]

Nase

Ueberempfindlichkeit aller Sinne.[VHA]
Ueberempfindlichkeit aller Sinnesorgane.[HA 16]
Geschmacks-, (Geruchs- und Gehörs-) Täuschungen.[VHA]
Geruch und Geschmack wie von STINKENDEM TALGE.[HA 61]

Antlitz

Backenröthe mit Gesichtshitze, besonders im Freien.[VHA]
Klammartiges Ziehen in den Backenknochen.[VHA]

Zähne

Stechende oder ziehende Zahnschmerzen.[VHA]

Geschmack

Ueberempfindlichkeit aller Sinne.[VHA]
Ueberempfindlichkeit aller Sinnesorgane.[HA 16]
Geschmacks-, (Geruchs- und Gehörs-) Täuschungen.[VHA]
Geruch und Geschmack wie von STINKENDEM TALGE.[HA 61]
Geschmack im Munde, wie von stinkendem Talge.[VHA]
Aufstoßen mit FAULEIER-Geschmack.[HA 61]
RANZIGES Aufstoßen, wie von SOOD.[VHA]

Aufstoßen

Oefteres, leeres Aufstoßen.[VHA]
RANZIGES Aufstoßen, wie von SOOD.[VHA]
Aufstoßen mit FAULEIER-Geschmack.[HA 61]
Früh, FAULIGES Aufstoßen.[VHA]

Uebelkeit

Brecherliche Uebelkeit, als wenn ein Faden vom Nabel bis in den Schlund heraufgezogen wäre, mit reichlichem Speichelzuflusse.[VHA]
Uebelkeit und (Gall-) Erbrechen mit Kälte und Frost.[VHA]

Magen

Große Verdauungsschwäche.[VHA]
Plötzliches Drücken, aus dem Unterleibe, in die Herzgrube heraufsteigend.[VHA]

Bauch

Aufblähungsgefühl im Unterleibe, mit Neigung ihn einzuziehen.[HA 61]
Abendliches Leibweh, wie unterschworen.[VHA]
Harter, aufgetriebener Unterleib.[VHA]
Hysterische Unterleibskrämpfe (auch nach unterdrückter Regel).[VHA]
Leibweh von Würmern.[VHA]
Schmerz, wie von Verheben, in der linken Lendengegend.[VHA]
Zerschlagenheitsschmerz im Unterbauche.[VHA]

Stuhl

Abgang von (Maden-) Würmern.[VHA]
Durchfällige Stühle.[VHA]
Durchfall.[HA 61]
Grünliche, breiige Stühle mit BLUT.[VHA]

Verifikationen und klinische Symptome

Harn

Oefterer und reichlicher Harnabgang.[VHA]
Öfteres und vieles Harnen.[HA 61]

Regel

Hysterische Unterleibskrämpfe (auch nach unterdrückter Regel).[VHA]

Athem

Athembeengung von Druck auf den untern Theil der Brust.[VHA]

Brust

Plötzliche Rucke und zuckende Stiche in der Brust, mit dem Gefühle von Herausdrücken.[VHA
Athembeengung von Druck auf den untern Theil der Brust.[VHA]

Oberglieder

Rheumatisches Reissen in den Gliedern, (weniger in den Gelenken), in der Ruhe, zumal nach vorgängiger Bewegung, bei der Bewegung selbst aber gebessert.[VHA]
Heftiges Ziehen in den Muskeln der Extremitäten, herauf und herunter.[VHA]
Lähmiger Schmerz in den Gelenken.[VHA]
Zittern der Hände.[HA 61]

Unterglieder

Rheumatisches Reissen in den Gliedern, (weniger in den Gelenken), in der Ruhe, zumal nach vorgängiger Bewegung, bei der Bewegung selbst aber gebessert.[VHA]
Heftiges Ziehen in den Muskeln der Extremitäten, herauf und herunter.[VHA]
Lähmiger Schmerz in den Gelenken.[VHA]

Knochen

Konkordanz Knochen: Bell., Calc., Chin., Merc., *Puls.*, R u t a [PB]

Haut

Konkordanz Haut und Aeusseres: B r y ., *Calc.*, C i c ., Nat-m., Petr., Phos., Ph-ac., Plat.,P u l s ., Rhus-t., S e p ., S u l p h ., Verat. [PB]

Schlaf

Schlaflosigkeit mit großer Unruhe und Umherwerfen.[VHA]
Schlaflosigkeit.[HA 61]
Furchtsamkeit Abends im Dunkeln.[VHA]
Abends Furchtsamkeit (MESM.): Valer.[Caspari, MM 1,172]
Abends, im Finstern, Leuchten vor den Augen, als könne man die Gegenstände sehen.[VHA]
Abends im Finstern leuchten vor den Augen: daß ganz verschlossene dunkle Zimmer schien ihm wie im Dämmerschein erleuchtet, so daß er fast die Gegenstände in demselben zu unterscheiden glaubte: zugleich eine Art Ferngefühl des Tastsinnes, wodurch er, wenn er auch die Augen nicht hinrichtete, die Nähe der Gegenstände fühlte, wie sie sich ihm bei der Nachsuchung dann ergaben (MESM.): Valer.[Caspari, MM 1,171-172]
Abendlicher, halbseitiger, ziehend drückender Kopfschmerz bis in die Augenhöhlen, mit Gesichtshitze.[VHA]
Abendliches Leibweh, wie unterschworen.[VHA]
Die Beschwerden erhöhen sich gegen Mittag und in den ersten Nachmittagsstunden, so wie gegen Abend bis Mitternacht.[VHA]
Konkordanz Schlaf und Träume: Ars., Bell., Calc., Carb-v., G r a p h ., Puls., Rhus-t., Sep., Sulph. [PB]

Fieber

Beschleunigter Puls.[VHA]
Vorwaltendes Hitz- und Wärme-Gefühl.[VHA]
Vorwaltende Hitze.[HA 16]
Vorherrrschende Hitze.[HA 61]

Verifikationen und klinische Symptome

Nach kurzem Froste, lang anhaltende Hitze mit Kopfeingenommenheit und heftigem Durste.[VHA]
Uebelkeit und (Gall-) Erbrechen mit Kälte und Frost.[VHA]
Oefters schnell entstehender und eben so wieder verschwindender Schweiß, besonders im Gesichte und an der Stirn.[VHA]
Schnell eintretender und wieder vergehender Schweiß.[HA 16]
Viel Schweiß im Gesicht und an der Stirne.[HA 61]

Fieberstadien

1. P u l s sehr ungleich und unregelmässig: meistens sehr beschleunigt und etwas gespannt, aber auch zuweilen klein und schwach.[WF 57]
2. F r o s t -Anfälle, welche nur kurze Zeit dauern und bald in anhaltende Hitze übergehen. – Die Frostschauder gehen meistens vom Nacken aus, und laufen den Rücken herunter.[WF 57]
3. Vorherrschende, lange anhaltende und allgemeine H i t z e , oft mit Schweiss im Gesichte. – Ueberlaufende Gesichtshitze. – Abends und beim Essen vermehrte Hitze. – Vorwaltende Hitze mit Durst.[WF 57]
4. Starker S c h w e i s s , besonders Nachts und bei Bewegung, bei fortdauernder starker Hitze. – Oeftere, plötzliche Anfälle von Schweiss, besonders im Gesichte und an der Stirne, die eben so schnell wieder vergehen.[WF 57]

Konkordanz Fieber: Acon., B e l l ., Bry., C h a m ., Hep., Merc., Phos., R h u s - t ., Sep., Sulph. [PB]

Gemeinsames

Rheumatisches Reissen in den Gliedern, (weniger in den Gelenken), in der Ruhe, zumal nach vorgängiger Bewegung, bei der Bewegung selbst aber gebessert.[VHA]
Zuckende, ruckweise, plötzlich auftretende, erschütternde Schmerzen, welche durch Veränderung der Lage nachlassen.[VHA]
Heftiges Ziehen in den Muskeln der Extremitäten, herauf und herunter.[VHA]
Lähmiger Schmerz in den Gelenken.[VHA]
Krankhafte Aufgeregtheit und Ueberreiztheit.[VHA]
Krankhafte Aufgereiztheit der Nerven: ob er gleich munterer und kräftiger scheint als vorher, so fühlt er sich doch sehr matt in den Augen, Armen, Kniekehlen (MESM.): Valer.[Caspari, MM 1,172]
Allgemeine Ueberreiztheit der Nerven.[HA 61]
Ueberempfindlichkeit aller Sinne.[VHA]
Hysterische Beschwerden.[VHA]

Besserung der Beschwerden

I n d e r S t u b e .[HA 61], [HA 67]
B e i B e w e g u n g .[HA 61], [HA 67]
V e r ä n d e r u n g d e r L a g e .[HA 61]

Verschlimmerung der Beschwerden

Manche Beschwerden erscheinen periodisch nach 2 bis 3 Monaten wieder.[VHA]
Die Beschwerden erhöhen sich gegen Mittag und in den ersten Nachmittagsstunden, so wie gegen Abend bis Mitternacht.[VHA]
A b e n d s .[HA 32], [HA 61]
B ü c k e n .[HA 32]
R u h e .[HA 61], [HA 67]
SONNE.[VHA]
I m F r e i e n .[HA 61], [HA 67]
ZUGLUFT.[VHA]

Konkordanzen

Verschlimmerung nach der Zeit: Arg., C a r b - v ., L a u r ., S i l ., Spig., *Staph.*, Teucr., Viol-t. [PB]

Verschlimmerung nach Lage und Umständen: A g a r ., A m - m ., Arg., Ars., A u r ., Bar-c., Bry., C a l c ., *Caps.*, Carb-an., Carb-v., C h a m ., Chel., *Con.*, C y c l ., Dros., D u l c ., E u p h ., Euphr., *Ferr.*, Guaj., Lach., *Lyc.*, Mgs., Mag-m., Meny., Mosch.,

Verifikationen und klinische Symptome

Ph-ac., Plat., *Puls.*, Rhod., *Rhus-t.*, Ruta, *Sabad.*, *Samb.*, Sel., Sep., Sil., Spig., Spong., Tarax., Teucr., Verb., Viol-t. [PB]

Verifikationen und klinische Symptome

Arzneiverwandtschaften von Valeriana officinalis

Bell., (Canth.), Cocc., Coff., Con., Ign., Merc., Nux-v., Plat., Puls., (Spong.), Stann., Tarax. [VHA]

Ars., Aur., Bell., Bry., *Calc.*, Carb-v., Cham., Chin., Con., Ferr., Ign., Lyc., Merc., Nat-m., Nux-v., *Phos.*, Ph-ac., Plat., *Puls.*, *Rhus-t.*, *Sep.*, Sil., Spig., Staph., *Sulph.*, Verat. [PB]

Acon., *Bell.*, *Cham.*, *Coff.*, *Hyos.*, Ign., Merc., *Nux-v.*, Puls., Stann., *Sulph.* [KV]

Antidote von Valeriana officinalis: Camph., Coff., Puls.

Camph., Coff. [SRN]

Camph., Coff., Puls. [PB]

Zwischenmittel bei chronischen Krankheiten

PULSATILLA (X° R.) in einigen Fällen, in gehörigen Zwischenräumen, abwechselnd mit NUX-V., zur Tilgung zu hoher Reizbarkeit. – In seltenen Fällen wird man bei solchen Ueberreizungen des Nervensystems zu ASAR., CHAM., CHIN., IGN., TEUCR. oder VALER., eben so angewendet, seine Zuflucht nehmen müssen, wenn nämlich diese Mittel dem Gesammtzustande besser entsprechen.[SRA]

Konkordanzen der homöopathischen Arzneien

I. Gemüth und Geist: Acon., Ang., Aur., *Bell.*, Bry., Calc., Cic., Coff., Ferr., *Hyos.*, Ign., Lach., Lyc., Nat-m., Nux-v., *Op.*, *Phos.*, Ph-ac., Plat., Puls., Rhus-t., *Stram.*, Sulph., *Verat.*, Zinc. [PB]

II. Körpertheile und Organe: Ant-c., Arn., Ars., Bell., Bry., Calc., Carb-v., Caust., Chin., Cocc., Con., Dulc., Graph., Ign., Kali-c., Lyc., Merc., Nat-m., Nit-ac., Nux-v., Petr., Phos., Ph-ac., Plat., *Puls.*, Rhus-t., Sep., Sil., Spig., Stann., Staph., *Sulph.* [PB]

III. Empfindungen und Beschwerden

1. **Aeussere und innere Körpertheile im Allgemeinen:** Acon., Anac., Arn., Ars., Asaf., Aur., *Bell.*, Bry., Calc., Caust., *Chin.*, Cocc., Con., Ferr., *Ign.*, Kali-c., Lyc., Merc., Mosch., Nat-c., Nit-ac., Nux-m., *Nux-v.*, Petr., Phos., Ph-ac., *Plat.*, *Puls.*, Rhus-t., Sep., Sil., Spig., Spong., Stann., Staph., Sulph. [PB]
2. **Drüsen:** vacat [PB]
3. **Knochen:** Bell., Calc., Chin., Merc., *Puls.*, Ruta [PB]
4. **Haut und Aeusseres:** Bry., *Calc.*, Cic., Nat-m., Petr., Phos., Ph-ac., Plat.,Puls., Rhus-t., Sep., Sulph., Verat. [PB]

IV. Schlaf und Träume: Ars., Bell., Calc., Carb-v., Graph., Puls., Rhus-t., Sep., Sulph. [PB]

V. Fieber: Acon., Bell., Bry., Cham., Hep., Merc., Phos., Rhus-t., Sep., Sulph. [PB]

VI. Änderung des Befindens

1. **Verschlimmerung nach der Zeit:** Arg., Carb-v., Laur., Sil., Spig., *Staph.*, Teucr., Viol-t. [PB]
2. **Verschlimmerung nach Lage und Umständen:** Agar., Am-m., Arg., Ars., Aur., Bar-c., Bry., Calc., *Caps.*, Carb-an., Carb-v., Cham., Chel., *Con.*, Cycl., Dros., Dulc., Euph., Euphr., *Ferr.*, Guaj., Lach., *Lyc.*, Mgs., Mag-m., Meny., Mosch., Ph-ac., Plat., *Puls.*, Rhod., *Rhus-t.*, Ruta, *Sabad.*, *Samb.*, Sel., Sep., Sil., Spig., Spong., Tarax., Teucr., Verb., Viol-t. [PB]

VII. Konkordanz der homöopathischen Arzneien

Ars., Aur., Bell., Bry., *Calc.*, Carb-v., Cham., Chin., Con., Ferr., Ign., Lyc., Merc., Nat-m., Nux-v., *Phos.*, Ph-ac., Plat., *Puls.*, *Rhus-t.*, *Sep.*, Sil., Spig., Staph., *Sulph.*, Verat. [PB]

Acon., *Bell.*, *Cham.*, *Coff.*, *Hyos.*, Ign., Merc., *Nux-v.*, Puls., Stann., *Sulph.* [KV]

Verifikationen und klinische Symptome

Veratrum album (Weiß-Nießwurzel)

(Verat.)

Synonyma

Veratrum album L., Weiß-Nießwurzel [SRN]
Weiße Nieswurz [Br., Lippe]

Nicht-Antipsorische Arznei

[SRN]

Arzneiwirkungsdauer

Ich habe die positiven Wirkungen dieser Wurzel, selbst in kleinern Gaben, fünf und mehre Tage anhalten sehen.[RA 3, 329]

Wirkt 5 bis 8 Tage.[SRN]

Zählt zur 2. Klasse derjenigen Mittel, welche eine kurze Wirkungsdauer besitzen.[AHZ 49 (1855) 82]

Hinweise

Die WEISSE NIESWURZ [verdient] eine hervorragende Stelle und das Prädikat eines wahren Polychrestes, welches für sich stark genug wirkt und sein Alkaloid (VERATRIN) überflüssig macht.[AHP 201]

Zuvörderst tritt uns die bemerkenswerthe Eigenschaft der NIESWURZ entgegen, dass Flüssigmachung des Magen-Inhalts, mithin Getränke überhaupt die brechenerregende Wirkung dieser Arznei vermehren. Dies ist, wie alle Homöopathen wissen, eine der vorzüglichsten charakteristischen Eigenthümlichkeiten Derselben, welche eben in dieser Beziehung den augenfälligsten Gegensatz findet in dem KUPFER (CUPRUM METALLICUM), das in mehrfacher Hinsicht als deren Schwester-Arznei betrachtet werden kann. Diese beiden Heilmittel bieten uns eine lange Reihe von Symptomen dar, welche parallel neben einander laufen, dieselben Theile des Organismus und beinahe in derselben Weise affiziren, so dass sie Beide bei manchen schweren Erkrankungen verschiedener Art mit einander um den Vorzug streiten. Unter diesen Umständen eine richtige Wahl zu treffen, würde oft äusserst schwierig fallen, wenn nicht ein charakteristisches Zeichen vorhanden wäre, welches hierbei jeden Zweifel beseitigt, nämlich: das Trinken, besonders von einer kalten Flüssigkeit, wie WASSER. Sobald nämlich die Beschwerden, nicht bloss des Magens und Unterleibes, des Erbrechens und des Durchfalls, sondern auch alle sonstigen krampfhaften und schmerzhaften Beschwerden, die meistens im Geleite der Ersten gehen, von einem Trunke kalten WASSERS sich verschlimmern, so gehören sie zu dem Bereiche des VERATRUM; wenn sie sich davon hingegen bessern, zu Dem des CUPRUM, und in beiden Fällen ist die Heilung durch die entsprechende Anwendung des einen oder des andern Mittels gesichert. Dieser Unterschied in dem Verhalten der VERATRUM- und der CUPRUM-Krankheiten beim Trinken ist um desto wichtiger, als er sich nur bei einer geringen Zahl von Arzneimitteln (CALC. und CAUST. etwa ausgenommen) mit solcher Deutlichkeit und Entschiedenheit ausspricht. Nur beim PHOSPHOR haben wir eine eben so seltene und ganz eigenthümliche Erscheinung ähnlicher Art, nämlich die: dass ein Trunk kalten WASSERS augenblicklich Linderung bringt, die aber sofort aufhört,sobald das Getränk im Magen erwärmt ist, wo dann die frühere Brechanstrengung sogleich mit erneuerter Heftigkeit wiederkehrt. – Was die Beförderung des Erbrechens von VERATRUM durch Bewegung anbelangt, so ist die Beobachtung ebenfalls ganz richtig; aber weit weniger charakateristisch, weil sich diese Erhöhung bei diesem Mittel fast nur beim Erbrechen einstellt, bei den meisten andern VERATRUM-Beschwerden aber das gerade Gegentheil statt findet und mässige Bewegung eher Linderung verschafft. Meistens tritt überdem bei den, für dieses Mittel angemessenen Krankheiten eine derartige allgemeine Schwäche und Mattigkeit hinzu, dass jede Bewegung unmöglich wird. Dieser Umstand, nebst den meistens dabei sich einstellenden, äusserst schmerzhaften tonischen Krämpfen, die gewöhnlich an den äussersten Extremitäten ihre Ausgangs-Stelle nehmen, macht die NIESSWURZ zu einem Brechmittel, welches nichts weniger, als das Prädikat: jucunde! verdient und daher in der Allopathie längst obsolet geworden ist. – Dass die Homöopathie sich Derselben zu solchen Zwecken niemals bedient, ob-

Verifikationen und klinische Symptome

wohl Sie sonst häufig anwendet und zu ihren Polychresten zählt, ist bekannt genug.[AHP 199-201]

Die älteste C h o l e r a - H e i l u n g vermittelst des Hauptmittels der Homöopathie: VERATRUM ALBUM.

Die älteste C h o l e r a - H e i l u n g vermittelst des Hauptmittels der Homöopathie (VERATRUM ALBUM). findet sich wohl in der 11. Krankengeschichte des V. Buches der Landseuchen von *Hippokrates*, welches zu den (vielleicht unechten) Schriften gezählt wird. Es ist daher zu verwundern, dass die hippokratischen Aerzte unserer Zeit bei ihren zahllosen Versuchen diese, freilich etwas obsolet gewordene Arznei dabei versäumt haben. Wenn nun aber schon unterm 9. Sept. 1831, mithin beim ersten Auftreten der Cholera in Deutschland, auf Allerhöchsten Befehl durch Herrn etc. *von Wiebel* den sämmtlichen kön. pr. Medizinal-Collegien die Resultate mitgetheilt wurden, welche bis dahin in den Petersburger Militär-Hospitälern bei 14 verschiedenen Behandlungsarten erlangt waren, und unter diesen einzig und allein Die (No.5) mit VERATR. ALB. den befriedigendsten Erfolg gezeigt hatte: so scheint hier noch etwas Schlimmeres, als blosse Unwissenheit obgewaltet zu haben. Dieser Verdacht wird ausdrücklich in einer Anmerkung des etc. *von Wiebel* an dieser Stelle ausgesprochen, indem ersagt: „Warum mögen t r o t z d i e s e s s o g ü n s t i g e n E r f o l g e s die Versuche mit diesem Mittel nicht vervielfältigt worden sein?" – Es ist dabei nöthig anzumerken, dass die Zahl der Versuchs-Personen betragen hatte: 1392, der Genesenen: 561, der Hoffnung Gebenden: 352, der Gestorbenen: 319 und der Hoffnungslosen: 160. Von den mit VERATR. ALB. behandelten Kranken, nur 7 an der Zahl, waren 4 genesen, 2 gaben Hoffnung, und nur 1 war gestorben.[AHP 209]

Zittern in äußeren Teilen auf VERAT. hin, Zittern in inneren Teilen weist auf CAMPH..[Br., Lippe]

Eigenthümlichkeiten und Hauptwirkungen

Gemüth

Ungeheure Angst.[VHA]
Angst.[KEU 67]
Nächtliche Angst und Schlaflosigkeit.[VHA]
Nächtliche Schlaflosigkeit mit Angst.[HA 14]
Nächtliche Gewissensangst.[HA 14]
Schlaflosigkeit wegen Angst.[KEU 68]
Gewissensangst und Unruhe.[HA 5]
Verzweiflung.[HA 14]
Wahnsinne mit Lachen, Pfeifen und Singen.[HA 14]
Melancholische Weinerlichkeit.[HA 14]
Aergerlichkeit und darauf Angst und Herzklopfen.[VHA]
Aergerlichkeit.[KEU 67]
A e r g e r m i t V e r s t a n d e s v e r w i r r u n g u n d W a h n s i n n . – Große Schwäche und Ohnmacht mit allgemeiner äußerer Kälte des Körpers; Konvulsionen; Gewissensangst und Unruhe; kalter Schweiß, besonders im Gesichte und vor der Stirn; kaltes, hippokratisches Gesicht, oder dunkle, bläuliche Gesichtsfarbe; bitteres Aufstoßen und Erbrechen; Empfindlichkeit der Herzgrube; Brustkrämpfe und Herzklopfen; Lahmige Zerschlagenheit der Glieder. (Wie bei den meisten Geistesverwirrungen pflegen auch diese, so wie mehre andere körperliche Zeichen erst dann deutlich hervorzutreten, wenn jene entweder nur Anfallsweise erscheinen und in den Zwischenzeiten den letzteren Raum geben, oder wenn der Wahnsinn von selbst nachläßt und den übrigen Symptomen Platz macht.)[HA 5]
Aufgetriebenheit des Unterleibes, mit Angst und drückendem Schmerze.[VHA]
Heulen und Jammern mit heiserer Stimme.[VHA]
Todesfurcht.[VHA]
Wuth und Tobsucht.[VHA]
Hypochondrische Stimmung.[VHA]
In mehren hypochondrischen Uebeln [...] ist sie wenigstens als Zwischenmittel sehr brauchbar.[RA 3, 329]
M e l a n c h o l i e m i t ä n g s t l i c h e m , a m m e i s t e n n ä c h t l i c h e m J a m m e r n , U n t r ö s t l i c h k e i t u n d F r o s t m i t ä u ß e r e r K ä l t e u n d D u r s t .[HA 19]
Redeunlust.[VHA], [KEU 67]
Unlust zu reden.[HA 14]
Heulen und Jammern mit heiserer Stimme.[VHA]
Weinen und Schreien der Kinder mit heiserer Stimme.[KEU 67]

Verschlimmerung der Beschwerden: Schreien und Weinen (der Kinder).[KEU 67]

Schreck mit nachfolgendem unwillkürlichem Stuhlabgange, bei eisiger Kälte des Körpers.[HA 7]

Beachte: Jählinge, schlimme Zufälle von WEIßNIEßWURZEL nehmen einige Tassen starken KAFFEES am sichersten weg. – Ist ein ängstliches Außersichseyn, mit Körperkälte, oder auch wohl brennender Empfindung im Gehirne begleitet, zugegen, dann dient STURMHUT.[RA 3, 329]

Konkordanz Gemüth und Geist: Acon., Anac., Arn., Ars., Aur., *Bell.*, Bry., Calc., Cann-s., Cham., Cic., Cocc., Con., Cupr., *Hyos.*, Lach., Laur., *Lyc.*, Nat-m., *Nux-v.*, *Op.*, Phos., Ph-ac., Plat., *Puls.*, Rhus-t., Sep., Sil., ***Stram.***, Sulph. [PB]

Geist

Geistesverwirrung.[VHA]

Verstandesverwirrung mit Geilheit und unzüchtigen Reden.[VHA]

Delirien.[VHA]

Religiöse oder hoffärtige, meistens schweigsame, (seltner lustige oder wüthende) Delirien. – Nächtliche Gewissensangst; Verzweiflung; Unlust zu reden; Wahnsinne mit Lachen, Pfeifen und Singen; melancholische Weinerlichkeit; nächtliche Schlaflosigkeit mit Angst; allgemeine Kälte des Körpers; kalter Schweiß, besonders an der Stirn; kaltes hippokratisches Gesicht; schwarze, rissige Lippen und Zunge; Zerschlagenheitsschmerz in Rücken, Armen und Beinen.[HA 14]

Religiöser oder hoffärtiger Wahnsinn.[VHA]

Rasender, gewaltthätiger Wahnsinn, mit Schaamlosigkeit, Gottlosigkeit und Fluchen.[HA 22]

Aerger mit Verstandesverwirrung und Wahnsinn.[HA 5]

Vorübergehende Anfälle von Bewußtlosigkeit, im Wechsel mit Wahnsinn, bei äußerer Kälte des Körpers.[HA 26]

Ohnmacht beim Stuhlgange.[VHA]

Ohnmachtartige Starrkrämpfe mit Biegsamkeit der Glieder.[VHA]

Große Schwäche und Ohnmacht mit allgemeiner äußerer Kälte des Körpers.[HA 5]

Ohnmacht mit Starrwerden des Körpers, bei Biegsamkeit der Glieder.[HA 28]

Konkordanz Gemüth und Geist: Acon., Anac., Arn., Ars., Aur., *Bell.*, Bry., Calc., Cann-s., Cham., Cic., Cocc., Con., Cupr., *Hyos.*, Lach., Laur., *Lyc.*, Nat-m., *Nux-v.*, *Op.*, Phos., Ph-ac., Plat., *Puls.*, Rhus-t., Sep., Sil., ***Stram.***, Sulph. [PB]

Schwindel

Düseliger Schwindel, wie von Trunkenheit.[VHA]

Trunkenheit im aufrecht Sitzen und Stehen, vom Bücken und im Liegen auf dem Rücken gebessert, mit Kälte und kaltem Stirnschweiße.[HA 32]

Vorübergehende Unbesinnlichkeit.[VHA]

Drehender, betäubter Schwindel mit Kälte und kaltem Schweiße vor der Stirn.[HA 30]

Beachte: Jählinge, schlimme Zufälle von WEIßNIEßWURZEL nehmen einige Tassen starken KAFFEES am sichersten weg. Sind aber drückendes Kopfweh mit Körperkälte und unbesinnlichem Schlummer die Hauptzustände, so ist KAMPHER das Gegenmittel.[RA 3, 329]

Innerer Kopf

Drückendes Kopfweh im Scheitel.[VHA]

Gefühl von Zerschlagenheit oder Zerrissenheit des Gehirns.[VHA]

Zerschlagenheits- und Zerreissungsschmerz des Gehirns.[KEU 67]

Kopfschmerz mit Genicksteifigkeit und Harnfluß.[VHA]

Klopfender Kopfschmerz.[VHA]

Kopfschmerz mit Uebelkeit und Erbrechen.[VHA]

Kopfweh vor der Regel.[VHA]

Beachte: Jählinge, schlimme Zufälle von WEIßNIEßWURZEL nehmen einige Tassen starken KAFFEES am sichersten weg. Sind aber drückendes Kopfweh mit Körperkälte und unbesinnlichem Schlummer die Hauptzustände, so ist KAMPHER das Gegenmittel.[RA 3, 329]

Verifikationen und klinische Symptome

Aeusserer Kopf

Schwere des ganzen Kopfs.[VHA]
Große Empfindlichkeit der Kopfhaare.[VHA]
Kalter Stirnschweiß.[VHA]
Kalter Stirnschweiss beim Erbrechen in den Anfällen [von Keuchhusten].[PB XXIII]
Kalter Schweiß an der Stirne ist ein sehr charakteristisches Symptom von VERAT..)[Br., Lippe]
Allgemeine Kälte des Körpers; kalter Schweiß, besonders an der Stirn.[HA 14]
Kalter Gesichtsschweiß, besonders vor der Stirn.[VHA]
Kältegefühl auf dem Wirbel, als ob Eis darauf läge, mit eiskalten Füßen und Übelkeit; schlimmer beim Aufstehen vom Bett, besser durch äußeren Druck und vom Rückwärtslegen des Kopfes. (Bei Hitze am Wirbel vergleiche SULPH., CALC. und HYPER.).[Br., Lippe]
Beständiger Frostschauder im Rücken und über den Kopf, mit großer Empfindlichkeit der Kopfhaare, äußerer Kälte des ganzen Körpers, besonders der Extremitäten, und innerer Hitze mit Durst auf kaltes WASSER. [HA 120]
Kalter, klebriger, oft sauerriechender Schweiß am Kopfe und vor der Stirn, mit heftigem Durste, Durchfall und Leichenblässe des kalten Gesichts, von der mindesten Bewegung und Erbrechen verschlimmert, von Aufstehen und Umhergehen gebessert. [HA 129]

Augen

Augen starr, WÄSSERIG, verstört, eingefallen und glanzlos.[VHA]
Aufwärts gedrehete Augäpfel.[VHA]
Aufwärts verdrehte Augäpfel.[KEU 68]
Drücken in den Augen.[VHA]
Zittern der oberen Augenlider.[VHA], [KEU 68]
Lähmung der Augenlider.[VHA]
Hitze in den Augen.[VHA]
Thränen der Augen, bei Trockenheitsgefühl in denselben.[VHA]
Nachtblindheit.[VHA]

Ohren

Sausen und Brausen in den Ohren.[VHA]
Taubhörigkeit.[VHA]

Nase

Eiskalte Nase.[VHA], [KEU 68]
Geruch vor der Nase, wie Mist.[VHA]

Antlitz

Gelbliche Blässe des Gesichts.[VHA]
Bläuliches Gesicht.[VHA]
Gesichtsbläue.[KEU 68]
*Im Bette ist das Gesicht roth; beim Aufstehen wird es sogleich blaß.[VHA]
Blasse Gilbe des Gesichts beim Aufrichten.[KEU 68]
Blaue oder grüne Ränder um die Augen.[VHA], [KEU 68]
Kaltes, entstelltes Todtengesicht.[VHA]
Kaltes, hippokratisches Gesicht, oder dunkle, bläuliche Gesichtsfarbe.[HA 5]
Kaltes hippokratisches Gesicht.[HA 14]
Kaltes, entstelltes Gesicht.[VHA]
Kalter Stirnschweiss.[KEU 68]
Kalter Gesichtsschweiß, besonders vor der Stirn.[VHA]
Kalter, klebriger, oft sauerriechender Schweiß am Kopfe und vor der Stirn, mit heftigem Durste, Durchfall und Leichenblässe des kalten Gesichts, von der mindesten Bewegung und Erbrechen verschlimmert, von Aufstehen und Umherge-

Verifikationen und klinische Symptome

h e n g e b e s s e r t . [HA 129]
Krämpfe in den Kaumuskeln.[VHA]
Kinnbackenkrampf.[VHA]
Welke, bläuliche oder schwärzliche Lippen.[VHA]
Dunkelblaue Lippen.[HA 14]

Zähne

Zahnschmerzen, klopfende

Heilungsbericht: Endlich muß ich noch, als von mir erprobt befunden, an das VERATRUM erinnern, obwohl die Anwendung desselben beim klopfenden Zahnschmerz zu den seltenern gehört. Wo es paßt und hülfreich ist, findet sich jedesmal Gesichtsgeschwulst, kalter Stirnschweiß, Uebelkeit oft bis zum Gallerbrechen, Zerschlagenheit in den Gliedern, ungemeines Sinken der Kräfte bis zur Ohnmacht und Kälte des ganzen Körpers bei innerer Hitze und unauslöschlichem Durste auf kaltes Getränk. Alle diese Beschwerden, welche dieses Heilmittel am gesunden Menschen erregen kann, verschwinden, je nachdem sie gewährt haben, schneller oder langsamer, zuweilen erst nach wiederholten Gaben, aber sicher und dauerhaft, und mit ihnen eben so sicher und dauerhaft jene Zahnschmerzen, wie ich vor noch nicht gar langer Zeit erfahren habe, wo eine auswärts wohnende Kranke, (die seit 22 Wochen daran gelitten, ununterbrochen dagegen gebraucht hatte, und so heruntergekommen war, daß sie in das Bette und aus dem Bette getragen werden mußte,) durch zwei Gaben VERATRUM völlig hergestellt wurde.[KMS 92-93]

Mund

Brennen im Munde und Schlunde.[VHA]
Trockenheit und Klebrigkeit im Munde.[VHA]
Starker Speichelfluß.[VHA]
Speichelfluss.[KEU 68]
Uebelkeit mit heftigem Durste, Harn- und Speichel-Flusse.[VHA]
Geschmackloser Speichel im Munde.[VHA]
Kalte, welke Zunge.[VHA]
Schwarze, rissige Lippen und Zunge.[HA 14]
Schwärze der hinteren Zunge.[KEU 68]
Hohle, heisere Stimme.[VHA], [KEU 68]
Verstandesverwirrung mit Geilheit und unzüchtigen Reden.[VHA]
Heulen und Jammern mit heiserer Stimme.[VHA]
Auftreibungsgefühl im Schlunde.[KEU 68]
Zuschnüren des Halses.[KEU 68]
Wie Staub im Halse.[KEU 68]

Genüsse

Heißhunger.[VHA]
Gefräßigkeit.[VHA]
Verlangen auf SAURES und Kühlendes.[VHA]
Heftiger, unauslöschlicher Durst, besonders auf kaltes WASSER.[VHA]
Starker Durst.[KEU 68]

Geschmack

BITTERER Mundgeschmack.[VHA]
KÜHLER Geschmack im Munde, wie von PFEFFERMÜNZE.[VHA]
Geschmackloser Speichel im Munde.[VHA]

Aufstoßen

Gewaltsames, leeres Aufstoßen.[VHA]
BITTERES Aufstoßen.[VHA]
Heftiges, meistens BITTERES Aufstossen.[KEU 68]

Uebelkeit

Uebelkeit im Magen.[VHA]
Uebelkeit mit heftigem Durste, Harn- und Speichel-Flusse.[VHA]
Uebelkeit.[KEU 68]

Verifikationen und klinische Symptome

Heftiges Brechwürgen.[VHA]
Brechwürgen.[KEU 68]
Nächtliches Erbrechen.[VHA]
Erbrechen des Genossenen, oder Galle, oder BLUT, oder sauren, schaumigen Schleims.[VHA]
Erbrechen erst Galle, dann Schleim oder BLUT, oder umgekehrt.[KEU 68]
Erbrechen, von jedem Trunke erregt.[KEU 68]
Erbrechen fester Speisen.[KEU 68]
Erbrechen durch jede Bewegung oder durch jeden Genuß, (besonders Trinken), erregt.[VHA]
Erbrechen, sobald sich der Kranke bewegt, oder wenn er trinkt. (Erbrechen, sobald das Getränk warm im Magen wird, weist auf PHOS..)[Br., Lippe]
Nach dem geringsten Genuß von Speise tritt Erbrechen und Diarrhoe ein; das Erbrechen ist heftig und von fortgesetztem Übelsein begleitet; große Hinfälligkeit.[Br., Lippe]
Erbrechen von Speisen und von SAUREM, BITTEREM, schaumigem, weißem oder gelblich-grünem Schleim.[Br., Lippe]
Das VERAT.-Erbrechen ist ein BITTERES oder schaumiges Erbrechen. (SAURES Erbrechen: Camph.)[Br., Lippe]
Erbrechen von schwarzer Galle und BLUT; oder Erbrechen mit Diarrhoe und Druck in der Magengrube. (Bei Cholera paßt VERAT. mehr bei heftigen Schmerzen, während ARS.-Fälle von weniger starken Schmerzen begleitet sind).[Br., Lippe]
Kopfschmerz mit Uebelkeit und Erbrechen.[VHA]
Kalter Stirnschweiss beim Erbrechen in den Anfällen [von Keuchhusten].[PB XXIII]
*Schmerzhaftes Zusammenziehen des Bauchs beim Erbrechen.[VHA]
Keuchhusten mit Erbrechen.[VHA]

Magen
Große Empfindlichkeit der Herzgrube, als wäre sie innerlich geschwürig.[VHA]
Brennen im Magen.[VHA]
Geschwürschmerz im Magen.[KEU 68]

Bauch
Aufgetriebenheit des Unterleibes, mit Angst und drückendem Schmerze.[VHA]
Schneiden im Leibe, wie von Messern, mit Durchfall.[VHA]
*Schmerzhaftes Zusammenziehen des Bauchs beim Erbrechen.[VHA]
Bei Cholera paßt VERAT. mehr bei heftigen Schmerzen, während ARS.-Fälle von weniger starken Schmerzen begleitet sind.[Br., Lippe]
Große Empfindlichkeit des Unterleibes gegen Berührung.[VHA]
Brennen und Schneiden im Unterleibe.[KEU 68]
Stiche in den Leisten.[KEU 68]
Blähungskolik im Unterleibe mit lautem Kollern und Knurren.[VHA]
Tiefer, trockner Husten mit schneidendem Leibweh.[VHA]

Leistenbrüche

In mehren hypochondrischen Uebeln, so wie in gewissen Arten von Leistenbrüchen ist sie wenigstens als Zwischenmittel sehr brauchbar.[RA 3, 329]
Dr. *Gauwerky* erwähnte zuvörderst einige Heilungen von Leistenbrüchen durch VERAT., namentlich solcher, welche zuerst durch Husten entstanden seien und wobei die Hustenstösse selbst jedesmal der Bruchstelle Schmerzen erregten. – (CALC., PETR., und STAPH. können in solchen Fällen auch angezeigt und hilfreich sein. Ref.) – Uebrigens sei und bleibe SULPH-AC. das Hauptmittel bei Leistenbrüchen, was auch von mehren Andern bestätigt wurde.[AHZ 57 (1858) 71]
Austreten eines Leistenbruchs.[KEU 68]

Blähungen
Blähungskolik im Unterleibe mit lautem Kollern und Knurren.[VHA]

Stuhl
Langwierige Leibesverstopfung, wie von Unthätigkeit des Mastdarms.[VHA]
Vergeblicher Stuhldrang.[VHA]
Schmerzhafte Bauchflüsse.[VHA]
WÄSSERIGER, grünlicher Durchfall mit untermischten Flocken.[VHA]

Verifikationen und klinische Symptome

WÄSSERIGE, grünliche Diarrhoe, mit Flocken vermischt (gutartige Diarrhoe); schwärzliche Diarrhoe.[Br., Lippe]
Schwärzliche Durchfälle.[VHA]
Unvermerkter Abgang dünnen Stuhls.[VHA]
Schreck mit nachfolgendem unwillkürlichem Stuhlabgange, bei eisiger Kälte des Körpers.[HA 7]
Stuhlverstopfung, wie von Untätigkeit des Mastdarmes; der Stuhl ist hart und von zu großer Form. (Vergleiche BRY..)[Br., Lippe]
Bandähnlicher, harter Stuhlgang weit immer auf VERAT.. [*H.N. Guernsey.*][Br., Lippe]
Unbewußte Entleerung dünnen Kotes während Abgang eines WINDES. Der Kranke wird während des Stuhlganges ohnmächtig, sein Gesicht ist bleich, die Stirne mit kaltem Schweiße bedeckt, er klagt über Brennen am After.[Br., Lippe]
Ohnmacht beim Stuhlgange.[VHA]

Harn

Unterdrückte Harnausleerung.[VHA]
Unterdrückte Harnausscheidung. (Dies ist sehr charakteristisch bei Cholera).[Br., Lippe]
Beständiger Harndrang.[VHA]
Unwillkührlicher Harnfluß.[VHA]
Unwillkührlicher Harnabgang.[KEU 68]
Kopfschmerz mit Genicksteifigkeit und Harnfluß.[VHA]
Uebelkeit mit heftigem Durste, Harn- und Speichel-Flusse.[VHA]
Dunkler, rother Harn, oft, aber in geringer Menge abgehend.[VHA]
*Grüner Harn.[VHA]

Geschlechtstheile

Stiche im Samenstrange.[KEU 68]

Beschwerden der Kinder

Weinen und Schreien der Kinder mit heiserer Stimme.[KEU 67]
Redeunlust.[KEU 67]
Verschlimmerung der Beschwerden: Schreien und Weinen (der Kinder).[KEU 67]

Regel

Monatliches zu früh und zu stark.[VHA]
Unterdrückte Regel.[VHA]
Kopfweh vor der Regel.[VHA]
Starker Schweiss vor der Regel: Thuj. (VERAT. ?)[KMS 725]

Athem

Mühsames Athemholen.[VHA]
Brustbeklemmung (bei vielen Beschwerden).[VHA]
Erstickungsanfälle wegen krampfhafter Zuschnürung der Kehle oder der Brust.[VHA]
Schmerzhafte, krampfhafte Zusammenschnürung der Brust, mit Athemversetzung.[VHA]
Heftiges, sichtbares, ängstliches Herzklopfen, mit Athemversetzung.[VHA]
Kalter Athem.[KEU 68]
Erstickungsanfälle.[KEU 68]
Athemmangel.[KEU 68]

Husten

Husten von Kitzel in den untersten Luftröhrästen.[VHA]
Tiefer, trockner Husten mit schneidendem Leibweh.[VHA]
Abendhusten mit Speichelfluß.[VHA]
Husten mit Seitenschmerz und Athembeschwerden.[VHA]
*Beim Eintritt aus dem Kalten in die warme Stube sogleich Husten mit gelbem Auswurf, worauf Zerschlagenheit der Brust folgt.[VHA]
Dr. *Gauwerky* erwähnte zuvörderst einige Heilungen von Leistenbrüchen durch VERAT., namentlich solcher, welche zuerst durch Husten entstanden seien und wobei die

Verifikationen und klinische Symptome

Hustenstösse selbst jedesmal der Bruchstelle Schmerzen erregten. – (CALC., PETR., und STAPH. können in solchen Fällen auch angezeigt und hilfreich sein. Ref.)[AHZ 57 (1858) 71]

Keuchhusten mit Erbrechen.[VHA]

Keuchhusten

Keuchhusten mit Brustbeklemmung und Erbrechen von zähem, WÄSSERIGEM Schleime bei kaltem Stirnschweisse und mit unwillkührlichem Harnabgange, von Eintritt aus dem Kalten in die warme Stube und von Trinken verschlimmert.[AHZ 53 (1856) 86]

Kalter Stirnschweiss beim Erbrechen in den [Keuchhusten-] Anfällen.[PB XXIII]

Anfälle von tiefem, hohlklingendem Keuchhusten, von Kitzel tief in den untersten Luftröhrästen, wie vom Unterleibe her, erregt, Nachts ohne, am Tage mit Auswurf gelben, zähen Schleims, von BITTEREM oder SALZIGEM, zuweilen auch SAUREM oder FAULEM Geschmacke.[KEU 67]

Verschlimmerung: Morgens und spät Abends bis Mitternacht. – Eintritt aus der Kälte in die Wärme. Warme Stuben-LUFT. Warmwerden im Bette. Witterungswechsel. NASSKALTES Wetter. Essen und Trinken von Kaltem, besonders WASSER. Aerger. Schreien und Weinen (der Kinder). Aufstehen. Bücken. Anstrengung. Im Frühjahre (und Herbste).[KEU 67]

Begleitung: Angst. Aergerlichkeit. Redeunlust. Weinen und Schreien der Kinder mit heiserer Stimme. Zerschlagenheits- und Zerreissungsschmerz des Gehirns. Aufwärts verdrehte Augäpfel. Zittern der oberen Augenlider. Eiskälte der Nase. Gesichtsbläue. Blasse Gilbe des Gesichts beim Aufrichten. Blaue oder grünliche Ränder um die Augen. Kaltes, entstelltes Gesicht. Kalter Stirnschweiss. Dunkelblaue Lippen. Auftreibungsgefühl im Schlunde. Zuschnüren des Halses. Wie Staub im Halse. Speichelfluss. Schwärze der hinteren Zunge. Hohle, heisere Stimme. Starker Durst. Heftiges, meistens bitteres Aufstossen. Uebelkeit. Brechwürgen. Erbrechen, von jedem Trunke erregt. Erbrechen fester Speisen. Erbrechen erst Galle, dann Schleim oder BLUT, oder umgekehrt. Geschwürschmerz im Magen. Brennen und Schneiden im Unterleibe. Stiche in den Leisten. Austreten eines Leistenbruchs. Unwillkührlicher Harnabgang. Stiche im Samenstrange. Kalter Athem. Erstickungsanfälle. Athemmangel. Engbrüstigkeit. Brustbeklemmung. Zusammenschnürung des Kehlkopfes. Heiserkeit. Vollheit in der Brust. Zusammenziehender Brustkrampf. Zerschlagenheit in der Brust. Stiche in den Brustseiten. Heftiges Herzklopfen. Zerschlagenheit im Kreuze. Stösse in der (rechten) Hüfte. Grosse zitternde Schwäche. Tonische Krämpfe in den Gliedern. Schlaflosigkeit wegen Angst. Kleiner, schneller Puls. Frost und äussere Kälte, bei innerer Hitze. Es läuft wie kaltes WASSER durch die Adern. Kalter Schweiss.[KEU 67-68]

VERAT. gehört zu den, am häufigsten zur Wahl kommenden Heilmitteln gegen epidemisch vorkommende, und namentlich im Frühjahre (und Herbste) heftig auftretende Keuchhusten, und ist leichter, als manche Andere, aus den begleitenden Zeichen zu erkennen. Wo es nicht völlige Heilung bringt, da ändern sich in der Regel die Symptome derartig, dass entweder CUPR. oder CARB-V., zuweilen auch SULPH. den Rest der Krankheit tilgt.[KEU 68]

Bösartige Formen des Keuchhustens: CUPR. ist das Hauptmittel bei einer der bösartigsten Formen des Keuchhustens, welche glücklicher Weise nicht oft vorkommt und dem ähnlich ist, wogegen VERAT. angezeigt ist. Bei diesen beiden Mitteln liegt aber der auffallendste Unterschied, wie CALC. und CAUST., in dem Einfluss vom Trinken eines Schluckes kalten WASSERS.[KEU 22]

Heilungsbericht: Nun blieb noch der Keuchhusten mit Erbrechen und noch immer grünem, flüssigen Stuhl zu beseitigen, welches leichter, als ich hoffen durfte, durch eine Gabe IP. 30°°° und eine Gabe VERAT. 30°°, 24 Stunden darauf gegeben, in 5 Tagen gelang.[ACS 18 (1840) 2, 22-24]

Innerer Hals – Kehlkopf

Brennen im Munde und Schlunde.[VHA]

Auftreibungsgefühl im Schlunde.[KEU 68]

Zuschnüren des Halses.[KEU 68]

Zusammenschnürung des Kehlkopfes.[KEU 68]

Wie Staub im Halse.[KEU 68]

Hohle, heisere Stimme.[VHA], [KEU 68]

Heiserkeit.[KEU 68]

Verstandesverwirrung mit Geilheit und unzüchtigen Reden.[VHA]

Heulen und Jammern mit heiserer Stimme.[VHA]

Brust

Schmerzhafte, krampfhafte Zusammenschnürung der Brust, mit Athemversetzung.[VHA]
Empfindlichkeit der Herzgrube.[HA 5]
Engbrüstigkeit.[KEU 68]
Brustbeklemmung.[KEU 68]
Brustkrämpfe und Herzklopfen.[HA 5]
Heftiges, sichtbares, ängstliches Herzklopfen, mit Athemversetzung.[VHA]
Heftiges Herzklopfen.[KEU 68]
Erstickungsanfälle wegen krampfhafter Zuschnürung der Kehle oder der Brust.[VHA]
Vollheit in der Brust.[KEU 68]
Zusammenziehender Brustkrampf.[KEU 68]
Zerschlagenheit in der Brust.[KEU 68]
Stiche in den Brustseiten.[KEU 68]

Rücken

Lähmige Steifigkeit vom Rücken bis in den Nacken herauf.[VHA]
*Klemmen zwischen den Schultern.[VHA]
Zerschlagenheit im Kreuze und Rücken.[VHA]
Zerschlagenheit im Kreuze.[KEU 68]
Zerschlagenheitsschmerz in Rücken, Armen und Beinen.[HA 14]
Kopfschmerz mit Genicksteifigkeit und Harnfluß.[VHA]
Beständiger Frostschauder im Rücken und über den Kopf, mit großer Empfindlichkeit der Kopfhaare, äußerer Kälte des ganzen Körpers, besonders der Extremitäten, und innerer Hitze mit Durst auf kaltes WASSER.[HA 120]

Oberglieder

Drückende Zerschlagenheit in den Gliedern (und Knochen).[VHA]
Zerschlagenheitsschmerz in Rücken, Armen und Beinen.[HA 14]
Lahmige Zerschlagenheit der Glieder.[HA 5]
Taubheit und Kriebeln in den Extremitäten.[VHA]
Heftige tonische Krämpfe, *wobei Handteller und Fußsohlen sich hohl ziehen.[VHA]
Tonische Krämpfe in den Gliedern.[KEU 68]
Ohnmachtartige Starrkrämpfe mit Biegsamkeit der Glieder.[VHA]
Gliederschmerzen, durch Bettwärme und bei naßkaltem Wetter verschlimmert, *durch Aufstehen und Umhergehen gebessert.[VHA]

Unterglieder

Stösse in der (rechten) Hüfte.[KEU 68]
Drückende Zerschlagenheit in den Gliedern (und Knochen).[VHA]
Zerschlagenheitsschmerz in Rücken, Armen und Beinen.[HA 14]
Lahmige Zerschlagenheit der Glieder.[HA 5]
Taubheit und Kriebeln in den Extremitäten.[VHA]
Heftige tonische Krämpfe, *wobei Handteller und Fußsohlen sich hohl ziehen.[VHA]
Tonische Krämpfe in den Gliedern.[KEU 68]
Ohnmachtartige Starrkrämpfe mit Biegsamkeit der Glieder.[VHA]
Gliederschmerzen, durch Bettwärme und bei NAßKALTEM Wetter verschlimmert, *durch Aufstehen und Umhergehen gebessert.[VHA]

Drüsen

Konkordanz Drüsen: *Bell.*, Bry., *Calc.*, Carb-an., Con., Lyc., *Merc.*, Phos., *Puls.*, Spong., *Sulph.* [PB]

Knochen

Konkordanz Knochen: Arg., Asaf., Bell., Calc., Cocc., Cupr., Cycl., Lyc., Merc., Nit-ac., *Phos.*, Ph-ac., Puls., *Ruta*, Sabin., Sil., *Staph.*, Sulph. [PB]

Verifikationen und klinische Symptome

Haut

Kalte und bläuliche, oder violette Farbe der Haut.[VHA]
Verlorene Elastizität der Haut: sie bleibt stehen, wenn man sie gezogen hat.[VHA]
Trockne, krätzartige Ausschläge.[VHA]
Verdickte, sich abschulfernde Hautstellen.[VHA]
Große Empfindlichkeit der Kopfhaare.[VHA]
Kalter Stirnschweiß.[VHA]
Allgemeine Kälte des Körpers; kalter Schweiß, besonders an der Stirn.[HA 14]
Kalter Gesichtsschweiß, besonders vor der Stirn.[VHA]
Gelbliche Blässe des Gesichts.[VHA]
*Im Bette ist das Gesicht roth; beim Aufstehen wird es sogleich blaß.[VHA]
Bläuliches Gesicht.[VHA
Blaue oder grüne Ränder um die Augen.[VHA]
Welke, bläuliche oder schwärzliche Lippen.[VHA]
Schwarze, rissige Lippen und Zunge.[HA 14]
Die Haut ist blau oder purpurrot gefärbt und kalt. Die Haut hat ihre Elastizität verloren, und eine durch Druck verursachte Vertiefung bleibt in der Haut zurück (bei Cholera).[Br., Lippe]

Konkordanz Haut und Aeusseres: Ant-c., Ars., Bar-c., Bell., Bry., *Calc.*, Caust., Chin., Cupr., Dig., Dulc., Hep., Ip., Lach., *Led.*, Lyc., Mag-c., *Merc.*, Mez., Nat-m., Petr., Phos., Ph-ac., Plat., *Puls.*, *Rhus-t.*, Sec., *Sep.*, Sil., Staph., Sulph. [PB]

Schlaf

Wachende Schlummersucht mit halbem Bewußtsein.[VHA]
Betäubte Schlafsucht.[VHA]
Nächtliche Angst und Schlaflosigkeit.[VHA]
Nächtliche Schlaflosigkeit mit Angst.[HA 14]
Nächtliche Gewissensangst.[HA 14]
Schlaflosigkeit wegen Angst.[KEU 68]
*Im Bette ist das Gesicht roth; beim Aufstehen wird es sogleich blaß.[VHA]
Nächtliches Erbrechen.[VHA]
Abendhusten mit Speichelfluß.[VHA]

Konkordanz Schlaf und Träume: Ant-t., Ars., Bell., Bry., Calc., Caust., Con., Croc., Nat-c., Nux-m., Nux-v., Op., Phos., Ph-ac., Puls., Sep., Sulph. [PB]

Fieber

VERATRUM VIRIDE: Vorsicht bei hohem Fieber. Es kann sich fatal auswirken.[Dalal; AHZ 200, 188]
Bei einem nicht aussetzenden Fieber, innerliche brennende Hitze mit heftigem Durste, während die äusseren Theile kalt sind. [Die] uns bekannten Hauptmittel für diese Krankheitsform: ARS. und VERAT..[AHP 234]
Puls fadenförmig und kaum fühlbar.[VHA]
Kleiner, schneller Puls.[KEU 68]
Es läuft wie kaltes WASSER durch die Adern.[KEU 68]
Eiskälte des ganzen Körpers.[VHA]
Frost und äussere Kälte, bei innerer Hitze.[KEU 68]
Bloß innere Hitze mit dunklem Harne.[VHA]
Der VERAT.-Kranke dagegen will immer bloß sein; der CAMPH.-Kranke hat kein Verlangen, sich während der Hitze und des Schwitzens aufzudecken.[Br., Lippe]
Schweiß über und über.[VHA]
Kalter Schweiß des ganzen Körpers, am meisten an der Stirn.[VHA]
*Stark riechender Schweiß.[VHA]
Kalter Schweiss.[KEU 68]
Wechselfieber mit bloß äußerer Kälte, bei innerer Hitze und heftigem Durste auf kaltes WASSER.[VHA]

Beachte: Die von WEIßNIEßWURZEL-Mißbrauch übrigen langwierigen Uebel, z. B. das tägliche Vormitternacht-Fieber, tilgt die CHINARINDE in kleinen Gaben am besten.[RA 3, 329]

Verifikationen und klinische Symptome

Fieberstadien

1. Puls unregelmässig: am Häufigsten klein, fadenförmig, schwach und langsam; oft verloschen und ganz unfühlbar; selten hart und schnell. – Das BLUT läuft wie kaltes WASSER durch die Adern.[WF 57]
2. Frost und Kälte meistens äusserlich, bei innerer Hitze und kaltem, klebrigem Schweisse. – Schüttelfrost mit Schweiss, der bald sammt dem Schweisse in allgemeine Kälte übergeht. –Vorherrschend Frost und Kälte nach Unten herablaufend. – Frost mit Hitze wechselnd. – Frost vom Trinken vermehrt. – Eiskälte des ganzen Körpers.[WF 57-58]
3. Fast bloss innerliche Hitze mit Durst, aber ohne Verlangen zu Trinken. – Abendliche Hitze mit Schweiss. – Hitze schnell mit Frost wechselnd. – Abwechselnd hier oder da bald Hitze, bald Frost, an einzelnen Theilen.[WF 58]
4. Starker Schweiss Morgens, Abends, oder auch die ganze Nacht hindurch, so wie bei jedem Stuhlgange – Kalter, klebriger, sauer- oder übelriechender, zuweilen bitterriechender oder gelbfärbender Schweiss, stets mit Todtenblässe des Gesichts. – Kalter Schweiss über den ganzen Körper, am Meisten an der Stirne. – Leichtes Schwitzen am Tage bei jeder Bewegung.[WF 58]

Konkordanz Fieber: *Acon.*, *Ars.*, Bell., *Bry.*, Calc., Camph., Carb-v., Caust., *Cham.*, Chin., Cina, Cupr., Hep., Ign., Ip., Jod, Laur., Lyc., *Merc.*, Nux-v., Op., Phos., Ph-ac., Plat., Puls., *Rhus-t.*, Sabad., *Sep.*, Spig., Stram., Sulph. [PB]

Gemeinsames

Schnelles Sinken der Kräfte.[VHA]
Anhaltende große Schwäche und Zittern.[VHA]
Grosse zitternde Schwäche.[KEU 68]
Zittern in äußeren Teilen auf VERAT. hin, Zittern in inneren Teilen weist auf CAMPH..[Br., Lippe]
Ungemeine Mattigkeit und Entkräftung.[VHA]
Drückende Zerschlagenheit in den Gliedern (und Knochen).[VHA]
Taubheit und Kriebeln in den Extremitäten.[VHA]
Heftige tonische Krämpfe, *wobei Handteller und Fußsohlen sich hohl ziehen.[VHA]
Tetanische Erstarrung des Körpers.[VHA]
Ohnmachtartige Starrkrämpfe mit Biegsamkeit der Glieder.[VHA]
Ohnmacht beim Stuhlgange.[VHA]
Schmerzanfälle, welche jedesmal auf kurze Zeit Delirien und Wahnsinn erregen.[VHA]

Cholera

Sporadische und asiatische Cholera.[Br., Lippe]
Bei Cholera paßt VERAT. mehr bei heftigen Schmerzen, während ARS.-Fälle von weniger starken Schmerzen begleitet sind.[Br., Lippe]
Unterdrückte Harnausscheidung. (Dies ist sehr charakteristisch bei Cholera).[Br., Lippe]
Die Haut ist blau oder purpurrot gefärbt und kalt. Die Haut hat ihre Elastizität verloren, und eine durch Druck verursachte Vertiefung bleibt in der Haut zurück (bei Cholera).[Br., Lippe]

Besserung der Beschwerden

Gliederschmerzen, durch Bettwärme und bei NASSKALTEM Wetter verschlimmert, *durch Aufstehen und Umhergehen gebessert.[VHA]
Aufstehen.[HA 129]
Umhergehen.[HA 129]

Verschlimmerung der Beschwerden

Morgens und spät Abends bis Mitternacht.[KEU 67]
Eintritt aus der Kälte in die Wärme.[KEU 67]
Warme STUBENLUFT.[KEU 67]
Warme Stube.[AHZ 53 (1856) 86]
Warmwerden im Bette.[KEU 67]
Witterungswechsel.[KEU 67]
NASSKALTES Wetter.[KEU 67]
Essen und Trinken von Kaltem, besonders WASSER.[KEU 67]

Verifikationen und klinische Symptome

Trinken.[AHZ 53 (1856) 86]

Trinken, besonders von einer kalten Flüssigkeit, wie WASSER. Sobald nämlich die Beschwerden, nicht bloss des Magens und Unterleibes, des Erbrechens und des Durchfalls, sondern auch alle sonstigen krampfhaften und schmerzhaften Beschwerden, die meistens im Geleite der Ersten gehen, von einem Trunke kalten WASSERS sich verschlimmern, so gehören sie zu dem Bereiche des VERATRUM; wenn sie sich davon hingegen bessern, zu Dem des CUPRUM, und in beiden Fällen ist die Heilung durch die entsprechende Anwendung des einen oder des andern Mittels gesichert.[AHP 199]

Erbrechen.[HA 129]

Aerger.[KEU 67]

Schreien und Weinen (der Kinder).[KEU 67]

Aufstehen.[KEU 67]

Bücken.[KEU 67]

Von der mindesten Bewegung.[HA 129]

Anstrengung.[KEU 67]

Gliederschmerzen, durch Bettwärme und bei NAßKALTEM Wetter verschlimmert, *durch Aufstehen und Umhergehen gebessert.[VHA]

Im Frühjahre (und Herbste).[KEU 67]

Konkordanzen

Verschlimmerung nach der Zeit: Anac., Ant-c., Arn., Calc., Carb-v., Ign., Nat-m., Nux-v., Rhod., Rhus-t., Sep., Staph. [PB]

Verschlimmerung nach Lage und Umständen: Acon., Am-c., Ant-t., Arn., Ars., Bell., Bor., Bry., *Calc.*, Caps., Carb-v., Cham., Chin., Cocc., Coloc., Con., Cupr., Dros., Euph., Ferr., Graph., Hep., Ip., Jod, Lach., Led., *Lyc.*, Mgs., Mang., Merc., Nat-m., Nit-ac., Nux-v., Phos., Ph-ac., *Puls.*, Rhod., *Rhus-t.*, *Sep.*, Sil., Spig., Staph., Stram., Stront., *Sulph.*, Thuj. [PB]

Verifikationen und klinische Symptome

Arzneiverwandtschaften von Veratrum album

Acon., Ambr., Ant-t., Arn., Ars., (Bell.), Bov., Bry., Camph., Caps., Caust., Chin., Cic., Coff., Coloc., Cupr., Dros., Ferr., Hell., Hyos., Ign., Ip., (Jod), Laur., Lyc., Mag-m., Mang., Merc., Mez., Op., (Petr.), Phos., Ph-ac., Puls., Ran-s., Rhus-t., Ruta, Sabad., Sabin., Sec., Sep., Sil., Spig., (Staph.), Stram., Sulph., Zinc. [VHA]

Acon., Arn., Ars., *Bell.*, *Bry.*, *Calc.*, Carb-v., Caust., Cham., Chin., Cocc., Con., Cupr., Hep., Hyos., Ign., Ip., *Lyc.*, *Merc.*, Nat-m., *Nux-v.*, Op., *Phos.*, Ph-ac., Plat., *Puls.*, *Rhus-t.*, Ruta, *Sep.*, Sil., Spig., Staph., Stram., *Sulph.* [PB]

Acon., Alum., *Arn.*, *Ars.*, Bry., Calc., Camph., Carb-v., *Chin.*, Cic., Cina, *Coff.*, *Cupr.*, *Dros.*, *Ferr.*, *Hyos.*, *Ip.*, Merc., Phos., Ph-ac., Sec., Sep., Spig., Stram. [KV]

Antidote von Veratrum album: Acon., Camph., Chin., Coff.

KAFFEE: Am schwierigsten aber war die Wiederherstellung zweyer Kinder, des einen von sieben Vierteljahren, des andern von fünf Jahren, welche beyde durch Misgriff WEISSNIESWURZEL eingenommen, ersteres vier Gran, letzteres sieben Gran. Kenner werden beydes für vor sich tödliche Gaben halten, und, so lange kein Gegenmittel bekannt ist, für absolut tödlich. – Wenige Minuten vergingen, als man schon an beyden die größten Veränderungen wahrnahm. Sie wurden ganz kalt, sie sanken zusammen, die Augen traten hervor, wie von Erstickenden, der Speichel lief ihnen ununterbrochen aus dem Munde und die Besinnung schien zu fehlen, als ich eine halbe Stunde nach dem Unglücksfalle ankam. – Man hatte sie schon mit einer Feder zum Erbrechen gereizt, ohne Erfolg, man wollte versichern, mit Verschlimmerung. Als Klystier eingespritzte MILCH, und von oben eingeflößte MILCH in größter Menge hatte nichts bewirkt, als eine Art von unergiebigem Erbrechen, welches nichts gefruchtet, und nur die Ohnmacht noch verstärkt hatte. – Sie schienen nun beyde, als ich ankam, in den letzten Zügen zu liegen. Verdrehte, hervorgequollene Augen, entstelltes, kaltes Todengesicht, welke Muskeln, verschlossene Kinnbacken, unmerklicher Athem. Am schlimmsten das kleine Kind. – Diesen nahen Schlagflußtod, diese ersterbende Irritabilität entschloß ich mich schnell, noch wo möglich mit starkem KAFFEE zu bekämpfen. Ich flösete, so viel die zusammengebissenen Zähne verstatteten, den warmen KAFFEE von oben ein, am meisten aber suchte ich ihn in voller Mase als Klystier beyzubringen. Es gelang. Nach einer Stunde war alle Gefahr verschwunden. Die Wärme, das Bewußtseyn, der

Verifikationen und klinische Symptome

Athem kam wieder. Ein mehrstündiger Schlaf, wobey aber der Athem noch langsamer als gewöhnlich ging, erquickte sie. Alle Verrichtungen des thierischen Haushalts waren grossen Theils wieder in Ordnung. Aber die Kinder blieben noch matt, magerten ab, und bekamen alle Vormitternachte eine Art Fieber, welches noch chronisch ihrem Leben nachstellte. Vierzehn Tage lang gegebne PERUANISCHE RINDE aber hob auch diesen Rest, und noch jetzt, wie ich höre (es sind nun anderthalb Jahre verflossen) leben sie gesund. – Hier mache ich die Erinnerung, daß man bey heftigen Vergiftungen nicht seltenen einen chronischen Nachlaß von Uebeln zu tilgen hat, weil die, selbst spezifischen, Gegenmittel der schädlichen Substanz nur e n t g e g e n w i r k e n , folglich in das Geschlecht der Palliative gehören, welche die sekundären Wirkungen des verschluckten Giftes, besonders wenn es schon einige Verwüstungen im Körper anzurichten Zeit gehabt hat, nicht aufzuheben im Stande sind. Auch darf man sich unter einem Antidotum nicht ein so vollkommnes Gegenmittel der Gifte denken, daß alle Nebenwirkungen der letztern von ihm gedeckt würden, wie zwey Triangel von gleichen Winkeln und gleichen Seiten einander decken; und eben so wenig kann man, der Analogie entgegen, leugnen, daß die schädliche Substanz, in Verbindung mit seinem auch noch so passenden Antidotum, eine neue Wirkung hervorbringen müsse, die von beyden, einzeln genommen, nicht zu erwarten war, und welche nun noch kürzere oder längere Zeit ihre Rolle im Körper spielt. So bemerkt man nach einer Vergiftung mit MOHN-Saft, durch eine ansehnliche Menge KAFFEE gehoben, eine ungemeine Harnabsonderung, selbst bey Personen, bey denen der angewöhnte KAFFEE diese Wirkung vor sich nicht hat, und ein Gran MOHN-Saft mit dem Aufgusse von einem bis anderthalb (je nachdem der Kranke mehr oder weniger schon an KAFFEE gewöhnt ist) Loth KAFFEE, ein oder einige Mahle täglich eingenommen, giebt vielleicht das gewisseste und stärkste Diuretikum ab, was die Heilkunde besitzt. [Hahnemann, HUF 5, 16 - 20]

Jählinge, schlimme Zufälle von WEIßNIEßWURZEL nehmen einige Tassen starken KAFFEES am sichersten weg. Sind aber drückendes Kopfweh mit Körperkälte und unbesinnlichem Schlummer die Hauptzustände, so ist K A M P H E R das Gegenmittel. – Ist ein ängstliches Außersichseyn, mit Körperkälte, oder auch wohl brennender Empfindung im Gehirne begleitet, zugegen, dann dient STURMHUT. Die von WEIßNIEßWURZEL-Mißbrauch übrigen langwierigen Uebel, z. B. das tägliche Vormitternacht-Fieber, tilgt die CHINARINDE in kleinen Gaben am besten. [RA 3, 329]

Acon., Camph., Chin., Coff. [SRN]

Acon., C a m p h . , Chin., Coff. [PB]

Veratrum album ist Antidot von: Acon., Ars., Chin., Ferr.

WEIßNIEßWURZEL dient dann, wenn durch die [CHINA-]Rinde Körperkälte mit kalten Schweißen zuwege gebracht worden ist, und auch die übrigen Symptome jener Wurzel hier homöopathisch statt finden.[RA 3, 122]

Veratrum album ist Folgemittel von: Ip.

Nun blieb noch der Keuchhusten mit Erbrechen und noch immer grünem, flüssigen Stuhl zu beseitigen, welches leichter, als ich hoffen durfte, durch eine Gabe IP. 30°°° und eine Gabe VERAT. 30°°, 24 Stunden darauf gegeben, in 5 Tagen gelang.[ACS 18 (1840) 2, 23-24]

Folgemittel von Veratrum album: Bell., Carb-v., Cupr., Sulph.

CARB-V. – (Oft nach VERAT. angezeigt)[KMS 526]

CUPR. – (Oft nach VERAT.)[KMS 527]

Es [CARB-V.] passt oft nach VERAT., nachher CHIN. oder DROS.[KEU 14]

V E R A T . gehört zu den, am häufigsten zur Wahl kommenden Heilmitteln gegen epidemisch vorkommende, und namentlich im Frühjahre (und Herbste) heftig auftretende Keuchhusten, und ist leichter, als manche Andere, aus den begleitenden Zeichen zu erkennen. W o es nicht völlige Heilung bringt, da ändern sich in der Regel die Symptome derartig, dass entweder CUPR. oder CARB-V., zuweilen auch SULPH. den Rest der Krankheit tilgt.[KEU 68]

Nun blieb noch der Keuchhusten mit Erbrechen und noch immer grünem, FLÜSSIGEN Stuhl zu beseitigen, welches leichter, als ich hoffen durfte, durch eine Gabe IP. 30°°° und eine Gabe VERAT. 30°°, 24 Stunden darauf gegeben, in 5 Tagen gelang. Eine nochmalige Gabe BELL. 30°°°, die ich aus Vorsorge zum Schlusse reichte, war vielleicht überflüssig.[ACS 18 (1840) 2, 23-24]

Veratrum album ist Zwischenmittel von: Dros

Wegen vieler Wechselwirkungen ist, ohne Zwischen-Mittel, (wozu sich vorzüglich SULPH. und VERAT. eignen), eine unmittelbare zweite Gabe von DROS. selten wohlthätig.[KEU 24]

Konkordanzen der homöopathischen Arzneien

I. Gemüth und Geist: Acon., Anac., Arn., Ars., Aur., Bell., Bry., Calc., Cann-s., Cham., Cic., Cocc., Con., Cupr., Hyos., Lach., Laur., Lyc., Nat-m., Nux-v., Op., Phos., Ph-ac., Plat., Puls., Rhus-t., Sep., Sil., Stram., Sulph. [PB]

II. Körpertheile und Organe: Acon., Ant-c., Arn., Ars., Aur., Bell., Bry., Calc., Canth., Carb-v., Caust., Cham., Chin., Cocc., Con., Cupr., Dig., Graph., Hep., Hyos., Ign., Ip., Kali-c., Lyc., Merc., Nat-m., Nux-v., Op., Phos., Ph-ac., Plat., Puls., Rhus-t., Sabad., Sec., Sep., Sil., Spig., Squil., Stann., Staph., Stram., Sulph., Sulph-ac., Zinc. [PB

III. Empfindungen und Beschwerden

1. **Aeussere und innere Körpertheile im Allgemeinen:** Acon., Arn., Ars., Asar., Bell., Bry., Calc., Cann-s., Canth., Caust., Cham., Chin., Cic., Cocc., Cupr., Dig., Dulc., Ferr., Graph., Hyos., Ign., Ip., Jod, Kali-c., Lyc., Merc., Mosch., Nat-c., Nat-m., Nit-ac., Nux-m., Nux-v., Op., Petr., Phos., Ph-ac., Plat., Plb., Puls., Rhus-t., Ruta, Sabad., Sec., Sep., Sil., Spig., Stann., Staph., Stram., Sulph. [PB]
2. **Drüsen:** Bell., Bry., Calc., Carb-an., Con., Lyc., Merc., Phos., Puls., Spong., Sulph. [PB]
3. **Knochen:** Arg., Asaf., Bell., Calc., Cocc., Cupr., Cycl., Lyc., Merc., Nit-ac., Phos., Ph-ac., Puls., Ruta, Sabin., Sil., Staph., Sulph. [PB]
4. **Haut und Aeusseres:** Ant-c., Ars., Bar-c., Bell., Bry., Calc., Caust., Chin., Cupr., Dig., Dulc., Hep., Ip., Lach., Led., Lyc., Mag-c., Merc., Mez., Nat-m., Petr., Phos., Ph-ac., Plat., Puls., Rhus-t., Sec., Sep., Sil., Staph., Sulph. [PB]

IV. Schlaf und Träume: Ant-t., Ars., Bell., Bry., Calc., Caust., Con., Croc., Nat-c., Nux-m., Nux-v., Op., Phos., Ph-ac., Puls., Sep., Sulph. [PB]

V. Fieber: Acon., Ars., Bell., Bry., Calc., Camph., Carb-v., Caust., Cham., Chin., Cina, Cupr., Hep., Ign., Ip., Jod, Laur., Lyc., Merc., Nux-v., Op., Phos., Ph-ac., Plat., Puls., Rhus-t., Sabad., Sep., Spig., Stram., Sulph. [PB]

VI. Änderung des Befindens

1. **Verschlimmerung nach der Zeit:** Anac., Ant-c., Arn., Calc., Carb-v., Ign., Nat-m., Nux-v., Rhod., Rhus-t., Sep., Staph. [PB]
2. **Verschlimmerung nach Lage und Umständen:** Acon., Am-c., Ant-t., Arn., Ars., Bell., Bor., Bry., Calc., Caps., Carb-v., Cham., Chin., Cocc., Coloc., Con., Cupr., Dros., Euph., Ferr., Graph., Hep., Ip., Jod, Lach., Led., Lyc., Mgs., Mang., Merc., Nat-m., Nit-ac., Nux-v., Phos., Ph-ac., Puls., Rhod., Rhus-t., Sep., Sil., Spig., Staph., Stram., Stront., Sulph., Thuj. [PB]

VII. Konkordanz der homöopathischen Arzneien

Acon., Arn., Ars., Bell., Bry., Calc., Carb-v., Caust., Cham., Chin., Cocc., Con., Cupr., Hep., Hyos., Ign., Ip., Lyc., Merc., Nat-m., Nux-v., Op., Phos., Ph-ac., Plat., Puls., Rhus-t., Ruta, Sep., Sil., Spig., Staph., Stram., Sulph. [PB]

Acon., Alum., Arn., Ars., Bry., Calc., Camph., Carb-v., Chin., Cic., Cina, Coff., Cupr., Dros., Ferr., Hyos., Ip., Merc., Phos., Ph-ac., Sec., Sep., Spig., Stram. [KV]

Verifikationen und klinische Symptome

Verbascum thapsus (Königskerze)

(Verb.)

Synonyma

Verbascum Thapsus L., (Verb. pallidum Nees, thapsiforme Schrad. und cuspidatum Schott. scheinen nur Spielarten davon zu sein), Königs-Kerze [SRN]

Nicht-Antipsorische Arznei

[SRN]

Arzneiwirkungsdauer

Wirkt 4 - 8 Tage.[SRN]

Zählt zur 2. Klasse derjenigen Mittel, welche eine kurze Wirkungsdauer besitzen.[AHZ 49 (1855) 82]

Hinweis

So war der Zustand, [...] nachdem er sich mit einem Beile die linke Hand schwer verletzt hatte. Letzteres war durch ein Paar Gaben ARN. [Die Dosis ist zwar nicht angezeichnet, aber ich kann doch versichern, daß sie nicht größer als einige wenige, mit der 24. Dilution befeuchtete Streukügelchen, ohne alle äußere Anwendung war, weil ich seit einigen Jahren auch dieses Mittel nicht anders reiche und durch zahlreiche vergleichende Versuche die feste Ueberzeugung gewonnen habe, daß man durch massivere Gaben mindestens nicht schneller das Ziel erreicht. Selbst TARAX., EUPHR., VERB. und SAMB., welche Hr. M. R. *Trinks* (AHZ 15 (1839) 270) in den höchsten Verdünnungen als „ganz wirkungslos" bezeichnet, wende ich nur allein so an, aber nur da, wo sie genau passen, und sehe dann nicht nur jederzeit genügenden Erfolg, sondern oft sehr starke Ein- (Erst-?) Wirkung. So steigerten einmal TARAX. 30°° Schmerzen in den Beinen etwa 1/2 Stunde lang bis zum Unerträglichen, und bloßes Riechen in ein Gläschen mit Streukügelchen, welche vor einem Jahre mit VERB. 30 befeuchtet waren, plötzlich bis zur Ohnmacht einen zwei Jahre alten Gesichtsschmerz bei einem Offiziere der Königlichen Garde zu Berlin, worauf in beiden Fällen die vollkommenste und dauerhafteste Heilung, ohne Anwendung irgend eines anderen Mittels oder einer stärkeren Dosis erfolgte]. – in einem Paar Tagen beseitigt.[ACS 17 (1839) 3,32-33]

Eigenthümlichkeiten und Hauptwirkungen

Gemüth

Aergerliche Verdrießlichkeit bei Lust zur Arbeit und zur Geselligkeit.[VHA]
Aergerliche Verdriesslichkeit im Wechsel mit Ueberlustigkeit.[KEU 69]
Verdrießlichkeit bei Lust zur Arbeit und Geselligkeit.[HA 49]
Ungewöhnliche Lustigkeit.[VHA], [HA 49]
Will nicht allein sein.[KEU 69]
Große Zaghaftigkeit.[VHA]

Konkordanz Gemüth und Geist: Acon., *Bell.*, Bry., Calc., Chin., Cic., Con., Graph., *Hyos., Ign., Lyc.*, Merc., Nat-c., Nat-m., *Op., Phos.*, Plat., Puls., Rhus-t., Sil., Staph., *Stram.*, Sulph., *Sulph-ac.*, Valer., *Verat.*, Viol-o., Zinc. [PB]

Geist

Große Zerstreutheit.[VHA]
Beständiger Zudrang von Gedanken, Phantasien und üppigen Bildern.[VHA]
Großer Gedanken-Zudrang mit üppigen Bildern.[HA 49]

Konkordanz Gemüth und Geist: Acon., *Bell.*, Bry., Calc., Chin., Cic., Con., Graph., *Hyos., Ign., Lyc.*, Merc., Nat-c., Nat-m., *Op., Phos.*, Plat., Puls., Rhus-t., Sil., Staph., *Stram.*, Sulph., *Sulph-ac.*, Valer., *Verat.*, Viol-o., Zinc. [PB]

Schwindel

Schwindelanfälle beim Aufstützen der linken Backe auf die Hand.[VHA]
Betäubter Schwindel.[KEU 69]

Verifikationen und klinische Symptome

Innerer Kopf

Drückend betäubendes Kopfweh, beim Uebergange von der Kälte in die Wärme und umgekehrt.[VHA]

D r ü c k e n d e r K o p f s c h m e r z m i t B e t ä u b u n g i n e i n e r S t i r n s e i t e , b i s z u d e r S c h l ä f e u n d d e m J o c h b e i n e , v o m ä u ß e r e n D r u c k u n d v o m A u s t r i t t a u s d e r W ä r m e i n d i e K ä l t e u n d u m g e k e h r t v e r s c h l i m m e r t . – Verdrießlichkeit bei Lust zur Arbeit und Geselligkeit; ungewöhnliche Lustigkeit; großer Gedanken-Zudrang mit üppigen Bildern; Gefühl von Zusammenziehen in den Augenhöhlen; heftiger Druck auf der ganzen Backe vom Jochbeine und Kiefergelenke aus (wie Gesichtsschmerz); Zusammenschnürung des Unterleibes; zögernder, harter Stuhl; klammartiges, betäubendes Drücken in den Gliedern; Schläfrigkeit nach dem Essen; Schauder, wie mit kaltem WASSER übergossen.[HA 49]

Spannen und Zusammendrücken in den Schläfen und in der Stirne, gewöhnlich nur halbseitig.[KEU 69]

Stiche im Kopfe.[KEU 69]

Tiefe, betäubende Stiche im Gehirne.[VHA]

Zusammenkneipen in den Schläfen.[VHA]

Augen

Brennen in den Augen.[VHA]

Gefühl von Zusammenziehen in den Augenhöhlen.[VHA] [HA 49]

Kurzsichtigkeit.[VHA]

Ohren

Hereinwärts Reissen in den Ohren.[VHA]

Taubhörigkeit, als wäre etwas vors Ohr gefallen.[VHA]

Beim Lautlesen, Gefühl von Verstopfung der Ohren, (der Nase und des Kehlkopfs).[VHA]

Antlitz

Heftiger Druck auf das Jochbein und den Gelenkhöcker des Schläfebeins.[VHA]

Gesichtsschmerz: betäubendes Drücken und Spannen im ganzen Backen, vom Jochbeine und Kiefergelenke aus, besonders durch Veränderung der Temperatur erregt und verschlimmert.[VHA]

Heftiger Druck auf der ganzen Backe vom Jochbeine und Kiefergelenke aus (wie Gesichtsschmerz).[HA 49]

Spannen und Drücken in einer Gesichtshälfte, wie Gesichtsschmerz.[KEU 69]

Spannen in den Bedeckungen des Kinns, der Kaumuskeln und des Halses.[VHA]

Zähne

Reissen in den Backenzähnen des Unterkiefers.[VHA]

Mund

Uebler Mundgeruch.[VHA]

Früh, braunbelegte Zunge.[VHA]

Heiserkeit von Lautlesen.[VHA]

Heiserkeit, mit grober Stimme.[KEU 69]

Tiefer Basston.[KEU 69]

Spannen in den Bedeckungen des Kinnes, der Kaumuskeln und des Halses.[VHA]

Genüsse

Hunger ohne Appetit.[VHA]

Viel Durst.[VHA]

Unauslöschlicher Durst.[KEU 69]

Aufstoßen

Brecherlichkeit.[KEU 69]

BITTERES Aufstoßen mit Brecherlichkeit.[VHA]

BITTERES Aufstossen.[KEU 69]

Verifikationen und klinische Symptome

Magen

Knurren im Magen und in der Milzgegend.[KEU 69]

Bauch

Druckschmerz auf den Nabel, durch Vorbiegen verschlimmert.[VHA]
Abreissungschmerz in der Nabelgegend.[KEU 69]
Knurren im Magen und in der Milzgegend.[KEU 69]
Stechendes Leibweh.[VHA]
Verstopfung.[KEU 69]
Zusammenschnürung des Unterleibs in der Nabelgegend.[VHA]
Zusammenschnürung des Unterleibes.[HA 49]
Zusammenschnüren und Stechen in der Nabelgegend.[KEU 69]

Stuhl

Zögernder Stuhl.[VHA]
Zögernder, harter Stuhl.[HA 49]
Schaaflorbeerartiger, in kleinen, harten Ballen, mit starkem Pressen abgehender Stuhl.[VHA]

Harn

Oefterer Harndrang mit reichlichem Abgange.[VHA]

Beschwerden der Kinder

Abends und Nachts, hohler, trockner Husten, (besonders der Kinder), mit tiefem Tone, von Katarrh der Luftröhre, ohne im Schlafe davon aufzuwachen.[VHA]

Schnupfen

Stockschnupfen.[KEU 69]

Athem

Uebelriechender Athem.[KEU 69]

Husten

Abends und Nachts, hohler, trockner Husten, (besonders der Kinder), mit tiefem Tone, von Katarrh der Luftröhre, ohne im Schlafe davon aufzuwachen.[VHA]

Keuchhusten

Oeftere Anfälle eines tiefen, hohlen, heiseren Hustens mit Trompetentone, von Kitzel in der Luftröhre und in der Brust erregt, Tag und Nacht ohne Auswurf.[KEU 68-69]

Verschlimmerung: Abends und Nachts. – Ruhe. Liegen im Bette. Nach dem Niederlegen. Im Schlafe. Sprechen. Laut Lesen. Einathmen. Temperatur-Wechsel. Eintritt aus der Kälte in die Wärme, und umgekehrt (Tiefathmen erleichtert).[KEU 69]

Begleitung: Aergerliche Verdriesslichkeit im Wechsel mit Ueberlustigkeit. Will nicht allein sein. Betäubter Schwindel. Stiche im Kopfe. Spannen und Zusammendrücken in den Schläfen und in der Stirne, gewöhnlich nur halbseitig. Spannen und Drücken in einer Gesichtshälfte, wie Gesichtsschmerz. Tiefer Basston. Unauslöschlicher Durst. BITTERES Aufstossen. Brecherlichkeit. Knurren im Magen und in der Milzgegend. Zusammenschnüren und Stechen in der Nabelgegend. Abreissungschmerz in der Nabelgegend. Verstopfung. Harter, knotiger Stuhl. Stockschnupfen. Uebelriechender Athem. Rauhheit und Trockenheit im Kehlkopfe und in der Luftröhre. Heiserkeit, mit grober Stimme. Brustbeengung, Spannen und Drücken auf der Brust. Stiche in der Herzgegend. Stiche im Rücken und unter den Schulterblättern. Schläfrigkeit nach dem Essen. Frost und Kälte des Körpers. Halbseitiger Frostschauder, als würde er mit WASSER übergossen.[KEU 69]

Obwohl VERB. kein eigentliches Keuchhustenmittel ist, so kann man doch zuweilen im ersten (katarrhalischen) Stadium durch Anwendung dieses Mittels in Fällen, wo die Zeichen genau passen, die Krankheit abschneiden. Es durfte daher nicht übergangen werden.[KEU 69]

Luftröhre – Kehlkopf

Heiserkeit von Lautlesen.[VHA]
Heiserkeit, mit grober Stimme.[KEU 69]
Tiefer Basston.[KEU 69]

Verifikationen und klinische Symptome

Rauhheit und Trockenheit im Kehlkopfe und in der Luftröhre.[KEU 69]

Brust

Betäubende, absetzende Stiche in der Brust.[VHA]
Spannen über die Brust, mit Stichen in der Herzgegend, Abends nach dem Niederlegen.[VHA]
Brustbeengung, Spannen und Drücken auf der Brust.[KEU 69]
Katarrhalische Brustbeschwerden.[VHA]
Stiche in der Herzgegend.[KEU 69]

Rücken

Stiche im Rücken und unter den Schulterblättern.[KEU 69]

Oberglieder

Stechende Schmerzen in den Gliedern.[VHA]
Klammartiges Drücken in den Gliedern.[VHA]
Kammartiges, betäubendes Drücken in den Gliedern.[HA 49]

Unterglieder

Große Müdigkeit der Unterglieder.[VHA]
Stechende Schmerzen in den Gliedern.[VHA]
Klammartiges Drücken in den Gliedern.[VHA]
Kammartiges, betäubendes Drücken in den Gliedern.[HA 49]

Haut

Konkordanz Haut und Aeusseres: Bell., Bry., Led., Phos., Plat., Puls., Rhus-t., S u l p h . [PB]

Schlaf

Große Schläfrigkeit nach dem Essen.[VHA]
Schläfrigkeit nach dem Essen.[HA 49], [KEU 69]
Zeitiges Erwachen, früh gegen 4 Uhr.[VHA]
Abends und Nachts, hohler, trockner Husten, (besonders der Kinder), mit tiefem Tone, von Katarrh der Luftröhre, ohne im Schlafe davon aufzuwachen.[VHA]
Konkordanz Schlaf und Träume: A r s . , Kali-c., Mag-c., N u x - v . , Sep., Sulph-ac. [PB]

Fieber

Halbseitiger Schauder, wie mit kaltem WASSER übergossen.[VHA]
Schauder, wie mit kaltem WASSER übergossen.[HA 49]
Halbseitiger Frostschauder, als würde er mit WASSER übergossen.[KEU 69]
Vorübergehende, auch äußerlich fühlbare Kälte des Körpers.[VHA]
Frost und Kälte des Körpers.[KEU 69]

Fieberstadien

1. Puls: ?
2. F r o s t und halbseitiger Schauder, wie von übergossenem WASSER. – Inneres und äusseres Kältegefühl am ganzen Körper. – Frost und Kälte vorherrschend.[WF 58]
3. H i t z e : ?
4. S c h w e i s s : ?

Konkordanz Fieber: Bell., Bry., Caust., Lyc., N u x - v . , *Puls.*, R h u s - t . [PB]

Gemeinsames

Klammartiges Drücken in den Gliedern.[VHA]
Stechende Schmerzen in den Gliedern.[VHA]
Die Schmerzen sind meistens mit einem betäubenden Gefühle verbunden.[VHA]
Die Beschwerden werden erregt und erhöhet durch Wechsel der Temperatur, namentlich bei Eintritt aus dem Freien in die Stube und umgekehrt.[VHA]

Verschlimmerung der Beschwerden

Abends und Nachts.[KEU 69]
Ruhe.[KEU 69]

Verifikationen und klinische Symptome

Vorbiegen.[VHA]
Liegen im Bette.[KEU 69]
Nach dem Niederlegen.[KEU 69]
Im Schlafe.[KEU 69]
Sprechen.[KEU 69]
Laut Lesen.[KEU 69]
Einathmen.[KEU 69]
Temperatur-Wechsel.[KEU 69]
Äußerer Druck.[HA 49]
Die Schmerzen sind meistens mit einem betäubenden Gefühle verbunden.[VHA]
Die Beschwerden werden erregt und erhöhet durch Wechsel der Temperatur, namentlich bei Eintritt aus dem Freien in die Stube und umgekehrt.[VHA]
Eintritt aus der Kälte in die Wärme, und umgekehrt (Tiefathmen erleichtert).[KEU 69]
Vom Austritt aus der Wärme in die Kälte und umgekehrt.[HA 49]

Konkordanzen

Verschlimmerung nach der Zeit: Carb-v., Guaj., Hep., Nat-c., Nat-m., Sep. [PB]

Verschlimmerung nach Lage und Umständen: Am-c., Am-m., Ang., Aur., Bar-c., Calc., *Caps.*, Cina, *Con.*, Cycl., *Dulc.*, Euph., Ferr., *Hep.*, Jod, Lach., *Lyc.*, Mag-m., Meny., Mosch., Phos., Ph-ac., Plat., *Puls.*, Ran-b., Rhod., *Rhus-t.*, Ruta, *Sabad.*, Samb., *Sep.*, Sil., Stront., *Tarax.*, Valer., Viol-t. [PB]

Arzneiverwandtschaften von Verbascum thapsus

(Ambr.), (Caps.), (Ferr.), Plat., Stann. [VHA]

Bell., Bry., Calc., Caps., Chin., Con., Dulc., Hep., Hyos., Ign., Kali-c., Lyc., Merc., Nat-c., Nat-m., Nux-v., Olnd., Op., Phos., Ph-ac., Plat., Plb., *Puls.*, *Rhus-t.*, Ruta, Sabad., *Sep.*, Sil., Spig., Staph., Stram., Sulph., *Sulph-ac.*, Tarax., Valer., Verat. [PB]

Ang., Mez., Phos., Puls., Ran-b. [KV]

Antidot von Verbascum thapsus: Camph. ?

Camph. ? [SRN]
Camph. ? [PB]

Konkordanzen der homöopathischen Arzneien

I. Gemüth und Geist: Acon., *Bell.*, Bry., Calc., Chin., Cic., Con., Graph., *Hyos.* *Ign.*, *Lyc.*, Merc., Nat-c., Nat-m., *Op.*, *Phos.*, Plat., Puls., Rhus-t., Sil., Staph., *Stram.*, Sulph., *Sulph-ac.*, Valer., *Verat.*, Viol-o., Zinc. [PB]

II. Körpertheile und Organe: Alum., Anac., Arg., Bell., *Bry.*, Calc., Caust., Chin., Ign., Kali-c., Kreos., Lyc., Mag-m., Merc., Nat-m., Nux-v., Olnd., Petr., Phos., Ph-ac., *Plat.*, Plb., Puls., Rhus-t., Sep., Spig., Stann., Staph., Sulph., *Sulph-ac.*, Thuj., Verat. [PB]

III. Empfindungen und Beschwerden

1. Aeussere und innere Körpertheile im Allgemeinen: Acon., Alum., Arn., Asaf., Bell., Bry., Calc., Canth., *Chin.*, Con., Dros., Ign., Kali-c., Merc., Nux-m., Nux-v., Olnd., Par., Phos., Ph-ac., Plat., Plb., *Puls.*, Rhus-t., Ruta, Sabad., *Sep.*, Spig., Spong., Staph., *Sulph.*, Sulph-ac., Verat. [PB]

2. Drüsen: vacat [PB]

3. Knochen: ? [PB]

4. Haut und Aeusseres: Bell., Bry., Led., Phos., Plat., Puls., Rhus-t., Sulph. [PB]

IV. Schlaf und Träume: Ars., Kali-c., Mag-c., Nux-v., Sep., Sulph-ac. [PB]

V. Fieber: Bell., Bry., Caust., Lyc., Nux-v., *Puls.*, Rhus-t. [PB]

Verifikationen und klinische Symptome

VI. Änderung des Befindens

1. **Verschlimmerung nach der Zeit:** Carb-v., Guaj., Hep., Nat-c., N a t - m ., Sep. [PB]
2. **Verschlimmerung nach Lage und Umständen:** Am-c., Am-m., Ang., Aur., Bar-c., Calc., *Caps.*, Cina, *Con.*, C y c l ., *Dulc.*, E u p h ., F e r r ., *Hep.*, Jod, Lach., *Lyc.*, Mag-m., Meny., Mosch., Phos., Ph-ac., P l a t ., *Puls.*, R a n - b ., R h o d ., *R h u s - t .*, Ruta, *Sabad.*, Samb., *S e p .*, Sil., Stront., *Tarax.*, V a l e r ., Viol-t. [PB]

VII. Konkordanz der homöopathischen Arzneien

B e l l ., B r y ., Calc., Caps., C h i n ., Con., Dulc., Hep., Hyos., Ign., Kali-c., L y c ., Merc., Nat-c., Nat-m., Nux-v., Olnd., Op., P h o s ., Ph-ac., P l a t ., Plb., *P u l s .*, *Rhus-t.*, Ruta, Sabad., *Sep.*, Sil., Spig., Staph., Stram., S u l p h ., *Sulph-ac.*, Tarax., Valer., Verat. [PB]

A n g ., M e z ., P h o s ., P u l s ., R a n - b . [KV]

Verifikationen und klinische Symptome

Viola odorata (Märzveilchen)
(Viol-o.)

Synonyma
Viola odorata L.; Wohlriechendes Märzveilchen [SRN]

Nicht-Antipsorische Arznei
[SRN]

Arzneiwirkungsdauer
Wirkt 2 bis 4 Tage.[SRN]
Zählt zur 2. Klasse derjenigen Mittel, welche eine kurze Wirkungsdauer besitzen.[AHZ 49 (1855) 82]

Eigenthümlichkeiten und Hauptwirkungen

Gemüth
Traurigkeit, in düstre Schwermuth übergehend.[VHA]
Weinerliche Gemüthsstimmung, ohne zu wissen, worüber.[VHA]
Ungemeine Reizbarkeit und Angegriffenheit.[VHA]
Schweräthmigkeit mit schmerzhaftem Ausathmen, Angst und Herzklopfen.[VHA]
Vorherrschen des Verstandes über Gefühl und Gemüth.[VHA]
Konkordanz Gemüth und Geist: Acon., Anac., Aur., *Bell.*, Bry., Calc., Coff., Con., Graph., Hell., Hyos., Lach., Lyc., Nat-m., Nux-v., *Op.*, Petr., *Phos.*, Ph-ac., Puls., *Rhus-t.*, Sep., *Stram.*, *Sulph.*, Valer., *Verat.* [PB]

Geist
Vorherrschen des Verstandes über Gefühl und Gemüth.[VHA]
Erhöhete Thätigkeit des Verstandes.[VHA]
Großer Zudrang von Ideen.[VHA]
Schwäche des Gedächtnisses.[VHA]
Konkordanz Gemüth und Geist: Acon., Anac., Aur., *Bell.*, Bry., Calc., Coff., Con., Graph., Hell., Hyos., Lach., Lyc., Nat-m., Nux-v., *Op.*, Petr., *Phos.*, Ph-ac., Puls., *Rhus-t.*, Sep., *Stram.*, *Sulph.*, Valer., *Verat.* [PB]

Schwindel
Drehender Schwindel im Sitzen.[VHA]

Kopf
Starker BLUTDRANG zum Kopfe, mit Prickeln in der Stirn.[VHA]
Schwere und Herabsinken des Kopfes.[VHA]
Spannung in den Bedeckungen der Stirn und des Hinterkopfes, welche sich bis über den obern Theil des Gesichts verbreitet.[VHA]

Augen
Zufallen der Augenlider, wie von Schläfrigkeitsgefühl in den Augen.[VHA]
Brennen in den Augen.[VHA]
Kurzsichtigkeit.[VHA]

Ohren
Stechen in und um die Ohren.[VHA]
Abscheu gegen Musik, besonders Geigen-Musik.[VHA]

Nase
Taubheit der Nasenspitze.[VHA]

Antlitz
Heiße Stirn.[VHA]
Spannung unter den Augen und über der Nase, bis in die Schläfen.[VHA]
Druckschmerz am Jochbeine.[VHA]

Verifikationen und klinische Symptome

Zähne
Reissendes Zahnweh im Unterkiefer.[VHA]

Mund
Trockenheits- und Wundheitsschmerz am Gaumen.[VHA]

Stuhl
Leibesverstopfung.[VHA]

Athem
Ungeheure Brustbeklemmung und Engbrüstigkeit, wie von einem Steine auf der Brust.[VHA]
Schweräthmigkeit mit schmerzhaftem Ausathmen, Angst und Herzklopfen.[VHA]

Brust
Ungeheure Brustbeklemmung und Engbrüstigkeit, wie von einem Steine auf der Brust.[VHA]
Schweräthmigkeit mit schmerzhaftem Ausathmen, Angst und Herzklopfen.[VHA]

Schlaf
Konkordanz Schlaf und Träume: Bry., Caust., I g n . , M-arct., *Nux-v.*, Phos., Puls., *Rhus-t.*, Sep., Staph. [PB]

Fieber
Fieberschauder.[VHA]
Nachtschweiße.[VHA]

Fieberstadien

1. P u l s voll und stark.[WF 58]
2. F r o s t am Tage, aus blossem Schauder bestehend.[WF 58]
3. H i t z e : ?
4. S c h w e i s s in der Nacht.[WF 58]

Gemeinsames
Flüchtiges Brennen, bald hier, bald da am Körper, als zöge es sich da zusammen und brenne mit einer kleinen Flamme.[VHA]
Zittern der Glieder.[VHA]
Erschlaffung aller Muskeln.[VHA]
Große Nervenschwäche.[VHA]
Die Symptome sind zwar milde, aber doch weit deutlicher fühlbar, als von anderen Arzneien.[VHA]
Lage und Umstände ändern darin nichts.[VHA]

Verschlimmerung der Beschwerden
Konkordanzen

Verschlimmerung nach der Zeit: Dros., Kali-c., N u x - v . , R h u s - t . [PB]
Verschlimmerung nach Lage und Umständen: Colch., Dros., Ign., Lyc., Nux-v., Olnd., Phos., *Puls.*, Sabad., S e p . , S p i g . [PB]

Arzneiverwandtschaften von Viola odorata
Kali-c., Mur-ac., Nux-v., Phos., Plat. [VHA]
Acon., Arn., B e l l . , B r y . , Calc., Caust., Chin., Con., Ign., Kali-c., L y c . , *N u x - v .*, Op., *Phos.*, Plat., *P u l s .*, *Rhus-t.*, *Sep.*, S p i g . , Stram., S u l p h . , Verat. [PB]
N u x - v . , P h o s . [KV]

Antidot von Viola odorata: Camph.
Camph. [SRN]
Camph. [PB]

Verifikationen und klinische Symptome

Konkordanzen der homöopathischen Arzneien

I. Gemüth und Geist: Acon., Anac., Aur., *Bell.*, Bry., Calc., Coff., Con., Graph., Hell., Hyos., Lach., Lyc., Nat-m., Nux-v., *Op.*, Petr., *Phos.*, Ph-ac., Puls., *Rhus-t.*, Sep., *Stram.*, *Sulph.*, Valer., *Verat.* [PB]

II. Körpertheile und Organe: Acon., Aur.,Bell., Bry., Calc., Chin., Kali-c., Lyc., Nat-m., Nux-v., Phos., Plat., Puls., Sep., Spig., Sulph. [PB]

III. Empfindungen und Beschwerden

1. **Aeussere und innere Körpertheile im Allgemeinen:** Acon., Arn., Bell., Calc., Caust., Chin., Con., Ferr., Jod, Lyc., *Nux-v.*, *Phos.*, Plat., Puls., Rhus-t., Sep., Spig., Sulph. [PB]
2. **Drüsen:** vacat.
3. **Knochen:** vacat.
4. **Haut und Aeusseres:** Arn., Bell., Bry., Caust., Kali-c., Lyc., Phos., Plat., Puls., Rhus-t., Sep., Spig., Sulph. [PB]

IV. Schlaf und Träume: Bry., Caust., Ign., M-arct., *Nux-v.*, Phos., Puls., *Rhus-t.*, Sep., Staph. [PB]

V. Fieber: ? [PB]

VI. Änderung des Befindens

1. **Verschlimmerung nach der Zeit:** Dros., Kali-c., Nux-v., Rhus-t. [PB]
2. **Verschlimmerung nach Lage und Umständen:** Colch., Dros., Ign., Lyc., Nux-v., Olnd., Phos., *Puls.*, Sabad., Sep., Spig. [PB]

VII. Konkordanz der homöopathischen Arzneien

Acon., Arn., Bell., Bry., Calc., Caust., Chin., Con., Ign., Kali-c., Lyc., *Nux-v.*, Op., *Phos.*, Plat., *Puls.*, *Rhus-t.*, *Sep.*, Spig., Stram., Sulph., Verat. [PB]

Nux-v., Phos. [KV]

Verifikationen und klinische Symptome

Viola tricolor (Stiefmütterchen)

(Viol-t.)

Synonyma

Viola tricolor L., Jacea der Alten, Freisam-Veilchen, Stiefmütterchen [SRN]

Nicht-Antipsorische Arznei

[SRN]

Arzneiwirkungsdauer

Wirkt 8 bis 14 Tage.[SRN]

Zählt zur 2. Klasse derjenigen Mittel, welche eine kurze Wirkungsdauer besitzen.[AHZ 49 (1855) 82]

Hinweis

„Den Gesichts-Ausschlag, den die VIOLA TRICOLOR heilte, hatte sie beim Anfange ihres Gebrauchs verschlimmert," wie *Leroy* (Heilk. für Mütter, S. 406.) versichert; aber er weiss nicht, daß die scheinbare Verschlimmerung von der allzu großen Gabe des hier einigermassen homöopathischen, FREISAM-VEILCHENS herrührte.[ORG V, §. 160. Anm.]

Eigenthümlichkeiten und Hauptwirkungen

Gemüth

Unaufgelegtheit zu ernsthafter Arbeit.[VHA]

Redeunlust und in sich gekehrt Sein.[VHA]

Eigensinn und Widerspenstigkeit (der Kinder).[VHA]

Verdrießlichkeit und Weinerlichkeit.[VHA]

Hastigkeit, wie von innerer Angst getrieben, bei innerem Gefühle großer Schwäche und Hinfälligkeit.[VHA]

Im Liegen, Beängstigung am Herzen, mit wellenförmig anschlagendem Pochen.[VHA]

Konkordanz Gemüth und Geist: Con., Ign., Nat-m., Phos., Ph-ac., Puls., Sep., Sil., Sulph. [PB]

Geist

Stumpfheit des Geistes.[VHA]

Spätes Einschlafen wegen Gedanken-Zudrang.[VHA]

Konkordanz Gemüth und Geist: Con., Ign., Nat-m., Phos., Ph-ac., Puls., Sep., Sil., Sulph. [PB]

Kopf

Schwere des Kopfs beim Aufrichten, was durch Bücken vergeht.[VHA]

Herausdrückender Kopfschmerz.[VHA]

Sumsen in der Stirn beim ruhigen Sitzen.[VHA]

Brennendes Stechen in der Kopfhaut, besonders am Vorderkopfe und in den Schläfen.[VHA]

Augen

Beissen in den Augen.[VHA]

Zusinken der Augenlider mit Schläfrigkeit.[VHA]

Antlitz

Verdickung der Haut im Gesichte.[VHA]

Spannung in der Gesichtshaut.[VHA]

Brennend jückender Milchschorf.[VHA]

Gesichtsausschlag

„Den Gesichts-Ausschlag, den die VIOLA TRICOLOR heilte, hatte sie beim Anfange ihres Gebrauchs verschlimmert," wie *Leroy* (Heilk. für Mütter, S. 406.) versichert; aber er weiss nicht, daß die scheinbare Verschlimmerung von der allzu großen Gabe des hier einigermassen homöopathischen, FREISAM-VEILCHENS herrührte.[ORG V, §. 160. Anm.]

Hitze und Schweiß im Gesichte nach dem Essen.[VHA]

Abends im Bette, Hitze der Gesichtsseite, worauf er nicht liegt.[VHA]

Verifikationen und klinische Symptome

Verifikationen und klinische Symptome

Das Kind zuckt im Schlafe mit den Händen, bei eingeschlagenen Daumen, allgemeiner trockner Hitze und Gesichtsröthe.[VHA]

Mund

Stechen und Schneiden im Unterleibe mit Stuhldrang, und mit Heulen und Schreien.[VHA]

Bauch

Stechen und Schneiden im Unterleibe mit Stuhldrang, und mit Heulen und Schreien.[VHA]
Stiche in den Bauchbedeckungen und in der Gegend des Schaamhügels.[VHA]

Stuhl

Weiche, gehackte Stühle.[VHA]

Harn

Oefterer Harndrang mit reichlichem Abgange.[VHA]
Uebelriechender Harn, wie Katzenurin.[VHA]

Geschlechtstheile

Geschwulst der Vorhaut.[VHA]
Jückende Stiche am Hodensacke.[VHA]
Stiche in den Bauchbedeckungen und in der Gegend des Schaamhügels.[VHA]
POLLUTIONEN mit wollüstigen Träumen.[VHA]

Brust

Stiche in der Brust, auf den Ribben und Brustknochen und in den Brustmuskeln.[VHA]
Im Liegen, Beängstigung am Herzen, mit wellenförmig anschlagendem Pochen.[VHA]

Rücken

Klammschmerz zwischen den Schulterblättern, mit Schneiden und Kriebeln in der Haut.[VHA]

Haut

Fressendes Jücken hier und da am ganzen Körper, durch Kratzen gebessert, aber bald wiederkehrend.[VHA]
Abendliches Jücken um die Geschwüre.[VHA]
Verdickung der Haut im Gesichte.[VHA]
Spannung in der Gesichtshaut.[VHA]
Brennend jückender Milchschorf.[VHA]

Gesichtsausschlag

„Den Gesichts-Ausschlag, den die VIOLA TRICOLOR heilte, hatte sie beim Anfange ihres Gebrauchs verschlimmert," wie *Leroy* (Heilk. für Mütter, S. 406.) versichert; aber er weiss nicht, daß die scheinbare Verschlimmerung von der allzu großen Gabe des hier einigermassen homöopathischen, FREISAM-VEILCHENS herrührte.[ORG V, §. 160. Anm.]

Geschwulst der Vorhaut.[VHA]
Jückende Stiche am Hodensacke.[VHA]
Klammschmerz zwischen den Schulterblättern, mit Schneiden und Kriebeln in der Haut.[VHA]

Konkordanz Haut und Aeusseres: Ant-c., Arn., Ars., Bar-c., Bell., *Bry.*, Calc., Caust., Cham., Clem., Con., Cycl., Dulc., *Graph.*, Hep., Led., Lyc., *Merc.*, Nat-c., Nit-ac., Petr., *Puls.*, Ran-b., *Rhus-t.*, Sabad., Sars., *Sep.*, *Sil.*, Spong., Squil., *Staph.*, Sulph. [PB]

Schlaf

Spätes Einschlafen wegen Gedanken-Zudrang.[VHA]
Oefteres Erwachen, wie von Munterkeit.[VHA]
Das Kind zuckt im Schlafe mit den Händen, bei eingeschlagenen Daumen, allgemeiner trockner Hitze und Gesichtsröthe.[VHA]
Abends im Bette, Hitze der Gesichtsseite, worauf er nicht liegt.[VHA]
POLLUTIONEN mit wollüstigen Träumen.[VHA]

Konkordanz Schlaf und Träume: Ars., Bry., Calc., Carb-an., Chin., Hep., Ign., Kali-c., Lach., Lyc., Merc., Nux-v., *Phos.*, Puls., Ran-b., Rhus-t., Sep., Sil., Staph., *Sulph.* [PB]

Fieber

Gleich nach dem Essen, große, allgemeine Hitze, besonders im Gesichte, mit Angst, Schweiß und Brustbeklemmung.[VHA]

Nachtschweiß.[VHA]

Fieberstadien

1. Puls beschleunigt.[WF 58]
2. Frost und Frostigkeit Vormittags und in freier LUFT.[WF 58]
3. Trockne, ängstliche Hitze, Nachts im Bette, mit starker Röthe des Gesichts. – Gleich nach dem Essen allgemeine, ängstliche Hitze.[WF 59]
4. Nacht-Schweiss. – Heisser Schweiss nach dem Essen.[WF 59]

Konkordanz Fieber: Acon., Ars., Bell., Bry., Cham., Nux-v., Phos., Ph-ac., Puls., Rhus-t., Sep. [PB]

Gemeinsames

Stechende Schmerzen in den Gliedern und Gelenken.[VHA]

Schläfrige Abgespanntheit des ganzen Körpers.[VHA]

Verschlimmerung der Beschwerden

Konkordanzen

Verschlimmerung nach der Zeit: Arg., Sil., Staph., Teucr., Valer. [PB]

Verschlimmerung nach Lage und Umständen: Ambr., Am-m., Bry., Caps., Cham., Coloc., *Con.*, Cycl., Dros., Dulc., Euph., Ferr., Ign., *Lyc.*, Mgs., Mag-m., Meny., Mosch., Ph-ac., Plat., *Puls.*, Rhod., *Rhus-t.*, Sabad., *Sep.*, Tarax., Valer., Verb. [PB]

Arzneiverwandtschaften von Viola tricolor

Bar-c., (Caps.), (Merc.), (Nat-m.), Nit-ac., Rhus-t., Sulph. [VHA]

Arn., Ars., Bar-c., Bell., Bry., Calc., Caust., Cham., Chin., Con., Cycl., Dros., Dulc., Graph., Hep., Ign., Kali-c., Lyc., *Merc.*, Nat-c., Nat-m., Nit-ac., Nux-v., *Phos.*, Ph-ac., *Puls.*, *Rhus-t.*, Sabad., *Sep.*, *Sil.*, Spig., Spong., Staph., *Sulph.* [PB]

Bar-c., Nit-ac., Rhus-t. [KV]

Antidote von Viola tricolor: Camph., Rhus-t.

Camph. [SRN]

Camph., Rhus-t. [PB]

Konkordanzen der homöopathischen Arzneien

I. Gemüth und Geist: Con., Ign., Nat-m., Phos., Ph-ac., Puls., Sep., Sil., Sulph. [PB]

II. Körpertheile und Organe: Ant-c., Arn., Ars., Bar-c., Bell., Bry., Calc., Cann-s., Carb-v., *Caust.*, Chin., Graph., Hep., Ign., Kali-c., Kreos., Lyc., *Merc.*, Nat-c., Nat-m., Nit-ac., Nux-v., Phos., Ph-ac., Puls., *Rhus-t.*, Sabin., *Sep.*, Sil., Spig., Staph., *Sulph.*, Thuj. Verat., Zinc. [PB]

III. Empfindungen und Beschwerden

1. **Aeussere und innere Körpertheile im Allgemeinen:** Arn., Asaf., *Bell.*, Bry., Calc., Caust., Chin., Cocc., Colch., Coloc., Con., Dros., Graph., Ign., Kali-c., Lyc., M-arct., Meny., Merc., Mur-ac., Nat-c., Nat-m., Nit-ac., Nux-v., Phos., Puls., *Rhus-t.*, Sabad., Sep., Sil., Spig., Spong., Stann., Staph., *Sulph.*, Tarax., Zinc. [PB]
2. **Drüsen:** ?
3. **Knochen:** ?
4. **Haut und Aeusseres:** Ant-c., Arn., Ars., Bar-c., Bell., *Bry.*, Calc., Caust., Cham., Clem., Con., Cycl., Dulc., *Graph.*, Hep., Led., Lyc., *Merc.*, Nat-c., Nit-ac., Petr., *Puls.*, Ran-b., *Rhus-t.*, Sabad., Sars., *Sep.*, *Sil.*, Spong., Squil., *Staph.* Sulph. [PB]

Verifikationen und klinische Symptome

IV. Schlaf und Träume: Ars., Bry., Calc., Carb-an., Chin., Hep., Ign., Kali-c., Lach., Lyc., Merc., Nux-v., *Phos.*, Puls., Ran-b., Rhus-t., Sep., Sil., Staph., *Sulph.* [PB]

V. Fieber: Acon., Ars., Bell., Bry., Cham., Nux-v., Phos., Ph-ac., Puls., Rhus-t., Sep. [PB]

VI. Änderung des Befindens

1. **Verschlimmerung nach der Zeit:** Arg., Sil., Staph., Teucr., Valer. [PB]
2. **Verschlimmerung nach Lage und Umständen:** Ambr., Am-m., Bry., Caps., Cham., Coloc., *Con.*, Cycl., Dros., Dulc., Euph., Ferr., Ign., *Lyc.*, Mgs., Mag-m., Meny., Mosch., Ph-ac., Plat., *Puls.*, Rhod., *Rhus-t.*, Sabad., *Sep.*, Tarax., Valer., Verb. [PB]

VII. Konkordanz der homöopathischen Arzneien

Arn., Ars., Bar-c., Bell., Bry., Calc., Caust., Cham., Chin., Con., Cycl., Dros., Dulc., Graph., Hep., Ign., Kali-c., Lyc., *Merc.*, Nat-c., Nat-m., Nit-ac., Nux-v., *Phos.*, Ph-ac., *Puls.*, *Rhus-t.*, Sabad., *Sep.*, *Sil.*, Spig., Spong., Staph., *Sulph.* [PB]

Bar-c., Nit-ac., Rhus-t. [KV]

Verifikationen und klinische Symptome

Zincum metallicum (Zink)

(Zinc.)

Synonyma

Zincum, Zincum metallicum, Zink [SRA]
Metallisches Zink [Br., Lippe]

Antipsorische und antisykotische Arznei

[SRA], [AHP 262]

Arzneiwirkungsdauer

Wirkt 30 bis 40 Tage.[SRA]
Zählt zur 3. Klasse derjenigen Mittel, welche eine mittlere Wirkungsdauer besitzen.[AHZ 49 (1855) 82]

Eigenthümlichkeiten und Hauptwirkungen

Gemüth

Verdrießliche, schweigsame Laune, besonders Abends.[VHA]
Abendliche Verdriesslichkeit.[KEU 70]
Große Empfindlichkeit gegen Geräusch.[VHA]
Schreckhaftigkeit und lange dauerndes Zittern nach jeder Alteration.[VHA]
Neigung zu Heftigkeit, welche sehr angreift.[VHA]
Ungemein veränderliche Laune.[VHA], [HA 38]
Wechselnde Laune: Morgens vergnügt, Abends traurig.[KEU 70]
Immerwährende Lust zu schlafen.[VHA], [HA 38]
Nach dem Essen, Druck unter den kurzen Ribben, mit hypochondrischer Stimmung.[VHA]
Krämpfe nach Schreck.[VHA]
Konkordanz Gemüth und Geist: Acon., Alum., Anac., Ars., Aur., *Bell.*, Bry., Calc., Carb-an., Cham., Chin., Coff., Con., Croc., Cycl., Ferr., Graph., Hell., Hyos., *Ign.*, Lach., Lyc., Merc., Mosch., Nat-c., Nat-m., Nux-v., Op., Petr., *Phos.*, Ph-ac., Plat., Puls., Rhus-t., Sep., Sil., Staph., *Stram.*, Sulph., Valer., Verat. [PB]

Geist

Konkordanz Gemüth und Geist: Acon., Alum., Anac., Ars., Aur., *Bell.*, Bry., Calc., Carb-an., Cham., Chin., Coff., Con., Croc., Cycl., Ferr., Graph., Hell., Hyos., *Ign.*, Lach., Lyc., Merc., Mosch., Nat-c., Nat-m., Nux-v., Op., Petr., *Phos.*, Ph-ac., Plat., Puls., Rhus-t., Sep., Sil., Staph., *Stram.*, Sulph., Valer., Verat. [PB]

Innerer Kopf

Kopfweh von WEIN-Trinken.[VHA]
Kopfweh schon von kleinen Quantitäten WEIN. (Berauschung durch eine kleine Menge WEIN weist auf CON..)[Br., Lippe]
BLUANDRANG nach dem Kopfe, mit Hitze und betäubendem Kopfweh, mit Gesichtsröthe und Aufgedunsenheit; schlimmer des Morgens beim Erwachen, und von Spirituosen: CALC.. (Wenn kleine Mengen WEIN Kopfweh machen, paßt ZINC.; wenn sie berauschen, CON.).[Br., Lippe]
Betäubender Kopfschmerz mit Schwarzwerden vor den Augen, Morgens, nach dem Essen und in der warmen Stube schlimmer, im Freien gebessert. – Ungemein veränderliche Laune; blasse Gesichtsfarbe; übermäßiger Hunger; Soodbrennen nach SÜßEN Genüssen; starkes Drücken des Harns auf die Blase; Husten mit unwillkührlichem Harnabgange; reißende Gliederschmerzen nach jeder Erhitzung und Bewegung; immerwährende Lust zu schlafen; äußeres Frösteln bei erhöhter innerer Wärme; Klopfen durch den ganzen Körper; abendliche Anfälle von heftigem Zittern; Verschlimmerung aller Beschwerden von WEIN-Trinken.[HA 38]
Drückender Kopfschmerz in der Stirne, in den Schläfen und im Hinterkopfe, mit Eingenommenheit des Kopfs, früh, in der Stube nach Gehen im Freien und nach dem Essen verschlimmert, beim Gehen im Freien gebessert. [HA 49]

Verifikationen und klinische Symptome

Drückender Kopfschmerz, besonders in beiden Schläfen, wie klammartiges, stumpfes Eindrücken von Außen herein, nach dem Essen und Niederlegen und nach erhitzender Bewegung in der Stube verschlimmert, in der freien LUFT gebessert.[HA 51]
Reißende und stechende Schmerzen in den Kopfseiten, nach dem Mittagsessen verschlimmert.[VHA]
Reißen und Ziehen im Kopfe, am heftigsten in den Seiten und im Hinterkopfe, nach dem Mittagessen, gegen Abend und von Lachen verschlimmert, im Freien und von kaltem WASSER gebessert.[HA 76]
Wundheitsschmerz im Kopfe.[KEU 70]
Ziehen im Hinterkopfe.[VHA]
Die Kopfschmerzen sind in der LUFT gelinder, in der Stube schlimmer.[VHA]

Aeusserer Kopf
Heftiges stechendes Reißen in beiden Kopfseiten, wie zwischen Fell und Fleisch, nach dem Mittagsessen und gegen Abend, so wie nach jeder Erhitzung und Körperbewegung verschlimmert, nüchtern, beim Essen und von Reiben gebessert.[HA 126]
Empfindlichkeit des Scheitels, wie von einem Geschwüre oder von Wundheit, ohne Bezug auf Berührung, Abends im Bette und nach jedem Essen verschlimmert, von Kratzen gebessert.[HA 106]
Kahlköpfigkeit.[VHA]
Ausfallen der Haare auf dem Scheitel, bis zur Kahlköpfigkeit, mit Geschwür- oder Wundheitsschmerz der Kopfhaut, und reißend-stechendem Jucken derselben, von Berührung sogleich vergehend, mit vielem äußeren Froste bei innerer Hitze und Gliederschmerzen nach jeder erhitzenden Bewegung.[HA 113]
Ausfallen der Haare vom Scheitel, wodurch vollständige Kahlheit entsteht mit schmerzhafter Kopfhaut.[Br., Lippe]
Schwindel, besonders im Hinterkopfe.[VHA]
Wundheitsschmerz am Haarkopfe.[VHA]
Wundheitsschmerz der äußern Kopfbedeckungen, am stärksten auf dem Scheitel und an den Kopfseiten, ohne Bezug auf Berührung oder davon schnell gebessert.[HA 136]
Die Kopfschmerzen sind in der LUFT gelinder, in der Stube schlimmer.[VHA]

Schwindel
Schwindel, besonders im Hinterkopfe.[VHA]

Augen
Drücken auf die Augen, von Außen nach Innen.[VHA]
Wundheitsschmerz in den Mundwinkeln.[VHA]
Lähmung der oberen Augenlider.[VHA]
Beim in die Höhe Sehen, feurige Flocken vor den Augen.[VHA]

Ohren
Ohrenzwang mit reißenden Stichen und äußerer Geschwulst, (besonders bei Kindern).[VHA]
Stinkender Eiterausfluß aus den Ohren.[VHA]
Große Empfindlichkeit gegen Geräusch.[VHA]

Nase
Geschwulst der Nase, mit Geruchsverlust.[VHA]

Antlitz
Blasse Gesichtsfarbe.[VHA], [HA 38]
Erdfahle Blässe des Gesichts.[KEU 70]

Verifikationen und klinische Symptome

Reißen in den Gesichtsknochen.[VHA]
Reißender und heftiger Schmerz in den Gesichtsknochen oder Schmerz nach ungeeigneter Anwendung von MAGNETEN. (Dr. *Lippe* erzählt von einer Frau, die an heftigen Gesichtsschmerzen litt, verursacht durch eine ZINK-Platte, an welche falsche Zähne befestigt waren; diese Platte wirkte zugleich als ELEKTRIZITÄTS-Erreger im Munde.)[Br., Lippe]
Aufgesprungene, geschwürige Lippen und Mundwinkel.[VHA]
Aufgesprungene Lippen.[KEU 70]
Die Lippen sind mit einer dicken, klebrigen FEUCHTIGKEIT belegt.[VHA]

Verifikationen und klinische Symptome

Zähne
Reißen in den Backenzähnen.[VHA]
Wundheitsschmerz in den Zähnen.[VHA]
Weißliche Geschwulst und Geschwüre des Zahnfleisches.[VHA]

Mund
Kleine, gelbe Geschwüre an der innern Wangenfläche und im Schlunde.[VHA]
Viel Schleim im Halse, welcher auch durch die Choanen in den Mund gelangt.[VHA]
Gefühl von Krampf in der Speiseröhre, in der Gegend des Halsgrübchens.[VHA]
Wundheitsschmerz im Halse.[VHA]
Trockenheit und Wundheitsschmerz im Schlunde.[KEU 70]
Bläuliche Flechten im Schlunde nach Unterdrückung eines Trippers.[Br., Lippe]
BLUTIGER Speichel.[KEU 70]

Genüsse
Uebermäßiger Hunger.[VHA], [HA 38]
Widerwillen gegen FLEISCH, FISCHE und gekochte, WARME, oder SÜßE Speisen.[VHA]
Verschlimmerung aller Beschwerden von WEIN-Trinken.[HA 38]
WEIN, KRÄHENAUGEN und CHAMILLE erhöhen sehr fast alle Beschwerden, (besonders die Nachtunruhe und Leibesverstopfung).[VHA]
Kopfweh von WEIN-Trinken.[VHA]
SAURES Aufstoßen, besonders nach MILCH.[VHA]
Soodbrennen nach SÜßEN Genüssen.[VHA], [HA 38]

Geschmack
SALZIGER Geschmack im Munde.[VHA]

Aufstoßen
SAURES Aufstoßen, besonders nach MILCH.[VHA]
SAURES Aufstoßen.[KEU 70]
Soodbrennen nach SÜßEN Genüssen.[VHA], [HA 38]
Soodbrennen.[KEU 70]

Magen
Brennen im Magen.[VHA]
Brennen und Wundheitsschmerz im Magen.[KEU 70]
Unangenehme Wärme im oberen Magenmunde und die Speiseröhre herauf.[VHA]

Hypochonder
Krampfhafte Schmerzen in den Hypochondern, mit Brustbeklemmung abwechselnd.[VHA]
Krämpfe in den Hypochondern.[KEU 70]
Nach dem Essen, Druck unter den kurzen Ribben, mit hypochondrischer Stimmung.[VHA]
Milzstechen.[VHA], [KEU 70]
Reißende und stechende Schmerzen in den Kopfseiten, nach dem Mittagsessen verschlimmert.[VHA]

Bauch
Krampfhafter Leibschmerz um den Nabel.[VHA]
Spannung in dem aufgetriebenen Bauche.[VHA]
Bauchaufgetriebenheit mit Kollern und Poltern.[KEU 70]

WEIN, KRÄHENAUGEN und CHAMILLE erhöhen sehr fast alle Beschwerden, (besonders die Nachtunruhe und Leibesverstopfung).[VHA]
Leistenbrüche.[VHA]

Stuhl
Weiche, breiige Durchfallstühle.[VHA]
Harter, trockner und ungenüglicher Stuhl.[VHA]

After
Jücken, Kriebeln und Wundheitsschmerz im After.[VHA]
Wundheitsschmerz im After.[KEU 70]

Harn
Der Harn drückt sehr auf die Blase.[VHA]
Starkes Drücken des Harns auf die Blase.[HA 38]
Unwillkührliches Fortspritzen des Harns beim Gehen, Husten u. s. w.[VHA]
Unwillkührlicher Harnabgang Hitze.[KEU 70]
Husten mit unwillkürlichem Harnabgange.[HA 38]
Nach schmerzhaftem Harnen, Abgang von BLUT aus der Harnröhre.[VHA]
Nieren- und Blasen-Steine.[VHA]

Geschlechtstheile
Geschwollene, schmerzhafte Hoden.[VHA]
Wundheitsschmerz am Hodensacke.[VHA]
Der linke Hoden ist heraufgezogen: THUJ. (vergleiche CALC., CROT-T. und ZINC.. Wenn der rechte Hoden heraufgezogen ist, vergleiche CLEM. und PULS.).[Br., Lippe]
Greifen nach den schmerzenden Hoden oder Geschlechtstheilen.[KEU 70]
Es giebt, freilich nicht sehr häufig, und mehr bei Kindern, als bei Erwachsenen, eine Art von Krampfhusten, welche im ZINC. ihr Heilmittel findet. Die nächste Anzeige dazu dürfte die sein, dass Jene beim Husten sogleich nach den Geschlechtstheilen greifen, und Diese an den Beinen mit dicken Wehadern behaftet sind, die zuweilen aufspringen und BLUTEN.[KEU 70]
Großer Reiz zum Beischlafe, bei schwierigem SAMENERGUSSE.[VHA]

Schwangerschaft – Beschwerden der Mütter
Dr. *von der Heyden* hatte mit grossem Erfolge die bei Schwangeren öfters vorkommenden Varices, wobei ARN. wenig genutzt hatte, mit grossem Erfolge mit CALC. behandelt. – Ref. hatte dabei fast immer von ZINC. die grössten Erfolge gesehen, wenn dabei nur sonst keine Gegenanzeigen stattfanden.[AHZ 59 (1859) 62]
Nymphomanie der Wöchnerinnen, bei großer Empfindlichkeit der Geschlechtstheile.[VHA]
Unterdrückte MILCHABSONDERUNG in den weiblichen Brüsten (bei Wöchnerinnen).[VHA]

Beschwerden der Kinder
Ohrenzwang mit reißenden Stichen und äußerer Geschwulst, (besonders bei Kindern).[VHA]
Zuckungen der Kinder.[VHA]
Es giebt, freilich nicht sehr häufig, und mehr bei Kindern, als bei Erwachsenen, eine Art von Krampfhusten, welche im ZINC. ihr Heilmittel findet. Die nächste Anzeige dazu dürfte die sein, dass Jene beim Husten sogleich nach den Geschlechtstheilen greifen, und Diese an den Beinen mit dicken Wehadern behaftet sind, die zuweilen aufspringen und BLUTEN.[KEU 70]

Regel
Monatliches zu spät.[VHA]
Unterdrückte Regel bei Schmerzhaftigkeit der Brüste und Geschlechtstheile.[VHA]
In der Zeit der Regel fließt kein BLUT während der Nacht: CAUST.. (Wenn die Regeln nur während der Nacht auftreten, denke man an BOV.. Die Regeln Tag und Nacht, aber stärker des Nachts, weist auf ZINC..)[Br., Lippe]

Verifikationen und klinische Symptome

Verifikationen und klinische Symptome

Schnupfen

Viel Schleim in den Choanen: Thuj. (EUPHR., NIT-AC., ZINC.)[KMS 725]
Fliessschnupfen.[KEU 70]

Athem

Krampfhafte Engbrüstigkeit.[VHA]
Kurzätmigkeit nach dem Essen, von Blähungen.[VHA]
Kurzäthmigkeit.[KEU 70]
Beklemmung von Druck auf der Brust.[VHA]
Erstickungsanfälle.[KEU 70]

Husten

Trockner Krampfhusten mit Brustschmerzen.[VHA]
Husten mit zähem Schleimauswurfe.[VHA]
BLUT-Husten.[VHA]
Husten mit unwillkührlichem Harnabgange.[HA 38]

Keuchhusten

Ermattender Krampfhusten, von einem Kitzel im Kehlkopfe und in der Luftröhre bis zur Mitte der Brust erregt, Abends und Nachts ohne, Morgens und am Tage mit Auswurf gelben, eiterartigen, BLUTSTREIFIGEN, zähen Schleims, von widerlich SÜSSLICH-FAULEM oder METALLISCHEM Geschmacke, oder hellen BLUTS.[KEU 69-70]

Verschlimmerung: Nachmittags und Abends bis Mitternacht. – Nach Essen. Nach Erhitzung von starker Bewegung. Ruhe. Sitzen. Stehen. Steigen. Lachen. Waschen. NASSKALTES Wetter. Geistige Getränke. MILCH. ZUCKER und Süssigkeiten. Bei der Periode.[KEU 70]

Begleitung: Abendliche Verdriesslichkeit. Wechselnde Laune: Morgens vergnügt, Abends traurig. Wundheitsschmerz im Kopfe. Erdfahle Blässe des Gesichts. Aufgesprungene Lippen. Trockenheit und Wundheitsschmerz im Schlunde. BLUTIGER Speichel. SAURES Aufstossen. Soodbrennen. Brennen und Wundheitsschmerz im Magen. Krämpfe in den Hypochondern. Milzstechen. Bauchaufgetriebenheit mit Kollern und Poltern. Wundheitsschmerz im After. Unwillkührlicher Harnabgang. Greifen nach den schmerzenden Hoden oder Geschlechtstheilen. Fliessschnupfen. Kurzäthmigkeit. Erstickungsanfälle. Engbrüstigkeit. Brustbeklemmung. Brennen und Wundheitsschmerz in der Luftröhre. Krampf im Halsgrübchen. Heiserkeit. Brustkrampf. Rauhheit und Trockenheit in der Brust. Brennen und Wundheitsschmerz in der Brust. Stiche in der (linken) Brustseite. Kältegefühl in der Brust. Leerheitsgefühl in der Brust. Schwere und Zersprengungsschmerz in der Brust. Herzklopfen. Wundheitsschmerz in der Nierengegend. Kreuzschmerzen. Absterben und Zittern der Hände. Aufreibung der Adern an den Beinen. Wehadern. Zittern der Glieder. Schläfrigkeit mit stetem Gähnen. Aussetzender Puls. Frostschauder den Rücken herab. Aeusserer Frost, bei innerer Hitze.[KEU 70]

Es giebt, freilich nicht sehr häufig, und mehr bei Kindern, als bei Erwachsenen, eine Art von Krampfhusten, welche im ZINC. ihr Heilmittel findet. Die nächste Anzeige dazu dürfte die sein, dass Jene beim Husten sogleich nach den Geschlechtstheilen greifen, und Diese an den Beinen mit dicken Wehadern behaftet sind, die zuweilen aufspringen und BLUTEN.[KEU 70]

Brust

Brennen in der Brust.[VHA]
Brustverschleimung.[VHA]
Stiche in der linken Brustseite.[VHA]
Stiche in der (linken) Brustseite.[KEU 70]
Unterdrückte MILCHABSONDERUNG in den weiblichen Brüsten (bei Wöchnerinnen).[VHA]
Krampfhafte Schmerzen in den Hypochonder, mit Brustbeklemmung abwechselnd.[VHA]
Krampfhafte Engbrüstigkeit.[VHA]
Beklemmung von Druck auf der Brust.[VHA]
Engbrüstigkeit.[KEU 70]
Brustbeklemmung.[KEU 70]
Trockner Krampfhusten mit Brustschmerzen.[VHA]
Brustkrampf.[KEU 70]
Rauhheit und Trockenheit in der Brust.[KEU 70]
Brennen und Wundheitsschmerz in der Brust.[KEU 70]

Kältegefühl in der Brust.[KEU 70]
Leerheitsgefühl in der Brust.[KEU 70]
Schwere und Zersprengungsschmerz in der Brust.[KEU 70]
Herzklopfen.[KEU 70]
Herzklopfen; die Herzschläge sind unregelmäßig; mitunter fühlt der Kranke einen heftigen Stoß im Herzen.[Br., Lippe]

Luftröhre – Kehlkopf

Brennen und Wundheitsschmerz in der Luftröhre.[KEU 70]
Krampf im Halsgrübchen.[KEU 70]
Heiserkeit.[KEU 70]

Rücken

Stechen, Drücken und Wundheitsschmerz in der Nierengegend.[VHA]
Wundheitsschmerz in der Nierengegend.[KEU 70]
Kreuzschmerzen.[KEU 70]

Oberglieder

Reißen in den Muskeln der Arme.[VHA]
Reißende Gliederschmerzen nach jeder Erhitzung und Bewegung.[HA 38]
Absterben der Hände mit Lähmung derselben.[VHA]
Absterben und Zittern der Hände.[KEU 70]
Schrunden an den Händen.[VHA]
Reißende (rheumatische) Schmerzen in den Extremitäten, nach jeder Erhitzung oder Körperbewegung verschlimmert.[VHA]
Fieberschauder mit fliegender Hitze, heftigem Zittern der Glieder, kurzem, heißem Athem und Klopfen durch den ganzen Körper.[VHA]
Aussetzender Puls.[KEU 70]
Zittern der Glieder.[KEU 70]

Unterglieder

Nächtliche Kälte der Füße.[VHA]
Reißen in den unteren Extremitäten.[VHA]
Reißende (rheumatische) Schmerzen in den Extremitäten, nach jeder Erhitzung oder Körperbewegung verschlimmert.[VHA]
Reißende Gliederschmerzen nach jeder Erhitzung und Bewegung.[HA 38]
Fieberschauder mit fliegender Hitze, heftigem Zittern der Glieder, kurzem, heißem Athem und Klopfen durch den ganzen Körper.[VHA]
Zittern der Glieder.[KEU 70]
Aufreibung der Adern an den Beinen.[KEU 70]
V a r i c ö s e G e s c h w ü r e, die oftmals sehr hartnäckig und schwer zu heilen sind, besserten sich des Ref. Mittheilung am Meisten nach PULS. und ZINC..[AHZ 51 (1856) 63]
Wehadern.[VHA], [KEU 70]
Wehadern an den Schenkeln.[VHA]
Dr. *von der Heyden* hatte mit grossem Erfolge die bei Schwangeren öfters vorkommenden V a r i c e s, wobei ARN. wenig genutzt hatte, mit grossem Erfolge mit CALC. behandelt. – Ref. hatte dabei fast immer von ZINC. die grössten Erfolge gesehen, wenn dabei nur sonst keine Gegenanzeigen stattfanden.[AHZ 59 (1859) 62]
Es giebt, freilich nicht sehr häufig, und mehr bei Kindern, als bei Erwachsenen, eine Art von Krampfhusten, welche im ZINC. ihr Heilmittel findet. Die nächste Anzeige dazu dürfte die sein, dass Jene beim Husten sogleich nach den Geschlechtstheilen greifen, und Diese an den Beinen mit dicken Wehadern behaftet sind, die zuweilen aufspringen und BLUTEN.[KEU 70]

Drüsen

Konkordanz Drüsen: *Bell.*, C a l c., *Con.*, Hep., Ign., Lyc., Merc., P h o s., Puls., Rhus-t., S e p., Sil., Spong., Staph., *Sulph.* [PB]

Knochen

Konkordanz Knochen: Arg., Bell., Calc., Chin., Cocc., Con., Cupr., Lyc., Merc., Phos., Puls., Rhus-t., *Ruta*, Sabin., *Sep.*, Sil., Staph., Sulph. [PB]

Haut

Heftiges, stechendes Jücken, besonders Abends im Bette, von Berührung sogleich vergehend.[VHA]

Geschwürige Flechten.[VHA]

Hautschrunden.[VHA]

Schrunden an den Händen.[VHA]

Ueberbeine.[VHA]

Wehadern.[VHA], [KEU 70]

Wehadern an den Schenkeln.[VHA]

Varicöse Geschwüre, die oftmals sehr hartnäckig und schwer zu heilen sind, besserten sich des Ref. Mittheilung am Meisten nach PULS. und ZINC..[AHZ 51 (1856) 63]

Wundheitsschmerz am Haarkopfe.[VHA]

Kahlköpfigkeit.[VHA]

Aufgesprungene, geschwürige Lippen und Mundwinkel.[VHA]

Die Lippen sind mit einer dicken, klebrigen FEUCHTIGKEIT belegt.[VHA]

Wundheitsschmerz am Hodensacke.[VHA]

Konkordanz Haut und Aeusseres: Alum., Ant-c., Arn., Bry., Calc., Caust., Cic., *Graph.*, Hep., Ign., Lyc., Mang., Nat-m., Nit-ac., Petr., Phos., Ph-ac., *Puls.*, Rhus-t., *Sep.*, *Sulph.* [PB]

Schlaf

Immerwährende Lust zu schlafen.[VHA], [HA 38]

Schläfrigkeit mit stetem Gähnen.[KEU 70]

Unterbrochener, von schwärmerischen Träumen beunruhigter Nachtschlaf.[VHA]

WEIN, KRÄHENAUGEN und CHAMILLE erhöhen sehr fast alle Beschwerden, (besonders die Nachtunruhe und Leibesverstopfung).[VHA]

Nächtliche Kälte der Füße.[VHA]

Konkordanz Schlaf und Träume: Acon., *Chin.*, *Ign.*, Lach., Op., Phos., Sil., Sulph. [PB]

Fieber

Aussetzender Puls.[KEU 70]

Stetes äußeres Frösteln, bei erhöhter innerer Wärme.[VHA]

Frostschauder den Rücken herab.[KEU 70]

Aeußeres Frösteln bei erhöhter innerer Wärme.[HA 38]

Aeusserer Frost, bei innerer Hitze.[KEU 70]

Fieberschauder mit fliegender Hitze, heftigem Zittern der Glieder, kurzem, heißem Athem und Klopfen durch den ganzen Körper.[VHA]

Klopfen durch den ganzen Körper.[HA 38]

Fieberstadien

1. Puls Abends klein und schnell, Früh und am Tage langsamer. – Puls zuweilen aussetzend. – Bei der Hitze heftiges Klopfen in den Adern.[WF 59]
2. Frost meistens nach dem Essen beginnend und bis spät Abends, selbst im Bette noch fortdauernd. – Frostschauder im Freien und von Berührung eines kalten Gegenstandes. – Oefters am Tage Frost mit Hitze wechselnd. – Frostschauder, welche den Rücken herablaufen. – Frostschauder bei bevorstehendem stürmischen Wetter. – Stetes äusseres Frösteln bei erhöhter innerlicher Wärme.[WF 59]
3. Innerliche Hitze mit Kältegefühl im Unterleibe und an den Füssen. – Aengstliches Hitzgefühl, ohne äussere Hitze, die ganze Nacht hindurch. – Vormittags Gesichtshitze bei kühlem Körper. – Ueberlaufende, fliegende Hitze mit heftigem Zittern und kurzem, heissem Athem.[WF 59]
4. Starker Schweiss die ganze Nacht hindurch, mit Neigung sich zu entblössen. – Sehr leichtes Schwitzen am Tage bei Bewegung. – Uebelriechende Schweisse.[WF 60]

Konkordanz Fieber: Acon., Bell., Bry., Chin., Merc., Phos., *Ph-ac.*, Puls., Rhus-t., Sep., Stram. [PB]

Verifikationen und klinische Symptome

Gemeinsames

Reißende (rheumatische) Schmerzen in den Extremitäten, nach jeder Erhitzung oder Körperbewegung verschlimmert.[VHA]
Heftiges, zuckendes Zittern des ganzen Körpers.[VHA]
Abendliche Anfälle von heftigem Zittern.[HA 38]
Starkes Klopfen durch den ganzen Körper.[VHA], [HA 38]
Wundheitsschmerz, sowohl innerer als äußerer Theile.[VHA]
Krämpfe nach Schreck.[VHA]
Veitstanz-Anfälle.[VHA]
Zuckungen der Kinder.[VHA]
Die Schmerzen von ZINK scheinen öfters zwischen Fell und Fleisch zu sitzen.[VHA]

Besserung der Beschwerden

Im Freien.[HA 38], [HA 49], [HA 76]
Freie LUFT. [VHA],]HA 51]
Die Kopfschmerzen sind in der LUFT gelinder, in der Stube schlimmer.[VHA]
Beim Gehen. [HA 49]
Kaltes WASSER. [HA 76]
Nüchtern. [HA 126]
Beim Essen. [HA 126]
Berührung. [HA 113], [HA 136]
Kratzen. [HA 106]
Reiben. [HA 126]

Verschlimmerung der Beschwerden

Die meisten Beschwerden erscheinen nach dem Mittagsessen und gegen Abend.[VHA]
Reißende und stechende Schmerzen in den Kopfseiten, nach dem Mittagsessen verschlimmert.[VHA]
Nachmittags und Abends bis Mitternacht.[KEU 70]
Früh. [HA 49]
Morgens.[HA 38]
Gegen Abend. [VHA], [HA 76],[HA 106], [HA 126]
Nach Erhitzung von starker Bewegung.[KEU 70]
Nach jeder Erhitzung. [HA 126]
Nach erhitzender Bewegung. [HA 51], [HA 113]
Körperbewegung. [HA 126]
Niederlegen. [HA 51]
Im Bette. [HA 106]
Ruhe.[KEU 70]
Sitzen.[KEU 70]
Stehen.[KEU 70]
Steigen.[KEU 70]
Lachen.[HA 76], [KEU 70]
Waschen.[KEU 70]
NASSKALTES Wetter.[KEU 70]
In der Stube. [VHA], [HA 49], [HA 51]
In der warmen Stube.[HA 38]
Die Kopfschmerzen sind in der LUFT gelinder, in der Stube schlimmer.[VHA]
Nach Gehen im Freien.[HA 49]
Nach Essen.[HA 38], [HA 49], [HA 51], [HA 106], [KEU 70]
Nach dem Mittagessen. [VHA], [HA 76], [HA 126]
Geistige Getränke.[KEU 70]
WEIN, KRÄHENAUGEN und CHAMILLE erhöhen sehr fast alle Beschwerden, (besonders die Nachtunruhe und Leibesverstopfung).[VHA]
Verschlimmerung aller Beschwerden von WEIN-Trinken.[HA 38]
Kopfweh von WEIN-Trinken.[VHA]
MILCH.[KEU 70]
ZUCKER und SÜSSIGKEITEN.[KEU 70]
Bei der Periode.[KEU 70]

Verifikationen und klinische Symptome

Konkordanzen

Verschlimmerung nach der Zeit: Am-c., Ant-c., Bell., Lyc, Nit-ac., Puls. [PB]

Verschlimmerung nach Lage und Umständen: Anac., Arn., Ars., Bry., *Calc.*, Cham., Chin., *Ign.*, Lach., Lyc., Merc., Nat-c., Nat-m., *Nux-v.*, Phos., Puls., Rhus-t., Ruta, Sep., Sil., Sulph., Thuj. [PB]

Arzneiverwandtschaften von Zincum metallicum

(Am-m.), Ant-c., Arn., Bell., Canth., Carb-v., (Cham.), (Con.), Hep., Ign., Mgs., M-arct., M-austr., (Mez.), Plb., Puls., Sep., Stram. [VHA]

Acon., Arn., Ars., Aur., *Bell.*, Bry., *Calc.*, Carb-v., Caust., Cham., *Chin.*, Cocc., Con., Graph., Hep., *Ign.*, Kali-c., Lach., Lyc., Merc., Mez., Nat-c., Nat-m., Nux-v., *Phos.*, Ph-ac., Plat., *Puls.*, *Rhus-t.*, Ruta, Sabin., *Sep.*, Sil., Staph., Stram., *Sulph.* [PB]

Arn., *Bar-c.*, Carb-v., *Euph.*, *Hep.*, *Ign.*, Lach., *Mgs.*, *M-arct.*, *M-austr.*, *Merc.*, *Ph-ac.* [KV]

Antidote von Zincum metallicum: Camph., Hep. Ign.

Camph., Hep., Ign. [SRA]

Eine allzuheftige Wirkung wird durch KAMPHER-Auflösung, doch nur auf kurze Zeit gemildert (zuweilen durch Riechen an eine IGNAZ-Bereitung), das Riechen an eine SCHWEFELLEBER-Bereitung mildert aber am meisten. [CK 5, 429]

Camph., Hep. Ign. [PB]

Zincum metallicum ist Antidot von: Bar-c., Mgs., M-arct., M-austr.

Als Antidot einer allzuheftigen Wirkung [von M-arct. oder M-austr.], dient die Auflegung einer Platte blanken ZINKS.[ORG VI, §. 287.]

Riechen am KAMPHER-Auflösung erwies sich als ein Milderungs-Mittel ihrer allzu starken Wirkung, und Riechen an eine hochpotenzirte ZINK-Auflösung nimmt die beschwerlichen Symptome von BARYT hinweg.[CK 2, 244]

Die Berührung des METALLISCHEN ZINKES bringt diese Geistesverstimmung [von M-AUSTR.] wieder in Ordnung.[RA 2, 227]

Bei unrechter Wahl des MAGNETS werden die entstehenden, oft sehr bedeutenden Beschwerden durch kleine ELEKTRISCHE Doppelfunken von Zeit zu Zeit wenigstens beschwichtigt, anhaltend wirksam aber und noch allgemeiner durch Auflegung der flachen Hand auf eine etwas große ZINK-Platte (1/2 Stunde lang fortgesetzt) gehoben.[RA 2, 196-197]

Auflegen einer ZINK-Platte [als Antidot von MGS.][SRN]

Schädliche Substanzen und Arzneimittel (Nocentia) bei der Behandlung mit Zincum metallicum: Cham., Nux-v., Vinum

WEIN und KRÄHENAUGEN verschlimmern die Beschwerden sehr. [SRA]

WEIN, KRÄHENAUGEN und CHAMILLE erhöhen sehr fast alle Beschwerden, (besonders die Nachtunruhe und Leibesverstopfung). [VHA]

Cham., Nux-v., Vinum [PB]

Wenn die Wirkung des ZINK durch WEIN, oder die des SELEN durch THEE gestört ist, so zeigt sich die (unmittelbare) Wiederholung dieser Mittel niemals vortheilhaft. – Ref. hat dasselbe von mehreren anderen Mitteln ebenfalls beobachtet, aber zugleich befunden, dass eine solche Störung dann einen weniger nachtheiligen Einfluss übt, wenn eine Hochpotenz in WASSER aufgelöst und davon, nach jedesmal vorgängigem Schütteln, mehre Tage nacheinander eingenommen wird. Bei Behandlung von Patienten aus den höheren Ständen, wo solche Störungen oft ganz unvermeidlich sind, ist daher diese letzterwähnte Methode von grossem Werth.[AHZ 61(1860) 62]

Konkordanzen der homöopathischen Arzneien

I. Gemüth und Geist: Acon., Alum., Anac., Ars., Aur., *Bell.*, Bry., Calc., Carb-an., Cham., Chin., Coff., Con., Croc., Cycl., Ferr., Graph., Hell., Hyos., *Ign.*, Lach., Lyc., Merc., Mosch., Nat-c., Nat-m., Nux-v., Op., Petr., *Phos.*, Ph-ac., Plat., Puls., Rhus-t., Sep., Sil., Staph., *Stram.*, Sulph., Valer., Verat. [PB]

Verifikationen und klinische Symptome

II. Körpertheile und Organe: Acon., Am-c., Ant-c., Arn., Ars., Asaf., Aur., Bell., Bry., Calc., Canth., Carb-v., *Caust.*, Cham., *Chin.*, Con., Ferr., Graph., Hep., *Kali-c.*, Kreos., Laur., Led., *Lyc.*, Merc., Mez., Nat-c., Nat-m., *Phos.*, *Ph-ac.*, Plat., *Puls.*, *Rhus-t.*, Sabin., Sec., *Sep.*, Sil., Squil., *Staph.*, Stront., *Sulph.*, Thuj. [PB]

III. Empfindungen und Beschwerden

1. **Aeussere und innere Körpertheile im Allgemeinen:** Acon., Alum., Arg., Arn., Ars., *Bell.*, *Bry.*, *Calc.*, Carb-v., *Caust.*, Cham., Chin., Cocc., Con., Ferr., Graph., Hell., Hep., *Ign.*, *Kali-c.*, *Lyc.*, *Merc.*, Mez., Nat-c., *Nat-m.*, Nit-ac., *Nux-v.*, *Phos.*, Ph-ac., Plat., *Puls.*, Ran-s., Rhod., *Rhus-t.*, Sabin., Sars., Sec., *Sep.*, Sil., Spig., Stann., Staph., Stront., *Sulph.*, Thuj. [PB]
2. **Drüsen:** *Bell.*, Calc., *Con.*, Hep., Ign., Lyc., Merc., Phos., Puls., Rhus-t., Sep., Sil., Spong., Staph., *Sulph.* [PB]
3. **Knochen:** Arg., Bell., Calc., Chin., Cocc., Con., Cupr., Lyc., Merc., Phos., Puls., Rhus-t., *Ruta*, Sabin., *Sep.*, Sil., Staph., Sulph. [PB]
4. **Haut und Aeusseres:** Alum., Ant-c., Arn., Bry., Calc., Caust., Cic., *Graph.*, Hep., Ign., Lyc., Mang., Nat-m., Nit-ac., Petr., Phos., Ph-ac., *Puls.*, Rhus-t., *Sep.*, *Sulph.* [PB]

IV. Schlaf und Träume: Acon., *Chin.*, *Ign.*, Lach., Op., Phos., Sil., Sulph. [PB]

V. Fieber: Acon., Bell., Bry., Chin., Merc., Phos., *Ph-ac.*, Puls., Rhus-t., Sep., Stram. [PB]

VI. Änderung des Befindens

1. **Verschlimmerung nach der Zeit:** Am-c., Ant-c., Bell., Lyc, Nit-ac., Puls. [PB]
2. **Verschlimmerung nach Lage und Umständen:** Anac., Arn., Ars., Bry., *Calc.*, Cham., Chin., *Ign.*, Lach., Lyc., Merc., Nat-c., Nat-m., *Nux-v.*, Phos., Puls., Rhus-t., Ruta, Sep., Sil., Sulph., Thuj. [PB]

VII. Konkordanz der homöopathischen Arzneien

Acon., Arn., Ars., Aur., *Bell.*, Bry., *Calc.*, Carb-v., Caust., Cham., *Chin.*, Cocc., Con., Graph., Hep., *Ign.*, Kali-c., Lach., Lyc., Merc., Mez., Nat-c., Nat-m., Nux-v., *Phos.*, Ph-ac., Plat., *Puls.*, *Rhus-t.*, Ruta, Sabin., *Sep.*, Sil., Staph., Stram., *Sulph.* [PB]

Arn., *Bar-c.*, Carb-v., *Euph.*, *Hep.*, *Ign.*, Lach., *Mgs.*, *M-arct.*, *M-austr.*, *Merc.*, *Ph-ac.* [KV]

Verifikationen und klinische Symptome

Personenverzeichnis

Literaturverzeichnis

Aegidi, Julius: Homöopathische Skizzen. AHZ 60 (1860) 9, 69 - 70. [AHZ]

Bönninghausen, C. v.: Die Heilung der asiatischen Cholera. Münster 1831. [HAC]

Bönninghausen, C. v.: Brief an Hahnemann: vom Juli 1832. Institut für Geschichte der Medizin der Robert Bosch Stiftung, Stuttgart. [Bönn., Juli 1832]

Bönninghausen, C. v.: Systematisch-Alphabetisches Repertorium der antipsorischen Arzneien. Münster 1832. [SAR]

Bönninghausen, C. v.: Beiträge zur Kenntniss der Eigenthümlichkeiten aller bisher vollständiger geprüften homöopathischen Arzneien. 2. Aufl. Münster 1833 (^{1}1831). [BKE]

Bönninghausen, C. v.: Systematisch-alphabetisches Repertorium der antipsorischen Arzneien. Teil 1. 2. Aufl. Münster 1833 (^{1}1832). [SRA]

Bönninghausen, Clemens von: Brief an Hahnemann: vom Juli 1832. Institut für Geschichte der Medizin der Robert Bosch Stiftung, Stuttgart. [Bönn., Juli 1832]

Bönninghausen, C. v.: Die homöopathische Diät. 2. Aufl. Münster 1833. [HDI]

Bönninghausen, C. v.: Uebersicht der Haupt-Wirkungs-Sphäre der Antipsorischen Arzneien. Münster 1833. [HWS]

Bönninghausen, C. v.: Uebersicht der Haupt-Wirkungs-Sphäre der Antipsorischen Arzneien so wie der antisyphilitischen und antisykotischen. Münster 1833. [HWA]

Bönninghausen, C. v.: Die Homöopathie. Münster 1834. [HOM]

Bönninghausen, C. v.: Systematisch-alphabetisches Repertorium der nicht-antipsorischen Arzneien. Teil 2. Münster 1835. [SRN]

Bönninghausen, C. v.: Versuch über die Verwandtschaften der homöopathischen Arzneien nebst einer abgekürzten Uebersicht ihrer Eigenthümlichkeiten und Hauptwirkungen. Münster 1836. [VHA]

Bönninghausen, C. v.: Fehl- und Treff-Kuren. ACS 18 (1840) 2, 1 - 34. [ACS]

Bönninghausen, C. v.: Triduum homoeopathicum. ACS 19 (1842) 3, 35 - 68. [ACS]

Bönninghausen, C. v.: Drei Cautelen Hahnemann's. ACS 21 (1844) 1, 100 - 105. [ACS]

Bönninghausen, C. v.: Therapeutisches Taschenbuch. Münster 1846. [PB]

Bönninghausen, C. v.: Das Aufblähen des Rindviehs. In: Westfälischer Merkur, Beilage zu Nr. 243 vom 10. 10. 1848.

Bönninghausen, C. v.: Denksprüche über die Witterung oder Meteorologische Aphorismen unserer Vorfahren, aus ihren Schriften gesammelt und mit einem Anhange über das Bartometer und das chemische Wetterglas. Münster 1848.

Bönninghausen, C. v.: Ueber die Heilkraft der Thuja gegen Menschenblattern. AHZ 37 (1849) 2, 21 - 22. [AHZ]

Bönninghausen, C. v.: Kurze Belehrung für Nicht-Ärzte über die Verhütung und Behandlung der asiatischen Cholera. Münster 1849 [KBN]

Bönninghausen, C. v.: Die Hochpotenzen. AHZ 38 (1850) 23, 358 - 366. [AHZ]

Bönninghausen, C. v.: Zur Geschichte der Homöopathie. AHZ 41 (1851) 14. [AHZ]

Bönninghausen, C. v.: Der homöopathische Hausarzt. Münster 1853. [HA]

Bönninghausen, C. v.: Die Körperseiten und Verwandtschaften. Münster 1853. [KV]

Bönninghausen, C. v.: Traumatische Beschwerden und Hochpotenzen. AHZ 48 (1854) 6, 43 - 45; 7, 51 - 54; 8, 61 - 63. [AHZ]

Bönninghausen, C. v.: Über die Wirkungsdauer der Arzneien. AHZ 49 (1855) 11, 81 - 83. [AHZ]

Bönninghausen, C. v.: Etwas über den Keuchhusten. AHZ 53 (1856) 11, 85 - 86. [AHZ]

Bönninghausen, C. v. Die häutige Bräune, der Croup, (Angina membranacea). PHZ 2 (1856) 7, 52 - 53. [PHZ]

Bönninghausen, C. v.: Aluminium metallicum. AHZ 54 (1857) 12, 89 - 91; 13, 97 - 99. [AHZ]

Bönninghausen, C. v.: Tabes dorsualis und Aluminium metallicum. AHZ 57 (1858) 1, 3 - 6; 2, 12 - 13. [AHZ]

Bönninghausen, C. v.: Le tabes dorsualis et le diabetes mellitus. HBG 1 (1858) 6, 93 - 99. [HBG]

Bönninghausen, C. v.: Die Wahl des Heilmittels. AHZ 59 (1859) 16, 125 - 126. [AHZ]

Bönninghausen, C. v.: Die homöopathische Behandlung des Keuchhustens in seinen verschiedenen Formen. Münster 1860. [KEU]

Bönninghausen, C. v.: Ein Beitrag zur Beurtheilung des charakteristischen Werths der Symptome. AHZ 60 (1860) 10, 73 - 75; 11, 81 - 83; 12, 89 - 92; 13, 97 - 100. [AHZ]

Bönninghausen, C. v.: Einige Bemerkungen über Mittelwahl und Mittelllehre. AHZ 63 (1861) 11, 85 - 87; 12. 93 - 95. [AHZ]

Bönninghausen, C. v.: Zur Anamnese der Sykosis. AHZ 65 (1862) 13, 100 - 104. [AHZ]

Bönninghausen, C. v.: Thierheilungen und Hochpotenzen. AHZ 67 (1863) 26, 204 – 206. [AHZ]

Bönninghausen, C. v.: Die Aphorismen des Hippokrates. Leipzig 1863. [AHP]

Bönninghausen, C. v.: Versuch einer homöopathischen Therapie der Wechsel- und anderer Fieber. 1. Theil. Die Pyrexie. Leipzig 1864. [WF]

Bradford, T. L.: The Lesser Writings of C. M. F. von Bönninghausen. Philadelphia 1908. [LWB]

Bradford, T. L.: Dr. Lippe's charakteristische Symptome. Ins Deutsche übertragen von Richard Haehl. Heidelberg 1967. [Br., Lippe]

Bruckner, Th.: Aphorismen aus der Praxis. (Vgl. Bönninghausen's Charakteristik). AHZ 72 (1866) 14, 108 - 109. [AHZ]

Caspari, C. G.: Der Mesmerismus als Heilmittel, S. 145 - 178. Bibliothek für die homöopathische Medizin und Materia medika. 1. Band. Die homöopathische Pathologie der Erfahrung gemäß dargestellt nebst einer Abhandlung über die Wirkung des Mesmerismus auf Gesunde und dessen rationelle Anwendung in Krankheiten. Leipzig 1827.

Caspari, C. G.: Symptome der positiven Electricität, S. 164 - 186. Bibliothek für die homöopathische Medizin und Materia medika. 2. Band. Die allgemeine Diagnostik nebst einer erfahrungsmäßigen Darstellung der Heilkräfte der positiven Electricität. Leipzig 1827.

Caspari, C. G.: Galvanismus, S. 154 - 175. Bibliothek für die homöopathische Medizin und Materia medika. 3. Band. Die allgemeine homöopathische Therapie nach reinen Erfahrungen bearbeitet nebst Untersuchungen über die Heilkräfte des Galvanismus und des Magnetsteins. Leipzig 1828.

Chargé bei [Rummel]: Besuch des Dr. Chargé bei Herrn Reg.-Rath Dr. v. Bönninghausen zu Münster. AHZ 34 (1848) 16, 252; 17, 266 - 267. [AHZ]

Dalal, R. K.: Gebote und Verbote in der Homöopathie. AHZ 200 (1955) 6, 188.

Fielitz: Spiritus nitri dulcis. AHZ 4 (1834) 17, 266. [AHZ]

Fischbach-Sabel, Ute: Edition und Kommentar des 34. Krankenjournals von Samuel Hahnemann. Bd. 1 (Edition) und Bd. 2 (Kommentar). Medizinische Dissertation, Mainz 1990.

Guernsey, M. W. J.: Homöopathische Vorbeugungsmittel. AHZ 115 (1887) 21, 166 - 167.

Gypser, Klaus-Henning [Hrsg.]: Bönninghausens Kleine medizinische Schriften. Heidelberg 1984. [KMS]

Gypser, Klaus-Henning und Martin Stahl [Hrsg.]: Bönninghausens kleine medizinische Schriften. Supplementband. Heidelberg 1994. [KMSS]

Gypser, Klaus-Henning. Materia medica der Polaritätssymptome nach Bönninghausen. Heidelberg 1995.

Hahnemann, Samuel: Gegenmittel einiger heroischer Gewächssubstanzen; Journal der practischen Arzneykunde und Wundarzneykunst 5 (1797) 1. Stück. [HUF]
Hahnemann, Samuel: Reine Arzneimittellehre. Zweite, vermehrte Auflage. Dresden, Dresden und Leipzig 1825 - 1827. [RA]
Dritter Theil. Dresden 1825.
Vierter Theil. Dresden 1825.
Fünfter Theil. Dresden und Leipzig 1826.
Sechster Theil. Dresden und Leipzig 1827.
– Dritte, vermehrte Auflage. Dresden und Leipzig 1830 - 1833.
Erster Theil. Dresden und Leipzig 1830.
Zweiter Theil. Dresden und Leipzig 1833.
Hahnemann, Samuel: Organon der Heilkunst. Vierte verbesserte und vermehrte Auflage. Dresden und Leipzig 1829. [ORG IV]
Hahnemann, Samuel: Organon der Heilkunst. Fünfte verbesserte und vermehrte Auflage. Dresden und Leipzig 1833. [ORG V]
Hahnemann, Samuel: Brief an Geheim.-Rat von Gersdorff: vom 22. April 1831. HFB 42 (1905) 27 - 28. [Hahnemann]
Hahnemann, Samuel: Brief an von Bönninghausen: vom 13. Mai 1832. Institut für Geschichte der Medizin der Robert Bosch Stiftung, Stuttgart. [Hahnemann]
Hahnemann, Samuel: Brief an von Bönninghausen: vom 17. Juni 1833. Institut für Geschichte der Medizin der Robert Bosch Stiftung, Stuttgart. [Hahnemann]
Hahnemann, Samuel: Die chronischen Krankheiten, ihre eigenthümliche Natur und homöopathische Heilung. Zweite vermehrte [und verbesserte] Auflage. Dresden und Leipzig, Düsseldorf 1835 - 1839. [CK]
Erster Theil. Dresden und Leipzig 1835.
Zweiter Theil. Antipsorische Arzneien. Dresden und Leipzig 1835.
Dritter Theil. Antipsorische Arzneien. Düsseldorf 1837.
Vierter Theil. AntipsorischeArzneien. Düsseldorf 1838.
Fünfter und letzter Theil. Antipsorische Arzneien. Düsseldorf 1839.
Hahnemann, Samuel: Ein Brief Hahnemann's [an Stapf]. ZHK 4 (1855) 16, 150 - 151. [ZHK]
Hahnemann, Samuel: Organon der Heilkunst. Nach der handschriftlichen Neubearbeitung Hahnemanns für die 6. Auflage. Hrsg. von Richard Haehl. Leipzig 1921. [ORG VI]
Hahnemann, Samuel: Brief vom 16. März 1843 an [Dr. Hirschfeld (?)]. Institut für Geschichte der Medizin der Robert Bosch Stiftung, Stuttgart.
Harnisch, Wilh.: Ueber die Zuverlässigkeit des homöopathischen Heilverfahrens oder unter welchen Bedingungen vermögen gewisse Mittel ähnliche Beschwerden, als sie bei Gesunden erzeugen, bei Kranken zu heilen? Weimar 1836.
Hering, Constantin: Über Seide. ACS 14 (1834) 2, 98. [ACS]
Hering, Constantin: Zeichen zur Bezeichnung der Arzneipotenzen. COR (1836) 9, 35 -36. [COR]
Hickmann, Reinhard: Das psorische Leiden der Antonie Volkmann. Edition und Kommentar einer Krankengeschichte aus Hahnemanns Krankenjournalen von 1819 - 1831. Inaugural-Dissertation. Würzburg 1993.
Hubbart, E. W.: Mittel für schnelle Verschreibung. AHZ 210 (1865) 5, 243. [Hub.; AHZ 210]
Illing, K.-H.: Problemfälle in der Kinderpraxis. AHZ 226 (1981) 3, 96. [AHZ]
Kurtz: Über seidene Bedeckung. HYG 14 (1841) 457. [HYG]
Lembke, James: Fragmentarische Prüfungen. Spir. nitr. dulc. AHZ 49 (1855) 24, 186 - 187. [AHZ]
Lembke, James: Spiritus nitri dulcis. Prüfung. ZHK 4 (1855) 16, 145 - 147. [ZHK]
Lorbacher, A.: Homöopathische Indicationen. AHZ 112 (1886) 19. [AHZ]
Rummel: Besuch des Dr. Chargé bei Herrn Reg.-Rath Dr. v. Bönninghausen zu Münster; AHZ 34 (1848) 252, 266-267. [AHZ 34]
Schuchardt, Bernhard: Briefe Hahnemann's an einen Patienten aus den Jahren 1793 - 1805. Tübingen 1886.
Stapf, Ernst und Gustav Wilhelm Gross [Hrsg.]: Symptomenfragmente. Electricitas. ACS 19 (1841) 1, 186 - 187. [Die Symptome stammen von wiederholten, etwas starken Schlägen der Leidener Flasche.] [ACS]
Vereinsmitteilungen Bönninghausens („Versammlung der homöopathischen Aerzte Rheinlands und Westphalens") in der Allgemeinen Homöopathischen Zeitung: AHZ 37 (1849) 337-340; 39 (1850) 337-349; 42 (1851) 129-137; 44 (1852) 65-73; 46 (1853) 129-137; 48 (1854) 113-116; 51 (1855) 29-31, 44-47, 62-63; 53 (1856) 11-12, 20-22; 55 (1857) 20-22, 29-30; 57 (1858) 55-56, 63, 70-71, 78-79; 59 (1859) 60-63; 61 (1860) 53-54, 62-63; 63 (1961) 53-55, 59-62; 65 (1862) 69-71, 77-79; 67 (1863) 93-96. [AHZ]
Wallnöfer, Heinrich und Anna von Rottauscher: Der Goldene Schatz der Chinesischen Medizin. Stuttgart 1959.
Wells, P. P.: Croupheilungen, nach Bönninghausen's Verfahren vollzogen. AHZ 63 (1861) 13, 103 - 104; 14, 111 - 112. [aus: AHR (1859), Oct., Nov.] [AHZ]
Wolff, Eleonore: Der homöopathische Rathgeber für das Haus, nebst einem anhange über den Mesmerismus und tabellarische Uebersicht der, in diesem Buche vorkommenden Arzneien, S. 166 - 170. Leipzig 1834.
Zwerina: Der thierische Magnetismus als homöopathisches Heilmittel. OZH 2 (1845) 1, 113 - 117. [OZH]

Siglen-Verzeichnisse

Bibliotheka Homoeopathica. Band I. Hrsg.: J. Baur; K.-H. Gypser; G. von Keller; P. W. Thomas. 1984.
Gypser, K.-H.: Generalregister zu den Werken Bönninghausens. Heppenheim u. Iversheim 1992.